Manson's Tropical Diseases（23rd Edition）

曼氏热带病

主编

|

Jeremy Farrar

Peter J. Hotez

Thomas Junghanss

Gagandeep Kang

David Lalloo

Nicholas J. White

主译

|

周晓农

副主译

|

曹建平　程训佳

李石柱　肖　宁

上海科学技术出版社

图书在版编目（CIP）数据

　　曼氏热带病 / （英）杰里米·法拉（Jeremy Farrar）
等主编；周晓农主译. -- 上海 ： 上海科学技术出版社，
2020.7
　　ISBN 978-7-5478-4677-3

　　Ⅰ．①曼… Ⅱ．①杰… ②周… Ⅲ．①热带病—研究
Ⅳ．①R599.3

　　中国版本图书馆CIP数据核字(2019)第238818号

Original title：Manson's Tropical Diseases，23rd Edition by Jeremy Farrar，
Nicholas J. White，Peter J. Hotez，Thomas Junghanss，David Lalloo and
Gagandeep Kang

上海市版权局著作权合同登记号 图字：09‐2015‐412 号

《曼氏热带病》地图审图号：GS(2019)第 6124 号。

曼氏热带病

主　编　Jeremy Farrar　Peter J. Hotez　Thomas Junghanss
　　　　Gagandeep Kang　David Lalloo　Nicholas J. White
主　译　周晓农
副主译　曹建平　程训佳　李石柱　肖　宁

上海世纪出版（集团）有限公司
上海科学技术出版社　出版、发行
（上海钦州南路 71 号　邮政编码 200235　www.sstp.cn）
上海雅昌艺术印刷有限公司印刷
开本 889×1194　1/16　印张 80.5
字数：2500 千字
2020 年 7 月第 1 版　2020 年 7 月第 1 次印刷
ISBN 978‐7‐5478‐4677‐3/R·1971
定价：998.00 元

本书如有缺页、错装或坏损等严重质量问题，
请向工厂联系调换

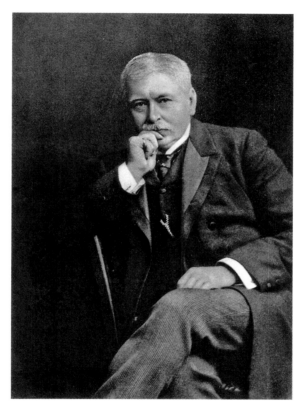

Sir Patrick Manson (1844—1922), GCMG, FRS

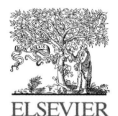

Elsevier（Singapore）Pte Ltd.

3 Killiney Road，

#08－01 Winsland House I，

Singapore 239519

Tel：（65）6349－0200；Fax：（65）6733－1817

This translation of Manson's Tropical Diseases，23rd Edition by Jeremy Farrar，Peter J. Hotez，Thomas Junghanss，Gagandeep Kang，David Lalloo and Nicholas J. White was undertaken by Shanghai Scientific & Technical Publishers and is published by arrangement with Elsevier（Singapore）Pte Ltd.

Manson's Tropical Diseases，23rd Edition by Jeremy Farrar，Peter J. Hotez，Thomas Junghanss，Gagandeep Kang，David Lalloo and Nicholas J. White 由上海科学技术出版社有限公司进行翻译，并根据上海科学技术出版社有限公司与爱思唯尔（新加坡）私人有限公司的协议约定出版。

《曼氏热带病》(23rd Edition)（周晓农主译）

ISBN：978－7－5478－4677－3

本书是为赴热带地区旅行者、准备从事热带医学的医学生、科研人员等准备的大百科式热带病专著。1898年,英国Sir Patrick Manson(1844—1922年)撰写的《热带病手册》出版,即本书的第1版,后由不同时期的热带病专家不断补充与完善,至今已出版了第23版。从手册到现在重达4 kg的大百科式专著,本书已成为全球从事热带病防治工作者的重要参考书。

本书第23版由Jeremy Farrar、Peter Hotez、Thomas Junghanss、Gagandeep Kang、David Lalloo和Nicholas J. White等全球热带医学专家共同编著,分为15部分80章,并有5个附录。15部分分别为公共卫生与经济学、卫生研究与伦理学、流行病学、临床评价、病毒感染、细菌感染、真菌感染、分枝杆菌感染、原虫感染、寄生虫感染、体外寄生虫感染、热带地区非传染性疾病、环境失调、营养学、妇幼保健,5个附录分别为临床实验室诊断、医学原虫学、医学蠕虫学、医学螨虫学和昆虫学、热带医学信息源等。本书第23版较上一版更新的内容反映了当前热带医学的发展方向与趋势,这些新增的内容包括:①精确诊断,23版的热带病诊断应用了现代技术,增加了更精细的彩色图片及详细的注释;②最新防治对策,特别是对艾滋病、神经系统疾病、疟疾等疾病,更新了防治策略;③国际专家的工作经验,增加了全球健康、全球健康治理与热带病、非传染性疾病、热带地区糖尿病、缺乏资源地区的急救与重症医学等章节;④流行地区的疾病谱,根据各国疾病的最新数据制订了特殊区域的疾病谱,并附有详细的地图;⑤优化治疗方案,比较或更新了全球不同地区的热带病治疗方案。因此,本版不但继承了原版热带病诊治的传统内容,而且体现了热带医学现代理论与发展趋势。

译者人员名单

主译

周晓农

副主译
（按姓氏拼音排序）

曹建平　程训佳　李石柱　肖　宁

译者
（按姓氏拼音排序）

艾　琳	白雪飞	曹淳力	曹建平	曹胜魁	陈颖丹	段李平	方　圆	丰　俊
冯　萌	冯欣宇	顾文彪	官　威	郭云海	韩　帅	郝瑜婉	胡　媛	黄　骞
黄　芸	贾铁武	姜岩岩	李　美	李　伟	李红梅	李兰花	李小红	刘　琴
刘丛珊	卢延鑫	路　瑶	吕　山	牛彦麟	钱门宝	钱颖骏	秦志强	阮　瑶
沈玉娟	施　亮	孙　磊	王　莹	王多全	王立英	王燕娟	伍卫平	夏志贵
熊彦红	许　静	薛靖波	燕　贺	杨　坤	杨　频	姚韵怡	尹建海	尹授钦
臧　炜	张　璟	张　丽	张　仪	张键锋	张利娟	张顺先	张玉梅	赵　松
郑　彬	郑　力	周长海	周何军	周晓俊	周正斌	朱　蓉	朱慧慧	朱耀宇
				诸廷俊				

审校者
（按姓氏拼音排序）

艾　琳	曹建平	曹胜魁	陈　瑾	陈　勤	陈家旭	陈颖丹	程训佳	戴　菁
邓　瑶	冯　萌	高景鹏	官亚宜	洪青标	黄　芳	黄一心	姜　海	姜岩岩
李　霞	李兰花	李石柱	李新旭	凌　云	刘　华	刘　琴	刘春法	刘丛珊
刘淑鹏	卢　艳	马莹琰	钱熠礼	盛慧锋	宋　鹏	孙乐平	汪　伟	王鹏源
吴建和	肖　宁	杨　帆	杨　频	叶维萍	衣凤芸	尹建海	张少森	张顺先
张争艳	郑　彬	郑　琪	郑金鑫	周　航	周　霞	周何军	周水森	周晓农
	周艺彪	朱宏儒	朱淮民	朱慧慧	朱耐伟	朱勇喆	邹海东	

Jeremy Farrar, FRCP, FMedAcSci, DPhil, OBE
Professor of Tropical Medicine
University of Oxford
Oxford，UK
Director
Oxford University Clinical Research Unit
Wellcome Trust Major Overseas Programme
South East Asia Infectious Disease Clinical
Research Network
Hospital for Tropical Diseases
Ho Chi Minh City，Vietnam

Peter J. Hotez, MD, PhD, FAAP, FASTMH
Dean，National School of Tropical Medicine
Professor of Pediatrics and
Molecular Virology & Microbiology
Baylor College of Medicine
Texas Children's Hospital Endowed Chair of
Tropical Pediatrics
President and Director
Sabin Vaccine Institute and Texas Children's
Hospital Center for Vaccine Development
Houston，TX，USA

Thomas Junghanss, MD
(Internal Medicine，subspecialties Tropical Medicine
and Infectious Diseases)，MSc PHDC（Lon）
apl Professor and Head
Section Clinical Tropical Medicine
Department of Infectious Diseases
University Hospital Heidelberg
Heidelberg，Germany

Gagandeep Kang, MD, PhD, FRCPath, FASc, FAAM
Professor and Head
The Wellcome Trust Research Laboratory
Division of Gastrointestinal Sciences
Christian Medical College
Vellore，India

David Lalloo, MB BS, MD, FRCP, FFTM RCPS(Glasg)
Professor of Tropical Medicine
Dean of Clinical Sciences and
International Public Health
Liverpool School of Tropical Medicine
Liverpool，UK

Nicholas J. White, OBE, MD, DSc, FRCP, FMedSci, FRS
Professor of Tropical Medicine
Faculty of Tropical Medicine
Mahidol University
Bangkok，Thailand
Nuffield Department of Medicine
University of Oxford
Oxford，UK

Steven Abrams, MD
Professor of Pediatrics
Baylor College of Medicine
Attending Physician, Section of Neonatology
Texas Children's Hospital
Houston, TX, USA

Adekunle M. Adesina, MD, PhD, FCAP, FMCPath
Professor of Pathology, Immunology and Pediatrics-Hematology/Oncology
Medical Director
Neuropathology and Molecular Neuropathology
Texas Children's Hospital
Baylor College of Medicine
Houston, TX, USA

Dwomoa Adu, MD, FRCP
Consultant Physician and Nephrologist
Department of Medicine and Therapeutics
University of Ghana Medical School
Accra, Ghana

Sitara S. R. Ajjampur, MB BS, MD, PhD
Associate Professor of Microbiology
Department of Gastrointestinal Sciences
Christian Medical College
Vellore, India

Voahangy Andrianaivoarimanana, PhD
Researcher in Plague Immunology
Plague Unit
Institut Pasteur de Madagascar,
Ambatofotsikely,
Antananarivo, Madagascar

Angelakis Emmanouil, MD, PHD
Faculte de Medecine
Unite de Recherche sur les Maladies Infectieuses et Tropicales
Emergentes (URMITE)
Marseille, France

Jeffrey K. Aronson, MA, DPhil, MB ChB, FRCP, FBPharmacolS, FFPM(Hon)
Reader in Clinical Pharmacology
Department of Primary Care Health Sciences
University of Oxford
Oxford, UK

Inoshi Atukorala, MB BS, MD, MRCP(UK)
Lecturer in Clinical Medicine and Consultant Rheumatologist
Department of Clinical Medicine
University of Colombo
Colombo, Sri Lanka

Guy Baily, MD FRCP
Consultant Physician
Infection and Immunity Specialty Group
The Royal London Hospital
Barts Health NHS Trust
London, UK

Till Bärnighausen, MD, ScD, MSc
Associate Professor
Department of Global Health and Population
Harvard School of Public Health
Boston, MA, USA
Senior Epidemiologist
Africa Centre for Health and Population Studies
University of KwaZulu-Natal
Mtubatuba, South Africa

Buddha Basnyat, MD, MSc, FACP, FRCP(Edinburgh)
Director, Oxford University Clinical Research Unit
Medical Director, Nepal International Clinic and Himalayan
Rescue Association
Kathmandu, Nepal

Andrew Bastawrous, BSc (Hons), MB ChB, FHEA, MRCOphth
Ophthalmologist & Clinical Research Fellow in International
Eye Health
International Centre for Eye Health, Clinical Research
Department, Faculty of Infectious & Tropical Diseases
London School of Hygiene & Tropical Medicine
London, UK & Nakuru, Kenya

Imelda Bates, MB BS, MA, MD, FRCP, FRCPath
Professor of Tropical Haematology
Department of International Public Health
Liverpool School of Tropical Medicine

Liverpool，UK

Daniel G. Bausch, MD, MPH&TM
Associate Professor
Department of Tropical Medicine
Tulane School of Public Health and Tropical Medicine
Clinical Associate Professor
Department of Medicine
Section of Adult Infectious Diseases
Tulane Medical Center
New Orleans，LA，USA

Nicholas A. V. Beare, MA, MB ChB, FRCOphth, MD
Consultant Ophthalmologist
St Paul's Eye Unit
Royal Liverpool University Hospital
Honorary Senior Lecturer
Department of Eye and Vision Science
University of Liverpool
Liverpool，UK

Raman Bedi, BDS, MSc, DDS, FDSRCS（Ed）, FDSRCS（Eng）, FDSRCS（Glas）, FGDP, FFPH
Professor
Head，International Centre for Child Oral Health
Director，Global Child Dental Health Taskforce
King's College London
London，UK

Nick J. Beeching, MA, BM BCh, FRCP(L), FRACP, FFTM RCPSGlasg, DCH, DTM&H, Hon FCCP(SL)
Senior Lecturer（Clinical）in Infectious Diseases
Liverpool School of Tropical Medicine
Clinical Director
Tropical and Infectious Disease Unit
Royal Liverpool University Hospital
Liverpool，UK

Nicholas J. Bennett, MA(Cantab), MBBChir, PhD
Assistant Professor in Pediatrics
Division of Pediatric Infectious Diseases and Immunology
Connecticut Children's Medical Center
Hartford，CT，USA

Anita Berlin, MB BS, MA, FRCGP
Senior Lecturer & Sub Dean
Faculty of Population Health and Medical School
University College London
London，UK

Ahmed I. Bhigjee, MB ChB, FRCP, MMed, FCP, PhD, FCN

Professor
Department of Neurology
The Nelson R Mandela School of Medicine
University of KwaZulu-Natal
Durban，South Africa

Zulfiqar A. Bhutta, MB BS, PhD
Richard Harding Chair in Global Child & Policy
Co-Director
SickKids Center in Global Child Health
Toronto，Canada
Professor and Founding Director
Center of Excellence in Women and Child Health
The Aga Khan University
Karachi，Pakistan

David E. Bloom, PhD, MA
Clarence James Gamble Professor of Economics and Demography
Department of Global Health and Population
Harvard School of Public Health
Boston，MA，USA

Lucille Hellen Blumberg, MB BCH, MMED, ID（SA）, FFTM（RCP, Glasgow）, DTMH, DOH, DCH
Professor and deputy director
National Institute for Communicable Diseases
National Health Laboratory Service
Johannesburg Gauteng，South Africa

Marleen Boelaert, MD, PhD
Professor
Department of Public Health
Institute of Tropical Medicine
Antwerp，Belgium

Francis J. Bowden, MB BS, FRACP, MD, FACSHM
Professor of Medicine
Academic Unit of Internal Medicine
Australian National University Medical School
Canberra，Australia

Bernard J. Brabin, MB ChB, MSc, PhD, FRCPCH
Emeritus Professor of Tropical Paediatrics
Clinical Sciences Division
Liverpool School of Tropical Medicine
Liverpool，UK
Emeritus Professor of International Child Health
Global Child Health Group
Academic Medical Centre
University of Amsterdam，Netherlands

Freddie Bray, BSc, MSc, PhD
Deputy Section Head
Section of Cancer Information
International Agency for Research on Cancer
Lyon，France

Rodney A. Bray, BA, PhD, CBiol, MBS FLS
Scientific Associate
Department of Life Sciences
Natural History Museum
London，UK

Simon J. Brooker, DPhil
Professor of Epidemiology
Faculty of Infectious and Tropical Diseases
London School of Hygiene and Tropical Medicine
London，UK

Matthijs C. Brouwer, MD, PhD
Neurologist
Department of Neurology
Academic Medical Center
University of Amsterdam
Amsterdam，The Netherlands

Reto Brun, PhD
Titulary Professor of Biology
Department of Medical Parasitology and Infection Biology
Swiss Tropical and Public Health Institute
University of Basel
Basel，Switzerland

Enrico Brunetti, MD
Assistant Professor of Infectious Diseases
University of Pavia Staff Physician
Division of Infectious and Tropical Diseases
San Matteo Hospital Foundation
Pavia，Italy

Susan Bull BSc, LLB, MA, PhD
Senior Researcher in Ethics
The Ethox Centre
Nuffield Department of Population Health
University of Oxford
Oxford，UK

Donald A. P. Bundy, PhD
Lead Health and Education Specialist
Human Development Network
The World Bank
Washington，DC，USA

Christian Burri, PhD, MPharm
Professor of Pharmacy and Clinical Pharmacology
Head，Department of Medicines Research
Swiss Tropical and Public Health Institute
Department of Pharmaceutical Sciences
University of Basel
Basel，Switzerland

Amaya Bustinduy, MD, MPH
Paediatric Infectious Diseases Specialist
Department of Parasitology
Liverpool School of Tropical Medicine
Liverpool，UK

Thashi Chang, MB BS MD, MRCP(UK), DPhil(Oxon), FRCP(Lon)
Consultant Neurologist and Senior Lecturer
Department of Clinical Medicine
University of Colombo
Colombo，Sri Lanka

François Chappuis, MD, MCTM, PhD
Associate Professor
Division of Tropical and Humanitarian Medicine
Geneva University Hospitals and Medecins sans Frontières
Operational Center
Geneva，Switzerland

Wirongrong Chierakul, MD, Thai Board of Int Med, PhD
Lecturer
Department of Clinical Tropical Medicine
Mahidol-Oxford Tropical Medicine Research Unit
Faculty of Tropical Medicine
Mahidol University
Bangkok，Thailand

Peter L. Chiodini, BSc, MB BS, PhD, MRCS, FRCP, FRCPath, FFTM RCPS(Glasg)
Consultant Parasitologist
Hospital for Tropical Diseases，
Honorary Professor
London School of Hygiene and Tropical Medicine，
London，UK

John D. Clemens, MD
Executive Director
ICDDR-B
Dhaka，Bangladesh

Gordon C. Cook, MD, DSc, FRCP(Lond), FRCP(Edin), FRACP, FLS
Visiting Professor

Department of Medical Microbiology and Centre for
Infectious Diseases
Royal Free and University College London Medical School
London，UK
President
The Royal Society of Tropical Medicine and Hygiene (1993 – 1995)
Formerly Professor of Medicine
The Universities of Zambia，Riyadh (Saudi Arabia) and Papua
New Guinea
Consultant Physician
University College Hospitals Trust
Hospital for Tropical Diseases，London
St Luke's Hospital for the Clergy
Senior Lecturer
London School of Hygiene and Tropical Medicine
London，UK
President
The Fellowship of Postgraduate Medicine
London，UK 2000 – 2007
President
History of Medicine Section
Royal Society of Medicine，UK

Mark F. Cotton, FCPaed (SA), MMed, PhD, DCH (SA), DTM&H
Professor of Paediatrics and Child Health
Head，Division of Paediatric Infectious Diseases
Faculty of Medicine and Health Sciences
Tygerberg Children's Hospital
Stellenbosch University
Tygerberg，South Africa

John B. S. Coulter, MD, FRCP(I), FRCPCH
Honorary Clinical Lecturer
Liverpool School of Tropical Medicine
Liverpool，UK

Nigel A. Cunliffe, BSc (Hons), MB ChB, PhD, MRCP, FRCPath, DTM&H
Professor
Department of Clinical Infection，Microbiology &
Immunology
Institute of Infection and Global Health
University of Liverpool
Liverpool，UK

Bart J. Currie, MB BS, FRACP, FAFPHM, DTM&H
Professor in Medicine and Head of Infectious Diseases
Department of Infectious Diseases
Royal Darwin Hospital and Menzies School of Health
Research
Darwin，Northern Territory，Australia

Marian J. Currie, PhD
Academic Unit of Internal Medicine
Australian National University Medical School
Canberra，Australia

David A. B. Dance, MB ChB, MSc, FRCPath
Clinical Research Microbiologist
Lao Oxford Mahosot Hospital Wellcome Trust Research Unit
Microbiology Laboratory，Mahosot Hospital
Vientiane，Lao
Centre for Tropical Medicine
University of Oxford
Honorary Consultant Microbiologist
Public Health England and Oxford University Hospitals NHS Trust
Oxford，UK

Nicholas P. J. Day, MA, BM BCh, DM, FRCP, FMedSci
Professor of Tropical Medicine
University of Oxford
Oxford，UK
Director，Mahidol-Oxford Tropical Medicine Research
Unit
Faculty of Tropical Medicine
Mahidol University
Bangkok，Thailand

Kevin DeCock, MD
Director
Center for Global Health
Centers for Disease Control and Prevention
Atlanta，GA，USA

Jacqueline Deen, MD, MSc
Researcher
Global Health Division
Menzies School of Health Research
Casuarina，Northern Territory，Australia

Sarah R Doffman, MB ChB, FRCP
Consultant in Respiratory and General (Internal) Medicine
Brighton and Sussex University Hospitals NHS Trust
Brighton，UK

Arjen Dondorp, MD, PhD
Infectious Diseases and Intensive Care Physician
Professor of Tropical Medicine University of Oxford
Visiting Professor of Clinical Tropical Medicine
Deputy Director，Mahidol-Oxford Tropical Medicine
Research Unit
Faculty of Tropical Medicine
Mahidol University

Bangkok，Thailand

H. Rogier van Doorn, MD, PhD
Clinical Virologist
Centre for Tropical Medicine
Oxford University Clinical Research Unit
Ho Chi Minh City，Vietnam

Martin W. Dünser, MD, PD, DESA, EDIC
Head Intensivist
Department of Anesthesiology，Perioperative Medicine and General
Intensive Care
Salzburg General Hospital and Paracelsus Private Medical
University
Salzburg，Austria

Edward M. Eitzen, Jr., MD, MPH
Adjunct Associate Professor
Department of Military and Emergency Medicine
Uniformed Services University of the Health Sciences
Bethesda，MD
Senior Partner
Biodefense and Public Health Programs
Martin，Blanck and Associates，
Alexandria，VA，USA

Delia A. Enria, MD, MPH
Instituto Nacional de Enfermedades Virales Humanas
Pergamino；Argentina

Jeremy Farrar, FRCP, FMedAcSci, DPhil, OBE
Professor of Tropical Medicine
University of Oxford
Oxford，UK
Director
Oxford University Clinical Research Unit
Wellcome Trust Major Overseas Programme
South East Asia Infectious Disease Clinical Research Network
Hospital for Tropical Diseases
Ho Chi Minh City，Vietnam

Christina Faust, MS, MSc
PhD Candidate
Ecology and Evolutionary Biology
Princeton University
Princeton，NJ，USA

**Nicholas A. Feasey, BSc, MSc, MB BS, MRCP, FRCPath,
DTM&H**
Clinical Research Fellow
Department of Gastroenterology

Institute of Translational Medicine
University of Liverpool
Liverpool，UK

Abebaw Fekadu, MD, PhD, MRCPsych
Doctor
Department of Psychiatry
School of Medicine
Addis Ababa University
Addis Ababa，Ethiopia

Günther Fink, PhD
Assistant Professor of International Health Economics
Harvard School of Public Health，Department of Global
Health and Population
Boston，MA，USA

Peter U. Fischer, PhD
Research Associate Professor of Medicine
Infectious Diseases Division
Department of Internal Medicine
Washington University School of Medicine
St. Louis，MO，USA

Carlos Franco-Paredes, MD, MPH
Staff Physician
Infectious Diseases
Phoebe Putney Memorial Hospital
Albany，GA，USA
Clinical Assistant Professor
Hospital Infantil de Mexico Federico Gomez
Mexico City，Mexico

Neil French, MB ChB, PhD, FRCP
Professor of Infectious Diseases & Global Health
Institute of Infection & Global Health
University of Liverpool
Honorary Consultant Physician Tropical & Infectious Disease
Unit
Royal Liverpool University Hospital
Liverpool，UK

Hector H. Garcia, MD, PhD
Director，Center for Global Health-Tumbes
Universidad Peruana Cayetano Heredia
Head，Cysticercosis Unit
Instituto Nacional de Ciencias Neurologicas
Lima，Peru

Roger I. Glass, MD, PhD
Director

Fogarty International Center
National Institutes of Health
Bethesda, MD, USA

Melita A. Gordon, BM MCh, MA, MRCP, DTM&H, MD
Reader in Gastroenterology
Department of Gastroenterology
Institute of Translational Medicine
University of Liverpool
Honorary Consultant Gastroenterologist
Royal Liverpool University Hospital
Liverpool, UK

Stephen B. Gordon, MA, MD, FRCP, FRCPE DTM&H
Head, Department of Clinical Sciences
Professor of Respiratory Medicine
Liverpool School of Tropical Medicine
Pembroke Place
Liverpool, UK

Bruno Gottstein, PhD
Professor of Medical and Veterinary Parasitology
Institute of Parasitology
University of Bern
Bern, Switzerland

Stephen M. Graham, MB BS, FRACP, DTCH, PhD
Professor of International Child Health
Department of Paediatrics
University of Melbourne
Melbourne, Victoria, Australia

Andy Haines, MD, FRCP, FRCGP, FFPH, FMedSci
Professor of Public Health and Primary Care
London School of Hygiene and Tropical Medicine
London, UK

Roy A. Hall, BSc, PhD
Professor of Virology
Australian Infectious Diseases Research Centre
School of Chemistry & Molecular Biosciences
University of Queensland
Brisbane, Queensland, Australia

Charlotte Hanlon, BM BChir, MA, MRCPsych, PhD
Associate Professor
Department of Psychiatry
School of Medicine
College of Health Sciences
Addis Ababa University

Addis Ababa, Ethiopia

The late C. Anthony Hart, MB BS, BSc, PhD, FRCPCH, PRCPath
Formerly Professor of Medical Microbiology
Department of Medical Microbiology
University of Liverpool Medical School
Liverpool, UK

Melissa R. Haswell, MSc, PhD
Associate Professor
Muru Marri Indigenous Health Unit
School of Public Health and Community Medicine
University of New South Wales
Sydney, New South Wales, Australia

Sophie Hawkesworth, BSc, MSc, PhD
Research Fellow
MRC International Nutrition Group
London School of Hygiene and Tropical Medicine
London, UK

Roderick J. Hay, DM, FRCP, FMedSci
Professor of Cutaneous Infection
Dermatology
Kings College Hospital
London, UK

Jeannine M. Heckmann, MB ChB, MMed, FCP(Neurol), PhD
Associate Professor of Neurology
Department of Medicine
University of Cape Town
Cape Town, South Africa

Markus M. Heimesaat, MD
Senior Research Associate
Department of Microbiology and Hygiene
Charité-University Medicine Berlin
Berlin, Germany

Anselm J. M. Hennis, MB BS, MSc, PhD, FRCP, FACP
Professor of Medicine and Epidemiology
Chronic Disease Research Centre
Tropical Medicine Research Institute
The University of the West Indies
Cave Hill Campus, Bridgetown, Barbados

Tran Tinh Hien, MD, PhD
Professor of Tropical Medicine
Centre of Tropical Medicine

Oxford University
Oxford University Clinical Research Unit
Ho Chi Minh，Vietnam

Achim Hoerauf, MD
Professor of Microbiology and Parasitology
Chair，Institute of Medical Microbiology，Immunology and Parasitology
University Hospital Bonn
Bonn，Germany

Peter J. Hotez, MD, PhD, FAAP, FASTMH
Dean，National School of Tropical Medicine
Professor of Pediatrics and Molecular Virology & Microbiology
Baylor College of Medicine
Texas Children's Hospital Endowed Chair of Tropical
Pediatrics
President and Director
Sabin Vaccine Institute and Texas Children's
Hospital Center for Vaccine Development
Houston，TX，USA

Salal Humair, PhD
Research Scientist
Department of Global Health and Population
Harvard School of Public Health
Boston，MA，USA
Associate Professor
School of Science and Engineering
Lahore University of Management Sciences
Lahore，Pakistan

Cheryl A. Johansen, BSc, MSc, W. Aust. PhD Qld
Associate Professor
Arbovirus Surveillance and Research Laboratory
School of Pathology and Laboratory Medicine
The University of Western Australia
Crawley，Australia

Roch Christian Johnson, MD, PhD
Lecturer
Department of Environment and health sciences（CIFRED）
University of Abomey-Calavi
Cotonou，Bénin

Malcolm K. Jones, BSc, PhD, FASP
Associate Professor
School of Veterinary Sciences
The University of Queensland
Associate Professor
Infectious Diseases
Queensland Institute of Medical Research

Brisbane，Queensland，Australia

Thomas Junghanss, MD
（Internal Medicine，subspecialties Tropical Medicine and Infectious Diseases），**MSc PHDC（Lon）**
apl Professor and Head
Section Clinical Tropical Medicine
Department of Infectious Diseases
University Hospital Heidelberg
Heidelberg，Germany

Sasithorn Kaewkes, PhD
Associate Professor
Department of Parasitology
Faculty of Medicine
Khon Kaen University
Khon Kaen，Thailand

Gagandeep Kang, MD, PhD, FRCPath, FASc, FAAM
Professor and Head
The Wellcome Trust Research Laboratory
Division of Gastrointestinal Sciences
Christian Medical College
Vellore，India

Paul Kelly, MA, MD, FRCP
Reader in Tropical Gastroenterology
Blizard Institute
Barts and The London School of Medicine
Queen Mary，University of London
London，UK
Honorary Lecturer
University of Zambia School of Medicine
Lusaka，Zambia

Charles H. King, MD, MS
Professor of International Health
Center for Global Health and Diseases
Case Western Reserve University
Cleveland，OH，USA

Sandeep P. Kishore, PhD
Chair，Advisory Council
Young Professionals Chronic Disease Network
Tri-Institutional MD/PhD Program
Weill Cornell/Rockefeller/Sloan-Kettering
New York，NY，USA

Patricia Kissinger, PhD
Professor
Department of Epidemiology

Tulane University School of Public Health and Tropical
Medicine
New Orleans, LA, USA

David Lalloo, MB BS, MD, FRCP, FFTM RCPS(Glasg)
Professor of Tropical Medicine
Dean of Clinical Sciences and International Public Health
Liverpool School of Tropical Medicine
Liverpool, UK

Trudie Lang, PhD
Research Fellow, Green Templeton College
Centre for Tropical Medicine
Nuffield Department of Medicine
University of Oxford
Oxford, UK

Oliver Liesenfeld, MD
Professor für Medizinische Mikrobiologie und
Infektionsimmunologie
Institut für Mikrobiologie und Hygiene
Charité Universitätsmedizin Berlin
Berlin, Germany

Diana N. J. Lockwood, BSc, MD, FRCP
Professor of Tropical Medicine
London School of Hygiene and Tropical Medicine
Consultant Physician and Leprologist
Hospital for Tropical Diseases
London, UK

David C. W. Mabey, DM, FRCP
Professor of Communicable Diseases
Infectious and Tropical Diseases
London School of Hygiene and Tropical Medicine
London, UK

The late M. Monir Madkour, MD, DM, FRCP(L)
Formerly Consultant Physician
Riyadh Military Hospital
Riyadh, Saudi Arabia

Barbara J. Marston, MD
Medical Officer
Center for Global Health
Centers for Disease Control and Prevention,
Atlanta, GA, USA

**Refiloe Masekela, MB BCh, MMed（Paeds）, Dip Allerg
(SA), Cert Paeds Pulm(SA), FCCP, PhD**
Professor

Paediatrics and Child Health
University of Pretoria
Pretoria, Gauteng, South Africa

Philippe Mayaud, MD, MSc
Professor of Infectious Diseases and Reproductive Health
Department of Clinical Research
Faculty of Infectious and Tropical Diseases
London School of Hygiene and Tropical Medicine
London, UK

James S. McCarthy, MD, FRACP
Professor of Tropical Medicine and Infectious Diseases
Queensland Institute of Medical Research
University of Queensland
Senior Consultant Infectious Diseases Physician
Royal Brisbane and Womens Hospital
Brisbane, Australia

**Rose McGready, MB BS, PhD, Dip, RANZCOG, Dip,
LATHE, DTM&H**
Centre for Tropical Medicine
Nuffield Department of Medicine
University of Oxford
Oxford, UK
Shoklo Malaria Research Unit
Mahidol-Oxford Tropical Medicine Research Unit
Faculty of Tropical Medicine
Mahidol University
Bangkok, Thailand

Paul S. McNamara, MB BS, MRCPCH, PhD
Reader in Child Health Department of Women's and Children's Health
University of Liverpool
Alder Hey Children's NHS Foundation Trust Hospital
Liverpool, UK

Laura Merson, BSc
Head of Clinical Trials Unit
Centre for Tropical Medicine
University of Oxford
Oxford University Clinical Research Unit
Ho Chi Minh, Vietnam

Robert F. Miller, MB BS, FRCP, FSB
Reader in Clinical Infection and Honorary Consultant
Physician
Research Department of Infection and Population Health
Institute of Epidemiology and Health Care
University College London Medical School
London, UK

Glen D. Liddell Mola, MB BS (Melb), DPH(Syd), MRACGP, FRANZCOG, FRCOG, OL
Professor and Head of Reproductive Health, Obstetrics and Gynecology
School of Medicine and Health Sciences
University of Papua New Guinea
Honorary Senior Clinical Consultant
Port Moresby General Hospital
Port Moresby, Papua New Guinea

Kevin Mortimer, MB, BChir, MRCP, MSc, PhD
Senior Clinical Lecturer in Respiratory Medicine
Department of Clinical Sciences
Liverpool School of Tropical Medicine
Honorary Consultant in Respiratory Medicine
Department of Respiratory Medicine
Aintree University Hospital NHS Foundation Trust
Liverpool, UK

Ayesha A. Motala, MB ChB, MD, FRCP, FCP
Professor
Department of Diabetes and Endocrinology
Nelson R Mandela School of Medicine
University of KwaZulu-Natal
Durban, South Africa

Kosta Y. Mumcuoglu, PhD
Research Fellow
Department of Microbiology and Molecular Genetics
The Kuvin Centre for the Study of Infectious and Tropical
Diseases
Hebrew University-Hadassah Medical School
Jerusalem, Israel

Flor M. Munoz, MD
Associate Professor
Pediatrics, Section on Infectious Diseases
Molecular Virology and Microbiology
Baylor College of Medicine
Texas Children's Hospital
Houston, TX, USA

Melba Munoz Roldan, MD, PhD
Deutsches Rheuma-Forschungszentrum, Institut der
Leibniz-Gemeinschaft
Experimental Immunology, Department of Rheumatology and Clinical
Immunology
Charité-University Medicine
Berlin, Germany

Theonest Mutabingwa, MD, MSc, PhD
Professor in Community Medicine

Department of Community Medicine
Hubert Kairuki Memorial University
Dar-es-Salaam, Tanzania

Osamu Nakagomi, MD, PhD
Professor of Molecular Epidemiology
Department of Molecular Microbiology and Immunology
Graduate School of Biomedical Sciences, and Global Centre of
Excellence
Nagasaki University
Nagasaki, Japan

Yukifumi Nawa, BM, MD, PhD
Invited Professor/Consultant
Faculty of Tropical Medicine
Mahidol University
Bangkok, Thailand

Robert Newton, MB BS, DPhil, FFPH
Senior Clinical Epidemiologist at Medical Research
Council / Uganda Virus Research Institute Research
Unit on AIDS
Entebbe, Uganda
Reader in Clinical Epidemiology
University of York
York, UK
Senior Visiting Scientist
World Health Organisation's International Agency for
Research on Cancer
Lyon, France

Lisa F. P. Ng, PhD
Principle Investigator/Associate Professor
Singapore Immunology Network (SIgN)
Agency for Science, Technology and Research (A*STAR)
Singapore

François H. Nosten, MD, PhD
Professor of Tropical Medicine
Centre for Tropical Medicine
Nuffield Department of Medicine
University of Oxford
Oxford, UK
Shoklo Malaria Research Unit
Mahidol-Oxford Tropical Medicine Research Unit
Faculty of Tropical Medicine
Mahidol University
Bangkok Thailand

Jennifer O'Hea, MD, FCCP
Intensivist

Department of Critical Care
Banner Good Samaritan Medical Center
Clinical Assistant Professor of Medicine
University of Arizona College of Medicine
Phoenix, AZ, USA

Shirley Owusu-Ofori, BSc, MB ChB, CTM, FGCP
Senior Specialist
Transfusion Medicine
Head
Transfusion Medicine Unit
Komfo Anokye Teaching Hospital
Kumasi, Ghana

Daniel H. Paris, MD, PhD, DTM&H
Research Lecturer, University of Oxford, Oxford, UK
Head of Rickettsiology, Mahidol-Oxford Tropical Medicine
Research Unit
Faculty of Tropical Medicine
Mahidol University
Bangkok, Thailand

Michael Parker B Ed, MA, PhD
Professor of Bioethics and Centre Director
The Ethox Centre
Nuffield Department of Population Health
University of Oxford
Oxford, UK

Philip J. Peters, MD, DTM&H
Consultant Parasitologist
Hospital for Tropical Diseases
Honorary Professor
The London School of Hygiene and Tropical Medicine
Director
Public Health England Malaria Reference Laboratory
London, UK

Fraser J. Pirie, MB ChB, MD, FCP
Senior Lecturer
Department of Diabetes and Endocrinology
Nelson R Mandela School of Medicine
University of KwaZulu-Natal
Durban, South Africa

Gerd Pluschke, PhD
Professor, Head of Department
Department of Medical Parasitology and Infection Biology
Swiss Tropical and Public Health Institute
University of Basel
Basel, Switzerland

Andrew M. Prentice, BSc, PhD,
Director
MRC International Nutrition Group
London School of Hygiene and Tropical Medicine
London, UK

Thomas C. Quinn, MD, MSc
Associate Director of International Research
Division of Intramural Research
National Institute of Allergy and Infectious Diseases
National Institutes of Health
Director of Global Health
Professor
Departments of Medicine, Pathology, International Health,
Molecular Microbiology and Immunology, and Epidemiology Johns
Hopkins University
Baltimore, MD, USA

Minoarisoa Esther Rajerison, PhD
Head of Plague Unit
Institut Pasteur de Madagascar
Ambatofotsikely
Antananarivo, Madagascar

Didier Raoult, Pr (MD, PhD)
Professor of Microbiology
Unité de Recherche sur les Maladies Infectieuses et Tropicales
Emergentes
Aix Marseille UniversitéFaculté de Médecine
Marseille, France

Maherisoa Ratsitorahina, MD
Doctor
Epidemiology Unit
Institut Pasteur de Madagascar
Ambatofotsikely, Antananarivo, Madagascar

K. Srinath Reddy, MD, DM, MB BS
President
Public Health Foundation of India & World Heart Federation
Delhi, India

Steven J. Reynolds, MD, MPH FRCP(C), DTM&H
Senior Clinician
Division of Intramural Research
National Institute of Allergy and Infectious Diseases
National Institutes of Health
Associate Professor
Department of Medicine and Epidemiology
Johns Hopkins University
Baltimore, MD, USA

John Richens, MA, MB BS, MSc, FRCPE
Clinical Lecturer
Department of Sexually Transmitted Diseases
Division of Pathology and Infectious Diseases
Royal Free and University College Medical School
London，UK

Marcus J. Rijken, MD, PhD
Obstetric Department
Shoklo Malaria Research Unit
Mahidol-Oxford Tropical Medicine Research Unit
Faculty of Tropical Medicine
Mahidol University
Bangkok，Thailand

Sara Ritchie, MB ChB, MRCGP, DFFP, MPH, DTM&H, Dip Derm
Honorary Clinical Fellow in Tropical Dermatology
University College London Hospitals NHS Foundation Trust
London，UK

Janet Robinson, FIBS
Global Director，Laboratory Sciences
Laboratory Sciences Division
Asia Pacific Regional Research Director
Bangkok，Thailand

Angela M. C. Rose, BA, MSc
Lecturer in Epidemiology
The University of the West Indies
Director
Barbados National Registry for Chronic NCDs
Chronic Disease Research Centre
The University of the West Indies
St Michael，Barbados

Juan C. Salazar, MD, MPH
Professor of Pediatrics and Immunology
University of Connecticut School of Medicine
Farmington
Director，Division of Pediatric Infectious Diseases and Immunology
Connecticut Children's Medical Center，
Hartford，CT，USA

T. Alafia Samuels, MB BS, MPH, PhD
Senior Lecturer，Public Health & Epidemiology
Faculty of Medical Sciences
The University of the West Indies
Cave Hill，Barbados

Marcus J. Schultz, MD, PhD
Professor of Intensive Care Medicine
Department of Intensive Care Medicine
Academic Medical Center at the University of Amsterdam
Amsterdam，The Netherlands

Crispian Scully, MD, PhD, FDS, FRCPath, FMedSci, DSc
Professor Emeritus
University College London
London，UK

Paul Shears, MD, FRCPath
Consultant Medical Microbiologist
Royal Hallamshire Hospital Sheffield
Teaching Hospitals NHS Foundation Trust
Sheffield，UK

Paul E. Simonsen, PhD
Research Associate Professor
Faculty of Health and Medical Sciences
University of Copenhagen
Copenhagen，Denmark

Paiboon Sithithaworn, PhD
Head，Associate Professor
Department of Parasitology
Liver Fluke and Cholangiocarcinoma Research Center
Faculty of Medicine
Khon Kaen University
Khon Kaen，Thailand

David W. Smith, BMedSc, MB BS, FRCPA, FACTM, FASM, FFSc(RCPA)
Clinical Professor
School of Pathology and Laboratory Medicine
Co-Director
Arbovirus Research and Surveillance Group
The University of Western Australia
Medical Microbiologist/Virologist
Division of Microbiology and Infectious Diseases
PathWest Laboratory Medicine WA
Perth，Western Australia

Tom Solomon, BA, BM BCh, DCH, DTMH, FRCP, PhD
Professor of Neurological Science
Walton Centre NHS Foundation Trust
Director
Institute of Infection and Global Health
University of Liverpool
Liverpool，UK

Vaughan R. Southgate, BSc, PhD, CBiol, FIBiol, FLS
Scientific Associate

Department of Zoology
The Natural History Museum
London，UK

Banchob Sripa, PhD
Professor
Tropical Disease Research Laboratory
Faculty of Medicine
Khon Kaen University
Khon Kaen，Thailand

M. Leila Srour, MD, MPH, DTM&H
Pediatric Development Coordinator
Health Frontiers
Muang Sing
Luang Namtha，Laos

Marija Stojkovic, MD, DTM&H
Section Clinical Tropical Medicine
Department of Infectious Diseases
University Hospital Heidelberg
Heidelberg，Germany

Shyam Sundar, MD, FRCP, FNA
Professor of Medicine
Department of Medicine
Institute of Medical Sciences，
Varanasi，India

Jecko Thachil, MRCP, FRCPath
Consultant Haematologist，Department of Haematology
Central Manchester University Hospitals NHS Foundation
Trust
Manchester，UK

Raj Thuraisingham, MD, FRCP
Honorary Senior Lecturer and Consultant Nephrologist
Department of Renal Medicine and Transplantation
Barts Health NHS Trust
London，UK

C. Louise Thwaites, BSc, MB BS, MRCP, MD
Oxford University Clinical Research Unit
Hospital for Tropical Diseases
Ho Chi Minh City，Vietnam

Guy Thwaites, MA, MB BS, MRCP, FRCPath, PhD
Oxford University Clinical Research Unit，
Hospital for Tropical Diseases
Ho Chi Minh City，Vietnam

M. Estée Török, MA, MB BS, PhD, FRCP, FRCPath
Senior Research Associate and Honorary Consultant Physician
Department of Medicine
University of Cambridge
Cambridge，UK

Nigel Unwin, BA, BM BCh, MSc, DM, FRCP, FFPH
Professor of Public Health and Epidemiology
Faculty of Medical Sciences
The University of the West Indies
Cave Hill，Barbados

Diederik van de Beek, MD, PhD
Professor in Neurology
Department of Neurology
Academic Medical Center
Amsterdam，The Netherlands

Francisco Vega-Lopez, MD, MSc, PhD, FRCP, FFTM RCPSG
Consultant
Department of Dermatology
University College London Hospitals — NHS Trust
London，UK
Professor
Department of Dermatology and Medical Mycology
National Medical Centre IMSS，and National University
UNAM
Mexico City，Mexico
Former Honorary Professor
Faculty of Infectious and Tropical Diseases
London School of Hygiene & Tropical Medicine
University of London
London，UK

Govinda S. Visvesvara, PhD
Microbiologist
Centers for Disease Control and Prevention
National Center for Emerging and Zoonotic Infectious
Diseases
Division of Foodborne，Waterborne & Environmental
Diseases
Atlanta，GA，USA

Lorenz von Seidlein, MD, PhD
Clinical Coordinator
Global Health Division
Menzies School of Health Research
Casuarina，Northern Territory，Australia

Katie Wakeham, BSc, MB BS
Wellcome Trust Clinical Training Fellow

MRC/UVRI Research Unit on AIDS
Entebbe，Uganda
University of York
York，UK

Stephen L. Walker, PhD, MRCP(UK), DTM&H
Clinical Research Fellow
Department of Clinical Research
Faculty of Infectious and Tropical Diseases
London School of Hygiene and Tropical Medicine
London，UK

Honorine Ward, MB BS
Professor of Medicine
Tufts University School of Medicine
Division of Geographic Medicine and Infectious Diseases
Tufts Medical Center
Boston，MA，USA

Mary J. Warrell, MB BS, FRCP, FRCPE, FRCPath
Honorary Senior Researcher
Oxford Vaccine Group
University of Oxford
Centre for Clinical Vaccinology & Tropical Medicine
Oxford，UK

David A. Warrell, DM, DSc, FRCP, FRCPE, FMedSci
Emeritus Professor of Tropical Medicine
Nuffield Department of Clinical Medicine
University of Oxford
Oxford，UK

Gary J. Weil, MD
Professor
Internal Medicine and Molecular Microbiology
Washington University School of Medicine
St Louis，MO，USA

Graham B. White, MB ChB
Richmond Surrey，UK

Nicholas J. White, OBE, MD, DSc, FRCP, FMedSci, FRS
Professor of Tropical Medicine
Faculty of Tropical Medicine
Mahidol University
Bangkok，Thailand
Nuffield Department of Medicine
University of Oxford
Oxford，UK

Stephen G. Withington, MB ChB, FRACP, FDRHMNZ
Executive Director
LAMB Hospital & Community Health and Development
Programme
Parbatipur，Bangladesh

Vanessa Wong, BM BCh, MA, MRCP, Msc
Wellcome Trust Clinical PhD Fellow
Microbial Pathogenesis
Sanger Institute
University of Cambridge
Specialist Registrar in Medical Microbiology Clinical
Microbiology and Public Health Laboratory Addenbrooke's Hospital
Cambridge，UK

Robin Wood, FCP (SA) DSc (Med)
Professor
Desmond Tutu HIV Centre，IIDMM
University of Cape Town
Cape Town，South Africa

Sarah Wyllie, MB ChB, MA, MSc, MRCP, MRCPath
Consultant Microbiologist
Portsmouth Hospitals NHS Trust
Portsmouth，UK

Lam Minh Yen, MD
Director
Tetanus Unit
Hospital for Tropical Diseases
Ho Chi Minh City，Vietnam

Paul R. Young, BSc, PhD, FASM
Professor of Virology
Australian Infectious Diseases Research Centre
School of Chemistry & Molecular Biosciences
Institute for Molecular Bioscience
University of Queensland
Brisbane，Queensland，Australia

Sophie Yacoub, MRCP, MSc, DTM&H
Specialist Registrar in Infectious Diseases
Department of Medicine
Imperial College London
London，UK
Clinical Research Fellow
Infectious Diseases
Oxford University Clinical Research Unit
Hanoi，Vietnam

Ken Zafren, MD, FAAEM, FACEP, FAWM
Associate Medical Director
Himalayan Rescue Association
Kathmandu，Nepal
Nepal Clinical Associate Professor，Division of Emergency
Medicine

Stanford University Medical Center
Stanford，CA，USA
USA Staff Emergency Physician — Alaska Native Medical
Center
Anchorage，AK，USA

本人非常荣幸地带领了 100 余人的翻译和审校团队,在 2 年多时间内完成《曼氏热带病》这部巨著的翻译。之所以说这本书是巨著,主要体现在三个方面:一是本书有 1 300 余页,达 4 kg 之重,可见所涵内容之丰富;二是本书从 1898 年出版第 1 版至今已连续出版了 23 版,一本书生命力横跨 3 个世纪、长达 120 余年实为罕见,可见其价值之珍贵;三是本书内容涉及了热带医学、医学寄生虫学、公共卫生学、临床医学、流行病学、社会经济学、环境生态学、营养卫生学、妇幼卫生学、节肢动物学等多门学科,为树立多学科的全球健康理念探索了创新之路,不愧为全球顶级专家合力之作。

大家知道,在过去的 100 余年,世界格局发生了天翻地覆的变化,热带医学也从 19 世纪末的殖民医学向 20 世纪后期的国际卫生(international health)转变,并进一步于 21 世纪初发展成为全球健康(global health)。因此,我们在组织专家合作翻译这一版本专著时,一方面组织大家学习了这一全球经济社会变化的历史过程,在了解全球经济一体化快速发展的大背景后,力求精准翻译原著,使每位译者的翻译过程成为学习过程,受益非浅。另一方面,我们力求以问题为导向、以需求为导向,在热带病的诊疗与防治、疾病流行与防控、病例管理与治疗、防控策略与措施、合作模式与协同、全球健康治理与卫生外交等知识与技术的翻译中,力求与原著作者思路一致,确保真实反映本书的知识体系和核心理念。在此,我有三点说明:一是每个章节的名称问题,我们发现原作者使用的章节名称有时用病名,有时用病原名称,不甚统一,为此,我们在翻译过程中作了统一,全部改成病名;二是原著中有极个别用词错误之处,我们在翻译过程中也作了纠正,使之遵循科学逻辑;三是一些病原名的拉丁文,尚无汉语翻译名称,为此我们根据这些病原种属名称拉丁文的原意及生物学种属名称的翻译原则,进行了首次汉语翻译,使读者在阅读本书时不出现语言障碍,这些译名也可成为今后大家能接受的通用种属名。同时,《贫困所致传染病(英文)》《中国寄生虫学与寄生虫病杂志》和《中国血吸虫病防治杂志》编辑部的编辑们参加了后期中文翻译稿的编审工作,编审过程中在尊重原意的基础上力求用字准确、规范、达意,并符合中文表达习惯。为此,整个翻译、编审过程中,参考了许多热带医学、寄生虫学、传染病学等学科的中文专业书籍和词典,包括《热带医学》《医学微生物学》《虫媒病毒与虫媒病毒病》《人体寄生虫学》《中国动物志:昆虫纲. 第八卷:双翅目,蚊科(上)》《中国动物志:昆虫纲. 第九卷:双翅目,蚊科(下)》《登革:诊断、治疗、预防控制指南》《被忽视的热带病:全球影响与防治对策》《医学昆虫学教程》《英汉微生物学与分子生物学词典》《英汉汉英医学寄生虫学词汇》等,并利用网络资源(如万方数据知识服务平台、术语在线等)进行专业术语的查询与编审。

本书中文版的出版,有助于我国更多的医学生、临床医务工作者、疾病预防控制工作者以及自然科学研究者更好更多地参与或从事热带病诊治、防控工作,推进我国热带医学学科的发展,进而为全球热带病流行地区提供精准医疗或应急处置服务,为减少热带病负担、降低医疗服务不公平性、消除全球贫困提供更多的中国智慧和中国方案。为此,我作为主译,希望从事热带病临床医疗、现场防治、政策制定和科学研究的读者,能预先了解全球热带病防治工作中的基本问题和实际需求,即什么是热带病及其热带医学的发展方向,怎样才能在热带地区或在资源缺乏地区有效推进热带病的防治工作。

首先,什么是热带病及热带医学的发展方向? 热带医学与热带地区的疾病(即热带病)是两个不同的概念。热带医学是研究热带地区的各种感染性疾病(热带病)的诊断、治疗和预防以及如何控制和消灭这些疾病的科学,在我国学科分类中列入特种医学下的二级学科。热带病包括发生在热带或亚热带地区常见多发的感染性疾病(多指传染病、寄生虫病和虫媒病等)。在本书的第 1 版,英国籍主编 Sir Patrick Manson 为方便赴热带地区的工作者而编写了以寄生虫病和皮肤病防治为主要内容的手册,后每隔 4 年左右出版新版;新一代专著作者在每次再版时或是新增了疾病的种类和相关内容,或是变动了部分编排方式,使其更为丰富完善、通俗易懂,力争全面反映当时全球热带病防治工作的全貌。因此,本书的再版不但推进了热带医学在继承传统学科基础上与现代科学技术不断融合,同时推动其向多学科交叉的国际卫生和全球健康方向发展。自 19 世纪 Sir Patrick Manson 开创热带医学学科至今,热带医学一直是全球健康关注的重要领域,也是其不可或缺的重要组成部分。

其次,怎样才能在热带地区或资源缺乏地区有效推进热带病的防治工作? 2013 年世界卫生大会期间,世界卫生组织提交了开展热带病防控的目标文件（A66/20），指出热带病防控的目标是减少人类痛苦，降低热带病发病率、死亡率及其导致的耻辱，并通过改善社会经济状况减少加剧贫困的因素，突出这些疾病在流行区的公共卫生工作中的重要性。各项具体目标的落实应当以有能力为干预措施实施提供可持续的费用和资源为准则，而最终目标则是永久阻断热带病的传播。为此，世界卫生组织和各成员国均制定了相应的热带病防治规划与路线图，以推动动员资源、提升能力、加强防控、推进消除等方面的工作。目前，全球热带病防控工作中的主要挑战，包括：①经费支持问题，各会员国和伙伴仍有必要继续提供支持以确保能开发用于预防、诊断和控制的新产品，并继续扩大服务范围和加强卫生系统的能力；②能力提升问题，一些国家和地区的热带病防控能力薄弱，难以达到全球规划的目标，且缺乏协调技术措施实施的能力，包括现况分析、战略计划、预算编制、预防、诊断、治疗、监测、能力发展以及现场实施活动的监督等；③预防性化疗问题，抗热带病药物作为基本用药，每年在几亿人中开展扩大的预防性化疗措施，可有效降低热带病传播水平；但因运输、通关、储存、供应链等问题，常会妨碍基本药物的供应，最终影响预防性化疗措施的落实。为此，全球倡议各个国家要采取以下行动来推进全球热带病的防控工作，包括：①各国政府的政治承诺，推进热带病防治项目的优先落实；②从技术层面上，持续开展热带病规范性防控工作；③及时评价热带病防控工作的成本效益；④确保热带病干预措施的持续资金保障；⑤提升国家防控能力，并确保规划按时实现计划进度；⑥鼓励和支持技术创新，开发诊断新方法、治疗新药、杀虫剂等新产品，促进创新干预措施和策略的研究；⑦多部门合作，提高干预措施的有效性。

本专著中文版的出版，既是国家热带病研究中心挂牌以来团队合作的首项成果，又是中国疾病预防控制中心寄生虫病预防控制所成立70周年献礼之作。希望本书不但可作为热带医学专业学生或研究生的教科书，也能成为热带病临床医学工作者的必备工具书，更可作为全球健康工作者、传染病防控专业人员的现场工作参考书，从而实现我们翻译此专著的目的，即为进一步控制和消除我国热带病、防止输入热带病的传入、为全球旅行者诊治罕见热带病提供一本权威的指南性专著。

最后，感谢所有参与翻译、校译、编审、终审的团队合作者，没有他们的辛勤工作和大力支持，难以想象本巨著的中文版可以按时出版。如发现本书翻译有误，均为主译者工作差错，敬请专家、同行、读者指正与谅解。

周晓农

2019 年 9 月于沪

热带地区的图书资源一般较为匮乏，热带生活和旅游也不便随身携带大型参考书。在热带气候相关疾病领域，虽然 Davidson、Schebe、Rho、Laveran、Corre、Roux 等专家撰写了系统而详尽的研究型著作，但一直缺少一本内容丰富且便于携带的图书。为此，我们编撰了该实用型手册，介绍热带医学相关内容。在编写书稿过程中，伦敦阿尔伯特码头的海员医院高级内科医生 L. Westerna Sambon 博士和 David Rees 先生给予了宝贵的帮助。

在编写插图时，爱丁堡大学病理学实验室的 Richard Muir 先生以严谨而精湛的技术为本书做出了巨大的贡献。

Patrick Manson

1898 年 4 月

翻译：陈瑾

英文第 23 版前言

　　1898 年,热带医学之父 Sir Patrick Manson(1844 - 1922 年)编撰了《热带病手册》一书。该书历久弥新,无其他教科书可与之匹敌。现代医学逐渐改变我们的生活(尽管许多寄生虫病的推荐疗法万变不离其宗),该书也随之修订,已出版至第 23 版,Manson 应为之欣喜。虽然热带地区的生活水平大大提高,预期寿命也随之延长,但与温带国家相比,其发展较为缓慢,传染病和营养不良仍在造成严重损失。时至今日,在发展中国家热带病仍是伤残和死亡的主要原因,仍需相关教科书指导如何应对这些新老疾病及其外部环境。或许出于对原版继承和发展的考虑,Manson 的教科书有些不同寻常(有些人甚至认为古怪)。在保持其特色的前提下,本版更新了知识、美化了格式。我们希望该书引人入胜且读者能学以致用,并令您耳目一新。

Jeremy Farrar

Peter J. Hotez

Thomas Junghanss

Gagandeep Kang

David Lalloo

Nicholas J. White

翻译: 陈瑾

目　录

第1章

热带医学与热带地区医学的发展史

GORDON C. COOK

翻译：杨　频
审校：周晓农　陈　瑾

早在 17、18 世纪，欧洲医生就开始在热带地区的国家行医，如英属西印度群岛（即"Sugar Islands"）、印度、东印度群岛及后来的非洲（非洲西海岸被称为"白种人的坟墓"）[1-3]。许多医生还出版专著介绍他们的诊疗经验，并概述了当地的疾病情况。虽然许多感染性疾病现已归为热带病范畴，而在 17—19 世纪，它们也广泛分布在北欧和北美地区，如英国伦敦。在威廉·莎士比亚（William Shakespeare，1564—1616 年）《亨利五世》的第二幕第二景中，有疟疾的详细记载："他发着'每日热''隔日热'的高烧，真是惨不忍睹。"（译注：译文引自莎士比亚著，梁实秋译. 亨利五世. 北京：中国广播电视出版社，2001.）。17 世纪，托马斯·西德纳姆（Thomas Sydenham，1624—1689 年）使用蓝桉树（fever-tree）树皮（含奎宁）成功治愈了"间歇性发热"[4]。直至 20 世纪，间日疟感染仍是英格兰东南部的一个重要的临床问题。在维多利亚时代，英国（包括伦敦在内）的主要健康威胁来自鼠疫、伤寒、霍乱、斑疹伤寒和天花等[5]。约翰·班扬（John Bunyan，1628—1688 年）也时常提及肺痨（结核病），认为该病常"把人带进坟墓"（《培德曼先生的一生》，*The Life and Death of Mr Badman*），而结核病现今仍是"热带"国家的重大疾病。

那么，什么是热带医学呢？1925 年，时任皇家热带医学与卫生学会主席，安德鲁·贝尔福（Andrew Balfour，1873—1931 年）[2]认为，"从某种意义上来说，根本没有所谓的热带医学，在希波克拉底最博学的著作中，其所关注的许多疾病主要分布在热带或亚热带地区。"有些人，包括许多历史学家，认为"热带医学"是大英帝国和英国殖民统治的副产品[6]。实际上，殖民主义者开创了"热带地区的医学"，其目的是确保往返殖民地的英国人的健康（见下文）。热带医学作为一个正式学科，源于其多学科背景：在 19 世纪发展较快的主要领域为公共卫生（和卫生学）、旅游和探险、自然历史、进化论和病因的正确认识（下称"病菌说"）[3,7-9]。瘴气学说支持者（miasmatists）和接触传染学说支持者（contagionists）曾争论不休。随着曼森（Manson）、罗斯（Ross）等人（见

下文）工作的展开，临床寄生虫学得到发展，在多种学科相互影响与促进下，"热带医学"形成了一个正式学科。

一、热带医学学科的发展历程

（一）海员医院协会

1821 年，海员医院协会（SHS）在伦敦成立，被称为"临床热带医学之母"，其前身是海员苦难（或特困）委员会（Committee for Distressed/Destitute Seamen，成立于 1817—1818 年冬）。该协会旨在为海上商贸患者提供临时救济，继而服务于伦敦码头区街道[1,3,11,12]。其主要目的是管理从热带和亚热带国家传入伦敦的疾病（特别是发热和性传播疾病）[5]。1821 年 3 月 8 日在伦敦市政酒店（The City of London Tavern）召开的一次会议上[威廉·威尔伯福斯议员（William Wilberforce MP，1759—1833）为参会者之一]，该协会决定在泰晤士河上为贫穷的海员患者专门建立一个永久的流动医院，由自愿捐款资助。一些退役的战舰，如鲸鱼号（HMS *Grampus*）（1821 年由英国海军部借出，图 1.1）、无畏号战列舰（HMS *Dreadnought*，1831—1857 年）和喀里多尼亚号 HMS（HMS *Caledonia*，后改名为无畏号，1857—1870 年）先后作为流动医院停靠在格林尼治河段并顺利开展工作（它们分别曾装备 48、98、和 120 门火炮）[1,11,12]。虽然这些流动医院为船员提供了有效的医疗服务，但由于通风较差、冬季光照不足等条件限制，常出现院内感染；特别是在泰晤士河航运繁忙时期，上述问题尤为突出[12,13]。经过长期谈判，1870 年英国海军部将位于格林尼治的皇家医院医务室（包括附近的 Somerset 病房）租借给 SHS，租期为 99 年，以替代船舶的贷款[1,11,12]。可能由于 1815 年滑铁卢战役后，在和平年代需住院疗养的人数锐减，他们不再需要医务室，故租借给 SHS。1873 年该医院停止为退休海军服务，原位于朴次茅斯的英国皇家海军学院迁址于此。而威廉三世（1650—1702 年）和玛丽女王在 1694 年创办的皇家医院仍在为军队退休人员服务[14]，该医院与国王查尔斯二世创办的切尔西皇家医院地位相同。

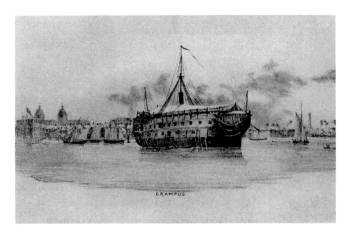

图 1.1 鲸鱼号(HMS *Grampus*)。第一艘作为医院的退役战舰(英国海军部借给 SHS 的 3 艘之一),停靠在格林尼治河段。该退役战舰(装备有 48 门火炮)作为医院的服务时间为 1821 年 10 月至 1831 年 10 月。

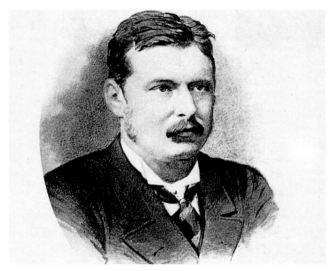

图 1.2 帕特里克·曼森博士(Patrick Manson,后为爵士,1844—1922 年),时年 31 岁。这张照片约拍摄于 1875 年(正值他从中国厦门回英国休假期间)。

(二)热带医学形成正式学科

帕特里克·曼森博士(Patrick Manson,1844—1922年)曾在中国台湾、厦门和香港工作。在厦门期间,他完成一个开创性工作,发现了淋巴丝虫病的病原体,即通过蚊虫传播至人的线虫——血丝虫(*Filaria sanguinis hominis*),又称班氏丝虫(*Wuchereria bancrofti*)[3,8,15](图1.2)。回到伦敦后,他在几个医学院举办一系列的讲座来推广"热带医学"[1,3,16]。时任殖民部大臣的约瑟夫·张伯伦阁下(The Rt Hon Joseph Chamberlain,1836—1914 年)立即让拟派遣至殖民地的医务人员参加这些讲座,以了解如何预防并管理那些严重影响"帝国奴仆"健康的疾病[1,3]。这些疾病严重阻碍了正常贸易、高效管理和农业生产;在如此高的发病率和死亡率的影响下,张伯伦的"建设性帝国主义"理论无法成为现实。尽管许多人反对[17],临床热带医学还是发展成为了一个重要的医学专业和科学学科(由此,寄生虫及其媒介在疾病传播中的重要性才逐渐凸显出来,见上文)。张伯伦认为"热带医学"是英国经济和重商主义未来发展的一个重要组成部分。在这种背景下,"热带医学"便成为一个"殖民科学"[1,13]。在爱丁堡举行的英国医学协会 1 898 次会议上,报告了罗纳德·罗斯(Ronald Ross,1857—1932 年)在印度加尔各答的研究工作,宣布了蚊虫在禽疟中的作用[前一年他已在 *British Medical Journal* 上发表了其在印度 Secundarabad 的疟原虫(*Plasmodium* spp.)在蚊虫体内发育的研究成果],开创了"热带医学"新的研究领域[10]。由于欧洲北部(包括英国)和北美洲也有"热带病",这也阻碍了该学科的成立。人们还普遍认为,由于气候是妨碍生存和工作的主要因素,在热带地区白种人的死亡率必然较高。此时,"瘴气学说"仍占据主导地位。

此外,由于英国殖民地多位于海岸线区域,卫生条件较差。人们认为,在可预见的未来,环境得到显著改善的可能性较小。此外,医务人员也不重视热带地区的研究工作,他们仅为当地英国社区提供医疗咨询和保健。

(三)曼森、张伯伦合作

为了推进"热带医学"这个"新"学科的发展,曼森于 1897 被派往殖民地就任办公室医务官。在张伯伦的全力支持下,他建立了伦敦热带医学院(LSTM)[1,3],但该机构的选址经历了一番波折。曼森倾向于 SHS 的下属医院,位于皇家艾伯特码头[1,3,18]。但是,一些机构持不同意见。国防部推荐位于奈特里区南安普顿水街的皇家维多利亚医院,该医院成立于 1863 年[1,3,19],由英国皇家陆军医疗队人员管理,原则上已经确定其为从克里米亚退役回来的残疾士兵服务。而曼森不认同这个地址(此时他已经任职于艾伯特码头医院),他认为皇家维多利亚医院远离伦敦且其氛围不适宜开展热带医学教学。英国皇家医师学院则认为没必要建立这样一个新的学院。格林尼治医院的高级医务人员认为,将"热带病"病例移至艾伯特码头医院(ADH)是对他们专业能力的轻视,全无可取之处;此外,伦敦教学医院医学生都习惯于访问格林尼治医院,并通过诊断和管理病例而获得学费补助[17]。后来,William Broadbent 爵士、William Church 爵士、Jonathan Hutchinson 爵士,以及印度医疗服务队的老前辈 Joseph Fayrer 爵士等分别在《柳叶刀》《英国医学杂志》《时代》等学术期刊或杂志上发表了激烈的评论性文章。然而,曼森和 Herbert Read(张伯伦的助理私人秘书)坚决坚持将艾伯特码头医院(ADH)作为校址,并得到张伯伦的大力支持。该项目获得殖民地办公室 3 550 英镑的资助款，并迅速完工。伦敦热带医学院还成立了一个分委员会，制定与 SHS 合作的组织和管理方案；该管理委员会由来自 SHS、ADH 的内外科医生以及 LSTM 的教员组成，各方成员的人数均等。

（四）学校和医院相邻

1899 年 10 月 2 日，LSTM 正式成立[1,3]。医院（在 SHS 监督下）、教学和研究场所均设在 LSTM 内（图 1.3）。在 LSTM 的成立仪式上，曼森缺席，主持人 Perceval Nairne 爵士（1841—1921 年，SHS 主席）宣读了由曼森亲笔撰写的就职演说。曼森后来说："学校非常努力并有效解决了我国大多数殖民地的主要疾病。这将降低政府支出，效果显著；鼓励商业、企业降低运营成本；也将协调和促进被殖民地人的发展。"[1,21]同时，医学院开发几个持续的经济来源以支持其运营；1899 年和 1905 年，在塞尔西酒店分别举办了两次慈善晚宴，均由张伯伦主持，分别筹集了 12 000 英镑和 11 000 英镑。在第 1 次慈善晚宴上，张伯伦发表讲话："人类应该成功应对公共仇敌，并找到治愈疟疾的方法，疟疾是毁坏我们殖民地的发热疾病……要使热带成为适宜白种人居住的地区……将为世界、为大英帝国做出更多贡献，胜于为女王领地开拓一个新的省。"[1]LSTM 还成立了"热带病研究基金"，院长弗兰西斯·洛弗尔爵士（Sir Francis Lovell，1844—1916 年）几次到海外募集资金。1912 年，学校扩建，国王乔治五世和玛丽王后开辟了一个新校区。LSTM 成立初期，"热带病"病例相对较少[3,22]，可能是由于 ADH 大多接收罹患外伤的海员和"未出过海的人们"。

1919 年，伦敦热带医学院拟搬迁至伦敦市中心 WC1 区戈登街 25 号的 Endsleigh 王府酒店；后来，SHS 用红十字会基金的 70 000 英镑出资完成。1920 年 11 月 11 日，约克公爵（后来的英王乔治六世，1895—1952 年）在这座楼里建立了 LSTM 和热带病医院（HTD）的联合体[1,13]。

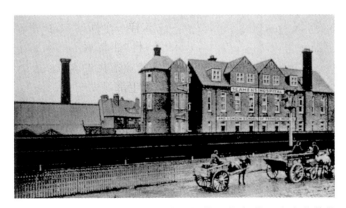

图 1.3　1899 年 10 月新成立的伦敦热带医学院，位于皇家艾伯特码头的海员医院协会的分院。

目前，这座建筑仍然存在，最上面 5 层用于临床热带医学，下面 4 层用于基础科学，放射科位于地下室。菲利普·曼森-巴尔爵士（Sir Philip Manson-Bahr，1881—1966 年）曾评价这栋建筑物，虽然"黑暗，笨拙，不便，房间密集，通道狭窄"，但"学校和医院工作人员之间却如此团结协作，关系融洽"[12]。医学院附近的韦尔科姆热带博物馆（Wellcome Tropical Museum），也提供了非常宝贵的教学资源[1,13]。

1899—1929 年，临床专业和基础科学教学同在 ADH[18]，后来迁至伦敦 WC1 区[20]；临床和教学相辅相成，富有成效，完成了大量的教学和临床研究。例如，由临床工作人员开展了两个项目，主要研究蚊虫如何将疟疾传播给人类。在距离意大利罗马约 7 km（间日疟流行区）处，G. C. 罗（G. C. Low，1872—1952 年，晚年效力于在曼森府建立的皇家热带医学和卫生学学会）[23,24]和其他 3 个研究人员每天在黄昏和黎明时分诱捕蚊媒，在防蚊小屋睡了 3 个月以避免感染[1,3,8]。1900 年，3 批感染间日疟原虫的蚊虫从罗马运送至伦敦；曼森的大儿子（后来成为盖伊医院的医学生和橄榄球队长）和一个技术人员参与了研究，暴露于感染了间日疟原虫的蚊虫，两次出现了间日疟原虫感染的临床症状，后使用奎宁治疗[1,3,7]。

（五）伦敦卫生与热带医学院的建立：热带病医生和基础科学研究人员密切关系的终结

1921 年研究生医务委员会建议在伦敦大学附近的布卢姆斯伯里建立国家医药公共卫生研究院；R. T. 利珀教授（Professor R. T. Leiper，1881—1969 年）成功申请到洛克菲勒基金会的 200 万美元，捐赠给卫生部用于发展该研究院[1,13,20]。1929 年 7 月 18 日，由威尔士王子（后来的国王爱德华八世，1894—1972 年）主持，伦敦卫生与热带医学院（LSHTM）在吉宝街（高尔街）正式成立。几年后，SHS 不再管理该校，临床热带医学也从基础科学中分离出来。

1926 年 7 月 15 日，罗斯热带病研究所与医院（所长：罗纳德·罗斯爵士，Sir Ronald Ross）在普特尼西山成立，伦敦的临床热带医学再遭挫折[1,13,25,26]。由于伦敦市无法为两家热带病医院提供足够的临床病例。因此，从临床角度看该项目并不可行。1934 年，在其所长去世两年后，罗斯热带病研究所（在 HTD 有 4 个床位）并入 LSHTM[3,26]。

伦敦临床热带医学在困难重重中发展，曼森的原始观点似乎时常受到严重质疑。在第二次世界大战期间（1939—1945 年），临床热带医学科在无畏号（SHS 位于格林尼治的陆基旗舰医院）上仅有 10 个床位，且无教学设施。战后，该科室被短期安置在伦敦 W1 区德文郡街的一个疗养院内。1951 年，HTD 转移至 NW1 区的圣潘克拉斯，于 5 月 24 日(帝国纪念日)正式开工，肯特公爵夫人主持了开业仪式[1,20]。最近一次(也可能是最后一次)迁址是，在 1999 年底，该学科转至伦敦大学学院医院[20]；然而，该地环境拥挤，且极其缺乏相关设施。

后来，曼森-巴尔(Manson-Bahr)对伦敦临床学科作出总结，如下：

在讲述这个热带病研究所和医院的曲折历史时，冒险者会认为这是伟大帝国的必经之路，它经历了一个充满威胁的过程……医院成为医疗政治的替罪羊……SHS 委员会是一个海军将领的代表机构，其关注点在于海员，而非(临床)热带医学。

伦敦临床热带医学的前途仍然渺茫[1,3,27]。

二、利物浦热带医学的发展

曼森建立了 LSHTM，并促使热带医学成为"正规学科"，他也因此被称为"热带医学之父"，所以本章前半部分主要探讨了 LSHTM 的发展。然而，在 LSHTM 成立 6 个月之前利物浦热带医学院(Liverpool School of Tropical Medicine)[1,3,28,29]就成立了。尽管提议建立利物浦热带医学院晚于 LSHTM，但其筹建工作进展更为迅速，于 1899 年 4 月 21 日开始接收学生。因此，该校应该是热带医学学校的先驱。利物浦热带医学院的初始动力来源于张伯伦发给英国医务委员会(General Medical Council)的一则通报，要求其引领英国医学院潮流(1898 年 3 月 11 日)，以及发给殖民地总督们的信件(1898 年 6 月 14 日)。该校初次任命令人印象深刻[3,28]：1899 年 1 月 2 日，任命院长；2 月 7 日，任命热带病理学助教(H. E. 安耐特博士)；4 月 10 日任命热带医学讲师[罗纳·德罗斯少校(Major Ronald Ross)，印度军医所]；4 月 22 日，由李斯特男爵(Lord Lister，1827—1912)主持，学校举行开学典礼；1899 年 5 月，开始教学工作。与 LSTM 不同，利物浦热带医学院没有得到政府的支持(那时，政府支持是一个刺激因素，甚至可能是导火索)。该校的创始人是艾尔弗雷德·琼斯 KCMG 先生(Alfred Jones KCMG，后为爵士，1845—1909 年)，他是一个利物浦(重要海港)名人、一个充满活力的领导者，致力于西非殖民地贸易。他管理着 Elder Dempster 航运公司，该公司与加那利群岛和非洲西部有贸易往来(香蕉、花生和油用坚果的贸易兴旺)；也曾参与"三角贸易"。他与几位富有且慷慨的利物浦商人一起，为该学院提供资金支持。该学院的另一位重要人物是其第一任院长——罗柏特·博伊斯博士[后为爵士，Dr (later Sir) Rubert Boyce，FRS(1863—1911 年)]。

利物浦热带医学院深受英国皇家学会的支持，皇家学会秘书曾写信给其院长(1898 年 11 月 18 日)[28,29]：

我认为，在利物浦的大学里开展热带病研究，最令人钦佩。在英国，也许除了伦敦，在利物浦开展热带病研究的机会更多。你需要有以下安排：一是教学，二是调查研究。我认为第二点比第一点更需要支持。如果你有一个病房，如在皇家南方医院会有一个医生来负责此病房，并在医院临床实践中讲学，一般来说在大学——我想你可以给他一个职称。我认为，为了进行调查研究，你不需要在大学里有一个单独的实验室，但需要一个小的临床实验室和医院……下一点，我有些怀疑。我倾向于认为热带病的病理学应该是病理学教授的研究范畴，因为他应该已经与医院的热带病病房有联系，接触过这些病患……在美国，病理学家与患者的临床主治医师或外科医生协同工作在很大程度上比较成功，对于热带病而言，似乎也需要这样做。我与英国皇家学会会长李斯特男爵(Lord Lister，1827—1912 年)交流过，他赞同我的提议，至少认为医院和学校开展热带病联合研究最为可行。我认为这项决定可能有助于研究这些疾病。当疟疾专家被派往非洲西海岸工作时，他们会及时赴任。利物浦有一个热带病的研究机构是一大优势。国外专家可以与国内人员合作。

1898 年 11 月 23 日，利物浦热带医学院筹建委员会在 Messrs Elder, Dempster and Co. 办公室召开第一次会议，参会者有艾尔弗雷德 L. 琼斯(Alfred L. Jones)；英国皇家南方医院院长威廉·亚当森(William Adamson)；利物浦大学学院(University College)校长 R. T. 格莱兹布鲁克(R. T. Glazebrook)；英国皇家南方医院高级外科医生威廉·亚历山大(William Alexander)；英国皇家南方医院医师威廉·卡特(William Carter)，利物浦大学学院内科学教授；以及博伊斯(Boyce)[28,29]。会议记录如下：

会议一致通过以下决议：①经上述人员各自单位同意，由其组成一个促进热带病研究委员会，制定最佳途径，以……琼斯的慷慨付出已促进了上述目标的实现。②邀请查尔斯 W. 琼斯先生(代表兰波特和霍尔特等先生)加入该委员会。会议决定将上述决议付印，委托琼斯需将副本送交……张伯伦……委员会建议在下次会议前，专家组成员应集思广益，提出实现这些目标……的最佳途径的建议。

在 1898 年 12 月 12 日第二次会议上，宣读了 12 月 1 日殖民地办公室的安特希尔勋爵写给委员会主席的信。

我上月 28 日将您关于热带医学院的信件交给张伯伦。他很感兴趣，非常高兴听到您已经开始做这么重要的工作。您肯定知道……张伯伦一直在伦敦筹建一个热带医学院，他认为在利物浦做类似的工作也很有优势。如果您感兴趣，我非常愿意将殖民地办公室已确定的工作计划和相关信息提供给您，但我相信您已通过报纸得知了一切。

1898 年 12 月，《柳叶刀》的报道如下[30]。

……张伯伦提倡给殖民地外科医师讲授热带病知识的计划……已经取得了实际成果。利物浦的艾尔弗雷德·琼斯先生（Alfred Jones，1845—1909 年）已计划为利物浦的热带病研究每年提供 350 英镑，用于建立和维护实验室，该计划将由英国皇家南方医院和利物浦大学学院联合委员会共同执行。一个进行即时研究的实验室将建在医院对面，而长期研究将在利物浦大学学院的病理学实验室进行，由博伊斯教授（1863—1911 年）指导。由于利物浦作为非洲贸易中心，与西非持续交流，来自非洲西海岸的大量病患将被安排在英国皇家南方医院的病房里。我们再次为利物浦人民的慷慨感到高兴，我们关注医疗人员对非洲西海岸疾病的诊疗实践情况，这也将有助于他们获得相关珍贵资料。

1899 年 2 月 1 日，在委员会会议上宣读了一封来自殖民地办公室的信件[28]，"得知决定建立这所学校的消息，张伯伦很高兴。但遗憾的是，政府无法给予任何财政支持；然而，在选择殖民地医疗官候选人时，将优先考虑在大学里学习过热带医学课程的人们，如利物浦热带医学院。"2 月 23 日，张伯伦再次来信提及，所有派往殖民地的医生必须在 ADH 接受不少于 2 个月的培训[3,18]。委员会决定：①由于张伯伦未能解决利物浦学生的出路问题，委员会将回信给殖民地办公室表示遗憾；②与殖民地办公室就此进行讨论。3 月 20 日，博伊斯教授宣布李斯特男爵将代表学院与张伯伦会谈，因此决定，在未取得相关成效之前，推迟进一步行动。然而，最后仍未争取到政府资金。毫无疑问，这显著恶化了利物浦和伦敦之间的关系，尽管仍存在一些友好的竞争。

（一）利物浦热带医学院建成

1899 年，《柳叶刀》杂志这样总结利物浦热带医学院的开学典礼（图 1.4）。

今年 4 月 22 日，利物浦热带医学院举行了开学典礼，由在李斯特男爵主持。1898 年 11 月 12 日，在皇家南方医院年度晚宴上，艾尔弗雷德 L. 琼斯先生，一个利物浦名人和西非商人，决定每年出资 350 英镑，在利物浦建立一所研究热带病的学校。该校是由利物浦大学的鲁伯特·博伊斯教授和英国皇家南方医院的威廉·亚历山大博士提议建立……艾尔弗雷德 L. 琼斯先生对该项目有极大的兴趣，在博伊斯教授的大力协助下，各方对办校经费进行了认购和捐款。在皇家委员会和南方医院医务人员的支持下，建立了利物浦热带医学院。该校由一个强大的委员会管理，艾尔弗雷德 L. 琼斯先生任委员会主席，威廉·亚当森先生为副主席。委员会成员还包括利

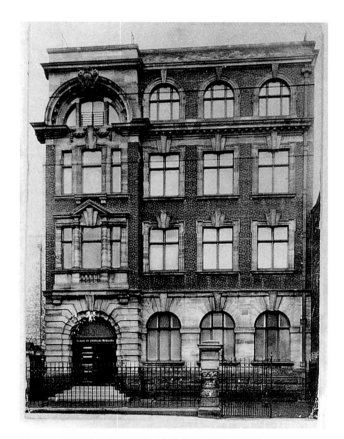

图 1.4　利物浦热带医学院；该建筑于 1920 年开放。

物浦大学学院、英国皇家南方医院、利物浦商会、轮船船东协会和船东协会的代表。该校已获得超过 1 700 英镑的承诺捐款，包括年度捐赠和捐款。但是，如要维持高水平的研究工作迫切需要更多的经费支持。在英国皇家南方医院大楼已留出一个楼层用于安置热带病病患，该层有一个 12 张病床的病房，现已满员；还有一个检测血液、尿液和粪便等体液的实验室，配有现代化的研究仪器。博伊斯教授主管学校的病理学系，安耐特博士为病理学助教。该委员会有幸聘请印度军医所的罗纳德·罗斯少校作为热带病特聘讲师（后为教授）……1898 年在利物浦治疗的疟疾病例数达 294 例。在过去的一年……有 242 例疟疾、14 例脚气、30 例痢疾和 39 例热带性贫血（tropical anaemia）。由于利物浦有各种热带病病例可供教学使用，因此不必让利物浦学生继续前往伦敦（伦敦的病例较少）学习[22]。利物浦热带医学院院方在实际工作节省了大量时间。

1899 年 6 月，罗纳德·罗斯（图 1.5）发表了就职演讲：他将致力于疟疾的实际应用研究；他计划消灭蚊虫，以解决这个"重大的疟疾问题"。罗斯就这样开启"卫生"（或卫生学）研究工作，也是新世纪利物浦热带医学院的主要工作[3,29]。

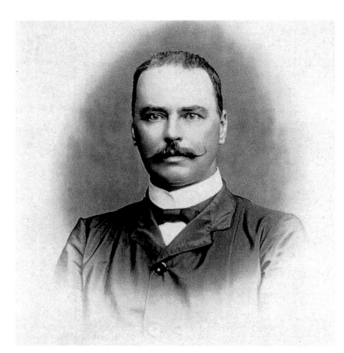

图 1.5 罗纳德·罗斯少校(后为爵士,1857—1932 年)[35]。这张照片约摄于 20 世纪初。

(二)利物浦热带医学院的后续发展

1899 年 4 月,利物浦热带医学院成立后不久,就开始了一系列的"探险":第一件事是当年 7 月赴塞拉利昂,1903 年底前又开展了 11 次殖民地考察。从该校成立至 1914 年,共开展了 32 次热带地区的科学考察[28,32]。1907 年,该校创办了《热带医学与寄生虫学学报》。由于学校依靠捐赠维持,因此该学报的出版也不稳定。

第一次世界大战爆发(1914—1918 年)时,该校已全面运行了 15 年[33];每年提供两个完整实践课程(full courses)。由于医师回国休假,该校设置了 1 个月的高级实践课程,参加了该课程的学员可免除其他课程第一个月的学习;专为西非医疗服务队(West African Medical Service)的医疗官和其他医官设置了昆虫学专业课程,每年授课 3 次。在校内和距离利物浦约 16 英里的朗科恩研究实验室(Runcorn Research Laboratories)可开展专项研究工作。

米勒(Miller)[29] 和米格雷斯(Maegraith)[34] 记录了利物浦热带医学院的优秀历史。与 LSHTM 不同,该校已与一些非洲新近成立的大学和医学院及其他"新兴的"发展中国家建立了密切的协作关系。

三、热带地区医学和热带医学

热带国家的医学实践与那些以传统学科为主的温带国家(如伦敦和利物浦的学校)有许多不同之处。在定义"热带医学"时出现了一个问题;此问题于 1898 年曼森在本书第 1 版的序言中也提及。

我决定给这项工作一个标题"热带病",是因为该名词更为方便而非准确。如果"热带病"是指热带地区的特有疾病,并仅限于热带地区,那么只需 6～7 页纸就足够阐明了……如果……"热带病"包括在热带地区发生的所有疾病,那么这项工作几乎涉及整个医学范畴。与欧洲和美洲的研究人员相比,热带医生(继续)更能从事原创性研究,在全新研究领域也将可能有更多新发现。

图 1.6 和图 1.7 展示了热带病分支学科的发展[7]。

20 世纪,在英国(和其他欧洲国家)和北美洲的医学领域中,传染病均占有重要地位(图 1.6);然而,在维多利亚时代,英国引入了卫生/卫生学的改进措施,传染病的发病率缓慢降低[1,3,35,36]。在 20 世纪 40 年代和 50 年代,抗生素的应用促使发病率呈持续下降趋势。近年来,艾滋病的流行导致传染病患病率有所增加。

热带医学作为一门系统学科,始于 19 世纪 90 年代(见上文),于 20 世纪前半叶达到高峰。第二次世界大战(1939—1945 年)后,也可能是战前,该专业的发展较慢。随着 1992 年汤姆林森报告(*Tomlinson Report*)的出版和英国政府的政策出台后,英国国家国民健康服务(national health service)的改革严重阻碍了这个相对较小学科的发展。目前英国的主要任务是确保有一批精通

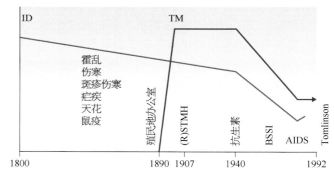

图 1.6 热带医学(TM)作为正规学科建立和发展重大事件的大致时间顺序。ID,传染病;(R)STMH,(皇家)热带医学和卫生学学会;BSSI,英国感染研究协会;AIDS,获得性免疫缺陷综合征;Tomlinson,汤姆林森报告,1992 年出版,引起英国国家国民健康服务的变革。

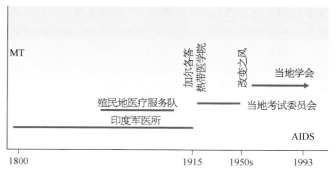

图 1.7 热带(发展中)国家教学/研究发展重大事件的大致时间顺序。MT:热带地区医学;AIDS:获得性免疫缺陷综合征(艾滋病)。

该类疾病的医生,以应对"外来"感染性疾病(如锥虫病、利什曼病和血吸虫病),这种做法也适用于其他"温带"国家,也需更加关注"旅行医学"。

热带地区国家的情况有所不同(图 1.7)[7]。组织良好的医疗服务始于印度军医所,殖民地医疗服务的影响更为广泛深远。1887 年曼森已在英国进行殖民统治的香港成立一所医学院,1920 年伦纳德·罗杰斯爵士(Sir Leonard Rogers,1868—1962 年)在加尔各答创办了热带国家的第一所热带医学院;这是一个开创性的成就[3]。

20 世纪 50 年代以来,前英国殖民地获得独立,"改变之风"在许多(当地)大学和医学院盛行起来,如坎帕拉的马凯雷雷大学学院(Makerere University College)、尼日利亚的伊巴丹大学(Ibadan University)和卢萨卡大学(和大学教学医院),促进了当地教学和研究,同时也促使当地医学协会和考试委员会的成立。

随着时代的变迁,热带医学前途未卜。但作为一个正规学科,热带医学与热带地区的医学一定不可混淆[3,37]。

参考文献

见:http://www.sstp.cn/video/xiyi_190916/。

第一部分　公共卫生与经济学

第2章

全 球 卫 生

ANDY HAINES，ANITA BERLIN

翻译：牛彦麟
审校：官亚宜　陈　瑾

要点

- 国际旅行和全球贸易的空前繁荣，信息的快速传播和医疗技术的飞速发展，对人们的健康状况、疾病传播和卫生体系的功能产生巨大的影响。
- 毋庸置疑，药品贸易影响人们的健康。贸易自由化也对健康和卫生服务产生重要影响。
- 在低收入国家，由于资源匮乏、应对疾病的能力相对不足，气候变化对健康的影响较为显著。越来越多的研究表明，政策制定在应对气候变化、促进国民健康中具有一定作用。
- 金融危机后，卫生发展援助（DAH）发展减缓。2005年，一些欧盟和G7国家在格莱内尔格峰会上做出的DAH承诺，但未能兑现。
- 在盈利性医疗机构的推动下，"健康产业"发展迅速，尤其是在"金砖"国家的新兴经济体中，很多医疗机构在现有监管之外运作。私立医学院的教育体系呈现去规则化和产业化，培养过多的医护人员，导致其他领域人员缺失；而一些公立院校开设相应的培训，保障人才均衡发展。

国际旅行、全球贸易与投资的空前高涨，信息传播和医疗技术的快速发展，对人们的健康状况、疾病传播和卫生体系的功能产生着巨大的影响。人们逐渐意识到，许多健康相关因素已超越了国界，"全球卫生（global health）"逐渐成为描述这种现象的高频词。一般情况下，在"健康决定因素或卫生事件已超出国境，单靠一个国家或国内机构难以解决这些问题"时，公共卫生就转变为全球卫生[1]。相比之下，国际卫生（international health）是"运用公共卫生原则，解决影响中低收入国家的问题和挑战，或应对全球和本土复杂力量的相互作用。"因此，国际卫生主要解决其他国家的卫生问题，其强调的是各国不同的卫生问题及其面临的挑战[2]。

柯普兰（Koplan）及其同事将全球卫生和公共卫生/国际卫生分为两类[3]。他们认为，全球卫生发展需要全

球合作以及卫生领域以外的学科参与，共同致力于实现各个国家和全人类的健康平等。但是，还有人认为全球卫生和公共卫生的概念可以互换[4]。然而，尽管全球卫生和公共卫生均致力于促进人类健康，但公共卫生却更多地涉及本国的卫生问题，例如，某国实施了一项烟草产品或不健康食品相关的国家法律条款或税收政策。而"全球卫生"则主要指"通过健康促进和消除可避免的疾病、伤残和死亡，来促进各国人民的健康"[5]。美国医学研究所提出全球卫生的五个重点领域，供美国政府和非政府部门参照开展相应的工作，促进全球健康。这五个重点领域分别是：推广现行干预措施，显著提升健康效益；创新知识并分享，解决全球贫困人群的健康问题；全球合作伙伴齐心协力，加强对人力、机构、能力建设的投资；呼吁美国增加对全球卫生的资金支持；树立良好的合作伙伴关系模式。从这种意义上讲，"全球卫生"涵盖了"国际卫生"的一些传统领域，而在实践中，许多行动倡议模糊了这两个概念之间的区别。

全球卫生的另一个重要方面是致力于研究全球性机构的健康治理能力和影响力，如抗击艾滋病、结核病和疟疾全球基金、全球疫苗和免疫联盟、世界银行、世界卫生组织和国际货币基金等[6]。全球卫生外交领域的活动也日益增多。全球卫生外交"汇集了公共卫生、国际事务、管理学、法学和经济学等学科，通过协商来建立和管理全球卫生的政策环境"。它是一个跨学科研究，是一种外交和对外政策与卫生的双向研究，促进全球卫生领域的外交、教育及相关活动，从而增进相互了解。卫生外交注重协商——尤其是处理全球卫生协议的技术和政治问题[7-9]。

热带医学与全球卫生密不可分，例如，因国际旅行而导致的大量输入性传染病病例，影响国家公共卫生服务体系。鉴于此，英国健康保护署开设一项24小时专诊服务，诊断在旅行途中罹患的感染性急性发热，并"提供临床和微生物学专家建议，来支持患者管理、感染控制和公共卫生干预等措施，覆盖了从转诊、确诊到解释诊断结果的整个流程[10]。"2011年，英国输入性疟疾报告患者达

1 700例,其中8例死亡[11]。2006年全球被忽视热带病网络(http://www.globalnetwork.org/neglected-tropical-diseases)成立,倡议投入更多的国际资金来控制7种被忽视热带病,将惠及全球六分之一的人口。全球贸易格局也会影响媒传疾病,以登革热传播为例,在世界范围内,废弃汽车轮胎的进出口加速了蚊虫媒介,如白纹伊蚊和埃及伊蚊的传播[12]。

根据Lee和Colin的定义[1],本章将重点讨论一些通过国际合作才能解决的卫生问题,通过实例来说明全球卫生所面临的重大挑战,主要关注健康与贸易、健康与全球环境变化之间的关系,以及全球机构在国家卫生政策和卫生教育培训中所发挥的作用。

一、贸易和健康

贸易对健康的影响广泛。世界贸易组织(WTO)在《贸易相关的知识产权协定(TRIPS)》中提出了全球知识产权保护的最低标准[13],延伸了知识产权的内容。按照此标准,高收入国家的医药产业收益相当可观。然而,当专利已成为医药公司保障资金回笼的主要机制时,也阻碍贫困人群购买原本可负担的药品。迫于中低收入国家(LIMC)政府的压力,WTO在2001年部长级会议上通过了《TRIPS协定与公共健康宣言》(多哈宣言),其中第8条明确了成员国"可以采取必要措施保护公共健康和营养"的权利。这些权利包括:明确专利认证标准,禁止对现有药品进行细微改造的专利申请;在以下情况下可以对药品授予强制许可:当药物供不应求或价格过高,且相同产品未经专利人同意在他国合法低价出售时,允许独立厂家通过向专利人支付专利费来生产或销售药物。对此,在美国政府和欧盟委员会的支持下,通过单边或双边谈判,医药行业继续寻求更多专利保护,以获得TRIPS的额外优惠政策。在以上案例中,为了保护超出TRIPS条款的知识产权,通常以换取贸易优惠为条件进行谈判,尤其以农产品自由进入市场作为特别承诺。超出TRIP条款的要求可能包括:延长普通专利权的20年期限;禁止将已获得许可但专利过期的药物用于第二指征;对专利否决或审查加以限制。

尽管已有对应措施,医药行业仍面临着前所未有的挑战:全球医药的研发(R&D)投入持续增长,但获批的新药数量正在下降。以每1美元R&D投入所创造的销售额为单位,与1996—2004年相比,医药行业在2005—2010年间的生产力下降了70%[14],导致了广泛的兼并和收购。迫于预算压力,仿制药逐渐占据市场主导地位,且在未来可能继续扩张,在一些高收入国家也是如此,如美国。

目前,融资和研究机制正发生着巨大的变化,导致大学、政府资助的研究机构、小型生物技术公司和创业公司

在合成新化合物等相关技术领域产生了新的合作与权益保障关系。然而,当前市场和政府资助机制未能解决贫困人群的药品需求与负担问题,为此,经过几年的协商,世界卫生组织发布了一系列的报告和战略文件,最近成立了研究与发展专家咨询小组致力于解决筹资和协调问题[14]。该小组已审议了一些融资机制,通过修改一系列预先设定的标准,提高金融交易税和烟草一致贡献税来支持研发。他们提出,与一些国家开征的航空税一样,上述措施所得资金将有可能通过国际机制来支持某些国家的卫生支出。无论该提案最终通过与否,这一重大变化将无疑为药物开发提供资金支持,解决贫困人口的药物短缺问题,同时也能够满足高收入国家的需求。

医药贸易对健康的作用显而易见,其他行业的贸易也与健康息息相关,例如,贸易自由化对健康的影响[15]。由于贸易自由化对经济发展至关重要,但其似乎又不能促进健康发展,其已经成为多年争论的焦点。现在看来,贸易自由化可能并非经济增长的源动力,也并非完美无缺。人们普遍认为,贸易自由化本身不足以刺激经济。它似乎也加剧了高级劳动力与对初级劳动力之间的收入差距。这些都对健康产生了负面影响。此外,高、低收入国家之间贸易自由化政策呈现不对称性。尽管许多非洲低收入国家开展了自由贸易,经济合作与发展组织(OECD)国家并没有尽快减少适当的国内补贴来创造公平的交易体系,美国、欧盟和日本每年的补贴仍达约3 760亿欧元,而他们在发展援助方面的开支相形见绌[16]。虽然低收入国家正在改善关税和免税准入,但是这些利益可能只集中在少数国家。

贸易自由化对人们的饮食和营养影响深远。例如,在中低收入国家,贸易自由化促使高热量食物和低营养加工食品的大批量生产,并在市场上快速流通[15]。还有一些证据表明贸易自由化对健康的影响,例如,在一些太平洋岛国开展的人口研究表明,相关政策加速了肥胖、糖尿病和其他慢性非传染性疾病的发生[17]。

在烟草行业,为了应对高收入国家销售下滑的局面,20世纪60年代,跨国烟草公司将市场开拓到了拉丁美洲,20世纪80年代进军到亚洲新兴经济体国家,20世纪90年代拓展到了中国、非洲和东欧。他们特别注重开拓年轻人,尤其是女性群体市场。在数次乌拉圭贸易谈判的推动下,这些烟草公司拓展了全球烟草市场,包括首次未加工烟草与区域贸易协定,也加快了包括烟草在内的贸易与服务自由化。

从全球卫生的角度来看,需要更加细致入微地开展贸易自由化,以在更公平的贸易关系中,最大限度地发挥潜力,同时避免有害补贴扰乱贸易,不利于贫穷国家或发达国家的公共卫生发展。在欧盟国家,通过实施共同农

业政策,补贴牛肉和乳制品业,来鼓励消费者购买含高质量饱和脂肪的食品,然而这一举措也相对阻碍了含不饱和脂肪酸的植物油(如橄榄油、菜籽油和葵花籽油)的生产[19],进一步加重了心血管疾病风险。

一直以来,以 GDP 作为指标来衡量市场生产饱受质疑与异议。人们认为,衡量生产力的指标应兼顾家庭收入和消费水平,社会效益要以人类福祉来衡量[20]。健康是社会福祉不可或缺的要素,应当实施一系列反映生活质量的措施来收集数据。此外,应评估社会经济分配不均和各福利指标,以及在气候变化和生物多样性缺失的威胁下政策的稳定性。

二、全球环境变化

有迹象表明,气候变化、生物多样性缺失和生物圈氮负荷率等已经超出了一定限度,在可预见的未来,其他六个生物物理界限也可能会超出既定范围[21]。环境系统能够在一定限度进行自我调节,但一旦超出界限将无法逆转而产生一系列无法预测的严重后果。作者认为,人类已经对地球系统施加了一定程度的压力,不排除会发生突发性全球环境变化的可能性。极地冰盖融化和珊瑚礁减少都强有力地说明了以上问题。生物圈之间的相互作用意味着跨过一个界限也可能导致其他界限的变化。目前,平流层臭氧耗竭、海洋酸化、全球淡水枯竭和土地利用的变化等已接近极限,而且大气气溶胶负荷与化学污染的界限也难以划分。

由于化石燃料的燃烧和土地利用方式的变化,温室气体积累,引发气候变化,对全世界人类社会造成了严重的威胁[22,23]。目前,主要温室气体二氧化碳达到了 65 万年大气中的最高浓度,21 世纪首个十年也是有仪器记录以来最热的 10 年。三大全球地表温度测量系统表明,自 20 世纪 80 年代起,全球正在持续变暖[24]。目前全球平均气温比 100 年前升高约 0.75 ℃。

特别值得关注的是,气候系统内有可能存在"临界点",一旦超出临界点,气候可能发生急剧变化,造成无法估量的后果。格陵兰和南极冰盖中存储着世界上大多数的淡水,但它们已经开始缩小。在自我强化的循环系统中,冰川融化表明,水平面和其覆盖的黑土地将吸收更多太阳热量,气候变暖进一步恶化。格陵兰的冰层中含有大量水源,如果完全融化,海平面将上升 5~6 m。另外,甲烷,一种从苔原中释放的潜在温室气体,也会造成全球变暖。

气候变化对健康的影响主要表现为一连串的不良反应机制[25-27],包括虫媒疾病分布的改变,腹泻加重,低收入国家的农业生产力降低,在极端环境,如洪水、干旱、热浪和强热带气旋下的健康问题。

众所周知,酷暑时节的死亡率上升,死亡风险包括:卧床不起、生活无法自理和先兆精神疾病[28]。城市的热岛效应导致市区温度相对较高。在老年人群中有一些特定风险。虽然家用空调可降低室内温度,但是使用空调本身也可能会造成身体不适,且需有稳定的供电。然而,在长期热浪天气中,电网很可能出现故障。一些研究表明,在短期热浪天气中,体弱者死亡比例为 20%~40%。在长期热浪中,健康人群的死亡比例也可能升高。在低收入国家,极端炎热天气和传染病致死同样普遍[29]。在高温天气中,许多体力劳动的生产力会下降,尤其在低收入国家,因此将阻碍经济发展,进一步加剧贫困[30]。

撒哈拉以南的非洲地区(SSA)累积排放温室气体较少;然而,这一区域抵御气候变化影响的能力也转低。世界卫生组织认为,SSA 是气候变化影响最严重的区域,占据了全球气候变化所致伤残调整生命年(DALYs)的三分之一以上[31]。无独有偶,斯特恩评论(Stern Review)也认为如此,气候变化的影响在 SSA 的表现最为严重。除非在当地实施有效的控制措施,否则预计将有百万人口死于营养不良、腹泻、疟疾和登革热[32]。已有证据表明,气候变化的影响主要集中在低收入国家的贫困人群中,他们已经承受了较高的疾病负担,同时,当地薄弱的卫生体系导致其应对能力低下。

尽管人们逐渐认识到非洲应对气候变化的能力欠缺,却几乎没有相关研究,所以,关于气候变化对非洲人口健康影响的经验证据鲜见发表[33]。在 SSA 地区,从事有关气候变化相关工作的研究者们依据少量当地人口数据粗略地估算了气候变化对非洲地区的影响,其中,对农业和粮食安全、干旱、水灾、疟疾传播和人群居住的影响等问题最为严重。而且,多个暴露因素混合可能会导致这些不良影响成倍增长。例如,洪水、疟疾以及其他非气候影响(如 HIV/AIDS 和贫困)[34]。因此,在制定气候变化应对策略时,需综合考虑以上因素。

与工业化前相比,全球平均温度已升高 2 ℃,可能会导致一系列严重后果[35]。由于缺乏相关政策对温室气体(GHG)排放的管控,全球平均温度的上升幅度可能会进一步加大。据估算,二氧化碳双倍升温的上限可能超过 7.1 ℃ 的概率为 5%。届时,部分地球表面温度超过了可承受地热压力的上限,越发不适宜居住[36]。如若将温度上升幅度控制在 2 ℃ 以下,那么 2050 年前全球排放的温室气体量至少需减少到 1990 年的 50%。然而,这一标准难以推行,新兴经济体国家如中国和印度的温室气体排放基数低于发达国家,但排放量正急剧上升。为了稳定大气中的二氧化碳总量,需要将全球碳排放量降低至约 55 亿吨,从而使海洋和土地所释放的 CO_2 直接减排 45%[37]。

通常情况下,大幅减排受到了"低碳"技术和政策成本的阻碍,但会给社会带来广泛的益处。例如,越来越多的证据表明,政策不仅能规定气候变化应对目标,同时也能促进健康。"健康协同利益"一词广泛用于描述低碳技术、政策和生活方式对健康所产生的辅助或附带效益。他们将抵消一部分甚至所有成本,例如,降低医疗成本,提高劳动生产率。若要通过技术和政策达到健康协同效益,以下行业需大量减少温室气体积累:交通运输、食品和农业、住房和发电。每一项都和大量温室气体排放有关,对健康具有重要影响[38]。

以城市交通为例,增加体力出行(步行和骑自行车),减少汽车使用,更高效地使用车辆以降低温室气体和细颗粒物排放量,可给健康带来实在的益处。大量流行病学证据表明,以下七种疾病——心脏病、脑血管疾病、糖尿病、抑郁症、乳腺癌、结肠/直肠癌和痴呆,均与久坐的生活方式相关。由此表明,可以通过增加主动运动来降低患病风险[39]。

减少食用动物产品(特别是牛肉等红肉),也减少了摄入饱和脂肪,同时增加植物中的不饱和脂肪的摄入,将会大幅降低罹患缺血性心脏病的风险[40]。农业耕作和圈地养殖侵占了森林面积,进一步增加了温室气体排放量,占全球温室气体排放的 $10\%\sim12\%$。畜牧业也排放出大量温室气体,约占农业和食品行业总排放量的 80%,农作物土地排放氧化亚氮,反刍动物如牛和羊排放甲烷。

在英国,居民区的二氧化碳排放量也较大,占总排放量的 26%,且能源使用率低下。研究表明,通过改进房屋的隔离和通风设施来提高房屋的密闭性,可降低因细颗粒污染造成的死亡风险,同时,能提高保暖效能,并减少三分之一的温室气体排放。如果使用可再生能源或其他低碳电能,将进一步减少温室气体的排放量[41]。在贫穷国家,家庭空气污染每年导致 300 万人死亡,如能引进高效率的炉灶,将可有效减轻家庭空气污染,同时,减少黑炭和其他温室污染物的排放[41a]。

减少燃煤发电可有效减少细颗粒物(PM2.5)空气污染和温室气体的排放。如果能在碳排放大国如印度和中国等实现减排,将大量减少相关死亡人数;而在空气污染较低的欧盟等国,减少燃煤同样能促进当地民众的健康[42]。

如果人们能认识减少排放温室气体可带来共同的健康利益和长远经济效益,就能推动政治决策来推进低碳政策,尤其在经济困难时期,更应当通过国际谈判来推进全球温室气体减排。

三、全球卫生机构和卫生发展援助

在过去十年中,随着全球卫生倡议机构的兴起,全球卫生体制格局明显转变,如抗击艾滋病、结核和疟疾全球

基金,GAVI 联盟等筹集了大量资金分别用于基本医疗保健以及免疫项目。同时,捐赠方和特定疾病的倡议方大多根据各自的优先领域操作全球和国际项目,成本较高,甚至扰乱了国家项目的次序。这可能会降低国家级项目的效率,例如需要向不同的资助机构提交不同的报告[6]。尽管全球卫生机构在各国开展必要的治疗和免疫项目,但至今几乎没有一个项目能决定某个国家的卫生系统发展进程[43]。强化卫生系统,需要实际加强筹资、集资和资金使用的能力,才能够提供有效、适当、高效和平等的医疗保健,才能够集中人力和其他资源来进行有效管理。此前,通过对卫生系统的选择性支持来加强特定疾病的医疗服务,这二者有所区别。

在金融危机后,卫生发展援助(DAH)的增速有所放缓。例如,美国 DAH 在过去十年增长强劲,但其 2010 年至 2011 年的增速仅为 2%[44]。DAH 在 HIV、TB 领域及其卫生系统的增速放缓,但其在疟疾领域的资助两年内增长了 50%,在母婴、儿童健康和慢性非传染病领域也有所增长。但是,全球金融危机以后,国家内部的公共卫生支出持续攀升,是捐赠额的 16 倍。

然而,一些欧盟和 G7 国家并没有兑现在 2005 年格伦伊格尔斯峰会上做出的承诺[45]。2005 年 G7 国家承诺对撒哈拉以南的非洲国家每年资助 182.27 亿美元,但在 2004 年至 2010 年,每年仅资助了 111.97 亿美元,达 61%。美国、日本和加拿大的资助额有所增长,英国勉强兑现了其雄心勃勃的承诺。意大利、德国和法国未达到目标。德国和意大利两国的实际总支出比承诺的数字少了 71.1 亿美元,法国则减少了 13.4 亿美元。总体上,欧盟对撒哈拉以南非洲的实际资助仅占其所承诺的 35%。然而,也有几个欧盟国家一直开展援助。丹麦、卢森堡、荷兰和瑞典四国一直将 ODA/GNI 比率维持在 0.7% 甚至更高,只有丹麦和卢森堡达到了欧盟的官方目标。过去十年,金砖四国(巴西、俄罗斯、印度和中国)和其他新兴经济体,以及撒哈拉以南非洲的私人机构所做出的贡献越来越大,主要方式是增加贸易和投资,而捐助所起的作用也日益突出。

卫生系统创新型筹资工作组(2009)[47] 呼吁国际捐赠机构资助 100 亿美元来支持联合国千年发展目标,并提高国内卫生支出。这对一些极度缺乏资金的低收入国家来说至关重要,他们的年人均卫生支出仅为 24 美元,而富裕国家的年人均卫生支出为 4 000 美元。该工作组建议通过一系列创新渠道筹集国际资金如:扩大强制征收机票一致税;评估对烟草和货币交易等征收一致税的技术可行性;扩大推行国际免疫融资贷款和其他渠道,确保可预测性,为大型私人赠款提供公共催化资金。

为了通过全球卫生倡议和双边捐赠增强 DAH 的影

响力,需要解决以下问题:应由哪些部门来强化卫生系统,不同机构如何分工来实现全民负担医疗。目前,需要综合协调评估援助的有效性,建立、强化卫生系统的基础,支持国家机制发展以促进政府根据其承诺解决重点问题。在特定疾病项目中的投资应立足于支持更广泛的卫生系统,例如,重点项目中的卫生工作者获取更高薪酬,并不会损害卫生系统中的其他项目人才的待遇;但改善特定疾病的医疗供应链也有助于优化其他疾病的基本药物的供应。在经济困难时期,捐赠方和政府确保对卫生资源和资金进行有效配置,是公平对待纳税人的体现。

四、全球化对卫生专业教育和卫生专业市场的影响

全球化现象对医疗劳动力的培养和分配具有重大影响。建立强大的卫生系统需要注入资金开展能力建设,通过培训和教育来发展人力资源。但这也面临重要挑战,首先要确保教育基本满足本地需求,同时也要对跨国影响、威胁和责任保持警惕。医疗劳动力的配置需要适应人口、社会经济和流行病学变化,例如,在纽约或斯德哥尔摩可能需要护理人员为患者清洗便盆,而在斯里兰卡或菲律宾可能需要相关工作人员处理儿童学费或医疗保健账单等。

在全球范围内,每年约有 100 万卫生工作者在近 2 500 所医学院校、500 所公共卫生院校和一些护理机构接受专业培训[48]。中国、印度、巴西和美国现有 600 多所医学院校,然而,在撒哈拉以南非洲的 36 个国家,每个国家仅有一所甚至没有医学院校。权威数据表明,这些国家也几乎没有护理学校。而且,当地极度缺乏医疗机构和训练有素的专业人员,且各个国家间医疗机构分布不均,全世界高收入和中低收入国家之间、城乡之间存在明显差距与失衡。医疗卫生专业人员频繁流动表明,人员培训和疾病负担需求不相称[49]。

尽管对医疗保健的需求日益增长,但大多数经济体并没有为医疗工作者提供有竞争力的工作条件。随着需求的增长和培训报酬的差异,激活了医务工作培训的全球市场。例如,英国助产士在澳大利亚、塞内加尔护士在法国、南非医生在英国接受培训[50]。

菲律宾的经济为市场主导型,其卫生系统薄弱,医疗专业培训和当地需求不相匹配。他们甚至依靠在国外工作的医务工作者赚取的外汇而形成国家经济的主要收入[51]。数十年来,许多欧洲卫生系统的维持依赖于人力资源流动[49]。2005 年,欧洲至少有 10% 的护士持有其他国家的执业资格[50]。在英国,在外地接受培训的医生达 30%——这一现象说明了英国卫生系统节省了大量的培训成本,而开展培训的国家则面临着人才外流[52]。目前,尚无数据说明南半球的移民服务于欧洲和北美的医疗机构的情况。在全球卫生工作者中,女性人数占

80%[53],因此,经济移民不仅仅是人才外流,还造成了数以百万计的女性,尤其是受过教育、身为女儿和母亲的女性与她们所生活的社区、家庭分离,由此也造成了恶性循环。

在很多国家,尤其是金砖国家经济体,本地和多国盈利卫生机构所开展的"健康产业"正在迅速发展,但多数在现行规定外运营。健康产业的去规则化和工业化在教育系统也有所体现。盈利性医学院校已经培养了超额的专业人员,扭曲了正常的人才供应。自二十世纪八十年代以来,印度的一些私营医学院校加速了这种趋势。在巴西,尽管卫生系统的发展[55]增加了医生和护士的需求量,但许多新办私立学校仍以盈利性为主,且缺乏监管[48]。

当专业人员供大于求时,假若专业人员仍留守岗位,将必然造成收入竞争。同时,薄弱的卫生系统和监管体系导致了严重的医疗保健行业扭曲。在拉丁美洲的部分地区,最常见的手术是隆胸,且往往被当作青少年的生日礼物。在许多东部和南部国家(以及越来越多的经济上视同为北部的国家)通过整容行业大力促进医疗旅游[56]。

作为医疗卫生全球化的奠基石,20 世纪的 Flexner 医学教育报告[57]建立了以科学为基础的大学医学教育模式,并在全球范围内不断发展。随后的护理[58]和公共卫生[59]报告也持续推进了该教育模式的发展。随着医护标准的提高,医护培训也纳入劳动力输入国家所需要的内容、评估和管理方式,但没有考虑当地教育和卫生需求以及其他相关问题。世界各国互相联系,人口流动和环境变化所造成的共同影响,以及对适宜卫生系统协同效应的需求,亟需新方法和新课程来培养卫生专业人员,以适应更广泛的工作环境。新知识的空前增长和迅速传播,复杂的医学需求和环境威胁都需要运用多学科的思考,以有效解决相关问题。

人们往往呼吁在提高患者和群体为中心的护理相关能力等方面进行改革。许多评论员已经认识到需要多学科团队合作,但人们往往只关心各自的学科(参见案例 Irby 等,2010)[60]。《柳叶刀》发表的"新世纪卫生专业人员"的特约综述[48]和最近 WHO/PEPFAR 的倡议[61],均明确论证了采取跨学科视角的重要性。

在培训过程中,着重提高实用能力,能使培训目标更清晰,极大地推动量化评估。这些能力能够推进各专业核心技能的划分,促进项目的认证。然而,他们强调,发放证书仍具有一定风险,即不适用于个体情况,或造成专业人员间的竞争越发激烈而有损于合作。

已有研究表明,基本医疗保健至关重要,尤其在中低收入国家。有助于建立高效的卫生系统,发挥社区卫生

工作者的作用。专科医院的临床护理部门常开设这些课程,发展却仍然缓慢。如果基础卫生工作者具备护理、医学或其他医疗保健资格能力,可使用阶梯式方法来开展"跨专业"教育。阶梯式方法可以用于吸引贫困的年轻人进入医疗卫生领域,因此开启他们的事业。

若课程设置完全注重提高能力,可通过一系列任务清单来明确学生的行为、指导他们的实践。越来越多的证据表明,采取多样化的培训方法能够激励学员的能动性、自主性和思辨能力[63]。如果缺失这些能力,未来的专业人员将无法适应工作需求,无法应对多变的全球性患者群体的需求,也无法保障他们所供职的卫生系统的可持续性。

尽管许多国家开展培训项目,而资源丰富国家的大学推进产业国际化、全球化,以吸引自费留学生,建立有国际声望的海外校区,或建立国际教务网络和合作伙伴。

全世界的网络和移动技术越来越多地支持海量学习内容共享,弱化了城乡之间、高收入和低收入国家之间教育的两极分化。学生和教师可以直接跨国合作,国际刊物和授课材料也可以分享。在国家内部,移动技术越来越多地为偏远地区提供及时支持[64]。这拉近了机构间的距离,促进了当前和未来的卫生工作者的知识交流,同时,也引发了主题内容相关性、道德权威和权力梯度的问题。

由于大学商业化扩张、卫生专业机构分布不均和人力资源流动性较大,权威国际机构、援助机构和其他NGO 开始联合开展了监督、资助和开展项目等。为了避免直接资金援助,捐赠者开始支持建立院校合作伙伴关系。其中,最大的项目是护理教育项目(NEPI)和医学教育合作项目(MEPI),后者由 30 个非洲合作伙伴与 20 个北美合作伙伴联合,由美国政府资助 1.3 亿美元并开展相关项目,旨在完成 MDG 相关指标[65]。这些项目可带来巨大的长远效益,但也可能由于缺乏相互协调而导致家长作风和新殖民主义[66,67]。职员和学生的海外访学与交流空前频繁与多样化,但由于某些接收学校对基础建设缺乏持续投资,这些活动有可能变成"游学"而遭到诟病。

为了扭转殖民影响,建立了 Flexner 模型,例如,开展MEPI 和 NEPI 项目以支持和加强当地教育发展,但在具体实施时,课程设置可能不适合当地需求。由捐赠方出资开设的教育课程和能力建设项目可促进机构管理,其医疗保健知识往往更适合援助国的现行制度,并非受援国的需要,尤其是大规模基本医疗保健项目。南北合作可能不如南南合作有效,后者有更多当地专业人员的参与,可能会减少对外部的依赖性[68]。然而,这有待于进一步清晰而全面的评估。

应对上述挑战可采取以下方法,在跨国监督和管制下开展教育机构间的专业人员流动。人们曾经认为,国际机构被承担着国家的某些责任。当地医疗卫生系统的可持续性及其对全世界医疗保健的影响,都试图缩小全球项目与当地适应性以及自主性的差距。针对医疗保健专业市场的成本和伦理问题,2006 年世界卫生组织制定了《关于国际卫生专业人员招聘的全球行为守则》。该守则旨在倡议卫生系统发展从受援国到援助国的互惠互助,并致力于促进"循环式移民"[53]。该守则认识到了存在的问题及其解决方案,但是却未提及自愿性。《医学院校社会责任的全球共识》[69]也是一项自愿达成的共识,更加注重培训机构的治理。这些文件均强调了在科学性、实践性和伦理挑战方面的共识。同时,还提到了在美国和英国等高收入国家的国外校区学生数量日益增长。这些学生希望得到美国或英国的医学学位,认证学位的管理部门应当扪心自问:这些学院如何加强学生的能力?学生也应当反省:这些学院如何加强本地医疗服务?或者说,如何许可学生们访问对同性恋群体进行强制治疗的精神病院?医疗保健和对卫生工作者培训的影响会进行洲际传播,也会影响到另一半球的教培国家。

卫生专业学校不仅需开设生物医学课程,同时应在跨学科实践及其关联性,或对更广泛主题加强培训。目前,我们所居住的星球环境日益恶化,我们保护个体和人群的健康,为他们提供医疗服务。因此,我们更应该将新兴的全球卫生知识与卫生专业课程相整合,使从事与健康相关专业的人们能够意识到全球卫生在其专业活动中的重要作用。

毫无疑问,未来我们需开展更多研究、政策和教育议程来应对全球卫生的新兴挑战。目前,医学院校开设的课程尚不足以应对这些挑战,必须重新定位,重置课程,把握新机遇,推进更多跨国和跨学科合作,迅速处理健康相关威胁。

参考文献

见:http://www.sstp.cn/video/xiyi_190916/。

第3章　全球卫生治理和热带病

TILL BÄRNIGHAUSEN, DAVID E. BLOOM, SALAL HUMAIR

翻译：朱耀宇
审校：陈　瑾　官亚宜

要点

- 全球卫生治理是指为实现全球共同的健康目标，实施一系列措施，开展相应的行动来促进全球卫生决策，包括相应的全球卫生机构、倡议和实施者的基础架构。
- 全球卫生治理是影响全球健康水平的关键因素。
- 十年来，全球卫生治理系统的规模不断增大，运作也更加复杂。
- 五十年来，全球卫生治理在热带病防治方面虽已取得了令人瞩目成就，但仍然面临着诸多挑战。
- 当前的全球卫生治理系统尚缺乏参与度、透明度、政治责任，运行效率也较为低下。
- 全球卫生治理系统具有创新性和灵活性，可吸引从业者积极参与，并鼓励创业。
- 在解决热带病问题时，全球卫生治理需继续发挥优势，并改进不足。

一、概述

2000年，国际社会制定了8条千年发展目标（MDGs），拟定于2015年完成，旨在减少贫困，提高人们生活水平，对全球热带病防控具有指导意义[1]。千年发展目标以健康为基础，其中3条与健康直接相关。然而，近期研究表明，千年发展目标的第4条（全球儿童死亡率降低2/3）和第5条（全球孕产妇死亡率降低3/4）在2015年前无法完成；第6条或可实现，遏制疟疾和结核的传播，但是由于HIV新发感染病例数多于接受治疗的病例数，HIV相关指标难以达成。因此，为如期实现千年发展目标，必须切实加快行动。

全球层面上的重要公共卫生行动与产出的决定因素是什么？其中一个关键因素是全球卫生决策制定与实施的方式。例如，如何确定全球健康促进需要聚焦的问题（如健康工作者、药物、基本健康或特定疾病），如何筹资解决这些问题（如资金筹集和赠款），建立资金管理机构与工作流程，监督机构对资助项目实施结果评价。

在全球卫生治理机构、倡议者和行动者作为基本架构的共同推动下，全球卫生治理主要致力于促进全球健康的决策过程，通力协作，实现共同目标[2]。它有力地促进了健康与特定疾病的防治，如HIV[3]。

本章将简要回顾全球卫生治理系统及其近十年的发展历程和面临的挑战，阐述优势和不足，及其如何影响热带病防治能力。

全球卫生治理现状

1948年世界卫生组织成立以来，全球卫生治理已发生了深刻的变化。目前，世界卫生组织仍处于全球卫生治理的核心地位，越来越多的机构也开始承担责任，设定议程[4]。但是，全球卫生治理系统的运作高度分散，例如大型国际组织与私营机构所承担的责任常常重合，筹资和支付机制多样化，监督评价标准不一[5]。表3.1列出了一系列全球卫生治理的主要参与者，包括主要的双边、多边和私人参与者，还有诸如多边国家网络，如"八国峰会"和"20国峰会"以及其他民间社会力量。

各个机构为全球卫生提供的资助额度可反映其影响力，例如，表3.2中列举了参与双边官方发展援助份额（ODA），表3.3中列举了多边官方发展援助份额，表3.4列举了2010年以美国基金为基础的国际卫生资助金额。虽然这些表格仅显示部分机构的数据（不包括大型非政府组织的全球卫生累积支出，如为贫困人群谋及食品的粮食济贫组织、国际人口服务等），也有力地证明了诸如GAVI联盟和全球抗击艾滋病、结核和疟疾基金（GFATM）等新兴多边机构已经弱化了世界卫生组织、其他联合国传统机构和一些主要捐助国的主导地位。与此同时，一些全球私人慈善机构，如比尔和梅琳达盖茨基金会的兴起正日益促进健康发展援助[6]。

理解全球卫生治理首先需要了解这些机构间的关系及其信息和技术的交流方式，以及如何基于项目机制来加速实现全球卫生目标。更重要的是，在许多发展中国家，热带病仍然是一个重要的公共卫生问题，全球卫生治理可促进热带病防治（提要3.1）。全球卫生治理系统可

| 表 3.1 | 在全球健康治理扮演重要角色的机构 |

多边机构	双边机构	慈善机构	人道主义机构
联合国(UN)系统	AusAID(澳大利亚)	雅培基金	(MSF)无国界医生
UNAIDS	ADA(奥地利)	比尔及梅林达·盖茨基金会	乐施会
UNFPA	CIDA(加拿大)	福特基金会	(IRC)国际救援委员会
UNICEF	DANIDA(丹麦)	彭博家庭基金会(公司)	救助儿童会
世界卫生组织	FINIDA(芬兰)	大卫和露西尔·帕卡德基金会	梅林
世界银行	AFD(法国)	约翰和凯瑟琳·麦克阿瑟基金会	
区域多边机构	GIZ(德国)	默克公司基金会	
非洲开发银行	Irish Aid(爱尔兰)	洛克菲勒基金会	
亚洲开发银行	JICA(日本)	苏珊汤普森巴菲特基金会	
欧洲重建和发展银行	NZAID(新西兰)	威廉和弗洛拉·休利特基金会	
美洲开发银行	NORAD(挪威)	威廉和苏格罗斯家庭基金会	
特殊多边机构	KOICA(韩国)	威康信托基金会	
抗击艾滋病、结核病和疟疾全球基金	AECID(西班牙)		
全球疫苗免疫联盟	SIDA(瑞典)		
UNITAID	SDC(瑞士)		
	DFID(英国)		
	USAID(美国)		

| 表 3.2 | 主要公共卫生援助国家(2010 年由发展援助委员会(DAC)国家开展的公共卫生海外发展援助) |

	官方开发援助(ODA)在公共卫生领域的投入	
	美元(百万)	占 ODA 在公共卫生投入总额的百分比(%)
所有 DAC 国家总额	15 315	13
美国	7 809	23
日本	2 226	13
德国	1 016	9
法国	859	8
西班牙	501	11
澳大利亚	405	11
加拿大	347	9
韩国	339	19
英国	282	6
荷兰	275	4
丹麦	208	12
瑞典	195	6
挪威	194	5
比利时	138	7
芬兰	117	11
瑞士	114	6
意大利	109	11
爱尔兰	72	12
卢森堡	64	21
奥地利	24	4
新西兰	14	5
葡萄牙	4	1
希腊	2	1

| 表 3.3 | 公共卫生领域活跃的多边机构(2010 年由多边机构开展的公共卫生海外开发援助) |

	ODA	
	美元(百万)	占 ODA 在公共卫生投入总额的百分比(%)
所有多边资金总额	8 963	19
全球基金	3 128	100
IDA	1 827	13
欧盟机构	1 383	10
GAVI	697	89
亚洲开发银行专项资金	356	14
UNFPA	316	100
UNICEF	229	22
AfDF	295	9
UNAIDS	164	67
WHO	134	37
OFID	132	21
AFESD	109	9
UNRWA	98	18
伊斯兰开发银行	76	20
美洲开发银行专项基金	59	8
UNDP	25	4

资料来源：2012 年 OECD 统计数据。目前金额(2012 年 5 月 18 日提取的数据)。包括海外开发援助(ODA)的基本医疗、人口和生殖健康、水源和卫生设施。

表 3.4	全球健康私募基金会(2010 年美国前 20 家国际卫生基金会)
基金会	美元(百万)
比尔及梅林达·盖茨基金会	1 311
苏珊汤普森巴菲特基金会	82
彭博家庭基金会(公司)	56
大卫和露尔·帕卡德基金会	25
福特基金会	22
洛克菲勒基金会	22
威廉和弗洛拉·休利特基金会	19
约翰和凯瑟琳·麦克阿瑟基金会	15
默克公司基金会	12
威廉和苏格罗斯家庭基金会	12
雅培基金会	10
霍华德·巴菲特基金会	10
在施贵宝基金会有限公司	10
百事基金会(公司)	8
中国医学基金会(公司)	7
安安和罗伯特 H. 劳瑞基金会	6
埃克森美孚基金会	6
康拉德希尔顿基金会	6
美敦力基金会	5
礼来基金会	4

来源:2012 基金会中心。目前金额(2012 年 5 月 18 日提取的数据)。

为这些疾病的筹集资金,确定了防治的优先次序,确定资金投入的级别与额度,继而对资助项目和开展的干预措施进行评估。

二、全球卫生治理系统在热带病领域所面临的挑战

全球卫生治理系统在预防、治疗和消除热带病领域,受以下多重因素的制约。

(一)全球卫生资助停滞或减少

过去十年,尽管全球卫生发展援助备受关注,并募集了大批资金,但是多边和双边投资的热情正在消退。2008 年全球金融危机导致的经济萎靡[10],美国经济的复苏缓慢,日本的自然灾害严重,欧盟经济存在持续的风险和不确定性,中国经济发展减速。美国总统提议在 2013 财政年,削减对艾滋病的财政预算,补充一部分结核病和疟疾预算。在全球层面,公共卫生双边资金在双边 2009 年持续增加,但 2010 年削减至低于 2008 年的水平。多边资助出现了相似的情况,只是从 2009 年到 2010 年的资助保持不变。双边援助机构在对疟疾、结核病和性传播疾病的资助呈小幅度递减,多边机构在同领域的资助明显下降。另外,2009 年有些承诺的资助并没有落实,但近年来,承诺拨款率则较高[11]。

表 3.5	公共卫生发展援助下滑的机构(承诺用于公共卫生和特定热带病的资金)				
	2006	2007	2008	2009	2010
公共卫生资助总额					
所有 DAC 国家	11 731	13 980	17 040	17 792	15 315
所有多边机构	5 969	7 198	6 658	8 457	8 963
用于疟疾、TB、STDs(包括 HIV/AIDS)的总额					
所有 DAC 国家	3 335	5 321	6 370	6 436	6 203
所有多边机构	2 371	3 206	2 651	4 737	3 559

DAC:发展援助委员会;TB:结核病;STDs:性传播疾病。非传染性疾病的关注度持续上升。
资料来源:2012 年 OECD 统计数据。目前金额(2012 年 5 月 18 日提取的数据)。

提要 3.1 热带病和全球卫生治理摘要

热带病到底是什么?从传统意义上讲热带病是热带或亚热带地区独有或高度流行的感染性疾病。例如,可以接种疫苗预防的疾病,天花和脊髓灰质炎;也包括 HIV、结核病和疟疾。这些疾病传染性较强使它们在过去十年备受关注;还有相对被忽视的疾病,如血吸虫病和登革热。热带是覆盖南北回归线之间的地带;亚热带南北回归线以外的附近区域。在本章中,热带是指这两个区域,即那些容易传播热带病的生态区域(气候炎热、雨量充沛、昆虫媒介孳生,有潜在的病媒以及大量的病原体),包括区域内的所有发展中国家和部分发达国家。

在过去的半个世纪中,全球卫生治理已经在抗击热带病中取得了重大进展,天花和脊髓灰质炎已被消除或接近消除(虽然天花和脊髓灰质炎不是唯一的热带病,但流行范围广,危害严重),研发出口服补液疗法治疗腹泻。此外,得益于清洁用水,卫生习惯的改善和口服补液疗法的推广,其他广泛流行的热带病的致命性和危害程度也显著下降。但是,人口老龄化使人们受到慢性病的困扰。例如,在艾滋病高发国家的高抗逆转病毒治疗(ART)覆盖率较高,接受 ART 的艾滋病毒老年感染者罹患心血管疾病的风险更高。

因此,保卫热带病防控成果需要适当改变当前的治理体系。此外,一些热带病的持续暴发及其高发病率(而非死亡率)带来的疾病负担也意味着需要更新全球卫生治理体系,避免热带国家的健康状况进一步恶化。

人口快速老龄化是现代人口学中最突出的特征。随之而来的是人类寿命的延长,主要死因将演变为慢性非传染性疾病(NCDs),即人类的主要死因将不再是感染性疾病,而是心血管疾病、癌症、慢性阻塞性肺疾病以及糖尿病。在发达国家,人们将逐渐漠视感染性疾病。但在发展中国家,特别是热带国家,人口老龄化则带来双重负担,一方面感染性疾病发病率较高,缺乏治疗,疾病负担重;另一方面,NCDs 的负担也在增加,高发病率和死亡率促使人们更加关注与治疗非传染性疾病。

近年来,NCDs 逐渐提上全球卫生日程并日益凸显。2011 年 9 月,联合国高层会议促成各国首脑达成政治协议共同抗击 NCDs[12],成为继 2001 年 HIV/AIDS 之后,在联合国高层会议上作为议题的卫生问题。如果控制了大部分资金的发达国家更关注 NCDs,那么增加对 NCDs投资将势必减少对预防和治疗热带病的资助。

(二) 热带病流行区的疾病负担

热带病在其流行区的发病率和死亡率均较高[13,14],不仅严重影响特定人群,也造成了明显的经济负担。

除了三大传染病:HIV,结核病和疟疾,149 个国家的 10 亿多人口还受到 17 种被忽视热带病的影响,且大多数是贫民、婴幼儿和儿童[15,16]。在大多数发展中国家,被忽视热带病对儿童的影响最为严重,构成了高婴儿死亡率(IMR)的主要原因。在最不发达国家,IMR 从1980—1985 年的 125‰下降到 2012 年的 73‰,而在较发达地区,IMR 早在 1950s 初已经下降到了 60‰。

由于总生育率(FTR)居高不下,高 IMR 阻碍了经济的发展。在最不发达国家,FTR 从 20 世纪 80 年代的每个妇女 6.5 个孩子减少到当前的 4.1 个,而在较发达地区,FTR 早在 20 世纪 50 年代初已经达 2.8。高 IMR 和FTR 妨碍了劳动年龄人口比的增长,导致劳动力持续短缺。此外,热带病的负担还阻碍了长期规划的实施,带来周期性的地方预算问题,可能引发政治动荡[17]。

三、何谓"良好治理"

全球卫生治理体系需要在几十年内解决热带病的问题,如何基于现在的体系做好准备以快速应对挑战呢?

由于组成"良好治理"的一系列概念过于抽象,难以定义何谓"良好治理",曾经有几个备选项也因饱受质疑而舍弃[23]。本章将基于一些确定的属性概括目前全球卫生治理的思路,进而讨论其优势和不足,而非定义"良好治理"。但是,已确定的属性并非意味着其有助于治理。事实上,在讨论热带病全球卫生治理的优势时,研究一些被认为是弱点的方面也有助于优化现行体系。

四、现行全球卫生治理体系的不足之处

(一) 参与度

有些人认为,当前的全球卫生治理体系缺乏参与度

(联合国定义:在治理系统内直接或者间接影响政策制定的程度)[16,25]。究其原因,可能是由于一些重要的全球卫生机构在制定决策时只遵循资助者的意愿,并不听取其他团体的意见,甚至当地组织也无法参与决策。

比尔和梅琳达盖茨基金会也受到指责。Devi Sridhar 指出盖茨基金非常慷慨,几乎每所大学、智囊团、民间社团或者合作组织都直接或者间接获得资助。但是用于全球卫生治理,特别是 HIV 干预的资金,"倾向于资助援助者关心的公共卫生问题和医疗方案,而非受援国家亟待解决的问题(全球卫生治理重点)"[4]。

热带病防治需要建立新型合作伙伴关系,扩展不同公共或私人团体之间的合作[26],扩大参与度[25]。目前已建立的合作关系包括:抗击艾滋病、结核病以及疟疾全球基金;全球疫苗和免疫联盟;遏制疟疾合作伙伴;遏制结核病合作组织以及全球营养改善联盟。但是,相关分析报告[27]显示,这些合作关系的运行也存在很多困难,如不切实际的目标,缺乏具体规划,权责不清等阻碍合作关系的建立,而受援国家对决策的直接参与度较低是其根本原因。

(二) 透明度

根据联合国的定义,透明度指受某项决策影响的利益相关者可免费得到相关信息和访问权限的程度[16]。有人认为,现行全球卫生治理缺乏这种透明度。以有关热带病项目财务信息为例[28],项目的财务信息往往不在受援国家公开,即使公开也不完整,在不同投资者之间缺乏统一标准,导致难以评估或质疑资助决策[28]。究其原因,可能是政策制定者人员不稳定,角色转换较快,无法明确决策职责。一些从全球热带病项目收集到的常规检查和数据评估结果通常也不会公开,民间社团、患者和项目外的研究人员无法独立评估某个项目负责机构的决策。

(三) 问责制

全球卫生治理缺乏问责制,也就是说,缺少明确规定哪些机构和个人需要为他们所做的决策、后果及其产生的影响负责。透明度是问责制的必要不充分条件。此外,决策者要对受影响人群解释决策缘由,并且应做到奖惩分明[30]。

在 1946 年制定的《世界卫生组织宪章》的序言中,规定了政府的卫生责任[31]。民选的决策者可以由公众(通过选举)或者立法机构(通过问询、弹劾或投不信任票)来问责。但近年来,在全球卫生治理方面,对非国家主体的问责非常困难——尤其是多边、双边、慈善和人道主义捐助机构。

近日,两个资助机构明确表示,全球卫生治理需要更有效的问责机制。

- 关于巴黎《援助实效宣言》呼吁资助方和受援国的民众和议会应加强在发展政策、策略和绩效方面的问责力度。

- 《阿拉克行动议案》支持相互评估审查，以国家成果报告和信息系统为基础进行评估，辅以部分资助者数据和可靠的独立证据，政府、捐助者以及广大公众均应对全球卫生投资结果负责。这是一种良好的新兴方法，开展严格的议会审查，更广泛的公民参与其中。运用该方法，将可在双方商定的基础上保持国家发展和援助策略的互相问责机制。[32]

缺乏问责制是全球卫生治理中的一个重大问题，因此，应积极行动，建立包括全球卫生所有参与者的问责机制。

（四）效用和效率

有人认为，由于不同行动者之间缺乏互相协作，全球卫生治理缺乏效用和效率[33,34]。全球卫生治理机构及其资金激增可能导致了一些无政府主义泛滥[35]。虽然这可能是一种极端的现象，但还是需要不同机构进行协调和控制。

在热带病方面，协调不力可能会导致干预项目的重叠，效率低下。例如，即使投资同样的热带病项目，各个捐助机构通常独立提出资金申请和提交执行报告[27]。也可能导致特定热带病项目的政治和技术支持力度下降[36]，以及失去相互学习的机会，无法确保项目或干预措施的关键活动获得资助、适当管理、监测和评估。

在过去十年，全球卫生治理已经采取一些促进协作的措施。在全球层面上，加强多边机构与国际捐助者协作的艾滋病全球工作组[37]、全球实施支持小组（GIST）[38]；健康千年发展目标全球行动[39]和国际卫生伙伴关系（IHP＋）[40]都致力于加强协调国际机构资助的热带病项目，但其成功与否尚不明朗。例如，由于世界银行、全球基金和 UNAIDS 等参与机构的定位不清晰，GIST 无法顺利履职[41]。

在国家层面，国家艾滋病委员会（NAC）[42]、全球基金国家协调委员会（CCM）[43]和联合国一体行动都致力于将捐助者的行动整合到国家卫生治理系统和项目中。例如，全球基金会 CCM 已经汇聚了各国政府、民间社团、私营企业、多边和双边捐助机构的力量去帮助协调制定国家方案[44]，更好地与其他国家卫生和更广泛地发展计划协调全球基金的资助款。初步证据表明，国家层面的方案已经加强了协调性和透明度，但还未成功统一所有捐助者的行动[45]。此外，在某些情况下，不同的协调举措本身也可能不一致。例如，在许多国家，全球基金 CCM 成为"一个新的独立渠道，与其他机构形成竞争关系并造成混乱。"[46]

五、现今全球卫生治理的优势

目前，虽然热带病全球卫生系统有诸多不足，但是有必要分析一些潜在的结构性原因，以期不足转变为优势。特别是不同层面、不同发展历史的全球卫生机构从事着不同或又重叠工作，构成了创新、灵活性、驱动力与创业的源泉。

（一）创新

全球卫生治理最伟大的成就之一是在近几十年来为发展中国家数以百万计的 HIV 感染者提供了 ART。虽然诸如美国总统的艾滋病紧急救助计划（PEPFAR）、全球基金、WHO 和 UNAIDS 等倡导者和大型机构也大力推动了 ART，一些其他的组织也参与促成 ART 交付模式试验。然而需进一步提高交流最佳实践、经验和科学成果的效率，学术会议和出版物已确保加强有关各种 ART 交付模式效能的知识交流。

例如，在南非，PEPFAR、无国界医生组织（MSF）、伊丽莎白格拉泽儿童 AIDS 基金会（EGPAF）和南非天主教主教会议均资助提供 ART。每个组织最初都设立了自己独立的项目，比如南非天主教主教会议资助的项目提供 ART，早于 PEPFAR 数年。不同组织之间缺乏合作，无法对 ART 交付的替代模式进行核查和测试，因此，单一 HIV 治疗方案也不大可能有所创新。例如，2007 年，MSF 建立了一个依从性俱乐部以改善 ART 的保留率和依从性，并给患者提供一个论坛来分享经验，相互支持。这种创新型的体验，使得俱乐部会员的 ART 失败率降低了三分之二。以此经验为基础，南非政府和 PEPFAR 在西开普省联合开展了类似俱乐部的 HIV 治疗与关怀项目，其他省份也拟成立类似的俱乐部[47]。

在全球层面，克林顿健康倡议（CHAI）通过商谈成功地大幅度下调了低收入国家的 ART 药物的价格[48]。CHAI 加入全球卫生治理体系，有助于促进药物与治疗的创新。此外，药品专利池通过促进将特定药物生产的许可证从专利持有人转让给生产仿制药的公司，有望降低 ART 价格[49]。但是如果 UNITAID 不设法通过市场干预来改善热带疾病的治疗和诊断，药品专利池似乎也不大可能成立。

（二）灵活性

全球卫生治理体系各自为营，可能会增强灵活性。不同规模、历史与愿景的机构或可在关键时刻组合成一个整体以迅速应对新的需求。例如小机构比大机构的采购流程（例如护理机）或者雇佣短期顾问（比如变更管理者）的反应都要更为迅速。把当前系统改为更为集中的组织架构可能导致反应迟滞，大型组织通常需要更多的管理程序和更为密集的内部协调。

然而，小型机构通常更能满足当地的需要，包括他们的组织文化、干预实施、与当地人之间的合作。例如,即使未经专门协调,社区基层组织(CBOs)已经在特定的地缘或有特定文化的社区里开展 HIV 干预并取得成功[50]。2005 年,UNAIDS 报告认为,社区组织以其分散性和多样性而得以成功[50]。

这些以社区为基础的干预纳入了不同的技能、工种和资源,多样性是基于社区响应的一大优势。他们采用不同的方式来解释、维持和跟踪护理和治疗。社区组织的多样性和配套性服务可帮助客户以更低的成本获得满足其特定需求的医疗保健服务,并且通常比公共部门提供的服务更为全面。

(三)驱动力和创业精神

全球卫生治理体系可能将造就大批积极进取的劳动力。与集权化程度较高的大型全球卫生机构相比,小型机构领导职位需求较多,职工升迁速度较快,从而吸引更高水平的护士、医生、管理和研究人员。此外,有大量不同类别和分工的机构会吸引到更多不同的人才。

出于人道主义或宗教目标去寻求资助开展热带病干预,或可如同获得创业和职位权利机会那样令人鼓舞。大型机构,例如世界卫生组织将会成为超国家的角色,一些人有望在此实现人生价值。来自发达国家医学院的证据表明,近年来参与全球卫生治理体验、实习[52]和选修课程,以及有关热带病研究学术培训的人数显著上升[53-55]。

六、发展方向

一系列旨在改善全球卫生治理体系的提议如下。

- 伙伴关系和协调机制需提高参与度、透明度和效率。
- 所有捐助机构的承诺和实际支出按期公开,可提升全球卫生治理的透明度、问责制和合作程度。
- 不同机构之间的互相评估和考核可以强化问责制。
- 加强主导组织(如世界卫生组织或全球卫生监督机构)的作用以提高工作效能和效率。
- 全球卫生治理机构明确全球卫生所定义的责任和义务,并将提升其透明度和有效性。

然而,虽然以上这些提议(未经验证)似乎可行,但其中的一些可能会降低目前制度中的创新能力、灵活性、动力和开拓能力。例如,进一步提高协调机制会可能导致重复劳动和需要更多资金和技术投入,占用全球卫生领域其他方面的资源。因此,热带病全球卫生治理体系的改革需要谨慎取舍,并监督其实施。

七、结论

过去十年,随着全球卫生治理系统的发展,其规模和复杂程度都大大增加了,在热带病防治中发挥了重要作用。由于热带病所造成的高致病率和致死率的疾病负担在某些地区仍然持续增长,而且同时增加了非传染性疾病的负担,这个系统对于抗击热带病的作用有待进一步考证。由于发达国家的经济危机,而且需要优先资助诸如非传染性疾病和气候变化等,热带病干预和全球公共卫生领域的投资在未来数十年内可能会下降或者停滞。

目前,全球卫生治理体系缺乏参与度、透明度、问责制以及各个全球卫生机构之间缺乏协调和重复劳动而导致效率低下。为了解决以上问题,保留当前系统的优势极为重要,进一步培养其创新性和灵活性,使参与者能迅速应对并因地施策,并建立了充满活力和创造力的队伍。

致谢

哈佛大学公共卫生学院的拉里·罗森博格,对本章节提出了详实而又有洞见的意见和建议。

参考文献

见:http://www.sstp.cn/video/xiyi_190916/。

第4章 公共卫生投资的经济学实例

DAVID E. BLOOM, GÜNTHER FINK

翻译：白雪飞
审校：陈　瑾

要点

- 五十年来，人们的健康水平已显著提高，然而全球，尤其是热带国家的主要公共卫生问题仍较为突出。
- 经济学研究表明，改善年龄结构，提高劳动生产力，促进教育与投资，可提高人们的健康水平，进一步提升经济效益。
- 只有在政策支持下，才能实现健康提升带来的巨大经济效益。

一、概述

数十年来，全球人群健康已显著改善，自1950年起，每个国家的人口期望寿命均开始增长。1950—2010年，人均期望寿命增长了22年。同期，全球5岁以下儿童死亡率下降了三分之二，终结了脊髓灰质炎的流行。1980—2010年间，全球百白破（白喉、破伤风和百日咳）疫苗的接种覆盖率增长了四倍。20世纪60年代以前，每年200万人死于天花，该病现也已被消除。

总体来说，卫生发展已取得显著成就，但仍然有很多问题亟待解决，发展中国家与发达国家之间存在着巨大差距，热带国家[*]与非热带国家之间的差距更为突出。如表4.1所示，与非热带国家相比，热带国家的人均寿命一般更短，生育子女数更多，疫苗接种率更低。同时，热带国家的孕产妇死亡率、婴儿死亡率和5岁以下儿童死亡率却更高。1980年以来，热带国家与非热带国家之间的卫生发展差距开始逐渐缩小，但进程十分缓慢，几十年内也难以弥合。

人群对传染病的暴露与感染是造成热带国家卫生困境重要成因之一。2011年，世界卫生组织报告了低收入国家与高收入国家的10项主要死因（见表4.2）。在该报告中，大部分低收入国家位于热带地区，而高收入国家则相反。如表4.2所示，低收入国家人群的10大死因中有

表 4.1	热带与非热带国家间的巨大卫生差距（各项健康指标均值）		
	年份	热带国家	非热带国家
平均期望寿命（年）	1980	57	69
	2010	64	74
合计生育率（每名女性）	1980	5.6	3.5
	2010	3.6	2.1
DPT 疫苗接种覆盖率	1980	39	57
（％12～23月龄儿童）	2010	85	93
孕产妇死亡率	1980	n. a.	n. a.
（模型估计，每100 000活产数）	2010	287	55
婴儿死亡率	1980	84	43
（每1 000活产数）	2010	45	16
5岁以下儿童死亡率	1980	133	58
（每1 000活产数）	2010	67	19

*注：均值未经过加权。
*资料来源：世界银行、世界发展指标。在线资料，2012。
n. a.：无数据。

6项为传染病，而高收入国家人群的10大死因中仅有1项（下呼吸道感染）属于传染病。

从区域层面上来看，热带地区与传染病负担之间也存在着显著的关联。在世界卫生组织定义的"非洲"区（往往近似于通常认为的"撒哈拉沙漠以南的非洲"地区），由"传染病、孕产妇及围生期状况和营养不良"导致的死亡占了除伤害以外的所有死亡病例的70％。相比之下，在"欧洲区"（世界卫生组织定义的"欧洲区"纳入中亚地区），这一比例仅为6％。

在热带地区和非热带地区之间简单比较疾病模式容易受到大量国家及地域特定因素的干扰，例如与热带地域不太相关甚至完全无关的，收入、教育以及其他健康决定因素。

---

[*] 热带国家是指其一半以上的国土面积位于南、北回归线之间。数据来源：国际自然保护联盟（1986），http://www.nhm.ac.uk/hosted_sites/bbstbg/tropctry.htm.

表 4.2 热带国家传染病负担依旧严峻(2008 年各收入群体前 10 位死因排名)	死亡人数(百万)	百分比
低收入国家(40,其中 34 个为热带国家)		
下呼吸道感染	1.05	11.3
腹泻	0.76	8.2
HIV/AIDS	0.72	7.8
缺血性心脏病	0.57	6.1
疟疾	0.48	5.2
卒中及其他脑血管病	0.45	4.9
结核病	0.40	4.3
早产和低出生体重	0.30	3.2
新生儿窒息和出生创伤	0.27	2.9
新生儿感染	0.24	2.6
高收入国家(50,其中 6 个为热带国家)		
缺血性心脏病	1.42	15.6
卒中及其他脑血管疾病	0.79	8.7
气管、支气管和肺癌	0.54	5.9
阿尔兹海默及其他痴呆症	0.37	4.1
下呼吸道感染	0.35	3.8
慢性阻塞性肺疾病	0.32	3.5
结肠与直肠癌	0.30	3.3
糖尿病	0.24	2.6
高血压心脏病	0.21	2.3
乳腺癌	0.17	1.9

* 注:阴影部分为传染病。
* 资料来源:世界卫生组织 310 号简报,2011 年 6 月;http://www. who. int/mediacentre/factsheets/fs310/en/index. html.

热带国家卫生困境的真实成因机制非常复杂,难以彻底阐明,然而毫无疑问,热带国家能否提升人群健康水平将是其在未来一段时期面临的主要挑战。非传染疾病(NCDs)的负担在世界范围内急剧上升,热带国家也不例外,其政府和卫生决策者也要逐渐解决诸如糖尿病和肥胖这类新问题,即使资源匮乏也需要同时兼顾传染病和非传染病,"双重疾病负担"构成了卫生治理系统面临的重大挑战。

2011 年 9 月,联合国非传染性疾病高级别会议指出,全球主要关注点在向慢性疾病转变,这意味着可能会减少对传染病的投资,对于热带国家无疑是雪上加霜。

如何改善窘困的现状?首先我们需要更好地理解健康、收入与贫穷之间的复杂关系。本章综合讨论一些公共卫生投入相关经典问题,也探讨了一个新议题,即公共卫生投入能否带来显著的经济效益。然后分析了健康与收入因果关系的最新宏观经济学与微观经济学证据。最后总结了决策者和其他利益相关者如何利用这些研究成果来敦促政府适时、经济并高效地进行卫生投入,可为热带国家改善目前困境提供参考。

二、公共卫生投入的经典问题

有四种传统论点支持将公共资源用于健康促进。

1. 伦理学因素·从伦理道德和人性角度来看,投入资源以提升人群健康水平合乎伦理、正义且公正平等。

2. 健康亦是人权·健康是人的一项基本权益,因此人人都有权要求拥有健康的机会。

3. 健康可提升社会凝聚力,促进全球安全·健康是构成一个社会的核心因素之一,更好的健康状况能促进社会的凝聚力、安定、和平和安全。一些新政治议题重点强调了人群健康对于政治稳定和国际安全的关键作用。例如,2000 年 CIA 开展的一项研究表明[1],全球国家破产预测模型发现"由婴儿死亡率为指征的低物质生活水平"能够"近乎成双倍的增加国家破产的危险"。另一项研究也得出类似结论,如果一个政府难以满足其选民基本的,尤其关于健康的需求,其公信力将会受损,并最终走向政权动荡和倾覆的恶性循环。或基于此时任美国驻联合国大使的理查德·霍尔布鲁克策划了联合国首个卫生会议。在 2000 年会议中,美国副总统戈尔提出艾滋病是一个全球都必须参与解决的安全问题。此外,在 2010 年,联合国召开了关于全球卫生的会议,并发布了一项主题为"全球卫生与外交政策"的共识[2]。该共识鼓励成员国考量外交政策与全球卫生的密切联系,承认了"需要推进被忽视热带病的研究和防控"。世界卫生组织在被忽略热带病的报告中首次提出,"全球卫生方面的进展主要取决于国家政策与行动,以及国际合作,而这也将有助于应对主要的全球危机与挑战",并要求"成员国在制定外交政策时应当考虑卫生问题"。

4. 卫生投入解决外部行为的影响·由于人类个体可能是传染源,但他们却完全未考虑个体行为的卫生和经济学后果。从社会学角度来看,个体卫生行为难以解决公共卫生问题。因此,需通过政府干预才能提高卫生投入的经济效益。尤其是在疾病预防领域的公共卫生支出,能从根本上降低治疗和护理成本,由此产生极高的经济回报。

以上四个观点历来都至关重要,然而它们却从未在资源配置中发挥过决定性的作用。尽管在理论上伦理与道德的力量毋庸置疑,但它们也从未促进政府的持续增加投入。事实上,传染病蔓延问题至今仍未解决,即使免疫覆盖率大大提高,全球还有 15%的儿童未接种过 DTP 疫苗。大体来说,在所有 5 岁以下儿童的死亡病例中,约有 17%(1 个月至 5 岁之间的死亡病例中有 29%)可通过接种疫苗来避免。

最近,人们普遍认为,较低的人群健康水平将会降低生产力,阻碍经济发展,而公共资金可用于解决这一问题,特别是用于防治感染性疾病。尽管这一观点产生了巨大的影响,但成效尚未明确。

三、传统宏观经济学视角下的健康

在经济学领域中,有一个基础问题由来已久,为什么有些国家远比其他国家富有?许多热带国家人均收入不足5 000美元,而大部分西方国家人均收入却超过30 000美元。现代经济学之父亚当·斯密首先提出了一个基本问题,为什么不同国家的收入水平差距如此巨大?在亚当·斯密1776年出版的《国富论》一书中,他第一次强调了分工对劳动生产率的重要作用。在初步论证之后,他认为长期决定国家之间的收入差距的根源在于实物资本(工具、植物、设备、基础设施如港口、灌溉系统、信息网络和自然资源等)和技术的差别。依据这一观点,国民收入随着国家资本积累和技术进步而增长。随着国家生产效率的提高,工人增加了边际产量,在竞争激烈的劳动力市场中公司需支付更高的工资。

二十世纪下半叶,由于数据信息日益普及,第一代经济模式受到了挑战,国家之间的收入差距取决于其资本积累和技术程度。为了提高原始模型的预测能力,资本的概念扩充到了包括人力资本(尤其是教育和技能),而不仅仅局限于实物或金融资源[3]。然而,即使纳入资本积累的正向反馈机制,实物资本、技术和教育的综合差异也不足以解释人均收入差异,因此又将教育水平、研究投入和发展纳入考虑范畴[4]。

健康因素在其中的作用是什么?即使诸多因素造成经济差距,很多人也努力尝试扩展现有预测因素。尽管有些研究将健康纳入决定收入的影响因素,但少之又少[5-7]。

塞缪尔·普雷斯顿非常清晰地解释了健康和收入的变化关系[8]。图4.1说明了热带和非热带国家的最新研究成果,图A、B显示了1980年和2010年人均收入和期望寿命之间的关系。两图呈现出的基本倾向是人均收入较高的国家的健康水平更高——这一模式适用于不同时间点、不同收入和实施不同卫生政策的背景。散点图表明在既定收入范围中,一个国家的平均期望寿命可随着时间的推移而增长。

图4.1中的A、B图也提示了收入与健康之间可能存在因果关系,可以下两个方面提升健康水平。

- 增加人均收入　散点图表示2010年的人均收入高于1980,提示在年度收入与健康呈正相关的趋势下,期望寿命也可能会随之增长。
- 改善卫生技术、机构和基础设施　热带和非热带国家在相同收入水平时,2010年的期望寿命均比1980年高,提示了卫生技术、机构和基础设施的进步对预期寿命的积极影响。

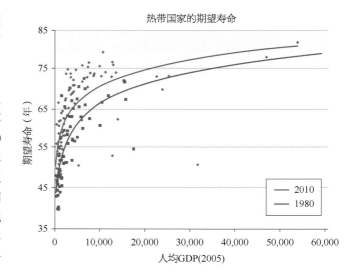

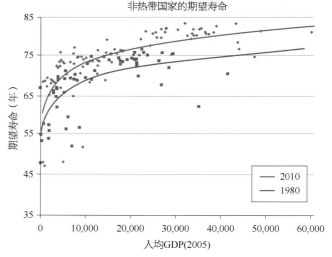

* 注：$6 000以上数据未予显示

图4.1　期望寿命与人均收入高度相关。(A)属于热带国家;(B)属于非热带国家。

* 资料来源：世界银行、世界发展指标。在线资料,2012

分析表明,改进卫生技术、机构和基础设施可促进全民健康,甚至胜于国民收入增长带来的健康收益。但由于其尚未考虑健康和收入之间的正相关可能也是健康对收入的影响,该观点有待完善。接下来将讨论一些其他影响因素,如劳动生产率、教育、投资(包括外国直接投资)和人口变化等相关问题。

四、微观经济学视角下健康的经济效益

尽管健康在传统的经济增长模型中发挥的作用相对较小,而大量微观经济学研究却从个体层面明确分析了健康与经济之间的重要关联。1962年,塞尔玛·米西肯开始研究公民素质对于经济增长的相对作用[9]。在文章中,她澄清了医疗和教育之间的异同,同时列出了许多有关健康的经济效益及其评估方法。在她随后的工作中,

又开展了大量的微观经济学研究,将健康作为了人力资本的一种形式,与知识和技能的作用类似。

研究人员和政策制定者在探寻健康和收入之间的关系中发现,微观经济学具有方法学的优点:由于其专注于个体而不是国家,更多研究健康与收入以及决定因素的详细方法,样本量更大,还能够进行真正意义上的随机试验。随机对照试验包括三个基本步骤:①将受试人群随机的划分入实验组,参与一个有潜在收益的项目,对照组则不参与该项目;②评估两组的结果;③确定两组的结果之间是否存在显著性差异。通过比较,能够分析实验中出现的事件(如地震、新发疾病暴发或新政策)对个体特征的影响,探讨研究因素的潜在作用和可能产生的结果。邓肯·托马斯和伊丽莎白·弗兰肯贝里在 2002 年有关健康、营养和繁荣关系的综述中强调,此类研究能对其中关键的生物与行为机制进行精细区分,所以至关重要[10]。

1998 年,约翰·施特劳斯和邓肯·托马斯对这一领域的微观经济学进行了综述,提出了健康与生产率、就业、收入之间存在较强的因果关联,且具有重要意义[11]。该综述也强调了儿童时期营养对成年后健康状况和收入的作用。自此,人们开始开展微观经济学研究,其中包括有关热带健康相关研究。以下为这一领域的研究成果。

(一)随机对照研究

1. 驱虫·肠道蠕虫感染会显著影响儿童的认知能力和身体健康,是贫困国家面临的主要问题。泰德·米格尔和迈克尔·克雷默对肯尼亚校园中的学龄儿童驱虫的教育效益进行了评估。随机对照实验结果表明,驱虫有助于提高学校的出勤率,能获得群体性收益[12]。进一步随访研究发现,在已驱虫的地区,儿童长大成人后获得的收入也较高[13]。

2. 补铁·邓肯·托马斯、伊丽莎白·弗兰肯贝里及其同事也开展了类似研究(并非针对儿童),发现补铁有利于提高生产率和个体收入[14]。在印度尼西亚,该研究纳入了 30~70 岁的 17 000 人开展了随机对照实验。有缺铁症状的男性在补铁干预后增大了工作量,减少了睡眠和误工时长,精力更加充沛且体力活动能力增强。此外,提高了每小时收入、每月收入。相对来说,女性的收益略差,但总体趋势也和男性一致。

3. 补铁与驱虫·Bobonis 及其同事在印度通过健康随机干预实验检测了补铁和驱虫给药对于学龄前儿童的影响,证明了这一措施有助于儿童体重上升,提高学前教育的参与度[15]。

4. 碘·一些研究调查了补碘对个体收入的影响。碘缺乏可影响胎儿大脑发育,降低其认知功能。在埃里卡·菲尔德和同事的一项对坦桑尼亚碘分布的研究项目中,发现碘分配对教育成效具有显著影响[16]。碘对女孩的影响要大于男孩,这也与波利蒂等人的实验室研究结果一致——在孕产妇缺乏碘时,女性胎儿比男性胎儿更敏感[17]。

5. 疟疾·辛克拉克及其同事开展了一项随机对照实验,研究了肯尼亚学生中间歇性预防治疗疟疾措施对教育效果的影响[18]。他们发现预防疟疾能增加关注评分(用以衡量孩子保持坐着注意指令的能力),并在后续随访中发现预防性治疗还能降低儿童原虫血症的发生率。

(二)自然或实验研究

1. 营养不良·奥德曼等研究了学龄前儿童营养不良的影响,发现早期营养与其身高(被广泛认为与收入有密切联系)和教育完成度存在正相关[19]。通过计算,他们得出,"身高、教育不足和潜在工作经验的缺乏将导致终生收入降低 14% 左右"。

2. 钩虫·霍伊特·布莱克利在美国南部开展了一项钩虫病相关研究,确定了迅速消灭钩虫病对收入和教育的影响[20]。当时,40% 的学龄儿童感染了钩虫,引发精神萎靡、发育不良和贫血,但未出现死亡病例。他指出,洛克菲勒卫生委员会在钩虫感染高流行区开展干预实验后可能获得了一系列效果,如:①学校出勤率大幅上升(可能有 23% 的增幅);②劳动收入持续增长;③教育投资回报率提高,这也意味着每年将积累更多教育人力资本。

3. 碘·波利蒂及其同事研究了加碘盐在美国的历史变化,发现其对认知功能具有显著促进作用,也对甲状腺肿大患病率有抑制作用[17]。

4. 疟疾·布莱克利等也对美国南部、中美洲和南美洲部分地区的疟疾消除进行了研究[21]。他发现与干预前相比,疟疾消除促进了读写能力和收入的提升。

五、健康的整体经济效益

最新研究表明,健康在国家层面的效益高于个体层面[5,6,22],2011 年 WHO 委员会发布的《宏观经济与健康报告》也认为如此[23]。一般情况下,每十年中的期望寿命增长与同期人均年收入增长密切相关[24]。在全球范围内,人均收入通常每年增长 2%~3%,在此之上属于大幅增长。尽管期望寿命在 10 年内可能大幅增长,但一些国家在相对较短的时间内也能取得类似进展。

改善健康是减贫的另一个关键点[25]。穷人最主要资产是其劳动力,而资产的价值主要取决于他们的健康状况。因此,联合国千年发展目标将健康作为全球1990—2015 年贫困率减半计划的重要指标。对此,有些人持有不同观点,如 Daron Acemoglu 和 Simon Johnson在其著名研究中[5,6,26],分析了不同国家之间的数据、

1940—1950 年有关健康的重大技术创新(如青霉素等抗生素的推广、磺胺类药物、DDT 用于疟疾控制)和多个难题并得出结论,这些临时而意外的突破在一些国家产生了较其他国家更大的健康效益,例如非洲国家之于欧洲国家。他们推论如果"健康带来富裕"这一假说成立,那么在其他条件相同的情况下,相比那些疾病暴露较轻的国家,通过医学创新获得收益最大的国家应该能取得更快的发展。然而在他们的研究中,没有发现两者的差距对经济增长率的影响,挑战了健康与财富之间的联系。但这或可解释为医疗创新的潜在收益并不是直接影响健康,而反映在国家卫生治理系统的力量。1940 年,卫生治理系统强大的国家尽管在卫生创新中获利较少,但仍然保持着快速发展。将最初的期望寿命纳入分析后,健康与富裕之间的数据关联得以呈现。也就是说,Acemoglu 和 Simon Johnson 的结论缺乏数据支持,经不起推敲[27-29]。

健康与经济发展的关联激发了一系列研究分析其因果关系。从国家层面来看,健康可能从生产力、教育、投资和人口统计学等四个方面影响经济发展。

1. *劳动生产力方面*。更健康的劳动力意味着精力充沛、心理健康和较少的误工,因此使劳动效率更高。

2. *教育方面*。教育是收入增长最有力的手段之一,这点在经济学领域中几乎无可争议[30]。健康主要通过以下三个途径影响教育:首先,增强儿童上学的体能;第二,通过完善儿童认知能力提高其吸收知识的能力[31];第三,通过更多激励措施来鼓励家长增加子女的教育投入,以获得远期回报[32]。最近一项研究发现,在过去的两个世纪中,21 个经合组织国家的健康已经对教育的数量与质量、创新和发展产生了极大的影响[33]。

3. *投资方面*。健康人口的期望寿命更长,因而将刺激未来的消费需求。为此,即使在公共或者私人养老金制度的影响下,仍有许多人可能会选择延长工龄。国内储蓄存量的增加导致资本供给的增加,据推测这将导致进一步的投资、额外的物质和人力资本增长以及技术进步,这些均是经济增长的经典驱动力。此外,健康人群能吸引国外的直接投资,由此带来了新技术、新的就业机会,促进贸易增长[34,35]。

4. *人口学方面*。健康改善触发的一系列人口学变化即"人口学转变",最终往往会促进经济发展。事实上,越来越多的证据表明,被称作"经济奇迹"的亚洲四小龙和"凯尔特之虎"(爱尔兰)的高速发展主要归功于劳动力投入,物资和人力资源的增长,并非全要素生产力的发展。

人口学转变通常始于健康状况的改善,而推动因素是环境卫生的提升、安全清洁用水和疫苗与抗生素的推广使用,婴儿死亡率与儿童死亡率随之降低。在高死亡率的人群中,死亡率下降将会导致人口快速增长,初期会给人均资源带来压力并因此可能减缓经济增长的速度(如传统测量所示)。一旦人们意识到这种情况,生育率就会下降,人口增长则逐渐放缓。

当最初在婴儿潮中诞生的孩子们到达了工作年龄时,生育率也下降了,非劳动人口(儿童与老人)与劳动人口的比例也逐渐下降。按人均来算,生产能力增加。如果母亲花费在生育和抚养上的时间减少,就会有更多的劳动力参与市场中,这种效应还会进一步增强。由于劳动人口是资金储蓄的主要贡献者,资本积累和随后的技术创新将会创造出更多的潜在效益。最终,随着婴儿潮一代的年龄和生育率降低(替代),工龄红利也随之下降。

重要的是,在人口转变中期,当劳动人口比例较高,国家就可能受益于通常所说的"人口红利"。也就是说,如果这些劳动人口参与雇佣生产,在有限时间内国家就能获得由人口驱动的经济繁荣[36-39],例如,1965—1990 年东亚大约三分之一的地区是由"人口红利"推动经济繁荣。

哪些国家正处于人口转变期?大部分非热带国家已经获得了由劳动人口比例(15~64 岁的劳动年龄人口与除此以外的非劳动年龄人口之比)的快速上升所带来的收益。有些国家享受了人口红利,有些则没有。总体来说,非热带国家的劳动人口比例将要下降。而如图 4.2 所示,热带国家亦遵循着相似的发展轨迹,约延迟了20~25 年,但还未达到"最优"年龄结构,未来几十年也有可能得益于人口转变。根据联合国人口预测,虽然热带国家的生育率有所下降,但其下降幅度小于非热带国家,所以劳动人口比例可能不会达到像非热带国家的峰值。

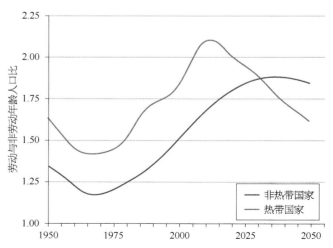

图 4.2 热带国家与非热带国家的人口变化模式趋同(劳动与非劳动年龄人口之比)

* 资料来源:世界银行、世界发展指标。在线资料,2012,以及作者根据以上引用的热带国家数据进行的计算

六、特定疾病的经济学效应

疟疾是经济增长背景下最常提及的疾病。在世界范围内,每年有 5 亿疟疾病例,其中死亡病例达 100 万[40]。就疾病死亡负担影响生产率这一点来看,疟疾对经济发展的负面影响大于其他的疾病。有研究(Gallup 与 Sachs 经常引用)表明,1965—1990 年,疟疾流行严重国家的年度经济增长比其他国家低 1.3%,且已经排除了其他诸如促使收入水平、整体健康水平、热带地理位置等影响因素。疟疾对储蓄和投资也有影响,二十世纪四五十年代欧洲南部的国家消除疟疾之后,经济增长较快,如希腊和西班牙,旅游业发展尤为迅速[41]。

虽然艾滋病会增加总体死亡率,但大多数研究尚未发现其对人均收入有直接的影响。

- 布鲁姆与马哈尔发现艾滋病可能不会导致人均收入降低[42],马哈尔[43]、沃克[44]等亦进一步证实了该结论,可能由于艾滋病的死亡率虽高但患病人数少。此外,这些研究的时间历程显示,艾滋病患者在出现临床症状之后的存活期相对较短,对生产力的影响较小;艾滋病的影响主要表现在降低劳动年龄人口比例,缩短期望寿命。
- Bonnel 提出了艾滋病可能对经济增长产生负面影响[45]。他初步总结了艾滋病阻碍经济增长的原因,"在撒哈拉以南的非洲,有一个典型案例。一个国家的艾滋病感染率为 20%,其 GDP 每年的增长会减少 2.6%。20 年后,该国家的 GDP 将低于原本应有水平 67%。艾滋病的负面作用也表现为与其相伴发生的机会感染以及其他并发传染病带来的不良影响。"
- Young 则认为,在南非,由于养育孤儿所需的人力资本减少被较低的生育率所抵消,艾滋病很可能会增加人均收入[46]。

还有一些其他重要间接机制。艾滋病引发的死亡病例多集中在青壮年,且与社会经济因素密切相关,最终也可能会降低人均 GDP。贝尔等认为由此产生的艾滋病孤儿一代可能会缺乏医疗保健和教育,并最终导致未来的生产力降低[47]。艾滋病所致不良影响将减少社会信任度,而高死亡率及死亡前期的极端病情给家庭、社区团体、公司和政府机构都带来了压力和负面影响,并最终对社会资本造成远期影响[48]。用于预防和治疗艾滋病的资源将削弱其他方面的投入,所以即使人均 GDP 不变,消费与社会福利仍然会减少。

七、政策意义

以上讨论将会给相关政策制定带来何种影响?

首先,发展投资计划应纳入卫生支出。健康既是发展的工具,也是发展的指标。因此,卫生投入与教育、基础设施投入同等重要,都是属于改善经济福祉的决定性治理因素。

第二,卫生效益与经济的关系可以是良性循环,也可能是恶性循环。上文所述表明了健康和收入存在强大的互相影响机制。在理想背景下,改善健康状况可促进收入增长,从而进一步提高健康水平,增加收入。例如,东亚地区同时快速提升经济和健康水平。同样,也有存在恶性循环的可能,如传染病疫情降低收入水平,进而导致健康和收入的持续恶化。

第三,卫生投入总体呈现出较大的经济回报。免疫接种和传染病预防就是典型的案例。接种疫苗可使儿童避免罹患某些引发长期后遗症的儿童期疾病,而这些疾病可能引发神经系统障碍、听力损失和其他身体残疾。因此接种疫苗的儿童长大后可能具备更高的劳动能力。他们的父母与祖父母也往往很健康,由此带来了更为广泛的社会经济效益。有粗略计算表明,若将接种疫苗所有的收益统计起来,免疫规划项目的投入回报率至少和小学教育投入的回报率(一种被广泛认为是最富成效的投入)一致。该发现至关重要,可影响政策制定者决定是否对下一代投资更昂贵的疫苗(包括针对轮状病毒、肺炎链球菌和人类乳头状瘤病毒等疫苗)。改善卫生水平不仅能促进国家经济增长,也能够通过改善儿童发展、教育和积蓄,增加整个社会的生产力。

第四,优化卫生状况能降低生育率,从而提升幸福感。在人群健康状况良好的社会环境中,父母关注孩子的健康成长,必然减少生育数量。孩子越少,幼儿依赖的负担越轻,青少年受教育程度更高,释放了更多的女性劳动力,这也就是前文提到过的人口红利——曾推动多个经济体的经济增长、减少贫困。这些人口学转变可持续有力地推动远期计划生育项目。

第五,良好的卫生状况并不会自动转化为经济福祉。古巴、斯里兰卡、印度喀拉拉邦这样的国家或地区的人口健康却又贫穷。苏联的人群健康水平有所提高,但其经济发展参差不齐。在所有情况下,始终如一且有效的政策是实现健康的关键,包括健全的宏观经济政策和行为、精心制定的贸易政策、良好的治理、大比例覆盖学龄儿童的高质量教育以及高效的劳动力市场。以上措施综合起来就构成了在经济学上高效的组合,在这样的条件下,个体的努力不仅有益于其自身,也有利于国家的发展。当然,不论人口统计学如何,这些政策要素都至关重要。由于热带国家尚未完成人口和健康转变,在这一发展阶段有着巨大的潜在回报,采用这类政策尤为必要。相反,如果未能提供有利的环境,其后果将是大批适龄劳动人口失业,可能会面临社会和政治动荡的人口灾难风险。

最后,大量多种干预措施并举,促进人群健康。许多医学研究主要关注如何通过改善卫生服务的可及性和质量来提升人群健康水平,这其中也包括了特定的疗法和疫苗接种。然而在很多其他的情况下,最有效的方法往往是减少人群对于某些特定疾病的暴露,可依赖于简单的行为改变,也可以建设大型基础设施项目如水和卫生设施网络。尽管一些干预措施或政策如改善教育并非健康投入的重要部分,也可发挥重要的积极作用。

八、总结

不管是从人道主义、法律和社会因素的角度,还是从生态经济和社会福祉角度来看,人群健康都至关重要。尽管健康和经济效益之间的关联错综复杂,但长远看来,卫生投入可获得巨大的长期经济效益。

参考文献

见:http://www.sstp.cn/video/xiyi_190916/。

第5章　伦理学与热带病：全球卫生研究要点

SUSAN BULL , MICHAEL PARKER

翻译：熊彦红
校对：郑　彬　曹建平　陈　瑾

要点

- 在全球范围内,各国卫生状况的差距较大,国民健康程度与国家的经济发展水平和卫生支出密切相关。
- 人群健康的社会经济影响因素包括个体的收入与财富水平,以及受教育程度和机遇。
- 被忽视热带病主要影响着世界上最贫穷的人口,达数十亿人,经济成本巨大。
- 高收入国家在减轻全球健康不平等方面的职责仍未有定论。
- 极少医学研究关注世界贫困人口的健康问题。
- 过去十年,在发展中国家的卫生研究中,资金和人力投入持续增长。
- 全球卫生研究合作日益增强,也带来了复杂的伦理问题。
- 伦理研究需要考虑到参与各方的自主权、职责以及采取的措施可能会对受试者产生的影响。
- 在国际研究中,虽然在伦理方面已经达成了较多共识,但仍存在一些争议,例如,可被大众接受的对照组保护措施,以及研究结束后研究实施者的责任范围等。
- 若某一研究的结果可能会影响到疾病的管理和控制,该研究的设计和开展则必须符合严格的伦理标准。

一、概述

在卫生保健方面,全球不平等问题非常突出。即使全球财富不断增加,这些不平等现象仍然持续存在[1-3],且低收入国家承担着巨大的、且与其收入不成比例的疾病负担。基于此背景,本章提出了一系列影响人类寿命及健康生活的潜在因素,并讨论了一些重要的伦理问题,例如,在全球致力于降低热带病相关的疾病负担,缩小卫生水平差距中,发达国家应承担的责任及其内容和边界;以及在低收入地区开展医学研究时面临的主要伦理问题。

在 2011 年出生的儿童中,其平均预期寿命估值(ELE)差距显著(表 5.1)。例如,安哥拉儿童的 ELE 仅为 38 岁,而其他 35 个国家的 ELE 将近 60 岁[4]。30 个国家的国民预期寿命达到或超过 80 岁。婴儿死亡率(IM)是 ELE 的必然影响因素之一,而这一数据在不同国家也存在天壤之别,每千例婴儿的死亡率为 1.79~176。在斯里兰卡、智利、波多黎各和古巴等 70 多个国家,婴儿死亡率低于 1%,然而,有 5 个国家的婴儿死亡率则超过 10%[4]。孕产妇死亡率为 0.02%~1%,差异高达 50 倍。同样,医生和医院床位的数量也存在明显的差距。在全球范围内,每 10 万人口的医师数量从 5 人以下到 600 人以上不等,医院病床数也从 10 张到 800 张以上[4]。

一个国家的疾病发生情况往往与其经济发展水平和卫生支出有关,特别是那些需要治疗和医疗服务与设施的疾病。在一定范围内,ELE 和 IM 的数值与医疗卫生支出在国内生产总值(GDP)的占比有关。在医疗卫生支出超过 1 000 美元/(年·人)的国家,其 ELE 一般都超过 70 岁。然而,更多的支出并不一定意味着更高的 ELE。例如,美国在医疗卫生方面的支出远远超过其他国家,每年将近 7 500 美元/人,而其他国家均低于 4 500 美元/人。在约 40 个国家中,尽管年均卫生支出仅为 1 100~4 500 美元/人,但他们的 ELE 均高于美国,且婴儿死亡率低于美国。在年均卫生支出不到 100 美元/人的国家中,其 ELE 较低且婴儿死亡率较高。

虽然这些数字令人震惊,但是对一个国家的卫生体系而言,各级医疗卫生经费仅仅是一个参考数据。即使在同一个国家,不同人群之间的卫生统计数据也可能存在较大差异。在 ELE 较低的国家,则更需要站在国家层面上,全面考虑国家卫生水平的影响因素。政府及其卫生保健工作人员有责任确定如何利用现有资源,为群众提供最好的、公平有效的医疗服务[5]。很多资源匮乏的国家已开展相应措施,如在孟加拉国已实施免疫规划。

人群健康受一系列社会因素的影响,包括收入和财富水平以及受教育程度与机遇。此外,权利和权力的分配,

表 5.1	部分国家的平均预期寿命、婴儿死亡率、孕产妇死亡率、医生数量与医院病床数、医疗卫生支出

国家	新生儿预期寿命 （2011 年预测值）	每千新生儿死亡率 （2011 年预测值）	每十万例活产婴儿 的孕产妇死亡率 （2008 年）	每千人医生数 （2009 年）	每千人病 床数	医疗卫生支出 占 GDP 比例 （2009 年）	人均医疗 卫生支出 （美元 $）[a]
安哥拉	38.76	175.9	610	0.08	0.8(2005)	4.6%	377.2
阿富汗	45.02	149.2	1 400	0.21	0.4(2009)	7.4%	66.6
乍得	48.33	95.31	1 200	0.04	0.43(2005)	7.0%	112
加蓬	52.49	49.95	260	0.29	1.25(2008)	6.0%	870
埃塞俄比亚	56.19	77.12	470	0.022	0.18(2008)	3.6%	36
科特迪瓦	56.78	64.78	470	0.144	0.4(2006)	5.1%	91.8
博茨瓦纳	58.05	11.14	190	0.336	1.81(2008)	10.3%	1 442
布隆迪	58.78	61.82	970	0.03	0.73(2006)	13.1%	39.3
贝宁	59.84	61.56	410	0.059	0.5(2005)	4.2%	63
柬埔寨	62.67	55.49	290	0.227	0.1(2004)	5.8%	121.8
缅甸	64.88	49.23	240	0.457	0.6(2006)	2.0%	28
印度	66.8	47.57	230	0.599	0.9(2005)	2.4%	84
不丹	67.3	44.48	200	0.023	1.7(2006)	5.5%	302.5
阿塞拜疆	67.36	51.08	38	3.794	7.93(2007)	5.8%	632.2
玻利维亚	67.57	42.16	180	1.22	1.1(2009)	4.8%	230.4
伯利兹	68.23	21.95	94	0.828	1.1(2009)	3.3%	277.2
孟加拉国	69.75	50.73	340	0.295	0.4(2005)	3.4%	57.8
巴哈马	71.18	13.49	49	1.05	3.1(2008)	7.2%	2 066.4
白俄罗斯	71.2	6.25	15	4.869	11.23(2007)	5.8%	788.8
斐济	71.31	11	26	0.452 9	2.08(2008)	9.7%	426.8
越南	72.18	20.9	56	1.224	2.87(2008)	7.2%	223.2
巴西	72.53	21.17	58	1.72	2.4(2009)	9.0%	972
埃及	72.66	25.2	82	2.83	1.7(2009)	6.4%	396.8
格林纳达	73.04	11.43		0.975 6	2.4(2009)	7.1%	724.2
亚美尼亚	73.23	18.85	29	3.697	4.07(2007)	4.7%	267.9
爱沙尼亚	73.33	7.06	12	3.409	5.71(2008)	4.3%	821.3
萨尔瓦多	73.44	20.3	110	1.596	1.1(2009)	3.9%	280.8
保加利亚	73.59	16.68	13	3.635	6.49(2008)	7.4%	999
泰国	73.6	16.39	48	0.298	2.2(2002)	4.3%	374.1
巴巴多斯	74.34	11.86	64	1.811	7.6(2008)	6.8%	1 482.4
阿尔及利亚	74.5	25.81	120	1.207	1.7(2004)	5.8%	423.4
哥伦比亚	74.55	16.39	85	1.35	1(2007)	6.4%	627.2
中国	74.68	16.06	38	1.415	4.06(2009)	4.6%	349.6
厄瓜多尔	75.73	19.65	140	1.48	1.5(2008)	5.0%	390
克罗地亚	75.79	6.16	14	2.59	5.49(2007)	7.8%	1 357.2
多米尼加	75.98	12.78		0.5	3.8(2009)	5.9%	613.6
文莱	76.17	11.51	21	1.417	2.71(2008)	3.0%	1 548
阿根廷	76.95	10.81	70	3.155	4(2005)	9.5%	1 396.5
格鲁吉亚	77.12	15.17	48	4.538	3.32(2007)	11.3%	553.7
捷克共和国	77.19	3.73	8	3.625	7.18(2008)	7.6%	1 945.6
智利	77.7	7.34	26	1.09	2.1(2009)	8.2%	1 262.8
古巴	77.7	4.9	53	6.399	5.9(2009)	11.8%	1 168.2
哥斯达黎加	77.72	9.45	44	1.32	1.2(2008)	10.5%	1 186.5
塞浦路斯	77.82	9.38	10	2.3	3.72(2006)	6.0%	1 260
巴林	78.15	10.43	19	1.442	1.9(2008)	4.6%	1 813.5
美国	78.37	6.06	24	2.672	3.05(2008)	16.2%	7 646.4
丹麦	78.63	4.24	5	3.419	3.57(2008)	7.0%	2 562
芬兰	79.27	3.43	8	2.735	6.52(2008)	11.7%	4 141.8
奥地利	79.78	4.32	5	4.749	7.71(2008)	11.0%	4 444
希腊	79.92	5	2	6.043	4.77(2008)	7.4%	2 190.4
英国	80.05	4.62	12	2.739	3.38(2008)	9.3%	3 236.4
德国	80.07	3.54	7	3.531	8.17(2008)	8.1%	2 891.7
法国	81.19	3.29	8	3.497	7.11(2008)	3.5%	1 158.5
加拿大	81.38	4.92	12	1.913 2	3.4(2008)	10.9%	4 294.6
澳大利亚	81.81	4.61	8	2.991	3.82(2009)	8.5%	3 485

a 各国人均 GDP 最新数据及医疗卫生支出占 GDP 比例。GDP：国内生产总值。

包括参与政治事务的权利，也可以产生重大影响。例如，在相对贫困的印度喀拉拉邦（Kerala），尽管经济发展缓慢，但当地对卫生保健和教育的重视程度较高（对男性、女性同等重视），女性拥有相对较高水平的自主权（影响生育权等），该地人群的健康水平也较高[6]。在影响人群健康水平的诸多社会因素中，解决大范围人群健康问题需政府出面协调。有些社会和文化传统等制约因素，尤其涉及民生的政治决策，可能需要当地支持，可在一定时间内较快地取得进展。

本章侧重讨论热带病的伦理问题及可行性解决方案。然而，需要注意的是，热带地区的疾病负担不仅仅来源于热带传染病。缺乏卫生设施和住所、清洁的食物和生活用水，以及日益增多的非传染性疾病，如糖尿病、心血管疾病等也加重当地的经济负担。20 世纪初期，在欧洲，由于卫生、食物、水和住所的改善，即使卫生设施较差，但人口期望寿命显著提高。

二、被忽视热带病（NTDs）

2010 年，世界卫生组织（WHO）在《被忽视热带病：全球影响与防治对策》一书中，将 17 种疾病明确定义为 NTDs：登革热及其他虫媒疾病、狂犬病、沙眼、布鲁溃疡、雅司病、麻风病、恰加斯病、人类非洲锥虫病、利什曼病、囊尾蚴病、麦地那龙线虫病、囊型棘球蚴病、食源性吸虫病、淋巴丝虫病、盘尾丝虫病、血吸虫病和土源性蠕虫病[7]。NTDs 还有一些共同特点：主要影响相对贫穷和弱势的人群；一般只在贫困人群之间传播；常留下伤疤并造成心理障碍；发病率较高，在某些情况下也可导致死亡。这些疾病主要影响世界最贫困的 10 亿人口，且经济成本较高。

NTDs 的治疗已经取得了重大进展。例如，1989—2009 年，麦地那龙线虫病的新发病例已下降了 99% 以上；治疗沙眼和淋巴丝虫病等疾病的方法也相继问世，相对安全且易操作[7]。然而，由于资金不足，私营企业捐赠的吡喹酮数量也有限，在 2008 年仅有 8% 的血吸虫病患者获得了高质量药物[7]。而利什曼病的治疗缺少经济、有效且无毒的药物。预防登革热也需要研发疫苗。同时，在公共卫生媒介控制和兽医方面，还需要开展进一步的研究，例如疾病与环境之间的关系。另外，国家政府部门需加强领导，持续强化防控。例如，地方性密螺旋体病的病例数虽然由 5 000 万降至 250 万，但若要保持这种下降趋势，也需持续开展防控[7]。

热带病的治疗药物或由私营企业提供，或通过公私合作的方式获得。尽管 NTDs 患者的数量庞大，但由于其主要分布在贫困地区，他们缺少经费来研发新型有效的治疗方案。此外，NTDs 的管理、治疗和干预需要系统性监测和治疗，加强公共卫生教育以有效控制疾病的传播，还需要额外的资源来完善卫生系统。因此，有效管控 NTDs 离不开国际社会的支持，来更新治疗方案，开展环境媒介管理、公共卫生教育、病例监测和临床治疗等。国际上已投入大量资金，开展了 NTDs 防控行动，但需要做的事情还有很多。本章以下部分将讨论非流行国家在 NTDs 防控中所应承担的职责。

三、解决卫生不平等问题

长期以来，在低收入国家，由于较重的经济负担和参差不齐的卫生服务，导致了一系列的伦理问题。但解决上述问题需要高、低收入国家政府共同参与——包括政府部门、制药公司和非政府组织[5]。例如，富裕国家的政府是否应该从本国公民的卫生保健资金中挪出一部分去解决 NTDs 的问题？如果是这样，如何证明其合理性？制药公司是否有义务舍弃部分利润，开发 NTDs 药物并捐赠给急需用药的患者？慈善组织应该如何考虑优先援助国家和病种以及援助方案？

在降低经济（包括热带病）负担的责任归属方面，已有许多不同甚至相悖的理论。

理论一：基于人道主义基本义务，发达国家有责任且有能力降低疾病负担，减轻疾病伤痛，促进低收入国家人民的健康[8,9]。而有些人则认为，相对于承担降低全球疾病负担义务，发达国家更有责任减轻周围人群的苦难，如家庭和社区成员以及有其他特定关系的人群。但是：①发达国家有义务去预防伤害，与地理位置无关；②从道义上讲，发达国家确实有责任帮助低收入国家[10]。这两点再次强调，我们应坚持全球人道主义，不分地域，合理地帮助那些遭受疾病折磨的人群，减轻他们遭受的痛苦。显然，前文中的"合理"一词说明，这样的义务也需全面考虑其他因素，包括在时间和资源上有竞争关系的其他倡议。尽管如此，降低全球疾病负担仍然是一项重要的义务。

理论二：即另一种截然不同的观点。由于卫生服务不平等源于社会不公，发达国家需承担降低疾病负担义务以实现公平，而非是因为疾病伤痛而开展的特定关系的慈善或义务[6]。我们认为，如果没有健康，人类将无法发展进步，所以健康可能有其特殊的道德重要性，因此，在众多不平等相关问题中，可能需优先解决卫生服务的不平等问题。但优先在某些国家内还是在全球范围内解决卫生服务的不平等仍未有定论。当我们无法满足所有需求时，如何平衡国内和全球的卫生服务供给也是一大问题。即使有些国家每人每年的卫生支出超过 1 000 美元，也无法满足所有民众各方面的卫生需求。这也是研究热点之一，虽然已有大量文献研究如何公平分配卫生保健资源，也难以下定论。由于富裕国家为了自身利益，消耗全球大量资源，造成了全球不公平现象，所以基于公平性,他们有义务来解决这些问题。特别是不能再剥削弱势国家,进一步削弱这些国家的能力,尤其是卫生服务能力。下文将进一步讨论这些问题,特别是 NTDs 高流行国家的卫生人员移民问题。

理论三:降低全球疾病负担是为了实现整体利益最大化,而不是为了承担减轻痛苦或不公正的责任。这种结果主义方法认为,应优先降低全球疾病负担,提高人们生活质量,让人们生活得更好,从而实现生产力最大化。如果整体上减少了贫穷和不平等,那么至少在一定程度上,人们的生活水平将有所提高。减少贫富差距,可能会减少一些的潜在冲突,有助于全球安全和繁荣。这将会促进防御资源转用于提升福祉。

以上三种理论均致力于解决全球卫生服务差异,其共同主题是,需在全球范围内优先改善卫生服务。但是,优先改善卫生服务也带来一些其他问题,例如,卫生服务应该优先于教育吗?即使可达成一致优先降低疾病负担,但仍然存在以下问题:应该优先解决哪些疾病,以及如何解决。例如,应该将资源集中在那些负担最重的疾病领域,还是影响人数最多的环境问题,或者不分地域,将资源集中在最容易迅速解决的问题上?

四、实现卫生服务平等的可行性对策

在全球范围内,需进一步讨论疾病的优先级,同样,也需进一步发展相应的全球响应措施[5]。表 5.2 概述了 WHO、各国政府、非政府组织(NGOs)和慈善机构开展的一系列致力解决应对 NTDs 的措施[7]。

如表 5.2 所示,即使这措施不太可能直接惠及富裕人群,一些国际组织和发达国家已经开始致力于降低贫困人群的疾病负担,如 NTDs 领域。国际社会也在感染性疾病领域投入,如在全球范围内广泛分布的结核病、艾滋病和疟疾。但很多评论家认为,这些措施远远不够,需进一步加大投入力度,以减少全球各地的卫生不平等现象[11]。

有一种流行观点认为,富裕国家应该或至少尽其所能避免剥削发展中国家,从而加剧其疾病负担。长期以来,富裕国家从发展中国家招募医疗人员以充实本国相关队伍,这在一定程度上加重发展中国家的疾病负担。在非洲和南亚国家,大量护理类学员毕业后通过工作移民海外。仅从 2000 年到 2002 年,13 000 名外国护士移入英国,充实了其国家医疗服务体系(NHS),以解决 20 000 名护士的人员短缺问题[6]。2001 年,在美国的内科医生中,27% 为移民,其中来自印度、巴基斯坦和菲律宾的移民达 38%[12,13]。2002 年,在加纳和乌干达培养的医生中,分别有 30%、20% 供职于美国和加拿大[14]。

高级卫生工作者的移民是一种复杂的现象,避免这种人才流失的方法也很复杂。在疾病负担较重的国家

表 5.2	国际组织响应被忽视热带病的案例
1952 年	联合国儿童基金会和 WHO 启动全球雅司病项目
1974 年	启动西非盘尾丝虫病控制项目
1987 年	创建伊维菌素捐赠程序
1997 年	建立非洲锥虫病计划 WHO 成立 2020 年全球消除沙眼联盟
2003 年	启动被忽视热带病药的药物计划
2005 年	WHO 成立被忽视热带病控制司 孟加拉国、印度和尼泊尔签署 2015 年消除内脏利什曼病的协议
2006 年	WHO 和创新诊断基金会开始合作——发展与评估人类非洲锥虫病新诊断试验
2008 年	美国政府启动被忽视热带病项目 英国政府国际发展署承诺:出资 5 000 万英镑用于防治被忽视热带病

中,若就业机会较少或缺乏吸引力,人们便倾向于选择移民,甚至包括那些本来致力于改变本国状况的人员。全球经济实力的差异进一步加剧了这些问题。例如,在 20 世纪 80 年代,发展中国家的经济衰退,世界银行和国际货币基金组织的贷款方要求各个国家减少对公共卫生系统的资助。在这种情况下,卫生工作者无法充分就业或者失业,有资格的卫生人员难免会前往富裕国家寻求就业机会。尽管这种移民受人权准则保护,但如果某些国家的卫生职位尚有空缺,富裕国家可限制招募该国家的卫生工作者,避免人才流失。

在上文中,我们集中讨论了临床和医务人员的配置问题。此外,世界卫生组织建议,除了预防性化学治疗,控制 NTDs 还需要合理的病例管理、媒介控制、环境卫生与个人卫生以及兽医公共卫生等联合行动[7]。然而,在许多 NTDs 高负担的国家,该领域的专家储备正迅速减少,所以很有必要尽快改善他们的工作环境。

五、科研

经过以上讨论,我们明确得知,医学研究本身并不能解决卫生服务不平等的问题,但这类研究对制定解决某些热带病的有效对策仍然至关重要。从历史上看,医学研究很少关注世界上最贫穷人群的健康问题。1990 年,据发展研究委员会估算,在世界范围内应用于发展中国家的卫生问题仅占医学研究资源的 5%,而这些国家承担了全球可预防死亡率的 90% 以上[15]。随后几年,这一差距发展为 10:90。

卫生研究促进发展理事会(COHRED 1990)[15]、卫生研究特设委员会[16]和卫生研究促进发展国际会议[17]在关于推进更公平的医疗研究资源分配措施的五项核心建议达成共识。主要包含以下几点:①减小 10/90 差

距,确定优先事项;②增强发展中国家的卫生研究能力;③建立国际研究网络和公私伙伴关系;④增加发展中国家卫生研究经费;⑤建立卫生研究论坛以总结卫生研究领域的进展[18]。

以上建议已取得重要进展,与此同时,联合国千年发展目标中的消除疟疾等传染病行动也卓有成效。根据《2003—2004 年度卫生研究 10/90 报告》的全球论坛报告,1990—2003 年医学研究经费的格局已发生了明显的改变。据报告称,更多的实践者开始出资或根据发展中国家的需求开展相关的卫生研究,预计到 2003 年全球卫生研究支出将"不止翻两番"。该报告指出,这些新研究大部分采用新兴国际研究网络的形式,也认可了遏制疟疾伙伴关系和全球结核病药物开发联盟的作用。

2004 年全球论坛认可的一些行动仍在持续发展[19]。全球卫生的研究规模进一步扩大,协作更加畅通。2003 年启动的全球卫生重大挑战的计划等倡议进一步加速了以上发展。

科学技术的发展加强了全球卫生科学之间的合作。例如,用于分析全基因组中 DNA 序列变异的技术和统计方法的快速发展,将可能用于首次的表型的全基因组分析,如人类的抗疟性研究。由于涉及多种环境和遗传因素,这类研究需要大量的病例和对照样本,同时,也需要前沿测序设备以及相关统计知识,这意味需要越来越多的发达国家和发展中国家的研究团队参与。例如,在一个由威康信托基金会和盖茨基金资助的疟疾基因组流行病学联盟——疟疾基因组项目中,有 21 个国家(15 个疟疾流行国家)的 24 个合作伙伴共同参与[20]。

由于全球合作研究与当地研究的方式不同,在多边参与的全球卫生合作中可能会出现复杂的伦理问题。这些问题和全球卫生不平等所致的伦理问题相互影响,带来了新的挑战。经过十年的研究和讨论,有些研究措施仍与指导建议相悖,如对照组的医护标准以及对参与者参与试验后的责任[23-28]。此外,由开展和维护全球研究合作引起的其他问题尚未引起足够的关注,包括通过合作网络共享优秀实践成果,同时保持对当地变化的敏感性[29];以及在不同价值观和行为模式的合作伙伴之间如何达成数据和生物材料共享[30]。

在复杂敏感的全球协作背景下,全球卫生合作也发挥了积极作用,如促进社区有效参与[31,32],如何适应当地文化并获得知情同意[33,34],以及生物样本的采集、保管和运输。从伦理视角来理解这些新出现的相互依赖现象需要多方的合作,也需要有能力把握全球化的意义以及全球化在某地的具体表现,这里的"某地"既包括发达国家,也包括发展中国家[35]。这类研究势必会呈现出很强的经验性,并遇到新的挑战[36-38]。

(一) 伦理研究方法

随着国际社会对伦理问题的关注度增加,相关研究增多,国际合作研究日益频繁,同时也可能引起更多的伦理问题。在某些情况下,运用不同的伦理研究方法对重要问题的认识各不相同,识别依据和解决方案也不一样。所以,在深入研究伦理问题之前,有必要了解一些主要的伦理研究理论方法的异同。

从广义上讲,有三个主要的伦理研究方法,即"自主论"方法、"义务论"方法和"结果论"方法。

自主论方法一般将研究伦理概念化,该方法认为某项研究是否道德主要取决于参与者知情同意的效度。从道德上来讲,这种方法的重要之处在于,尊重人们(研究参与者)的权利,即按其自己的方式生活。然而,有三种原因可能会导致该方法失败。首先,参与者没有获得必要的信息,或者他们无法理解这些信息,难以做出知情选择。第二,参与者可能并非自愿参加——他们被迫参与,或者如果他们拒绝参与则将会失去重要的健康福利。第三,在征询意见时,他们可能没有能力做出选择。鉴于以上原因,自主论方法十分重视知情同意过程和向参与者提供信息的质量。然而,一旦取得有效同意,只要参与者了解研究中的风险,不管危险程度,均合乎道德。

然而,义务论方法认为,如果研究人员(或卫生专业人员)履行了对研究参与者的义务(即"护理义务"),那么该研究就合乎伦理要求。虽然这种方法也会强调尊重患者的价值观和选择,即知情同意的重要性,但它与自主论方法关键区别在于,研究人员有责任保护参与者免遭严重伤害。在这种研究项目中,即使参与者充分认识到风险,同时愿意承担,判断该项目是否符合伦理要求还在于参与者受到最小伤害的风险程度。所以,义务论方法会限制其适用范围。

结果论方法适用于可预见的益处大于危害的研究项目。这种方法与其他方法的不同之处在于,即使没有得到有效的知情同意和/或该项目对参与者的危害较大,只要它的潜在益处大于危害,那么该研究即为合乎道德,至少在原则上如此。结果适用于有良好预后的研究,例如,那些可能会惠及发展中国家群众的项目;同时他们也会考虑到全部潜在危害,例如,由于起始阶段缺乏知情同意,随着实验的进展,参与者可能会流失。

在大部分简单案例中,采用以上几种方法均可判断研究项目是否符合伦理要求,如在具有潜在重大利益且风险较小的研究中,有判断能力的参与者可知晓风险且自愿同意。但是,有些案例采用不同方法可得出不同的结果。例如某些研究的风险较低,福利较好,却难以获得参与者的知情同意,例如,大样本病案研究或紧急情况下进行的研究;又如,某项研究有可能为大量人群提供巨大的潜在益处,但同时存在重大伤害风险,尽管如此,有些参与者可能出于对该研究的承诺,还是愿意出具有效的知情同意文件。

在下文中,我们将介绍在低收入环境下的研究中出现的一些重要的伦理问题。显而易见,不同的方法可导致不同的伦理和研究问题。

(二)国际研究中的伦理问题

在伦理研究领域,国际研究伦理学学科虽然不断壮大,但其在学术文献中是一个非常有争议的话题[8,39]。国际研究伦理学的主题包罗万象,如大型国际研究的正确管理和治理、全球研究的指导和监管、研究者的权利和责任以及与被研究社区和参与者的相关问题等;具体内容包括优先致力于满足当地需求的研究;强化伦理审查能力以保护研究参与者;给参与者提供适当的医护标准;如何最好地寻求有效的知情同意;利益共享和研究结束的后续工作。下面将依次阐明这些问题。

关于伦理研究的国家级和国际准则或法规较多,其中有1000多个现行有效,可用于指导研究人员解决研究中出现的伦理问题。大部分的国际规范为指导原则,在具体开展工作时,需要仔细考虑其应用方法以在具体案例中取得最好的效果。因此,国家级指导方针就显得尤为重要。在制定本国的指导方针时,可强调本国特点,指明在当地开展研究应遵守的伦理原则和注意事项。

1. 优先级设置和研究领域・在某地开展研究时,研究人员需解决当地关注的重点问题,给当地人群带来实质性益处,而不只是收集信息,服务于资助者寻求其他市场。热带病的主要研究领域包括但不限于以下几个方面:

● 热带地区疾病流行病学病因研究和医疗保健重点研究。

● 旨在提供适用的治疗方案和其他干预措施的应用型研究。

● 基础研究和回顾性研究,如应用基因组学研究发病机制及其耐药机制。

● 动物研究。

● 新疗法和预防性药物的Ⅰ～Ⅳ期研究。

● 在其他情况下证明有价值并有可能治疗或缓解热带病的临床试验。

● 减少传染病传播潜在方案的动物学和环境研究。

● 热带病的社区响应及其对研究或治疗的影响的社会科学研究。

确定研究重点并非易事,可能需要开展一些辅助研究。在某些情况下,需要开发新的诊断方法以明确某些特定疾病的发病率,进而分析防控的成本效益。例如,尽管目前登革热在一些国家是导致儿童住院和死亡的主要原因,但其特征和发病率在许多地区仍未确定[7]。

在贫困地区,有些研究即使并非重点工作,它们可能会带来宝贵的资金和人力资源。在这种情况下,有关部门仍然希望允许开展这样的研究,但如果成本太高,也应该被否决。尤其重要的是,这些研究不能招聘服务于本地医疗系统或其他部门的医务人员,以避免破坏当地的医疗保健标准。

2. 伦理审查・虽然有些地区近年来才开展伦理审查,但它是一个保护研究参与者利益的重要手段。世界各地正在建立和培训有效的伦理审查委员会。目前,伦理审查委员会急需资助,获得适当的培训和支持,以进行独立而有效的伦理审查。在某些情况下,获得资助的项目可能需纳入伦理委员会的部分运营基础成本,承担审批过程中的一些费用[8]。

许多免费和补贴措施促进了热带地区伦理审查能力的发展,例如,伦理审查能力发展战略倡议(SIDCER)、COHRED 的 MARC 项目(反映非洲伦理研究委员会能力需求)、中东伦理研究培训项目(MERETI)、非洲伦理研究培训和资源评估(TRREE)和由比尔和梅琳达・盖茨基金会资助创建的 GlobalHealthReview-ers.org 网站。

为保证伦理审查的有效性,委员会必须有权力拒绝不道德或不适当的研究,或要求对提案进行必要修改。例如,有些研究可以给机构带来资源,但不符合伦理要求,研究伦理审查委员会也不能被迫批准。同样,在多中心试验中,多方资助者和伦理审查委员会应相互尊重,多方交流。由于伦理审查委员会应当确保议定书适用于社区,而研究人员和资助者则希望在多中心研究中寻求一定程度的一致性,通过伦理审查可能需要多层次的协商。

3. 知情同意和社区参与・为保证伦理声明知情同意的有效性,参与研究者必须知情,并有能力对所收到的相关信息进行权衡并决定是否自愿参与。下文将更详细地讨论与信息和自愿有关的问题。在国际法规和规范中,尽管对知情同意的基本要求已有共识,但在向贫困人群寻求是否同意某项研究的实际过程中,可能会出现各种各样的问题。

如何向参与者提供信息是研究伦理指导中最常见和最具争议性的问题之一。在针对某项特定研究时,不同的指导法规或规范可能会有截然相反的规定。一般需向参与者提供以下八项内容:研究目的、参与者的参与程度(如参与方式、持续时间等)、研究的潜在风险和益处、拒绝参加或退出的权利——不会失去其他方面应享有的医疗保健权利、保护隐私和保密的程序以及针对研究相关危害可获得的补偿[26-28]。有经验的研究团队也会列出应该说明的其他问题以帮助参与者理解和决策,如提供关于所研究疾病发病机制的背景信息等。提供的信息内容需通俗易懂，并留出足够的时间供他们思考，若参与者提出其他相关问题，需要及时解答。

有时，一些参与者同意参加研究可能另有他因。其中，社会文化因素包括潜在参与者与研究人员之间的权力失衡，以及其对医务人员决策的期待，可能导致参与者难以拒绝。在社会决策或等级森严的社会结构中，一个有能力但资历尚浅的人可能难以拒绝参与资历较高的人所支持的研究。尤其在资源非常匮乏的环境中，除了参与研究外没有其他的替代方案，或者参与者不知道有其他的替代方案，此时即使向他们说明研究是自愿的，拒绝参加也不意味着会失去本应获得的治疗，也不一定能克服其固有观念的影响。

社区可通过多种方式参与研究，也可以有多个目标[31,32,41]。与社区接触本身可以作为目的之一，这是对参与者表示尊重的一种方式。社区参与可以发挥多方面作用，例如在就研究重点或研究方式等问题征求意见时，改进研究人群和研究人员之间的沟通、信息提供和理解。它也可以促进研究机构和社区成员之间的伙伴关系，减少这些群体之间权力的不平衡。社区可在研究的某个阶段或所有阶段参与，包括研究设计、信息提供和研究开展以及研究结果的反馈和交流。此外，从社区参与中获得的意见可以改进知情同意过程的设计和实施，也有助于探索社区宣传、社区咨询和知情同意之间的相互影响。

4. 研究中的医护标准·20 世纪 90 年代，在国际科研伦理研究中，最具争议性的问题也许是如何在临床试验中提供适当的医护标准。在资源匮乏地区，为预防围生期 HIV 传播，在短期抗逆转录病毒试验中，此时争论的焦点在于向对照组提供安慰剂是否合适。由此而产生的一个基本问题是，在任何地方开展任何研究时，都应该为控制组提供一个通用的最佳医护标准[23-25]。

有一种观点认为，不管在贫穷或富裕国家，向对照组参与者提供的医护标准应该一致，反之则不可接受。有些人则认为，如果所有的试验都必须参照通用的医护标准，那么在资源匮乏的特定环境中将可能无法开展相关研究。如果拟寻求证据以改进当前方案，那么必须将新提出的治疗方案与原方案进行比较，以确定新方案的价值。在这种情况下，有人建议可能无需向对照组提供通用的最佳标准医护，采用当地通用的医护标准即可[8]。

目前，以下重要问题仍存在争议：为对照组和干预组提供何种医护标准，为参与者提供其他条件或为参与者的家庭和社区成员提供辅助性帮助的责任。在国际法规和规范中，关于这些问题的条款仍在持续修订中。在

流行病学研究中，还有专家关注研究人员在保证参与者获益最大化并最大限度地减少对非介入性参与者的损害的责任程度[42]。

5. 研究后的医护问题·第二个广受关注与争议的是在研究完成后的受试者的医护问题[8,39]。如果研究证明了新干预措施有效，那么应考虑以下重要问题：在研究期间没有接受该项治疗的人是否应给予治疗，在参与社区或地区内的其他人是否也应该享有优先获得该项治疗的权利。此外，如果慢性病患者需持续治疗，那么在研究结束时撤去治疗是否合适。

在试验结束后，是否能继续接受研究中的干预措施的问题很复杂，也是国际法规和规范近十年来经常修订的条款[27,43,44]。有人提出，在研究结束后，要求将有效治疗措施无限期持续，可能限制相关研究的开展。研究者和研究资助者在试验期之外的研究干预措施实施程度仍未有定论。向国家医疗体系引入新的治疗手段涉及复杂的决策过程，从根本上讲是国家政府的责任。研究人员有责任将其研究结果推广到卫生当局，而投资者有责任与国家卫生保健供给方达成协议，以优惠价或免费提供干预措施。然而，因为持续开展一项新干预措施是一个复杂过程，要求与多方利益相关者协商，所以也许不可能在研究开始前就保证研究结束后如何提供干预措施。此外，在试行新治疗方案时，制药企业需要收到来自多个试验数据之后，才有能力决策是否将产品进行商业化生产或者是否向有关许可机构寻求批准以推行该干预措施。

由于在一项新干预研究中，多个利益相关者的管理非常复杂，且研究模式与结果均不相同，所以，一些专家认为，在研究开始之前就需首先确定并非将会获得某种新技术或新方案，而是一旦研究结果有效，如何向受试者提供适当的后续干预。这不是为了减少试验后的利益相关者（例如研究者、资助者、公私合作机构、各国政府及其他等）的责任，而是保证受试者的权益最大化。

六、结论

在本章伊始，我们已强调了全球卫生不平等现象，导致低收入国家通常会承担大量的不成比例的疾病和伤残负担。在此背景下，我们分析了一系列可能影响长寿及健康生活的因素，并讨论了大量与政府责任相关以及在卫生保健和实践中产生的重要伦理问题。国际合作在全球热带病的控制和消除至关重要，并且在降低疾病负担方面发挥着日益重要的作用。然而，对于以上举措能否解决全球卫生服务不平等这一问题的看法各不相同。一些团队认为该观点需要补充，通过明确各机构（包括低收入和高收入国家）责任的性质和范围，进而达成国际协议。各个国家应参与热带病防控和科研，进一步减轻热

带病流行国家的疾病负担,解决不公正现象并促进其卫生发展,支持其参与该领域的全球合作。如果以上方案可行,那么疾病流行国家需要致力领导和管理其国家范围内各种复杂的行动以降低疾病负担。在需要开展疾病管理和控制策略的相关研究时,则需要确保研究在设计和开展中均达到较高的伦理标准。

参考文献

见:http://www.sstp.cn/video/xiyi_190916/。

第三部分　流　行　病　学

第6章　发展中国家公共卫生研究的问题及挑战

JACQUELINE DEEN, LORENZ VON SEIDLEIN, JOHN D. CLEMENS

翻译：李兰花
审校：陈　瑾

要点

- 在公共卫生领域，与较发达地区不同，发展中国家研究重点在于传染病、围生期保健和（儿童）营养障碍性疾病等。
- 本章将通过案例来讨论和说明评价传染病疾病负担及其干预措施的几种方法。
- 发展中国家的卫生研究应遵循当前国际研究标准，也应保证研究对象的权益、安全和健康，并确保研究数据的真实可靠。
- 发展中国家的公共卫生资源有限。理解疾病负担和干预控制措施的潜在影响有助于合理分配资源。

一、概述

公共卫生结合科学与技术，保护、修复并促进人类福祉[1]。发展中国家的公共卫生研究对量化健康状况、评价预防控制措施效果有重要意义，并为卫生决策提供依据。发展中国家的公共卫生研究与较发达地区有所不同。

首先，贫困人口的主要健康问题是传染病、围生期相关疾病和营养障碍性疾病，其中儿童的疾病负担最重。与发达国家相比，贫穷国家儿童的发病率和死亡率较高，且占总人口的比重更大。在多数发展中国家，由于出生率较高，期望寿命较低，人口结构呈现金字塔形特征。相比之下，发达国家的出生率较低而期望寿命更长，人口结构则表现为洋葱形。近年来，随着社会经济的变化，很多贫困国家的疾病谱已发生变化。由于生活方式的改变，城市化发展，发展中国家不但要防控儿童传染病、围生期相关疾病和营养障碍性疾病，还必须应对慢性非传染性疾病，如成年人心血管疾病、糖尿病和抑郁症等[2]。近年来，尽管发展中国家的公共卫生事业取得一定的进步，但工作重点仍然倾向于儿童。究其原因，儿童群体的疾病负担最重，同时对儿童的健康干预最具成本效益和可持续性，而且儿童的发展决定了未来的人口质量。

第二，撒哈拉以南的非洲地区、亚洲的热带地区和拉丁美洲严重缺乏公共卫生基础设施和可靠的常规数据。大比例出生和死亡数据并未登记，就诊率低。医疗机构医务人员缺乏，且实验室诊断能力有限。这些因素对准确收集发病和死亡资料构成严重挑战。因此，在这些地区，公共卫生研究集中在卫生负担评估，以获得公共卫生资源分配急需的数据。

第三，由于发展中国家的经济能力和政治力量有限，其居民被认为弱势群体，在符合伦理学指南和原则的前提下，有必要将其纳入可获益的卫生研究对象。

最后，全球疾病负担主要集中在发展中国家，卫生资源极为匮乏。流行病学数据对这些有限资源的合理分配非常重要，并能为策略制定提供重要信息。发展中国家的公共卫生研究重点关注具有成本效果并能惠及社区大部分居民的预防控制策略，而不是为少数患者提供昂贵的治疗。

在本章中，我们将讨论在资源匮乏的国家进行公共卫生研究的若干重要问题和挑战。本章没有覆盖发展中国家的所有卫生研究领域，而主要关注传染病相关的疾病负担评估、暴发调查、干预措施效果评价和成本效果分析、临床研究规范以及循证决策等。

二、传染病疾病负担评价方法

提高一个国家的健康水平需要确定主要的卫生问题，选择最恰当和最具经济效益的干预措施，实施有效的卫生服务，持续评价成效。疾病负担持续评估对形成有效的卫生政策至关重要。有多种评价疾病负担的流行病学方法，下文将讨论几种最相关方法。

（一）回顾性研究

对可获得的数据进行评价可以估算一个国家或地区的总体健康和疾病状况。收集和分析现有数据相对经济、迅速，也有助于评价发展趋势，而且能反映整个国家和地区的情况。但是，我们也应认识到这种方法的局限性。评价质量取决于所使用的数据。公共卫生机构或许会夸大某种疾病的测算值，以博得公众关注，进一步获得更多资金支持，但这将歪曲整体数据。世界卫生组织每年编纂综合性健康数据，但是，报告的准确性因疾病和国家的不同而不同[3]。这种报告通常以常规通报为基础，而通报的准确性可能受到误诊和漏诊、不完整的报告和延迟报告的影响。社会禁忌(如 HIV/AIDS)或担心贸易制裁(如霍乱)也可能导致某些疾病的瞒报。

对特定疾病的已发表和未发表数据进行系统评价和分析可以提供更准确的信息。例如，Reddy 及其同事开展了一项对非洲社区获得性血液感染的疾病负担及其最常见原因的系统综述[4]。结果发现，在已进行血液培养的住院患者中，成年患者和患儿的血液感染率分别达 13% 和 8%。总体来说，在成年患者体内分离的病原体中，最常见是肠道沙门菌亚种(其中 34% 为伤寒沙门菌，58% 为非伤寒沙门菌)，患儿中最常见的是肺炎链球菌。此类回顾性研究可以为公共卫生规划和研究提供有价值的依据，但不能获得详细的地区特异性信息。还受到许多其他限制，如数据来源较少(取决于所研究的健康状况)，原始研究可信度较低，研究方法不明确。除了已发表的数据之外，卫生部门和其他机构还有大量常规收集的、未经统计的疾病监测报告，这些所谓的灰色文献也应当纳入系统评价中。

在运用已有数据时，可对其进行三角剖分，即对不同来源的数据进行比较和对照。除了 WHO 的出版物之外，同行评议的论文、政府监测报告和一些新型资源，如新发传染病监测项目的暴发信息(针对传染病专家、微生物学家和公共卫生官员的在线平台)等，均可纳入疾病负担评价中[5]。

从传统意义上讲，疾病负担评价包括发病率和死亡率，但是这两种指标不能完全反映疾病负担。一些不常见、死亡率低的疾病也可能引起慢性伤残，导致很高的疾病负担。20 世纪 90 年代，哈佛大学公共卫生学院、世界卫生组织和世界银行，分地区和年龄组使用伤残调整寿命年(disability-adjusted life years lost，DALYs)指标对全球疾病负担进行了估计。DALYs 是由疾病导致过早死亡引起的寿命损失年与由于伤残所引起的健康寿命损失年之和。使用全球范围内的可获得数据，研究者对 1990 年的疾病负担进行了估算，并运用数学模型进行了每五年一个阶段的预测，直至 2020 年[6]。DALYs 运算需要几个参数，包括性别相关死亡率、年龄相关死亡率、发病率估值、个体伤残时间所占比例、伤残的严重程度和持续时间。另外，需对贴现率和年龄进行进一步调整。未来健康寿命损失的贴现率通常按每年 3% 来计算，即未来寿命年比当前寿命年的价值低。与成人死亡相比，对儿童未来的健康状况进行贴现减少了相关影响。一般情况下认为，寿命年价值从 0 岁开始快速上升至二十几岁达到高峰，然后开始稳定下降，与寿命损失年一致的值也应对其年龄权重进行处理。DALYs 方法的优点在于

它包含了伤残的影响，并能在不同疾病、人群和时间之间进行比较。该方法现在也开始用于其他类型的研究，尤其是经济分析(见下文)。此外，WHO 正在使用一种新的指标，即出生时间健康调整寿命(healthy-adjusted life expectancy，HALE)，它将不同健康状态的预期寿命加在一起，并根据严重程度分布进行调整，敏感地反映随时间的变化或国家之间健康状态严重性的差异。HALE 定义为一个人预期健康存活的年限，该指标考虑了由于疾病和/或伤害而导致的不完全健康存活的年限。

为了延续在全球健康统计方面的重要工作，2007 年 6 月华盛顿大学成立了健康指标和评估研究所(Institute for Health Metrics and Evaluation，IHME)(见 http://www.healthmetricsandevaluation.org)。虽然 IHME 最早旨在重新估算死亡率，现也评价人群健康状态和疾病负担，研究决定健康结局的因素、评价卫生政策和干预措施。

WHO 儿童健康流行病学咨询组和 UNICEF 分别估算了 2008 年全球及不同国家和地区的儿童死亡原因[7]。研究者运用多死因比例死亡率模型，估算了新生儿和 5 岁以下儿童的死亡病例；同时，通过运用单病因模型，分析已登记生命数据，估算儿童死亡原因。结果表明，2008 年，约 879.5 万 5 岁以下儿童死亡，其中，68% 的死因由传染病引起，而肺炎、腹泻和疟疾所占比重最大。

全球疾病负担测算可用于指导全球项目和捐赠者援助，但是，目前无法完全确定这些推算的准确性，且这种方法可能不适用于某些特殊地区。因此，仍需要继续开展专业现场研究来验证这些数值。

(二)前瞻性监测研究

前瞻性监测研究旨在队列中检测目标疾病以计算发病率、病例比、病死率或其他指标，可为疾病或死亡风险预测提供数据，也用于开展干预试验(见下文)。由于获取病例资料、确诊、治疗和数据管理需要大量投入，前瞻性监测研究花费巨大。通常情况下，开展一次普查以获得最新的准确分母，需要技术知识、大批工作人员，因此需要投入大量资源。

前瞻性监测研究也需要纳入无法获得医疗服务的人群或没有实验室、临床或诊断基础设施的偏远地区，这就大大增加了成本和可行性风险。另外，还需考虑监测项目完成后的长期可持续性问题。然而，在没有准确疾病常规报告的贫穷地区，前瞻性监测研究仍然是确定准确疾病负担的金标准。

开展前瞻性监测研究应当慎重选择的研究地点，以确保选中地区能代表利益相关人群。即使在同一个国家，也无法确保可将一个地区的研究结果推广至其他地区。多中心研究可用于评估更广泛区域的疾病负担。例

如，在亚洲六个国家(孟加拉国、中国、巴基斯坦、印度尼西亚、越南和泰国)，开展了志贺菌腹泻的前瞻性监测研究以确定疾病负担和流行菌种及血清型[8]。研究发现，全年龄段人群在接受治疗后，发病率为 2/1 000 人年，而 5 岁以下儿童发病率最高，达 13/1 000 人年。泰国最常见的菌株是索氏志贺菌，其他地区最常见的菌株是福氏志贺菌。该类研究结果可用于指导潜在的疫苗研究或制定干预措施。

1. 确定病例(分子)·在开展疾病负担的前瞻性研究时，首先需要决定开展疾病诊断的试点和方法。通过定期随访或联系社区居民，开展主动监测发现相关疾病病例，特别是症状轻微、患者不会主动寻求治疗的病例。主动监测需要花费大量人力和资金，尤其是疾病的诊断需要实验室检测和确诊。另外，为了确保执行标准方法，调查员需要接受严格培训和密切监督。这些逻辑上的复杂性限制了研究的样本量。如果参与人员没有充分理解研究目的，或者当地文化无法接受研究模式，将会面临研究倦怠或被社区拒绝的风险。

在研究者建立的治疗机构或已有的基本卫生服务机构，可开展被动监测，获取到治疗机构就诊的病例。如果测量一个大人群的疾病负担，可以在几个经过筛选、散布于广泛区域的二级或三级医院开展，更具成本效益。但是，与主动监测不同，由于病例发现受研究人群治疗方法的影响，这种方法可能会产生偏倚。尽管可以通过定期社区对话和入户访问的方法提高就诊率，但由于患者通常存在自我治疗行为或寻求未参与研究的传统疗法，被动监测仍然可能低估疾病负担。为避免这种偏倚，研究者需要理解社区居民对相关医疗服务机构利用情况，并相应的完善监测方法。

医疗保健利用率调查的信息可用于校正通过监测获得的疾病估值。例如，Breiman 及其同事在肯尼亚的城市和农村地区开展伤寒热监测研究时，运用卫生利用数据对粗发病率进行校正[9]。城市地区的血培养伤寒热粗发病率和校正后的发病率分别为 247/10 万人年和 822/10 万人年，而农村地区分别为 29/10 万人年和 445/10 万人年。该研究首次发现，非洲的城市和乡村粗发病率和校正发病率存在相当大差别，且发病率水平与亚洲城市地区相似。

许多疾病有广泛的疾病谱，从亚临床到危及生命。对同一种疾病，不同的监测方法可能获得不同的病例数据。主动监测倾向于发现轻型病例，基于临床的被动社区研究发现前去接受治疗的病例，而在第二级或第三级医院开展的哨点监测发现严重病例。例如，媒传病毒性疾病登革热有广泛的疾病谱。多数患者出现发热症状后会自行康复，但是少部分病例会发展为以血浆渗漏导致

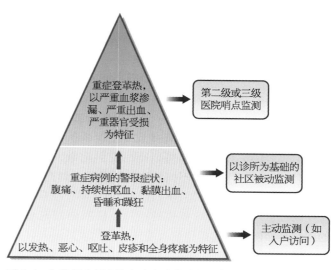

图 6.1　与监测病例获取方法有关的登革热临床疾病谱。

循环衰竭为特征的严重疾病[10]。入户访问和以诊所为基础的研究可以发现登革热病例，而以医院为基础的研究主要发现重度病例(图 6.1)。如果人群中只有少部分病例发展为重症病例，在大范围地区开展监测时，要发现足够数量的病例以获得有用的研究结论需要设立若干哨点医院。

2. 估算人口数(分母)·为了计算发病率(通常用每 1 000 或 10 万人年病例数表示)，研究者不仅需要准确估算分子(病例数)之外，还需要估算病例来源人群的数量。基线普查可确定人群数量，同时可收集到人口学和卫生服务利用数据。如果需确定精确发病率(如为干预研究做准备或对照)，则需要开展基线调查和随访以检测研究期间的死亡、出生和移民情况。如果只需要估计近似发病率，可从最近的政府人口普查中提取数据。如果在医院转诊基地开展哨点监测，没有确切数据将无法计算发病率。在这种情况下，可以报告所研究疾病在所有临床表现或入院患者中的比例(即病例比例)，以反映寻求医院护理的患者的疾病负担。

3. 量化后遗症和死亡·通过对监测发现的病例进行随访或通过一般死亡率调查可量化后遗症和死亡。在以人群为基础的研究中，该数据通常用每 1 000 或 10 万人年发生后遗症的例数和死亡数来表示。在以医院为基础的研究中，需报告现有患者或入院患者中死亡比例(病死率)或出现并发症和残疾者所占比例。在前瞻性监测研究中，病例能得到及时恰当的治疗，其并发症、残疾和死亡发生率一般比研究地区之外的低。因此，根据前瞻性研究对后遗症和死亡情况做结论时应谨慎处理内在偏倚。

(三)横断面研究和集群样本

横断面研究是指在某一时间点对总体中的一个样本

进行调查并估算某种状况、感染或疾病的流行水平,可通过调查问卷、身体检查(如体重、身高或血压)、血液化验(如检测疟原虫或 HIV 感染)或诊断性检查(如胸部 X 线检查)等来开展。与前瞻性监测研究不同,横断面调查不能获得发病率,即特定时间内特定人群中新病例的数量。但是,横断面调查可以获得另一类重要的公共卫生信息。例如,通过血清流行病学调查导致终生携带抗体的疾病(如 HIV、HAV 和 HBV),可以得出受影响最大的年龄组;如果在不同时间点和不同地区开展横断面调查,可以评价预防控制措施的效果;孕妇血清 HIV 调查经常被用作反映社区 HIV/AIDS 负担的指标。横断面调查最大的问题是如何确保选择和纳入的样本能代表目标人群。

(四) 死因推断

在发展中国家,未经注册的死亡病例很多。即使注册,其所提供的信息往往不完整,报告的死亡原因也并非完全可靠。在发展中国家,许多死亡发生在医院。若官员消失,未经治疗也未见尸体,可能被要求签署死亡证明,但其他人并非如此。死因推断是收集死亡资料的一种替代方法,使用回顾性的方法将死亡归于某种可能的原因,对死者近亲或监护人的详细调查和近期有关记录的回顾(如就诊记录)来确定死亡之前所患疾病的症状和体征,以确定最可能的死亡原因。

运用死因推断法进行死亡率监测方案有一些特殊的注意事项[11]。数据收集应包括结构性和非结构性问题;调查问卷需有成人和儿童版本并且经现场改编、试点和验证;调查员需经过专业培训;死亡和调查的时间间隔应符合当地风俗,但也不宜过长从而影响回忆的准确性。将调查资料编码为死亡原因的方法必须事先对其进行清楚的定义。例如,两位经过医学培训的人可以独立评价完整的死因推断表以确定可能的死亡原因。如果两人评价结果不一致,由第三名医生对结果进行最后判定。如果医生不能确定死亡原因,则记录为未明确原因死亡。也有人建立和使用计算机自动区分死因的方法。在多数研究中,死因分类遵循 WHO 推荐的国际疾病、伤害和死因编码[12]。评价不同死因分类效果的指标也已经建立[13]。

死因推断研究越来越常见,印度是目前使用该方法最多的国家[14]。在一项"百万死亡研究"中,对 110 万代表性的印度家庭在 2001—2003 年发生的死亡进行了调查。现场工作人员完成死因推断,然后由 130 名医生中的两人分别单独地对死因进行归类。据估计,2005 年,印度 150 万名儿童的主要死亡原因(前五)为:早产/低出生体重、新生儿感染、产时窒息/新生儿创伤、腹泻及肺炎[15],均可使用已知的措施进行高效而广泛的干预。

(五) 疫苗试验性评估

在评估疾病负担时,面临的主要问题可能是诊断试验检测某种特定的病原体。目前最好的试验也可能无法确诊很多病原体感染。如果在这些未诊断的疾病中,疫苗有很好的预防效果,疫苗试验可以用来探查被现有诊断试验漏诊的疾病。例如,即使使用血培养法或者更敏感的检测方法如聚合酶链反应(PCR),也仅能检测出一部分侵袭性流感嗜血杆菌 B(Hib)相关疾病。在冈比亚婴儿中开展的一项针对流感嗜血杆菌 B-破伤风蛋白联合疫苗的大型随机试验中发现,保护效果不仅见于培养阳性的侵袭性疾病,也见于培养阴性的肺炎,可能归因于培养法对确认 Hib 引起的肺炎敏感性不够[16,17]。同样,一项肺炎双球菌疫苗试验研究的结论与此类似[18]。此类疫苗试验性评价证明,某些疾病的负担可能大大高于现有估值(表 6.1)。

表 6.1	疫苗试验表明其对侵袭性疾病(培养证实)以及放射性肺炎具有防护作用	
	疫苗预防率(95%置信区间)	
	侵袭性疾病(培养证实)	放射性肺炎
流感嗜血杆菌 B-破伤风蛋白联合疫苗预防冈比亚婴儿肺炎和脑膜炎:一项随机试验[16]	95%(67%～100%)	22%(5%～35%)
冈比亚 9 价肺炎球菌结合疫苗对肺炎和侵袭性肺炎球菌疾病的疗效:一项随机、双盲、安慰剂对照试验[16]	77%(51%～90%)	37%(27%～45%)

在欠发达国家,实验室确诊尤为困难,再加上抗生素的非处方使用普遍存在,导致假阴性诊断,因此,高效保护性疫苗可用于探索难以确诊传染病的总疾病负担。

(六) 社会经济学调查

人群疾病负担不仅以发病、死亡和残疾比率为特征,也受到社会因素和疾病花费的影响。疾病的社会心理影响可以通过社会行为调查的方法进行评价,包括快速和深度定性调查、针对知信行的专题小组讨论和访谈。例如,在中国中部两个村,研究者对 47 名因 HIV/AIDS 而失去单亲或双亲的 8～17 岁的儿童进行深度访谈,大部分调查对象表示均受到一定程度的歧视,并描述了伤心、恐惧、焦虑、气愤、孤独、自尊受损、社交规避和睡眠障碍等情感[19]。研究结果表明,需要提供更多的心理支持和专业咨询服务,并通过增加关于艾滋病的公众教育以降低歧视,增加项目投入以帮助这些儿童。

严格的疾病成本实证研究对于合理部署减轻经济影响的策略至关重要。例如,在 4 个霍乱流行区开展的一项研究中,研究者运用医院为基础与社区为基础的研究相结合的方法,对霍乱培养阳性时公众、卫生服务的供方和患者花费进行了估算[20],在确认后第 7 天和 14 天时,对培养阳性病例的家人进行了入户调查。以医院为基础的研究发现,在孟加拉国的 Matlab 和莫桑比克的贝拉,重症霍乱的花费分别是 32 美元和 47 美元。在印度尼西亚北雅加达和印度加尔各答开展的以社区为基础的研究表明,霍乱病例的花费额度大小取决于是否住院,在 28 美元和 206 美元之间。在加尔各答和北雅加达,住院患者的疾病花费分别占月平均收入的 21% 和 65%。该研究强调急性腹泻对家庭的经济负担,经常加重贫困。定量研究慢性疾病如 HIV/AIDS 对个体、家庭和国家的影响更加困难。可以推测,HIV/AIDS 仍是造成撒哈拉以南的许多非洲地区贫困的重要原因。然而,可能由于方法学问题,艾滋病致贫效应尚未被充分评估[21]。

对政策制定者的调查可获得政府对有关疾病的态度。例如,DeRoeck 及其同事对 4 个东南亚国家(柬埔寨、印度尼西亚、菲律宾和越南)的政策制定者和其他有影响力的专业人员进行访谈,以确定登革热的公共卫生重要性、疫苗需求和影响疫苗引入的决定性因素等[22]。

(七)暴发调查

暴发是指在特定时间和地点,疾病的发生数量远远超过预期数量。高危人群范围可能是局部地区的小范围人群,也可能是大范围人群。传染病病原体感染可造成局部地区疫情,也可以波及全球,造成大暴发。近期,随着重症急性呼吸系统综合征(SARS)疫情和甲型 H1N1 流感大流行,暴发调查和响应问题空前突出。

一旦获得疾病暴发的报告,就需要开展几个步骤的调查[23]。如,采集标本进行实验室确诊。研究者也建立临床诊断标准,再根据此标准确定发病和死亡病例并进行时间、空间和人群分布的分析。从首个报告病例(指示病例)开始,每天或每周的病例数被绘制成流行曲线。病例分布可以绘成分布图,感染者可按年龄、性别或其他相关特征分组描述。尽快实施预防控制措施。需建立治疗中心,制定分发和供应管理准则,提供其他后勤保障等。

不同暴发形式的流行曲线不同。在同源性暴发中,由于暴露于同一个污染源而被感染(如被污染的供水)。同源性暴发包括点源暴发和持续性同源暴发。点源暴发指暴露发生在一个潜伏期之内,持续性同源暴发暴露发生的持续时间超过一个潜伏期。传播性暴发是指病原体在人际间传播。

当疾病暴发时,确定疾病的传播方式对采取干预措施控制暴发并预防未来的疾病流行非常重要。开展队列研究和病例对照研究可用于识别导致个体感染的危险因素。在目标人群定义明确的情况下,队列研究最有效(如在一次参加葬礼的人群中发生暴发);而在目标人群不明

确的情况下,病例对照研究最有效。暴发调查时选择哪种设计方法还取决于危险程度、暴露于疾病的潜在可能、暴露率和暴露时间(在有些情况下,可能由于时间太晚而不能开展队列研究)。

三、传染病干预措施效果评价

干预是指人为改变个体某些方面的状态。针对传染病的公共卫生干预措施多种多样,从行为干预(如推广手部卫生和母乳喂养,发放安全套控制性传播疾病,分发药浸蚊帐预防疟疾)、结构性干预(如改善供水和卫生条件)到药物性干预(如疫苗接种或给药)。发展中国家合理制定政策应考虑干预措施的安全性、效力、效率和经济影响方面。

传统干预措施的保护效果众所周知并能被广泛接受,而新措施的效果则需要评估。在评价药物性和非药物性干预措施时,首先需要在符合伦理学要求,并需要采用稳健的研究设计以得到有效的结论。与非药物性干预措施相比,药物性干预措施的评价要求更加严格,必须采用非常谨慎的阶段性验证的方法来确保将试验中研究对象的潜在风险降到最低[24]。如果想获得药物或疫苗的许可,管理机构(如美国食品药品监督管理局或发展中国家中类似的全国管理机构)将需详细验证整个过程每一步的结果。

(一)随机对照试验

随机对照试验是评价干预措施效力的金标准。该方法是将研究对象随机分配到实验组和对照组,分别接受或不接受拟评价的干预措施[1]。然后通过对比研究组和对照组的疾病发生率或其他适当指标来评估结果。

由于缺乏基础设施和专业知识,在发展中国家开展随机对照试验存在可行性挑战。但是很多传染病主要局限于发展中国家,只能在这些地方获得关于预防自然发生疾病的数据。即使对于在工业化国家和发展中国家都发生的疾病,由于人口特征的差异,研究结果也不一定可以互相推广。例如,发展中国家疫苗接种人群的免疫学效果可能大大低于发达国家。在亚洲、非洲和美洲中部的发展中国家,针对严重轮状病毒相关疾病的疫苗 Rotarix™ 和 RotaTeq™ 的效力似乎也不如发达国家[25-27]。另一个经常被引用的例子是,按照美国通常做法,口服三剂次脊髓灰质炎疫苗可以产生持续的、可能是终生的免疫。但是,在发展中国家可能需要接种超过三剂次才能获得足够的血清阳转率[28]。发展中国家疫苗效果差的原因尚未完全确定,但可能与几个因素有关,包括已经存在高水平的先天免疫(来自母体的或由于感染引起的)、营养状况较差、热带肠道病和多重感染[29]。

即使在发展中国家,由于疾病流行程度的不同,在一个地区开展的随机对照试验得到的结论也未必能推广到

另一个地区。例如，为了寻找治疗重症恶性疟的新疗法和改良疗法，在东南亚多个国家开展了一项大规模的随机对照试验，比较注射青蒿琥酯与标准疗法注射奎宁的效果。研究证明，在亚洲成年人中，使用青蒿琥酯可以使重症恶性疟病死率下降30%[30]。但是，非洲主要决策者认为，本研究结果不能推广到非洲，因为在非洲，重症恶性疟主要发生于儿童，而不是成年人。后来，在非洲开展了一项大规模、多中心、开放性的随机对照试验，超过5 000名患有重症疟疾的儿童参加，验证了注射青蒿琥酯效果优于奎宁，才修订了治疗指南[31,32]。

（二）效力和效果

传统的效力研究重点关注干预措施在理想条件下的有效程度，而效果研究则评价在实际公共卫生环境下实施干预措施的作用[33]。由于效力试验研究的证据未必足够能说服决策者将有限的资源分配到新的干预措施中去，可以在发展中国家对已经获得许可的药物和疫苗开展效果研究，以收集可行性、可接受性和实际影响或效果的证据[34]。例如，为了给推广伤寒Vi疫苗提供证据支持，研究者开展了一项验证伤寒Vi疫苗效果的试验研究。在这项研究中，将印度加尔各答两岁及以上的贫困区居民随机分为两组，一组注射伤寒Vi疫苗，一组注射甲肝疫苗，并接受了为期两年的随访。结果表明，疫苗保护效果为61%。有趣的是，研究者也评价了该措施对接种疫苗者邻居的保护效果。研究者估计，间接保护效果为44%。因此，在商讨伤寒热流行区引入伤寒疫苗时，要同时考虑疫苗的直接保护效果和间接保护效果。

（三）其他研究

除了随机对照试验以外，观察性研究也可用于评价干预措施效果，如队列研究、家庭成员接触调查、病例对照研究、筛检和病例队列研究等[35]。由于在观察性研究中，无法随机实施干预措施，偏倚不可避免。但是，出于公共卫生目的，观察性研究仍然可用于估算保护效果。在研究设计阶段就应当考虑到潜在的偏倚，并采取措施将偏倚减少到最小。由于新干预措施越来越多，随机对照试验的费用逐渐增加，观察性研究方法的作用将会越来越重要。

（四）经济学效果评价

许多方法可将疾病花费和干预措施的成本及收益进行权衡，用于评价干预措施的经济学效果（图6.2）。成本效益分析将成本和收益都用货币衡量[36]，但是，货币价值可能不能恰当或不能完全捕获卫生干预措施的收益。

在成本效果分析中，干预措施的成本用货币衡量，但收益用发病数、死亡数或DALYs的改变来判明。例如，在上述伤寒疫苗Vi效果评价的试验研究中，同时计算了

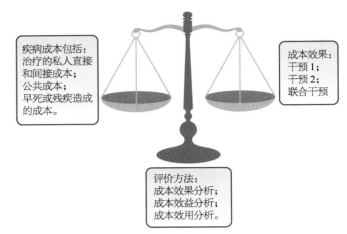

图6.2 干预措施的经济学效果评价。

在亚洲伤寒流行区实施疫苗接种的成本效果[37]。据估算，如果针对所有2～15岁儿童开展疫苗接种，3年后可以使加尔各答、北雅加达和卡拉奇的伤寒病例分别减少456例、158例和258例，因伤寒造成的死亡分别减少4.6例、1.6例和2.6例，分别挽回126、44、72个伤残调整寿命年。在印度加尔各答和印度尼西亚北雅加达，每挽回1个DALYs的成本分别为160美元和549美元，因此，疫苗接种具有很高的成本效益。

成本效果分析也可用于对两个或以上的干预措施进行比较。例如，上述在撒哈拉以南非洲地区开展的针对重症疟疾患儿的试验研究中，同时比较了注射使用青蒿琥酯和奎宁的成本效果[31]。两种疗法治疗重症疟疾的平均成本接近，奎宁组为63.5美元，青蒿琥酯组为66.5美元。以奎宁作为基线进行比较，青蒿琥酯每额外获得一个DALYs的边际成本为3.8美元，而每避免一例死亡的边际成本为123美元。因此，青蒿琥酯可以作为治疗重症疟疾患儿的可负担备选药物，并被认为具有较高的成本效果[38]。

根据受益人的存活质量调整年限，成本效用分析法可用于估算与健康相关的干预措施的成本与其产生的收益之间的比率。采用统一的度量标准确定分母，使得针对不同疾病的不同干预措施之间可以相互比较，类似于DALYs的应用。

成本效益分析、成本效果分析和成本效用分析方法在用于决定投资于新的干预措施时未考虑人群陈述性偏好。在过去的二十年里，研究者在发展中国家开展了若干陈述性偏好研究，其中一些研究评估了不同公共卫生干预措施的支付意愿[39]。一般而言，研究结果表明，群众对这些干预措施的支付意愿较低。考虑到需要优先满足食物、住所和其他基本需求，这些结果并不令人吃惊。因此，在贫困地区，当地政府和国际资助方有义务继续提

供和实施更为迫切的干预措施。

四、临床试验质量管理规范和伦理问题

发展中国家的卫生研究应当符合当前的国际研究标准，也应当确保受试者的权利、安全和健康权益，以及数据的可靠性。发展中国家科学研究的伦理问题曾经引起过激烈讨论[40]，包括：选择恰当的研究问题和设计方案；在随机对照试验中使用安慰剂对照；当地伦理委员会需加强能力建设以确保对研究方案能进行合理恰当的审核；在贫困和文化程度低的人群中确保获得知情同意的挑战；如果参与研究是获得卫生服务的唯一途径，在这类地区开展研究可能存在潜在的强制性；在确保易感者安全的前提下，也应平等考虑可能从研究中获益的研究对象（包括儿童和孕妇）；确保研究的负担和利益均衡分配并将研究对象的风险减到最低[41]。世界医学会在 1964 年提出的《赫尔辛基宣言（2008 年修订）》中包含的原则与上述观点一致，捍卫发展中国家公民的权利必须引起特别和持续的警觉。

尽管一般的伦理学原则适用于所有类型的研究，由国际人用药注册技术协调会议建立的药物临床试验管理规范（GCP）是开展药物学（如疫苗和药品）临床试验的标准[42]。药物临床试验管理指南具有重要意义，旨在确保研究符合伦理要求，并产生完整可靠的数据，参与者知情同意，保护研究对象。但是，也有人指出，指南是基于专家意见而不是研究证据[43]。但个人标准和药物学临床试验标准化概念并不足为奇。已有越来越多的人呼吁通过协作和基于证据的工作对指南进行更新，增加科学性、灵活性和易操作性[43,44]。在发展中国家开展试验研究，严格遵循指南标准产生积极和不利结果[45]。近年来，临床试验的复杂性和费用快速增加。临床试验管理规范所要求的大量的文件和审计要求也增加了费用。在发展中国家，由于治疗主要影响疾病并无市场前景，这不利于药

物和疫苗的临床测试。而且严格遵循 GCP 的要求通常需要同研究机构签订代价昂贵的合同，在有些情况下，这些研究机构是高额盈利性上市公司。另一方面，资助方越来越多地要求遵循 GCP，管理机构不大可能颁发许可给一种未经研究组织验证的新产品。

五、卫生研究结果用于指导卫生政策制定

目前，只有部分卫生干预措施应用于发展中国家。不仅已经完善的干预措施如此，新的干预措施也是如此。这是由诸多因素造成的，其中最明显的障碍是经济因素，发展中国家卫生服务预算受限，而有限的捐助不足以支付所有可能有用的干预。由于经济上的制约，全球、地区和国家层面的决策者越来越多地要求有真凭实据来比较不同干预措施在价值和耗资上的收益，以保障资助的干预措施的合理性。

疾病负担相关数据通常是决策者决定是否提供干预措施最常见的证据，此外，也需要由严格的临床试验提供的干预措施效力的证据。即使在效力评价中显得具有吸引力的干预措施，在公共卫生项目中实施时也可能存在逻辑上和程序上可行性方面的不确定性。在现实公共卫生条件下，对预期健康结局的影响也具有不确定性。因此，有关干预措施效果的证据也与决策有关。另外，正如前文所述，决策者通常需要干预措施成本效果方面的证据，为了能在不同疾病以及预防性干预和治疗性干预之间进行比较，最好的指标为每获得一个 DALYs 需要的净花费。

最后，人群对干预措施的需求指标可能会有所帮助，包括对干预措施支付意愿的评价。表 6.2 列出来一项在亚洲和非洲几个国家引入灭活口服霍乱疫苗的转化性研究（有时被称作应用型研究）类项目——最贫困人群疾病（DOMI）项目中所使用的提纲，该项目由比尔和梅琳达盖茨基金会资助，旨在加速引入新一代霍乱、伤寒和志贺菌病疫苗[46]。

| 表 6.2 为引入口服霍乱灭活疫苗决策提供证据的多学科、跨国性研究——最贫困人口疾病项目 |

活动类型	国 家						
	孟加拉国	中国	印度	印度尼西亚	莫桑比克	巴基斯坦	越南
前瞻性疾病负担研究	+		+	+	+	+	+
疾病负担 Meta 分析	+	+	+	+		+	+
疾病成本研究	+		+	+			+
可行性、可接受性和影响评价	+		+	+			+
执行成本研究	+		+				+
成本效果分析	+		+				+
需求评估/支付意愿研究	+	+	+	+		+	+
政策分析	+	+	+	+		+	+

虽然 DOMI 项目产生的证据集合已成为发展中国家制定干预措施决策相关证据项目的相对标准，值得注意的是，如果这些证据将会影响或支持政策，其他一些策略也有所帮助。开展循证项目时，应当与项目国家的决策者和卫生专家合作。例如，DOMI 项目首先对项目国家的决策者开展了一项初步系统调查，确定所需证据，基于此，DOMI 制定了现场研究方案[47]。DOMI 的多层面研究项目也是在与卫生部的合作下完成的，以确保决策者认同研究结果。另外，如果研究证据既要在国家水平也要在地区和全球水平产生影响，则需按照标准的研究设计和程序开展多国家研究项目。如表 6.2 所示，DOMI 项目在研究中采用了一种标准化的多国家参与的方法，以形成证据为引进口服霍乱灭活疫苗政策提供信息，为获得不同国家间具有合理的可比性数据提供了证据基础。

如果希望证据对政策制定产生影响，还将数据用对决策者有说服力的方式呈现出来。这可能需要同时建立详细的"投资案例"和更简短的政策简报，或将研究结果发表在学术期刊上，同时，将研究结果在有决策者参加的大大小小的会议上进行汇报。最后，由于决策者重视 WHO 的意见，建议将结果在 WHO 地区和全球级别的相关会议上呈现。有关霍乱和口服霍乱疫苗的政策转化就采取了该方法，将研究结果编制成白皮书和投资案例交给 WHO 科学咨询专家组[48]，从而使 WHO 强烈推荐口服霍乱疫苗，促进世界卫生大会通过决议，推荐在公共卫生措施中使用该疫苗预防霍乱[49]。

六、总结

在发展中国家的人群中开展公共卫生研究复杂而又充满挑战，但必不可少。如果能遵循恰当的研究方案，有的放矢地开展研究，则收效颇丰且至关重要，可更好地理解卫生问题，为决策提供科学依据，进一步合理分配干预措施以产生更大的卫生收益。

参考文献

见：http://www.sstp.cn/video/xiyi_190916/。

第四部分 临床评价

第7章 资源匮乏环境下的急救和重症监护

ARJEN M. DONDORP, MARTIN W. DüNSER, MARCUS J. SCHULTZ

翻译：阮 瑶
审校：艾 琳 肖 宁 周 航

要点

- 重症患者护理的基本原则在资源充足和匮乏地区均适用。
- 完善的重症监护管理要素包括：设置合适的预警范围，密切监测患者状态，采取恰当的处置措施，短期和长期治疗计划的应用，做好重症监护室患者的精确记录和严格的卫生管理等。
- 重症患者的机械通气应该使用护肺通气策略，包括使用低潮气量通气（按 6 mL/kg 预测体重）。
- 早期诊断和治疗败血症，包括控制感染灶和及时使用抗生素，减少非医院性严重败血症儿童、成年人的发病和死亡。
- 根据败血症救治指南，结合环境条件形成的推荐方案，可以指导资源匮乏环境下的严重败血症治疗。

一、概述

在资源贫乏环境下，危重患者的护理是一个挑战。在这种环境条件下，往往缺乏护理人员和医生，缺乏基本医疗用品比如药物和氧气，监测系统和机械通气设备不足，而且配套的基础设施通常无法适应危重患者救治的需求。此外，在资源有限的环境下，对急症患者的急救和危重患者的重症监护的重视程度不够，甚至还不如初级保健和公共卫生干预。

预防医学和初级保健的重要性是毋庸置疑的，但如果忽视对危重患者的照料就很不合理了。与工业化国家一样，在资源匮乏地区初级保健和公共卫生体系也需要良好的医院诊疗服务。此外，"所有的医院都会有危重患者"[1]。另一个常见的阻碍照料危重患者护理的因素是对重病医疗概念的误解。特级护理不一定只依靠昂贵的技术，它也可以包括一些简单的措施，如氧疗和重症护理。因此，在资源缺乏的环境下，对特级护理的讨论不应只集中在它是否合适，而应是它在哪些方面更合适[2]。

从定义上看，在资源贫乏环境下的特级护理应是适应于资源贫乏的环境，并且是可以负担的。其实它具有很高的性价比，并且可以显著的减少发病率和死亡率[2,3]。本章给出了一个简单的，适用于资源匮乏环境特级护理的原则框架。这个被忽视的领域目前吸引了更多的关注。随着时间的推移，有科学依据的特定环境下的护理建议将越来越多。

二、初级急救护理

推荐医院设置专门的急诊室或"电击室"，供初步评估、患者分类和医学、神经学、外科急诊、中枢创伤治疗。在资源贫乏的环境中已被证明这可以降低死亡率[4]。世界卫生组织的一个工作小组已起草了一份第一级转诊急救室必备的卫生设施清单（参见：http://www.who.int/surgery/publications/EEEGenericList）。这份清单包括：氧源——成人/小儿复苏袋阀、氧气面罩和用于气管插管的口咽气道设备；一套便携式抽吸设备；血压记录仪和监测仪；一套急救胸插管装置；静脉通路（外周和中枢静脉通路）设备和输液设备。其他的基本要求包括便携式带充电电池的监测仪或除颤器，带 SpO_2 探针和脉搏血氧仪。一份全面的急诊室必备的药物清单超出了本章的范围，但各部门合作已经制定了一个各部门之间的卫生急救包（参见：http://whqlibdoc.who.int/publications/2011/9789241502115eng.pdf）。必要的药物包括肾上腺素、阿托品、利多卡因、20%葡萄糖、氢化可的松、苯海拉明、阿司匹林、舌下含服硝酸甘油、纳洛酮、注射用抗生素和抗疟药。一个急救室或"电击室"最好配备一周 7 天、一天 24 小时全天候的工作人员。但是在人手不足，经过培训的医生不能保证全勤的情况下，可以由接受过"创伤高级生命支持"（advanced trauma life support，ATLS）或"高级生命支持"（advanced life support，ALS）培训的护士替代。

最初的评估和治疗应该以确保重要脏器功能为目的，概括为"ABCDE"（表 7.1）：确保气道（airway）畅通；检查患者是否有呼吸（breathing）；通过检查颈动脉搏动和检查出血情况来评估循环系统状况（circulation）；执行快速神经评估（"残疾"）（disability），包括意识水平、瞳孔大小和外伤患者的脊髓损伤程度；患者应在脱去衣服后

表 7.1	医疗急救通用方法总结	
	评价项目	采取的措施
A：呼吸道（airway）	呼吸道通畅 患者维持呼吸的能力 患者面色 可见的呼吸困难和衰竭 新增噪声（例如喘鸣）	简单呼吸道清理（保护外伤患者颈部） 采用气道内吸出 口咽通气道或鼻腔通气管 直坐式 吸氧 考虑气管插管
B：呼吸（breathing）	视诊、触诊、叩诊和听诊：呼吸频率和节奏 呼吸的深度/对称性 使用辅助肌 患者的面色（发绀、潮红、灰暗或者苍白） 评估病痛或者衰竭程度 是否有皮下气肿，气管偏斜或者胸廓非对称运动 氧气饱和度（血氧测定法） 其他辅助检查： 动脉血气分析 胸部 X 线片（如果可能的话）	使用高流量氧气疗法 考虑患者气囊通气或者气管内插管 考虑使用支气管扩张剂 根据具体的检查结果（例如如果发生张力性气胸，可使用急诊用胸管）
C：循环系统（circulation）	脉搏（颈动脉） 血压 毛细血管再充盈（在指压后） 皮肤：颜色、温度、汗液 心电图监测器评估心律 检查显著出血情况 其他辅助检查包括： —十二导联同步心电图 —血液检查，如血糖、血清电解质、全细胞数量以及其他需要检查的 —如果疑似败血症，寻找重点传染源，如果可以的话，可用血培养和其他微生物方法进行检查 —评估尿液量 —其他检查可根据临床症状和可行性来执行	建立适当的和可靠的静脉通路：周围大静脉或者中央静脉 治疗心律异常：心脏电复律法或者在适当情况下药物心律控制 如果休克，则输液治疗，如果没有很快好转，考虑使用抗利尿剂和肌收缩药物。 如果出血，先进行初步止血，然后启动晶体液治疗方案，并安排输血 治疗心肌梗死 治疗低血糖 治疗血清电解质紊乱 如果疑似败血症，使用抗生素并且遵循败血症的治疗指南（见文本）
D：残疾（disability）	检查患者保持呼吸的能力并且如心心血管参数如呼吸频率、血氧饱和度、血压、脉搏、血糖、温度等失常，检查其意识水平 使用格拉斯哥昏迷量表（GCS）评估意识水平（或者对幼儿使用布兰太尔昏迷比分；见表 7.3），另一个快速神经功能评价的方法称为"APVU"（警惕性、言语刺激反应、疼痛刺激反应或者是反应迟缓） 检查瞳孔反应（瞳孔大小、瞳孔反应、间接对光反射） 检查血糖水平 观察有无抽搐的发作 疼痛评估 对有意识的患者：检查精神状态、头痛症状、语言障碍、偏侧体征等 外伤患者检查脊髓损伤水平	如果反应迟缓考虑呼吸道处理（'A'），如果呼吸道没有在合适的位置，恢复其位置 考虑原因；如果生理参数失常与意识水平降低有关，应该立刻采取措施 纠正血糖 控制抽搐和保持呼吸道通畅 在初步稳定后，确保使用合适方法的止痛
E：暴露（exposure）	将患者衣服脱掉，进行从头到脚的全面评估：检查有无碰撞、肿块、肿胀、瘀痕或者青肿，发疹、红斑或者变色（例如麻点）	避免体温过低 根据具体的检查结果（严重的营养不良、脱水等）

推荐所有参与急诊和重症护理的医生和护士参加高级生命支持（advanced life support，ALS）或者创伤高级生命支持（advanced trauma life support，ATLS）的正式课程。初步评估和初步措施依据表 ABCDE。

进行恰当的评估（exposure），但在低温情况下不应脱衣（依据暴露和所处环境）（environmental control）。如果患者没有任何可触及的中心脉搏，应立即启动心肺复苏术（cardiopulmonary resuscitation，CPR），并应在"电击"（包括除颤）或"非电击"（不包括除颤）后行高级生命支持。根据对心电图观察的心脏节律判断是否可电击（心室纤维性颤动、室性心动过速或有时室上性心动过速）或不可电击（心脏停搏或严重心动过缓，心电机械分离）。

除颤器也可以用于监测心律，它是高级生命支持的一个先决条件。这些紧急情况下可用的主要药物包括：肾上腺素，可单独用于维持基本心律；胺碘酮静脉注射，用来治疗持续性心室纤颤或心动过速；阿托品，用于治疗严重的心动过缓。

在非中枢创伤患者中，出现可医治的急救情况出现的原因可以概括为"4Hs"和"4Ts"，并应该迅速诊断：低血压、缺氧、低钾血症或高钾血症（但有时也有低钙、高钙血症或低镁血症）、低血糖、低温或高热以及心脏填塞、张力性气胸、中毒（包括治疗、用药）和血管栓塞（见表7.2）。在中枢创伤患者中，当第一份调查完成后，生命体征正在改善时，就应该开始第二份调查，包括对患者进行全身的评估。

重要的是，复苏小组中每一个成员的角色都有明确的定义，培训中要使用各种可能的情景来提高小组的实战表现。尽管本书不会就复苏的具体内容展开，这些信息可以在相关网站上获得（如 www. facs. org/trauma/atls/program. html；概况可以通过维基百科获得 www. en. wikipedia. org）。很多国家设置了创伤高级生命支持和高级生命支持的课程。

在进行了及时镇静、初步手术或其他治疗后，应安排重症患者进入重症监护病房或其他合适的病房。另外，应在急诊部门和重症监护室（intensive care unit，ICU）或其他病房间配置专用的手机号码，以便随时保持及时的联系。

表 7.2	常见非创伤患者可医治的急救原因，总结为"4Hs"和"4Ts"
Hs	**Ts**
低血压（hypotension）	心脏压塞（cardiac tamponade）
低氧血症（hypoxia）	
低钾血症/高钾血症（hypokalaemia/hyperkalaemia）	张力性气胸（tension pneumothorax）
低血糖（hypoglycaemia）	中毒（包括治疗/用药）[intoxications (including therapeutics/medication)]
在具体的情况下也要观察：低体温症或者体温过高	
低钙血症/高钙血症/低镁血症	血管栓塞（thromboembolism）

（一）重症监护室

在大多数医院里，重症监护室中的病床供不应求，因此执行明确的准入标准，筛选出能在重症监护室中受益最大的患者非常重要。然而，这也意味着，病情严重的短期预后不佳的患者会被拒之门外。除了急诊部门的患者，从其他非重症监护室医院病房转入的患者也是重症监护室患者的一个重要来源。外展服务可以优化重症监护室的指导准入工作，例如请一位重症监护室的护士和/或医生在患者入住重症监护室前确认其适应证。这样的外展服务还可以通过向病房医生提供对缺氧和低血压的治疗建议来控制重症监护室的入住名额[5]。

在资源匮乏的环境下，常会遇到的情况是许多具有进入ICU进行治疗指征的患者，由于缺少ICU病床或者患者无法支付（或无法继续支付）重症治疗费用而最终不能进入ICU进行治疗[6]。这显然会导致严重的伦理困境。而在大多数发展中国家的环境中，尚未对通过延长患者在ICU接受治疗所能获得的额外治疗效果与相伴随的额外费用之间进行评估。无论是对花大量存款支付患者医疗费用的亲属，还是对考虑追加ICU护理投入的政策制定者，这都是必不可少的。

在没有重症监护病房的医院里，可将一部分普通病房划为高护病房，专门用于大多数急重症患者的护理。这样可以加强对患者的监护和治疗。

ICU应该具备良好的管理制度，并且病房应保持干净整洁。在病床之间要留出适当的空间，这不仅有利于患者的护理，还可以预防医院获得性感染，后者是一个全球性ICU的重要问题。

医院获得性感染在中等和低收入国家报道的比率比资源富足国家的高3～5倍[7]。已证明医院获得性感染会增加住院时间、护理成本、发病率和死亡率[8]。两个重要的预防住院感染的措施是保持良好的手部卫生和在进行创伤性检查时要采取无菌措施。医务人员的手是将细菌从一位患者传播到另一位患者的主要途径[9]。在接触每一个患者前后，或在任何手被污染的时候，洗手是降低医院交叉感染的关键一步。全院教育计划和洗手设施的广泛普及是必不可少的，因为这些措施已经证明可以改善手部卫生并降低医院获得性感染率[10,11]。当有条件的时候，可用酒精速干手消毒剂。使用可再装的袖珍容器手部消毒剂可以进一步改善手部卫生。当没有酒精擦洗时，可以用干净的水和肥皂来代替。在任何情况下，都必须遵循正确的洗手方法[12]。

对危重患者的重要脏器功能进行充分监护是必不可少的。监护的复杂程度取决于可用的资源。低成本多功能的基本监测设备包括3导联心电图仪、无创血压、呼吸率（电阻抗）和脉搏血氧饱和度仪。这些监测仪器是推荐的基本投入设备。通气可以通过呼气末二氧化碳监测仪进行无创性评估。由于停电在资源贫乏的环境中常发生,设备应配备后备电源,并且手边应配有听诊器和血压计。

重症监护第一优先考虑的是可靠的氧气来源。供氧方式的选择取决于当时的环境。氧气瓶需要稳定的供应才能一直保持充满的状态。但它的缺点是价格昂贵并且后勤保障任务繁重。然而,它的一个优点是不需要电力。制氧机虽然更便宜,但需要良好的保养和不间断的电力供应。中央氧气源获得的是标准管道氧气,但需要大规模的投资。

机械通气也很重要。呼吸机一般需要不间断的电力供应,这使得备用发电机或电池变得至关重要。当选择机械通气,充分的维护是关键和复杂的。制造商对复杂的现代肺呼吸机的维护通常保证购买后最初的 3～5 年,因此一个能够随叫随到的熟练生物技师是一项重要的资源。考虑到维修的重要性,机械通气设备技术的简单性很重要。此外,建议在重症监护病房只使用同一种换气装置,以避免操作过程中的失误。在没有压缩气体供应的情况下,机械通气设备的供应应该包含内部或外部的空气压缩机设备。易维护性很重要[13]。不考虑呼吸机的使用类型,气体的加湿和加温需要在排气循环的基础上加一个加热加湿器。湿热交换器(heat-moisture exchanger,HME)是一个不错的选择。除了因使用热湿交换器可以降低有关成本外,与用加热加湿器相比,热湿交换也可以预防呼吸机导致的肺炎,因为在加热加湿器中使用的水可能含有细菌。但 HME 的潜在危险是吸气和呼气阻力可能会因过滤塞的原因而增加,也可能会在痰过多的情况下发生堵塞。

对于处理突发事件,一些救命的药品和设备应能立即使用。应急托盘可以包含基本的药物和应急用功能性装备,它必须在每个有危重患者的病房里配备。应急托盘应每天检查,以确保其完整性,没有缺失。

对于危重患者必不可少的支持还应该有包括全血细胞计数仪在内的实验室设备和检测用的基本生物化学试剂,如检测电解质、肾功能、肝酶和心肌酶的试剂。动脉血气体测量对气体交换和酸碱失调具有重要的评估优势,但血液气体分析仪价格昂贵,并且需要适当的维护和定期校准。

用于血液、生化和血液气体参数监测这些不需要额外校准的基本医疗评估仪器是 ICU 必需且重要的设备,它们应该在重症监护病房的床边设有电池供电设备。在医疗服务时使用试剂盒的价格与私人实验室的收费差不多,其缺点是试剂盒有使用期限。

储存血液制品的血库和无偿献血制度对于危重患者的护理也是一个必要配置。血库应当能开展交叉配血及血液传播病原体的检测。

床边成像技术包括 X 线和超声检查很有价值,每个患者都应考虑使用价值,也应权衡使用成本。

(二)ICU 患者的监护

因为危重患者的状况可能会意外恶化,所以必须进行密切监测。监测至少应该包括:血压、末梢循环;心律;氧饱和度和呼吸频率/呼吸以及意识状态。在资源匮乏的环境中通常无法实施有创性血压监测,因为它不仅费用昂贵而且在护理不到位的情况下会造成潜在的危险。在大多数资源有限的环境中,无创性动脉血压自动评估是比较明智的选择。如果自动化无创性动脉血压设备不可用,应反复采取人工测量。重要的是要认识到一个正常的动脉血压不一定与足够的组织灌注一致,因为外周血管阻力增加也可导致血压正常,而重要器官的血流仍然受到抑制。

代偿性休克,定义为不具备低血压的组织灌注减少,在儿童中尤其常见。在儿童中,按年龄分布,心率会不正常的或高或低(婴儿:<90 次/min 或>160 次/min;儿童<70 次/min 或>150 次/min)。没有直接的测试方法可以评估组织灌注的减少,但毛细血管再充盈时间、腿间温度梯度和肢端的温度(脚趾、手指、耳朵、鼻尖)也可作为有效的测试依据[14]。对心率的评估需要心电图仪。如果没有,脉搏血氧饱和度仪可以用于连续测量脉搏。在连续给升压药的情况下,可使用中心静脉导管监测中心静脉压(central venous pressure,CVP),以保证足够的灌注。在其他情况下,作为舒张末期容积或作为衡量输液反应预测 CVP 的有效性仍值得商榷[15]。

脉搏氧饱和度仪是一个非常有价值的测量动脉血氧饱和度的工具,特别是在没有血液气体监测的条件下。二氧化碳分析对于监测危重患者的通气情况可以是一个有用的辅助工具,尤其在需要机械通气的患者中使用。这给出了一个连续测量呼出的空气中二氧化碳量的检测方法,并且在测量肺泡通气不足或气道阻塞上比脉搏氧饱和度仪更灵敏。对于非插管患者,监测呼吸频率和呼吸功十分重要。尤其对于气道阻塞的患者,通气不足通常不会因为呼吸速率的增加而显示出来,而呼吸功的增加则可以被密切观察中的护士或医生观察到。

成人使用格拉斯哥昏迷量表(Glasgow coma scale,GCS 或 EMV)或在语前儿童使用 Blantyre 昏迷评分(Blantyre Coma Score)(表 7.3)是最简单的评估意识程度的方法。在患者入住 ICU 的最初时间里,急性肾功能衰竭的发生发展是很危险的,例如疟疾、细菌性败血症、某些中毒或严重创伤患者。尿量的监测很重要,如果过晚发现少尿而未采取适当应对措施的话,感染、器官功

表 7.3	快速评估成人的意识水平[格拉斯哥昏迷量表(GCS)]以及幼儿意识水平[布兰太尔昏迷评分(BCS)]		
成　人		**幼　儿**	
格拉斯哥昏迷量表		布兰太尔昏迷评分	
睁眼反应		**注视反应**	
自动睁眼	4	跟随或者观看	1
呼唤睁眼	3	不能观看或者跟随	0
针刺后睁眼	2		
针刺无反应	1		
运动反应		**运动**ᵃ	
遵嘱动作	6	集中痛苦刺激	2
针刺时有推开动作(定位动作)	5	从疼痛中缩回	1
针刺时有躲避反应(回缩)	4	没有反应或者不恰当反应	0
针刺时有肢体屈曲	3		
针刺时有肢体伸直	2		
针刺时毫无反应	1		
语言反应		**言语的**	
切题	5	合适的哭声	2
不切题	4	异常的哭声和呻吟	1
含混不清(言语不清,但字意可辨)	3	没有哭声	0
唯有声叹	2		
毫无反应	1		

a 这意味着对疼痛刺激最好的反应,例如,在甲床上、胸骨上或者眉框上施压。

能衰竭以及死亡可能随之而来。然而,肾功能衰竭也可以是"非少尿",需要通过检测血浆肌酐或血尿素氮(blood urea nitrogen, BUN)进行评估。

如果需要连续监护患者时,应适当地设置报警限制。患者监护仪可以连续监控患者至关重要的参数,从而减少工作人员的工作量。然而,要记住监护仪永远不能替代有经验的医护人员以及不间断地或反复的临床检查。ICU工作人员需要熟悉监护仪及其操作方法。应将重点放在一系列基本参数上如心率、动脉血压、呼吸频率和外周血氧饱和度。而设置报警的限值过于宽松,会有忽略患者体征变化的危险,而设置的过于严格,则会出现过度报告测量偏差和医务人员对真正重要的报警"不敏感"的危险。

如果连续监测不可行,应对生命体征进行频繁的人工评估。频率将取决于患者病情的严重性,而且应在心肺情况不稳定或当在患者的状态产生变化时适当增加。

护士或家庭成员对患者的病情状态应表述谨慎,因其可能会导致对患者情况的再评估。

图 7.1 显示一个早期的预警系统,可以用来提醒护士和医生某位患者需要给予更多的关注和采取必要的治疗措施。

(三)侵入性操作

如中央静脉插管等侵入性操作具有医源性感染的风险。出于这个原因,应该采取全屏障无菌预防措施,包括使用消毒布、帽子、手套、外科口罩和隔离衣,除此之外,皮肤需用洗必泰或酒精消毒,而非碘消毒液[16]。(弗利)导尿管应在不再需要时移除。一个泰国的前瞻性研究发现,多方面干预以提醒医生移除不必要的导尿管可以减少导管相关的尿路感染[17]。

(四)重症监护室的文件存档

应该为每一位患者保存一份医疗记录,包括患者的基本信息、过敏史、就诊记录和目前疾病的诊治情况。在专用的病历表上应定期记录患者的生命体征,这样才能快速地对患者的病情进行评估并对其变化给出解释。根据疾病发展的不同阶段,生命体征的记录间隔应该从患者不稳定时至少每小时记录一次到患者稳定后每6小时记录一次。此外,体温、外周静脉灌注量和每日液体平衡等均应在每次交班或者出现异常情况时至少记录一次。每当情况恶化时,不仅需要对症治疗(例如治疗癫痫,稳定血流动力学和/或呼吸功能),而且还要识别病情恶化的根本原因。医生和护士之间的良好配合以及轮班时充分的交接重要信息很重要[18]。系统性地坚持一个适用于病房环境标准化的工作机制,可以提高信息传达的质量和完整性。此外,使用"每日目标表"为每一个患者定义明确的每日目标,这可以增加团队成员对每天医护工作任务认识的团队成员比例,并且减少重症监护室的住院[19]。

(五)每日查房

整个治疗团队应每天(或更频繁)查房,制定一个对重症监护室或病房高度依赖的所有患者的治疗方案。24小时的护理是必须的,并且由医生和护理人员给下一班的医护人员进行详细的书面交接。

建议采取一种标准化的方法来评估和治疗重症患者,包括基于整体器官系统的调查(主要避免诊断错误和延迟治疗)和重症监护病房查房清单(例如限制的液体和输液;缓解用药;肺保护性通气;自发的觉醒和早期物理治疗的呼吸试验;抽吸预防措施;预防血栓栓塞;不拆除再需要的设备)。

每一个危重患者都应该指定专门的医生和护士来照顾。这意味着,护理应以患者为中心而不是以任务为中心。以任务为中心的护理是几名护士分别负责同一个患

预警系统(EWS)得分	3	2	1	0	1	2	3
HR		<40	40~50	51~100	101~110	111~130	>130
SBP	<70	70~80	81~100		15~20	>200	
RR		<9		15~20	>37.5	21~30	>30
温度(℃)		<35	35~36.5	>37.5			
意识级别				意识到	口头的	疼痛的	反应迟钝

感觉不好:	增加 1 分	
最近 4 个小时尿排出量<75 mL:	增加 1 分	
血氧饱和度(SpO₂)<90%:	增加 3 分	总得分

如果总得分≥3,医生来评估病人

图 7.1　预警系统实例。

者的不同方面,这会带来责任意识淡化的危险。一个更好的方式是一名护士对少数危重患者的护理负完全责任,并起到鉴别早期医疗问题的关键作用,如动脉低血压或缺氧。但先决条件是要赋予护理人员足够的责任并且充分的培训来实现。可以使用相对简单的工具来识别患者的相关变化,比如使用一个"预警得分"表(图 7.1),该评分表的结果与到护理人员采取适当的措施有关。

(六)肠道灌注

早期开始肠道灌注是治疗危重患者较成熟的策略。饥饿剥夺了患者的营养、重要细胞的底物、抗氧化剂、维生素和矿物质,这些对于实现正常的细胞功能是必需的。而且,肠道灌注可增加内脏的血流量,从而防止出现应激性溃疡。此外,肠道灌注可维持肠道的完整性和功能,防止肠道菌群发生致病性移位。15 项针对 753 例危重手术患者开展研究的荟萃分析结论是,在入住重症监护室 36 小时内开始肠道灌注,可降低侵入性感染的发生、住院时间和住院成本[20]。对于插管患者而言,肠道灌注可通过鼻胃管实现,最理想的状态是采用肠内营养泵持续灌注。然而,这在大多数资源贫乏的环境下是不可能的,这时一次性灌注是很好的选择。在灌注开始前,患者的头部应保持与水平线呈 15°~30°的位置,而且应检查鼻胃管的位置。这可以在通过鼻饲管吸气时在胃部区域用 X 射线、抽吸胃液或听诊等方法实现。刚开始灌注时量应小,例如每 4 小时灌注 100 mL,以便评估耐受性和胃潴留。胃潴留应该在下一次灌注之前进行测评。而且如果累积胃潴留每天超过 500~1 000 mL(~200 mL/4~6 h),应停止灌注。在这些情况下,可以使用促动力药,例如,20 mg 甲氧氯普胺,一天 3 次。不使用西沙必利,因为它会影响心脏复极化(QT 间期延长)。如果灌注的耐受性良好,可以将剂量提高至每 4 个小时 300 mL,旨在提供约 2 000 kcal/d 热量。然而,肠道灌注不适用于呼吸道不安全(如通过气管内管)昏迷的患者,统计学显示:对此类患者进行肠道灌注,有 33% 可能导致反流、吸入性肺炎和肺部感染[21]。

(七)输血

对于重症患者使用无病原体的血液制品包括浓缩红细胞很有利。在输血前对捐赠者和接受者应该进行常规的血液全交叉匹配评估。如果可以选择,浓缩的红细胞优于全血,因为后者具有更大的免疫原性。如果做不到细胞分离,应给予全血。在输血前,应该强制执行排除最常见的血源性病原体的标准测试,包括 HIV-1 和 HIV-2、乙型肝炎和丙型肝炎、梅毒,还有疟疾、美洲锥虫病和人类 T 淋巴细胞病毒-Ⅰ/Ⅱ甚至西尼罗病毒。若对不慎输入 HIV 阳性的血液有顾虑时,应该限制输血,尤其是在艾滋病发病率高而且筛查设施不够的地区。在这些情况下,只给临床诊断重度贫血并伴有组织氧合受损的患者输血,如休克、心脏衰竭、极度嗜睡或严重的不断失血。在慢性贫血的患者或儿童中,低血细胞比容通常耐受性良好。因为最终的风险—输血的效益比将取决于就医条件和患者的病情,对于浓缩红细胞输血的管理也没有绝对的阈值。世界卫生组织关于重症疟疾推荐即刻为所有儿童(血细胞比容≤12%的或血红蛋白≤40 g/L)输血的管理指南。对于贫血不太严重的儿童(血细胞比容 13%~18%;血红蛋白 40~60 g/L),建议在出现严重症状的情况下进行输血,包括休克、意识障碍、呼吸深且困难,以及在出现严重脱水或非常高的原虫血症(>10% 红细胞内寄生的疟原虫)。在疟疾传播较高地区的儿童常有慢性贫血,并能超乎寻常地耐受低血红蛋白。对于成人,建议向所有患者和正伴有严重症状(包括儿童)或正处于心脏缺血或心脏衰竭情况下贫血不严重的成年人(血细胞比容 15%~18%;血红蛋白 50~60 g/L)输入血红蛋白<50 g/L 的血液。在严重的败血症情况下,常推

荐使用 70 g/L 以上的血液。在输血过程中，必须反复密切地监测患者，观察是否存在不良反应，如高血容性肺水肿。许多患者输血后病情能得到改善，但是在处于失血状态或供体红细胞异常迅速溶血的情况下，可能需要反复输血。当可以服用口服药物时，应该补充铁和叶酸，特别是对怀孕的患者和那些反复感染钩虫病或患有慢性钩虫病状态的患者。

（八）应激性溃疡的预防

已证明预防重症监护室患者的应激性溃疡能有效地减少上消化道出血。虽然只在资源丰富的机构进行过正式地调研，但这也可能适用于资源贫乏地区。应激性溃疡的预防可以使用 H2 受体阻滞剂（如雷尼替丁）或提供质子泵抑制剂（如奥美拉唑）。

（九）预防深静脉血栓形成

长期以来，人们一直认为在许多资源贫乏的环境下，深静脉血栓的患病率很低，不需要进行广泛地开展预防血栓形成，但最近的证据显示：中等和低收入国家也有因深静脉血栓而引起严重的发病率和死亡率[23,24]。如果可能，除了有较大出血危险或正在大量失血的患者外，应给予所有重症监护室患者常规性的预防深静脉血栓形成，使用皮下普通的肝素或在可以的时候使用低分子量肝素[25]。在没有肝素的情况下，可以在双腿上使用抗血栓袜或弹力绷带[26]。没有预防儿童静脉血栓栓塞相关的循证医学指南。然而，在资源丰富的环境中，儿科重症监护室中经常推荐对有严重疾病而不能活动的儿童使用低分子量肝素以预防静脉血栓栓塞。解决这一问题的研究还在进行中。

（十）活动

长期卧床和不活动会增大发病概率，如肌肉萎缩、持续虚弱、呼吸抑制、自主神经功能紊乱、胃肠道麻痹、深静脉血栓形成和精神错乱[27]。早期进行一定的活动可以防止或消除这些影响，并加速康复[28]。只要患者病情稳定了，应该积极地鼓励其在床上或床下活动。

三、资源匮乏环境下的脓毒血症治疗指南

"拯救脓毒血症患者倡议"总结了当前治疗严重败血症和败血症感染的最佳方法[29]。该倡议起初是为资源丰富国家的重症监护室而写，但现在已改编为也能适应资源匮乏的环境中使用[30]。

早期的诊断和治疗包括控制感染源（"排除脓液"）和广谱抗生素的快速使用，可降低患有严重脓毒血症儿童和成人的发病率和死亡率，这些措施并不依赖于医院本身的条件[31,32]。最开始的经验性抗感染治疗应包括一种或多种有活性、能抵抗所有可能的病原体（细菌和/或真菌）的药物，并且这些药物在适当的浓度下能渗入感染源[29]。经验性抗生素的选择将取决于多种因素，包括感

染源、当地耐药特征、药物的不耐受性等，一般应避免使用最近用过的抗生素。耐甲氧西林金黄色葡萄球菌是广泛流行于发展中国家的细菌，所以经验性治疗通常应包括此耐药菌。最初的广覆盖必不可少。如果致病微生物和抗生素易感性确定了，治疗方案可以缩小范围。图 7.2 是印度奥里萨邦医院选择抗生素的决策树图。应当强调的是，这个流程图仅仅用于举例，应根据具体情况制定适合当地的方案。

当微生物研究设施齐备时，应该在进行抗生素治疗之前获得血液和其他相关的培养，但这不应该耽误抗菌治疗。在早期阶段就识别脓毒症患者是很重要的。疑似感染和有全身炎症反应综合征的（systemic inflammatory response syndrome，SIRS，总结在表 7.4）发热患者有脓血症[33]。列出的表示 SIRS 参数是一个有用的筛查工具，但一般在资源贫乏环境中可能会缺乏一些诸如血气分析和白细胞计数的仪器。败血症的发热患者附加指标包括一般状况虚弱和迟钝或激越的精神状态改变，尽管不具特异性，但尤其是在儿童和老人中这是一个早期的迹象。高血糖可能是成人败血症的另一个早期症状，而低血糖更多见于儿童。严重败血症的表现是组织灌注不足，并经常表现为外周静脉灌注不足，在临床评估时可通过延长的毛细血管再充盈时间、腿部呈温度梯度、四肢发冷、弥漫性多汗和皮肤色斑等来判断[14]。少尿和精神状态改变可能是肾脏或大脑灌注不足的症状。血浆乳酸是常被用来间接作为衡量组织缺氧的指标，并对败血症和其他严重情况具有很强的预后意义，但血浆乳酸的评估往往在资源贫乏条件下无法开展[34]。尽管伴有充足的液体负荷与组织灌注不足的症状结合，但脓毒性休克的特征是动脉低血压。在脓毒性休克的成人和儿童中存在一个死亡率逐步增加的现象，从无器官功能障碍的败血症到严重的败血症，病死率可以高达 50% 甚至更高[35,36]。

迅速使用广谱抗生素后，在可能的情况下应列出消除传染源的优先顺序，这包括脓肿、阻塞泌尿道或深部间隙感染如胸膜积脓或化脓性关节炎的引流，以及手术治疗坏死性软组织和伤口感染、胃肠道穿孔及胆管炎。医源性来源如血管内导管或（弗利）导尿管都是频繁感染的来源，特别是在中低收入国家的重症监护病房[37]。显然，传染源如肺炎或脑膜炎不能仅靠移除来源进行治疗，而应该进行足够的抗菌治疗。抗菌治疗需要每天进行重新评估，恶化或持续的器官功能障碍和感染症状如发烧在治疗开始后持续超过 48～72 h，应考虑及时改变抗生素治疗方案。应当注意的是，在某些传染性疾病，如类鼻疽，即使有足够的抗感染治疗，退热也通常需要更长的时间。在入院时获得（在开始使用抗生素前）微生物培养物

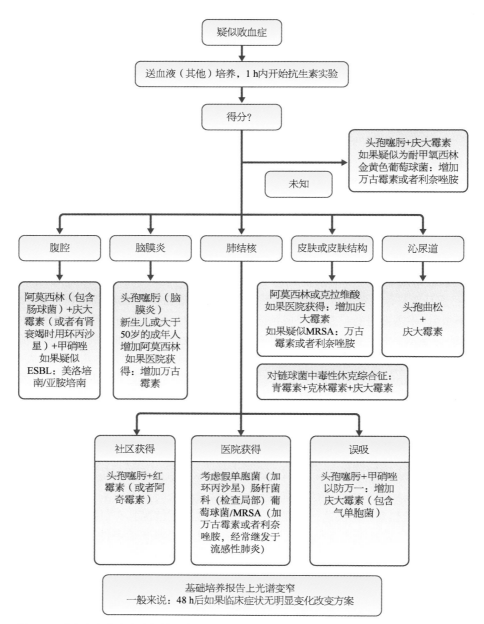

图 7.2　重症败血症患者选择抗生素治疗的决策树图实例。本指南是在印度奥利萨邦重症监护病房开发，依据患病率，当地病原体的耐药模式以及抗生素的可用性和价格。该图不包括侵袭性念珠菌感染的可能性，临床医师应该考虑这是否是一个可能的病原体。重症疟疾未被列入该图，这种疾病也可能表现为重症败血症。指南需根据不同的地域、不同的情况而修改使用。ESBL = extended-spectrum beta-lactamase-producing Gram-negative bacteria.

的情况下，一般 48~72 h 就能得到病原菌药敏的培养结果。这通常意味着减少数量或缩小抗生素谱（降级），对减少细菌的选择和耐药性诱导来说很重要。抗生素治疗的持续时间将取决于传染源和传染的原因。

对成年休克患者，应及时进行液体复苏。对有机械通气途径的感染性休克患者，可用生理盐水开始初始的液体复苏，这通常能改善血流动力学功能和组织灌注，从而减少死亡率[38]。对脱水患者，复苏工作通常至少需要 1 L 生理盐水。如果有中央静脉管，指导性原则是

将通过机械通气的成年患者中心静脉压的水填充到高达 12 cm[29]。更昂贵的可替代复苏液并没有显示更多的好处，已证实严重脓毒症的患者用胶体羟乙基淀粉进行复苏与急性肾损伤的比率上升相关[39]。液体复苏在处理感染性休克的好处研究主要是在有一台机械呼吸机和熟悉其使用方法的工作人员的环境中进行评估。如果液体治疗导致肺水肿，正压通气可以抵消这一点，并储存足够的氧气。然而，对严重的败血症合并肺毛细血管渗漏和急性呼吸窘迫综合征的患者，即使使用机械通气充分

表 7.4	传染病和败血症症状的定义	
	用有限的资源诊断败血症的建议	**根据国际共识诊断败血症[22,23,33]**
败血症	下列情况出现两种及以上则可证实或者高度疑似传染病 ● 心率>90 次/min ● 呼吸率>20 次/min ● 体温<36 ℃或者体温>38 ℃ ● 心神不宁或者是情感淡薄	下列情况出现两种及以上则可证实或者高度疑似传染病 ● 心率>90 次/min ● 呼吸率>20 次/min 或者 $PaCO_2$<32 mmHg ● 体温<36 ℃或者体温>38 ℃ ● 白细胞（<$4×10^3$/μL 或 $12×10^3$/μL 或>10%）
严重败血症	● 败血症引起的组织灌注不足或者器官功能性障碍 ● 组织灌注不足 ● 毛细血管再充盈降低或者皮肤有斑点状阴影 ● 末梢性发绀 ● 低血压 ● 动脉收缩压<90 mmHg 或者脉压>40 mmHg **肺功能障碍** ● 有氧或者无氧条件下，SpO_2<90% ● 中枢性发绀 ● 呼吸窘迫症状（如呼吸困难、气喘、捻发音、无力讲话） **肾功能障碍** ● 急性少尿（在充足的液体补充下，尿量每小时<0.5 mL/kg 或者至少 2 小时尿量<45 mL/h） **肝功能损伤** ● 黄疸 ● 凝血功能障碍 ● 瘀点或者瘀斑 ● 从穿刺点出血或者渗血 ● 胃肠功能障碍 ● 肠阻塞（无肠鸣音）	● 败血症引起的组织灌注不足或者器官功能性障碍 ● 组织灌注不足 ● 毛细血管再充盈降低或者皮肤有斑点状阴影 ● 高血胆红素（>1 mmol/L） ● 低血压 ● 动脉收缩压<90 mmHg；平均动脉血压<70 mmHg；或者一个收缩期的动脉血压减少量>40 mmHg **肺功能障碍** ● PaO_2/FiO_2<300 **肾功能障碍** ● 急性少尿（在充足的液体补充下，尿量每小时<0.5 mL/kg 或者至少 2 小时尿量<45 mL/h） ● 肌酸酐增加量>5 mg/L 或者 44.2 μmol/L **肝功能损伤** ● 高血胆红素（血浆总胆红素>40 mg/L 或者 70 μmol/L） ● 凝血功能障碍 ● 血小板缺乏（血小板数量<100 000/μL） ● 凝血功能异常（INR>1.5 或者 PTT>60 s） ● 胃肠功能障碍 ● 肠阻塞（无肠鸣音）
败血性休克	尽管有足量的体液补充,败血症引发动脉低血压（注意患者在变力或者血管加压时可能不会降低血压）和组织灌注不足的迹象	尽管有足量的体液补充,败血症引发动脉低血压（注意患者在变力或者血管加压时可能不会降低血压）和组织灌注不足的迹象

$PaCO_2$,局部动脉二氧化碳张力；WBC,白细胞数量；SpO_2,血氧饱和度；PaO_2/FiO_2,局部动脉氧气张力/部分吸入氧气浓度系数；INR,国际标准化比值；PTT,局部血栓形成时间。

氧合都可能是非常困难的。在患有急性肺损伤的感染性患者中执行最初的积极补液和稳定血流动力学的治疗后,在接下来的日子里建议实行保守的流体策略以维持液体的负平衡。因为已证实这个策略可以减少机械通气的时间[40]和减少死亡率[41]。对危重患者的体液平衡监测非常重要,他们经常在治疗的早期阶段需要接收大量的液体。这些液体到后期,通常是在稳定后,借助利尿剂的帮助排出,但电解质紊乱可能会发生在这个阶段。以

高钠血症为主,并且最容易处理,即通过口服途径或通过鼻饲导管的方式饮水治疗。

在得不到机械通气途径的严重脓毒症患者中,往往是不可能达到最佳的血管内填充,进而未引起肺水肿。尽管如此,感染性休克患者在没有通气支持的情况下的确需要液体复苏。有证据表明,在资源贫乏的条件下,不对成年感染性休克患者进行流体复苏治疗会增加他们的死亡率[42]。在缺乏机械通气的条件下,一种可能的治疗

动脉低血压和疑似低血容量的成人患者的方法是给 30 min 以上的 500 mL 的晶体溶液，基于宏观和微观循环应答（动脉血压的增加，尿排出量的增加，外周灌注的改善）和耐受性（血管内容量超负荷，尤其是肺水肿的信号）。从来没有证据表明使用胶体（淀粉、白蛋白）的益处优于晶体溶液（生理盐水、林格乳酸盐）。因为相关的风险（过敏反应、急性肾衰竭、凝血病）和胶体成本更高，在资源贫乏的环境下可能最好还是使用晶体溶液（例如林格乳酸盐或者 0.9% 生理盐水）。非洲儿童没有呼吸机支持，不推荐液体推注作为脓毒症和代偿性休克（没有严重低血压的休克）患者的干预手段，因为这与增加的死亡率相关[43]。目前还不清楚为什么液体推注对这类儿童有害。

对于感染性休克患者而言，单纯性的液体复苏已经不足以恢复血压和组织灌注，这通常是由于大量的血管张力的损失（"热休克"），而张力性气胸、心包压塞、大量血栓栓塞或腹部心室综合征引起的心律失常和血管梗阻是抗性流体性休克导致，因此被排除。对于不能迅速对液体复苏做出反应的感染性休克，例如在推注 20 mL/kg 的注射液后，如果还没有观察到效果，应该给患者服用升压药物，去甲肾上腺素或多巴胺要优于肾上腺素，因为肾上腺素会加重乳酸性酸中毒[44]。如果使用升压药，应保证适当的灌注量。仅仅用血管加压药物升高血压而没有足够的循环量，对组织灌注是有害的。由于血管升压药具有强大而潜在的血管收缩效果，所以最好通过中央静脉导管注入升压药。如果没有中心静脉导管，或者医务人员有足够的经验处理，可以使用一个外周静脉大口径套管（16G 或 18G）代替。重要的是要定期检查注射的地方，看是否有药物外渗的迹象，因为这可能会导致大量的皮肤坏死。去甲肾上腺素或多巴胺应通过注射器或输液泵连续给药。当没有输液泵或是频发停电的情况，血管加压药物可以用晶体溶液稀释（例如在 500 mL 中加入 250 mg 多巴胺），然后用滴注调节仪或者微型灌注装置进行灌注。以上操作应基于临床反应来严格剂量。需要血管加压药物的患者，应该时常测量其动脉血压和心率。在儿童中发生多巴胺顽固性休克可以用去甲肾上腺素或者肾上腺素来反转。

通过鼻插管配合面罩进行简单的给氧对进行性呼吸功能不全的患者极为重要。但是在大部分病例中，对合并急性肺衰竭或者呼吸功能不全的脓毒血症患者的治疗是不充分的。在这些情况下，气管插管术和机械通气能挽救生命。然而在带有高吸入氧浓度的机械通气和适当的呼气末正压期间，在严重患病的肺部实现足够的氧合作用很难。患有急性肺衰竭或者急性呼吸窘迫综合征的患者，肺顺应性明显下降，通气不匹配，灌注不

均匀以及气体扩散缺陷。指南推荐所有的 ICU 患者包括那些没有急性呼吸窘迫综合征的患者，应用正压通气和呼气末正压，来避免高潮气量（6 mg/kg 预测体重）以及长时间吸入高浓度的氧。把患者安放在俯卧位能够明显地改善氧合作用，这可以作为一种推荐策略。尽管有合适的呼吸机装置和高浓度的吸入氧，但当足够的组织氧合作用有危险时，应采取俯卧位。然而，在一项患有非疟疾相关急性肺衰竭患者的随机试验中，却不能够改善其死亡率。允许性高碳酸血症可能对患有细菌性脓毒血症的患者是一种肺脏保护策略，但对患有脑型疟的患者不推荐使用，因为它可能进一步增加颅内压以及加重脑水肿。良好的呼吸护理也很重要，中间套袋和抽吸分泌物，辅以适当的补充程序。当为患者装气袋时，使用合适的技术很重要，可以避免气道压力过高。在难治性低氧血症中，呼气率可能升高。一些研究报道过成功地对患有急性肺衰竭的患者进行无创伤性通气管理，特别是患有轻微呼吸损害或者快速可逆原因的患者处置。

使用糖皮质激素作为辅助治疗脓毒血症一直备受争议[29,48]。针对脓毒症，目前推荐使用的是类固醇，通过静脉注射氢化可的松，每日两次 100 mg 的剂量，仅用于需要不断升级的儿茶酚胺剂量的成人患者。一个重要的机制是，皮质类固醇能上调肾上腺素，因此，受体增加了儿茶酚胺的影响。当接受糖皮质激素患者停服升压药时，应逐渐减量数日，切不可骤然停止，以避免低血压反弹。不建议对没有发生休克的患者或那些通过液体复苏和升压药治疗达到血流动力学稳定的患者，使用皮质类固醇，除非有（疑似）肾上腺素不足（如在接受慢性皮质类固醇治疗）。在印度儿童的一个随机对照中，初步研究表明，当在败血性休克的儿童中使用氢化可的松（5 mg/kg 每天 4 个分剂量，接着剂量减半，共 7 d），他们呈现出对早期休克的逆转和减少正性肌力药物的一个趋势[49]。除非有更多的数据证明其有效性，否则目前氢化可的松的使用只能作为推荐抢救治疗小儿感染性休克的药物。严重脓毒症可能同时与低和高血糖有关，儿童和营养不良的患者尤其容易出现低血糖。任何意识状态的改变都应提醒临床医生或护士注意检查是否存在低血糖。由于即使短暂发作的低血糖也会造成永久性神经损伤和增加短时间内的死亡概率，所以应尽早测定血糖水平尤其是对精神受损的患者。如果不能立即测量失去意识患者的血糖，应给患者注射葡萄糖，因为低血糖一定存在。如果这导致患者昏迷长度减轻，则可以判断极有可能存在低血糖。严格控制血糖以预防高血糖的好处，在资源丰富的情况中曾做过试验，虽然结果并不一致，但结果是积极的[50,51]。然而，不建议在资源贫乏的地方使用胰岛素

强化治疗,因为它很难控制且具有较高诱发低血糖的风险。

四、结论

危重患者的护理是一个反复的过程,需要对患者的病情和相关的治疗迅速做出重新评估,同时针对患者的整体情况和治疗的目标进行反复同步的评估也是至关重要的(图7.3)。虽然在资源贫乏地区实施全部的危重患者医学救助相对困难,但仍有适用于所有情况下的普遍原则。

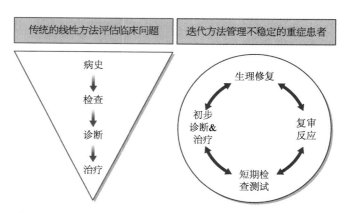

图 7.3　危重患者临床治疗的基本差异。(改编自 *the Patientcentred Acute Care Training (PACT), the European Society of Intensive Care Medicine*)

参考文献

见：http://www.sstp.cn/video/xiyi_190916/。

第8章 热带医学中的超声诊断技术

ENRICO BRUNETTI

翻译：王立英
审校：艾琳 李霞 肖宁

要点

- 超声检查是一种无辐射的成像技术，就其本身而言，可根据需要重复使用。另外，用途广泛，可用于包括肺脏和骨骼在内的所有器官。
- 超声技术是经济、有效和安全的。据WHO估计，该技术应该已在全世界范围内帮助临床医生进行诊断。
- 超声技术作为筛检、诊断、治疗、随访病例的首选方法，即使是在边远地区也可以使用，尤其对于热带与贫穷相关地区特别有帮助。对于细粒棘球蚴病和多房棘球蚴病、丝虫病、血吸虫病、片形吸虫病、阿米巴肝脓肿、细菌性脓肿以及在农村和城镇广泛传播的其他疾病，该技术均是临床管理的关键。
- 虽然超声有以上诸多优点，但是世界上60%的地方仍无法获得此影像技术服务，且有关超声在热带医学中应用的文献极少。
- 农村地区的大量人口缺乏基本的超声和X线设备，这是农村地区两种关键的影像诊断技术。据估计，两种技术一起使用可满足这些环境中超过90%的影像诊断需求。
- 超声技术取决于操作者，操作者培训的可获得性和质量是需要强调的重要问题，至少在最需要使用的地区应该加以解决。

一、概述

超声是一种无辐射的成像技术，因此可根据需要重复使用。此外，它也是通用的，所有器官均可被探查，甚至包括肺部和骨骼。

超声扫描仪的广泛使用使得该技术迅速传播。由于持续的技术改进，超声扫描仪的可携带性显著提升，以合理的价格即可购买袖珍手持扫描仪。这已经促使"超声听诊器"最终上市[1,2]。这种热情应该被降温，因为超声的广泛可及性具有一定的缺点和风险，主要体现在培训和资格认证方面。即便如此，现在仍有商机。

二、热带医学中的超声

超声技术是筛检、诊断、治疗和随访病例的首选方法，即使是在偏远地区，对于很多热带与贫穷相关地区患者的诊断也很有帮助。这种方法不仅可用于如棘球蚴病、丝虫病、血吸虫病、片形吸虫病等蠕虫病，还可用于阿米巴肝脓肿、细菌性脓肿以及在农村和城镇广泛传播的其他疾病[3]。根据临床表现不同（见表8.1～8.3），超声技术的有效性也有一定的变化，但对很多热带病的诊断是有益的。

超声技术（ultrasound，US）经济安全，WHO认为：超声技术应在全世界范围内推广，以协助临床医生进行诊断[4,5]。一些文章已经证明：由于超声技术可以在低资源配置环境中使用，以影响或改变相应的临床管理[6]。一个有关该类配置中受益于超声技术的综合目录已由Maru等人起草[7]。

虽然超声技术有以上诸多优点，但是世界上仍然有60%的地方无法获得此服务[5]，且有关超声在热带医学中应用的文献极少[6]。例如，农村地区的大量人口缺乏基本的超声和X线设备——农村地区两种关键的影像技术。据估计，使用这两种技术可满足这些环境中超过90%人群的影像服务需求[7]。

这一章将讨论超声技术在热带医学中最重要的应用和在最需要使用的地方，以及如何使用超声的问题。

（一）细粒棘球蚴病

在临床实践和流行病学调查中，细粒棘球蚴病（cystic echinococcosis，CE）是最受益于超声技术的寄生虫病。连同计算机断层扫描（computed tomography，CT），超声能第一时间以非侵入方式实现对身体内囊型病变的直接可视化。相比于血清学检查，超声已被证明有更高的敏感性和特异性，且已能用于了解流行区真实的流行情况的人群筛检[8,9]。

超声技术的应用彻底改变了细粒棘球蚴病的诊断，以及超声引导下经皮穿刺对细粒棘球蚴病的治疗和随访。1995年，世界卫生组织包虫病非正式工作组（WHO-IWGE）制订出分类标准，根据包囊的生物活性，

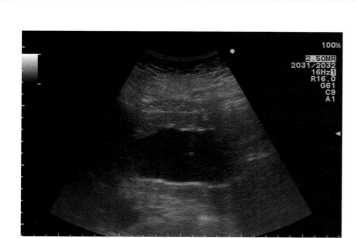

图 8.1　PAIR 初始阶段肝左叶的 CE1 囊。空洞中心可见回声探针。

将其分为 3 个类别：活动型（CE1，单房型；CE2，有子囊），过渡型（CE3），非活动型（CE4 和 CE5，伴钙化的固体成分）[10]。CE3 过渡型包囊又分为 CE3a（伴内囊分离）和 CE3b（活动型，主要是有子囊），因为它们对于非手术方法的反应不同[11]。CE1 和 CE3a 处于早期阶段，CE4 和 CE5 处于晚期阶段。这个分类标准基本上是 Hassen Gharbi 于 1981 年提出的对于既往分类的重新整理[12]。

超声图像连同血清学检查结果对于细粒棘球蚴病的鉴别诊断十分重要。当以上结果仍难以判断时，超声引导下行包囊穿刺，在穿刺物中寻找原头节有助于诊断（见表 8.1）。

世界卫生组织包虫病非正式工作组（WHO-IWGE）提出的超声分类标准对于指导治疗的选择和随访十分重要（见第 56 章）。

表 8.1	诊断、治疗、筛检中可接受的或已确定的应用
条件	**器官/发现**
细粒棘球蚴病	腹部、胸膜、肌肉内的囊肿
血吸虫病	肝脏、脾脏和膀胱的诊断和分级
丝虫病	丝虫性水囊肿（filaricele）*
蛔虫病	肝胆管的和肠道蠕虫
片形吸虫病	肝胆管、肝外蠕虫和病变
弓蛔虫病	肝和眼畸形
乙肝病毒/丙肝病毒（伴或不伴艾滋病病毒）感染	筛查肝硬化、腹水、门脉高压、肝细胞癌
热带脓性肌炎	肌肉内脓肿
蝇蛆病	伴移行幼虫的皮下腔

由 Walter 'Ted' Kuhn，MD（未发表）改编
* 译者注：丝虫性囊肿（filaricele）指由淋巴丝虫病引起的所有类型的阴囊增大。

（二）血吸虫病

在急性血吸虫病中，伴随肺门周围和腹部淋巴结肿大的非特异性肝脾肿大可在超声影像中观察到[13]。慢性血吸虫病根据涉及的虫种，其特征不同。

埃及血吸虫感染以膀胱壁出现肉芽肿、随后增厚、钙化为典型特征，这些可用超声技术轻易检测。输尿管和肾脏最终也同样可能被波及，伴有类似的表现（增厚、钙化），可引起肾积水和肾衰竭[14]。

晚期膀胱形状扭曲，伴有大量息肉和钙化。另外，在感染埃及血吸虫的个体中已观察到膀胱癌发生率更高。

在基于社区的调查中发现，超声发现病变在儿童中比成人更加普遍，并与感染强度和感染率相关[15]。在大量的纵向研究中，超声技术已被用于化疗后尿路病变消退的检查。接受调查的大部分患者表现出较高的改善率[16-18]。

基于复发率，超声在决定再治疗间隔中扮演着越来越重要的角色[19-21]。

曼氏血吸虫慢性感染中由超声检测的肝脏改变是纤维化，其次是血吸虫卵引起的肉芽肿反应。超声显示出门静脉周围的纤维化（Symmers 纤维化），最终导致与门静脉高压症、充血性脾肿大和胃食管静脉曲张相关的回缩肝。超声已被用于曼氏血吸虫感染化疗后肝脏病变消退的检查[22]。一项研究证明在实施吡喹酮治疗 7 个月后纤维变性还原[23]。然而，在一些患者中，疾病进一步发展。超声有助于该现象的进一步研究和替代治疗形式的评估。

由日本血吸虫和湄公血吸虫引起的亚洲血吸虫病的门静脉纤维变性与其他血吸虫所引起的相类似。然而，至少在日本血吸虫感染中，一种完全不同的模式可能出现，比如隔间纤维化的同时伴有或不伴有门静脉纤维化，这被称为"网络型"、"龟背型"或"鱼鳞型"（见表 8.2）[24,25]。

超声是目前推荐的现场和医院检测血吸虫相关病理病变的方法。旨在使影像观察报告标准化的倡议和世界卫生组织资助召开制订标准化方案的会议等相关活动已经启动[26,27]。

（三）丝虫病

20 世纪初至 80 年代末，超声技术也应用到人体丝虫病的诊断中[28,29]。对于淋巴丝虫病的男性患者，阴囊区域的超声检查可用于评估感染率和丝虫病发展阶段，提供重要的诊断和风险评估信息，指导治疗的选择并监测抗丝虫病治疗的反应。丝虫病包括不同症状如阴囊积水（睾丸鞘膜层间的无回声的液体聚积）、长期存在的阴囊积水或鞘膜乳糜肿（含扁平微粒的强回声液体聚积，有睾丸坏死的风险）、淋巴囊肿（睾丸前淋巴管扩张）、阴囊

表 8.2	诊断和治疗中作为辅助已证明的或可接受的应用
HIV/AIDS	艾滋病患者的筛查和关怀的持续性：分枝杆菌、细菌、真菌和病毒感染，淋巴瘤、卡波西肉瘤
肺外结核	淋巴结病，多数为干酪样坏死，以及由钙化引起的干酪样坏死后增强的高回声点。 伴纤维蛋白的胸腔积液 未累及回肠淋巴结但累及肠系膜的和胰周的淋巴结 肝脏和脾的低回声病变 肠系膜包块、伴纤维蛋白滞留的腹水。
盘尾丝虫病	皮下结节
后睾吸虫病、支睾吸虫病	胆道高回声、胆囊内沉积物、胆管癌
常见于热带地区的血红蛋白病	脾梗死
出血热	胆囊壁增厚、颈部神经良性肿瘤
双叉结节线虫	腹部包块

由 Walter 'Ted' Kuhn，MD(未发表)改编。

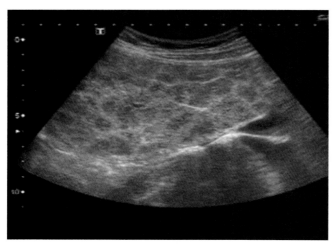

图 8.2　日本血吸虫感染肝脏的类网络表现(广泛网格)。

淋巴肿[30]。

在扩张的淋巴管中，超声技术可看到典型的虫体巢式运动模式，用彩色多普勒和脉冲波多普勒观察则称为"丝虫舞蹈征"(FDS)(见表 8.3)[31,32]。超声技术虽然主要用于感染班氏吴策线虫的男性患者阴囊区以监测淋巴丝虫病，但该技术也成功地应用于检测女性的"丝虫舞蹈征"、淋巴病理变化[33]以及由马来布鲁丝虫引起的病理变化，其虫巢随时间推移并不稳定[34]。

在盘尾丝虫病中，超声可作为体检的补充，因其可检测出一定比例的不明显结节[28]并与其他病变进行鉴别(如淋巴结节、脂肪瘤)。它也被用于评估临床试验中抗丝虫病的疗效[35,36]。

表 8.3	诊断、治疗、筛查中可能有用(建议的应用，但待确定)
胆管癌	筛查支睾吸虫病和后睾吸虫病患者
囊尾蚴病	皮下结节、眼部囊尾蚴的证明

由 Walter 'Ted' Kuhn，MD(未发表)改编。

运动的成虫只能在有囊肿区域的结节中检测到，在结节的低回声区域移动时寄生虫表现为一种组织的强回声反射，然而在更加紧密的盘尾丝虫瘤中无法检测活着的成虫[36]。此外，与淋巴中的丝虫相比，旋盘尾丝虫的运动很少而且更慢。虽然尚无法取代传统的诊断工具，但是鉴于超声技术的无创性和人群高度可接受性，它已在评估抗丝虫病药物疗效的现场试验中得到了成功地应用。

(四) 蛔虫病

对于胆道中的蠕虫，超声技术是一种敏感性和特异性均较高的非侵入性检测方法，但是胆道蛔虫病的诊断仍有较高的难度，因为成虫在胆道中有进有出，在胆道图像上可能会看不到虫体[37]。在纵断面，似蚓蛔线虫呈现为一种带回声的、无阴影的管状结构，其中心区回声弱或无回声，而且可见其以一种慢波形式运动。胆小管中的多种寄生虫产生一种通心粉状的影像，伴有交替回声或无回声的条带，如果虫体密集地挤满胆小管，可表现为高回声的假肿瘤影像[38-40]。另外，超声也可发现小肠中的寄生虫[41]。在大多数情况下，病理改变以药物治疗就能解决。对治疗的反应可通过超声进行监测[42]。60%～80%的患者通常在 3 天内症状改善，在超声上显示虫体消失。

(五) 片形吸虫病

在片形吸虫病患者的肝脏中，沿着幼虫的迁移路径形成小的坏死病灶。从器官表面至肝实质的深层可见低回声的小病灶，但其并不相互连接，而是呈典型的波形轨迹排列。随着时间推移，数量和位置可发生改变。这种特定的病灶排列有助于与肿瘤、化脓性脓肿和内脏幼虫移行症等进行鉴别诊断(图 8.4)[43]。

在该病的慢性阶段，片形吸虫成虫可见于胆道中，表现为单个或多个细长如丝的回声结构，约几厘米长[44]，可观察到自发运动。其他超声结果包括肝外胆管和胆囊壁的增厚、胆管扩张、胆石症、肝实质的微小钙化、肝脓肿、肝脾肿大、腹水[43,45]。

(六) 弓首蛔虫

超声异常包括非特异的肝肿大、淋巴结肿大和胸腔积液。肝肉芽肿表现为多个小型低回声且边界不明的病灶区，通常呈椭圆形、带棱角或呈梯形，偶尔呈一个中央

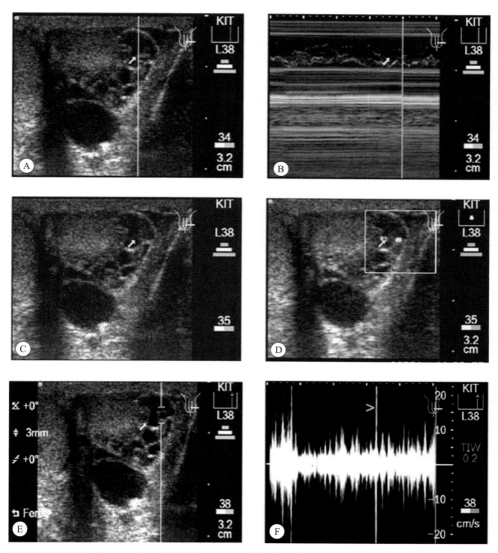

图 8.3 丝虫病患者的左睾丸横向扫描。A. 位于睾丸旁位置可见一个或多个成虫的扩大淋巴管(箭头)。绿线指示了之后 M 模式的光标位置(B)。C. 如上所示的同个虫巢。D. 彩色多普勒的使用展示了该虫巢富含游离淋巴液,可因虫巢不同部位内虫体的移动而致红色信号。不同于血管,信号是非节律性和非跳动性的。E. 如上所示的同个虫巢。F. PWD 模式转变之后丝虫病舞蹈症(FDS)可看作随时间变化的波状带,伴快速不规则的尖峰(青绿色箭头)。(引自: Mand S et al. Animated documentation of the filarial dance sign in bancroftian filariasis. Filaria J 2003)

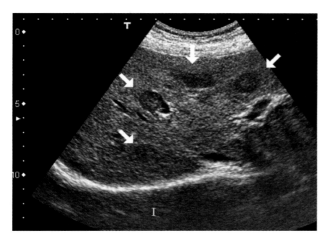

图 8.4 片形吸虫移行病变中的低回声病变。

点或线(芸豆标志)。有时病灶聚集成团形成一个混合的回声增强的较大区域[46]。

内脏幼虫移行症肝脏病变的主要鉴别诊断是肝转移,诊断线索包括:弓首蛔虫病的肝脏结节界限不清,大小统一,通常不呈球形[47]。

弓首蛔虫病是一种自限性疾病,除患者再次感染外,后期病变通常会自发改善和消退。由于幼虫的迁移,随着时间的推移,病变的位置和数量会发生改变,这些特点可支持内脏幼虫移行症的诊断。超声也有助于眼部弓首蛔虫病并发症的诊断(图 8.5)[48]。

(七)支睾吸虫病与后睾吸虫病

超声结果反映胆道的病理改变,也就是弥漫性肝内

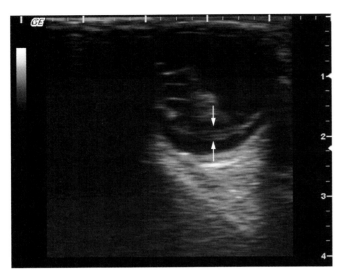

图8.5 5岁秘鲁弓首蛔虫病患儿的眼部扫描(使用了8～12 MHz线性转换器)。眼球底部可见视网膜脱离(箭头)。

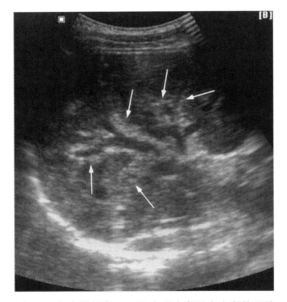

图8.6 每克粪便含49 920个华支睾吸虫虫卵的肝脏扫描。肝脏中部的横断面影像显示显著增多的导管回声(箭头)沿着扩张的胆管。[引自：Choi D et al. Sonographic findings of active Clonorchis sinensis infection. J Clin Ultrasound 2004;32(1)：17-23.]

胆管扩张、截断、增强的导管周边回声和感染并发症,如化脓性胆管炎、肝脓肿、胆结石、胰腺炎、胆管癌[49]。偶尔可看到胆道内的吸虫或聚集的虫卵形成无阴影的回声点或圆柱(图8.6)[50]。在后续的治疗及消退与活动感染之间的鉴别,超声作用不大,因为在症状消退后胆道的改变仍可持续数年。

(八)阿米巴和细菌性脓肿

在过去的三十年里,超声已经广泛应用在腹部诊断和临床管理上,尤其是肝脓肿诊断方面发挥了核心作用。

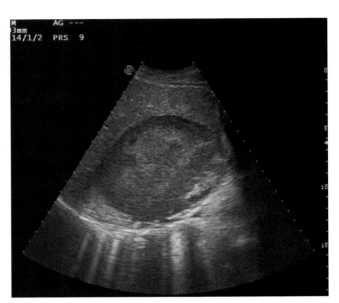

图8.7 肝脏大型阿米巴脓肿。

超声和超声引导下的经皮引流术已经极大地改变了这些患者的诊断和治疗。

虽然因为部分患者的脓肿超声特征依赖于其发展阶段,使得超声成像不能作为肝脓肿的诊断方法,但是传统上超声成像已经成为定位肝脓肿的主要措施[51]。超声不能区分细菌性肝脓肿和阿米巴肝脓肿(图8.7),但是穿刺引流可以了解脓肿积液的性质。对于阿米巴肝脓肿,经皮引流术加甲硝唑联合治疗法与甲硝唑单独治疗相比,优越性仍存在争议[52]。然而,位于肝脏左叶的阿米巴脓肿存在破裂风险,孕妇或者当药物治疗失效的时候,必须使用经皮引流术。

细菌性腹部脓肿若未排出体外,其死亡率高达45%～100%。然而,得益于影像技术(特别是超声)引导下经皮介入技术的进步,腹腔脓肿的预后得到了改善[53]。虽然经皮引流排脓相对于手术排脓的优势仍有待确定[54],但是在外科手术设施缺乏的地方,前者更容易操作(且更便宜)[55]。尽管经皮引流排脓技术非常有效,但是在最需要的撒哈拉以南非洲地区[56]却很少使用。

最终,超声在流行区已被批准用于确定亚临床阿米巴脓肿的发生率,从而可提供重要的流行病学信息[57]。

(九)艾滋病和结核病

超声技术在艾滋病患者中的应用范围很广[58,59],因为它能够检测几乎所有器官的局限性病灶,并且超声下的引导穿刺活检有助于区分肿瘤和机会性感染。超声可以轻松地探索肝胆系统、胰腺、脾脏、肾脏和淋巴结并检测灶性病变。无论是肿瘤(卡波西肉瘤、艾滋病相关淋巴瘤、HIV-HBV或HIV-HCV合并感染的肝细胞癌患者)或是感染(真菌脓肿、肺外肺孢子菌感染、分枝杆菌病

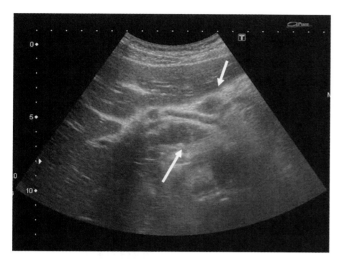

图 8.8　HIV 和肺外肺结核患者腹腔干周围增大的淋巴结。

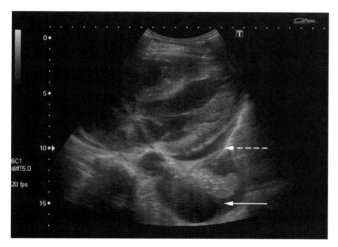

图 8.9　HIV 和肺结核患者心包(虚线箭头表示)和胸膜渗出。

灶、巴尔通体杆菌性血管瘤)。淋巴结肿大可以是肿瘤或者感染(结核分枝杆菌、MOTT、MAC)引起。结核性淋巴肿大可有超声影像的特征如坏死,后增强,钙化高回声点,这些可以提示诊断。腹腔结核,根据胰周和肠系膜淋巴结受累,而腰髂部位淋巴结较少受累可以辨别(图 8.8)[60,61]。最新研究显示超声 FNA 虽然其灵敏度仍然很低,但在区分结核结节与淋巴瘤和转移性癌症结节方面仍然有用[62]。许多 HIV/TB 导致的感染性和非感染性肺部疾病可以通过超声进行诊断和相关操作(如胸腔积液引流)。

超声可以用于诊断和引流心包积液(图 8.9)。当积液的量大到导致心包填塞而威及生命时,超声引导下排出积液是救命的措施[63]。

生殖泌尿结核病的超声影像有如下特征,如实质团块、空腔、肾脏集水系统和膀胱黏膜增厚,集水系统的狭窄和钙化[64]。

在一些艾滋病和结核病混合感染地区,甚至在资源缺乏而难以开展病理学检查的地区,用超声对肺外结核病的推测诊断及后续的抗结核治疗是可行的选择[65]。

(十)慢性肝病

肝细胞癌是慢性肝病最严重的并发症之一,也是世界上第三大最致命的癌症。患者症状出现在癌症非常晚的阶段,故随之而来是预后不良。因此筛检并尽早治疗肝细胞癌非常重要[66]。

全世界约 50% 的肝细胞癌形成的潜在病因是慢性乙肝。而丙肝也有慢性化的高度潜力。全球 1.3 亿～1.7 亿感染丙肝病毒的人群中,约 35 万人患有慢性肝病。定期超声检测,早期发现肝细胞癌,仍然可以有效治疗[67,68]。

超声检查是对肝脏评估的一种可选方法,对慢性肝病具有高度特异性和敏感性,并且甚至能够区分慢性肝炎和代偿性肝硬化[69]。多普勒超声也是评估继发慢性肝病血流动力学变化(即门静脉高压症的特征)的非侵入性手段[70]。

超声通过评估肝脏边界、实质回声、门静脉口径和脾最大横截面积来检测慢性病毒性肝炎患者的肝脏异常,其准确性与组织病理学结果有良好的相关性[71]。

(十一)肺部超声

直到最近,依然认为肺和胸膜疾病的超声可视化是不可能的。尽管有其局限性,但是在越来越多的病例如肺炎、肺不张、间质性肺泡综合征、肺栓塞、气胸和胸腔积液情况下,肺部超声正成为一个重要的诊断工具[72]。胸部 X 线片的低灵敏度和 CT 操作的复杂性使得超声技术在重症监护病房的床头使用极具价值。其他的好处还包括:降低了对 CT 的要求,因此减少了延迟、辐射和成本。除此之外更重要的是,减少了患者的不适[73-75]。在上文提及 CT 不可用的情况下,肺部超声检查的全部应用价值还有待评估。

(十二)产科

检测和监视高危妊娠,以及确定围生期出血的原因,超声检测都是至关重要的。在全球范围内,孕期并发症是孕产妇死亡最主要的原因,阻碍了联合国妇女围产保健千年发展目标的实现[76]。如今在医生稀缺的特定情况下,正在努力培训非医疗工作者操作超声检查。例如,一个试点项目证明:赞比亚农村助产士可以通过培训后执行基本产科超声检查。这对临床决策产生了影响[77]。

(十三)创伤

通过超声检查可以快速评估创伤情况,结合典型的胸腹外伤表现如气胸、心包填塞、腹腔脏器损伤和腹腔积血等,可以快速诊断或排除疾病。这是根据超声集中评估创伤(focused assessment with sonography for trauma,

FAST)协议完成的,该协议由20世纪90年代中期的急救部门发展得来。有了FAST检测,医生并不需要评估整个腹部和器官,而是试图寻找简单的是非答案,比如"现在是心包积液吗,是或否?"包含在协议中的结果必须是:①与患者的及时治疗相关;②很容易识别。所以,即使医务人员没有进行冗长的超声检查培训也能进行正确的诊断。

除此之外,超声检查也是诊断儿童骨折准确而方便的方法[78]。

三、在资源贫乏环境中的培训

WHO临床影像诊断科学组强调超声检查是高度依赖操作者的检查工具。

"……比设备更重要的是操作技能。由于教育和经验不足,一个错误诊断同缺少设备一样是危险的,任何介入治疗的成功…都高度取决于责任医生的技能和经验。"[5]

虽然超声检查引入临床应用已超过三十年,但在资源匮乏及偏远地区进行超声培训仍然是一个特别棘手的问题,这就是现实[79]。

对于大多数来自资源贫乏地区的医生到工业化国家培训的费用昂贵,且输送培训师到热带国家也有其自身的问题。超声检查培训要有一个长远的规划,以便留住已培训过的医疗机构的医生,并应该尽力培养至少几个人,进而使这些人成为培训师,去培训当地其他愿意学习该技术的医务人员[80]。这需要时间、财力和精力上的付出,并且需要当地卫生部门的协调和支持。已有对3个大洲三所大学开展长期培训的报告,结果令人鼓舞[81]。

另外一种不同的策略是在短时间内向未接受过培训的医生或护士传授有限的技能。这种想法扩展了FAST的理念(见上文),其最初发展于20世纪90年代中期的急诊室。在这里,医生试图回答简单的相关问题,而不是系统地探索整个腹部,回答的结果必须是与患者及时治疗直接相关。这种方法在资源匮乏和某些特定疾病的感染率很高,且缺乏超声医生的情况下特别适宜[82,77]。这个想法最近被应用于传染性疾病,如艾滋病/结核病合并感染[83]和细粒棘球蚴病[84]。虽然这些工作仍然处于起步阶段,但仍值得我们学习。

当前这些项目还无法进行,然而在当地举办短期的培训课程可能是一个可行的解决方案[85]。

应该开发、标化和评估对当地医疗人员的培训方案,以期望达到独立运作的目的。一些组织如世界重症超声联盟(WINFOCUS)正在深入开展工作,对缺医少药地区的医疗服务提供者进行重症监护的超声培训[86]。

四、操作标准和质量评估

数据监测和评估项目是至关重要的,并且可以通过卫星网络连接的方式支持,使用基本的"存储转发"形式(将扫描或保存在机器硬盘上的图像附于电子邮件发送以获得技术咨询支持)或者利用局域宽带上传系统的电子数据库,使专家能够通过商用化的软件(如Skype)进行技术支持。定期通过低成本的远程医疗系统复查超声图像有助于改善临床工作,并可能在偏远地区开展医学继续教育[10,87,88]。

致谢

对如下人员的帮助表示衷心的感谢:Sam Goblirsch博士审阅本文;Francesca Tamarozzi博士编辑和修订部分丝虫病内容;Joachim Richter博士允许引用图8.2;Adnan Kabaalioglu博士允许引用图8.4;Walter'Ted'Kuhn博士允许引用图8.5;Maria Teresa Giordani博士允许引用图8.8和图8.9。

参考文献

见:http://www.sstp.cn/video/xiyi_190916/。

第9章

热带地区 HIV 流行病学

PHILIP J. PETERS, BARBARA J. MARSTON, KEVIN M. DE COCK

翻译：郑　力
审校：周艺彪　张争艳

要点

- 人类免疫缺陷病毒（human immunodeficiency virus，HIV，又称艾滋病病毒）感染仍然是一个重要的公共卫生问题。截至 2010 年，全球范围内估计有 3 400 万人携带 HIV。

- 国际 HIV 监测活动为卫生工作者提供了比其他任何传染病更具综合性、准确性、时效性的 HIV 感染流行信息。

- 在全球范围内，大多数 HIV 传播的发生是由于无保护措施的性接触，而预防 HIV 的性传播非常困难。撒哈拉以南的非洲年轻女性和世界范围内男男性行为的风险特别高。

- 截至 2010 年，全球一半的 HIV 携带者都不知道他们已感染病毒，凸显了在高流行地区卫生工作者主动向所有患者提供 HIV 检测和咨询服务的重要性。

- HIV 感染的流行对高流行国家结核病的增加起了推波助澜的作用，改变了全世界的医学实践。

- HIV 感染的流行呈区域性变化。在撒哈拉以南非洲地区普遍流行，也集中流行于其他地区的高危人群中。

- HIV 感染治疗的推广对全球艾滋病流行产生深远的影响，减少了与 HIV 相关的死亡和母婴传播；持续推广有望显著减少 HIV 的传播。

一、全球 HIV 流行概况

截至 2010 年底，据世界卫生组织（WHO）和联合国艾滋病规划署（UNAIDS）估计全球有 3 400 万（3 160 万～3 520 万）*[1] 人感染 HIV[2]。快速的即时血液检测可以诊断是否感染 HIV，但全球只有一半的感染者意识到自己感染了 HIV[2-4]。2010 年世界范围内约有 270 万（240 万～290 万）新感染 HIV 病例，其中包括约 39 万儿

童，约 180 万（1.6 万～190 万）人死于艾滋病相关疾病[3]。撒哈拉以南非洲地区承担最大的疾病负担，包括现患病例（2 290 万例，占所有感染者的 68%）和新发感染病例（190 万例，占新发病例的 70%），特别是在撒哈拉以南非洲地区的年轻人（15～24 岁）值得特别关注，因为大约 50% 艾滋病新发感染发生在这个年龄段（图 9.1），其中年轻女性尤其危险[6-8]。研究者逐渐发现，包括非洲在内的中低等收入国家存在着男男性行为群体，尽管他们中的 HIV 感染率很高，却往往被忽视。自 20 世纪 90 年代末以来，对抗 HIV 的预防和治疗取得了巨大进展，导致每年新发感染病例的数量稳定下降（1997 年到 2010 年下降了 26%）[3]。2004—2010 年，利用抗逆转录病毒治疗（ART）也使得获得性免疫缺陷综合征（艾滋病，AIDS）相关的死亡减少了 18%[2]。虽然抗逆转录病毒治疗减少了 HIV 的传播风险，但不断提高的存活率也会导致 HIV 感染率提高；因此，尽管有这些成功的预防措施，HIV 新感染人数仍然超过了艾滋病相关死亡病例的数量，疫情也在继续扩大（图 9.2）。

二、HIV 的起源和影响

第 1 例艾滋病病例于 1981 年在美国报道[9]，至 1985 年世界各地都有报道[10]。人类和猿猴病毒系统发育分析表明，HIV 起源于中非，可能在 1930 年左右首次传染给人类[11]。此后短时间内，HIV 减少了人类预期寿命，减缓了经济增长，并使 1 800 万名儿童成为孤儿（失去父母一方或双方）[12]。艾滋病治疗推广之前，艾滋病是低收入国家 15～59 岁人群死亡的主要原因（特别是撒哈拉以南的非洲地区）[13]；幸运的是，最近的报告显示了一些令人鼓舞的逆转趋势[14-17]。

HIV 对热带医学的实践影响显著[18]。在非洲东部和南部许多国家，50%～75% 城市医院的成年住院患者是 HIV 感染者[19-21]。艾滋病大流行也使关注点聚集在健康差异、社会公平和人权，为推广 HIV 防治服务，动员

---

*　根据 UNAIDS 和 WHO 提供的方法，在括号中给出了合理范围的估计值[1]。这些合理性界限反映了估算的不确定性，并基于置信区间（尽可能计算）和专家判断（如果适当的置信区间数据不可用）。

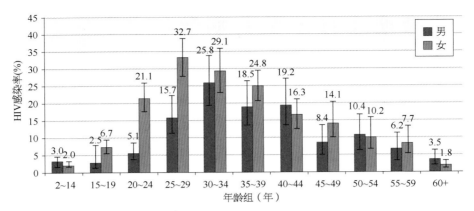

图 9.1 2008 年南非不同性别和年龄的 HIV 感染率。[引自：Shisana O, Rehle T, Simbayi LC, et al. South African national HIV prevalence, incidence, behaviour and communication survey 2008：A turning tide among teenagers? Cape Town：HSRC Press；2009.（图 3.1).]

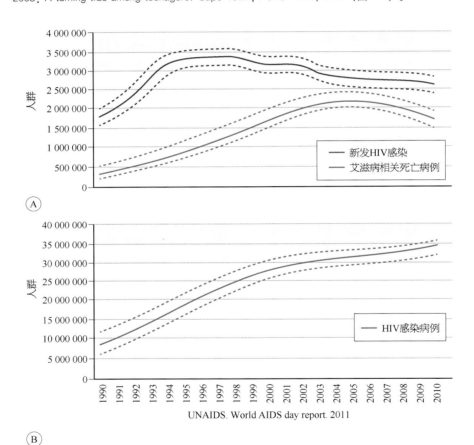

图 9.2 1990—2010 年全世界新发 HIV 感染和艾滋病相关死亡病例（A）和 HIV 感染病例（B）情况。

了史无前例的资金、政治和人力资源[22-25]。推广对卫生系统起到积极作用，但我们必须警惕潜在的负面影响。例如，2003—2008 年，在东非和南非 9 个国家，HIV 防治服务的推广使成人全因死亡率减少了 50% 以上[26]。此外，与 HIV 相关的供应链和实验室能力得到改善，可能会惠及其他卫生优先事项，但 HIV 防治服务的实施也可能将医疗保健工作者等资源从其他优先事项中转移出来[22]。

三、分子流行病学

HIV 是一种逆转录病毒，利用反转录酶使病毒 RNA 转录至 DNA，并编入宿主（人类）的基因组。能引起人类疾病的 HIV 主要有两种：HIV-1 和 HIV-2。

（一）HIV-1

HIV-1 包括至少 3 个不同的系统发生组，称为 M 组

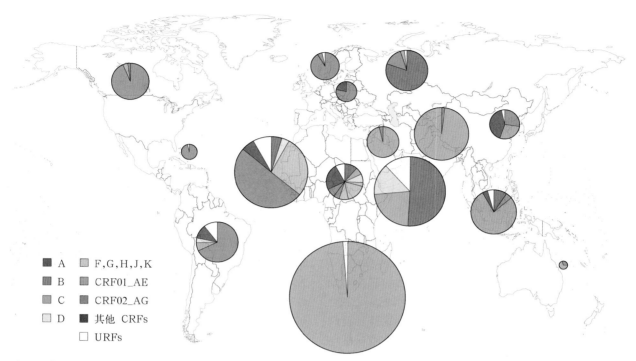

图 9.3　2004—2007 年 HIV-1 亚型和重组体的全球分布。饼图代表 2004—2007 年各区域 HIV-1 亚型和重组体的分布。图例中的不同颜色表示不同的 HIV-1 亚型，每个饼图的相对大小对应该地区艾滋病病毒（人类免疫缺陷病毒）感染者的相对数量。CRF：循环重组形式；URF：独特的重组形式。（引自：Hemelaar J, Gouws E, Ghys PD, et al. Global trends in molecular epidemiology of HIV-1 during 2000-2007. AIDS）

（主要）、O 组（异常）和 N 组（非-M，非-O）[27]。基于单个感染基因独特的 HIV 株提出了第 4 组（P 组）[28]。M 组、O 组、N 组可能来源于黑猩猩猴免疫缺陷病毒（SIVcpz）传染给人类的独立传播[29-31]，而 P 组可能来源于大猩猩 SIV（SIVgor）的传播[28]。M 组病毒引起全球超过 95% 的 HIV 感染[32]。O 组感染不太常见，主要发生在非洲中部（特别是喀麦隆）[33]。N 组感染罕见，主要局限于喀麦隆[34]。

由于 HIV 表现出快速复制、高突变频率和重组频率的特点，因此 HIV-1 遗传变异非常多。M 组至少有 9 个不同的亚型（或分支），亚型之间的基因序列差异为 17%～35%。当人感染 1 个以上亚型的病毒时，亚型之间可能发生重组，当有证据表明具有确定的镶嵌序列的重组病毒感染了几个（>3 个）流行病学上无关的人时，便可识别一种循环重组形式（CRF）[35]。独特重组形式（URFs）是不符合 CRF 标准的重组病毒。幸运的是，尽管 HIV 遗传变异高、亚型种类多及存在 CRF 和 URFs，但是都可以用 HIV 诊断试验检测到，并用 ART 进行有效的治疗。

HIV 遗传分化最初可能是发生在中非，这里的 HIV 多样性最高，而且最早的 HIV-1 也在这里被确认[36]。随后，HIV-1 亚型的传播与地理异质性分布一致（图 9.3）[32]。C 亚型导致全球将近一半的 HIV 感染，而且在南非、埃塞俄比亚和印度占主导地位[32]。鉴于 C 亚型主导的趋势，尤其是在受异性性接触影响的高流行国家中，推测 C 亚型传播力更强[37,38]。A 亚型感染在世界范围内占 12%，地理分布广泛。B 亚型在美洲、西欧、中欧和澳大利亚占主导。CRFs 主要在东南亚、东亚、非洲西部和中部、中东和北非地区流行[†][32]。URFs 在拉丁美洲、非洲中东部和美洲西部地区流行[32]。此外，全球归因于 CRF 及 URFs 的 HIV 新发感染比例已有所增加，这使人们更加关注重组可能有助于选择更适合或更容易传播的病毒这一问题[32,39]。

（二）HIV-2

HIV-2 是一种与 HIV-1 密切相关独特的逆转录病毒，可能源于从白颈白眉猴（sooty mangabey）免疫缺陷病毒（SIVsmm）至人类的多次跨种传播[30,40,41]。虽然在世界各地都有 HIV-2 感染者的报告，但主要流行于西非国家以及与此地区经济或文化相关的国家[42]。值得注意的是，即使是在 HIV-1 感染率不断升高的时期，

---

† CRF 占 HIV 感染的比例估计如下：东南亚（82%），东亚（69%），西非（56%），中非（36%），中东和北非（39%）。

HIV-2 感染率在疫情最严重的国家中也一直在下降[43,44]。与 HIV-1 相似，HIV-2 感染会导致进行性免疫缺陷，但 HIV-2 病毒载量一般较低，传播率大大降低，免疫缺陷发生发展较慢[42]。HIV-2 给诊断和治疗提出了挑战，因为不是所有为 HIV-1 开发的试验都能检测出 HIV-2，同时一些常用于治疗 HIV-1 的药物，特别是非核苷酸逆转录酶抑制——剂奈韦拉平和依法韦伦，可能对 HIV-2 无效或效果较差[45]。有研究报道了同时感染 HIV-1 和 HIV-2 的病例，但两者似乎不能互相重组。

四、HIV 和其他疾病的相互作用

HIV 影响许多其他传染性疾病、恶性肿瘤和其他疾病（如肾脏疾病）的流行病学和临床特征（见第 10 章）[47]。HIV 感染者的免疫缺陷增加了以下风险：非典型的（机会）病原体会导致临床病症，并且与一些疾病的非典型表现相关。此外，艾滋病病毒感染者频繁地同时表现多个病理过程，使经验性治疗的决策非常具有挑战性。我们对 HIV 和 3 种常见传染病之间复杂而重要的相互作用进行描述。

（一）结核病

与 HIV 阴性的结核病患者相比，感染 HIV 与结核分枝杆菌（*Mycobacterium tuberculosis*）的患者更容易（21～34 倍）发展为上活动性结核病[48]。在 HIV 高流行国家，结核病病例大量增加。1980—2004 年，许多东南非国家结核的患病率和死亡率显著增长[48]。2010 年，WHO 估计全球 880 万结核病例中大约有 12.5％感染 HIV，但 140 万结核死亡病例中有 25％感染 HIV[48]。2004 年以来，通过提高结核病的诊断和治疗能力、加强结核病患者的 HIV 检测和 HIV/结核病共感染患者的 ART 和复方磺胺甲噁唑治疗，减少了 HIV 感染者中结核病的发病率和病死率。这些感染的流行病学说明了在 HIV 感染者中检测结核病和在活动性结核病患者中检测 HIV 的重要性。

（二）疟疾

HIV 显著恶化孕期疟疾的不良影响，导致孕产妇贫血和低出生体重婴儿比例增加[49]。HIV 感染与较高的原虫血症有关，并且患重症的风险更高，成人尤其如此。此外，疟疾导致 HIV 载量增加，但这可被疟疾治疗逆转。尽管疟疾原虫血症的增加和 HIV 载量增加的临床后果可能仅限于个体水平，但是考虑到疟疾和 HIV 地理分布广泛重叠，可能在人群水平导致严重后果[50]。

（三）单纯疱疹病毒（HSV-2）

HSV-2 已被确认为决定区域性艾滋病流行程度高低的为数不多的因素之一[51]。HSV-2 阳性者感染 HIV 风险增加 3 倍，同时感染 HIV 和 HSV-2 的人更容易传播 HIV。由于 HSV-2 感染造成的 HIV 感染比例可能会随着时间的推移逐渐增加，估计高达 35％～48％[52,53]。通过治疗 HSV-2 来减少 HIV 的传播风险一直未取得令人满意的效果[54]。考虑到 HIV 和 HSV-2 之间存在较强的流行病学关联，我们应该进一步探索预防 HSV-2 传播的策略（如应用有效的 HSV-2 疫苗）。

五、传播模式和危险因素

艾滋病主要通过性接触、被感染的血液、血液制品或人体组织、母婴途径传播[55,56]。在全球范围内，大多数 HIV 传播是无保护性接触导致的。据估计，与感染 HIV 的同伴性交的艾滋病传播率相对较低[男传女：（1.0～3.7）/1 000 次性行为；女传男：（0.6～1.7）/1 000 次性行为；男男肛交：（受）5/1 000 次性行为，（攻）0.65/1 000 次性行为][57]，但如果皮肤或黏膜有破损（如外伤或导致生殖器溃疡的性传播感染），或者 HIV 来源患者的病毒载量高（如在 HIV 急性感染期），感染风险将大幅增加[58]。相反，ART 可以抑制血浆中的病毒载量至检测不出，这能降低 96％异性间 HIV 的传播风险[59]。由平均社区病毒载量‡总结的病毒载量的相关治疗下降，与新感染人数的降低有关[60]。当 HSV-2 感染率高以及男性包皮环切率很低时，社区 HIV 传播率升高[61-63]。大量的性伴侣关系或同时发生的性伴侣关系可能会增加社区传播[64]，但性网络研究表明，与性伴侣或同时发生性关系的绝对数量比较而言，性伴侣感染 HIV 的可能性是个人 HIV 风险的一个更重要的决定性因素[65]。某些遗传因素[如编码趋化因子受体 5（CCR5）基因第 32 碱基对缺失]也能改变感染 HIV 的可能性[66,67]。

HIV 可通过暴露于感染 HIV 的血液进行传播，如吸毒者共享污染的针头和其他注射设备，或医疗程序中没有适当的控制预防措施[68-70]。与 HIV 感染者共享针头是一种比性接触更有效的 HIV 传播方式（每共享 1 000 针可发生 6.7 次传播）[55]。全世界估计有 1 600 万（1 100 万～2 100 万）人注射毒品[71]；其中约 80％生活在低中等收入国家，大多数注射海洛因[72]。撒哈拉以南非洲以外地区，注射毒品的人约占 HIV 传播的 30％，在某些地区这种传播模式占主导（东欧和中亚地区：60％～80％；东亚和太平洋地区：38％～77％）[73]。

尽管目前医疗卫生环境中的不安全注射在全球范围内占传播的一小部分[74]，但有报道显示，不安全注射在与医疗相关的 HIV 流行早期[75]和爆发期起重要作用[68,76]。通过输入被 HIV 污染的血液而感染 HIV 的风

---

‡ "平均社区病毒载量"定义为在确定的人群中和在规定的时间段内已知 HIV 感染的所有人的最近病毒载量的平均值。

险接近 100%[77]。在世界的许多地方,增加使用低风险捐献者和改进筛查方式可降低输血导致 HIV 传播的风险,但还需要进一步改进[2]。尽管 HIV 可以从不同的体液中分离出来,但只有血液、精液、生殖器体液和母乳是已经被证实的感染来源。当遵循普遍预防措施时,HIV 并不会通过日常接触或提供医疗服务时传播[§]。

HIV 传播至儿童

儿童大多数是通过母婴传播感染 HIV。如果没有干预措施,感染 HIV 的女性所生婴儿中大约 25%～40% 会被感染,其中约 5% 出生前被感染,15% 在生产时被感染,其余主要是出生后通过母乳喂养被感染。通过使用抗逆转录病毒药物治疗母亲、婴儿或两者同时治疗,HIV 传播风险可大大降低(在理想情况下传播率<1%)[56,78]。2010 年,非洲南部和东部地区估计有 64%(57%～71%)HIV 感染孕妇获得了有效的 ART,以预防母婴传播 HIV;HIV 阳性孕妇所生的婴儿接受抗逆转录病毒预防的比例从 2005 年的 14% 上升到 2010 年的 55%[1]。

如果母亲新近感染 HIV,母婴传播在怀孕所有阶段的风险将增加[79],在分娩时的传播是由某些感染(例如 HSV-2)[80]和某些产科手术(如人工胎膜破裂,用产钳或真空吸引器辅助阴道分娩,外阴切开术)引起的[81]。在母乳喂养第一个月,HIV 传播发生率约 2%,此后每月传播率为 1%,相较纯母乳喂养,当婴儿前 6 个月为混合喂养(其他婴儿食品加母乳)时,HIV 母婴传播率最高[56]。如未获得治疗,在子宫内感染 HIV 的儿童比在分娩或母乳喂养期间感染的儿童疾病进程更快。较为少见的 HIV 传播给儿童的模式包括食品咀嚼[82]和通过感染 HIV 的奶妈母乳喂养。儿童性虐待在某些情况下很常见,是感染 HIV 一个重要的危险因素,但经常报道不足[83,84],在儿童感染 HIV 但其母亲为阴性时应考虑这种可能性。

六、HIV 监测方法和关键的定义

国际上已将大量的资源投入 HIV 监测;医疗服务提供者能获得比任何其他传染病更全面、准确、及时的 HIV 流行信息。HIV 监测的目的是跟踪疫情和获得可以指导计划的可操作信息。监测数据用于计算关键结果,包括估计 HIV 感染数(患病率)、新发 HIV 感染数(发病率),以及 HIV 相关原因死亡人数。最近,项目监测系统通过直接估算艾滋病预防干预措施(如 HIV 检测人数,接受母婴传播干预的 HIV 阳性孕妇数量)和 HIV 治疗(如接受 ART 的人数)结果,以补充传统的监测数据。

为方便监测,UNAIDS 和 WHO 将 HIV 流行情况分为广泛流行、集中流行或低流行[85]。广泛流行是指孕妇中 HIV 感染率持续超过 1%。孕妇是用于评估 HIV 流行趋势和估计 15～49 岁成人 HIV 感染率的哨点人群。这种程度的感染率意味着在一般人群中的性传播网络足以独立于高危人群持续流行。集中流行的特点是至少一个关键人群中 HIV 感染率始终在 5% 以上(例如男男性行为者、吸毒者和性工作者)以及城市地区怀孕妇女中 HIV 感染率低于 1%,表明在一般人群 HIV 还没有稳定传播。低流行定义为任意关键人群的 HIV 感染率不超过 5%。

HIV 感染率能够通过病例报告或进行有代表性的调查来估算。目前,很少有国家根据案例进行有效的监测。以人群为基础的 HIV 感染率估计值是基于集中流行国家的关键人群调查和普遍流行国家孕妇产前保健和普通人群调查。UNAIDS 已经开发并验证了复杂的方法,根据调查和规划数据等多个数据来源估算人群感染率。

要全面了解 HIV 流行现状的前提是有准确的 HIV 感染率数据。然而,估算 HIV 感染率很复杂,因为患者往往在感染数年后才被诊断出。在热带地区,成人 HIV 感染率的估算大多建立在比较不同年份和不同年龄组 HIV 流行趋势数据的数学模型上[86,87]。新兴 HIV 检测技术通过区分近期和长期的感染抗体特征(如滴定度或活动性)可能会提高感染率估算的准确性[88]。此外,随着 HIV 检测可及性的提高,早期和急性 HIV 感染的临床信息将为 HIV 感染率数据提供重要的补充。

跟踪 HIV 预防和治疗服务的能力已有实质性的提高。随着卫生服务种类变得更加全面,临床数据也可以代替调查数据。例如,当检测率持续较高,就可以使用孕妇产前诊所 HIV 检测代替感染匿名调查[89,90]。

估算儿童 HIV 感染率是一项大挑战。少有国家层面的 HIV 感染调查会包括儿童,其部分原因是涉及了儿童的相关伦理问题。收集儿科 HIV 感染率数据更可行的方法是在免疫接种、基于学校的队列评估和死亡率检测或特定的 HIV 相关感染的情况下进行 HIV 检测[8]。

七、地理流行病学(图 9.4)

(一)撒哈拉以南非洲地区(东非、南非、中非、西非)

HIV 在撒哈拉以南众多地区广泛流行,这些地区的

---

§ CDC 定义的"普遍预防措施"是一套预防措施,旨在防止血液中的病原体(如 HIV)在提供急救或医疗保健时传播。有关信息请访问艾滋病规划署网站:http://www.unaids.org/en/KnowledgeCentre/Resources/PolicyGuidance/Techpolicies/Univ_pre_technical_policies.asp;CDC 网站:http://www.cdc.gov/ncidod/dhqp/bp_universal_precautions.html。

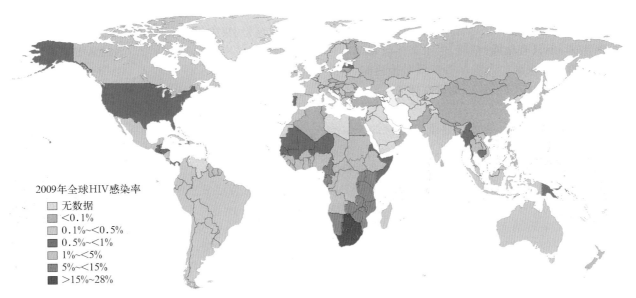

2009年全球HIV感染率

- 无数据
- <0.1%
- 0.1%~<0.5%
- 0.5%~<1%
- 1%~<5%
- 5%~<15%
- >15%~28%

图9.4 全球不同国家的HIV感染率。

HIV感染者占全球的68%,但其人口只占全球的12%[2]。2010年该地区估计有190万(170万~210万)新发HIV感染(占全球新发感染的70%)。总体上,自2001年以来该地区HIV感染总数已经增加了12%。尽管逆转录治疗已经有了相当大的改进,2010年仍然有120万(110万~140万)非洲人死于艾滋病(占全球艾滋病死亡人数的67%)[2]。

南非的HIV感染率目前为全球最高。而许多西非和中非国家的HIV感染率相对较低(<2%)。国家内HIV也有显著的地理差异。例如,2007年肯尼亚东北部的HIV感染率为0.8%,而西部省份尼安萨省的HIV感染率为14.9%[92]。

HIV进入非洲南部较迟(南非1988年HIV感染率不到1%),但很快就传播开(图9.5)。非洲南部HIV感染疫情最重,这个地区10个国家的HIV感染者估计占全球的34%**[2]。如此高的感染率是由各种社会和生物因素造成的;已有数据支持生殖器疱疹(HSV-2)感染率高、男性包皮环切率低、代际和大年龄差性关系††、性交易(如用性交换货物或钱)、男性因工作迁移、性别歧视[94]等影响因素,但是单个风险因素在高流行环境中的相对贡献既不一致也不普遍相关。同时发生性关系在异性恋

HIV传播中的重要性仍具争议[95]。在北非和西非的许多国家中,男性包皮环切率很高(80%~100%),但HIV感染率高的非洲南部和几个东非国家的男性包皮环切率低‡‡[96]。代际和年龄差距较大的性关系(通常还包括性交易)是这些地区年轻女性新发HIV感染的重要原因之一。2008年在南非的一个调查中,28%性行为活跃的15~19岁女性有大自己5岁以上的性伴侣,而这种情况在男性中仅占1%。2008年南非20~24岁男性和女性的HIV感染率分别为21%和5%[5]。

2000年代中期之前,艾滋病相关死亡使许多南部非洲国家的人均预期寿命减少[97]。在博茨瓦纳,预期寿命从1985年的65岁降至2006年的34岁;然而,由于抗逆转录病毒药物的推广,博茨瓦纳90%需要治疗的感染者获得了有效治疗,艾滋病相关死亡数从2002年的约18 000人减少到2009年的9 100人[91],期望寿命再次上升。马拉维2004—2008年成人全因死亡率下降了10%,这与ART有关[15]。

预防新感染的努力取得了进展。在非洲南部,年轻人的HIV感染率下降,检测和咨询服务增加,以及为围生期母婴传播提供ART预防,使儿童新感染减少了32%[93]。然而对风险的否认仍然是有效预防和诊断

** 2009年非洲南部10个国家的成人HIV感染率:安哥拉(2%),博茨瓦纳(25%),莱索托(24%),马拉维(11%),莫桑比克(12%),纳米比亚(13%),南非(18%),斯威士兰(26%),赞比亚(14%)和津巴布韦(14%)。

†† 代际关系(intergenerational or cross-generational relationships)通常定义为与年龄超过10岁或以上的伴侣发生性关系。跨代关系(agedisparate relationships)通常指年轻人之间其中一个伴侣年龄大5岁及以上的性关系。

‡‡ 男性包皮环切率:博茨瓦纳(11%),肯尼亚尼安萨省(47%),莱索托(52%),马拉维(21%),莫桑比克(52%),纳米比亚(21%),卢旺达(12%),南非(42%),斯威士兰(8%),坦桑尼亚(67%),乌干达(25%),赞比亚(13%),津巴布韦(10%)(2005—2010年的调查数据)。

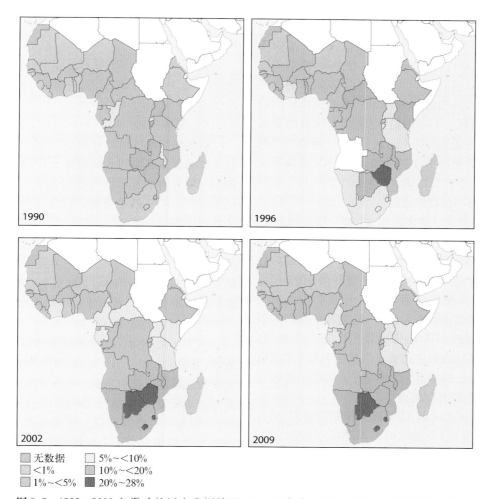

▦ 无数据	▦ 5%～<10%
▦ <1%	▦ 10%～<20%
▦ 1%～<5%	▦ 20%～28%

图 9.5 1990—2009 年撒哈拉以南非洲地区 15～49 岁成人 HIV 感染率。[UNAIDS. Global report：UNAIDS report on the global AIDS epidemic 2010(图 2.7).]

HIV 的障碍。在南非 2005 年的一项调查中,一半的 HIV 阳性者认为他们没有感染的风险[98]。2007 年,肯尼亚针对自认为低风险而不进行 HIV 测试的成年男性和女性进行调查,显示 HIV 感染率分别为 4.9% 和 5.9%[92]。撒哈拉以南非洲地区的男男同性恋(MSM)人群[99-103] 和注射毒品人群[104] HIV 感染的流行病学意义,最近才受到关注。

(二) 亚洲(东南亚、南亚、东亚、中亚)

虽然亚洲成人的 HIV 感染率低于撒哈拉以南非洲地区,但 2010 年估计仍有 480 万(430 万～530 万)人感染 HIV[2]。幸运的是,许多亚洲地区的 HIV 传播率已经下降(南亚和东南亚的峰值在 1990 年代中期,东亚的峰值率在 2000 年代中期)。随着获得 ART 更加容易,与 HIV 有关的死亡人数也有所减少。由于死亡率的下降速度超过 HIV 传播率的下降,自 2001 年以来,这一地区 HIV 携带者的总人数增加了 11%[2]。HIV 在亚洲的流行集中在特定的关键人群中,同时 HIV 未能在大部分亚洲人群中维持异性传播,这对深了解入 HIV 的全球流行

病学至关重要[105]。HIV 感染率在同一国家中和不同国家之间有明显的区域差别。例如在中国的 32 个省份中,其中 5 个省份的 HIV 感染者占比超过 50%[106]。

在许多亚洲国家,HIV 首次在毒品注射和性工作者中发现。更有甚者,最近(21 世纪初中期)报告显示,许多亚洲国家的 MSM 人群中发生严重的、但未被记录的 HIV 流行[107]。例如,从 20 世纪 80 年代末开始,泰国的 HIV 迅速在两个不同的网络(注射毒品者和性工作者)中传播[108]。调查显示,该地区 0.5%～15% 的成年男性购买性服务,其中 1.5%～5.6% 的男性客户中会感染 HIV。尽管性交易是该地区 HIV 流行的一个重要因素,但越来越多的证据表明,HIV 预防项目能防止 HIV 在性工作者和他们的客户中传播。例如泰国的"100%安全套"活动对性工作者进行教育和推广使用避孕套,降低了女性性工作者中的 HIV 传播[109]。泰国成功控制了性工作者中的 HIV 流行,然而,目前仍有证据表明 MSM 人群中的 HIV 流行严重。曼谷 2003 年 MSM 人群中 HIV 感染率为 17%,到 2009 年增加至 25%,突显了这一人群

迫切需要有效的 HIV 预防干预措施[110]。

注射毒品人群 HIV 感染率仍然很高。危害减少项目包括注射器交换项目、美沙酮持续治疗方案,降低了注射毒品人群的 HIV 感染率[111,112],但是许多国家的这些支持项目进展缓慢,因为药物依赖通常被视为执法问题而不是公共卫生问题。不幸的是,危害减少项目的缺席导致了 HIV 在注射毒品人群中迅速传播,且感染率急剧增高。最近,菲律宾宿务的注射毒品人群 HIV 感染率从 2009 年的 0.6% 上升至 2011 年的 53%[113]。

(三)拉丁美洲和加勒比地区

巴西是拉丁美洲人口最多的国家,2009 年大约有 46 万~81 万 HIV 感染者[93]。20 世纪 90 年代,许多专家预测巴西的 HIV 感染率将迅速增加。然而,该国持续的性教育、安全套、减少危害、HIV 检测和提供普遍的 ART 等防治措施,将成人感染率控制在 1% 以下[93]。南美 HIV 感染主要发生在 MSM 人群[114]和注射毒品的人群中[104]。被监禁的男性 HIV 感染风险尤其高[115]。此外,据报道,中美洲 MSM 人群中过去 6 个月至少与 1 个女性伴侣发生性关系的比例很高(22%),突显出这一地区存在 HIV 传播给女性的潜在风险[116]。

加勒比地区国家之间的 HIV 感染率相差很大,从古巴低 HIV 感染率的 0.1% 至巴哈马高感染率的 3.1%。该地区大约有 70% 的 HIV 感染者位于伊斯帕尼奥拉岛,包括多米尼加共和国和海地。在海地、巴哈马群岛、伯利兹和多米尼加共和国,越来越多的女性感染了 HIV,这说明除了男男无保护性行为之外,异性无保护性行为是此地区新发 HIV 感染的一个重要原因[117]。

(四)大洋洲

大多数太平洋岛屿国家和地区目前的 HIV 流行程度低(少于 500 个 HIV 病例报告)。然而,巴布亚新几内亚正在处于严重的 HIV 流行中,估计 2009 年成人 HIV 感染率为 0.9%。在巴布亚新几内亚,异性无保护性行为是 HIV 的主要传播方式。此外,性交易、男男性行为、母婴传播也是重要原因。

(五)中东和北非

中东和北非地区的 HIV 监测很有限,但已有数据表明,南苏丹和吉布提正在经历 HIV 的广泛流行。2010 年与 2001 年相比,该地区的新发 HIV 感染增加了 34%,15 岁以下儿童中新发感染同期几乎增加了 1 倍,这表明 HIV 流行正在加速。除了南苏丹§§和吉布提的大多数中东和北非国家中,HIV 感染率较低(小于 0.2%),但注射毒品人群(如伊朗有 14% 的注射毒品者感染 HIV[2])

和 MSM 人群(例如苏丹 8% 的 MSM HIV 阳性[107])中 HIV 感染率高。

更详细的全球和区域信息每年由世界卫生组织和联合国艾滋病规划署发布:http://www.unaids.org;http://www.who.int/hiv/en/。

八、全球应对

虽然热带地区最初对 HIV 大流行的反应有所延迟,但全球的努力成果却大幅增加。1996—2010 年,低收入和中等收入国家的 HIV 年度经费从 3 亿美元增加到 150 亿美元[3]。HIV 携带者的人权宣传和 HIV 对全球经济体系和安全影响的担忧,促进了世界加速作出反应[118]。尽管资金的规模已经令人印象深刻,但高收入国家提供的国际援助从 2009 年的 87 亿美元下降到 2010 年的 76 亿美元[3]。有效的全球应对取决于有效的预防和治疗方案的持续资金投入,直到流行可以被控制住。

(一)HIV 预防流行病学

事实证明,全面、持续的预防方案可以降低 HIV 的传播(见第 12 章)。不幸的是,HIV 预防干预措施还未在大多数高风险人群中实施。一个重大挑战是产生政治意愿和经济资源,以实施行之有效的战略措施,解决诸如性别、性行为和吸毒等问题。尽管如此,HIV 预防仍有一些令人鼓舞的进展,这些进展影响了全球 HIV 流行病学[119]。

更安全的性行为对减少 HIV 传播至关重要。在马拉维和津巴布韦,增加避孕套的使用,推迟性行为的发生,以及减少与非经常性伴侣的性关系,都与 HIV 流行率的下降有关[120,121]。在集中流行的环境中,以 HIV 感染风险最高的人群为重点进行的行为干预尤其有效,如"100% 避孕套"项目提高了泰国和柬埔寨性工作者[109]的避孕套使用率(超过 90%),这些与女性性工作者 HIV 感染率和性传播感染的下降有关。此外,这些措施与男性军队义务兵、孕妇和献血者中 HIV 感染率的下降也有关[122]。

男性包皮环切可以降低 50%~60% 的通过异性传播的 HIV 感染风险[61-63]。在大部分男性未割包皮的高流行地区,大规模男性包皮环切可预防多种感染。2007 年,WHO 和 UNAIDS 建议,对高 HIV 感染率和低包皮环切率国家的 15~49 岁男性实行包皮环切作为 HIV 干预措施。非洲东部和南部的 13 个国家***致力于实现 15~49 岁男性(约 2 000 万人)包皮环切 80% 的覆盖率。这 13 个国家 15~49 岁男性切除包皮的人数从 2008 年

---

§§ 南苏丹共和国被列入 WHO 东地中海区域,因此包括在此部分内容中,而不包括在撒哈拉以南非洲部分。

*** 艾滋病病毒感染率高、男性包皮环切率低的国家有博茨瓦纳、埃塞俄比亚(甘贝拉省)、肯尼亚、莱索托、马拉维、莫桑比克、纳米比亚、卢旺达、南非、斯威士兰、坦桑尼亚联合共和国、乌干达、赞比亚和津巴布韦。

的 21 000 人增加至 2010 年的 40 000 人,但实现 80% 的覆盖率还需要进一步扩大规模。

(二) HIV 检测流行病学

全世界有一半 HIV 感染者不知道自己的感染状况[4],因此无法得到拯救他们生命的治疗服务,也仍然没有意识到需要保护他们的性伙伴或共用针头的同伴避免感染。许多 HIV 感染者意识到自己是 HIV 阳性,他们也会减少危险行为[123,124]。因此,HIV 检测是初级预防 HIV 一个重要的组成部分。针对 6 个非洲国家††† 人群的调查数据证明,31%～69% 的 HIV 感染者从未接受过 HIV 检测[2]。幸运的是,2009—2010 年该地区的 HIV 检测增加了 17%[2]。一般来说,因为 HIV 检测应用于怀孕妇女产前保健,所以女性对 HIV 的知晓情况比男性好。在非洲东部和南部,孕妇接受 HIV 检测的比例从 2005 年的 16% 增加到 2010 年的 61%,拉丁美洲和亚洲也有类似的改善[2]。相反,HIV 诊断在青少年(10～19 岁)中特别困难,据估计,两百万感染 HIV 的青少年中,大多数从未接受过 HIV 检测[2]。

为了加强在普遍流行国家进行 HIV 诊断,WHO 现在建议医疗保健的提供者主动提供 HIV 检测和咨询,也就是说,提供者对所有患者提供 HIV 检测,而且患者有知情接受或拒绝的权利。在大多数临床环境(如产前诊所、儿科和成人综合医学诊所、住院部)中,提供者启动的检测优于客户发起的 HIV 检测和咨询(也称为自愿咨询和检测,即患者要求进行艾滋病毒检测的 VCT)。此外,提供者启动的测试作为"选择退出"的 HIV 检测‡‡‡ 提供给患者,以此来增加接受 HIV 检测的患者比例。津巴布韦哈拉雷两家医院的一项研究证明,46% 的住院青少年和 74% 在住院期间死亡的青少年是 HIV 感染者[125],这强调临床医生需要开始使用"选择退出"HIV 检测作为常规临床护理的组成部分。夫妻检测和咨询是另一个重要的 HIV 检测服务,尤其在高 HIV 感染率和主要通过异性交传播的地区[126]。在撒哈拉以南非洲,大多数成年人处于同居中,并与 HIV 感染成年人保持稳定关系,大约一半(49%)有一个 HIV 阴性的伙伴[127]。夫妻检测可以与 ART 联系起来,通过降低他们的病毒载量,能将传播至 HIV 阴性伴侣的概率减少 96%[59,128,129]。家庭检测也被广泛接受,可在早期鉴定需要 ART 的人[130]。

为了从 HIV 诊断中获得最大的临床和公共卫生效益,联系和保留医疗保健必须作为临床优先事项。有限的数据表明,大量的 HIV 患者没有成功地从 HIV 检测过渡到临床访视以确定 ART 资格(41%);并且很大比例视为合格的感染者不接受抗逆转录病毒药物(32%)[131]。

(三) HIV 治疗流行病学

由于个别国家的努力和 WHO 的"三五"活动、全球艾滋病、结核病和疟疾基金,以及美国总统艾滋病紧急援助计划(PEPFAR)等多边及双边举措的推动下,在资源有限的情况下,获得 HIV 治疗的人数从 2003 年的不到 40 万上升到 2011 年年底的 660 万。截至 2010 年底,10 个低、中等收入国家 HIV 治疗覆盖率已至少达到 80%(图 9.6)。与高收入地区相比,采用标准化治疗法和降低常规实验室监测频率的公共卫生方法有助于扩大治疗规模[132]。结果总体良好,资源匮乏地区的依从率与美国和欧洲的一致[133]。然而,及时联系并启动 ART 是一个特殊的挑战,因为在 ART 治疗项目启动之前,撒哈拉以南非洲的死亡率非常高[134,135]。ART 启动后的早期死亡率也很高,这是由于在出现症状时疾病已发展到晚期[136],但进入护理和治疗后,CD4 细胞计数中位数逐渐上升[137]。最后,从长远来看,实现持续保留治疗将是一个关键的挑战。

扩大 HIV 治疗对全球 HIV 流行产生了深远的影响。在某些情况下,提供抗逆转录病毒药物可使婴儿 HIV 感染率显著降低。博茨瓦纳的报道显示,感染 HIV 的母亲所生婴儿感染 HIV 的比例从 2003 年的 20.7% 下降到 2007 年的 3.8%[138]。在像博茨瓦纳这样的环境中,随着 HIV 感染婴儿的数量下降,临床医师将照顾更多接受 ART 治疗的大龄儿童(或病情进展缓慢的儿童)和在童年后期感染艾滋病毒的儿童。ART 的扩大对全民的影响可能不太直观或不可预测。越来越多的证据表明,在长期不和谐关系的环境中[59]和社区层面上[60],ART 减少了 HIV 传播,而且 ART 的广泛覆盖有望降低 HIV 感染率。随着 ART 的推广,南非夸祖鲁纳塔尔生活在 ART 覆盖率相对较高(大于 30% 的 HIV 感染的成年人进行 ART 治疗)的社区,与生活在 ART 覆盖率很低(<10% 的 HIV 感染的成年人进行 ART 治疗)的社区相比,前者感染 HIV 的风险显著下降[139]。ART 规模的扩大也与成人期望寿命从 2003 年的 49.2 岁增加到 2011 年的 60.5 岁(增加 11.3 岁)[140],以及 HIV 感染率从 2003 年的 18% 增加到 2011 年的 24% 有关,这是因为 ART 的传播减少被 ART 的存活率提高所抵消。为实现持续减少 HIV 传播,流行病学数据对于定义和监控 ART 的覆盖阈值水平至关重要。

---

††† 进行人口调查并确定从未接受过 HIV 检测的 HIV 感染者比例(%):刚果(69%),莫桑比克(61%),坦桑尼亚联合共和国(61%),圣多美和普林西比(59%),莱索托(36%)和肯尼亚(31%)。

‡‡‡ "选择退出艾滋病病毒检测"是告知患者在确定的临床环境中将 HIV 检测作为其临床护理的一部分,除非患者明确拒绝检测。

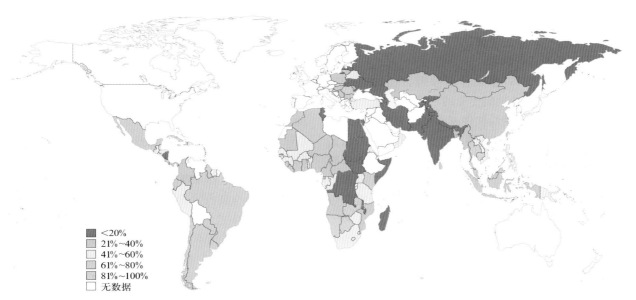

图 9.6 低收入和中等收入国家 HIV 感染者的抗逆转录病毒治疗覆盖率(%)(根据 WHO2010 年指南)。来源：WHO. Global Health Observatory. Online. Available：http://apps. who. int/ghodata(Accessed 26 March 2012).

九、总结与展望

HIV 已经改变了全球卫生的面貌和医学实践。虽然响应很坚决,但带来的挑战仍是艰巨的。即使 HIV 传播停止,数千万人最终也需要治疗。全球 HIV 流行的过程将受到病毒生物学、社会和行为趋势、资金和政治优先事项以及简化抗逆转录病毒疗法等预防和治疗干预措施的持续发展的影响。如果能够解决发展的科学障碍,诸如治疗性治疗方案、治疗性和预防性疫苗等期望性干预措施,也可能对全球 HIV 流行产生重大影响。但即使有现成的工具,只要广泛实施循证干预预防措施,以及继续支持和扩大 HIV 治疗,也可以控制这一流行病。如果能保持发病率的下降,就有希望控制艾滋病的流行。

参考文献

见：http://www.sstp.cn/video/xiyi_190916/。

第10章　HIV/AIDS 的临床特点和治疗

ROBIN WOOD

翻译：郑　力
审校：周艺彪　陈　勤

要点

- 2002 年之后,品牌抗逆转录病毒药物的降价,以及廉价仿制药的竞争加剧,使一线抗逆转录病毒治疗(ART)的成本减少至低于 150 美元/年,ART 被认为是一种经济有效的医疗干预措施。此外,人们越来越多认识到早期 ART 是一种有效的医疗干预措施,可显著减少 HIV 的传播,兼有社会预防和个人临床效益。

- 发展中国家 HIV 自然感染史不完整。尽管如此,大量数据表明,在发展中国家,HIV 感染者发展成艾滋病和/或死亡可能更快。在资源匮乏地区中,许多因素可能导致 HIV 感染者的生存率较低,包括因医疗服务有限而频繁地暴露于结核分枝杆菌和沙门菌等原发性病原体中、医疗服务资源不足、供水质量和营养状况不佳。

- 许多临床试验和观察性研究表明,在非洲,复方磺胺甲噁唑(复方新诺明,TMP－SMZ)能降低未接受 ART 的感染 HIV 成人和儿童的死亡率、发病率和住院率。除了可预防耶氏肺孢子菌肺炎,TMP－SMZ 对刚地弓形虫、贝氏等孢球虫、环孢子虫非常有效,并可用于防治疟疾。

- 对 HIV 感染者进行免疫接种是一种诱人的策略。然而,随着免疫缺陷的进展,疫苗效力的逐步降低削弱了这一策略的潜在效力。尽管启动了 ART,但对疫苗抗原的免疫应答受损以及无法维持适当的记忆细胞群的情况仍然存在,可能与启动 ART 前 CD4 计数最低有关。

- 结核病是目前传染性疾病死亡的第二大原因,导致每年 120 万～150 万人死亡。结核病的临床表现也因免疫缺陷而改变。涂片阴性肺病在 HIV 感染者中更常见。HIV 感染早期,肺结核表现为典型的肺上叶空洞浸润再活化模式。随着免疫缺陷加重,胸部 X 线表现往往类似于原发性结核感染、淋巴结肿大以及中或下叶浸润;传播到淋巴结、脑膜和胸膜、心包和腹腔内也更频繁。

一、概述

在过去 30 年,世界不得不学会适应不断发展和看似不可阻挡的艾滋病流行趋势。20 世纪 80 年代初发现人类免疫缺陷病毒(human immunodeficiency virus,HIV)是艾滋病的病因后,发达国家的护理和治疗标准迅速改变,使 HIV 相关的死亡率和发病率降低。相比之下,发展中国家的 HIV 治疗和护理的发展则更加缓慢。在资源贫乏的国家,在流行病的人口统计学和社会影响充分显现之前,公共卫生和国际机构的重点集中在预防。由于艾滋病患者的数量开始使已经过度紧张的卫生系统不堪重负,护理被认为是一种无限的需求,几乎没有产生公共卫生效益。然而,人道主义需要缓解越来越多 HIV 感染者/艾滋病患者的困境,这导致了治疗与预防的争论。最初的治疗仅限于廉价的化学预防和对一些特定的机会性感染的治疗,不包括抗逆转录病毒药物的治疗,这些药物被认为是负担不起的。2002 年之后,品牌抗逆转录病毒药物的降价以及廉价仿制药的竞争加剧,使一线抗逆转录病毒治疗(antiretroviral therapy,ART)的成本降至每年 150 美元以下,ART 被认为是一种经济有效的医疗干预措施[1,2]。此外,人们越来越认识到,早期 ART 是一种有效的医疗干预措施,可显著减少 HIV 的传播,兼有社会预防和个人临床效益[3-7]。

(一) 全球 HIV 治疗可及性

国际社会已就解决 HIV/艾滋病问题的必要性达成共识,包括采取治疗、护理和预防在内的综合应对措施。为应对 HIV 和艾滋病对健康所构成的挑战,近年来在全球中、低资源地区对 HIV 做出了前所未有的努力[8]。随着科学知识的不断增长,已制定并发展了管理 HIV 和艾滋病的公共卫生方法,包括 ART[9]。艾滋病患者获得治疗的机会迅速改善,死亡人数下降。2002 年成立全球抗击艾滋病、结核病和疟疾基金。2003 年 11 月,联合国大会宣布,获得抗 HIV 治疗机会的缺乏是一个全球性的紧急问题。世界卫生组织(WHO)随后与其他国际机构合作,发起一项全球活动,到 2005 年底为 300 万艾滋病患者提供 ART。2005 年,在联合国世界首脑会议上,各国元首宣布获得 ART 是一项普遍权利。2004 年,美国总统为抗击全球 HIV/艾滋病、结核病和疟疾而实施了《艾滋病救济应急计划》,预算 150 亿美元。2008 年重新授权,未来 5 年内支出 480 亿美元。这些资金使 ART 得以持续扩大,目前在中、低收入国家,估计 1 500 万 HIV 感染者中有 520 万人可获得 ART。2010 年,根据修订后的 WHO 治疗指南,估计有 1 000 万 HIV 感染者有资格接受治疗。

(二)HIV 与合并感染疾病的关系

对发展中国家 HIV 感染史的了解尚不完整。然而,有大量数据表明,发展中国家感染者向艾滋病和/或死亡的发展可能更快。在资源匮乏地区中,许多因素可能导致 HIV 感染者的生存率较低,包括因医疗服务有限而频繁地暴露于结核分枝杆菌(*Mycobacterium tuberculosis*)和沙门菌(*Salmonella* spp.)等原发性病原体中、医疗服务资源不足、供水质量和营养状况不佳。

除了区域内可能存在相当大的局部差异外,现有知识所基于的队列研究还受到选择偏差和诊断标准可变的影响[11-21]。

与发达国家的报告相比,发展中国家急性感染后的早期临床、病毒学和免疫学病例报告很少。HIV 感染和艾滋病的临床表现谱在地理上各不相同,主要由感染性疾病和 HIV 流行之间的重叠决定。与 HIV 感染相关的免疫损害可能改变合并感染疾病的频率及其表现。图 10.1 显示了被诊断为共感染的个体中 HIV 感染率与人群中 HIV 感染率之间的关系。在任何特定疾病中 HIV 阳性的病例比例与该病的 HIV 相对风险以及高危人群的 HIV 感染率有关。合并感染 HIV 会使活动性内脏利什曼病的风险增加 100 倍以上(图 10.1,RR=100)。在南欧,尽管 HIV 感染在人群仅占 0.2%,但 70% 的成人内脏利什曼病病例与 HIV 感染有关。即使在 HIV 感染率一般的人群中,HIV 相关风险较低的疾病(如地方性真菌病)患者中,HIV 阳性病例的比例仍然很高(图 10.1,RR=30~100)。对于相对风险较低的疾病,如细菌性和分枝杆菌性疾病,HIV 感染率随一般人群 HIV 感染率而显著变化(图 10.1,RR=10~30)。对于不会因 HIV 感染而增加感染的疾病(如某些寄生虫病)中,患病和非患病人群中 HIV 的感染率相似(图 10.1,RR=1)。

通过改变疾病负担和疾病传染性,HIV 感染可能以复杂的方式影响疾病控制措施。HIV 阳性免疫受损个

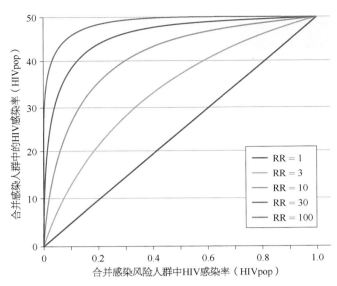

图 10.1 被诊断为合并感染人群中 HIV 感染率与人群 HIV 感染率之间的关系。

体中,内脏利什曼病虫荷的增高使疾病负担和传播概率增高,从而使利什曼病从散发性转变为地方性威胁[22]。在 HIV 广泛流行的地方,HIV 感染增加了结核感染后疾病的进展,导致结核病负担非常高。新型隐球菌(*Cryptococcus neoformans*)、马尔尼菲青霉(*Penicillium marneffei*)、荚膜组织胞浆菌(*Histoplasma capsulatum*)等真菌感染的疾病负担增加,但对疾病传播无影响。然而,即使 HIV 感染没有增加相关疾病的负担,其临床表现和治疗效果仍可能受到 HIV 相关的免疫抑制的显著影响。

(三)艾滋病相关疾病的预防

HIV 相关疾病的发病率和死亡率主要由感染和肿瘤所致,随着免疫抑制的进展,感染和肿瘤的发生频率往往增加。结核分枝杆菌、肺炎链球菌(*Streptococcus pneumoniae*)和恶性疟原虫(*Plasmodium falciparum*)等能致免疫功能正常个体患病的病原体,在 CD4 细胞计数不同的个体中均有发现;而鸟胞内分枝杆菌(*Mycobacterium avium intracellulare*)和马尔尼菲青霉等弱的致病菌是真正的机会性感染病原体,在免疫缺陷晚期的个体中均有发现。艾滋病相关疾病的最佳预防措施是通过 ART 逆转免疫缺陷。但是,ART 在 CD4 细胞计数非常低时启动或应答不理想时,仍然会发生机会性感染。

影响预防策略选择的因素包括机会性感染的频率和严重程度,临床试验中已证实的干预效果、成本以及适用性。预防策略包括避免接触病原体、免疫和化学预防。避免病原体的措施包括获得干净的水、卫生设施、食品卫生和媒介控制。HIV 服务部门应尽量减少 HIV 感染者接触结核分枝杆菌的机会,在露天或通风良好的区域

收集痰样品。结核分枝杆菌涂片阳性或多药耐药者不宜在一般候诊区候诊。在疟疾流行地区 HIV 感染者/艾滋病患者对疟疾易感,应为他们提供浸有杀虫剂的蚊帐。

二、主要化学预防

(一) TMP-SMZ 化学预防

与 ART 联合使用前,复方磺胺甲噁唑(TMP-SMZ)预防措施在高收入国家是一个有效的和成本节约的干预措施。治疗的主要目的是为了预防耶氏肺孢子菌(Pneumocystis jiroveci)肺炎[23]。现在高收入国家经常使用 ART,当 CD4 细胞计数超过 200 个/μL 时停用[24,25]。许多临床试验和观察性研究显示,在非洲,TMP-SMZ 预防能降低未进行 ART 的 HIV 感染成人和孩子的死亡率、发病率和住院率[26-32]。除了对耶氏肺孢子菌肺炎有效,TMP-SMZ 对刚地弓形虫(Toxoplasma gondii)[33]、贝氏等孢球虫(Isospora belli)[34]、环孢子虫(Cyclospora spp.)也非常有效[34],还可用于治疗疟疾[35]。TMP-SMZ 的主要好处之一可能是对疟疾也有效,已证明在 CD4 细胞计数>200 个/μL 的 ART 患者中停止 TMP-SMZ,会导致疟疾发病率大幅增加[36]。

2006 年,WHO 发布了指导方针,建议在资源有限的环境下,对 CD4 细胞计数低于 350 个/μL 的所有有症状的成年人进行 TMP-SMZ 预防[37]。剂量通常是每天双剂量的片剂[160 mg 的甲氧苄啶(trimethoprin)/800 mg 的磺胺甲噁唑(sulphametoxazol)],一般耐受性良好。尽管如此,如发生皮疹,可能需要用氨苯砜(dapsone)(50~100 mg/d)替换。氨苯砜有一定的抗耶氏肺孢子菌肺炎活性,但对脑弓形虫病和细菌性感染无效[37]。

进一步的分析表明,在各种低收入地区中,TMP-SMZ 预防措施具有很高的成本-效益[38-40]。

一项对马拉维提供 ART 的诊所的回顾性研究证实了 TMP-SMZ 和 ART 的益处,该研究报告 6 个月死亡率比未使用 TMP-SMZ 的诊所降低了 41%[41]。ART 队列的观察数据显示,经 TMP-SMZ 预防,在最初的 12 周进行 ART,死亡率降低了 59%;在 12~72 周进行 ART,死亡率降低了 44%[42]。在活动性肺结核患者中使用 TMP-SMZ 预防,2 年生存率约增加 40%[27,28,30]。

有人担心,广泛使用 TMP-SMZ 预防会导致对 TMP-SMZ 或其他抗生素耐药的产生[43]。一篇系统综述的结论指出,这种担心是毫无根据的,TMP-SMZ 可防止对其他抗生素产生耐药[44]。

(二) 疟疾预防

HIV 与疟疾的相互作用在疟疾高流行且 HIV 普遍流行的地区最为明显。合并感染的孕妇尤其容易受到伤害,因为在孕期,原虫血症往往更高,疟原虫可感染胎盘,

导致贫血、早产、胎儿宫内发育迟缓、新生儿体质量低和早期死亡率高的风险增加。HIV 感染孕妇疟疾的预防和治疗效果较差。应鼓励其使用浸过杀虫剂的蚊帐,以尽量减少暴露。有疟疾风险的 HIV 感染孕妇无论是否发现疟原虫,均应接受间歇性预防性治疗,从孕期的第 2 个三个月开始,按预定的时间间隔给予完全的抗疟药治疗。WHO 建议大多数非洲疟疾流行国家采用在常规产前护理中进行间歇性预防性治疗的策略。由于氯喹耐药性的扩散、依从性差、不良事件尤其是氯喹相关瘙痒等原因,早期的基于氯喹和乙胺嘧啶的方案已被磺胺多辛-乙胺嘧啶(sulfadoxine-pyrimethamine)联合片取代。

最近对各种间歇性预防性治疗方案疗效的系统性综述得出结论,磺胺多辛-乙胺嘧啶治疗 3 个以上疗程对降低胎盘和血液中的原虫血症、增加新生儿出生体质量比 2 个疗程更有效[45]。每疗程 3 片磺胺多辛-乙胺嘧啶,间隔至少 1 个月。药物相关不良反应包括皮疹、恶心、呕吐、发烧、Stevens-Johnson 综合征;新生儿黄疸通常不常见(<1%),在更频繁的治疗方案中也未明显增加[45]。

由于严重药物不良反应可能增加,因此不鼓励同时服用磺胺多辛-乙胺嘧啶和 TMP-SMZ。因此,对于 CD4 细胞计数低于 350 个/μL 的 HIV 阳性孕妇,建议单独使用 TMP-SMZ 预防疟疾。然而,单独使用 TMP-SMZ 预防疟疾的效果尚有待证实,孕妇可能会得不到充分的保护。疟原虫对氯喹和磺胺多辛-乙胺嘧啶的耐药性日益削弱了这些预防药的效果。此外,广泛使用 TMP-SMZ 初级预防机会性感染可能有利于疟原虫产生对磺胺多辛-乙胺嘧啶的耐药性。因此,有必要开发和研究 HIV 感染孕妇预防疟疾的替代药物和方案。

(三) 肺结核预防

结核病是艾滋病患者死亡的一个重要原因[46],可能加剧艾滋病疾病的进展[47]。结核病在晚期免疫抑制患者中更为常见,但在 CD4 细胞计数不同的个体中也有出现[48]。随机对照研究表明,在结核分枝杆菌皮肤试验阳性(tuberculin skin test,TST)表明没有活动性结核病的情况下,6 个月的异烟肼(isoniazid)治疗可降低在艾滋病患者中发生活动性疾病的风险[49]。TST 反应不区分主动感染和潜伏感染,也没有最佳的敏感性和特异性。虽然在几项试验中,证明初级预防可以降低 TST 阳性 HIV 感染者的活动性结核发病率,但仅有一项在海地进行的安慰剂对照试验显示,在 ART 可用前,异烟肼预防与生存率的提高有关[50]。

WHO 建议,HIV/艾滋病方案提供异烟肼预防性治疗作为 HIV/艾滋病患者护理方案的一部分[51]。然而,在开始化学预防之前,排除活动性肺结核至关重要。推荐的方案是异烟肼 5 mg/kg,最多每天 300 mg,持续 6~9

个月,在此期间,应临床监测患者的毒性和活动性肺结核[51]。

由于担心出现耐药性、担心疗效持续时间短和缺乏大规模的有效性研究,结核病预防的方案采纳量较低。此外,在结核病负担很重的环境中,很难确定将从异烟肼预防中获益的接受过 ART 的晚期 HIV 感染患者亚群。2006 年,南非是一个肺结核负担特别高的国家,52%参加 ART 项目的患者有肺结核病史或当前病史,25%的患者有肺结核,8%的患者在开始 ART 前确诊为新的肺结核,另外 3%的患者在开始 ART 后很快发展为肺结核[52]。短期结核病预防治疗的概念也基于这样一个假设,即大多数结核病负担是由于潜在感染的重新激活。然而,分子流行病学证据表明,生活在结核病患病率较高的社会中的 HIV 感染者,近期感染是活动性结核病的重要因素[53,54]。因此,在结核感染压力高的地区需要的治疗时间更长,预防的益处难以持久。异烟肼联合 ART 的有效性研究尚在进行中,有望为联合治疗方法提供依据[55]。

(四)免疫接种

对 HIV 感染者进行免疫接种是一种诱人的策略。然而,随着免疫缺陷的进展,疫苗效力的逐步降低削弱了这一策略的潜在效力。尽管启动了 ART,但对疫苗抗原的免疫应答受损以及无法维持适当的记忆细胞群的情况仍然存在,这可能与启动 ART 前 CD4 计数最低值有关。克服 HIV 感染者的免疫应答不佳的途径包括将抗原与免疫原联合,增加剂量和免疫频率。由于 HIV 感染者的免疫应答受损,疫苗研究主要集中在提高功效而非效力上。因此,关于低收入环境下免疫策略的成本-效益的数据很少。

由于担心与晚期免疫抑制相关的传播性感染,HIV 感染通常避免使用减毒活疫苗。此外,疫苗接种相关的免疫刺激可能会暂时增加病毒复制,不确定性较大。然而,任何大规模的疫苗接种运动,特别是在 HIV 感染率高的国家进行疫苗接种运动,都不可避免地会出现对 HIV 免疫抑制程度高的个体不慎接种的情况。

1. 肺炎链球菌疫苗・肺炎球菌病在世界范围内分布广泛,是 HIV 相关发病率和死亡率的重要原因。在发达国家,普遍建议接种抗肺炎球菌感染疫苗[56]。然而,在乌干达进行的一项随机对照试验中,使用 23 价多糖疫苗(23-valent polysaccharide vaccine,PPV)不仅不能预防肺炎球菌病或死亡,而且还与肺炎病例的普遍增加有关[57]。由于试验参与者的病情相对较严重,这种疫苗不建议在类似人群中使用。蛋白联合疫苗可能在免疫系统受累者中(包括 HIV 感染的成年人)引起免疫系统受损加剧[58]。有数据表明,新的肺炎球菌联合疫苗对 HIV 感染儿童预防侵袭性肺炎球菌感染有效[59]。给予感染 HIV 的马拉维成人两剂 7 价肺炎球菌联合疫苗(pneumococcal conjugate vaccine,PCV)免疫,可减少疫苗中所包括血清型的复发性侵袭性肺炎球菌病,但不影响死亡率[60]。此外,对疫苗中未包括的肺炎球菌血清型 6A 有交叉保护。在 HIV 阳性的研究人群中,疫苗中包括的血清型和 6A 表现的血清型,是儿童中侵袭性肺炎球菌病的主要原因,但在成人的只占约 50%。此外,对侵袭性疾病的保护是 CD4 细胞依赖性的,CD4 细胞在 12 个月后迅速下降。一项研究比较了先前接受过原发性疫苗接种的 HIV 感染成人再接受单剂 7 价联合疫苗或 23 价多糖疫苗的抗体应答结果显示[61],受试者中位 CD4 细胞计数较高,大多数接受了 ART,7 价肺炎球菌联合疫苗比 23 价多糖疫苗的免疫原性较高,但免疫应答低于未感染 HIV 的成人[61]。虽然 7 价肺炎球菌联合疫苗的结果令人鼓舞,但在 HIV 感染者使用的肺炎球菌疫苗的免疫原性要更强,免疫应答要更持久。此外,需增加疫苗中的血清型,最好包括大多数与成人侵袭性疾病有关的血清型。

2. 乙肝疫苗・乙型肝炎合并感染在非洲、亚洲和南美洲很常见。在儿童中广泛接种乙肝疫苗,使儿童的患病率降低,但成人的患病率变化不大[62]。目前为止,在发展中国家的 HIV 感染人群中未开展过乙肝疫苗对照试验。建议给美国[63,64]所有 HIV 阳性但乙肝阴性者及南非 CD4 细胞计数 > 200 个/μL 的患者提供乙肝疫苗[65]。然而,HIV 感染人群队列中长期的随访研究显示,HIV 诊断时乙肝阴性者,接种乙肝疫苗后,并没有显示乙肝感染的风险降低[66]。HIV 感染者中乙肝疫苗的保护作用受损,与较低的抗体滴度以及乙肝特定的记忆细胞频率减少相关[67]。需要改进疫苗接种和免疫原性来增加 HIV 感染者中乙肝疫苗的有效性。建议接种后检测乙肝表面抗体,对疫苗无应答者应重新接种。对重复接种的益处以及进行 ART 的晚期免疫抑制患者的疫苗应答仍然存在争议。

3. 流感疫苗・流感在世界各地均有分布。然而,尽管工业化国家建议每年接种一次流感疫苗,但流感疫苗在降低发展中国家发病率和死亡率方面的作用还不明确[63]。在 HIV 感染者中单剂流感疫苗导致保护性血凝素抑制或中和抗体的水平低于未感染 HIV 的接种者[69]。第二剂疫苗不会显著增加 HIV 血清阳性或阴性者的抗体反应频率或数量。两剂方案在有症状的 HIV 感染受试者中诱导的抗甲型 H1N1 流感或 H3N2 流感病毒的血凝抑制抗体的保护水平(≥1:64)低于未感染的对照受试者(分别为 39%和 87%或 46%和 97%)。这些结果表明,有症状的 HIV 感染者中有相当一部分人即使在用两

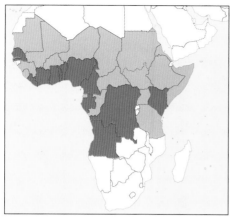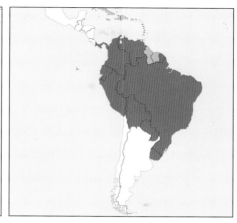

■ 有暴发报告地区
□ 有风险地区

图 10.2　1985—1999 年黄热病地区分布。

剂方案免疫后仍可能没有获得对流感的保护力[69]。然而，新的疫苗制剂可能会提高流感疫苗的接种率[70]。对流感疫苗接种临床疗效的荟萃分析发现，只有 3 种疫苗具有良好的疗效，都在发达国家进行，相对风险降低了 66%[71]。随后一项对南非 HIV 感染者进行的 3 价灭活流感疫苗的随机、双盲、安慰剂对照试验证明是安全的，估计有效性为 75%，尽管有很宽的置信限（9.2%～95.6%）[72]。虽然有必要在患有晚期疾病和合并症的患者中增加疗效信息，但给流行性感冒病毒亚单位疫苗治疗 HIV 感染患者的建议是合理的[73]。应当指出的是，不推荐 HIV/艾滋病患者使用鼻喷雾剂给药的流行性感冒病毒亚单位减毒活疫苗。

4. 黄热病疫苗·黄热病疫苗是减毒活疫苗，推荐在黄热病传播地区旅行或居住的年龄 9 个月以上的所有人接种（图 10.2），大规模免疫是最重要的预防措施之一。已发表的关于黄热病疫苗在 HIV 感染者中安全性和免疫原性的研究仅限于小型研究和病例报告。黄热病疫苗已被证明可以诱导保护性免疫应答[74,75]，但比在 HIV 阴性个体中持续的时间短[76]。总体来说，尽管有 1 例 HIV 感染男性接受黄热病疫苗后患致命骨髓脑炎的报道，该疫苗已被证明是安全的[77]。在西非和中非，2007 年和 2010 年，10 个国家的 5 000 万人接种了黄热病疫苗，其中成人中估计有 1%～5% 的 HIV 感染者。在拉丁美洲开展的黄热病疫苗和其他疫苗接种的监测中，严重不良反应事件中很少有 HIV 阳性者[78]。因此，在艾滋病感染率中度的人群中大规模接种黄热病疫苗没有发现问题[78]，但仍需要更多的安全数据。同时 WHO 仍然建议严重免疫功能抑制者不应该接种黄热病疫苗[79]。

5. 肺结核疫苗·在婴幼儿时期接种卡介苗（bacille Calmette-Guérin，BCG）减毒活疫苗，可对传播性结核病产生保护作用[80]。然而，HIV 感染严重损害 BCG 特异性 T 细胞应答[81]，且 BCG 感染的风险显著增加，不应该给 HIV 感染的婴儿使用 BCG。正在开发的几个新的结核病疫苗包括：亚单位、DNA、重组 BCG、减毒结核分枝杆菌和病毒载体疫苗[82]。计划进行针对特定高危人群，包括 HIV 阳性成人的临床 I 期研究[82]。

三、发展中国家的治疗和护理

（一）细菌感染

1. 肺结核·据估计，2010 年有 880 万例肺结核病例，其中 13% 合并感染 HIV。肺结核是目前传染病第二大死亡原因，每年导致 120 万～150 万人死亡。印度和中国占全球结核病负担的 40%，非洲占 24%。HIV 是导致死亡的主要原因，每年造成约 180 万人死亡[83]。2010 年结核病病例中 HIV 患病率全球分布见图 10.3。这些估计存在一些不确定性，因为全球只有 34% 的结核病患者接受了 HIV 检测。在非洲，HIV 检测比例为 59%。据估计，非洲 HIV/结核病负担占全球的 82%。

南非的 HIV 和结核病疫情负担尤为沉重，2010 年发生了 30 万例 HIV/结核病病例，占全球 HIV/结核病负担的 25% 以上。在 53% 的结核病病例中，有 60% 感染 HIV。南非约有 10%（550 万）人口感染 HIV，因此，参照图 10.1，估计南非 HIV 感染引起结核病的相对风险为 12～14 倍。

HIV 合并感染可加速结核分枝杆菌感染后的活动性疾病进展，并增加潜伏性结核感染的再燃。在撒哈拉以南非洲，HIV 的影响是毁灭性的，那里每年的结核感染率和随之而来潜伏性结核感染的成年人口比例很高。在南非，尽管国家结核病控制计划实施了可以直接观察的短期化疗（short course chemotherapy，DOTS），但自 1980 年以来，结核病发病率增加了 6 倍。结核病的临床

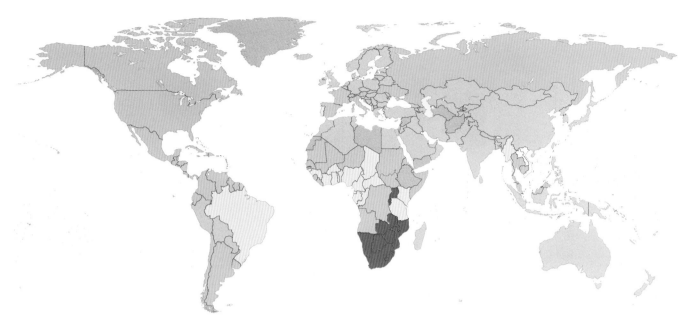

图 10.3   2010 年新的结核病例中估算的 HIV 感染率。

表现也因免疫缺陷而大大改变。涂片阴性肺疾病在 HIV 感染者中更常见。在 HIV 感染早期,肺结核表现为典型的肺上叶空洞浸润再活化模式。随着免疫缺陷的加重,胸部影像学检查常与结核性原发性感染相似,淋巴结肿大以及中或下叶浸润;传播到淋巴结、脑膜和胸膜、心包和腹腔内也更频繁[84,85]。

所有结核病病例均应进行 HIV 筛查,一旦确认 HIV/结核病诊断,结核病化疗的后续选择和治疗时间与推荐用于未感染 HIV 的结核病病例相似。最新的国际建议包括应尽早制订结核病作为 ART 的指征(见下文)。由于可疑结核病患者中 HIV 检测增加,结核病规划已成为结核病高负担地区 HIV 护理的主要门户。在开普敦社区 ART 项目中,从结核病控制项目转诊的患者比例从 2002—2005 年的 16.0% 增加到 2007—2008 年的 34.7%(P<0.001)[86]。

结核病合并感染的频率、结核病的非典型表现以及开展 ART 的紧迫性对 ART 方案构成了一个诊断挑战。临床筛查缺乏特异性,因此无症状筛查可用于"排除"结核病,但对疾病诊断不可靠[87]。在资源有限的条件下,结核病的诊断仍然严重依赖于 Ziehl-Neelsen 染色的痰直接涂片镜检。尽管这种方法具有高度的特异性、快速性和相对廉价的特点,但它依赖于操作人员,在面临 HIV 感染的背景下其应用受到很大的影响。涂片结果呈阳性需要 10 000 个菌/mL 痰的浓度;细菌浓度高于该阈值越多,阳性的可能性越大。然而,肺空泡的缺乏和痰中细菌浓度的降低意味着超过一半的 HIV 相关结核病患者的痰镜检结果通常是阴性的[88,89]。自动液体培养是结核病诊断的金标准,在大多数痰涂片镜检结核阴性的 HIV/结核病病例中具有重要的应用价值。液体培养比固体培养更快,产量也更高。液体培养检测的极限约为 10~100 个菌/mL。2007 年,WHO 建议将这些检测与抗原为基础的鉴别法相结合,用于结核病诊断和中低收入国家的药物敏感性检测[90]。然而,这些培养系统昂贵且易污染。尽管在获得 ART 服务的患者结核病诊断时有不可估量的作用,在大多数资源有限的环境中仍无法进行以培养为基础的诊断。由于诊断能力不足,对免疫抑制非常严重的患者,在经过短疗程的广谱抗生素治疗后,往往开始经验性肺结核治疗。在此情况下,在 1 个月后对结核病经验性治疗的效果进行评估,应会出现明确的临床效果。肺浸润的鉴别诊断包括细菌性和真菌性肺炎,以及卡波西肉瘤。

2010 年 12 月,WHO 批准了新的快速分子 GeneXpert® MTB/RIF 检测作为替代 Ziehl-Neelsen 染色的痰直接涂片镜检的结核病诊断方法[83]。GeneXpert 接近即时检测,不需要实验室分离设施,特异性高,检测下限为 100~150 菌/mL[92,93]。因此,GeneXpert 的灵敏度接近液体培养系统,远高于直接痰涂片染色法。分子测定法的优点是能同时读出利福平抗性。26 个低中等收入国家在 WHO 支持 6 个月之后购买了 GeneXpert 机和试剂盒[83]。

利用结核分枝杆菌细胞壁成分脂阿拉伯甘露聚糖建立的尿液试纸检测是真正的即时检测,其应用因灵敏度

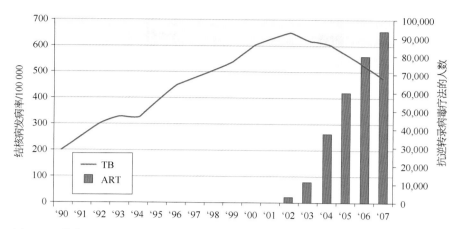

图 10.4　博茨瓦纳抗逆转录病毒疗法和结核病发病率。

低而受限[94-96]，然而，在 HIV 感染者特别是肺外结核病和 CD4 细胞计数低于 100 个/μL 的患者中其灵敏度增加[97]。

　　在发达国家和发展中国家开始 ART 的患者队列研究结果显示，ART 使结核病发病率减少了 70%～90%[98-100]，这与 CD4 细胞对治疗的应答有关[91]。在博茨瓦纳（图 10.4）[83]、南非[101]和马拉维[102]也发现广泛的 ART 影响结核病发病率。

　　2. 非洲分枝杆菌·非洲分枝杆菌（*Mycobacterium africanum*）是结核分枝杆菌复合体的一员，流行于西非，西非一半的肺结核病例由其所致[103]。在西非之外，非洲分枝杆菌病例呈散发状态。临床表现或疾病过程与结核分枝杆菌相同，尽管在动物模型中非洲分枝杆菌感染力似乎不强。最近有人认为非洲分枝杆菌感染者比结核分枝杆菌感染者更容易感染 HIV。数据还显示，非洲分枝杆菌较结核分枝杆菌更容易导致机会性感染。据推测，在 HIV 感染率低的地区，结核分枝杆菌竞争力较非洲分枝杆菌强，HIV 感染率的增加与结核分枝杆菌菌株的多样性增加有关，包括低毒力菌株如非洲分枝杆菌。反之，艾滋病流行的不断扩大，突出了重要传染病新模式转变相关的复杂性。

　　3. 沙门菌败血症·在非洲[104]和亚洲[105]已有报道，非伤寒沙门菌感染可导致 HIV 感染者发生重度败血症。当 CD4 计数低于 200/μL，菌血症更常见，并与死亡率（35%～60%）明显有关。幸存者中，25%～45%因原始感染的复发而复发[104]。抗生素耐药性模式各不相同，对其他抗生素有耐药性时，氟喹诺酮类（fluoroquinolones）药物特别有用。有必要进行二次化疗预防，ART 也可以预防复发。

　　（二）肿瘤

　　1. 卡波西肉瘤·卡波西肉瘤是 HIV 感染者中最常见的恶性肿瘤。在美国、欧洲和拉丁美洲，卡波西肉瘤几乎只影响男性同性恋者；在非洲，它对男性和女性的影响相同，其侵袭过程通常涉及皮肤、淋巴结、肺部和胃肠道。皮肤病变可有多种，可表现为黄斑、丘疹或结节性的病变，当涉及淋巴结时，有相当大的局部水肿（图 10.5）。通常通过临床表现来诊断，在非典型病例中有必要进行活检。尽管皮肤病变在 ART 开始后经常消退，但作为免疫重建病的一部分，ART 开始后，皮肤和内脏黏膜卡波西肉瘤可能恶化，死亡率增加，尤其是内脏卡波西肉瘤患者[106]。对于弥散性卡波西肉瘤，ART 治疗联合多柔比星（doxorubicin）、博来霉素（bleomycin）和长春新碱（vincristine）化疗，能显著提高肿瘤消退率[107]。与非流行区相比，HHV-8 流行区与 HIV 相关的卡波西肉瘤风险较低，可能是由于儿童期感染，而不是年龄较大者的性传播所致[108]。

　　2. 淋巴瘤·尽管全球 70% 的 HIV/艾滋病疫情集中在撒哈拉以南非洲，但 HIV 对该地区癌症的影响没有完整的描述。在非洲，HIV 对艾滋病相关癌症的影响与西方国家相似，但强度较小。非霍奇金淋巴瘤是第二常见

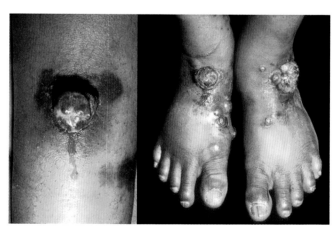

图 10.5　卡波西肉瘤的肿瘤病变。（经 www.aids-images.ch 许可）

的 HIV 相关恶性肿瘤,2002 年估计在撒哈拉以南非洲有 25 000 例确诊[109]。有报道随着 HIV 的流行,西非[110]、东非[111-113]、中非[114]和南非[115]的非霍奇金淋巴瘤的发病率增加。尽管在资源贫乏的环境中,非霍奇金淋巴瘤的报告可能不足,但与 HIV 感染相关的风险比估计增加了 5.0~12.6 倍[116],由此产生的非霍奇金淋巴瘤发病率 [(20~84)/100 000 人年]远低于工业化环境[(8 000~9 000)/100 000 人年]的报告率。淋巴瘤的治疗随着 ART 的改进而发展。早期侵袭性剂量密集化疗与耐受性差和应答低相关。更为保守的剂量联合化疗结合 ART 和中枢神经系统预防策略的应答率为 20%~60%,但中位生存率仍低于 1 年,这比高收入国家的预期要差得多[117]。作为低资源环境下能力建设的一部分,迫切需要对恶性肿瘤的病理诊断和治疗进行培训和支持。

(三)蠕虫感染

粪类圆线虫病・粪类圆线虫(*Strongyloides stercoralis*)和福氏类圆线虫(*Strongyloidiasis fulleborni*)是两种肠道线虫,在全球温暖湿润的热带和亚热带地区,约有 3 000 万~1 亿人感染。无论是外源性还是内源性感染,成年蠕虫都能在人类体内存活多年。临床表现包括 4 种主要的临床综合征:急性感染、慢性肠道感染、有症状的自体感染和播散性超度感染综合征。据报道,非洲、中美洲和南美洲的 HIV 感染人群中,类圆线虫感染率有所上升[118-120]。尽管偶尔有超度感染的报告,有些合并有革兰阴性菌血症,但令人惊讶的是,来自类圆线虫病流行地区的超度感染综合征报告却少之又少[121]。HIV 感染后易

感染粪类圆线虫但不易导致超度感染是一个难题。有人提出,免疫应答改变可能导致肠道内成熟丝状蚴减少,从而降低自身感染及超度感染。ART 启动后的免疫重建与寄生虫负担的反常增加有关[122]。临床表现可能因使用糖皮质激素而变得复杂。从粪样中检出幼虫可以确诊类圆线虫病。粪样检测方法有多种,包括直接涂片法、浓缩和培养法。琼脂平板培养法是常规实验室常用的方法,灵敏度高[123]。依维菌素(ivermectin)单剂或重复剂量治疗的效果优于治疗慢性粪类圆线虫病的阿苯达唑(albendazole)7 日疗法[124]。

(四)原虫感染

1. 疟疾・疟疾和艾滋病导致每年超过 400 万人死亡,其中 90% 发生在热带非洲,恶性疟原虫是主要病原[125]。撒哈拉以南非洲疟疾和 HIV 广泛重叠(图 10.6)。喀麦隆、中非共和国、马拉维、莫桑比克和赞比亚是受影响最严重的国家,其中 90% 的人口暴露在成人(15~45 岁)疟疾和 HIV 感染率超过 10% 的环境中。在非洲以外,这两种疾病在东南亚、南美和印度的某些高危人群中重叠。HIV 感染与获得疟疾感染的风险较高、寄生虫密度较高以及成人尤其是晚期免疫抑制患者的临床疟疾的风险增加有关。在疟疾不稳定的地区,HIV 感染者患复杂和严重疟疾甚至死亡的风险增加。也有数据表明抗疟治疗失败可能更常见于 CD4 计数低的个体。尽管患疟疾会暂时增加 HIV 复制和病毒载量,但没有证据表明它会影响 HIV 疾病的进展、传播或对抗逆转录病毒药物的反应[126]。

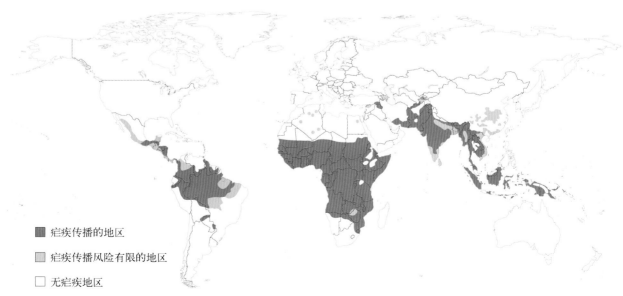

■ 疟疾传播的地区

▨ 疟疾传播风险有限的地区

□ 无疟疾地区

图 10.6 疟疾和 HIV 广泛重叠主要发生在撒哈拉以南非洲地区。

由于疟疾与贫血有关,因此它是使用齐多夫定(zidovudine)的相对禁忌证。齐多夫定是一种核苷类逆转录酶抑制剂,与贫血和中性粒细胞减少相关。不鼓励同时服用磺胺多辛-乙胺嘧啶和 TMP‐SMZ,因为这两种药物都含有磺胺类药物,可能会导致严重的药物不良反应增加。此外,尽管药物相互作用的研究很少,但抗逆转录病毒药物和抗原生动物药物间有潜在的相互作用。常用的抗逆转录病毒药物和抗疟药之间的潜在相互作用见表 10.1。抗疟药与非核苷逆转录酶抑制剂和蛋白酶抑制剂(protease inhibitors,PI)之间相互作用更加频繁。合用依非韦伦(efavirenz,EFV)和阿莫地喹(amodiaquine)会导致阿莫地喹水平升高以及肝脏转氨酶升高,因此也是禁忌。氟哌嗪(halofantrine)阻断 HERG 钾通道参与心肌收缩,导致剂量相关心电图 QT 间期延长[127]。氟哌嗪是由混合功能氧化酶 CYP3A4 广泛代谢的,该酶由阿扎那韦(atazanavir)和洛匹那韦(lopinavir)抑制。因此,阿扎那韦或洛匹那韦与氟哌嗪联合用药是禁忌,因为氟哌嗪水平的升高最终可能导致 QT 间期延长、尖端扭转型室性心动过速、室性心律失常

或死亡。目前,许多研究正在研究潜在的药代动力学相互作用的临床意义。

2. 利什曼病·利什曼病是由感染性白蛉叮咬传播的寄生虫病。据估计,全球有 1 200 万人感染利什曼原虫。利什曼病流行地区正在扩大,其中包括中美洲和南美洲、欧洲南部、亚洲、中东、非洲和东部非洲地区。利什曼原虫/HIV 双重感染正成为一个新的严重疾病,预计患病率将继续增加[128,129]。

利什曼病的三大主要临床表现:皮肤、黏膜(鼻咽黏膜利什曼病)和内脏利什曼病(黑热病)。在流行地区 HIV 感染使内脏利什曼病的风险增加 100～2 000 倍,利什曼原虫感染加速 HIV 疾病的进展,从而降低预期寿命[128,130]。

据估计,每年 50 万内脏利什曼病新发病例,90％发生在巴西、孟加拉国、印度、尼泊尔和苏丹等 5 个国家[128]。在晚期 HIV 感染者中,内脏利什曼病呈现发热、肝脾肿大和全血细胞减少[128-131]。HIV 感染者的血清学诊断缺乏敏感性,确诊依赖于利什曼原虫的分离,主要从骨髓中分离,也可从脾脏、肝脏或外周血中分离。许多治

表 10.1　常用抗逆转录病毒药和抗原虫药之间潜在的药物相互作用

抗原虫药	NRTI				NNRTI		蛋白酶抑制剂	
	ZDV	TNF	ddI/d4T	3TC/FTC	EFV	NVP	LPV	ATZ
阿莫地喹	√	√	√	√	禁忌	潜在的互相作用	潜在的互相作用	潜在的互相作用
青蒿素	√	√	√	√	潜在的互相作用	潜在的互相作用	√	潜在的互相作用
阿托伐醌	√	√	√	√	潜在的互相作用	潜在的互相作用	潜在的互相作用	潜在的互相作用
氯喹	√	√	√	√	√	√	√	√
氟哌嗪	√	√	√	√	潜在的互相作用	潜在的互相作用	禁忌	禁忌
本芴醇	√	√	√	√	潜在的互相作用	潜在的互相作用	潜在的互相作用	潜在的互相作用
甲氟喹	√	√	√	√	√	潜在的互相作用	潜在的互相作用	
伯氨喹	√	√	√	√	未知	未知	未知	未知
氯胍	√	√	√	√	潜在的互相作用		潜在的互相作用	
乙胺嘧啶	未观察到	潜在的互相作用	潜在的互相作用	潜在的互相作用	√		√	√
奎宁	√	√	√	√	潜在的互相作用	潜在的互相作用	潜在的互相作用	潜在的互相作用
磺胺多辛	√	潜在的互相作用	潜在的互相作用	潜在的互相作用	√	√	√	√

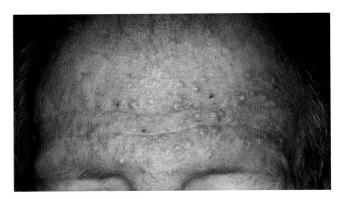

图10.7 黑热病后皮肤利什曼病,丘疹性非瘙痒性皮疹。(经www.aids-images.ch许可)

疗利什曼病是有毒和/或昂贵的,且正在迅速变得无效。五价锑的使用限制于毒性和抗性,在某些情况下,现在一线药物是两性霉素B(amphotericin B)和脂质体两性霉素B;后者的价格昂贵。反复使用单一的抗利什曼病药物容易产生耐药性,复发患者可能是耐药虫株的贮存者。因此,迫切需要开发联合抗利什曼原虫的药物方案,以延缓耐药性的产生[132]。替代疗法包括喷他脒(pentamidine)、巴龙霉素(paromomycin)、西他马喹(sitamaquine)和灭特复星(miltefosine 一种烷基磷酸胆碱,2002年注册于印度,见第47章)。

高效ART能否预防HIV感染者内脏利什曼病复发的数据有矛盾。一项系统性综述显示,ART后CD4$^+$细胞无增加、既往有复发史、缺乏二级预防以及初诊时CD4细胞计数较低可作为预测内脏利什曼病复发的因素[133]。此外,ART可能与亚临床暴露感染和黑热病后皮肤利什曼病(postkala-azar dermal leishmaniasis, PKDL),即一种强烈皮肤肉芽肿反应(图10.7)有关[122]。二级预防应持续至CD4计数达到350个/μL[134]。

3. 弓形虫病·刚地弓形虫是一种专性细胞内寄生,全球广泛分布,宿主范围宽,包括大多数哺乳动物和鸟类。弓形虫的有性生殖周期只发生在猫科动物的肠道内,人类通常因食入猫粪卵囊污染的食物,或食入含有包囊的未煮熟的中间宿主肉类而感染[135]。在HIV感染者中,脑弓形虫病是最常见的临床表现,通常有癫痫发作或局灶性神经功能缺损的患者,CD4细胞少于100个/μL[136]。在开普敦艾滋病队列研究中,脑弓形虫病是第三常见的神经系统表现(0.46/100人年),位列隐球菌性脑膜炎(1.37/100人年)和HIV脑病(0.76/100人年)[137]之后。来自科特迪瓦的尸检研究发现,10%的死亡病例中,弓形虫病可能是死亡的原因[46]。

通过计算机断层扫描或磁共振成像显示的局灶性神经系统症状和环形强化病变应考虑诊断为弓形虫病。在缺乏放射治疗设施的情况下,在没有脑膜症状的晚期免疫缺陷患者最近出现局灶性神经系统症状时,强烈提示为脑弓形虫病。在结核病高发的发展中国家,脑结核瘤是主要的鉴别诊断,较罕见的是细菌性脓肿、隐球菌瘤、淋巴瘤和进行性多灶性白质脑病。

对治疗的应答通常很快(7～14 d),对抗弓形虫治疗的临床和/或放射学反应可辅助诊断。推荐的标准疗法是乙胺嘧啶和磺胺嘧啶(pyrimethamine and sulfadiazine)。然而,在资源贫乏地区,使用TMP - SMZ 320/1 600 mg治疗4周,每天2次,然后改为180/800 mg治疗3个月,每天2次。

4. 隐孢子虫病·隐孢子虫病是人兽共患病,呈全球分布,宿主广泛,包括多种哺乳动物和鸟类。最近的人类隐孢子虫基因分析,确定了人隐孢子虫(*Cryptosporidium hominis*)是一个只感染人的新种[141]。人类通过粪-口途径感染,由污染了感染性卵囊的食物或水传播,卵囊能耐常规加氯水。子孢子在小肠释放,经历胞内无性和有性繁殖,随后释放卵囊进入肠腔并由粪便排出。免疫力强的个体感染后会产生自限性腹泻,持续1～2周。在发达国家,血清学患病率是30%～60%[142,143],在热带和发展中国家高达95%[144]。在HIV感染者中病情严重,长期分泌性腹泻导致超过10 L/d的液体损失。肠外感染包括肝、胆道、胰腺和肺。粪检查到4～5 μL的球形或卵形折光卵囊可以诊断。新鲜粪样涂片用改良抗酸染色或金胺罗丹明染色。基于抗体的被动免疫治疗,以及大环内酯类、氨基糖苷类和离子载体的化疗已经显示了一些治疗作用,但结果有好有坏。ART是迅速解决与CD4细胞增长合并症的途径[145]。

5. 环孢子虫病·通过粪-口途径传播的卡耶塔环孢子虫,能导致类似隐孢子虫病的临床疾病。其生活史在宿主的胃肠道上皮细胞内完成。此前卡耶塔环孢子虫与其他原虫感染相混淆,其中最常混淆的是微小隐孢子虫。两者之间有几个不同:环孢子虫卵囊更大,8～10 μm,改良抗酸染色色下无红染色,紫外灯下无自发荧光。从粪样获得卵囊通常比较困难,条件许可时可选择PCR扩增虫体DNA替代[146]。与微小隐孢子虫的卵囊有即时传染性相反,卡耶塔环孢子虫卵囊形成后数周才有传染性,故不太可能出现人-人传播。治疗和预防方法与后文的等孢子球虫病相同。

6. 囊等孢球虫病·囊等孢球虫病(cystoisosporiasis),原名等孢球虫病(isosporiasis),是由贝氏囊等孢球虫(*Cystoisospora belli*)引起的人类肠道寄生虫病。世界各地均有发现,但最常见于热带和亚热带地区,通常通过被污染的食物或水传播。最常见的症状是水样腹泻。通过鉴定较大的卵囊诊断,卵囊呈卵圆形,大小为(23～

36)$\mu m \times (12 \sim 17) \mu m$。感染可用 2 片双强 TMP - SMZ 治疗，每天 2 次，2～4 周；乙胺嘧啶可作为替代疗法。与未感染 HIV 者相比，HIV 感染者对治疗的反应较慢，复发更频繁。可用标准 TMP - SMZ 剂量预防复发。

7. 微孢虫病・微孢虫被列为原生动物，但是，系统发育分析表明，微孢虫门高度分化，在真菌界中进化迅速。感染由摄入、吸入或接种孢子所致。微孢子可引起肠、肺、肾、脑、鼻窦、肌肉和眼感染。虽然微孢虫有超过 1 200 种，在人体内最常见的包括毕氏肠孢虫（*Enterocytozoon bieneusi*）、兔脑胞原虫（*Encephalitozoon cuniculi*）和肠脑胞原虫（*Encephalitozoon intestinalis*）[148]。

微孢虫感染引起的肠道症状包括慢性腹泻、消瘦、吸收不良和胆囊疾病。艾滋病患者慢性腹泻可致极度虚弱，面临死亡风险巨大。通过检测组织或体液中的孢子诊断。透射电子显微镜检测是鉴定的金标准，但十分昂贵，可用性不高[146]。光学显微镜检测因孢子较小（0.8～1.5 μm）而受限。用特定的药物治疗，阿苯达唑对肠脑胞原虫有效但对毕氏肠孢虫无效，然而 ART 成功时通常也能根除。

（五）真菌感染（第 38 章）

1. 黏膜与皮肤感染・念珠菌（*Candida* spp.）是在 HIV 感染者中最常见的真菌感染。白念珠菌（*C. albicans*）是最常见的种类，此外，引起感染的还有热带念珠菌（*C. tropicalis*）、克柔念珠菌（*Candida krusei*）和光滑念珠菌（*C. glabrata*）。皮肤和黏膜念珠菌受累程度已被用于临床评估 HIV 预后。念珠菌、毛囊炎、甲沟炎和甲真菌病是 WHO 临床 2 期诊断依据。口腔假膜性和萎缩性念珠菌病提示向 WHO 3 期诊断进展。念珠菌性食管炎表现为吞咽困难和体质量减轻，是 WHO 4 期（艾滋病）诊断依据。有许多治疗选择，但局部克霉唑（clotrimazole）或全身氟康唑（fluconazole）使用最广泛。克柔念珠菌和光滑念珠菌可能对氟康唑不太敏感，伊曲康唑（itraconazole）可用作替代疗法。

HIV 感染与口腔念珠菌病和系统性真菌病的发病率显著增加有关。然而，当纳入其他危险因素数据分析时，在 HIV 感染者中皮肤真菌感染的发生率并没有增加[149]。

2. 隐球菌病・隐球菌呈全球分布，是 HIV 感染患者中最常见的全身性感染真菌。新型隐球菌性脑膜炎是非洲 HIV 相关死亡的主要原因[150-153]。隐球菌性脑膜炎（cryptococcal meningitis，CM）表现为亚急性脑膜脑炎。隐球菌性脑膜炎的诊断是通过脑脊液（cerebrospinal fluid，CF）隐球菌抗原（>95% 阳性）、脑脊液培养（>95% 阳性）或印度油墨测试（Indian ink test，病例中阳性率 60%～90%）阳性证实，可能有脑脊液细胞增多、脑脊液

压力升高[154]。它可能在 ART 启动最初的 2 个月内发生破坏性的免疫修复病变（见下文），第 1 和第 2 个月的发病率分别为 18.2（95% CI 8.2～40.6）和 6.2（95% CI 1.6～25.1）个病例/100 人年[155]。

在 CD4 细胞计数<100 个/μL 的患者中，启动 ART 前筛查隐球菌抗原对识别隐球菌性脑膜炎和死亡的风险非常有效，有助于采取治疗策略。开发试纸条检测尿液隐球菌抗原有利于对高危人群开展非损伤性的检查[156]。

脑膜炎的推荐治疗方法是两性霉素 B[0.7～1.0 mg/（kg・d），IV]持续 14 d，加或不加氟胞嘧啶（flucytosine）[100 mg/（kg・d）]，接着用 8 周的氟康唑（400～800 mg/d），然后氟康唑 200 mg/d 作为二级预防。较高剂量的两性霉素[1 mg/（kg・d）]可以更快速地清除脑脊液的病原体。在治疗过程中的死亡率与精神状态的情况和脑脊液病原体负荷基线较高有关。治疗期间的定量脑脊液真菌培养表明，感染清除速率减缓与第 2 到 10 周的死亡率增加相关。

在撒哈拉以南非洲的 ART 中，隐球菌免疫重建综合征的概率较高（见下文），可能是由于单独使用氟康唑治疗隐球菌性脑膜炎所致。氟康唑是抑真菌药物，具有二级预防作用，在治疗初期清除病原体的效果不及两性霉素 B[158]。

3. 耶氏肺孢子菌肺炎（第 39 章）・耶氏肺孢子菌肺炎（*Pneumocystis jiroveci* pneumonia，PCP）的发病率变异很大，取决于地理、队列选择和诊断方法[159]。泰国的研究显示，住院治疗 HIV 感染者中患病率为 27%～40%[160,161]。中美洲、南美洲和加勒比地区也有大量的 PCP 病例[162-165]。相反，尽管 PCP 在 HIV 感染儿童中的患病率高，但 PCP 被认为在非洲成年人中较罕见。然而，在非洲东部、中部和南部，越来越多 HIV 感染成年人诊断出 PCP[167-174]。PCP 的诊断可能不足，由于支原体和细菌性呼吸道疾病的患病率高，诊断资源有限，缺乏能够制备标本和解释检测结果的实验室人员[159]。

PCP 的临床表现是干咳、轻度发热和用力呼吸困难的典型三联征，但不排除 CD4 细胞数小于 200 个/μL。治疗主要是用 TMP - SMZ 每天 15/75/mg/kg，分次给药，持续 21 d，对于缺氧的患者建议补充泼尼松（prednisone）（80 mg/d，减少超过 3 周）[157]。

4. 两性真菌病・两性真菌病（见第 38 章）是一组真菌病，特征为在 25 ℃ 成长为丝状形式（菌丝），在 37 ℃ 下呈酵母形态，这似乎是一个主要的致病因子。几个酵母相特异性基因已经被鉴定，这是黏附宿主细胞和毒力的关键。两性致病性真菌组包括：组织胞浆菌（*Histoplasma capsulatum*）、组织胞浆菌 *duboisii* 变种（*Histoplasma capsulatum* var. *duboisii*）、马尔尼菲青

表 10.2 HIV 感染中的两性真菌病			
真菌	地理分布	临床	治疗
组织胞浆菌	全球：美国（俄亥俄州、密西西比河流域），中南美洲，非洲，东南亚	全身症状，皮肤病变，黏膜溃疡，肝脾肿大，全血细胞减少，脉络膜视网膜炎，脑膜脑炎，肺部受累	严重进行性播散性疾病：两性霉素 B[0.7～1.0 mg/(kg·d)]，1～2 周，然后伊曲康唑（200 mg，每日 2 次），持续 12 个月
组织胞浆菌 *duboisii* 变种	热带非洲：尼日利亚，塞内加尔，刚果，安哥拉，马达加斯加	发热、皮肤、骨骼、淋巴结和肠道病变	严重进行性播散性疾病：两性霉素 B[0.7～1.0 mg/(kg·d)]，1～2 周，然后伊曲康唑（200 mg，每日 2 次），持续 12 个月
马尔尼菲青霉	东南亚：泰国、缅甸、越南、柬埔寨、老挝，中国南方，印度	全身症状，软疣类皮肤样皮损，网状内皮系统，肺和胃肠受累	播散性疾病：两性霉素 B[0.6 mg/(kg·d)]，持续 2 周，然后伊曲康唑（400 mg/d），持续 10 周。二级预防伊曲康唑（200 mg/d）
巴西副球孢子菌	南美洲：巴西、阿根廷、委内瑞拉、秘鲁、巴拉圭	全身症状，肺部病变，颈部淋巴结肿大，皮疹，肝脾肿大，口腔和中枢神经系统受累	中枢神经系统疾病：伊曲康唑（200 mg/d）或氟康唑（200 mg/d）和 TMP-SMZ（480/2 400 mg/d，2 个月后减少至 320/1 600 mg/d）。需要长时间治疗（24～84 个月）
粗球孢子菌	美国西南部，墨西哥，危地马拉，洪都拉斯，哥伦比亚，委内瑞拉，玻利维亚，巴拉圭，阿根廷，巴西	全身症状，肺，肾，淋巴结，脾和脑	脑膜炎：终生使用氟康唑（400～1 000 mg/d）或伊曲康唑（400～600 mg/d）。在某些情况下，鞘内注射两性霉素 B
皮炎芽生菌	美国北部和西北部，加拿大，非洲，印度，中东	局部肺和播散性疾病。常累及中枢神经系统	严重肺部疾病或中枢神经系统：两性霉素 B[0.7～1.0 mg/(kg·d)]，然后口服伊曲康唑（200 mg，每日 2 次）或氟康唑（400～800 mg/d）至少 12 个月
申克孢子丝菌复合体	全球：热带和亚热带地区。在巴西、墨西哥、印度流行	创伤性接种，导致局部皮肤和淋巴皮肤病变。吸入和局部疾病可以传播到肺、骨和关节、中枢神经系统、附睾和视神经组织	播散性疾病：两性霉素 B[0.7～1.0 mg/(kg·d)]，然后逐步降至口服伊曲康唑（200 mg，每日 2 次）至少 12 个月

霉、巴西副球孢子菌（*Paracoccidioides brasiliensis*）、粗球孢子菌（*Coccidioides immitis*）、皮炎芽生菌（*Blastomycosis dermatitidis*）、申克孢子丝菌（*Sporothrix schenckii*）[175,176]。这些真菌有不同的地理分布，但都能在 HIV 感染者中引起严重致死性传播疾病（表 10.2）。

（1）组织胞浆菌病：组织胞浆菌是艾滋病患者最常见的地方性真菌病。尽管组织胞浆菌病主要发生在美洲，但在非洲和亚洲已有 175 例零星病例报道[178,179]。最常见的临床表现是一种弥漫性多器官疾病，表现在 CD4+ T 淋巴细胞计数<150 个/μL 的人，伴有发热、疲劳和体质量减轻的相关全身症状（图 10.8）。咳嗽、胸痛和呼吸困难的呼吸道症状发生在高达 50% 的患者身上[175]。通过活检标本查找病原体诊断，大多数情况下可以从血液、骨髓、呼吸道分泌物或局部病灶取样进行荚膜组织胞浆菌培养，但分离需要 2～4 周[176]。播散型组织胞浆菌病的重症患者，应该先静脉注射两性霉素 B，接着口服伊曲康唑治疗 12 周，然后进行二级预防[180]。

（2）非洲组织胞浆菌病：组织胞浆菌 *duboisii* 变种

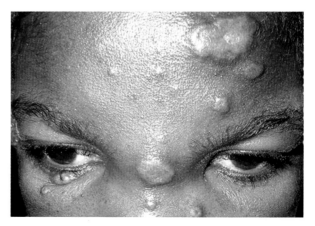

图 10.8 播散性组织胞浆菌病的皮肤病变。（经 www.aids-images.ch 许可）

是一种侵入性感染真菌，流行于非洲中部、西部，安哥拉和马达加斯加，尚未有非洲以外的报道。尽管撒哈拉以南非洲 HIV 大流行，但这是一种很少报告的疾病，截至 1997 年的病例报告少于 300 例[181]，而且仍然罕见。来自中非和西非的一系列感染 HIV 的非洲组织胞浆菌病患者中[182],70%存在全身性症状,59%有皮损,53%有淋巴结,18%有骨病变和85%有传播的证据。病史率为24%,12%的患者在初步治疗后复发。荚膜组织胞浆菌的分化,目前根据在新鲜或混合组织样本中观察到的大型球形酵母阶段菌体进行[183]。治疗方法参照组织胞浆菌病。

（3）青霉病：由马尔尼菲青霉引起,这种全身性真菌病只发生在东南亚、泰国、越南、老挝、中国南部和印度。这种真菌感染的发病率近年来不断上升,与 HIV-1 血清阳性率增加并行。在该地区艾滋病流行之前,人类青霉病并不常见,报告的病例不到40例[184]。

目前,青霉病是仅次于结核病和隐球菌病的第3个常见的机会性感染疾病。1984—2004年泰国北部感染 HIV 的患者中诊断为青霉病的约6 700例。该病有明显的季节性,表明雨季利于真菌的生长,大多数感染是由于原发性感染而不是潜伏感染的再激活[185]。通常的表现是发热、贫血、消瘦、皮肤损害、全身淋巴结肿大、肝肿大,并发于晚期免疫抑制患者(图10.9)[186]。青霉病常出现在严重免疫功能低下患者,常并发其他机会性感染。通常通过镜检和真菌培养鉴定临床样本中的真菌进行诊断。治疗用两性霉素 B(每天 0.6 mg/kg),随后伊曲康唑

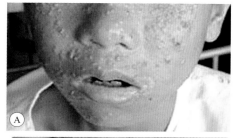

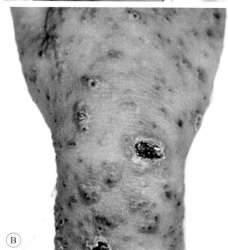

图10.9 马尔尼菲青霉引起的损伤,泰国清迈。(经 www.aids-images.ch 许可)

400 mg/d,持续 10 d[186]。治疗后约50%发生复发,推荐用伊曲康唑 200 mg/d 进行二级预防(表10.2)。ART 应与真菌治疗同时或2周内展开。IRIS 的描述很少[187]。然而,药物间相互作用主要发生在伊曲康唑、蛋白酶抑制剂以及非核苷逆转录酶抑制剂之间。

（4）副球孢子菌病：这种深层全身性真菌感染由巴西副球孢子菌所致,多见于巴西和南美洲、中美洲的其他流行地区,到这些地区旅游的游客中也有报道[188]。预防耶氏肺孢子菌肺炎(PCP)的 TMP-SMZ 能治疗副球孢子菌病。巴西报道的一系列 HIV 感染者,临床表现中55%为肺部症状,37%在皮肤,37%淋巴结肿大,22%肝脾肿大,15%在口腔黏膜[188]。中枢神经系统受累发生在这个报道和另一大型巴西病例分析中,副球孢子菌病的患者约4%。神经症状主要表现为癫痫发作(57%)、偏瘫(29%)、头痛(21%)和共济失调(21%)[189]。诊断依据为直接镜检和临床标本培养,如皮肤活检或淋巴结抽吸液的培养。血液和骨髓的培养确认了其可经血传播。巴西副球孢子菌对广谱抗真菌药敏感,但最常用的是伊曲康唑或 TMP-SMZ(表10.2)。

（5）球孢子菌病：粗球孢子菌是一种原发性肺部疾病球孢子菌病的病原体。生活在或访问过美国西南、墨西哥、中美洲和南美洲的沙漠流行地区的 HIV 感染者中,球孢子菌病是常见的机会性感染疾病。球孢子菌病的临床表现随免疫抑制的程度而变化。在 CD4 细胞计数低时,发生强烈的弥漫性肺疾病,结节及网状间质浸润,与 PCP 相似。播散至胸膜腔以外的脑膜、皮肤和淋巴结很常见。在 CD4 细胞计数较高或免疫能力完整的个体中,呈现局灶性肺浸润。无症状患者球孢子菌病血清学测试阳性,后续发展为临床活性疾病的危险性高[190]。广泛使用 ART 后,有症状的球孢子菌病发病率已经下降,临床表现也不那么严重[191]。已建议若患者 ART 有效,可以参照免疫能力完整的个体进行治疗。通过血清学、组织病理学检测和病原体培养进行诊断,但是,HIV 感染者的血清学检测的敏感度较低。治疗是基于唑类真菌药,最常用氟康唑和伊曲康唑。脑膜炎治疗用长期大剂量唑类真菌药,重症病例辅助鞘内注射两性霉素[190]。

（6）芽生菌病：皮炎芽生菌是北美芽生菌病的主要的病原体,影响健康个体,是 HIV 感染中一种罕见的致病菌。此病为最罕见的北美三大地方性真菌病之一[175]。俄亥俄和密西西比河流域的患病率最高。菌体生存于含有有机碎屑的土壤中。皮炎芽生菌的全球分布可能被低估了,现在从非洲、中东和印度已经有非输入性病例报道。因为它的临床症状类似于结核病,在结核病高负担地区的鉴别太少而少报。

免疫抑制患者吸入孢子后感染，也可发生再激活。芽生菌在免疫力正常的个体中是一种慢性肉芽肿病，而在 HIV 感染者中是一个严重的急进性多系统疾病，常常累及中枢神经系统。尽管进行了积极的治疗（表 10.2），病死率在最初几周仍然很高，随后的复发也很常见。不像隐球菌病和组织胞浆菌病，此病鲜有数据告知 ART 改善免疫应答后应中止二级预防或应继续长期使用伊曲康唑慢性抑制疗法。HIV 感染者中血清学检测的诊断价值有限，在资源贫乏的环境中，通常通过由组织学或活检材料分离病原体进行诊断[192]。

（7）孢子丝菌病：申克孢子丝菌是孢子丝菌病的病原体，一种土壤和植物中的两性真菌，在全球广泛分布。基因测序确定了申克孢子丝菌复合体有 6 个亚种：白孢子丝菌（*Sporothrix albicans*）、巴西孢子丝菌（*Sporothrix brasiliensis*）、球形孢子丝菌（*Sporothrix globosa*）、*Sporothrix luriei*、墨西哥孢子丝菌（*Sporothrix mexicana*）、申克孢子丝菌（*Sporothrix schenckii*）。在免疫力完整的个体，局部病灶，如皮下接种和疾病的传播不常见。相反，在 HIV 感染病例中常见弥漫性病变和全身播散。尽管在 HIV 感染中十分罕见，孢子丝菌病正在逐渐被认识。一篇综述报道，从 1998 年起，前面 14 年只有 17 例单个病例报道[193]。然而，最近几年巴西和印度已出现较多病例的报道。有报道旧病灶在 ART 中恶化，还报道了尚未被识别的孢子丝菌病[196]。临床表现通常包括弥漫性溃疡性皮肤损伤，同时扩散到淋巴结、肺骨和关节以及中枢神经系统。播散型孢子丝菌病的推荐治疗方案是肠外两性霉素 B，接着长期口服伊曲康唑[197]。

四、ART

2009 年，中低收入国家中超过 500 万人接受 ART，较 2004 年增加 13 倍[10]。2004—2009 年，ART 的推广应用使 HIV 相关的死亡率降低 19%。然而，根据现有指南，另有 1 000 万 HIV 感染者有资格接受治疗。国际资金目前不足以维持治疗人数的持续增多，目前低收入和中等收入国家国内支出占可用于艾滋病应对资源的

52%。ART 覆盖全球分布不均（图 10.10）。拉丁美洲和加勒比地区已经满足大约 50% 的需要，南亚、东亚和撒哈拉以南非洲是 30%～40%，但东欧、中亚、中东和北非只有 10%～20%。

事实证明，在资源匮乏地区扩大 ART 可能导致"抗逆转录病毒无政府状态"的担忧是不合理的[198]。早期的报告显示，对病毒学和免疫学的应答与发达国家接受 ART 相似[199-206]。然而，这些结果不一定能代表那些刚开始治疗或进入治疗计划的人[207]。在低收入环境中 ART 开始后的早期死亡率较高[208]，与免疫抑制更严重、获得治疗延迟、诊断和治疗能力不足以及严重免疫重建综合征的发病率更高有关[209]。

（一）在发展中国家实施 ART 的挑战

全球 ART 扩大是通过广泛实施公共卫生方法实现的，其特点是 ARV 方案数量有限，采用标准化的方法，监测实验室少。药物的选择在很大程度上取决于成本。两种核苷和一种非核苷逆转录酶抑制剂的组合，成本低于 150 美元/年，使 ARV 得以全球开展。药物成本高是最初广泛实施的主要制约因素，如今缺乏基础设施和充足的经培训的医护人员已成为主要制约因素。随着项目扩大，人力资源短缺迫使由传统的医生主导的方案发生转变，参与者包括社区卫生工作者"陪同者""伙伴治疗"和护士。同样，国家基础设施有限，项目管理的需要，公共部门对分发模式进行探索，分发药物机构包括地区医院、社区诊所和结核病服务机构。

1. 启动 ART · 发展中国家使用的 ART 启动指南基于临床和实验室指标。因艾滋病死亡率高，最初的优先级是在人数最多的晚期临床疾病患者迅速扩大 ART。就发病率和死亡率[213]与医疗资源而言，晚期治疗非常昂贵，同时限制了恢复免疫功能的潜力[214]。患者早期疾病治疗要求不高，利用更少的卫生资源就能获得更好的结果，降低发展为艾滋病的人口比例。2010 年，除临床分期 3 和 4 外，WHO 所推荐的 $CD4^+$ T 细胞初始阈值从 200 改变为 350 个细胞/μl[10]。然而，CD4 计数标准只有

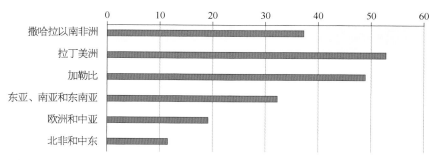

图 10.10 中、低收入国家的治疗覆盖率。

通过自愿咨询以及与医疗保健系统有接口，可以更广泛地获得 CD4 计数时才能实施[215]。早期启动 ART 的趋势得到进一步支持，因为在 CD4 细胞计数高于目前的治疗阈值且正在接受有效 ART 的有非正常性关系 HIV 感染伴侣者中 HIV 感染较低[5,6]。此外，数据建模指出，早期启动 ART 的普及，具有在人群水平防止 HIV 传播的潜力[3,4]。

2. ART 的选择·简化和标准化的治疗方案允许有限的药物和不良反应，医护人员应熟悉这些药物和不良反应。当使用的药物数量有限时，安全给药也比较简单。影响治疗方案的选择因素有多种，包括成本、耐受性、药片负担、安全性、与其他常用处方药相互作用的可能性以及维持未来治疗方案的必要性。

目前推荐的一线治疗基于非核苷（nonnucleoside，NNRTI）结合两种核苷逆转录酶抑制剂（nucleoside reverse transcriptase inhibitors，NRTI），见表 10.3。司他夫定（stavudine，d4T）因成本低一直是中低收入地区最广泛使用的核苷，但是，畸形变化、危及生命的乳酸性酸中毒等严重不良反应导致其从首选方案列表中被剔除[10]。由于到公共部门艾滋病诊所的患者中具有生育潜力妇女中占大多数，必须提供与生育兼容的治疗方案。对非核苷抗性母婴传播（mother-to-child-transmission，MTCT）使用单剂量的奈韦拉平（nevirapine，NVP）[216]，适用于 ARV 暴露妇女的治疗方案见表 10.3。替诺福韦（tenofovir，TDF）、拉米夫定（lamivudine，3TC）和恩曲他滨（emtricitabine，FTC）具有抗乙肝病毒活性，治疗合并感染的方案见表 10.3。然而，发达国家不倾向使用含齐多夫定（AZT）或洛匹那韦/利托那韦（lopinavir/ritonavir）的疗法，因其可能出现耐药性的风险比新方案更高[218]。

推荐基于利托那韦增强 PI 的二线治疗方案见表 10.4。二线方案以蛋白酶抑制剂为基础，比 NNRTI 为基础的一线治疗方案约贵 6 倍[219]，同时与结核病治疗药物的相互作用复杂。利福平是一种强效的 CYP450 酶诱导剂，导致血浆蛋白酶抑制剂水平降低而必须增加超级增强的利托那韦。利福布汀（rifabutin）是美国患者选用利福霉素蛋白酶抑制剂，与标准的二线疗法兼容，但由于昂贵且缺乏固定剂量的制剂，不适用于发展中国家。

3. 在撒哈拉以南非洲坚持 ART·世界各地有 500 万人正在接受 ART，约有 80% 在撒哈拉以南非洲[220]。ART 有效性由所选治疗方案的疗效和患者坚持治疗的依从性确定。撒哈拉以南非洲人 ART 的依从水平变化很大：2006 年的 Meta 分析为 30%～98%[221]。最近对这一地区 2003—2010 年的依从策略进行了系统评估，从 26 项有关行为、认知、生物学、结构和联合干预措施的研究中，筛出 27 个相关报道[222]。这些研究存在多样性和局限性，得出的结论是治疗的支持者、直接观察治疗、手机短信、日记卡和食物供给能有效地提高在撒哈拉以南非洲的依从性。但是，收益的大小是可变的，并没有证明其作用是可以持久的。来自不同研究的结果常常有差异，这可能因缺乏衡量依从性的金标准所致，干预措施也可能针对特定的情况。

表 10.3	成人和青少年一线 ART 治疗首选方案		
目标人群		**首选方案**	**评述**
HIV＋ARV 初次治疗的成人和青少年		AZT 或 TDF＋3TC 或 FTC＋EFV 或 NVP	选择适用于 PLHIV 的首选方案。使用固定剂量组合
HIV＋孕妇		AZT＋3TC＋EFV 或 NVP	在头 3 个月不要启动 EFV，TDF 可接受的选择
HIV＋孕妇先前接受过 MTCT 抗逆转录病毒治疗	单剂量 NVP（±antepartum AZT），在过去 12 个月内未接受 AZT/3TC 鸡尾酒疗法	启动非 NNRTI 方案	PI 优先于 3 NRTI
	单剂量 NVP（±antepartum AZT），接受过 AZT/3TC 鸡尾酒疗法	启动 NNRTI 方案	如果可能的话，检查第 3～6 个月的病毒载量，如果＞5 000 拷贝/mL，切换到二线 ART，改用 PI
HIV/TB 合并感染		AZT 或 TDF＋3TC 或 FTC＋EFV	开始结核病治疗后尽快（在前 8 周内）开始抗病毒治疗。如果不能使用 EFV，则 NVP 或 3 NRTI 是可接受的选项
HIV/HBV 合并感染		TDF＋3TC 或 FTC＋EFV 或 NVP	开始 ART 前考虑筛查 HBsAg，特别是当 TDF 不是首选的一线 NRTI 时。需要使用两种具有抗 HBV 活性的 ARV

表 10.4	成人和青少年二线 ART 治疗首选方案		
目标人群		首选方案	评 述
成人和青少年(包括孕妇)	d4T 或 AZT 用于一线治疗	TDF + 3TC 或 FTC + ATV/r 或 LPVr	考虑到早期和晚期转换,NRTI 测序基于 FDC 的可用性和抗病毒活性的潜力。ATV/r 和 LPVr 具有可比性,可用作 FDC 的热稳定剂或共同包装配方
	TDF 用于一线治疗	AZT + 3TC + ATV/r 或 LPVr	
TB/HIV 合并感染	利福布汀可用	与上述成人和青少年的治疗方案相同	利福布汀和利福平的疗效无差异。利福布汀与 bPI 的药物相互作用明显减少,允许标准剂量的 bPI 给药
	利福布汀不可用	与成人和青少年推荐相同的 NRTI 支柱疗法,加上 LPVr 或 SQV/r 以及超级增强剂量的 RTV LPV/r 400 mg/400 mg bd 或 800 mg/200 mg bd 或 SQV/r 400 mg/400 mg bd	利福平显著降低了 bPI 水平,限制了有效选择。使用额外剂量的利托那韦和所选择的 bPI(LPV 和 SQV)可以克服这种影响,但毒性增加
乙型肝炎合并感染		AZT+TDF+3TC 或 FTC+ATV/r 或 LPVr	如果 ART 失败,应维持用 TDF+3TC 或 FTC 于抗 HBV,二线方案应包括其他具有抗 HIV 活性的药物

4. ART 治疗 HIV-2 感染的选择·HIV-2 感染常见于西非、葡萄牙以及与葡萄牙历史联系密切的国家。HIV-2 感染与 HIV-1 的机会性感染相似,但致病性比 HIV-1 致病小、无症状期更长、预后更好。另外,HIV-2 病毒对非核苷逆转录酶抑制剂不易感[223,224]。HIV-2 的天然多态性支持其抵抗蛋白酶抑制剂,未增强的蛋白酶抑制剂对抗 HIV-2 的作用也较差。治疗经验有限,双汰芝(combivir,AZT/3TC)加或不加 TDF 以及增强蛋白酶抑制剂(LPV/R SQV/R,DRV/r)是推荐的治疗方案[225]。

5. 免疫重建病·ART 的管理极大地改善了 HIV 及合并感染之间的相互作用。ART 逆转了大量 HIV 感染的免疫受损,降低了个体合并感染的相对风险。然而,迅速恢复的免疫应答,特别是免疫严重受损者在治疗的前 3 个月可能会产生临床后遗症。失调的免疫应答可被许多病原体特异性抗原激活[122,226,227],最常发生在结核分枝杆菌[228]、隐球菌[229]和乙肝病毒[230]合并感染者中(图 10.11)。主要有 3 种类型的临床表现:以前潜在的疾病出现临床症状、临床表现强度增加以及对病原体抗原的免疫应答亢进失调[231]。有人提出免疫重建病(immune restoration disease,IRD)限于免疫应答亢进,其中应答中等或严重的病例,可能需要皮质类固醇辅助治疗[227,231]。死亡率在免疫应答亢进或中枢神经系统受累的病例中最高[232,223]。

6. 在活动性机会感染患者中启动 ART·ART 能

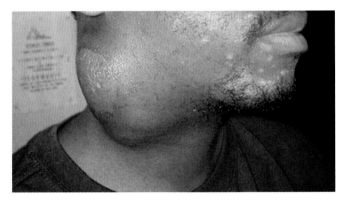

图 10.11 免疫重建病,HIV/TB 合并感染伴颈部淋巴结肿大。(Rebecca Smith 摄,经 www.aids-images.ch 许可)

够以各种方式与机会性感染和其特定的治疗相互作用。ART 的启动与对机会性感染疗法的应答改善有关。然而,用于治疗合并感染的药物可能与抗逆转录病毒药物共用代谢途径或毒性特征,从而增加合并感染者药物相互作用或机会性感染临床表现恶化的风险。考虑到药物-药物相互作用的严重后果,已经进行了几项免疫重建病试验,研究合并感染者开始 ART 的时机。结果显示,CD4 细胞少于 200 个/μL 的患者,在治疗耶氏肺孢子菌肺炎、严重的细菌感染、隐球菌脑膜炎、弓形虫病或肺结核等的机会性感染的前 2 周内开始 ART,与在稍晚时间点开始 ART 的患者相比死亡率较低[234]。越南进行的一项研究中,合并结核性脑膜炎患者立即进行 ART 并没有任何生存获益[235]。值得关注的是,在津巴布韦用氟康唑治疗隐球菌性脑膜炎中进行的早期 ART（<72 h）与延迟（10 周）ART 的研究已经提前终止,因为早期治疗组的死亡率显著增加[236]。氟康唑是抗真菌药物,在非洲是护理治疗隐球菌的标准药物,但从脑脊髓液清除真菌不如两性霉素 B 迅速,导致可能易患重度免疫重建病[237,238]。因此,不推荐给非洲接受氟康唑治疗的隐球菌性脑膜炎患者进行早期 ART。

（二）资源匮乏地区实验室监测

筛查 HIV 并确定谁可以获得治疗是实施治疗方案的先决条件,是一项成本-效益非常高的活动[239]。

确定个人接受 ART 的资格没有争议,但对最初无资格者重新检测 CD4 所需频率存在不确定性和争论。最近的一次建模表明,对 CD4 细胞计数远高于启动治疗阈值的患者频繁进行 CD4 细胞计数监测,确定患者中谁需要治疗具有低收益率。在资源有限地区,治疗阈值为 350 个/μL,在计数>900 个/μL 后 1 年重新检测 CD4 细胞计数已足够,检测机会可以留给那些<900 个/μL 的人[240]。

对接受 ART 患者的监测有两种非常不同的途径监测。在高收入国家,进行常规实验室检测来监测 ART 的疗效和毒性,一般 3～4 个月 1 次[241]。在低收入国家,由于成本和基础设施/人员的限制,常规监测不够普及,导致 HIV 感染者竞争改善治疗效果的机会[10]。

随着 ART 人数的增加,关于实验室监测作用的争论也加剧了,特别是其靶向或临床驱动而非实验室常规监测的作用。不同策略的重点,是导致治疗切换和后续伤害所产生的延误,以及转换到不必要的昂贵二线 ART 药物的费用。

最近对 2009—2010 年发表的资源贫乏地区 ART 监测报告的综述得出结论:CD4 细胞计数、HIV 的 RNA 病毒载量和临床事件经常不一致;病毒载量抑制伴随世界卫生组织定义的 CD4 重建失败发生,如预期的那样,病毒载量抑制失败通常发生在 CD4 重建失败之前。常规 CD4 监测较临床监测带来的死亡率和发病率方面的益处虽小但显著,只是在目前的价格下,在撒哈拉以南非洲许多国家尚无成本-效益。模型研究的可变结果表明,病毒载量监测的成本-效益较低。大多数实验室的毒性监测包括肝脏和肾脏,产出低,既无效,又无成本-效益[244]。

此外,大部分需要现场 ART 的患者所在农村地区合格临床工作人员的短缺使中心实验室监测不太可行。因此,已经有越来越多即时检测,包括隐球菌感染、肺结核和 CD4 细胞计数的预筛选。干滤纸血可以使样品储存条件有限或缺乏地区获得远程实验室的能力,实现样品的批量检测[248]。

基因分型法既昂贵又对实验室资源有要求,因而在早期推出的 ART 中没有发挥重要作用。然而,哨点监测报告,已治疗和初治患者中耐药性普遍增加[249-251]。必须继续保持警惕,监测耐药性对公共卫生方法 ART 有效性的潜在威胁[252]。

五、结论

在过去的 10 年里,全球对资源贫乏国家的 HIV 流行作出了前所未有的反应。已能在各种资源匮乏地区提供 ART,并降低了死亡率和发病率。合并感染的治疗和管理已大大改善,已从仅对病前患者的治疗转向早期治疗,有 ART 资格的人数和可用资源的关系日益紧张。认识到 ART 在预防方面的作用,进一步强调了短期内将 HIV 携带者（people living with HIV, PLWA）纳入 ART,将获得长期的流行病学益处。然而,许多负担沉重的国家仍然无法负担治疗费用而依赖于国际来源资金。

参考文献

见：http://www.sstp.cn/video/xiyi_190916/。

第11章 儿童 HIV/AIDS

STEPHEN M. GRAHAM, MARK COTTON

翻译：郑　力　张顺先
审校：周艺彪　杨　频

要点

- 儿童的 HIV 感染主要是母婴传播引起，这种传播是可以预防的。
- 过去的 20 年中，HIV 感染严重影响了撒哈拉以南非洲地区的儿童死亡率。
- 在资源匮乏地区，造成 HIV 感染和未感染儿童的高发病率和死亡率的主要原因均是肺炎、营养不良和侵入性脓毒症。然而 HIV 感染儿童的发病率和病死率更高。
- 在出生 12 周之前采用早期抗逆转录病毒治疗（antiretroviral therapy，ART）可以明显降低病死率和发病率。
- 肺孢子菌肺炎（PcP）常见于未接受过复方磺胺甲噁唑防治法（co-trimoxazole preventive therapy，CPT）或者 ART 治疗的 HIV 暴露婴儿，且通常是致命的。
- 结核病常见于生活在结核病流行区的 HIV 感染儿童。
- 减少出生前 HIV 感染的流行，预防母婴传播是预防儿童艾滋病的关键干预措施；且将在未来的 10 年中使得新生儿 HIV 感染率急剧下降。
- 增加早期 ART 和 CPT 治疗可以提高 HIV 感染儿童和婴儿的存活率，并改变合并症的流行病学状态。
- 为艾滋病儿童提供综合的、以社区为基础的持续预防和管理措施仍是一项挑战，但至关重要。

一、概述

过去 30 年来，HIV 流行严重影响着儿童的发病率和死亡率，这既是儿童感染 HIV 的直接后果，也间接影响着父母及其看护者 HIV 相关的发病率和病死率。几乎所有儿童 HIV 感染均由母婴传播引起，大多数 HIV/AIDS 患儿生活在撒哈拉以南非洲地区。性虐待、替代母乳喂养（surrogate breastfeeding）、被污染的血液制品、食用咀嚼过的食物和注射安全性差也与此有关[1,2]。在

2000 年以前，儿童 HIV 流行的特点是 HIV 感染母亲分娩的儿童感染风险高（高达 1/3），HIV 流行国家婴儿和儿童的 HIV 发病率高，早期死亡率高（1/3 的婴儿死亡，另外 1/3 在 5 岁前死亡），频繁的合并感染和发病，以及缺乏有效的治疗和预防措施。

最近的十年中，HIV/AIDS 患儿的疾病负担已大幅降低。在许多地区中，孕产妇 HIV 流行率已降低，越来越多的干预措施使母婴传播率低于 5%[3,4]。全球感染 HIV 的儿童人数从 2000 年的 50 多万下降到 2009 年的 37 万。此外，可用于降低儿童 HIV 相关的发病率和病死率的干预措施，如 CPT 和 ART 在更大范围内得以实施，可从早期开始延长生存年限，减少住院治疗，减轻儿童 HIV 对卫生服务的负担。上述措施的实施导致过去十年全球儿童死亡率下降[5]。

本章旨在补充第 12 章，强调 HIV 感染儿童在不断变化的流行病背景下的常见合并症，并概述防治儿童 HIV/AIDS 的重要预防和治疗策略。与本书"热带"主题一致，重点将放在资源有限的环境中，目前几乎所有儿童艾滋病均发生在这些地区。

二、儿童 HIV 相关疾病

在 ART 出现之前，50% 以上的 HIV 感染儿童在 2 岁前死亡，大部分在 5 岁前死亡[6]。临床表现通常与 HIV 感染有关，如婴儿 PcP、6 个月以下母乳喂养婴儿严重营养不良，或广泛的真菌性皮肤病。然而，迄今为止在资源有限的环境中，HIV 感染婴儿和儿童常伴发肺炎、营养不良、贫血和侵袭性细菌性脓毒症，这些儿童的死亡率要高于单纯的 HIV 感染儿童[7-9]。因此，HIV 检测应是 HIV 流行地区患儿的常规检查[10]。

在早期死亡率较高的儿童 HIV 流行情况下，仍有一批 HIV 感染儿童幸存下来，特别是 HIV 检测在早期儿童疾病中并不普遍的情况下，通常直到学龄儿童或青春期才发展到 HIV/AIDS 阶段[11]。由于这通常是一个"健康"的年龄，即使在儿童死亡率较高的情况下，该年龄组的临床表现如营养不良、贫血和急慢性肺病也是 HIV 感染的常见临床标志。

（一）与儿童 HIV 感染相关的常见合并症

1. 肺炎·呼吸道疾病是 HIV 感染儿童发病和死亡的最常见原因[7,12]。耶氏肺孢子菌是 HIV 感染婴儿（尤其是 2~6 个月大）重症肺炎的常见原因，通常是致命的，也会发生巨细胞病毒或细菌的合并感染[13,14]。PcP 是 HIV 感染婴儿肺炎相关病死率远高于 HIV 未感染婴儿的主要原因。总体来说，HIV 感染婴儿和儿童中最常见的重症肺炎是由常见的儿童期病原体，特别是肺炎链球菌导致细菌性肺炎。革兰阴性细菌也可能导致重症肺炎，建议给患有重症肺炎的 HIV 感染儿童使用广谱抗生素[15]。结核分枝杆菌能导致急性重症肺炎，尤其是在 HIV 感染婴儿中，但因难以确诊，实际的发病率尚不确定[16]。儿童期常见的呼吸道病毒，如 RSV 和流感病毒也会感染 HIV 感染儿童，并且与 HIV 未感染儿童相比，他们更容易合并感染病毒并导致死亡，但患哮喘的可能性较小。

2. 营养不良·严重营养不良常见于未接受 ART 治疗的 HIV 感染儿童[8]。这可能与急性或者慢性腹泻有关。最常见的是消瘦，而且 HIV 感染可以表现出不寻常的症状，如严重营养不良、完全母乳喂养的婴儿或者学龄儿童停止生长。对单独营养康复治疗的反应通常较差，常合并感染。

3. 败血症·细菌病原体，如肺炎链球菌、非伤寒类沙门菌（non-typhoidal Salmonellae，NTS）和其他的革兰阴性菌均是 HIV 感染儿童败血症的常见病原菌，患儿感染后病死率较高[17]，尤其是幼儿和营养不良者。这些儿童表现出非特异性发热症状，可能被诊断为疟疾或合并感染。与 NTS 相反，由伤寒沙门菌（Salmonella typhi）引起的伤寒并不是 HIV 相关疾病。

4. 脑膜炎·在 HIV 感染儿童中通常由肺炎链球菌、NTS 或结核分枝杆菌引起脑膜炎，病死率较高[18]。隐球菌性脑膜炎偶发于年纪较大的儿童，但与成人相比，HIV 感染儿童中该病较少见。

5. 结核病·在结核病流行的国家或地区，与 HIV 未感染儿童相比，HIV 感染儿童感染结核分枝杆菌的风险较高，且患病风险更高[19]。然而，尽管罹患结核病的 HIV 感染儿童和未感染儿童的临床表现相似，但 HIV 感染者的预后较差。

6. 慢性肺部疾病·在 HIV 感染儿童中持续性或反复发作的呼吸道症状很常见，这对疾病的诊断是一个挑战[20,21]。诊断时应考虑结核病，其他常见原因包括淋巴间质性肺炎、复发性肺炎和支气管扩张症。结核病可与上述疾病合并感染。在前 ART 时代，较年长的儿童和青少年可能罹患重症慢性肺病（如闭塞性细支气管炎），这些疾病难以治疗，儿童患病后一般极度虚弱[11]。杵状指

常见。

7. 皮肤病·HIV 感染者常见的临床表现包括广泛的真菌性皮肤感染、细菌性皮肤感染、传染性软疣和疱疹病毒感染，如带状疱疹感染及其留下的瘢痕。

8. 恶性肿瘤·在 HIV 流行的非洲地区，最常见的 HIV 相关儿童恶性肿瘤是卡波西肉瘤（Kaposi's sarcoma，KS）。伯基特淋巴瘤是该地区最常见的与 HIV 感染无关的儿童恶性肿瘤。HIV 相关的 KS 与地方性非 HIV 相关 KS 的临床表现不同，具体表现为广泛的皮肤损伤或黏膜表面损伤，通常累及腭、结膜和肺部。

在未普及 HIV 检测或为母婴提供 HIV 相关诊疗的地区，上述临床表现仍较为常见。在实施相关检测和诊疗措施的地区，儿童 HIV 感染的流行病学和影响正在改变。

（二）HIV 预防和治疗策略对常见合并症的影响

预防 HIV 感染是减轻儿童艾滋病相关疾病负担的最重要干预措施，主要通过对 HIV 感染母亲所生婴儿实施预防 HIV 母婴传播的干预措施[22]。该项目取得了振奋人心的成绩，有望消除新生儿 HIV 感染[3]。

在资源有限地区，HIV 感染婴儿的生存率升高，发病率降低。主要策略包括：①最好在出生后几周内对 HIV 感染婴儿进行 ART 治疗，无需考虑临床分期或 CD4 细胞检测结果；②对 HIV 感染婴儿和儿童、有暴露史但未感染 HIV 的婴儿，进行 CPT 治疗；③在过去十年中，为 HIV 感染儿童和青少年提供 ART 治疗显著改变了婴儿和儿童 HIV 相关的发病和死亡模式[23-25]。对 HIV 感染和 HIV 暴露儿童而言，CPT 治疗减轻了 PcP、细菌性疾病和疟疾的疾病负担。早期 ART 治疗还可降低与上述疾病相关的发病率和病死率，同时也可以降低消瘦、皮肤病和 HIV 相关疾病（淋巴间质性肺炎和 KS）的发病率和病死率。

免疫接种为 HIV 感染儿童提供了重要的保障，特别是麻疹疫苗和针对 b 型流感嗜血杆菌和多价肺炎球菌的联合疫苗[26,27]。虽然在 HIV 感染儿童中，疫苗所产生的保护效力比未感染儿童低，但在 ART 治疗早期会有所改善，然而可能在晚期免疫抑制中保护效力减弱。然而，在细菌性疾病发病率非常高的情况下，计划免疫的保护性收益仍很高。常规的儿童免疫接种对于 HIV 感染儿童是安全的，不建议 HIV 感染儿童接种卡介苗（BCG），BCG 对 HIV 感染儿童的风险约为 1%[28,29]。实际上，当 HIV 感染情况不明时，通常在出生时即为新生儿接种 BCG。在有早期 HIV 诊断和 ART 治疗的地区，该类风险极低。HIV 感染儿童接触结核病患者后，尽管尚无证据表明被感染，仍应接受异烟肼的预防性治疗[30]。

对近期接受 ART 治疗儿童和婴儿而言，由结核病和

BCG 免疫接种引起的免疫重建炎性综合征并不罕见。ART 治疗可能引起急性水肿性营养不良。

三、儿童 HIV 管理

针对婴儿、儿童和青少年的 ART 治疗建议经常进行修改,最新版针对资源有限 HIV 流行环境的 ART 治疗建议于 2010 年发布[24,25]。婴儿和儿童对 ART 的耐受性良好,CPT 和结核病预防治疗也是如此,其严重毒性风险极低。固定药物组合和基于体重的剂量指南非常有用。依从性是一个主要挑战,可能受到多种因素的影响,如看护者患病和死亡、对母亲的家庭地位缺乏了解、不接受隐性感染儿童的药物治疗需求、治疗药物负担较高、医疗服务可及性差、来自年长儿童和青少年的蔑视和拒绝接受以及侮辱。

HIV 感染学龄儿童和青少年的管理极具挑战性,需面对信息泄漏和性行为等问题[32]。随着 HIV 感染儿童的生存率不断提高,他们逐渐成年,这为提供持续有效的诊疗带来了挑战。

TB/HIV 合并感染的成人和青少年管理有三个"I"原则:强化结核病病例发现(intensified case finding)、异烟肼预防治疗(isoniazid preventive therapy)和感染控制(infection control)。这些均与儿童有关,最近增加了第四个"I"——综合(integration),鼓励卫生服务部门之间的协调沟通,以提供最佳医疗服务[33]。

综合的、以社区为基础的医疗服务的挑战

尽管人们普遍认为需要对 HIV 感染者提供基于家庭或社区的综合医疗服务,但提供此类服务是一个巨大的挑战。增加有效的干预措施扭转了儿童 HIV 流行趋势,也给上述医疗服务带来了挑战。在围绕 PMTCT 服务规划一个连续诊疗过程中尤为明显,这是减轻儿童 HIV 负担的关键干预措施。理想情况下,这可能涉及部分或全部常规产前、围生期和产后护理;HIV 和母婴结核病等疾病合并感染的检测、预防和管理;妇幼保健服务;免疫接种;婴儿喂养、持续随访和儿童疾病的综合管理。除了协调和沟通之外,还需要对社区卫生工作者进行培训、监督和任务转移,以实现普遍获得有效干预措施的目标[34]。

参考文献

见:http://www.sstp.cn/video/xiyi_190916/。

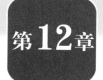

第12章

HIV/AIDS 防控

STEVEN J. REYNOLDS, THOMAS C. QUINN

翻译：胡　媛
审校：周艺彪　钱熠礼

要点

- 每年大约有 270 万人感染 HIV,尽管针对每个感染者的护理和治疗措施已有很大的改善,仍迫切需要有效的预防,以扭转因 HIV 给全世界人类生命和公共卫生造成的巨大损失。
- 需要循证联合防控,包括生物医学、行为学和结构干预措施。
- 扩大 HIV 的干预措施必须基于对当地环境流行病学的动态分析。
- 联合预防应以科学的证据为基础,并由当地社区投入和参与,以促进护理和治疗的成功结合。

一、概述

遏制 HIV/AIDS 的流行是过去 25 年最重要的公共卫生挑战。考虑到 HIV 的传播模式和传播速度,2011 年新感染的病例数估计达到惊人的 270 万[1]。有效的 HIV 疫苗是逆转当前 HIV 流行的最终解决方案,但该疫苗的研发之路还很漫长和复杂[2,3]。2009 年在泰国进行的 RV144 试验研制出 HIV 疫苗给人们带来了希望,但距离该疫苗的广泛应用还有很长的路要走[4]。迄今有 6 000 万的男人、妇女和儿童感染 HIV,超过 2 500 万人死亡,在过去 30 年的流行中,全世界为此付出了高昂的代价。

对抗 HIV/AIDS 的传播,一些新的研究结果令人乐观。男性包皮环切成为主要的科学措施,3 个随机对照试验证明了该策略的有效性。最近的研究结果表明,抗逆转录病毒治疗(antiretroviral therapy, ART)可能对艾滋病病毒/艾滋病的传播产生重大影响,这为正在努力提供服务的捐助者资助计划带来了希望和新挑战。2012 年预防研究的重点已经转移到对预防措施联合有效性的设计和评估上。艾滋病病毒预防方案需要将可行、有效、负担得起、针对社区和人群且可接受的干预措施结合起来。本章将总结现有的生物医学和行为干预措施,并提供这些措施可以作为联合防控策略的证据。

由于驱使 HIV 传播的人类行为和结构因素的复杂本质,防控策略不能"一刀切"。理想的防控策略需要适应特异的行为、宗教和风险种类。这就要求策略的制定者和公共卫生工作人员了解当地的人群和传播基础,从而进行合适的策略调整。疫情的快速变化不仅要求增加 HIV 的传播和行为的监测,而且要求调查更加细致,包括偏好、社会、文化和性别等内容。联合国艾滋病规划署发起了名为"知道你的流行,知道你的反应(know your epidemic, know your response)"的项目,鼓励国家主导的相关驱动因素和风险行为的调查[5,6]。

二、行为策略

从 HIV 开始流行以来,通过努力改变人类行为(包括性用药)来降低 HIV 感染风险的措施取得了有限的成功。行为策略被定义为"通过使用一系列教育、激励、同伴引导、技能培养方法以及社区规范方法来激励个人和社会单位的行为变化"的干预措施。第一批男男性行为者(men who have sex with men, MSM)行为改变的例子成功降低了 HIV 发病率[8,9]。之后,许多国家,包括巴西、科特迪瓦、肯尼亚、乌干达、马拉维、坦桑尼亚、津巴布韦、布基纳法索、纳米比亚和史瓦济兰通过这种行为改变,为降低 HIV 的发病率做出了贡献[10,11]。

Coates 等推测,仅有行为策略是不够的,需要综合防控 HIV,行为策略自身也需要组合多因素的影响[7]。据估计,随着年轻人高危性行为的减少,已有 33 个国家的 HIV 发病率下降,但这些行为学和流行病学数据的有效性比较薄弱。例如,在津巴布韦,有研究分析表明 HIV 发病率随着行为的改变而降低。但这个结果与津巴布韦另一个随机对照实验结果相矛盾,后者显示在研究所在地区,预防干预措施多管齐下并未产生有效的结果(可能因为时间或能力不足)。

(一) 行为干预研究

一些在各种目标群体中研究 HIV 相关行为学的文献,大部分的研究结果都显示没有客观改变 HIV 的传播或发病概率。表 12.1 显示 Padian 等概括和描述的 7 个随机的行为学干预试验既没有好处也没害处[12],项目探索是唯一一个 HIV 行为和发病率结果的干预性研究。

表 12.1	对 HIV 预防干预行为的评估随机实验				
作者	**引文**	**摘要**	**研究中风险行为的减少**		
			干预组	**对照组**	
Kamali A，Quigley M，Nakiyingi J，et al.	Syndromic management of sexually transmitted infections and behaviour change interventions on transmission of HIV - 1 in rural Uganda: a community randomized trial. Lancet 2003;361: 645 - 652.	在乌干达农村成年人被随机分为性传播感染病(sexually transmitted infection，STI)的管理、行为干预联合性传播感染病的管理、日常保健和社区发展服务 4 组,主要结果是 HIV 发病率,次要结果是 STIs 发生率和行为改变标记	是	是	
Koblin B，Chesney M，Coates T.	Effects of a behavioural intervention to reduce acquisition of HIV infection among men who have sex with men: the EXPLORE randomized controlled study. Lancet 2004;364: 41 - 50.	MSM,实验干预包括 10 个单对单的辅导谈话,每 3 个月维持对话,结果包括 HIV 发生率和行为变化的评价,包括与 HIV 阳性和未知状态的性伴侣发生无保护的肛交	是	是	
Ross DA，Changalucha J，Obasi A，et al.	Biological and behavioural impact of an adolescent sexual health intervention in Tanzania: a community-randomized trial. AIDS 2007;21: 1943 - 1955	坦桑尼亚青年。干预措施包括 4 个部分：社区活动、教师对小学 5~7 年级学生的性健康教育活动、训练和监督卫生工作者对青年提供友好的性健康服务、避孕套的社会营销和标准活动。该研究对 HIV 发病率、STI 症状、知晓率、报道的态度及其他性健康和行为结果的影响进行了检测	尚不可用*	尚不可用*	
Corbett EL，Makamure B，Cheung YB，et al.	HIV incidence during a clusterrandomized trial of two strategies providing voluntary counselling and testing at the workplace, Zimbabwe. AIDS 2007;21: 483 - 9.	津巴布韦的企业员工。当可进行现场咨询和检测时,将企业员工的自愿咨询检测(voluntary counselling and testing, VCT)与标准的 VCT 进行比较。主要的结果是 HIV 感染率与 VCT 使用情况	没有记录	没有记录	
Jewkes R，Nduna M，Levin J，et al.	Impact of stepping stones on incidence of HIV and HSV - 2 and sexual behaviour in rural South Africa: cluster randomized controlled trial. BMJ 2008;337: a506.	南非青年群体(15~26 岁)。干预措施是基础,1 个 50 h 的项目,目标是通过参与学习的方法建立知识体系、风险意识和交流技巧来激发批判性反思,对 HIV 和更安全性行为进行 3 h 干预。该研究检测了 HIV 的发病率和 HSV - 2 的发病率,不愿怀孕者、性行为的报道、消沉和滥用药物者的比例	是	是	
Patterson TL，Mausbach B，Lozada R，et al.	Efficacy of a brief behavioral intervention to promote condom use among female sex workers in Tijuana and Ciudad Juarez, Mexico. Am J Public Health 2008; 98: 2051 - 2057.	为生活在墨西哥提华纳的女性性工作者提供 30 min 的行为干预或说教的对照。在干预前及干预后 6 个月,女性性工作者接受了问卷调查和 HIV、梅毒、淋病和衣原体的检测	是	是	
Cowan FM，Pascoe SJS，Langhaug LF，et al.	The Regai Dzive Shiri project: results of a cluster randomized trial of a multi-component HIV prevention intervention for rural Zimbabwean adolescents. AIDS 2010;24: 2541.	以社区为基础的青年艾滋病预防干预总部设在津巴布韦农村,包括 30 个社区。该研究检测了 HIV、STI 的发病率、孕妇的知晓率、态度及性行为的自我报告	没有记录	没有记录	

该表引自 Padian NS, McCoy SI, Balkus JE, et al. Weighing the gold in the gold standard: challenges in HIV prevention research: Editorial Review. AIDS 2010;24: 621 - 35.

* 尚不可用：该人群的行为未随时间推移报告,因为评为参与者在研究期间没有性活跃。

通过咨询干预降低 HIV 的发病率,平均随访 3.25 年,目标是 HIV 感染率降低 18.2%,但这种效应无统计学意义。更细致的研究发现,在第 1 年,HIV 发病率戏剧性地降低(39%),但随着时间的推移逐渐失去了这种效应。在文献中还有个经常性的主题,即行为改变很难维持[13,14]。

注射吸毒者的行为预防继续关注旨在减轻吸毒有害影响的战略,以减少风险行为(共用针头)和 HIV 感染率。重要的是,大部分的研究已经注意到,这些项目需要政策(如法律改革)、ART 及行为学(如针具交换)的联合作用才能获得显著的效应。

（二）行为学的改变是为了坚持其他生物医学干预

大多数预防形式都需要持续的行为改变才能有效。2 个效应试验即暴露前预防(pre-exposure prophylaxis,PrEP)和一次性口服可以加强这种效应[13,15]。2 组患者的总体疗效均不高,但对依从性最高的患者的疗效有所改善。未来的联合干预方案可能包含 1 个或多个生物医学干预措施,具体取决于面临风险的社区。挑战在于设计未来的综合干预研究。此外,重要的是在社区层面监测联合干预扩大后会发生什么[16]。

在测量 HIV 感染率方面的困难,以及性行为自我报告中有据可查的问题,对在大型临床试验环境中证明行为改变干预措施有效性提出了重大挑战。然而,大规模的行为改变显然是降低发病率的核心,行为干预对于扩大和促进其他预防方法至关重要,包括推动对艾滋病病毒检测、自愿医疗男性包皮环切术(voluntary medical male circumcision,VMMC)、预防母婴传播(prevention of mother-to-child transmission,PMTCT)和治疗等艾滋病病毒服务的需求。评估这些项目的效应及这些项目对 HIV 感染率的影响,对进一步推进服务是有益处的。实施行为干预的关键问题涉及在保持质量的同时,将基于社区的方案扩大规模,以及更好地维持因地制宜和保持初衷之间的平衡。

三、避孕套

体外实验显示,完整乳胶和聚亚安酯的避孕套对于性传播病原颗粒而言是不可穿透的。坚持使用避孕套可以使 HIV 传播风险降低 95%[17]。在大多数疾病流行国家,尽管社会、经济和心理因素限制了避孕套的持续使用,但作为综合预防措施的一部分,所有性活跃的人都积极推广避孕套[18]。血清学检测不一致的夫妇纵向队列研究估计,控制 HIV 传播的男用避孕套有效性约为 85%[19]。对 MSM 群体的研究显示持续使用避孕套,控制 HIV 传播的有效性可达到 76%[20]。在 MSM 群体避孕套的安全使用中,润滑剂的类型比避孕套的强度更加重要。怎样政策可以显著增加男用避孕套的使用率,一

个最常被引用的例子是泰国"100% 避孕套使用政策",特别是涉及军方和性工作者。随着性工作者避孕套的使用率从 1989 年的 10% 到 1993 年的 90%,新发的性传播感染(sexually transmitted infection,STI)发病率降低了 7 倍,HIV 发病率下降了 50%[21]。类似的成功个例在世界上其他地方的女性性工作者群体中同样存在[22]。

四、HIV 的咨询和检测

艾滋病病毒咨询和检测(HIV counselling and testing,HCT)服务是预防、护理和治疗的重要切入点。来自不同国家的研究表明,一旦知道自己感染了艾滋病病毒,他们就会采取预防措施来保护他们的伴侣;建模研究发现,即使在获得护理的机会有限的情况下,HCT 也能提供实质性的临床益处,并且具有成本效益[23-25]。

在过去的 10 年中,全球范围内的 HCT 迅速扩大,以便人们获得护理服务和预防服务[26-27]。一些社会发展水平因素和个体层面因素影响了 HCT 的应用,对于那些从未检测过的群体,制定有针对性的第一次检测服务非常重要,利于实现 HCT 的普及[28-29]。

在 HIV 高度流行的性活跃群体中,感染风险持续存在,因此应该定期进行检测。世界卫生组织(WHO)建议对这些群体每年进行检测。最近南非的一项研究显示,在南非 HIV 低流行区的一些省份,如西开普省,每年的筛查费用是非常经济的[25]。

有研究证实,许多感染者一旦知道自己是 HIV 阳性,他们就会减少高风险性行为或共用针头的行为。这项研究的对象大多数来自高收入国家,最有力的证据是感染状态不同的夫妻,通过接受咨询也发生了行为改变。大多数评估 HCT 对性行为影响的研究都集中在 1 年内的行为变化上[30]。

HCT 的挑战在于增加检测的覆盖度并确诊阳性患者[26]。增加检测覆盖度的策略包括国家项目,如已执行的博茨瓦纳项目提供新加入者的咨询服务、夫妻咨询服务、社区发展水平,如图 12.1 的 Project Accept[29,31]。这些替代策略不仅增加覆盖度,而且确保难以接近的群体,如男人、劳动人口和无症状的 HIV 感染者都被检测到[32]。增加检测覆盖度的金融和其他激励措施的作用也在研究中[33]。

以 HIV 检测为中心的预防治疗相结合的措施(如避孕套的使用、性传播感染、治疗)使人群远离风险,对于特殊人群,需要结合其血清学状态制定专门的防控方案。尽管 HIV 检测与降低风险的咨询相结合可以防止意外的传播,如与 HIV/AIDS 患者的性行为及共用针头,HIV 的检测效应在 HIV 阴性人群中的一般不会体现出来(虽然社区水平的预防测试在一些已开展的项目中也有开展)。

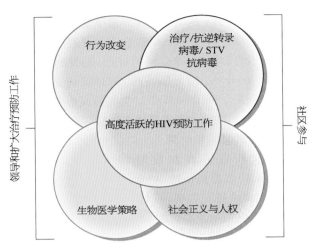

图 12.1 高效的 HIV 防控,由华盛顿大学医学院 Prof. K. Holmes 提出的术语。(引自:Coates, Thomas J, Prof, Richter, Linda, Prof, Caceres, Carlos, Prof-Lancet, Volume 372, Issue 9639,669 - 684.)

研究集中在简化测试过程的内容,特别是通过将个人风险评估和风险降低计划转移至后期测试阶段,以应对咨询前检测支持下降的问题。因此,HIV 检测仅是联合防控大项目的一部分,是广泛的 HIV 检测和咨询方法中的一个分支。大部分 HIV 检测范围是很大的,这归因于全世界对从委托检测(如自愿咨询和检测)到日常检测这种检测扩大价值的认可。此外,这种检测的性价比很高,对控制个人临床的进展有益,并且可以大幅降低新的感染概率,并可伴随着早期 ART 的开始。

然而,成功实施检测和应对策略的挑战是检测大量没有参加医疗服务、没有完全参与 HIV 护理的健康人比较困难,而且现有的检测技术不足以区分急性 HIV 感染者中谁最具有感染性。艾滋病病毒检测最关键的问题是确定提高个人和夫妻对艾滋病病毒检测的需求和提供检测服务的最佳策略。目前,检测的总覆盖率较低;2005—2009 年撒哈拉以南非洲地区,有 17% 的妇女和 14% 的男子接受过艾滋病病毒感染检测,并知道检测结果。HIV 检测是一个功能复杂的需求,意味着卫生保健、感知风险、恐惧、耻辱和暴力的威胁。虽然现场快速检测和提供者发起的检测可以克服一些障碍,但是仍需研究一些减轻恐惧和暴力威胁(特别是女性)的方法。此外,一些保护患者权利和隐私的服务模式,包括优化检测方案、联动护理和治疗等也需积极研究。以家庭为单位进行检测是一种促进模式,而结构性干预(如经济激励)也可以发挥重要的促进作用。这种方式可以解决和改善供需双方的屏障和低效率,并可作为改善 HIV 防控服务的关键入口。

因此,将治疗作为预防措施从临床试验中的原理证明转到公共卫生干预,必须解决缺乏检测和连锁保健的问题。此外,连锁保健还不够,我们需要确定如何最好地护理患者。一旦患者开始接受治疗,这种情况就尤为重要。

五、积极预防

传统的预防被认为是保护个人不成为 HIV 感染者的重要措施。积极的预防措施不仅包括界定阳性感染者来避免 HIV 的进一步传播,还包括识别感染个体继续保持性活动,甚至生孩子的希望,在损害他人最小程度的情况下,这些都可以做到[34]。

(一)积极预防措施的研究

ART 通过大量减少 HIV 病毒复制来大幅降低 HIV 感染的发病率和死亡率[35]。这种病毒载量的减少(胞质内 HIV 的 RNA 水平)降低了感染个体的传染性和非感染个体的易感性[36]。

(二)减少 HIV 传播的证据

对于所有的传播模型,病毒载量是单一最大的风险因子。ART 可以将感染个体胞质和生殖器内病毒载量降低至不可检测的水平[37]。对乌干达 415 对 HIV 血清学检测结果不一致的夫妇进行 30 个月的随访研究发现,感染阴性伴侣中有 21.7% 的人发生感染,经转换,传播率约为每 100 人年有 12 个感染(图 12.2)[38]。当感染阳性伴侣胞质中 HIV - 1 RNA 水平低于 1 500 拷贝/mL,夫妻间就不会发生传播,传播风险随着 HIV - 1 RNA 水

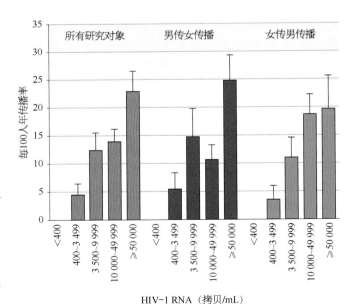

图 12.2 依据 HIV - 1 阳性伴侣的性别和血清中 HIV - 1 RNA 水平来判断 415 对异性恋夫妻间 HIV - 1 的传播率,用均数(±标准误)表示。415 对夫妻中,228 位男性和 187 位女性是 HIV - 1 阳性,血清学阳性指标的基线水平为 HIV - 1 RNA 400 拷贝/mL。对于 HIV - 1 RNA 低于 400 拷贝/mL 的伴侣,传播率为 0[来源于 Quinn TC, et al. Viral load and heterosexual transmission of human immunodeficiency virus type 1. Rakai Project Study Group. N Engl J Med 2000 March 30;342(13):921 - 9.]。

平的增加而增加。病毒载量每增加 10 倍,传播风险增加 2 倍。这种情况在赞比亚 HIV 血清学检测结果不一致的夫妇间及多国伴侣的防控研究中同样存在[39-40]。虽然炎症可以刺激局部病毒的复制,但是胞质中 HIV-1 RNA 水平通常与生殖器分泌物、直肠黏膜和唾液中 HIV 病毒的浓度呈正相关[41-43]。有研究显示,传播在胞质 HIV-1 RNA 水平非常低的情况下也可以被观察到,这提示了胞质中病毒的载量不是决定传播的唯一因素[44,45]。

(三)血清学检测结果不一致的夫妇的临床研究

两项回顾性临床研究和两项前瞻性队列分析的结果证实 ART 可有效防止 HIV 传播,名为 HPTN 052 的随机试验最近发布的早期研究结果也证实了这一结果[36,46-48]。经过独立数据和安全监测委员会进行项目中期审查后,延迟治疗研究被提前终止。安全监测委员会的结论是 HIV 感染者启动 ART 后极大地保护了他们未感染 HIV 的性伴侣,传播风险降低了 96%。这项研究主要招收了 1 763 对血清学检测结果不一致的异性恋夫妻,指示病例未接受过 ART 治疗,CD4 T 细胞计数为 350~550 个/mm³。在对照组或"延迟治疗"组 CD4 T 细胞计数达到 250 个/mm³ 时启动治疗[49]。对于每个传播事件,运用基因分析来判断该传播是否与夫妻有联系,如果有,则意味着病毒在夫妻间进行传播;如果没有,则意味着新的感染不是从夫妻间获得的。在延迟 ART 组 877 对夫妻中,有 27 对是夫妻间 HIV 传播。与此相反的是在即时 ART 组,只有 1 对是夫妻间 HIV 传播,差异具有统计学意义。至少有 10 对没有联系的传播事件发生意味着该研究提供的夫妻咨询并不完全有效。在接受早期 ART 治疗的患者中也观察到临床获益。考虑到这些发现对于全球 HIV 流行的潜在影响,以及《Science》杂志将抗逆转录病毒药物对 HIV 传播的影响作为 2011 年重大的科研突破,该研究结果引起了巨大的关注[50]。

(四)数学模型和人口水平的影响

根据该结果推测,在人群中减少病毒载量很可能降低人群中异性的性传播率。至少有两项基于人群的 HIV 感染率研究显示,在采取 ART 治疗后,注射吸毒者和 MSM 群体的预期 HIV 发病率大幅降低[51-53]。人们用数学模型来预测 HIV 治疗措施降低 HIV 感染率和流行的效应。利用乌干达传染病研究的数据,Gray 等建立了一个数学模型,预测 ART 可以使 HIV 发病率下降 80%[54]。相反,其他研究认为在资源受限的地区,ART 不能降低 HIV 的流行[55]。最近,Granich 等通过建立模型,形成了"检测和治疗"的概念,不考虑临床和免疫的状态,支持立即开始实施通用的 HIV 检测[56]。这个基于南非流行区每年的检测、异性恋传播和其他一些假设等数据建立的有争议的模型提出,立即使用 ART 在 10 年内

可以降低 95% 的 HIV 感染率。当然,还要考虑成本和实施挑战(包括确诊感染、识别早期感染者和对无症状者治疗的依从性)以及药物抗性和毒性的风险[12]。然而,将关注点从下游 ART 治疗转至更具预防效益的上游防控来消除 HIV 传播的方法得到了更多的关注。在美国和南非,一系列基于社区的可行性研究正在计划或实施,预计随机试验将在未来 5~10 年内设计和执行。

(五)如何扩大治疗,哪些人群优先预防

在确定扩大治疗的优先顺序时,将隐性或明确地进行一些权衡,这些权衡对公平、公正和平等都有影响。由于资源有限,必须对社会和医疗保健提供者做出选择;如果没有限制,人们可以选择为每个人提供最好的护理。在决定如何治疗时,临床医生经常面临着如何去选择有限的患者群体。项目管理者、政策制定者和国际捐赠者必须更广泛地在患者群体中作出决定。是否应该使用资源来增加地理覆盖率或扩大一个医疗机构治疗的患者范围?如果一些患者由于资源有限而无法获得一线治疗,那么其他患者是否可以获得更昂贵的二线治疗?公共卫生政策要求指导如何使用 ART,以最大限度地提高其对发病率和死亡率的影响。涉及公平和公正的其他考虑因素也需要在决策过程中占有一席之地。这些考虑往往会与个别患者理想的临床管理相冲突,这种冲突往往被忽视,损害了公平性和覆盖范围。资源利用的权衡虽然只注重为个人利益而进行的治疗,但它比包括预防的权衡更为直接,而且这两个方面都将最晚期疾病(根据 CD4 细胞计数衡量)列为治疗优先。在预后较好的情况下,与早期开始治疗相比,处理接近死亡患者的即时临床需求,每年可节省更多的生命年。因此,尽管临床指南明确早期治疗(<350 个/μL)预后更好,但并未在各国实施,因为决策者首先要确保 CD4 细胞计数较低的患者得到良好的覆盖。为了预防最严重的感染,治疗那些病情更严重的患者也很有意义——不仅是为了他们自己的利益,还因为这些人的病毒载量最高。当然,这是以感染后期的患者继续与易感伴侣进行未受保护的性接触为前提而言的,具体情况还因人群而异。尽管如此,对于 CD4 细胞计数较低的患者,无论是作为治疗还是作为预防治疗,结果似乎都是双赢的。

即使需要最迫切的人得到治疗覆盖,HIV 感染率仍然高得令人难以接受。如果将抗病毒治疗作为预防措施,那么我们应该考虑在 CD4 细胞计数较高的人群中应优先选择谁。HPTN 试验是在血清学结果不一致的夫妻间进行的,因此,可将其作为该群体优先考虑的因素。然而,使用该群体进行 ART 治疗正是因为他们进行了 HPTN 试验。HIV 阳性患者与其关系稳定且了解其真实感染状态的易感伴侣之间的传播风险,远远低于那些

性行为活跃的年轻艾滋病患者与其不知情的性伴侣之间的风险。首先，如果他们并未将疾病传播给伴侣，这意味着在夫妻关系中传播风险低；其次，如果他们只有一个伴侣，这意味着他们传播给其他伴侣的可能性低；第三，有充分的证据表明，告知血清学检测结果不一致的伴侣其感染状态，可以有效地降低传播；HIV 阳性患者没有向伴侣透露感染状态，这对于其伴侣而言，传播风险较高。因此，如果可能的话，治疗有多个性伴侣的 HIV 阳性感染者应该更有效。那么，是优先治疗那些长期稳定的血清学检测结果不一致的夫妻，还是应该优先治疗有多个性伴侣的 HIV 阳性患者来预防更多的感染？去保护在临床上已知易感的人，还是保护未知易感的、并有多个性伴侣的人，哪个更公平？是应该首先治疗已确诊的 HIV 患者？还是需优先寻找并确诊社区中的 HIV 感染者（他们的诊疗需求与日俱增），以防止感染加重或扩散？或者优先确诊性行为活跃的孕期妇女是否感染 HIV，以防止母婴传播？又或是需优先管理高病毒载量、单次接触传播风险最大的群体？有很多的工作需要开展起来，包括理论预测的影响和实际工作探索干预措施的可行性。这些将促进出台更好的政策，产生人群水平的最大化影响。

不同策略的社区随机试验可以直接帮助探索其中一些问题：什么是可行的？它们对艾滋病死亡人数和 HIV 发病率有何影响？许多研究正在进一步协调这些问题并予以解决。下一步的重点工作是优化检测方法、改进 HIV 治疗的联动机制（linkage）及保留（retention）。关于如何在一系列人群和环境中提高 ART 的依从性，还需要更多的研究。

六、暴露前预防

除了使用抗逆转录病毒药物来治疗阳性患者，减少艾滋病毒在 HIV 血清学检测结果不一致夫妻间的传播，其他一些策略包括使用抗逆转录病毒药物来进行艾滋病的初级预防进行了评估。这种方法的原理是使用抗逆转录病毒药物防止感染的母亲传到婴儿，是母婴传播阻断的重要基础。最近评价该方法的一些研究已完成，汇总于表 12.2。在 CAPRISA 004 研究中，性交前使用 1% 替诺福韦阴道凝胶可减少 39% 的 HIV-1 感染。在 IPrEx 研究中，每日口服替诺福韦（TDF）/恩曲他滨（FTC）可以减少 44% MSM 感染 HIV-1。这两项研究在不同个体间的观察，发现治疗效果与高水平的依从性密切相关。在 PrEP 研究中，HIV 血清学检测结果不一致的夫妻中阳性者一方，每日服用 TDF 和 TDF/FTC，HIV 获得性分别减少 66% 和 73%。在博茨瓦纳的 TDF2 实验中，年轻异性恋者每日口服 TDF/FTC，HIV 获得性减少 66%。然而，在非洲女性群体中开展的 FEM-PrEP 和 VOICE（阴道和口服干预控制流行）两项

研究却得出了与上文矛盾的结果，发现口服 TDF 或 TDF/FTC 无效。对此矛盾尚无法解释，很可能与 TDF 和 FTC 在黏膜中渗透的差异性有关。这仍是个研究热点，并且是决策者们想努力突破的领域。基于 IPrEX 的研究成果，决策者们将使用 PrEP 作为 MSM 群体中综合防控措施的一部分[58]。

七、阻断母婴传播

预防母婴传播（prevention of mother-to-child transmission，PMTCT）应包括对育龄妇女的初级预防服务、生殖健康服务、VCT 作为全面产前护理的一部分、对母亲或婴儿选择使用抗逆转录病毒治疗。在发展中国家，作为优先选择的母乳喂养有时与发病率增高有关。一些有效预防母婴传播的措施，在很多地区的覆盖率仍然很低，可能是在措施的实施上存在一些挑战。2010 年，在中低收入国家，这些措施的覆盖率得到很大的提高，约有 50% 的孕妇接受了预防母婴传播的服务[59]。

基于最新的证据和中低收入国家的现况，WHO 在 2009 年提出了修订指南，以指导他们如何灵活选择预防措施。指南建议，所有感染艾滋病病毒的孕妇，无论 CD4 细胞计数多少，在妊娠 14 周即给予抗病毒治疗，并持续到哺乳期。婴儿出生后 4~6 周即给予齐多夫定（AZT）或奈韦拉平（NVP）治疗。因其自身健康情况需要抗病毒治疗的妇女（CD4 细胞计数 <350 个/μL 或 WHO 3 或 4 阶段的疾病）推荐终身进行抗病毒治疗。这个建议随后被扩展到所有妇女在妊娠 14 周即给予抗病毒治疗，并持续终身，无论其所处临床阶段或 CD4 细胞计数。国家也可以选择采取另一种策略，孕妇在妊娠 14 周给予 AZT，在劳动和分娩时给予 AZT 加 3TC，产后 7 d 给予婴儿单剂量的 NVP，出生后 4~6 周给予 NVP 或 AZT，每日 1 次。此外，第一次抗逆转录病毒药物的预防推荐在母乳喂养期间进行，因为母乳喂养是最安全的婴儿喂养方式。随着证据的增多，这些指南需要不断修订，以完全消除艾滋病病毒母婴的传播。

要取得最大效应，HIV 阳性孕妇为了自己和婴儿，应该得到一系列干预措施来预防母婴传播，包括参加产前保健、接受艾滋病病毒检测、接受和遵守暴露预防的抗病毒治疗。因此，预防母婴传播项目的成功高度依赖于母亲和婴儿每一项干预措施的累计效应，在高负担国家，只有 15%~30% 的孕妇接受了预防母婴传播的防控措施。

在世界范围内，资源匮乏地区扩大预防母婴传播已经取得了进展。2009 年 HIV 感染母亲所生新生儿中的新发 HIV 感染约为 37 万，比 2004 减少了 24%[52]。孕妇接受 HIV 检测的覆盖率也从 2005 年的 7% 提高到 2009 年的 26%。在中低收入国家，2009 年有 53% 的 HIV 阳性孕妇接受了抗逆转录病毒药物治疗来阻断母婴传播，

表 12.2	正在开展和计划开展的暴露前预防(PrEP)试验				
研究	地点	执行者	人群	PrEP 策略	状态/预期执行
TDF 安全实验	美国	CDC	400 名 MSM	每日口服 1 次 TDF	2005 年开始纳入,2010 年完成
曼谷 TDF 研究	泰国	CDC	2 400 名注射吸毒者	每日口服 1 次 TDF	2005 年开始纳入,2012 年完成
TDF-2	博茨瓦纳	CDC	1 200 名男女异性恋者	每日口服 1 次 FTC/TDF (2007 年从口服 TDF 切换)	2007 年开始纳入,2011 年完成
PrEP 合作	乌干达、肯尼亚(合作研究)	BMGF	4 700 名血清学检测结果不一致的异性恋者	每日口服 1 次 TDF 或每日口服 1 次 FCT/TDF	2008 年开始纳入,2011 年 7 月 DSMB 审查。结果显示每日服用 1 次 TDF 平均减少 HIV 风险 62%;每日服用 1 次 TDF/FTC 平均减少 HIB 风险 73%。安慰剂停止使用,但实验仍继续进行,后期数据在 2013 年收集
FEM-PrEP	肯尼亚、马拉维、南非、坦桑尼亚、赞比亚	FHI/USAID	3 900 名高风险的女性	每日口服 1 次 FTC/TDF	2009 年开始纳入,由于无效 2011 年 4 月停止
IAVI E001,E002 阶段 1/2	肯尼亚、乌干达	IAVI	150 名高风险的男性、女性	每日口服 1 次 FTC/TDF 或间歇性口服 FTC/TDF	2009 年开始纳入,2010 年完成
VOICE,MTN003	南非、乌干达、赞比亚、津巴布韦	NIH/MTN	5 000 名性活跃的女性	每日口服 1 次 TDF 或每日口服 1 次 FTC/TDF 或每日局部使用 1% TFV 凝胶	2009 年开始纳入,DSMB 审阅的数据认为每日口服 1 次 TDF 和使用替诺福韦凝胶是无效的。口服 TDF/FTC 和口服安慰剂将持续进行
MTN001 坚持二阶段	南非、乌干达、美国	CONRAD,DAIDS/NIAID,Gilead,MTN	144 名异性恋女性	每日局部使用 1 次 TFV 凝胶或每日口服 TDF	2011 年完成
PrEP 青年男男性行为者(ATN 082)2 阶段,安全性、可接受性、可行性	美国	ATN,NICHD	99 名青年男男性行为者(YMSM)	每日口服 1 次 FTC/TDF	2011 年纳入
PrEP 用 TMC278I 1/2 阶段,安全与药物动力学	英国	St Stephens AIDS Trust	100 名男性和女性(阴道和阴茎/直肠)	TMC278LA 肌内注射	2011 年纳入
iPrEx 开放扩展	巴西、厄瓜多尔、秘鲁、南非洲、泰国、美国	NIH	iPrEx 试验参与者(2 499 名)是提供机会报名参加 iPrEx 开放-标记扩展	HIV 阴性参与者每日给予 1 次 FTC/TDF;HIV 阳性参与者持续提供监测和降低风险的服务	2011 年纳入,2013 年结束
HPTN069	美国	NIH	400 名 MSM 者	每日口服 1 次 MVC 或者 MVC/FTC 或者 MVC/TDF 或者 TDF/FTC	进行中
HPTN 067(ADAP	南非、泰国	NIH,Gilead	开普敦 180 名女性,曼谷 180 名男性	间歇性服用 TDF/FTC	2012 年纳入

ATN:青少年网络试验;BMGF:比尔和梅林达·盖茨基金会;CDC:美国疾病预防控制中心;FHI:家庭健康国际;FTC:恩曲他滨;IAVI:国际艾滋病疫苗项目;MSM:男男性行为者;MTN:杀微生物的网络试验;NIH:美国国家健康研究所;TDF:替诺福韦;MVC:马拉维若;USAID:美国国际开发署。

美国 TDF 安全试验和 MTN001 二阶段依从性试验最近已经完成,结果尚未发表;这些试验不在当前的 AVAC web 页面中。

本表来源于 Theodoros Kelesidis & Raphael J. Landovitz. Preexposure Prophylaxis for HIV Prevention. Curr HIV/AIDS Rep 2011;8:94-103.

比 2008 年增加了 45％,比 2005 年增加了 15％。然而最近的人口模型显示,即使新发 HIV 感染的生育期妇女人数减半,且不避孕、新指南达到 90％ 的覆盖率、母乳喂养时间减少到 12 个月,儿童新发感染率和母婴传播感染率的下降仍远低于 2015 年联合国艾滋病规划署的目标。

因此,有必要关注 WHO 阻断母婴传播策略的四个环节。了解妇女的生育意愿、扩展 HIV-感染或未感染孕妇计划生育服务是 WHO 阻断母婴传播策略第二个环节中的重要内容。向没有怀孕意愿的育龄期 HIV 感染妇女提供避孕措施比提供母婴传播阻断服务更具有成本效益比。此外,刺激需求和加强传递服务是主要关注的研究热点,特别是强调预防每一步级联中的泄露。产前保健服务的低使用、知识提供的匮乏、艾滋病病毒检测的低覆盖率、缺乏患者的资料跟踪系统都阻碍了研究成果向常规防控措施的转化进程。2009 年,在 25 个负担最重的国家中,只有 10 个国家的防控策略从单剂量的奈韦拉平转变为更有效的阻断母婴传播的联合防控,而 WHO 早在 2004 年就开始推荐这个联合防控的措施。此外,强调免疫学监测来确定 ART 的必要性,需要广泛大量的 CD4 细胞检测数据(在 2008 年,只有 24％ 的 HIV 阳性孕妇进行 CD4 细胞计数)和后续研究来确定服务传递的模型,实现联合策略和免疫学监测复杂性的简化。

八、男性包皮环切术

几个世纪以来,由于文化和宗教的原因,全球大约仅有 30％～34％ 的成年男性接受了包皮环切[12]。男性包皮环切在 1986 年曾被推荐作为减少 HIV 获得性风险的干预措施[60]。生态和观察研究表明,HIV 传播主要发生在异性恋群体的地区,HIV 的流行与男性包皮环切呈负相关[61]。多个横断面研究显示,相比于接受包皮环切的男性,未接受包皮环切的男性 HIV 的感染率显著增高,一些前瞻性研究也显示具有保护性效应,范围从 48％ 到 88％[62-67]。来自撒哈拉以南非洲的一项荟萃分析研究公布了所有接受包皮环切的男性校正相对危险度为 0.42 [95％ CI:(0.34～0.54)],而接受包皮环切的男性获得性 HIV 高风险的校正相对危险度为 0.29[95％ CI:(0.20～0.41)][68]。

(一)随机对照试验

为了明确保护性相关的环切术和消除潜在的宗教或其他因素的混杂因素,在撒哈拉以南的南非、肯尼亚和乌干达分别设计开展了 3 个随机对照试验。随机抽取 15～49 岁之间的 HIV 阴性男子共 11 054 人,观察结果估计保护性效应为 58％[69]。与其他生物医学干预措施需要进行治疗或支持不同,男性包皮环切是一个一次性的过程,问题仅限于治疗期间避免性交而已。根据这 3 个随机对照临床试验的结果,目前 WHO 和联合国艾滋病规

划署强烈建议,在所有可能的紧急情况下进行男性包皮环切[5]。最近这些研究的长期随访结果显示,疗效并不随时间的推移而减少,这表明干预的长期效应大于任何风险补偿[70]。

(二)包皮环切术预防男男性行为者之间艾滋病病毒传播

对于包皮环切是否会降低男男性行为者之间艾滋病病毒的传播,一些观察性研究显示出不一致的结果。也许是因为这个群体中的男性可能会同时采用接受性和插入性这两种角色。HIV 阴性的 MSM 队列研究显示,包皮环切状态与 HIV 获得性之间没有相关性[71]。目前尚不清楚男性包皮环切术在双性恋男性 HIV 传播中的作用。

(三)男性包皮环切术预防异性恋间艾滋病病毒传播

在 Rakai 一项对 HIV 血清学检测结果不一致夫妇的观察研究显示,对 HIV 感染阳性的男性进行包皮环切术降低了男传女的 HIV 传播率,特别是当他们的病毒载量低于 50 000 拷贝/mL 时[64]。在乌干达 Rakai 开展的前瞻性随机对照试验是在 HIV 血清学检测结果不一致的夫妻间评估 HIV 由感染阳性的男性传播给女性伴侣的情况,由于无效,研究被提前终止了。然而,对于伤口愈合前恢复性活动的感染阳性男性的女性伴侣来说,其 HIV 获得性是增加的[相对危险度:2.92,95％ CI:(1.02～8.46)]。

1. 其他益处·在 Rakai 进行的男性包皮环切术的研究显示,研究开始时即进行包皮环切的患者因感染疱疹、梅毒、软下疳而引起生殖器溃疡病的比例减少 50％,2 型单纯疱疹病毒获得性减少 28％,人类乳头瘤病毒致癌风险减少 35％。其他研究显示出包皮环切男性的女性伴侣也从中受益,生殖器溃疡的发病率减少 50％,滴虫病、HPV 感染、细菌性阴道炎发病率也大幅降低[61,72]。

2. 当前实施的项目·毫无疑问,男性包皮环切术能降低个人的感染风险,但在普遍人群中有效降低艾滋病的传播在很大程度上取决于特定人群对男性包皮环切项目的可接受性[73]。成年人可接受性研究的数据显示,这可能与当地文化规范和实践程度相关[74]。最近有研究用东非和南非 13 个主要国家的男性包皮环切率数据建模,结果显示,2011—2015 年男性包皮环切术的覆盖率高达 80％,避免了 2025 年 336 万新增 HIV 感染病例,对当前艾滋病疫情产生了重大影响,并可能在治疗和护理上节约 165.1 亿美元[75]。

九、HIV 疫苗

开发有效的 HIV 疫苗可能会成为艾滋病病毒预防的基石。迄今为止,唯一防止艾滋病病毒感染的机制是诱导中和抗体反应。这种抗体应答反应只出现在 15％～20％ 的感染者或者是通过 HIV 疫苗诱导产生。

尽管研制 HIV 疫苗仍存在巨大的挑战,但是最近的研究结果带来了希望。RV144 疫苗的免疫相关性分析显示,其保护性效应与诱导 V1/V2 特异性 IgG 抗体相关,没有抗 HIV 的 IgA 反应,很可能是通过非中和抗体或者是弱中和抗体机制介导的[76]。此外,一系列研究发现了一组新的广泛中和抗体,对病毒的漏洞提供了关键的线索。这些病毒中和抗体标记了病毒表膜的 4 个区域,定位出病毒的漏洞("阿喀琉斯之踵"),如果疫苗能够靶向这些区域,就能提供抗感染的保护性[77]。这些新知识伴随着疫苗发展的新机制,继续深入研究可能为未来无 AIDS 时代提供重要的方法。

十、性传播感染(STI)的干预措施

纵向研究表明,艾滋病病毒感染与各种性传播感染,如梅毒、软下疳和生殖器疱疹的易感性比淋病、衣原体和毛滴虫感染相关风险更高[78-79]。这些溃疡性疾病破坏生殖上皮屏障,为 HIV 病毒提供一个入口,使其易感性更高[80]。此外有研究表明,艾滋病病毒在生殖道的感染大幅增加了其他性传播疾病的共感染,当其他性传播疾病被治疗后,艾滋病病毒的复制也会减少[81]。因此,自 20 世纪 80 年代以来,努力确保及时诊断、治疗性传播感染

和减少行为风险是艾滋病病毒预防规划的重要组成部分。1989 年,Pepin 等认为艾滋病和性病感染的交互作用可能存在干预的机会[82]。这种干预的经验性证据包括在性工作者中不受控制的干预研究和普通人群的社区随机对照试验[83]。

(一)性传播感染治疗的临床试验

在 9 项治疗性传播疾病预防 HIV 感染的随机对照试验中,8 项显示无效,只有 1 项在参加项目会议的人群中显示出 HIV 发生率显著减少(表 12.3)[88]。4 个社区随机试验通过降低常见可治愈的性传播疾病的发病率,对 HIV 传播和 HIV 获得性的影响进行评估。在 4 项研究的结果中,只有 Mwanza 试验报道 HIV 发病率是显著降低的(38%)。引起这种差异的众多可能的原因中,最受关注的是研究期间乌干达和坦桑尼亚两国所处流行阶段之间的差异。乌干达 HIV 感染率稳定在 16%,但风险行为和性传播疾病的发病率都较低;相反,Mwanza 的 HIV 感染率维持在 4%,但性传播疾病的发病率很高[84]。这些数据表明,性传播感染的治疗干预措施可以产生影响,性传播感染流行地区人群的 HIV 发病率都比较高。一般来说,成年人群体中 HIV 流行已较为稳定,青少年

表 12.3	治疗性传播感染以减少 HIV 传播的随机试验			
干预	国家/地区	目标人群和 HIV 的发病率[每 100 人年(ppy)或年度%]	效率/产出	参考文献
个人 STI[a] 综合征治疗降低艾滋病病毒的感染率(CRCT)	Mwanza,坦桑尼亚	普通人群,0.9%	HIV 发病率减少 38%	Grosskurth et al.(2000).[84]
STI 治疗降低艾滋病病毒的感染率(每个人治疗 10 个月)	Rakai,乌干达	普通人群;1.5 ppy	无	Wawer et al.(2009).[85]
个人随机对照试验强化,镜检辅助的 STI[a] 筛选和治疗来减少 HIV 发病率		FSW;7.6 ppy	无	Ghys et al.(2009).[80]
个人综合征 STI[b] 治疗降低艾滋病病毒的感染率(CRCT)	Masaka(农村),乌干达	普通人群;0.8 ppy	无	Kamali et al.(2003).[86]
治疗 STI[a],周期性的假设治疗(个体 RCT)	肯尼亚	FSW;3.2 ppy	无	Kaul et al.(2004).[87]
个人综合征 STI[a] 治疗降低 HIV 发病率(CRCT)	马尼卡兰,津巴布韦	普通人群;1.5 ppy	无;参加项目会议的群体(IRR:0.48;P=0.04)	Gregson et al.2007.[88]
HSV2 抑制[c]	坦桑尼亚	HSV2 阳性妇女;4.1 ppy	无	Watson-Jones et al.(2008).[89]
HSV2 抑制[c]	非洲;秘鲁和美国	WSM;MSM HSV2 血清学阳性;3.3 ppy	无(对于摄入剂量>90% 的女性群体有一些益处)	Celum et al.(2008).[90]
HSV2 抑制[c]	非洲	HIV/HSV2 阳性 2.7 ppy	无	Celum et al.(2010).[91]

a:可治愈的性传播感染:软下疳、梅毒、淋病、衣原体感染、滴虫感染。
b:单剂量口服抗生素。
c:阿昔洛韦治疗。
CRCT:群体随机对照试验。

作为性群体最初可能会引发 HIV 的低度流行，进而成为 HIV 人群结构的一部分。因此，青少年可能成为防治性传播感染非常重要的人群。在性传播感染严重的地区，进行针对性治疗应该是 HIV 防控项目的必要组成部分[84,92]。

（二）单纯疱疹病毒 2 和艾滋病病毒

在撒哈拉以南非洲，单纯疱疹病毒 2（HSV - 2）感染使普通人群 HIV 感染风险提高了 2～3 倍[93]。用伐昔洛韦抑制治疗的随机试验显示，减少混合感染个体的生殖器分泌物可减少 HIV 的传播，降低了 HIV 传播的潜在风险[94-95]。随后在 3 个随机对照试验中，对 HIV 阴性合并 HSV2 阳性的患者使用抑制 HSV 的伐昔洛韦，却不足以缓解生殖器炎症，降低患者 HIV 水平也不足以减少 HIV 的传播[92]。最近，优化抗病毒治疗剂量抑制 HSV - 2 复发的实验数据显示，即使是高剂量的抗病毒治疗，HSV - 2 的传播也会频繁发生，这个结果可以解释为什么上述实验不能抑制 HIV - 1 的传播[96]。

十一、注射吸毒者的 HIV 预防

对于注射吸毒者（通常被称为静脉吸毒者，injecting drug users，IDU），预防艾滋病病毒是比较困难的。充分的证据证实，对于这个群体，一系列联合干预措施能有效控制 HIV 的传播[97]。然而，在全球所有风险组别中，IDU 接受的预防、治疗和护理服务仍是最少的[98]。由 IDU 风险、风险增强的结构和政策环境驱动的流行在 2010 年仍持续扩大[99]。这些失败的政策包括惩罚性和压制性的禁毒法律、药物依赖和占有的刑事定罪、继续抵抗循证的药物治疗，包括许多国家和地区美沙酮的维持治疗[100]。

艾滋病病毒主要在静脉吸毒者中传播，包括但不仅限于通过注射海洛因。可卡因、甲基苯丙胺及其组合也是与注射风险相关的非常重要的物质。海洛因主要在东欧、中亚地区的北部、南部，以及东南亚和西欧流行，HIV 感染的主要风险人群是静脉吸毒者[101]。据联合国艾滋病规划署估计，2007 年 HIV 感染者中有 1 590 万人（1 100 万人～2 120 万人）是静脉吸毒者[99]。

（一）效力的证据

关于这类人群艾滋病病毒预防的文献数量庞大且不断增加[97]。最新可靠数据表明，与预防性传播一样，仅靠单一干预措施不足以控制和降低注射驱动的艾滋病病毒流行风险。然而，令人欣慰的是，最近的模型研究表明，对这类人群采取的预防艾滋病病毒的联合方法具有协同作用效果，并且在个体、夫妻、网络和流行水平上对艾滋病病毒风险具有实际影响[97]。IDU 有效的防控服务包括个人和更高水平的干预。一个重要的组成部分是使用安全注射设备。由于吸毒者感染和传播艾滋病病毒的主要风险是重复使用受污染的注射设备，因此制定出多种减少设备重复使用的方法，称为针头和注射器交换计划（needle and syringe exchange programmes，NSP）。在许多情况下，为注射者提供注射设备已被证明具有政治挑战性，因为这被视为鼓励性注射（基于无经验证据）。事实上，基于这种不完善的前提，美国联邦政府禁止对这个项目的资助，奥巴马政府在 2010 年取消了这个项目[99]。近来有研究显示，伴随着高覆盖率，NSP 在未来 5 年里可以减少 20％人群 HIV 发病率，但控制 HIV 传播的幅度太小了[97]。

对于 IDU HIV 防控的第二个关键环节是药物治疗。第一个能减少 IDU HIV 传播的药物是美沙酮[102]。美沙酮是一种口服的液体，一种阿片受体激动剂，阿片依赖的患者服用后可以大幅减少注射毒品。20 世纪 90 年代，Metzger 等在费城的 IDU 中进行这种替代治疗，显著降低了 HIV 感染率。现在的新药也可以使用，但广泛使用这些新药仍有很大的阻碍。美沙酮在初次引入苏联时曾遭到强烈的反对，截至 2010 年，阿片类替代疗法（opioid substitution therapy，OST）在俄罗斯仍是非法的[99]。

NSP 和 OST 的联合使用可以减少 HIV 风险，Hallett 等的模型研究表明，对抗个人感染和流行的第三个必要环节是获得抗逆转录病毒药物（ARV）[97]。当 HIV 感染阳性 IDU 的病毒载量处于高水平（CD4 细胞计数<350 个/μL）时，使用 ARV 对 HIV 发病率的影响与联合使用 OST 和 NSP 相似，甚至效果更好。他们发现 NSP、OST 和 ARV 联合作用会发生协同效应，降低 HIV 发病率，在未来 5 年里可以使人群 HIV 感染率降低 39％[97]。该模型在个体水平评价每个环节的效应，OST 发挥 60％的效应，NSP 发挥 40％的效应，当引起高水平的 CD4 时，ARVs 发挥 90％的效应[97]。

（二）挑战和机遇

虽然联合预防干预措施在 HIV 阳性的 IDU 人群中显示出协同效应令人欣慰，但该人群中实施联合措施的实际情况却不容乐观。沃尔夫等回顾了高负担国家对 IDU 人群的服务后发现，在所有 HIV 感染高风险群体中，IDU 接受的服务是最少的[98]。进一步研究发现，越南吸毒者被拘留的次数比接受治疗的次数高 33 倍。监禁并不是被支持的预防 HIV 的方法，而是一个在吸毒者群体中感染 HIV 的风险因素。

Strathdee 等使用风险环境框架探讨 IDU 风险的另一个方面——能带来真正挑战的社会、政策和法律环境，这些因素能减少 HIV 的风险[100]。他们发现风险环境在结构方面对 HIV 风险和疾病的传播有实质性的影响。正如 2010 年在非洲东部和南部所发生的那样，随着 IDU 风险不断出现，这些挑战可能会逐渐瓦解我们的防御体系[99]。

十二、综合预防

认为仅靠治疗就可以阻断艾滋病流行，甚至认为治疗可以降低性行为风险这种假设显然太过于乐观。因此，将来还需要采取其他初级预防措施，这就需要联合预防，但是将哪些措施进行联合？是扩大治疗的资源需求，还是停止一些预防活动的支出？在此，如何工作和创建环境使预防变得可行显得更为迫切。许多预防干预措施会比治疗更具效价比、更节约成本。比如在性活动中推广安全套和男性包皮环切术。有时治疗更具有性价比，用治疗预防母婴传播就是最明显的例子。其他干预措施，如结构和行为干预可能是划算的，但其没有服务于 HIV 终端的内部功效。更好的理解联合防控需要社区的随机试验和其他人群为基础的研究，治疗作为防控策略的有效性不应该被忽视。新工具，如口服和局部暴露前预防已被证明有效，但仅在特定的情况下如此。作为综合防控措施的一部分，这些方法的成本效益和转化是目前正在研究的内容。

总之，证据表明，治疗 HIV 可以直接预防 HIV 以及改善其他预防措施的效果。然而，有必要在人群水平上对其有效性进行检测，确定最优方案设计，最重要的是，要确保那些急需临床治疗的患者有良好的治疗覆盖。从长远来看，为了防止死亡且不增加需要治疗人数，世界需要遏制新发 HIV 感染的蔓延。治疗作为预防的重要辅助工具，需要仔细的运用策略，使它产生最大的效益。现在面临的挑战包括：确保检测、保健的广泛联系和持续、将治疗作为防控措施进行整合，如包皮环切作为 HIV 治疗的扩大手段等。

由于扩大治疗可能会潜在的吸收当前可用的治疗和其他活动的资源，最紧迫的政策问题是当资金转移到用于增加治疗覆盖率时，如何确定哪些预防干预措施必须保留。联合国艾滋病规划署支持的 HIV 投资框架和最近的总统防治艾滋病紧急救援计划的科学指南在这个问题上达成了共识。新共识支持成年人和婴儿包皮环切、预防母婴传播和避孕套发放项目。另一些人认为，有足够的证据支持需要对最高危人群有针对性地进行靶向干预。然而，缺乏同样有力的证据支持其他行为和结构干预并不意味着它们的成本效益都不如预防治疗，这只是意味着我们没有足够的证据做出令人信服的决定。大量的数据显示这些干预措施对于 HIV 防控是极具效价比的。

十三、结论

第六次联合国千年发展目标是到 2015 年阻止、逆转 HIV 的传播。本章描述了一系列令人印象深刻的有大量证据支持的防控措施（避孕套使用、减少危害、男性包皮环切术），在信息、技术和服务的支持下具有可行性。泰国、澳大利亚和塞内加尔对 HIV 防控的共同努力使他们国家人群 HIV 血清阳性率维持在一个较低水平[8]。对高危人群的研究表明，即使在最具挑战性的情况下，HIV 预防也是可以进行的。尽管如此，联合国艾滋病规划署指出，2008 年仅有 60％ 的性工作者、46％ 的注射吸毒者和 40％ 的 MSM 人群接受了 HIV 防控措施[1]。2010 年生物医学干预措施的积极成果和未来几年的预期结果承诺将有一系列的其他措施被列入防控项目中。这是一个高效的逆转录预防时代——行为、生物医学和结构性干预的有针对性、战略性和创造性结合。这些项目需要国家和地区层面上的广泛普及、大规模实施、严密监测和评估，以及资金和技术资源的支持[7,103]。我们将看到这些措施对全球 HIV 传播产生实质性的影响。

参考文献

见：http://www.sstp.cn/video/xiyi_190916/。

第13章 病毒性肝炎

M. ESTÉE TÖRÖK

翻译：胡　媛
审校：凌　云　陈　勤

要点

- 多种病毒可以导致急性或慢性病毒性肝炎,其中 A、B、C、D 和 E 型肝炎最常见。
- 甲型肝炎是一种常见的急性病毒性肝炎,全球年发病率为 150 万例,主要通过粪-口途径传播。暴发性肝病罕见,有预防疫苗可用。
- 乙型肝炎是一种常见的慢性病毒性肝炎,全球估计有感染病例 3.5 亿例,主要通过性行为、肠道外、垂直或水平传播。有抗病毒治疗或预防疫苗可用。
- 丙型肝炎是一种常见的慢性病毒性肝炎,估计全球有 1.3 亿慢性病例,主要经肠道外传播,有抗病毒治疗可用,疫苗尚在研究中。
- 丁型肝炎是一种缺陷病毒,只在乙肝病毒感染者发生合并感染或超级感染。有抗病毒治疗可用。
- 戊型肝炎是一种常见的急性病毒性肝炎,通过粪-口途径传播。暴发性肝炎常在孕妇中发生,在接受器官移植的患者中可发生慢性肝炎。

历史上第一次关于肝炎的描述源于公元前 5 世纪希波克拉底提出的流行性黄疸。在 17 和 18 世纪出现甲型肝炎(hepatitis A)感染暴发的报道,特别在军事行动中常见。第 1 例血清型肝炎[乙型肝炎(hepatitis B)]报道于 1883 年,德国船厂工人在注射天花疫苗后发病。20 世纪初,接受输血者因使用了受污染的针头和注射器发生了血清型肝炎。20 世纪 40 年代,感染性肝炎(甲型肝炎)从血清型肝炎(乙型肝炎)在流行病学中区分出来,因前者具有较长的潜伏期。澳大利亚抗原[乙肝表面抗原(hepatitis B surface antigen,HBsAg)]的描述见于 1956 年;丹氏颗粒(乙肝病毒颗粒)的描述见于 20 世纪 70 年代。20 世纪 70 年代,甲型肝炎病毒(hepatitis A virus,HAV)的确定和血清学检测使 HAV 和乙型肝炎病毒(hepatitis B virus,HBV)区分开来。HAV 和 HBV 发现后,尚有大部分的急性或慢性肝炎病例不能用这两种病原来解释,可能是由于其他肝炎病毒引起,称作非甲或非

乙肝炎。1988 年,一种新型的肝炎病毒,丙型肝炎病毒(hepatitis C virus,HCV)被确定并命名。在许多发展中国家,HBV 和 HCV 所致的慢性肝炎是引起肝脏肿瘤最常见的原因和严重的公共卫生问题。1977 年,Rizetto 及其同事在 HBV 感染者的肝细胞核内发现了一种新病毒抗原,命名为 δ 因子(delta agent);它是一种缺陷病毒,现已正式命名为丁型肝炎病毒(hepatitis delta virus,HDV)。关于戊型肝炎病毒(hepatitis E virus,HEV)的第 1 次报道是 1978 年在印度发生的非甲、非乙型肝炎的流行。总的来说,这 5 种病毒是世界上主要的急性或慢性病毒性肝炎的主要原因,影响全世界数亿人。本章系统回顾了 5 种肝炎病毒的流行病学、病毒学、致病机制、临床特征、诊断、管理和预防。

甲型肝炎

一、HAV 感染的流行病学

全球范围内的甲型肝炎流行情况(图 13.1),年发病率约 150 万例,属于最常见的疫苗可预防的疾病之一[1]。世界卫生组织最近的一项系统回顾显示,在世界的多个地方,HAV 感染在减少[2]。导致感染率下降有几个因素,包括社会经济状态的改善、一些地区洁净水源的供给增加以及 20 世纪 90 年代以来研制成功的甲肝疫苗的广泛使用等[3,4]。美国推荐 HAV 感染高危人群和生活在 HAV 高流行地区的儿童接种疫苗,美国急性 HAV 感染率已经从 1995 年的 12 例/10 万大幅下降至 2007 年的 1 例/10 万。

HAV 经粪-口途径传播,在发展中国家的发病率更高,贫穷地区卫生条件差加速了 HAV 的传播。在高收入国家,常因国际旅行(15%)导致感染。其他风险因素包括:与 HAV 感染者家居或性接触(10%)、男同性恋者性行为(9%)、食物或水源性暴发(7%)、儿童日托中心工作(4%)和注射吸毒(3%)[5]。然而,约 40% 的 HAV 感染病例是零星发病。尚未见母婴传播报道。在托儿所,大部分的孩子无症状或有非特异性症状;当员工出现症

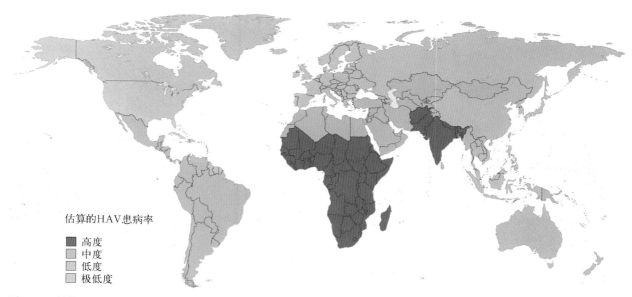

图 13.1 估算 HAV 的患病率。(来自美国疾病控制与预防中心,2012 年国际旅行健康信息,黄皮书)

状时,甲型肝炎的暴发才被发现。

社区甲型肝炎暴发经常是由污染的水或食物所致。有报告提到,在污染的水井中持续 6 个月可以检测到 HAV RNA。污染的食物(贝类)也是社区暴发的原因之一,上海曾有 29 万人因进食毛蚶发生急性 HAV 感染[6]。还有几例暴发与食用了受污染的绿色洋葱和冷冻草莓相关。在美国,聚集性病例与国际领养相关,超过一半的病例因非旅行性接触而感染[7]。院内 HAV 的传播罕见,但新生儿重症监护病房的新生儿可因输血感染,并传染给其他新生儿或工作人员[8]。随着收入的增加,生活条件的改善,HAV 感染的全球流行病学也随之变化。儿童的感染越来越少,但更多的成年人因缺乏抗 HAV 抗体而处于感染的风险中[1,2]。

二、HAV 基因组

HAV 直径约 27 nm,二十面体,无胞膜,属于微小 RNA 病毒科肝 RNA 病毒属。HAV 基因组由 7 474 个核苷酸组成,分为 3 个区:5′端非翻译区(742 个核苷酸组成);一个长链的开放阅读框(open reading frame,ORF),由 2 227 个氨基酸构成(6 681 个核苷酸组成);3′非编码区(63 个核苷酸组成)。由 ORF 编码的多肽由一种病毒蛋白酶处理,编码 4 个结构蛋白和 7 个非结构性蛋白质。HAV 有 4 个不同的基因型可以感染人,但基因型间无显著的生物学差异[9]。

三、HAV 的致病机制

HAV 感染引起的肝损伤程度取决于宿主对病毒的免疫应答,是一个双相的过程[10]。第一期为非细胞病变,病毒复制发生在肝细胞胞质内;第二期为细胞病变阶段,可出现以肝门脉区局灶性浸润、有限的界板坏死和侵蚀为特征的病变。肝细胞损伤和破坏不是 HAV 直接的细胞毒性效应所致,而是由 HLA 限制性的、HAV 特异性的 CD8+ T 细胞和自然杀伤细胞所介导。γ 干扰素(interferon-γ,IFN-γ)在促进病毒感染肝细胞的清除中发挥了关键的作用。当宿主免疫反应过强时,表现为在急性感染阶段 HAV RNA 的显著降低,可能与重症肝炎或暴发性肝病相关。

四、HAV 感染的临床表现

儿童 HAV 感染通常表现为隐匿性或亚临床感染。患儿常表现为典型的急性、自限性疾病,伴随着一些非特异性的症状,如发烧、不适、厌食、呕吐、恶心、腹痛或腹泻。在前驱期,血清氨基转移酶通常升高。黄疸通常在有症状后 1 周出现,表现为尿色加深和轻度的肝肿大。大约有 30% 的低龄儿童(小于 6 岁)可出现肝炎相关症状,其中一些患儿可出现黄疸,黄疸通常持续不到 2 周,结合胆红素及氨基转移酶可在 2～3 个月内恢复正常[11]。

相反,年龄较大的儿童和成年人 HAV 感染症状通常持续数周。感染后潜伏期为 15～50 d,之后患者出现前驱症状,包括:疲劳、不适、恶心、呕吐、厌食、发热、右上腹疼痛。在几天到一周内,患者可出现尿色加深、陶土色大便、伴皮肤瘙痒和黄疸,2 周内达到峰值。最常见的两种症状是黄疸(图 13.2 和 13.3)和肝肿大,分别见于 70% 或 80% 的有症状患者中。较少见的症状包括脾肿大、颈部淋巴结肿大、一过性皮疹、关节炎及罕见的白细胞损伤性血管炎。有些患者可表现为长期胆汁淤积或复

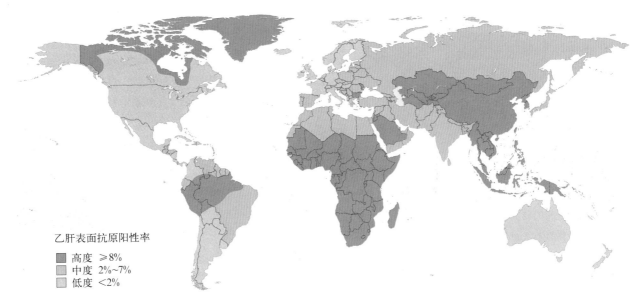

乙肝表面抗原阳性率

■ 高度 ≥8%
■ 中度 2%~7%
□ 低度 <2%

图 13.2 2006 年慢性乙型肝炎的患病率。(来自美国疾病预防控制中心,2012 年国际旅行健康信息,黄皮书)

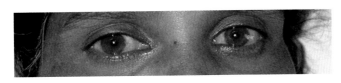

图 13.3 病毒性肝炎的黄疸。

发性肝炎[11]。急性 HAV 感染的肝外表现包括血管炎、关节炎、视神经炎、横断性脊髓炎、血小板减少、再生障碍性贫血和红细胞发育不全,这些病变可能导致患者病情迁延不愈。甲型肝炎很少表现为复发性或淤胆型,在易感个体可引发自身免疫性肝炎[12]。

急性肝衰竭在发达国家罕见,在美国患儿中发生率小于 1%,但在流行区国家则报道较多。在发展中国家,HAV 所致的暴发性肝炎儿童比成年人常见[13],也易发生于有肝病基础的患者中[14]。

检测指标异常表现为血清氨基转移酶(>1 000 U/L)、胆红素、碱性磷酸酶升高。血清丙氨酸氨基转移酶(alanine aminotransferase,ALT)通常高于天冬氨酸氨基转移酶(AST);血清氨基转移酶升高先于胆红素增高,氨基转移酶达峰值后才出现胆红素浓度达极值。其他的异常指标包括急性期蛋白增高、红细胞沉降率增加和免疫球蛋白水平升高[10,11]。

五、HAV 感染的实验室诊断

急性 HAV 感染的确诊依据为典型的临床表现和血清中抗-HAV IgM 阳性。成年人出现抗-HAV IgM 阳性但无相应的临床表现,提示为无症状感染(儿童更为多见)。急性 HAV 感染后,患者抗-HAV IgM 可长期阳性或出现假阳性结果。出现症状时、急性期或恢复期的初

期,抗-HAV IgM 是阳性的,可持续 4~6 个月。抗-HAV IgM 会在持久或反复发作的患者体内低滴度持续 12~14 个月。抗-HAV IgG 可出现于在恢复期的早期,并持续 10 年以上[15]。在成年人,接种甲型肝炎疫苗后 2 周可以检测到抗体,但抗体滴度比自然感染诱导的抗体水平低 10~100 倍。

用电子显微镜可以在粪便或体液中观察到 HAV。可以通过 RT-PCR 在粪便、体液、血清或组织液中被检测到 HAV RNA。患者在发病后至少 81 d 内可检测到 HAV RNA,在新生儿或幼童中,粪检阳性可持续数月[16]。在实践中,这些诊断方法由于价格昂贵、操作不便而很少应用。

六、HAV 感染的治疗

HAV 感染通常是自限性的,仅需支持治疗,偶尔因症状严重需住院治疗。暴发性肝病患者需要积极的支持治疗,甚至转至专业治疗机构接受肝移植治疗。

七、HAV 感染的预后

约 85% 的 HAV 感染者在感染后 3 个月恢复,几乎所有患者在感染后 6 个月完全恢复。血清氨基转移酶浓度比血清胆红素下降更快,在 85% 的患者中,血清胆红素在 3 个月内恢复正常[9]。急性 HAV 感染的病死率很低,但可随着年龄的增加和合并 HCV 感染而上升。

八、HAV 感染的预防

可以通过洗手、适当食物加热、在 HAV 流行区避免食用受污染的水和食物来预防 HAV 感染。氯化物和某些消毒溶液(如家用漂白剂 1:100 稀释)也可有效地灭活病毒。

自 20 世纪 50 年代以来肌内注射人的正常免疫球蛋

白(human normal immunoglobulin, HNIG)进行暴露前预防,可以降低90%以上 HAV 感染的发病率。被动免疫持续4~6个月,取决于免疫球蛋白的剂量,但仅在暴露2周内注射有预防效果。HNIG 预防有许多缺点,包括注射部位疼痛、需要重复免疫、干扰活疫苗的免疫进程、潜在血传病原体的传播可能(如病毒和朊病毒等)。因此,HNIG 暴露前预防通常用于 HAV 暴露的无免疫力且对疫苗使用有禁忌证的个人[9]。

目前有几种非常有效和安全的 HAV 疫苗,包括甲醛灭活疫苗、减毒活疫苗、HAV-HBV 联合疫苗、HAV-伤寒联合疫苗。单价 HAV 疫苗和 HAV-伤寒联合疫苗仅需单次免疫,HAV-HBV 联合疫苗需要依据产品的不同免疫2~3次。建议特定的高危人群接种 HAV 疫苗,包括到流行区旅行者、慢性肝病或血友病患者、男同性恋者、注射吸毒者、HAV 职业暴露风险者(如实验室工作人员、污水处理工人)和在 HAV 暴发社区生活者[5]。在某些国家如美国,HAV 疫苗是儿童常规免疫接种计划的一部分。在儿童中普遍接种疫苗的令人信服的理由是,已观察到年龄较大者感染 HAV 后的发病会更严重。此外,人类是唯一已知的 HAV 储存宿主,理论上普遍接种疫苗可以根除 HAV[17]。

暴露于 HAV 的非免疫个体应考虑暴露后预防[18]。被动或主动免疫,或两者的联合免疫均可。

乙型肝炎

一、HBV 感染的流行病学

HBV 是一个全球性的公共卫生问题,据估计超过3.5亿人呈慢性感染状态。乙型肝炎可以表现出各种临床症状,包括急性肝炎、慢性肝病、肝硬化和肝细胞肝癌(hepatocellular carcinoma, HCC)。每年 HBV 相关的肝脏病变死亡人数超过50万,5%~10%肝移植的病例与 HBV 相关[19]。HBV 感染的结果与感染的年龄、HBV 复制的水平、宿主的免疫状态、与其他病毒的合并感染及合并因素如酗酒和肥胖等有关。

慢性 HBV 感染在低度流行区国家(西欧、北美和澳大利亚)的患病率为0.1%~2%,在中度流行国家(地中海地区、中亚、中东、南美和日本)为3%~5%,在高度流行国家(撒哈拉以南非洲地区和东南亚)为10%~20%(图13.2)。

HBV 的主要传播方式在不同的地理区域是不同的。在高度流行区,围生期传播是最常见的感染途径。在中度流行区,水平传播(尤其是低龄儿童)占慢性 HBV 感染的大部分。在低度流行区,无保护性交和成人注射吸毒是传播的主要途径。从急性肝炎进展为慢性乙型肝炎的发生率与感染年龄呈负相关,围生期感染慢性化率约为90%,1~5岁感染慢性化率为20%~50%,成年感染仅5%慢性化[20]。

在流行地区,高频率的围生期传播很可能与育龄妇女 HBV e 抗原(hepatitis B e antigen, HBeAg)高度阳性率相关。母婴传播的风险与母亲的 HBeAg 和 HBV DNA 水平相关。母乳喂养似乎不增加传播的风险。有报道显示 HBV 可以从父亲传播到婴儿。经皮肤传播通常发生在共用注射器和针头的静脉吸毒者中;共用剃须刀和牙刷可发生居家接触传播;针灸、文身和身体穿刺也可传播 HBV[21]。在医疗过程中,HBV 是最常见的经血传播病毒。自开展捐献者和有偿献血者 HBsAg 筛选及排除后,输血相关的 HBV 感染发生率显著降低。院内 HBV 感染常发生在患者和/或医护工作者间,因锐器伤所致。尽管存在医务人员传染患者的可能,但其发生率较患者传染给医务人员的相对要低。有报道显示,接受 HBsAg 阳性器官捐赠者的肝移植可导致 HBV 感染。

在西方国家,疫苗接种的实施减少了 HBV 的流行。但与 HBV 相关的住院治疗、癌症和死亡在过去10年中还在显著增加[22],这可能与多种因素相关,包括疫苗接种实施的延迟、来自流行区的移民以及 HBV 诊断和报告率的提高。

二、HBV 的结构和基因组

HBV 属于嗜肝病毒家族,经 RNA 介导的逆转录复制,容易发生突变。完整的病毒颗粒(丹氏颗粒)直径为42 nm,由外壳(由病毒编码的蛋白和宿主来源的脂质成分组成)和核心(由核衣壳蛋白、病毒基因组和聚合酶蛋白组成)两部分构成。HBV 也会产生非感染性的22 nm 有膜蛋白包裹的亚病毒颗粒。HBV 有一个环状的双链 DNA,长度为3 200 bp,4个部分重叠的 ORF 编码包膜抗原(pre-S/S)、核心抗原(pre-core/core)、聚合酶和 X 蛋白(图13.4)。

pre-S/S 的 ORF 包括 pre-S1、pre-S2 和 S 区,编码大、中、小包膜蛋白。中、小包膜蛋白在病毒或亚病毒颗粒中均有发现,而大包膜蛋白仅存在于完整的病毒颗粒中。核心蛋白 ORF 有2个起始密码子。从第一个起始密码子开始翻译,可以产生一个前核心多肽,经翻译后修饰产生 HBeAg。从第二个起始密码子开始翻译,产生 HBV 核心抗原(hepatitis B core antigen, HBcAg)。HBV DNA 聚合酶基因由4个区构成:蛋白引物、间隔区、逆转录酶/DNA 聚合酶和 RNA 酶 H 结构域。X 蛋白非病毒复制所必需,但可作为 HBV 和细胞癌基因等许多启动子的转录激活因子[23]。

病毒序列的遗传进化分析显示,HBV 可以分为8种基因型(A 到 H),其临床意义仍在研究中。A 基因型主

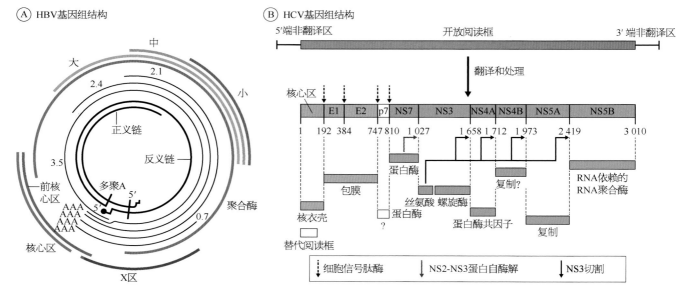

图 13.4　HBV(A)和 HCV(B)的基因组的结构(引自：Rehermann and Nascimbeni. Nature Reviews Immunology 2005；5：215‐29.)。

要出现在北美、北欧、印度和非洲，B 和 C 基因型主要流行于亚洲，D 基因型更多见于南欧、中东和印度。依据地理和种族起源，HBV 基因型可进一步划分为亚型，例如，B 基因型可分为 2 个亚型，基因型 Ba(见于许多亚洲国家)和基因型 Bj(主要见于日本)[23]。不同基因型可以重组，同一患者可同时感染多种基因型病毒。

　　根据 HBsAg 抗原决定簇的差异，HBV 最初被分为 4 个亚型或血清型(adr、adw、ayr 和 ayw)。现在，HBV 已被重新划分为 9 个不同的血清型，包括 adrq＋、adrq－、adw2、adw4、ayr、ayw1、ayw2、ayw3 和 ayw4[23]。有研究正在探索 HBV 基因型与血清型间的相互关系。

　　HBV 基因型临床意义的大部分信息来自亚洲对慢性 HBV 基因型 B、C 的研究。基因型 C 的 HBeAg 阳性率显著高于基因型 B，基因型 B 的 HBeAg 累积转换率显著高于基因型 C。因此，基因型 B 的 HBeAg 血清转化发生得更早、转化率更高。除了基因型 B 或 C 外，关于患者基因型的相关临床信息较为有限[24]。一些研究表明，HBV 基因型 D 感染更可能引起暴发性肝病，基因型 A 则更容易发展成慢性感染。一些关于 HBV 基因型与 HCC 关系的研究结果存在矛盾。来自日本、中国大陆、中国香港和美国的研究表明，HBV 基因型 C 感染更容易发展为 HCC；相反，来自中国台湾的研究表明，在年轻非肝硬化的 HCC 患者中基因型 B 更常见。

　　肝病毒基因组前核心区发生突变(前核心突变)见于 HBeAg 阴性、病毒血症和活动性肝病的患者[23]。主要的突变是在 1896 位置出现从鸟嘌呤到腺嘌呤(G1896A)的突变，提前出现终止密码子，阻止了 HBeAg 的翻译。G1896A 突变的选择是基因型依赖的，常见于 HBV 基因

型 D 感染者。

　　核心启动子区域的突变位于前核心区的上游，下调前核心 mRNA 的转录和 HBeAg 的合成[23]。最常见的核心启动子变异涉及 2 个核苷酸的替换，1762 位的腺嘌呤替换成胸腺嘧啶(A1762T)，1764 位的鸟嘌呤替换成腺嘌呤(G1764A)。这些变异最早见于 HBeAg 阴性患者，在一些 HBeAg 阳性患者也可见。一些研究表明核心启动子变异与 HBV 复制增加、更严重的肝脏损伤和 HCC 相关。

三、HBV 感染的致病机制

　　HBV 慢性感染通常由 2 个阶段组成：活动性肝病的早期复制阶段和肝病缓解的晚期/低复制阶段。在围生期获得性感染的 HBV 患者中，外加一个免疫耐受阶段，病毒复制与活动性肝病不相关。

　　围生期获得性感染 HBV 后，初始阶段血清中 HBeAg 阳性和高水平的 HBV DNA，没有活动性肝病的特点，即无症状，血清 ALT 正常，肝活检病变不明显。尽管高水平的 HBV 复制，肝脏病变缺如可以认为是免疫系统对 HBV 耐受所致，但其确切的机制尚不清楚。免疫耐受阶段通常持续 10～30 年，其间 HBeAg 的自发清除率非常低[25]。

　　大多数患者从免疫耐受到免疫清除的过渡发生在第 2 或第 3 个 10 年。在此阶段，自发性 HBeAg 清除率每年增加 10％～20％。HBeAg 血清转化频繁，但并不总是伴随着血清 ALT 增加。在血清 HBV DNA 增加和 HBcAg 从肝细胞核转移至胞质之前，往往出现发作。大多数发作通常无症状，常在常规随访期间发现。有些以往不知道有慢性 HBV 感染并伴有急性肝炎症状的患者

会被误诊为急性感染,其实这些患者为慢性 HBV 感染。少数患者发作导致肝功能失代偿,极少数死于肝衰竭。并不是所有的发作都会导致 HBeAg 血清转化和 HBV DNA 清除。这些患者可能反复发作,伴有间歇性血清 HBV DNA 转阴,合并短暂的 HBeAg 转阴或消失[22]。这种反复的肝病活动可能增加患肝硬化和 HCC 的风险[26]。

在儿童或成年人慢性 HBV 感染患者的初始阶段会出现病毒复制(HBeAg 阳性和血清高水平 HBV DNA)和肝病活动(血清 ALT 升高和肝活检慢性肝炎)。慢性 HBV 感染的非亚洲成年人 HBeAg 的患病率要低于亚洲成年人,但 HBeAg 的自发清除率相似,每年 10%～20%。

低或非复制阶段/不活跃的携带者,HBeAg 阴性,抗-HBe 抗体阳性。在某些患者,血清 HBV DNA 阴性,无肝脏疾病的证据,即血清 ALT 浓度正常,无肝脏炎症反应。然而,有研究表明,即使 HBeAg 阴性的患者持续血清 ALT 正常,仍可有显著的组织学炎症和/或纤维化。

一些患者持续中度 HBV 复制和活动性肝病(血清 ALT 升高和肝活检慢性炎症),但 HBeAg 仍阴性。这些患者带有残余野生型病毒或 HBV 的变异株,核心区或核心启动子基因发生变异,不能产生 HBeAg。HBeAg 阴性的慢性肝炎患者年龄偏大,肝病也更重,他们的 HBV DNA 和 ALT 水平常有波动[21]。

少数慢性 HBV 感染者 HBs Ag 阴性。西方国家的患者中每年 HBs Ag 的延迟清除率估计为 0.5%～2%,亚洲国家为 0.1%～0.8%。在大部分的报告中,非肝硬化能清除 HBsAg 的患者预后较好。但也有研究发现,一些清除了 HBsAg 的患者也会发展为肝硬化或 HCC。

许多清除了 HBsAg 的患者仍可检测到 HBV DNA,特别是在 HBsAg 清除的第 1 个 10 年里。当这些患者出现免疫功能抑制时,可能出现 HBV 再次复制伴血清 HBeAg 和 HBV DNA 阳性,肝脏疾病复发。

四、HBV 感染的临床表现

HBV 感染的临床表现在急性或慢性病中差异很大[27]。HBV 感染的潜伏期为 1～4 个月。在前驱期可有血清病样反应,伴随着全身症状如厌食、恶心、黄疸和右上腹不适。约 70% 的急性患者表现为亚临床/无黄疸的肝炎,只有 30% 发展为黄疸肝炎。合并其他肝炎病毒感染或潜在肝脏疾病者,病情可能会更严重。症状和黄疸通常会在 1～3 个月后消失,一些患者会长时间感觉疲劳。暴发性肝衰竭罕见,仅在 0.1%～0.5% 的病例中发生,可能与免疫介导受染肝细胞裂解相关。

在急性期,实验室检测显示,血清转移酶(ALT 和 AST)升高到 1 000～2 000 U/L。无黄疸的肝炎患者血清

胆红素浓度正常。在恢复的患者,血清氨基转移酶恢复正常通常需要 1～4 个月。血清 ALT 持续升高超过 6 个月提示发展为慢性肝炎。

从急性 HBV 感染恢复的患者,之前认为是 HBV 特异性抗体和细胞毒性 T 淋巴细胞完全清除了病毒。然而,急性 HBV 感染临床和血清学指标恢复正常后多年,仍可通过 PCR 检测到血液中的 HBV DNA。一项研究发现,健康移植捐赠者的肝脏中检测到 HBV DNA,该捐赠者为急性 HBV 感染的康复者。另一项研究发现急性感染血清学指标恢复后,组织学异常持续了 10 年。这些研究表明,HBV 很少完全被根除,在临床康复后,这种潜伏性感染可以持续 T 细胞应答数十年,使病毒得到控制。这些患者免疫抑制后,病毒可能会再活化。

许多慢性 HBV 感染者无症状,而其他患者则出现非特异性症状,如疲劳。有些患者的发病经历可能无症状或类似急性肝炎。体检可能没有显著性变化,可有慢性肝病相关的皮肤红斑和脾肿大。失代偿肝硬化患者可能会出现黄疸、腹水、周围水肿和肝性脑病。实验室检查可能正常,但大多数患者血清氨基转移酶轻度至中度增高。在发病期间,血清 ALT 浓度可能高达正常上限的 50 倍。如果有证据表明脾功能亢进(白细胞和血小板计数减少)或肝脏合成功能受损(低白蛋白血症、凝血酶原时间延长、高胆红素血症),要怀疑进展为肝硬化。HBV 是一种致癌病毒,可不导致肝硬化而直接诱导 HCC。HBV 诱导 HCC 的年度风险因是否有肝硬化而异。无肝硬化的 HBV 携带者 HCC 发生的风险在人种间有差异,高加索人是 0.02%～0.03%,亚洲人是 0.4%～0.6%/年;有肝硬化的 HBV 携带者,高加索人的风险是 2.2%,亚洲人是 3.7%/年。HBV 可能通过间接(坏死性炎症和再生损伤)和直接(通过整合在宿主基因组 DNA)途径导致 HCC。近年来有证据显示,HBV 载量＞2 000 U/mL,与恶性肿瘤的风险高度相关[28]。

肝外症状出现于 10%～20% 的慢性 HBV 感染者中,由循环免疫复合物所致。血清病样综合征可预示急性 HBV 感染,表现为发热、皮疹、关节痛、关节炎,之后随黄疸的出现而消退。慢性 HBV 感染肝外并发症包括结节性多动脉炎、膜性肾病、系膜增生性肾小球肾炎和再生障碍性贫血。

HBV 感染者也可能同时感染 HCV 或 HDV[29]。急性 HBV 或 HCV 同时感染相比于急性 HBV 单独感染,血清 HBsAg 持续的时间可能会缩短,血清氨基转移酶水平会降低。提示 HBV 合并 HCV 感染可能会干扰 HBV 的复制,导致肝损伤的减弱。也有报道显示,急性 HBV/HCV 合并感染或慢性 HBV 感染者的急性 HCV 感染,可能增加重型肝炎和暴发性肝衰竭的风险。同样,慢性

HCV 感染者的急性 HBV 感染也可导致严重的肝炎,但也可能导致 HCV 的清除。据估计,有 10%~15% 的 HBV 相关的慢性肝炎、肝硬化或 HCC 患者合并感染 HCV[29]。HBsAg 携带者超级感染 HCV,可降低血清、肝组织 HBV DNA 的水平,增加 HBsAg 血清转换率。大部分 HBV 和 HCV 合并感染者血清中可以检测 HCV RNA,但检测不到或检测到低水平的 HBV DNA,提示 HCV 是引起这些患者肝病的主要原因。HBV/HCV 合并感染比单独 HBV 感染引起的肝脏疾病更严重;HBV/HCV 合并感染的患者比单独感染其中之一种病毒,特别是那些抗 HCV 和 HBeAg 抗体阳性的患者,发生 HCC

的风险更高。

急性 HBV 和 HDV 合并感染往往比急性 HBV 感染更严重,更有可能导致暴发性肝炎。慢性 HBV 感染者的 HDV 超级感染常伴随着 HBV 复制的抑制,其干扰机制尚不清楚。在大多数但并非所有的研究中观察到,这类患者 HDV 超级感染与更严重的肝病及肝硬化加速进程相关。

五、HBV 感染的实验室诊断

HBV 感染的诊断是基于 HBV 抗原和抗体的血清学检测(图 13.5 和表 13.1)。与慢性 HBV 感染者相比,急性 HBV 感染者血清氨基转移酶通常非常高。HBV DNA

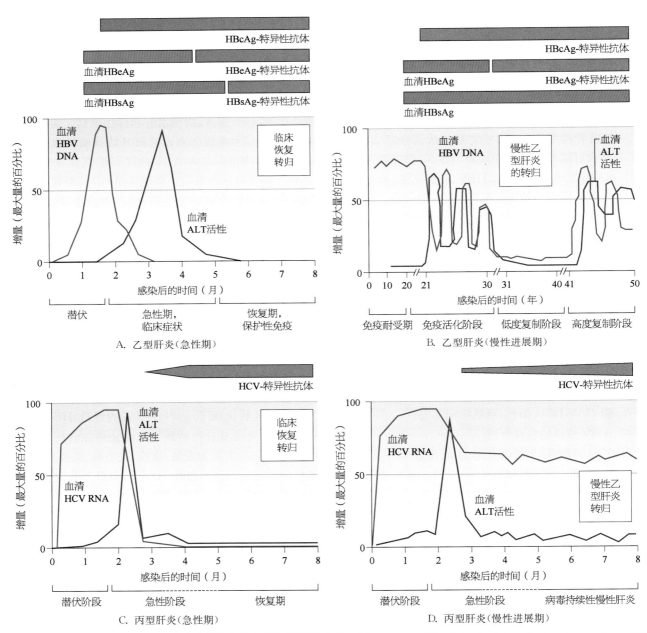

图 13.5　乙肝(A、B)和丙肝(C、D)病毒感染的临床和病毒学过程(参考: *Rehermann and Nascimbeni. Nature Reviews Immunology. 2005; 5: 215-29.*)。

	表 13.1		HBV 感染的血清学检测说明	

HBsAg	抗 HBc（总）	抗 HBc（IgM）	抗 HBs	解释
−	−	−	−	易感
+	−	−	−	早期急性感染或接种疫苗后早期（<18 d）
+	+	+	−	急性感染
−	+	+	±	急性感染缓解
−	+	−	+	急性感染恢复或免疫
+	+	−	−	慢性感染
−	−	−	+	接种后或被动转移免疫球蛋白，抗 HBs 抗体滴度≥10 mU/mL
−	+	−	−	4 种可能的解释 ①易感，抗 HBc 假阳性；②过去感染；③潜伏感染；④母婴被动转移

检测和定量是必要的，以确定是否需要治疗和后续监测[30]。应该系统地排除其他原因的慢性肝病：①合并感染 HCV、HDV 和/或人类免疫缺陷病毒（human immunodeficiency virus，HIV）。②其他原因造成的慢性肝脏疾病，如乙醇自身免疫、脂肪变性、脂肪肝引起的代谢肝病。当患者 ALT 增高或 HBV DNA 水平>2 000 U/mL 时应进行肝活检，以确定坏死性炎症和纤维化程度。活检对于排除其他肝脏疾病非常有效。

六、HBV 感染的治疗

治疗急性 HBV 感染主要是支持疗法。此外，应采取适当措施预防与感染者暴露接触。大多数急性 HBV 感染者不需要住院治疗，仅那些有深度黄疸、脑病或有凝血功能障碍的患者应住院治疗。那些胃肠摄入不足、社会系统支持不充分或有合并症的患者也需要考虑住院治疗。在急性 HBV 感染中使用抗病毒疗法的益处尚不清楚，一个拉米夫定（lamivudine）与安慰剂的随机对照试验并没有证明其对急性 HBV 感染者有临床或生物化学方面的益处。抗病毒治疗在严重或长期急性 HBV 感染者中的作用没有被验证，但一些研究者推荐对凝血障碍、黄疸/症状持续超过 4 周，暴发性 HBV 感染，免疫功能低，合并感染 HCV 和 HDV，存在其他肝病或是老年人等患者进行抗病毒治疗。抗病毒药物包括替比夫定（telbivudine）、拉米夫定、阿德福韦（adefovir）、恩替卡韦（entecavir）和替诺福韦（tenofovir）单药治疗。治疗通常是短期的，确认患者 HBsAg 清除后停止治疗。

治疗慢性 HBV 感染的目标降低慢性肝病进展、传播和长期的并发症如肝硬化和 HCC 的风险。通过抑制 HBV 复制、减轻肝脏炎症从而降低肝硬化和 HCC 的风险。由于被感染的肝细胞核内共价闭合环状 DNA 的持续存在，HBV 感染不能完全根除。

慢性 HBV 感染的治疗是基于 3 个标准的组合：①HBV DNA 水平>2 000 U/mL（大约 10 000 拷贝/mL）；②血清 ALT 高于正常值的上限；③使用标准评分系统，肝活检显示中度到重度的坏死性炎症和/或纤维化（例如 A2 级或阶段 F2 METAVIR 得分）。此外，即使血清 ALT 正常，HBV DNA<2 000 U/mL，肝硬化代偿的患者和检测到 HBV DNA 水平的患者应该考虑治疗。肝硬化失代偿的患者迫切需要抗病毒治疗，如果没有效果，应考虑肝移植。

现在一些药物可用来治疗慢性 HBV 感染：α 干扰素、聚乙二醇干扰素、核苷/核苷酸类似物（拉米夫定、替比夫定、恩替卡韦、阿德福韦和替诺福韦）[31]。这些药物的疗效已在随机对照试验中进行评估。由于没有比较所有试剂，使用的 HBV DNA 检测方法也不同，其结果不能进行直接比较。治疗的目的是尽可能降低 HBV DNA 水平，理想情况是低于实时 PCR 检测下限（10～15 U/mL），进而使生化指标缓解，组织学改善并预防并发症。

干扰素的主要作用是治疗那些不希望长期治疗或在未来 2～3 年计划怀孕的年轻患者的代偿性肝脏疾病，或者那些药物抗性可能会限制他们以后治疗选择的患者。对 HBV 基因型 A 感染的患者，干扰素也是一个有吸引力的选择。干扰素治疗相比其他治疗方案的优点是，其治疗的时间有限，无选择性抗性突变和更持久的应答。干扰素治疗的不足之处在于不良反应较多，不能用于失代偿的患者。

拉米夫定已被广泛用于治疗慢性 HBV 感染[22]。其主要优点是具有安全性（包括妊娠期间使用），成本比其他口服药低；其主要缺点是比其他口服药更易产生耐药性。随着更快速有效的疗法、潜在的抑制病毒和更低的药物抗性新药（如恩替卡韦、替比夫定和替诺福韦）的出现，拉米夫定的应用正在减少。拉米夫定仍可作为联合抗病毒疗法的药物，用于合并 HIV 感染者。

阿德福韦可用于拉米夫定耐药的 HBV 感染，但病毒抑制率较低，批准使用剂量为每日 10 mg，接近 25% 的患者很少有或没有抑制病毒的作用。在高剂量时，阿德福韦也有一定的肾毒性。阿德福韦治疗 1 年一般不会发生耐药性，但也有报道显示，在治疗 5 年后，阿德福韦的耐药率高达 29%。体外数据显示，阿德福韦还可以有效地抑制替比夫定和恩替卡韦耐药的 HBV 感染，但临床资料有限。自比阿德福韦更有效、耐药性更低的替诺福韦批准使用以来，阿德福韦的使用也在减少。

恩替卡韦具有强有力的抗病毒活性和低耐药性，在

HBV 感染、失代偿肝硬化的治疗中发挥重要的作用,尽管其在患者中的安全性并没有得到充分的研究。恩替卡韦的耐药性在核苷类药物初治患者中罕见(治疗 5 年后抗性达 1%),但在拉米夫定耐药的患者,治疗 5 年后抗性达到 50%。有研究报道,高剂量的恩替卡韦会增加肝脏肿瘤的发病率,但这些发现的临床意义尚不清楚。

替比夫定相比于拉米夫定、阿德福韦似乎有更强的抗病毒效果,但它与拉米夫定选择突变的部位相同。它比拉米夫定更昂贵,也有引起肌病和周围神经病变的报道,因此它的使用也有限。替诺福韦比阿德福韦有更强的抗病毒效果,可以有效地抑制野生型拉米夫定耐药的 HBV 感染。替诺福韦可以作为一线药物治疗未经治疗的 HBV 感染者,用于对拉米夫定、替比夫定或恩替卡韦耐药的患者进行补充治疗。对阿德福韦抗病毒治疗效果不理想的患者,可用替诺福韦来替代。但对阿德福韦耐药的 HBV 感染,替诺福韦的效果也有限。在一些国家,已证明替诺福韦代替阿德福韦有更好的抗病毒活性[32]。初步的研究数据显示,用替诺福韦治疗 4 年后,也很少显示出耐药性。

对于应答的定义取决于抗病毒药物的类型。用 α 干扰素治疗,无应答定义为治疗后 3 个月时,HBV DNA 从基线水平减少 $<1 \log_{10}$ U/mL。病毒学应答定义为治疗后 24 周,HBV DNA 水平 $<2\,000$ U/mL。血清学应答定义为在那些 HBeAg 阳性的患者中,HBeAg 转阴。用核苷/核苷酸治疗,无应答定义同 α 干扰素治疗的定义。然而,病毒学应答定义为,治疗后 48 周内 HBV DNA 水平转阴。部分病毒学应答定义为 HBV DNA 水平下降,$<2\,000$ U/mL,但高于正常的上限。病毒学突破被定义为相比较于最低点的 HBV DNA 水平,HBV DNA 水平 $>1 \log_{10}$ U/mL,它通常显示治疗无效或出现耐药。

当一线药物耐药时,推荐使用二线无交叉耐药的药物。救助治疗或复杂情况的治疗(如肝硬化患者或终末期肾病的患者,合并感染 HCV、HDV 或 HIV 的患者,儿童或孕妇感染者,或肝移植后 HBV 复发患者)超出本章的范畴,更多的信息可在文献中获取。

七、HBV 感染的预后

HBV 感染的预后与临床表现密切相关。HBsAg 阳性献血者的长期随访研究表明,大部分无症状患者发展为肝硬化或 HCC 的风险很低[21,25]。在流行区和慢性 HBV 感染的患者预后较差,估计慢性肝炎 5 年后发展成肝硬化的概率为 12%～20%,代偿性肝硬化发展为失代偿性肝病的概率为 20%～30%,代偿性肝硬化发展为 HCC 的概率为 6%～15%。代偿性肝硬化的 5 年累积生存率为 85%,而失代偿性肝硬化的生存率为 14%～35%。

中国慢性 HBV 感染者,男性肝脏相关疾病死亡的终生风险为 40%～50%,女性为 15%。在停留于免疫清除期、HBeAg 转阴延迟或 HBeAg 转阴后 HBV 复制再激活且病毒载量高的患者中,肝病进展风险最大[33]。

大量研究评估了影响慢性 HBV 感染者生存的因素。病毒复制期延长的患者预后较差,可能与长期炎症或肝炎反复发作有关,导致肝硬化和 HCC。导致预后不良的其他因素是年龄大、低蛋白血症、血小板减少、脾肿大和高胆红素血症。生化指标的缓解、血清 HBeAg 或 HBV DNA 的清除与高生存率显著相关。HBeAg 阳性者比 HBsAg 阳性但 HBeAg 阴性者患 HCC 的风险要高得多。血清 HBV DNA 水平升高似乎是 HCC 的一个独立危险因素。

部分血清 HBeAg 转阴的患者仍可发生肝炎复发。复发也出现在接受免疫抑制治疗的患者中,也可以自发发生。一些研究探索了复发的风险因素,包括 HBV C 基因型、男性性别、在 HBeAg 阳性阶段血清 ALT 水平大于正常上限的 5 倍和 HBeAg 转阴,年龄大于 40 岁的患者。

八、HBV 感染的预防

HBV 感染可通过接种疫苗或特异性免疫球蛋白来预防。乙肝疫苗包含了吸附在氢氧化铝佐剂上的纯化重组的表面抗原。包含灭活 HAV 和乙肝表面抗原的联合疫苗也已可用。乙肝疫苗是灭活疫苗,不会导致感染。在暴露前或暴露后不久使用疫苗可以有效地阻止 HBV 感染。然而,10%～15% 的疫苗接种者对疫苗无应答或仅产生微弱的应答。这常见于年龄超过 40 岁、肥胖、酗酒者、晚期肝病、终末肾病或免疫抑制的患者。

暴露前免疫通常针对那些因生活或职业原因面临 HBV 感染风险的人群。在工业化国家,推荐以下人群进行暴露前免疫:注射吸毒者;频繁变换性伴侣者;与慢性 HBV 患者有亲密接触的家庭成员;收养来自高度或中度 HBV 流行区孩子的家庭;护理人员;慢性肾功能衰竭或慢性肝病患者;囚犯;在患有学习障碍者住所生活或工作的人;到 HBV 中高度流行国家工作或旅行的人;或有 HBV 感染职业风险的人群,如卫生工作者、实验室研究人员。1992 年,世界卫生组织建议,至 1995 年所有高流行国家将乙肝疫苗接种纳入国家儿童免疫规划,其他国家在 1997 年也需完成此项目。超过 160 个国家已经实现普遍乙肝疫苗接种[34]。

暴露后免疫用于意外接种或暴露于 HBV 感染血液的人预防感染。暴露后预防推荐在下列人群中使用:母亲在怀孕时有慢性或急性 HBV 感染的婴儿、有急性或慢性 HBV 感染性伴侣者、意外接种或接受 HBsAg 阳性患者血液的人。

对于不需要快速产生保护效果并且依从性比较好的人群,标准接种方案是 0、1、6 个月接种。对于高风险需暴露前预防或暴露后预防者,采用快速产生保护力的方案,在 0、1、2 个月接种。对于那些风险增高的人群,推荐第 12 个月进行第 4 次接种。Engerix B 疫苗快速免疫方案已获得许可,在 0、7、21 天接种,也推荐 12 个月时进行第 4 次免疫。HBV 疫苗所提供的保护期限目前还不清楚。在不同个体间抗体水平下降变化很大。因此推荐在初次免疫后 5 年,使用单剂量加强免疫。对于那些存在职业暴露风险的人群,免疫后应检测抗- HBs 抗体水平。抗 HBs 抗体水平≥100 U/L 者不需要加强免疫,在 10～100 U/L 者需要加强免疫。<10 U/L 者应考虑没有产生免疫应答,如果该人群没有 HBV 感染的其他指标,应考虑给予第 2 次全程免疫。

乙型肝炎免疫球蛋白(hepatitis B immunoglobulin, HBIG)可以提供被动免疫,当意外接种或接触 HBV 感染血液时可以提供即时的但短暂的保护力。HBIG 可以与疫苗接种同时进行,不影响免疫保护力产生。只在高风险的情况下推荐使用 HBIG,如高传染性母亲所产的婴儿或对疫苗无应答者。最理想的是暴露后 48 h 内注射 HBIG,最晚不超过 1 周。如果免疫时已经发生了感染,则疾病的严重程度也会减弱,并可预防慢性感染的发生。

丙型肝炎

一、HCV 的流行病学

HCV 是全球主要的慢性肝病病因,估计全球有 1.3 亿人感染。急性感染通常无症状,且肝功能衰竭罕见。急性 HCV 感染通常会导致慢性感染:60%～80%病例发展为慢性 HCV 感染,且其中 20%～30%在 20～30 年后发展为肝硬化。急性 HCV 感染占急性肝炎病例的 10%～20%。慢性 HCV 感染是最常见的症肝移植指征。全球 27%的肝硬化和 25% HCC 病例由丙型肝炎所致。

HCV 患病率在不同地区和人群中不同:在西欧为 0.4%～3%;在埃及为 9%,在某些农村地区增加到 50% (图 13.6)。20 世纪 90 年代之前主要的传播途径是非无菌注射、输血和静脉吸毒。多次输血的患者如血友病、地中海贫血获得 HCV 的风险特别高。开展常规 HCV 筛查、使用预处理或重组的血液产品后,输血相关的 HCV 发病率有所下降。注射吸毒仍是新发 HCV 感染最常见的来源。然而,高达 10%的 HCV 感染者没有明确风险因素。有在医疗和外科手术时发生 HCV 医院感染的报道。移植受者从 HCV 阳性捐助者接受器官面临感染 HCV、患肝脏疾病的高风险。除了男同性恋者(men who have sex with men, MSMs)与 HIV 感染的患者,性传播的风险低。血液透析是公认的危险因素,使用血液透析装置,抗 HCV 抗体阳性的发生率为 0.4%～15%。用受污染的静脉注射设备、传统医学治疗(如针灸、刮痧、拔火罐)、文身、身体穿孔和理发等很少有报道。

二、HCV 的结构和基因组

HCV 是一种 RNA 病毒,属于黄病毒科。HCV 基因组是一个单链正义 RNA 分子,约 9 500 个核苷酸组成。高度保守的 5' 和 3' 非编码区侧翼有一个单一的 9 000 个核苷酸的开放阅读框,编码一个约 3 000 个氨基酸的多聚蛋白。HCV 聚合酶缺乏校对功能,导致复制存在错误。这些核苷酸的改变导致无功能的基因组或致死突变。然而,其他方面的维持和巨大的遗传多样性是 HCV 的特

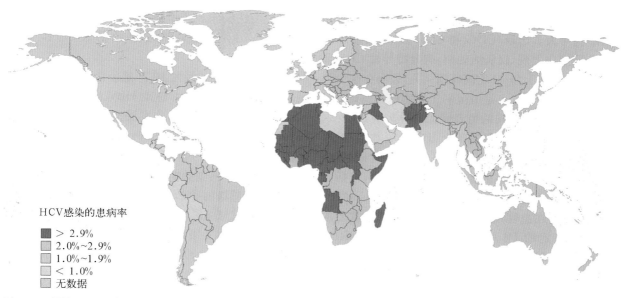

HCV感染的患病率

■ > 2.9%
■ 2.0%～2.9%
■ 1.0%～1.9%
□ < 1.0%
■ 无数据

图 13.6 慢性 HCV 感染的发病率。(来自美国疾病预防控制中心,2012 年国际旅行信息,黄皮书)

点[36]。这种异质性影响感染的致病机制、抗病毒治疗的应答，阻碍了传统疫苗的发展。

已对 6 种主要的基因型和超过 50 种亚型进行了描述。不同基因型的序列一致性小于 80%。基因型 1 最常见于欧洲和美国（占 60%～70%），基因型 2 和 3 在这些地区较少见，基因型 4、5、6 罕见。基因型 3 在印度、远东和澳大利亚最常见。基因型 4 在非洲和中东地区最常见，但现在也见于欧洲静脉吸毒者和男同性恋群体。基因型 5 最常见于南非。基因型 6 最常见于中国香港、越南和澳大利亚。

准种（quasispecies）是具有高度相似的病毒株组成的家族，随着时间的推移在受感染的宿主中形成，序列一致性大于 95%。准种之间的差异通常表现在基因组变化最快的部分（高变区）。准种在自然进化中、感染的持久性和对病毒治疗的反应中都可能非常重要，但其临床意义尚不完全清楚。一项 59 例慢性 HCV 感染病例的研究结果显示，准种异质性的增加与估计的持续感染、输血传播、高 HCV 病毒载量和基因型 1 有关。在一个组织学研究中发现，不同肝脏区域的准种是不同的，差异的程度在晚期肝病组织中更高。

三、HCV 的致病机制

HCV 通常在肝细胞复制。其他类型的细胞中观察到病毒，包括淋巴细胞、树突状细胞和中枢神经系统内，其致病机制不明。自然或实验感染后，病毒可能会在数周或数月被检测到，但没有任何异常的临床、生化或免疫功能紊乱。其间病毒会在血液和肝脏内复制到中高水平，表明没有宿主免疫应答的情况下，病毒可导致最小的直接细胞病变效应。静息期后可发生急性肝炎，临床症状并不明显。在动物模型中的肝内研究表明，最初的反应是先天性免疫介质的产生（干扰素、自然杀伤细胞），其次是 T 细胞的大量出现（CD4$^+$ 和 CD8$^+$）。在人类急性 HCV 感染研究中发现，疾病活动期，病毒特异性 CD8$^+$ T 细胞在数量和时间上与 ALT 高峰期相关，表明在这个阶段的组织损伤很大程度上是由宿主 T 细胞应答所致。

后续的临床表现不同的患者间的差异较大，主要观察到 3 个模式：血液中病毒清除至低于检测水平；病毒持续存在，不受宿主控制；或中间状态，病毒暂时被控制，但会复发。决定这些结果的免疫差异尚不清楚，包括先天性免疫和获得性免疫[38]。白细胞介素-28B（IL-28B）基因多态性表明在急性结果时，λ 干扰素发挥了重要的作用。同样，特定的 HLA 基因，Ⅱ类（如 HLA DR11/DQ3）和Ⅰ类（如 HLA B27 和 HLA B57），与 T 细胞应答的重要性相关联。免疫应答在数量和功能上越持久，就越有可能控制病毒。B 细胞应答也可能参与其中。然而在包膜高变区，病毒逃避突变体迅速出现可能会限制中

和抗体遏制病毒复制的效率[37]。虽然其他的现象如 T 细胞耗竭和调节性 T 细胞亚群的出现也可导致 T 细胞衰竭，但病毒 T 细胞表位突变是降低 T 细胞应答的主要原因。

25% 病毒清除的患者病毒浓度长期低于检测水平，但抗体和 T 细胞应答可以持续多年。对于多数患者来说，尽管存在抗体，急性肝炎后病毒仍然持续存在。此阶段 T 细胞应答很弱，但肝脏内可发现 T 细胞浸润。病毒基因型对致病机制影响不大，但基因型 3 与肝脂肪变性的发展有关，会增加炎症和纤维化。

四、HCV 的临床特征

在急性病毒性肝炎病例中，急性 HCV 感染占 10%～20%。大多数急性感染无症状，或呈中度临床症状并持续 2～12 周。<25% 病例的症状类似于其他急性肝炎，即乏力、恶心、右上腹疼痛、黄疸。暴发性肝衰竭非常罕见，可能在合并慢性 HBV 感染者中发生。

50%～90% 病例不会自发根除感染。HCV 持续感染的原因仍不完全清楚，可能与病毒或宿主因素相关。HCV 的高突变率和遗传多样性可使其逃避免疫识别。另一方面，宿主因素可能影响清除病毒的能力。例如，接近 IL-28B 基因位点具有 C/C 等位基因的人比那些有 T/T 等位基因的人具有更高的清除率，这些等位基因似乎也是抗病毒治疗的重要预测因素。清除 HCV 感染的其他因素包括：特异性的 HLA-DRB1 和 DQB1 等位基因、高滴度的抗 HCV 结构蛋白的中和抗体、持久的 HCV 特异性 CD4 T 细胞应答、在急性感染期低水平 HCV 病毒血症的高加索患者、女性静脉吸毒者。

除了肝损伤和 HCC，HCV 相关的肝外症状也有报道。混合型冷球蛋白血症、淋巴组织增生性疾病、甲状腺自身免疫性疾病和 2 型糖尿病被认为和复杂的细胞因子/趋化因子网络失调相关，涉及促炎反应和 Th1 趋化因子[40]。

10%～30% 的慢性 HCV 感染者在 30 多年后发展为肝硬化。肝硬化在合并感染 HBV 或 HIV 的患者、酗酒者和男性中更常见。那些发展为肝硬化的患者患 HCC 的风险高 20 多倍，每年按 1%～3% 的速度增加，如果合并乙醇性肝病，则风险将会增加 100 倍。

五、HCV 感染的实验室诊断

HCV 感染的诊断依赖于敏感的免疫实验，用重组 HCV 蛋白试纸条检测抗体。在低度流行区人群中，抗体假阳性较高，需要用不同抗原进行免疫检测确认。另外，高特异性的线或免疫印迹带（其中有个别合成抗原和重组抗原可以作为固相的线）可以区分不同抗原的血清反应，证实抗 HCV 抗体的存在[41]。免疫功能正常者感染后 2 个月出现 HCV 抗体，免疫功能低下者，如 HIV 感染

者或进行血液透析者,可能延迟或无抗体出现。97%的感染者在 6 个月内产生抗体。最近发展了联合检测 HCV 抗体和 HCV 核心抗原相的方法,这些方法能检测急性感染 HCV 核心抗原,可以用来检测窗口期 HCV 感染,对献血和肾透析服务等筛查方案特别有用。

核酸检测对急性和慢性 HCV 感染的诊断至关重要,应作为 HCV 抗体检测的补充确认方法。PCR 方法可以在感染后 2 周、HCV 抗体出现之前检测到 HCV RNA。逆转录 PCR、转录介导扩增和支链 DNA 扩增等几种扩增技术也可用。大多数商业试剂可以进行定量检测,增加了检测的敏感性。尽管定量检测对预测 IFN 的治疗效果非常重要,但在预测疾病严重程度或长期进展方面无用。一些国家引入了混合献血样品的核酸筛选。在采血点检测 HCV 抗体和 RNA 已被广泛使用,可在某些群体中用于的筛选,例如交换针头注射的吸毒者。

在治疗前对 HCV 基因分型是必要的,因为这决定了治疗时间和应答的持续时间。大多数基因分型方法是基于病毒测序及系统进化分析以及特定基因型核酸突变的检测[42]。

在肝硬化患者中,治疗前经常进行肝活检,以便评估肝脏疾病进展,排除其他肝脏疾病,指导治疗并监测肝硬化患者 HCC 发生情况。但样本的差异可能会遗漏近 15%的肝硬化患者。一些中心开发了非损伤性的检测方法,如用血清标志物评估肝纤维化的程度,用超声探针评估肝脏硬度(例如 FibroScan、FibroSure/FibroTest)。

患者 IL28B 基因多态性的基因分型也可能有助于治疗前评估。对干扰素/利巴韦林(ribavirin)治疗的 HCV 基因型 1 感染中,全基因组关联研究(genome-wide association studies,GWAS)已证明 IL28B 多态性主要影响患者对治疗的应答,有利于自发清除[43]。结合其他临床指标,这个基因型可以用来预测治疗应答的成功率。

六、HCV 感染的治疗

抗病毒治疗的目标是根除 HCV RNA 和实现持续病毒学应答(sustained virological response,SVR),6 个月后完成抗病毒治疗定义为 HCV RNA 阴性。从长期来看,SVR 与 HCV RNA 阴性相关的概率为 98%~100%,也与肝病并发症和死亡率的降低相关[44]。慢性 HCV 感染者的治疗基于许多因素,包括 HCV RNA 阳性率、肝活检显示慢性炎症和肝纤维化、代偿性肝病、可接受的血液学和生化指标、能够坚持治疗、无禁忌证。其他因素,如乙醇或药物的使用、慢性肾脏疾病或肝移植前也可能影响治疗决策。

多年来,慢性 HCV 感染的主要治疗方法是聚乙二醇干扰素(pegylated interferon)和利巴韦林联合治疗,治疗时间以 HCV 基因型和治疗应答为指导。聚乙二醇干扰素制剂有:聚乙二醇干扰素 α-2a(180 μg 皮下注射,每周 1 次)和聚乙二醇干扰素 α-2b(1.5 mg/kg,皮下注射,每周 1 次)。HCV 基因型 1 和 4 感染,利巴韦林的剂量根据体质量及聚乙二醇干扰素的剂量而定。对于 HCV 基因型 2、3 感染,利巴韦林的剂量为 800 mg/d。聚乙二醇干扰素/利巴韦林治疗最常见的不良反应是中性粒细胞减少、贫血、疲劳、"流感样症状和神经精神症状,如抑郁、烦躁"。贫血可通过减少利巴韦林的剂量来控制。HCV 基因型 1、4 感染的治疗时间通常为 48 周,HCV 基因型 2、3 感染的治疗时间通常为 24 周。

开始治疗 12 周时的病毒学应答可以预测实现 SVR 的可能性。早期病毒学应答(early virological response,EVR)定义为在 12 周 HCV RNA 减少量>2 $\log_{10}$ 或 HCV RNA 阴性。在治疗结束时和完成治疗后 24 周,应该进行 HCV RNA 检测,以确定是否达到 SVR。

最近,NS3/4A 蛋白酶抑制剂特拉匹韦(telaprevir)和波普瑞韦(boceprevir)在临床试验中进行了评估,发现明显提高了 SVR 率。已证明特拉匹韦在 HCV 基因型 1 中有效,初步的数据表明它可能有抗 HCV 基因型 2 的活性,但对 HCV 基因型 3、4 的活性有限。目前推荐用特拉匹韦治疗 HCV 基因型 1 感染,剂量为 750 mg,每天 3 次,与食物同服。特拉匹韦在开始治疗时即服用,无需聚乙二醇干扰素和利巴韦林导入期。波普瑞韦是一个 HCV 基因型 1 蛋白酶复合物 NS3 的竞争抑制剂,对其他 HCV 基因型无明显的活性。在聚乙二醇干扰素和利巴韦林导入期治疗 4 周后,给予波普瑞韦口服,剂量为每次 800 mg,每日 3 次。两种药物治疗的效果受患者既往治疗状况和治疗期间 HCV 病毒含量变化的影响,这反过来又影响推荐治疗的时间。对蛋白酶抑制剂的反应率取决于患者的既往治疗:初次治疗患者的反应率为 67%~75%;既往复发患者的反应率为 69%~88%,既往部分应答患者的反应率为 40%~59%;既往无应答患者的反应率为 23%~38%。皮疹是特拉匹韦最常见的不良反应,贫血则在特拉匹韦和波普瑞韦中均常见。

正在临床研发的其他直接作用的药物包括:其他 NS3/4A 蛋白酶抑制剂、NS5A 抑制剂和聚合酶抑制剂。聚合酶抑制剂可抑制 NS5B 依赖的 RNA 聚合酶(RNA dependent RNA polymerase,RdRp),是核苷酸/核苷酸类似物或非核苷酸抑制剂。靶向治疗 HCV 感染的另一种方法是靶向处理病毒复制所必需的宿主蛋白。环孢菌素 A 是一种免疫抑制剂,能抑制细胞蛋白亲环素 A,进而影响 NS5A 的功能。阿拉泊韦(alisporivir),一种抗 HCV 和 HIV 的高活性的合成环孢霉素,目前正在临床评价中。一种抗原虫的制剂硝唑尼特(nitazoxanide)已证明能够抑制细胞培养中的 HBV 和 HCV,也正在临床评价中。

七、HCV 感染的预防

HCV 疫苗发展受阻的主要原因是，HCV 基因型的遗传多样性以及单个个体体内存在大量的准种，使其迅速产生逃避突变体。此外，HCV 感染的特点是存在 HCV 抗体，但这些抗体在清除感染中无效。最后，小实验动物模型的缺乏使疫苗的研发更加困难。HCV 疫苗接种策略可以是预防性（预防慢性感染）或治疗性的（通过加强免疫反应清除慢性感染）。许多疫苗目前正在研发中[47]。

丁型肝炎

一、HDV 的流行病学

HDV 是一种 δ 肝炎病毒，也是一种与 HBV 密切相关的缺陷病毒。HDV 可以自主复制，但其病毒粒子装配和分泌需要 HBV 的存在。因此所有感染 HDV 的人均合并感染 HBV。患者要么同时感染了 HBV 和 HDV，要么为携带 HBV 进一步感染了 HDV。约 5% 的 HBV 感染者合并感染 HDV。全球估计 HBV 感染人数为 3 亿，约 1 500 万人感染 HDV[48]。有趣的是，HDV 感染的地理分布并不完全反映 HBV 感染，部分 HBV 流行区 HDV 患病率低。HDV 感染流行于地中海盆地，主要感染者为儿童和年轻人，通过黏膜或经皮肤途径传播，症状通常不明显。家庭内传播较常见，可能与卫生条件差和社会经济欠发达有关。远东 HBV 携带者的 HDV 患病率变化很大，从太平洋岛屿的 90% 到日本的 5%。在中国台湾，HDV 的传播与性传播相关；在中国香港则与静脉吸毒相关。HDV 感染在发达国家罕见，主要局限于特定的人群，如静脉吸毒者、血友病患者和多次输血的患者。在某些国家 HDV 的流行病学正发生变化，如，意大利由于社会经济条件的改善、HBV 疫苗接种和防控计划的实施，HDV 感染率下降。相反，地中海和中欧其他地区的感染率在上升，这可能与来自流行国家的移民涌入和与高风险行为如静脉吸毒有关[49]。

二、HDV 的结构和基因组

HDV 基因组是由 1 676～1 683 个核苷酸组成的单链 RNA。有显著的序列异质性和 9 种基因型。HDV 抗原（hepatitis D antigen，HDAg）是唯一的 HDV 抗原，由基因组互补的 RNA 链（抗基因链）上的 ORF 编码的磷酸蛋白构成。约 70 个 HDAg 分子与 1 条 HDV RNA 形成一个环状结构[49]。

HDV 至少有 8 个明确的基因型[50]。在西半球基因型 1 占主导地位，与急性感染中暴发性感染风险的增加相关，在慢性感染中进展至肝硬化更快。基因型 2 是远东地区的优势基因型，与不太严重的急性感染相关，病情

进展缓慢。基因型 3 见于南美，特别是在哥伦比亚和委内瑞拉，见于严重暴发，与肝功能衰竭发生率高相关。基因型 2b 已被归为基因型 4。基因型 5～8 流行于非洲，没有基因型 1～3 的特征明显。

三、HDV 的致病机制

通过 HDV 引起的肝损伤机制尚不完全清楚，但似乎和 3 个因素相关的：HDV 相关因素（如 HDV 基因型和特异性 HDAg 的表达种类）、HBV 相关的因素（如 HBV 基因型及复制水平）和宿主的免疫应答。与 HBV 类似，急性 HDV 感染期导致细胞急性病理损伤，在慢性感染期引起免疫介导的损伤。

四、HDV 的临床特点

HDV 感染的临床表现不同，可以从急性肝炎到暴发性肝衰竭，从无症状携带病毒状态到慢性肝病失代偿。在临床上，HBV 和 HDV 合并感染引起的急性肝炎难以和急性 HBV 感染区分，进展为慢性 HDV 感染的速度和 HBV 感染相似。HBV 携带者的 HDV 超感染也表现为急性肝炎，几乎所有患者都进展为慢性 HDV 感染。患者也可能表现为继发于慢性 HDV 感染的慢性肝炎。在 HDV 感染大部分病例中，HBV 的复制被抑制至较低的水平，HDV 是造成肝损伤的根本原因。偶尔的 HBV 和 HDV 同时复制可能造成更严重的肝脏疾病。综上所述，HDV 感染的临床表现差异与基因型相关，基因型 1 与暴发性肝衰竭高风险和慢性疾病进展相关[51]。

五、HDV 的实验室诊断

HBV 实验室诊断依赖于血清学检测 HBV 和 HDV（表 13.2）。由于 HDV 病毒需要依赖 HBV，所有 HDV 感染者 HBsAg 为阳性。那些急性 HBV/HDV 合并感染者抗- HBc IgM 为阳性，而 HDV 超感染或慢性 HDV 感染者抗- HBc IgM 为阴性。

在急性 HBV/HDV 共同感染或 HDV 超感染早期，可以检测到血清 HDAg，但它的存在是短暂的并且经常漏检。HDV 抗原血症在免疫抑制者中持续的时间更长。慢性 HDV 感染血清 HDAg 抗原为阴性。血清 HDV RNA 也出现在急性 HBV/HDV 合并感染和 HDV 超感染的早期；前者 HDV RNA 的存在是短暂的而在后者是持久的。慢性 HDV 感染通常也可检测到 HDV RNA。

急性 HDV 感染后 4 周，通常能检测到血清抗- HDV 总抗体。在急性 HBV/HDV 合并感染中，抗- HDV IgM 是短暂的，有时是 HDV 感染的唯一标志。在 HDV 超感染中，IgM 滴度迅速增加并持续。慢性 HDV 感染中，抗- HDV IgM 滴度是可变的，且抗- HDV IgG 的滴度很高。

在肝组织病理学标本中可检测到 HDAg 与 HDV RNA。虽然在肝组织 HDAg 的检测已被提议作为金标

表 13.2 HDV 感染血清学检测的解释			
诊断标志分子	急性 HBV/HDV 合并感染	急性 HDV 重复感染	慢性 HDV 感染
HBsAg	＋	＋	＋
抗- HBc IgM	＋	－	－
血清 HDAg	早期、短暂	早期、短暂	－
血清 HDV RNA	早期、短暂	早期、短暂	通常阳性
抗- HDV 总抗体	晚期、低滴度	滴度快速增加	高滴度
抗- HDV IgM	短暂	快速增加,持续	－
肝 HDAg	没有显示	阳性	通常阳性,晚期阶段可能阴性

准,但 50% 以上 HDV 感染 10 年及以上的病例,HDAg 呈阴性。

六、HDV 感染的治疗

还没有建立急性 HDV 感染的治疗方案。慢性 HDV 感染治疗的目的是消除或长期抑制 HDV 和 HBV 复制。对于 HDV 感染,首要的目标是抑制 HDV 复制(血液中 HDV RNA 阴性),同时伴随着血清 ALT 的正常化和肝脏炎症的改善。第 2 个目的是根除 HBV 感染,HBsAg 向抗- HBs 转换,从而保护患者不再感染 HBV 或 HDV[49]。但很少有证据表明,目前的治疗方法可以实现这一目标。

α 干扰素是目前唯一被批准用于治疗 HDV 病毒的药物。抗 HDV 的机制还不清楚,它在体外并没有表现出任何抗 HDV 的活性,可能它有抗 HBV 或免疫调节作用的活性。6 项包括 201 位参与者试验的 Meta 分析发现,一些患者表现为中度病毒抑制与肝病活动,但在多数患者这种效果是不持久的[52]。增加 α 干扰素应答可能性的唯一因素是短时间的感染。

聚乙二醇干扰素似乎比标准 α 干扰素更有效,但是研究较小,数据有限。最大的研究是 38 例患者用聚乙二醇干扰素 α - 2b 治疗,用或不用利巴韦林治疗 24 周。在 48 周,21% 的患者没有检测到 HDV RNA,应答率与单药治疗和联合治疗组类似。在没有接受过 α 干扰素组中应答率略高。

对核苷类药物和聚乙二醇干扰素联合使用也进行了研究。最大的研究涉及 90 例患者,比较了聚乙二醇干扰素单独或联合阿德福韦(adefovir)或阿德福韦单药治疗。48 周时,两组聚乙二醇干扰素治疗的患者中,25% HDV RNA 为阴性,而阿德福韦单药治疗组是 0。此外,接受聚乙二醇干扰素的患者 HBsAg 显著下降[49]。

其他一些药物[如利巴韦林(ribavirin)、膦甲酸钠(foscarnet)、四氢呋喃- γ2(THF - γ2)、拉米夫定和泛昔洛韦(famciclovir)]已经开始用于治疗 HDV 感染的研究,但整体结果令人失望。

七、HDV 感染的预防

预防 HDV 感染的主要方法是接种抗 HBV 感染的疫苗(见前述 HBV 感染的预防)。用各种形式的 HDAg 免疫旱獭可诱导产生部分保护力;但不太可能开展这些疫苗在人方面应用的研究,因为接种疫苗前需要筛选所有潜在接种者的 HBsAg。

戊型肝炎

一、HEV 感染的流行病学

HEV 以前称为水源性或肠道传播的非甲非乙型肝炎,1955 在新德里首次报道。虽然全球均有发现,但发病率最高的是亚洲、非洲、中东和美国中部(图 13.7)。最大规模的暴发报道发生于中国,超过 10 万人感染。乍得、达尔富尔、乌干达和苏丹也有大暴发的报道。

在流行区 HEV 经粪-口途径传播,引起急性肝炎。孕妇更易出现暴发性感染。高发人群是 15～40 岁,人-人传播罕见。在流行地区,HEV 可以通过输血传播,孕期最后 3 个月可经母婴垂直传播[53]。

在西方国家有散发的病例,主要见于从流行区返回的旅行者。HEV 可以感染猪与啮齿类动物,这表明一些人可能是由人兽共患传播。来自日本、德国和法国的报道证明,食用未煮熟的肉和肉制品可以传播 HEV[54]。人兽共患的证据还有,在与动物有职业接触的人群中血清 HEV 抗体阳性率高。一些患者暴露的危险因素仍不清楚,HEV 感染似乎在发达国家更频繁。慢性 HEV 感染较罕见,但在实质器官移植受者中有报道,在其他免疫抑制患者中亦偶有报道。

二、HEV 的结构和基因组

HEV 是一个二十面体无包膜的单链 RNA 病毒,直径 27～34 nm,已被列为肝炎病毒科肝炎病毒属单独的成员。基因组包括 3 个大的开放阅读框,其中最大的由

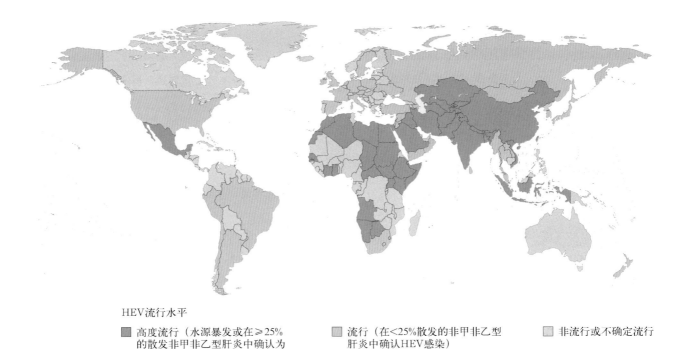

HEV流行水平

■ 高度流行（水源暴发或在≥25% 的散发非甲非乙型肝炎中确认为 HEV感染）　　■ 流行（在<25%散发的非甲非乙型 肝炎中确认HEV感染）　　■ 非流行或不确定流行

图 13.7　戊型肝炎感染的分布，2010 年。（来自美国疾病预防控制中心，2012 年国际旅行健康信息，黄皮书）

1 693 个密码子构成，编码负责处理和复制病毒的非结构蛋白。第 2 个 ORF 由 660 密码子构成，编码结构蛋白。第 3 个 ORF 由 123 密码子构成，功能尚未确定。HEV 的晶体结构揭示了与细胞表面结合、侵入细胞以及潜在中和位点相关的结构域。序列分析发现，HEV 有 4 种基因型和 24 个亚型。基因型 1 和 2 似乎局限于感染人，而基因型 3 和 4 感染人和动物。基因型与临床特征的关系尚不完全清楚，但基因型 3 与不太严重的疾病相关[55]。

三、HEV 的致病机制

HEV 感染的组织学特征和其他的急性病毒性肝炎相似。经典的表现为，肝活检示局灶性坏死、肝细胞气球样变和嗜酸性变性。在胆汁淤积形态的变化包括胆小管胆汁淤滞和肝细胞腺样的转化。在致命的病例中，可见亚大块及大块肝坏死[56]。

四、HEV 感染的临床特点

HEV 感染虽然可以发展为暴发性肝炎，特别是在孕妇，但通常还是急性自限性的。除了在移植的情况下，急性戊型肝炎不会发展为慢性肝炎。HEV 感染的潜伏期为 15～60 d。临床症状和体征与其他原因导致的急性病毒性肝炎相似，部分感染者无症状。黄疸，通常伴有乏力、厌食、恶心、呕吐、腹痛、发热和肝肿大。实验室检查：血清胆红素、ALT 和 AST 的浓度升高，通常在发病后 1～6 周消退。超过 60% 的患者长期胆汁淤积。其他较不常见的症状包括腹泻、关节痛、皮肤瘙痒和荨麻疹[53]。可能会发生暴发性肝炎，病死率为 0.5%～3%。暴发性

肝衰竭在孕妇更为常见，病死率为 15%～25%，其原因尚不清楚，主要发生于孕期的后 3 个月。急性 HEV 感染和黄疸的孕妇比其他感染导致的急性病毒肝炎的孕妇生产更为不顺，胎儿的存活也较差。

患有既往肝病和营养不良者感染 HEV 可导致肝功能失代偿[57]。在器官移植受者中也有 HEV 感染的报道。在法国 217 例病例前瞻性研究中，6.5% 的患者被诊断为急性 HEV 感染。在另一项研究中，急性 HEV 感染的主要危险因素是吃了未煮熟的猪肉或野味。部分器官移植受者发展为慢性 HEV 感染，表现为氨基转移酶水平持续升高，血清中可检测到 HEV RNA，在无其他病毒感染的情况下，组织学检测发现与慢性病毒性肝炎相一致。有 1 例肾移植受者出现慢性 HEV 感染，并发展为肝硬化。慢性感染与 CD2、CD3 和 CD4 T 淋巴细胞计数低和使用他克莫司（tacrolimus）免疫抑制有关。在一份报告中，30% 慢性 HEV 感染者在降低免疫抑制剂后清除了感染。

在非移植的情况下，慢性 HEV 感染非常罕见。有报道接受利妥昔单抗（rituximab）治疗的非霍奇金淋巴瘤患者和 1 例 HIV 患者发生了慢性 HEV 感染。

五、HEV 的实验室诊断

HEV 感染的诊断基于血清抗 HEV 抗体的检测，或通过 PCR 检测血清或粪便中 HEV RNA。

抗-HEV IgM 出现在早期，4～5 个月内消失。抗-HEV IgG 出现在抗-HEV IgM 后不久，在急性期和恢复

期增加,维持较高水平达 14 年或更久。推荐同时进行抗-HEV IgA 作为特异性评估,因为检测 IgM 抗体可能与类风湿因子等其他 IgM 抗体存在交叉反应[53]。

发病 1 周后可以在粪便中检测到 HEV,可持续 2 周。HEV 病毒血症通常是短暂的但可以持续 4 个月。

六、HEV 的治疗

急性 HEV 感染的治疗主要依靠支持疗法。利巴韦林可能对慢性 HEV 感染有效,但尚需作进一步研究。

七、HEV 的预防

到流行区的旅游者应避免饮用没有煮沸或未纯化的水,不食用未煮熟的水果、蔬菜、肉类和贝类。HEV 疫苗正在研发中,在流行区两个随机对照试验已显现出疫苗的效益。没有证据支持 HEV 暴露前或后可使用免疫球蛋白预防[58]。

参考文献

见：http://www.sstp.cn/video/xiyi_190916/。

第14章 虫媒病毒病

PAUL R. YOUNG, LISA F. P. NG, ROY A. HALL, DAVID W. SMITH, CHERYL A. JOHANSEN

翻译：秦志强　孙　磊
审校：凌　云　洪青标

要点

- 大部分虫媒病毒感染引起的疾病是人兽共患病；源发于非人类脊椎动物的传染病可能会通过感染性虫媒传播至人群。
- 登革热病毒是最重要的对人类致病的虫媒病毒，每年在全球范围内引起3亿人的感染。
- 虫媒病毒流行和传播态势的变化，受生态和人群等因素的影响。
- 气候变化对于全球虫媒病毒传播的影响还不明确，但很可能是显著的。这是病毒、宿主、虫媒及其环境之间复杂相互作用的结果。
- 虫媒病毒的变异在改变疾病谱和传播模式上发挥着重要作用。例如，基孔肯雅病毒包膜蛋白的单个氨基酸的变化，使其适应了另一种蚊媒，导致该病毒的地理分布范围的急剧扩大。
- 尽管致疾的虫媒病毒数量惊人，但可用的已商品化的疫苗却非常少，比如乙型脑炎病毒和蜱传脑炎病毒。这些疾病在临床上无有效的治疗方法，主要是采取对症支持治疗。
- 虫媒病毒引起一系列的临床症状，包括全身性发热疾病、出血热、脑炎和多关节疼痛等。

一、概述

虫媒病毒是一大类通过吸血节肢动物（如蚊、蜱、白蛉和螨等）叮咬易感宿主而传播的病毒[1-2]。虫媒叮咬感染的宿主并吸血后，病毒在节肢动物的组织内繁殖（外潜伏期，extrinsic incubation period），并达到较高浓度、特别是在唾液腺中。即可通过叮咬传递给人类或其他脊椎动物宿主。大部分由虫媒病毒引起的疾病是人兽共患病。这些疾病主要在动物间传播，但也会偶尔感染人类。但欧尼恩病毒（O'nyong-Nyong virus，ONNV）和登革病毒（Dengue viruses，DENV）这两种病毒例外，人类是其主要宿主。实际上，人间传播对维持病毒传播循环非常关键。研究表明，在农村地区，猴子可能是DENV的非人

类脊椎动物宿主，也可能是ONNV的不确定宿主。按照定义，虫媒病毒是节肢动物传播的。但部分病毒虽与虫媒无关，但仍被归入这一类。主要是因为它们与虫媒病毒的亲缘关系较近。

本章表述的这些病毒名来源不同。一些是来自所引起疾病的方言名称（如基孔肯雅、欧尼恩），一些是来自地名（如西尼罗、布温巴），一些来自于其临床特点（如西方马脑炎、黄热病）[1-2]。

本章的重点是重要的医学虫媒病毒。至于这些病毒及其所致疾病的更多详细信息，可参考每部分开头引用的有关这些病毒的重要综述。

二、病原学

世界范围内有超过500种病毒[2]，但只有一部分可导致人类疾病。一些病毒只是偶然感染人类，或仅导致轻微的感染[3]，但有一些病毒则具有重要的医学意义，并可导致大范围的流行和一定的致死率（表14.1）。

在本章中，根据第九届国际病毒分类委员会的意见对病毒进行分类[4]。大多引起人类疾病的虫媒病毒隶属于披膜病毒科（Togaviridae）甲病毒属（Alphavirus），黄病毒科（Flaviviridae）黄病毒属（Flavivirus），以及布尼亚病毒科（Bunyaviridae）布尼亚病毒属（Bunyavirus）、正布尼亚病毒属（Orthobunyavirus）、内罗毕病毒属（Nairovirus）和白蛉病毒属（Phlebovius）。甲病毒和黄病毒是具包膜的线性正链RNA病毒，一般呈球形，直径为40~70 nm[5,6]。布尼亚病毒是有包膜的和分节段的负链RNA病毒，通常是大小为80~120 nm的球形。

黄病毒是一群具有最重要医学意义的病毒，包括黄热病毒（yellow fever virus，YFV）、登革病毒和乙型脑炎病毒（Japanese encephalitis virus，JEV），这3种病毒感染引起的疾病在全球范围内广泛流行[7]。其他病毒则仅在特定区域流行，如蜱传脑炎病毒（tick-borne encephalitis virus，TBEV）、委内瑞拉马脑炎病毒（Venezuelan equine encephalitis virus，VEEV）、圣路易斯脑炎病毒（St Louis encephalitis virus，SLEV）和西尼罗病毒（West Nile virus，WNV）等。然而，虫媒病毒在几个区域间的传播，

表 14.1 虫媒病毒					
病毒	地理分布	传播	发热	临床表型	皮疹
披膜病毒科					
甲病毒属					
*巴班肯病毒	非洲	蚊			
*巴马森林病毒（BFV）	澳大利亚	蚊	+	A	+
*基孔肯亚病毒（CHIKV）	非洲、印度、东南亚	蚊	+	H/A	+
盖他病毒（GETV）	亚洲、澳大拉西亚	蚊	+		
*马雅罗病毒（尤鲁马）（MAYV）	南美洲	蚊	+		+
*阿尼昂尼昂病毒（ONNV）	非洲				
*罗斯河病毒（RRV）	澳大利亚、南太平洋	蚊	+	A	+
*辛德毕斯病毒（SINV）	非洲、亚洲、欧洲、澳大利亚	蚊	+	A	+（仅限非洲）
塞姆利基森林病毒（SFV）	非洲、俄罗斯、欧洲	蚊	+		
*奥克尔布病毒（OCKV）	欧洲	蚊	+	A	+
*东部马脑炎病毒（EEEV）	北美洲、南美洲	蚊	+	E	
*西部马脑炎病毒（WEEV）	北美洲、南美洲	蚊	+	E	
*委内瑞拉马脑炎病毒（VEEV）	北美洲、南美洲	蚊	+	E	
黄病毒科					
黄病毒属					
蚊虫传播					
班齐病毒（BANV）	非洲南部	蚊	+		
博博衣病毒（BOUV）	非洲中部	蚊			
巴苏垮拉簿病毒（BSQV）	中南美洲	蚊	+	A	
*登革病毒（1～4型）	亚洲、美洲、加勒比及太平洋岛屿、中国、中国台湾、印度尼西亚、澳大利亚	蚊	+	H	+
埃杰山病毒（EHV）	澳大利亚	蚊	+	A	
伊列乌斯病毒（ILHV）	北美洲、南美洲	蚊	+	E	
*乙型脑炎病毒（JEV）	亚洲、澳大利亚	蚊	+	E	
喀什病毒（KSIV）	哈萨克斯坦、乌兹别克斯坦	蜱	+		
凯杜古病毒（KEDV）	塞内加尔，非洲中部	蚊			
科科百拉病毒（KOKV）	澳大利亚、新几内亚	蚊	+	A	+
库坦戈病毒（KOUV）	塞内加尔	蚊	+	A	+
*昆津病毒（KUNV）	澳大利亚、印度尼西亚、马来西亚	蚊	+	A/E	+
*墨累山谷脑炎病毒（MVEV）	澳大利亚、新几内亚	蚊	+	E	
*罗西奥病毒（ROCV）	巴西	蚊	+	E	
塞皮克病毒（SEPV）	新几内亚	蚊	+		
斯庞德温尼病毒（SPOV）	南非	蚊	+	A	
*圣路易斯脑炎病毒（SLEV）	美洲	蚊	+	E	
乌苏图病毒（USUV）	撒哈拉以南非洲	蚊	+		+
韦塞尔斯布朗病毒（WESSV）	非洲、亚洲	蚊	+	E	+
西尼罗病毒（WNV）	非洲、印度、欧洲、北美	蚊	+	E	+
黄热病毒（YFV）	非洲、南美洲和中美洲	蚊	+	H	
寨卡病毒（ZIKV）	非洲	蚊	+		+
蜱虫传播					
科萨努尔森林病病毒（KFDV）	印度	硬蜱	+	H/E	+
兰加特病毒（LANV）	马来西亚、亚洲、日本	硬蜱	+	E	

表 14.1	虫媒病毒(续表)				
病毒	地理分布	传播	发热	临床表型	皮疹
跳跃病毒(LIV)	英国、南欧	硬蜱	＋	E	
*鄂木斯克出血热病毒(OHFV)	西伯利亚	硬蜱	＋	H	＋
*玻瓦桑病毒(POWV)	加拿大、美国、俄罗斯	硬蜱	＋	H	
*蜱传脑炎病毒(TBEV)					
蜱传脑炎病毒远东型(RSSE)	俄罗斯、西伯利亚、亚洲	硬蜱	＋	E	
蜱传脑炎病毒欧洲型	欧洲	硬蜱	＋	E	
蜱传脑炎病毒西伯利亚型	俄罗斯和西伯利亚	硬蜱	＋	E	
秋列尼病毒(TYUV)	北欧、俄罗斯、北美	蜱	＋	A	
其他媒介					
里约布拉沃病毒	美国和特立尼达	蝙蝠唾液	＋	E,脑膜炎	
布尼亚病毒科					
布尼亚病毒属					
布尼亚维拉病毒(BUNV)	非洲、北美和南美	蚊	＋	E	
卡拉帕鲁病毒(CARV)	南美洲、巴拿马	蚊	＋		
伊塔基病毒(ITQV)	南美洲	蚊	＋		
马里图巴病毒(MTBV)	特立尼达,南/中美洲	蚊	＋		
奥里博卡病毒(ORIV)	南美洲	蚊	＋		
加利福尼亚组					
*加利福尼亚脑炎病毒(CEV)	美国,加拿大	蚊	＋	E	
英库病毒(INKV)	芬兰	蚊	＋	脑膜炎	
*拉克罗斯病毒(LACV)	美国,加拿大	蚊	＋	E	
*塔海娜病毒(TAHV)	欧洲、非洲	蚊	＋		
特里费塔图斯病毒(TVTV)	美国	蚊子	＋		
正布尼亚病毒属					
班姆巴病毒(BWAV)	非洲	蚊	＋		
瓜鲁病毒(GROV)	南美洲、中美洲	蚊	＋		
*奥罗普切病毒(OROV)	南美洲	蚊,库蠓	＋	E/A	
瓜马病毒(GMAV)	南美洲	蚊	＋		
卡图病毒(CATUV)	南美洲	蚊	＋		
内罗毕病毒属					
克里米亚-刚果病毒组					
克里米亚-刚果出血热病毒(CCHFV)	欧洲、非洲、中东、中亚、巴基斯坦	硬蜱	＋	H	＋
杜贝病毒(DUGV)	非洲	硬蜱	＋		
内罗毕绵羊病病毒(NSDV)	非洲,印度	硬蜱	＋	A	
白蛉病毒属					
*白蛉热病毒(那不勒斯,SFNV;西西里岛,SFSV)	非洲、亚洲、中欧	白蛉	＋		
托斯卡纳病毒(TOSV)	意大利、葡萄牙、塞浦路斯	白蛉		E,脑膜炎	
裂谷热病毒(RVFV)	非洲、中东	蚊	＋	H/E	
坎第鲁病毒(CDUV)	巴西		＋		
查格雷斯病毒(CHGV)	巴拿马	毛蠓、蚊	＋		
布尼亚病毒科的其他病毒					
班杰(虫媒)病毒(BHAV)	印度、南欧	蜱	＋		

表 14.1	虫媒病毒（续表）				
病毒	**地理分布**	**传播**	**发热**	**临床表型**	**皮疹**
塔塔格温病毒（TATV）	尼日利亚	蚊	＋		
呼肠孤病毒科					
科罗拉多蜱传热病毒属					
科罗拉多蜱传热病毒（CTFV）	北美洲	蜱	＋	H/E（儿童）	＋
克麦罗沃病毒复合体	原苏联和中欧	蜱	＋	E	
奥伦盖病毒（ORUV）	非洲	蚊	＋		

H，出血；E，脑炎；A，关节痛。＊具有重要的临床价值。a 根据病毒分类学方法进行病毒分类：第九次病毒分类学国家会议（2012 年）。

可引起国际性的健康问题[1]。最近 WNV 从中东的以色列传播到北美洲或南美洲，裂谷热病毒（Rift Valley fever virus，RVFV）从非洲传播到中东，JEV 传播到了澳大利亚，基孔肯雅病毒（chikungunya virus，CHIKV）传播到了印度洋西南的岛上和东南亚。影响病毒传播的主要因素将会在后面的章节讨论。

三、流行病学

虫媒病毒的传播需要三个环节：媒介（蚊、蜱、白蛉、蠓）、脊椎动物宿主和适合的环境条件。传播途径从简单［如登革病毒仅涉及一类媒介（伊蚊属蚊虫）和一类宿主（灵长类）］，到高度复杂（包括多种媒介和宿主，如 TBEV 和 JEV）。人类虫媒病毒病通常涉及两个传播环中的一个。第一种是在丛林或森林循环模式（病毒主要存在于野生动物），感染的节肢动物通过叮咬误入病毒或媒介生态位的人类或家畜来传播病毒。这种感染模式导致在同一地点聚集性病例的发生。第二种是城市循环模式，人或家畜经森林模式或人类活动将病毒带到另一个区域而引起感染。这种模式中，病毒在向其他人或家畜传播的过程中，可起到放大宿主（amplifier host）的作用。这些病例在自然界中以流行病和动物流行病的形式出现[2]。城市循环模式中的虫媒种类可能与森林循环模式的相同或不同。YFV 是具有这两种传播模式的很好的例子[8]。图 14.1 列出了自然界可能发生的传播环类型。下面简要讨论了病毒传播所必需的媒介、宿主和环境条件之间的相互作用。

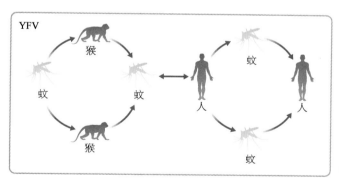

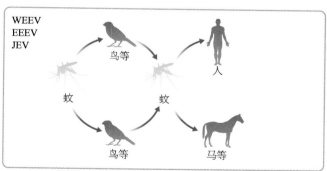

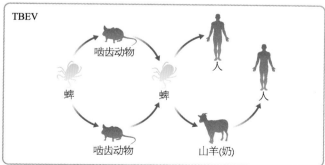

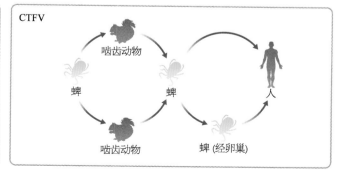

图 14.1　虫媒病毒在宿主（蓝色标识）和媒介（黄色标识）之间的传播过程。YFV，黄热病毒；WEEV，西部马脑炎病毒；EEEV，东部马脑炎病毒；JEV，乙型脑炎病毒；TBEV，蜱传脑炎病毒；CTFV，科罗拉多蜱传热病毒。

（一）脊椎动物宿主

虫媒病毒的主要宿主是哺乳动物和鸟类[1]。病毒传播的潜力取决于所涉及脊椎动物宿主的类型。候鸟可以帮助病毒大范围的传播，然而大部分陆生动物宿主使病毒的传播限制在特定区域。这些内容已有相关文献报道[9]，以下作简要总结。

1. 储存宿主 · 这些宿主包括保存宿主或是扩增宿主，其对病毒的传播和持续存在至关重要。宿主物种的免疫状态会影响虫媒病毒的传播速率。储存宿主可被病毒感染，并且产生高滴度的病毒血症以促使病毒传播。然而，这些宿主一般不发病。虫媒病毒可能有数种宿主参与传播循环。如鸟类（尤其是鹭类）是 JEV 在自然界中的主要储存宿主。在亚洲猪通常在人类居所附近。已证实这些脊椎动物感染病毒后，病毒在其体内增殖，引起病毒血症，经蚊叮咬将病毒传播给人类。1995 年首次在澳大利亚托雷斯海峡地区发现 JEV 时，即认为已发生了上述情况。

2. 扩散宿主 · 这些宿主可以使病毒从一个活跃地区传播到其他地区。通过有病毒血症的水鸟传播的病毒包括墨雷谷脑炎病毒（Murray Valley encephalitis virus，MNEV）、JEV、WNV、东部马脑炎病毒（Eastern equine encephalitis virus，EEEV）等在内的一系列病毒的传播机制。虫媒病毒也可能通过人类的活动引进到其他地方，尤其是航空旅行能使病毒感染者在病毒血症的数天内进行长途旅行。如 DENV 在大洲之间的传播。如果被感染虫媒被带上飞机、轮船、火车或汽车，也可能传播疾病。这被认为是 1999 年 WNV 传播至美国的最有可能原因。

3. 偶然宿主和终宿主 · 一些宿主可以感染病毒，但由于未形成稳定的调节机制，不能引起病毒的传播。人类通常是大多数虫媒病毒的偶然宿主，但并不总是"死亡终端（dead-end）"宿主。偶然宿主感染病毒后可能有或无症状，且不会导致可传播至其他媒介的病毒血症。偶然的，可能发生在宿主和媒介之间形成一个或数个完整的传播链，但是这些传播链的循环不能持久。

虫媒病毒病涉及的宿主种类众多。如上所述通常是鸟类和哺乳动物（包括灵长类、啮齿类、有袋类和蝙蝠）。本章描述的主要是人类与动物病原体相关的宿主种类。

（二）媒介/无脊椎动物宿主

虫媒病毒不同于其他动物病毒，因其既能感染脊椎动物又能感染无脊椎动物。病毒在虫媒体内进行细胞内复制后，转移至易感宿主[10]。偶尔，病毒可通过机械传播，虫媒将病毒从受感染的宿主转移至易感宿主。已有报道，通过叮咬同一个初始宿主（naïve host），WNV 病毒可从一个感染虫媒转移到另一个未感染虫媒。无脊椎宿主包括蚊、白蛉、蜱和螨。大部分的虫媒病毒均分离自蚊类。表 14.1 列出虫媒、所传播的病毒及其分布情况。硬蜱也能传播一组相互关系密切的黄病毒和其他虫媒，参与虫媒病毒传播的蜱包括血蜱属（Haemaphysalis）、硬蜱属（Ixodes）和革蜱属（Dermacentor）。

四、传播

病毒经节肢动物传播涉及以下几个过程。

● 节肢动物取食脊椎动物宿主含病毒的血液（通常）或其他体液。

● 病毒侵入节肢动物的组织、肠壁或穿过肠壁（肠屏障）进入其他组织。

● 病毒在节肢动物细胞中增殖，包括唾液腺[11]。

虫媒从叮咬含病毒血症的脊椎动物到能传播病毒的这一段时间，称为外潜伏期。在蚊类这个潜伏期比较短：在 30 ℃的环境下大约 10 d，如温度较低，潜伏期相应延长。虫媒摄入的血量会影响摄入的病毒量，进而影响其外潜伏期的长短。这对于确定虫媒的传播效能极为重要，且可能极大地影响疾病的流行。感染的蚊虫终身保持其传染性而无明显症状，其传播效能取决于寿命长短和叮咬的频度。不同种的雌蚊传播不同虫媒病毒的能力各不相同。某些蚊种只能传播一种病毒，而有些可传播多种虫媒病毒。如环跗库蚊（Culex tarsalis）是西方马脑炎病毒（Western equine encephalitis virus，WEEV）和 SLEV 的媒介，环喙库蚊（Cx. annulirostris）能传播墨累山谷脑炎病毒（Murray Valley encephalitis virus，MVEV）、JEV、库宁病毒（Kunjun virus，KUNV）、罗斯河病毒（Ross river virus，RRV）和巴马哈森林病毒（Barmah forest virus，BFV）。

有报道称，病毒在越冬蚊虫中持续存在，这是病毒存活的重要因素。如三带喙库蚊（Cx. tritaeniorhynchus）感染 JEV 和环跗库蚊感染 WEEV（通过叮咬保持传染性达 8 个月）的情况。部分伊蚊可通过耐干燥的卵经卵传播或垂直传播虫媒病毒，这种传播方式也被认为是某些虫媒病毒持续存在的可能机制。然而，Turell[12]认为病毒通过候鸟再次传入，或存活于其他虫媒中，可能对这些病毒的长期保存更加重要。在蜱中经发育期传播（transstadial transmission）病毒很常见，并且在一些种类中存在经卵传播的途径，这两种传播途径具有重要的流行病学意义。一些虫媒病毒也可在冬眠的哺乳动物中长期保存。

通过节肢动物传播的重要因素

● 节肢动物的易感性和传播能力。

● 节肢动物的繁殖习惯和首选栖息地是否靠近人类和其他病毒宿主。

● 节肢动物的叮咬习惯，如该蚊种喜欢吸人血还是动物血野栖蚊种（室外吸血）还是家栖蚊种（室内吸血）。

- 节肢动物的寿命。其在很大程度上取决于环境温度、湿度和取食能力（尤其是蜱）。成蚊越冬时病毒的保存能力，或者在代际间垂直传播时携带病毒的能力。

- 节肢动物的丰度。一个有效的虫媒应有广泛的取食动物群，但即使它在其他（和优选）动物存在的情况下偶尔叮咬人类，大量的虫媒仍将造成大量的人类感染。比如，三带喙库蚊主要叮咬猪、鸟、牛、狗，偶尔叮咬人，但可依靠其种群的数量维持从猪到人类的 JEV 传播。

- 迁移的鸟类可以通过其血液中的病毒或者携带感染的蜱来传播疾病。

- 生态系统中的相互作用在蚊、蜱等虫媒传播病毒中起到主要作用。例如在 YFV 病毒传播中东非森林猴和树生蚊的循环作用。猴子经常离开森林，侵入香蕉种植园，YFV 因此可以感染香蕉种植园中的蚊虫，进而传播到人类。类似的例子，人类进入猴子的生活区域，并偶然接触到感染 KFDV 的蜱而感染 KFDV。

尽管虫媒病毒常通过节肢动物的叮咬而传播，但一些病毒也可以通过其他方式传播。欧洲 TBEV 可以通过饮用感染山羊的奶而获取，VEEV（在绵鼠体内）可经过尿和粪便感染鼻炎，WEEV 可能通过病人的气溶胶传播，EEEV 通过鸟类间的互啄而传播。已经有实验室感染的报道，KUNV、DENV 和 WNV 可以通过输血传播。DENV、JEV、WNV 和 CHIKV 可以从母体感染胎儿，但是很罕见。

就像上面提到的，人类通常是虫媒病毒感染的偶然宿主，但人类的行为也和环境因素一样，都可决定这些病毒的扩散和传播[1]。许多人类的活动促进这些病毒从动物向人类传播。堤坝的建造和灌溉区域的增加可促进大量蚊虫的繁殖。比如，水稻田的发展促进三带喙库蚊在沙捞越（Sarawak）传播 JEV，促进肯尼亚常型曼蚊（*Mansonia uniformis*）和冈比亚按蚊（*Anopheles gambiae*）传播 CHIKV、ONNV，可能也导致了 WNV 和 SINV 的传播。在沙捞越季节性的砍伐植被可产生污染严重的池子，因此促使了库蚊的大量繁殖。在印度，把牛驱赶到森林边缘的习惯促进了蜱的生长和扩散，使进入森林的人群暴露在 YFV 和蜱传疾病中[13]。在许多国家使用的大容量储水容器，客观上帮助了埃及伊蚊（*Aedes aegypti*）的繁殖，增加了 DENV、CHIKV 和其他病毒的传播（人类相关行为在病毒传播中的其他作用，可参考其他章节的综述[14,15]）。

1. 环境因素·环境因素，尤其是降雨、温度、湿度对虫媒病毒传播有重要作用。虫媒病毒的活性具有季节性。比如，温带地区的蚊传甲病毒，在夏天因虫媒活性增加而致病率增加[16]。在热带地区，虫媒病毒感染人类常发生在潮湿的季节，且病毒活力和虫媒数量都增加。

蚊虫的卵和蛹需要有水才能生长发育[17]。因此一个地区虫媒的丰度直接受降雨量和洪水的影响。降雨可维持永久水体，还可形成临时水体，成为水鸟的临时生活和繁育地，从而起到了传播病毒的作用。2000 年，澳大利亚北部的雨季曾导致了 MVEV 首次从西澳大利亚北面的热带地区向南部的亚热带和温带地区扩散。高强度的潮汐也能导致蚊虫的繁殖力增加，因此增加盐沼蚊虫（salt-marsh mosquitoes）传播病毒的活力。湿度在增加蚊虫的生存力上也起到重要的作用。

过高的外部环境温度可能影响虫媒的存活。另外，温度也可影响一些蚊种的繁殖。例如，环喙库蚊在澳大利亚是 MVEV、RRV 和 JEV 的主要传播媒介，其在日温低于 17.5 ℃时就不能繁殖[18]。温度同样可以影响外潜伏期的长短。大多数研究指出，30 ℃时病毒在蚊虫中的外潜伏期短于低温时[11]。因此，蚊虫在较高温度时摄入了感染病毒的血液后，能较快地发育至感染性阶段。

2. 气候变化·据预测，未来环境的改变通过影响降雨量和强度、强潮汐的频率、潮汐的高度、温度、湿度、脊椎动物宿主的迁移和人类的迁移等来影响虫媒病毒在全球的传播[15]。这些外部环境的变化是未知的，但由于病毒、宿主、媒介和环境之间复杂的相互作用，在不同的地区产生的作用可能也不尽相同，一些看似轻微的变化将可能会影响虫媒病毒的活力，从而导致病例的增加或病毒地理分布的变化[17,19]。人们适应环境的一些生活习惯的变化，也可能影响这些病毒的活力和分布。比如通过储水池来储存雨水，这些水池如长时间废用将会成为蚊虫新的繁殖地。2012 年发生的环境变化从而导致对虫媒病毒的影响，被认为是 WNV 在美国复燃的重要原因。美国的 WNV 最严重的一次暴发发生在 2012 年的夏天。最近几年的趋势显示，尽管 WNV 在美国大陆上有流行，但疾病的威胁在下降。而 2012 年的暴发超过了 2002 年的感染峰值。这次暴发和美国的一次破纪录的干旱有关，季末的零星降雨和当地政府对蚊媒控制的情况也和这次暴发有关。大都市地区的蚊虫数量急剧上升，导致 WNV 传播的增加。

3. 虫媒病毒生态学·过去 20 年，不同血清型虫媒病毒感染的暴发和/或再发迅猛增加[3,20,21]。环境因素协同人口、文化和社会等因素的改变，从而影响虫媒病毒在宿主和媒介之间的传播。理解其机制将有利于对未来虫媒病毒活力的预测、疾病风险的评估和控制。尤其是东南亚地区，虫媒病毒感染者呈指数级增长。更重要的是，之前被认为已有效控制或不重要的病毒再次出现并引起了危害（如 DENV、JEV、CHIKV），而影响这些病毒传播的因素呈现出复杂多样性[3]。生物多样性在维持东南亚热带地区虫媒病毒传播上有重要作用。普遍认为，热带雨林是这些病毒的储藏地。过去的 20 年间，人口和社会等因素的改变，对虫媒病毒的传播产生了巨大影响。人口数量的快速增加，已经影响和改变了这些病毒的传播动力学。这些变化包括快速的城市化（如泰国、马来西亚、印度尼西亚、越南、菲律宾、柬埔寨等）、去森林化（主要在印度尼西亚、马来西亚、泰国和新加坡）、修建新的大坝（越南、柬埔寨、印度尼西亚、泰国）、灌溉区域的扩大（马来西亚和泰国）和缺乏封闭的储水池。这些变化导致蚊虫数量的增加，并且和人类的接触更加紧密，从而促使了疾病传播的增加。而当地蚊虫控制策略和措施的缺少也影响了疾病传播的防控。在东南亚的一些国家，现代交通工具在影响虫媒病毒的分布和传播动力学的改变上可能有重要作用。

东南亚地区最重要的虫媒病毒是黄病毒属（如 DENV、JEV、ZIKV）、甲病毒属（CHIKV、SINV 和盖塔病毒）。其中，登革病毒在印度尼西亚、泰国、越南、柬埔寨、菲律宾、缅甸、马来西亚和新加坡等国家流行最普遍，且其高致死率，因此是当地主要的公共卫生问题。JEV在柬埔寨和泰国普遍流行，感染者可引起严重的神经系统并发症，且病死率较高。此外，在越南、泰国、柬埔寨和老挝、缅甸边境等地，报道了一些类似登革热的流行特征（如脑炎等）病例，但 10 年来一直没有确认病原。因此，我们所了解的情况与实际仍存在重大差距，需要采用跨学科方法，以进一步加强针对不仅在东南亚，而且在世界许多地区不断上升的虫媒病毒感染的防控工作。

*4. 虫媒病毒的进化及其在致病和传播中的作用·*在全球化与环境变化背景下，出现了许多新发和再现的病毒，给研究者和政策制定者带来了新的挑战。一些虫媒病毒及其媒介蚊虫的地理分布变化，导致了疾病的再发和大暴发（例如 DENV），或侵入到新的地区（例如 CHIKV）并形成新的流行区[22,24]。因缺乏群体免疫力或有效的媒介控制措施等因素，导致几种虫媒病毒的重新流行（例如 CHIKV、JEV，最近的 ZIKV）。虫媒病毒流行病学模式的复杂性、病毒的独特性，以及病毒的变异等，是影响这些新疾病流行与传播的重要因素。如何进一步阐明某些虫媒病毒的分子进化问题，已引起了研究者的关注。

通过对病毒变异的研究，可重新定义一种虫媒病毒感染的流行病学。CHIKV 的再现和播散就是一个例子。序列分析表明，CHIKV 起源于非洲然后传播到亚洲。基于部分 E1 基因核苷酸序列分析，划定其分为 3 个不同的簇：东、中、南非洲的簇（ECSA）、亚洲簇以及西非簇[25]。印度洋暴发流行的 CHIKV 病毒序列分析表明其更接近 ECSA 簇，而非亚洲或西非簇。然而，具有特别意义的

是，分离到的 90% CHIKV 株有单核苷酸突变，导致 E1 糖蛋白 226 位的丙氨酸变为缬氨酸。而具有这 CHIKV 单一氨基酸变化的株仅在白纹伊蚊分离到。该突变已被证实与白纹伊蚊的适应性有关，通过对病毒增殖需要的胆固醇去依赖化，导致病毒适应性增强。这个突变使 CHIKV 在白纹伊蚊中的复制和传播更加有效。更有趣的是，SFV 相同位置的氨基酸突变位置变化（E1 226 位脯氨酸→丝氨酸）和 SINV 都可调节对胆固醇的依赖化，导致 SFV 在白纹伊蚊中快速生长[25]。

最近，另一种虫媒病毒 ZIKV 引起了广泛的关注。ZIKV 病毒首次分离于 1947 年乌干达的 ZIKA 森林，在撒哈拉以南非洲和东南亚也有发现[26]。2007 年在密克罗尼西亚的雅浦岛出现了 ZIKV 的暴发流行，但之前鲜有报道。初步的序列分析发现，非洲流行有 2 种不同的 ZIKV，而流行于密克罗尼西亚和马来西亚的则为第 3 种。

在全球旅行和物资流通便捷化和快速增长的背景下，许多虫媒病毒具有了向其他地区传播的潜力，从而可导致疾病的暴发流行。令人担忧的是，大多数新输入的病毒都不能在疾病流行或预警之前被检测到，而一旦发生流行则已无法有效控制。

*5. 对虫媒病毒的免疫反应·*病毒经过虫媒的孵育进入脊椎动物，并可在首次入侵的部位或局部淋巴结产生最初的免疫反应[27,28]。类似于大多数病毒感染，虫媒病毒感染初期以非特异性免疫反应为主，包括巨噬细胞、自然杀伤细胞和病毒诱导干扰素。然而，在感染后的 4～7 d 内，抗原特异性抗体和细胞诱导的免疫反应开始起作用。感染后数天即可产生 IgM 抗体，7～14 d 后 IgG 抗体出现。虫媒病毒感染不同于其他感染的特性就是 IgM 抗体长期存在，一般可达数月，因此 IgM 抗体不是虫媒病毒近期感染的可靠指标。一般来说，虫媒病毒感染的抗体反应产生早、持续久。然而，一些病毒在人体内不能产生高滴度的抗体，或仅能产生短期或延迟的应答反应。

虫媒病毒感染恢复后的患者，一般对同种病毒具有终身免疫力。中和抗体在发病数天后即可检测到，并能持续多年。这种持久性免疫不依赖于是否再暴露于病毒。中和抗体是一个很好的具有保护性免疫的指标。抗体不仅能中和病毒，也可提供其他免疫机制的保护，如补体介导的细胞裂解（complement-mediated cytolysis，CMC）或抗体依赖性细胞介导的细胞毒作用（antibody-dependent cell-mediated cytotoxicity，ADCC）。由于抗体依赖性增强作用（antibody-dependent enhancement，ADE），非中和抗体则可引起感染者更严重的病症。重症登革热就是一个典型的例子，第二次不同血清型病毒

感染后,可引发登革休克综合征。在甲病毒属感染后的关节炎发病机制中,也可能有这样的因素在发挥作用[29]。

黄病毒可引起广泛的交叉反应抗体应答,特别是IgG 抗体反应。虫媒病毒可根据抗原的相似性进行分组,例如 JEV、MVEV 和 WNV 在黄病毒属中单抗原复合物的成员[30],而登革热的 4 个血清型代表其他病毒。任何一种黄病毒感染通常会导致对其他黄病毒抗原抗体反应,而非仅仅相同的抗原复合物。事实上,某病毒感染后康复的患者,可能对同组的另一病毒具有一定程度的抵抗力,即 MVEV 相关的免疫力可对 JEV 病毒感染或JEV 获得性免疫力对 MVEV 感染会有抵抗作用,并降低疾病的严重程度。交叉反应的非中和抗体也可能会增加疾病的严重程度,如登革热的 ADE。抗体预防疾病的重要性已有小鼠模型证实,通过被动接种免疫球蛋白后的鼠,可以抵抗一系列黄病毒感染。

T 细胞介导的免疫反应作用不像抗体反应那样明确。广泛的交叉反应性 CD8+ 细胞毒性 T 细胞是由黄病毒和甲病毒感染引起的,可能在清除病毒上有重要作用。但部分由其引起的细胞炎症反应和细胞溶解,却有助于某些虫媒病毒感染的病理发展。

虫媒病毒感染可以诱导多种细胞因子和趋化因子,如 IL-6、IL-10、α 干扰素、MIG 和 IP-10[31-34]。研究发现,CHIKV 感染患者发热症状与急性感染期高水平的热原性细胞因子如 IL-1β 和 IL-6 等的产生相关;IL-1β,IL-6 和 RANTES 是与 CHIKV 引起发热严重程度相关的生物标志物;小鼠体内异常的 Ⅰ 型干扰素信号激活可导致严重的虫媒病毒感染,阐明了细胞因子在病理学上起重要作用。CHIKV 感染患者的关节痛和其他病毒如RRV 和巴马森林病毒引起的症状(BFV)十分相似。这种病毒诱导的关节痛类似于类风湿关节炎,表现为严重的关节疼痛,这是由炎症细胞因子 IL-1β、IL-6 和α TNF 引起的炎症和组织破坏。因此,CHIKV 感染和/或其他甲病毒诱导类似的促炎症细胞因子导致关节痛,这可解释许多 CHIKV 感染者发热期后到恢复后数年内仍持续有关节疼痛。

同样清楚的是,宿主因素与感染病毒易感性和严重性相关。由于黄病毒和甲病毒 CHIKV 的严重感染多见于儿童,以及那些有基础疾病的成年人。相反,病毒感染儿童的关节炎表现不常见。遗传也可能是重要的因素。例如,小鼠模型已证明了病毒感染的遗传易感性,RRV感染引起的持续关节炎与 HLA-DR7 阳性相关[29]。

五、一般临床特征

虫媒病毒感染在世界上广泛分布,在流行区或经常有活动性流行区域内,人群的病毒感染比率可能相当高。

然而,绝大多数的感染者可无症状或仅有非特异性的症状,只有极少数感染者出现临床症状。如黄病毒的感染率通常很低(例如 JEV 相关的病毒性脑炎约 1:300)但也因病毒而异。在高流行区(而不是地方性)疾病的流行可能受宿主易感因素影响。这类感染的疾病负担主要影响儿童和老年人。甲病毒感染,特别是那些可导致关节炎的感染者无症状的比例很高,可从 1:40~1:3 不等。

虫媒病毒感染的潜伏期一般为数天到一周或更久。在潜伏期,病毒在感染部位复制、网状内皮系统内扩增,然后扩散到靶器官,导致病毒血症。

虫媒病毒感染诊断中最重要的提示是个人详细的旅行史和暴露史,结合可能暴露地区的病毒流行状况。但这对于旅行后返回的患者则很困难,特别是这些患者可能在潜伏期游历过许多国家。相关的疾病流行信息可以从诸如世界卫生组织(http://www.who.int/topics/travel/en/)和美国疾病控制预防中心(http://www.cdc.gov/travel/)获得。但主要应寻求当地专家的全面建议。

以下主要分述全身发热性疾病(systemic febrile disease)、虫媒病毒出血热(arboviral haemorrhagic fever)、脑炎(encephalitis)、多关节炎疾病(polyarthralgic illness)等临床症状。

(一)全身发热性疾病

虫媒病毒感染常表现为全身发热性症状。发热在黄病毒感染中很常见,而在其他一些病毒感染者中仅 50%或更少。特别是早期,这种疾病的临床症状可能是非特异性的或提示为其他病毒性疾病(包括胃肠道、呼吸道感染)。有些临床特征是虫媒病毒感染的特征性表现。头痛较常见,但可能是严重的脑炎(甚至罕见由虫媒病毒引起)并伴有脑膜炎。肌肉和关节疼痛也较常见,许多病毒感染者可出现关节肿胀和僵硬。皮疹也可能出现,且通常是全身性和斑丘疹,偶尔呈水泡状;点状皮疹则不常见,其可能是出血热的早期指标性症状。绝大多数发热性疾病可以康复。但有些病例会在症状缓解数天后出现突然加重的情况。一些病毒感染可呈暴发性流行,特别在幼童中,并可在短暂的早期发热后迅速发展到严重状态。

良性发热病的典型例外是 YF。YF 病毒可导致感染者肝损伤,表现为黄疸和严重的发热,但可不伴有出血症状。

(二)出血热

出血热主要有以下病毒感染所致:黄病毒(DENV、YFV、KFDV、OHFV)、甲病毒属(CHIKV)、白蛉病毒属(RVFV)。

虫媒病毒感染最严重的常见表现为牙龈出血或消化道出血(大便隐血或黑便),并且伴随皮肤瘀点和紫癜。

但发病机制很复杂,且多数机制不明。YF可导致肝功能障碍,减少凝血因子产生;而且严重的YF可因补体和细胞因子激活,表现为消耗性凝血障碍(弥散性血管内凝血,DIC),导致凝血因子大量消耗和纤维蛋白降解产物的水平上升,或是血小板功能异常。

重症登革热同严重的血小板减少症和血小板功能障碍有关,严重者可发生DIC。补体激活可能在诱导凝血病中起重要作用,正如细胞因子从单核细胞释放。然而,重症登革热的主要问题是内皮细胞功能障碍,导致血管通透性增加,引起血管内的液体渗透至血管外。这些过程是由宿主的免疫反应引起的,特别是巨噬细胞吞噬病毒,释放细胞因子及其他炎症介质,活化的T细胞,导致补体活化和毛细血管渗漏。非中和抗体在增强巨噬细胞吞噬病毒方面可能发挥了重要作用(如ADE),可能诱发了过度的免疫反应。既往登革热感染者再次感染另一种血清型登革热时,可因非中和抗体的交叉免疫反应而引起重症表现。这种现象已在其他黄病毒和一些甲病毒的实验中被广泛观察到。最近致病机制研究认为,可能因ADE登革病毒感染抗体促进吸收的"未成熟"的非感染性病毒粒子进入巨噬细胞继发感染(主要是通过抗prM抗体)。这些未成熟病毒粒子通过宿主细胞蛋白的作用而成熟并具有感染性,从而显著增强感染性病毒的负荷。

KFDV、OmkK出血热病毒(OHFV)、RVFV和CHIKV的相关信息很少。DIC似乎是严重的出血性疾病的重要症状。所有的虫媒病毒出血性疾病可能有相似的、且较为复杂的发病机制,但这些机制仍不明确。治疗的关键在于补液维持血容量预防低血压,以及并发症的处理,包括出血、肺炎和肾功能衰竭。登革热休克综合征的补液非常重要,可以补充5%葡萄糖盐水、血浆、血浆代用品或胶体溶液。如果血红蛋白水平下降,则需要输血。冰鲜血浆可以补充凝血因子,但也要警惕可能有加重DIC的作用,因此应慎用。YF早期存在选择性的肝性凝血因子减少,可选择性补充。建议使用维生素K,但是肝细胞对此是否有应答反应值得怀疑。因血小板减少导致的出血,必须输注血小板,但发生DIC时应谨慎使用。有实验表明,利巴韦林对RVFV可能有效,但缺乏临床数据。

(三)脑炎

脑炎[36]经常由以下病毒所致:甲病毒属(EEV、WEEV、VEEV)、黄病毒属(JEV、MVEV、WNV、KUNV、SLEV、TBEV、LIV、KFDV)、白蛉病毒属(RVFV)。

许多病毒能感染中枢神经系统。目前认为在感染后的病毒血症阶段,病毒可以透过血脑屏障进入中枢神经,但这些数据来自于动物模型,而人类感染的证据尚不充足[37]。也有证据表明,病毒可能通过嗅球侵入中枢神经

系统。这些病毒感染产生的脑炎都具有特征性的病理和临床表现。病毒主要影响中脑组织(包括中脑、基底神经节和脑干)的基本结构,导致脑炎合并昏迷、呼吸衰竭和弛缓性麻痹。较轻的表现包括脑神经麻痹、震颤、齿轮样强直、小脑性共济失调和上肢无力。早期的鉴别诊断包括单纯疱疹病毒性脑炎、早期细菌性脑炎和结核性脑膜炎。一旦影响到中央脑结构并出现相关的症状,将会出现更多的虫媒病毒性脑炎的特征。偶尔,单纯疱疹病毒感染后脑炎、急性脑血管炎和其他脑炎也可能产生类似的临床症状。

后遗症的发生频率和性质随不同的感染病毒而有所不同,而原发疾病的严重程度与患者年龄有关。患者一般仅留下了轻微的后遗症,但有些可引起严重的智力障碍和身体残疾等损害。虫媒病毒性脑炎的晚期神经精神性临床表现也很明显,一些患者可出现帕金森病类型的临床特征。

急性期脑脊液中常表现为轻度到中度的淋巴细胞增多(虽然中性粒细胞的增多在早期即可出现),伴随蛋白质水平的升高;但葡萄糖浓度可正常。患者的血清和脑脊液样品应尽早进行IgM检测。如条件许可,应对这些样品进行病毒分离或RNA检测(RT-PCR)。计算机断层扫描(CT)可显示受影响的中枢结构变化,但磁共振成像(MRI)更为敏感,慢性晚期患者扫描可发现在丘脑和其他中央结构出现的破坏性改变。

虫媒病毒性脑炎治疗的相关数据较为有限,缺少特异性的抗病毒药物。激素在乙脑治疗上是无效的,但α干扰素的使用可能对治疗有益。鉴于不同形式的虫媒病毒性脑炎的相似性,似乎这些情况同样适用于其他黄病毒感染。特异性免疫球蛋白已被用于实验小鼠黄病毒感染的治疗,也有成功治疗WNV脑炎患者的报道[38]。

目前,这些疾病的治疗主要是支持疗法,以避免患者因呼吸衰竭或血流动力学不稳定而死亡,或发展为肺炎等并发症,以及其他可能出现的严重并发症。

(四)多关节痛疾病

多关节痛疾病一般由以下病毒导致:甲病毒属(CHIKV、RRV、BFV、SINV、ONNV、MAYV)、黄病毒属(KUNV、KOKV)、布尼亚病毒属(OROV)和白蛉病毒属(Sandfly fever)。

甲病毒感染以关节痛为常见和特征性的临床症状,常伴随肌肉酸痛和疲劳,并可伴有发热、皮疹;常累及手和脚的小关节,以及腕、肘、肩和膝关节。感染者的临床症状可仅为关节疼痛,但常可因关节炎而引起关节肿胀、僵硬。可有压痛和肿胀,但多因滑膜炎而不是关节积液所致。这些影响常累及多个关节,且通常为对称性出现。一些病毒感染常引起背痛,也可导致颈部和下颚痛。关

节痛常伴有肌痛和疲劳；也可有肌腱炎和筋膜炎的临床表现，其可能因四肢发生神经嵌压症而至感觉异常。大多数患者在 1 个月内恢复，但长期的关节痛和肌痛是甲病毒感染所致的一个特征表现，50% 的患者可持续数月或长达数年。越来越多的证据表明，病毒性关节炎是由于滑液单核细胞/巨噬细胞和滑膜细胞产生炎症介质和诱导释放细胞毒性 T 细胞应答所致。后者在清除病毒方面可能有重要作用，但也有助于炎症反应。RRV 的研究表明，慢性关节炎是由于病毒以非复制形式持续存在导致持续的炎症反应。疼痛的持久性可能是由于受损的抗病毒细胞因子增强了抗体依赖的巨噬细胞对病毒的吞噬。

黄病毒不同于登革病毒，可引起关节痛但较少产生多关节痛，其并非真性关节炎。KOKV 和 KUNV 是引起少数甲病毒样多发性关节炎的原因。

急性多发性关节炎在临床上应注意鉴别诊断。在某些地区，多种虫媒病毒可导致这种疾病。此外，还有许多其他原因导致多发性关节炎或伴有皮疹，包括风疹（rubella）、急性乙型肝炎（acute hepatitis B）、细小病毒 B19（传染性红斑，erythema infectiosum）、人类免疫缺陷病毒（HIV）血清转换病（seroconversion illness）、过敏性紫癜（Henoch-Schoenlein purpura）、与药物有关的血清病和其他非感染性关节炎急性发作等。RRV 或 BFV 感染之后的亚急性或慢性疾病，需要与风疹亚急性或慢性疾病细小病毒 B19 关节炎，以及其他慢性关节炎包括类风湿关节炎、系统性红斑狼疮和成人 Still 病（adult Still's disease）等鉴别。

这一类疾病的治疗包括休息、温和运动，以及镇痛药和非甾体抗炎药的对症处理。虽然没有特定的抗病毒药物，但巨噬细胞来源的炎症介质抑制剂，如单核细胞趋化蛋白 1（MCP1）和巨噬细胞移动抑制因子（MIF），已在动物模型中被证明可以改善甲病毒诱导的关节痛，是有希望的治疗候选药物[39,40]。类固醇也被用于治疗一些患有 RRV 关节炎的患者[29]，但在尚未获得进一步的证据前应谨慎使用。小样本的非对照试验发现，CHIKV 感染后，其对关节炎症状有一定的治疗作用，与其用于治疗类风湿关节炎的情况一致。

六、诊断

（一）病毒检测

发病后病毒血症会持续数天，此时可从血液中分离到病毒。然而，由于技术要求较高，这种病毒培养的方法可用性有限，并且往往无法产生阳性结果，因此很少将其作为常规诊断方法，仅用于异常病例或罕见病原体的检测。然而，因忽视病毒培养检测，导致可用于进一步研究的病毒分离株急剧减少。在脑膜炎或脑炎的情况下，也

可进行来自 CSF 的培养，但同样受上述条件限制的影响。在尝试进行培养时，应尽早收集患者的血液和/或脑脊液样本。在疾病后期的死亡组织中可能存在病毒。许多病毒会生长在各种细胞系中，但蚊虫传播的甲病毒和黄病毒最敏感的培养方法是将样本接种到蚊虫细胞系（例如 C6/36、AP-61 或 TRA-284），并在 28 ℃下孵育 3～4 d 以获得病毒株。为了获得细胞病理效应，必须将其盲法传代至 Vero、BHK、PS、鸡胚或各种其他细胞系，并在 37 ℃下培养数天。病毒也可以通过样本分离接种到哺乳小鼠脑中或在适当的蚊虫中进行胸内接种。病毒感染小鼠数天后，其停止增长和死亡，并可通过鉴定脑组织中的病毒来证实。布尼亚病毒科可在哺乳小鼠脑组织接种或在蚊虫细胞（C6/36 或 AP-61）中培养，Coltiviruses 可在哺乳小鼠脑或 Vero、BHK-21 细胞系中生长。

当在细胞培养物中分离出虫媒病毒时，最容易通过免疫荧光抗体（IFA）或酶免疫测定（EIA）形式的单克隆抗体结合来鉴定。使用抗血清或补体固定（CF）测定的中和（N）法较少。特定的逆转录 PCR（RT-PCR）和/或实时 PCR 测定也可用于鉴定，并且产物的测序可提供详细的系统发育信息。

已经通过 IFA 或抗原捕获 EIA 描述了多种抗原检测方法。这些方法已被用于血液、脑脊液和组织的检测。但已被证实这些方法不如其他病毒检测方法敏感，且多数已被基于 PCR 的诊断方法所取代。但在登革病毒蛋白 NS1 的患者血清或血浆中的检测是例外，其已成为登革病毒感染的早期检测的常规诊断[41,42]。

还可通过 RT-PCR 或其他核酸扩增试验扩增病毒 RNA 来检测病毒，其已是大多数黄病毒和甲病毒的检测方法。这类方法比病毒培养更敏感、更快速、更易获得，并且通过实时 PCR 检测，可在几个小时内获得结果。与病毒培养一样，这些检测可以通过采集感染者血液、脑脊液或组织进行，并且应尽早进行。

如果可用，坏死的组织也可用于病毒检测。首选的取样部位取决于主要的感染部位。即使采用石蜡包埋的固定组织也可进行 PCR 检测，但其检测的灵敏度低于新鲜材料。扩增的核酸可以使用测序，DNA 微阵列或物种特异性探针可直接取患者样品用于病毒鉴定和表征。

（二）血清学诊断

血清学诊断是虫媒病毒感染检测的常规方法，抗体检测有酶联免疫法、荧光免疫检测法、血凝抑制试验、中和试验或补体结合试验（EIA、IFA、HI、N、CF）等。大多数诊断是基于 EIA 和 HI 法，有时也用 IFA 法。EIA 和 IFA 试验既可检测 IgG，也可检测 IgM，或用竞争 EIA 同时检测两者。血凝抑制试验可同时检测到 IgG 和

IgM,区分 IgG 和 IgM 需要用蔗糖密度梯度离心法或层析柱法;但由于其敏感性低于 EIA 和 IFA,且操作困难,已很少用于 IgM 检测。中和试验被认为是特异性最高的方法,但因其只有在具备培养细菌条件的专业实验室才能进行,因此使用受到限制。单克隆抗体抗原表位封闭 EIA 法可用来鉴定特异性抗体,这些方法已被广泛应用于虫媒病毒检测(包括墨累山谷脑炎病毒、西尼罗病毒、流行性乙型脑炎病毒)。该方法是利用病毒的种属特异性表位结合患者血清中的抗体而抑制单克隆抗体结合,如果发生抑制则说明患者血清中存在大量的特异性抗体。

新发感染最好的诊断方法是在患者急性期和恢复期的血液样本平行检测到抗体水平的增高,但这要经 2~4 周才能检测到明显的变化。IgM 通常在疾病开始数天后出现,其检测有利于早期诊断。收集一周或以上的样本如果用敏感的试验如 EIA 和 IFA 检测 IgM 为阴性,则几乎可确定没有感染。如果样本是疾病早期采集,或者患者的临床症状被高度怀疑,即使检测 IgM 为阴性,仍建议发病后至少两周再采集一次样本进行检测。由于 IgM 能持续数周或数月,不能准确区分急性期或既往感染,因此基于 IgM 检测的急性感染临床诊断,应结合临床症状和暴露史。

主要虫媒病毒亚群抗体的交叉反应是血清学诊断中可能导致误诊的一个问题。虽然甲病毒抗体显示出有限的交叉反应性,标准测试通常足以鉴定感染病毒,但是仍需依赖该区域流行的特定甲病毒毒株。然而,由于不同黄病毒属的抗体广泛存在交叉反应,所以常规检测到 IgM 和/或 IgG 仍不能作为感染的确切证据。临床和流行病学情况可能表明只有一种黄病毒是可能的,例如在已知流行病期间检测具有临床症状的登革热患者的 DENV 抗体。否则,需要特异性血清学试验来鉴定抗体,例如 N 或表位阻断 EIA 试验。

"原始抗原效应(original antigenic sin)"现象的存在可能会使诊断复杂化。这种情况发生在既往黄病毒感染,最近又感染另一种黄病毒的患者中。由于抗原相似,在机体产生对抗新病毒的抗体前,产生大量抗体回忆应答反应,导致血清学检测提示的新感染实际上是以前的病毒。恢复后期的血清也许可以说明问题,但有时检测不到感染病毒。这种现象偶尔会发生在密切相关的甲病毒,如 CHIKV 和 ONNV。

患者提供的详细的旅游经历和暴露史,对于虫媒病毒血清学诊断的准确判断也很重要。

七、治疗

目前尚没有特效抗病毒药物用于治疗虫媒病毒感染,临床上主要以支持治疗和对症治疗为主。相关病毒部分会讨论到有限的几种用于临床治疗的药物,如激素、干扰素、羟化氯喹、利巴韦林等。

八、免疫接种

对公众健康有重要意义的几种虫媒病毒的疫苗已经生产出来,且非常有效。然而,只有 YFV、JEV、KFV 和 TBEV 的疫苗得到许可而广泛应用[27,28,43]。RRV 的疫苗处于最后的临床测试阶段,有望不久面世。

YFV17D 疫苗是最安全和成功的病毒疫苗之一。这个活疫苗分离于小鼠胚胎组织和鸡胚胎细胞中 YFV(Asibi 株),病毒株已经体外传代灭活。通过长久繁殖培养,病毒的噬内脏和噬神经性大大减弱,然而保留了其抗原特性。17D 疫苗应用广泛,效果极佳,保护力至少可持续 10 年甚至更长。少于 10% 的接种者会出现头痛和不适,过敏症状、肝功能异常、神经系统并发症则少见。但近来的数据显示,该疫苗接种后出现的神经系统并发症也许比之前报道的要常见,1996 年以来有一些通过接种疫苗感染的病例出现。良性的神经系统并发症的概率为(1~16)/100 万,影响内脏的为 2.5/100 万。该疫苗禁用于 6 个月以下的婴儿,因其在婴儿中的神经系统并发症的发生率显著增加。由于存在自然感染的风险,因此孕妇也应避免接种。当人们去某些国家旅游时,应强制接种 YFV 疫苗,以保护自身并防止将疾病输入埃及伊蚊存在的地区。

通过小鼠大脑获得灭活疫苗的方法已经用了几十年,现逐渐被细胞培养法法代替。本地居民或疾病暴发流行区内的旅行者均推荐接种疫苗,同时有可能接触病毒的军人和实验室工作者也推荐接种疫苗。为达到 90% 的血清转化率,每隔 7~14 d 需重复接种,并至少 3 次,12 个月后还需增加 1 次。10%~30% 的接种者会出现局限性压痛和轻微系统症状等不良反应,而更严重的神经系统症状则比较少见。特别是西方旅行者,过敏反应也比较常见,有 1% 的接种者会在接种期 7 d 内出现反应。减毒活疫苗(SA 14-14-2)在中国和一些亚洲国家也被批准使用。许多其他的疫苗,包括减毒活疫苗、重组细胞、类病毒颗粒和"裸"DNA 疫苗(naked DNA vaccines)尚处于不同的研发阶段。

TBEV 灭活疫苗在欧洲各国使用广泛。高度纯化的奥地利疫苗可诱导 97% 的血清转化率,且不良反应小。接种疫苗可为本地居民或实验室人员、军人、林业员、农民和露营者等有高危活动的人提供保障。在一些欧洲国家,被蜱叮咬者在叮咬前后也可以使用 TBEV 被动免疫球蛋白。JEV 许多种类的疫苗正在研制当中。

灭活 RVFV 疫苗在军队中的使用表明,其既安全又有免疫原性[44]。接种者皮下注射 3 次(分别在 0、7、28 d)可以诱发高于 90% 的血清学应答率。该疫苗现已被用于军人和实验工作者的防护，但还未普及。

安全有效的抗 DENV 疫苗也在研发中。然而为了避免对不同血清型诱发的抗体依赖性感染增强作用，疫苗必须被转化成多价，从而四价血清型都能被免疫。四种血清型都获得好的免疫效应也是一个难点。该疫苗在 2012 年达到了三期临床阶段。WNV 疫苗已经被用于动物，但还未应用于人类。

虽然甲病毒疫苗没有获得批准在人群中大规模使用，但一些制剂已用于保护实验室工作者和动物。灭活 EEEV 和 WEEV 疫苗在人群中可限制地使用，且可在马身上使用。CHIKV、RRV 和 VEEV 疫苗已经在志愿者和实验室工作者中进行测试。人们对甲病毒疫苗新技术商业产生兴趣，特别是对脑炎病毒疫苗和一些在数年内可应用的疫苗。灭活 RRV 疫苗已进入临床试验阶段，不久将有望投入使用。

九、控制

蚊媒控制

在一些地区已成功运用了蚊媒控制措施，比如在巴拿马运河修建期间，通过严格指导，清除了所有可能繁育埃及伊蚊（疟疾媒介）的水体。当南美的城镇受 YFV 威胁时，当地也应用了这一方法。DDT 被引进圭亚那并大规模使用后，埃及伊蚊很快被消除，YFV 病毒的威胁也随之消除。然而在非洲，埃及伊蚊已经对 DDT 产生抗药性。在某些地区的人有户外生活的习惯，所以用杀虫剂喷洒住房是无效的。常规的喷洒对于栖息于森林的蚊虫也是无效的。但在苏联，残留杀虫剂用来控制蜱虫取得了一些成效。然而，蜱虫较难控制，特别是在农村。

十、重要的医学虫媒病毒

后面的章节将对重要的医学虫媒病毒分布、病原、传播史、临床特征、诊断、治疗、控制等进行详细描述。

十一、甲病毒（Alphaviruses）[披膜病毒科（Togaviridae）甲病毒属（Alphavirus）]

（一）巴尔马森林病毒（Barmah forest virus, BFV）

1. 地理分布・BFV 仅分布在澳大利亚[45]。1974 年，在澳大利亚东南部被首次分离出来。全澳大利亚均有人类感染的报道，但大多数病例出现在北部热带地区、西南部和北部温带沿海地区，以及东岸的中部。

2. 病因・BFV 是一种甲病毒，拥有其自身的抗原组。

3. 传播・同 RRV 类似（参见后面内容）。

4. 临床特征・自然史。潜伏期大概为 7～9 d，与 RRV 类似，但可略长或略短。临床表现也和更常见的 RRV 类似，但出现关节疼痛的比例较低（约 85%）。仅 30% 的病例会出现关节肿胀或僵硬。50%～100% 的患者会有皮疹，通常是斑丘疹，但也可为风疹或疱疹。10%

的患者有慢性化表现。BFV 主要感染 20～60 岁人群。流行区内儿童感染比较常见，但临床症状常不明显。

5. 诊断・诊断方法和前面提到的 RRV 类似。IgM 可在急性感染后持续数月。

6. 治疗・缺乏对照数据，通常使用对症治疗，同 RRV。

7. 流行病学・只在澳大利亚发现 BFV，同 RRV 的流行病学类似，但其更少见。传播 BFV 的蚊媒与 RRV 相同，动物宿主可能也与 RRV 相同为有袋类脊椎动物，其传播需要的环境条件也与 RRV 相同，但不一定同时发生。BFV 传播到一个新的地区会导致该地区发生小规模的流行，随后呈低水平的季节性流行。

（二）基孔肯雅病毒（CHIKV）

1. 地理分布・1952—1953 年，CHIKV 在坦桑尼亚流行时被首次分离到[16,27,46-50]。该病毒名字来自本地词语意思"扭曲或弯曲（that which contorts or bends up）"。CHIKV 感染和疾病在非洲广泛流行，也出现在沙特阿拉伯半岛、印度（加尔各答和南印度）、泰国、柬埔寨、缅甸、越南、马来西亚、老挝、印尼和菲律宾（图 14.2）。亚洲和非洲的很多城市出现过大暴发，并可能持续数年。2005 年开始，CHIKV 出现在印度洋西南部的岛屿上，包括科摩罗、马约特岛、塞舌尔、留尼旺岛、毛里求斯和马达加斯加岛，并波及印度，且引起欧洲、北美、南美、加勒比海和澳大利亚等地区出现 CHIKV 输入病例[46]。据估计，仅印度就已发生超过 125 万病例，其中还有数起死亡病例[47]。

一直以来基孔肯雅病毒都局限于非洲和亚洲；直到 2004 年，肯尼亚暴发的疫情席卷了全球。

2. 病因・CHIKV 是西门利克森林病毒复合群中的甲病毒属，与 ONNV 非常接近。

3. 传播・CHIKV 在人类传播的主要媒介是埃及伊蚊，尽管其他种类也能传播。2005—2006 年，留尼汪岛上最主要的携带者是白纹伊蚊。在非洲，此病毒存活在森林和大草原，传播环节涉及非人灵长类动物，一些伊蚊和非洲曼蚊（Mansonia africana）。在亚洲，埃及伊蚊引起该病在城市流行（图 14.1）。印度洋最近发生的 CHIKV 暴发流行，有证据表明并非为媒介传播，而是由早期母婴传播所致，其可能会导致胎儿子宫内死亡[48]。

4. 病理・由于有相似的症状，CHIKV 发热经常被误诊为登革热，但 CHIKV 患者会受关节疼痛不适的折磨，并且疾病痊愈后也会持续，这是 CHIKV 疾病的特点。该病所致的关节痛通常两边对称出现，影响外周小关节，如踝关节、脚趾、手指、肘部、膝盖，且可持续数月甚至数年之久。另外，其他常见症状有淋巴细胞减少、低血钙、畏光、后腰痛、发冷、虚弱、恶心、呕吐等。

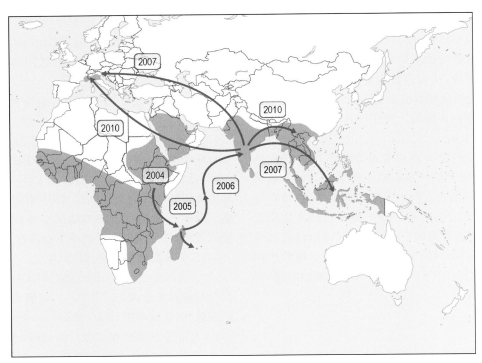

图 14.2　基孔肯雅病毒(CHIKV)的地理分布。一直以来基孔肯亚病毒都局限于非洲和亚洲;直到 2004 年,肯尼亚暴发的疫情席卷了全球。

虽然 CHIKV 发热通常具有自限性,但症状明显,并可产生严重的并发症,如心肌炎、脑膜脑炎和少量出血。尽管极少危及生命,但在 2004—2008 年,一些国家暴发 CHIKV 后仍出现了死亡病例。但这些死亡病例多数为老年患者或患有肌无力、缺血性心脏病和糖尿病的患者。

研究表明,慢性患者的巨噬细胞中可以检测到 CHIKV,其可能导致了关节痛。值得注意的是,关节炎的病情与单核细胞、巨噬细胞、NK 细胞的渗入增加,炎症介质大量产生等密切相关,如 MCP - 1、TNF - α 和 IFN - γ。这些发现进一步证明了 CHIKF 患者的关节痛是由免疫介导引起的假设,与其他"旧世界"病毒('Old World' viruses)如罗斯河病毒(Ross River virus, RRV)和巴马森林病毒(Barmah forest virus, BFV)诱发的症状相似的。此外,这些病毒引起的关节痛和类风湿关节炎类似,都是由促炎症细胞因子 IL - 1β、TNF - α 和 IL - 6 失调引发,这些细胞因子导致受感染关节的炎症和组织坏死[52]。

5. 临床症状・自然史。潜伏期为 3~12 d,平均为 2~7 d。发病的典型症状是迅速出现的严重关节疼痛;出现明显的背部疼痛,同时发生肌痛、高热、全身淋巴结病和结膜炎。2~3 d 后症状通常会改善,大约一半患者随后会出现全身性斑丘疹。发热会在退热 1~2 d 后复发。许多患者会出现瘀点、牙龈出血、止血带试验阳性

等,临床上容易被误诊为登革热。少数儿童会出现更严重的出血现象。有些患者可仅发热而无皮疹和关节痛现象。大多数患者数周后完全康复,但也有 5%~10% 患者的慢性关节症状(如疼痛、僵硬和膨大)会持续数年之久。急慢性患者均有红细胞沉降率轻微升高现象。

在过去,儿童患者因出血性疾病导致严重或致命的症状。然而最近在印度洋地区,老年人或有基础疾病的感染人群中暴发了死亡病例,同时还有数起脑炎病例。但被感染的儿童较少发展到典型临床症状阶段。

目前尚没有特殊治疗方法,小剂量、反复的羟化氯喹对关节疼痛症状缓解有用。

6. 诊断・患病后 3~4 d 血清中可检测出病毒,PCR 敏感性比血清培养法更高。急性期血清中的 IgM 可用 IFA 和 EIA 方法检测,且可持续数周到数月之久。急性感染患者可以同时做红细胞凝集抑制试验和中和抗体试验,以其滴度升高与否来确诊。CHIKV 和其他甲病毒有交叉反应,特别是 SFV 和 ONNV,尽管这些病毒感染者检出 IgM 没有 IgG 常见。这一特点给诊断带来了困难,特别对同时生活在有 SFV 和 ONNV 流行的非洲人,以及接触过多种病毒的旅行者。

7. 流行病学・CHIKV 在森林中的传播涉及到非洲伊蚊(Ae. africanus)或其他蚊虫、猴子(绿长尾猴和狒狒)。啮齿目动物也可能成为病毒的宿主,因其在感染时可有一过性病毒血症,而猴子则会出现高水平病毒血症。

这些宿主主要生活在森林,因此该病毒在居民中的感染率较低。该病的流行与潮湿的气候以及埃及伊蚊、白纹伊蚊(亚洲)数量的增加有关。这种疾病的大规模流行较罕见,流行通常持续 2～3 年,随后出现较长时间的停止。2005—2006 年,该病在流行区居民以及前往印度洋西南部和印度的旅行者中出现大暴发[46,49]。据推测这次流行是人群首次感染 CHIKV,且出现了新的病毒株,使白纹伊蚊成为 CHIKV 的携带者;而欧洲首次暴发 CHIKV,也正是由于白纹伊蚊携带了这种新的病毒株而大大增加了病毒的传播。

十二、马脑炎(equine encephalitides)

(一)西部马脑炎病毒(Western equine encephalitis virus, WEEV)

1. 地理分布(图 14.3) · 在北美,得克萨斯州、科罗拉多州以及加拿大萨斯喀彻温省,WEEV 因引起马和人类疾病而被发现[16,27,53]。同样在阿根廷、巴西、墨西哥以及奎亚那,WEEV 因在马中流行而被发现,但未发现人被感染[53]。

2. 病因 · WEEV 和 SINV 是同一组病毒,属于甲病毒属。WEEV 的南美株有许多抗原变异。

3. 传播 · 该病毒由蚊虫传播。在美国西部,环跗库蚊(*Cx. tarsalis*)通过吸食鸟血传播此病毒;而在没有环跗库蚊的区域(如美国东部),则是由黑尾脉毛蚊(*Culiseta malanura*)传播。人类可通过胎盘传播感染该病毒。

4. 免疫力 · 人体感染病毒后产生的免疫力主要由抗体介导,以保护免受二次感染。血清学试验检测病毒感染不敏感。且当该病流行时,儿童容易被感染。

5. 病理 · 病毒感染者的中枢神经系统可发生显著的改变,包括神经元坏死、血管周围炎性改变、脑膜炎等。这些改变可发生在大脑皮质、纹状体、丘脑、脑桥、小脑和脊髓等部位。

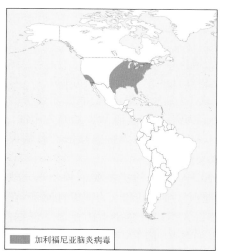

加利福尼亚脑炎病毒

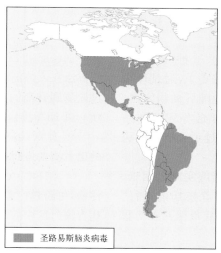

圣路易斯脑炎病毒

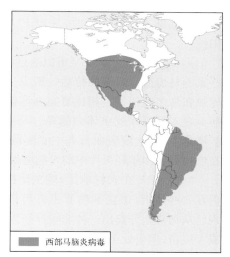

西部马脑炎病毒

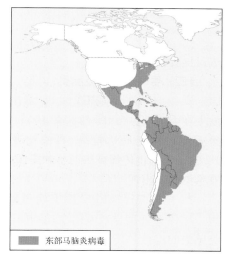

东部马脑炎病毒

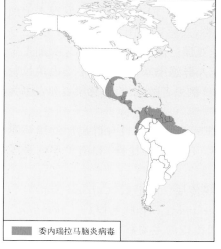

委内瑞拉马脑炎病毒

图 14.3　新大陆蚊传病毒性脑炎的地理分布。

6. 临床症状・多数感染者无临床症状或特征性表现。感染者的脑炎发生率为 1/1 000，但在儿童的脑炎发生率可达 2%。该病在婴儿中的致死率为 3%～7%，在老年人中则更高。婴儿患者可发生严重后遗症。该病的潜伏期为 5～10 d，大龄儿童和成人病程逐渐进展，有轻微发热、不适、头痛、畏光、恶心、呕吐、喉咙痛，有时会发生假性脑膜炎和嗜睡。少数人会发展成脑炎，发热和头痛症状更加严重，发生意识模糊，还可发生肌无力以及痉挛性瘫痪。婴儿发热迅速，甚至抽搐和昏迷。早期外周白细胞会增多，另外集落刺激因子也提示了中枢神经系统受累后，脑脊液细胞增多，伴随蛋白质水平增高。大部分成年人数月后可痊愈，但有的患者可发生残留麻痹、智障、癫痫，或神经系统疾病。婴儿（特别是 3 个月以下）患残留麻痹和智力受损的比例很高。

7. 诊断・患病早期的血清可分离到 WEEV，但较为少见。在某些病例中，可从死亡后的大脑中分离出此病毒，也能在脑脊液中检测到。PCR 已经成功用于此病毒的检测。可通过血凝抑制试验或中和试验中滴度升高来诊断新感染。患者就诊时，采用 EIA 检测 IgM 通常为阳性。

8. 流行病学・WEEV 可以通过超过 75 种野鸟和一些家养鸟传播。病毒的传播一般发生在夏季，通过环喙库蚊在鸟之间传播。相比寄宿在冬眠的哺乳动物体内，病毒更多的是在蚊虫体内越冬。马类可充当 WEEV 的扩增宿主，因此该病在马类中的流行超过了人类。该病在农村婴儿和年轻男性中的发病率最高。

9. 防控・在农村地区，蚊虫防控措施实施很困难。但在一些镇上，杀虫剂喷雾也许可以消除疾病的流行。现已从鸟身上分离出一种非嗜神经性的病毒株并成功制成了疫苗，但仍处于实验阶段。

（二）东部马脑炎病毒（EEEV）

1. 地理分布（图 14.3）・EEEV[16,27,54,55] 发现于美国东部（主要流行于马类，人感染病例罕见）、墨西哥、巴拿马、巴西、阿根廷和圭亚那。曾在多米尼加和牙买加发生 2 次小规模的 EEEV 人群感染暴发，1962 年委内瑞拉曾暴发过 1 次累及 6 762 例患者的大流行，感染者死亡率为 0.6%。

2. 病因学・EEEV 是一种有自身群抗原的甲病毒属病毒。包含北美型（包括加勒比株）和南美型两种变异型。

3. 传播・经蚊媒传播。脉毛蚊（*Culiseta* spp.）（包括黑尾脉毛蚊 *Cs. melanura* 和刺脉毛蚊 *Cs. morsitans*）是维持该病在动物间传播的主要载体，而伊蚊则是人和马的传染源。在田间的其他蚊种中也已分离到了 EEEV（见表 14.1）。

4. 免疫・对 EEEV 的免疫由抗体介导而形成，以保护机体免受病毒的二次打击。

5. 病理学・感染者的中枢神经系统表现为广泛性的改变，包括神经坏死、血管周围炎性改变、脑膜炎。这些病变常累及大脑皮质、海马、脑桥等部位，尤其在丘脑和基底节区更为严重，但病变较少及小脑和脊髓。

6. 临床表现・①疾病的自然史：是最为严重的人类虫媒病毒性脑炎，多数感染者无明显症状或仅有轻度症状。但脑炎的症状相对较高，发生率为 ≥5%，死亡率为 50%～75%，大多数幸存者有严重的后遗症。儿童和老年人预后最差。②体征和症状：潜伏期为 7～10 d。以发热起病，可持续 2 周。大多数患者可缓解，但 2% 的成人和 6% 的儿童会出现突发的脑炎。可出现头痛、假性脑膜炎、意识状态减退等，表现为昏迷和惊厥的患者多数在数天内死亡。早期可出现外周血白细胞增多，脑脊液通常表现为多形性细胞增多，伴有轻中度的蛋白质升高。病情好转的患者通常有智力障碍、神经系统病变或出现瘫痪等症状。

7. 诊断・在潜伏期患者体内可分离出病毒，但成功率不高。在死者脑部可以分离出病毒。在人和马的感染者中都已通过 PCR 扩增法检测发现了 EEEV，但这一检测方法在人体的诊断可靠性尚不明确。近期感染可以通过检测到升高的 HI 或 N（血液凝集试验）滴度而获得诊断。以 EIA 法检测症感染者的血清 IgM 通常为阳性。

8. 处理（治疗）・对 EEEV 暂无特效疗法。有脑炎的患者需要进行高级支持治疗。

9. 流行病学・EEEV 的生活史主要依赖于鸟—蚊传播，可跨越广袤的地理区域。马和人为偶发性感染，在病毒流行区中心可获得人类隐性感染者的血清学证据。无论是家养还是野生的鸟类，EEEV 感染多数表现为长期无症状病毒血症，但死亡率仍较高。马感染病毒的后果更为严重，绝大多数在数日内死亡。

10. 防控・针对传播媒介的控制是唯一的防控方法；目前尚无可用的疫苗。

（三）委内瑞拉马型脑炎（VEEV）

1. 地理分布・VEEV[16,27,56,57] 在人群的大规模流行发生在委内瑞拉（1962 年约有 100 000 匹马发病，马群几乎灭绝）、特立尼达拉岛、哥伦比亚、巴西、巴拿马（图 14.3）。病毒也传播到墨西哥和美国南部，佛罗里达也曾有感染病例出现。

2. 病因学・VEEV 属甲病毒属，具有多种抗原亚型。IABCE 亚型导致该病在动物间流行，同时也导致人类感染的流行。其他亚型主要导致动物性流行病，偶尔可感染人类。

3. 传播・主要传播媒介为库蚊（特别是 *Melanoco-*

nion 亚属），还有曼蚊、鳞蚊（*Psorophora*）和伊蚊的种类。约 40 种其他蚊种中也分离到了该病毒（表 14.1）。蚋（*Simulium* spp.）也可能是传播该病毒的媒介；也有"人—人"通过飞沫传播的可能；马之间的传播也可能不需要虫媒。在实验室条件下也发现了可通过气溶胶传染人的情况。

4. 免疫·机体对 VEEV 的免疫是由抗体介导而形成，以保护免受病毒二次感染。受感染人和马获得的免疫力可维持 10 年左右，其后可再度成为易感群体，因而 VEEV 可能在其群体中再度流行。

5. 临床表现·①疾病的自然史：大多数 VEEV 感染者无明显临床表现，虽然 VEEV 的毒力依据流行情况可不相同，但多数感染者的症状较轻和呈一过性。②体征和症状：潜伏期为 2～5 d。起病急，表现为发热、寒颤、头痛、肌痛、喉痛及上呼吸道症状很常见。可有呕吐和结膜炎，也可表现为腹泻。约有 4% 的 15 岁以下儿童患者可出现中枢神经系统症状。可能出现颈项强直、惊厥抽搐、昏迷、肌无力、痉挛性麻痹等症状。可有白细胞减少和血小板减少，同时有脑脊液细胞数增多、蛋白质水平升高等表现。长期的后遗症不多见，但精神抑郁症状较为常见。因 VEEV 可通过气溶胶传播，故医院应采取恰当的呼吸道预防措施，以保护医护人员、患者和其他患者。

6. 诊断·在感染急性期，尤其是发病 48 小时以内，通过血液或喉内分泌物培养或 RT - PCR 可检测到病毒。近期感染可依据升高的 HI 或 N（血液凝集试验）滴度而获得诊断。发病 1 周内的现症感染者，以 EIA 法检测血清 IgM 通常为阳性。

因 VEEV 可通过气溶胶传播，并有实验室感染病例的证据，因此在处理 VEEV 和可能含有 VEEV 的样本时应十分慎重，从事该病毒相关工作的人员也应该接种疫苗。

7. 处理·对该病毒感染者暂无无特效疗法。有脑炎的患者需要进行高级支持治疗。

8. 疫苗接种·现有减毒活疫苗（TC - 83）可对初次 VEEV 感染者产生免疫保护作用。但其对既往感染过甲病毒属的患者并无明显作用，其增强免疫的效应也非常有限。灭活疫苗（C - 84）可能效果更好。

9. 流行病学·VEEV 一般在小型哺乳类动物之间传播。在暴雨后蚊虫数量增多以及叮咬次数增加的情况下，马类可被感染并成为一种具有放大效应的宿主。马比人更容易感染；儿童感染多于成人，且程度较重。多数马感染后可获得 10 年左右的免疫力，但尔后可能再次成为易感群体。

10. 防控·在农村地区实施蚊虫防控措施较为困难。

（四）马雅罗病毒（Mayaro virus, MAYV）

MAYV[58] 属甲病毒属，最初在特立尼达拉岛被发现，现在美洲中部、南美洲北部、亚马孙河流域也有发现。目前已分离出 2 种基因型。其中一种乌纳病毒（Una virus）只流行于巴西北部，该病毒由趋血蚊类传播，野性脊椎动物是动物宿主。因人群越来越多地进入丛林地区，导致 MAYV 的暴发流行更加频繁。MAYV 与基孔肯雅病毒（CHIKV）感染后的临床表现相似，一些患者可发展为持续性关节痛（见表 14.1）。

（五）阿尼昂-尼昂病毒（O'Nyon-Yong virus, ONNV）

1. 地理分布·ONNV[16,27,59,60] 流行于东非地区。1959 年，乌干达、肯尼亚、坦桑尼亚、扎伊尔、马拉维、莫桑比克、塞内加尔、赞比亚以及南苏丹等地区发生了一次涉及 200 万患者的大规模流行；在中非共和国和喀麦隆也发现了该病毒。第二次暴发流行发生于 35 年后的肯尼亚。"Igbo Ora virus"是该病毒的一个变种，发现于西非，包括尼日利亚、象牙海岸和中非共和国（图 14.4）。

2. 病因学·ONNV 是与 CHIKV 紧密相关的甲病毒属病毒。

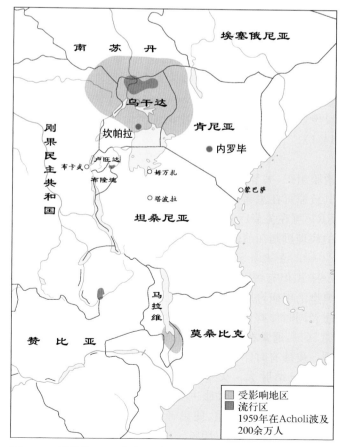

图 14.4　阿尼昂-尼昂病毒的地理分布（由伦敦卫生和热带医学院昆虫学系提供）。

3. 传播 · 不吉按蚊(*Anopheles funestus*)是主要的传播媒介,但冈比亚按蚊(*An. gambiae*)也是传播媒介。尚未知是否有人类以外的哺乳动物宿主。

4. 临床表现 · ONNV 感染者的临床表现与 CHIKV 十分相似,但 ONNV 常见颈部淋巴结肿大,而发热并不明显。关节痛可持续数月。

5. 流行病学 · 尚未发现动物宿主,但在森林中似乎存在一些形式的"动物—蚊"的生活史。当环境条件对病毒的传播有利且存在足够的易感群体时,该病就会出现暴发流行。在所有受影响的年龄层中,高达 70% 的人群可受到病毒攻击。流动人群中的带有病毒血症感染者是 ONNV 传播的主要方式。

6. 防控 · 在 ONNV 流行期间,推荐使用防护服、蚊帐、驱蚊水等措施避免蚊虫叮咬。

(六)罗斯河病毒(Ross river virus, RRV)病

1. 地理分布 · 1974 年人们首次从罗斯河地区的伊蚊中分离出这种病毒,RRV 因此得名[16,27,45,61]。RRV 病在整个澳大利亚蔓延,但最严重的是北部、东北和西南地区。该病也在斐济、美属萨摩亚、库克岛、新加勒多尼亚地区流行。病毒抗体的研究表明,新几内亚、所罗门岛、摩鹿加群岛和越南也有 RRV 感染流行。

2. 传播 · 多种蚊虫可传播该 RRV,包括澳大利亚的警觉伊蚊(*Ae. vigilax*)、盐沼伊蚊(*Ae. camptorhynchus*)、环喙库蚊(*Cx. annulirostris*)、庭院伊蚊(*Ae. notoscriptus*)和斑点伊蚊(*Ae. sagax*)[62],以及库克岛的波尼尼西亚伊蚊(*Ae. polynesiensis*)[63]。埃及伊蚊和白纹伊蚊这两种蚊在实验室中的证实也可传播 RRV(见表 14.1)。

3. 病理学 · RRV 感染者可表现为关节炎,同时伴有滑膜组织、关节液中显著的单核细胞炎症反应。RNA 及其抗原可在患者的关节组织中检测到,体外试验发现,RRV 可在关节巨噬细胞中复制。有关甲病毒属关节炎的病理机制在前面已有阐述。

4. 临床表现 · 自然史。RRV 病的潜伏期通常为 7~9 d,但有些可为 3~21 d。RRV 病通常以关节痛(在典型的甲病毒属分布区)和肌痛为早期症状。绝大多数患者同时伴有昏睡,约半数的患者有发热。皮疹发生率约 50%,通常在关节痛后出现,但也可在关节痛之前出现。皮疹有时伴有水泡。急性期可伴有头痛、畏光、咽喉痛、淋巴结肿大。关节痛、肿胀、僵硬的总体发生率为 80%~90%。关节肿胀主要是由于非渗出性的滑膜炎所导致。昏睡可以很重、使患者十分虚弱。急性期在数周至数月后可缓解,但 10%~25% 的患者的关节痛、昏睡和肌痛症状可持续一年甚至数年。慢性期通常表现为反复的复发和缓解。

5. 诊断 · RRV 感染者的病毒血症仅持续数日,因此很少能通过病毒分离来确断感染。在急性期,可用 PCR 方法从血清中检测病毒 RNA,但敏感性相对较低。可用 HI、EIA 或 IFA 法检测 IgG 和 IgM。RRV 抗体与其他甲病毒属病毒如 BFV、SINV 和 CHIKV 有交叉反应,但 IgM 反应通常仅发生于 RRV 感染。如需要,可测定其特异性抗体的 N 滴度。机体感染后产生的 IgM 可持续数月,因此其只能作为近期感染的疑似指标。要证实近期感染,需要确认发生了血清学转换或 IgG 水平有显著升高。

6. 处理 · RRV 病的治疗以对症处理为主,辅以合理使用非甾体抗炎药以及适当的镇痛药来缓解关节、肌肉疼痛。理疗和渐进的功能锻炼对一些人有效。皮质激素可以缓解症状,但并不推荐使用,其长期效果和影响尚待进一步的观察数据的评估。一种 RRV 疫苗目前正在临床试验当中,在不远的将来有望成为该疾病的预防性控制方法。

7. 流行病学 · 长足动物(袋鼠和沙袋鼠)是 RRV 在自然界的脊椎动物宿主,但流行期间 RRV 可通过蚊媒进行"人—人"传播。在澳大利亚,每年夏秋季都可发现感染病例。在斐济、萨摩亚和库克岛,曾因病毒攻击了外来的未免疫人群而发生过暴发流行,其感染率为 90%,其中 40% 的感染者有临床症状。

(七)辛德毕斯病毒(Sindbis virus, SINV)

1. 地理分布 · SINV[16,27]最早在埃及辛德毕斯被分离发现,现已发现该病毒广泛分布于撒哈拉以南非洲地区、欧洲、中东、印度、亚洲、菲律宾、澳大利亚和新西兰。然而,明显的人群感染流行只出现在瑞典(称为奥克尔布热)、芬兰(称为 Pogosta 热)和与之相邻的俄罗斯地区(称为 Karelian 热),以及南非。SINV 包括两个主要的抗原家族:东方/澳大利亚型,以及古北亚区/埃塞俄比亚型,还包括在澳大利亚西南部发现的第三种家族成员[64]。

2. 病因学 · SINV 属甲病毒属,西部马脑炎血清组。奥克尔布病毒(Ockelbo virus)是 SINV 的变异型。

3. 传播 · 多种鸟类包括候鸟,可能与 SINV 感染有关。鸟类通过多种库蚊传播 SINV,包括单白点库蚊(*Cx. univittatus*)和尖音库蚊(*Cx. pipiens*)。根据地区的不同,人类可以通过伊蚊、库蚊、脉毛蚊、曼蚊被感染。

4. 临床表现 · 对临床表现的细节描述主要是基于奥克尔布热和 Pogosta 热[65]。潜伏期最长为 1 周。通常以甲病毒属感染典型的关节痛起病,常伴有皮疹、乏力和疲劳。一般不发热或仅有低热。皮疹通常表现为广泛性斑丘疹。慢性关节痛也很常见。

5. 诊断 · 在急性感染期可从血液中分离到 SINA,

但更常用的方法是以 PCR 检测病毒基因组 RNA。可以检测 HI 抗体，但存在与其他甲病毒属病毒的交叉反应。可通过 EIA、IFA 以及 HI 法检测 IgM。

6. 治疗·和其他甲病毒属所致关节炎类似，SINA 患者以对症治疗为主。

7. 流行病学·SINV 通过"蚊—鸟"循环生存。鸟类感染 SINV 后可保持长期的病毒血症，而 SINV 的传播则主要依靠感染的候鸟。SINV 的流行方式多样。奥克尔布热每年夏秋季都会暴发，Pogosta 热约每 7 年暴发一次；而 SINV 在南非的流行则没有规律。

十三、黄病毒〔黄病毒科，黄病毒属〕

（一）登革病毒（Degue virus, DENV）

登革病毒详见第 15 章。

（二）乙型脑炎病毒（Japanese encephalitis virus, JEV）

1. 地理分布·目前认为 JEV[66-71] 的地理分布范围自北方的日本、西伯利亚、韩国，向东跨越中国（除了 2 个省）、菲律宾，向东南亚和南亚跨越，向西方的斯里兰卡、印度、巴基斯坦和尼泊尔跨越，最远向南分布到印度尼西亚、巴布亚新几内亚（图 14.5）。JEV 也曾被报道侵入了澳大利亚最北边的约克角城。

2. 病因学·JEV 直径 50 nm，与 SLEV、WNV 和 MVEV 拥有一组共同抗原。

3. 传播·三带喙库蚊（Culex tritaeniorhynchus），一种谷物种植田地里生长的蚊种，是 JEV 在北亚和日本的

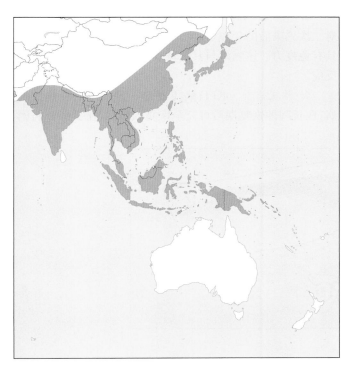

图 14.5　乙型脑炎病毒的地理分布。

主要传播虫媒。其他虫媒包括关岛、北澳大利亚的环喙库蚊（Cx. annulirostris），印度、马来西亚、泰国的白雪库蚊（Cx. gelidus）和棕头库蚊（Cx. fusocephala），印度的杂鳞库蚊（Cx. vishnui）（见表 14.1）。研究证实，JEV 在库蚊和伊蚊中可垂直传播。

4. 病理学·JEV 感染后在侵入机体中枢神经系统之前，其可能在淋巴组织及其他器官中增殖。在大脑皮质灰质区、丘脑、中脑、小脑、脑干、脊髓前角的部分区域可见到伴有小灶性出血、血管套状改变的坏死灶。

5. 免疫·感染 JEV 所产生的抗体介导的免疫可保护机体免受病毒二次感染，并维持持续的人群免疫力。

6. 临床表现·多数 JEV 感染者无明显或特异症状，有脑炎症状者估计仅为 1/300。有脑炎症状患者的死亡率为 10%～25%，而发生昏迷患者的死亡率可高达 40%～50%。儿童和老年患者更容易死亡。该病潜伏期为 6～16 d，起病较急；可有前驱的胃肠道功能紊乱表现，尤其在儿童。发热、头痛、精神状态异常、幼儿惊厥是主要的临床表现。感染者通常表现为虚弱、瘫痪、脑神经麻痹、强烈的震颤。患者的特征性姿势为头部缩回、手臂和膝盖弯曲，以及肩部压向胸部。一些患者可迅速而完全的恢复，但意识状态的严重低下和/或呼吸肌麻痹都是不良预后的表现。如能度过急性期，恢复率也较低，且 25%～50% 的患者会有神经性后遗症，包括瘫痪、共济失调、震颤性麻痹、精神退化、精神疾病和语言障碍。

感染者的脑脊液检测通常表现为细胞增多，开始为中性粒细胞，后期为淋巴细胞，蛋白质浓度可正常或中度升高。虽然 CT 扫描可发现重症患者丘脑、基底节区影像学改变，但脑电图（EEG）和 CT 扫描的改变通常无特异性。MRI 是发现脑部影像学改变更为有效的方法。JEV 感染者的神经系统改变也可表现为良性的非化脓性脑膜炎，如同脊髓灰质炎样的急性迟缓性麻痹或急性精神病，或者无显著的脑炎症状。许多患者在渡过急性期后的数月会出现精神异常的症状。

孕妇 JEV 感染很少见，但一旦感染可影响输卵管以及死胎。

7. 诊断·JEV 有时可从感染者的组织中培养到，但多数来自重症患者的脑脊液。但病毒血症持续时间很短，所以检测的样本需要在感染早期收集。JEV 可通过蚊虫细胞株增殖，也可在多种哺乳类动物细胞株及乳鼠脑组织中培养增殖。已介绍了多种病毒的 RT-PCR 检测方法，如果具备该检测条件，则应收集到的早期血清、脑脊液、脑组织样本来进行检测。脑组织样本的抗体检测也是方法之一。通过 HI、EIS 或 IFA 法对疾病发作数日内和 2～3 周后的配对血清样本检测，可见到抗体水平

的升高。EIA 或 IFA 通常可以检测到 IgM。80%的病例可在早期血清中检测到 IgM,起病 10 d 后几乎所有患者的血清中均可检测。IgM 可以在血清中持续存在数周至数月。多数脑炎病例的脑脊液中可以检测到 IgM。但因存在交叉反应,在有其他黄病毒属病毒感染的地区检测 IgM 时需加以特别注意。JEV 的 IgG 抗体与多种其他黄病毒属病毒存在交叉反应。抗体的特异性可采用 N 检验或单克隆抗体表位阻断酶免疫测定法检验。

8. 处理·JEV 患者以支持治疗为主,重症患者给予高级支持治疗十分必要。地塞米松和 α 干扰素的使用对患者的临床转归都未显示出有影响的效果。

9. 流行病学·JEV 的主要传播媒介是稻田内的三带喙库蚊,在其区域中活动的猪和鸟类也可逐渐被感染。春季蚊虫繁殖开始后的三周,就可以在鸟类和猪中发现病毒;但只有在蚊媒密度很高时人才会被感染。该病毒先在猪体内增殖,然后传播到人。鸟类(夜鹭和白鹭)将 JEV 从乡村传播到城市。JEV 的流行具有季节性,夏季高发,在温和的北方地区 6～9 月流行最活跃,在远南地区疾病的流行时间更长。在热带地区,病毒传播通常与季风天气相关。各年龄的人群均对该病毒易感,但以儿童和老年人为多。

10. 控制·直到最近才有一种灭活的病毒疫苗问世。这款疫苗是通过生长于小鼠脑中的 Nakayama 减毒毒株(JE‐VAX)衍生而来的。该疫苗需在 0、7、28 d 共注射三次,并每三年重复一次以维持免疫力。但该疫苗导致的局部和全身反应很常见,严重的超敏反应发生率为 1/200。曾有接种疫苗后出现脑脊髓炎的报道,但尚不能确定其与疫苗相关。由于该疫苗存在的以上安全性问题,因此这一制备方法已被通过细胞培养方法制备的死疫苗(JESPECT)替代[72]。这一方法制备的新型疫苗的安全性对比小鼠脑组织制备的疫苗,在局部耐受性上稍有提高,至今未见严重过敏反应报道。一种减毒活疫苗(SA 12/14/2)在中国广泛使用。尽管杀虫剂面临更严峻的耐药性问题,但使用化学杀幼虫剂和杀成虫剂对传播媒介防控在多个地区已取得较大成功。

(三)基萨努尔森林病毒(Kyasanur forest disease virus,KFDV)

KFDV 病在当地的土语为"猴子病(monkey disease)"。

1. 地理分布(图 14.6)·KFDV[73-75]最早于 1957 年在印度西南部的迈索尔(现卡纳塔克邦)的基萨努尔森林中发现,但已经逐渐从该地区传播出去。Alkhurma 病毒为 KFDV 的亚型,发现于沙特阿拉伯。

2. 病因学·KFDV 属于黄病毒属(见表 14.1),属于俄罗斯春夏脑炎病毒群。在抗原上与 OHFV 和 POWV 相关,但之间无交叉免疫。

3. 传播·KFDV 通过若虫期的蜱传播,蜱在蚴虫期从啮齿类动物或猴子身上获得感染。这类媒介蜱包括棘肢血蜱(也称距刺血蜱 Haemaphysalis spinigera)、斑鸠血蜱(H. turturis)、巴布血蜱(H. papuana)。KFDV 也可通过鼯鼠硬蜱(Ixodes petauristae)、锡兰硬蜱(I. ceylonensis)携带传播,在革蜱(Dermacentor)若虫中也曾被发现(见表 14.1)。

4. 病理学·在 KFDV 感染者的大器官中可见到退行性改变。脾脏中马氏小体减少,可见到噬红细胞现象。有局灶性出血性支气管肺炎,伴有肝脏、胃肠道的局灶性坏死。肾脏表现为近曲小管、集合管的急性退行性改变。人类病例中尚未见到脑炎样改变。

5. 免疫·KFDV 感染后的免疫由抗体介导。目前对二次感染后的免疫学所知甚少,但感染恢复后的猴子具有免疫力。该病毒与其他黄病毒属病毒间无交叉免疫反应。

6. 临床表现·KFD 病主要是一种严重的发热性疾病,在长程的恢复期后可完全恢复。然而,在少部分病例

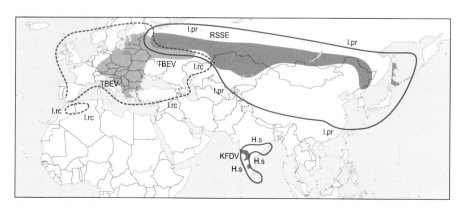

图 14.6　蜱传脑炎病毒(TBEV)的地理分布。

RSSE,苏联春夏型脑炎(蜱传脑炎病毒远东亚型);TBEV,欧洲型蜱传脑炎病毒;KFDV,科萨努森林病毒及主要的媒介。I. pr,全沟硬蜱;I. rc,蓖子硬蜱;H. s,距刺血蜱。

中可见到脑膜脑炎和/或出血性病征。该病的死亡率为3%~5%,存活者中尚未见到有后遗症的报道。

7. 体征和症状·KFD 病的潜伏期为感染蜱叮咬后的 3~8 d。约 20% 的病例呈双相疾病表现。起病急骤,伴有发热、头痛、肌痛、咳嗽、呕吐、腹泻、脱水和心动过缓。大多数病例没有出血症状,但也可发生胃肠道出血和咯血。在症状消退 10 d 后,20% 的患者在疾病第一期后的 1~2 周会再度发热,并持续 1~7 d。而后可能会出现脑膜脑炎的症状,表现为颈项僵硬、精神异常、震颤和头晕,并可持续到退热。急性期后的恢复期较长,患者可表现为持续的虚弱。病程中可以出现显著的低白细胞血症和伴有管型的重度蛋白尿。在病程的第一期患者脑脊液可为正常,在第二期则表现为蛋白质升高但可无细胞计数的异常。

8. 诊断·起病 12 d 后,运用细胞病变效应,可以从乳鼠和仓鼠血中、猴的肾脏或海拉细胞(HeLa cells)中分离到病毒。在急性和恢复期的血清样本中,可以通过升高的抗体滴度(IFA、HI 和 N,也可用 EIA 法)来建立血清学诊断。

9. 处理·支持治疗为主,疾病最初 12 d 需注意医护人员避免接触患者血液。

10. 流行病学·KFDV 在森林啮齿动物中传播流行,特别是象鼩(Suncus murinus),也包括大鼠、家鼠和松鼠(Funambulus tristriatus),也在蜱的幼虫中存在(棘肢血蜱、斑鸠血蜱、鼯鼠硬蜱)。叶猴(圣猿)和帽猴(冠毛猕猴)在地上觅食时捕获幼蜱而感染。多数感染病毒的猴子死亡,但也有一些痊愈且终生免疫。感染的猴子会出现严重病毒血症。蜱的若虫从地面跳起叮咬人类,并传播 KFDV 这种可致死的病毒感染性疾病。鸟类(红原鸡和金背啄木鸟)是媒介蜱重要的传播载体,但并不被认为其是自然界中维持病毒感染的角色。由于人类搬迁至森林环境、种粮、伐木、放牛等活动使人类感染 KFDV 的危险性升高。牛可作为幼蜱优良的叮咬食物来源,因此病毒可在牛体内获得扩增,从而增加了猴子的感染率,也增加了人类暴露感染的机会。

11. 控制·控制 KFDV 的关键是阻断人类和幼蜱的接触。重点在于改变环境,让牛远离森林。个人防护包括常规的身体驱虫,使用杀虫剂以及穿着防护服。由鸡胚成纤维细胞产生的福尔马林灭活 KFDV 疫苗现已经在一些流区使用。

(四) 库京病毒(Kunjin virus, KUNV)

KUNV[76,77] 是 JE 抗原组的一种黄病毒,是西尼罗病毒的亚型,人类感染和患病仅发生在澳大利亚。该病毒的分布、储存、传播类同于 MVEV。大多感染者无症状,也有一些会出现发热,可伴有头痛,有时可出现关节痛、

肌痛、疲劳、皮疹等。极少会出现脑炎症状,类似MVEV,只是病情稍轻且不会致死。2011 年在澳大利亚东南部暴发了罕见的马感染 KUNV,导致成百上千的马脑炎病例[78]。小鼠实验发现,从死马中分离到的病毒比提供参考的 KUNV 毒性大得多,但此次马脑炎暴发并未引起人类感染。

(五) 羊跳跃病病毒(Louping virus, LIV)

LIV[79,80] 是蓖子硬蜱(Ixodes ricinus)传播的羊病毒,在英国、欧洲南部(西班牙,希腊,土耳其)被发现。但由蜱传播获得感染的病例较少见,大多数病例是因职业性接触动物而感染。实验室感染较常见。LIV 引起的疾病和欧洲亚型 TBEV 类似,因此 TBEV 病毒疫苗也可以用于 LIV。

(六) 墨雷谷脑炎病毒(Murray valley encephalitis virus, MVEV)

1. 地理分布·MVEV[76,81-84] 发现于澳大利亚、新几内亚。人类感染的病例主要发现于澳大利亚北部热带地区,特别是北部地区的西部和中部区域。偶尔也会在其他的区域流行,比如澳大利亚的东南角。

2. 病因·MVEV 属于乙脑抗原组中的黄病毒。

3. 传播·环喙库蚊是主要的蚊媒。MVEV 已经从伊蚊中分离到,蚊虫间的垂直传播是该病毒能在许多干旱地区持续存在的原因。

4. 病理学·MVEV 同 JE 类似,病变累及脑灰质血管套,特别是在丘脑和黑质。可能会延伸到大脑白质、小脑、脊髓。在更多病情严重的病例中,会出现基底神经节和丘脑神经元缺失、局灶性坏死。重症病例的情况更明显,甚至会发生丘脑坏死。

5. 临床特点·大多数的 MVEV 感染属于隐性或者非特异性;患者中只有 1/500~1/1 000 会发展为脑炎。潜伏期尚不明确,但应在 1~3 周内。非脑炎患者的症状包括发热和头痛,可伴有关节痛。病程一般为 1~2 周,但完全恢复需较长时间。小儿脑炎患者表现为 1~2 d 持续发热,多伴抽搐,也可伴精神状态下降和呼吸衰竭。在成人脑炎患者中,疾病首先表现为头痛、发热、精神状态改变。在可出现震颤,并且可能会出现脑神经麻痹。病程可表现为快速恢复、长期呼吸麻痹或甚至死亡等不同情况。一些患者可很快恢复,而另一些患者则可发展为更为严重的疾病,如危及中央脑结构、脑干,也包括脊髓,常发生呼吸麻痹。病死率约为 25%。约 50% 的好转患者会出现神经性后遗症,如轻度脑神经麻痹、挛性四肢瘫痪。老年人和婴幼儿更容易出现死亡和严重后遗症。在脑炎病例 CT 通常不容易发现异常或仅显示非特异性脑水肿,脑电图显示非特异性变化。有报道称磁共振成像在疾病后期呈现丘脑破坏。偶尔出现类似单纯疱疹病毒

性脑炎的临床表现,CT 或 MRI 扫描可能显示颞叶变化。脑脊液表现为白细胞增多,通常以淋巴细胞为主及蛋白水平提高。

6. 诊断 · 很难通过人体组织培养获得 MVEV 病毒,而且病毒血症持续时间似乎很短暂。可通过蚊虫细胞系及乳鼠脑组织中培养获得该病毒。可通过 RT-PCR 技术检测出感染数天的血清和脑脊液中的病毒。发病后不久及 2～3 周后的配对血清,通过 HI、EIA 或 IFA 检测可呈现抗体水平上升。虽然 HI 试验最不敏感,但也可能出现抗体水平上升推迟或根本不出现。IgM 总是存在于疾病早期的血清中,大约 75% 脑炎病例的脑脊液中也能检测到。血清中 IgM 可持续数周或数月。MVEV 感染产生的抗体与其他虫媒病毒可发生交叉反应,特别是 KUNV 和 JEV 可能在引起脑炎的流行区域。抗体的特异性可以由 N 测试或表位阻断 EIA 来确定,但对曾经感染虫媒病毒的患者可能会出现误诊。

7. 治疗 · 采取辅助支持性治疗,危及生命情况下采取呼吸支持是重要的。根据乙脑的临床经验,不推荐使用类固醇,必要时可用地塞米松以降低颅内压。初步观察数据显示,α 干扰素对治疗 WNV 感染可能有效果。

8. 流行病学 · WNV 在水鸟和蚊虫间可形成传播链。鸟类通过进食环喙库蚊(Cx. Annulirostris)感染 MVEV,同时通过迁徙而将携带的病毒传播扩散。也有证据表明,WNV 可通过垂直传播。各种野生和家养动物均可感染,但它们在自然传播过程中的作用尚不清楚(见表 14.1)。

9. 免疫 · 尚无针对 MVEV 的特异性疫苗。最近研究表明,对小鼠和马接种 JEV 灭活疫苗佐剂,可以产生抗 MVEV 的保护性抗体[21]。

(七) 鄂木斯克出血热病毒 (Omsk haemorrhagic fever virus, OHFV)

1. 地理分布 · OHFV[73,80] 分布于西伯利亚西部的鄂木斯克地区(Omsk)及新西伯利亚市(Novosibirsk)。

2. 病因 · OHFV 属黄病毒(见表 14.1),形态与 TBEV 病毒相似,但抗原性和基因不同。该病毒可生长于 Hela 细胞或鸡胚细胞。

3. 传播 · OHFV 寄生于蜱体内[网纹革蜱(Dermacentor reticulatus)及边缘革蜱(D. marginatus)],经发育期、经卵传播。蜱将寄生于啮齿动物(主要是麝鼠)的病毒传播给人类(见表 14.1)。自然界中啮齿动物间传播的机制尚不清楚,不过麝鼠及啮齿动物之间感染可能通过螨传播。直接接触麝鼠毛皮和尸体是常见的感染方式,人与人之间可发生传播。也有部分证据表明可通过呼吸道感染。

4. 病理 · 出血热死亡病例的病理表现为多组织出血和肝脏坏死性病变。免疫为抗体介导,极少见再次感染。

5. 临床特点 · 患鄂木斯克出血热(OHF)的急性感染者大多可自行好转,仅少部分发展为出血症。该病的死亡率为 1%～3%。潜伏期为 3～7 d。

6. 体征和症状 · 该病的临床表现同夸赛纳森林病(KFD)相似。几个星期内通常可自行恢复。部分患者可合并肺炎、神经和/或肾疾病。

7. 诊断 · 在感染者发热期的血液中可分离获得 OHFV。通过 CF、HI 和 N 试验可进行血清学诊断,通过 TBEV 抗体结合可进一步对病毒分型。

8. 流行病学与控制 · OHFV 病的传染源是麝鼠和蜱。人感染取决于"麝鼠—人"之间的接触,即通过蜱或者直接接触麝鼠皮毛、尸体等感染。当麝鼠中出现很高的死亡率时,频繁接触这些传染源可导致疫情暴发。可以通过接种森林脑炎病毒疫苗避免人体感染 OHFV。

(八) 波瓦桑病毒 (Powassan virus, POWV)

在俄罗斯、美国、加拿大的几种蜱分离出了 POWV[73,80],包括硬蜱(Ixodes)、革蜱(Dermacentor)、长角血蜱(Haemaphysalis longicornis)。自然界宿主主要是野生啮齿动物。人类感染后可无症状;但一些感染者可表现为非特异性的发热,进而可进展为脑膜脑炎。这种疾病同急性单纯疱疹脑炎表现相似,而另一些上肢瘫痪的表现为则与 TBEV 远东亚型引起的疾病症状类似。

(九) 罗西奥病毒 (Rocio virus, ROCV)

ROCV[85,86] 是引起巴西 1975—1976 年脑炎流行的病原之一,此后又陆续有散发病例出现,但没有引起进一步的流行。该病毒可能由野生鸟类携带,由凶恶骚蚊(Psorophora ferox)和肩胛伊蚊(Aedes scapularis)传播(见表 14.1)。潜伏期为 7～14 d,发病初期表现为头痛、发热、恶心、呕吐,有时也出现咽炎、结膜炎。可发展为脑膜炎或脑炎,伴有精神状态改变和小脑震颤,但罕见抽搐。该病的死亡率约为 10%。死亡病例在所有年龄段均有发现。患者恢复后常有神经系统后遗症,也可出现步态障碍。目前尚没有特效治疗药物及疫苗。

(十) 圣路易斯脑炎病毒 (St Louis encephalitis virus, SLEV)

1. 地理分布 · 在西尼罗病毒出现之前,美国将 SLEV 列为最重要的虫媒病毒[86-89]。其广泛分布于北美,也出现在特立尼达岛、美国中部、巴西、阿根廷(图 14.3)。

2. 病因 · 直径 30～40 nm,其抗原与 JEV、WNV 相似。

3. 传播 · 该病毒传统的传播链在鸟类和夏季最活跃的库蚊之间。这种季节性的流行,归咎于病毒随水鸟的迁徙,也可能与冬眠的蝙蝠等其他哺乳动物,或越冬蚊虫等有关。将病毒传染给人类的主要媒介在城市区为致倦库蚊,在农村主要是环跗库蚊和 *Cx. nigripalpus*,而这三种媒介被证明可经卵传播病毒(见表 14.1)。

4. 病理·SLEV 感染患者的神经系统症状与其他黄病毒感染类似,可引起淋巴细胞性炎症及基底节、脑干、小脑和脊髓的神经元变性。

5. 临床特点·绝大多数 SLEV 感染者可无症状或仅有非特异性症状。感染者最常见的临床表现为脑炎,少部分可为脑膜炎及发热伴剧烈头痛。儿童较少出现临床症状,或仅出现轻微症状。该病死亡率为 7%,主要是为中老年人。潜伏期为 6～16 d。起病急,可表现为发热、剧烈头痛、颈部僵硬,同时可能出现畏光。发展到中枢神经系统损伤者则表现为嗜睡、意识混乱。可出现小脑共济失调、脑神经麻痹和齿轮样强直等症状,同时约 60% 患者可有意向性震颤。患者可能出现上肢瘫痪。惊厥多见于儿童,长期感染严重者是预后不良的标志。脑脊液检测通常可有轻度到中度的淋巴细胞增多和蛋白质含量升高,但感染早期可能出现中性粒细胞升高。MRI 扫描可以显示基底节变化。急性脑炎恢复后,可出现轻度甚至严重的后遗症,特别是老年人。脑功能全面下降后出现帕金森病、瘫痪、震颤、意识模糊、步态障碍。神经性精神表现是该病比较常见的晚期症状。

6. 诊断·可在感染早期阶段的患者脑脊液中分离到 SLEV,但很少能从急性感染者血液中分离病毒。SLEV 最好的培养基是新生小白鼠,也可在地鼠和鸡肾细胞中进行培养。可通过 IFA 法在感染者脑组织或脑脊液单核细胞中检测出抗原。也可使用核酸检测,但对现症病人的检测常为阴性。血清学诊断主要是通过 HI、CF 或 N 测试显示抗体上升水平来判断,同时通过 EIA 检测 IgM 有助于早期诊断感染。相对于血清,从脑脊液中检测出 IgM 是诊断脑炎更可靠的指标。尽管应考虑与 WNV 的 IgM 的交叉反应,但该 SLEV 的 IgM 具有相对特异性。与其他黄病毒一样,急性感染 SLEV 后的 IgM 抗体在血清中可持续存在数月。为了确认抗体的特异性,需通过 N-测试将其与其他黄病毒、如 WNV 区分开来。

7. 流行病学·城市中的暴发流行主要由市区的致倦库蚊引起,而环跗库蚊和 *Cx. nigripalpus* 两个蚊种主要引起农村地区暴发疫情。市区的孩子和成人均易感,但老人最易感。在农村地区,户外作业的人们最易感。疫情多发生在夏末、初秋。

8. 治疗·治疗主要是支持性治疗,依疾病的严重程度而定。基于西尼罗病毒脑炎临床处理经验,在小鼠模型中 α 干扰素可提高生存率,应该在病情严重的情况下予以考虑。

9. 控制·监测和媒介控制是控制 SLEV 疫情暴发

的关键措施。在该病的防控处理中,使用"雾化"杀虫剂是必要的。

(十一) 森林脑炎病毒(Tick-Borne encephalitis virus, TBEV)

TBEV 这种由蜱传播的黄病毒具有三个亚型[73,80,90,91]:远东亚型、西伯利亚亚型和欧洲亚型,但有部分重叠。该病毒的其他名称包括俄罗斯流行性乙型脑炎病毒、俄罗斯远东脑炎病毒、俄罗斯春夏病毒、中欧脑炎病毒、Negishi 病毒等。

1. 地理分布(图 14.6)·TBEV 的远东亚型在苏联的远东地区有零散分布,在中国和日本有广泛的季节性流行。西伯利亚亚型分布在乌拉尔、俄罗斯远东地区;欧洲亚型中的大多数病毒株均在欧洲流行。但在欧洲也已分离到西伯利亚亚型和远东亚型病毒株。

2. 病因·TBEV 呈球形,直径 50 nm,具有致密的中心和表膜。其抗原与 LIV、OHFV 和 KFDV 相同,但和 JVE 有区别。

3. 传播·蓖子硬蜱(*Ixodes ricinus*)是欧洲亚型 TBEV 的传播媒介,而全沟硬蜱(*Ix. persulcatus*)则是传播西伯利亚亚型和远东亚型病毒的媒介。卵形硬蜱(*Ix. ovatus*)、隆附硬蜱(*Ix. gibosus*)、革蜱(*Dermacentor*)和血蜱(*Haemaphysalis*)也可传播该病毒。TBEV 可通过蜱经卵世代传播而感染,但也可能存在水平传播。除了通过蜱叮咬,人们也可能通过饮用未消毒的含有 TBEV 的牛奶而感染,偶尔也可通过破损的皮肤或黏膜而感染,比如破碎的蜱通过破损的皮肤而感染。也可能发生罕见的气溶胶传播(参见表 14.1)。

4. 病理·TBEV 可通过蜱叮咬、摄入感染牛奶、通过受伤的皮肤或黏膜、吸入气溶胶等进入人体。病毒在侵入部位经成倍扩增、侵入网状内皮系统,进而进一步扩散。在某些情况下,病毒可侵入中枢神经系统,导致大脑皮质、基底节、小脑皮质、脑干和脊髓的前角的神经元等被破坏。

5. 临床特点·TBEV 感染后的临床表现往往不明显,但一旦出现明显临床症状则表明疾病很严重了。远东亚型(死亡率 20%)比欧洲亚型(死亡率 1%～2%)和西伯利亚亚型(死亡率为 1%～3%)更严重,潜伏期为 3～14 d。远东亚型引起的疾病常表现为发热、头痛、恶心和肌痛。高达 50% 的患者可出现神经系统体征,如脑膜炎、脑膜脑炎、共济失调、脑和脊椎神经麻痹、瘫痪等。但出血性症状较罕见。欧洲亚型感染者开始表现为类似流感症状,可持续数天,并可能完全康复。约三分之一患者可发展至第二阶段,表现为发热、较轻的脑膜脑炎症状。远东亚型病毒感染者症状较为严重。发生脊髓灰质炎样综合征、上呼吸道麻痹者则较罕见。西伯利亚亚型引起的疾病较为严重。其他两种亚型病毒感染后常导致神经系统疾病,比如神经性精神疾病、进行性乏力和帕金森病。有研究表明该病毒在某些患者大脑中可存在超过10年。

6. 诊断·感染第一周可从血液中分离到 TBEV,但是这在临床上少见。已经开发出很多 RT-PCR 测定法在感染早期(早于抗体出现)的患者血液中检测病毒高度敏感。抗体出现后,对脑脊液、血液的检出率会低很多[92]。急性感染期的血清和脑脊液中可以检测 IgM。血清中 IgM 抗体可持续数月。和急性期不同,通过 HI、CF、IFA、EIA 或 N 检测恢复期血清,将显示 IgG 水平上升。可以采用 N 检测来鉴定特异性抗体。

7. 治疗·可以在第一周中使用免疫血清治疗,且在发病初期第 3 天效果最佳,但其具体效果尚不清楚。其他的治疗则为支持治疗。

8. 流行病学·该病毒在小型野生动物(主要是啮齿动物)之间循环流行。病毒由幼蜱、若虫期蜱携带,当蜱发育成熟并被更大的哺乳动物捕食而被更广泛地传播,也可传播给人类。该病的发病具有季节性。在苏联的东部森林和针叶林,曾于春季和初夏出现过小规模的流行。在欧洲,这种森林性疾病在田鼠活动频繁的春末到初秋通常会有阶段性的暴发流行。

9. 控制·使用蜱驱虫剂和防护服能起到预防作用。也通过大面积播散农药杀虫处理,或者限制人群进入森林疫源地等来进行控制。

10. 免疫·欧洲亚型病毒的疫苗为鸡胚细胞生长的福尔马林灭活的疫苗。初次接种疫苗的反应率较高,但这并不是疫苗纯化的问题。由于疫苗的效果可达97%~98%,目前在奥地利和德国已大规模接种应用。此外,建议到高风险地区旅行或工作以及在实验室研究病毒的工作人员接种疫苗。超免疫球蛋白也可以用来预防和治疗病毒感染。远东亚型病毒也通过感染小鼠大脑,以及鸡胚细胞进行培养,生产出福尔马林灭活疫苗。

(十二)西尼罗病毒(West Nile virus, WNV)

1. 地理分布·通过血清学调查、病毒分离培养,以及在人和动物中的暴发疫情调查表明,WNV[28,93]广泛分布于非洲、中东、俄罗斯、欧洲南部、印度南部、东南亚、北美,最近发现南美也有该病毒的流行(图 14.7)。此外,现在已确认澳大利亚的 KUNV 是 WNV 的亚型[94]。

2. 病毒形态·WNV 属于黄病毒属,是乙脑抗原复合物的成员。同其他黄病毒一样,WNV 大致呈球形,直径约 40~50 nm。被脂质包膜围绕的核含有单链正链 RNA 基因。

3. 传播·库蚊(尤其那些被鸟类捕食的库蚊)在WNV 传播中起主要作用。在其他种类的蚊虫中也分离到了 WNV,包括伊蚊和曼蚊也可以作为其自然传播媒介。WNV 也已从蜱中分离到,已有研究表明几种蜱可在实验室条件下传播 WNV。这些寿命较长的媒介可能在传播中起重要作用,包括使病毒得以过冬。WNV 也可通过输血传播。目前,在美国的献血者须通过 WNV筛选;有 WNV 流行区旅行史的献血者血液也须接受筛选。这种方法可大幅减少输血传播事件的发生。其他的传播途径包括器官移植、经皮暴露、宫内感染,以及通过母乳喂养而传播。发生在动物间的经口传播,主要是通过摄入感染的其他动物或尸体而引起。有研究表明,群居动物存在"粪—口"传播途径。

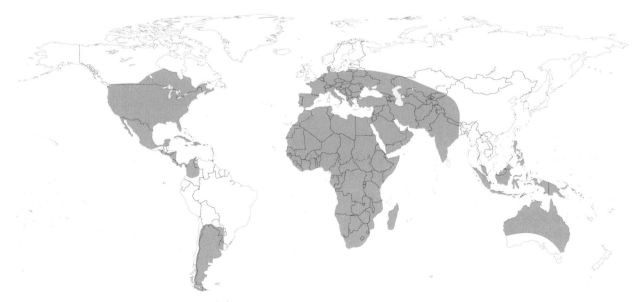

图 14.7 西尼罗病毒和昆津病毒的地理分布。

4. 病理·被受感染的蚊虫叮咬后,WNV 可能在机体局部的树突状细胞中进行复制,然后通过扩散进入网状内皮系统和血液。病毒感染大脑皮质、脑干和脊髓(特别是前角)神经元,导致神经元死亡,引起神经系统疾病。表现为小胶质细胞和多形核白细胞浸润,周围血管增生,神经元变性和噬神经细胞现象。通过免疫组织化学染色显示,病毒抗原存在于神经元、神经元突起和坏死区。脑干和脊髓的组织坏死和免疫反应最明显,这也许可以解释为何一些 WNV 患者表现为肌无力[95]。在受感染的动物和癌症患者的其他器官也检测到了病毒,但在免疫功能正常的人中没有发现感染的例子。

5. 临床特点·绝大多数 WNV 感染为隐性感染,有些感染者可有类似急性登革热发热(经常被误诊)后恢复正常,只有少数患者出现脑膜脑炎。美国大约 1% 感染者发展为脑炎,而且成人有可能比儿童更严重。有脑炎症状者的病死率为 10%～40%。该病潜伏期为 2～14 d。病程的临床表现较为轻微,表现为发热、头痛、肌肉疼痛、腰酸背痛、食欲不振、全身淋巴结肿大、斑丘疹皮疹,也常见恶心。其他表现包括肝炎、心肌炎及横纹肌溶解。当发展为中枢神经系统疾病时,患者可出现剧烈头痛、抑郁、意识状态混乱、脖子僵硬、脑神经麻痹、震颤和全身无力。有报道患者可出现脊髓灰质炎样综合征(poliomyelitis-like syndrome)和吉兰-巴雷综合征(Guillain-Barré syndrome)。脑脊液表现轻度白细胞增多,早期为中性粒细胞,后期为淋巴细胞。CT 和 MRI 扫描通常不能诊断早期感染的疾病,而脑电图显示为非特异性变化。多数幸存者有明显神经后遗症。

6. 诊断·可通过分离病毒,或采用 PCR 对临床标本 RNA 来检测 WNV,尤其在疾病发生第一周[96]。许多方法能检测出感染 WNV 者急性期血清中产生的特异性 IgM 抗体,其阳性表明为近期感染。然而,同一地区也可能存在血清交叉感染,检测 IgM 抗体时建议排除其他黄病毒。事实上,1999 年纽约暴发的 WN 疫情,最初的诊断将 WNV 和 SLEV 的 IgM 弄混淆了。脑脊液中检测到 IgM 是诊断脑炎的一个很好指标;通过 HI、IFA 或 EIA 检测 IgG 的升高,可以衡量是否为近期感染。可以使用 N 或单克隆抗体表位鉴定阻断酶免疫测定特异的 WNV 抗体滴度。目前无法通过血清学方法区分西尼罗病毒抗体、毒株及亚型,因 KUNV 感染同其他 WNV 感染具有一致性。

7. 治疗·支持疗法是对 WNV 患者主要的治疗方法。临床经验表明,α 干扰素对少数患者是有效的,但还需进一步研究证实[97]。试验表明,免疫球蛋白可能会有一些治疗效果。有研究表明,WNV 中性单克隆抗体对仓鼠感染能有长达 5 d 的保护作用[98]。但是这种治疗在短时间的窗口期过后,其疗效可能会受影响。

8. 流行病学·WNV 主要在"鸟类-蚊"间循环传播。一些血液中含有高浓度病毒的物种,包括乌鸦和鸽子,为蚊媒的主要传染源。虽然人类和马匹感染 WNV 后也可出现临床症状,但其没有传播能力。WNV 可通过受感染鸟类的迁徙而广泛分布。继 1937 年从乌干达患者中首次分离出 WNV 后,埃及和苏丹的研究显示,WNV 在当地的感染是常见的,表明该病毒流行于非洲部分地区。然而,历史上 WNV 病表现为散发性类登革热流行的大陆

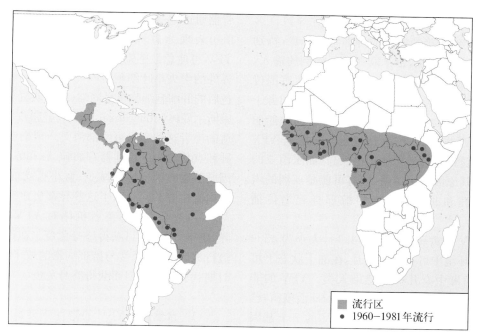

图 14.8　黄热病毒的地理分布。

发热性疾病,罕见中枢神经系统损伤。西尼罗病毒性脑炎先是在欧洲和俄罗斯暴发,在 20 世纪 90 年代蔓延到西半球,1999 年在北美开始流行。这几次暴发也比以前暴发的 WNV 脑炎死亡率更高。

WNV 有 Ⅰ 型和 Ⅱ 型两个主要的遗传谱系。与 Ⅱ 型谱系相关的疾病主要在非洲和欧洲的部分地区局部流行(包括 2012 年希腊暴发疫情,曾报告发现有一些致命的病例)。Ⅰ 型谱系 WNV 在几大洲流行,几乎所有在人群中发现的感染均是该病毒株,包括西尼罗病毒性脑炎暴发。这个族系的病毒也会引起马患病和使一定范围内的鸟类死亡。Ⅰ 型谱系有细分支。分支 1a 菌株似乎主要引起人类、马和鸟的严重疾病,包括西方国家发生的疫情。相反,分支 1b 主要在澳大利亚流行,很少引起人类或动物的脑炎。如前所述,2011 年在澳大利亚却出现了变异株引起马脑炎大规模暴发[78]。

9. 免疫接种·目前有几种候选疫苗在研究中,包括活疫苗、亚单位疫苗、重组和嵌合疫苗。一些疫苗的动物试验已证明具有免疫原性、安全性和保护效力,但目前还没有进行人体试验。还有证据表明[30],给小鼠和马接种灭活乙型脑炎疫苗可以提供抗西尼罗病毒交叉保护。

(十三) 黄热病病毒(yellow fever virus, YFV)

1. 地理分布·YFV[3,8,99-101] 曾在非洲和南美(图 14.8)的热带森林地区流行,上世纪初,在加勒比海和北美的亚热带和温带地区巴尔的摩和费城造成了大流行。1978—1979 年,"丛林"('Jungle')型 YFV 在曾巴西和特立尼达暴发,出现了 18 例病例,其中 8 例死亡。南美发生了多次流行,其中 1960—1962 年在埃塞俄比亚、1965—1966 年在塞内加尔均发生了大流行并导致许多人死亡。YFV 可导致未接种疫苗的游客感染死亡,特别是在西非。在过去的十年里,由于欧洲致死病例的输入,导致西非和东非暴发了几次大流行,并引起了大范围传播。遗传学研究支持这种可能的假设:YFV 可能起源于东非和中部非洲,其感染的蚊虫通过哥伦布时期的船舶航运,最初引入到西非,然后扩散到南美。未发现 YFV 在亚洲或大洋洲流行,尽管潜在的传播媒介(如东南亚的伊蚊)普遍存在。其原因尚不清楚,但有可能是亚洲的埃及伊蚊不会像美洲和非洲的埃及伊蚊那样充当传播媒介。

2. 病因·YFV 是黄病毒(见表 14.1),大小为 25～65 nm。其在 4 ℃ 环境中可生存 1 个月,在冻干状态下可存活很多年。该病毒中有几株可感染人类。YFV 的非洲株与美洲株比较,具有抗原缺失。应用 17 d 活疫苗,已成功地获得了失的原始"Asibi"抗原。YFV 的 7 个基因型已确定,其中 5 个来自非洲、2 个来自南美洲。

3. 传播

(1) 蚊虫 在自然界中有几种蚊虫为传播 YFV 的媒介(见表 14.1)。在美洲森林中,吸蚊属(*Haemagogus*)和煞蚊属(*Sabethes*)这两种蚊虫为 YFV 的传播媒介。埃及伊蚊(*Ae. aegypti*)能引起 YFV 在城市中的暴发流行。在巴西的 *Ae. fulvus* 伊蚊中已分离到 YFV。在非洲,非洲伊蚊(*Ae. africanus*)是 YFV 在森林中"猴—蚊—猴"循环的传播媒介;*Ae. simpsoni* 孳生在香蕉叶的积水中,且与人类接触密切。当猴子进入香蕉种植园时,蚊虫被 YFV 感染,然后再将 YFV 传播给人。森林中的其他传播媒介伊蚊包括 *Ae. luteocephalus*、*Ae. opok*、*Ae. furcifer* 以及泰氏伊蚊(*Ae. taylori*)等。蚊虫可通过垂直传播 YFV 给下一代,其在旱季对病毒的生存至关重要。在非洲,埃及伊蚊为 YFV 在城市中流行的主要传播媒介。感染 YFV 的宿主在发热的第 1～3 天内,可以使蚊子感染。YFV 在蚊子体内的发育周期,37 ℃ 时通常的为 4 d,18 ℃ 为 18 d。被 YFV 感染的蚊子可保持终生具有感染性。已有研究表明,YFV 可能通过卵巢垂直传播。

(2) 蜱 已在巴西的彩饰钝眼蜱(*Amblyomma variegatum*)分离到 YFV。在若虫向成虫发育的过程中,感染性蜱将 YFV 传播给未受感染的猴子。但这一传播方式的流行病学意义尚不清楚。

YFV 在自然界的其他传播方式尚不清楚。然而,如接触人类和动物感染 YFV 后的高病毒血症期的血液或组织,则可提高传播的可能性。因此应谨慎处理这些血液制品。

4. 病理·YFV 最初在感染者的网状内皮系统中复制,然后侵入到其他多个器官,包括肝、脾、骨髓、心肌和骨骼肌这些受感染器官的病理变化表现为细胞损伤。肾脏可表现为急性肾小管坏死,同时有心肌细胞损伤。YFV 可使急性感染期患者的肝细胞脂肪变性,以及除边界外的中央小叶细胞凝固性坏死(图 14.9)。用曙红深染色后的肝细胞细胞核呈固缩、细胞质凝集。因变性产生的康斯尔曼体(Councilman bodies)呈粉红色(图 14.10)。痊愈的患者这些症状可全部消失。感染者的脑部可出现水肿和点状出血。其他器官如肺、肝和脾也可能出现出血。因肝脏凝血因子生成减少、血小板功能障碍和弥散性血管内凝血等共同导致了这些异常出血现象。

5. 免疫·受感染者机体对 YFV 的免疫为抗体介导,感染 YFV 后可获得终身免疫。在许多附近有森林的流行地区,人群经常与携带病毒的蚊子接触,且多为童年时期就获得感染因而获得终身免疫。

6. 临床特点

(1) 自然史 YFV 的隐性感染最为常见,尤其是在流行地区,从而使当地人群出现高比例的群体性免疫。

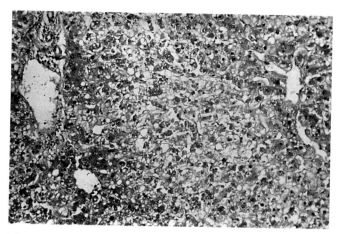

图 14.9　感染黄热病的猕猴死后肝组织出现的中等大小带状坏死和轻微的炎症反应。

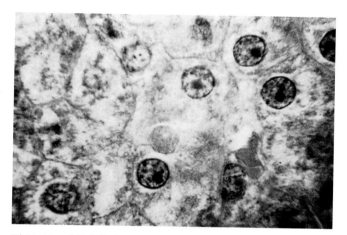

图 14.10　感染黄热病的猕猴死后,肝组织出现的康斯尔曼体。

在流行区出现的 YFV 感染病例一般症状较轻,死亡率为 5%～10%。呈暴发流行时,死亡率可呈几何增高,但具体数字还不清楚。

（2）症状和体征　YFV 感染者的潜伏期通常是 3～6 d。大多数感染无症状或出现轻微症状,只有一小部分可发展为严重、典型的黄热病。轻微症状的患者多表现为急性发热性疾病,突然出现发热,头痛,无其他症状,一般持续 48 小时或更短。

严重患者则表现为头痛剧烈,并伴有肌肉痛、腰痛和轻度蛋白尿。特征性心动过缓伴随体温改变的症状可能在持续数天后才能恢复。某些严重的患者可表现为起病急、高热、剧烈头痛、恶心、呕吐、腹痛、背痛、腰部、四肢痛。病人可因出现脱水引起舌干、口臭。早期结膜和皮肤可出现黄疸迹象,也可有牙龈和鼻轻微出血。这些症状是感染期病毒血症的临床表现。大约持续 3 d 后患者自行恢复。如病程发展,可能在 24 h 内先表现为症状好转,随后则迅速恶化。出现严重黄疸且伴胃肠道和其他组织的点状出血,上腹疼痛、呕吐加重,同时肾功能下降,

出现蛋白尿。可出现低血压、心脏衰竭,心电图显示 PR 和 QT 间期的特征性延长。患者可能在 3～4 d 后迅速恢复,也可能超过 2 周才能恢复;在 7～10 d 中,有 20%～50%患者可能出现死亡。蛋白尿增加、出血、脉压升高、低血压、少尿和氮质血症都是预后不良的表现。

严重患者如能恢复,一般恢复期较长,但无后遗症。患者在恢复后期出现死亡的现象非常罕见,但可伴心肌损害、心律不齐、心脏衰竭后遗症。儿童患者通常症状轻微,以黄疸为主。

7. 诊断·从感染者最初数天的血液中,或尸检样本中可以分离出 YFV。通过 EIA 法检测感染者的血清抗原多数为阳性。相对于其他方法,通过 RT-PCR 检测 RNA 更为敏感、方便。血清学诊断可采用 EIA、IFA 或 HI 试验检测急性期 IgM 抗体,IgM 可持续存在数月。IFA、HI 和 N 抗体可在发病 1 周内出现,CF 抗体出现较迟。急性期和恢复期配对血清滴度明显上升,也有助于诊断近期感染,但该病毒 IgG 抗体与其他黄病毒存在交叉反应,不过特异性 IgG 可以用 N 滴度确定。预防性 YFV 接种可在血清中产生低浓度抗体,IgM 可维持数月。

8. 治疗管理·同其他出血热(如 DHF)治疗管理一样,尚无特效治疗方法,以支持治疗为主。血清、干扰素都被证明没有治疗效果。

9. 流行病学·YFV 的流行可有森林型(丛林黄热病)和城市型(城市黄热病)两个类型。

（1）森林流行型(丛林黄热病)　在美洲,YFV 主要流行于热带雨林中的猴、狨猴(marmosets)和吸蚊属(Haemagogus)蚊子(在树洞中繁殖)间。YFV 从巴拿马开始蔓延到美国中部的东海岸到危地马拉,反复引起了这些地区的 YFV 流行,导致吼猴(howler monkey)(或巴猴,Alouatta)大量死亡。贝尔福于 1914 年考证记载了此事件:"寂静的森林(silent forest)"里所有的吼猴都死于黄热病病毒。许多猴种也在 YFV 的流行中起到一定作用,蜘蛛猴(Ateles)、松鼠猴(Saimiris)、猫头鹰猴(Aotus)都出现过致命的感染;而另一些猴种如卷尾猴(Cebus)则可无症状,但其感染后的病毒血症足以使之成为传染源。人类的 YFV 病主要发生在近森林地区;趋血蚊属蚊子叮咬生活在森林中空地及周围的居民。煞蚊属(Sabethes,一种耐旱的蚊子)在旱季充当传播媒介。

在非洲西部、中部、东部的森林中,丛林型 YFV 的存在得益于猴子常处于隐性感染,主要是黑脸猴(Cercopithecus)。其他易感的灵长类动物也存在隐性感染,包括疣猴(Colobus)(尤其在埃塞俄比亚)、白眉猴(mangabeys,如 Cercocebus)和狒狒(baboons,如 Papio)。研究表明,在东非的一些易感染 YFV 的猴子(bushbaby,如 Galago)含有高浓度 YFV 抗体,其可能参与了 YFV

的传播流行。在非洲,几种伊蚊属蚊虫是 YFV 的重要传播媒介(见 YFV 传播媒介)。人类感染一般因农业活动进入森林地区而获得。在流行区人群中,呈现出随着年龄的增长而体内抗体阳性比例不断上升的趋势,因此在流行区可出现老年人有抗体而年轻人无抗体的现象。

(2)城市流行型(城市型黄热病)　当一个城市的人口密度高,尤其是或因城市化加剧而移民的大量增加、或因预防接种措施的缺失、或黄热病疫情后出生的人口越来越多等导致易感人群的大量积聚,同时存在埃及伊蚊(*Ae. aegypti*)传播媒介,则 YFV 可在城市人群之间引起强烈传播而引起大流行。在 20 世纪早期,这种类型的大流行常遍及加勒比海和北美的东海岸。但一旦埃及伊蚊得到有效控制,流行即可停止。在美洲已超过 40 年未出现城市型黄热病的流行。然而,城市的散在病例还在出现,未来仍然存在流行的可能。

黄热病在撒哈拉以南非洲地区持续流行。1940 年曾在苏丹南部的 Nuba 山区流行(17 000 例病例,病死率达 10%);1960—1962 年在埃塞俄比亚西南部 Omo 河流域流行(死亡 15 000~30 000 例,病死率高达 85%);1965—1966 年在塞内加尔的一次流行主要影响 10 岁以下儿童,病死率为 15%。此后,撒哈拉以南非洲的多个国家采取了相应防控措施。

10. 控制·根除和控制埃及伊蚊是预防美洲城市型 YF 的关键。包括清除水容器和水箱中的伊蚊繁殖地点,以及采用能提供伊蚊数量、伊蚊指数的监测系统。当监测发现伊蚊指数达到一定水平时,即预示着该地区可能会发生 YF 的流行。当 YF 发生流行时,通过在城镇采用"雾化"法喷洒杀虫剂,城市的成年人中该流行病即可停止。在美国,埃及伊蚊曾已被根除,但现在又出现在路易斯安那州,而这儿曾经流行 YFV。

11. 疫苗·YF 17D 是一种安全的减毒活疫苗,具有持久的免疫力。出于认证目的,其免疫力被限定为 10 年,但已有保持 40 年的记录,并且其免疫力可能是终身的。YFV 疫苗接种对于流行地区的旅行者来说是必不可少的,并且对于从流行地区到非流行的热带地区的旅行者需要提供接种疫苗的证书。在疫苗接种后 10 d 内机体即可产生抗体。疫苗接种后的严重并发症很少见。虽然没有胎儿对接种疫苗反应的记录,但孕妇应该避免接种疫苗,除非其暴露于 YFV 的风险很大。不建议 6 个月以下、特别是 4 个月以下的儿童接种疫苗,因其可增加患脑炎的风险。免疫抑制患者也应避免使用。因疫苗是在鸡胚中制备的,因此对鸡蛋蛋白敏感的人可能会有反应。YF 17D 疫苗对接种者很少出现严重的不良反应,包括脑炎、经典 YF 和严重的多系统疾病;出现神经系统疾病的风险是 1~16/百万剂量、内脏疾病的风险是 2.5/百万剂量。

十四、布尼亚病毒(Bunyaviruses)(布尼亚病毒种,布尼亚病毒属)

(一)加利福尼亚脑炎病毒(California encephalitis virus, CEV)

CEV[102]是加州布尼亚病毒血清群中第一个被确认的成员,在 20 世纪 40 年代被确定为加利福尼亚脑炎的病因,但很少引起人类感染(见图 14.3)。人类感染更常见于密切相关的拉克罗斯病毒和詹姆斯敦峡谷病毒。它感染兔子和啮齿动物,并由伊蚊传播。

(二)OROPOUCHE 病毒(OROPOUCHE virus, OROV)

OROV[102]是 Simbu 组布尼亚病毒的成员(见表 14.1),是巴西和秘鲁亚马孙地区的主要致病源。OROV 由巴拉库蠓(*Culicoides paraensis*)和一些蚊虫传播,可在有树懒和猴子生活的丛林中维持其传播循环。OROV 病的发作突然,发热、发冷、头痛、肌痛、关节痛和畏光是最常见的症状。患者病程一般持续 1~2 周,可完全康复。在发病的头几天可在血液中检测到 OROV,但通常是采用血清学检查诊断。

(三)裂谷热病毒(rift valley fever virus, RVFV)

1. 地理分布·RVFV[3,103-105]于 1931 年首次在肯尼亚被认为可导致绵羊和人类疾病。直到 1977 年,在撒哈拉以南非洲,包括肯尼亚、南非、津巴布韦、苏丹、埃及、乌干达、坦桑尼亚和赞比亚,RVFV 仅在人类和家畜间流行。在西非(马里、尼日利亚和扎伊尔)以及博茨瓦纳和莫桑比克也发现了类似的病毒(Zinga 病毒),但未发现这一疾病的流行。1977 年,RVFV 传播到埃及,导致了裂谷热(RVF)大规模的流行,并显示出扩散到撒哈拉以南非洲以外地区的趋势(图 14.11)。RVF 在埃及主要流行于尼罗河三角洲,大约有 600 人死于该疾病。其可能发生在尼罗河沿岸从南部的阿斯旺到北部的开罗的动物中大规模流行之前。1993 年在阿斯旺再次发生 RVF 流行,并且在尼罗河三角洲发现了几例眼科并发症病例。有史以来最大规模的 RFV 暴发发生在 1997—1998 年的肯尼亚和索马里(当时有多达 89 000 人受到影响),2000 年阿拉伯半岛也暴发了 RVF 疫情。

2. 病原·RVFV 是布尼亚病毒科白蛉病毒属(*Phlebovirus*)的成员(参见表 14.1)。RVFV 是一种大小为 120 nm 的包膜病毒,RNA 基因组分为三个部分。

3. 病理·RVFV 的致病机制似乎与 YFV 相似,都是初始扩散到淋巴组织,然后侵犯到肝脏,并造成肝脏坏死。少部分会伴有出血症状,这可能是由于凝血因子减少和 DIC 所致。病毒侵犯大脑可能会导致脑炎和视网膜炎,1~4 周可能康复。

4. 传播·RVFV 可大范围感染家养动物。病毒在人畜之间由蚊子传播,如曼蚊、按蚊、伊蚊和库蚊(见表

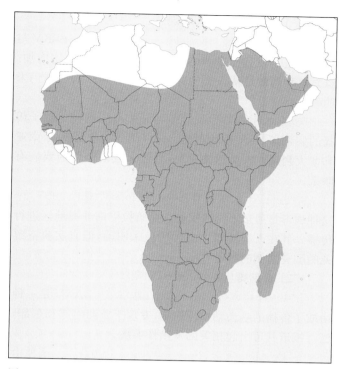

图 14. 11 裂谷热病毒(RVFV)的地理分布。

14.1),在南非和埃及可能分别通过 *Ae. caballus* 和希氏库蚊(*Cx. Theileri*)等蚊虫传播给人类。也可因他昆虫的叮咬而机械传播,比如库蠓属(*Culicoides*)和蚋属(*Simulium*)的昆虫。RVFV 也可经受感染动物组织的气溶胶直接传播,特别是在流行期。人与人之间不会直接传播,但急性期的血液和受感染动物的组织都有很强的传染性,尤其在屠宰场中。实验室感染的情况也曾有发生,因此需要小心处理该病毒。

5. 免疫・主动免疫:RVFV 产生的免疫由抗体介导,对同种病原的再感染具有长期保护作用。机体通过对病毒的反应形成抗体(HI、CF 和 N)。HI 和 CF 抗体常用于诊断,而 N 抗体更具特异性。被动免疫:感染者可通过胎盘使孩子具有免疫力,并持续数月;具有抗体,尤其是 N 抗体的恢复期血清,可以用于治疗 RVF。

6. 临床特点・RVFV 感染大多为自限性疾病,具有病程较短、起病急、有发热症状,且可完全恢复。然而,小于 5% 的病例会发生脑炎、视网膜病变、出血、肝脏疾病。

7. 症状和体征・RVF 的潜伏期为 2~6 d。发病急骤,伴有发热、头痛、关节和肌肉痛、结膜炎和畏光症状。大多数病例会得到完全恢复。少数病例可有复发,且恢复时间可能会延长。视网膜病的发病率在 5%~10%,一般出现在发热症状后 1~3 周,可伴有黄斑渗出物,并且在某些情况下可伴有视网膜出血和血管炎。大约一半的患者会留下永久性的视力损伤。另外有 5% 患者中会出现脑炎,但很少致命。出血症的发生率大约为 1%,与 YF 非常相似;病死率在 10% 左右,且多发生于伴有严重症状的病例。

8. 诊断・在疾病出现 1 周内可通过血液培养或 PCR 检测到 RVFV。抗原检测方法也可用,可通过 EIA 酸检测 IgM 抗体早期诊断[106]。标准血清学诊断是使用来自 WHO 的标准抗原进行配对血清 HI 试验。EIA 也被用于 IgG 和 IgM 的检测,而后者可协助早期诊断。N 测试可检测 RVF-特异性抗体。

9. 管理・严重病例可能需要高级别支持治疗。利巴韦林对动物模型中的 RVF 有效果,并建议用于治疗出血症患者[107]。免疫血清也可尝试用于更严重病例的治疗。

10. 流行病学・在热带雨林地区,RVFV 可在脊椎动物和蚊子之间传播。家畜中的大规模流行,主要因有大量的易感牛羊(欧洲)、高密度的节肢动物(强降雨或灌溉引起的),导致病毒被传播到森林以外的地方。RVFV 被输入到新的地方后可引起家畜大范围的疫情,并引起人群的流行甚至致死。刚开始该病毒仅限于家畜和撒哈拉以南非洲地区的人群中传播。但 1997 年以后,其已经蔓延到埃及,引起人类和家畜中的大范围暴发。该病毒的传播可能是通过来自苏丹的受感染骆驼或节肢动物。有研究表明某些地区的 RVFV 可经卵传播。

11. 控制・无法对感染者进行隔离,但应控制动物的活动,且病畜应掩埋或治疗,而不是屠杀,以避免在屠宰场中传播。应对屠宰场进行防控,给工人接种疫苗。也应对传播媒介采取防控。

12. 免疫・暴露的实验室工作人员和兽医人员需要接种用细胞培养的福尔马林灭活疫苗(但价格昂贵)。兽用疫苗是对抗 RVFV 蔓延的第一道防线。活的和灭活的疫苗都已可用来控制动物间 RVFV 的传播,并取得了一定成功。

(四)白蛉热[那不勒斯病毒(Naples virus, SFNV);西西里病毒(Sicilian virus, SFSV)]

1. 地理分布・白蛉热[108-110]普遍存在于地中海和中东、马耳他、爱琴群岛、埃及和伊朗、北非洲、红海和阿拉伯湾,以及亚洲的高加索地区和高达 4 000 英尺的喜马拉雅山地区。

2. 病因・白蛉热是由白蛉病毒感染所致。白蛉病毒包含多种不同抗原性的病毒株,而只有 SFSV 和 SFNV 可以引起人类疾病。其他的病毒都是从昆虫和动物中分离出的。

3. 传播・白蛉食入病毒 6 d 后会获感染,并且可终生保持感染性。白蛉可经卵将病毒传给下一代而产生新的感染性白蛉。

4. 临床特点·白蛉热是一种急性自限性疾病，一般症状持续 2～4 d，感染者可完全恢复，并产生免疫力以抵抗再次感染，也不致死。疾病的潜伏期为 3～6 d。

5. 症状和体征·起病急骤，可伴有高热、头痛、肌痛、关节痛和颈部僵硬。3 d(一般 2～8 d)后会退烧。眼眶疼痛是退烧后的主要症状，并可一直存在。一些患者会有轻度颈部僵硬。偶尔也会有持续 1～2 d 的复发。脑膜炎症状罕见。

6. 诊断·白蛉病毒血症持续时间只有 24～36 小时，所以将病毒从血清中分离是不可能。有人开发了 IgG 和 IgM 酶联免疫测定法。HI 和 N 抗体的血清配可以证明近期有感染。

7. 管理·目前还没有有效的治疗方法。

8. 流行病学·该病毒没有动物储存宿主。在流行地区，病毒传播一般发生在 4～10 月。疫情发生时，病毒会逐渐感染社区中人员，特别是军方人员。

（五）塔希纳病毒（Tahyna virus，TAHV）

TAHV 是由伊蚊传播的布尼亚病毒，分布在欧洲中部地区，偶可引起人类流感样疾病暴发(见表 14.1)。

（六）托斯卡纳病毒（Toscana virus，TOSV）

TOSV[111,112] 是 SFNV 血清复合物的一种，属于白蛉病毒属。其发现于意大利、葡萄牙、法国和西班牙，并有可能存在于其他地中海国家。TOSV 由恶毒白蛉和庇氏白蛉进行传播，但动物宿主并不清楚。TOSV 感染可引起脑膜炎，偶可引起脑炎，但是能完全恢复。TOSV 和其他血清型的 SFNV 之间存在交叉反应。通常可通过血清学方法诊断该病毒，但也可以通过脑脊液培养后鉴定，以及通过 RT - PCR 进行检测。

十五、Coltiviruses［呼肠孤病毒科（Reoviridae），Colti 病毒属（Coltivirus）］

科罗拉多蜱热病毒(Colorado tick fever virus，CTFV)

CTFV[113] 由 Colti 病毒引起。该病毒为一种呼肠孤病毒，发现于美国西部和加拿大的山区，特别科罗拉多州的落基山地区。该病的临床症状有头痛、发热、肌痛、关节痛、眼眶痛、畏光及颈部僵硬，且约 10% 的病例会伴有黄斑、斑丘疹或瘀点状皮疹。大约一半的病例中会出现以下特点：2～3 d 发病，然后 2 d 缓解，其次又是 2～3 d 发病。儿童可发展为脑炎。病毒最主要的宿主是花栗鼠和加利福尼亚金背黄鼠，感染不成熟的蜱（安氏革蜱，*Dermacentor andersoni*）。其他啮齿动物是该病毒的次要宿主。

十六、其他虫媒病毒

还有大量的其他节肢动物病毒，但很少引起人类感染，或者在人类中的作用还不明确。

（一）甲病毒（Alphaviruses）

1. Babanki 病毒（Babanki Virus，BBKV）·BBKV 与 SINV 有关，发现于非洲西部和中部，以及马达加斯加。虽然这种病毒是从人类中分离到的，但其致病机制仍未明确。

2. 盖塔病毒（Getah Viru，GETV）·这种由蚊子传播的病毒与 RRV 密切相关。它广泛分布在亚洲、东南亚和澳大利亚。人类感染罕见，且还未发现与任何疾病有联系。

3. Semliki 森林病毒（Semliki forest virus，SFV）·这种病毒是通过不同的蚊种在撒哈拉以南非洲地区进行传播。其在人类疾病中的作用尚未明确，但有实验室致死的脑炎病例的报道[114]。

（二）黄病毒（flaviviruses）

1. Banzi 病毒（Banzi virus，BANV）·BANV 是一种由蚊子传播的啮齿动物类病毒，发现于非洲南部和东部。已有报道其可引起相关的发热性疾病。

2. Bouboui 病毒（Bouboui virus，BOUV）·这种由蚊子传播的病毒发现于非洲中部，与 BANV 密切相关。人类感染后无症状。

3. Bussuquara 病毒（Bussuquara virus，BSQV）·这是一种经库蚊传播的啮齿动物类病毒，发现于中美洲和南美洲；它可引起发热、头痛和关节痛。

4. Edge Hill 病毒（Edge Hill virus，EHV）·EHV 已经从伊蚊和库蚊中分离到，广泛存在于澳大利亚。人类感染偶有发生，且有报道有多关节痛的相关感染病例。

5. 伊利乌斯脑炎病毒（Ilheus virus，ILHV）·ILHV 存在于多种蚊子中。中美洲和南美洲，以及特里尼达在人群中检测到的病例或病毒。极少感染者会伴有发热头痛、脑炎。

6. Karshi 病毒（Karshi virus，KSIV）·KSV 是由蜱传播的病毒，可引起发热性疾病。该病毒已在哈萨克斯坦和乌兹别克斯坦被发现。

7. Kedougou 病毒（Kedougou virus，KEDV）·KEDV 是一种由蚊子传播的病毒，在塞内加尔和中非共和国已有报道被感染的儿童。目前还没有明确的相关疾病。

8. Kokobera 病毒（Kokobera virus，KOKV）·KOKV 发现于澳大利亚和新几内亚，经由伊蚊和库蚊传播。血清学调查显示，澳大利亚东岸已有人群感染情况。KOKV 可引起关节痛疾病，有时伴有皮疹。

9. Koutango 病毒（Koutango virus，KOUV）·KOUV 是一种由蚊子传播的病毒，发现于塞内加尔。人群自然感染无明显症状，但是实验室获得性感染会引起发热、头痛、关节痛和皮疹。

10. Rio Bravo 病毒（Rio Bravo virus，RBV）· RBV 是一种黄病毒，但不是经由节肢动物传播。其可直接从蝙蝠传播给人群，已有 1 例发热疾病报道。

11. Sepik 病毒（Sepik viru，SEPV）· 已在巴布亚新几内亚多种蚊子中发现了 SEPV。其可引起感染者发热，并伴有头痛。

12. Spondweni 病毒（Spondweni virus，SPOV）· 在南非，SPOV 可由多种蚊虫传播。其可引起感染者发热、头痛和关节痛。SPOV 与 ZIKV 密切相关。

13. Tyuleniy 病毒（Tyuleniy virus，TYUV）· TYUV 是蜱传病毒，已有感染病例报道，感染者伴有关节痛和皮肤出血。Meaban 病毒和 Saumarez Reef 病毒与其密切相关。

14. Usutu 病毒（Usutu virus，USUV）· 这种病毒发现于撒哈拉以南的非洲和欧洲。它主要是通过几类蚊种进行传播，可引起感染者发热和皮疹。

15. Wesselsbron 病毒（Wesselsbron viru，WESSV）· WESSV 发现于撒哈拉以南非洲和泰国。它可由几类蚊种进行传播。人类感染后的症状是发热、肝脾肿大、皮疹，有时出现脑炎，但可完全康复。

16. 寨卡病毒（Zika virus，ZIKV）· 在东非、中非和西非，这种病毒由伊蚊传播，并保持其循环周期，类似于 YFV。它会导致发热、头痛和皮疹。ZIKV 与 SPOV 密切相关。非洲以外也有大规模暴发，比如 20 世纪 70 年代的印尼和 2007 年的南太平洋和邑岛[115]。

（三）布尼亚病毒（Bunyaviruses）

在少见的和轻微感染的人群中，发现有大量的布尼亚病毒[116]。

（四）Nairoviruses

1. 刚果克里米亚出血热病毒（Congo-Crimean haemorrhagic fever virus，CCHFV）

（1）地理分布　CCHFV[80,117]主要发现于东欧（科索沃地区、保加利亚、阿尔巴尼亚、俄罗斯），首次报道是在 1944 年和 1945 年的苏联军队中。该病毒也分布在整个地中海地区（土耳其、希腊）、中国西北部、中亚（哈萨克斯坦、塔吉克斯坦、乌兹别克斯坦）、欧洲南部、非洲（塞内加尔、刚果、南非）、中东（伊朗），以及印度次大陆（印度古吉拉特邦）。

（2）病因　CCHFV 是布尼亚病毒科中的一种 *Nairovirus*。1944 年首次发现于克里米亚。至今已鉴定出 7 种基因型，推测该病毒已有 3 100～3 500 年的进化史。

（3）传播　CCHFV 由璃眼蜱传播，尤其是边缘璃眼蜱（*H. marginatum*）和小亚璃眼蜱（*H. anatolicum*），或通过破碎的蜱传播。医务人员常因暴露于患者血液和分泌物后被感染，且会引起医务工作者的家庭成员再次感染。也可通过接触屠宰感染的动物发生感染。

（4）病理　感染病毒后有 2～9 d 潜伏期，患者表现为突发症状，伴有发热、恶心、剧烈头痛和肌肉痛。有时存在胃肠道的症状。大多病例伴有皮肤潮红或皮疹。其出血时间较短，一般持续 2～3 d，且可有不同部位的出血，如胃肠、泌尿生殖器、呼吸道和大脑。临床表现为皮肤出血，也可能出现黏膜和结膜出血。

（5）临床特征　CCHF 的发病较突然，起初的症状包括头痛、高热、背部疼痛、关节痛、胃痛、呕吐。常见眼睛泛红、脸部潮红、红喉、上腭瘀点（红点）。还有黄疸症状，且严重时出现情绪和感官知觉变化。随着病情恶化，会出现大面积的青紫、严重鼻出血以及不可控的出血，这些症状出现于疾病后的第 4 天，并持续约 2 周。

（6）诊断　CCHFV 感染的诊断可以通过血清检测、病毒抗原在组织中的免疫组化证据、化学染色、镜检以及血液或组织中的病毒 RNA 序列鉴定等方法进行。

（7）流行病学　CCHFV 在蜱传病毒中是流行范围最广的，分布于中欧亚大陆和非洲的 30 多个国家。过去的十年，东欧和中亚地区的几个国家也出现首次病例报道。该病毒的再次暴发一个重要原因是边缘璃眼蜱（*Hyalomma marginatum*）数量的增加。

2. Dugbe 病毒（Dugbe virus，DUGV）· 在尼日利亚和中非共和国，DUGV 被发现可导致轻微发热性疾病，感染者偶尔出现脑膜炎。

3. 内罗毕羊病病毒（Nairobi sheep disease virus，NSDV）· NSDV 可感染羊和山羊，并由多种蜱进行传播。东非和印度都有人类感染病例的报道，引起发热、关节痛。但其病情较轻微，且可完全恢复。

（五）环状病毒

1. Kemerovo 复合体 · 是大量病毒的复合体，发现于苏联和中欧。它们通过蜱传播，并导致发热、脑膜脑炎等症状。

2. Orungo 病毒（Orungo virus，ORUV）· ORUV 发现于西非和中非，可通过多种蚊虫传播。其有 4 种血清型，可导致感染者发热和头痛，以及较少的脑炎。

参考文献

见：http://www.sstp.cn/video/xiyi_190916/。

第15章 登革热

SOPHIE YACOUB, JEREMY FARRAR

翻译：周晓俊
审校：郑 彬 杨 帆

要点

- 登革热是传播最为广泛的蚊媒病毒病，全球每年约有一亿人受到影响，估计有 40% 的世界人口（约 25 亿）存在感染风险。任何患者只要有发热症状就应该考虑登革热，尤其是近期在登革热流行地区有旅行史的人。

- 登革热的严重性在于其可发展为重症登革热。

- 从威胁生命和指导临床的角度来看，重症登革热临床表现中最严重的是血管渗透性增加导致的登革休克综合征。

- 在登革热极期，定期复查（每 15～30 min）脉搏、血压、末梢温度和血细胞比容等生命体征是至关重要的。治疗的主要方法是及时、适当的液体复苏。在发病早期如果给予适当的容量复苏，休克通常是可逆的。患者的整个治疗过程需要细心的观察和判断，维持有效的循环并避免液体超负荷。人们越来越关注开发登革热的新疗法，但迄今尚未发现特效药物。

- 目前尚无可用于公共卫生服务的登革热疫苗。众多的候选疫苗还处于研发过程中，进展最快的候选疫苗处于 III 期临床试验期（2012—2014 年）。新型技术的发展让人们相信，未来登革热的控制也许要依赖生物的基因改造，如沃尔巴克（Wolbachia）体和蚊虫的基因改造技术已经进入现场实验期。

- 目前在临床管理、病理生理学和治疗靶点等方面的研究进展导致了对相应治疗方案需求的迫切性。预测登革热流行趋势，以及为应对该流行态势所需要的地方公共卫生和临床资源的投入，是非常重要的。为解决这一重要且日益增长的全球健康威胁，需要研发出针对 4 种血清型登革热的安全有效的疫苗和制定有效的媒介控制措施。

一、概述

从地域分布、发病率和死亡率的角度分析，有 4 种血清型（DENV1、DENV2、DENV3、DENV4）的黄病毒属的登革病毒导致了人类最重要的虫媒病毒病。在过去 30 年间，登革热的全球负担至少增加了 4 倍，约有 25 亿人存在感染的风险。据估计，在过去的一年中，有超过 100 个国家大约 9 900 万（95% CI：7 100 万～13 700 万）人出现感染症状，4.04 亿人发生无症状感染（95% CI：3.04 亿～5.37 亿），50 万例患者发展为重症登革热，2 万例患者最终死亡（图 15.1）。登革病毒通过埃及伊蚊在人与人之间传播。其感染症状多样，从轻微的被称为"登革热"的发热性疾病到特征为毛细血管渗漏增加导致的低血容量性休克、器官损伤和出血并发症——"重症登革热"[以前称为登革出血热（dengue haemorrhagic fever, DHF）][1-2]。目前尚无抗病毒的药物和可用的预防疫苗，临床治疗主要依赖于对重症病例进行及时有效的补液。

本章介绍了登革热的流行病学、疾病传播、病理和致病机制的最新研究进展，以及临床特点和病例管理等，揭示了该病的预防和发展方向。

二、流行病学

登革热流行于热带和亚热带北纬 30°和南纬 40°之间地区，当地的地理环境适合登革病毒传播媒介埃及伊蚊的生存。在热带流行地区，整年均可发生登革病毒的传播。在大多数国家，登革病毒感染有明显的季节性规律，随着雨季增加而增多。在疫情发生最频繁的地区，一般是多种血清型登革病毒的感染同时发生，交叉流行或异型感染也比较常见。流行地区的登革热多发于 2～15 岁儿童，重症登革热通常发生在登革热再感染人群和首次感染的 1 岁以内新生儿中（新生儿母亲为登革热免疫人群）。

200 年前热带地区就已广泛分布登革病毒和其他相近生态习性的虫媒病毒[3]。源自非洲的黄热病病毒，与登革病毒相似，可能是通过 17 世纪的非洲奴隶贸易传播到世界各地。1780 年美国费城的 Delware 河边报道了第一起疑似登革热疫情事件，同一时间西班牙也报道了"破骨热"登革热疫情[4]。接下来的一个世纪里，大西洋沿岸

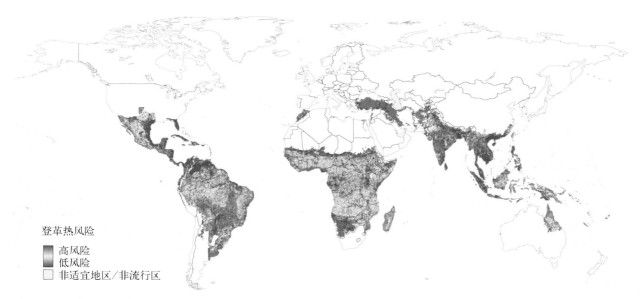

登革热风险
- ■ 高风险
- 低风险
- □ 非适宜地区/非流行区

图 15.1 全球登革热风险图。国家层面的风险分析基于来自各方面的综合报告,包括世界卫生组织、美国疾病预防控制中心、Gideon online、ProMED、DengueMap、欧洲监控网和相关的文献报告。额外的风险根据生物模型进行推算,该模型以温度和土地分类对风险进行界定。(见 Gething PW, Brady O, Hay SI. Dengue. N Engl J Med 2012;366(15):1423-32.2012 马萨诸塞州医学会版权所有)

的美国、加勒比和大洋洲等热带地区也相继报道了类似登革热的病例。

第二次世界大战期间和战后,随着全球贸易、城镇化和国际旅行的兴起,埃及伊蚊的活动范围扩展到了亚洲和美洲,大大增加了登革热的发生率。这些变化体现在 20 世纪 50 年代泰国和菲律宾兴起的"泰国出血热",许多亚洲热带国家,包括越南、新加坡、马来西亚、缅甸、中国和一些太平洋群岛都出现了登革热相关报道。这种趋势延续至今,全球 70% 以上的登革热疾病负担发生在亚洲。

20 世纪 70 年代,登革热流行范围扩大到太平洋岛屿和加勒比海盆地,4 个血清型的登革热感染均有报道。1981 年,东南亚和西太平洋地区之外的第一起登革热疫情于古巴暴发,基因型为 DENV 2 型[5],此次疫情是古巴自 1997 年暴发 DENV1 型登革热后的继发感染所致,证实了继发感染、DENV1 和 DENV2 是引起登革出血热的风险因素。

在此之后,加勒比海也出现了登革热散发病例的报道,委内瑞拉和巴西分别于 1989 年和 1991 年发生过小规模登革热暴发。1995 年,秘鲁 Iquitos 暴发了 DENV2 基因型的二次感染,当地没有登革热病例记录的惯例使得来自美洲的低致病性 DENV2 基因型感染风险增加。

在过去的 10 年中,登革出血热已成为美洲 28 个国家重要的公共卫生问题,登革病毒 4 种血清型均有流行[6-7]。

20 世纪 80 年代,非洲报告了登革热病例,尼日利亚、莫桑比克和东非地区出现了轻度登革热病例[8-9]。近来,由于中非地区白纹伊蚊的扩张,当地的基孔肯雅病毒和登革热感染病例数增加[10]。血清流行病学研究结果表明,大多数非洲国家均存在 4 个血清型的登革病毒感染,尽管登革病毒感染大暴发比较罕见,但仍不乏重症登革热病例的报道,这与病例漏报、宿主的保护性遗传因素、较低的媒介传播效能等因素有关[9]。全球疾病综合评价系统显示,非洲有 1 560 万例登革热病例(95% CI:1 090 万~2 160 万),约占全球疾病负担的 16%。

过去 30 年间,地中海东部地区也出现了登革热病例的增加,也门、沙特阿拉伯和巴基斯坦也有登革热疫情暴发。

世界卫生组织于 2006 年强调登革热作为一种新现疾病的重要性,自此,登革热病例数持续增多,并传播到全球的其他地区。由于这些地区公共卫生系统处置疫情暴发的能力不足,诊所和医院应对患者激增数量的能力和临床经验比较薄弱,当地登革热患者的死亡率和发病率通常高于那些登革热已经流行了几十年的地区。

三、病毒

登革病毒(Dengue virus,DENV)是黄病毒科黄病毒属的一种单链包膜 RNA 病毒,直径为 30 nm。DENV 包括 4 种紧密相关的血清型(DENV1~4),它们的抗原与属内的黄病毒、日本脑炎病毒和西尼罗病毒等其他病毒均有抗原交叉反应。

4种血清型病毒独立进化,发展出各自独特的生态和进化特性,这个过程可能涉及媒介蚊虫或人类储存宿主适应问题。西非 DENV-2 株和马来西亚 DENV-1、DENV-2 和 DENV-4 株系统发育的研究均支持这一理论,但 DENV 的确切起源尚不确定[11]。每种 DENV 血清型均可以发生很大变异,形成系统发育中的集群,被称为亚型或基因型[12]。目前,已确定 DENV-1 含有 5 种亚型,DENV-2 有 5 种亚型(其中一种仅存在于非人灵长类动物),DENV-3 有 4 种亚型,DENV-4 有 4 种亚型(仅存在于非人灵长类动物中)。不同亚型 DENV 的毒力和致病性不同。

四、传播

登革病毒可通过伊蚊(Aedes)叮咬在人群中传播。登革病毒的循环有两个周期:通过白纹伊蚊(Ae. albopictus)和埃及伊蚊(Ae. aegypti)在人群传播和通过树栖伊蚊在非人灵长类动物间传播。

具有家栖特性的埃及伊蚊是最有效的传播媒介。雌蚊吸取登革热患者血液后即具有传染性,可在吸血后或经 8~10 d 的潜伏期病毒在唾液腺中大量增殖后将登革病毒传播给新的宿主[15]。蚊虫被感染后,其传染性可维持 30~45 d。白纹伊蚊、波利(尼西亚)伊蚊(Ae. polynesiensis)和小盾伊蚊(Ae. scutellaris)复合体等其他伊蚊也能传播登革病毒,但由于这些蚊种的地理分布区域不同,所以它们的传播效率不如埃及伊蚊。研究发现,登革病毒可经卵巢传播,但这种传播方式在流行病学中发挥的作用尚不明确。

五、发病机制

继发性登革热与病毒血症急剧下降时出现的并发症密切相关,通过免疫介导引起病理反应。20 世纪 70 年代,霍尔斯特德(Halstead)通过体外实验和灵长类动物的体内实验研究,提出了"抗体依赖性免疫增强理论(antibody-dependent immune enhancement theory,ADE)"[16]。许多流行病学研究表明,连续感染是重症登革热病例的危险因素[17-18]。

重症登革热与病毒血清型相关,研究发现,重症登革热多发于 DENV2 引起的二次感染病例中[19-20]。在不同血清型的登革热再次感染中,原发感染产生的抗体没有中和病毒的作用,反而促进了病毒侵入单核细胞并提高了病毒在细胞中的复制[21]。负荷增加的病毒导致登革热症状加重[22]。毒力更强的病毒株[14]、宿主的遗传因素、年龄和并发症等都会影响重症登革热的病理[23-25]。

(一)体液免疫

宿主被特定血清型的登革病毒急性感染后,会产生与 4 种血清型登革热有交叉反应的抗体,该抗体对同源血清型感染株的免疫反应是持久的。宿主被登革病毒首次感染后,可与所有血清型发生交叉反应,产生长达 2~12 个月的异型免疫力[26]。重症登革热的发生与交叉反应性异型抗体的减弱和抗体依赖性免疫增强相关。宿主首次感染获得的特异性抗体无法中和当前感染血清型的病毒时,它会更有利于病毒侵入 Fcγ 受体细胞,特别是单核细胞和巨噬细胞。抗体依赖性增强(ADE),通过改变先天和适应性细胞的抗病毒机制,有利于病毒进入细胞,增加细胞内病毒复制[27]。进一步的研究确定了交叉反应性抗体的结构前体膜蛋白(structural precursor membrane protein,prM)是 ADE 的主要组成部分,即使高滴度的抗病毒 prM 抗体仍不能中和病毒[28]。

另一个 ADE 的例子发生在登革免疫力母亲分娩的新生儿的初次感染中[29-30]。流行病学和体外研究表明,4~12 个月婴儿体内的母源性 IgG 抗体易衰减至无法中和病毒的水平,通过 ADE 引起重症登革热[31]。

(二)细胞免疫

细胞免疫应答是控制登革热感染至关重要的因素,最近有证据表明,它在重症登革热发生的免疫病理机制方面也起着重要作用。研究显示,发生重症登革热时,T 细胞应答表现更大的广度和的量级[32-33]。一项有关继发性登革病毒感染的研究表明,经病毒致敏的 T 细胞再扩张时,对当前感染的血清型病毒亲和力很低,而对先前感染的血清型病毒仍具有高亲和力[34]。这种对以前感染的登革病毒血清型免疫反应的偏移称为原始抗原偏移,可能不利于控制病毒,容易形成更严重的病毒血症和相关的严重症状[33]。在首次感染时致敏,激活 CD4+ 和 CD8+ T 细胞记忆,可导致促炎细胞因子的迅速增殖和释放,尤其是 TNFα 和 IFN-γ[35]。T 细胞对整个登革蛋白质组应答反应研究中发现,起最重要作用的是非结构蛋白 3(non-structural protein 3,NS3),此蛋白有高的细胞因子和低 CD107a 特点(细胞脱粒的标志物)[36]。这表明在重症登革热病例中,T 细胞的低细胞毒性潜力未能完成早期的病毒控制,而是产生高细胞因子的细胞通过产生过度促炎症反应细胞因子来控制病毒,从而引起组织损伤和血浆渗漏。其他研究也发现,疾病严重程度与血浆中活化细胞标记物有关,其中包括白细胞介素 6 和可溶性 IL-2 受体[37]。

(三)补体

补体活化在登革热致病机制中发挥了一定的作用[38-39]。研究显示,登革病毒交叉反应抗体可以激活血管内皮细胞表面补体,血浆渗漏和休克症状与 C3a、C5a 过敏毒素的释放有时间相关性[40]。

高水平的 NS1 与疾病的严重程度密切相关[41]。泰国一项研究表明,NS1 通过激活补体使宿主局部或全身产生过敏毒素 C5a 和终产物 SC5b-9 复合物。血浆中 NS1 和 SC5b-9 复合物的水平与疾病的严重程度密切相关,重症登革热患者胸腔积液可以检测到这些复合物[42]。此外,NS1 可通过降低 C4 功能对经典补体途径和凝集素补体途径进行调节,从而发挥免疫逃避作用[43]。

上述研究表明,补体在重症登革热致病机制中可能发挥作用,即通过过度激活内皮细胞表面补体,促进血管渗漏和免疫调节,引起更严重的病毒血症。

六、组织病理学

登革病毒接种恒河猴后,可以到达其局部淋巴结和网状内皮系统,在网状内皮系统中完成复制后进入血液[44]。登革病毒接种人类志愿者后,可使组织产生非致命、单一的皮肤损伤,主要异常发生在小血管周围,包括内皮肿胀、血管周围水肿和单核细胞浸润。瘀斑损伤中可观察到大量血液外渗,但无明显炎症反应[45]。

主要器官系统发生的显著变化[46],具体如下。

• 血管变化包括血管扩张、充血、血管周围出血和动脉壁水肿。

• 网状内皮细胞的增殖和吞噬活性增强。

• 淋巴组织显示 B 淋巴细胞系统活性增加,浆细胞和淋巴母细胞增生活跃。

• 肝脏中存在肝细胞和 Kupffer 细胞的局灶性坏死,形成嗜酸性凋亡小体。

• 登革热病毒抗原主要存在于脾脏、胸腺和淋巴结细胞、肝脏的 Kupffer 细胞、肝窦内皮细胞以及肺泡内膜细胞中。

七、病理生理学

重症登革热病例的病理生理学标志是血浆渗漏和止血异常。血浆渗漏的临床体征包括血细胞比容急剧增加、低蛋白血症、胸腔积液和腹水以及血容量减少引起的血流动力学紊乱和低血容量休克。

基于应变计体积描记法的非侵入性技术,可观察到微血管渗漏现象。研究显示,DHF 患者的渗漏能力比对照组患者强,但不同严重程度的 DHF 患者的渗漏能力无明显差异[47]。此外,患者微血管的通透性与年龄相关,儿童的渗漏能力比成年人强,因此儿童更易发生登革热休克综合征[48]。血管短暂渗漏的同时意味着通透能力的增强。病毒负荷急剧下降时会引起强烈的免疫反应,微血管即发生渗漏[36]。病毒或内皮层上 NS1 抗原介导的免疫机制可使内皮糖皮质层遭到破坏。NS1 抗原是登革感染细胞分泌的一种糖蛋白,为病毒复制所需。研究发现,NS1 可选择性与微血管内皮细胞糖皮质层中的硫酸乙酰肝素结合[50],促进免疫复合物形成和抗体依赖补体的激活,导致血管内皮损伤和微血管渗漏[42]。

患者退热期可见血管渗漏和低蛋白血症,这些症状与蛋白尿相关。重症登革热患者常出现蛋白尿症状,因此尿蛋白/肌酐可作为判断疾病严重程度的一个指标[51-52]。越南儿童的相关研究表明,血浆中不同大小蛋白的减少与相同蛋白的分数尿清除率升高相关[53]。蛋白尿症状可于患者恢复期消失,此时的肾损害与肌酐升高无关。肾脏活检可见短暂性肾小球肾炎,登革免疫复合物沉积在肾小球基底膜上。

登革热患者止血异常的主要原因有:①血管病变;②血小板病变,伴随血小板功能受损,中度至重度的血小板减少症;③凝血障碍,伴随凝血系统和纤维蛋白溶解酶被激活,且重症登革热后期出现弥散性血管内凝血(DIC);④骨髓变化,骨髓组分全部被抑制,巨核细胞的成熟在疾病早期停滞,于退热期后恢复正常[56]。短暂性血小板减少症是登革热患者最典型的表现,但其确切的机制尚不清楚。它是巨核细胞生成抑制[57]、血小板清除率升高(与登革病毒诱导的细胞凋亡和抗血小板抗体相关)等多因素作用的结果[58-59]。

诸多研究显示,登革热患者体内的凝血系统和纤溶蛋白被活化,重症登革热患者的活化程度更显著。某项研究发现,组织激活物抑制剂水平的持续升高、凝血酶-抗凝血酶复合物和纤溶酶-抗纤溶酶比率的增加与登革热患者的不良预后相关。其他研究显示,凝血酶原时间和部分促凝血酶原激酶时间轻度延长,纤维蛋白原减少[61]。纤维蛋白原降解产物水平不升高,与经典 DIC 水平不一致。解释这些凝血功能异常的理论包括:各种凝血因子的损失,如纤维蛋白原,与其他血管内蛋白一起经毛细管渗漏。PT 和 APTT 的延长与血管渗漏最大值相关,登革热患者体内表现更明显。此外,体外研究表明,病毒可结合并活化纤溶酶原,急性和恢复期的登革热患者血清中存在对纤溶酶原有交叉反应性的抗体[62-63]。

八、临床特点

登革热临床症状多样,可以是简单的发热,也可以是重度血浆渗漏引起生命休克。过去,登革热主要分为登革热和登革出血热,其中 DHF 有四个等级,DHF Ⅲ 和 DHF Ⅳ 表示登革休克综合征(dengue shock syndrome, DSS)。由于临床上采用的旧分类系统适用性不强,越来越多的重症病例报告不符合 DHF 的标准,故世界卫生组织于 2009 年将登革热重新分类。新分类强调了登革热患者的严重程度,涵盖了一系列临床表现和实验室参数,包括有预警症状的登革热、无预警症状的登革热和重症登革热患者(见提要 15.1,预警症状列表)。

重症登革热定义为:

• 严重血浆渗漏,导致液体积聚,呼吸窘迫或休克。

- 腹部疼痛或压痛
- 持续呕吐
- 临床积液
- 黏膜出血
- 嗜睡或躁动
- 肝脏肿大直径>2 cm
- 实验室 HCT 增加的同时,血小板计数迅速下降

引自 2009 年 WHO 的指导方针。

- 严重的器官损伤[包括心脏,肝脏:丙氨酸转氨酶(alanine aminotransferase,ALT)>1 000;CNS:意识改变]。
- 严重出血。

重症登革热未出现休克或其他症状时,其特定器官仍有可能受到损害,如出现肝炎、脑炎和心肌炎。虽然患者体内的肝转氨酶通常呈轻度升高,但很少出现肝功能障碍的相关症状(如 ALT 水平>1 000)[64]。登革热流行地区的患者经常表现为无其他症状的急性脑炎综合征[22]。儿童更易感染登革病毒,虽然死亡概率不大,但很容易留下神经系统后遗症。不同登革热患者心脏损伤的表现不同,可以是急性心肌炎、传导障碍,也可以是心肌抑制[65-66]。针对以上患者,需尽早诊断并制定治疗方案。

通常,登革热的临床过程可分为发热期、极期和恢复期(图 15.2)。

(一) 发热期

患者被携带登革病毒的蚊虫叮咬后,经过 5～8 d 的潜伏期,会突然出现发热,并伴剧烈头痛及以下症状:发冷、眼后疼痛(眼睛转动时疼痛更严重)、腰酸和肌肉痛、骨骼和关节痛。发热期间,患者的体温可高达 40 ℃,发热可持续 5～6 d,偶尔有双相的二次发热。此外,厌食、呕吐和腹痛也很常见。随着病情的发展,患者变得厌食和虚脱,出现咽喉肿痛、味觉改变、便秘和抑郁等其他症状。

以下几种类型的皮疹比较常见。第一种类型:起初是弥漫性潮红,随后在面部、颈部和胸部可观察到短暂性爆发的斑点(图 15.2)。第二种类型:皮疹明显,可能是斑丘疹或猩红热,大约在第 3 天或第 4 天出现。这种皮疹开始于胸部和躯干,并扩散到四肢以及面部,可伴有瘙痒和皮肤过敏。发热期结束时或退热后,皮疹立即消退,脚背、腿部、手和手臂可能会出现局部的瘀斑。这种融合的瘀斑状皮疹的特征是皮肤表面出现散在的苍白圆形区域(图 15.3)。

患者可于发热期出现轻度出血性并发症,表现为四肢、腋下、躯干和面部有散在瘀斑,止血带测试结果常显示阳性、静脉穿刺部位显示有瘀斑(图 15.4)。皮肤、鼻子、牙龈和胃肠道出血较常见,血尿较罕见(图 15.5)。肝脏常出现肿大,但观察不到黄疸。白细胞计数正常,白细胞减少症较常见,中性粒细胞开始占主导地位。发热结束时,白细胞总数和中性粒细胞数均下降,非典型淋巴细胞存在下的淋巴细胞数相继或同步增加。白细胞值通常会在温度和血小板数下降前达到最低点。这一现象对

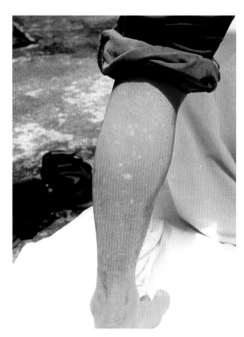

图 15.3 登革热成人患者的弥漫性黄斑恢复皮疹。发热后 3～6 d 可能出现皮疹。注意被红斑疹包围的正常皮肤形成的"白岛"。

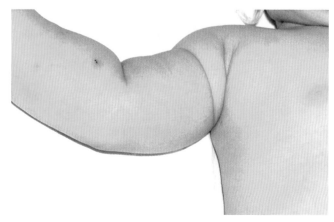

图 15.2 登革热婴儿典型的皮疹。

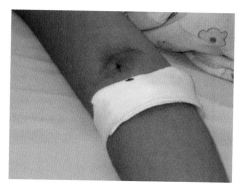

图 15.4 注射部位周围轻微出血是登革热患者的常见症状。

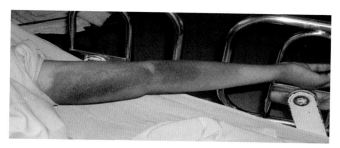

图 15.5 重症登革热患者出现血肿。这一症状是由血管脆性增加、血小板功能障碍/血小板减少及凝血功能障碍等引起的。

于判断发热期结束和极期开始具有重要意义。同时，也会出现低蛋白血症、低白蛋白血症、低钠血症和 ALT/天冬氨酸转氨酶（aspartate aminotransferase，AST）水平轻度升高等其他症状。

（二）极期

虽然无法预测哪些患者会恢复，哪些患者会发展成重症登革热。但是在病程极期使用世界卫生组织推荐的预警症状（提要 15.1），可以帮助确定哪些患者需要更深入的支持性疗法。极期通常发生在退热期，约发热后的第 5 天，其间毛细血管通透性增加，发生血浆泄漏。根据血浆渗漏的程度，临床上可能会出现胸腔积液、腹水的症状，一旦液体过度丢失，到达临界值后就可能导致休克。皮肤可能感觉冰冷或湿冷，脉压变窄（20 mmHg），舒张压不断上升至接近收缩压。降温和休克症状出现前，血小板数相继或同步在血细胞比容上升（20%）后下降。凝血异常症状通常表现为凝血酶原和部分凝血酶时间的延长、血纤维蛋白原的减少，这些症状与疾病的严重程度有关，与出血无关[61-67]。

如果没有给予适当的液体复苏，患者可能恶化为伴随微不可测血压和脉搏的严重休克。长时间休克常常伴随代谢性酸中毒、多器官损伤和严重出血，预后不良。极期通常持续 24～48 h，其间临床上可能出现严重的血浆渗漏，度过这段时间后，恢复期才会开始。

（三）恢复期

接下来的 48～72 h，血管外液开始被重吸收。静脉输液如果一直延续到恢复期，就会存在液体超负荷的重大风险，临床表现为胸腔积液、腹水引起呼吸窘迫。大部分症状可以在恢复期得到改善，如食欲恢复、血流动力学稳定和排尿量增加等。其间血小板数和白细胞数相继上升，血细胞比容可能因为血管外液重吸收后的稀释效应出现下降。

九、病毒学诊断

登革热的确诊方法包括血清学检测、病毒的分子检测和病毒分离，目前还没有足够敏感的单一诊断方法可以确诊登革病毒感染的不同阶段。

登革病毒感染后的 3～5 d（发热期），RT-PCR 技术可以检测到血液中的 DENV RNA，这是敏感性和特异性最强的检测方法。但是退热后，随着病毒血症的下降，该方法的检测效率下降。

基于酶联免疫吸附实验（enzyme-linked immunosorbent assay，ELISA）检测抗登革热病毒 IgM 和 IgG 的血清学方法，可以区分原发性和继发性感染，但检测疾病早期的敏感性较低。IgG 血清学诊断检测疾病早期的敏感性低，需要血清配对样品，且容易与其他黄病毒属发生交叉反应，检测缺乏特异性。IgM 抗体捕获（IgM antibody capture，MAC）- ELISA 法是区别登革病毒和其他黄病毒感染的特定检测方法。该方法较细胞凝集实验，在明确诊断上更有优势，急性期的检测灵敏度为 78%，恢复期的检测灵敏度为 97%[68]。

登革病毒继发感染患者 IgG 抗体迅速增加。患者发热期早期、入院时和入院后 3～5 d 的配对血清样品的血凝抑制实验显示，登革抗体增加 4 倍。对于入院 2～3 周的第 3 个血清样品，需要先对登革热患者的初次感染进行确诊。

近年来，登革非结构蛋白 1（NS1）ELISA 法检测试剂盒已被研发和使用，在疾病早期的诊断中具有优异的敏感性和特异性，但不适用于疾病后期的诊断和并发体液免疫应答中。

十、处置

登革热病例初期管理的关键是尽早识别疾病不同时期的潜在并发症和预警症状（图 15.6）。循环紊乱的早期诊断和恰当的液体复苏是治疗重症登革热的关键，延迟会导致严重的后果[70]。重症登革热的病死率因国家而异，如果是经验丰富的医护人员，其死亡率应低于 1%，但相关报道的死亡率高达 13%[71-72]。

目前仍无法在发热期预测哪些登革热病例会继续发展为重症登革热。因此，世界卫生组织建议重点关注患者的血流动力学状态和出现的预警症状（提要 15.1）[2]。

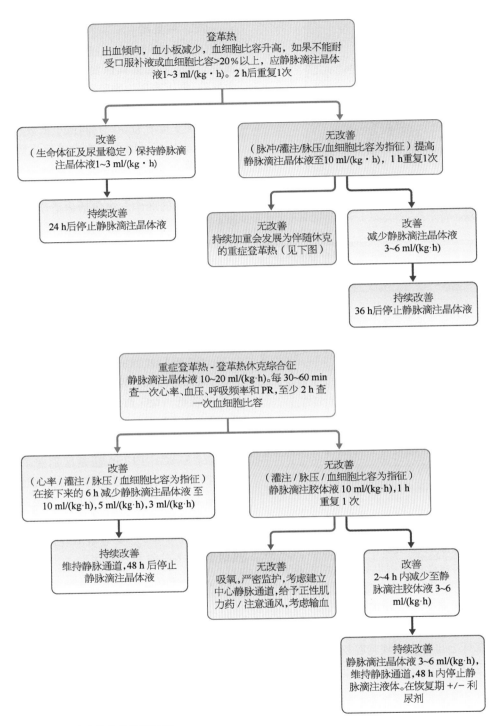

图 15.6   治疗登革热体液计算。

患者的初步评估应包括仔细询问病史和检查，以及以全血细胞计数为基线的血细胞比容和血小板计数。必要时，进行电解质、尿素、肌酸酐、肝功能、心肌酶和乳酸等指标的实验室检查。世界卫生组织建议，患者疾病早期没有危险症状时可在门诊进行日常随访。家长／监护人应关注以下症状或体征：持续呕吐、腹部的疼痛、嗜睡或躁动、出血和四肢发冷，可使用退热药用于控制高烧。为

避免胃刺激，胃肠道出血，不应该使用阿司匹林和其他非甾体抗炎药，因为与瑞氏综合征（Reye syndrome）有关。建议口服补液来补充呕吐和高热带来的体液损失，将这种情况的患者看作门诊患者，每天观察，直到极期结束。

以下患者应转诊住院管理：①有预警症状的患者；②有合并症的患者（尤其是怀孕、高龄或幼龄、糖尿病、慢性肾功能衰竭、肥胖和任何慢性出血性疾病）；③独居或

居住地远离医疗机构的患者。

（一）有预警症状患者的管理

这些患者应在医院内进行监测，重点为体液平衡、4～6 h 的生命体征监测、外周灌注和尿量。根据世界卫生组织方案，确定血细胞比容基线，重复测量 1 次。临床医生以生命体征、血细胞比容和每小时 0.5 mL/kg 体重的平均尿量为指导，给予最小量的静脉补液以确保有足够的灌注量。建议起始量为每小时 5 mL/kg 体重，然后根据临床反应，在接下来的 2 h 内逐渐减少。在极期（通常是 24～48 h 内）应补充等渗液体，如果持续给予静脉输液直到恢复期，会有液体超负荷的显著风险。

（二）重症登革热患者的管理

出现严重血浆渗透，并伴有以下症状之一者：血流动力学紊乱、呼吸窘迫、严重出血、器官损伤（肝炎、心肌炎或脑炎）的患者需紧急入院进入重症监护病房。所有休克患者都必须立即接受静脉输液进行复苏。对于代偿性休克患者（即血压正常但循环紊乱的迹象者），世界卫生组织建议在第一个小时以每小时 5 mL/kg 的初始速率使用晶体溶液，根据临床反应进一步推注。重点关注患者的血压、脉搏、尿量、毛细血管再充盈时间和脉压（在极期需要每 15 min 观察一次）和血细胞比容，这些数据将指导下一步治疗。如果患者症状改善，应逐渐减小液体灌注，使之在 24～48 h 的极期保持基于体重的有效循环。如果临床表现恶化或血细胞比容下降，特别是处于基线水平以下的患者，则表明有显著出血，这种现象多见于成年妇女胃肠道或阴道出血。怀疑大出血时应尽快输血，给予 5～10 mL/kg 红细胞或 10～20 mL/kg 的新鲜全血，如果持续有出血症状和/或血细胞比容没有合理升高应重复补给。尚无证据支持在重症登革热中开展预防性血小板输注可以纠正严重的血小板减少，但在大出血的情况下可以考虑。

患者呈现低血压休克时应该采纳更强效的液体复苏方案，在最初的 15 min 内接受 20 mL/kg 的晶体或胶体溶液，如果患者病情仍然不稳定或血细胞比容上升，应重复输入胶体溶液。一旦患者的生命体征稳定，按世界卫生组织的方案可降低静脉输液的速度。所有休克患者均应吸氧。

除了上面提到的实验室检测外，严重登革热病例也应进行心肌酶、凝血时间和碳酸氢盐/乳酸盐测量。虽然登革热患者中 APTT 中度上升是常见的，但弥散性血管内凝血罕见，这通常与长时间休克有关，预后不良。其他检查包括心电图监测心律失常、超声心动图（如果可用）检测心肌功能障碍、超声评估胆囊壁增厚以及量化腹水和胸水。

液体超负荷是液体治疗重症登革热最常见的并发症。其原因为毛细血管通透性增加以及一定程度的心肌损伤。心脏功能障碍和血浆丢失的共同作用，使得液体复苏处于一种非常微妙的平衡[65]。因此，需要通过定期观察血细胞比容、生命体征和尿量，根据血浆渗漏的速率调整静脉输液的速率，以避免过多的补液。必须注意的是，在血浆渗漏期间补液的总体积应刚好足以保持有效的循环。血浆渗漏 48 h 后必须停止补液。如果在外渗的血浆被重新吸收的危险期之后继续补液，会出现大量胸腔积液、肺水肿和腹水，从而导致呼吸衰竭。

（三）抗病毒和辅助治疗

目前尚无获批的针对登革热的抗病毒药物。从登革热的全球负担来考虑，有关病原和免疫调节的潜在疗法的发展一直被忽视。值得庆幸的是，近来越来越多与登革热治疗有关的活性新化合物被研发，并在动物模型研究中取得了一些令人鼓舞的结果[76-77]。最近一项关于氯喹的随机对照实验发现，氯喹具有体外抗黄病毒的特性，但并没有减少病毒血症或 NS1 抗原血症的持续时间[78]。随着早期特异性诊断和抗黄病毒药物研究的不断深入（主要是针对 C 型肝炎，以及较少的针对西尼罗病毒的研究），期望未来几年能有所发展。

虽然过去 30 年里已经尝试了各种辅助疗法来改变登革热的严重程度，其中皮质类固醇的相关研究最多，但均未取得成功。越南最近的一项研究显示，在疾病早期让登革热患者口服糖皮质激素，对并发症或疾病的治疗没有效果[79]。目前尚无研究表明皮质类固醇可以降低登革热休克综合征的死亡率或改善血小板减少症[80-81]。一项小规模研究表明，IVIG 对登革热患者严重的血小板减少症的恢复也毫无益处[82]。

因此，目前对于登革热的治疗仍然是以支持性治疗为主，密切监测预警症状，对有血浆泄漏迹象的患者进行适当补液。

十一、预防和控制

登革热的预防主要在于对埃及伊蚊的控制，埃及伊蚊是全球主要的传播媒介。这些白天吸血的蚊虫已高度适应了城市环境，在人造的容器中繁殖，如蓄水旧罐、锡罐和旧轮胎。过去的二十年里，由于缺乏水和卫生规划，特别是在南美洲的城市，快速的城市化进程与登革热的大量增加有关[83]。世界卫生组织提倡在登革热流行地区采取控制媒介的综合方法，这要考虑到当地的资源、生态和蚊虫。主要的工作重点在于消除孳生地容器，主要方式是管道供水、清除住户周围的垃圾以及经常清洁管理储水容器。疫情暴发时使用杀幼虫剂和杀虫剂是有效的，但因为其抗药性，这种方法的使用也存在一定的局限性[84]，健康教育及社区参与是持续预防的关键组成部分[85]。

未来,登革热的控制需要依赖于对蚊虫的生物和基因改造。将沃尔巴克体引入伊蚊体内后,可以通过缩短蚊虫的寿命和直接减少病毒在蚊体内的复制,间接影响昆虫传播病毒的能力[86-87]。最近一项研究显示,沃尔巴克氏体感染的蚊虫已成功入侵澳大利亚的自然蚊虫种群[88]。

对蚊虫种群的基因操作正在进行现场实验,最近在开曼群岛进行的一项工程化的雄性伊蚊实验取得了令人鼓舞的结果[89]。

疫苗

目前还没有可用于公共卫生的登革热疫苗。减毒活疫苗、灭活的全病毒和重组疫苗等其他的候选登革热疫苗仍在研发中。2012年9月,针对泰国儿童开展了对重组的、减毒四价 CYD 登革热活疫苗的首次疗效实验,结果显示,总疗效为 30.2%(95% CI:13.4~56.6),不同血清型有差异。疫苗疗效(vaccine efficacies)因血清型而异:1型为55.6(95%CI:21.6~84);2型为9.2(95%CI:75~51.3);3型为75.3(95%CI:375~99.6);4型为100(95%CI:24.8~100)。虽然这一研究总体结果并不令人满意,但这次研究是首次对超过4000名志愿者进行了1年的随访,证实了登革热疫苗的安全性。目前,亚洲和美洲十几个国家的3万多名志愿者正在进行同一种疫苗的第三期研究,其他一些候选疫苗尚处于研究早期。

十二、结论和未来方向

登革热是世界上最重要的新发疾病之一,随着全球发病率持续上升,越来越多地区出现了该病的暴发流行,未来还将面临重大挑战。目前,该病在免疫发病机制和病理生理学方面已取得了较多进展,治疗方向也已明确,以上研究有助于治疗方案的优化。在接下来的几年中,随着诊断水平的提高,可完成疾病早期诊断和开展随机对照实验,以指导案例的循证实践。预测疾病的流行,并落实公共卫生和临床需求以应对激增的登革热病例。由于开发针对4种血清型登革热的有效和平衡的疫苗方面存在困难,需要大家共同努力来解决这一重要的全球健康威胁。

参考文献

见：http://www.sstp.cn/video/xiyi_190916/。

第16章 病毒性出血热

LUCILLE BLUMBERG, DELIA ENRIA, DANIEL G. BAUSCH

翻译：姜岩岩
审校：艾 琳 尹建海 张少森

要点

- 病毒性出血热是一种由 4 类病毒家族的 30 余种病毒所引起的急性全身发热综合征，其特点是微血管通透性改变引起的毛细血管渗漏和止血功能受损。
- 类似于感染性休克，具有强烈的炎症反应，有效循环血容量减少可出现低血压、细胞功能紊乱和多器官系统衰竭。
- 特点是潜伏期短（通常 1～2 周），病程进展迅速，持续不超过 2 周。发病初期并无特异性症状，通常包括发热、头疼、肌肉痛，随后出现胃肠反应等，在某些情况下，可能出现皮疹和神经系统损伤，严重者出现血流不稳、出血、休克和多器官系统衰竭。
- 由于感染的病毒类型不同，其病死率变化范围很大，从低于 1% 到超过 80%。幸存者多存在后遗症，不携带病毒。大多数情况下，感染后终身免疫。
- 病毒性出血热为人兽共患传染性疾病，因此病毒性出血热的疫区分布受到哺乳动物和/或节肢动物媒介的分布影响。尽管旅游可以导致病毒性出血热在全球范围传播，但输入性病例至今还极为罕见。
- 由于病毒性出血热的非特异性临床表现较多，使得其

临床诊断极为困难，尤其是在发病早期。与该病进行鉴别诊断的疾病很多。当出现聚集性病例，尤其涉及到护理工作人员，并伴随相应临床表现时应怀疑病毒性出血热。
- 针对伴随有相应临床症状及有旅游史的发热患者，在进行当地流行的感染性疾病经验性治疗无效后，应考虑为病毒性出血热。病毒性出血热未必出血，因此当没有出血症状时也不要排除病毒性出血热。
- 典型的实验室检查可见淋巴细胞减少、血小板减少和肝转氨酶升高，天冬氨酸转氨酶高于丙氨酸转氨酶。在疾病后期可能出现淋巴细胞增多和血小板增加。
- 尽管有些出血热病毒可以经人传播，但只要对患者做好日常隔离，继发性发病率还是很低的。但为了加强安全性，出现确诊病例或高度疑似病例时，仍需做好专业的病毒性出血热预防措施。
- 应用感染性休克的治疗指南可以有效地治疗病毒性出血热。抗病毒药物如利巴韦林（ribavirin）和恢复期的血浆回输，对部分病毒引起出血热治疗有效。

概述

一、概述

病毒性出血热（haemorrhagic fever，HF）一词最早于 1940 年由俄罗斯内科医生描述的一种发热伴随一系列的非特异症状和体征，并伴有出血和休克倾向的疾病。该病由 30 多种不同病毒引起，这些病毒分别来自丝状病毒科、沙粒病毒科、布尼亚病毒科和黄病毒科，但不是所有这四个病毒家族的病毒均可导致病毒性出血热（表 16.1）。病毒性出血热的其他特征还包括其发病的多样性，人兽共患疾病（除登革热外），传统上往往根据其第一例确诊病例的发病地点命名。然而，每种出血热病毒

在流行病学、遗传学特征、发病机制和临床表现等方面都具有很大的差异。本文对这些病毒的共性方面进行概述。经典的蚊媒病毒出血热（登革热和黄热病）已在第14 章和 15 章介绍。

二、流行病学
（一）自然维持及传播到人

目前认为人是出血热病毒（登革病毒除外）的宿主，出血热病毒具有人兽共患特征，自然界中存在于哺乳动物（表 16.1）[1]。每个病毒性出血热的流行区域受限于其自然宿主和/或节肢动物媒介的分布。尽管这个原因还未知，但病毒及其疾病的分布与这些宿主的活动区域基本一致。关于动物和人传播的准确模型罕见报道，但是感染病例多由于不慎接触到被病毒污染的宿主排泄物或

<table>
<tr><td colspan="2">表
16.1</td><td colspan="6">引起出血热的主要病毒</td></tr>
</table>

病毒	疾病	主要宿主/媒介	疾病的地理分布	每年病例数	疾病/感染率	人际传播能力	病死率
丝状病毒科							
埃博拉[a]	埃博拉出血热	果蝠("埃及果蝠"或罗塞特斯埃季帕提克斯,或其他)	撒哈拉以南非洲	—[b]	1:1	高度	25%~85% 依赖种属[b]
马尔堡	马尔堡出血热	果蝠("埃及果蝠"或罗塞特斯埃季帕提克斯,或其他)	撒哈拉以南非洲	—[b]	1:1	高度	25%~85%[c]
沙粒病毒科[d]							
旧大陆							
拉沙病毒	拉沙热	啮齿类动物(多乳鼠或乳房猴)	西非	30 000~50 000	1:5~1:10	中度	25%
卢霍病毒[e]	卢霍出血热	未知	赞比亚	未知	未知	中高度	80%
新大陆							
胡宁病毒	阿根廷出血热	啮齿类动物("玉米鼠"或番木鳖)	阿根廷潘帕斯	<50	1:1.5	低度	15%~30%
马秋博病毒	玻利维亚出血热	啮齿类动物("大胡蜂鼠"或 calomys callosus)	贝尼部,玻利维亚	<50	1:1.5	低度	15%~30%
瓜纳瑞托病毒	委内瑞拉出血热	啮齿类动物(甘蔗鼠或短吻合子)	葡萄牙,委内瑞拉	<50	1:1.5	低度	30%~40%
沙比亚病毒[f]	巴西出血热	未知	巴西圣保罗附近的农村地区	—[f]	1:1.5	低度	33%
查帕尔病毒[g]	查帕尔出血热	未知	玻利维亚科恰班巴	未知	未知	未知	未知
布尼亚病毒科							
旧大陆汉坦病毒							
汉坦,首尔,普马拉,多布拉瓦-贝尔格莱德,其他	肾综合征出血热	啮齿动物(见表16.6)	见表16.6	50 000~150 000	汉坦:1:1.5,其他:1:20	无	<1%~50% 依赖特异种属
新大陆汉坦病毒							
辛诺柏,安德斯,黑湖,其他	汉坦病毒肺综合征	啮齿动物(见表16.6)	见表16.6	50 000~150 000	辛诺柏:1:1,其他达到1:20	无,除了安第斯病毒	<1%~50% 依赖特异种属
裂谷热病毒	裂谷热	家畜/蚊子(伊蚊和其他)	撒哈拉以南非洲、马达加斯加、沙特、也门[g]	100~100 000[b, h]	1:100	无	重症患者高达50%
克里米亚刚果出血热病毒	克里米亚刚果出血热	野生和家养的脊椎动物/蜱虫(以 Hyalomma 种为主)	非洲、巴尔干半岛、俄罗斯南部、中东、印度、巴基斯坦、阿富汗、中国西部	~500	1:1~1:2	高	15%~30%
黄病毒科							
黄热病毒病	黄热病	猴子/蚊子(埃及伊蚊、其他伊蚊和嗜血蚊种)	撒哈拉以南非洲、南美至巴拿马	5 000~200 000[i]	1:2~1:20	无	20%~50%

表 16.1	引起出血热的主要病毒(续表)						
病毒	疾病	主要宿主/媒介	疾病的地理分布	每年病例数	疾病/感染率	人际传播能力	病死率
登革热病毒	登革出血热	人/蚊子(埃及伊蚊和白纹伊蚊)	全球热带与亚热带地区	100 000~200 000[h]	根据年龄、前期感染、遗传背景和感染血清型:1:10~1:100	无	不治疗:10%~15%;治疗:<1%
卡萨诺尔森林病病毒	卡萨诺尔森林病	脊椎动物(啮齿类、蝙蝠、鸟类、猴子、其他)/蜱虫(血蜱和其他)	印度卡纳塔克邦、中国云南省、沙特阿拉伯[j]	~500	未知	未报道,但发生过实验室感染	3%~5%
鄂木斯克出血热病毒	鄂木斯克出血热	啮齿动物/蜱虫(革蜱和硬蜱为主)	西西伯利亚	100~200	未知	未报道	1%~3%

a 已知有六种或亚型的埃博拉病毒,其病死率各不相同:扎伊尔埃博拉病毒,85%;苏丹埃博拉病毒,55%;邦迪布约埃博拉病毒,40%;科特迪瓦埃博拉病毒,0(只知道 1 个存活病例);雷斯顿埃博拉病毒,0(对人不致病);洛维乌病毒,未知有人感染。除了雷斯顿埃博拉病毒在菲律宾和洛维乌病毒在西班牙蝙蝠有发现外,其他所有埃博拉病毒均流行于撒哈拉以南非洲。

b 尽管丝状病毒(埃博拉>马尔堡)和裂谷热病毒会发生一定的地方性传播,但这些病毒大部分都是暴发流行的。丝状病毒暴发通常少于 100 个病例,从没有超过 500 人的记录。

c 发生于 1967 年的首次德国和南斯拉夫马尔堡出血热疫情病死率为 22%,但是同期流行区的中部非洲的病死率超过 80%。造成差异的可能原因有不同的医护质量、病毒株的致病力、感染的途径和感染量、潜在的免疫缺陷疾病和其他并发疾病,以及遗传易感性等。

d 除了列在表中的沙粒病毒外,Flexal 病毒和 Tacaribe 病毒由于一些实验室感染事件被知其也可以导致人体患病。另一个沙粒病毒白水河病毒 Arroyo 已在加利福尼亚的患者中发现,但尚未明确其病原学情况。

e 2008 年在南非发现一起 5 个病例的暴发疫情,其中 4 人死亡。线索病例是有赞比亚到南非的。

f 1990 年发现。仅有 3 例病例,其中 1 人死亡;另两人是实验室感染事件。

g 2003 年玻利维亚科恰班巴发生一起小规模的暴发疫情。血样来自于 1 例死亡患者,分离到查帕尔病毒,但其他的详细信息少有报道。

h 尽管裂谷热病毒横跨整个撒哈拉以南非洲均可发现,但大规模暴发疫情通常发现在东非。

i 基于 WHO 的估计。存在明显的漏报。根据流行情况,发病率会有大幅波动。

j 卡萨诺尔森林病的很多变种已鉴定,包括中国云南的 Nanjianyin 病毒和沙特的 Alkhumra 病毒(有些出版物中拼写是 Alkhurma)。

经破损的皮肤和黏膜而感染。有一些出血热病毒是虫媒病毒,由蚊或蜱虫传播到人。一些病毒也可以通过气溶胶传播,但缺乏证据证实或否定这条途径[2]。现场调查发现,没有直接接触也会发生聚集性病例暴发,这表明气溶胶途径不是主要的传播方式。而在对灵长类动物(不包括人)的研究中发现,采用人工制备的气溶胶也可以传播出血热病毒,提示可以将其作为潜在的生物武器使用[3,4]。

(二)人—人传播

多种出血热病毒的继发性人—人传播通常是直接接触污染的血液或体液(表 16.1)所致。常见的感染多数是在社区照看生病的家人或在医疗机构看护患者或在葬礼埋葬前接触尸体的情况下发生口腔或黏膜暴露。重申一次,虽然已进行预防的医护人员在看护患者时可以发生接触感染,但缺乏气溶胶传播的相关信息,因此这种途径是罕见或不存在的。大规模暴发大多是在医院扩建时缺乏基本的防控措施而发生,这通常发生在极端贫困和内乱的地区,缺乏手套及其他个人防护装备,并反复使用未消毒的针头[5]。潜伏期或无症状期的传播风险通常是被忽略的,即使有报道称一个阿根廷出血热病例是经无症状献血者输血而引起病毒性出血热。出血热病毒如埃博拉病毒、马尔堡病毒、拉沙和胡宁病毒,极少通过性传播,该特性已在这些疾病的恢复期被证实[6]。

三、发病机制和病理

病毒性出血热的发病机制是基于有限的患者和动物模型实验观察而得出的[7-9]。尽管每个病毒在病理生理上存在差异,但共同的特点是微血管通透性改变和止血功能受损。尽管命名为病毒性出血热,但一些病毒感染后并没有看到持续出血的症状,而是以感染性休克常见。死亡原因往往不是持续出血造成的,而是强烈的炎症反应造成有效循环血量减少,从而导致的低血压、细胞功能障碍和多器官系统衰竭。

病毒与免疫细胞尤其是巨噬细胞和内皮细胞相互作用,可以导致免疫细胞活化,并释放炎症因子,血管活性与全身炎症反应综合征一致。尽管淋巴细胞未受感染,但某些病毒性出血热由于淋巴细胞凋亡导致细胞数目减少,出现与感染性休克一样的临床表现。

细胞表面组织因子的合成可以触发外源性凝血途径。凝血损伤可能引发内皮细胞、血小板和/或凝血功能障碍,这与特定感染的病毒相关。在一些病毒性出血热会出现弥散性血管内凝血(DIC)(表 16.2)。

表 16.2	病毒性出血热的病原生物学与临床表现									
疾病	潜伏期(d)	发作期	出血	皮疹	黄疸	心	肺脏	肾脏	中枢神经系统	眼
丝状病毒科										
埃博拉出血热	3~21	急骤	++	+++	+	++?	+	+	+	+
马尔堡出血热	3~22	急骤	++	+++	+	++?	+	+	+	+
沙粒病毒科										
拉沙热	5~16	缓慢	+	+	0	++	+	0	+	0
卢霍出血热	9~13	急骤	+	++	0	?	+	+	+	0
南美出血热a	4~14	缓慢	+++	+	0	++	+	0	+++	0
布尼亚病毒科										
肾综合征心衰	9~35	急骤	+++	0	0	++	+	+++	+	+
汉坦病毒肺综合征	7~35	缓慢	0	0	0	+++	+++	+	+	0
裂谷热b	2~5	急骤	++	+	++	+?	0	+	++	++
克里米亚刚果出血热c	3~12	急骤	+++	+	+	+?	+	+	+	+
黄病毒科										
黄热病	3~6	急骤	+++	0	+++	++	+	++	++	+
登革出血热	3~15	急骤	++	+++	+	++	+	+	0	+
卡萨诺尔森林病	3~8	急骤	++	+++	+	++	+	++	+	+
鄂木斯克出血热	3~8	急骤	++	0	0	++	+	++	+++	+

0,症状不典型/器官未典型受累；+,偶见症状/器官偶有受累；++,症状常见/器官通常累及；+++,症状典型/器官严重受累。
a 与各种沙粒病毒所引起的综合征还没有足够的数据予以区分。
b 出血热、脑膜炎和视网膜炎可在裂谷热独立观察到。
c 克里米亚刚果出血热潜伏期根据传播方式而定,典型是蜱咬后1~3 d和接触感染动物的血或组织5~6 d后。

病毒感染后,率先在树突状细胞和某些局部组织中复制,然后通过淋巴结和血液单核细胞迁移到局部淋巴结,再播散到更多的组织和器官中,如肝脏、脾脏、淋巴结、肾上腺、肺脏和内皮组织。组织巨噬细胞迁移可导致实质性细胞的继发感染。根据病毒的不同而感染不同的器官(表 16.2)。组织损伤可能通过直接病毒感染和坏死作用或者间接通过炎症反应而产生的。炎性细胞浸润通常是轻度的。

细胞免疫被认为是大多数出血热的"保护神"。但汉坦病毒和一些黄病毒引起的病毒性出血热,主要表现为病毒血症,大多致死性病例均没有显著性的抗体反应。一些病毒性出血热病毒的复制和播散是通过抑制机体的适应性免疫而产生的。

幸存者体内病毒可被快速清除,但在某些免疫耐受区域,如肾脏、生殖腺和眼睛的腔室[6,10]存在清除延迟(急性感染后大于3个月)。与此相反,汉坦病毒、黄热病毒和登革病毒多在疾病严重前已从血中清除。因此,宿主免疫反应在其中发挥有害的作用。

四、临床特征

病毒性出血热在各个年龄均可发生,无性别差异,有的症状轻,有的无感染症状,有的则出现严重的内脏出血

及休克、多器官系统衰竭并导致死亡。尽管每种病毒性出血热的临床表现随着病程发展有所差异,但大多数情况下无法鉴别。出血热伴肾脏综合征和黄热病的不同阶段和恢复期是典型的,尽管并不是所有病例都会有这些表现。黄热病毒感染其静止期可从数天(黄热病和登革热)到数周(卡萨诺尔森林病和鄂木斯克出血热)不等,严重表现为出血、休克、肾衰和脑膜脑炎。

根据病毒类型不同(表 16.2),潜伏期从几天到数周不等,疾病通常起于发热,全身症状包括全身无力、食欲不振、头痛、肌痛、关节痛、咽喉痛、胸部或胸骨后疼痛、腰骶部疼痛。如裂谷热中出现颈部疼痛和僵硬、眼眶疼痛和畏光,鄂木斯克出血热和卡萨诺尔森林病中常见脑膜炎,此外也常出现体位性低血压。胃肠症状和体征在发病最初几天出现,包括恶心、呕吐、腹部疼痛、腹泻和便秘。在疾病后期可发展为血便,可能会误诊为阑尾炎或其他急腹症,引起不必要的危险,提示需要外科干预(具有院内传染风险)。还常见结膜充血或出血,各种皮疹(包括麻疹、斑丘疹、瘀点、瘀斑等),这都取决于病毒的类型(表 16.2)。

严重情况下,在疾病发生一周后,出现血管通透性改变,可通过面部潮红、水肿、出血、低血压、休克和蛋白尿

表现出来。感染不同的病毒类型会出现不同形式的出血表现（表 16.2）。在临床上明显出现呕血、黑便、便血、崩漏、瘀斑、紫癜、鼻出血和牙龈及静脉穿刺部位的出血，而咯血和血尿是罕见的。即使在出现外出血误诊的情况下，也可出现明显的胃肠道内出血，常见为消化性溃疡。中枢神经系统表现为定向障碍、震颤、步态异常、抽搐和打嗝。一些病毒性出血热的病程终末期可导致肾功能不全或衰竭。X 线和心电图表现为非特异性，并具有相应的体征[11]。孕妇经常出现自发性流产和阴道出血，在孕晚期母胎死亡率约 100%。

病毒性出血热的恢复期漫长，伴随持续性肌痛、关节痛、食欲不振、体重减轻、脱发、睾丸炎等。感染后出现的易怒和记忆改变可持续一年。然而，大多数情况下，没有永久的后遗症。但是，病毒性出血热对患者的心理影响很明显，易被忽视，有些患者出现创伤后抑郁并被社会歧视。

五、诊断
（一）鉴别诊断

许多感染性或非感染性疾病表现与病毒性出血热类似，尤其在疾病早期，鉴别诊断需根据不同地区考虑（表 16.3 和图 16.1～图 16.4）。针对熟悉的综合征容易出现误诊，疟疾和细菌性败血症（包括脑膜炎球菌血症）最为常见，即使疟疾在流行区的成年人中并不太可能是重症疾病的病因。非洲蜱咬发热和其他立克次体病也需要考虑。虽然采用替代诊断很少会导致出血热感染，但应该考虑到可能发生的合并感染，尤其细菌性败血症可作为病毒性出血热的并发症。此外，疟疾检测阳性尚不能完全排除病毒性出血热，尤其是那些抗疟药治疗无效的患者，因为在疟疾普遍流行的地区，原虫血症广泛存在。

表 16.3	病毒性出血热的鉴别诊断
疾病	**疾 病 特 点**
寄生虫	
疟疾	典型表现为阵发性发热和寒战；出血表现不常见；疟疾涂片或快速检测通常呈阳性；共感染（或基线无症状性原虫血症）常见；抗疟药有效
阿米巴病	除血性腹泻外的出血表现，一般不可见；粪便中发现阿米巴滋养体；对抗寄生虫药有反应
贾第虫病	粪便抗原阳性试验和/或粪便中滋养体或包囊的鉴定；对抗寄生虫药有反应
非洲锥虫病（急性期）	尤其是东非型。外周血涂片/皮毛检查可查见锥虫
细菌（包括螺旋体、立克次体、埃立克体和柯西耶拉）	
伤寒	除血性腹泻外的出血表现，一般不可见；对抗生素有反应
细菌性痢疾（包括志贺菌病、弯曲杆菌病、沙门菌病、肠出血性大肠埃希菌等）	除血性腹泻外的出血表现，一般不可见；对抗生素有反应
犬口蹄疫菌	与狗和猫咬伤有关，通常发生在有潜在免疫缺陷的人身上，尤其是无症状患者；对抗生素有反应
脑膜炎球菌血症	细菌性弥散性血管内凝血可模拟病毒性出血热的出血特性；发病后的 24～48 小时内出血，典型的快速进行性疾病；除了克里米亚-刚果出血热外，典型的脑膜炎球菌血症大的瘀斑是不寻常的；快速血清胶乳凝集试验可用于检测脑膜炎球菌败血症中的细菌抗原；可能对抗生素（对早期施用至关重要）有反应
葡萄球菌血症	细菌性 DIC 可模拟病毒性出血热的出血特性；对抗生素可有反应
脓毒性流产	妊娠史及阳性妊娠试验
败血症或肺鼠疫	细菌性 DIC 可模拟病毒性出血热的出血特性；除克里米亚刚果出血热外，病毒性出血热不常见典型的大面积瘀斑；肺鼠疫可模拟人乳头状瘤；可对抗生素产生反应
链球菌性咽炎	有时类似于在拉沙热中出现的渗出性咽炎
结核病	晚期肺结核咯血可能提示病毒性出血热，但肺结核的疾病进展通常要慢得多
土拉菌血症	溃疡型和肺炎型更常见；对抗生素有反应
急腹症	阑尾炎、腹膜炎和上消化道溃疡出血
肾盂肾炎和链球菌后肾小球肾炎	与肾综合征相似
炭疽病（吸入性或胃肠道）	胸部 X 线片显示明显的肺部表现和纵隔增宽；对抗生素有反应

表 16.3	病毒性出血热的鉴别诊断(续表)
疾病	疾病特点
非典型细菌性肺炎(军团菌、支原体、肺炎衣原体等)	可能类似于汉坦病毒肺综合征;暴露于鸟类,症状通常直到疾病后期才会出现鹦鹉热;对抗生素有反应
回归热	反复发烧和流感样症状,有直接的神经系统受累和脾肿大;发热时血液中可见螺旋体;对抗生素有反应
钩端螺旋体病	严重的黄疸、肾衰竭和心肌炎;对抗生素有反应
斑疹病组立克次体(包括非洲蜱叮咬热、布顿纽斯热、落基山斑疹热)	潜伏期是咬伤后 7~10 d,而克里米亚-刚果出血热为 1~3 d;一些立克次体疾病中,典型的坏死性病变(eschar)出现在蜱咬部位,而在克里米亚-刚果出血热中,可能只有轻微的瘀伤;立克次体感染的皮疹(如果存在)通常累及手掌和鞋底
Q 热(伯内蒂柯西拉)	广泛的疾病,包括肝炎、肺炎、脑炎和多系统出血性疾病;对抗生素有反应
埃立克体病	对抗生素有反应
病毒	
流感病毒	临床表现呼吸表现突出,无出血表现;流感快速检测可能是阳性;可能对抗流感药物有反应
虫媒病毒感染(包括登革热和西尼罗热)	脑炎不常见,但在出现时可模拟病毒性出血热,并伴有明显的神经受累(卡萨诺尔森林病,鄂木斯克出血热);通常不如病毒性出血热严重;未报告出血
病毒性肝炎(包括甲肝、乙肝、戊肝、爱泼斯坦-巴尔病毒、巨细胞病毒)	除黄热病外,出血热中不典型的黄疸;肝炎抗原检测呈阳性;有潜在免疫缺陷的人可能出现类似病毒性出血热的暴发性感染
单纯疱疹或水痘带状疱疹	肝炎暴发性感染(有/无水疱疹);典型的转氨酶和白细胞增多;在其他健康人中可发现播散性疾病;除非早期认识,否则对阿昔洛韦药物反应不良。
艾滋病	血清转换综合征或 HIV/AIDS 继发感染,特别是败血症
麻疹	皮疹可能类似于某些病毒性手足口病的早期阶段,有时可能是出血;麻疹的高渗和上呼吸道症状应有助于区分;疫苗可预防
风疹	皮疹可能类似于某些病毒性手足口病的早期症状;通常是轻微的疾病;疫苗是可以预防的
出血性或扁平性天花	弥漫性出血或黄斑病变;与病毒性 HFS 相比,皮疹可累及口腔黏膜、手掌和脚底;野生天花已被根除
α 病毒感染(包括基孔肯雅和奥尼翁-尼翁)	关节痛通常是主要特征
真菌	
组织胞浆菌病	肺部症状可能与汉坦病毒肺相似;有最近进入矿井或洞穴史
非传染性病因学	
中暑	极热暴露史;无出汗;出血不典型,但可能发生 DIC
特发性和血栓性血小板减少性紫癜(ITP/TTP)	症状通常不如病毒性出血热急性;TTP 可能有明显的神经症状;凝血因子正常和缺乏 DIC;经常对皮质类固醇(ITP)或血浆交换(TTP)有反应
急性青光眼	可能模仿裂谷热的急性眼部表现
血液恶性肿瘤(白血病、淋巴瘤)	可能类似于偶有肾综合征心力衰竭患者的白血病反应
药物敏感性或过量	Stevens-Johnson 综合征和抗凝剂(华法林)过量
工农业化学品中毒	尽管没有病毒性出血热的其他症状,但有抗凝症状
蛇咬伤周围血管内凝血	被蛇咬

DIC:弥散性血管内凝血。

一些临床特征有助于诊断病毒性出血热:

• 在疾病早期通常未见出血。若是疾病早期出血应考虑别的疾病,尤其是脑膜炎双球菌血症。

• 尽管结膜充血和结膜下出血在病毒性出血热常见,但没有瘙痒、分泌物或鼻炎。这些综合征提示为更常见的呼吸道感染、腺病毒或细菌结膜炎、过敏性鼻炎。

• 除了黄热病,黄疸不是病毒性出血热的典型表现,需采用替代诊断,或是像 Gilbert 综合征,药物反应或肝毒性和如疟疾等溶血引起的合并感染的并发症。

• 偶尔出现干咳,有时伴有少量散在啰音。除了汉坦病毒肺部综合征(HPS)可引起明显肺部综合征或痰多症状,其他病毒性出血热多在继发细菌感染后引起这些症状。

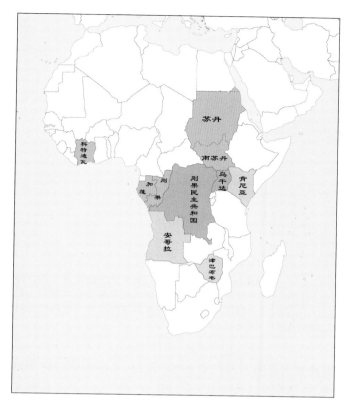

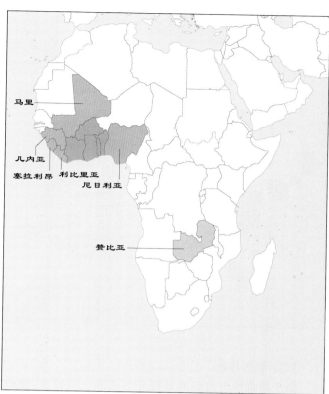

图 16.1 丝状病毒流行区。只显示已知能引起出血热的丝状病毒。有埃博拉和马尔堡出血热分别呈绿色和蓝色，红色的国家表示两种都有。每个国家的发病率和疾病风险可能显著不同。

图 16.2 旧大陆沙粒病毒的流行区。只显示两个已知引起出血热的沙粒病毒、拉沙病毒和卢霍病毒。绿色代表的是拉沙热临床病例得到确认的国家。间接证据，如轶事报告或血清流行病学数据，存在于西非大部分国家，用红色显示。蓝色表示卢霍病毒的流行国家。各个国家的疾病发病率和风险可能显著不同。

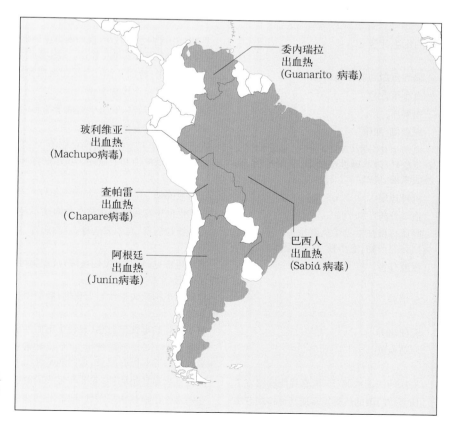

图 16.3 新大陆沙粒病毒的流行区。绿色显示已知可引起出血热的沙粒病毒。每个国家的发病率和患病风险差别很大。

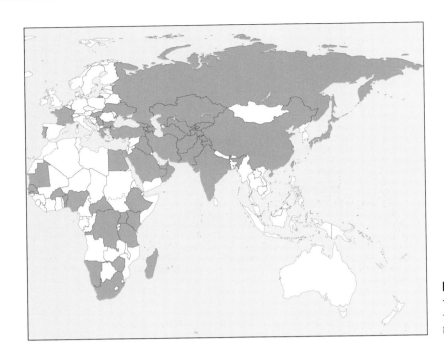

图 16.4 克里米亚-刚果出血热病毒流行区。每个国家的发病率和患病风险可能有很大差异。在一些国家由于不同的监测强度可能导致确诊病例缺乏。

（二）临床诊断

由于病毒性出血热的非特异性临床表现较多，使得诊断单个病例往往极为困难。尤其在疾病早期，出血和其他更明显的表现尚未出现。这时，详细的流行病学调查、体格检查以及初步实验室检查（表 16.4）是非常重要的。诊断时需考虑到详细的旅行史、可能暴露病毒的风

表 16.4 病毒性出血热患者的临床实验室检查和特征性发现	
实验室检测	**特征性发现**
白细胞计数	早期：中度白细胞减少（汉坦病毒感染除外，其典型表现是早期白细胞增多伴免疫母细胞） 后期：白细胞增多伴左移；粒细胞增多更提示细菌感染。
血红蛋白和血细胞比容	血红素积聚（特别是肾综合征出血热和汉坦病毒肺综合征）
血小板计数	轻度到中度血小板减少症
电解质	钠、钾和酸碱紊乱，取决于体液平衡和病程
尿素氮/肌酐	疾病后期可能发生肾衰竭
血清生化分析（AST，ALT，淀粉酶、γ-谷氨酰转移酶、碱性磷酸酶、肌酐激酶、乳酸脱氢酶、乳酸）	通常增加，特别是在严重的疾病中；AST＞ALT；乳酸水平＞4 mmol/L（36 mg/dL）可能表明持续的低灌注和败血症。汉坦病毒肺综合征患者的乳酸脱氢酶显著增加
沉降速率	正常或降低
血气分析	代谢性酸中毒可能提示休克和灌注不足
凝血分析（PT、PTT、纤维蛋白原、纤维蛋白分裂产物、血小板、D-二聚体）	在埃博拉病毒、马尔堡病毒、卢乔病毒、克里米亚刚果出血热和新世界沙粒病毒感染中常见 DIC
尿液分析	蛋白尿常见；有时可发现血尿；沉积物可显示透明颗粒状的铸型和带有细胞质包涵体的圆形细胞
血培养	早期用于排除病毒性心力衰竭，后期用于评估继发性细菌感染；在开始抗生素治疗前应抽取血液
粪便培养	用于排除病毒性出血热（有利于出血性细菌性痢疾）
厚薄血膜	可能有助于诊断血液寄生虫（疟疾和锥虫）和细菌性败血症（脑膜炎球菌、帽细胞噬菌体和炭疽病）；除非同时感染，否则病毒性出血热均为阴性
疟疾的快速检测、PCR 或其他检测方法	病毒性出血热呈阴性，除非与疟疾同时感染
伤寒沙门菌的热凝集素或其他检测方法	在病毒性出血热中呈阴性，除非与伤寒链球菌共感染

险、职业性风险和疾病进展的具体细节(例如发病后出血时间)。诊断病毒性出血热需要在患者潜伏期时就考虑到该患者是否符合如下的条件及某种综合征的临床表现,从而判断具体的致病性病毒种类(表 16.2)。

● 居住或旅行到一个被确认或者疑似为病毒性出血热的流行区域。(表 16.1 和图 16.1~16.4)

● 与确诊或疑似的急性期病毒性出血热患者的血液或体液有过直接接触的人。通常包括医护人员、实验室工作人员、在家里照看患者的家属,或者为下葬尸体做准备的人员。

● 在出血热流行区域,与活着的或最近被杀害的动物接触(尽管未见与动物宿主甚至是已确诊携带病毒的动物宿主有过直接接触而感染的报道)。可能接触的动物和节肢动物如灵长类动物(人除外)、老鼠、蝙蝠、牲畜、虱子和蚊子等,取决于病毒性出血热的类型。被这些动物污染的食物也可能是传染源。

● 曾在接触过出血热病毒的实验室或动物机构工作的人员。

● 在过去 3 个月里曾与病毒性出血热康复患者发生过性关系的人。

对特定高风险职业的人需要提高诊断标准。包括屠宰场工人、兽医、农场工人、猎人和动物标本剥制师。如果强烈怀疑一个患者没有任何上述危险因素而患病,或者当病例聚集性出现时,就要考虑生物恐怖主义的行为了。应该指出的是,即使有人符合上述标准而患病,通常也是病毒性出血热以外的疾病,因此更应该积极做好鉴别诊断并寻求具体治疗方式。

(三)实验室诊断

如果通过前期的检查和实验室测试后仍然怀疑是出血热病毒感染,就需要根据不同区域尽快到相应的专业实验室进行检测,尤其是对资源有限的地区而言。遗憾的是,对出血热病毒至今也没有商品化的检测试剂,仅对登革热和汉坦病毒肺综合征开发了一系列敏感性和特异性不一的血清学检测试剂盒。商品化检测试剂的缺失对疾病诊断和实验研究都是阻碍。因此,目前科研人员正着手开发重组蛋白和基于病毒的病毒样颗粒检测试剂,希望借此突破上述瓶颈并进一步提高检测敏感性和特异性。同时,各种"内部"的检测方法已被开发出来并在某些专业实验室使用。

酶联免疫吸附试验(ELISA)、逆转录酶聚合酶链反应(RT-PCR)和细胞培养是诊断的主要依据[12]。虽然这些方法还没有得到广泛的验证,但其敏感性和特异性已被证实超过 90%。免疫荧光抗体试验(IFA)的方法也在使用,但其敏感性和特异性有限,且检测结果往往基于检测人员的经验,有很大的主观性[13]。人死后可以进行

尸检,将死者的组织(尤其是皮肤、肝脏和脾脏)用福尔马林固定进行免疫组化染色来进行确诊[14]。所有确诊为病毒性出血热的病例应立即报告给政府卫生部门,并根据国际卫生条例向世界卫生组织报告。在病毒性出血热发病之前,任何试剂诊断都是不可靠的,因此,对接触病毒宿主的人或者其他没有症状表现的人即使是高度怀疑感染也并不推荐进行测试。

1. **急性发热期** 在疾病的急性发热期,通常通过鉴定标本中的病毒、病毒抗原或核酸来诊断出血热。这些措施有助于帮助判断预后,因为血液中高水平的病毒、病毒抗原或核酸在多数情况下往往预示着预后很差。血清是试验最可靠的样品,但病毒也可以从含漱液、尿液、脑脊液、母乳和其他各种组织中分离出来[6]。ELISA 法检测具有高通量的优点,用 ELISA 法对病毒抗原进行检测以及用 RT-PCR 的方法常在几个小时内就能出结果。多重 PCR 检测法可以同时检测出出血热病毒和多种其他类型的病原体,帮助鉴别诊断,所以也常在诊断时使用。此外,上述检测方法可以使用灭活的标本,而且大多数诊断实验室使用的设备标准即可检测。相反,如果采用细胞培养的方法,对大多数的出血热病毒而言就需要高防护的设施,并且根据样本中特定病毒的滴度需要培养 2~10 d 的时间观测病毒生长进行诊断。ELISA 法较之于 RT-PCR 法和组织培养法敏感性要低。需要指出的是,如有可能,即使 ELISA 法和 RT-PCR 法检测都是阴性的情况下,也要进行细胞培养检测。因为有时候样品中的病毒数量少,达不到检测的阈值;或者是由于出现新的病毒类型,检测使用的抗原和引物对新病毒无效。利用细胞培养的方法可以扩增病毒、提高病毒浓度[15]。

由于各种实验检测方法的复杂性和局限性,偶尔会导致假阴性的诊断结果,从而增加了院内感染的风险。血液中循环的某些抑制性物质也能导致 RT-PCR 检测出现假阴性的结果,因此在所有 RT-PCR 检测分析时要对抑制性物质进行适当的控制。

病毒性出血热患者病情严重(黄病毒属病毒和汉坦病毒引起的感染除外)时,血液中的病毒滴度很高,易于检测,而病毒血症在病程末期或者病程早期可能持续时间很短甚至缺失。如果仍然高度怀疑是出血热病毒感染,即便是阴性结果,也需要重复 1~2 d 的试验。如有必要,在恢复期时再检测一次。如果血液中病毒、病毒抗原和核酸在最初的 7 d 内仍然没有被检测到,同时病毒 IgM 抗体也是阴性的(见下文),通常来说就可以排除病毒性出血热。

由于 RT-PCR 法的灵敏度高,样品污染的情况下也会出现假阳性的问题。尤其在发展中国家,因为检测机构条件较差,样品准备和病毒扩增空间有限,阳性和阴性

的判断尺度模糊等原因,假阳性的情况比较多见。更糟糕的情况是因此而误称疫情暴发或者生物恐怖事件。采用一步法检测,通过 PCR 的方法将样品与对照毒株进行对比鉴定时,可以针对病毒基因组的不同位点设计多个引物,并采用多种辅助诊断的方法来降低假阳性率和误报的风险。

2. 亚急性期和恢复期·在病毒性出血热的亚急性期和恢复期,可以采用 ELISA 或者 IFA 的方法,分别检测患者血中的 IgM 和 IgG 抗体来进行诊断。当试验检测不到病毒、病毒抗原和核酸时,急性期和恢复期血清样品的抗体血清转化现象(通常解释为抗体滴度升高四倍)可以用于回顾性诊断。检测中和抗体可以增加 ELISA 抗体检测的特异性,但中和试验尚没有统一的标准,过程也比较繁琐,加上试验需要使用活病毒,必须在高防护实验室进行,所以这种方法很少使用。感染后的 IgM 和 IgG 抗体的出现时间和持续时间至今尚未有系统的研究,可能因病毒而异。在幸存者中,IgM 通常在感染病毒的最初数天或数周出现,并持续存在数月;而 IgG 一般出现在恢复期,持续存在的时间即便不是数十年,也能保持数年时间。

六、病例管理和治疗

由于病毒性出血热病情严重性高、继发性扩散风险大、公众关注度强、加上大多数医生不熟悉此病,因此当遇到疑似诊断时,需咨询传染病专家或者其他对该病有诊断和治疗经验的临床医生。病情发生时,应采用合适的安全防范措施、避免院内感染并降低公众过度的恐慌。做好鉴别诊断有助于安抚患者、医院工作人员和社会大众的焦虑心理。只有在充分咨询了该领域相关专家的基础上才能拉起病毒性出血热的"报警声"。疫情出现时要给民众信心,告知他们病毒性出血热发病数是很少的,对绝大多数人而言,常规的防范措施可以避免得病。

在非洲的偏远地区,通过基本的实验室检测和诊断试验来鉴别包括病毒性出血热在内的一系列可能的疾病是不现实的,只能先采用经验疗法来处理常规性的感染。进入隔离病房往往是基于相对非特异性的临床表现和流行病学表现。通过准确的现场专业诊断,通常是采用 PCR 的方法,可以降低患者在隔离病房感染出血热病毒的数量。

病毒性出血热的治疗可分为:一般性支持措施、抗病毒药物治疗、抗体治疗(包括患者恢复期的血浆和实验室制备的单克隆与多克隆抗体)、免疫调节因子治疗和凝血因子治疗[16-18]。然而,为探讨病毒性出血热治疗对策而在人体进行的对照试验却很少。

(一) 一般处理措施

病毒性出血热的治疗一般按照感染性休克的治疗原则进行[19]。出血热患者应在 ICU 中治疗,因为发病时微血管通透性会严重减低,而且经常伴有许多并发症,比如呕吐、腹泻、液体摄入量减少和第三间隙减小。在上述并发症情况下,通常需要持续监测并积极的补充液体。由于在插管部位有出血的风险,血管内血流动力学的装置是禁止使用的。血流动力学状态应该通过血压袖带或其他非侵入性的手段监测。肌内和皮下注射时也应避免出现血肿。即使在资源有限的条件下,如果能做好预防接触措施和良好的控制感染措施的话,也可以安全地采用基本的维持疗法。

1. 液体控制·病毒性出血热时,液体控制是一种特殊的挑战。如果能做好体液及时的补充,可以有效地防止休克和 DIC 的发生。但如果过量补液的话,就会导致第三间隙积液和肺水肿,某些出血热还会出现心脏功能损伤,尤其是汉坦病毒肺部综合征。

由于病毒性出血热在发病机制上与感染性休克一致,故而建议采用治疗感染性休克的方案来医治病毒性出血热。补液可以使用晶体液(乳酸林格液或生理盐水),如果有必要,也可使用升压药,从而保持中心静脉压在 $8\sim12\,mmHg$ 之间,或者平均动脉压不低于 $65\,mmHg$(成人)。早期使用升压药,尤其是多巴胺和去甲肾上腺素,可以减少液体超负荷的危险。如果采用了上述措施并合理输血后仍然不能维持血压和器官充足的血供,就需加用多巴酚丁胺。若病毒性出血热患者出现肾脏综合征且无较多的并发症时,可以采用腹膜透析的方法,除此以外尚未见到其他处理经验的报道。所有处置步骤均需极度谨慎,从而避免病毒从患者的血液传播给医护人员。

2. 临床实验室发现·对出血热患者需要密切监测一系列的临床实验室指标(表 16.4)。用于临床实验室检测的血液样本可以用洗涤剂灭活,如 Triton X-100,尽管这种灭活步骤对各种可能的测量指标的影响尚无法确定。病毒性出血热引起的厌食、呕吐和腹泻会频繁的导致机体出现低钾血症,因此需要定期补充钾。疾病晚期经常伴有肾功能障碍,因此还需密切注意肾功能。

3. 血液制品和 DIC 的处置·给出血热患者输血(最好是袋装红细胞)从而保证血细胞比容在 30% 以上,但是要避免超负荷输血,同时要考虑到在特定区域里常见的疟疾和营养不良引起的慢性贫血等情况。发生 DIC 的可能性应通过相关的实验室检测指标进行判定(D-二聚体是 DIC 早期非常敏感的指标,表 16-4),如果持续性的出血和血小板减少,就必须根据需要输入血小板和/或新鲜冰冻血浆。若患者出血的情况下血小板计数 $<50\,000/\mu L$ 或者没有出血的情况下血小板计数 $<20\,000/\mu L$ 时,就应该输入血小板浓缩液($1\sim2\,U/10\,kg$)进行补充。每输入一个单位的血小板,即使在 DIC 发展和血小板持续消耗

的过程中也会发生一些反应,血小板的数量也应增加 $2 000/\mu L$ 以上。在一些出血热类型中,血小板聚集功能受损,即使是血小板计数没有大幅度降低也会加速出血,尤其是拉沙热。出血持续的情况下或者当纤维蛋白原降至 $100\ mg/dL$ 以下时,应考虑输入新鲜冰冻血浆(FFP)($15\sim20\ mL/kg$)。纤维蛋白原浓缩液(剂量 $2\sim3\ g$)或冷凝蛋白质($1\ U/10\ kg$)可以替代 FFP,虽然从理论上讲,FFP 的优势在于包含所有凝血因子但不包含抑制因子,同时没有活化的凝血因子。可以适当给予维生素 K,特别是当怀疑患者营养不良或有肝病疾患的时候。

　　4. 抗生素·患者应立即给以适量的广谱抗生素和/或抗寄生虫药,特定情况下还要考虑使用治疗疟疾和蜱传立克次体病的药品,直到确认病毒性出血热的诊断(表 16.3)。当出血热确诊时,上述用药就应该停止,除非有混合感染的证据。如果患者持续性发热或者发病 2 周后(此时大多数病毒性出血热患者或已死亡或在抢救)出现新的发热时,应该怀疑继发性细菌感染的可能,并及时使用抗生素。

　　5. 吸氧和通气·除汉坦病毒肺综合征外,气体交换障碍通常不是病毒性出血热的显著特征之一,特别是在没有医源性肺水肿的情况下。若患者出现缺氧的表现,可以通过鼻导管或面罩给患者吸氧。气管插管和机械通气可能会造成气压伤和胸肺出血,故应避免使用。但在汉坦病毒肺综合征时,就必须依靠机械通气的方式来挽救生命。如有需要,最好控制到较低的潮气量。

　　6. 疼痛控制和溃疡预防·减轻患者的疼痛常用乙酰氨基酚、曲马多、阿片类药物或其他镇痛药。水杨酸类药物和非甾体类抗炎药会增加出血风险,应避免使用。预防应激性溃疡宜服用 H2 受体拮抗剂类药物。

　　7. 发作时处置·发作有时会发生在出血热病情晚期,通常使用苯二氮䓬类或者苯妥英类药物进行控制,并要时刻注意出现呼吸抑制的可能。镇静药和神经肌肉阻断剂需减量使用,但可以使用氟哌啶醇或苯二氮䓬类药物。

　　8. 营养·应保证充足的营养,尤其是当患者病程延长或营养不良的时候。肠道喂养方式优于肠外营养。患者无法吞咽时理论上可以采用鼻胃管喂养,但实际在出血热病情下还没有成熟的经验,鼻胃管更换过程中会增加胃肠道出血的风险,同时增加医护人员感染病毒的可能。

　　9. 怀孕患者的处置·患病毒性出血热的孕产妇和胎儿的病死率非常高,而排空子宫可以降低孕产妇的病死率。然而,排空子宫的过程必须非常谨慎,稍有不慎就可能造成院内感染,还可能造成产妇出血加剧。

　　(二)抗病毒药物

　　1. 利巴韦林·对任何病毒性出血热患者目前唯一可用的抗病毒药物是鸟苷类似物——利巴韦林。结合一些临床随机对照试验的数据、经验观察和某些证据,表明利巴韦林对治疗拉沙热、南美病毒性出血热和出血热肾综合征是非常有效的[20]。疾病的治疗必须尽早。出血热病毒致病的机制目前还不明确,怀疑是病毒发生了致命性突变而导致的。利巴韦林对克里米亚-刚果病毒性出血热的治疗效果仍需进一步的数据积累;对奥姆斯克病毒性出血热的治疗效果已在体外实验获得验证,但临床研究尚未开展。不过,利巴韦林对治疗埃博拉或马尔堡病毒性出血热是无效的。

　　利巴韦林对各类病毒性出血热的给药方案见表 16.5,目前对各种病毒性出血热还没有分别开展该药的药代动力学和药效学实验。有数据表明,在一些病例中,口服利巴韦林也是有效的,但效果要弱于静脉注射(IV)的方式。最有可能的原因是,口服利巴韦林后,经过肝脏的首过效应,50% 的药物通过代谢清除,真正进入血清中的药物浓度往往是该药抑制某些出血热病毒的平均浓度的下限[21]。此外,出血热发病时出现的呕吐和腹泻等症状对从肠道吸收的口服利巴韦林来说可能也是一个障碍。如有可能,在尚未获得口服利巴韦林治疗效果的数据前,整个疗程还是采用静脉注射的方式比较妥帖。

表 16.5	利巴韦林治疗病毒性出血热		
指示	路径	剂量	间隔
治疗期	静脉注射[a]	30 mg/kg,最大量 2 g[b]	持续
	静脉注射[a]	15 mg/kg,最大量 1 g[b]	每 6 小时一次,连续 4 d
	静脉注射[a]	7.5 mg/kg,最大量 500 mg[b]	每 8 小时一次,连续 6 d
预防	口服	35 mg/kg,最大量 2.5 g[b]	持续
	口服	15 mg/kg,最大量 1 g[b]	每 8 小时一次,连续 10 d

a 药物应该被稀释在 150 mL 9% 生理盐水里,缓慢滴入;
b 如出现明显的肾功不全则降低剂量。

　　短期使用利巴韦林治疗极少有成年人出现不良反应[21,22]。主要的不良反应是剂量依赖性的轻度至中度的溶血性贫血,但停药后很快消失,不需要进行输血。利巴韦林输液过快可能引起寒颤。相对禁忌证包括重度贫血、血红蛋白自病、冠状动脉疾病、肾功能不全、失代偿性肝病和过敏等。Gilbert 综合征的患者可能会出现黄疸。虽然在实验中发现利巴韦林可以导致动物致畸和死胎情况的发生,应该将此药列为妊娠禁忌的范畴,但作为出血热患者的救命措施时,即使该药会造成孕产妇和胎儿极高的死亡率也仍需使用。

使用利巴韦林治疗前,应该检查患者的血红蛋白、血细胞比容和胆红素水平,并且要每隔几天检查一次,如果发生严重贫血就需要考虑输红细胞。利巴韦林终末半衰期长(~24 小时)、分布容积大,即使停药后数小时甚至数天仍能发挥作用,尤其可聚集在红细胞内。

由于专利和成本问题(高达 1 000 美元/患者),静脉注射用的利巴韦林曾严重短缺。如今,该药的专利期已过,世界卫生组织已将此药列入必备药的名单。未来利巴韦林的售价有望大幅度降低,也将更容易购得。同时,许多非洲国家将从中国和俄罗斯低价买入该药。

2. 其他抗病毒药物·一些抗病毒性出血热的药物已在实验室研究中获得良好的效果,某些情况下,还在动物实验中进行了验证。这些抗病毒药物包括:核苷类似物、腺苷同型半胱氨酸水解酶抑制剂、小片段干扰 RNA、反义复合物、酪氨酸激酶抑制剂和其他各种小分子等。但上述药物都还没有审批,尚无法用于临床治疗[16,23]。

(三) 抗体治疗

虽然细胞免疫被认为是保护机体免受大多数出血热病毒感染的主要武器,恢复期患者的免疫血浆也常被试用于治疗出血热患者,但是除了对阿根廷病毒性出血热具有明确的疗效外,对其他类型很少有对照试验或者客观数据证实血浆的治疗效果。此外,恢复期免疫血浆在使用上也存在很多困难,一是血浆容易传染其他一些血源性传播的病原体,二是这类血浆也很难获得。除阿根廷病毒性出血热外,恢复期免疫血浆应该在无法使用利巴韦林时(无法获得利巴韦林药物或者利巴韦林对某些出血热患者效果有限)使用,而且应该用于严重和难治型出血热患者。最近几年,各种单克隆和多克隆抗体制剂已被用于动物试验,对出血热的治疗均取得不同程度的成功。

(四) 免疫调节因子

随着人们对感染性休克过程中发生的全身炎症反应综合征(SIRS)的深入了解,研究人员把治疗病毒性出血热的目光重新放在免疫调节药物上。然而,在感染性休克过程中,各种免疫调节因子包括布洛芬、糖皮质激素、抗肿瘤坏死因子 α(TNF - α)、一氧化氮抑制剂、他汀类药物(HMG - CoA 还原酶抑制剂)和白细胞介素等均在试验中显现不出明确的效果。在仓鼠沙拉病毒模型中,利巴韦林联用干扰素(IFN)- αcon - 1 被证明可以降低病死率和疾病的严重程度[24]。虽然干扰素- αcon - 1 已批准可以用于临床,但它对出血热的临床治疗效果尚无报道,原因可能是因为干扰素- αcon - 1 成本高昂,又需反复使用,对身体还有毒性作用的缘故。这些困难可以克服,比

如通过转入携带编码干扰素- αcon - 1 载体的人腺病毒,使腺病毒感染的细胞持续产生干扰素- αcon - 1。其他正在研究的免疫调节方法包括增强感染细胞的免疫识别功能、阻断 Toll 样受体从而抑制免疫反应等。如果病毒性出血热没有引起肾上腺功能不全,就不能使用糖皮质激素。血压控制目标可以通过补液和使用血管升压药来解决,如果怀疑患者发生脑水肿,可以联用甘露醇。

(五) 凝血调节因子

越来越多的文献表明,凝血与抗凝血平衡紊乱在感染性休克的过程中发挥重要的调节作用,不过仍有争议。重组活化蛋白 C 是一种丝氨酸蛋白酶,在抗凝治疗中起着核心的作用,可能对某些感染性休克患者有效。即便如此,将重组活化蛋白 C 用于出血热治疗还是需要深思熟虑[25]。最初发现活化蛋白 C 主要的不良反应就是加剧出血症状。有报道称,多达 5% 的患者使用了活化蛋白 C 后出现严重出血(包括颅内出血),似乎对出血热患者应该禁用此药。然而,活化蛋白 C 的作用机制可能不是通过直接抗凝,而是通过调节炎症来实现的。可以想象,早期使用该药可以减轻出血热的发病进程,最终引起的出血并不是因为该药本身能够加速出血。其他凝血调节性药物已在出血热患者和动物模型中进行了研究,并取得不同程度的疗效,这些调节性药物包括 rNAPc2、重组组织因子(凝血Ⅶa因子)抑制物、重组凝血Ⅶa因子(与 rNAPc2 作用相反)、硫酸肝素和抗凝血酶Ⅲ。目前所有上述调节性药物都必须进行实验验证。

(六) 恢复期处置

由于出血热患者的临床状态通常与病毒血症的水平和传染性相互关联,因此从急性病中恢复的患者按理说病毒血症应该已经清除,可以安全地出院而没有回家后继续传染的问题。然而,由于病毒通常会在患者尿液和精液中延迟清除,因此建议在急性期后 3 个月内禁欲或使用安全套。通过厕所设施传播病毒通常被忽视。但还是需要谨慎地采取一些简单预防措施,包括使用独立的卫生间设施和经常洗手等,从而避免与患者排泄物接触。在恢复期应该避免哺乳,除非没有其他的方法来喂养宝宝。恢复期临床处置方法包括使用温包、对乙酰氨基酚、非甾体类抗炎药物、头发生长刺激剂、抗焦虑药、抗抑郁药、营养补充剂和心理辅导等。

七、预防

(一) 患者隔离,个人防护设备和护理措施

控制出血热病毒的传播依赖于传统的公共健康法则,包括身份鉴定和患者隔离等。由于病毒性出血热临床诊断困难,所有与出血热临床综合征符合的患者都要被假定为病毒性出血热感染者并进行隔离,直到确诊。尽管缺乏自然气溶胶在人类之间传播的证据,但明智的

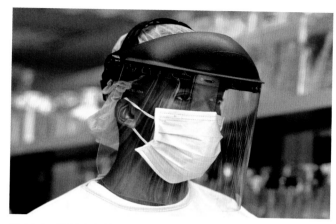

图 16.5　管理病毒性出血热的个人防护设备。与护目镜相比，面罩的优点是雾少，对黏液膜的保护更大，能更好地观察医护人员的面部，便于与患者沟通。

做法还是要把患者尽可能安排在气流下风向的房间里。不需要对隔离室进行密封，以免对患者心理产生深远的负面影响。尽管如此，对明确的出血热患者还是应该采取一些隔离预防措施（包括外科口罩、双层手套、隔离服、围裙、面罩和鞋套）来增加安全性，防止通过接触和飞沫传播将病毒带入血液和体液。经验表明，在大多数情况下，常规的预防措施就能起到良好的保护作用（图 16.5）[26]。访问患者应仅限于少数指定人员和家庭成员，对这些人务必进行感染防护相关的培训，并须使用个人防护设备。应尽可能减少尖锐物品的使用，若必须使用锐器，操作时一定要迅速并严格在锐器箱内实施。如果患者是在一个蚊虫叮咬可能出现的场所，如发展中国家常见的露天病房，就要使用杀虫剂处理过的蚊帐，另外还需要覆盖房屋防护网以防止节肢动物对出血热病毒的传播。

（二）接触者追踪

如果有人在没有防护的情况下与传染期的病毒性出血热患者有过直接接触，就需要对接触者进行追踪，从最后一次与患者接触的时间算起，按照出血热最长的潜伏期标准，每天检测接触者有无发病的情况（表 16.2）。需要监测接触者每日的体温并做好日志记录。尽管还没有潜伏期传播病毒的证据，但通常还是建议接触者留在家中。在这段时间里，应避免与家庭成员的密切接触或活动（如性交、接吻和共用餐具等），否则可能通过体液传播病毒。无症状表现的人即使住院或受到其他限制措施也无法保证是否发病，如果有人出现发热或者其他提示患病毒性出血热的症状时，必须马上进行隔离，直到确诊病情。

（三）暴露后预防

虽然口服利巴韦林已用于各种出血热病毒的暴露后预防，但对服用该药的有效剂量和用药时间还没有明确的数据[21]。有报道称，口服利巴韦林的不良反应有恶心、呕吐、口干并有金属味、肌肉疼痛、疲劳、腹泻、腹痛、头痛、皮疹、心动过速、黄疸、贫血、血小板增多和神经紊乱（包括情绪和睡眠障碍）等。这些表现常被误诊为病毒性出血热的早期表现，从而造成相当大的情绪紧张和意识错乱[22]。

由于缺乏利巴韦林对各种出血热病毒治疗效率的数据，加上继发性发病率较低以及利巴韦林具有某些不良反应，该药通常在高风险的暴露沙粒病毒、克里米亚-刚果出血热病毒和旧世界汉坦病毒时才使用。并需满足下述至少一个条件：①受污染的锐器穿透皮肤（如针刺损伤）；②黏膜或破损的皮肤对患者的血液或体内分泌物暴露（如血溅在眼睛或嘴巴上）；③在没有适当的个人防护设备的情况下参与了急症治疗的过程（如心脏骤停的复苏、插管或吸痰后）；④在没有适当的个人防护设备的情况下与患者在封闭的空间内长时间的连续接触（例如，在医疗救援时，医疗人员陪同患者在一架小飞机内）[21]。在评估病毒传染的风险时，作为临床医生应该意识到，临床症状越重的患者（通常在病程晚期）传染病毒的风险越大。如果唯一接触患者的时段在其潜伏期或者恢复期发热消退时，这种情况下是不需要进行药物预防的。

口服利巴韦林应在暴露病毒后立即开始，而不是在咨询医生之后。口服利巴韦林由于首过效应存在，相当一部分药物会被代谢掉，口服后实际进入血液中发挥抗病毒作用的药物非常有限，因此需要增大口服的药量从而保证入血的利巴韦林能达到抗病毒的最低抑制浓度（具体见表 16.5）。利巴韦林要和食物一起服用。用药后要注意患者血红蛋白和血细胞比容的变化，保证其在基线以上。如果发生严重的贫血，还要进行输血治疗。用药时要及时告知患者该药常见的不良反应。如果还没用利巴韦林进行治疗，应该测试一下该药治疗相应出血热病毒的效果。若结果为阴性，就需要杜绝使用利巴韦林。若患者在接受口服利巴韦林预防后仍出现病毒性出血热的表现，就必须马上采取最快速、最灵敏的方法（常用 RT - PCR）进行检测，并换为静脉注射利巴韦林的方法，除非排除了病毒性出血热的可能。

（四）环境和消毒

所有出血热病毒的脂质包膜都比较容易破坏，病毒离开宿主后很难存活[1]。当动物排泄物或人的体液流出自然环境时会逐渐干燥，其传染性根据病毒种类和环境条件通常会维持数小时至数天。然而，如果从患者体内分离出来的样品被保存在生物缓冲液（比如血液或者血清）中，通常在室温下能存活数周。若出血热病毒流入地下水或者暴露在一般的自然环境下也不需要过于忧虑，因为这些环境中恶劣温度和酸碱度条件很容易使病毒失活。

如近期可能发生接触,比如在家里或医院治疗病毒性出血热患者,就必须进行消毒。出血热病毒的灭活可以通过高温(病毒在 60 ℃以上环境 1 小时即可灭活)、γ射线照射,紫外线(只能消毒表面)和多种化学品处理。次氯酸钠(即家用漂白剂)是最容易获得的有效灭活方法,虽然重复使用它会有腐蚀性[26]。漂白剂应作为日常措施每日使用,通常使用 5%氯浓度的漂白剂,一些可重复使用的物品,比如医疗设备、患者床上用品和可重复使用的防护服等,可以使用 1%的漂白剂处理。而患者的分泌物、尸体和其他需丢弃的物品需用 10%的漂白剂处理。若被清理的地区可能有小型哺乳动物的排泄物污染,清洁工人就需要穿戴防护用品(手套和外科口罩),并用 10%漂白粉溶液处理物品表面至少 15 min。如果某些地区不具备常规高压蒸汽灭菌条件,那就必须有专门的垃圾处理措施以防范传染。对出血热病死者的尸体需要按照具体的处理或掩埋准则实施。

(五)疫苗、宿主和携带者控制

具体细节见各疾病章节。

线状病毒疾病:埃博拉和马尔堡病毒性出血热

线状病毒因其形状如丝线而得名,其中埃博拉和马尔堡病毒可能是出血热病毒里致病最严重也最让社会恐慌的病毒的。埃博拉病毒有 6 个种类,而马尔堡病毒种类只有 1 个。但两者的病死率比较相近(表 16.1)。虽然马尔堡病毒种类只有 1 个,即维多利亚湖马尔堡病毒,但仍可分为多种菌株,各菌株间的毒性也有区别。所有线状病毒均只在撒哈拉沙漠以南非洲的人群间流行(图 16.1)。

一、流行病学

近年来,越来越多的证据表明果蝠是线状病毒的宿主,人感染线状病毒可能是因为无意间接触了果蝠的分泌物或唾液而染病[27-30]。矿工、洞穴勘探者、林业工人等往往是进入果蝠栖息地时接触了病毒。有证据表明,挖矿和洞穴勘探与感染线状病毒有很大的相关性[31,32]。灵长类动物(人除外)尤其是大猩猩、黑猩猩和其他一些野生动物可能作为丝状病毒的中间宿主,通过血液和体液将该病毒传染给人类(如狩猎或者屠宰时)[33,34]。这些中间宿主也是通过果蝠感染的病毒,感染后可能会和人一样严重发病[35]。扎伊尔埃博拉病毒在中非曾造成中部黑猩猩和西部低地大猩猩群体性大死亡[36]。丝状病毒的暴发往往发生在雨季结束时。

尽管线状病毒在非洲暴发时的发病率只有 15%～20%,若综合预防得当,该比率还要低,但相比而言,线状病毒仍可能是所有出血热病毒中传染率最高的种类[37]。在多次病毒性疾病暴发时,往往是由一个或者几个人从动物那里传染了病毒,随后在综合预防措施有限的医院里(多见于农村,因为公众的不安从而造成医疗保健机构的基本设施破坏)出现院内传染而暴发(图 16.1)。最大的一次埃博拉疫情发生在 2000—2001 年的乌干达,造成 425 人死亡;最大的一次马尔堡疫情发生在 2004—2005 年的安哥拉,造成 252 人死亡。从 20 世纪 90 年代中期开始,线状病毒的暴发越来越频繁,可能折射出非洲社会结构的变化。这些地区越来越多的人会选择医疗保健机构看病,而这些医疗保健机构往往缺乏恰当的传染病控制措施。加强对病毒性出血热的监控或许可以发挥作用。

二、发病机制与病理

病毒最初会与人体内某种目前尚未明确的受体结合,继而扩散到全身器官,引起体内播散性的病毒感染,并导致局部器官的损伤。受损最大的器官包括肝脏、脾脏、肾脏和性腺,研究发现,上述器官内病毒及病毒抗原的水平也高于其他部位,说明这些器官是由病毒直接损伤的[8,38]。被病毒损伤后,肝脏可以看到肝细胞的坏死、康西尔曼体(Councilman bodies)、微泡脂肪样变性和库普弗细胞(Kupffer cell)增生等典型的变化;脾脏和淋巴结会出现大量的滤泡坏死和坏死碎片;肺脏会出现弥散性肺泡损伤和肺间质水肿;心脏会出现心性水肿和心肌细胞的坏死。免疫组化实验结果显示,患者的皮肤和汗腺可以检测出病毒抗原,不过病毒是否可以通过皮肤接触而传染还尚未有明确的证据。

促炎因子,包括 TNF－α和各种白介素,被认为在线状病毒感染过程中发挥了核心作用。如果患者体内 IL-10 以及 IL-1 受体拮抗剂水平较高,往往预示着预后较差。另外,作为细胞免疫系统活化的一个标志,新蝶呤的水平与患者的预后也密切相关[39]。病毒感染后会抑制宿主适应性免疫反应,从而进一步促进炎症的发展。比如,线状病毒的各种蛋白(含分泌性糖蛋白)可以抑制干扰素的活性,并干扰抗病毒 RNA 的作用。另外,病毒会经常导致机体 DIC 的发生。

三、临床特征

尽管有报道称线状病毒感染后会有一些病例的临床症状轻微甚至没有症状,但绝大多数情况下的疾病还是很严重的[40-42]。病程早期,躯干和面部会出现斑丘疹,尽管敏感性有限,但仍然可以作为感染早期相对特异性的指标。发病后,由于肝脏包膜会被拉涨,所以常有腹部压痛。出血明显并且量大,尤其是胃肠道的出血。大多数致命的病例晚期会出现入针处的黏膜和皮肤渗血的情况(图 16.6 和图 16.7)。另外,病程晚期还常有中枢神经系统功能障碍和肾功能衰竭的情况。在一例罕见的报道中,病毒性出血热病情确诊 2 个月后,从该患者眼内色素层中分离出埃博拉病毒[10]。

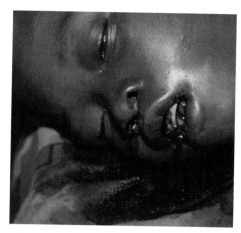

图 16.6 埃博拉出血热患者口腔出血。(引自：BauschDG. Viral Hemorrhagic Fevers. In：Schlossberg D, editor. Clinical Infec-tious Disease. New York, NY：Cambridge University Press；2008. Used with permission. Photo by D. Bausch.)

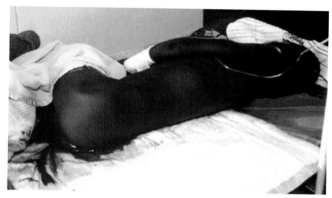

图 16.7 埃博拉出血热引起直肠出血。(引自：BauschDG. Viral Hemorrhagic Fevers. In：Schlossberg D, editor. Clinical Infec-tious Disease. New York, NY：Cambridge University Press；2008. Used with permission. Photo by D. Bausch.)

四、诊断

对曾在撒哈拉以南非洲接触过蝙蝠或灵长类动物（人除外），或者进入过矿井、洞穴、森林的人要高度怀疑是否感染了病毒。最近几十年，该地区的许多地方或者靠近疫情暴发的地点已建立了不少流动性的检测实验室，可以通过 ELISA 或者 PCR 的方法进行病毒鉴别和疾病诊断[43,44]。

五、治疗

目前还没有针对线状病毒的特异性抗病毒疗法[45]。患者恢复期血浆是否有效也尚未有确信的证据。在刚果民主共和国暴发的埃博拉疫情中，有 10 人用了恢复期血浆进行治疗，其中 8 人存活。但这 10 位患者多数是在平均病程时间之后才开始使用血浆治疗，也许不用血浆治疗仍可能会存活下来[46]。人-鼠嵌合型多克隆抗体已在埃博拉病毒性出血热动物模型中展现出良好的治疗效

果[47,48]。活化蛋白 C 也被证明能够降低感染埃博拉病毒的猴子的死亡率，不过尚未在人体尝试过效果[49]。埃博拉病毒能够诱导灵长类动物（人除外）的单核巨噬细胞过度表达促炎组织因子，提示抑制组织因子通路可以改善线状病毒感染的症状。因此，有实验证明，rNAPc2 能够降低猴子感染埃博拉病毒 67% 的概率[50]，而近期人体Ⅰ期临床试验正在进行，并未出现安全问题[51]。

六、预防

（一）暴露后预防

线状病毒感染并没有任何规范的暴露后预防措施。一位被感染病毒的针扎伤的实验室工作人员曾被体内引入表达埃博拉病毒核心免疫蛋白的水疱性口炎病毒载体，后期发现并未发现负面效应[52]，但因为无法明确这位工作人员感染埃博拉病毒后是否会发病，所以无法对该预防措施进行效果评估。rNAPc2、小干扰 RNAs 和单克隆抗体已在猴子感染模型中显示出良好的预防效果[45,53-55]。

（二）疫苗

许多实验性方法在线状病毒感染的模型中显示出良好的前景[56]，前面提到的水疱性口炎病毒载体已在动物模型中展现出免疫保护的作用。除此以外，一种 DNA 质粒疫苗也在临床Ⅰ期试验中表现出良好的安全性和免疫效应[57,58]。

（三）宿主控制

防止线状病毒感染最重要的措施就是避免人接触蝙蝠或者进入病毒流行区域的洞穴和矿井。若需在矿井或者洞穴环境工作，必须准备好个人防护装备。另外，还要避免接触线状病毒流行区野生动物（尤其是除人以外的灵长类动物）的新鲜血液、体液或者肉。

旧大陆沙粒病毒病：拉沙热和卢乔出血热

拉沙（Lassa）和卢乔（Lujo）病毒是沙粒病毒科的成员，沙粒病毒科的名字来源于拉丁语"sandy"，指电子显微镜下观察到的内部电子致密粒子的颗粒状外观。沙粒病毒科在血清学、系统学和地理上分为旧大陆（即非洲）和新大陆（即美洲）复合体（图 16.2 和 16.3）[59]。尽管近 15 种旧大陆沙粒病毒已被识别，但仅有两种，即拉沙病毒和卢乔病毒与病毒性出血热有关。

拉沙病毒最早于 1969 年从尼日利亚分离出来，并以第一个病例发生的城市命名。拉沙热仅在西非流行（图 16.2）[60]。疾病的最高发病率似乎是在塞拉利昂东部、利比里亚北部、几内亚东南部和尼日利亚中部和南部地区[61]。西非发病率的极端异质性原因尚不清楚，特别是考虑到啮齿动物储库通常在很少或没有腐殖质的地区容易发现。拉沙热（Lassa fever）已被确认。不同强度的监

测可能有助于异质分布,但不能完全解释这一点。

文献中经常提到每年有 30 万～50 万人感染拉沙病毒,死亡人数高达 5 000 人,但这些数字是根据 20 世纪 70 年代和 80 年代在塞拉利昂东部的监测推断出来的,在那里拉沙热显然是高度流行的。由于非特异性的临床表现和国内动乱、不稳定政府的监测系统不发达、广泛的人类迁徙和自然景观的干扰以及西非有能力进行诊断的实验室数量不足,估计真实发病率和病死率会更高。拉沙热的发病率在旱季始终最高,尽管全年都有病例。

卢乔病毒于 2008 年暴发 5 例(4 例致命)后首次被确认[15,62]。第一例在赞比亚感染,随后转移到约翰内斯堡,在南非引发了 4 例医院感染(图 16.2)。此后就没有见过卢乔出血热(Lujo haemorrhagic fever)了。

一、流行病学

引起病毒性出血热的沙粒病毒是由啮齿动物的慢性感染和库种病毒配对而维持的,这被认为是啮齿动物病毒长期共同进化的结果[1]。啮齿动物种群通常在其整个地理范围内不是均匀感染的。与感染啮齿动物的频率相关的人类病例通常很少。拉沙病毒的自然宿主是 *Mastomys Natalensis*,通常被称为"多乳鼠",它几乎总是与农村和周围耕地的人类密切联系在一起,但草原和森林边缘也不常见[63]。食用啮齿类动物和劣质的住房环境。已被证明是拉沙热的危险因素。外国军事人员、维和人员和农村地区的救援人员偶尔会感染拉沙病毒,有时会将拉沙病毒带回原籍国[64]。大多数的哺乳大鼠通常不在大城市中心发现,因此在这些环境中啮齿动物向人类传播拉沙病毒的风险可以忽略不计。尽管在整个撒哈拉以南非洲地区都出现了乳房虫,但在西非以外没有发现拉沙病毒。其原因尚不清楚,但可能与病毒传播过程中的进化瓶颈、病毒库或两者兼而有之有关。在极少数情况下,拉沙病毒已从其他啮齿动物物种中分离出来,这一发现通常被认为是由于溢出感染(即非伺服宿主的偶然短暂感染)或难以识别啮齿动物物种造成的。这些动物不被认为在拉沙病毒的维持中起作用。

拉沙病毒通过接触啮齿动物排泄物(直接接种到黏膜或吸入啮齿动物排尿时产生的气溶胶)向人类传播[1]。这些传播模式的相对频率未知。实验数据表明,沙粒病毒感染也可能通过口腔途径发生。当啮齿类动物被捕获并准备食用时,拉沙病毒也可能被感染,这在西非一些地区很常见。由于出血热病毒很容易被加热灭活,食用煮熟的啮齿动物肉类应该不会造成危险[1]。虽然在啮齿动物唾液中发现了这种病毒,但尚不清楚拉沙病毒是否可以通过啮齿动物咬伤传播。在文献中经常提到通过空气雾化啮齿动物尿液或病毒污染的尘埃颗粒传播拉沙病毒,但很少有数据支持或反驳这种传播模式。卢乔病毒的宿主尚不清楚,但据推测是啮齿动物。

二、发病机制与病理

沙粒病毒性出血热的发病机制被认为更多地与细胞功能的破坏有关,而不是广泛的细胞死亡;患者死亡时通常没有明显的出血,组织病理学损伤(在进行尸检的少数病例中)通常不足以解释死亡。拉沙病毒几乎可以在所有器官中发现,考虑到一种主要受体,α-抗肌营养不良聚糖,在大多数组织中都有表达,这并不奇怪。肝脏通常是受影响最严重的器官,这与上述发现一致。严重者肝转氨酶升高。最低的滴度在中枢神经系统中,大概是由于血脑屏障的保护作用。间皮细胞的感染可以解释拉沙热有时出现的浆膜积液。分泌激素细胞拉沙病毒感染可能与孕妇更严重的疾病病理生理学有关。大体病理表现包括肺水肿、胸腔积液、腹水和胃肠黏膜出血。镜下病变包括肝细胞和脾脏坏死、肾小管损伤伴间质性肾炎、间质性肺炎和心肌炎。

尽管这些数据是混合的,但严重的拉沙热似乎是由于免疫应答不足或抑制所致[65];大多数研究表明,拉沙病毒感染树突和外周血单核细胞不会导致促炎细胞因子的显著分泌、共刺激分子的上调或显著的 T 细胞增殖。在体外和体内实验中,经常发现炎症细胞因子反应(包括 TNF-α、IL-8 和 IFN IP-10)的缺失或减少,与患者的不良预后相关。相反,在猴子模型和人类病例报告中的生存率与早期和强烈的细胞因子和细胞免疫反应相关。缺乏免疫应答可能反映了激活的拉沙病毒诱导的下调,至少部分是由拉沙病毒的 I 型干扰素应答的反作用引起的。根据豚鼠模型的数据,心脏肌力不正常可能直接或间接地受到血清中尚未确定的可溶性介质的抑制。DIC 障碍似乎不属于拉沙热的发病机制,尽管这一发现得到了证实。

拉沙病毒在西非有相当大的序列多样性,有四个公认的谱系:尼日利亚有 3 个,塞拉利昂、利比里亚、几内亚和科特迪瓦地区有 1 个。在家族中也存在相当大的遗传变异性,特别是在尼日利亚。野外和实验室数据表明,虽然基于毒力的系统毒株分类还不可能,但拉沙病毒的不同谱系和菌株之间的毒力存在差异。有趣的是,从孕妇和婴儿身上分离出的菌株在豚鼠身上是良性的,这表明宿主因子如免疫抑制在人类疾病中起着重要作用。有证据表明,在尼日利亚拉沙热流行地区的人群中,有三种人类基因,包括 *LARGE*、*DMD* 和 *IL-21*,都进行了阳性选择,表明它们具有保护作用[66]。

根据迄今发现的少数病例,卢乔出血热的发病机制似乎与拉沙热非常相似。

三、临床特征

拉沙热临床表现的轻重程度长期以来是一个谜团

80%的拉沙病毒感染经高灵敏和高特异的诊断是轻度或无症状的。有症状者的病死率通常在 25% 的范围内。临床症状严重程度的原因尚不清楚,但可能与拉沙病毒毒力的多样性、接种途径和剂量、遗传易感性、潜在的联合感染和/或吸收前状况(如疟疾、营养不良和糖尿病),或由于抗体减弱而误将再感染归为新感染。

咽炎很常见,在拉沙热中可能特别严重,有时伴有渗出物,导致链球菌性咽炎的误诊。病态皮疹或斑丘疹几乎总是发生在白种人,但由于不确定的原因,很少发生在黑种人。面部和颈部肿胀,出血,结膜充血程度较轻,这是一种特殊的体征,但不太敏感——在不到 20% 的病例中可见(图 16.8 和图 16.9)。拉沙热是一种病毒性手足口综合征,临床上可辨别的出血可能性最低,<20%,最常见的症状是轻微的鼻出血和从口腔黏膜渗血,晚期为静脉穿刺部位的出血。中枢神经系统表现也可见于疾病晚期,可从部分患者(而非所有患者)的脑脊液中分离出病毒,疾病严重程度与病毒或抗体滴度无明显相关性。脑脊液中的细胞和化学特征通常是正常的。

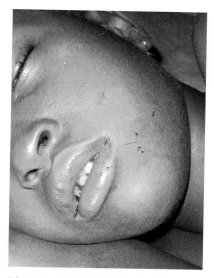

图 16.8 拉沙热引起的面部肿胀和牙龈轻度出血。(由 Donald Grant 拍摄)

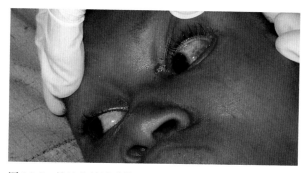

图 16.9 拉沙热结膜感染。(由 Donald Grant 拍摄)

在已经从血液中清除拉沙病毒并产生强烈的 IgM 抗体反应的人中,偶尔会出现致命疾病。这些异常病例的发病机制尚不清楚,但可能与中枢神经系统中隔离的持久性拉沙病毒有关,可能是由于某些艾滋病毒/艾滋病、严重营养不良或糖尿病患者的免疫功能受损。在一个不寻常的病例中,拉沙病毒是从脑病患者的脑脊液中分离出来的,而不是血液。其他表现稳定后突然恶化的病例可能涉及急性综合病例,如心包压塞。

拉沙热在妊娠期尤为严重,在胎盘和胎儿组织中发现的拉沙病毒浓度很高。一份关于拉沙热(称为"婴儿肿胀综合征")儿童的单一报告中描述了 Anasarca,但可能与过度补液有关。报告一例感染后 6 个月多发性糜烂伴胸膜、心包积液及腹水。拉沙病毒不能从渗出液中回收,但淋巴细胞和抗体水平较高,提示其具有免疫介导机制。

感音神经性耳聋是拉沙热唯一公认的永久后遗症。据报道,它发生在 25% 的病例,尽管这似乎是过去 15 年在西非的经验中严重高估的。耳聋通常在恢复期出现,与急性疾病的严重程度或病毒血症水平无关,提示存在免疫介导的发病机制。耳聋可能是单侧或双侧的,大约三分之二的病例是永久性的。听觉模式类似于特发性神经性耳聋。

卢乔出血热的临床特征与拉沙热相似。在迄今为止报告的五个病例的有限系列中,主要特征包括面部水肿、咽炎和弥漫性黄斑皮疹,伴有休克、意识低落和致命病例的痉挛(图 16.10)。出血不是一个突出的特征。

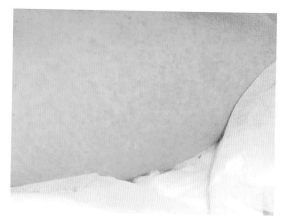

图 16.10 卢乔出血热的斑丘疹。(由 TH Dinh. 拍摄)

四、诊断

尽管酶联免疫吸附试验(ELISA)一直是传统的主要诊断手段,但逆转录聚合酶链反应(RT - PCR)正在成为一种越来越有价值的工具,在疾病的前 10 d 可以检测到 80% 以上的拉沙病毒[67]。传统上,西非拉沙病毒的序列多样性对基于聚合酶链反应的诊断提出了挑战,因为引物-靶点不匹配,但最近的研究发现针对基因组保守部分的分析方法可以解决这个问题。通过免疫组织化学进行尸检后诊断似乎不像其他一些病毒性手足口病那样可靠,尽管它有助于卢乔出血热的诊断。

五、病例管理和治疗

在疾病的前 6 d 内开始静脉注射利巴韦林已被证明可将严重拉沙热的病死率从 55% 降低到 5%[20]。6 d 后继续使用仍然有好处,但意义不大。恢复期血浆用于治疗拉沙热有明显的好处,但在幸存者中使用含有高滴度的中和抗体后的治疗情况也不一致。此外,动物研究表明感染拉沙病毒的供体血浆和接受者之间需要抗原匹配以达到有效治疗。拉沙热患者相对大多数其他病毒性出血热来说,出血较少,因此该患者的血浆可能成为活性蛋白 C 试验的合理候选。他汀类药物似乎具有免疫调节、抗炎、抗菌和稳定血管系统的特性。曾经采用抗氧化剂和自由基清除剂 N -乙酰基成功治疗了 1 例卢乔出血热患者。

六、预防

(一)暴露后预防

对于高风险接触者,应按照上述指南,考虑使用口服利巴韦林进行接触后预防[21,22]。

(二)疫苗

许多实验疫苗平台正在探索中。重组水疱性口炎病毒平台可能是最有前景的平台,因为在猴子模型中单次给药可提供 100% 的保护[68]。

(三)宿主控制

防止与啮齿动物接触在控制拉沙热方面很重要。由于多乳鼠经常在人类住所定居,因此最好通过改善"村庄卫生"来实现预防,包括消除无保护的垃圾、食品和水的储存,并在可能的情况下,堵塞啮齿动物进入家中的洞[1]。诱捕或毒杀啮齿动物通常不被认为是有效的长期预防措施策略,因为来自周围田野的动物很可能很快会重新繁殖该地区。

新世界沙粒病毒病:南美出血热

新世界沙粒病毒复合物分为三大类:A、B 和 C[69]。已知 5 种沙粒病毒可引起自然感染和病毒性出血热,均属于 B 类。尽管这 5 种病毒产生的综合征之间可能存在细微差异,但它们通常被分组并简称为"南美出血热(South American haemorrhagic fevers)"。每种病毒均以其首次发现的地点命名,疾病名称通常以国家命名(图16.3)。胡宁病毒(Junin)是阿根廷出血热的病原,1958 年在阿根廷潘帕斯出现新的疾病后被鉴定出来。从那时起,人们注意到每年都会暴发疫情,随着流行地区的逐步扩大和面临危险的人口的增加。1959 年,玻利维亚出血热于玻利维亚贝尼部首次被描述,1964 年被鉴定为致病因子,马秋堡病毒。玻利维亚出血热的社区疫情在 20 世纪 60 年代持续,部分原因是被啮齿动物诱捕所引起。此后几十年没有报道病例,随后在 1990 年代又报告了零星病例和小规模疫情,并一直持续到本文撰写之时。1989 年在委内瑞拉 Portuguesa 州暴发的病毒性出血热疫情,最初认为是登革热出血热,后确认为一种新的沙粒病毒 Guanarito。从那时起,委内瑞拉每 4~5 年就发生一次出血热疫情,这表明了一些周期性气候或社会影响。1990 年,在巴西圣保罗州,从致命的病毒性出血热病例中分离出了沙比病毒。从那时起,只有两例被确认为实验室感染。2003 年,玻利维亚在一次小规模的病毒性出血热暴发后发现了第二种沙粒病毒,命名为 Sabiá 病毒。

一、流行病学

与旧大陆的沙粒病毒一样,新大陆的沙粒病毒也存在于啮齿动物体内,并通过接触啮齿动物排泄物而传播给人类[1,59]。胡宁病毒和瓜纳里多(Guanarito)的自然宿主通常在农村地区的农田中发现。因此,阿根廷和委内瑞拉出血热风险最高的是农业工人。发病率可能会随着啮齿动物种群密度的变化而变化,这可能与气候变化和人类诱发的栖息地扰动有关。尽管全年都有病例出现,但发病率通常在农业活动高峰期最高:阿根廷的 3—6 月和委内瑞拉的 11—1 月。Machupo 病毒的储存宿主主要是家庭害虫。尽管玻利维亚出血热可能在一年中出现,但发病率通常在旱季(6—8 月)增加,有时与家庭和社区集群有关。Sabi 和 Chapare 病毒的储存宿主尚不清楚,但据推测是啮齿动物。

尽管在社区和医院环境中都有人与人之间传播马秋堡(Machupo)病毒的报道,新世界的沙粒病毒似乎比旧世界的沙粒病毒在人际传播要少。只有一个阿根廷出血热家族聚集性案例被报道,首发病例表现为非典型皮肤病变,有助于传播。

二、临床特征

南美出血热的临床综合征通常与旧大陆的沙粒病毒相似,尽管出血和中枢神经系统表现被认为更常见,尤其是在阿根廷出血热。特征性体征和症状包括面部、颈部和上胸部潮红;软腭上有瘀点和小水疱;牙龈出血;腋下、上胸部和手臂瘀点;颈部淋巴结肿大;手和舌头轻微震颤;中度共济失调;皮肤过敏;深部肌腱。反射和肌肉张力降低(图 16.11 和图 16.12)。委内瑞拉出血热患者经常喉咙痛的症状被报道。

三、发病机制与病理

新世界沙粒病毒感染的发病机制被认为与旧世界沙病毒感染的发病机制相似。一个显著的例外是南美出血

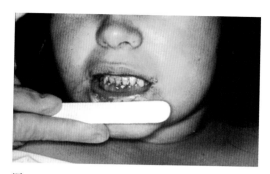

图 16.11 阿根廷出血热引起的牙龈出血。

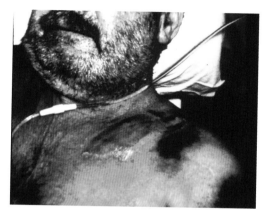

图 16.12 阿根廷出血热引起的瘀点皮疹。

热患者出血频率增加。疾病后出现急性暂时性免疫缺陷。

四、诊断

在流行地区,尤其是农村农业暴露人群中,应怀疑患有兼容临床综合征的人患有南美出血热。所用的实验室诊断化验与其他沙粒病毒的化验相似。

五、管理和治疗

在疾病的前 8 d 内输入适当滴定的免疫血浆,可将阿根廷出血热的病死率从 15%～30% 降至 1% 以下[70],此后则治疗无效。然而,在 10% 的接受治疗的患者中,这种疗法与以发热、小脑体征和脑神经麻痹为特征的康复期神经综合征有关。尽管随机试验尚未进行,利巴韦林似乎可有效地治疗南美手足口病。

六、预防

(一)暴露后预防

免疫血浆被认为可用于胡宁病毒暴露后预防高风险,当免疫血浆不可用或暴露于另一种新世界沙粒病毒时,按照上述指南替代口服利巴韦林[21,70]。

(二)疫苗

一种称为 Candid No. 1 的减毒活疫苗可以降低阿根廷出血热的发病率和病死率,也可以预防玻利维亚出血热,尽管它似乎没有交叉预防其他沙粒病毒[71]。然而,

该疫苗在阿根廷以外甚至在阿根廷境内部分地区,通常无法获得批准。无法覆盖所有风险人群。

(三)宿主控制

房屋内和周围的诱捕以及其他啮齿动物控制措施有助于阻止玻利维亚出血热在村庄的流行。这种方法不适用于阿根廷出血热和委内瑞拉出血热的控制,但由于阿根廷出血热和委内瑞拉出血热的储存宿主在油田中分布广泛[1]。

布尼亚病毒病:肾综合征出血热和汉坦病毒肺综合征

汉坦病毒是布尼亚病毒科的一个属[59,72]。目前已识别 20 种以上的致病汉坦病毒(表 16.6)。汉坦病毒在分类和临床上分为旧大陆(即亚洲、欧洲和非洲)和新大陆(即美洲)两类,类似于上述沙粒病毒。一种旧大陆的汉坦病毒,现在几乎在全世界被发现,因为它的贮存器——普通的挪威鼠类,已经通过船舶运输在全球传播。

一、流行病学

除南极洲外,所有大陆都发现汉坦病毒。致病性汉坦病毒保存在啮齿动物体内,同样具有紧密的储存宿主-病毒配对,如沙粒病毒(表 16.6)。啮齿类动物之间的传播是通过撕咬实现的。传染给人类是通过接触感染动物的排泄物而导致的。除首尔病毒外,汉坦病毒储存宿主是农村啮齿动物,在农村地区接触的人患病率最高,通常是在户外职业或娱乐活动期间。在南美洲的一些农村土著人口中,人体暴露的流行率在不同地区差异很大,从零(0)到高达 40%。虽然人群暴发、啮齿动物种群密度、受感染啮齿动物比例和气候因素(如厄尔尼诺效应)之间似乎存在关系,但这种关系的确切性质是复杂的,有待充分阐明。只有在南美洲发现的一种新的世界汉坦病毒安第斯病毒(见表 16.1 和表 16.6)中记录了人与人之间的传播。

二、临床特征

汉坦病毒在任何一种病毒性手足口病中的潜伏期最长,最长可达 7 周,但 2～4 周是典型的。人们认识到两种不同的综合征:旧世界的汉坦病毒引起肾综合征合并出血热,1983 年创造了一个术语,用来综合各种以前认识的引起止血和肾紊乱的发热综合征,包括"韩国出血热"、"肾病流行病"和其他。新世界的汉坦病毒会导致人乳头状瘤病毒感染,这是自 1993 年以来在美国和整个美洲首次发现这种疾病。虽然这些临床表现通常都存在,综合征的表现与致病性和疾病严重性有关,并因感染病毒的种类不同而不同。

(一)伴有肾综合征的出血热

由原型病毒汉坦引起的肾综合征出血热,按传统分

表 16.6	已知的人类可感染的汉坦病毒病原体		
汉坦病毒	**宿主常用名(拉丁学名)**	**疾病**	**地理分布**
旧世界病毒			
阿穆尔(Amur)	朝鲜姬鼠(大林姬鼠 *Apodemus peninsulae*)	HFRS	俄罗斯远东地区
多不拉法-贝尔格莱德 (Dobrava-Belgrade)	黄颈姬鼠(*Apodemus flavicollis*)	HFRS	欧洲巴尔干地区,俄罗斯欧洲地区
汉滩	黑线姬鼠(*Apodemus agrarius*)	HFRS	中国,朝鲜,俄罗斯
普马拉	浅滩田鼠(堤岸田鼠 *Myodes glareolus*)	HFRS	欧洲,俄罗斯欧洲地区
萨拉马	黑线姬鼠	HFRS	北欧地区
首尔	挪威或褐色鼠(褐家鼠)	HFRS	全球分布
新世界病毒			
Anajatuba	Fornes 草鼠(colilargo)(*Oligoryzomys fornesi*)	HPS	巴西北部
安第斯	长尾草鼠(*Oligoryzomys longicaudatus*)	HPS	阿根廷西南部,智利
阿拉拉奎拉	白尾草鼠(akodont)(*Bolomys lasiurus*)	HPS	巴西南部
海湾	马什稻鼠(*Oryzomys palustris*)	HPS	美国东南部
贝尔梅霍	Chacoan 草鼠(*Oligoryzomys chacoensis*)	HPS	阿根廷北部,玻利维亚南部
dos Sonhos 城堡	巴西侏儒鼠(*Oligoryzomys utiaritensis*)	HPS	巴西中部
普拉塔中部	黄色侏儒鼠或 Flavescent 草鼠 (*Oligoryzomys flavescens*)	HPS	乌拉圭
可可	Fulvous 草鼠(*Oligoryzomys fulvescens*)	HPS	巴拿马
Hu39694	黄色侏儒鼠或 or Flavescent 草鼠 (*Oligoryzomys flavescens*)	HPS	阿根廷
茹基蒂巴	黑脚侏儒鼠或黑足草鼠(*Oligoryzomys nigripes*)	HPS	巴西东南部
内格拉湖	小老鼠或小暮鼠(*Calomys laucha*)	HPS	巴拉圭,玻利维亚
Lechiguanas	黄色侏儒鼠或 Flavescent 草鼠 (*Oligoryzomys flavescens*)	HPS	阿根廷中部
纽约	鹿白足鼠(*Peromyscus leucopus*)	HPS	美国东北部
奥兰	长尾草鼠(*Oligoryzomys longicaudatus*)	HPS	阿根廷西北部
Rio Mamoré	小耳侏儒鼠(*Oligoryzomys microtis*)	HPS	巴西亚马孙流域,秘鲁平原,玻利维亚,巴拉圭
Sin Nombre	北美鹿鼠(*Peromyscus maniculatus*)	HPS	加拿大,美国

HFRS:肾综合征出血热;HPS:汉坦病毒肺综合征。
对于某些病毒是否构成不同的物种以及上述啮齿动物是否是最终的宿主仍然存在争议。

为五个进展阶段:前驱期、低血压期、少尿/肾衰竭期、利尿期和恢复期。然而,在临床实践中发现当其他病毒如首尔和普乌马拉感染时,这些阶段可能重叠或完全不存在,出血更不常见,病死率更低。汉城病毒感染常涉及肝脏损伤。

疾病开始于突然出现高烧和持续3~7 d的体质症状的前驱症状。然后,发烧开始减轻,患者进入低血压阶段,通常伴有精神错乱、恶心、呕吐和更严重的背痛。大约15%的患者在这一阶段进展为严重休克,并伴有死亡。血浆外渗通常导致血浓度和尿浓度浓缩(表16.4)。血小板计数达到最低水平,白细胞计数显著增加,通常超过30 000/μL。腹部放射学检查可能显示腹膜后水肿和出血。

低血压期后出现少尿和肾衰竭,常见的并发症是尿毒症和电解质异常。尽管血小板开始上升,但在这一阶段出血可能很麻烦。胃肠道出血和血尿为特征。低级的DIC很常见。第三空间的液体再吸收可能导致高输出量出血热和肺水肿,尤其是当患者水分过多时。透析是经常需要的。最后,在少尿2~7 d后,会出现一段时间的利尿,有时会达到每天几升的尿量,这可能导致电解质异常和脱水。

并发症包括肾破裂、右心房出血和心律失常、腹膜后和颅内出血,如果出血涉及垂体,可能导致垂体激素分泌的急性和慢性异常。尿浓缩缺陷可能持续 3 个月。尽管有报道称高血压慢性肾衰竭与汉城病毒抗体之间存在关联,但恢复通常是完全的。

(二)汉坦病毒肺综合征

人乳头状瘤通常以逐渐发热开始,症状持续 3~5 d,有时伴有明显的胃肠道症状。通常不存在咽炎、鼻漏、咳嗽、呼吸急促和皮疹,这些可能有助于区分人乳头状瘤与流感以及其他上呼吸道疾病。随后突然出现肺部症状,呼吸急促和咳嗽,进一步恶化可能会产生呼吸困难。血氧测定或血气分析可发现动脉血氧不饱和。啰音是典型症状,但可能仍然没有肺水肿的客观征象。胸部 X 线检查可能正常,显示肺血管通透性增加的细微迹象,如支气管周围水肿和 Kerley B 线,或显示明显的肺泡浸润和胸腔积液。

患者的肺部状况可能会迅速恶化,进行性缺氧最终导致三分之二的患者出现严重的肺水肿,需要插管。肺毛细血管通透性高,可导致大量高蛋白气管内分泌物,其含量与血清相似。心脏肌力障碍是该病的关键和危险组成部分。全身血管阻力通常升高,心脏指数降低,肺内压正常甚至更低。心源性休克是由于液体给药和肌力不敏感而引起的,因电解质紊乱引起死亡。严重代谢性酸中毒和乳酸水平高于 4 mmol/L,会出现预后不良。有病例报道为出血症状和 DIC,但并不常见。HPS 通常是一种非常急性的疾病,大多数死亡发生在入院后 48 h 内。幸存者通常没有长期后遗症。

有调查表明,根据特定的汉坦病毒感染,临床表现有一些变化。感染某些南美汉坦病毒的人可能更常见的表现为结膜充血、头颈部充血、出血和肾损害,后者尤其见于阿根廷的安第斯(Andes)病毒和 lechiguanas 病毒感染。

三、发病机制与病理

汉坦病毒感染的发病机制与其他病毒性手足口病的发病机制相似,尤其是肾综合征和人乳头状瘤患者的肾和肺血管系统严重受累[59]。在人乳头状瘤患者中,主要在肺毛细血管内皮细胞中检测到病毒抗原。病理表现为浆液性胸膜积液和严重肺水肿,伴有轻度到中度的透明膜,无急性炎症细胞。可发现心肌炎、肝坏死、肾髓质病变和小血管血栓形成。与其他病毒性出血热相比,病毒血症在最严重的疾病发作之前的清除,这表明免疫反应可能在出血热中起到有害的作用。

四、诊断

对于接触啮齿动物排泄物的临床综合征患者应怀疑,汉坦病毒感染特别是在已知汉坦病毒流行的农村地区。用酶联免疫吸附试验(ELISA)和/或 RT - PCR 检测 IgM 抗体是一种典型的诊断方法,通过对 PCR 产物的测序来识别特定的感染病毒。汉坦病毒在细胞培养中很难分离。

五、病例管理和治疗

如果在发病后 4 d 内给药,利巴韦林已被证明可以降低肾综合征出血热患者的病死率[73]。由于研究设计和统计能力的限制,利巴韦林对人乳头状瘤患者的两项临床试验没有定论[74]。一个问题是,人乳头状瘤患者的非特异性早期表现不明显常导致诊断的延迟,在逻辑上认为利巴韦林最有效的情况下,排除了早期使用利巴韦林的可能性。为了避免这一问题,阿根廷已经批准了一项方案,该方案用于早期给确诊的发热综合征患者的高危接触者使用利巴韦林。在南美洲,辅助类固醇的使用也正在接受测试。

六、预防

(一)患者隔离、个人防护用品及护理注意事项

如果怀疑安第斯病毒感染,阿根廷和智利的患者应实施患者隔离和病毒性出血热预防措施。

(二)疫苗

亚洲部分地区有一种治疗肾综合征出血热的疫苗,但其疗效尚未得到广泛评估,而且该疫苗在这些地区以外一般未获得许可[75]。该疫苗是以亚洲发现的汉坦病毒为基础的,不太可能对欧洲或美洲发现的病毒起作用。

(三)自然宿主控制

由于几乎所有汉坦病毒自然宿主都是农村森林啮齿动物,这些动物无法灭绝,控制措施应以避免人类接触鼠类排泄物为主,如居住防防啮齿动物房屋,以及避免与废弃的小屋或木桩接触。

布尼亚病毒病:裂谷热

裂谷热病毒属于布尼亚病毒科病毒属。1930 年,在东非裂谷的绵羊中暴发了"酶性肝炎",首次在肯尼亚分离出这种病毒。散发病例分布在非洲和阿拉伯半岛,但在非洲,特别是在东非,大暴发最为常见,有时会导致数万人甚至数十万人感染、自然流产和牲畜死亡。

一、流行病学

裂谷热病毒通过雨水孳生的伊蚊叮咬家养反刍动物(如牛、水牛、绵羊、山羊和骆驼等牲畜)而流行,库蚊有时也作为传播媒介[76]。该病毒可能会导致怀孕动物流产,新生家养动物死亡率升高。因此,该病毒感染是一个主要的农业问题。伊蚊经卵传播该病毒,使得动物感染的流行周期通常为 5~15 年,在经历一个雨季和旱季后,再开始下一个流行周期。这就是该病毒自然界长久保存的机制。

裂谷热病毒通过与受感染动物的血液和组织直接接触而传染给人类，特别是在分娩期间，通过蚊虫叮咬，很少通过摄入未经高温消毒的牛奶感染。农民、屠宰场工人和兽医处于特别危险之中。除针刺损伤外，还没有记载人与人之间的传播。因此，尽管保护患者应免受蚊虫叮咬，以减少传播，但不必对患者进行隔离。

二、发病机制与病理

肝脏是出血热的主要靶器官。组织病理学检查显示该病毒感染会在肝脏出现中度局灶性或中层凝固性坏死[77]；心室心肌坏死，肾小球纤维蛋白凝血酶和肾髓质小管间血管坏死，白髓淋巴细胞轻度衰竭，嗜酸性粒细胞沉积。脾内可见红髓中的亲沉积的嗜酸性无定形纤维蛋白样物质。IFN - α 反应可能在缓解疾病中发挥重要作用。

三、临床特征

大多数人感染裂谷热病毒是无症状的，或引起轻度和非特异性疾病，伴有发热、头痛、肌痛，有时还伴有畏光。严重疾病发生在少数感染者，可能包括肝炎、脑炎和出血热。然而，肝炎和出血热患者的病死率很高。视网膜炎是裂谷热感染的晚期并发症。疾病可能是双相的，症状恶化前有短暂的改善。一般来说，幸存者没有后遗症，除了偶尔的视神经病变导致视力下降。

四、诊断

与临床综合征相符的人应怀疑裂谷热（rift valley fever），尤其是那些在非洲接触牲畜的人。家畜疾病，特别是家畜流产，通常是裂谷热病毒传播的线索。很少发现单一的人类病例。

五、管理与治疗

尽管利巴韦林具有抗裂谷热病毒的体外活性，但在2000年沙特阿拉伯治疗的一些患者后死于迟发性脑炎，该药物被认为是禁药，尽管死因与利巴韦林的关系尚不清楚。目前还没有针对裂谷热患者使用免疫血浆的对照研究。

六、预防

疫苗

以裂谷热病毒史密伯恩株为基础的减毒活疫苗可使绵羊和山羊获得长期免疫，但不能使牛获得长期免疫[78,79]。这种疫苗与部分怀孕动物的流产有关，这通常会产生显著的耐药性。已研制出一种用于牛的灭活疫苗，但必须反复使用，这就再一次阻碍了农民的使用。福尔马林灭活细胞培养衍生疫苗（TSI - GSD - 200）对人类是有效的，但目前还没有广泛的应用，需要年度推广。

布尼亚病毒病：克里米亚-刚果出血热

克里米亚-刚果出血热（Crimean-Congo haemorrhagic fever）病毒是 Bunyaviridae 家族的奈洛维属成员[80]。该病毒于 1944 年在乌克兰南部海岸的克里米亚首次被发现，1969 年被确认为与引起刚果民主共和国疾病暴发的是同一种病毒。在非洲、巴尔干半岛、中东和西亚发现了克里米亚-刚果高频病毒（图 16.4）。

一、流行病学

克里米亚-刚果出血热病毒存在于诸如野兔等小型哺乳动物中，病毒在野兔之间通过蜱传播，主要是璃眼蜱属（Hyalommai）。人类或是被虱子叮咬，或是暴露在受污染的血液或保毒动物的排泄物中感染。壁虱还将克里米亚-刚果出血热病毒传播给大型哺乳动物，包括牛、绵羊和鸵鸟，动物短暂无症状的病毒血症使农民、屠宰场工人和兽医处于危险之中。如果不保持普遍的预防措施，医院内的人与人之间的传播会频繁发生。

二、发病机制与病理

所有病例都有肝细胞坏死，经常与出血、细胞缺失和肝细胞嗜酸性变化有关，形成康氏小体（Councilman bodies）[81]。组织学变化不是病理学变化。DIC 是发病机制中的一个早期和中心事件。

三、临床特征

潜伏期从蜱虫叮咬传后的 1 d 到其他方式感染后的 11 d 不等[82]。症状通常是突然的。患者在前两天可能会经历情绪的急剧变化，感到困惑，具有攻击性。颈部疼痛和僵硬，眼睛疼痛和畏光。到第 2～4 天，患者可能会出现倦怠、抑郁和嗜睡，出现因结膜感染或化疗而泛红的外观。肝脏肿大伴右上象限压痛，可与咽喉、扁桃体和颊黏膜的淋巴结肿大和瘀点相鉴别。在疾病的第 3～6 天，躯干和四肢出现瘀点、皮疹，随后可能迅速出现大的瘀点和瘀斑，特别是在颅前窝、上臂、腋窝和腹股沟（图 16.13）。可能发生内出血，包括腹膜后和颅内出血。病情严重的患者从第 5 天开始出现肝肾和肺功能衰竭，并逐渐出现困倦和昏迷。可在疾病的第 2 周出现黄疸。在疾病的前

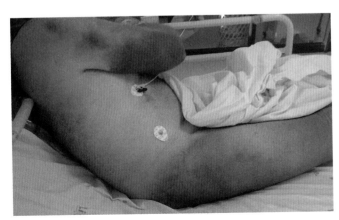

图 16.13 克里米亚-刚果出血热引起的广泛性瘀斑。（由 Freak Bester 拍摄）

5 d,以下任何临床实验室数据都能高度预测致命结果：白细胞计数≥$10×10^9$/L；血小板计数≤$20×10^9$/L；AST≥200 U/L；ALT≥150 U/L；APTT≥60 s；纤维蛋白原≤110 mg/dL。白细胞增多症在早期的预后并不具有与白细胞增多症相同的不良预后内涵,在疾病第 5 天之后,所有临床实验室数据都可能出现严重异常,而不一定提示预后不良。急性发病后,虚弱、结膜炎、轻微精神错乱和健忘症可能持续数月。

四、诊断

在患有兼容临床综合征(尤其是有出血的情况下)并可能接触流行地区的虱子、动物或患者的人中,应怀疑克里米亚-刚果出血热。非洲蜱咬热和其他立克次体感染是鉴别诊断的主要考虑因素(表 16.3)。血小板减少、天冬氨酸转氨酶和丙氨酸转氨酶升高在克里米亚刚果出血热中均被发现,连续抽血时没有这些结果应提示另一种诊断。

五、管理和治疗

利巴韦林对克里米亚刚果出血热具有体内活性,常以静脉注射和口服两种形式给有明显益处的患者服用。然而,尚未进行随机对照试验[79,83,84]。研究有限,但没有安慰剂对照试验表明,在疾病早期给予免疫血浆可能有效。血小板输注通常对血小板计数<50 000 且出血的患者有益。对立克次体感染的经验性多西环素治疗应考虑,直到克里米亚刚果出血热被确诊。

六、预防

(一)暴露后预防

对于高风险接触者,应按照上述指南,考虑使用口服利巴韦林进行接触后预防[21]。

(二)疫苗

目前没有针对克里米亚-刚果出血热的疫苗[85]。

(三)自然宿主和媒介控制

通过杀虫剂防治牲畜的蜱虫叮咬,对屠宰场工人和其他动物工人使用保护材料来控制蜱虫叮咬,以防止与携带病毒动物的血液接触,从而实现克里米亚-刚果出血热的预防。

致谢

特别感谢 Irma Latsky、Cecilia Gonzales 和 Claudia Guezala 协助编写。

参考文献

见：http://www.sstp.cn/video/xiyi_190916/。

第17章 狂 犬 病

MARY J. WARRELL

翻译：姜岩岩
审校：艾 琳 邓 瑶

要点

- 家犬是狂犬病毒的主要储存宿主，99%的人类感染源于家犬。
- 狂犬病毒引发的人类脑炎通常是致死的。
- 全世界范围内任何地方遭遇蝙蝠叮咬应被视为狂犬病毒属(Lyssavirus)感染的危险因素。
- 人类狂犬病，尤其是麻痹性狂犬病，是一种隐性疾病。病人常被误诊为死于脑疟疾或药物中毒。
- 暴露前与暴露后联合疫苗接种被证明可100%预防人类狂犬病。
- 暴露后通常需要紧急治疗。
- 狂犬病尚无有效的抗病毒药物。
- 在美洲被蝙蝠叮咬后的患者其狂犬脑炎通常可恢复，但目前尚未发现狗狂犬病毒感染幸存者。美洲蝙蝠体内的狂犬病毒与其他类型狂犬病毒不同，其致病性似较低。
- 除美洲蝙蝠叮咬引起的狂犬病患者外，其他类型的狂犬病患者通常推荐使用姑息疗法，可适当进行重症监护。

一、流行病学

狂犬病在特定的哺乳动物间广泛传播，仅在偶然情况下才传染给人。法老时代的埃及和15世纪的中国都有关于狗的唾液能够传播狂犬病的记载，直到19世纪80年代，路易斯·巴斯德通过研究证明狂犬病是中枢神经系统感染引起的疾病。

(一) 狂犬病毒属的类型

狂犬病毒属于弹状病毒科(Lyssavirus)狂犬病毒属，共7种基因型：狂犬病毒基因1型和狂犬病相关病毒基因2~7型(表17.1)[1-3]。7种基因型中只有一种会引起致死性感染。从遗传角度看，狂犬病病毒分为两个遗传谱系，其中谱系Ⅱ对陆地上的哺乳动物致病性较低。

另一种分类方式是将狂犬病毒分为12种类型，除了上述7种基因型外，还包括近20年来鉴定出的5种蝙蝠型狂犬病毒[4]。新的狂犬病毒类型不断涌现，比如Ikoma病毒和Bokeloh病毒。西高加索蝙蝠病毒可能将来会被命名为一个新的遗传谱系，即谱系Ⅲ。

其他棒状体病毒较少引起人类疾病，如水疱性口炎病毒、Chandipura病毒、Piry病毒和Le Dantec病毒[5]。

(二) 地理分布

狂犬病及其相关的狂犬病毒几乎广泛存在于全世界范围内的哺乳动物中。目前尚无狂犬病毒的区域为陆地哺乳动物无感染且无蝙蝠的地区，比如南极洲，或者系统监测提示无蝙蝠狂犬病存在证据的地区。但动物迁移、侵袭或者国外输入导致狂犬病毒感染的风险普遍存在。

由于全球监测能力有限，世界卫生组织不再列出有狂犬病毒分布的国家。目前，陆地哺乳动物(即不包括蝙蝠)中被认为没有狂犬病流行的地区包括：南极洲、澳大利亚、新西兰、巴布亚新几内亚岛、日本、中国香港、新加坡、马来半岛和沙巴、沙捞越、印度洋的一些岛屿、多个太平洋岛屿(如所罗门群岛、斐济、萨摩亚、库克群岛)、冰岛、爱尔兰、英国、法国、比利时、卢森堡、荷兰、奥地利、瑞士、德国、芬兰、瑞典、挪威(除斯瓦尔巴德群岛外)、丹麦、西班牙、葡萄牙、地中海岛屿和部分加勒比群岛(如巴哈马、巴巴多斯、牙买加、圣卢西亚、马提尼克、安提瓜)。

然而在英国以及其他一些西欧国家和澳大利亚，也曾在蝙蝠体内发现了狂犬病相关病毒。另外，许多国家并未对蝙蝠进行监测，因此，人感染狂犬病毒的风险可认为是全球性的。

狂犬病毒在狗和野生哺乳动物间的传播往往是独立的循环过程。病毒有时也会波及其他物种，包括人和家畜，再通过这些中间宿主传播给人类。不同种类和地区的狂犬病毒毒株可通过基因序列分析或采用抗原特异性单克隆抗体进行分型鉴定。家犬携带的狂犬病毒对人类影响最大[6]，99%的人感染狂犬病源于家犬(图17.1)。从林(野生动物)狂犬病具有很大的地理变异性(图17.2)。狂犬病在哺乳动物宿主中的发病率受多种因素影响，包括改变哺乳动物的栖息地(如森林砍伐迫使吸血蝙蝠栖息到附近的村庄)、难民迁移、战争造成的破坏、动物疫苗

表 17.1	弹状病毒科狂犬病毒属种型分类	

基因型	来　源	分　布
狂犬病毒属基因型 I		
1　狂犬病毒	狗、狐狸、猫鼬、浣熊、臭鼬、所有美洲蝙蝠	广泛存在
4　杜文哈格	食虫蝙蝠，例如底比卡犬果蝠（*Nycteris thebaica*）	南非、津巴布韦、肯尼亚（极少）
5　欧洲蝙蝠狂犬病毒	1a 蝙蝠，如棕蝠（*Eptesicus serotinus*）	丹麦、德国、荷兰、俄罗斯、波兰、法国、匈牙利、捷克共和国
6　欧洲蝙蝠狂犬病毒	1b 蝙蝠，如棕蝠（*Eptesicus serotinus*）	荷兰、法国、西班牙
	2a 鼠耳蝠（*Myotis dasycneme*）	荷兰
	鼠耳蝠（*Myotis dasycneme*）	英国（以及乌克兰其他蝙蝠属）
	2b 鼠耳蝠（*Myotis dasycneme*）	瑞士、芬兰、德国（罕见）
7　澳大利亚蝙蝠狂犬病毒	飞狐（狐蝠属）（*Pteropus sp.*）	澳大利亚
	食虫蝙蝠	
新的狂犬病毒种		
Irkut	白腹管鼻蝠蝠	西伯利亚地区、中国
Aravan[a]	鼠耳蝠	吉尔吉斯斯坦
Khujand[a]	须鼠耳蝠	塔吉克斯坦
Phylogroup II		
3 Mokola	鼩鼱（*Crocidura spp.*）、猫	南非、尼日利亚、喀麦隆、埃塞俄比亚（少）
2 Lagos	蝙蝠、猫	非洲
新的狂犬病毒种		
西莫尼病毒[a]	康氏蹄蝠（*Hipposideros commersoni*）	肯尼亚
Phylogroup III		
西部高加索蝙蝠病毒[a]	长翼蝠（*Miniopterus schreibersi*）	俄罗斯

阴影区病毒尚未在人体中发现。
a 仅为单一分离株。

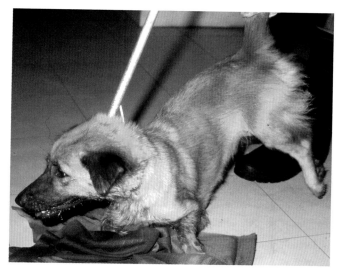

图 17.1　泰国曼谷一只患麻痹型狂犬病的家犬出现前肢瘫痪和流涎的表现。（版权属于 D. A. Warrell 所有）

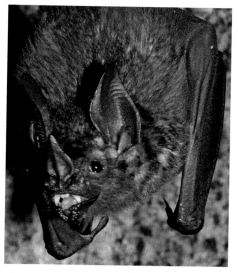

图 17.2　南美洲狂犬病毒的储存宿主之一——短尾叶鼻蝠（*Carollia perspicillata*）。（版权属于 D. A. Warrell 所有）

表 17.2	基因 1 型狂犬病毒及其他类型狂犬病毒的主要宿主分布
种	**分 布**
非洲	
家犬	分布广泛的主要媒介
黑背豺(Canis mesomelas)	赞比亚、津巴布韦、纳米比亚
黄猫鼬(Cynicitis penicillata)	南非
果蝠和食虫蝙蝠	南非、西非和东非
美洲	
北极狐(Alopex lagopus)	加拿大西北部、阿拉斯加
缟臭鼬(Mephitis mephitis)	美国中部和东北部、加利福尼亚、加拿大中南部
浣熊(Procyon lotor)	美国东部、得克萨斯州和美国东部
狐狸	得克萨斯州和美国东部
丛林狼(Canis latrans)	得克萨斯州南部
食虫蝙蝠	北美洲和南美洲
家犬	在墨西哥分布广泛、中美洲和南美洲部分地区
吸血蝙蝠(Desmodontidae)	得克萨斯州南部、墨西哥、特立尼达和多巴哥、中美洲和南美洲北部到阿根廷、智利
猫鼬(Herpestes)	波多黎各、格林纳达、古巴、多米尼加共和国
亚洲	
家犬	分布广泛的主要媒介
狼	伊朗、伊拉克、阿富汗
欧洲和中东	
狐狸	广泛分布于从东欧至俄罗斯、中东波罗的海国家
北极狐	俄罗斯北部
貉(Nycterentes procyonoides)	波罗的海诸国
浣熊犬	波罗的海国家、俄罗斯、波兰、乌克兰
狼	俄罗斯联邦
狗	土耳其、阿富汗、以色列、中东国家、俄罗斯联邦
食虫蝙蝠	横跨欧洲、俄罗斯
澳大利亚	
果蝠食虫蝙蝠	北部和东部沿海地区

除阴影区除外(见表 17.1),全部的狂犬病病毒为基因 1 型。

接种运动等。在南部非洲,许多狗主人因感染艾滋病病毒而死亡,导致大量流浪狗出现,这也是引起狂犬病毒传播的重要原因[7]。了解当地动物流行现状,有助于人类狂犬病的预防。狂犬病毒主要宿主种类分布见表 17.2。

(三)人狂犬病的发病率

在狂犬病流行的热带地区,尤其是以狗为狂犬病毒宿主的区域,由于漏报及公开数据缺乏,人狂犬病的真实发病率往往是未知的。据估算,亚洲和非洲每年因狂犬病而死亡的人数大概有 55 000 人,发病率约为 1.4/100 000,但仍怀疑有漏报的情况。其中印度[8]、孟加拉国和巴基斯坦三个国家因狂躁型狂犬病而死亡的人数较多,年均 12 700 人。柬埔寨的一项调查表明,每 105 人中年均有 5.8 人死于犬狂犬病,病死率是官方数据的 15 倍[9]。在中国南方,近年来因为犬狂犬病而导致死亡的人数持续上升,在 2007 年就达到 3 300 例。在拉丁美洲,犬狂犬病在玻利维亚、巴西、哥伦比亚、古巴、萨尔瓦多、危地马拉、海地、墨西哥、秘鲁和委内瑞拉 10 个国家持续发生[10]。秘鲁和厄瓜多尔的亚马逊地区也有因吸血蝙蝠狂犬病暴发导致人类死亡的报道。据报道,在美国狂犬病流行地区,2000 年以来的 10 年中有 31 例狂犬病死亡病例,年均 3 例;其中 74% 的病例为本土感染,96%(22/23)源于食虫蝙蝠狂犬病毒。一项研究表明,在北美因蝙蝠狂犬病而死亡的 61 人中,55% 是源于被蝙蝠咬伤或曾与蝙蝠有过直接接触,但仍有 34% 的患者与蝙蝠没有明确关联[11]。在欧洲,最新数据表明,每年平均有 6 人死于狂犬病,而绝大多数是在俄罗斯和乌克兰。

国外输入性的人狂犬病容易漏诊,但仍有数据显示,在过去 20 年里,有 42 例狂犬病死亡病例是由亚洲或非洲输入到欧洲、美国和日本的;加拿大、澳大利亚和新西兰未见相关报道[12]。

(四)感染

1. **动物接触** · 人类往往因狂犬病病犬咬伤时接触携带病毒的唾液而感染。犬唾液中的狂犬病毒通过受伤的伤口或者黏膜进入人体。上述包括未愈合的病灶被狂犬病毒污染。完整的皮肤是抵挡病毒入侵的屏障。暴露后发展为狂犬病的概率可参考未开展疫苗接种时期的数据。

2. **经人传播** · 以往曾有报道称,狂犬病可以通过人的唾液、接吻、牙咬、性交、哺乳或食入被病毒感染的肉而传播,但尚未得到科学验证,至今也尚未发现过狂犬病毒血症[13]。

狂犬病毒可通过角膜移植感染。6 例经病毒学证实的患者在接受非疑似狂犬病者捐赠的移植物后患病。在美国得克萨斯州和德国,7 例器官移植接受者因神秘脑炎而死亡。肝、肾、胰腺甚至髂动脉移植均可传播狂犬病毒,两名年龄分别为 20 岁和 26 岁的器官捐助者之前均死于原因不明的神经系统疾病,随后证明两名捐助者中,一名曾在美国被蝙蝠咬伤过,另一名在印度与狗有过密切接触[14-17]。两名角膜移植者接受了狂犬病暴露后的预防治疗，健康状况良好。

胎盘传播狂犬病毒通常发生在动物身上。虽然曾有一位土耳其女性及其新生婴儿均确诊死于狂犬病毒感染，但这仅为个案，许多患狂犬病的母亲产下的婴儿都是健康的。

3. **其他途径**· 在实验室意外事件中，两例因吸入"固定"病毒的气溶胶导致狂犬病毒感染[18-19]。另有两人可能因在蝙蝠栖息洞穴吸入气雾状的病毒而感染，但也不排除是直接与蝙蝠接触而引起的感染[20]。屠宰狗或猫是感染狂犬病毒另一个原因，但食入已煮熟的含狂犬病毒的肉并不引起感染[21]。

4. **灭活**· 加热可使狂犬病毒迅速失活。在 56 ℃的条件下，狂犬病毒半衰期不足 1 min，但在 37 ℃的潮湿环境中，病毒半衰期可延长至数个小时。在 4 ℃条件下，病毒几乎可存活两周。病毒的脂膜成分可被洗涤剂或 1%的肥皂液破坏。其他可杀灭病毒的药剂还包括碘溶液（1：10 000 有效碘）、45%乙醇和 1%苯扎氯铵等，但苯酚效果有限。

（五）病毒及发病机制[22]

狂犬病毒形如子弹（图 17.3），一端圆凸，一端平凹，大小为 180 nm×75 nm，内含一条反向单链 RNA，编码 5 种蛋白质。狂犬病毒的基因组与核蛋白、磷蛋白以及 RNA 聚合酶结合并形成螺旋。病毒的核心为核糖核蛋白复合物，由一层基质蛋白包裹，向外是形如棒状花穗状的三聚体糖蛋白（图 17.4），糖蛋白穿过宿主细胞源性的脂质双分子层向外伸展[23-24]。

狂犬病毒通过周围神经逐步向大脑侵袭，而后再由脑向外扩散至周围器官。一般来说，人的皮肤被动物咬伤后，动物唾液中的狂犬病毒通过破损部位侵入人体，继

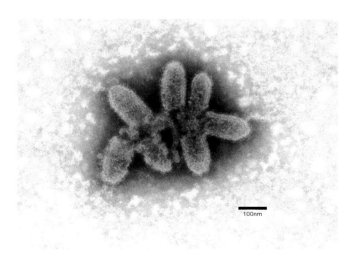

图 17.3 一簇子弹状狂犬病毒的负染色电子显微照片。（由英国韦布里奇ⓒ VLA EM Unit 提供）

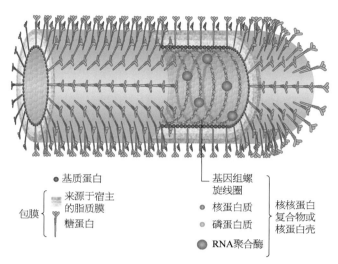

- ● 基质蛋白
- 来源于宿主的脂质膜
- 糖蛋白

包膜 ┤

- 基因组螺旋线圈
- ● 核蛋白质
- ● 磷蛋白质

核核蛋白复合物或核蛋白壳

- ● RNA聚合酶

图 17.4 狂犬病病毒粒子图。

而到达肌肉。实验证明狂犬病毒在尚未侵入神经元时，可在横纹肌或黏膜处进行复制；可和宿主细胞上多种类型的受体结合；可特异性结合到神经肌肉接头的神经元突触后乙酰胆碱受体（与突触前轴突终端非常接近）上。狂犬病毒是如何通过突触间隙进入神经元轴突的机制至今尚未阐明，目前最可能的解释是突触前膜上的细胞黏附分子作为狂犬病毒的受体与该病毒结合，继而引起神经细胞糖蛋白依赖性内吞作用而进入轴突。蝙蝠咬伤的浅表感染途径可能与上述不同。

狂犬病毒进入神经元后，会按照严密的轴突逆行机制向心性侵袭。有证据表明，携带完整病毒颗粒的囊泡通过神经营养因子受体 p75 附着在动力蛋白分子马达上，并沿着微管结构移动[25]。狂犬病毒在细胞内复制，同时在树突内合成蛋白，一旦病毒穿越神经细胞膜可形成包裹，被跨膜传送到轴突末端，继续沿神经通路向上侵袭最终到达脑部。侵袭进程可以被分段神经抑制剂或者微管抑制剂（如秋水仙碱）所终止。

该病毒在脑细胞中会进行大规模的复制。经典的内基氏小体内包含大量聚集的狂犬病 RNA、核蛋白和磷蛋白，它们是病毒的加工厂。通常情况下，病毒引起较小的组织病理变化并不会引起整个神经系统出现功能障碍，但对宿主细胞的基因表达却有明确的影响，病毒会干扰神经细胞的正常功能，包括改变神经递质的活性。

狂犬病毒在离心性扩散阶段仍然局限于神经元内，通过自主神经和外周神经逐步向外扩散。研究人员已经从人类的骨骼、心肌、皮肤、肺、肾、肾上腺、泪腺和唾液腺中分离出狂犬病毒[13]。这些器官组织以及整个胃肠道的神经组织内均发现了狂犬病毒的抗原[26]。

与神经元相比，唾液腺细胞中狂犬病毒的复制量更为庞大，并不断释放到细胞外。虽然当前并无狂犬病毒

血症的证据,但狂犬病病毒可在人的泪液和呼吸道分泌物中传播,也可能在尿液和牛奶中传播。

二、病理改变

狂犬病脑炎通常会导致脑充血和少量的脑部点状出血,但脑水肿并不严重,伴有淋巴细胞浸润。在发病早期偶有中性粒细胞浸润。75%的狂犬病患者体内均能找到特异而具诊断价值的嗜酸性包涵体,称为内基小体。内基小体最常见于海马的大神经元、小脑的浦肯野细胞和延髓的神经元内。

噬神经细胞现象、小胶质细胞反应、脱髓鞘和神经浸润灶(Babès 结节)等病变也会发生,病变部位比较广泛,但影响最大的是脑干和脊髓。边缘系统的病理变化会导致攻击性行为的出现,促进了病毒在宿主间的传播。脑膜反应常见于儿童,在麻痹型患者中,脊髓受影响最为严重。组织病理学改变的程度因重症监护后神经结构的完全破坏和周围神经轴突变性而异[27],但无炎症及退化表现。颅外病理性变化主要有唾液腺、肝脏、胰腺、肾上腺髓质和淋巴结的局灶性变性,也包括间质性心肌炎。

三、免疫学

(一)感染反应

被狂犬病毒传染源噬咬后,在尚未发展到狂犬病脑炎之前未接种疫苗者体内检测不到免疫反应。被咬 1 周后,狂犬病毒抗体才会出现在患者血清中,并继而出现在脑脊液中[28]。如果患者生命持续,中和抗体会逐渐升至相对较高的水平。特异性抗狂犬病毒 IgM 偶有出现,但对诊断已毫无价值,因为 IgM 在患病早期并不出现,另外在接种羊脑狂犬病疫苗及其他某些神经组织来源的疫苗后所引发的接种后脑炎患者体内中也会出现IgM[29]。

人狂犬病脑炎发生时,几乎不会引发淋巴细胞介导的反应。仅 60%的患者在发病初期出现脑脊液细胞增多的现象,平均白细胞计数为 75 个/mm^3[3]。30%的狂犬病脑炎患者血清和脑脊液中可出现水平较低的干扰素。

神经元内的狂犬病毒可逃避免疫监视直至病程晚期。在接种部位,有些病毒会短暂暴露,但一旦病毒侵进入中枢神经系统病毒粒子,其抗原则被隐藏。在病毒离心性扩散晚期,当细胞外的病毒大量产生的时候,狂犬病毒抗原就会表达于细胞膜,但此时,即便引起免疫反应,对清除病毒体而言也为时已晚。

动物模型显示适应性免疫和天然免疫反应将受到抑制,尤其干扰素的生成减少。清除中枢神经系统中的狂犬病毒依赖于脑内存在的中和抗体、T 淋巴细胞、B 淋巴细胞和其他免疫效应因子。当病毒糖蛋白大量表达、小神经元发生凋亡以及高滴度的中和抗体出现时,狂犬病

毒就会被逐步清除,感染就会减弱,机体才会有存活的可能[22]。

(二)疫苗反应

疫苗治疗后最佳的免疫评价指标是糖蛋白诱导的中和抗体水平,其通常出现于首次疫苗疗程开始后 7~14 d。预防人类狂犬病所需的抗体数量尚无法确定,但世界卫生组织建议,中和抗体水平最低应达到 0.5 IU/mL,以产生明确的血清转化[30]。狂犬疫苗接种后中和抗体的产生受到基因学方面的影响。3%~10%的疫苗接种者会出现抗体,产生相对延迟和低反应的情况[31]。年龄增加(超过 50 岁)和免疫抑制(包括艾滋病毒感染)也会影响抗体的产生。

细胞介导免疫在疾病预防中的作用尚不清楚,但 CD4 淋巴细胞记忆细胞的启动作用至关重要。第一次接种狂犬疫苗时,可短暂产生少量干扰素,但并不能对人体产生明显的保护作用。

四、临床特征

(一)潜伏期

至少有 60%的感染者从接种疫苗到症状出现的时间间隔在 20~90 d[32],但潜伏期的时间变异范围很大,短则 4 d,长则 19 d[33]。据报道大约 6%的患者潜伏期超过 1 年,但很难排除是否属于再次暴露后致病。总体来说,被咬的部位越接近头部,潜伏期越短。

(二)前驱期症状

约 40%的患者其伤口愈合部位出现瘙痒或感觉异常等特异性症状,而更多的是各种非特异性症状,包括发烧、头痛、肌肉疼痛、疲劳、喉咙痛、胃肠道症状、烦躁、焦虑和失眠等。狂犬病发病后,往往在 1 周内即可发展成狂躁型或者麻痹型狂犬病性脑脊髓炎[34]。

(三)狂躁型狂犬病

人类最常见的狂犬病类型即为狂躁型狂犬病[34-35]。脑干核、边缘系统、网状激活系统和高级中枢功能障碍导致特征性的恐水性肌痉挛。这是患者试图喝水所致的吸气肌的反射性收缩,随后,通过调节,甚至是水声或提及水,有时是空气流动(气流恐怖症),触摸上颚,明亮的灯光或响亮的噪声均可引起该表现。

极度口渴迫使患者想要喝水。他们可能有喉咙紧绷的感觉,手臂发抖,胸锁乳突肌、膈肌和其他吸气肌痉挛,导致全身伸展,有时伴有抽搐和角弓反张(图 17.5)。在病程初始阶段,患者会有一种难以言喻的恐惧感,这并非一种习得反应。1/3 的患者因恐水性痉挛后发生的呼吸或心脏骤停而死亡。

在发作期间,兴奋、攻击、焦虑或幻觉的间歇发作,并周期性出现冷静清醒的状态,在该期间可能检测不到神经方面的异常,病人可意识到其可怕的处境。其他的特

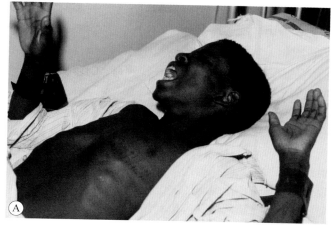

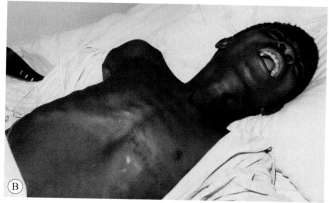

图 17.5　一名患狂躁型狂犬病的尼日利亚男孩病情进展出现恐水性抽搐伴恐惧。(A)注意隔膜(剑突压低)和胸锁乳突肌的强烈收缩。(B)该次发作终止以角弓反张结束。

征还包括心律失常,心肌炎,呼吸紊乱(如串式呼吸),假性脑膜炎,Ⅲ、Ⅶ、Ⅸ脑神经病变,瞳孔功能异常,肌肉震颤,自主神经刺激伴流泪、流涎、血压和体温不稳等,极少数病例有性欲增强、勃起和自发性高潮的情况。脑部摄氧量的不足预示着大脑出现了不可逆性损伤。最终昏迷并导致弛缓性麻痹,这种痛苦的疾病在没有重症监护的情况下很少能存活一周以上。

(四)麻痹型狂犬病

较之狂躁型狂犬病,麻痹型狂犬病并不常见。麻痹型或称"愚钝型"狂犬病易被漏诊,除非高度怀疑。麻痹型狂犬病是由吸血蝙蝠传播的特定的狂犬病,也常见于其他美国蝙蝠病毒、减毒病毒[18-19,36]感染以及疫苗接种后暴露。

麻痹症状通常起始于被咬部位的附近,并逐步向头部迁移。最初的表现是感觉异常或者肌张力减退,随后出现前驱期症状,可能出现肌束震颤、毛发竖立的表现。随着病情进一步发展,还会造成便秘、尿潴留、呼吸衰竭和吞咽能力消失。弛缓性瘫痪往往发生在近端位置的肌肉,可能与肌腱和足底反射功能丧失有关,而感觉往往是

正常的。疾病终末阶段可能出现恐水性抽搐,并通常在1~3 周后死亡[34]。

(五)狂犬病相关病毒感染

除 Lagos 蝙蝠病毒(*Lagos bat virus*,基因 2 型)外,几乎所有基因型的狂犬病毒[3,7](表 17.1)都会导致人类死亡。Mokola 病毒(基因 3 型,进化群Ⅱ)是唯一一种在蝙蝠体内尚未发现的狂犬病相关病毒,其宿主尚未明确,但有报道显示已在树鼩和其他啮齿类动物体内发现该病毒,且可感染猫和狗。已从接种过狂犬病疫苗的猫体内分离出 Mokola 病毒,这是意料之中的,因为其与进化群Ⅰ中的狂犬病病毒无血清学交叉反应。其致病性比狂犬病低,且可能在尼日利亚儿童中引起致命的脑炎;另一名感染者已从咽炎中康复,可能是发热性惊厥,但均不是临床狂犬病的典型症状。一名曾意外感染 Mokola 病毒的实验室工作人员已康复[37]。曾有 3 位在非洲被蝙蝠咬伤的病人最终死于类似狂犬病的脑炎,其后根据该 3 人中第 1 位死亡病人的名字将该病毒命名为 Duvenhage 病毒。

欧洲食虫蝙蝠体内携带两种狂犬病相关病毒,分别为基因 5 型(EBLV-1)和基因 6 型(EBLV-2),每种基因型又分为 a 和 b 两种亚型(表 17.1)[1]。在欧洲已有 5 例被欧洲食虫蝙蝠感染的病例报道[38]。在俄罗斯,两名女孩因被欧洲食虫蝙蝠咬伤而感染病毒;1985 年,一名瑞士动物学家因被欧洲食虫蝙蝠咬伤感染后出现类似狂躁型狂犬病的症状,并最终死于芬兰,经过分离鉴定后确认其感染了 EBLV-2b 病毒;2002 年,一名苏格拉的自然资源保护主义者死于 EBLV-2a 感染引起的脑炎;一名乌克兰人被欧洲食虫蝙蝠咬伤后死于狂犬病。同年,在中国也发生一起相似的病例。Irkut 病毒曾导致一名俄罗斯人死亡。

1996 年,澳大利亚研究者在狐蝠体内也发现一种狂犬病相关病毒(基因 7 型)[39],病毒造成 3 人死于类似狂犬病的疾病。狂犬病毒抗体(有些与基因 7 型病毒有关)已在菲律宾、柬埔寨、泰国、孟加拉国和中国的蝙蝠体内发现。欧洲的相关研究发现,某些蝙蝠 EBLV 血清反应阳性的同时其唾液 PCR 检测结果也为阳性,表明并非所有蝙蝠感染都是致命的。尚无证据表明蝙蝠有慢性感染或病毒排泄。

五、鉴别诊断

如果患者曾去过狂犬病流行地区,同时出现不明原因的神经、精神或者咽喉部症状表现,就应怀疑狂犬病。通常情况下,人与动物接触的情况易被遗忘或者忽视。鉴别诊断包括[34]如下内容。

- 破伤风:另一种伤口感染,潜伏期短,通常不超过 15 d。破伤风发病时肌强直程度不变,没有痉挛之间的

松弛阶段。脑脊液检测也是正常的。

● 中枢神经性药物中毒：中毒甚至是震颤性谵妄易与狂犬病混淆，很多情况下狂犬病被误诊为滥用中枢神经性药物所致。

● 吉兰-巴雷综合征：其症状与麻痹型狂犬病非常相似，但经狂犬病疫苗治疗后效果甚微。

● 接种后脑炎：对含有神经组织的狂犬疫苗的过敏反应，临床上和麻痹性狂犬病较难区别。

● 其他病毒性脑脊髓炎：包括日本脑炎、脊髓灰质炎和可治疗的源于猴咬的疱疹病毒（B病毒）脑脊髓炎应考虑。

● 瘫性狂犬病：曾被误诊为小儿脑型疟疾。

● 狂犬病恐惧症：表现为一种歇斯底里的反应，通常被咬后迅速发病，并出现攻击行为，但预后良好。

（一）诊断

发病初期，实验室检查结果通常是正常的，仅脑脊液有轻度淋巴细胞增多的现象。也有报道称，脑电图会有一些非特异性的改变。CT 和 MRI 检查可能显示是正常的，但在麻痹型狂犬病时，脑干、基底节甚至脊髓都会出现一些非特异性的 MRI 改变。确诊狂犬病感染可免于进一步调查及对表现为麻痹或非典型症状的患者进行支持性治疗，有助于对咬人的潜在感染狂犬病毒的哺乳动物大脑进行检查，并作为对患者和犬只的一种神经学上的监测手段。

1. 人狂犬病脑炎的活体确诊 · 狂犬病毒的诊断可以通过分离病毒体或者抗原快速检测等方法。对于尚未接种疫苗的病人还可以进行抗体检测。

● 狂犬病毒的分离：感染后一周内取感染者唾液、咽喉、气管或眼拭子，脑活组织检查样本，脑脊液，以及可能的离心尿液进行病毒培养成功的概率最高。尚未发现病毒血症[28]。若用乳鼠培养约需要 1～3 周时间才能检测到病毒，但用小鼠神经母细胞瘤进行组织分离则培养仅需 2 d。

● 抗原检测：多种聚合酶链反应法（RT‐PCR）可以用于检测唾液、脑脊液和活检皮肤中的狂犬病毒，但这种方法只能在少数实验室开展，而且通常他们都有自己的操作方案[40]。在偏远地区，可将在不同日期收集的 3 份唾液样本冷冻保存，以便在距离较远的参考实验室进行回顾性 PCR 检测[41]。

直接免疫荧光抗体法可以快速检测出皮肤（通常是颈背部的皮肤）活体标本冰冻切片中的抗原。狂犬病毒特异性免疫荧光会出现在毛囊基底处的周围神经上[42]。这种检测方法的敏感度可达 60%～100%[29,43]，至今尚未有过假阳性结果的报道，但实验操作时需谨慎。角膜涂片检测敏感性差，假阳性较多。

● 抗体检测：对未接种疫苗的病人而言，血清抗体一般在发病的第 2 周出现，这有助于临床诊断[28]；但也有许多病人在死亡时血清抗体仍为阴性。对接种过疫苗的病人而言，血清中抗体水平往往较高，尤其是脑脊液中的抗体水平更高，可提示诊断[44-45]。

2. 尸检诊断 · 以上方法均可用于尸检诊断，尤其是在临床病程较短的情况下。

发病两周后，病人分泌物中通常分离不出狂犬病毒，但病人死后仍然能从脑组织中培养出病毒体，即便是免疫荧光抗体染色呈现阴性。获取组织样品并不需要进行完整的尸检。脑部样品可以利用 Vim-Silverman 或者其他能够提取活检样本的长针获得，将活检针经眼内眦，通过眶上裂或枕骨穿入枕骨大孔即可提取脑组织。提取的组织样品也可用于脑型疟疾和其他脑炎的诊断。

通过胰蛋白酶消化和免疫荧光法、酶或原位杂交法标记抗体染色，可以对福尔马林固定的脑组织标本进行回顾性诊断。

（二）咬人哺乳动物的诊断

如果实验室设施齐备，对怀疑患有狂犬病的动物应立即处死，并对其脑部进行狂犬病毒检测。通过人工饲养的方法进行观察往往有潜在的危险性和不确定性。理想情况下，动物的海马、脑干和小脑都要进行检测，但无需经枕孔开颅即可获得犬的脑标本[46]。常规诊断方法是对丙酮固定的组织图片进行直接免疫荧光抗体染色，通常 2～3 h 即可出结果。与接种小鼠进行病毒培养的方法相比，此法的灵敏度可以达到 98%。直接免疫荧光抗体染色法对检测狂犬病相关病毒可靠性较差。美国有一种替代的方法即采用快速免疫组化的方法，该法用光学显微镜即可，无需荧光显微镜。商品化的酶联免疫诊断试剂盒可用于对脑组织悬浮液进行抗原检测，不过敏感性较免疫荧光抗体检测法低，但这种方法可以用来分解样品组织。鉴于诊断非常重要，不可依赖单一检测手段进行诊断。做出这个重要的诊断不应依赖单一的检测。对荧光法检测阴性的组织样品最好再进行病毒分离试验确保诊断可靠性。

来自不同物种或地理区域的狂犬病毒以及狂犬病相关病毒可以通过基因序列分析或者单克隆抗体分型进行鉴别。

（三）狂犬病的康复

据报道，有 10 名患者从临床狂犬病脑炎中得以幸存。其诊断依据为血清和脑脊液中的狂犬病中和抗体。病毒抗原仅在 1 例病人体内发现。

有报道记载 1 例被狗咬伤而感染狂犬病毒的患者接受神经组织疫苗治疗后得到完全康复。接种疫苗后脑炎是一种可能的替代诊断[47]。另有 4 例患者给予暴露前或者暴露后组织培养疫苗治疗,存活了数月或者数年,但神经系统损伤较为严重,其中包括1例因吸入固定的狂犬病毒而发病的微生物学家[19]、1名因被狗咬伤而发病的印度女孩和2名墨西哥男孩。

第6位患者是1名40年前被蝙蝠咬伤的美国男孩,给予暴露后鸭胚疫苗治疗,经过重症监护治疗后完全从脑炎中康复[44]。

美国密尔沃基的一名少年是第一个未接种狂犬病疫苗而存活下来的病人,在接受了重症监护和抗病毒治疗后,目前能独立生活[45]。昏迷诱导和非特异性抗病毒治疗被称为密尔沃基协议。在巴西,1名男孩被吸血蝙蝠咬伤后给予暴露后疫苗注射,但仍然发展成脑炎,从其体内分离出了狂犬病毒,随后进行了重症监护治疗,目前虽已存活3年,但一直伴随着神经系统功能缺陷。最后两位存活的美国狂犬病患者均未接受疫苗接种,其血清和脑脊液中的狂犬病毒抗体非常低:其中一名为参观大量蝙蝠出没的山洞而患病的青少年,其神经系统疾病病情较轻且已痊愈[48];另1名是曾与野猫接触过的8岁女孩,但其体内狂犬病毒抗体水平并无升高表现,因此诊断结果仍有待商榷。女孩经过短期的重症监护治疗,1个月后康复。

综上所述,5名感染犬源性狂犬病毒者未能康复;在美国,2位被美洲食虫蝙蝠咬伤感染者康复,2名被食虫蝙蝠咬伤的病人痊愈,而一名被吸血蝙蝠感染的病人则出现了一些神经系统功能缺陷。两名可能感染食虫蝙蝠狂犬病的病人痊愈。

尽管美洲蝙蝠狂犬病毒属于经典的基因1型,但在实验中,其与犬源性狂犬病毒毒株感染模式不同[49]。银发蝙蝠狂犬病毒感染后发展缓慢,在感染小鼠实验中也未发现脑组织被诱导凋亡的现象[50]。基因1型美洲蝙蝠狂犬病毒在基因上与犬源性狂犬病毒有区别。至今仅有感染美洲蝙蝠狂犬病毒者或者感染来源不明确者才能康复。其症状属于麻痹性狂犬病,因而未出现破坏性的恐水性痉挛,中和抗体在感染早期即能被检测出来。有证据表明,美国蝙蝠狂犬病对人类致病性较低。

六、治疗与并发症

狂犬病至今仍然是致命性的,尽管也有康复的报道,但数量极少。重症监护治疗通常能够延长病人3~4周的生命,偶尔有延长生命数月甚至数年的情况。

在此期间,机体各个系统均可能出现并发症。心律失常采用起搏控制,呼吸衰竭需要通气治疗。需要对无意识病人进行全面的隔离护理,对可能出现的并发症,如抽搐、血压波动、肺炎、气胸、脑水肿、高氧或低氧血症、尿崩症、抗利尿激素分泌失调以及应激性溃疡引起的呕血等进行特殊治疗[34]。

采用高免血清和多种抗病毒药物进行治疗[包括鞘内注射三氮唑苷(利巴韦林)和α干扰素]并无明显效果。声称已获得成功的密尔沃基方案,即治疗美国一名感染蝙蝠狂犬病毒的女孩时采取的镇静和多种抗病毒药物治疗,其效果仅在不足20例犬或蝙蝠狂犬病毒感染者身上得到验证[51]。实验证明,尚无任何一种抗病毒药物或其他治疗药物对狂犬病毒有效。

重症监护治疗是否合理

目前尚无人从犬狂犬病毒引起的脑炎中康复,故尝试开展治疗并不合适。但是,对于美洲蝙蝠传染的狂犬病患者且在病程早期,或出现症状前已接种疫苗者,或体内已有抗狂犬病毒抗体者,则应考虑进行重症监护。当前尚无证据表明密尔沃基方案较标准的重症监护治疗有任何优势。此外,疑似狂犬病患者均应予以住院治疗,并给予人文关怀和适当剂量的镇静剂与止痛药以减轻其痛苦。我们只能期待在动物实验中发现新的有效的抗狂犬病毒治疗方法。

七、预防

(一)动物狂犬病的控制

保护人群免受狂犬病毒感染的最佳方法或相关经济支出在不同流行地区间存在较大差异。病媒种类、流行情况以及与人的相互作用决定了为动物接种疫苗或者消灭病毒的可能性、恰当性及经济可行性。

1. 犬类狂犬病·在发展中国家,如果消灭了犬类狂犬病,则狂犬病致人死亡数将趋于零。控制以狗作为病毒携带者地区的狂犬病需满足:流行病学监测、实验室诊断设施、疾病健康教育、社区宣传以及人、猫、狗的疫苗接种[52]。

流浪狗的数量取决于可获取的食物和住所。试图通过杀狗的方法进行控制往往会导致其繁殖率增加,并迅速恢复到从前的数量。通过媒介控制运动,包括接种疫苗、控制狗的数量以及通过清理街道垃圾以清除其食物和住所,当地人群病例数量已显著减少。犬狂犬病疫苗通常为肠外灭活组织培养产物。口服疫苗仅能使用活病毒。虽然痘病毒重组具有免疫原性,但目前尚无一种安全的方法用于向流浪狗分发口服疫苗。狗的避孕方法包括绝育手术、激素植入式长效注射和新型避孕疫苗。日本、中国台湾以及阿根廷、巴西和秘鲁等国家的人口密集城市地区开展了大规模的狂犬病疫苗接种运动,旨在为80%的犬只提供免疫接种。尽管取得了局部的成功,但在非洲和亚洲大多数热带流行地区,尚无证据表明动物狂犬病的总发病率有显著变化。该旨在特定范围内控制甚至消灭犬类狂犬病的雄心勃勃的试验,还有待获得非洲和东南亚地区的结果。

2. 丛林(野生动物)狂犬病·对某些携带病毒的动

物物种而言,主动控制的方式很难操作,原因在于其传播病毒给其他哺乳动物的概率往往很低,或缺乏有效的控制方法。北美和欧洲的食虫蝙蝠即为有代表性的例子,为防止其接触人也仅采取简单的方法。相比之下,控制家养动物传染人是可行的,比如狐狸狂犬病。控制动物数量和接种疫苗运动正逐步开展。而一些难以接近的丛林动物仅采用口服疫苗的方法。

诱捕、放毒和狩猎通常无法有效减少该类动物数量。口服狐狸疫苗运动已取得成功。将狂犬病减毒活疫苗制成诱饵进行发放,最初是用手发放,后来欧洲国家使用飞机播撒。经过30年的反复运动,如今整个西欧已经消灭了陆地狂犬病。巴尔干半岛和东欧继续使用口服疫苗的方法以控制狐狸狂犬病。在北美,已采用可表达狂犬病毒糖蛋白的活牛痘重组疫苗来控制浣熊、郊狼和灰狐狂犬病,但臭鼬对该种活疫苗反应性欠佳,所以新的重组疫苗正在开发中。在拉丁美洲,吸血蝙蝠狂犬病是造成牛死亡的一个主要原因,由此带来灾难性的经济后果。具体的控制方法包括牛接种疫苗或使用抗凝剂、二苯二酮或华法林进行治疗,蝙蝠对这些药物高度敏感,但牛对这些药物并不敏感。可将抗凝药物或疫苗贴涂抹在一些蝙蝠背上,待其返回栖息地后即会被其他蝙蝠舔食。

(二) 人狂犬病的预防

预防法通常作为一种暴露后的应急措施用于可能接触狂犬病毒者。但对有感染风险的人群提前进行暴露前预防接种则更具免疫学、实用性及经济方面的优势。

1. 暴露后预防·当怀疑狂犬病毒可能会通过开放的伤口或者黏膜进入体内时采取该种措施(图17.6)。完好无损的皮肤是抵抗病毒感染的一个屏障。暴露后治疗的目的在于消灭或者中和伤口上的病毒进入神经末梢。暴露后治疗的目的即为在狂犬病病毒进入神经末梢之前杀死或中和伤口中的病毒。一旦进入神经系统,病毒粒子就无法被免疫攻击,发病则不可避免。暴露后处

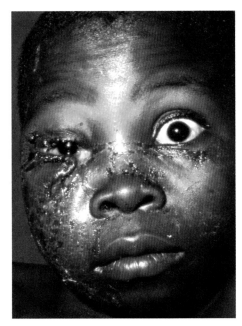

图17.6　尼日利亚1名患者被疯狗咬伤面部。(版权属于 D. A. Warrell)

理包括3个部分:伤口处理、主动免疫以及狂犬病免疫球蛋白被动免疫。

2. 狂犬病毒感染的风险评估·了解当地狂犬病毒携带动物的流行病学状况、人被动物咬伤的情况、人与动物相互接触的情况以及动物的健康和行为均有助于对狂犬病毒感染进行风险评估。若被未接种疫苗的动物无端攻击,或与瘫痪或异常驯服的野生哺乳动物接触均提示有较高的感染风险。与蝙蝠密切接触后即便无可见伤口也存在潜在的风险。而接种疫苗的动物亦有可能传播狂犬病毒。在流行地区,需竭力捕捉到咬人的动物并取其脑组织检测狂犬病毒。如果动物逃跑或存有任何疑虑,则无论咬伤后时间长短,均应给予暴露后预防处理。世界卫生组织官方建议见表17.3[53]。

表 17.3	暴露后处理的推荐标准		
暴露类型	标　　准		措　　施[a]
无暴露[b]	触摸动物或舔舐完整皮肤		无需治疗
轻度暴露(WHO Ⅱ类)	咬(牙齿接触)裸露的皮肤,或无出血的轻微划伤或擦伤		立即接种疫苗
中度暴露(WHO Ⅲ类)	单处或多处咬伤或划破皮肤,或舔破损的皮肤,或舔舐或将唾液残留于黏膜,或与蝙蝠进行身体接触		立即接种疫苗和狂犬病免疫球蛋白
重度暴露(WHO Ⅲ类)	头部、颈部、手或多处咬伤		强制性立即接种狂犬病免疫球蛋白和疫苗

a 对所有病例而言,如果狗或猫保持健康达10 d,则停止治疗;如经合适的调查证实动物脑部狂犬病呈阴性,则停止治疗;少数情况下,如暴露于啮齿动物、兔子和野兔,则需进行特定的抗狂犬病毒的预防治疗。
b 本为"WHO Ⅰ类",但该名称易被误解为暗示了某些风险,可能导致不必要的治疗。本表格对世界卫生组织的建议进行了修正[53]。

（1）伤口处理：与患狂犬病的动物接触后，务必立即用浓缩皂液或者洗涤剂用力清洗所有的伤口或者接触部位，并用流动自来水冲洗 5 min 以上。如有可能，可以用杀菌剂（碘溶液或 40%～70% 的酒精）擦拭[54]。浓缩的季铵化合物（至少含 1% 苯扎氯铵）对杀灭狂犬病毒非常有效，但也容易被肥皂液中和，所以并不推荐使用[55]。更彻底的清洗伤口可能需要局部麻醉或者全身麻醉。伤口应推迟或者避免缝合，以防病毒侵入深部组织。

另外，还需要注意预防破伤风以及其他与动物咬伤相关的细菌感染，细菌感染常用抗生素治疗，比如出血败血性巴斯德菌（*Pasteurella multocida*）通常对氨苄西林、四环素和复方磺胺甲噁唑等抗生素较敏感。

（2）主动免疫——疫苗治疗：目前所有的人类狂犬病疫苗都含有灭活的全病毒，这种病毒生长在多种基质上，通常是在组织培养中。成纤维细胞培养的人二倍体细胞疫苗（HDCV）是 40 年前研制成功的。目前广泛使用的有两种疫苗：德国或印度生产的纯化鸡胚细胞疫苗（PCECV）Rabipur® 或 RabAvert®，以及法国生产的纯化 vero 细胞疫苗（PVRV）Verorab®。一小瓶 PVRV 含 0.5 mL 疫苗，而其他疫苗每瓶为 1 mL。还有一种纯化的鸭胚疫苗（PEDV）vaxirab®，最初是在瑞士生产，现在由印度生产。组织培养疫苗常在印度、日本和俄罗斯当地生产使用，中国生产的疫苗已供出口。

目前，符合世界卫生组织标准的仅包括 PCECV、PVRV、HDCV 以及仅供肌内注射使用的 PDEV。

1）供暴露后使用的组织培养疫苗预防接种方案见表 17.4[53,56,57]。

表 17.4	狂犬病疫苗接种方案						
治疗方案	途径	注射时间（上标=注入点数）					疫苗总瓶数
暴露前	IM 或 ID[a]	0		7		21 →28	IM 3 或 ID 0.3/0.6
暴露后[b]							
IM 5 剂次	IM	0	3	7	14	28	5
IM 4 剂次	IM	0[2]		7	21	28	4
2 位点 ID	ID[a]	0[2]	3[2]	7[2]		28[2]	<2
4 位点 ID	ID[c]	0[4d]		7[2]		28	<2
既往接种过疫苗且暴露后							
IM 2 剂次	IM	0	3				2
4 位点 ID	ID[a]	0[4]					1 或 0.4 mL

a 所有疫苗 ID 剂量均为每个注射点 0.1 ml。
b 所有方案中狂犬病免疫球蛋白在第 0 天接种。
c 接种 PCECV 和 HDCV 时，ID 注射量为 0.2 mL/点；接种 PVRV 时，ID 注射量为 0.1 mL/点。
d 整瓶疫苗分至 4 个注射位点使用（详见文内）。

2）肌内注射方案
● 标准 5 次肌内注射（IM）法（Essen 法）如下：在第 0、3、7、14、28 天分别在三角肌注射 1 瓶疫苗（儿童可选择股前外侧注射，但不要选择臀部）。
● 也可选择 2-1-1 方案（Zagreb 方案）：①第 0 天：注射 2 瓶疫苗（三角肌）；②第 7 天和第 21 天：分别注射 1 瓶疫苗（三角肌）。总共 4 剂，但抗体水平可能下降得更快。
3）皮内注射法[57-58]：疫苗使用量较少的皮内注射法（ID）可以降低 IM 的高昂成本，该方法利用真皮内具有抗原提呈作用的树突状细胞和 Langhans 细胞，促进抗原转移到局部淋巴结。皮内注射法活化 T 细胞的效率比肌内注射法高，速度也更快。研究证明，在皮内进行多点注射可以取得更好的免疫效果，成本也更低。采用多点皮内注射法旨在刺激不同部位的淋巴结。疫苗开封后需保存在冰箱里并需在 8 h 内使用，剩余的疫苗可供亲属或他人用于暴露前预防接种。操作时，每个患者都必须使用新的注射器和针头，且需遵循严格的无菌措施。

世界卫生组织于 1997 年批准了两种暴露后 ID 方案：八位点方案和两位点方案。

*皮内八点注射经济方案。*仅适用于每瓶 1 mL PCECV 或 HDCV 疫苗的情况，尽管此法被认为免疫效果最好[59]，但操作起来并不方便，且并不适用于每瓶 0.5 mL 疫苗的情况，因此，目前这种方法已被四点注射法替代。

四点注射法与八点注射法相似,但皮内注射点数量减半,每个点注射的疫苗剂量加倍。与八点注射法不同的是,其可与所有疫苗一起使用。

皮内四点注射经济方案[57]。该法每点注射疫苗剂量取决于每小瓶体积。若为 0.5 mL 每瓶的 PVRV,每点皮内注射 0.1 mL;若为 1 mL 每瓶的 PCECV 或 HDCV,则每点注射 0.2 mL。如果皮内注射 0.2 mL 疫苗较困难,可将针拔出,然后在该点邻近部位注射剩余疫苗。

- 第 0 天:整瓶疫苗用于 4 次注射,根据疫苗不同每次注射量约为 0.1/0.2 mL(三角肌、肩胛上方,或者大腿)。
- 第 7 天:皮内两点注射 0.1 mL 或 0.2 mL(三角肌)。
- 第 28 天:皮内单点注射 0.1 mL 或 0.2 mL(三角肌)

皮内四点注射法产生的免疫效果与作为金标准的 5 次肌内注射法相似[60]。如果共用疫苗,其用量少于 2 次肌内注射剂量,较肌内注射减少 60%。皮内四点注射法仅需要注射 3 次(第 0 天、第 7 天和第 28 天),与暴露前预防程序的接种时间点一致。第 0 天时,如无多人共用疫苗,可将整瓶疫苗均分用于每个注射点,这种情况更适用于小诊所。由于在最关键的第一天使用一整瓶疫苗进行注射,若意外将疫苗注射于皮下而非皮内也不会影响其免疫原性。此外,在试验条件下,一半剂量即可产生免疫原性。这表明即使由无经验的医师进行操作,其安全系数范围也较大。

皮内两点注射经济方案[61]包括:

- 第 0 天与第 3 天、第 7 天和第 28 天:两次皮内注射(三角肌)。多年以来,皮内注射每个点的剂量始终由每瓶疫苗的体积所决定,故世界卫生组织声明,对于任何疫苗产品,每点皮内注射的剂量均须为 0.1 mL。原本 1 mL 每瓶的疫苗其剂量由此减半,从而导致一些国家呼吁效力更高的疫苗批次以供该方案使用。

所有其他疫苗使用时均应遵守生产厂家的说明书。

4) 对曾接受预防接种者进行暴露后治疗的方法。伤口护理和加大疫苗剂量仍然至关重要且迫在眉睫。如果有人曾经按照表 17.4 推荐的方法接受过完整的暴露前或者暴露后疫苗接种程序,或通过其他治疗方法致体内狂犬病毒中和抗体数量达到每 0.5 IU/mL 以上,此时仅需接种少量疫苗进行巩固即可,无需进行被动免疫(表 17.4)。否则,建议接种完整疗程的疫苗和狂犬病免疫球蛋白。推荐两种强化方案:

两剂肌内注射方案:在第 0 天和第 3 天接种。

单日四点位皮内注射方案,在三角肌和大腿区域选 4 个点,每点注射 0.1 mL 疫苗。这种方法与肌内注射法

具有同样的免疫效果[62-63]。对于 1 毫升/瓶的疫苗,在每天接诊 1 名以上患者的诊所里,将每瓶分摊接种较为经济(如前所述)。疫苗不可浪费,任何剩余的疫苗均可用于暴露前免疫。此外,这种方法更适于无疫苗注射经验的医护人员。推荐在一天内将整瓶疫苗分成 4 份并分别注射到三角肌和肩胛处或者大腿的 4 个点上。

5) 组织培养疫苗的不良反应:2%～74% 的接种者会出现局部轻微反应,包括疼痛、红斑、肿胀、疼痛和感觉异常。

另有数据表明,接受皮内多点注射的接种者有 7%～64% 会出现局部瘙痒。据报道,3%～40% 的接种者出现轻度的全身反应,包括流感样症状、头痛、发热、乏力、肌痛、恶心、头晕或皮疹。

在美国,使用加强剂量的 HDCV 进行治疗,通常在初治后 1 年约有 6% 的人出现全身过敏反应。3～13 d 后,会出现皮疹、荨麻疹、血管性水肿和关节痛,但对症治疗后上述症状会很快消失。

HDCV 引起的极其罕见的神经系统疾病是吉兰-巴雷样(4 例)或局部肢体无力(2 例)。PCECV 也与该两种神经系统疾病有关。上述情况通常恢复较快,且不致命[64,65]。

狂犬病疫苗已被广泛用于妊娠期妇女,并发现任何问题。

6) 神经组织疫苗(NTVs):虽然该种疫苗正被逐渐淘汰,但在亚洲、非洲和南美的一些国家中,被感染动物的大脑匀浆仍在使用。1911 年首次生产的羊脑狂犬病疫苗如今仍在巴基斯坦使用。每日前腹壁皮下注射 7～14 次;大片区域可使用 2～5 mL 疫苗。Fuenzalida 研制的乳鼠脑疫苗在南美和非洲的部分地区使用。神经组织疫苗效力不稳定,治疗可能失败。这种疫苗不应该用于暴露前预防。注射神经组织疫苗可能引起疫苗接种后脑炎,这是一种严重的并发症。但由于暴露后治疗往往非常紧迫,所以如果该种疫苗是唯一可用的疫苗,则可随时开始治疗并更改为组织培养疫苗。

7) 神经组织疫苗接种后脑炎[47]:这是一种炎症性、脱髓鞘性的自身免疫性反应,由疫苗中含有的髓磷脂和其他神经抗原致敏引起。其估计发病率因疫苗而异,羊脑狂犬病疫苗接种者发生频率高达 1∶220,病死率为 3%。症状通常出现在 2 周内开始出现,但部分接种者可能直到 2 月后才出现。乳鼠脑疫苗的并发症发生率较低(1∶8 000 到 1∶27 000),但其常导致一些周围神经系统症状,如吉兰-巴雷综合征,该症状出现最为频繁,致死率达 22%。

多种神经症状包括常累及四肢的多神经炎、横断面脊髓炎、上行性麻痹和脑膜脑炎。其临床表现类似于麻

痪型狂犬病。传统上使用皮质类固醇治疗(如强的松龙40~60 mg/d),并建议加用环磷酰胺。无需进一步给予神经组织疫苗,但继续使用组织培养疫苗完成接种流程。通常在 2 周内完全恢复,但神经功能障碍可能持续存在。

(3)被动免疫:在疫苗诱导抗体出现前的一段时间,狂犬病免疫球蛋白(RIG)通过中和伤口中的病毒提供被动保护;7~10 d 后,初次暴露后治疗才开始起效。

免疫球蛋白联用狂犬病疫苗治疗的有效性已在动物实验以及伊朗[66]和中国[67]发生的狼咬伤人群的自然实验中得到证实。报道称,在疫苗治疗的过程中联用免疫血清可将头部受伤狂犬病患者的病死率降低 5 倍[68]。

理想情况下,每一次基本的暴露后疫苗接种流程均应使用 40 IU/kg 的马狂犬病免疫球蛋白或 20 IU/kg 的人狂犬病免疫球蛋白,在严重咬伤情况下则必须使用,即头部、颈部或手部,以及多次或深度咬伤。如果解剖结构上可行,可用免疫球蛋白及肌内注射余下的疫苗彻底浸润远离疫苗接种部位的伤口,但除臀部外[69]。在第一次接种疫苗前的几天甚或几个小时,狂犬病免疫球蛋白会削弱免疫反应。增加免疫球蛋白剂量可降低疫苗的免疫原性。狂犬病免疫球蛋白价格过于昂贵,整个亚洲和非洲国家均难以获取[69]。

一项大型研究显示,接种者对马 RIG 和人 RIG 的副反应发生率分别为 1.8% 和 0.09%,免疫复合物型血清病发生率则分别为 0.72% 和 0.007%[70]。皮内皮肤试验因无法预测过敏反应或其他反应,现已不再推荐使用[53]。需要常备肾上腺素以防出现过敏反应。

3. 暴露后接种的有效性 · 人被患狂犬病的动物咬伤后,未经治疗的病死率取决于被咬部位及严重程度。通过疫苗尚未出现之前的数据可以推测出人被疑似狂犬病病犬感染的概率。头部多处咬伤的病死率为 60%~80%,面部一次咬伤的病死率为 30%,手部被咬伤的病死率 15%~67%。在印度,被确诊狂犬病的病犬狗咬伤的总病死率为 35%~57%,但在这些研究中没有涉及有关伤口处理的信息。

如果在被咬的当日即进行伤口处理和组织培养疫苗接种,并使用狂犬病免疫球蛋白,预防效果通常可达100%。然而,尽管接种了这些疫苗,有些患者最终仍死于狂犬病[71]。该死亡被归因于人类本身或未能接受最佳治疗措施的偶然失败,而不是由于抗原含量降低或其他组织培养疫苗方面的失误。

暴露后预防接种可能失败的原因如下:①任何治疗启动延迟都会增加狂犬病毒在产生免疫反应之前进入神经元的概率。据报道,如果延迟 8 d 治疗,被携带狂犬病毒的伊朗狼咬伤头部患者的病死率会翻倍[68]。治疗是当务之急,永远为时不晚。即便咬伤发生在数月之前也要进行疫苗治疗并尽快使用狂犬病免疫球蛋白。②伤口清洁有遗漏或者不彻底。③疫苗接种时间、剂量或过程错误。比如,疫苗接种程序不完整或者将疫苗注入患者臀部。④没有给予免疫球蛋白治疗,或者免疫球蛋白浸润伤口不彻底,尤其在重度暴露情况下。⑤患者因患有慢性病(比如艾滋病或者肝硬化)或服用了免疫抑制药物(比如类固醇),导致机体免疫反应性太差。

狂犬病基因型 1 型病毒与疫苗生产中使用的毒株具有高度同源性,但其属内抗原多样性明显。疫苗对其他基因型的有效性与其在遗传树上的邻近性有关。澳大利亚蝙蝠溶血病毒和基因型 6(EBLV2)与基因型 1 相近,疫苗对进化群 I 均有一定的作用。目前尚无针对 II 型溶血病毒的相关保护措施。

4. 暴露前预防 · 在接受过暴露前治疗以及接触后加强免疫的人群中,尚无狂犬病死亡病例。建议对任何可能与狂犬病动物接触的人员进行暴露前预防[53,56],包括兽医、动物从业人员、实验室工作人员、动物学家、野生动物爱好者、卫生工作者、流行地区(狗作为主要病毒传播者)的居民和游客。旅行持续时间一直是接种疫苗的标准之一,就泰国游客而言,50% 的狂犬病暴露风险发生于前 10 天[72]。是否需要采取预防措施取决于根据旅行者的预期活动,对其在目的地与可能患有狂犬病的动物接触风险的评估。

暴露前疫苗接种可选择表 17.4 中 3 种推荐方案中的一种,于第 0 天、第 7 天和第 28 天进行肌内注射接种。如果时间不够,第三剂可以提前到第 21 天。一种较为经济的替代方法即为在相同的时间点皮内注射 0.1 mL 疫苗[53,57]。如果注射部位太深,则拔出针头,重复步骤。如果分摊使用瓶装疫苗,不同患者或不同预防措施务必用独立的注射器(见上文)。用于疟疾预防的氯喹对皮内注射疫苗具有免疫抑制作用,故宜采用肌内注射法。接种者须保存其免疫记录。如果旅行前时间有限,未能在出发前完成整个疫苗接种过程,则需立即进行接种。如暴露于狂犬病,接种任何疫苗均可增加存活机会,但如果接种流程不完整,则需接受完整的暴露后治疗。

一项关于肌内注射接种的研究发现,初次接种程序完成后 1~2 年再次接种增强剂量,可使 96% 的接种者抗体水平维持 10 年之久[73]。尽管皮内注射后抗体滴度下降的速度远比肌内注射快,但加强接种时两种方式的反应性相似,与注射方式无关。血清转化的确认并不必要,除非怀疑有免疫抑制的状况。采用肌内或皮内注射进行加强免疫的用药剂量取决于感染风险的大小。如果人体内狂犬病毒中和抗体水平超过 0.5 IU/mL,则无需加强接种。

实验室工作人员每半年需进行一次血清检测或者加强免疫，其他人员根据暴露风险大小可在 2～10 年后再进行加强免疫。旅行者在暴露后如能很快接种疫苗，则无需进一步接种，在美国根本不开展加强免疫。然而，如果旅行地医疗资源有限，而距离最后一次接种已过去 3～5 年，则最好再次加强免疫。在重复接种狂犬疫苗前最好检测一下体内抗体水平，因为多数人可能体内存在持久性的抗体而无需接种。

参考文献

见：http://www.sstp.cn/video/xiyi_190916/。

第18章 轮状病毒和其他病毒感染

NIGEL A. CUNLIFFE, ROGER I. GLASS, OSAMU NAKAGOMI

翻译：张玉梅

审校：曹胜魁　程训佳　钱熠礼

要点

- 轮状病毒、诺如病毒、沙波病毒、肠道腺病毒和星状病毒是引起急性胃肠炎的致病因子,且在多种环境下,可对所有年龄段人群致病。
- 轮状病毒是世界范围内引起婴幼儿严重胃肠炎的最重要病原体,常导致严重脱水。
- 诺如病毒可引起儿童和成人散发的流行性胃肠炎。
- 胃肠炎病毒感染肠黏膜上皮细胞,引起急性、非炎症性水样腹泻,持续少于 1 周的时间。
- 病原学的诊断可以通过免疫技术检测病毒的特定抗原,应用分子技术检测病毒基因组或应用电子显微镜观察病毒。
- 治疗方法主要是支持疗法,包括补充液体、恢复电解质平衡。
- 两种口服减毒活疫苗——Rotarix 和 RotaTeq,已经被开发出来用于预防轮状病毒感染,降低其全球的病死率和发病率。
- 轮状病毒疫苗在世界范围内代表性人群中试验成功,早期使用可以预防感染,现在已经列入儿童免疫计划。

胃肠道是各种各样病原体(包括病毒)入侵最常见的部位,但这些病毒并非均与腹泻有关。感染肠上皮细胞或者使用它们作为入侵部位的病毒有两大组。第一组包括那些通过消化道进入人体后引起全身性感染的病毒,其引起的症状中腹泻并不是感染的主要特点。这一类病毒包括许多肠道病毒,例如脊髓灰质炎病毒、柯萨奇病毒、甲型和戊型肝炎病毒以及腺病毒。第二组病毒主要感染小肠上部,引起非炎症性腹泻。目前已经确定的与人类胃肠炎相关的病毒有 5 类,包括轮状病毒、诺如病毒、沙波病毒(sapovirus)、人类星状病毒和人类腺病毒 F(以前称为 F 组腺病毒)。

轮状病毒感染

1973 年通过电镜从急性胃肠炎患儿的十二指肠黏膜超薄切片中发现人类轮状病毒[1]。随后通过直接负染色电镜在粪便中发现大量病毒颗粒[2],而且免疫电镜发现急性期和恢复期的腹泻儿童血清中抗体滴度明显升高[3]。病毒颗粒在电镜下形似车轮状,命名为轮状病毒(图 18.1)。

一、流行病学

无论是发展中国家还是发达国家,几乎所有的 3～5 岁孩子们至少会感染 1 次轮状病毒。然而,感染后的症状在不同的地理区域明显不同。95％以上的因轮状病毒性腹泻而死亡的病例发生在发展中国家,如印度次大陆、撒哈拉以南非洲和拉丁美洲国家(图 18.2)。发展中国家儿童发生轮状病毒腹泻的年龄比发达国家的儿童小(图 18.3)[4-6]。非洲和亚洲许多国家由轮状病毒腹泻引起的住院儿童平均年龄是 6～9 个月,80％的患者不到 1 岁。相比之下,发达国家的住院儿童平均年龄是 13～16 个月,以 1～2 岁更常见[7-8]。在温带国家,轮状病毒感染高峰出现在冬季和早春,其他时间很少发现。在热带国家,尽管轮状病毒感染病例全年均有发生,但集中发生在凉爽干燥的月份。虽然轮状病毒的传播模式尚未完全阐明,但通过粪口途径的人际传播发挥着主要作用。

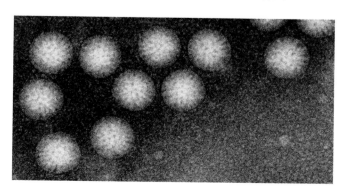

图 18.1 轮状病毒负染色电子显微镜照片(× 200 000)。

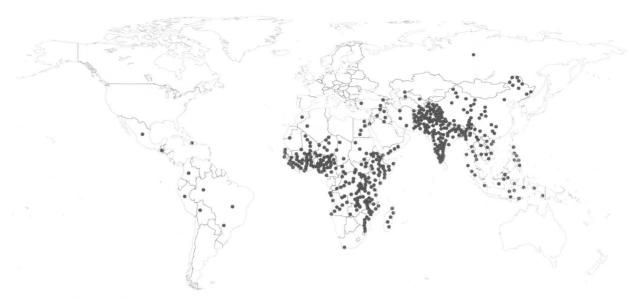

图 18.2　年龄小于 5 岁的儿童因轮状病毒感染而死亡的全球分布地图。每个点代表 1 000 人死亡。(转载自 Parashar UD, Gibson CJ, Bresse JS, et al. Rota virus and severe childhood diarrhea. Emerg Infect Dis 2006;12:304 - 6.)

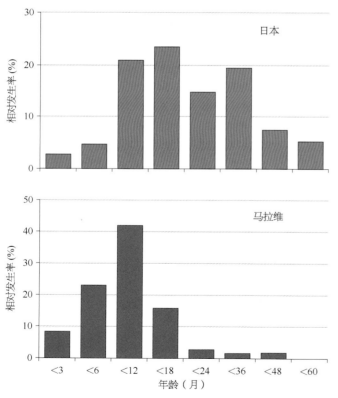

图 18.3　发生在马拉维(发展中国家)和日本(发达国家)的轮状病毒腹泻的 2 种截然不同年龄分布模式。[数据源自 Nakagomi T, Nakagomi O, Takahashi Y, et al. Incidence and burden of rotavirus gastroenteritis in Japan as estimated from a prospective sentinel hospital study. J Infect Dis 2005;192 (Suppl 1):106 - 10. 和 Cunliffe NA, Ngwira BM, Dove W, et al. Epidemiology of rotavirus infections in children in Blantyre, Malawi, 1997 - 2007. J Infect Dis 2010;202:S168 - 74.]

　　在发展中国家和发达国家,轮状病毒是因严重胃肠炎需要住院治疗的主要病因。据估计,1986—1999 年由轮状病毒引起的急性腹泻,22%(17%～28%)发生在 5 岁以下的儿童[4],但这个比例在 2000—2004 年上升至 39%(29%～45%)[5],几乎增加了 1 倍。其主要原因是广泛应用了更敏感的检测方法,以及由细菌性病原体引起的胃肠炎比例的减少。在应用轮状病毒疫苗以前,5 岁以下儿童轮状病毒腹泻导致的全球年死亡病例约为 45.3 万,其中轮状病毒占所有腹泻死亡原因的 37%,并占 5 岁以下儿童全因死亡的 5%[9]。刚果民主共和国、埃塞俄比亚、印度、尼日利亚和巴基斯坦超过一半的轮状病毒感染者死亡,其中仅印度就占死亡人数的 22%[9]。

二、病毒学

　　轮状病毒(*Rotavirus*)是呼肠孤病毒科(Reoviridae)的一个属,属中有 7 个组(A～G),每个组代表一个特异的种类,如轮状病毒 A、B 组等[10]。只有轮状病毒 A、B、C 组与人类腹泻有关。A 组轮状病毒是最重要的病原体,一般轮状病毒通常就指 A 组轮状病毒。B 组轮状病毒感染较少见,能感染成人和儿童,主要在中国、印度和孟加拉国引起暴发和零星的感染[11-12]。与 A 组轮状病毒相比,C 组轮状病毒往往感染年龄大一些的儿童,血清学证据表明多达 1/3 的成人感染 C 组轮状病毒[13-14]。传统的负染电子显微镜观察,轮状病毒具有典型的双衣壳,直径大约 75 nm(图 18.1),但低温电子显微镜研究表明,轮状病毒病粒子包括三层衣壳,表面有 60 个穗状突起,

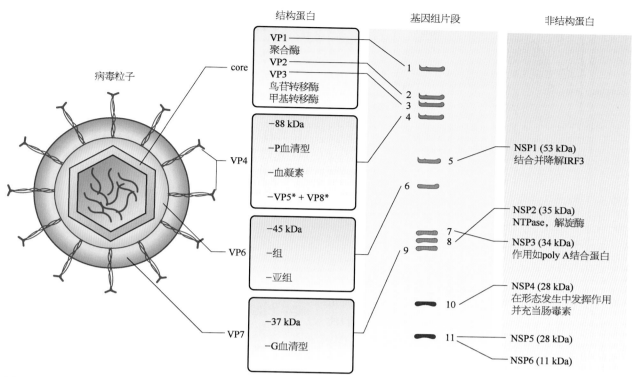

图 18.4　轮状病毒粒子结构和基因组双链 RNA 片段之间的关系示意图。
IRF3：干扰素调节因子 3；NTPase：核苷酸三磷酸酶。

使其整体直径接近 100 nm。最外层（外层衣壳）包括 2 个蛋白质：VP4 和 VP7，作为独立的中和抗原（图 18.4）。由蛋白质 VP4 定义的血清型称为 P 型，属于蛋白酶敏感蛋白（因为 VP4 可被蛋白酶水解成 VP8* 和 VP5*）。由蛋白质 VP7 定义的血清型称为 G 型，属于糖蛋白。中间衣壳由最丰富的病毒蛋白 VP6 组成，VP6 是感染阶段抗非中和性抗体的主要蛋白质。核心层，即最里面的一层由支架蛋白 VP2 组成，这一层的内部包括了与 11 段双链 RNA 基因组有关的 VP1（病毒 RNA 依赖性 RNA 聚合酶）和 VP3（核苷酸转移酶）。除了这 5 个结构蛋白，还有 6 个非结构性蛋白（non-structural proteins，NPSs），除了 NSP5 和 NSP6（由 RNA 片段 11 编码），其余都是由 1 个单独的基因组编码，它们在病毒的复制和形成中起作用。NSP4 是一种伴侣蛋白，在病毒形成阶段能使亚病毒颗粒获得外层衣壳蛋白 VP4 和 VP7。NSP4 还可以作为病毒肠毒素，导致新生小鼠腹泻[15-17]。

轮状病毒基因组 RNA 可以直接从临床标本中提取，经聚丙烯酰胺凝胶电泳（polyacrylamide gel electrophoresis，PAGE）得到。通过电泳发现 2 个主要的 RNA 迁移带，基因组长链 RNA 片段 10 和片段 11 的迁移速度比短链 RNA 片段要快（图 18.5）[18]。每个轮状病毒的毒株有其特征性的迁移带型，称为电泳分型，随着基因分型和测序方法的广泛使用，电泳分型广泛应用于分子流行病学研究[19]。

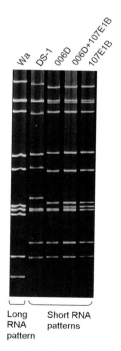

图 18.5　轮状病毒基因组 RNA 通过聚丙烯酰胺凝胶电泳分离成 11 种带型。长、短 2 个 RNA 带型分别代表标准毒株 Wa 和 DS-1。病毒株 006 和 107 E1B 有相似但不同的 RNA 电泳图。006 和 107 E1B 的 RNA 在同一个上样孔中，电泳显示迁移片段 7、8、9 差异明显。（Nakagomi T, Gentsch JR, Das BK, et al. Molecular characterization of serotype G2 and G3 human rotavirus strains that have an apparently identical electropherotype of the short RNA pattern. Arch Virol 2002；147：2187-95.）

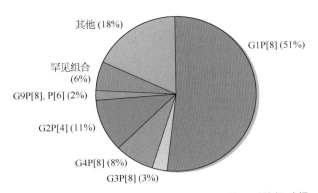

图 18.6   1994—2003 年全球人类轮状病毒基因型的相对频率。[Gentsch JR, Laird AR, Bielfelt B, et al. Serotype diversity and reassortment between human and animal rotavirus strains: implications for rotavirus vaccine programs. J Infect Dis 2005;192(Suppl 1): 146 – 59.]

血清型是轮状病毒最重要的分型依据。然而,血清学分型方法已经在很大程度上被分子分型(基因分型)所取代。除了 VP7(G)和 VP4(P)基因分型,近来出现了以核苷酸序列为基础的全基因组分类系统[20],轮状病毒毒株基因组的完整描述为 Gx-P[x]-Ix-Rx-Cx-Mx-AxNx-Tx-Ex-Hx。在这 11 个基因型中,基因型 G 和 P 由于有重要的免疫保护性而被进行广泛研究。迄今为止共报道了 26 个 G 基因型和 35 个 P 基因型的人类和动物轮状病毒。人类感染的轮状病毒通常为 G 和 P 组合型(图 18.6),主要包括 G1P[8]、G2P[4]、G3P[8]、G4P[8] 和 G9P[8][21-22]。目前,毒株 G12 的传播已经遍及世界各地[23],混合有 P[6] 或 P[4] 型的 G8 毒株是非洲人群中轮状病毒感染的主要毒株[24-25]。这种遗传多样性是由频繁的基因组片段重组以及人类和动物之间轮状病毒的种间传播所产生[26-28]。

三、致病机制

轮状病毒只感染分化成熟的小肠肠绒毛细胞。通过 VP4 蛋白粘附到细胞受体(唾液酸糖蛋白和整合素)。最低感染剂量 $10^2 \sim 10^3$ 个病毒颗粒(成人志愿者数据)[29]。10～12 h 后子代病毒可大量释放到肠腔再感染其他细胞。轮状病毒腹泻的发病机制包括吸收障碍和分泌增多[30]。吸收障碍可能有 3 方面原因:①成熟的吸收性肠上皮细胞损伤,导致营养物质、电解质和水吸收不良;②病毒诱导的吸收酶表达下调;③肠上皮细胞之间的紧密连接发生功能变化导致细胞外渗漏。活检显示肠绒毛萎缩和固有层单核细胞浸润。分泌机制则包括肠神经系统的激活和 NSP4 效应的作用,后者是由于病毒激活细胞的氯离子通道,导致氯离子增加,引起水的分泌。轮状病毒感染曾经被认为仅限于肠道,但在免疫活性儿童和被感染的实验动物的急性感染阶段,轮状病毒至少会引起短期病毒血症[31],这种轮状病毒全身播散的临床意义

尚不清楚。

四、免疫

一般来说,一次或多次感染轮状病毒可以预防以后的中度或重度轮状病毒腹泻,但不能预防无症状再感染或轻度腹泻。此外,感染同种血清型病毒通常产生血清特异性(同型的)保护,反复感染可产生部分交叉血清型(异型的)保护。墨西哥的一项队列研究证实了这个观点:患过 1 次、2 次或者 3 次轮状病毒所致腹泻的儿童再出现轮状病毒腹泻的相对危险度分别为 0.23、0.17 和 0.08,出现无症状感染的相对危险度分别是 0.62、0.40 和 0.34[32]。然而印度 Vellore 的一项队列研究表明,连续 3 次感染后预防中度或重度疾病增加的保护率有 79%,并没有同型保护的证据,提示自然感染后免疫保护作用依地域而有所不同[33]。在印度的研究中,多重感染很常见,其中只有 30% 为原发性感染。自然状态下轮状病毒感染后的免疫包括体液免疫和细胞免疫。在肠黏膜表面的轮状病毒特异性抗体在保护性免疫中起主要作用[34]。细胞免疫被认为在控制轮状病毒感染中起重要作用,在不同的 G 血清型之间似乎有交叉保护[35]。

经由胎盘获得的母体抗体[36-37]、母乳中的抗体和其他成分为新生儿抗轮状病毒感染提供保护[38]。然而,在孟加拉国的一项研究却显示,母乳喂养的住院儿童中轮状病毒感染所致的腹泻比其他传染性病原体引起的腹泻更常见[39]。轮状病毒感染在新生儿中往往导致无症状感染,因此可能在新生儿病房隐性传播。感染新生儿的毒株一般不是常见毒株,其毒力可以在高滴度母源性抗体存在的情况下感染新生儿。新生儿的无症状感染可能会对以后严重的轮状病毒胃肠炎产生保护作用[40]。最终,人们逐渐认识到健康成年人可以因轮状病毒导致腹泻,老年人由于免疫力减弱亦可以发生严重的轮状病毒性胃肠炎[41-42]。

五、临床表现

轮状病毒感染的临床表现多样,轻者从无症状到轻微短暂的水样腹泻,重者出现严重胃肠炎甚至脱水导致死亡。1～2 d 潜伏期后可突然出现症状。大多数儿童感染后出现发烧、呕吐和水样腹泻,持续 2～6 d。轮状病毒性腹泻往往比其他常见的肠道病原体所致腹泻更严重[43]。自轮状病毒病毒血症被报道以来,包括脑部病变在内的轮状病毒胃肠炎肠外表现引起了研究者的重视[44]。仅依据临床表现难以区分轮状病毒胃肠炎和其他病毒性腹泻[45]。患者粪便通常呈水样或不成形,很少有血便。严重者常因脱水引起高钠血症或者低钠血症,导致代谢性酸中毒而死亡。营养不良等潜在因素可能是导致更严重预后的危险因素。在感染 HIV 的婴儿中轮状病毒并不会引起更严重的症状[45,47]。

六、诊断

大量的轮状病毒颗粒（10^{11}/g 粪便）在急性感染期排出体外。重症腹泻患者会排出更多的病毒[48]。轮状病毒可以通过一系列技术手段在粪便标本中检出，包括电子显微镜、PAGE、抗原检测、RT - PCR 和病毒分离。电子显微镜仍然是一个有价值的诊断工具，因为它可以检测所有病原体，也会发现其他潜在的病毒性肠道病原体。PAGE 可以方便地检测粪便标本中的轮状病毒 RNA（图 18.5），还可以检测大多数抗原检测反应检测不到的非 A 组轮状病毒[49]。PAGE 是相对简单的技术，检测轮状病毒特异性高（100%）、灵敏度合理（80%～90%），在热带国家以相对便宜的成本被广泛使用。由于每种轮状病毒双链 RNA 基因组的 11 个片段电泳迁移模式是特定的，因此有利于提供流行病学信息[18,50]。

抗原检测试验是目前实验室诊断轮状病毒感染最广泛的应用方法[51]，包括酶联免疫吸附试验（ELISAs）和免疫层析分析[52-54]。大部分检测的敏感性和特异性都较高（90%～95%），但它们仅可用于检测 A 组轮状病毒。RT - PCR 是检测肠病毒基因组的一个主要研究工具，可鉴定流行病毒株的基因型和病毒在粪便中的持续时间[55-56]。A 组与 C 组轮状病毒可以通过病毒培养分离，但是病毒的培养条件限制了其研究的开展。

七、治疗

治疗方法依据脱水的程度，口服电解质和葡萄糖组成的口服液，6 个月以上的儿童还需要补充锌，尤其在营养不良的地区[57]。重度脱水、休克或意识水平降低的患者可采用静脉补液的治疗方法。人或牛初乳、超免疫人类血清免疫球蛋白已用于治疗免疫功能低下儿童的慢性轮状病毒感染。益生菌，如乳酸杆菌 *Lactobacillus casei* GG 也有益处。来自埃及的随机双盲安慰剂对照试验表明，抗原虫药物硝唑尼特可显著缩短儿童轮状病毒性胃肠炎的病程至 44 h[58]。作为口服补液辅助剂，抗分泌的消旋卡多曲可减少急性胃肠炎患儿腹泻病程和粪便量[59]。

八、预防控制

发展中国家和发达国家几乎所有 3～5 岁的孩子都经历轮状病毒感染，卫生保健并不能预防社区内轮状病毒的感染与传播。因此，通过疫苗预防严重的轮状病毒性胃肠炎仍然是唯一可行的措施[60]。在美国，因为有 1/10 000 口服轮状病毒活疫苗的接种者发生了肠套叠，第一个获得许可的轮状病毒疫苗——恒河猴四价人类基因重组疫苗（RotaShield®）被撤销，但肠套叠和 3 月龄以上的婴儿接受第一次疫苗接种并没有相关性[61-62]。这些不幸的事件促使进一步开发和测试了另外 2 个口服轮状病毒活疫苗：Rotarix®（葛兰素史克生物制品）和 RotaTeq®（默克公司）。Rotarix® 是单价、血清 G1P1A[8] 型人类轮状病毒疫苗，接种 2 次。而 RotaTeq® 是五价、牛-人基因重组疫苗，包括 G1、G2、G3、G4 和 P[8] 型，接种 3 次[63]。这 2 个疫苗是安全的，分别有 60 000 例婴儿参与Ⅲ期临床试验，能有效预防 85%～95% 的严重轮状病毒胃肠炎[64-65]。那些把轮状病毒疫苗纳入儿童免疫计划的国家，其轮状病毒胃肠炎住院率大幅降低[66-67]。在美国和其他国家，尽管年长的儿童和成人不能接种疫苗，但是他们的发病率却降低了，间接证明了轮状病毒疫苗的有效性[66-67]。

鉴于亚洲和非洲国家对严重轮状病毒胃肠炎的疗效低于其他地区（50%～75%），上述 2 种疫苗最近在亚洲和非洲的临床试验中进行了评估，较贫穷的国家一般具有较低的效果（例如在马拉维有效性仅为 50%）[68-70]。在低收入国家，疫苗疗效降低的原因尚不清楚，但已知在发展中国家，针对脊髓灰质炎和霍乱的口服活疫苗效果也不好[71-72]。尽管疫苗在低收入国家的疗效一般，但是轮状病毒疾病的高负担引起了 WHO 的重视，WHO 建议应将轮状病毒疫苗纳入全世界所有国家的儿童免疫规划，特别是腹泻引起 10% 以上儿童死亡的国家[73]。由于肠套叠的发生与年龄相关，WHO 推荐疫苗的首次接种年龄应大于 15 周龄，全过程应在 32 周龄完成[73]。

墨西哥已经证明轮状病毒疫苗可以带来重大的公共卫生利益，自从 Rotarix 被纳入儿童免疫接种方案后，该国腹泻死亡率有所下降[74]。在墨西哥第一剂次和巴西第二剂次疫苗接种后，小儿肠套叠的风险出现了小幅上升，但疫苗带来的溢出大于这个风险，因为小儿肠套叠是可以预防的[75]。根据轮状病毒疫苗接种的风险/效益比进行重新评估，尤其是对高死亡率疾病的影响，WHO 建议取消接种年龄的限制，但需要监测疫苗的安全性[76]。其他的评估应包括轮状病毒疫苗对轮状病毒流行病学和毒株分布的调查。早期的研究表明，巴西引进 Rotarix 后，G2P[4] 毒株流行增加，但目前尚不清楚这是由于疫苗使用后的免疫压力所致，还是毒株类型的自然波动所致[77]。需要持续的全球轮状病毒毒株监测来解决这个问题[78]。

肠道腺病毒感染

腺病毒是一种直径为 70～75 nm 的立体对称正二十面体、无包膜的 DNA 病毒（图 18.7）。其基因组由 33～45 kbp 的双链线性 DNA 组成。在分类学上，人类腺病毒 F（以前称为 F 组）是引起人类腹泻主要的腺病毒，隶属于腺病毒科（Adenoviridae）腺病毒属（*Mastadenovirus*）。

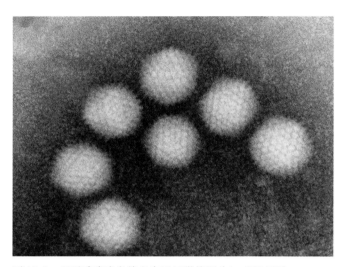

图 18.7　肠道腺病毒负染色电子显微镜照片（×200 000）。

人类腺病毒 F 更经常被称为"肠道腺病毒"，根据病毒的中和试验分为血清型 40 和 41。这些肠道腺病毒引起的感染大约占小儿腹泻的 5%，最常发生在 2 岁以下的儿童[79]，没有明显的季节性。据报道，中国台湾北部 20% 以上住院儿童检出肠道腺病毒[80]。肠腺病毒通过粪口途径在人与人之间传播[81]。在卫生环境差的污水中发现的腺病毒不太可能是肠道腺病毒，食源性和水源性传播的肠道腺病毒尚未见报道。

肠道腺病毒性胃肠炎的临床特征与轮状病毒引起的不同，腺病毒感染引起腹泻的持续时间往往长于轮状病毒感染[82-83]。除了胃肠炎，腺病毒还可能引起婴儿产生原发性肠套叠[84-85]，包括腺病毒血清型 1、2、3 和 5，而血清型 40 和 41（肠道腺病毒）少见[80]。

腺病毒感染的诊断方法有：电子显微镜下观察粪便中的病毒颗粒、高敏感性的 PCR 检测基因组、采用 ELISA 或免疫层析技术检测粪便中的腺病毒抗原。

腺病毒性腹泻治疗主要是纠正脱水等支持疗法，无特定的治疗措施和可用的疫苗。

星状病毒感染

人星状病毒属于星状病毒科（Astroviridae）星状病毒属（*Mamastrovirus*）的一个种，无包膜，直径 20～30 nm，电子致密的中心表面有 5 个或 6 个星状突起（astron 是希腊语的"星"）（图 18.8）。其基因组为单链 RNA，长度约 7 kb，编码 RNA 聚合酶（ORF1a）、丝氨酸蛋白酶（ORF1b）和 3 个衣壳蛋白（ORF2）。星状病毒能够感染多种动物，1975 年首次报道感染人类。

人星状病毒有 8 个血清型，其中 1 型最常见[86]。其他血清型可引起食源性感染的暴发，发展中国家人群感

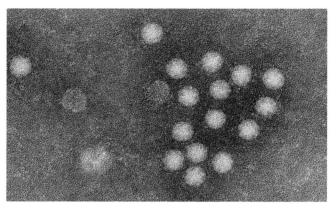

图 18.8　星状病毒负染色电子显微镜照片（×200 000）。

染的类型更多样化。然而，最近在人类粪便中发现了更多的星形病毒，远远超过了人类星形病毒的 8 种血清型[87]，虽然它们与疾病的关系还未确定，但是系统发育分析发现了另外 5 种新的星状病毒：MLB1、MLB2、VA1、VA2 和 VA3[88]。星状病毒主要感染年龄在 4 个月至 4 岁之间的儿童，占儿童腹泻病例的 2%～10%。这种疾病症状比较轻，经常以社区为单位发生[89]。来自墨西哥的研究估计，每年因星状病毒引起的儿童胃肠炎发病率为 10%[90]。血清流行病学研究表明，美国超过 90% 的 6～9 岁儿童都感染过星状病毒[91]。应用敏感的检测方法可以在所有国家检测到星状病毒。在温带国家，星状病毒有类似轮状病毒的季节性分布，但高峰出现较早。

星状病毒经粪-口直接传播或通过食物传播。它感染小肠上部，但腹泻的机制还不清楚。这种疾病的特征与轮状病毒相似，但可能更温和，平均持续 4～5 d。然而在孟加拉国，星状病毒的腹泻时间较长[87]。

过去仅仅依靠电子显微镜进行诊断，但现在被更敏感更简单的 ELISA 或者 RT－PCR 方法所取代。治疗主要是纠正脱水等支持疗法，没有可用的疫苗，对感染引起的免疫所知甚少，除此之外，免疫缺陷综合征患儿可长期排出病毒[92]。

诺如病毒感染

一、病毒学

诺如病毒隶属于杯状病毒科（Caliciviridae）诺如病毒属（*Norovirus*）[93]。诺如病毒无包膜，二十面体立体对称，直径 27～35 nm，轮廓呈羽毛状（图 18.9）。其基因组为正链单 RNA，长度约 7 kb，在其 3′端有延伸的 polyA 序列[94]。诺如病毒的基因组包含 3 个开放阅读框（open reading frames，ORFs），其中 ORF2 编码 VP1 蛋白，分子量 59 kDa，具有病毒的抗原性。除了人类志愿者，尚未建

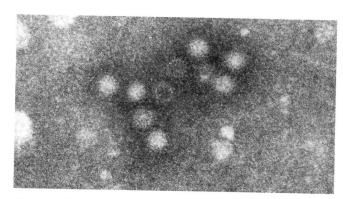

图 18.9 羽毛状轮廓的诺如病毒负染色电子显微镜照片(×200 000)。

立适合的动物模型和细胞培养系统用于检测诺如病毒的传染性,未能确定诺如病毒的血清型。诺如病毒基因组表现出丰富的多样性,有超过 30 种基因型,分布在 5 个基因群(GⅠ~GⅤ)[95],人类诺如病毒群为 GⅠ、GⅡ和GⅣ[96]。

二、流行病学

诺如病毒在人与人之间通过粪-口途径传播,传染源是受污染的食物和水,流行病学观察提示也可能通过雾化唾液或呕吐物导致呼吸道感染[97]。在温带国家,诺如病毒胃肠炎往往呈现冬季季节性。诺如病毒最初引起流行性胃肠炎仅局限于年龄较大的儿童和成人,其引起胃肠炎有 4 种流行学模式:①食源性流行性胃肠炎在短时间内影响大量的健康成年人,通常呈现自限性,无后遗症;②社区散发性胃肠炎[98];③发生在半封闭式环境的医疗机构相关感染,往往导致长期患病,严重程度增加,如医院病房和家庭住宅;④在发达国家和发展中国家都流行的婴儿腹泻[99]。在对芬兰儿童的一项研究中,诺如病毒导致了 20% 的肠胃炎病例[100]。同样,在伊拉克[101]、利比亚[102]和巴西[103] 5 岁以下的儿童中,由诺如病毒引起的腹泻分别占 30%、18% 和 15%。由于 2006年以来美国轮状病毒疫苗成为儿童免疫计划的一部分[104],诺如病毒便成为了引起美国儿童病毒性急性胃肠炎最常见的病毒。

三、临床特征

诺如病毒感染有 1~2 d 的潜伏期,然后突然出现呕吐、腹泻和腹痛。疾病症状较轻,体温很少超过 38 ℃。症状持续 1~3 d,但粪便中诺如病毒排泄的持续时间较长,可长达 4 周。约半数诺如病毒感染者通常无症状。

四、诊断

类似其他病毒性胃肠炎,诊断依据是在粪便样本中检测到病毒。传统的方法是通过免疫电子显微镜在急性期病人的粪便标本中检测诺如病毒颗粒。然而,目前最常见的诺如病毒胃肠炎诊断方法是敏感的 PCR 分析、

Taqman 探针与特异的基因组序列结合定量检测病毒[105]。当病毒载量足够时,定性 RT-PCR 扩增 ORF1-ORF2 连接区,测序确定毒株的基因型。可使用网络的基因分型工具进行分析(http://www. rivm. nl/mpf/norovirus/typingtool)。免疫学检测方法虽然敏感性不如分子检测,但其已有商业化的抗原检测试剂盒,尤其是免疫层析方法,诊断简单便捷。虽然这种免疫测定法对试剂盒中使用抗体的诺如病毒基因型的特异性接近100%,但由于可能遇到抗原多样性,实际诊断准确性可能较低。

五、免疫

诺如病毒性胃肠炎痊愈后对毒株再感染有短期同源免疫力。然而,不同诺如病毒毒株的抗原多样性可导致多次感染。早期研究发现,有志愿者对一些诺如病毒毒株有天然抵抗力,最近在诺如病毒和组织血型抗原之间关系方面的研究进展部分解释了这个谜团[106]。诺如病毒可能以 ABO 血型和表达在肠黏膜表面抗原的 Lewis血型抗原作为病毒受体,因此,肠黏膜表面不表达这些抗原的人能抵抗诺如病毒感染[107]。最近的研究提出了一种进化模型,即流行最广的诺如病毒 GⅡ4 能够随时改变组织血型抗原的结合靶点和结合部位周围的表位[108]。

六、防治原则

目前没有特异的治疗方法,类病毒颗粒疫苗正在临床开发中。

沙波病毒感染

沙波病毒属(Sapovirus,日本札幌发现的沙波病毒种[100])隶属于杯状病毒科,二十面体立体对称,无包膜,直径 30~35 nm,表面有特征性杯状凹陷(calyx 是希腊语"杯状"的意思,因此称为杯状病毒[110])(图 18.10)。负染色电子显微镜观察到病毒颗粒杯状凹陷的形态特征,常

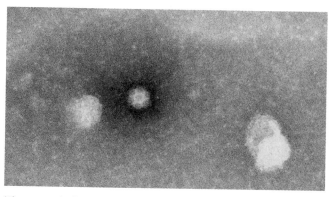

图 18.10 经典"大卫之星"轮廓的沙波病毒负染色电子显微镜照片(×200 000)。

有"大卫星(star of David)"之称(图 18.10)。它的基因组是一个正链单 RNA,约 7 kb,在 3′端有 polyA 序列。不同于诺如病毒,沙波病毒的衣壳蛋白是由邻近较大的非结构性多聚蛋白(ORF1)编码。ORF1 的终止密码子和 ORF2 的第一个 AUG 密码子对应于诺如病毒的 ORF1 和 ORF2 连接区,包括 1～4 个核苷酸重叠区。这产生了一个移码突变。ORF1 的 3′端编码一个 62 kDa 的单链多肽。

沙波病毒主要感染年幼的儿童,几乎所有的沙波病毒感染都发生于 5 岁以内的儿童。沙波病毒胃肠炎全年都可能发生,但似乎在冬季更频繁。沙波病毒在全球范围内引起腹泻,大约占婴儿腹泻的 5%[111-112]。沙波病毒很少引起食源性胃肠炎的暴发。沙波病毒经粪-口途径传播和感染,以导致婴幼儿腹泻为主。很少有成年人患沙波病毒胃肠炎,提示感染后有保护性免疫[106]。

虽然电子显微镜下观察到典型的杯状病毒形态,提示有沙波病毒颗粒存在,但确诊还需要抗原检测或通过 RT - PCR 检测沙波病毒基因组。

治疗主要是纠正脱水。目前尚无疫苗和特效药物。

其他病毒感染

在急性胃肠炎患者的粪便中还可以检测到许多其他的病毒,如冠状病毒[113]、环曲病毒[114]、细小双 RNA 病毒[115-116]、瘟病毒[117]、爱知病毒[118] 和博卡病毒[119]。这类病毒作为腹泻病原体的临床和流行病学意义尚在研究中[119]。

参考文献

见:http://www.sstp.cn/video/xiyi_190916/。

呼吸道病毒和非典型细菌感染

PAUL S. McNAMARA, H. ROGIER VAN DOORN

翻译：张玉梅
审校：曹胜魁　程训佳　钱熠礼

要点

- 病毒和非典型病原体可导致大多数临床呼吸系统疾病，但有些是与特定的临床情况相关。
- 临床疾病包括普通感冒和伴有全身播散的严重下呼吸道感染。
- 病原体通常呈全球性分布，但患病率和疾病负担有季节性变化。
- 已确认的病原谱包括感染人类的病毒和感染动物并能引起大流行的高致病性病毒。
- 任何年龄的人都可能发生严重感染，但儿童、老人和免疫功能低下的人更容易患病。
- 随着检测样本数的增多，发现越来越多的细菌和病毒合并感染病例。
- 临床上迫切需要研发预防最常见病毒和非典型致病菌的疫苗。

一、概述

急性呼吸道感染是全球范围内所有年龄组人群中最常见的疾病。虽然感染通常仅局限上呼吸道，引起轻度、自限性疾病，但少部分仍可侵袭下呼吸道，导致危及生命的潜在疾病，如支气管炎和肺炎。

每年报道的肺炎有 4.5 亿例，其中 420 万人因此死亡（占世界年度总死亡人数的 7%）。儿童和老人的感染风险高，尤其是在发展中国家，已报道的 1.56 亿例儿童肺炎中有 1.51 亿是在发展中国家。肺炎引起 5 岁以下儿童的病死率为 17%，其中超过 70% 发生在撒哈拉以南的非洲和东南亚。2008 年 5 岁以下儿童死于肺炎的有 160 万例[1-3]。

肺炎也是引起老年人群发病和死亡的主要原因，老年非住院患者的肺炎年发病率为每 1 000 人中 25～44 人，是 65 岁以下患者的 4 倍[4]。

引发下呼吸道严重疾病的重要病原体包括细菌（如肺炎链球菌、流感嗜血杆菌 b 型）和病毒（如呼吸道合胞病毒、流感病毒）。细菌是肺炎的主要原因，一般有较高的病死率，但这种情况会随着 b 型流感嗜血杆菌和肺炎球菌联合疫苗的广泛使用而改变，所以病毒感染会逐渐成为呼吸道疾病更加突出的病因。病毒是引起毛细支气管炎、哮喘急性加重和流行性病毒性喘息的主要原因。这些临床症状往往难以区分。感染的临床表现不仅取决于特定的病原体，还取决于患者个体情况。先天性畸形、感染或外伤损伤引起的呼吸道结构变化，以及个体的情况（包括免疫功能低下、营养不良、贫穷、拥挤、卫生、污染等），严重影响预后。

二、病因学

一般而言，多重感染确实会发生。有证据表明感染后或无症状的健康个体中有病毒的排出，确认病毒的存在就确定了疾病的原因。这一章节描述了最常见的病毒相关急性呼吸道感染。另外，也提及了临床上在正常人呼吸道中发现的一些生物体（特别是儿童），其临床相关性尚不清楚，还有那些最近发现的、没有相关临床综合征的病毒。

（一）DNA 病毒

1. 腺病毒（Adenoviruses）·腺病毒有 52 种血清型，分为 6 个不同的类型（A～F）。这些症状中只有大约三分之一与疾病有关，类型 B、C 和 E 与呼吸道感染有关，类型 D 导致流行性感染性结膜炎，类型 F（血清型 41～42）与感染性腹泻相关。感染类型 B 的血清型 3、7 和 21 与闭塞性细支气管炎相关，表现为继发感染后细支气管周围持续性的纤维化气道阻塞[5]。

腺病毒感染在世界范围内分布和发生。呼吸道感染常见于儿童时期，往往呈自限性，诱导血清型特异性免疫。腺病毒呼吸道感染暴发可发生于封闭的社区，如日间护理中心和寄宿学校，特别是新兵兵营中[6]。腺病毒的长期无症状携带并不常见（在某些情况下可达 2 年），有可能存在于儿童扁桃体中。因此，从儿童咽喉部分离出腺病毒，需谨慎分析其临床意义。

2. 博卡病毒（Bocavirus）·人博卡病毒，属细小病毒科，2005 年从呼吸道感染的儿童鼻咽分泌物中发现[7]。但将其作为呼吸道病原体仍存在不确定的疑点：首先，人博卡病毒与任何已知的人类呼吸道病原体不相关；其次，经常检测到它与其他确定有致病潜能的呼吸道病毒共存；其三，由于其他的人细小病毒也有致病性，所以检测到病原体可能只是反映无症状持续性或长期的病毒排出。有研究显示，另一种可复制性呼吸因子的存在可能诱发人类博卡病毒的重新激活，或者产生一种短暂的无症状超级感染。

有研究已经表明人类博卡病毒和急性呼吸道症状之间的联系，而且在有呼吸道症状儿童的血液和人类博卡病毒呼吸道标本中检测到病毒 DNA。然而，明确建立其因果关系尚需要进一步研究[8]。

（二）RNA 病毒

1. 正黏病毒科（Orthomyxoviridae）——流感病毒（Influenza）·流感病毒尤其是甲型流感病毒，是呼吸道病毒中最容易变异的病毒。他们的流行潜力和不可预测性值得持续关注。

流感病毒有 3 个属：流感病毒 A、B 和 C。丙型流感病毒很少引起人类疾病（轻度），不再进一步讨论。A 型流感病毒根据其表面的抗原血凝素（HA：H1～H16）和神经氨酸酶（NA：N1～N9）分成很多亚型，抗原血凝素具有结合宿主受体或进入细胞的功能，神经氨酸酶则裂解抗原血凝素受体复合体，释放新生成的病毒。这些蛋白质的关键氨基酸，与宿主特异性和遗传性有关，特别是抗原血凝素。

水禽是流感病毒的天然宿主，包含所有亚型。陆地和水中的哺乳动物（例如人类、猪、马和海豹）可感染不同的亚型。目前，人类流行的病毒是 H3N2 和 H1N1。在撰写本文时，H1N1 的流行造成了 2009 年（见下文）轻微的流感大流行年，称为 H1N1 - pdm09。B 型流感病毒是人类的病原体，每年呈季节性流行，犬、猫、猪和海豹中少见报道。

流感病毒 A 和 B 具有"抗原漂移"现象。这种现象发生时，病毒的表面抗原逐渐定向变化，逃避宿主的免疫。抗原漂移每年都会引起流感病毒 A 型和 B 型在全世界范围内流行，导致中老年人（每年约 250 000～500 000 人）和慢性病患者（如患有慢性心肺或肾脏疾病、糖尿病、免疫抑制或慢性/急性贫血者）死亡。两种不同病毒感染了同一动物宿主后，其基因片段重新组合出现新谱系的流感病毒（抗原漂移），且每隔几十年就会有新的病毒出现，由于人群缺乏相应免疫力，造成全球大流行（1918 年西班牙 H1N1 流感，40 000 000～100 000 000 人死亡；1957 年亚洲流感 H2N2 病毒，2 000 000 人死亡；1968 年中国香港流感 H3N2 病毒，500 000 人死亡；2009 年 H1N1 - pdm09 流感病毒，15 000 人死亡）[9]。新病毒最容易形成流感病毒 A 的主要循环系。一个例外是，1997 年 H1N1

引起 20 岁以下的人群患有流感，呈现轻微流行（当时以 H2N2 型为主，H1N1 型已经 20 年没有出现），可能是由于实验室泄露造成的。另一个例外是，2009 年，一个新的甲型 H1N1 流感病毒在美国北部造成轻微的流感流行（估计有 15 000 人死亡），引起了公共健康社区和公众的巨大关注，最有可能来源于猪，并替代了 1977 年的 H1N1 型。从 2009 年大流行至撰写本书期间，全球每年都会季节性暴发 H1N1 - pdm09 和 H3N2 流感病毒与乙型流感病毒共感染的疫情。时间、范围和方向的"漂移"或"转移"到目前为止完全不可预测。没有动物宿主提供新的抗原，B 型流感病毒不会发生抗原漂移，因此不会发生重大传染病。

散在的能引起人类感染死亡的动物，尤其是禽类，其病毒感染和引起流感大流行的潜力已经引起关注。海豹 H7N3 和禽类 H7N7、H9N2 流感病毒引起的结膜炎患者和大多数轻度流感患者均与海豹、鸟类有过密切接触[10]。2011 年有报道称散在的猪病毒 H3N2 造成了轻微的流感样疾病传播[11]。相比之下，禽流感病毒 H5N1 在亚洲和非洲北部都造成了严重的人类呼吸系统疾病，超过 50% 的患者死亡（图 19.1）。1996 年在中国首次发现高致病性禽流感病毒 H5N1。中国香港有 18 人感染，其中 6 人死亡。在接下来的 6 年时间里，没有出现人或动物感染的病例。2003 年，病毒重新出现在中国，自此成为家禽和野生鸟类的动物共患病。在撰写本文时，病毒 H5N1 引起了 573 例散在的感染病人（其中 336 例死亡）[12]，且大多数病例与野生鸟类或家禽有过密切接触。本病的临床症状表现为急进性病毒性肺炎、严重的白细胞和淋巴细胞减少，进一步发展为急性呼吸窘迫综合征（acute respiratory distress syndrome，ARDS）和多器官

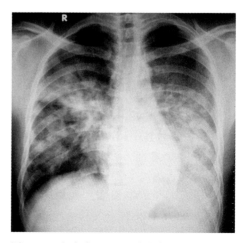

图 19.1 禽流感 H5N1 所致肺炎。越南，32 岁，男性，入院第 5 天的胸部 X 线片。最初需要重症监护下的辅助呼吸治疗，但患者对奥司他韦反应良好。

功能障碍，且用于治疗肺炎的一般抗生素对本病无效。早期诊断和及时给予奥司他韦治疗会有较好的预后。

尽管雪貂传播模型(ferret-transmission models)显示 5 个突变就能引起病毒的广泛传播[13]，但是 H5N1 病毒在全球已存在多年，尚无记载有效的或持续的人际传播案例，只出现亚洲地区较多的人与动物接触传播，以及疑似小规模家庭集群的人与人间传播[14]。

2013 年 4 月，另一个禽流感病毒(H7N9)在中国已引起零星的人畜共患传播，尚无持续的人际传播报道。与 H5N1 病毒相反，H7N9 不会导致野生或家养鸟类的疾病，因此很难控制。2 个多月间已确诊 100 多病例。其病死率约为 20%，老年人感染率最高。这强调了该病毒的不可预测性和 A 型流感病毒不断变化的威胁。这些禽流感病毒的持续性传输并不意味着他们将不可避免地导致另一次大流行。然而，人类 H5N1 和 H7N9 疾病异常的严重程度已经引起了持续关注，因为不能假设人际传播(如果有的话)将丧失毒力(通常)。不管这次大流行威胁是否成为现实，禽流感病毒 H5N1(H7N9)已经显著严重影响了全球家禽业，影响了社会经济、社会福利和人类健康。

2. 小 RNA 病毒科(Picornaviridae)

(1) 鼻病毒(Rhinoviruses)：在发达国家和发展中国家，病毒学、临床教材和几乎所有的网络信息资源所描述的 99 种不同血清型鼻病毒(HRVS)是引起普通感冒的最常见病因。虽然感冒是一个微不足道的疾病，但它的发病率之高，对全球经济影响很大。除了引起普通感冒，现在有证据表明，鼻病毒也可引起下呼吸道疾病。鼻病毒可以在下呼吸道复制，在哮喘发作和其他慢性肺部疾病的恶化中起至关重要的作用。该病毒也可以导致婴儿的免疫系统趋向哮喘表型，并引发支气管炎和肺炎，且需要住院治疗[15]。

2006 年前，公认的鼻病毒只有 2 组(A 和 B)，但 2006 年鼻病毒测序发现了第三个种(HRV-C)，与其他 2 种具有不同的结构和生物学特性，临床特征也可能不同[16-17]。

(2) 其他小 RNA 病毒：超过 100 个不同血清型的肠道病毒(柯萨奇 A、B 病毒，埃可病毒和肠道病毒 68～71)(coxsackie A and B viruses, echoviruses and enteroviruses 68-71)经由粪-口传播，也可通过飞沫传播。肠道病毒既是儿童和成年人无菌性脑膜炎的主要病因，也是普通感冒、儿童疱疹性咽峡炎、大流行的急性出血性结膜炎和手足口病的病因。同样，双埃可病毒(parechoviruses)小 RNA 病毒是引起无菌性脑膜炎的另一个常见病因，但也是呼吸道疾病(轻度)的常见病因。

3. 副黏病毒科(Paramyxoviridae)

(1) 呼吸道合胞病毒(respiratory syncytial virus,

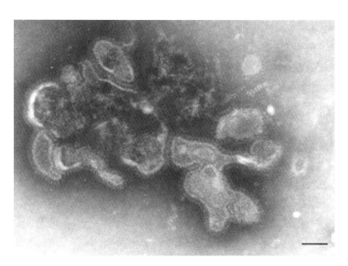

图 19.2　负染色电子显微镜观察人呼吸道合胞病毒(条带代表 100 nm)。(原始图像来自 CA Hart 教授；复制于 British Medical Bulletin; McNamara PS, Smyth RL. The pathogenesis of respiratory syncytial virus disease in childhood. Br Med Bull 2002;61(1)：13-28.)

RSV)　该病毒遍布世界各地，分布范围很广。它是毛细支气管炎的主要病因，常见于因下呼吸道感染住院的 2 岁以下儿童(图 19.2)。据估计，1 岁以内的儿童有半数被感染，3 岁以内的儿童至少被感染 1 次。抗原差异和未能诱导持续的中和抗体导致原发感染后的免疫力不能抵抗二次或继发感染。在温带地区，每年较大的季节性流感疫情发生在寒冷的冬季，但是这种季节性在热带地区具有可变性(见下文)。本文详细描述了 2 个亚型(A 和 B)以及共同感染的流行情况，任何一个都可能是不同年份的主要流行亚型。有研究已证明这 2 个亚型在疾病的严重程度或发病率方面无明显差异[18-19]。

RSV 在热带国家引起明显的下呼吸道感染疾病。对肯尼亚儿童的研究发现 RSV 普遍存在，大约 36% 的患者为下呼吸道感染，其中 23% 感染较严重，3% 的儿童需住院[20]。RSV 是越南住院患儿中最常检测到的呼吸道病原体[21]。最近已经明确，该病毒在老年人和婴儿中发病率较高[22]。

(2) 人偏肺病毒(human metapneumovirus, hMPV)：此病毒在 2001 年被发现。其疾病分布和季节性与呼吸道合胞病毒非常相似[23]。它也有 2 个亚型，可感染 2 岁以下的儿童和老年人。回顾性血清学研究表明该病毒并非新的人类病原体，已经存在了较长时间[24]。

(3) 副流感病毒(parainfluenza viruses, PIV)：副流感病毒有 4 个种类：PIV1～4。其中 PIV1～3 主要感染婴儿、幼儿、免疫力差、慢性病患者和老年人的下呼吸道。PIV1、2 通常交替地引起秋季流行感染，导致 2～4 岁的儿童出现高音犬吠样咳嗽。PIV3 主要感染 2 岁以内的婴幼儿。毛细支气管炎和肺炎是最常见的临床症状。只有 RSV 会导致新生儿和小婴儿的下呼吸道感染。在温带和热带地区,PIV3 和 RSV/hMPV 感染高峰是分开的。宿主主要通过针对 2 个表面抗原的体液免疫防御 PIV,反复感染往往可以激发免疫保护的发生、发展[25]。

(4) 麻疹病毒(rubeola virus)——麻疹:麻疹通常被认为不是导致下呼吸道感染的主要原因。麻疹患儿可能并不总是住在普通儿科病房,其病因可能是一种超级感染病原体,而不是麻疹病毒。有些麻疹患者(特别是免疫功能低下者)可能不会出现典型的皮疹症状。患者如果没有典型的临床特征,就难以进行麻疹的临床诊断。在发展中国家,麻疹被认为是下呼吸道感染的主要原因,其发病率为 6%～21%,病死率为 8%～50%[26]。肺炎的症状在影像学上通常很常见,临床上也会出现轻微的皮疹。病毒可以直接(巨细胞肺炎)或间接地影响呼吸道的任何部分。间接地影响包括宿主免疫系统对其的抑制作用、维生素 A 的储存情况和整体营养状况。所有这些都可能会增加与其他有害病原体(病毒或细菌)共感染的风险。麻疹肺炎在免疫功能低下的患者中更为严重[27]。

(5) 尼帕病毒(nipah virus):1998 年 9 月—1999 年 5 月,马来西亚半岛和新加坡有 276 人被尼帕病毒感染,这是尼帕病毒感染人群的第 1 个大疫情报告。大多数患者与病猪有过接触。患者症状主要是脑炎,其中 39% 的患者死亡。狐蝠属的大果蝠是尼帕病毒的天然宿主。

在之后的 10 年间,马来西亚没有出现人类病例报道,但在孟加拉国每年 5～12 月都有人类感染疫情报告。临床症状以呼吸道损伤为主,病死率超过 70%。

最常见的感染途径是通过摄入新鲜的椰枣原汁。椰枣原汁是从 12 月到次年 3 月收获,特别是在孟加拉国中西部。一个龙头插入椰枣树干,椰枣原汁缓慢流入一个敞口的陶罐中。利用红外摄像机的观察研究已经证实,狐蝠属一种蝙蝠(Pteropus giganteus)经常在树上舔食汁液,从而污染收集的椰枣原汁。人类也可以通过直接接触蝙蝠分泌物、与家畜接触而感染;摄入了部分含蝙蝠唾液的水果或受污染的椰枣树液,或通过人与人之间的唾液飞沫而传播[28]。

4. 冠状病毒科

(1) 冠状病毒:人冠状病毒(human coronavirus,HCoV)229E 株和 OC43 株一直被公认为是引发普通感冒的主要病因(10%～25%)。最近,人类发现了与其相似的 2 个其他病毒:NL63 和 HKU1。这 4 种病毒是普遍存在的,占急性呼吸道疾病儿童病因的 1%～10%。冠状病毒感染后可表现为上呼吸道感染、哮喘发作、急性支气管炎、肺炎、高热惊厥以及喉头炎(尤其是 NL63)。由于抗体水平迅速降低,容易导致二次感染。

(2) SARS 冠状病毒:2002—2003 年,一种严重的、新的、不明原因的肺炎出现在中国广东,并被命名为严重急性呼吸综合征(SARS)[29]。几个月后,通过国际航空旅行和一些所谓的"超级传播者",疾病迅速蔓延至中国香港和世界各地,最大的疫情暴发在中国香港和加拿大的多伦多。医护人员占感染病例的 21%。

SARS 冠状病毒被迅速确定为罪魁祸首,主要来源于广东活体动物市场。其前体病毒存在于野生菊头蝠属(Rhinolophus)蝙蝠。麝猫和其他小型哺乳动物在环境潮湿的市场作为美食被出售,其中的病毒在市场流转和繁殖,增加了与人类接触的机会[20]。

SARS 疫情跨越五大洲的 29 个国家,2002 年 11 月—2003 年 7 月共计 8 096 例患者,其中 744 例死亡。除了少数的人际传播病例报道外,几乎没有社区感染和实验室获得性感染的情况。

SARS 感染后的症状是发烧和肌肉疼痛,且迅速发展,并伴有咳嗽、呼吸困难,随后是急性呼吸窘迫综合征。病死率高,但儿童病死率较低。SARS 主要通过呼吸道传播,但粪-口途径也能引起感染。为什么 SARS 疫情没有继续蔓延,原因不明。可能的原因是 SARS 在最具传染性的感染后期被及时遏制,以及世界范围内公共卫生协同控制其进一步传播[31]。

随着人们对冠状病毒兴趣的高涨,越来越多来自远亲动物的冠状病毒被发现,其中许多是由于最近的种间跳跃所致。冠状病毒未来可能引起人畜共患疾病的暴发,目前一种新型冠状病毒(EMC)已经在中东地区出现散在的人类感染病例。

5. 新世界汉坦病毒 汉坦病毒肺综合征(Hantavirus pulmonary syndrome,HPS)是一种罕见的严重呼吸道疾病,常见于南北美洲大陆。1993 年 5 月该病毒在美国亚利桑那州、科罗拉多州、新墨西哥和毗邻的犹他州出现的严重并可致命的呼吸道疾病暴发中首次被发现[32]。随后的研究发现,汉坦病毒的病原体叫 Sin Nombre 病毒。鹿鼠和白足鼠是其自然宿主,它们的数量近期在当地迅速增加。汉坦病毒通过粪-口途径传播。其他密切相关的病毒已被隔离在美国的北部(如纽约、河口和黑港渠病毒)和南美洲(如安第斯病毒),虽然它们与汉坦病毒的宿主不同,但都与汉坦病毒肺综合征相关。过去,这些病毒都属于引起肾综合征出血热(haemorrhagic fever with renal syndrome,HFRS)的同种汉坦病毒属,包括汉滩、汉城和普马拉病毒。肾综合征出血热和汉坦病毒肺综合征有相似的发热前驱症状,伴随血小板减少和白细胞增多。汉坦病毒肺综合征的特点是毛细血管渗漏,主要发生在肺部;与辛诺柏病毒(Sin Nombre)一同引起轻微的肾功能不全。在这次暴发中没有人际传播的现象,但有证据表明,引起 HPS 的一些南美洲汉坦病毒可能引起医院内传播[33]。

6. 疱疹病毒・水痘性肺炎是水痘的严重并发症,且没有典型的症状。常发生在成年人中,患者比例为 1:400,如果它发生在孕妇或免疫功能低下的患者中可危及生命。虽然比较少见,但超过 15% 的无呼吸道症状的成年水痘患者出现肺部影像学异常[34]。

巨细胞病毒或 EB 病毒所致单核细胞增多症也很少并发肺炎[27]。巨细胞病毒是免疫功能低下患者的机会致病病原体,可以导致严重甚至致命的呼吸系统并发症。它作为机会致病病原体,对移植受者(尤其是骨髓移植)的致病比艾滋病患者更为严重。孕妇在产期被巨细胞病毒感染后可能引发新生儿肺炎。

7. 与病毒学实验室相关的非典型细菌・因为非典型细菌引起的症状和病毒性呼吸道感染有部分相似性,所以病毒学实验室需要进行非典型细菌的诊断。一般来说,在应用 PCR 检测(见下文)前要先进行血清学检测。它们的感染不会出现像大叶性肺炎链球菌等细菌引起的典型临床表现,因此得名"非典型"。这些非典型细菌包括肺炎支原体、肺炎衣原体、鹦鹉热衣原体和立克次体。相关的军团菌在这里也进行了讨论。

肺炎支原体是引发上呼吸道感染、支气管炎和肺炎的一个重要原因,通常为散发或暴发感染,家庭之间或在封闭环境中会发生人际传播。在发达国家,5～20 岁人群感染率最高,这是导致年轻成人肺炎的主要原因。肺外症状及感染后的症状在这里也有详细描述。支原体肺炎患者的胸部 X 线影像特征是非特异性的、可变的,因此难以区分细菌性和病毒性肺炎[35]。虽然缺少热带地区的系统数据,但支原体肺炎呈世界性分布[36]。

衣原体是专性细胞内寄生细菌。肺炎衣原体是一种常见的人类呼吸道病原体,引起与肺炎支原体相似的临床特征;其通常分离自动物体内,但动物在传播中的作用仍不清楚。衣原体主要通过人与人传播。血清学调查表明,衣原体广泛分布于世界各地。鹦鹉热衣原体是鹦鹉热的病原体,也可感染鸟类(罕见),通常出现发热、头痛、肌痛,有时会导致肺炎[38]。

贝纳特立克次体(*Coxiella burnetii*)引起 Q 热病。它是一种有孢子的专性细胞内寄生细菌,对环境有极高的耐受性。人类通过吸入气溶胶感染,引起急性发热性疾病,呈自限性或偶尔发展成肺炎、心内膜炎或系统性慢性综合征。牛、绵羊和山羊是其主要宿主,感染时,在尿液、粪便和牛奶(尤其是分娩时)中能检测病原体。胎盘中含有高浓度的细菌,人接触到有被感染的风险。鉴于该病原体的环境适应力强,少量直接接触被感染的动物/胎盘后也可能感染该病。不存在人与人之间的直接传播[39]。

军团菌是天然水生细菌,其在温水中可生长至很高的浓度,例如在冷却塔、加热器和饮用水管道中,尤其是与自生生活阿米巴共存时。嗜肺性军团菌的雾化和吸入可能导致(暴发)自限性的发热性疾病,称为庞蒂亚克热,或出现更严重的伴有肺炎的系统性综合征,称为肺炎军团病[40]。军团菌、立克次体属同一家族的细菌,均与感染后长期疲劳综合征相关。

这些细菌在世界大部分地区有报道。然而,这些病原体通常对大环内酯类/氮杂内酯类、四环素类和氟喹诺酮类药物敏感,其所致感染后的及时诊断和治疗很重要。检测这些病原体的方法是对呼吸道标本的核酸扩增技术。快速尿抗原检测可用于嗜肺军团菌的检测。急性期可检测特异性肺炎支原体 IgM。支原体和军团菌也可以体外培养,一般需要 1～2 周。检测血清抗体类型的转化可能具有回顾性诊断意义或提示疾病的慢性化,对流行病学调查也具有意义。对于无并发症肺炎的经验性治疗方案通常包括青霉素类药物,如含或无克拉维酸的阿莫西林,但是尚不能对这些病原体完全有效。而大多数重症肺炎的治疗方案一般包括大环内酯类抗生素,可拮抗这些病原体。对于任何经验性治疗无效的肺炎,推荐使用治疗非典型细菌的抗菌药物。

(三)混合感染

由于拥有先进的分子诊断技术(见下文),目前可以在生物样品中快速且同时检测多种病原体。近年来,多重反转录 PCR 技术改变了我们对呼吸道疾病病因的认识,其他新的技术在未来几年将有助于细菌检测,如 16S rRNA 基因测序等。这些技术的进步将对临床医生深入分析数据更有意义。

1. 病毒性病原体的混合感染・在过去 5 年中,使用多重 RT-PCR 检测急性呼吸道感染病原菌的案例越来越多。大多数是针对学龄前儿童呼吸样本(特别是鼻咽分泌物)进行的常规检测,而且相对容易。在一些研究项目中,超过 80% 的样本发现病毒和非典型细菌,检出率远高于传统的培养技术[41]。然而,如前所述,这些研究结果有待进一步确认。比如博卡病毒和腺病毒急性感染后会持续存在数周,甚至数月,因此,它们在急性发作期间的重要性,尤其是与其他病原体一起检测时,可能难以明确。

研究报告的患病率的增加反映在病毒共同感染(或者更准确地说,共同检测)率的增加上。在最近的研究中发现,44% 的急性呼吸道感染儿童患者的上呼吸道标本中发现了 2 种或 2 种以上的病毒性病原体[21,41-45]。合并感染率与年龄、国家和生活条件以及病原体检测的数量有关(表 19.1)。据报道,病毒检出率和合并感染率最高的是来自于巴西、越南和约旦低收入家庭的学龄前儿

表 19.1	多重 PCR 检测急性呼吸道感染住院儿童中非典型细菌和病毒的流行情况						
	印度[44]	约旦[42]	中国香港[46]	尼泊尔[45]	巴西[41]	越南[21]	肯尼亚[43]
发表年份	2007	2008	2009	2009	2011	2011	2010
年龄（岁）	<5	<5	<5	<3	<5	<13	<12
调查对象人数	301	326	475	629	407	309	759
住院患者（%）	45	100	100	100	52	100	100
合并感染率	7	25	4	1	40	20	7
hRSV	20	43	8	14	37	24	34
hRV	—	11	4		19	4	—
AdV	—	37	5		25	5	4
流感病毒 A 和 B	3	1	11	7	3	17	6
PIV	16	—	9	10	8	7	8
CoV	—	1	4		3	8	10
人偏肺病毒	4	3	1.5	1	10	7	3
HBoV	—	18	—		19	16	2
肺炎支原体	—	0	2		10		
肺炎衣原体	—	5	0		1		
PCR 阴性	65	22	53	70	5	28	44

童[21,41-42]。有些研究者指出，合并感染是引发严重疾病的一个危险因素。然而，尚没有在已发表的资料中达成真正的共识，原因可能是大多数已发表研究的调查对象是不同的群体，发现了不同数量的病原体（表 19.1）。

2. 细菌性病原体的混合感染。在一定条件下，病毒和细菌混合感染的关系已经明确。1918 年、1957 年和 1968 年流感大流行的数据经重新分析后表明，大多数死亡是由于急性感染后约 4 周的继发性细菌性肺炎[47]。当时，细菌和病毒在急性呼吸道合并感染难以分析，尤其是当时的检测标本仅限于上呼吸道分泌物。那些在上呼吸道检测到的病毒，在有胸部症状的儿童下呼吸道也可能被检测到，反之，鼻咽部携带病原体的无症状者，不一定能在上呼吸道检测到细菌。

然而在一些研究中发现，重症肺炎儿童患者的肺组织可检测到病毒和细菌病原体。冈比亚社区中发现 74 例获得性肺炎患者，其中 45 例肺炎链球菌肺炎患者中，有 1/3 存在呼吸道合胞病毒感染[48]。相反，马拉维的儿童中艾滋病毒发病率高，只有 9% 的肺炎球菌感染者同时存在病毒感染（最常见的是腺病毒）[49]。值得思考的是，英国 1/5 患有严重 RSV 细支气管炎的婴儿在插管时，下呼吸道中有细菌，而插管时间的长短与细菌的携带有关[50]。

三、临床症状

大多数病毒和非典型细菌可引起急性呼吸道感染的临床症状，但有些病毒是与特定的临床表现相关的，比如 RSV 与毛细支气管炎相关；腺病毒 B3、7 和 21 与闭塞性细支气管炎相关；PIV1-2 和喉头炎相关。

局限于上呼吸道的感染，其大部分症状是比较轻微的，如过敏性鼻炎、鼻炎和咳嗽，而喉头炎伴有痛苦的呼吸不适，较严重，但通常不是致命的。实际上，急性下呼吸道感染会引起大多数严重的疾病。感染通常开始发生在上呼吸道，随后蔓延至下呼吸道，影响是广泛的，很少是局限于 1 个肺叶或 1 侧肺。这与肺炎球菌性肺炎形成鲜明的对比。常见的不典型病毒或细菌引起的下呼吸道感染症状包括细支气管炎、肺炎和哮喘发作性喘息。

（一）细支气管炎

RSV 是引起细支气管炎的最常见病原体，占 43%～74%[51]。上呼吸道症状通常几天后累及下呼吸道。下呼吸道感染通常出现呼吸困难、肋间肌凹陷和婴儿的喂养困难。毛细支气管炎伴有哮鸣音，可出现间隔的呼气相延长[52]。空气潴留导致呼吸加速，可触及脾脏和肝脏，出现弥漫性间质增厚和支气管周围增厚的典型影像学表现。常见节段性肺不张。毛细支气管炎可导致严重的支气管痉挛性急性呼吸衰竭、中度至重度缺氧和二氧化碳潴留。呼吸暂停症往往发生在 2 月龄以下的婴儿和早产儿。毛细支气管炎的治疗主要是支持疗法。毛细支气管炎明显的临床症状（特别是呼吸道合胞病毒）不仅限于急性发作，许多儿童在多年后仍然有喘息症状。

毛细支气管炎的 2 个关键致病因素是年龄（<6 个月）和暴露于烟草烟雾（特别是产前）[52]。其他加重疾病

的危险因素，包括男性性别、潜在的心脏或肺部疾病以及没有母乳喂养的早产儿。同时，经济贫困、环境拥挤、家人参加学校或儿童看护工作将会增加患毛细支气管炎的风险。

（二）肺炎

病毒性肺炎通常发生在流感和 RSV 流行季节，通常感染上呼吸道。细菌性肺炎的症状包括快速发热、寒战、乏力、咳嗽和呼吸困难[53]，而病毒性肺炎往往发病较慢，出现咳嗽和呼吸困难，也容易出现鼻炎和哮喘。脓毒症的生物标志物，如白细胞计数、C-反应蛋白和降钙素原往往是正常的，胸部影像可显示双肺间质浸润而肺叶无变化。与细菌性肺炎形成鲜明对比，病毒性肺炎患儿对抗生素治疗见效慢或者根本无效。类似于毛细支气管炎，加重疾病的危险因素包括家庭吸烟、6 个月前停止母乳喂养、贫困、营养不良、艾滋病和其他免疫抑制病。

（三）哮喘/病毒喘息发作

由于发展中国家的城市化，它们正经历发达国家过去 30 年里流行的哮喘。环境因素似乎是导致哮喘流行的关键因素[54]。与哮喘患病率呈正相关的因素包括国民生产总值、反式脂肪酸、对乙酰氨基酚和女性吸烟，而与素食、花粉、免疫、结核、空气污染和男性吸烟负相关[54]。

临床上儿童哮喘和病毒性喘息发作有一定的重叠。在这 2 种情况下，喘息发作前 1～2 d 通常被诊断为病毒性上呼吸道感染[55]。偶发病毒性喘息是逐渐加重的呼吸窘迫发作，表现为学龄前儿童喘息，而哮喘后来发展成慢性疾病，出现气道功能的突然恶化、气道功能逐渐变化和固定或持续的气道阻塞[56]。在发达国家，1/3 的偶发病毒性喘息患儿发展成过敏性哮喘[57]。鼻病毒（尤其是鼻病毒 C）似乎是引起哮喘发作的一个特别常见病毒，而不是分离出的其他病毒，如呼吸道合胞病毒、人类偏肺病毒和副流感病毒。

四、流行病学

总的来说，引起急性呼吸道感染的病毒在世界范围内是相似的（表 19.1），局部有一定变化，尤其是不常见的病原体暴发（如孟加拉国和印度的尼帕病毒）。在温带地区，病毒性呼吸道感染的患病率有明显季节性，高峰出现在寒冷的冬季。虽然热带地区的平均温度较高，且季节性温度变化较小，但其患病率仍有季节性的变化。呼吸道合胞病毒是最好的例子。RSV 的季节性与越南[21]、印度[58]、巴布亚新几内亚[59]、巴西东北部[41]、肯尼亚和冈比亚的雨季相关[60-61]。可能的原因是在雨季，儿童常待在潮湿的室内，而病毒在潮湿环境下生存时间长，有利于其传播。但这并不是普遍的规律，因为 RSV 在某些地方没有季节性（比如中国台湾[62]），或者在环境温度最高

的夏季出现高峰（中国香港[63]）。

流感病毒感染也有类似的规律[64]。印度、巴西东北部和塞内加尔的研究表明，流感高峰出现在降雨量和湿度最大的几个月。人类偏肺病毒和副流感病毒也有相似的季节性变化。相反，鼻病毒、腺病毒和博卡病毒在大部分地区是全年感染的。最近在巴西东北部的一项研究表明肺炎支原体感染的高峰与雨季无关[41]。作者在这项研究中发现，在高峰期，肺炎支原体感染占学龄前儿童住院肺炎病例的 17%，其原因是这个年龄段的肺炎治疗指南不包括大环内酯类/喹诺酮类抗生素。

五、诊断

流行病学特征、病史和伴随的临床症状有助于病毒的诊断，但临床症状往往是非特异性的。病原学诊断包括检测到活的病毒、呼吸道或其他标本检测到病毒抗原或核酸，回顾性检测上升的特异性抗体具有一定可信度。

需要明确病毒性呼吸道感染的病原学诊断有 3 个主要原因：协助临床管理（特定治疗、停止抗生素治疗、感染控制）、监测社区中的常规病毒活动（流行病学，例如流感疫苗菌株选择）、或用于研究目的。

快速诊断病毒性呼吸道感染（即在 3 h 内）已证明可以减少抗生素的使用并具有成本效益[65]。此外，在医院控制感染传播时（例如隔离），偶尔在高危患者（见下文）中使用抗病毒药物是有用的。同样，在疫情暴发的情况下做出快速诊断（如流感），可以及时使用抗病毒药物限制疾病的传播。

使用抗原检测等技术可以在 2～3 h 内诊断某些呼吸道感染（见下文）。然而，即使在发达国家的医院，这些技术也不是普遍有效的，主要原因是其对操作和专业的要求很高。商用医疗诊断通常采用试剂盒诊断 RSV A、B 和 A 型流感病毒。虽然试剂盒在流感流行期间具有足够的感染阳性和阴性预测价值，但在低流感活动期间存在一定误差，且价格昂贵[66]。

目前亟需准确的技术检测禽流感病毒 H5N1，最好是敏感的分子方法（如 RT-PCR），因为其他技术都不够敏感，且病毒培养需要生物安全 3 级设备。这促进参比实验室发展一些新技术，尤其是在偶尔发生 H5N1 感染的发展中国家。随着时间的推移，很多实验室可以一并检测多个呼吸道病原体（多重 PCR 技术）。然而，这些方法仍然需要较多的资源和专业知识，且需要定期的质量监控。基因芯片技术可在一次实验中检测多种病原体。这些方法都有助于我们进一步了解病毒和细菌的流行病学。

病毒诊断的方法

通过免疫反应（血清）检测到急性期或后期患者中的病毒或病毒成分，可以在实验室诊断呼吸道病毒的感染。

1. 病毒检测·有几种检测方法,包括:①病毒抗原的免疫荧光或酶免疫测定法;②在细胞培养中确定病毒感染程度[67];③检测病毒核酸的各种技术。不同检测技术的优点和缺点如表 19.2 所示。当建立一个诊断实验室时,应该考虑其应用目的。如果该地区人口众多,标本的数量可能很大,自动化(如以机器为基础的核酸扩增和酶免疫测定)是更有利的。由于社区居民的样本在收集和运送时存在困难,所以大多数的样本可能来自住院患者。样品的质量与获得有意义的结果有着密切的联系,而且至关重要。例如,病毒学样本有易变性,必须及时送到实验室。总之,高质量的临床样本将有助于实验室检测,提高阳性率。

2. 免疫应答·目前认为,病毒刺激可引起血清的抗体反应。但仍然需要进一步研究,寻找细胞免疫反应或其他体液免疫中的特异抗体。

血清恢复期样本(通常是感染至少 2 周后收集)的检测很有诊断价值,但难以收集。特别是儿童样本。如果不能证明抗体反应(转阴或滴度上升),那么检测结果仍然存在不确定性。另一种诊断方法是 IgM 反应,但是它有 2 个缺点,一方面是相对于 IgG,IgM(相应的检测结果)具有非特异性;另一方面,IgM 测试并不适用于所有病毒。

六、治疗

支持治疗包括补液和吸氧,这是目前大多数呼吸道病毒感染的主要治疗方案。对有些人来说,高浓度的吸氧呼吸支持治疗或重症监护是必需的。有时在严重的病毒性肺炎患者中,需要使用体外膜氧合(ECMO)维持氧饱和度。

金刚烷类化合物(金刚烷胺和金刚乙胺)是预防药物(预防封闭社区中高危个体的感染暴发),但用于治疗流感病毒 A 感染患者时的效果较差[68]。然而,自 2003 年以来 H3N2 对他们的耐药性逐渐增加,H1N1 - pdm09 和大多数 H5N1 禽流感病毒则出现完全耐药,故这一治疗方案现在已经舍弃。

奥斯他韦(达菲)、那米韦(relenza)和拉米韦(rapiacta)等神经氨酸酶抑制剂可抑制流感病毒的病毒酶 A 和 B,能有效预防和治疗流感。在 2007/2008 年流感季节,甲型 H1N1 流感病毒对奥司他韦天然耐受,并很快成为全球流行的毒株。但在 2009 年,对奥司他韦敏感的 H1N1 - pdm09 病毒取代了耐受毒株,这引起了人们密切的关注。

对于无并发症的流感,神经氨酸酶抑制剂在发病 48 h 内治疗有明显的临床效果。免疫力差的流感患者、严重流感和禽流感患者如果 48 h 后服用这些药物仍然是有益的,因此,在这些情况下不应该停药。由于药物价格昂贵,所以它们适合于那些有严重疾病风险的人和那些生命垂危的人。而扎那米韦(通过吸入器)和奥司他韦(口服)可用于预防 H5N1 禽流感病,H5N1 病毒的传播潜力超越呼吸道,其首选治疗是全身性的应用奥司他韦。然而,随着 H5N1 人禽流感病例的深入研究表明,病毒耐药性可能不断增强,这将成为全世界面对的主要预防和治疗问题。

利巴韦林是嘌呤核苷类似物,能够干扰病毒核酸。

表 19.2	不同病毒检测技术的优缺点比较	
检测技术	优点	缺点
免疫荧光	快速(如当天检测完成)	操作复杂
	允许评估样品质量	专业性要求高
	有经验者操作下,灵敏度和特异度较高	需要高质量的实验试剂
		样品获得需要技巧,要求高
酶联免疫分析	快速,对某些病毒可在护理点检测(30 min 以内)	样品质量无反馈
	可大量检测	需要高质量的实验试剂
	半自动化	设备昂贵
	可检测不完整的病毒颗粒	难以评估接近阈值的结果
		病毒抗原的检测结果并不总是明确的
培养	提供更多病毒可作进一步分析	昂贵且持续的费用
	确认复制/感染性病毒的存在	操作复杂
	被认为是金标准	由于不像核酸扩增那样敏感,有些病毒很难分离或不能培养
		混合感染带来问题
		需要高质量的试剂来鉴别分离
核酸扩增([RT-]PCR 等)检测	灵敏度和特异度较高	费用昂贵
	能在抗体存在的情况下检测病毒	需要警惕假阳性结果
	允许评估样品质量	操作复杂,专业性要求高
	允许多路复用测试,随机基于 PCR 的数组测试在开发中	病毒核酸的检测结果并不总是明确的

但其价格昂贵、运输困难、可能致畸（因此对患者和治疗团队有潜在毒性）。系统评价显示，无论在严重毛细支气管炎还是更严重的疾病中使用，利巴韦林并没有表现出任何令人信服的效果[69]。考虑到利巴韦林的高成本、安全性和运输问题，以及证据不足的临床试验数据，它通常用于监护病房中免疫功能低下儿童的治疗。利巴韦林在流感治疗中可能有一定作用，但支持其使用的研究证据很少。其也曾用于汉坦病毒肺综合征的治疗，但疗效也是微乎其微的。

西多福韦可用于治疗严重的腺病毒感染，但有严重的不良反应，需要同时服用丙磺舒钠。

静脉注射阿昔洛韦和口服伐昔洛韦可有效治疗水痘或单纯疱疹病毒感染的免疫功能不全患者。它也用于免疫功能正常者（通常是成人）的水痘性肺炎治疗。昔洛韦和膦甲酸钠可治疗免疫抑制患者的巨细胞病毒感染。

在世界许多地方（尤其是东南亚），抗生素被广泛用于治疗任何形式的轻度呼吸道疾病。虽然抗生素在预防继发性细菌性鼻窦炎、中耳炎或肺炎中可能有效，但因为存在耐药病原体和多重耐药共生细菌在口腔和肠道菌群中的传播，所以非处方使用抗生素、自我医疗和由未经训练的药学工作者用药应该受到绝对限制。

七、预防

由于在感染时靶器官的细胞可立即接触病毒，所以很难发现对呼吸道病毒有效的疫苗[70]。所以，除了麻疹之外，其他疫苗只取得了有限的成功。在热带地区，甚至麻疹疫苗也存在很多局限性。在婴儿期注射的减毒活疫苗可被母源抗体中和，因此疫苗诱导免疫的有效性会降低。许多国家建议高风险人群（如有潜在的心脏、呼吸系统或免疫抑制疾病的患者、透析患者和老年人）和携带甲型流感病毒亚型（H3N2 和 H1N1-pdm09）和流感病毒 B 抗原的人群，每年应接种流感疫苗。由于流行毒株存在抗原"漂移和转变"现象（见前文），南北半球的流行毒株也会发生改变。传统的流感疫苗是来源于鸡胚的病毒，经福尔马林灭活，能够提供有效保护，尤其对于老年人和那些有肺损伤的人，即使最低保护效力也足以防止死亡。目前，一种减毒活疫苗的替代方法显示出较好的效果，比如耐冷的流感毒株，而且这种疫苗也已上市。

H5N1 禽流感的出现激发了科学家研究新方法来生产疫苗（如使用反向遗传学或有缺陷的腺病毒作为流感抗原载体）和新的抗病毒药物。H5N1 病毒疫苗在美国和欧盟已获得许可（撰写本文的时候），但在 H5N1 病毒流行的国家还未得到许可。

早年曾尝试生产甲醛灭活的 RSV 疫苗，但结果表明疫苗接种者会出现更严重的疾病。被动免疫可以预防易感者（免疫功能低下或严重营养不良人群）感染 RSV、严重的麻疹和水痘。Palivizumab 等单克隆抗体为 RSV 易感的婴儿（如早产儿）提供了一定的保护，但其价格昂贵，而且在 RSV 流行季节，以每月肌肉注射的形式给药[71]。

如果在接触麻疹病毒后 3 d 内给予正常人丙种球蛋白，可有效预防/减弱麻疹。预防水痘，必须使用高滴度的水痘带状疱疹人免疫球蛋白（ZIG）。48 h 内接种能获得最大保护效果（防止产生严重的疾病，而不是防止感染），如果在暴露后 10 d 内使用，仍可产生一定的保护作用。

八、总结

呼吸道病毒性疾病与腹泻病一样，是发展中国家发病率和病死率的主要原因，可造成重大的经济损失。许多呼吸系统疾病，尤其是儿童呼吸道疾病，要么完全由病毒所致，要么是由在热带和温带地区发现的类似的病原体引发。病毒和非典型细菌流行病学数据在各地都不完整（世界较贫穷地区更是如此），且现有数据主要来自住院患者。

RSV 是普遍存在的儿童期病原体。每年确诊的 RSV 病毒感染的住院儿童数在英国 Newcastle 和 Tyneside 地区和中国香港非常相似：分别为 500～600 例和 500～700 例。在亚洲和南美洲的大城市，由于过度拥挤的环境，可能存在更多的 RSV 病例，其中营养不良、空气污染、卫生条件差、医疗条件差等因素促进了严重疾病的发生。

一场新的甲型流感大流行（类似于 1918/1919 年席卷全球的流感）可能是未来一个重大的健康问题，但什么时间发生，或者是否会发生仍是未知的。我们从 2009 年大流行中可知，流感可能是轻微的，但也可引起高病死率的大流行，比如 H5N1 禽流感病毒跨越物种屏障传播所致的流行。目前的预防措施可能有助于减少未来流行病的影响，如"储备"奥司他韦和发展疫苗。

开发针对病毒性和非典型细菌性呼吸道疾病常见病因的有效治疗方法和疫苗是非常现实的临床和经济需要，但这将需要巨大的资源投入。

参考文献

见：http://www.sstp.cn/video/xiyi_190916/。

第20章 病毒疹

FLOR M. MUNOZ

翻译：张玉梅
审校：程训佳　盛慧锋

要点

- 病毒感染仍然是全球发病率和病死率一个重要的原因。
- 皮肤是病毒性疾病常见的部位。
- 大多数病毒引起特征性皮疹有助于临床诊断。
- 在免疫缺陷的患者，如 HIV 感染/艾滋病或细胞免疫反应受损的情况下，这些病毒疹病的临床表现和严重程度可呈非典型性或增强。
- 实验室诊断方法，特别是分子检测技术可以确诊病毒感染。
- 特异性抗病毒治疗的应用并不广泛而且新出现的抗病毒耐药性带来了新的挑战。
- 安全有效的疫苗减少了易感人群病毒性感染的发病率和病死率。

病毒根据基因组的不同分为 RNA 或 DNA 病毒，基于不同的病毒粒子形态，基因组结构或复制策略的不同进行分组[1]。表 20.1 和表 20.2 描述了医学上重要的 RNA 和 DNA 病毒，导致儿童和成人皮肤症状及其引起的疾病。

引起皮肤病变的 RNA 病毒感染

几种 RNA 病毒引起人类的皮肤病变。其他 RNA 病毒引起的疾病在别的地方描述，在本章中讨论麻疹、风疹病毒和肠道病毒。

麻疹

一、流行病学

麻疹仍然是全球儿童死亡的主要原因，是最常见热带的感染性疾病之一，可能是最严重的儿童急性发热性发疹性疾病。在 2011 年，WHO 报告了 243 308 例，大部分来自非洲、东南亚和西太平洋地区（图 20.1）[2]。

WHO 估计，2008 年有 164 000 例 5 岁以下的儿童死于麻疹，95% 的病例在发展中国家。最近暴发在工业化国家，是与免疫接种覆盖率较低有关。然而，通过提高包括麻疹疫苗接种和案例监控的麻疹控制工作，该控制工作在资源贫乏的国家取得了很大进展。

二、发病机制和病理

致病因子是一种多形性单链 RNA 病毒；电子显微镜外观（100～300 nm）由两部分组成：一个棘状突起外衣壳蛋白，内部是 RNA 核衣壳和糖蛋白。只有一个毒株，没有已知的抗原变异；由于潜在的宿主和环境因素引起全球毒性的改变。病毒生长缓慢，在人类和猴细胞培养形成核内包涵体，这是它区别于其他副粘病毒。

麻疹是高度传染性的，人类是其唯一的宿主，大约 90% 的易感个体接触患者后将感染。传播是通过直接接触呼吸道分泌物或飞沫传播。只在早期阶段的患者有传染性，病毒可以从咽喉部分离。似乎并无经胎盘传播的病例报道。

在热带国家，往往在旱季日后和聚会后发生疫情。在大城市，麻疹全年流行；在小城镇，往往每 2～3 年在儿童中发生流行。

三、致病机制

感染开始发生在上呼吸道，支气管上皮细胞和肺巨噬细胞；在局部淋巴结扩增后，病毒向（通过白细胞，尤其是单核细胞）网状内皮系统的细胞（胸腺、脾脏、淋巴组织）和其他靶器官传播，包括皮肤、结膜、肺、胃肠道、肝、肾和生殖器黏膜。病毒在上皮细胞、血管内皮细胞、单核细胞和巨噬细胞内复制，产生大的多核巨细胞。病毒血症发生在皮疹出现前 4～5 d，并在 24～48 h 消退。典型的麻疹皮疹是由真皮血管内皮细胞受感染引起的，随后蔓延至整个表皮，局灶性角化和水肿，上皮细胞与单核细胞在血管周围聚集。麻疹患者的口腔黏膜的特征与科氏斑（Koplik's spots）有着相似的病理变化，影响局部的黏膜下腺体。呼吸道和胃肠道黏膜有局部的炎症和死亡脱落的上皮细胞。

表 20.1	DNA 病毒与典型的具有皮肤表现的疾病	
家族	病毒	皮肤病
副黏病毒	麻疹病毒	麻疹
	腮腺炎病毒	腮腺炎
	逆转录酶病毒 HIV-2, HIV-2	艾滋病皮炎
小核糖核酸病毒	肠道病毒	手足口病, 皮疹
	柯萨奇病毒	
	埃可病毒	
披膜病毒	风疹病毒	风疹 (德国风疹)
黄病毒	虫媒病毒	
	蚊媒-	
	登革病毒	登革
	黄热病毒	黄热病
	西尼罗病毒	西尼罗脑炎
	乙型脑炎病毒	日本脑炎
	蜱传-	
	蜱传脑炎病毒	蜱传脑炎
沙粒病毒	瓜纳瑞托病毒	出血热
	拉沙热病毒	
	马丘波病毒	
	胡宁病毒	
丝状病毒	马尔堡病毒	出血热
	埃博拉病毒	

表 20.2	DNA 病毒与典型的具有皮肤表现的疾病	
家族	病毒	皮肤病
痘病毒	痘病毒	天花
		猴痘
		牛痘
		特纳河痘
		传染性软疣
疱疹病毒	1 型单纯疱疹病毒	嘴部与脸部疱疹
	2 型单纯疱疹病毒	生殖器疱疹
	水痘带状疱疹病毒	水痘、带状疱疹
	巨细胞病毒	皮疹、黏膜炎
	EB 病毒	皮疹、传染性单核细胞增多症
	人疱疹病毒 (HHV)	
	HHV-6	蔷薇疹
	HHV-7	蔷薇疹
	HHV-8	卡波西肉瘤
腺病毒	腺病毒	皮疹
乳头状瘤病毒	人乳头状瘤病毒	皮肤和黏膜疣
细小病毒	细小病毒 B-19	感染红斑

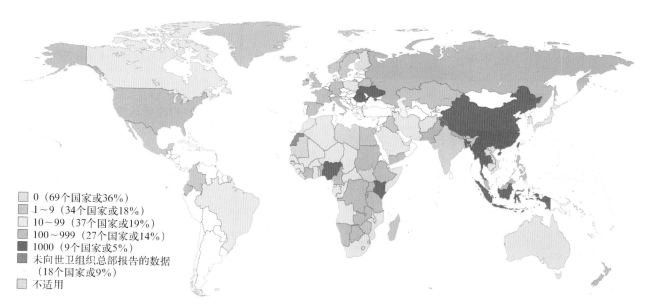

图 20.1　2011 年 8 月到 2012 年 2 月世界卫生组织 (WHO) 报告的麻疹病例 (来源: WHO)。

图例:
- □ 0 (69 个国家或 36%)
- □ 1~9 (34 个国家或 18%)
- □ 10~99 (37 个国家或 19%)
- ■ 100~999 (27 个国家或 14%)
- ■ 1000 (9 个国家或 5%)
- ■ 未向世卫组织总部报告的数据 (18 个国家或 9%)
- □ 不适用

麻疹病毒感染恢复后可获得终生的免疫力。清除病毒需依赖抗体和细胞介导的免疫应答。IgM 抗体与皮疹同时出现,10 d 达到高峰,1 个月后消失;免疫球蛋白 IgG 抗体水平在症状消失的时候达到高峰,随着时间的推移慢慢下降。IgG 抗体通过胎盘从母体转移给胎儿,出生后可持续几个月。在麻疹病毒感染和恢复后几周,针对新抗原的抗体和细胞免疫反应是受损的。生活在热带国家的麻疹患者,伴随营养不良、维生素 A 缺乏症,以及其他传染性疾病如 HIV 感染/艾滋病和结核病,会产生免疫抑制效应,从而增加病死率和发病率的风险。

四、临床表现

麻疹的临床症状和体征在 10～14 d 的潜伏期后出现。最初的前驱阶段持续 3～4 d,高热和明显的鼻炎,然后是严重的结膜炎和咳嗽(图 20.2)。发病 3 d 内(通常是皮疹出现前 24 h 内)出现科氏斑,颊黏膜上可见中心白色、周围发红的斑点。斑丘疹的皮疹第一次出现在额头和颈部,3～4 d 内蔓延到躯干和四肢(图 20.3)。首次红色斑丘疹后的皮肤损伤,而后变暗成为棕色。深暗色的皮肤为深红色或紫色。皮疹持续共 5～6 d,而后就是

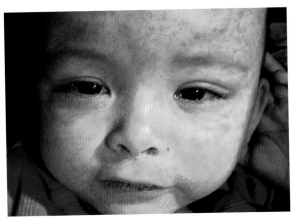

图 20.2 孩子患有麻疹、鼻炎结膜炎和皮疹。(Courtesy of Stephen Thacker, MD.)

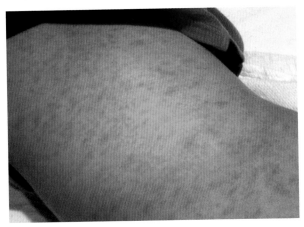

图 20.3 麻疹皮疹。(Courtesy of Stephen Thacker, MD.)

严重的脱皮。这可能会导致不完整的脱色,偶尔也结痂。出血性紫癜皮疹、麻疹黏膜出血比较罕见,但有很高的病死率。

五、并发症

麻疹是自限性的,在大多数情况下可完全康复。然而麻疹感染会对儿童的健康和发育产生重大影响。相关发病包括吸吮困难和由于黏膜病变加剧或/和使得出现营养不良(消瘦,夸希奥科病);还有中耳炎、乳突炎、喉炎或喉气管支气管炎(格鲁布性喉炎),严重支气管肺炎或巨细胞肺炎和呼吸衰竭,腹泻导致脱水和吸收不良,严重的结膜炎和失明、脑膜脑炎、癫痫、肢体坏疽和并发感染(疱疹的疾病)或恶化或原来存在的疾病导致的免疫低下有关。麻疹在热带地区是一种最常见的致盲原因,由于结膜炎和维生素 A 缺乏症伴有角膜穿孔和永久性失明[4]。呼吸系统和神经系统并发症经常导致死亡。在高度的营养不良和医疗保健机会有限的热带人群中,病死率约为 10%,并有较高暴发的可能[3,5]。

(一)病毒性脑炎

急性脑炎发病率是千分之一。皮疹出现后 4～7 d 发病,特点是发热、烦躁、脑膜刺激征、全身性癫痫发作和昏迷。脑脊液中度细胞增多和高蛋白质浓度。病死率可高达 10%～15%,其中四分之一受感染的儿童会留下了永久性的神经功能缺损。如图所示的组织学改变,包括血管周围套、脱髓鞘、胶质细胞增生,这些现象可能有免疫学的基础现象。

(二)亚急性硬化性全脑炎(SSPE)

这种罕见的并发症是由持续的病毒感染引起的脑部病变。野生型病毒通常感染后 5～10 年出现症状,并有一个缓慢的退化过程,从人格改变和智力的退化开始,逐渐进入一种失去知觉的僵硬和癫痫的状态。脑脊液麻疹病毒抗体水平明显升高。

六、诊断

临床诊断依赖典型的症状和发热、咳嗽、结膜炎、鼻炎等症状,口腔内的科氏斑和麻疹样皮疹。其他感染皮肤病学的表现常被误认为是麻疹,包括 A 群链球菌疾病(猩红热)、蜱虱传播的疾病、膜炎双球菌血症、风疹病毒、腺病毒和肠道病毒感染与传染性单核细胞增多症。

实验室的确认是根据麻疹 IgM 阳性抗体滴度,皮疹出现后 1 个月可以检测到,在急性期和恢复期血清中麻疹 IgG 抗体浓度显著升高,或在鼻咽分泌物和咽喉样品中分离麻疹病毒,PCR 检测血液或尿液中麻疹病毒 RNA。病毒株的基因分型有利于传播方式的评价,包括病毒在不同国家的输入,以及与病毒疫苗的野生型病毒感染的鉴别。

前驱期在染色涂片的痰、尿中看到大的多核(巨)细

胞,或者在颊黏膜出现科氏斑。细胞的免疫荧光染色能证明鼻咽部或克氏斑涂片中的麻疹病毒。

七、治疗

没有针对麻疹病毒特异的抗病毒药物。保持良好的营养和体液平衡。当中耳炎、细菌性肺炎和继发皮肤感染存在时应用抗生素。控制体温可降低惊厥的发生。

WHO 建议对急性麻疹儿童进行维生素 A 治疗,无论是哪个国家或环境条件如何,在发展中国家,至少两倍剂量的维生素 A 的治疗可以降低发病率和病死率[4]。维生素 A 应给予 1 次/d,连续 2 d,并根据孩子的年龄计算剂量:年龄小于 6 个月的婴儿 50 000 IU,6~11 月龄的婴儿 100 000 IU 和年龄 12 个月的儿童 200 000 IU。临床证据表明,维生素 A 缺乏症的儿童,建议 2~4 周后再服用第三个剂量[6]。

八、预防

麻疹是一种法定传染病。在发病后 4 d 出现皮疹的患者直到治愈免疫功能不全的患者,建议预防接触和空气传播。人免疫球蛋白被动免疫与减毒活疫苗主动免疫是非常成功的。

(一) 被动免疫

如果接触麻疹 6 d 内给予人免疫球蛋白被动免疫(0.25 ml/kg 肌内注射,最大 15 ml)有效防止或减少易感人群麻疹的严重程度。免疫功能低下患者的免疫球蛋白剂量应为 0.5 ml/kg(最大 15 ml)。不接种疫苗或无法接受麻疹疫苗的婴幼儿、孕妇和免疫功能低下的人群注射免疫球蛋白可以获得最大效益。无论他们的免疫状态如何,HIV 暴露或感染的儿童和青少年应接受 0.5 ml/kg 的免疫球蛋白剂量。静脉注射免疫球蛋白(IVIG)制剂还含有麻疹抗体。

(二) 主动免疫

在流行程度高和相关病死率高的国家,建议对婴儿常规进行接种麻疹疫苗,同时开展大规模的免疫接种活动。麻疹疫苗接种覆盖率低与暴发相关。从 2000 年到 2015 年降低麻疹病死率 95% 是麻疹协会的目标,由此得到了世界卫生组织、联合国儿童基金会、美国红十字会、美国疾病控制和预防中心和联合国基金会的大力支持。在第一个 10 年,疫苗接种和全球监测使儿童麻疹死亡人数明显减少。

麻疹疫苗是减毒活的病毒在鸡胚细胞培养获得。麻疹疫苗单独或作为组合疫苗含有部分减毒腮腺炎病毒、麻疹病毒和风疹病毒(MMR)、有时含有水痘-带状疱疹病毒(MMRV)。单一和组合麻疹疫苗是非常有效的。如果在 12 个月龄接种第一剂,接种第 2 剂量疫苗的儿童几乎 100% 有保护性免疫。母体抗体经胎盘转移可抑制疫苗功效,直至 6~12 个月婴儿。然而,在高流行地区,

第一剂量通常是在 9 个月婴儿,在 6 个月接种尽管较低的血清转换率,可以应用于高风险状态,如暴发流行期间。根据 WHO 报道,2010 年全世界大约有 85% 的儿童自出生后接受一剂麻疹疫苗。而理想的情况是,1 岁内接种第一剂量的儿童,应该 1 周岁后相隔至少 4 周后再接受 2 次额外的剂量。

麻疹疫苗在大多数的孩子中是安全的。罕见的不良反应可能包括中度发热、轻度皮疹、暂时的血小板减少。易感儿童可能会发生热性惊厥,脑炎是一种罕见的并发症。

无症状且免疫功能缺陷不严重的 HIV 阳性儿童应该接受麻疹疫苗,因为获得野生型病毒感染的风险大于疫苗接种。严重免疫缺陷的 HIV 感染者,患有免疫功能缺陷会增加病毒感染的严重性,以前有接种疫苗过敏的人和孕妇都不应接受麻疹疫苗。在营养不良的儿童,人免疫球蛋白应与麻疹疫苗同时应用。

风疹(德国麻疹)

风疹是一种儿童轻微的自限性期病毒性疾病。其临床重要性在于妊娠早期感染有可能导致婴儿严重的先天性畸形的灾难性后果(先天性风疹综合征)。

一、流行病学

风疹是一种全球分布的流行疾病,但在儿童常规免疫接种计划的国家包括风疹疫苗,风疹的发病率显著减少,只是偶尔在未接种疫苗的人群中发生。在大多数没有风疹疫苗常规接种的热带国家,风疹流行每 6~9 年发生一次。未接种疫苗的人成年期也容易感染。

二、致病机制和病理

风疹病毒是有包膜的二十面体的 RNA 病毒,直径约 60 nm,很容易被极端的 pH、热、紫外线、福尔马林、脂类溶剂和胰蛋白酶灭活。由于人类是唯一的宿主,则通过空气在人与人之间传播。从接触到发热的潜伏期是 14~21 d。类似于麻疹,风疹病毒血症发生在皮疹出现之前,随着皮疹出现免疫力逐渐产生。从皮疹出现的前 7 天到皮疹出现后的 4~5 d 都具有传染性,但一般来说比麻疹病人的传染性弱。病毒直接感染和引起的免疫反应都与皮疹的发生有关。

三、临床表现

许多风疹病例是亚临床或轻微的。患者可能发生发热伴有轻度的咽炎、结膜炎。斑丘疹皮疹出现在第 2 或第 3 天,从脸和耳朵后蔓延到身体的其他部位(图 20.4)。发热通常随着皮疹的出现而消退。可能不是所有的病例都出现皮疹,因此诊断可能很困难。皮疹之间不会融合,很少或不会脱屑,在发病 4~5 d 后逐渐褪色。在皮疹出现前可出现特征性的枕下、耳后、颈部淋巴结肿大并持续

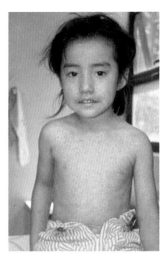

图 20.4　学龄儿童风疹、皮疹和颈椎淋巴腺炎。

5～8 d,同时伴随全身淋巴结肿大,但很少出现脾肿大。手足关节疼痛及多关节炎在年轻人中比在儿童中更常见,为有这些症状的青年女性生产的婴儿先天性风疹的诊断提供了线索。成人也可能有前驱症状发热、乏力、厌食,而儿童却没有。

似风疹皮疹的鉴别诊断,包括麻疹、微小病毒感染、肠道病毒感染、猩红热(A 组链球菌)、金黄色葡萄球菌或链球菌中毒性休克综合征和药物反应。

四、并发症

并发症包括血小板减少症、脑炎、轻度肝炎、关节疼痛/多关节炎。在大多数情况下,短时性的血小板减少症可持续 1～3 周或几个月,特别是在儿童中。脑、肾等重要器官的出血可能与血小板减少和血管损伤有关。有报道,血小板减少性紫癜与儿童风疹感染相关。风疹很少引起脑炎,但有 1/5 000 的概率发生,尤其好发于成年人。风疹的严重程度不一,从自限性无明显后遗症到可能致命均有可能发生。关节炎和关节疼痛也更常见于成年人,尤其是女性,通常涉及到手指、手腕和膝盖。虽然大多数病例经治疗未能导致慢性关节炎,但病程可持续几周。

先天性风疹综合征

孕期感染风疹病毒可引起病毒血症和胎儿感染。如果感染发生在孕期的前 3 个月,对胎儿的影响更严重,传播的风险也更高(高达 85% 的风险),但怀孕后期的感染也会发生有害效应,包括婴儿的长期发育和认知功能障碍。死胎、早产、先天性异常与孕期妇女风疹病毒感染有关。胎儿感染风疹病毒引起的主要缺陷有三方面:①眼科表现(白内障、青光眼、视网膜病变和小眼病);②神经

系统表现,特别是感音神经性耳聋,而且智力障碍和行为障碍;③心脏异常[动脉导管未闭、室间隔缺损(VSD)、肺动脉狭窄或法洛四联症]。受影响的新生儿也有全身性感染,与解剖学缺陷一起构成先天性风疹综合征。临床表现包括:低出生体重、生长迟缓、肝炎、黄疸、肝脾肿大、血小板减少、贫血、间质性肺炎和长骨的干骺端的射线可透性病变。严重的贫血和血小板减少可导致的特征性"蓝莓松糕样"皮疹,与皮肤造血细胞相关的红斑性斑丘疹病变,伴随瘀点和瘀斑。这些疾病的临床表现区别于先天性 CMV 感染引起的。严重感染的婴幼儿的生存有较差的预后。在母亲感染后出生时看起来"正常"的幸存婴儿,可能患有长期并发症和相关的疾病,包括失明、耳聋、癫痫发作、进行性脑病、甲状腺疾[7]。

一、诊断

大多数风疹病例的临床诊断在产后。IgM 抗体阳性滴度可在发病的第 5 天检测到。IgG 抗体阳转或在急性期和恢复期血清中效价上升了 4 倍,可以使用 PCR 检测鼻或喉标本分离风疹病毒。近期感染的孕妇可检测血中风疹病毒特异性 IgM 抗体或者 PCR 检测病毒。IgM 假阳性结果可能会与其他病毒共感染或者类风湿因子阳性。孕期感染风疹的诊断考虑免疫状态和接触史。

先天性风疹综合征的婴儿在生命出生的第一个月检测 IgM 抗体,虽然在出生时 IgM 抗体并不总是存在。在出生后的最初几个月风疹病毒特异性 IgG 抗体水平持续增加可诊断为先天性风疹。此外,这些婴儿体内的风疹病毒活性和排出体外的时间延长,一岁内血、尿、体液和呼吸道标本的培养阳性。

二、治疗

对症治疗和支持疗法。患有风疹的儿童应避免与孕妇接触。有接触的孕妇应该做血清学检测(IgG 和 IgM)。在孕期的前 3 个月感染的孕妇,最好终止妊娠。那些不想终止妊娠的孕妇可接受肌内注射免疫球蛋白的被动免疫,这可能降低病毒复制和病毒血症,理论上可减少胎儿感染的可能性。风疹是法定传染病。

三、预防

风疹疫苗是病毒减毒活疫苗,通常与麻疹、腮腺炎疫苗(MMR)联用。该疫苗是有效的,1 岁或者以上的儿童接种疫苗后,90% 获得免疫保护效果。接种疫苗的建议在全球没有达成统一,从儿童的常规疫苗接种,到青少年女性接种疫苗,到风疹疫苗没有归入免疫接种程序。孕妇和免疫性疾病者不宜接种风疹疫苗。如同麻疹,无症状或者免疫功能低下不严重的 HIV 感染者可以接种疫苗。

肠道病毒感染

非脊髓灰质炎病毒,柯萨奇病毒、埃可病毒引起各种

通常伴有发热和皮疹相关的疾病。最近,肠病毒血清型71在世界的许多地方被认为可以引起中枢神经疾病和皮肤病变。

一、流行病学

肠道病毒感染是非常常见的,在有限的地理位置和人群中发生疫情,如学校和医疗保健机构。幼儿的发病率和疾病的严重程度最高。肠道病毒在夏季通常会导致呼吸道、胃肠道和中枢神经系统疾病,但在热带地区季节性不太明显,全年都可发生疫情,在卫生条件差和居住条件拥挤的环境,感染的频率尤高。

二、致病机制和病理

肠道病毒是专性的人类病原体,通常分为 A 组和 B 组柯萨奇病毒、埃可病毒和有编号的肠道病毒。根据遗传相似性,它们被分为 4 种,人类肠道病毒 A、B、C 和 D。人与人之间的传播通过呼吸道或粪-口接触,以及在产后即可从母亲传染给新生儿。

肠道病毒所致疾病的严重程度随患者的年龄及免疫状态的变化而异,并与具体的病毒血清型有关。新生儿、儿童、联合免疫缺陷的患者感染侵袭性疾病和并发症的风险最大。大多数感染呈自限性、非特异性的发热性疾病,但也可能出现病毒血症和其他器官如脑、心、肺和肝受累。

三、临床表现

肠道病毒感染出疹不是发病本身的原因,但代表了肠道病毒性疾病诊断的临床线索。

柯萨奇 A16 型引起的手足口病是最具特征出疹的肠道病毒感染。手足口病相关的其他肠道病毒包括柯萨奇病毒 A4、A5、A6、A7、A9、A10、A24、B2、B5 型,埃可病毒 18 型和 71 型肠道病毒。学龄前儿童和学龄儿童经常出现 1～2 d 的中度发热,喉咙痛或口腔疼痛,并在某些情况下由于软腭和口腔黏膜水疱、舌下溃疡而进食困难。至少有三分之二的患儿在手掌和脚掌同时出现红斑丘疹水疱性的病变,偶尔也会延伸到四肢、臀、会阴部。疱疹或水痘病毒可能出现相似的病变,但手足口病的病变呈特征性分布,总是与口腔病变相关。病毒可以从这些病灶中分离,表明病毒直接侵犯真皮和表皮细胞,呈局部炎症和免疫应答反应。与疱疹样皮疹相关的其他肠道病毒包括柯萨奇病毒 A9 型和埃可病毒 11 型,可引起病毒性心肌炎和无菌性脑膜炎。在这些患者出现的水疱皮损类似于手足口病,以头躯干和四肢为主,而不是口腔病变。

肠病毒感染相关的其他皮疹较少有特征性,不能仅凭临床特征进行病因诊断。根据这一类皮疹的外观特征,可以分为麻疹样红斑(或风疹样皮疹)、玫瑰疹样皮疹和瘀斑。

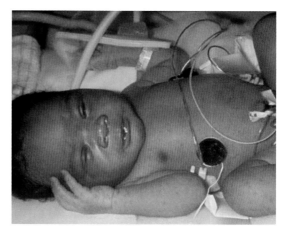

图 20.5 婴幼儿肠道病毒感染伴有广泛斑丘疹,涉及手掌和脚底。

麻疹样皮疹出现类似风疹的细斑丘疹病变,从面部开始,并在发热阶段扩散到颈部、躯干及四肢。斑丘疹细小(直径<2～3 mm),不痒,不脱皮。与风疹患者不同,肠道病毒感染患者通常不会有鼻炎、结膜炎、或淋巴结肿大。埃可病毒 9 型可引起无菌性脑膜炎,是与麻疹样皮疹最相关的血清型,而感染埃可病毒 2、4、11、19、25 型和柯萨奇病毒 A9 型也报道可引起相似的皮疹。患无菌性脑膜炎的婴幼儿有广泛的皮肤损伤,有时包括手掌和脚掌,应该考虑肠道病毒感染(图 20.5)。

埃可病毒 16 型引起玫瑰疹样皮疹,不同于人类疱疹病毒 6(HHV)相关的皮疹,埃可病毒 16 型同时伴有发热。病变呈斑丘疹样,无瘙痒,主要分布在面部和胸部的上半部分,不涉及四肢。皮疹和发热 1～5 d 消退。柯萨奇病毒 B1、B5 型和埃可病毒 11、25 型可引起玫瑰疹样皮疹。

柯萨奇病毒 A16、A9 型和埃可病毒 9 型可引起有瘀斑、紫癜性皮疹和荨麻疹样皮疹的病变。

四、诊断

除了识别肠道病毒临床综合征外,确定肠道病毒诊断最敏感的方法是通过 PCR 检测脑脊液、血液、粪便或直肠、尿液和呼吸道(喉部、呼吸道分泌物)标本。细胞培养物中肠道病毒的分离受到大多数血清型体外生长不良或不生长的限制。

五、管理和治疗

治疗是对症和支持疗法,因为没有特定的抗病毒药物。在危及生命的感染,如新生儿肠道病毒感染、病毒性心肌炎、肠道病毒 71 型的神经系统疾病和免疫功能低下者的肠道病毒性脑膜脑炎等患者,给予静脉注射免疫球蛋白已被用于试图改善疾病和提高生存率,但这种干预的有效性尚未得到证实。

六、预防

尚无预防非脊髓灰质炎肠道病毒感染的疫苗,包括肠道病毒71型,尽管研究正在进行中。患有体液性和联合免疫缺陷的患者可给予静脉内的免疫球蛋白治疗。鉴于这类疾病有通过呼吸道和胃肠道传播的风险,洗手是预防肠道病毒感染的最重要措施。

引起皮肤病变的DNA病毒感染

DNA病毒可能与皮肤表现有关。痘病毒、疱疹病毒、巨细胞病毒(CMV)、爱泼斯坦-巴尔病毒(EBV)和乳头状瘤病毒在其他健康宿主中引起特征明显的皮疹,这些疾病的严重程度从良性和自我限制到有时致命不等。在免疫功能受损的宿主中,皮肤损伤可能是非典型和严重的,经常危及生命。大多数DNA病毒引起特征性的持续性或隐性感染,其可以在免疫功能正常和免疫功能低下的宿主中重新被激活。而这些病毒感染的治疗是具有挑战性的。现在已有针对特异活性的抗病毒药物,而且新的药物也正在开发中(表20.3)[8]。

痘病毒引起的疾病

正痘病毒感染

正痘病毒属于痘病毒家族,感染人类的有天花(*variola*)、牛痘(*vaccinia*)、猴痘和牛痘。痘病毒较大(200~450 nm的大小),砖形或卵圆形的双链DNA病毒,尤其适应表皮细胞[9]。天花病毒是引起天花的唯一一种专门影响人类的病毒,其他的病毒则引起人畜共患传染病。痘病毒感染可能是局限于皮肤或散播性。最初的感染部位可能是皮肤、黏膜表面或呼吸道。然后病毒通过局部淋巴管传播引起病毒血症和网状内皮系统受累的继发性病毒血症。典型的麻疹样皮肤病变是由直接病毒引起的。针对正痘病毒成分的抗体可以提供对其他病毒的交叉保护。虽然没有可用的特异性抗病毒治疗方法,但是某些化合物,如西多福韦和利巴韦林,对所有的痘病毒都具有体外活性,而其他药物正在评估中。抗疱疹病毒药物,特别是阿昔洛韦,对痘病毒无效。

天花

天花曾是一种具有严重的破坏性、发热性的疾病,其特点是大量广泛的水疱疹,具有高传染性和高病死率(10%~75%)。幸存者留下了严重的毁容性瘢痕。皮肤病变从局灶性到全身性、扁平性到囊状和出血性不等。暴露于感染者的呼吸道分泌物或病变组织后的7~14 d可出现高热、头痛、背痛、呕吐和虚脱,而后是离心性的(面部和四肢更突出)斑丘疹,然后手掌和脚底出现水疱

疹和脓疱疹。治疗2周后,病灶变干,形成结痂脱落,留下瘢痕。人类的天花病毒是一种传染性(二次感染率30%~80%)和致命的病毒感染。1980年WHO宣布全球已根除了天花,突出了非常有效的疫苗大规模接种计划的成功,搜索和识别新病例和遏制干预措施的成功。事实上,人类是这种病毒的唯一宿主也有助于消除。鉴于它在目前全球冲突的地方可作为生物武器,2008年天花再次引起医生和公众关注。

猴痘

一、流行病学

猴痘于1958年首次在圈养的亚洲猴子身上被发现,但它仅在非洲天然存在,主要分布在中非和西非的偏远村庄附近热带雨林。第一例人类病例于1970年在扎伊尔(现在的刚果民主共和国)被确认。此后,报告了200多起病例,主要发生在扎伊尔,也发生在利比里亚、尼日利亚、科特迪瓦、喀麦隆、塞拉利昂,以及最近的苏丹。2003年,在美国,由于外国宠物的全球贸易,人类病例被诊断出来,啮齿动物扮演着潜在的储存宿主的角色,尽管这是唯一一次在非洲以外的地方发生猴痘[10,11]。

目前尚不清楚主要储存宿主是黑猩猩、其他灵长类动物还是小型哺乳动物。大多数患者都明确表示,他们与已经捕获的猴子或/和吃过的猴子有接触史。大多数病例发生在旱季,儿童的感染率超过成年人。

二、发病机制和病理

猴痘病毒在形态学上与天花病毒不可区分。在鸡胚绒毛尿囊膜上培养中,猴痘病毒的麻点比天花引起的麻点稍大,出血较多。与天花病毒不同,猴痘病毒在家兔体内具有致病性,并且能耐受较高的生长温度。在绿猴和啮齿动物细胞培养基中很容易生长。

人类是通过直接接触血液、体液、动物破损的皮肤或通过呼吸道飞沫感染。这种疾病不容易在人与人之间传播,但已有报道接触患者呼吸道分泌物、皮肤伤口或污染物后产生继发病例。易感个体在与原发感染者亲密接触情况下,发病率为10%,而天花在同样条件下的感染率为20%。第三次传播很少见,流行情况不具特性。

其发病机制与天花相似,潜伏期约12 d(5~17 d),其间内出现病毒血症、病毒传播到器官和皮肤。天花样皮疹在2~4 d内发展到高峰,然后2~3周后完全恢复。人类猴痘很少导致死亡(<10%的病例)。对再感染具有完全的抵抗力,与天花和牛痘具有完全交叉免疫保护。接种了天花疫苗的个体从未报道发生猴痘病毒感染。

三、临床表现

猴痘的临床表现可分为两个阶段。起病突然,前驱症状持续2~5 d,以发热、严重头痛、肌痛、背痛、虚脱为

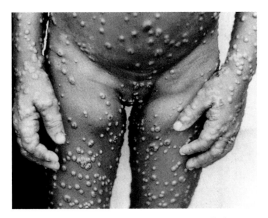

图 20.6 猴痘特征性的腹股沟和股淋巴结肿大。

主要特征,并有明显的淋巴结病变,特别是颈部、颌下及舌下淋巴结。在第 3 到第 5 天,出现皮疹,是一个个独立的丘疹,面部和四肢的丘疹比躯干的更明显(图 20.6)。通常涉及脚底和手掌。丘疹形成脓疱,脓疱成脐状,表面有结痂,约 10 d 后脱落,留下小瘢痕。病变的数量从几个到几千个不等,感染口腔黏膜(70%)、生殖器(30%)、结膜(20%)和角膜。病程持续 2~3 周。轻度非典型病例,可能有少于 10 个病变,结痂脱落发生在第 5 天。并发症包括角膜炎、脑病、继发性细菌性皮肤感染、胃肠道疾病和淋巴结肿大导致严重的气道阻塞。鉴别诊断包括天花、水痘、麻疹、细菌性皮肤感染、疥疮、梅毒和药物反应。

四、诊断

一般基于临床表现、流行病学和与猴子接触史进行诊断。淋巴结病变是区别于天花的一个重要鉴别特征。可通过 PCR、电子显微镜、细胞培养分离、抗原检测试验和 ELISA 抗体检测等方法对该病毒进行鉴定和确诊。

五、治疗

对患者进行对症和支持治疗。

六、预防

过去的天花疫苗对大多数人都有保护作用。在暴发期间,预防接触对防止传播很重要。通过认识疾病和感染源,适当处理患病动物和动物制品,以及烹饪供人食用的食品,可以防止动物传染此病给人。

牛痘

牛痘是一种罕见的人兽共患病,由于职业暴露接触受感染的奶牛和其他动物(如猫、大象和老鼠)引起。在欧洲及其亚洲边境地区的有限地区有病例报道。与天花和猴痘不同,牛痘的发疹集中在手(指)和脸上,三分之二的患者只有一个病灶。病变最初为黄斑,非常疼痛,之后变成丘疹、水疱和脓疱,伴有周围水肿和红斑,在留下永久性瘢痕之前结痂成黑色痂。其他伴随症状包括发热、

不适和局部淋巴结炎。儿童和免疫受损者感染有更严重的症状。痊愈需要几周到 3 个月。通过 PCR 或电子显微镜观察鉴定囊泡提取液中的病毒,或通过鸡胚或特定细胞系中接种培养分离到病毒,可以确诊。

其他痘病毒感染

其他感染人类的痘病毒包括副痘病毒、特纳河痘和传染性软疣。副痘是通过与受感染的牛、山羊或绵羊接触获得的一种人畜共患病,临床表现类似牛痘,在接种部位出现局部丘疹样病变,通常是皮肤破裂。由于肉芽肿的形成,病变可能溃烂(如人型感染)或变为结节状(如挤奶器结节病变)。

特纳河痘

特纳河痘病毒不属于正痘病毒,与亚巴猴痘病毒一起形成一个独特的痘病毒亚群,亚巴猴痘病毒亚群。人类是偶然的宿主。

一、流行病学

1957 年和 1962 年,在肯尼亚特纳河下游洪水暴发期首次记录了特纳河痘病例。血清学调查显示,该地区持续有人群感染。此后,在扎伊尔(刚果民主共和国)森林地区也报道了人类感染。特纳河痘仅限于东非和中非地区,但从该地区返回欧洲和美国的旅客中报告了一些病例。

主要的储存宿主未知;许多猴子,特别是长尾黑颚猴(非洲绿猴)易感,并且在流行地区很常见。

流行病学研究表明,病毒通过蚊子或其他节肢动物从猴子传播给人类。特纳河痘感染表现出与当地节肢动物活动周期一致的季节性变化。曾有与灵长类动物直接接触后传播给人类的罕见病例报道。没有直接人与人之间传播的证据。

二、病理

一种亚巴样病毒在人类体内引起了特纳河痘。最初的感染部位是皮肤,通过昆虫叮咬或皮肤伤口感染。病理学变化局限于形成痘疱病变的表皮,很少有或没有破坏性的病理表现。以含嗜酸性包涵体的表皮细胞增生为主,有少量细胞浸润,真皮保持完整。感染可能导致终生免疫。感染者和猴子体内产生的抗体会持续数年。与牛痘没有交叉免疫保护,最近接种疫苗的人仍可感染这种疾病。

三、临床表现

疾病进展缓慢、具有自限性,在 6 周内完全康复。潜伏期未知。起病急骤,发热持续 2~4 d,部分病例伴有严重的头痛、背痛和虚脱。发热和局部瘙痒先于皮肤上出现一两处(据报道不超过 10 处)痘样病变。最初是黄斑,

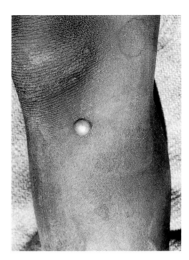

图 20.7　特纳河痘。含坚硬白色物质的硬质痘点。

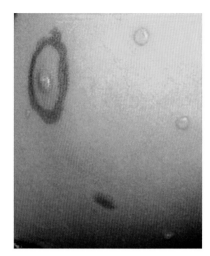

图 20.8　传染性软疣，周围有轻微红斑和有典型的肉色脐状病变。

随后变成丘疹和硬结。病变不会形成脓包，相反，在大约2周的时间内，会变成隆起的结节，看起来有坚实的中心或伴溃疡（图 20.7）。周围的皮肤也变得坚硬和出现红斑，区域淋巴结肿大明显。痘疹主要发生在暴露的表皮，尤其是四肢，面部、颈部和躯干不常见。几周后痊愈，不会留下瘢痕，也不会留下并发症。

四、诊断

特纳河痘以其独特的地理分布、单个病变较大和病变数量较少而著称，这些病变的特点是坚实、进展缓慢的良性病变。病毒可以通过电子显微镜在病变组织中观察到，也可以通过分子生物学方法鉴定，全基因组测序也已完成。它可以在绿猴肾细胞或 Vero 细胞等细胞系中分离培养出来，并根据抗原结构不同与正痘病毒相区分。

五、治疗

由于病变是自限性的，不需要特殊治疗。

传染性软疣

在健康人群中，传染性软疣是一种良性的、自限性丘疹性感染。在免疫功能低下人群中会导致更严重的疾病，且治疗困难。

一、流行病学

传染性软疣是人类独有的疾病，呈世界性分布。在幼儿中较为常见，可能在幼儿园或学校获得感染[12]。传染性软疣经常感染性活跃的青年人和免疫功能低下的人群。在 HIV/艾滋病流行地区，观察到成年人的发病率较高。

二、致病机制和病理

使用限制性内切酶消化法可鉴定出 4 种亚型的传染性软疣病毒，但它们引起的临床疾病无法区分。病毒通过直接接触或自体感染而感染。潜伏期是可变的，一般为几周或几个月。上皮下层受感染的细胞增殖，形成空泡，变大、突出于皮肤表面，形成如珍珠样的脐状病变。病变的中央含有白色、干酪样物质，含有传染性的空泡细胞。传染性软疣包涵体在细胞质中的积累导致细胞核向细胞外围的挤压，导致细胞破裂，感染相邻细胞。病毒基因组编码的细胞产物参与发病机制和免疫逃避机制，如凋亡抑制剂。病变周围没有或有很少的炎症反应。

三、临床表现

病灶单独或成团出现，通常在面部、手臂或生殖器附近，其外观具有特征性。最初表现为小丘疹，直径 2~5 mm，通常是呈脐状的、表面光滑的肉色或珍珠色（图 20.8）。白色物质很容易从某些损伤处渗出。

在免疫功能正常的个体中传染性软疣是自限的，并随着时间的推移（6~12 周）自然消退。通常只有少数分散性病变出现在局限的位置。HIV 阳性个体的病变数量可以超过 100 个，许多较小的软疣合并形成大型斑块（"聚集的形式"）。在某些情况下，传染性软疣感染可诱发被称为局部的软疣性皮炎。在 HIV 阳性个体和细胞免疫功能受损患者的病变通常不会自愈，可持续几个月甚至几年的时间。

四、诊断

传染性软疣诊断具有临床意义。然而，HIV 阳性者可能出现其他类似外观的病变，如皮肤隐球菌病、耶氏肺孢子菌病和其他传染性疾病。孤立性病变可能与其他病变类似（如化脓性肉芽肿、角化棘皮瘤和基底细胞癌）。活组织检查将确认软疣病变的特征性组织病理学或排除更严重的病症。在标准组织培养基中传染性软疣不会生长，但可以通过电子显微镜观察病变组织或通过 PCR

鉴定。

五、治疗

大多数患者不需要特定的治疗,因为病变会自然消退。持续性病变可通过物理方法治疗,包括冷冻疗法、刮除术、电外科手术、局部角质层分离制剂,如斑蝥素、鬼臼素、维甲酸、碘、水杨酸、液化酚、硝酸银、氢氧化钾和25%～50%三氯乙酸。这些方法疗效各异,治疗可能非常痛苦,并可能导致皮肤瘢痕和变色[13]。据报道,用3%西多福韦乳膏或混悬液局部治疗,或口服西咪替丁或局部用咪喹莫特进行免疫调节在某些情况下是有效的。这些疗法经常被联合采用,对正在接受高效抗逆转录病毒治疗(HAART)的患者中观察到有明显的改善[14]。

人类疱疹病毒感染

所有疱疹病毒都是大的(150～250 nm)包膜双链DNA病毒,初次感染后在宿主细胞内保持潜在活性形式的特征。疱疹病毒从潜伏状态被重新激活产生复发性疾病,通常伴有黏膜皮肤损害[15]。人类疱疹病毒呈世界性分布,通常通过与感染的病变部位、分泌物或黏膜表面密切接触传播,或通过母婴垂直传播。人类是这类病毒的唯一宿主。

单纯疱疹病毒(HSV)感染

单纯疱疹病毒1型(HSV-1)和2型(HSV-2)引起多种临床疾病,感染所有年龄段的人群,免疫功能受损的情况下更严重。

一、感染单纯疱疹病毒1型的临床综合征(通常是口面部)

- 牙龈炎:牙龈和口腔内及周围有小泡或溃疡。
- 眼部疱疹:眼睑、结膜、角膜上有水疱或溃疡的角膜结膜炎。
- 脑膜脑炎。

二、感染单纯疱疹病毒2型的临床综合征(通常是生殖器)

- 包皮龟头炎:包皮和龟头水疱或溃疡。
- 外阴阴道炎:外阴和阴道黏膜水疱或溃疡。
- 肛门与直肠炎:肛门周围皮肤及肛门水疱或溃疡。

三、其他疱疹病毒感染的皮肤表现

新生儿疱疹病毒感染。有原发性生殖器感染的母亲(通常是HSV-2,但HSV-1也可能导致新生儿感染)分娩时通过产道传染给新生儿,导致新生儿严重的全身感染,表现为3种不同的临床形式:黏膜皮肤病变和典型的疱疹性囊泡病变,通常出现在皮肤伤口;中枢神经系统疾病、坏死性脑膜炎和癫痫;多器官受累和脓毒症样表现

的播散性疾病,包括全血细胞减少、肝脾肿大和休克。当发病时,皮肤水疱病变为诊断提供了线索(图20.9)。即使在接受治疗的患者中,病死率也很高。如果不治疗,孤立的黏膜皮肤病变可能发展成中枢神经系统疾病或播散性疾病。子宫内感染是罕见的,但具有潜在的破坏性。

疱疹性甲沟炎是指单纯疱疹病变出现在指尖。可能继发于原发性的口腔和生殖器疱疹或因职业接触患者而感染。病变往往在感染的最初部位会周期性地复发,表现为充满浆液性渗出物的疼痛小泡,周围有红斑。可出现局部淋巴结肿大。

疱疹性湿疹或卡波西水痘样疹。这是由单纯疱疹对湿疹性皮肤的反复感染,主要见于幼儿。

原发性单纯疱疹病毒(HSV)感染

当首次感染HSV时,可能是无症状或有临床表现,具体取决于感染部位。皮肤或黏膜表面接触HSV可导致上皮细胞感染和病毒在局部复制。基本病理变化是皮肤或黏膜出现水疱或溃疡,周围有红斑。然后病毒通过外周感觉神经迁移传播到其他皮肤区域、局部神经节和神经组织。病毒血症导致病毒传播到其他器官并可能引发危及生命的疾病。

一、潜伏期

在原发性皮肤黏膜感染后,HSV侵入皮肤病变下的神经末梢,并通过周围神经到达感染部位的神经节细胞。然后,HSV入侵神经节细胞潜伏数天到数年。由于免疫抑制、身体或情绪紧张、发热(如大叶性肺炎和疟疾患者常出现的口腔面部疱疹)、皮肤创伤、月经、疲劳或暴露在紫外线下,潜伏的病毒可能被激活。被激活期间,HSV通过输出神经传回到原发病灶的皮肤黏膜,引起囊泡病变的复发。潜伏的病毒被重新激活可能在一生中偶尔发生。再激活的频率随HSV的类型、最初感染部位和宿主的免疫状态而变化。

二、HIV感染者的原发性HSV感染

持续性和复发性疱疹感染是HIV感染者感染HSV最常见的临床表现[16]。重要的是,HSV感染通过改变上皮屏障和将HIV的主要目标CD4$^+$细胞定位到溃疡部位增加了感染HIV的风险。有研究认为,HSV抗原刺激黏膜部位可能增加黏膜表面的HIV-1复制。因此,预防和治疗HSV感染可能会对HIV的流行病学产生重大影响。

大多数HIV阳性者都曾出现过HSV感染的临床表现,而往往比在免疫功能正常的人群更严重和持久。HIV阳性者中,原发性HSV感染可能危及生命或表现为慢性溃疡性皮肤病变,疣状斑块或增生性结节。这些慢性溃疡通常很深且疼痛,通常出现在口腔、肛周或生殖

器周围。其他表现包括角膜、气管支气管、食管、肺、心包、肝脏和大脑的疱疹感染。

三、HSV 感染的诊断

临床特征和实验室检测有助于 HSV 感染的诊断。HSV 在组织培养基中容易生长，在接种 2～5 d 内引起明显的细胞病变。PCR 检测 HSV DNA 提供了更快速、敏感和特异的诊断。这些方法也可以对病毒进行分型。HSV 可以从各种样品中检测到，包括囊泡液（可通过小针在囊泡抽吸获得）、病变基底部组织刮片、组织活检、血白细胞、脑脊液和黏膜分泌物，以及结膜。

HSV 的鉴别诊断包括所有引起水疱疹和溃疡的病因。溃疡病变包括：①口疮溃疡；②巨细胞病毒（CMV）溃疡；③药物反应；④非典型分枝杆菌机会性感染；⑤真菌感染；⑥外伤性溃疡。疣状病变需要与疣和上皮肿瘤相鉴别。

四、HSV 感染的治疗

阿昔洛韦、泛昔洛韦和伐昔洛韦对 HSV 病毒引起的皮肤黏膜和全身性感染的治疗是有效的。也可使用阿昔洛韦和其他可用于眼睛的局部制剂进行眼部感染的治疗。免疫功能正常的个体的浅表皮肤黏膜感染很少需要抗病毒药物治疗。

水痘-带状疱疹病毒感染

水痘和带状疱疹是由同一病毒引起的不同疾病。水痘是一种原发性感染性疾病，而带状疱疹是病毒重新被激活引起的疾病。

水痘

水痘是一种具有典型水疱疹的全身性感染。原发性感染通常发生在幼儿期，并且总是有症状的。在大多数情况下，这种疾病是良性的，可完全康复，但它感染刚出生 2 周婴儿、免疫缺陷成年人可能是严重的和致命的。

水痘的潜伏期为 12～24 d，平均 15～18 d。人与人之间的传染是通过接触水疱病变，或通过呼吸道分泌物的空气传播。皮疹出现前 1～2 d 至皮疹出现后 6 d 都有传染性，免疫功能低下的感染者排出病毒的时间延长。

一、临床表现

儿童感染水痘可出现低热、乏力、厌食和皮疹。成年人感染水痘的症状更严重。在病变的不同阶段出现特征性的皮疹，包括斑疹、丘疹、水疱、溃疡和黑痂。皮损处瘙痒，愈后可能留下瘢痕。病变持续发展，新旧交替，随着免疫力的产生，病变越来越少，最终愈合。病变在躯干和面部最密集，手和脚相对较少。病变可能影响结膜、口腔黏膜、肠黏膜和肺部。在免疫抑制的个体（器官移植、皮质类固醇治疗、HIV/AIDS）中，原发性水痘感染可导致

严重的临床症状，具有广泛的皮肤和全身表现。出血性水痘通常与其他并发症有关。

水痘的重要并发症是继发金黄色葡萄球菌（*Staphylococcus aureus*）或化脓性链球菌（*Streptococcus pyogenes*，A 组链球菌）感染。这些继发感染有时可能进展为蜂窝织炎、丹毒、败血症，或中毒性休克综合征，即使以前是健康的感染者中也会导致显著的发病率和病死率。在热带国家，这可能是一个很重要的问题，因为那里更容易发生继发感染。

其他并发症包括病毒传播引起的中枢神经系统症状，如共济失调或脑炎，这多见于儿童，或水痘肺炎，这是成年人的一种危及生命的并发症。全身性疾病也可能导致弥散性血管内凝血和多器官受累，尤其是肾和肝功能异常。

新生儿在出生时暴露于原发性水痘感染的母亲，并在分娩后 2 d 内出现皮疹，其患弥散性疾病和致命性水痘的风险最大。由于缺乏被动转移的母体抗体和婴儿免疫系统的相对不成熟是导致围生期水痘的风险增高原因。

二、诊断

水痘的诊断主要是通过临床检查、识别特征性病变和接触史，尤其是在母亲有围生期水痘病变的情况下（图 20.9）。可以通过 PCR，或囊泡病变或病变基底部刮片、组织活检或脑脊液进行组织培养来确诊。其他方法包括直接荧光抗体和血清学检测。

三、治疗

水痘是一种自限性疾病，大多数患者在没有特殊治疗的情况下恢复。使用抗病毒治疗的决定基于宿主的免疫状况、感染的持续时间和程度，因为病毒复制仅限于疾病的最初 38～72 h。一般健康的孩子不需要治疗。患有某些可能增加并发症风险疾病的患者，如接受长期类固醇或阿司匹林治疗的青少年和成年人，以及二次接触者可能从治疗中受益。口服阿昔洛韦可减少发热和活动性

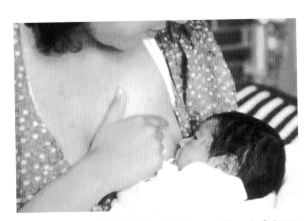

图 20.9 产妇和新生儿水痘。（Courtesy of Gerardo Cabrera-Meza, MD.）

皮疹的持续时间（从 6.5 d 减少到 5.7 d）。其他成年人口服抗病毒药物包括泛昔洛韦和伐昔洛韦。因与 Reye 综合征有关，阿司匹林（乙酰水杨酸）不应用于退热或镇痛。静脉注射阿昔洛韦推荐用于免疫力低下的患者，然而，无症状者或免疫缺陷不严重的 HIV 阳性者可采用口服药物治疗。继发性细菌感染是常见的，因此必须联合使用抗金黄色葡萄球菌和抗链球菌的抗生素。

在暴露 96 h 内给予水痘带状疱疹免疫球蛋白（VZIG）或静脉注射免疫球蛋白（IVIG）可预防或降低高风险患者（如既往无免疫力的孕妇或免疫功能低下者、新生儿和早产儿）发生并发症的风险。

水痘减毒活疫苗是安全、有效的。然而，在发展中国家中没有被广泛使用。常规水痘疫苗接种使美国的水痘发病率和并发症显著降低。

带状疱疹

水痘-带状疱疹病毒（VZV）感染后终生处于潜伏状态，可在之后的某一时间点被重新激活，产生"带状疱疹"，表现为疼痛的水疱疹，沿皮节分布。人患过水痘后，病毒通常潜伏在背根神经节，直到被激活，此时它沿着神经表现出带状疱疹的典型皮肤损害，沿背根神经节支配的一个或者两个皮节分布。激活的机制尚不清楚，可能的因素包括压力、老化、潜在的恶性肿瘤和免疫抑制。

临床表现

带状疱疹患者通常会经历一个不同程度的前驱期，可能表现为身体局部区域的疼痛、麻木、刺痛和/或瘙痒。随后出现红色斑丘疹皮损，迅速演变成在特定的皮节分布，可发生在多个皮节，或在身体的任何部位，包括眼睛和黏膜表面（图 20.10）暴发囊疱。囊泡可能在 1～2 周后逐渐溶解，形成大疱。虽然儿童少见，但在感染 HIV 儿童中可能会看到带状疱疹（图 20.11）。带状疱疹一般出现在 HIV 血清抗体阳性的 2～7 年内，最常见的是在无症状期。在 HIV 感染者和其他免疫功能低下的患者中，带状疱疹更严重，难以治疗，会留下严重的瘢痕。

带状疱疹的并发症包括眼带状疱疹引起的结膜炎和致盲。疱疹后神经痛（持续疼痛数月或数年）的风险随着年龄的增长而增加，但免疫抑制的风险则没有。免疫功能低下患者的并发症包括皮肤大面积播散感染，可能出现继发感染及潜在致命的肺部受累和脑炎。带状疱疹在 HIV 感染者也往往有较高的复发率（5%～23%），在免疫功能正常的感染者中复发率小于 5%。带状疱疹也可出现疣状斑块，这些都是慢性的并且对阿昔洛韦治疗有抗性。

带状疱疹通常根据临床症状诊断，患者有水痘感染史。确诊实验类似于水痘。赞克涂片与多核巨细胞的存

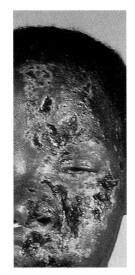

图 20.10 艾滋病儿童多皮节分布的带状疱疹。

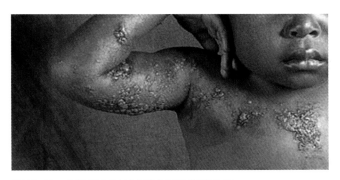

图 20.11 艾滋病儿童多皮节分布的带状疱疹。

在可以帮助诊断 HSV 或 VZV，但不能区分 HSV-1、HSV-2 和 VZV。阿昔洛韦、泛昔洛韦和伐昔洛韦可用于治疗带状疱疹。膦甲酸钠可用于阿昔洛韦耐药株 VZV 的治疗。疱疹后神经痛可用局部镇痛剂如辣椒素对症治疗。其他有效治疗方式包括使用阿米替林、卡马西平、神经阻滞、利多卡因和芬太尼贴剂。

EB 病毒感染

EB 病毒（EBV）通常导致传染性单核细胞增多或"腺热"，并与其他特定疾病有关，包括伯基特淋巴瘤（最常见于中非），鼻咽癌（最常见于东南亚），B 或 T 淋巴细胞淋巴瘤（霍奇金淋巴瘤和非霍奇金淋巴瘤），涉及中枢神经系统，移植后淋巴增生性疾病（尤其是肝和心脏移植患者），X 连锁淋巴增生性疾病，胃癌以及其他上皮性恶性肿瘤。HIV 感染者和免疫功能缺陷者患病的风险更大。

EBV 原发感染始于口咽上皮细胞，EBV 在那里复制并通过淋巴管和血液传播到其他器官。传染性单核细胞增多症是一种自限性发热性疾病，症状包括发热、咽炎、

淋巴结肿大、肝脾肿大、外周血非典型淋巴细胞增多。病程可能会较长，并可出现其他并发症，如肝炎、中枢神经系统受累和骨髓抑制。除上皮细胞外、唾液腺导管细胞、B细胞、T细胞、自然杀伤（NK）细胞、单核细胞/巨噬细胞、平滑肌细胞和内皮细胞也可能受到感染。感染EBV的B细胞可表达各种EBV相关抗原，这些抗原是宿主免疫应答识别的靶分子。当免疫监测系统失效时，感染B细胞的EBV重新被激活，随后多克隆增殖并传播到其他组织。

一、EBV感染的皮肤表现

在免疫功能正常者中，EBV感染引起的传染性单核细胞增多症的皮肤表现，可能包括瘀点皮疹（由于血小板减少）或使用氨苄西林后出现的黄斑病变（不是过敏反应）[17]。在一些感染性单核细胞增多症的患者中，如果没有接受氨苄西林治疗，可能会出现弥漫性红斑性黄斑皮疹。Gianotti-Crosti综合征又称儿童肢端皮炎，由四肢、脸颊和臀部伸肌表面的瘙痒性粉红丘疹或丘疹性皮疹构成，伴随典型的传染性单核细胞增多症的症状。组织学上，这些病变表现为淋巴细胞性血管炎、海绵状血管炎或苔藓样改变、红细胞外渗、乳头状皮肤水肿。在中度至重度免疫缺陷的HIV感染者中，皮肤黏膜表现为包括口腔毛状白斑（OHL），其在舌下侧边缘表现为白色斑块，斑块的表面可以是光滑的、波纹状的折叠成浓密的毛状突起。OHL病变可以与其他黏膜病变相似，如烟草相关的黏膜白斑和念珠菌病。OHL引起的病变不能被压舌板刮除。一般患者无症状，很少引起问题；然而，偶尔会成为疣，可能导致吞咽困难。显微镜检查中，可以通过没有菌丝来区别念珠菌病。OHL病变也与烟草相关的白斑、鳞状细胞癌、尖锐湿疣、生殖器溃疡、扁平苔藓、白色海绵痣、口腔白斑病、梅毒黏膜斑、口腔溃疡相似。

二、诊断

采用血清学诊断。诊断依赖检测针对病毒衣壳抗原（VCA）的IgM抗体。一旦发生感染，针对病毒衣壳抗原的IgG抗体终身保持阳性。核抗原抗体随着疾病消退而产生，如检测到该抗体表示既往感染过EBV。传染性单核细胞增多症检测试剂盒检测特异性（IgM）抗体（Paul-Bunnell）可能是有用的，虽然它是常用的，但其敏感性是可变的，年龄小于4个月幼儿的测试结果不可靠。采用PCR分子生物学方法可以检测外周血单个核细胞中EBV DNA。

三、治疗

EBV感染没有特定的抗病毒治疗药物，主要给予支持性治疗。减少免疫抑制治疗可能对某些患者有益。细胞毒性药物和免疫调节剂可用于治疗EBV相关的淋巴组织增生性疾病。

巨细胞病毒感染

人巨细胞病毒（CMV）是一种普遍存在的病毒，大多数人在童年或青春期感染。大多数感染是自限性的、轻度的，感染免疫功能正常的宿主引起上呼吸道症状。CMV潜伏在受感染个体中，可在免疫抑制期间重新被激活，并仍有可能感染其他CMV菌株。人与人之间的传播是通过接触感染者的分泌物或血液制品引起的。性传播已被认为是可能的感染途径。

当孕妇在妊娠期原发性感染巨细胞病毒并且胎儿在子宫内感染，就会发生先天性巨细胞病毒感染。先天性巨细胞病毒感染的疾病表现因怀孕期间感染的时间不同而变化，从无症状感染到破坏性综合征，这可能与先天性风疹病毒感染无法区分，包括宫内生长迟缓、解剖缺陷（小头畸形、脑内钙化）、感音神经性听力损失、视网膜炎、肝炎、肝脾肿大、骨髓抑制伴紫癜、脓毒症样综合征。先天性巨细胞病毒对感染的婴儿有重大影响，可能会缩短生命或出现严重的后遗症，如耳聋、失明、精神发育迟滞和社交障碍。

HIV感染者及免疫功能受损的人群，特别是那些癌症或移植后接受免疫抑制剂治疗的人群，新发CMV感染或潜伏感染被激活发生并发症的风险更大。高达90%的艾滋病患者在患病期的某个时刻发生急性活动性CMV感染；这是艾滋病患者最常见的机会性病毒感染之一，尤其是当CD4细胞计数下降到100个/mm³以下时。临床表现包括视网膜炎、胃肠炎、肝炎、肺炎、食管炎、肠炎和脑炎。

一、皮肤病变

巨细胞病毒（CMV）血症通常发生在感染各器官的血管内皮细胞，造成皮肤损伤、血管炎和黏膜表面溃疡之后出现[18]。三种类型的血管损伤与CMV有关：白细胞破裂性血管炎、坏死性淋巴细胞性血管炎、伴局部血管内血栓形成的免疫复合物炎性细胞损伤[19]。CMV皮肤病变包括：①黄斑疹；②局限和弥漫性溃疡，特别是在邻近黏膜的区域；③可触及紫癜性或坏死性丘疹；④瘀斑；⑤水疱，大疱性和全身性的麻疹样疹；⑥角化疣状病变；⑦色素沉着过度的硬化斑块；⑧与CMV肝炎相关的全身性大泡毒性表皮坏死溶解样发作。

患有先天性巨细胞病毒的婴儿可能出现与先天性风疹综合征相似的瘀点、紫癜和黄斑丘疹病变。

二、诊断

CMV感染的皮肤表现不具有特异性，不能仅依靠临床症状进行诊断。检测到血液或受感染的器官中的病毒，可以明确诊断。CMV可从呼吸道分泌物、尿液、唾液、精液、阴道和宫颈分泌物、粪便、外周血白细胞、脑脊液、组织和其他体液的培养中分离出来。通过 PCR 检测组织和脑脊液中的 CMV DNA 有助于诊断 CMV 感染并能够定量病毒载量。另一种方法是直接检测抗原血症，包括应用抗 CMV 低基质蛋白 PP65（UL83）的单克隆抗体检测外周血白细胞核中的 CMV 抗原，这种检测还能够量化 pp65 阳性细胞，从而估算病毒载量。定量 PCR 和抗原血症检测是检测艾滋病患者和器官移植受者中 CMV 感染的最快速、可靠的诊断方法。

皮肤 CMV 感染的诊断可以依赖组织学。在皮肤活检组织中检测到巨细胞核内包涵体、巨细胞病毒抗原或 CMV DNA 有助于 CMV 感染的诊断。

三、治疗

CMV 引起的临床疾病的常用治疗方法是静脉注射更昔洛韦。西多福韦、膦卡奈和福米韦森也被批准用于艾滋病患者 CMV 感染引起的视网膜炎治疗。更昔洛韦口服制剂，可用于高风险患者的预防。

人类疱疹病毒 6 型和 7 型感染

HHV‑6 和 HHV‑7 在人体中普遍存在，主要感染人体 CD4+ T 淋巴细胞。幼儿原发性感染 HHV‑6 可引起斑疹（玫瑰疹或第六病），为一种非特异性的发热性疾病，常伴有癫痫发作，发热消退时会出现弥漫性、非特异性黄斑疹及特征性的面部潮红或红斑。

随着病情完全缓解，皮疹几天后消退。与该病毒有关的其他临床症状包括传染性单核细胞增多症样疾病和药物诱导的过敏反应综合征。最近，HHV‑6 被认为是 HIV 感染者和器官移植者的一种机会性感染的病原体，引起发热、斑丘疹性皮疹、不适和内脏受累如肝炎和脑炎。HHV‑6 也与移植物抗宿主病及各种恶性肿瘤有关。HHV‑7 感染常发生在年迈的病人，临床表现与 HHV‑6 相似，引起反复玫瑰疹和玫瑰糠疹。PCR 诊断是最敏感和特异的。虽然更昔洛韦已用于严重免疫功能低下患者的 HHV‑6 感染的治疗，但尚无具体的治疗方法。

人类疱疹病毒 8 型感染

这种疱疹病毒最早于 1994 年被发现，被命名为卡波西肉瘤相关疱疹病毒，因为它在艾滋病患者的卡波西肉瘤中几乎 100% 被发现这个病毒。现在通常被称为人类疱疹病毒 8 型（HHV‑8），随后在患有卡波西肉瘤患者的外周血单核细胞，经典的和其他形式的卡波西肉瘤、HIV 阳性者的淋巴瘤和多中心的卡波西肉瘤患者中被发现。卡波西肉瘤的病变最初的紫癜斑或斑块发展为斑块、结节或小血管瘤或血肿，在某些情况下还伴有溃疡。在寻常型天疱疮、落叶型天疱疮、癌症和淋巴瘤患者中被检测到 HHV‑8 DNA。在非洲，儿童卡波西肉瘤是一种癌症，常见于有或没有 HIV 感染的儿童。原发性 HHV‑8 感染出现包括发热性疾病和类似紫癜的黄斑疹，如在非洲、中东和地中海国家流行地方报道的那样。可采用 PCR、免疫组化和免疫荧光等方法进行诊断。没有特定的抗病毒治疗方法。

腺病毒感染

腺病毒是无包膜的双链 DNA 病毒，分为 6 种（A～F），其中不同血清型与临床综合征相关，包括急性呼吸道疾病、结膜炎、胃肠炎和出血性膀胱炎等。腺病毒感染发生在世界各地的各年龄段，没有明显的季节性。某些血清型在其他健康人群中引起严重的播散性疾病，而在免疫受损者中可引起严重的和潜在致命的病毒感染的风险。腺病毒引起的皮肤病变发生在全身性疾病的背景下，可能包括非特异性黄斑丘疹、瘀点或紫癜性病变和结膜炎。

乳头多瘤空泡病毒感染

人类乳头瘤病毒感染

人乳头瘤病毒（HPV）引起的皮肤和黏膜病变，并与上皮和生殖器恶性肿瘤发生有关[20]。乳头状瘤病毒是无包膜、二十面体、直径约 55 nm 的双链 DNA 病毒。在已知的 100 多种乳头状瘤病毒中，人乳头瘤病毒是在世界所有地区发现的唯一感染人类的病原体。在儿童中 HPV 感染很常见，但可发生在所有年龄段，往往是亚临床或持续性的，潜伏期很长。免疫抑制者感染更容易出现临床症状和严重疾病的风险。

一、皮肤临床表现

通过直接接触 HPV 感染者的分泌物或病灶而传播，并导致皮肤或黏膜疾病，这取决于其感染的上皮细胞类型。皮肤型 HPV 引起不同大小和数量的皮肤疣，通常会自愈。黏膜 HPV 引起生殖器疣和尖锐湿疣，是生殖器 HPV 感染最常见的表现。HPV 与宫颈癌、阴道癌、外阴癌、直肠癌和肛周癌直接相关。新生儿在产道中暴露于 HPV，可发展为喉乳头状瘤或呼吸道乳头状瘤，伴有喉梗阻症状。免疫功能低下的人群有更高的 HPV 感染率和疾病的发生率[21]。HIV 阳性的男性阴茎、肛周疣发病率是免疫系统正常的人的两倍。HIV 阳性妇女的生殖器疣发病率可增加 10 倍。巨大的尖锐湿疣（也被称为 Buschke-Lowenstein 肿瘤）、上皮性恶性前病变和恶性疾病在 HIV 感染者中更常见，且病变的数量和严重程度增加，治疗困难，许多病例治疗后复发。浸润性宫颈癌与致癌性 HPV 密切相关，被认为是 HIV 阳性妇女中定义艾滋病的疾病。宫颈癌是世界上排名第二的女性癌症杀手。

二、诊断

皮肤和肛门生殖器疣根据临床症状诊断。PCR 检测组织和细胞样品中的病毒核酸(DNA 或 RNA)进行诊断。

三、治疗

对于不能自发消退的疣,最佳治疗方法尚不清楚。根据其大小、范围和位置,可以用局部药物(鬼臼素、水杨酸、维甲酸)、液氮冷冻疗法和激光或手术切除治疗疣。在 HIV 阳性和非 HIV 阳性人群中疣均有高的复发率。免疫调节剂如病灶内注射 α 干扰素和外用咪喹莫特可用于治疗生殖器疣,经常与其他方法联合使用。西多福韦是一种广谱的抗病毒药物,对所有人类疱疹病毒和 HPV 都有活性。有效的病毒样颗粒疫苗可预防与生殖器疣和宫颈癌相关的常见 HPV 感染。虽然在一些工业化国家,这些疫苗已获得许可并用于青春期女孩和男孩,但在世界上艾滋病流行且影响最大的地区,可能无法获得疫苗。

细小病毒感染

人细小病毒 B19 感染

细小病毒 B19 是无包膜的单链 DNA 病毒,感染人体内红细胞前体。人细小病毒 B19 感染皮肤的表现,为网状或花边样的离心性红斑皮疹,从躯干向四肢扩散,与患感染性红斑所出现的"掌纹脸颊"外观相似;疼痛的瘀斑和紫癜性皮疹出现在手掌和脚掌,呈"手套和袜子"分布,称为紫癜性手套和袜子综合征(PPGSS);似风疹或紫癜样皮疹的发热性疾病,不同于典型的多形性红斑疾病。其他皮损表现为血管炎、结节性红斑、水疱脓疱性暴发、红斑狼疮样综合征、苔藓样糠疹和硬皮病[22]。这些临床表现通常与病毒血症和其他全身症状相关,包括发热、不适、呼吸道症状、有时有关节痛。细小病毒 B19 感染的皮肤病理显示,组织损伤是由于病毒侵袭和宿主的免疫反应共同作用的结果,包括迟发型过敏反应、针对表皮和内皮抗原靶点的抗体依赖性细胞免疫和循环抗原抗体免疫复合物导致的淋巴血管炎。细小病毒 B19 引起的大多数疾病是自限性的,但免疫缺陷人群可能发生并发症,包括持续性或慢性贫血、纯红细胞再生障碍性贫血和再障危象。

参考文献

见:http://www.sstp.cn/video/xiyi_190916/。

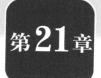

第21章 神经系统病毒感染

TOM SOLOMON

翻译：段李平　曹胜魁
审校：程训佳　钱熠礼

要点

- 病毒能感染神经系统的任何部分。
- 某些病毒只存在于热带地区，特别是那些虫媒传播的病毒。
- 在热带地区，针对那些全世界广泛存在的病毒，会有特殊的诊断和管理策略。
- 对于病毒感染中枢神经系统的疑似患者，最有用的一种检测方法是腰椎穿刺（lumbar puncture），这已被其他的病毒检测方法，如病毒感染脑脊液 PCR 检测、病毒感染的 IgM 抗体检测所证实。
- 尽管目前某些病原体已经接近消除，如脊髓灰质炎病毒，有一些病毒仍然变得越来越严重，如肠病毒71型。
- HIV 患者对于某些中枢神经系统感染的病毒尤其敏感。

单纯疱疹病毒 1 型和单纯疱疹病毒 2 型

- 单纯疱疹病毒（herpes simplex virus，HSV）1 型通过飞沫传播，可引起病毒性脑炎。
- 单纯疱疹病毒 2 型更可能通过生殖器感染，可引起脑脊髓膜炎。
- 热带地区 HSV1 型的发病率与其他地区相似。
- HSV2 型也能引起新生儿病毒性脑炎。
- 阿昔洛韦可以治疗 HSV 所致病毒性脑炎，但是它对于脑脊髓膜炎的作用还不是很清楚。

水痘带状疱疹病毒

- 水痘带状疱疹病毒（varicella zoster virus，VZV）初期感染就可致水痘，并伴随严重的神经系统症状，尤其是导致小脑炎。
- 在感染后期，尤其对老年人或免疫缺陷人群，此病毒会再活化，引发一系列中枢神经系统（central nervous system，CNS）和外围神经系统的症状，包括带状疱疹、卒中、小血管炎。
- 高剂量的阿昔洛韦单用，或者联合皮质类激素可以治疗中枢神经系统疾病。

爱泼斯坦-巴尔病毒

爱泼斯坦-巴尔病毒（Epstein-Barr virus，EBV）可以引起以下症状：

- 急性的原发性中枢神经系统感染，这是传染性单核细胞增多症的一部分。
- 原发性中枢神经系统淋巴瘤，尤其是 HIV 和其他免疫缺陷人群。
- EBV 常常在其他中枢神经系统类感染的患者脑脊髓液（CSF）中被检测到，并且会导致严重疾病。
- 可通过 PCR 检测脑脊髓液中的病毒进行诊断。
- 氨甲叶酸或者其他化疗、放疗组合可治疗原发性中枢神经系统淋巴瘤。
- 至今还没有疫苗。

巨细胞病毒

- 巨细胞病毒感染是很常见的，宫内感染或通过唾液、性接触后天获得性感染。
- 临床上的感染主要发生在 2 类人群：先天感染该病毒的人群和免疫功能缺陷的人群。
- 先天性病毒感染会导致涉及多种器官的综合征，包括脑炎。
- 在免疫缺陷人群中，尤其是 HIV 患者，巨细胞病毒会引起脑炎、视网膜炎、脊神经根炎。
- 以中性粒细胞为主的多细胞增生为特征；偶尔可见脑室炎。
- 更昔洛韦、缬更昔洛韦或膦甲酸都可以治疗该病毒相关疾病。

麻疹病毒

- 麻疹病毒能引起以下症状：
- 急性麻疹脑炎，表现为病毒感染数天到数周后的急性播散性脑脊髓炎(acute disseminated encephalo-myelitis，ADEM)。

- 亚急性包涵体脑炎，免疫功能不全人群感染数月后发病。
- 亚急性硬化性全脑炎（Sub-acute sclerosing panencephalitis，SSPE），感染多年后发病。
- ADEM 的发病率约为 1/10 000。
- 虽然已经有多种方法尝试用于治疗 SSPE 了，但是对于麻疹脑炎，还没有特效疗法。

尼帕病毒

- 尼帕病毒首次大规模的暴发是在 1998 年的马来西亚，接着在孟加拉国和印度也有小规模的暴发。
- 这种病毒可引起猪、人的呼吸系统疾病和急性脑炎。
- 在尼帕病毒感染后几个月，后期症状也将有所表现。
- 病毒是在果蝠（天然宿主）中直接传播的，同时也能在人际间传播。
- 病理上表现为神经损伤、血管周炎症、血管炎和梗死。
- 目前尚无有效的治疗方法和疫苗。

腮腺炎病毒

- 腮腺炎病毒会引起急性腮腺炎，且约 5% 的病例是无菌性脑膜炎，同时也会引起耳聋和脑炎。
- 腮腺炎可以通过减毒活疫苗预防，这已经在大多数发达国家和 1/4 发展中国家中普及。

肠病毒 71 型和其他非脊髓灰质炎肠道病毒

- 这类肠道病毒包括：脊髓灰质炎病毒（见下文）、柯萨奇病毒、埃可病毒和一些新发的肠道病毒，如肠病毒 71。
- 非脊髓灰质炎肠道病毒可以引起皮疹、口腔黏膜疹和其他全身性的临床症状，以及神经性疾病，最常见的是无菌性脑膜炎。
- 肠病毒 71 是导致手足口病、无菌性脑膜炎和脑炎的大规模暴发的罪魁祸首，特别是在亚洲。该病毒导致的一种严重的脑干脑炎与心功能障碍和肺水肿也有关联。
- 在微小核糖核酸病毒科中的埃可病毒 Parechovirus 形成了新种属，包括艾柯（Echo）病毒 22 和 23；他们会导致低龄儿童无菌性脑膜炎。
- 静脉注射免疫球蛋白可以用于治疗严重的肠病毒 71 相关疾病。

- 目前还没有任何非脊髓灰质炎肠道病毒疫苗。在肠病毒 71 暴发期间，为了降低传播率，只能将人群进行隔离。

脊髓灰质炎

- 脊髓灰质炎病毒的 3 种血清都会引起麻痹型脊髓灰质炎，并可能引起脑干炎。
- 通过接种三价减毒活疫苗，大部分国家已经消除了此病毒的传播，但是在巴基斯坦、阿富汗、尼日利亚其他等国家仍然有病例发生。

人源 T 淋巴细胞病毒 1

- 人源 T 淋巴细胞病毒 1（human T-lymphotropic virus type 1，HTLV-1）与脊髓病有关，也被称为热带痉挛性截瘫，这是一种因 HTLV-1 引起的不可逆转的慢性痉挛性截瘫。
- HTLV-1 可通过哺乳（最常见的方式）、输血、共用针管、性行为传播。
- 该病毒也会引起某些人的 T 细胞相关成淋巴细胞性白血病（T-cell leukaemia-lymphoma）。
- 目前还没有抗病毒药物，支持性治疗的目的是为了减少伤残。
- 目前没有疫苗。预防的方法是安全性行为、血液制品质量控制。

人类免疫缺陷病毒

- 伴随二次神经系统感染，HIV 能引起无菌性脑膜炎（作为原发性血清转化疾病的一部分）和慢性认知障碍。
- 认知性疾病，也称作 HIV 相关的神经认知障碍，包括神经心理测试中发现的无症状损伤，到轻度神经认知障碍，再到完全的 HIV 相关性痴呆。
- HIV 相关的神经认知障碍患者具有记忆困难、思维和运动迟缓的特点。
- 需要与其他类型的认知损伤进行鉴别诊断其他。
- 预防神经认知障碍的关键是严控 HIV 病毒进入血液和中枢神经系统。应该选择使用更易穿透中枢神经系统屏障的药物。

渐进多发性白质脑病

- 渐进多发性白质脑病（progressive multifocal leukoencephalopathy，PML）是由 JC 病毒和 BK 病毒引起的，这 2 种多瘤病毒在人类中不会引起其他疾病。
- 这些病毒广泛存在，但只在免疫缺陷人群中致病，尤其是 HIV 患者。

- PML的表现是渐进性痴呆，以及核磁成像种的白质变化，但是磁共振成像过程中并无占位效应或钆信号增强。

- 目前没有确定的抗病毒治疗方法；感染该病毒的HIV患者主要联合抗逆转录病毒药物进行治疗。

朊病毒

- 朊病毒病是一种渐进的致命神经退行性疾病，有传染性，可以感染动物和人群。

- 由朊病毒引起的克罗伊茨费尔特—雅各布病（Creutzfeldt-Jacob disease，CJD）具有散发性或家族性的特点。

- 食用患牛海绵状脑病的牛肉后，因其含有朊病毒蛋白，会导致变异型CJD。

- 巴布亚新几内亚之前报道过新几内亚震颤病（Kuru病），这是因食用动物的脑和内脏所引起的。

- 目前尚无有效的治疗方法。

概述

病毒可以感染神经轴的所有部位，包括大脑、脊髓和神经。感染中枢神经系统（CNS）的一些最重要的病毒将会在其他单章阐述，例如狂犬病（17章）、日本脑炎（14章）等节肢动物传播的病毒（虫媒病毒）。在这一章中，我们主要关注一些其他的中枢神经系统感染病毒。概括来说，病毒可以通过其进入体内的途径进行分类，无论他们是DNA或RNA、是否引起急性或慢性感染、是否主要感染大脑、脊髓、脑脊膜或神经节。某些病毒在热带地区尤为重要；其他的是全球分布，但在热带地区可能会面临特定的诊断和治疗。在概述部分，我们把中枢神经系统感染的病毒作为一个整体来描述其特点，而在后续的章节中会分开讲述。在本章的末尾，会讲一下朊病毒疾病，这是由传染性蛋白所引起，而不是病毒。

一、流行病学

大脑病毒感染是全球流行的，但它们的流行程度受多种因素影响，特别是气候、预防接种率、HIV感染率、贫穷程度（表21.1）。虫媒传播的病毒性疾病只发生在温度适宜生存的环境中，保证病毒在传播史体外阶段（如蚊子中）繁殖正常，比如热病毒病、乙型脑炎、西方马脑炎[1]。但是，由于这些影响大多数病毒暴发的主要因素很复杂，因此预测其何时暴发是很困难的。最近的模型研究表明影响因素包括温度、降雨量、气候变化等许多方面[2-3]。目前，引起中枢神经系统感染的许多病毒是有疫苗可以预防的，例如在许多发达国家，麻疹病毒、腮腺炎病毒、脊髓灰质炎病毒和狂犬病毒引起的脑炎已经罕有报道了，但在一些不发达，即疫苗有限的国家，仍存在少量这些病毒导致的感染病例。某一特定区域的艾滋病发病率与其他病毒性中枢神经系统感染有关：疱疹病毒引起的疾病，特别是EB病毒和巨细胞病毒，在艾滋病病毒感染者中更为常见；HIV也会影响临床表现，例如单纯疱疹病毒（HSV）脑炎在那些免疫功能明显受损的患者中表现得更为显著。除了HIV患者以外，JC病毒（以首次分离出此病毒的患者命名）极少能引起渐进性多病灶脑炎（PML）。近几年出现的许多病毒是经动物传染的，它们以前只是在动物之间自然感染，后来扩散到可以传给人群。尼帕病毒是一个典型的例子，它在20世纪90年代末期的马来西亚首次被发现，然后从蝙蝠传给猪，又传给人群[4-5]。然而，近年来马来西亚流行性中枢神经系统感染病毒中最难控制的是肠病毒71；这是可以直接在人群间传播的，会引起手足口病的大规模暴发，以及全身和中枢神经系统综合征[6]。大多数新发的病毒都是RNA病毒，包括肠病毒71，它们的进化速度比DNA病毒快得多。贫穷程度对于上述多数疾病的传播都有较大影响，主要原因是缺少相应疫苗，另一个原因是HIV疾病所致。

表 21.1 病毒性中枢神经系统感染		
病毒分组	地理分布[a]	注 释
疱疹病毒（疱疹病毒科）		
单纯疱疹病毒1型	全球散在分布	最常见的诊断为散发性脑炎
单纯疱疹病毒2型	全球性分布，对HIV携带者很重要	引起脑膜炎（特别是复发）；脑膜脑炎发生在免疫缺陷人群或新生儿中
水痘带状疱疹病毒1型	在艾滋病病毒流行率高的地区重要性上升	急性小脑炎，卒中综合征，血管炎
爱泼斯坦—巴尔病毒	在艾滋病病毒流行率高的地区重要性上升	传染性单核细胞增多症脑炎；诱发原发性中枢神经系统淋巴瘤
巨细胞病毒	在艾滋病病毒流行率高的地区重要性上升	新生儿脑炎与免疫功能低下；视网膜炎，脊神经根炎；脑室炎

表 21.1 病毒性中枢神经系统感染（续表）		
病毒分组	**地理分布**[a]	**注　释**
人类疱疹病毒 6、7	全球性分布	儿童发热性惊厥（红疹后）；免疫缺陷成人脑炎
肠道病毒（小 RNA 病毒科）		
肠道病毒 70	曾在印度暴发	流行性出血性结膜炎，累及中枢神经系统
肠道病毒 71	在东南亚尤其重要	流行性手足口病，伴无菌性脑膜炎、脑干脑炎、脊髓炎
脊髓灰质炎病毒	在亚洲和非洲的一些国家仍然存在	脊髓炎
柯萨奇病毒，埃可病毒，Parechovirus	全球分布	主要是无菌性脑炎
副黏病毒（副黏病毒科）		
麻疹病毒	在疫苗接种率低的地区尤为重要	引起急性传染性后脑炎、亚急性脑炎和亚急性硬化性全脑炎
腮腺炎病毒	在疫苗接种率低的地区尤为重要	比脑炎更容易引起脑膜炎
逆转录病毒（逆转录病毒科）		
人类免疫缺陷病毒	全球性分布，但在非洲和亚洲尤为重要	血清转化期间急性脑膜炎或脑炎，艾滋病毒相关的神经认知障碍
人 T 淋巴细胞病毒 1 型	加勒比地区、日本尤为重要	
多瘤病毒		
JC-BK 病毒	全球性分布	进展性多灶性脑白质病中的免疫功能低下
其他（罕见病因）		
流感病毒，腺病毒，细小病毒 B19，淋巴细胞性脉络丛脑膜炎病毒，风疹病毒		
人畜共患病毒		
狂犬病，其他狂犬病病毒	非洲、亚洲、美洲部分地区	英国的疯狗、猫、Daubenton 蝙蝠
其他狂犬病病毒	定位于不同的地理区域	
尼帕病毒	马来西亚、孟加拉国	通过果蝠的粪便传播
虫媒病毒（大多数也是人畜共患病毒）		
黄病毒（黄病毒科）		
西尼罗病毒	非洲，亚洲部分地区，南欧，美洲，澳大利亚	北美，南欧，伴有弛缓性麻痹，帕金森运动障碍
日本脑炎病毒	亚洲、太平洋地区	亚洲，伴有弛缓性麻痹，帕金森运动障碍
森林脑炎	北欧，亚洲北部	东欧旅游、苏联；蜱虫咬；上肢弛缓性麻痹
登革热	所有位于热带巨蟹座和摩羯座之间的国家	引起发热、关节痛、皮疹和出血病，偶有中枢神经系统疾病
甲病毒（披膜病毒科）		
西部和委内瑞拉 equine 病毒	美洲地区	发现于美洲；马和人的脑炎
基孔肯雅病毒	非洲，亚洲，太平洋，澳大利亚，欧洲南部	亚太平洋
布尼亚病毒		
Lacrosse virus	美洲	美国儿童脑炎
Coltiviruses		
科罗拉多蜱传热	美洲	
水疱病毒		
金迪普拉病毒	印度	印度暴发

a 最重要疾病活动的大致位置

对于病毒性脑炎的发病情况,有价值的流行病学研究还比较少。在非大规模暴发时,有报道显示其发病率是每 100 000 人中有 0.07～12.6 人感染[7]。在大规模暴发时,其发病率会明显上升,如日本脑炎暴发时,每 100 000 个儿童中就有 40 人感染[8]。在热带地区,对于病毒性脑膜炎的发病研究更少,可能是因为这种疾病不如细菌性脑膜炎和病毒性脑炎严重。但有研究表明,肠道病毒和 HSV2 是广泛存在的,这一点上发展中国家与西方国家的情况一样;另外,有些可致脑炎大规模暴发的病毒研究较为透彻,例如脊髓灰质炎病毒或 JEV,它们也会导致脑膜炎的暴发[9]。重要的是,HIV 作为血清转化疾病的一部分,也可与无菌性脑膜炎共存[10-11]。

二、病理和致病机制

(一) 侵入中枢神经系统

病毒感染中枢神经系统的致病过程中,最重要的是病毒是如何进入机体和神经系统的,其次是病毒复制和导致宿主机体的损伤。例如,HSV2 型主要通过性接触传播,所以是通过骶神经进入神经系统的,并引起脑膜炎;而 1 型可能是经嗅神经传播的,这也解释了其易于引发额颞叶脑炎的原因。虫媒病毒是通过吸血昆虫或扁虱叮咬而感染,而肠道病毒主要是经口传播的;虽然这些病毒进入机体的途径不同,但是在它们透过血脑屏障进入神经系统之前,肠道病毒和虫媒病毒都会引起病毒血症。这也解释了它们所致的临床交叉症状,尤其是对拥有良好血液供应的脑干细胞和脊髓前角细胞的影响。RNA 病毒一般在初次感染时就易于引发中枢神经系统疾病[12]。相比之下,像疱疹一样的 DNA 病毒在初次感染时可能致病,也可以变成休眠状态的病原体,等后期的再启动,比如 EBV 和 CMV 的患者在感染 HIV 或免疫力降低时都会被再次激活。近些年的研究表明,脑炎可以用抗神经系统抗体治愈,比如抗 NMDA(N - 甲基 - D - 天冬氨酸)抗体或抗电压门控钾离子通道的抗体。

(二) 血脑屏障和宿主应答

对于多数病毒性中枢神经系统感染过程而言,血脑屏障不仅可以阻挡病原体的侵入,也可以调控相关抑制性炎症细胞和免疫细胞的汇集对抗感染。病毒会通过多种途径穿透血脑屏障,进入中枢神经系统:比如虫媒病毒粒子可穿过血管内皮细胞,或在内皮细胞间传播;HIV 会寄生于白细胞内穿过屏障,即所谓的"特洛伊木马"机制。而像狂犬病毒和 HSV1 型等,它们先进入外围神经,而后逆向到达中枢神经系统。

严重的炎症会导致水肿(比如血管间流体渗漏),包括细胞毒性水肿(细胞损伤),以及最终的肿胀和颅内压增高。由于大脑所在的颅骨内部是固化的,几乎没有扩张和变形的空间,因此颅内水肿对大脑伤害极大。包括 HSV、虫媒病毒和肠道病毒在内的许多病毒都会感染神经细胞,引起直接损伤,比如细胞溶解或者凋亡。但是,对于某些病毒而言,非神经的角质细胞感染更为重要。例如,HIV 对于小神经角质细胞(中枢神经系统中的巨噬细胞)和星形角质细胞(结构和免疫方面都有重要作用)的感染,会引起细胞因子的长期释放,影响神经系统功能,最终导致 HIV 感染痴呆症[13]。JC 病毒会感染和破坏少突胶质细胞(在神经元周围产生髓鞘的一类细胞),导致中枢神经系统中白质丢失,以及少许炎症反应。尽管血管炎的主要致病源是 VZV 感染和血管内皮细胞的炎症,但狂犬病毒是比较特殊的,因为其免疫反应发生在疾病晚期[14]。

宿主的免疫应答包括固有免疫和获得性免疫,在外围神经区和中枢神经系统都有发生。近些年有很多人对神经细胞在病毒通过 toll 样受体入侵过程中固有免疫中的作用进行研究[15]。获得性免疫过程产生的特异性抗体可以将受感染细胞中的病毒清除,而不会造成细胞裂解;同时,CD8⁺ T 细胞会将病毒感染的细胞消灭。抗体可介导胞内病毒清除,而不破坏被感染的神经细胞,因为神经细胞是不可再生的,所以这是保护中枢神经系统感染的更优选择[16]。炎症细胞分泌的细胞因子会引起正常细胞的凋亡,也会导致一些神经细胞损伤,即所谓的"邻近细胞死亡"[17]。

三、临床表现

病毒性中枢神经系统感染的临床表现反映其感染部位和感染程度。脑脊膜感染引起脑膜炎;脑实质的感染引起脑炎(希腊语中的 *encephalon* 是大脑的意思),影响脊髓就引起脊髓炎(希腊语中 myelos 是骨髓的意思),神经根的感染就称为脊神经根炎。这些术语有时整合在一起反应多种疾病,比如脑膜脑炎、脑膜脑脊髓炎、脊神经根脑膜脑脊髓炎。

严格意义上讲,尽管使用这些专业性的病理学术语来描述组织学上的特征是比较精确的,但是实际临床应用中,这种描述又有些欠妥。如,对于病毒的感染,脑膜炎(假性脑膜炎,但是认知功能正常)和脑炎(认知功能不正常)应该区分开;但是在细菌性中枢神经系统疾病中却没有这种区分,患有细菌性脑膜炎的患者通常也有认知功能缺陷,但很少使用"细菌性脑膜脑炎"这个术语。对于 HIV,所用的术语也有所不同。在急性感染的病毒性脑炎中,很少观察到经典的血管周围免疫细胞渗透,却可见单核细胞、巨噬细胞和多核巨细胞的慢性渗透。病理上,这被称作 HIV 脑炎,以前的 HIV 脑炎术语也会用于临床上与 HIV 有关的认知功能障碍综合征,但是现在却指的是 HIV 相关的神经认知紊乱。

与长期感染和痴呆相关的其他病毒还有 JC 病毒,它可引起进行性多病灶脑白质病(PML)和麻疹。麻疹病毒感染中枢神经系统所致的症状有：急性病毒性脑炎、免疫缺陷患者中可见的亚急性脑炎、慢性痴呆症、亚急性硬化全脑炎（SSPE），且这些症状会维持数年。EBV 可以引起急性脑炎或脑膜炎，且此病毒更易于引起 HIV 患者的淋巴瘤；CMV 也存在于 HIV 后期患者中，会引起特征性的脊神经根炎。

任何急性病毒中枢神经系统感染的一个共同特点是都会引起严重的头疼，比如脑膜炎或脑炎。这一般是患者所经历的最严重的头疼。脑炎患者的头疼一般伴随发热，很快会导致认知功能障碍。但是，接近 10% 的脑炎患者不会出现发热，而病毒性脑膜炎患者，尤其是肠病毒感染患者中无发热症状的比例更高[18-19]。

认知功能障碍是急性病毒脑炎患者的最主要症状，体现在行为异常上，有时却被认为是精神疾病、定向障碍或迷惑。儿童中通常伴有痉挛，这也是医生确诊和治疗的重要依据之一。如果基底神经节被感染，就会导致运动性疾病，包括颤抖、运动障碍、舞蹈指痉病，例如虫媒毒性的脑炎。除了狂犬病，病毒性中枢神经系统感染的病理特征很少。

脊髓前角细胞的损伤会削弱运动神经元活性、导致自发性收缩，这在许多虫媒传播病毒和狂犬病毒感染中较常见，比如蜱媒传播脑炎[20]。

在中枢神经系统之外也存在可用于诊断的一些临床特征。例如，某些肠病毒的感染可导致黏膜与皮肤疾病；HIV 患者常伴有淋巴结疾病。

四、诊断

腰椎穿刺法是诊断中枢神经系统感染的最重要手段之一。除了某些不方便使用该方法诊断的患者，所有中枢神经系统感染的疑似患者都用此方法诊断。其特征是脑脊液细胞增多，其中主要是淋巴细胞，脑脊液血糖比正常。但是，也存在特殊情况，例如早期的腰椎穿刺诊断没有显示脑脊液细胞增多，尤其在儿童中，且血糖比有时变得很低。

病毒性中枢神经系统感染的诊断有些难点。一般的诊断方法是通过检测感染病毒分子或免疫应答分子来进行的。过去，病毒的检测主要通过以下 2 种方法：在特定细胞系、鸡胚、幼鼠中培养病毒来检测；确定是否有病毒抗原存在，例如鼻咽提取物的检测。而目前主要的方法有依托多聚酶链式反应（PCR）的核酸检测；病毒的可溶性抗原检测，如虫媒病毒感染后产生的可溶蛋白质[21]。在如今高通量测序的方法中，对于不同病毒的感染，PCR 法需要不同的引物来扩增和测序，并进行后续生物信息学分析，最终确定是否存在病原性生物[22]。

对于像虫媒病毒等引起的急性病毒感染，抗体的检测是非常有用的诊断方法。在以前，有很多免疫抗体检测方法，比如血细胞凝集抑制因子检测和补体结合分析，

但这都是非特异性的。如血小板减少中和试验一样的病毒中和试验是比较特异性的，其抗体能特异性中和样品中的病毒分子，但是此方法比麻烦，且需要特定的实验室来培养病毒。最近的常用方法是 ELISA，用于检测免疫球蛋白 IgM 和 IgG，因为在急性病毒感染早期 IgM 含量是增高的，而后期 IgG 含量也增高。某些 ELISA 方法已经有简便的试剂盒可用了[23]。

免疫抗体检测对于后期再激活的中枢神经系统感染是无效的，比如 HSV 和 CMV 患者中，血清中病毒特异的 IgG 抗体并不能说明其已患病。脑脊髓液中检测抗体的免疫印记法对此可能会有用，但至今还未得到充分使用[24]。

虽然目前已经有许多病毒感染的诊断方法，但是对于这些方法的使用和结果的解释仍然有难点。对于一个病理上有中枢神经系统感染炎症患者的确诊金标准是：从样本中培养病毒，并检测相应的感染后免疫应答分子，但是由于难以获得病理材料，所以很少使用这种金标准的方法。因此，对于虫媒传播病毒引起的急性中枢神经系统感染，我们一般采用 PCR 检测脑脊髓液中的病毒分子，或检测脑脊髓液中的特异性 IgM 抗体的变化。但是，脑脊髓液有时也不易获得，所以血清中 IgM 的检测可以作为补充，如果患者表现出急性中枢神经系统综合征，这种血清检测方法是可信的[25]，但是有一点需要谨记，许多病毒只引起急性外周感染，这可能掩盖了中枢神经系统疾病的真正原因。肠病毒检测存在另一些问题。由于肠病毒感染是很常见的，且存在交叉反应，所以血清学检测并不适用于其检测。可通过 PCR 检测出脑脊髓液中引起脑膜炎的病毒，如 ECHO30，但并不适用于其他病毒，如 EV71 很少能在脑脊髓液中检测到[26]。有时在手足口疾病患者的水疱、喉咙或粪便中也能发现肠病毒，当然也不能排除污染带来的假阳性情况，尤其是粪便标本中病毒的污染[27]。

血清学检测并不适用于那些引起慢性感染的病毒，包括疱疹病毒，原因如前述。脑脊髓液 PCR 可以用于某些感染中枢神经系统的病毒检测，比如 HSV[28]；但是不适用于另一些病毒，比如 EBV 可以通过其他的感染途径进入脑脊髓液中的淋巴细胞。这种多重感染途径非常不利于病毒的诊断[29]。

五、控制与治疗

最初用于诊断疑似病毒性中枢神经系统感染患者的方法与急性中枢神经系统感染的类似，即稳住患者、治疗并发症（癫痫发作、颅内压升高等）、抗菌和辅助治疗、康复。

在热带地区，缓解病毒性脑炎患者的病情尤其具有挑战性。尽管人们都知道中枢神经系统感染患者需要控制液体摄入量，但是这些患者在去医院的时候已经明显脱水了，这是由于他们已生病数天并且几乎无液体摄入，

且伴有呕吐。近期的败血症研究结果表明，在贫穷落后的非洲，大量液体摄入会增大患病儿童的病死率[30]。目前的治疗方式是对疑似中枢神经系统感染的成年人和儿童进行一些谨慎的补水措施[26,31]。

除了临床上表现明显的抽搐，某些患者还可能伴有轻微的癫痫持续状态，也就是大脑发生癫痫，但是临床上只表现为手指或眼睛或嘴巴周围轻微抽搐。因为许多热带地区的通风设施落后，所以在使用抗痉挛药物时要格外小心。在那些极度疑似颅内压升高的人群中，可使用甘露糖或其他渗透性利尿剂。目前只有少量数据表明这种方法的可行性，但这也仅仅是暂时性的缓解[32]。其他一些有威胁性的并发症是肺炎和尿路感染。

目前用于治疗中枢神经系统感染的抗病毒药物很少（表21.2）。尽管在西方发达国家中，任何疑似脑炎的患者都会服用阿普洛韦来治疗，但是在有大规模虫媒病毒感染暴发时，这种药物的效果可能就不明显了；所以其真正的难点是如何鉴定患有 HSV 脑炎的患者。在这种情况下，大脑成像技术可能会有帮助。

表 21.2 病毒性脑炎的治疗方案	
急性病毒性脑炎	
单纯疱疹病毒	阿昔洛韦
水痘带状疱疹病毒（包括小脑炎）	阿昔洛韦＋皮质类固醇
人类疱疹病毒6	更昔洛韦、磷甲酸
狂犬病	氯胺酮ª、金刚烷胺、利巴韦林
亚急性/慢性脑炎	
免疫功能不全	
水痘带状疱疹病毒	阿昔洛韦
巨细胞病毒	更昔洛韦、磷甲酸、西多福韦
麻疹包涵体脑炎	利巴韦林
肠病毒	Pleconaril、特定的免疫球蛋白
HIV 患者进行性多灶性白质脑病	联合抗逆转录病毒治疗（cART）、西多福韦
免疫功能正常	
亚急性硬化性全脑炎	α 干扰素（脑室内）、利巴韦林、异丙肌苷
进行性多病灶脑白质病	考虑阿糖胞苷
进行性风疹全脑炎	血浆置换

a 经实验考虑，对蝙蝠传播的狂犬病病毒可能有效。
急性播散性脑脊髓炎表现为急性发作，其他典型表现为亚急性脑炎。
这些治疗方法中有许多未经证实、处于实验阶段，或者只适用于某些患者。
修改自 Boos J, Esiri MM. Viral encephalitis in humans. Washington DC: ASM Press; 2003.[33]

当有明显的水肿和大脑偏移时，常用类固醇治疗这种急性病毒性脑炎。类固醇药物曾经在少许日本脑炎患者中实验过，但是还没有有利的证据表明其有效性[34]。因为 VZV 脑炎患者的损伤大多是病毒感染后引起的，所以他们也常使用类固醇治疗。对于肠病毒71感染，常通过静脉注射免疫球蛋白进行治疗。虽然还没有应用随机对照实验，但是许多间接证据已经表明了其效果[26]。急性感染时采取的一些简单的措施可以降低产生后遗症的风险。对关节进行温和的物理疗法可以降低痉挛的风险，但需要警惕褥疮的产生。网站上可以找到简单的康复方法[35]。

六、预防

对于那些已有疫苗的疾病，预防是最重要的防控手段，比如小儿麻痹症、日本脑炎、麻疹、流行性腮腺炎、蜱传播脑炎等。在某些地区，扩大免疫计划（EPI）中应该包含疫苗的使用，而且疾病暴发的信息应该及时准确；目前对于狂犬病疫苗是否应该被纳入 EPI 中仍然存在争议。对于狂犬病而言，除了控制流浪狗以外，更好的办法应是给狗打疫苗，进而预防人群感染[36]。

对于目前没有疫苗的虫媒传播病毒而言，主要是通过控制媒介和防蚊虫叮咬来预防疾病的，比如东方马脑炎病毒和西尼罗病毒。一般来说，任何治疗 HIV 的方法都会对随后的病毒性中枢神经系统感染产生较大影响。

单纯疱疹病毒 1 型和 2 型感染

一、流行病学

单纯疱疹病毒（HSV）1 型和 2 型都是疱疹病毒科中可致人群患病的 8 种疱疹病毒之一（表 21.3）。它们是 DNA 病毒，初次感染后会潜伏，只有被再次激活时才致病。HSV-1、HSV-2 和 VZV 都是感染神经系统的 α 类疱疹病毒；而 EBV 和 HHV-8 一样，属于 γ 类疱疹病毒，在 B 细胞中潜伏；CMV 是 β 类疱疹病毒，跟 HHV-6 和 HHV-7 一样，在 T 细胞中潜伏。

疱疹病毒是全球普遍存在的。HSV-1 主要引起脑炎，发生于所有年龄段的人群，而 HSV-2 主要在成年人中引起脑膜炎，在新生儿中引起脑炎。HSV-1 是通过飞沫传播的，口腔附近的疱疹病变是主要传染源，但是也有研究表明 10% 的成年人和儿童患者是没有这种症状的，唾沫中却含 HSV[38]。在社会经济较落后的地区，该病毒感染趋于年轻化，但是通过近 30 年的 HSV-1 血清学检测，只有 90% 的病毒感染人群显示是阳性的。

HSV-2 主要通过生殖器传播的。虽然生殖器溃疡病中因 HSV-1 所致的比例不断上升，但是 HSV-2 仍是造成世界上大多数生殖器溃疡病的主要病毒。HSV-2 的感染率随着年龄、性伴侣增多而升高，而且女性的感

表 21.3	感染神经系统的疱疹病毒
病　毒	特　点
α疱疹病毒	潜伏在神经中
单纯疱疹病毒1型	通常感染口腔黏膜并引起脑炎
单纯疱疹病毒2型	通常感染生殖器黏膜并引起脑膜炎
水痘带状疱疹病毒	以疱疹液滴传播
β疱疹病毒	被认为潜伏在单核细胞和T淋巴细胞中
巨细胞病毒	视网膜炎，脑炎，放射炎
人类疱疹病毒6	脑膜脑炎，复发性发热性癫痫，染色体整合
人类疱疹病毒7	脑膜脑炎，复发性发热性癫痫发作
γ疱疹病毒	潜伏在B细胞中
爱泼斯坦-巴尔病毒	脑膜脑炎，感染单核细胞增多症，驱动中枢神经系统淋巴瘤的免疫抑制
人类疱疹病毒8	导致HIV患者卡波西肉瘤

修改自 Solomon T. Encephalitis and infectious encephalopathies. In: Donaghy M, editor. Brain's Diseases of the Nervous System. 12th edn. Oxford: Oxford University Press; 2009. p. 1355－428.[37]

染率大于男性[39]。流行病学研究表明 HSV-2 的感染与 HIV 患者是没线性关系的，这也对某些非洲地区的疾病控制造成困难[40]。晚期 HIV 患者会有更高长期溃疡的风险，但是也会有更高比例的亚临床病毒脱落，这些都会增大 HSV-2 传播的概率[41]。

（一）HSV 引起的中枢神经系统疾病

在西方发达国家，HSV-1 是病毒性脑炎的主要致病源，发病率为每年 1/25 000～1/500 000[42]。病毒性脑炎中 90% 是由于 HSV-1 所致，另外 10% 是由于 HSV-2。HSV-1 脑炎患者呈现出双峰分布，其中 1/3 的患者年龄小于 20 岁，另有一半患者年龄大于 50 岁。这主要是由于某些年轻人中 HSV-1 感染后潜伏，过了多年后会被再激活而致病。有报道非洲和亚洲的 HSV 脑炎感染率与世界上其他地区类似[43-45]。

HSV-2 引起的新生儿神经系统综合征包括有脑膜炎、脑炎（尤其是新生儿）、腰骶脊神经根炎和脑膜炎以及复发性的脑膜炎。HSV-2 现在被认为是大多 Mollaret 脑膜炎的主要致病源，这种脑膜炎是复发性的，且在脑脊髓液中有较多可能激活巨噬细胞的易碎细胞。初次生殖器疱疹患者中，1/3 的人与脑膜炎患者有相似的临床特点，包括头痛、恐光症、假性脑膜炎。

新生儿中的发病率为每 1/3 000～1/10 000[46]，引起较高的发病率和病死率，而且许多幸存者也会有后遗症。

虽然 HSV-1 和 HSV-2 都能引起神经系统感染，但是 HSV-2 的感染更为常见，预后更差[47]。新生儿的 HSV 感染发生于子宫内、围生期、或产后。其中最重要的是围生期感染，占了 85%。

（二）病理和致病机制

HSV-1 通过口腔黏膜初次感染，可能会导致溃疡，也可能无症状。病毒初次感染后沿着三叉神经进入并潜伏余三叉神经节。超过 2/3 的 HSV-1 脑炎患者在病毒感染初期有相应的抗体，也表明患病主要是由于潜伏病毒的后期再激活所致，而非初次感染就致病。有时病毒初次感染也会导致脑炎，尤其是儿童体内或者二次感染不同的病毒菌株时[48]。最近有人通过缺失重要功能蛋白进行研究 HSV 脑炎，比如 Toll 样受体 3 和其他应答时干扰素产生的信号通路蛋白，发现脑炎的发展与几种蛋白家族相关[49-50]。

在病理上，HSV 脑炎主要损伤脑边缘系统和附件结构。因此最受影响的是颞叶，以及额下叶、顶叶，偶尔包括枕叶；更深层的受损伤结构包括杏仁核、海马、岛叶皮质、扣带回。损伤一般是双边的，但是常常表现为一侧更明显。感染初期主要有肿胀、发炎、充血，以及瘀斑或大溢血，进而会发生坏死和液化（图 21.1）。虽然在脑边缘系统中病毒的复制非常关键，但是目前还不清楚病毒是通过哪种方式以及何时到达那里的。目前推测的可能机制有两种：一种是从嗅球和嗅道传播，潜伏在三叉神经中的病毒再激活，进而继续扩散出去；另一种是直接将已经潜伏在大脑的病毒再激活[52]。

HSV-2 通过生殖器黏膜感染。该病毒潜伏在骶神经，从那被再激活。目前对于复发性 HSV-2 脑膜炎的发病机制研究较少，可能是免疫介导的病理过程[53]。新生儿 HSV 感染最常见的是通过产道发生。但有时在子宫中，也可通过胎盘或破裂的膜而感染[54]。

二、临床表现

HSV-1 脑炎一般表现为急性流感的前驱症状，包括高热、严重的头痛、恶心、呕吐、意识变化，也伴随有痉挛、局灶性神经功能损伤。一项研究表明 93 位成年 HSV-1 脑炎患者中，有 85 人发高热（91%）[55]。另外 HSV-1 脑炎患者中定向障碍比例为 76%，言语障碍 59%，行为障碍有 41%，以及 1/3 的患者伴有痉挛[55]。高度的神经功能变化包括有嗜睡、精神错乱、定向力障碍、昏迷等。脑脊髓液的 PCR 检测也发现了 HSV-1 脑炎患者的其他一些轻微变化[56]。

HSV 脑膜炎表现为发热和脑炎。初次感染 HSV-2 的脑膜炎患者中有 85% 存在生殖器病变，而且症状出现的时间比中枢神经系统综合征早 7 d。HSV 感染在新生儿中可引起皮肤、眼、口的局部性疾病，以及中枢神经系

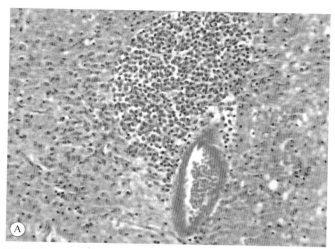

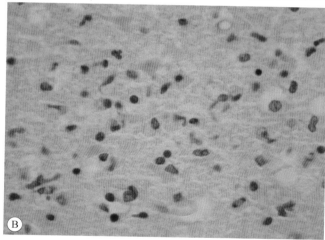

图 21.1 单纯疱疹病毒性脑炎的组织病理学改变。(A)由活化的小胶质细胞、巨噬细胞和淋巴细胞组成的血管周围炎性浸润(HE 染色,×620)。(B)高倍镜显示小胶质细胞和死亡神经元核溶解(核溶解)和胞质内嗜酸性细胞增多,保持原来的锥体轮廓(HE 染色,×620)。(引自:Solomon T, Hart IJ, Beeching NJ. Viral encephalitis: a clinician's guide. Practical neurology 2007;7: 288-305, courtesy of Dr Daniel Crooks.)[51]

统疾病或传染病。接近 1/3 的 HSV 感染新生儿中伴有中枢神经系统受累,一般表现在出生后 2～3 周。接近 2/3 的患者都会出现皮肤水疱。最初感染时,可能不会表现出中枢神经系统的临床症状,但是随后会出现嗜睡、过敏、厌食、局灶性或全身性痉挛、囟门肿胀或颤抖[57]。

三、诊断

HSV 脑炎和脑膜炎主要通过脑脊髓液的 PCR 方法进行诊断。这种方法的敏感性达 90%,特异性为 100%。假阴性较少见,但是在使用患病早期的脑脊髓液或晚期没有病毒核酸的脑脊髓液时,偶尔会出现假阴性。例如,在患病后 2～10 d 时对脑脊髓液进行 PCR 检测 HSV,有可能出现假阴性[58]。

如果脑脊髓液样品中 HSV 检测是阴性,但样品是患病前期获取的,那就需要重新实验。如果患者处于晚期,且 PCR 的检测是阴性,那这是需要用 HSV 特异的抗体对脑脊髓液检测,以验证实验结果。患 HSV 脑炎的新生儿,血清中 HSV 的检测是有助于确诊的。在 PCR 检测之前,可先使用脑组织活检检查,而且这也是一种辅助的确诊方法。

尽管新生儿只表现为黏膜与皮肤或全身的 HSV 感染,但是由于他们也可能有中枢神经系统的感染,所以也要进行腰椎穿刺检测。接近 25% 的新生儿会在皮肤、眼、口感染 HSV,而其中 90% 会在脑脊髓液中检测到 HSV 的 DNA[54]。复发性 HSV 脑膜炎中的脑脊髓液存在易碎细胞,这些细胞质微弱着色空泡状的易碎细胞现被认为是活化的巨噬细胞。有时在其他的中枢神经系统感染中也会发现这类细胞。

HSV 脑炎和脑膜炎中常会伴有脑脊髓液开放压的升高,每立方毫米中一般有几十到几百个细胞,而其中主要是淋巴细胞,且蛋白质/糖比值中度升高;儿童可能不会出现脑脊液细胞增多的现象[58-59]。

对于 HSV 脑炎,计算机断层摄影术是常用的技术,感染早期观察可能呈现正常表现,或者可观察到额颞区会有轻微肿胀。随后,如果发生出血性转变,那会出现高密度和高信号变化(图 21.2)。磁共振成像技术(MRI)在额颞区的 T2 梯度上可见明显的信号变化,也可能涉及到顶叶区[51](图 21.2)。这些变化在两侧都有,但并不是对称的。弥散加权 MRI 对于该疾病的早期诊断尤为重要[51,60](图 21.3)。对于新生儿的 HSV 脑炎,除了一般的颞叶畸形与变化,也会出现多灶性的脑干或小脑异常[61]。

EEG 常显示出非特异性弥散的高振幅慢波长脑部疾病,但是这对于轻微痉挛的检查很有用。周期性单侧癫痫样放电曾经被认为是 HSV 脑炎的诊断特异标志之一,但是后来也在其他疾病中发现此现象[62]。

四、控制与治疗

只要临床上被诊断疑似 HSV 脑炎,就会采取静脉注射阿昔洛韦的治疗方法。因为大多数有脑部疾病的患者没有 HSV 脑炎,所以应尽快进行脑脊髓液检测,无论有无影像学辅助,以明确是否有脑炎[51]。尽管随机安慰剂对照试验治疗为期 10 d,但是为了预防复发,大多数试验的治疗时间为 14～21 d。最近的研究发现炎症会增大复发概率[63]。所以治疗 2～3 周后还需进行脑脊髓液检测,并且在检测到病毒后要持续使用阿昔洛韦[58-59]。临床上出现 HSV 感染症状的婴幼儿也会给予阿昔洛韦治疗,比如皮肤黏膜囊泡、痉挛、嗜睡或者败血症。当出现某些临床症状时,在病毒检测确认前不宜使用阿昔洛韦药物,比如新生儿脑脊髓液中出现脑脊液细胞增多[64]。

在某些热带地区,因为资源有限,且常见其他类型的脑炎,所以阿昔洛韦的正确使用非常重要。例如,在亚洲

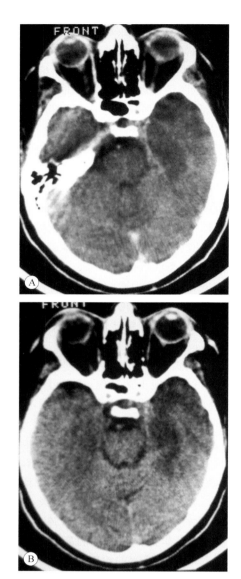

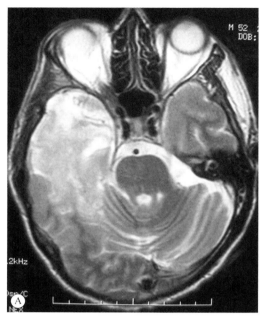

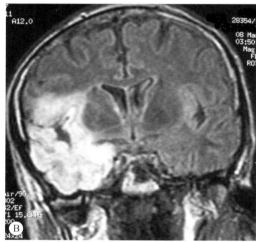

图 21.2 HSV 脑炎的计算机断层扫描。这张扫描显示,患病 1 周后:(A)左侧颞叶低密度区,有肿胀和增强对比;(B)同一患者 4 天后,有更明显的变化。(T Solomon, from Solomon T, Hart IJ, Beeching NJ. Viral encephalitis: a clinician's guide. Practical Neurology 2007;7: 288 - 305.)[51]

图 21.3 HSV 脑炎的 T2 加权 MRI 脑扫描。冠状面 (A)和矢状面(B)显示右侧颞叶高强度和肿胀。(T Solomon, from Solomon T, Hart IJ, Beeching NJ. Viral encephalitis: a clinician's guide. Practical Neurology 2007;7: 288 - 305.)[51]

大多数地方,常会有大规模日本脑炎暴发;在亚洲大多数地方和撒哈拉以南非洲地区,常暴发 HIV 伴随的中枢神经系统感染和脑型疟疾。在实际操作中,这可能意味着在资源匮乏的亚洲暴发日本脑炎期间,阿昔洛韦并非适用于所有患者,而是仅适用于那些临床模式和影像学显示不太可能出现日本脑炎的患者。虽然口服治疗并不常用,但是口服前体药物伐昔洛韦在 HSV 脑炎患者的脑脊髓液中会有足够的阿昔洛韦浓度,这方法其实可以在资源有限的地方用于疑似 HSE 的早期治疗[65]。皮质类固醇有时会用于控制炎症,特别是影像学显示有肿胀的情况,但是他们的具体作用还没有随机实验的研究。在这些基础上,也需要惊厥控制和其他一些有效措施。

阿昔洛韦对于急性 HSV-2 脑膜炎的作用还未得到确认。虽然现认为它对病毒有作用,但是 HSV 脑膜炎是有自限性,且静脉注射是有危险的。某些临床医生会给复发 HSV-2 脑膜炎的患者使用预防性药物伐昔洛韦,以防进一步发作。但是最近的空白对照试验表明给患者每天 2 次使用 0.5 g 的伐昔洛韦,维持 1 年后没有任何效果;但是在停止用药后,阳性治疗组比空白对照组有更高的发作率,可能是因为出现了反弹现象[66]。

五、预防

目前还没有针对 HSV-1 或 HSV-2 的疫苗。新生儿主要是通过控制其出生过程来预防 HSV 感染。

水痘带状疱疹病毒感染

一、流行病学

水痘带状疱疹病毒是双链 DNA 病毒。初次感染可引发弥漫性皮疹水疱,即水痘。该病毒会潜伏在感觉背根神经节中,后期再激活会引起疼痛性的单处皮肤暴发水疱带状疱疹和中枢神经系统综合征。20 世纪初发现,患过水痘的儿童成年后会得带状疱疹,所以这种水痘和带状疱疹在流行性上具有一致性[67];大约 50 年后,研究表明引起这 2 种疾病的是同一种病毒[68]。急性小脑炎和弥散性脑炎是 VZV 首次感染后的最常见神经系统症状。VZV 再激活可引发更严重的并发症,包括脑炎、卒中、血管炎、脑神经病变和脊髓炎(表 21.4)。

表 21.4	水痘带状疱疹病毒的神经系统并发症

急性感染并发症(水痘)

  小脑炎

  急性脑炎

病毒再活化并发症(带状疱疹)

  脑神经病变

    Ramsay Hunt 综合征

    带状疱疹眼炎

    三叉神经炎

    视神经和动眼神经病变/视网膜炎

    其他脑神经的单神经炎

    多神经炎

  卒中的症状

    带状疱疹伴对侧偏瘫

    宫颈带状疱疹伴后循环梗死

    底动脉肉芽肿性血管炎

  脑炎综合征

    脑炎

    弥漫性小/中血管动脉炎

  脊髓炎

修改自 Boos J,Esiri MM. Viral encephalitis in humans. Washington DC: ASM Press;2003.[33]

VZV 的初次感染多数情况是通过飞沫传播的,但是出现带状疱疹后脱落的病毒粒子仍然具有感染性。在温带区域,多数人是在儿童或成年早期感染 VZV 的;20 岁时一般 95% 以上的患者血清反应阳性[69]。在热带地区,水痘主要发生在年轻人中。成年人和低于 1 岁婴儿的感染都会导致非常严重的疾病,包括神经系统疾病等。带状疱疹的患病风险随着年龄增大而增大,且在某一阶段会高

达 20% 的暴发率。恶性肿瘤患者或免疫缺陷人群更易发生带状疱疹和中枢神经系统并发症。同样,儿童和长期患病的免疫缺陷人群更易发生水痘的神经系统并发症。

急性小脑共济失调是水痘患者中最常见的神经系统并发症,每 4 000 例水痘患者中就有接近 1 例[70]。在 57 例患有水痘神经系统并发症的儿童中,有一半有小脑炎,康复良好;40% 有弥散性脑炎且后果很严重[71]。急性脑炎或大脑炎是水痘患者中较稀少的并发症,每 10 000 例中才有 1~2 例。且在 20 岁以上成年人和小于 1 岁的婴儿中暴发率更高。

二、病理和致病机制

水痘具有高度传染性,且大多 VZV 的感染是通过鼻咽飞沫传播的。如果皮肤直接接触患者破损的水疱,就会引起病毒传播。病毒初次感染血液后,就会在局部淋巴结中复制,进入网状内皮系统,然后发生伴随皮肤损伤的继发性病毒血症。皮肤中无细胞结构的病毒粒子会感染神经末端,并沿感觉轴突迁移,进而潜伏在局部神经中枢的神经元中。

潜伏 VZV 引起的中枢神经系统综合征主要是由于应答于病毒的免疫反应造成,而非病毒自身的复制所致。但是病毒较少时就可进行复制,可能引起发病,尤其在免疫缺陷患者中较严重[72]。对于 VZV 脑炎的病理学研究已表明,弥散性水肿、单核细胞的血管浸润、髓鞘脱落以及偶尔的大出血是其病理学特征。

VZV 血管炎是由于病毒在脑动脉中复制所致,不管是初次感染还是再激活时;这种疾病可能是单病灶或多病灶的,且导致卒中、大出血或血栓剥离。病理方面,血管血栓壁会发生肉芽肿性炎症过程,且有时动脉外膜或血管壁的平滑肌上会发生病毒的复制。内皮细胞中也发现有该病毒粒子。卒中症状出现较晚,这可能是由于病毒需要从三叉神经节开始,沿着其眼神经的分支运动到脑动脉。

三、临床表现

(一)水痘的神经系统并发症

该病毒初次感染所致的神经系统并发症通常是以几天到 1 周后出现的皮疹开始,当然有的时候神经系统并发症在皮疹之前出现或者偶尔与皮疹完全无关[73]。急性小脑症中,一般表现为头痛、呕吐、嗜睡的共济失调,有时也会有发烧、眼球震颤、言语不清、颈部僵硬的症状。弥散性水痘脑炎中,一般症状为头痛、发烧、呕吐、意识不清、痉挛。其他与水痘有关的中枢神经系统综合征还包括有脊髓炎、无菌性脑膜炎、卒中、舞蹈指痉病、面部神经麻痹、吉兰-巴雷综合征等[14]。

(二)VZV 再激活时的神经系统并发症

VZV 再激活引起的神经系统综合征多种多样。虽然这在任何年龄阶段都有发生,但是更为常见的是老年

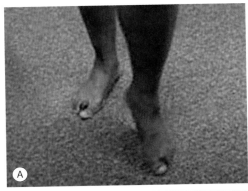
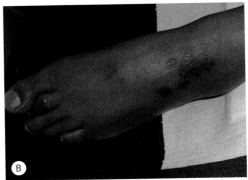

图21.4　节段性带状疱疹麻痹性痴呆。一名HIV阳性男子，左侧L5皮损有带状疱疹，并伴有足下垂（注意，左脚正常的脚跟着地被一个脚趾下垂所取代）。（图片来自 T. Solomon）

人、HIV 晚期患者、其他免疫功能缺陷尤其是细胞免疫功能受损的患者。因此，患有白血病和淋巴组织增生的患者，以及患有移植前骨髓抑制的患者更易受该病毒感染。重要的是，这些综合征表现出来时并没有带状疱疹的皮肤症状，这类似于另一种情况，带状疱疹出现疼痛表现时并没有皮疹症状。节段性疱疹轻瘫表现为单神经元的肌肉无力，而这种情况可能报道不全，这也反映了病毒对前角或运动神经元的损伤[74]（图21.4）。

（三）VZV 脑神经病变和脑干脑炎

VZV 再激活所致脑神经病变中最常见的症状是拉姆齐-亨特综合征。在外耳或耳道中有带状疱疹，也会伴有脸部疼痛和脸部麻痹。但是，皮疹可能会延伸到三叉神经调控的其他区域，或者神经功能紊乱延伸到同侧脑神经；这一般与第Ⅷ脑神经有关，但有时可能涉及脑神经 V、Ⅵ、Ⅸ 或 Ⅹ。"拉姆齐-亨特加"这一术语已经用于描述上述这种综合征了。另外，在没有水疱皮疹时，VZV 也会引起单个或多个脑神经病变。症状如果只涉及第Ⅶ脑神经，那可能是由于神经纤维在通过发炎膝状神经节时受压迫所致，但是这还没有在病理上被证实，而且其他一些脑神经的参与表明炎症已延伸到脑干。

（四）VZV 血管病变和血管炎

第一个被发现的 VZV 卒中相关综合征是伴有带状疱疹眼炎的延迟性对侧偏瘫，其早已在免疫功能正常的老年人中发现[75]。类似的 VZV 血管病变综合征可能是儿童卒中的重要原因。他们的主要动脉收到严重影响。包括脑桥梗死在内的后循环血管综合征，成 C2 分布状态，同时伴有带状疱疹。一般来说，对侧偏瘫是在皮疹后 8 周（8 d～6 个月）左右发生。免疫缺陷患者中常发生小范围的血管炎（有时会略大），特别像那些 HIV 患者或器官移植接受者。这也产生亚急性症状，比如头痛、发烧、偏瘫、失语、视野模糊、意识改变和癫痫[76]。虽然患者数周或数月之前已经患过皮疹，但是这里一般不会出现。

（五）VZV 脑炎和脊髓炎

非 HIV 患者中，VZV 脑炎患者是非常稀少的。一般老年人或患有恶性肿瘤的患者中更易于感染 VZV 皮疹。但是，这也被证实是 HIV 患者患得脑炎的重要病原。在这两类患者中都可能没有皮疹症状。由于一般没有发烧或痉挛，且没有脑脊髓液脑脊液细胞增多现象，所以对于 VZV 脑炎的诊断特别困难[77]。骨髓炎是带状疱疹的一种稀少症状，一般 1 000 例患者中少于 1 人有所表现。大多数情况下，发生皮疹后 1～2 周内会出现胸部带状疱疹和神经系统症状。但是有时并没有皮疹症状出现。有时也会出现单侧运动和后柱功能障碍，且将演变为涉及膀胱和肠道的截瘫。免疫功能缺陷人群有更高的感染风险，尤其是 HIV 患者。

四、诊断

在 VZV 所致的急性小脑共济失调中，其脑脊髓液可能是正常的，或者有轻微淋巴细胞增多症状，且蛋白质与糖的比例可能轻度升高。这种情况中还没有分离出 VZV 病毒，但是可以通过 PCR 检测到，且脑脊髓液中有抗-VZV 的抗体出现。有接近 20% 的患者 EEG 检测速度减慢。水痘脑炎患者 CT 扫描显示有水肿，且 MRI 结果显示不正常的灰质和白质。脑脊髓液检测表明典型的病毒感染症状。

对于 VZV 脑神经病变的诊断方法是从囊泡中分离病毒，或者检测血清中的抗体滴度变化；或者有些病毒可以通过对脑脊髓液的 PCR 或用抗-VZV 的抗体检测。

继发于 VZV 感染后的卒中症状中，脑脊髓液一般表现出蛋白质和细胞增多，且数位减影血管成像或磁共振血管成像确定部分流体减少。尽管有时 PCR 可以检测到脑脊髓液中的病毒感染，且有时在大脑动脉中发现病毒粒子，但是该病毒仍不能从脑脊髓液中被分离出来。

对于 VZV 血管炎患者的 MRI 结果显示，在不同尺寸的皮质和皮质下灰质、白质中，出现多处局部缺血和出血性梗死；有时脱髓鞘中也有。尽管这些损伤位点可能很小或分散，但是如果这些损伤主要发生在白质中，MRI 结果可能是多灶性脑白质病。对于 VZV 脊髓炎，MRI 信号的不正常变化表明病变程度。脑脊髓液的 PCR 检测和抗-VZV 抗体检测可以对该病毒的感染确诊。

五、控制与治疗

带状疱疹是通过抗病毒治疗来控制皮肤病变和急性神经炎的传播速率[78]。但是目前还不清楚这种治疗是否对于疱疹后神经痛有帮助[79]。尽管证据不足，但对于 VZV 脑神经病变治疗的建议药物是阿昔洛韦（静脉注射或口服），持续服用 14 d，不管有无添加皮质类固醇[80]，且最佳的治疗时间为是在症状出现后的几天内[81]。另外，早期服用阿米替林可大大降低带状疱疹后神经痛的出现。

VZV 小脑炎一般是自限性的，尽管患病后会持续几个月，但是不需要任何治疗，且 1~3 周内恢复。对此，病毒的细胞病理原因和免疫介导的脱髓鞘对其作用还不是很清楚。小脑的综合征一般是良性的，且不需太多关注。

目前虽然对于药物阿昔洛韦和类固醇随机实验研究不多，但是一般都用它们治疗 VZV 脑炎、卒中、血管炎[73]。治疗使用阿昔洛韦的剂量为 10~15 mg/kg，并配合使用皮质类固醇，持续 2 周时间。如果患者在此阶段出现病情恶化或脑脊髓液中仍然可检测到病毒，那多数人建议加长药物治疗时间[72,82-83]。5%~10% 的脑炎都是致命的。

六、预防

美国于 1995 年就使用减毒疫苗来预防该病毒传播，极大降低其发病率和病死率。加拿大也建议人人接种该种疫苗，欧洲的使用量也越来越多，但是目前发展中国家还没有使用该疫苗来预防[84]。

Epstein-Barr 病毒感染

一、流行病学

Epstein-Barr 病毒（EBV）又称人类疱疹病毒，是双链 DNA 的疱疹病毒。在 HIV 患者中，初次感染可引起单核细胞增多症等中枢神经系统疾病，或者再次激活时可引起中枢神经系统淋巴瘤。另外，近期的数据表明 EBV 合并感染会引发其他中枢神经系统疾病，如细菌性脑膜炎。EBV 在多发性硬化症中的具体作用[85]，这里不做详细讨论。

EBV 感染是普遍存在的。血清学研究表明 90%~95% 的成年人都感染过。大部分感染者没有明显症状，尤其是儿童。年龄较大的儿童和年轻人中会引发传染性的单核细胞增多症。有 1%~18% 的患者会发生急性 EBV 感染所致的神经性并发症，包括脑炎、脑膜炎、脊髓炎、颅和周围神经病变、神经根病[86-87]。

在 2%~6% 的 HIV 患者中，EBV 会引发中枢神经系统淋巴瘤，比正常人的暴发率高 1 000 倍[88]。对 HIV 患者的尸体解剖发现，淋巴瘤的暴发率高于 10%[89]。EBV 也常常在其他中枢神经系统患者中被检测到，尤其是免疫缺陷患者中。美国的一项研究中，900 例脑脊髓液样本中有 60 份是 EBV 阳性的，而其中 1/4 是其他的病原体感染[29]，包括淋巴瘤患者中的 CMV，感染 PML、VZV、肺炎链球菌和其他微生物的患者中也查到 JC 病毒。在马拉维的一项研究中，在 HIV 阳性患者中，多于 50% 的患者脑脊液中检测到 EBV，并伴随细菌性脑膜炎[90]。

二、病理和致病机制

EBV 分泌在唾液中，并通过亲密接触进行传播。口咽淋巴组织的上皮细胞和 B 细胞是易感染的，且通过淋巴网状系统，病毒散布于身体的其余部位，包括中枢神经系统。上皮细胞的细胞溶素感染会导致产生病毒粒子。B 细胞的感染具有潜在病毒感染风险，随后可能再激活而释放病毒粒子。

对于 EBV 脑炎致死病例的尸体解剖发现，存在血管周围淋巴细胞浸润，包括异型淋巴细胞，脑实质水肿和小胶质细胞增生[91]。病毒 DNA 和蛋白质不经常出现在脑活组织检查中，这反映了这主要是一种免疫介导的脑炎[92]。在艾滋病患者中，原发中枢神经系统淋巴瘤几乎总是与 EBV 相关，该病毒被认为是促进恶性 B 细胞复制的"驱动器"。淋巴瘤患者的 CD4 数量较少，一般少于 50/μL。

在其他疾病患者的脑脊液中检测 EBV 的意义并不明显。因为病毒分子总是存在于淋巴细胞中，所以在淋巴细胞抵抗另外一种感染时，该病毒可能是被携带进入脑脊髓液的潜在病毒分子。在伴随细菌脑膜炎和 EBV 的 HIV 阳性患者中，病死率是与脑脊髓液中的 EBV 含量相关的，这表明 EBV 在炎症过程中的作用可能是病毒再激活致死的机制[90]。

三、临床表现

虽然 EBV 初次感染所致的无菌性脑膜炎在临床上与其他病毒所致的脑膜炎没有明显区别，但咽炎、淋巴结肿大的症状提示这是传染性单核细胞增多症。脑炎常有以下典型症状：伴头痛发作、行为或意识的改变。大脑的任何区域可以参与造成小脑共济失调，但是小脑炎是常见的。尽管脑炎最常发生于传染性单核细胞增多后的 1~3 周内，但它也可以在急性发热之前或其间发生，有时也不会出现任何传染性单核细胞增多的症状[93]。

EBV 引发的原发性中枢神经系统淋巴瘤可呈现各种局灶性或非病灶的症状和体征。临床上的特征主要是意识模糊、嗜睡、记忆力减退、偏瘫、失语、局灶性神经病变,约15%的患者会出现少于3个月的癫痫。2～8周时的亚急性发作可有助于将淋巴瘤和其他占位性病变区分开,特别是表现更为剧烈的弓形虫感染。

四、诊断

目前主要是通过 PCR 检测脑脊髓液中 EBV 病毒 DNA 来进行诊断。在初次感染时,脑脊液中的病毒检测是很重要的。对于以前被感染过的人群或潜伏病毒再激活的人群,例如疑似中枢神经系统淋巴瘤或 EBV 合并感染,PCR 结果的可能比较难解释。在这些情况下,病毒载量的定量检测是重要的,且与血液中病毒的比较可以帮助检测是否有 EBV 感染。例如,许多 HIV 患者中的可检测病毒分子较少,但在疑似淋巴瘤和脑脊髓液病毒

滴度较高的患者中,这可显示中枢神经系统中局部病毒的复制。来自 EBV 裂解周期的 mRNA 检测证明了病毒是在复制,但常规诊断一般很少用[29]。

在 EBV 引起的无菌性脑膜炎和脑炎中,CSF 谱与由其他原因引起的类似。脑炎患者的脑电图(EEG)显示了癫痫发作时放缓、尖波和周期性放电的图像。脑炎成像显示了加权 T2 高信号变化和位于薄壁组织损伤的 FLARE 图像。

淋巴瘤中,脑脊液检查也可以揭示肿瘤细胞。依据其成像,淋巴瘤通常会导致单病变或几个相邻的病灶;这些可以是在脑实质的任何地方,但通常是周围心室;一般伴有中度水肿和整个身体的均匀对比增强(图 21.5)。

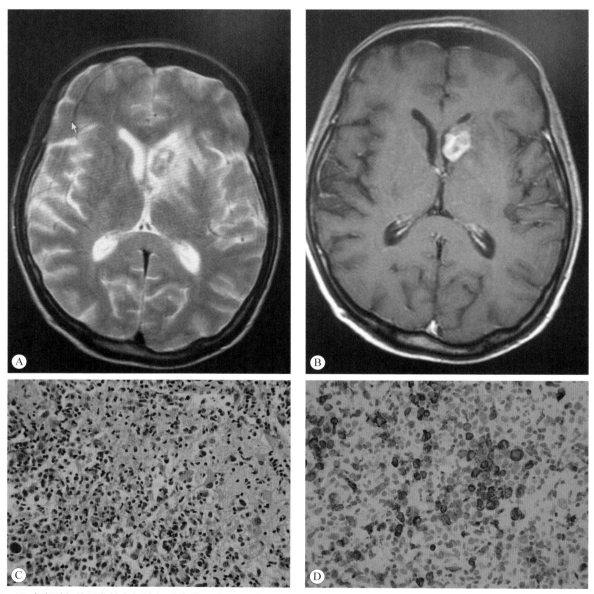

图 21.5 EB 病毒引起的原发性中枢神经系统淋巴瘤。(A)快速自旋回波(transient spin echo, TSE)和(B)T1 加权动态加强(T1-weighted gadolinium enhanced). HIV 阳性的原发性中枢神经系统淋巴瘤患者的磁共振图像。HE 染色结果(C)显示异常浸润和淋巴细胞标记染色(D)证实这是非霍奇金淋巴瘤。

相反,其他 HIV 中的占位性病变,如弓形虫和结核瘤,通常有环形强化[94]。单光子发射计算机断层扫描(SPECT)也正在开发,可作为改进的一种手段进行诊断原发性中枢神经系统淋巴瘤[95]。对于 EBV,与脑脊髓液的 PCR 检测相结合,它是特别有用的[96]。这是通过病灶活体组织切片诊断的,伴随立体定向脑活检。一般该方式仅对于接受过弓形虫病治疗但是没有改善的患者进行检测。

五、控制与治疗

目前还没有特殊的方法治疗传染性单核细胞增多的急性中枢神经系统并发症。更昔洛韦是一种核苷类似物,具有一定抗 EBV 的功效,但是它还未用于常规的临床实践。在 EBV 驱动原发性淋巴瘤的艾滋病患者中,首要任务是确保他们得到最佳的抗逆转录病毒治疗。淋巴瘤治疗的可选药物较多,包括大剂量甲氨蝶呤、利妥昔单抗、皮质类固醇和全脑照射。目前尚无最佳的治疗方式,且临床实践情况多变[97]。更昔洛韦已在实验中使用,并发现其能降低 EBV 病毒载量,但是否与能延长生存期目前还不清楚[98]。

六、预防

目前暂无治疗 EBV 病的有效疫苗。

巨细胞病毒感染

一、流行病学

巨细胞病毒(cytomegalovirus,CMV)是依据它在细胞培养物中导致的细胞病变效应而得名。它是一种双链 DNA 的 β 疱疹病毒,也像其他疱疹病毒一样,是潜伏在细胞内的。人类是该病毒的唯一宿主,其发病年龄和感染率取决于社会经济的发展水平。该病毒可通过胎盘屏障,可先天性携带或在分娩过程中感染。也可排泄到唾液和尿液中,在幼儿园和学校会有许多儿童传播感染该病毒。未感染的儿童到成年后会通过接吻和性接触而感染。因此,该病毒的感染易于发生在那些社会经济发展不佳和发展中国家,几乎所有的成年人被感染过,而在发达国家中约 60％的成年人被感染[99]。

(一) 先天性 CMV

CMV 是人类先天性感染中最普遍的病毒,在发达国家先天性感染是主要原因。据估计,约 2％出生在美国的婴儿被先天性感染[100];在非洲,先天性巨细胞病毒的发病率从象牙海岸的 1.4％[101]到冈比亚的 14％[102]不等。那些在子宫内感染的人中,只有不到 5％是有症状表现的,但随着健康婴儿的出生,该比例可能是不准确的。

(二) 免疫缺陷患者中的 CMV

免疫系统受到抑制的患者更加容易发生 CMV 感染,包括初次感染和病毒的再激活,且这往往涉及到中枢神经系统。在移植接受者和艾滋病病毒感染者(Drew 1988 年)中,这是特别重要的。免疫抑制的移植接受者中,由于他们已被感染(内源性疾病),或者是因为移植的器官受到感染(外感病),都可以导致巨细胞病毒感染疾病。且后者是更严重的。

几乎所有的成年艾滋病患者会同时感染巨细胞病毒。在儿童中,合并感染艾滋病病毒对疾病恶化会有极大影响(见下文)。虽然 CMV 患者一般伴有免疫功能缺陷,但是也逐渐发现它可作为免疫正常个体的病原体,引起中枢神经系统和胃肠道病[103-104]。

二、病理和致病机制

巨细胞病毒感染引起的包涵体会以典型的"猫头鹰眼"状出现在受影响组织中。婴儿的肺、肾和肝脏都受到影响。在大脑中,巨细胞病毒可以感染星形胶质细胞、神经元、少突神经胶质、单核-巨噬细胞族和毛细血管内皮细胞[105]。含小胶质细胞结节(积累巨噬细胞和小胶质细胞)的神经元组织中会有灶性坏死。在 CMV 脑室中,室管膜内层和附近的脑室外围组织会发生炎症[106]。对 CMV 患者尸检发现,死于严重 HIV 感染的患者中有 15％~76％的中枢神经系统中有该病毒[107-109]。

三、临床表现

临床特征取决于个体第一次被感染时的年龄以及他们的免疫状况(如果已经受到感染)。经胎盘受感染的婴儿具有高发病率和病死率。那些受影响的儿童通常是无症状的。当成人被第一次感染时,有可能引发传染性单核细胞增多症,伴随异常淋巴细胞、脾肿大、肝功能受损,但却没有咽炎。如果感染是通过输血发生的,类似的综合征可出现。

(一) 先天性 CMV

巨细胞包涵体病影响许多器官,且婴儿可能伴有体重减少、肝脾肿大、黄疸、血小板减少、视网膜炎和小头畸形脑炎。这导致智力低下、癫痫、痉挛和耳聋。早孕期感染甚至有可能导致中枢神经系统并发症,尽管这些中枢神经系统并发症往往是慢性的,但影响较大[110]。当无症状的受感染婴儿长大后,神经系统缺陷会逐渐显现出来,一般高达 20％的患者会有问题,包括低智商、行为障碍、协调性降低、感知缺陷和神经性耳聋。

(二) 免疫缺陷患者中的 CMV

免疫功能低下人群的初次感染通常伴有以下症状:持续数周的发热,且若随后有细菌或真菌感染,常常是致死的。某些情况下,疾病可能就是或伴有严重的脉络膜视网膜炎。

在临床上,感染 CMV 的成人会有亚急性或慢性脑炎与混乱、定向障碍、嗜睡和癫痫[111]。在那些艾滋病患者中,引起的痴呆与 HIV 自身相关性痴呆没有区别(见下文)。然而,多发性神经病或视网膜炎可能是由于 CMV 在艾滋病患者中引起的。有趣的是,一个在马拉维成年 HIV 患者中的研究发现巨细胞病毒性视网膜炎发生率并无增大[112]。

CMV 成年人感染的另一种常见中枢神经系统症状是腰骶神经根疼痛和触觉异常,这也可能会蔓延到较低的四肢及括约肌,且这也偶见于儿童感染[113];CMV 视网膜炎会出现在这些综合征之前或之后。由巨细胞病毒感染引起的脑干脑炎、占位性病变和脊髓炎在前面已经描述过。

针对 HIV 感染儿童的研究表明,CMV 可能影响 HIV 疾病进展,而与 CD4 数量或 HIV 病毒载量无关[114]。那些合并感染巨细胞病毒的 HIV 患者比那些只有 HIV 病毒的患者有更高的恶化风险和病死率,且与血浆中 HIV RNA 含量无关[105]。合并感染 HIV 和 CMV 的儿童与只有 HIV 感染的儿童相比,即使 18 个月后,前者的脑发育损伤或运动障碍发生率都较高。

四、诊断

一般巨细胞病毒感染后的组织学表现是受感染器官中出现巨细胞包涵体,且有特征性的核内"猫头鹰眼"现象,或者另外一种表现是可从唾液或尿液中分离出病毒。血清学诊断的依据是出现 4 倍 IgG 抗体滴度的升高,但在严重免疫缺陷时,不会出现这种现象;其备选诊断方案是采用酶联免疫测定法进行 IgM 抗体检测。抗原检测方法也早已开发出来,并用于监测移植接受者是否有感染[115],但目前血液和脑脊液中最常用的病毒检测手段是 CMV DNA 的 PCR 检测[116]。在血液中,对于该病毒的检测在临床上是否有用存在争议,但定量 PCR 的出现解决了此问题[117-118]。

在先天性巨细胞病毒感染的婴幼儿中,使用 X-射线透视和含心电图的脑扫描可以检测到脑室周围钙化。成年 CMV 感染者中,脑成像方面一般没有特殊的变化[119]。HIV 晚期患者中由 CMV 引起的脑炎有以下显著症状:同时引发的视网膜炎或其他器官疾病、精神变化、大脑室和脑室周围成像增强、脑脊液细胞增多。该增多的脑脊液细胞是中性粒细胞,而不是淋巴细胞。

五、控制与治疗

高效抗逆转录病毒疗法(HAART)的引入给那些 HIV/AIDS 患者提供了重建免疫系统的手段,让 CMV 感染得到控制。这样一来,HAART 降低了这种患者的病死率。尽管这样,对治疗的反应在这些患者中仍然有待提高。

如果感染 CMV 疾病,初始治疗建议使用静脉注射更昔洛韦,并持续使用,包括其前体药物缬更昔洛韦,但

是当 CD4 计数保持 6 个月高于 100 个细胞/mm³ 时,可以停止使用药物[120]。尽管使用针对其他位点的 CMV 抗病毒药物治疗,但是脑炎不断恶化仍然有报道[121-122]。

更昔洛韦和缬更昔洛韦都可引起骨髓压制。另一种可选治疗药物是膦甲酸,但对更昔洛韦过敏患者应该限制使用,因为这会造成很大的毒性。核苷类似物西多福韦也可能有一定的效果[120]。

六、预防

目前的疫苗正在研发中,但离实用尚有一段距离。对于那些之前 CMV 阴性的移植接受者,需要尽量确保他们获得器官的捐献者也是 CMV 阴性的。

麻疹病毒感染

一、流行病学

麻疹病毒是一种 RNA 病毒(属于副黏液病毒科麻疹病毒属),通过飞沫传播,极具感染力。血清研究表明,在有效疫苗出现前,99% 的 20 岁以上人群中感染过该病毒。在西方工业化国家中,其发病率现已大大减少,有时仅有零星病例和暴发,主要是因为并非每个人都接种了疫苗。麻疹是世界范围内导致发病率和病死率升高的一个重要原因。尽管很难得到确切的数字,但在 2000 年全世界有 31 万~39.9 万例感染者,其中 733 000~777 000 人死亡,使得麻疹成为 5 岁以下儿童死亡的第五个最常见原因[123]。

麻疹病毒可引起 3 种不同中枢神经系统症状。第一个是急性麻疹脑炎,发生于皮疹开始后的数天至数周内,且在病理上这与感染后或感染中的急性扩散脑脊髓炎(ADEM)症状一致。有些专家把这两个看成截然不同的症状,因为当皮疹消失几周后其症状仍然可能与感染后脑炎差异较大,但大部分专家还是把它们看成同一症状了。急性麻疹脑炎的发病率大约是 1 000 例中有 1 例,且随着年龄增加而不断提高。麻疹中枢神经系统疾病中大约 95% 都是麻疹 ADEM 病例。

第二个综合征是一种亚急性"包涵体"麻疹脑炎,它发生在免疫功能低下人群和感染了急性疾病数月后的患者中;且它影响了近 1/10 免疫功能低下的麻疹患者。包涵体麻疹脑炎一般常见于患有淋巴细胞白血病的儿童中。但是,它也有时发生在淋巴瘤、肾移植和艾滋病病毒携带者中。

第三,当麻疹感染多年后,免疫功能正常的人群中会出现亚急性的硬化性全脑炎(SSPE);其发病率约为百万分之一。这种症状在那些低于 2 岁的麻疹患者或已经发生严重麻疹感染的患者中更常见,且男性的发病率比女性要高 3~4 倍,对此目前原因不明。所有种族都可受到

SSPE 影响,但地中海东部地区和阿拉伯人有更高的发病率。

有趣的是,即使在较轻的麻疹患者中,亚临床上的中枢神经系统感染也是很常见的,因为 30% 麻疹患者都有脑脊髓液脑脊液细胞增多,且 50% 都伴有脑电图异常。

二、病理和致病机制

麻疹病毒是一种抗原性质稳定的病毒,其大多数神经系统并发症都是由于宿主易感性、年龄和免疫状态的改变而产生的,而不是病毒特性的改变所致。然而,有证据表明亚急性硬化性全脑炎(SSPE)患者体内病毒不同于天然病毒,因为它有 M 蛋白的缺失,而 M 蛋白是一个病毒特异的结构性蛋白。尽管针对 N 蛋白和 P 蛋白的抗体反应极为剧烈,但是针对 M 蛋白的反应性很低。

病理上,麻疹脑炎类似于其他急性的播散性脑脊髓炎病毒感染后症状,比如静脉周围脱髓鞘、胶质细胞增生、血管周围成套和更严重的血色白细胞脑炎。其发病机制可能类似于过敏性脑脊髓炎——一种由麻疹引发的自身免疫性脱髓鞘病。

在包涵体麻疹脑炎中,整个大脑会发生炎症变化,神经元的核中可发现嗜酸性包涵体。

影响 SSPE 恶化的因素还不是很清楚。目前的观点是病毒在急性麻疹感染时进入中枢神经系统,且已在血管壁中发现可能含有感染脑毛细血管内皮细胞麻疹病毒的免疫复合物[124]。接着病毒发生变异,导致 M 蛋白编码缺陷,成为一种扩散性小、更稳定的结构[125];这种稳定的病毒持续性感染随后可能引发免疫介导的应答,进而导致大范围脱髓鞘。在 SSPE 患者的尸检中发现,有些神经元恶化、胶质细胞增生、星形胶质细胞增生、血管周围成套、淋巴细胞和浆细胞的浸润与脱髓鞘。SSPE 有时也可见于没有麻疹的儿童中,包括那些接种了疫苗的儿童,这可能反映其亚临床性的麻疹感染[126]。

三、临床表现

急性麻疹脑炎患者有发热症状,并伴有意识改变。有时这是急性麻疹疾病的一部分症状,因为也存在皮疹,不过皮疹可能在急性感染后的几周内才出现。临床上,可能也存在抽搐、运动障碍和麻痹的症状[127]。大约有 15% 的患者会致死,且超过 50% 患者有严重的神经系统后遗症。

包涵体麻疹脑炎患者会出现嗜睡、精神错乱、癫痫发作和肌阵挛的症状,且在几个月内会逐渐走向死亡[128-129]。所以应该给予所有患癫痫的免疫抑制儿童积极的诊断。导致这些患者癫痫发作的其他原因必须被排除,包括白血病扩展到中枢神经系统、白血病的出血并发

症、放疗或化疗的并发症和其他机会性感染。感染期间脑电图、脑脊液和脑成像显示的只是正常结果或者非特异性变化。

SSPE 通常发生在 8～10 岁的儿童中,且一般是在患急性麻疹疾病后的 7 年出现。大约 90% 的病例都是在 16 岁之前发生的。最初的征兆有行为的改变、情绪不稳和不正常的学校表现、越来越笨拙、认知缺陷、共济失调、肌阵挛和癫痫发作。通常情况下,未明确诊断之前可能会被认为是精神类疾病。

肌阵挛性抽搐最初是病灶性的,随后散播开来,其一旦发作就预示着该疾病的第二阶段到来。从脑电图可频繁和重复地发现这些现象,且有巨大的复合体[130]。锥体和锥体外系会出现肌张力障碍和运动障碍。随后可能恶化成一个痴呆的植物人。这种疾病几乎不可能得到缓解,也不可能得到控制。发病后的几个星期内就会死亡,一半的患者 1 年内就死亡,而大多数患者会在 2 年内死亡[131]。

四、诊断

对于急性麻疹脑炎,其 MRI 扫描结果相似于其他疾病的 ADEM 结果;通常 T2 加权图像在含肿胀皮质的大脑半球和双边对称的壳核与尾状核中都分布广泛,且呈现多灶性高信号。目前很少在脑脊髓液中进行病毒检测,但通常通过 IgM 抗体的检测来确诊,有时也可辅助检测 IgG 抗体。

包涵体麻疹脑炎的诊断方法很难建立,因为其抗体滴度很低或没有,这反映了机体免疫抑制的状态。脑活检可能是必需的,因为这能揭示出神经元的细胞核中特征性、嗜酸性包涵体。

在 SSPE 中,一旦肌阵挛发作,其脑电图就显示出高压定型慢波复合体,也常伴有临床上的肌阵挛(图 21.6)。CT 和 MR 的大脑扫描不能确诊,却可显示出脑白质的变化和萎缩。脑脊液检查是最有用的,因为存在麻疹抗体,所以这可用于确定蛋白质组分中的 γ 球蛋白浓度。PCR 技术也是很有用的诊断方法。

五、控制与治疗

对于急性麻疹脑炎而言,当其症状与 ADEM 一致时,专家会推荐使用高剂量糖皮质类固醇来治疗。对于包涵体麻疹脑炎,还没有确定的治疗方法,但是有报道称利巴韦林可促进其恢复[129]。对于 SSPE,已经尝试过一系列治疗方法。肌醇(异嘌呤)同时有免疫调节和抗病毒的效果,且呈剂量依赖性,对疾病治疗有利[132]。α 干扰素已用于鞘内和脑室内的系统给药治疗或者静脉注射[133]。利巴韦林与肌醇或 α 干扰素联用,会有更加明显的疗效[134-135]。

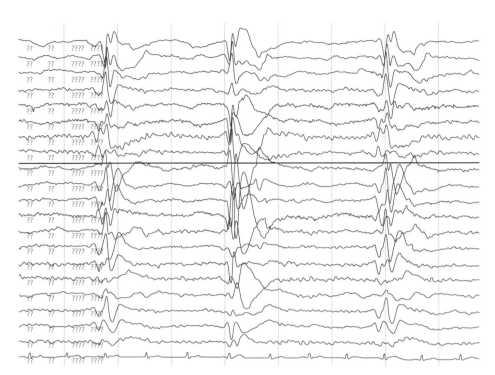

图 21.6　麻疹病毒引起的亚急性硬化性全脑炎(SSPE)。一名 17 岁患有 SSPE 的男孩的脑电图显示，在低振幅的背景下，每 3 秒出现一次广泛的大振幅有节奏的慢波。

尼帕病毒感染

一、流行病学

尼帕病毒是一种有包膜的负链 RNA 类副黏病毒(亨尼帕病毒属，副黏病毒科)，1998—1999 年首次出现在马来西亚和新加坡，引起人类和猪的疾病[136]。当时超过 250 人受到感染，且超过 100 人死亡[137]。该病毒 2001—2004 年暴发于孟加拉国[138]，2001 年在邻近的西孟加拉邦和印度暴发。通常情况下，该病毒每次暴发只会影响数十人。尼帕病毒与亨德拉病毒有关，后者在 1994 年的澳大利亚引起马和马场工作人员疾病，且从那以后都会有零星的病例出现。

根据病毒检测和血清检测表明，尼帕病毒的天然宿主是"飞狐"果蝠(狐蝠属 *Pteropus*)(图 21.7)[139]，依据尼帕病毒感染后的血清学检测，随后又发现了 10 个种属中 23 个物种的蝙蝠，其广泛分布在中国的云南和海南岛、柬埔寨、泰国、印度、马达加斯加和西非的加纳(图 21.8)。

该病毒从蝙蝠的尿液中排出。最初在马来西亚暴发时，猪可能是通过食用蝙蝠污染的水果或者直接从蝙蝠的尿液中感染的。然后该病毒经猪尿液、唾液和呼吸分泌物排出体外，进而导致人类感染，尤其是养猪户家庭和屠宰场的工人。猫、狗及其他家畜也会受到感染。在孟

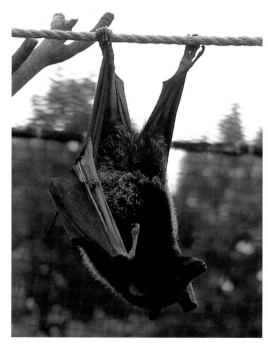

图 21.7　飞狐果蝠是尼帕病毒的天然储藏库。(http://commons.wikimedia.org/wiki/File：Bristol.zoo.livfruitbat.arp.jpg)

加拉国的暴发案例中，人类患病了，但是动物中却没有任何相关的疾病，所以这表明人类可能是直接从蝙蝠获得感染的。其可能原因是饮用了蝙蝠粪便或唾液污染的枣

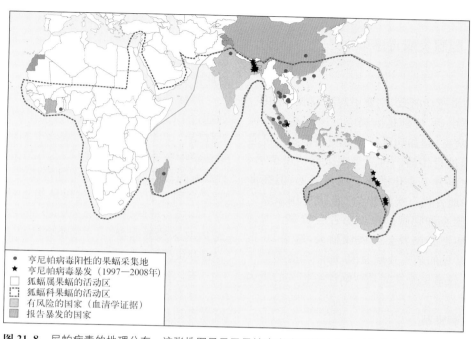

图 21.8　尼帕病毒的地理分布。这张地图显示了尼帕病毒或亨德拉病毒引起的疫情，以及有血清学证据显示翼足科果蝠传播和分布的国家。（图修改自 http://www.who.int/csr/disease/nipah/en/index.html.）

椰树汁液（果汁）[140]。另外，人与人之间的传播在孟加拉国也有报道[141]。

二、病理和致病机制

人类可通过以下方式感染尼帕病毒：吸入受感染的猪或人类的呼吸道分泌物，或者饮用病毒污染的果汁。病理上，脑实质中可见内皮损伤和血管炎，也会出现核内包涵体，后者类似于其他副黏病毒感染引起的症状，如麻疹。其中也广泛可见微小埂塞，这可能是由血管炎相关的血栓而引起。另外也可见神经系统的直接损伤[142]。

三、临床表现

人感染尼帕病毒后可引起脑炎，其特征性症状是意识水平降低、肌阵挛、反射消失和肌张力低下[5]。其中有少量患者会出现非典型肺炎，因为他们的胸部 X 光片可见弥漫性间质浸润。该病毒潜伏期为 7～40 d。1/3 的患者会有假性脑膜炎，20% 的患者会有癫痫。一般肌阵挛出现于隔膜，偶尔出现在手臂和脖子上。此外，还有可能出现小脑功能障碍、颤抖和反射消失。在严重的情况下，脑干会受影响，特点是点状包体、瞳孔无光、眼头反应异常、心跳加速和高血压。

一些报告表明，原本就有轻微或无症状感染的患者，在病毒暴发后几个月内会出现脑炎症状[143-144]。在临床和免疫上，这些情况都与麻疹病毒引起的亚急性硬化性全脑炎非常相似[5,143]。在马来西亚暴发时，其病死率约为 35%，而在孟加拉国已经超过 70%。

四、诊断

经检测，患者可能有轻微的血小板减少和肝功能升高。在脑脊液中，通常出现细胞增多，其中淋巴细胞为主。由于尼帕病毒是生物安全 P4 级的病原体，所以不能进行常规的病毒培养。其诊断是通过检测 IgM 抗体的 ELISA 或病毒 PCR 证实的。MRI 在皮质的白质处会显示增强的信号。通常在皮质下和白质深处都会出现损伤，伴有周围的水肿。

五、控制与治疗

尽管利巴韦林在某些病例中使用过，但是该病目前还没有良好的治疗方法和疫苗。由于医院有病毒传播的风险，所以必须采取适当的预防措施，尤其是患者需要通风时。

六、预防

目前尚无尼帕病毒的疫苗。主要的预防措施是阻止猪的感染、已感染的动物再次传播给猪和人，以及防止人际间传播[145]。对养猪场的日常清洁和消毒是很重要的，且要进行动物健康监督[146]。农民需要警惕有呼吸道症状的猪。如果怀疑猪感染该病毒，应以安全的方式宰杀动物并处理尸体。这些处理疾病动物的人员应佩戴个人防护装备。

对人类进行风险因素教育也是非常重要的。特别是对新鲜收集的枣树果汁进行煮沸，及水果的清洗和剥皮。照顾疑似尼帕病毒感染的患者时，必须穿戴手套和防护装备。

腮腺炎病毒感染

一、流行病学

腮腺炎是由病毒感染所致，主要引起腮腺腺体肿胀，也会导致神经系统疾病，特别是脑膜炎。该病毒是一种单链的负链 RNA 病毒（副黏病毒科腮腺炎病毒属），可通过直接接触或飞沫进行传播。自从出现减毒活疫苗后，该病毒的发病率在西方工业化国家已明显降低；但在那些没有相应疫苗的地方仍有疾病暴发。发展中国家较少使用疫苗，所以腮腺炎和腮腺脑膜炎患者会较多。大约 1/6 000 的腮腺炎病毒感染者会发展成脑炎，这是 20 世纪 60 年代美国最常见的脑炎致病原因，那时腮腺炎处于暴发高峰期。另一较常见并发症是耳蜗神经相关的听力损失。

二、病理和致病机制

该病毒通过呼吸道感染人群，首先在上呼吸道黏膜中大量增殖，再经血流入侵腮腺引发腮腺炎。在发生病毒血症期，病毒会扩散到其他器官，包括胰腺、性腺、心肌、乳腺、肾脏和中枢神经系统。病毒的潜伏期约为 2 周，病毒清除也多发生在此期间，且其数量在引起腮腺炎症之前的 3 d 达到峰值，在症状的出现最初几天开始降低[147]。

三、临床表现

对于该病毒的感染，男性出现症状的概率是女性的 2 倍，且神经系统疾病发生率是女性的 3 倍，其具体原因尚不清楚。有研究表明，超过 50% 的腮腺炎患者有脑脊液细胞增多症状[148]，但是大多数人没有脑膜炎的临床症状。据报道，腮腺炎患者中 4%～6% 有临床上的脑膜炎症状，且一般在感染 4～10 d 后出现[149]。但在某些患者中，脑膜炎要发生至少 1 周后才出现腮腺炎，或者恶化成腮腺炎病毒性的脑膜炎，且没有一点腮腺疾病；这些患者的比例有 50%[150]。在大多数情况下，腮腺性脑膜炎的临床特征还是非常典型的，比如发热、头痛、呕吐和颈部僵硬。腮腺炎病毒偶尔也会引发睾丸炎或胰腺炎。心跳过缓、嗜睡和贫血的症状也有报告过。

有腮腺性脑炎的患者一般有发热、意识改变、癫痫和无力的特点[151]。多达 1/3 的脑炎患者是无腮腺炎的；所以无腮腺炎并不能排除没有流行性腮腺炎疾病。听力损失通常是突如其来的，但可能会循序渐进；它有时也伴有前庭症状，比如眼球震颤[152]。

四、诊断

由腮腺炎病毒所致的中枢神经系统疾病中，腰椎穿刺一般每立方毫米会有 10～500 个白细胞，但偶尔可能突破 1 000 个。通常会伴有脑脊髓液淋巴细胞增多，其中大于 25% 是多核白细胞。该蛋白质含量常被高估，且 30% 的患者中葡萄糖含量会降低，这种情况在其脑他病毒性膜炎中更常见。虽然脑脊髓液异常可持续数周，但这些症状通常在 3～10 d 内会消退。

腮腺炎病毒感染的诊断最常见的是血清学方法，比如通过 ELISA 检测单一血清样品中的 IgM 抗体，或通过补体结合试验、血凝抑制试验或中和试验进行感染和正常血清中抗体含量的比对[153]。IgM 抗体也可以在腮腺性脑膜炎患者的脑脊髓液中进行检测。在腮腺炎发病前 2～3 d 到发病后 5 d，都可以从患者唾液中分离出该病毒。脑膜炎症状出现的 3 d 内，也可以对脑脊液进行培养或 PCR 来检测病毒[154]。高浓度的血清淀粉酶可能暗示着腮腺炎感染。

五、治疗与预防

针对腮腺炎及其神经系统并发症，目前没有有效的抗病毒治疗，但会经常使用退烧药治疗。在大多数西方工业化国家，通常会使用毒性减弱的疫苗来预防，而发展中国家中只有 1/4 使用这种疫苗[155]。

肠病毒 71 和其他非脊髓灰质炎肠道病毒感染

一、流行病学

肠道病毒属于小核糖核酸病毒科肠病毒属。该属包括脊髓灰质炎病毒、柯萨奇病毒、埃可病毒和新发肠道病毒。埃可病毒（人肠道致细胞病变孤儿病毒）最初与人类疾病的关系并不清楚，它也因此而得名。随后将埃可病毒 22 和 23 归类于小核糖核酸病毒科的副肠孤病毒属，也就不再属于肠道病毒了。

非脊髓灰质炎肠道病毒可以引起脑炎和急性软瘫，但是其最常见的神经系统症状是无菌性脑膜炎。肠道病毒经由粪便-口途径传播，尤其是儿童中，但有时某些人也会经呼吸道传播而感染，特别是肠道病毒 71 型。对于肠道病毒 70 而言，它可直接从指甲或污染物（无生命的物体）传播到眼睛中，这种病毒会导致急性的出血性结膜炎和急性的弛缓性麻痹。在世界的任何地方，每个季节的肠病毒通常只有几个血清型占主导地位，且主要的类型会随季节变换而周期性循环。

肠道病毒 71 型可引起手足口病，并伴有无菌性脑膜炎和脑炎。该病毒首次在 1969 年的美国加利福尼亚州分离出，随后在全球范围内有小规模的脑炎和无菌性脑膜炎暴发。1997 年，马来西亚沙捞越暴发了一场大规模的肠道病毒 71 感染，这是整个亚太地区一系列大暴发的开端[156]，其中 1988 年估算有 150 万中国台湾人受到影响[6]。该地区的很多国家都经历过每 2～3 年周期性的流行病暴发。在疾病暴发过程中肠道病毒 71 型也发生了快速的变异,且新的亚型可能有更强的流行性[156]。主要受影响的是儿童,这表明老年人已有相应免疫力了。当存在一系列疑似感染儿童时,可能就预示着大暴发的到来。除亚太地区之外,肠道病毒 71 型也在非洲、欧洲和美国有少量流行。

二、病理和致病机制

肠道病毒可在口腔黏膜的淋巴组织内复制。引起轻度病毒血症后,病毒通过不完全确定的方式进入中枢神经系统,但是依此不能完全确诊[156]。病理方面,肠道病毒 71 型感染可致炎症细胞在血管周围成套和噬神经细胞现象,这在脊髓和延髓的灰质中特别明显。

有证据表明,菌株毒力决定了肠病毒 71 所造成疾病的严重性;特别是不同的亚属病毒会有不同的导致神经系统疾病能力[157-158]。在萨克瓦拉的一次暴发中出现过与腺病毒合并感染的现象[159]。宿主的差异也很重要。从以前的暴发案例分析可知,年轻人患严重疾病的风险高是因为缺乏局部交叉保护的免疫力。一项中国台湾的基因研究指出,HLA - A33 与肠道病毒 71 型的易感染性有关[160];而另一项研究发现患有脑膜脑炎的肠道病毒 71 感染患者与无脑膜脑炎的患者相比,其在 CTLA4 基因外显子 1 中的 49 位有更高的 G/G 基因型频率[161]。该基因是 T 细胞毒性的重要调节因子,有重要的免疫调节作用。

严重肠道病毒 71 脑炎所致暴发性肺水肿的病因还不是很清楚,且存在一定争议;延髓血管舒缩中心的炎症可能导致了严重全身性及肺动脉高血压,进而引起神经源性肺水肿;另外,一系列细胞因子所致肺血管通透性的增加和心脏功能障碍也促进了上述水肿的出现(图 21.9)。虽然不会发生真正的病毒性心肌炎,但是超声波心动图可见心脏功能障碍,且心脏特异性肌钙蛋白 1 含量有明显升高。其原因可能是高浓度儿茶酚胺所致心脏中毒,或者是特定细胞因子引起的功能紊乱[162]。

三、临床表现

非脊髓灰质炎肠道病毒感染后有一系列临床表现,包括疹(皮疹)、黏膜疹(口腔黏膜上的病变)、结膜炎、呼吸道感染、心肌炎、心包炎、胸膜痛(肋间肌肉炎症和疼痛)、无菌性脑膜炎、脑炎和急性软瘫。其中某些疾病可能由多种不同的肠道病毒引起,但另一些疾病却是某些血清型肠道病毒特征性的。无菌性脑膜炎是最常见的神经系统症状[19]。

在年龄较大的孩子中,肠道病毒性脑膜炎通常是双相的,首先出现非特异性的发热前兆,然后在发烧前期又会有一简短的缓解,然后发热复发,其中也涉及脑膜的一些症状。非特异性症状包括呕吐、厌食、皮疹、腹泻、咳嗽、咽炎和肌痛[163]。颈部僵硬和头痛也存在于少量成人

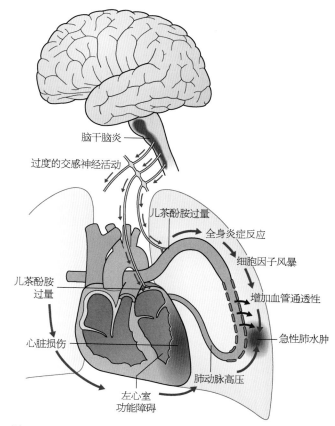

图 21.9　肠病毒 71 相关急性肺水肿的发病机制假说。

和年龄大的儿童中;而恐光症和高热性惊厥是很常见的。

(一)肠道病毒 70

肠道病毒 70 型感染的特点是急性软瘫后 2～5 周内会出现急性的出血性结膜炎[164]。这在成人中较常见,且有轻微发热性疾病,并伴随神经根疼痛、感觉异常和不均匀性软瘫,50％的患者有延髓麻痹[165]。柯萨奇病毒 A24 是引起急性出血性结膜炎的一个不太常见病因。

(二)肠道病毒 71

肠道病毒 71 型可引起神经系统疾病和黏膜与皮肤性疾病[26]。而后者最常见的表现为手足口病或疱疹性咽峡炎。手足口病是一种常见的儿童皮疹,其特征是有短暂性、轻微的发热,手掌和脚掌上也会出现丘疹水疱性,以及多处口腔溃疡(图 21.10)。在疱疹性咽峡炎中,存在发热疾病与多处口腔溃疡,其主要影响的是口腔后部,包括前咽褶皱、悬雍垂、扁桃体和软腭。柯萨奇病毒 A16 也是手足口病的常见病因,但是通常没有神经系统并发症。手足口病的其他特点还有上呼吸道感染、肠胃炎和非特异性病毒性皮疹。

肠道病毒 71 型脑炎是一种脑干脑炎,有时伴有严重的心肺功能症状,类似于脊髓灰质炎相关症状;也会出现急性、快速恶化的心肺衰竭,表现为休克和肺水肿或出

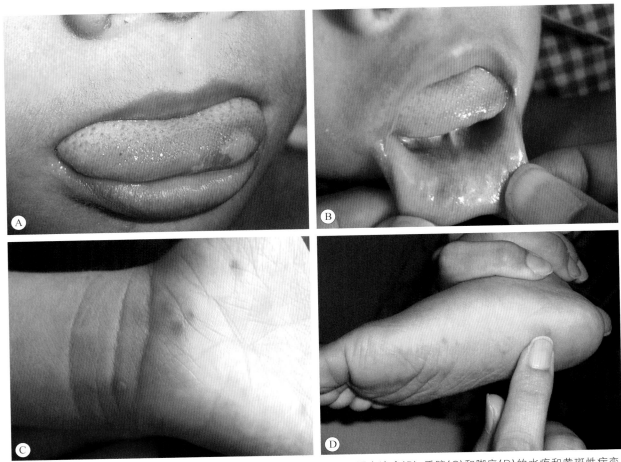

图 21.10　肠病毒 71 型手足口病的黏膜病变。肠道病毒 71 型儿童的舌(A)、唇内溃疡(B)、手腕(C)和脚底(D)的水疱和黄斑性病变。(图片由 T Solomon 提供,源自 Ooi MH, Wong SC, Lewthwaite P, et al. Clinical features, diagnosis and management of enterovirus 71. Lancet neurology 2010;9: 1097 - 105.[26])

血。肌阵挛性抽搐在肠道病毒 71 感染中出现的频率比其他肠道病毒更高,也可以作为神经系统疾病的早期指标,尤其是脑干。肠病毒 71 型感染所致的急性软瘫可能是由于脊髓灰质炎样前角细胞的破坏(前脊髓炎)、吉兰-巴雷综合征或横贯性脊髓炎而引起[166]。

新生儿期的肠病毒感染通常是非常严重和系统性的。因此,除了脑膜炎,埃可病毒往往也会导致肝衰竭,而柯萨奇病毒引起的是心肌炎;其他的并发症还有脑炎和坏死性小肠结肠炎[19]。新生儿的病死率可高达 10%。同时,母体疾病也经常有报道,但该病毒是否可通过胎盘传播仍不清楚。引发儿童无菌性脑膜炎的另一种常见病因是副肠孤病毒。

四、诊断

在大多数情况下,脑脊液检查可以发现淋巴细胞数增多至 100~1 000 个细胞[163],虽然感染最初 1~2 d 内绝大多数是多形核细胞,但有时也不会出现细胞增多现象,特别是婴幼儿。蛋白质含量通常会有轻度升高。葡萄糖比率通常是正常的,但有时会稍微降低[163]。当疾病涉及脑干时,那脑桥和髓质处会出现高信号[167](图 21.11)。

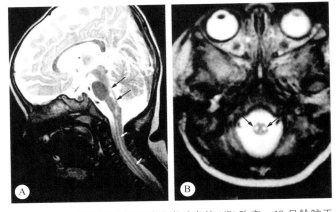

图 21.11　71 型肠病毒相关性脑脊髓炎的 MRI 改变。10 月龄脑干脑炎患儿的 T2 加权像矢状面(A)上的脑桥、髓质后部(黑色箭头)和颈前束(白色箭头)显示高信号,并在颈索的两个前角(白色箭头)上作轴向切片(B)。(图片修改自 Shen WC, Chiu HH, Chow KC, et al. MR imaging findings of enteroviral encephalomyelitis: an outbreak in Taiwan. Am J Neuroradiol 1999;20: 1889 - 95 with permission of the American Society of Neuroradiology.[167])

以前,肠道病毒性脑膜炎是通过从脑脊髓液、咽部或粪便中分离病毒进行确诊[168]。目前,逆转录和实时 PCR 的运用已取代了病毒培养分离的方法[169-170]。咽喉分泌物或粪便的病毒检测会有较高的阳性率,但由于这些都不是无菌的位点,依此检测的阳性结果可能恰好是正在传播而未感染的病毒。感染后,喉咙里含病毒的分泌物会持续 1 周左右,但直肠里的含病毒泌物可能会持续几周。有趣的是,肠道病毒 71 很少在脑脊髓液和囊泡中被检测到,而是在喉部得到检测[171]。

五、治疗

普拉康纳利可用于治疗大多数肠道病毒,但是对肠道病毒 71 却无效。虽然在 III 期临床试验时口服普拉康纳利 2 d 后会缓解无菌性脑膜炎的症状,特别是头痛,但它不是常规的治疗药物[172]。普拉康纳利也已用于治疗慢性肠病毒感染引起的血中丙种球蛋白贫乏、肠道病毒性心肌炎、脊髓灰质炎病毒疫苗相关的麻痹和新生儿感染。

严重的肠道病毒 71 型感染可以使用静脉注射免疫球蛋白进行治疗。在 20 世纪 90 年代末的亚洲大暴发时,此药物首次得到应用,当时的假设是,它将中和病毒,并有非特异性的抗炎作用。对比用过和未用过免疫球蛋白药物患者的回顾性调查表明,越早使用该药物越有利[173],且细胞因子的分析表明,脑炎患者中某些促炎细胞因子浓度会降低。虽然没有随机对照试验验证过,但是静脉注射免疫球蛋白已成为治疗重症肠道病毒 71 型疾病的标准方法。甲氰吡酮是一种环状核苷酸磷酸二酯酶的抑制剂,是治疗充血性心脏衰竭的药物,它对于肠道病毒 71 型引起的儿童肺水肿有一定疗效,但仍需进一步的研究确认[174]。

对于患有严重肠道病毒 71 型脑炎、休克和肺水肿的儿童,控制液体摄入是非常重要的,而且有时需要透析,并检测中枢静脉压力。

儿童肠道病毒性脑膜炎的预后一般良好,大多数患儿 1 周内即可恢复。虽然短期恢复比较好,但是几个长期的研究表明,那些幼时患有神经系统相关肠道病毒疾病的孩子会表现出认知、发育和语言异常[175]。相比之下,只有 1/4 的严重肠道病毒 71 型脑干脑炎和暴发性心肺衰竭患者才会完全康复[176]。这些患者常见的后遗症有肢体衰弱和萎缩、吞咽困难而需要鼻咽进食、中枢性通气不足、面部神经麻痹、癫痫和精神运动发育迟缓。

六、预防

目前还没有针对肠道病毒 71 型或其他肠道病毒的疫苗。在研的疫苗有失活的全病毒、减毒活的亚病毒颗粒和 DNA 疫苗。基于铝辅助的 C4 基团设计的疫苗近期在人体中进行了评估,发现该疫苗具有良好的耐受性

和较高的免疫原性[177]。

在肠道病毒 71 型暴发期间,会使用社会隔离措施进行防控。也包括关闭幼儿园和学校。在许多亚洲国家需要监测手足口病,并用适当的病毒学技术来确定病原体。健康教育侧重于个人卫生和良好的卫生,包括经常洗手、妥善处置脏尿布和氯化物(漂白剂)进行表面消毒。

脊髓灰质炎感染

一、流行病学

"脊髓灰质炎"是由希腊语"*polio*"和"*myelos*"而来,前者意思是灰色,后者是骨髓或脊髓,这词语描述了影响脊髓前角灰质的病理病变。最早记录枯萎缩短腿是在第 18 王朝的埃及石碑上(公元前 1580—1350 年),而其上就患有脊髓灰质炎的。

脊髓灰质炎是由 3 种血清型脊髓灰质炎病毒之一引起的,它是一种单链 RNA 病毒,属于小核糖核酸病毒科中的肠道病毒属[178]。其中类型 I 是流行性最广的。脊髓灰质炎病毒存在于人体胃肠道,并经由粪-口的途径传播。人是唯一的自然宿主。19 世纪末之前,脊髓灰质炎发病率较少,其主要影响的是 5 岁以下儿童。随后在欧洲和美国出现了大规模的流行,尤其在年龄较大的儿童之间。

在温带地区,该病毒感染一般发生在夏末秋初。随着灭活和活性削弱疫苗的出现,脊髓灰质炎的流行性发生了巨大变化。1988 年,当 WHO 宣布到 2000 年要消灭脊髓灰质炎的目标时,那时的病例数约为每年 35 万,涉及 25 个国家。虽然目标没有达到,但是到 2001 年只有 483 例确诊病例。然而,随后的几年仍发生几次暴发,如在 2004 年出现来自 16 个国家的 1 255 例确诊病例。随着越来越多的疫苗接种和资金支持,到 2011 年仅有 650 份报告病例,且只有巴基斯坦、阿富汗和尼日利亚还存在极少脊髓灰质炎患者。尽管安哥拉、乍得和刚果民主共和国之前已经宣布无脊髓灰质炎病毒,但是携带脊髓灰质炎病毒的物品进出口再次引起了病毒传播,导致有九个国家受到疫情的部分影响[179](图 21.12)。2012 年脊髓灰质炎病毒从巴基斯坦传播到中国,而中国已经在 2000 年宣布消除了脊髓灰质炎,这表明如果病毒没有彻底消除,就会时刻有疫情反弹的风险[180]。

二、病理和致病机制

病毒入侵后,首先在肠壁和相邻的深部淋巴结进行复制,然后蔓延到网状内皮组织系统,引起病毒血症。病毒可能从血液或者肌肉内的周围神经这 2 种途径扩散进入中枢神经系统。随后神经元遭破坏,并伴随多核白细胞、淋巴细胞和巨噬细胞的炎性浸润。主要受影响的是脊髓的前角灰质和脑桥及延髓的运动神经核[181]。

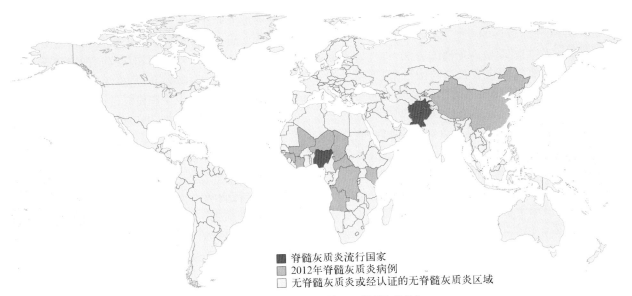

脊髓灰质炎流行国家
2012年脊髓灰质炎病例
无脊髓灰质炎或经认证的无脊髓灰质炎区域

图 21.12 2012 年流行(红色)和输入(橙色)脊髓灰质炎病例国家地图。(WHO 提供)

三、临床表现

脊髓灰质炎病毒感染可导致以下表现：隐性感染、没有症状，这在年幼的孩子中常见；只有轻微的发热性疾病，在较早的文献中称为流产性脊髓灰质炎；病毒性脑膜炎症，是"非麻痹"的脊髓灰质炎；"麻痹性脊髓灰质炎"，这是最常见的弛缓性麻痹综合征，可发生于脊髓或延髓；罕见脑炎。显性感染与隐性感染的比例估计在 1/60～1/1 000 之间。

麻痹型脊髓灰质炎发生占所有脊髓灰质炎病毒感染的 0.1%[182]。儿童感染通常有 2 个过程。最初是一种非特异性发热，持续 1～3 d，之后患者可无症状 2～5 d，然后发展为发热、头痛、全身乏力、呕吐和颈部强直。在老年患者中，往往存在自发肌肉疼痛，这可通过步行得到缓解。然而在第二阶段的第 3 天如果锻炼可增加严重麻痹症的发生率[183]。同时伴有感官上的变化，如局部皮肤感觉过敏和感觉异常。1～2 d 后有局部的麻痹和瘫痪，从一个肌肉的一部分到四肢瘫痪。瘫痪是松弛的，虽然深腱反射可短暂活跃起来，但这些反射很快就消失。疲软的特征在于它的不对称分布，其通常感染腿多于胳膊，近端肌肉多于远侧的。疲软通常在大约 2～3 d 内达到最大值，当患者变得虚弱后就停止[182]。肌肉萎缩开始和肌束震颤很突出。膀胱麻痹通常是与腿麻痹联系在一起，麻痹发生在大约 1/4 的成年患者人，儿童中很少出现。

在延髓脊髓灰质炎有下脑神经，特别是由第 9 和第 10 脑神经支配的肌肉麻痹，造成吞咽困难、鼻音重和偶尔呼吸困难[178]。这种症状发生率为 5%～35%，多见于成人[184]。偶尔延髓呼吸和血管运动中心可能也会受到影响，导致无规律的呼吸模式、呼吸衰竭、循环性虚脱、心脏节律紊乱和(神经源性)肺水肿[185]。

四、诊断

小儿麻痹感染通常会出现脑脊液细胞增多，常伴随多形核细胞的升高，蛋白质比例轻度升高和正常的葡萄糖比例。脊髓灰质炎病毒通常在生病第 1 周可以从咽部分泌物分离，随后也可从粪便中分离。病毒很少能从患者瘫痪脑脊液中分离出来。

五、治疗

瘫痪患者最好卧床休息，因为运动的风险会使得疾病恶化。一般持续瘫痪过程停止，应启动相关物理疗法。一般呼吸衰竭患者应接受正压通气，这个方式取代了过去使用的"铁肺"呼吸器。

六、预防

20 世纪 50 年代，由索尔克开发的福尔马林灭活疫苗和由萨宾开发的减毒活疫苗使得该类患者显著下降。口服脊髓灰质炎疫苗是减毒活的脊髓灰质炎病毒 1、2 和 3 类型的混合物。虽然没有实现到 2000 年全球根除小儿麻痹症的目标，但是有希望通过当前最后努力，脊髓灰质炎将被根除。而当前面临的最大的挑战包括在一些区域观念的冲突，某些团队和机构或者组织不相信疫苗，而不配合免疫，以及该项目经费的支持等问题。尽管如此，最终根除该类病毒还是很有希望的[179]。

接受疫苗者一个非常小的风险(1/200 万)就是疫苗由于没有完全灭活可能导致引起脊髓灰质炎(疫苗相关导致的麻痹型脊髓灰质炎)，同时患者通过粪便或口传播到与患者接触的家人。因此，在一些根除该病毒的地方，灭活疫苗也需要再次被广泛地应用。即便具有免疫力的人也应给予灭活疫苗，因为它们也有毒性逆转的风险。

人类淋巴细胞病毒 I 感染

一、流行病学

尽管描述加勒比海热带痉挛性截瘫的书籍在 1956 年就已经出版[186]，但直到 1985 年，其抗体在 HTLV-I 血清和脑脊液仍然不被认知[187]。日本有研究团队称其为 HTLV-I 相关性脊髓病，但很快就发现是与热带痉挛性截瘫一样的病。

HTLV-I 是一种逆转录病毒（逆转录病毒家族）。根据流行病学血清阳性率调查推测，目前全球有 10 万～20 万人感染。然而，与病毒相关的导致疾病只有大约 2%[188]。血清阳性率随着年龄增加而升高，并且女性感染的可能性几乎是男性的 2 倍；这种性别差异被认为反映了从男性到女性传播的相对效率。因为女性更容易被病毒感染，她们也更容易患脊髓病。

该病毒是通过母乳喂养传播为主，也可经输血、共用注射器和性接触传播。病例往往集中于家族或区域。该病毒流行在日本南部、加勒比海、南美、美拉尼西亚群岛、巴布亚新几内亚、中东和非洲中部、南部。血清阳性率 3%～5%（特立尼达）～30%（日本南部）[189]。在美国和欧洲，该患病率小于 1%。

二、病理和致病机制

HTLV-1 是一种反转录病毒（逆转录病毒科 Deltavirus 属）。与艾滋病病毒一样，感染 CD4 T 细胞。逆转录后，它的 DNA 合并入宿主细胞从而复制病毒。HIV 最终将摧毁它的感染细胞，但 HTLV-I 可使它们繁殖，从而导致部分患白血病。

有趣的是，当通过输血获得 HTLV1 时，HTLV-1 相关性脊髓病更有可能发生，而通过母乳喂养获得的 HTLV1 更有可能与成人 T 细胞白血病相关。在外周血单个核细胞中低水平的病毒 DNA 的发生无症状感染，而较高的水平则与有症状疾病相关。宿主响应包括抗体的产生和细胞毒性 T 细胞的发育。这些细胞中 CD4$^+$ T 细胞是血管周围炎性浸润的一部分，导致了脊髓炎。神经元损伤是由炎性细胞因子的释放，而不是直接病毒侵入神经元引起的[190]。脊髓发展的风险因素包括高负荷前病毒和某些多态性在白细胞介素（IL）-10 启动子和 IL28B 基因。

三、临床表现

HAM 是一种慢性进行性脊髓病，其特点是双侧锥体束受累，导致下肢无力、痉挛和广义反射亢进，尤其是近端[191]。也可能有轻微的感觉变化，特别是刺痛、发麻、燃烧感觉异常和振动感的损失。经常有膀胱功能障碍和下背部疼痛，其辐射到腿。膀胱功能障碍可能变现为夜尿症、尿频和尿失禁。阳痿是常见的，然后便秘出现。认知功能是正常的，脑神经和上肢通常不受影响。

HTLV-1 相关性脊髓病的发病是潜伏性的，感染该病毒的潜伏期中位数是 3 年，潜伏期范围为 4 个月到 30 年。虽然有时这种疾病在最初发病后会进入平稳期，但通常是持续缓慢的进展。对在马提尼克岛感染的 100 名患者进行调查，从发病到使用拐杖平均时间为 6 年，到使用轮椅平均时间为 21 年[192]。病情的发展与的病毒载量有关。发病年龄较大者，尤其是 65 岁以上的患者主要是通过输血而感染。这种疾病有时见于儿童，目前在这个人群中发展趋势很快。

四、诊断

在腰椎穿刺中，脑脊液检查发现约 1/3 的病例淋巴细胞水平较低，同时伴有轻度升高的蛋白质浓度。抗 HTLV-I 抗体能够在脑脊液检测到，且 CSF/血清比值较高。病毒可以用 PCR 从脑脊液淋巴细胞和检测出原病毒 DNA 进行培养。磁共振成像也可以发现颈部或胸椎脊髓萎缩，伴或不伴皮质下和脑室周围地区脑白质病变。神经生理学进一步研究揭示部分功能障碍以及周围神经病。

1985 年由 WHO 出台的关于与 HTLV-1 相关的脊髓病最初描述和诊断标准，至今已细化为 3 个层次：确定、可能及疑似，这 3 个层次是通过神经系统功能测试和血清学调查以及检测 HTLV-1 DNA 血清并排除其他原因获得[191]。该诊断也可通过检测抗体与 HTLV-I 或检测前病毒证实 DNA 证实。

酶联免疫吸附法是最常用的筛选试验，以用于确认免疫印迹；免疫印迹可以将 HTLV-I 和相关的但不致病 HTLV-II 感染区分。基于 PCR 的检测，检测前病毒 DNA 中外周血单核细胞是一种替代的诊断测试，这种方法也可以区分 HTLV-I、HTLV-II，并能定量提供在血液中的病毒负荷。检测脑脊液中的病毒也被提出作为一个补充的诊断手段[193]。

五、控制和治疗

尽管抗逆转录病毒疗法已经显示了一些对 HTLV-1 相关的成人 T 细胞白血病淋巴瘤的治愈希望，可对抗病毒治疗 HTLV-1 相关性脊髓病仍然效果不明显。核苷类似物逆转录的组合酶抑制剂齐多夫定和 IFN-α 联合，用于成人患者的 T 细胞白血病淋巴瘤已取得一些成功。在试验组中，其他人都试用另一个核苷类似物逆转录酶抑制剂——拉米夫定，结果还不清楚。拉米夫定对少数带有 HAM 的患者有效；尽管治疗发现在血液中的前病毒负荷减少，但与神经功能的改进好像没有很强的关联[194]。在另一个小规模的标记试验中，β 干扰素治疗对临床和免疫学参数具有较好的益处[195]。在最近的非随机研究中，α 干扰素降低病毒载量，改变免疫参数并且似乎对神经功能具有一定的效果。皮质类固醇似乎是有益的。另据报道合成代谢类固醇达那唑是有帮助的。

六、预防

筛选献血者,宣传安全性行为,减少共用针具,携带HTLV-1的患者不宜母乳喂养[196]。

人类免疫缺陷病毒感染

一、流行病学

它是一种感染人类免疫系统细胞的慢病毒(*Lentivirus*),属逆转录病毒的一种。该病毒破坏人体的免疫能力,导致免疫系统失去抵抗力,从而导致各种疾病及癌症。大部分人感染 HIV 前期表现比较温和如发烧、头痛、倦怠和淋巴结肿,但早期无法识别原因[197]。无菌性脑膜炎不常见,大概占患者的 10%[198],有一小部分具有脑病。

HIV 导致的痴呆,也称为 AIDS 痴呆综合征,是AIDS 晚期最常见的神经系统表现。早期表现思维减慢、记忆力减退、注意力涣散、情感淡漠和语言障碍等,也可出现运动功能异常、肢体运动不协调、共济失调步态以及两眼扫视运动障碍。晚期可出现严重痴呆、无动性缄默、运动不能以及截瘫伴膀胱直肠功能障碍,缄默是疾病晚期的突出表现。虽然这严重综合征的发病率在抗逆转录病毒药物作用下有明显下降,但人们越来越认识到,中度和轻度形式的 HIV 相关的神经认知障碍,被称为HAND[13]。在一些地方,有 30%～40%的艾滋病患者群有轻度 HIV 相关的神经认知障碍[199]。然而,有关这方面的争论一直不停,尤其是关于围绕什么构成轻度 HIV相关神经认知障碍[200]。

二、病理和致病机制

HIV 在初级病毒感染的时候进入大脑,是由单核细胞和淋巴细胞在"特洛伊木马"机制下运输穿过血脑屏障。在穿越屏障时,单核细胞或许成为血管周围活化的巨噬细胞。HIV 在一些细胞中进行复制,包括一些小胶质细胞和星形胶质细胞。慢性的病毒性复制会产生毒害神经的细胞激素分泌物。此外,对神经有高毒化作用的兴奋神经递质谷氨酸盐被释放。这些因素共同地损伤神经元,尽管它们不是直接感染神经元,但这些不直接损害被认为是导致认知损害的元凶[13]。

艾滋病病毒复制这些细胞包括小胶质细胞和星形胶质细胞。这种慢性病毒复制导致分泌神经毒素细胞因子。此外,兴奋性神经递质谷氨酸释放,这也是严重毒害神经的原因之一。所以集体神经毒素产生神经损害虽然没有直接的病毒入侵的神经元,这间接的破坏被认为是导致认知障碍。

不同的宿主因素似乎也有助于发展艾滋病病毒相关的神经认知障碍,其中包括遗传倾向,比如与载脂蛋白

E e4 等位基因(如阿尔茨海默症)和编码趋化蛋白 MCP-1基因的多态性。与其他痴呆的原因也有协同作用,如胰岛素抵抗、其他代谢紊乱、老化和血管疾病。事实上,血管危险因素如血浆 HIV RNA 水平(亦是艾滋病病毒疾病严重程度的标志物)似乎与认知障碍的关联性更强。CD4 计数谷值也可能是认知障碍的风险因素[201],艾滋病病毒亚型和耐药性也是其中原因之一。HAND 这种症状在那些使用兴奋剂药物,如冰毒和可卡因或丙型肝炎病毒感染人群中更加普遍。

三、临床表现

部分急性 HIV 血清转化疾病具有无菌性脑膜炎的临床特征,类似于其他形式的病毒性脑膜炎、发烧、头痛和假性脑膜炎。然而,可能还有其他临床特征表明这是艾滋病病毒疾病,特别是全身皮疹、喉咙痛、口腔或生殖器溃疡、淋巴结病。综合特征通常出现艾滋病病毒感染后 2～4 周。这与 EBV 引起的传染性单核细胞增多症有微小差异,后者很少引起皮疹。

慢性 HIV 对大脑的影响范围有可能只有轻微行为障碍,这与其他慢性疾病难以区分,如抑郁症。艾滋病神经认知障碍也有焦虑和睡眠障碍,分为无症状的疾病神经认知障碍、轻度神经认知障碍和艾滋病痴呆。艾滋病的神经认知障碍诊断至少需要 2 个认知能力发生损伤。无症状的诊断神经认知障碍,障碍不干涉日常功能;轻度神经认知障碍和艾滋病痴呆疾病显得更加严重。在晚期 HIV 痴呆中,存在一种额叶皮质下痴呆,伴有智力迟钝(脑迟钝)和运动迟缓,伴有记忆障碍。此外,患者眼球运动受损、肢体运动异常困难(特别下肢)、呼吸困难、反射亢进和前额信号释放等迹象如抓握、鼻抽动和眉间的条件反射[202]。

四、诊断

HIV 抗体血清阳转期引起的无菌性脑炎可根据HIV 高病毒载量或 p24 病毒抗原阳性,以及患者适当的临床特征进行诊断。病毒载量通常为 100 000 拷贝/mL和艾滋病毒抗体测试为阴性或不确定。病毒载量低于10 000 拷贝/mL 应该考虑假阳性,患者应进行重新检测。脑脊髓液中脑脊液细胞增多,通常每微升淋巴细胞为几十到数百个。这是与非常轻微的脑脊液细胞增多症相比(通常是<20 个细胞/μL)增多了很多。这通常是建立在艾滋病患者没有临床特征假性脑膜炎的基础上。病毒通常可以通过 PCR 检测脑脊液或培养检测到,虽然这不是在常规临床实践中做的。阳性测试应该与抗体检测同时进行,这个确诊过程需要几周时间。

HAND 的诊断需要排除其他因素引起的认知障碍,这可以通过神经心理测试帮助这些疾病进行分类。因为详细的测试需要时间并不是切实可行,因为艾滋病病毒在世界上许多地方发生。目前有比较成熟的筛查技术,如

国际人类免疫缺陷病毒相关性痴呆量表（international HIV-associated dementia scale）[203]。其他工具如，艾滋病临床试验组织向联接随机试验（AIDS clinical trials group longitudinal linked randomized trials，ALLRT）的神经认知筛查，以及连接点测试（connect-the-dot tests）和数字符号比较测试（digit-symbol comparison tests）[204]。比较脑脊液检查、血清学研究和脑成像，排除其他方面的认知障碍，包括渐进脑白质病、肺结核、神经梅毒和弓形体病以及脑成像显示的萎缩。

五、控制和治疗

与其他形式的 HIV 血清转化疾病比较，患者血清转化脑膜炎是高度传染性的，因为他们的高病毒载量。这凸显了公共健康诊断条件的重要性。目前尚无特效的针对治疗艾滋病病毒血清转化脑膜炎的干预手段[205]。

在艾滋病病毒相关神经认知没有特定的治疗方法。晚期患者总和抗逆转录病毒一并治疗。抗逆转录病毒药物有更好的穿透性中枢神经系统的能力，包括齐多夫定、司他夫定、拉米夫定、奈韦拉平，尽管目前不清楚他们是否确实导致脑脊髓液降低病毒载量和改善认知的改善（见下文）。血管控制的风险因素也很重要如高血压和高胆固醇血症。

六、预防

一些措施来防止无菌性脑膜炎的艾滋病病毒血清转化疾病与预防艾滋病病毒感染本身是一致的（第十二章）。为了减少艾滋病病神经认知障碍，需要通过抗逆转录病毒药物，这些药物在控制 HIV 病毒载量是很重要的措施。选择具有更好的中枢神经系统渗透的药物可能是很重要的。中枢神经系统药物渗透有效性的选择抗逆转录病毒药物是基于药物的化学性质，同时相关数据可从脑脊液浓度和抗逆转录病毒药物在不同的有效性神经认知功能障碍的临床研究得到。评分等级较高的抗逆转录病毒药物被推荐给用来治疗艾滋病病毒相关的痴呆。在一项研究中，评分等级较低与的药物可以增加检测脑脊髓液中艾滋病病毒的可能性，尽管评分等级解释说只有 12% 的病毒载量的变化。有一些迹象表明强烈的抑制病毒载量在血清同样可以用来控制脑脊髓液病毒加载和最终控制艾滋病神经认知障碍[206]。药物的多种通过在血液脑屏障方式可能作用在控制药物浓度在中枢神经系统内也是至关重要的。低浓度药物可以允许抗性表型的发展。控制其他痴呆的风险因素，例如血管危险因素，也应该被考虑。

进行性多灶性白质脑病

一、流行病学

进行性多灶性白质脑病（progressive multifocal leucoencephalopathy，PML）是一种罕见亚急性脱髓鞘疾病，其病原体多为乳头多瘤空泡病毒。乳头多瘤空泡病毒是一类根据主要亚型命名的 DNA 病毒：乳头状瘤病毒（*pa*pilloma virus）、多瘤病毒（*po*lyoma virus）和空泡病毒（*va*cuolating viruses）。虽然相关 BK 病毒也引发一些病例，但最常见病原的是 JC 多瘤病毒（JCV）。两者均以首位患者的名字缩写来命名。这些病毒与其他病毒不一样的是不会引起全身性疾病，PML 是唯一的临床表现。

血清流行病学研究表明，全球所有种族的成年人普遍暴露在 JC 多瘤病毒下。血清转换在儿童时期发生并且不会导致疾病，除非他们的免疫力低下。PML 是一种非常罕见的疾病，一般见于免疫功能低下的患者，如患有结节病、癌变、器官移植和/或接受免疫抑制药物治疗。目前，它多见于 HIV 感染者，尸检结果表明约 3% 的艾滋病患者患有 PML[207]。最近，发现"生物"免疫抑制药物，如人源化的抗 α4 整合素单克隆抗体、那他珠单抗或抗 B 淋巴细胞 CD20 的单克隆抗体，利妥昔单抗[208] 可导致 PML[208,209]。在多发性硬化患者中，估计应用那他珠单抗治疗患者发生 PML 的风险约为每千人 2.1 例。在进行那他珠单抗治疗之前的免疫抑制剂治疗和抗 JC 病毒抗体阳性，导致随着那他珠单抗治疗的持续时间延长，应用那他珠单抗治疗患者发生 PML 的风险增加。

有趣的是，由于高效抗逆转录病毒治疗（HAART）HIV 病毒感染，使得许多其他机会性感染和脑部肿瘤的发生率显著下降，然而 PML 的发病率几乎保持不变。HAART 已经对临床的特征和诊断产生了影响。如，经常发现 HIV 感染者有 PML 的临床特征和影像学特征，但在脑脊液中未检测到病毒；由此，这样的患者被认为是"可能的 PML"[211]。

此外，尽管免疫系统已恢复，但在采用 HAART 治疗后不久，PML 在 HIV 感染者中开始出现。因此，在某些的情况下，PML 是免疫重建的另一种表现[212]。

二、病理和致病机制

肾脏是潜在的 JCV 感染部位。当前学说认为，当免疫系统受到抑制，JC 多瘤病毒进入循环并行进至脑、肺和淋巴网状系统[213]。在大脑的少突胶质细胞中，病毒开始组装，破坏细胞而导致髓鞘崩解，以至于造成斑状脱髓鞘。另一种假设是大脑中潜在的、之前非致病性的 JC 多瘤病毒重新激活引起 PML。例如，在无证据证实患有 PML 的老年患者中，在其少突胶质和星形胶质细胞中发现 JC 病毒 DNA[214]。

PML 的病理特征：JC 病毒可引起少突神经胶质裂解感染，导致其变大且呈球形，并有较大的内含物。星形胶质细胞发生改变并显示出恶性病变。炎性变化没有或极少。有的白质脱髓鞘多灶凝聚，随着病灶的扩大而合并。这些病灶分散在大脑半球、小脑和脑干中,其位置决定了临床特征。

三、临床表现

PML 的临床特征是由所涉及的脑部区域确定的。发病隐匿,特别是当它发生在一个既定的易感疾病的演变过程中往往难以识别。最常见的症状和体征是精神障碍、认知和意识障碍。多发性的白质病变(但无占位性病变)引起偏瘫、顶叶综合征、视觉通路不适(visual pathway upset)、假性球麻痹、皮质盲、痴呆和癫痫发作;较少见的是脑干和小脑白质受到共济失调、眼球震颤和延髓麻痹的影响,颅内压升高和头痛较为罕见。

四、诊断

脑成像显示,广泛的、多发的且常为融合的、非增强脑白质病变未占位,无占位效应或水肿。脑脊液检查显示,通常是不明显的或轻微的细胞增多和某些蛋白质含量增加。现在可以检测和量化脑脊髓液中的 JC 病毒,这可能与存活率相关[215]。脑脊液中 JC 病毒的高病毒载量是正常的。有必要通过脑组织活检来诊断 PML,同时还需排除其他疾病,如淋巴瘤和 HIV 患者的其他感染。通过可通过光镜观察到 PML 的典型病理变化,而病毒颗粒可用电子显微镜观察到。多种免疫细胞化学技术和 PCR 技术,可以用于证明 JC 病毒是否存在于组织样品中。

五、控制和治疗

PML 的治疗仍然存在困难[216]。在 HIV 阳性患者中,联合抗逆转录病毒治疗是 PML 唯一有效的治疗方法。它可能间接地通过抑制 HIV 复制,从而使免疫系统控制 JCV 复制。虽然一些患者情况稳定并可存活多年,但 PML 患者前 3 个月的死亡率为 30%～50%。PML 患者的 1 年以上的生存率从 HAART 时代前的 10% 增加到 HAART 时代的约 50%。尽管如此,接受 HAART 治疗的患者仍会继续罹患 PML。对于 HIV 感染者合并PML,应采用囊括具有良好血脑屏障渗透能力药物的治疗方案。有利的预后因素包括:对于以前仅使用抗逆转录病毒药物和 CD4 细胞计数大于 100 个细胞/μL 的患者,确诊为 PML 后开始进行 HAART 治疗。然而,由于 JCV 破坏的少突胶质细胞在中枢神经系统中无法替换,因此,PML 幸存者通常会有毁灭性的神经系统后遗症。

对于使用免疫抑制药物治疗恶性肿瘤的 HIV 阴性患者,停止或减少服用免疫抑制药物可能有益的选择。尽管在体外和动物模型实验中,西多福韦治疗 PML 的效果良好,但是临床试验显示其对 HIV 阳性患者无效。在 HIV 阳性患者中,用于治疗 PML 的其他不合格的候选药物包括 IFN - β2B、阿糖胞苷和类固醇。然而,有趣的是,后者体外能明显抑制 JCV 复制和有助于稳定 19 例 HIV 阴性的患者的 7 位患者(36%)的病情[217],尽管其显示出明显的骨髓毒性。因此,在 HIV 阴性的 PML 患者中,可考虑使用阿糖胞苷治疗。尽管 5 -羟色胺再摄取抑制剂、米氮平以及抗疟药甲氟喹具有理论和体外支持证据,但无随机对照试验的证据支持。

对于在使用那他珠单抗治疗期间罹患 PML 的多发性硬化症患者,应停用那他珠单抗,并进行血浆置换以去除循环系统中的药物。

六、预防

对于大多数的 PML 患者而言,是没有预防手段的。然而,对于多发性硬化症患者在使用那他珠单抗治疗之前,需确定患者是否具有抗 JC 病毒抗体,以及是否曾接受过免疫抑制剂治疗来评估 PML 的风险;两者均为导致 PML 的危险因素[218]。

朊病毒病

一、流行病学

朊病毒病(prion diseases)或传染性海绵状脑病(transmissible spongiform encephalopathies)是一类可感染人类和动物罕见的渐进性的神经退行性疾病,每年的发病率为 1 例/100 万人口。"朊病毒"一词由美国加州大学旧金山医学院的 Prusiner 教授在 1982 年提出的,他认为这是一种不同于细菌、病毒、真菌和寄生虫等病原微生物的新的蛋白质感染颗粒,是在苏格兰数百年历史的羊瘙痒症的病原体[219]。

20 世纪 50 年代巴布亚新几内亚的库鲁病是由朊病毒引发的。流行病学研究发现,接触感染动物的大脑或者感染的尸体内脏都可能被传染。朊病毒病、牛海绵状脑病最初于 20 世纪 80 年代在英国的牛中发现,认为是食用了被绵羊瘙痒症污染的饲料引起的。克-雅病(Creutzfeldt-Jacob disease, CJD)20 世纪 20 年代已被描述,变异型克-雅病于 20 世纪 90 年代被报道,是由食用了被牛海绵状脑病污染的肉引起的[220]。迄今为止,全球只有不到 180 例变异型克-雅病,且绝大多数在英国[221]。还有家族性的 CJD。另外一个更重要的医源型 CJD,通过接受患者的器官移植,如硬脑膜或角膜,注射患者来源的生长激素或使用消毒不充分的神经外科器械。另外还有遗传方面的问题,如致死性家族性失眠症(fatal familial insomnia)和杰史综合征(Gerstmann, Sträussler, Scheinker syndrome)是非常罕见的常染色体显性遗传性朊病毒病,后者的特征是痴呆伴有共济失调。朊病毒病的潜伏期很长,从医源性病例的 2 年到库鲁病的几年甚至几十年不等[222]。

二、病理和致病机制

朊病毒病是由朊蛋白(PrPc)发生错误折叠所形成的

致病型朊蛋白（PrPSc）大量沉积在神经元中而引起的一种致命性神经退行性疾病。一旦异常朊病毒存在于脑，它通过自催化机制复制，同时结合于内源蛋白质，并将其转换为错误折叠的致病性亚型。异常蛋白质可自发产生，如被摄入或通过实验注射，可进展为库鲁病或变异型克雅病。有证据表明变异型克-雅病可通过血液制品传输[223]。朊蛋白由位于 20 号染色体的短臂上的 Prnp 基因编码，全长 253 个氨基酸，包括两个较长的外显子。根据常见 PrP 蛋白氨基酸多态性分析，大多数的散发型 CJD 病例是纯合子。大约 90% 的 CJD 病例是 129 位氨基酸纯合子——蛋氨酸（M/M）纯合子或缬氨酸（V/V）纯合子，未受影响的个体这一比例为 50%。CJD 不同亚型似乎与 129 位氨基酸的基因型、蛋氨酸或缬氨酸纯合子或杂合子，以及朊蛋白的电泳迁移率有关[221]。近 100% 的变异型克-雅病例为 129M/M 纯合子。

异常致病性朊蛋白积聚在脑中形成淀粉样蛋白斑块[224]。病理学表现为，整个神经中轴都有广泛的变化，皮质各层神经元丢失，特别是在更深的皮质层中星形胶质细胞增生和海绵状空泡变性。很少有脱髓鞘。海绵状变化之前的神经元丢失是由于神经细胞（neurophil）细胞质中出现液泡。几乎没有炎症变化。淀粉样蛋白斑块见于细胞外，特别是在小脑皮质[225]。

三、临床表现

CJD 的典型特征是痴呆、共济失调和肌阵挛。最初的症状是非特异性的和可变的，与其他形式的痴呆一样，包括健忘、疲劳、认知障碍、抑郁症、人格障碍、行为障碍、睡眠异常、体重减轻和全身乏力。不过，这种病进展很快，大约 70% 的散发病例在 6 个月内死亡。肌阵挛出现在疾病的任何阶段，可作为重要的诊断依据。Brownell-Oppenheimer 变异型表现为呈现了小脑综合征，而 Heidenhaim 变异型表现为运动障碍、失认症和皮质失明。

散发型 CJD 的发病年龄为 60～70 岁，而家族性病例的发病年龄小于 50 岁。变异型 CJD 的发病年龄更小，一般为青少年和年轻人，患者存在精神和行为异常，进展至共济失调和小脑功能障碍，病程较长。库鲁病的特征是步态和躯干共济失调、构音障碍、震颤和蹒跚，但通常能保持理智。接着出现日益明显的小脑功能退化，眼球运动中断，锥体和锥体束外功能障碍和各种形式的运动障碍（非肌阵挛）。情绪不稳，随后发生全身肌肉萎缩和瘫痪，并迅速导致死亡[226]。

四、诊断

朊病毒病与其他形式的病包括亚急性脑病和痴呆有很大的差别。朊病毒病与其他快速进行性痴呆差异很大，特别是伴有肌阵挛时。CJD 的确诊需要病理学证据。根据世界卫生组织的标准，不能以其他疾病解释的进行性痴呆，至少具有以下 4 个临床特征中的两个：肌阵挛、视觉或小脑障碍、锥体或锥体束外功能障碍和无动性缄默；并有典型的脑电图和 CSF 14-3-3 阳性测定（对于发病到死亡时间少于 2 年的患者）[227]。

通过其他调查以排除其他形式的痴呆症，包括 B_{12}、甲状腺功能检查、HIV 和梅毒血清学试验，以及通过抗甲状腺抗体以排除桥本脑病。用抗 Ri 抗体排除边缘性脑炎，用抗 Yo 抗体排除小脑综合征。特别是在针对 55 岁以下的患者用红细胞沉降率、C 反应蛋白和抗体排除可能的血管炎。另外通过重金属检测，即用铜和铜蓝蛋白检测以排除 Whipple 病的年轻患者。

脑成像可以排除其他病理变化，并寻找 CJD 的特征[221]。关于 T2 和质子密集加权像上壳核和尾状核高信号强度可能预示着散发型和家族性 CJD。弥散加权 MRI 可能有助于早期诊断[221]。

脑电图显示，在散发型 CJD 中，弥散性慢波通常具有节律性和周期性的高振幅和三相周期性尖锐波复合脉冲，可能与肌阵挛同步。脑脊液检查对排除其他可治疗原因非常重要；总蛋白质可能略有升高，可检测到 14-3-3 蛋白质[228]。

五、治疗

目前没有治疗方式被证明可有效地控制朊病毒病的进展。对癫痫、痉挛和肌阵挛给予对症治疗，通常是无效的。

六、预防

目前公共卫生组织干预系统建立起来，进行严格管理受污染的食物，使得变异型 CJD 和库鲁病的病例数大幅下降。由于朊病毒病的传染性，工作人员处理此类患者必须采取严格的防范措施。一般的消毒剂对朊病毒没有效果，因此需要采取特殊的预防措施。疑似朊病毒病的人不宜献血，也不适合作为器官移植的捐献者。如果证实罹患遗传型朊病毒病，应对患者提供遗传咨询。

参考文献

见：http://www.sstp.cn/video/xiyi_190916/。

第22章

热带地区立克次体感染

DANIEL H. PARIS, NICHOLAS P. J. DAY

翻译：张利娟
审校：朱勇喆 朱耐伟 高景鹏 吴建和 张争艳

要点

- 立克次体(*Rickettsia*)/东方体(*Orientia*)是专性细胞内寄生的细菌。
- 蜱、跳蚤、螨虫和虱子均是立克次体和东方体的传播媒介及主要的储存宿主，并将这些病原体传播给人类。
- 人类是立克次体/东方体的终末宿主，在立克次体/东方体的生活史中不起作用，普氏立克次体(*R. prowazekii*)除外。
- 在许多热带地区，由于诊断上的忽略以及诊断的困难，立克次体病在人类不明原因发热性疾病中占相当一部分。
- 四环素可治疗由立克次体引起的所有形式的斑疹伤寒。
- 目前尚无有效的疫苗(仅普氏立克次体一株低毒减毒活菌株在二战期间接受过评估，但14%的受试者在接受疫苗注射后出现病症)。
- 丛林热(恙虫病)是东南亚及其周边地区最常见的热带立克次体病，在非洲及南美地区也有零星病例报告。
- 需鉴别诊断引起"斑疹伤寒样症候"群的其他病原性疾病。它们与立克次体病具有相似的临床表现和地理分布。主要包括登革热、钩端螺旋体病、伤寒、类鼻疽、疟疾和基孔肯雅热。
- 恙虫病及斑疹伤寒是热带地区两种主要的斑疹伤寒疾病，也是东南亚地区不明发热性疾病的首要病因。

概述

热带立克次体病是一种人兽共患传染病，由立克次体科专性细胞内细菌感染引起。该细菌属于α变形菌纲(α-Proteobacteria)立克次体目(Rickettsiales)。立克次体目包括两个科，无形体科(Anaplasmataceae)以及立克次体科(Rickettsiaceae)。这两科包括6个属：立克次体属、东方体属、埃立克体属(*Ehrlichia*)、无形体属(边虫属，*Anaplasma*)、新立克次体属(*Neorickettsia*)和沃尔巴克属(*Wolbachia*)[1]。这些生物体是无鞭毛的小球杆菌，在宿主细胞的细胞质内自由活动(不受液泡限制)。它们通常通过节肢动物蜱、跳蚤、虱子和/或螨虫传播给人类，并可以通过经卵传播来维持。

柯克斯体属(*Coxiella* spp.)现归为γ-变形菌纲(γ-Proteobacteri)军团菌目(Legionellales)柯克斯体科(Coxiellaceae)单一属柯克斯体属。这些细菌通过吞噬作用进入宿主细胞内，并在吞噬体内进行复制直至细胞死亡。

基于全基因组分析的现代分类法可将立克次体属分为4个组：斑点热组[包括立氏立克次体(*R. rickettsii*)、康氏立克次体(*R. conorii*)及其他]、斑疹伤寒组[普氏立克次体和伤寒立克次体(*R. typhi*)]、一个祖先组(*R. bellii*和非致病*R. canadensis*)以及最近形成的过渡组[螨立克次体(*R. akari*)、澳大利亚立克次体(*R. australis*)和猫立克次体(*R. felis*)]。目前正在进行的关于多样化非节肢动物媒介宿主(包括非吸血昆虫、阿米巴以及水蛭)的研究，已经鉴定出许多新的立克次体分支，表明其具有生态多样性和复杂的进化史[2]。

热带地区引起人类立克次体病的病原体有：

- 恙虫东方体(恙虫立克次体)，可引起丛林斑疹伤寒(恙虫病)，广泛分布于亚洲、西太平洋岛屿、印度洋以及澳大利亚北部的局部地区；
- 立克次体属的斑疹伤寒组(简称TG)包括通过虱传播引起典型流行性斑疹伤寒的普氏立克次体，以及经鼠类或经跳蚤传播的伤寒立克次体。普氏立克次体是各种立克次体种中唯一被公认能使恢复期患者处于持续亚临床感染状态的病原体，后期又可表现为复发性斑疹伤寒或勃秦氏病；
- 斑点热立克次体组(简称SFG)包含许多种立克次体，并且种类在不断增加，主要通过蜱在啮齿动物及其他脊椎动物间传播；

- 立克次体属的过渡组包括澳大利亚立克次体、螨立克次体(*R. akari*)以及新出现的猫立克次体、类猫立克次体(通过蜱、虱子及跳蚤传播);

- 伯纳柯克斯体能引起 Q 热——一种类斑疹伤寒病。虽然伯纳柯克斯体最近转到了 γ 变形菌军团菌目,但 Q 热仍会在本章讲述;

- 埃利希体属(无形体科)是无形体科的成员之一,后者包括无形体属、埃利希体属(*Ehrlichia*)、沃尔巴克体属(*Wolbachia*)以及新立克次体属(*Neorickettsia*)。尽管现存资料有限,这些立克次体病依然被认为是新出现的疾病。

迄今,斑疹伤寒研究的空白点仍旧很多,尤其是在亚洲,有多达 28% 的非疟疾所致发热可以归因于立克次体感染[3-5]。尽管斑点热立克次体病也有报道[6-9],但恙虫病和鼠型斑疹伤寒仍是东南亚地区两种主要的立克次体病,分别由恙虫东方体和伤寒立克次体所致。这几种立克次体病既是可以治疗的疾病,也可能是世界上最经常被忽略的疾病。单在东南亚,估计每年有 100 万恙虫病感染病例,根据死亡率数据计算,每年大约有 50 000~80 000 恙虫病死亡病例[10]。

尽管立克次体感染是不明原因发热(简称 FUO)的重要病因,而且越来越多的返乡旅客因立克次体感染而发热,尤其是从非洲和南美返回的旅客,但关于斑疹伤寒重要的流行病学数据仍旧很少。立克次体病在世界各地均有分布(如 Q 热,鼠型斑疹伤寒),但通常限定于某个特定地区。立克次体的传播媒介是无脊椎节肢动物,这些节肢动物需要特定群落环境、储存宿主和/或可扩大其传播的生物。而这些条件又决定了它们的地理分布,从而界定了立克次体病的发病区域。因此大部分立克次体病是地方性疾病。但这种区域划分可能受气候和环境变化影响,应根据新的发现不断调整界定区域。阿联酋(UAE)最近发现的立克次体(*Orientia chuto* sp. nov.),刚好在恙虫病预计地理范围之外。智利及非洲报告的可能与恙虫病有关的发热病例表明,立克次体病可能分布于热带/亚热带周边,而不是局限于亚洲地区[11-14]。

非洲蜱咬热(ATBF)是由斑点热组立克次体(非洲立克次体,*R. africae*)引起,通过花蜱属(*Amblyomma*)的牛蜱传播。非洲立克次体已经在尼日尔、马里、布隆迪、苏丹等非洲国家通过 PCR 被检测出。最近,塞内加尔以及近赤道的大多数国家、非洲南部常常报道立克次体影响过往游客[15-16]。经虱子传播的斑疹伤寒仍在社会经济水平较低的局部地区流行,包括北非、东非、东欧的高原地区,以及中美洲、南美洲西北部、南亚以及非洲南部的山区[17-19]。

在旅游者发热性疾病中,立克次体病约占 1.5%~3.5%,

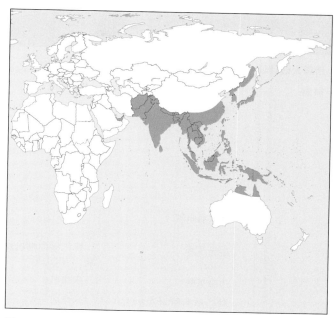

图 22.1 斑疹伤寒流行地区分布图。非洲(喀麦隆)及南美洲(智利)地区报告的疑似斑疹伤寒病例显示斑疹伤寒分布于热带及亚热带地区而非仅限于亚洲地区。表 22.1 描述了该病的主要传播媒介。

并可危及生命[20]。从发表的文献来看,绝大部分与旅游相关的输入性立克次体病例主要是鼠型斑疹伤寒(伤寒立克次体)、地中海斑疹热(康氏立克次体)、非洲蜱咬热(非洲立克次体)或恙虫病(恙虫病东方体)[21-23]。

目前尚无针对任何热带立克次体病的疫苗。主要预防措施是避免节肢动物的叮咬。目前预防蜱、虱子、跳蚤和螨虫叮咬的最佳方法是对暴露在外的皮肤使用避蚊胺(N,N-二乙基-3-甲基苯甲酰胺)驱虫剂,并用百灭宁处理衣物,杀死接触的节肢动物。也可以通过遮盖暴露的身体部位来减少节肢动物叮咬(如穿长裤并将裤脚塞进靴子里)。建议居住在受感染区或流行区的人们定期体检,检查体表是否有节肢动物。如果发现有螨虫、蜱、跳蚤和/或虱子,寻求专业帮助以去除这些节肢动物,并开始适当的基线/随访诊断(图 22.1,表 22.1)。

一、历史

表 22.2 总结了在探索斑疹伤寒、类斑疹伤寒及其病原体和它们的传播模式中的重要事件。

斑疹伤寒最初指的是引起特定临床综合征的各种不确定感染,但在过去的两个世纪中,随着人们对这些疾病认识的深入,其含义变得局限,斑疹伤寒现在只指立克次体引起的疾病。

(一)古代记载

公元前 460 年希波克拉底(Hippocrates)使用术语斑疹伤寒,意为"烟",来描述处于神智混乱时的状态——高

表 22.1	热带立克次体病的全球分布				
所属大陆（洲）	**传播媒介**	**疾病**	**病原体**	**特定区域**	**暴露风险**
非洲	蜱虫				
	血红扇头蜱	地中海斑点热	康氏立克次体	地中海区域（阿尔及利亚、突尼斯、摩洛哥、利比亚、埃及、以色列、土耳其、肯尼亚、索马里、中非共和国、津巴布韦以及南非）	城市（2/3）和郊区（1/3）
	花蜱	非洲蜱咬热	非洲立克次体	非洲撒哈拉以南地区	郊外跋涉
	边缘璃眼蜱	未命名	*R. aeschlimmanii*	摩洛哥、津巴布韦、南非	
	边缘革蜱[a]	蜱传播的淋巴结病（TIBOLA）	斯洛伐克立克次体	摩洛哥[a]	
	边缘革蜱[a]	未命名	*R. raoulti*	摩洛哥[a]	
	血红扇头蜱、*Rhipicephalus muhusamae*[a]	未命名	*R. massiliae*	马里[a]、中非共和国[a]	
	Hyalomma truncatum[a]	未命名	西伯利亚立克次体、蒙古立克次体	南非、阿尔及利亚、尼日利亚[a]	
	硬蜱属[a]	未命名	*R. monacensis*	摩洛哥[a]、突尼斯[a]	
	跳蚤				
	印鼠客蚤（鼠蚤）	鼠型斑疹伤寒	伤寒立克次体	无所不在，高度流行	与鼠及鼠蚤接触
	猫栉首蚤、犬栉首蚤、印鼠客蚤、致痒蚤（人蚤）[a]	蚤类传播的斑点热	猫立克次体	突尼斯、阿尔及利亚、埃及、塞加内尔、肯尼亚	
	虱子				
	人体虱	流行伤寒	普氏立克次体	埃塞俄比亚、布隆迪、卢旺达、乌干达、阿尔及利亚	内战、难民营、寒冷地区或山区卫生条件差
美洲	蜱虫				
	环形牛蜱（安氏革蜱）、狩蛛属（美国犬蜱）、美洲钝眼蜱（壁虱）、*Amblyomma maculatum*、*Amblyomma cajennense*、*Haemaphysalis leporispalustris*（野兔血蜱）	落基山斑疹热	立氏立克次体	中美（墨西哥、巴拿马、哥斯达黎加）、南美（巴西、哥伦比亚）	农村地区（注：野兔血蜱不咬人，但是可以感染兔子，作为中间宿主，传播至咬人的蜱虫）
	Amblyomma triste	未命名	*R. parkeri*	巴西、阿根廷、乌拉圭、秘鲁、智利	农村地区
	花蜱属	非洲蜱咬热	非洲立克次体	西印度群岛	
	花蜱属	未命名	*R. parkeri*	巴西	
	跳蚤				
	致痒蚤（具带蚤）	鼠型斑疹伤寒	斑疹伤寒立克次体	普遍存在	农村地区
	猫栉首蚤（猫蚤）、犬栉首蚤等	蚤类传播的斑点热	猫立克次体	墨西哥、巴西、秘鲁	与鼠及鼠蚤接触
	虱子				
	人体虱	流行伤寒	普氏立克次体	秘鲁、安第斯山脉	卫生条件差的山区

表 22.1	热带立克次体病的全球分布(续表)				
所属大陆(洲)	传播媒介	疾病	病原体	特定区域	暴露风险
亚洲	蜱虫				
	血红扇头蜱	印度斑疹伤寒	康氏立克次体印度株	印度,可疑地区:泰国、韩国、老挝、斯里兰卡	
	硬蜱属	弗林德斯岛斑疹热	*R. honei*(TT118)	泰国、澳大利亚	
	草原革蜱	东方斑疹热或日本斑疹热	日本立克次体	日本[b]	农业活动、砍伐竹子
	矩头蜱属、长角血蜱、褐黄血蜱、卵形硬蜱[a]	未命名	*R. helvetica*	日本[b],可疑地区:泰国、老挝	
	全沟硬蜱[a]、*Ixodes monospinus*[a]、亚洲璃眼蜱[a]	立克次体病相关的淋巴管炎	西伯利亚立克次体蒙古株	中国(内蒙古)[a, b]	
	草原革蜱、边缘革蜱	北亚蜱传斑疹伤寒	西伯利亚立克次体西伯利亚株	中国北方,原苏联地区(中亚、西伯利亚)、亚美尼亚、巴基斯坦	
	嗜群血蜱、森林革蜱	远东蜱传病	黑龙江立克次体	中国东北部	
	未知	未命名	*R. kellyi*、*R. monacensis*	印度、朝鲜	
	跳蚤				
	致痒蚤(具带蚤)	鼠型斑疹伤寒	伤寒立克次体	普遍存在	
	猫栉首蚤(猫蚤)	蚤类传播的斑点热	猫立克次体	泰国、老挝、中国、柬埔寨、印度尼西亚、朝鲜	
	恙螨科螨虫				
	恙螨	恙虫病	恙虫立克次体	亚太地区:从韩国到巴布亚新几内亚以及澳大利亚昆士兰,从日本到印度以及巴基斯坦	田园活动,农业活动,作战中的士兵
		恙虫病	*Orientia* sp. nov. *chuto*	阿拉伯联合酋长国	
	虱子				
	人体虱	流行性斑疹伤寒	普氏立克次体	中国　印度(印控克什米尔地区)	内战、难民营、寒冷地区或山区卫生条件差
	家鼠螨				
	类脂恙虫	立克次体痘	螨立克次体	韩国[c]	
澳大利亚	蜱虫				
	未知	弗林德斯岛斑疹热	*R. honei*	弗林德斯岛,澳大利亚东北部	
	全环硬蜱	昆士兰蜱斑疹伤寒	澳大利亚立克次体	澳大利亚东北部	
	跳蚤				
	致痒蚤(具带蚤)	鼠型斑疹伤寒	伤寒立克次体	普遍存在	与鼠及鼠蚤接触
	猫栉首蚤、犬栉首蚤、印度鼠蚤等	蚤类传播的斑点热	*R. feilis*	普遍存在	
	恙螨科螨虫				
	纤恙螨属	恙虫病	恙虫立克次体	澳大利亚北部领地以及西澳大利亚、昆士兰	田园活动,农业活动,作战中的士兵

注:a,在相关的节肢动物体内检出疑似病原体;b,热带地区尽管不包括日本和中国,但这两国均与热带旅行医学相关;c,从田鼠(东方田鼠)中分离出来。

表 22.2	斑疹伤寒症认知逐渐深入——每一次重要发现的历史年代表		
年代	**重要发现**	**备注**	**参考文献**
公元前 460 年	Hippocrates 将斑疹伤寒定义为"发烧伴随精神错乱,有昏迷的倾向"		24
公元前 430 年	Thucydides 与 Hippocrates 首次描述流行性斑疹伤寒病例		26
公元前 313 年	在一份中国的临床手册中首次有关于恙虫病的临床报告	描述了区域性的媒介螨虫,没有与传播建立联系	151
15 世纪	流行型斑疹伤寒与鼠型斑疹伤寒在欧洲暴发	未描述不同类型斑疹伤寒的不同	28
1485—1551 年	5 种被称作"英国汗"的流行病在英国出现	可能有回归热(回归热螺旋体)	222,223
1546 年	Girolamo Fracastoro — Fracastorius(1478—1553 年)在发病原因研究中区分了斑疹伤寒与瘟疫	接触传染性-在细菌传播中的流行病学观察	30
1700 年早期	斑疹伤寒=伤寒+斑疹伤寒+回归热	区分诊断困惑的时期	224~227
1734 年	John Huxham 首次做了英国的流行型斑疹伤寒与伤寒症在临床上的区别	斑疹伤寒症="慢神经"热 伤寒症="恶性腐烂"热	224
1760 年	法国蒙彼利埃的 Boisier de Sauvages 创造了临床术语"出疹性斑疹伤寒"用于流行型斑疹伤寒	基于特征性皮疹的临床表现	228
1762 年	James Lind(1716—1794 年)提出了流行性斑疹伤寒暴发期间的卫生促进措施	坏血病的预防界限,斑疹伤寒暴发后烧毁衣服	32,31
1810 年	Hakuju Hashimoto 首次描述了日本新潟县的恙虫病(疾病、危害、有害的)类似于斑疹伤寒	"恙虫病"名字的来源	54,229
1812—1813 年	拿破仑的军队因为流行型斑疹伤寒(又称五日热)损失惨重		33,34
1837 年	William W. Gerhard(1809—1872 年)首次区分了肠溶热(例如伤寒)与立克次体热(如斑疹伤寒)	验尸中在 Peyer 集合淋巴小结中发现增生性结节	255
1843 年	Craigie 与 Hendersen 在临床上与病理上区分了回归热与(流行型)斑疹伤寒	死后验尸观察	226,231
1858 年	Charles Murchison 从流行病学角度强调了斑疹伤寒症的特性——将其流行与不良卫生标准结合起来		232
1878 年	首次在出版于欧洲的西奥博德手册中记录了日本的恙虫病	报道为"Shima-mushi"或岛屿昆虫病	53
1898 年	布里尔氏病-非典型斑疹伤寒暴发,Brill 称之为"顿挫性伤寒",发生在纽约和津泽		233,234
1906 年	Howard T. Ricketts 与 Russel M. Wilder 发现落基山斑点热致病原以及传播媒介(硬蜱)		36
1908 年	Schüffner 描述了苏门答腊岛的假伤寒(后来显示为恙虫病)	可疑螨类传播	235
1909 年	Charles J. H. Nicolle 发现了流行型斑疹伤寒通过人体体虱传播	查尔斯. J. H. 尼克尔在 1928 年获得诺贝尔奖	35,236
1910 年	Howard T. Ricketts 与 Russel M. Wilder 首次在墨西哥流行性斑疹伤寒(鼠型斑疹伤寒)患者血液内发现立克次体	里克茨在墨西哥死于流行性斑疹伤寒	39
1916 年	Rocha Lima 首次描述了立克次体为细胞内微生物	R. prowazekii 是根据 Ricketts 和 Prowazek(流行性斑疹伤寒)命名的	37
1910 年	Smithson 描述了澳大利亚斑疹伤寒的散在发病	后来提示为恙虫病	237
1910 年	Conor 和 Bruch 描述了突尼斯的南欧斑点热	后来揭示为地中海斑点热(MSF)	42
1911 年	McNaught 描述了南非的副伤寒症,并怀疑经蜱传播	后来揭示为两种:地中海斑点热及非洲蜱传性斑疹伤寒	45,47
1913 年	McKenchie 描述了印度北部 Kumaon 地区(喜马拉雅山脚)的类斑疹伤寒疾病	未公开发表,1921 年 Megaw 修订—1916 年 Megaw 蜱咬	62

表 22.2 斑疹伤寒症认知逐渐深入——每一次重要发现的历史年代表(续表)			
年代	重要发现	备注	参考文献
1916 年	Weil 与 Felix 首次描述了斑疹伤寒的诊断血清凝集,基于普通变形杆菌菌株称作变形杆菌 OX19	诊断上的突破	59
1922 年	Hone 描述了澳大利亚斑疹伤寒的新形式(OX19 阳性)	后来提示为 honei 立克次体,一种斑点热立克次体群	238
1923 年	Maxcy 与 Havens 描述鼠型斑疹伤寒为一种散在流行的斑疹伤寒	可疑媒介是蚤类	61
1924 年	Fletcher 区分了恙虫病与鼠型斑疹伤寒	基于使用变形杆菌 OX19 和 OXKD 的斑疹伤寒血清凝集试验	57
1924 年	Kingsbury 在访问马来西亚时,介绍了一种新的奇异变形杆菌菌株 OXK 用于斑疹伤寒血清凝集试验用于诊断立克次体病	OXK 能够区分出城市与农村斑疹伤寒	58
1926 年	Fletcher 与 Lesslar 描述了在马来西亚既有恙虫病也有丛林斑疹伤寒		239,240
1926 年	Fletcher 与 Lesslar 创造专业词:恙虫病	定义为非传染性或散在分布的类斑疹伤寒热	57
1928 年	丛林斑疹伤寒即为恙虫病	基于昆虫学、交叉免疫学与临床标准	52,58,239,241
1930 年	Nagayo 首次论证恙虫立克次体为细胞内生物	在兔子眼睛内定位到德斯密氏膜	56
1931 年	Dyer 证明 Maxcy 是正确的——鼠型斑疹伤寒立克次体是通过鼠蚤传播的	Dyer 从鼠蚤(X. cheopis)体内分离出斑疹伤寒立克次体	50
1945 年	泰伯恩行动(Operation Tyburn)——首次大批量生产斑疹伤寒疫苗	基于缅甸菌株,但在马来西亚试用无效	242
1947 年	发现了氯霉素,从放线菌中派生出来的	可治愈感染立克次体的鸡胚	69
1948 年	Smadel 论证了氯霉素是有效的恙虫病化疗药物	基于自然感染恙螨的志愿者接种研究	71,243
1959—1975 年	越南战争——恙虫病是无明显原因发热的主要诱因之一,尤其是在灌木丛中的士兵		74
1997 年	流行性斑疹伤寒在布隆迪戏剧性地再次出现	流行影响了卢旺达的大约 10 万名难民	18,19
21 世纪前 10 年	恙虫病在马尔代夫和帕劳共和国再次出现	可能重新出现	244~246
2010—2011 年	恙虫病的流行区增加阿拉伯联合酋长国和智利		14

热引起神智趋于恍惚不清[24]。在他的第一本书 L'epidemion 中将斑疹伤寒描述为与神经系统症状相关的发热出疹类疾病[25]。在公元前 430—425 年雅典瘟疫的记载中,希波克拉底同时代的同事修西底得斯就此瘟疫描述了一个"经典的"斑疹伤寒所应有的症状。但近代有人认为麻疹和天花有可能是导致那场瘟疫的罪魁祸首[26-27]。

在斑疹伤寒最早的记载中,突出了斑疹伤寒与同时代一场危机间的关联,即 15 世纪的战争与饥荒。1492 年,在格拉纳达民族战争(安达卢西亚、西班牙)中,死于那场被称为"Tabardillo"(西班牙语意为"红色斗篷")的暴发性热病的人数是死于战争人数的六倍多。16 世纪来自墨西哥传教士们的报告中提到,数百万的印第安高原本地人死于鼠型斑疹伤寒[28]。斑疹伤寒尤其与围城战有关,由于人口密度高、卫生条件差,导致被包围人群斑疹伤寒的流行[25,29]。

1546 年,Girolamo Fracastoro-Fracastorius (1478—1553 年)首次在 Decontagione et contagiosismorbis(《论传染与传染病》)一书中将瘟疫与斑疹伤寒区分开[30]。当斑疹伤寒在军队、船只和监狱中暴发时,一些诸如烧毁发病者的衣物、换床以及采取严格的隔离措施对于降低死亡率非常有效,这一发现促进了人们对于该病流行及传染的认知与理解[31,32]。

1812 年,拿破仑的军队在入侵至俄罗斯以及随后的撤退中,士兵数由 422 000 减少至 10 000 人,减少了 42 倍,且绝大多数士兵死于斑疹伤寒而非战争[33]。2006 年,在靠近立陶宛共和国维尔纽斯乱葬岗挖掘的尸体衣物及牙髓中,通过 PCR 检测发现了普氏立克次体和汉赛巴尔通体(Bartonella quintana)DNA[34]。

(二)斑疹伤寒症的研究以及立克次体学的创建

19 世纪,因对斑疹伤寒认知有限,该病被错误地划分成3种类型：斑疹伤寒、伤寒和回归热。这种划分仅是综合了出现的临床症状而得出的，即：发热并伴有出疹，发热并伴有腹部或者肠道症状以及回归热，外加新的验尸病理检查结果。

1909年研究取得了重大突破，Charles Nicolle证明体虱（*Pediculus humanis corporis*）是流行性斑疹伤寒的传播媒介[35]，并由此于1928年获得了诺贝尔奖。Howard Taylor Ricketts于1910年首次提出在墨西哥斑疹伤寒患者的血液内、被感染的虱子体内以及排泄物内发现了立克次体[36]。巴西的Henrique da Rocha Lima正式解释了这种生物体，并提议将其命名为普氏立克次体，以纪念Howard Taylor Ricketts与Stanislaus von Prowazek，这两位科学家在对斑疹伤寒的研究中付出了巨大的努力，并在研究中死于斑疹伤寒[37]。

1. 流行性斑疹伤寒·也被称作虱传播斑疹伤寒，这种类型的斑疹伤寒在第一次世界大战和第二次世界大战期间大流行，第一次世界大战期间在塞尔维亚、波兰、东德以及美索不达米亚流行，第二次世界大战期间在巴尔干半岛地区、那不勒斯、俄罗斯以及德国尤其是贝尔森集中营、斯威辛集中营和布痕瓦尔德集中营流行。

2. 落基山斑疹热（RMSF）·北美关于斑疹伤寒的首次报道出现于欧洲人到来之前。根据蒙大拿州印第安部落的历史资料记载，某个森林地区在春季时不可进入，因为那里的居民均生病了。后来在19世纪90年代关于开拓者的记载描述了一种发热性疾病与特定的荒凉小路有关，被称作"小路热"[38]。

1906—1909年，Ricketts通过演示患者血液内的传染性生物体发现了落基山斑疹热，指出这种疾病可以传染豚鼠和猕猴，并描述了诱导免疫应答的特征[39]。他发现硬蜱（*D. andersoni*）是传播媒介，由此落基山斑疹热成为首个被证明是通过节肢动物传播的细菌性疾病。他还发现，感染的硬蜱可以垂直传播自身的立克次体给下一代[40]。1908年，McCalla实施了有记载的唯一一次人类传播落基山斑疹热的实验，即通过给健康志愿者喂食源自感染落基山斑疹热患者体内的蜱虫而使之感染[41]。

3. 地中海斑点热（MSF）·1910年Conor和Bruch描述了一种在北非突尼斯发现的新型斑点热[42]，最初被命名为"斑疹热"或"南欧斑疹热"，因为这是丘疹而不是斑疹，并且与接种后出痂有关[43-44]。这种斑点热由康氏立克次体引起，通过犬蜱（血红扇头蜱，*Rhipicephalus sanguineus*）叮咬传播给人类。这种疾病后来被称作"地中海斑点热"，并很快在整个地中海盆地、印度、黑海、中东以及南非有报道该病病例。

4. 非洲蜱咬热·1911年，McNaught报道了发生于南非的一种异常类型的副伤寒，报道的患者有发热和大量皮疹的症状，症状出现前曾被蜱虫叮咬过[45,56]。到20世纪30年代，南非出现两种斑疹热型（SFG）立克次体病。一种是南欧斑疹热，由康氏立克次体引起，通过城市地区狗身上的蜱虫传播；另一种是蜱咬热，一种温和性的疾病，由一种不同的斑疹热型立克次体引起，在农村的活动中通过牛蜱（希伯来花蜱，*Amblyomma hebraeum*）传播[47]。这种致病病原体最初被命名为康诺尔立克次体，而不是非洲立克次体（1992年命名）[48]。

5. 鼠型斑疹伤寒·Bravo于1570年描述了发生于墨西哥的蚤传（鼠型）斑疹伤寒（斑疹伤寒立克次体），1910年Ricketts死于鼠型斑疹伤寒并发的心肌炎。这种疾病被认为是一种不同于虱传播流行性斑疹伤寒的疾病，分为若干个组，被称作"流行性斑疹伤寒"。然而最终细菌学方法却未分离出普氏立克次体以外的其他立克次体，直到1928年Maxcy提出啮齿动物及寄生于其身上的蚤类可能是潜在的宿主及传播媒介。1931年Dyer证实了这个假设，他在巴尔的摩从鼠蚤（印鼠客蚤，*Xenopsylla cheopis*）体内分离出立克次体[49-50]。鼠型斑疹伤寒的病原体最初被称为莫氏立克次体，后于1945年更名为斑疹伤寒立克次体[51]。

6. 丛林斑疹伤寒·丛林斑疹伤寒或称恙虫病，在日本的民俗传说中与丛林螨或恙螨有关，日语术语称作"恙虫病"（tsutsuga＝病、害、有害的，mushi＝虫）。术语"恙虫病"自1810年以来用于描述这些疾病，但不是日语中的唯一术语。Theobald Palm于1878年首次在欧洲用这个词语记载这种涉及恙虫（岛屿昆虫）病的疾病（图22.2）[52-54]。

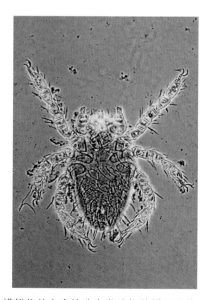

图22.2 幼螨能将恙虫病从啮齿类动物传播至人类。当人类偶然进入螨虫传播区域，螨虫作为宿主，经卵巢传播立克次体。（放大倍数80倍）（引自：Peters W and Pasvol G（eds），Tropical Medicine and Parasitology, 5th edition, Mosby, London 2002, image）。

一份来自 Kawamura 的详细报告突出了这种疾病的严重性,新潟县(1903—1920 年)的恙虫病死亡率在 1917 年达到了 41.4%[55]。尽管在第一次世界大战开始之前对恙虫病的生态学、媒介、临床症状和流行病学有所了解,但第一次关于恙虫病病原体的科学证据出现在 1930 年,Nagayo 和他的同事在感染兔子的试验中证明了立克次体的存在[56]。

7. 热带斑疹伤寒的出现·在 20 世纪初,热带斑疹伤寒这个词语在亚洲英属殖民地区用于描述非传染性发热,尤其是印度和马来亚联合邦,在这些地区,被流放的军人遭遇了大规模的"热带发热"病[57-58]。

由于变形杆菌 OX19 菌株可与除丛林斑疹伤寒外的所有种类斑疹伤寒患者血清发生凝集,1916 年 Weil 和 Felix 引入了这种新型的斑疹伤寒血清诊断方法[59]。1924 年,AN Kingsbury 博士无意间将奇异变形杆菌(*Proteus mirabilis*)菌株而非 OX19 菌株引入了马来亚联合邦,这种菌株与丛林斑疹伤寒血清瞬间便发生了强烈的凝集,但与其他种类的斑疹伤寒血清却呈弱反应。这种被称为 OXK(K=Kingsbury)的抗原可被用来区分两种差异较大的斑疹伤寒类别——若与常规变形杆菌 OX19 发生凝集反应,就不能与 OXK 菌株反应,反之亦然——这样就区分开了丛林斑疹伤寒与鼠型斑疹伤寒。由此,发端于英格兰的 OXK 菌株,不仅成为了丛林斑疹伤寒诊断的奠基石,而且促使了马来亚联合邦蚤类传播鼠型斑疹伤寒的发现[57,60]。

东南亚的丛林斑疹伤寒无论从临床学上、生态学上以及昆虫学上都与日本的恙虫病非常相似。这两种疾病最初被认为是分布区域不重叠的,后来却被报道可共存于马来亚联合邦的相同流行区[49,61]。研究人员采用来自于苏门答腊岛、澳大利亚和日本的抗原,进行了交叉免疫反应和接种试验,最终证明这两种疾病具有相同的免疫反应性,至此,恙虫病与丛林斑疹伤寒被视为同一种疾病[50]。

鉴于这些重要的发现,有必要对当时定义模糊的术语"热带斑疹伤寒"进行重新推敲。在 John Megaw 爵士(英国驻印度办公室医学顾问)的提议下,一个新群被界定出来,即"发热斑疹伤寒群"。在该群中,"流行"与"非流行"的不同形式可以被区分开来,该群包括了各种媒介相关的亚组:蜱传斑疹伤寒、螨传斑疹伤寒和蚤传斑疹伤寒,稍后又增加了媒介未知亚组斑疹伤寒(图 22.3)[62,63]。

(三)斑疹伤寒热与第二次世界大战

1. 丛林斑疹伤寒·亚洲第二次世界大战期间主要的传染病即丛林斑疹伤寒。这种疾病对盟军的影响巨大,1942—1945 年产生了 18 000 例病例,其中 639 例

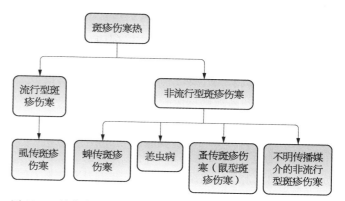

图 22.3 首次尝试对斑疹伤寒热基于不同媒介的分类图(引自:Megaw J. Typhus Fevers in the Tropics. BMJ 1934;2: 244 - 6)。

(4.0%)死亡,还导致日本军队出现约 20 000 例病例[64-65]。第二次世界大战推动了对丛林斑疹伤寒的研究,在对斑疹伤寒的诊断、预防、流行病学、临床管理以及昆虫在传播中作用等方面的研究都有很大进步,并大大加强了对有效疫苗与治疗性药物的研究。

通过刺激产生中和性补体结合抗体而成功诱导棉鼠(*Sigmodonhispidus*)对普氏立克次体的免疫,这极大地推动了丛林斑疹伤寒疫苗的开发。通过"泰伯恩行动"的疫苗开发方案,斑疹伤寒研究实验室在印度的英帕尔生产了超过 30 万剂疫苗。原计划在第二次世界大战期间专供缅甸战区使用[66]。由于考虑到军队在缅甸的行军移动将使得疫苗的现场试验变得复杂化,受试者便改用驻马来亚军队。然而试验结果并未出现明显的、针对丛林斑疹伤寒的保护作用。20 世纪 60 年代后期,鉴于这些菌株依赖性抗原的不均一性,并且这些抗原相互之间缺乏交叉免疫反应,因此研究人员推断借助疫苗从而获得丛林斑疹伤寒的有效保护机制可能较难实现[65]。

2. 鼠型斑疹伤寒·第二次世界大战期间,鼠型斑疹伤寒在军队呈散在分布。在美国军队报告的 787 例鼠型斑疹伤寒病例中,497 例来自美国国内,其中大部分来自东南部,34 例来自中国-缅甸-印度战区[67]。美国军队报告了 15 例死亡病例,其中 14 例致死病例是海外雇佣兵(致死率为 19/1 000)。第二次世界大战期间,美国军队报告了 104 例流行性斑疹伤寒病例(无死亡病例),其中蚤传播斑疹伤寒的发病率实际上超过了虱传播斑疹伤寒[64,68]。

第二次世界大战后,一个关键性的突破就是 Ehrlich 和他的同事于 1947 年发现了氯霉素(氯胺苯醇)[69]。氯霉素提取自一种放线菌(链霉菌属的 *Streptomyces venezuelae*),其能有效杀死鸡胚中的普氏立克次体,且在美国治疗蚤传播斑疹伤寒有效。1948 年,Joseph Smadel 在人类志愿者身上开展了著名的临床研究,这些志愿者

来自马来西亚、缅甸和新几内亚等不同的斑疹伤寒高度流行区,且通过螨虫感染了斑疹伤寒,Joseph Smadel 在几天内证明了氯霉素可以有效地治疗立克次体病[70-72]。

1972 年 12 月军队流行病学委员会报道,越南战争中在排除疟疾和其他确认疾病后,仍有 20%～30% 的不明原因发热归因于斑疹伤寒,约 10%～15% 为鼠型斑疹伤寒[68]。与二战军队中的高致死率不同,在越南战争中,美国军队无人因斑疹伤寒死亡[73]。但第九届医学实验室报告的血清学数据显示,自 1969 年起丛林斑疹伤寒是导致不明原因发热的首要原因(18%),然后依次是阿米巴病(17%)、鼠型斑疹伤寒(15%)。因此丛林斑疹伤寒及鼠型斑疹伤寒导致大约 1/3 的不明原因发热[74]。总而言之,大部分的丛林斑疹伤寒发生于战场上的炮兵和步兵,而大多数鼠型斑疹伤寒发生于居住于城市地区的后勤兵[75]。报告还指出,由于医疗及诊断条件限制,美国军队及越南本土军队丛林斑疹伤寒的发病率被低估,其重要性也被严重低估[76]。

二、发病机制及免疫性

立克次体可在虱和螨虫的唾液腺中繁殖,当这些媒介叮咬皮肤时,立克次体便进入皮肤的表皮或真皮。早期的先天性免疫应答及播散途径仍未完全清楚。立克次体可能通过直接血液传播及淋巴管传播,包括叮咬部位再循环感染组织的单核细胞或树突细胞。立克次体感染的主要靶细胞是中小血管的血管内皮细胞,通过入侵这些细胞,并在其中增殖,造成血管炎样全身疾病。尽管细胞免疫在控制感染中起了重要作用[77-79],但宿主的防御机制尚未完全清楚。

(一)立克次体属

斑点热组及斑疹伤寒组立克次体主要生长于内皮细胞内,少部分生长于巨噬细胞内[80]。斑点热组立克次体从细胞到细胞的传播十分迅速,通常聚集在细胞内的数量明显低于斑疹伤寒组立克次体。立克次体通过细胞质中聚合肌动蛋白单极尾部的推动,来实现细胞内迁移和细胞间移动,并逃避侵入细胞时发生的吞噬体融合,使得胞质内裸菌得以通过二分裂增殖(图 22.4)[81-82]。

立克次体感染后,血管内皮细胞发生应答,经由活性氧产物发生脂质过氧化引起细胞损伤,从而影响血管的渗透性,导致体液失衡及重要器官水肿[83-84]。

斑疹伤寒组立克次体缺乏定向肌动蛋白聚合能力,因而多积聚于细胞质内直至细胞裂解。普氏立克次体不刺激以肌动蛋白为基础的移动性,而斑疹伤寒立克次体仅表现出不稳定的移动性。斑点热组和斑疹伤寒组感染后可在受侵犯的内皮细胞表面呈现典型的凝血变化,表现为表达凝血酶调节蛋白、释放血管性假血友病因子、表达组织因子、分泌纤溶酶原激活抑制剂、产生血小板活

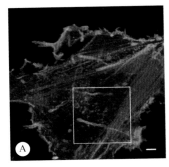
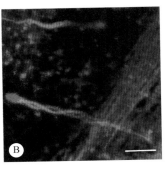

图 22.4 立克次体利用定向肌动蛋白的聚合作用进入宿主细胞的胞质内。立氏立克次体显示了长肌动蛋白尾部,通常是由多重缠绕独立的纤维型肌动蛋白组成。在激光扫描共聚焦显微镜图像中,纤维型肌动蛋白染色呈红色,胞内细菌染色呈绿色。(引自:Van Kirk LS, Hayes SF, Heinzen RA. Ultrastructure of Rickettsia rickettsii actin tails and localization of cytoskeletal proteins. Infect Immun 2000;68:4706-13)

化因子。然而,即使在致死病例中也很少发生弥散性血管内凝血,因此这不是立克次体病的共同特征[85-86]。

在对小鼠的研究中发现,立克次体属由树突状细胞通过 TLR4 受体识别,从而导致严重的炎症反应,激活 NK 细胞,并发动后续的抗原特异性免疫反应[87-88]。T 淋巴细胞介导了对立克次体属的免疫反应,CD4 T 细胞和 CD8 T 细胞均可分泌促炎症细胞因子,可激活内皮细胞、巨噬细胞和肝细胞,使之产生活性氧从而杀死立克次体[89-90]。CD8 淋巴细胞通过运动依赖性机制破坏受感染的宿主细胞,该机制由 MHC 类依赖性细胞毒性 T 淋巴细胞活性控制[78,79,91]。在豚鼠和 BALB/c 小鼠的研究中发现,回输免疫脾细胞、细胞毒性以及自然杀伤细胞,都表明了细胞介导免疫在保护实验动物免受鼠型斑疹伤寒的重要性,而且细胞介导免疫可以介导异源保护[92-98]。人体尸检和小鼠研究都有力地证明了内皮细胞是伤寒立克次体的靶细胞以及细胞介导免疫在控制斑疹伤寒感染中起了至关重要的作用[99-100]。

(二)东方体属(立克次体属)

恙虫东方体在体外可以感染广谱细胞,然而仅少数证据表明其可以感染人体内的内皮细胞、树突状细胞、巨噬细胞、中性粒细胞和淋巴细胞[101-103]。细菌与宿主细胞纤连蛋白上 56-kDa 的型特异性抗原(TSA56)相互作用进行附着,然后借吞噬作用侵入宿主细胞内,再从吞噬体逃逸出,从而进入细胞质。恙虫东方体像斑疹伤寒组立克次体一样缺乏定向肌动蛋白聚合能力[104]。它们倾向于在细胞质内进行二分裂繁殖并积聚,经过 2～3 d 的孵育后在细胞表面以出芽方式出胞。宿主细胞膜包裹着突出的细菌,释放的细菌被宿主细胞膜覆盖,可直接通过细胞膜融合感染邻近细胞,或者包裹细菌的宿主细胞膜丢失,逸出的裸东方体再侵入其他细胞(图 22.5)[105-106]。

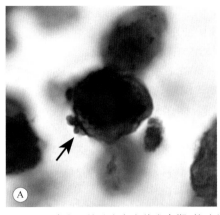
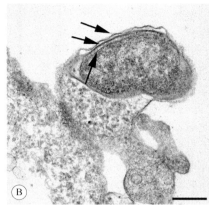
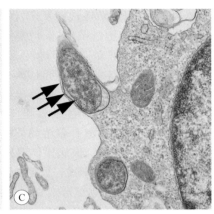

图 22.5　细胞表面的恙虫东方体发育期(箭头处),在电子显微镜图像中可见明显的 3 层膜(箭头处):两外层膜来自于恙虫东方体,另一层膜来自于宿主细胞(放大 1 000 倍,图像 A)。

最近的研究表明,东方体属感染的病理生理学不同于靶细胞为内皮细胞的斑点热组或斑疹伤寒群立克次体。对丛林斑疹伤寒患者可溶性黏附分子水平的研究表明,相比于内皮型鼠斑疹伤寒,东方体属的单核细胞活性比内皮细胞活性更突出[107]。

在对一大组包含丛林斑疹伤寒患者和鼠型斑疹伤寒患者人群的体内凝血活性调查发现,丛林斑疹伤寒患者血浆中 TATc 和 sTF 浓度显著增高,这与强烈的促炎症反应有关;而在鼠型斑疹伤寒患者中,凝血和纤溶途径的改变提示内皮细胞遭受了损伤[86]。这些数据表明,虽然在感染晚期,内皮细胞在这两种疾病中均为主要的靶细胞,但伤寒立克次体和恙虫东方体在感染早期的致病机制是不同的。这可能有助于这两种疾病的鉴别。尽管血管内皮细胞已被证明是恙虫东方体感染的主要靶细胞,通过血管内皮细胞原发损伤,进而引发血管炎,并最终导致严重的器官损伤,但这些数据仅基于尸检及动物试验,且与疾病早期体内的结果有明显差异[101,108-109]。

对人类和食蟹猴焦痂的组织学研究表明,单个核细胞聚集在血管周围,包括淋巴细胞、浆细胞和巨噬细胞[110-111]。在恙虫病患者皮肤焦痂的活组织检查中发现,恙虫东方体位于真皮内树突状细胞内和组织单核细胞内[103]。激活后的真皮内树突状细胞,如真皮朗氏细胞,可以从皮肤到淋巴结进行再循环,提示细胞内有一潜在机制可以有助于细菌从焦痂处扩散。抗原提呈细胞的胞内感染也有可能通过免疫调节作用干预宿主的免疫应答(图 22.6)。

Toll 样受体对于东方体属的先天免疫很重要,而 Nod 样受体则与东方体属感染的先天免疫机制有关。在恙虫东方体感染中,NOD1 感知内皮细胞中的东方体属成分并促进炎性细胞因子的产生,激活 NK 细胞的活性,产生适应性免疫[112]。Ⅰ 型免疫调节细胞与 T 细胞产生的 γ 干扰素用以应答恙虫东方体抗原,这对于防止感染

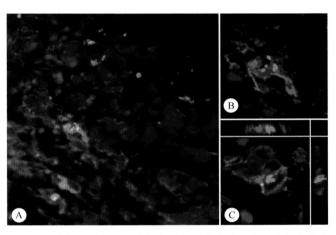

图 22.6　皮肤表面抗原呈递细胞(APCs)内部的多种胞内恙虫东方体。APCs 的特征为 MHCⅡ类受体(HLADR)阳性,并与急性斑疹伤寒患者的焦痂样本中细胞内恙虫东方体相关。抗原呈递细胞为红色,恙虫病东方体为绿色。图 B 与 C 为激光扫描显微成像,图 C 是对恙虫东方体胞质的三维成像。

的免疫防护十分必要,近交小鼠试验显示,细胞免疫在提供对于异源性菌株的交叉防护上至关重要[98,113-115]。在小鼠模型中,对斑点热组[116]、丛林斑疹伤寒组[117]及斑疹伤寒组立克次体感染的抵抗力可以通过 T 细胞转移[95]。尽管在小鼠中细胞介导免疫被证明对恙虫病的免疫保护是必不可少的,但异源性保护只是暂时的[113,118]。同样,在人类志愿者中的免疫学研究显示,同源免疫单一菌株最久可持续 1 年,而异源保护(对接种菌株除外)则在 2 个月内消失[119]。

目前,对于这些疾病的免疫病理生理学了解仍旧很匮乏,包括激发免疫的主要抗原,导致短暂免疫的体内动力学,以及限制异源保护持续时间的机制等。了解这些知识有助于立克次体病有效疫苗的研发。

(三)伯纳柯克斯体

相比其他专性细胞内寄生的病原体,如衣原体和立

克次体属,伯纳柯克斯体代谢复杂,极少有基因组转换。相较于这些严格的胞内菌,贝氏柯克斯体对专性细胞内生活方式的适应似乎是一个相对较新的进化事件[120]。

在伯纳柯克斯体病发病机制中,必须考虑到该病原体的变异。在内吞入宿主靶细胞(单核细胞/巨噬细胞)后[121],伯纳柯克斯体在产生的吞噬体内进行繁殖,形成一个大的纳虫空泡,空泡有着溶酶体的特征:pH酸性、水解酶及阳离子肽[122]。该病原体鉴别主要在于双相的发育周期导致两种交替形式:非复制性小细胞型变异体和显性复制性大细胞型变异体[123]。小细胞型变异体在停滞期(大约2 d)向大细胞型变异体发生形态转变,接着大细胞型变异体发生指数复制(大约4 d),使大细胞型变异体分化回到小细胞型变异体。具有高度浓缩染色质的小细胞型变异体,是伯纳柯克斯体在自然环境中的稳定形态[120];而胞内的大细胞型变异体可在吞噬溶酶体内的恶劣条件下适应性生存,这使得伯纳柯克斯体可以在单核细胞和巨噬细胞内长期生存和持续增殖。

伯纳柯克斯体的毒性形式仅通过αvβ3整合素便可附着于单核细胞,而无毒形式则需要αvβ3整合素与补体C3受体才可完成附着[124]。宿主因素,如免疫抑制、潜在疾病[125]和细胞介导的免疫[126],对感染结果起决定作用。伯纳柯克斯体可引发人类和动物持续感染[127]。慢性Q热通常发生于免疫功能不全和/或伴有先天性心脏瓣膜缺损的患者,尤其是心内膜炎患者[121]。

宿主抗感染机制主要由活化的单核细胞或巨噬细胞,通过产生活性氧和氮以介导潜在的抗菌机制来完成[128]。伯纳柯克斯体可通过下调巨噬细胞的反应和诱导抑制因子而得以在这些细胞内生存。在慢性Q热患者中可以观察到吞噬体缺陷及其对伯纳柯克斯体的杀伤能力亦受损[129]。

单核细胞体外研究表明,白细胞介素-10(IL-10)水平升高有利于单核细胞内伯纳柯克斯体繁殖;患者血浆中高水平的IL-10与单核细胞内伯纳柯克斯体杀伤缺陷有关,并可促进慢性Q热的发展[130]。

作为存在于吞噬细胞溶酶体样细胞器的专性细胞内病原体,伯纳柯克斯体给免疫学家们带来了挑战。病原体虽可借躲入细胞而遁逃,但抗血清的被动免疫却完全可以为机体抗伯纳柯克斯体感染提供保护。

在小鼠模型中,T细胞介导免疫对于控制原发感染是必需的,因为T细胞是干扰素γ和肿瘤坏死因子α介导的清除伯纳柯克斯体的关键。B细胞和NK细胞缺陷不影响疾病的发展或者细菌的清除,但B细胞的缺失会增加组织病理学变化的严重程度[131-132]。然而,对伯纳柯克斯体免疫的确切机制仍有待研究[133]。虽然有效的全细胞Q热疫苗已经研制成功,但这种疫苗提供保护的机制只有部分被了解清楚,而且不幸的是这种疫苗仅限于在反应敏感的个体中使用。

(四)埃立克体属与无形体属(边虫属)

1. 埃立克体属·查菲埃立克体靶细胞是单核细胞/巨噬细胞以及树突状细胞,并在由细胞质膜包裹的液泡内繁殖,形成小菌落,称作桑椹胚,包含1~400个生物体。核心致密的埃立克体需依赖其表面表达的某些串联重复序列蛋白(TRPS)来感染宿主细胞,这对于其结合和侵入细胞具有重要作用(尤其是TRP120)。埃立克体通过膜受体与宿主细胞结合,如E-选择素和L-选择素以及其他位于小窝结构中(细胞表膜的微小凹痕)的糖基磷脂酰肌醇锚定蛋白,从而引发受体介导的内吞作用[134,135]。

埃立克体生活在内体中,能够抑制其成熟,并阻止内体与溶酶体进行融合[136]。埃立克体可以通过与DNA结合及其他效应蛋白来调控宿主细胞基因表达。它们经由液泡膜进入宿主细胞质后产生的免疫调节范围广泛,包括抑制宿主细胞凋亡、操纵先天免疫防御机制、抑制活性氧(ROS)生成、抑制特定的巨噬细胞活化因子以及T细胞介导免疫应答相关的信号通路[135]。

小鼠模型显示,CD4和CD8T 1型淋巴细胞反应、γ干扰素、肿瘤坏死因子α和抗体在保护性免疫中发挥作用,但CD4辅助T细胞反应较弱、肿瘤坏死因子α过量以及IL-10浓度过高均与中毒性休克死亡有关[137]。

查菲埃立克体(*E. chaffeensis*)导致组织损伤和疾病临床表现的机制至今未知。查菲埃立克体感染患者血液及组织中的细菌载量处于低水平。最初的流感样症状可以很快发展为严重的多器官疾病,伴有中毒性休克样综合征、脑膜炎或急性呼吸窘迫综合征[137]。而免疫功能不全的患者则表现为肝、脾以及其他网状组织器官坏死,与高细菌负荷有关(桑椹胚);而免疫功能正常的患者不会出现这些症状,且病原体难以发现,极少出现坏死[138]。查菲埃立克体感染造成的病变包括血管周围单个核细胞浸润以及肉芽肿的形成(这与感染的成功控制有关),常可见组织及血液内淋巴细胞凋亡[139]。不同细菌负荷及伴随的组织损伤表明,宿主的免疫病理机制在疾病进程中起了重要作用[140]。

2. 无形体属(边虫属)·在牛边虫病发病机制中,边缘边虫(*A. marginale*)的主要表面蛋白(MSPS)在病原体和宿主的相互作用中起至关重要的作用,包括黏附蛋白和来自多基因家族的主要表面蛋白,后者经历抗原变化及抗原选择,可引发持续感染[141]。牛在急性感染中生存下来后将发展为持续性感染,表现为周期性的低水平立克次体血症[142]。持续感染或者带菌的牛具有终身免疫力,即使暴露于细菌,也不会发病。

目前对人粒细胞边虫病（HGA）的发病机制不是很清楚,尽管早期研究显示高病原体负荷与疾病严重程度相关,目前证据更倾向于免疫病理机制是疾病临床表现的原因[143]。溶细胞性损伤引起的白细胞减少症是边虫感染后表现出的特征,尤其是中性粒细胞减少,因为吞噬边虫（A. phagocytophilum）在体内几乎只感染中性粒细胞。然而,受影响的中性粒细胞要比被感染的中性粒细胞多得多,这表明还存在其他致病机制[144]。吞噬边虫也通过多重机制来破坏中性粒细胞的抗菌反应[145]。重症患者的临床及组织病理学特征提示了巨噬细胞活化和噬红细胞作用;但是否是这些机制引发人类发病仍不清楚[146]。细胞毒性淋巴细胞活化与细胞毒性杀伤应答抑制二者间的失衡带来这样一个问题：疾病的严重程度是否与微生物或遗传决定的人类免疫和炎症反应多样性更相关[143]。

恙虫病（丛林斑疹伤寒）

一、流行病学

恙虫病是存在于亚洲和澳大利亚北部农村地区的一种分布广泛的发热性疾病。这种疾病经纤恙螨属的几种恙螨幼虫叮咬而感染恙虫东方体（旧称恙虫立克次体）引起。

被感染的螨虫一般出现在独立分散的地区（称作"螨虫岛"）,在灌丛（较高的粗草）、原始森林、花园、海滩、水田、竹林、油棕或橡胶园都能发现螨虫。专性细胞内的恙虫东方体在恙螨内经卵传代,可感染啮齿动物,恙螨的幼虫在啮齿动物体内生长。人类是恙虫东方体的偶发宿主。血清学及分子生物学特征显示了亚洲地区的菌株表型及基因型存在多样性,最近在阿拉伯联合酋长国发现了一个新种 O. chuto[13,147]。

二、临床表现

恙虫病表现为全身性血管炎感染,但其发病机制仍未知。症状通常出现在恙螨叮咬后的 6～10 d。症状表现为典型的发热,全身或局部的淋巴结肿大、斑疹或斑丘疹,严重的头痛和肌肉酸痛。肌肉压痛甚微或无。也可出现恶心、呕吐、腹泻、便秘、结膜充血和可逆的感音神经性耳聋。在其他症状之前出现,部分患者可在叮咬处出现无痛性丘疹,之后溃烂,变成黑色的外壳或焦痂。临床针对上述多种症状作出全面检查后,便可对患者出现的部分症状作出解释。但也要考虑到其他因素,如免疫学方面的、细菌毒力等（图 22.7）。

并发症包括黄疸、脑膜脑炎、心肌炎、引起急性呼吸窘迫综合征的间质性肺炎和肾衰竭[148,149]。动物实验表明,疾病的严重程度可能与细菌菌株或恙螨种类有较大

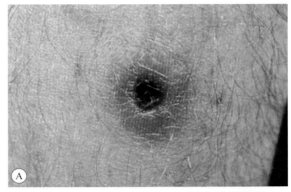

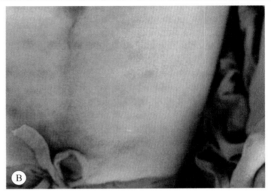

图 22.7　越南战争期间一名美国士兵因斑疹伤寒引发的焦痂和皮肤皮疹。图片来自于美国陆军医学部,医学史办公室（1982 年）（引自：Barret OJ, Stark FR. Rickettsial Diseases and Leptospirosis. Internal medicine in Vietnam, Vol II, Infectious Diseases. Office of the Surgeon General and Center of Military History. Washington DC: Dept. of the Army; 1982）

关系[113,150]。在无抗生素时代,恙虫病的死亡率高达42％。在农村地区,因不能得到有效治疗或者治疗延误,恙虫病导致的死亡风险仍然很高[151]。

患恙虫病后的免疫力比较短,只持续几个月,而且具有较高的菌株特异性,所以异源保护不能预防其他菌株的感染[119,152]。

三、诊断

恙虫病诊断的"金标准"是免疫荧光法（IFA）和通过细胞培养获得恙虫抗原的间接免疫过氧化物酶试验（ⅡP）,可用于入院和康复期样本的对比[153-155]。这些试验在各实验室间的使用并不规范,而且在贫穷的热带地区也无法使用这些设备。但是这些试验比外斐试验（Weil-Felix test,检测不相关的奇异变形杆菌 OXK 菌株抗原引起的交叉反应抗体）更精确[156]。

基于快速诊断试验的抗恙虫 IgM 和 IgG 已经研究出来,但其应用效果还未得到充分评价[157]。酶联免疫吸附试验（ELISA）可以利用细胞培养提取的恙虫抗原或重组蛋白来检测恙虫东方体的特异性抗体。ELISA 具有可同时开展多个实验的优点：价格便宜,敏感性、特异性高,可重复性好（图 22.8）[158]。

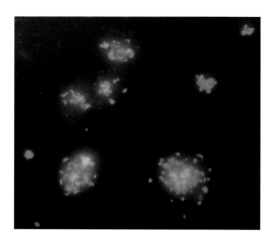

图 22.8 恙虫东方体的免疫荧光图像(染色为亮苹果绿色),在韦罗单层细胞体外培养。

检测不同恙虫靶基因的聚合酶链反应方法已经开发出来,尽管其具有高敏感性和特异性,但仍不规范,还不能大规模使用。恙虫靶基因包括 47 kDa、56 kDa、16S rRNA 以及 groEL 基因[159-162]。

恙虫东方体可以用患者血液在体外培养,但这需要花费几个星期的时间,并需要特殊的组织培养技术和生物安全 3 级实验室。入院时焦痂中提取的样本用于 PCR[163]或者免疫组织化学诊断[111]均有效,因为此时患者体内菌量很多。

四、鉴别诊断

一系列的疾病可引起"斑疹伤寒样"症状,需要进行鉴别。

- 斑疹伤寒(SFG,TG 和/或 STG)——只有通过急性期及恢复期的样本(IFA、IIP、ELISA、RFD)或 PCR 检测特异性血清学实验才能区分,治疗方法相同。
- 疟疾——通过染色的血涂片以及抗原检测实验鉴别。
- 虫媒病毒感染(如登革热,基孔肯雅病)——采用血清学方法(NSI、IgM、IgG 检测)。与恙虫病相比,登革热皮疹更细小,有更多的红斑,且常伴有明显的血小板减少症。
- 钩端螺旋体病——通过 PCR(全血)或细菌培养(血液、脑脊液)可鉴别。
- 回归热(虱或蜱)——通过血涂片、血清学检测或者 PCR 发现疏螺旋体可鉴别。
- 脑膜炎球菌病——通过血液和脑脊液培养进行鉴别。
- 伤寒——通过血液和骨髓培养鉴别。
- 病毒性发热——常伴有斑疹,如 EB 病毒感染,传染性单核细胞增多症以及原发性 HIV 感染,可通过血清

学进行鉴别。

五、预防

在流行区行走时,可通过穿防护服、衣服上涂上驱虫剂或杀螨剂,在皮肤暴露区域使用避蚊胺等方法预防或控制恙虫病。虽然迄今为止,仍未研制出有效的保护性疫苗,但恙虫病的治疗比较容易(见下文)。

六、治疗

选择合适的抗生素对于治疗恙虫病是非常有效的,如果诊断不明确可根据经验给药。如果没有禁忌证,多西环素是治疗恙虫病的首选药物。用法是成人口服剂量 100 mg,每日 2 次,连服 7 d。

也可用四环素,每 6 小时 500 mg,连服 7 d。阿奇霉素(第 1 天用药 500~1 000 mg,接下来的 2 d 每天用药 250~500 mg)是有效的替代药物[164],已证明其单剂量治疗很有效[165]。如果不能服用四环素,例如怀孕时,阿奇霉素特别适用[166]。短疗程的多西环素和阿奇霉素疗法正在试验中。

氯霉素是四环素的一种替代药物(成人每 6 小时 500 mg,儿童每天 50~75 mg/kg,连服 7 d),但需注意其不良反应。罗红霉素、泰利霉素和利福平的治疗效果也较好。恙螨对氟喹诺酮类药物具有内在耐药性,疗效很差,尽管其体外活性很好,但不能用于治疗恙虫病。

斑疹伤寒组

鼠型斑疹伤寒

一、流行病学

鼠型斑疹伤寒,又称蚤传斑疹伤寒或地方性斑疹伤寒,是由伤寒立克次体引起的蚤传播性疾病。东方鼠蚤(印度客蚤,*Xenopsylla cheopis*)是主要的传播媒介,啮齿类动物则作为宿主,主要包括褐家鼠和黑鼠[50]。在美国郊区,猫蚤(猫栉首蚤,*Ctenocephalides felis*)是主要的传播媒介[167]。含有伤寒立克次体的蚤排泄物污染皮肤叮咬处后,人类通过瘙抓皮肤而自体接种,继而被感染。鼠型斑疹伤寒无焦痂。用污染的手指擦拭结膜或者吸入干的排泄物也是潜在的感染途径。鼠型斑疹伤寒在世界各地广泛分布,虽然详细的记载主要出现在美国、墨西哥和欧洲,但其在热带地区的发病常被忽视。血清学调查表明,鼠型斑疹伤寒在沿海城市的发病率较高,可能是因为鼠及其体外寄生虫在这些地区高度流行。鼠型斑疹伤寒无季节性,全年均可发病。接触鼠即容易接触鼠蚤,鼠流行的地区鼠型斑疹伤寒发病率较高(图 22.9)。

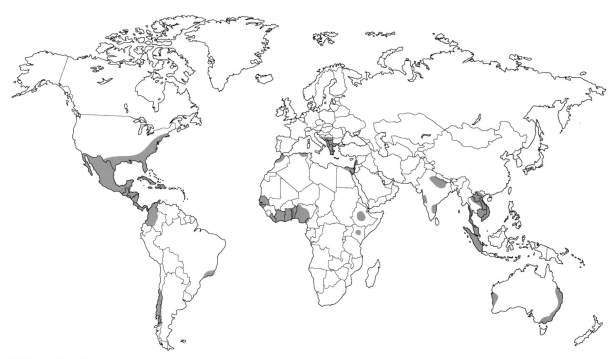

图 22.9　鼠型斑疹伤寒(又称蚤传斑疹伤寒)的地理分布图(伦敦卫生与热带病学学校,昆虫学系)。

二、临床表现

鼠型斑疹伤寒是一种轻微的疾病,无特异性体征及症状。潜伏期为 7～14 d,最初症状为典型的发热、头痛,约 15% 的患者还可出现皮疹。这种皮疹通常不痒,为斑疹或斑丘疹,从躯干部位先发,然后向周围扩散,扩散至手掌和脚掌,持续最多 4 d,大约在发热平均一周后出现,通常是一过性的,在发热初期难以观察到(约 50% 的患者在发烧 3～5 d 后出现皮疹)[167-169]。恶心、呕吐、腹痛、腹泻、黄疸、心肌炎、意识模糊、癫痫以及肾衰竭症状均有报道,但严重的神经系统、肾脏损伤及其他并发症比较罕见。鼠型斑疹伤寒不会出现焦痂。全身淋巴结肿大症状比恙虫病斑疹伤寒明显少见,在亚洲这两种疾病共存的地区,上述临床特征均可用于不同疾病之间的鉴别[5]。鼠型斑疹伤寒的死亡率较低,抗生素治疗后大约有 1%～2% 的患者死亡,即使不治疗这种疾病也通常在 7～14 d 内自愈。

三、诊断

最终确诊是通过患者入院时与康复期样本配对的免疫荧光血清学实验来诊断。当由其他病菌抗原的交叉反应引起假阳性时,血清交叉吸收试验与免疫印迹试验可用于鉴别鼠型斑疹伤寒。快速诊断实验的抗伤寒立克次体 IgM 有较好的特异性,但敏感性较差,因此限制了入院诊断时的应用[170]。基于 PCR 的分子生物学方法可用于检测斑疹伤寒组(单独检测一种或同时检测普氏立克次体和伤寒立克次体)[171]。采用绿猴肾细胞或 L929 细胞(小鼠纤维母细胞)开展的体外培养,由于敏感性低,且需要生物安全 3 级实验室,因此仅限于研究,未用于临床诊断。

四、鉴别诊断

可引起"斑疹伤寒样"症状的疾病均需要进行鉴别诊断,同上述恙虫病鉴别诊断。

五、预防

预防鼠型斑疹伤寒主要通过减少人类与啮齿类动物及其身上的跳蚤的接触。

- 控制家养及野生的啮齿类动物。
- 保护粮仓及其他食品店,防止出现啮齿类动物。
- 回收垃圾的工人需穿防护服。
- 做好难民营或高密度人口地区的卫生防护措施。

六、治疗

对于非妊娠成人及儿童的首选药物是多西环素,成人剂量为每 12 小时 100 mg,口服或静脉注射;儿童剂量为每天 4 mg/kg,每 12 小时用药 1 次,单次用药最大剂量为 100 mg。通常推荐的治疗时间为 7 d,但少于 7 d 的疗程也有效。氯霉素和阿奇霉素可以作为替代药品,可用于孕妇以及无并发症的患者,但曾有治疗失败的报道,且相关资料有限[247]。

流行性斑疹伤寒

一、流行病学

流行性斑疹伤寒,由普氏立克次体引起,一度被认为

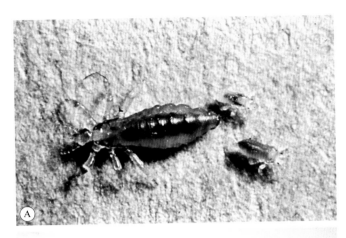

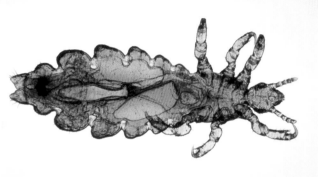

图 22.10 寄生在人体的虱(体虱)。(图片 A 来自于世界卫生组织及疾病预防控制中心公共卫生图片库,图片 5 289;图片 B 来自于佐治亚州亚特兰大疾病预防控制中心公共卫生图片库,图片 377)

是最危险的虫媒传播疾病,目前在埃塞俄比亚、布隆迪、俄罗斯和秘鲁仍被认为是公共卫生潜在的危险因素。最近在北非及法国有斑疹伤寒散发病例的报道[172]。虱虫问题在世界范围内普遍,与内乱和经济不稳定引发的社会及卫生条件下降有关,因此流行性斑疹伤寒(以及螺旋体引起的回归热,和巴尔通体引起的五日热)仍应是热带国家的潜在健康威胁,尤其是环境较差的地区如天气凉爽山区的难民营等[173]。

普氏立克次体的传播是由被感染的体虱引起的,通过体虱被感染的排泄物传播给人类(普氏立克次体可在排泄物内生存数周),经气溶胶(被认为是照顾患者的医护人员感染的主要途径)或经有擦伤的皮肤自体接种。相比于其他立克次体病的传播媒介,普氏立克次体在虱间垂直传播,人类是主要的宿主,但美国也有散发病例是通过接触美洲飞鼠感染引起的(图 22.10)[174]。

二、临床表现

经 10～14 d 的潜伏期后,患者会出现不适,在典型症状发作前出现非特异性表现,如发热、头痛以及肌肉酸痛等。其他常见症状包括恶心或呕吐、咳嗽以及鼻出血。脑膜脑炎是重症患者常见的并发症,伴有假性脑膜炎、耳鸣、耳聋以及意识改变。从轻微的意识模糊到焦虑、精神错乱和昏迷。也可出现腹泻、肺部感染、心肌炎、脾肿大及结膜炎等症状。大多数患者(20%～80%)会出现皮疹,通常开始于躯干部位,然后扩散至四肢。皮疹可能是斑疹、斑丘疹或瘀斑,在深肤色患者中可能很难注意到。流行性斑疹伤寒的总病死率为 20% 左右,在营养不良及高年龄的人群中病死率上升至 60%,但经过适当的抗生素治疗,可使病死率下降至约 4%。流行性斑疹伤寒的复发与虱感染或布里尔津瑟病无关,在急性期多年之后会重新出现较轻的症状。

三、诊断

流行性斑疹伤寒诊断的金标准是间接免疫荧光试验,但需要免疫印迹法和交叉吸附试验来区别鼠型斑疹伤寒。外斐试验(基于与普通变形杆菌属 OX19 抗原的交叉反应)的特异性低,不能用于诊断。从新鲜血液或皮肤活检组织样品中分离到的普氏立克次体可以在绿猴肾细胞及 L929 细胞内培养。最近,用于检测普氏立克次体的实时定量 PCR 方法已开发出来[175]。

四、治疗

对于疑似病例,应在明确诊断前就给予抗生素治疗。以下为有效的抗生素治疗方案:多西环素每天 100 mg(儿童每天 4 mg/kg),如果条件允许可以分 2 次服用,服用 3 d;四环素每 6 小时服用 1 次,每次 300～500 mg(儿童每日 50 mg/kg,每 6 小时 1 次),口服或静脉注射;或氯霉素每 6 小时服用 1 次,每次 500～750 mg(儿童 75 mg/kg,每 6 小时 1 次),口服或静脉注射 7 d。

在疫情暴发的情况下,单剂量 200 mg 的多西环素通常有效。

五、预防

消灭体虱(如在难民营)是最重要的预防措施,也是控制疫情暴发必不可少的措施。由于体虱只能生活在衣物里,因此灭虱的最简单方法是除去并销毁或洗煮所有衣物。用 10%DDT、1% 马拉硫磷或者 1% 氯菊酯清洗所有衣服也是快速有效杀灭体虱的方法,可降低再感染的风险。

斑点热立克次体感染

斑点热可由多种立克次体感染引起,都通过蜱叮咬传播。蜱不仅仅是传播媒介也是斑点热立克次体的宿主,可通过垂直传播的方式在蜱间传播。蜱的生态学特征是蜱传传染病流行病学特征的关键。例如褐犬蜱(血红扇头蜱),是康氏立克次体的传播媒介,主要存在于与犬相关的特定环境(犬舍、农场以及民舍),与人的关系不大。地中海斑点热病例在流行地区呈散发分布,并且大部分病例在城市中[176]。相比之下,希伯来花蜱(*Amblyomma hebraeum*)是南非地区非洲立克次体的主要传播媒介,在孳生地暴发,可主动攻击动物,尤其是反刍动物。进入其栖息地的人群(如旅行者),也可轻易被叮咬。通常为群体发病,而且患者可同时被几种蜱虫叮咬[177]。

一、临床表现

斑点热组立克次体病的临床症状常在被节肢动物叮咬 6~10 d 后出现,通常包括发热、头痛、肌肉疼痛、皮疹、局部淋巴结肿大以及在叮咬处出现特征性的焦痂(黑斑)。

只有部分患者会出现焦痂,所以焦痂不是判断斑点热组立克次体病的可靠证据。非洲蜱咬热的特征是出现多个焦痂以及群体病例(如旅行者或越野跑步者),因为许多感染的花蜱可能同时攻击和叮咬人的某些身体部位[178]。与之相反,康氏立克次体引起的地中海斑点热,一般只有一个焦痂(但也有多个焦痂的报道),因为这里蜱叮咬人的可能性较低且蜱的感染率比较低。皮疹通常是瘀斑,开始为发热的红斑(尤其是在手腕和脚踝处的落基山斑点热),然后发展为斑丘疹,常伴有身体躯干部脓疱或疱疹,有时位于手掌和脚掌处。尽管称为斑点热,有相当一部分患者不出现皮疹,如"无斑点"斑点热(>50%的非洲蜱咬热病例无斑点)(图 22.11)[179-181]。

斑点热组立克次体病症状有轻有重,也可致命。非洲蜱咬热在热带地区比较常见,但目前为止未见有死亡或者有严重并发症的报告。但地中海斑点热的死亡率则在 3.2% 到 32% 之间[176]。

二、诊断

随着新的分子诊断、免疫以及血清学工具的发展,研究人员检测出了众多斑点热立克次体种群,这些立克次体对人均有致病性。间接免疫荧光试验仍旧是金标准,表现为明确的血清转化现象,在对比入院与康复期样本

时,特异性抗体增加 4 倍。在一些专业的试验中心,常用一组抗原检测一系列可能的斑点热组病原体,由于斑点热组病原体间、斑点热组与斑疹伤寒组病原体间以及其他病原体间存在交叉反应,所以常用交叉吸附试验或 PCR 鉴别病原体种类。

血液中的低细菌量以及短暂的立克次体血症阶段给基于抗原的诊断带来了困难,但血液免疫诊断及皮肤活组织检查仍然有效,因为可以在体外培养病原体。实时定量 PCR(qPCR)可通过检测靶基因 17 kDa 和 gltA 确定斑点热组立克次体的属特异性[160],而检测 *ompA* 和 *ompB* 基因可在种特异水平上作鉴别[182],该技术已被开发出来,正在临床上开展前瞻性评估。

三、治疗

斑点热组立克次体病的首选治疗方法是多西环素 100 mg,每日 2 次,根据疾病严重程度服用 1~7 d。多西环素很安全,对于疑似患有落基山斑点热(以及其他斑点热组立克次体病)的儿童,可以作为最初治疗药物。但由于对毒性的恐惧导致人们对于使用多西环素作为落基山斑点热的经验治疗药物总是持犹豫态度。对于儿童和孕妇,大环内酯类药物包括交沙霉素(儿童每天 50 mg/kg 或成人 3 g/d)、罗红霉素、克拉霉素和阿奇霉素都已成功地用于治疗地中海斑点热[248-249],氯霉素也可用于治疗地中海斑点热。氯霉素是一种很好的抗生素,但由于其不良反应且治疗效果较差,一般优先考虑四环素[247,250]。

(一)落基山斑疹热(RMSF)

落基山斑疹热由立氏立克次体引起,是一种潜在的可致命的感染。最初报道于 19 世纪后期美国西北部落基山州,1906 年 Ricketts 证明了在蜱虫媒介中立克次体的存在,落基山斑点热自此被认为是遍布美国的一种重要疾病,尤其多发与东南和南部中心地区以及东部的沿海地区。落基山斑点热分布在加拿大、墨西哥的热带地区、哥伦比亚和巴西,尤其是在圣保罗地区,在那里落基山斑点热被称为巴西斑点热。在蜱虫叮咬处常见有单一的焦痂,其他症状与落基山斑点热极为相似(图 22.12)。

立克次体通过硬蜱经卵传播,据目前的了解,硬蜱是立克次体的主要宿主,但也有人对这种说法提出了质疑[176,183]。安氏革蜱(*Dermacentor andersoni*)通常生活在山羊、绵羊、獾、猞猁和黑熊身上,幼虫生活在松鼠身上。变异革蜱(*D. variabilis*)和花蜱(*Amblyomma* spp)生活在家养的狗、兔子、狐狸、负鼠、浣熊和地鼠身上,幼虫生活在田鼠身上。

(二)地中海斑疹热(MSF)

地中海斑疹热由康氏立克次体引起,最早报道于一个多世纪前的突尼斯,随后在地中海流域也有报道[42]。这种疾病的临床严重程度和流行病学分布不断变化,越

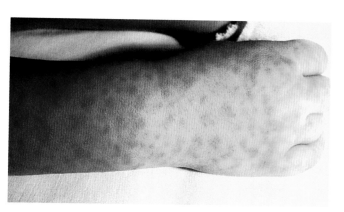

图 22.11 典型落基山斑疹热(RMSF)皮肤皮疹(图片来自于爱荷华大学健康科学哈丁图书馆)网页链接: http://hardinmd.lib.uiowa.edu/cdc/1962.html

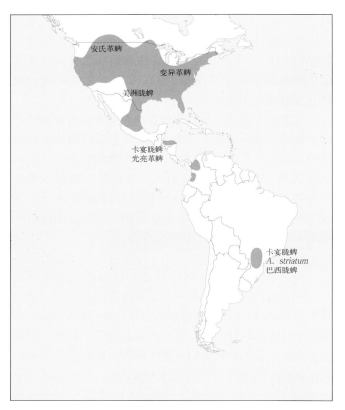

图 22.12 落基山斑疹热(立氏立克次体)的地理分布。(伦敦卫生与热带病学学校昆虫学系)

来越多的地区报道了地中海斑点热病例,如最近在阿尔及利亚、马耳他、塞浦路斯、斯洛文尼亚、克罗地亚、肯尼亚、索马里、南非和黑海周边地区(土耳其、保加利亚和乌克兰)[176]均有地中海斑点热报道。伴有并发症的重症地中海斑点热病例有所增加,包括肾、神经系统、心脏、静脉炎和视网膜并发症,在地中海地区病死率高达 32%[184-185]。

(三) 非洲蜱咬热(ATBF)

非洲蜱咬热由非洲立克次体引起,最近成为引发非洲撒哈拉沙漠以南地区旅游的国际旅客流感样症状的最常见原因之一。当从这些地区返回的人出现发热症状时应该考虑非洲蜱咬热以及疟疾、伤寒和其他热带发热性疾病[178,186]。非洲蜱咬热症状轻微,通常会出现发热、淋巴结肿大以及多处焦痂。尚无严重并发症或死亡病例的报道。最近从人类及大洋洲(新喀里多尼亚、瓦努阿图)的鸟类身上获取的蜱虫体内发现了非洲立克次体[187]。非洲蜱咬热媒介为花蜱属,主要是非洲撒哈拉沙漠以南地区及加勒比海东部部分地区的希伯来花蜱和彩饰花蜱(*A. variegatum*),以及大洋洲的 *A. loculosum*。

(四) 立克次体痘

立克次体痘是一种可引起皮肤疱疹的斑点热,由螨立克次体引起,通过一种生活在家鼠(小家鼠或家鼷鼠)及田鼠(黑线姬鼠属中的一个种群)身上的血红脂戳螨

(*Liponyssoides sanguineus*)传播。感染地区主要位于美国东部[188]、非洲中部及南部地区[189]、克里米亚[190]、韩国[191]、乌克兰和哥斯达黎加。2001 年纽约遭受恐怖袭击后,随着人们对于这方面意识的增强,在 18 个月的时间内,诊断出 34 例立克次体痘患者[188]。

相比于康氏立克次体及立氏立克次体,螨立克次体在血清学方面与澳大利亚立克次体及猫立克次体关系更密切[192-193]。经过 7~10 d 的潜伏期后,90% 的病例在螨虫叮咬处出现焦痂。发热及全身症状类似于其他形式的斑疹伤寒。皮疹出现迅速,包括稀疏的斑疹和丘疹,然后在结痂和消褪前变成水泡。鉴别诊断包括水痘、猴痘、原发性艾滋病病毒感染和继发性梅毒。

立克次体痘可通过特异性凝集与其他立克次体感染相鉴别,而不是通过组特异性抗原的血清学试验相鉴别。治疗同其他类型的斑疹伤寒。预防措施包括对啮齿类动物的控制及有效的垃圾清理措施。

Q 热

一、流行病学史

Q 热是由伯纳柯克斯体引起的人兽共患传染病,通常是因职业原因摄入或吸入受感染哺乳动物的致病菌,主要来源于山羊、绵羊、牛及其产品。

伯纳柯克斯体在全球广泛分布,是导致家养山羊及牛流产的重要原因。伯纳柯克斯体可以感染许多宿主,包括人类、啮齿类动物(牛、绵羊、山羊)和宠物,很少感染爬行类动物、鸟类和虱。伯纳柯克斯体是一种顽强的具有高感染性的生物体,可以在环境中生存数周,单个或非常少的生物体即足以引发疾病[194]。人类常因接触动物粪便、尿液、牛奶及其分娩物而感染该病。尤其是分娩物中含有大量细菌,干燥后以气溶胶存在,可在数月内保持毒性[195]。伯纳柯克斯体也可通过摄入或直接皮肤渗透引起感染。感染性的灰尘可通过风远距离传播,引发人类感染。Q 热主要是一种职业病,常见于农民、屠宰场工人和兽医。人传人极为罕见[196]。

Q 热早在 1937 年就被 Derrick 命名为"疑问热"(Query fever)。尽管后来他在澳大利亚昆士兰发现了该病的病原体,并且该病原体后又被命名为致病性伯纳柯克斯体,这一最初暂时性的命名(Q 热)却一直沿用至今。该病也被称为"巴尔干流感"(Balkan grippe)、"红河谷热"(Zaire)和"九英里热"(nine mile fever,从落基山脉中的一条小溪得名)。

伯纳柯克斯体是一种长 0.3~0.7 μm、具有多形性的革兰氏阴性杆菌,广泛分布于全世界。从种系发生来说,根据其 16S rRNA,伯纳柯克斯体从原先的立克次体

属划分到变形杆菌纲 γ 群下的军团菌目[194]。伯纳柯克斯体是一种专性细胞内细菌,非常适合在酸性真核吞噬溶酶体内驻留、生存和繁殖。该菌具有芽胞阶段,说明其可以抵抗高温和干燥。伯纳柯克斯体存在相变异现象:有毒的 I 相存在于自然界及实验室动物体内,无毒的 II 相是 I 相菌在鸡胚内经反复传代导致 I 相重复片段染色体缺失而形成[197]。

二、临床表现

Q 热的临床表现差异很大:感染可表现为无症状的血清阳性、急性疾病(从流感样综合征到重症肺炎)或慢性疾病(主要表现为心内膜炎)[195]。

急性 Q 热通常症状轻微,50％～60％的感染者血清阳性而无症状。自限性发热综合征多见于有症状的病例,但在一些严重的病例中,可发展为肝炎、肺炎(非典型性肺炎)和持续发热[196]。

慢性 Q 热是易感宿主急性起病后迁延不愈的结果,主要表现为具有潜在心脏瓣膜病变的患者出现心内膜炎(高达 80％)或者更罕见地出现血管动脉瘤、血管移植物感染、慢性骨感染或肺炎性假瘤[194]。

三、诊断

Q 热无特殊体征和症状,故其诊断主要依赖于血清学诊断[195]。间接免疫荧光试验(IF)是血清学诊断的推荐方法[198]。酶免疫法(EIA)和补体结合(CF)试验也常用于诊断 Q 热[199]。显著的血清滴度变化可能需要 3～4 周才能显现,所以一旦临床怀疑为 Q 热即要开始治疗[200]。

有一个明显的悖论,即在急性疾病中 II 相生物体抗体水平高,而在慢性疾病阶段 I 相生物体抗体水平升高[200]。对于急性 Q 热,配对血清水平升高 4 倍提示高度特异性。尽管充分改良的单个间接免疫荧光试验有较好的特异性,但各实验室用以判断的临界滴度差异较大,这解释了那些被判为阳性的标本间存在的地区差异[200]。在法国,最近重新定义的预测心内膜炎的血清学预测值为 I 相(毒性细菌)IgG 临界滴度≥1 600[201]。

尽管 PCR 看似有前景,但由于血清含有的细胞内生物体极少,因此血清 PCR 用于临床诊断的敏感性很低,使用血沉棕黄层样本可以增加试验的敏感性[202]。而组织样本内含有较多的细菌,PCR 检测组织样本如心脏瓣膜的敏感性则很高[203]。

四、鉴别诊断

Q 热应该与以下疾病进行区别。

- 伤寒(血液和骨髓培养)。
- 非典型性肺炎(如病毒、支原体肺炎、衣原体肺炎、鹦鹉热衣原体——选用适当的血清学方法)。
- 病毒性肝炎(血清学)。

- 其他病毒性感染(如爱泼斯坦-巴尔病毒、艾滋病病毒和巨细胞病毒——选用合适的血清学方法)。
- 布氏杆菌病和莱姆病(血清学)。
- 钩端螺旋体病(肌肉压痛、中性粒细胞增多症——分离或 PCR)。
- 粟粒型肺结核(胸片及结核菌素试验)。
- 其他导致细菌性心内膜炎的疾病(血培养)。

五、治疗

目前没有抗生素对伯纳柯克斯体具有杀菌作用。对于早期无并发症的 Q 热,首选治疗方法同斑疹伤寒和立克次体斑点热的治疗方法——使用多西环素进行治疗,但已出现了一些耐药菌株。

急性 Q 热首选治疗方法是多西环素 100 mg,每 12 小时 1 次,服用 14 d。

对心内膜炎患者推荐终生使用抗生素,但对先天瓣膜病变患者可采用 18 个月的多西环素(100 mg,每天 2 次)和羟化氯喹(200 mg,每天 3 次),对人工瓣膜患者可采用 24 个月的疗程[204-205]。氯喹可提高吞噬溶酶体内的 pH 值,增加多西环素的药效[206]。氯喹浓度在 0.8～1.2 mg/L,多西环素大于 5 mg/L 时效果最好。大部分用该疗法治疗的患者产生光敏性反应,需要进行常规心脏及眼科检查[205]。

治疗应持续到针对 I 相抗原的 IgA 和 IgG 抗体降至 1∶200 以下,但也有人建议对 IgG 和 IgA 的目标滴度分别为 1∶800 和 1∶50[205]。

妊娠期间患 Q 热需要使用复方磺胺甲噁唑进行治疗直到分娩,在后续的妊娠中必须采用血清学检测 Q 热是否复发[207]。分娩后服用 1 年多西环素和氯喹可防止 Q 热复发。妈妈们应该注意,伯纳柯克斯体和多西环素均可在母乳中分泌[180]。

六、预防和控制

伯纳柯克斯体通过气溶胶传播,很难预防,因为在家养动物中完全控制 Q 热几乎是不可能的。饮用的牛奶要经过巴氏消毒。

根据美国 Q 热管理程序,已对澳大利亚农业、屠宰场工人和兽医等使用 Q 热疫苗。疫苗目前可以在美国陆军医学研究所传染病研究所(USAMRIID)获取(Fort Detrick,Frederick,MD,USA)。

新立克次体感染

新立克次体属是立克次体目、无形小体科的专性细胞内细菌,该科还包括蜱传无形体属、埃立克体属和与节肢动物和丝虫共生的沃尔巴克氏体属。腺热新立克次体(*N. sennetsu*)在动物间的循环包括感染寄生于鱼类的吸虫。脊椎动物吃了含有感染吸虫的生鱼可能成为终宿主或偶然宿主。

腺热立克次体感染首次报道于 1954 年日本九州岛，类似于单核细胞增多症的感染，伴有发热、无力、畏食、全身淋巴结肿大、肝脾肿大和外周血单核细胞及非典型淋巴细胞增多症。这种疾病被称作"腺热埃利希体热"，起源于日本，表现为传染性单核细胞增多症，潜伏期约 14 d[208-209]。致病病原体可从患者的外周血、淋巴结及骨髓中分离得到，该病原体后来又被命名为腺热埃立克体（*Ehrlichia sennetsu*），最近更多称为腺热新立克次体[210]。

新立克次体属是专性细胞内细菌，更接近于埃立克体属和无形体属，而不像立克次体属，其生长于宿主细胞膜包裹的细胞质液泡中[211]。

新立克次体属细菌具有复杂的生活史，可以感染吸虫，吸虫的尾蚴可感染钉螺和水生昆虫[212]，再被鱼、哺乳动物以及鸟类摄入。蠕虫新立克次体（*N. helminthoeca*）可以感染吸虫和犬科动物，在美国的犬中引起鲑鱼肉中毒[213]；而里氏新立克次体（*N. risticii*）在北美及欧洲引起托马克马热，可能是通过钉螺、昆虫、蝙蝠及燕子体内的吸虫传播[214]。在人体内，新立克次体属细菌感染的主要是单核吞噬细胞（图 22.13）。

在日本，腺热埃立克体可以传给老鼠，然后传给人类。人们发现，食用生的乌鱼（鲻鱼，*Mugil cephalus*，一种在海水和淡水均可生存的鱼）与一种腺热埃立克体样疾病有关。后来在这些患者的血液内培养出腺热新立克次体后，证实该细菌感染与食用生鱼有关[215]。这种疾病在日本、马来半岛都有记载，最近在老挝（与攀鲈 *Anabas testudineus* 有关）也有发生，这些地方的人们经常食用生鱼和发酵鱼酱[216]。

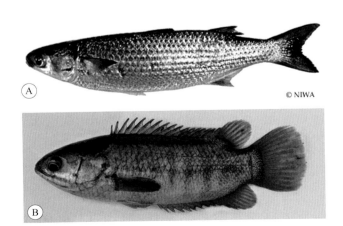

图 22.13 灰鲻鱼，图片 A 鲻鱼及图片 B 攀鲈均与腺热新立克次体（腺热病的病原体）的传播有关。（图片 A 来自 www.nabis.govt.nz. Copyright © NIWA，图片 B 来自 http://www.bdfish.org. Photo credit：Balaram Mahalder.）

治疗药物为多西霉素，100 mg/次，每天 2 次口服，通常服用 7～14 d，但退热后至少仍需服用 3 d。大部分患者在 36～48 h 后退热。

旅行医学中的立克次体病

国际旅客中的立克次体病越来越受关注[186]。最近对约 7 000 例旅行回国者进行了研究，其中因发热而求医的患者中，2% 可能是由立克次体病引起的，其中 20% 的患者需住院治疗[217]。因有 350 多例报告病例，非洲蜱咬热已成为旅行医学中最重要的立克次体病，尤其是到非洲撒哈拉以南沙漠地区的旅行者[186]，其非洲蜱咬热的病例数超过了斑疹伤寒或登革热[218]。最近的一份调查报告涉及 280 名在国外感染立克次体病的国际旅客，根据 1996—2008 年的 GeoSentinel 监测网络显示：其中 231 人（82.5%）感染了斑点热组（SFG）立克次体；16 人（5.7%）患恙虫病；11 人（3.9%）患 Q 热；10 人（3.6%）感染了斑疹伤寒立克次体（TG）；7 人（2.5%）患巴尔通体病；4 人（1.4%）不能确定是感染斑点热组立克次体还是伤寒立克次体；1 人（0.4%）患人粒细胞无形体病。

197 例（87.6%）在撒哈拉沙漠以南非洲地区感染斑点热组立克次体病的患者具有年龄偏大、男性、夏末季节至南非旅游等特征。超过 90% 的立克次体病患者可用多西环素治愈，43 人（15.4%）需要入院治疗，4 人发生了并发症，包括 1 例在泰国感染并发脑炎导致死亡的恙虫病患者[22]。

诊断延误并根据经验治疗开出 β-内酰胺类抗生素可能会产生致命的并发症，或在一些感染的旅客中出现永久性残疾[219]。因此对于从流行区回国的患者，如果出现发热及全身症状应高度怀疑其是否感染立克次体病。所有年龄组人群到流行区旅游均有感染立克次体的风险。由于大多数立克次体病的潜伏期长达 14 d，游客在旅行期间可能不会出现症状，症状可能在他们归国后出现或在归国一周内出现[13]。

从预防角度看，每周 200 mg 剂量的多西环素可以预防恙虫病，也可能预防其他立克次体病，因此服用多西环素对于背包客、越野者及其他处于高风险的游客是极其重要的预防措施[220-221]。然而，尽管一些狩猎旅行者服用了盐酸四环素用以预防疟疾，但他们仍会患非洲蜱咬热[186]。至撒哈拉沙漠以南非洲地区狩猎及旅行的游客均建议穿防护服，将外用驱虫剂如 DEET 喷洒于暴露的皮肤处；需要注意的是，驱虫剂需要频繁使用，因其防蜱虫效果持续时间短，这种蜱虫可以传播非洲蜱咬热。

恙虫病流行于亚太地区，包括俄罗斯中南部、印度、斯里兰卡以及亚洲西部阿拉伯半岛。大多数经旅行患恙虫病的患者在流行国旅行期间有过在乡村地区露营、远足或漂流的经历,但也有在城市地区感染的报道。

由伤寒立克次体和猫立克次体引起的蚤传立克次体病广泛分布于热带和亚热带地区,尤其是在啮齿类动物密集的港口城市和沿海地区。人类进入流行区旅游,接触被蚤类感染的猫、犬及野生动物,或者进入有感染鼠的地区,均处于高风险中。从亚洲、非洲及南欧回国的游客均有报道患鼠型斑疹伤寒,从美国夏威夷、加利福尼亚和得克萨斯州回国的游客也有该病报道。

埃立克体病最常见于美国东南部和中南部、欧洲以及亚洲,在巴西、巴拿马和非洲也有报道。

无形体病在世界范围内分布,已知的流行地区包括美国、欧洲、中国、俄罗斯和韩国。

腺热埃立克体热发生于日本、马来西亚和老挝,也可能发生于亚洲的其他地区。腺热埃立克体热可因生食被感染的鱼而感染。

参考文献

见:http://www.sstp.cn/video/xiyi_190916/。

第23章　非 HIV 引起的性传播疾病

JOHN RICHENS, PHILIPPE MAYAUD, DAVID C. W. MABEY

翻译：秦志强
审校：姜岩岩　吴建和　尹建海

要点

- 性传播疾病（sexually transmitted infections，STIs）是发展中国家发病率高的主要原因。
- 性传播疾病，特别是那些引起生殖器溃疡的疾病，可促进 HIV 的性传播。
- 针对症状采取相应的治疗措施，使患者得以及时治疗，防止疾病继续传播。
- 许多感染者往往不出现临床症状。因此有必要寻求更加可行的筛检技术来检出患者，特别是那些无症状淋病或者衣原体感染的患者。
- 妊娠梅毒仍旧是死胎和新生儿死亡的主要原因。
- 梅毒预防性血清学检测新突破使得不具备实验室条件的卫生机构也能对妊娠妇女进行相关的筛检。
- 在许多国家，大多数抗生素仍然对淋病奈瑟菌（*Neisseria gonorrhoeae*）无效。应当通过细菌耐药性监测来作出全国性的治疗指南。
- 可获得与子宫颈癌有关的人乳头瘤病毒的有效疫苗。
- 对于高危人群中性传播疾病的控制仍需要创新性的策略。

概述

性传播疾病是发展中国家寻求医疗服务最普遍的原因，在非洲的某些地区占 10% 以上的医疗咨询[1]。然而，即使它们的后果严重（特别是对妇女和儿童），并且大量证据也表明，它们可通过性接触促进 HIV 的传播[2]，但仍不被医疗专业人士和健康规划者重视。由于缺乏正式机构对这些患者的管理，导致许多这样的患者去非正式卫生机构寻求治疗，而这些地方不规范的治疗方案又导致耐药性在性传播病原体之间不断扩散。由于缺少对在非正式卫生机构治疗的患者的统计，这个问题的严重程度一直被低估。

一、性传播疾病的流行病学

性传播疾病的流行病学，就某种广义而言，显然是性行为频繁人群的疾病，虽然母婴传播也会发生。本章节中描述的所有性传播病原体在流行病学上都没有显著的非人类宿主。它们在青年人、单身男女和旅行者中更常见。虽然没有性行为者不会患此类疾病，但是某些群体却是易感者，其行为将他们自己置于高危的处境，如性工作者和他们的客户、酒吧工作者、青年人、军人、卡车司机和水手。

和其他的感染性疾病一样，如果易感人群的比例、每次接触的平均传染效率、感染与未感染人群间的接触频率和感染的持续时间等信息可以获得，性传播疾病在人群中的活动是可被预测的。这通常被表示为基本繁殖率（R_0），即一个感染患者产生的新病例的平均数，可用等式 $R_0 = \beta \times c \times d$ 来表示，其中 β＝传播效率，c＝性伴侣变换率，d＝感染的持续时间。一些持久的病毒性性传播疾病可以轻易维持其状态，而某些细菌性性传播疾病如软下疳，通常是短期的并且需要有较高的性伴侣变换率来维持其自身状态，这些疾病相对比较容易被控制。这些因素对实施提高治疗可及性、推迟首次性行为和使用避孕套公共卫生干预均有参考价值。

对于任何发展中国家，精确的性传播疾病患病率都无法定期获得，但是通过对产前妇女的有限调查，仍收集了大量很有用的信息[3]。在乌干达乡村地区进行的一项大型的以社区为单位的调查研究发现，15～59 岁的成人中梅毒的患病率为 10%，淋病的患病率为 1.6%，衣原体感染率为 3%，24% 的妇女有阴道毛滴虫（*Trichomonas vaginalis*）感染，51% 有细菌性阴道病[4]。提要 23.1 列出了一部分导致发展中国家性传播疾病的发病率及其流行高于发达国家的因素。其中，就可治愈的性传播疾病而言，缺乏有效的治疗是造成差异的重要原因。

某些性传播疾病在发展中国家相对更为重要。例如，软下疳在非洲国家仍然是引起生殖器溃疡的原因，而在欧洲几乎已经消失。20 世纪 80 年代，北美洲穷困社区散在的暴发提示社会经济因素比气候因素影响更大。

杜诺凡病(即腹股沟肉芽肿)在巴布亚新几内亚、印度和南非的某些地区非常流行,但是在这些地区以外则很罕见。对软下疳、杜诺凡病、性病性淋巴肉芽肿这三种典型的热带性传播疾病缺乏可靠低廉的诊断性检查,阻碍了其流行病学的研究。

在许多发展中国家,性传播疾病由于缺少充足的诊断和治疗设施,并发症很常见,尤其是在妇女和儿童之中。主要由淋病和衣原体感染引起的盆腔炎,是非洲妇女住院妇产科病房的常见原因[5]。异位妊娠是盆腔炎的后遗症,其在非洲的发生率是欧洲的三倍;输卵管性不孕则是另外一种常见的后遗症,同样分布广泛,在非洲的某些地区高达 20% 的妇女受其影响[6]。与含有致癌基因的 HPV 持续感染相关的子宫颈癌,其发病率在很多发展中国家极高。在一些非洲城市,2%~3% 的婴儿可发生新生儿淋球菌性眼炎。在卢萨卡和赞比亚[7],先天性梅毒是 3 个月以内婴儿住院的重要原因。最近一项坦桑尼亚的研究表明梅毒可导致 50% 的死胎[8]。

表 23.1 列出了由性接触传播的病原体及其所引起

表 23.1	人类性传播疾病	
	病 原 体	疾 病
可引起生殖器官病变的性传播疾病		
病毒	单纯疱疹病毒	生殖器疱疹,播散性新生儿疱疹病毒感染
	人乳头状瘤病毒	生殖器疣,青少年喉乳头瘤样增生,肛门-生殖器区域鳞状细胞癌
	传染性软疣病毒	接触传染性软疣
细菌	淋病奈瑟菌	尿道、附睾、咽、直肠、结膜、女性上生殖道的淋球菌感染,播散性的淋球菌感染
	沙眼衣原体,D-K 血清型	感染局部表现同淋病,但不发生播散性感染;小儿肺炎和反应性关节炎
	沙眼衣原体,L1,2,3 血清型	性病淋巴肉芽肿
	解脲支原体	非淋球菌尿道炎
	生殖支原体	尿道炎、宫颈炎、盆腔炎
	杜克嗜血杆菌	软下疳
	梅毒螺旋体	梅毒
	阴道加德菌,厌氧菌	细菌性阴道炎
	肉芽肿克雷伯菌(先前的鞘杆菌属)	杜诺凡病(即腹股沟肉芽肿)
真菌	白念珠菌	生殖器念珠菌病
原生动物	阴道毛滴虫	阴道滴虫病
节肢动物	阴虱	虱病
	疥螨	疥疮
通常不引起生殖器损伤的性传播疾病		
病毒	肝炎病毒	甲肝、乙肝、丙肝、丁肝
	巨细胞病毒(CMV)	新生儿和免疫抑制的巨细胞病毒感染
	HIV	获得性免疫缺陷综合征
	人体 T 细胞白血病病毒-1	热带痉挛性下肢轻瘫 T 细胞白血病/淋巴瘤
细菌	志贺杆菌属	志贺菌病
	弯曲菌属	弯曲菌肠炎
	沙门菌属	沙门菌病
	B 组链球菌属	新生儿败血症
原生动物	篮氏贾第鞭毛虫	贾第虫病
	隐孢子虫属	隐孢子虫病
	痢疾变形虫	阿米巴病
寄生虫	蛲虫	蛲虫病
	粪类圆线虫	类圆线虫病
	鞭虫	鞭虫病

- 人口因素（人群中年轻人比例高）
- 伴随传统习俗瓦解的城乡迁移
- 性交易
- 缺乏足够的医疗服务
- 淋病奈瑟菌和杜克嗜血杆菌耐药菌株的高流行
- 一夫多妻制

的疾病。本章仅探讨那些主要在发展中国家发病的性传播疾病及其病原体。

二、性传播疾病的控制

性传播疾病的控制策略包括初级预防和二级预防，万一有细菌和原虫感染，还需额外的治疗。初级预防是在年轻人暴露于性传播疾病风险前给予他们健康教育，强调推迟首次性行为的发生、限制性伴侣数量、使用避孕套以降低风险等的重要性。二级预防是指对有性传播疾病的个人进行健康教育，意在减少他们性伴侣的感染风险以及他们再次感染的可能性。

改善病例管理，对有症状的性传播疾病患者提供可行的、可承受的、有效的治疗，是性传播疾病控制中的基础。在第一次就诊时就应给予有效的治疗，以减少继续传播和发生并发症的可能性。性传播疾病患者的性伴侣的治疗对于性传播疾病的控制也十分重要。由于性传播疾病多数是无症状的，特别是在妇女中，因此在性传播疾病控制中筛检发挥重要的作用，比如对妊娠妇女的筛检是预防先天性梅毒的重要措施。单凭卫生部门尚不能有效控制性传播疾病。呼吁多部门合作解决导致性传播疾病大量孳生的广泛社会问题（如流动劳动人口和性交易），从而达到有效的干预[9]。

三、性传播疾病和 HIV 感染

毫无疑问，性传播疾病引起生殖道炎症和溃疡，并通过性接触促进 HIV 的传播[2]。尤其是引起溃疡的性传播疾病，每次性行为可增加 10～100 倍 HIV 阳性人群的感染性和 HIV 阴性人群的易感性[10]。淋球菌和衣原体感染已被证实可增加子宫颈 HIV 病毒的感染，淋病会增加精液中 HIV 病毒的感染[11]。坦桑尼亚的一项干预试验表明，在农村卫生中心引入新的 STI 病例综合管理措施后，HIV 感染的发生降低了 40%，但该方法控制 HIV 传播的效果在其他试验中并不明显（第 15 章）[12]。这些研究给予了性传播疾病控制项目新的动力。

四、性传播疾病的病史采集和检查

为性传播疾病患者提供良好的医疗服务可能性不大，除非获得患者的信任。这需要尊重隐私并避免道德说教。

通常在 10 min 内对性传播疾病患者进行病史采集和检查是可能的。采集病史时，需要获取以下信息[13]：

- 症状的性质和持续时间。
- 对病情已采取的任何治疗措施。
- 性生活史：应问明患者何时与何人发生性行为。这些信息是十分必要的。性活动类型和避孕套的使用情况等信息在检查、样本采集和预防咨询中会有所帮助。
- 既往史，性传播疾病感染史，HIV 检测。
- 药物过敏史。
- 女性患者需采集月经史和孕产史。

需要常提醒性传播疾病患者重视降低感染风险，包括避孕套使用的推广，整个治疗过程中依从性的重要性和性伴侣治疗的重要性。

检查应当在私密性好照明充沛的地方进行。嘴和手掌的检查之后，患者应当暴露从肚脐到膝盖的部分。腹部、腹股沟、会阴部的皮肤应当特别地检查以寻找疥疮和虱病的证据，并进行腹股沟腺触诊。男性患者应当检查阴茎，未行包皮环切术的患者应屈折包皮后检查。如果尿道分泌物不明显，尿道炎的证据可通过向前挤压尿道并检查尿道口分泌物来确定。附睾炎可通过触诊阴囊来检查。女性患者应当以截石位检查。用下腹部触诊检查盆腔炎（包块和/或疼痛），检查外阴后再进行阴道镜检查。子宫颈也应当被检查，在检查阴道壁时窥镜应该慢慢撤出。双合诊用来鉴别盆腔肿块和/或压痛。宫颈触痛的出现（宫颈刺激疼痛）提示盆腔炎。男女患者的肛周皮肤同样需要检查，直肠镜检查可用于检查直肠感染。

实验室检查取决于设备的可行性。通常，这些检查的选择需遵循一个原则，那就是患有一种性传播疾病的患者，同时也可能感染其他性传播疾病，也就是说检查不应该局限于只鉴定当前症状的病因。所有患一种性传播疾病的患者在结束对该病相关的必要检查后，均应再作梅毒和 HIV 的检测。

在无法进行实验室诊断的情况下，世界卫生组织（WHO）建议对确诊患有尿道炎性溢出或生殖器溃疡综合征的患者，采取对症所有可能的病因来治疗的症状管理。症状管理往往在初诊是就给予治疗，无需具一定等待患者的检查结果揭晓后再实施，因此即便是能进行实验室诊断，症状管理也有优势。有效的对症治疗取决于对当地疾病流行和抗生素敏感性情况的了解，最好是在每个国家或省内配有相应的实验室来监测。对于 8 种

提要 23.2　性传播疾病症状管理的优缺点

优点：

- 简单
- 快速
- 无实验室要求
- 初诊时便可给予治疗，预防并发症和进一步传播
- 简化报告与监管

缺点：

- 导致过度治疗，尤其是妇女
- 可能导致性伴侣告知的问题，尤其是当未患性传播疾病的妇女被告知患病时
- 仅有症状的性传播疾病被治疗

常见性传播疾病综合征的 WHO 对症治疗流程图见图 23.1[14]。症状管理的优缺点见提要 23.2。阴道分泌物检测的流程图是最不令人满意的，因为许多有该种困扰的妇女并未患有性传播疾病。如果对其进行治疗，就可能导致患者的过度治疗。若这样的妇女被要求她们的性伴侣来进行性病治疗，也会危害彼此的关系。

引起生殖器炎性溢出的疾病

男性尿道炎性溢出

男性尿道炎无论是淋球菌性的还是非淋球菌性的，或者混合型的，病原菌都可被革兰染色轻易检测到。当革兰染色呈细菌阴性时，高倍镜下出现 5 个以上多型核白细胞被认为是非淋球菌性尿道炎的证据。在大多数发

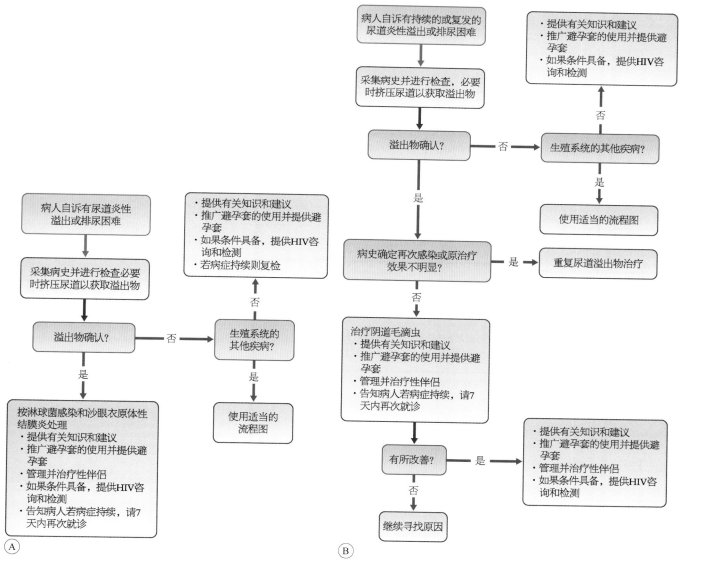

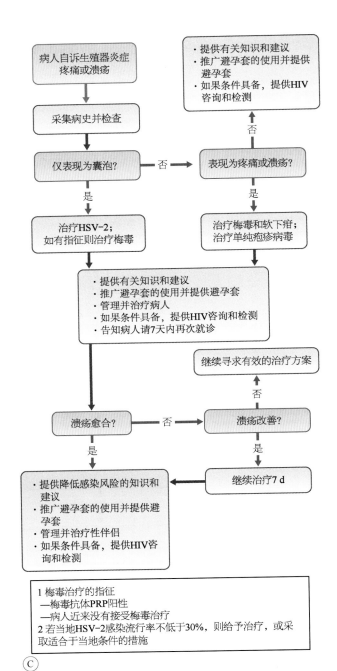

病人自诉生殖器炎症疼痛或溃疡

采集病史并检查

仅表现为囊泡？ ——否→ 表现为疼痛或溃疡？ ——否→ ·提供有关知识和建议
·推广避孕套的使用并提供避孕套
·如果条件具备，提供HIV咨询和检测

是

治疗HSV-2；如有指征则治疗梅毒

是

治疗梅毒和软下疳；治疗单纯疱疹病毒

·提供有关知识和建议
·推广避孕套的使用并提供避孕套
·管理并治疗病人
·如果条件具备，提供HIV咨询和检测
·告知病人请7天内再次就诊

继续寻求有效的治疗方案

否

溃疡愈合？ ——否→ 溃疡改善？

是

是

继续治疗7 d

·提供降低感染风险的知识和建议
·推广避孕套的使用并提供避孕套
·管理并治疗性伴侣
·如果条件具备，提供HIV咨询和检测

1 梅毒治疗的指征
—梅毒抗体PRP阳性
—病人近来没有接受梅毒治疗
2 若当地HSV-2感染流行率不低于30%，则给予治疗，或采取适合于当地条件的措施

Ⓒ

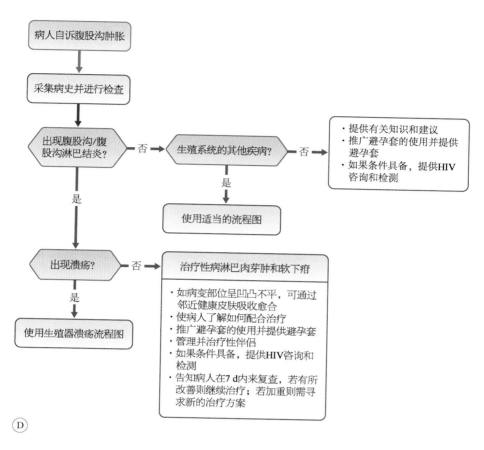

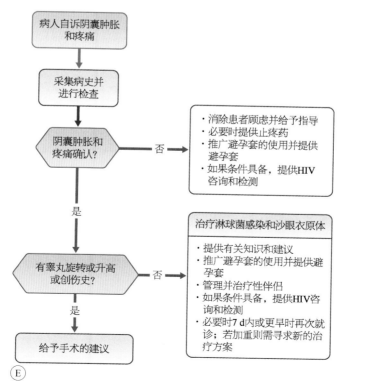

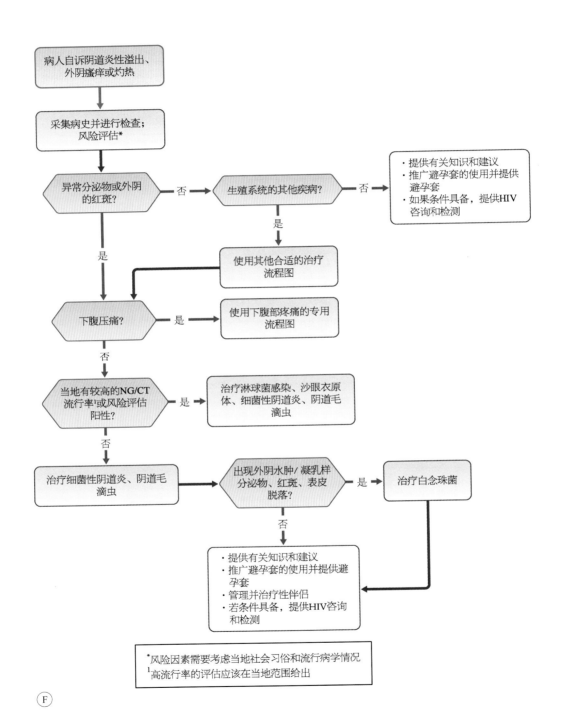

病人自诉阴道炎性溢出、外阴瘙痒或灼热

采集病史并进行检查；风险评估*

异常分泌物或外阴的红斑? — 否 → 生殖系统的其他疾病? — 否 →
- 提供有关知识和建议
- 推广避孕套的使用并提供避孕套
- 如果条件具备，提供HIV咨询和检测

使用其他合适的治疗流程图

下腹压痛? — 是 → 使用下腹部疼痛的专用流程图

当地有较高的NG/CT流行率¹或风险评估阳性? — 是 → 治疗淋球菌感染、沙眼衣原体、细菌性阴道炎、阴道毛滴虫

治疗细菌性阴道炎、阴道毛滴虫

出现外阴水肿/凝乳样分泌物、红斑、表皮脱落? — 是 → 治疗白念珠菌

- 提供有关知识和建议
- 推广避孕套的使用并提供避孕套
- 管理并治疗性伴侣
- 若条件具备，提供HIV咨询和检测

*风险因素需要考虑当地社会习俗和流行病学情况
¹高流行率的评估应该在当地范围给出

F

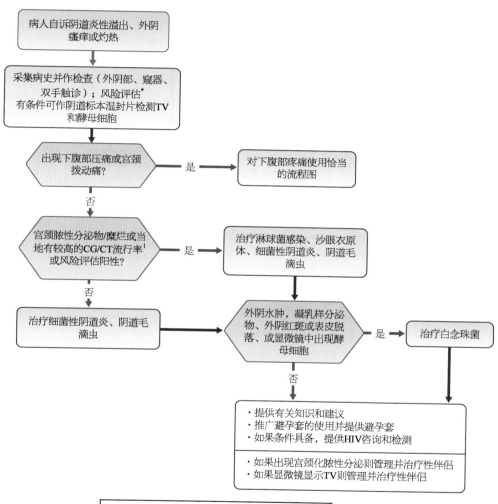

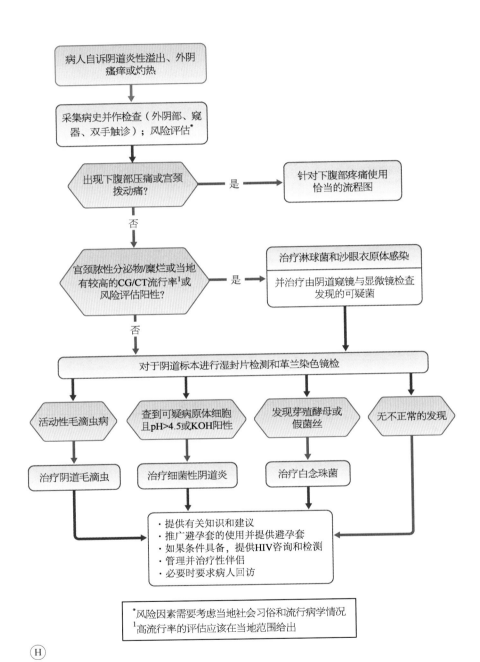

病人自诉阴道炎性溢出、外阴瘙痒或灼热

采集病史并作检查（外阴部、窥器、双手触诊）；风险评估*

出现下腹部压痛或宫颈拨动痛？ ——是→ 针对下腹部疼痛使用恰当的流程图

否↓

宫颈脓性分泌物/糜烂或当地有较高的CG/CT流行率¹或风险评估阳性？ ——是→ 治疗淋球菌和沙眼衣原体感染 并治疗由阴道窥镜与显微镜检查发现的可疑菌

否↓

对于阴道标本进行湿封片检测和革兰染色镜检

活动性毛滴虫病 → 治疗阴道毛滴虫

查到可疑病原体细胞且pH>4.5或KOH阳性 → 治疗细菌性阴道炎

发现芽殖酵母或假菌丝 → 治疗白念珠菌

无不正常的发现

· 提供有关知识和建议
· 推广避孕套的使用并提供避孕套
· 如果条件具备，提供HIV咨询和检测
· 管理并治疗性伴侣
· 必要时要求病人回访

*风险因素需要考虑当地社会习俗和流行病学情况
¹高流行率的评估应该在当地范围给出

Ⓗ

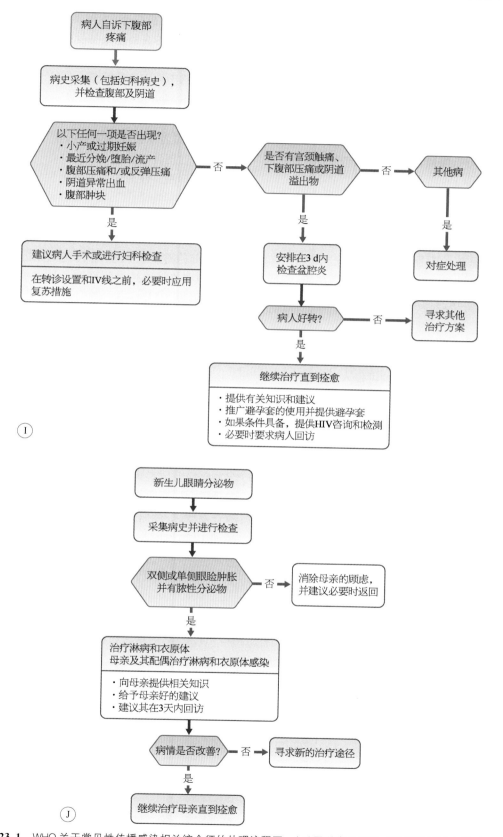

图 23.1　WHO 关于常见性传播感染相关综合征的处理流程图。(A)尿道炎性溢出；(B)男性尿道炎性溢出(WHO 2003)；(C)生殖器溃疡；(D)腹股沟淋巴结炎；(E)阴囊肿胀；(F)阴道炎性溢出；(G)阴道炎性溢出：双手触诊和内镜检查，伴有或不伴有显微镜；(H)阴道炎性溢出：伴显微镜的双手触诊和内镜检查。氢氧化钾，氨检查；(I)下腹部疼痛；(J)新生儿结膜炎、盆腔炎。

展中国家,医院中出现的病例主要由淋球菌引起。多达50%的非淋球菌性尿道炎是由沙眼衣原体引起的,剩余病例的一部分与生殖器支原体(*Mycoplasma genitalium*)相关[15-18],少部分病例是由阴道毛滴虫(*Trichomonas vaginalis*)或腺病毒引起的[19]。根据世界卫生组织症候管理指南,伴有尿道炎性溢出的男性患者应同时治疗淋球菌和衣原体感染(这可以覆盖大多数腺原体和支原体感染)。通过革兰染色,镜检后排除淋球菌感染的患者可仅按衣原体感染治疗。

淋病

淋病是热带地区最普遍的细菌性性传播疾病。病原体是淋病奈瑟菌,是革兰阴性椭圆双球菌,一般只在人-人间传播,主要在男性和女性泌尿生殖道、眼结膜、咽部、直肠和滑膜等处的上皮表面繁殖。

一、发病机制

淋球菌的致病力是由菌毛引起的,其可介导黏附,黏附能力足以保证淋球菌不受尿道内水动力的影响,并且还抑制吞噬细胞的吞噬作用。该菌可侵入输卵管分泌黏液的非纤毛细胞,并在其中增殖。淋病奈瑟菌不产生特异性毒素,但脂寡糖和肽聚糖成分可分别抑制纤毛功能并导致滑膜炎。淋病奈瑟菌极易逃避宿主的免疫反应。因其菌毛抗原,蛋白 Por(曾被称为蛋白Ⅰ,PⅠ)和脂寡糖都很容易发生抗原性变异,故该菌能够在短期内使宿主反复感染。针对 Rmp(曾被称为蛋白Ⅲ,PⅢ)的抗体不能结合补体,并且阻止补体结合脂寡糖抗体的杀菌作用。细菌产生的 IgA1 蛋白酶可能会损害宿主的黏膜免疫反应。以 IgA、IgM 和 IgE 为主的黏膜免疫反应可以抑制病毒黏附并促进调理作用。接触了已感染者的个体,无论其最后是否被感染,这些机体反应都可能存在。引起播散性感染的淋球菌菌株已被证明不易被人体血清所杀灭,不易趋化中性粒细胞,却能产生大量的阻断抗体。

二、临床表现

单次接触后,约 20% 的男性有感染淋病的风险,而女性的比例可能更高。经 2~5 d 的潜伏期后男性出现典型症状,90% 有症状的感染出现在 14 d 内。无症状的感染通常发生在女性中,多达 80% 的感染与有症状的性伴侣接触有关。来自坦桑尼亚的基于社区的研究表明,男性中无症状的淋病患者比先前记录的比例更高(大约 85%)[20]。

有症状而无并发症的男性患者典型表现为黄色黏稠的尿道分泌物。有症状的女性患者中,阴道分泌物或排尿困难是主要的症状。伴随症状包括不同程度的尿道瘙痒、灼热、排尿困难、尿频和水肿,咽部和直肠感染(主要

是无症状的)是由口腔-生殖器接触和生殖器-肛门接触引起的。女性的直肠感染易受感染的阴道分泌物污染所引起。淋球菌感染在儿童可表现为外阴阴道炎,主要由性虐待或感染的污染物所致。

（一）男性并发症

男性最常见的并发症是感染蔓延到附睾,通常为单侧(20% 的患者未接受抗生素治疗)。急性附睾炎首先要与睾丸急性扭转相鉴别。因为往往很难对后者作出明确的病因学诊断。性行为频繁的男性应给予对淋病和衣原体都有效的药物治疗。某些患者是由流行性腮腺炎病毒感染所引起,在老年男性,尿道内的革兰阴性杆菌也可能会导致急性附睾炎。

以前的淋病文献称,在发达国家的患者很少发生并发症,但在热带地区仍然可见[21]。这些并发症包括脓肿和瘘管形成,以及感染扩散到泌尿生殖道的各种腺体(前列腺、包皮腺、尿道腺、尿道球腺)。最终,可能会导致一个较难处理的并发症,即尿道狭窄,其在热带地区有较为明显的地域分布[22,23]。

（二）女性并发症

在女性中,尿道旁腺、前庭大腺感染是常见的局部并发症(图 23.2)。当感染蔓延到子宫和输卵管时,会发生更严重的并发症。流产、分娩和宫内节育器是上行感染的危险因素。在性行为频繁的女性中,当月经中期子宫出血时应及时考虑到淋菌性子宫内膜炎的可能。进一步的播散会引起急性并发症如急性输卵管炎、脓肿或长期慢性盆腔炎,同时异位妊娠的风险增加(一次输卵管炎后增加 10 倍风险)。急性输卵管炎需要与异位妊娠(通过妊娠试验、超声)和急性阑尾炎(通过腹腔镜)相鉴别。

在隐性和显性感染的男女中都可能会发生不孕不育。非洲中部的一个研究发现,不孕妇女中有 83% 为输卵管阻塞[24]。急性输卵管炎估计会造成 17% 的患者发生不孕不育,在有多种并发症的患者、老年患者和有严重

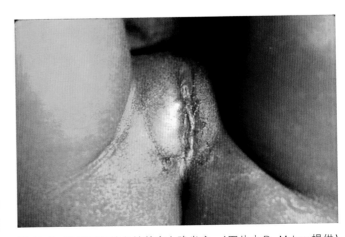

图 23.2 淋病引起的急性前庭大腺炎症。(图片由 D. Mabey 提供)

炎症反应的患者中,这一风险明显增加。妊娠期发生淋病会造成低体重新生儿[25],胎膜早破、绒毛膜羊膜炎、产后上生殖道感染[26],同时也会增加播散性淋球菌感染的风险。

(三)播散性感染

约 2% 的淋病患者会出现播散性淋球菌感染。最初的局部感染通常是无症状的。最常表现为单侧关节炎,通常发生于膝关节、踝关节和上肢的大、小关节。腱鞘炎也常发生。在白种人身上出现的皮肤病变(经典的是坏死性脓疱,也有许多其他的形式)很少发生在黑种人患者上。在热带地区的青年人中,高达 20% 的急性关节炎为淋菌性关节炎[27]。淋菌性关节炎必须与其他感染性关节炎相鉴别,尤其是反应性关节炎,其也可通过性接触获得。播散性淋球菌感染少见的表现包括心内膜和脑膜炎。推荐使用 7 d 的广谱头孢菌素治疗。

(四)淋菌性眼感染

成人的淋菌性眼感染,大多数病例是因污染手指的自体接种所引起,是发展中国家常见的潜在致盲性并发症[28]。该病表现为急性化脓性结膜炎,在缺乏充分的全身和局部抗生素的情况下,会加速角膜穿孔。

(五)新生儿眼炎

新生儿眼炎的定义是在出生第一个月内发生的一种急性结膜炎。在许多热带国家,新生儿眼炎的高发病率

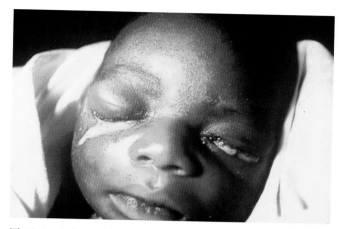

图 23.3　出生 7 d 的新生儿淋球菌性眼炎。(图片由 D. Mabey 提供)

反映了孕妇淋球菌和沙眼衣原体的高感染率,如果不采取预防措施,感染孕妇的新生儿中有 30%~50% 会发生新生儿眼炎。

新生儿眼炎通常表现为双侧急性化脓性结膜炎(图 23.3)。在淋球菌感染的第一周便出现症状并可能导致失明。诊断可通过显微镜镜检(淋球菌用革兰染色,衣原体包涵体用吉姆萨染色)。条件允许时应该做细菌培养。新生儿应给予全身和局部治疗(表 23.2),母亲和她的性伴侣也应同时治疗[29]。

表 23.2	人体性传播感染的推荐治疗方案[a]		
疾病	一线抗生素	替代抗生素	备注
淋病	肌注:头孢克肟 400 mg 1 次或头孢曲松 250 mg 1 次或大观霉素 2 g 1 次		衣原体合并感染的推荐治疗。播散性感染需要每日注射,持续 1 周后,抗药性头孢菌素开始出现[29]
淋球菌眼炎	头孢曲松 50 mg/kg 肌注 1 次	大观霉素 25 mg/kg 肌注 1 次或者卡那霉素 25 mg/kg 肌注 1 次	需要采取特殊预防措施,避免该病在医院内传播
衣原体	强力霉素 100 mg 每天 2 次,持续 1 周;或者阿奇霉素 1 g 1 次	红霉素 500 mg,每天 4 次,持续 7 d	阿莫西林已被验证可用于孕期妇女。阿奇霉素已被世界卫生组织推荐用于孕期妇女的治疗
衣原体眼炎	红霉素糖浆每天 50 mg/kg,分成 4 个剂量,持续 14 d		
早期梅毒	苄星青霉素 2.4 百万单位肌注一次	强力霉素 100 mg 每天 2 次持续 14 d;或者普鲁卡因青霉素 1.2 百万 U 每天肌注,持续 10 d	对阿奇霉素耐药的苍白杆菌在世界上一些地方有报道。对于晚期或复杂的梅毒需要延长青霉素的疗程。苄星青霉素的剂量通常是每个臀部给予一半
晚期梅毒	苄星青霉素 2.4 百万单位,肌注,每周 1 次,持续 3 次		
早期先天性梅毒	普鲁卡因青霉素 5 万 U/kg,肌注每天 1 次,持续 10 d		

表 23.2	人体性传播感染的推荐治疗方案(续表)		
疾病	一线抗生素	替代抗生素	备 注
软下疳	环丙沙星 500 mg 每天 2 次,共 3 d。头孢曲松肌注 250 mg 1 次,或者阿奇霉素 1 g 1 次	红霉素 500 mg,每天 4 次,持续 7 d	若有腹股沟波动状突起,可能需要针吸或切开引流。
性病淋巴肉芽肿	强力霉素 100 mg 每天 2 次,持续 21 d	红霉素 500 mg,每天 4 次,持续 21 d	曾有阿奇霉素治疗直肠 LGV 失败的报告
多诺瓦菌病	阿奇霉素每日 500 mg 或每周 1 g 强力霉素 100 mg,每天两次	红霉素 500 mg,每日两次,环丙沙星 500 mg,每日两次,四环素复方甲美唑	治疗应当持续,直到病变部位重新被上皮细胞覆盖
滴虫病	甲硝唑 2 g×1	替硝唑 2 g×1	在某些情况下,可能需要更大剂量的甲硝唑来克服耐药性
细菌性阴道炎	甲硝唑 2 g×1 或 4~500 mg,每日两次,持续 5~7 d	2% 克林霉素乳膏 5 g,每天,7 d	对性伴侣的治疗并不明确
念珠菌病	克霉唑 500 mg 或氟康唑 150 mg 1 次或益康唑 150 mg 或克霉唑每天 200 mg,共 3 d	制霉菌素	对性伴侣的治疗并不明确
生殖器疱疹(第一阶段)	阿昔洛韦 200 mg,每天 5 次,持续 5~10 d	万乃洛韦 500 mg,每天两次,持续 5 d;或泛昔洛韦 250 mg,每日 3 次,持续 5 d	局部治疗不如口服治疗有效。阿昔洛韦治疗在反复发作时不太有用。如果使用,需要在损伤开始后 24 h 内开始
生殖器疱疹(反复发作)	阿昔洛韦 200 mg,每天 5 次,持续 7 d;或阿昔洛韦 400 mg,每天 3 次,持续 7 d	万乃洛韦 500 mg,每日两次(或 1 g,1 天 1 次),或泛昔洛韦 125 mg 每天 2 次持续 7 d	
生殖器疱疹(抑制)	阿昔洛韦 400 mg,每日两次	万乃洛韦每天 0.5~1 g,或泛昔洛韦 125 mg 每天 2 次	
生殖器疣(自我治疗)	鬼臼毒素(咪喹莫特)5% 乳剂		
生殖器疣(提供治疗)	10%~25% 鬼臼毒素加液氮冷冻疗法	80%~90% 三氯乙酸手术切除或电外科	
非淋菌性尿道炎	强力霉素 100 mg 每天 2 次,连续 7 d 或阿奇霉素 1 g×1	红霉素 500 mg 每天 2 次持续 14 d	甲硝唑 2 g 或者阿奇霉素 1 g 用于对一线药物治疗没有反应的患者
盆腔炎	除需治疗淋病外,加强力霉素 100 mg 每天 2 次加甲硝唑 400 mg,每天 2 次连续 2 周	克林霉素静脉注射每 8 h 900 mg 加庆大霉素按每 8 h 静脉注射 1.5 mg/kg	在发病概率低并经培养呈阳性,淋病的治疗可以忽略不计。更严重的病例需要静脉注射治疗,改善后持续 3 d,随后口服强力霉素 14 d
附睾炎	按照淋病和衣原体治疗	环丙沙星 500 mg,每日两次,10 d;氧氟沙星 200 mg,每日两次,7~14 d。	40 岁以上的附睾炎不太可能由性传播感染引起,可能需要用环丙沙星或氧氟沙星治疗大肠埃希菌等其他病原体。严重的病例可能需要静脉注射抗生素
生殖器疥疮	5% 氯菊酯或 0.5% 马拉硫磷	2 周后,25% 苯甲酸苄酯或伊维菌素 200 μg/kg,重复	伊维菌素已被证明在治疗结痂性疥疮患者中有用
阴虱病	0.5% 马拉硫磷或 1% 氯菊酯或 0.2% 苯硫磷或 0.5% 和 1% 氨基甲酸		如果睫毛受累,可闭上眼睛后用 1% 氯菊酯作用 10 min

a：上述内容引自世界卫生组织(2003 年制定,2008 年修订)、疾病预防控制中心(2010 年)和英国性健康与 HIV 协会(最晚更新于 2010—12 年)发布的性传播感染的治疗指南。

在产前女性淋病的患病率超过 1% 的国家中进行眼预防试验非常有效。较高的淋球菌耐药菌株的发生率是眼预防的一个重大问题,但一项试验表明,在预防衣原体、淋菌性眼炎中,2.5% 的碘伏和 1% 的硝酸银一样很有效[30]。

三、实验室诊断

淋病的诊断通常取决于淋病奈瑟菌的分离,这对于药敏试验很必要。但在热带地区的许多医疗机构内却不

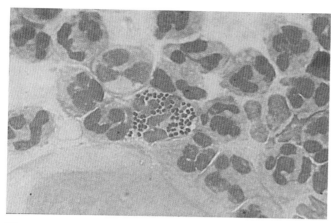

图 23.4　尿道分泌物革兰染色的淋球菌。

具备这一条件。在对有症状男性患者作出淋病诊断时，尿道涂片检查革兰阴性双球菌（图 23.4）的敏感性和特异性大于 95%，而在女性患者中的敏感性（<50%）和特异性均较低。因此培养是可选的方法。在播散性感染中，关节、血液或皮肤病变处的标本很难采集，而从生殖道则可轻易地分离出病原体。

当准备做培养时，拭子法的采集部位取决于既往史和检查发现。在男性中，最好的方法是用拭子插入尿道内并转动 5s 来获取尿道内标本。在女性中，需擦净外子宫颈，然后用拭子插入子宫颈口并转动 10s 来获取标本。通过直肠镜是获取直肠拭子标本的最好方法。淋病奈瑟菌很脆弱，对干燥很敏感，需在培养皿上立即接种。严格遵守实验室技术可最大程度地提高分离率。

核酸扩增检测（NAAT）被越来越多地用于淋病诊断。这类方法相比培养法有更高的灵敏度。男性尿液和尿道中的样本和女性宫颈内和阴道拭子法（不是尿液）都有很高的敏感性。该法也可以用于直肠和咽部标本的检测。

四、治疗

淋病的治疗最好在监督下单剂口服治疗（表 23.2）。给药的剂量应保持血清浓度至少是三倍的最低抑菌浓度，并维持 8h 以上。在热带地区大量的淋病奈瑟菌分离株表明质粒和染色体介导了病菌对青霉素、四环素类和喹诺酮类的耐药[31]。表 23.2 是 WHO 建议采用的无并发症淋病治疗方案。如果条件许可，应先进行治疗性检测，尤其是在基于最初诊断的治疗失败后、咽部感染或一线治疗药物尚未使用的情况下。

凡在出现症状 2 周内，或被确认为无症状感染 4 周内，与患者有接触的人，都应接受治疗。许多临床医生对所有淋病患者进行针对衣原体的盲性治疗（blind treatment）。英国在 2009 年有 41% 异性恋的男性淋病患者和 35% 女性淋病患者都发现伴有衣原体感染。

五、预防

对淋病控制的主要障碍是大量无症状的女性病菌携带者，或无特异临床感染症状的女性以及女性确诊该病的难度。治疗耐药性淋病的巨大成本是热带国家的一种额外负担。考虑到这些限制，将资源直接用于推广使用安全套等安全性行为措施上，比昂贵的病例发现和治疗更合理。由于病菌存在的抗原变异性，延缓了淋病疫苗的发展。

衣原体感染

1909 年从患有结膜炎的婴儿母亲的宫颈刮片和她男性伴侣的尿道刮片中发现了衣原体包涵体，自此具备了生殖道衣原体感染的认识基础，但直到 1965 年从组织培养中成功分离出沙眼衣原体后，这种微生物引起的疾病才得到了明确。

一、流行病学

在发达国家，沙眼衣原体是最常见的性传播性细菌性病原体[32]，在发展中国家也较常见（提要 23.1）。发达国家的研究表明，生殖道衣原体感染在年轻群体中更流行，不仅因为性活动的差异，也意味着自然感染后，在一定程度上，保护性免疫反应的发展可能起一定的作用。

二、病原学

沙眼衣原体是一种革兰阴性菌，专性寄生于真核细胞。衣原体属有独特的生长周期。代谢不活跃的有传染性的原生小体具有坚硬的细胞壁，并且适应细胞外生存。它优先感染柱状上皮细胞，并被细胞主动摄入。进入细胞后，经数小时分化为代谢活跃的网状体，然后进行二次分裂直到形成细胞内包涵体。包涵体中可包含数千致病菌。当网状体浓缩并形成原生小体，生长周期便结束。随着宿主细胞的溶解这些原生小体从包涵体被释放。

大量的沙眼衣原体血清型通过微量免疫荧光试验已被确定[33]。血清型 A～C 在沙眼流行区引起眼部感染，而血清型 D 沙眼可引起全球范围的生殖道感染。血清型 L1、L2 和 L3 在体内外都具有很强的侵袭力，并能引起性病性淋巴肉芽肿（lymphogranuloma venereum，LGV）。沙眼衣原体含有一些基因，与其他细菌的毒力因子基因具有同源性。包括细胞毒素基因和编码 Ⅲ 型分泌途径的基因以及一种蛋白酶，该蛋白酶是蛋白酶样活性因子（CPAF），可以分泌到宿主细胞的细胞质中，在那里它可以干扰 HLA 分子的装配和在细胞表面表达，并可抑制细胞凋亡[34]。最近的研究已经确定了 6 个沙眼衣原体的基因存在变种，它们与灵长类动物模型中衣原体毒力的增强有关[35]。

三、病理学

沙眼衣原体感染的病理特征是：①皮下淋巴滤泡；

②纤维化和瘢痕。后者可能持续数月，甚至在常规方法检测不到衣原体的情况下也可持续数年。宿主的免疫系统被认为是衣原体发病机制的重要组成部分。对感染部位的基因表达研究表明，在瘢痕形成中天然免疫起了重要作用。病例对照研究发现，在眼部沙眼衣原体感染后，免疫反应基因的多态性与瘢痕的形成有关[36,37]。

四、临床表现

由衣原体感染引起的临床表现与淋球菌感染引起的临床表现相似。通常情况下，衣原体感染相比淋病引起的症状较轻，但对于女性，他们更可能造成严重的后遗症[38]。

在男性患者中，衣原体感染主要引起尿道炎，也有少部分病例出现附睾睾丸炎。尿道狭窄也是一种衣原体尿道炎的晚期后遗症。

在女性中，衣原体宫颈炎通常是无症状的。有时患者会发现有阴道分泌物和宫颈口黏液脓性的分泌物，这些都暗示衣原体宫颈炎或淋病性宫颈炎。女性生殖道的上行感染会导致子宫内膜炎，输卵管炎或盆腔炎，宫颈创伤如分娩、宫内节育器和流产都会促进这些疾病的发生。由于衣原体性盆腔炎症状通常轻微，患者只有到输卵管内出现不可逆的损伤后遗症时(不孕，异位妊娠)才会发觉。感染可起始于右上腹部，在肝包膜和腹膜之间形成特征性的粘连性肝周炎(柯蒂斯-菲茨休征)。

无论在男性还是女性，获得性反应性关节炎已发现是衣原体感染的一种后遗症。该病可使大、小关节都受累，伴有肌腱炎和皮肤病变(环状龟头炎和脓溢性皮肤角化病)。

受感染母亲生出的婴儿中30%会感染衣原体。在大多数病例中，这个由此引起的唯一后果是新生儿2周内发生自限性结膜炎，但偶见严重的衣原体眼炎，如果持续存在，可能会引起结膜瘢痕。少部分的受感染婴儿会发生沙眼衣原体肺炎，通常发生在出生6周至3个月时，常在无发热的情况下发生阵发性咳嗽和呼吸急促。在临床检查中可以听到啰音，同时胸片检查常显示双侧肺部大片浓密渗出。有典型的血清总IgG和IgM抗体升高及轻微的嗜酸性粒细胞增多[39]。

五、诊断

核酸扩增检测(NAATs)，如聚合酶链反应(PCR)是诊断生殖道衣原体感染的金标准。一些试剂已上市，但它们价格昂贵，且需要昂贵的设备以及精确的实验室操作。核酸扩增检测比抗原检测或分离更敏感，后者的敏感性仅约70%[40]。这意味着标本的类型并不太重要。虽然对于病原体培养和抗原检测，采集尿道内或宫颈内标本是必要的，但核酸扩增检测在初始段尿液标本或阴道拭子中都能取得很好的结果。

除了侵入性性病性淋巴肉芽肿，对于没有并发症的衣原体感染，血清学诊断并不能起作用，但对诊断疑似盆腔炎和新生儿衣原体肺炎是有用的。血清学检测可能会与常见的呼吸道寄居菌，肺炎衣原体，有交叉反应。但检测沙眼衣原体质粒编码的蛋白抗体、pg3，却比其他实验更具有特异性[41]。

六、治疗

沙眼衣原体仍对四环素类和大环内酯类抗生素敏感，阿奇霉素单剂量治疗对无并发症的衣原体感染也有效(表23.2)[42]。

阴道炎性溢出物

引起阴道炎性溢出三个最常见的原因是白念珠菌、阴道毛滴虫和细菌性阴道病。淋病奈瑟菌和沙眼衣原体主要感染宫颈内而不是阴道，故伴有症状的炎性溢出也很少见。虽然宫颈口的黏液脓性分泌物已被认为是淋病或衣原体感染的标志，但根据临床表现很难准确地区分这些感染。一种湿标本采集法，即用湿拭子从阴道后穹窿采集标本，用相差显微镜检查，通常可以区分念珠菌病、阴道毛滴虫病和细菌性阴道炎。在外阴阴道念珠菌病和细菌性阴道炎中，性传播并不占主要地位，并且治疗感染女性的性伴侣尚未被证明对反复发作该病的女性有用。

外阴阴道念珠菌病

从高达50%的性行为频繁的女性阴道中可以分离出白念珠菌，其中大多数女性是无症状的。虽然可能通过性传播，但胃肠道也被证明是感染来源。有症状的外阴阴道念珠菌病与阴道中酵母菌数量的增加有关；妊娠、抗菌治疗、口服避孕药、使用免疫抑制剂(如HIV相关)和糖尿病都容易诱发酵母菌数量增加。同时也有人认为，穿着不通风的紧身尼龙内衣，会增加会阴部湿度，可能诱发出有症状的外阴阴道念珠菌病。

外阴阴道念珠菌病的主要临床表现是外阴瘙痒、阴道分泌物增多。分泌物通常是无气味的白色凝乳样斑块，附着在阴道壁，也可出现外阴和阴道壁红肿或水肿。

诊断可采用阴道分泌物的湿标本制备法，加入10%氢氧化钾可以提高检测敏感性。显微镜下可见典型的菌丝和酵母细胞。治疗外阴阴道念珠菌病的方案见表23.2。

阴道毛滴虫病

在某些非洲国家，高达30%的产前就诊者中可发现阴道毛滴虫。美国的研究表明，有众多性伴侣的妇女患病率更高，并且可从大部分与患病女性发生性关系的男性中分离出该虫，表明阴道毛滴虫主要是通过性接触传播。在男性中，大多数感染是无症状的并且呈自限性，偶尔也会引起尿道炎。用更敏感的诊断技术发现，发展中国家的男性感染率更高[43]。

伴有阴道毛滴虫感染的就诊女性中，高达 75％ 发现有阴道炎性溢出。外阴瘙痒、性交困难及排尿困难是常见的症状。在检查时，可发现有大量黄绿色泡沫状溢出物。在严重病例，外阴和阴道壁可见皮肤剥落和红斑，宫颈上也可出现点状出血[44]。

可用阴道后穹窿采集的湿性标本检测毛滴虫。在相差显微镜下，可以看到增多的多形核白细胞和运动的鞭毛寄生虫，其略比多形核白细胞大。与培养法相比，直接镜检的敏感性低于 80％，所以有条件时培养法和聚合酶链反应都应该使用。阴道毛滴虫的治疗见表 23.2。

细菌性阴道炎

细菌性阴道炎是一种综合征，随着阴道菌群的特征性变化，会产生恶臭的阴道分泌物。随着大量厌氧菌、阴道加特纳菌和人型支原体的增加，具有保护作用的乳酸杆菌不再是主要的菌群。细菌性阴道炎在育龄女性中很常见，一些研究表明黑人女性患病率达到 50％。它被认为是内源性的，而不是一种性传播的疾病，症状的发作与月经来潮，宫内节育器和生殖道灌洗有关。

细菌性阴道炎的分泌物通常是相似的，呈灰白色，伴有阴道 pH 上升（>4.5）。在平板上向分泌物加入一滴 10％ 的氢氧化钾，可以轻易嗅到特异性的鱼腥味（由于胺的释放）。细菌性阴道炎已被证明与不良的妊娠结果相关（早产、绒毛膜羊膜炎、产后子宫内膜炎）[45]。近期也认为，细菌性阴道炎与 HIV 感染和传播有关。细菌性阴道炎与少部分感染女性的妊娠中期流产和早产也有关，但在所有孕妇中筛查和治疗细菌性阴道炎的价值尚不清楚。

细菌性阴道炎的微生物学诊断可以通过阴道拭子的革兰染色来确定，根据纽金特的标准，通过乳酸杆菌和革兰阴性杆菌、球杆菌的比例可以确诊[45a]。伊森和海氏提出了纽金特标准的简化版本，该简化标准日益普及，并且比纽金特标准更容易使用。该法大体在总菌群中界定出正常菌群（以乳酸杆菌为主）、杂菌，和细菌性阴道炎的原因菌[46]。细菌性阴道炎的治疗见表 23.2。

肛门炎性溢出

淋病和衣原体性肛门直肠感染广泛存在于同性恋/双性恋男性和变性人中，伴有肛门炎性溢出、出血和里急后重。不常见的性病性淋巴肉芽肿、单纯疱疹病毒和梅毒也能引起直肠炎，条件允许时需要在直肠标本中检测这些感染。当男性同性恋者就诊检查时，除了尿道和尿液筛查外，一般建议还需做咽部和直肠标本的淋病和衣原体筛查。

引起生殖器溃疡的疾病

软下疳

软下疳在 1838 年由利克首次与梅毒硬性下疳相区分。1889 年，那不勒斯的杜克发现，将取自软下疳溃疡的成分接种到前臂皮肤也能引起溃疡，并可连续传代，自此该病原体被发现，并以杜克的名字命名。20 世纪 70 年代，随着分离杜克嗜血杆菌的固体培养皿的出现，首次进行了软下疳流行病学的详细研究[47,48]。

一、流行病学

在非洲，软下疳是生殖器溃疡的重要原因。在艾滋病流行前，医院内 60％ 的生殖器溃疡是软下疳引起的，但在 20 世纪 90 年代，几个国家的医院研究发现，由于单纯疱疹引起溃疡的比例增加，由软下疳引起溃疡的比例相应减少。虽然在发达国家该病通常比较罕见，但从 20 世纪 70 年代开始，在北美有多次暴发流行。这些暴发地区的感染者以变性人、卖淫和社会经济地位低为特点。在内罗毕的一项研究调查了无症状女性在疾病传播中的地位，发现她们并没有起多大作用[50]。对越南战争的澳大利亚士兵研究表明，软下疳在未割包皮的男性中更常见[51]。

在一些非洲城市中，性工作者软下疳与 HIV 感染同样高发。（图 23.5）。在内罗毕对 HIV 感染的高危男性和女性的前瞻性研究表明，软下疳会显著增加艾滋病通过异性性接触传播的风险，其与传染力增强或易感性增

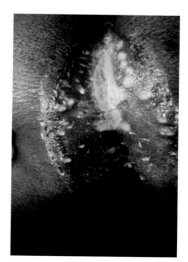

图 23.5　一位性工作者发生的由杜克嗜血杆菌感染引起的广泛性肛周溃疡。（图片由 D. Mabey 提供）

加有关[52,53]。相比其他性传播疾病,软下疳的传播需要
极频繁的变换性伴侣,控制这一环节,既有利于该病在当
地的控制,也可较其他性传播疾病更容易地在全球范围
被消除[54]。

二、病原学

软下疳是杜克嗜血杆菌引起的,它是一类小的兼性
厌氧的革兰阴性杆菌,生长需要氯化血红素(X 因子),能
够还原硝酸盐为亚硝酸盐,革兰染色时会看到典型的链
杆菌。该菌的生长要求苛刻,只能在营养丰富的环境中
生长,在 30～33 ℃及 5％二氧化碳环境中生长最好。

三、致病机制

组织病理切片显示,软下疳溃疡包含三层:浅表层
由坏死组织、纤维蛋白和大量细菌组成;中间区有水肿和
新生血管的形成;深层含大量浸润的嗜中性粒细胞、浆细
胞并伴有纤维组织增生。

通过对人类志愿者接种的研究增进了对软下疳发病
机制的认识[55]。在人类前臂上接种杜克嗜血杆菌并不
能产生病损,除非皮肤先前有破损。一些证据表明,有毒
菌株抵抗人多形核白细胞的吞噬作用,以及抵抗正常人
和兔血清补体介导的杀伤作用。细菌基因中一个由等位
基因突变引起的血红蛋白受体的缺失,降低了病菌对人
类的毒力[56]。现在已发现两种特征性的毒素,一个是细
胞相关性溶血素,类似于奇异变形杆菌产生的毒素,在组
织培养中对人包皮成纤维细胞有毒性,而对 Hela 细胞无
毒性。另一种是水溶性毒素,和肠道微生物产生的细胞
致死性肿胀毒素具有同源性,对许多细胞株有毒性[57]。
软下疳的化脓性淋巴结里可见大量的中性粒细胞和少量
的杆菌。

四、临床特征

3～7 d 的潜伏期后,在感染部位会出现丘疹,不久溃
烂。软下疳的典型溃疡(图 23.6)是痛性的,柔软的,有
化脓性基底部,周边有破坏,碰触后会出血。通常存在多
发性溃疡;并且约 50％的患者存在痛性腹股沟淋巴结肿
大(图 23.7),常为单侧。然而,非典型症状比较常见,即
使有经验的医生也不能准确鉴别软下疳和一期梅毒[58]。
软下疳的鉴别诊断还必须考虑单纯疱疹、性病性淋巴肉
芽肿和腹股沟肉芽肿。软下疳可造成广泛的局部破坏
(图 23.8),尤其是 HIV 感染者,这些患者对抗生素治疗
可能无效,但感染不会播散。

五、诊断

过去一直提倡溃疡处采样涂片的革兰染色法来诊断
软下疳,但其缺乏敏感性和特异性。从溃疡处分离杜克
嗜血杆菌或核酸扩增实验是更好的软下疳实验室诊断方
法。用来培养的拭子应从溃疡基底部或破坏边缘采样,
在富含胎牛血清、Vitox 生长剂和万古霉素的选择性含血

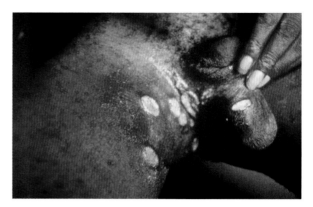

图 23.6 软下疳:多发性疼痛性软溃疡。(图片由 D. Mabey
提供)

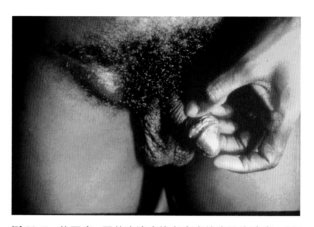

图 23.7 软下疳:冠状沟溃疡伴有疼痛性腹股沟腺炎。(图
片由 D. Mabey 提供)

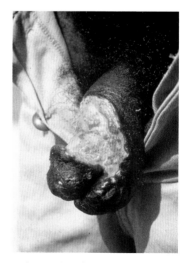

图 23.8 崩蚀性软下疳:阴茎干破坏性溃疡。(图
片由 D. Mabey 提供)

培养皿上直接接种。为了最佳的分离结果,基础琼脂应
该同时包括 GC 琼脂(淋病奈瑟菌分离琼脂)和 M－H 琼
脂。培养皿应在 33 ℃、5％二氧化碳的环境中孵育至少
72 h。杜克嗜血杆菌可通过其典型的菌落形态(菌落难

以冲散并且能完整地在琼脂表面推动)、革兰染色和不能发酵糖的特征来鉴别。

六、治疗

软下疳溃疡处应该保持清洁干燥,用肥皂水定期清洗。环丙沙星,每天 500 mg,口服 3 d;头孢曲松钠,500 mg 单次肌注或阿奇霉素单次口服 1 克都是有效的(见表 23.2)。HIV 阳性的患者可能需要更长的疗程。

梅毒

一、历史

Syphilis 是一位年轻的牧童,与 1530 年意大利诗人 G. Fracastorio 笔下拉丁诗里的英雄同名。他死于当时新发现的一种疾病(Syphilis,中文译为"梅毒"),该病在法国军队开始从那不勒斯撤退前几年席卷了欧洲。根据该病的流行时间,人们猜测是 1493 年哥伦布及他的水手们将梅毒从新大陆带回了欧洲。另一种假说则是由哈德森提出,他是一位 20 世纪 30 年代在美索不达米亚(现在的伊拉克)的一名内科医生,他认为梅毒起源于生活在炎热潮湿的热带地区儿童中的地方性传染病(Yaws,雅司病);随着人们生活水平的改善,长期免疫力在儿童中形成,足以抵抗该病在儿童中的传播。这样,性传播途径才凸显出其重要性。最近的研究证据支持这个被称为一元论的假说,即梅毒螺旋体与雅司病的致病菌——细弱螺旋体(现重新划为苍白密螺旋体下的细弱螺旋体属)之间存在相似的 DNA 同源性[59,60]。动物模型研究发现,梅毒螺旋体和细弱螺旋体的菌株各有不同的组织趋向性[61]。虽然 19 世纪的医生对梅毒所有的临床表现都已经详细地描述了,特别是英国的哈金森和法国的富尼耶,但直到 1905 年绍丁和霍夫曼才鉴定出病原体梅毒螺旋体;1906 年,沃瑟曼首次描述了梅毒的血清学检测。通过研究梅毒螺旋体基因组,人们对梅毒螺旋体在感染机体内顽强的生存能力有了新认识[62]。

二、流行病学

20 世纪的大部分时期,在西欧和北美,除了每次世界大战期间和紧接战后有短暂的上升外,梅毒的发生率都在平稳下降。但从 20 世纪 90 年代中期开始,在许多发达国家兴起的男男性关系使得这些男性梅毒明显增加。

迄今为止,发展中国家没有可靠的发病率数字。血清流行病学调查表明,许多非洲国家的产前检查者和普通人群中有较高的阳性率[3,63]。在部分非洲地区,晚期梅毒罕见而早期梅毒则非常普遍,可以推断出近几年梅毒越来越普遍,也许与 20 世纪 50 年代和 60 年代在大量治愈地方性密螺旋体病后,人群免疫力的缺乏有关。

通过性接触传播需要与湿润的黏膜或皮肤病损直接接触;在兔子实验中发现,接种 50 个左右的致病菌就足以引发感染。由感染的性伴侣而获得感染的概率约 30%。

三、病原学

梅毒是由梅毒螺旋体引起的,是一小类对人致病的密螺旋体(属于螺旋体科)。很难从形态上与雅司病、平塔病的致病体(分别是苍白密螺旋体下的细弱螺旋体和卡拉回线螺旋体)相区分。病菌呈螺旋形,长 6~15 mm,宽 0.15 mm。通过光学显微镜,只有在暗视野有光条件下才能看到该菌,并且不能在人工培养基上生长。在组织培养和动物模型中,分化缓慢,复制时间约 30 h。梅毒螺旋体细胞壁的外膜蛋白含量很低,这可能有助于病菌长时间在宿主体内存活。病菌对干燥非常敏感。

四、致病机制

梅毒螺旋体尚未发现可以产生外毒素或内毒素。在感染兔子的实验中,梅毒螺旋体一旦穿过上皮就开始复制。病灶处早期的多形核白细胞反应很快被浸润的 T 和 B 淋巴细胞所替代。原发性硬性下疳含有黏液样物质,主要是透明质酸和硫酸软骨素,这些可能在调节宿主的免疫反应中起作用。在一期梅毒的大部分患者中,可以发现梅毒螺旋体特异的循环 T 细胞与特异性抗体。同时,随着这些免疫反应的出现,病灶处的病菌开始减少,溃疡开始愈合,这表明免疫系统正在控制感染。

由于梅毒螺旋体和循环免疫复合物的播散,数周后便出现继发病变(二期梅毒)。表明免疫系统未能控制住感染。二期梅毒与抗原性不同的新菌株出现的时间相一致,这些菌株不再对原有感染株的抗体敏感[62]。很多二期梅毒的病理可能是免疫复合物介导的。在血清中有高水平的抗密螺旋体抗体,但细胞介导的免疫反应却很少。

随着病损被控制,细胞介导的免疫反应开始恢复,因此产生了潜伏期。在没有青霉素的时代,受感染的继发病变复发的情况高达 25%。梅毒螺旋体在体内可以存活多年,引起第三期病损,主要表现为少量梅毒螺旋体和淋巴细胞宿主反应引起的动脉内膜炎。

五、临床表现

10~70 d 的潜伏期后(平均 21 d),初期硬性下疳(图 23.9)会出现在感染部位。硬性下疳通常是无痛的,较硬,基底部干净,边界凸起,在接触时不会出血。通常只有一处病损;男性最常见的是在龟头、包皮、冠状沟或阴茎体;女性则在宫颈、外阴。原发性硬性下疳常伴有腹股沟淋巴结肿大;淋巴结是非常坚硬(初期梅毒性腹股沟淋巴结炎)和无痛性的。

初期硬性下疳一般会在数周后自发消失。在一期梅毒 3~6 周后,二期梅毒的特征开始出现。二期梅毒的皮疹可以呈现出多种形式:丘疹、斑点状或脓疱状;环形病

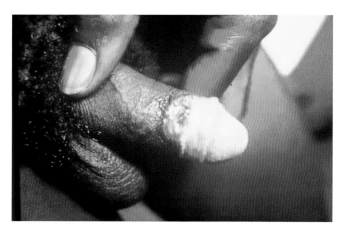

图 23.9　初期硬性下疳。(图片由 D. Mabey 提供)

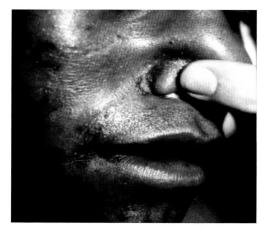

图 23.11　二期梅毒：紧挨鼻翼的湿疣。(图片由 J. Richens 提供)

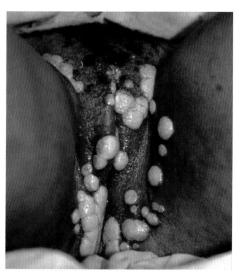

图 23.10　二期梅毒：扁平湿疣。(图片由 J. Richens 提供)

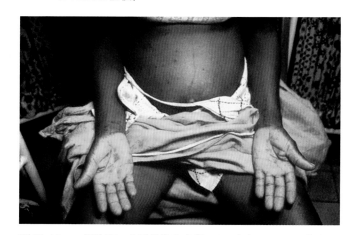

图 23.12　二期梅毒：典型的梅毒疹掌。(图片由 D. Mabey 提供)

变并不少见。皮疹处经常脱皮，但在身体潮湿的部位(如会阴，腋窝)，可以看到软凸扁平湿疣(图 23.10，图 23.11)。它通常会影响手掌和脚掌(图 23.12)，但并不痒。该病可能会影响到黏膜层，伴有黏膜斑或蜗牛纹状的口腔溃疡。除皮肤表现，二期梅毒也可引起全身性的疾病(发热，全身不适)，全身淋巴结肿大，肾炎，肝炎，脑膜炎或眼葡萄膜炎。

　　二期梅毒的病损通常在数周后消失，但在没有抗生素的年代通常会复发。没有充分治疗的患者，进入到该病的潜伏期，在未来一段时间内容易发展到三期梅毒。

　　三期梅毒引起的损伤分为三类：树胶样肿、心血管病变和中枢神经系统病变。经典的奥斯陆研究针对 1 400 例左右未经治疗的梅毒患者，随访 50 年。发现该病最常见的表现是树胶样肿，一种无痛性的、凸状溃疡，很少伴有或没有炎症反应。15% 树胶样肿的患者继续发展：其中 70% 可为皮肤损伤，10% 累及骨，罕见内脏损

伤。大多数病例发生在感染后的首个 15 年内。在 8% 的男性和 15% 的女性中发现了心血管病变(主动脉炎，主动脉瓣膜病或冠状动脉开口闭塞)，通常在感染后的 30～40 年内发病。在 9% 的男性和 5% 的女性中发现了神经系统症状，发病 15～20 年后常发生脑膜血管病变，20～30 年后发生脊髓痨或全身瘫痪[64]。塔斯基吉(Tuskegee)在对未经治疗的美国黑人的研究中也显示了相似的结果。在非洲，尽管早期梅毒较多见，但三期梅毒，特别是神经性梅毒，相当少见。

　　联合感染 HIV 的梅毒患者，临床表现复杂多样。包括多发的原发病灶，一期和二期梅毒相互重叠，以及早期发生树胶样肿病变[65]。

先天性梅毒

一、早期先天性梅毒

早期未治疗的孕妇或处于梅毒潜伏期的孕妇容易生

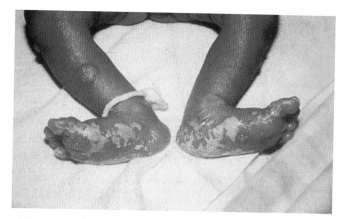

图 23.13　新生儿先天性梅毒：足部大疱样病变。（图片由 D. McGregor 提供）

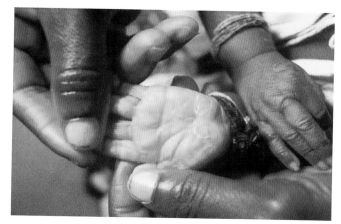

图 23.14　3 月龄新生儿先天性梅毒：手掌脱屑性病变。（图片由 D. Mabey 提供）

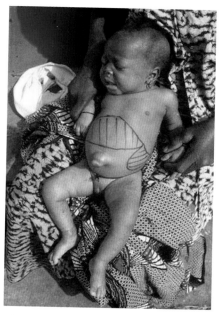

图 23.15　患先天性梅毒的 3 月龄婴儿：肝脾肿大。（图片由 D. Mabey 提供）

出先天性感染的婴儿。在妊娠期间发生一期或二期梅毒的孕妇生出先天性感染的婴儿的风险是最高的；当潜伏期的持续时间延长时，这种风险会降低。在无抗生素的时代进行的研究发现，25% 的早期未治疗的梅毒孕妇会分娩出死胎，15% 的这些孕妇的新生儿会死亡，40% 左右的会分娩出患梅毒的婴儿。未治疗的晚期梅毒孕妇相对应的数据是 12%、9% 和 2%[66]。坦桑尼亚最近的一项研究发现，25% 的处于梅毒活跃期的孕妇（RPR 滴度 1 : 4）会分娩出死胎，33% 的分娩出低出生体重儿，20% 的分娩出早产儿[8]。

新生儿先天性梅毒的症状包括大疱性皮疹（图 23.13）、贫血、黄疸和肝脾肿大。婴儿通常比同龄儿小，并且难以喂食。在出生时有先天性梅毒症状的婴儿预后很差。通常梅毒婴儿在出生时是正常的，在最初的 3 个月里发病：不能健康成长；会出现相似于二期梅毒的皮疹，伴有手掌和脚掌的脱皮（图 23.14）；持续的鼻部分泌物（有时是血性的）；贫血或肝脾肿大（图 23.15）。影像学发现超过 90% 的长骨会发生骨膜炎，伴或不伴干骺端异常，也会发生一个或多个肢体的假性麻痹。刚出生后发病的婴儿预后相对要好得多[7]。

二、晚期先天性梅毒

儿童或青少年的晚期先天性梅毒相当于成人的三期梅毒，然而很少累及心血管系统。临床表现包括骨和牙齿异常（头骨隆起，哈钦森齿）以及角膜的炎症性病变（间质性角膜炎）和关节炎症（双侧滑膜炎）。前庭蜗神经性耳聋很常见，也会发生有症状的神经性梅毒，与成人脊髓痨、全身瘫痪相关。就许多非洲城市早期先天性梅毒的高发病率而言，在非洲该病的晚期表现却出奇的少。

三、诊断

临床上，梅毒的原发性硬性下疳很难与其他生殖器溃疡相鉴别。在非洲的大部分地区，疱疹和软下疳是最重要的鉴别诊断，但在腹股沟肉芽肿流行的地区，也应考虑到该病。原发性硬性下疳也应与性病性淋巴肉芽肿、疱疹和非性病性生殖器溃疡相鉴别。二期梅毒类似于其他各种皮肤疾病，但皮疹不痒，当手掌和脚掌感染时应考虑到梅毒。新生儿期的早期先天性梅毒需要与围生期感染的单纯疱疹引起的大疱性皮疹，或其他宫内感染导致的肝脾肿大、贫血和黄疸（如巨细胞病毒，弓形虫，风疹）相鉴别。

（一）暗视野显微镜

在暗视野显微镜下通过检测早期梅毒溃疡处或湿润病变处的液体，可以发现梅毒螺旋体。通过其特有的形状和运动特性，可以和其他包皮下的螺旋体相区分。病变处用过抗菌剂或服用过抗生素的患者，暗视野显微镜下检测样本可能呈阴性。

（二）血清学诊断

梅毒的血清学诊断有两大类检测方法：非梅毒螺旋体检测试验或反应素试验，如性病研究实验室试验（VDRL），快速血浆反应素试验（RPR）和梅毒螺旋体检测试验，包括梅毒螺旋体血凝试验（TPHA）或颗粒凝集试验（TPPA），荧光梅毒螺旋体抗体吸收试验（FTA）和新的定点测定试验。反应素试验可用于监测治疗的效果，因为在成功治疗后，会有滴度的下降，但当伴有其他慢性感染时可能会出现假阳性。梅毒螺旋体试验通常会终身阳性，因此不能区分当前和过去的感染。他们比反应素试验更特异性，但不能区分是性病性梅毒螺旋体还是地方性梅毒螺旋体感染如雅司病。新的定点测定试验操作简单，不需要电力或实验室设备[67]。

四、治疗

梅毒螺旋体一直对青霉素高度敏感。由于它分化缓慢，因此必须保证足够的血清青霉素水平，至少持续 10 d。推荐的治疗方案见表 23.2。对所有早期梅毒患者，用单剂量苄星青霉素治疗仍然是主要的方法，包括怀孕和HIV 感染者，但在脑脊液浓度却很低[68]。性接触传播建议用流行病学处置。单剂量 2 g 阿奇霉素已被证实可以作为苄星青霉素的口服替代药物来治疗早期梅毒，但梅毒对大环内酯类抗生素耐药性的出现可能会在未来限制该药的用途[69,70]。

早期先天性梅毒应该用普鲁卡因青霉素 50 000 U/kg，肌内注射，治疗 10 d。如果患者依从性差，可以用单剂量的苄星青霉素 50 000 U/kg，但该药不能在脑脊液内维持治疗水平。患儿的母亲和她性伴侣也应进行调查和适当的治疗。如果可能的话，婴儿应随访 6 个月，并确保 RPR和 VDRL 已经转为阴性。

五、预防

先天性梅毒可通过产前检查机构对妊娠妇女的血清学筛查来预防。在坦桑尼亚的经验表明，在发展中国家的诊所里进行血清学检测并立即给予治疗是成功的唯一方法[71]。

性病性淋巴肉芽肿

性病性淋巴肉芽肿（LGV）也被称为腹股沟淋巴肉芽肿，性病性淋巴病，热带或气候性腹股沟淋巴结炎以及杜兰德-尼古拉斯-法弗尔病。

一、流行病学

由于缺乏敏感和特异性的诊断试验，性病性淋巴肉芽肿的流行病学特征并不明确。经典的性病性淋巴肉芽肿主要局限于热带地区，大多数地方它只占性病患者的少部分。本病男性比女性更常见。在欧洲 HIV 感染的男性同性恋者，2004 年以来伴有直肠炎的性病性淋巴肉芽肿急剧上升[72]。

二、病原学

性病性淋巴肉芽肿由沙眼衣原体侵袭力强的 L1、L2 和 L3 菌株所引起。

三、病理学

特征性的病理表现是闭塞性淋巴管炎和淋巴管周围炎，伴有淋巴管内皮细胞的增生。在淋巴结中，中性粒细胞的大量迁移形成了特征性的星状脓肿。

四、临床表现

本病很重要，主要引起腹股沟淋巴结炎。当一个性行为频繁的成人出现腹股沟淋巴结炎，但没有生殖器溃疡时，需考虑到性病性淋巴肉芽肿。本病常在感染后的 3～30 d 内发生，最初通常是一个小而无痛的生殖器疱疹溃疡，常被忽略，也会自发消失。一些患者也可能表现为无症状的尿道和宫颈感染。疾病的第二阶段是日益疼痛的淋巴管炎和淋巴结炎，伴有发热和全身不适。被感染的淋巴结（三分之一的患者为双侧）合并成一簇外凸的肿块，其发生在腹股沟韧带的上方或下方，呈经典的"沟槽"状。淋巴结易破裂，形成许多窦道。未经治疗的患者，可能会引起广泛的淋巴道损伤，导致生殖器象皮肿（图 23.16）。有时候在晚期患者中可以看到象皮肿和皮肤破损结合在一起，称之为腐蚀性疮。持续感染的患者中有另一个特征性表现：阴唇穿孔。

在女性患者和男性同性恋患者中，该病可表现为急性直肠结肠炎，其中一部分患者形成脓肿、纤维化、瘘和直肠狭窄。由于与炎症性肠病具有相同的组织学特征，许多病例被误诊为后者。

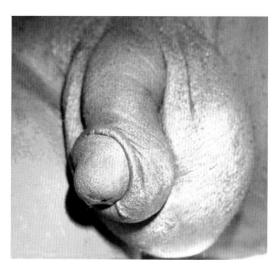

图 23.16　性病性淋巴肉芽肿：持续性感染后期的象皮肿。（转载许可：Arya OP, Osoba AO, Bennett FJ. Tropical Venereology. Edinburgh: Churchill Livingstone; 1980.）

五、诊断

由于性病性淋巴肉芽肿在欧洲的再现,人们开发了一系列新的、有效的检测手段。目前广泛使用的诊断程序是先利用核酸扩增技术进行沙眼衣原体检测,随之针对性病性淋巴肉芽肿的特异性DNA进行PCR,或选择性扩增OMP1基因后,在专业实验室进行限制性酶切技术以确认性病性淋巴肉芽肿的血清型[74,75]。一些旧的血清学检测技术与沙眼衣原体其他血清型及其他的衣原体如肺炎衣原体有交叉反应。

六、治疗

治疗急性病例的推荐药物与其他衣原体感染一样,是四环素或大环类酯类抗生素,但治疗时间更长(21 d)(表23.2)。有报道称,在治疗直肠感染时强力霉素优于阿奇霉素,对晚期患者如直肠狭窄效果轻微。对于广泛象皮肿或畸形的患者,整形手术可能会较好。通过相邻健康皮肤吸收腹股沟淋巴结炎症也是可行的。

腹股沟肉芽肿

腹股沟肉芽肿和性病肉芽肿是同义词。不要将腹股沟肉芽肿与性病性淋巴肉芽肿(见上文)相混淆,也不要把杜诺凡小体(见下文)与利什曼-杜诺凡小体(利什曼病)相混淆。该病首先在印度被发现,杜诺凡发现了这种病,并以他的名字命名了该病的口腔病损。Patrick Manson爵士做了很多工作。为促进对该病的认识,他在本书第一版中专门撰写了"溃疡性腹股沟肉芽肿"这一章。

一、流行病学

该病流行区局限于热带的几个特殊地区,最重要的流行区是印度、巴布亚新几内亚岛、巴西和南非东部地区。该病与卖淫和社会经济发展水平密切相关。腹股沟肉芽肿几次主要的流行均在巴布亚新几内亚,但这种情况已经不太可能再发生了。除了巴布亚新几内亚之外,近几年,腹股沟肉芽肿最高的发病率主要在南非的德班,这里16%的男性生殖器溃疡是由腹股沟肉芽肿所引起的[76]。大量证据表明在大多数患者中,腹股沟肉芽肿是通过性传播的。与其他性传播疾病相比,该病传播给性伴侣的风险稍低。罕见围生期传播。

二、病原学

该病是由无明显特征的、有荚膜的革兰阴性球杆菌感染所致。以前该菌被称为肉芽肿荚膜杆菌,最近根据rRNA序列分析将其划分到克雷伯菌属[77]。该菌是一种细胞内寄生菌,可以进行组织培养[78]。

三、病理

本病主要累及皮肤。细菌被带到腹股沟淋巴结,偶尔引起化脓性腺周炎(假腹股沟淋巴结炎);大多数情况下,细菌会离开此处,在皮肤表面引起溃疡。主要的组织学特征是:①上皮细胞增生;②大量浆细胞表皮浸润;③散在的含杜诺凡小体的巨型巨噬细胞。杜诺凡小体难以用HE染色,但是用吉姆萨染色时,可呈现出典型的荚膜,并且两极浓染,外形像关着的安全别针。

四、临床表现

经过3~40 d的潜伏期,患者开始出现症状,通常是一个小丘疹;丘疹破裂形成一个肉芽肿病变,通常是无痛性、暗红色样,触之容易出血,常高于周围皮肤。该病损应与其他形式的生殖器溃疡相鉴别。最容易引起混淆的是软下疳[79],扁平湿疣,溃疡疣和鳞状细胞癌。如果不治疗,溃疡将沿着皮膜皱褶向腹股沟和肛门慢慢扩张(图23.17,图23.18)。特征性表现包括生殖器外病变(最常

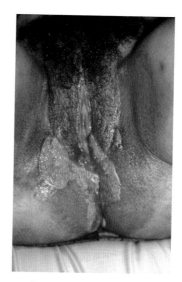

图23.17 腹股沟肉芽肿:缓慢迁延的无痛性溃疡。(图片由J. Richens提供)

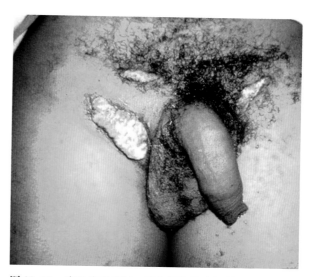

图23.18 腹股沟肉芽肿:病变沿腹股沟褶皱延伸。(图片由J. Richens提供)

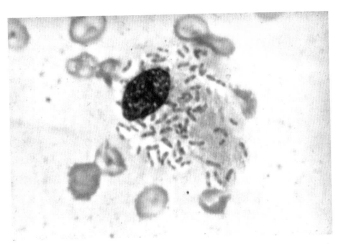

图 23.19 杜诺凡小体：生殖器溃疡的吉姆萨斯染色涂片显示具有双极浓染的细胞内生物

见的是颈部和口腔）；宫颈病变（类似于癌或结核性子宫颈炎）；也影响子宫，输卵管和卵巢（坚硬的肿块、脓肿、"冰冻盆腔"、肾盂积水膨胀），也有少数患者经血行播散至肺、肝、脾及骨。并发症包括继发感染梭形螺旋菌后病变快速蔓延，出现瘢痕（在某些人群尤为明显），象皮肿及发展为鳞状细胞癌[80]。

五、诊断

诊断需要找到细胞内的杜诺凡小体（图 23.19），可以在活体组织（最好是用银染或吉姆萨染色）或者是从病变部位处获得涂片标本，并用吉姆萨或利什曼染色。收集标本时一定要注意彻底清洁病变部位表面的异物，然后用打孔器冲压法或剪切法取下 1~3 份 3~5 mm 的组织切片。取其中的一份制备涂片标本，涂片干燥后用95％乙醇固定，并且将剩余的组织用 10％ 福尔马林固定，以用于组织学研究[81]。

六、治疗

该菌对针对革兰阴性球菌的许多广谱抗生素都敏感，近几年最常用的有阿奇霉素、强力霉素、复方磺胺甲恶唑和红霉素。氟喹诺酮类药物也被证明有效果，但据澳大利亚的研究表明阿奇霉素的治疗效果是最好的[82]。治疗过程应该持续到病变消失，如果条件允许，可以再延长一些时间以降低复发的风险。一些患者需要整形外科手术治疗。凡在患者症状出现前 40 d 内，与之接触的其他人都应接受流行病学处置（表 23.2）。

生殖器疱疹

生殖器疱疹是一种溃疡性的性传播疾病，其主要是由 Ⅱ 型单纯疱疹病毒（HSV-2）引起，也有少部分由 Ⅰ 型单纯疱疹病毒（HSV-1，通常引起口腔疱疹）引起。过去热带地区就诊的生殖器疱疹患者在生殖器溃疡患者中占

的比例比发达国家小，但最近 20 年来这种情况发生显著变化，尤其是在艾滋病高发地区。一些流行病学，生物学及模型研究证明 HSV-2 在世界上许多地区助长了 HIV的流行[83-86]。而 HIV 又反过来滋长了 HSV-2 的感染（第 15 章）。已知 HIV 对于 HSV-2 感染的临床表现，持续时间和治疗效果有着极其重要的作用[87]。在许多发展中国家的青春人群中，先感染 HSV-1 可以减少HSV-2 后感染的严重程度及临床复发的概率。

一、临床表现

在许多无免疫抑制的患者中，临床表现极具特征性：局限性的囊泡簇，破裂后可形成溃疡（图 23.20），然后结痂和消退。感染部位包括外生殖器，邻近的皮肤、尿道和子宫颈（宫颈内膜和外子宫颈）、咽和直肠，可能会发生质软的淋巴结病。在首次感染时，病毒从外围神经进入到局部神经节，病毒潜伏在该处，但这种潜伏容易被患者日后周期性的复发所打破。首次感染明显比之后的发作更严重，引起更大范围、更均匀的病变。相比 HSV-1，HSV-2 在首次感染时会产生更加严重的症状，并引起更频繁的复发。生殖器疱疹的并发症包括骶神经根脊髓病变，以便秘、尿潴留和腿部刺疼为主要症状。其他并发症包括无菌性脑膜炎、外生殖器病变、播散性疱疹。对于

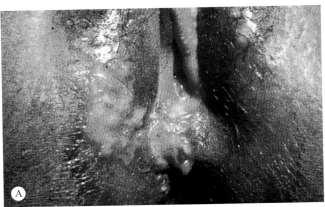

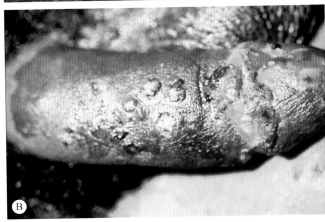

图 23.20 复发性生殖器疱疹：冠状沟疼痛性小溃疡簇。（图片由 P. Mayaud 提供）

孕妇,更容易发生复发和播散,而且早产可能加重首次感染。在 HIV 引起的免疫抑制患者,HSV-2 会引起更严重,更难治疗的溃疡。

二、诊断

通常单就临床表现便足够作出诊断。生殖器疱疹需与其他引起痛性生殖器溃疡的性传播疾病以及非传染性疾病如白塞综合征和克罗恩病相鉴别。明确的诊断依赖于病毒分离。抗原检测试剂盒已经商品化。DNA 扩增检测已经成功用于检测有症状或无症状患者的 HSV-2。血清学诊断只在首次感染时有效。

三、治疗

在热带地区,很少有特异性的治疗;但是就像在其他地方一样,患者需要解释,安慰和建议(表 23.2)。患者需要被指导来保持病灶清洁和干燥,他们应该被告知疾病容易复发,而且如果有病变时发生性交,他们会把感染传给别人。阿昔洛韦已经被证明在改善首次感染的症状方面有效,也可用于治疗新生儿感染,以及免疫抑制或播散性感染的成人。持续预防(抑制)疗法在改善和防止临床复发方面有效,尤其是受复发疾病困扰的患者。近期研究表明,无症状感染者通常会突然出现短暂的(几个小时)排病毒高峰,并在一天内间断性多次重复。这种现象只有在使用高剂量的抗病毒药物下才被抑制(尽管不完全)[88]。

对于 HSV-2 在增强 HIV 的易感性与传播以及影响艾滋病进程的作用,最近 10 年已经进行了大量随机试验。尽管所采取的措施对艾滋病的进展有明显影响,但在 HIV 感染性和传播上的作用并不明显。例如,在 HSV-2 感染的 HIV 血清阴性男性与男性或者高风险女性发生性交后,用标准剂量阿昔洛韦治疗 HSV-2,结果却不能阐明该法是否对 HIV 的易感性有影响[89,90];对一方有 HIV,但另一方无感染的夫妇间[91],经上述处理也不能明确是否对 HIV 的传播有影响[92]。不过,一些小的治疗性试验却已经证实 HSV-2 会促进 HIV 复制,提高病毒载量并增加 HIV 经男女生殖器排出的量[93-97]。高剂量的现有药物[98],或新的、更强效的抗疱疹药物如解螺旋酶合成酶抑制剂[99],或者是有效的 HSV-2 疫苗[100],这些既然能影响 HSV-2 的复制,那么对 HIV 可能也有效。这些研究领域为更好理解 HSV-2 的生物学和免疫控制开辟了新的途径[101,102]。

妊娠期疱疹

母婴传播在原发感染的病例中占 50%,在复发感染患者中更低(大约 1%),也偶发于孕期母体无症状的病毒排出。新生儿疱疹的死亡率大约 60%,即使使用阿昔洛韦也难以治疗。宫颈处发生疱疹病变是剖宫产的指征,但这种处理并不能完全保护新生儿免受疱疹感染。在新近确诊疱疹的孕妇中,阿昔洛韦可在妊娠晚期使用来减少病毒的播散,同时,害怕临分娩复发的孕妇也可以采取剖腹产。

人乳头状瘤病毒感染和生殖器疣

一、流行病学

在发达国家,生殖器感染人乳头状瘤病毒(HPV)是最常见的病毒性性传播疾病,发病率是生殖器疱疹病毒的 4 倍。利用高灵敏诊断方法,发现 40% 性行为频繁的女性患有该病[103]。在热带地区,尤其是非洲,HPV 很普遍(12%~34% 的妇女被检测出 HPV)[104,105],宫颈癌是当地女性最为普遍的癌症之一[106]。

二、病原学

HPV 是小 DNA 病毒,它能引起一系列疾病,从单纯皮肤疣到生殖器疣,甚至生殖器癌。基于 DNA 的同源性,从黏膜和皮肤处鉴定出 75 种 HPV 基因型。在已鉴定出的几种肛门生殖器 HPV 中,大约 15 种基因型有潜在的致癌能力,包括 HPV-16、18、31、33、35 以及其他型别,并与生殖器肿瘤(宫颈,外阴,阴道,阴茎和肛门)有关。尽管 HPV-6 和 11 仅有很低的致癌性,但这两种基因型与外生殖器的表面病变(生殖器疣)有关,而与新生儿的呼吸道乳头状瘤几乎无关。

三、病理

该病毒会感染分化中的鳞状上皮细胞的基底层,并产生病理性的大而干净的核周区,被称之为非典型性空泡。病毒颗粒的充分装配被局限在浅表上皮层。大多数 HPV 感染是无症状的,在数月到 1 年间会被清除。病因学认为,致癌基因型 HPV 的持续感染跟肿瘤的发生有关。某些因素,例如 HIV 引起的免疫抑制,还有另一些辅助因素,例如吸烟和长期服用激素类避孕药,都能导致癌症的发生[107]。

四、临床表现

HPV 引起的病变有众所周知的软而肉质化的叶状尖锐湿疣(图 23-21),也有丘疹状疣,其与身体其他部位的疣相似,呈有色或无色的丘疹和白斑。疣有时候在尿道生长。最近的研究表明,许多患者存在亚临床型感染,这种感染只能在经过 5% 的乙酸或者卢戈液处理(VIA/VILI 技术)后通过简单的检测和阴道镜才能观察到。在妊娠患者,免疫抑制患者和出现生殖器分泌物的患者,疣的生长趋势会加快。从病灶来看,与生殖器疣造成的病变最相似的是传染性软疣,二期梅毒的扁平湿疣,肛门皮肤赘生物。已经有报告指出喉乳头状瘤会出现在新生儿,常由患有生殖器疣的孕妇分娩时感染。

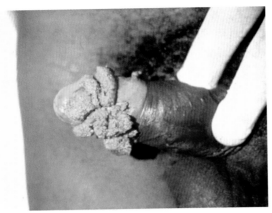

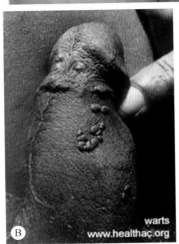

图 23.21 生殖器疣：由人类乳头瘤病毒引起的尖锐湿疣。(图片由 P. Mayaud 提供)(图 B 来自 www.healthac.org)

五、诊断和治疗

尖锐湿疣临床即可诊断，但也可能与二期梅毒的扁平湿疣、传染性软疣和疣状肉芽肿相混淆。尖锐湿疣的活检诊断也是可行的。当条件允许时，建议对女性患者和跟女性接触的人进行宫颈细胞学检查，以检测宫颈上皮肉瘤样病变的进展程度。对阴道镜采集的组织进行组织切片检查，能够证实宫颈上皮肉瘤样病变(cervical intraepithelial neoplasia，CIN)。

治疗一般只适用于大面积病变。因为亚临床型感染极常见会自行消退，而在使用目前通用的治疗措施后，感染却倾向于复发。对于疣的特异性治疗包括每周 1~2 次的三氯乙酰及传统的药物 20% 的鬼臼脂(最大 0.5 mL)[108]。用鬼臼脂治疗的有效率为 50%，这并不是很理想。需要小心使用以避免烧伤正常的皮肤，也可以用甘油保护正常组织。鬼臼脂应在 4 h 后洗掉，孕妇禁用。较大的疣可以用冷冻疗法或透热疗法去除。更现代的治疗方法包括使用 5-氟尿嘧啶霜、鬼臼毒素或咪喹莫特的自身治疗以及二氧化碳激光治疗。所有的治疗方式都有 30% 的复发率。持续的宫颈病变和可疑病变，应该用手术治疗去

除。针对 HPV 的高效疫苗出现[109]，在世界范围内，为宫颈癌的控制展示了前景[110]。

STI 的防治计划

STI 防治计划的重要组成部分是：①收集信息，如性病发病率监测。在一个特定地区进行生殖器溃疡的病因学调查，当地淋病奈瑟菌和杜克嗜血杆菌菌株对抗生素敏感性的监控；②提供管理指南；③制定培训计划；④为发生性病的患者提供健康护理；⑤与公共教育相协调，为患者和普通公众提供性病教育内容；⑥管理和监督所制定的计划。上述每一部分都将进一步详细讨论。

一、信息收集

在热带地区的发病率监测往往是不完整的，并且不可靠。鉴于一些中心地区的基础设施仍可用，最好记录患者的综合征(溃疡，分泌物等)的数字，而不是单一的诊断结果。来自一些代表性的高发病率地区的高质量报告比全国性搜集数据所做的不可靠报告有用得多。如果可能的话，应定期做专项调查。如对孕妇进行淋病，衣原体感染和梅毒的产前调查。对新生儿眼炎，先天性梅毒，盆腔炎，宫外孕和不孕不育的统计，可以引起卫生计划制定者对 STI 发病率的重视。

二、性传播疾病的标准管理指导方针

当一个国家性病的分布和该地区抗生素敏感性的大数据形成时，才有可能按照 WHO 的建议，建立合理的治疗准则。可以根据当地医疗机构能够开展的测试项目和所具备的药物，制定出适应不同水平的准则。将它们制成袖珍型流程图或步骤的形式，提供给管理和治疗性病有关的所有医务工作者。鉴于针对淋病奈瑟菌和杜克嗜血杆菌的抗生素敏感性一直变化，有必要每隔 3~4 年重新审查和修订指南。

三、培训

性传播疾病在热带地区人群中的高发病率使得对其防控成为所有医务工作者必须掌握的基本技能，根据指南选择合适的方法治疗患者，预防新生儿眼炎和先天性梅毒。以下健康信息有助于预防性病。

- 减少性伴侣的数量。
- 避免与高风险性伴侣发生性行为。
- 使用避孕套用于预防性病。
- 了解性病的症状，后遗症和传染方式。
- 当出现症状时应避免性行为。
- 了解艾滋病和 HIV 的传播途径。
- 及时获得症状相符的适当治疗。
- 不论性伴侣有无症状，患者及其性伴侣都应接受治疗。

四、为 STI 患者或有高风险者提供服务

这样做旨在最大限度地覆盖并接触所有男性和女性患者。这也可以为提出问题病（案）例提供途径。治疗成本应尽可能低，并且注意保护隐私。由于患者的数量很多，专科性病诊所是很有价值的。但在一般情况下，虽然在一些发达国家中，开设专科门诊治疗性传播疾病在控制疾病方面取得了成功，但对于大多数发展中国家而言并不适合，也不可行。在发展中国家，STI 患者应该在基层医疗诊所治疗。计划生育和产前检查有助于性传播疾病的控制，但目前还未被充分利用。

应为高风险的群体提供专门服务。在一些发展中国家，已相继引入了对性工作者或卡车司机的延展服务项目。这些项目依赖于与一些诸如"同行"或"门卫"的人群相互配合。因为他们可以优先接触目标人群。可以通过静止或流动的诊所提供医疗服务。对 STI 的护理也可以与其他生殖健康和艾滋病预防和干预措施同时进行。在许多撒哈拉以南的非洲国家调查表明，这样的服务设置可以大大减少 HIV 和 STI 在性工作者、他们的客户以及性伴侣中的流行和发生[111,112]。

五、教育项目

合适的教育内容已经在上文有所描述。这些信息必须以一种敏感的方式通过报刊和媒体来表达。在传播前，医务工作者应该广泛磋商，并做预先测试。中小学生、性工作者以及因性病就诊的患者是宣传的主要对象。近期的重点是利用同行教育来鼓励人们听取健康教育信息。安全套的推广特别重要，在许多国家，安全套的社会营销很有前景。

六、STI 控制活动的监督和管理

对 STI 和 HIV 的控制方案需要充分衔接，因为两者间有着许多共同目标。将 STI 的常规治疗和控制任由初级水平的医疗诊所操作是不大可能成功的。项目制定者只有定期赞助性的实地造访，才能不断维持负责治疗 STI 患者的医务工作者们的热情，并全力投入这项工作。

参考文献

见：http://www.sstp.cn/video/xiyi_190916/。

第24章 肠道病原菌感染

GAGANDEEP KANG, C. ANTHONY HART, PAUL SHEARS

翻译：许　静
审校：朱勇喆　朱耐伟　高景鹏　艾　琳

要点

- 导致腹泻的主要致病菌有霍乱弧菌属（*Vibrio cholerae*）、沙门菌属（*Salmonella* spp.）、志贺菌属（*Shigella* spp.）、弯曲杆菌属（*Campylobacter* spp.）[以空肠弯曲菌（*C. jejuni*）最为突出]以及各种致病性大肠埃希菌菌株，后者包括引起旅行者腹泻的肠产毒性大肠埃希菌（*Escherichia coli*）。

- 幽门螺杆菌（*Helicobacter pylori*）引起急性和慢性非自身免疫性胃炎，并且可能是人类最普遍的细菌性感染。长期感染可导致 60% 的患者发展成胃癌和肠黏膜相关淋巴样肿瘤（MALT）。

- 大肠埃希菌是正常肠道菌群中主要的需氧菌，大多数菌株是肠道共栖菌，但一些致病型可以导致腹泻。按照致病机制，目前将这些致病型菌分为 5 类：肠致病性大肠埃希菌（EPEC）、肠产毒性大肠埃希菌（ETEC）、肠侵袭性大肠埃希菌（EIEC）、肠出血性大肠埃希菌（EHEC）、肠黏附性或者肠集聚性大肠埃希菌（EAEC 或 EAggEC）。

- 弯曲杆菌可以产生炎性腹泻与非炎症性腹泻，与吉兰-巴雷综合征（Guillain-Barré syndrome）有关。由于实验设施有限，难以分离该微生物，因此关于热带地区弯曲杆菌感染的数据有限。

- 霍乱的特征是严重的水样腹泻导致脱水，电解质紊乱和低血容量，霍乱导致的病死率从 1% 到 40% 不等。在过去十年，灾难性的霍乱流行曾发生在安哥拉、埃塞俄比亚、津巴布韦、巴基斯坦、索马里、苏丹、越南和海地。

- 痢疾历史上一直是贫穷区和人口聚集区的一种疾病，至今仍旧是热带地区致死和致病的主要原因。痢疾杆菌（*Sh. dysenteriae*）和福氏痢疾杆菌（*Sh. flexneri*）是热带地区的主要感染菌，细菌性痢疾的发生具有地方性和流行性。

- 可引起胃肠道感染的微生物种类极多，症状多样。从而使得监测和诊断变得复杂，特别是在不能开展各种现代实验的发展中国家。

腹泻病在发展中国家是一个主要的卫生问题，也是去这些国家的旅行者主要的危险之一。腹泻病导致的死亡人数较高，每年估计大约 200 万人死于腹泻病[1]。大部分死亡病例为 5 岁以下的儿童。据报道，每年每个儿童发生腹泻的次数为 3.2 次，在一些地方可能会更高。除了急性病症，反复感染可以导致急性或者慢性营养不良，从而影响儿童的身体和智力发育，最终可能导致成年人的健康受损和工作能力的丧失[2]。另外，霍乱、细菌性痢疾和伤寒经常发生在资源匮乏的国家，给这些最弱势的人群又增添了疾病的负担。

可引起胃肠道感染的微生物种类极多，引发的症状多样。使得监测和诊断变得复杂，特别是在不能开展各种现代实验室检查的发展中国家。引起腹泻的主要致病菌有霍乱弧菌（霍乱）、各种沙门菌和志贺菌（细菌性痢疾的病原体）、弯曲杆菌属（尤其是空肠弯曲菌）以及各种致病性大肠埃希菌菌株，包括引起旅行者腹泻的肠产毒性大肠埃希菌。细菌性腹泻也可由各种其他致病菌引起，如金黄色葡萄球菌（*Clostridium perfringens*）、产气荚膜梭状芽胞杆菌（*Clostridium difficile*）、难辨梭状芽胞杆菌或克雷伯菌（*Klebsiella*）。另外，感染也可能不出现胃肠炎症状。如伤寒沙门菌可引起伤寒，而幽门螺杆菌感染与胃炎直至衍变为恶性肿瘤有关。

在胃肠道，组成正常菌群的细菌在出生后不久就存在。胃和小肠的细菌数量较低通常在 $10^2 \sim 10^4$ 克隆形成单位[cfu]/mL 之间，并且不断瞬变。而结肠和下回肠的细菌数量巨大（高达 10^{12} cfu/mL）。在诊断疾病时，欲从众多的菌群中检测出病原菌是很困难的，因此产生了多种实验室诊断和对患者评估的方法。本章综述了导致胃肠道疾病的细菌。而经胃肠道感染但主要表现为非胃肠症状的疾病，如伤寒沙门菌感染将在另一章讨论。

幽门螺杆菌感染

自 20 世纪初，组织病理学家就在胃中发现了螺旋菌。1983 年，Warren 和 Marshall 成功培养出原名为幽门弯曲菌的病菌,并最后定名为幽门螺杆菌[3]。现已公认,幽门螺杆菌可引起急性和慢性非自身免疫性胃炎,也是人类感染中最常见的细菌。80%以上的胃溃疡和95%的十二指肠溃疡是由幽门螺杆菌引起的。1994 年,国际癌症研究协会将幽门螺杆菌定为 1 类致癌因子,也是唯一的可致癌的细菌。30~40 年的长期感染可导致60%的患者发生胃癌。它也和肠黏膜相关淋巴样肿瘤有关(MALT 肿瘤)。

一、流行病学

幽门螺杆菌感染遍布全世界。在发达国家,大约10%的 30 岁以下健康人群有感染的血清学证据,在 60 岁以上人群中这个比例上升为 60%。在发展中国家,感染更加普遍,且获得感染的年龄段更偏低。冈比亚 46%的 5 岁以下的儿童和秘鲁 48%的 12 岁以下的儿童都有感染的证据[4,5]。在大多数发展中国家,实际上 100%的幼童都呈血清学阳性[6]。在一些发展中国家,5 岁前的儿童通常易感,但随着卫生和社会经济条件的改善,感染率会降低。人类是幽门螺杆菌的主要宿主。细菌可以在唾液、牙菌斑、呕吐物、胃液和粪便中生长或者在其中能检测到细菌的基因组成分[7]。不同传播模式的相对重要性尚不清楚。通过内镜、pH 电极、鼻饲管引起的人间的传播已有过文献报道。密切接触可以促进传播。例如相对于那些有职业接触机会的人而言,受感染儿童的家庭成员有更高的感染率[8,9]。感染家庭的聚集性与社会经济状况有关[10],而且感染易在兄弟姐妹间传播[11]。粪口途径是最主要的传播途径,在粪便中均可检测到幽门螺杆菌的 DNA 和抗原。也发现了经口传播的案例,因此口腔被认为是幽门螺杆菌长久的寄居地[12]。幽门螺杆菌可寄生在家蝇上,在三大洲的家蝇中可检测到幽门螺杆菌的 DNA[13],这就增加了家蝇通过污染食物导致食源性感染的可能性。幽门螺杆菌不能在食物中生长,但可以在冷的、潮湿和非酸性环境中存活。水源性传播在发展中国家也是一个主要的传播途径。一些动物,包括猕猴、羊、猪等都可以携带幽门螺杆菌,提示存在人畜共患的可能性[7]。在大量动物中可检测到其他不同种属的螺杆菌,但只有幽门螺杆菌能在人的胃中找到。

二、微生物学

幽门螺杆菌是一个呈 S 形的革兰阴性菌,直径0.5~1 μm,长 3.5 μm(见图 24.1),表面光滑,在末端有4~6 个鞭毛。细菌可以产生尿素酶,并能在胃上皮细胞表面的黏膜层下生存。幽门螺杆菌生长的营养要求高并且生长缓慢,来自临床样本的分离株需要丰富的选择性培养基。幽门螺杆菌培养的最佳条件是在湿润的微需氧条件下 37 ℃、10%的二氧化碳下培养 4~6 d。

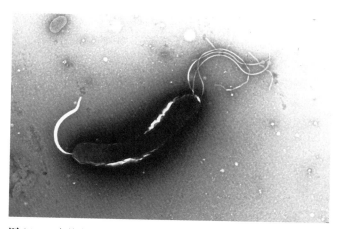

图 24.1 电镜负染色显示幽门螺杆菌的带鞘鞭毛,其末端呈球状。

三、发病机制

成人和儿童的非自身免疫性胃炎(B 型胃炎)的原因已经被证实[3,14,15]。幽门螺杆菌和消化性溃疡间也有很强的相关性。感染需要的菌量约为 $10^5 \sim 10^9$ cfu。幽门螺杆菌能够在酸性胃酸中存活并穿透覆盖胃上皮细胞的黏液层,在此处繁殖或者贴附在上皮细胞上(见图 24.2)。细菌的螺旋形态和鞭毛是重要的致病机制[9]。幽门螺杆菌产生的尿素酶将尿素分解成氨,可以中和胃内的酸性环境;产生引起空泡化(Vac A)的细菌毒素,以及一种蛋白酶,其可以水解黏液,并水解可刺激胃酸分泌的一些因子。最近发现幽门螺杆菌菌株有一个 40 kb 长的致病岛,被命名为 cag 致病岛(cag pathogenicity island,cag,PAI),从而更容易引起炎症反应。cag PAI 区域含 Ⅳ 型分泌系统(Type Ⅳ),可以转运 cag 蛋白穿越细菌膜入侵到宿主细胞中。Cag 蛋白也由 PAI 编码。该蛋白可诱导促炎症细胞因子的分泌[16]。CagA 与肿瘤抑制剂,p53 - 2 的凋亡刺激蛋白(ASPP2),相互作用,促进 p53 降解。肠黏膜相关淋巴样肿瘤(MALT)的发病机制与幽门螺杆菌抗原的慢性刺激相关,清除幽门螺杆菌有利于淋巴瘤的治愈。

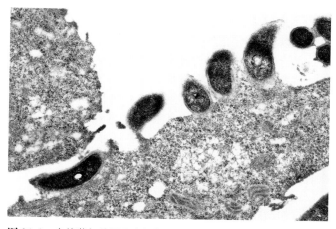

图 24.2 电镜薄切片显示幽门螺杆菌与胃肠道上皮细胞紧密连接。

感染个体对细菌产生全身和局部的体液免疫应答。对幽门螺杆菌的免疫反应是多方面的,包括对宿主的保护性和损伤性反应。先天性免疫和获得性免疫机制引起宿主的损伤性炎症反应,这些反应不能消除感染,却导致细菌的持续性感染[17]。

四、病理学

胃窦组织活检发现,幽门螺杆菌位于胃黏膜层,也有单核和多核白细胞的浸润。在食管(Barrett 食管)或十二指肠的胃上皮化生区域可以发现幽门螺杆菌和炎症的证据。十二指肠溃疡与慢性胃窦胃炎相关。幽门螺杆菌可在胃窦和十二指肠溃疡组织中检测到,但除了十二指肠上皮化生区域外,幽门螺杆菌不能在十二指肠定植[18]。

五、临床特征

大部分的感染是没有症状的,但感染者慢性上腹痛比较常见。在非洲撒哈拉沙漠,非溃疡性消化不良和十二指肠溃疡是上腹部疼痛最常见的原因[19]。在马拉维接受胃镜检查的慢性上腹痛的成年人中,88%发现了幽门螺杆菌感染。幽门螺杆菌性胃炎的其他特征包括恶心、呕吐和胃肠胀气。在感染幽门螺杆菌的儿童中也可以看到相似的症状[15]。

六、诊断

特异性的诊断可采用侵入性或非侵入性检查(见表24.1)。

表 24.1 幽门螺杆菌诊断的侵入性和非侵入性试验

试验	敏感性(%)	特异性(%)	成本	评价
非侵入性				
抗体检测-ELISA	84~95	80~95	+	可用于证明治愈
抗体检测-快速法	60~75	88~92	+	可用于证明治愈
粪便抗原检测	90~100	92~95	++	治疗后快速转阴
^{13}C 呼吸试验	90~96	99	+++	需要特定的设备
^{14}C 呼吸试验	90~96	99	+++	需要特定的设备
侵入性				
组织学	80~90	93~100	+++	花费时间
培养	75~90	100	+	3~4 d 出结果
尿素酶	85~95	99	+	快速试验
革兰染色或其他染色	75~90	80~90	+	快速但不理想
PCR	95~100	95~99	+++	很敏感,4~5 h

(一) 侵入性检查

从胃窦、十二指肠溃疡或其他潜在感染区域通过内镜活检采样,进行培养、组织学检查和尿素酶活性检测。从胃窦部位取 2 例活检样本足够用以检测幽门螺杆菌[19]。组织学样本通过吉姆萨染色、银浸渗法或吖啶橙染色可以检测幽门螺杆菌。

进行细菌培养,活检标本可直接滚动涂抹接种在合适的培养基表面(如含有斯基罗抗生素的脑心浸液-哥伦比亚血琼脂培养基),也可经匀浆后再接种。在热带国家,建议在培养基中加入抗真菌药,如两性霉素 B。"1分钟"尿素酶试验是将活检物浸入去离子水溶解的 10%尿素溶液中,溶液含有 pH 指示剂酚红,该试验已经被证明具有高度敏感性和高度特异性[19]。

(二) 非侵入性检查

可用酶联免疫吸附试验检测血清或唾液中的幽门螺杆菌抗体。试验敏感度很高[14,15],但特异性变化较大,因为从感染消除后的人群中也可以检测到这些抗体[19]。

尿素呼吸试验很可行,该试验让患者服用^{13}C 标记的尿素,再测患者呼吸中的同位素。此法仅检测幽门螺杆菌尿素酶的存在,因该酶可水解尿素并释放$^{13}CO_2$。但需要同位素且价格昂贵。抗原捕获的 ELISA 方法已经开发出来,可以检测粪便中的幽门螺杆菌。已证明该方法特异性和敏感性均较高[20],并且可用于观察疗效。这种方法快速、易实施,使用单克隆抗体。其优越性至少不亚于尿素呼吸试验[21],但因为成本较高,很少在发展中国家应用。

七、病例管理和治疗

在发展中国家,相对于对症治疗,往往对非溃疡性消化不良不进行治疗。在体外,幽门螺杆菌对多种抗菌药物易感,包括青霉素、喹诺酮类、头孢菌素类、硝基咪唑类和大环内酯类抗生素等,但在体内用单一药物治疗时都不起作用。当前首选的经验治疗方案是,在克拉霉素耐药性低的地区用含质子泵抑制剂的克拉霉素方案,加或不加阿莫西林和甲硝唑,对耐药性高的地区用含铋的四联疗法[21]。目前,幽门螺杆菌对甲硝唑的耐药性正在增加。治疗失败的患者,可以用左氧氟沙星,但左氧氟沙星的耐药性也有报道[21]。

八、并发症

在冈比亚儿童中,幽门螺杆菌与儿童慢性腹泻和营养不良有关。南非儿童的幽门螺杆菌性胃炎与蛋白丢失性肠病相关[22]。幽门螺杆菌和 O1 群霍乱弧菌的合并感染经常发生在秘鲁儿童和老年人中,提示急性和慢性幽门螺杆菌感染引起的胃酸过少可能会增加霍乱的易感性[23]。流行病学研究提示幽门螺杆菌的感染和粥样血栓形成有关[24]。

九、预防和治疗

幽门螺杆菌感染在全世界普遍存在。除非对传播方式、致病和免疫机制等深入了解,否则预防和控制是不可能的。发达国家儿童感染率的下降提示社会经济和卫生条件的改善可以降低感染率。尽管目前尚无可上市的疫苗,但已有新的治疗方法和方案来提高它的根除率[25]。

大肠埃希菌感染

大肠埃希菌是正常肠道菌群中的主要需氧菌($\sim 10^7$ cfu/mL)。大部分属于共生菌,但某些致病型能够导致腹泻。引起腹泻的致病菌最初统称为肠致病性大肠埃希菌,随着认识的不断深入,按其致病机制的不同现分为:肠致病性大肠埃希菌(EPEC),肠产毒性大肠埃希菌(ETEC),肠侵袭性大肠埃希菌(EIEC),肠出血性大肠埃希菌(EHEC),肠黏附性大肠埃希菌(EAEC)或肠集聚性大肠埃希菌(EAggEC)。

大肠埃希菌可引起胃肠炎,首先是在腹泻暴发时的婴幼儿中发现的[26,27]。当时在所有的婴幼儿排泄物中可检测到大肠埃希菌的同一种 O 抗原(菌体抗原)。不同的 O 抗原与大肠埃希菌不同的致病机制有关,截至 20 世纪 80 年代,O 血清型检测一直被沿用于界定肠致病性大肠埃希菌(表 24.2),现在常用分子生物学技术来分类致腹泻大肠埃希菌。

表 24.2　大肠埃希菌和肠炎

致病类型	作用位点	相关的血清型	致病基因/产物	急性或慢性腹泻	需要抗生素治疗
ETEC	小肠(分泌性)	O6,O8,O15,O20,O25,O128,O139,O148,O153,O159	CFA,LT,ST	急性	否
EIEC	大肠(炎症性)	O28,O29,O124,O136,O143	Ipa,ial,EIEC	急性	通常不要
EPEC	小肠(渗透性)	O55,O86,O111,O119,O125,O126,O127,O128,O142	LEE(EspA,intimin,Tir)	慢性	是
EHEC	大肠(炎症性)	O26,O111,O118,O138,O157	LEE,EHEC,VT1,VT2	急性	否
EAggEC	大肠(炎症性)	O44,O111,O126,但更多的未分组	EaggEC 黏附蛋白,EAST-1	急性和慢性	是

肠产毒性大肠埃希菌感染

一、流行病学

肠产毒性大肠埃希菌(*Enterotoxigenic E. Coil*,ETEC)在世界各地都比较常见,但是在一些发展中国家有较高的感染率。另外,其还是引起旅行者腹泻的主要致病菌。根据孟加拉国的社区调查,大约 15%～20% 的腹泻患者是由 ETEC 引起的[28]。在临床研究中,ETEC 是一种引起胃肠炎的常见细菌。ETEC 感染在一年四季中都可发生,但在潮湿的季节最常见。传播主要通过粪口途径,直接或间接通过食物和水进行传播。婴幼儿在断奶时有极高的感染风险,引起感染需很高菌量($10^6 \sim$

10^{10} cfu)。最近有一篇就 ETEC 肠毒素和定居因子抗原(CFA)的流行病学综述,文中提到 60% 的分离菌株可产生不耐热肠毒素,27% 的菌株只产生不耐热肠毒素(LT),33% 的菌株同时产生不耐热肠毒素和耐热肠毒素(ST)。表达 CFA/Ⅰ的菌株在各地都比较常见(17%),表达 CFA/Ⅱ的 ETEC 为 9%,CFA/Ⅳ 为 18%。依据地区和人群的不同,产生的肠毒素和定居因子分别都有很多的变种[29]。

二、发病机制

ETEC 主要在小肠繁殖,菌株可单独产生不耐热肠毒素(heat-labile toxin,LT)或耐热毒素(heat-stable toxin,ST)或同时产生两种毒素。ETEC 含有黏附菌毛,

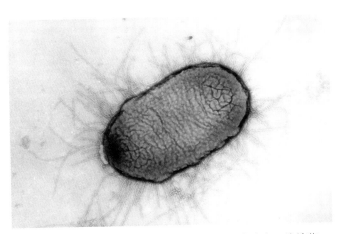

图 24.3 电镜负染色显示周身覆盖着菌毛的产毒素大肠埃希菌。

被称为定殖因子抗原(CFAs),可与肠细胞表面的特殊受体结合,细菌借此黏附并在小肠繁殖(图 24.3),同时释放大量毒素。LT 的结构及作用机制与霍乱毒素相似。B 亚基与小肠表面的神经节苷脂结合,使得 A 亚基激活腺苷酸环化酶,环磷酸腺苷(cAMP)浓度升高,引起绒毛细胞分泌活性 C1,从而产生连锁效应,大量的水分进入结肠并产生水样便。ST 是小分子蛋白质,可以激活鸟苷酸环化酶,这可以使大量的液体与电解质进入肠腔,从而产生腹泻。在小肠黏膜上没有发现特别的组织病理学变化以及炎症。ETEC 携带的质粒带有编码菌毛、不耐热肠毒素和抗生素耐药性的基因。

三、临床特征

潜伏期 1~2 d,25% 的患者会发生厌食、呕吐及腹部绞痛。腹泻为突然发作,量大并呈水样,一天腹泻可达 10 次。该病是自限性的,在营养状况好的人群中通常 1~5 d 左右可以恢复,而在营养不良的儿童中可能会长达 3 周以上。脱水是主要的并发症,在孟加拉国的研究中,46% 的成年人和 16% 的儿童都有脱水[28]。

四、诊断

从粪便中培养大肠埃希菌,并通过 PCR 检测致病基因(CFA、LT、ST)。或通过 ELISA 法、免疫沉淀或生物分析检测这些基因产物,这些方法可以做出明确的诊断。虽然分子方法日益可行[30],但在发展中国家除了科学研究很少用于诊断 ETEC。

五、治疗

主要的治疗方法是纠正脱水和水电解质紊乱。使用抗生素可以缩短流行区成人和旅行者腹泻的病程和 ETEC 的分泌期。根据不同地区抗生素的敏感性选用合适的抗生素。目前可选用的抗生素有氟喹诺酮(fluoroquinolones)类药物或阿奇霉素(azithromycin),以及一种新药利福昔明(rifaximin)。口服的利福昔明,是一种半合成的利福霉素衍生物,利福昔明比安慰剂效果显著,对非侵袭性旅行者腹泻的成人很有效,且抗生素耐受性良好。在缩短腹泻持续时间方面,比环丙沙星更有效。利福昔明对感染大肠埃希菌为主的旅行者腹泻患者虽有效,但对引起炎症性或侵袭性感染的肠道病原菌却无效[31]。

六、预防

针对 ETEC 的 LT 和 CFs 的抗体,可以预防产 LT 并表达同源性 CFs 的 ETEC。口服灭活的疫苗包括毒素抗原和整个细胞,如已上市的含有重组霍乱毒素 B 亚单位(rCTB)的 WC 霍乱疫苗克拉尔;而 ETEC 菌苗也已经成功开发。在不同试验中,rCTB-WC 霍乱疫苗可以产生短期的高效保护(有效性达 85%~100%)。一款含有 rCTB 和福尔马林灭活的表达 CFs 的大肠埃希菌口服疫苗已被证明安全,并对美国的旅行者腹泻患者可产生免疫保护效果,但对埃及幼童的 ETEC 腹泻却无效。目前一款被命名为 LCTBA 的修饰疫苗(含有重组表达的 CFs 和 LT 样的混合毒素的大肠埃希菌)[32] 已经在研发试验中。

侵袭性大肠埃希菌感染

侵袭性大肠埃希菌(*Enteroinvasive E. Coli*, EIEC)通过侵袭和破坏结肠上皮细胞导致炎性腹泻(图 24.4)。它们与志贺菌很相似,表现在:有相似的 O 抗原、无动力并都带一个编码致病基因的大质粒,这些基因编码介导细菌侵入细胞的表面蛋白。但所致感染比细菌性痢疾少见。例如,泰国儿童地方性腹泻患者中,4.2% 由 EIEC 引起,而由志贺菌引起的却占 23%[32]。这种病菌很少引起 1 岁内儿童感染,但可以引起旅行者腹泻。EIEC 感染和志贺菌感染的临床表现类似。通过粪便培养、DNA 杂交或 PCR 技术来检测 EIEC 的致病基因可以确诊[30]。

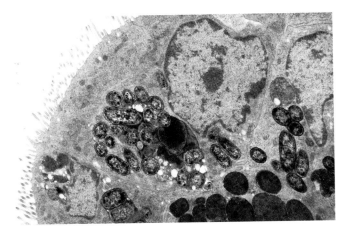

图 24.4 Thin-section electron micrograph of colonic enterocytes showing enteroinvasive *E. coli* that have invaded into the cells.

不推荐使用抗生素来治疗该病,目前尚无疫苗。

肠致病性大肠埃希菌感染

在 20 世纪 70 年代早期,当 ETEC 和 EIEC 的致病机制确定后,随之发现大量传统 O 血清组不能合成 LT 或 ST,也没有侵袭性。但是,它们仍能导致试验者腹泻[33]。由于这些引起婴幼儿腹泻的大肠埃希菌按照菌体 O 抗原特异性归于最初界定的传统 O 血清组,他们被另命名为肠致病性大肠埃希菌(Enteropathogenic E. Coil, EPEC)。EPEC 最初是以血清组来命名的,但后来发现用血清组或血清型来定义会使 EPEC 确诊的范围过大。随后,根据在组织培养细胞上特有的局限性黏附形式来定义这群细菌。现在,主要根据细菌是否带有特异性的毒力基因来诊断[34]。

一、流行病学

20 世纪 40 年代英国首次报道了 EPEC 所致婴幼儿腹泻,50 年代美国也有类似报道。现在认为这是引起幼童散发感染的原因之一。EPEC 也可引起旅行者腹泻。传播途径为粪口途径,直接或通过食物水源感染,感染剂量通常很低($<10^4$ cfu)。

二、致病机制

EPEC 有着特殊的致病机制,它能合成、分泌自身受体,并将其嵌入宿主细胞膜中。摄入的 EPEC 通过纤毛附着于小肠上皮细胞的黏膜层。一旦接触到上皮细胞,毒力岛,即上皮细胞擦伤位点 LEE(enterocyte effacement: LEE)基因被激活。之后便形成 III 型分泌系统,它通过菌膜和纤毛样结构将效应分子转运到肠上皮细胞[35]。Tir(转位紧密黏附素受体)是分泌的效应分子之一,能够嵌入到肠上皮细胞膜上。紧密黏附素是 EPEC 的一种表面蛋白,Tir 对其具有亲和性,能够让 EPEC 与肠上皮细胞紧密结合[36]。刷状边缘会消失,随后出现扁平的细胞表面和重组的肠上皮细胞骨架,在细菌黏附处形成杯状结构,即一个黏附并刮擦的损伤(图 24.5)。尽管这个过程大部分发生在小肠,但也可在胃肠道其他部位发生,造成吸收营养成分的大部分区域被破坏。另外,由于双糖酶是微绒毛膜上的整合蛋白,所以膜的破坏引起双糖酶的作用受到明显的抑制[37]。像蔗糖、乳糖、麦芽糖这些在食物中的双糖必须先被降解为单糖,然后再被吸收。由于刷状缘的消失,双糖酶的作用被破坏,导致这些双糖不能被降解与吸收。虽然在一些病例中会分泌一些酶,但这些双糖到达结肠就会引起非炎性渗透性腹泻。

三、临床表现和诊断

EPEC 会引起严重的、长期的腹泻,之后会恢复或者复发。最初表现为呕吐、发热、大量的黏液性非血性腹泻。在早期流行中死亡率可达 30%～50%,但是经过口

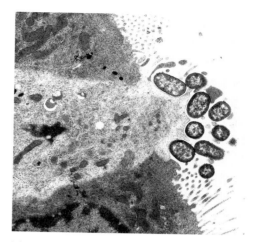

图 24.5　电镜下观察十二指肠黏膜薄切片,显示刷状缘丧失以及紧密附着的肠致病性大肠埃希菌(附着/消失)。

服补液和抗生素治疗后,死亡率已降至 8% 以下[38]。

过去,先在半选择性培养基如麦康凯培养基上进行粪便培养,再用特定的抗血清在无黏蛋白性乳糖发酵的菌落上通过血清分型上来鉴别大肠埃希菌并诊断。现在,针对特定基因的分子生物学方法和细菌培养法已经取代了血清分型。最近的流行病学调查显示非典型性EPEC(aEPEC)比典型性 EPEC(tEPEC)更加常见,并且aEPEC 在儿童地方性腹泻和腹泻大流行中起重要作用[34]。

四、治疗和预防

早期的治疗是补液。因为腹泻持续时间长,可以使用肠内、肠外营养和抗生素[39]。目前发现 EPEC 对很多抗生素具有耐药性,建议服用益生菌来保证肠道健康。但尚无能有效预防感染的疫苗。

肠出血性大肠埃希菌感染

一、流行病学

1983 年肠出血性大肠埃希菌(Enterohaemorrhagic E. Coli, EHEC)首次被描述,并被认为与出血性结肠炎和溶血性尿毒综合征有关[40,41]。由新发现的大肠埃希菌血清组 O157 引起感染。之后发现其他大肠埃希菌血清型和其他肠道细菌[阴沟肠杆菌(Enterobacter cloacae)和弗劳地枸橼酸杆菌(Citrobacter freundii)]也能在人类引起相似的疾病。在 EHEC 产生的特异性细胞毒素被发现后,该菌先后获得不同命名,诸如,产 Vero 毒素大肠埃希菌(VTEC)或产志贺毒素大肠埃希菌(STEC)。

EHEC 引起的感染最初在工业化社会发生,因食用未煮熟的牛肉或猪肉,或者在抚爱式动物园里接触动物而感染[42]。EHEC 是牛、猪、绵羊、山羊、猫、狗的肠道正

常菌群之一。对这些动物不具有致病性。

在发展中国家,少见报道相应症状的感染[43],除非出现特殊的情况,如在斯威士兰和喀麦隆的一些干旱地区,由于露天水源被动物污染,大规模暴发了 EHEC 引起的出血性结肠炎[44,45]。由于感染剂量很低($<10^2$ cfu),人传人的情况也时有发生。

2011 年,在欧洲暴发了溶血性尿毒综合征,EAHEC O104:H4 菌株引起了人们的关注,该菌株在非洲中部流行,并已传播至欧洲、亚洲。EAHEC 是由肠集聚性大肠埃希菌通过摄入了编码志贺毒素 2a(Stx2a)的噬菌体进化而来。除了 Stx2a,EAHEC 不含其他任何 EHEC 特异性毒力标志物,包括致肠细胞擦伤位点 LEE。EAHEC O104:H4 通过集聚的黏附菌毛来感染人类,其由肠集聚性大肠埃希菌的质粒编码产生。这种集聚的黏附菌毛取代了肠细胞杀伤位点的功能,并向人体小肠细胞内转运 Stx2a,引起临床上的溶血性尿毒综合征[46]。

二、致病机制

EHEC 能产生局限于回肠末端和结肠的黏附性擦伤作用,与 EPEC LEE 毒力岛的基因类似。另外它会释放一种或两种毒素,命名为 Vero 毒素 1 和 Vero 毒素 2(VT1 和 VT2),现在更名为类志贺毒素 1 和类志贺毒素 2(SLT1 和 SLT2)[47]。它们抑制蛋白合成并具有细胞毒性。作为毒素亚单位,他们可以与细胞上的红细胞糖苷酯受体(P 抗原)结合。这些受体在肾上皮细胞和儿童体内大量表达。它们在结肠杀死肠上皮细胞,引起炎性出血性结肠炎;若进入血液循环,它们会损坏肾上皮细胞,引起溶血性尿毒综合征。

三、临床表现

出血性结肠炎表现为腹部绞痛和水样腹泻,随后出现类似于结肠出血的血性排出物,很少出现发热。溶血性尿毒综合征(HUS)是最常见的,即便不是最常见的,也是发达国家中儿童急性肾衰竭的原因。溶血性尿毒综合征在发展中国家也有所报道,但较少见。在溶血性尿毒综合征中 EHEC 感染比志贺菌感染更多见[48]。HUS 表现为急性肾衰竭、血小板减少、凝血功能障碍以及微血管病性溶血性贫血。通过腹膜透析,病死率从 50% 降至 10% 以下。

四、诊断

首例发现与出血性结肠炎和溶血性尿毒综合征相关的大肠埃希菌菌株是 O157 血清型。其不能发酵山梨糖醇。于是,血清分型和山梨醇麦康凯琼脂培养被用来进行诊断。但是,其他的血清型(表 24.1)也与该病有关。并且在含不同菌株细菌的混合培养中加入噬菌体,毒素 SLT1 和 SLT2 可以在细菌间转移。因此认为,应该通过检测 SLT 或者它的基因(DNA 杂交或者 PCR 技术)或 EHEC 噬菌体编码的黏附菌毛基因来进行特异性诊断[30]。腹泻停止,排泄物中便难以查到活菌,可以检测 SLT 的血清抗体进行回顾性诊断[49]。

五、治疗和预防

出血性结肠炎最基本的治疗就是纠正脱水。抗生素对该菌无效,在某些病例(志贺 1 型患者)还可能引起并发症[50]。对于溶血性尿毒综合征,腹膜透析是最重要的治疗措施。目前尚无疫苗。在和动物,尤其是反刍动物,密切接触的地方,严管食品安全和良好的卫生条件可以起到预防作用。

肠集聚性大肠埃希菌感染

肠集聚性大肠埃希菌(*Enteroaggregative E. Coil*,EAggEC 或 EAEC)是最近才发现的致病菌群[51]。在一些散发病例中,有 EAggEC 引起腹泻的记载。EAggEC 是急性腹泻的一个原因,感染者包括发展中和发达地区的儿童、发展中地区感染 HIV 的成人,以及到发展中地区旅行的游客。EAggEC 在黏附到 HEp-2 等上皮细胞时呈特有的"叠砖"模式。因此按照是否能出现这种模式来界定 EAggEC。虽然已经开展了很多针对这群细菌特异性毒力因子的研究,但仍然不知道 EAggEC 导致持续性腹泻的原因。鉴别 EAggEC 的金标准包括分离标志物以及黏附试验,黏附试验可用 HEp-2 细胞培养。

EAggEC 菌株相对较杂。而它们致急性腹泻作用的研究报道很有限。虽有一些推测的毒力基因及它们各自作用的探讨,但就致病机制的广泛层面看,这些推测都不能得出明确结论。用于 PCR 诊断的分子靶标包括 aaf,aggR,aaiC 和 aatA[52]。

EAggEC 可以产生急性和持续性腹泻。在印度的一项关于 EAggEC 感染的调查中,最常见的临床表现是发热、呕吐、便血和腹泻,平均持续 17 d[53]。并不是所有的 EAggEC 感染都有症状,最常见的症状是水性腹泻,伴或不伴黏液血便、腹痛、恶心、呕吐和低热。在对 3～190 个月间的感染儿童的大肠和小肠黏膜的电镜检查中发现,细菌位于肠上皮细胞刷状缘上方的厚黏膜层中,并且这些样本培养出了多种不同的 EAggEC 株。在结肠中,EAggEC 诱发炎症因子,产生细胞毒作用,如形成微绒毛囊泡、扩大隐窝开口、挤压上皮细胞。许多推测的毒力因子,如耶尔森杆菌素、复杂的碳水化合物特异性凝集素、肠毒素和细胞毒素都已经被确定[54]。

确定 EAggEC 的致病机制,所面临的主要困难之一是 EAggEC 菌株的多样性和异源性。尚未找到所有 EAggEC 菌株共有的毒力因子。EAggEC 致病机制是复杂的宿主与致病体间的相互作用,涉及到宿主遗传易感性、EAggEC 菌株间毒力的异质性和宿主摄入的细菌量。

空肠弯曲菌感染

弯曲杆菌属在发达国家和发展中国家是胃肠炎的主要原因。虽然胎儿弯曲菌早在 1947 年就被公认为是机会致病菌,但直到有了合适的选择性培养基,才发现空肠弯曲菌是主要的肠道致病菌[55]。

与之相关的病菌是弓形菌属(主要是 butzleri 弓形菌),逐渐被认为是肠道致病菌,并与弯曲杆菌属有相似的致病性[56]。

一、流行病学

● 虽然空肠弯曲菌仍然是全世界人类细菌性胃肠炎的主要致病因素,分子生物学技术的改进与培养方法的创新使得可以检测和分离出一系列未知的和对营养要求苛刻的弯曲杆菌,包括简明弯曲杆菌(C. concisus)、乌普萨拉弯曲杆菌(C. upsaliensis)、解尿素弯曲杆菌(C. ureolyticus)。这些新发现的空肠弯曲菌与许多胃肠道疾病有关,尤其是胃肠炎、炎症性肠病和牙周炎。弯曲杆菌引起的胃肠炎中,90% 以上与空肠弯曲菌有关。所有的空肠弯曲菌通常都可以在家畜、野生动物和鸟类胃肠道中发现,但也可以成为主要的感染源。特别是拉里弯曲杆菌(C. lari),可以是鸟类肠道中的正常菌群。弯曲杆菌可以在 4 ℃ 的牛奶或水中存活 2~5 周,但是不能繁殖。感染可以在人-人或者动物-人之间通过粪-口传播,或者通过食物和水传播。

● 人畜传播　直接接触感染动物可增加发病风险。

● 人人传播　可以通过感染者或恢复期的带菌者传播,尤其是青少年。感染可以在托儿所或儿科病房中引起流行。

● 食物传播　在加工动物的肠道制品时可能会引起感染,食用未煮熟的肉类也可引起感染。

● 牛奶传播　感染可能与食用未经巴氏灭菌的牛奶有关[57]。

● 水源传播　野生动物或家畜的粪便会污染地表水,从而引起水源传播。在发展中国家,水源传播非常重要。

当感染剂量是 500 cfu 时,该病的潜伏期是 2~5 d。腹泻停止后 2~3 周仍会排出空肠弯曲杆菌。本病多见于 1 岁以内的婴幼儿,发病率随年龄升高而下降。由于在有限的实验设施下很难进行细菌的培养分离,因此在热带地区有关弯曲杆菌感染的数据非常有限。在印度、埃及和南非,有一些关于空肠弯曲杆菌流行情况的研究[58-60]。吉兰-巴雷综合征(Guillain-Barré syndrome)被认为与空肠弯曲杆菌感染有关,它是一种自身免疫性多发性神经病变,可引起外周神经损伤[61]。

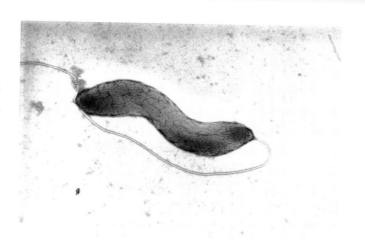

图 24.6　电镜负染色显示空肠弯曲菌。

二、细菌学特征

空肠弯曲杆菌是带有一根端鞭毛的革兰阴性的弯曲杆菌(图 24.6)。直径 0.2~0.5 μm,长 1.5~3.5 μm,呈螺旋形或弯曲杆状。该菌具有耐热性,可在 42 ℃ 生长,更倾向于微氧环境。空肠弯曲杆菌可水解马尿酸盐,可与结肠弯曲菌和拉里弯曲菌相区分。结肠弯曲杆菌对萘啶酸敏感而拉里弯曲菌对其耐药。所有弯曲杆菌均可通过普通培养基进行培养,但是使用抗生素、氧抑制剂或低氧环境有利于从标本中分离该病菌[61]。

三、发病机制

空肠弯曲杆菌可能引起炎症性腹泻和非炎症性腹泻。空肠弯曲菌引起腹泻的机理尚未完全清楚,但与其黏附肠道黏膜的能力及鞭毛的活动性有关[61],也与其摄铁的特性、侵入肠细胞以及毒素的产生有关。当感染空肠弯曲杆菌一次或数次后,可以刺激机体产生免疫反应,但是免疫反应可持续的时间不清楚。

感染后,机体产生针对空肠弯曲菌的鞭毛、肠毒素、脂多糖和其他黏附相关表面抗原的循环抗体或分泌型抗体。在发展中国家,人群早已普遍产生了抗体[62,63],这可能与他们持续接触动物有关。这也可解释,相比发达国家,发展中国家的成年人呈较高的无症状感染率和较低的疾病发生率。少部分感染者,一般是免疫系统受损伤的患者,病菌可从肠腔转入血液,造成菌血症。吉兰-巴雷综合征的发病机制可能与分子模仿有关。弯曲杆菌的脂多糖含有类似神经节苷脂的抗原位点,从而引起自身抗体攻击外周神经。

四、病理学

在大多数严重的痢疾样病患者中,炎症可渗入到黏膜固有层中。在直肠、结肠和回肠末端黏膜中,可以发现隐窝脓肿。

五、临床特征

相比发达国家,发展中国家的空肠弯曲杆菌性肠炎患者的症状较轻。通常是非炎症性腹泻,无高热和血便[63]。然而,在发展中国家,会发生类似菌痢的严重的血性腹泻,也可发生于在发展中国家被感染的旅行者。腹泻通常是自限性的,在2~7 d内可自愈。可以发生播散性感染,其易感因素有:营养不良、肝功能损伤、恶性肿瘤、糖尿病、肾衰竭和免疫抑制等。

肠外感染和罕见的其他形式感染包括:无症状性菌血症、脑膜炎、深部脓肿和胆囊炎。在遗传易感的个体(白细胞抗原 HLA - B27 中),在患空肠弯曲杆菌性肠炎后,可能会发生反应性关节炎。空肠弯曲杆菌性肠炎是吉兰-巴雷综合征最常见的诱因之一。

六、诊断

空肠弯曲杆菌感染的症状对于临床诊断没有足够的特异性。粪便涂片后,再通过革兰染色或暗视野显微镜镜检可作出快速的初步诊断。在缺乏实验室辅助诊断下,这是最佳的诊断方法。然而,最根本的特异性诊断是从排泄物中分离出细菌。空肠弯曲杆菌可在大多数普通培养基上生长,尤其是血球经裂解的血培养基。常用的培养基包括:哥伦比亚血琼脂基、Butzler 培养基、普雷斯顿培养基。为了使培养基具有选择性,需加入如甲氧苄啶之类的抗生素[64]。最近,研制了含有活性炭、头孢哌酮、两性霉素 B 的不含血的培养基。通常在 42 ℃(抑制肠道共生菌)以及微氧的环境下培养。培养基以及拭子在使用前需要避光放置,因为紫外线辐照所产生的自由基可迅速杀死空肠弯曲杆菌。

七、治疗

严重的水性腹泻需要充分纠正脱水。严重的痢疾或者播散性感染患者需要抗生素治疗。空肠弯曲杆菌通常对红霉素敏感,但耐药性的报道越来越多,可能需要喹诺酮类药物。

八、预防和控制

目前还没有预防感染的疫苗。因此,非特异性的预防措施比较重要,如提高卫生水平,保证饮用水干净和良好的食物卫生[61]。

小肠结肠炎耶尔森菌感染

耶尔森菌属包括导致鼠疫的鼠疫耶尔森菌(Y. pestis)、假结核耶尔森菌(Y. pseudotuberculosis)、小肠结肠炎耶尔森菌(Y. enterocolitica)。耶尔森菌病是一种食源性疾病,且近几年比较流行,人类可通过粪口途径传播,在农场动物中也有流行。耶尔森菌病主要由小肠结肠炎耶尔森菌引起,假结核耶尔森菌则比较少见。

一、流行病学

虽然耶尔森菌病呈全球分布,但温带比热带更常见。在温带国家,感染易在较冷的季节发生,故流行常在冬季[65]。在很多疑似小肠结肠炎耶尔森菌引起的急性腹泻病的调查中,却找不到该菌,或者仅在不到 1% 的病例中发现该病菌[66]。感染主要发生在南非,也有研究表明在西非、埃塞俄比亚也存在感染[67-69]。

小肠结肠炎耶尔森菌的传染源有很多,包括鸟类、蛙类、鱼、螺类、牡蛎和大多数的哺乳动物。病原体从猪、牛的粪便中排出后,可以在湖、溪流、土壤和植物中持续存活。除了输血,病人-病人间的传播少见。潜伏期是 1~11 d,细菌可在 14~97 d(平均 42 d)内持续被排出。

二、细菌学

小肠结肠炎耶尔森菌是很小的革兰阴性杆菌,有周身鞭毛,可以在普通培养基中生长,并在麦康凯琼脂中不能发酵乳糖。它是嗜冷性细菌,在临床样本中分离该菌时通常需要一个冷浓缩步骤。O 血清分型可用于分类菌株。全球分离出的人类致病菌株通常属于 O:3、O:5,27、O:8、O:9。

三、致病机制

小肠结肠炎耶尔森菌致病菌株通常携带一个大的质粒,可以编码表面蛋白和脂多糖,这些产物介导细胞黏附、抗吞噬作用和抗血清中的抗菌成分。耶尔森菌黏附蛋白 A(YadA)介导细菌与黏膜上皮细胞的黏附,促进病菌侵入宿主细胞。YadA 蛋白的表达与 Yops(耶尔森菌外膜蛋白质)的上调有关。染色体基因(inv,ail:黏附侵入位点)编码病菌侵入上皮细胞的能力。Yops 通过宿主细胞上的耶尔森菌分泌蛋白 F 针发生易位,直接进入宿主细胞。YopB 和 YopD 蛋白在宿主细胞质膜上形成孔,允许效应蛋白的易位。YadA 通过诱导产生丝裂原活化的蛋白激酶依赖的 IL - 8,并参与此后触发的一系列肠道炎症反应[70]。虽然小肠结肠炎耶尔森菌产生的毒素类似于 LT,但它的致病机制并不清楚。小肠结肠炎耶尔森菌侵入回肠上皮细胞和派伊尔淋巴结的 M 细胞,并在此繁殖。从而产生炎症性腹泻。细菌可以到达局部淋巴结进而产生全身性疾病。

小肠结肠炎耶尔森菌除了可以直接引起疾病外,一部分病人在最初的感染后还会出现自身免疫性反应。相应症状包括:结节性红斑、反应性关节病、Reiter 综合征与肾小球肾炎。另外,该菌与甲状腺功能紊乱也有关系,桥本甲状腺炎患者有高滴度的小肠结肠炎耶尔森菌凝集抗体,并且小肠结肠炎耶尔森菌表面有促甲状腺激素的受体。

四、临床特征

大部分有症状的感染都发生在 5 岁以下的儿童[65]。临床表现包括腹泻、低热和腹痛。1/4 的腹泻患者粪便中含有血。恶心、呕吐、头痛和咽炎是次要症状。可仅表现为腹痛,也可伴有轻度腹泻,这种情况通常被定义为假阑尾综合征。感染可扩散,产生菌血症、腹膜炎、肝肾和脾脓肿、化脓性肌炎、骨髓炎[65,68]。在那些免疫抑制的患者或者含铁量过多的患者,如血色病,更容易发生上述扩散感染。[67] 肠外症状主要发生在成人,如自身免疫现象。反应性关节炎的病人中,80%是 HLA-B27 组织相容型。

五、诊断

小肠结肠炎耶尔森菌可采用普通培养基从粪便、阑尾、肠系膜淋巴结、血液和其他感染灶处分离出来。分离的方法包括在 25~30 ℃的麦康凯琼脂中孵育 48 h 或在 37 ℃的头孢磺啶-氯苯酚-新生霉素(CIN)的选择性培养基中培养。为了从食物或水中分离出该菌,在 CIN 琼脂接种前,需在 4 ℃的磷酸盐缓冲液中冷浓缩 4 周,可提高致病性和非致病性的耶尔森菌量。通过生化检测可以进行种属分类,需要注意的是,所有的非致病性小肠结肠炎耶尔森菌都具有吡嗪酰胺酶活性。致病性小肠结肠炎耶尔森菌都具有毒力质粒。可以用 ELISA、细胞凝集、补体结合试验等血清学实验进行回顾性诊断。但这些实验的结果却很难解释。并且,细菌间具有交叉反应,例如小肠结肠炎耶尔森菌 O:9 与布鲁菌,大肠埃希菌、摩根菌和沙门菌都存在交叉反应。急性期和恢复期血清滴度相差 4 倍以上时,可提高检测的特异性。

六、病例管理

胃肠道感染通常是自限性的,不需要抗生素治疗。然而,氟喹诺酮类药物、第三代头孢菌素,对那些有免疫损伤和患有败血症或侵袭性感染的患者是最佳的治疗药物,否则这些患者的致死率高达 50%[70]。

梭菌感染

梭菌属(*Clostridium* spp.)是厌氧芽胞菌,为革兰阳性杆菌(图 24.7),其中的产气荚膜梭菌和艰难梭菌均与腹泻有关。

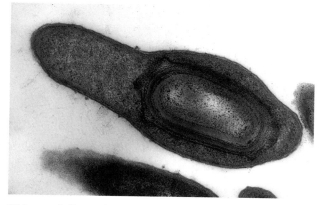

图 24.7　电镜下观察产气荚膜梭菌薄切片,可见其芽胞。

产气荚膜梭菌感染

产气荚膜梭菌(*Clostridium perfringens*)与两种类型的腹泻有关(之前称为魏氏梭状芽胞杆菌)。一种类型的腹泻是由于摄入 A 型产气荚膜梭菌或者肠毒素污染的食物。这是发达国家的食物中毒常见的原因,患者症状较轻,持续时间短,而在热带地区该菌株感染则很罕见。另一种类型的腹泻是由于摄入 C 型产气荚膜梭菌引起的,该病是热带地区的常见病,它能引起坏死性肠炎。

一、流行病学

第二次世界大战后,在北欧营养不良的坏死性肠炎患者和新几内亚岛的坏死性肠炎患者中,发现了 C 型产气荚膜梭菌。在乌干达、马来西亚、泰国、印度尼西亚和中国有该病的报道,最近印度也有发生[72-75]。

坏死性肠炎感染可引起偶发病例,也会引起大流行[72-74]。它在所有年龄段均可发生,但是在十岁以下的儿童中,经常表现为急性中毒或者急性的外科问题。在新几内亚岛,坏死性肠炎与大量食用猪肉有关,其每 3~10 年就发生一次。男性的感染普遍高于女性,还不清楚是否因为男性和女性对它敏感性不同而造成的。在人正常的肠道菌群、猪的粪便和土壤中均可找到 C 型产气荚膜梭菌。

二、发病机制

产气荚膜梭菌的肠毒素有两个共同的特点:①尽管它们缺乏同源性序列,但它们都是大小适中的单一的多肽链(将近 25~35 kDa);②它们在宿主细胞的质膜中形成孔隙或者通道而发挥作用。这些肠毒素包括产气荚膜梭菌肠毒素,它能够引起普通食物中毒的症状,并通过与肠紧密连接蛋白相互作用后形成孔隙而产生作用。另外两种产气荚膜梭菌肠毒素是 ε 毒素(可作为生物武器)和 β 毒素,其在兽医学上,可引起动物的肠毒血症;ε 毒素和 β 毒素通过在肠道或肠外靶组织形成孔隙而发挥作用[76]。

最新发现的产气荚膜梭菌肠毒素(β₂ 毒素)的功能还没有确定,但是鉴于之前的结果表明其可能也形成孔隙而发挥作用。

自从发现 C 型产气荚膜梭菌是肠道正常菌群之一后,人们认为宿主自身的因素也与发病机制有关。首先,研究者在大肠中发现了大量正常的厌氧型菌群,并形成了一种假设,认为是因 C 型产气荚膜梭菌在空肠中的过度繁殖引起了疾病。一个更有力的假设是认为营养不良和饮食方式与疾病的发生有关。肠内的蛋白酶能轻易使 β 毒素灭活。而蛋白质摄取缺乏可降低肠内蛋白酶的水平;此外,在新几内亚岛上,人们的主食红薯富含热稳定的胰蛋白酶抑制剂。因此,个体若食用被 C 型产气荚膜

梭菌或者它的 β 毒素污染的肉类，又由于营养不良或者饮食中富含蛋白酶抑制剂可以降低肠内的蛋白酶活性，这会促使毒素对肠道造成损伤[74,76]。

三、病理学

病理学显示，空肠有斑片状的急性溃疡性坏死。同样病变也可见于回盲肠和结肠但程度稍轻，并可很快在黏膜、肠系膜和淋巴结部位形成气性坏疽。显微镜下可以观测到，肠壁的黏膜层和黏膜下层相互分离，伴有大片坏死区域，表面覆盖着死亡的肠上皮细胞、浸润的中性粒细胞和红细胞所形成的假膜。该病治愈后，可伴有肠壁纤维化、肠道狭窄和肠壁粘连。

四、临床特征

坏死性肠炎临床表现轻重程度不一。从轻度腹泻到致死性的坏死性肠炎，病死率高达 85%。感染后的潜伏期将近 48 h，也有 24 h 到一周不等。

该病主要分为 4 型[72]。Ⅰ型（急性中毒型）表现为暴发性的毒血症和休克。Ⅱ型（急性外科型）表现为机械性和麻痹性肠梗阻、急性绞窄、穿孔和腹膜炎。Ⅲ型（亚急性外科型）的表现较Ⅱ型较轻，可伴有并发症。Ⅳ型（轻型）表现为轻度腹泻，但也有少部分可进展为Ⅲ型。Ⅰ型主要发生在小孩中，病死率高达 85%。Ⅱ型病死率 42%；Ⅲ型病死率 44%；Ⅳ型不会致人死亡。在Ⅱ型和Ⅲ型中，均能发现部分肠段增厚。粪便中含有血和脓细胞，同时外周血中中性粒细胞增多。鉴别诊断包括引起急性炎症性腹泻的各种因素、腹膜炎、急性腹部梗塞、急性胰腺炎、急性阿米巴结肠炎和镰状细胞贫血。

五、诊断

通过在含新霉素的血液琼脂平板上接种，并在厌氧条件下孵育，可以在粪便、腹膜液或者其他感染部位培养出产气荚膜梭菌。通过血清学技术，包括免疫荧光法和用 C 型抗体包被的二氧化硅小球，区分 C 型产气荚膜梭菌与其他产气荚膜梭菌[77]。由于正常人群中也存在 C 型产气荚膜梭菌，这对于实验结果的解释有一定难度。对于幸存者来说，针对毒素的抗体检测应该是一个比较有用的诊断方法。

六、治疗

急性复苏是通过静脉注射液体和电解质，同时通过禁食和鼻饲管进行肠道减压。如果有肠外感染（比如：腹膜炎）时，需采用抗生素，甲硝哒唑、氨苄西林、氯霉素或者青霉素都有效果。注射 C 型产气荚膜梭菌的抗血清也有效。如果有持续性的梗阻、毒血症加重或者有腹膜炎、肠绞窄的症状时，必须采用外科手术。有一些证据表明，早期外科手术能够降低其致死率。

七、预防

曾有报道，用 C 型产气荚膜梭菌的毒素所制备的类毒素，可以减少儿童坏死性肠炎的发生[78]。

艰难梭菌感染

艰难梭菌是抗生素相关性肠炎和伪膜性肠炎的原因。成人中，有一些可以预示该病的症状：严重的腹泻（24 h 内超过 3 次腹泻，部分成型或水样便）、最近使用过抗生素、腹痛、发热（高至 40.5 ℃）、粪便有独特的恶臭。细菌释放可引起腹胀和腹泻的毒素，伴有腹痛，并可能加重。艰难梭菌感染的症状和一些流感症状类似，并与炎症性结肠炎的症状相似。艰难梭菌感染（Cl. difficile infections，CDI）是引起伪膜性结肠炎最常见的病因，在极少数患者中，可发展为中毒性巨结肠，并危及生命。这种细菌全球分布，但其在发展中国家作为腹泻病因的地位可能被低估了。迄今，一株新发现能产生超级毒素的艰难梭菌菌株 BI、NAP1、O27 仅局限于发达国家[79]。艰难梭菌感染者经过治疗后，有 20% 的患者出现复发，其中 65% 的二次复发患者又转为慢性感染。

艰难梭菌产生一些已知的毒素。最典型的是肠毒素（艰难梭菌毒素 A）和细胞毒素（艰难梭菌毒素 B），这两者都能引起腹泻和炎症，但它们的作用仍有争议。毒素 A 和 B 是葡糖基转移酶，可以灭活 Rho GTP 酶家族。毒素 B（细胞毒素）使得低分子量的 GTP 结合蛋白即 Rho 蛋白的 ADP-核糖基化能力减弱，从而引起肌动蛋白解聚。另外一种毒素，即二元毒素，也有记载，但它在疾病中的作用还不是很清楚[80]。

目前，用甲硝唑治疗轻、中度的 CDI，用万古霉素治疗严重的 CDI。小规模的临床实验结果表明，硝唑尼特、替考拉宁可以是标准治疗的备选方案。而利福昔明在非对照试验中发现其对多次复发的患者有效[81]。也有非对照试验称替加环素可能是一种可以治疗严重复杂的 CDI 的药物。菲达霉素，一种大环类抗生素，是窄谱的抗革兰阳性厌氧菌的药物，并能杀灭艰难梭菌，但不能用于治疗革兰阴性菌感染。菲达霉素对杆状菌群的活性最小，不利于其他菌群定植，保护肠道免受艰难梭菌的感染[82]。针对密切接触的社区、医院和需要长期抗生素治疗的患者的疫苗正在研发中[83]。

基本的预防措施是注意接触感染和严格的手部卫生。其他重要的方法包括有效的清洁和使用抗生素[84]。

气单胞菌和邻单胞菌感染

弧菌科的这 2 个属都是水生微生物，可以从淡水、海水、鱼、土壤和食物中分离出来。现在，单气胞菌属被认为不仅仅是鱼和其他冷血动物的重要致病菌，也是免疫力正常和免疫力低下患者中多种感染并发症的致病因子[85]。

嗜水气单胞菌感染

一、流行病学

嗜水气单胞菌(*Aeromonas hydrophila*)与世界上很多国家的胃肠炎有关系。在热带国家,健康人或腹泻者中都能分离到该菌。在泰国,从 9% 的胃肠炎患者中可以分离到气单胞菌,仅次于 ETEC。

二、微生物学

气单胞菌包括 3 种致病的能运动的菌种:嗜水气单胞菌、豚鼠气单胞菌(*A. caviae*)和温和气单胞菌(*A. sobria*)。第四种是无动力的菌种——杀鲑气单胞菌(*A. salmonicida*),这是一种鱼致病菌,高于 30 ℃就不能生长。它们都具有氧化酶,能在最简单的培养基中生长。气单胞菌能产生大量的细胞外物质,包括蛋白酶、弹性蛋白酶、酯酶、DNA 酶、溶血素、细胞毒素和肠毒素。

三、致病机制

气单胞菌与炎症性和非炎症性腹泻均有关。它具有菌毛黏附素和非菌毛黏附素,可以黏附在肠黏膜上。气单胞菌有 2 种鞭毛,一种是极性鞭毛(Pof),另一种是横向鞭毛(Laf)。Pof 使单个细菌可在液体环境中自由游动,而 Laf 使细菌菌落在固体培养基表面群体迁徙扩散。气单胞菌产生生物膜,通过群体感应进行调节。一旦入侵胃肠道中,气单胞菌可以通过产生肠毒素引起腹泻或肠炎,或通过侵入胃肠道上皮细胞,产生痢疾或大肠炎。

四、临床特征

根据感染程度,气单胞菌感染可分为四大类,命名为:①胃肠道综合征型;②创伤及软组织感染型;③血源性恶液质型;④混合型,包括许多罕见的疾病和感染。气单胞菌属引起的胃肠炎可以表现为急性水样腹泻伴发热,也可以表现为慢性痢疾伴发热和腹痛[85]。

五、诊断

用选择性培养基如氨苄西林血琼脂从粪便中可以分离气单胞菌。在碱性蛋白胨水中提前富集可以提高分离的敏感性。由于可以从正常个体中分离到气单胞菌,分离到该菌病并不能证明存在感染。将来在特殊患者中,可能还需要通过检测致病因子(毒素、黏附素或者入侵因子)并结合分离病菌才能诊断该病。

六、治疗

通常仅需要补液治疗。如果感染播散或者有慢性痢疾,可以使用抗生素如氟喹诺酮类药物。

类志贺邻单胞菌感染

在马里和印度,这种细菌与食源性(通常鱼)肠胃炎相关,甚至有一例蛇传人的患者[86-88]。

细菌性痢疾感染

历史上痢疾主要发生在贫穷和人口多的社会,现在仍旧是热带地区致病和致死的主要原因。1989 年志贺首次发现痢疾杆菌,随后的研究表明有 4 个菌种,痢疾志贺菌(*Shigella dysenteriae*)、福氏志贺菌(*Sh. flexneri*)、鲍氏志贺菌(*Sh. boydii*)、宋内志贺菌(*Sh. sonnei*),都可以引起细菌性痢疾。在热带地区,导致大多数感染的是痢疾志贺菌和福氏志贺菌。最近一篇回顾 1990—2009 年的文献表明,亚洲每年发生 1.25 亿痢疾病例,14 000 例死亡[89]。痢疾可呈地区性暴发,也可引起大流行。

一、细菌学

志贺菌属于肠杆菌科,是需氧的革兰阴性杆菌,无运动性。仅为了培养细菌时,志贺菌可以在非选择性培养基中生长,但是从临床样本中分离该菌时,则需要用选择性培养基,如麦康凯培养基和木糖赖氨酸脱氧胆酸(xylose lysine deoxycholate, XLD)培养基。他们通常不发酵乳糖,赖氨酸脱羧酶阴性,不分解葡萄糖产生气体。但宋内志贺菌可以缓慢发酵乳糖,福氏志贺菌 6 型和鲍氏志贺菌 13 型,可以分解葡萄糖产生气体。痢疾志贺菌、福氏志贺菌和鲍氏志贺菌各分为若干血清型(表 24.3)。

表 24.3	志贺菌血清型分类			
种	血清型编号	葡萄糖	甘露醇	乳糖
痢疾志贺菌	10	+	−	−
福氏志贺菌	6	+	+	−
鲍氏志贺菌	15	+	+	−
宋内志贺菌	1	+	+	缓慢

血清(O)抗原位于细胞壁脂多糖成分的外侧多糖链。志贺菌不能运动且不具有 H 抗原。为了进行流行病学研究,需要通过分子方法将血清型细分,如肠道菌重复基因序列的 PCR(ERIC - PCR)或脉冲电场凝胶电泳(PFGE)[90]。

二、致病机制

痢疾志贺菌的特点是感染结肠黏膜,并在感染局部扩散,导致肠上皮细胞死亡。在一部分患者中,可能发生肠外并发症如癫痫发作、低钠血症和低血糖、败血症、Reiter 综合征、脑病、溶血性尿毒综合征。志贺菌与上皮细胞相互作用,包括细菌和细胞表面接触以及通过特殊的Ⅲ型分泌机制释放 Ipa 蛋白。一个复杂的信号传导过程包括 Rho 家族的小 GTP 激酶的活化,和 c - Src 导致细胞骨架的重排,从而使细菌通过巨胞饮进入细胞内。进入细胞后,志贺菌在细胞质中,通过细菌表面蛋白 IcsA 组装肌动蛋白丝,引起胞质内的运动,其中 IcsA 结合并激活可以诱导肌动蛋白核化的蛋白。肌动蛋白驱动的胞质滑动促进志贺菌在宿主细胞质内定植,细胞随之形成的突起又被钙黏蛋白介导的相邻细胞吞噬,从而引起细菌在细胞间快速扩散。通过 NF-Kappa B 的持续激活,使得感染细胞变为强烈的促炎症细胞,产生了白介素-8(IL-8)来趋化多形核白细胞(PMN)。这些多形核白细胞破坏上皮细胞的通透性并促进志贺菌入侵。

在感染早期阶段,滤泡相关上皮细胞中的 M 细胞使得细菌易位。随后半胱天冬酶1(caspase 1)介导的巨噬细胞凋亡引起 IL-1β 和 IL-18 的释放,这是炎症的初始步骤[91]。参与炎症的许多致病因素及相应的遗传因子已有报道。细菌入侵与外膜上的特异性蛋白有关,其由 220 kb 的质粒 DNA 编码。没有这些质粒的菌株则没有毒力。1 型痢疾志贺菌产生一种毒素——志贺毒素(STX)。STX 灭活核糖体 RNA,抑制蛋白合成,并导致细胞死亡。STX 由染色体上的基因 A 亚基和 B 亚基组成。和 EHEC 产生的 SLT1 和 SLT2 一样,志贺毒素的细胞毒作用表现为出血性肠道表现和溶血性尿毒综合征。

三、病理学和免疫学

病理特征呈一种急性、局部的侵袭性肠炎。程度轻重不等,可表现为远端结肠黏膜的轻度炎症,也可表现为大量肠管的严重坏死。乙状结肠镜检查显示红色、出血性的黏膜,伴有块状坏死,黏膜剥离,则露出其下的溃疡。炎症并可穿过黏膜下层累及肌肉层。一些严重病例可能不能完全治愈,会形成纤维组织和持续性溃疡。菌血症在志贺菌感染中是罕见的,但可能是死亡率增加的一个危险因素[92]。血液中的内毒素可能在志贺菌的全身感染中起重要的作用。在 1 型痢疾志贺菌的感染者中,志贺毒素通过特定的糖脂结合位点发挥肠毒素作用,并导致溶血性尿毒综合征。志贺菌感染导致局部(肠道)免疫和循环抗体的产生。循环抗体针对 O(脂多糖)抗原,并具有血清特异性。

四、流行病学

人类是志贺菌自然感染的唯一宿主,志贺菌感染的途径是食入致病菌,感染剂量可低至 10~100 个痢疾志贺菌。潜伏期是 1~5 d。细菌性痢疾通常发生在人口多、卫生条件差、水供应不足的地区,主要发生在热带贫穷地区。流行性痢疾主要是儿科疾病,大部分发生在 10 岁以下的儿童中。在最近一篇关于亚洲数据的综述中,从社区 0~4 岁儿童的腹泻病例中分离出志贺菌的平均概率是 4.4%,在医院儿童中是 6.6%,在社区老年人中是 4.0%,在医院老年人中是 11.6%[90]。感染的途径包括直接的人传人(来自于患者或者无症状者的排菌者)和通过食用污染的水或食物来传播。热带流行地区人传人的证据来自于大量的社区研究,其研究表明在先证者家庭中继发感染者的患病率很高,但在这些家庭和对照组中,食物供给和水源并无差异[93]。在 1 型痢疾志贺菌的流行中,人-人传播比食物或水源性传播更普遍。虽然也有过偶然的水源性暴发的记载,但在大多数流行区,痢疾有明显的季节性。在孟加拉国,峰值传播速率发生在季风季节刚开始的时候,第二个小的峰值出现在冬季[94]。

五、临床特征

痢疾表现多样,可以表现为轻度的水样腹泻,也可表现为重症痢疾,伴随肠道和肠道外并发症。严重的病例,发病突然,有里急后重,发热、频繁的黏液血便。虽然每天大便次数可以多达 30 次,但脱水的程度可能大大低于其他腹泻。腹泻常伴有发热、头痛和乏力。肠道并发症包括中毒性巨结肠、穿孔和蛋白质丢失性肠病。可能产生电解质紊乱,特别是长期的低钠血症。痢疾志贺菌和福氏志贺菌感染可能会导致一些肠外并发症,如溶血性尿毒综合征,特别见于 1 型志贺菌感染。常在发病 7~10 d 后发生。所有的志贺菌感染都可能产生惊厥,特别是儿童。惊厥可发生在腹泻之前,通常伴有发热。脑病和偏瘫也有过报道[95]。

六、诊断

大多数热带地区无法采用实验室设备进行痢疾诊断。通常采用临床诊疗思路(图 24.8)作出诊断和相应的处理。尽管上述思路有助于鉴别诊断痢疾,但更为广义的对于"急性腹泻且粪便中伴有肉眼可见血液"的具体判断还是应按照 WHO 颁布的检测标准加以规范[96]。分离和鉴定志贺菌对确诊及抗生素药敏试验都是必须的。

志贺菌在热带地区的室温下不易存活,如果粪便样

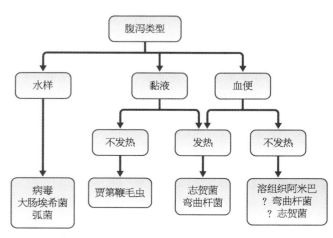

图 24.8　临床腹泻鉴别诊断的方法。

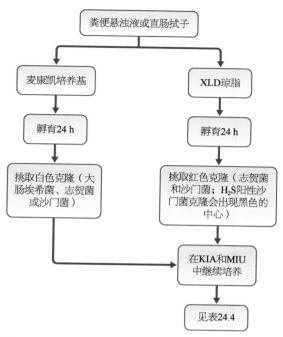

图 24.9 分离志贺菌的培养方法。

本不能在收集的几个小时内进行培养,必须要把他们放在运输培养基中并在 4 ℃保存。卡里布莱尔培养基和甘油盐水缓冲液(BGS)是推荐的运输培养基。在流行病学调查中,从符合临床定义的少部分病人中收集样本更加有用,要确保这些样本被适当的运输和处理。新的运输技术(位于美国加利福尼亚的塞拉诊断公司的 DNA/RNA 保护™)可以从粪便样本中检测 ipaH,并且可在室温下长时间保存样本[97]。

图 24.9 是 WHO 指南,推荐了志贺菌培养、分离、鉴定的方法。粪便样本或肛拭子应在麦康凯培养基和一个选择性培养基如木糖赖氨酸脱氧胆酸(XLD)琼脂上培养过夜。志贺菌在麦康凯培养基上表现为白色菌落,不能发酵乳糖,而在 XLD 上表现为粉红色菌落。可疑菌落在克里格勒含铁琼脂(KIA)和吲哚尿素动力(MIU)培养基上需培养过夜。表 24.4 显示了志贺菌在这些复合培养基上的典型表现。用志贺菌抗血清通过玻片凝集反应可以分离阳性菌。用圆盘扩散法可以测定抗生素敏感性。检测该菌需要标准化的技术方法,且推荐应用基于柯比鲍尔的 CSLI(原名 NCCLS)方法[98]。

表 24.4	志贺菌属在克里格勒含铁琼脂(KIA)和动力吲哚尿素(MIU)培养基上的反应						
细菌	尿素	Slant	Butt	H₂S	气体	运动性	吲哚
大肠埃希菌	—	A	A	—	+	(+)	D
痢疾志贺菌	—	K	A	—	—	—	D
福氏志贺菌	—	K	A	—	—ᵃ	—	D
鲍氏志贺菌	—	K	A	—	—ᵇ	—	D
宋内志贺菌	—	K	A	—	—	—	—

A,酸性(黄色)反应;K,碱性(红色)反应;+,阳性反应;—,阴性反应;D,不同的生化类型。a,一些血清 6 型福氏志贺菌气体反应阳性;b,血清 13 型和 14 型气体反应阳性。

七、病例处理

痢疾病例的治疗需要适当的补液及纠正电解质,抗生素治疗及处理并发症。很少发生重度脱水,口服补液通常就可以补水和纠正电解质紊乱。高危病人包括 5 岁以内的儿童、脱水或者起病很严重的患者和那些营养不良的儿童和老人。有效的抗生素治疗可以缩短病期,特别是对严重病例。在很多热带国家,志贺菌对常用抗生素的耐药性越来越严重。如果要进行有效的治疗,当地抗生素敏感性的数据是必不可少的。

痢疾志贺菌对氨苄西林、复方磺胺甲噁唑和氯霉素的耐药性日渐严重,在对萘啶酸尚未耐药的地方,萘啶酸是首选药物。萘啶酸的耐药性正在增加,只剩下氟喹酮类药物如环丙沙星、氧氟沙星和匹美西林等可作为有

效的口服药物。一些临床试验表明了氟喹诺酮类药物的短期疗效[99]。未解决的问题仍然是对儿童氟喹诺酮类药物的使用。不能过分依赖当地药物敏感性的数据。

需要保持患者足够的营养水平,特别是对已经营养不良的儿童。孟加拉国的研究表明营养支持对治疗痢疾儿童有效。

八、预防和控制

痢疾主要是发生在卫生设施缺乏和水源污染的贫穷和人口多的地方。只有通过改善公共卫生和经济状况才能降低痢疾的发病率。因为大部分传播都是人传人引起的,只改善供水质量可能效果不大。很多研究表明提高水的质量和改善卫生条件可以降低腹泻疾病的发生率。家庭卫生水平的改善,特别是通过肥皂洗手,已经表明可

以减少痢疾的传播。在痢疾流行时,地方和区域性的合作,如诊断、当地公共卫生的干预措施和对流动人口、市场、宗教集会的限制是必要的。

尚无有效的痢疾疫苗。目前有关的研究包括:①致病相关关键基因定点删除的减毒活疫苗;②去毒的偶联多糖注射疫苗,或最近新研发的人工合成的偶联碳水化合物。一些方法已经进行了Ⅰ期和Ⅱ期临床试验,并获得令人鼓舞的结果。但是也出现了重要的问题,特别是各种减毒活疫苗在定植和潜在的免疫原性之间存在不一致,后者取决于接种的人群,特别是在疾病流行地区[100]。可以预见的是,未来痢疾发病和由此造成的死亡,其预防仍将取决于公共卫生管理和有效及时的治疗

霍乱

霍乱流行于热带很多地区,特别是南亚、东南亚和非洲。1991年,是霍乱在20世纪首次出现于拉丁美洲。霍乱样的疾病在印度、希腊和中国早有记载,但是不确定在19世纪前这种疾病是否已经在印度次大陆扩散。从1817—1923年,有6次霍乱的大流行,从恒河平原到三角洲都有暴发(表24.5)。第七次霍乱的大流行,始于1961年,在下面的流行病学中有相关描述。

表 24.5	前六次霍乱大流行							
大流行	时间	印度次大陆	南亚	中东	欧洲	北非	东非	美洲
第一次	1817—1823	＋	＋	＋	－	－	＋	－
第二次	1826—1837	＋	＋	＋	＋	＋	＋	＋
第三次	1842—1862	＋	＋	＋	＋	＋	＋	＋
第四次	1865—1875	＋	＋	＋	＋	＋	＋	＋
第五次	1881—1896	＋	＋	＋	＋	＋	＋	＋
第六次	1899—1923	＋	＋	＋	＋	－	＋	－

一、细菌学

1883年,郭霍(Koch)在埃及旅行时证明了霍乱是由细菌引起的,随后确定这种细菌为霍乱弧菌。弧菌呈逗点状,革兰阴性需氧菌,呈流星样穿梭运动(图24.10)。该菌具有氧化酶,发酵蔗糖和葡萄糖但不能发酵乳糖。具有鞭毛和菌体抗原。霍乱弧菌根据菌体抗原分为很多血清群。在1992年发现霍乱弧菌血清型O139群前,霍乱弧菌O1群是唯一的引起霍乱的血清型。其他不同O抗原的血清型可能引起腹泻样疾病,但不能引起流行性霍乱。霍乱弧菌O1群有两种生物型:古典生物型的和El Tor生物型。表24.6总结了他们的特征。霍乱弧菌El Tor生物型首次在1906年西奈的El Tor检疫站从朝圣者中分离到。直到1961年,El Tor生物型仅在苏拉威西、印度尼西亚分离到,在1937—1958年间已造成四次局部流行。古典生物型和El Tor生物型都分别可分为三个血清型:小川型(Ogawa)、稻叶型(Inaba)和彦岛型(Hikojima)。霍乱弧菌O139群涉及到El Tor生物型。

霍乱弧菌不形成芽胞,在55℃加热15 min就可被杀死,或者用石炭酸和次氯酸钠消毒剂也可杀死该菌。可以在低温盐水中存活60 d,并可能在没有培养基的水生环境中存活更长时间。霍乱弧菌通常与水中的浮游动物和贝类有关,并能利用壳多糖作为碳源和氮源。在水中,

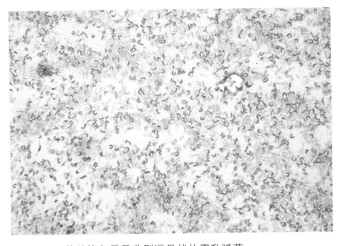

图24.10 革兰染色显示典型逗号状的霍乱弧菌。

霍乱弧菌能存活却不能培养,也被称为活的非可培养性细胞或环境依赖性细胞[101]。虽然污染的食物可以作为传播途径,但除了海鲜,霍乱弧菌在食品中的存活时间有限。在鱼和贝类中,霍乱弧菌可以在适宜的温度下存活2~5 d,与食源性暴发有关。

二、致病机制和免疫性

霍乱的特征是严重的水样腹泻,导致脱水、电解质紊乱和低血容量症,病死率在1%~40%;症状多样,重度、

轻度和无症状病例均可发生。霍乱弧菌不具有侵袭性，发病是由肠毒素引起的，其可引起大量液体和电解质丢失。胃酸中存活的细菌到达小肠后，释放霍乱毒素，这是致病菌株主要的致病因素。霍乱毒素包括 1 个 A 亚基和 5 个 B 亚基。B 亚基五聚体结合在真核细胞的神经节苷脂 GM1 上，A 亚基进入细胞内，可以激活腺苷酸环化酶，增加细胞内的 cAMP。氯离子通道激活，刺激氯离子分泌，并引起分泌性腹泻。霍乱弧菌致病菌株另一个主要的毒力因子是毒素共调菌毛，其有助于弧菌定植，它的表达与霍乱毒素的作用相一致。

霍乱毒素的基因是丝状噬菌体编码的，即 CTX 噬菌体。古典生物型的和 El Tor 生物型的噬菌体不同，根据生物型的不同，噬菌体基因可插入到细菌基因组中的一个或两个附着位点。细菌细胞表面的 CTX 噬菌体受体是毒素共调菌毛，其在弧菌致病岛（vpi-1）上编码。霍乱弧菌在顺序获得致病岛（vpi-1）和 CTX 噬菌体后，毒力得到发展。所有引起大流行的 El Tor 生物型菌株都有两个弧菌致病岛。

VPI-1 和 VPI-2 是另两种毒素，对霍乱发病机制有影响，还包括小带连接毒素（ZOT），其能影响细胞间的紧密连接结构从而增加小肠黏膜的通透性；附属霍乱外毒素（ACE）能增加细胞膜的离子转运。

自然感染后会对霍乱毒素和细菌表面抗原产生免疫。大多数免疫研究发现杀弧菌抗体主要针对 LPS 抗原。在一项研究中，先证者及与他们接触的家人都曾是 O1 群或 O139 群霍乱弧菌感染者。研究发现这些人体内抗 LPS、抗 TcpA（主要的 TCP 菌毛亚单位）和抗霍乱毒素 B 亚单位（CTB）的循环 IgA 与机体对 O1 群或 O139 群感染的免疫保护作用有关，而相应的循环 IgG 却与保护作用无关[102]。抗 TcpA 的免疫反应有可能产生 O1 群和 O139 群的交叉保护作用，而 IgA 抗体可能有助于预防霍乱感染。

三、流行病学

人类是已知的霍乱弧菌唯一的自然宿主。通过食入污染的水或食物可以引起传播。感染剂量很高，需要 10^{11} 个细菌以上。潜伏期从几个小时至 5 d 不等。

血清学研究表明，无论是局部流行还是大暴发期间，每 5～40 个感染者中会有一人为有症状霍乱病人。其他都是轻度或者无症状感染者。患者或无症状携带者都可能污染水或食物。大多数在 2～3 周内会恢复，但也有少数成为持续带菌者。

霍乱弧菌 O1 群可以在自然水生环境中存活数周至数月，但不确定这是感染者持续排菌引起的，还是霍乱弧菌 O1 群确实能在自然环境中生存下来。有研究报道了"非培养型的"休眠菌株，其可在自然水生环境中长时间存活[101]。从休眠体变为可培养体可能受各种环境因素的影响，这些因素可影响毒素调节基因。

古典生物型和 El Tor 生物型霍乱弧菌间存在显著的流行病学差异。El Tor 生物型，携带者和患者的比例为 30∶1 至 50∶1，而古典生物型霍乱弧菌的比例是 5∶1。El Tor 生物型可以在环境中存活更长时间。这些因素使得 El Tor 生物型在传播方面有流行病学优势，引起了第七次霍乱大流行并大部取代了古典生物型霍乱弧菌。仅在孟加拉国南部部分地区，古典生物型霍乱弧菌持续至 20 世纪 80 年代[103]。

第七次霍乱大流行始于 1961 年，最初发生在印度尼西亚的苏拉威西岛上。大流行的菌株是霍乱弧菌 O1 群中的 El Tor 生物型，并迅速扩散至东南亚国家。在 1963—1969 年间，大流行扩散至印度次大陆，取代了古典生物型，1970 年扩散至中东。通过 2 种途径引起非洲大流行，在西非可能是通过回国的旅行者引起的传播，而另一种途径可能是霍乱弧菌从阿拉伯半岛通过吉布提岛传播到东非。到 1978 年，中非和南非的大多数国家都受到了影响。大流行的最后阶段是 1991 年 1 月，南美大陆暴发了霍乱，这是自 19 世纪 80 年代第五次大流行后霍乱首次进入该洲。

霍乱弧菌 O139 群首次于 1992 年在南印度分离。因为它既不能和 O1 抗血清凝集，也不能和其他 137 种已知的不引起霍乱的抗血清凝集，因此命名为 O139 群。在 1992—1994 年间，霍乱弧菌 O139 群扩散至孟加拉国，在那里一度成为主要的血清型[101]。在过去的 10 年，在安哥拉、埃塞俄比亚、津巴布韦、巴基斯坦、索马里、苏丹、越南和海地都发生过灾难性的霍乱流行[104]。海地 2010 年地震后出现霍乱，27.5 万人受到感染，2 000 多人死亡。基因组序列分析发现这个菌株来源于南亚的联合国救灾队伍[105]。

最近发现引起第七次大流行的菌株带有古典生物型 CTX 噬菌体，而不是 El Tor 生物型的 CTX 噬菌体，也有可能是 El Tor 生物型的 CTX 噬菌体变种。该 CTX 编码古典生物型霍乱毒素的 B 亚基[106]。这些变异的 El Tor 生物型菌株很大程度上取代了早期的 El To 生物型菌株，并可能引起更严重的腹泻。

表 24.6 霍乱弧菌古典生物型和 El Tor 生物型的鉴别

	古典生物型	El Tor 生物型
鸡血细胞凝集反应	－	＋
Voges-Proskauer 试验	－	＋
多黏菌素 B 敏感性	敏感	耐药

四、临床特征

霍乱弧菌 O1 群感染的临床表现可以是轻度腹泻，也可表现为重度脱水，可在数小数内死亡。大多数患者从发生腹泻到休克仅需 4～12 h，如果不采取充分的治疗，数天就会死亡。症状表现为严重脱水、电解质丢失和代谢性酸中毒。低血容量和低血压会引起意识障碍和肾功能衰竭。也可能发生低血糖，尤其是儿童。电解质丢失会引起低钠血症和低钾血症。后者可能会导致肠梗阻、肌无力和心律失常。

五、诊断

在流行时，可依据临床表现和流行病学背景做出诊断。WHO 对可疑霍乱患者的定义是"5 岁以上的病人，急性水样腹泻，伴或不伴呕吐"，当符合上述症状时就会发出警告，提示这个地方有可能会发生霍乱。当出现偶发患者时需要实验室诊断，当发生霍乱大暴发时则需要证实和对霍乱弧菌进行分型。粪便样本暗视野镜检可以看到弧菌呈流星样穿梭运动。载玻片上加入稀释的 O1 抗血清可以抑制运动，这将证实霍乱弧菌 O1 群是致病病原体。为明确诊断，标本需要在选择性培养基，如硫代硫酸钠柠檬酸胆盐蔗糖琼脂（TCBS）中培养。标本应置于碱性蛋白胨水或 Cary-Blair 转运培养基中并保持低温进行运输。霍乱弧菌 O1 群在 TCBS 上培养过夜后会产生黄色、氧化酶阳性的菌落，用特异的抗血清在玻片上进行凝集试验可以证实该菌。在霍乱大暴发时，分离的样本应送至参比实验室进行生物分型和血清分型。对一些选定的菌株应进行四环素和其他抗生素的敏感性实验。在流行病学数据的基础上，分子方法可被用于鉴别不同的菌株[106]。

六、治疗

治疗霍乱需要充分的补液和恢复电解质平衡。除了最严重的病例外，可以用口服方法补液。口服溶液是葡萄糖为主的溶液，可以促进钠和水的主动吸收。由于葡萄糖在农村难以获取，蔗糖和大米水配制的溶液也有效果[105]。补充的液体量取决于脱水的程度和液体丢失的速度。口服和静脉补液剂的组成见表 24.7。WHO 指南提供了补液和液体维持的详细流程[107]。严重的脱水特征是丢失 10％ 的体重、嗜睡或意识障碍、低血容量性休克和酸中毒。对于这些患者，需要快速静脉注射补液，如果有必要可用大孔针和多处同时补液，在 2～3 h 内纠正脱水和酸碱平衡。应在第一个 30～45 min 内补充损失量的 50％，速率为 30 mL/kg，成人通常需要 1～2 L；然后补液应降至每 30～45 min 补充 1 L 直至纠正脱水。一旦补液成功，维持阶段需要补充粪便中水分的丢失量。危重病人可能需要一段时间的持续静脉治疗，但大多数的病例用 WHO 推荐的口服补液或其他补液就可纠正脱水。口服补液量与粪便丢失量的比例应是 1.5∶1。对于儿童，每次排便要补 100～200 mL。在成人恢复阶段，必要时也应补充液体。中度的脱水特征是丢失 5％ 的体重，临床有脱水表现（严重的皮肤肿胀等）但无酸中毒或休克，开始时需要口服或静脉补液，然后口服维持。成人在最初的 4 h 内需要补充 2～4 L 的口服补液盐（ORS）。严重病人在发病和静脉治疗期间可能会出现并发症，包括肾功能衰竭、低血糖（尤其是在儿童和持续补液期间）、低钾血症、肠梗阻和肺水肿，当代谢性酸中毒尚未纠正就采用快速静脉补液时容易引起上述并发症，尤其仅用生理盐水补液时。在维持补液阶段，可能会出现低钾血症，但口服含钾溶液则不易发生。

抗生素可以缩短腹泻持续时间和失水量。四环素和多西环素是成人可选的药物，但耐药菌株的增加限制了它们的用处，也能使用复方磺胺甲噁唑和呋喃唑酮治疗，但早期补液才是最重要的，抗生素是次要的。单次剂量的阿奇霉素对儿童治疗更有效[105]。

表 24.7	补液成分				
溶液	组成（mmol/L）				
	Na	Cl	K	碳酸氢钠	葡萄糖
Ringers	130	109	4	28	0
Dhaka	133	98	13		0
WHO ORS	90	80	20		111
降低渗透压的 ORS	50	40	20		111

七、预防和控制

霍乱是由污染的水或食物通过粪口途径传播的。因此采取措施提高水和卫生条件对长期控制是必不可少的。控制霍乱大暴发需要阻断传播、合理的管控和治疗患者、减少接触和有效的监测。大多数霍乱的暴发并不明确传播的源头和途径，因此需要加强卫生措施。这些措施包括氯化处理供水、家庭使用沸水、建设和维护临时厕所。需要采取行动清洁市场、推迟节日和聚会。需要足够的基本卫生设施来处理治疗期间病人的粪便。

与患者接触的家庭成员最需要药物预防。这些人群有相对较高的霍乱弧菌携带率。如果菌株敏感，成人可使用四环素或多西环素。多西环素，单次剂量口服 300 mg 就有效果。过去注射全菌灭活疫苗对于治疗或预防霍乱的效果不明显，个人防护率不超过 50％～60％；且接种不会减少弧菌的排放，更易给感染暴发时涉及的易感人群和当局假的安全感。

有效的监测是霍乱控制的重要组成部分。在以前未曾感染过的地区上报疑似病例，并提供适当的细菌学检测结果，有利于早期采取上述措施。在国际层面上，将案例系统报告给 WHO 和它的合作机构将有助于国际间的合作和限制国家间的扩散。

八、疫苗

旧的全菌灭活疫苗注射只有有限的疗效，但新的口服疫苗已有开发。这些口服疫苗可以提供 O 抗原，伴或不伴肠毒素 B 亚基。霍乱疫苗是口服的，具有良好的安全性，并可诱导产生特异性黏膜免疫。通过 WHO 审查的两个口服灭活疫苗已经获得许可并已商业化。Dukoral 疫苗（全细胞，重组 B 亚单位）含有霍乱弧菌 O1 群的多种生物型与血清型，且每个剂量中添加 1 毫克重组霍乱毒素 B 亚单位。Shanchol 疫苗（印度的桑塔生物技术巴斯德公司研发）包含有霍乱弧菌 O1 群和 O139 群的多个生物型和血清型，但无毒素 B 亚单位。Shanchol疫苗是双价疫苗，是国际版；mORCVAX 疫苗（VaBiotech，越南）是这种疫苗的越南版[105,109]。

疫苗根据年龄给予 2 次或 3 次接种。疫苗具有 60%～85% 的保护效率，持续 2～3 年，但是对儿童的保护期短。有证据表明，当疫苗覆盖率高的时候具有群体保护作用[108,109]。

几种口服的霍乱减毒活疫苗也已成功开发，包括 CVD 103 - HGR 和 Peru - 15 等。这些基因修饰的疫苗株不表达霍乱毒素。它们在志愿者研究中已被证明是安全的并具有免疫原性，但 CVD 103 - HGR 在一个霍乱流行区的现场应用中未显示出保护作用。Peru - 15 在孟加拉国各个年龄组都是安全的并具有免疫原性的，但尚未经过现场研究测试[105]。

非霍乱弧菌感染

霍乱弧菌 O1 群和 O139 群以外的弧菌也可能在热带地区引起腹泻，但很少暴发大流行。5 种菌种与腹泻有关，分别为：非 O1 群霍乱弧菌（*V. cholerae* non-O1）、副溶血弧菌（*V. parahaemolyticus*）、河流弧菌（*V. fluvialis*）、霍利斯弧菌（*V. hollisae*）和拟态弧菌（*V. mimicus*）。在霍乱弧菌 O1 群菌株间，已分离出一些不产毒素的菌株，但仍引起腹泻。在孟加拉国的达卡霍乱医院，其中 1%～3% 的患者可分离出该菌。副溶血弧菌

主要与海鲜有关。河流弧菌与孟加拉国的一次腹泻暴发有关。目前大多数热带国家关于这些弧菌流行率的数据很少。

脆弱类杆菌感染

脆弱类杆菌（*Bacteroides fragilis*）是类杆菌属里唯一与腹泻相关的菌株。产毒的脆弱类杆菌菌株称为肠产毒性脆弱类杆菌（ETBF），可以引起人类腹泻。ETBF 腹泻引起的临床症状包括腹痛、里急后重和炎症性腹泻。

ETBF 菌株有一个缀合的转座子，含有致病基因岛，伴有一个独特的毒力基因，其可以编码 20 kDa 的金属蛋白酶，称为脆弱类杆菌毒素（BFT）。BFT 可以被分泌并可在粪便中检测到。已发现三种亚型的 BFT（BFT - 1、BFT - 2 和 BFT - 3），全球分离的 ETBF 中，其中 2/3 表达 BFT - 1，25% 表达 BFT - 2，10% 表达 BFT - 3 主要发生在东南亚）。BFT 刺激结肠上皮细胞的细胞间黏附蛋白，E-钙黏附素的裂解，从而增加结肠的通透性，并激活 NF - *K*appa B 信号传导，引起结肠上皮细胞促炎性细胞因子的分泌[110]。

在孟加拉国达卡，一项儿童和成人的急性腹泻的观察显示，[111]，ETBF 在儿童（年龄＞1 岁）和成人中主要引起明显的腹痛和无发热的炎症性腹泻。在 ETBF 感染的病人中，粪便白细胞、乳铁蛋白和促炎症细胞因子 IL-8、TNF - α 以及血液和粪便中抗 BF 的抗体（IgA 和 IgG）迅速增加。ETBF 也被认为是引起旅行者腹泻的一个病因。

香港海鸥菌感染

香港海鸥菌（*Laribacter hongkongensis*）最近发现可以引起胃肠炎和旅行者腹泻[112]。虽然最初在中国香港报道该菌，但感染病例主要发生在中国大陆、日本、瑞士、古巴和突尼斯。在淡水鱼中可以发现这种细菌，感染与食用没有煮熟的鱼或卫生不良的厨房有关。它可引起水性（80%）或血性（20%）腹泻。可以通过补液进行治疗。它对氟喹诺酮类、克拉维酸、氨基糖苷类抗生素敏感，但对所有头孢菌素类药物都耐药，因其菌体内含有 β-内酰胺酶。

参考文献

见：http://www.sstp.cn/video/xiyi_190916/。

沙门菌感染

NICHOLAS A. FEASEY, MELITA A. GORDON

翻译：钱颖骏
审校：朱勇喆　朱耐伟　陈　勤　盛慧锋

要点

- 伤寒和非伤寒沙门菌均是全球侵袭性细菌性疾病的重要病因。
- 由伤寒沙门菌（Salmonella typhi）和副伤寒沙门菌（S. paratyphi）引起的伤寒在南亚和东南亚非常常见，优先研发副伤寒沙门菌疫苗是必要的。
- 非伤寒沙门菌［如鼠伤寒沙门菌（S. typhimurium）和肠炎沙门菌（S. enteritidis）］是撒哈拉以南非洲地区引起侵袭性细菌性疾病最常见的原因，尤其在患疟疾、营养不良、HIV 感染的儿童和 HIV 感染的成年人中。目前尚无疫苗，因此疫苗研发是优先项目。
- 非伤寒沙门菌也可引起小肠结肠炎和腹泻。
- 伤寒和非伤寒沙门菌耐药性是重要的全球性问题，包括对头孢菌素和氟喹诺酮类药物的耐药性。

概述

一、细菌学

沙门菌属于肠杆菌科，其分类经过修正并可能会混淆。它包括两个种，邦戈沙门菌（Salmonella bongori）和肠道沙门菌（Salmonella enterica），后者又分为 6 个亚种，即肠道亚种（enterica）、萨拉姆亚种（salamae）、亚利桑那亚种（arizonae）、双亚利桑那亚种（diarizonae）、豪顿亚种（houtenae）和英迪加亚种（indica）[1,2]。根据 O 抗原（脂多糖）和鞭毛 H 抗原（Kaufmann-White 血清分型定义）的不同组合，沙门菌的血清分型有 2 500 多种[1]。一种血清型的全名可以简写，例：肠道沙门菌亚种下的肠道血清变异型鼠沙门菌（enterica serovar Typhimurium），可以简写为鼠伤寒沙门菌（Salmonella Typhimurium）。菌株可以通过抗菌谱和超基因组或亚基因组技术来进一步分类，如采用脉冲场凝胶电泳（Pulsed field gel electrophoresis，PFGE）、多位点序列分型（multi-locus sequence typing，MLST）以及全基因组测序（whole genome sequencing，WGS）等技术，对菌株的分类有助于临床流行病学研究。

根据对宿主的偏好以及临床症状，沙门菌临床分为侵袭性（伤寒沙门菌）和非侵袭性［非伤寒沙门菌（non-typhoidal Salmonellae，NTS）］两类。

- 伤寒沙门菌：伤寒沙门菌和甲型（A 型）副伤寒沙门菌。这两种血清型仅限于感染人，可导致细菌性感染，称为伤寒或肠热症，其中腹泻不是主要的症状。

- NTS：宿主范围广，包括人类和许多脊椎动物。免疫力较强的个体通常局限于肠道感染，表现为急性小肠结肠炎，引起腹泻。其传播通常在人畜间进行或与食品工业化生产方法有关。对免疫力低下的高危人群，NTS 菌株可能会引起严重的侵袭性疾病。最著名的例子如，在撒哈拉以南非洲地区侵袭性 NTS 的大流行，引起的大流行与疟疾、营养不良和 HIV 等免疫低下有关[3]。感染人和脊椎动物的肠道沙门菌亚种的血清型有数千种，根据其共同的 O 抗原进行分类。几种常见的肠道沙门菌亚种血清型见表 25.1。

表 25.1　常见的沙门菌血清型及其所属亚型

亚型	血清型
A	甲型（A 型）副伤寒沙门菌（S. paratyphi A）
B	乙型（B 型）副伤寒沙门菌（S. paratyphi B）
	斯坦利沙门菌（S. stanley）
	圣保罗沙门菌（S. saintpaul）
	阿哥拉沙门菌（S. agona）
	鼠伤寒沙门菌（S. typhimurium）
C	丙型（C 型）副伤寒沙门菌（S. paratyphi C）
	猪霍乱沙门菌（S. cholerae-suis）
	魏尔肖沙门菌（S. virchow）
	汤普森沙门菌（S. thompson）
D	伤寒沙门菌（S. typhi）
	肠炎沙门菌（S. enteritidis）
	都柏林沙门菌（S. dublin）
	鸡沙门菌（S. gallinarum）

不同的 NTS 致病株对人类的侵袭力和致病力不同[4]。在免疫缺陷患者中,很难区分侵袭性和非侵袭性沙门菌感染[5]。

二、侵袭型和腹泻型沙门菌病的致病机制

沙门菌能入侵上皮细胞并在网状内皮系统的细胞内生长,是造成机体全身性侵袭性疾病的关键。

(一)入侵上皮

沙门菌入侵的靶点是微皱褶细胞(microfold cell, M 细胞)[6],但必须穿过上皮层才能入侵。沙门菌入侵肠上皮细胞的机制复杂,包括触发重组、形成膜褶皱和细菌被吞噬入细胞。褶皱内化过程由 Inv 位点(包含基因 invA-H 基因编码的Ⅲ型分泌系统所控制[7],这些基因位于沙门菌致病基因岛 1(salmonella pathogenicity island 1, SPI-1)。入侵数小时后 SPI-1 活性下调,SPI-2 编码的Ⅲ型分泌系统被激活[8]。目前还发现了另一种细胞旁侵袭途径,由 CD18+ 细胞(如树突状细胞)进行传播[9-10]。

(二)细胞内生长

引起肠热症的沙门菌血清型必须在宿主巨噬细胞系统内生存和复制,才能引起全身性感染[8]。一旦入侵巨噬细胞,在巨噬细胞内沙门菌克服营养不良并破坏巨噬细胞杀菌机制的情况下可逃避人体免疫系统识别[11]。在巨噬细胞内生存所必需的沙门菌基因是二元反应的调控组成部分 phoP/phoQ。经 phoP/phoQ 激活的基因被称为 pag 基因,目前已发现了 pag A~C 基因。pag 基因在巨噬细胞吞噬体内表达,是促进细胞内沙门菌复制所必需的[12]。相反,吞噬体内的 phoP 抑制基因不表达,包括 SPI-1 的组分。phoP 无效或具有 phoP 组成型表达的突变体存在毒力缺陷,表明在适当的时间开启和关闭这些机制是确保沙门菌成功入侵宿主细胞和存活的关键。

SPI-2 作为沙门菌第二个致病基因群,在吞噬体内被激活,将吞噬体内的细菌效应蛋白转移到巨噬细胞胞质内,避免 NADPH 的氧化杀伤作用[8,13]。SPI-2 的突变体存在毒性缺陷,表现为细胞内复制能力减弱[14]。

由伤寒沙门菌表达的 Vi 荚膜多糖抗原需要 SPI7 内的 viaA 和 viaB 共同表达。为防止机体的调节作用和吞噬作用,Vi 伪装成 LPS,减少炎症反应[15],但其表达不稳定,不是发病机制所必需的。

(三)腹泻的机制

NTS 菌株会引起强烈的黏膜炎症反应,伴有多样性中性粒细胞浸润,使其能超越并估抗肠道微生物菌群[16-18],产生腹泻,这利于病原体的最终扩散。在有水和电解质转运缺陷肠病的实验动物的研究表明,NTS 感染存在分泌机制[19]。已有研究发现,感染病原体可产生毒素,炎症组织可产生前列腺素样分泌素和其他调节素,沙门菌可产生肠毒素和细胞毒素。肠毒素可激活腺苷酸环化酶,与霍乱毒素有共同的物理化学特征,但与其缺乏抗原同源性。

伤寒和副伤寒热或肠热症

伤寒的命名源于其症状和体征,与斑疹伤寒类似。直至 1850 年,William Jenner 出版了《未知伤寒与斑疹伤寒热的鉴别》(*On the Identity or Non-Identity of Typhoid and Typhus Fevers*)一书后,人们才对两者有了明确的认识[20]。

一、流行病学

伤寒和副伤寒热在印度次大陆、东南亚和中南亚高度流行(年患病率<100/100 000),在亚洲其他地区、非洲和中南美洲中度流行(年患病率 10/100 000～100/100 000)[21,22]。虽然伤寒和副伤寒病例总数的比例为 10:1,但在部分地区副伤寒的比例正在增加[23]。

二、传播途径

伤寒是一种仅限在人类中传播的疾病,患者或沙门菌携带者为传染源,通过粪便污染的食物或水源传播。在拥挤的环境中,包括非正式居住点和难民营,不良卫生条件在传播过程中起着重要作用。在某些国家,用人粪施肥、受污染的水源用于清洗食物,生食水果和蔬菜也是很重要的传播途径。

三、发病机制

伤寒的自然感染途径主要为粪-口传播,其次是肠黏膜渗透。伤寒致病取决于几个因素:摄入的沙门菌数量、胃酸浓度以及菌株是否携带 Vi 抗原。健康者感染大量伤寒沙门菌后才会致病。20 世纪 60 年代进行的一项志愿者研究表明,30 mL 牛奶中加入 10^9 个沙门菌(加入牛奶是为了防止细菌被胃酸杀死),服用后可使 95% 的受试者致病,但服用 10^3 个菌落则不会引起侵袭性疾病。沙门菌的半数致病数量为 10^7 个菌落[24]。感染更多的沙门菌落数可缩短平均潜伏期(5～9 d),但并不影响疾病的严重性或后遗症。沙门菌携带 Vi 抗原与传染力的增加有关。健康志愿者中,感染携带 Vi 抗原的菌株比非 Vi 变异的菌株更易引起疾病[24]。胃酸可防御肠道感染,任何导致胃酸过低的因素(如抗酸药、H_2 拮抗剂和质子泵抑制剂等)都可能降低侵袭性疾病所需的感染菌落数量。此外,如果沙门菌混杂在食物中可免受胃酸的损伤,少量的菌落数量即可引起感染。沙门菌一旦进入小肠,迅速穿透肠黏膜,在小肠内经过短时间的繁殖,潜伏期的前 4 d 粪便培养便可为阳性;但在志愿者试验中,早期的粪检阳性与侵袭性疾病的发生并没有关联,早期粪检阴性的患者也可能发生侵袭性疾病[24]。

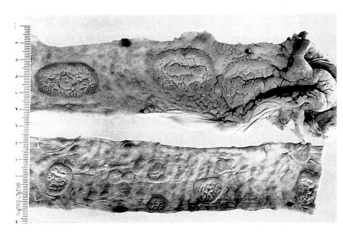

图 25.1 小肠伤寒溃疡,由惠康热带病研究所博物馆[Courtesy of the Wellcome Tropical Institute Museum (WTIM)]提供。

入侵的病菌在黏膜下层被巨噬细胞吞噬,其余的进入肠系膜淋巴结。经过短暂的增殖,沙门菌通过胸导管进入血液(引起短暂的第一次菌血症),然后进入肝脏和脾脏。在这些器官中,经过一段时间的细胞内增殖,大量的沙门菌进入血液,导致临床发病(第二次菌血症)。在第二次菌血症中,转移性感染普遍存在,胆囊和小肠下端的派尔集合淋巴结感染(Peyer's patches)具有重要的临床意义。胆囊可能经由肝脏得到感染,所产生的胆囊炎通常为亚临床无症状型,被感染的胆汁可使粪便培养呈阳性。已有胆囊疾病者易诱发慢性胆道感染,导致粪便慢性携带病原体。胆道长期慢性感染有增加患胆囊癌的风险[25,26]。在首次肠腔感染期,或在第二次菌血症期,通过转移性感染或接触感染的胆汁,均可发生派尔集合淋巴结的侵袭。派尔集合淋巴结增生伴有慢性炎症细胞的浸润,坏死的上皮层沿着肠道的长轴形成不规则、卵圆形溃疡(图 25.1)。如果溃疡侵蚀到血管,会造成严重出血。透壁穿孔会导致腹膜炎。

四、免疫机制

体液免疫产生的抗体在急性感染的恢复中作用不大,虽然也产生针对 O、H 和 Vi 抗原的抗体,但患者病情经常继续恶化。细胞介导的免疫可能是恢复的关键因素。对急性期和恢复期宿主免疫应答转录组的研究对这一过程提供了新线索[27]。虽然 Vi 多糖在发病机制中不是必须的,但 Vi 多糖抗体有预防感染的能力,近来联合疫苗的出现也证明了这一点。一些伤寒菌株缺乏 Vi 的表达,致病型副伤寒菌株中也没有表达,这对疫苗研制是一个挑战。口服不包含 Vi 抗原的活 Ty21a 疫苗可以起到保护作用,表明其他多糖和蛋白的抗体也有作用。肠道的先天性和获得性免疫在预防感染和再感染方面可能有重要作用。在肠道中发现了特异性分泌型的 IgG 和 IgA 抗体[28]。

在流行国家,伤寒在儿童和青少年中的患病率最高,成人因之前的暴露获得了免疫力。最高的流行水平与 1 周岁内的婴儿患病率有关,反映了早期亚临床暴露和一般人群早期免疫力的发展有关[21,22]。

有趣的是免疫缺陷并不能使人更易感伤寒[5]。流行病学研究表明,HIV 感染可以降低伤寒的风险[29,30]。

五、临床表现

伤寒的潜伏期因感染菌落数量的多少而不同,平均为 10~20 d(通常为 3~56 d)。副伤寒的潜伏期为 1~10 d。

未经治疗的非重症患者平均病程通常是 4 周。第一周的临床症状是非特异性的,可伴有头痛、乏力和弛张热;常见的症状还有便秘和干咳。在第二周,患者的表情淡漠且中毒症状明显,伴有持续的高热;常见的症状还有轻微腹胀和脾肿大。皮肤玫瑰疹是伤寒的一个特点,它是一种鲜红色的圆形斑疹,直径 2~4 mm,压之褪色,松开时又复现。在一些菌株感染患者中,玫瑰疹并不常见,在深肤色患者中难以检出[31]。NTS 感染和志贺痢疾中也可有玫瑰疹。玫瑰疹是由沙门菌栓塞引起的,玫瑰疹处采样培养可能呈沙门菌阳性,但很少这么做。第三周,患者身体状况日趋变差,典型症状为持续高热和精神混乱。腹胀很明显,伴有肠梗阻和肠鸣音减弱,也会发生腹泻,呈水样,表现为恶臭的黄绿色粪便。患者可能出现反应迟钝、低血压,肺底部可闻及尖锐的肺泡音。在此阶段,发生严重毒血症、心肌炎、肠道出血或肠穿孔可能会引起死亡。未经治疗的患者,死亡率曾高达 20%,但随着抗生素的使用,病情恶化和死亡病例不再多见(<1%)[32]。

伤寒沙门菌感染的临床症状变化多样,不明显的轻微感染也较常见。腹泻可能在第一周发生[33],幼儿可能会出现高热和高热惊厥。伴有菌血症的慢性或反复发热可能同时并发血吸虫病,这是由于沙门菌能够依附于血吸虫表面,以逃避免疫攻击[33]。

在发展中国家,伤寒的诊断通常基于临床症状。其症状有时类似其他常见疾病,如疟疾、其他细菌性败血症、结核病、布鲁菌病、土拉菌病、钩端螺旋体病和立克次体病。病毒感染,如登革热、急性肝炎和传染性单核细胞增多症等也需要作鉴别诊断[34]。

(一)复发

复发通常发生在停止治疗后一周左右或更长时间,但也有报道在停止治疗后 70 d 复发。即使有高水平的抗 H、O 和 Vi 的抗体,血液培养也呈阳性,玫瑰疹也可能再现。复发相较于初发而言,病程更短,症状更轻。用氟喹诺酮类药物(1.5%)或广谱头孢菌素(5%)治疗后的复发率低于用氯霉素、复方磺胺甲噁唑和氨苄西林治疗后的复发率[35]。二次、三次复发的情况罕见。

（二）并发症

可能会发生肠道外感染并发症，识别这些并发症有助于早期诊断[36]。

1. 肠・肠伤寒的两个最严重的并发症是肠出血和肠穿孔，这是由于在第二周晚期或第三周早期派尔集合淋巴结被腐蚀穿透所引起。肠出血的临床症状是体温和血压的急剧下降以及突然的心动过速。直接经直肠流出的血液通常为鲜红色，如果血液在肠道内停滞，颜色会改变。单纯性肠梗阻时有时没有血液流出[37]。

肠出血常采取保守治疗，即补充血容量和输血，当有肠穿孔的证据时，是手术的指征。

伤寒导致的肠穿孔通常在轻度腹胀时发生，伴有肠鸣音的消失，这使得肠穿孔难以发现[38,39]。一旦患者出现疼痛加剧，日常腹部症状改变，脓毒综合征加重等症状时，临床医生应警觉，注意超声检查腹水或在立位 X 线片上查找膈下游离气体的证据。

在复发后，虽然经鼻胃抽吸、针对厌氧菌和肠杆菌的抗生素治疗，以及一般对症治疗可使病死率降低到30%，但手术治疗仍是治疗伤寒肠穿孔的首选[40,41]。多数外科医生更喜欢在经腹膜引流下，进行简单的肠穿孔修复术，对多处穿孔患者行保留小肠的切除术。早期诊断、适当的液体复苏和快速、简单的手术是降低病死率的关键。预后与穿孔和手术修补之间的时间相关。

2. 肝脏、胆囊和胰腺・伤寒可引起轻度黄疸，但也可能由肝炎、胆管炎、胆囊炎或溶血引起。急性期肝炎的生化变化很常见[42]。肝活检常显示细胞大量肿胀，气球样变性伴有肝细胞空泡形成，中度脂肪变和单核细胞聚集形成伤寒结节（图 25.2），结节处可见完整的伤寒沙门菌[43]。胰腺炎也有报道[43]。

3. 心肺・1%～5% 的病例可发生毒性心肌炎和心

内膜炎，这是流行国家造成死亡的重要原因[41]。毒性心肌炎和心内膜炎都发生于重症患者，表现为心动过速、脉搏和心音弱、低血压和心电图异常。11%～86% 的病例有呼吸道症状，如咳嗽和轻度支气管炎，而支气管肺炎或大叶性肺实变则罕见[41]。

4. 神经系统・精神混乱的状态，表现为谵妄、精神恍惚、呆滞，是晚期伤寒的特征，但偶尔其他一些神经系统疾病的体征也可能表现为早期伤寒的主要临床表现[36]。面部抽搐或惊厥是发病期的特点，有时候妄想症或紧张症可能会出现在恢复期[44]。脑膜刺激症状并不多见，但由伤寒沙门菌引起的细菌性脑膜炎则是罕见的并发症。可能会发生脑脊髓炎，其病理学可能是脑白质的脱髓鞘[45]。横贯性脊髓炎、多神经病变和单侧颅神经病变则罕见。

5. 血液和肾・伤寒常发生无症状的弥散性血管内凝血，很少表现为溶血性尿毒症[46]。溶血可能与葡萄糖-6-磷 酸 脱 氢 酶（glucose-6-phosphate dehydrogenase，G6PD）缺乏有关。免疫复合物型肾小球炎已有报道，IgM 免疫球蛋白、C3 和伤寒沙门菌抗原可见于肾小球毛细血管壁内[47]。肾病综合征可能使与侵犯尿路血吸虫病有关的慢性伤寒菌血症复杂化[47]。

6. 肌肉骨骼和其他系统・骨骼肌的典型症状为Zenker 变性（肌肉纤维玻璃样变性），特别是影响腹壁和大腿肌肉，可能会发生多发性肌炎[48]。

转移性感染可能发生在几乎所有的器官或系统，骨骼、关节、脑膜、心内膜、脾和卵巢都有相关报道[48]。

一般而言，由副伤寒沙门菌引起的疾病较伤寒轻微，且并发症少[49]。

六、实验室发现

发病初期可能表现为轻度的白细胞增多，但随着疾病的进展，常引起白细胞减少和中性粒细胞减少。在非重症病例，轻度贫血、血小板减少、血清转氨酶轻度升高和轻度蛋白尿也很常见。

七、诊断

伤寒的确诊需要从血样或骨髓中分离出病原体[32]。只有在出现特异性的临床症状时，粪样或尿样中分离出病原体才可为诊断提供强有力的证据。

（一）血液和骨髓培养

伤寒的确诊应在无菌环境下分离出病原体。从粪样中分离出病原体是有意义的，但也可能是因长期携带伤寒沙门菌造成的假阳性。因此，疑似伤寒的病例应经血样或骨髓培养。虽然现代自动化技术可以快速检测病原体，但非自动化的方法仍然非常重要。

在疾病早期阶段，约 60%～80% 未经治疗的患者血样培养为阳性[32]。由于每毫升血样的活伤寒沙门菌数

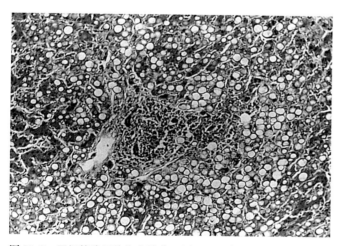

图 25.2　肝门静脉区的伤寒结节。（由 WTIM 提供）

量很少,中位数为1个沙门菌,因此至少应采集患者血样5～10 mL,以提高血培养的敏感性[50]。通过骨髓培养得到的确诊率约80%～90%,随着病情的发展,骨髓内沙门菌的数量变得越来越多[32,51,52]。早期抗生素治疗后,血样培养很少呈阳性,但骨髓培养往往仍是阳性[53]。有报道称抗生素治疗后,玫瑰疹处采样进行培养的阳性率高达60%[53]。

(二)粪便和尿液培养

使用现代化检测技术,即使在感染的第一周进行粪样培养,结果也常呈阳性,随后阳性率逐步上升。尿样培养的阳性率很低。

(三)血清学

传统的肥达反应(Widal test)检测抗致病微生物的鞭毛抗体(H)和O抗原的抗体。急性感染期,首先出现O抗体,逐步上升后下降,通常在几个月内消失。H抗体出现的时间稍晚一些,但持续时间更长。持续上升或高的O抗体滴度通常预示着急性感染,而H抗体的升高则有助于识别伤寒类型。然而,肥达反应有很多局限性。许多小的现场实验室对肥达反应很少进行质量控制。抗体的升高可能是由于之前曾患伤寒后的获得性免疫,或者是早期感染了与伤寒或副伤寒具有共同的O抗原的沙门菌。流行国家人群中H抗体滴度很高。这是发展中国家的一个特殊问题,因为与NTS和许多其他病原体的交叉反应和/或过去暴露于伤寒沙门菌,意味着肥达反应缺乏特异性。此外,一些患者感染后抗体滴度低。Vi抗体通常在急性感染期升高,并在慢性沙门菌携带者中依然存在。然而,由于Vi抗体的假阳性和假阴性较高,限制了其在筛查人群沙门菌携带者中的应用[54]。

(四)新的诊断技术

现新开发了一批伤寒沙门菌抗原试剂盒可直接检测特异性的抗伤寒沙门菌IgM或IgG抗体如Typhidot和Tubex。其中一些使用全菌株抗原检测IgM抗体的简单试纸条技术,适合于没有实验室条件下检测[55]。虽然它们与肥达反应相比毫不逊色,但都不如血培养[56]。此外,这些技术也不能用于抗生素敏感性测试以及分子流行病学研究。目前,这些技术仅局限于疫情暴发感染率很高时使用[55]。尿液Vi抗原的ELISA法和PCR检测技术正处于研发阶段[56,57],尚未达到快速诊断技术阶段。

八、伤寒沙门菌携带者

(一)粪伤寒沙门菌携带者

志愿者研究结果显示,在感染的最初几天内粪检呈阳性[24],表明沙门菌起初在肠道进行复制,随后粪检结果呈阴性。随着胆汁内和小肠内集合淋巴结的二次感染,粪便中的伤寒沙门菌再次复现,与疾病的高峰期一致。大多数人在感染后的3～6周,粪便中已不再携带伤寒沙门菌,但1%～3%的感染者会发展为慢性沙门菌携带者,表现为间歇性地排菌。疾病初期的抗生素治疗不能完全预防慢性带菌,但是有些药物能更有效地降低带菌率,其中氟喹诺酮类药物最有效,其次为第四代头孢菌素,它们都优于老一代的药物如氯霉素或β-内酰胺类药物。慢性带菌者都需接受长期的氟喹诺酮类药物治疗。潜在的胆囊或胆道疾病是引起慢性带菌的主要病因,应进行超声检查(腹部超声检查或内镜检查),并进行合适的手术或内镜下治疗。慢性带菌可以增加患胆囊癌的风险。在低流行区追踪和治疗慢性带菌者是有效的预防策略,但在高流行区则不适用。

(二)尿道伤寒沙门菌携带者

在没有尿道病变的情况下,3个月后尿液持续带菌者很少见。而侵犯尿路的血吸虫病可能是全球最常见的引起慢性尿液带菌的病因。

九、疾病管理

病例管理过程中应特别重视手部清洁以及粪便和尿液的安全处理。应重视营养的摄入,纠正水电解质失衡。抗生素治疗是非常必要的,高度怀疑伤寒者应根据经验进行治疗。注意监测并发症,尤其是腹部体征的变化和复发的患者。康复期较长。在非流行国家,从事食品行业、医疗保健、住宿护理或儿童保育工作的患者应该严格遵守当地带菌者管理的规定,患者临床康复后应进行细菌监测,直至患者痊愈并连续3次粪检和尿样培养呈阴性为止。

(一)伤寒抗生素的选择

沙门菌的耐药性不断变化,临床医生应充分了解所在地区沙门菌对各类药物敏感性的情况,尤其是在没有微生物学诊断条件的情况下。遗憾的是,在疾病负担最重的地区,往往缺乏这方面的信息。抗生素的选择及其剂量对治疗急性感染、预防二次感染和慢性病菌携带是非常重要的。当血浆峰浓度达到最大值,即最小抑菌浓度(MIC)时,伤寒和副伤寒的治疗效果是最佳的。抗生素应按照推荐的最大剂量使用。抗生素联合治疗伤寒的数据较少。

(二)多重耐药伤寒沙门菌

像其他革兰阴性菌一样,耐药性伤寒沙门菌菌株正在迅速增多。20世纪80年代末,印度次大陆和东南亚部分地区出现了质粒介导的氯霉素、氨苄西林和复方磺胺甲噁唑的耐药性,这导致了氟喹诺酮类药物的大量使用,该类药物对敏感菌的效果非常好。老一代药物的使用减少导致对氯霉素敏感的伤寒沙门菌的复现。相反,伤寒沙门菌对老一代氟喹诺酮类药品(环丙沙星和氧氟沙星)的敏感性降低,临床治疗效果差的情况已经在南亚和东南亚地区出现,主要由gyrA基因的染色体突变引起。因此,在喹诺酮类药物敏感性降低的地区,阿奇霉素成为经验性治疗伤寒的药物。有研究发现,伤寒沙门菌对头孢菌素的耐药性是通过质粒介导产生超广谱β内酰胺酶所致,但较少见。在印度次大陆地区的旅行者中发现甲型副伤寒耐药性菌株正在不断增多,其喹诺酮类药物耐药性也是通过 gyrA 基因的变异引起的[58]。就伤寒沙门菌而言,质粒介导的喹诺酮类药物耐药性并不常见。

1. 环丙沙星及其他氟喹诺酮类药物·氟喹诺酮类药物治疗伤寒和副伤寒非常有效,也是在尚未出现氟喹诺酮类药物耐药的地区治疗敏感菌株和多重耐药菌株的首选药物。即使对氯霉素完全敏感的菌株,氟喹诺酮的效果也优于氯霉素[59,60]。治疗后 3～5 d 退热,恢复期带菌者和复发罕见(<2%)[32]。由于环丙沙星和氧氟沙星都是 4 代喹诺酮药物,药效可能相同[61]。环丙沙星和氧氟沙星的剂量为 20 mg/(kg·d),疗程 5～7 d,此外,2～3 d 的氧氟沙星短期治疗也已获得成功[62]。如果出现呕吐或腹泻,应行静脉注射。氟喹诺酮类药物是治疗儿童感染的推荐药物,治疗的益处大于对肌肉、骨骼产生不良反应的风险。事实证明,即使在对老一代氟喹诺酮类药物敏感性降低的地区,新一代氟喹诺酮加替沙星药物在治疗伤寒和副伤寒也是非常有效的。该药物不应用于老年患者或糖尿病患者,但对患伤寒的青年患者,它是有效、安全且价格适中的。

2. 第三代头孢菌素·头孢噻肟、头孢曲松和头孢哌酮在体外对伤寒沙门菌和其他沙门菌具有良好的效果。虽然这类药物治疗伤寒的效果好,但长时间治疗的临床效果不如氟喹诺酮[60]。目前仅有静脉注射制剂。头孢噻肟的剂量为 1 g/d,分 3 次给药(儿童剂量为 200 mg/(kg·d),分多次给药),连续 14 d。头孢曲松,成人剂量为 2 g/d,每日 1 次效果更好。口服的第三代头孢菌素、头孢克肟不能用于治疗伤寒和副伤寒。需要注意的是,第二代头孢菌素不能很好地渗入细胞内,复发率高,口服或静脉注射均不适用于治疗伤寒。

3. 阿奇霉素·阿奇霉素是大环内脂类抗生素,由于其独特的药代动力学特性,组织浓度高但血浓度低。阿奇霉素主要集中在细胞内,是胞内生长细菌的理想治疗药物。阿奇霉素与氯霉素、氟喹诺酮类药物的疗效相似,但对沙门菌耐药人群的效果更佳。阿奇霉素被认为是对氟喹诺酮类药物耐药地区的最合适的一线治疗药物[63]。阿奇霉素的剂量为 20 mg/(kg·d),连用 7 d。

4. 氯霉素、氨苄西林、阿莫西林和复方磺胺甲噁唑·氯霉素于 1948 年问世,曾是非常有效的伤寒治疗药物。虽然目前使用不多,但氯霉素仍然可用于尚未发生耐药性的地区,以及不能使用其他药物的地区。使用氯霉素,3～5 d 内退热。成人推荐剂量为每 4 小时 500 mg,退热后改为每 6 小时服药,总疗程 14 d。口服用药的生物利用度优于注射用药,应尽可能使用口服制剂。静脉注射优于肌内注射,因为肌内注射的血液浓度低,且退热时间长。氯霉素的缺点是:疗程长(14 d),比新药物复发率高(5%～15%),疗程缩短时更易引起二次传播;罕见的骨髓毒性和再生障碍性贫血,以及全球性耐药菌株的出现,更易复发[64]。尽管氯霉素价格低,但即使对敏感菌株,氯霉素临床使用效果仍不如氟喹诺酮类药物。

尽管氨苄西林不如氯霉素,但与其相近的阿莫西林与氯霉素的退热时间和复发率接近(4%～8%)[64]。用法为每天口服 4 次,连续 14 d。复方磺胺甲噁唑的疗效与氯霉素相近,口服剂量为 960 mg,每日 2 次。以上药物均不能作为伤寒和副伤寒的一线治疗药物。

(三)皮质类固醇治疗

大剂量地塞米松(首剂 3 mg/kg,随后为每 6 小时 1 mg/kg,连续给药 8 d)可与氯霉素联用,可以减少意识不清或休克的重症病例的死亡率。然而,尚无证据支持地塞米松可与新一代药物联用,如氟喹诺酮、第三代头孢菌素或阿奇霉素[65]。

(四)慢性带菌者的管理

阿莫西林、复方磺胺甲噁唑的长期疗程可能有效,但若有慢性胆囊疾病,则治疗失败率很高。环丙沙星(750 mg,每天 2 次)和诺氟沙星(400 mg,每天 2 次)效果更好,治愈率分别为 78% 和 83%。

如有手术指征,则应行胆囊切除术。但由于肝脏持续感染,胆囊切除术不一定总是有效。慢性尿路带菌者应对尿路异常进行检测,包括血吸虫病的检测。

十、预后

早期抗生素治疗使得以往短短几周就可致命(死亡率接近 20%)的伤寒变为短期的发热性疾病,死亡率极低。一些流行国家持续报道的高死亡率无疑是由诊断延误和/或错误治疗引起的。

十一、预防

在伤寒流行国家,最有效地降低患病率的方法是确保饮用水安全和建立公共厕所。这些措施的效果是持续的,还能减少其他肠道感染,这些也是该地区患病率和死亡率的重要原因。在没有这些措施的情况下,大规模定期接种伤寒疫苗也可降低患病率。自 2008 年以来,世界卫生组织即倡导接种伤寒疫苗[66]。目前使用的伤寒疫苗见提要 25.1。需多次口服的 Ty21a 疫苗引起了人们尝试单剂口服疫苗的研究,且部分新型伤寒疫苗的 I 和 II 期临床试验已获得成功[75,76]。

Vi 疫苗对甲、乙、丙型(或 A、B、C)副伤寒无效,因为其血清型缺乏 Vi 抗原[68]。多重抗原疫苗或口服活疫苗对 Vi 阴性的沙门菌菌株有潜在的保护作用,其中就包括 Ty21a 疫苗。

Vi 荚膜多糖抗原疫苗

该疫苗为 Merieux 研究所研制的单剂肠外疫苗。在尼泊尔的整体保护率为 75%，非洲为 64%，中国为 70%[67,68]。Vi 荚膜多糖抗原疫苗比灭活疫苗效果更好，且不良反应少[69]。为维持保护水平，必须每 3 年接种 1 次。该疫苗不适合 18 个月以下的婴儿，因为多聚糖抗原刺激引起的抗体应答弱。对于国际旅游者，Vi 疫苗可与其他疫苗同时接种[70]。

Vi 联合疫苗

Vi 疫苗的再次接种无增强效果，这是因为针对多糖的免疫反应不包括 T 细胞。为解决这一问题，将 Vi 疫苗与无毒的重组铜绿假单胞菌（*Pseudomonas aeruginosa*）外毒素 A 结合在一起组成了联合疫苗，近期在越南进行的一项评估显示，其保护率达 91.5%。该类疫苗也适用于儿童[71]。其他联合疫苗如 Vi-CRM(197)，是 Vi 疫苗与白喉毒素联合组成的疫苗，也在进行研发和临床试验中[72]。

减毒活疫苗

一种口服疫苗包裹在肠溶胶囊里，含有减毒性伤寒沙门菌 Ty21a 活菌株，是商品化疫苗。该疫苗耐受性好。据研究表明，每隔 1 天服用，连续 3 d，7 年保护率高达 67%～80%。该疫苗也有间接保护作用（群体免疫），这可能是由于其显著降低了有毒性沙门菌的排放，以及减少了带菌者[73]。Ty21a 不携带 Vi，但可能会对其他侵袭性沙门菌，包括副伤寒沙门菌等有交叉保护作用。在美国口服减毒活疫苗为 4 次给药，保护率更高[74]。但在印度尼西亚的保护率仅 42%，这表明该疫苗在伤寒暴露强烈的地区效果可能不佳[23]。其他基因修饰的口服活疫苗仍在开发中。

建议到亚洲和非洲等流行区旅游的旅行者接种伤寒疫苗。但疫苗的保护作用是有限的，旅行者应密切关注个人、食品和用水的卫生安全。

非洲非伤寒沙门菌感染

非洲非伤寒沙门菌（NTS）是全球公共卫生问题。在发达国家，NTS 主要引起自限性小肠结肠炎，死亡率低，很少引起菌血症，偶发转移性并发症。相反，在发展中国家，尤其是撒哈拉以南的非洲地区，NTS 是侵袭性疾病、败血症和死亡的常见原因（图 25.3）。在撒哈拉以南的非洲地区，侵袭性 NTS 存在双峰状的年龄分布，一个菌血症峰值出现在 3 岁以下的儿童中，常伴有疟疾、营养不良或艾滋病；第二个峰值出现在晚期艾滋病的成年患者。虽然有其他血清型的报道，但鼠伤寒沙门菌和肠道沙门菌血清型最常见。

当抗感染的原始屏障不起作用时，如胃酸浓度的降低，会加速 NTS 的感染。感染更有可能在那些免疫功能不全的患者中发生，器官或组织结构异常者发生局灶性化脓性并发症的风险最大。

常有沙门菌暴发流行。NTS 腹泻病在社区和院校内最易发生，由一系列的沙门菌血清型造成。20 世纪 90 年代，鼠伤寒沙门菌的耐药菌株 DT104 在欧洲和北美引起了人兽共患的腹泻病流行。在非洲，曾有鼠伤寒沙门菌和肠道沙门菌引起局部地区侵袭性 NTS 的流行，疫情传播和致病性鼠伤寒沙门菌的微进化已蔓延至整个非洲大陆，显然这是由于抗氯霉素耐药性的出现和艾滋病大流行所造成的。

一、流行病学

人常因摄入受污染的食物而感染 NTS。NTS 作为发达国家的公共卫生问题，一些因素有利于其流行，包括大规模集约养殖、食品的工业化生产和分配。

与伤寒沙门菌仅感染人类相比，NTS 宿主范围广泛，包括许多动物。牛、猪和家禽等家畜排便频繁，可能导致野生动物感染。尽管罕见，但犬、猫、鸟和爬行动物等宠物也可能是潜在的传染源。此外，近来发现 NTS 可附着于各类水果（如西红柿）和蔬菜（菠菜、墨西哥胡椒和豆芽）并进行繁殖，但尚未清楚这一机制是否与 NTS 的流行病学相关。

除了集约型养殖业外，大量进口受感染的动物饲料也导致了 NTS 的传播。抗生素在养殖业的广泛使用，并且缺乏严格的控制被认为是造成耐药性沙门菌增多的原因之一，但最近的研究对耐药产生的机制提出了质疑[84]。在切除感染动物的内脏时可能会污染肉制品，在大规模存储过程中会污染其他未感染的肉制品。同样，未煮熟的肉类或预煮食物被厨房里的生肉污染成为重要的传播载体。沙门菌可在冷冻条件下存活，烹饪前必须充分解冻。

1999 年以来，英国多数肠道沙门菌感染来源于进口鸡蛋，鸡蛋的蛋壳可通过垂直传播感染，成为肠道沙门菌感染的重要传染源[85]。未经巴氏灭菌的牛奶是一些国家公认的传染源。辣椒、罗勒和西红柿等工业加工的水果和蔬菜也可能在 NTS 的暴发中起到重要作用。巧克力生产过程可能会使原料污染，造成与巧克力相关的感染暴发。

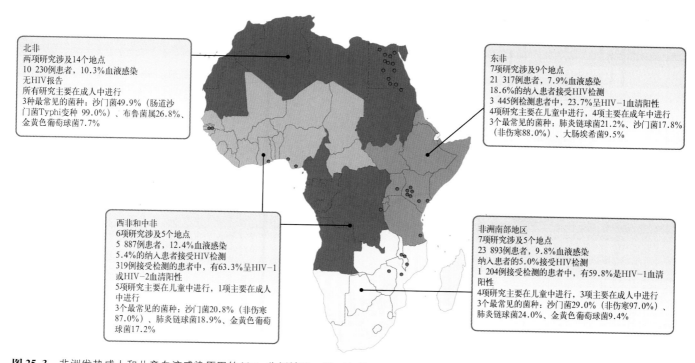

北非
两项研究涉及14个地点
10 230例患者，10.3%血液感染
无HIV报告
所有研究主要在成人中进行
3种最常见的菌种：沙门菌49.9%（肠道沙门菌Typhi变种 99.0%）、布鲁菌属26.8%、金黄色葡萄球菌7.7%

东非
7项研究涉及9个地点
21 317例患者，7.9%血液感染
18.6%的纳入患者接受HIV检测
3 445例检测患者中，23.7%呈HIV-1血清阳性
4项研究主要在儿童中进行，4项主要在成年中进行
3个最常见的菌种：肺炎链球菌21.2%、沙门菌17.8%（非伤寒88.0%）、大肠埃希菌9.5%

西非和中非
6项研究涉及5个地点
5 887例患者，12.4%血液感染
5.4%的纳入患者接受HIV检测
319例接受检测的患者中，有63.3%呈HIV-1或HIV-2血清阳性
5项研究主要在儿童中进行，1项主要在成人中进行
3个最常见的菌种：沙门菌20.8%（非伤寒87.0%）、肺炎链球菌18.9%、金黄色葡萄球菌17.2%

非洲南部地区
7项研究涉及5个地点
23 893例患者，9.8%血液感染
纳入患者的5.0%接受HIV检测
1 204例接受检测的患者中，有59.8%是HIV-1血清阳性
4项研究主要在儿童中进行，3项主要在成人中进行
3个最常见的菌种：沙门菌29.0%（非伤寒97.0%）、肺炎链球菌24.0%、金黄色葡萄球菌9.4%

图 25.3　非洲发热成人和儿童血液感染原因的 Meta 分析结果。(Reddy EA, Shaw AV, Crump JA. 非洲社区获得性血液感染：系统综述和荟萃分析. Lancet Infect Dis, 2010, 10：417-432)
BSI：血液感染 bloodstream infection

近年来，英国的 NTS 感染有所减少，这归功于家禽疫苗的接种、食品微生物含量的控制以及"从农场到餐桌"的行动。

在发展中国家，由于大规模饲养食用动物的模式并不多见，食品生产的工业化程度不高，因此沙门菌的流行病学千差万别。在不发达的地区，人们对疾病的传播机制知之甚少。虽然非洲严重缺乏相关的诊断设施，但高质量的菌血症研究表明，侵袭性 NTS 是撒哈拉以南地区血液感染的主要原因，并与儿童疟疾、营养不良、艾滋病，以及成人艾滋病有关[29]。目前有关非洲沙门菌腹泻的信息量少，2%～5%的儿童腹泻是由其引起的。侵袭性 NTS 在非洲撒哈拉沙漠以南地区的患病率很高，但在亚洲却不高，因为伤寒沙门菌是该地区侵袭性沙门菌感染的主要原因。非洲的侵袭性鼠伤寒沙门菌全基因组测序的研究结果表明，新型致病基因型（MLST 型 ST313）随艾滋病的大流行和抗生素耐药性的出现而加剧，而且该致病基因型可能没有基因限制，该限制主要发生在仅感染人的侵袭性沙门菌中。

二、病原学

感染菌落数量的多少影响沙门菌暴露的结果。有限的志愿者实验证据表明，10^5 的感染菌落数量可引起临床发病[4]。NTS 的水源性暴发很少见，表明大菌量感染的关键取决于病菌在食物内的繁殖。引起感染的菌落数量多

少与微生物的感染力和宿主的年龄、免疫力、潜在的疾病或压力，以及胃和小肠上部摄入病原微生物时的生理状态有关。胃酸是肠道感染的重要屏障。胃酸过低容易引起感染，质子泵抑制剂是沙门菌腹泻的高危因素[88]。一些与巧克力相关的低水平污染引起的 NTS 暴发表明，某些食物可能会保护病菌不受胃酸影响，有利于其安全通过胃。

艾滋病患者中发现了大量免疫缺陷可增加侵袭性 NTS 的易感性，包括肠道分泌 IL-17 T 细胞的耗竭、促炎症反应变弱和失调以及抗 LPS 抗体的异常表达，抗 LPS 抗体可阻断体液免疫杀死血管内 NTS（图 25.4）[90]。

三、毒力

尽管任何沙门菌血清型都可以引起侵袭性疾病，但有些血清型更易入侵健康人。伴有免疫抑制的侵袭性疾病通常很少引起腹泻[92,93]。猪霍乱沙门菌（*S. choleraesuis*）和都柏林沙门菌（*S. dublin*）在人类宿主中的侵袭能力特别强[4,94]。NTS 感染的临床症状是由宿主和病原体相互作用决定的。例如，在非洲艾滋病大流行的免疫缺陷患者中容易引起全身性 NTS 感染，其中对鼠伤寒沙门菌的致病型 ST313 似乎特别易感[3,81]。随着基因组学技术以及转录组学和蛋白质组学的快速发展，人们才开始了解不同血清型潜在毒力的影响因素。

四、临床症状

NTS 病原体可能引起疾病的模式和严重程度差异

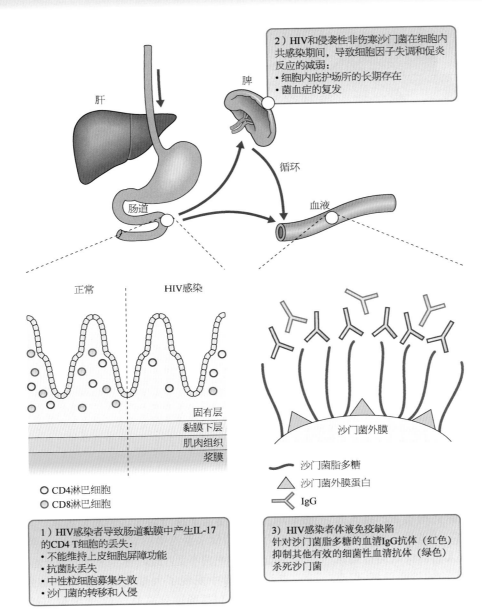

图中标注文字：

肝

脾

循环

2）HIV和侵袭性非伤寒沙门菌在细胞内共感染期间，导致细胞因子失调和促炎反应的减弱：
• 细胞内庇护场所的长期存在
• 菌血症的复发

肠道

血液

正常　　　HIV感染

固有层
黏膜下层
肌肉组织
浆膜

○ CD4淋巴细胞
○ CD8淋巴细胞

沙门菌外膜

沙门菌脂多糖
沙门菌外膜蛋白
IgG

1）HIV感染者导致肠道黏膜中产生IL-17的CD4 T细胞的丢失：
• 不能维持上皮细胞屏障功能
• 抗菌肽丢失
• 中性粒细胞募集失败
• 沙门菌的转移和入侵

3）HIV感染者体液免疫缺陷
针对沙门菌脂多糖的血清IgG抗体（红色）抑制其他有效的细菌性血清抗体（绿色）杀死沙门菌

图 25.4　HIV 感染者中导致侵袭性非伤寒沙门菌发病的三个关键缺陷。

很大，从急性小肠结肠炎（最常见的表现）到侵袭性血液感染、脑膜炎以及肠道外转移性化脓性感染。这些临床表现取决于致病型种类和患者的免疫水平。潜伏期通常为 12～48 h，也有更长潜伏期的报道。

（一）急性小肠结肠炎

急性小肠结肠炎是指 NTS 引起的急性腹泻，在疾病发展过程中，小肠和大肠均会被感染，以大肠为主。发病初期表现为恶心、呕吐、乏力、头痛和发热，并可出现痉挛性腹痛和腹泻。起初呈大量水样便，无血无黏液，随后粪便量减少并出现血或黏液，表明发生了结肠炎。腹泻的严重程度不一，可以是一天数次轻微腹泻，也可以表现为持续数天的水样腹泻，每次持续半小时或更久，并最终导致脱水。老人、年幼者以及有潜在免疫抑制的人群（艾滋病、糖尿病、血液或实体肿瘤、肝硬化或肾损害、类固醇或

其他免疫抑制治疗以及器官移植者）易发展成第二次菌血症，且肠道炎症和腹泻症状可能因而减轻[5]。

更严重者可发展为大面积的感染性大肠炎，粪便呈水样脓血便。腹部可能出现疼痛和压痛，临床医生必须注意结肠扩张或穿孔的风险。钡剂灌肠对诊断作用不大，乙状结肠镜检查和活检是首选检查，无需肠道准备。乙状结肠镜检查显示黏膜水肿、颗粒状物、黏膜红斑，接触后黏膜出血或溃疡。结肠病变通常是连续性的，但也可能呈跳跃性病变或直肠病变。有时肠梗阻可能是主要的症状，伴有局部的右下腹疼痛和压痛，可能会被误诊为阑尾炎。

组织学变化主要发生在结肠，偶尔有反流性回肠炎，但集合淋巴小结不会被感染[95]。组织学特性包括黏膜和黏膜下层毛细管扩张，黏膜固有层的多形核白细胞常

形成聚集。在一些患者中,黏膜固有层的慢性炎症细胞可有扩散增加。隐窝脓肿常见并且呈典型表现,但隐窝结构通常是正常的,其中有正常的杯状细胞。然而,在严重的情况下,可能会发生无黏液的隐窝畸形,并且难以与炎性肠病相鉴别;在这种情况下,在 6～8 周再次进行乙状结肠镜检查和组织学检查是有用的。

(二)血液感染和全身性疾病

在全球范围内,菌血症是 NTS 感染的常见症状,尤其是在撒哈拉以南的非洲地区。菌血症的发生率取决于宿主免疫力,HIV 感染、恶性疟和营养不良等是侵袭性 NTS 的高危易感因素。复发性沙门菌败血症是全球第一个报道的艾滋病诱发的疾病,被世界卫生组织定义为艾滋病第四期诱发疾病。侵袭性 NTS 是撒哈拉以南的非洲地区的特殊问题,该地区营养不良、艾滋病和疟疾盛行[78]。有些地区疟疾的患病率下降,侵袭性 NTS 的患病率也随之降低[96]。在撒哈拉以南的非洲国家,最常见的与侵袭性 NTS 有关的血清型是鼠沙门伤寒菌和肠道沙门菌,而不是发达国家最主要的侵袭性病菌 NTS 血清型,但其他血清型包括协和沙门菌(S. concorde)、伊桑吉沙门菌(S. isangi)、牛血清型沙门菌(S. bovismorbificans)和都柏林沙门菌也有报道。

最近报道显示,撒哈拉以南非洲地区的侵袭性 NTS 病死率高达 20%～25%[80]。临床症状通常与首次菌血症有关,通常没有特征性的临床表现(发热和脓血症),或类伤寒样症状(高热、肝脾肿大和轻度腹泻)。肺部异常比较常见,往往是由 NTS 与结核分枝杆菌或肺炎链球菌(Streptococcus pneumoniae)联合感染引起(图 25.5)。菌血症的复发在成年艾滋病患者中常见,除非立即使用抗逆转录病毒药物治疗。在 Pre-ART 时期的一项研究显示,在侵袭性 NTS 首次发作时幸存的 HIV 感染成人中,45% 在 2～8 个月内会复发菌血症[97]。

沙门菌脑膜炎好发于新生儿和 3 岁以下的儿童,发展中国家患病率高,死亡率也很高。

患者组织异常可能会引起局部的化脓性沙门菌感染。镰状细胞贫血导致的缺血性股骨头坏死是沙门菌骨髓炎、化脓性关节炎的高危因素。沙门菌感染在老年人主动脉和其他血管内感染中占了绝大多数。腹主动脉瘤粥样硬化、髂血管粥样硬化、人工心脏瓣膜以及人工移植患者均可能被感染。慢性血吸虫病患者易复发沙门菌菌血症,病菌依附在血液内的血吸虫表面[98]。胆管异常或尿路异常均可能形成沙门菌感染病灶。在肺、心内膜、肝脏、脾脏和卵巢都可能形成局部的或化脓性病灶。软组织也可产生病灶[48]。

(三)反应性关节炎

沙门菌感染可造成无菌性滑膜炎,特别是在 HLA-B27 阳性的患者。症状通常在急性感染后 1～2 周内出现。任何关节均可能受到感染,但膝关节和踝关节的可能性最大。偶有迁延性多发性关节炎,类似急性风湿热,也可出现双侧近端指节关节感染,类似类风湿关节炎。急性虹膜睫状体炎可能会使疾病更加复杂化。

(四)病原体携带者

伤寒康复的成人通常仍持续从粪便中排出病原体,

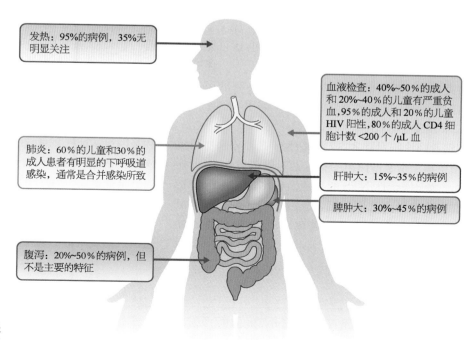

发热:95%的病例,35%无明显关注

血液检查:40%~50%的成人和20%~40%的儿童有严重贫血,95%的成人和20%的儿童 HIV 阳性,80%的成人 CD4 细胞计数 <200 个 /μL 血

肺炎:60%的儿童和30%的成人患者有明显的下呼吸道感染,通常是合并感染所致

肝肿大:15%~35%的病例

脾肿大:30%~45%的病例

腹泻:20%~50%的病例,但不是主要的特征

图 25.5　非洲成人和儿童侵袭性非伤寒沙门菌病的临床体征。

持续时间为 4～8 周，伤寒康复的婴儿和老年人排菌时间可能更长。粪便携带病原体 1 年以上者不超过 1%。

五、诊断

肠道沙门菌感染的诊断需要从粪便分离出病原体或 PCR 检测阳性。在条件允许的情况下，所有重症小肠结肠炎患者均应进行血液培养。虽然采用适当的抗生素（如环丙沙星）治疗，但如果血性腹泻持续超过 2 周，应怀疑炎性肠病或其他原因造成的结肠炎，如缺血性结肠炎等。乙状结肠镜检查和钡剂灌肠在本阶段的临床诊断意义差别不大，但直肠活检有助于区分溃疡性结肠炎（隐窝畸形和杯状细胞耗竭）或其他类型的结肠炎。当无法鉴别诊断时，应用泼尼松龙和抗生素联合治疗。如治疗有效，则 6 周后再次活检即可鉴别：此时原发性沙门菌结肠炎直肠活检的组织学表现为正常，而溃疡性结肠炎极少表现为正常。

侵袭性 NTS 可能会出现全身性脓毒症，在撒哈拉以南非洲地区，所有发热的患者或疑似脓毒症的患者均应做血液培养，而不受疟疾血涂片结果的影响。对伤寒而言患者血液中沙门菌的数量不多（平均为 1 CFU/mL），因此采血至少达到 10 mL，但给儿童抽这么多血是不现实的[99]。目前正在研发快速诊断试剂，但仍未超越传统的血液培养[100]。与其他侵袭性细菌或结核分枝杆菌（*Mycobacterium tuberculosis*）共感染造成全身性或局灶性感染较常见[97]。

六、疾病管理

（一）小肠结肠炎

大多数没有并发症的沙门菌小肠结肠炎患者持续时间短，呈自限性，仅需增加液体摄入。尚未发现抗生素对临床体征的影响，但会延长肠道带菌的时间，这可能是由于抗生素抑制了肠道共生菌群的保护作用[101]。伴有小肠结肠炎和全身感染的患者，尤其是免疫抑制的患者应给予抗生素治疗。结肠扩张的并发症不需手术治疗。

（二）侵袭性 NTS

在患者确诊脓毒症和/或转移性感染时必须使用抗生素，用于治疗伤寒沙门菌的抗生素对侵袭性 NTS 可能也有效。尚无侵袭性 NTS 的准确发病率，但 Meta 分析表明，在撒哈拉以南非洲地区，侵袭性 NTS 是引起菌血症最常见的原因[29]，在发热住院患者中，对疑似脓毒症的患者应借鉴上述的经验治疗。与伤寒沙门菌一样，耐药菌株的分布存在地域差异，在可能的情况下，经验性治疗应根据当地的药敏试验结果选取药物。

在过去的 10 年中，侵袭性 NTS 的耐药性在非洲快速蔓延，随着质粒介导菌株对氯霉素、复方磺胺甲噁唑、阿莫西林耐药性的出现，脓毒症经验性治疗应包含第三代头孢菌素或氟喹诺酮类药物。在南非，侵袭性 NTS 既产生广谱内酰胺酶又对氟喹诺酮类药物耐药，因此需要碳青霉烯类抗生素或阿奇霉素来治疗。在非洲北部国家和其他发展中国家，侵袭性 NTS 不是引起菌血症的常见原因。再则，阿奇霉素是一种可行的治疗侵袭性 NTS 的药物，但尚无最佳的治疗方法。对确诊或疑似侵袭性 NTS，考虑到免疫抑制患者的复发率高，应采取 10～14 d 抗生素治疗；在 HIV 感染中，必须立即使用抗逆转录病毒药物，而且不需要 CD4 的计数，否则延迟用药可能会引起侵袭性 NTS 复发。

（三）局灶性感染

主动脉的沙门菌感染一般需要外科干预，如果患者能耐受手术，应替换感染的移植物。化脓性关节炎可通过反复针吸脓液并配合抗生素治疗可以治愈[102]。沙门菌脑膜炎的预后较差，在儿童和成人中的病死率为 50%～80%[103]。

（四）预防

在发达国家，主要的控制措施是在商业化或私人的屠宰场和所有制作和装配食物的地方维持良好的卫生标准。生肉和熟食必须分别保存和处理。生肉类解冻后必须彻底煮熟。鸡蛋应该煮沸 5 min，商用蛋液必须经过巴氏消毒。在发展中国家，要控制经交叉感染引起的伤寒沙门菌的流行，必须在儿科医院采取充分的感染控制措施[104,105]。无症状的排菌者，如果是能接触食物尤其熟食的操作员，必须彻底治愈后才能返回工作岗位。其他患者，只要腹泻症状停止便可以继续工作或上学，但必须保证达到卫生标准。

在非洲，以上因素的相关性并不明显。有流行病学和基因组学证据显示，在非洲侵袭性 NTS ST313 已经适应人类宿主，因此人-人传播可能更重要[81,106]。在非洲，通过早期诊断、治疗 HIV、预防母婴传播 HIV、改善营养水平，以及控制疟疾来保护易感者是预防侵袭性 NTS 的重要措施。目前，预防非洲侵袭性 NTS 的基于脂多糖、蛋白抗原或减毒活菌株的疫苗仍处于研发阶段[107]。

参考文献

见：http://www.sstp.cn/video/xiyi_190916/。

第26章

肺炎球菌病

NEIL FRENCH

翻译：钱颖骏
审校：李　霞　程训佳　衣凤芸

要点

- 肺炎链球菌是全球范围内引起肺炎和脑膜炎最重要的细菌，每年约 100 万儿童死于该病。
- 携带 HIV 的成人和儿童感染肺炎球菌病的风险显著增加。
- 肺炎球菌联合疫苗可高效的预防血清型肺炎球菌，还可通过减少鼻咽的细菌携带减少其传播。

一、概述

肺炎链球菌（*Streptococcus pneumoniae*），又称肺炎球菌，是常见的人类呼吸道疾病病原体，可致肺炎和脑膜炎。人群普遍易感，婴幼儿和老年人是高危人群，是热带地区人群发病和死亡的主要病因[1]。肺炎球菌是急性下呼吸道感染的主要原因，而急性下呼吸道感染又是死亡的一个主要病因；肺炎球菌病也是增加全球伤残调整寿命年的重要疾病之一。此外，很多热带地区肺炎球菌感染与 HIV 相互影响，从而大大增加了疾病负担。肺炎双球菌耐药性的进一步恶化，将可能影响基础性的疾病管理。

针对这些问题，联合疫苗技术可能极大地改变全球肺炎球菌病的疾病负担。然而，将疫苗作为肺炎球菌病的主要控制措施尚需要一段时间。肺炎球菌病在很长时期内仍将是主要的公共卫生和临床问题。

二、流行病学

肺炎链球菌病没有重要的动物宿主，人类接触是主要的传播方式，是人类生活所不能忽视的事实。绝大多数人感染后会成为细菌的鼻咽携带者，并持续几天或几个月。少部分人将出现临床症状——通过局部黏膜感染鼻窦、中耳或支气管。极少数情况下，细菌会侵入组织产生菌血症、脑膜炎和其他转移性感染。

幼儿和老年人通常是肺炎球菌感染的主要人群。然而，在 HIV 高流行区，侵入性疾病已成为年轻人的特征。在不同地理环境，不同历史背景的地区，男性发病率均高于女性。肺炎球菌感染呈季节性变化。在温带地区，感染率在冬季升高，夏季下降。在热带地区，疾病发病率与降水和湿度有关，且不同时节、不同地区变化不同。因此，考虑到人类活动而非气候参数的关系，气候因素可能更多与呼吸道病毒传播有关（影响病原体定植和致病）。

肺炎双球菌可以通过确定多糖荚膜的血清活性进行分类，即所谓的血清型。目前已有逾 90 种的血清型已确定，并且随着监测和鉴别技术的提高，将有更多的血清型被确定下来。血清学分型流行病学监测手段已使用多年，虽然分子生物学技术可提供更详细的信息，但血清学分型仍然是毒力和临床表型的重要依据[2]。主要致病的血清型随年龄和地域的不同而不同[3]，一些血清型能引起成人的重度感染（血清型 3），而其他种血清型与多个抗生素耐药性有关（6B，14、19F 和 23F）[4]。

分子生物学方法已成为流行病学研究的首选工具，它比传统血清学分型更客观，有更好的分型能力，可以识别荚膜的转变。这主要在肺炎球菌改变荚膜型、但保留基因型时体现。这种现象的发现已有一段时期，但随着联合疫苗的使用这种现象得到了强化，因而肺炎双球菌可以逃避这些疫苗的免疫应答。多位点序列分型（MLST）已经被用于追踪耐药性肺炎双球菌的传播并且已开放存取。全基因组序列分析（WGS）可能成为替代方法。WGS 可进行血清分型和 MLST 的基因分析，推断出该疾病随时间和空间的变化关系，可探究重组和单基因计数使 WGS 成为研究遗传性毒力和传播机制的强有力工具[5-7]。

（一）携带者流行病学

鼻咽细菌携带者对于肺炎双球菌的传播是至关重要的。热带地区早期的入侵比发达国家更重。热带地区婴儿和儿童患病率研究发现，细菌携带率通常高达 60%～80%，且存在多种血清型。当携带率到达常见的 20% 时，年龄较大的儿童和成年人患病率下降，但仍高于发达国家的同龄人群。黏膜免疫应答缺陷可能会增加携带者患病率，这在 HIV 感染儿童和成人中更明显。进一步的解释是，各年龄段的肺炎双球菌暴露程度均较高[8-9]。鼻咽携带的血清型与致病的血清型往往不同，它们有不同的荚膜类型和入侵潜力。血清型 1 是很少被认为是携带类型,但却是非洲第二大侵入性疾病的病因。

(二) 儿童流行病学

热带地区儿童肺炎球菌病的重度临床症状非常普遍。肺炎链球菌是全球患菌血症婴儿和儿童主要的血培养分离菌,亚洲报道较少。非洲基于社区的数据不断地有高发病率报告。在南非索韦托的研究发现,冈比亚和肯尼亚沿海的 5 岁以下儿童年发病率分别为 130 240/100 000 和 111/100 000,是发达国家的数倍(英国为 20/100 000)[10-12]。高发人群为婴儿,在冈比亚,年发病率甚至超过 500/100 000。此外,肺炎球菌肺炎发病率明显较高,是儿童死亡的主要因素[13]。脑膜炎是肺炎球菌感染最致命的临床综合征。在非洲脑膜炎流行区,肺炎球菌脑膜炎成为脑膜炎球菌疫苗的成功引入后最主要的暴发疾病[14-15]。

高发病率无疑是多因素造成的。尽管不同地区的影响因素各不相同,但低出生体重、营养不良、微量元素和维生素摄入不足,肺炎球菌暴露增加和吸烟都可能是影响因素。在冈比亚的病例对照研究表明,过度拥挤,父母的教育和职业与感染风险关联不大,但被动吸烟、室内烹饪和患病史是重要的风险因素。

急性中耳炎是发达国家儿童肺炎球菌病最常见的表现形式,但在发展中国家的流行病学方面了解甚少。热带地区儿童听力障碍和慢性脓性耳病较为常见,但其对于语言技能和教育的长期不良反应却鲜为人知。肺炎链球菌导致急性和慢性耳病的影响还有待明确。预防急性肺炎球菌中耳炎不是目前发展中国家肺炎球菌疫苗的优先战略。随着对疾病的进一步了解,这一战略可能会有所调整。

(三) 成人流行病学

在热带地区,肺炎球菌病的成人发病率数据基于有限的以社区为基础的数据。年龄组分层和老人的疾病负担尚不明确。现有的年发病率估值为,每 10 万人 20~300 例侵入性肺炎球菌病(菌血症和/或脑膜炎)[16]。低值估计与英国老年人发病率相近。健康成人菌血症使四分之一肺炎患者的发病更为复杂,因此,肺炎球菌肺炎实际发病率可能是估计的 4 倍。

在西非,重度肺炎球菌脑膜炎疫情暴发与脑膜炎球菌病类似,且病死率高。这些暴发通常与血清型 1 有关,免疫力有限。

相对于发达国家的成年人,非洲特别是撒哈拉以南的非洲地区,健康成年人具有更高的肺炎球菌感染率,这一点让人无法理解。环境和社会因素是感染的主要原因,热带地区目前的感染率与工业化国家在 20 世纪 20 年代和 30 年代非常相近[17]。宿主遗传因素也被认为是

重要的。美国研究发现,肺炎球菌的感染率非洲裔美国人要高于欧裔美国人,这一发现未完全剔除社会和环境混杂因素。病原携带者的动力学因素和血清型的暴露程度也可能与感染率有关。当个体暴露于新的肺炎链球菌血清型时,肺炎球菌病更可能发生,传播加剧时疾病也会发生得越频繁。这是南非金矿矿工肺炎球菌病蔓延的重要因素,这些发现开启了肺炎球菌疫苗的相关研究,此后密集人群中的疾病暴发也得到了阐述。

在发展中国家烟草作为侵入性肺炎球菌病的诱发因素正在不断增强。其他非传染性疾病,如糖尿病和心血管疾病不断增加的疾病负担也会增加患肺炎球菌病的风险。

(四) HIV 相关肺炎球菌病

HIV 感染会增加 6~20 倍的肺炎球菌肺炎风险和 10~100 倍的菌血症风险。即使有最优的抗逆转录病毒治疗方案,感染 HIV 的成年人患肺炎的风险仍然显著升高[18-19]。东非基于社区的发病率数据表明,HIV 感染者患侵入性疾病的年发病率为每 10 万人 1 700~4 200 人[16]。肺炎感染率与 HIV 感染的免疫抑制高度相关;与低 $CD4^+$ T 细胞计数也高度相关。HIV 感染者再感染率极高,高达 25 000/100 000[20]。在艾滋病普遍流行的非洲,成人 HIV 携带者合并侵入性肺炎球菌感染的阳性预测值为 80%~95%。和成人一样,HIV 会增加儿童肺炎球菌病的风险,虽然相对而言这种影响较小。

1. 发病机制和病原学

(1) 微生物学 肺炎链球菌革兰染色呈阳性,在液体培养基内常排列成链状,临床上成对出现。披针状的这个词是用来描述这种成对出现的现象,细菌呈卵圆形,尾部扁平。其生长需要过氧化氢,因此在过氧化氢酶的存在下肺炎双球菌生长更好。在实验室诊断中,通常是通过在血琼脂或加热血液琼脂板(巧克力琼脂)上培养来实现。在 25~40 ℃、5%~10% 的二氧化碳下培养效果好,这些条件在广口瓶中可以实现。马血通常用于培养基的制备,也可用绵羊或山羊血。最好避免使用人血或牛血,不仅由于操作人类血液制品有感染风险,而且细菌培养效果不佳。适合在人工培养复苏肺炎链球菌时使用的液体培养基有营养培养基、大豆酪蛋白消化物培养基和脑-心浸萃液态培养基。发展中国家培养基和试剂的相关实验室准备见参考文献[21]。

血琼脂板上,肺炎双球菌形成的菌落通常不透明,直径 1~2 mm,中心塌陷,周围有绿色溶血环(α 溶血),是由外毒素,即肺炎球菌溶血素引起。细菌的多糖荚膜使其外观不透明。若产生大量荚膜,菌落可能呈现黏液状。未能出现显著的荚膜会导致透明菌落的生长。这些表型特征可能是重要的发病机制(见下文)。肺炎双球菌可自

我分解和死亡,这解释了菌落呈脐状和中心塌陷的原因。这些可能会影响疾病的诊断。肺炎双球菌在液体培养基内生长会变得浑浊,在至少 16 h 后可在后续培养中澄清。虽然在现代化血培养监测下这不是太大的问题,但实验室人工培养需要进行肉眼观察技术和接种,以避免出现问题。人工培养时红细胞溶解是细菌生长的额外证据。

肺炎双球菌对奥普托欣(乙基氢化叩卟啉,属奎宁衍生品,曾经用于治疗但由于毒性被撤回)敏感度和使用胆汁盐培养后会使其有别于其他 α 溶血链球菌。应在可能条件下进行抗生素敏感性检测,特别是对青霉素敏感的情况下对脑膜炎治疗非常关键(见下文)。用 1 µg 苯甲异恶唑青霉素评价青霉素敏感性最佳。苯甲异恶唑不仅比低效的青霉素稳定和易储存,且对青霉素敏感性降低的预测也相对精确(区域直径≤19 mm)。准确测定肺炎双球菌的易感度需用培养基、琼脂稀释法或使用标有刻度的抗生素浸渍胶测量最小抑菌浓度(MIC)以及电性能测试(瑞典 AB Biodisk 公司)。血清型肺炎双球菌的常规临床诊断工作是不必要的,但可以进行流行病学监测。荚膜肿胀反应是肺炎球菌荚膜血清分型的金标准。悬浮生长的肺炎双球菌用荚膜型特异性抗血清及亚甲蓝孵育10 min。如果有抗血清荚膜的识别,荚膜-抗体复合物导致荚膜折射率变化,从而与被甲氧基兰染色的细胞内容物形成鲜明对比(通常被称为肿胀)。此时需要相差显微镜进行观察并需要设置阳性对照,因为反应结果通常难以评估。肺炎双球菌血清分型的商用乳胶凝集反应试剂可对主要的肺炎球菌进行血清型分型,极大地简化了分型工作,但不提供因素分型,因此无法代替荚膜肿胀反应。

(2) 细菌的解剖学和生理学　肺炎双球菌的膜和外部结构分 3 层,由细胞膜、细胞壁和多糖荚膜组成(图 26.1),嵌套着一系列的细胞表面蛋白,这些结构决定了细菌的致病性和毒力机制。外毒素的产生比其他链球菌物种更为有限,肺炎球菌感染造成的组织破坏被认为是受细胞壁和荚膜组分触发的炎症反应的结果。

细胞壁由肽聚糖共价结合磷壁酸突出深入荚膜组成。这种 C-多聚糖,是独一无二的[除了少数草绿色链球菌(Viridans)外]。C-多聚糖在 C-多聚糖抗体的存在下通过替代途径或经典途径激活补体,从而导致炎性细胞因子的产生。

肺炎球菌荚膜是由低聚糖聚合形成,黏附于细菌的细胞壁。用于生产低聚糖大分子的单糖的排列产生了抗原多样性。荚膜产生的基因控制取决于基因组合成的单一平移单位,但重要的是细菌可能拥有或获得额外的荚膜相关基因,因而可以改变荚膜特征[5]。这一过程自然发生,但在疫苗诱发的免疫应答下可能会加速。

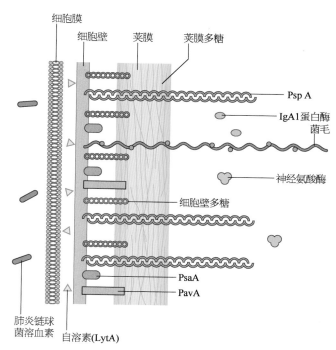

图 26.1　肺炎球菌细胞膜、细胞壁和荚膜模拟图。肺炎球菌表面蛋白 A(Psp A)是一种胆碱结合蛋白,突出于荚膜,其作用是稳定荚膜结构,阻止通过旁路途径激活补体。Psa A 存在于几乎所有荚膜血清型中,具有基因和抗原保守性。它保护细菌免受氧化应激反应。Pav A 是纤维连接蛋白黏附素。神经氨酸苷酶是一种生物酶,它分割细胞表面组分,使细胞表面受体暴露并辅助黏附。自溶素(LytA)是与释放细胞内容物相关的细胞溶解酶,特别是肺炎球菌溶血素,它是溶细胞外毒素。IgA1 蛋白酶破坏 IgA 亚型免疫球蛋白。肺炎球菌菌毛是由几种蛋白亚基排列组成,介导细菌黏附,虽然在所有肺炎球菌中都未观察到。细胞壁多糖包括磷壁酸、肽聚糖和多聚糖。当和脂质分子结合时,它能进入富含脂质的细胞膜,被称为 F 抗原。

多糖胶囊对生物体的毒性作用至关重要,没有特定类型促调理抗体时,荚膜能抑制吞噬作用,其机制尚不清楚。这可能与荚膜可覆盖和隐藏细胞壁与补体及免疫球蛋白结合部位有关,后者作为调理素能阻止吞噬作用。其他细胞表面组分已被鉴定出来,并有可能在发病机制中发挥作用[22]。全面了解这些蛋白的作用超出本文讨论的范围。然而,其中某些蛋白已成为疫苗或治疗研究的目标,包括肺炎球菌表面抗原 A(PsaA),它保护肺炎球菌抵抗氧化应激;肺炎链球菌表面蛋白 A(PspA),干扰补体的激活;组氨酸三联体蛋白(PhtD A - D),是一类锌结合蛋白,以及菌毛蛋白(RrgA - C),对肺炎双球菌与宿主细胞的黏附进行调节。

肺炎球菌溶血素和自溶素(LytA)是外毒素,是肺炎球菌的毒力因子。前者对吞噬作用和呼吸作用的上皮细胞具有毒性,并可通过激活补体引发促炎症反应。一些菌株具有非溶细胞突变但毒力强。自溶素参与细胞壁改造,且在释放肺炎球菌溶血素过程中起着重要作用。其

表 26.1	热带地区肺炎球菌易感机制						
	暴露增加	黏膜清除削弱a	解剖缺陷	抗体缺陷	补体缺陷	吞噬细胞功能失调	评论
重要的							常见条件或高风险
HIV 感染		(X)		X			后期呼吸道分泌物清除功能减弱
镰状细胞病				X	X	X	
婴儿期和衰老	(X)		X	X			兄弟姐妹高携带率导致暴露程度高
酗酒		X				X	
慢性胸部疾病		X	X			X	结核、哮喘和支气管扩张
营养不良		X		X			
糖尿病						X	
肝硬化				X		X	
吸烟/空气污染b		X				X	黏膜纤毛干扰和肺泡巨噬细胞中毒
贫穷	X						过度拥挤伴营养缺乏
次重要的							不常见条件或低风险
肾病				X	X		
淋巴组织增生病				X			
内脏利什曼病(以及其他寄生虫感染)				X	X	X	免疫缺陷和脾功能缺陷

a 黏膜纤毛行动缺陷。
b 生物质燃料的使用。

他的细菌组分正在被研究和识别,它们也对毒性/致病性起一定作用,但其在人类疾病中的作用仍待研究。

(3)宿主易感性 肺炎球菌病的发展有几个关键点。首先细菌必须进入鼻咽(肺炎球菌性腹膜炎时,细菌可进入女性生殖道,但这种情况极少发生),而后黏附于上皮细胞。随后传播至易感解剖部位,即鼻窦、中耳和支气管,自由繁殖,最后可能会侵入内皮表面、进入血流并播散至其他组织。广义上,宿主通过呼吸道中的黏膜纤毛及适应性黏膜免疫防止细菌附着黏膜和扩散,以防止肺炎球菌感染黏膜。防御侵入性疾病有赖于荚膜抗体的调理和功能正常的吞噬作用。肺炎球菌感染的诱发条件见表 26.1。

2. 解剖防御 发育未成熟的咽鼓管,以及中耳无法清除分泌物和细菌被认为是造成儿童中耳炎的原因。其他干扰黏膜纤毛功能而影响感染的因素有:吸烟、通风不良处的烟雾吸入、病毒感染致上呼吸道黏膜的纤毛上皮受损等。病毒感染可能上调改善黏膜附着的配体的表达,这可能有助于毒力更强的肺炎链球菌血清型的侵入,虽然细菌数量下降,但一旦黏附,细菌侵入性更强。炎症改变、黏液分泌过多和鼻后部漏涕伴感冒和流感有助于肺炎双球菌进入咽喉和支气管。

3. 黏膜免疫应答 先天和获得性免疫应答有助于预防肺炎双球菌在黏膜表面的传播。乳铁蛋白、溶菌酶和乳过氧化物酶是先天免疫系统的组分,它们通过黏膜相关的吞噬细胞结合和调理吞噬清除肺炎双球菌。C 反应蛋白(CRP)和甘露糖结合凝集素(MBL)在先天免疫应答中发挥着系统的和黏膜水平的调理吞噬的重要作用。MBP 基因编码的多态性与侵入性肺炎球菌病相关,这一点已在非洲得到了证实。C 反应蛋白的持久进化被认为是保护机体免于肺炎球菌感染的能力。

模式识别受体有跨膜 Toll 样受体(TLR)和胞质NOD 受体,在防御肺炎球菌感染而吸引炎症细胞和调节免疫应答方面的重要性已得到公认。这种非特异性刺激能提高清除率和改善肺炎球菌感染结局,而协同刺激可提高疫苗应答,因此可用于治疗研究,目前正积极开发相关产品。

越来越多证据显示,体液免疫和细胞适应免疫反应也参与黏膜水平肺炎球菌病的预防[23-25]。CD4+ T 细胞,尤其是分泌 IL17 的细胞,在控制肺炎球菌定植鼻咽起到非常关键的作用。这些 T 细胞反应产生一系列的肺炎球菌蛋白,且在儿童早期广泛应答。成年期持续暴露并促进这些反应,成年 HIV 感染者缺乏这些反应,因此越来越易于感染肺炎球菌。

抗体也可以调节细菌的定植。分泌型 IgA,是人体上呼吸道黏膜表面的主要免疫球蛋白,可防止肺炎双球菌结合(甚至中和肺炎球菌溶血素)和调理细菌被吞噬细胞识别。两种型别的 IgA 中,IgA2 更为重要,它可抵抗肺炎球菌分泌的 IgA 蛋白酶,而 IgA1 不能。动物研究已经证实 IgA 的防御功能,但在人类抗肺炎球菌中的重要性尚不明确。IgA 抵御肺炎双球菌的选择性缺陷尚不清楚,且在非白种人群中罕见。此外,肺炎双球菌可以使用剪切的 IgA 协助附着和跨黏膜侵袭。

血清 IgG 与注射肺炎联合疫苗后阻止细菌侵入相关,但不清除已侵入的细菌。疫苗血清型定植在注射疫苗后立刻明显减少,与血清 IgG 的峰值水平直接相关[26]。然而,定植的减少在多大程度上是由黏膜表面 IgG 和/或 IgA 导致的结果目前尚不清楚。细菌定植的影响是疫苗产生群体保护的主要原因。IgG 是否在自然保护鼻咽细菌侵入发挥作用尚不明朗,但它是肺泡中关键的调理素,并增加肺泡巨噬细胞清除肺炎双球菌的能力。

4. 系统性的免疫反应·防止侵入性疾病的关键在于荚膜调理抗体、肝脏和脾完整的吞噬细胞系统。

19 世纪晚期,在动物模型上注射免疫血清可实现宿主保护作用,血清保护的核心作用得以确定。20 世纪 20 年代,人们认识到赋予保护作用的抗体是直接作用于肺炎球菌荚膜的。随后,被动免疫接种或基于早期肺炎的特殊抗血清治疗的血清疗法成功地治愈了肺炎球菌病。最近的研究确认了低水平/低活性的荚膜特异性 IgG 与疾病风险之间的关系。然而分离的荚膜特异性 IgG 的绝对水平并不是完全可靠的保护或敏感性预测指标。

疾病导致免疫球蛋白减少,这与肺炎球菌病的风险增加有关。这在原发和获得低丙种球蛋白血症中也许是最明显的,导致反复中耳炎、鼻窦炎、肺炎和侵入性疾病。侵入性肺炎球菌病在儿童早期的高发病率与 IgG、IgG2 的减少部分有关,在成人期它们主要用于产生荚膜抗体。IgG2 应答产生的衍生品 C3 是重要的肺炎球菌多糖调理素,它绑定 B 细胞的协同受体(补体受体 2；CR2；CD21)与 B 细胞受体结合多糖。重要的是,2 岁以下的儿童不充分表达 B 细胞补体 2,从而导致 IgG2 表达低。

缺乏荚膜特异性 IgG 增加 HIV 感染者的肺炎球菌病易感性。大量的和进行性的 B 细胞破坏是 HIV 感染失控的特征,这会遏制 B 细胞利用 VH3 家族基因产生免疫球蛋白重链可变区。健康成人 B 细胞表达的大部分 VH3 基因型抗体起着抗肺炎双球菌的作用。因此,HIV

破坏抗肺炎球菌感染的体液免疫应答。没有其他 HIV 相关的免疫缺陷直接关系到疾病的风险,尽管肺炎双球菌的携带增加伴随着 CD4 细胞计数减少,这似乎是与在黏膜水平的细胞应答相关。

营养不良、老年、糖尿病、恶性肿瘤、慢性肺部疾病以及慢性肝脏疾病,包括酒精相关疾病和肾功能衰竭均与肺炎球菌病有关[27]。虽然免疫球蛋白产生受损或多或少是以上情况的特征之一,其他因素也使得易感性增加,如咳嗽反射障碍、活动障碍、吞噬细胞缺陷、腹水和位置性障碍等。

除免疫球蛋白外,补体也会调理肺炎球菌。体外研究证实,补体的价值在于刺激肺炎球菌的吞噬以及调节 B 细胞对多糖的反应。革兰染色阳性微生物能够抵御终端膜攻击复合物(C5~C9);因此,它是早期的防御补体。令人惊讶的是,特殊补体缺陷与肺炎球菌感染的关联鲜有报道,虽然有报道显示肾病综合征风险的增加是由于肾脏早期补体的沉积和消耗造成的低补体血症。

一旦调理发挥作用,肺炎双球菌会从循环系统清除,并被吞噬细胞消灭。肝脏和脾脏的多形核白细胞和巨噬细胞会执行该任务。令人惊讶的是,吞噬细胞的主要功能缺陷是由趋化性又或者氧化损伤造成,与肺炎球菌疾病的发病率和严重性不相关,尽管中心粒细胞减少意味着面临更大的患病风险。同样地,无脾(脾切除术后)或在脾功能缺乏(纯合性镰状细胞病)患者肺炎球菌病的发病率高,部分原因在于吞噬功能的减弱,虽然其他因素如异常抗体的产生和脾脏关键边缘的损失增加了敏感性。其他的吞噬功能缺陷是由于吞噬细胞 Fc 受体表达的变化,尤其是 FcγRIIa,这些与儿童呼吸道易感性增加有关。然而,受体多态性和肺炎球菌疾病风险的关系在非洲或亚洲的重要性尚待研究。

三、临床特征

(一) 肺炎

肺炎是肺炎球菌疾病最重要的表现形式,发病率高,占所有成年人肺炎球菌疾病的 80%~90%,而且死亡率也很高。在缺乏抗生素的时代,该疾病病死率为 40%~50%。使用抗生素后,成人病死率降为 10%,但仍然是典型的细菌疾病[28]。贫困地区或卫生设施不足地区的延迟就医问题,对病死率产生了巨大影响。儿童病死率也很高,但早期使用抗生素治疗可显著改善肺炎球菌肺炎结局,病死率控制在 1%~2% 是可以实现的,但不一定都是如此。清楚地了解症状、治疗和预期疾病结局是热带地区肺炎管理的基本要求。

1. 临床表现·通常为 2~3 d 的急性咳嗽、发热、呼吸困难和脓痰。如治疗肺炎已经部分治愈或患者伴有潜在的慢性胸部疾病,尤其肺结核时,病程可能加长。其他症状包括咯血、典型的铁锈痰(外毒素作用于血红蛋白的色素导致),这些症状不常见,但是很典型;肋膜炎导致的胸部疼痛,头痛伴假性脑膜炎,以及偶尔性腹泻,常与急性肠胃炎混淆。

患者会出现心动过速、呼吸急促等症状。如脸色苍白则预示疾病的严重性,但黑人难以发现。听诊常发现胸部实变迹象(叩诊浊音、支气管哮喘和羊音)或更常见的伴有分泌物的粗啰音。胸膜摩擦音也可能出现,但不一定预示伴复杂胸膜疾病。当有疟疾、细菌性败血病或爆发性病毒感染时,突然发病可能出现一系列的急性症状,而影响鉴别诊断。急性精神病、意识模糊、低体温、黄疸或腹部疼痛也可能影响诊断。

儿童肺炎的体征、识别和评估见第 80 章。

2. 辅助检查 • 当胸片见大叶或肺段阴影时可确诊肺炎。临床表现明显时,不必拍摄胸片,但往往会造成误诊(图 26.2)。儿童胸片的特征可能不太清楚,但即使是肺实质的微小变化可作为肺炎诊断的依据。

血液或经皮肺穿刺抽吸液中培养出肺炎球菌可用于肺炎的病原学确诊。肺穿刺使用小针进行,对成人和儿童而言,都是安全、有效的技术。痰往往是最容易获得的临床标本。革兰染色剂检查和培养的结果需要谨慎对待。鼻咽内肺炎双球菌可能污染痰标本而造成假阳性。痰液的肉眼观察可发现脓性物质(黄/绿色黏液)。高倍镜(×100 油镜)下见到革兰阳性双球菌和 10～20 个脓细胞,而不出现上皮细胞是肺炎病原学诊断依据。由于肺炎患者常伴结核杆菌,因此需对痰液进行酒精耐酸菌检查。商用肺炎球菌荚膜多糖诊断试剂盒也可用于血样或尿样的检测。各类试剂盒敏感度差异大,特别在携带者和 HIV 感染者多的地区,而且对基础实验室诊断来说成本不合理。目前,临床常规检测不适用血清学方法。基于聚合酶链反应的新技术可能在未来会有所使用。定量评估鼻咽肺炎球菌携带或血液肺炎球菌 DNA 检测技术具有诊断价值,但在资源贫乏地区,需要对分子生物学技术进行简化。

其他辅助调查包括白细胞计数、动脉血气、电解质测量和肝功能测试,这些检测对诊断而言意义不大,但可以用于疾病严重程度的判断。

3. 鉴别诊断 • 当病患呼吸道症状和体征不明显时,肺炎球菌肺炎则应与其他发热疾病进行鉴别诊断。当进行鉴别诊断时,肺炎应于其他的致肺炎病原体进行区别,

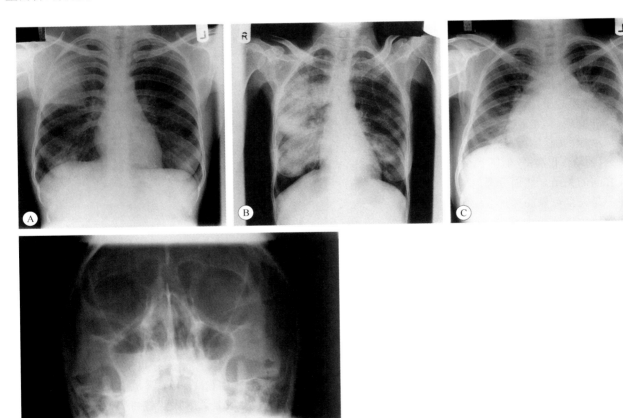

图 26.2 肺炎 X 线片。A. 右肺上叶球菌性肺炎,患者为 32 岁来自肯尼亚的 HIV 女性感染者;B. 右肺上叶细菌性肺炎伴肺结核,见双侧肺实变,患者为 26 岁来自肯尼亚的 HIV 女性感染者;C. 肺炎球菌心包炎和心包积液,患者为 34 岁未确认 HIV 感染的乌干达男性;D. 肺炎链球菌感染的双侧上颌窦积液,肺部无病灶,患者为 28 岁肯尼亚人。

有时还需与伤寒或阿米巴肝脓肿（右侧肺积液）进行鉴别。这些感染的确诊是在很多方面比肺炎球菌病的确诊还要困难。许多病原体不易识别（如衣原体、支原体、立克次体、病毒）或很难检测（如痰里的革兰阴性菌）。肺结核是肺炎最重要的鉴别诊断疾病，它可能表现为急性肺病或合并肺炎球菌感染。在撒哈拉以南非洲，结核分枝杆菌（*M. tuberculosis*）可能涉及 5%～15% 的成人社区获得性肺炎（CAP），这在成人 HIV 感染者中尤为严重。姜-尼染色痰样本将有助于诊断，但 20%～50% 的急性结核分枝杆菌感染病例需进行分枝杆菌培养来诊断。合并结核病感染时，抗生素治疗最初可能是有效的。随访和高度怀疑结核病是有必要的。随访中出现抗生素治疗无效、胸腔积液、肺囊腔、颈椎或其他巨大淋巴结病肺炎的或不完全的肺炎球菌诊断应怀疑为结核分枝杆菌感染。

4. 管理和治疗·由于住院部患者众多，入院治疗将更倾向于重度疾病、门诊口服药物治疗适用性评估以及肠外治疗的病患。表 26.2 列出了不良结局的各项指标。

表 26.2	重症疾病和肺炎不良结局的关系
	严重程度
人口学特征	
55 周岁以上	A
咨询传统医务人员	A
距离医院越来越远	B
近期移民/难民营	B
临床症状	
意识不清	B
舒张压低于 60 mmHg	A
每分钟呼吸次数>30 次	A
脉搏>120/min	A
脸色苍白	B
外部肺感染	B
黄疸病	B
身体质量指数下降	B
调查：疾病初期进行	
多叶病	B
白细胞计数低于 4 000 个/μL	A
白细胞计数高于 18 000 个/μL	B
调查：治疗期间进行	
合并结核病	B
肺炎链球菌菌血症	B

注：本表数据引用自多处文献。A. 重度疾病和死亡高度相关（死亡风险为 5 倍或以上）；B. 重度疾病和死亡中度相关（死亡风险小于 5 倍或难以定量）。是否住院治疗或肠道外使用抗菌素无确定方案，但有 A 级 2 个或 2 个以上的，或 B 级 3 个或 3 个以上的，应住院治疗。使用本方法确定疾病的严重程度敏感度高，但特异性差。

口服药物治疗的适用性指标与胃肠道症状和微生物因素有关。呕吐或频繁腹泻是口服治疗的禁忌证，因为这可能影响抗生素的吸收。

除抗菌治疗外，应积极进行其他支持性治疗。缺氧时进行吸氧，最好对血气或饱和度测量进行监控。维持适当的液体摄入（4 级流质）和清除呼吸道分泌物也可能是必要的。后者可以通过改变姿势，引流和吸入雾化盐水，防止呼吸道和咽分泌物干燥。当呼吸肌肉出现疲劳时，如二氧化碳压力不断上升以及随后意识水平的改变、血压不稳定和呼吸减少等，辅助呼吸是必要的。

5. 并发症·肺炎球菌肺炎可能并发转移性感染和积脓症。骨髓炎、关节炎、心内膜炎和化脓性心包炎等局部感染并不常见。有 2%～3% 的肺炎发生积脓症，可能更常见于特定菌株如血清型 1 引起的肺炎。抗生素治疗不完全可能引起此种并发症。胸膜腔渗出、积脓症的管理应从一开始就积极实施，避免出现晚期慢性积脓症。胸腔积液也应检查。积液或积脓引流后可导致类肺炎渗出物。区分这两种情况可能会有困难。生化措施可以帮助确定感染的可能性（低 pH、低葡萄糖和高乳酸脱氢酶），但肉眼观察和显微镜检查都可以得到很多信息，而细菌的检出是明确的指标。如诊断为积脓症，应使用胸导管或注射器进行引流，以尽可能多地排出积液。

（二）脑膜炎

脑膜炎是最致命的肺炎合并症状，且幸存者出现严重并发症的概率高。儿童住院病死率超过 60%，与成人接近，远高于发达国家[29-30]。这不太可能是由于治疗类型引起的，而是取决于治疗时机。起病晚，以及因卫生设施不完善导致的延迟治疗是造成疾病结局恶化的主要原因。

1. 临床表现·肺炎球菌脑膜炎表现为典型的头痛和发烧，伴有颈部僵硬、意识水平的逐步改变和播散性脓毒症的特征，症状持续 12～48 h。合并肺炎也是常见的。当无颈部僵硬症状，又与疾病晚期、婴儿、老年人和免疫抑制相关时，可能发生漏诊或误诊为脑型疟疾。

2. 辅助检查·脑脊液（CSF）检查对确诊至关重要。脑脊液检查结果将显现细菌性感染、多形核白细胞脑脊液细胞增多、蛋白质含量升高、低糖和革兰阳性披针形双球菌等特征。但是，白细胞计数在免疫抑制或者严重感染时低。这种情况下通常革兰染色会有发现。在革兰染色未明确或无后续抗生素治疗时，可以检测 CSF 的肺炎球菌抗原来进行快速诊断。肺炎确诊取决于实验室培养和检测结果。如缺乏病原学诊断依据，基于经验的治疗应选择对肺炎双球菌有效的试剂。在有条件的实验室，应对所有 CSF 的分离菌株进行敏感性测试，因为青霉素敏感性降低对确定脑膜炎的治疗方案至关重要（见下文）。

腰椎穿刺时,需对穿刺风险和所获信息的价值进行权衡。然而,脑脊液检查所需实验室设备非常简单(显微镜、计数室、载玻片和革兰染色剂),并且可以快速获得诊断结果。当出现局灶性神经功能缺损(20%的细菌性脑膜炎有此症状)、改变的意识水平(高于60%的病例)、视神经乳头水肿(小于1%的病例)、癫痫发作(30%的病例)和化脓性耳病时,应重新考虑腰椎穿刺的必要性,但不是绝对的禁忌证。

3. 鉴别诊断 · 这包括其他形式的细菌性脑膜炎(见第27章):恶性疟疾、立克次体感染、回归热、钩端螺旋体病、病毒性脑膜脑炎和隐球菌脑膜炎等,而脑膜炎球菌是最重要的。此外,破伤风、危重型高血压、中毒和蛛网膜下出血也需要一并考虑。鉴别诊断有赖于脑脊液检查。所有疑似脑膜炎病例也应进行血液培养。血液细菌培养可在24 h内得到结果,在不能进行腰椎穿刺时,该结果能为诊断提供特别有价值的信息。

4. 管理和治疗 · 一旦考虑为脑膜炎就应尽快治疗。一旦开始抗生素治疗即应进行腰椎穿刺(见上图),且抗生素治疗不得延误。注射治疗也是必需的,且至少持续10 d。除此以外,还需要其他对症治疗,如静脉输液和吸氧,旨在治疗菌血症的并发症;良好的护理可预防久卧病床导致的并发症;护理时注意头朝上可防止颅内压上升等。根据欧洲的临床试验,肺炎球菌脑膜炎的治疗应使用大剂量糖皮质激素。然而,马拉维进行的两项儿童和成人试验不支持这种观点,在那里HIV流行,临床发病会延迟[31-32]。甘油作为口服剂也被建议用于儿童治疗,对成人脑膜炎则无效[33-34]。

5. 并发症 · 肺炎球菌脑膜炎预后不良。幸存者恢复期可能延长,神经功能缺损和残疾常见,尤其是耳聋、中风和失明。儿童可能出现硬膜下积液,但成人罕见。

(三)其他症状

肺炎球菌还有其他一些常见的症状,尤其是鼻窦炎、中耳炎和结膜炎。免疫功能不全者的鼻窦可以成为菌血症和脑膜炎的感染源。急性中耳炎是儿童主要并发症,这是由于解剖学以及在易感性章节中列出的原因造成的。热带地区急性中耳炎很可能隐藏于发热性疾病。不常见的症状有心包炎、关节炎、骨髓炎、纵隔炎、心内膜炎、脓性肌炎、脑脓肿、腹膜炎(特别是年轻女性和酗酒者)。

(四)特殊情况

1. 人类免疫缺陷病毒 · HIV感染显著地增加了肺炎球菌尤其是侵袭性疾病的易感性,在较低的WHO临床阶段或CD4$^+$ T细胞计数时疾病风险增加。急性肺炎球菌病的综合管理应该不受HIV感染状况的影响。但是,撒哈拉以南非洲的成人肺炎球菌感染者或成人肺炎

患者均应进行HIV检测。在那些HIV感染者中,严重细菌感染者达到临床3期标准,需同时进行抗逆转录病毒治疗。

2. 镰状细胞病 · 重型肺炎球菌败血症是镰状细胞病的一个特点[35]。最严重的感染发生在5岁以下儿童,并通常表现为败血症。感染伴梗死可能会误诊。镰状细胞病儿童患者感染的假定性治疗应首先考虑抗肺炎治疗。肾上腺衰竭/Waterhouse-Friderichsen综合征是公认的并发症,类固醇的支持性治疗是必要的。

四、抗菌治疗

抗生素是治疗侵入性肺炎球菌病和肺炎所必需的,即便如此,儿童可能发生无症状和自限性菌血症。青霉素仍然是治疗的首选药物(表26.3)。然而,青霉素耐药性肺炎球菌的扩散已经开始威胁到它的使用。

1973年,南非首次报道了肺炎双球菌对青霉素的敏感性降低。20世纪90年代以来,耐青霉素肺炎双球菌在世界范围内不断增加。耐青霉素肺炎双球菌会影响临床症状。虽然耐药性对肺炎球菌性肺炎无不利影响,但对脑膜炎的结局有严重影响。至少需0.1 mg/L青霉素才能抑制肺炎双球菌的增长(最小抑制浓度或MIC),如果引起脑膜炎不能使用青霉素治疗;浓度高于2 mg/L时若引起肺炎,可用青霉素治疗。青霉素跨越血脑屏障的渗透性差,这使得有效的青霉素作用无法实现。

青霉素通过共价结合和抑制参与肽聚糖细胞壁产生的酶发挥抗菌活性——即青霉素结合蛋白(PBP)。已经发现6种PBP与青霉素亲和性下降,这被认为是肺炎球菌在鼻咽获得其他链球菌DNA后进行基因转换造成的,使得抑制或杀死细菌增长所需的浓度增加。随着抗生素的广泛和不规范使用,抗肺炎球菌克隆菌种也广泛扩散开来。例如西班牙23F克隆已扩散到全球。抗青霉素肺炎双球菌已频繁出现多重抗药。青霉素、复方磺胺甲噁唑、大环内酯物和氯霉素抗性通常也存在于相同的肺炎球菌克隆菌种中,增加了基于经验治疗时的择药困难。肺炎球菌的这些抗性基因同样出现在含青霉素抗性基因的PBP编码片段中。

抗生素耐药肺炎球菌在热带地区的分布情况尚不清楚,仅有少数地区有相关报道。青霉素耐药情况在东南亚最严重,高达60%临床相关的肺炎双球菌感染病例出现耐药性,其中80%的分离株MIC高于2 mg/L。由于地方的敏感性测试往往不可行,国家级的监测和抗菌素用药指南对区级医院和诊所相当重要。

对单纯性血液感染和肺炎,青霉素仍然是首选抗生素。单次静脉注射剂量为5 MU(苄青霉素为3.0 g),给药后4～5 h成人血清和肺的青霉素浓度可达4 mg/L以上。每日4次,每次5 MU,24 MU可对除最耐药肺炎双

表 26.3	肺炎链球菌感染的抗生素治疗				

		青霉素敏感		抗青霉素	
		成人	儿童	成人	儿童
肺炎和/或菌血症	注射剂型	BZP，600 mg，每 6 h 给药	BZP，日剂量 50～100 mg/kg[a]	BZP，1.2～2.4 mg，每 4 h 给药	BZP，日剂量 100～300 mg/kg[b]
	口服剂型	AXL[c]，250～500 mg，每 8 h 给药	AXL，125～250 mg，每 8 h 给药	AXL，1 g，每 6～8 h 给药	AXL，日剂量 90 mg/kg，分 3 次给药
脑膜炎[d]	注射剂型	BZP，1.8 g，每 4～6 h 给药	BZP，日剂量 100～300 mg/kg[b]	CXF[e] 2 克，每 6 h 给药或 CHL 50～100 mg/kg，分 4 次给药[f]	CXF 日剂量 200 mg/kg，分 2～4 次给药或日剂量 CHL 25～100 mg/kg，分 4 次给药[g]
鼻窦炎和中耳炎	口服剂型	AXL 500 mg，每 8 h 给药	AXL 日剂量 80～90 mg/kg，分 3 次给药		

青霉素耐药肺炎球菌感染的治疗应基于对敏感性的检测以及发病地区的相关分析。如 48 h 内一线药物出现治疗失败，应重新考虑诊断，考虑局部感染或脓肿以及可能的抗药性。注射治疗在治疗有效情况下，且不宜超过 48 h。注射治疗后对非重症肺炎应至少连续治疗 7 d，重症脑膜炎患者则至少治疗 10 d。青霉素过敏者应采用第三代头孢菌素（10％交叉敏感度）或氯霉素作为替代注射药物。红霉素或氯霉素有口服剂型。BZP，苄青霉素；AXL，羟氨苄霉素；CFX，氨噻亏头孢菌素；CHL，氯霉素。

a 7 d 以下新生儿，日剂量 50 mg/kg，分两次注射；1～4 周婴儿，日剂量 75 mg/kg，分 3 次注射；其他儿童每日剂量为 100 mg/kg，分 4～6 次注射。
b 7 d 以下新生儿，日剂量 100 mg/kg，分两次注射；1～4 周婴儿，日剂量 150 mg/kg，分 3 次注射；其他儿童每日剂量为 300 mg/kg，分 4～6 次注射。
c 氨苄青霉素可作为替代药物，每 6 h 给药。
d 该剂量用于脑膜炎治疗，对腹膜炎、心包炎、关节炎以及伴排脓治疗的其他腔内感染有效。
e 其他第三代头孢菌素也可做替代药物，如头孢曲松，日剂量 2 g，每 12 h 给药。
f 若临床治疗有效，则应将剂量从 100 mg/kg 调整为 50 mg/kg。
g 14 d 内新生儿，日剂量为 25 mg/kg，分 4 次给药；2 周以上 1 岁以下婴儿，日剂量 50 mg/kg，分 4 次给药；其他儿童 50～100 mg/kg，分 4 次给药——若临床治疗有效，则应将剂量从 100 mg/kg 调整为 50 mg/kg。

球菌以外的肺炎球菌有效。此外，在连续注入 24 MU 的青霉素超过 24 h 后，推注 4 MU 将使血清青霉素浓度达到稳定的 20 mg/L——该浓度超过了已知最高的 MIC。因此，肺炎和血液感染的管理方法在青霉素耐药性地区是公认的，即应增加青霉素剂量和/或调整给药时间。

当抗生素渗透率下降时，如出现青霉素耐药性，则应改变脑膜炎和其他体腔感染的治疗方案。仅增加青霉素治疗剂量还不够。青霉素的脑脊液浓度通常为血清浓度的 1％～5％，在给药间隔至少 40％的时间维持高于 MIC 的浓度（β-内酰胺类抗生素动物实验所要求的治疗成功剂量）是无法实现的。条件允许时，应使用第三代头孢菌素作为治疗脑膜炎的初始用药，并根据敏感性检测调整用药。无头孢菌素时，可使用氯霉素。地区敏感性分布将为决策提供信息。其他抗肺炎球菌的已被用于治疗抗青霉素的肺炎链球菌脑膜炎的药物有：碳青烯类药物（如美罗培南）、糖肽类药物（如万古霉素）、唑烷酮类药物（如利奈唑胺）和利福平。这些药物很昂贵，除利福平外不如头孢菌素容易获取，而且均不是 WHO 推荐的基本药物。利福平是广泛使用的结核复方药，但单独使用很少，且单独使用会使得耐药性迅速增加。氨基糖苷类药物如庆大霉素和链霉素，也不能作为单独使用，这是因为即使是对最敏感的微生物，其组织浓度尚低于 MIC。

五、预防

肺炎球菌蛋白联合疫苗可用于儿童肺炎球菌病和肺炎的预防，这是当前国际卫生议程的一个重要组成部分[37]。目前非洲正就肺炎流行区疫苗的疗效与接种失败以及死亡归因开展相关研究[36-37]。

（一）多糖疫苗

过去的 90 年，多糖疫苗一直存在且发挥着一定作用。当前配方包含 23 个常见致病肺炎球菌荚膜多糖血清型。虽然这些疫苗已广泛应用于北美和欧洲，但疗效存在争议。当这些疫苗在北美和欧洲被广泛使用时，它们在热带地区的使用就非常有限。疫苗能有效保护免疫正常成年人免于侵入性肺炎球菌病，特别在肺炎球菌的流行区保护作用更加明显，但在免疫受损人群中未被证明有效。疫苗的使用不能完全减少肺炎发病。多糖疫苗不适用于婴儿。目前热带地区多糖疫苗的使用有限，但可用于患镰状细胞病，或其他原因造成的功能性脾损伤或脾切除术患者。不建议非洲成年人 HIV 感染者使用该类疫苗[38]。

（二）蛋白结合肺炎球菌疫苗

由于多糖疫苗对幼儿无效，且人们逐渐认识到多糖附着于多肽载体的疫苗发挥作用依赖于 T 细胞，所以蛋白结合疫苗（PCV）逐渐被开发出来。T 细胞依赖应答从出生就已经存在，这不同于纯多糖应答。T细胞的参与不仅使婴儿免疫原性成为可能，也有助于产生亲和抗体和创造长期记忆细胞。

在非洲进行的试验已证明了这些疫苗的有效性，可预防肺炎、侵入性疾病和死亡，对HIV感染的儿童有效，并能产生人群免疫作用。肺炎球菌病正是通过广泛的人群免疫这种机制大大地降低肺炎患者数量，这能产生比个体单独接受疫苗接种更大的效果。疫苗血清型侵入性疾病在美国已基本消除[39-40]。

该疫苗已被广泛采用，数个非洲国家在EPI计划中纳入了PCV[41]。这些疫苗在非洲是否比发达国家更有效，仍有待观察。目前人们关心的主要问题是替代型非疫苗血清型的出现。在美国，非疫苗血清型疾病增加，但迄今为止效果不明显，不足以抵消成年HIV感染者接种疫苗的效果。疫苗接种产生了疫苗血清型疾病发病减少的间接效应，已被非疫苗血清型替代流行所抵消。这一效应在HIV高流行地区会更大，但是这是否会给项目带来整体效果负面影响或者该效应的持久性尚未可知。此外，血清型联合疫苗包含的特定血清型的效用存在不确定性，特别是血清型3和血清型1。目前尚无有力的证据支持，相信不久的将来即可获知，但显而易见的是个别疫苗血清型预防效果存在差异，这其中涉及的主要是疫苗的经济效益问题。联合疫苗价格高昂（当前全球疫苗和免疫联盟非洲价格是7美元的订单每剂），发展中国家对联合疫苗的继续引进有赖于雄厚的财力支持。

联合疫苗对成人有效，特别是成年HIV感染者。肺炎球菌结合疫苗用于成人接种的相关政策尚未成型。在儿童疫苗接种项目的间接影响下，婴儿的广泛接种效果将可能与高危成年人群的效果相似。然而在存在疾病风险和经费支持的地区，PCV很可能是预防疾病的一种有效手段。

（三）其他候选疫苗

联合疫苗的高成本以及血清型的局限性使人们开始寻找其他候选疫苗。目前正对肺炎球菌多肽和整体细胞开展相关的研究。包膜型灭活疫苗是有吸引力的候选疫苗，它们可独立于荚膜血清型发挥作用和/或更易生产。目前，已有部分疫苗进入人体临床研究阶段，但即使成功，也不清楚哪一种可进一步成为有效的药物产品[42]。

（四）化学预防

镰状细胞病（SCD）患者和无脾患者的肺炎预防药物为青霉素（苯氧甲基青霉素口服剂量为125～250 mg，每日两次，或每周苄星青霉素1.2 MU肌内注射，连续4周），SCD和脾切除患者预防性治疗至少应持续5年。更长期的预防治疗可能更有效，因为后期肺炎球菌败血症的发病率和死亡率尚不清楚。随着抗青霉素肺炎双球菌的患病率增加，今后预防性治疗的意义将不复存在。其他预防性治疗药物有红霉素和阿奇霉素。

复方磺胺甲噁唑是世界卫生组织推荐的HIV感染者的肺炎预防治疗药物（含成人和儿童）。这一决策基于科特迪瓦和赞比亚的研究，该研究结果表明，复方磺胺甲噁唑作预防性化疗可以减少包括假定细菌性肺炎在内的肺炎的发病，改善结局。成功实施ART后即停止治疗是该领域的研究热点，但目前仍建议实施终身治疗。

（五）抗逆转录病毒疗法

尽管HIV感染者肺炎发病率低于非HIV感染者，抗逆转录病毒疗法仍可以降低HIV成人感染者肺炎发病率和复发率。此外，仍然需要实施其他的预防性措施。

参考文献

见：http://www.sstp.cn/video/xiyi_190916/。

第27章　细菌性脑膜炎

MATTHIJS C. BROUWER, DIEDERIK VAN DE BEEK

翻译：钱颖骏
审校：李　霞　程训佳　衣凤芸

要点

- 细菌性脑膜炎属严重感染性疾病，病死率和发病率都很高。
- 疫苗可降低 B 型流感嗜血杆菌、肺炎链球菌、脑膜炎奈瑟菌的发病率，但是可及性有限。
- 新生儿期肺炎链球菌和脑膜炎奈瑟菌是最常见的病原体。
- 新生儿脑膜炎多数由无乳链球菌、大肠埃希菌和单核细胞增多性李斯特菌引起。
- 脑脊液（CSF）检查可用于疑似细菌性脑膜炎患者的确诊。
- 诊断方法包括典型脑脊液异常、CSF 革兰染色、脑脊液培养和/或脑脊液聚合酶链反应（PCR）。
- 早期抗生素治疗有利于疾病的转归。
- 辅助地塞米松疗法已被证明在高收入国家是有益的，但在资源贫乏的国家则无效。

细菌性脑膜炎属严重感染性疾病，常见于热带地区。流行病学受地理、气候条件、年龄、HIV 复合感染和其他原因造成的免疫抑制以及疫苗可及性的影响而变化（表27.1，表 27.2）。细菌性脑膜炎发病率在资源贫乏地区是最高的，虽然那里的人们近年来才真正使用到疫苗，但不可否认自 b 型流感嗜血杆菌、链球菌以及奈瑟菌疫苗问世 25 年来，确实发挥了极大的作用[1]。目前，有两种病原体能引起除新生儿期的脑膜炎：肺炎链球菌和奈瑟菌[2-3]。这些病原体也可以导致新生儿脑膜炎，但其他细菌如大肠埃希菌、链球菌（B 群链球菌）和克雷伯菌（Klebsiella pneumoniae）也逐渐成为新生儿脑膜炎的主要病原体。除新生儿期以外，流感嗜血杆菌、肺炎双球菌和脑膜炎球菌感染的重要性在各国不同，在潮湿低洼的地区以肺炎链球菌（S. pneumoniae）和流感嗜血杆菌（H. influenzae）为主，而干燥地区，如撒哈拉以南的脑膜炎流行带，则以脑膜炎球菌为主[4]。细菌性脑膜炎病死率高，且神经系统后遗症的风险高。

表 27.1　急性脑膜炎病原体

化脓性	淋巴细胞性
新生儿	
B 型链球菌	单纯疱疹病毒
单核球增多性李斯特菌	肠道病毒
大肠埃希菌	腮腺炎病毒
克雷伯肺炎菌及其他大肠埃希菌	
沙门菌	
铜绿假单胞菌（Pseudomonas aeruginosa）	
白念珠菌（Candida albicans）	
其他年龄段	
脑膜炎奈瑟菌	结核分枝杆菌（Mycobacterium tuberculosis）
流感嗜血杆菌	钩端螺旋体（Leptospira spp.）
肺炎链球菌	苍白密螺旋体（Treponema pallidum）
猪链球菌（Streptococcus suis）	包柔螺旋体（Borrelia spp.）
沙门菌	肠道病毒
单核球增多性李斯特菌	流行性腮腺炎病毒
类鼻疽伯克菌	节肢动物传播的披膜病毒
福氏耐格原虫（Naegleria fowleri）	腺病毒
厌氧菌，如梭菌属（Fusobacterium）、坏死杆菌属（necrophorum）	淋巴细胞性脉络丛脑膜炎病毒
	HIV 病毒

新生儿脑膜炎

随着新生儿重症监护趋于完善，早产儿也有可能存活。早产儿不仅肺、消化和肾脏功能未成熟，而且免疫功能不全。因此，新生儿，尤其是早产儿的感染风险增加。患有细菌性脑膜炎的新生儿常表现为非特异性的症状和体征[5]。新生儿细菌脑膜炎常成为新生儿败血症的并发症[6]。

表 27.2 慢性脑膜炎病原体		
细菌	真菌	寄生虫
结核分枝杆菌（*Mycobacterium Tuberculosis*）	新型隐球菌（*Cryptococcus Neoformans*）	弓形虫（*Toxoplasma Gondii*）
布鲁菌（*Brucella* spp.）	夹膜组织胞浆菌（*Histoplasma capsulatum*）	囊尾蚴虫病
苍白密螺旋体（*Treponema pallidum*）	粗球孢子菌 *Coccidioides immitis*	
伯氏疏螺旋体（*Borrelia burgdorferi*）	白念珠菌	
脑膜炎奈瑟菌	衣氏放线菌（*Actinomyces israelii*）	

一、地理分布

地区新生儿脑膜炎发病率受地区和医疗水平的影响。美国和其他发达国家的发病率约 0.3/1 000 个活产儿[7]，印度、巴基斯坦和危地马拉的发病率为(0.8～6.1)/1 000 个活产儿[8]。在肯尼亚一家大型医院的研究显示，新生儿脑膜炎的数量在近 20 年内保持稳定[9]。

二、流行病学

无乳链球菌、大肠埃希菌和单核细胞增多性李斯特菌是新生儿第 1 周内患脑膜炎的常见病原体[10-12]。迟发性新生儿脑膜炎发生于新生儿 1 周至 2～3 个月的时间内，病原体包括葡萄球菌、单核细胞增多性李斯特菌和革兰阴性杆菌[1,11-12]。无乳链球菌不论在发达国家还是发展中国家都是常见的脑膜炎病原体，但发病率各不相同：美国为 66%，德班（南非）为 35%～89%，马拉维和肯尼亚则为 30%[13-14]。近年来，美国新生儿无乳链球菌脑膜炎的发病率在降低，这是由于孕妇在 35～37 孕周产检时，一旦阴道及直肠中发现有细菌定植即进行预防性的抗菌治疗[15]。在非洲地区，克雷伯菌和沙门菌（*Salmonella* spp.）是最主要的病原体[13]。例如，非伤寒沙门菌占马拉维新生儿脑膜炎的 33%[16]。一些常见的细菌病原体，如肺炎球菌、流感嗜血杆菌和脑膜炎奈瑟菌也会导致新生儿脑膜炎。另外，在脑膜炎流行地区一些并不常见的病原体，类鼻疽伯克菌（*Burkholderia pseudomallei*）等也被发现于新生儿脑膜炎患者[17]。

三、发病机制

在早发性新生儿脑膜炎患者中，新生儿在生产过程中即被大面积感染，随即产生菌血症。细菌穿过血脑屏障引起脑膜炎。在这种情况下，感染发生在生命最初的 48 h 内，感染发生在产道或产妇会阴处。感染风险包括羊膜过早破裂、孕妇发热、阴道 B 链球菌、早产、临床新

儿窒息以及出生后 1 min 内的 Apgar 评分低于 3[10]。早产儿因缺少体液免疫和细胞免疫，患严重感染的风险大。例如，新生儿的吞噬细胞不能有效工作和补体级联反应的活性仅为成年人的 50%。出生时，新生儿的 IgM 合成水平仅为成人水平的 20%，IgG 为成人的 5%，IgA 则在出生后才会产生。因此，新生儿也有体液免疫缺陷，尤其是在热带地区，经胎盘感染疟疾、HIV 感染和孕产妇高丙种球蛋白血症都能对胎盘输送抗体产生影响[18]。

四、临床特征

早产儿脑膜炎的早期征兆通常很难与败血症相区分。早产儿败血症并不仅限于感染；例如，在 139 例败血症中，仅 6 例出现发烧[6]，而囟门膨胀、颈项强直、抽搐、角弓反张等典型症状在新生儿脑膜炎是少见的。例如，17% 的新生儿脑膜炎表现为囟门膨胀，33% 有角弓反张，23% 为颈项强直和 12% 出现抽搐[19-23]。因此，新生儿脑膜炎的诊断有赖于高度疑似病例的诊断，疑似新生儿败血症检查则应包括实验室检查和脑脊液（CSF）培养。

五、诊断

在发展中国家用来预测新生儿败血症包括脑膜炎的临床评分方法的敏感性和特异性均不理想[24]。CSF 检查可以通过腰椎或脑室穿刺进行诊断，且对于新生儿疑似脑膜炎的诊断至关重要。然而，阴性结果也不能排除新生儿脑膜炎[19]。一项包含 9 111 例研究对象的队列研究显示，估计孕周≥34 周新生儿中，约 10%（95 例）患有新生儿脑膜炎，而且 CSF 中白细胞计数低于 3/mm^3[19]。CSF 白细胞计数中位数低（6/mm^3；范围，0～90 000/mm^3）。CSF 细菌培养阳性脑膜炎患者的 CSF 白细胞计数超过 21/mm^3，诊断的灵敏性为 79%，特异性为 81%。CSF 葡萄糖浓度变化从 0～11 mmol/L 或 0～198 mg/dL（中位数 1.1 mmol/L 或 20 mg/dL），蛋白质浓度 0.4～19.6 g/L（中位数 2.7 g/L）；细菌培养确诊的脑膜炎不能通过葡萄糖或蛋白质含量确诊[19]。革兰染色法有助于诊断，但阴性结果并不能排除脑膜炎。有报道称革兰染色法诊断细菌性脑膜炎的敏感性仅为 60%[25]。乳胶凝集反应是细菌性脑膜炎的病原学诊断方法，15 min 即可出结果。检测抗原的方法也可用于无乳链球菌、肺炎链球菌、脑膜炎奈瑟菌、流感嗜血杆菌和大肠埃希菌的检测。虽然报道敏感性很高，但是数项研究表明乳胶凝集反应是没有必要的[1]。聚合酶连锁反应（PCR）是除革兰染色法和脑脊液培养外可以确定致病微生物的方法，尤其对于在腰椎穿刺前接受抗生素治疗的患者更有诊断价值[1]。PCR 在一次检测中即可以检测到最常见的微生物，虽然还没有被证明能用于新生儿脑膜炎的诊断，但已有报道证明其敏感性和特异性高[26-28]。尽管 PCR 技术发展迅速，但

表 27.3	基于临床亚组的细菌性脑膜炎的经验性抗生素治疗	
临床亚组	初始治疗 [每日剂量（给药间隔）][a]	优势细菌
新生儿-早发[b]	氨苄西林每天 150 mg/kg（8 h），加庆大霉素每天 5 mg/kg（12 h）或头孢噻肟每天 100～150 mg/kg（8～12 h）	无乳链球菌、大肠埃希菌、单核细胞增多性李斯特菌
新生儿-迟发[c]	氨苄西林每天 200 mg/kg（6～8 h），加庆大霉素每天 7.5 mg/kg（8 h）或头孢噻肟每天 150～200 mg/kg（6～8 h）	单核细胞增多性李斯特菌、无乳链球菌、革兰阴性杆菌
婴儿、儿童和成人[d]	头孢噻肟 8～12 g/d（4～6 h）或头孢曲松 4 g/d（12 h），加氨苄西林 12 g/d（4 h），加万古霉素 30～60 mg/kg（8～12 h）	肺炎链球菌、脑膜炎奈瑟球菌
老年人和免疫功能低下者	头孢噻肟 8～12 g/d（4～6 h）或头孢曲松 4 g/d（12 h），加氨苄西林 12 g/d（4 h），加万古霉素 30～60 mg/kg（8～12 h）	肺炎链球菌、脑膜炎奈瑟球菌、单核细胞增多性李斯特菌

a 肾功能正常患者推荐剂量。
b 出生后 1 周内。
c 出生后 1～6 周。
d 在对头孢菌素有耐药性的肺炎球菌地区应添加万古霉素。
改编自：Molyneux E，Nizami SQ，Saha S，et al. 5 versus 10 days of treatment with ceftriaxone for bacterial meningitis in children：a double-blind randomised equivalence study. Lancet 2011；377：1837 - 1845.

表 27.4	脑脊液抗生素渗透水平	
抗生素	脑脊液水平（%）	治疗水平
青霉素类		
青霉素	2～6	＋
氨苄西林	10	＋
头孢菌素类		
头孢菌素	1～5	±
头孢呋辛	5～10	＋
头孢噻肟	10～25	＋
头孢他啶	20	＋
头孢曲松	5～10	＋
氨基糖苷类		
庆大霉素	10～30	－
奈替米星	20～25	－
其他		
磺胺嘧啶	50～80	＋
磺胺甲噁唑	25～30	±
甲氧苄啶	30～50	＋[a]
四环素	25	＋
氯霉素	90	＋
环丙沙星	5～20	＋[b]

a 抗脑膜炎奈瑟菌效果不佳。
b 抗肺炎链球菌效果不佳。

其可用性仍然是有限的，特别是在发展中国家。细菌培养耗时长，但仍然是诊断的金标准，而且可以从中了解病原体抗生素敏感性。

六、治疗

新生儿脑膜炎患者需要定期开窗通风和血液循环支持，维持 CSF 中抗生素的治疗浓度仍是主要治疗手段（表 27.3，表 27.4）。因为潜在病原体的范围大，最初的抗生素治疗必须涵盖尽可能多的病原体。指南推荐的新生儿脑膜炎经验治疗药物包括氨苄西林、庆大霉素和头孢噻肟[1,29]。庆大霉素治疗革兰阴性菌所致的新生儿脑膜炎仍存在争议，这是由于 CSF 浓度通常只轻微高于 MIC[11,25]。庆大霉素被纳入治疗方案是基于体外研究的结果，研究显示其具有协同杀菌作用[11,25,29]。确认病原体和进行药敏检查后，可进行抗生素治疗（表 27.5）。椎管内氨基糖苷类治疗革兰阴性菌的儿童脑膜炎患者会使 CSF 药物浓度高[30-31]，但一项 117 名革兰阴性菌脑膜炎患者的研究发现，庆大霉素经椎管内给药相较于静脉注射并无临床受益[32]。此外，一项随机对照试验发现，经脑室与系统性注射庆大霉素相比，经脑室给药组病死率

高（43% 和 13%）[33]。因此不建议庆大霉素滴剂经脑室给药来治疗新生儿细菌性脑膜炎。一个非随机临床试验评估了地塞米松治疗新生儿脑膜炎的作用，但未发现临床获益[34-35]。皮质类固醇对新生儿脑膜炎不起作用。

七、预后

新生儿脑膜炎的预后总体来说不好。在每年 500 万死亡新生儿中，发展中国家占了大部分，且超过 40% 死于败血症[24]。荟萃分析显示，发展中国家新生儿脑膜炎病死率约 40%～58%，发达国家仅 10%[13]。新生儿脑膜炎病死率与胎龄有关。在发达国家，超低出生体重儿（＜1 000 g）与脑膜炎病死率的相关度高达 80%，而极低出生体重儿（＜1 500 g）为 10%～20%[36]。在欠发展国家和地区，新生儿脑膜炎病死率因胎龄不同从 46% 至 90% 不等[20-22]。另一个重要的风险因素是革兰阴性微生物感染[5,11,37]，急性并发症包括脑积水、硬膜下积液、失聪、失明。脑室炎并发症革兰阴性杆菌脑膜炎（70% 的病例）的治疗非常困难。没有在发展中国家开展广泛的新生儿脑膜炎幸存者研究。在英国，1 584 例患者的随访研究显示，新生儿脑膜炎 5 年后有 5% 的儿童有严重的神经

表 27.5 细菌性脑膜炎的特异性抗生素治疗		
致病微生物	标准治疗	替代治疗
流感嗜血杆菌		
β-内酰胺酶阴性	氨苄西林	氨噻肟头孢菌素;头孢曲松;头孢吡肟;氯霉素;氨曲南;氟喹诺酮
β-内酰胺酶阳性	氨噻肟头孢菌素或头孢曲松	头孢吡肟;氯霉素;氨曲南;氟喹诺酮
β-内酰胺酶阴性耐阿莫西林（BLNAR）	氨噻肟头孢菌素或头孢曲松加美罗培南	氨噻肟头孢菌素或头孢曲松加氟喹诺酮
脑膜炎双球菌		
青霉素 MIC <0.1 μg/mL	青霉素 G 或氨苄西林	氨噻肟头孢菌素或头孢曲松;氯霉素
青霉素 MIC 0.1～1.0 μg/mL	氨噻肟头孢菌素或头孢曲松	氯霉素;氟喹诺酮;美罗培南
肺炎链球菌		
青霉素 MIC <0.1 μg/mL	青霉素 G 或氨苄西林	氨噻肟头孢菌素或头孢曲松
青霉素 MIC 0.1～1.0 μg/mL	氨噻肟头孢菌素或头孢曲松	美罗培南或头孢吡肟
青霉素 MIC ≥2.0 μg/mL;或头孢氨噻肟,或头孢曲松 MIC >1.0 mg/mL	万古霉素加氨噻肟头孢菌素或头孢曲松	氨噻肟头孢菌素或头孢曲松加莫西沙星

数据源自 Brouwer MC, Tunkel AR, van de Beek D. Epidemiology, diagnosis, and antimicrobial treatment of acute bacterial meningitis. Clin Microbiol Rev. 2010,23: -467-92; Tunkel AR, Hartman BJ, Kaplan SL, et al. Practice guidelines for the management of bacterial meningitis. Clin Infect Dis. 2004,39: 1267-84. 获得牛津大学出版社许可。

运动残疾[38]。听力困难占 25%,行为问题占 12%,演讲和语言问题则占 16%[38]。最近的一项在塞内加尔开展的针对 65 名 3 岁内患过细菌性脑膜炎的儿童研究显示,70% 患有重大后遗症,即有几乎一半儿童因存在生活障碍而辍学在家[39]。

八、预防

预防新生儿脑膜炎是很困难的,这是由于存在多种病原体致病的可能;其次,早产新生儿免疫功能不全。为预防无乳链球菌,人们对两种策略进行了研究。考虑到 B 群链球菌早发风险的因素,给孕妇静脉注射或肌内注射抗菌素可有效地降低新生儿 B 群链球菌感染[40]。目前,美国疾病预防控制中心呼吁对所有 35～37 周的怀孕妇女开展直肠阴道 B 群链球菌的普查,携带者进行预防性抗菌治疗[41]。有研究表明,开展普查后,早期出现的儿童 B 链球菌感染率从 1990 年的 2/1 000 下降至 2004 年的 0.3/1 000[42]。自 20 世纪 90 年代开展筛查工作后,美国 B 群链球菌感染率减少了 80%[14-15]。然而这种方法并不适合其他病原体,也很难在发展中国家开展。另一个预防新生儿脑膜炎的策略是分娩前洗必泰冲洗阴道,降低新生儿 B 群链球菌感染的发病率,这在瑞典和马拉维被证实是有效的[43-44]。在马拉维的一项研究中,6 968 名产妇共生产了 7 160 名婴儿,将产妇分为洗必泰清洗产道的干预组与对照组。结果表明,干预组新生儿发生败血症的发病率低于对照组(干预组为 7.8/1 000 例活产儿,对照组为 17.9/1 000 例活产儿,P<0.001),病死率也

低(干预组为 28.6/1 000 例活产儿,对照组为 36.9/1 000 例活产儿,P<0.06),死于其他感染性疾病的可能性也更低(干预组为 2.4/1 000 例活产儿,对照组为 7.3/1 000 例活产儿,P<0.005)[44]。然而,近来在南非进行的随机对照试验没有发现正面效果[45]。因此,需要进一步研究才可以得出明确的结论。

非新生儿脑膜炎

除新生儿外的 85% 急性细菌性脑膜炎由脑膜炎奈瑟菌和肺炎链球菌引起[2,3,46-47]。其余病例是由其他细菌,包括单核细胞增多性李斯特菌、流感嗜血杆菌、沙门菌伤寒和非伤寒沙门菌引起。HIV 感染高发区,肺炎链球菌是主要的脑膜炎致病菌,但沙门菌也是常见的病原体。

一、地理分布

急性细菌性脑膜炎呈世界性分布,其主要病原体分布差别较大,目前对此尚无明确的解释。细菌性脑膜炎的发病率在欧洲和美国的年发病率为(1.4～2.6)/100 000[2,48]。撒哈拉以南非洲脑膜炎流行地区的脑膜炎球菌性脑膜炎的流行周期从 2 年到 14 年不等(图 27.1)。流行季节的年发病率为 400/100 000,非流行季节的年发病率通常也在 50/100 000[49]。这些病例通常是感染了 A 群脑膜炎球菌,偶尔可能是 C 群脑膜炎球菌。近年来,许多国家发现的 W135、X 和 Y 也开始频现于撒哈拉以南非洲脑膜

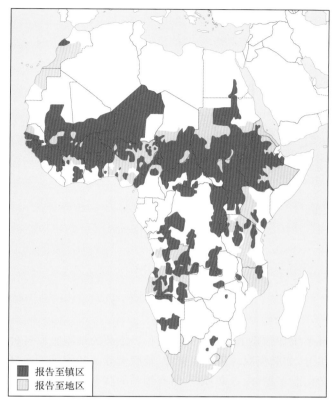

图例：
■ 报告至镇区
□ 报告至地区

图 27.1　21 世纪非洲撒哈拉沙漠脑膜炎流行区分布图，流行周期为 2～14 年。

炎流行地区[50]。目前脑膜炎流行地区已向北涵盖了突尼斯、阿尔及利亚，向东部和南部涵盖索马里、肯尼亚、坦桑尼亚、赞比亚、乌干达和卢旺达[4]。近 20 年来，在安哥拉、纳米比亚、莫桑比克、刚果民主共和国（DRC：旧称扎伊尔）和博茨瓦纳也有零星报道（图 27.2）。流行地区的一个共同特征是 300～1 100 mm 的年平均降雨量，气候变化很可能对脑膜炎的地理分布产生影响。相比之下，在非洲某些地区如刚果盆地[51-54]以及温带地区工业化国家脑膜炎球菌较为少见。在低洼地区，如刚果，肺炎双球菌是所有年龄组脑膜炎的主要病原体。流感嗜血杆菌是疫苗缺乏地区的 5 岁以下儿童脑膜炎主要致病菌。脑膜炎奈瑟菌[55]则蔓延到世界许多地区[49,56]。例如，A 群脑膜炎奈瑟菌的克隆（Ⅲ-1）造成了 20 世纪 70 年代脑膜炎在中国的流行，1982 年传播到尼泊尔和印度，导致 1983—1984 年的疾病暴发。新德里（1985）和巴基斯坦（1985）也发生了同样的事件，该细菌 1987 年被朝圣者带到麦加（图 27.3），朝圣者返回后，克隆Ⅲ-1 又传播到世界各地。在非洲脑膜炎流行地区，1988 年Ⅲ-1 导致了一波又一波的流行病，但在其他领域如欧洲和美国，除非朝圣者中病原体携带者超过 11%，很少会引起二代传播。然而，由于 2004 和 2005 年血清型 W135 的出现，当朝圣者回到欧洲时[57]发生了二代传播。在非洲，尽管脑膜炎

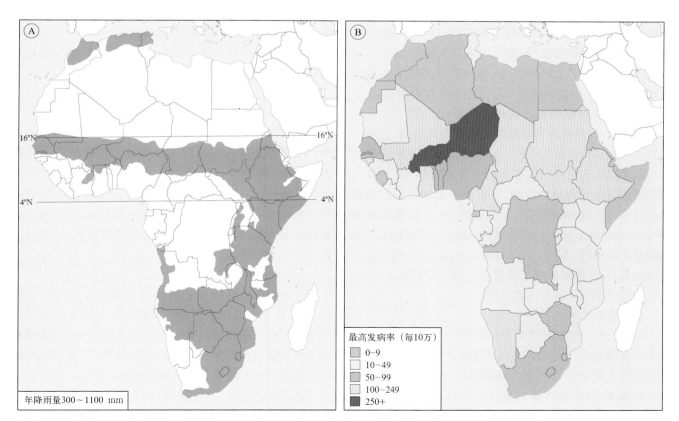

A 图：16°N　4°N　年降雨量 300～1100 mm

B 图：最高发病率（每 10 万）
□ 0~9
□ 10~49
■ 50~99
□ 100~249
■ 250+

图 27.2　(A)年降雨量 300～1 100 mm。(B)1980—1999 年世界卫生组织报告的流行性脑脊髓膜炎最高发病率。

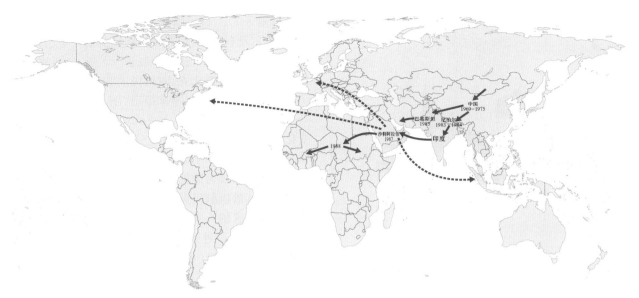

图 27.3 A 群脑膜炎奈瑟菌克隆Ⅲ的洲际传播。

球菌在旱季流行,但不是唯一的决定因素。人与人之间的球菌传播在全年都容易发生,因而其季节性与细菌的侵袭性增加有关。这说明了沙尘暴、极端干燥和酷热气候对患者黏膜免疫的影响[4,49,56]。

二、流行病学

肺炎链球菌、脑膜炎奈瑟菌和流感嗜血杆菌是最重要的细菌性脑膜炎致病微生物。但是,B 型流感嗜血杆菌疫苗的引入,使这种病原体在接种疫苗的国家基本灭绝了[1]。最近的研究表明,发达国家和发展中国家无论是成人还是除新生儿外的儿童,肺炎链球菌是最常见的病原体[3,58-59]。根据地区分布以及疫苗的接种状态,B 型流感嗜血杆菌和脑膜炎奈瑟菌是脑膜炎的第二大致病菌。在东南亚,猪链球菌是脑膜炎的重要致病菌,它通过密切接触从猪传染给人[60-61]。单核球增多性李斯特菌脑膜炎主要发生于免疫功能低下的患者和老年人[62],其传播途径主要是受污染的食物,可引起小范围暴发。细菌性脑膜炎由化脓链球菌、无乳链球菌、金黄葡萄球菌(*Staphylococcus aureus*)和需氧革兰阴性菌,如克雷伯菌和鲍曼不动杆菌(*Acinetobacter baumannii*)等,则很少引起脑膜炎,其导致的脑膜炎与特定的危险因素有关,如金黄色葡萄球菌感染的心内膜炎[1]。

三、致病机制

肺炎链球菌和脑膜炎奈瑟菌导致的侵入性疾病由细菌入侵鼻咽开始。无症状的肺炎双球菌和脑膜炎球菌定植在正常人群中的发生率分别高达 100％ 和 18％[63-65]。有证据表明,侵入鼻咽后的脑膜炎发病风险为最高。细菌在鼻咽部侵入后进入循环。细菌侵入软脑膜和蛛网膜导致脑膜和脑脊髓液产生炎症反应。荚膜使得细菌在循环系统和脑膜中的存活时间更长。细菌的细胞表面各种组分,如肺炎双球菌的磷壁酸、脑膜炎球菌和流感嗜血杆菌的脂多糖(内毒素)以及所有细菌的肽聚糖诱导产生多种分泌物,如肿瘤坏死因子(TNF)、白细胞介素 1 和 6(IL-1,IL-6)、二十烷类和血小板激活因子(PAF)。这导致了炎症反应的进一步增强,中性粒细胞被激活,补体激活,血脑屏障的通透性增加,从而形成脑血管血栓,导致血管炎、脑水肿、颅内高压和脑梗死。最后,激活的中性粒细胞消耗大量的葡萄糖和氧气,剥夺神经组织的养分,大脑随即进入无氧呼吸并产生有毒的乳酸[66]。

肺炎双球菌和脑膜炎球菌在鼻咽后的感染风险与宿主基因的变化有关。复发患者,或是由肺炎链球菌或奈瑟菌脑膜炎引起的脑膜炎或败血症家族史的患者,很少会出现易感性提高的基因突变现象[67]。这些先天的基因突变主要是建立编码免疫系统(补充系统和 toll 样受体信号通路)[67]。全基因组关联研究表明,补体因子 H 的遗传变异降低脑膜炎球菌病的风险[68]。遗传风险因素对细菌性脑膜炎的易感性并没有得到确认,但可能出现对目标的新疗法。

四、病理学

急性细菌性脑膜炎的病理特征是病原体具有相似性,主要特点是蛛网膜下腔的脓性渗出物通常破坏软脑膜和底层表面的皮质。继而发生脑小血管炎、动脉和静脉血栓形成与神经元损伤和表面的脑炎,当波及到蛛网膜下腔后可能还有脑和脊髓神经损伤。

五、临床特征

早期诊断和快速启动正确的治疗对细菌性脑膜炎患者是至关重要的。住进医院前儿童和青少年脑膜炎球菌病的预后和早期症状的发展进行系统性的评估(包括从败血症到脑膜炎的系列疾病)显示,皮疹、假性脑膜炎和意识受损等典型症状往往在入院前才出现[69]。青少年脑膜炎球菌病入院前早期迹象通常表现为腿疼痛和手足冰冷。

细菌性脑膜炎虽然常被临床医生考虑到,但通常难以判断。其临床表现可能取决于年龄、基础疾病和疾病的严重程度。幼儿脑膜炎的临床症状轻微,而儿童和老年脑膜炎的典型症状,如头痛、发烧、颈背强直和改变精神状态在青年和中年人中不常见[1,70]。成人细菌性脑膜炎的前瞻性研究表明,仅有 44% 的病人会出现典型的三大症状,即发烧、颈背强直和精神状态改变[2]。某些临床特征可能预测是细菌性脑膜炎。约 68%~92% 的成人肺炎球菌脑膜炎会出现诱发症状如耳朵或鼻窦感染、肺炎、免疫缺陷和硬脑膜瘘[58,71]。脑膜炎球菌性脑膜炎患者皮疹发生频繁,有报道指出灵敏度和特异度分别为 63%~80% 和 92%~83%[72]。

颈背强直、Kernig 征和 Brudzinski 征用于细菌性脑膜炎的诊断灵敏度低[73-74]。

六、鉴别诊断

脑膜炎早期易漏诊,特别是在儿童,可能仅伴有一些假性脑膜炎的迹象,在孩子发热惊厥或患者意识不清时应考虑此病。脑型疟疾、斑疹伤寒、回归热和脑肿瘤等疾病也可能出现类似的临床症状。病毒、真菌或结核性脑膜炎也可能出现相类似的症状。脑脊液检查将有助于细菌性脑膜炎的鉴别诊断。

七、并发症

细菌性脑膜炎往往伴有复杂的神经和系统性的并发症,包括脑梗死、脑积水、感染性休克、多器官衰竭和呼吸衰竭[2,75-76]。住院期间有一半患者可出现神经异常,而六分之一的患者则出现癫痫[77]。并发症的高发直接导致高病死率。来自马拉维的随机对照试验表明,成年人安慰剂组病死率为 49% 和 55%[47-78]。脑膜炎流行区儿童脑膜炎的病死率也很高:安哥拉 33%~41%,马拉维约为 30%[3,79-80]。研究表明,死亡的危险因素是意识受损、严重呼吸困难和癫痫发作[80]。非洲以外的病死率大幅降低:越南成年人的一项研究显示病死率为 10%,而荷兰和美国的研究显示病死率为 15%~21%[2,48,59]。在南美国家的儿科试验表明,病死率为 12%。

听力损失是最重要的细菌性脑膜炎后遗症,有 15%~25% 的儿童和成人细菌脑膜炎患者发生听力损失[3,81-83]。对发达国家细菌性脑膜炎患者的长期随访发现,神经认知缺陷常在细菌性脑膜炎幸存者中出现,这导致儿童学习障碍和成人的认知缓慢[84-85]。不同致病微生物引起的病死率和神经系统后遗症不同。一般来说,肺炎球菌脑膜炎的病死率和发生后遗症的风险最高,而球菌脑膜炎的病死率较低[2,59]。流感嗜血杆菌可造成儿童听力损失[83]。

脑膜炎球菌病

虽然球菌性脑膜炎相对病死率低,但在流行区,其病死率在脑膜炎流行季节和暴发的早期阶段较高,在暴发结束后病死率低。如果发生败血症,则会加速死亡。脑膜炎球菌不断剥落外膜(图 27.4),大约 25% 的脂质外膜是脂-寡醣(LOS)。脂-寡醣是一种内毒素,其产生和释放激活凝血和补充因子,激活的中性粒细胞和巨噬细胞释放 IL-1(内生热原质),造成 TNF 血管炎。这可能导致毛细血管出血和失血性休克。皮肤会出现出血点、紫癜、瘀斑和肾上腺出血,最终导致沃-佛综合征(Waterhouse-Friderichsen syndrome)。该病起病突然,伴有发烧,继而休克、紫癜、昏迷,可加速死亡(2 h 即可死亡)。球菌性脑膜炎、脑膜炎伴败血病以及单纯性败血病的鉴别诊断是很重要[86],这些疾病的管理和疾病进展是有区别的。在脑膜炎流行区,脑膜炎伴败血病占脑膜炎的比例很低。例如,在苏丹的 112 例脑膜炎球菌病中仅 4 例(4%)伴败血症[87],在马拉维 329 例脑膜炎球菌病中仅 11 例伴有败血症(3.3%)[4]。尼日利亚脑膜炎球菌败血症的发病率低(5%)[88]。相比之下,默西塞德郡仅 19% 脑膜炎球菌病没有败血症,在非洲脑膜炎流行区以外的热带地区,超过三分之二的病例伴有败血症[86],其原因可能是脑膜炎败血症易感性的差异,或是脑膜炎球菌败血症在黑皮肤人群中引起的瘀斑皮疹难以识别(图 27.5),也有可能是非洲患者在到达医院前已死于败血症,但真

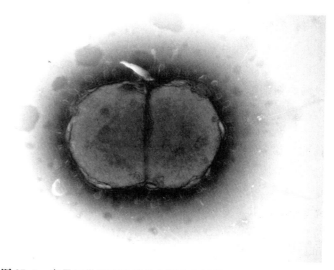

图 27.4　电子显微镜下脑膜炎奈瑟菌呈橄榄形,正在通过"起泡"脱膜。

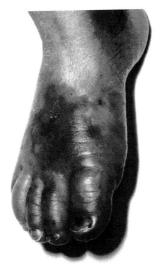

图 27.5 非洲患脑膜炎败血症的儿童。

正的原因目前尚不清楚。然而,前者的可能性似乎更大些[4]。脑膜炎球菌败血症的并发症包括皮肤坏疽和关节炎,可能为脓性或免疫介导。

一、诊断

脑脊液检查可以确诊细菌性脑膜炎(表 27.6)。由于中性粒细胞和高浓度的蛋白使得 CSF 颜色为浑浊的黄色。然而,在感染早期,较低的细胞计数(<200/mm³)可能会使得 CSF 澄清。脑脊液中性粒细胞计数高、蛋白浓度高以及低葡萄糖反映了炎症程度以及预后较差。一个基于 422 例细菌性或病毒性脑膜炎的预测模型显示,细菌性脑膜炎病例的预测因子为葡萄糖浓度<0.34 g/L(1.9 mm/L),CSF 葡萄糖与血糖的比例<0.23,蛋白质浓度>2.2 g/L,或白细胞数>2 000/mm³[89]。此外,低浓度的脑脊液蛋白(>0.5 g/L)和中性粒细胞计数(>100/mm³)也可以用来判定细菌性脑膜炎[90]。在社区感染细菌性

表 27.6	脑膜炎患者脑脊液组分		
	正常水平	细菌性脑膜炎	无菌性脑膜炎
容量(mL)	40~120	—	—
性状	清	浊	清,乳白色
压力(mmH₂O)	<180~200	升高	正常
蛋白浓度(g/L)	0.15~0.4	0.5~20.0	0.5~1.0[b]
单核细胞(×10⁶/L)	0~5	可升高	15~500
中性粒细胞(×10⁶/L)	0	100~200 000	<100
葡萄糖(mmol)[a]	2.2~3.3	0~2.2	2.2~3.3

a 必须同血清葡萄糖浓度相比较。
b 结核性脑膜炎的脑脊液蛋白浓度通常较高,而葡萄糖浓度低。

脑膜炎的大部分患者符合细菌性脑膜炎的 CSF 特征参数[1]。然而,较低的脑脊液白细胞计数也可能是脑膜炎,尤其是在患者发生感染性休克和系统性并发症时[72,91]。肺炎球菌脑膜炎的实验研究也表明,CSF 细菌负荷高以及缺乏白细胞响应与颅内并发症有关[92],可能暗示细菌的过度增长和缺乏脑脊液白细胞响应。

CSF 离心后涂片行革兰染色法可以快速获得明确的病原学诊断依据。根据致病微生物的不同,有 50%~90% 的脑膜炎患者可采用这种诊断方法[1]。CSF 培养需要用 18~24 h 完成,但其具有价格优势,而且可以为抗菌素的敏感性提供更多信息。在条件允许情况下,血液培养可作为辅助诊断方法,约 40%~80% 的病例血液培养可呈阳性[1]。多聚酶链式反应(PCR)也是有价值的补充诊断方法。在布基纳法索的 409 例脑膜炎病例中(诊断方法:CSF 培养、乳胶凝集试验、聚合酶链反应或革兰染

色),脑脊液多重 PCR 检测的灵敏度分别为:流感嗜血杆菌 72%,肺炎链球菌 61%,脑膜炎奈瑟菌 88%;特异性则分别为 95%、95% 和 97%[27]。在这项研究中,单纯 PCR 的检出率高,仅次于培养法、革兰染色法和乳胶凝集法,流感嗜血杆菌脑膜炎患者检出率为 43%(29/68),肺炎球菌脑膜炎患者检出率为 27%(43/162),脑膜炎球菌性脑膜炎患者检出率为 37%(66/179)[27]。虽然如此,许多地区没有使用 PCR 的条件[82]。

肯尼亚的一项研究报告指出,因缺乏一定的实验室设备,儿童急性细菌性脑膜炎的漏诊率高达 1/3[93]。

二、治疗

(一)抗生素治疗

当出现细菌性脑膜炎疑似病例时,应尽快启动基于经验的治疗,这是因为早期抗生素治疗被证明能改善细菌性脑膜炎的预后(表 27.3)[94-95]。基于经验的抗生素

治疗取决于当地流行病学特点(特别是抗药性)和患者的年龄和并发症情况[1,29,96]。抗生素治疗效果取决于其 CSF 的渗透性(表 27.4)以及微生物对抗生素的敏感性。在发达国家和发展中国家耐青霉素和第三代头孢菌素的肺炎链球菌疫情日趋严峻[1];发展中国家使用氯霉素作为细菌性脑膜炎的首选治疗药物,其抗性也是一个问题。因此,不明原因细菌性脑膜炎的治疗建议使用万古霉素和第三代头孢菌素[1,29,96]。然而,由于万古霉素价格昂贵且稀少,因此第三代头孢菌素单方制剂仍是发展中国家最常见的治疗方案[82]。利福平被建议作为万古霉素的替代药物,但由于它是治疗肺结核的关键药物,过多地用于细菌性脑膜炎的治疗可能导致抗利福平结核病的出现[82]。因此,不推荐广泛使用利福平治疗细菌性脑膜炎。脑膜炎流行期间,球菌脑膜炎、非重症脑膜炎球菌病可采用头孢曲松一次性肌内注射或氯霉素油剂的有效治疗[97-98]。然而,世界卫生组织推荐在非流行地区 2 岁以下幼儿脑膜炎患者,或者发烧、昏迷、或抽搐持续时间超过 24 h 的患者必须采取至少 5 d 的治疗[98]。一旦确定了致病微生物,抗生素治疗可根据微生物的敏感性增加剂量(表 27.5)。如果怀疑是脑脓肿,抗生素治疗还应该考虑厌氧菌。

(二) 辅助治疗方法

地塞米松用于脑膜炎的辅助治疗作用是有争议的。一项欧洲开展的临床试验结果显示,其对成人细菌性脑膜炎病死率的影响是有利的,荟萃分析表明它能减少细菌性脑膜炎患儿听力丧失的风险[35,99]。然而,在马拉维、越南和美国的研究未发现地塞米松的治疗价值,尽管在越南的试验证实了它对细菌性脑膜炎患者的治疗效果[47,59,83,100]。最近 Cochrane 的荟萃分析显示,高收入国家儿童和成人使用地塞米松作为辅助治疗是有益的,但在低收入国家却是无效的[35]。

甘油渗透剂作为辅助疗法主要用于降低颅内压,这已在 3 个细菌性脑膜炎的临床试验中得到证实[78,83,101]。在芬兰和几个南美国家进行的临床试验表明,甘油治疗对于儿童脑膜炎患者有益[83,101]。然而,在马拉维的一项成人脑膜炎临床试验研究,因病死率升高而不得不终止了甘油治疗[78]。因此,不建议在治疗成人细菌性脑膜炎时使用甘油疗法。儿童脑膜炎的甘油辅助治疗缺乏标准,这类治疗方法的研究应首先考虑实施于其他人群。在安哥拉开展的关于高剂量醋氨酚的辅助治疗随机对照试验结果未表明其正面效果[79]。因此,目前为止在非洲尚未发现辅助治疗的效果。

(三) 预防性化疗

预防性化疗是用来预防家庭内部因密切接触产生的继发病例。大多数的预防性治疗手段是清除鼻咽部的携带病菌,且通常是有效的。10% 的尼日利亚球菌性脑膜炎患者是继发病例[102]。预防性化疗有两种策略。一种是苯氧甲基青霉素或阿莫西林先行治疗 7 d,这是由于继发病例常出现在与患者接触一周内[103],这样在治疗停止后并不会杀灭鼻咽的细菌,也不会预防继发病例的产生。第二种策略则是消除鼻咽携带的细菌。抗生素对鼻咽的敏感菌有效,包括磺胺嘧啶、二甲胺四环素、利福平、环丙沙星或头孢曲松[104]。

(四) 疫苗

细菌性脑膜炎疾病负担的降低得益于 B 型流感嗜血杆菌、肺炎链球菌和脑膜炎球菌疫苗的出现。三种细菌的酸性荚膜多糖抗原都具有高度免疫原性,且疫苗可用于所有的抗原。使用多糖抗原的问题在于它是 T 细胞独立抗原,这意味着抗体反应主要表现为 IgM 和 IgG2,免疫记忆较差。因此,联合疫苗的开发使得高免疫应答和记忆成为可能。

1. 流感嗜血杆菌 • B 型流感嗜血杆菌的荚膜多糖抗原是多聚核糖醇磷酸。荚膜抗原的低免疫原性问题可以通过白喉或破伤风类毒素蛋白的联合疫苗所解决,这大大提高了免疫应答和持续时间,甚至在 2 岁以下儿童也有了大的提高[1]。Hib 疫苗可以与另三个疫苗(白喉、百日咳、破伤风)组建联合疫苗而不产生不良反应。冈比亚的 B 型流感嗜血杆菌联合疫苗接种的婴儿中,1 岁以下(1990—1993 年)儿童脑膜炎的年发病率从 200/100 000 下降到 2002 年的 0/100 000,5 岁以下儿童脑膜炎年发病率也从 60/100 000 降到 0/100 000。目前,近 90% 的国家引入了 B 型流感嗜血杆菌疫苗(www. gavialliance.org),发病率降低了 95%[1,55]。

Hib 疫苗也可消除口咽部的细菌,从而提高群体免疫力。

2. 肺炎链球菌 • 研究表明,肺炎球菌性脑膜炎患者的 CSF 血清型中,74%～90% 包含于 23 价血清型肺炎球菌多糖疫苗。这类疫苗用于在预防某些高危人群(如脾切除患者)时使用,虽然其在预防肺炎球菌的功效从未得到证实。对肺炎球菌脑膜炎的预防效果约为 50%[105-106]。由于两岁以内的儿童侵入性肺炎球菌病发病率最高,虽然 23 价肺炎疫苗的预防效果在这个年龄段没有被确定,但肺炎球菌荚膜结合疫苗仍然在开发,拟将荚膜多糖疫苗整合到载体蛋白上。一项多中心双盲对照研究对 37 868 名婴儿和儿童接种 4 剂 7 价肺炎球菌结合疫苗检查了效果[107]。全程接种疫苗的儿童,由疫苗包含的肺炎链球菌引起的侵入性肺炎球菌病预防率达到 97.4%。7 价疫苗的引进有利于降低肺炎球菌脑膜炎的发病率,从 1.13/100 000 降低到 0.79/100 000,但发病率增加的脑膜炎血清型(特别是 19A,22F 和 35 B)不包含在疫苗中[108]。世界卫生组织推荐各国引入 7 价联合疫苗，但目前 193 个成员国中仅 26 个国家将这种疫苗加入他们的国家儿童免疫规划[109]。引入这些疫苗的主要是高收入国家，那里儿童病死率低，但必须将贫困国家也纳入免疫规划中来，以降低发病率和病死率[110]。发展中国家开展针对侵入性肺炎球菌的血清型监测结果表明，目前 7 价肺炎球菌疫苗不会覆盖所有引起入侵性脑膜炎的血清型，因此建议开发 10 价或 13 价肺炎球菌联合疫苗[1]。对弱势群体来说，引入这些疫苗是至关重要的，但需要花费昂贵的代价才能逐步降低细菌性脑膜炎的疾病负担。卢旺达和冈比亚的下一步计划将 7 价肺炎球菌疫苗纳入儿童免疫接种计划[111-112]。

3. 脑膜炎奈瑟菌·由于针对侵入性 B 型流感嗜血杆菌和肺炎链球菌的联合疫苗的成功，下一步将开发针对脑膜炎奈瑟菌血清型的联合疫苗。英国应用血清型 C 单价联合疫苗，实现脑膜炎球菌性脑膜炎发病率下降了 90%，而携带率则降低 66%[113-115]。美国推荐，含有血清型 A、C、Y 和 w-135 的四价脑膜炎球菌联合疫苗给 11～18 岁青少年使用[1]。需要进一步的监测数据确定这些疫苗预防球菌性脑膜炎效果。脑膜炎球菌血清型 A 单价疫苗将于未来几年引入非洲国家，以改善流行区的疫情[115]。B 型脑膜炎球菌荚膜是 N-乙酰神经氨糖酸均聚物，是人类神经元糖蛋白和糖脂的自体抗原，因此没有 B 型脑膜炎球菌荚膜疫苗。使用脑膜炎球菌血清型 B 的遗传物质，将脑膜炎球菌基因的免疫原性与脑膜炎球菌血清型 B 的多种组分组成联合疫苗。这种疫苗已显示出其足够的血清杀菌能力，目前正在智利进行 2b/3 期临床试验[116]。疫苗可以常规使用之前，还需要进一步的临床研究。

参考文献

见：http://www.sstp.cn/video/xiyi_190916/。

第28章

布 鲁 菌 病

NICK J. BEECHING, M. MONIR MADKOUR

翻译：钱颖骏
审校：冯 萌 程训佳 陈 勤

要点

- 布鲁菌病是人兽共患病，消除人布鲁菌病取决于对动物布鲁菌病的预防控制。
- 布鲁菌病主要在农牧地区流行，主要原因在于该地区医疗条件较差且缺乏布鲁菌病预防普及。
- 布鲁菌病常有家庭成员患病史、职业暴露史或者流行区旅行史。
- 该病临床症状多样，最常见的为非典型性发热，近半数患者伴有肌肉骨骼方面的症状。
- 最重要的鉴别诊断疾病是肺结核，特别是在局部感染时。
- 确诊需通过血液或其他如关节吸出液等无菌体液长时间的培养（有条件时）来确认，或者通过血清学检测。
- 当出现疑似布鲁菌感染病例时，微生物实验室应被预警，以便优化实验室检测流程，降低实验室获得性感染的重大风险。
- 为了预防复发，应使用至少2种抗菌药物联合治疗至少6周。氨基糖苷类药物是首选。
- 并发感染者需三倍剂量的抗菌药物治疗更长时间。

一、概述

布鲁菌病是由胞内寄生的布鲁菌（Brucella）引起的全身性感染，由动物传染给人，属人兽共患病。布鲁菌依据其偏好的动物宿主进行分类，可感染人体的有4个种，每种都包含多个生物型：羊种布鲁菌（B. melitensis）（山羊、绵羊、骆驼），牛种布鲁菌（B. abortus）（牛），猪种布鲁菌（B. suis）（猪）和犬种布鲁菌（B. canis）（犬）。来自海洋哺乳动物的鳍型布鲁菌（B. pinnipedialis）和与假体植入物相关的人布鲁菌（B. inopinata）[1-3]偶可感染人体。布鲁菌可在未经巴氏灭菌的山羊奶酪中存活长达8周，并在乳酸发酵后60～90 d内死亡。冷冻乳制品或肉类不能使布鲁菌死亡，巴氏灭菌法和煮沸法则可。布鲁菌存在于动物尿液、粪便和其他分泌物中，可在土壤内存活40 d以上。

二、流行病学

目前难以确定人布鲁菌病全球的发病率。在许多国家，布鲁菌病不是法定传染病，但世界卫生组织每年收到的新发病例报告数超50万[2,4]。在美国，只有4%～10%的病例被发现，可能与非法进口未经巴氏灭菌的乳制品有关。布鲁菌病呈全球性分布，但在地中海地区、印度次大陆、墨西哥和中南美洲的某些区域高度流行，而亚洲和波利尼西亚正成为新的流行区[3]。羊种布鲁菌是布鲁菌病最常见的病原体。在全球范围内，人和动物布鲁菌病的发病率呈增加趋势，仅17个国家消除了动物布鲁菌病。发病率上升的原因是近年来动物相关产业链不断扩增及科学和现代化的畜牧业的缺位，此外还包括传统饮食习惯、个人和环境卫生水平、处理牛奶及其制品的方法以及本地和国际动物的快速流动。控制和消除动物布鲁菌病是昂贵而困难的[5]。随着旅游业的发展，人们可能在流行区旅行时感染。

在流行地区布鲁菌病主要影响男性和年轻人群，农村牧民因缺乏卫生服务使得布鲁菌感染成为一个顽疾。由于缺乏认识及诊断设备，误诊与漏诊是常见的[6-8]。传统上，被视为宠物的农场动物与人近距离接触可致布鲁菌病，儿童布鲁菌病揭示了这一点（图28.1）。在动物布鲁菌病控制的国家，人布鲁菌病是一种职业病（包括狩猎野生动物），或与到流行地区旅行或从流行区移民有关。

三、传播途径

摄入未经处理的乳制品、生肉、肝或骨髓是常见的消化道感染途径。吸入是牧民、奶制品工人、肉类加工者和实验室人员最常见的职业危害途径。骨骼碎片刺伤或皮肤擦伤是屠宰场工人感染的主要途径。

在动物疫苗接种过程中，兽医感染的方式有布鲁菌活疫苗的意外自体接种或溅射入结膜途径。其他的人感染的途径有经胎盘传播、母乳喂养、输血、骨髓或器官移植和性传播，但这些传播途径极少见。

四、微生物学

布鲁菌很小，无荚膜，无鞭毛，无芽胞，革兰染色阴

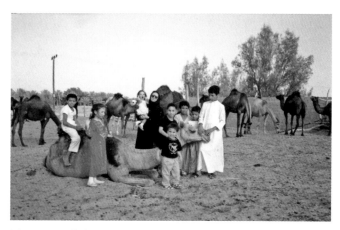

图 28.1　人兽接触，流行区儿童在家后院里与骆驼玩耍。

性，属好氧菌。牛种布鲁菌基因组完整测序工作于 2001 年完成，2002 年完成羊种布鲁菌和猪种布鲁菌的基因组测序，其他菌种的测序也进展迅速[9,10]。细菌培养常用双相的培养基（固体和液体）或卡斯塔涅达培养瓶（二氧化碳或无二氧化碳）37 ℃培养 6 周，因为培养 7～10 d 很少阳性。自动培养系统（如 BACTEC）更敏感，通常 7 d 内可出阳性结果，但还应继续培养至 3 周。骨髓培养应用较少[10]。可以利用分类特征来鉴定布鲁菌的种型。布鲁菌种型的分类特征如下：对二氧化碳的需求，利用谷氨酸、鸟氨酸、赖氨酸和核糖的能力，硫化氢产生、在含硫及碱性品红染料培养基中的生长情况，抗脂多糖抗原血清凝集和通过噬菌体溶解的敏感性等。PCR 限制片段长度多态性（PCR-based restriction fragment length polymorphism，PCR－RFLP）测定和基于 16S rRNA 荧光原位杂交分析是布鲁菌种型的分子诊断和鉴别工具。

五、致病机制

有关布鲁菌的生存及其在宿主巨噬细胞内复制的致病机制依然鲜为人知。近来关于布鲁菌细胞内生存机制的研究取得了重大进展，特别是在毒力因子方面，但细菌和宿主的分子如何参与到复制泡的生成及其他致病机制的问题还有待于进一步研究[11,12]。

布鲁菌免疫涉及特定抗原 T 细胞激活和体液应答。布鲁菌无典型的毒力因子，其脂多糖的致病性不典型。布鲁菌与宿主相互作用的相关毒力因子已被鉴定。近年来，布鲁菌基因组的研究已鉴定了与布鲁菌毒力相关的基因，这些基因改变了内吞、吞噬溶酶体融合、细胞因子分泌和细胞凋亡的过程。其中一个布鲁菌毒力因子是 Vir B 系统的类似物，它由 Ⅳ 型分泌系统组成，可能负责将毒素注入被感染细胞的细胞质[13]。

在进入黏膜后不久，多核白细胞和活化巨噬细胞迁移到感染处。宿主最初的应答不是抗原或病原菌特异性

应答，而是先天性免疫。它涉及 γδT 细胞（Vγ9Vδ2）、自然杀伤细胞（NK）、CD4 和 CD8 T 细胞激活。这些细胞识别布鲁菌表面的脂多糖，提供信号激活巨噬细胞并促进细菌的内吞。激活的 γδT 细胞可能最早产生 γ 干扰素（γ-interferon，IFN－γ）、α 肿瘤坏死因子（tumor necrosis factor-α，TNF－α）和其他细胞因子，对被布鲁菌感染的单核细胞具有细胞毒性作用，从而影响细菌在细胞内的生存。大多数布鲁菌被吞噬溶酶体迅速吞噬。巨噬细胞的细胞内杀菌机制依赖于辅助 T 细胞分泌的细胞因子。巨噬细胞激活 TNF－α 的分泌，TNF－α 启动宿主一系列复杂的级联反应，导致水解酶和过氧化物酶-卤化物的产生，这种机制也被称为"活性氧爆发"或"氧基杀灭"。

剩余的布鲁菌在快速酸化的吞噬泡中存活。布鲁菌使用过氧化物酶-过氧化氢-卤化物系统抵抗活性氧爆发的杀伤。布鲁菌通过巨噬细胞特定的脂筏或脂微结构进入巨噬细胞，这是被认为是布鲁菌在感染的巨噬细胞中生存的关键。布鲁菌需要光滑型脂多糖（smooth lipopolysaccharides，S－LPS）来逃避巨噬细胞的杀伤作用。

有报告显示，在布鲁菌入侵阶段可发生免疫缺陷。这与 Th1 免疫应答受损和 T 细胞增殖缺陷、自然杀伤细胞的细胞毒性和 IFN－γ 的产生有关。已发现布鲁菌可抵御溶酶体介导的杀伤作用和吞噬泡的酸化。布鲁菌可阻碍吞噬体和溶酶体的融合，但其机制尚不清楚。

布鲁菌在巨噬细胞的内质网增殖而不影响宿主细胞的完整性，随后诱导细胞坏死从而释放出细菌。被感染的巨噬细胞能否存活取决于布鲁菌的毒力。布鲁菌利用 IFN－γ 或 TNF－α 使被感染细胞逃避凋亡。在感染的早期阶段，布鲁菌增强 cAMP/PKA 通路的激活，通过多种调节机制，阻止宿主细胞清除，抑制巨噬细胞凋亡[14,15]。

进入人体并被局部组织淋巴细胞吞噬后，布鲁菌通过淋巴管转移至局部淋巴结，然后经血液循环到达所有器官，尤其是网状内皮组织。微生物病灶的形成可能与炎性细胞浸润有关，伴有或不伴有肉芽肿、干酪样变、坏死甚至脓肿。感染早期，宿主产生特异性抗体。在感染的第 1 周，血液出现抗脂多糖的 IgM；1 周后出现 IgG 和 IgA，并在第 4 周到达峰值。抗脂多糖抗体在宿主抗感染中的作用有限，但对诊断有非常重要的意义。

六、临床表现

布鲁菌病的潜伏期 1～3 周，长的可达数月[7]。暴露数年后，布鲁菌病的病灶很少局限于某处。布鲁菌病的症状千变万化，与其他发热性疾病的症状有许多相似之处。必须了解患者是否到过流行区，同时记录患者的职业和生活经历。症状可突然（1～2 d）或渐进（1 周或更长）出现。布鲁菌病表现为发热性疾病，伴或不伴有特定器官出现病灶。布鲁菌感染根据是否为活动性疾病（既

往病史、临床诊断特征、血培养阴性/阳性的布鲁菌凝集抗体升高)以及是否有局部病灶进行疾病分类。有活动性疾病证据和有病灶的病例对治疗方案和疗程有重要的影响。将布鲁菌病分为急性、亚急性、慢性、血清学、菌血症或混合感染病例,对诊断和管理没有任何意义。建议使用"有/无病灶活动性布鲁菌"一词。表 28.1 为本章的

表 28.1	作者所在诊所的 500 名羊种布鲁菌感染患者流行病学史、症状和体征	
	数量	%
流行病学史		
动物接触史	368	73.6
生食乳酪/奶类史	350	70.0
生食肝脏	147	29.4
家族史	188	37.6
症状		
发烧	464	92.8
打颤	410	82.0
出汗	437	87.4
疼痛	457	91.4
乏力	473	94.6
关节痛	431	86.2
背痛	431	86.2
头痛	403	80.6
纳差	388	77.6
体重减轻	326	65.2
便秘	234	46.9
腹痛	225	45.0
腹泻	34	6.8
咳嗽	122	24.4
睾丸痛(男性 290 名)	62	21.3
皮疹	72	14.4
睡眠紊乱	185	37.0
体征		
病态	127	25.4
脸色苍白	110	22.0
淋巴结肿大	160	32.0
脾肿大	125	25.0
肝肿大	97	19.4
关节炎	202	40.4
脊柱压痛	241	48.0
副睾丸炎(男性 290 名)	62	21.3
皮疹	72	14.4
黄疸	6	1.2
CNS 反常	20	4.0
心脏杂音	17	3.4
肺炎	7	1.4

作者之一(MM)总结其所在诊所中最常见的症状,与其他国家报道的羊种布鲁菌感染极为类似[7]。布鲁菌病发热不规则,无法与其他发热疾病相区别。体温的变化规律通常是上午正常,下午和晚上升高。寒战或寒颤伴出汗的症状与疟疾类似。布鲁菌病患者大多看起来正常,极少病例看起来病情严重且与肠热病有些相似。如果不及时治疗,热度可在几周或更长的时间内波动。虽然该病的症状多种多样(表 28.1),但体征变化不大,25% 的患者仅有肝脾肿大症状。

七、病灶

最常见的病灶位于肌肉骨骼系统,必须做好与肺结核的鉴别诊断,因为肺结核对人体损伤更大,需做针对性治疗。化脓性膝关节炎可能由血液传播、布鲁菌定植到滑膜或布鲁菌骨髓炎的扩散所致(图 28.2)。受影响的关节包括膝关节、髋关节、胸锁关节、骶髂关节和肩关节或胸骨关节(图 28.3~图 28.6)。如果没有早期诊断和治疗可发生关节功能性损伤。脊柱病灶始于前端上部血流丰富处。感染可减少或消退,也可能发展至整个脊椎、椎间盘和相邻椎骨,但很少与椎旁脓肿形成有关。布鲁菌脊柱炎可能涉及单个病灶,偶尔可发生多处病灶,但几乎不损伤脊髓。腰椎,尤其是第 L4 节腰椎,是最常见的病灶点(图 28.7)。X 线平片可有助于区分布鲁菌脊柱炎和结核性脊椎炎(图 28.8)。非脊柱性骨髓炎是罕见的,可能影响股骨、胫骨、肱骨或胸骨柄(图 28.2 和 28.2)。滑囊炎、腱鞘炎和皮下结节少有发生。布鲁菌化脓性膝

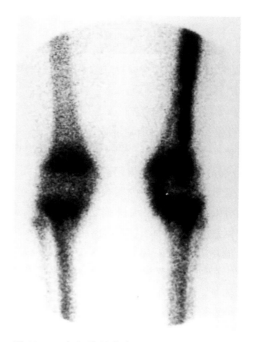

图 28.2　布鲁菌关节炎和骨髓炎。扫面图显示左侧膝盖和左侧股骨的后半部分吸收增加。

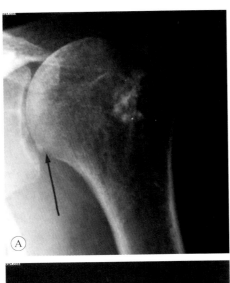

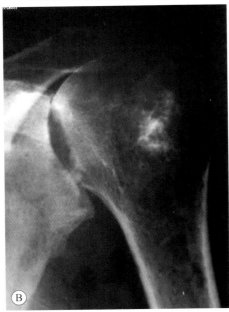

图 28.3　损伤性布鲁菌关节炎(A)肩部前端可见肩关节弥漫性软骨损伤,(B)6 个月后的影像。

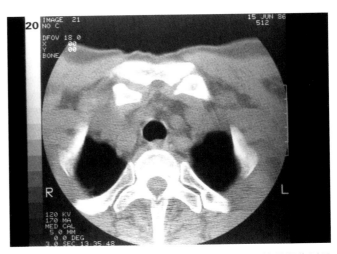

图 28.4　损伤性布鲁菌关节炎。高分辨率 CT 显示软骨损伤以及左侧胸锁磨损。

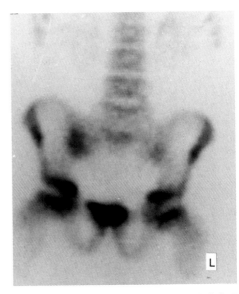

图 28.5　布鲁菌骶髂关节炎,右侧骶髂关节吸收增加。

关节炎和脊椎炎的外周白细胞计数为正常水平。滑液中白细胞总数介于 400～40 000/mm³,其中 60% 为多形核细胞;有 50% 病例的培养结果为阳性,且葡萄糖含量可减少。

　　心血管病灶可包括心内膜炎、心肌炎、心包炎、主动脉根脓肿(图 28.9)、肌层动脉瘤、血栓性静脉炎和肺栓塞。流行区患者若被标记为"培养阴性感染性心内膜炎",则血液培养应至少延长至 6 周。呼吸道症状常见,但因症状轻微通常被忽视。常见伴咽喉疼痛和轻度干咳的流感样体征。其他罕见病灶有肺门及气管淋巴结病、肺炎、单个或多个肺结节状阴影甚至脓肿、软组织粟粒状阴影、胸腔积液、积脓症以及纵隔炎。

　　胃肠道感染通常是轻微的,常无症状,包括扁桃体炎、轻度黄疸型肝炎(非特异性或肉芽肿化脓和脓肿形成)。脾脓肿罕见。肠系膜淋巴结脓肿、胆囊炎、腹膜炎、胰腺炎和溃疡性结肠炎见前述。肝脏氨基转移酶、碱性磷酸酶和血清胆红素可轻度升高。

　　泌尿生殖器病灶可呈现布鲁菌病的特征。儿童和成人单侧或双侧睾丸附睾炎最常见,易与流行性腮腺炎或结核混淆。男性可发展为前列腺炎和精囊炎,女性则出现痛经、闭经、输卵管卵巢脓肿、慢性输卵管炎和宫颈炎等。可能发生急性肾炎或急性肾盂肾炎,肾钙化和肾盏畸形。肾肉芽肿病变与脓肿、干酪样变和坏死均可能发生,如膀胱炎和后尿道炎。

　　约 50% 的布鲁菌病患者尿液培养阳性。在调查布鲁菌的性传播途径时,已从精液中分离出菌体。肉芽肿肌炎和横纹肌溶解较罕见。

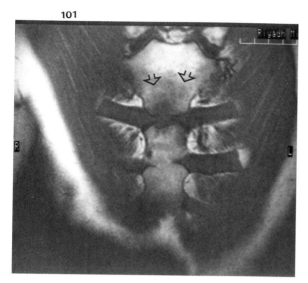

图 28.6 布鲁菌脊髓炎。胸骨、冠状面 T1 加权 MRI 成像，可见柄状体下半段信号减弱。

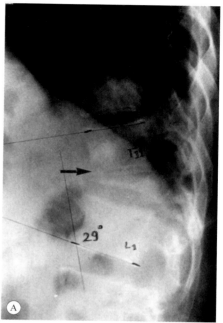

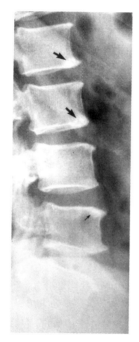

图 28.7 早期布鲁菌脊椎炎，可见腰椎 L4 上部前端硬化灶，L1 及 L2 下端硬化灶，注意腰椎间盘的大小正常。

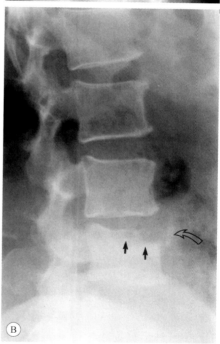

图 28.8 结核性脊柱炎（A）和布鲁菌脊柱炎（B）X 线片比较。

神经型布鲁菌病是罕见的严重疾病。它包括脑膜脑炎、多发性脑或小脑脓肿、动脉瘤破裂、颅神经病变、短暂脑缺血发作、半身不遂、脊髓炎、脊神经根病和神经炎、多发性硬化症、截瘫和坐骨神经痛。布鲁菌病弗兰克精神病症状可能没有其他感染引起的症状频繁。然而，长期的抑郁和嗜睡将对患者产生不利影响，但往往在治疗后才显现出来。神经型布鲁菌病可能由血源性布鲁菌直接入侵、破坏性脊柱病变引起的压力、血管炎或免疫过程导致。脑膜脑炎的脑脊液（CSF）压力常升高，脑脊液变清、

变浊，甚至偶见出血。蛋白质含量和细胞数增加（以淋巴细胞为主），而葡萄糖含量可能降低或维持正常水平。脑脊液培养布鲁菌可呈阳性。脑脊液中布鲁菌凝集素通常升高，但偶尔可能检测不到。

在流行地区，孕妇感染布鲁菌的后果与怀孕的感染动物情形类似，包括产下正常的健康婴儿、流产、宫内胎儿死亡、早产或胎盘滞留和其他分泌物，布鲁菌可经母乳传播[16,17]。皮肤症状并不常见，包括斑丘疹和接触性皮炎，尤其在帮助动物分娩的兽医和农民中更易出现。其

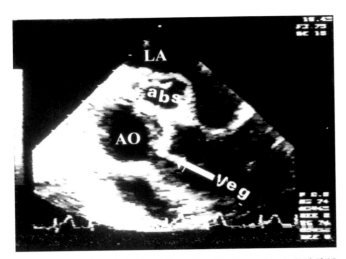

图 28.9　经食管心内膜造影检查发现的主动脉瓣根部和主动脉瓣脓肿。

他皮肤病的症状有结节性红斑、紫癜和瘀点、慢性溃疡、皮肤及皮下脓肿、血管炎、浅表血栓性静脉炎和皮窦道。布鲁菌活疫苗溅入眼睛可引起结膜炎。角膜炎、角膜溃疡、葡萄膜炎、视网膜病变、结膜下和视网膜出血、视网膜脱落和内源性眼内炎、玻璃体培养阳性等均有文献记载。

八、诊断

布鲁菌病的确诊依赖于从血液、体液或组织中分离出病原体,但许多情况下血清学检测可能是唯一可用的方法[7,10,18]。血液培养阳性率介于 40%～70%,牛种布鲁菌阳性率较羊种布鲁菌或猪种布鲁菌低。可以用试管凝集反应试验(standard agglutination test,SAT)、玫瑰花环实验、2-巯基乙醇实验(2-mercaptoethanol,2-ME)、抗人球蛋白试验(Coombs')和酶联免疫吸附试验(enzyme-linked immunosorbent assay,ELISA)检测识别特定细菌脂多糖的抗体和其他抗原。SAT 是流行地区最常见的血清学检测方法。非流行地区 SAT 滴度≥1∶160 或流行地区滴度≥1∶320 应引起重视。

由于布鲁菌 O-多糖抗原与其他革兰阴性细菌相似〔如土拉杆菌(Francisella tularensis)、大肠埃希菌(E. coli)、厄班那沙门菌(Salmonella Urbana)、结肠炎耶尔森杆菌(Yersinia enterocolitica)、霍乱弧菌(Vibrio cholerae)、嗜麦寡养食单胞菌(Stenotrophomonas maltophilia)〕,可能会出现 M 类免疫球蛋白的交叉反应。由于犬种布鲁菌 LPS 中 O-多糖缺失时,无法用含 O-多糖抗原的 SAT 诊断犬种布鲁菌。SAT 假阴性可能是由于 α_2 球蛋白(IgA)以及 α 球蛋白片段有封闭抗体(前带现象)。基于布鲁菌 IgM 抗体的试纸条是新的有前景的诊断技术,该方法简单、准确,能迅速出结果。ELISA 通常使用胞质蛋白作为抗原检测 IgM、IgG 和

IgA,较 SAT 具有更高的敏感性和特异性[19]。商品化的布鲁菌检测(Brucellacapt test)为检测全部布鲁菌抗体的单步免疫捕获试验,在条件允许时,该试验越来越频繁地用于辅助布鲁菌病检测。PCR 检测快,并具有特异性。现已研制出多种 PCR(如巢氏 PCR、实时 PCR 和 PCR-ELISA),在检测感染和治疗后复发方面具有高特异度和灵敏度[20],但这些技术尚未标准化。有临床治愈后持续PCR 检测阳性的报道,因而引发了关于存在慢性布鲁菌病的争论[21]。其他实验室发现包括外周白细胞计数正常以及白细胞减少伴淋巴球增多。血清生化检测通常正常。

九、治疗

布鲁菌病的治疗远未达到理想状态,采用一种抗菌药物治疗常常出现复发,如何经济和有效地使用 2 种或 3种抗菌药物联合治疗成为关键问题[4]。然而,临床上尚未发现布鲁菌抗生素耐药,复发通常是由于治疗时间不够和/或联合疗法的用药量不足所致。目前还没有统一的优化治疗方案,专家仅达成了部分共识,相关内容可见两篇荟萃分析(meta-analysis)文章[23,24]。

强力霉素(doxycycline)种链霉素(streptomycin)组合(DS)或强力霉素和利福平(rifampicin)组合(DR)治疗布鲁菌病是世界卫生组织推荐的治疗方案,已在全世界得到了广泛使用。该方案是针对门诊患者的治疗,多年来的疗效一直较好。由于链霉素和利福平对治疗结核分枝杆菌(Mycobacterium tuberculosis)同样有效,开展布鲁菌病治疗前必须排除肺结核病。强力霉素有利于减少治疗无效和复发。强力霉素(其他四环素)是最有效的治疗布鲁菌病的药物。强力霉素在巨噬细胞的吞噬溶酶体酸性环境中活性增加。链霉素有利于预防复发,而利福平降低血清中强力霉素的水平。强力霉素口服剂量为 100 mg,每 12 小时给药 1 次,持续 6 周。链霉素为肌内注射,每日 1 次,剂量为 15 mg/kg,持续 2～3 周。利福平每日 1次,口服剂量为 600～900 mg,为期 6 周。患者患脊柱炎、心内膜炎、神经型布鲁菌病以及器官脓肿等可能需要手术治疗并使用抗生素联合治疗(强力霉素、氨基糖苷类药物和利福平),连续治疗 6 个月。心脏瓣膜置换术或引流脓肿时可能还需要用抗生素。研究表明,DS 和 DR 的治疗失败和复发率为 3%～10%,在医疗卫生条件不佳的情况下可能还要加倍。当使用氨基糖苷类药物注射治疗时,应对其肾毒性、耳毒性开展严密的监测。单药治疗因其治疗失败和复发率高临床医生几乎不再使用,但这一观点近来受到了新的挑战[24]。

最近 20 年人们使用其他氨基糖苷类药物替代链霉素,因为部分氨基糖苷类药物对结核分枝杆菌无效(译注:链霉素属于氨基糖苷类药物,对结核分枝杆菌有疗效;庆大霉素和奈替米星等亦为氨基糖苷类药物,但不用

于结核分枝杆菌治疗)。庆大霉素(gentamicin)和奈替米星(netilmicin)均可使用,采用肌内或静脉每日单次注射,剂量为 5 mg/kg,连续 10~14 d,与剂量 100 mg/12 h 的强力霉素同时使用,疗程 45 d。庆大霉素与强力霉素联合治疗与 DS 疗效相近。更长时间的治疗方案可以是庆大霉素加强力霉素(GD)或奈替米星加强力霉素(ND),治疗 14 d 后再使用强力霉素治疗 30~60 d,这一治疗方案的治疗失败率和复发率较氨基糖苷类 7 日疗法更低。此外,也可口服复方磺胺甲噁唑(co-trimoxazole)2 片(480 mg/片),连续服用 2 个月后再使用强力霉素(CD)或利福平(CR)治疗,每日 2 次。事实证明,CD 疗效优于 CR[25]。在布鲁菌病流行地区,结核病和/或麻风病也可能流行,使用利福平将可能无法避免抗药性的产生。

喹诺酮类抗生素(quinolones)[环丙沙星(ciprofloxacin)和氧氟沙星(ofloxacin)]在几项不全面的临床研究中被应用,这些研究缺乏临床症状等相关信息,结果显示该类药物对治疗感染和预防复发的效果均不理想[23]。最近的荟萃分析文章指出,尽管该类抗生素不良反应较小,但不应作为一类药使用[24]。在巨噬细胞内吞噬溶酶体的酸性环境中,喹诺酮类药物活性降低。当 DR 治疗出现毒性反应时,此类药物可取代强力霉素或利福平。该类药物可在其他药物治疗无效或治疗后复发时用作二类药物使用。氧氟沙星,口服剂量为 400 mg/12 h,或环丙沙星,口服剂量为 500 mg/12 h,可以与强力霉素或利福平联合使用,疗程 6 周[12]。

阿奇霉素(azithromycin)是大环内酯物(氮环内酯类),能迅速进入组织和细胞,尤其是吞噬细胞。在巨噬细胞的酸性吞噬溶酶体环境下,其抗菌活性变弱。研究结果显示,其治疗羊布鲁菌病的失败率和复发率高。8 岁以下儿童布鲁菌病的治疗采用复方磺胺甲噁唑加利福平(CR)。利福平为口服或静脉注射,每日 1 次,剂量为 10~20 mg/kg。复方磺胺甲噁唑为静脉注射,每日 2 次,总剂量 36~54 mg/kg。儿科用口服糖浆剂量为 240 mg/ml,每 12 小时给药 1 次。在比较前瞻性试验尚未明确儿童的最佳疗程。

强力霉素是获得美国批准的用于婴幼儿落基山斑疹热的治疗药物。在意大利,婴幼儿的处方为口服二甲胺四环素(minocycline)2.5 mg/kg 加静脉注射利福平 10 mg/kg(每 12 小时给药 1 次),治疗 3 周。该治疗方案不会造成牙齿缺损,效果明显[26]。孕妇治疗方案为复方磺胺甲噁唑加利福平(CR)[16,17]。肾功能受损患者应仔细监控血清尿素、肌酐和氨基糖苷类药物水平。如果这样的治疗方案不可用,则采用 DR 疗法。

对治疗应答的监测基于开始抗生素治疗后 14 d 内症状的改善和 2~4 周内体征的好转。治疗无效是指抗生素治疗 14 d 至疗程结束临床症状未缓解。血清学检测不是疗效监测的理想方式。若患者在开始治疗后几天内症状加重,出现赫氏反应,则 SAT 滴度不降反升。治疗后 3 个月内,仅 8.3% 的患者 SAT 滴度可能降至 1:320 以下,28.6% 的患者治愈后 2 年 SAT 滴度仍可能维持在 1:320 甚至更高水平。强力霉素治疗更可能出现血清学治愈。规范治疗 1 年后(通常 3~6 个月)若治愈患者再次出现临床表征或不论血液培养阳性与否的情况下 SAT 滴度上升,则认定为复发。在流行地区,由于暴露风险的持续存在,很难区分再感染与复发。

有些作者建议对布鲁菌病患者的所有家庭成员进行筛查,家庭成员通常会有漏诊[27,28]。

十、预防

1909 年,在马耳他驻地的英国陆军和海军布鲁菌病的病死率为 2%,心内膜炎为最常见的死因。近年来抗生素和外科手术治疗已能够成功地阻止由布鲁菌引起的心内膜炎的死亡。

预防人感染布鲁菌可以通过消灭动物布鲁菌病实现,包括动物疫苗接种和其他兽医学的控制方法,如进行实验室检测和宰杀布鲁菌病阳性动物。这需要政府长期的政策和经费支持,以及加强疾控机构和动物防疫部门的合作。目前,尚无有效的可用于人的布鲁菌病预防疫苗。

饮用煮沸的牛奶或用煮沸的牛奶生产的其他乳制品可预防该病传播。传统的如食生肉、肝脏或骨髓等饮食习惯亟需改变,但却很难实现。布鲁菌病患者应禁止参与献血或器官捐献。

流行区诊断实验室人员暴露于布鲁菌依然是一个重要问题,有时由未知有布鲁菌病患者输入所致[29]。应进行适当的风险评估,应对明显暴露的员工进行暴露后预防(post-exposure prophylaxis,PEP),并血清学随访 6 个月[30]。有报道称,长期、频繁的血清学随访检查消耗了大量资源又无法提供更多信息,且对工作人员造成了繁重的负担,因而依从性较差[31]。通常推荐利福平与强力霉素治疗 3 周,其不良反应也降低了依从性。没有证据表明 PEP 加两种药物的治疗效果优于单药治疗。目前英国的指南推荐 PEP 加强力霉素单药治疗 3 周,并简化后续随访。

参考文献

见:http://www.sstp.cn/video/xiyi_190916/。

第29章

走马疳、放线菌病和诺卡菌病

M. LEILA SROUR, VANESSA WONG, SARAH WYLLIE

翻译：官　威
审校：郝瑜婉　冯　萌　程训佳　张争艳

要点

走马疳

- 走马疳是由不明病原体引起的一种机会性感染,可导致严重的口面部坏疽,生活在贫穷农村的营养不良的儿童饱受该病的折磨。
- 走马疳是一种被忽视的疾病,报道较少,许多医务人员知之甚少。
- 急性走马疳未经治疗的病死率达 70%～90%,绝大多数患者没有条件治疗。
- 走马疳幸存者遭受毁容、机体功能性损害及残疾而被社会排斥[1-3]。
- 走马疳是反映极端贫穷与公共卫生体系严重不足的指标[2,4]。
- 走马疳被称为"贫困之面",因为该病主要发生在极其贫穷的区域,幸存者常遭受严重的毁容[2]。
- 走马疳,也被称为坏疽性口炎,起源于希腊语"吞食"或"擦伤"。

放线菌病

- 放线菌病是一种罕见的、慢性的、缓慢发展的疾病,由放线菌(Actinomycetaceae)家族的纤维状革兰阳性厌氧菌引起。
- 放线菌是一种共生菌,通常寄居在口咽部、胃肠道和泌尿生殖道,当黏膜破损,放线菌变得具有致病性。
- 该病以解剖学定位分类,最普遍的是面部疾病,其次是胸部和腹腔骨盆的疾病。

- 放线菌病一般以致密的纤维"木质"结构出现,能够不受阻碍地穿过组织筋膜平面,侵袭局部结构,引起窦道的形成,可以自发地痊愈和复发。
- 放线菌感染模式与肿瘤和结核病相似。
- 通常需要抗生素长期治疗,常用药物为青霉素,必要时需要手术。

诺卡菌病

- 诺卡菌(Nocardiae)是一类与环境有关的,分枝状或珠状的需氧型革兰阳性菌(见图 29.5)。
- 诺卡菌主要为一种引起肺部、皮肤及神经性感染的机会性致病菌。
- 诺卡菌属(Nocardia spp.)在体外容易培养,但是具体种属的鉴定需要参照参比实验室。
- 分子学技术已经鉴定了 90 多种诺卡菌,目前有 1/3 与人类疾病有关。脓肿诺卡菌(Nocardia abscessus)、星形诺卡菌(N. asteroides)、橡胶诺卡菌(N. brasiliensis)、珊瑚红诺卡菌(N. cyriacygeorgica)、皮疽诺卡菌(N. farcinica)、新星诺卡菌(N. nova)、南非诺卡菌(N. transvalensis)等是几种最常见的造成人类疾病的诺卡菌。
- 复方磺胺甲噁唑联合用药或阿莫西林-克拉维酸是首选的治疗药物。

走马疳

一、流行病学

据报道,大多数病例为 7～9 岁儿童,他们生活在撒哈拉沙漠以南西非到苏丹中部的"走马疳带"上。目前,亚洲罕有病例的报道[5]。世界卫生组织(WHO)(1998年)估算全世界每年约有 140 000 新发病例,存活率10%～30%,每年至少造成 100 000 名儿童死亡,770 000例幸存者伴有严重的后遗症[1,6]。贫穷国家的坏疽病发生率可能比报道的更高[1-6]。由于医疗体系不健全,患者对疾病缺乏了解,自卑感及对疾病的忽视,许多病例未被发现。儿童死亡病例通常无诊断和治疗以及无死亡记录[2,4]。"走马疳悖论"意为当国家发展足够的公共卫生资源来甄别和报道病例时,经济和卫生发展常能够满足消灭走马疳的需要[2]。一直到 20 世纪,走马疳在西方国家普遍流行，随着经济的发展，营养的搭配及公共卫生服务的提升，走马疳几乎被消灭。走马疳复发于第二次世界大战的集中营[2]。免疫抑制的儿童、成年人以及艾滋病患者易患走马疳。

二、致病机制

走马疳的危险因素包括长期营养不良、缺乏母乳喂养、缺乏维生素、口腔卫生差、病毒感染尤其是麻疹和艾滋病、卫生环境差及与牲畜近距离地生活在一起[1,2,4,8]，其致病机制仍不明确，也可能由于严重营养不良、口内感染和免疫缺陷的共同作用引起。走马疳可能继发于发热疾病，尤其是麻疹、疱疹、疟疾以及急性坏死性口膜炎。牙周细菌的过度生长破坏了儿童本身较低的免疫抵抗力。患有急性走马疳儿童的微生物学样本中可培养出坏死梭杆菌（*Fusobacterium necrophorum*）、中间普氏菌（*Prevotella intermedia*）、螺旋菌（spirochetes）、金黄色葡萄球菌（*Staphylococcus aureus*）等，但是它们实质上对组织破坏的机制仍然不确定[1,2,7,9-13]。严重营养失衡儿童长期的免疫刺激导致细胞因子和其他炎症调节因子过度产生。组织的迅速崩解意味着口腔菌群与免疫系统产生了免疫病理学反应[1,3,11-13]。

三、临床表现

（一）急性走马疳

走马疳常发生在有口腔溃疡以及从麻疹和疟疾等其他感染性疾病中康复过来的儿童，他们生活在贫穷的、卫生条件差的农村地区并且长期营养不良。走马疳的损害开始于齿龈和面颊内部炎症。常常有严重的面颊疼痛肿胀、口臭、流涎过多等症状，伴有发烧和厌食症。在这个阶段，药物治疗和营养补给可以显著降低死亡率，但是走马疳的急性期仅持续几天时间，因此，干预的窗口期非常短[1,2,8,13]。

如果不经治疗，走马疳会发展波及嘴唇和脸颊，造成广泛的口腔破坏（图 29.1）。坏疽损害发展很快，并形成一个黑色的坏死中心。患者失去软组织、骨和牙齿。坏疽会蔓延至鼻、眼睛以及脸部其他器官。许多儿童死于肺炎及由严重营养不良引起的败血症的并发症[1,2,4,8]。

（二）走马疳的后遗症

幸存者蜕掉坏死的组织，可能产生二次感染。随着瘢痕组织收缩，患者痊愈，伴随有小孔、不同程度毁容、牙关紧闭证、口失调症以及语言和牙齿问题等后遗症（图29.2）。毁容、功能障碍及语言和咀嚼困难给患者带来孤僻症和心理创伤。幸存者在寻求治疗前可能躲藏很长时间[1,2,4,5]。

四、诊断

走马疳可通过临床症状诊断，很少有疾病和走马疳相似。其他的溃疡性损伤，如利什曼病、严重的口腔病

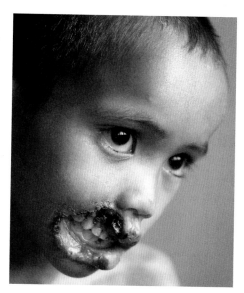

图 29.1　1 个 6 岁儿童嘴唇和脸部急性走马疳。[图片由 Bryan Watt 提供，来源文献：M. Leila Srour, Bryan Watt, Bounthom Phengdy, Keutmy Khansoulivong, Jim Harris, Christopher Bennett, Michel Strobel, Christian Dupuis, and Paul N. Newton, 'Noma in Laos: Stigma of Severe Poverty in Rural Asia', American Journal of Tropical Medicine and Hygiene, 78(4), 2008.]

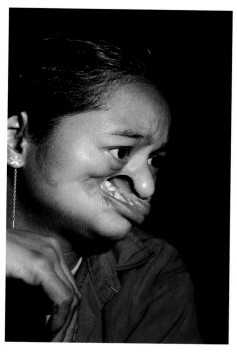

图 29.2　一个在 4 岁时患急性走马疳并留下后遗症的 16 岁幸存者。[图片由 Bryan Watt 提供，来源文献：M. Leila Srour, Bryan Watt, Bounthom Phengdy, Keutmy Khansoulivong, Jim Harris, Christopher Bennett, Michel Strobel, Christian Dupuis, and Paul N. Newton, 'Noma in Laos: Stigma of Severe Poverty in Rural Asia', American Journal of Tropical Medicine and Hygiene, 78(4), 2008.]

损、梅毒病损、麻风病等很少发生于儿童。面部肿胀、腐臭味释放以及口面部坏疽的迅速发展等症状预示着急性走马疳的发生。幸存者发生不同程度的面部毁容、残疾。根据历史记录,走马疳患者也会发生类似于兔唇等先天畸形患者的心理创伤[1,2,9,14]。

五、治疗

根据上文提到的"走马疳悖论",几乎没有关于急性走马疳最佳疗法的信息,但是营养保健、抗生素及局部治疗是有用的。可以利用商业化的营养搭配以及本地食物,包括鸡蛋、牛奶、豆制品和花生等制成流质食物后口服或灌胃食用。青霉素、氯唑西林及甲硝唑已经被用于疑似需氧或厌氧口咽感染细菌的治疗,但是最佳的抗生素疗法仍不清楚。合并感染疟疾、肠道寄生虫、肺结核及维生素缺乏症时还应采取相应治疗措施[1,2,15]。在急性期若不进行进一步的手术,坏死组织也可能脱落。物理治疗对预防口腔挛缩很关键[1]。

对走马疳幸存者实施组织再造外科治疗比较复杂。在急性期后应至少延缓一年进行相关治疗。在术前和术后提高患者的饮食状况能够提高手术成功概率。外科疗法包括所有瘢痕组织的切除、牙关紧闭症校正以及局部、有蒂的游离瓣等组织缺陷的修复。虽然手术不能恢复到正常的容貌,但是可以显著改善患者的外貌和生活[2,16,17]。

六、预防

然而,最重要的干预措施是预防走马疳,尤其是在偏远农村地区可以通过减少贫困和加强卫生体系预防。早期的辨识、诊断和治疗在很大程度上可以降低死亡率。对于最贫困地区儿童而言,极端贫困的消除、产前护理的加强、母乳喂养的推广、免疫接种、食品安全以及营养的改善有希望消灭走马疳[1,2,4-6,8]。

放线菌病

一、流行病学

放线菌(Actinomyces)是一类可以感染任何人的机会性致病菌[18]。由于在发展中国家的数据缺失,因此这种疾病确切的发病率很难估算;19世纪70年代,在调查的每630 000人次中仅1例病患被报道[19]。英国卫生部报道,2002—2003年间,英国有0.000 6%的门诊患者(共71人)患有放线菌病[20]。男性感染放线菌的概率为女性的3倍[21,22],但骨盆放线菌病除外,这种病主要困扰有宫内节育器使用史的女性。尽管该病感染免疫功能不全的个体,但是大多数报道的病例为免疫功能健全的人[18,23]。

二、致病机制和病理学

由于放线菌在人体口咽部、消化道及泌尿生殖道为正常共生菌,因此放线菌病主要为内源性感染[24]。但是,也有少量因人体咬伤所致的病菌外源性传播的报道[25]。黏膜屏障的攻破使得细菌容易侵入局部组织与传播。

第一种记述的放线菌种为1877年发现的牛放线菌(A. bovis),这种放线菌不感染人类,从牛的下颌分离出来。后来鉴定出30多种放线菌种,其中衣氏放线菌(A. israelii)为最常见的人体致病菌。不常见的放线菌种包括:内氏放线菌(A. naeslundii)、麦氏放线菌(A. meyeri)、黏性放线菌(A. viscosus)、溶牙放线菌(A. odontolyticus)、旋毛放线菌(A. turicensis)及拉丁放线菌(A. radingae)等[24,26]。

这些细菌很少单独地从临床样本中被分离出来,常常与伴放线菌杆菌(Aggregatibacter actinomycetem-comitans)、梭菌(fusobacteria)、葡萄球菌(staphylococci)、链球菌(streptococci)及肠杆菌(Enterobacteriaceae)等共生菌一起被分离[26]。注意到这些细菌本身就具有致病性对治疗放线菌病来说很重要。尽管协同致病机制的作用还不清楚,但动物实验已显示,一些放线菌种能够通过抑制宿主的防御系统来帮助其他菌种完成感染[27]。

三、临床特征

放线菌病根据感染的解剖学部位分为面部放线菌病、胸部放线菌病、腹腔骨盆放线菌病、中枢神经系统放线菌病、肌肉骨骼放线菌病及播布性放线菌病。

(一)面部放线菌病

面部放线菌病最常见,约占所有报道病例的50%[21],这种放线菌病与牙齿不好、牙手术和口部创伤有关。下颌骨周围区域发热和软组织慢性肿胀等症状被描述为"牛放线菌病"。病灶变硬、木质化,呈蓝色,进而发展为慢性鼻窦炎(chronically discharging sinuses)。这些症状大都不痛,但很难根除。这种放线菌病早期无典型的局部淋巴结肿大。病情直接蔓延至骨骼、肌肉和中枢神经系统亦有报道[28]。

(二)胸部放线菌病

胸部放线菌病占总病例的15%～20%[21,29]。该种放线菌病通常由吸入口分泌物或异物引起感染,也可由口鼻穿孔,口部、腹部感染的局部传播或血源性传播引起[24]。临床表现与慢性肺炎的部分症状相像,如发烧、咳嗽、胸闷气短,同时伴有咳血和体重减轻[30]。并发症包括胸膜积液、纵隔受侵袭、肋骨损伤和积脓症等。侵犯心脏致心包积血相当致命,幸好这种极少见的并发症通常导致心包炎,偶尔伴随心肌炎和心内膜炎[31,32]。

(三)腹腔骨盆放线菌病

大约20%的放线菌病例与腹部器官有关[21]。最常见的并发症为急性阑尾炎,有时候可致阑尾穿孔,这种病例占该种放线菌病例的 65%[33]。病因包括胃肠穿孔、手术、肿瘤形成和异物摄入等。由于患者常常出现无特征的发热症状、体重减轻及原因不明的腹痛,因此诊断较困难[34]。尽管患者有明显的右髂窝块,但对于潜在的临床疾病检测几乎没有帮助;大多数病例实际上在术后才被确诊。

尽管无宫内节育器使用史的人也可患有盆骨放线菌病,但该病已被公认易发生于有过长期宫内节育器使用史(>2年)的患者[34,35]。患者通常诉有发热、阴道分泌物、骨盆或腹部痛及体重减轻等症状。

(四)放线菌病罕见症状

中枢神经系统感染通常由血源性传播和来自口部感染的直接蔓延引起。该病最普遍的症状为脑脓肿,而脑膜脑炎、放线菌肿瘤、硬膜积脓症和硬脑膜外脓肿等发生较少[36]。肌肉与骨骼感染由邻近组织传播(占该病例的大多数)、局部创伤及血源性传播引起[37]。因为放线菌感染偏向于颊黏膜,颊黏膜防线被突破后病菌可直接侵入,因此感染最频繁的部位为面颊骨,尤其是下颌骨。目前已有涉及关节假体的放线菌病报道[38]。尽管任何部位感染的血源性传播都有可能,但由于抗生素使用的兴起,播散性疾病已极少见。

四、实验室诊断

(一)组织病理学

显微镜检查在染色后的组织中出现丝状杆状生物体和硫磺颗粒物高度提示放线菌。通过革兰染色(图29.3)、格莫里环六亚甲基四胺-银染色和吉姆萨染色可见丝状菌。硫磺颗粒物实际上是聚集的菌落,可在苏木精和伊红染色后被查见(图29.4)[23]。然而,在样本中,并非一直都能看到颗粒物,而且硫磺颗粒物对放线菌病而言也不是特异的,还有其他一些病也会出现硫磺颗粒,如诺卡菌病、着色真菌病、真菌性足分枝菌病和葡萄状菌

病等[24]。另一常用的组织病理学技术使用物种特异性的抗体检测组织样本中的细菌,甚至在福尔马林固定后的组织中亦可检出[39]。

(二)微生物学

放线菌病确诊需要将放线菌从临床样本中分离开来,样本包括脓液、组织和硫磺颗粒物等。但培养微生物相当困难,原因包括前期已使用抗生素治疗等[19]。如果患者之前已经接受了抗生素治疗,那么用革兰染色后的显微镜观察结果比微生物培养法更易受影响。放线菌是一种生长缓慢的细菌,可以在 37 ℃无氧环境的选择性培养基中生长长达 2~3 周[23]。尽管商业生化试剂盒诊断效果不及传统检测法,但试剂盒处理样本更简便、迅速[40]。血清学方法由于准确性较差而较少使用。分子生物学技术,包括 16S rRNA 测序等,已经应用于更迅速、准确的物种鉴定,但这些分子生物学技术主要被用于科研或参比试验中[41,42]。

五、治疗

放线菌对许多抗生素都很敏感。历史上,青霉素已经成为一种可供选择的药物。患者可以通过高剂量静脉注射青霉素 G 2~6 周,再口服青霉素 V 6~12 个月进行进一步治疗[22]。尽管普遍提倡长疗程的抗生素治疗,但这种传统疗法并非对所有患者都有用。目前的方法是找到适合个体的疗法,合适的治疗方案取决于许多因素,包括感染部位、病情程度、手术治疗效果以及患者反应等。此外,患者必须通过临床和影像学的正规监测,以确保疾病彻底治愈。

临床经验表明,青霉素的替代药物包括四环素、强力霉素、二甲胺四环素、克林霉素及红霉素(妊娠期孕妇的安全选择)[21,43-45]。除了头孢曲松钠、氯噻酮、亚胺培南和美罗培南成功用于治疗感染病例的报道外,几乎没有关于 β-内酰胺有效的临床证据[46-49]。

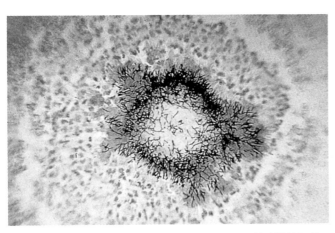

图 29.3 革兰染色的放线菌,中部呈典型的革兰阳性分枝状细菌。

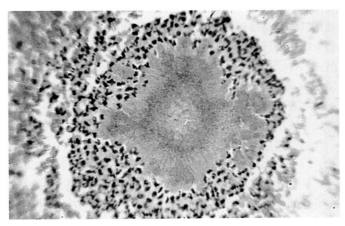

图 29.4 苏木精和伊红染色的硫磺颗粒。

需要注意的是,体外抗生素敏感性测试不总是与临床疗效相关。然而,甲硝唑、氨基苷类抗生素、苯唑西林、双氯西林和头孢氨苄等在体外杀灭放线菌的效果较差,表明这些药物不应该被使用[50]。

考虑到感染的部位还有其他的病原体存在,因此最初的治疗需要广谱抗菌药物。合理的一线治疗药物包括β-内酰胺,如阿莫西林和β-内酰胺酶抑制剂,还有如克拉维酸,克拉维酸可作用于金黄色葡萄球菌和肠杆菌等产生的内酰胺酶上[22]。

出现大量坏死组织、窦道和瘘管的病例可选用手术治疗。在胸部放线菌病中,手术也被用于控制咳血等症状[22,23],短疗程抗生素使用可与手术治疗相结合。

六、预防

由于放线菌病感染很少,故对其有效预防措施知之甚少。但加强口腔卫生可以预防与口腔问题相关的口面部放线菌病。

诺卡菌病

一、流行病学

诺卡菌属在全世界都流行,尤其与腐烂的植物有很大关系。1888 年,这种微生物首次被法国兽医埃德蒙·诺卡尔于从 1 例牛淋巴腺炎病例中分离出来[51]。

在热带国家,诺卡菌经由受损的皮肤感染人体,引起皮肤脓肿或慢性皮下感染(足分枝菌病)[52]。其他临床表现大多与免疫抑制有关。

二、致病机制和病理学

感染通常因吸入细菌引起,肺炎是最常见的临床表现。皮肤的直接感染或眼睛巩膜感染亦能引起疾病。侵入人体后,诺卡菌可从原发病灶散播感染,在其他器官引发二次脓肿,特别是在脑部。细胞免疫对抗诺卡菌感染至关重要,感染与多种免疫缺陷相关,如器官移植、肿瘤、发展中的艾滋病、长期使用皮质类固醇、糖尿病细胞免疫、使用其他免疫抑制剂治疗等,均有报道称以上情况增加了感染疾病的风险[53,54]。即使使用复方磺胺甲噁唑抗菌药预防,也可能会发生侵入性感染。以下情况可使肺部感染风险增加,如慢性阻塞性肺病、肺泡蛋白质沉积症以及溺水引起的呼吸暂停。大约一半的诺卡菌肺炎会播散传播。中心静脉导管留置也可导致诺卡菌经血液造成感染[55]。

三、临床症状

(一)原发皮肤诺卡菌病

表现为在病菌感染的部位会有小瘤、溃疡或脓肿等。在淋巴回流的过程中可能会产生继发性损害,局部淋巴结病比较常见。原发皮肤感染常由巴西诺卡菌(*Nocardia brasiliensis*)引起,可以自发消退,主要见于热带国家[52]。

鉴别诊断包括皮下真菌病和非典型分枝杆菌感染。

(二)足分枝菌病(马都拉足)

足分枝菌病是一种与皮肤、皮下组织及骨骼等深层组织相关的慢性感染,由各种细菌和真菌的创伤性感染引起。通常出现在手和脚上,也可感染身体其他部位。已报道的感染病例中,超过一半由放线菌引起,其中最常见的为巴西诺卡菌感染。

(三)肺部诺卡菌病

由诺卡菌引起的肺炎与一般肺炎不易区分,但任何诊断性治疗无效的长期肺炎以及任何因免疫抑制导致的肺炎均应怀疑诺卡菌感染。通常需要与肺结核鉴别诊断。胸片通常显示浸润或炮弹样病变(cannonball lesions)。可能存在渗出性胸腔积液。可能从下呼吸道扩散到心包和纵隔的局部感染,分别引起了心包炎和纵隔炎。心外膜培养阳性并不总是与临床疾病有关,在一些慢性肺疾病患者中,这代表了正常的定殖菌群[51]。

(四)眼诺卡菌病

眼部诺卡菌感染可引起角膜炎、巩膜炎和眼内炎,常出现在眼睛外伤和眼科手术后。

(五)播散性诺卡菌病

在无肺部体征和症状时,免疫缺陷患者通过血源性传播病菌至其他器官比较普遍。中枢神经系统是最常见的诺卡菌病播散性感染器官。中枢神经系统的感染表现为局部脑脓肿,无脑膜受累。临床表现为头痛、发热和局灶性神经功能缺损,如癫痫发作和颅神经麻痹。鉴别诊断包括脑脓肿和恶性肿瘤等其他感染原因。

四、实验室诊断

最有用的诊断方法为临床样本(痰液、脓液、支气管洗液和组织)的革兰染色,该方法可以区分特点分明的革兰分枝杆菌和念珠杆菌(图 29.5)。改良抗酸染色法能

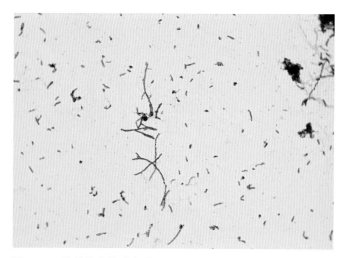

图 29.5 革兰染色的诺卡菌属,呈典型的革兰阳性分枝状和珠状菌。(图片由 C Walker, Portsmouth NHS Trust 提供)

够更清楚地看见诺卡菌,该染色法使用 1% 的硫酸等弱酸作为脱色剂[51]。改良抗酸染色阳性结果可将诺卡菌属与链霉菌属(Streptomyces)及一些好氧放线菌属区分开来。在有氧环境下,诺卡菌在最常用的细菌培养基中一般需要 48~72 h 进行生长克隆,但培养 14 d 菌落才出现。菌落形态清晰可见,其中一些还有颜色。橡胶诺卡菌落一般呈典型的黄色,其中一些还有气生菌丝。

分子生物学技术,如 16S rRNA 基因序列分析对感染性菌种的鉴定是必需的[56]。靶基因如 secA1 也可用于鉴定分析。这些分子检测方法多用于参比实验室[57]。

抗菌药物敏感性试验通过临床和实验室标准研究所推荐的液体培养基微稀释法或浓度梯度法进行[58,59]。药物敏感性试验推荐的首选抗菌药是阿米卡星、阿莫西林-克拉维酸、头孢曲松钠、环丙沙星、克拉霉素、亚胺培南、利奈唑酮、二甲胺四环素、复方磺胺甲噁唑和妥布霉素[51,60]。

五、治疗

脓疮的脓液清除及感染组织的清创术结合抗生素化疗有利于感染的消除。复方磺胺甲噁唑、磺胺甲噁唑混合物和甲氧苄啶被普遍使用于肺部诺卡菌病和足分枝菌病。复方磺胺甲噁唑口服吸收好,能够很好地渗透至中枢神经系统等大多数组织中。二甲胺四环素和阿莫西林-克拉维酸可用于磺胺类药过敏的患者[61]。

播散性感染通常用亚胺培南和阿米卡星两种抗菌药联合治疗。引起播散性感染的菌种应经抗菌药敏感性试验。利奈唑酮有较好的口服生物药效、较强的组织渗透性以及对诺卡菌病有良好的治疗效果,但其血液不良反应常常限制了其长期使用[62]。诺卡菌病治疗周期与感染程度及宿主的免疫功能强弱相关,一般周期为数月。

在高危地区穿合适的鞋类以及对皮肤伤口的清理有利于预防足分枝菌病。

参考文献

见:http://www.sstp.cn/video/xiyi_190916/。

巴通体病、猫抓病、五日热和人类埃里希体病

EMMANOUIL ANGELAKIS, DIDIER RAOULT

翻译：官　威
审校：吴建和　张争艳　周　航

要点

- 单一的巴通体菌（*Bartonella*）可引起急性或慢性感染，也可使患者出现血管增生或化脓性症状。
- 巴通体菌在哺乳动物宿主体内引起持久的红细胞内菌血症。
- 人体一般偶然性感染巴通体菌。
- 人类是五日热巴通体目前已知的唯一宿主。
- 巴通体属感染引起的临床症状不尽相同，因此治疗方案取决于感染菌种属和临床表现。
- 由于该细菌对生存环境的选择极为苛刻，加上非特异性的临床表现，因此对于巴通体感染的诊断非常困难。

一、概述

巴通体菌为革兰阴性杆菌。属于变形菌门 α2 亚群的球杆菌。16S rDNA 基因序列对比显示，巴通体菌与布鲁菌属、农杆菌属关系密切[1]。直至 1990 年，巴通体属被认为仅包含两个种类：杆菌样巴通体（*B. bacilliformis*），可引起腐肉病；五日热巴通体（*B. quintana*），可引起五日热。1993 年，Brenner 及其同事[2]建议将之前指定的罗沙立马体菌属划归入巴通体属，并重命名为五日热巴通体、文氏巴通体（*B. vinsonii*）、汉赛巴通体（*B. henselae*）和丽茨巴通体（*B. elizabethae*）。重新分类导致这些微生物从立克次体科向巴通体科转移，其中包括杆菌样巴通体，同时将巴通体家族从立克次体目中移除。1995 年，Birtles 及其同事[3]建议将格拉汉赛体属与巴通体属合并起来，因此又产生了 5 个巴通体属下的种：*B. talpae*、白足鼠巴通体（*B. peromysci*）、格氏巴通体（*B. grahamii*）、泰氏巴通体（*B. taylorii*）和独氏巴通体（*B. doshiae*）。因此，这些重新分类淘汰了以往的罗沙立马体属和格雷汉体属。杆菌样巴通体与新增的巴通体属的对比见表 30.1。

感染巴通体后的临床症状可因宿主自身条件不同而出现不等的表现。包括无症状（大多数动物特异性标本）、亚临床或轻微临床症状（如人类特异性的五日热巴通体感染），通常发病率和病死率都较低，巴通体感染严重的也可造成威胁生命的疾病，如与人类特异性杆菌样巴通体感染相关的溶血性贫血。由于巴通体通常存在于其天然宿主中，因而人类感染常常偶发感染。巴通体可引起已知的疾病，如腐肉病、五日热和猫抓病（CSD）以及新近被认识的疾病，如杆菌性血管瘤病（BA）、肝紫癜病（PH）、慢性菌血症、心内膜炎、慢性淋巴结病及神经紊乱。巴通体属感染的显著特征是单一的巴通体菌既可能引起急性感染也可能引起慢性感染；感染后既可表现为血管增生反应也可表现为化脓性反应。

二、细菌学

巴通体菌属为短的、多形态的革兰阴性棒状菌，并且对营养需要很高，需氧型且没有氧化酶，属于变形菌门 α2 亚群。在进化上，巴通体菌属与布鲁菌属、土壤农杆菌属和根瘤菌属有高度的同源性。杆菌样巴通体菌和克氏巴通体有鞭毛，这有利于杆菌样巴通体菌侵入红细胞[4]。类似纤毛的结构在三尖巴通体中也可观察到。其余巴通体菌没有鞭毛结构，如汉赛巴通体[4]。人脐带血管内皮细胞的体外研究表明，汉赛巴通体被肌动蛋白依赖的细胞侵入体介导机制所内化[5]。由于没有关于区分巴通体属间的表型特征记录，因此它们的鉴别与系统分类主要依赖于遗传学研究。许多 DNA 区段和编码基因序列已被用于遗传学研究，如 16S rDNA 基因、16S-23S rRNA 基因间隔区（ITS）、柠檬酸合成基因（*gltA*）、热休克蛋白基因（*groEL*）、编码 PAP31 和 35-kDa 蛋白的基因、细胞分裂蛋白基因（*ftsZ*）。La Scola 及其同事发现，*gltA*、*groEL*、*rpoB*、*ftsZ* 和 ITS 基因都具有较好的辨识能力，区分能力（DP）达 92.6%～94.4%[6]。区分能力最高的基因应该是 *ribC*，其 DP 值达 86.5%。

三、流行病学

许多新的巴通体菌的传播方式尚不清楚，目前仅仅已知有 3 种巴通体菌可感染相应的媒介昆虫，并在这些昆虫的消化道内繁殖。它们是五日热巴通体、汉赛巴通体以及匈堡巴通体，分别在人虱子体内、猫跳蚤、和鹿虻

表 30.1	巴通体属引起的感染		
巴通体种类	**传染源**	**储存宿主/媒介**	**所致疾病**
阿萨巴通体 *B. alsatica*	野兔（欧洲野兔 *Oryctolagus cuniculus*）	兔	心内膜炎，淋巴结病
B. australis	灰袋鼠（*Macropus giganteus*）		
杆菌样巴通体 *B. bacilliformis*	人类	人类/白蛉	卡里翁病：奥罗亚热和秘鲁疣肿
俾氏巴通体 *B. birtlesii*	小鼠（姬鼠属 *Apodemus*）	大鼠	
牛巴通体 *B. bovis*（*B. weissii*）	牛	牛	
狍巴通体 *B. capreoli*	狍 *Capreolus capreolus*	反刍动物	
邛氏巴通体 *B. chomelii*	家养牛（黄牛 *Bos taurus*）		
克氏巴通体 *B. clarridgeiae*	猫	猫/猫蚤	猫抓病
库珀〔平原〕巴通体 *B. coopersplainsensis*	斑驳尾鼠（*Rattus leucopus*）		
独氏巴通体 *B. doshiae*	林地哺乳动物（黑田鼠 *Microtus agrestis*）	大鼠	
B. durdenii	松鼠		
丽茨巴通体 *B. elizabethae*	心内膜炎患者	大鼠	心内膜炎、视神经视网膜炎
格氏巴通体 *B. grahamii*	林地哺乳动物（*Clethrionomys glareolus*）	大鼠、食虫动物	视神经视网膜炎
汉赛巴通体 *B. henselae*	猫	猫/猫蚤	猫抓病、心内膜炎、杆菌性血管瘤病、杆菌性紫癜、帕里诺眼淋巴结、视神经视网膜炎、骨髓炎、关节病、伴发热的菌血症
珂氏巴通体 *B. koehlerae*	家猫	猫	心内膜炎
B. melophagi			
白足鼠巴通体 *B. peromysci*	小鼠（鹿鼠属 *Peromyscus*）	小鼠	
佛赛巴通体 *B. phoceensis*	野生大鼠（褐家鼠）		
昆州巴通体 *B. queenslandensis*	裸尾鼠（裸尾鼠属 *Melomys*）		
五日热巴通体 *B. quintana*	人类	人类/体虱	战壕热、心内膜炎、杆菌性血管瘤病
澳鼠巴通体 *B. rattiaustraliensis*	土耳其大鼠（*Rattus tunneyi*）		
马赛鼠巴通体 *B. rattimassiliensis*	大鼠（褐家鼠）		
若氏巴通体 *B. rochalimae*	人类		菌血症、发热、脾肿大
匈堡巴通体 *B. schoenbuchensis*	野生狍（狍）	反刍动物/鹿蝇（deer ked）	
B. silvicola	蝙蝠		
B. talpae	鼹鼠	鼹鼠	
塔玛巴通体 *B. tamiae*			
泰氏巴通体 *B. taylorii*	林地小鼠（姬鼠属 *Apodemus*）	大鼠	
三尖巴通体 *B. tribocorum*	野生大鼠（褐家鼠）		
文氏巴通体阿儒亚种 *B. vinsonii arupensis*	牧牛犬	犬、啮齿动物/蜱	伴发热的菌血症
文氏巴通体卜氏亚种 *B. vinsonii berkhoffii*	患瓣膜性心内膜炎的犬	犬/蜱	
文氏巴通体指名亚种 *B. vinsonii vinsonii*	田鼠（草原田鼠 *Microtus pennsylvanicus*）	田鼠/田鼠耳螨	
B. volans	松鼠		
哇秀巴通体 *B. washoensis*		地松鼠	心肌炎
B. weissii	家猫	鹿、麋鹿、牛肉、牛	

体内被分离或检测出[7]。已有一些直接或间接的证据表明蜱在巴通体传播过程中起一定作用[8-10]。巴通体属具有在贮存宿主和载体间自然循环的生活周期,其中载体可将病菌从贮存宿主传播到新的易感宿主。巴通体属与它们的动物宿主或载体有明显的物种特异性关联[11-12]。所有的巴通体通常主要与哺乳动物宿主有关。天然的巴通体感染从摄入病菌开始,通常与宿主被节肢动物叮咬有关。原发性感染患者临床表现的差异可能由多种因素共同造成的。可出现相应的临床症状或无症状。而在天然哺乳动物宿主中,表现为慢性无症状菌血症。然后这些保虫宿主又使节肢动物感染上巴通体。尽管巴通体菌属的地理分布可反映其宿主或载体的地理分布,但人们对于巴通体菌载体传播的认知还不全面。

四、致病机制

巴通体在宿主哺乳动物体内引起持久的红细胞内菌血症(图 30.1)[13]。某些巴通体属只在单一的哺乳动物体内引起红细胞内菌血症,例如人体中杆菌样巴通体菌和家猫体内的汉赛巴通体菌;而另一些种属则可感染多种且有典型相关性的哺乳动物保虫宿主,如可感染几种反刍动物的牛巴通体(B. bovis)和匈堡巴通体,这些反刍动物包括麈鹿、赤鹿、长耳鹿、麋鹿和牛[14]。除了红细胞,哺乳动物宿主的内皮细胞是巴通体感染的另一类主要靶细胞。目前已建立了几种巴通体感染红细胞的动物模型,这些模型的红细胞内菌血症特征与进程相关数据是相似的[15-18]。结果显示,培养基中生长的三尖巴通体在静脉内接种后 5 d,大量菌体释放入血液[15,19]。在血液中,三尖巴通体黏附在成熟红细胞上。表明了在培养繁殖初期,菌体能够在定殖期间与红细胞相互作用。通过黏附,三尖巴通体侵入红细胞并在细胞内复制,直至达到临界浓度。红细胞内菌体数量在感染细胞后剩余的存活期间基本恒定,因此无法区分感染与未感染红细胞[15]。红细胞菌血症期间,因为感染红细胞寿命与未感染的相似,因此抗体对感染的红细胞不起作用[15-16]。在小鼠模型中,三尖巴通体引起的红细胞内菌血症大约 10 周后自发地减弱[15],而相似的菌血症动态变化在其他的巴通体感染实验模型中亦被观察到[20]。

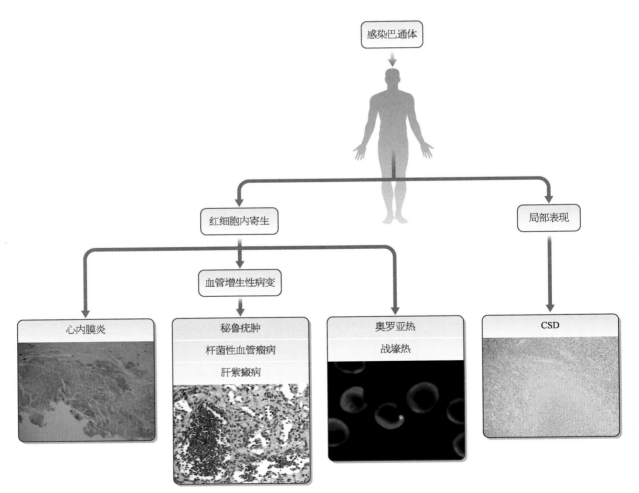

图 30.1 巴通体属的临床综合征。

五、杆菌样巴通体感染

杆菌样巴通体是卡里翁病（也叫巴通体病）、奥罗耶热和秘鲁疣肿的致病体，是巴通体属第一个被正式描述为有感染性的种。

与杆菌样巴通体传播有关的载体是一种雌性白蛉（罗蛉属）[15]。早在 1764 年白蛉就被猜测是其传播媒介，但直到完成 Battistini 实验，这一猜测才得以证实。Battistini 首次成功建立通过白蛉叮咬传播杆菌样巴通体的模型。该实验用 23 只白蛉叮咬恒河猴，18 d 内，恒河猴血液中杆菌样巴通体检测呈阳性。本研究中白蛉的种属未知[21-22]。Noguchi 在 1926 年报道了巴通体通过安氏革蜱（Dermacentor andersoni）传播的直接证据[23]。实验将蜱饲养于感染的猴子，5 d 后移除蜱，再将半饱的蜱转移入健康的猴子饲养，结果猴子发生巴通体病。本研究表明，蜱可感染并传播病菌，但未证实蜱作为传播载体的能力以及蜱生活周期中的与相变有关的传播方式。在杆菌样巴通体流行但疣肿罗蛉（Lutzomyia verrucarum）非流行的同一地区持续有暴发疫情，表明其他罗蛉属白蛉或其他节肢动物可作为潜在的传播媒介。在秘鲁，疣肿罗蛉是杆菌样巴通体主要的携带物种。Ellis 及其同事[11]证实，104 只野外捕获的秘鲁罗蛉（L. peruensis）经 PCR 分析结果显示，其中 1% 体内含有杆菌样巴通体[24]。目前未发现动物宿主患巴通体病。报道病例大多分布于哥伦比亚西南部和秘鲁中部的秘鲁安第斯山脉海拔 500～3 000 m 的干旱区，这主要与罗蛉有限的地理分布有关[13]。然而，最近在公认的疣肿罗蛉流行区外也有巴通体病例的报道，而疣肿罗蛉并非这些区域的白蛉优势种属[24]。巴通体病为季节性传播，雨量最充沛的 1～6 月是该病的发病高峰期[25]。

（一）致病机制

当杆菌样巴通体进入人体循环系统，可通过被动方式从接种的部位散播。丛鞭毛赋予菌体动力，有助于其播散。但鞭毛这一附属物在宿主内增殖的重要性还未彻底被证实。

许多菌体可存在于血管壁和淋巴管分布的细胞基质中。淋巴结、肝脏、脾脏、骨髓、肾脏、肾上腺和胰腺的网状内皮组织细胞中亦可见到巴通体。潜伏期结束后，可侵入红细胞。通常情况下，只有少量的细胞被寄生，出现亚临床的或轻微的临床症状，同时不伴有贫血。极少情况下会发生严重的 100% 红细胞寄生及毛细血管内皮细胞细胞质充满杆状菌致密块。这种情况通常导致突发高热、寒战、严重的溶血性贫血和高病死率。尸检显示有急性溶血性贫血，伴有脸色苍白和黄疸等。肝、脾和淋巴结肿大，主要由于肿胀的网状内皮组织细胞含有红细胞和杆菌样巴通体细胞碎片。骨髓也会出现增生肥大。

由秘鲁疣肿引起的杆菌性血管瘤病，病灶可出现内皮细胞增生、细菌和巨噬细胞/单核细胞及多形核中性粒细胞混合浸润，细菌主要聚集在内皮细胞周围和内皮细胞内部，这表明在人体内，血管内皮细胞是细菌在细胞内外定殖的靶组织[26]。这些血管增生性病变通常提示有慢性炎症。由巴通体感染的内皮细胞引起的急性炎症反应对引发慢性炎症较为关键。一般情况下，急性炎症应答可激活内皮细胞介导的级联反应。先诱导炎性趋化因子的释放，导致活化的内皮细胞和循环多形核中性粒细胞间通过受体-配体相互作用，最终产生级联反应[19]。

（二）临床表现

1. 奥罗耶热　奥罗耶热为腐肉病的急性期及血源期。奥罗耶热的流行病学周期始于疣肿罗蛉在叮咬过程中，将杆菌样巴通体传播至易感人群。感染者多数为儿童或年轻人[13]。尽管原发性感染可无症状，但当菌体进入红细胞时可诱发奥罗耶热[27]。3 周（2～14 周）的潜伏期过后，患者会逐渐出现轻微发热、头痛、畏食等症状，并持续 2 d 至 1 周甚至更长时间。杆菌样巴通体侵染 80% 的红细胞，会产生大量的溶血，导致严重的溶血性贫血（奥罗耶热的主要症状）[19]。该病少数情况下，会出现起病突然、高热、寒战、多汗及迅速发展的贫血症，并伴有明显皮肤苍白、轻微的巩膜黄疸、肝脾肿大和全身淋巴结肿大，还可能出现头疼、眩晕、昏迷和精神错乱。这些患者通常身体较虚弱、心跳过速及流动心杂音。一般会有持续长达 15 个月的慢性无症状菌血症，白蛉若叮咬处于此期间的患者，便可感染杆菌样巴通体[13]。约 1/3 的患者可继发由非伤寒性沙门菌（Salmonellas）引起的机会性感染，由痢疾志贺菌（Shigella dysenteriae）、肠杆菌（Enterobacter）、铜绿假单胞菌（Pseudomonas aeruginosa）、金黄色葡萄球菌（Staphylococcus aureus）引起的败血症，由耶氏肺孢子菌（Pneumocystis jiroveci）引起的肺炎或肺结核复发、弓形虫病和组织胞质菌病[28]。未经治疗的患者病死率高达 85%，尤其在合并其他感染，如沙门菌病并发感染，病死率会更高[29]。杆菌样巴通体存在遗传变异体，这可能是导致其疫情暴发时病死率和发病率出现显著差异的原因[30]。尤其是在合并有其他疾病（如沙门菌病并发感染），且未经治疗的感染者中，患者病死率达 85%[29]。

2. 秘鲁疣肿　急性奥罗耶热病后，患者在 1～2 个月内通常会出现血管增生性皮肤病，即"秘鲁疣肿"。秘鲁疣肿有多形结节状病损，病灶主要分布于手臂和腿部，也可能累及面部和躯干[31]。病损部位在大小和数量上不尽相同，可出现直径几毫米到几厘米的红色或紫色丘疹，以及有蒂的、无柄的或几厘米长的斑片状病损。对于未治疗的患者，可能出现达 6 个月的新病变[31]。秘鲁疣肿暴发期一般表现出 3 种形式：栗粒状暴发，具有直径 2~3 mm 广泛分布的病灶；结节状暴发，出现少量直径 8~10 mm 的突起；"米拉尔"暴发（'mular' eruption），是独特的、大块的、深层次的病损[31]，这种暴发期临床上类似于卡波西肉瘤或杆菌性血管瘤病（BA），但该病发病率低并且没有死亡病例的报道[31]。与杆菌性血管瘤病一样，秘鲁疣肿病损有如下特征：小叶增生、非典型内皮细胞形成的较坚固的基底间，以及小的形态良好的管腔。这些病灶也会有典型的中性粒细胞浸润，表明这是一个慢性炎症过程[26]。最常见的症状是疣体出血、发热、萎靡和关节痛。当细菌可以从患者血液培养中分离出来，并且能够在血涂片中观察到菌体时，表明患者有时可能伴有菌血症。

　　3. 战壕热·战壕热，也称为五日热，是五日热巴通体诱发的早期感染。该病的首次详细描述见于第一次世界大战中对于感染部队的报道。

六、五日热巴通体感染

　　几十年前，人体虱（*Pediculus humanus humanus*）已被鉴定为五日热巴通体的传播媒介。尽管五日热巴通体感染的虱子寿命不会明显缩短，但它们会保持持续感染的状态直至死亡。衣虱（*P. humanus corporis*）生活在衣服里，与贫穷和卫生状况差有关。在对法国马塞尔市 930 名流浪者的研究结果显示，22% 的流浪者有虱子感染，并且伴随嗜酸粒细胞增多[32]。虱子感染引起的虱病通过接触衣物或寝具传播。五日热巴通体在虱子肠道内繁殖，由粪便经破损的皮肤传播给人[33]。体虱一天通常进食 5 次，在叮咬时注入数种生物蛋白，其中包括一种麻醉剂，该麻醉剂可引起机体因过敏反应而瘙痒并抓伤皮肤，从而使五日热巴通体经由粪便途径输入体内。而持续的菌血症宿主又可经由虱子传播五日热巴通体[34]。传统认为，五日热巴通体感染仅限于人类，且通常都有人体虱接触的既往史。可是，近期从尼泊尔流浪儿童[35]、美国旧金山成年流浪者的头部虱子[36]，以及流浪人群的头部幼虱中[37]，检测出五日热巴通体。猫栉首蚤（*Ctenocephalides felis*）是五日热巴通体潜在的载体[38]，因此猫跳蚤有可能出现五日热巴通体的持续感染，并且在猫之间传播病菌，最终可经由叮咬或抓痕传播至人[39]。近来，由于五日热巴通体已从灵长类动物（来弗士叶猴，*Macaca fascicularis* Raffles）和患有心内膜炎的狗中分离出来[22]，对五日热流行病学的认知已有所改变[22]。加之，在猫栉首蚤[38]和猫牙髓[40]中检测到菌体，证明猫患有菌血症；也在 1 名寻求慢性腺病治疗的养猫者身上分离出了病菌[41]。在非洲，从 1 只宠物髭长尾猴（*Cercopithecus cephus*）分离的人蚤（*Pulex irritans*）中亦检测到五日热巴通体[42]。

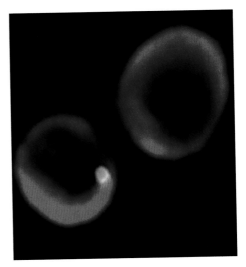

图 30. 2　五日热巴通体的红细胞内寄生。

（一）发病机制

　　大约 0.001%～0.005% 的五日热患者会出现五日热巴通体红细胞内寄生现象（图 30.2）[43]。菌体可在成熟红细胞或有核红细胞内观察到[44]。这种胞内红细胞寄生可保障体虱高效传播病原菌，保护五日热巴通体逃避宿主的免疫应答，以及降低抗菌因子的效力。免疫逃避可解释这些患者经抗生素治疗后频繁复发的现象。

　　巴通体心内膜炎可造成严重的瓣膜损害，引起单核细胞炎症、大量纤维化、大面积钙化及小面积的木质化[45]。Lepidi 及其同事发现，过半数巴通体心内膜炎患者之前患有瓣膜疾病，这种病可导致退行性病变，尤其是纤维化、钙化及慢性炎症和独立于感染性的过程[45]。细胞外的菌体可在免疫阳性簇中观察到，主要存在于木质化部位。而胞内菌见于中性粒细胞和巨噬细胞细胞质中[46]。与由其他病原体引起的心内膜炎患者相比，巴通体心内膜炎患者病死率更高，进行瓣膜手术的频率也更高[47]。

　　1. 五日热·其临床表现轻重不等。可为无症状感染，也可严重到威胁生命。2~3 周的潜伏期后，会有 1~3 d 突发高热，伴随着头痛、胫骨疼痛及眩晕等症状[48]。常见症状为心跳过快，95% 患者伴有结膜显著性充血、肌痛症、关节痛及脖子、背部和腿部疼痛，尤其表现为胫骨痛（胫骨热）。70%～80% 的患者腹部、胸部和背部会出现 1 cm 左右的红斑或丘疹。感染初期阶段的症状是最严重的，骨痛（尤其是胫骨痛）每次发作时通常会更加严重，而其他症状每次发作时症状会逐渐减弱。尽管尚无死亡病例报道，但该病会持续 4~6 周，并且造成永久的残疾。有些病例会在数年后复发，无临床症状但伴有菌血症。持久的菌血症也与五日热巴通体的长期感染相关,Kostrzewski 认为,首次感染后五日热巴通体可在患者的血液中存在长达 8 年之久[49]。

2. 心内膜炎·巴通体菌血症常可诱发心内膜炎,尤其是对于心脏瓣膜异常的人群。巴通体心内膜炎最主要的病原体是五日热巴通体,其次是汉赛巴通体[50]。五日热巴通体心内膜炎通常发生于无瓣膜病变的人群中;已知的易感风险因素包括酗酒、无家可归和体虱感染等。汉赛巴通体心内膜炎患者一般有早前的心脏瓣膜病。该病与猫咬伤或抓伤,及接触猫跳蚤有关。但心内膜炎散发性病例也与珂氏巴通体、文氏巴通体卜氏亚种(*B. vinsonii subsp. berkoffi*),文氏巴通体阿儒亚种(*B. vinsonii subsp. arupensis*),丽茨巴通体(*B. elizabethae*)和阿萨巴通体等有关[51]。心内膜炎患者一般会有早先的心脏瓣膜病,并进一步诱发感染性心内膜炎;在一些病例中,这是巴通体感染性心内膜炎的易感风险因素。患者可出现慢性的、血培养呈阴性的心内膜炎症状;90% 的患者会发烧,90% 的患者通过超声心动图观察到赘生物,超过 90% 的患者通常需要接受瓣膜手术[47]。

3. 猫抓病·汉赛巴通体在 25 年前就被认为是猫抓病(CSD)的致病体,其临床特征于半世纪之前已有文献记载。

七、汉赛巴通体感染

猫是汉赛巴通体主要的宿主,菌体通过猫栉首蚤在猫之间传播[52]。可是,流行病学尚无证据支持经由猫栉首蚤从猫到人的直接传播[52]。大多数 CSD 病例报道显示,病征是在个体受到猫抓伤后开始发展的[53]。然而,就宠物猫的数量以及被猫抓伤和宠物咬伤的概率而言,经抓伤引起的从猫到人的汉赛巴通体感染十分罕见。有实验证明,汉赛巴通体可通过蚤从患有菌血症的猫转移至无相应病原体的猫[54]。实验将从感染猫身上移除的蚤置于幼猫身上持续 2 周,5 只幼猫中有 4 只被检查出患有汉赛巴通体菌血症。该研究虽尚未明确猫栉首蚤是否可在感染中起机械载体和生物载体的双重作用,但其证实了猫蚤通过摄入受感染猫的血而被感染,并且汉赛巴通体菌可在其体内增殖[55]。在蚤内脏解剖图中可以观察到巴通体,并且在投喂感染血液 9 d 内,蚤的粪便中均可以培养出巴通体[55]。猫栉首蚤在猫群内传播汉赛巴通体的过程中起着重要作用[54],同时已经证明,患菌血症的猫受蚤叮咬的频率高于无菌血症的猫,在宠物猫的评估中,这种相关性更强[56]。在被蚤叮咬后 6 个月内的猫血清阳性率高于同期未被叮咬的猫[57]。由于蚤的繁殖、发育及生存最重要的两个因素是温度和相对湿度[58],温暖气候更适合猫栉首蚤在生存,因此在温暖潮湿的环境中宠物猫群内汉赛巴通体血清阳性率高于寒冷干燥气候中的猫[56]。同时,猫在夏季、秋季比其他两个季节有更多的蚤寄生[59]。总之,由于猫出生的季节性及其寄生蚤的活动性,CSD 也存在季节性感染——9 月份开始,4 月份结束,在 12 月份达到发病高峰[60]。

（一）发病机制

汉赛巴通体通过猫抓伤和咬伤感染人体可引起一系列临床症状,其预后可视被感染者免疫系统的状况而不一。免疫功能健全的人通常发展成最常见的 CSD,是一种自限性、持续性的淋巴结肿胀和感染区域破溃。汉赛巴通体、阿萨巴通体和五日热巴通体是 CSD 的致病体[61-63]。Margileth 等[64]首次在皮肤丘疹中鉴别出汉赛巴通体,他们发现 CSD 患者的接种位置和淋巴结含有同样的小革兰阴性菌。Lin 及同事通过免疫组织化学印染技术,发现汉赛巴通体存在于 CSD 患者 9 个淋巴结和 1 个皮肤组织切片的肉芽肿病损组织细胞质内[65]。Avidor 及其同事在 2 个 CSD 患者的炎症丘疹和脓包内分离出汉赛巴通体[66]。SENLAT(蜱虫叮咬后的头皮疮痂和脖子淋巴结病)患者的头皮疮痂中[10]以及最近在 3 个被猫抓伤的就诊者感染部位[67]也检测到汉赛巴通体。病菌感染后的 1~2 周,在淋巴结处会诱发自限性的淋巴腺炎。由于汉赛巴通体很少在人体的淋巴结寄生,并且仅从少数的 CSD 患者身上分离出致病菌[63,68],因此认为免疫致病机制在这阶段发挥了关键作用。实验小鼠模型中,汉赛巴通体在经腹膜或静脉感染所致的全身感染后几天至 1 周内被清除[69]。Vermi 及其同事认为汉赛巴通体感染的树突状细胞可在局部产生细胞因子(IL-10)和趋化因子(CXCL13),这些因子可促进特殊 B 细胞和嗜中性粒细胞富集的 CSD 肉芽肿的形成[70]。Kunz 及其同事通过小鼠实验观察到,汉赛巴通体引发的免疫细胞富集及 B 淋巴细胞的增殖增强可导致淋巴结病[71]。淋巴结病有时可持续数月,少数病例长达 12~24 个月。

免疫缺陷患者有患杆菌性血管瘤病的风险,主要表现为皮肤血管病变。汉赛巴通体诱导血管新生的机制尚不十分清楚,有说法认为巴通体可调控宿主细胞或相应细胞因子和生长因子,从而诱导了血管新生机制的发生。当巴通体黏附或被巨噬细胞吞噬时,这些细胞分泌血管内皮细胞生长因子(VEGF)。巴通体黏附素 A 对于 VEGF 和其他促血管新生因子的分泌是至关重要的[70]。

（二）临床症状

1. 典型猫抓病·典型猫抓病通常是自限性的局部淋巴腺炎。对于大多数免疫功能健全的人群,被抓伤后 3~10 d 会出现圆形、棕红色、无触痛的急性丘疹(图 30.3)。接下来的 1~2 周,会有 1 个或多个局部淋巴结逐渐肿大,2~3 周内达到最大,达几厘米甚至更大。淋巴腺炎通常在几周或几个月内会消退,但有 10% 的患者会出现化脓[13]。所有典型猫抓病患者都可见淋巴结病,85% 的

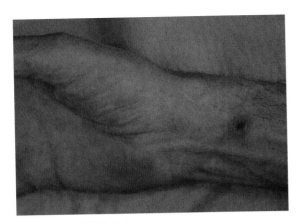

图 30.3 抓痕处的丘疹。

患者仅出现一个淋巴结病变[72]。淋巴结病最常见的病变部位在腋窝和肱骨内上踝结（占 46%），头部和颈部（占 26%）以及腹股沟（占 17.5%）[72]。15% 的患者出现皮疹、肝脾肿大、溶解性骨损伤和重度淋巴腺炎等并发症，多见于儿童[13]。许多典型猫抓病患者在整个病程中都不出现发热与不适症状。淋巴结病会持续 2～3 个月。一些病例会出现很严重的症状且持续数月，而有些因为症状过于轻微，以至于诊断上被忽略及无法确诊。

2. 非典型猫抓病 · 非典型猫抓病病例较少（占 5%～14%），绝大多数患者伴有严重的全身性症状，表明系播散性感染[72-73]。非典型猫抓病患者伴有持久的发热（>2 周）、肌痛症、关节痛-关节病、心神不安、疲劳、体质量减轻、脾肿大及帕里诺眼淋巴结综合征（Parinaud's oculoglandular syndrome）[52]。帕里南德眼腺综合征是最普遍的猫抓病眼科并发症，约 5% 有症状的患者受此影响。当患者的结膜受到汉赛巴通体感染时会发生帕里南德眼腺综合征，造成结膜炎和局部的腺病。典型的症状有异物感、单眼红眼病、严重腹泻和眼泪增多。经检测，患者出现坏死性肉芽肿，伴有结膜上皮细胞溃疡和局部淋巴结病，这些淋巴结病会对耳前、下颌下及颈部淋巴结造成影响[74]。几周后肉芽肿显著消失，无结痂[72]。脑病和神经视网膜炎是猫抓病的另外一种仅次于帕里南德眼腺综合征的并发症，有 2/3 的神经视网膜炎患者证明有汉赛巴通体感染史。其他与视网膜炎相关的巴通体属有五日热巴通体、格氏巴通体（B. grahami）、克氏巴通体和丽茨巴通体。视网膜炎通常为该病的主要病变。神经性并发症在淋巴结病发作后的几天至 2 个月可能出现。高年级的学龄儿童更易患这些并发症，包括脑病、头痛、心神不安、持续 1 到数周的嗜眠症、急性左侧偏瘫、视神经乳头水肿并斑点形成、中央盲点和青光眼性失明[75]。

3. 杆菌性血管瘤病和肝紫癜病 · 巴通体属可促发血管增生性病变，即病理性血管增生。该过程可导致在原来的血管处形成新的毛细血管。典型的血管增生，可致明显的皮肤病变，被称为杆菌性血管瘤病（BA）。BA 可由五日热巴通体和汉赛巴通体引起，或由一种在肝内或脾脏内形成、被称为紫癜肝（PH）的包囊引起。PH 仅由汉赛巴通体诱发。皮肤病变表现为众多的位于皮肤表层与皮下的血管瘤逐渐由棕色变成紫罗兰色或无色[1]。数量从几个到几百个不等，大小从几毫米至几厘米不等[1]。这些皮肤损害与曾报道过的秘鲁疣肿皮肤损害极为相似，另有 3 种形态上不同的皮肤病损亦有过描述[1,31]。杆菌性血管瘤病大多报道于艾滋病患者，少见于其他免疫抑制病患者，特殊情况也可见于免疫功能正常的人群[76]。脑、骨骼、淋巴结、骨髓、骨骼肌、结膜及胃肠和呼吸道黏膜表面是杆菌性血管瘤病潜在的发病部位[25]。紫癜肝对有网状内皮组织的实质器官有影响，尤其对肝脏，紫癜肝由肝窦毛细血管增生引起，导致肝脏内部充血，同时也会累及脾脏、腹部淋巴结和骨髓[52]。

八、诊断

由于菌体对营养的挑剔性和非特异性的临床特征，对于巴通体属感染的诊断非常困难。巴通体属感染的诊断技术有：病原体培养；免疫荧光术检测淋巴结菌体；分子技术，包括巴通体属基因 PCR 扩增法等；血清学分析。

（一）样本收集

不同样本均可用于巴通体属感染的诊断，尤其是血清、血液及活组织标本。这些样本应在疾病发作后尽快取样。诊断亦可通过节肢动物中巴通体属的检测来进行（病媒接种诊断法），包括用蜱、虱和蚤等。收集到的用于分离巴通体属的蜱，应保持存活状态，在检测前应维持其水分供给或者将其冷冻起来备用。在接种到小药瓶培养或使用分子技术处理前，节肢动物先以含碘乙醇消毒，并在培养基中压碎处理[77]。

（二）培养

使用最多的分离方法是固体培养皿直接接种，液体培养基血液培养法及细胞培养中的协同培养法。总的来说，羊/马血液琼脂无菌培养基[78]及细胞培养可用于巴通体属的培养[41]。除了杆菌样巴通体需在 30 ℃培养，其他巴通体属可在 5% CO_2、37 ℃的血液琼脂中生长。尽管 45 d 的培养期很必要，但在 12～14 d 后即可得到最初的分离物[79]。细菌菌落呈白色或乳白色半透明和不透明状，直径为 1～3 mm。

与血琼脂平板法相比，真核细胞巴通体属培养法更敏感，菌体生长更快。已有研究证明，血液样本经冻融后离心分离可促进巴通体属的复苏。ECV 304 人内皮细胞单层离心壳瓶培养技术可用于肝素化血样巴通体属的培养，以及心脏瓣膜、皮肤活体组织、淋巴结或骨髓组织样本中巴通体的培养[80]。

（三）分子实验

巴通体属可用 PCR 法从血液和组织中检测出来。淋巴结、心脏瓣膜、皮肤和肝脏等组织样本都可使用。嵌合组织亦可用于 PCR 系列方法。目前用于巴通体属检测和鉴定的靶基因有柠檬酸合酶基因（$gltA$）、16S RNA 基因、16S-23S rRNA ITS、60-kDa 热休克蛋白基因（$groEL$）以及 $pap31$ 基因。尽管这些方法高度特异，但其敏感度却依样本类型而不同。最近研究显示，一例 CSD 患者的 16S rDNA PCR 为阴性。这是由于含有原核的细菌 PCR 敏感度较低所致。这种阴性结果仍不可排除 CSD 病原体所致感染[61]。因此，目前对于巴通体属感染诊断策略是运用两种不同的靶基因（例如 ITS gene 与 $pap31$），如果结果不一致，再使用第三种基因（$groEL$）[61]。

（四）血清学方法

由于血清学实验检测患者抗体可避免使用有传染侵袭力的样本，不需要专业设备和技术，亦不用长时间的孵育。因此，是实验室更实用的方法。免疫荧光技术（IFA）是诊断巴通体感染的参照方法，免疫球蛋白 G 滴度大于 1∶50 时表明为巴通体感染，滴度大于 1∶800 时则提示心内膜炎[81]。已有报道显示，巴通体属与伯纳柯克斯体（$Coxiella\ burnetii$）或支原体肺炎链球菌（$Chlamydia\ pneumoniae$）间存在交叉反应[82]。采用蛋白质印迹（Western blot）和交叉吸附法检测可解决此问题并确定所感染的种属[83]。使用特异性抗体检测巴通体已在一些病例中实现。瓣膜组织 Whartin-Starry 染色技术观察微生物病原体是感染性心内膜炎组织学诊断的经典方法。

（五）免疫组织化学

已有研究显示，免疫学检测可直接用于检测猫抓病、肝紫癜病患者淋巴结以及流浪者菌血症患者的红细胞及心脏瓣膜和皮肤活组织。免疫组织化学实验显示，杆菌性血管瘤病患者上层网状皮肤内处于增殖中的内皮细胞内可检测到巴通体[46]。Lepidi 及其同事开发出自动化免疫组织化学技术，该方法以过氧化物酶为基础，通过检测患者血清中病原体的特异性抗体来诊断感染性心内膜炎[46]。自动免疫组织化学法对病菌的检出率与 PCR 基本相同，但明显高于培养法[46]。

九、治疗

鉴于巴通体属所致临床表现的多样性及病原体在体内的多部位寄生性，至今尚未建立可针对所有巴通体相关疾病的标准疗法。此外，由于缺乏标准病例的定义、病原体培养的确认、明确的疾病预后以及具相似宿主免疫防御的患者，使得临床研究资料非常有限。目前的治疗方法必须依据所感染巴通体属中的特定种及其引起的临

表 30.2 巴通体综合征的治疗

疾病	治疗	疗程
典型猫抓病	无建议	
	阿奇霉素第一天 10 mg/kg，第 2～5 天每天 5 mg/kg	5 d
	强力霉素[100 mg PO 或静脉注射（IV）每日两次]与利福平（300 mg PO 每天两次）	5 d
视神经视网膜炎	强力霉素（100 mg PO 或 IV 每日两次）联合利福平（300 mg PO 每日两次）	4～6 周
肝脾猫抓病	利福平（每天 20 mg/kg）单独或与庆大霉素或复方磺胺甲噁唑联用	4～6 周
杆菌性血管瘤病	红霉素（500 mg，每日四次）	3 个月
	强力霉素（100 mg PO 或 IV 每日两次）联用利福平（300 mg PO 每日两次）	3 个月
肝紫癜	红霉素（500 mg，每日四次）	4 个月
	强力霉素（100 mg PO 或 IV 每日两次）联用利福平（300 mg PO 每日两次）	
战壕热	庆大霉素（每天 3 mg/kg，2 周）和强力霉素（每天 200 mg，持续 4 周）	6 周
心内膜炎	强力霉素（每次 100 mg，每日 2 次口服，持续 6 周）和庆大霉素（每天 3 mg/kg），每日 1 次静脉注射，持续 14 d	8 周
卡里翁病	环丙沙星 500 mg PO	10 d
	氯霉素 500 mg PO 或 IV 联用另一种抗生素（优选 β-内酰胺）	10 d
秘鲁疣肿	利福平每天 10 mg/kg	14～21 d

床特征来定[13]（表 30.2）。有关巴通体治疗的临床信息大部分来自于临床有限的受试者的资料。

（一）猫抓病

典型的猫抓病是自限性疾病，通常不需治疗、镇痛及后续精心的护理，可在 2～6 个月内自行消退。许多病例已报道，抗生素可有效治疗典型无并发症的猫抓病[84-86]。大块有疼痛感的淋巴结病变可通过手术切除，而长期的慢性病患者应给与心理慰藉，告知疾病是良性的，在 2～4 个月内可自发地消退[86]。

（二）五日热心内膜炎

在抗生素发现之前，阿司匹林是治疗五日热最有效的镇痛药物[1]。Foucault 及其同事报道，慢性五日热巴通体菌血症可联合强力霉素（每天口服 200 mg，连服 28 d）和庆大霉素（每天 1 次，按照体质量每天 3 mg/kg，持续 14 d）治疗[87-88]。对于慢性菌血症患者需仔细筛查心内

膜炎，因为并发症需更长期的治疗以及定期随访。Raoult及其同事发现，接受氨基糖苷类抗生素治疗的患者完全康复的可能性更高（$p=0.02$），而使用氨基糖苷类抗生素治疗至少14 d的患者比短期治疗的患者生存率更高（$p=0.02$）[89]。疑似或确诊的巴通体心内膜炎患者可联合强力霉素和庆大霉素治疗：口服强力霉素，每天2次，每次100 mg，服用6周；庆大霉素，静脉内注射，按体质量每天3 mg/kg，持续给药14 d[34]。

（三）奥罗亚热

在使用抗生素的年代之前，是以输血来治疗奥罗亚热，该疗法效果较差，病死率也较高[1]。服用环丙沙星10 d可用于治疗无并发症成年人及超过6岁的儿童[31]。若在急性期发生并发症，非妊娠患者可以服用环丙沙星和头孢曲松钠或头孢他啶10 d进行治疗[31]。若抗生素治疗后72 h内症状没有消退，应怀疑有并发症。

（四）秘鲁疣肿

传统秘鲁疣肿的治疗药物是链霉素（按体质量每天15～20 mg/kg，给药10 d）。但由于链霉素的不良反应一直备受争议，尤其对于儿童用药，因此，19世纪70年代中期以来，利福平成为巴通体病暴发期治疗的首选药物[1]。

十、预防

由于巴通体生活史及发病的流行病学因素尚未完全明确，因此建立有效的巴通体病预防措施仍然很困难。已有证据表明，人体虱可作为五日热病的传播载体和五日热巴通体潜在的保虫宿主[79,90]。那些患有菌血症[91]和心内膜炎[41]以及流浪者也是携带经体虱传播的五日热巴通体的可疑人群。受体虱侵扰的人应勤洗澡，在头皮处使用灭虱药，如白灭宁洗液及洗发水或粉末等。应穿洁净的衣服，旧衣服、寝具和毛巾等要焚烧，或者用洗衣机热循环系统清洗，并用烘干机烘干。已有关于家畜巴通体生活史的流行病学和生物学数据。猫虱寄生在猫和犬身上，熏蒸猫和犬的活动区域是控制猫虱的最佳方法。同时，兽医建议在家庭中可使用针对猫和犬局部的有效杀虫剂。应该采取措施防止可能出现划伤或被咬伤的情况，而不是剥夺人们养猫的权利，因为猫在改善患者生活质量方面往往起着重要作用。通过在环境中喷洒长效的灭虫剂可控制白蛉。个人防护应在夜里避免接触生物生境，可使用杀虫药$N，N$-二乙基间甲苯甲酰胺（DEET）或用苄氯菊酯/溴菊酯处理过的蚊网。

附：人埃立克体病

埃里克体病和无形体病由无形小体家族细菌引起。这些疾病在兽医学中知晓已久，但近期才在人体医学中得到鉴定。人体中已鉴别出4种病原体：腺热新立克次体（Neorickettsia sennetsu，旧称腺热埃立克体），为19世纪60年代在日本报道的腺热的病原体；查菲埃里克体（Ehrlichia chaffeensis），引起人体单核细胞埃立克体病；伊氏埃立克体（E. ewingii），引起粒细胞埃立克体病；以及吞噬边虫（Anaplasma phagocytophilum），引起人体粒细胞无形虫病[92]。

一、细菌学

通过16S rRNA（rrs）和groESL基因比对得到的进化关系显示，埃立克体属和无形体属与其他胞内专性病原体，如沃尔巴克氏体（Wolbachia）、新立克次体（Neorickettsia）、东方体（Orientia）和立克次体（Rickettsia）源于同一祖先[93]。人体蜱传播的埃立克体病致病原体为很小（约$0.4～1.5 \mu m$）的专性胞内革兰阴性菌，这些菌体在宿主粒细胞（伊氏埃立克体）或单核吞噬细胞（查菲埃立克体和犬属埃立克体）内膜性包裹的细胞器内复制[93]。埃立克体在宿主液泡内复制，在液泡里形成被称为"桑椹胚"的小集落，桑椹胚源于拉丁语"morus"[94]。除了伊氏埃立克体，其他所有人体致病埃立克体属都可在细胞培养中培养[93]。埃立克体有革兰阴性菌特有的细胞壁结构，但没有包括脂多糖和肽聚糖在内的重要的细胞膜成分[95]。然而，埃立克体细胞壁中含有丰富的从宿主细胞中摄取的胆固醇，这对于埃立克体存活及侵入哺乳动物细胞相当关键。

二、流行病学

查菲埃立克体主要依赖的动物寄生周期与长期感染的白尾鹿（Odocoileus virginianus）及蜱虫如美洲花蜱（Amblyomma americanum）等保虫宿主有关，该病原体流行于美国东南和中南部[92]。在美国14个州中5%～15%的美洲花蜱体内可检测到查菲埃立克体[96]。查菲埃立克体在蜱虫幼虫比成虫中要少[97]。犬和土狼等保虫宿主及其他一些蜱虫载体，如太平洋硬蜱（Ixodes pacificus）、蓖子硬蜱（I. ricinus）、Haemophysalis yeni、龟形花蜱（A. testudinarium）、海湾花蜱（A. maculatum）和变异革蜱（Dermacentor variabilis）在人体传播中也起到一定作用[93]。在1991年伊氏埃立克体感染人体的病例报道之前，人们所知道的，仅有犬类动物受到伊氏埃立克体侵染[98]。与查菲埃立克体相似，伊氏埃立克体也通过美洲花蜱传播[92]。有关伊氏埃立克体的流行病学仍然没有明确的定义，这是由于该生物缺乏具体的血清学分析，而且也没有针对该感染的专门报告系统。迄今为止报告的大多数感染病例主要是艾滋病毒患者[98-99]，或在器官移植后有免疫抑制的患者[100]。

1986年，首次有人体单核细胞埃立克体病（HME）的记述，过去19年美国疾病预防控制中心（CDC）报道了

2 300 多例埃立克体病病例[93]。查菲埃立克体主要寄居在美洲花蜱流行的美国东南、中南及大西洋中部[101]。美国 CDC 报道的病例来自于密苏里州、俄克拉何马州、田纳西州、阿肯色州及马里兰州[101]。流行区动态监测结果显示,每 100 000 人中约有 100～200 个 HME 病例[93]。由于 2/3 的感染者无症状或只有轻微临床症状,人体感染查菲埃立克体的实际发病率很可能会更高[93]。血清阳性率研究表明,生活在流行区的儿童约有 20% 体内有查菲埃立克体抗体,这些儿童均无既往病史[102-103]。

三、致病机制

对于脊椎动物宿主,查菲埃立克体主要侵染单核巨噬细胞,但其他细胞,如淋巴细胞、非典型淋巴细胞、前髓细胞、晚幼粒细胞及带状和分段的中性粒细胞也会受其感染[94]。尽管查菲埃立克体可寄居在其他巨噬细胞(如粒细胞),但单核细胞很可能在增殖性感染中起主要的促进作用[104]。受感染细胞通常仅含有 1～2 个桑椹胚,但在免疫抑制患者的白细胞中观察到的桑椹胚可多达 15 个[93]。

四、临床表现

接触感染性蜱虫后 1～2 周内(中位数 9 d),患者会出现心神不安、后背痛及肠胃不适等前驱症状,突发高热(常超过 39 ℃)。据报道的主要临床症状有高热(98%)、心神不安(30%～80%)、头痛(77%)、肌痛(65%)、呕吐(36%)、咳嗽(25%)以及神经学上精神状况的变化(20%)[96]。12%～36% 的患者出现皮疹,多位于躯干、四肢,面部较少见。皮疹在儿童中更普遍(67%)。尽管一些研究表明,年龄(大于 60 岁)是严重的人体单核细胞埃立希体病的风险因子,但健康的儿童和青壮年亦有许

多严重病例报道[96]。

五、诊断

在流行区,即使无蜱虫接触史,发热、头痛、肝脏转氨酶升高、血小板和白细胞减少的患者都应作为埃立克体病的疑似对象。

在经罗曼诺夫斯基染色的外周血涂片、血沉棕黄层及脑脊髓液的单核细胞中观察到桑椹胚时可进行诊断。犬科组织细胞系(DH82)、人体单核细胞系(THP-1)、HEL-22 细胞(纤维原细胞)、非洲绿猴肾细胞及人体早幼粒白细胞系(HL-60)等细胞系已应用于埃立克体病的诊断[105]。在该病急性期,对外周血中埃立克体 DNA/RNA 的检测是诊断 HME 的最佳方法。该方法需要针对 16S rRNA 基因特定区段设计扩增引物[105]。

该病常通过间接免疫荧光技术来诊断。由于急性期单核细胞埃立克体病患者中只有少部分(30%)可检测到相应抗体,因此通常以恢复期的血清进行回顾性诊断[106]。免疫印迹技术比间接免疫荧光抗体法特异性更高,但该法通常仅适用于实验研究。

六、治疗和预防

强力霉素(2 次/d,4 mg/kg,单次给药剂量不超 100 mg)已成为首选的抗菌剂,儿童也适用[105]。对强力霉素过敏的患者,可选择四环素(4 次/d,25 mg/kg,单次剂量不超 500 mg)或利福平(2 次/d,20 mg/kg,单次剂量不超 600 mg)[105]。患者退热后应以抗菌剂继续治疗至少 3 d,最短疗程 5～10 d。

预防人体埃立克体病首要的措施是避开蜱虫孳生的区域。若防护服没有效果,可使用包括 DEET 在内的驱虫剂。

参考文献

见：http://www.sstp.cn/video/xiyi_190916/。

第31章　炭　疽　病

EDWARD EITZEN

翻译：官　威
审校：刘淑鹏　朱勇喆　汪　伟　吴建和　周　航

要点

- 炭疽杆菌是一种革兰阳性杆菌，通常存在于土壤中，能产生坚硬的芽胞。在适宜的环境条件下，其芽胞可以在土壤中存活几十年。
- 在自然界，炭疽病主要见于易摄入炭疽芽胞的牛等食草动物。人类感染炭疽杆菌主要通过3种途径：皮肤接触、食入和吸入。相应的炭疽病分别为：皮肤炭疽型病、经口感染型(肠型)炭疽病和吸入性炭疽病。
- 人体炭疽病中，皮肤型炭疽病是最常见的类型，通过抗生素即可有效治疗。肠型炭疽病和吸入性炭疽病往往症状很严重，病死率很高。但若在发病早期即使用大量抗生素积极治疗并配合各种支持疗法，仍可能被治愈。
- 普遍认为炭疽病是一种可用于生物战争和生物恐怖袭击的潜在气溶胶式生化武器。

一、流行病学

炭疽一词源于希腊语中的煤炭和红宝石。中世纪英语中，炭疽代表恶性疔疮。炭疽病几乎在全球均有发生，尤其好发于亚洲、非洲及澳大利亚东南部。家养食草动物(牛、绵羊、山羊、马)及野生动物在有炭疽杆菌分布的区域内摄食或摄入炭疽杆菌污染的饲料或肉类时即可感染炭疽杆菌。摄入的芽胞在动物体内转变成有致病性的细菌繁殖体；动物死后，携带病菌的尸体和感染性体液会再次污染周边环境。炭疽病是一种地方病。某些地区曾发生过数次炭疽病畜事件，如美国中西部和西南部。由于大量饲养的牛不断在集市上流通，这些区域的土壤就可能遭到芽胞严重污染。炭疽杆菌则可借附着在昆虫及以动物尸体为食的秃鹰腿上进行传播。

当人体接触被炭疽杆菌感染的动物或动物制品(如毛发、肉类、兽皮、尸体及骨头)时，可发生人体炭疽病。多数人体炭疽病是皮肤型的，和皮肤暴露有关；少部分为肠型和吸入性炭疽病，分别由摄入炭疽杆菌污染的肉和吸入炭疽杆菌芽胞引起。在发达国家，炭疽病例零散发

生；但在发展中国家，偶尔会发生炭疽病大规模暴发，如1978—1980年津巴布韦出现了6 000～10 000例炭疽病例。由于易发生在动物毛皮处理工厂所在区域，吸入性炭疽在历史上有"羊毛工疾病"之称。1957年，英国新汉普郡曼彻斯特市的一个工厂发生了5例吸入性炭疽病例，最终死亡4例。总体上，吸入性炭疽病发病相当少见。整个20世纪，在美国仅仅有18例报道；19世纪，拥有大量动物毛皮加工厂的英国布拉德福德市曾发生过多例吸入性炭疽病例。

炭疽病经常被作为生化战争和恐怖主义袭击中的生物武器而提及。20世纪50年代和60年代，美国和苏联把炭疽开发成为一种生物武器。后来，伊拉克等国也尝试了类似应用。1979年4月，苏联斯维尔德洛夫斯克镇(现叶卡捷琳堡市)一家生物武器生产厂发生了一次可经空气传播的炭疽芽胞泄漏，造成处于工厂顺风向地区至少66人死亡。2001年秋天，一个罪犯将带有炭疽杆菌的信件邮寄到美国东海岸的几处知名地，引发了22例炭疽病例(吸入性炭疽病和皮肤型炭疽病各11例)，导致其中5例吸入性炭疽病例死亡，并使新闻编辑室、国会大厦和相应邮政设施均受到炭疽杆菌污染。

二、发病机制及病理生理学

炭疽病由一种菌体粗大、无动力的需氧革兰阳性杆菌引起。这种杆菌在特定条件下可以形成芽胞。炭疽芽胞较耐高温、干燥及紫外光照射，在土壤中耐受性更强。在生长培养基中，炭疽杆菌繁殖体可形成灰白色、磨玻璃样的菌落。多数炭疽杆菌分离株为非溶血性。炭疽杆菌存在许多不同种株，即使种内也存在遗传多样性。

由炭疽杆菌引起的病理学反应与多种毒力机制有关，其中包括在pX02质粒上编码多肽的抗吞噬荚膜和在pX01质粒上编码的数种毒素。这些毒素包括保护性抗原(PA)、致死因子(LF)和水肿因子(EF)。

炭疽芽胞被巨噬细胞吞噬后，被转运至淋巴组织内，并在其中发芽成为革兰阳性杆状繁殖体。这些可产生毒素的炭疽杆菌大量繁殖，在细胞溶解后，进入血液循环到达全身。炭疽杆菌释放PA(B亚基)、EF和LF(A亚

基）。PA 与 EF 结合形成水肿毒素；同样，LF 也可与 PA 结合形成致死毒素。EF 是钙和钙调蛋白依赖性腺苷酸环化酶，而 LF 是锌依赖性金属蛋白酶。PA 附着到细胞表面的炭疽毒素受体后，形成七聚体结构。这种结构有利于与 PA 结合的 LF 和 EF 被细胞内吞，促进毒素易位至内体。毒素在细胞内释放后，增加环磷酸腺苷（cAMP）生成、改变细胞内水平衡状态（EF）、导致中性粒细胞功能损伤（EF）、抑制免疫功能和信号传导的相关通路，并导致细胞溶解及促炎症因子和溶酶体酶释放（LF）。炭疽杆菌需要抗吞噬荚膜和 3 种毒素的共同参与方可发挥其全部毒力。炭疽毒素本身也能对外周血管功能、心肌和肾脏功能造成较大伤害，这是严重炭疽病的部分病理机制。由于遗传基因多态性，PA-LF（保护性抗原-致死因子）和 PA-EF（保护性抗原-水肿因子）毒素受体在宿主细胞表面的表达量会存在差异，从而导致个体对炭疽毒素的细胞敏感性不同。在一项纳入 254 人的研究中，有 3 人细胞对毒素很不敏感，而其中一些人的细胞又较另外一些人敏感数百倍。

在吸入性炭疽病中，炭疽芽胞被转运至门周和纵隔淋巴结芽生复苏后，迅速生长繁殖，进而导致出血性胸淋巴腺炎、纵隔炎和胸腔积液，随后发生败血症和毒血症，此时血液和体液中芽胞杆菌浓度非常高。重度感染可导致脓毒血症，蔓延至其他器官，损害通气功能、造成酸中毒，最后导致机体死亡。据统计，吸入性炭疽病病死率为 80%～100%。但在现代强化支持治疗和大剂量抗生素治疗下，2001 年邮件袭击事件中有 45% 的吸入性炭疽患者得以存活。

三、临床特征

炭疽病临床特征取决于炭疽杆菌感染途径。最常见的炭疽病类型是皮肤型炭疽病，该病是由皮肤接触引起，占所有炭疽病例的 95%。皮肤型炭疽病一般在皮肤刮伤或损伤部位发生，细菌透过伤口进入皮肤并引起局部感染。感染后 1～5 d，感染部位会生成一个小的红斑性丘疹。经 1～2 d 或更长时间后，红斑性丘疹形成充满血液的血泡。随后，血泡破裂并在中心处形成坏死性溃疡；中央溃疡的外周也可能出现更小的血泡。约 1 周后，溃疡部位结成直径 1～3 cm、中间黑色的痂。1～2 周后，疮痂分离脱落留下瘢痕。病变部位常伴有水肿发生，有时水肿范围较大，患者常伴有发热、不适及头痛症状。皮肤病变为典型的非瘙痒和非化脓性病变，抗生素治疗不能改变皮肤病变的发展和进程。在适当抗生素治疗下，皮肤型炭疽病病死率低于 5%，败血症也极少发生。

肠型炭疽病非常罕见，由摄入炭疽杆菌污染的肉引起。摄入炭疽芽胞会导致出血性胃肠炎，其症状包括发热、腹痛（可能很严重）、吐血、血性腹泻、低血容量症、虚脱，也可能出现肠梗阻或穿孔及腹水。败血症发生比较

普遍，病死率为 25%～75%。芽胞摄入也会导致出现一种罕见的口咽症状，表现为严重喉痛、脖子肿胀、腺病及吞咽困难，也可能形成扁桃体或咽部假膜及呼吸不畅。

吸入性炭疽病通常由吸入 1～5 μm 感染性芽胞引起。虽然因感染宿主个体差异，小剂量芽胞也可能导致个别宿主感染和死亡；但动物实验显示，吸入性炭疽杆菌的半数致死量为 8 000～10 000 个芽胞。体积小的芽胞容易穿入至肺部深处，到达末端细支气管和肺泡。肺部巨噬细胞吞噬入侵的芽胞后，将其转运至门周和纵隔淋巴结。芽胞在此处生长繁殖并转变成繁殖体，诱发局部纵隔和淋巴结感染。芽胞杆菌被释放到血液后，引起毒血症和败血症。动物实验表明，在炭疽气溶胶攻击后 2～3 d 便可从血液中检测到菌体和毒素。菌体和毒素也可以扩散到中枢神经等其他器官系统。经过 1～6 d 的潜伏期后，吸入性炭疽病患者会出现发热、心神不安、疲劳等症状，也可能会产生胸闷、干咳、头痛、盗汗、恶心、呕吐、肌肉酸痛及意识模糊等症状。这些临床症状持续 2～3 d，有时会出现短暂症状好转；随后病情会突然恶化，出现严重呼吸危象，包括呼吸困难、啸鸣音、发汗及紫绀等症状。胸片检查显示，该阶段患者有明显纵隔扩展，常伴有出血性胸腔积液。胸部 X 线及 CT 扫描可见肺浸润和连片现象，但在尸检中却很少发现真正的支气管肺泡型肺炎。一般情况下，临床症状恶化 24～36 h 内患者会发生败血症、休克及死亡。约 50% 的吸入性炭疽病患者伴有出血性脑膜炎。吸入性炭疽病死率非常高，如不进行治疗病死率可达 80%～90%；即使经过大量静脉注射抗生素和强化支持治疗，病死率仍在 50% 左右（2001 年炭疽邮件袭击事件中，11 例患者有 5 例死亡）。存活的患者也会有数月甚至数年的严重后遗症。

在鉴别诊断上，容易同皮肤型炭疽病混淆的疾病包括皮肤溃疡腺型土拉热、蜱虫叮咬后的局部立克次体感染、腺鼠疫、金黄色葡萄球菌、化脓性链球菌等细菌感染及坏死性蜘蛛毒中毒（蜘蛛毒液螫入）等。临床上，肠型炭疽病易与白喉杆菌感染混淆。吸入性炭疽病临床确诊通常依靠疑似职业性接触史或已知生物恐怖袭击。经验丰富的临床医生对各种疑似因素的谨慎分析是诊断的关键。吸入性炭疽病易与一些严重的呼吸道疾病、肺炎、败血症及脑膜炎等疾病混淆。

四、临床和实验室诊断

临床确诊吸入性炭疽病需要有可靠的病史指征，如近期有过职业接触史、遭遇生物恐怖袭击等。在这样的病史前提下，严重的感染性疾病并伴有呼吸道损伤、胸片检查示纵隔膜扩大，有时还可能有胸腔积液，应考虑吸入性炭疽病的可能。此外，还会出现血色胸膜液和脑脊液、发热、心跳过速、低血压及肺泡-动脉氧含量差值增大等症状。

临床实验室检查特征包括白细胞计数升高、中性粒细胞增多、转氨酶升高、代谢性酸中毒和肌酐升高等。

实验室确诊包括多项检查。感染体液和血液涂片的革兰染色能够发现高浓度、大量的革兰阳性杆菌。诊断金标准和最敏感的检测方法仍然是经典的采集皮肤损伤部位的渗出液、血液、胸腔积液及脑脊液进行微生物培养。标准的血培养会发现，细菌在 24 h 内就会生长。在 5% 绵羊血平板中，细菌菌落不溶血，酪氨酸脱氢酶阴性。

在参比实验室内，还应用其他数种检查方法，包括免疫荧光反应（IFA）显微镜检查、酶联免疫吸附实验（ELISA）、γ 噬菌体敏感性检测、电子化学荧光法及核酸扩增法等。

病理检查亦对诊断有所帮助。皮肤损伤处样本组织活检可以发现特征性杆状菌体，患者死后的病理检查可发现胸部出血性淋巴腺炎、出血坏死性纵隔炎及出血性脑膜炎。

五、病例管理与治疗

不同类型炭疽病临床处理和治疗比较复杂，因感染途经、感染剂量、宿主免疫力、年龄、是否怀孕、疾病严重程度等因素而异。更加具体的管理细节和抗生素治疗方案超出本章讨论的范围，读者可参照其他覆盖面更广、更为精确的参考资料，以获取包括抗生素选择和用量等在内的标准治疗指南。

皮肤型炭疽病在排除吸入性感染可能、免疫系统无损伤的情况下，可以采用 7～10 d 抗生素治疗。可供选择的口服抗生素包括青霉素 G、环丙沙星及强力霉素等。一般首选青霉素 G，青霉素 G 过敏者可选择环丙沙星和强力霉素。如果曾接触过气溶胶，并且不能排除肺内芽胞存留的可能性，建议抗生素治疗时间延长至 60 d。

吸入性炭疽病治疗也选用青霉素 G、环丙沙星及强力霉素等抗生素。一旦有该病可能，应立即服用抗生素。在病情恶化前，治疗越早，病人存活的可能性越大。使用青霉素 G 是经典抗生素治疗方法，能够杀伤大多数炭疽杆菌自然菌株。鉴于青霉素 G 耐药菌株及生物工程改造后耐药菌株的出现，在紧急情况下，尤其是在遭受生物恐怖袭击后，在药物敏感性不确定前，建议初始治疗选用环丙沙星静脉注射。2001 年邮件袭击事件中吸入性炭疽病患者治疗结果显示，应用 2 种及以上抗炭疽抗生素治疗能够增加炭疽病患者存活的可能。因此，根据邮件袭击事件中的经验，在疾病早期可使用 2 种以上具有体外抗菌活性的抗生素进行治疗。除了环丙沙星（及其他氟喹诺酮类药物）和强力霉素外，具备体外抗炭疽杆菌活性的抗生素还包括克林霉素、利福平、亚胺培南、氨基糖苷类、氯霉素、万古霉素、头孢唑啉、四环素、利奈唑胺及大环内酯类等。对于那些遭受气溶胶正面袭击、吸入量大的患者，即便已经康复，仍需要接受为期 60 d 的抗生素治疗（临床恢复后可转为口服），以避免肺组织中残留的休眠体芽胞。对于炭疽性脑膜炎患者，应考虑并克服抗生素难以穿透血脑屏障进入中枢神经系统这一因素。

对于吸入性炭疽患者，重症监护室中的强力支持治疗极其关键。在进行几轮抗生素治疗后，可以消除血液中的炭疽杆菌。但对于那些病情恶化后才开始抗生素治疗的病人，其预后通常很差。呼吸支持、适量液体补充和供氧及液体管理都非常重要。炭疽免疫球蛋白（AIG）和炭疽毒素单克隆抗体等新疗法的应用也可能增加炭疽病患者的存活概率。

六、防治

预防炭疽杆菌感染既包括职业相关的接触预防也包括免疫预防。在高危环境下，建议实施免疫预防。美国有一种由 Emergent Biosolutions 公司（前 Bioport 公司）生产的炭疽疫苗——经吸附炭疽疫苗（AVA，商品名为 BioThrax）已获得美国食品药品管理局（FDA）认证。这种疫苗是一种基于 PA 的产品。通过刺激机体产生抗 PA 抗体，从而抑制 EF 和 LF 毒素进入人体细胞来发挥效应。疫苗通过三角肌肌内注射，连续 5 周，每周注射 1 次，然后在第 6、12、18 个月分别再注射 1 次。如果有持续接触，应每年加强免疫。尽管有一些高危人群（"9·11"事件后的邮递员和少部分军人）接受疫苗注射后产生了一些抗性，但一般情况下使用疫苗安全有效，其不良反应相对较轻，仅在注射部位出现红斑、肿胀等。在美国，新一代重组 PA 疫苗正在研发中，但至今仍没有相应疫苗获得生产许可。

在疑似生物恐怖袭击中，疑似接触炭疽气体的人需要接受接触后的预防治疗（PEP）。PEP 为口服抗生素 60 d，一般为环丙沙星和强力霉素，可选择包括或不包括 AVA 炭疽疫苗接种。尽管动物实验表明，30 d 的抗生素联合疫苗接种治疗能够在停用抗生素后有效预防吸入性炭疽病发生，但是为了防止肺内残留的芽胞在 PEP 停用后复苏发芽，官方建议无论是否接受 AVA 疫苗接种，都需要接受 60 d 的抗生素治疗。60 d 的抗生素疗法对某些患者并不十分有效，尤其在那些身体感觉很好的人。因此，密切监控疑似炭疽气体接触史者是否出现发热及其他典型炭疽症状非常重要。

参考文献

见：http://www.sstp.cn/video/xiyi_190916/。

第32章 破 伤 风

C. LOUISE THWAITES, LAM MINH YEN

翻译：官 威
审校：姜岩岩 刘 华 钱熠礼 周 航

要点

- 破伤风是一种以骨骼肌僵硬和痉挛为特征的特殊感染。一些重症病例会出现自主神经系统紊乱，导致心血管不稳定。
- 破伤风可通过接种疫苗来预防。在怀孕期间，新生儿破伤风可通过母体免疫接种来预防。
- 破伤风是由破伤风梭菌产生的一种强效神经毒素引起的感染，可导致骨骼肌痉挛和心血管功能不稳定。如果治疗不及时，往往致命。
- 破伤风的诊断是临床诊断，尚没有确定的临床标准。
- 破伤风的治疗手段包括注射抗毒素、肌肉松弛剂、心血管和呼吸支持，以及免疫接种。

一、流行病学

破伤风每年导致大约 10 万人死亡。当前，由于没有进行充分的免疫接种，破伤风主要发生于发展中国家。在由破伤风导致的死亡病例中，新生儿和 5 岁以下的儿童约占 60%。在 2010 年，有大约 1 930 万儿童没有完成首次疫苗接种，只有 68% 孕妇彻底完成接种[1]。尽管全球范围的疫苗接种覆盖率提高导致破伤风的全球发病率下降，但是 WHO 已经多次在规定期限内未能消除破伤风。破伤风仍然是一个重要的全球卫生问题[2]。

破伤风梭菌（梭状芽胞杆菌）是导致破伤风的病原菌，普遍存在于土壤、人类和动物的粪便中。新生儿破伤风通常是由于脐带末端受到污染，感染多是由于分娩平台不干净、用竹子切割脐带的传统助产法，以及用土壤、牛粪、透明黄油甚至机油涂抹脐带末端等。穿耳或割礼等手术也可能引起感染。即使在母体免疫后，由于疟疾和艾滋病毒减少了保护性抗体的胎盘转移，所以许多国家的婴儿仍然处于危险之中。在化疗后等其他情况下，抗体滴度也可能较低，可能需要重新免疫[3]。

手脚撕裂伤是儿童和成人常见的引起破伤风的因素[4]。儿童的中耳炎也是一种破伤风感染的途径。注射所引起的破伤风（医疗或滥用药物）预后较差，因为它有可能产生于内源性的交叉感染。

发达国家的破伤风很少见，英国在 2010 年仅有 9 例。同样地，美国 2000—2008 年的统计数据显示平均每年破伤风发生的概率为千万分之一。大多数病例为免疫力下降、保护性抗体减少的老人。然而最近的研究表明，由于错过免疫接种和其他的危险因素，年轻人也成为易感者。吸毒者也存在破伤风疫情暴发的情况，确切原因尚不清楚，可能是这些人没有进行完全的疫苗接种，或者采用了皮下注射这种具有高度危险性的给药方法，尤其海洛因吸食者面临的破伤风风险更大。海洛因有时与奎宁混合使用，导致局部坏死，这为破伤风梭菌繁殖营造了良好的环境，而且环境的低 pH 值有助于促进毒素侵入神经系统。

二、病理学与病理生理学

破伤风梭菌是严格厌氧的革兰阳性杆菌，存在于土壤和动物粪便中（提要 32.1）。当外部环境恶劣时，破伤风梭菌可以形成球状孢子，这就是经典但不常见的"鸡腿"样杆菌（图 32.1）。作为革兰阳性细菌的破伤风梭菌在培养超过 24 h 后容易脱色，显示为革兰阴性。它靠很多鞭毛来移动。在血琼脂培养基上培养时，会在琼脂表面形成羽毛状的菌落。增加琼脂浓度将起到抑制作用。离散的菌落呈扁平、半透明状，并显现出一条狭窄溶血带[5]。

提要 32.1 破伤风的特点

- 严格厌氧革兰阳性梭状芽胞杆菌
- 孢子具有很强的弹性，广泛分布在世界各地的土壤、灰尘和粪便中。
- 产生有效的神经毒素、破伤风痉挛毒素，导致破伤风。
- 对青霉素、甲硝唑、四环素和红霉素敏感。

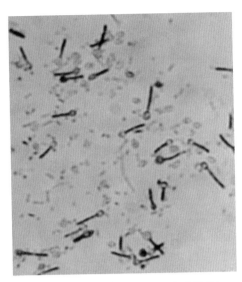

图 32.1 破伤风梭菌。(J. Campbell 提供)

破伤风梭菌的生化活性是有限的。一般情况下,除了少数菌株会酵解葡糖糖,大部分菌株并不发酵糖。破伤风梭菌液化明胶,但不消化其他蛋白质;形成吲哚,但不产生硫化氢(译者注:是否产生硫化氢与培养基的种类有关);不产生卵磷脂酶和脂肪酶。在肉汤培养提取物的气液色谱中显示这类细菌的主要产物是醋酸、丁酸和丙酸。

治疗破伤风梭菌有效的抗生素包括:青霉素、红霉素、克林霉素、四环素、氯霉素和甲硝唑。孢子对许多物理和化学试剂有很强的耐受能力,可在沸水中存活几分钟或更长时间(尽管它们在 121 ℃ 下,进行 15～20 min 的高压蒸汽灭菌能够被杀死),并且它们可以在干燥的环境中生存,能够耐受大多数家庭消毒剂以及明显的 pH 值变化。孢子分布在世界各地的土壤里,并且也存在于人和动物的粪便中,但是不同样本的孢子分离率相差很大[6]。

破伤风梭菌需要在低氧环境中萌发和繁殖。在氧合良好的健康组织中,孢子不会萌发,而是会被吞噬细胞清除。然而,如果孢子接种到受损组织,连同佐剂如土壤、粪便或其他细菌,该组织的局部氧浓度就会降低,从而有利于破伤风梭菌孢子的萌发和繁殖。

只有产生毒素的破伤风梭菌的菌株才具有致病能力。该毒素是一种强效的神经毒素,编码在一个 75 kb 的质粒上,以单链(分子量 150 kDa)的形式产生,经过翻译后切割形成一个重链和一个轻链,中间通过一个二硫键相连。整个氨基酸序列已经确定,与此类似还有肉毒毒素。但由于肉毒杆菌毒素不会进入中枢神经系统,所以它们产生的临床表现也不同。

破伤风毒素从相邻的肌肉进入神经系统,也可经由淋巴和血液被运送到身体远端。由于毒素重链的羧基末端与神经神经节苷脂结合,从而形成神经特异性毒素。随后该毒素经逆行轴突传输从外围跨突触传送到突触前神经并发挥作用。毒素轻链是一种锌依赖性金属蛋白酶,这种酶能够裂解囊泡相关膜蛋白 2、VAMP‐2(或突触)[7],也是可溶性 N‐乙基马来酰亚胺‐敏感因子附着蛋白受体复合物的一个关键组成部分,主要负责内吞作用和释放神经递质。破伤风毒素可以通过这种机制阻断神经递质的释放,也作为突触前抑制剂在许多神经元部位如肌肉结合部位,通过 γ‐氨基丁酸(GABA)来抑制性内源神经元(通常负责抑制运动神经元)。由于这个部位的抑制作用减弱,导致运动神经元的放电抑制作用也减弱,从而出现肌肉僵硬和痉挛。神经通路中最短的肌肉群会最先受到影响,因此牙关紧闭和吞咽困难是常见的早期症状。

自主神经系统的抑制解除时,也会导致不受控制的交感神经和副交感神经放电。破伤风毒素能够进入相邻的神经元并且在中枢神经系统内传播。用放射性同位素标记毒素进行动物实验,清楚地显示了毒素在脑干里的路径。毒素对脑神经的这种影响,在一些严重的病例中可以解释心血管、呼吸、体温失调等症状。

三、临床症状

破伤风的典型症状和体征是由中枢神经系统内的神经毒素引起的。运动神经的去抑制作用导致肌肉张力增高和肌肉僵硬及疼痛感增加,去抑制作用逐渐增加则引发破伤风的典型症状——骨骼肌痉挛。病情恶化的速度不一样,但通常病情越严重恶化速度越快,但是前期诊断治疗可以控制(表 32.1)。破伤风梭菌感染后的初始无症状期称为潜伏期(通常为 7～10 d)。这之后是一段症状加重的时期,最终导致肌肉痉挛——发病期(约 24～72 h)。常见的早期症状是牙关紧闭(牙关紧闭症)、肌肉僵硬、背痛和全身肌肉疼痛。症状有时局限于伤口附近的肌肉(局部破伤风),但通常累及全身(全身破伤风)。

轻度破伤风患者,肌肉僵硬和疼痛可能是唯一的表现症状。然而大多数患者会加重导致痉挛。痉挛属于肌张力阶段性的增强,因强度和持续时间不同而不同,表现为从简单抽动到长时间的收缩。这是发病前 2 周最明显的症状。痉挛是自发性的,也可由外界刺激如强烈的声音刺激,强灯光或物理刺激等导致。有报道称痉挛可以引起椎骨折或肌腱撕裂,但这非常罕见。面部肌肉痉挛特征会引起"苦笑面容"或"冷笑面容"(图 32.2)。背部和颈部的肌肉痉挛会导致产生角弓反张(图 32.3)。特别严重情况下会引起呼吸肌痉挛,如果太频繁或时间过长,可能会使患者窒息死亡。声带的喉痉挛通常在发病早期没有任何症状,可能导致急性气管阻塞。误吸是破

表 32.1	破伤风严重程度评分(TSS),根据个别部分的总分计算	

	因素	评分
年龄	≤70 岁	0
	71～80 岁	5
	>80 岁	10
从第一症状到入院的时间	≤2 d	0
	3～5 d	−5
	>5 d	−6
入院时呼吸困难	否	0
	是	4
并存的医疗条件a	合适配置	0
	轻微疾病或伤害	3
	中重度疾病	5
	严重的疾病,但不危及生命	5
	立即危及生命的疾病	9
进入途径b	内部或注射	7
	其他(包括未知)	0
最高收缩压(mmHg)	≤130	0
记录血压(mmHg)	131～140	2
住院第一天血压(mmHg)	>140	4
最大心率(次/分)	≤100	0
住院第一天记录(次/分)	101～110	1
	111～120	2
	>120	4
最低心率	≤110	0
住院第一天记录(次/分)	>110	−2
最高体温(℃)	≤38.5	0
住院第一天记录(℃)	38.6～39	4
	39.1～40	6
	>40	8

a 根据 ASA 身体状况量表进行判定。
b “内部”部位包括术后/产后或开放性骨折;“注射”包括肌肉注射、皮下注射或静脉注射。

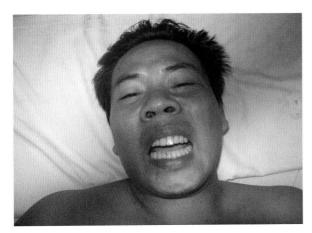

图 32.2　面部痉挛,出现“苦笑面容”。

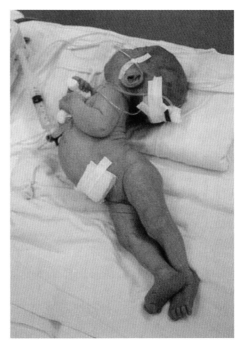

图 32.3　角弓反张。

伤风病症中一个特殊的并发症,是由咽喉肌僵硬、分泌物过多而无法吞咽。综上所述,这些因素解释了缺氧是中度至重度破伤风患者的共同症状。

机械通气的出现可减少因呼吸衰竭导致的死亡,但这样做也揭露了另外一个致死的主要原因:自主神经过度兴奋综合征。通常在发病第二周变得明显,表现为持续不稳定的高血压和心率过速,伴有发热和大量出汗。血液里儿茶酚胺含量升高,甚至和其他重病患者相比,肾上腺素水平也明显上升,说明肾上腺髓质也是参与其中[8]。偶尔会出现相反的情况:心动过缓、难治性低血压,甚至心脏骤停。这些症状通常是死亡的前兆。

自主神经系统功能障碍通常影响胃肠系统,使得分泌物过多、胃滞留或腹泻。自主神经过度兴奋综合征也与急性肾功能衰竭有关,这种情况发生在无横纹肌溶解症的患者身上,典型症状是非少尿型。

四、诊断

破伤风是一种基于临床表现而缺乏适当免疫的临床诊断。在伤口处分离到破伤风梭菌是支持诊断的,但由于破伤风梭菌难以培养,故而不作为确诊依据。在很多情况下,伤口处无法分离出破伤风梭菌。

鉴别诊断包括马钱子碱中毒,它和破伤风非常相似。马钱子碱是抑制性神经递质甘氨酸的竞争性拮抗剂。它可以解除突触前抑制,从而导致神经反射亢奋,严重的肌肉痉挛和抽搐。通常有马钱子碱摄入史,并在 30 min 内开始发病。尿液毒理学检测,血清或胃内容物的检测可以对诊断进行证实。

吩噻嗪引发的肌张力障碍反应,和破伤风的牙关紧闭症很相似,并可能导致背角弓反张等类似的痉挛症状。然而,在给药抗胆碱能药物后,这些异常反应迅速消失。

五、治疗

破伤风的后期治疗是非常重要的。它包含三大基本策略:防止毒素进一步释放;中和任何未结合的毒素;最小化已经结合毒素的毒性,同时保持呼吸道通常和正常呼吸(提要32.2)。

提要 32.2　破伤风的治疗

- 用抗毒素中和未结合的抗体——考虑使用药物治疗
- 使用抗生素(甲硝唑)根除破伤风杆菌,清洁/清创伤口
- 建立和维护安全的气道-气管造口术或气管内插管(如有经验)
- 使用肌肉松弛剂或神经肌肉锁定剂控制肌肉痉挛
- 使用镇静剂、液体、滋养剂或硫酸银稳定自主神经作用
- 全程免疫

伤口的清创是必不可少的,以防止破伤风梭菌进一步繁殖和释放毒素。首选抗生素是甲硝唑(成人每6 h直肠给药400 mg或者口服500 mg,持续7 d)。虽然用甲硝唑治疗的患者比用青霉素治疗的患者出现痉挛的症状少,所需的镇静剂使用也少,但是青霉素仍然被广泛使用。青霉素在结构上与GABA类似,不容易穿过血-脑屏障;高剂量使用时,可以作为中央GABA竞争性拮抗剂,从而加重破伤风毒素的毒性。

未结合的毒素应该用抗毒素中和。历史上使用马抗破伤风血清,但它的过敏性反应发生率较高。目前很多国家的马抗血清已经被人破伤风免疫球蛋白(HTIg)取代了。现在更聚焦在抗毒素所采用的最佳给药途径上,结合近100年前的动物实验结果显示,静脉注射抗毒素更好一些。最近研究再一次表明,给新生儿和成人静脉注射HTIg(50~1 500 IU)确实可以减轻疾病恶化,减少住院和机械通气的时间[9]。

良好的护理对破伤风患者的预后至关重要。所有患者应在安静,光线暗的房间进行护理,尽量减少产生痉挛。尽管翻身对于患者僵硬的身体来说有一定的困难,也要经常翻身而防止产生褥疮。对不能吞咽的患者需要使用鼻胃管。由于破伤风患者的失水明显增加,应密切注意体液平衡。患者体液流失有可能会高达3.5 L/d,尤其是自主神经功能障碍患者。

苯二氮䓬类是治疗轻度破伤风患者的主要药物。这类药物作为内源性抑制剂的抑制剂作用在GABA - A受体,他们对被破伤风毒素损伤的GABA神经元起反作用。地西泮是最常使用的药物,尽管它的半衰期长,其代谢物可能会造成长期的影响。对于轻症病例可以进行口服治疗,对于严重患者可以进行静脉注射[10]。有文献报道用量高达100 mg/h,用量高达200 mg/d也是常见的。静脉滴注咪达唑仑可能是一个更好的选择,因为其半衰期较短,但是长时间使用依然导致药物累积。麻醉剂异丙酚已经用于提供镇静和保证肌肉松弛。它不会积累,作用持续时间短,是一个有吸引力的辅助手段。

如果持续痉挛,除了使用苯二氮䓬治疗,应使用麻醉和机械通气作为辅助手段。非去极化肌肉松弛剂对心血管的影响最小,是肌肉松弛剂的首选。泮库溴铵等较老的药物,可能会加剧自主神经的不稳定。气管切开术是保证气道安全、机械通气和清除分泌物的常用手段。喉部痉挛的患者可能需要紧急气管切开手术。因此,所有破伤风患者都应该被密切的看护,身边随时有经验丰富的医生,以应付任何突发事件。

有关破伤风的文献里还报告了许多用于治疗痉挛的其他药物。比如丹曲林已被用来减少自发肌肉痉挛,但如果长时间使用,会对肝脏有潜在的毒害作用。GABAB激活剂巴氯芬也能成功地抑制痉挛。

自主神经不稳定的患者,平时表现是心跳过快并伴有高血压。这种情况,一线疗法是静脉注射或肌肉注射吗啡。它通过抑制中枢交感神经放电,从而抑制交感神经介导的血管收缩并诱导周围动脉血管扩张。其他半衰期较短的阿片类药物也有报道说是有效的,虽然还没有完成随机对照试验。对于严重破伤风患者,单靠外周β-肾上腺素受体阻滞剂通常不足以获得理想的心血管控制效果。大多数药物的作用持续时间相对较长,可能导致顽固性低血压和心脏骤停。合并的α和β受体阻滞剂拉贝洛尔,有一定的优势,但其作用持续时间仍然太长。短效β受体阻滞剂艾司洛尔已经成功地投入使用,药效在注射后6~10 min内就可以达到峰值,并在大约20 min后完全消失。氯丙嗪、可乐定和硬膜外布比卡因,在过去都已经被成功使用。最近人们发现硫酸镁具有同时控制肌肉痉挛和自主神经不稳定的作用,作为一种血管扩张剂和肌肉松弛剂,它的优势已被报道,建议用它替代苯二氮䓬作为治疗破伤风的一线药剂,然而一个更大的随机对照试验并没有显示出这样令人满意的优势,但它确实

有控制肌肉痉挛和植物神经不稳定的效果[11]。

低血压可以通过低头定位,强烈的刺激或正性肌力药进行治疗。心动过缓则需要阿托品进行治疗。

此外,自然疾病中循环的毒素量不足以引起免疫抗体反应。因此,所有患者都应该接受全程的破伤风疫苗注射,以防止复发。

六、预防

对于尚未预防接种或免疫状况不佳的人来说,破伤风的预防取决于初次免疫和彻底的伤口护理,但只有这些是不够的。除此以外,健康教育和改进社会经济条件也很重要,例如在剪脐带时使用无菌技术和提供足够的防护鞋。

破伤风类毒素是由甲醛处理产生的毒素(普通类毒素)。虽然这是一个相对比较好的免疫原,但是抗体反应的持续时间仍可以通过吸附氢氧化铝作为佐剂来大大改善。它可以单独注射,也可以和白喉类毒素一起。即使对于免疫功能低下的人,破伤风类毒素也是非常安全的。

世界卫生组织推荐分六次进行初级免疫,包括 5 个儿童期剂量(3 次 1 岁以下、1 次 4～7 岁和 1 次 12～17 岁),以及 1 个成人期剂量,例如首次怀孕或服兵役。

英国采用 4 个时间点接种的方案,第一次接种是在 2 个月大的时候,随后隔 4 周进行由第二和第三次接种。吸附类毒素可结合白喉类毒素和百日咳疫苗(DTP)给儿童进行联合接种。在 3～5 岁和 13～18 岁的时候分别给予破伤风和白喉类毒素(DT)两剂加强剂量。美国也采用 4 个时间点接种的方案,即每隔 4～8 周接受第 1～3 次接种,6～12 个月后进行第四次接种。4～6 岁的时候第一次提高剂量,10 年之后,第二次提高剂量。此外,美国建议每 10 年加量注射一次无毒性破伤风类毒素。但是,英国建议 5 次(初级免疫,二级增强免疫)接种已经足够,不推荐额外加强剂量,除非破伤风易发伤口再次发作。

妇女在怀孕期间,新生儿破伤风就可以通过免疫注射进行预防。对于有不完全或未知疫苗接种史的妇女,最好接种两剂或三剂量的无毒性类毒素,最后一次接种在分娩前 2～4 周。免疫力会被动转移到胎儿,抗体也将保持足够长的时间,以保护新生婴儿。应特别注意确保那些携带 HIV 或生活在疟疾流行地区的患者接受全程的疫苗注射。

预防破伤风还取决于有效的伤口护理。最重要的是彻底清洗伤口,取出所有的异物,对坏死组织进行创口清理。应特别注意破伤风易发伤口。包括穿刺伤口、烧伤、动物和人类的咬伤、土壤或粪便污染伤口,还有被延迟处理的伤口。这些伤口不宜缝合:最好是包扎,频繁的检查和延迟一期缝合也是可以的。与良好的手术管理和免疫预防相比,抗生素药物预防是次要的。如果有需要,可以注射长效青霉素。如果伤口同时感染了 β-内酰胺酶葡萄球菌,应该使用其他合适的抗生素,如红霉素或氟氯西林。

为确定免疫预防的确切类型可以借鉴以前的免疫接种史。如果病人在 10 年内已接受破伤风类毒素接种的全部过程或注射了一剂增强剂,则不需要进一步接种。如果离最后一次接种超过 10 年,那么则需要再一次接种。如果怀疑以前的免疫接种过程不完全,那么应该重新接种。

对免疫状况不充分(即不完全、未知或 10 年内未使用过增强剂)的人所发生的易感染破伤风伤口,应使用 HTIg(250 单位)进行被动免疫。如果破伤风发生的风险很高,那么即使免疫能力足够(最后一次接种在 10 年内),也建议接种 HTIg。如果没有 HTIg,也可以选择马血清(1 500 单位)。那些高风险的创伤包括:泥土或粪便污染,大面积烧伤,异物或坏死组织不能被清除的伤口。在这些情况下,如果伤口超过 24 h,HTIg 的剂量应加倍到 500 单位;如果 4 周后伤口仍不干净或痊愈,则应二次接种。在不同的部位,可以同时注射类毒素和免疫球蛋白。

参考文献

见:http://www.sstp.cn/video/xiyi_190916/。

第33章　鼠　疫

MINOARISOA RAJERISON, MAHERISOA RATSITORAHINA, VOAHANGY ANDRIANAIVOARIMANANA

翻译：官　威
审校：姜岩岩　刘　华　钱熠礼　周　航

要点

- 鼠疫耶尔森菌存在于啮齿动物及其蚤类体内。人类是其机会宿主且非常容易感染鼠疫。
- 人类鼠疫病例主要发生在疾病流行地区和生活在卫生条件不达标的偏远地区。鼠疫发展迅速,病情严重,早期发现时可以用抗生素彻底治愈。然而,菌株耐药性是一个日益严重的问题。
- 当前鼠疫疫苗还没有被证明是一个能防止鼠疫疫情暴发的有效途径。在人类鼠疫暴发期间,接种疫苗作用微小,因为人体需要一个月或更多时间形成保护性免疫反应。鼠疫属于医疗紧急事件,在某些情况下(根据《国际卫生条例》决策树确定),也可以看作是一种突发性公共卫生事件。
- 疑似患有肺炎的鼠疫患者应进行隔离和在呼吸雾化防护措施下进行管理;对其他的疑似鼠疫病例,也应当使用标准患者护理措施。

一、流行病学

在人类历史上,已有 3 次鼠疫大流行被记录在案。第一次大流行,也被称为查士丁尼鼠疫,起源于埃及,大约发生在公元 540 年;第二次大流行被称为"黑死病",于公元 1347 年被传入到西西里岛,约三分之一的欧洲人死于这次疾病流行;第三次大流行起源于中国云南省,1894年传入到香港和广东,并于 1898 年传到孟买。蒸汽船和铁路组成庞大的交通网络促进了啮齿动物疾病在世界各地的传播。在新大陆持续的殖民地形成了稳定的疾病流行区(特别是在亚洲、非洲、美洲)。

至今,非洲、亚洲和美洲仍有鼠疫流行。1999—2009年,20 个国家向 WHO 报告了超过 24 000 例病例[1]。超过 96% 的病例来自非洲区域,马达加斯加报告的病例占全球总数的 35%。受鼠疫影响最大的 2 个非洲国家是刚果民主共和国和马达加斯加,2009 年的年发病率的下降非常显著(图 33.1)。

鼠疫现已被归类为再发疾病,在一些地区,疫情消灭几十年之后又出现暴发,如马达加斯加、印度、阿尔及利亚、利比亚和秘鲁等。

鼠疫是一种由蚤类传播的人兽共患病,通过蚤类和啮齿动物宿主之间的传播进行维持。印鼠客蚤被认为是鼠疫传播的主要媒介,并在大多数疫源地被发现,它对人类传播的危险性较高。

根据地理分布的不同,啮齿动物的不同物种以及对鼠疫的敏感性也有显著差异。例如,大沙鼠(Rhombomys opimus)是中亚和哈萨克斯坦的沙漠地区中人类鼠疫的主要来源。然而在美国北部,这种鼠类对于鼠疫有较强的抗性,而黑尾草原土拨鼠(Cynomys ludovicianus)则高度敏感。在马达加斯加,黑家鼠是鼠疫的主要易感鼠[2]。

在大多数流行国家,鼠疫呈季节性流行。根据环境特征(海拔、温度、湿度、降雨等),从 10 月到次年 4 月,鼠疫在马达加斯加的中央高原地区(海拔>800 m)流行,主要在多雨的热带夏季。然而西海岸的港口城市马哈赞加,那里的鼠疫流行时间主要是在 7 月和 11 月,这个时间是典型的干燥和凉爽的季节[3]。在中亚,鼠疫发生也与气候相关,发现在大沙鼠中流行的鼠疫与潮湿的夏季和温暖的春季明确相关。

二、致病机制和病理学

(一)致病机制

鼠疫耶尔森菌(Yersinia)属于肠杆菌科(Enterobacteriaceae),由一种鱼类病原体、两种肠道致病菌(小肠结肠炎耶尔森菌 Yersinia enterocolitica 和假结核耶尔森菌 Yersinia pseudotuberculosis)以及鼠疫耶尔森菌(Y. pestis)组成。鼠疫耶尔森菌已经被证明在最近 20 000 年由假结核耶尔森菌进化而成。虽然这两个物种在基因组层面有着高度的同源性,但他们在致病性和传播方式上完全不同。鼠疫耶尔森菌属引起三次大流行,导致数以百万计病例死亡,而假结核病只引起轻微的肠道疾病,很少导致死亡[4]。

鼠疫主要是一种与啮齿动物、蚤类等相关的疾病。不同的基因子集在鼠疫耶尔森菌生命周期中差异表达,并受温度调节。鼠疫耶尔森菌在昆虫体内通过 100 kb

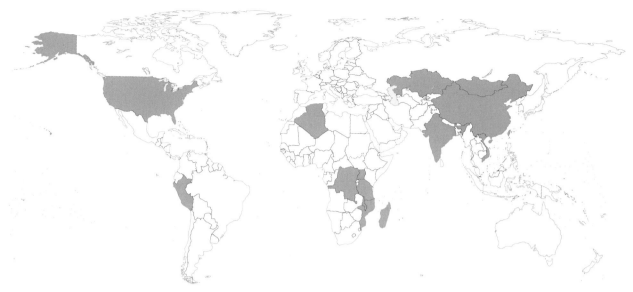

图 33.1　2002—2005 年 WHO 报告的有人类鼠疫病例的国家[2]。

pFra 质粒编码合成必要的磷脂酶 D，形成生物膜，阻塞蚤类前胃，维持在蚤类中肠的自身繁殖；在哺乳动物宿主体内（温度从小于 26 ℃ 至 37 ℃），通过 pPst 质粒（9.5 kb）编码一个纤溶酶原活化剂，促进了鼠疫耶尔森菌的感染点传播，通过 pFra 质粒编码的毒力因子片段（F1）荚膜抗原，防止被宿主的巨噬细胞吞噬。然而，缺乏 F1 抗原表达的鼠疫耶尔森菌株仍被报道具有致病性。此外，3 种耶尔森菌通过共有的 70 kb-pCD1 质粒编码了Ⅲ型分泌系统（T3SS）和相关的效应蛋白（即耶尔森菌外蛋白，Yops 和 LcrV），使得细菌可以绕过宿主的免疫系统。

（二）病理学

自然界中的蚤类可寄生在败血症宿主上，并在其死亡之前，感染鼠疫耶尔森菌。感染的蚤类通过吸食哺乳动物的血液，通过早期（菌栓/生物膜非依赖性）机制和或菌栓/生物膜依赖性机制传播鼠疫耶尔森菌。进入到哺乳动物体内不久后，鼠疫耶尔森菌通过感染巨噬细胞，被带入区域淋巴结。在淋巴结内，他们高水平的增殖导致腹股沟淋巴结炎肿胀、坏死和出血，导致宿主免疫反应的应答失败。随后该菌离开淋巴结并通过血液传播至肝脏和脾脏引发败血症。在淋巴结鼠疫发展过程中，肺部感染导致继发性肺鼠疫。在人类或非人类的灵长类动物之间通过飞沫传播，如果没有迅速和正确的治疗，将会导致 100% 的病死率。

三、临床症状

（一）腺鼠疫

对于人类来说，腺鼠疫是鼠疫中最常见的疾病，主要由传染性蚤叮咬，很少见于直接接触体液或组织的传播。在 2~6 d 的潜伏期之后出现症状，偶尔潜伏期更长，迅速出现急性非特异性症状，包括高热（38~40 ℃）、心神不安、头痛、肌肉酸痛，有时会恶心、呕吐。同时 24 h 内，患者的腹股沟淋巴结表现为严重疼痛、肿胀和明显压痛。腹股沟淋巴结炎鼠疫患者区别于其他淋巴结炎患者的表现是没有淋巴腺炎蜂窝织炎（由受伤或牙痛引起），症状出现迅速，病情迅速恶化。

负责引流感染区附近区域的淋巴结受到影响，接着就会发展成为淋巴结疼痛肿大（或称"腹股沟淋巴炎"）。出现周围水肿，皮肤发红发热。在出现症状的 2 d 或 3 d，腹股沟淋巴结炎产生的肿块为黄豆大小（35% 的病例）或者略大，很容易通过触诊确定。此时进行触诊对患者来说非常痛苦。在腹股沟淋巴结周围进行运动、压力、伸展均受到限制，甚至与衣服接触都会引起疼痛。

如果症状出现 5~6 d 后没有进行有效的抗生素治疗，鼠疫所导致的腹股沟淋巴结炎可能出现越来越严重的毒性反应，发热、心动过速和昏睡，会导致虚脱、烦乱和意识混乱，以及偶尔性的抽搐和谵妄。在淋巴结中身体未能过滤和杀死的细菌会造成血源性扩散以及对周边器官的侵犯。这种系统性的疾病发展阶段，称为败血病型鼠疫，以 90% 的死亡率为其特征。淋巴结鼠疫的终末期是继发性肺鼠疫：鼠疫耶尔森菌经血液定植在肺中。

在疾病的早期阶段给予适当的抗生素治疗，通常患者的发热反应迅速消失，其他系统性表现在 2~5 d 后相继消失。但是在治疗后 1 周或者更长时间内，腹股沟淋巴结炎继续扩大，并难以治疗。

在马达加斯加所报告病例中，92% 的病例为腺鼠疫，表现为常见的腹股沟和股骨之间腹股沟淋巴结炎。大多数村庄的人们赤脚行走，经常有伤口并可以感染环境中

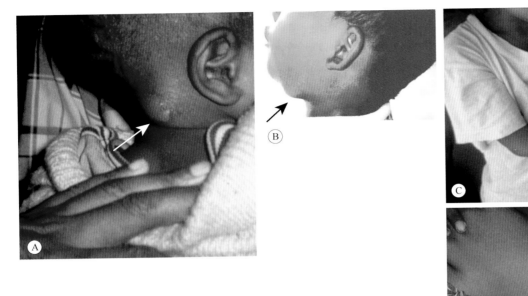

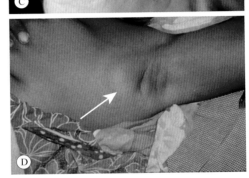

图 33.2 儿童腹股沟淋巴结炎位点。(A)颈部;(B)下巴下方;(C)前臂;(D)手臂。

的病原菌。上半身感染多见于儿童(图 33.2)。淋巴结炎的位置通常可提示感染源的部位,如患者在睡觉时被蚤类叮咬(人类住所被染疫鼠和寄生于鼠的蚤类入侵),可引起腹股沟淋巴结感染;在野外工作期间,常发生下肢感染的腹股沟淋巴结鼠疫;上肢接触被感染的动物组织而引起腋窝腹股沟淋巴结炎。

鉴别诊断包括链球菌或葡萄球菌淋巴结炎、传染性单核细胞增多症、猫抓热、淋巴丝虫病、蜱传播的斑疹伤寒等。由于非洲肺结核病患病率较高,结核病淋巴结炎(特别是在宫颈区域)也应该被考虑用以鉴别诊断,但疾病发作并非如此快速。腹腔淋巴结的累及可能和阑尾炎、急性胆囊炎、小肠结肠炎或其他腹内的手术的紧急情况较为类似。

(二)败血性鼠疫(septicaemic plague)

败血性鼠疫不及时治疗将是致命的。通常继发于腺鼠疫,但也可能是首发的临床症状(腹股沟淋巴结炎误诊或深节点漏诊)。在腺鼠疫的急性阶段,通常发生间歇性菌血症,并可能导致败血症。血液中快速繁殖的鼠疫杆菌可引起一个自续的免疫级联反应,通常与宿主遭受严重损伤时的反应有关。宿主反应可能导致广泛的病理事件,包括弥散性血管内凝血障碍、多器官功能衰竭和成人呼吸窘迫综合征。弥散性血管内凝血可以导致皮肤出血,有时导致肢端的发绀和组织坏死。其他器官系统的转移性感染可能发生,包括鼠疫肺炎、鼠疫脑膜炎、鼠疫

眼内炎、肝或脾脓肿或全身淋巴结病。临床表现与其他败血症并没有不同,鉴别诊断依赖于实验室调查。

(三)肺鼠疫

肺鼠疫是一种高度恶性的鼠疫,潜伏期为数小时至 2~3 d。仅在感染后 1 d,患者就开始表现出肺炎的严重症状,并且可能在第 2 天死亡。临床表现与其他原因引发的肺炎并无不同,病情发展迅速和高致死性为肺鼠疫的特征。

继发性肺鼠疫通过血源性扩散进入肺,通常由于最初的腺鼠疫或败血性鼠疫未经治疗或晚期感染导致。患者通常是在肺感染前几天急性感染。很多患者在没有完全发展为肺炎之前就已经死去。那些未死的患者虚弱到其咳嗽反射缺乏力量去生成细雾化的液滴。因此在疾病的早期阶段,传播的风险很高。

原发性肺鼠疫非常罕见,但却往往是鼠疫耶尔森菌感染的一种致命形式。由直接吸入病菌引起,可能在人与人之间传播并且有造成传播流行的风险。肺鼠疫的发作通常是突然的(发冷、发热、头痛、身体疼痛、虚弱、头晕和胸部不适)(图 33.3)。痰起初是黏液状的,之后迅速发展为带有血液斑点,然后变成均匀的粉红色或鲜红色,并带有泡沫。在患病第 2 天会出现气促和呼吸困难,但是不会出现胸膜炎型胸痛。实变和啰音少见。

这种感染形式发展迅速,更容易在人与人之间传播,而且是致命的,在感染后若没有接受适当的抗生素治疗,病死率为 100%。

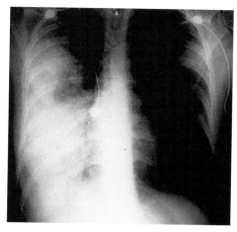

图 33.3 原发性肺鼠疫肺炎患者的胸片,显示右肺中下野广泛浸润。(来源于 Cohen J, Powderly WG, Opal S. Infectious Diseases. 3rd ed. St Louis: Mosby; Copyright. 2009 with permission from Elsevier.)

四、诊断

根据 2007 年 6 月生效的修订版《国际卫生条例》,任何可能引起国际关注的突发公共卫生事件,例如新增鼠疫流行地区,需要向 WHO 汇报。

虽然鼠疫耶尔森菌可以在实验室通过不同的方法确定(图 33.4),但对于经常报告有鼠疫病例的偏远地区,这仍然是一个挑战。用于诊断腺鼠疫、肺鼠疫和败血病鼠疫的生物标本分别是腹股沟淋巴结炎抽出物、痰液和血液。死亡病例的后期标本(肺或肝穿刺样本)也可以用于诊断。

不采用革兰氏染色法,而使用韦森染色可在显微镜下观察这些标本涂片并进行评估,鼠疫细菌表现为两级"封闭式安全栓"。F1 抗原在 37 ℃主要表达为荚膜蛋白,可以使用一种针对 F1 抗原的抗体进行直接荧光测定。因此,冷藏超过 30 h 后,在低于 35 ℃的温度下进行孵化的或从蚤类中直接取得样品,测试结果将呈现阴性。

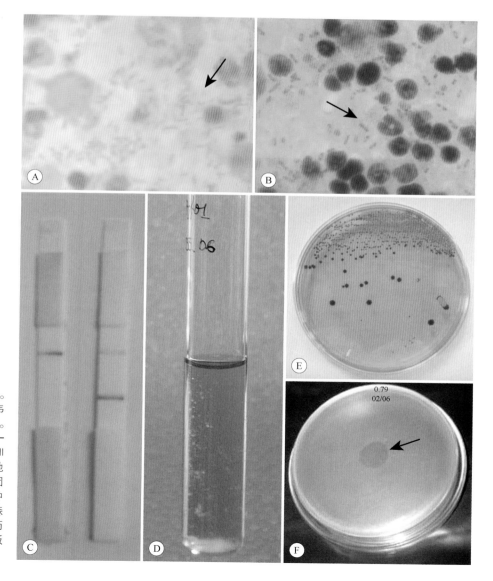

图 33.4 鼠疫诊断工具。(A、B)分别为革兰染色和韦森染色,球杆菌呈双极性。(C)F1 抗原快速检测——左:阴性,右:阳性。(D)BHI 培养基培养:管壁上清晰地附有小白点;管底沉有小团块。(E)在选择性培养基中培养 72 h 后的鼠疫耶尔森菌。(F)通过噬菌体溶解而分离的鼠疫耶尔森菌:平板中央清晰的溶解区域。

细菌学的识别方法仍然是鼠疫诊断的确证实验。结果确认至少需要 7 d 的培养。鼠疫耶尔森菌可在实验室常规的培养基中生长,25～29 ℃之间的最适温度中孵化 48 h 后可见。在肉汤培养基(如脑心浸出液)中,在试管底部出现成簇的鼠疫耶尔森菌细胞群。常规的生化鉴定系统和特定的噬菌体裂解实验可以分别用于鉴定和培养鼠疫耶尔森菌分离株。鼠疫耶尔森菌的特征是呈现氧化酶阴性、过氧化酶阳性、尿素阴性、吲哚阴性和乳糖阴性。

如果病原体不能被分离,通过被动血凝实验或酶联免疫吸附测定(ELISA)的血清学检测也可以作为确诊依据。这些免疫方法需要从患者获得两个血清样本(急性和恢复期血清)。F1 抗原的抗体通常在出现症状后 1 周出现。配对样本的滴度 4 倍增加是鼠疫耶尔森菌的确认依据。最近,基于不同种鼠疫细菌的抗 F1 蛋白库,用于检测鼠疫 anti-F1 抗体的快速诊断测试(RDT)正在研发和评估。这对疾病监测和活跃的疫源地鼠疫诊断有积极作用。

基于鼠疫耶尔森菌 F1 抗原的单克隆抗体的 RDT 检测法已被开发和生产,并在马达加斯加进行现场评估应用。这种 RDT 适用于广泛的临床标本(腹股沟淋巴结抽出物、痰液、血清和尿液),与细菌学和 ELISA 方法相比,已显示出良好的敏感性和特异性。这个简单、快速和易于使用的方法对偏远地区的卫生工作者十分有用,事实

上,它的开发和商业化对非洲的病情管理和监测有促进作用。可通用性的测试在其他国家流行疫区将有同样的影响[5]。

使用分子工具在研究实验室中很常见。对于 F1 特异性基因 *caf1* 的聚合酶链反应(PCR),以及对于鼠疫耶尔森菌特异性基因 *pla* 的 PCR 都可以用来诊断鼠疫耶尔森菌的感染。然而,这些方法并不常用或者仍需进行现场评估。

五、管理和治疗

人类鼠疫通常有 2 个主要临床表现:腺鼠疫和肺鼠疫。

一旦诊断为疑似鼠疫,就要由健康工作者进行患者病例管理。此外,实验室确诊实验应立刻进行。生物样本采集后,早期的抗生素治疗仍然是必不可少的。人类鼠疫的成功治疗的关键是及时诊断和快速、适当的治疗。有效的抗生素治疗包括使用足够剂量的药物至少 10 d,并非常有助于降低全球范围内的病死率。氨基糖苷类(链霉素、庆大霉素)、氯霉素和四环素是治疗鼠疫的参考抗生素。

根据在马达加斯加鼠疫控制规划项目组的建议,结合 2 种治疗药物:在最开始的 4 d 注射链霉素,从第 3 天开始口服磺胺甲噁唑-甲氧苄啶 6 d(表 33.1)。剂量取决于患者的年龄。

表 33.1	鼠疫的治疗			
抗生素	每日剂量	每日剂量		治疗天数
腺鼠疫-成人				
链霉素	肌注,3 g	每 4 h 1 次,每天 6 次		1～2 d
	肌注,2 g	每 12 h 1 次,每天 2 次		3～4 d
磺胺甲噁唑-甲氧苄啶	口服,3 g 40 mg/kg(6 片)	每天 2 次		3～8 或 10 d
肺鼠疫-成人				
链霉素	肌注,4 g	每 8 h 1 次,每天 3 次		1～2 d
	肌注,3 g	每 4 h 1 次,每天 6 次		3～4 d
	肌注,2 g	每天 2 次		5～8/10 d
化学预防-成人				
磺胺多辛(Fanasil)	口服,500 mg(3～4 片)	每天 1 次		1 d

(一) 氨基糖苷类:链霉素和庆大霉素

链霉素被视为最有效的抗生素,是鼠疫的首选治疗药物,特别是肺鼠疫。常规剂量为 30 mg/kg/d(最多 2 g/d),重复剂量,肌内注射。

庆大霉素已经被证明是有效的,可以用于治疗有链霉素禁忌的鼠疫病例。

(二) 氯霉素

氯霉素可以作为氨基苷类抗生素的替代品治疗鼠疫。推荐的剂量是 50 mg/(kg·d),每天重复剂量,注射或口服 10 d。氯霉素可与氨基糖苷类联合使用。

(三) 四环素

这组有抑菌作用的抗生素对于治疗腺鼠疫是有效的。

用量应该逐步增多,从开始每天 15 mg/kg 的抗生素治疗(不超过 1 g/d)至每天 25~50 mg/kg(不超过 2 g/d)。整个疗程持续 10 d。

（四）替代治疗

磺胺类药可能对人类鼠疫有效,但一些研究报告发现与链霉素、四环素或氯霉素相比,磺胺类药物的死亡率更高,并发症更多,治疗时间更长。磺胺嘧啶(4~6 g/d)或磺胺类药物如磺胺林(Kelfizine)或磺胺多辛(Fanasil,成人单次注射 2 g;儿童 0.5~1 g)也是适合的。磺胺甲噁唑-甲氧苄啶(Bactrim,每天 6 片)也是有效的。氟喹诺酮类原料药如环丙沙星,在体外和动物实验中的效果较好,然而还没有研究报道在人类鼠疫治疗中的应用。

其他类抗生素(青霉素、头孢菌素、大环内酯类)在治疗鼠疫中无效或者存在不良反应,必须禁止其用于人类鼠疫治疗。

六、预防

对于与肺炎性鼠疫患者密切接触者或直接接触鼠疫耶尔森菌的人,应采取措施预防耶尔森菌感染。目前预防措施包括使用磺酰胺类、四环素或氯霉素类药物。

世界卫生组织记录的 1999—2009 年鼠疫病死率为 7.5%。此外,当再次出现的鼠疫疫情以及鼠疫细菌可能被用作生物恐怖主义制剂的情况下,因此开发一种安全、有效的鼠疫疫苗显得十分迫切。这对防止疫情扩散至关重要。

2 种类型的鼠疫疫苗目前用于世界多个地区。与 EV76 相关的减毒活疫苗仍然保留毒性,目前尚没有商品化的产品。现有的基于热灭活菌的全细胞灭活疫苗(KWCV)已被证明对腺鼠疫有保护性作用,但对肺鼠疫没有效果。不良反应以及疫苗保护性免疫作用持续时间短的情况,促使研究人员开发新的疫苗,主要是基于重组形式表达的两种毒力因子 Fraction 1(F1)和 V(virulence)蛋白的组合。

重组鼠疫疫苗,包括 rF1 ＋rV 铝胶抗原,已成功通过一期临床试验评估。随后二期临床试验证明了 rF1－V 或者 rF1 ＋rV 重组模式的安全性和免疫原性[6]。

参考文献

见：http://www.sstp.cn/video/xiyi_190916/。

第34章 类 鼻 疽

DAVID A.B. DANCE

翻译：贾铁武

审校：姜岩岩　刘淑鹏　朱勇喆　钱熠礼　周　航

要点

- 类鼻疽病(melioidosis)是由环境腐生菌类鼻疽伯克霍尔德菌(*Burkholderia psudomallei*)所致的一种人兽共患病。
- 该病是许多热带与亚热带地区的一种重要的区域性传染病，其感染率可能被严重低估。
- 由于对其旅行相关性感染和可能成为生物武器等特性的忧虑，近年来人们对该病的兴趣激增。
- 诊断通常需要从临床样本中分离致病微生物，现有的血清学和分子诊断方法敏感性和特异性不足。
- 感染患者临床表现差异较大，最常表现为社区获得性败血症和肺炎，常伴有肺、肝、脾、前列腺和腮腺等器官的脓肿。
- 类鼻疽伯克霍尔德菌作为一种条件性致病菌，糖尿病、慢性肾病、慢性肺病为该病高危因素，HIV感染不是其危险因素，高达20%病例的潜在危险因素尚不明确。
- 由于该病的潜伏期可以很长，出现类似症状者均应考虑进一步诊断，尤其是那些有高危倾向者，例如曾经去过流行区。
- 治疗需要长疗程使用抗生素：初期强化治疗采用大剂量头孢他啶或碳青霉烯静脉给药，随后的病原菌清除治疗可采用口服方案，药物为复方磺胺甲噁唑或阿莫西林-克拉维酸钾，治疗阶段均可能出现复发和再感染。
- 目前尚无可用疫苗，预防依赖于尽量减少与致病微生物的接触，人际传播少见。

一、流行病学

（一）地理分布

类鼻疽最初由 Whitmore 和 Krishnaswami 于 1911 年在缅甸鉴别定种[1]。广泛分布于东南亚和亚洲南部，特别是泰国和澳大利亚北部，但其在上述地区的分布并不均衡[2,3]。人们对其局灶式分布的原因知之甚少，可能与某些气候和环境因素有关，这些因素有益于土壤和地表水中的微生物生存繁殖[4]。美洲、加勒比海和撒哈拉以南非洲等地区亦有散发病例的报告，但由于缺乏实验室检测设备和临床知晓度，上述地区确切的发病率不详[2,3,5-8]。20世纪70年代，法国就曾暴发了一种独特的动物流行病[2,3,5]。类鼻疽的世界分布见图34.1。

（二）患病率、发病率与季节性

在泰国东北部，1987—1991年间年平均发病率约为4.4/10万。该地区社区获得性败血症中20%的病因是类鼻疽伯克霍尔德菌(*B. psudomallei*)[9]；1997—2006年发病率上升至21.3/10万，该菌成为该地区第三大传染病死因，仅次于HIV感染和结核病。该病发病的季节性很强，雨季发生病例约占所有病例的75%～85%。报告显示，聚集性感染与台风等灾难性天气事件相关。在澳大利亚北部的某些地区，类鼻疽已成为致死性社区获得性菌血症性肺炎的主要病原体，该病年平均发病率为19.6/10万。在热带风暴带来强风和强降雨的年份发病率甚至高达41.7/10万。

（三）发病主要相关因素

在流行区的土壤和地表水中，可以轻易分离出类鼻疽伯克霍尔德菌。尽管多数情况下无法知晓确切的感染途径，但与土壤和水有密切接触的人群（如泰国种植水稻的农民、澳大利亚原住民）更易感染该菌。尽管只有5%～22%的病例确认是通过接种方式（通过黏膜或皮肤）感染，但接种仍然被认为是该菌的主要感染方式。浸泡或吸入生水可导致偶发病例，如2004年亚洲海啸诱发病例。越来越多的证据表明吸入式感染的可能性比以往认为的要大，尤其当灾难性气象事件发生时更容易发生吸入式感染。已证实污染的饮用水、消毒剂或清洁剂同近期的类鼻疽暴发有关。医源性和实验室获得性感染也时有发生，但通过直接接触患者或感染动物传播的可能性很小，经胎盘或母乳的母婴传播也鲜见报道。

如果确认被感染，该病的潜伏期通常为1～21 d（平均为9 d）[3]。类鼻疽伯克霍尔德菌有着可潜伏长达62年的特殊能力[15]，因此获得了"越南定时炸弹"的绰号。现在无法确认血清学阳性者中究竟有多少比例的潜在感染者。然而，该病发生的季节性提示，多数病例由近期的

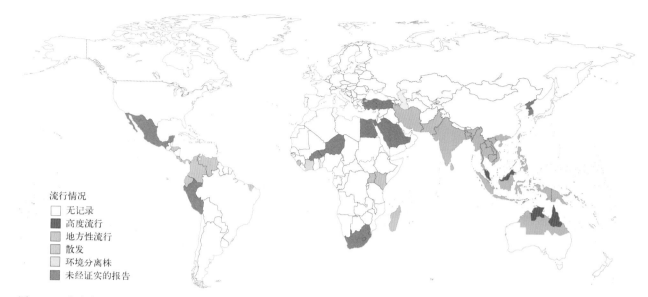

图34.1 类鼻疽全球分布图。[引自：Currie BJ, Dance DA, Cheng AC. The global distribution of Burkholderia pseudomallei and melioidosis: an update. Trans R Soc Trop Med Hygiene 2008;102(Suppl 1): S1-4.]

流行情况
☐ 无记录
■ 高度流行
▨ 地方性流行
▨ 散发
▨ 环境分离株
▨ 未经证实的报告

环境微生物接触引起，在澳大利亚只有 4% 的病例被认为是复发的潜伏性感染(latent infection)[3,13]。虽然重症类鼻疽病可在健康的个体中发生，但 60%～90% 的重症者还有其他基础病症，最多的是糖尿病或慢性肾功能衰竭[3,5,6,13,16,17]。类固醇治疗、酗酒和肝病、慢性肺病(包括囊性纤维化)、心脏衰竭、食用卡瓦胡椒(kava)、恶性疾病、地中海贫血、慢性肉芽肿疾病和怀孕也可诱发类鼻疽病，但 HIV 感染并不是危险因素[3,5,6,13,16,17]。潜伏性感染的复发也通常是在其他并发症的诱导下发生[18]。

二、病理和致病机制

接触环境中类鼻疽伯克霍尔德菌的后果因人而异，从最常见的无症状性血清转化(seroconversion)到暴发性脓血症和死亡都有可能出现。诸多研究表明，个体病情的差异取决于感染菌株的数量、途径和毒力与宿主反应之间的平衡。相应内容已经有详细的讨论[3,5,6,17,18]。在细菌方面，与其毒力相关的多个因素包括抗吞噬多糖荚膜、群体感应机制、与宿主细胞内生长和扩散相关的Ⅲ型分泌系统、细菌组分如脂多糖、鞭毛、菌毛、分泌产物(如蛋白酶、脂肪酶、卵磷脂、各种毒素)和铁载体(如麦芽菌素)[3,5,6,17]。现在还不清楚各个毒力因子对疾病进程的影响有多大。细菌所具有的宿主细胞内生存、生长的能力及肉芽肿内低代谢活性可能导致了顽固性持续性反复感染[18]。在宿主方面，先天免疫机制、巨噬细胞和嗜中性粒细胞以及细胞和体液应答都能发挥防御微生物感染作用[3,5,17,19]。当然，过度的宿主免疫反应可能也意味着对宿主机体损害[3,5,17]。

三、年龄、性别和种族

各年龄人群都可以发生类鼻疽，发病高峰年龄为

40～60 岁。感染者的男女性别比在泰国为 1.4∶1[9]，澳大利亚为 2.3∶1[13]，新加坡为(2.8～7.2)∶1[20]。感染率的性别差异可能是由不同人群对土壤和地表水的暴露风险不同所致。该病对澳大利亚原住民[13]、马来西亚马来族(Malays)[21]的影响也是不均衡的，但尚不清楚这种不均衡是由种族间敏感性差异导致，还是由对环境微生物暴露风险不同所致。其他动物的易感性也存在物种和种属间差异。

四、临床表现

类鼻疽的临床表现千差万别，所以很难对其进行统一的临床分型。尽管 60%～70% 的流行区人口在 4 岁前就出现类鼻疽伯克霍尔德菌抗体[22]，但有明显临床症状的类鼻疽感染者却少之又少。多数感染者表现为症状轻微或无症状。感染者血清转换类似流感样疾病[23]，一些较常见的临床表现描述如下。

(一) 败血症型类鼻疽

大约 46%～60% 的细菌培养阳性者为菌血症，其多数表现为临床败血症[3,5,13,24]。患者通常有一个短暂的发热和寒战期(平均 6 d,1 d～2 个月)[24]。约半数患者在肺部或皮肤有明显的局部感染灶[3,5,13,21,24]。该型的显著临床特征还包括意识不清、黄疸和腹泻。病情往往迅速恶化，转移性脓肿在全身器官中广泛扩展，肺、肝(图 34.2)、脾脏(图 34.3)、腮腺(图 34.4)和前列腺尤其严重。患者出现代谢性酸中毒和库斯莫尔(Kussmaul)式呼吸。现在霉菌性动脉瘤的病例逐渐增加[2]5。约 10% 的患者有皮肤或皮下脓肿。

(二) 局限型类鼻疽

肺是类鼻疽最常见的受累器官[13]，可引起肺炎且有

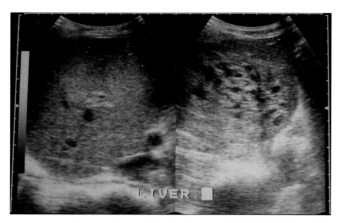

图34.2 败血症型类鼻疽患者多囊肿肝脏的超声显影。（由 Professor S. J. Peacock 提供）

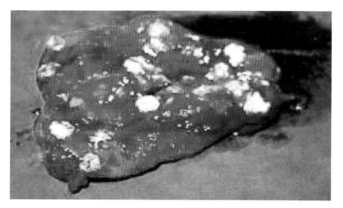

图34.3 慢性类鼻疽患者摘除的多脓肿脾脏。（由 Professor N. J. White 提供）

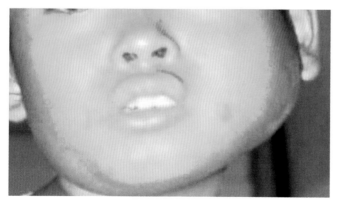

图34.4 患者腮腺脓肿。（由 Professor N. J. White 提供）

肺空洞倾向。虽然感染灶多在肺上叶，但整个肺器官均可能会受到影响[26]。局灶型假单胞杆菌感染可能发生在全身各个器官，认识较为清楚的包括皮肤和皮下脓肿、化脓性腮腺炎、淋巴结炎、骨髓炎和化脓性关节炎、肝脏脓肿、脾脓肿、膀胱炎、肾盂肾炎、前列腺脓肿、附睾睾丸炎、角膜炎、脑膜脑炎、乳腺炎或乳房脓肿和脑脓肿等[3,5,13]。

（三）地域差异

儿童腮腺炎症状多出现在泰国，在澳大利亚则较为少见，其原因有待进一步明确。泰国肝脾脓肿的发生率高于澳大利亚，而前列腺脓肿和神经系统类鼻疽发生率则低于澳大利亚[3,5,13]。

五、鉴别诊断

由于临床表现复杂多样，类鼻疽被称为"卓越的模仿者"。其鉴别诊断的范围非常广，并且感染部位的不同患者的临床表现差异也较大。急性重症病例的鉴别诊断疾病包括各类细菌（尤其是金黄色葡萄球菌）引起的社区获得性败血症、肺炎或脓肿，慢性肺源性病例必须与肺结核、厌氧性肺脓肿相区别，肝部类鼻疽需与混合细菌性肝脓肿或阿米巴肝脓肿相区别。

并发症

虽然有证据表明假单胞菌脂多糖的毒性要比其他革兰阴性菌的低，但败血症型类鼻疽可发展为完全成熟的败血性休克，并出现全身炎症反应综合征的所有体征[27]。败血性休克的致死率很高（即使采用最佳的支持性治疗，其在澳大利亚的致死率仍高达50%）[13]。肺部类鼻疽的局部并发症包括气胸、脓胸、脓性心包炎，腮腺炎很少会引起面部神经麻痹。

六、诊断

（一）微生物学

类鼻疽伯克霍尔德菌是一种不规则染色、氧化酶阳性、具有运动能力的革兰阴性杆菌，显微镜下外形多呈现为明显的两极。其在多数常规培养基上可生长繁殖成菌落，尽管形态各异但常发展为表面褶皱的菌落[28]，散发出微甜的泥土味。假单胞菌其他重要生物特性包括具有精氨酸二氢酶和明胶酶的活性、42 ℃下可生长、可利用多种的碳源和能源，对氨基糖苷类、多黏菌素和早期β内酰胺类药物有内在抗性，对阿莫西林-克拉维酸钾（co-amoxiclav）敏感。该菌种具有同质性抗原，可用常规分子生物学技术如多位点序列分型（multilocus sequence typing）区分和鉴别菌株[3,6]。现在已经测序了类鼻疽伯克霍尔德菌的基因组，包括2条染色体（各有4.07 Mb和3.17 Mb碱基对），分别与核心和辅助功能有关。染色体上存在有高比例的基因组岛[3,6,29]。鼻疽伯克霍尔德菌是鼻疽的致病菌，可能是一个丢失了感染马宿主基因的类鼻疽伯克霍尔德菌的一个亚种。另一种关系密切的泰国伯克霍尔德菌（*Burkholderia thailandensis*）是无毒力的土壤微生物，可用于研究类鼻疽伯克霍尔德菌的毒力决定因子[17]。

任何有败血症和/或脓肿症状的患者，如果曾到过类鼻疽流行区，特别是当其具有强相关的诱因（如糖尿病）时，就应该考虑罹患该病的可能性。做出类鼻疽的确定性临床诊断比较困难。如果青霉素和庆大霉素不能使败血症患者退热的话，可怀疑其为类鼻疽。因为根据经验这两种抗生素能够治疗热带地区的败血症患者。一般来说，确诊需要依赖诊断性检测的支持证据，比如细菌分离培养、抗原或核酸检测以及特定抗体的检测。脓、痰或尿液的显微镜检查可以观测到双极或染色不均匀的革兰阴性杆菌，但这种外观特征并不是类鼻疽伯克霍尔德菌所独有的。最有用的快速诊断方法是采用免疫荧光法对脓或分泌物进行染色，但只有在某些研究所或防治中心才能开展[30]。目前已开发许多针对类鼻疽伯克霍尔德菌的聚合酶链反应检测试剂盒，其中有些已进行了小规模效果评价[3,6,31]，但都还没有大规模推广应用。

任何与患者临床表现相关的样本，如血、脓、尿、痰等均可分离出病菌。在任何部位样本中分离出类鼻疽伯克霍尔德菌即可视为感染类鼻疽，即使有些感染者不表现明显感染症状。如果怀疑是类鼻疽，应该及时通知实验室进行检查确认，合适的检测方法能够明显提高检出率[3,5,6]，同时可防止忽略该菌或者无意识的将样本作为污染物丢弃。目前疫区多以 Ashdown 琼脂（Ashdown's medium）作培养基，但实际上商用洋葱伯克霍尔德菌培养基在非流行区使用效果更好，而且优于其他类鼻疽伯克霍尔德菌培养基[32]。虽然很少发生实验室感染，但假单胞菌被归类为 3 级危险性病原体。为预防被感染，实验人员需要在适当的实验室防护下进行操作处置。如果某种氧化酶阳性的革兰阴性杆菌对氨基糖苷类、黏菌素或多黏菌素类药物有抗性，但对阿莫西林-克拉维酸钾敏感，那么在做进一步鉴别前首先要考虑为假单胞菌（*B. pseudomallei*）。商用鉴定试剂盒（如 API 20NE）通常可以正确识别微生物[33]，但也可能会给出误导性结果[6]。因此从未接触过该菌的实验人员最好将样本送到参比实验室进行分离培养。抗 200 kDa 胞外多糖单克隆抗体的乳胶凝集试验也可以对疑似菌群进行有效筛查[33]。

类鼻疽的血清学诊断没有标准的检测方法。尽管报告的血清学检测方法有很多，但目前在流行区应用最广的是间接血凝法（IHA），采用的抗原为特异性较差的粗提抗原混合物。多数血清学检测方法的灵敏度和特异度都较差，尤其在流行区血清学阳性率高的基线情况下[3,5,6]。澳大利亚生产的一种商用免疫层析诊断试纸就因现场评估结果很不稳定而被弃用[3,6]。非流行区的患者采用血清学方法检测，当单样本 IHA 滴度>1∶40 时，即建议诊断为类鼻疽。对于流行区的患者，只有滴度上升或非常高，同时伴有相关病症时，才能初步诊断为类鼻疽。

（二）血液学和生物化学

初步研究显示，重症类鼻疽患者通常出现贫血、中性粒细胞增多、凝血功能障碍、肾功能损害和肝功能损害等诸多严重全身败血症的指征。血浆或血清 C 反应蛋白以

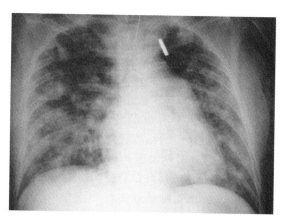

图 34.5 败血性类鼻疽——血源性肺炎伴广泛的结节状阴影。（由 Professor N. J. White 提供）

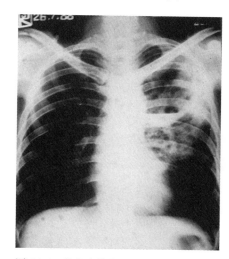

图 34.6 类鼻疽的空洞性肺炎伴液气胸。

及其他炎症标志物的浓度有时可用于监测治疗效果，但可能会起误导作用[34]。

（三）放射学

80%的类鼻疽患者有胸片检查异常，最常见的是肺部有广泛的结节状阴影（图 34.5）。慢性者可患有空洞性肺炎伴明显的体重下降，易与肺结核或肺脓肿相混淆（图 34.6）。所有患者均应定期进行腹部影像检查（超声或 CT 扫描），可能会显示有肝脓肿和（或）脾脓肿（图 34.2 和 34.3），男性或可出现前列腺脓肿[13,35]。

（四）组织活检

病变组织显微镜检查无特异性病征，疾病持续时间和个人反应可形成脓肿亦或肉芽肿。在急性坏死性炎症的情况下发现含有菌团的多核巨细胞，可作为特征性诊断依据[36]。

七、病例管理和治疗

（一）一般原则

败血症类鼻疽患者需要强化支持治疗，尤其要注意保证充足血容量，防止感染性休克、呼吸衰竭、肾功能衰

竭、高血糖或酮症酸中毒。严重者最好安排在重症监护病房进行治疗。无论是扩散或者局部的脓肿，一旦有操作可行性，则应马上进行手术引流。

（二）抗菌治疗

过去 20 年来已开展了数个抗菌治疗类鼻疽的前瞻性随机对照试验，为类鼻疽循证治疗提供了良好的依据[3,5,6,37]。重症类鼻疽的标准化疗方案为：初期注射抗生素治疗至少 2 周，后期口服药物 12～20 周根治治疗，以降低复发风险。尽管体外试验证明该菌对多种第三代头孢菌敏感，但头孢他啶是此类抗生素中的首选用药。回顾性非对照观察研究表明，服用头孢噻肟的患者死亡率高于头孢他啶。轻症患者可仅采用口服药物治疗。类鼻疽抗菌治疗优化方案见表 34.1。阿莫西林-克拉维酸钾和头孢哌酮-舒巴坦也已被用于注射治疗，但实践经验较为有限。过去，口服复合药物（如复方磺胺甲噁唑加强力霉素）已广泛应用于根除治疗阶段，但澳大利亚多年的临床经验和泰国尚未发表的一项临床试验表明单用复方磺胺甲噁唑也具有疗效。"E-测试"体外药敏试验显示

表 34.1	类鼻疽抗菌治疗的优选方案

药品	剂量
急性肠外给药期（至少 2 周，如有持续发热或未引流脓肿等则时间更长）	
头孢他啶 或	50 mg/kg/剂（最高 2 g），每 8 h 1 次，静滴；或者每天 6 g，2 g 静推后静滴。
美罗培南	25～40 mg/kg（最高 2 g），每 8 h 1 次。
①另外，有脑、前列腺等特定器官深层感染者需考虑辅加低剂量复方磺胺甲噁唑，静滴 30～60 min，酌情考虑鼻饲或口服。②使用头孢他啶出现下述状况时应改用美罗培南：器官功能衰竭、治疗期间出现新感染灶或重复血培养阳性。	
口服根治期（12～20 周）	
复方磺胺甲噁唑 或	儿童：（8 mg 或 40 mg）/kg/剂，每日 2 次（最高 320 mg 或 1 600 mg），口服。成人：>60 kg 者 160/800 mg（960 mg）×2 片，每日 2 次；40～60 kg 者 80/400 mg（480 mg）×3 片，每日 2 次；<40 kg 者 160/800 mg（960 mg）×1 片或 80/400 mg（480 mg）×2 片，每日 2 次。
阿莫西林-克拉维酸钾（针对复方磺胺甲噁唑抗性株或有禁忌者）	儿童：（5 mg 或 20 mg）/kg（最高 250 mg 或 1 000 mg），每日 3 次。成人：>60 kg 者 125/500 mg×3 片，每天 3 次；<60 kg 者 125/500 mg×2 片，每日 3 次。

注：用药剂量需依据肾功能状况调整。

类鼻疽伯克霍尔德菌常会产生复方磺胺甲噁唑抗性，但目前尚不知道这是否会增加复发的风险或者需要改变治疗方案[6,38]。口服阿莫西林-克拉维酸钾复发的风险比复方磺胺甲噁唑高[39]，因此只有出现复方磺胺甲噁唑禁忌时，才建议使用阿莫西林-克拉维酸钾。

澳大利亚北部开展的一项非对照研究显示，用 G-CSF 辅助治疗类鼻疽感染性休克能获得较好的疗效[36]。然而泰国的一个前瞻性随机试验却显示，虽然 G-CSF 辅助治疗可延长患者存活时间，可能为医生赢得更多的时间，但该干预结果无统计学意义[40]。

即使采用最佳的抗生素治疗方案，重症类鼻疽的死亡率在澳大利亚仍为 14%、泰国为 40%，并且死亡一般发生在入院后 48 h 内[3,5,6,13]。康复的患者对治疗的反应往往也较为缓慢（控制发热所需时间的中位数为 9 d）[5,24]。没有潜在基础疾病的患者，病死率一般较低（在澳大利亚为 2%）[13]，但矛盾的是在泰国伴有糖尿病的类鼻疽患者总体死亡率比无糖尿病患者低，这可能与糖尿病患者服用的格列本脲（glibenclamide，又名优降糖）具有抗炎活性有关[41]。类鼻疽不良预后特征包括低血压、不发热、白细胞减少症、氮质血症、肝功能化验异常、高水平或持续性菌血症、多种促炎细胞因子增多、尿或痰培养物阳性[3,5,6,42]。治疗后续应常规进行每周一次血培养直至结果阴性。在患者出现提示治疗失败或复发的临床症状之前，没必要对其他样本进行继续分离培养[16,42]。类鼻疽的总复发率为 6%～10%，多数为接受治疗时间不足 12 周的传播性感染患者[13,16,43]。在随访时间较长的幸存者中，再发率为 1%～3.4%。虽然 β-内酰胺类药物耐药的发生率不足 1%，但是治疗过程中抗生素耐药还是时有发生。最近的研究表明，基因缺失可产生某种只能在特定培养基生长的营养缺陷型菌株。这种菌株具备不易检测的 β-内酰胺类抗性，可能导致漏诊[44]。

八、预防

目前类鼻疽伯克霍尔德菌疫苗处于实验室研发阶段，尚无市售可用疫苗[45]。虽然已制订了实验室暴露后的预防指南，但其实际效果有待进一步验证[46]。因此，预防重点是尽量减少对环境中类鼻疽伯克霍尔德菌的接触，尤其是糖尿病患者等"高危"个体更应注意防范。其他预防措施包括清除污染源、提供充足的氯化水消毒等。本病发生交叉感染的风险似乎较低，但非流行区病例需在防疫设施完善处隔离护理。

参考文献

见：http://www.sstp.cn/video/xiyi_190916/。

第35章

白 喉

TRAN TINH HIEN, NICHOLAS J. WHITE

翻译：贾铁武
审校：姜岩岩 李石柱 钱熠礼 周 航

要点

- 白喉是由白喉棒状杆菌（Corynebacterium diphtheriae）所引起的一种急性呼吸道传染病。某些类白喉杆菌如溃疡棒状杆菌（C. ulcerans）的一些菌株以及极少的假结核棒状杆菌（C. pseudotuberculosis）亦可能产生白喉外毒素，出现白喉样临床表现[1-3]。白喉既可导致呼吸系统症状，亦可累及身体其他部位（包括皮肤）。白喉"diphtheria"一词源自一个希腊词根"diphtherite"，其意思是皮肤或兽皮，意指白喉患者咽黏膜特征性的皮革样外观[4]。

- 该病病理是由破坏性感染（通常在鼻咽部）所致的局部病变和白喉外毒素对心脏、外周神经和肾脏的远端影响。病死原因包括气道阻塞、心肌炎或多发性神经炎。

- 在过去的 80 年里，富裕国家的白喉病例数已呈急剧下降[5-6]，但在热带地区的许多地方白喉依然高度流行，近年来在西方国家出现再发。1990—1999 年，苏联的报告病例数超过 15.8 万人，其中死亡 4 000 人。2002 年以来，英国和法国报告的溃疡棒状杆菌感染人数已超过白喉棒状杆菌，这些感染通常是通过原料乳、接触农场和农场动物以及与伴侣动物或宠物（牛、羊、猫、犬等）等亲密接触而引起的。

- 溃疡棒状杆菌感染率的上升促使欧洲 CDC 和美国 CDC 扩展了白喉法定报告的标准，即将白喉棒状杆菌和溃疡棒状杆菌感染一并列为白喉报告病例。

- 白喉临床病例数的激增也提示保证人群疫苗接种率 >95%（WHO 建议标准）的重要性。100 年前，有关白喉的出版物约占所有医学出版物的 1%。现在对白喉的临床研究显著减少，多数新研究发展集中在疫苗研发。

一、细菌学

白喉杆菌由 Loeffler 于 1884 年首次在纯培养基中培养。白喉杆菌是一种无动力、无荚膜、不产生芽胞的需氧菌。虽说是革兰阳性菌，但其极易在染色过程中脱色，并可能呈现革兰阴性。显微镜检，菌体形态多样，从经典的棒状至细长的杆菌，涂片排列类似汉字。Loeffler 亚甲蓝染色或 Albert 染色呈现有异染色颗粒，是本菌的形态特征之一，但尚不能作为鉴别依据。

白喉棒状杆菌在血琼脂上生长良好，但亚碲酸盐血琼脂（霍伊尔介质，Hoyle's medium）可以抑制标本中其他细菌的生长，且能形成重型、中间型和轻型等 3 种生物型白喉杆菌特有的菌落形态，故被推荐用于白喉杆菌的筛选鉴别[7]。虽然如其名称所言，产毒的重型菌株通常与更重的临床表现有关，但体外培养时轻型菌株往往比重型或中间型产生更多的毒素。毒素的生产对培养基的组分具有很强的依赖，铁含量尤为重要。年轻菌群产生的毒素要比衰老菌群来得多，因此毒素产量与菌群生长速度呈正相关。生物型和疾病严重程度之间的关系不是恒定的。其鉴定需借助进一步的生化反应：白喉杆菌可使葡萄糖和麦芽糖分解产酸，但对蔗糖则不能；不能水解尿素；重型菌株可以使淀粉发酵[8]。简单的酶活性试验已被用于致病性棒状杆菌的筛选鉴定，此类菌不能产生吡嗪酰胺，但可产生胱氨酸酶（将胱氨酸掺入改良 Tinsdale 琼脂中，可见菌落外周有棕色晕环）[9]。

二、病理学

本菌的致病物质主要是白喉外毒素。白喉的产毒性取决于是否存在可诱导机体产生毒素的 TOX＋噬菌体（α-溶源性 β-噬菌体）。无害的白喉杆菌无毒株缺少 TOX＋β 噬菌体，如果被溶源性噬菌体感染则可转化为致病的毒力菌株（体外），这一过程也可发生在体内[10]。

棒状杆菌产生的毒素通常可采用 Elesk 试验[8]或豚鼠接种来检测，但最近已开发出便宜而简便的酶免疫测定法[11]。溃疡棒状杆菌亦可产生白喉外毒素，导致白喉样临床表现[12]。

白喉外毒素是分子量为 6 200 Da 的多肽链，它包括 2 个片段：活性毒素部分（A）和结合性片段（B），能与易感细胞表面特异性受体结合。B片段附着于宿主细胞膜后，活性片段A进入细胞，在真核细胞中发生催化反应使转运RNA(tRNA)的转位酶"延伸因子-2"(EF-2)失活，EF-2是将信使RNA(mRNA)的三联密码子(triplet codes)通过tRNA转化为氨基酸序列必不可少的反应因子，因而EF-2的失活会造成多肽链合成的终止。白喉外毒素对有的人类细胞均有毒性，但最严重的危害发生于心肌(心肌炎)、外周神经(脱髓鞘)和肾脏(急性肾小管坏死)。

三、流行病学

人类是白喉目前已知唯一的宿主，主要传播途径是人-人传播，急性病例或无症状携带者均可为传染源。主要的传播方式是通过呼吸道飞沫或直接接触呼吸道分泌物(或感染皮肤的分泌物)。污染物和灰尘不是重要的传播媒介，但白喉杆菌耐干燥，可从病房或感染者护理处的地面灰尘中分离出来该菌。被人类带菌者污染的牛奶已造成疫情的暴发。有些患者可成为白喉杆菌带菌者数周或数月，极少数可终生带菌。

在过去的50~75年里，西方国家白喉发病率已有所下降，如美国白喉发病率已由1920年的152/10万下降至1980年的0.002/10万。2008年，整个欧盟的报告病例数为47例，其中，62%的报告病例来自拉脱维亚。尽管白喉是在欧盟一种罕见的疾病，但该病在某些国家依然存在着本地传播，提示欧盟依然面临着白喉疫情的潜在威胁。因此，尽管病例数较少，也必须维持人群的高免疫接种率、提高成人强化免疫覆盖率、保持流行病学监测能力和实验室研究能力[13]。白喉疫情在启动免疫规划前已开始下降，而且在良好免疫的人群亦可发生流行[14]，因此富裕国家较低的白喉发病率可能是由其他不确定因素造成的。虽然富裕国家的白喉疫情有大幅的下降(以至于这些国家的大多数医生从未见过白喉病例)，但本病在许多发展中国家仍是一个显著性的问题。

四、急性感染的临床表现

白喉是一种主要发生在童年时期的疾病[15-16]。2~5 d潜伏期后，根据白喉假膜(pseudomembrane)位置的不同表现为多种临床类型。灰白色假膜是感染的标志性特征，由毒素破坏上皮细胞所致。该膜为白细胞、细菌、细胞碎片和纤维蛋白混合而成的凝固物，其与下层组织相粘连，强行撕拉会引起出血。该病的临床分型如下：皮肤白喉、鼻白喉、咽白喉、喉及气管支气管白喉和恶性白喉，其中以咽白喉最为常见。皮肤白喉在流行区比较少见，但在非流行区却较为多见。

(一)前鼻部白喉(鼻白喉)

主要症状是流鼻涕(100%)。常为单侧性，起初较薄，然后化脓和出血，伴鼻出血、鼻孔周围皮肤破损糜烂。

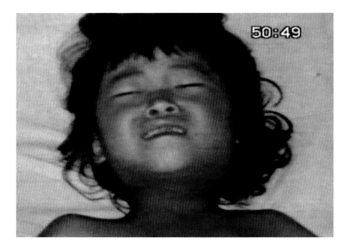

图35.1 淋巴结肿大伴颈部膨大。

鼻白喉多见于婴幼儿，往往症状温和，但同时存在咽喉(或鼻咽部)白喉时除外。

(二)咽白喉

咽白喉为白喉的最常见形式。通常起病较缓，有中度发热，全身不适和咽痛(80%)。其他症状包括恶心、呕吐和疼痛性吞咽困难。典型的症状是一侧或两侧扁桃体红肿发炎，其上有点状或片状灰黄色假膜，周围有暗红色炎症带。疾病初期，咽部表现可能类似于任何类型扁桃体炎，只是一侧扁桃体上会有一个小点状的假膜。随后假膜可延伸至悬雍垂、软腭、口咽、鼻咽或喉部，颈部淋巴结肿大疼痛，颈部轻微肿大(图35.1)。口腔的白喉恶臭为本病特征，曾为该病临床诊断的四个标准之一(假膜、口腔恶臭、淋巴结炎、颈水肿)[5]。

(三)喉及气管支气管白喉

多数继发于咽白喉(85%)，但有时咽部根本无假膜(即喉部原发)。初期症状包括中度发热(75%)、声音嘶哑(100%)、干咳和呼吸困难。喉部假膜和水肿的发展逐渐造成呼吸道阻塞(约24 h后)。假膜有时会脱落，引发急性呼吸道阻塞。重症儿童表现为不吵闹，但胆小而烦躁，出汗和发绀，吸气时胸骨上窝、锁骨上窝、肋间隙出现明显凹陷("三凹陷")，如不及时施气管切开术孩子会窒息而死。

(四)恶性白喉

恶性白喉为白喉的最严重的形式，起病比其他临床类型更迅猛。病人迅速出现"毒性反应"，表现为高热、脉细速、血压下降和发绀。通常情况下，假膜蔓延迅速，从扁桃体扩散到悬雍垂，然后沿着硬腭向前爬行，向上到达鼻咽部，有时甚至下行至鼻孔。颈淋巴结炎和水肿，形成典型的"牛颈"外观。患者口、鼻和皮肤等处可有出血。累及心脏后，心脏传导阻滞发生较早，多在起病数日内。恶性白喉的病死率在50%以上，治疗不能降低该型的高死亡率。

（五）皮肤白喉

目前在西方国家,皮肤白喉比鼻咽部白喉更为常见,尤其高发于生活卫生条件差的流浪者和酗酒者中。临床表现可以是一个简单的脓包,也可是慢性不愈的、有灰污假膜的溃疡。皮肤白喉感染者的中毒性并发症并不多见,且并发神经炎的可能性高于心肌炎。

（六）其他

耳、眼结膜或阴道等部位偶尔可发生白喉。中耳炎的脓液拭子偶尔可培养出白喉杆菌,但一般不会有中毒性表现。

五、中毒性并发症

严重的白喉是一种可怕的疾病。即使患者能安全度过急性期破坏性感染,但仍可能死于外毒素的远期效果。即使急性感染发生 8 周后,恢复中的患者可能突然死亡。白喉最主要的中毒性并发症为心肌炎和神经炎。毒素损害的危险性和严重性与假膜的深广度、抗毒素给药是否延迟有关。喉部白喉和恶性白喉累及心脏的可能性是扁桃体白喉的 3～8 倍;如果是在发病 48 h 后才使用抗毒素,累及心脏的可能性也会提高 2～3 倍。

（一）心肌炎

总体而言,尽管 2/3 白喉患者会有一些心脏受累的证据,但发展为心肌炎仅占病例总数的约 10%。根据入院时假膜的发展程度,针对是否发生心肌炎进行预测,如果患者出现有"牛颈",则心肌炎的发生基本不可避免[16-19]。心脏毒性损伤的第一个证据通常发生在疾病的第 2 周,临床体征包括心音低钝和出现奔马律,少数表现有充血性心脏衰竭的迹象。心脏杂音提示可能发展为心室扩张。白喉心肌炎的病死率大约为 50%。超声心动图显示心室增大、收缩不完全。心电图异常比心肌炎的临床症状更为常见,包括频繁的室上性和室性异位、突发性心律失常、QRS 波变宽、ST 和 T 波改变、不同程度的心脏传导阻滞和窦性心动过缓[18-20]。前 R 波丢失或发生完全心脏传导阻滞是一个不祥的征兆。有束支传导阻滞和完全心脏传导阻滞的患者病死率很高(80%以上)。心肌酶(肌酸激酶同工酶、肌红蛋白和肌钙蛋白)的升高水平与心脏受损程度成正比。虽然早期的报告表明,白喉引起的传导阻滞可能出现在康复后,但这一结论在最近的系列研究中并没有得到证实。

（二）神经病变

10%～20%的白喉病例有明显的神经毒性病变。与心肌损伤情况类似,神经系统的受累和严重程度主要取决于原发性口咽感染(通常情况下)的程度和严重度。外毒素会引起神经纤维的节段性脱髓鞘,重者出现轴索退化。约 7%～10% 中度和重度病例会发生多发性神经炎,但在轻度白喉中罕见。神经系统的并发症发展较晚,一般发生于局部症状出现后的 3～8 周,这往往是其他严重临床表现得到缓解的时候。软腭麻痹是发生神经损伤的早期特征性表现,不会发生于皮肤白喉,因此可能是口咽感染部位的外毒素向周围组织弥散的结果[17-18]。这将导致鼻音,吞咽时液态食物从鼻孔返流出。随后由于睫状肌瘫痪,调节反应丧失造成视力模糊,同时伴咽部和喉部肌肉以及呼吸肌的麻痹。最常见受损脑神经为舌咽神经(第九对)和迷走神经(第十对),其次是面神经(第七对)和控制眼外肌的神经(第三对动眼神经、第四对滑车神经和第六对外展神经)[19]。四肢瘫痪较为常见,患者可死于呼吸肌麻痹或喉麻痹性闭合所引起的呼吸衰竭。约半数神经病变者会出现四肢无力,感觉缺失,对本体感觉的影响尤为明显。普遍有自主神经失调(autonomic dysfunction),发病 4～7 周可出现突发性低血压。神经功能障碍的进展常常是不同步的,脑神经功能障碍改善时可能周围神经病变则发生恶化。与吉兰-巴雷综合征比较,白喉所致多发性神经病变更易表现为延髓麻痹、呼吸衰竭、演变缓慢、双相病程、更易造成死亡或长期瘫痪。最近在拉脱维亚开展的成年白喉患者系列研究中,41%有四肢无力者在随访 1 年后仍不能恢复工作。即使在出现白喉症状后的第 2 天立即服用抗毒素,也似乎不能预防神经病变的发生[21-24]。

（三）其他并发症

白喉不常见并发症包括急性肾小管坏死、弥散性血管内凝血、心内膜炎和继发性肺炎。白喉总的病死率约为 5%～10%,婴儿和老人病死率相对较高。

六、诊断

在世界许多地区,特别是在发展中国家,白喉仍然是一个常见疾病。有下述症状者应考虑患白喉的可能性:有假膜的扁桃体炎或咽炎、声音嘶哑和喘鸣、颈淋巴结炎或颈部红肿(牛颈)、单侧血性鼻涕、软腭麻痹。喉部感染部位直接涂片是常用的检测方法,但其结果并不可靠的。患处取材进行白喉杆菌的分离和鉴定可确诊,但培养结果通常为阴性,特别是当患者在入院前已用过抗生素时。鉴别诊断包括链球菌性或病毒性咽喉炎、扁桃体炎、奋森咽峡炎(Vincent's angina)。有时甚至悲剧性的错误将扁桃体白喉(图 35.2)诊断为传染性单核细胞增多症,或将"牛颈"(恶性白喉)诊断为腮腺炎。如有可能应将心肌酶或肌钙蛋白监测与心电图相结合,对心肌功能障碍和传导障碍的风险加以预测。

七、治疗

在喉白喉患者中,应采取紧急气管切开以预防或减轻呼吸道阻塞[25-26]。手术不能推迟到病人发绀的时候。一旦病人出现躁动不安和"三凹"就应立即进行气管切

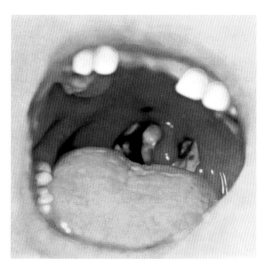

图 35.2 扁桃体白喉。(该照片源于佛罗里达州爱荷华市爱荷华州立大学医学院卫生与预防医学系教授兼主任 Franklin H. Top 博士和戴维斯公司的治疗笔记。Kliegman R 等，编辑. 尼尔森儿科教科书. 第 19 版，桑德斯版权所有。2011 年，经爱思唯尔公司许可)

开。由于白喉病死率的上升与抗毒素的延迟使用正相关，因此在疑似临床诊断时即应启动抗毒素治疗，无需等待实验室确诊的结果。抗毒素的剂量决定于原发感染部位、假膜的范围及抗毒素给药启用时间的早晚：皮肤白喉或发病 48 h 内的咽白喉，20 000～40 000 U；喉感染或发病 48 h 以上的咽白喉，40 000～80 000 U；恶性白喉(牛颈、中毒症状)，80 000～100 000 U。应备有肾上腺素，应对罕见的抗毒素所致的过敏反应。

抗生素可阻止白喉外毒素的生产及其在宿主机体内的进一步扩散。白喉杆菌对青霉素、头孢菌素、红霉素和四环素等多种抗生素易感。越南的一项随机对照试验表明，青霉素比红霉素的退热效果好(青霉素退热时间平均为 27 h，红霉素退热时间平均为 46 h)，而且青霉素无耐药性，但 27% 白喉杆菌对红霉素有耐药性[27]。因此推荐的抗生素治疗方案是：青霉素 G，每日 50 000 U/kg，分 4 次服用；红霉素，5 mg/kg，每日 4 次，注射或口服给药，可作为青霉素过敏患者的替代疗法。培养阳性时应做细菌药敏试验。尽管缺乏充分的数据支持，一般认为红霉素能更有效地消除带菌状态。

急性期患者建议卧床休息，但原因不详。需对患者，尤其是发病 1 周后的患者，进行密切的心电图监测，以便发现心脏受累的早期迹象。卡托普利(血管紧张素转换酶抑制剂)已应用于患者，但尚未开展临床试验。如果出现高度或完全心脏传导阻滞，那么就要进行临时心脏起搏，但同样没有实施大规模试验来验证这些干预措施对临床结局的影响。一项研究表明，肉毒碱有益于减少心肌炎的发生[28]，但对其药效有待做进一步评价。糖皮质激素可缓解喉水肿有益于喉白喉治疗[29]，但无其他疗效[30]。

完全心脏传导阻滞伴心动过缓时，建议使用临时起搏器，但死亡率仍然会很高[31-32]。

八、预防

白喉很容易通过接种疫苗预防。疫苗包括白喉、破伤风和百日咳疫苗三联疫苗(DTP)以及白喉、破伤风、百日咳、脊髓灰质炎和 b 型流感疫苗五联疫苗。7 岁以内儿童推荐的基础免疫程序为 3 剂次，即 6～8 周龄第 1 剂、3 月龄第 2 剂、4 月龄第 3 剂。40 月龄至 5 岁间强化 1 次(白喉、破伤风、百日咳和脊髓灰质炎疫苗，即 dTaP/IPV 或 DTaP/IPV)。13～18 岁时最后接种一次白喉、破伤风、脊髓灰质炎疫苗(TD/IPV)。如果基础免疫被延迟至 7 岁以后或被中断，需连续注射 3 剂次"吸附破伤风白喉类毒素"(DT ads，较 DTP 含白喉类毒素少)：第 1 剂 4～8 周后施第 2 剂，6～12 个月后施第 3 剂。免疫力将随时间的推移减弱，每 10 年需强化免疫 1 次以维持抗体的保护性水平。在发达国家和发展中国家，大批老年人可能是白喉的易感人群。目前研究集中在联合疫苗的研发和鼻腔给药。白喉患者恢复后需接受主动免疫注射。密切接触者应采用咽拭子培养进行白喉筛查。

细菌培养阳性者应接受适当的抗生素的治疗，如果免疫状况不清楚，可根据年龄确定初始免疫方案。免疫接种后的免疫力水平可通过锡克试验来评估：将白喉杆菌培养物的标化无菌稀释滤液(锡克试验的毒素)0.2 mL 经皮内注射到左前臂屈面，将等量(0.2 mL)热灭活滤液(锡克试验的对照)经皮内注射到右前臂，分别于注射后 24～48 h、5～7 d，对注射部位各检测一次。无炎症表明机体有充足的抗毒免疫力。有时会有非特异性反应(假性反应，pseudoreactions)发生，但这种情况下，左右两臂的反应情况通常相同(即毒素和对照引起同样的炎症反应)。锡克试验阴性的患者表现为对白喉的抵抗力，即使感染的是重型或中间型菌株，可能也只有轻度的临床表现。

参考文献

见：http://www.sstp.cn/video/xiyi_190916/。

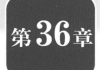

第36章 地方性密螺旋体病——雅司病及其他螺旋体病

JUAN C. SALAZAR, NICHOLAS J. BENNETT

翻译：贾铁武
审校：程训佳 宋 鹏 杨 帆

要点

地方性密螺旋体病

- 地方性密螺旋体病是慢性病，以皮肤感染为主要症状，包括品他病（Pinta）、雅司病（Yaws）和地方性梅毒（非性病性梅毒，Bejel）。具体流行病学特征和临床表现见表36.1。
- 品他病、雅司病和地方性梅毒的病原体依次为品他密螺旋体（*Treponema carateum*）、苍白密螺旋体细弱亚种（*T. pallidum* subsp. *pertenue*）和苍白密螺旋体地方亚种（*T. pallidum* subsp. *endemicum*），采用常规的血清学和形态学标准无法相互区分。
- 密螺旋体为螺旋形、活跃运动的，缺乏脂多糖的典型革兰阴性杆菌，宽约 $0.1 \sim 0.2\ \mu m$，长约 $10\ \mu m$，体侧遍布鞭毛。
- 在无抗生素的时代，地方性密螺旋体病广泛流行于南美洲、非洲、印度尼西亚和巴布亚新几内亚。19世纪40年代启动全球根除行动，在世界卫生组织（WHO）的协调和联合国儿童基金会（UNICEF）及地方政府的帮助下，全球发病率和患病率急剧下降[1-2]。
- 2010年最新的全球流行数据见图36.1（地方性密螺旋体病全球分布图）。
- 由于科研样本获取困难，地方性密螺旋体病的微生物学研究受到阻碍。虽然每种病原体被赋予了特定的分类标识，但实际上主要依据临床表现而不是通过微生物鉴定进行诊断。

- 对于地方性密螺旋体病临床表现差异的原因，历史上存在较大争议——无法确定是由于密螺旋体种类不同造成的，还是由于人口或环境差异所致。目前，DNA测序和限制性片段长度多态性已证实密螺旋体种间存在差异[3-7]。
- 所有密螺旋体病的推荐治疗方案是采用单次青霉素肌内注射。

莱姆病

- 莱姆病是一种以蜱为传播媒介、由伯氏疏螺旋体（*Borrelia burgdorferi*）感染引起的影响多个器官的传染病，为美国和欧洲最常见的虫媒疾病之一[8-10]。
- 尽管公众意识日益增强，但流行区的莱姆病患者数量却不断增加。该病的地理分布随白尾鹿种群数量的激增、主要媒介蓖麻硬蜱家族（*Ixodes ricinus*）的扩散，在北半球不断延展[11]。
- 多数莱姆病病例发生在6～8月，此时恰逢若蜱的摄食期，北半球居民的户外活动也相对频繁[8]。
- 莱姆病若治疗得当，患者预后良好[12-13]。若未及时治疗，病原的扩散将导致大范围的临床表现，最常受累的部位是中枢神经系统、关节和心脏[14]。
- 医生和其他医护人员，尤其是非流行区的，在诊断莱姆病时需考虑并了解其地理分布。

品他病

品他（Pinta）一词来自于西班牙语"着色"（painted），是对感染者皮肤外观的一个直观描述。品他病只会导致皮肤病变，不会导致全身系统性病变。皮肤病变部位的颜色会发生变化，从深棕色、黑色变至红色、灰色或白色。淡色斑块是皮肤内黑色素缺失引起的，色素缺失程度随时间或病变的不同有所差异，通常感染数年后日趋明显。

一、流行病学

品他病主要流行于中美洲和南美洲的热带国家，加勒比海地区亦有报告，贫困人口是其主要受威胁人群[15]。品他病常见于巴西、哥伦比亚、厄瓜多尔、墨西哥、秘鲁和委内瑞拉等国的低洼河谷，少见于高海拔地区[16]。阿根廷、玻利维亚、智利、多米尼加共和国、洪都拉斯和尼加拉瓜等国共报告了16例散发病例。通过全

表 36.1	品他病、雅司病和地方性梅毒的临床特征、地理分布及治疗方案			
疾病	受累组织或器官	年龄	地理分布	治疗方案
品他病	仅皮肤（形成亮色或暗色斑块）	所有年龄人群，多见于儿童、青壮年	主要流行于中美洲和南美洲的河谷低洼地和加勒比海地区（推测目前全球已消除）	单次肌注青霉素 120 万 U（10 岁以下儿童剂量为 60 万 U）
雅司病	皮肤（丘疹、乳头状瘤和溃疡）、骨、软骨，后期面部有破坏性瘢痕，偶发于关节	青少年	主要流行于西太平洋地区的巴布亚新几内亚、所罗门群岛和瓦努阿图，东南亚的印度尼西亚和东帝汶	可选方案：四环素、红霉素或阿奇霉素，500 mg，每日 4 次，治疗 15 d（8～15 岁儿童每次用量 250 mg）
地方性梅毒	皮肤、骨和软骨（少数累及心、脑和眼部），自身免疫性疾病，常见晚期病症	青春期前儿童	主要分布于阿拉伯半岛和撒哈拉沙漠南部地区的孤立地区，亚洲、印度少见	

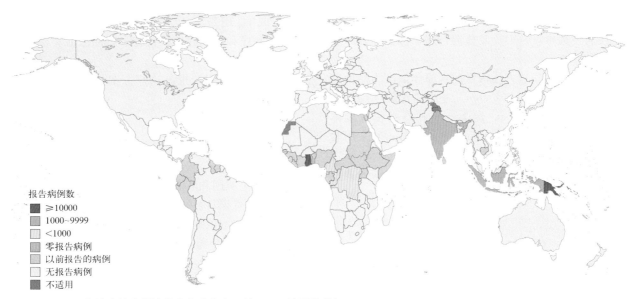

图 36.1 2010 年地方性密螺旋体病全球分布图（经 WHO 许可转载）。

报告病例数
- ≥10000
- 1000~9999
- <1000
- 零报告病例
- 以前报告的病例
- 无报告病例
- 不适用

球抗击地方性螺旋体感染行动，品他病可能已被消除，即使该病依然存在，那也只是存在于有限的地区。最后报告的 1 例病例是 1999 年在古巴旅行的澳大利亚游客。南美洲曾有一处流行区，20 世纪初每年都有成千上万的新发病例。品他病多发于儿童和青壮年，但所有年龄人群均可患病，其感染率与性别、种族无关。品他病主要通过破损的皮肤传播，发病率与贫穷、拥挤的居住条件和落后的卫生条件有关（见下文）。

二、致病机制

品他病由品他密螺旋体引起，通过入侵人体破损的皮肤造成感染[17]，尚不清楚是否可通过垂直或血液传播。虫媒是一种可能的传播途径，但仍有待进一步证实。病变部位局限于皮肤和表皮组织，病原体全身播散后亦如此。原发性和继发性丘疹病例中含有大量病原体、增生浸润的浆细胞、淋巴细胞和组织细胞，局部淋巴结可能

出现肿大，但受累部位的血管保持正常，不像梅毒的继发性病变会导致血管周围出现增生性改变。一期（原发性）和二期（继发性）丘疹病例具有高度传染性，皮肤内含大量病原体，直接接触这些病变皮肤是造成个体感染的主要方式；病程发展到三期时，病原体数量持续下降，直至检测不出，同时伴有皮肤色素减退直至完全褪色[18]，毛囊和汗腺也可能缺失。不同病变部位甚至同一病变内疾病进展各异，斑块表现多样。

三、临床表现

皮肤病变表现为出现单个或多个色素减退、增加区域，但具体表现与不同临床阶段相关[17]，某些皮肤病变表现可一直出现在不同的临床阶段[15]。品他病潜伏期通常为 2～3 周，但也可能短至数天或长至 2 个月。一期（原发性）初疹为小的红色丘疹，可能有鳞屑或硬化；初疹数月后逐渐增大，可能合并，颜色加深、边界抬高。局部

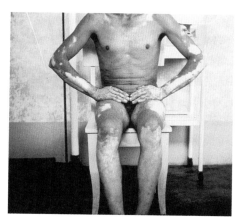

图 36. 2　品他病的白斑。

淋巴结可能出现明显肿大。某些原发性初疹可自行消退，某些则持续数月或数年。

二期丘疹发生于感染后数月，此时初疹仍存在或已消退。二期丘疹称为品他疹，最初为小的红斑鳞屑疹，由于病原可在体内播散而无需直接接触，故可发生于皮肤的任一部位。品他疹一般会逐渐变黑，日光照射对病变颜色有影响，日光照射越多的区域颜色越深，腿部斑块通常为棕色。

临床三期的特征是皮肤色素减退，最早可出现在感染 3 个月后（图 36.2），常出现在感染多年后，类似于白癜风，皮肤褪色呈缓慢趋势。该阶段，古巴病例可出现脚掌过度角化。由于品他病的皮肤病变无相对特异性（尤其是在感染早期），故易与存在鳞屑、角化过度、色素沉着、色素减退的银屑病、副银屑病、扁平苔藓、白癜风、褐黄病及麻风病等皮肤病混淆[17]。

四、诊断

目前缺乏鉴定品他密螺旋体与其他螺旋体的特异方法，只能基于正确临床条件下从病变组织中检测、诊断密螺旋体。由于品他病已基本消除，目前也缺少分离菌株供现代分子技术分析，因此无法了解品他密螺旋体与其他螺旋体的基因差异。

五、病例管理与治疗

青霉素是治疗品他病的首选药（见下文），只表现为皮肤症状，因此感染者的预后良好。但皮肤病变可能使患者觉得羞耻，迫使他们逃避社会，放弃抗感染治疗。

雅司病

雅司病是一种流行于热带地区的密螺旋体传染病，通常发生在幼儿时期，主要表现为反复发作的皮肤病变，造成局部组织损伤和永久性病变[17]。雅司病与其他地方性密螺旋体病的某些临床表现相似，易被混淆。该病

早期可被治愈，晚期则会对皮肤、骨骼和软骨产生长期性损害，严重时导致终身残疾。皮肤和黏膜溃疡性病变易引起继发性细菌感染，破坏性病变与三期性病梅毒、皮肤利什曼病、麻风病或鼻硬结病类似。

一、流行病学

1995 年，WHO 估计全球雅司病病例数已由原来高峰时的 5 000 万下降至低于 50 万，但 1990 年至今再无可靠的全球统计数据。雅司病主要流行于热带国家的农村地区，非洲、南美洲、东南亚、加勒比海和太平洋岛屿均有病例报告[19]。1952—1964 年的消除雅司病行动使全球感染人数减少了 95%。但最近几十年，一些国家忽视了该病的防治，致使疫情出现反弹[20-21]。1970—1980 年代，WHO 试图重启全球消除计划，但未能如愿，部分失败的原因在于消除任务被委派给流行国家的卫生部门，而不是依赖拥有大量资源、曾起主导作用的 WHO 和 UNICEF。

据 2008 年 WHO 报告，雅司病仍流行于西太平洋的巴布亚新几内亚、所罗门群岛和瓦努阿图以及东南亚的印尼和东帝汶[19]。2005 年，被认为是已消除地区的民主刚果共和国出现了新发病例报告，2009 年的 1 份血清学调查报告证实了该国雅司病疫情的复燃[22]。2008 年，瓦努阿图 Tanna 岛 1/3 受检学校儿童有雅司病样皮肤病变，33%～60% 儿童血清学检测显示阳性[23]。相比之下，印度的监测和治疗工作一直没有间断，2004 年以来再无新发病例报告[24]。WHO 称雅司病为"被遗忘的疾病"，尽管该病有可能实现全球消除。

雅司病多见于幼龄儿童，与拥挤和落后的卫生条件相关[7]。病原体可经感染者病变皮肤的破损处接触传染给健康者，主要侵袭下肢、头部、脸部和嘴部等。该病通常在儿童期获得，青春期后不易感染，也不存在性传播和垂直传播，感染率与性别无关。雅司病感染可使人体获得免疫力，既能抗再感染，也能对苍白密螺旋体苍白亚种（*T. pallidum* subsp. *pallidum*）和地方亚种提供交叉保护。从西非猴子体内分离获得苍白密螺旋体细弱亚种，血清学检测显示阳性，提示猴子可作为西非地区雅司病的动物宿主，但这一假说尚未得到证实[25]。大猩猩也可患雅司病，危害健康[26]。

二、发病机制

苍白密螺旋体细弱亚种通过破损皮肤进入宿主体内，感染部位通常为小腿。原发感染部位表现为淋巴细胞浸润，出现浆细胞、巨噬细胞和过度角化，常伴淋巴结肿大。原发病灶和局部淋巴结内含有大量的螺旋体，病原体随后播散全身，皮肤、骨头和软骨出现继发性感染，与原发灶呈相似的慢性炎症性改变，一般不引起血管病变。一期（原发性）和二期（继发性）病变可随治疗进程或

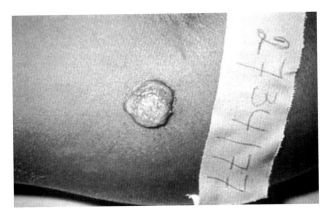

图 36.3 雅司病的原发灶"初发雅司疹"。

成功的免疫控制得以逆转。

三、临床表现

与品他病类似,雅司病早期主要表现为皮肤病变,反复出现皮疹和肉芽肿,后期深层组织被破坏[27]。潜伏期为 9 d～3 个月,一般为 3 周。原发灶为凸起的结节,直径为数厘米,呈扩大的乳头状瘤伴过度角化,被称为"初发

雅司疹"(图 36.3)。随着时间的推移,初发雅司疹逐渐溃烂、愈合,留下脱色皮肤斑块伴边缘色素沉着。早期病变可出现局部淋巴结肿大。

二期病变通常发生在初发雅司疹愈合后,也可发生在愈合前数周或愈合后数月。病变部位可能为黏膜和长骨,出现非破坏性的长骨骨膜炎、骨炎和骨髓炎等。皮肤过度角化可能引起疼痛,足部皮肤过度角化可造成皲裂,导致特殊的步态——受累者被迫用足部外缘走路以减轻足底的压力,这种情况被称为"角化过度性雅司病"(图 36.4)。黏膜部位的病变可能是丘疹,或更近似于扁平湿疣,若无法自行消退,则可发展为"子雅司病",表现为直径约 1～3 cm、小叶或颗粒状圆形斑块,红黄色,有黄色渗出液,结痂处有黑色痂皮(图 36.5～图 36.7)。动物模型中,未经治疗的二期病变最终被体液和细胞免疫反应所控制[28]。某些病变可能持续数月,偶见继发细菌性感染,影响病变部位愈合,留下瘢痕。

疾病进入临床潜伏期后,许多患者会出现复发,通常 3～5 年内可复发数次。疾病晚期(三期)和临床潜伏期

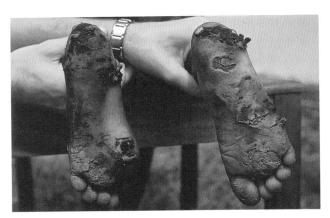

图 36.4 足底角化过度(角化过度性雅司病)。

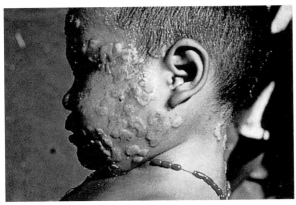

图 36.5 早期雅司病:皮肤乳头状瘤。

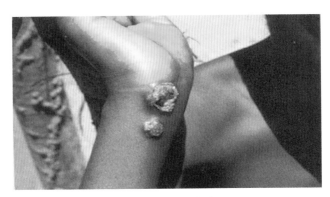

图 36.6 早期雅司病:手腕部的乳头状瘤。

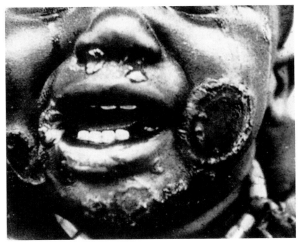

图 36.7 早期雅司病:皮肤乳头状瘤。

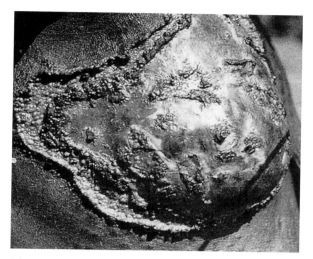

图 36.8 晚期雅司病：右乳房树胶肿。

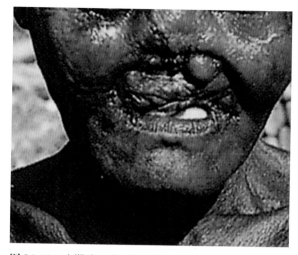

图 36.10 晚期雅司病：毁形性鼻咽炎。

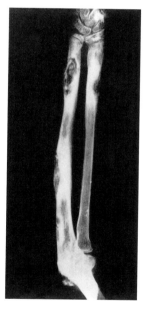

图 36.9 晚期雅司病：桡骨和尺骨树胶肿骨炎。

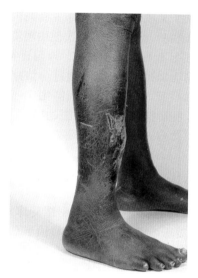

图 36.11 晚期雅司病：军刀形胫骨。

复发的机制可能与免疫应答不足、过敏反应或螺旋体抗原变异有关。单纯的潜伏期内复发，患者可能会自愈。二期病变的螺旋体数量随时间推移和复发次数增加呈下降趋势。少数患者（约 10%）经过数年无发作的临床潜伏期后，会发展为晚期病例，表现为梅毒样结节（图 36.8）和软骨、骨的破坏性病变，同时伴有骨膜炎、结节或非结节性骨髓炎（图 36.9）或关节周围肉芽肿结节。一旦发展为三期病例，伤残会持续终生，主要临床表现为毁形性鼻咽炎（图 36.10），患者面部中央皮肤和骨骼遭到破坏；还会出现手掌疼痛和足底角化（图 36.4）、军刀状胫骨（图 36.11）和上颌骨额突增殖性骨炎（图 36.12）（最后 1 例上颌骨额突增殖性骨炎病例报告于 1989 年[29]）。

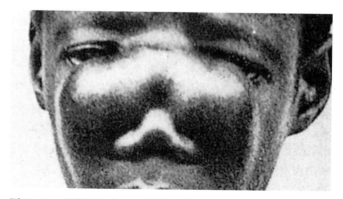

图 36.12 晚期雅司病：上颌骨额突增殖性骨炎。

四、诊断

雅司病的病原体为苍白密螺旋体细弱亚种，通过检查不同临床阶段典型病变部位渗出液中病原体，可对该病进行确诊。目前，仅能通过实时定量 PCR 区分苍白密螺旋体细弱亚种与其他密螺旋体亚种,该法可特异性检测密螺旋体的 DNA 序列[7]。现有菌株的遗传分析结果显示,苍白密螺旋体细弱亚种与引起性病梅毒的苍白螺旋体苍白亚种或引起地方性梅毒的苍白密螺旋体地方亚种不同[3]。现存的动物模型也可用于区分密螺旋体亚种的不同亚种。雅司病兔子和仓鼠模型淋巴结肿大和皮肤病变的分布、形态和数量与梅毒动物模型不同。

五、病例管理与治疗

肌内注射青霉素是治疗雅司病患者的首选方法。未经治疗的雅司病患者预后不良,疾病晚期出现的破坏性损害可导致毁容。患者可能出现骨骼异常,但很少会导致骨折;靠近关节的病灶可引起挛缩。暴露的骨骼或受损的皮肤易引起继发性细菌感染,导致损害和瘢痕的加重,引起一系列并发症,需要借助抗生素治疗。

近期开展了某项以 250 名巴布亚新几内亚儿童为研究对象的临床实验,结果显示,单次使用阿奇霉素治疗雅司病比肌内注射青霉素效果更好[30],与青霉素相比,阿奇霉素还具有无需冷藏的优点,通过与治疗其他寄生虫病的药物一并口服,有利于开展人群化疗。2012 年 3 月 WHO 提出了根除雅司病的新方法,要求在血清学阳性地区开展社区化疗,直至临床病例数降为零[31]。

地方性梅毒

地方性梅毒的病原体为苍白密螺旋体地方亚种,多发于幼儿,主要影响非洲大陆和阿拉伯半岛干旱和贫瘠地区的儿童。地方性梅毒病例自 20 世纪中期的全球根除行动执行后,数量急剧下降,但某些地区仍有偶发病例[21]。与品他病和雅司病的病原体相比,该亚种患者的长期发病率最高。

一、流行病学

地方性梅毒目前只分布于阿拉伯半岛的部分地区[32]以及撒哈拉沙漠南部萨赫勒地区的半游牧部落[15]。20 世纪 70—80 年代,非洲各国均有地方性梅毒疫情暴发。地方性梅毒曾流行于亚洲、印度等其他国家,经人群化疗措施后,目前已比较罕见[21]。地方性梅毒传播的主要危险因素包括拥挤和落后的卫生条件、食用被污染的食物和水源、使用被污染的食具(经口传播)、亲吻等。报道显示,母亲在护理感染地方性梅毒的婴儿时,乳房会出现初期丘疹。与先天性梅毒不同,地方性梅毒不会在孕妇妊娠期通过母婴途径传播。地方性梅毒感染多见于青春期前的儿童,与性别无关。昆虫媒介的作用可能仅限于引起皮肤破损,为病原入侵机体提供条件。

二、发病机制

地方性梅毒的感染部位通常为口腔黏膜,少量感染亦可导致原发性丘疹[33]。患者感染后,表现为慢性炎症反应,出现丘疹或溃疡,病灶处发现有淋巴细胞、巨噬细胞和浆细胞。局部淋巴结亦可见相似反应,感染后数小时内即可在淋巴结内发现螺旋体。从感染到出现原发性丘疹的潜伏期约为 3 周。无论是否有原发性丘疹,病原体通过循环系统全身播散将导致广泛的继发性感染,典型感染部位为口腔黏膜、皮肤、骨、腋窝、肛门和外生殖器,伴有类似的淋巴细胞性炎症反应及血管周围白细胞聚集。

由于机体的体液和细胞免疫反应,未经治疗的患者将在 6~9 个月后愈合,随后进入临床潜伏期[34-35]。晚期疾病的发生被认为是由于过敏反应而不是螺旋体直接作用的结果,这一阶段的感染性尚存争议。自交系仓鼠实验表明,感染苍白密螺旋体地方亚种的患者可抵抗该亚种份再次感染、对苍白密螺旋体苍白亚种和细弱亚种提供交叉保护作用[36]。

三、临床表现

就皮损外观而言,地方性梅毒比其他密螺旋体病更接近于性病梅毒[37]。通常没有原发性丘疹,即使有也是无痛性的溃疡或丘疹,通常发生在口咽部,约感染 3 周后(10~90 d)出现(图 36.13),可数年不愈。3~6 个月后,出现与二期性病梅毒类似的弥漫性丘疹[38]。二期病变常见的临床表现包括:相对无痛性口咽溃疡(累及舌头、嘴唇、腭和扁桃体)、口角炎或丘疹、类似二期梅毒的湿疣(图 36.14)和环形乳头状瘤斑。常伴局部淋巴结肿大,颈部腺体及口咽均可受累,累及喉部可导致声音嘶哑[39]。

多数患者会发展为三期病变,通常发生在青春期后期和成年早期[37]。病变类似三期性病梅毒或晚期雅司病。皮肤和鼻咽破坏性的骨性病变及溃疡可导致严重毁容,外观类似于晚期雅司病的毁形性鼻咽炎。骨性损害以腿部长骨骨膜炎最常见且十分疼痛,也可发生滑膜炎和关节周围疾病。与三期性病梅毒不同,地方性梅毒很少累及神经系统、眼和心脏,即使累及一般也是轻微的[40]。

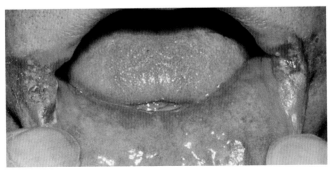

图 36.13 早期地方性梅毒:唇黏膜黏液样丘疹。

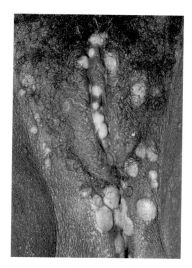

图 36.14　二期梅毒湿丘疹。

地方性梅毒二期病变易与其他地方性密螺旋体病、湿疹、牛皮癣、银屑病、麻风病、口角炎和尖锐湿疣混淆，诊断时需注意鉴别。口腔病变可能类似于单纯疱疹病毒（尽管疱疹所致龈口炎通常是极其痛苦的）。三期病变可能类似于雅司病或皮肤癌，被破坏的面部外观与毁形性鼻咽炎、性病梅毒、皮肤黏膜利什曼病、鼻硬结病和麻风症状十分相似。

四、诊断

通过检测不同临床阶段典型病灶中的密螺旋体，可对地方性梅毒进行确诊，目前尚无特异性的实验室方法可将该亚种与其他密螺旋体相鉴别。现有菌株的遗传分析结果显示，该亚种与雅司病的苍白密螺旋体细弱亚种或性病梅毒的苍白密螺旋体苍白亚种不同[3-4,6]。现有的兔子和仓鼠动物模型亦可用于密螺旋体亚种的区分：种间淋巴结肿大和丘疹的分布、形态和数量差异十分明显。

五、病例管理与治疗

青霉素是治疗梅毒患者的首选药物（见下文）。与其他地方性密螺旋体一样，未经治疗的地方性梅毒患者主要病症是晚期的毁容，产生排斥社会和讳疾忌医等负面影响，骨性病变可严重影响患者的生活质量和劳动能力。

地方性密螺旋体病

一、诊断

地方性密螺旋体病的诊断依据主要是其临床表现和病变组织的病原学检测结果。由于其病原体较窄（0.1～0.2 μm），通常需要在暗视野显微镜下进行检测，而卫生资源匮乏的地区条件有限。暗视野显微镜下观察新鲜标本，可见运动性病原体。密螺旋体常规的实验室染色效果差，直接荧光抗体法、银染法和 DNA 扩增或测序等分子技术可用于识别[7,41-42]。

血清学检测包括无密螺旋体、密螺旋体抗体检测方法，前者包括反应血浆反应素（reactive plasma reagin，RPR）和性病血清实验，后者包括荧光-密螺旋体抗体吸收。上述检测方法与性病梅毒的诊断方法相同，无法区分密螺旋体的亚种。与性病梅毒治疗相比，地方性密螺旋治疗体后的 RPR 抗体滴度水平至少下降 2 倍。必须提防交叉反应导致的假阳性，以免误诊[43]。品他病可能需初疹后数月才可通过血清学进行检测，但雅司病和地方性梅毒在初次病变发生后 1 个月内即可进行血清学检测。

二、病例管理、治疗和预防

多数地方性密螺旋体病的治疗是成功的，临床复发通常是由于再感染。品他病治疗时间最长，皮肤褪色斑块可能永远无法恢复原色；一期和二期早期丘疹的消失可能需要 6 个月，少数后期丘疹的完全愈合需要 1 年。雅司病最初几天无感染症状，初疹的完全愈合仅需 7～10 d，晚期病变愈合较慢，严重病变可能需要手术。地方性梅毒的治疗过程与雅司病相似。

地方性梅毒首选的治疗药物是苄星青霉素 G（肌注），10 岁以上临床活动期患者、潜在患者或密切接触者采用单次 120 万 U 苄星青霉素 G 治疗，10 岁以下儿童苄星青霉素 G 剂量为 60 万 U。该法鲜有耐药报告，治疗无效的实际原因可能与患者再感染和药物管理、冷藏有关。

已尝试的替代疗法包括：口服青霉素、四环素和阿奇霉素。对于青霉素过敏者，合理的替代疗法为：成人口服四环素 15 d，每次 500 mg，4 次/d；8～15 岁儿童剂量减半。由于四环素对牙齿发育有不良影响，因此 8 岁以下儿童或孕妇不宜使用四环素治疗。此外，红霉素已被成功用于治疗梅毒，对于地方性梅毒的治疗，可能同样有效，用法：每次 10 mg/kg，4 次/d，单日最高总剂量为 1 g。最近一项临床实验证实，单次使用阿奇霉素可成功治疗雅司病[30]。上述替代疗法的主要优点是抗生素无需冷藏。

消除地方性梅毒的主要措施是青霉素治疗，同时包括改善居住条件、卫生条件等其他干预措施。地方性梅毒的 WHO 消除指南指出（该策略已取得显著成效）：血清学阳性率＞10％时，实施全人口整体化疗；血清学阳性率为 5％～10％时，治疗对象为所有患者、密切接触者以及 15 岁以下儿童；血清学阳性率＜5％时，治疗对象为所有患者、密切接触者及其家庭成员。2012 年，WHO 更新了关于消灭雅司病的建议，即对血清学阳性地区所有人群开展群体化疗，直至无临床病例。

莱姆病

一、流行病学

莱姆病又称莱姆疏螺旋体病，是一种经蜱传播的、复杂的、由伯氏疏螺旋体引起的多系统感染性疾病，主要影响北半球温带地区的成年和儿童。自20世纪70年代在美国康涅狄格州首次发现莱姆病以来[14]，莱姆病已成为美国和欧洲最常见的虫媒传染病[8]。2011年，美国大多数报告病例来自于东北部和中西部各州（康涅狄格州、特拉华州、马萨诸塞州、马里兰州、明尼苏达州、新汉普郡、新泽西州、纽约州、宾夕法尼亚州、罗得岛、弗吉尼亚州和威斯康星州，见 http://www. cdc. gov/lyme/stats/chartstables/incidencebystate. html）。欧洲以斯洛文尼亚、奥地利和荷兰的发病率最高，分别为206/10万人、135/10万人和103/10万人[45]。伯氏疏螺旋体已从亚洲和北非等其他地区国家收集的硬蜱中分离发现[46-47]。尽管热带或南半球也有少数莱姆病病例报告，但仍缺乏莱姆病流行的证据。

二、发病机制

（一）病原体

基于系统发育分析，可将莱姆病螺旋体细分为数种，广义上统称为伯氏疏螺旋体。感染人的莱姆病螺旋体基因型主要有3种，分别为美国和西欧的狭义伯氏疏螺旋体（*B. burgdorferi sensu stricto*）、欧亚大陆的伽氏疏螺旋体（*Borrelia garinii*）和 *Borrelia afzelli*[48]。伯氏疏螺旋体的基因组特征和分子结构会潜在地影响蜱-人的传播、人类先天性免疫和适应性免疫应答的触发[49-50]。

（二）地方性动物疫病周期

伯氏疏螺旋体主要的传播媒介是蓖麻硬蜱家族中的几种硬蜱[51-52]，包括美国东北部的肩板硬蜱（*I. scalpularis*）（图36.15）、欧洲的蓖麻硬蜱（*I. ricinus*）和亚洲的全沟硬蜱（*I. persulcatus*）。硬蜱的生命周期为2年，分为4个阶段：卵、幼虫、若虫和成虫。硬蜱一生只进食3次，分别在幼虫、若虫和成虫阶段各进食1次[53]。初生蜱类无感染性，进食被伯氏疏螺旋体感染的动物血液后获得感染性。幼虫叮咬感染的贮存宿主（通常为啮齿类动物，如白足鼠）后获得螺旋体，蜕皮后进入若虫阶段，若虫进食时将病原体传播给未感染的宿主。虽然成蜱也能传播病原体[54]，但由于若虫的感染率最高，常在人类户外活动频繁的夏季觅食，故一般认为若蜱是感染人体的主要媒介。

（三）免疫反应

伯氏疏螺旋体经蜱叮咬进入人体，在真皮处引起强烈的局部炎症反应，数天后出现1个不断扩大的环形皮

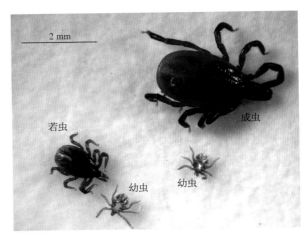

图36.15 肩板硬蜱的4个发育阶段：卵、幼虫、若虫和成虫（幼虫、若虫和雌成虫为进食前）。

疹，被称为移动性红斑（erythema migrans，EM）[14]。螺旋体向叮咬部位外周移行，下行至真皮微脉管系统，造成血源性播散[55]。局部淋巴结产生的伯氏疏螺旋体特异性T细胞进入循环系统，然后回流到炎症部位，使局部炎症反应加剧。EM免疫组化的特点是由淋巴细胞、中性粒细胞、单核细胞、巨噬细胞以及活化的树突状细胞等组成的局部免疫细胞浸润[56-57]。EM病灶中的先天免疫细胞接触病原体后可能被激活，引起各种促炎和抗炎细胞因子、趋化因子和炎症介质的转录和分泌[56,58]。该阶段常伴有全身症状，包括肌痛、关节痛和发热。由于伯氏疏螺旋体外毒素的同源基因或和传递给宿主细胞的特异性分泌机制未知[49]，所以一般认为，莱姆病的皮肤和全身临床表现是由于机体对螺旋体的先天性免疫应答和适应性体液和细胞免疫应答造成的。虽然免疫应答可导致组织损伤，但治疗莱姆病的关键仍是根除病原体。

（四）先天性免疫应答

多年来，对伯氏疏螺旋体激活组织中天然免疫细胞的研究主要集中在螺旋体脂蛋白的促炎作用[59-66]，较少研究机体对螺旋体的免疫识别机制。伯氏疏螺旋体细胞膜缺乏革兰氏阴性促炎糖脂和脂多糖，但分布了许多可激活先天免疫反应的伯氏疏螺旋体脂蛋白[49,67-68]。与脂多糖通过 TLR-4 和 CD14 传递信号不同[69]，脂蛋白是通过 TLR1/2 异二聚体以依赖 CD14 的方式传递信号[61,63-64,70-74]。脂质肽段和重组蛋白的合成研究表明，脂蛋白是先天免疫反应的激动剂[75-77]。过往研究认为，莱姆病先天免疫细胞的活化是螺旋体脂蛋白与单核细胞、巨噬细胞和树突状细胞表面的 CD14 和 TLR1/2 相互作用的结果。CD14[74-78]、TLR2[65,79] 或髓样分化因子（myeloid differentiation factor 88，MyD88）[80]（TLR 衔接蛋白）缺陷的感染小鼠可出现与野生自然感染小鼠相似或更严重的关节炎和心肌炎，这一现象表明天然的螺旋

体必须借助 PRRs 而不是 TLR2 和 CD14 诱导炎症。同理，人外周血单核细胞吞噬伯氏疏螺旋体活体所诱导的炎症反应比其单独脂蛋白刺激细胞质膜 TLR1/2 所引发的反应更强烈、多样和复杂[81-83]。大量证据显示，伯氏疏螺旋体吞噬和降解过程中诱导的先天免疫反应[81-83]，与其病原相关分子模式（pathogen-associated molecular patterns，PAMPs）单独刺激单核细胞或巨噬细胞质膜所引发的反应存在本质区别。吞噬小体可能是模式识别受体，包括 TLR2 和部分胞内 TLR（TLR7、TLR8 和 TLR9），是识别所有螺旋体 PAMPs（如脂蛋白和核酸）的唯一场所[84-85]。

（五）适应性免疫应答

抗螺旋体的 IgG 和 IgM 抗体产生缓慢，可靶向一系列螺旋体蛋白，如鞭毛蛋白 B 和 P66、OspC（25 kDa）、VlsE、纤连蛋白结合蛋白、鞭毛蛋白 A（37 kDa）、丁草胺半抗原（39 kDa）和核心蛋白聚糖结合蛋白 A[87-90]。这些抗体均具有螺旋体杀灭活性[91-92]，可被动保护动物免受感染[93]。疾病晚期患者的多种抗体反应提示，螺旋体可持续存在于含高滴度的循环抗体的患者体内[94]。

T 细胞介导的免疫反应可直接参与皮肤和其他组织内螺旋体的调控[55]，但 CD4+ T 细胞的抗原特异性仍是未解之谜。可以明确的是，抗原特异性 T 细胞在感染部位被激活后，可引起组织病理学改变。虽然目前缺少人体实验[95]，但小鼠相关研究证实，伯氏疏螺旋体可诱导 CD8+ T 细胞[96-97]。螺旋体作为细胞外病原体，会被宿主吞噬[98]，必须通过某种形式的交叉呈递才能诱导 CD8+ T 细胞，炎症部位主要组织相容性复合体 I 类分子呈递的肽段可以激活特异性淋巴细胞。

三、临床表现

（一）皮肤

在欧洲和美国，莱姆病最常见的临床表现为移动性红斑[12,99]。蜱叮咬 7～14 d 后，患者叮咬处常出现初疹[100-101]。原发性红斑可发生于身体的任何部位，成人多见于腰部以下[102]。仅少部分出现移动性红斑的患者（14%～32%）能回想起蜱叮咬史[102]。美国 CDC 将临床诊断莱姆病所需最小丘疹直径指定为 5 cm（图 36.16），

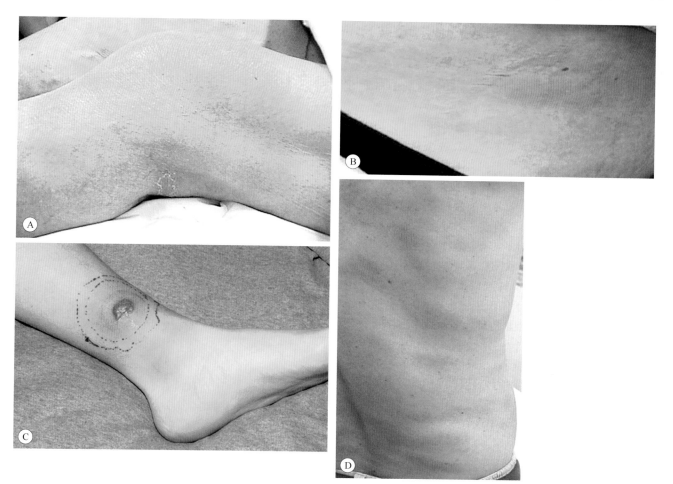

图 36.16 游走性红斑病变。(A)1 名老年妇女病例，移动性大红斑从蜱叮咬处向中心和前方扩张。(B)左侧髂嵴上出现移动性红斑病变，周围有向心环，与典型病变一致。(C)溃疡、坏死的非典型移动性红斑病变。1 名近期被蜱虫叮咬的年轻人接受了 24 h 的抗生素治疗，黑线划出了红斑移动的区域。(D)上、下背部多处出现移动性红斑损伤。

以区别于其他昆虫叮咬发生的短暂且更局限的炎症反应。虽然该标准可提高临床诊断的特异性，但需要注意的是，真正的 EM 病灶直径可以小于 5 cm，特别是在蜱脱离人体不久后即进行检测。EM 常被描述为扩张性、环状、中心皮肤正常的红斑性皮肤病变，即经典的"牛眼疹"[94]。EM 病灶扩张迅速，出现皮肤炎症反应和螺旋体迁离叮咬部位的速度快。EM 患者可无全身症状，伴有关节痛、不适、疲乏、头痛、轻度发烧和寒战等轻中度流感样症状[100,102]；也可出现螺旋体败血症、低热、关节痛和不适，但 EM 病灶不改变[103]。欧洲和北美的 EM 病例多见局部淋巴结肿大。

欧洲的伯氏疏螺旋体感染者常出现伯氏淋巴细胞瘤和慢性肢端萎缩性皮炎。伯氏淋巴细胞瘤可于急性感染时或数月后发生[104]，表现为孤立的、蓝红色结节，通常分布于耳垂部、儿童乳头或成人生殖器附近[105]，组织病理学表现为真皮或皮下组织中大量淋巴细胞浸润，症状与淋巴瘤相似，难以区分。*B. afzelii* 和伽氏疏螺旋体可导致淋巴细胞瘤，狭义伯氏疏螺旋体不会。慢性肢端萎缩性皮炎是莱姆病的晚期表现，多发于未接受治疗且已感染 10 年的患者[55,104]。欧洲北部、中部和东部也有慢性肢端萎缩性皮炎患者，主要与 *B. afzelii* 感染有关[106-107]。最初的皮肤病变主要是炎症和水肿，皮肤外观一般相对正常，红斑不常见，皮下软组织肿胀较明显。早期的慢性肢端萎缩性皮炎外观与硬皮病急性水肿期相似，随着时间的推移，皮损最终发展为萎缩或硬化。慢性肢端萎缩性皮炎常出现在四肢远端，较少累及躯干、面部、手掌和足底。

（二）神经系统

神经系统早期症状通常表现为颅神经、周围神经、神经根和脑膜炎症。北美未经治疗的 EM 患者的初步研究发现，约 15% 的脑膜炎或脑神经炎发生在红斑出现后 3 个月内[108-109]。目前认为，欧洲病例早期神经系统症状的发生率高于美国，即欧洲嗜神经螺旋体种流行率高于狭义伯氏疏螺旋体，且远高于伽氏疏螺旋体[110]。晚期的播散性伯氏疏螺旋体感染会导致许多神经系统病变，主要表现为脑脊髓炎、脑病和轴突神经病[94,111]，但目前比较罕见。晚期莱姆病周围神经系统病变为对称或不对称的轴突病变，某些病例与多发性神经炎类似[112]。患者抱怨感觉异常或过敏，可能与神经传导异常有关。在欧洲，只有慢性肢端萎缩性皮炎患者才出现有周围神经病变[113]。

（三）心脏表现

莱姆心肌炎是莱姆病罕见的并发症，通常表现为急性传导障碍，希氏束部位心传导阻滞，需对患者进行抗螺旋体治疗[114-115]。欧洲有并发慢性心肌炎和扩张型心肌病的相关报告[116-117]，但北美的伯氏疏螺旋体感染与莱姆心肌炎不相关[118-119]。小鼠模型显示，螺旋体倾向寄生于心脏结缔组织，或许是心脏传导阻滞综合征的病因[120-121]。

四、关节表现

莱姆关节炎是一种单关节型或少关节型的大关节炎，主要表现为间歇性关节发炎伴大量积液，但鲜有疼痛[8,94]。膝关节是最常受累的器官，莱姆病并发关节炎的比例不足 10%[103,122]，因此医生需谨慎诊断莱姆关节炎。

五、诊断

约半数移动性红斑患者体内的抗螺旋体抗体无法被检测到，因此血清学阴性不能作为排除移动性红斑的诊断依据[94]。移动性红斑患者治疗后的血清反应性显著增加[105,123]，表明杀死病原体可增强螺旋体抗原的表达，多数患者治疗 1 个月后，体内可检测到抗体[90,94]。螺旋体播散导致的临床表现常伴有血清学反应[94]。由于 IgG 抗体一直存在，故 IgG 水平不能作为活动性感染的依据。与单一抗原相比，基于全细胞裂解液的检测基本不受菌株变异和患者免疫反应异质性的影响，但背景中交叉抗体的存在可导致假阳性。在此基础上研发的两重检测法，即通蛋白印迹法对 ELISA 检测结果进行检验，可以解决假阳性的问题[90]。

六、病例管理与治疗

美国传染病学会和欧洲协会发布了莱姆病诊断和管理的综合指南（表 36.2）[12]。成人早期局部病变、早期播散性莱姆病伴移动性红斑的推荐治疗方案为（疗程一般为 14 d）：强力霉素，100 mg，2 次/d，10～21 d；阿莫西林，500 mg，3 次/d，14～21 d；头孢呋辛酯，500 mg，2 次/d，14～21 d[12]。

表 36.2	莱姆病的治疗
临床类型	**推荐治疗**
早期局部病变（移动性红斑）	阿莫西林 50 mg/(kg·d)，分 3 次（最大剂量 1.5 g/d），共 14 d；8 岁以上者使用强力霉素，每剂 100 mg，2 次/d 替代疗法：头孢呋辛钠 30 mg/(kg·d)，分 2 次（最大剂量 1 g/d）
早期播散性病变（多个移动性红斑，面神经麻痹）	疗法同早期局部病变，但疗程为 21～28 d
晚期持续性感染（关节炎）	疗法同早期局部病变，但疗程为 28 d
复发性关节炎、心肌炎、脑膜炎、脑炎	头孢曲松，50 mg/kg（最大剂量 1 g/d）静脉注射，1 次/d，共 28 d 替代疗法：青霉素，30 万 U/(kg·d)静脉注射，分 6 次（最大剂量 2 000 万 U/d），共 14～28 d 复发性关节炎可考虑继续口服治疗

七、预防

目前预防伯氏疏螺旋体和其他蜱传病原体感染的最好方法是避免蜱虫叮咬。使用防护服和驱蜱剂等措施也可降低感染风险。

参考文献

见：http://www.sstp.cn/video/xiyi_190916/。

第37章

钩端螺旋体病

WIRONGRONG CHIERAKUL

翻译：贾铁武
审校：冯 萌 程训佳 宋 鹏 杨 频

要点

- 钩端螺旋体病（leptospirosis）是由 8 种致病性钩端螺旋体所致的自然疫源性传染病，许多哺乳类动物为其储存宿主。人类是偶然宿主和终宿主，直接或间接接触被钩端螺旋体污染的水或动物产品可被感染。
- 流行区的许多感染者为无症状或症状较轻。
- 临床表现为非特异性急性发热性疾病。可能的致命性并发症包括阻塞性黄疸、无菌性脑膜炎、急性肾衰竭、出血（特别是肺出血）和心肌炎，总病死率低于 10%。
- 临床诊断很重要，但缺乏特异性。由于病原培养和血清学检验耗时相对较长，实验室诊断无助于患者治疗，但有重要的流行病学监测意义。
- 需与登革热、其他出血热、疟疾、恙虫病、肝炎、黄热病、汉坦病毒感染（HPS 和 HFRS）、伤寒及其他细菌性败血症等进行鉴别诊断，有严重并发症者尤其需注意进行鉴别。
- 应尽早给予抗生素治疗。无并发症者可选用强力霉素，重症者采用青霉素、四环素、头孢曲松和头孢噻肟等有效治疗药物。
- 目前无有效的疫苗，主要预防措施是避免接触感染，高危人群每周采用强力霉素进行预防。

一、概述

钩端螺旋体病（简称钩体病）是由致病性钩端螺旋体（*Leptospira*，简称钩体）引起的人兽共患病，主要流行于热带和温带地区。主要储存宿主包括牛、马、狗和鼠类，人类偶然由于接触疫水而被感染。症状可以从轻微或无症状，直至严重的致命性病变。重症者呈发热性病症伴黄疸、急性肾损伤和出血，一般称之为外耳病（Weil's disease），但亦有许多不同的地方名称如福-布热（Fort Bragg fever）、泥土热（mud fever）、沼泽热（swamp fever）和甘蔗热（sugar cane fever）。抗生素的特异性治疗对于

疾病的所有临床阶段以及防止病情恶化均有重要价值。对于重症患者，至关重要的是给予重症监护等支持治疗。

二、病原体

在过去的十年里，分子生物学研究已使钩端螺旋体的种属分类取得重大进展。钩端螺旋体为钩端螺旋体科（Leptospiraceae）的螺旋体（spirochaete），有 8 种致病性钩体、7 种非致病性钩体和 5 个中间种（其致病力不详）。问号钩端螺旋体（*Leptospira interrogans*）和波氏钩端螺旋体（*L. borgpetersenii*）是最常见的两种致病性钩体。钩端螺旋体的分类示意见图 37.1。

过去，钩端螺旋体的表型分类是基于目前仍在使用的血清学方法——交叉凝集吸收试验（cross-agglutination absorption test，CAAT）。到目前为止，大约鉴定有 250 种致病性血清型（serovar），按抗原特异性可归为 24 个血清群（serogroup）。血清型概念复杂，可能无法仅以血清型鉴定具有重要流行病学意义的病原。DNA-DNA 杂交试验发现，同一血清群的血清型间存在明显的种间差异（表 37.1）[1,2]。目前推荐的钩端螺旋体的系统命名法为"种名＋'serovar'＋血清型名称（首字母大写、非斜体字）"，例如，问号钩端螺旋体秋季血清型的名称为 *Leptospira interrogans* serovar Autumnalis。

对问号钩端螺旋体和波氏钩端螺旋体这两种致病性钩体以及一种非致病性钩体——双曲钩端螺旋体（*L. biflexa*）已完成了全基因组测序。问号钩端螺旋体钩体的两个环形染色体（大约为 4 Mb 和 300 kb）的 GC 含量为 35%～41%。与之相比，波氏钩端螺旋体基因组较小（3.9 Mb）且假基因占了较大的比例（20%），这可能是造成波氏钩端螺旋体外部生存能力较弱的原因，因而需要宿主间的直接接触以维持传播[3,4]。

近年来分子分类学主要致力于研究致病菌株与疾病暴发及流行的关系，数种分型技术已被开发。例如，基于基因序列的多位点序列分型（multilocus sequence typing，MLST），该技术证实 1996—2000 年泰国的钩端螺旋体病大暴发是由句号钩端螺旋体秋季血清型 ST34 株的持续克隆引起的。MLST 已用于创建一个标准的钩端螺旋

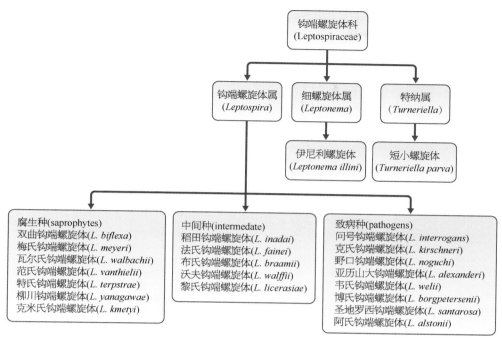

图 37.1　钩端螺旋体分类图。

体全球数据库,见 http://leptospira.mlst.net[5]。

三、生活史与传播途径

相当多的哺乳动物可以作为其重要的储存宿主和携带者,包括鼠类、牛、猪等家畜和野生动物,而人类一般为偶然宿主和终宿主。该病主要通过动物与动物直接接触传播。储存宿主在初次感染后发生慢性肾小管感染,从而使其具有持续的感染能力。储存宿主或携带者可以长期甚至终身通过尿液释放钩体,钩体在温暖潮湿的土壤或中性及弱碱性 pH 的积水中可生存数周或数月,人类主要是通过间接接触被感染性尿液污染的水而被感染,直接接触感染动物的尿液或流产物亦可感染钩体病。葡萄牙、希腊、俄罗斯、意大利和印度均曾报道有经口传播的水源性致死性病例暴发[2,6,7]。也可能发生母乳传播[8],但性传播和垂直传播在人间少见。

人感染钩端螺旋体的主要风险因素是职业暴露,易感者包括农民、渔民、矿工、屠夫、兽医、下水道或水渠工人、甘蔗工和士兵等。与本病相关的特殊事件和活动包括某些休闲性水上运动如铁人三项、皮划艇和泛舟,自然灾害如飓风、洪水等。此外,培养处理高浓度病原体时亦可能发生实验室获得性感染。

四、流行病学

钩端螺旋体病是流行于热带、亚热带和温带地区的人兽共患病,其对人类和动物所致的真正全球负担在很大程度上还不得而知。由于难以确诊,人们常对该病缺乏认识和重视。此外,许多流行区的感染者无症状或症状轻微。目前,6 个发病率最高的国家和地区均来自于印度洋和加勒比海地区(塞舌尔、特立尼达和多巴哥岛、牙买加、哥斯达黎加和斯里兰卡)。除泰国和新加坡之外的东南亚国家缺乏官方的发病率数据,所以尚不清楚真实的发病率情况[9]。

世界卫生组织(WHO)成立钩端螺旋体病负担流行病学专家组(Leptospirosis Burden Epidemiology Reference Group,LERG),旨在评估人钩端螺旋体病的全球负担,从而对有效的控制和预防措施实现合理配置[10]。根据 LERG 于 2010 年发布的第二次报告,人钩端螺旋体病的全球发病率的中位数为 5/10 万人(排除暴发疫情数据),WHO 地区发病率从高到低依次为非洲区、西太区、美洲区、东南亚区和欧洲区,每 10 万人口发病人数的中位数(区间)分别为 95.5(62.8~160.2)、66.4(1.1~975.0)、12.5(0.1~306.2)、4.8(0.3~7.3)和 0.5(0.1~15.8),东地中海地区无相关数据[11]。

不同钩端螺旋体血清型的宿主偏好具有特异性,但并非绝对。例如,*L. borgpetersenii* serovar Hardjo 的宿主以农场动物(尤其是牛)为主,*L. interrogans* serovar Canicola 主要在犬间传播。钩端螺旋体病的发病率在一些国家呈季节性变化,主要与降雨量有关。

五、发病机制、病理学与免疫学

钩端螺旋体穿过皮肤或黏膜进入机体后,通过细胞间连接(intercellular junction)越过组织屏障。钩体进入体内不久后即可在血液中检测到,在感染后三天内可在一些器官内检测到。很少能在宿主细胞内观察到钩体,然而当其跨越细胞屏障时,在细胞内有短暂的驻留。在

表 37.1　钩端螺旋体血清群中的血清型在不同种属间的分布情况

血清群

种	Andaman	Australis	Autumnalis	Ballium	Bataviae	Canicola	Celledoni	Codice	Cynopteri	Djasiman	Grippotyphosa	Hebdomadis	Holland	Hurstbridge	Icterohaemorrhagiae	Javanica	Lyme	Louisiana	Manhao	Mini	Panama	Pyrogenes	Pomona	Ranarum	Sarmin	Sejroe	Semaranga	Sherman	Tarrossovi	Undesignated
致病种																														
L. interrogans		9	10		5	11				4	3	2			14			1	1	2		8	4							
L. kirschneri		1	5		1	3			1	1	4	2			5								3	1	1	12				
L. noguchii		5	1	6	2					1								3			2	1	2					1	1	
L. borgpetersenii		1	1		1		2					4				9			2	1		2						1	1	
L. weilii							3					1			1	3				1		1				9			7	
L. santarosai					5				3		1	7				3			2	4			2		1	1			3	
L. alexanderi												2				1				1		7	2		3	6		3	12	
中间种																														
L. alstonii																								1						1
L. wolffii														1																1
L. licerasiae						1									1		1											1	1	
L. inadai															1		1		2											
L. fainei														1																
L. broomii															1															1
腐生种																														
L. kmetyi		1																												
L. wolbachii								1																					1	
L. meyeri																1		1						1		1				
L. biflexa													1														1			
L. xanthielii															1												1			
L. terpstrae																											1			
L. yanagawae																											1			

感染初期,钩体可以逃避宿主的免疫反应,但具体机制尚未明确。钩体可抵御补体激活的旁路途径,并通过钩体内皮素样蛋白质(leptospiral endostatin-like A,LenA)等配体结合补体因子 H(complement factor H)及相关的液相调节剂(fluid-phase regulators)[12]。最近的数据显示,致病性钩体可与人体血浆纤溶酶原(plasminogen)结合,纤溶酶可作用于钩体表面干扰补体因子 C3b 和 IgG 的聚集,从而减弱机体的调理作用[13]。致病性钩体的脂多糖可以通过 TLR2 而不是 TLR4 受体启动机体免疫系统,激活促炎因子的产生,从而介导炎症反应并损害靶器官组织[14]。

与腐生生物公认的致病因素比较,双曲钩端螺旋体具有几个致病阶段,主要包括以下三个过程:黏附因子,包括蛋白多糖、LenA、36 kDa 外膜蛋白(outer surface membrane protein,OSMP 或 OMP)、24 kDa 和 21 kDa 的层粘连蛋白结合蛋白(Lsa24 和 Lsa21)、钩体免疫球蛋白样蛋白(Lig A、Lig B 和 Lig C);对天然防御或吞噬作用(phagocytosis)的逃避;拮抗补体旁路激活途径(如上文所述)。与革兰阴性菌不同,钩体的脂多糖只具有较弱的内毒素活性,而钩体外膜蛋白,如 lip32 和 Loa22,则是发挥重要作用的毒力因子[15]。

尽管疾病早期一般不会引发较多的炎症,但仍可发生肝细胞和肾小管损害。肝脏的病理学改变可以从无明显改变、水肿的单细胞损伤至单核细胞环绕的点状坏死(无肝细胞气球样变或肿胀)等。肝细胞完全坏死并不常见,Kupffer 细胞和肝窦内衬细胞可能出现细胞质肿胀。胆汁淤积表现为以肝细胞内胆汁液滴和小叶管内胆汁血栓为主,小叶中心区胆汁淤滞明显,胆道毛细血管微绒毛消失变形[16]。肾脏的病理改变主要为肾小管间质性肾炎,重症病例可发生肾小管坏死和髓质肾小管细胞脱落。肾小球可有渗出物和炎症细胞浸润,但并不常见[17]。近曲小管的原发性损害是肾脏病理学改变的标志,特别影响水钠运输[18]。最近通过原位杂交实验和免疫组织化学实验发现,肝、肾的细胞膜损伤可能是重要的病理过程[19]。

血管炎是钩体病的一个突出特征。血管内皮损伤和毛细血管脆性增加将导致内脏器官出血。弥散性血管内凝血(disseminated intravascular coagulation,DIC)在死亡病例中似乎并不明显,然而随着 DIC 认定标准的更新及其生物标志物检测技术的发展,已发现钩体患者的纤维蛋白原、D-二聚体(D-dimer)、凝血酶-抗凝血酶Ⅲ复合物以及凝血酶原片段 1 和 2 等水平显著上升。采用国际血栓与止血学会 DIC 科学分会制定的 DIC 评分进行评估,证实近半数的患者存在 DIC[20]。致命性出血通常发生在肺部,近 60% 的死亡病例会出现纤维蛋白聚集,

提示有成人呼吸窘迫综合征(adult respiratory distress syndromes,ARDS)。毛细血管的病变特点是内皮细胞肿胀伴胞饮泡(pinocytotic vesicles)增多,出现间质毛细血管损伤性肺出血[21]。

六、临床特征

钩体病的平均潜伏期为 5~14 d(范围 2~30 d)[22]。临床表现极为广泛、轻重不一,包括无症状或亚临床症状、轻微症状、自限性及严重的致命性病变。血清学证据显示,有相当比例的流行区钩体感染者可能处于亚临床状态。钩体病是导致不明原因急性发热的一个重要病因。在塞舌尔开展的人群筛查发现,37% 的受检者有既往钩体感染,9% 为新发感染,但这些感染者均无任何钩体病相关症状[23]。钩体病临床表现千变万化的原因至今不明。有些报告存在血清型特异的临床表现及血清型相关的重症表现,如问号钩端螺旋体中的黄疸出血群赖型(serovar Icterohaemorrhagiae)倾向于肝肾综合征(肺出血、肾功能衰竭),哥本哈根型(serovar Copenhageni)倾向于眼葡萄膜炎,巴塔维亚型(serovar Bataviae)倾向于神经系统疾病。

钩体病的临床表现具有典型的"双相"模式,即第一相为早期的非特异性钩体血症(持续一周),第二相为免疫反应伴并发症(第二周)。这种双期病程反映了钩体在人类宿主中的播散和免疫反应,从而也决定了实验室诊断样本的选择。发烧亦可能是双相的[24]。黄疸、急性肾损伤、出血(特别是肺出血)、无菌性脑膜炎、心肌炎、休克等并发症可发生于疾病早期(第一相),此时虽然可能检测不到特异性免疫应答,但钩体的直接侵入和宿主免疫反应将造成脏器损伤。某些独特的并发症如葡萄膜炎,通常发生在几个月后,是一种晚期并发症,且在急性感染期无可检测到的临床症状。

大多数患者表现为轻微的、自限性的"流感样"症状,因此可能放弃寻医。少部分患者突然出现发热及一些非特异性症状,如头痛、肌痛、背痛、腹痛、结膜充血、寒战、腹泻、厌食、短暂皮疹、咳嗽、喉咙痛等。肌痛可能是轻微的,而严重者可出现肌肉压痛和血清肌酶(肌酸磷酸激酶,creatinine phosphokinase)升高。患者可出现肝肿大,但脾肿大少见。重症钩体病是一种多系统疾病,近 60% 的患者在病程中会出现以下并发症。

(一)血压过低

休克是该病常见的一种临床表现,可见于 45% 的患者。休克是多种因素共同作用的结果,这些因素包括高热引起液体摄入较少和毛细血管通透性扩张,从而造成低血容量症(hypovolaemia)、微血管功能失调、高水平病原血症诱发的炎症反应以及心肌炎和心律失常导致的心输出量低。多数休克患者经补液、小剂量正性肌力药物

(inotropic agent)治疗有效,但有重症心肌炎或败血症样综合征的严重休克患者,其预后较差。

(二)肝功能异常

黄疸是重症钩体病的一个显著特征,发病率从低于20%到高于70%不等。可能出现胆红素极度升高。造成钩体病黄疸的主因是胆汁淤积而不是肝细胞损伤,表现为在高胆红素血症下,转氨酶轻度上升而碱性磷酸酶显著增高。凝血酶原作用时间可能稍微延长。极少病例发生重度肝坏死和致死性肝衰竭。黄疸通常出现在起病后 3~9 d(最多 9 d),无皮肤瘙痒症状(pruritus)。溶血亦可加重黄疸程度。重症病例中以肝肿大为主导。

(三)肾并发症

肾脏受累是重症钩体病的一个重要临床表现,轻者只表现尿沉淀物异常,包括蛋白尿、镜下血尿、脓尿和颗粒管型尿。低液体量摄入和高热所致的脱水可能造成肾功能损害,因此悉心的支持治疗是非常重要的。重症肾脏损害表现为少尿、无尿或非少尿型(non-oliguric)肾衰。肾功能不全通常与黄疸一同发生,多见于起病第 3~4天,随后血浆尿素和肌酐水平快速上升,往往需要肾脏移植治疗。急性肾损伤可发生高钾血症,但近端肾小管钠转运蛋白受损和远端小管功能障碍所致的低钾血症则更为常见。与其他病因所致的急性间质性肾炎相似,发病10~18 d 后可进入多尿期,在第 2 周末血清肌酐浓度开始下降,3~5 周后恢复正常。钩体病所致的肾损伤不是永久性的。

(四)肺部并发症

20%~70%病例有肺部症状,通常很轻微易被忽视,但亦可能发生严重的以致死亡。肺部受累的严重程度与肝功能不全无关。最常见的症状是咳嗽,伴有痰或无痰,亦可发生痰中带血或明显咯血。即使没有呼吸系统症状,半数以上患者也会发现有影像学检查异常,诸多异常表现包括肺叶性、融合性或斑片状浸润等局部病变,肺部弥漫性网状结节或间质浸润。肺出血常表现为结节状或斑片状浸润,有时有局部性融合,孤立的间质浸润少见。心源性肺水肿(心肌炎带来的心脏容量负荷过重和充血性心力衰竭所致的肺水肿伴心脏肥大)和急性呼吸窘迫综合征(acute respiratory distress syndrom,ARDS,表现为肺部弥漫性磨玻璃样变但无心脏肥大)可同时出现,有时很难鉴别,这种致命的并发症在发热后 2~3 d 即可发生。肺出血可以是轻微的,亦可导致呼吸衰竭的重症弥漫性病变,这是造成死亡的主要病因。

(五)心血管并发症

钩体病的心脏病变较为常见,但往往被忽视。虽然最常见的表现为心电图 PR 间期有轻度延长,但其他更严重的传导异常亦可能发生。房颤是最常见的心律失常,而致命性的心律失常如室性心动过速却很少发生,这些心电图的变化和心律失常通常会在治疗后消失。心肌炎、心包炎、主动脉炎、冠状动脉和脑血管炎及动脉炎亦有报告,可能导致不利的后果。

(六)眼部并发症

突出表现为结膜充血,结膜下出血是一种常见症状。钩体病的结膜下出血比恙虫病(两者通常同时流行于东亚)更为多见,但两者均表现为红眼病。更严重的眼部并发症为玻璃体水肿或出血,以及疾病早期出现的视网膜出血或晚期的葡萄膜炎及虹膜睫状体炎,上述并发症均可导致永久性视力障碍。

(七)神经系统并发症

有多篇中枢神经系统不同形式受累的报道。最常见的神经系统并发症是无菌性淋巴细胞脑膜炎,见于11%~25%的患者,通常表现为严重头痛、畏光和颈项强直,同时伴发热,发热后 5 d 内可从脑脊液(CSF)中分离出钩体。通常会出现脑脊液压力升高、脑脊液葡萄糖水平正常下蛋白质水平升高和淋巴细胞增多,脑脊液真菌或其他有氧细菌培养为阴性。因此,主要鉴别诊断为病毒性脑膜炎。神经系统病变鲜有发作,即使发生亦通常发生于其他并发症的发病后期。

其他少见的神经系统表现包括脑脊髓炎、多发性神经病变、吉兰-巴雷综合征(Guillain-Barré syndrome)、多发性单神经炎和中枢或外周神经麻痹,患者可出现狂躁性的精神病综合征,极少数会出现持续数年的情绪不稳。

(八)出血性疾病

除肺出血外,其他部位亦可有异常出血,如消化道出血、鼻出血、牙龈出血、阴道出血以及瘀点或瘀斑样皮下出血。此外,肾上腺和蛛网膜下腔等重要脏器出血造成致命后果亦有报道。出血的机制尚不清楚,但以下几个因素与之相关,包括血小板减少、毛细血管内皮细胞损伤、肝功能失常所致的凝血功能缺陷、消耗性凝血病、弥散性血管内凝血。

(九)其他并发症

有浆膜炎(serositis)的病例可偶尔出现严重的腹痛和假腹膜炎,有时腹痛很剧烈(尤其是有黄疸者),无法同阑尾炎、急性胆囊炎或胆管炎进行区别,从而导致不必要的腹腔手术。尽管在肾功能损害的重症患者中,有高达60%的病例会出现血清淀粉酶升高,但很少有急性胰腺炎的报告。孕期罹患钩体病可能会导致流产、产后出血以及宫内胎儿死亡,很少导致先天性钩体病。其他少见的并发症包括结节性红斑、致命性的横纹肌溶解症(与肾功能衰竭有关)以及反应性关节炎。

这些并发症出现的概率不同且可以合并出现。Weil病(Weil's disease)由德国医生 Adolf Weil 教授于 1886 年首次描述,4 例发热性疾病患者出现严重的神经症状、肝脾肿大、黄疸和肾脏疾病,但得以迅速恢复。如今"Weil 综合征"通常指的是钩体病导致的极其严重的临床症状,以黄疸、肾功能衰竭和出血性疾病(尤其是肺出血)为其重要特征。临床上发生 Weil 病的患者不到 10%,病死率为 $5\%\sim40\%$。钩体病住院患者的总体死亡率因国家及种属而异,但通常不超过 10%。

七、实验室检查

贫血是较为常见的症状(尤其是在重症病例中),失血和溶血是部分原因。白细胞计数可表现正常(50%)或升高,白细胞数中位数约为 $(10\sim11)\times10^9/L$、中性粒细胞超过 80%,红细胞沉降率和 C-反应蛋白亦升高,白细胞计数如高于 $13\,000/mm^3$ 则预后较差。50% 的病例会出现出血、凝血酶原时间及部分凝血酶活化时间的延长。$40\%\sim60\%$ 的病例会出现血小板减少,血小板计数 $\leqslant100\times10^9/L$,血小板减少是反映疾病重症和出血风险的一个指标。

八、鉴别诊断

急性发热性疾病伴黄疸和肾衰竭者均是钩体病鉴别诊断的考虑范围。一个重要的诊断依据为有可疑疫水的间接暴露史,或职业性及娱乐性动物直接接触史。如同一社区出现多例症状类似的患者也提示暴发的可能,需及时干预以减少重症病例数和死亡人数。然而,钩体病的症状和体征都是非特异性的,在流行区易同许多其他急性发热性疾病相混淆。

明显黄疸的钩体病患者首先要排除病毒性肝炎。胆道感染(尤其有上腹部剧烈疼痛的)表现类似于钩体病。由于钩体病呈世界性分布,因此鉴别诊断清单的疾病范围广,而且存在着地理差异,表 37.2 为依据症状和地区制定的钩体病的鉴别诊断表。其中,立克次体病(特别是恙虫病)的临床表现谱及地理分布与钩体病基本相同,在亚洲与大洋洲的流行分布完全重叠,而且在东南亚地区已有数起立克次体和钩体合并感染的报告。钩体重症患者难以排除诊断的是败血症,两者可能发生合并感染。汉坦病毒引起的肾综合征出血热与啮齿动物暴露有关,与钩体病具有相似的流行病学和临床表现。此外,钩体与汉坦病毒的双重感染亦有报告。

表 37.2　分症状与地区的钩端螺旋体病鉴别诊断表					
临床症状	欧洲	北美洲	南美洲	非洲	亚洲与大洋洲
急性发热性疾病	伤寒、基孔肯雅热(关节剧痛)、兔热病(有皮损)、回归热(中东地区散发)	立克次体病、落基山斑疹热(RMSF;有皮疹)、流行性斑疹伤寒、埃立克体病、回归热(散发)	疟疾、立克次体病、斑疹热群(有皮损)、流行性斑疹伤寒、伤寒、巴尔通体病、兔热病(有皮损)、布氏杆菌病、血吸虫病、登革热、急性美洲锥虫病、归回热(散发)	疟疾、登革热、血吸虫病、基孔肯雅热(关节剧痛)、急性非洲锥虫病、回归热(散发)、立克次体病、流行性斑疹伤寒、斑疹热群(有皮损)	疟疾、立克次体病、恙虫病(有结痂)、鼠型斑疹伤寒、斑点热群(有皮损)、伤寒、登革热、基孔肯雅热(关节剧痛)
急性发热性疾病＋出血	脑膜炎球菌血症	汉坦病毒(HFRS)、DHF	脑膜炎球菌血症、黄热病(有疫苗)、汉坦病毒(HFRS)、DHF、Junin 病毒(Junin virus)、Machupo 病毒(Machupo virus)、Sabia 病毒(Sabia virus,巴西出血热)、Guanarito 病毒(Guanarito virus)	脑膜炎球菌血症、黄热病(有疫苗)、DHF、汉坦病毒(HFRS)、拉沙热、裂谷热、埃博拉病毒、马尔堡病毒	脑膜炎球菌血症、DHF
急性发热性疾病＋肺部病症	流感	流感、汉坦病毒(HPS)、SARS	流感、汉坦病毒(HPS)	流感、汉坦病毒(HPS)	流感、SARS、类鼻疽、立克次体病

注:DHF:登革出血热(Dengue haemorrhagic fever);HPS:汉坦病毒肺综合征(*Hantavirus* pulmonary syndrome);HFRS:肾综合征出血热(haemorrhagic fever with renal syndrome);SARS:严重急性呼吸道综合征(severe acute respiratory syndrome);RMSF:落基山斑疹热(Rocky Mountain spotted fever)。

九、诊断

由于钩体病非特异性的症状和体征与其他常见的发热性疾病易混淆,因此难以对其确诊。在流行区,雨季时应提高对该病的警觉意识。在某些情况下,如因自然灾害而致水源扩散后,卫生工作者应警惕疫情的暴发。钩体病的确诊是基于从临床标本(主要是血液或脑脊液)中分离钩体或显微镜凝集试验(microscopic agglutination test,MAT)显示阳性。这两种方法都比较繁琐费力,使

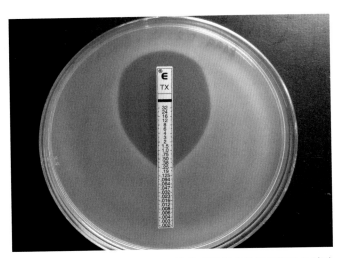

图 37.2 以新型固体琼脂 LVW 为培养基进行的钩端螺旋体 E 试验（E-test）。

用的并不广泛。

（一）致病性钩体的分离

虽然钩体可以在一些商用需氧菌培养瓶中生存，但建议采用半固态 Ellinghausen、McCullough、Johnson、或 Harris（EMJH）培养基作为分离培养基。培养温度通常保持在 28～30 ℃，无需 CO_2。大约需要 2～3 周能使钩体繁殖后密度达到可检测水平。每周都应对培养物采用暗视野镜检，该技术在标准微生物实验室并不常用。

最近研发出一种新型固体培养基——LVW 琼脂，其可以提高钩体的生长速度。使用这种新的琼脂进行简单的药敏试验或 E-试验，便于明确测试出目前推荐治疗抗菌剂的最小抑菌浓度（图 37.2）及其临界值。新型 LVW 琼脂可能开辟了钩体诊断和快速抗生素药敏试验等临床实践的新纪元[25]。

分离钩体所需的血液或脑脊液样本应采自发病 5 d 内且未经治疗的患者。治疗前应用抗生素会降低钩体分离检出率。从尿液中分离效果不佳，因为钩体在尿液中出现的时间通常在起病后的第 2 周，而此时已应用了抗生素并且已可检测到抗体。此外，尿液的酸度亦会降低培养的敏感性。

（二）血清学试验

血清学试验的金标准为显微镜凝集试验（MAT），该方法具有血清型特异性，对于流行病学研究很有价值。MAT 可以检测 IgG 和 IgM，如果恢复期效价是急性期效价的 4 倍以上，或单份、双份血清的一次效价达到或超过 1：400，即可判定为 MAT 阳性。由于诊断结果通常是在疾病晚期获得的，该检测可能无助于患者治疗。仅少数地方将 MAT 作为一个可靠的标准，因此迫切需要新的、简化的确诊方法。

已开发的其他几种血清学试验方法，虽然其灵敏度、特异性和准确性总体上并不理想，但目前已在许多地方使用。所有这些血清学方法均不具有血清型特异性，因此无流行病学价值，只能用于人群筛查，这些方法包括免疫层析测试（immunochromatographic test）、试纸条（cassette test）、微囊凝集试验（microcapsule agglutination test）以及乳胶凝集试验（latex agglutination test）等。

（三）分子学方法

目前尚无诊断钩体病的 PCR 方法，但已有用于 PCR 的各种靶基因的相关研究。实时 PCR 可能是未来用于确诊最佳候选方法。

十、病例管理与治疗

钩体对许多抗生素具有广泛的敏感性，然而抗生素治疗仅在少数情况下被证实有效。由于该病的双相过程，在第二相（免疫反应阶段）应用抗生素治疗的效果仍有疑问。目前还没有足够的随机对照试验数据来评价和证实不同感染阶段抗生素治疗的效果。已开展 7 个随机对照试验，其中 4 个试验以 403 例患者为研究对象，对抗生素与安慰剂或空白对照的临床疗效进行了评价比较。在泰国开展的小样本疾病后期患者的随机安慰剂对照试验显示，青霉素可缩短发热、血肌酐水平正常化以及住院的时间，而巴西的结果显示，如在起病 4 d 后使用青霉素，则对于降低病死率无明显效果。尽管存在有诸多的不确定性，但对于每个患者，无论其所处的疾病阶段，都应尽快给予有效的抗生素治疗。推荐的药物和剂量见表 37.3。所有给药方案，除阿奇霉素为 3 d 外，其他均应给药 7 d。如果患者身体状况改善、能耐受口服药物治疗，则可将青霉素、头孢噻肟和头孢曲松改为口服阿莫西林。

无并发症的钩体病患者仍可选择口服多西环素。有过敏反应者、怀孕或哺乳期的妇女的替代选择是口服阿莫西林或阿奇霉素。对于重症患者，青霉素、四环素、头孢曲松和头孢噻肟的疗效相似。然而，由于东南亚地区合并感染恙虫病的情况较为普遍，建议采用多西环素或头孢菌素联合多西环素来治疗钩体病。

支持性治疗对于重症钩体病患者至关重要。当患者出现低血容量性休克时，应注意给予补液。顽固性休克患者即使给予有效的补液，亦要采取正性肌力药物治疗。高分解型肾功能衰竭（hypercatabolic renal injury）者应及早开始血液透析，某些病例可能需要每日血液过滤或透析，换肾治疗应持续到身体机能有明显改善。有必要预防出血，但不推荐常规性使用质子泵抑制剂和 H2 受体阻滞剂，一旦使用则需谨慎，特别是患者使用气管插管时，因为此类药物可能会增加呼吸机相关性肺炎（ventilator-associated pneumonia）的发生风险。当 ARDS 或严重肺出血引发呼吸衰竭时，必须采用强制性呼吸支持。ICU 护理中应注意通风以保持充足的氧气。不提倡

表 37.3	钩端螺旋体病的治疗			
	药物	剂量	给药途径	不良反应与注意事项
无并发症钩 体病	多西环素	100 mg(2 mg/kg),每日 2 次	口服	饭时服用,以防止胃肠道刺激。 避免强烈的阳光照射,防止光敏性。
	阿莫西林	1 g(20 mg/kg),每日 2 次	口服	
	阿奇霉素	开始为每日 1 g(20 mg/kg),然后 每日 500 mg(10 mg/kg)	口服	
中、重度并 发症钩体病	多西环素	开始 200 mg(4 mg/kg)/12 h,然 后 100 mg(2 mg/kg)/12 h	输注 30 min	许多国家无该药
	青霉素 G	150 万 U(3 万 U/kg)/6 h	静脉注射	警惕超敏反应
	头孢曲松	1 g(20 mg/kg),每日 1 次	静脉注射	
	头孢噻肟	1 g(20 mg/kg)/6 h	静脉注射	

使用高剂量的类固醇,因其可能诱发继发的细菌感染[26]。

十一、预防与控制

有暴露风险的人群和流行区人群应了解该病及其风险。高危人群的健康教育和医务工作者的意识提高,有助于该病的早期发现和早期治疗。降低居住和工作场所的鼠类种群密度可以减少暴露的风险。然而,钩体病主要是在鼠类以外的哺乳动物间传播,对家畜和宠物进行免疫接种可大大降低人类感染的总体风险。对于有暴露风险的工人等,应建议加强个人防护,如穿长靴、手套和防护服。

特别高危的人群建议使用药物预防。暴露风险高时,可每周口服多西环素 200 mg,效果较好;主要不良反应是因胃肠道刺激而引起的呕吐,所以给药时不能空腹[27]。中国、古巴、法国和俄罗斯已研发使用血清型特异性、有短期保护作用的人用疫苗,但其他领域的疫苗还从未进行效果评估。对所有致病性钩体的基因组测序可为发现新的候选疫苗提供靶点,从而预防所有 8 种致病性钩体的感染[10]。

参考文献

见:http://www.sstp.cn/video/xiyi_190916/。

第七部分　真菌感染

第38章　真菌感染

RODERICK J. HAY

翻译：郭云海
审校：李新旭　陈　瑾　衣凤芸

要点

皮肤真菌病

- 皮肤真菌病是一种常见的感染性疾病。
- 真菌一般侵染表皮或体表器官。
- 儿童常感染头癣，成人感染足癣和体癣。
- 在无法进行实验室诊断的地区，可询问患者的原籍国以了解哪种真菌可引发皮肤感染。
- 外用抗真菌剂，特比萘酚或者唑类如克霉唑等可有效治疗局部病变。
- 若大面积感染或者真菌侵染指甲和毛发，则需用药物灰黄霉素、特比萘酚或伊曲康唑进行治疗。

浅表性念珠菌病

- 浅表性念珠菌常感染口腔或外阴。
- 可提示糖尿病或 HIV 感染。
- 在热带地区，对氟康唑耐药的非白念珠菌属可引发口腔或阴道感染。

柱顶孢霉感染

- 该菌是一种常见的热带病原菌。
- 类似于皮肤真菌感染。
- 大部分抗真菌剂对该菌感染的疗效较差。

马拉色菌酵母感染

- 该菌可引发常见的热带传染病，比如花斑癣。
- 脂溢性皮炎或可是 HIV/AIDS 的早期征象之一。

足菌肿（又称足分枝菌病）

- 该病由放线菌属引起，可用抗生素或抗真菌类药物（治疗真菌性足菌肿）进行治疗，化学疗法效果较差。

- 通常具有无痛性，但鼻窦分泌症状较为典型。
- 确诊的关键在于是否能在鼻窦分泌物查出小颗粒物。

黄色酵母菌病

- 该病见于年降水量较高的热带地区。
- 伴有大面积的疣状损伤。
- 可使用伊曲康唑或特比萘酚进行治疗。

孢子丝菌病

- 感染该菌可引发单个肉芽肿或沿着淋巴管产生一连串的炎症结节。
- 稻草割伤或猫抓伤的伤口可能是传染源。
- 由于该微生物在病变部位的数量较少，组织学方法难以检出。
- 可使用碘化钾饱和溶液、伊曲康唑或特比萘酚进行治疗。

隐球菌病

- 两种致病菌可引发该传染病：新型隐球菌和格特隐球菌。
- 新型隐球菌感染在 HIV 流行区最为常见，格特隐球菌感染则常见于热带地区无 HIV 感染的患者中。
- 常伴有不典型的发热和不适症状，偶有头痛。
- 常引发脑膜炎、真菌性血症和皮肤损伤。
- 可通过抗原检测、显微镜观察（印度墨法或黑色素染色法）或培养法进行诊断。
- 可使用两性霉素 B 加氟胞嘧啶或氟康唑进行治疗。

　　众所周知，真菌可引发疾病。真核生物引起的感染一般呈浅表性，如脚癣、癣菌病和念珠菌病。然而，他们也可引发大面积的、致残或可致命的深层或全身性的真菌感染[1]。真菌细胞与动物细胞相似，但其特征是具有一个多聚糖为基础的细胞壁。真菌主要有两种类型：一种是酵母菌，它是一种单细胞微生物，通过出芽生殖产生子细胞而进行繁殖；另一种是霉菌，或称为丝状真菌，由相连的细胞或菌丝排列形成。部分真菌类，如双态性真菌，在生命周期的不同阶段以酵母菌或霉菌的形态存在。大部分主要呼吸病原菌为双态性真菌，如荚膜组织胞浆菌（*Histoplasma capsulatum*）和粗球孢子菌（*Coccidioides immitis*）。特殊繁殖结构或者孢子的构造是真菌的典型特征之一，虽然通常只存活于实验室条件下。真菌可通过毒素产物、光敏抗原（变应原）或组织入侵等多种途径感染人体。由真菌引起的侵袭性疾病统称为真菌病，分为表面、皮下或全身真菌病。

真菌病的分布规律受多种因素的影响，如环境中生存的微生物、宿主免疫力、暴露的频率和途径、侵入性或免疫抑制医学技术的应用等。这些因素影响真菌病在热带和温带地区的传播。主要的浅表性真菌病在热带均较常见。病原菌由患处侵入而引起的皮下感染多见于热带及亚热带地区。在一些热带地区，全身性真菌病亦较为常见，由一些呼吸性病原菌引起，如荚膜组织胞浆菌。而系统性机会感染（可由曲霉引起）则普遍发生在免疫抑制疗法被过度应用的温带区域。

浅表性真菌病

由真菌引起的浅表性感染分布广泛，一般分布于热带地区。但由于存在特定物种的地方性病灶，如导致叠瓦癣或头癣的菌种，偶有一些地区为浅表性真菌病的高流行区。感染的发病可能还会受气候、体表湿度及 CO_2 浓度等因素的影响。

主要的浅表性感染有脚癣、皮癣、浅表性念珠菌病和花斑癣（表 38.1）。然而，也有一些其他感染可表现为浅表性，如由柱顶孢霉（*Scytalidium dimidiatum*）引起的足部感染和毛干感染、白色和黑色毛结节菌病及掌黑癣等，一种外耳道浅表性传染病——耳霉菌病亦较为常见。眼霉菌病，尤其是真菌性角膜炎，流行于温带地区和热带地区，且在热带地区对该病的管理较为混乱（见第 67 章）。

提要 38.1 浅表性真菌病

- 皮肤癣菌病（金钱癣、股癣）
- 浅表性念珠菌病（鹅口疮）
- 马拉色霉菌属（*Malassezia*）感染：花斑癣、马拉色菌毛囊炎、脂溢性皮炎
- 柱顶孢霉感染
- 罕见病种：掌黑癣、白毛结节菌病、黑毛结节菌病、链格孢病、霉引起的甲癣
- 耳霉菌病
- 真菌性角膜炎

皮肤真菌病

皮癣菌或金钱癣菌是引起浅表性感染的常见原因[2]。它们可以侵入表皮层但仅停留在角质层、毛干或指甲板中。人类的皮肤真菌主要有 3 个病原菌属：毛癣菌属（*Trichophyton*）、小孢子菌属（*Microsporum*）和表皮癣菌属（*Epidermophyton*），主要来自人群、动物或者土壤，分别代表着嗜人性、嗜动物性和嗜土壤性等 3 类。这些源于人类宿主之外的微生物通常能引发外源性感染。

一、流行病学

在大部分热带国家，皮肤真菌病较为常见[3-7]，主要感染类型有体癣、股癣和头癣，足癣较为少见。然而，足部感染的几个流行病学特征可能是相关的[8]。因为足部常封闭于鞋袜内，易表现出临床症状。在热带地区的工业区，比如在采矿业和石油工业中，足部感染的发病率可能较高。有大量不同种类的微生物可以引发此类感染，如从皮肤真菌病到念珠菌（*Candida*）或柱顶孢霉、革兰阴性菌和革兰阳性菌感染引起的红癣[9]。例如，在沙特阿拉伯东部，足趾间的念珠菌感染发生率要高于皮肤真菌病[10]。足部的菌群，特别是那些能够影响趾间的菌群，变化频繁，有时一种可以取代另一种病原体引起感染，即皮肤真菌病综合征[9]。

二、发病机制

真菌在黏附于角质层细胞并释放蛋白酶之后，例如枯草杆菌蛋白酶等角蛋白酶或蛋白酶，能够侵入人体。在热带和闭塞环境中，环境湿度及二氧化碳浓度的上升可促进真菌侵入人体。哪些因素可以导致人类易感性还知之甚少，通常认为多数个体均易感[11]。然而，后青春期儿童皮脂分泌物中的中链脂肪酸可以阻止皮肤真菌通过毛干入侵。有证据表明，对叠瓦癣的易感性可以通过常染色体隐性基因来调节[12]。另外，长期治疗对有些罹患手掌和脚底皮肤真菌病的患者预后较差，他们更有可能表现出显著的遗传性过敏症[13]。通过一些非特异性方式可调节抵抗力，如增加表皮代谢、激活表皮性衍生肽或者 T 细胞调节的免疫体系。例如，虽无明显证据表明，在 HIV 感染者中此类感染发生率上升，但其可表现出临床上非典型性及大面积病变[14]。

三、实验室诊断

通过临床症状不能确诊皮肤真菌病，但可以通过在病灶的皮肤碎屑、毛发或指甲的样本中发现此微生物进行确诊[2,15]。通常用手术刀去除病变边缘碎屑，将它们装在 5%～10% 氢氧化钾中，然后用显微镜观察。镜下可见碎屑中的有机体常为形成菌丝的一连串细胞。另外，它们能够在琼脂培养基等真菌媒介中生长，通常采用肉眼下形态学和显微镜下形态学区分不同种类。目前，

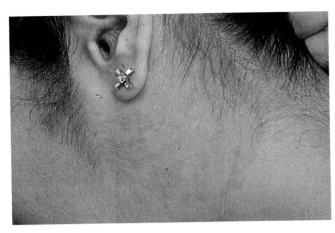

图38.1 体癣。

分子生物学技术较少用于诊断中。

四、临床表现

皮肤真菌病的标准术语是"癣",其后面加上受影响的特定身体部位的拉丁文(如,头癣,头部;股癣,腹股沟,等)。

(一)体癣

常在躯干及相邻肢体上呈现鳞状和发痒的皮疹。典型病变是皮疹消退后形成边界清楚的环状,但难以发现(图38.1)。然而,许多病变中主要的异常情况是,鳞片剥落或形成的丘疹、脓包,形成明显完整的或被破坏的环形边缘。体癣可在背部和胸部形成大而宽的病变范围。在合并 HIV 感染的患者中,体癣的症状及体征会出现较大程度的改变,在一些患者身上呈广泛的或滤泡状的形态[16]。

叠瓦癣是体癣的一种特殊类型,由真菌中的同心性毛癣菌(*Trichophyton concentricum*)引起[17]。该病流行于西太平洋偏远且潮湿的热带地区,以及马来西亚、印度、巴西(亚马孙州)和墨西哥的部分地区。若在孩童时期感染该癣,病变会大量出现同心圆状的鳞屑,逐渐覆盖体表(图38.2)。其他病变形式还有大片鳞屑的弥漫性

剥脱及苔藓样硬化斑。众所周知,这种感染难以根除。

任何一种唑类抗真菌药物对局部型体癣均有效,例如克霉唑、益康唑或外用特比萘酚。苯甲酸水杨酸软膏也可用于治疗该病但起效较慢。广泛感染该菌或叠瓦癣患者通常需要口服药物;主要可选药物有灰黄霉素、伊曲康唑或特比萘酚。

(二)头癣

头癣或头皮金钱癣由嗜人性或嗜动物性的真菌引起,在许多发展中国家均较为常见[18]。通常情况下,嗜人性的真菌在农村地区普遍存在,例如印度、拉丁美洲和非洲的大部分区域[19]。相对而言,在中东或一些南美国家,特别是在一些城市里,由犬小孢子菌(*Microsporum canis*)等嗜动物性真菌引起的感染更加常见。这两种类型感染的传播途径不同,源于人类的真菌更易在儿童间传播,引起或小或大范围的疾病流行。例如,头皮金钱癣流行于非洲的许多社区[20-22]。同时也有证据表明,近年来,非洲和巴西的发癣(*T. tonsurans*)感染的发病率有所上升。

儿童更易感染头癣。大部分嗜人性的真菌引发的感染可导致潜在的弥漫性或局部脱发。感染者的头部很少会出现鳞屑,但会脱发,并在毛囊处留下肿胀的黑点(图38.3)。更多的鳞状类型感染类似于溢脂性皮炎,偶尔可见高度炎性病变(脓癣)。头癣病程发展缓慢,青春期感染者症状较为明显。嗜动物性的真菌一般更具有炎症性,明显出现鳞屑并伴有脱发的特征。病灶处一般非常痒并有炎性硬壳覆盖。儿童和成人可在未出现临床损伤时就携带这些病原体[23,24]。尽管成人较少感染头癣,但在 HIV 阳性病患中可见。

黄癣是头皮金钱癣的一种特殊形式,由许兰毛癣菌(*Trichophyton schoenleinii*)引起。该病主要分布在非洲北部、东部及南部、中东和南美的一些偏远地区。其特征是在头皮上形成大范围的蓬乱的硬痂即黄癣痂。当地人

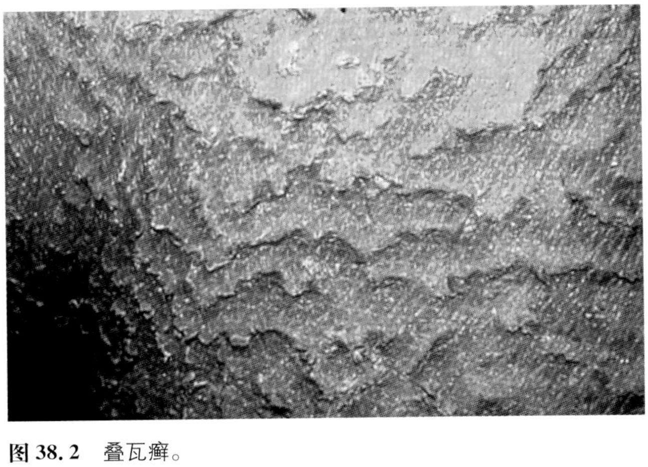

图38.2 叠瓦癣。

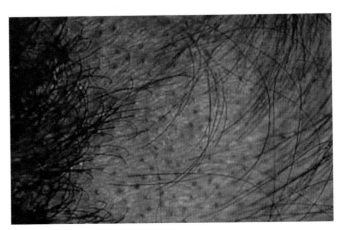

图38.3 头癣。

通常能将这种感染与其他类型的头癣区分开来。在病程前期和中期，毛发尚在；但在病程后期，毛发则会永久性脱落。

头癣可通过检测从患者头皮上刮下的碎屑并培养进行确诊[25]。皮肤真菌病中影响毛发的一些病原菌，如小孢子菌属（*Microsporum*）在经过过滤紫外光（Wood 灯）照射下可在头皮毛发里产生绿色荧光。

治疗头皮真菌病的最佳方式是口服药物，外用药物的作用较小[22]。每日服用剂量为 10～20 mg/kg 的灰黄霉素，成本最低[26-27]。常规疗法需持续 6～8 周。然而，在特定情况下，可在学校中的大部分儿童中，在监管下开展 1 天单次 1 g 剂量的群体治疗[18]。特比萘酚和伊曲康唑同样有效，后者治疗由毛癣菌属引起的头癣有特殊疗效。

（三）股癣

股癣即皮肤真菌感染腹股沟，在大部分的热带国家均较为常见。绝大多数股癣由皮肤癣菌中嗜人性的种类所引起，主要有红色毛癣菌（*Trichophyton rubrum*）和絮状麦皮癣菌（*Epidermophyton floccosum*）。有时，这类感染会在特定群体中达到流行水平，如士兵或囚犯等。通常情况下，该病病灶是一个伴有凸起边缘的发痒的皮疹，从腹股沟延伸到大腿，有时会延伸到臀沟。女性患者的股癣可延伸至腰部区域。在大多数情况下，外用抗真菌膏如克霉唑、咪康唑、苯甲酸水杨酸软膏的疗效较好[28]。

（四）脚癣

在温带地区，足部皮肤真菌病非常常见；虽然在发展中国家已不再普遍流行，但时有发生。脚癣主要累及足趾间或脚底，典型症状为发痒和间歇性疼痛。有时，脚癣可能会侵蚀到趾底间隙，如果有严重的侵蚀性改变，特别是在此部位出现绿色变色症时，可能与革兰氏阴性菌如假单胞菌属有关。也可能与念珠菌、柱顶孢霉或红癣（由微细棒状杆菌引起的感染）有关。柱顶孢霉感染常见于西非，与红色毛癣菌相似。

指蹼处皮肤真菌感染的常规疗法是外用抗真菌剂。将苯甲酸水杨酸软膏与唑类如克霉素、咪康唑或特比萘酚联合使用疗效更好。而对于需要治疗的单一感染，口服灰黄霉素、特比萘酚或伊曲康唑疗效会更好。

（五）甲癣

在温带地区的国家，皮癣菌侵及指（趾）甲板的情况很常见，被感染人数多达 15%。在热带地区，其流行率相对较低。它好发于脚底或指蹼处，但最常见于脚趾甲，通常由嗜人性的真菌如红色毛癣菌引发。受损指甲会变厚变浑浊；远端指（趾）甲板的末梢侵蚀会长期存在（图 38.4）[29]。由皮肤真菌如指（趾）间毛癣菌或霉菌如支顶

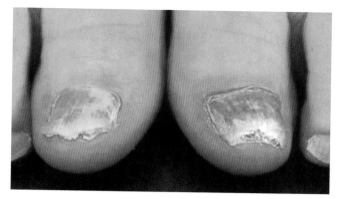

图 38.4 甲癣。

孢属（*Acremonium*）或镰刀菌属（*Fusarium*）引起的指（趾）甲板的浅表性感染更常见于热带地区[30]，就是所谓的浅表型白色甲癣。虽然在感染早期可以使用噻康唑或阿莫罗芬指甲搽剂进行治疗，但由于外用抗真菌药物作用很小，所以疗效不佳。灰黄霉素是最便宜的口服药物，但复发率较高，需服用 12～18 个月。其他的口服药物，如特比萘酚（每日 250 mg）[31]或伊曲康唑（每日 400 mg，每月服用 1 周，连续服用 3 个月）[32]，短期（3 个月）内的治愈率更高，但价格相对昂贵。

浅表性念珠菌病

在热带地区，由念珠菌属引起的浅表性感染普遍存在，好发于口腔、阴道及皮肤[33]。虽然一些其他病原菌，如热带念珠菌（*C. tropicalis*）、近平滑念珠菌（*C. parapsilosis*）、克柔念珠菌（*C. krusei*）及光滑念珠菌（*C. glabrata*）也可导致感染，但其主要是由白念珠菌（*C. albicans*）引起的。该病在全球广泛分布，而在气候温暖地区，一些临床变种如指（趾）间念珠菌病较为常见。

一、流行病学

白念珠菌可正常共生于口腔、胃肠道和阴道中。正常个人的共生携带率变化较大，在口腔中的携带率变化范围为 15%～60%。在某种程度上，胃肠道及阴道的共生携带率较低[34]。念珠菌病常见于糖尿病（腹股沟、阴道）、肥胖（指/趾间）和 HIV/AIDS（口咽）患者。

病原体在特定部位的生存受诸多因素的影响，包括黏附于黏膜细胞的能力和与共生细菌竞争的能力。这种平衡一旦打破，要么病原体被清除，要么加快病原体的增殖和入侵。这也合乎一定的逻辑性，例如，抗生素的使用可以消灭口腔及肠道其他共生菌群，但在这种情况下，念珠菌就易于入侵。T 淋巴细胞或者嗜中性粒细胞调节的免疫能力下降，使正常控制机制受到抑制，因此病原体得以增殖并入侵人体。阴道念珠菌病则是个例外，大部分女性都感染了该病菌，但没有明显的患病体质。

二、临床表现

浅表性疾病的主要临床类型有口腔念珠菌病、阴道念珠菌病和皮肤念珠菌病。另外，慢性黏膜皮肤念珠菌病在易感患者中可能发展成为罕见的慢性感染。全身性念珠菌病将在其他章节中讨论。

（一）口腔念珠菌病

口腔感染呈全球分布，多累及婴幼儿、老人及免疫功能低下者，包括 HIV 感染者[35]。该病好发于母乳喂养和人工喂养的婴儿，可能是营养不良的并发症，由于口腔疼痛，影响再次进食。口腔念珠菌病也是晚期 HIV 感染者的早期常见症状。

根据其病程及临床表现，口腔念珠菌病可分为许多不同的临床类型[36-37]。在急性假膜型念珠菌病（雪口病）患者中，可见口腔黏膜有白色斑点、红肿、易剥落。由于散落的斑点外观类似画眉鸟胸部的斑点，该病也常被称为鹅口疮。在婴儿、老年人、免疫力低下者如 HIV 感染者中，口腔念珠菌病表现为急性感染。免疫力低下者以及慢性黏膜皮肤念珠菌患者的口腔念珠菌病非常顽固，难以治愈，又被称为慢性假膜念珠菌病（图 38.5）。

急性红斑念珠菌病患者的口腔中没有斑块，但黏膜表面充血，舌苔增厚，也被称为急性萎缩性口腔念珠菌病。这可见于 HIV 阳性患者[37-38]。在有口腔炎症病变和假牙引起不适的患者中，常见念珠菌引起的永久性红斑，形成慢性红斑型念珠菌病。在吸烟者中，慢性念珠菌病还有另外的表征，如在舌头及口腔其他部位会出现不规则的白斑，不会剥落，被称为慢性斑块样念珠菌病。以上任何病变都伴有口角炎，可能由念珠菌感染引起的，也是念珠菌病的一个重要的常见症状。

大部分患者的感染部位主要在口腔黏膜，严重者也波及到舌、咽、食道等。食道念珠菌病主要见于艾滋病患者（见第 12 章）、白血病患者或慢性皮肤黏膜念珠菌病患者。除吞咽时会出现胸骨后疼痛外，通常无其他症状。

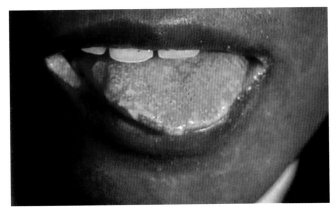

图 38.5 口腔念珠菌病。

念珠菌引起的继发感染可见于上皮异常的患者，如由扁平苔藓引起的角化过度或溃疡、天疱疮及口腔黏膜纤维化等其他症状。

（二）阴道念珠菌病

该病一般由白念珠菌引起，其他的念珠菌如光滑念珠菌或热带念珠菌也可致病[33]。当孕妇或糖尿病患者感染该病菌时，无典型症状。免疫力低下的女性与通过合适方法控制的对照组相比，二者的长期阴道感染率无差别。

阴道念珠菌病的主要临床表现类似于口腔感染后的黏膜形态，大部分都呈现急性症状（如假膜或红斑）[34]。然而，慢性复发性或顽固性阴道念珠菌病和继发性阴道念珠菌病也较为常见[39]。急性期可出现白带增多、瘙痒剧烈以及性交疼痛等症状。反复感染很常见，少部分病例会发展为顽固性感染。该病的临床表现多样，但主要不同点在于是否有软白斑块（鹅口疮）。患者在黏膜病潜伏期可感染继发念珠菌，如类天疱疮患者、扁平苔藓患者或白塞氏病。

（三）念珠菌性间擦疹

阴道念珠菌感染可间接波及会阴、外阴处褶皱的皮肤。腹股沟及大腿表面会出现凸起的红疹，同时在周围出现丘疹及脓疱。在乳房下侧及脐周也可出现相同表征。虽然糖尿病患者更易罹患腹股沟念珠菌病，但在一些情况下，其皮肤底层无异常症状。受继发性念珠菌感染影响的皮肤褶皱处也可出现湿疹和牛皮癣。

（四）指（趾）间念珠菌病

在热带地区，手指、脚趾间念珠菌感染较常见。在热带地区的军队中，指（趾）间念珠菌病是最常见的足部感染疾病。其病灶处皮肤表面受到侵蚀，呈白色浸泡样。念珠菌可能为指（趾）间脚癣感染的继发性感染源。手指间的病损常见于女性，可能与长期洗涤和做饭有关；也常见于超重人群。

（五）念珠菌感染和尿布引起的皮炎

婴儿的尿布疹是刺激性湿疹的一种形式，常继发感染其他微生物中的白念珠菌。这些酵母菌疑似为散在脓疱的感染源，可使用拭子从该区域获取微生物，通过培养进行确诊。

（六）指（趾）甲念珠菌病

甲沟炎是一种急性或慢性甲襞感染，因感染白念珠菌或近平滑念珠菌（*C. parapsilosis*）等念珠菌属而致病[40]，普遍分布于热带地区。该病多累及手部经常浸水的或从事与烹调相关职业的人群。除了甲襞肿胀、疼痛及间接性排脓之外，指甲外侧缘也可能因为破损而出现甲剥离（图 38.6）。甲沟炎还可由葡萄球菌及革兰阴性菌引起，后者常与念珠菌共生。然而，在很多慢性感染者

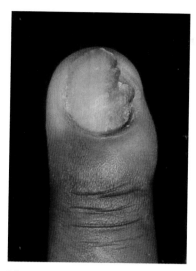

图 38.6 指甲念珠菌病。

中,该病与刺激性皮炎伴发,单独清除念珠菌无法治愈该病。

(七)慢性皮肤黏膜念珠菌病

该病好发于儿童或婴儿,累及口腔、指(趾)甲和皮肤。且其综合征较为罕见,治疗后仍会复发[41],还可能表现为其他慢性皮肤感染,如疣(乳头状瘤病毒)和脚癣。成人感染后也会表现出上述症状。

口腔病损通常会表现为慢性假膜或斑块。患处皮肤会被旧痂覆盖,特别是感染扩散到脸部和头皮。手指甲的改变波及到指板、甲襞和甲周皮肤,以上部位都会严重受损。

患者会表现出大量免疫异常现象,多数随着时间推移或通过治疗可恢复正常。在大多数情况下,感染是自身免疫多内分泌腺病、念珠菌病和与肾上腺功能减退或甲状旁腺功能减退相关的外胚层发育不良综合征的组成部分;常见的缺陷是自身免疫调节(AIRE)基因的变异。一般情况下,没有必要在儿童中开展慢性皮肤黏膜念珠菌病的广泛免疫学调查,除非有广泛感染,有历史资料显示部分儿童群体对其他感染如水痘或严重葡萄球菌疮有异常反应。虽然这类患儿通常会有体内感染的病史,也需排除功能性白细胞异常情况,如慢性肉芽肿性疾病。除了支气管扩张外,大部分慢性皮肤黏膜念珠菌患者都无体内疾病,但感染最严重的患者在后期可能会出现全身性感染如结核病。同时,有必要在所有病例中筛查内分泌失调。

三、实验室诊断

浅表性念珠菌病的确诊方法是对皮肤碎屑或者咽拭子进行镜检(见上述的"皮肤真菌病"章节)。酵母菌和菌丝均镜下可见。可通过在培养基上的吸收和发酵反应对念珠菌属进行鉴别[15]。

四、治疗

一系列膏剂、阴道片剂或口服锭剂形式的抗真菌剂对念珠菌感染的治疗效果都较好[27],包括多烯类抗真菌剂如两性霉素 B 或制菌霉素和唑类药物(如益康唑、克霉唑、酮康唑以及咪康唑)。外用药对艾滋病患者的疗效较差,可间歇性使用口服吸收的抗真菌药如氟康唑(每日 100～200 mg)[42],酮康唑(每日 200～400 mg)[43]或伊曲康唑(每日 100～200 mg)[44]。艾滋病患者长期服用酮康唑和氟康唑会产生耐药性,但这在接受高效抗逆转录病毒治疗的患者中并不常见。感染光滑念珠菌及克柔念珠菌的患者一般对氟康唑有耐药性。

柱顶孢霉感染

真菌暗色柱顶孢霉(*Scytalidium dimidiatum*)是一种分布在热带和亚热带地区的植物病原菌。透明柱顶孢霉(*S. hyalinum*)只能从人体中分离,其引起的皮肤感染类似于由红色毛癣菌(*Trichophyton rubrum*)引起的干式感染[45]。虽然在热带地区,此类感染病例多与预期数量,但主要来源于从热带向温带国家流动的人群中[46]。例如,在尼日利亚开展的研究表明,该感染常见于皮肤病科的门诊患者和矿工等。在东非、西非、印度、巴基斯坦、泰国、中国香港和拉丁美洲的一些国家,也均有此类感染报道。

该感染的主要症状是感染者的脚底和手掌出现鳞屑,指蹼出现龟裂(图 38.7)。指甲营养障碍普遍存在,非显著性增厚的甲剥离也较为常见;一些患者还出现甲襞肿胀。真菌暗色柱顶孢霉和透明柱顶孢霉感染的临床表现较为相似。

由于在某些地区这些感染普遍存在,并且大部分抗真菌剂均无效,因此识别柱顶孢霉感染至关重要。其实验室诊断方法与诊断皮肤真菌病相似——通过镜下观察皮肤碎屑和培养致病菌[47]。这类真菌在皮肤碎屑中呈现弯曲及不规则的特征。它们在含环己酰亚胺的媒介上不能生长。

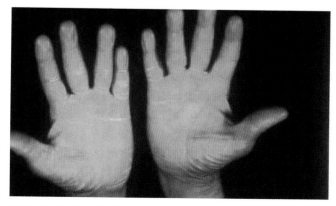

图 38.7 柱顶孢霉感染。

柱顶孢霉感染难以治疗。任何抗真菌剂对指甲疾病均无效。据记录，复方联合药物如复方苯甲酸药膏、益康唑或特比萘酚可有效治疗皮肤感染，但容易复发。

马拉色霉菌属酵母菌感染

马拉色霉菌属（亲脂性）酵母菌（*Malassezia*）是皮肤表面的共生菌，它与一些特定的人类疾病有关，最常见的有花斑癣、马拉色菌毛囊炎、脂溢性皮炎及头皮屑[48]。此外，这些微生物极少引起全身性感染，而好发于接受静脉脂质注射的新生儿中。大部分的马拉色霉菌属种为圆形或椭圆形的酵母菌，它们分布在皮肤表面的不同位置。圆形酵母在皮肤表面形成的粗短菌丝是花斑癣发育的一个特征。

一、花斑癣

花斑癣的发病机制尚未明确。该病好发于青壮年和老年人群，很少感染儿童[49]。该病在无免疫抑制且其他方面都健康的患者中普遍存在。然而，它也与库欣综合征及器官移植所致的免疫抑制有关，但与HIV无关。该感染多分布于热带地区，通常与温暖气候及日照有关。据研究报道，在部分热带地区，其发病率可高达70%以上。

皮疹表现为色素减退或者色素增加的斑点，偶尔有红色斑点，分布在躯干上部及背部；可逐渐融合成一片。皮疹呈鳞片状，无临床症状。色素减退型皮疹易与白癜风混淆，但该病呈现完整的肤色缺失。然而，鳞片状与色素缺失也是花斑癣的典型表现。

使用Wood灯照射皮疹区域可使病灶显著可见，皮疹可发出黄色荧光，但通常反应较弱，因此需要在完全黑暗的环境中用强光源照射。此外，皮疹中的碎屑可显示特有的微生物，由短粗菌丝紧密连接的圆酵母菌簇组成。虽然通常在10%氢氧化钾处理的装置中可看到这些微生物，若在氢氧化钾中加入派克墨水更易染色，进而更易辨别。花斑癣的致病菌通常是马拉色菌（*Malassezia globosa*）。

二、马拉色菌毛囊炎

这是另一种与马拉色霉菌酵母菌相关的疾病，好发于日光曝晒后的青少年和青壮年人群，在背部和躯干上部出现发痒的毛囊炎。病灶经常以发痒的丘疹和脓疱的形式广泛分散在肩背部上。需将该病与痤疮进行鉴别，因为用于痤疮的治疗药物强度对该病无效。

属中的亲脂性酵母菌是正常皮肤菌丛的一部分，因此很难评估他们在常见皮肤病如头皮屑（头皮剥落）或者脂溢性皮痒的发病机制中的直接或间接作用。然而，在脂溢性皮炎和头皮屑的鳞屑中发现大量酵母菌。唑类抗真菌剂对大部分脂溢性皮炎或头皮屑的患者有效，与酵母菌的效果一致。脂溢性皮炎是HIV感染者最早出现和持续时间最长的异常体征之一[50]，但它也常见于完全健康的人群中。

脂溢性皮炎的主要临床表现是红斑，头皮、眉毛、睫毛、鼻唇沟、耳后及胸骨上出现油腻性碎屑。

治疗马拉色菌感染通常可外用唑类抗真菌药如克霉唑（膏剂）或酮康唑（膏剂或洗剂）。口服酮康唑或伊曲康唑也同样有效。更便宜的替代疗法为二硫化硒（1%～2%）或20%大苏打溶液。外用抗真菌剂对脂溢性皮炎的疗效显著；其他疗法如使用焦油基制剂和皮质类固醇治疗也可能有效。

罕见浅表性感染

白色毛结节病是由卵圆形毛孢子菌（*Trichosporon ovoides*）引起的毛干慢性感染[51]，呈零星分布且较为罕见。该感染主要见于生殖器毛发，也可影响到腋下及头皮毛发。病损表现为在毛干周围出现软黄色结节[52]。该病分布在温带和热带地区。一般无自觉症状，可于常规检查中被发现。腋毛病是由一种与出汗过多相关的细菌性感染，在腋毛表面覆盖有一层软黄膜。一般可通过止汗药得到较好控制。

黑色毛结节病是由何德毛结节菌（*Piedraia hortae*）引起的罕见无症状感染，主要分布在热带地区。头皮毛发被浓密的含有孢子的黑色凝结物包围，形成一个个小结节[53]。该病在人类和猩猩中均有报道。

掌黑癣是一种易感染手掌和脚底皮肤的真菌病，其致病菌是黑酵母菌中的威尼克暗色环痕霉（*Phaeoannellomyces werneckii*），主要分布在热带地区，但欧洲和美国也有病例报道。鉴别诊断基于是否出现肢体远端黑素瘤，即在手和足部是否出现平的着色标记。通过载玻片或手术刀刮病损处可见鳞状碎屑。病损通常呈单一性，皮肤碎屑的显色菌丝也很典型。含苯甲酸及水杨酸软膏和唑类膏剂在内的多种治疗方法对掌黑癣均有效。

链格孢属（*Alternaria*）种类可引起罕见的皮肤肉芽肿，通常在正常或免疫低下的患者中表现为溃疡。病损位置一般易在外露处，如手背。可感染艾滋病患者。

其他多种不同的真菌，如镰刀菌（*Fusarium*）、曲霉（*Aspergillus*）和棘壳孢属菌（*Pyrenochaeta*），偶尔也可引起甲癣。在热带地区，支顶孢属和镰刀菌属会侵入浅表甲板（浅表性白甲癣）。

耳霉菌病在大部分热带地区，真菌引起的耳霉菌病或外耳炎都很常见，其致病菌包括实黑曲霉（*Aspergillus niger*）[54]，该菌会在外耳道形成浓密的沉淀物，并导致听力损伤和浆液分泌。可通过耳部仪器对其谨慎移除。

皮下组织真菌病

皮下真菌感染主要分布在热带和亚热带地区（提要 38.2），且较为罕见。该感染的诊断和管理很难，因此建立合适的诊断方案至关重要。皮下真菌感染一般由病原体直接通过皮肤进入真皮或皮下组织而引起，因此，常称为"真菌着床"。真菌一般限于植入点，仅在局部蔓延。然而，也有少数感染可累及远端部位。另外，孢子丝菌病分为皮下和全身两种类型，后者由原发性肺部病灶的感染扩散开来。

提要 38.2　皮下真菌病

足分枝菌病
着色芽生菌病（着色真菌病）
暗色丝孢霉病
孢子丝菌病
罗伯芽生菌病
皮下毛霉病，其病原体有两个属
　蛙粪霉属（*Basidiobolus*）
　耳霉属（*Conidiobolus*）

足分枝菌病

足分枝菌病是一种由放线菌或真菌引起的慢性皮下感染。病原菌形成聚集物（也称为颗粒），引起真皮及皮下组织深处的炎症反应，发展为排泄性窦道，并与上面的皮肤相连并导致骨髓炎[55]。由放线菌引起足分枝菌病称为放线菌性足分枝菌病（actinomycetomas）；由真菌引起的称为真菌性足菌肿（eumycetomas, mycotic mycetomas）（表 38.1）。

一、流行病学

在热带和亚热带可见足分枝菌病[55-56]，在半荒漠或荒漠区域更为常见，主要分布在墨西哥、南美洲的中部和北部、非洲、中东和印度。远东地区，如泰国，则少有病例报道。足分枝菌病的主要病因和主要流行区域见表 38.1。一般而言，墨西哥和中美洲地区的足分枝菌病主要致病菌为诺卡菌[57]，然而在大部分非洲国家和印度次大陆的最主要致病菌是足菌肿马杜拉分枝菌。足分枝菌病通常根据病原体进行分类，称为真菌（真足菌肿）或放线菌（放线菌性足分枝菌病）；还可根据其颜色分为黑色、红色或灰白色。例如，红色颗粒的放线菌性足分枝菌病是一种

表 38.1　足分枝菌病的病因

病原体	颗粒颜色	分布区域
真菌属		
足菌肿马杜拉分枝菌（*Madurella mycetomatis*）	黑色	非洲、中东、印度
灰（色）马杜拉分枝菌（*M. grisea*）	黑色	中美和南美、加勒比地区
尖端赛多孢子菌（*Scedosporium apiospermum*）	白/黄色	全球、美国、欧洲
镰刀菌属或支顶孢属（*Fusarium* or *Acremonium* spp.）	白/黄色	全球
构巢曲霉（*Aspergillus nidulans*）	白/黄色	苏丹及其他地区
Neotestudina rosati	白/黄色	非洲
放线菌属		
足肿马杜拉放线菌（*Actinomadura madurae*）	白/黄色	非洲、中东及其他地区
白乐杰（氏）马杜拉放线菌（*A. pelletieri*）	红色	非洲、印度及其他地区
索马里链霉菌（*Streptomyces somaliensis*）	白/黄色	非洲、中东及其他地区
诺卡菌属（*Nocardia* spp.）	小白/黄色	美洲及其他地区

由白乐杰（氏）马杜拉放线菌引起的传染病。许多从灰白颗粒的真足菌肿分离而来的真菌为无菌霉菌，只能通过基因技术进行鉴定。

二、发病机制

足分枝菌病好发于成人，男性多于女性，主要是农业工作者，但也有例外。多数患者似乎无诱发疾病。研究表明，该病原体从自然环境中随着荆棘刺入等穿透伤侵入人体。足分枝菌病的真菌性病原体已经从植物、植物碎屑和土壤中分离出来；诺卡菌已经从土壤中分离出来。足分枝菌病的病原体能在人类宿主内逃避免疫防御并生存下来。一些适应机制还包括细胞内外黑色素沉积，细胞壁增厚及免疫调节[58]。

三、临床表现

足分枝菌病的早期标志是在真皮及皮下出现无症状的小肿块[55-56]。由于很少有患者能提供穿透性损伤的病史，所以很难精确地估算潜伏期。然而，需几年后才能发现该病的首个症状。这些小肿块逐渐缓慢变大，在结节表面出现瘘管（图 38.8）。瘘管破裂之前出现痛感，早期的破裂能够愈合。在已有病灶中形成慢性排出性的瘘管，出现多个木质样肿块，并伴有畸形。

该病易累及足部、小腿和手部。诺卡菌属的种类主要引起胸背部病灶；索马里链丝菌（*Streptomyces somaliensis*）

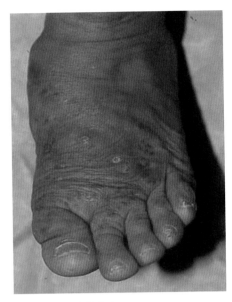

图 38.8 足分枝菌病。

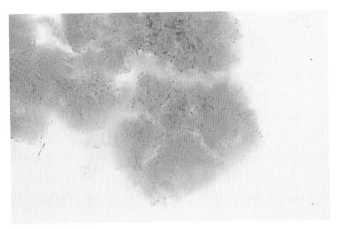

图 38.9 直接显微镜观察,颗粒浸于5%～10%的氢氧化钾中(×40)。

常引起头颈部病灶。虽然有些感染会扩散,并在一个肢体上广泛传播,但这些病原体四处播散较为少见。这些病原菌侵入头部可能会危及生命。

放射性病变包括皮质变薄或肥大,骨膜增生和溶骨性病变[59]。磁共振成像(MRI)是观察病灶范围的最精确手段。

四、鉴别诊断

足分枝菌病可能会被误诊为由细菌或放线菌病引起的骨髓炎。放线菌病是由以色列放线菌(*Actinomyces israelii*)、牛放线菌(*A. bovis*)、或其他放线菌例如丙酸蛛网菌(*Arachnia propionica*)引起的。这些感染常累及可携带这类病原体的部位,如口腔、胸部、腹腔内部和盲肠周围。

五、实验室诊断

足分枝菌病的实验室诊断可在发现其病原体颗粒后确诊[60]。通常是使用无菌针在有少量脓水的皮肤表层下面打开一个窦道,以获取病原体颗粒。在从窦道流出的脓和血液中,通常肉眼可见相应颗粒。可使用以下方法进行诊断:

——直接显微镜观察。将颗粒浸于5%～10%的氢氧化钾中(图38.9),轻度碾压。一般情况下,在40倍物镜下可观察到菌丝的病原体是真菌。如果观察不到菌丝,这个病原体很可能是放线菌类。

——可从组织学所谓的窦道中直接取出颗粒,并在福尔马林中固定后嵌入[61]。很多颗粒的外观在苏木精及曙红染色后显示有典型特征,一般并无必要使用特殊的真菌染色剂如希夫高碘酸或六亚甲基四胺银。

——足分枝菌病的病原体颗粒可在多种媒介上培养,虽然真菌或放线菌的外观比较典型,但仍需在专业的实验室条件下进行鉴别。

——如果无法获取颗粒,那么就需要通过深度和广泛的活检来获得,将所获样品进行组织学检查和培养。

真菌感染和放线菌感染的治疗方案不同,实验室诊断的主要目的是区分两种感染。

六、治疗

治疗足分枝菌病首先需了解其病原体是放线菌还是真菌[62]。多种抗生素均可用于治疗放线菌,如磺胺类药、sulphones或复方磺胺甲噁唑。对于多数感染,建议增加使用第二位药物(second drug),如利福平或链霉素。对于疑难病例,可使用替代药物,如阿米卡星、环丙沙星和亚胺培南。疗程需要数周。

真菌性足菌肿则更难以治疗。约有40%～50%对唑类药物可用于治疗足菌肿马杜拉分枝菌引起的感染,如酮康唑(每日200～400 mg)、伊曲康唑(每日200～400 mg)或伏立康唑(每日400 mg)。疗程需1年以上。手术也可作为治疗方法之一,但最有效的手术是截肢,但若患者尚未失去行走能力,截肢后会造成更大的残疾,假肢的安置及预后不佳。一般来说,该病进展缓慢且很少危及生命,不推荐手术治疗。

着色芽生菌病

很多真菌感染由有色(暗色)真菌引起[63]。一般来说,这些微生物含有可见的黑色素或者向环境中分泌胞外黑色素。很多其他的不明显着色的真菌也含有黑色素。真菌产生黑色素以抵抗外界环境变化,如干燥、高温或低温。多种感染是由暗色真菌引起的,最常见的是着色芽生菌病(广色霉菌病)。

一、流行病学及发病机制

着色芽生菌病是由有色真菌引起的一种慢性传染

病,该真菌在组织中可形成特定细胞、壁砖状或硬化细胞[64]。它能够侵入人体真皮及表皮造成多种病变,其范围可从假上皮瘤样增生到肉芽肿。有色真菌可存活于自然环境下的植株残体或森林碎屑。着色芽生菌病主要分布于热带和亚热带,其发病率在降雨量多的国家中较高。该病主要分布在南美洲中部及北部的国家、非洲部分国家(特别是非洲南部的东海岸)、远东地区、日本及西太平洋地区[63]。该感染多发于男性及农民。着色芽生菌病的主要病原体为裴氏着色真菌(*Fonsecaea pedrosoi*)和卡氏支孢菌(*Cladophialophora carrionii*),但也有其他真菌。

与足分枝菌病一样,没有证据表明罹患着色芽生菌病的人群具有潜在易感性。该感染可通过擦伤处侵入人体,但目前尚未有相关动物模型可证明这种方式是侵入人体的主要方式。

二、临床表现

着色芽生菌病的特征是皮肤出现疣状增生。早期的皮损是小结节和丘疹,缓慢增大[65-66],逐渐隆起,相邻的疣状结节会形成一个疣状增生的复合体(图 38.10)。另一类皮损呈扁平板状,缓慢延展,有时治愈后会在病损中心留下瘢痕。也可见囊状和足分枝菌病样的病损。一般无自觉症状,但角蛋白坏死后常散发难闻的气味。长期病损可引起大片局部肿胀,极少引发鳞状癌。

着色芽生菌病主要累及外周部位,如手、足和小腿。感染在局部传播,随血流播散较为罕见,偶见该菌所致深度感染的报道。

三、鉴别诊断

着色芽生菌病的病变较为典型,但有些特征也可能

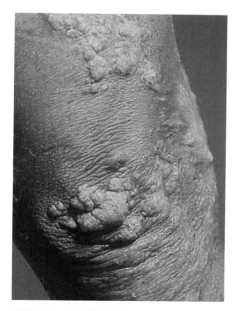

图 38.10 着色芽生菌病。

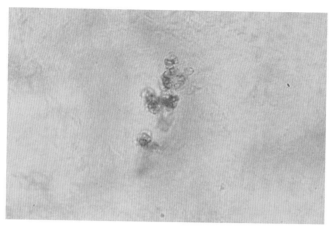

图 38.11 镜检皮肤碎屑。

与其他疾病类似。例如,早期的疣状病损与其他疣状疾病如乳头瘤病毒感染或结核病的疣状感染相似。大面积着色芽生菌病的慢性病变在表面上与淋巴管性水肿或象皮病继发的苔状足疣相似,然而,后者的病变广泛分布于皮肤表面。

四、实验室诊断

着色芽生菌病鉴别过程遵循以下几条真菌学诊断标准。

——皮肤碎屑直接镜检。从病损表面提取皮肤碎屑,在经氢氧化钾处理过的样本中可见带有横隔的有色壁砖状细胞(图 38.11)。

——活检。着色芽生菌病的组织病理学特征较为典型。表皮上可见假性上皮瘤样增生,可尝试对真菌进行经表皮清除。假性上皮瘤样增生也可被视作肉芽肿或嗜中性粒细胞脓肿中的有色细胞。

——培养。虽然此类微生物在传统的真菌媒介培养基上易增殖,但他们是黑霉菌,难以鉴定。经常需将培养物送至专业实验室[67]。然而,诊断结果仅可通过组织病理学进行确定,种类鉴定不会改变治疗方案。

五、治疗

由于着色芽生菌感染可在瘢痕内传播,一般不宜采用手术治疗,除非病灶极小。常用治疗药物为伊曲康唑(每日 100~400 mg)或特比萘芬(每日 250 mg)。特比萘芬与伊曲康唑或氟胞嘧啶的联合用药对晚期广泛感染病例的治疗可能是最有效实物。局部热疗可用于进一步治疗,可使用保温凝胶或便携式暖手仪,热度需适宜。

暗色丝孢霉病

暗色丝孢霉病是由皮肤中不同种类的有色真菌引起的另一种感染。病例广泛分布于大部分热带国家,但并不常见。感染者的上、下肢一般会出现大囊肿,与腱鞘囊

肿或贝克氏囊肿很相似[67]。

暗色丝孢霉病的病原体来源于自然环境中,在部分囊肿中可见植物体的碎片。各个囊肿被纤维包膜环绕,包含有栅栏状肉芽肿和一个坏死中心。该真菌呈现不规则的菌丝碎片,这些碎片的着色非常易变,有时需要特殊真菌染色剂。在免疫系统受损的患者中偶见这种感染,尤其是接受全身性皮质激素治疗的患者。治疗方法是手术切除。

孢子丝菌病

孢子丝菌病是由二态真菌性病原体申克孢子丝菌(*Sporothrix schenckii*)引起的感染,该病广泛分布于世界热带地区[68]。它可表现为皮肤感染,有时为深度霉菌病(见下文)。广泛播散的皮肤感染可见于艾滋病患者[69]。

一、流行病学和发病机制

美国的中部和南部有孢子丝菌病例报道,但其主要流行地区在墨西哥、中美洲、南美洲、非洲及日本,散发病例见于远东地区和澳大利亚。该病原体是土壤和植物真菌孢子丝菌属及侧孢霉属种类的泛群成员。由于申克孢子丝菌具有二态性,其侵及动物的能力比较特殊,在室温下和环境中它能够作为霉菌存在,而在动物组织中可作为酵母菌存在[68]。最近有人建议,将孢子丝菌属根据分子特征划分为不同种类——白孢子丝菌(*Sporothrix albicans*)、巴西孢子丝菌(*Sporothrix brasiliensis*)、球形孢子丝菌(*Sporothrix globosa*)、卢里孢子丝菌(*Sporothrix luriei*)、墨西哥孢子丝菌(*Sporothrix mexicana*)和申克孢子丝菌(*S. schenckii*);但这种分类的临床价值尚未评估。虽然在某些职业群体,如花商、包装工、栽培人员、渔民及穿山甲猎人中已有小规模感染暴发报道,但是通常情况下感染散发。在危地马拉[70]、墨西哥、巴西、秘鲁和南非等地有该病的高流行区。南非已有报道坑木污染导致矿工患病;近期,在巴西的猫和人群中已经有大规模的感染暴发。

孢子丝菌病可感染男性与女性,儿童和婴幼儿也不例外。

二、临床表现

孢子丝菌病有多种不同的临床表现[71-72]。一些感染能够自行消退,但频率未知。某些患者的暴露位置,包括在脸上可形成固定的病损,通常是孤立的溃烂型肉芽肿。在这些病损边缘经常会出现小的卫星病灶,溃疡也缓慢扩大。皮肤孢子丝菌病的继发形式被称为淋巴管炎,原因是来源于原发性肉芽肿或者溃疡的感染可沿着局部淋巴管进行传播,沿着淋巴管形成的继发病灶可排脓或溃烂。其他感染形式与慢性腿部溃疡及寻常狼疮类似。孢

子丝菌病的播散型深部病灶可累及身体的其他部位,如关节、肺部和脑膜[73]。尽管绝大部分患者无明显诱发因素,但在部分患者有酗酒史或罹患糖尿病。在 HIV 感染者中,孢子丝菌感染可传播到多个皮肤部位,并伴有大量的溃疡或结节[71]。

三、鉴别诊断

孢子丝菌病的两种形式与利什曼病较为类似。非典型分枝杆菌感染,特别是海分枝杆菌(*Mycobacterium marinum*)所致的感染可沿着引流淋巴管导致相似的病变。

四、实验室诊断

不同于其他皮下真菌病,由于孢子丝菌病病损里的病原体较少,难以发现,其最可靠的诊断方式是培养[68]。

——直接镜检作用有限,但可用于筛查利什曼原虫(*Leishmania*)的无鞭毛体。

——培养。申克孢子丝菌(*Sporothrix schenckii*)在沙保罗琼脂上生长较好,并能形成特征性孢子。通过咽、耳拭子和活检所获样本都适用于培养,应从病损边缘处取样。

——活检。组织病理学检查可显示肉芽肿和多形核白细胞的混合反应,稀疏地分散在浸润物中。但有些病原体会被折射的嗜酸粒细胞光晕环绕,被称为星状小体。

五、治疗

孢子丝菌病的典型疗法是使用碘化钾饱和溶液。初次剂量为每日 3 次,共 1～2 mL;然后逐滴增加到每日 3 次,最大量共 4～6 mL。由于碘化钾饱和溶液会散发不适的味道,又可能会出现碘中毒症状:恶心、口干、味觉改变、唾液腺肿大,因此必须缓慢增加剂量。正常的疗程至少需要 2 个月,一般长达 4 个月。每日 100～200 mg 剂量伊曲康唑的治疗也有效,可用每日 250～500 mg 剂量的特比萘芬进行替代;两性霉素可用于播散型疾病感染的治疗。

由耳霉属(*Conidiobolus*)和蛙粪霉菌属(*Basidiobolus*)引起的皮下感染

皮下毛霉病(藻菌病)的致病菌分为两类:蛙粪霉属和耳霉属[74]。通常这些感染的临床表现不同,同样,它们的流行病学及年龄患病率也有所区别。

由耳霉属引起的皮下毛霉病(耳霉病、鼻藻菌病)为罕见疾病,分布在西印度群岛、南美洲、非洲和印度南部等不同热带区域[75-76]。致病菌常为冠状耳霉菌(*C. coronatus*),这是一种昆虫病原体的真菌。感染的常见部位是在鼻腔内,感染可从鼻甲骨传播至面部和颈部的皮下组织,伴有坚硬、无痛的肿块,可造成严重的畸形。此感染主要见于成人。

皮下毛霉病也可由蛙粪霉菌属引起（皮下藻菌病、蛙粪霉病）。这种感染的常见病原体是蛙粪霉（*B. ranarum*），其为两栖动物及爬行动物的病原菌。感染区域通常局限在肢带或后翼[77-78]。该病菌主要感染儿童，主要分布在非洲的中部、东部和西部。再次肿胀可致畸形，类似木头。

两种疾病的组织学相似，都伴有皮下组织稠密的嗜酸粒细胞浸润物以及在肉芽肿中包含的大型带状菌丝。

可用酮康唑或伊曲康唑进行治疗，或可用饱和碘化钾。

瘢痕疙瘩性芽生菌病

瘢痕疙瘩性芽生菌病是一种罕见感染，分布在美洲中部与南部。其病原体是洛博芽生霉菌（*Lacazia loboi*），迄今仍无法培养[79]。该感染可见于皮下组织，表现为斑块和瘢痕疙瘩样的伤疤。唯一治疗方法是手术切除。由于该感染主要发生在偏远地区，其流行病学数据较少[80]。相同的感染也可见于海洋或淡水中的海豚，少有长期病损可发展为鳞状癌。

全身性霉菌病

全身性霉菌病是真菌感染，能累及内脏。有些全身性霉菌病，常指地方性霉菌病，会影响到健康人群。另一些全身性霉菌病是机会性感染，好发于易患病体质的人群。近年来，一些全身性霉菌病，如隐球菌病和组织胞浆菌病等是 HIV 感染者的主要继发性并发症，但也并非完全如此。在大多数发达国家，机会性感染更加常见；而在许多热带地区，多流行全身性真菌感染，常与 HIV 感染有关。

流行性全身性霉菌病

主要的全身性霉菌病见表 38.2。该群组中的微生物常通过肺部侵入机体，在特殊情况下也有可能直接植入皮肤。各个病种都有明确的流行区域，其发病机制比较相似。大部分暴露于感染的人群仅仅对一些病原体敏感，可通过皮下试验和抗体（无症状型）进行检测。在一些患者中，原发性疾病似乎与大量暴露于某些微生物（急性肺部型）有关。这些疾病可能表现为慢性肺部型，与肺结核很相似。从原发性肺部病灶开始播散的情况也可能会发生，伴随着器官的广泛浸润而迅速传播（急性播散型）。在这种情况下，感染进程很快，需尽快开始治疗，否则可能会致命。急性播散型更易出现在免疫低下的患者（HIV 感染、淋巴瘤）中，但也可见于婴儿或其他人群。全身性霉菌病也有慢性进展型（慢性弥散型），需要小心监测。一般而言，该病只会缓慢地传播，在一些情况下他们也会进行播散。在某些感染中，例如组织胞浆菌病和

表 38.2	全身性霉菌病	
霉菌病	**病 原 体**
流行性呼吸道感染	
组织胞浆菌病	多种荚膜组织包浆菌（*Histoplasma capsulatum* var. *capsulatum*）
非洲组织胞浆菌病	多种溶体组织浆菌（*H. capsulatum* var. *duboisii*）
芽生霉菌病	皮炎芽生菌（*Blastomyces dermatitidis*）
球孢子菌病	粗球孢子菌（*Coccidioides immitis*）
类球孢子菌病	巴西芽生菌（*Paracoccidioides brasiliensis*）
马尔尼菲青霉菌感染	马尔尼菲青霉菌（*P. marneffei*）
机会性感染	
念珠菌病	白念珠菌（*Candida albicans*）、热带念珠菌（*C. tropicalis*）、光滑念珠菌（*C. glabrata*）等
曲霉病	烟曲霉（*Aspergillus fumigatus*）、黄曲菌（*A. flavus*）、尼日菌（*A. niger*）
隐球菌病	新隐球菌（*Cryptococcus neoformans*）
毛霉病	犁头霉属（*Absidia*）、根霉属（*Rhizopus*）、毛霉属菌（*Rhizomucor*）
肺孢菌炎感染（见 39 章）	

其他：镰刀菌属、毛孢子菌属引起的感染

球孢子菌病，弥散性和肺部型一般不同时存在。由于皮肤接种而发生皮肤感染的情况较为少见，一般是实验室或验尸房中出现的意外事故。

组织胞浆菌病

组织胞浆菌病分类比较复杂，主要有两种类型[81]。一种被称为传统型或小型组织胞浆菌病，由荚膜变种的荚膜组织包浆菌（*Histoplasma capsulatum* var. *capsulatum*）引起。这是一种二态真菌，在组织中呈现的是酵母相形态。该病在全球范围内广泛流行（欧洲除外），分为肺部型和弥散型感染，会累及肺部、网状内皮系统和黏膜表面。此酵母菌在组织中可见，形态很小（直径 2~4 mm），下文中称之为组织胞浆菌病（提要 38.3）。另一种类型是非洲型或大型组织胞浆菌病，由杜波氏变种的荚膜组织胞浆菌（*H. capsulatum* var. *duboisii*）引起，常分布在非洲[82]。在组织中可见到的此酵母菌形态很大（12~20 mm），在向淋巴结、皮肤和骨骼播散后出现主要感染症状。从两种形态中分离的病原体与通过培养而获得的病原体完全相同，但可通过分子基因技术进行鉴别，被认为是荚膜组织包浆菌的变种。

　　组织包浆菌病是由荚膜组织包浆菌引起的感染

　　在热带地区,该感染通常与 HIV/AIDS 相关

　　该病可表现出非特异性的体征或症状,如发烧、体重减轻、大量皮肤丘疹

　　两性霉素 B 和/或伊曲康唑治疗有效

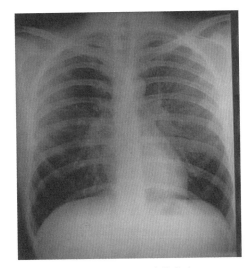

图38.12　急性肺部型组织胞浆菌病。

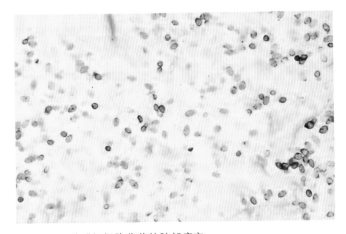

图38.13　荚膜组织胞浆菌的肺部病变。

一、流行病学

　　组织胞浆菌病的病原体可生存在土壤里或有大量鸟类及蝙蝠栖息的区域,如谷仓、洞穴、屋檐下。在热带地区,该病与任何种类的蝙蝠无关。该病主要分布在美国的部分地区、西印度群岛、中美洲与南美洲、非洲、印度和远东地区[81]。除美国外,中美洲和南美洲是新发感染率最高的流行区域。虽然蝙蝠也可被感染,但有人认为,鸟类或蝙蝠的排泄物为此病原体提供了必要的生长环境。该病在人群中的暴发通常是散发的,偶尔可暴发于如洞穴探险者或农场工人等被暴露群体中。

二、发病机制

　　主要通过细胞介导的免疫反应荚膜组织包浆菌。该病原体直径约 2~4 mm,可被巨噬细胞吞噬。在伴有缺陷性 T 淋巴细胞介导的免疫反应的人群中(包括 HIV 感染者),该病会迁延不愈。

三、临床表现

　　大多数罹患荚膜组织包浆菌病的患者未出现临床症状,既往暴露的唯一指征就是皮下组织胞浆菌素试验结果呈阳性,48 h 后可读取结果。这个试验可用于感染流行病学研究,但不可用于诊断,因为它仅表明暴露,并且许多活动性感染患者的试验结果可能呈阴性。

　　在暴露于包含大量组织胞浆菌属孢子的地点如洞穴中,人们常感染急性肺部型组织胞浆菌。在暴露后第10~14 天,患者会出现急性发热性症状,如咳嗽、胸痛、葡萄膜炎、关节疼痛,有时候也会出现多形性红斑。影像学检查经常可见分散的斑点状阴影,有些情况下可见肺门扩大(图 38.12)。一般可自愈,无需治疗,仅需提供一些支持性措施即可。但在某些情况下,该病会恶化和传播,但非常罕见。

　　在常规影像学检查中,一些患者中发现有单一或多个肺结节,可通过活检进行诊断。这些结节包含有组织包浆菌属酵母菌(图 38.13),无需再治疗。通过影像学检查可看到,第二种类型的慢性肺部型组织胞浆菌病会在一个或两个肺尖上形成病灶实变和空洞。这与肺结核非常类似,主要症状如咳嗽、胸痛、咯血也很相似。在疾病早期有些患者会自愈,但在后期已经确诊病例中,炎性病变会缓慢地浸润其他的肺部区域。这种类型的组织胞浆菌病在热带地区较为少见。

　　急性播散型组织胞浆菌病可累及肝、脾以及骨髓和淋巴结[83]。患者表现为发热、体重下降、萎靡以及肝脾肿大,还可出现弥散性肺部浸润和微小的皮肤丘疹与溃疡。这种类型的组织胞浆菌病若未被检出,将会危及生命。急性播散型组织胞浆菌病也见于 HIV 感染者[84-85]。在急性播散型的患者中,症状不具有特异性(体重减轻或发热),但也可看到一些特异性症状,如肝脾肿大或多种皮肤病变(结节、丘疹和溃疡)。在其他的健康人群中可见无痛性播散型组织胞浆菌病,通常表现为口腔溃疡或肾上腺功能减退。在这些患者中,应该调查肾上腺受累情况。慢性播散型组织胞浆菌病可在患者感染多年后发病。口腔溃疡迁延不愈并伴有疼痛。也可能发生喉部受累、脑膜炎及心内膜炎。

四、实验室诊断

荚膜组织包浆菌病的病原体非常小,难以通过直接镜检识别,但有时可在经过姬姆萨染色的骨髓或血液涂片中被识别。在适当条件下,该病原体易于在痰中或其他成分如骨髓中生长,HIV 感染者的血培养有时候也会呈阳性。病原体在室温下形似霉菌,在 37 ℃形似酵母菌。可使用标准探针或外抗原测试的分子试验对原代培养进行鉴别,血清学诊断有效。免疫扩散试验和用于诊断组织胞浆菌病的补体结合试验都使用了标准化试剂。这些试验可用于诊断和指导预后。循环的组织包浆菌属抗原检测在 HIV 阳性人群中有特殊意义。组织病理学检测也同样可用。组织包浆菌是微小的圆形酵母菌,最大直径为 5 mm,通常可在细胞内发现。

五、治疗

无症状型组织胞浆菌病无需治疗。急性肺部型也无需治疗,可根据需要提供一些支持性措施,如卧床休息和补液等。抗真菌剂对这些类型的组织胞浆菌病的疗效尚不清楚,但伊曲康唑可作为主要的选择。慢性肺部型和慢性播散型组织胞浆菌病通常使用伊曲康唑治疗。其他唑类如泊沙康唑治疗这种感染的作用还未被证实。伊曲康唑(每日 200~400 mg)可用于治疗快速播散型感染。替代药品两性霉素 B(每日 0.6~1.0 mg/kg)也可用于播散型感染。在 HIV 感染者中,使用两性霉素 B 病情缓解后,必须再使用伊曲康唑进行抑制性治疗。如果开始进行抗逆转录病毒治疗,在 4~6 个月之后谨慎取消长期治疗。

非洲组织胞浆菌病

正如该疾病的名称所指,非洲组织胞浆菌病仅分布在非洲。该病是由杜波氏变种的荚膜组织胞浆菌引起,类似于其他变种,但在组织中可形成更大的酵母菌[82]。该传染病较为少见,常分布在中非、西非、撒哈拉沙漠以南以及赞比西河北部。偶见于 HIV 阳性患者中。这种真菌的生态学来源尚未可知。如同其他的组织包浆菌病,该病原体可通过肺部侵入机体。

非洲组织胞浆菌病通常表现为局部病灶,可累及皮肤、骨骼或淋巴结,也会出现在其他部位,包括胃肠道、肺部或其他黏膜表面,疾病进展较快。

通过直接镜检或是对病灶活检后进行组织病理学检查,可见大的椭圆形酵母菌(8~14 mm)即可确诊。病原体可在培养中分离得到。血清学检测结果常为阴性。主要治疗药物有伊曲康唑、酮康唑或者两性霉素 B。

芽生菌病

芽生菌病是全身性的真菌感染,由一种二态真菌——皮炎芽生菌(*Blastomyces dermatitidis*)所引起[86]。芽生菌病主要分布在美国和加拿大,但在非洲、印度和中东也有病例报道。与组织包浆菌病相似,其主要侵入途径为呼吸道。酵母相病原体可引起该疾病。

一、流行病学和发病机制

皮炎芽生菌仅偶尔可从自然环境中分离而来,通常生存在北美及有洪水波及的地方,如河堤[87]。在非洲的类似环境中,尚未分离到该病原体,其生态位也尚未可知。从北部(如阿尔及利亚)至纳米比亚的很多非洲国家都报道过该病例[88],其中大多数病例来自津巴布韦。这类疾病在不同的地理区域中是否有所不同也未确定,但在非洲的病例中,该病的主要症状是影响骨骼和皮肤的播散型感染。也有证据表明,虽然来源于非洲和美国的病原体形态相同,但其抗原性和基因型不同。在中东[89]、印度[90]和欧洲也有病例报道。该病在 HIV/AIDS 患者中不常见。

二、临床表现

该病的主要临床表现有点类似于组织胞浆菌病。

在流行区可能发生亚临床暴露。可发生罕见的急性肺部型感染,表现为急性呼吸道症状——咳嗽、胸膜痛和发热。好发于儿童,但在热带地区尚未有报道[86]。

芽生菌病的慢性肺部型表现为胸腔中的病灶实变和空洞,伴有咳嗽、发热和体重减轻的症状。在影像学上可与肺结核混淆。与组织胞浆菌病不同,该型可与芽生菌病播散性病灶共同存在。播散型芽生菌病更常见于热带地区。播散的主要部位是皮肤和骨骼。皮肤病损可能会出现溃疡、脓肿、肉芽肿或斑块结痂,其痊愈后可形成瘢痕。受累的骨骼主要为轴向骨,如脊椎骨,该感染可能会导致脊髓受压。播散型芽生菌病也可见于免疫力低下的患者[91]。

三、实验室断诊

芽生菌病的诊断基于适当部位的直接镜检以及痰涂片和痰培养。皮炎芽生菌是一种二态真菌,在室温下形似霉菌,在 37 ℃下形似酵母菌。芽生菌病的组织学改变较为典型,酵母菌相可产生无数独特的芽。

四、治疗

治疗芽生菌病可使用伊曲康唑(每日 200~400 mg)或静脉注射两性霉素 B(每日 0.6~1.0 mg/kg)。

环孢子菌病

环孢子菌病可由粗球孢子菌(*Coccidioides immitis*)或 *Coccidioides posadasii* 引起,其病原体为土壤微生物,在地理分布上局限在新大陆的半荒漠地区[92]。该病可引发呼吸道疾病,可蔓延至其他部位。对普通患者和免疫力低下的患者可能都有所影响。

一、流行病学和发病机制

环孢子菌病常见于被称之为下北美生物带的地理带,此区域年降雨量低,稀有植物较多,如仙人掌和石炭酸灌木。该病分布在美国、中美洲(洪都拉斯、危地马拉)、哥伦比亚、委内瑞拉、阿根廷及巴拉圭组成的新大陆的半荒漠地区。感染形式是分节孢子,其可被吸入人体,但在宿主体内会转变为芽胞状结构,成为小球体。这是一个直径达 $50\sim80~\mu m$ 的大芽胞,含有很多内生孢子,可通过小球体破裂而释放;然后进一步发展为芽胞。

二、临床表现

环孢子菌病的感染途径是通过吸入而感染。在流行区,有相当一部分人群表现为亚临床性过敏,比例可高达 70%[93]。当原发性感染有症状时,可表现为发热、体重减轻、咳嗽和胸痛。也有可能出现关节痛、结膜炎以及结节性红斑或多形性红斑等。影像学特征可从微小的病灶实变发展为胸腔积液,再发展为巨大的肺门淋巴结肿大。这种临床类型的环孢子菌病通常可自愈。但在美洲土著居民、非裔美洲人以及混血儿中,病情可能进一步恶化。孕妇也处于传播风险之中。T 淋巴细胞功能低下的患者,如器官移植者,在感染后可能会引发大面积肺炎。同时也可能出现慢性肺部结节或空洞[92]。在 X 光片中可看到后者有典型的薄壁,同时也可看到播散。球孢子菌病的播散经常影响到关节或脑膜,但也可累及皮肤或其他器官。皮肤损伤包括溃疡和肉芽肿以及疣状的丘疹和结节。脑膜炎进展缓慢,在临床上类似结核性感染。HIV 感染者可同时罹患顽固性肺炎和播散型感染[94]。

三、实验室诊断

环孢子菌病的诊断依赖于是否能在涂片、活检和痰标本以及病原体培养株中发现小球体。球孢子菌属是一种易于通过气溶胶传播的白色霉菌,其中有两个种类只能通过分子基因技术才可区分开来。它具有潜在的实验室危险性,如需实验室诊断,需事先警告工作人员。一些血清学检测方法(补体结合、免疫扩散和免疫电泳)也可用于诊断。

四、治疗

近年来,随着对伊曲康唑和氟康唑的依赖性日益增加,球孢子菌病的治疗方案一直在更新。静脉注射两性霉素 B 可作为替代方案。泊沙康唑也被证明可能是一种有效的疗法。该病经常复发,以上方案对播散型感染和脑膜炎的疗效较差。

副球孢子菌病

副球孢子菌病(也称为南美芽生菌病)是一种全身性真菌感染,常见于中美洲和南美洲[95]。它可引起一系列肺部和全身症状,但这是由二态的真菌巴西副球孢子菌(*Paracoccidioides brasiliensis*)引起的散发感染。可在组织中找到酵母相病原体。

一、流行病学和发病机制

副球孢子菌病主要分布在哥伦比亚、委内瑞拉、厄瓜多尔、巴西和阿根廷,但其他的南美洲和中美洲国家也有病例报道。皮肤试验显示,在社区中过敏反应呈散发性,皮肤试验阳性率一般不超过 25%。两性均可发生过敏反应,但男性感染率普遍多于女性。从菌丝(环境)相向酵母菌向巴西副球孢子菌转化的过程部分受胞浆内雌激素受体调节。病原体的天然来源可能是土壤。

二、临床表现

在流行区,少部分健康人出现皮试阳性,这意味着副球孢子菌病有亚临床型[96]。主要的临床类型是以被显著受累身体部位命名的,如肺部型、淋巴型、皮肤黏膜型或混合型。在慢性肺部感染中,经常有广泛传播的、大面积的浸润,之后出现严重纤维化。也会向其他部位播散,如口腔、鼻黏膜或淋巴结[97]。这些分别称为黏膜(皮肤黏膜)型和淋巴型,但最常见的类型是混合型,该型有多个感染部位。一般来说,各型均进展非常缓慢,并且事实上感染限于男性。在黏膜表面,这种感染可出现大块的糜烂和溃疡,少见疣状丘疹。在大多数患者中,副球孢子菌病是一种无痛感染。该病罕见于 HIV 感染者。侵袭性和广泛传播性类型的副球孢子菌病偶见于年轻患者中。

三、实验室诊断

副球孢子菌病可通过在唾液、涂片或活检标本中发现特有的酵母菌类型进行诊断。这些酵母菌会形成许多的芽,通常围着母细胞边缘。其病原体是一个二态的真菌,可在培养基上被分离。在室温下是它形似菌丝体;在 37 ℃ 的条件下,它可在富集琼脂上转变为酵母菌相。免疫扩散和补体结合实验可用于诊断。

四、治疗

该病的主要治疗方案是伊曲康唑(每日 $100\sim200~mg$)或酮康唑(每日 200 mg),静脉注射两性霉素 B 是替代方案。在治疗具有侵袭性和广泛播散性的感染时,可能必须使用后者。

马尔尼菲青霉菌

马尔尼菲青霉菌(*P. marneffei*)是一种真菌,它是食蟹猴属的竹鼠身上的一种病原体,分布于中国和东南亚国家。在健康人群和免疫功能低下患者中,马尔尼菲青霉菌感染非常类似于组织胞浆菌病[98-99]。HIV 阳性患者常被感染。其流行区域可从马来西亚的部分地区经过泰国延伸至缅甸和印度的阿萨姆,并向北延伸至中国的南部及中国台湾和中国香港地区。雨后感染加重,推测其主要的侵入部位是肺部。

马尔尼菲青霉菌病主要累及肺、皮肤、肝脏、脾脏和骨髓。大多数患者是播散型感染，偶尔限于局部。约60％的 HIV 患者可出现皮损，表现为脐型丘疹和小的结节型溃疡。脸部更易出现皮损。

马尔尼菲青霉菌病的病原体与组织包浆菌属相似，但不会形成芽。单个细胞是由隔膜分开，细胞也可呈弧形。在培养基上其病原体有典型外观，经常产生扩散性红色素。

主要治疗药物是伊曲康唑或两性霉素 B。在 HIV 阳性患者中，初期治疗可使用两性霉素 B 治疗，之后使用伊曲康唑进行长期的抑制性治疗。在进行抗逆转录病毒治疗的患者中，使用伊曲康唑 4～6 个月后应小心谨慎地停药。

全身性机会致病菌

在工业化国家，当患者病情严重时，尤其是那些患有中性粒细胞减少症和接受实质器官移植或骨髓移植的患者，这些机会致病菌问题较为棘手。除此之外，一些传染病如隐球菌病可见于 HIV 感染患者。在热带地区，除了一些重要的机会致病菌外，其他机会致病菌如念珠菌和曲霉较少受到关注[100]；相比之下，隐球菌病较为常见，也日益受到重视。读者可参考其他文章了解这些传染病的更多详细信息[101]。

全身性念珠菌病

全身性念珠菌较易感染人体，特别是那些嗜中性粒细胞缺乏的患者，如白血病患者、接受过大手术的患者、长期接受静脉营养的患者。这些感染在热带地区的重要性尚不明确。其治疗管理方法会在其他章节讨论[101]。

曲霉病

曲霉病主要是由曲霉属（*Aspergillus*）的烟曲霉（*A. fumigatus*）、黄曲霉（*A. flavus*）和黑曲霉（*A. niger*）所致。这些真菌可引起很多不同的临床症状，常发生于温带和热带气候地区。曲霉病像孢子一样被吸入（外源性哮喘）或者在呼吸道生长发育，这是引起过敏性肺部疾病的公认原因。在呼吸道生长发育，可使易感个体罹患过敏性支气管肺曲霉病，这是一种内源性哮喘[102]。后者在早期会引发可逆的支气管狭窄，但在后期会发展成不可逆的肺损伤。在某些热带地区中，如印度有病例报道。热带地区的一种曲霉病由真菌球和曲霉发展而来，好发于在伴有结核病继发的肺部空洞的患者中[103]。真菌球可能会引起炎症反应，少数患者（15％）会出现严重咯血[104]。曲霉属所致的其他发病机制都是通过入侵组织进行的，是严重嗜中性粒细胞减少的患者所面临的主要问题。然而，另一种入侵型曲霉属综合征：入侵型曲霉

属肉芽肿，主要见于热带地区。

鼻旁窦的入侵型曲霉属肉芽肿是一种影响鼻窦、眼眶、大脑的慢性进展性感染[101,105]，主要分布在非洲和中东。大部分患者是由黄曲霉引起感染，表现为头痛、鼻塞和眼眶肿胀，偶尔会有眼球突出，后期侵入大脑。在上颌窦和筛窦的 X 线片中可见团状物，并伴有颅骨和眼眶连接处的骨腐蚀。这些病变可通过 CT 确诊。如果进行 MRI 检查，可见浸润区域包含典型致密团块。如果对病损进行活检，可见的主要改变是纤维化的肉芽肿硬块。进行特殊染色后，可在巨细胞中见到散在的真菌碎片，病原体可在培养基上被分离。血清学（免疫扩散）常为阳性。需与其他曲霉属相关的疾病进行鉴别诊断。若出现不伴有骨腐蚀的窦内团块，可能是由于曲霉或者是曲霉属的密集增殖，病原体的存在则不会导致显著的疾病。急性鼻旁窦侵入也可见于嗜中性粒细胞减少的患者。

鼻旁窦曲霉属肉芽肿的主要治疗方法是外科手术切除尽可能多的肿块，随后需进行长期伊曲康唑（每日200～400 mg）药物治疗，疗程可长达 6～24 个月。如果可行，可监测血清学变化确定其疗效。另一种替代疗法是使用两性霉素 B，但不能用于长期治疗。虽然目前伏立康唑是治疗其他类型的曲霉病的一线药物，但至今未有立康唑治疗该病的报道。

毛霉病

毛霉真菌属于犁头霉属（*Absidia*）、根霉属（*Rhizopus*）和毛霉属（*Rhizomucor*），少数属于其他属。在易感群体中，如糖尿病患者或中性粒细胞减少的患者，以及在泥石流等自然灾害中受伤的外伤患者，该菌可引起侵袭性的鼻侧、肺部感染或者播散型感染[106]。毛霉病在温带和热带地区均可见。除非进行紧急外科手术和静脉注射两性霉素 B 的治疗，否则毛霉病可迅速致死，也可能导致眼眶蜂窝织炎或坏死性伤口感染。在营养不良的儿童中可能会引起坏死性胃肠道感染。

使用两性霉素 B 进行治疗，在条件允许的地方，可联合使用外科清创术，有助于最大程度的痊愈患者。

隐球菌病

隐球菌病是由荚膜内酵母菌，一种新型隐球菌（*Cryptococcus neoformans*）和格特隐球菌（*Cryptococcus gattii*）引起的全身性感染。该病呈全球分布，通常表现为脑膜炎或者是一些其他的肺外播散现象。荚膜内酵母菌可感染健康人群和 T 淋巴细胞功能缺陷的患者，如 HIV 感染者、淋巴瘤或实质性器官移植接受者中。

一、流行病学和发病机制

新型隐球菌可感染免疫功能低下的患者（包括 HIV

感染者)并致病,在大多数国家均有病例报道。它的生态位是土壤或者有大量鸽粪的区域,从中可分离出该菌。推测是通过吸入的途径进入人体[107]。格特隐球菌主要见于热带地区,常感染健康人群。在非洲、远东、巴布亚新几内亚和澳大利亚,均有病例报道。在桉树属某些种类的残渣中,可发现该病原体[108]。除分布不同,新型隐球菌病好发于 HIV 感染者,它们的临床表现也可能存在差异[109]。在格特隐球菌感染中,更易出现大量病损,如在肺部。

一般人群会出现亚临床致敏作用。其在热带地区的感染率较为多变,包括在 HIV 感染者中。然而,在非洲和亚洲,隐球菌感染是 HIV 感染者中最常见的机会性感染之一,也是主要的致死因素。在非洲撒哈拉沙漠以南地区,每年死于该病的人数估计高于 50 万。

隐球菌有大量重要的毒力影响因素,如可抗吞噬的荚膜、黑色素和 37 ℃ 最佳生长环境。基因干扰研究也显示磷脂酶和脲酶产物具有致病性。T 细胞应答的激活并伴随细胞因子产物,如 γ 干扰素和白介素-2,在有效免疫应答的激活中至关重要。抗体产物,如荚膜多糖,可能是免疫应答的一个额外产物。通常可引起颅内压升高并可能导致不良预后。

二、临床表现

隐球菌感染可能表现为肺部感染,如咳嗽、胸痛和发热[108]。然而,在绝大多数情况下,肺部病损是偶发的和无症状的,在患者有其他隐球菌病临床表现时才会被发现。在非 HIV 阳性患者中,该感染通常表现为慢性脑膜炎,但头痛和颈强直可能并不严重;也可出现一些其他症状,如精神错乱、嗜睡、畏光和头神经麻痹。在 HIV 感染患者中,脑膜炎症状可能很不明显,其主要的临床症状可能是发热伴有不适和疲劳[110]。隐球菌血症较为常见,也可见其他播散型症状如皮肤丘疹或溃疡、溶菌性骨沉积或前列腺炎。

三、实验室诊断

隐球菌病的实验室诊断简单明确,主要使用墨汁(图38.14)或苯胺黑对脑脊液或唾液涂片进行染色发现病原体。病原体周围的荚膜会取代不透明的着色剂,在镜下可见周围有清晰光晕,这是隐球菌的主要特征。通常可见于 HIV 阳性患者。其病原体在传统的真菌培养基如沙氏琼脂培养基上较易培养,但可能要 3~12 d 才能辨认出酵母菌。培养物包括脑脊液、唾液和活检样本[111-112]。在 HIV 感染者中,血培养也可能呈阳性。脑脊液检查结果最常见的是高淋巴细胞计数并伴有高蛋白,但在晚期的 HIV 感染者中脑脊液可能正常。

最快的诊断方法是抗原检测试验,该方法运用了抗体敏化乳胶颗粒或酶联免疫吸附试验。两者都可用于在

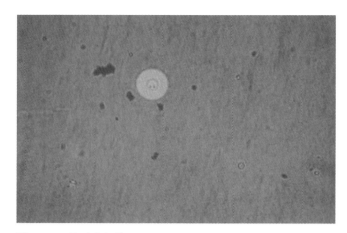

图 38.14　隐球菌细胞。

血清或脑脊液中检测荚膜抗原。这些检测具有特异性,在 0.5 h 内会产生阳性反应。在 HIV 阳性患者中,血清和脑脊液的抗荚膜抗体的滴度都很高,例如,可超过 1 : 1 000,它也用于随访。较新的横流型抗原检测试剂也已投入使用,其价格更低且可在病床边使用。使用周期性的希夫酸或者格罗科特染色剂,活检切片也可显示出巨大的酵母细胞。黏蛋白胭脂红染色专用于隐球菌荚膜,其可被染为粉色。

在有条件的地方进行 CT 或 MRI 扫描可偶然发现隐球菌脑瘤,但在 HIV 感染者中识别引起中枢神经病损的其他疾病,如淋巴瘤也至关重要。

四、治疗

在非 HIV 感染者中,可选择的治疗方案是静注两性霉素 B(每日 0.4~0.8 mg/kg)和口服氟胞嘧啶(每日120~150 mg/kg,分 4 次服用)的联合使用。该疗法对大部分患者有效,但是疗程需 4~6 周,有时更长。HIV 感染者的治疗更为复杂。通常是先进行一段时间的诱导治疗,随后使用长期的抑制性治疗以防止复发,直到抗逆转录病毒治疗后出现免疫重建。迄今尚不清楚何种药物是最佳选择。高剂量的两性霉素(每日 0.7~1.0 mg/kg)最有效,在最理想的状态下,联合使用氟胞嘧啶 2 周,再用氟康唑(每日 400~800 mg)进行 6~8 周的巩固治疗,然后使用每日 200 mg 氟康唑进行抑制治疗[113]。如果没有两性霉素,每日使用800~1 200 mg 剂量的氟康唑也可用于缓解疾病症状。定期腰椎穿刺可治疗颅内压升高,有助于改善疗效。对新诊断的隐球菌感染开始进行抗逆转录病毒治疗的最佳时期尚不清楚,大部分在抗真菌治疗 2~6 周后。在少数患者中,隐球菌性免疫重建炎症反应综合征问题日益受到重视。若患者正在接受抗逆转录病毒治疗,当 CD4 细胞计数超过 200/μL,1 年后可撤消长期的抑制性治疗。在发展中国家,该病病死率仍较高,

特别是在高感染负担的地区[114]。因此,使用抗原检测筛查患者可能是早期鉴别感染且符合成本效益的方法。

其他真菌病

其他真菌机会感染可见于不同国家,与热带地区没有特别的关系。它们通常好发于嗜中性粒细胞低下的患者,包括毛孢子菌属、镰刀菌属和双极霉属种类的感染。这些疾病一般较为罕见,但致病性较高。

眼真菌病由真菌引起的眼部感染通常可见于热带地区(第 67 章)。它们通常累及角膜,接着在受到外伤性创伤后感染(角膜真菌病)[115]。在热带地区,其主要病原体为镰刀菌属、曲霉属、弯孢属、支顶孢属和青霉菌属的丝状真菌。很少为酵母菌,如念珠菌属的种类。患者通常会出现眼痛和畏光。由于溃疡可能会被疮痂和边缘周围小卫星溃疡所覆盖,需要使用裂隙灯显微镜进行确诊。也可能会出现周围结膜水肿和眼前房积脓。若情况未加处理,会导致青光眼、失明、眼球穿孔等严重眼内感染。在溃疡的碎屑中会很容易发现真菌菌丝,然后这些菌丝能在沙氏培养基上被分离出来。由于真菌感染与细菌感染的治疗方法有很大不同,因此在这样的角膜炎病例中确证真菌的存在至关重要。

建议每隔几小时强化使用 1 次抗真菌滴剂,诸如益康唑、克霉唑或游霉素。口服伊曲康唑或伏立康唑对一些感染可能有效,但对镰刀菌属引起的感染无效。在某些情况下,机械清创术可能有效。若能尽早识别和治疗,可预防角膜真菌病致盲。

参考文献

见:http://www.sstp.cn/video/xiyi_190916/。

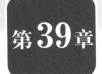

第39章 耶氏肺孢子菌感染

ROBERT F. MILLER, SARAH R. DOFFMAN

翻译：顾文彪
审校：冯 萌 程训佳 衣凤芸

要点

- 耶氏肺孢子菌是肺孢子菌肺炎（*Pneumocystis pneumonia*，PCP）的病原体。
- 在北美和欧洲，PCP 在那些不知道自身 HIV 感染状况的人群中，始终是一种常见的艾滋病关联症状。
- PCP 也会在非 HIV 感染的免疫抑制患者中出现。
- 在非洲，39% 的有呼吸道症状的 HIV 感染住院成年患者（痰抗酸杆菌涂片阴性）感染了 PCP。
- PCP 主要症状为渐进性呼吸困难和干咳，并且具有非特异性的影像学表现。
- PCP 诊断的金标准是，对患者呼吸道样本（诱导痰或支气管肺泡灌洗液）进行组织化学染色，观察描述病原体。
- 与传统 PCP 诊断方法相比，分子生物学诊断法敏感性更高，但特异性低。
- 无论疾病严重程度如何，复方磺胺甲噁唑都是 PCP 的首选治疗药物，克林霉素加伯安喹可作为成年患者治疗的第二选择。
- $PaO_2 < 9.3\ kPa$ 的患者应考虑辅助糖皮质激素治疗，而且这与 HIV 感染患者的预后改善相关。
- HIV 感染患者在接受针对 PCP 的治疗后，何时开始抗逆转录病毒疗法治疗尚无定论。

一、概述

不同种的肺孢子菌（*Pneumocystis*）可以隐性感染多种哺乳动物宿主。有些肺孢子菌可能导致肺炎，人们称这种肺炎为肺孢子菌肺炎（*Pneumocystis pneumonia*，PCP）。在人类中，肺孢子菌肺炎是由耶氏肺孢子菌（*P. jirovecii*）引起的，而以前人们称之为卡氏肺孢子虫（*P. carinii*）[1]。

1909 年，Chagas 首次描述了肺孢子菌。但是直到 1951 年，肺孢子菌才被认定为是一种能够引起"浆细胞间质性肺炎"的人类病原体。当时这种肺炎多发于早产儿和营养不良的儿童，而那些在孤儿院中生活的孩子尤

其常见。在 20 世纪 60、70 年代，肺孢子菌肺炎多发于先天性免疫缺陷的儿童中，也常见于由恶性肿瘤或其治疗过程产生的继发性免疫缺陷的儿童或成人。随着器官移植的发展，人们发现肺孢子菌肺炎与用来抗器官排斥的免疫抑制显著相关。1981 年，研究者在一些原本健康的人群中发现了肺孢子菌肺炎，这一发现促使了人们对潜在免疫抑制者的搜索，进而推进了免疫缺陷综合征（AIDS）的发现[2-3]。而在 20 世纪 90 年代，随着抗逆转录病毒疗法（antiretroviral therapy，ART）的普及，接受该方法干预的 HIV 感染者的肺孢子菌肺炎感染率显著降低[4-5]。时至今日，肺孢子菌肺炎始终是困扰免疫抑制患者的重要健康问题，这些患者包括癌症患者，亦或是器官和骨髓移植患者，还有哪些自身免疫疾病患者以及接受诸如肿瘤坏死因子抑制剂等修饰药物治疗的炎症患者等（表 39.1）[6]。

二、流行病学和传播模式

大部分感染耶氏肺孢子菌肺炎的患者，其体内 T 淋巴细胞的数量和功能都会出现异常；少部分患者仅出现 B 细胞缺陷，这些患者没有潜在的免疫缺陷[6]。对于非 HIV 感染的免疫抑制患者而言，不论其潜在的免疫抑制性质和强度如何，糖皮质激素治疗肺孢子菌肺炎对其而言都是一个独立的危险因素[6]。

在向患者介绍预防方法前，临床医师应先注意患者是否有器官移植史。因为研究发现，普通器官移植者耶氏肺孢子菌肺炎发病率从 4%～10% 不等，肾移植者则高达 16%～43%，心肺移植者更甚（表 39.1）[6]。

$CD4^+$ T 淋巴细胞计数可以用来提示 HIV 感染者们，其个体感染耶氏肺孢子菌肺炎的风险，同时也可以提示其何时展开预防[7]。$CD4^+$ T 淋巴细胞计数同样也可以提示非 HIV 感染，免疫抑制患者们感染耶氏肺孢子菌肺炎的风险[6]。

在欧洲、北美和亚洲，耶氏肺孢子菌肺炎始终是常见的艾滋病诊断方法，但是其很大程度上仅限于不知道自身 HIV 感染状况的患者以及那些不符合抗逆转录病毒治疗或对抗逆转录病毒治疗不敏感的患者[5,7]。

时至今日，虽然在一些发展中地区，耶氏肺孢子菌肺炎得到越来越多的认可，但是与那些发达地区 HIV 流行早期阶段的高肺孢子菌感染率相比[8-10]，在非洲，HIV 感染患者很少感染该病原体。在非洲，HIV 感染者中检测耶氏肺孢子菌肺炎结果的意义是相互矛盾的。这种矛盾可以从以下几个方面得到部分解释：一是患者筛选标准的差异，二是肺孢子菌肺炎诊断的难度，三是肺孢子菌流行的地域差异[11]。近年来，在中非、东非和北非的研究发现，因呼吸道症状住院的 HIV 感染成年患者（痰抗酸杆菌涂片阴性）中，11%～39% 感染了耶氏肺孢子菌肺炎[12-14]。

在 HIV 感染的婴儿中（特别是 2～6 个月），耶氏肺孢子菌是一种常见的肺炎，而且通常与不良预后有关[15]。在 HIV 高流行国家，研究者针对 15 例 HIV 感染和暴露的婴儿进行了复方磺胺甲噁唑预防实验，结果显示他们的预后质量大大提高。

基于肺孢子菌的形态和对抗真菌药的抗药性，人们起初视其为一种原虫，而现在人们将其认定为一种子囊真菌[1]。肺孢子菌无法体外培养。从人类和其他哺乳动物宿主中分离的肺孢子菌，在抗原、染色体和遗传等方面展现出了异质性。由于不同宿主间的肺孢子菌无法交叉感染，因此人们认为肺孢子菌病具有宿主特异性，并非一种人兽共患病。人肺孢子菌株的遗传多样性低于其他哺乳动物中的肺孢子菌株[1]。

大部分健康的儿童和成人都有肺孢子菌抗体，于是人们猜测在儿时早期感染了肺孢子菌后，人体处于无症状隐性感染状态，而在免疫系统抑制后，肺孢子菌就会被激活导致肺孢子菌肺炎[1]。但是这一假设受到某些现象的质疑：首先，在大多数免疫能力健康人体的支气管肺泡灌洗液中或者尸检肺组织中没有观察到肺孢子菌；第二，观察发现只有少数 $CD4^+$ T 淋巴细胞计数<200 个/μL 的 HIV 感染者能够检测出低剂量的肺孢子菌特异性DNA，这些患者具有呼吸道症状，但都已由其他诊断方式确诊。当前认为人类的肺孢子菌肺炎是外源性感染的，通过鉴定复发性肺孢子菌肺炎患者发现不同的肺孢子菌基因型支持了这一假说[16-17]。虽然没有足够数据支持将肺孢子菌肺炎确诊病患或潜在病患进行常规隔离，但是分子生物学研究发现，肺孢子菌可能从感染者传播给免疫力低下者。有些患者虽然没有肺孢子菌肺炎症状，但是可能从其呼吸道样本中检测到肺孢子菌特异性DNA，比如因 HIV 感染导致轻微水平免疫抑制的患者，未感染 HIV 但长期接受糖皮质激素治疗的患者，以及有慢性肺病的免疫力低下患者[18-19]。这些现象说明无症状但携带病菌是有可能的[18-21]。

表 39.1	肺孢子菌感染高风险患者(除非已有预防)
普通医疗病患	
使用泼尼松龙≥20 mg OD,使用>4 周,患者有潜在的免疫抑制失调或 COPD	
使用 TNF-α 抑制剂,特别是还接受皮质类固醇(corticosteroids)[a] 或其他强烈免疫抑制治疗	
使用皮质类固醇[a] 和一种类固醇药剂,比如甲氨蝶呤和硫唑嘌呤	
癌症患者	
使用皮质类固醇[a] 和环磷酰胺	
使用皮质类固醇[a]	
治疗后使用阿伦单抗≥2 月,直至 CD4 细胞计数>200 个/μL	
使用替莫唑胺和放疗,直至 CD4 细胞计数>200 个/μL	
使用氟达拉滨和 T 细胞消耗剂,例如克拉屈滨,直至 CD4 细胞计数>200 个/μL	
使用任何抗白血病治疗	
HIV 阳性患者	
有肺孢子菌肺炎病史	
CD4 细胞计数>200 个/μL	
无论 CD4 细胞计数如何,其口腔咽喉有念珠菌	
有肉芽肿和脉管炎的风湿病患者	
使用环磷酰胺,尤其是也使用皮质类固醇	
移植患者	
异源干细胞移植后≥180 d	
自体外周血造血干细胞移植后 3～6 个月	
固体器官移植后≥6～12 个月	
先天性免疫缺陷患者	
重症联合免疫缺陷	
特发性 CD4T 淋巴细胞减少症	
高 IgM 综合征	

OD,每日；COPD,慢性阻塞性肺疾病；TNF,肿瘤坏死因子；[a] 皮质类固醇(corticosteroids)＝泼尼松龙(prednisolone)≥16～20 mg OD,使用>4 周(或等效剂量的其他激素)。
改编自文献：Carmona EM, Limper AH. Update on the diagnosis and treatment of *Pneumocystis* pneumonia. Ther Adv Respir Dis 2011;5: 41-59.

三、发病机制

肺孢子菌被人体吸入后，避开了上呼吸道的防御，沉积于肺泡，依附于 I 型肺泡上皮细胞。健康人吸入后立刻通过咳嗽将其排出，但是虫体有可能在有轻微免疫功能低下的人（如支气管扩张症）的肺部停留几天到几周不等，即造成隐性感染。而在免疫缺陷的宿主体内，就会造成肺孢子菌肺炎。

四、病理学

肺孢子菌肺炎的特征是肺泡内出现嗜酸性粒细胞泡沫渗出物合并浆细胞间质浸润。通过形态鉴定，肺孢子菌可分为两种形态。一种形态是包囊，具有厚囊壁，直径6～7 μm，每个含有 4～8 个子孢子，分布于肺泡渗出物中（图 39.1）。渗出物中含有大量的肺孢子菌。另一种形

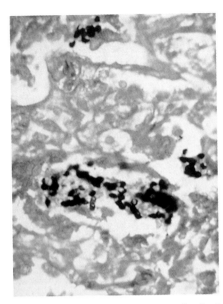

图 39.1 支气管活检耶氏肺孢子菌（高氏银染，×200）。

表 39.2	肺孢子菌肺炎临床表现	
	典型特征	**非典型特征**
症状		
	持续数日到数周的渐进性呼吸困难	持续数小时突发的呼吸困难
	干咳或咳稀痰	咳浓痰
	呼吸急促	胸膜疼痛
	无法深呼吸，但并非由于胸膜痛	咳血
	发热±出汗	
特征		
	正常呼吸音或细微吸气末底裂纹音	局灶性巩固的特征，胸腔积液或喘息
胸片检查		
	正常 或 肺门周围有阴霾	早期表现
	双侧间质阴影 或 肺泡间质的变化 或 肺泡呈白色明显实变	后期表现
动脉血气检查		
PaO₂	PaCO₂	
正常	正常或低碳酸血症	早期表现
低氧血症	正常或低碳酸血症	后期表现

改编自文献：Malin AS，Miller RF. *Pneumocystis carinii* pneumonia: presentation and diagnosis. Rev Med Microbiol 1991；3：80-7.

态，即滋养体，其囊壁薄、形态不规则、单核。患者Ⅱ型肺泡细胞肥大，常伴有组织修复。随着病情恶化，有可能造成弥漫性肺泡损伤和间质纤维化。偶见肉芽肿性炎症、肺囊肿以及空洞性病灶的形成。另外，还有极少数肺孢子菌感染会离开肺部，造成肺外肺孢子菌病，例如肝脏、脾脏和肠道部位都有报道。

五、临床表现

肺孢子菌肺炎无特异性症状，患者通常表现出渐进性呼吸困难和干咳，以及为期数日到数周不等的发烧，以上症状通常还伴随着胸闷。干咳症状容易与细菌感染混淆。另外咳血并不是该病的症状之一。HIV 感染免疫抑制患者的症状持续时间要长于其他免疫抑制患者[22]。患者胸部听诊通常是正常的，偶见吸气音（表 39.2）[23]。婴儿和儿童有轻微症状，但是同样难以与其他肺炎鉴别。有呼吸道症状的 HIV 感染儿童，特别是小于 6 个月或有缺氧症状的儿童，应着重考虑肺孢子菌肺炎。

六、诊断

（一）非开放性检查

1. 胸片·肺炎早期，胸片结果可能是正常的，但是随着疾病加重或者在肺炎后期，会表现出弥漫性肺门周围间质浸润（图 39.2）。这些现象有可能发展为类似肺水肿那样的弥漫性双肺泡合并（图 39.3）[23]。随着病情恶化，胸片可见双肺融合的肺泡阴影（白斑），可伴纵隔气肿和气胸。肺孢子菌肺炎的胸片检测结果可以在 2~3 d 内从正常表现转变为病态表现。非典型的胸片检查结果包括：囊性空间和肺大泡形成、单向固结、肺叶浸润、结节、纵隔淋巴结肿大、胸腔积液和类似结核的上区浸润（图 39.4）。

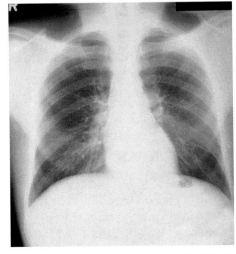

图 39.2 早期肺孢子菌肺炎患者胸片，可见肺门阴影。

虽然胸片检查对于诊断肺孢子菌肺炎敏感性较好，但是其特异性较差。因为这些典型和非典型的特征也会

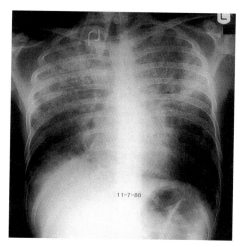

图 39.3　晚期肺孢子菌肺炎患者胸片，可见两边广泛阴影。

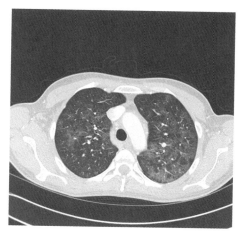

图 39.5　典型肺孢子菌肺炎患者 CT 扫描，可见广泛磨玻璃阴影。

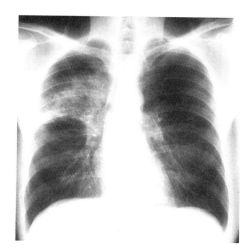

图 39.4　肺孢子菌肺炎患者胸片，可见类似结核病的非典型肺叶合并。

出现在其他肺部感染检查中，如真菌、分枝杆菌和细菌感染；一些非感染性肺炎也可能出现这种特征，如肺部卡波氏肉瘤和非特异间质性肺炎。

伴随肺炎治疗，在 7～10 d 中，胸片检查的结果改善情况不明显。在治疗后和临床康复阶段，有些患者虽然已经没有明显症状，但是胸片检查的结果依然不理想，另有些患者胸片检查可见残余的纤维化或感染后的支气管扩张。

2. 高分辨率 CT 检查　CT 检查对于有呼吸道症状但是胸片检查结果正常的患者有一定价值。斑驳的阴影是 CT 检查肺孢子菌的典型特征。但是这些特征也可见于巨细胞病毒性肺炎或真菌性肺炎和隐匿性肺泡出血（图 39.5）。

3. 动脉血气检查　早期肺孢子菌肺炎患者接受血气检查时，虽然动脉氧分压（PaO_2）正常或接近正常，但是通常可见低 $PaCO_2$（提示过度换气）。随着病程发展，通常会出现低氧血症。如果做动脉血气分析，通常可以计算肺泡动脉氧梯度（$A-aO_2$）。虽然超过 90% 的肺孢子菌肺炎患者 $A-aO_2$ 增高，但是低氧血症和 $A-aO_2$ 检测结果还是非特异性的。因为这些特征也会表现在肺部细菌感染、分枝杆菌感染以及肺部卡波氏肉瘤和非特异间质性肺炎。

4. 运动血氧检查　伴有呼吸道症状的免疫抑制患者，如果胸片和血气检查肺孢子菌都正常或接近正常，那运动血氧浓度检查是一项敏感性和特异性皆高的检测项目。如果检测结果正常，基本可以排除肺孢子菌肺炎。

5. 血清乳酸脱氢酶检查　伴有亚急性呼吸道症状的 HIV 感染患者，如果出现血清乳酸脱氢酶（LDH）升高，那就高度提示其感染了肺孢子菌肺炎[4,24]。然而，该检测并非特异性针对肺孢子菌感染，其他疾病诸如肺栓塞、非特异性间质性肺炎、真菌、细菌和分枝杆菌肺炎；以及肺外疾病，如多中心淋巴病和淋巴瘤，都会造成血清 LDH 升高。

6. 血清（1,3）-D-葡聚糖检查　血清（1,3）-D-葡聚糖（BG）是包括肺孢子菌在内，所有真菌的细胞壁组成成分之一。肺孢子菌肺炎患者（包括感染 HIV 和未感染 HIV 者）的血清 BG 含量高于其他有症状的患者。以 100 pg/mL 血清 BG 为检测界限，其诊断肺孢子菌肺炎的敏感性高达 100%，特异性高达 96.4%[25]。由于患者的血清 BG 也会因为其他真菌感染而升高，因此，BG 检测不能用于非开放性检查。另外，BG 也不适用于评价肺孢子菌肺炎的治疗效果，因为即使患者痊愈后，其血清 BG 含量下降会有延迟且难以预估。

7. 腺苷蛋氨酸检查　通常认为肺孢子菌无法代谢合成腺苷蛋氨酸（SAM），因为其缺乏 SAM 合成酶且必须从人类宿主体内"窃取"该物质。因此，人们设想感染了肺孢子菌肺炎的患者体内血清或血浆 SAM 含量应该会降低。有些研究表明通过测量血浆 SAM 量的方法可以区分 HIV 感染者是患有肺孢子菌肺炎亦或是其他肺炎，而有些研究则表明两者的 SAM 水平相互重叠[4,26]。因此，该检测缺乏诊断的功能。

（二）开放性检查

1. 诱导咳痰检查 · 从患者自主咳出的痰液中很少检测到肺孢子菌。而诱导痰液是一种有效的筛选技术，通过吸入雾化的高渗盐水诱导痰液。不过，不同检测中心使用该技术检测，最终的成功率大相径庭。通常越有经验的护士或理疗师得到的结果成功率越高，而且，不同病患群体和不同医疗机构检测的敏感性也各不相同。因此，患者诱导痰夜显示肺孢子菌阴性的话，应该及时给予支气管镜检查。

2. 纤维支气管镜检查 · 使用纤维支气管镜联合支气管灌洗（BAL）检测肺孢子菌的诊断率高达 90%，甚至更高[4,27]。若联合支气管活检，不仅能够提供更多的诊断信息，还能提供包括气胸和出血在内的并发症信息。但是对于怀疑感染了肺孢子菌肺炎的患者而言，应该及时治疗，而不是等待支气管镜检查的结果，因为患者病情随时可能恶化。HIV 感染者在经过抗肺孢子菌特异性治疗 14 d 后，灌洗液中的肺孢子菌诊断量并未下降，而那些因器官移植和化疗造成的免疫抑制患者，在接受抗肺孢子菌治疗 5 d 后，灌洗液中肺孢子菌诊断量就下降了。

3. 外科肺组织活检 · 有些肺炎无法确诊的免疫抑制患者偶尔也会行开放式或胸腔镜式（VATS）肺组织活检术。这些患者通常有两次以上的支气管镜阴性结果，亦或是从诱导痰液或支气管灌洗液中查到不同的病原。

4. 组织化学诊断 · 由于肺孢子菌无法培养，因此对肺孢子菌肺炎的诊断，就是从诸如诱导痰液或支气管灌洗液等呼吸道样本中显微观察到虫体。对虫体的染色可以是染包囊壁（例如，乌洛托品银、甲苯胺蓝和甲酚紫），或是染滋养体与包囊的核（例如迪夫快速染色或瑞氏-吉姆萨复合染色）。利用肺孢子菌特异性单克隆抗体进行免疫荧光检测，比组织化学染色更敏感，但是这样花费更贵，且需要足够的实验室经验。

5. 分子检测 · 通过 PCR 反应从诱导痰液或支气管灌洗液中检测肺孢子菌特异性 DNA，其诊断肺孢子菌肺炎的效果要优于组织化学染色[28-30]。从口咽冲洗液（OPW）中也可以检测到肺孢子菌 DNA（通过生理盐水漱口）。然而，有些没有肺孢子菌肺炎的免疫抑制患者，他们伴有呼吸道症状且为肺孢子菌隐性感染，从他们的样本中（诱导痰液、支气管灌洗液或口咽冲洗液）同样能检测到肺孢子菌特异性 DNA。这就降低了分子诊断肺孢子菌肺炎的特异性[28-30]。HIV 阴性的免疫抑制患者中，用 PCR 检测支气管灌洗液的阴性预测值很高。因此，能够高效排除有呼吸道症状的患者感染肺孢子菌肺炎的可能。此外，有必要进一步研究确定一个特定的临界 DNA 量，用以判断肺孢子菌是隐性感染或是引起肺炎。

（三）经验性治疗

缺乏诊断设备的医疗机构会对肺孢子菌肺炎患者使用经验性治疗。这些患者通常表现出肺孢子菌肺炎相关症状，其胸片和血气检查也表现异常。这一治疗策略适用于 CD4<200（或患有免疫抑制的疾病，如口腔毛痣、皮肤卡波氏肉瘤）伴有典型的胸片异常的患者，他们没有接受过肺孢子菌预防或抗逆转录病毒治疗且其他机会性感染低[27]。

七、处理原则

通过患者病史、检测结果、血气检查和胸片检查结果等评估其肺炎严重程度，有助于选择治疗方案（表 39.3），因为有些药物对严重疾病疗效未经证实或无效[7]。评估严重程度还有助于鉴别能从辅助糖皮质激素治疗中受益的患者。另外，为了避免增加溶血的风险，那些 6-磷酸葡萄糖脱氢酶缺乏症患者不应接受复方磺胺甲噁唑，氨苯砜或伯氨喹治疗。

表 39.3 肺孢子菌肺炎分级			
	轻度	中度	重度
临床特征	运动后呼吸困难逐渐严重±咳嗽、盗汗	小量运动后呼吸困难，偶见休息时呼吸困难，发热±盗汗	休息时呼吸困难或呼吸急促，持续发烧、咳嗽
动脉血气	PaO_2 正常，SaO_2 运动时下降	$PaO_2 = 8.1 \sim 11$ kPa	$PaO_2 < 8.0$ kPa
胸片	正常或轻度肺门周围浸润	弥漫性间质性阴影	大量肺间质阴影±弥漫性肺泡阴影

数据摘自：Miller RF, Mitchell DM. *Pneumocystis carinii* pneumonia. Thorax 1992;47: 305-14.

八、治疗

(一) 复方磺胺甲噁唑疗法

对所有等级的肺孢子菌肺炎首选高剂量的复方磺胺甲噁唑(每日磺胺甲噁唑 100 mg/kg,每日甲氧苄啶 20 mg/kg)进行治疗,药物分 2~4 份剂量进行口服或静脉注射给药[7]。对于 HIV 感染患者,需持续给药 21 d,因为较短的疗程可能会导致治疗失败。而对于其他免疫抑制患者而言,通常给予较短的疗程(给药 14~17 d)[6]。对于中度或重度患者,应先静脉给药 7~10 d,然后再口服;对于轻度患者,整个给药过程均口服就可以[7]。虽然缺乏足够数据证明对于严重肺孢子菌肺炎可以全疗程给予口服药物,但是在北美和欧洲以外,这是唯一的治疗方法。使用复方磺胺甲噁唑治疗的 6~14 d,通常会出现一些不良反应,约 40% 的患者会出现中性粒细胞减少和贫血,约 25% 患者会出现皮疹,约 20% 患者会出现发热症状,约 10% 患者会出现肝功能异常[31]。

联合服用叶酸或亚叶酸非但不能减少复方磺胺甲噁唑的血液毒性,更可能导致治疗失败。将复方磺胺甲噁唑的给药量减少至 75%,可能会降低毒性,但是也会降低疗效。HIV 感染者用药后的不良反应强于其他免疫抑制患者,这个机制尚不明确,但是通常认为这可能是由于 HIV 诱导的乙酰化导致有毒代谢产物的积累,这些有毒代谢产物包括如羟胺或谷胱甘肽。

(二) 替代治疗

如果患者使用复方磺胺甲噁唑疗效差或产生耐药性,那可以选择其他几种治疗方法(表 39.4)[7,32-33]。

1. 克林霉素联合伯氨喹疗法　这组药物原本只是用来治疗对复方磺胺甲噁唑或喷他脒不敏感的轻度或中度肺孢子菌肺炎患者的。但是现在各种程度的肺孢子菌肺炎患者都使用这组药物作为替代疗法。具体使用方法为:每日分 4 次用克林霉素 450~600 mg 联合 15 mg 的伯安喹。高剂量的伯安喹非但不能提高疗效,反而会提高高铁血红蛋白血症的风险。不论何种类型的潜在免疫抑制患者,使用该疗法的疗程为 21 d。轻度肺炎全程口服即可,中度以上患者在前 7~10 d 使用静脉注射,之后

改用口服。对轻度和中度肺炎患者初次治疗使用克林霉素和伯氨喹的疗效与复方磺胺甲噁唑或氨苯磺胺疗效相当。而对于那些复方磺胺甲噁唑疗效差或产生耐药性的患者,克林霉素和伯氨喹的疗效要好于静脉注射喷他脒[32-33]。在服药过程中,2/3 的患者会出现发热症状,约 25% 的会出现腹泻。出现腹泻的患者,建议检测粪便中艰难梭菌的情况。

2. 氨苯砜联合甲氧苄啶疗法　轻度和中度肺炎的患者,使用氨苯砜(100 mg/d)联合甲氧苄啶(20 mg/kg·d)治疗效果和复方磺胺甲噁唑相仿,而且患者耐受性更好[7]。该疗法主要的不良反应是会产生皮疹,恶心、呕吐和无症状性高铁血红蛋白血症(由于氨苯砜)。大约 50% 的患者(由于甲氧苄啶)会发生轻度高钾血症(<6.1 mmol/L)。但是尚无迹象表明这组药物对重症患者有效。

3. 阿托伐醌治疗　口服阿托伐醌(每两天 750 mg)21 d,对于治疗轻度和中度肺炎患者的疗效不及口服复方磺胺甲噁唑或静脉注射喷他脒,但是耐受性好于这两种药。不过对于重度患者则无效[7]。阿托伐醌常见的不良反应包括皮疹、恶心、呕吐和便秘。另外,该药物口服的吸收速率并不统一,随食物一起服用吸收率更高。

4. 喷他脒肠外给药治疗　对于轻度和中度肺炎患者,较少使用静脉注射喷他脒,因为其毒性高且有其他低毒性疗效相当的替代药物[7,32]。不过重度患者依然会采用静脉注射喷他脒。具体方法是每日静脉滴注喷他脒(4 mg/kg),疗程 21 d。与高剂量复方磺胺甲噁唑相比,静脉注射喷他脒的疗效相当,但是毒性更大。60% 的患者接受治疗后会出现肾毒性,表现为单一的血清肌酐水平升高。约 25% 患者出现低血压和恶心、呕吐。约 20% 患者出现低血压。静脉注射喷他脒联合高剂量复方磺胺甲噁唑的治疗效果一般,但是不良反应更大。

5. 卡泊芬净治疗　卡泊芬净是一种棘球白素抗真菌药,能够抑制真菌的(1,3)-D-葡聚糖合成酶,能有效抑制曲霉菌和念珠菌。病例报告显示,那些对于一线药

表 39.4　肺孢子菌肺炎治疗方案		
	轻度	中度	重度
首选方案	复方磺胺甲噁唑	复方磺胺甲噁唑	复方磺胺甲噁唑
次选方案	克林霉素-伯安喹	克林霉素-伯安喹	克林霉素-伯安喹
第三方案	氨苯砜-甲氧苄啶或阿托伐醌	氨苯砜-甲氧苄啶或阿托伐醌	IV 喷他脒
第四方案	IV 喷他脒	IV 喷他脒	—
辅助激素	不需要	需要	需要

物疗效差或产生耐药性的患者,若单独使用卡泊芬净或联合其他药物共同使用,可能有较好的疗效。但是卡泊芬净还未取代复方磺胺甲噁唑或其他一线药物用以评估治疗肺孢子菌肺炎。

6. 雾化喷他脒治疗·这种疗法在治疗肺孢子菌肺炎中疗效不显著。

7. 糖皮质激素·研究证明患有重症肺孢子菌肺炎的 HIV 感染者,可以通过糖皮质激素辅助治疗,缓解呼吸衰竭(约 50%),降低病死率(约 1/3)。辅助糖皮质激素治疗也可以降低非 HIV 感染患者机械通气治疗的时间和在 ICU 治疗的时间。激素治疗的机制可能是降低肺部对肺孢子菌的炎症反应。通常,临床建议那些潜在的或确诊的肺孢子菌肺炎 HIV 感染者进行糖皮质激素辅助治疗(室内空气条件下测试,$PaO_2 < 9.3$ kPa 或 $AaO_2 > 4.7$ kPa);对于非 HIV 感染的患者,虽然没有明确的治疗指导,但是在临床操作上建议参考 HIV 感染者的标准给予激素辅助治疗。

在特异性抗肺孢子菌治疗开始前,就应开始糖皮质激素治疗。很显然,有些患者还未确诊就开始接受激素治疗,因此有必要尽可能快地给予准确诊断。最常见的激素治疗方案是:口服强的松 5 d,每天两次,每次 40 mg;然后口服强的松 6~10 d,每天 1 次,每次 40 mg;最后口服 10 d,每天 1 次,每次 20 mg[7]。如果选择静脉注射甲基强的松龙,可以在上述剂量基础上减少 75%;或者在短时间内可以给予高剂量,例如口服甲基强的松龙 3 d,每天 1 次,每次 1 g,然后口服 4~6 d,每天 1 次,每次 0.5 g,接着口服强的松 17 d,每日 1 次,每次 80 mg,药量逐渐减少到 0[7]。尚无研究发现糖皮质激素有利于轻度肺孢子菌肺炎患者。

(三)儿童治疗原则

儿童感染肺孢子菌肺炎的治疗选择与成人治疗相似(表 39.5)。严重肺炎感染的儿童在使用糖皮质激素治疗时与成人相比应给予更多限制,但是使用皮质激素的评价标准与成人相似。

表 39.5 小儿肺孢子菌肺炎治疗方案	
药　　物	婴幼儿计量
复方磺胺甲噁唑(首选药)	TMP:15~20 mg/(kg·d),每日 4 次,口服 SMX:75~100 mg/(kg·d),每日 4 次,口服
喷他脒	4 mg/(kg·d),静脉注射
阿托伐醌	3~24 月龄:45 mg/(kg·d),每日 2 份,口服; 1~3 月龄或 24 月龄以上:30 mg/(kg·d),每日 2 份(最大量 1 500 mg)
氨苯砜联合甲氧苄啶	氨苯砜:2 mg/(kg·d),每日 1 次(最大量 100 mg),口服 甲氧苄啶:15 mg/(kg·d),每日 3 次,口服
伯安喹联合克林霉素	伯安喹:0.3 mg/(kg·d),每日 1 次(最大量 30 mg),口服 克林霉素:40 mg/(kg·d),每日 4 次,口服

数据摘自 Gigliotti F. *Pneumocystis jiroveci* infection. In: Long SS, et al, editors. Principles and Practice of Pediatric Infectious Disease. 4th ed.

(四)病例管理

轻度肺孢子菌肺炎患者一般在门诊接受口服复方磺胺甲噁唑治疗,门诊医师应对其密切关注。所有中度或重度患者应住院,接受静脉注射复方磺胺甲噁唑,或接受克林霉素联合伯氨喹疗法,并辅以糖皮质激素治疗。患者在 5~7 d 内疗效不显著或者在此之前就出现病情恶化,应替换其他疗法[33]。

所有低氧血症的肺孢子菌肺炎患者,都应该戴上呼吸面罩给氧治疗,以维持 $PaO_2 \geqslant 8.0$ kPa。如果吸氧浓度 60%,仍不能维持 $PaO_2 \geqslant 8.0$ kPa,就应当考虑转入ICU 接受机械通气治疗。由于 ICU 对于呼吸衰竭患者的管理水平提高,重症肺孢子菌肺炎合并呼吸衰竭患者的预后近年来有所改善[34-36]。大多数医疗机构会对第 1

次或第 2 次发作肺孢子菌肺炎的 HIV 感染者进行机械通气治疗,这些患者要么是接受抗菌治疗(包括辅助皮质激素治疗)仍然病情恶化,要么是发生呼吸衰竭,要么是接受支气管镜检查后突然病情恶化。

研究显示轻度肺孢子菌肺炎患者在接受抗菌治疗12~14 d 后进行抗逆转录病毒治疗,其生存优势明显。但是目前尚未确定对于重症患者开展抗逆转录病毒治疗的时间[7,37]。

九、预后

临床和实验室研究皆发现 HIV 感染者肺孢子菌肺炎预后情况较差。影响预后的因素包括:患者年龄增加、对艾滋病知识的缺乏、二次感染或复发、贫氧的症状($PaO_2 < 7$ kPa 或 $AaO_2 = 4$ kPa)、胸片结果明显异常、外

周血白细胞(白血细胞计数>10.8×10⁹/L)、低血红蛋白(<120 g/L)、低血清白蛋白浓度(<35 g/L)、血清乳酸脱氢酶(LDH)酶水平提高(大于 300 IU/L)。患者入院检查后,还需要鉴别并发症,有些并发症也会导致预后结果差,比如:非霍奇金淋巴瘤,肺卡波氏肉瘤或支气管灌洗液中性粒细胞>5%,血清 LDH 水平提高(治疗后仍不下降),需要机械通气治疗以及自发性气胸[38-40]。另外,由于造成免疫抑制的原因多种多样,所以 HIV 未感染者肺孢子菌肺炎的预后风险因素尚未确定。

十、药物预防

随着免疫系统恶化及 CD4⁺ 淋巴细胞计数的减少,HIV 感染者患肺孢子菌肺炎的风险逐渐升高。对于 CD4⁺T 淋巴细胞计数<200 个/μL 或 CD4 总淋巴细胞比例小于 1:5 的患者,应给予初级预防,防止初次感染肺孢子菌肺炎。初级预防同样适用于有 HIV 感染后全身症状(例如不明原因发热,口腔念珠菌持续 3 周以上)和有艾滋病并发症(例如卡波西肉瘤)的患者[7]。二级预防也能用于防止肺孢子菌肺炎复发。对于非 HIV 感染的免疫抑制患者,若感染肺孢子菌的概率高,也应进行预防(表 39.1)[7]。具体建议是那些处于风险中的医源性/非医源性免疫抑制患者进行预防[6]。

初级和二级预防的首选方案是复方磺胺甲噁唑 960 mg/d。将该剂量降低,比如每周 3 次,每次 960 mg 或每天 480 mg 复方磺胺甲噁唑,效果可能相似且不良反应少[7]。复方磺胺甲噁唑也可以防止细菌感染,以及弓形虫病和疟疾的复发。20%患者会出现红疹和发烧等不良反应。对复方磺胺甲噁唑耐受的患者可进行脱敏治疗,也可以选择其他效果略差的预防手段。这些预防手段包括:雾化喷他脒,300 mg,每月 1 次(若 HIV 感染患者的 CD4⁺T 淋巴细胞计数<50 个/μL 则每周 1 次);氨苯砜 100 mg,每日 1 次,氨苯砜 50 mg 联合乙胺嘧啶 75 mg,每周 1 次(乙胺嘧啶可以预防脑弓形虫病);叶酸 25 mg,每周 1 次或氨苯砜 200 mg 联合乙胺嘧啶 75 mg 和叶酸 25 mg(均为每周 1 次);阿托伐醌,750 mg 每日 2 次,可以联合乙胺嘧啶 75 mg、叶酸 25 mg 每日 1 次[7]。

(一) 停止预防

在北美、欧洲和澳大利亚等地,随着 ART 的广泛推广,在 HIV 感染者中机会性感染疾病发病率、住院率和死亡率都显著降低,包括肺孢子菌肺炎[5]。大多数患者在接受 ART 治疗数周内,血液中 HIV 的 RNA 含量明显降低,而 CD4⁺T 淋巴细胞计数则明显提高。美国公共卫生研究院建议如果 HIV 感染者在接受 ART 治疗后,若 CD4⁺T 淋巴细胞计数>200 个/μL,且持续 6 个月以上,则无需继续进行肺孢子菌预防治疗[7]。这些患者经治疗后血液 HIV 的 RNA 含量同样降低到检测值下限。同样,二级预防的判断也可以参考上述标准。不过,如果患者接受 ART 治疗后 CD4⁺T 淋巴细胞计数<200 个/μL 或 HIV 的 RNA 含量上升,那么还是要以初级预防的标准对他们进行肺孢子菌预防。因此,患者需密切观察,及时反馈检测结果[7]。

(二) 儿童预防

研究表明 1～14 岁儿童使用复方磺胺甲噁唑预防肺孢子菌肺炎能提高生存率。HIV 感染的婴儿中,肺孢子菌是导致其感染肺炎和死亡的主要原因[41]。自 2006 年,WHO 建议在条件落后地区,对潜在 HIV 感染婴儿使用复方磺胺甲噁唑预防肺孢子菌。预防措施应从出生后 4～6 周开始,持续至断奶且排除 HIV 感染。对于 HIV 阳性婴儿,复方磺胺甲噁唑需使用至 5 岁,届时将重新考量疗法[42]。尽管前路坎坷,但这预防策略还是降低了肺孢子菌肺炎比例,同时随着儿童 ART 疗法的进步,HIV 感染的婴幼儿预后状况将大幅提高[43]。

参考文献

见:http://www.sstp.cn/video/xiyi_190916/。

第八部分　分枝杆菌感染

第40章　结　核　病

GUY THWAITES

翻译：冯欣宇　周何军
审校：刘春法　肖　宁　叶维萍

要点

- 结核病是由结核分枝杆菌（*Mycobacterium tuberculosis*）和牛分枝杆菌（*Mycobacterium bovis*）引起的传染病，在极少数情况下，非洲分枝杆菌（*Mycobacterium africanum*）和坎纳分枝杆菌（*Mycobacterium canettii*）也能够引起。
- 结核分枝杆菌通过肺结核患者咳嗽产生的飞沫在人际传播。
- 全球每年大约9亿人患有结核病，并有近200万人死于该病；其中，中国和印度患者最多，而南部非洲的部分地区发病率最高，因为艾滋病毒感染和结核病之间存在较强的关联。
- 结核分枝杆菌感染会引起经典的坏死性肉芽肿炎症，虽然其可以控制感染，但也会延长无症状感染（隐性结核）状态。如果无法控制感染，将导致肺部结核（80%）或肺外结核（20%）（活动性结核病）。
- 活动性结核病的典型表现为连续数周或数月发烧、体重下降及感染部位器官受累。经典的肺结核病可以看到胸片肺尖阴影，并伴空洞。年幼的孩子（<5岁）和所有免疫抑制者（如HIV感染）表现为弥漫性肺外结核病，包括粟粒及脑膜结核病等，如果不及时进行抗结核病治疗，往往会危及患者生命。
- 潜伏性结核病的诊断包括无活动性结核病的症状和体征、具有T细胞介导的针对结核分枝杆菌抗原的免疫反应性，免疫反应性鉴定可以通过皮下注射纯化的蛋白衍生物（purified protein derivative，PPD）（例如结核菌素皮肤试验），或者进行外周血γ干扰素释放分析（interferon γ release assay，IGRA）。
- 活动性结核病的诊断依赖于从受累组织标本（如痰，组织活检，脑脊液）中检出结核分枝杆菌。用显微镜观察经过培养和齐尔-尼尔森染色标本的方法已经使用了一个多世纪；快速分子生物学检测（如 Xpert MTB/RIF 检测）可以在2小时内从临床标本中检出特异的结核分枝杆菌序列，包括利福平抗性株。
- 治疗潜伏性结核病能够预防其发展成为活动性结核病，是一些国家（如美国）控制结核病的核心策略。药物敏感株的潜伏性感染可用6～9个月异烟肼治疗；非艾滋病毒感染的患者用3个月异烟肼和利福平治疗是安全有效的。
- 活动性结核病的治疗需要至少6个月的组合药物疗法，即4联强化治疗和随后的2联继续治疗。而对于耐药性结核病，特别是对两个最常用的抗结核药物异烟肼和利福平耐药（多重耐药）的结核病，需要更长的疗程。
- 通过减少传播和降低能够发展成活动性结核病的潜伏性结核感染患者的数量，可以预防结核病。通过早期诊断、及时治疗、隔离现症病人及医患双方均佩戴口罩等措施，能够阻断结核病的传播。注射BCG疫苗和治疗潜伏性感染能够减轻结核病的发展。

一、流行病学

（一）结核病传播的原理

结核病是由结核分枝杆菌复合种的细菌感染所引起的一种感染性疾病。这个复合种群是由困扰人类和动物数千年的几个关系密切的分枝杆菌不同亚种组成。能够感染人体导致结核病的细菌包括结核分枝杆菌、牛分枝杆菌、非洲分枝杆菌和坎纳分枝杆菌；能够感染动物的分枝杆菌有鼠分枝杆菌（田鼠）、羊分枝杆菌（山羊）、海豹分枝杆菌（海豹）和猫鼬分枝杆菌（猫鼬），这类分枝杆菌几乎不感染人。部分西非国家感染非洲分枝杆菌的人群达到四分之一左右，而非洲之角则罕有坎纳分枝杆菌感染。本章内容只关注引起人结核病的结核分枝杆菌和牛分枝杆菌。

结核分枝杆菌只感染人类，并通过肺结核患者传播；肺结核患者咳出的含有结核杆菌的呼吸道分泌物弥散在周围的空气中，其他人可能因吸入而被感染。目前，对于肺结核空气传播机制的认识大多来自 20 世纪 50 年代 Richard Riley 等所做的系列经典实验[1,2]。Riley 设计了一个肺结核病人住的病房,每间房间的空气被管道输送到一个装有 150 只豚鼠(对结核杆菌高度易感)的笼子。每个月检测这些豚鼠是否出现新的感染,检测方法是皮下注射 PPD,观察其反应性。PPD 阳性的豚鼠均被处死并解剖,从而明确其感染引起的病理变化(见下文病理和致病机制章节)。

在实验的前两年,几乎一半的豚鼠感染结核分枝杆菌,感染率每月 0~10 只不等,平均 10 天感染一只。病房里病人的传染性似乎有很大的差异,但未经治疗的肺结核和一名喉结核患者是豚鼠的主要传染源。通过测算 150 只豚鼠 10 天呼吸空气的量,他们估计平均 12 000 立方英尺的空气中含有一个致病单位。

这些发现对理解结核传播的流行病学非常关键。他们提出并验证了结核病飞沫产生及空气传播的理论。只有传播的飞沫足够小,才能长时间保持在空气中,这就使得病原体通过空气广泛传播成为可能。这些通常被称为"飞沫"的小液滴,在空气中的传播依赖于其大小和当时的气流模式(图 40.1)。Riley 的实验支持了随着感染性飞沫浓度和空气吸入量的增加,结核传播可能性增加的假设。这个结论对控制结核病的传播,特别是在医疗机构中的传播非常重要,后面还会进一步讨论。他们的研究结果还表明,结核病患者的传染性变化很大,但其中未经治疗或者长期没有诊断的患者导致传播的风险最大。

最近,秘鲁一家结核病医院采用同样的实验设计,使用 rooftop 豚鼠,重复进行了实验,再次支持了上述开创性研究发现与当前结核病流行病学的关联性[3,4]。但是,与 Riley 研究不同的是,他们还研究了 HIV 和抗药性对结核传播的影响。292 只 rooftop 豚鼠均暴露在 118 个结核病患者(其中 97 人同时感染 HIV)呼出的空气中超过 18 个月。在每个月的检查中,共发现 159 只豚鼠被感染,与 Riley 的发现类似,不同时间的感染率差别很大。与 Riley 发现肺结核患者平均每人每小时产生 1.3 个感染因子不同,感染 HIV 的结核病患者每人每小时产生 8.2

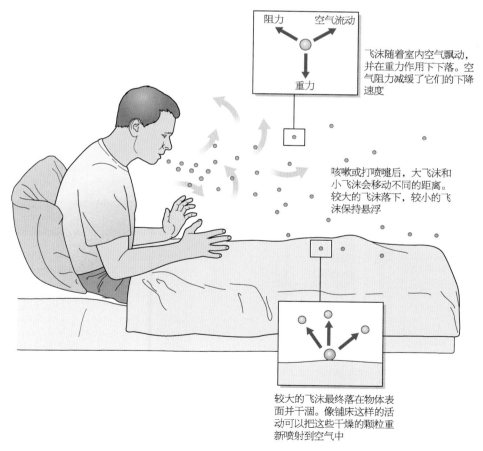

阻力　空气流动

重力

飞沫随着室内空气飘动,并在重力作用下下落。空气阻力减缓了它们的下降速度

咳嗽或打喷嚏后,大飞沫和小飞沫会移动不同的距离。较大的飞沫落下,较小的飞沫保持悬浮

较大的飞沫最终落在物体表面并干涸。像铺床这样的活动可以把这些干燥的颗粒重新喷射到空气中

图 40.1　由飞沫传播传染性病原体(如结核分枝杆菌)的空气动力学。(图片由 Tang JW 提供,来源文献:Tang JW, Li Y, Eames I, Chan PK, Ridgway GL. Factors involved in the aerosol transmission of infection and control of ventilation in healthcare premises. *Journal of Hospital Infection* 2006;64:100-114)

个感染因子；但是，按月平均，每位患者每小时产生的感染因子为 $0\sim44$ 个不等。实际上 8.5% 的患者引起了 98% 豚鼠的感染，而其中三位未得到足够治疗的多重耐药结核患者导致了 90% 的传播。研究者还发现，Riley 关于加强通风能够降低结核感染率的假设是正确的。他们发现，1950 年前建的病房由于有窗户，能够自然通风，比最近 20 年建的只能机械通风的病房更能够降低感染率[5]。这些发现对于那些试图在资源有限的医院中控制高度易感 HIV 患者中耐药结核病传播的国家具有非常重要的实际应用价值。

在 19 世纪末和 20 世纪初，差不多四分之一的人因感染牛分枝杆菌而患结核病[6]。牛分枝杆菌主要通过摄入被污染的乳制品从牛传染给人，但是也能够通过飞沫在人与人之间，特别是免疫抑制的人之间传播。巴氏消毒、PPD 皮试检测以及屠宰感染的动物已经大大地消除了动物向人传播的风险。如今，推行这些措施国家的结核病患者，只有 $1\%\sim2\%$ 是被牛分枝杆菌感染。在难以推行这些预防措施的地区，上述传播途径仍然是一个重要的公共卫生问题。

（二）结核分枝杆菌感染和致病

像其他感染性疾病一样，因感染结核分枝杆菌而患病的人只是感染者中很少的一部分。一般通过皮下 PPD 测试推算感染人数。通过 PPD 测试可以发现结核的潜伏性感染者：全世界有约三分之一的人（约 20 亿）被感染。其中大约十分之一的感染者会发展成活动性结核病[7]。活动性结核病大致分为三类：痰涂片阳性肺结核；痰涂片阴性肺结核和肺外结核病。痰涂片阳性肺结核病是通过显微镜下检查临床标本中结合分枝菌的抗酸杆菌（acid-fast bacilli，AFB）阳性来确定的。尽管 Riley 认为患者间的传播力有很大差异，但是从流行病学角度看，痰涂片阳性的患者最为重要，是结核病的主要传播源。WHO 和世界防痨及防肺病协会（International Union against Tuberculosis and Lung Disease，IUTLD）认为，发现和治疗痰涂片阳性的患者是控制结核病的基本原则[8,9]。

（三）结核病的危险因素

结核病有两大危险因素：环境和生物。环境危险因素决定了个体暴露在传染性结核病的持续时间和强度。其中最突出的是住在监狱、养老院、收容所和医院的人，这些地方都曾经有高传播率和暴发证据的疫情报告。但是，持续的物理接触并不是这些环境唯一特别危险的原因。这些人对结核易感往往还有大量的生物学因素。嗜酒、静脉吸毒及 HIV 感染是无家可归者和监狱犯人共有的生物危险因素。其他存在于医院和养老院的重要生物危险因素包括：糖尿病，糖皮质激素治疗，胃大部切除术，终末期肾病，矽肺和营养不良等。最近，吸烟被证明是患肺结核病，甚至是肺结核病致死的主要原因，这个现象在印度特别明显。表 40.1 列出了 22 个结核病负担最重国家的结核病主要危险因素，包括相对风险、流行率和人群[10]。这些数据表明，相对于其他危险因素，尽管 HIV 是活动性结核病的最强风险因子，但 HIV 对人群的影响取决于其在人群中的发病率。HIV 高发人群中，如部分南非地区，HIV 感染的结核病的比例远远高于表 40.1 所示。但是在中国、印度这些低 HIV 流行地区，这些数据提示糖尿病、吸烟和室内空气污染等是促进结核病流行的重要因素。

表 40.1	活动性结核感染的危险因素：22 个疾病负担最重国家的相对风险、患病率和人口归因风险		
风险因素	活动性结核的相关因素（范围）	总人口加权患病率	归因于危险因素的人口病例比例
HIV 感染	8.3(6.1~10.8)	1.1%	7.3%(5.2~9.6)
营养不良	4.0(2.0~6.0)	17.2%	34.1%(14.7~46.3)
糖尿病	3.0(1.5~7.8)	3.4%	6.3%(1.6~18.6)
酗酒（>40 g/d）	2.9(1.9~4.6)	7.9%	13.1%(6.7~22.2)
吸烟	2.6(1.6~4.3)	18.2%	22.7%(9.9~37.4)
室内污染	1.5(1.2~3.2)	71.1%	26.2%(12.4~61.0)

年龄也影响结核病的易感性，其中 5 岁前的儿童对结核高度易感，尤其易患播散型肺结核和结核性脑膜炎。而 5 岁到青春期这个年龄段的群体，往往对结核病有一定的抗性。发展中国家绝大多数结核病患者的年龄为 15~59 岁。一些国家的调查表明，男性结核患病率高于女性，但是尚不清楚这一现象是否与性别相关差异、生活习惯差异如抽烟或医疗保障有关。

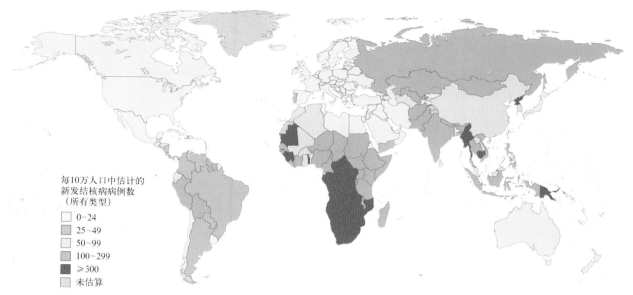

图 40.2 2010 年 WHO 估计的全球结核病发病率。
（数据来源：WHO）

在图例中标注：
每10万人口中估计的
新发结核病例数
（所有类型）
- 0~24
- 25~49
- 50~99
- 100~299
- ≥300
- 未估算

（四）全球结核病流行病学

20 世纪早期，富裕国家的结核发病下降。1900 年，美国结核发病率约为 250/10 万，死亡率＞100/10 万。到 1973 年，美国结核发病率降到 15/10 万，死亡率＜2/10 万。这些数据令人鼓舞，以至于 1969 年美国首席外科专家 William Stewart 在他的建议中断言，"是结束这种感染性疾病的时候了"。

可惜，在世界的其他地方，数据却是大相径庭。1995 年，WHO 发布了结核病在全球的影响概况[11]。他们估计全球有三分之一的人感染结核杆菌，在 1990 年，大约有 800 万新的活动性结核病例出现，并有 260 万患者死于此病。根据 WHO 在 2010 年发布的最新结核病控制报告估计，全世界约 880 万新增结核病例（850 万～920 万），145 万死于结核感染。全球范围内，新发结核病例从 2006/2007 年的峰值开始下降。此外，结核病死亡率也从 20 世纪 90 年代晚期的峰值约 300 万开始下降。尽管这些数据掩盖了巨大的地区差异，但还是令人鼓舞的。图 40.2 是 WHO 提供的不同国家结核病发病率分布估计图。22 个结核病负担最重国家就占了全球 81％的病例数。南非的结核病发病率最高（超过 300/10 万），但是 59％的病例却发生在亚洲，而非洲仅 26％。5 个结核发病人数最多的国家分别是印度（200 万～250 万）、中国（20 万～120 万）、南非（40 万～59 万）和巴基斯坦（33 万～48 万）。

全球结核病的患病率（某一群体在给定时间内的活动性病例数）从 1990 年起开始下降，尽管到 2006 年，新结核病病例仍在上升。这个矛盾归因于全球人口数量的增加（每年约 1％）和感染 HIV 的新结核患者的高死亡率。

（五）HIV 对全球结核病流行病学的影响

HIV 感染使结核分枝杆菌再激活的风险从 1/10 增加到 1/3，并且增加了结核新病例病情恶化的可能性。在南非金矿开展的一项队列研究发现，在 HIV 感染的第一年内，患者感染结核病风险成倍增加；并且 HIV 血清转换 11 年后，几乎一半的矿工仍患有活动性结核病[12]。

HIV 的流行对结核病的全球流行已经产生了巨大的影响。据 WHO 估计，在 2009 年全球 3 400 万 HIV 感染者中，约有 1 500 万同时感染了结核[13]。在 2010 年新增的 880 万例结核病例中，约有 130 万人（13％）同时感染 HIV。新结核病病例中 HIV 流行率在地区之间差异很大，但非洲占所有 HIV 感染并发结核病的 82％（图 40.3）。

高效抗逆转录病毒治疗（highly active antiretroviral therapy，HAART）可降低 HIV 患者 90％感染结核的风险，但是要治疗 3 个月后才能看到效果，而且其风险也无法达到与非 HIV 感染个体相同的程度[13]。虽然不能确定在这一脆弱群体组中仅采用 HAART 治疗是否可控制结核病，但是 HAART 在改变 HIV 感染伴发结核病的流行学方面极具潜力。对这类群体的治疗可能需要采取其他措施，如加强病例检测和治疗潜伏性感染，我们将在后面详述。

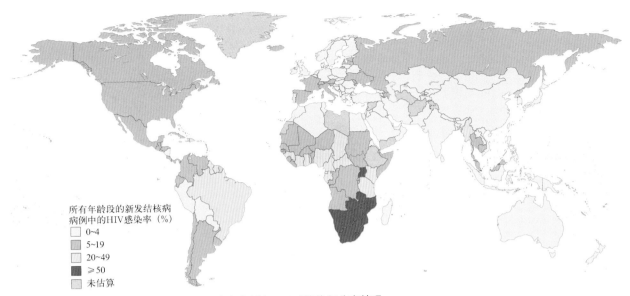

所有年龄段的新发结核病病例中的HIV感染率（%）
□ 0~4
■ 5~19
■ 20~49
■ ≥50
■ 未估算

图 40.3 2010 年 WHO 估计的全球新发结核病病例中 HIV 感染流行分布情况。
（数据来源：WHO）

（六）耐药对全球结核病流行病学的影响

如果结核杆菌对一线抗结核药敏感的话（见下文的结核病的管理和治疗章节），抗结核的组合化疗能够在 2 周内控制肺结核病患者的传染性。如果结核杆菌对一线抗结核病药利福平和异烟肼耐药，称为多重耐药（multi-drug resistant，MDR）。一线治疗对这些耐药结核杆菌不再有效，需要启动二线抗结核药控制其传播。这个全球性的问题因为大多数实验室不能做药敏实验而显得愈加复杂；不过，即使他们能够做药敏实验，也至少需要 8 周时间才能得到结果；而且二线抗结核药不一定能用，比一线药物毒性更大，效能更低。这些问题将在本章后面进一步详细讨论。如果 MDR 结核杆菌再对氟喹诺酮类药物及可注射的二线药（如丁胺卡那霉素，卡那霉素，卷曲霉素等）的某一种产生耐药，称为广泛耐药（extensively drug resistant，XDR），此类结核病将更加难治。

在过去的十年里，MDR 和 XDR 结核病不断出现和传播，对全球结核病的流行病学已经产生了很大的影响。据 WHO 估计，2008 年全球约有 390 000～510 000 例 MDR 结核病例，占总发病例数的 4%[14]。每年的这个数字仍然在不断增长。将近一半的 MDR 患者出现在中国和印度。中国每年大约出现 MDR 结核病 100 000 例，约占新发病例数的 5.7%，占既往病例数的 25.6%。这些数据对负责结核病诊断和治疗的国家结核病控制项目来说是巨大的挑战。但是，其他地区的情况更加糟糕，如俄罗斯西北部，四分之一的患者是 MDR 结核病。

2006 年，来自南非的一份报告引起了全世界对 XDR 结核病流行病学潜在的恶化影响的关注[15]。从 2005 年 1 月起的 14 个月期间，在 KwaZulu Natal 进行了一个针对 475 例结核病的药敏实验项目，这个项目完全由政府资助。在培养证实的结核病例中，MDR 占 39%，XDR 占 6%。所有 MDR 患者都有 HIV 感染，超过一半的 MDR 患者之前从来没有进行过药物治疗，近 70% 的患者最近去过当地医院就诊。而且，85% 的 XDR 菌的基因型是完全相同的。这提示多数 XDR 病例都是院内传染引起的。这份报告提到，在 53 例 XDR 结核病患者中有 52 例在确诊后平均 16 天死亡。这份报告震惊了结核病界，暴露出了公共卫生体系的缺陷，并对全球结核病控制项目产生了深远的影响。这份报告强调了通过合理使用一、二线药物预防 MDR/XDR 产生的重要性，及时检测和治疗以及预防结核病患者的传播依赖于诊断和治疗。XDR 和 HIV 感染的高度关联性和极高而快速的病例死亡类似于"完美风暴"，传递了一个非常明确的信息，即需要采取更多措施来控制这两种感染。2008 年，5.4% 的 MDR 病例为 XDR，并且 8 个国家报告 10% 以上的 MDR 病例为 XDR，其中有 6 个国家在中亚和东欧。

最后，不可避免的情况是，2009 年在伊朗的 15 例结核病例中首次报告了完全耐药（totally drug-resistant，TDR）[16]，随后在印度也有报告[17]。在这些病例中分离出来的结核分枝杆菌对临床治疗使用的一、二线药物完全产生耐药性，无法治疗。

（七）影响全球流行病学的其他重要因素

结核病流行病学的变化是复杂的，全球结核病控制项目一直试图控制疾病的流行,所以一直在寻找影响结核病传播的新影响因素[18]。结核杆菌和宿主遗传变化对疾病和传播的影响仍然知之甚少。不同的临床和流行病学研究显示,与其他系相比,东亚/北京系结合杆菌与耐药性增加有关联,并且其致病更严重,传播和扩散能力更强。人类遗传变异对结核杆菌的流行病学也有影响,基因多态性改变了机体天然免疫对结核的易感性(如:巨噬细胞蛋白 SLC11A1,一氧化氮合成途径)和获得性免疫(如:IL-12 和 IFN-γ 轴)。这些基因多态性的影响是中等的(相对比值<3),但如果该基因很常见,而且人口众多,又是结核病高负担人群,那这些基因多态性可能就是疾病的重要决定因素。宿主和结核杆菌遗传多态性也有可能存在相互作用,这些多态性将决定感染的结果,但是尚需进行大量的研究。

非感染性疾病如糖尿病的流行对结核病流行的影响在增加。糖尿病患者感染结核的风险会增加 3 倍以上。例如,糖尿病在印度的快速增长可能导致潜在的灾难性后果。但矛盾的是,糖尿病的增加与经济发展和城市化进程紧密相关。目前还不清楚像中国和印度这样存在大规模的人口从乡村流向城市将对结核病流行病学产生怎样的影响。财富的增加和医疗条件的改善有助于结核病控制,但是这又被人口老龄化和日益增加的糖尿病发病率所抵消。45 岁以上的成年人肺结核的发病率最高。例如,在中国,55 岁以上的结核新发病例数量在增加,而小于 25 岁的发病数量在减少。这个发现非常重要,可能是由于年轻人的城市迁移,这群人 HIV 感染率增高,或可能是由于更多新的、致病性更强的结核杆菌株在扩散。

二、致病机制和病理学

荷兰莱顿的解剖学教授 Franciscus Sylvius 在 17 世纪做尸检时,第一次描述肺结核(*phthisis*,希腊语,意思为"废物")患者器官中的结核结节,并称其为"结节"(tubercles)。而后在 1821 年,法国内科医生 Laennec 发现,不同临床表现形式的"结节"都是同一功能紊乱所致[19],但是直到 1882 年 Robert Koch 发现"肺结核"病原体时[20],他的论文及观点才得到完全认可。

"结核结节"由肉芽肿组成,主要由巨噬细胞等免疫细胞聚集而成。组织中形成肉芽肿是机体应对不同的感染和非感染因素刺激而产生的免疫反应(表 40.2)。因此,尽管肉芽肿炎症是结核病的一个特征,但是如果要进行确诊,还需要分离出病原体(详见下文结核病诊断章节)。

(一)肺结核致病机制:肉芽肿

在近 100 年时间里,肉芽肿一直被认为是对宿主有益的,能够将细菌与周围组织隔离开来,限制其传播和致病能力。经典的显微结构表现为,中心性坏死核心部分

表 40.2	类结核的肉芽肿性疾病	
感染因素		**非感染因素**
麻风		类肉瘤
巴尔通体病		克罗恩病
布鲁菌病		韦氏肉芽肿病
放线菌病		Churg-Strauss 综合征
梅毒		类风湿关节炎
耶尔森菌小肠结肠炎		环状肉芽肿
组织胞浆菌病		外来异物(如铍、脂类、尿酸盐、硅、文身染料、滑石粉、药物)
球孢子虫病		
芽生菌病		
隐球菌病		
血吸虫病		
利什曼病		

的外周被巨噬细胞包裹,偶尔有中性粒细胞;而巨噬细胞周围是一圈含有淋巴细胞(T 细胞和 B 细胞)的纤维细胞层(图 40.4)。结核杆菌存在于巨噬细胞内和中央坏死灶内的低氧环境中。病灶大小从 1 mm 到大于 2 cm 不等,最大的肉眼清晰可见,而在影像学上显示为结节。尽管结核肉芽肿对于结核病的致病机理仍不十分清楚,但对其不同的结构已有大量的描述[22]。一些肉芽肿没有中心性坏死,主要由巨噬细胞和一些周围淋巴细胞组成,这种情况主要出现在活动性结核病(而非潜伏性感染)。在这些病灶中,结核杆菌被限制于巨噬细胞内。另外,也有肉芽肿以成纤维细胞为主,偶见极少量的巨噬细胞和坏死,这种纤维化的肉芽肿更常见于潜伏性感染,很少发现杆菌。越来越多的证据显示,结核性肉芽肿在大小、结构和细胞组成上差异很大,且随着时间推移发生不同的变化,特别在抗结核化疗中尤为明显。

研究人的结核肉芽肿的形成和动态变化极其困难。因此,一般利用各种动物模型来了解结核杆菌与宿主免疫细胞相互作用从而形成肉芽肿的机制。最近,应用斑马鱼幼虫感染海分枝杆菌(*M. marinum*)的模型已经获得了重要的新发现。海分枝杆菌与结核分枝杆菌具有一些相同的关键毒力因素,如最显著的 RD1 毒力等位基因,并且能够在鱼体内形成结核肉芽肿[23,24]。这个模型能够独特地追踪到鱼感染后体内巨噬细胞和细菌相互作用形成肉芽肿的过程。与先前的假设相反,该模型显示肉芽肿有助于分枝杆菌早期生长和传播。未感染的巨噬细胞不断补充到肉芽肿,然后在肉芽肿中这些细胞大量受到感染,并向周边播散感染其他的组织。这些发现提示,在 T 细胞介导的免疫应答启动之前的感染早期,分

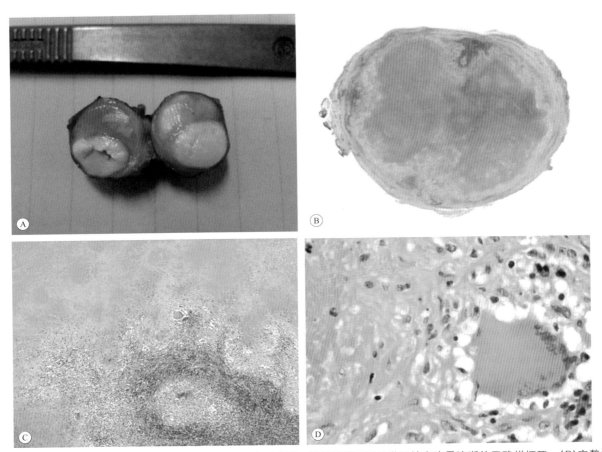

图 40.4 结核分枝杆菌引起的肉芽肿性淋巴结病。(A)颈部肿大淋巴结的横截面显示淋巴结内边界清晰的干酪样坏死。(B)完整的淋巴结横切面 HE 染色,显示干酪样坏死几乎占据了整个淋巴结的中心;(C)放大 40 倍的 HE 染色的淋巴结切片观察,证实干酪样坏死周围是肉芽肿性炎症,包括上皮样巨噬细胞、淋巴细胞和朗汉多核巨细胞;(D)放大 400 倍的 HE 染色的淋巴结切片观察,一个核呈马蹄状排列的朗汉多核巨细胞与干酪样坏死组织毗邻。(图片 Roger Webb 和 Jon Salisbury 提供。Mr Roger Webb, Consultant Maxillofacial Surgeon; Dr Jon Salisbury, Consultant Histopathologist, King's College Hospital, London, United Kingdom.)

枝杆菌破坏宿主形成的肉芽肿反应,以此来加快自己的复制和传播。但是,人结核杆菌感染是否也存在同样的机制尚待阐明。

(二)结核病病理:宿主和细菌的相互作用

结核分枝杆菌感染的第一阶段是由肺泡巨噬细胞吞噬吸入的结核杆菌。结核杆菌进入新形成的吞噬小体内,需要抵御来自宿主的各种防御机制。在吞噬的早期,NAPDH 复合物会产生超氧爆发反应,尽管此反应对分枝杆菌的影响尚不清楚,但在巨噬细胞爆发反应缺陷的小鼠中,其对结核杆菌的易感性并无明显增加。在溶酶体融合和获得溶酶体水解酶后吞噬小体的酸化是宿主的一个关键防御机制。新形成的吞噬小体的 pH 迅速降到 4.8~5.0,诱导产生很强的抗菌作用。但是结核分枝杆菌能够阻止吞噬小体的酸化作用,将其 pH 保持在 6.2 左右,从而维持其生存。其具体机制尚不明确,但是许多细菌因子包括分枝杆菌富含脂质的细胞壁可能参与了调节作用。

巨噬细胞是否能够杀死被吞噬的结核杆菌,取决于先天遗传决定的其杀伤结核杆菌的能力、其他免疫细胞(如 T 细胞)或细胞因子(如 IFN-γ)增强其杀菌活性的程度以及感染分枝杆菌的毒力。因此,感染的早期,仅巨噬细胞就能终止一些结核分枝杆菌的感染。此外,根据斑马鱼模型[24],受感染的巨噬细胞招募其他的巨噬细胞,形成新的肉芽肿,这种肉芽肿成为细菌招募、感染和扩散的焦点。在人类,这种初发的感染被称为原发病灶(primary focus),在早期的文献中也称之为 Ghon 灶(Ghon focus)。

各种证据表明,α肿瘤坏死因子(necrosis factor-α,TNF-α)是早期控制结核分枝杆菌感染的一个关键细胞因子。自身免疫紊乱患者使用 TNF-α 单抗治疗后,对结核病特别有效,其结核肉芽肿的结构被破坏,这提示 TNF-α 对肉芽肿的完整性和功能起关键作用[26]。相反,也有证据表明,TNF-α 是宿主清除坏死组织的一个主要因子。在暴露于结核分枝杆菌之前,给予低浓度的 TNF-α,导致实验动物出现明显的组织坏死。尽管最近利用斑马鱼模型开展的研究有了一些发现[27],但 TNFα在结核感染中所起的作用仍不十分清楚。研究发现，一个编码白三烯 A4 水解酶的基因多态性可以通过引起 TNF-α 过度表达或表达不足，影响斑马鱼和人对结核病的易感性。炎症反应两个极端的斑马鱼（主要和次要等位基因纯合子）均不能控制肉芽肿内结核杆菌的繁殖，而引起中等水平 TNF-α 反应的斑马鱼（杂合子）则能控制感染。纯合子表型的斑马鱼能够通过增强或抑制 TNF-α 而转变为杂合子的表型。而且，糖皮质激素辅助疗法（见下文的结核病处理和治疗章节）仅对主要等位基因纯合子表型的结核性脑膜炎成人患者（超敏反应）有益，这是首次提出采用药物基因途径进行抗结核病治疗。

（三）结核病病理：原发进行性疾病

随着原发性肺感染的进展，一些结核杆菌到达局部淋巴结（纵隔淋巴结、支气管旁淋巴结，有时也会到锁骨上淋巴结），从而形成继发病灶。在普通胸片上可以看到原发灶和局部淋巴结肿大并存，这被称为原发综合征或 Ghon 综合征。这个阶段患者往往没有临床症状。大约 5% 的结核感染者，主要是 5 岁以下的儿童和免疫力低下缺陷的成人（如 HIV 感染者），原发结核病快速发展为症状性临床疾病（也就是"原发进行性结核"）。原发性肺部感染扩大到大面积的肺组织，并可进一步发展为播散型结核性肺炎，引起组织破坏和高死亡率。或者，原发感染灶如果发生在肺周，则可能破溃进入胸腔，引起结核性脓胸。由于结核分枝杆菌能够自由播散；感染的纵隔淋巴结破溃后，结核杆菌可能进入心包腔，引起结核性心包炎，或者进入支气管，引起播散型支气管内感染。纵隔淋巴结肿大可能会压迫主支气管，特别是婴儿，导致完全或者部分的肺部堵塞和肺不张（图 40.5）。原发进行性结核病通常经血播散，可以传播到骨（特别是脊柱）、肾脏和脑。

（四）结核病病理：潜伏性感染和继发感染

大约 95% 的原发感染在特异性 T 细胞介导的免疫应答下得到控制。在初次感染约两周后，针对分枝杆菌肽的特异 CD4 T 细胞开始出现，并且通过分泌 γ 干扰素增强巨噬细胞杀伤结核分枝杆菌的作用。T 细胞活化的巨噬细胞通过分泌 IL-1β 和 TNF-α，加速肉芽肿的形成和对细菌的杀伤。随着时间的推移，结核性肉芽肿不断发展，逐渐纤维化，甚至可能出现钙化。但结核杆菌仍然可以存留在病变处，也可能存活在周围的正常组织中数年或者数十年而无任何症状。这些"存留者"的性质引发了很多猜想，因为它们是理解"潜伏性感染"和"继发感染"的关键[28]。一些研究者推测，这些存留的结核杆菌在被"唤醒电话"重新激活前是处于休眠状态的；但另一些研究者则认为，这些结核杆菌仍然在不断地增殖，只是

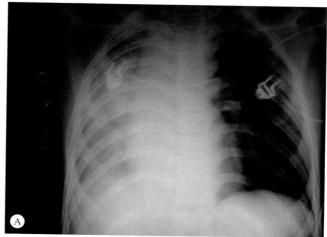

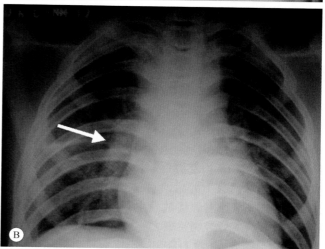

图 40.5 胸片显示原发性肺结核致右中叶肺塌陷(A)和右肺门淋巴结肿大(白色箭头，B)。

增殖速度较慢，被机体免疫机制以相同的速度清除。目前大多数人倾向于支持后一种假设，即结核杆菌进入更活跃的阶段依赖于细菌的异质性以及以肉芽肿形式限制细菌的宿主免疫反应。

具有所谓"潜伏性结核病"的患者，在其一生中结核杆菌能够再激活引起"继发感染"的风险约为 5%～10%。原发感染和继发感染的区别传统上取决于发病是在初次感染后 5 年内还是 5 年后发生。这个定义比较局限，只有体内原来潜伏的结核杆菌再激活引起继发感染时才有意义。使用基因型鉴定技术的研究表明，在结核病流行的高发地区，相当大一部分被认为是继发肺结核病的成人实际上只是近期不同的结核杆菌株的再感染。这在 HIV 患者中更是如此。

尽管临床上区分原发结核病和继发结核病存在风险，但是两者之间存在重要的病理学差异。继发肺结核病常常伴有肺尖损害，其原因仍不明了[29]。继发感染也常常伴随严重的组织损伤和肺空洞。

多年来，人们一直认为空洞形成是 T 细胞介导的持续性免疫反应的结果，即迟发型超敏反应作用于暴露的结核蛋白，导致周围组织干酪样坏死，从而聚集形成空洞[30]。最近，争论仍然持续，为肺提供弹力的纤维蛋白原酶解反应具有高度抗性，只有结核杆菌感染诱导的胶原蛋白酶能对其降解[31]。虽然其机制不明，广泛的肺空洞能够侵蚀动脉血管引起大出血、伴发支气管胸膜瘘的气胸和持续向纵隔（如心包）、胸膜和脊柱扩散。

（五）结核病病理：肺外结核病

结核病一般发生在人肺部，但有些结核病能造成较大临床损害，因为导致结核杆菌能从肺传播到肺外器官。结核杆菌从原发感染灶——肺泡到达局部淋巴结或其他地方，会导致两个不同的结果。首先，在局部淋巴结中结核杆菌的抗原可以被加快传递，从而形成 T 细胞介导的保护性免疫反应。其次，导致结核杆菌从肺部播散到其他器官，从而导致肺外结核病（见下文）[32]。

结核杆菌随血流扩散而感染其他器官。大约 100 多年前就已经发现，粟粒性结核病患者（多器官弥散性结核病）的血液含有活的结核杆菌。20 世纪 30 年代，Rich 和 McCordock 发现，是菌血症将细菌带入脑部形成结核性脑膜炎[33]。当脑部肉芽肿（或者 Rich 病灶）中释放的结核杆菌进入蛛网膜下腔后，脑膜炎随之发生。小鼠实验显示：结核杆菌经血源播散发生在感染早期，发生在获得性免疫反应有效控制感染之前。这也解释了为什么 T 细胞应答受损的人（如 HIV 患者）特别易患播散型结核病，而接种过卡介苗（BCG）疫苗的人则能受到保护，不易出现播散型结核病。

（六）HIV 和结核病致病机制

晚期 HIV 感染者特别容易患结核病，这提示 HIV 感染损害了机体有效抗结核杆菌感染的免疫反应关键成分。HIV 感染者患结核病的病理情况根据免疫抑制的程度而不同。外周血中 $CD4^+$ T 细胞>200 细胞/μL 的 HIV 患者具有较好的细胞免疫应答，其形成的肉芽肿与 HIV 患者形成的肉芽肿相似。随着进行性的免疫抑制和 $CD4^+$ T 细胞的减少，细胞介导的免疫应答逐渐减弱，其肉芽肿炎症也发生紊乱。其中巨噬细胞杀伤结核杆菌的能力减弱，结核杆菌的数量增加。干酪样坏死呈现离心式扩大和聚集。最后，当晚期 AIDS 患者外周血中 $CD4^+$ T 细胞<50 细胞/μL 时，体内肉芽肿反应几乎完全消失。这种播散型的无反应性结核病往往仅在尸检中发现。实际上，在肯尼亚曾经做过一项针对未经抗逆转录病毒治疗患者的尸检研究，研究发现：超过一半的感染 HIV 死亡的成人体内潜藏着播散型结核病。肉芽肿未形成；化脓、凝固性坏死和凋亡代替了干酪样坏死。巨噬细胞内和坏死区域出现了大量的结核杆菌。

鉴于 HIV 感染并发结核病的显微观察结果，可以推测 HIV 感染通过损害有效的肉芽肿炎性免疫应答而增加了结核杆菌的易感性[34]，其机制尚不明确。HIV 感染减少了肉芽肿形成相关的 $CD4^+$ T 细胞数量，而 $CD8^+$ T 细胞可以分布在整个肉芽肿，而不仅仅分布于肉芽肿周边。此外，除了上面讨论的能控制结核感染的关键因素——$CD4^+$ T 细胞绝对数量减少外，HIV 还降低了 CD4＋细胞的活力，表现为 IFN-γ、TNF-α 和 IL-12 分泌减少，而这些细胞因子能激活巨噬细胞抗结核杆菌的全部效应功能。HIV 也可能直接感染和影响巨噬细胞功能。HIV 感染者来源的巨噬细胞对结核杆菌更易感，而且不容易凋亡。凋亡对宿主可能是有利，因为在凋亡小体内的细菌能够被其他的巨噬细胞吞噬，从而限制了结核杆菌的扩散。HIV 还有可能破坏吞噬小体的酸化反应，从而有帮于结核杆菌在巨噬细胞中的存活。

三、结核病的临床表现

结核病的临床表现复杂但缺乏特异性，几乎每个器官都可能受累，而且主要与患者的年龄和免疫状态密切相关。很小的儿童（3 岁以下）和细胞免疫应答出现抑制（如 HIV 感染）的患者，感染结核杆菌后发生血行播散而累及多器官的情况很常见。8 岁以上免疫力健全的感染者以"成人型"结核病为主，其经典表现为肺尖部空洞。在低流行区，通过呼吸道传播的不多，大部分病人表现为肺外结核病。这些病例最常见于来自结核病高流行区的移居者，这些结核病患者可能是在他们的原居住国家获得感染，到移居地后潜伏性感染被激活所致。这些现象表明了伴随原发感染的菌血症在早期阶段致病的重要性，而且通常不呈现临床症状。

结核病的症状和体征取决于受累的器官，但这些症状通常要数周乃至数月才能表现出来。同时，这些症状往往伴随着一些非特异性的临床实验室检测异常，包括红细胞血沉率（erythrocyte sedimentation rate，ESR）上升、慢性贫血、低血红蛋白贫血、低钠血症和轻度肝功能异常。外周白细胞计数往往正常，但是单核细胞可能会有所增多。与其他大多数肉芽肿性疾病类似，结核病能够引起一定程度的高钙血症。

（一）儿童结核病

儿童结核病的负担是巨大的，但是直到最近才受到与成人结核病同样的关注[35]。这可能是因为儿童期结核病被认为是轻微的，较难诊断和量化，而且通常不会导致结核病的传播。但是 HIV 的流行促使人们重新审视上述观点。长期以来人们一直认为，儿童结核病的发病率与成人感染者的数量直接相关，因而无法衡量结核病控制项目的有效性。在非洲撒哈拉以南地区，HIV 的流

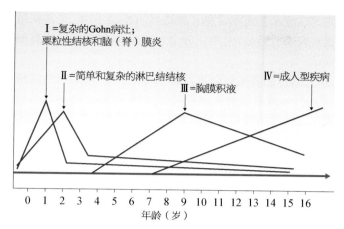

Ⅰ=复杂的Gohn病灶；
粟粒性结核和脑（脊）膜炎

Ⅱ=简单和复杂的淋巴结结核

Ⅲ=胸膜积液

Ⅳ=成人型疾病

年龄（岁）

图 40.6　儿童结核病：不同年龄原发感染后的临床表现。

行导致成人结核病患病率大量增长，其中青年和育龄妇女尤其多，这就导致儿童暴露于结核杆菌的机会显著升高。最近在非洲南部的一项研究报道，10%的 3～4 个月的婴儿就暴露于结核杆菌[36]，并且在赞比亚的一项尸检研究显示，结核病与细菌性肺炎几乎同是 HIV 感染或者非 HIV 感染儿童的主要死因[37]。因此，在很多结核病流行的地区，儿童结核病的负担是巨大的。

童儿结核病的临床表现往往不典型，与成人结核病的临床表现不同。不同年龄患结核病的临床表现有比较明确的描述（见图 40.6 和表 40.3）[38]。胸内淋巴结肿大是 5 岁以前儿童原发感染结核最常见的表现。在能开展化疗之前，50%～60%的原发感染儿童结核病表现为肺门淋巴结肿大（胸部平片），但是仅约 40%的患儿有症状，其中 2/3 的患儿出现咳嗽，1/3 出现发烧。原发感染可能会留下影像学证据：血源性播散到肺尖处可能会有纤维状斑块（Simon 灶）和肺门淋巴结钙化；如果还并发 Ghon 钙化灶，就称为 Ranke 复合体。

表 40.3	不同年龄组原发性肺部感染后肺结核类型	
首次感染时间	感染结果	比例(%)
<2 岁	痊愈	50～70
	肺结核	10～30
	粟粒性结核/脑(脊)膜炎	2～10
2～10 岁	痊愈	95～98
	肺结核	2～5
	粟粒性结核/脑(脊)膜炎	<0.5
>10 岁	痊愈	80～90
	肺结核	10～20
	粟粒性结核/脑(脊)膜炎	1

儿童年龄越小越小，结核病进一步发展的风险就越大。淋巴结肿大能引起主呼吸道阻塞，或者破入呼吸道，因吸入结核杆菌，引起进行性和破坏性肺炎。严重的局灶性肺炎可能引起中心坏死，形成肺囊肿（肺炎过程中形成的薄壁张力性囊肿）。它还能发展成支气管或者气管-食管瘘；或者损伤膈神经导致膈神经麻痹。

3 岁以下的儿童特别容易出现血源播散的原发进行性结核病。淋巴结核和结核性脑膜炎是最常见的并发症；结核性胸膜炎、腹膜炎和泌尿生殖道结核相对少见。一项针对南部非洲小于 3 个月、经培养证实的结核病病例报告，57%出现咳嗽，82%出现呼吸急促，66%肝脏肿大，53%脾脏肿大，42%体重下降，89%胸部平片显示胸腔淋巴结肿大，26%有粟粒性结核[39]。

成人型结核病发生在 8 岁及以上个体。受累部位以肺上叶肺尖后部区域，右肺叶较左肺叶及下肺叶上段最常见。随着病情的发展形成空洞。小于 3 岁的儿童很少发生胸腔积液（<10%的病例），但是约 25%的青年结核病患者会出现胸腔积液。一般来说，积液呈稻草色，无菌，富含淋巴细胞，是免疫反应所致而非感染引起的结果。结核性脓胸很少发生在儿童身上。心包结核可能是血源播散或者剑突下淋巴结坏死破溃进入心包腔所致。

（二）先天性结核病

先天性结核病非常罕见，只有在母亲患有活动性结核病的情况才会通过子宫或者在分娩时传染给婴儿[40]。胎盘感染可能发生在分娩之前，另外，胎儿呼入或吞咽了结核杆菌污染的羊水也会导致感染。新生儿结核感染较难被发现，主要是由于其症状和体征都不明显。感染结核的新生儿最常见的体征为肝脾肿大（75%）、呼吸窘迫（75%）、发热（40%）、腹胀（25%）和丘疹性皮损（15%）。胎盘感染最典型的症状为肝结核，新生儿表现为肝肿大、黄疸、发热和生长停滞。呼吸道感染往往导致严重的肺损伤，常常伴随呼吸急促和胸片显示弥漫性结节阴影。已有诊断标准用于鉴别真正的先天性感染和出生后发生的感染[41]。新生儿出生后第一周就可能出现结核性病变；原发性肝脏综合征是典型的经胎盘感染。需要通过宏观或者微观证据证实是否存在子宫内膜结核或胎盘结核；出生后需要排除呼吸道传播。

新生儿结核病的特点表现为肺和/或肝脏内有大量的结核杆菌存在，但是缺乏相应的细胞免疫应答。由于新生儿结核病的死亡率高达 50%，故一旦怀疑就应该进行抗结核治疗，可以同时使用类皮质激素。

（三）成人肺结核病

成人各型结核病中约 80%是肺结核病。肺结核病一般进展较慢，往往需要数周，乃至数月出现进行性恶化的症状。快速进展的结核病也确实是存在的，尤其是一些对结核病更易感的种群[42]和免疫力低下者。结核病患者中约70%～90%表现为咳嗽、15%～50%表现为发热、50%～75%表现为消瘦；大约三分之一出现痰中带血（咯血）。大咯血是一种罕见但可能致命的结核病晚期并发症，在腔壁大血管变成动脉瘤（Rasmussen's 动脉瘤）并破裂时发生。在结核病化疗之前，约5%的肺结核病患者死于肺出血。

肺结核病患者体检时往往无明显异常，而 Greeks 描述的经典消耗性肺结核病特征在疾病早期往往不出现。呼吸系统检查常常是正常的（与肺中叶和下叶相比，肺尖受累很难从体征上发现），并且肺外几乎没有症状。杵状指（digital clubbing）只出现在长期患结核病患者中，而局部淋巴结肿大、肝脾肿大极少见。大约70%的患者有发烧症状，但老年结核病人则很少发热[43]。

尽管体征信息有限，但是胸部平片显示了结核病的特征及程度（图40.7）。典型的表现为：在右上叶的肺尖和后部、左上叶后部肺尖或任一侧肺叶表面出现边缘锐利的阴影，可以出现空洞或无空洞。空洞边缘往往不规

则，气-液水平面不常见。肺活量可能会下降，尤其在结核病晚期。但是，大约三分之一患者不会出现这些典型症状。

另外，患者疾病会累及肺下部（约5%）、粟粒性结核（约5%），或者锁骨上淋巴结肿大和/或孤立的淋巴结肿大。支气管结核病是肺结核病一个重要但不常见亚类，其胸片 X 线检查表现也不典型。支气管结核病主要由支气管周围淋巴结炎引起，侵犯和破坏支气管，往往导致支气管狭窄和支气管瘘。支气管阻塞会引起气喘和干咳，是导致下肺结核病的一个重要原因。

（四）成人肺外结核病

过去40多年时间里，美国和其他一些富裕国家肺外结核病患者比例在增加，但其原因不明。其中 HIV 感染可能是这个变化的重要原因，因为 HIV 感染会增加结核杆菌血源性传播的风险。在富裕国家，结核病负担主要在少数民族和新移民。

结核杆菌的血源性传播能累及任何一个器官（见图40.8）。其中最常受到影响的是脑、肾、骨和从肺血管回流

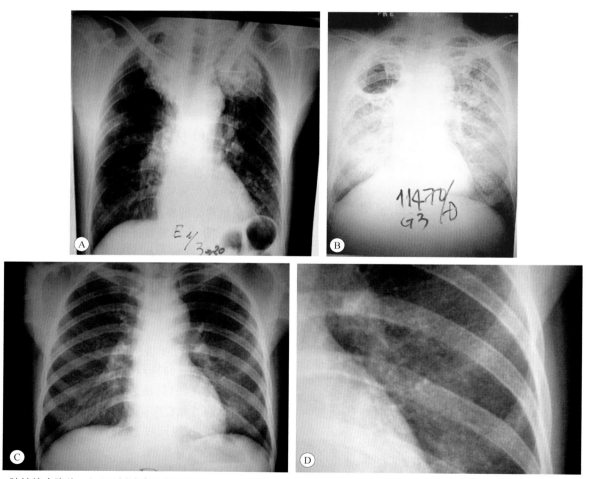

图40.7 肺结核病胸片。(A)双侧肺尖纤维结节样变化（左侧比右侧严重）。(B)整个肺部播散性结节样改变（粟粒型）并伴右心尖腔扩大。(C)整个肺视野充满淡淡的、弥漫性结节（粟粒性结核）。(D)放大(C)中的左肺野，以展示容易漏诊的弥漫性结节。

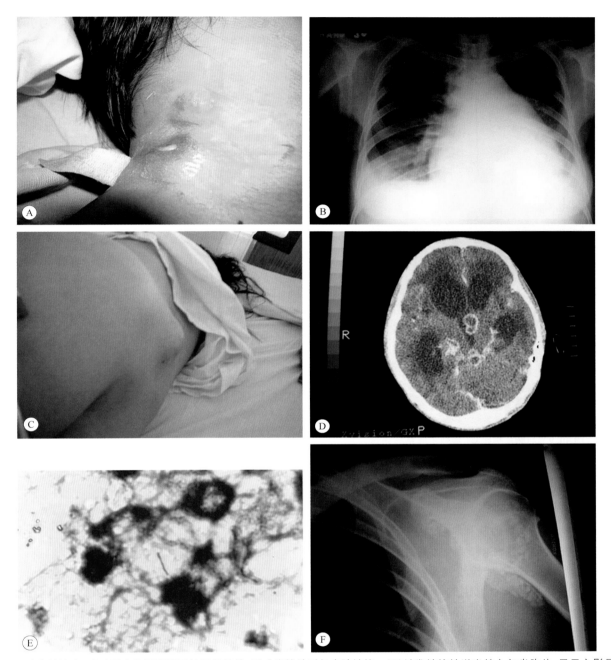

图 40.8 肺外结核病。(A)肿大的后颈淋巴结链状结核,形成瘘管并引起皮肤结核。(B)继发结核性溢出性心包炎胸片,显示心影呈球状扩大。(C)继发性波特病(结核性骨髓炎)患者的腰椎椎体后缘。(D)一位结核性脑膜炎成人患者的增强脑CT显示脑室扩大与多发环性增强结核瘤。(E)一位结核性脑膜炎的脑脊液中发现的抗酸杆菌。(F)左肩X线平片显示上次结核感染遗留的多个钙化淋巴结。

的颈部淋巴结。2010 年,美国亚特兰大疾病预防控制中心(CDC)收到的结核病例共 11 182 例,其中 78%是肺结核,22%为肺外结核[44]。最常见的肺外结核受累器官分别是:胸膜(16%)、淋巴结(40%)、骨关节(10%)、泌尿生殖道(5%)、脑膜(6%)和腹膜(6%)。

肺外结核病的临床症状是多种多样的,与受累及的器官相关。但临床表现是非特异性的,难获得足够的诊断样品和致病菌,使得诊断肺外结核病成为一个主要的挑战。

(五) 粟粒性(血源播散)结核病

粟粒性结核病是一个描述性的放射学诊断,历史上,这一诊断是基于胸片显示双侧整个肺视野满布 1～2 mm 边界清晰的结节(见图 40.7)。100 年前,首次对粟粒性结核病进行了描述,结核结节看上去像小米种子。每一颗"种子"代表一个肉芽肿,同时也代表着一个结核菌落所在点,这些结核菌随血流定植并感染肺部。粟粒性结核病是重症和持续性结核菌血症的结果。肺外结核可能发生在各个器官,肝、脾脏、骨髓和脑最常被累及。有的

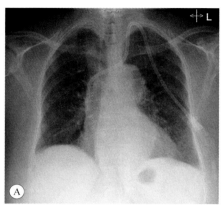

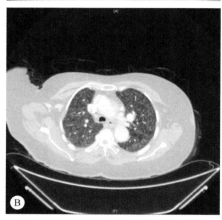

图 40.9　与胸片相比 CT 增强了肺结核病诊断的敏感性。(A)正常胸片。(B)胸部 CT 造影显示与粟粒性结核一致的弥漫性微小结节变化。

粟粒性结核病没有典型的胸片特征,被称为"隐性"播散型结核病。在这种情况下,新型影像学检测方法如 CT 能极大地提高诊断效率,能检测到普通 X 线不能发现的小结核结节或在其他器官发生的病变(图 40.9)。实际上,不管是否累及肺部,新的影像技术在发现粟粒性结核病和血源播型性结核病上均远传统胸片技术。

粟粒性结核的临床表现主要为全身症状,如发烧、全身乏力及体重下降等。大约三分之二的患者干咳,80%~90%患者发热[45]。极少情况下,广泛性的重症肺结核病能引起急性呼吸窘迫,而且在刚开始抗结核病治疗时病情还会加重。肺外结核灶需要仔细寻找,特别是结核性脑膜炎,表现为头痛和呕吐,随后出现混乱和昏迷(见下文)。当累及肝脏和脾时,30%~50%的患者表现为肝脏肿大,20%患者表现为脾肿大。全身淋巴结肿大的患者较少,只在合并 HIV 感染时出现。血源播散到视网膜时,约 5%~20%患者用眼底镜可以找到可见结节(视网膜结核),这是播散型结核少有的高度特异性临床表现。丘疹和黄斑皮疹很少发生,如果出现,提示皮下出现结核播散。

实验室检查能够提供慢性多系统炎性疾病的非特异性证据。50%的粟粒性结核病患者表现为贫血。尽管80%的粟粒性结核患者表现为淋巴细胞减少,但白细胞增多和白细胞降低发生频率均等,而骨髓受累的患者其淋巴细胞减少发生概率为 100%[46]。类白血病反应也罕有报道。约一半以上肝脏受累的患者肝功能异常测试表现为肝功能异常,常出现转氨酶中度升高。

(六)中枢神经系统结核病

中枢神经系统结核病主要有两种形式:结核性脑膜炎和结核瘤[47]。结核性脑膜炎引起渐进性混乱和昏迷,如果不及时进行治疗,将导致死亡。这种情况属医疗急症,需要快速诊断和治疗。结核瘤是边界清晰的肉芽肿占位性病变,可以出现在中枢神经系统的任何部位,但最常见是在脑幕上。其临床表现主要与解剖学位置密切相关,最常见的表现是脑部病变继发的孤立性癫痫发作。结核瘤不会马上危及生命,但是一旦发生破溃,结核杆菌进入蛛网膜下腔,将会引起结核性脑膜炎。

结核性脑膜炎的临床特征多样而无特异性。在很多病例报告和临床研究中都有报道,这些症状类似于亚急性或慢性脑脊髓膜炎[48]。患者对症状的各种描述往往对诊断都没有帮助。一份系列病例分析报告显示,入院时,只有 28%的患者主诉头痛,25%的患者呕吐,13%的患者报告发热,2%的患者有典型的畏光及颈部僵硬等脑膜炎症状的描述[49]。然而,对症状持续时间的准确测定是很必要:结核性脑膜炎几乎都会出现 5 天以上的先兆症状,这是区分急性化脓性细菌性脑膜炎的有效方法。

结核性脑膜炎的神经系统症状表现复杂。发病部位和发病机制决定了其性质和多样性。基底脑膜粘连可导致脑神经麻痹(特别是Ⅱ、Ⅲ、Ⅳ、Ⅵ、Ⅶ)或脑血管收缩导致卒中。脑梗死发生概率约为 30%,通常发生在内囊和基底节,引起一系列的从偏瘫到全身运动障碍问题。脑脊液流动阻塞能导致颅内压增高、脑积水、意识障碍。约 30%的儿童结核性脑膜炎和不足 5%的成年人可诱发癫痫,这主要是由脑积水、脑梗死、结核瘤、脑水肿和不恰当的抗利尿激素分泌引起的低钠血症所致。在有神经根疼、伴有痉挛或括约肌瘫痪的迟缓性麻痹的病人,应考虑脊柱型结核性脑膜炎的诊断。大约有 10%的结核性脑膜炎患者会伴有脊髓受累,这经常被忽视。

(七)结核性胸膜炎

在结核病流行区,结核病是青壮年胸腔积液最常见的原因,胸膜结核病大约占所有肺外结核病的 20%[50]。结核性胸腔积液有三种病理亚型。第一种最常伴随儿童原发感染,是由免疫系统介导的一种超敏反应,其积液为稻草色、无菌,与粟粒性肺结核病导致的胸腔积液类似,常为双侧,伴心包和腹腔积液。第二种亚型是原发菌血症种植在胸膜腔中的旧病灶重新发作引起的。这些积液通常出现在单侧，液量小于1 L，表现为急性胸膜炎性胸痛、呼吸困难、发热，70%的患者病程短于4周，30%短于一周[51]；在20%左右的病例中，能够听到胸膜摩擦音。第三种亚型是结核性脓胸，这是由于感染的淋巴结突然破裂，结核性干酪物质释放入胸腔造成的。其症状明显，表现为急性胸膜炎性胸痛和高起伏热。感染会形成一个起伏的胸壁肿块而破坏胸壁，最终形成一个窦道，从皮肤排出脓液。

（八）泌尿生殖道结核病

结核杆菌血源性播散常常累及肾、膀胱、前列腺、附睾和输卵管。泌尿生殖道的感染往往会感染其下游的器官（如肾脏感染可导致输尿管结核，输卵管感染可能导致阴道结核）。泌尿生殖系统结核一般多发生在老年人，特别是男性。抗结核化疗前，大约4%～8%的肺结核患者累及泌尿道。

肾结核病一般发现已经是晚期，因为早期无症状而不容易被诊断[52]。无菌性脓尿可能是感染早期唯一出现的临床特征。随着感染的进展，肾乳头坏死会引起肾绞痛，肾实质肉芽肿融合可引起肾脏不规则的增大，约30%患者两肾同时受累。一半的患者肾实质或肾收集系统出现钙化，反映了诊断延误。在疾病晚期，钙化可以呈大叶性分布，并导致终末期肾衰竭的发生，即所谓的"自动肾切除术"。

结核杆菌感染可随着泌尿生殖道蔓延到输尿管和膀胱。输尿管结核常导致多发性狭窄并钙化，在X线平片下呈现并最终导致"干线型"钙化。膀胱感染由尿液中的结核杆菌感染或血源传播所致。感染可引起尿频、尿痛、血尿、脓尿和类似于移行细胞癌的膀胱壁增厚。

男性的附睾血供丰富，是生殖道最容易感染结核的部位。主要症状为疼痛和肿胀，而检查中常常发现附睾的多皱纹和不规则状，这种疾病通常是单侧的。附睾结核和肾结核之间存在很强的关联性。

女性生殖器结核病患者90%累及输卵管。输卵管结核通常发生在双侧，与子宫端相比，更易累及腹部端。如果不及时治疗，感染扩散到腹膜或子宫腔，分别引起腹膜炎、子宫内膜炎。输卵管结核的临床表现为慢性下腹部疼痛、不规律阴道出血、不孕等。

（九）肌肉骨骼结核病

约5%～10%的结核病患者累及骨和/或关节，且发病率随年龄增长而增加。其中脊柱最常累及，其后依次是髋关节、膝关节、骶髂关节、肩、肘和踝。在所有骨关节结核病患者中，75%累及脊柱、髋或膝关节。幼儿和免疫抑制患者的任何骨骼或关节均容易受到感染，包括手和脚上的小骨头[53]。

珀西瓦尔·波特（Percival Pott，1714－1788年）第一个描述了脊柱结核病，所以又被称为波特病，该病逐渐为大众认知并且为手术治疗截瘫提供支持。一半的脊柱结核病患者累及下胸椎和上腰椎；四分之一的患者累及颈椎[54]。患者通常出现渐进性背痛，这是由两个相邻椎骨的前路椎体终板受到侵蚀引起的。虽然脊柱结核病早期椎间盘的软骨层不受影响，但最终能引起椎间盘破坏，导致椎体的楔形塌陷。该病的临床表现为驼背畸形或骨步。并发症包括硬膜外脓肿形成和脊髓压迫。双侧梭状椎旁脓肿可在脓液累及椎体组织平面时发生（图40.10）。脊髓压迫引起的肌肉无力、膀胱和肠道失禁是最严重的并发症，大约累及30%的患者。

结核性关节炎通常是干骺端感染并穿过骺板所引起。最终，关节囊的两个滑膜和关节周围骨组织均被累及。穿过骨骺板的传播是结核病的特点，在其他化脓性细菌感染中极少见。90%的情况下是单一的关节受累，比较典型的是髋关节或膝关节，表现为缓慢渐进性疼痛、肿胀和功能丧失。影像学特征显示关节积液、溶骨性病变、关节间隙变窄和骨膜新骨形成。少数情况下，粟粒性或播散性结核患者、长期未经治疗的肺结核患者可出现反应性对称性多发性关节炎（Poncet病），主要累及小关节。这种情况被认为是一种免疫现象，并不能从关节中培养出结核杆菌。

结核性骨髓炎不如结核性关节炎常见，因为它是结核病血源性播散的结果，往往是多病灶，并呈现不同阶段的症状。它更常影响四肢的骨头，包括手和脚的小骨头。临床特点包括局部骨疼痛、肿胀，而最近报道还可能出现窦道。极少数情况下，结核杆菌在指骨腔形成囊状腔，从而诱发指炎，并伴软组织肿胀。

无论是接触性传播或血源性传播，结核性肌腱炎均不多见。结核性肌腱炎往往导致肌腱滑膜增厚和/或渗透以及韧带断裂。滑膜囊结核继发感染很少发生。肌肉结核也极为罕见的，通常只发生在严重的免疫抑制者，从受感染的骨或关节蔓延过来。

（十）淋巴结核病

淋巴结肿大是结核病的一个重要特征。35%的结核病患者会累及外周淋巴结，尤其是颈部淋巴结。淋巴结出现粘连、单侧、无痛性肿大；通常不止一个淋巴结受累，受累的淋巴结发炎后粘连在一起。如果不及时治疗，淋巴结组织将会坏死和液化，形成一个冷脓肿，并可能最终破溃形成引流窦。与其他形式的结核病不同，淋巴结核病症状轻微。

（十一）腹腔结核病

腹腔结核病包括腹腔内各器官及从口到肛门的胃肠消化道任一器官的感染。实体器官一般通过血源性传播

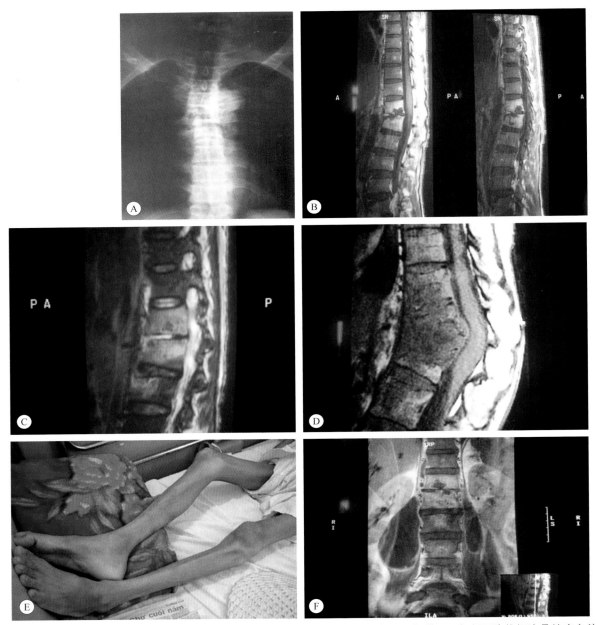

图 40.10 结核性脊椎炎(波特病)。(A)X 线片显示胸椎完全破坏和移位。(B)T1 加权 MRI 扫描显示相邻两胸椎间溶骨性病变并伴下椎前楔形塌陷。(C)(B)内同一病变 T2 加权 MRI 扫描图像。(D)T2 加权 MRI 扫描显示三腰椎严重破坏并压迫脊髓。(E)两侧广泛性脊柱结核导致双腿消瘦(见图像 F)。(F)T1 加权 MRI 显示两腰椎破坏和双侧大的梭形脓肿。

感染结核,而胃肠道结核病是由于摄入含结核杆菌的消化道分泌物,附近感染的淋巴结破溃侵入,或日常摄入被牛分枝杆菌污染的乳制品后感染。晚期肺结核病与消化道结核病有很强的关联性,反映了吞咽呼吸道分泌物在致病中的重要作用。

　　腹腔结核病的临床表现极为复杂,与累及的器官密切相关[55,56]。溃疡、狭窄、穿孔和瘘的形成是胃肠道结核病的主要病理特征。根据累及的肠段不同,并发症也不一样。例如,严重的出血可能是胃和结肠结核病,而吸收不良更可能是小肠感染。回肠和回盲部是胃肠道结核最

常见的部位,约占胃肠道结核病总量的 $50\%\sim70\%$。胃肠道结核病最常见的症状是腹痛,约占患者的 90%;如果病变部位是在管腔,则疼痛可能呈绞痛;如果感染影响腹膜,则出现连续性疼痛。空回肠/盲肠结核的典型表现为:连续数天或数周腹痛、腹鸣和呕吐。检查可见右下象限肿块。最常见的并发症是亚急性肠梗阻,如果出现急性上腹部疼痛,可能是穿孔所致。在印度,结核病是引起伤寒患者肠穿孔的第二位常见的原因。结核性穿孔通常单发并且接近胃肠道狭窄处。单纯的结肠结核病一般表现为疼痛,排便习惯改变、出血(占 70%)。该病的三

分之一为多病灶感染，呈现弥漫性溃疡，类似于溃疡性结肠炎。

腹腔内实质器官结核占腹腔结核病的20%；尤其是那些容易出现血源性播散结核的患者，风险尤其高，如儿童和HIV感染的成年人。肝、胰、脾结核病常伴有粟粒性肺结核，同时腹膜多发结核灶，这种情况通常伴有腹腔淋巴结肿大。

（十二）心包结核病

在非洲，结核性心包炎最常在30～50岁发生，其诱发的心力衰竭占总心力衰竭住院病人数的10%。同时，HIV感染增加了感染结核性心包炎的概率，这也降低了结核性心包炎患者的发病年龄。

血源播散型结核病感染心包后，分为四个病理阶段。

● 心包内形成纤维蛋白渗出物，渗出物中含有大量的中性粒细胞、细菌和疏松的肉芽肿。

● 渗出物体积增加并逐渐转为血性胸水，由富含中性粒细胞转变为富含淋巴细胞和单核细胞。

● 渗出物/心包积液被吸收，肉芽肿转变为干酪样坏死并伴随心包增厚和纤维化。

● 进行性纤维化导致心包缩窄。

这些病理改变解释了不同时期心包结核病的临床表现，其三个临床表现为：渗出、渗出-缩窄、缩窄性心包炎[57]。80%的患者表现为渗出病变，并且逐步累积成心包积液，并最终可能导致心包压塞、心脏衰竭。心包结核病一般起病隐匿，无特异性症状，只表现为发热、消瘦。另外，胸痛、咳嗽和呼吸困难也很常见，而急性病毒性或化脓性细菌性心包炎则很少有这些症状。病历统计表明，各种伴随体征的概率如下[58]：心脏叩诊浊音和/或肝肿大占95%；奇脉和颈动脉脉搏上升占85%；窦性心动过速占80%；腹水占70%；外周水肿占25%；20%患者有摩擦音。大约5%的患者出现渗出性心包炎，表现为渗出病变合并心包缩窄的现象。如果引流心包积液后，右心房压力仍持续升高，即可诊断为心包结核病。

在诊断时约15%的患者发现收缩性心包炎，尽管进行了抗结核化疗，仍使20%的结核性心包炎患者病情复杂化。心包结核病临床特点极其复杂，如果没有仔细询问病史和体查，很容易误诊。最常见的临床特征是颈动脉压增高、肝肿大、腹水和外周水肿[58]。另外，心包叩击音和深呼吸后的第二心音有特征性，但这两个体征并不特异（分别只在20%～30%的患者中出现）。

（十三）皮肤结核病

皮肤结核病较少见，在全部结核病患者中只占不到1%，但临床特点多样[59]。可以分为两类，一类是皮肤直接感染，另一类是身体其他部位结核病的免疫反应。皮肤结核病灶也可以根据是否是血源性传播，或直接从相邻的感染灶蔓延和病灶内结核杆菌数量进行分类（见表40.4）[60]。

表 40.4　皮肤结核分类

与皮肤病变相关的细菌数量	病理	疾病类型	临床表现
结核分枝杆菌多	直接感染	硬下疳	无痛丘疹结节；可溃疡
		腔口［皮肤］结核	结节；疼痛性溃疡穿孔
	接触传播	瘰疬性皮肤结核	Nodule over affected node；可溃疡
	血源性传播	粟粒性结核	大量针状丘疹
		树胶样肿	结节
	直接感染（二次暴露）	疣状皮肤结核	中心软的丘疹或疣状斑块
结核分枝杆菌少	血源性传播	寻常狼疮	表现为斑块、结节和溃疡等；经典的"苹果酱结节"
无结核分枝杆菌	免疫介导/超敏反应（通常是其他器官的活动性肺结核引起）	结核疹： 瘰疬性苔藓 巴赞硬红斑 静脉炎性结核疹 丘疹坏死性结核疹	毛囊周围苔藓样丘疹 小腿硬结/溃疡结节 非溃疡性结节 小丘疹；可结痂/溃疡

皮肤结核病最常见形式是瘰疬性皮肤结核和寻常狼疮。瘰疬性皮肤结核发生在淋巴结结核表面的皮肤，其中最常见的部位是颈部、腋窝、胸壁和腹股沟。寻常狼疮是结核杆菌经血源性传播的结果，最常见于皮肤和脸。常常造成一个缓慢肿大的斑块与凸出的疣状边缘；据说病灶中心类似于"苹果果冻"并可能溃烂。

皮肤结核病一些不常见的表现包括急性粟粒性肺结核引起的斑疹和丘疹，常出现在躯干。结核杆菌菌血症也可能造成皮肤及软组织树胶样肿。如果是因皮肤损伤而直接感染结核杆菌，则可导致结核性下疳，这往往发生于实验室工作人员或与成人结核病患者一起生活的孩子。感染部位最常见于手、脸和脚。偶尔发生患者既往结核感染，侵入皮肤的结核杆菌产生无痛、孤立的疣状斑块，通常发生在手或脚，称为疣状皮肤结核。

乳腺结核病在皮肤结核病中并不常见，在这里提起是因为它常引起皮肤的病变[61]。最常见的表现为边界清楚、无痛性结节，能够逐渐扩大，并可能发生溃疡。乳腺结核常被误诊断为乳腺癌。乳腺结核病偶尔能通过血液性传播引起腋窝多个淋巴结肿大粘连。

对非皮肤科专科医生来讲，具有挑战性的并非结核杆菌直接感染引起的皮肤结核病，而是免疫反应造成的皮肤结核病。所谓的结核疹是由体内的结核菌素过敏所诱发的一系列相关临床病理改变。而身体其他部位存在活动结核病灶常可作为结核疹的诊断依据，而典型的结核疹经过抗结核治疗后会完全消失。

皮肤结核病更常见的表现形式还有丘疹坏死型结核疹、结节性结核疹、Bazin 硬红斑、瘰疬性苔藓、结节性肉芽肿性炎。丘疹坏死性结核疹的特点是多发性对称性丘疹，并且这些丘疹常形成中心坏死。它们通常发生在年轻的成年人和儿童活动性结核病患者的四肢伸侧，与另一种类型的超敏反应——疱疹性结膜炎相关，这将在下面的内容中更详细地讨论（见下文"眼结核"章节）。Bazin 硬红斑是小腿曲面上结核合并脂膜炎形成的硬结。与结节性红斑不同，它通常会影响胫骨并具有广泛的感染性和非感染性的沉淀。瘰疬性苔藓是一种多发性小囊泡或囊泡旁苔藓样丘疹暴发而成，它们一般群集在躯干周围。这种疾病一般常见于儿童，而 30% 的患者在身体其他部位没有活动性结核病。

（十四）眼结核

结核杆菌可以通过直接侵袭、接种或血源性传播等方式感染眼睛。同时，身体其他部位的结核也可以因出现超敏反应而影响眼部，最常见的是疱疹性结膜炎，表现为结膜炎、畏光、流泪及眼睑痉挛。

一般来说，只有 1% 到 5% 的结核病患者累及眼部。但是，当患者患有播散性疾病时，发病率上升到 10%～20%，其中，75% 的儿童结核性脑膜炎患者累及眼部[62]。几乎眼睛的所有部位均会受累：葡萄膜炎、视网膜炎、视神经病变、眼内炎、巩膜炎、角膜炎、结膜炎、泪囊炎等均有报道。然而，后葡萄膜炎最常见，通常累及脉络膜。在眼底镜下，能够清晰地观察到灰黄色的脉络膜结节，边界模糊、成簇生长，数量通常小于 5 个。如果没有得到有效治疗，可以扩大形成结核瘤，并导致视网膜脱离而失明。一项 92 例眼结核的调查显示，34% 的患者有脉络膜结节（伴或不伴炎性体征），27% 的患者有脉络膜炎/脉络膜视网膜炎，24% 的患者有玻璃体炎，13% 的患者有虹膜睫状

体炎或前葡萄膜炎，11% 的患者有全葡萄膜炎[63]。

（十五）HIV 感染并发结核病

HIV 感染导致外周血 $CD4^+$ T 细胞数量减少，增加了活动性结核病的风险。然而，即便是那些 $CD4^+$ T 细胞数量相对正常的 HIV 患者，感染结核病的风险仍高于未感染 HIV 的患者[13]。随着 $CD4^+$ T 细胞数量的下降，结核病患者的临床症状也随之发生改变：$CD4+$ T 细胞数量极低的患者（<100 细胞/μL）更可能表现非特异症状并累及肺外器官，而且常累及多个器官。大约 50% 的成年 HIV 感染者累及肺外器官，10% 的这类患者患播散型结核病（通常累及中枢神经系统）；而在未感染 HIV 的成人结核病患者中，上述患者比例仅为 15% 和 1%[64]。在 $CD4^+$ T 细胞数量低的患者，结核感染的组织肉芽肿性炎症并不明显（在极晚期的 HIV 感染患者中甚至完全缺乏）。与之相反的是，其组织内细菌负担大大增加。这些特征解释了为什么 HIV 感染者其结核病的特征是非特异性的，为什么典型的空洞型肺结核比较罕见，为什么播散型结核病和可检测到的菌血症是常见的。当开始进行抗逆转录病毒治疗（antiretroviral therapy，ART）时，结核病的发病率很高，这强调了 ART 前，对有可能进一步恶化的结核病进行筛查和有效鉴别的必要性（见下文）。

ART 的出现使得 HIV 感染并发结核病的临床症状发生了一些重要变化。在非洲撒哈拉以南的结核病流行地区，很多资料表明，开始 ART 后 3 个月内，活动性结核病的发病率明显升高[65]。ART 在这个时间段发挥了很多效应，导致结核发病率增加[66]。首先，ART 可以缩短无症状结核病的时间，使之出现症状，这一现象被称为"暴露"；其次，它可以加快初次结核病的症状发作；第三，它可增强结核病临床症状的强度。鉴于上述情况，它被称为"ART 相关结核病"。

一类 ART 相关结核病患者表现为免疫重建炎性综合征（immune reconstitution inflammatory syndrome，IRIS）。IRIS 被认为是在 ART 最初数月内，对病原特异性免疫应答异常恢复所致。IRIS 导致了异常和明显的炎性临床表现，其中最常见的是分枝杆菌、隐球菌和巨细胞病毒感染。最近一项针对 HAART 治疗的 13 103 例病人中的 1 699 例 IRIS 患者进行的系统回顾和 meta 分析显示，计算出前期诊断为 AIDS 的患者 IRIS 的发病率为 38%（95% 的可信区间是 27%～49%）[68]。前期被诊断为结核病的患者 IRIS 的发病率为 16%（10%～25%）。

结核病相关 IRIS 病例的定义为：患者必须在开始 HAART 前先确诊为结核病，同时还必须对 HAART 有初步的反应，且反应要在开始 HAART 的 3 个月内发生，并同时伴有以下至少一个主要标准（新的或扩大的淋巴结；新的或恶化的影像学症状和/或累及中枢神经系统

和/或出现浆膜炎),或两个次要标准(新的或恶化的全身症状和/或呼吸系统症状和/或腹部疼痛包括腹膜炎、脏器肿大或腹腔内淋巴结肿大)。同时,必须排除耐药性、机会感染或依从性差等其他影响因素。

CD4 细胞计数<50 个/μL 的患者开始 HAART 时,最容易诱发 IRIS[68]。10%~40% 的结核病/艾滋病混合感染者发生结核性 IRIS;从开始 HAART 到结核性 IRIS 发生的时间间隔为 2~4 周[69]。发生结核性 IRIS 的风险与结核杆菌数量相关:如果患者患有肺外播散型结核病,在抗结核化疗结束后很快又进行 HAART 治疗,其发生结核性 IRIS 的风险最大。

结核性 IRIS 的最常见临床表现是发热伴淋巴结肿大,或伴新的肺浸润或肺浸润恶化或胸腔积液[70]。大量报道表明,结核性 IRIS 临床症状还可能包括:肉芽肿性肝炎、累及中枢神经系统新出现的或增大的结核瘤、新的或复发的组织冷脓肿等[71]。

四、结核病的诊断

(一)一般原则

结核分枝杆菌感染的后果从终身无任何症状的感染到严重累及多器官并迅速播散导致死亡不等。几十年来,根据是否出现症状和标准化测试结果,为了临床诊疗方便,将其简化分为"潜伏性"结核病和"活动性"结核病。世界上普遍适用的方法是:根据医生的判断,将患者归入两类之一而采取相应的患者管理方法和治疗指南。

按定义,所有潜伏性结核病患者均无症状。如上所述,潜伏感染一般发生在原发结核感染(通常是肺结核)后,而此时宿主的获得性免疫应答能控制感染、限制结核杆菌复制以及造成的病理损害。通常,在肺或其他器官(初次感染的菌血症播散累及所致)仍然有活的结核杆菌存在,但数量极少且位置各异,这意味着目前还不能通过实验室技术检测到其存在。不过我们可以通过检测宿主对结核杆菌的免疫应答来诊断潜伏性结核病。长期以来人们一直认为,免疫反应检测的阳性结果就代表了体内活菌的存在。而在过去的 100 年中,这种检测免疫应答的方法一直都没有改变过。

罗伯特·科赫(Robert Koch)是第一个生产结核菌素,即结核杆菌 PPD 的人,而 PPD 曾被认为是一种治疗手段而不是免疫诊断试剂。然而,早在上个世纪初,查尔斯·曼托(Charles Mantoux)就认识到 PDD 的诊断价值,并改良了皮下注射的结核菌素技术。结核病患者迟发性超敏反应的结果是能够产生可测量的皮肤硬结,而这构成了诊断潜伏性结核病的基础。

最近,结核菌素皮肤试验又加入了两项血液检测试验。γ 干扰素释放分析(interferon gamma release assays,IGRAs)通过定量检测全血(QuantiFERON-TB Gold)或者外周血单核细胞(T-SPOT. TB)释放 γ 干扰素来评估机体对结核杆菌特异抗原所产生的免疫应答。皮肤结核菌素试验和 IGRAs 在诊断潜伏性和活动性结核中的作用将在下文详细讨论。

与潜伏性结核病不同的是,"活动性"结核病的诊断有赖于结核杆菌所累及部位所表现出来的症状。结核杆菌几乎可以感染机体所有组织,因此医生必须首先确定患者的感染器官,其次是如何妥善地从这些器官里分离出结核杆菌。前者依赖于仔细的询问病史、体检和选择适当的放射学诊断方法;而后者则依赖于采集合适的样品,并用正确的实验室手段进行检测。这些就是结核病诊断的技巧。但遗憾的是,大多数临床医生对结核病的诊断技术还停留在 120 年前 Ziehl and Neelsen 发明的利用光学显微镜检测结核杆菌的姜尼氏染色方法。

(二)潜伏性结核病的诊断

从 20 世纪以来,潜伏性结核病的诊断标准是皮肤结核菌素试验。皮肤结核菌素试验有两种基本的方式,分别是芒图(Mantoux)和霍夫(Heaf)试验。芒图试验需要在前臂的背部皮内注射 PPD,48~72 h 后,测量注射部位周围硬结(不是红斑丘疹)的直径。在英国和美国,注射 1 单位的 PPD,硬结直径大于 5 mm 或注射 5 单位 PPD 硬结大于 10 mm,被认为是阳性。为了诊断的目的,较小的反应被认为是阴性,但由于免疫抑制(HIV 感染,免疫调节药物)也可能造成这种阴性反应,因此并不能排除结核病的可能。相应地,阳性反应并不一定是有结核分枝杆菌感染。另外,卡介苗接种或者暴露在有交叉反应的环境微生物中,都有可能造成假阳性的结果。然而,如果硬结的直径超过 15 mm,将更有力地支持结核分枝杆菌感染。其他如错误储存 PPD 或检测技术差也会导致错误的结果。

霍夫试验是通过使用装有弹簧的枪,将 6 支带有未稀释的 PPD 针打入患者的前臂背部。这种方法操作简单,主观影响小。但是枪头需要高温蒸汽灭菌以免血液病毒的传播。有些枪有可分开的磁性头部,可以拆开来高压蒸汽灭菌。酒精浸泡或者火烧是不安全的。

和芒图试验一样,霍夫试验的结果也是在 48~72 h 后判断。分成 5 个等级:0 级是无反应;Ⅰ级是有 4 个不相连的丘疹;Ⅱ级是融合的丘疹连接成一个环;Ⅲ级是小于 10 mm 的圆盘;Ⅳ级是圆盘大于 10 mm 或有水泡形成。Ⅲ级或Ⅳ级相当于芒图试验的硬结大于 15 mm,认为是结核分枝杆菌感染。Ⅱ级相当于芒图试验的硬结在 10~14 mm 之间,认为可能感染。

近 10 年来有两种商业化的 IGRA 技术利用血液检测来判断是否有结核潜伏感染,分别是 T-SPOT. TB 测试(Oxford Immunotech, Abingdon,英国)和 QuantiFERON-

TB Gold in tube(Cellestis Ltd，Carnegie，澳大利亚)。这两种检测方法已经用于多种不同的临床环境，包括儿童和 HIV 感染患者结核病潜伏感染检测[72,73]。这种检测的主要优点是利用特异性针对结核分枝杆菌而在牛分枝杆菌中不存在的抗原，因此不像结核菌素皮肤试验，卡介苗接种的患者不会再出现假阳性。这两种检测方法效果差不多，但也有一些数据表明与 QuantiFERON-TB Gold 法或皮试相比 T-SPOT. TB 测试法受免疫抑制的影响更小[74]。一项荟萃分析分析了 2007 年前的临床数据，表明 IGRA 与结核菌素皮肤试验相比较，具有同样的敏感性，但是 IGRA 更准确[75]。最近的两项荟萃分析表明，利用

IGRA 检测儿童和 HIV 感染者的结核病与皮肤结核菌素试验具有相同的敏感性，但是对于检测潜伏性结核感染，IGRA 技术和皮肤结核菌素试验都都不是最佳的[74,76]，他们认为没有有效证据证明 IGRA 应该替代皮肤结核菌素试验，是否使用 IGRA 应取决于后勤考虑和可用资源。

（三）活动性结核病的诊断

无论环境和实验室资源如何，活动性结核病的诊断都具有挑战性。这要求医生把患者的非特异性临床症状和体征，与其他有共同的疾病病理学结合，同时还需要在感染部位分离出结核杆菌。最常见的结核病诊断方法见表 40.5。

表 40.5	最常见肺结核的临床表现、影像和主要的诊断方法			
结核病类型	典型临床症状	影像	诊断程序/样本	评论
肺部	咳痰，胸痛，咯血	胸片和高分辨 CT 显示尖部浸润，结节和空腔	咳出的痰液 诱导咳出的痰液 通过支气管镜进行支气管肺泡灌洗术收集灌洗液 胃内容物	ZN 染色的敏感率~50%，培养~70%，Xpert RIFMTB~70% 诱导痰液和支气管肺泡灌洗液诊断结果均较好，检测胃内容物敏感性相对较差
胸膜	胸痛，呼吸困难，干咳	胸部 X 线片显示单边积液	胸腔液 胸膜组织活检	胸膜液 ZN 染色敏感度<30%，胸膜组织活检诊断率较高
胸廓淋巴结	干咳，呼吸困难	胸部 X 线片和高分辨率 CT 显示纵隔淋巴结肿大，常见坏死	支气管内超声扫描活检 纵隔腔内活检 开放性活检	支气管内超声扫描活检，条件允许即选择用于诊断
浅表淋巴结	子宫，腋下，腹股沟团块	超声显示感染结节的数量和大小(常见多个)	细针穿刺 组织活检	组织活检检出率高于细针穿刺，但是组织活检存在增大窦形成的风险
粟粒状/血行播散型	干咳，精神委顿	X 线胸片和高分辨率 CT 显示双边大量结节，肝、脾、肾、脑 CT 显示结果类似	晨尿 骨髓活组织检查 诱导痰液/支气管肺泡灌洗液 分枝杆菌血培养 腰椎穿刺 肝组织活检	需要多项测试；诱导痰液和支气管肺泡灌洗液检出率最高，肝组织活检次之，考虑并发脑膜炎
脑膜炎	头痛，呕吐，渐进性昏迷，脑神经麻痹，偏瘫	CT 和脑部核磁共振显示基底脑膜增大和脑积水	腰椎穿刺	诊断结果取决于脑脊髓液的量；尽可能抽取大于 8 mL，微生物学阴性和 PCR 阴性绝不能得出诊断结论，需要经验性治疗
脊椎	背痛，驼背，偏瘫或截瘫	腹侧脊椎溶解性破坏并前楔端破坏，常见棘突旁聚集软组织	骨/组织活检	诊断率 50%~70%
肾脏	腰痛，无菌性脓尿	肾脏增大，有时见实质钙化	晨尿，肾组织活检	考虑并发累及输卵管/附睾
心包	呼吸困难，腹部和踝关节肿胀	X 线胸片显示球状心脏，或心包钙化	心包穿刺 心包活检	微生物学和组织学诊断率低，需要经验性治疗
腹部	腹痛，肠内环境改变，腹水，腹部明显团块	CT 显示腹膜结节，钡剂造影检查显示狭窄和溃疡	腹水 腹腔镜腹膜组织活检，末端回肠组织活检，腹部淋巴结组织活检	因为临床症状多样导致诊断困难，腹水诊断率低，尽可能地取感染组织直接进行活检

影像学是结核病诊断过程中必要的检测手段,凡是疑似结核病的都应该去做胸部 X 线检查,影像学表现为浸润、空洞、结节和渗出(图 40.7)提示活动性肺结核病的可能,需进一步取呼吸道样本(如痰液)进行微生物培养。超过 50%肺外结核病患者的 X 线胸片是不正常的,这种异常也包括钙化灶或尖部瘢痕等原发性感染的残留证据。如果有可能,使用高分辨率的 CT 在检测肺结节上比 X 线胸片有更高敏感性,还可以检测其他脏器的疾病。

肺外结核病更难诊断,因为感染部位只有少量的细菌。有两条标准能充分诊断肺外结核病。第一,尽可能地活检感染组织,与脓液、渗出液相比,更容易检出阳性结果。组织学的诊断能提供更有利的信息。第二,获取越多的组织或者提取液体,越容易检测出结核分枝杆菌。最有利的证明为抽取小于 2 mL 的脑脊液(cerebrospinal fluid,CSF),结核的检出率不到 40%,如果抽取大于 8 mL 的 CSF,检出率增加到 80%[77]。无论是只有显微镜检查还是具备最好分子学检测和培养技术的实验室,这两条核心诊断标准都适用。

(四)萋-尼(Ziehl-Neelsen,ZN)染色和结核分枝杆菌培养

对世界上大多数地方而言,活动性肺结核的诊断还是依靠 120 年前采用的检测方法。最近才有新的诊断方法出现,其中一些已经用于实验室资源受限的结核病流行区域,后面会进一步讨论。由 Franz Ziehl(1857 - 1926)和 Friedrich Neelsen(1854 - 1894)1882 年开发的 ZN 染色虽然有诸多不足,但是仍然被认为对最具传染性的结核病有足够的诊断敏感性和特异性。因此,很多年来利用痰液 ZN 染色来诊断活动性传染性肺结核已经成为全球结核病控制计划的基础。

ZN 染色依靠分枝菌酸与酒精快速的生物学反应特性。Paul Ehrlich 在 1882 年最先阐明了该性能[78],并且由 Ziehl 和 Neelsen 发展为一项检测技术。Neelsen 介绍了最基本的染料碱性品红并发现结核杆菌能够从所有带有细菌的样本中被分离开并且不会被弱酸化的酒精脱色[79]。他还观察到染上了红色的杆菌更容易显现在用亚甲蓝作对比染色的背景下(图 40.11)。直到今天,该方法只做微调,基本原理一直没变。

利用 AFB 检测疑似结核病患者体内的痰液、渗出液和组织已经成为世界上大多数使用的诊断方法。然而,这种方法也有很多局限性。首先,直接痰图片的敏感性不超过 50%~60%,最好的敏感性为至少收集 3 份痰样本,通过加入黏液溶解剂离心收集样本来检测。第二,通过显微镜不能分辨出分枝杆菌种类。另外分枝杆菌[如堪萨斯分枝杆菌(Mycobacterium kansasii)]能引起肺

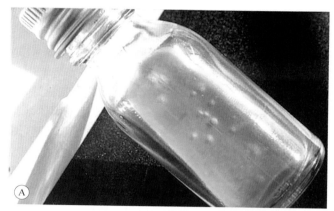
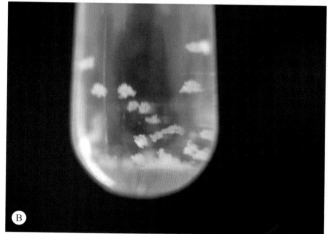
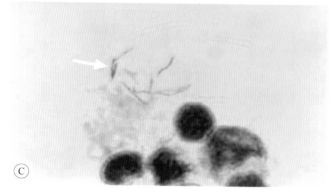

图 40.11 结核分枝杆菌的微生物学诊断。(A)在 37 ℃下孵育 4 周后,在罗氏(Lowenstein Jensen)培养基上的结核分枝杆菌菌落呈乳白色,面包屑状。(B)在 37 ℃下孵育 2 周后,黏附于分枝杆菌生长指示管(mycobacterium growth indicator tube,MGIT)的结核分枝杆菌菌落。(C)脑脊液 Ziehl-Neelsen 染色显示出大量抗酸杆菌。

部的疾病,或污染呼吸道标本液但不致病。只有培养出分枝杆菌能够完全鉴定和明确结核病的诊断。

最近,使用金胺-若丹明染色的荧光显微镜法提高了显微镜观察的速度和容易度。这种染色的原理是一样的,只是用荧光染色剂金胺-若丹明通过 UV 光来激发荧光。这种方法比起 ZN 染色更容易观察到抗酸菌,只需要低倍放大就能快速有效的观察。然而,几乎无细菌的

组织(脑脊液)中,荧光染料的碎片经常被误认为是抗酸杆菌,因此 ZN 染色仍然是必须的。

结核分枝杆菌感染只能通过培养来确诊,但是 Robert Koch 发现结核分枝杆菌在普通的培养基上生长不好。Koch 最后发现杆菌在凝固的血浆上生长很好,随后就出现了更多的培养基种类。最广泛使用的固体培养基是鸡蛋培养基[罗氏(Lowenstein-Jensen)培养基,图 40.11]和琼脂培养基(Middlebrook's 7H10 或 7H11)。液体培养基(Middlebrook' 7H9 或 Kirchner 培养基)可选择范围较少,但是在培养除痰液以外的其他样本时尤其有效,因为其他细菌或真菌污染的概率较低。

简单的生长特性使结核分枝杆菌易于初步实验室鉴定。早期的细菌学认为培养的分枝杆菌能分成两种类型:快速生长型(鸡蛋培养基上 5 天内)和慢速生长型。结核分枝杆菌和其他的致病菌属于慢生菌:这些菌需要在鸡蛋固体培养基上培养 4~8 周才出现明显的繁殖。结核分枝杆菌最宜生长温度为 37 ℃,无色,被 ZN 染色后呈现为条索状的杆菌,但是最终的菌种鉴别结果需要依赖于大量的验证性试验或者最近兴起的核酸探针实验。这一章节没有总结这些方法,因为是这些方法既耗时又复杂,通常只能由实验室有经验的技术人员才能执行。由于这些原因,在很多情况下,结核分枝杆菌的培养和鉴定依旧是不可能的,其诊断只能依靠 ZN 染色。

(五)分子诊断法:核酸扩增法

运用传统的微生物学诊断缺乏敏感性和特异性,而通过培养进行鉴定需要时间,于是发展出了依靠核酸扩增的诊断方法。在上世纪 80 年代初,聚合酶链式反应(polymerase chain reaction,PCR)成为首个扩增 DNA 序列的分子学方法,极大地推动了感染性疾病诊断的变革发展。但是早期的结果与预期相差甚远,基于 PCR 的商业性检测比培养方法的敏感度低,而且离开资源丰富的实验室将无法进行操作。

线性探针分析能在 48 h 内检测细菌和对利福平耐药的基因突变,这是一个突破性的进展,但是这种检测方法仅仅只作为参比实验室的保留项目。线性探针分析在 2008 年获得 WHO 认可,但是并没有替代存在不足的传统的涂片和培养方法得到全球的推广,因为这项实验价格昂贵且只在涂片阳性的样本上结果可靠。

以 PCR 技术为基础的 GeneXpert 平台在 2004 年首次应用于炭疽杆菌快速检测。它将样本预处理、扩增和检测整合在单一的试管里进行,检测大约 100 min 内出结果。Xpert MTB/RIF 试剂盒(Cepheid Inc.,Sunnyvale,CA,USA)能检测利福平耐药或敏感的结核分枝杆菌,经过 4 年多的发展,这项技术在诊断结核方面有了巨大的进展。该技术是自动化的、隔离的(因此是安全的)实

时 PCR,对实验室和技术无特殊要求,能在 120 min 内出结果[80]。

Xpert MTB/RIF 检测是在一个单一的、密闭的塑料试剂盒内进行。使用分子信号技术测定 192 bp DNA 片段中特异性的序列,然后通过半巢式、实时定量 PCR 进行扩增。同一多通道反应中应用了 5 种不同的核酸杂交探针;这些探针覆盖了 $rpoB$ 基因完整的 81 bp 大小的核心区域。每个探针与 $rpoB$ 基因不同的目的基因互补,而且被不同的荧光标记。这项实验能同时检测是否存在结核分枝杆菌以及是否是利福平相关耐药基因突变,也能半定量估计样本中杆菌的浓度:高、中、低或极低,在 120 min 就能出结果并且手动操作时间不到 15 min[80]。

Xpert MTB/RIF 最低能检测存在 4.5 个基因组拷贝的样本。转换成菌落单位大约为痰液内至少含有 131 个菌落形成单位(colony forming units,CFU)/mL(95%的可信区间为 106~176 CFU/mL)。相比较,ZN 染色和液体培养的检测下限分别为 10 000 CFU/mL 和 10~100 CFU/mL。因此,Xpert MTB/RIF 与培养有相同的敏感性,但检测时间仅需要 2 h,而且还能鉴别该微生物以及其对利福平的敏感性。此外,因为检测是在封闭的盒子里进行,不需要特殊的生物安全性预防措施。事实上,它确实比 ZN 染色和培养更安全。

2010 年报道了对于 Xpert MTB/RIF 的临床评价[81],这项研究共纳入了 1 730 名分别来自秘鲁、非洲和印度有长期咳嗽的病人:40%是 HIV 感染患者,46%是已经接受过抗结核治疗的。每位患者收集 3 份痰液,每次 1.5 mL,2 份做培养,1 份做 ZN 染色和 Xpert MTB/RIF。Xpert MTB/RIF 在所有涂片阳性的样本中能检测出 98%的结核分枝杆菌,而在涂片阴性(培养阳性)样本的检出率为 73%。对于涂片阴性样本,如果 3 份样本都进行 Xpert MTB/RIF 检测,检出率能升到 90%。Xpert MTB/RIF 方法的特异性超过 99%。另外,Xpert MTB/RIF 对利福平耐药和敏感菌株检出准确率能达到 98%。

另外也有利用 Xpert MTB/RIF 研究儿童、肺外结核病和在普通实验室使用的报道。某项研究对南非 452 名儿童利用 Xpert MTB/RIF 检测诱导获取的痰液结果表明:通过两次重复实验,Xpert MTB/RIF 检测出培养阳性样本中 76%的样本,ZN 染色检出率只有 38%[82]。而且 Xpert MTB/RIF 的特异性高达 98.8%。

对于利用 Xpert MTB/RIF 诊断肺外结核病的数据是有限的,需要进一步研究其在一些特殊形式结核病检测中的效果,如:结核性脑膜炎。然而,在应用于各种形式的肺外结核样本(脑脊液)的诊断中,Xpert MTB/RIF 的敏感性为 75%左右,特异性为 100%。某项研究印度

546 名不同形式肺外结核病患者的研究表明,Xpert MTB/RIF 在涂片阳性患者中阳性检出率为 96%,在涂片阴性患者中阳性检出率为 64%[83]。一项未公开的疑似结核性脑膜炎的越南成年人的研究表明,相比临床诊断标准,Xpert MTB/RIF 在脑脊液中的检的敏感性为 61%(43/71),特异性为 100%(Professor Jeremy Farrar,个人交流)。

只有当 Xpert MTB/RIF 有计划地被广泛使用,而不是在实验室研究中使用,它的真正价值才能够得到体现。到目前为止,有一项研究评估了 Xpert MTB/RIF 在非专业性实验室的使用情况[84]。该研究对来自 6 个不同国家、咳嗽大于 2 周的 6 648 位成年患者的痰液进行 Xpert MTB/RIF 和 ZN 染色的比较。结核分枝杆菌的培养在一个中心实验室进行。Xpert MTB/RIF 的敏感性为 90%,ZN 染色为 67%。Xpert MTB/RIF 对涂片阳性样本的检出率为 98%,相比之下对涂片阴性样本的检出率为 77%。痰涂片阴性的患者利用 Xpert MTB/RIF 检测能将治疗时间从平均 56 d 缩短到 5 d。这个研究有力地证明了普通实验室做 Xpert MTB/RIF 的能力,但是也发现了这个检测的一个显著性问题。该研究对利福平耐药的检测敏感性为 97%,但特异性为 96%。这就表明了一个小但显著性的问题:利福平耐药假阳性结果,这可能导致不适当地使用更昂贵的,有毒性的二线抗结核药。这个问题的重要性将因使用该检测方法地区的耐多药结核病的流行率而不同。如果耐多药结核病率大于 15%,那 Xpert MTB/RIF 测出利福平耐药阳性的阳性预测值(positive predictive value,PPV)将大于 90%;然而,如果耐多药结核病率<5%,PPV 则降至<70%。因此,这是 Xpert MTB/RIF 重要的技术问题,必须在全面扩大推行前解决这一问题。

总之,Xpert MTB/RIF 对诊断活动性肺结核是一个巨大的进步,它能够帮助全世界范围内的医生和患者。WHO 在 2010 年认可了这项检测,并在 2011 年强烈推荐其应用于 HIV 合并结核病患者或疑似耐多药的肺结核患者的首次诊断检验。但以上列出的问题仍然需要解决。另外,这项检测的仪器成本仍然很高(4 个模块的仪器约需 17 500 美元),虽然在低收入国家每次检测费用都能得到约 18 美元的补助,但是对于最贫穷的国家,仍然负担不起检测费用。另外,其成本效能以及其在儿童、HIV 感染患者和肺外结核患者的有效性和实用性需要进一步的研究。

(六)免疫学检测

通过检测血清中抗体来诊断肺结核经历了很长并曲折的历史[85,86]。许多小规模试验分析表明,在小规模的、高选择性分组的患者中预实验表现出了极好的诊断性。

但是这些检测没有一个对诊断结核病有很大的影响。此外,一项对商业血清学检测的荟萃分析表明,这些研究没有一项超过 ZN 染色[87]。在 2011 年,WHO 没有推荐一家现有的商业化的免疫诊断产品用于诊断结核病。

IGRAs 在诊断活动性结核病而非潜伏性结核病中的作用一直是争论性问题。最近的一项对中低收入国家活动性结核病 IGRAs 诊断评估功能的荟萃分析表明,IGRAs 和皮肤测试对活动性结核病没有诊断性价值[88]。该分析包含 27 项研究和 590 名非 HIV 感染的患者以及 844 名 HIV 感染患者。在 HIV 感染患者中,T-SPOT 的预计敏感性为 76%,QuantiFERON-TB Gold in tube 为 60%。两者的诊断特异性都比较低,分别是 52% 和 50%。IGRAs 较皮肤检测是否能更好地预测活动性结核病还具有争议。一项包括踪 26 680 病例、平均随访 4 年的 15 项研究的荟萃分析显示,IGRA 阳性和皮肤试验阳性的患者有同样的风险发展成活动性结核病。IGRA 和皮肤试验的发病率分别为 2.1 和 1.6[89]。一种能更好地识别潜伏期到活动性结核病过程的生物标记物是目前结核研究的"圣杯"之一[90]。

然而,有些数据表明,位点特异性淋巴细胞(如来自 BAL,胸腔积液和脑脊液)上使用 IGRAs 将有助于诊断这些部位活动性疾病[86]。迄今为止,最出乎意料的发现是在 BAL 和胸腔积液里面[91]。在那些不能咳出痰液的患者中,BAL 淋巴细胞 IGRA 检测和刺激咳出痰的 ZN 染色相结合,能检测出超过 90% 的经培养确诊的患者[92]。

IGRAs 用于诊断结核性脑膜炎的意义不大。有限的研究表明,需要大量的脑脊液(如 5～10 mL)来确保有足够数量的淋巴细胞供检测用,但诊断结果同样存在不确定性[93,94]。另外,不管是血液还是脑脊液用于检测,都有 30%～40% 的假阴性结果。考虑到结核性脑膜炎漏诊的致命性后果,这是一个非常重要的局限。在获得更多支持性的数据之前,脑脊液 IGRA 检测不可能成为结核性脑膜炎的常规诊断方法。

(七)尿液阿拉伯甘露聚糖

阿拉伯甘露聚糖是结核分枝杆菌耐热的主要细胞壁成分,能从一些结核病患者的尿液中分离出来。阿拉伯甘露聚糖能通过一种利用多克隆抗体的简单夹心 ELISA 法被检测到,最初作为商业性 MTB ELISA 试验进行开发(Chemogen Inc.),随后以"Clearview TB ELISA"产品上市(Inverness Medical Innovations)。首次的评估结果很有希望,该检测对涂片阳性的结核病患者的敏感性为 80%,特异性为 99%[95]。然而,接下来的试验却令人失望,其他患者检测敏感性低(小于 10%)且不稳定,特别是对非 HIV 感染的患者。虽然如此,最近的很多研究表明,该检测对有进行性免疫抑制的患者的敏感性会升高,与涂片法和 Xpert MTB/RIF 法联合检测可能对晚期的 HIV 患者发挥作用[96]。考虑到这些患者常常伴有涂片阴性和高死亡风险,尿液阿拉伯甘露聚糖检测可能会有特殊的作用,但这也需要更多的研究去证实。

(八) 耐药性结核分枝杆菌的检测

自 20 世纪 40 年代末以来,当结核病成为可治疗性疾病后,细菌对药物的敏感性测试(drug susceptibility testing,DST)已经在参比实验室开展。多种利用固体培养基的表型耐药检测方法被使用,包括 1% 比例,绝对浓度法和耐药比率法[97]。所有这些方法都是费力和耗时的,结果需要在送出样本后 2～3 个月才能反馈给临床医生。

在世界上的大部分地区,只有当患者一线药物治疗失败后(4 种标准药物治疗 2 个月后,涂片仍然阳性的患者),才会开展 DST。只有在这个时候才会进行细菌培养,然后送到专业实验室进行常规 DST。在等待 DST 结果的阶段,耐多药的结核患者仍然会将细菌传染给接触者。

当耐药的细菌流行率非常低的时候,这种情况是可以忍受的,在过去的十年时间,耐多药的结核病患者全球每年有超过 500 000 例,这就意味着传统的 DST 检测过于缓慢,很难达到理想效果。开发能够快速检测结核分枝杆菌耐药的检测手段是全球的头等大事[98]。

目前可行的 DST 检测方法归纳在表 40.6。这些检测方法可分成两种:表型耐药检测和耐药相关基因型检测。前者的优点是不需要了解潜在的耐药机制。表型耐药检测方法包括多种商业化液体培养系统,包括分枝杆菌生长指示管(bactec mycobacterial growth indicator tube,MGIT)系统和 MBBacT,能将时间从固体培养基的 6～12 周缩短到 3～4 周,但是这种方法价格昂贵,需要用别的方法准确鉴定细菌种类,且容易被别的细菌或真菌污染。

显微镜观察药物敏感性(microscopic observation drug susceptibility,MODS)是解决传统的液体、固体培养法所出现问题的很好的解决方案。将预先准备好的净化痰液接种于含有液体培养基的小培养孔中。这些培养孔内含有已知浓度的利福平、异烟肼、链霉素和乙胺丁醇。平板接种孵育几天后,每个培养孔用倒置光源的显微镜观察。结核分枝杆菌在液体培养基中生长成典型的条索状,不需要特殊的染色就能观察。因此,条索状沉淀的出现表示样本中有结核分枝杆菌,如果培养基中含有药物,说明细菌对药物出现了耐药。因此,在 9～12 d 内,MODS 就能确定样本中的结核分枝杆菌,能及时给予有关药物的敏感性的信息。这种方法已经被证实同金标准的固体培养法至少有同样好的效果[99]。MODS 与硝酸还原酶法、量热氧化还原指示剂法(见表 40.6)一同在 2010 年被 WHO 认可用于 DST。其他的表型耐药检测方法,如依靠噬菌体的方法还在研发中,但是还没有在专业研究实验室以外试用。

表 40.6	目前用于检测结核分枝杆菌耐药性的实验室方法		
方法	药敏测试	从样本提交到诊断结果的运转时间	评 论
传统固体培养方法(1% 比例法,绝对浓度法和耐药比率法)	所有药物	2～3 个月	慢,技术上费力要求高,昂贵
分枝杆菌生长指标管(MGIT)	所有药物	18～28 d	全自动,必须鉴定菌种,昂贵
显微观察药物敏感性(MODS)	利福平和异烟肼	4～21 d	成本低,简单,安全,但是需要训练有素的员工,且需要倒置显微镜
比色氧化还原指标法	利福平和异烟肼	初次分离后 7 d	成本低,简单,但是不能验证临床样本
INNO-LIPA Rif	仅利福平	6～48 h	商业化,可靠,对于涂片阳性样本性能不错,对阴性涂片样本不能确认,需要专业训练的操作人员
Genotype MTBDR 和 MTBDR-Plus	利福平和异烟肼	6～48 h	对于涂片阳性样本性能不错,对阴性涂片样本稍差,对利福平高度敏感,对异烟肼约 80% 敏感性
Xpert MTB/RIF	仅利福平	1.5～2 h	快速,安全,全自动,对于涂片阳性样本和阴性样本均性能不错

基因型耐药检测具有强大的速度优势,能在 24 h 内获得结果。然而,这却要依靠对耐药基因作用机制的了解。利福平耐药检测基本是通过基因型检测进行,因为几乎所有的利福平耐药的突变都是在已经很明确的 rpoB 基因片段。因此,当这些突变能够被检测(如通过 LIPA 或 Xpert MTB RIF 检测),就能很好地预测利福平表型的耐药。其他抗结核药物的耐药基因机制更加复杂(见表 40.7),例如,80% 左右的异烟肼耐药菌株包括基

因 *inhA* 和 *katG* 的突变,但是剩下的 20% 异烟肼耐药菌株的基因是多变的,且无显著特点。因此,对异烟肼耐药的基因检测预测性价值较低。

(九)特殊的诊断挑战：儿科,肺外结核和脑膜炎

儿童结核病对诊断提出了特殊的挑战,因为儿童结核病常常不会发展为空洞型肺结核,因而不适用于通过痰液 ZN 染色检测。的确,许多患肺结核的儿童没有痰液;因此需要研发能替代检查呼吸道标本的方法。有几项研究表明刺激咳痰具有不错的效果,但还是不如 BAL[100]。然而,如何能安全地进行诱导痰液和保护他人免受感染性气溶胶侵害目前还存在问题,而且这种方法目前还不能在幼小的儿童进行操作。

利用胃部灌洗液进行检测和培养很长时间以来作为一个替代检查方法被使用。肺部的分泌液是持续性地被吞咽,因此能够从胃里收集。虽然胃部灌洗液检测的诊断率不超过 30%,但是它仍然是一个相对简单、安全、便宜的检测技术。

最近,之前更多地用于诊断上消化道寄生虫的线法检测法,现在已经发展成为诊断儿童和成人结核病的手段。患者需要口服一粒连着线的胶囊,这个线一端固定在患者嘴旁边,一端连着胶囊穿过十二指肠。胶囊原地停留 4 h 左右,这其间这个线会被吞咽下来的呼吸分泌物污染。依靠收集线上的液体用于检测和培养结核分枝杆菌。目前的数据虽然有限,但是表明线法检测可能与诱导痰液检测法一样敏感,且更安全,更容易操作[86]。

胸内淋巴结核对儿童和成人结核的诊断是同样的挑战。直到最近,从胸部结节疾病取出诊断性组织,不管是通过纵隔镜检查或者外科手术,面临的严重的挑战都是需要活组织检查。支气管超声(endobronchial ultrasound,EBUS)介导的纵隔淋巴结吸引术已经改变了这种方法。最近的一项 156 名临床诊断为纵隔结核淋巴腺炎患者的连续性研究表明,EBUS 能通过组织学阳性(86%)或培养阳性(47%)确诊 94% 的患者[101]。

浅表淋巴结核能够通过 22 或者 23 规格的针头抽吸出组织进行诊断。吸出的组织进行细胞学鉴定,针头上和注射器里剩余的组织直接被冲洗入结核分枝杆菌的液体培养管里。一项针对 200 名南非儿童的前瞻性研究表明,在高危人群中用细针淋巴结抽吸法结合细胞形态学、自体荧光诊断法和 ZN 染色法能够快速准确地诊断结核病[102]。这项研究比较了细针抽吸法与胃部灌洗法和诱导痰液法,结果发现细针抽吸法对儿童检测阳性结果达到 61%,而相比较其他方法却只有 39% 的阳性结果。

粟粒型/播散型结核病的诊断可能需要对一系列的标本进行多方面的操作从而选择出更优化的诊断方式。粟粒型结核病的患者几乎无痰液,因此诱导痰液或者胃部灌洗液比较适用。依靠现有的专业技术,可能还需要更多侵入性的抽样。肝和骨髓的活组织检查可能有特殊的帮助。对南非 109 名播散型肺结核的成人研究发现,检测骨髓能诊断 86% 的患者,肝脏的组织活检能达到 100% 诊断率[103]。晨尿也能被用来检测和培养,虽然其只有不到 20% 的概率能检测出粟粒型结核病,但却是简单和安全的检测手段。

粟粒型结核病的患者通常并发脑膜炎,需要快速检测和治疗。结核性脑膜炎应该作为医疗急诊来处理。延迟初诊治疗可能会导致死亡或者严重的神经后遗症[47]。脑脊液(CSF)检测在结核性脑膜炎诊断时是必不可少的。典型的改变是白细胞在 $50\sim1\,500/mm^3$ 之间变化,中性粒细胞数量占比从 90%~100% 不等。CSF 蛋白质在 $50\sim250$ mg/dL 之间变化,95% 的患者 CSF 葡萄糖占比小于 50%。ZN 染色和脑脊液培养需要依靠脑脊液的量,这关系到检测的结果。重复仔细检测>10 mL 的脑脊液显示能检出所有患者的细菌[104]。在现实中,大部分的实验室能在不到 10% 的患者脑脊液中检测到细菌,培养的阳性率为 30%~50%。脑脊液的 PCR 检测能达到 50% 的敏感性和几乎 100% 的特异性。Xpert MTB/RIF 检测法更敏感(约 60%),且能够给出快速有效的信息,包括利福平敏感性,但是仍需要研发更好的检测方法。更重要的是,ZN 染色阴性、培养或 PCR 或/Xpert MTB/RIF 不能排除脑膜炎的可能性。在大多数的情况下,由于目前尚缺乏充足的诊断方法,应该在临床症状的基础上根据经验进行抗结核的治疗。

五、结核病的管理和治疗

(一)背景和原则

在 1944 年以前,还没有有效的治疗结核病的办法。Greeks 和 Romans 提倡新鲜的空气和休息;因为他们相信体液不平衡是导致疾病的原因。2000 年以后,人们仍旧相信干净空气的治疗效果,并导致了结核疗养所的快速发展。在 1859 年,Hermann Brehmer 贷款为肺结核患者开了欧洲第一个疗养所,受其鼓励,Edward Trudeau 在 1875 年于美国的萨拉纳克湖开了同样的疗养所。直到 1942 年,在美国将近有 100 000 个疗养床位,差不多在欧洲也有同样多的床位,为中高产阶级肺结核患者提供上流社会的疗养场所。他们激励了一些人(尤其是 Thomas Mann,他在瑞士的达沃斯疗养后,于 1924 年写下了《魔法山脉》),但没有治愈。然而,疗养所的结核病患者使得医生能够对大量个体开展替代治疗试验。其中一些方法是最具误导性、最危险的和最畸形的。通过气胸、膈神经压榨术、气腹术来进行的肺部萎缩治疗就是典型的例子,无视缺乏有效的治疗效果来证明其有效性。

来自乌克兰的土壤微生物学家和来自瑞士的生物化

学家的灵感开启了化学疗法的时代。Selman Waksman出生在乌克兰,1910年移民到美国。在1930年代,他在研究土壤里面真菌酶的作用机制时,发现土壤里的微生物可能杀死结核分枝杆菌。在1943年,Waksman的实验室发现灰色链霉菌产生的一种物质能抑制广泛的细菌生长,包括结核分枝杆菌。他们将这种物质命名为链霉素。

Jorgen Lehmann是一名在瑞士工作的丹麦人,他从不同的角度探讨了同样的问题。在1941年,在《科学》杂志上一篇一页版面的报道称水杨酸盐能增加结核分枝杆菌的氧的摄取率[105]。Lehmann推断水杨酸分子的改变可能会抑制结核分枝杆菌的代谢,并相信水杨酸的对氨基盐有可能会发挥这种作用。在1944年,Lehmann证实对氨基水杨酸(para-amino salicylic acid,PAS)尽管生产困难,但能阻止结核分枝杆菌的在体外生长,在豚鼠和人类身上能减少疾病的发生。

对这两种抗结核药的评估是医学界的一个决定性的时刻。快速、权威、公正的评估最为重要。选择的方法——随机分配对照组和实验组——成为临床研究的基础。英国医学研究委员会(Medical Research Council,MRC)第一次做这种临床试验,比较链霉素与卧床休息对急性进展性双肺结核的病人的治疗效果[106]。这项研究显示使用链霉素6个月以上能减少病死率,提高细菌学的和放射学的治愈率。然而,41位患者中有35位出现了对链霉素的耐药,其5年的随访显示,链霉素组的死亡率(53%)仅略低于对照组(63%)。亟需有策略来克服耐药性的问题,在1948年MRC开始了一项新的临床试验,将链霉素单独使用、单独使用PAS和两药联合进行

比较,最后的结论明确显示联合用药组能减少耐药性的获得[107]。

直到1952年,当异烟肼作为新的治疗药物加入这两种药后,结核病治愈完全成为现实。虽然这三种药联合治疗很快被一些人认可,但是经过了很多年才被普遍接受。怀疑也是有道理的:随机试验结果历时久远,直到1964年对三种药联合使用的有效性才有结论[108]。

三药联合方案的治疗时间至少需要12个月。乙胺丁醇的出现替代了PAS(不良反应频繁),耐受性更好,但当利福平加入治疗方案后才实现了治疗时间的缩短。利福平的临床试验分成三个阶段:6,9,12个月[109]。这项实验的结果显示经过9个月的持续治疗能够治愈结核病,此后"短程化疗方案"一词被提出[110]。

MRC在非洲的东部和中部进行一系列短程化疗方案的试验,证明完整的治疗需要6个月[111]。他们研究发现吡嗪酰胺(最初因为严重的肝脏不良反应而被弃用)联合利福平和异烟肼治疗显示出更强的杀菌功能,能使痰涂片快速转变成阴性。在中国香港、新加坡、马德拉斯、阿尔及利亚进行了更深入试验,结果显示2个月的利福平、异烟肼和吡嗪酰胺强化加上4个月的利福平、异烟肼巩固治疗获得最好的效果。氨苯硫脲或乙胺丁醇可在巩固阶段代替利福平,但是治疗需要延长2个月。一线治疗用药的作用机制以及结核分枝杆菌对其产生耐药的方式见表40.7。

到1970年代末,最好的联合用药以及疗程才被推出。然后,在1986年MRC的结核临床部门关闭。在40年中,他们描述了能控制结核所有的可能措施,化学治疗药物以及直接观察到的治疗的重要性。第一是可预测的:

表 40.7	一线抗结核药物作用机制和耐药模式		
药物	作用机制	耐药机制	突变位点(耐药菌株普遍存在的)
链霉素	通过与核糖体的30S亚基结合抑制蛋白质合成	(i)30S亚单位结合位点突变 (ii)细胞对药物的通透性可能发生改变	$rpsL$(ribosomal protein subunit 12)(60%) rcs(16S ribosomal RNA)(25%)
乙胺丁醇	抑制细胞壁的生物合成,特别是阿拉伯半乳糖(AG)+脂肪阿拉伯甘露聚糖(LAM)	编码阿拉伯糖基转移酶的基因突变导致AG+LAM增加	$embAB$(50%)
异烟肼	不确定。前体药物被结核杆菌过氧化氢酶过氧化物酶(KatG)激活抑制分枝菌酸合成	不确定。多种可能的机制和位点	$KatG$(50%) $InhA$(25%) $ahpC$(15%) $kasA$(未知)
利福平	抑制RNA聚合酶阻止mRNA的产生	RNA聚合酶亚基B突变体阻止药物结合	$rpoB$(98%)
吡嗪酰胺	未知,细菌吡嗪酰胺酶转化为活性吡嗪酸	未知	$pncA$(未知)

药物耐药性的流行增加直接的结果是治疗失败。第二，HIV 的出现是不可预测的，虽然在 1986 年已经有明确的证实肺结核和 HIV 有相关性。

（二）推荐的抗结核治疗方案

表 40.8 总结了 WHO 和美国感染病学会（Infectious Diseases Society of America，IDSA）推荐的一线抗结核药物。WHO 对所有的肺结核患者推荐同样的 6 个月的治疗，不管病灶部位或者 HIV 状态：前两个月服用利福平、异烟肼、吡嗪酰胺、乙胺丁醇；接着利福平和异烟肼服用 4 个月。5 个月的异烟肼和乙胺丁醇的疗效低于 4 个月的异烟肼和利福平[114]。

表 40.8	成人和儿童一线抗结核药物治疗推荐方案			
	推荐剂量			
	每日		每周 3 次	
	剂量 (mg/kg 体重)	最大剂量 (mg)	剂量 (mg/kg 体重)	最大剂量 (mg)
异烟肼				
成人	5	300	10	900
儿童	10～15	300		
利福平				
成人	10	600	10	600
儿童	10～20	600		
吡嗪酰胺				
成人	25	2 000	35	
儿童	15～30	2 000		
乙胺丁醇				
成人	15			
儿童	15～20	1 000	30	
链霉素				
成人	15	1 000		
儿童	20～40	1 000	15	1 000

IDSA 提供了更细微的建议，如在某些情况下建议延长治疗时间，但是支持这样做的证据有限。他们建议对有广泛肺部空洞和 2 个月治疗后肺部培养细菌阳性的患者延长 3 个月的治疗期（一共 9 个月治疗）。他们建议，如果利福平、异烟肼和吡嗪酰胺三种主药中的任何一种不能使用，需要延长治疗周期。除此之外，许多专家，包括 IDSA 指南的作者，推荐结核性脑膜炎应该治疗 9～12 个月，因考虑到该疾病的严重性以及许多药物进入脑脊液渗透性差[48]。

在强化阶段，每日给药比一周 3 次给药更有效，特别

是有异烟肼耐药风险的或者患者有免疫缺陷的。对播散型肺结核、结核性脑膜炎以及晚期的未治疗的 HIV 患者，强烈建议每日给药。每周 3 次的治疗改为直接监督治疗（directly observed therapy，DOT），在巩固治疗阶段进行更好的监督用药是有效的。对于需要透析的慢性肾脏病患者，更推荐每周 3 次服药，因为透析可以降低药物的毒性[115]。

WHO 推荐固定剂量的复方药剂，因为它们与单一用药有同等的药效和安全性，且易服用，可提高依从性[116]，然而，重要的是确保患者服用了药片中每种药物正确的 mg/kg 剂量。例如，超过 90 kg 患者在固定剂量的 3 种药品之后应该增加吡嗪酰胺的剂量。相反地，研碎复方药剂对小孩服用也有剂量的问题。为儿童生产的利福平和异烟肼的糖浆已经上市，但是在资源贫乏的地区并没有广泛供应。糖浆对小孩而言更容易服用，但是可能造成剂量过大或者过少，因此需要在严格的监督下服用。处方错误问题也普遍存在，如果持续治疗数月可能导致严重的后果：包括治疗失败，继续传播，发展成耐药结核。临床医生必须确认开出了正确的药物、正确的剂量和正确的疗程；如果过去一直遵守这些原则，在今天结核病应该得到了有效的控制。

（三）疗效监测

抗结核治疗应该监测疗效和毒性，后者将在下文讨论。治疗肺结核，WHO 推荐在强化阶段治疗结束后进行痰液的 AFB 检测，虽然有数据表明，这项检测对是否会复发、治疗失败和耐药的价值有限。如果 2 个月后检查出细菌，WHO 建议再按照原来的治疗方案延长治疗时间[113]。如果在痰液里仍然检测到细菌，应该进行培养和药物敏感性检测。值得注意的是，按照传统药敏检测方法，药敏结果的反馈可能在 2～3 个月内无法完成，而这段时间是患者已经完成 6 个月治疗后需要等待的时间。这种疗效监测和延迟筛选极有可能出现了药物耐药菌的体系，已经引起了强烈的批评[98]。延迟的药物敏感性检测是一项务实的方案，但在许多资源有限地区的肺结核控制方案中缺少这一环节，使耐多药的肺结核数月未被发现和治疗，有可能继续传播和并产生进一步耐药。

如果患者治疗失败（定义为 6 个月治疗完成后痰液微生物检测阳性）或者完成治疗后复发，WHO 推荐再服用 5 种药物（原来四个药的基础上加上链霉素）2 个月；链霉素停掉后原来的 4 个药服用 1 个月，接着异烟肼、利福平和乙胺丁醇服用 5 个月。实践中这种再治疗方案的有效性取决于治疗的失败或者复发是由于药物耐药、处方失败还是对合适的一线药物的依从性的问题导致的。因此，药物耐药的早期检测是有必要的；盲目对耐多药的肺结核患者按上述标准复治方案进行治疗不太可能治

愈，也面临产生乙胺丁醇、链霉素、吡嗪酰胺耐药的风险。治疗肺结核的"金牌法则"是：不要对治疗失败的方案中加入单一药物；至少加两种，最好是 3 种药物，同时尽可能快地确定感染细菌的药物敏感性。

对肺外结核的疗效监测更难，因为对患病部位的细菌量连续性监测几乎是不可能的。另外，在开始治疗后，症状可能会恶化，直到症状改善。这个叫做"矛盾治疗反应"，通常在治疗淋巴结和中枢神经系统的结核病时常见。淋巴结肿大，变得红肿和疼痛；或者脑内结核瘤扩散，产生点状神经学的缺失或知觉减少。在 HIV 感染患者，这些反应就叫 IRIS，虽然这两种反应的发病机理好像极其相似的。

"矛盾治疗反应"通常发生在治疗后的 20～60 d，虽然会产生明显的临床症状，但是几乎不会威胁到生命。但是很难和由于原发性耐药结核引起的渐行性治疗失败区分开来。和矛盾反应不一样的是，因药物耐药的治疗失败不会有临床症状的加重，而矛盾反应通常有典型的炎症反应。糖皮质激素能减少矛盾反应的症状，然而它会加重耐药患者的病情。为了解决这一问题，经常需要再培养法重复诊断取样。

（四）抗结核药物不良反应

每年大约有 900 万人服用一线抗结核药。大部分没有显著的不良反应。表 40.9 总结了每种抗结核药物的不良反应。一般来说，药物是安全和耐受性良好的。除了链霉素，所有的药物都能给孕妇和哺乳期母亲安全服用。

表 40.9	一线抗结核药物的不良反应		
药物	常见不良反应	罕见不良反应	神经性不良反应
异烟肼	肝炎	溶血性贫血 再生障碍性贫血 高铁红细胞贫血 粒细胞缺乏症 类狼疮反应 关节痛 男性乳房发育症	周围神经病变 抽搐 视神经炎 躁狂/精神病
利福平	肝炎 血小板减少症 发热	溶血性贫血 急性肾功能衰竭	头痛 意识障碍 困倦
吡嗪酰胺	肝炎 厌食症 脸红 关节痛 高尿酸血症	痛风 光敏感	
乙胺丁醇	关节痛	肝炎 皮疹	眼球后神经炎 外周神经病变 意识障碍
链霉素	眩晕 耳聋 急性肾功能衰竭		神经肌肉块

其中一些不良反应是可以预防的。例如，异烟肼通过过量排出维生素在尿液里导致维生素 B_6 缺乏。WHO 推荐对 HIV、营养不良、怀孕、慢性酒精中毒和慢性肝肾功能不全等存在维生素 B_6 缺乏风险的患者补充维生素 B_6[113]。所有服用异烟肼的患者都应尽可能地服用维生素 B_6，可以防止维生素缺乏带来的外周神经炎、癫痫、唇炎、结膜炎和铁幼粒红细胞性贫血等不良反应。其他的副反应需要谨慎的监测；主要反应是由吡嗪酰胺、利福平或者异烟肼引起的肝功能问题或者乙胺丁醇引起的球后视神经炎。

乙胺丁醇毒性引起的眼部症状在感染的患者中存在差异，但是通常发生在治疗后几个星期到数月之间[117]。服用高剂量的乙胺丁醇（＞每天 25 mg/kg）或者肾脏有损害的患者容易出现毒性反应。肾功能正常、每天服用标准剂量乙胺丁醇 15 mg/kg 的患者发生视神经炎的概率不到 1%。中毒患者表现为双侧进展性的无痛视觉模糊或者色彩辨别度降低。中心视力普遍受到影响，其他视觉区域缺失也有描述。有些无症状的患者只是在做视力检查的时候发现不正常，因此大部分的专家推荐用石原图表对处于服用乙胺丁醇过程中的患者做色觉视力检查。如果检查出毒性应该立即停药；这种作用在大多数情况下是可逆的，但并非全部。

肝毒性是最重要的严重抗结核药相关不良事件，特别是在老年、营养不良、酒精中毒、HIV 感染和慢性乙肝和丙肝感染患者中常见。它通常发生在治疗的第一个月，大多数医生会在前 2~3 周每周做肝功能监测。药物应该被停掉或者减量来阻止肝脏的损害，但不确定何时应该这么做。轻度肝酶异常在治疗开始后极为常见，大部分会自主恢复。有专家建议如果血中的转氨酶升高超过正常的 5 倍或者胆红素高于正常应该停止服用异烟肼、利福平和吡嗪酰胺。另外建议如果转氨酶升高超过正常的 3 倍应停用异烟肼，如果白蛋白低于正常或者前凝血酶时间升高应该停止所有药物。但是还是缺少大量的证据证明这些说法。大部分的肺结核病，短时间不治疗不会影响结果，但是中断治疗对结核性脑膜炎却是个独立的引起死亡的危险因素。因此，脑膜炎和其他形式的严重的结核病，如果不能给予利福平和异烟肼，其停药风险更高，应该服用其他不会引发肝损害药物，如链霉素、乙胺丁醇、莫西沙星[48]。

一项随机对照试验表明，在治疗结核病时，与立即给药相比，逐步给药方法能使肝损的复发显著性减少[118]。更重要的是，逐步给药组没有服用吡嗪酰胺，而立即用药组服用了吡嗪酰胺，表明吡嗪酰胺是导致肝炎复发的主要药物。

WHO 不推荐以 AST/ALT 升高作为是否停药的指标，但是如果临床证据证明有肝炎症状（恶心，呕吐，腹痛，黄疸），则建议停掉所有药物[113]。他们建议再次服药应按照一次一个药服用：首先第一个是利福平，然后是异烟肼，最后吡嗪酰胺。如果肝炎反应严重，患者能耐受这两种最具活性的药物，即异烟肼和利福平，医生不应再给吡嗪酰胺，最好能和另外药物一起治疗（至少 12 个月）。

（五）辅助性糖皮质激素

自从 1940 年代末结核病成为一个可治疗性的疾病以来，人们就认为对抗菌的治疗太慢，这个疾病是一个持续的炎症反应的结果。同样长期存在的是相关的假设认为，辅助糖皮质激素可以降低炎症反应，提高临床治疗效果。这是个有吸引力的假设，但是缺少证明其正确性的证据。

1950 年代初进行了第一个结核性脑膜炎的辅助糖皮质激素试验。这些研究太小以至于无法肯定或者反驳有益临床效果，但是他们揭示了糖皮质激素能降低 CSF 中的炎性反应并加快疾病的恢复。充分有力的试验结果支持以上结论大概还需要超过 50 年时间。南非的儿童[119]和越南的成人[120]中开展了两个关键性的试验，提供了强有力的证据证明糖皮质激素（泼尼松龙或地塞米松）提高了结核性脑膜炎患者的生存率。最近一项对所有糖皮质激素试验的实证医学荟萃分析结论认为，糖皮质激素降低结核性脑膜炎患者死亡和残疾，所以患这种疾病的成人和小孩都应该给予[121]。HIV 感染的结核性脑膜炎患者使用糖皮质激素是否有效，现在还不确定，但是也没有证据证明患者因这种干预而受到伤害。不同糖皮质激素药品相对有效性还没有研究，但表 40.10 列出了在试验中已经被证明有效的用药方案。WHO 和 IDSA 建议对所有的结核性脑膜炎患者都应使用糖皮质激素辅助治疗[112,113]。

表 40.10	用于治疗结核性脑膜炎的辅助糖皮质激素及相关改善效果			
试验和发表年份	埃及（1991）	南非（1997）	越南（2004）	
受试人数	280	141	545	
受试者年龄	儿童和成人。60% <14 岁（中位年龄 8 岁）	<14 岁	>14 岁	
MRC 级	所有级别	Ⅱ级和Ⅲ级	Ⅰ级	Ⅱ级和Ⅲ级
药物	地塞米松	强的松	地塞米松	地塞米松
时间	用量/用法	用量/用法	用量/用法	用量/用法
第 1 周	2 mg/d IM（<25 kg 为 8 mg/d）	4 mg/(kg·d)	0.3 mg/(kg·d) IV	0.4 mg/(kg·d) IV
第 2 周	12 mg/d IM（<25 kg 为 8 mg/d）	4 mg/(kg·d)	0.2 mg/(kg·d) IV	0.3 mg/(kg·d) IV
第 3 周	12 mg/d IM（<25 kg 为 8 mg/d）	4 mg/(kg·d)	0.1 mg/(kg·d)口服	0.2 mg/(kg·d)
第 4 周	停药 3 周以上至停药	4 mg/(kg·d)	3 mg/d 口服	0.1 mg/(kg·d)
第 5 周		剂量减少直至停药	减少到 1 mg 每周	每日口服 4 mg
第 6 周				减少到 1 mg 每周

辅助糖皮质激素对其他形式的结核是否有治疗益处还不能确定。在 1980 年代末期有两项实验发表在《柳叶刀》上,研究糖皮质激素是否能减少渗出性心包炎开放性引流[122]或缩窄性心包炎手术切除术的需要[123]。这些实验发现辅助的泼尼松龙(60 mg/d,4 周,然后在接下来的 7 周逐渐减少到停用)能减少引流的需要,但对是否需要心包切除术没有影响。随后 10 年对这些患者的跟踪研究发现泼尼松龙组有更低的死亡率[124]。有一项研究泼尼松龙治疗对 HIV 感染的结核性心包炎患者是否有益,结果发现泼尼松龙治疗组心包渗出液消退加快,死亡人数更少[125]。WHO 和 IDSA 推荐所有患有结核性心包炎的患者都应使用糖皮质激素,尽管糖皮质激素对渗出性疾病受益最明显。

对其他结核性疾病,没有足够证据来推荐使用糖皮质激素。一般来说,对肺和胸膜的结核病,糖皮质激素可改善患者症状更快恢复但对长时间的治疗是无益处的。与心包炎数据一致的是,糖皮质激素能改善其由于炎症和渗出引起的症状,但是不能改变长期引起的纤维化并发症。可以肯定的是,糖皮质激素能够提高伴有急性呼吸窘迫综合征(acute respiratory distress syndrome,ARDS)的严重播散型结核病的患者的生存率,许多医生在这种情况下使用糖皮质激素进行辅助治疗。另外,糖皮质激素可能会减小结核性淋巴结的大小或者减轻支气管内结核导致的支气管堵塞症状。

(六)耐药性结核病

结核分枝杆菌对异烟肼或链霉素出现的耐药是全世界范围内最常见的耐药,在一些人群中异烟肼耐药率高达 40%。单一的链霉素耐药对治疗结果无影响,因为其他药物可以替代其作用,目前链霉素很大程度上在一线药里已经被乙胺丁醇替代。

异烟肼耐药可能会降低传统的一线药物的效力和治疗效果,需要更改用药,但关于其替代方案的有效性的数据非常有限。不同菌株异烟肼耐药水平从低到高各异,使情况更复杂。标准的异烟肼剂量为 5 mg/kg,这样的血药浓度很容易达到最低抑菌浓度并且具有低的耐药率,对治疗结果影响也较小。高耐药对临床治疗有不利影响,一些标准的辅助用药这个时候是必须的。WHO 推荐一周 3 次服药的方法应避免的用于所有异烟肼耐药的患者,因为有证据表明如果间歇给予异烟肼,出现耐药的概率更高[113]。IDSA 推荐使用利福平、乙胺丁醇和吡嗪酰胺治疗在巩固阶段异烟肼耐药的结核病[112]。有限的证据表明,如果使用这种疗法,无需延长治疗到 6 个月以上;另外有专家建议延长治疗到 9 个月。例如,英国的指南建议利福平/乙胺丁醇在巩固阶段的治疗延长到 9～12 个月[126]。表 40.11 总结了耐药结核病可能的治疗方案。

表 40.11	治疗耐药微生物引起的结核病的备选治疗方案		
耐药模式	IDSA 推荐	英国 NICE 推荐	评 论
异烟肼±链霉素	6REZ ±氟喹诺酮类药物(如病情严重)	2 RZSE/7RE 保险(如果对 S 敏感)或 2RZE/10RE	研究表明只要吡嗪酰胺能用 6 个月异烟肼对预后的影响是有限的。氟喹诺酮类药可能改善严重疾病的预后,如脑膜炎
利福平 单耐药	9 HZE+注射药剂或 12 HZE	2HZE/16HE	注射剂,如链霉素或阿米卡星,或氟喹诺酮类药物,第一次使用 2 个月后可能改善更严重的疾病的结果
异烟肼＋利福平(MDR)	6ZE(如果没有耐药性)+氟喹诺酮+注射药剂+另一种药物(见表 40.12) 至少 4 个月,培养转阴后停止注射	根据 IDSA	如果可能的话治疗方案应该根据个人耐药情况进行调整。强化期为 6 个月注射剂,随后是 12～18 个月延续阶段至少 3 种药物。应考虑手术
异烟肼＋利福平＋氟喹诺酮＋注射剂(XDR)	至少对 5 种药物进行药敏试验,其中至少有一种可注射的(如卷曲霉素)和一种第四代氟喹诺酮类药物(如莫西沙星)	根据 IDSA	同 MDR

根据 IDSA 和英国 NICE 的建议。R,利福平;H,异烟肼;Z,吡嗪酰胺;E,乙胺丁醇;数字表示药物联合治疗的月数。

耐多药的结核病患者(multi-drug-resistant tuberculosis,MDR-TB)(定义为至少对利福平和异烟肼耐药)被认为是用传统药物无法治愈的,直到最近在许多国家仍旧有未经治疗的 MDR-TB 患者。广泛耐药结核(extremely drugresistant tuberculosis,XDR)(定义为对至少利福平,异烟肼,氟喹诺酮类和一种注射剂耐药)是更严重的问题,而且更难治疗。表 40.12 列出了在这些情况下可以使用的二线抗结核药,但是一般二线药物的效果不及一线药物,而且会有更大的毒性反应,而且没有进行过随机对照试验研究。33 个队列研究的荟萃分析对超过 8 000 名 MDR 结核患者的研究结果显示,治疗成功率为 62%(95%的可信区间为 58%～67%)[127]。

表 40.12	对治疗耐多药结核病的二线药物进行群体分类及其主要不良反应		
组别	药物	每日剂量(成人)	重要不良反应
1. 一线口服药物:如果可能两者联用	吡嗪酰胺 乙胺丁醇	30 mg/kg 15～25 mg/kg	肝炎 视神经炎
2. 注射剂:使用一种	卡那霉素 阿米卡星 卷曲霉素 链霉素	15 mg/kg 15 mg/kg 15 mg/kg 15 mg/kg	耳毒性和肾毒性 耳毒性和肾毒性 耳毒性和肾毒性 耳毒性及肾毒性
3. 氟喹诺酮类:使用一种	莫西沙星 左氧氟沙星	7.5～10 mg/kg 15 mg/kg	
4. 口服抑菌二线药:如果使用的 1～3 组药物<4 个,至少添加本组 2 个药物(共至少 5 种药物)	对氨基水杨酸 环丝氨酸/特立西酮 乙硫胺 丙替胺	150 mg/kg 15 mg/kg 15 mg/kg 15 mg/kg	恶心、甲状腺功能减退 精神病/情绪低落 恶心、呕吐 恶心、呕吐
5. 作用不明的药物:只有当前四组少于 4 种药物,则使用该组药物	氯法齐明 利奈唑胺 阿莫西林-克拉维酸 胺苯硫脲 亚胺培南-西拉他汀 高剂量异烟肼 克拉霉素	100 mg 600 mg 每日两次 875/125,每日两次 150 mg 500～1 000 mg,每日 4 次 10～15 mg/kg 500 mg,每日两次	恶心、呕吐,皮肤变色 血小板减少、神经病变 过敏、腹泻 皮疹/严重过敏 皮疹、腹泻、癫痫 神志不清、癫痫发作、神经病 腹泻

尽管缺乏对照试验,但是对儿童和成人的 MDR/XDR 的巩固治疗是被广泛接受的[128,129]。治疗方案如下:至少使用 4 种药物是有效的;有可能交叉耐药的不可以用:如利福布汀和利福平;不可使用不安全和不确定出处的药。这些药物以分层选择的过程被分成 5 个组(表 40.12),首选活性最好的(1～3 组)。依据药物感性检测结果选择合适的药物。1～4 组中的药物不少于 4 种;从第 5 组中选用两种药物。有时候需要多达 7 种药物,特别是治疗 XDR 的结核病。尽可能在遇到 XDR/MDR 结核病时寻求有经验的医生的帮助。

治疗 MDR/XDR 结核病需要 18～24 个月。强化阶段使用注射剂至少需要 6 个月,或者经过痰培养细菌阴性后再治疗 4 个月。密切的治疗监测对 MDR/XDR 治疗是有必要的,可以确定依从性以及及时处理药物的不良反应(表 40.11)和治疗反应。患者通常要求医生在18～24 个月内给予大量的医学上的和心理上的支持帮助他们完成治疗。在巩固阶段应该至少在培养阴性后持续 18 个月。当疾病是局灶性病变,且可用药物少于 4 种时,外科手术可能会有所帮助。

(七)抗结核病新药

1963 年利福平上市后,抗结核病新药的研发速度减慢了。在随后的 20 年,抗结核病药物的生产商认为抗结核药的储存是充分的,全世界的结核病都能成功治愈,耐药并没有被认为是主要的问题,导致新的抗结核药的研发减慢甚至停滞。但是在 1980 年代末期和 1990 年代初期,这种得意忘形的行为被 HIV 的出现、MDR 结核分枝杆菌的兴起打破了,人们才意识到目前的诊断和治疗不能控制全球结核病的流行。

在这种情况下,政府和基金机构不得不加大对结核病研究的物质投入,特别是研究新的抗结核药。结果就是原来干涸的抗结核药的管道,现在终于有了涓涓细流[130]。表 40.13 列出了在临床试验中的新药。其中一些药如利福喷丁和氟喹诺酮类处在 III 期临床试验中,为证明其在标准治疗中的位置(REMOX TB 试验和 OFLOTUB 研究)的大量的随机对照试验可能在 2014 年中期结束。另外,TMC207(贝达喹啉)和 OPC-67683(德拉马尼)处在 II 期临床试验中,已有的随机对照试验数据显示这两种药物治疗 MDR 结核病效果是充满希望的。这些药具有新的作用机制,并保持其抗多药耐药结核杆菌的作用。因此,有理由谨慎乐观地相信,抗菌化疗法仍旧是有效干预结核病的手段,治疗一种疾病一年或者一年以上的时间是测定治疗效果的最好时间,但很

表 40.13	目前正在进行临床试验的抗结核新药			
药物	类别	作用机制	临床试验阶段	评论
利福喷丁	利福霉素	抑制细菌蛋白质合成	Ⅲ期	半衰期 10～15 h(利福平为 2～3 h)。 10 年前发表的实验表明每周一次服用剂量与复发和利福平耐药性相关(特别是在艾滋病毒感染中) 最近的试验(发表于 2011 年)表明 3 个月每周服用利福喷丁+异烟肼对潜伏性结核的治疗有效
莫西沙星	氟喹诺酮	抑制细菌 DNA 复制	Ⅲ期	Ⅱ期 RCT 显示莫西沙星替代乙胺丁醇杀灭痰液细菌更快,但不能替换异烟肼。REMOX 结核病-全球Ⅲ期研究-调查是否莫西沙星可缩短标准治疗至 4 个月;会在 2014 报道
加替沙星	氟喹诺酮	抑制细菌 DNA 复制	Ⅲ期	相关血糖异常报告 阻碍了它的发展(不再在许多市场获得许可)。然而,可能与莫西沙星同样有效。大型三期 RCT(OFLOTUB 研究)将不久完成,这将决定是否加替沙星可降低标准治疗至 4 个月
TMC 207 (Bedaquiline)	二芳基喹啉	抑制细菌 ATP 合酶	Ⅱ期	强大的杀菌活性。MDR 结核的Ⅱ期 RCT 表现超过 8 周常规治疗显著地加强了灭菌活性
OPC-67683 (Delamanid)	硝基咪唑吡喃	不确定。可能会抑制细胞壁酮基酸盐合成,可能在酶促硝基降解反应中产生 NO 抑制细菌呼吸作用	Ⅱ期	MIC 10× 低于相关药物 PA-824 然而,这是否能转化为更好的临床效果还不确定提高临床疗效。最近 MDR 结核的Ⅱ期 RCT 显示添加到常规治疗方案 8 周显著增强痰液杀菌效果
PA-824	硝基咪唑吡喃	不确定:与 OPC-67683 类似	Ⅰ期	人群数据有限;早期的杀菌活性研究表明,剂量增加超过 200 mg/d 也没有改善活性和高剂量相关肾功能损害
利奈唑胺	恶唑烷酮	抑制蛋白质合成	Ⅱ期	低 MIC(0.125～1.0 μg/mL);因此没有临床认可的情况下常常用于 MDR 结核治疗。不良反应(骨髓抑制、光学/外周神经病变)限制了其长期使用
PNU-100480 (Sutezolid)	恶唑烷酮	抑制蛋白质合成	Ⅰ期	有希望的,比利奈唑胺毒性小 目前,人体数据仅限于安全性、耐受性和药代动力学研究
AZD-5847 (Posizolid)	恶唑烷酮	抑制蛋白质合成	Ⅰ期	有希望的,比利奈唑胺毒性小 目前,人体数据仅限于安全性、耐受性和药代动力学研究
SQ109	1,2-乙二胺(乙胺丁醇类似物)	抑制细胞壁的形成通过抑制海藻糖-磷酸转移酶	Ⅰ期	与乙胺丁醇无交叉耐药 目前正在进行安全性和耐受性的研究

难确定新药在多种药物组合治疗中的作用。我们真正认识 TMC207 和 OPC-67683 的价值大概还需要 10 年。这些新药物的作用许多年都不会很明朗,除非新颖的实验设计和治疗成功的精确早期生物标记得到很好的发展。

（八）结核病的外科手术

在化学治疗之前,外科手术是治疗结核病的主要复方法。采用各种各样的技术使感染的肺叶塌陷,理由是塌陷的肺能降低氧耗,阻止细菌的生长。药物的高效治疗结果使得这些过程显得多余,支气管手术已经很多年不用来治疗肺结核了。MDR/XDR 结核病的出现需要重新评估外科手术的作用[133]。外科手术的目标是去掉感染中的大的坏死的病灶。根据专家建议和观察研究,下面列出了 MDR/XDR 结核病外科手术的适应证:

• 不管多好的抗结核药治疗痰涂片或培养都是阳性。

• 高复发危险(根据耐药表型和疾病的严重性)。

• 局部的病灶可以切除。

• 结核病并发症包括局部的支气管扩张、脓肿和曲霉肿。

• 足够的、尽可能的药物治疗使得手术后能治愈。

• 足够的心肺储备,能耐受肺部切除术。

在一些 XDR 结核病患者，由于可用药物不充足，手术可能变成治愈的唯一希望。手术前应先进行 X 线检查和 CT 检查以确定疾病的范围和制定手术方案；支气管镜通常被用来排除支气管内肺结核、对侧疾病和恶性肿瘤。肺功能和超声波心动描记术用于评估心肺储备情况。肌肉无损伤的后外侧开胸手术是最常用的手术方式对肺切除术，也有肺叶切除术、肺段切除术和楔形切除术。外科医生需要维持足够的病变组织切除和保留充足的可满足需求的术后肺脏组织之间的平衡。争议主要围绕在支气管残端的加固处理是否能阻止支气管残端瘘的形成；许多外科医生限制性地切除支气管周围的组织来提高支气管残端的愈合。外科手术最普遍的并发症是漏气延长，伴有或不伴有支气管瘘的脓肿，或单纯性支气管瘘，感染，出血和肺功能不全。从一系列病例分析看，成功率差别很大，但 50%～100% 的病历报告了术后培养转化率（从阳性变成阴性）且总体上是有利的结果[113]。

对于其他形式的结核病，尤其是结核性脑膜炎和心包炎，外科手术发挥了长期的作用。结核性脑膜炎常见的并发症是阻塞性脑积水，需要立刻进行脑室透析分流[48]。脑积水最初能通过利尿剂（呋塞米和乙酰唑胺）改善，但是如果这些措施失败，就需要进行分流手术。糖皮质激素不会影响脑积水的发生率或者加快结核性脑膜炎的脑积水。

结核性心包炎可能也需要外科手术的干预。为了研究常规心包切开术在结核性心包炎中治疗的作用，最初的研究是利用 122 名成人，对他们进行完全的开放性心包切开术或者经皮的心包穿刺术的随机试验[122]。开放性的心包切开术不会显著降低随后的缩窄性心包切开术的需求，也不会降低死亡风险。尽管进行了抗结核药或辅助糖皮质激素治疗，20%～50% 的渗出性结核性心包炎患者出现缩窄性心包炎。开放性的外科心包切除术被推荐用于所有伴有钙化的缩窄性心包炎的患者或者经过 6～8 周的抗结核治疗后钙化收缩变得持久或更糟糕的患者[134]。

脊柱结核（卜德病）能够引起脊髓压迫，需要用紧急外科手术解除压迫。目前，外科手术是否有益于大范围的脊柱结核病患者还存在争议。截至 2005 年数据的 Cochrane 荟萃分析（331 名患者进行两项完全的随机试验）显示，没有证据证明外科手术能获得长期的收益[135]。然而，对于有大面积脓肿或者严重驼背（＞60°）或驼背可能导致严重畸形且极有可能治愈的患者，建议实行外科手术。有一些权威机构建议小于 7 岁的儿童，有 3 个或者更多的背部或者腰背部受影响的椎体，或者感染可能使脊柱出现进行性后凸，这种情况需要进行外科手术矫正[54]。

（九）HIV 相关结核病

同时感染了 HIV 和结核分枝杆菌的患者，在临床管理上是一个特殊的问题。药物不良反应是相同的，但标准治疗方案可能是无效的。尤其是疗程里面没有包含利福平时可能更易导致治疗失败和复发[136]。抗逆转录病毒治疗和抗结核治疗联合使用带来了新的问题：许多抗逆转录病毒药物与利福平有相互作用，抗逆转录病毒治疗后的免疫重构可能导致结核病临床恶化。

WHO 建议，对 HIV 相关结核病采用更优化的治疗方案治疗结核病：复方磺胺甲噁唑预防卡氏肺孢子肺炎并开始 HAART[113]。HIV 感染的结核病患者尽可能地采用日服利福平为基础的抗结核治疗方案[137]。在 CD4 细胞 $<100/\mu L$ 的患者中，较不频繁的药物治疗，特别是一周 2 次的药，与利福平耐药形成相关，应避免使用。对药物敏感性的结核病患者应采用同 HIV 未感染患者相同的 6 个月的治疗方案。一些专家认为晚期 HIV 合并广泛性结核病患者需要接受超过 6 个月的治疗，但是支持的数据有限。9～12 个月的疗程被推荐用于中枢系统的结核治疗[48]。

对 HIV 感染的患者需更谨慎地考虑药物间相互作用和不良反应。利福平和蛋白酶抑制剂（protease inhibitors，PIs），非核苷类逆转录酶（non-nucleoside reverse transcriptase inhibitors，NNRTIs），趋化因子 5 受体[chemokine（C-C motif）receptor 5，CCR5]拮抗剂和抗菌药物如氟喹诺酮类均有相互作用。利福布汀对肝脏 CYP450 酶具有潜在的弱诱导作用，可作为克服这些困难的替代药。表 40.14 列出了 HARRT 药物与利福平的主要相互作用。抗结核药物、NNRTIs 和复方磺胺甲噁唑都有相同的不良反应：皮疹，发热和肝炎，因此导致艰难的管理选择策略。除非单个药物连续停药，否则确定不良反应的原因几乎是不可能的。NRTIs ddI 和 d4T 均会引起外周神经炎，而与异烟肼共用时会叠加毒性作用。所有服用 HAART 和异烟肼治疗的患者都应预防性的每天服用 10 mg 的维生素 B_6。

WHO 推荐一线的 HAART 药物包括 1 种非核苷逆转录酶抑制剂（non-nucleoside reverse transcriptase inhibitor，NNRTI）和 2 种核苷逆转录酶抑制剂（nucleoside reverse transcriptase inhibitors，NRTIs）。这些药物是有效的、廉价的，有普通配方和复方，不需要低温运输和二线治疗药物的蛋白酶抑制剂的保护。WHO 推荐 NNRTIs 药物为依法韦仑或者奈韦拉平，与利福平/依法韦仑相比，利福平/奈韦拉平病毒学失败可能性更高。基于这个原因，临床医生在使用以利福平为基础的抗结核药时更喜欢依法韦仑。然而，考虑到致畸性，依法韦仑不能给无充分避孕的育龄期妇女服用，也不能给怀

表 40.14	利福平与抗逆转录病毒药物之间的重要相互作用	
抗逆转录病毒类	组　合	评　价
非核苷 逆转录酶 抑制剂（种转录）	利福平＋依法韦伦	利福平可使依法韦伦茨浓度降低 20％～30％。很多国家联合用药首选药物。如果体重＞60 kg，800 mg/d 依法韦伦；如果体重＜60 kg，600 mg/d。如果可能，在两周后测量依法韦伦的血浆浓度
	利福平＋奈韦拉平	虽然利福平使奈韦拉平浓度降低 20％～50％，但广泛应用于资源贫乏的环境中。可能需要增加奈韦拉平的剂量，但增加了奈韦拉平过敏的风险。如果可能的话，通过测量药物浓度来确定剂量
	利福布汀＋依法韦伦	诱导利法布汀代谢：增加利法布汀剂量至 450 mg/d
	利福布汀＋奈韦拉平	利福平＋奈韦拉平可以同时服用，而不需要改变两种药物的剂量 奈韦拉平可使利福布汀浓度增加 20％；可能增加利福布汀毒性的风险
蛋白酶抑制剂（PIs）	利福平＋未增强 PI	不使用。利福平可使 PI 浓度降低 75％～95％，ritonavir 除外
	利福平＋增强 PI	不建议，因为复杂的相互作用且增加肝脏毒性
	利福布汀＋未增强 PI	减少利福布汀到 150 mg/d，增加未增强 PI 剂量
	利福布汀＋增强 PI	利托那韦能提高其他 PI 的浓度，抑制利福布汀的代谢 将利福布汀减少到每周 3 次，每次 150 mg
整合酶抑制剂	利福平＋埃替拉韦	不要使用
	利福平＋雷特格韦	利福平使雷特格韦浓度降低 60％。如果其他可用的组合，最好不用
	利福布汀＋埃替拉韦	不使用
	利福布汀＋雷特格韦	目前有限的数据表明，这两种药物可以在标准剂量下同时使用
进入抑制剂	利福平＋马拉维克	利福平降低马拉维克浓度；可能需要双倍剂量马拉维克，特别是与 efavirenz 合用时
	利福平＋恩福韦肽	不推荐
	利福布汀＋马拉维克	没有预测临床意义的相互作用：使用两种药物的标准剂量
	利福布汀＋恩福韦肽	没有数据。不推荐

孕前三个月的孕妇服用。而奈韦拉平可以在孕期服用。WHO 更喜欢的 NRTI 的基石药物是齐多夫定（zidovudine，AZT）或者福韦酯，结合拉米夫定（lamivudine，3TC）或者恩曲他滨（emtricitabine，FTC）。NRTI 药物在临床上与利福平或者利福布汀没有显著性的相互作用。

如果需要增强蛋白酶抑制剂来治疗 HIV，则推荐使用利福布汀为基础的抗结核药物。如果没有利福布汀，利福平与抗病毒治疗的洛匹那韦或沙奎那韦和附加的利托那韦作为推荐方案，但是这样的方案需要密切的监测，仅在其他组合方案不能实施的情况下推荐使用。

结核患者何时进行 HAART 治疗作为讨论的主题已经很多年了。针对这个问题，在 2011 年 11 月进行了里程碑式的三项随机对照试验[138-140]。这些试验发现早期开始 HAART 治疗（最早在 2 周）能够降低病死率，特别是对于大部分进展性的病情（CD4 数量小于 50 个/μL）。早期 HAART 治疗与 IRIS 发生率增加相关，虽然其不会威胁到生命。针对同样的问题，在越南进行的针对结核性脑膜炎患者的一项单因素试验发现，早期的 HAART 治疗对死亡率无任何影响，反而使不良反应增

加[141]。因此，目前的数据建议结核病合并 HIV 感染的患者应在开始抗结核治疗的 2 周内进行 HAART 治疗，特别是如果有进展性的免疫抑制的患者。对其他形式的结核病可能无益处。

最后，就像上面讨论一样的，那些开始 HAART 治疗的患者有 IRIS 的风险。从一项随机对照试验中获取的数据表明，辅助泼尼松龙治疗可以加快 IRIS 的康复[70]。对 110 名患者进行 4 周泼尼松龙（1.5 mg/kg，2 周；然后 0.75 mg/kg，2 周）或者安慰剂的随机实验发现，泼尼松龙给药可以减少住院周期，且症状消失更快。已经有很明确的证据建议使用其他非内固醇的抗炎药，已酮可可碱、孟鲁司特、萨里多胺和羟化氯喹[142]。对选定的患者进行反复的淋巴结脓肿抽吸也是有利的。对于那些威及生命的 IRIS 时，中断 HAART 治疗可能是必要的，但应尽可能地避免。

六、预防

（一）BCG 疫苗

每年有超过 10 亿的人接受了减毒的活卡介（bacillus calmette-guérin，BCG）疫苗接种。90 多年以前，在法国里尔巴斯德研究所，Albert Calmette 和 Camille Guérin

制造出了 BCG 疫苗。1921 年首次注射,然后经全世界不同国家临床试验评估该疫苗能有效预防结核病。这些临床试验还发现 BCG 能持续性地保护婴儿播散型结核病,特别是结核性脑膜炎[138]。BCG 也能预防麻风病。

BCG 预防肺结核的保护作用差异很大。试验数据的荟萃分析发现对所有形式的结核 BCG 能有平均 50% 的保护率,但是数据跨度从 0~80% 不等[143]。保护程度似乎随着靠近赤道而下降,归因于先前暴露在非结核分枝杆菌的环境中。这种暴露通过一系列的机制降低 BCG 的效力;包括引起一定水平的保护性免疫,BCG 不能进一步增强;有效的"接种"对抗 BCG 疫苗并,防止其复制以及成功的免疫;也有可能是,诱导对结核分枝杆菌的组织破坏性免疫反应,导致 BCG 疫苗没有能力减弱。另外,疫苗菌株的基因变异也会是 BCG 效力不同的因素。

BCG 一般通过皮下注射或者在新生儿通过皮内的多针刺设备接种免疫。并发症,如脓肿,可能是因不恰当的深部皮肤或肌内注射或是用于皮内注射的疫苗错误地进行皮下注射造成的,因为皮内注射的疫苗有更多的杆菌。

通常,BCG 免疫后的 10~14 d 会出现一个小的丘疹;在一些病例会出现浅的溃疡。但是通常会在 6~12 周自愈。BCG 接种与和黄热病、麻疹、风疹、流行性腮腺炎和天花疫苗接种间隔至少 3 个月,在同一个手臂 4 个月以内不能再次接种疫苗。

BCG 疫苗是安全的,如果正确的接种,其并发症是很罕见的。局部的不良反应发生率通常为 0.1‰~0.5‰,严重的、侵染性的并发症发生率不到百万分之一。局部的并发症包括过度的迟发性过敏反应导致的坏死性损伤、皮下脓肿、淋巴结病(常出现在腋窝)和瘢痕。过敏反应通常发生在接种疫苗后的几天,更容易发生在再次接种的个体和结核菌素阳性的个体。瘢痕形成的风险通过注射部位进入三角肌的方式来降低。如果注射部位越往手臂上走越容易出现瘢痕。局部的脓肿通常发生在接种后的 1~5 个月或者更长。淋巴结炎通常发生在接种点区域的淋巴回流区域,通常是在腋窝,如接种部位在上三角肌区域,颈部的淋巴结可能出现炎症。短暂的淋巴结炎通常发生在新生儿的皮内接种。播散型 BCG 疾病是 BCG 接种很罕见且高病死率的疾病。容易出现在严重免疫抑制的儿童,以及可能有活动性的 HIV 感染或者不明原因的先天免疫缺陷的个体。IL-12 或 γ 干扰素的基因突变与播散性的环境中的分枝杆菌感染,包括 BCG,存在很大的关系[144]。

如果反应严重则需要进行特殊的治疗。局部的过敏反应通常会自发好转,尽管经常使用局部的糖皮质激素,

但是没有明确的证据证明其有效性。局部的脓肿需要通过抽吸治疗,但是如果复发,6 mg/kg 到最大剂量 300 mg/kg 异烟肼每天服用,1 个月通常可以治愈。局部的淋巴结病通常也能够自愈;抗菌药物治疗几乎无效,如果有脓液或者窦形成需要进行外科手术。更多严重的疾病,如骨炎和播散性的感染,需要进行标准的抗结核治疗,尽管 BCG 与所有的牛结核分枝杆菌一样,天然对吡嗪酰胺耐药。

(二)结核病新疫苗

急切的需要比 BCG 更好的疫苗。到现在为止,12 种新的潜在的疫苗已经进入早期的临床试验[145]。两种不同的方案出现:用一个新的更有效力的疫苗替代 BCG 或者加强 BCG 的保护性反应[146]。前一种方案用的是候选疫苗 VMP1002,通过李斯特菌属分泌物加强抗原从吞噬体中逃脱,激活保护性的 CD8 T 细胞的交叉反应。这个疫苗正在南非进行 Ⅱa 期的临床试验。

BCG 改良型疫苗在临床开发上有了小小的进步。他们可以在婴儿期 BCG 给予后立即给予,也可以在者青春期给予加强,此时新生时注射的 BCG 保护性免疫正在减弱。这些疫苗要么通过蛋白质佐剂诱导免疫,要么通过重组病毒载体诱导免疫。前一种疫苗包括 M72(葛兰素史克开发),目前处于 Ⅱa 期的临床研究阶段。HybridI/HyVAC IV,一种由 ESAT6 和 Ag85 产生的融合蛋白,处于 Ⅰ 期临床试验中。两种重组病毒载体在 Ⅱ 期的安全与效应试验中。Aeras 402/Ad35-85B-TB10.4 通过复制缺陷腺病毒传递抗原 Ag85A、Ag85B 和 TB10.4。这种疫苗正在南非的成人 HIV 感染患者中进行 Ⅱ 期的安全性和有效性试验。牛津改良性的表达 Ag85A 的牛痘病毒(modified vaccinia virus expressing Ag85A, MVA85A)也处在同样的临床阶段。

(三)治疗潜伏感染预防结核病

识别和治疗潜伏性结核病患者是预防活动性结核病的有效方法。的确,美国已经不用 BCG 疫苗,主要通过治疗潜伏感染预防结核病。然而所有的患者都需要在治疗利益上正确处理治疗风险(主要指肝毒性)。

随机对照试验已经证明,治疗潜伏性结核病能降低至少 50% 发展成活动性结核的风险。这种保护性的效果的持续时间取决于患者再次感染的可能性和发展成活动性疾病的进程。对于生活在低结核流行区域的青年患者,有报道称其保护效果可持续近 20 年,对生活在结核高传播流行区域的 HIV 感染者,这种保护可能仅仅能维持几个月。因此,在美国治疗潜伏性结核感染比在非洲撒哈拉以南地区更能有效控制结核病。

治疗潜伏性结核感染的主要风险是发展成药物性肝炎。总的来说,6 个月单一使用异烟肼治疗引起严重肝

炎的风险是 0.3%～0.5%。如患者服用超过一种以上抗结核药物，或者患者同时感染了乙肝、丙肝或 HIV，则肝炎风险随年龄增加而增加。因此，许多政府不提倡超过 35 岁的成人（高危人群除外）进行潜伏性结核的治疗，也不建议对 HIV 感染或者有肝病的患者进行联合治疗[147]。

治疗潜伏性结核病有一系列不同的方案，有同样的疗效。最广泛的方案是每日异烟肼 6～9 个月治疗。美国更多倾向 9 个月治疗；英国 6 个月；还没有发现异烟肼相关的耐药。在复查结核分枝杆菌是阳性的情况下，建议更长的疗程。在低结核流行区域，利福平和异烟肼联合治疗 3 个月与异烟肼单独 6～9 个月治疗的疗效一样且更容易被完成；有 HIV 感染的患者不推荐联合用药治疗，因可能增加肝炎的风险以及与抗病毒药潜在的药物相互作用（见前面）。6 个月的单独利福平治疗的方案也有同样的疗效，特别是在已知或者怀疑有结核分枝杆菌异烟肼耐药的情况。

美国曾经短暂地使用了异烟肼和吡嗪酰胺联合治疗，但是结果导致一系列致死性的肝炎发生，最后被放弃。最近，异烟肼和利福喷丁（新型长效利福平）联合每周一次的治疗方案的疗效和依从性已经被临床试验证实，近期的美国指南支持使用这个方案治疗 HIV 感染和未感染个体[148]。

对怀疑有潜伏性 MDR 结核病的患者，无推荐的治疗方案。除了有高进展风险的患者（如婴儿、极度的免疫抑制成人）外，其他潜伏性耐药结核病患者推荐的方法是"警醒的等待"：告诫患者结核病的早期临床症状，跟踪 X 线胸片检查，确保当临床症状出现时能得到及时检查和适当治疗。在那些高度疑似会发展成活动性疾病的患者，需要早期进行经验性治疗，然后根据接触的隔离种群的药物敏感性制定方案。

需要特别注意与感染性肺结核成人密切接触的幼儿。对新生儿，英国指南推荐立即进行 3 个月的异烟肼治疗，然后进行皮肤试验或 IGRA[126]。如果皮肤试验阳性（>6 mm）或 IGRA 阳性，应被定义成活动性疾病。如果这些试验是阴性，应再给予 3 个月的异烟肼进行预防性治疗。4 周到 2 岁的接触密切且持续时间较长的儿童，指南推荐异烟肼治疗并进行皮肤试验/IGRA。如果这些都是阳性，应进行 6 个月的异烟肼治疗，除非有证据证明是活动性疾病。如果皮肤试验或 IGRA 阴性，6 周后重复检测。如果仍然是阴性，停止异烟肼治疗和 BCG 接种。

（四）HIV 感染患者潜伏性感染的治疗

最近对 12 个试验的荟萃分析，包括 8 578 名随机参与者，研究 HIV 感染个体中进行潜伏性结核治疗的有效性[149]。总的来说，预防性治疗有更低发展成活动性结核

的概率（RR 0.68，95% CI 0.54～0.85）。这种效益仅限于皮肤试验阳性者（RR 0.38，95% CI 0.25～0.57），对皮肤试验阴性（RR 0.89，95% CI 0.64～1.24）者没有效果。所有的治疗方案（不管药品，频率，周期）有相同的疗效。然而，比起单一的异烟肼治疗，多药物的联合治疗更容易出现不良反应而被终止。CD4 数量对潜伏性结核治疗的影响还不确定[150]。

然而，已经有明显的证据证明对有 HIV 感染的患者进行潜伏性结核治疗能阻止变成活动性结核的进程，但作为全球结核病控制的策略还有很多障碍。对资源的缺乏的结核病控制项目，在治疗之前进行皮肤试验就是一个很大的障碍。另外，潜伏性结核治疗的保护期不会超过 2～4 年，目前还不清楚如果保护停止后应采取什么措施。抗逆转录病毒药物造成的免疫重构又会影响保护程度。有一些数据表明，抗逆转录病毒治疗与异烟肼联合治疗比单独其中一种治疗在控制结核病中更有效。因此，若要获得最大效益，HIV 和结核治疗计划需要协调实施；这是许多国家未来的目标。

（五）医疗工作者结核病的预防

结核流行区域的医护人员处在与结核接触高风险的地方，频繁暴露在结核分枝杆菌的传播区域。来自于秘鲁的医学生和实习生做的前瞻性研究显示，医疗保健人员比普通人患活动性结核的风险高 10～15 倍[151]。医疗保健人员感染的风险在于处在气溶胶的环境中，如痰液、支气管分泌物、插管和尸解形成的气溶胶。

减少环境中结核暴露是一个挑战，但是一系列简单的措施能减少传播。如前面讨论，保持房间门和窗户开放通风是减少结核传播的一个方法。这种方法对有大的病房、窗户和天花板的老的医院最有效。另外，几个报道建议疑似肺结核的患者应讲卫生，安全处理痰液，带外科口罩[152]。对药物敏感的结核患者只有常规药物治疗 2 周后才被认为不具有传染性。对耐多药的结核病数周后仍然具有传染性，除非细菌消失或者痰液培养阴性。

口罩和呼吸器能有效预防结核病的传播[153]。据报道，一个简单的外科口罩能使感染结核的风险降低 2.4 倍，但是仅仅能保护几个小时或者在变湿之前。一个高效空气滤过（high efficiency particulate air，HEPA）口罩（FFP 2/3 或 N95）能降低 17.5 倍的风险；单头连滤芯呼吸器降低 45.5 倍；高能量的净化呼吸器（需要电的控制和定期的维修）降低 238 倍。FFP 2/3 或 N95 是最广泛使用的口罩，每个口罩的价格在 1.5～4.5 美元。合适型号、与皮肤接触紧密的口罩才有效。

在英国，现在的指南推荐职工面对疑似患者、多重耐药结核患者或者气溶胶产生过程中仅需要戴面罩预防[126]。然而美国的 DC 建议与疑似肺结核，不管是否有

耐药的所有患者接触需要带 N95 口罩预防[112]。对资源缺乏或者结核的高流行区域,虽然外科口罩看起来是负担得起的选择,但是戴口罩显得不切实际。根据最近在南非爆发的 XDR,模仿研究发现可以通过以下方式降低 XDR 结核的院内传播:保持通风,分散感染患者,减少住院时间,职工带 HEPA 口罩,咳嗽患者带外科口罩,加快检测和诊断[154]。

(六)全球结核病控制措施

1991 年第 44 届世界卫生大会上,首次阐述了全球控制结核病的执行目标。目标在 2000 年结核病的发现率达到至少 70%,治愈率 85%;模拟研究建议如果这些目标达到,将使结核病的全球流行和发病率降低 5% ~10%。1993 年,WHO 宣布结核病是全球的突发事件,启动 DOTS(directly observed treatment, short course)。DOTS 被 WHO 放在下一个十年全球控制结核计划的中心,主要检查和治疗痰涂片阳性和感染的结核患者。每个国家要求每季度做队列分析,每年报告给 WHO。1995—2008 年,全球的结核痰涂片阳性发现率从 15% 上升到 61%,治疗成功率从 77% 升到 87%。几乎同时,DOTS 证实已经减少约 600 万的结核患者死亡,治愈 3.6 亿结核患者。然而,同时预计在 2008 年,痰涂片阳性中有 39%(160 万人)的患者未报告;仅 7% 的多重耐药结核患者进行治疗;仅 7% 的 HIV 感染的结核患者接受了抗逆转录病毒治疗。因为 HIV 和结核双重感染患者的增加以及发展中国家无能力执行策略,导致 DOTS 作为全球防控结核病的计划失败。

在 2006 年,因全球结核病流行逐渐严重,新的阻止结核计划和全球计划(2006—2015)启动。阻止结核合作计划的目标是与 1990 年的水平比较在 2015 年降低全球结核负担(流行和死亡率)50%,以及到 2050 年把结核病作为公共健康问题消除。这些雄心勃勃的计划与联合国的千年发展计划目标(millennium development goal,MDG)6 相结合,致力于在 2015 年停止和逆转国家、区域和全球的结核发病率。国际组织认为要达到这样的目标需要在物质上给予更多支持。成功与否关键需要专注于控制 HIV 相关和耐药结核病的流行以及提高薄弱的健康系统和私人保健医生及社区的参与度[155]。WHO 的"3Is 策略"更多致力于 HIV 相关性结核病:支持"加强病例发现","异烟肼预防治疗","提高感染控制"。因此,对个体患者尽早地确诊和治疗仍然是控制策略的核心,但是需要专门的卫生系统加强对 HIV 感染患者的管理。

自计划启动 5 年以来,有任何进展了吗? 从 WHO 的数据获知,全世界的结核发病率高峰出现在 2004 年;但是每年下降的幅度不到 1%。全球新发的结核病例数从高峰的 2006 年或 2007 年开始降低,结核的死亡病例已经从 1990 年代末的高峰 300 万开始降低。然而,即使全面实施终止结核病计划,估计到 2050 年结核病发病率仍将是消除目标的 100 倍。各国政府需要采取紧急行动,为结核病控制项目提供资金,并让更富裕的国家支持这些活动。另外,通过有效的疫苗、廉价的及时诊断试验和充分的短程治疗,结核病控制将得到很大的改善。对研究者来说,这些仍然是难以达到的目标,在可预见的未来,结核病的诊断和治疗仍然是每一位医生一项必备的临床技能。

参考文献

见:http://www.sstp.cn/video/xiyi_190916/。

STEPHEN L. WALKER, STEPHEN G. WITHINGTON, DIANA N. J. LOCKWOOD

翻译：张　丽
审校：李兰花　宋　鹏　肖　宁

要点

- 麻风杆菌感染可以治愈。
- 大部分麻风病患者是临床诊断病例。
- 可免费提供多种药物联合化疗（氨苯砜、利福平和氯法齐明）。
- 麻风病引起的神经损伤是致残的主要原因。
- 早期诊断结合神经系统功能监测对最大程度减低麻风引起的伤残至关重要。

一、概述

麻风病是由麻风杆菌引起的一种慢性肉芽肿性疾病，主要累及皮肤和神经，伴有相关免疫学损害。神经损害可导致反复溃疡、手脚麻痹和视力变差。在全球范围内，麻风病是青壮年致残的重要原因之一。麻风病引起的身体残疾、社会歧视及相关并发症导致麻风病患者难以融入社会，也给患者和社会造成巨大的经济负担。

二、流行病学

据世界卫生组织（WHO）统计，2010 年全球共报告新发麻风病病例 228 474 例，来自 130 个国家，主要分布在东南亚、南美和非洲。其中，报告新发病例数最多的国家包括印度、巴西、印度尼西亚、刚果（金）、埃塞俄比亚和印度尼西亚[1]。

1985 年，全球登记在案接受治疗的麻风病例约 540 万。1985 年以后，全球登记在案的麻风病病例数显著减少。但是，患病率和发病率的变化也受治疗时间缩短、治疗登记系统数据更新和大规模公共卫生运动的影响。此外，麻风病管理体系的改变，尤其是许多国家（如印度）已将麻风病纳入基本卫生服务，导致诊断和治疗指南简化、对麻风病的关注程度降低。自 1985 年来，超过 1 400 万麻风病患者被治愈，但相当一部分患者因神经损害留下终身残疾。据估计，目前约 300 万名麻风病患者伴随身体残疾和社会歧视。

（一）分布情况

麻风病发生于各年龄段，以青壮年发病率最高，患者诊断时年龄越大越容易引起伤残。许多国家男性报告病例数多于女性（男、女比例为 2∶1），但并非所有国家如此。但是，这种性别差异可能由麻风病病例发现过程中的相关操作性问题所导致，如女性对卫生信息和卫生服务的可及性差。虽然麻风病可发生于各个社会阶层的人群中，但是发展为临床阶段的麻风与贫穷密切相关。实际上，在推行有效化疗之前，一些历史上麻风病流行的地区（如北欧）该病已经消失，但具体原因尚不清楚。

（二）密切接触者的发病率

多数新发麻风病患者没有与患者的接触史，而且麻风病患者的密切接触者多数不会罹患麻风病。但是，麻风病患者的密切接触者罹患率要高于周围未接触人群，多菌型麻风病患者（患者有多个麻风样病变，如图 41.1）的密切接触者罹患风险增加 5～7 倍，少菌型麻风病患者的密切接触者罹患风险增加 2～4 倍。易感程度可能与接触的密切程度有关，也与遗传因素有一定关系，但受遗传因素影响较小[2]。

（三）传播

1873 年，挪威医生格哈德·阿玛尔·汉于从患者的

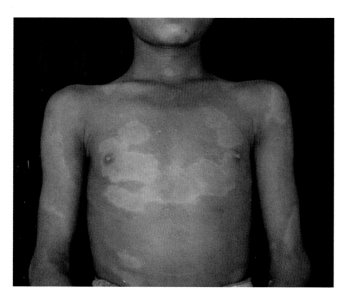

图 41.1　多菌型麻风病的多重皮肤病变。

样本中发现麻风杆菌[3]。人是麻风杆菌的传染源,未经治疗的瘤型麻风病患者,每克鼻腔黏膜脱落组织中可包含数十亿麻风杆菌,而无结节型麻风病患者带菌量较低。麻风杆菌携带者也可能在麻风病的传播中发挥作用。通过聚合酶链反应(polymerase chain reaction,PCR)检测发现,人群鼻黏膜麻风杆菌检出率远高于病例系统登记的患病率[4]。在美洲部分地区,野生九带犰狳(nine-banded armadillos)中麻风病流行与人类麻风病的发生有关。

(四)病菌排出途径

鼻腔分泌物是患者排出麻风杆菌的主要途径,脱落皮屑的作用尚不能确定。在未经治疗的瘤型麻风病患者的鼻腔分泌物中,可检测到大量活菌;相比之下,尽管此类患者皮肤深层存在大量细菌,Job 及其同事亦在表层皮肤检测到麻风杆菌的存在,但是,在其脱落的上皮组织中难以检测到该细菌的存在[5]。

(五)宿主体外存活情况

在适宜条件下(高湿度和低光照),麻风杆菌已知可存活几天甚至几个月。

(六)感染途径

麻风杆菌的感染途径尚不明确,但目前认为主要通过上呼吸道和皮肤感染,通常认为经鼻感染是主要感染途径。Rees 和 McDougall 成功地使免疫缺陷小鼠通过气溶胶感染麻风杆菌,经鼻感染是最可能的途径[6]。有研究者提出,麻风杆菌可在短暂的菌血症之后定殖于淋巴结,再从淋巴结迁移到皮肤和神经。但是,也有动物实验和临床病例报道麻风杆菌可通过皮肤传播[7]。

(七)潜伏期

麻风病的潜伏期变化较大且难以确定。结核型麻风病潜伏期约 2.9～5.3 年;在有相对短期暴露经历的美国军人中,瘤型麻风病潜伏期约 9.3～11.6 年[8,9];而另一些个体潜伏期可长达 30 年。

(八)宿主易感性

宿主易感性在麻风病进展中发挥重要作用。人基因组中特定基因和区域与对麻风病的易感性或某种特定类型麻风病的发生有关,包括 HLA DR2 和维生素 D 受体基因 Taq1 多态性等。另外,6 号染色体的 PARK2 和 PACRG 基因的等位基因与越南和巴西患者对麻风病的易感性有关[10,11]。PARK2 是一种 E3 连接酶,由施万细胞和巨噬细胞表达。但是,在印度开展的一项针对麻风病患者相应基因区域六处单核苷酸多态性的研究中,上述结果并未重现[12]。

三、微生物学

麻风杆菌是一种与结核分枝杆菌类似的抗酸杆菌。可见于组织活检染色切片和鼻腔分泌物涂片中,更常见于皮肤组织液涂片中。麻风杆菌偶可聚集成堆,形成麻风球。一般认为,少量着色均匀的麻风杆菌具有活性,而大量呈斑片状染色或零散状的麻风杆菌不具活性。在未经治疗的瘤型麻风病患者中,着色均匀的麻风杆菌(形态指数或 MI)所占的比例通常为 4%～5%。

(一)生长特性

麻风杆菌对生长环境要求严格,目前尚无法进行人工培养。采用 Shepard 经足垫皮下接种法,麻风杆菌可以在实验室小鼠内生长。可通过检测麻风杆菌在用不同浓度抗生素饲养的老鼠体内的生长能力,来判断其抗生素敏感性。麻风杆菌繁殖一代周期很长,平均为 14 d,因此抗生素敏感性检测需要花费几个月。九带犰狳是麻风杆菌的天然宿主,已成为对麻风杆菌进行免疫学和生物化学研究的主要实验对象。较低的体温为麻风分枝杆菌在该种动物体内繁殖提供了理想条件。

(二)基因组

与结核分枝杆菌相比,麻风分枝杆菌基因组展示了缩减进化的极端情况。麻风杆菌的基因组比结核杆菌小 25%,相当于减少了 1 200 个蛋白质序列,功能基因不足基因组的一半,代谢通路和相关调节基因已不存在[13]。这可能是其极长的增殖时间以及无法在体外培养的原因。

四、发病机制

麻风病的临床病理学特征取决于宿主对麻风杆菌产生的免疫反应。人群麻风杆菌感染率高于麻风病患病率。麻风病的保护性细胞免疫应答依赖于细胞介导免疫以杀死患者体内的麻风杆菌。机体可产生针对麻风杆菌不同抗原的抗体,瘤型麻风病患者体内抗体水平更高,但抗体不能完全清除麻风杆菌。机体内细胞介导的免疫应答水平决定麻风病的结局,如发展为临床病例、自愈或者发展为亚临床病例。若细胞介导的免疫应答水平适度,麻风病在早期可自行消退。多数情况下,单一麻风病灶通常无需要治疗即可自愈[14]。结核样型麻风病患者体内细胞介导的免疫应答水平过强,而瘤型麻风病患者体内应答水平则过弱或缺失(表 41.4)。树突细胞可能是最有效的抗原呈递细胞,而麻风杆菌膜抗原免疫原性可能最强,可导致瘤型麻风病患者体内淋巴细胞活化增强[15]。

先天性免疫系统可在麻风病神经和皮肤损害中发挥作用。研究显示,Toll 样受体 2(toll-like receptor 2,TLR2)和 TLR2-TLR1 异质二聚体受体在识别分枝杆菌脂蛋白和适度激活 Th1 应答过程中起关键作用。结核样型麻风病患者病变皮肤中这些受体的表达水平高于瘤型麻风病患者[16]。

表41.1	麻风的临床表现及免疫谱				
免疫分类	**结核样型**		**界线类**		**瘤型**
	TT		BT-BB-BL		LL
细胞介导的免疫应答	强		中等且不稳定		弱
抗体水平	低或无		变化		突出
T-细胞和细胞因子应答	Th-1模式				Th-2模式
病灶中的麻风杆菌	检测不到		变化		大量
组织学表现	上皮样肉芽肿		混合		泡沫样巨噬细胞
皮肤损伤	少量不对称样病变,感觉丧失		病变类型和数量多变		多发性病变,对称,轻度感觉缺失
麻风反应	1型反应		1型反应常见,结节性红斑少见		结节性红斑反应不少见

五、病理学

（一）皮肤组织病理学分类

麻风可分为结核样型麻风病（tuberculoid，TT）、界线类偏结核样型麻风病（borderline tuberculoid，BT）、中间界线类麻风（borderline，BB）、界线类偏瘤型麻风病（borderline lepromatous，BL）和瘤型麻风病（lepromatous leprosy，LL）（见表41.1）。

（二）早期改变

皮肤感染麻风杆菌的早期表现是麻风杆菌在真皮固有层细胞内繁殖。麻风杆菌早期入侵神经系统,损伤入侵部位附近的血管。细菌沿着皮下的细神经纤维向心性传播,在施万细胞内繁殖,然后细胞破裂,释放大量细菌进入神经系统内,被组织细胞吞噬。

（三）未定类麻风病

未定类麻风是麻风病的早期阶段,皮肤损害是麻风病自然史中最早可见的损害。该类最常见于儿童麻风病感染的早期阶段,此时,儿童感染者对麻风杆菌的免疫应答类型和水平尚未明确。这个阶段可持续几个月,病变可自行消退,也可发展成为结核样型、中间界线类或瘤型麻风病,发展方向主要取决于宿主的免疫应答水平。组织学显示,包含淋巴细胞和组织细胞的炎性细胞渗出液主要聚集在真皮血管丛最细的神经纤维束附近（血管旁周围神经炎）,渗出液中没有或仅有少量麻风杆菌。

（四）结核样型麻风病

麻风杆菌与皮肤组织细胞相互作用激活细胞介导的免疫反应,导致未定类麻风病向结核样型麻风病转化。组织学上则表现为组织细胞向上皮样细胞转化,同时也可形成巨细胞。在真皮中,这些边界清楚的细胞通常被淋巴细胞包裹,被称为上皮样肉芽肿。肉芽肿沿神经血管束分布（图41.2）。对麻风杆菌的高效吞噬和抗原呈递作用引起有效的细胞介导的Th1型免疫反应,因此,

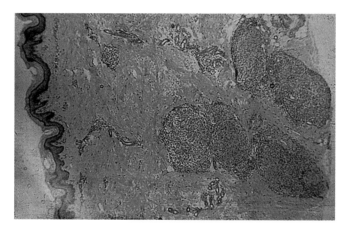

图41.2　结核样型麻风病的真皮肉芽肿。（图片由S. G. Browne提供）

即使可从组织学上检测到麻风杆菌,其数量也较少。由于施万细胞增殖转化为类上皮样细胞,进而导致神经束肿胀。

（五）瘤型麻风

在瘤型麻风病灶内,巨噬细胞增殖,并可能由于存在大量未能清除掉的分枝杆菌脂质成分而变为泡沫状,且磷脂酶活性丧失,导致其不能正常发挥抗原递呈作用。病灶内淋巴细胞缺失。发展完全的瘤型麻风病中,含有大量麻风杆菌慢性炎性组织占据真皮层（图41.3）,而真皮层的皮下区域则未见浸润。

Histoid麻风病是瘤型麻风病的一种罕见类型,其组织病理特征包括结构完整的损害、纺锤型、多边型和泡沫型细胞以及大量麻风杆菌的存在。

（六）界线类偏瘤型麻风病

界线类偏瘤型麻风病在组织学上介于结核样型麻风病和瘤型麻风病之间。炎症反应见于真皮的表皮层,由小圆细胞、组织细胞和上皮细胞组成,但没有巨细胞。这种类型的麻风病在免疫学上不稳定,有急剧升级为结核型（被称为Ⅰ型或逆转反应）或逐步降级转向瘤型的潜能。

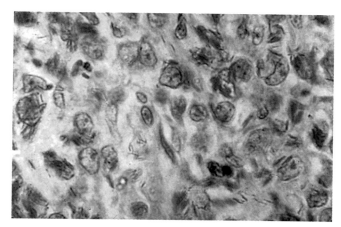

图 41.3　瘤型麻风病麻风杆菌浸润整个真皮层。（图片由 S. G. Browne 提供）

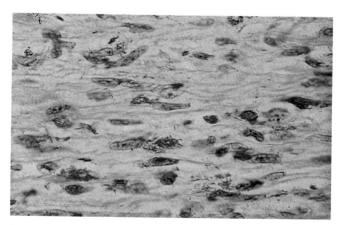

图 41.5　瘤型麻风病神经病变（高倍）。（图片由 S. G. Browne 提供）

（七）神经损伤的病理学

麻风杆菌可入侵施万细胞造成神经系统损害。麻风杆菌的 21 kDa 组蛋白（称为 LBP21）和 PGL-1 抗原均可与细胞外基质蛋白层的粘连蛋白 2（laminin-2）结合。施万细胞处理和递呈麻风杆菌蛋白和多肽给 MHC-II 限制性 CD4[+] Th1 细胞，以激活 T 细胞的直接杀伤细胞毒性，导致神经受累并发生炎性损伤[17]。神经可变得难以识别，偶尔发生干酪样变。神经纤维化较常见，也可发生髓鞘纤维的丢失和再生，并可观察到轴突变性和再生。结核样型麻风病常累及周围神经，也可累及交感神经。不同的病理类型导致的神经损害程度不同[18,19]。病变神经内的麻风杆菌抗原以及促炎细胞因子的作用可引起炎症反应。麻风杆菌入侵施万细胞产生的免疫反应决定患者的麻风病分型。TLRs 参与宿主和麻风杆菌之间的免疫反应[16]。

体外实验表明，麻风杆菌通过激活 TLR2 导致施万细胞凋亡。麻风病患者外周神经系统炎症的组织学特征类似于皮肤病变（图 41.4 和图 41.5）。结核样型麻风病

中，受感染部位可在神经内膜等处产生肉芽肿性炎症，从而破坏受感染的神经纤维。瘤型麻风病中，大量的麻风杆菌在施万细胞和巨噬细胞内繁殖[20]。Shetty 发现神经细胞内持续存在麻风杆菌抗原（包括蛋白质和糖脂），从而有助于产生慢性持续性神经炎症[21,22]。

在病变神经内可检测到促炎细胞因子（如 TNF-α），这些因子亦导致神经损伤[23]。活检组织亦可检测到免疫下调细胞因子 TGF-β 的存在[24]。在神经损伤发生前的几周，可在血清中检测到 TNF-α[25]。麻风杆菌也可下调 MAP 激酶和高、中分子量单丝蛋白的活性，从而导致神经结构性损伤[26,27]。这些过程可在结核样型麻风病晚期产生神经纤维的瓦勒变性和轴索损伤[28,29]。瘤型麻风病则可发生髓鞘脱失，但通常发生于病程晚期。瘤型麻风病患者可携带大量麻风杆菌，但炎症反应相对较轻。病变继续发展会导致神经纤维化，甚至产生空洞。

六、临床表现

（一）症状和体征

麻风病的基本临床表现包括：皮肤损伤伴有明确的感觉丧失或周围神经增厚，或皮肤组织液涂片及皮肤、神经组织的组织学检查发现麻风杆菌，以上临床表现具有诊断意义。

（二）皮肤

皮肤病变可发生于全身任何部位，最常见于面部、臀部和四肢（图 4.16），手掌和脚底亦不能避免，头皮、腋下和腹股沟则很少见。病变皮肤处的感觉丧失是麻风病的典型特征，通常可通过轻触和针刺实验进行检查。在疾病早期阶段，皮肤损伤可被误诊为色素减退性斑疹或红斑，皮肤感觉异常也尚未发生。

结核样型麻风病的特点是出现单一或少量病变，斑疹或斑块边界清晰。由色素减退引起的红斑在肤色较深的人群中比肤色浅者中更常见。病变处通常感觉丧失，

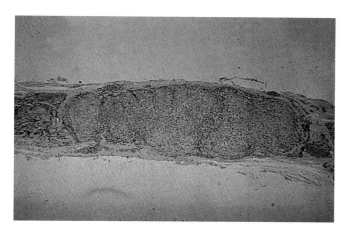

图 41.4　神经内的结核性肉芽肿。（图片由 S. G. Browne 提供）

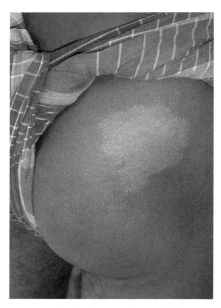

图 41.6 结核样型麻风病臀部皮肤病变。

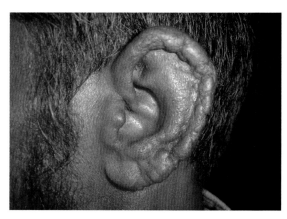

图 41.8 瘤型麻风病耳朵结节样变。

这是由于皮肤感觉和自主神经纤维被破坏所导致，但面部病变可不引起感觉丧失。自主神经纤维受累明显，可引起皮肤干性病变，并可由于出汗减少导致病变扩大。头发数量减少甚至可能完全脱落。结核样型麻风病预后良好，病变通常会自愈。在结核样斑块旁边可见到一些小的微卫星样病灶。病变附近可触及增厚的皮肤神经，对这些皮肤神经进行检查时，应触及病变边缘。

界线类偏结核样型麻风病（BT）与结核样型麻风病（TT）的病变相类似，但病变边界不清晰且有少量渗出。BT 病变数量往往更多，面积更大（图 41.1 和图 41.7）。TT 病变在扩大到 10 cm 之前往往可自行消退，而 BT 病变可累及肢体或躯干的很大一部分区域。同时，BT 患者病变部位的大小和形状可能各不相同。

中间界线（BB）类麻风病在免疫学上相当不稳定。患者可能出现黄斑、乳突或斑块等皮肤损害，或是三种类型同时出现。较大病变可呈现地图样外观，一些病变外缘模糊而内环（打洞区）清晰。环形病变是 BB 类麻风病的典型特征。界线类偏瘤型麻风病（BL）通常早期表现为黄斑样病变，病变逐步扩散并有对称分布倾向，病变处渗出液会逐渐增加。丘疹和结节样病变可逐步发展，比瘤型麻风病更易被界定。BL／LL 型麻风病结节处的皮肤损害可不引起明显的感觉丧失。

瘤型麻风病在被诊断之前可能已存在多年。早期的皮肤改变表现为大面积对称性分布的斑疹，但仅凭轻度色素减少和红斑很难将其确诊为麻风病；也可出现肉色或红色丘疹和结节；皮肤渗出若治疗不及时，可产生"狮面征"。常见的皮肤病变类型主要包括斑疹、丘疹、结节和斑块（浸润型），在疾病进展期，上述类型有时可同时存在。皮损部位毛发脱落，睫毛和眉毛尤为明显。研究表明，未经治疗的麻风病患者在毛发生长和静止期的真皮乳头和外根鞘内的毛囊中可检出麻风杆菌。相对于身体其他部分，耳垂病变更常见，在疾病早期耳垂会出现增厚，随后发展为结节（图 41.8），应通过仔细观察和触诊详细检查耳朵。

（三）神经

麻风病影响外周混合神经和皮肤神经。最常受累的外周神经依次为胫后神经、尺神经、正中神经、腓总神经、面神经和桡神经，三叉神经尤其是眼支神经也会受影响，从而导致眼角膜知觉丧失。某些特定部位受累神经范围逐渐扩大是麻风病的特征，尤其是肘部的尺神经和腓骨前端的腓总神经，这需要经过培训才能进行可靠地检查。皮肤神经增厚通常影响皮肤病变附近的小神经。特定区域的皮肤神经受损范围也可扩大，尤其是较大的耳神经和桡皮神经。感觉丧失通常比运动功能受损更为突出。

尽管轻触觉、温觉和痛觉损害通常发展缓慢，但感觉

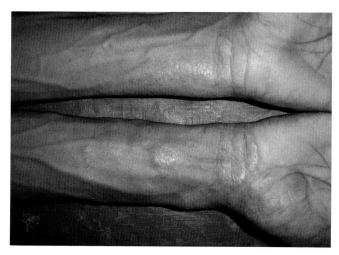

图 41.7 界线类偏结核样型麻风病斑疹。

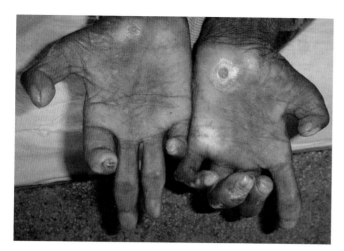

图41.9 典型麻风病手畸形：爪形手、猿拇指和压力性溃疡。

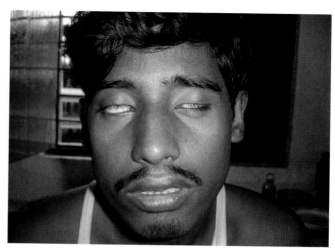

图41.10 麻风病引起的兔眼。

异常、感觉过敏和痛觉过敏可能是感觉神经功能受损的信号。方位感、振动感和腱反射损害较罕见。运动神经功能障碍也会逐步发展，同时伴随肌肉萎缩和畸形（图41.9），如爪型手（尺神经）、足下垂（常见腓神经）和面瘫（面神经），这些都是常见的并发症。自主神经受损可表现为手和脚轻度水肿，之后可变得干燥、肿胀和发绀。约5%的病例不出现皮肤病变，这类患者被归为单纯性神经麻风病。

结核样型麻风病患者的受影响神经通常不规则增厚，相关感觉、运动或自主神经功能可能受损。其中，感觉障碍最为常见。运动功能变化则表现为肌无力或肌萎缩。应经常对面部、手内侧肌群、足部背屈肌进行检查。由于桡神经较少受累，手腕背屈肌一般不受影响。

与其他类型麻风病相比，瘤型麻风病神经增厚以及相关损害进展较慢，但可累及多个神经。与皮肤损害一样，神经增厚往往呈双侧对称，手套和袜子样感觉丧失在瘤型麻风病中较常见。界线类偏瘤型麻风病中神经受累非常常见，感觉异常和痛觉过敏等症状往往出现于皮肤病变之前，神经损伤常不对称。外周感觉神经受损可造成患者对烧伤、利器损伤和反复轻创的自我保护功能丧失，从而伴发营养不良性皮肤溃疡。溃疡最常见于脚底着力部位，如脚趾、跖骨、脚后跟和侧足缘，也可因烧伤造成手指和手掌溃疡。反复遭受轻创可导致手指和脚趾的吸收和缩短。感觉丧失若发生在臀部或肘部等容易受伤的部位，这些部位也可发生营养不良性溃疡。

（四）眼睛

麻风病主要累及眼睛前部，麻风杆菌可直接渗透角膜、虹膜和晶状体。面神经损伤可导致睑裂闭合不全（兔眼），进而引起暴露性角膜炎和角膜损伤（图41.10）。而三叉神经分支的眼神经受损可导致角膜感觉减退或丧失，从而引起角膜溃烂和瘢痕化。

虹膜睫状体炎是瘤型麻风结节性红斑的一部分（2型反应），可表现为急性，也可表现为慢性。急性虹膜睫状体炎主要表现为疼痛、畏光及红眼病，未经治疗可转为慢性，进而发展为虹膜粘连，从而导致瞳孔变小而不规则。瘤型麻风病患者可发生一种更隐蔽的慢性虹膜睫状体炎。裂隙灯检查可见前房内有"闪光"（房水混浊）和细胞，随后虹膜萎缩发展为规则的、无后粘连的瞳孔缩小。瘤型麻风病患者发生白内障的概率增加，慢性虹膜睫状体炎和长期使用全身性类固醇治疗麻风反应都是导致白内障发生的常见原因。

（五）黏膜

瘤型麻风病患者常见黏膜损伤，尤其是上呼吸道黏膜。流鼻涕或涕中带血以及鼻塞都可发生，检查可见黏膜充血和肿胀。鼻中隔溃疡可进一步发展为穿孔、软骨破坏和鼻梁塌陷，进而形成"鞍鼻"。咽喉损伤则是非常罕见的严重并发症，主要表现为咳嗽、声音嘶哑和喘鸣。

（六）骨骼

造成手、脚部骨质广泛变化的原因有多种。感觉障碍造成的反复遭受创伤、继发感染及由此引起的骨髓炎和感觉丧失都会导致沙尔科关节、麻痹和挛缩引起的失能及全身性骨质疏松。

（七）网状内皮系统

麻风病患者也可出现淋巴结肿大，偶可见一个或多个淋巴结发炎和肿胀，这可能是麻风杆菌诱导的麻风反应所致，更常见的是溃疡继发感染所致。此外，患者也可出现淋巴水肿，尤其见于小腿。在瘤型麻风病中，麻风杆菌亦可侵袭肝脏、脾脏和骨髓。

（八）睾丸

在瘤型麻风病中，麻风杆菌入侵睾丸会导致其萎缩，进而导致不育和男性乳房发育。结节性红斑型睾丸炎是睾丸功能障碍的一个重要原因。

（九）肾脏

肾脏损害在瘤型麻风病中罕见，但也可能是诊断不足所致。也有关于肾小球肾炎、间质性肾炎、肾盂肾炎、肾淀粉样变等肾脏病变的报道，后者似乎与结节性红斑的严重程度和数量有关，而结节性红斑中可见弥漫性抗原抗体复合物沉积。

七、诊断

早期诊断和治疗对最大程度减少麻风病引起的伤残非常重要，而诊断延误可导致神经病变的发生明显增加。麻风病主要依据其基本指征进行临床诊断（提要 41.1）

提要 41.1　麻风病的三大指征

- 色素减退或红斑皮损伴有明确的感觉障碍
- 麻风病特征性部位出现神经肿胀和临床损害
- 皮肤涂片检出抗酸杆菌

（一）用于指导治疗的临床分类

可依据皮肤病变的数量简化麻风病的分类。皮肤病变≤5 个为少菌型麻风病（PB），6 个或者更多个则为多菌型麻风病（MB）（表 41.2）。研究表明，在印度，超过 60％的多菌型患者皮肤涂片为阴性。

表 41.2	WHO 麻风病分类标准
少菌型麻风病（PB）	多菌型麻风病（MB）
≤5 个皮肤病变	≥6 个皮肤病变

（二）人体图

一张可以清晰地展示皮肤病变位置、大小和类型、神经肿胀的位置及受损神经的人体图对麻风病的临床诊断和日常管理至关重要，它可为评估疾病发展方向（改善或恶化），特别是复发的可能性，提供基线资料。

周围神经功能的评估：诊断时应检查外周神经肿胀和功能受损情况，并在此基础上进行定期监测，以判断病情是否恶化。重要的是，应对所有疑似麻风病例进行仔细地神经触诊，以判断是否有肿胀和压痛。同时，采用 MRC 分级测定法来判断肌力。在现场条件下，通常使用圆珠笔进行感觉测试，而在专业机构则可使用不同强度的细丝进行。神经传导测试是检测神经功能最敏感的方法，但不经常使用。

八、实验室检查

（一）皮肤涂片和细菌指数

捏紧皮肤使局部变白，用一次性手术刀片在皮肤上垂直切开一个 2～4 mm 深的切口，再以刀刃反方向刮取组织液，涂在载玻片上制成皮肤涂片。涂片滴加苯酚复红染液染色后，用 1％盐酸乙醇脱色，再用亚甲蓝复染。将涂片置于定量显微镜的油镜下（100×）确定细菌载量，以其对数值作为细菌指数，其取值范围是 1＋（每 100 个高倍视野细菌数 1～10 个）～6＋（每个高倍视细菌数超过 1 000 个）。涂片法检查需经过培训的专业人员才能开展，同时，需具备相应的实验室条件以及充足的经费。大部分麻风病患者皮肤涂片检查结果为阴性。但是，涂片检查结果阳性具有诊断意义，且对于尚未出现主要临床指征的早期瘤型麻风病患者的诊断有很大帮助。通常推荐取 2～4 处皮肤进行涂片，如果有皮肤病变，则涂片至少包含一处病变皮肤，并且尽量从耳垂等常规部位取样。

（二）活组织检查

在缺乏基本临床症状时，麻风病可能需要通过皮肤活组织检进行确诊。皮肤活检在鉴别诊断中也非常有用。病变最明显（红色、渗透或肿胀）的部位最适合做活检，通常从其缘取材。取下的组织用 HE 染液和 Fite 染液（或 Ziehl-Neelsen 染液）进行抗酸染色。如果需要对神经进行活组织检查，则应选择增厚的皮神经而不是末梢神经，以避免诱发潜在的并发症。

（三）研究性诊断

1. 血清学·PGL-1 抗原的抗体与细菌载量具相关性，血清 PGL-1 抗体阳性是神经功能受损的指征[30]。

2. 聚合酶链反应（PCR）·PCR 检测麻风杆菌 DNA 并非麻风病的常规诊断方法。样本中检测到麻风杆菌 DNA 的意义必须结合临床检查结果确定。结核样型麻风病患者 PCR 阳性率远低于瘤型麻风病患者，未检测到麻风杆菌 DNA 也不能排除麻风病[31]。

（四）鉴别诊断

1. 皮肤·麻风病可以引起各种类型的皮肤损害，因此，需要与麻风病皮肤损害进行鉴别的皮肤病变非常多。确诊麻风病时，需要仔细进行感觉测试、识别麻风病相关特征的存在，如肿胀的皮肤或周围神经等，并排除其他皮肤病变。

花斑糠疹是热带地区常见的椭圆形色素减退性皮肤病变，这种病变通常较小，常见于弯曲部位。白癜风会导致皮肤褪色而不是出现色素减退。其他常见的可能与麻风病混淆的皮肤病变包括皮肤真菌感染、银屑病和扁平苔藓。丝虫病也可产生下肢溃疡,偶尔也会与麻风病混淆。皮肤利什曼病尤其是弥漫性皮肤利什曼病和黑热病后皮肤利什曼病类似于瘤型麻风病的结节状病灶,但无感觉受损,病变处皮肤涂片检测到无鞭毛体可确诊皮肤利什曼病。

芽生菌病可能导致类似麻风病的皮肤损害;梅毒和雅司病所致的皮肤损害类似麻风病斑疹,但不引起感觉障碍。不能单纯根据 VDRL(venereal disease research laboratory test)反应结果鉴别梅毒和麻风病,因为在瘤型麻风病中 VDRL 检查假阳性结果并不少见。

阿利贝尔病的早期病变可被误认为麻风结节;寻常性狼疮和其他分枝杆菌引起的皮肤病变与麻风病类似,但无感觉受损;皮肤结节病、环形肉芽肿和多形性肉芽肿类似于结核样型麻风病,但无感觉丧失和神经肿胀,且组织学表现也不同。局部或弥漫性硬皮病可与麻风病的浸润性斑块相混淆,活检有助于鉴别。

2. 神经 • 神经肿大的鉴别诊断价值有限。神经纤维瘤可以导致多个部位的神经肿大,而不仅仅局限于受麻风病所累及的特定部位和神经;另外,周围神经受损不如麻风病患者中常见。一些遗传性感觉神经病变,特别是家族性肥厚性间质神经炎,可引起外周神经增厚并伴有感觉和运动神经受损,因而可能与麻风病混淆。在没有神经扩大的情况下,弥漫性周围神经病变的鉴别诊断非常宽泛;单发性神经病变和多发性单神经炎综合征也需要广泛的鉴别诊断。足底神经病变导致的营养性溃疡可见于糖尿病、脊髓痨、酒精相关的神经病变、家族性感觉神经病变、原发性淀粉样病变和很多其他原因导致的周围神经病变。多神经炎性麻风病导致的手部病变需要与脊髓空洞症相鉴别,后者会出现不同的感觉丧失、痛觉和温度觉丧失,但保留轻触觉。

由尺神经、臂丛神经和颈肋损伤而引起的神经病变也容易与麻风病混淆,但可根据病史和影像学检查明确诊断。神经卡压综合征(如感觉异常性股痛)引起的大腿前外侧区域麻痹,以及长时间睡眠或中毒后暴露在外的神经[如腘外侧(腓总)神经]的压力性损伤,也可能与麻风病混淆。

九、治疗

(一)联合化疗

WHO 自 1982 年以来就推荐使用联合化疗(multidrug therapy,MDT)方案,MDT 对治疗麻风杆菌感染非常有效。少菌型麻风病推荐联合使用利福平和氨苯砜治疗 6 个月,而多菌型麻风病则推荐联合使用利福平、氨苯砜和氯法齐明治疗 12 个月。为了防止耐药性的产生,应避免使用单种药物进行治疗。为简化不同疗法的治疗方案,WHO 已在全球范围内对麻风病的化疗方案进行了标准化(表 41.3)。采用吸塑包装有利于提高依从性及

更好地利用全球的捐助资金,从而大大地提高了治疗可及性和治疗完成率。

表 41.3	世界卫生组织推荐的标准联合化疗方案	
多菌型麻风病	**少菌型麻风病**
成人标准用药方案[a]	**成人标准用药方案[a]**
利福平:每月 1 次 600 mg,监督服药	利福平:每月 1 次 600 mg,服药
氨苯砜:每日 100 mg,自我管理	氨苯砜:每日 100 mg,自我管理
氯法齐明:每月 1 次 300 mg,监督;每日 50 mg,自我管理	
持续时间:12 个月	持续时间:6 个月

[a] 上述药物儿童用量适当减少

(二)利福平

利福平是所有麻风病化疗方案中的关键杀菌成分。单独使用利福平可在数天内将存活麻风杆菌的数量降至检测下限以下,1 个月后杀菌率超过 99%。WHO 标准联合化疗方案中推荐使用利福平治疗 1 个月。在一系列报道和临床实践中,利福平耐药率保持在低水平。在麻风病中,利福平耐药非常罕见。编码 RNA 聚合酶 β 亚基的 *rpoB* 基因突变可导致麻风杆菌对利福平产生高水平耐药性[32]。由于麻风病的治疗在很大程度上依赖于利福平,对药物有禁忌证时需要对治疗方案进行重要修订。因此,至少应在治疗方案中添加一种杀菌药物,如氯氟沙星。

利福平偶可引起肾脏功能衰竭、血小板减少、流感样综合征以及肝炎等不良反应。利福平典型的不良反应是导致红褐色尿液、痰液和汗液。口服糖皮质激素治疗麻风病的效果似乎不会因每月服用利福平而减弱。

(三)氨苯砜

氨苯砜是一种合成砜,类似于磺酰胺类药物,其靶点是细菌中的一种关键酶——二氢叶酸合酶。尽管早期报道单药物治疗会导致广泛耐药,但是,氨苯砜与利福平联合使用在 WHO 推荐的麻风病联合化疗方案中仍非常有用。在少菌型麻风病的治疗中,氨苯砜的主要作用可能是防止利福平耐药菌的产生。与氯法齐明联合使用时,氨苯砜也具有杀菌作用,但效果要弱于单独使用利福平。

氨苯砜价格低廉,其主要不良反应并不常见。氨苯砜过敏综合征主要发生在治疗后 4~6 周,其特点是剥脱性皮炎、发热和肝炎,可能危及生命。医生必须警告患者,如果发生过敏症状需停止用药并立即就医。轻度溶血性贫血是氨苯砜的常见不良反应,无需因此改变治疗方案。但是,葡萄糖-6-磷酸脱氢酶缺乏的患者会发生

重度溶血性贫血，因此，应避免给这类患者使用氨苯砜。另外，罕见有氨苯砜导致粒细胞减少的报道。

（四）氯法齐明

氯法齐明是一种氨基比林染料，其作用机制尚未完全阐明，可能从多方面发挥作用。氯法齐明与利福平和氨苯砜联合使用治疗多菌型麻风病效果明显，而且很少有耐药性的报道。世界卫生组织的联合化疗方案在每日剂量基础上增加 1 个月剂量的氯法齐明，以达到目标总月剂量。氯法齐明的药代动力学复杂，其半减期很长。按世界卫生组织治疗多菌型麻风病的联合化疗方案中的用量，氯法齐明相对无毒。常见的不良反应是色素沉着增加，尤其发生于皮肤病变部位，但这些症状可在停止治疗后 6~12 个月内消失。在控制麻风病结节性红斑复发时，可使用高剂量氯法齐明（200~300 mg/d）调节免疫反应。剂量越大，氯法齐明产生的色素沉着越明显，偶尔会伴有严重的胃肠道不良反应，并可能通过肠道晶体沉积而出现急腹症样症状。

（五）氧氟沙星

氧氟沙星是一种具有抗麻风杆菌活性的氟喹诺酮类抗生素。氧氟沙星半减期较长，每日服用一次。其不良反应包括恶心、腹泻及其他肠道症状，也可产生皮疹，亦有发生各种中枢神经系统症状（如失眠、头疼、头晕、紧张和幻觉等）的报道。

（六）米诺环素

米诺环素是四环素类中唯一对麻风杆菌有明显杀菌作用的成员，其不良反应包括肠胃不适、对光过敏和头晕。不推荐妇女和儿童使用这种药物。

（七）其他抗生素

在瘤型麻风病患者中联合使用克拉霉素和米诺环素显示出很好的杀菌效果，利福布丁和各类氟喹诺酮也具有抗麻风杆菌的活性。

（八）孕期和哺乳期用药

WHO 的标准联合化疗方案可以安全地在孕期使用，但要避免使用氧氟沙星和米诺环素。少量抗麻风杆菌药物可通过乳汁分泌，但是，除了由氯法齐明引起的婴儿皮肤轻微变色外，无其他不良反应的报道。

（九）合并感染艾滋病病毒或结核

合并感染 HIV 的麻风病患者对联合化疗的反应跟其他麻风病患者相类似，不需要调整治疗方案。同时感染麻风杆菌和结核杆菌的患者，除了麻风病联合化疗方案外，还要接受标准抗结核治疗。其中，利福平的剂量和用药频率要按照抗结核治疗方案确定。

（十）复发

复发是指在完成标准联合化疗后，重新出现新的皮肤损伤，同时伴有细菌指数增加。联合化疗后发生麻风病复发并不常见。大量研究表明，少菌型麻风患者接受 6 个月的联合化疗后，随访至少 5 年的复发率小于 0.5%；同样，多菌型麻风病患者接受 2 年的联合化疗后，复发概率也＜0.5%。目前尚无关于多菌型麻风病患者接受 12 个月联合化疗后的复发率的前瞻性研究。由于皮肤涂片操作困难以及大多数患者在停止治疗后的细菌指数仍持续下降，因此，皮肤涂片细菌指数阴性才能停止化疗的要求已被放弃，目前支持使用固定疗程的治疗方案。另一个疗程的联合化疗通常对治疗后复发的患者仍有效。

区分晚期 1 型反应和复发可能很复杂，通常需要根据皮肤涂片细菌指数明确上升来确认瘤型麻风病的复发。对可疑病例，皮质类固醇试验性治疗有助于区分麻风反应和复发。

十、麻风反应

麻风反应是麻风病发作和致残的主要原因，它可发生在联合化疗之前、过程中或治疗后。对麻风反应的治疗是麻风病患者管理的重要环节。教会患者如何识别麻风反应的早期症状和体征并及时报告和治疗非常重要，同时，也需要培训医务工作者如何诊断、治疗麻风反应患者或根据情况对其进行转诊。除了正确治疗麻风反应外，应对新诊断的麻风病患者开始联合化疗，同时对已经开始接受联合化疗的患者继续进行治疗。

（一）1 型反应

1. 免疫学·1 型反应是一种迟发型过敏反应，它主要发生于界线类偏瘤型麻风病[33]。发生 1 型反应的麻风病患者神经和皮肤中可检测到麻风杆菌抗原，抗原主要存在于施万细胞和巨噬细胞中[22]。人类施万细胞可表达 TLR-2[34]。麻风杆菌感染可引起细胞表面 MHC-II 分子的表达，可能引起抗原递呈，进而激活 CD4＋淋巴细胞杀死由细胞因子（TNF-α）介导的细胞[35]。

2. 临床表现·典型的 1 型皮肤反应初始症状为皮肤发红、肿胀和灼热，偶尔会在麻风病患者皮肤病变处突然出现压痛感（图 41.11）。随着细胞介导的 1 型免疫反

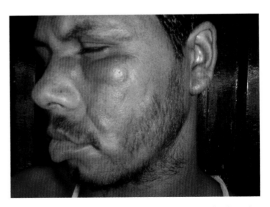

图 41.11　界线类偏瘤型麻风病 1 型反应皮肤损伤。

应的进展，以前不明显的新皮肤病变有时会显现出来。这些反应最常见于麻风开始治疗的前几个月，但也可发生于治疗前和治疗后。手、脚和脚踝可发生广泛肿胀，也可伴有麻风病皮肤病变内更局部的变化。相关神经的损伤是 1 型反应的另一种常见表现。受 1 型反应影响的神经通常表现为在没有其他炎症的情况下功能突然丧失。

丹毒在免疫反应上类似于界线类偏瘤型麻风病，但是丹毒伴有发热且缺乏感觉障碍，这可以将两者区别开来。

3. 治疗·通常采用口服泼尼松龙 6 个月治疗 1 型反应，有些患者可能需要增加疗程。如果出现不良反应，可使用硫唑嘌呤等类固醇减量制剂。对于神经炎患者，通常在糖皮质激素治疗的基础上结合使用物理疗法，如休息、夹板固定、理疗等，偶尔会采用神经减压手术。

神经损伤超过 6 个月的患者对皮质类固醇治疗没有反应。

（二）麻风病结节性红斑（ENL，2 型反应）

1. 免疫学·皮肤和其他部位的 ENL 反应通常被当成一种免疫复合物疾病，可吸引粒细胞并激活补体。Th2 细胞因子激活是 2 型反应的特征，表现为病变部位 IL-6、IL-8 和 IL-10 mRNA 的选择性动态上调，伴随 IL-4、IL-5 mRNA 表达持续上调。

2. ENL 病理学·血管炎是 ENL 的主要病理反应，也可出现中性粒细胞浸润和 T 细胞活性增强。出现中性粒细胞是 ENL 的病理学特点，但中性粒细胞并不总是出现。

3. 临床表现·ENL 是涉及多个器官的系统性失调。ENL 皮肤反应表现为皮下结节性病变，可发生于身体任何部位，但很少发生于面部。病变严重时可发生溃烂并形成脓包。约 50% 的瘤型麻风病患者会出现 ENL 反应并伴有典型的全身性炎症反应，包括发热、心动过速和身体不适。其他器官也可能受累，如 ENL 可引起淋巴结炎、睾丸炎、葡萄膜炎、关节炎、指（趾）炎等。ENL 反应常反复发作，一些患者可持续数年。ENL 可被误诊为毛囊炎和其他类型的结节性红斑和脂膜炎，也应考虑发热型中性粒细胞皮肤病（如 Sweet 综合征）。一些麻风工作者主张对所有疑似多形性红斑的病例进行皮肤涂片检查，在 ENL 患者，小心获取的皮肤涂片可检测到抗酸杆菌阳性。

4. 治疗·ENL 反应的严重程度、持续时间和受累脏器有所不同。严重的 ENL 常伴有神经炎，应使用泼尼松治疗。在减少激素用量后，ENL 反应经常复发，并可在联合化疗结束后持续多年。沙利度胺 400 mg/d 是治疗 ENL 最有效的药物，但由于具有致畸作用，其使用受到限制。

大剂量氯法齐明（成人 200～300 mg/d）可用于复发性 ENL 反应的治疗，用以减少糖皮质激素的用量，但大剂量用药总时间不应超过 12 个月。

（三）卢西奥现象

1852 年，卢西奥和阿尔瓦拉多在墨西哥描述了瘤型麻风病皮肤浸润的罕见变型。整个皮肤呈现弥漫性渗出而见不到离散的病变，这被称为"卢西奥现象"，其特点是疼痛、紫癜和溃疡性斑块，且往往可以致命。

（四）神经炎和静止性神经病变

患者出现以下任何一种情况，表明发生了神经炎：自发神经痛、感觉异常、压痛、异样感觉或运动功能障碍。神经痛、感觉异常或压痛可发生于神经功能障碍之前，若不及时、充分治疗，可发展为永久性神经炎。

静止性神经病是在没有炎症症状的情况下发生神经功能损害的现象，因此，患者可能无明显症状，需定期进行外周神经检查以发现这种情况。与 1 型反应一样，神经炎和静止性神经病变的治疗药物为泼尼松龙。

（五）麻风病和 HIV

许多人担心 HIV 感染会增加麻风病进展的风险或使麻风病患者容易发展为瘤型麻风病，或担心 HIV 和麻风杆菌双重感染者麻风病的预后更差。但是，上述担心并未得到证实。外周血 CD4$^+$ 细胞水平低下的混合感染者，皮肤病变处亦能正常形成内含大量 CD4$^+$ 细胞的肉芽肿。据报道，随着 HIV 抗病毒治疗的开展，界线类偏结核样型麻风病患者 1 型反应的发生率增加。与未感染 HIV 的麻风病患者相同，对 HIV 和麻风病混合感染患者亦应使用糖皮质激素或酌情使用沙利度胺控制麻风反应。

十一、预防残疾和并发症的处理

神经功能退化的早诊断和及时使用糖皮质激素治疗对于最大程度减少神经损伤进而预防致残非常重要。

（一）眼部并发症

虹膜睫状体炎是麻风病致盲的重要原因，应及时使用散瞳药和外用类固醇进行治疗；眼睛闭合不全的患者需使用护目镜或太阳镜保护眼睛。白天定期使用人工泪液、夜晚使用软膏或油性滴眼液有助于预防暴露性角膜炎。

（二）瘫痪

受肌肉麻痹影响的关节应保持活动以防止固定性弯曲畸形。一些医疗中心可以对兔眼、足下垂和爪形手（趾）进行外科手术，可从受神经支配的肌肉移植肌腱并重新建立连接，以恢复受瘫痪影响的活动。这涉及具体的多学科的专业知识，包括术前和术后大量物理疗法的实施。

（三）营养性溃疡

预防和管理感觉受损处的皮肤溃疡尤其是感觉缺失的脚跟部溃疡，是许多麻风病患者一直面临的问题，可在联合化疗结束后持续存在。麻风病营养性溃疡与糖尿病类似，患者可以从糖尿病溃疡治疗的进展中获益。适当的自我护理至关重要，同时需结合生活方式调整和每日进行常规自我检查、浸泡和清洗以及去除老茧。使用简单的油性物质保持皮肤湿润，对缺乏自主神经供应的干燥皮肤非常有帮助。穿舒适合脚的鞋子、使用舒适的鞋垫、或使用特制的鞋模来适用受损的脚都非常重要。为分散受损足底所承受的重量，建议使用孔隙多的橡胶鞋垫或鞋底。应避免感觉缺失的手在日常活动中受伤。除了清洁和适当的包扎外，溃疡愈合的关键在于休息，因为在没有痛觉的情况下过度使用手部是造成溃疡的主要原因。若发生更深的溃疡或随后发生蜂窝织炎、骨髓炎或腱鞘炎，可能需要使用抗生素治疗并进行清创术。革兰阳性菌感染通常占主导地位，但混合感染也比较常见。因此，有时需使用相对广谱的抗生素。足底溃疡可通过使用局部浅皮瓣加以改进[36]。

（四）神经足

麻风病所致晚期神经损伤患者的神经性骨质分解难以治疗。最初的处理方法是用非承重铸件进行固定，晚期关节损伤的患者可能需要进行距骨和距骨下关节融合术。

（五）神经痛

越来越多的人意识到，神经痛是麻风并发症。据报道，在已接受治疗的麻风患者中，高达20％的患者会发生神经痛，这与神经持续肿胀有关。

（六）康复和宣传

物理疗法和职业疗法在伴有躯体损伤的麻风病患者的康复中起着重要作用。麻风病患者小组在维持患者身心健康方面取得了很大成功。非特异性针对麻风病的社区康复计划在以恰当方式解决麻风病歧视方面更有优势。在许多国家，麻风患者已建立协会，致力于提高麻风病患者的平等权利。

十二、预后

资料中记录较低的复发率证明麻风病长期预后良好。早期死亡非常罕见，死亡一般仅见于由于未及时治疗溃疡而发生严重败血症者，偶尔见于发生严重药物不良反应者，尤其是对氨苯砜。但是，麻风病间接和持续性的影响使麻风病患者的死亡风险比一般人群高2～4倍。尽管治愈率较高，如果未得到及时诊断，多菌型麻风患者和从事体力劳动的麻风病患者常会发生躯体损伤。尽管有大量证据表明，通过成功广泛地实施联合化疗和开展社会运动可大幅度减少歧视，社会歧视仍然是这种疾病最不幸的方面之一。

十三、预防

一些研究表明，卡介苗可预防麻风病，但其效果各有不同[37]。目前认为，这种保护对于密切接触者最有效。

与安慰剂相比，单剂量使用利福平进行药物预防可降低麻风病患者密切接触者的感染风险，但这种效果不持久。卡介苗和利福平的保护效果可能具有相加效果[38]。营养、住房和卫生等社会经济学环境的改善也有助于减少感染麻风病的风险。

十四、消除

1991年，世界卫生大会提出"消除麻风病公共卫生问题"的决议，即到2000年将麻风病患病率降至1/10 000以下。针对这一决议付出的努力、联合化疗的使用以及卡介苗的广泛接种使麻风病患病率显著降低。但是，麻风病仍在继续传播，目前仍有相当数量的新发病例报告。该决议所提的"消除"一词导致人们认为麻风病即将消失，从而会减少用于研究和控制麻风病的经费。此外，麻风病流行的国家感受到了减少其报告病例数量的压力。印度可能通过停止积极的病例发现和家庭接触者追踪从而减少报告病例数来达到消除目标。近期调查发现，印度存在大量未诊断的麻风病病例。WHO最新的"麻风病战略计划"已将"消除"改为"减轻麻风病负担"。由于麻风病是全球范围内因感染造成残疾的主要原因之一，这一个术语既涵盖了疾病负担，也包括了残疾失能负担。

参考文献

见：http://www.sstp.cn/video/xiyi_190916/。

第42章 溃疡分枝杆菌病

THOMAS JUNGHANSS, ROCH CHRISTIAN JOHNSON, GERD PLUSCHKE

翻译：王多全
审校：肖　宁　邓　瑶

要点

- 溃疡分枝杆菌病（布鲁里溃疡）是继结核病（见 40 章）和麻风病之后（见 41 章）人类最常见的分枝杆菌病。
- 溃疡分枝杆菌病主要影响儿童，如果不及早治疗，会导致毁容和伤残。
- 溃疡分枝杆菌病主要分布在撒哈拉以南非洲地区，但也经常发生在亚洲、南太平洋和拉丁美洲。
- 早期发现和治疗是改善预后的关键措施。
- 抗生素可有效地治疗溃疡分枝杆菌病，尤其是早期的治疗。
- 需要仔细监测溃疡分枝杆菌耐药性的发展。
- 除针对性的治疗外，患者还需进行伤口护理，晚期患者还需进行皮肤移植。
- 晚期患者尤其需要营养支持、心理治疗、理疗和重建手术。
- 启动抗生素治疗后，愈合过程通常会停止或甚至引起恶化（治疗后短暂的症状恶化并不代表治疗失败，即所谓的"矛盾反应"）。此时主要问题是如何区分其为继发性细菌感染，还是由针对性治疗失败所致（罕见）。
- 预防措施作用有限，因为传播方式仍不清楚，难以实施干预。

一、流行病学

（一）地理分布

溃疡分枝杆菌病主要流行于气候炎热和潮湿的国家或地区。全球已有超过 30 个国家有此病报告，疫源地主要分布于水生生态系统（河流、湖泊、人工或自然湿地、灌溉系统）。表 42.1 列出了曾报告过溃疡分枝杆菌病病例的国家。图 42.1 展示了 2011 年溃疡分枝杆菌病报告病例的全球分布（根据世界卫生组织的数据）。

（二）分子流行病学与传播

溃疡分枝杆菌（*Mycobacterium ulcerans*）由寄生于

表 42.1	报告溃疡分枝杆菌病病例的国家	
地区	国　家
非洲	安哥拉、贝宁、布基纳法索、喀麦隆、刚果（金）、科特迪瓦、加蓬、加纳、几内亚、赤道几内亚、肯尼亚、利比亚、尼日利亚、塞拉利昂、乌干达、苏丹、多哥和中非共和国
拉丁美洲	巴西、法属圭亚那、墨西哥、秘鲁、苏里南
亚洲	中国、日本、斯里兰卡
南太平洋	澳大利亚、印度尼西亚、基里巴斯、马来西亚、巴布亚新几内亚

水中的海鱼分枝杆菌（*Mycobacterium marinum*）进化而来[1]。通过形成具有毒力基因的质粒（pMUM），溃疡分枝杆菌可产生聚酮衍生的大环内酯物毒素（mycolactone）[2]。pMUM 是溃疡分枝杆菌这一菌种存在的关键因素，亦为此高度克隆的新菌群增殖的重要基础。随后，其进化能力减缓而逐渐适应了更稳定的生境[1]，并产生了至少 3 个不同的溃疡分枝杆菌生态型[3]，目前已从人类溃疡分枝杆菌病中分离出其中两型。古典型分布于亚洲、南美洲和墨西哥[4]，可引起人类散发病例。相比之下，非洲和澳大利亚为溃疡分枝杆菌病主要流行地区，古典型引起的年发病率>1/1 000；不同非洲国家流行的溃疡分枝杆菌的基因型几乎相同。然而，通过全基因组测序，部分核苷酸存在基因多态性（SNPs）[5,3]。基于单核苷酸多态性（SNPs）的测序发现基于当地流行株的克隆扩张，促使了克隆复合物发展[6,3]。

溃疡分枝杆菌病流行区通常存在水流缓慢或停滞的水体，患者常因皮肤创伤暴露或被来自水库生态系统中的昆虫叮咬后而感染。两种生物成分（如水面生物膜和水生无脊椎动物）被认为是潜在的传播媒介和/或储存宿主。最近的研究显示，在澳大利亚维多利亚州溃疡分枝杆菌病流行区的研究发现蚊子可能是溃疡分枝杆菌传播的媒介[7-10]，而负鼠可能是其动物宿主[11]。但到目前为止，类似的哺乳动物宿主在非洲溃疡分枝杆菌病流行区

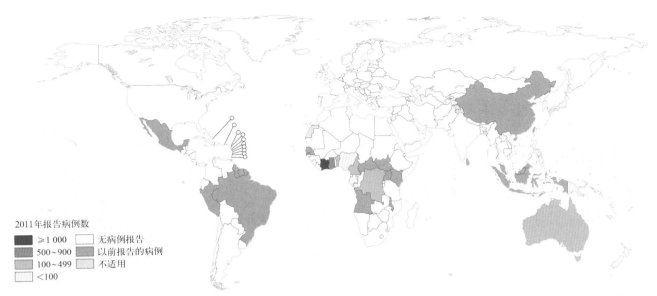

图 42.1　截至 2011 年各国溃疡分枝杆菌病病例分布情况。美国、加拿大和欧洲偶有输入性布鲁里溃疡病例报告。（http://apps.who.int/neglected_diseases/ntddata/buruli/buruli.html%20）

2011年报告病例数

- ≥1 000
- 500~900
- 100~499
- <100
- 无病例报告
- 以前报告的病例
- 不适用

尚未确定。分子流行病学研究揭示了溃疡分枝杆菌病病例在绝大多数情况下都是单独发生的，这排除了能作远距离飞行的昆虫或通过接触感染河水中生物膜而造成的溃疡分枝杆菌传播。虽然已发表的研究没有提供溃疡分枝杆菌能直接通过人传人传播的证据。但仍需进一步研究慢性溃疡分枝杆菌感染者是否感染了当地的储存宿主，从而导致了溃疡分枝杆菌病在当地流行。

（三）监测、流行和检测

溃疡分枝杆菌病在各个国家的实际流行情况并不明确，根据世界卫生组织的数据，年度报告病例数从 20 世纪 90 年代早、中期开始上升，每年新发病例约为 10 000 例，最近已经稳定在每年 5 000 例新病例。虽然一些国家怀疑有漏报，据估计 2008 年底非洲地区累计的溃疡分枝杆菌病病例数达 60 000 例[12]。病例发现受到一些现实因素的影响，如国家卫生系统的有效性等。

（四）流行病学和监测：贝宁案例

和多数非洲严重流行国家一样，贝宁卫生系统分为三个层次：国家层面，溃疡分枝杆菌病控制活动由国家控制项目办组织实施；中间层包括区域性医院和公共卫生机构，负责所有疾病的综合监督；具体项目由地区医疗机构组织实施。全国共有 5 个溃疡分枝杆菌病的转诊、检测和处理机构［Centre de Dépistage et de Traitement de l'Ulcère de Buruli（CDTUB）］，覆盖了全国主要的流行地区。这些医疗机构的卫生工作人员有丰富的诊断和治疗溃疡分枝杆菌病患者的经验。与麦地龙线虫病、结核病、麻风病等流行疾病一样，溃疡分枝杆菌病病例的检测严格依赖以社区为基础的监测小组，该小组包括两个村级志愿者，称为"relais communautaires"。"relais

communautaires"监测小组还会有 1～2 个老师（"当地联系人"）协助，并由最近的医疗机构的卫生工作人员监督。这个小组负责侦查、转诊患者到诊疗中心（CDTUBs），并负责患者的随访。在每个诊疗中心，受过训练的护士根据 WHO 建议的有关表格，负责记录每个溃疡分枝杆菌病患者的基本信息。为促进和加快病例信息报告，登记表格已发展为一式三份。每个季度填报一次，第一份表格报到国家项目办；第二份表格报到区域医疗机构；第三份保存在基层卫生机构。国家层面进行数据分析和作图；每年活动开始前，将召开培训研讨会。所有诊疗中心负责人和其他合作伙伴出席年度审查会议，会上将反馈项目执行情况。诊疗中心每季度进行数据分析并反馈给工作团队。同时举办新成员培训及工作研讨会。依托本系统，2003 年 1 月 1 日—2010 年 12 月 31 日全国共报告和治疗了 7 139 例病例；从 1997 年开始报告病例数逐渐上升，2007 年病例数达最高（1 200 例），随后逐年下降，2010 年报告了 572 例[13]。溃疡分枝杆菌病病例的地理分布如图 42.2A 所示。病例分布非常聚集：拉罗地区（贝宁主要流行区之一）报告发病率达 88.9/万。当仅考虑活动性病例时，总体患病率为 18.9/万，远超 WHO 设定的 1/万阈值（认定为公共卫生问题）。同一地区内，不同区域的流行情况存在差异。在拉罗地区流行最严重的社区（Ahomadégbé），每 10 000 居民中报告病例数高达 249 例。如图 42.2B 所示，这种情况也持续出现在村级，多数病例沿 Couffo 和 Oueme 河流在几千米内的范围内分布，且患病率变动较大。但 Mono 河沿岸却很少出现病例，提示环境和行为因素可能与溃疡分枝杆菌病流行有关[14]。

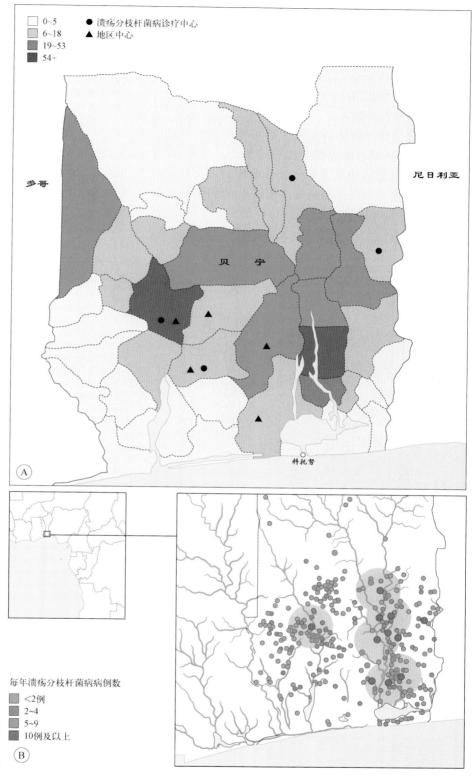

图 42.2 (A)贝宁溃疡分枝杆菌病病例在县级水平上的地理分布。(B)贝宁布鲁里溃疡病例在村级水平上的地理分布。

二、病理和发病机制

溃疡分枝杆菌主要引起无痛坏死性皮肤损伤,在凝固性坏死的病灶内有大量胞外细菌聚集。主要发病机制为:由于聚酮衍生的大环内酯物毒素杀死了局部浸润的炎症细胞[15],导致严重的免疫抑制,在炎性中心区内该毒素将

溃疡分枝杆菌包围。低浓度毒素也会抑制某些细胞因子产生,从而下调外周白细胞、树突细胞和淋巴器官的全身先天性和获得性细胞免疫反应[16-17]。由于毒素具有扩散性,组织破坏通常超出分枝杆菌聚集的区域。溃疡分枝杆菌病主要感染皮下脂肪组织,随着溃疡分枝杆菌的增殖,

病灶从最初的感染部位向周边扩散。后期，溃疡产生之前，随组织损伤范围扩大，斑块状病灶进一步发展，最终导致真皮坏死形成溃疡。溃疡分枝杆菌的最佳生长温度较核心温度低（29～33 ℃），这有利于皮肤感染，特别是在四肢。尽管如此，有些患者会在皮肤病损下方产生骨骼病变或转移性骨髓炎。

在溃疡分枝杆菌病的病灶中心可见中性粒细胞碎片，这可能为早期感染急性渗出物残留[18]。另外，没有明显炎症浸润是活动性溃疡分枝杆菌病的一个显著特征[19]。在溃疡分枝杆菌病病变坏死核心的外围，可见吞噬细胞与 AFBs 和细胞内溃疡分枝杆菌相互作用，尤其

是为修复病损，常可见肉芽肿性炎症。在抗生素治疗下，可观察到很多浸润性的病灶及异位淋巴组织（图42.3）[20]。在溃疡分枝杆菌病的流行区发现健康人血清中存在溃疡分枝杆菌感染（抗体阳性），提示溃疡分枝杆菌的轻度感染在早期阶段存在自愈现象[21-22]。

三、临床表现

第一个关于溃疡分枝杆菌病的临床描述要追溯到19 世纪末期的刚果。1948 年，澳大利亚 Mac Callum 及其同事报道了一种"新的男性体内的分枝杆菌"[23]，这一名称来源于乌干达的布鲁里区，在该区有多例早期病例报告[24]。

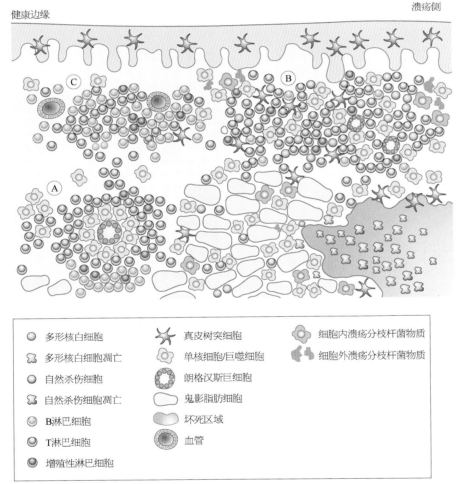

健康边缘　　　　　　　　　　　　　　　溃疡侧

○	多形核白细胞	★	真皮树突细胞		细胞内溃疡分枝杆菌物质
○	多形核白细胞凋亡	○	单核细胞/巨噬细胞		细胞外溃疡分枝杆菌物质
○	自然杀伤细胞	○	朗格汉斯巨细胞		
○	自然杀伤细胞凋亡		鬼影脂肪细胞		
○	B淋巴细胞		坏死区域		
○	T淋巴细胞	○	血管		
○	增殖性淋巴细胞				

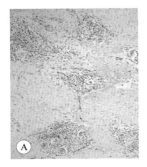
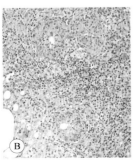
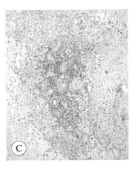

图 42.3 对于接受抗生素治疗的溃疡分枝杆菌病患者，可见 3 种主要的细胞浸润类型（Schutte et al, 2007；PLos Negl Trop Dis）。上半部分：分枝杆菌感染组织中细胞浸润方式和分布概述示意图；下半部分：经 HE 染色，可显示 3 种主要的细胞浸润类型。（A）结缔组织肉芽肿形成（×640）。（B）结缔组织分散异构和脂肪的细胞浸润（×6100）。（C）邻近组织滤泡样淋巴细胞聚集（×640）。

多数病例(约 75%)为 15 岁以下的儿童,多数病灶位于(约 80%)四肢[25],其遗传易感性有待进一步验证[26]。

(一)溃疡分枝杆菌病的皮肤表现

溃疡分枝杆菌病的皮肤表现为丘疹、结节、斑块、水肿或溃疡。不同皮肤病学教科书对这些症状的大小和范围的定义存在很大差异。对于不同研究结果的比较来说,标准化描述更为重要。因此,我们根据世界卫生组织溃疡分枝杆菌病工作组的定义[27-28],描述如下。

1. 丘疹·通常无痛、较硬、有时痒、肿胀、触手可及,皮内皮肤损害的直径<1 cm,皮肤周围发红。

2. 结节(图 42.4A)·通常无痛、较硬、有时痒、硬化,皮下病变通常附着在皮肤,直径1～2 cm,皮肤病变可能褪色,常有色素减退。

3. 斑块(图 42.4B)·通常无痛、较硬、褪色、界限清楚、隆起、硬化病变的直径>2 cm,边缘不规则,病变周围的皮肤也常褪色、颜色较深的皮肤会出现色素减退。

4. 水肿(图 42.4C)·通常广泛、扩散、坚硬、肿胀部位不明确、界限不清,包括部分或全部肢体或身体的其他部分,感染部位可能有颜色的变化,可能有疼痛。

5. 溃疡(图 42.4D)·当溃疡恶化时,边缘弱化和周围健康的皮肤硬化扩展,通常可通过触诊界定。周围皮肤也会水肿。溃疡底部可能呈白色或絮状。溃疡无痛或痛感

较小,且无臭味,除非有继发性细菌感染。当多个溃疡邻近时,虽然看上去相互独立,但在皮肤表层下相互连通。

(二)溃疡分枝杆菌病皮肤之外的表现

1. 骨炎/骨髓炎·溃疡分枝杆菌感染可以导致局部骨质骨炎,并进一步发展为骨髓炎。很少出现系统性骨髓炎,最有可能的情况是通过血液系统传播。

2. 传播疾病·伴有或不伴有骨髓炎(远离局部病灶)的多个病灶通过皮肤传播。原则上,个体病变表现出相同的临床特征。

四、鉴别诊断

早期的皮肤表现,即丘疹、结节和(小)斑块,常易忽略且临床表现完全不特异。早期溃疡表现有一些特殊性(见前)。流行区病程长的晚期溃疡分枝杆菌病患者相对容易诊断,但处于溃疡分枝杆菌暴露阶段时则并非如此。溃疡分枝杆菌病不同临床表现的鉴别诊断尚不全面。以下的选择基于:①诊断的预期频率;②溃疡分枝杆菌病流行的交叉诊断。为了更容易地进行诊断,鉴别诊断通常采取分组方法,可分为分枝杆菌性的、细菌性的、病毒性的、寄生虫性的、霉菌感染与营养性的、遗传性的和其他疾病等。

(一)丘疹

总的来说,由于结节的复杂性,丘疹的鉴别诊断通常

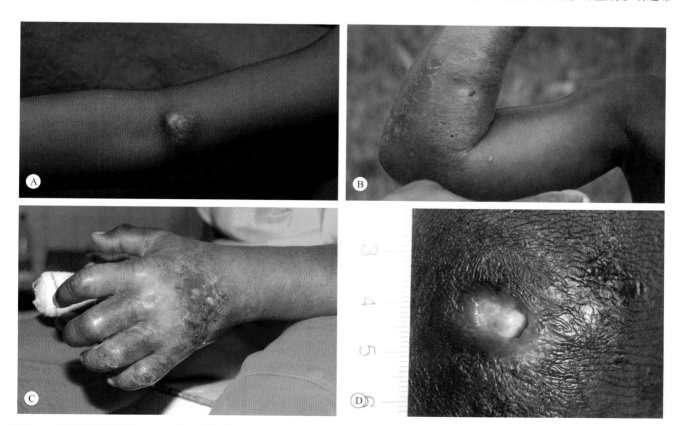

图 42.4　活动期溃疡分枝杆菌病的四种主要皮肤表现。(A)结节。(B)斑块。(C)水肿。(D)溃疡。查阅有关病变见正文。(照片:Bayi/Vogel/Junghanss)

很难与临床相关和无关的病变(直径＜1 cm)进行鉴别。可通过临床过程识别,如果这个患者能可靠地追踪且间隔很短,需要对其进行观察,而不是过度的诊断和治疗,其他情况下则需要治疗。

(二) 结节

1. 分枝杆菌感染:

- 皮肤结核(寻常狼疮,液化性皮肤结核)。
- 非典型分枝杆菌病。
- 麻风。

2. 细菌感染:

- 疖。
- 皮下脓肿。
- 雅司病。
- 溃疡坏死性口炎。
- 放射菌病(马都拉脚)。

3. 寄生虫感染:

- 盘尾丝虫病结节(onchocercoma)。
- 早期(muco)皮肤利什曼病。
- 蝇蛆病。

4. 其他疾病:

- 淋巴结。
- 粉瘤。
- 皮样囊肿。
- 脂肪瘤。
- 关节神经节囊肿。

(三) 斑块

1. 分枝杆菌感染:

- 皮肤结核(寻常狼疮)。
- 麻风病。
- 细菌感染。
- 蜂窝织炎、丹毒。

2. 霉菌感染:

- 癣(如疣)。
- 其他疾病。
- 银屑病。
- 皮肤淋巴瘤。
- 结节病。

(四) 水肿

皮肤水肿的鉴别诊断是很复杂的。要注意的是,水肿在溃疡分枝杆菌病是几乎完全不对称,可与心源性水肿和静脉曲张性水肿进行区分。溃疡分枝杆菌病的水肿通常伴随皮肤硬化和扩展的斑块,而这些地方迟早会出现溃烂。急性水肿应与慢性淋巴水肿(由淋巴丝虫病引起)进行区别,但溃疡分枝杆菌病患者水肿持续时间较长,损伤的皮下淋巴水肿组织广泛且呈圆形。

(五) 溃疡

1. 分枝杆菌感染:

- 皮肤结核(深淋巴腺炎或漏管骨髓炎、寻常狼疮)。
- 非典型分枝杆菌溃疡。
- 麻风。

2. 细菌感染:

- 细菌性溃疡[溃烂性葡萄球菌脓肿、溃烂、链球菌皮肤感染(丹毒)、继发性细菌感染的皮肤创伤]。
- 皮肤白喉。
- 密螺旋体病后期,包括雅司病和三期梅毒(树胶肿)。
- 深部淋巴腺炎或骨髓炎的管状器官。
- 溃疡坏死性口炎。
- 放射菌病(马都拉脚)。

3. 寄生虫感染:

- 皮肤利什曼病引起皮肤黏膜出血。
- 阿米巴病(阿米巴肝脓肿的晚期并发症)

4. 霉菌感染:

- 溃烂性霉菌病(例如孢子丝菌病)。

5. 遗传病:

- 镰状细胞病引起的皮肤溃疡。

6. 其他疾病:

- 烧伤。
- 昆虫、蜘蛛、蛇咬(包括继发细菌感染)溃烂。
- 热带崩蚀性溃疡。
- 静脉溃疡(通常与静脉曲张相关)。
- 动脉溃疡(常与糖尿病、高血压、吸烟有关)。
- 坏疽性脓皮病。
- 白细胞破坏性血管炎。
- 溃烂性皮肤肿瘤和恶性肿瘤(如黑色素瘤、卡波西肉瘤)。
- 溃烂性痛风结节瘤。
- 伴皮肤损伤的免疫重建综合征,如艾滋病。

(六) 溃疡分枝杆菌病的分类和分期

虽然许多专家提出了多种溃疡分枝杆菌病的分类方法,但尚无一种能满足所有需求。世界卫生组织目前基于治疗需要,建议分为三类[28]。

- 第一类:通过触诊,单个病变硬化区域的直径≤5 cm。
- 第二类:通过触诊,单个病变硬化区域的直径5～15 cm。
- 第三类:通过触诊,单个病变硬化区域的直径>15 cm,包括多个关键部位的病变(如眼睛、乳房和生殖器)和骨髓炎。

世界卫生组织公布的分类与"特定抗生素治疗溃疡分枝杆菌病[28]临时指南"一致。基于世界卫生组织对本病的三分类法,通过规范的临床手术治疗、抗生素治疗或者联合多种方法来治疗布鲁里溃疡。将重要部位（眼睛、乳房和生殖器）发生的病变列为三级，主要是基于保守的终止特定的病理学和尽可能减少手术需要的考虑。

基于病变尺寸大小进行种类划分有一个很大的缺陷。大面积的皮肤可能进展至接近特定疾病活动的尾声，这种现象并不少见。在这些情况下，病变大小并非与特定抗生素治疗有关，而是与一般伤口护理和明确的伤口愈合有关。因此，检查和评估伤口的愈合非常重要。某些情况下，尽管由于溃疡尺寸过大、继发性细菌感染或治疗过程的"矛盾反应"而导致病灶没有完全愈合，仅仅在溃疡的"口袋"处发现了溃疡分枝杆菌感染（参见图 42.5C），但溃疡的大部分面积已经愈合。同样原因，临床试验则需要一个更加细化的分类系统，以减少类型内部的变异。

早期，世界卫生组织将溃疡分枝杆菌病分为非溃疡型（结节/丘疹、斑块、水肿、传播、混合）、溃疡型（早期和晚期的溃疡，涉及器官有眼睛、骨髓炎或混合存在）和溃疡后期疾病（如有无瘢痕的后遗症、挛缩、畸形、四肢、眼睛和混合感染等）[27]。

常用分类和特定的分类需满足特定目的，基于布鲁里溃疡复杂的病理，没有一个单独的分类可满足所有的需求。如仅以描述为目的，病变的形态学分类应遵循皮肤病学中已成熟的定义，如丘疹、结节斑块、水肿、溃疡（见前）等；此外，还应加上溃疡分枝杆菌病的特定特征，如边缘破坏、出现棉花状的溃疡。

另一个分类方法是描述疾病从早期、晚期到最后愈合的演变过程。但该方法目前仍存在争议。随着更多的跨学科研究，目前主要通过将临床明确定义的表型和随着时间的变化而变化的免疫组织病理学变化相关联，以阐明疾病进展情况。除了自然的变化路径，理解治疗诱导的调节也很重要，尤其需要对"矛盾反应"有深入了解。

第三，基于临床目的，根据疾病临床表现的严重性和治疗途径进行分类非常重要。这里，区分溃疡分枝杆菌感染和常见问题引起皮肤破损的病理特点特别重要。如上述讨论，溃疡的大小目前仍然是非洲治疗中心报告最多的临床表现，但并不是判断疾病活动程度的决定性因素，其一般与伤口并发症和伤口护理有关，与病因和尺寸增加无关。控制皮肤和皮下组织损害的主要挑战是预防继发性细菌感染，以及通过皮肤移植及重建技术使皮肤愈合。

基于跨学科研究数据支持的临床实用方法（提要42.1）可用于进行区分。

■ 局部溃疡分枝杆菌病的表现
- 高度活跃，结节（图 42.4）、斑块（图 42.4B）和短期内消散的水肿（图 42.4C），形成溃疡（可能因抗生素治疗而进展加快），以及边缘破坏的溃疡和圆形硬结（图 42.4D），其往往会迅速变大（可能因抗分枝杆菌治疗所致）。
- 活动性-非活动性混合通常是迁延不愈的病变与表现为活动性-非活动性的边缘相混合：边缘受损的活动性溃疡与周边正在愈合或边缘部分（常有结痂）已愈合的硬结（图 42.5）。

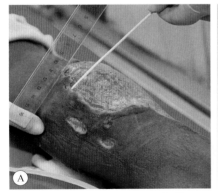

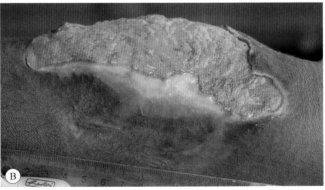

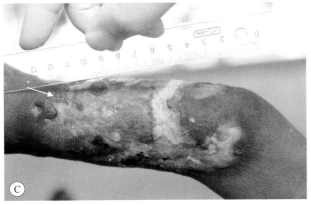

图 42.5 病变扩大，表现为活动性和非活动性的混合边缘：边缘受损的活动性溃疡与周边硬结，后者交替出现部分愈合边缘（瘢痕形成）。大溃疡，边缘广泛破坏，与内侧"卫星"病变相连（A），外侧瘢痕形成（愈合中）（B）。（C）小而活跃的溃疡，周边有硬结（箭头）在扩大病灶的近端绝大部分边缘形成瘢痕（治愈）。（照片：Bayi/Vogel/Junghanss.）

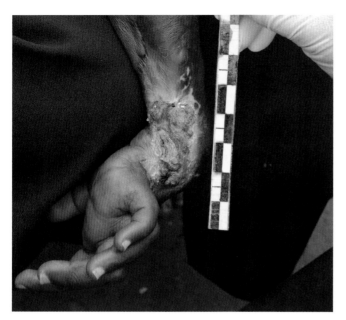

图 42.6 不活跃的病变伴有瘢痕和挛缩,后者导致畸形和功能丧失。(Courtesy of Markus Schindler, Section Clinical Tropical Medicine, University Hospital, Heidelberg.)

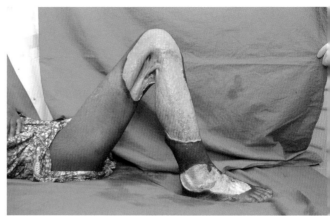

图 42.7 迁延不愈的溃疡分枝杆菌病:利福平、链霉素联合治疗及清创术后,上下肢皮肤完全脱落,皮下组织在肌筋膜水平的上方。这条腿可进行皮肤移植。患者康复训练良好,包括物理治疗后的挛缩活动

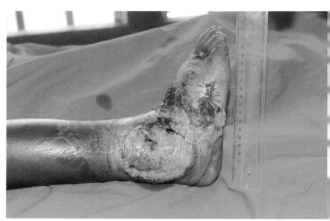

图 42.8 溃疡分枝杆菌病迁延不愈患者小腿上溃疡扩大,伴水肿及大面积浸润。在从社区医院转至地区医院过程中发生严重的继发细菌感染。(照片:Bayi/Vogel/Junghanss)

- 不活跃,完整的上皮形成(小病变)或通过瘢痕挛缩和畸形闭合病变(图 42.6)。

提要 42.1 临床判断应基于以下征象

溃疡分枝杆菌引起疾病活动的具体迹象:硬化,水肿和尚未破裂的皮肤变色(溃烂);经抗生素治疗后进展加速和病变尺寸增大(矛盾反应)

出现伤口并发症迹象:皮肤和皮下组织缺损,相应继发性细菌感染、挛缩、畸形和功能丧失

- 传播型溃疡分枝杆菌病的表现
  - 多种病变,骨髓炎(距离病变较远)。原则上,单个患者的病灶均显示相同的特征。
- 治疗相关表现
  - 所谓的异常反应(详见下文)。
- 复发
  - 与其他分枝杆菌疾病的复发一样,复发在临床治疗中和临床实验中作为观察的终点时都是一个引起关注的问题。复发病例是指经过治疗的患者在治疗后一年内,患者在同一部位或不同部位出现病变。
- 非溃疡分枝杆菌病特异性相关问题

- 两个主要问题需要特别考虑,即皮下缺陷和继发性细菌感染(图 42.8)的程度(图 42.7)和位置(图 42.5A,42.5,42.7)。

（七）矛盾反应

溃疡分枝杆菌病经抗生素治疗后,无论早晚,病情都会出现频繁的恶化。我们在治疗麻风病和结核病的过程中也经常碰到类似情况。这被认为是在适当治疗情况下病情出现的短暂恶化或特定部位的病变。

在结核病的治疗过程中,"矛盾反应"很常见,而在进行抗病毒治疗的艾滋病患者中表现更严重。该反应的机制可能是药物治疗引发了免疫重建炎性综合征(IRIS)。然而,"异常反应"也可发生在免疫功能不全的患者身上,但确切的机制并不清楚。Nienhuis 及其同事观察到,新病灶愈合前,大量治疗的加纳患者溃疡病变的面积会增大甚至出现溃烂,在某些情况下还会出现新病变;这些影

响在 8 周的药物治疗接近尾声时达到顶峰[30]。溃疡分枝杆菌病的"矛盾反应"包括溃疡扩大、加速发展的斑块和水肿性溃疡的出现，以及化疗期间出现新病灶。溃疡分枝杆菌病会出现严重的免疫抑制，几乎所有的溃疡分枝杆菌病患者在化疗时均出现剧烈的局部免疫反应[19]。Ruf 及其同事们基于组织病理学发现，除抗生素治疗外不加任何的针对性治疗[31,32]，对于患者而言，无论是斑块病灶出现溃疡，还是在抗细菌治疗几个月出现的"新"的病变，均不代表抗细菌治疗的失败。

　　在许多患者中，病变中大量炎症细胞的浸润和淋巴结中的异位组织并不干扰溃疡伤口的愈合。因此，强烈的局部免疫反应使得细胞内酯的分泌减少，这是抗菌治疗好转的标志。活跃的免疫反应与并发症并没有必然的联系。因此，在溃疡分枝杆菌病患者的治疗过程中，区分局部炎症反应综合征[29]和其他原因引起的继发感染是很难的一件事情。

　　"矛盾反应"的理解、定义和诊断非常重要，原因如下。
　　● 临床实践中，判断异常反应是为了区分溃疡病灶对抗生素治疗没有反应或有延迟的效果，这两种情况需采取完全不同的治疗方法。
　　● 临床实验研究中，"矛盾反应"增加了对抗生素治疗终点观察和判断的复杂性。

五、诊断

特异性诊断

　　目前，迫切需要一种简单、特异和高敏感的实验室现场诊断方法。在溃疡分枝杆菌病流行区，这种疾病通常是由经验丰富的卫生工作者基于临床表现进行诊断（见如上图所示）；常在患者开始治疗后，参比实验室才能对其进行确诊。用于诊断的临床样本包括打孔活检、溃疡性边缘病变组织拭子和细针吸取封闭病变组织。当前主要有四种实验室确诊方法[33]。

　　● 采集溃疡边缘破坏组织经涂片、抗酸（金胺）染色后的显微镜检查。虽然这是唯一简单的临床诊断方法，但它的灵敏度仅仅 40%～60%，因为溃疡分枝杆菌仅分布在受影响的局部病变组织。

　　● 聚合酶链反应（PCR）检测溃疡分枝杆菌。因为 PCR 检测方法具有高灵敏度和特异度，针对溃疡分枝杆菌特定序列 IS2404，PCR 已经发展成为目前最常用的方法。PCR 方法所用的组织材料包括吸针取出的溃疡内容物、活检组织和沾有溃疡黏液的棉签拭子。参比实验室常可使用常规 PCR 和荧光定量 PCR 进行检测，在实验过程中，尤其对常规 PCR 而言，需严格按照三个空间的原则，避免样品污染而出现假阳性。

　　● 组织切片的病理学分析。分析样品包括所有皮肤和皮下组织及筋膜等。组织病理学特征包括表皮增生、血管炎、连续皮下的凝固性坏死组织、脂肪细胞坏死和很轻微的炎症浸润。晚期病变往往显示钙化。组织经 Ziehl-Neelsen 染色后，可能发现细胞外的集群。这些通常位于更深层的坏死脂肪组织，但是在组织活检或较小手术时，由于杆菌分布不均匀，可能不会被发现（图 42.9）。

　　● 溃疡分枝杆菌培养。溃疡分枝杆菌在 29～33 ℃的条件下在培养基上生长得非常缓慢。应用吸针取出的溃疡内容物或沾有溃疡黏液的棉签拭子作为样本，细菌培养检测方法的灵敏度仅仅有 40%；而用活检组织进行培养时，灵敏度有所提高，但所有类型样品的都需培养 8 周以上才能看到溃疡分枝杆菌。

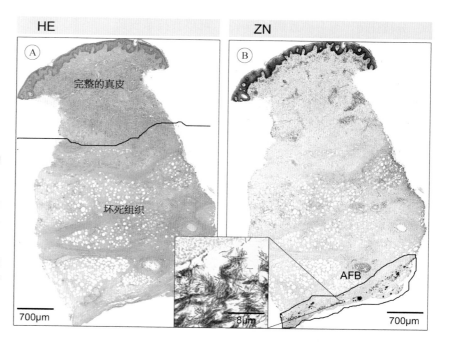

图 42.9　浸润斑块病变的穿孔活检的组织学切片，用 H&E 或 Ziehl-Neelsen（复染亚甲蓝）（ZN）染色。表皮和真皮仍相对完整，深层组织坏死、水肿。脂肪细胞破坏和仅限于周围少数剩余的部分完整血管的低程度渗出为其特征性表现。一群细胞外抗酸杆菌（AFB）存在于深层坏死的皮下组织。(Taken from: Ruf MT, Sopoh GE, BrunLV, et al. Histopathological changes and clinical responses of Buruli ulcer plaque lesions during chemotherapy: a role for surgical removal of necrotic tissue? PLoS Negl Trop Dis 2011a; 5: e1334.)

在溃疡分枝杆菌病患者管理过程中需要遵循的诊断规则如下。

- 应进行适当的实验室检测（血液学、生物化学）。
- 服用利福平、链霉素，患者采取相同的抗结核预防措施。
- 如果怀疑病变涉及骨组织（包括骨髓炎），需要进行放射学检查。
- 如果发生了继发性细菌感染，则需要进行细菌培养和抗性测试。

六、病例管理和治疗

临床管理和医疗服务需求由疾病特定阶段和需求决定。较棘手的是由于溃疡分枝杆菌病早期临床表现不明显、不特异，经常连患者自己都忽视了。因此，在流行地区开展溃疡分枝杆菌病监测和健康教育至关重要。另一个影响早期治疗的障碍是患者认为患此病是一件耻辱的事情，通常在疾病早期阶段去传统治疗师（巫医）那里进行治疗，直至出现难以忍受的痛苦时才到医疗机构就诊[34,35]。

几十年来，溃疡分枝杆菌病这种致命的疾病一直没有受到应有的关注，其原因可能是：社区医院缺乏敏感而特异性的诊断工具，从而导致了治疗的时机仍存在许多不确定性，疾病的确诊需要较高的实验室标准和规范化培训（见前）。在其他治疗技术目前尚不成熟或没有取得很好的疗效时，手术是目前治疗溃疡分枝杆菌病的主要手段。在贫穷的农村社区，手术治疗方式并不被患者和医疗机构采纳，因此在当地这种疾病的流行难以控制。影响手术实施的主要因素包括医疗设施和资源、手术的风险和创伤、长期住院和手术大小与复发率的负相关等。

分枝杆菌作为一种致病性病原体，可以被抗结核药物杀灭，使用药物治疗手段应该比手术治疗更容易实施。回顾二十年的研究，存在的主要瓶颈有两个：一是缺乏用于开展大规模临床试验的资金，因而难以获得令人信服的证据，支持其可用于抗结核和抗细菌治疗，很难定义针对特定溃疡的治愈标准。同样对于其他可能的治疗方法亦是如此，如温热疗法[36]。很难根据临床依据，停止特定的治疗或继续一般伤口管理，达到皮肤缺损的闭合。溃疡分枝杆菌病伤口动力学研究发现，特定治疗通常不可避免会引起一些异常反应（见前文）。一旦有效完成针对溃疡分枝杆菌的特定治疗，后续具体治疗过程和伤口闭合应遵循一般伤口护理原则。

另一个需要评价的、使疗效判断复杂化的因素是自愈率[37]。采用氯法齐明治疗的患者很可能对溃疡分枝杆菌无效，采用安慰剂治疗[38]我们可能会得到一个模糊的概念即自愈率，这也可能是显著的。通过对高度提示存在溃疡分枝杆菌病病变自愈病例的社区进行观察，也得到了同样的观点。

（一）抗分枝杆菌药物的联合疗法

在2004年"溃疡分枝杆菌病患者抗分枝杆菌治疗临时指南"发布之前[28]，很多研究都尝试探讨了使用不同抗分枝杆菌药物治疗溃疡分枝杆菌病[38-40]。Espey及其同事对科特迪瓦的41例溃疡分枝杆菌病患者进行了实验性治疗（30人完成了临床试验），研究结果揭示了溃疡分枝杆菌病临床试验几个常见的误区和早期研究的不足[40]。评估治疗效果的主要标准是：开始治疗和2个月内完成治疗后病变组织尺寸大小的改变。由于研究结果受到一系列问题的干扰，其中包括由于失访造成的治疗组和安慰组之间病变尺寸大小出现差异（26.2 cm *vs.* 4.8 cm）。这些都是时间和评估方法（详见前文"矛盾反应"）无法区分治疗终止点，因而难以评估溃疡分枝杆菌病特定的治疗效果，最终评估皮肤缺损的闭合。

Etuaful及其同事于2001—2002年在加纳开展了一项探索性研究，实验室确诊的有结节和斑块的21例患者参加了此研究，对患者采用利福平（10 mg/kg）和链霉素（15 mg/kg）进行2周（5例）、4周（3例）、8周（5例）或12周（3例）的治疗，另外5名患者没有接受药物治疗。没有接受药物治疗的患者在病变切除后重新纳入此研究，接受药物治疗患者的病变在药物治疗完成后切除。在5个没有得到药物治疗患者的病变和5个接受2周药物治疗患者的病变组织中，细菌培养显示溃疡分枝杆菌阳性；而其他各组都为阴性。研究发现超过4周的联合治疗可杀死人体组织中的溃疡分枝杆菌，早期的临床试验也证实了这一结果[41]。

Chauty及其同事于2003—2004年在贝宁也开展了一系列研究。在215名治疗成功的患者中，102名患者口服利福平（10 mg/kg）和肌内注射链霉素（15 mg/kg），每天一次，连续8周；113名患者至少使用4周利福平、链霉素以及手术切除和皮肤移植。所有患者在完成治疗后随访1年，发现208名（共215人，7人失访）随访对象中有3人复发[42]。

2003年[43,44]和2004年[45-46]第6届和7届溃疡分枝杆菌病全球咨询会议上提出可获得的证据评价，并在2004年喀麦隆雅温得会议上进一步阐述并形成了"溃疡分枝杆菌病患者抗分枝杆菌治疗临时指南"[28]。

随后的2006—2008年，在加纳进行了大规模的临床试验性研究，所有患者的病变均经过PCR证实，然后将病变<10 cm的患者分为两组，口服利福平（10 mg/kg）和肌内注射链霉素（15 mg/kg）治疗8周（$n=76$；R/S组）、口服利福平加肌内注射链霉素4周后再用口服利福平加口服克拉霉素治疗4周（7.5 mg/kg）（$n=75$；R/S-C

组),观察的终点定义为病变治疗 1 年后没有复发和/或没有使用广泛的外科清创术。R/S 组的 73 名患者(96％)和 R/S-C 组的 68 名患者(91％)在 1 年后溃疡均治愈,且没有观察到复发。3 例患者出现了前庭神经毒性反应[47]。

同时,2006—2007 年在加纳进行的另一项人体研究(n＝160,PCR 确诊例)也证实了口服利福平(10 mg/kg)和肌内注射链霉素(15 mg/kg)的联合用药(每天一次,连续 8 周)的临床疗效是十分显著的[48]。

另外,2007—2009 年,Chauty 及其同事在贝宁对口服利福平(10 mg/kg)加口服克拉霉素(12 mg/kg)的联合用药方案(每天一次,连续 8 周)进行了研究。上述所有患者的病变均经过 PCR 证实,溃疡病变<10 cm 的患者 30 名,9 名患者没有溃疡性病变,11 名患者出现溃疡性损伤。观察终点是 1 年后溃疡愈合,药物治疗 1.5 年后无复发。所有的患者经过 1 年的治疗后伤口闭合,1.5 年后没有复发病例。多数非溃疡性病变需要额外手术。有趣的是,3 例患者做了广泛的手术后,没有发现存活的分枝杆菌。综上所述,是否手术与疾病的持续活动并不存在密切关系。因此在溃疡分枝杆菌所致皮肤和皮下组织缺损的处置过程中,大范围手术的必要性以及病灶面积增加并不适合作为评价溃疡分枝杆菌病特异性治疗方法疗效的终点[49]。

在药物治疗过程中要仔细观察耐药性的出现和发展,有研究发现单独使用利福平治疗受溃疡性分枝杆菌感染的实验小鼠,会出现耐药菌株[50]。

(二)热疗法

溃疡分枝杆菌生长的最佳温度为 30～33 ℃,不超过 37 ℃。基于该特性,20 世纪 70 年代,Meyers 及其同事在扎伊尔发明了热疗法来治疗 8 名患者。在治疗过程中,维持溃疡区域温度在 40 ℃左右,平均持续 68 d 就可治愈所有患者,且在 22 个月个随访过程中,所有患者均未复发[36]。在溃疡分枝杆菌病流行国家,由于缺乏合适的加热设备,进一步调查研究受到限制。2007 年喀麦隆开展了一项前瞻性观察性单中心原则验证试验,该试验将一种廉价的相变材料装置用于治疗 6 名经实验室验证的溃疡患者。这一装置广泛应用于商用袖珍加热垫,可在热水中充电且无毒。上述患者在当地接受了 28～55 d 的热治疗,患者可在加热设备中自由的走动。小伤口溃疡在没有其他治疗措施的情况下均完全愈合;伤口较大的溃疡在热疗法治疗后,成功进行了皮肤移植。治疗一年半后,所有患者均未复发[51]。一项涉及更多患者的临床研究正在喀麦隆开展,以便更好地评估在这种设备下开展热疗法的效果。

几年之内,通过在西非和澳大利亚进行正式的临床试验和观察性研究,抗结核联合治疗获得了大量支持。

进一步明确的是,治疗和愈合过程可分为三个阶段(提要 42.2),在第 1 和第 2 阶段之间有一个干预阶段,即所谓的矛盾反应,其严重程度各异。

提要 42.2 治疗和康复过程

- 第一阶段:特定的抗细菌治疗导致分枝杆菌死亡。一般伤口护理必不可少,包括手术清除坏死、污染或感染的组织
- 干预阶段:病变恶化(溃疡病灶变大和新病灶出现)——所谓的"矛盾反应"需要更加强化的伤口护理,并进行额外清创
- 第二阶段:明确的伤口愈合阶段,包括在完成特定治疗和"矛盾反应"消退后进行的必要部位的植皮
- 第三阶段:功能恢复,包括物理治疗和必要部位的重建手术

---

1. 治疗和康复过程的第一阶段 · 在综合上述证据的基础上,世界卫生组织在新版本的治疗指南中推荐使用如下溃疡分枝杆菌病治疗方案[54-55]。

- 口服利福平(10 mg/kg)和肌内注射链霉素(15 mg/kg),每天一次,连续 8 周(孕妇禁用)。患者每日需要接受最大剂量的利福平和链霉素治疗,同时需要监测患者服药后的副反应。
- 口服利福平(10 mg/kg),每天一次;加口服克拉霉素(7.5 mg/kg),每天两次。连续 8 周(怀孕女性)。患者每日需要接受最大剂量的利福平和链霉素治疗,同时需要监测患者服药后的不良反应。

目前,在澳大利亚使用的修改方案已经得到了认可,但需要监测耐药性的出现和发展(见前)。

局部热疗似为治疗局部疾病的一种耐受性良好且有效的替代方法,但仍然需要大规模的临床实验来验证其效果,同时需要考虑该方法在社区实施的可行性[51]。

丘疹或小结节可以切除的方式来实现闭合,个体治疗需充分考虑是否需要联合抗溃疡分枝杆菌药物或附加的热疗法,以防止疾病的复发。

第一阶段的顺利实现和完成有赖于严格的伤口护理(见下文)、较好的卫生条件和良好的营养支持。清除坏死组织、受污染或感染的组织是十分必要的(Ⅰa 证据水平)[52],另外好的伤口护理还包括良好的疼痛护理。

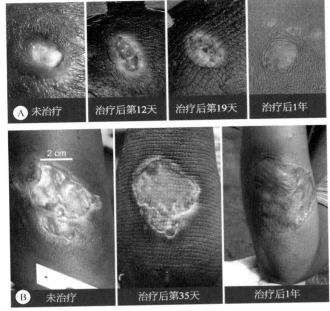

图 42.10 小溃疡的一期愈合伴瘢痕形成(A)和治愈中的大溃疡，需进行植皮以闭合伤口(B)。两例均采用局部热疗法治疗。(摘自 Junghanss T，Um Boock A，Vogel M 等。用于溃疡分枝杆菌病热疗的相变材料：一项前瞻性观察性单中心原理验证试验。PLoS Negl Trop Dis 2009；3；e380)。

2. **干预阶段** · 大部分患者在开始药物治疗后，或早或晚都会产生"矛盾反应"，在特定治疗结束时该反应的发生率达到高峰。该阶段的干预措施及其强度是可变的[30]。本阶段的主要挑战是如何区分特定治疗的失败（非常罕见的）和继发性细菌感染（尤其是丹毒）。

这一阶段良好伤口护理也非常重要，包括清除坏死组织、污染或受感染的组织。

3. **治疗和康复过程的第二阶段** · 在成功地完成特异性治疗、异常反应消褪后，需要很长时间的伤口护理（见提要 42.3）。小伤口愈合后瘢痕稳定；大伤口或者关键部位的伤口，则通常需要进行皮肤移植（图 42.10）。应该严格遵循指南中的伤口护理要求。在卫生条件良好的卫生服务机构中，这是一项常规工作。在资源贫乏的环境中，多数病例都需要处理，该阶段是至关重要的，且继发性细菌感染往往会影响特定治疗阶段能否取得初步成功。

提要 42.3　伤口管理

在资源贫乏的医疗环境中，要提供最优的伤口护理以应对持续流行的情况，但这绝非易事。为了避免病情反复，必须培养良好的卫生习惯。

- 最低要求是房间干净整洁、足量干净的水、无菌敷料和消毒绷带，防腐剂、无菌生理氯化钠以保持伤口湿润、用于消毒的高压灭菌器以及接触开放性伤口的材料
- 如果发生全身细菌感染，则必须备有标准的抗生素。
- 必须清除不可存活的、受污染的或受感染的组织（Ⅰa级证据）[52]。
- 良好的伤口管理包括疼痛管理和营养支持。
- 对伤口管理人员进行培训必不可少，而且非常有用，因为该措施对于卫生站和医院的所有领域都是立等可用的。在所有资源有限的国家，伤口护理都是一个被严重忽视的领域。指南详见世界卫生组织出版物《伤口和淋巴水肿管理》一书。

4. **治疗和康复过程的第三阶段** · 需尽快进行功能恢复，尤其四肢，大多数病变均位于四肢。物理治疗是绝对必要的，但在大多数亟需帮助患者所在的地区，物理治疗尚不可及或是发展并不完善。在需要进行重建手术时，这个问题的严重性则更加凸显。

世界卫生组织关于溃疡分枝杆菌病病例和临床管理的文档和记录可在以下网址查阅：

http://www.who.int/buruli/control/forms_2/en/index.

http://www.who.int/buruli/information/publications/en/index.html.

七、预防

溃疡分枝杆菌病的传播模式仍不清楚，这给提出有效的预防感染措施带来了困难[53]。接种卡介苗可能获得短期的免疫保护。该病疫苗的研发尚处于早期阶段。

参考文献

见：http://www.sstp.cn/video/xiyi_190916/。

第九部分　原虫感染

第43章

疟　疾

NICHOLAS J. WHITE

翻译：丰　俊　燕　贺　尹建海
审校：戴　菁　黄　芳　肖　宁　周何军　周水森

要点

- 疟疾是疟原虫感染红细胞,通过雌性按蚊叮咬吸血引起传播。
- 是热带地区最重要的人体寄生虫病和引起发热的最常见原因。
- 感染人的疟原虫有5种:恶性疟原虫、间日疟原虫、三日疟原虫、卵形疟原虫和诺氏疟原虫。
- 疟疾在热带地区都有流行。非洲主要流行恶性疟,而亚洲和美洲的许多地区以间日疟更常见。
- 疟疾可以通过涂制厚薄血片染色镜检或快速检测方法(RDT)进行诊断,后者是检测血中的疟原虫抗原。
- 疟疾的临床表现主要有发热、贫血和脾肿大。绝大多数的重症疟疾是由恶性疟引起,严重时出现昏迷(脑型疟)、酸中毒、重症贫血、肾衰竭和肺水肿等症状。
- 非重症疟疾的治疗以青蒿素联合疗法为主,包括一种快速起效并清除疟原虫的青蒿素类药物和一种药效持续时间长的抗疟药物组成。间日疟、三日疟、卵形疟和诺氏疟也可以用氯喹治疗。
- 伯氨喹可以用于清除间日疟和卵形疟患者肝细胞内的休眠子以防复发。
- 防治疟疾的关键包括:有效的药物治疗、使用药浸蚊帐、合理的室内滞留喷洒;在某些地区可以采用间歇性预防服药和对所有目标人群实行大规模预防性服药。
- 不断出现的抗疟药抗性和杀虫剂抗性已成为疟疾防治的主要挑战。此外,目前仍无商业化的疫苗。

一、概述

疟疾是一种重要的人体寄生虫病。疟原虫是一类可以经按蚊传播的原生生物。疟原虫寄生于红细胞内,由蚊子叮咬传播给动物(哺乳动物、鸟类、爬行动物)。顶复门原虫有三个遗传元件:几乎所有真核细胞均有的细胞核基因组、线粒体基因组和一个染色体外35 kb的环状DNA。其中,环状DNA编码一个退化的质体(顶质体),即植物和藻类细胞中叶绿体的同类进化物。除了以往四种疟原虫可感染人类外,近年来还有一种在东南亚地区的猴疟——诺氏疟原虫也可感染人类。其他灵长目之间传播的疟原虫也会偶尔会感染人类[1]。在非洲的大猩猩体内也发现与感染人类近似的疟原虫。表43.1列出了4种感染人的疟原虫特征。几乎所有致死性疟疾和重症疟疾都是由恶性疟引起的。在进化史上,这一类疟原虫与禽类疟原虫(如鸭疟原虫、鸡疟原虫)非常相似,但目前有证据表明恶性疟原虫并不像之前所认为的是从禽类疟原虫进化而来,是通过几个进化瓶颈与其宿主一起共同进化。其他几种"良性"疟原虫,如间日疟原虫、三日疟原虫和卵形疟原虫,在进化树上的位置与其他的灵长目动物的疟原虫非常接近。最近已发现卵形疟包括两个亚型,它们分布在同一区域但并非重组的疟原虫,暂时命名为卵形疟原虫沃氏亚种(*Plasmodium ovale wallikeri*)和卵形疟原虫柯氏亚种(*Plasmodium ovale curtisi*)[2]。这几种疟原虫很少引起重症疟疾,偶尔某些患者会由于脾肿大破裂死亡,或一些新生儿会因出生时的低体重而死亡。目前已获得了数百种恶性疟原虫、间日疟原虫和其他疟原虫虫株的全基因组序列。恶性疟原虫基因组富含AT碱基,序列约23 Mb,包含14个染色体共编码约5 300个基因。

二、历史

疟疾,俗称"打摆子",古代就有流行的记载。希波克拉底是西方首位清晰地描述疟疾的医师。他详细描述了在流行季节几种不同的发热症状,其中就有间歇性发热。在欧洲一些潮湿的地区,季节性的周期发热较为常见,而且经常被认为是患了"沼泽地病"。在19世纪早期,人们认为瘴气可以导致很多疾病的发生。意大利作家认为疟疾是由于泰伯伦沼泽散发出的具有侵袭性的气体所致。疟疾一词来自意大利文,通常指"坏气体"。实际上关于季节性周期发热的问题一直是一个争论的话题,直到19世纪晚期,Meckel、Virchow和Frerichs的工作观察到某些周期性发热患者血液中的疟疾暗色素(之前被误认为

表 43.1 感染人的疟原虫					
	恶性疟原虫	间日疟原虫	卵形疟原虫	三日疟原虫	诺氏疟原虫
红外期(肝期)(d)	5.5	8	9	15	? 7
红内期(d)	2	2	2	3	1
休眠子(复发)	不会	会	会	会	会
每个肝裂殖体含有的子孢子	30 000	10 000	15 000	2 000	
红细胞偏好性	幼红细胞,但可侵入所有阶段[a]	网状红细胞	网状红细胞	衰老红细胞	各种阶段
未经治疗感染者体内最长持续时间(年)	2	4	4	40	?

[a] 能引起重症疟疾的疟原虫对红细胞并没有选择性。

黑色素)可以导致红细胞的破裂。这种色素还经常可以导致死亡患者的内脏变色。在 18 世纪 70 年代,在 Koch 做了一系列开创性工作后,医学界逐渐向病原体引起疾病的理论发展。1879 年,据 Edwin Klebs 和 Corrado Tommasi-Crudelli 报道,发现一种细菌引起疟疾。因此,许多具有影响力的意大利外科医生和病理学家从疟疾患者体内发现了"疟疾杆菌",类似的报告也在美国出现。所以,当一位工作在阿尔及利亚的法国军医首次提出疟疾是由于寄生虫引起时,受到了许多质疑。1880 年 10 月 20 日(在后期出版的一些刊物中又修改成 11 月 6 日),Charles Louis Alphonse Laveran 在检查疟疾患者的新鲜血液时发现有一些蠕动的物体(很可能当时他观察到了疟原虫配子体出丝),他推断这些是红细胞中存在的寄生虫。4 年后 Gerhardt 证实了这种寄生虫具有传播性,但传播的途径还不得而知。在一位服务于印度医疗服务团的年轻苏格兰外科医生 Patrick Manson 的建议下,Ronald Ross 开始调查疟疾是否可以通过蚊子传播。1897 年,经过多次失败后,他发现当一类褐色"斑纹翅膀"的蚊子叮咬疟疾患者后,在蚊子肠道中解剖发现有色素小体存在。于是他推测这是疟原虫在蚊子体内的某一发育阶段(实际上他描述的是疟原虫卵囊),但是由于这些特殊的蚊子很难捕捉到,再加上他又去了加尔各答,所以没有能继续研究整个疟疾生活史的特征,如从人传播到按蚊再传播到人类的过程。许多年之后,Ross 终于证实了鸟疟原虫在按蚊体内发育并完成整个生活史。他发现按蚊是传播疟疾的媒介,并且那时 Ross 利用了在塞拉利昂机会证明按蚊中恶性疟原虫的孢子增殖。同时,Bignami 和他的同事们继续了 Grassi 的工作,最终在罗马成功通过蚊子叮咬使得一位健康的志愿者患上了疟疾。根据各自不同的发现,Laveran 和 Ross 均获得了诺贝尔奖。

第三次诺贝尔奖又推动了对疟疾生物学的认知。1883 年威尼斯精神病学家 Julius Wagner-Jarregg 对发热和精神疾病间的关系开始感兴趣。1888—1917 年,他通过一系列方法把发热用于治疗麻痹性痴呆(general paralysisi of the insane,GPI)患者上(麻痹性痴呆是神经性梅毒的一种症状)。1917 年 7 月 14 日,他将一位隔日发热士兵的血液接种到患有 GPI 的两位患者上,开拓了神经性梅毒的疟疾疗法。在盘尼西林(青霉素)发现之前,这一直是神经性梅毒的标准疗法。疟疾成为了人类感染性疾病中研究最多的一种传染病。总之,当时欧洲 GPI 患者占据了住院精神患者的 10%,而疟疾疗法对其中 30% 和 20% 的患者分别能起到全部和部分缓解症状的作用。

直到 19 世纪,在欧洲北部、北美和俄罗斯均发现疟疾,而欧洲南部的部分地区流行非常严重。然后,这些地区的疟疾逐渐开始消灭,中东、亚洲、南美部分地区的发病数开始下降,但在热带地区疟疾又开始死灰复燃。1970—2000 年,全球疟疾病例和死亡病例稳步上升。这种现象并非卫生体系失效的结果(因为其他传染病的死亡数在下降),实际上是由于按蚊对杀虫剂产生了抗性,而且疟原虫对抗疟药也产生了抗性。

三、生活史

(一)红外期

人体感染疟原虫始于雌性按蚊在叮咬时将子孢子注入人体。按蚊在叮咬时将这些微小的、具有运动性的子孢子注入人体血管中。在大多数情况下,只有极少的子孢子被注入(约 8~15 个),但某些情况下可达 100 多个。大多数子孢子来自按蚊的涎腺导管,而这只占涎腺导管总子孢子数量的很少比例而已。在子孢子注入人体后,它们或直接进入血液循环,或经过淋巴管(约 20%)快速达到肝脏细胞中。在叮咬后大约 45 min,所有的子孢子都已进入肝脏，或者被人体免疫系统清除。每个子孢子进入肝细胞后开始进行无性生殖，在肝脏裂殖体破裂释放裂殖子进入血液之前，恶性疟原虫（*P. falciparum*）和三日疟原虫（*P. malariae*）在该阶段平均持续约5.5 d和15 d。在某些情况下，该阶段持续的时间可能会更长。对于间日疟原虫和卵形疟原虫来说，肝内的子孢子可能停止生长，取而代之的是以休眠状态存在的休眠子，可能在数周或数月后复苏从而导致患者再次出现疟疾发作[3]。在红细胞前期或肝内期中，疟原虫通过无性生殖能产生数以千计的裂殖子并破裂释放到血液中。但是，如果只有很少的肝细胞感染，该患者就称为无症状患者。

表 43.2	来自疟疾治疗和志愿者研究的疟疾潜伏期	
	潜隐期（d）	潜伏期（d）
恶性疟	11.0±2.4	13.1±2.8
间日疟	12.2±2.3	13.4±2.7
三日疟	32.7[a]	34.7[a]
卵形疟	12.0	14.1

值等于平均值加减标准差
[a] 来自Boyd（1948）人工诱导疟疾时采集的数据，自然获得疟疾的感染者一般潜伏期为13~28 d。

（二）红内期

进入血液循环的裂殖子与子孢子非常类似，都能运动，可迅速侵入红细胞。侵入红细胞的过程包括红细胞表面的附着和定位，因此顶复体（从裂殖子的一端稍稍突出，包含棒状体、微丝和致密颗粒）贴近红细胞，通过蠕动和钻孔运动侵入红细胞，一旦进入红细胞，疟原虫就被包裹在内陷的红细胞膜形成的液泡中。裂殖子附着红细胞是通过顶复体微丝上的一种或多种红细胞结合蛋白与红细胞上的特殊受体结合来介导的。在间日疟原虫（*P. vivax*）和诺氏疟原虫（*P. knowlesi*），这种附着与Duffy血型抗原Fy[a]或Fy[b]相关，在西非国家的人群中因缺乏这类抗原，这也就解释了为什么在这些人群或来自这个地区的人群难以感染间日疟原虫，以及在西非国家间日疟原虫十分罕见。但早期疟疾治疗观察和最近的流行病学研究发现，在非洲大陆和马达加斯加，间日疟原虫仍然可以感染Duffy血型抗原阴性人群，因此可能还存在多种的侵入途径。对恶性疟原虫来说，网状细胞结合蛋白的同源蛋白5（*P. falciparum* the reticulocytebinding protein homologue 5，PfRh5）对于红细胞的侵入非常重要。已发现Basigin（CD147，EMMPRIN）是PfRh5的红细胞受体，并在恶性疟多种虫株的侵入中都是必需的[4]。

此外，属于Duffy结合蛋白（duffy binding like，DBL）超家族成员之一的裂殖子蛋白EBA175，对于编码宿主细胞受体的配体来说也是非常重要的。它通过与红细胞膜上的唾液酸糖蛋白A的肽键骨架和唾液酸结合。其他依赖或不依赖唾液酸的侵入途径也同时存在，这反映了在侵入系统中保留了许多不同的方式。而两者的结合可激活疟原虫肌动蛋白，从而为整个侵入过程提供机械能量。目前对于三日疟原虫和卵形疟原虫的红细胞表面受体还了解甚少。

在红细胞内的早期生长阶段（<12 h），4种疟原虫的微小"环状体"在光学显微镜下看起来区别不大。疟原虫早期滋养体看起来像印戒，而恶性疟原虫则像一副立体声耳机。细胞核中有深色的染色质，食物泡位于细胞中央位置，细胞质则被挤到边缘的。疟原虫在红细胞内自由运动，并呈对数长大，同时不断消耗红细胞内容物（大部分是血红蛋白），红细胞逐渐变成球形且不易变形。血红蛋白在食物泡内水解成氨基酸，而这些氨基酸被生长中的疟原虫吸收用于蛋白质的合成，但同时释放的血红素则对其有害。这种血红素具有高度活性，且很容易氧化成三价铁形式。这种毒性可以通过自发和蛋白二聚化生成一种叫疟色素的稳定晶体结构来避免。没有聚合的血红素从食物泡中排出，随后在胞质中被谷胱甘肽降解。但过多的非聚合血红素对机体免疫系统有毒。在疟原虫的食物泡中可以很容易观察到消化产物，主要是棕色或黑色的不溶性疟色素。为了获得氨基酸和其他营养物，控制红细胞的电解质环境，疟原虫会在受感染的红细胞膜上插入特定的转运蛋白和其他蛋白质。这些蛋白质结合后可使红细胞膜渗透性增强，而恶性疟原虫感染的红细胞随着原虫的生长逐渐失去弹性，外形接近球形。

经过约12~14 h生长，恶性疟原虫开始表达一种特殊的变异抗原——恶性疟原虫红细胞膜蛋白1（*Plasmodium falciparum* erythrocyte membrane protein 1，PfEMP1），附着在感染红细胞的外膜，介导其与血管内皮细胞的黏附。这与红细胞膜上的结节状突起相关。生活史中期（24 h）这种蛋白质的表达量增加。这些"结节状红细胞"或K[+]红细胞逐渐从血液循环中消失，或是通过"细胞黏附"到一些重要器官的小静脉和毛细血管壁上。该过程一般称作"隔离"。其余三种"良性"疟原虫则不黏附到血管，所有的生长过程都在血液循环中进行。

与恶性疟原虫相反，间日疟原虫的生长一般会使红细胞胀大，最终导致红细胞更容易变形。在间日疟寄生的红细胞内遍布着被称为薛氏点（Schuffner's dots）的斑点。薛氏点在卵形疟原虫寄生的红细胞中也很明显，这也使得红细胞形状变得扭曲（卵形疟原虫因此得名）。三日疟原虫的裂殖子呈现一种特有的菊花状，通常在低密度原虫血症中可以找到。镜检时诺氏疟原虫和三日疟原虫往往容易混淆。恶性疟原虫和诺氏疟原虫通常引起高疟原虫密度血症（>2%）。裂殖子侵入约36 h（三日疟原虫约54 h）后，核再次分裂形成裂殖体（可能"分裂体"这个词更合适一些）。最终整个红细胞内血红蛋白消耗殆尽，充满疟原虫的裂殖子。此时红细胞破裂，释放出约6～36个裂殖子，继续感染和破坏其他红细胞。随后恶性疟原虫的裂体增殖，残留的红细胞膜和疟色素通常可在血管内皮上附着数个小时。释放出的裂殖子迅速侵入其他红细胞，继续新一轮的无性增殖。每经过一个循环周期原虫的数量呈近十倍的对数扩增。各类疟原虫只倾向于侵入特定红细胞亚群，这与红细胞发育阶段相关。间日疟原虫在骨髓出现最多2周后可入侵红细胞。在泰国，引起重症疟疾的恶性疟原虫表现出非选择性的入侵，并且在高密度下比那些引起非重症疟疾的恶性疟原虫具有更大的增殖潜力。诺氏疟原虫的无性增殖周期大约为24 h，恶性疟原虫、间日疟原虫和卵形疟原虫为48 h，三日疟原虫为72 h。

（三）按蚊体内的有性生殖阶段

恶性疟原虫在体内经过数个循环的无性增殖后，部分原虫开始进入有性增殖期（配子体）。该阶段是感染按蚊传播疟疾的阶段。恶性疟原虫的配子体出现时间约7～10 d，而间日疟原虫约为4 d。这样的话，感染恶性疟后在无性增殖和有性增殖高峰之间约间隔1周，而由于间日疟没有间隔，所以通常间日疟感染后并在治疗前就表现出其特有的配子体血症。尽管每个雄配子体可以产生多达8个小配子，而每个小配子都能够单独受精，但恶性疟原虫的雄雌配子体的比例仍约为1:4。当雌性按蚊叮咬后，雌雄配子开始在按蚊肠内结合[5]。接下来雄配子开始快速进行核分裂，分裂出的8个核各与一根鞭毛（长约20～25 μm）相结合。可运动的雄配子开始寻找游离的雌配子。随后开始不断融合，减数分裂形成合子。在24 h内合子逐渐变大，开始运动（又称动合子），穿过按蚊中肠肠壁形成卵囊。这个包含原虫的球形囊通过无性分裂不断扩张达到直径约500 μm，即肉眼可见。在卵囊早期发育阶段，可以观察到明显的色素（Ronald Ross，1894年），但随着卵囊的逐渐成熟，出现成千上万个运动的梭形子孢子时，色素越来越淡。最终卵囊破裂，子孢子进入按蚊的体腔。随后子孢子运动到按蚊的唾液腺，等待下一次按蚊叮咬的机会。该阶段称为孢子增殖，且时间长短取决于室温、原虫和媒介种类等因素。按蚊的寿命对于媒介能量指数来说是一个关键性的因素。

（四）分子遗传学

原虫的遗传与其他真核生物较为类似。单倍体和二倍体在不同的世代进行交替循环。目前在疫苗的研究过程中已经克隆得到了许多基因，且在过去的数年间通过测序获得了几百株疟原虫的基因组数据。恶性疟原虫含有约14条染色体，在染色体内和染色体外共有约5 300个基因，而其天然宿主则约有31 000个基因。恶性疟原虫密码子的主要组成对腺嘌呤和胸腺嘧啶有极大偏倚，但在其他疟原虫基因组中则相对平衡。按功能可以把基因分成几组，例如编码裂殖子表面蛋白的基因成为一组。编码变异红细胞表面抗原（var和rif家族）的许多基因也位于端粒附近，这些基因有助于疟原虫获得逃避宿主免疫系统所必需的抗原多样性。var基因编码产物——介导细胞黏附的表面蛋白（PfEMP1），是慢性恶性疟感染的主要抗原。表面抗原的变化是由不同var基因激活引起的。这种转换以不同的速率发生，其中一些在每次无性周期中超过2%。目前有报道证明，这些免疫显性变异重复序列的多样性干扰了高亲和力抗体应答的选择，并使低亲和力免疫应答在疟疾中持续。这种"免疫应答混乱"延缓了有效免疫应答的产生。在疟原虫的无性发育过程中，免疫选择还通过高频率的非同义碱基突变提供维持T和B细胞表位多样性的选择性压力。很大程度上，基因的改变导致了抗药性的产生，对疟原虫的种群结构造成了较大的影响。如东南亚出现的抗性首先席卷了整个印度，随后又在非洲蔓延[6]。

维持疟原虫基因组遗传多样性的机制是多而复杂的。鉴定出的一些多态抗原由单倍体基因组中的单基因拷贝编码。这些多肽抗原的特征是串联重复序列。重组过程中的不等交叉可以产生这些重复的完全不同的序列。由于这些重复序列也是抗体靶标，它们的变异提供了进一步的抗原多样性。

四、流行病学

全球约有5%的人口感染疟疾，每年超过60万人死亡，大部分是非洲儿童。恶性疟原虫和间日疟原虫都可以通过降低新生儿体重从而造成新生儿死亡。

（一）分布

疟疾在热带地区很普遍（图43.1）。与新几内亚岛和海地一样，非洲主要是恶性疟流行，而间日疟主要流行于中美洲和南美洲部分地区、北非、中东和印度大陆。而南美的其他地区、东南亚和大洋洲等这两种疟疾都有流行。间日疟原虫在西非很罕见（但在非洲之角很常见），而卵形疟原虫仅见于西非。三日疟非洲很多地区都有，但非洲之外很罕见。疟疾曾经在欧洲和亚洲北部流行，后来传入北美，但目前这些地区疟疾都已经消除。间日疟在南亚、东南亚、大洋洲和南美频繁复发（如果服用速效抗疟药后，大概复发期为3周）。在北美洲、中美洲、欧洲、北非、中东、印度北部的一些地区、中国中部和朝鲜，间日疟有不同的复发周期，首次发病后约8～10个月后

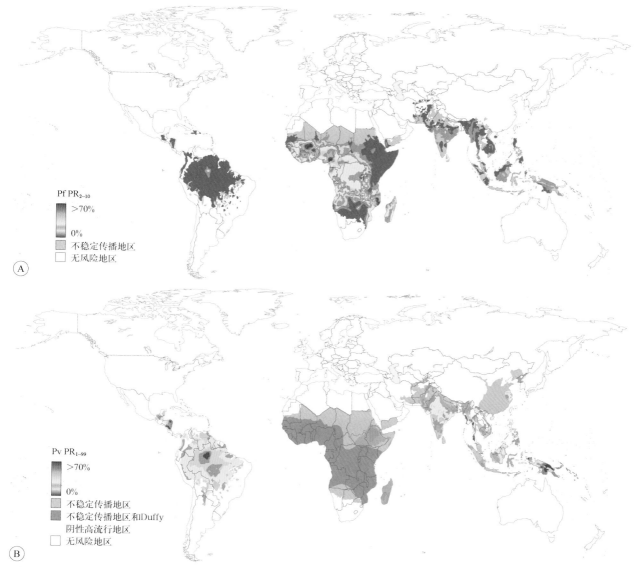

图 43.1　恶性疟和间日疟的全球分布。A. 基于模型地理点 (MBG) 推测的 2010 年恶性疟年度平均原虫率 (Pf PR2‑10 为 2～10 岁儿童原虫血症的比例) 和稳定的恶性疟空间流行地区[40]。B. 同样条件的间日疟年度平均原虫率 (Pv PR1‑99 为所有 1～99 岁年龄段的原虫血症比例)[41] 流行地区。注意这个是基于所有年龄段得出的 (1～99 岁)。在 Duffy 血型阴性高流行地区间日疟很罕见。

再次复发。在欧洲北部和俄罗斯北部从接种到首次发病大约为 8～10 个月 (间日疟休眠子)。

（二）媒介

许多种类的按蚊可以传播疟疾。在低于 16 ℃ 或高于 33 ℃，或海拔 > 2 000 m 不会有疟疾流行，因为这些条件不适合按蚊生存。最适合传播的条件是高湿度、室温在 20～30 ℃。虽然雨季可以为按蚊提供一些孳生地，但过多的雨水可以冲走按蚊卵和幼虫。

疟疾的流行病学较为复杂，甚至在一个相对小的地理区域内也可能存在很大差异。在低传播风险地区，一个传播能力高很多的小疫点会保持疟疾流行，并抵消消除疟疾的努力。疟疾向人类传播取决于几个相互关联的因素。最重要的是按蚊媒介，尤其是其寿命。由于孢子增殖 (按蚊媒介中子孢子的发育) 一般要 1 周左右 (取决于环境温度)，按蚊叮咬了含有配子体的人后生存的时间要比子孢子发育所需时间要长，才有可能传播疟疾。Macdonald 按照感染的子孢子率 (即唾液腺含有子孢子的按蚊比例) 给出了以下公式。

$$S = \frac{P^n a x}{a x - \log_e P}$$

P = 1 天内生存的按蚊数；n = 时间，以天计算，即疟原虫在按蚊体内的存在天数；a = 每天平均叮咬数；x = 叮咬后感染的人的比例。按蚊生存的天数：

$$n = \frac{P^n}{-\log_e P}$$

叮咬率或称为平均叮咬数（h）：

$$h = mabs$$

$m=$ 按蚊密度；$b=$ 叮咬感染的比例。感染的繁殖率（r）或者称为二代病例数：

$$r = \frac{ma^2bP^n}{-z\log_e P}\left(1 - \frac{ax}{ax - \log_e P}\right)$$

z 指的是繁殖率，或者称为人与人之间感染的持续时间。通常在无免疫条件下恶性疟为 80 d，那么 $z = 0.0125$。

$$1 - \frac{ax}{ax - \log_e P}$$

指的是未感染的按蚊。当传播非常低时（即 x 接近于 0），那么基本繁殖率（r_0）为：

$$r_0 = \frac{ma^2bP^n}{-z\log_e P}$$

因此，大致估计，疟疾传播能量与媒介密度、按蚊每天叮咬人次数的平方和按蚊存活 1 天的概率 10 次方成正比。MacDonald 描述的模型有一些理论的缺陷（近年来已得到改进），但是他把一些基本的概念与实际控制和消灭项目都联系起来。MacDonald 所描述的模型具有一定的理论局限性（近年来，为了突破这些局限对其进行了改进），但它确实阐明了疟疾防控或根除方案具有实际意义的基础。媒介寿命对于传播来说非常重要，所以控制措施主要针对成蚊。在高流行地区，传播概率的下降对疟疾的防控几乎忽略不计（如叮咬率下降 90%，从每年 300 次叮咬降低到 30 次叮咬对疟疾的流行几乎不起作用），但是因为 r_0 接近于临界值 1（在 1 以下就无意义了），所以 r_0 的微小改变对疟疾的程度影响很大。因此，在低传播地区疟疾是非常容易被消除。控制措施在这些地区就会很有效，而且可能会根除疟疾——就像在欧洲曾经开展过的，当 r_0 在许多地区非常低时，药物治疗也是免费的，室内存在的按蚊可以被一些残留的杀虫剂消灭。传疟媒介在其自然丰度（尤其与季节相关）、叮咬方式、休息方式、孳生地、飞行距离、血液来源的选择（许多按蚊也会叮咬动物）和对环境条件和杀虫剂的敏感性方面存在差异。

不同按蚊种传播疟疾的能力（媒介能量）不尽相同。按蚊有将近 400 种，其中许多是种群复合体。令人困惑的是，随着种群复合体中的差异的特征和分子遗传学揭示了它们的系统发育，分类学不断变化。大约 80 种按蚊能传播疟疾，其中 66 种是天然媒介，另有 45 种被认为是重要媒介。每种按蚊都有自己的行为方式，即使是同种的按蚊，由于地理环境的不同，它们因为选择压力也会进行一些改变（如杀虫剂使用）。例如，在东南亚，大劣按蚊是"森林和森林边缘"疟疾的主要媒介，它们在树林里有水的地方繁殖，所以很容易受到毁林行为、雨季过多过少的影响，但是它们很难被杀虫剂攻击。巽他按蚊（*Anopheles sundaicus*）和 *A. epiroticus* 只有在海边才能找到，因为他们喜欢盐水环境。斯氏按蚊（*Anopheles stephensi*）是印度半岛的主要按蚊，喜欢在井边或静水中繁殖，因此可以用杀虫剂和聚苯乙烯球（泡沫球）来处理孳生地。最强的传疟媒介（如非洲的冈比亚按蚊）生存能力较强，自然条件下密度较高，而且经常叮咬人类。一般来说，疟疾都是季节性的，和雨季关系密切。这是因为雨季可以提供按蚊孳生地，增加空气中的湿度以利于按蚊生存。另外，本文还未提到的一些因素同样可以影响媒介的种群，最终对疟疾的流行造成影响。

（三）宿主

人类行为对疟疾的流行同样有很大的影响。疟疾要传播必定有一个携带配子体的人作为传染源。在高传播地区，与青少年和成年相比，婴幼儿更容易感染疟疾。在儿童血液中常能检测到高原虫密度和高配子体密度血症。在流行地区，目前还不清楚为何相较于成人来说，儿童血液中能检测到更高的原虫密度、更容易发病和更需要治疗的机制。疟疾的地方性流行用昆虫学接种率（entomological inoculation rate，EIR），或者称为传染性蚊子的每人每天叮咬数（虽然这也很难准确测量）来表示，但一般以 2～9 岁儿童的脾肿率或带虫率来表示。

- 低流行区：脾肿率或带虫率在 0%～10%。
- 中流行区：脾肿率或带虫率在 10%～50%。
- 高流行区：脾肿率或带虫率在 50%～75%，且成人脾肿率也很高。
- 全流行区：脾肿率或带虫率超过 75%，成人脾肿率较低。1 岁儿童的带虫率较高。

在恶性疟全流行区或高流行区，如热带非洲和新几内亚的沿岸的大部分地区，人们一生中可以多次感染疟疾，且儿童的发病率和病死率较高。在冈比亚，人们平均每年感染 1 次疟疾（这个数据在非洲属于很低了），而 1～4 岁儿童的死亡病例中，疟疾占据了 25%。在撒哈拉沙漠地区，浸药蚊帐对儿童死亡率的影响很显著（平均可以降低 5 岁以下儿童 20% 的死亡率）。但是，如果这些儿童存活下来，那么他们将获得一种"耐受"的状态，即能够控制感染而不能预防感染。获得免疫的快慢与年龄相关，相较于儿童来说，无免疫力的成人进入高流行区获得免疫的速度较快。孕妇的恶性疟感染较为严重，特别是初次怀孕的妇女，且补充铁可能会加剧症状。在妊娠期感染恶性疟则症状更为严重,特别是在初产妇,而补充铁症状更加重。

疟疾流行的地方一般卫生系统不健全,故很难精确统计有多少人死于疟疾。但几年来对于全球疾病负担的估算做了大量工作[7]。人们普遍认为,世界上90%的疟疾死亡病例是非洲儿童,但最近的研究表明,亚洲的疟疾负担可能被低估了[8]。许多文献并未报告成人的死亡率,很多文献报道称,由于缺乏专业尸检而不能确定死因,很多老年人死于疟疾而未被发现。许多流行地区建立的基于人口统计的监测体系,可以获得更多准确的数据,同时也可以对干预措施进行更加准确的评估。

(四)临床流行病学

婴儿患重症疟疾的概率非常罕见(虽然一旦患了,死亡率就会很高),其原因是母体免疫的被动转移,且婴儿红细胞中富含血红蛋白F,都能抑制原虫生长。在疟疾全流行区,婴儿出生后的6个月中,虽然不断重复感染子孢子,但很少出现严重症状。人们每天最多可接受三次传染性叮咬。在此流行病学背景下,恶性疟的主要临床表现是造成1~3岁儿童的严重贫血(图43.2)。在不稳定流行地区重症疟疾波及的年龄范围可能更大,其主要表现为脑型疟[9]。虽然死亡率随着传播程度的降低而降低,但在EIR未降至1以下之前,死亡率还是稳定的。在疟疾全流行区和高流行区,当地成人并不会患重症疟疾,除非他们离开当地数年后再次返回(但即使这样,疟疾也很少危及生命)。免疫力不断提高、有效的预防措施可以预防原虫负担达到危险的程度。所以几乎所有的成年感染者都是无症状带虫者。之前用数学模型表示的话,疟疾传播稳定性指数用 al-loge P 表示,当值大于2.5就说明是稳定传播。

当疟疾传播水平较低、不稳定、具有明显季节性或局部传播时,出现症状的感染者就很普遍。这时往往不能达到预防的状态。任何年龄感染疟疾都会出现症状,并且所有年龄段患者在重症疟疾时都可能出现脑型疟,这即所谓"不稳定"疟疾。在许多地区,疟疾的传播在短距离上差异很大,而且无免疫力人群进入该地区后很容易患重症疟疾(如南美和东南亚的伐木工人容易患上"森林边缘"型疟疾,或者是布隆迪的高地难民来到平地处患上"低地"型疟疾)。随着防控措施的实施,疟疾临床流行病学发生了改变,青少年和成人更可能表现出疟疾的症状。随着疟疾防控取得成功,疟疾发病率下降,疟疾的临床流行病学发生了变化,年龄较大的儿童和成人越来越可能感染疟疾后出现症状。

疟疾是一种"雨季疾病",且和蚊虫密度息息相关。在某些地区每年原虫率(镜检阳性血片的比例)较为稳定,但其中大部分的病例是在雨季报告的。滥砍滥伐、人口迁移和农作方式的改变对疟疾传播具有明显的影响。在许多国家的城镇,疟疾越来越成为一个问题。它也可以变成一个高死亡率的暴发疾病,且暴发与人口流动(如易感人群的输入)、新型媒介的输入、蚊媒和人类宿主行为的改变密切相关。疟疾曾经在南印度、斯里兰卡、东南亚、埃塞俄比亚、马达加斯加和巴西(19世纪30年代非洲冈比亚按蚊输入)都出现过暴发,最近在布隆迪和夸祖鲁·纳塔尔也开始暴发,抗药性也是一个影响因素。

国际航班的增多、抗疟药的敏感性下降使得输入性疟疾不断上升。目前只有之前已经消灭疟疾的东欧、苏联和西亚等地未出现疟疾再流行(虽然媒介依然存在)。输入性疟疾经常因误诊导致治疗延误,而且重症恶性疟的症状刚开始并不明显。疟疾还可以通过输血、器官移植或静脉吸毒者共用针具等进行传播。

(五)预防疟疾的遗传因素

1949年,JBS Haldane发现一些红细胞异常的患者(如患有地中海贫血或镰状细胞贫血)通常不感染疟疾。他认为这可以解释血红蛋白病在热带地区的高基因频率而在寒冷地区基因频率罕见的原因。"平衡多态性"的存在可以解释为何杂合子的生存优势可以抵消弱势纯合子的不足。现在有详细的流行病学研究数据证明这个假设是正确的。镰状红细胞病和美拉尼西亚卵形红细胞症患者最能抵制疟原虫的感染。这些患者的红细胞能抵制疟原虫的侵入(镰状细胞症需在低氧浓度的情况下),一旦侵入镰状AS细胞,内皮系统可以促进原虫的清除。由于PfEMP1配体的减少,恶性疟原虫感染的红细胞内血红蛋白S和C的细胞黏附性下降。地中海贫血或葡萄糖-6-磷酸脱氢酶(glucose-6-phosphate dehydrogenase,

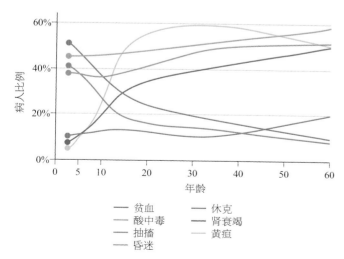

图43.2　疟疾传播的不同水平下,重症恶性疟的年龄与临床表现间的关系图。

G6PD)缺乏症(两者与疟疾流行区的地理分布相同)抵抗疟原虫入侵的能力较差。但这主要构成了对重症疟疾的保护因素(包括 Hb AS、CC、AC、AE,纯合子和杂合子的 α-地中海贫血症和 G6PD 缺乏症)[10]。

目前关于这些血红蛋白病的保护机制以及它们之间的相互作用研究还不特别清楚[11]。患 α-和 β-地中海贫血症的 1 岁婴儿血红蛋白 F 降解率较慢。高浓度的血红蛋白 F 可以抑制疟原虫的生长。但 Vanuatu 研究显示,与普通儿童相比,患 α-地中海贫血症的儿童在年幼时更易得疟疾(包括恶性疟和间日疟),这说明不同疟原虫种和血红蛋白链合成之间存在复杂的相互作用。美拉尼西亚卵形红细胞症可以抑制原虫侵入,同时可以营造离子环境不利于疟原虫生长。血红蛋白 E 杂合子(haemoglobin E heterozygotes, HbAE)从血液病理学来讲是正常的,这些个体容易感染恶性疟但很少患重症疟疾,因为它会把原虫密度控制在较低水平。此外,G6PD缺乏症能降低间日疟的原虫密度[12]。

除了编码血红蛋白的基因多态性可以对人体提供较好的保护之外,另外还有一些与保护和疟疾易感机制相关,但功能较为模糊的基因多态性报道。某项多态性在一些研究中参与保护性机制,但在另一些研究中却是与易感机制相关! 3 种不同的 TNF 启动子多态性分别与重症疟疾相关;纯合子的 TNF-308A 等位基因的冈比亚儿童比普通人死亡风险或神经后遗症的风险高 7 倍之多。虽然这种相关性在东非得到证实,但在亚洲的两项独立研究中没有得到证实。TNF-238A 与严重贫血相关,TNF-376A 与脑型疟易感性相关。研究者在加蓬发现,诱导型一氧化氮合酶基因启动子区的单核苷酸多态性与严重贫血相关。而针对恶性疟原虫细胞黏附的两个主要受体 CD36 和 ICAM-1 的不同病例对照研究得出了相反的结论。其中一个研究中发现 CD36 的多态性可以保护人免于患重症疟疾,而另一个研究结果则恰恰相反。此外,ICAM-1 多态性在肯尼亚使人易患脑型疟,在冈比亚作用不明显,而在加蓬却能保护人免患脑型疟。目前这些相互之间的关系很多都不清楚(如多态性的基因两者之间相互距离很近是否与其作用相关等)。例如,TNF 启动子多态性所在的 MHC Ⅲ区域包含的基因很多,而且很可能与免疫功能相关。基因之间的相互作用,即异位显性对于疟疾易感性和耐药性的作用一直被低估。这使得对遗传关联的解释变得非常困难,同时也可以解释以上矛盾的观点。

五、致病机制

(一)感染扩散

当肝内裂殖体破裂时,可以向血循环中释放出约 $10^5 \sim 10^6$ 裂殖子(也就是 5～100 个子孢子的产物)。它

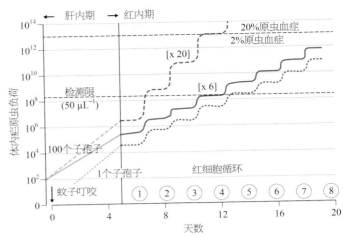

图 43. 3 疟疾患者体内的原虫对数曲线图。原虫负荷表示一个 50 kg 的成人感染疟疾后体内的疟原虫总数。恶性疟患者如果不采取治疗等措施,体内原虫数量很快就可以积累到致死量。目前记录到的体内最高繁殖率约 20 倍/每循环。

们快速侵入红细胞,在无免疫人群中,恶性疟原虫的增殖率通常可以达到约每循环 10 倍(即>50%的效率),但在感染的扩散阶段可以达到每循环 20 倍(图 43.3)。在感染后的前几个周期中,宿主感受不到已经感染疟疾。实际上,一般当子孢子接种 11 d 后,在显微镜下才能观察到疟原虫(细心的镜检员可以在吉姆萨染色的厚血片中检查到 20～50 个原虫/μL)。在此阶段中,宿主可能仍然感觉良好,或可能有莫名的非特异性不适症状:头痛,肌痛,虚弱或厌食。平均发热约 1～2 d 后会检测到疟原虫,但有时在检测到原虫之前患者已开始发热了。刚开始疟原虫是呈对数生长(而恶性疟原虫的原虫密度呈正弦波动),但在大多数情况下,原虫生长会立刻停止以限制其密度在 $10^4 \sim 10^5/\mu L$ 之间。只有恶性疟原虫和诺氏疟原虫能不受限制地增殖,有时原虫血症超过 50%。有几个因素能限制疟原虫的增殖。宿主会启动特异和非特异免疫应答清除疟原虫(尤其在脾脏内)。高烧会破坏裂殖子。间日疟原虫和恶性疟原虫倾向于感染年轻的红细胞,而三日疟原虫倾向于感染年老红细胞,适合类型的红细胞耗尽会限制相应类型疟原虫的增殖。有趣的是,间日疟原虫会侵入 13%的红细胞,而恶性疟原虫可以达到 40%。在东南亚,导致重症疟疾的恶性疟原虫可以无限制入侵红细胞。因此,未经治疗的患者体内疟原虫数量呈指数增长,然后扩增速度急速下降,原虫密度就这样在波峰和波谷之间波动。疟原虫在最终清除之前感染会低水平持续数周至数年。虽然自然感染的患者体内可能存在两种或以上的虫种,感染它们几乎是同步发展的。在未治疗的未免疫患者体内的会进行这种同步,从而在 1～2 h 内进行裂体增殖。这与发热和恶寒发作(阵发性)

有关。虽然有某一"种群"占优势，但在恶性疟感染中，通常至少有一个次要的"种群"或亚种群与主要种群 24 h 不同步地循环。

疟疾的发作周期体现在描述其发热类型的术语上。三日疟的一个生活周期为 72 h，若感染者未经治疗，将在第 4 天开始周期发作（利用希腊体系来"相容估算"，最初发作被认为在第 1 天）。这就是所谓的"三日疟"。其他疟疾是隔日的（第三天发热；48 h 无性增殖阶段）。而恶性疟经常同日发热（每日发热），很可能是两个相同大小的"窝"进行摆动，或者全部同化失败。推测是由两群大小近似的疟原虫"亚群"24 h 内不同步振荡造成的，或者完全不能同步。对疟疾症状的经典定义是 19 世纪晚期到 20 世纪早期从临床观察、人为感染的治疗中获得的经验以及军队开展的一系列研究以及用疟疾治疗神经性梅毒的经验等得出的。这些数据大都来自未免疫的成人。神经性梅毒的疟疾疗法，就是通过蚊子叮咬或输血让神经性梅毒患者感染疟疾，通过疟疾引发的高烧来缓解患者症状，如果疟疾病情严重时，可以用奎宁治疗。现在，由于规范治疗，这些有规律的发热很少见了。从这些研究和后面的动物实验可以明显看出，恶性疟原虫和间日疟原虫的一些虫株毒性较其他虫株大。例如现在已经灭绝的欧洲恶性疟就以毒性大而著名。目前还未完全阐明疟原虫的毒力因子，但这些毒力因素包括：增殖能力、细胞黏附能力、诱导细胞因子释放的潜力、抗原性和抗药性。

（二）疟原虫生物量

用罗曼诺夫斯基染料染色的血膜很容易诊断出疟疾。在一些症状较轻的疟疾中（疟原虫没有发生隔离），原虫数目可以简单用原虫密度和血液体积相乘得到。在恶性疟感染中，镜检员只能观察到疟原虫无性生活周期的前三分之一，而后三分之二滞留在静脉和血管中。于是，在外周血中的疟原虫数目和体内实际存在的疟原虫数目就存在了差距（图 43.4）。常另临床医生感到困惑的是，有一些患者可以忍受较高的原虫密度而只表现出轻微的症状，而另一些患者原虫密度很低却能致死。其实，这和宿主的免疫系统状态和疟原虫所处发育阶段有关。相较于未成熟的疟原虫来说，如果一个患者体内更多的是成熟的疟原虫的话，很大一部分会黏附滞留，从而导致预后更差。两位患者即使在血片上查到原虫密度一样，他们体内的实际原虫密度可能有百倍之差。中性粒细胞（>5%的白细胞）吞噬的疟色素同样也反映了疟原虫分裂生殖的程度，这也是一个有价值的预后重要指标。通过测量分泌的蛋白质，如 Pf HRP2 等，可为评估这种隐藏的疟原虫隔离数量提供一种的好方法[13]。在同步的恶性疟原虫感染中，外周血的原虫密度在恶性疟原虫

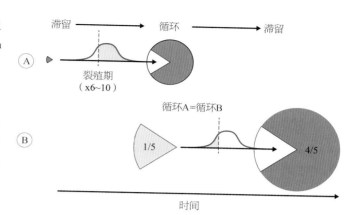

图 43.4 恶性疟外周血如何以原虫血症评估疟原虫负荷的问题。吸附滞留隐藏了原虫可能会造成的伤害。两个患者（A 和 B）携带相等的原虫密度。患者 A，大多数原虫进入血液循环，只有少数疟原虫进入裂体裂殖期（裂殖子破裂）。患者 B，大多数疟原虫都已经吸附滞留在深部血管中，仅约 20% 的生物量进入血液循环。患者 B 较患者 A 的原虫超过 60 倍。患者 B 血液循环中的疟原虫（穿过虚线）更为成熟。

黏附隔离时数量下降，在分裂时急剧上升（可以观察到很多小环状体）。另外一个对于能耐受高密度原虫的解释是人体的"抗毒素"免疫发挥了作用。宿主通过分泌较少的细胞因子来适应重复感染。最终达到感染无症状的状态，这就叫做带虫免疫。

（三）免疫

目前，对疟疾感染的确切调控机制尚未完全阐明。从用疟疾治疗神经性梅毒的那个时代可以明显看出，机体对于感染过的疟原虫虫株具有一定免疫力，但对于不同虫株却没有。与带虫免疫截然不同，如果机体暴露在当地所有疟原虫虫株的感染环境下，将获得有效的免疫力。在体外，抗毒性或抗虫株特异性的免疫力对疟原虫不起作用，故很难定量这些免疫力。在控制急性疟疾时，非特异性宿主防御机制和随后发展特异性细胞免疫应答和体液免疫应答都很重要。保护性抗体通过黏附裂殖子来抑制原虫发育，也可通过与疟原虫感染的红细胞结合来激活红细胞表面 Fc 受体而单核-巨噬细胞系抑制疟原虫发育。非特异效应机制包括：通过直接与单核细胞-巨噬细胞表面 CD36 结合而产生非调理性吞噬作用、释放促炎因子以及激活吞噬细胞（包括中性粒细胞）分泌毒性氧化因子和一氧化氮来杀伤疟原虫。这些氧化性中间体和脂蛋白反应可以产生脂质过氧化物。而这些脂质过氧化物是更加稳定的细胞毒性分子，且很难被氧化剂中和。另外脾清除功能增强：过滤和 Fc 受体介导的吞噬作用都增强。恶性疟原虫感染的红细胞较正常红细胞来说更加死板，而且在红细胞表面同时表达宿主和疟原虫新抗原。恶性疟原虫感染的红细胞比正常红细胞更硬，更易受调理素作用，因为它们在红细胞表面表达宿主和

疟原虫衍生的新抗原。然而,在红细胞表面表达的疟原虫蛋白经过抗原变异[14],有助于避免宿主的免疫清除。虽然中性粒细胞能攻击疟原虫感染的红细胞,但脾单核-巨噬细胞是直接攻击疟原虫感染的红细胞的最重要免疫效应细胞。

(四)免疫反应

自然感染后,机体有一个短暂的针对子孢子抗原的体液免疫应答过程;随后,抗子孢子的抗体下降,半减期在3~4周。在高传播地区,子孢子抗体水平在20~30岁之间趋于平稳,并且与带虫免疫无关。由于红细胞不表达人类白细胞抗原(human leukocyte antigens,HLA),因此细胞毒T细胞免疫应答不能直接攻击红内期疟原虫,但可以攻击肝内期疟原虫。来自动物疟疾实验证据,和某些类型的HLA对重症疟疾保护力的相关观察,揭示了CD8$^+$T细胞介导的1型免疫应答是不可或缺的。同样也有证据提示α-β型CD4$^+$T细胞和γ-δ型CD4$^+$T细胞在免疫应答中发挥重要作用。

未治疗的自然感染者肝外期疟原虫诱导的虫株特异性免疫发展较为缓慢,但这免疫力能够保护宿主免受再感染。然而,疟原虫虫株多样,不同虫株之间的交叉保护刚开始很微弱甚至可以忽略不计。流行区疟原虫不断感染引起免疫记忆可以引起当地针对疟原虫免疫力提升。这包括足量的虫株免疫可以改善疾病(如抗毒免疫)的免疫力和保护或弱化感染的更具菌株特异性的免疫力。显然,疟疾诱导的免疫应答非常复杂,而宿主的体液免疫应答和细胞免疫应答在其中的相对重要性尚未完全阐明。向急性疟疾患者输入超免疫血清可以减轻和消除虫血症,这主要是通过高亲和力IgG抗体激活调理作用和细胞毒素效应,以及促进环状体感染的红细胞的清除。这种免疫血清同样可以通过黏附裂殖子来抑制疟原虫增殖。流行地区的免疫缺陷症(HIV-AIDS)患者更加容易感染疟疾,但其症状相对较轻,这说明细胞免疫除了抑制肝内期疟原虫的生长,CD4$^+$T细胞还能调节恶性疟感染严重程度。

六、病理学

疟疾的病理学包括红细胞死亡、原虫和红细胞残余释放入血液中,以及宿主对此启动的免疫反应。恶性疟感染的红细胞可以黏附在宿主重要器官的微循环中,干扰微循环和宿主的组织代谢。

(一)毒性和细胞因子

一直以来,疟疾学家猜测疟原虫在裂殖体破裂时可以释放一种毒性物质,后者可以造成疟疾的周期性发作症状。严格意义上说,还没有发现这种毒素,但是疟原虫确实以细菌内毒素的方式诱导宿主细胞因子的释放。疟原虫裂殖体破裂时可以分泌一种细菌内毒素样的糖脂类物质。这种物质与糖基磷脂酰肌醇锚有关,该锚将包含疟原虫表面抗原在内的蛋白质共价连接到细胞膜脂双层。这样就可以通过toll样受体2(TLR2)和TLR4信号通路来激活宿主巨噬细胞诱导的炎症应答。疟疾抗原相关的IgE复合物也能激活细胞因子释放。鲎试剂试验(一种内毒素测定试验)在急性疟疾中常呈阳性。类似于细菌分泌的内毒素,疟原虫裂殖体破裂释放的疟色素像能诱导宿主体内细胞因子的级联活化,但是其效应很低。例如,大肠埃希菌菌血症患者血中细菌密度为1个/mL时可以引起约20%的病死率,而血中恶性疟原虫密度超过10^9/mL才引起类似病死率。与细菌相比,疟原虫毒性不是很明显。单核细胞-巨噬细胞系、γ/δ T细胞、α/β T细胞、CD14$^+$细胞和内皮细胞都可以相互作用来分泌细胞因子。最初分泌的是肿瘤坏死因子(tumour necrosis factor,TNF)起关键作用、白细胞介素-1(interleukin-1,IL-1)和γ-干扰素,而它们又诱导其他促炎因子的级联分泌包括:IL-6、IL-8、L-12和L-18。作为平衡上述促炎因子,它们也诱导一些"抗炎"细胞因子(如IL-10等)的分泌。炎性细胞因子是感染引发宿主许多症状和体征的原因,特别是发热和不适。急性间日疟和恶性疟患者血浆细胞因子浓度均升高。间日疟往往比恶性疟更早同步,其裂殖体破裂时血液中TNF脉冲释放,随后出现所谓的"周期性发作"的一系列症状反应,如寒战、四肢发凉、头痛、怕冷、发热、流汗、血管扩张等。在密度相同情况下,间日疟较恶性疟诱导宿主分泌TNF的能力较强,这可以解释它在较低密度就能引起宿主发热。目前,促炎细胞因子是否直接参与重症疟疾的病理损伤尚不清楚。间日疟和恶性疟患者血中细胞因子的浓度在短时间内波动都很大;事实上,最高浓度的TNF出现在间日疟感染发生同步过程中的阵发性发作期间。几乎所有能检测到的TNF都是与可溶性受体结合的,这些TNF一般很少或几乎没有生物活性。但是,很多情况下重症疟患者的细胞因子水平与预后是正相关的。急性疟疾患者大多数细胞因子表达水平较高,但机体的免疫平衡偏向与疟疾严重程度相关。IL-12和TGF-β1可以调节促炎因子和抗炎因子之间的平衡,而这两者在普通疟疾患者中的浓度较重症疟高。IL-12和血浆乳酸(一种疾病严重程度的指标)是负相关的。IL-10是一种有效的抗炎细胞因子,在严重疟疾中显著增加,但在致命病例中,其增加不足以抑制TNF的产生。在高传播地区,IL-10/TNF比值降低与儿童疟疾性贫血有关。所有这些都说明在重症疟患者中存在细胞因子分泌的紊乱。

第一项将血浆细胞因子水平升高与疟疾严重程度关联的研究关注TNF水平与脑型疟的关系,该研究提示TNF的升高与昏迷和脑功能障碍存在因果关系。来自非洲的研究表明,具有 TNF2(308A)等位基因(TNF 启动子区的一个基因多态性)的儿童死于脑型疟疾或神经后遗症的相对风险为 7[15]。但东南亚地区的相关研究却没有得出这一结论。在此区域中的与基因表达有关的多态性改变可以增加患脑型疟风险的 4 倍以上。另一方面,对于脑型疟的抗 TNF 抗体和其他能降低 TNF 分泌策略的临床研究发现,除了能缓解发热症状外没有其他有效的作用。细胞因子确实在重症疟疾小鼠模型的大脑症状发病机制中起到因果作用,但这些模型在临床和病理上与人类脑型疟不同。目前对于 TNF 和其他细胞因子分泌引起人体昏迷还无直接证据(尽管可以假设中枢神经系统内局部释放的一氧化氮和其他因子会抑制神经传递的机制)。在一项针对患重症疟的成人的前瞻性研究中,血浆 TNF 浓度的升高与肾功能不全特别相关,而单纯患脑型疟患者的 TNF 水平实际上低于其他患重症疟的患者。重症疟疾引起的贫血通常与不同的 TNF 启动子多态性相关(238A;优势比为 2.5)。综上所述,这些研究提示了 TNF 和其他细胞因子在重症疟中的某些作用(非脑型疟本身),但这到底是重症疟的诱发因素还仅仅是效应有待进一步的研究。

细胞因子除了确切引起疟疾发热,可能还与胎盘功能障碍、红细胞生成抑制和糖异生抑制有关。对疟原虫的耐受,即带虫免疫,既反映了感染中的免疫调节和细胞因子的减少("抗毒素免疫")。细胞因子会上调血管内皮细胞表达相应配体(如 ICAM-1),以促进其与恶性疟感染的红细胞的黏附作用。细胞因子也可能是通过激活白细胞和其他细胞分泌活性氧、一氧化氮和生成对疟原虫有害的脂质过氧化物,以及发热来杀灭疟原虫。因此,虽然高浓度的细胞因子对宿主似乎是有害的,但低浓度的细胞因子可能有益于宿主。

(二)黏附滞留

当含有成熟恶性疟原虫的红细胞与血管内皮细胞黏附时,导致其在血液循环中停滞。这个过程就叫做黏附滞留(图 43.5)[14]。柯氏疟原虫(*P. coatneyi*)和脆弱疟原虫(*P. fragile*)感染的猕猴等也会发生黏附滞留现象,但这并不会在其他人类疟原虫上发生。黏附滞留是恶性疟病理生理的核心。疟原虫与血管内皮细胞黏附的机制与白细胞与内皮细胞的粘连很类似。拴系(初始接触)之后是旋转,然后是牢固地附着(停滞)。一旦黏附,疟原虫在分裂发生之前一直保持黏着状态,甚至之后,残留的膜(通常是附着的疟色素)仍然附着在血管内皮上。细胞旋转可能是决定细胞黏附性的速率限制因素。

血液是悬浮在血浆蛋白、电解液和各种小分子有机物中的可变形细胞的集合。在不同的血管剪切率下,血液黏稠度是非线性变化的(非牛顿力学)。只有当血细胞

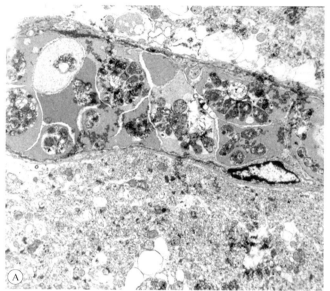

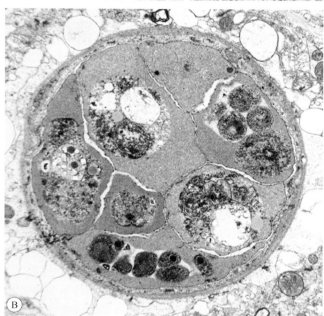

图 43.5 脑型疟死亡患者的脑静脉内充满着滞留的被感染红细胞(×4 320)。虽然细胞内没有疟原虫,但有明显的电子致密物沉积在细胞膜表面,这显示了红细胞确实含有疟原虫,且这些红细胞较正常情况下的结合更为紧密。(*Emsrii Pongponratn* 授权使用)

比容小于 12%(即严重贫血)时,红细胞悬浮液才会表现出牛顿行为。实验室条件下,重症疟的血细胞压积改变范围(静脉血细胞压积为 10%~30%,毛细管值较低)对细胞黏附影响很大。随着血细胞比容从 10% 上升到 20%,细胞黏附性在 10%~30%,上升了 12 倍,细胞旋转增加了 5 倍。在这个范围内,血液黏稠度增加一倍,如果剪切压力一直保持的话,剪切率会下降一半以保证有时间维持细胞和内皮细胞之间的黏附。血细胞比容越高,沿着内皮表面旋转的细胞越多,这些细胞中黏附在血管

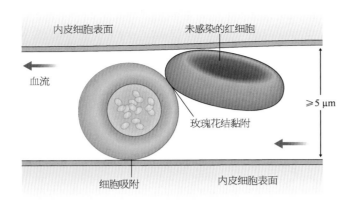

内皮细胞表面

血流

未感染的红细胞

玫瑰花结黏附

≥5 μm

细胞吸附

内皮细胞表面

图 43.6 未感染的红细胞必须挤压通过细胞黏附的感染红细胞以维持血液流速。重症疟疾中未感染红细胞的变形性降低和红细胞之间介导玫瑰花结形成的黏附力可以抑制该现象。

内皮的比例就越高。

一旦被感染的红细胞吸附滞留后，它们就不会再进入血液循环，直到裂殖体破裂。在高热的情况下，细胞黏附一般发生在裂殖子侵入红细胞 12 h 后，在 14~16 h 后达到高峰的一半程度。在疟原虫 48 h 的无性生活周期的后半程，几乎是完全附着的。因此，除了恶性疟，在人类的其他疟疾中，经常可以在血涂片上看到成熟的疟原虫。但如果在恶性疟患者血涂片中出现成熟的疟原虫，通常表明感染很严重。有人认为恶性疟环状体感染的红细胞根本不黏附，但病理学和实验室证据证明其会吸附，虽然较成熟期疟原虫的数量要低得多。在脾和胎盘中环状体感染红细胞也会聚集，这也会提高恶性疟整个无性周期都远离外周血液循环中的概率。吸附滞留一般发生在重要器官的小静脉里。但它并非均匀分布在全身，而以大脑最多，其中脑白质、心脏、肾脏、肝脏等组织中分布较多，皮肤里最少。即便是在脑中，血管与血管之间滞留的红细胞的分布也不一样，这可能是内皮细胞受体表达的不同所致。恶性疟的细胞吸附、形成玫瑰花结和自身凝集等现象可以导致微循环的阻滞（图 43.6）。最近，在体内通过偏振光成像（口腔和直肠微循环中）和视网膜循环的高分辨率荧光素血管造影技术已经直观观察到这种现象。

微循环阻滞的后果就是血管内皮细胞的活化，继而血管内皮功能障碍，同时伴随的还有活性氧和底物供应的下降，造成无氧糖酵解，乳酸中毒和细胞功能障碍。

（三）细胞黏附

细胞黏附可以由多种途径介导[14]。最重要的原虫配体是一系列虫株特异性的、高分子量的原虫衍生蛋白家族，称为恶性疟红细胞膜蛋白 1 或 Pf EMP-1。这些变

异的表面抗原（variant surface antigen，VSA）（分子量在 240~260 kDa）是由 *var* 基因编码的。*var* 基因是一个约 60 个基因家族，一般分布在单倍体基因组的三个位置：要么紧邻端粒、要么靠近端粒 *var* 基因、要么位于基因簇内部。不同疟原虫的 *PfEMP*-1 基因之间存在很大差异，每个感染的红细胞都会表达其中一种，而这个过程是由转录水平调控的。PfEMP-1 是在原虫体内转录合成的，一般在感染 12 h 开始形成，随后转运至感染红细胞的表面。在那里，它通过膜的静电作用与疟原虫衍生的富含组氨酸的突起结合蛋白（knobassociated histidine-rich protein，kahrp）的膜下吸积相结合，后者通过细胞骨架蛋白锚定蛋白锚定在红细胞上。这些增生导致红细胞表面出现隆起或结节（图 43.7），而这些突出正是感染红细胞与血管内皮的黏附点。这些突起对于黏附来说不是必需的。有一小部分疟原虫不会诱导表面突起产生，且在突起缺失（K⁻）的培养基中培养后仍然可黏附。然而，自然分离的疟原虫分离株几乎都会产生突起（K⁺）。PfEMP-1 蛋白从红细胞表面突出，并提供数个 Duffy 结合的（Duffy binding-like，DBL）区域，每个均能与特殊的"受体"结合。对多个 Pf EMP-1 序列进行分析揭示了 DBL-1α 结构域中的常见抗原决定簇，这是所有 *PfEMP*-1 变异体所共有的"头部结构"的组成部分，参与了玫瑰花结的形成和细胞黏附[19]。在无性繁殖中期 PfEMP-1 的表达达到最高。PfEMP-1 是一个重要的黏附素，也是疟原虫红内期一个主要的抗原决定簇，虽然目前也发现了另外两个基因家族 *Rifins* 和 *Surfins* 编码的变异蛋白，但是它们的功能还不清楚。

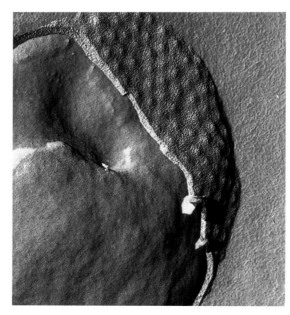

图 43.7 包含成熟恶性疟原虫有正常空间旋钮的冷冻切片电子成像图。（*David Ferguson* 授权使用）

此外,目前也发现了在感染红细胞的年幼环状体的表达蛋白可以形成硫酸软骨素 A 结合表型,后者对环状体阶段的细胞黏附有很大影响。

与其他寄生原虫一样,免疫原性较强的表面抗原经过变异后"改头换面",以避免宿主免疫攻击。每个恶性疟 *var* 基因的表达水平均不同,在体外培养过程中,无性繁殖阶段的疟原虫种群会以平均 2% 的速度产生一个新型的 PfEMP-1 变种,而且在体内这个数字可能会更高。有趣的是,表达的 *PfEMP-1* 基因对先前的变异表达有一定的依赖性,反映了宿主免疫应答对疟原虫抗原变异的影响。

在未经治疗的慢性感染阶段,这种抗原变异大约每 3 个周导致一波的微弱的原虫血症。目前通过对血管受体 CD36(见以下)的一个抗独特性抗体的研究发现感染的红细胞表面有一个类似 Pf EMP-1 的蛋白质,名叫 Sequestrin(分子量约 270 kDa)。MESA 蛋白在红细胞表面也进行了部分表达,而且可能是细胞黏附一个因素。但并不是所有人都认为原虫来源的蛋白质在细胞黏附中起关键作用。有学者认为细胞黏附是由红细胞膜表面成分改变调控的,如红细胞骨架带 3 蛋白(主要的红细胞阴离子转运蛋白,也叫 pfalhesin)。在培养过程中,大多数恶性疟原虫经过几个周期的分裂生殖后丧失了细胞黏附的能力。在体内,脾可以调节细胞黏附。这已经在感染恶性疟的松鼠猴证明了。脾切除猴体内感染疟原虫的红细胞不会进行黏附。罕见的脾切除患者感染恶性疟后,其外周血涂片可检测到恶性疟的各个阶段。

间日疟一般不会进行细胞黏附,但最近有研究显示其与硫酸软骨素 A(胎盘细胞黏附的主要受体)有较强的粘连。间日疟也有一个变异的亚转录多基因家族,叫做 *vir* 家族。虽然目前已有证据显示其可能介导与 ICAM-1 的粘连,但其亚细胞定位和功能还有待于进一步研究。

(四) 血管内皮细胞配体

在血管内皮细胞的表面,有一些细胞粘连分子会与感染疟原虫的红细胞结合(图 43.8)。这些黏附分子和感染疟原虫的红细胞表面粘连的关系是很复杂的。在体外,可以通过细胞表面表达潜在配体(如人体脐带静脉/皮肤微血管或脑内皮细胞或转染的 COS 细胞)或用固定纯化的候选配体蛋白来研究细胞黏附。这些蛋白中最重要的可能是 CD36,几乎所有的疟原虫都会与 CD36 粘连。低 pH(<7.0)和高钙浓度的环境会促进两者结合。一般 CD36 表达在血管内皮细胞、血小板、单核细胞/巨噬细胞上,但虽然有研究证明感染的红细胞可以通过血小板的 CD36 与脑血管内皮细胞粘连,但它不会在脑血管上表达。内皮细胞的活化可以导致 Weibel-Palade 小体分泌生物活性分子:血浆血管性血友病因子(von willebrand factor,vWF)和促血管生成素 - 2。超长的 vWF 多聚体可以通过结合表达 CD36 的血小板来介导细胞黏附和滞留。ADAMES13 可以切断和灭活 UL-vWF,但其浓度在重症疟患者中含量较低。细胞间黏附分子(ICAM-1 和 CD54)也是鼻病毒黏附的受体,似乎是大脑中的主要细胞黏附受体。细胞因子(特别是 TNFα)可以上调 ICAM-1,而非 CD36,这似乎提示细胞因子的分泌可

图 43.8　恶性疟细胞黏附图示。在红细胞方面(上方)主要配体是变异的恶性疟原虫红细胞膜表面抗原蛋白 1(*Pf* EMP-1)。其在红细胞膜上形成"旋钮"状突出细胞表面,与旋钮状相关组氨酸富含蛋白(KAHRP)进行结合并由 *Pf* EMP3 稳定。*rifin* 和 *CLAG* 基因产物并不直接参与细胞粘连,但 CLAG 确实是细胞吸附所必需的。原虫修饰带 3(主要阴离子转运蛋白)可以通过与血小板反应蛋白(TSA)结合来促进粘连作用。钳合蛋白是一类独特的疟原虫衍生蛋白,同样也可以介导粘连。疟原虫环状体的粘连(图中没有)并不是 *Pf* EMP-1 介导的,它在无性生殖循环的前三分之一就开始表达。在血管内皮细胞方面许多分子可以通过结合 *Pf* EMP-1 来促进粘连。最主要的是细胞分化抗原:CD36。细胞间粘连分子 1(ICAM1)在脑中较为常见,在别的器官中它可以对 CD36 起增效作用。硫酸软骨素 A(CSA)可以与血栓调节蛋白(TM)粘连,对于血小板凝集非常重要。另一个目前已经鉴定的粘连分子是血管细胞粘连分子 1(VCAM1),E 选择素,血小板内皮细胞粘连分子 1(PECAM1),αβ₃ 整联蛋白,硫酸乙酰肝素和 P 选择素。

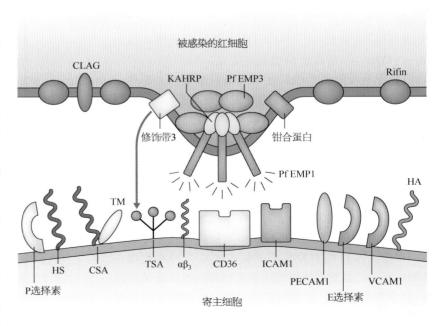

以增强细胞黏附。在生理剪切率(在人体微循环中可能遇到的剪切率)下,CD36 和 ICAM-1 的结合力(10⁻¹⁰N)相似。两种情况下,黏附力都要比解黏附所需的力要低,这说明了附着后的变化可以提高附着。这两个配体结合后有增效作用。血小板反应蛋白(CD36 的一种天然配体)也可以与感染的红细胞结合(可能与修饰过的带 3 结合)。研究证明,其他蛋白包括 VCAM-1、PECAM/CD31、E-选择素和整合素 α-β₃ 都有结合作用。P 选择素可以介导滚动。这些分子是重要性和在体内的相互作用还有待于研究。硫酸软骨素 A(chondroitin sulphate A,CSA)可能是胎盘细胞黏附的主要受体。与 CSA 的结合是一个特殊的 *Pf* EMP-1(var2CSA)介导的,这也为研究针对孕妇的特异性疫苗提供了一些希望。因此,胎盘会选择一个虫株并表达相关表位。在流行地区,经产产妇中常有抗 var2 CSA 的抗体来抑制感染红细胞的黏附,但在初孕妇中很罕见,这也可以解释为何疟疾感染对初孕妇的新生儿体重影响那么大的原因了。

因为在一些没有上述配体表达的血管内也发现有吸附滞留现象,所以可能还有一些其他未知的血管受体存在。ICAM-1 是大脑中吸附滞留的主要血管配体,而 CSA 是胎盘中的主要配体,CD36 是其他器官中的主要配体。体外检测到的细胞黏附与感染严重性或临床表现之间的关系在各个研究中都不一致。感染严重程度与体内原虫数量、重要器官内细胞黏附的分布有关。原虫表型和各血管配体在重症疟疾病理中的相对重要性,以及脾的确切作用有待于进一步研究。

(五)玫瑰花结形成

含有成熟疟原虫的红细胞也会和未感染的红细胞进行黏附。在显微镜下当感染的红细胞悬浮时可以观察到"玫瑰花结"的形成(图 43.9)。玫瑰花结具有细胞黏附的一些特征。一般在疟原虫无性繁殖阶段开始 16 h 后发生(比细胞吸附稍晚些),且对胰蛋白酶敏感。那些不发生细胞滞留的疟原虫虫株也会发生玫瑰花结现象,但其和细胞吸附不一样,它可以被肝素和钙螯合剂抑制。此外,虽然新分离的恶性疟原虫都能引起细胞吸附,但并不都能形成玫瑰花结。玫瑰花结是通过将一个特定的 *Pf* EMP-1 粘合素亚群(红细胞结合由 N 端 DBL1α 1 结构域介导)连接到补体受体 CR1、硫酸乙酰肝素、血型 A 抗原和其他红细胞表面分子等分子形成的。某些血液成分如补体因子 D、白蛋白、IgG 抗 3 带抗体等可以促进粘连。目前认为 O 组对重症疟的保护效应与抑制玫瑰花结形成有关。虽然在体内剪切力可以抑制玫瑰花结的形成,但分开玫瑰花结细胞所需的力是分开细胞黏附的细胞所需的 5 倍多。相较于那些能诱导细胞黏附但不能诱导玫瑰花结的原虫(K+R-)来说,小鼠盲肠系膜上遍布

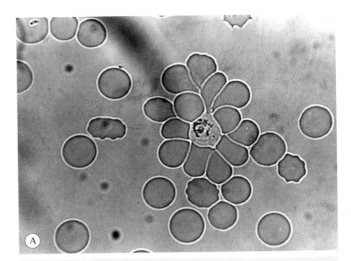

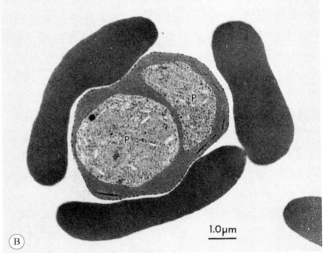

图 43.9　玫瑰花结。(A)未感染的红细胞与间日疟原虫感染的红细胞结合;(B)电子转移成像显示恶性疟原虫感染的红细胞外围绕有一个玫瑰花结。(A. Rachanee Udomsangpetch 授权使用; B. David Ferguson 授权使用)

能诱导玫瑰花结的原虫(K+R+)可以导致更多的微血管闭塞。某些研究显示玫瑰花结作用与重症疟相关,但另外一些研究显示没有关系。玫瑰花结可以降低血液流速(剪切率下降)来促进细胞黏附发生,从而促进厌氧糖酵解作用,降低 pH,促进感染的红细胞与小静脉内皮细胞的粘连。通常玫瑰花结作用最早在小静脉里形成,这当然会减少血流。玫瑰花结形成中的黏附力可以阻遏未感染的红细胞在毛细管和小静脉中前行(图 43.6)。附着的感染红细胞和循环的未感染红细胞缺乏变形性,会加剧机械性障碍或"静态障碍"。

(六)凝集

感染红细胞凝集是通过血小板 CD36 介导的,并与疾病严重性相关。凝集也可以造成血管阻塞。

(七)红细胞变形

当间日疟原虫在红细胞内成熟时,红细胞胀大并变

得更易变形。恶性疟原虫正好相反,红细胞由柔韧的双凹圆盘形逐渐变得趋向球形和更加坚硬。红细胞变形能力的降低是由于其膜流动性降低、球形度增加以及红细胞内疟原虫的增大和相对坚硬。感染的红细胞较未感染的红细胞更难过滤。有人认为吸附滞留是感染红细胞逃避脾过滤的适应反应。但是,变形还不能解释微血管阻塞和小静脉中的吸附滞留现象,因为它会导致毛细血管中部(即血管系统中最小的内径)阻塞。目前认为,红细胞丧失变形能力是疾病严重程度和预后的重要影响因素。在毛细血管和小静脉的低剪应力下测得的红细胞刚度的增加与重症疟的结局密切相关,重要的是,当以动脉和脾脏的剪应力评估时,红细胞变形能力的降低与贫血也相关。

(八)免疫过程

关于疟疾病理的免疫过程还不清楚。有人认为重症疟疾,尤其脑型疟是由特异性免疫应答介导。这不太可能。如果"脑型疟"一词用来描述人类疟疾和其他动物疟疾引起的神经功能障碍时,就会出现混淆。啮齿类动物的神经病理症状确实是由免疫介导的损伤所引起,但人类脑型疟具有不同的病理特征和对干预措施不同反应。在快速致死的脑型疟中,有大量感染的红细胞吸附滞留,但脑血管里或周围的白细胞较少。虽然近来有研究发现,与东南亚儿童相比,非洲重症疟死亡的儿童脑血管中有白细胞和血小板凝集[16,20]。宿主白细胞应答程度取决于感染阶段,而且在其他器官如肾、肺等较轻,这和脑部免疫豁免相关。白细胞可以清除残余的细胞黏附的膜和疟色素等。虽然内皮细胞激活,但还目前还缺乏证据证明脑型疟中为何血管炎症这么常见。近年来,发现了一些脑实质免疫应答的临床病理,包括星形胶质细胞瘤的激活、血脑屏障的渗漏和轴索损伤。

尽管疟疾死亡病例中观察到了肾小球异常现象,但临床和病理学证据提示肾功能障碍是肾小管坏死引起,而非肾小球肾炎。跟呼吸窘迫综合征类似,肺水肿的发病机制还不清楚,但这当中没有证据证明有特异性免疫参与。因此,尽管血管内虽然有大量疟原虫抗原的存在、有免疫复合物的形成沉积和各种补体的消耗,但还是没有证据证明特异性免疫应答参与了重症疟疾的免疫病理过程。

虽然宿主天然免疫应答对控制疟疾很重要,但急性感染往往是对疟疾特异性抗原无反应。这种选择性免疫逃避使得宿主对疟疾产生有效的特异性免疫应答非常缓慢。急性疟疾的特点是非特异性多克隆B细胞。活化随着 $\gamma/\delta T$ 细胞亚群的增加,血液循环的 T 细胞在降低,但其他 T 细胞的比例是正常的。虽然在高流行区或全流行地区的人群血中(内)丙种球蛋白多,但这种抗体不是针对疟疾抗原的。在非免疫的个体中,对感染的快速抗体应答通常包括 IgM 或 IgG2,但这些同型抗体并不能激活细胞毒 T 细胞杀死疟原虫。这些结果说明疟原虫可以通过释放大量免疫"烟幕弹",干扰宿主特定细胞免疫应答和免疫记忆的有序发展。有证据表明,在重症疟中存在更广泛的免疫抑制,包括:单核细胞和中性粒细胞趋化性丧失、中性粒细胞和单核细胞的吞噬功能降低(这可能会摄入疟色素所致)、细菌过度感染的倾向。在三日疟慢性感染的肾病患者中,疟疾抗原和免疫复合物可以通过肾排出,提示此情形下免疫病理的进展。但对于只有为何某些儿童受到影响,而大多儿童并无异常还有待于研究。

(九)血管渗透

目前已有越来越多的证据显示重症疟有血管渗透现象。在 70% 病死患者的脑中观察到了局灶脑血管和脑实质水肿现象。在过去人们认为脑型疟会导致脑毛细管渗透性的增加,从而使得患者脑肿胀、昏迷直至死亡。迄今为止进行的影像学研究表明,虽然脑部含水量可能会有一些增加,但考虑到广泛的微静脉和毛细血管阻塞,以及确实有些患者将会出现脑水肿,成人和儿童的脑型疟大多数没有实质性脑水肿(图 43.10)。然而,升高颅内压在脑型疟中的作用仍不清楚。而 80% 的成人腰椎穿刺测得的压力在正常范围内(<200 mm CSF),而 80% 的儿童则压力较高(>100 mm CSF:儿童正常压力范围较低),且颅内压可能会短时间达到非常高的水平。无法控制的癫痫发作会增加脑代谢,从而导致能量需求增加与供应不足的矛盾(因为血管阻塞),最终形成脑肿胀。某些脑型疟疾患者死于急性呼吸骤停,其神经症状与脑干压迫相符。但这些症状在幸存者中也很常见,且一般会持续数小时。CSF 外压的升高并不常见(通常情况下远低于细菌性和真菌性脑膜炎),且幸存儿童和死亡者的腰椎穿刺测得颅内压并无区别。CT 或 MRI 的研究通常显示脑型疟患者的脑肿胀(与因隔离而导致的脑内血量增加一致),有时是水肿的离散病灶区(尤其是白质),或重症疟疾中信号衰减的异常区。但通常不是全脑水肿。MRI 研究发现 T2 信号强度异常、皮质、灰质和白质结构弥散加权异常。MRI 数据显示的局灶性异常并不符合动脉血管分布[21]。

据报道,全脑水肿有时通过 CT 上的脑肿胀推断出来的,可能是由于脑内血容量增加所致。尸检脑组织的免疫组化研究表明,在严重黏附滞留的区域,内皮细胞紧密连接破损和局部内皮活化,但临床研究并未能发现血脑屏障通透性改变。因此,颅内压的增高很有可能是由于脑血容量的增多引起的。而血管渗透率增加的作用可能不大。这些增加的血容量源于维持脑灌注所需的循环

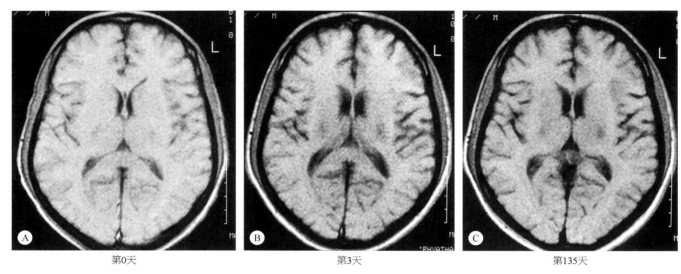

图 43.10 (A)一位 28 岁的男性脑型疟的大脑 T1 增强磁共振成像(550/25 TR/TE)。(B)恢复之后意识有损耗现象。(C)135 d 后大脑正常。T2 增强成像未发现有脑浮肿现象。大脑急性肿胀可以用脑内血管容积增大来解释。

血量的增加和脑内大量黏附滞留的感染红细胞。因为儿童颅骨缝合线融合后，颅骨扩张的空间小于成人，故儿童可能特别容易受到伤害。脑内压和容积之间的关系是非线性的(即一旦大脑填满头骨，容积稍微增加一点就会导致颅内压的大幅度增加)。故不能排除颅内压突然升高导致一些患者死亡的可能性。

(十)昏迷的发生机制

重症疟疾的昏迷称为脑型疟。虽然某些原因可以引起重症疟患者的意识受损(癫痫发作、低血糖)，但脑型疟是一种弥漫性而又可逆的脑病综合征，这与其他感染引起的症状完全不同。昏迷的原因目前还不清楚。但毫无疑问，脑血流中无氧糖酵解增加、动脉氧含量降低、乳酸脑代谢率升高、脑脊液中乳酸浓度升高，但这些反映灌注受损的变化不能充分解释昏迷。据推测，在黏附滞留的高代谢性疟原虫附近形成的代谢环境及其与激活的脑血管内皮会干扰脑血管内皮和血脑屏障功能。但其如何干扰神经传递还不得而知。细胞因子通过诱导一氧化氮酶来促进白细胞、平滑肌细胞、小胶质细胞和血管内皮细胞生成一氧化氮(一种神经传递抑制剂)。在死亡脑型疟患者的脑中可以检测到一氧化氮合成酶表达量上升。因此，脑局部一氧化氮的合成与意识损害是相关的。脑局部释放的血红蛋白和血红素会耗尽一氧化氮(NO)，从而造成内皮细胞功能障碍。在重症疟患者血中，L-精氨酸(一氧化氮的前体)的浓度很低，而非对称二甲基精氨酸(一氧化氮合酶的抑制剂)的浓度却很高。最近在一项神经病理学研究证实可逆性轴突功能障碍可能在中枢神经系统功能障碍中起到重要作用。疟疾的昏迷并不是由颅内压升高引起的。目前，昏迷和逆转昏迷的机制引起了学者的极大兴趣。但必须牢记，脑型疟患者的大脑血

供不足，如果唤醒昏迷的患者将可能会导致脑代谢需求的增加。脑型疟引起的昏迷可能具有保护神经的作用。

(十一)急性肾损伤

重症疟患者肾皮质血管会收缩，导致血流灌注不足。急性肾损伤(acute kidney injury，AKI)的患者肾血管阻力明显增加。重症疟疾引起的肾损伤是由急性肾小管坏死引起的。AKI患者肾耗氧量降低，且多巴胺诱导的小动脉扩张和随之出现的肾血流量增加并未改善，这表明肾脏受到了固定损伤。急性肾小管坏死可能是肾微血管阻塞和细胞损伤引起的，这是由于肾脏被疟原虫黏附滞留和肾毒素(如游离血红蛋白、肌红蛋白和其他细胞内容物)的过滤所致。在幸存者者中AKI症状能完全恢复。而在这些急性肾损伤中肾小球肾炎非常罕见。全身和局部细胞因子释放的作用和肾微血管血流量改变尚不确定。许多血溶产物会导致疟疾黑尿热和血红蛋白尿，最终引起肾损伤。在幼童重症疟患者中AKI也可以发生，血尿素水平是重要的独立预后指标，如果患者肾功能完全丧失，则需要换肾，但仅仅局限于青少年和成人。

(十二)肺水肿

虽然心肌血管中也可以发生较强的吸附滞留，但重症疟患者的心脏泵的作用还是保存较为完好。恶性疟、间日疟和诺氏疟患者的肺水肿是由肺毛细血管通透性突然增加引起的。肺毛细血管楔压通常情况下是正常的，而肺水肿的压力阈值相当低。虽然肺毛细血管中滞留的PRBC和宿主白细胞可能会导致肺毛细血管内皮细胞损伤，但关于肺毛细血管通透性的增加目前还无定论。

(十三)流体空间和电解质变化

成人重症疟的血流动力学研究发现，微血管而不是大血管的功能障碍是血液循环异常的主要表现。补液

后,中度和重度疟疾患者的血容量增加。在大多数成人体内,总的身体水含量和细胞外体积是正常的。患者血液中肾素,醛固酮和抗利尿激素浓度升高,说明身体激活一个的稳态机制来维持在血管舒张和血细胞比容下降的情况下充足的循环血量。在重症疟疾中轻度低钠血症和低氯血症很常见,但血清钾浓度是正常的。偶尔的低钠血症会很严重。针对肯尼亚儿童的研究显示,三分之二的患者体内抗利尿激素(精氨酸加压素)的分泌是不正常的。目前对患重症疟的儿童中是否是低血容量症存在较大的争议。对加蓬儿童体内的水含量调查也发现并无之前所认为的脱水现象,而是正常或略有下降。而对肯尼亚儿童的调查却发现,给患者注入胶体液,特别是白蛋白可能对身体有利。然而,因为大剂量补充胶体液或白蛋白液增加了患病儿童死亡率,一项针对非洲儿童疟疾补胶体的多中心研究提前终止[22]。

(十四)贫血

贫血的发病机制是多因素的,包括含疟原虫裂殖体的红细胞的破裂、疾病加重导致未感染的红细胞加速破坏和骨髓红细胞生成障碍。在重症疟患者中,贫血发展迅速,未感染的红细胞快速溶血是其在血细胞比容下降的主要因素。在疟疾的急性期,网织红细胞计数通常较低,骨髓红细胞生成障碍可以持续数天或数个礼拜。一半认为,该异常现象与髓内细胞因子的产生有关。血清红细胞生成素水平会通常上升,但一些系列研究认为,其升高程度不足以治愈贫血。恶性疟患者体内所有的红细胞(包括感染和未感染的红细胞)会变得更僵硬。这种变形能力的丧失与疾病的严重程度相关,而在脾中可检测到较高的剪切率也与贫血严重程度相关。虽然有证据显示活性氧浓度的增多有可能会影响红细胞膜的功能和变形性,但其具体机制还有待研究[23]。在猴疟中,学者发现未感染的红细胞的膜脂双分子层发生翻转,但在人疟中还未发现类似情况。关于抗体在疟疾引发贫血中的作用还有待研究。迄今为止,大多数研究都未发现疟疾患者的红细胞和免疫球蛋白的结合,但是在脾清除识别阈值降低的情况下,这可能很难检测到。无论是由于抗体包被还是变形能力降低,脾清除异常红细胞的阈值都会降低[23]。因此,脾可以移除大量重症疟中的僵硬红细胞,且该过程与糖皮质激素无关。脾脏还具有从红细胞中清除细胞内疟原虫的功能(尤其是在用青蒿素及其衍生物治疗后,并通过"剔除"将"感染过疟原虫"的红细胞释放回血液循环中)[23]。这些红细胞的存活率会下降,因此高疟原虫血症治愈后仍可能导致延迟性溶血性贫血。

在普通疟疾急性期,幼儿和长期感染的儿童贫血更严重。未感染红细胞的减少约占这些单一普通感染引起

的急性贫血的90%。疟疾患者可能同时缺铁,在某些地区对疟疾患者进行铁补充可以缓解贫血症状。

(十五)凝血功能障碍和血小板减少

急性疟疾患者体内凝血级联反应和纤维蛋白原转换加快、抗凝血酶Ⅲ消耗减少、抗凝血因子ⅩⅢ减少、纤维蛋白降解产物浓度增加。在重症疟患者中,抗凝血酶Ⅲ、蛋白S和蛋白C进一步降低,凝血酶原和部分凝血活酶的时间可能延长。偶尔患者(<5%)出血可能很严重。凝血级联反应通过内源途径激活。死亡病例尸检时很少观察到血管内血栓形成,与儿童病例相比,成人纤维蛋白沉积较少,血小板也非常罕见。

感染人疟的患者中血小板减少症非常普遍,通常是由脾清除的增加导致。血小板减少症与IL-10的高水平表达和血小板生成素(血小板分泌的关键生长因子)浓度的增加相关。巨噬细胞集落刺激因子血浓度升高,可以刺激巨噬细胞活性,可能增加血小板的破坏。血小板周转率增加了。血小板结合抗体在疟疾性血小板减少症中的作用是有争议的。某些研究显示血小板活化,但另一些却没有。某些含有成熟疟原虫的红细胞也会激活凝血级联反应,而细胞因子的释放也有促凝作用。重症疟血中检测到的高浓度的P选择素可能来自血小板,也可能来自血管内皮细胞,因为其他内皮细胞衍生蛋白(血栓调节素、E-选择素、ICAM-1和VCAM-1)的血浓度也升高了。过去有人认为弥散性血管内凝血(DIC)在重症疟的发病机制中很重要,但最近详尽的前瞻性临床研究和发病机制研究驳斥了这一观点。凝血级联反应与疾病严重程度直接相关,但由DIC引起的低纤维蛋白血症在患有重症疟患者中的比例不到5%,而致命性出血(通常是胃肠道出血)非常罕见。

(十六)黑尿热

这是一个鲜为人知的状况(图43.11),这种情况下,血液中大量红细胞溶解导致尿颜色呈"可口可乐"色。从历史上看,这和一些居住在疟疾流行地区的侨民频繁服用奎宁有关,虽然黑尿热在1950—1980年间的"氯喹"时代曾一度消失,但随后又重新出现。黑水(尿)出现在以下4种情况下:①G6PD缺乏患者服用氧化药物(如伯喹或磺胺类),无论他们是否患有疟疾;②G6PD缺乏患者偶尔得疟疾并用奎宁治疗;③某些红细胞G6PD水平正常的重症疟患者,不管是否治疗过;④某些疟疾患者经常自己用奎宁类药物治疗。在重症疟中,亚洲患者的黑尿热发生率与服用奎宁或青蒿素衍生物的患者相似。在后三种情况,奎宁是如何引起黑尿热还不清楚,因为它不是一种氧化剂。G6PD缺乏患者的红细胞非常易于被氧化应激破坏因为它们无法通过戊糖支路中合成足够的NADPH。而这将会导致红细胞内谷胱甘肽和过氧化氢

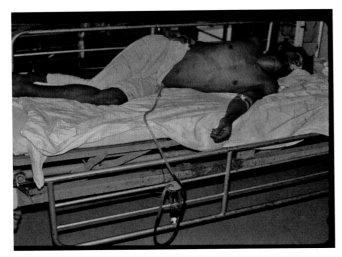

图43.11　黑尿热和脑型疟患者。图为一个22岁的男性重症疟有大量溶血现象。

酶水平的降低，红细胞膜随之变化，并增加对有机过氧化物的敏感性。尽管大多数患者中肾功能是正常的，但黑尿热仍可能与急性肾功能衰竭相关。

（十七）脾

疟疾患者的脾会明显、迅速地胀大，这是由于细胞增殖和结构改变、Fc受体介导的红细胞清除机制增强和红细胞变形性降低所致[23]。重症疟患者体内脾过滤功能的增强和红细胞群体变形能力的下降很容易导致贫血迅速发展。脾也能调节细胞黏附功能。在疟疾患者中，脾能通过清除感染的红细胞在限制疟原虫感染急性期的快速扩张方面起核心作用，这提示如果脾脏清除率不增强，有可能会发展成为重症疟疾。对疟疾患者脾的免疫学特征研究发现，树状突细胞在调控特异性免疫应答中起核心作用。

脾能清除红细胞内的疟原虫（一个称为"点蚀"的过程），并将曾经感染的红细胞送回血液循环，但这些红细胞的存活时间缩短了。这就是经过抗疟药治疗后（特别是青蒿素类药物），疟原虫清除的重要原因。

（十八）胃肠功能失调

急性疟疾患者可能会出现腹痛。重症疟患者中常见轻度应激性胃溃疡和十二指肠溃疡。对糖类、脂肪和氨基酸的吸收障碍反映了内脏血液灌注的下降，这是由肠道吸附滞留和内脏血管收缩导致的。重症疟患者中内脏渗透性的增加可能与机体对细菌毒素或微生物等的防御下降有关。除了某些依赖于脂肪依赖性吸收（即食物依赖性吸收）的药物（如阿托伐酮、苯芴醇等），普通疟疾中抗疟药的吸收并无影响。

（十九）肝功能不全

重症疟的成人患者中黄疸很常见，除此之外，还有其他一些肝功能不全的证据，如凝血因子合成减少、抗疟药代谢清除的降低、糖异生的阻断导致乳酸酸中毒和低血糖等。然而，真正的肝脏功能衰竭（如暴发性病毒性肝炎）不会发生。虽然在许多急性恶性疟患者的肝脏中血液流速增加了，但是在重症疟患者的肝脏微血管中发生吸附滞留现象，血液流速是下降的。在成人中，肝脏血液流速<每分钟15 mL/kg与静脉乳酸浓度升高有关，这表明血流限制了乳酸清除率，使得肝易发生乳酸性酸中毒。对重症疟患者的肝静脉乳酸含量的测定证实了肝内提取率与静脉血浆的乳酸呈负相关（高乳酸血症与肝乳酸清除率的下降有关）。肝脏血液流速与抗疟药清除障碍无相关性。疟疾患者的黄疸包括肝脏、胆汁淤积的成分和溶血。胆汁郁积性黄疸可以持续到恢复期。疟疾康复后不会再发生肝脏损害。

（二十）酸中毒

无论成人和儿童，酸中毒是重症恶性疟死亡的一个主要原因。疟疾患者的酸中毒一般是乳酸性酸中毒，虽然儿童以酮症酸中毒（或水杨酸中毒）为主，而成人以肾功能衰竭导致的酸中毒为主。重症疟中，动脉、毛细血管、静脉和CSF中的乳酸浓度的上升与疾病严重性呈正比。入院后4 h进行酸碱度评估或静脉乳酸浓度测定是重症疟预后的一个很好指标。在细菌性败血症中，也存在高乳酸血症，但除非是严重休克，否则一般情况下乳酸/丙酮酸比例小于15。这表明代谢亢进是乳酸堆积的来源。重症疟中发病机制是不同的，其乳酸/丙酮酸比例一般都超过30，提示组织缺氧和无氧糖酵解的存在。乳酸性酸中毒可以是以下几种途径引起的：微血管堵塞后引起的组织无氧糖酵解；肝脏和肾乳酸清除功能障碍；疟原虫分泌的乳酸堆积。低血容量症并不是乳酸酸中毒的主要因素。成熟疟原虫消耗的葡萄糖是未感染的红细胞的70倍，其中90%可以转化成L-乳酸（疟原虫没有维持柠檬酸循环所需的全部酶）。有趣的是，这当中有高达6%的D-乳酸，但这对酸中毒并没有贡献。但是，对葡萄糖和乳酸周转率的计算表明，疟疾患者体内产生的大部分乳酸来自于本身而非疟原虫。全身痉挛或抽搐也可以导致乳酸含量的增加。成人和儿童重症疟患者中乳酸代谢较健康成人提高3倍左右。虽然清除率的下降是成人的乳酸堆积的一个主要原因，但同位素标记实验显示，疟疾儿童患者乳酸堆积的主要原因是乳酸产生的增加（来自无氧糖酵解）而不是清除率的下降。高乳酸血症也和低血糖有关，并常伴随高丙氨酸血症和高甘油浓度，这表明通过Cori循环的糖异生途径发生了障碍。乳酸、谷氨酰胺和丙氨酸是糖异生的重要前体。另外，也有证据显示重症疟的酸中毒患者体内存在一种尚未确认的强有机阴离子，这是引起酸中毒的主要原因。

急性疟疾患者的三酰甘油和游离脂肪酸水平也会升

高,而不能进食患者的血浆酮体浓度也会升高。酮症酸中毒可能在儿童中很常见。重症疟患者中所有器官系统都有功能障碍,特别是那些必须维持高代谢率的器官。内分泌腺也不例外。垂体-甲状腺轴异常可以导致正常甲状腺病态综合征和甲状旁腺功能障碍。轻度低血钙很常见,低磷血症可能在重症疟中有深远影响。相比之下,急性疟疾患者的垂体-甲状腺轴是正常的。

(二十一) 低糖血症

低糖血症和高乳酸血症有关,并有相似的发病机制:外周血液葡萄糖消耗的需求增加引发无氧糖酵解(巴斯德效应)、发热性疾病的代谢需求增加以及以葡萄糖作为主要能量来源的疟原虫代谢需求的增加(增加了总的需求量)、肝糖原异生和糖原分解功能障碍(供应减少)。肝糖原消耗很快:成人存储仅够 2 d,儿童可以维持 12 h。健康儿童的葡萄糖转化率大约是成人的 3 倍,但重症疟儿童患者葡萄糖转化率升高 50% 以上(比成人重症疟患者高 5 倍)。糖异生障碍、有限的糖原储存和糖原需求的大幅增加共同造成 20%～30% 的儿童重症疟患者发生低血糖。在接受奎宁治疗的患者中,低血糖与奎宁刺激的胰腺 β 细胞胰岛素分泌增加有关。高胰岛素血症通过降低组织对胰岛素的敏感性来平衡,胰岛素随着患者病情的好转而恢复正常。这就可以解释为何奎宁诱导(高胰岛素血症)的低血糖倾向于在治疗最初 24 h 后发生,而疟疾导致的低血糖(适当抑制胰岛素分泌)往往是在重症疟患者首次治疗时出现的。低糖血症可以导致神经系统功能障碍,而在脑型疟患者中,低糖血症与存活者的神经功能障碍相关。

(二十二) 胎盘功能障碍综合征

怀孕会增加对疟疾的易感性。这可能与胎盘细胞介导的免疫抑制相关。在胎盘中有较多的恶性疟感染的红细胞吸附滞留,导致促炎细胞因子的局部活化、分泌和母体贫血。这将会导致细胞浸润和合体细胞滋养层变厚和胎盘功能不全,最终导致胎儿生长缓慢。而接近足月的孕妇则可能导致早产。疟疾高流行地区初产妇所产婴儿体重一般都会下降(约 170 g)。没有令人信服的证据表明疟疾会导致流产或死产。在低流行地区,由于传播水平低(即免疫力低下),风险会扩展到其他类型孕妇,并且有发展成重症疟的倾向,胎儿死亡率升高。间日疟的婴儿体重也是下降的(大约是恶性疟引起胎儿体重下降的三分之二),这就与吸附滞留引起胎盘功能障碍的假设产生了矛盾。疟疾可能导致早期孕妇患者流产。

(二十三) 细菌感染

重症疟患者容易细菌感染,特别是肺和尿路感染(插导尿管后)。产后败血症也很常见。重症疟的一个重要并发症就是自发的细菌败血症。这在成人中相当罕见

(<1% 的病例)但在幼童中却很常见。毫无疑问,流行地区的脓毒症(包括肺炎和败血症)也经常和疟疾有相当大的重叠。疟疾诊断困难的一个原因:在疟疾高流行且儿童原虫血症常见的地区,要区分单纯细菌感染和单纯疟疾患非常困难。血片对疟疾诊断敏感但特异性差,而血培养对于细菌血症的诊断来说是不敏感的。最近有研究表明,血 *Pf* HRP2 浓度是一个很重要的指标。非洲儿童的普通恶性疟的一个重要并发症是非伤寒沙门菌败血症。在撒哈拉沙漠以南地区,特别是艾滋病流行的区,疟疾是使当地幼儿易患非伤寒沙门菌败血症的主要原因。

七、组织病理学

由于感染人的疟疾很少致命,所以对于这些感染者的组织病理学的研究信息很少。不幸的是,恶性疟原虫并非如此。在致命的疟疾患者中,重要器官的微血管中充满了感染疟原虫的红细胞。由于有大量的红细胞内和胞外疟色素的存在,许多器官如肝、脾和胎盘都呈现灰黑色。吸附滞留并不是均匀分布的,在脑中和心脏最多,其次是肠、肾、皮下脂肪、肝、肺等,在骨髓和皮肤中最少。疟疾的血管外病理学研究很少。

(一) 脑

急性感染死亡的疟疾患者,其大脑会轻度肿胀,且在整个白质里会出现多个点状出血。可见各种不同类型的脑部出血:单纯的淤点、纬向环出血和 Durch 状肉芽肿出血等。脑灰质中出血不明显。脑部大出血或梗死非常罕见,而没有证据显示有蛛网膜疝或大孔疝。毛细血管和小静脉扩张,充满被感染的红细胞(很多常出现在外周血图片中)(图 43.5)。虽然脑白质中血管较灰质小得多,但吸附滞留主要还是集中在脑白质中。脑型疟患者的吸附滞留程度和红细胞血管堆积强度高于未昏迷的致命性疟疾患者。大量细胞内和细胞外色素也很明显。在脑白质中,出血灶(Durck 肉芽肿)附近可观察到神经胶质细胞的积累,这是由于感染的红细胞堵塞了脑血管并导致血管的破裂。在微血管中存在大量吸附滞留的感染红细胞,并且每个血管都有不同发育阶段的疟原虫分布。超微结构可以观察到红细胞紧密聚集,感染的红细胞可以通过表面突起与血管内皮细胞粘连。患者成人脑中有时也可以观察到纤维蛋白链,但血小板明显缺乏,通常只有局部白细胞聚集,也就是说,目前还无证据表明有血栓或血管炎发生。儿童中有较多的纤维蛋白沉积,可见血小板。免疫荧光染色显示内皮细胞基底膜可能检测到疟原虫抗原,但还无法得知有何意义(即该抗原是否会与体内或死亡的发病机制有关?),而某些情况下,脑血管中只有很少或几乎没有疟原虫存在。这一般发生在误诊或者患者死于原虫清除几天后。继发性神经病理学变化包括

大范围星形胶质细胞活化和神经系统应激反应的非特异体征。轴索损伤和随之发生的功能障碍与死前昏迷有关，这可能可以用来解释感染的红细胞在血管里，却能逆转影响神经系统的功能。

（二）心脏和肺

虽然心肌细胞微血管中吸附滞留较多，心外膜点状出血也很常见，而且贫血患者的心脏一般是苍白和扩张的，但一般来说心脏功能还是完好的。与其他所有器官一样，血管外病理改变很罕见。成人肺中经常可以观察到斑片状的肺水肿。透明膜的形成意味着大量蛋白质液体的泄露。脑中细胞滞留程度较心脏低，但其白细胞凝集却很常见。这可能存在继发性细菌性肺炎。病理学研究表明间日疟患者在肺部存在吸附滞留现象，但迄今为止还没有病理证实。

（三）肝和脾

疟疾患者的肝脏增大，由于疟色素的原因色泽一般呈黑色。肝小叶毛细血管堵塞引起肝窦扩张和 Kupffer 细胞增生。感染红细胞的吸附滞留与肝细胞变浑浊肿胀和肝静脉周围缺血相关，有时也会引起肝中心区域坏死。成人尽管患有低血糖，但仍储存有肝糖原。普通疟疾肝组织病理学是正常的。脾由于疟色素一般变黑或变大、变软、变脆。脾脏内部充满成熟或未成熟的疟原虫感染的红细胞。目前，已有证据显示脾有网状增生和结构重组。急性死亡患者的脾较为柔软，而反复感染的患者脾有硬纤维增生现象。

（四）肾

肾一般会稍微有点肿胀。成人患者肾小管缺血和相应的功能异常，包括急性肾小管坏死和肾小管管状上皮细胞再生等。肾脏部分位置也会有吸附滞留现象，特别是在肾小球毛细血管中，虽然没有脑毛细血管中那么常见。患者肾脏偶尔可见系膜和内皮细胞增生。而其白细胞的浸润与肺类似，比大脑更加明显。免疫荧光和电镜显示肾小球毛细血管基底膜上有免疫球蛋白沉积很少，但这种病变并不是原发性免疫复合物介导的肾小球肾炎。

（五）消化道

重症疟患者可引起上消化道糜烂而导致出血。患者肠胃和内脏有大量的吸附滞留细胞，这可能解释了严重疟疾有时会发生的急性腹痛。尽管如此，药物吸收却不会受到影响。

（六）骨髓

几乎所有的急性疟疾患者都有红细胞生成障碍。骨髓内可见含有疟色素的巨噬细胞，并可见嗜红细胞现象。血中铁含量一般较为丰富，血小板和白细胞含量正常。

（七）胎盘

如果怀孕妇女是无症状带虫者，则胎盘由于疟色素

的存在呈黑色。虽然外周血涂片可能是阴性，但胎盘挤压涂片可以观察到大量成熟的恶性疟原虫，而间日疟患者没有这一现象。常有滋养层增厚、巨噬细胞浸润、疟色素沉积和绒毛周围纤维蛋白沉积。活动性感染与基底膜增厚、纤维蛋白样坏死和合胞结有关。慢性感染与明显的单核细胞浸润相关。

八、实验室诊断

疟疾可以用显微镜诊断，这不是临床诊断。

厚薄血片应该在干净、没有油脂的载玻片上制作（图43.12）。上面应标记患者姓名、时间和日期，玻片可以用轻轻吹拂表面和干净的布来擦拭清洁。患者的手指应用酒精清洗，待干后用无菌采血针在手指末端采血。滴两滴血在玻片一端，随后用推片下缘平抵载玻片的中线，调整角度从右向左迅速向前推成舌状薄血膜。如果血滴太大，将推片浸入血液随后稍稍拿起进行推片，这就可以仅将少量血液用于推片。要制作好的薄血膜需要经常练习。贫血患者的血片很难处理。厚血膜应由里向外划圈涂成圆形厚血膜，厚血膜的厚薄不一致，应该是通过血膜能读到表的指针而读不清楚数字。

（一）皮内血涂片

中国学者称皮内血较外周血可能含有更多的成熟期

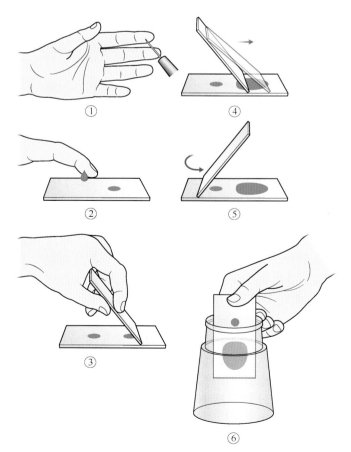

图 43.12 外周血涂片制作过程。

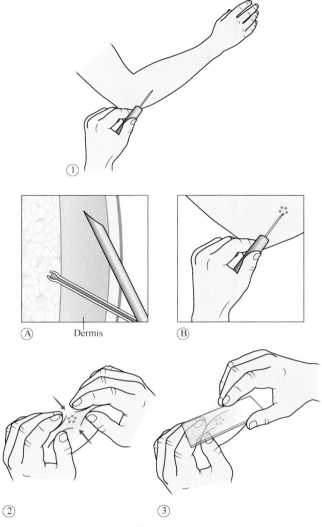

图 43.13 皮内血涂片的制作。

恶性疟原虫。这可以作为对重症疟评估的一种补充。即使外周血涂片呈阴性,皮内血涂片也有可能是阳性的,其也可以观察到包含色素的白细胞。就诊断敏感性而言,皮内血涂片与骨髓穿刺(较外周血涂片更敏感)没有差异。皮内血涂片可以用 25G 的采血针在手臂前端的手掌表面进行多次穿刺。穿刺不会造成血液自然流出,可以用挤压法将血液挤出在载玻片上。

(二) 染色和读数

染色之前厚血膜必须完全干燥。薄血膜可以用无水甲醇固定(注意不要碰到厚血膜)。吉姆萨染液 pH 最好调整到 7.2,且染色应保持 30 min 以便为获取最佳染色效果。菲尔德染色更快,但厚薄血膜处理方式完全不一样。薄血膜浸入红色染液(菲尔德 B)6 s,用水轻轻洗 5 s,再浸入蓝色染液(菲尔德 A)3~4 s,清洗 5 s。厚血膜的顺序是相反的:首先浸入蓝色染液(菲尔德 A)5 s,清洗 5 s 后再浸入红色染液(菲尔德 B)5 s,清洗 5 s。血片在油镜

(放大 1 000 倍)读数前需完全干燥。

用新鲜过滤的染液和无水甲醇固定后的血片可以获得较好的效果。如果使用重复利用的染液,里面都是沉淀物,或者玻片表面还有甲醇残留,以及显微镜维修不善,清洁不到位等都会影响到疟原虫计数。

在油镜读数之前,血片必须在低倍物镜下观察以找到最佳的检测视野。对薄血膜来说,必须检查血片边缘位置;而对厚血膜来说,则要选择厚度适宜、染色良好的区域。虽然灵敏性和特异性与镜检员的熟练程度、血片质量、染液、显微镜及检测时间相关,但一般情况下厚血膜较薄血膜灵敏性高 30 倍左右。有时经常也会碰到人为干扰物。虽然配子体和裂殖体在厚血膜常观察到,但滋养体阶段的疟原虫形态在薄血膜中也较容易辨认。薄血膜中更容易进行疟原虫计数,一般以每 1 000 个红细胞中感染红细胞来计数表示。如果在一个红细胞中发现有两个感染的疟原虫,则以一个感染红细胞计数。在低原虫密度下(薄血膜中＜5/1 000),厚血膜也必须进行计数,以每 200 个或 500 个白细胞感染的疟原虫来表示。这些数字可以用来计算总共每微升血液红细胞或白细胞中的疟原虫数。如果无法进行白细胞计数,则以每微升血 8 000 个白细胞计算。另一种方法是在固定的血液中计算所有的疟原虫数目。在重症疟中,原虫密度很高,必须要用薄血膜来判断原虫的发育阶段。无性生殖的原虫包括可见色素(如滋养体和裂殖体阶段)均要计算在内。中性粒细胞和单核细胞的色素也必须计算在内。虽然患者经过抗疟药治疗,原虫清除了但色素可能仍然在白细胞内存在,这就是诊断的一个重要线索。有疟色素的单核细胞较有色素的中性粒细胞清除慢。人类疟原虫的形态特征见表 43.3。

(三) 抗原诊断方法

疟疾诊断的发展趋向是采用简单、快速、敏感、高特异性和成本效益高的试纸条测试方法。这些快速诊断方法是基于疟疾相关抗原的抗体检测发展起来的,如富含组氨酸蛋白 2(Pf HRP2),疟原虫乳酸脱氢酶(原虫与宿主抗原性不同)和醛缩酶。最近 Pf HRP2 和 Pf LDH 检测恶性疟的灵敏度已达到受过专业训练的镜检员的水平。还有一些测试包括"泛疟疾抗原"抗体检测,可以对所有虫种进行检测或对间日疟 LDH 或醛缩酶抗体进行特异性检测[24]。检测卡上一条质控带(阳性)和两条不同颜色的反应带。对于非恶性疟患者检测结果阳性,但显示患者感染了除恶性疟之外的疟疾。这可能会比经验的镜检员的镜检结果敏感性低一些。若患者有持续性配子体血症,检测结果也可能是阳性。基于不同抗体和抗体变异,目前已有许多不同的生产厂家和不同品牌的抗体检测试剂盒(请参考:http://www.who.int/

表 43.3	人体疟原虫形态特征			
	恶性疟原虫	间日疟原虫	卵形疟原虫	三日疟原虫
无性体	通常只有环状形式。细的蓝色椭圆,圆形,逗号形状或偶尔厚带形式。被挤到细胞的边缘(贴花形式)。一个或两个染色质点。原虫密度可能超过红细胞2%	不规则地扩大,成熟时,胞质相当厚且不规则,一个染色质点	规则致密的环状,涨大成为致密的蓝色成熟滋养体,1个染色质点,通常为低原虫血症	致密厚环,致密的圆形、矩形或带状的滋养体,色素在环状体与滋养体期可见,可见大的染色质圆点或呈条带状染色质圆点。通常为低原虫血症
裂殖体 (裂殖子)	外周血少见,8~32个裂殖子,深棕黑色色素	外周血中常见,12~18个裂殖子,棕黄色色素	8~14个裂殖子,棕色色素	8~10个裂殖子,黑色色素
配子	香蕉状,雄性配子体:浅蓝色;雌性配子体:深蓝色;深红色核与胞质内散落的蓝黑色色素颗粒	圆形或椭圆形。雄性:圆形,淡蓝色胞质;雌性:卵圆形,深蓝色。三角核,橘色色素颗粒	呈大又圆的致密蓝色状,与三日疟原虫相似,詹姆斯点,棕色色素	大的椭圆形。雄性:淡蓝色,雌性:深蓝色。黑色大粒的色素颗粒
红细胞变化	正常大小。原虫成熟后,胞质变淡,细胞皱缩,胞质中出现些小的红色的圆点(菲氏小点)	涨大,原虫成熟过程中淡色的薛氏点不断增加	细胞变为椭圆形,并伴有穗状的尾部。著名的詹姆斯点	正常的细胞形状与大小,无红点

注:人们常用多重感染来描述恶性疟的特征。其实,这仅是高密度原虫的一个特点。对任意一种高密度的原虫,均可能出现此种情形。如,同样高密度的间日疟,多重感染率是恶性疟的3倍多。诺氏疟在无性体期的前8 h内与诺氏疟相似,之后开始向三日疟的形态发展。

malaria/publications/atoz/9789241502566/en/index. html)。现有的检测大都还是基于 Pf HRP2。这些试剂盒相对来说最便宜,最容易操作,在热带地区也最稳定。基于 Pf HRP2 的变异抗体检测试剂盒由于编码 Pf HRP2 的基因不同而出现了许多变异抗原的诊断试剂盒。因为 Pf HRP2 在血中清除很慢,所以急性疟疾患者可能清除原虫一个月后检测结果还有可能是阳性。

这虽对高传播和高传染率的区域不利,但对之前已接受过抗疟治疗的重症患者的诊断是非常有用的,他们体内的原虫可能已被清除,但 Pf HRP2 检测仍显示为强阳性。相比之下,Pf LDH 则很快从血液中清除,因此治疗后几天检测显示阴性。Pf HRP2 存在于被寄生的红细胞中,有时也分泌进入血浆,Pf HRP2 在血浆中的浓度(可以通过显色反应的强度半定量地评估)是疟原虫生物量和严重程度的一个有价值的指标。Pf HRP2 检测在恶性疟原虫和间日疟原虫混合感染中被证明是有用的,而前者在显微镜下不明显。有些高浓度的类风湿性因子的患者可能出现疟疾假阳性,而某些罕见的 Pf HRP2 抗原变异则会漏诊(偶在南美洲发现)。

（四）其他技术

与成熟的红细胞不同,疟原虫有其 DNA、RNA 与疟色素。核酸可被荧光燃料染色并在紫外灯下或将普通的光经过滤之后检测到。通过 PCR 方式扩增疟原虫核酸。PCR 更多地应用于流行病学评估尤其是在低密度感染时鉴别原虫种类。qPCR 检测可在 1 mL 血液样本中检测到阈值低于血涂片密度(10 个原虫/mL 血)1 000 倍的

原虫。配子体 mRNA 的定量评估(如 QT NASBA)能实现低密度配子体血症的准确定量。QBC™ 将血样取入专业的含吖啶橙染色剂及一个浮漂的毛细管中,在高转速下(14 000 g)被感染的红细胞因比未感染红细胞具有较高的浮力密度而在浮漂层富集。用改造后的镜头适配器(Paralens™)和光源的普通显微镜可观察到吖啶橙荧光标记的疟原虫。这种显微镜虽然稍比常规光镜更敏感,但并不能准确计数原虫或精确地观察形态,而且价格也相对昂贵,但可用于迅速筛选大量血样。疟疾抗体检测在某些情况下,如确认早期感染和传播密度强的区域的流行病学评估,但不适用于确诊。

（五）死后诊断

脑型疟死后的诊断可通过脑切片确认。通过针刺法或通过眶上裂(SOF)区或枕骨大头取材的活检法检验。灰质涂片及染色方法同疟原虫薄血膜的制作及染色。先在低倍镜下识别毛细血管和小静脉,然后在高倍镜下(×1 000)镜检。如果患者在脑型疟疾的急性期死亡,血管中的红细胞会充斥有大量的发育成熟的恶性疟原虫和疟色素。

九、临床过程与管理

疟疾的临床表现取决于宿主的免疫前状态。在恶性疟高传播区域,成年人中普遍存在无症状带虫状态(带虫免疫),重症疟疾极少出现在这一人群,而较多出现在1岁前的儿童,并且随着年龄的增长呈逐渐下降的趋势。前不久,在非洲由于加强了疟疾防控措施,入院的重症疟疾儿童的平均年龄为 3 岁,而死亡高峰期也在 3 岁。究

竟在哪个具体的年龄段易获得带虫免疫更多地取决于疟疾的传播强度。在恶性疟持续的高传播区域（如被感染的按蚊的平均叮人频率为每天甚至每月），重症疟疾的带虫免疫年龄为 6 个月到 3 岁间，大龄儿童则症状较轻，至成年人则常为无症状带虫者，并是低原虫血症。疟疾在孕妇中较常见，不过多为无症状携带者（贫血孕妇可能严重些）。在疟疾高流行区和超高疟区，2～9 岁儿童的脾肿大率较高，为 50%。年幼儿童罹患重症疟疾的现象最为常见。在低传播、高季节性或传播不稳定区域，重症疟疾的年龄分布较之前有所上升，重症疟疾和脑形疟多见于年龄较大的儿童。在传播率较低或传播更不稳定区，当无免疫者前往疟疾流行区时，其感染疟疾与年龄无关。在新几内亚岛，间日疟的传播率较高地区的儿童重度贫血症很普遍。但这些患有间日疟、卵形疟或三日疟疾的患者则鲜有发展为重症疟疾的报道，而对于那些无免疫、急性感染疟疾的患者，则情形较为严重。对于带虫免疫者，在传播区域较频繁的暴露也有感染疟疾的风险。

（一）潜伏期

恶性疟与间日疟的潜伏期大多为 2 周（图 43.14 和图 43.15）。初级潜伏期可能很长，特别是如果感染被部分有效的化学预防所抑制。大多数热带间日疟原虫菌株的潜伏期与恶性疟原虫相似，但来自较冷国家菌株的潜伏期往往非常长。在那些寒冷国家，夏季时间短暂，在按蚊孵育时间与子孢子接种时间一致的情况下，首次具有传染性在 8～12 个月之后。这种间日疟虫株（*P. vivax*

var hibernans）曾在东欧和北欧、俄罗斯、中国中部及北部出现，目前这些地方的虫株可能已灭绝了。即使是无效的抗疟治疗或预防都能有效减少子孢子的增殖速率，从而延长虫株的潜伏期（指从子孢子进入人体到发热的时间段）。潜伏期时间的长短还受之前暴露成都的影响，如"免疫力"。有效免疫可通过以下两种方式延长潜伏期：一是通过抑制子孢子的扩增；二是提高发病阈值（带虫免疫）。间日疟的发病阈值在不同的免疫个体都会有所升高，但上升比例却因潜伏期长短而各有不同。

（二）混合感染

混合感染的发生率总会被低估。即使采用比镜检更敏感的 PCR 检测方法也不能解决混合感染被低估的情况。当同时感染恶性疟与间日疟，由于前者对后者的压制，导致间日疟被感染数周后才会出现。有时也会出现间日疟压制恶性疟的情况。在撒哈拉沙漠以南的非洲地区，常出现恶性疟与三日疟或卵形疟的混合感染。而在除非洲以外的国家，则较多出现恶性疟与间日疟的混合与共存现象，但因两者的互相拮抗，混合感染的比例总被低估。在泰国，大约 30% 的恶性疟患者会在恶性疟初次发病后的 2 个月内随后出现间日疟症状，且在此期间并未再次感染疟疾[25]。在缅甸，这一比例为 50%，间日疟对恶性疟的比例为 8%。在低传疟区，同时感染恶性疟与间日疟时，可降低 4 倍患重症疟疾的风险[26]，还可减轻贫血症状，减少恶性疟配子体的增殖。同样，三日疟与卵形疟混合感染的比例也存在被低估的情形。

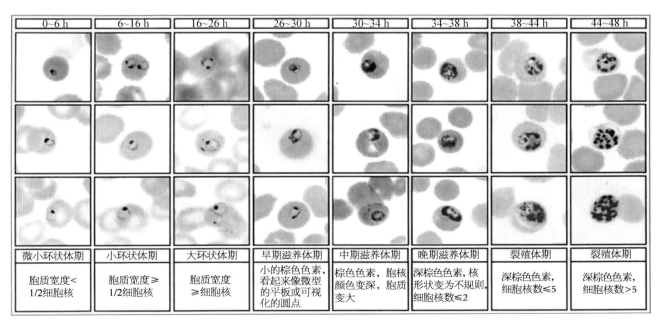

0～6 h	6～16 h	16～26 h	26～30 h	30～34 h	34～38 h	38～44 h	44～48 h
微小环状体期	小环状体期	大环状体期	早期滋养体期	中期滋养体期	晚期滋养体期	裂殖体期	裂殖体期
胞质宽度＜1/2细胞核	胞质宽度≥1/2细胞核	胞质宽度≥细胞核	小的棕色色素，看起来像微型的平板或可视化的圆点	棕色色素，胞核颜色变深，胞质变大	深棕色色素，核形状变为不规则，细胞核数≤2	深棕色色素，细胞核数≤5	深棕色色素，细胞核数＞5

图 43.14　恶性疟无性体增殖分期。经过大约 13～16 h 的发育后，被寄生的红细胞开始黏附于血管内皮的毛细血管和小静脉中。

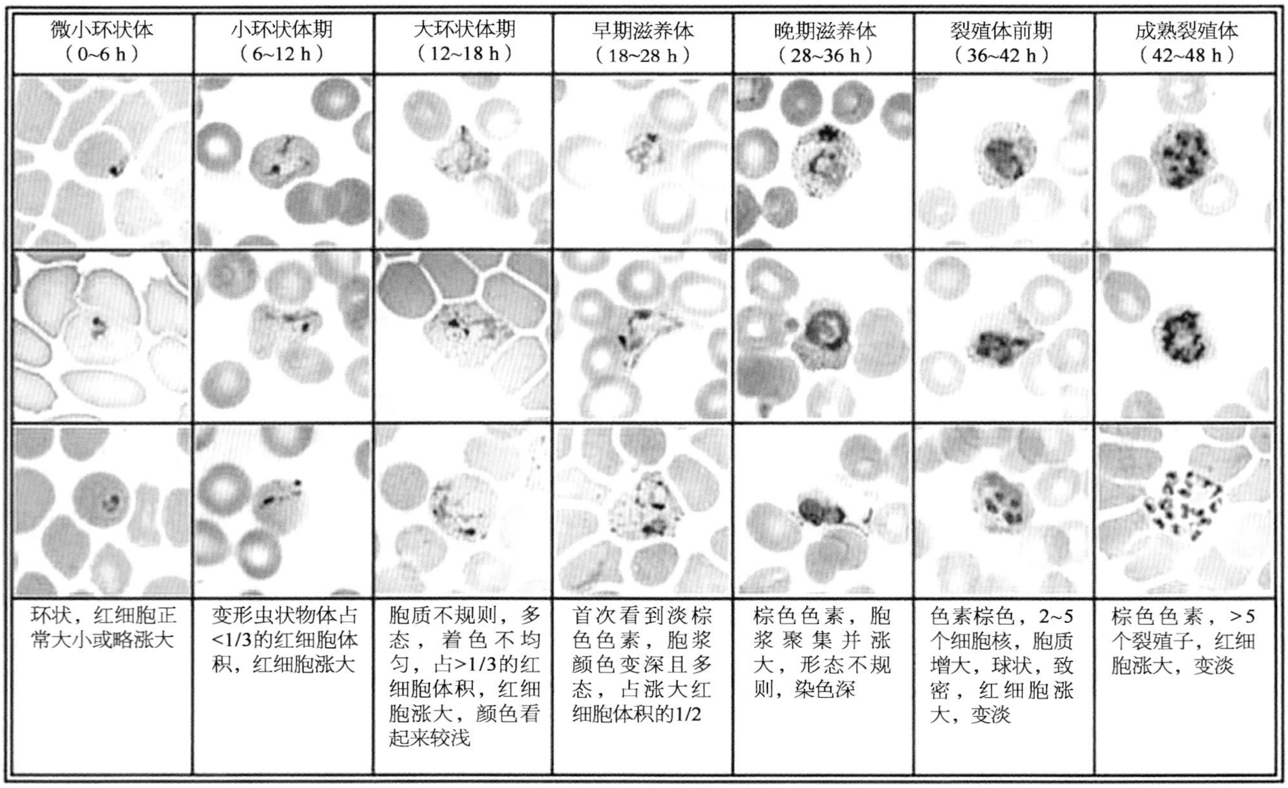

微小环状体 （0~6 h）	小环状体期 （6~12 h）	大环状体期 （12~18 h）	早期滋养体 （18~28 h）	晚期滋养体 （28~36 h）	裂殖体前期 （36~42 h）	成熟裂殖体 （42~48 h）
环状，红细胞正常大小或略涨大	变形虫状物体占<1/3的红细胞体积，红细胞涨大	胞质不规则，多态，着色不均匀，占>1/3的红细胞体积，红细胞涨大，颜色看起来较浅	首次看到淡棕色色素，胞浆颜色变深且多态，占涨大红细胞体积的1/2	棕色色素，胞浆聚集并涨大，形态不规则，染色深	色素棕色，2~5个细胞核，胞质增大，球状，致密，红细胞涨大，变淡	棕色色素，>5个裂殖子，红细胞涨大，变淡

图 43.15　间日疟体外培养中的无性体增殖分期。

（三）发热密度

患者有发热体征（超过 37.3 ℃）的原虫密度一般被称为"发热密度"。这一现象在不同人群中是有差异的：对某些非免疫患者，在血涂片镜检查到原虫前可能已经出现发热症状（如潜伏期较前驱期短），而已有免疫力的成人对恶性疟原虫的耐受力有时可达 10 000/μL，甚至比 10 000/μL 更高的密度。间日疟的发热密度通常低于恶性疟，根据 Kitchen 的研究，76% 的间日疟发热密度为 100 个/μL。恶性疟感染无免疫力人体的平均发热密度可高达 10 000 个/μL，但需记住这一时期的恶性疟原虫还未完成一半的生活史周期。血涂片中看到的原虫是后续生活史循环中发生热增殖的原虫，因此，根据血涂片中的原虫判断疾病负担通常是会被低估。发热密度是免疫力的一个标志。高的发热密度提示带虫免疫和患有重症疾病的低风险率。虽然鲜有三日疟感染的发热密度数据，但根据 Boyd 的研究，38% 的病例的发热密度值为 500/μL，这一阈值似乎要高于间日疟。卵形疟的数据资料较为有限，不过各种有效证据都显示卵形疟的发热密度应与间日疟相似。

（四）普通疟疾

这 5 种疟原虫引起的疟疾临床症状较相似，可能间日疟很快趋向同步，在感染早期便可造成较为严重的症状；诺氏疟感染后的 24 h 内的无性体期可迅速发展为重症疟疾。比起恶性疟与间日疟发病的不可预知性外，三日疟（可能还包含卵形疟）的发作是渐进型。疟疾初步症状不典型，类似流感。头痛、肌肉痛、腹部疼痛、昏睡、疲惫、狂躁等症状通常在发热之前 2 d 发作。起初体温不规律地上升，同时还伴有发抖、轻微寒战，稍重的会伴有头痛和心神不定，食欲不振，还不时地腹部疼痛。儿童则表现为过敏、嗜睡和厌食。若无治疗干预，间日疟与卵形疟的发热周期一般为 2 d（隔日），三日疟为 3 d（三日模式）。恶性疟则发热时间不规律。这些术语源自希腊"端点推算"，初发热日期视为第一天。那么，隔日发热意指每个第 3 天，隔三日发热则指每个第 4 天，中间分别间隔 2 d 和 3 d。一些感染可能出现两组发热循环，彼此间隔 24 h，这其中会有日发热高峰值（三日发热）。更复杂的发热模式在早期的文献中有详细记载。

疟疾发热症状（本书前面部分已经描述过）、牙颤和大量出汗的典型特点是"阵发性发作"（图 43.16），但由于疟疾治疗神经性梅毒的方法早被弃用（因为有比疟原虫更有效的盘尼西林替代），且现在一旦发现疟疾感染症状立即进行治疗，所以，今天很少见上述典型特征。普通疟疾患者发作时，体温会从正常或稍高的体温值逐步升高到 39 ℃，伴随体温的升高，患者会感到剧烈的头痛和

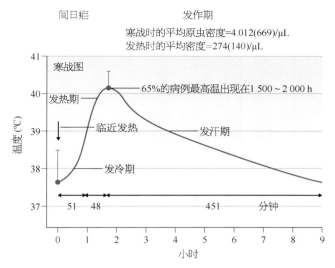

间日疟　　　　　　　发作期

寒战时的平均原虫密度=4.012(669)/μL
发热时的平均密度=274(140)/μL

图 43.16　间日疟患者寒战图。鲜见对恶性疟寒战图，对其他三种人体疟疾的寒战图均建立在原虫的虫期充分同步化的基础上。（这些体征和症状的时间点资料来源于：*Kitchen & Puttnam：J Nati Malaria Soc 1946；5：57 ~ 78.*）

译者注：典型发作周期——发冷、发热、出汗、间日即将开始的时刻。间日疟患者在典型发作前可有几天不规则的发热，同时伴有疲劳、头痛、肌肉酸痛等不舒适症状，即疟疾发作的前驱期，其长短和各项症状的轻重程度因人而异。复发病例无前驱期，可以一开始就出现典型的临床发作。

肌肉不适、发冷、抱着毯子蜷曲颤抖、沉默寡言（寒战），外周血管皱缩，起"鸡皮疙瘩"，数分钟内，四肢和牙齿颤抖，体温迅速升到峰值（通常为 39 ~ 41.5 ℃）。通常寒战持续时间为 10 ~ 30 min，但有的能够持续 90 min（图 43.16）。寒战结束时，外周血管皱缩，皮肤感到灼热，并大量冒汗。血压相对较低并可能伴有低血压症状。患者感到精疲力竭、昏昏欲睡。退烧时间一般为 4 ~ 8 h。间日疟与卵形疟的寒战发作较三日疟与恶性疟明显，且这两者均有可能复发，或在初次感染的几天后发热发冷节奏更为混乱。难以获得恶性疟准确的发热规律。患者经感染后，肝脾肿大，出现贫血症，体重下降。对自然感染的疟疾若不进行治疗且能稳定此状态数周至数月，那么疟疾症状也会逐渐消失。病程的持续时间与机体的免疫水平及感染原虫的种类有关。疟疾患者普遍有腹部的轻微不适，即少数患者会出现"急腹症"，可能会出现便秘或腹泻症状。在一些地区，水样腹泻时较为典型的症状。即使如此，也不难区分肠胃炎和疟疾。干咳的症状相对普遍，但不突出。而呼吸频率尤其是儿童的呼吸频率的加快会增加诊断难度，因为在初级卫生医疗机构，医生通常将呼吸频率作为急性呼吸道感染诊断的唯一标准。对于那些胸片检查没有突变或积液的证据，但在疟疾流行区的低龄儿童，又难以区分早期肺炎与重症疟疾的临床症状。通常在热带疟疾流行区，对无明显呼吸道疾病或腹部不适的发热

症状，临床考虑一般为疟疾。而对经这些区域返回的旅客，除非有其他证明，否则一旦出现发热症状，均应考虑疟疾。对半免疫的患者而言，疟疾也可能是低烧的唯一主诉。因为疟疾在热带国家的普遍流行程度，因此对发热患者首要要排除是否为疟疾感染。

（五）复发

间日疟与卵形疟首次感染治愈后均有复发的倾向。复发是由于肝脏中子孢子增殖至成熟释放入血造成的，这一概念区别于由于治疗不彻底而造成的疟疾复燃，恶性疟会发生复燃，在治疗后 2 ~ 4 周会复燃（有的药物排除过程缓慢，会在治疗后 10 周发生复燃现象）。复发在感染后的数周或数月（有的甚至数年）发生。复发率及间歇期长短主要受感染子孢子的大小和密度及之前的暴露程度。复发的方式也受感染地来源的影响。如在泰国间日疟的复发率为 50%，而在印度则为接近 20%[3]。首次感染后，间日疟亚热带株的间歇期一般为 8 ~ 10 个月，热带株的复发较为频繁，间歇期较短（根据用药的不同，一般 3 ~ 6 周）。根据 Patrick Manson1900 年 9 月著名的实验研究，他通过将携带间日疟子孢子的按蚊经铁路从罗马运往伦敦，感染自己 23 岁的儿子，之后他的儿子出现"双隔日热"症状，在使用奎宁治疗后痊愈。1901 年 9 月（即 9 个月后），他儿子突然再次出现间日疟症状，从而得出间日疟间歇期为 9 个月。最近几年，大家普遍引用 6 周作为热带间日疟株的复发间歇期，但不得不说，这是由于使用氯喹抑制了首次出现复发的假象（实际上应为 3 周）。复发的症状较初次感染会更加急性，患者可能突然开始发冷或打寒战，因这时的原虫发育更为同步。

（六）妊娠期疟疾

疟疾（所有虫种）会造成妊娠早期流产。在恶性疟的高传染区域，对感染恶性疟并首次分娩的孕妇的主要影响是贫血症发病率增加和婴儿出生体重减轻（平均约为 170 g）。因此，更多的婴儿出生体重较轻（<2.5 kg）。低出生体重是婴儿死亡的主要危险因素。疟疾导致宫内生长迟缓（IUGR），从而降低婴儿出生体重。高传播区的疟疾还可致早产。低传播区，疟疾会在表现疟疾症状后临近产期造成孕妇早产，怀孕早期一般不会导致早产。最终结果是增加新生儿死亡风险。高传播区，恶性疟受胎盘中母婴隔离的影响，孕妇一般无疟疾症状，但易表现为贫血症。在出现疟疾症状的疟疾低传播区（中度或低度传播区），会增加孕妇发展为重症疟疾的风险，尤其是第二和第三孕期。在低传疟区，感染疟疾会对前 3 次怀孕产妇的新生儿体重造成影响（对所有的非免疫孕妇），贫血症状也较普遍，患重症疟疾的风险增加。贫血本身是孕妇死亡的一个风险因素，中度贫血的相对风险系数为 1.35（Hb 4 ~ 8 g/dL），重度贫血则为 3.5（Hb<4 g/dL）。

重症疟疾的孕妇，普遍会流产且死亡率非常高。妊娠期孕妇脑型疟的死亡率约为 50%，而非妊娠成年人为 15%～20%。急性肺水肿和低血糖是孕妇重症疟疾的常见并发症，也常胎死腹中。普通间日疟、卵形疟与三日疟的临床症状同恶性疟相似。感染间日疟也会引起贫血，降低约 100 g 婴儿出生体重。间日疟与恶性疟相比，会影响多次妊娠而非仅影响首次妊娠。母亲急性血液传播新生儿疟疾的情况并不罕见，也一般会自行消退。然而，在新生儿发热或贫血的鉴别诊断中，必须密切观察婴儿是否患有先天性疟疾。

（七）儿童疟疾

大部分感染疟疾的儿童（图 43.17）会发热和浑身乏力并对抗疟药治疗做出迅速反应。儿童重症疟疾的死亡率很高，但婴儿重症疟疾很罕见。幼儿感染恶性疟后，病情发展迅速。全身性的发作与发热有关，甚至没有其他的脑部症状，但上述症状恶性疟比间日疟多见。昏迷、抽搐、酸中毒、低血糖和重度贫血是儿童重症疟疾的一般表现。临床上，儿童的呼吸窘迫（呼吸酸中毒）或深度昏迷症状是儿童死亡高风险的信号。这两种临床症状是大多致命感染的原因。高传疟区，重度贫血是重症疟疾的一般症状，通常发生在 1～3 岁年龄组，大龄儿童则罕见重症疟疾。而在低传疟区，由于传播不稳定，脑型疟成为重症疟疾的主要症状，且年龄范围也扩大。儿童黄疸和肺水肿并不常见，需要透析或血液过滤的肾功能衰竭也是极罕见的（与成人相比具有显著性差异）。医源性中毒程度小于成人，但仍需监督低龄儿童的静脉液体注射。脱水是较常见的，但是快速流动的液体也具有潜在的致命性。脑型疟尤其在低于 3 岁儿童的发病率较高，应及时治疗。低血糖在儿童重症疟疾中较普遍，占 30%，且常伴有乳酸酸性中毒。经常化验血糖，若有必要，可持续注射 5% 或 10% 的葡萄糖作为预防措施。

一般儿童对抗疟药的耐力要好于成年人，且康复较快。一般不建议用"肉眼"判断儿童体重，应尽可能通过称重的方式，按照每千克体重给药多少毫克的方法服用抗疟药。药物表面积的设计基于人体体重并经过了一定的理论论证。儿童急性疟疾易呕吐，尤其当体温较高时，这一症状更为明显。若药物足够美味，且能在儿童不发热且平静的状态下给药，则口服抗疟药治疗的方法更好。在繁忙的热带诊所，只有少数患者能入院治疗，而对大多的一般重症疟疾患者，只能进行门诊治疗。所以，此类患者的治疗通常是先注射单剂量奎宁，将其送回家并口服剩余的剂量，此外，还建议父母若孩子病情进一步恶化需再送往医院。此时，若孩子保持直立则会有严重的医源性低血压风险（如在母亲的背上）。若有条件，需至少观察 2 h 内儿童注射奎宁后的反应，并在出院前重新评估。

对居住在疟疾流行区的儿童患重症疟疾的诊断可能很困难。即使看上去很健康的儿童也会出现血涂片阳性结果，同样在生病儿童的血液中发现原虫并不一定意味着该患者患重症疟疾。对于此类儿童，即使疟原虫镜检阳性，发热和急速呼吸困难也有可能为肺炎，反应迟钝有可能是脑膜炎，休克有可能是败血症。最终的结果是，儿童重症疟疾有可能被过度诊断。

（八）疟疾与 HIV

HIV 在非洲流行之初，人们并不认为疟疾与 HIV 之间有明显的相互作用，其实这一认识并不正确。虽然无症状 HIV 对疟疾影响甚微，但随着 HIV-AIDS 免疫抑制的增强，疟疾的免疫机制也受损，寄生虫血症风险增加，疾病风险增加，在低传疟区还会增加重症疟疾的风险。感染 HIV 与疟疾后，出生体重会降低。抗疟治疗失败率提高，预防治疗无效。抗逆转录病毒与抗疟药间相互作用尚无足够的详细研究。不过，磺胺多辛-乙胺嘧啶还是有效的，所以用复方磺胺甲噁唑能有效预防机会性感染疟疾。

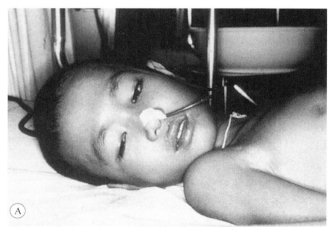

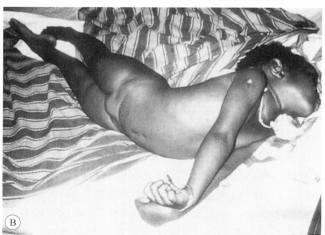

图 43.17 A 图所示为泰国一位 6 岁儿童患脑型疟。他的父亲也在同一时间确诊为重症疟疾——二人均得以幸存。B 图所示为冈比亚一位 3 岁女孩，罹患脑型疟及角弓反张症状。（Courtesy of Jane Crawley.）

（九）重症疟疾

急性感染间日疟、卵形疟和三日疟的死亡极其罕见。这些疟原虫偶尔会引起免疫功能差的患者或有其他并发症的患者因脾脏破裂而丧命或致命性大出血（或外伤或自发）。在高传疟区的儿童，间日疟反复感染会致重度贫血。因间日疟引起的肺水肿，虽然其预后好于恶性疟，但却可能是致命的。已有多例"间日脑型疟"报告。有些可能是误诊，但近来也确实有些来自印尼、印度和南美的重症间日疟报告。在低疟区，间日疟发展为重症疟疾的风险远低于恶性疟（>100 倍），在高疟区也是同样低，至少 10 倍以上。猴疟诺氏疟也有致命的可能性，易致病情迅速恶化出现贫血、酸中毒、肺水肿和急性肾损伤，但不会出现昏迷。

恶性疟是疟疾死亡的主要原因，可迅速发展为重症疟疾。常见幼儿脑型疟疾的病史不足 1 d。在高疟区，虽然营养不良会加重疟疾和贫血临床症状，但严重营养不良者罕见脑型疟。疟疾专家 Ettore Marchiafava 指出，在 100 多年前，意大利牧羊人每年秋天从无疟的高山区迁徙到传播疟疾的山谷区，常出现重症疟疾患者。成年重症疟疾患者在住院前通常已有几天病史了。

重症恶性疟疾的临床和流行病学定义是有意义的。世界卫生组织工作组分别于 1986 年、1990 年和 2000 年定义了重症疟疾，目前这一定义还在改进中[27]。重症疟疾需要多个重要器官功能障碍的证据，且至少有一项符合上述的标准（表 43.4A 和 B）。根据定义，儿童重症疟

表 43.4A	1990 年 WHO 对重症疟疾的定义

1. 脑型疟——仅指由恶性疟引起的无意识的昏迷，且区别于其他瞬时昏迷的症状，这种昏迷在通常是患者出现惊厥后，昏迷至少持续 30 min（2000 年规定为 1 h）。判断成人昏迷度用 Glasgow Coma Scale 法，儿童用 Blantyre Coma Scale（表 43.14）

2. 重度贫血——原虫密度达到 10 000/μL 后，正常红细胞性贫血伴血细胞比容<15%，血红蛋白<5 g/dL。若用手指血需注意血红蛋白浓度值被低估达 1 g/dL。若贫血症状是血蛋白过少和/或小红细胞，缺铁地和地中海贫血/血红蛋白病则被排除。（这些标准范围相当宽泛，还包括很多高传播区域的儿童。更精准的阈值可能大于 100 000/μL）

3. 肾衰竭——成人定义为 24 h 内尿量<400 mL，儿童则 24 h 内<12 mL/kg，补液后未能改善，血清肌酐值超过 265 μmol/L（>3.0 mg/dL）。（实践中可单独用血肌酐值进行初评）

4. 肺水肿或成人呼吸窘迫综合征

5. 低血糖——定义为全血的血糖浓度小于<2.2 mmol/L（40 mg/dL）

6. 循环衰竭或休克——低血压（1~5 岁儿童收缩压<50 mmHg，成人<70 mmHg），皮肤湿冷或皮芯温度相差>10 ℃。（更新的研究对这一精确定义的标准降低，但却缺乏了核心-外围测量的特异性和敏感性）。没有提及毛细血管再充盈时间，但新研究表明这个简单的检测为重症患者提供了良好的评估

7. 自发性牙龈、鼻部、胃肠道等出血和/或大量的实验室 DIC 数据（这比较特殊）

8. 反复全身性抽搐——不止发现 2 人在 24 h 内发现此症状，虽然全身发冷。（对于年幼儿童还应考虑可能是高热惊厥，以及其他临床和寄生虫病特征）。癫痫发作的临床证据的捕捉是微妙的（如强直阵挛性眼球运动、大量流涎及延迟恢复意识）

9. 酸血症——动脉或毛细管 pH<7.35（注意温度校正，因为大多数患者的体温都超 37 ℃；超过 37 ℃，体温每增加 1 ℃ pH 增加 0.014 7），或定义血浆碳酸氢盐浓度<15 mmol/L 或碱度超过 10（临床表现为"呼吸窘迫"或"酸中毒呼吸"，异常的呼吸方式是严重酸中毒、肺水肿或肺炎的迹象）

10. 肉眼可见的血红蛋白尿——如果证实是急性疟疾感染，且不是红细胞酶缺陷的患者使用了氧化的抗疟药物，如 G6PD 缺陷。（这是实际中较难判断的：若通过大量的红细胞溶血检测了 G6PD 状态，但即使轻度 G6PD 缺陷，红细胞值可能显示为正常值，这部分的定义则意义不大）

11. 尸检诊断确认。重症恶性疟致命病例的诊断可通过大脑的尸检针验尸组织学资料来确诊。以下特征尤见于脑灰质，静脉血/毛细血管挤满了含有恶性疟成熟滋养体和裂殖体（这些特征可能在死者开始治疗几天后不会出现，但通常会在脑血管中残留色素）

WHO 2000 还包括如下的内容（表 43.4B）

12. 意识障碍没有昏迷明显（对出现的任何意识障碍均应严格地直接采用 Glasgow 昏迷表评估，而 Blantyre 表则需经仔细的经当地标准化，尤其是在评估年幼的儿童时）

13. 虚脱：不借助外力无法坐立。对于太小还不能坐立的小孩，定义为无法进餐。这个定义是根据测试结果而非病史。没有其他重症症状的迹象，虚脱本身的死亡率相对是低的

14. 高原虫血症——不同人群和年龄组的原虫密度与疾病的严重程度的关系不同，但一般高原虫密度与重症疟疾的风险正相关，如当原虫密度大于 4% 时，对无免疫人群是危险的，而对具有半免疫的儿童，对这个浓度仍具有较好的耐受性。对泰国无免疫儿童的研究得出：原虫密度大于 4% 时，死亡率为 3%（比非重症疟疾的死亡率高 30 倍），但在高传疟区的原虫耐受性会较高。无论何种情况下，原虫密度≥20% 时，均表明是重症疟疾

以下是非重症疟疾的标准：
黄疸——临床检测或血清胆红素浓度大于 50 μmol/L（3.0 mg/dL）。这一症状仅与其他器官功能障碍共同出现时，才作为重症疟疾的标志。如昏迷或肾功能衰竭。
高热——对于成人和儿童，肛温高于 40 ℃ 不再是重症的标志。

表 43.4B	儿童重症疟疾分类概要(WHO 2000)

第1组

需要肠外抗疟药物治疗及支持治疗的增加了死亡风险的儿童

虚脱的儿童(儿童虚脱无法坐直,或无法坐立情况下喝水)

虚脱但意识清醒

虚脱伴有意识障碍,但不是深度昏迷

昏迷(无法定位疼痛刺激)

呼吸窘迫(呼吸酸中毒)

轻度——持续鼻翼煽动和/或轻度肋间吸入(衰退)

重度——下胸壁骨结构明显的吸入(衰退)或深度呼吸(酸中毒)

第2组

虽有口服抗疟药能力的儿童,需有大人的监督以防临床恶化风险,但无组1的表现(见上)

血红蛋白水平<5 g/dL 或血细胞比容<15%的儿童

24 h 内出现2次或2次以上惊厥的儿童

第3组

由于持续呕吐而需要肠胃外治疗的儿童,但无任何具体的如组1和组2的临床或实验室症状(见上)

疾死亡率约为10%,成人为15%,不过这一结果还取决于重要器官功能障碍程度。这些指标中,重度贫血(Hb<50 g/L)症状患者要比其他如重度脑损伤、肾脏或代谢功能障碍症状患者的预后要好些。作为医生,不应只关注重症疟疾的定义或语义。他们应及时救治每例担心成为重症疟疾的病例,即使这些患者没有明确出现上述指标的任何一项。

(十)脑型疟

脑型疟狭隘的定义为不可唤醒的昏迷(即非有意反应或对疼痛刺激无反应)。这种昏迷,一般成人用 Glasgow Coma 评分<11,儿童用 Blantyre Coma 评分<3。实际上,当患者发生意识改变时,应立即按照重症疟疾治疗。虽然脑型疟是重症恶性疟最严重的症状,但不少患者直至临死前都还未丧失知觉。脑型疟发作有的表现为突然的全身发作,有些则为渐进式的,最初为嗜睡、慌乱,定向障碍,后发展为精神错乱或情绪激动,随后神志不清。极端的躁动是恶性疟疾预后不良的标志。成人前驱期通常为几天,但在儿童可以短至6~12 h。惊厥史是常见的。

检查时,患者发热,难以控制。可能存在一些对头部弯曲的被动抵抗,但没有发现脑膜炎的板状僵硬,也没有其他脑膜刺激的迹象。有些病例可能会患有贫血,尤其对于儿童,可能重度贫血,相反,黄疸多见于成人而非儿童。出血症状不常见,但却表明预后状况不良。患者通常体温正常、干燥,外周血灌注良好,检测血压低于正常值,窦性心动过速。皮肤灌注效果是变化的。毛细血管再充盈状况差(再充盈时间>2 s)对儿童来说,是一个较

严重的征兆。间歇性的"鸡皮疙瘩"协同皮肤血管的收缩,这一症状较为常见。经临床检查,在患者胸部清晰可见的情形下,过度换气会引起酸中毒,不是好征兆;若胸部不清晰,有可能为肺炎或肺水肿。肝脾肿大但较软。未见大面积肝脾肿大,无淋巴结肿大和皮疹。临床表现通常是对称性脑病。通常无局部症状。检查神经系统目光一般正常或涣散(但无证据表明眼外肌肉麻痹)(图43.13)。瞳孔通常中等大小,且反应相同。眼底应仔细检查。目前已观察到有5种不同的眼底异常现象:视网膜变白、视网膜出血、病灶血管变白、视乳头水肿和棉絮状渗出点[17]。视网膜病变时恶性疟高度特异的症状,且易通过间接检眼镜检查法观察到。乳突水肿是不常见的,是预后不良的迹象,视网膜水肿也是如此。视网膜出血较常见,不影响形成斑点,斑点常呈火焰状或船型,可形成似 Roth 点的中心。检查视网膜血管会有一节特异的白色片段,很可能是被含有少量血红蛋白和寄生了成熟疟原虫的红细胞充斥。高分辨率数字成像视网膜血管造影显示血管内壁不规则增厚和细胞黏附造成的血管阻塞[17]。通常,成年患者的角膜反射会保留,而对深陷昏迷的儿童,则有可能丧失此功能(预后不良标志)。仔细检查眼睛的重复快速的急拉动作,对排除疟疾症状的发作十分重要。可能需要强迫患者封闭下颚以防止其重复磨牙(磨牙症)。有时下巴挺举活跃,经常会有噘嘴反射。其他如前额舒缓症状是不正常的,脑神经异常是罕见的。声调升高,或降低,亦或正常。同样,反射作用可快速也可受到抑制。大约一半患者的腹壁反射不约而同地缺失,睾提肌反射被保留,跖反射阳性。患者可能会因为去

伸肌体位而表现出阶段性的声调提高（手臂弯曲，腿伸直）或更常表现为去大脑型症状（胳膊和腿伸直）。背部常持续向上或横向的，拱起呈角弓反张状，目珠偏斜。这一姿势通常与过度换气有关，发作是全身的，有时也会呈现出局部发作症状。昏迷持续时间因人而异，不过儿童的持续昏迷时间一般比成人短，儿童平均为1 d，成人一般2～3 d。癫痫发作的临床表现较细微（如无肢体运动的眼部强直阵挛），在一些儿童中，尽管有脑电图证据，但没有任何临床症状。吸入性肺炎是一种潜在的致命后遗症。

脑型疟不治疗一般会死亡。治疗后的脑型疟疾总病死率显然取决于转诊经历和可用的医疗设施，而从报道数据看，经奎宁治疗之后儿童脑型疟平均病死率为15％，成人为20％（其中孕妇高达50％）。有些系列研究的病死率值比较低，是因为他们"广义"地定义了脑型疟，即该病例纳入标准仅指虚弱、反应迟钝或神智昏迷，却不一定是昏迷不醒的。采用青蒿琥酯治疗可降低儿童疟疾病死率约为1/5，成人降低1/3。作为二级或三级转诊中心的医院脑型疟的病死率更高，通常救治的脑型疟患者病情更重。患者送往医院时间越晚，死亡风险就越高。在越南战争中，返回美国士兵的恶性疟病死率要高于越南士兵。很显然，在越南的医生由于对疟疾较熟悉，因此比美国的医生先诊断出疟疾。

（十一）惊厥

幼儿恶性疟患者中癫痫很常见。在大多数情况下，儿童在一次或两次全身性抽搐后恢复平稳，但有些患者不能迅速恢复意识（<30 min），并有可能一直昏迷不醒（脑型疟）。某些情况下，持续性癫痫发作是长时间昏迷的原因。局灶性癫痫也会发作，但不多见。吸入性肺炎是常见的和可预防的癫痫发作后遗症。脑型疟患者反复的癫痫发作会致神经系统后遗症。

（十二）疟疾后期神经系统综合征与功能障碍

约有1％～3％的成人和10％～23％的儿童患脑型疟后，出现明显的持续性神经系统功能障碍（图43.18）。儿童神经系统综合征与深度而持久的昏迷、贫血、长期反复的癫痫发作有关，在对来自肯尼亚的回顾性研究发现，多次癫痫发作可致持续性运动障碍，营养不良和低血糖，癫痫可致后续语言障碍，深度昏迷会致认知功能障碍。在冈比亚，低血糖不是神经系统缺陷的危险因素。大约有10％的儿童患脑型疟后患有明显的语言障碍。儿童重症疟疾还会增加癫痫的风险。由于重症疟疾与由疟疾引发的癫痫在儿童中很常见，故轻微但却显著的精神或运动障碍在热带国家的儿童患者中具有极其重要的意义[28]。目前仍较难分辨神经系统疾病是否原发疾病还是由疟疾诱发而"继发出现"，但现可以明确的是，这些微

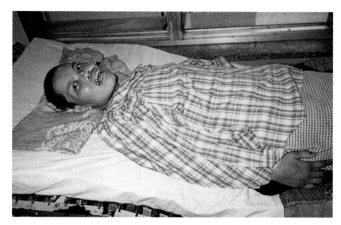

图43.18 越南一位33岁患重症疟疾孕妇，持续低血糖之后伴有永久的神经系统缺陷症。她接受了静脉注射奎宁，虽注射了葡萄糖但还是反复出现低血糖症状。

小但却重要的神经系统障碍会随着脑型疟患者的康复而逐渐显现，这一现象在儿童中表现尤为明显。这类患者的长期预后尚未建立。

在大约60％的神经系统功能障碍的重症疟疾患者中，会出现一侧感觉缺失或轻偏瘫，有时还有偏盲。可能出现皮质性失明、弥漫性皮质损伤、震颤和偶尔孤立出现的脑神经麻痹。其中许多严重功能障碍恢复迅速，6个月后，只有4％的幸存者在临床上存在明显的神经异常。

很少有脑型疟患者恢复后再次陷入昏迷，通常经1～2 d后，患者恢复意识，同时，脑脊液（CSF）蛋白质升高（200～300 mg/dL），有时CSF淋巴细胞会增多，恢复时可能会有残余神经功能障碍。在脑型疟患者恢复过程中，可能会伴有其他晚期神经系统并发症出现，包括精神病、脑病、帕金森病肌僵直症、震颤、微震颤和小脑功能障碍。这些疟疾后期神经系统综合征（post-malaria neurological syndromes，PMNS）可能在极少数的非重症疟患者中也有可能发生，原因可能是甲氟喹或氯喹产生的神经毒性。另一方面，甲氟喹与脑型疟似有很强的相互作用，约有5％的重症疟疾患者接受甲氟喹治疗后会出现PMNS（风险是用甲氟喹治疗无并发症疟疾的10～50倍），因此不推荐脑型疟患者使用甲氟喹。虽然患者的这些症状是自限性的，但其过程非常痛苦，通常需要数天，有时甚至几周才能恢复。在斯里兰卡，非重症疟疾患者出现2～3周小脑性共济失调的症状比较常见。通常由于患者自身的局限性，通常会在康复后持续几周。在斯里兰卡，急性单纯性疟疾患者感染后2～3周常常发生小脑共济失调综合征。当然它也有自限性，可以几周后恢复。

（十三）急性肾损伤（AKI）

成人重症疟疾患者在入院时可能就有急性少尿型肾

衰竭及其他重要脏器的衰竭,而在恢复过程中肾功能不全的其他症状逐渐显现。对于急性爆发性疾病而言,患者通常肝功能障碍、代谢性酸中毒发生率很高,而肺水肿是终末期症状。血压一般正常、黄疸也常见、还可能有出血倾向。可能有轻微尿蛋白,但尿沉淀物不明显。亚急性症状预后表现良好。患者可能少尿但不会无尿。血清肌酐会上升一段时间,直到患者做血液透析或者想办法逐步增加尿量才能解决,而血液透析能解决患者高钾血症或尿毒症的并发症,如出血、胸腔或心包积液、脑病或顽固性呕吐等。在送往医院前,急性肾功能损伤的疟疾患者可能已接受了抗疟药的治疗。虽然 AKI 是疟疾低发或传播不稳定疟区的成人常见并发症,儿童重症疟疾的一个重要表现也是血尿素升高,但儿童一般不做血液透析。AKI 也与患者大量红细胞溶解导致的血红素尿有关(见黑尿热,下文)。

(十四)代谢性酸中毒

代谢性酸中毒的临床症状表现为由于用力呼吸而造成的换气过度(通常称之为呼吸窘迫)和胸部听诊音清晰(Kussmaul 呼吸)。产生这一症状的原因主要是由于有机酸包括乳酸的堆积,但酮症酸中毒可能仅见于儿童。有一个宽泛的阴离子间隙。虽然最近的证据表明,低血容量症不是引起酸中毒的主要原因,但必须纠正低血容量症。在广泛使用阿司匹林的区域应考虑水杨酸盐中毒。酸中毒可能与成人肾功能衰竭有关,但急性感染也会造成乳酸酸中毒。短期的乳酸酸中毒后可能会造成随后的全身抽搐,而持续性酸中毒后果更严重。虽然最初血压和组织灌注是正常的,而随后也经常会出现低血压症状。

(十五)黑尿热

黑尿热的名称源于 20 世纪上半叶在非洲殖民地工作的欧洲人与亚洲人患者的高死亡率(20%~30%)。但是,黑色或暗棕红色尿(黑水)一般与肾功能损伤无显著相关性。黑尿热通常是急性的,且康复后无并发症,但在严重的情况下可发展为 AKI,表现为急性肾小管坏死。黑尿热是由大量溶血所致,一些患者可能还会出现肌红蛋白尿,输血也会迅速溶血。与重症疟疾或其他重要器官功能障碍相关的黑尿热症死亡率最高。黑尿热和重症贫血症患者通常呈现瓦灰色面容和红色血浆(血红蛋白血症)。

(十六)急性肺水肿

过度换气和 Kussmaul 呼吸(又是称为呼吸窘迫)是疟疾预后不良的标志。与代谢性酸中毒、肺水肿或支气管肺炎相关的过度换气相比,高热相关的呼吸窘迫症状较轻。重症疟疾可能随时发生急性肺水肿(急性呼吸窘迫综合征,acute respiratory distress syndrome,ARDS)。

上述现象在孕妇中较常见,儿童不常见。一些临床疟疾 ARDS 病例较难与肺炎症状区分。他们心音正常,中心静脉压和肺动脉压通常正常,心指数高,全身血管阻力低,这表明毛细血管通透性增加(除非患者已经水中毒),胸片显示间质性阴影增加和心脏大小正常。

(十七)低血压症

大多数重症疟疾患者会伴有发热、高心输出量、低全身血管阻力和低于正常值的血压等症状。病情较重患者可突然发展为低血压和休克,称之为"发冷的疟疾"。在不少病例中会出现细菌性败血症,但多数经血液培养后转为阴性。儿童中毛细管再充盈不良是一个重要的预后标志。休克一般是对盐水注射和肌肉收缩的应急反应,但过多的盐水可致肺水肿,此种情况的死亡率是很高的。体位性低血压在非重症疟疾中普遍存在,与反射性心脏加速受损有关,而服用喹诺酮类抗疟药物会加重症状。对称性外围坏疽与重症恶性疟疾无关。低血压不是由弥散性血管内凝血造成,但红细胞与血小板凝集及血管的阻塞作用还未被阐释。

(十八)低血糖

低血糖在重症患者中无症状或表现为昏迷患者病情进一步恶化,是预后不良的标志。对于重症疟疾患者,通常不存在或难以区分出汗和交感神经系统活动增加的疟疾症状。低血糖在脑型疟成人中的发病率接近 8%,儿童则为 30%。用奎宁治疗的患者会发生低血糖复发,且对葡萄糖的反应效果通常不好。在患有奎宁刺激的高胰岛素血症造成低血糖的孕妇患者中,低血糖症的临床表现通常是明显的,患者对葡萄糖反应较好。通常通过注射 10%的葡萄糖防止低血糖症状,但仍需频繁监测其临床症状。

(十九)贫血症

疟疾患者患贫血症的风险及程度因人而异。血红蛋白浓度可能每天下降 2 g/dL。贫血症对于儿童尤为危险,严重贫血可能导致猝死。当血红蛋白浓度低于 5 g/dL 时,(15%血细胞压积)可能诱发并发症,当血红蛋白浓度低于 40 g/L 时,患者并发症的概率急剧上升。一些重症疟疾贫血患者的耐受性相对较好,这些患者通常患有潜在的慢性贫血症,并通过增加氧气含量增加(氧解离曲线右移)来适应。因此,贫血症的临床症状同时由血红蛋白的绝对浓度和浓度下降幅值决定。在过去,通常诊断为疟疾贫血相关的充血性心力衰竭综合征,需限制液体的入量,此外还需谨慎输血。现在已经非常清楚,对于大多数严重贫血的儿童,呼吸深快和血压低是酸中毒,需要静脉补液和紧急输血等,与之前的处理完全相反。

(二十)持续发热

重症疟疾患者在原虫被清除后仍有可能继续发热。

虽然有部分病例会出现胸腔或尿路感染,儿童血液培养还会出现沙门菌,但这些与发热大都无明确关系,并且患者通常无需进一步治疗,数天后,症状自行消失。

(二十一) 实验室检测

有渐进型的正常红细胞性贫血。白细胞计数正常,但对非常严重的疟疾患者则有可能增加,偶尔还会看到成白红细胞增多症。感染后数周可见轻度单核细胞增多、淋巴细胞减少与嗜酸性细胞增多及淋巴细胞活化与嗜酸性细胞增多。所有疟疾患者的血小板计数减少,一般为 100 000/μL,有些病例的血小板极度减少。单一的血小板减少症通常不会引起严重的出血现象,也不会造成重症疟疾。纤维蛋白原水平通常是升高的——降低则表明体内有 DIC 引起纤维蛋白原消耗。纤维蛋白降解产物增多。有证据证明凝集反应增强是通过内源性抗凝血酶Ⅲ的消耗的实现的,内源性抗凝血酶Ⅲ的消耗与疾病的严重程度成正比,并且抗凝血酶Ⅲ可在一定程度上延长凝血素与凝血时间。重症感染者的多核白细胞弹性蛋白酶水平升高,表明中性粒细胞被活化。

C 反应蛋白、血清类黏蛋白(α1 酸性糖蛋白)降钙素原和纤维蛋白原水平升高而白蛋白水平下降。急性疟疾感染者的细胞因子水平上调,尿蝶呤浓度增加。一般钠钾盐浓度是非常正常的,只有在严重的酸中毒症状时可能出现轻微的低钠血症,但一般也会在重症疟疾治疗期间恢复。酸中毒会成比例降低等离子碳酸氢盐浓度和增加阴离子浓度。血清肌酐和尿素值显著升高,尿素肌酐比值升高,在成年人中这一症状尤为显著。成人结合胆红素浓度和总量往往会升高,转氨酶浓度增高,肝脏碱性磷酸酶浓度也可能略升高。在儿童中,5-核苷酸酶的浓度与疾病的严重程度成正比。重症疟疾成人和儿童的肌酐磷酸激酶,肌红蛋白和血浆尿酸值升高。低血钙和低磷酸盐血症可能对重症感染者影响深远。可能发生低血糖症状,且在无奎宁治疗的情况下,可能伴有酮、血浆乳酸盐和丙氨酸的升高及胰岛素水平的降低。动脉、静脉或脑脊液中的乳酸浓度均升高,血液中碳酸氢盐浓度减少,升高和减少的比例与疾病的严重程度成正比。

(二十二) 脑脊液

成人与儿童的脑压相当,平均约为 160 mmHg。但由于儿童正常值范围低于 160 mmHg(<100 mmHg),故实际上儿童的脑脊液压力值是升高的。脑型疟患者脑脊液一般为正常,而普遍出现蛋白质浓度中度升高(有时升至 200 mg/dL)。脑脊液中可能看到 10 个细胞/μL,偶见 50 个细胞/μL(均为淋巴细胞)。脑型疟患者的脑脊液乳酸浓度升高,血糖稍低,黄疸病患者的脑脊液可出现黄色。

(二十三) 预后指标

表 43.5 所列重要器官障碍和原虫负担等级;这些指标并非绝对的,死亡病例的几个危险因子并存,过度换气(深呼吸困难,呼吸窘迫)通常是代谢性酸中毒、肺水肿或肺炎的危险信号,但单一的高热症也会引起呼吸急促(潮气量值低)。脑型疟患者上消化道可自发性出血。

表 43.5	重症疟疾预后不佳的实验室指标
生化指标	
低血糖	<2.2 mmol/L
高乳酸血症	>5 mmol/L
酸中毒	动脉 pH<7.3,静脉血 HCO_3<15 mmol/L
血清肌酸酐	>265 μmol/L[a]
总胆红素	>50 μmol/L
肝功能	sGOT(AST)>3 倍正常值上限
	sGPT(ALT)>3 倍正常值上限 5′-核苷酸酶≠
肌炎	CPK≠,肌红蛋白≠
尿酸盐	>600 μmol/L
血液学	
白细胞增多	>12 000/μL
	重症贫血(PCV<15%)
凝血病	血小板<20 000/μL
	凝集时间延长>3 s
	部分凝血活酶时间延长
	纤维蛋白原:<200 mg/dL
原虫学症	
高原虫密度	>100 000/μL-死亡风险增加[b]
	>500 000/μL-高死亡率[b]
	>20% 的原虫色素,包括滋养体与裂殖体
	>5% 的中性粒细胞包含可视化色素

PCV,血细胞比容;sGOT(AST):谷草转氨酶;sGPT(ALT):谷丙转氨酶;CPK,肌酸磷酸激酶。

[a] 这是成人的标准。重症疟儿童少数会升高。

[b] 这是无免疫人群的阈值。流行区儿童的阈值更高。

重症疟疾的预后影响取决于血细胞比容下降速度、疟原虫血症浓度及代谢异常(尤其是酸中毒)和感染的阶段。若贫血症是逐步形成的,那么即使血红蛋白值小于 70 g/L(血细胞比容<20%),那么患者就有时间形成适应性(如氧解离曲线右移,心脏指数增加,全身的血管阻力下降等),从而对贫血产生良好的耐受性。低血压只有在与组织灌注不良相关时才是一个不良的预后信号,这是周围组织温度降低和毛细血管再充盈不良的证据。患有急性疟疾的患者,特别是儿童,通常血压很低,但他们很暖和,而且灌注良好。一般来说,生化指标与患者的严

重程度成正比,但也有个别例外情况。例如,低血糖症重症疟疾患者死亡风险提高 5 倍,但用奎宁治疗普通疟疾感染的孕妇,也有可能出现低血糖症状,因为奎宁诱发了高胰岛素症。静脉、动脉及脑脊液中的乳酸浓度与疟疾严重程度呈线性关系。静脉血中的碳酸氢盐浓度在预后评价中具有广泛的特异性和敏感性,因此常被用以预测预后。治疗后 4 h 出现低血浆碳酸氢盐和高血浆乳酸,持续性酸中毒提示预后不良。虽然重度黄疸往往是一个不好的迹象,一些成人患者会出现重度胆汁郁积性黄疸,但不会出现重要脏器功能衰竭。经典的现场研究和吉隆坡同行的研究证明,原虫密度历来被用作判断疾病的严重程度的一个重要指标。他们发现血液中恶性疟原虫密度计数>100 000/μL 时,患者死亡风险增加,>500 000/μL 时,病死率为 50%。而在高传播区域居住儿童与无免疫力的成人相比,密度阈值会更高。如对于半免疫的儿童患者,当其原虫密度值为 200 000/μL 时,可能仅表现出轻微的临床症状,而对无免疫力的成人,则有可能已是重症疟疾症状(表 43.6)。而仅将原虫密度作为判断预后指标的灵敏度和特异度会有偏颇,可以联合原虫发育时期作为判断指标(成熟原虫越多,预后状况越差),还注意到当出现含色素的中性粒细胞时,预后效果更差(>5%——预后效果差)。对于所有种的疟原虫感染,若超出 20% 的原虫包含可见的色素,那么预后效果会更差,若大于 50% 原虫为小环状体期,则预后效果会改善。重症疟疾的患者,若超过 5% 的中性粒细胞可见色素,则提示预后效果不佳。最近的研究表明,重症疟疾患者血浆或血清中恶性疟原虫富组氨酸蛋白(P_fHRP2)可被用于估算被螯合的原虫量。

表 43.6	成人与儿童恶性疟重症疟疾的危险症状			
预后值a			频率	
儿童	成人		儿童	成人
		临床症状b		
+	?	无力	+++	+++
+++	++	神志不清	+++	++
+++	+++	呼吸窘迫(呼吸酸中毒)	+++	++
+	++	多次抽搐	+++	
+++	+++	循环衰竭	±	+
+++	+++	肺水肿(放射学的)	±	+
+++	++	异常出血	±	+
++	+	黄疸	+	+++
+	+	血红素尿	±	
		实验室检查		
+	+	重度贫血	+++	+
+++	+++	低血糖	+++	++
+++	+++	酸中毒	+++	+++
+++	+++	高乳酸血症	+++	+++
±	++	高原虫密度	++	+++
++	++	肾损伤	+	+++

a 从+到+++表示程度的增加,±表示临界预后值或不常发生。
b 无尿和体温过低,(体温低于<36.5 ℃)也是预后不好的标志。

十、抗疟药治疗

青蒿素提取自植物青蒿,作为一种传统的中草药已有两千多年的历史。公元 340 年,葛洪《肘后备急方》中记载青蒿原汁可治疗发热。在此后的中国药物史上,青蒿也多次被提到用于治疗疟疾。抗疟药的发现常与战争密切有关。20 世纪 60 年代越南战争时期,疟疾的流行已严重影响士兵战斗力。中国科学家同时对传统中草药与化学合成药物进行筛选。在 1971 年,动物实验证明青蒿植物提取物青蒿素具有对抗鼠疟活性。另外值得一提的是,在 1628—1629 年 Cinchon 总督统治秘鲁期间,另一种药用植物引起医学者的注意(图 43.19)。相传,总督的妻子、伯爵夫人在秘鲁的利马市感染了疟疾,由于她

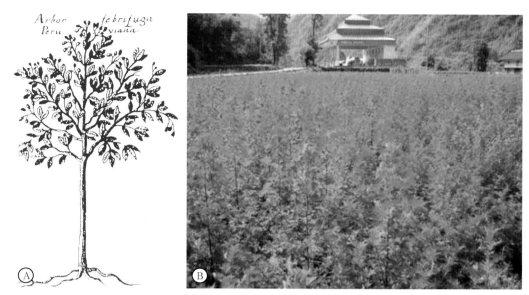

图 43.19　A. *Arbor febrifuga Peruviana* 一书：在 Loja 城市的 Quito 区，生长一种大型的树木，树皮像肉桂，有点粗糙，非常苦。栽种此树并将树皮磨成粉，被用来治疗那些发热的患者，并被认为是唯一可以减轻发热症状的有效药物。[（A. Bernabe Cobo S. J. Historia del Nuevo Mundo; 1582－1657.）B. 种植于中国的青蒿（黄花蒿）]

的知名度很高，她的病情信息很快传播开来，最终传到西班牙人统治地区 Lloxa 耳中，他熟悉当地人时常用树皮进行疾病治疗，就将其送给患病的伯爵夫人，治疗效果很好，伯爵夫人恢复很快。伯爵夫人深受触动，就订购了大量的树皮，并分发给利马地区经常隔日发热的危重患者。人们将这种粉碎的树皮称为"los polvos de la Condeca"或是伯爵夫人粉。随后为纪念伯爵夫人，将此树命名为"金鸡纳树"。不幸的是，1941 年，一个名叫 AW Haggi 的人发表声明"Cinchon 伯爵夫人神话般的故事"几乎可以断定是一个浪漫传说。然而，关于树皮的故事可能在故事诞生之初就已被耶稣教会的教主传到了欧洲，甚至更早（1630 年），并被耶稣枢机主教 Juan de Hugo 在欧洲广泛传播。因为上述原因，这种树的树皮被称作"耶稣的树皮"。但并非每个人都相信该疗法，1653 年澳大利亚 Leopold 王子每三日发热症状在治愈后 1 个月再次复燃，他的私人医生 Jean-Jacques Chifflet 对此很苦恼，随后就此疗法效果的争论持续了 200 年之久，这场争论在很大程度上源于以下事实，即所有的发热都是相同因素导致，但显然并非"耶稣的树皮"对所有发热都有效。直到大约 1712 年，Torti 才首次提到此树皮"对疟疾有特异性效果"。

　　另一个知道现在仍在争论的焦点是用量的问题。Robert Talbor 先生是少数敢用大剂量和重复剂量的医生，他的自创疗法治愈了他的儿子，从此声名远扬。随后，用同样的剂量他又成功治愈了英国的查理二世。其他人则不甚热心。很多异教徒认为，树皮是耶稣教会传

播的一种毒药。1768 年 Lind 就剂量-反应问题在他的论著中清楚地阐明，对确诊的患者应给予足量才能获得最好的治疗效果（这一建议已被时间证明）。

　　1820 年，法国化学家 Pierre Pelletier 和 Joseph Caventou 从金鸡纳树皮中提炼出生物碱奎宁。金鸡纳生物碱的纯化需对剂量进行标准化。现在已经用小剂量的纯化药物取代之前 19 世纪中叶大剂量的树皮摄入（2 d 剂量高达 100～150 粒）。药物毒性致使该药物的普及性下降。而对疟疾的诊断和金鸡纳生物碱的处方治疗也逐渐趋于理性并合乎逻辑。新殖民者认为金鸡纳树尤为重要，因此他们改良了种植技术，从而提高了金鸡纳树生物碱的产量。荷兰人率先在东印度群岛（主要在 Java）大规模种植高产的金鸡纳树。

　　Laveran 认定血中寄生原虫是造成疟疾的原因，随后证明了奎宁可杀灭这种新寄生虫。但该理论在其发表之初却遭遇了巨大的阻力。1880 年 Bacelli 发布了静脉注射奎宁（但已有证据表明该方法已在此前 50 年有使用）。

　　Laveran 考虑到静脉注射奎宁的危险性，可引起局部与一般的并发症，因此仅对"最严重和致命的"疾病使用此方法。他还证实了 Thomas Willis（1659 年）之前所观察的结论，那就是金鸡纳确实可以治疗疟疾感染，却不能阻止该病的复发且似乎对新月形的原虫不起作用（恶性疟配子体）。随后，著名的意大利疟疾学家证实，奎宁仅可防止疟原虫在血液中的无性体阶段的发育，但却无法阻止其裂殖体的形成（裂殖子）。

　　1856 年，英国人 William Henry Perkin 在从煤焦油

中试图合成奎宁时,意外发现了紫色的苯胺(紫红色),从此开始了合成染料工业。后来,德国发现这些苯胺染料具有抗菌活性。1890 年,Ehrlich 发现亚甲蓝具有治疗金丝雀中的卡氏疟疾作用,但这一染料的临床实践效果却不尽人意(虽然目前对该化合物研究兴趣正在复苏),即使经过结构修饰,也未改善其活性。在第一次世界大战期间(1914—1918 年),驻扎在巴尔干半岛的所有军队因为疟疾的感染,在美索不达亚、东非和约旦河谷受到了重创。英国和法国军队却坚持大范围使用奎宁从而挽救了许多人的生命,虽然当时该做法很多人反对。抗疟药重要的军事和战略意义激发了战争后对抗疟药的大量研究。20 世纪 20 年代初,德国化学工业的复苏将注意力集中在抗微生物药物的研发上。通过对奎宁和亚甲蓝化学反应的不断尝试,终于在 1924 年合成首个抗疟药物,此药物为 8 -氨基喹啉化合物——扑疟喹,也被称扑疟喹(啉),是伯氨喹的前体。

在发现扑疟喹啉后,1932 年合成了吖啶化合物——阿的平(atebrine, quinacrine),1934 年合成了与之前药物结构相关的 4 -氨基喹啉和氯喹。最初,氯喹因对人体的药物毒性较大而被拒绝使用,邀请拜耳研究团队研发一种较为安全的药物,随后他们研制出 3 -甲基氯喹(Sontoquine),但仅停留在临床实验阶段,直到第二次世界大战爆发这些药物尚未正常使用。

在热带战区,士兵因疟疾感染而死亡的人数多于比因战争而死亡的人数。第二次世界大战伊始,盟军觉得他们在热带国家的位置岌岌可危,因为全世界大多数的金鸡纳树生长在爪哇岛,而爪哇岛易受日本军队的侵略。基于此,他们联合开始致力于对新抗疟药的研发与评价的研究,因此产生了氯喹新发现和伯氨喹的改进。在英国有一支完全独立的研究线路,他们 1945 年先后发现了双胍类、氯胍与氯丙胍等抗疟药。这些化合物显示对疟原虫二氢叶酸还原酶(dihydrofolate reductase,DHFR)的抑制作用。维尔康研究实验室的研究人员合成抗有丝分裂的嘌呤类似物 6 -巯基嘌呤(之后为硫唑嘌呤),并于1952 年发现了原虫 DHFR 的抑制剂乙胺嘧啶。获得诺贝尔奖的研究者用同样的原理发现了甲氧苄啶,对细菌DHFR 也具有相当大的亲和力(但也抑制疟原虫酶),还有别嘌呤醇、阿昔洛韦和齐多夫定(allopurinol, acyclovir and zidovudine,AZT)作用类似。

20 世纪 50 年代初,4 -氨基喹啉、氯喹和小范围使用的阿莫地喹成为世界上治疗疟疾的候选药物。氯喹、乙胺嘧啶和氯胍被用作预防药物,乙胺嘧啶也用于治疗。伯氨喹用于防止间日疟与卵形疟的复发。由于金鸡纳生物碱在法属非洲以外的地区很少使用,加之奎宁的停产,所以几乎不见黑尿热患者。这一时期是根除疟疾的鼎盛时期,欧洲和北美洲许多城市地区都取得了消除疟疾的巨大成就,而对新型抗疟药物的研发兴趣也随之一落千丈。但这次热带地区根除疟疾行动以失败告终,同时 20 世纪 60 年代出现的疟原虫抗药性也成为一个重要威胁。

直到 21 世纪初大多数国家仍旧依赖氯喹治疗,但出现治疗失败后即改用磺胺多辛-乙胺嘧啶(sulfadoxinepy-rimethamine,SP)。20 世纪 50 年代后期在哥伦比亚和泰柬边境同时出现氯喹抗性,并在此后超过 40 年的时间里扩散至全球所有热带国家。抗性的扩散趋势、越南战势紧张、根除疟疾行动的失败,这些都促使美国军队开展了大规模的抗疟药物筛选。大多新开发的药物结构与已知的喹啉抗疟药结构相似(甲氟喹、卤泛曲林、他非诺喹)。20 世纪 80 年代,羟萘醌化合物阿托伐醌(50 年多年前发现的化合物的修饰后产物)与环氯胍复合成固定的单剂量药剂,是一种安全和高效的抗疟药物,但制造工艺非常昂贵。

中国的研究者研制出近年来最重要的抗疟药,包括以下 4 种药物,均为喹啉相关类药物:苯芴醇、双哌喹、哌喹与萘酚喹啉,且都对多药抗药性疟原虫有效。到目前为止,近来在疟疾治疗领域的重要新发现都与中国的青蒿素发现相关,青蒿素与其他现有的抗疟药物的化学结构完全不同,快速见效、安全和耐受性好。但其获得认可的时间却较漫长,现在世界卫生组织终于推荐以青蒿素为基础的联合用药为非重症恶性疟的一线治疗药物,注射用的青蒿琥酯选择性应用于重症疟疾患者的治疗。相对于其他抗疟药物,青蒿素及其衍生物目前已用于临床研究。

20 世纪 60 年代至 90 年代间,国际制药行业并未开展很多新型抗疟药物的研发。但近年来,随着国际基金资助经费的增加和公-私合作伙伴关系的建立,导致了对抗疟药研发的再度兴起。目前,已形成了"最健康"的抗疟药路线,也已有 15 种不同新型抗疟药处于不同的开发阶段。

(一) 抗疟药物抗性

在 20 世纪的最后 20 年,全球除疟疾以外的其他传染病的死亡率总体呈现下降,而疟疾的死亡率上升(HIV-AIDS 也除外)。出现这一现象的原因主要是疟原虫的药物抗性。恶性疟现已对包括青蒿素衍生物的所有抗疟药物产生了抗性。除恶性疟外,抗疟药物对其他人感染疟原虫仍有效,但是间日疟对抗叶酸类药物抗性也已蔓延。间日疟对氯喹已出现显著抗性,并在全球多地出现。1910 年,在巴西首次发现恶性疟的奎宁抗性,但从未引起高度重视,也未减少用药。随着抗叶酸类药物环氯胍和乙胺嘧啶的引入后几年内,虽然恶性疟与间日疟的药物抗性出现,但并未引起重视,直到 20 世纪 50 年代几乎同时在东南亚和南美洲发现了药物抗性。作为人群大规模预防服药使用的氯喹(和乙胺嘧啶)盐的误用可能导致药物选择性抗性出现。20 世纪 70 年代,东南亚和南美洲热带地区抗氯喹恶性疟的扩散使全球热带地区的疟疾卷土重来。至 20 世纪 80 年代早期,氯喹在很多国家已失效,非洲东海岸也首次出现此类报道。自此,恶性疟的氯喹抗性已蔓延到非洲地区,现如今仅有极少数国家得以幸免(如巴拿马运河以北的地区)。乙胺嘧啶抗性出现更迅速,且与磺胺类药物的联合使用在东亚、中非和南非、南美洲不再有效(SP,磺胺多辛-乙胺嘧啶)。最新的分子流行病学研究已阐明恶性疟抗性横跨地域扩散的重要性,也证实了恶性疟原虫的氯喹与 SP 抗性均起源于东南亚,并肆虐蔓延至非洲[6]。

东南亚国家尤其是柬埔寨与泰国一直是世界上出现疟原虫抗性株最多的地区,也一直是最早产生并出现抗性的地区(图 43.20)。20 世纪 60—70 年代,氯喹抗性不断传播与扩散,SP 抗性紧接着在 20 世纪 80 年代出现。1984 年,泰国使用甲氟喹取代奎宁成为治疗恶性疟的药物,也成为首个大规模使用甲氟喹的国家。磺胺多辛与乙胺嘧啶的联合是为延缓药物抗性,而自从 1988 年泰国发现甲氟喹抗性后,迅速蔓延到柬埔寨和缅甸西部,随后越南,与此同时,对奎宁的敏感性也逐渐降低。到 1994 年,某些区域已出现甲氟喹高度抗性,早期治疗失败率高达 10%。泰国西部开始采用 3 d 高剂量甲氟喹与青蒿素联合使用(25 mg/kg)的治疗方法。虽然恶性疟原虫已出现对甲氟喹的抗性,但该联合药物的疗效却非常显著,且

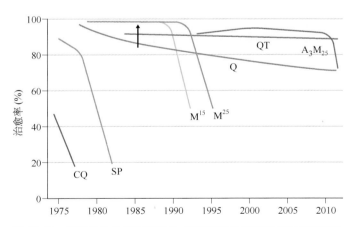

图 43.20 最严重的抗疟药耐药性;泰国西部边境恶性疟对抗疟药的敏感性下降。氯喹(CQ)和磺胺多辛-乙胺嘧啶(SP)在 20 世纪 80 年代初已失效。奎宁疗效下降缓慢(Q)。1984 年 11 月引入甲氟喹(M)(箭头),与 SP 以 15 mg/kg 的剂量组合,虽然那时 SP 已无疗效。虽然对甲氟喹用药控制严格,但还是很快出现其药物抗性。7 d 奎宁-四环素方案仍有效,但 1994 年引入的青蒿琥酯-甲氟喹(青蒿琥酯 12 mg/kg,甲氟喹 25 mg/kg 分剂量给药 3 d 以上)导致了明显的抗性逆转。直到 2010 年,该药剂的疗效仍高于 90%,而随着青蒿素抗性的产生,该药的疗效急剧下降。

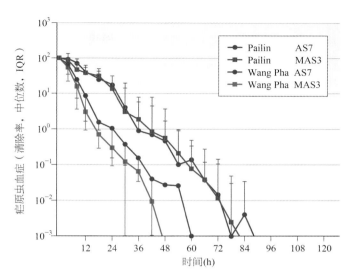

图 43.21 青蒿素抗性恶性疟;柬埔寨西部(Pailin)与泰国西部(Wang Pha)青蒿琥酯单方(AS7)和甲氟喹-青蒿琥酯(MAS3)药物抗性资料[29]。

在之后的 15 年内治愈率都高达 90%。随着 ACT 药物的使用,甲氟喹的敏感性逐渐上升,恶性疟发病率显著下降。不幸的是,青蒿素抗性已出现在柬埔寨西部。到 2007 年,这一药物敏感性下降的证据越来越多,最终到 2009 年,得到明确的证实[29](图 43.21)。同时,这一药物抗性或扩散或也独立出现在泰缅边境和越南南部。青蒿素治疗后,疟原虫清除速度减慢是抗性产生的主要表现。现已开始出现 ACTs 药物疗效的下降,尤其是青蒿琥酯-甲氟喹。在过去两年间,泰国西部边境地区的青蒿琥酯-甲氟喹治愈率从 90% 下降到 70% 以下。目前有关疟原虫抗疟药最新进展可免费在该网址查看:(http://www.wwarn.org)。

(二)抗疟药物治疗

抗疟药通常比抗菌药物毒性更大,即治疗药物选择范围比较窄,但罕有严重的不良反应。现有 3 组有效的抗疟药物:芳基氨基喹啉或喹啉类化合物(喹啉衍生物或类似喹啉的药物)如奎宁、奎尼丁、氯喹、阿莫地喹、甲氟喹、卤泛曲林、苯芴醇、哌喹、双哌喹、伯氨喹、他非诺喹;抗叶酸类药物(乙胺嘧啶、三乙醇胺、氯丙嗪、甲氧苄啶)和青蒿素类化合物(青蒿素、蒿甲醚、双氢青蒿素、蒿乙醚、青蒿琥酯)。在这些药物中,青蒿素对疟原虫的无性体期的作用期最长,从环状体期到早期滋养体,青蒿素都能快速产生治疗效果。环状体期的原虫意义非同寻常,该时期的原虫药效反应迅速,也正因此使重症疟疾患者的生命得以挽救;但这一特性却在青蒿素抗性虫株中消失。有几种抗菌药也具有抗原虫性,不过一般他们的药效缓慢且需与其他抗疟药物联合使用,如磺胺类和砜,

四环素类、大环内酯类和克林霉素和氯霉素。膦胺霉素具有抗疟活性,但仍处于研究阶段。疟原虫已出现对磺胺类药物而非其他类抗生素的显著抗性(实验室诱导大环内酯类药物抗性株)。对恶性疟敏感有效的药物也对其他种类的疟原虫同样有效。

1. 抗疟药的药效学·抗疟药对普通疟疾的首要药效是阻止疟原虫的增殖(阻止原虫发育)。未经治疗的疟原虫感染可以达到裂殖子发育为成熟裂殖体平均速率的最大值(有效率100%)。无免疫人体的增殖相对速率较快,一般为6~20/循环(30%~90%效率)。抗疟药发挥最大药效(Emax)可将这一增殖速度变为负值,从−10~−10 000,也即每循环数减少10~10 000倍的原虫数。Emax指最大效应,该效应位于S形剂量与药效反应或药物浓度与治疗效果的关系曲线的上端。但不同药物的Emax值不同,如青蒿素对无性增殖期原虫的效应为减少每循环期原虫10 000倍,而抗疟原虫抗生素如四环素或氯林可霉素却可能只能达到减少10倍的效应值(图43.22)。

血液或血浆中药物最低浓度对应于抗疟药Emax,可看作最低原虫密度MPC。疟原虫的减少似乎只是治疗的第一步。也即意味着对于每一固定的MPC值,每连续的无性增殖期超过此值的原虫数都被清除。急性疟疾患者的最大原虫数可数为10^{12}。即使每个循环期能杀死99.99%的疟原虫,也至少需要3个生活史周期时间(6 d)才能几乎清除所有的原虫。因此,至少需要提供7 d的抗疟药物治疗(涵盖了4个周期)疟疾患者。对于在体内被快速清除的药物,必须保证至少持续7 d给药(图43.23)。

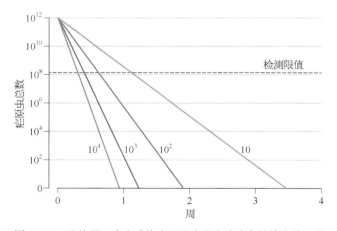

图43.22 药效学。疟疾感染者不同疟原虫清除率的效应值。纵轴表示原虫量,10^{12}个相当于非贫血性成人血液中2%的原虫量。青蒿素衍生物的原虫减少比例最高(PRR:每无性增殖周期减少10^4倍),6~8 d后全部清除原虫。其他大多数原虫的PRR值在$10^2~10^3$。抗生素单独使用(如强力霉素)的PRR值大约为10,需要3周的时间才能治愈疟疾(显然是不能单独使用抗生素治疗疟疾)。

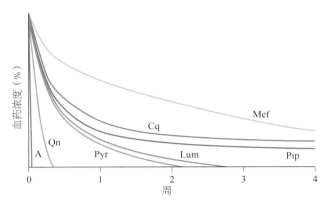

图43.23 药物动力学。不同抗疟药物消除疟疾的比较评价(统一初始药物浓度峰值)。A,青蒿素及衍生物;Qn,奎宁或奎尼定;Pyr 乙胺嘧啶;Lum,苯芴醇;Cq,氯喹;Mef,甲氟喹;Pip,哌喹。

有免疫力的患者治疗效果更佳。这也意味着,疟疾流行区低龄儿童的治疗效果最差。

治疗重症疟疾的抗疟药作用于不同的原虫发育期也很重要,因为治疗目标是阻止原虫发育成熟,尤其是阻止低致病力的环状体期的原虫发育向更具致病力的阶段。治疗重症疟疾的药物主要作用于原虫的第3个循环期,因为该时期原虫的合成和代谢活动增加最快。抗叶酸类药物会抑制裂殖体的形成,但一旦分裂体(裂殖体)形成,没有药物能防止裂殖体的破裂和再侵入(广义使用的术语schizontocidal是不正确的)。早期阶段的环状体相对更容易出现(尤其对奎宁和乙胺嘧啶)。青蒿素化合物能作用最多的原虫期且在体内反应迅速。这些化合物再加上少量的氯喹,可阻止环状体期原虫的发育,从而加速清除原虫,减少之后的原虫黏附(氯喹无此作用)。青蒿琥酯比奎宁能更好地挽救重症疟疾患者的最主要原因是其能杀死循环期的环状体期原虫,阻止其发育成熟及之后的黏附活动,而奎宁无此效应。

(三)抗性产生过程与机制

抗性产生意味着在一定的剂量下,药效曲线右移(浓度-效应)。若要杀死原虫,需提高药物剂量浓度。浓度与效应的关系曲线也有可能发生变化,并降低最大效应值。

1. 抗叶酸和磺胺类药物·乙胺嘧啶和其他抗疟药组合,通过抑制二氢叶酸还原酶-胸苷酸合成酶(dihydrofolate reductase,DHFR)等生物酶合成,干预疟原虫叶酸的合成途径。磺胺类药物作用的通过抑制二氢叶酸合成酶(dihydropteroate synthase,DHPS)合成作用于合成的前一步。此二类化合物通过协同作用起到杀灭疟原虫的作用。在环氯胍和乙胺嘧啶引入治疗数年后,便报道了恶性疟与间日疟对该药物的抗药性。DHFR抗性与DHFR基因的点突变相关联,这些突变后的基因导致DHFR酶复合物与药物的亲和力下降(下降了100~

1 000 倍）。第一个突变点一般认为是恶性疟原虫二氢叶酸还原酶的第 108 位（丝氨酸突变为天冬酰胺），相应地，间日疟原虫是二氢叶酸还原酶的第 117 位。但这一单点突变最初并不影响临床药效，而之后在恶性疟原虫新见了 N51I 和 C59R 的突变后，体内治疗受临床显示对乙胺嘧啶的抗性增加。上述三个点突变显示出现了相对抗性，但通常药物仍治疗有效。而第 4 个点突变和最具毁灭性的突变发生在第 164 位（异亮氨酸突变为亮氨酸）。相似地，间日疟在相应位置的点突变也表现出对抗叶酸药物的抗药性。I164L 的突变使作用于恶性疟抗叶酸药物完全失效。这种突变流行于在东亚和南美的部分地区，在东非也有报道。有趣的是，对乙胺嘧啶表现出适度抗性的疟原虫却不一定出现环氯胍抗性，反之亦然。例如，第 16 位（丙氨酸突变为缬氨酸）和第 108 位（丝氨酸突变为苏氨酸）的突变是对环氯胍而非乙胺嘧啶高抗性的标志[5]。一般双胍类药物（环氯胍，氯环胍）比乙胺嘧啶对抗性突变虫株有效，但对恶性疟第 I164L 位突变的虫株却是失效的。

磺胺类-乙胺嘧啶或砜-双胍类复合物对协同合成重要的抗疟成分磺胺类和砜至关重要。编码 DHPS 酶（与 PPPK 酶三双重生物蛋白酶）目标基因的渐进式突变导致了磺胺类和砜抗性的产生。特别是对于恶性疟，DHPS 在第 436、437、540、581、613 位点的突变改变了生产的氨基酸残基，也影响与抗叶酸药物结合的敏感性。DHPS 抗性虫株几乎也有 DHFR 突变。540 位与 437 位的突变尤其与高的治疗失败率相关。四点突变的恶性疟原虫（$Pfdhfr$ 位点有 S108N、N51I 和 C59R，$Pfdhps$ 位点有 A437G 和 K540E）现已蔓延至热带国家且出现 SP 高治疗失败率，且对青蒿琥酯与 SP 的复合药物，也反应较差。$Pfdhps$ 的 581 和第 631 位的突变率也在上升，这两点不会单独发生突变，往往是出现第一突变位点后（通常为第 437 位丙氨酸到甘氨酸的突变）发生，进而加重抗性效果。

2. 喹啉及其相关药物·喹啉类抗疟药物的作用方式一直是多年争论的焦点，该类药物呈弱碱性，在原虫的酸性食物泡中富集，但这本身并不能说明它们具有抗疟性。氯喹可作用于原虫 DNA，但仅在浓度 1～2 mmol/L，显著高于所需杀灭原虫的浓度（10～20 nmol/L）时方可起作用。

氯喹与高铁原卟啉结合，促使血红蛋白降解，而血红蛋白降解产物抑制了血红素二聚化反应。这一重要的疾病防御机制，合理解释了药物选择性地抑制寄生虫血红素解毒过程的抗疟作用。氯喹也竞争性地抑制谷胱甘肽介导的血红蛋白降解，这是另一种原虫解毒通路。氯喹抗性的产生与酸性食物泡或消化液泡中的药物浓度降低有

关，进入药物减少，排出药物增多。氯喹抗性虫株消化液泡中氯喹的流失速度比敏感性虫株快 40～50 倍。这种外排机制类似于在哺乳动物肿瘤细胞中发现的多重耐药（multidrug-resistant，MDR）机制。第一种外排机制的关键因素是 ATP 结合的跨膜泵，称为 P 糖蛋白。在大多对奎宁类、甲氟喹类、苯芴醇类药物产生抗性的恶性疟虫株中，可发现未突变的 $pfmdr1$ 基因拷贝数增加，而 N86Y、Y186F 和 D1246Y 与氯喹和阿莫地喹抗性相关。Pfmdr 出现基因扩增是甲氟喹和苯芴醇抗性株的特性。转染研究证实 pfmdr 调控疟原虫产生对氯喹和甲氟喹的抗药性。苯芴醇与阿莫地喹是在非洲被广泛应用的抗疟药物，这两种药的联合使用，可表现出与 mdr 基因相反的选择压力，可期望通过此方式减缓抗性位点的出现。但已发现氯喹抗性的关键蛋白 CRT 的点突变（CRT 食物泡膜蛋白上具有转录功能的蛋白质）。已通过实验室的转染实验证实，氯喹抗性有关的 $pfcrt$ 关键位点第 76 位的点突变，使编码的赖氨酸突变为苏氨酸，且对发生这一单核苷酸多态性的流行病学研究也证实了其临床抗性反应。在一些氯喹抗性流行区，pfcrt 抗性逆转野生型的虫株与氯喹敏感性的恢复相关[30]。$pfcrt$ 对阿莫地喹和奎宁抗性也具有重要作用。从流行病学角度，氯喹抗性的产生可能与多重非连锁突变有关，同时改变了 CRT 的功能。可能其他喹啉类药物的抗性位点尚待研究证实。

氯喹抗性虫株的外排通路可被一些结构无关的药物阻断：如钙通道抑制剂，三环抗抑郁药，吩噻嗪系，二苯环庚啶，抗组胺剂等，而五氟利多会降低甲氟喹抗性，而同时也不会减少氯喹的外排作用。这为临床上的氯喹敏感性恢复带来了希望。

虽然对氯喹敏感性的预评估结果不尽人意，可在对尼日利亚儿童的研究中发现，氯喹与高剂量的氯苯吡胺伍用对产生氯喹抗性的患者有明显的疗效。一般抗疟药物甲氟喹、奎宁、苯芴醇与卤泛曲林的抗药性是连锁的。在特定的地理区域，甲氟喹与氯喹的抗性和敏感性呈互补关系，即甲氟喹抗性增加会相应地增加氯喹的敏感性。

3. 阿托伐醌·阿托伐醌干预原虫线粒体转运电荷且能使原虫线粒体去极化，从而阻断细胞呼吸作用。编码细胞色素 b 基因的单点突变可导致高抗性株的产生。该基因是被染色体外一个质粒状的含有 DNA 的细胞器所编码的（质体），从进化史上看，是藻类的起源基因，抗性突变在体内与体外频繁产生（图 43.24）。

4. 青蒿素及其衍生物·目前对青蒿素药物的作用机制尚不清楚。最初认为是阳离子（主要为亚铁离子）介导的碳中心自由基蛋白的烷基化。去除原虫的作用依赖于过氧桥的完整性，可被铁螯合剂去铁胺阻断。

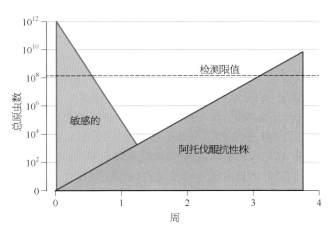

图 43.24　新现的高度抗性。1/3 的高抗性患者用阿托伐醌(仅用该药)治疗后出现复发。这代表了单个原虫的无限制生长,每个原虫的突变频率为 1～10^{12}。

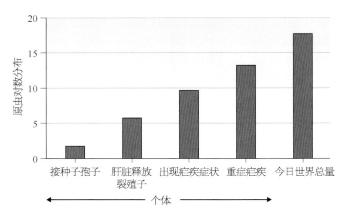

图 43.25　原虫的对数分布。世界上目前约有 10^{16}～10^{18} 个疟原虫。有这样一种可能性,世界上今天约有 10^{16}～10^{18} 个疟原虫,而到了后天,又有新的 10^{16}～10^{18} 个疟原虫产生!

(四) 抗药性的产生与传播

疟原虫的药物抗性已成为热带地区人民健康的重大威胁。抗性的发展可分为两个阶段,相对罕见的抗性事件的发生引起抗性的新起源以及随后的抗性虫株的扩散。疟原虫不通过横向的传递产生抗性。抗性产生源于自发的染色体点突变或基因复制这一独立于药物选择压力的活动。一旦抗性突变产生,这些抗性突变虫株在抗疟药物作用下,具有了生存优势。一些因素促使了抗性产生。这些因素包括:基因发生变化的固有频率,基因变化所造成的抗性程度(药效学),暴露药物的传播感染比例,药物浓度分布(药代动力学),服药方式和社区整体免疫水平。低于治疗剂量药物浓度下,抗性虫株被选择(即能杀灭最敏感性的虫株而不能杀灭抗性突变株的药物浓度)。因此,那些感染了大量疟原虫却无免疫力的患者,未接受规范治疗(可能是因为药物质量差,医从性不高,口服药物后呕吐等)是抗性起源的潜在原因。这就强调了规范处方药和良好医从性的重要性,尤其在那些原虫密度较高、原虫清除缓慢的患者。

高传播地区的抗性产生速度较慢,因为有免疫力的背景使大量感染的原虫也包括产生突变的原虫被清除,从而实现传播阻断。抗性突变原虫的传播是通过长期被用于消除阶段的药物,作提供一个"选择性滤器",促使即使在抗疟药物作用下抗性虫株仍能感染新的患者。

缓慢清除药物如甲氟喹($t_{1/2}\ \beta$ 2～3 周)与氯喹($t_{1/2}\ \beta$ 2 个月)在服用药物的数月内仍残存于血液内并作为一个选择滤器(图 43.23),该选择压力异常巨大。在非洲,每年 250 000 kg 或 170×10^6 份成人剂量的氯喹被用于疟疾治疗,这意味着在非洲大陆的很多地区,人群中随时可检测到血液中氯喹的存在。

可通过使用不同作用机制和不同药物靶点的药物组

合,抑制疟原虫的抗性产生。同样的原理也适用于结核、麻风、HIV 感染和很多癌症患者的治疗。若同时使用两种不同作用机制的抗疟药物,则产生两种不同的药物抗性机制,那么对于每一株疟原虫则需要有对这两种药物同时产生抗性的可能性。例如,若每个疟原虫对药物 A 和 B 产生抗性的可能性均为 $1/10^{12}$,那么对 A 和 B 同时产生抗性的概率即为 $1/10^{24}$(图 43.25)。通过降低原虫产生新抗性概率的方法以延迟疟原虫抗性的产生。但是此法也有一定的局限性。如果并非所有的疟疾患者均服用了 A 与 B 药物,如有些患者仅接受了其中某种药物的治疗时,那么就有可能产生药物抗性(这也提示了在推广药物时的药物高覆盖率的重要性)。只有当两种药物共同作用时,方可有相互的抗性抑制作用,而现行的 ACT 药物在人体内的作用不同能相互匹配,例如与青蒿素配伍的药物在人体内的半减期较长,那么在随后的数天或数周内将在人体内无青蒿素任何协同情况下单独存在,这将加速抗性的传播。此外,联合用药的成本也更贵。但从长远看,成本增加的利大于弊。另外一种有效减缓抗性传播的方法便是同时推广不同抗性机制的不同抗疟药物。这种"多种一线药物"的治疗方法是为适应抗性机制而开发的对健康不利的治疗方法。目前,仍有很多重要却尚未解决的抗性问题。目前对所有抗性相关的要素都不得而知,因此最实际的策略即阻止抗性现象的发生。

(五) 奎宁

奎宁是从金鸡纳树皮中提炼出的一种口味苦涩的粉末,被广泛用作调味品(托尼克水,苦柠檬),是一种有效的治疗夜间痛性痉挛和疟疾的药物。与广义的奎宁描述不同,它不具有退热效果。奎宁通常合成肠外吸收的二氢氯酸盐和口服的硫酸盐、硫酸氢盐、二盐酸化物、碳酸乙酯、盐酸盐或溴化盐。不同于其他抗疟药甚至有些令人费解的是,奎宁物剂量不是根据碱基质量而是药物盐的质量来规定的（不同的药物的碱基不同）。奎宁主要作用于原虫发育中的成熟滋养体阶段，它不能阻止原虫的黏附或抑制原虫发育形成裂殖体，也不能杀灭红细胞前期或有性期的恶性疟原虫。

1. **药代动力学**·奎宁经成人或儿童口服或肌内注射后，均吸收良好（表 43.7）。吸收峰值通常在 4 h 内出现（若经肌内注射，峰值出现速度更快）（图 43.23）。用于治疗急性疟疾奎宁药物总的表观分布容积（volume of distribution，Vd）是减少的，药物清除时间与病情的严重程度成正比。所以，奎宁在普通疟疾患者比健康人体内血液浓度较高，在重症疟疾患者血液中浓度最高。奎宁药物在健康人、普通疟疾患者和脑型疟患者的清除半减期分别为 11 h、16 h 和 18～20 h。儿童和孕妇服用的奎宁药物的表观分布容积相对更小，因此清除时间更快。

具有相似疟疾病情的营养不良者的 Vd 与药物清除时间都减少。奎宁显碱性，主要与急性期血浆蛋白 α_1 -酸性糖蛋白结合。血浆蛋白结合率从受试的健康人的 75%～80% 到重症疟疾患者超过 90%。红细胞浓度相当于血浆浓度的 1/3～1/2，母乳和脐带血中的浓度接近血浆中浓度的 1/3。药物的治疗范围没有明确的定义，但 8～15 mg/L 的总的血浆浓度是确认安全和有效的浓度。血浆浓度超过 20 mg/L 时，毒性可能会随之增加（不含奎宁浓度＞2 mg/L）。约 80% 的药物通过肝脏消化排除，主要通过 CYP 3A4 和 CYP 3A5，其余 20% 分泌进入肾脏。虽然重症疟疾的系统性清除率降低，80：20 的比例形式得以保存。主要的代谢物 3-羟基喹啉具有生物学活性，约占 10% 的抗疟活性，但更多地都积累在肾脏。其他更多的极性代谢物则活性不强也不具有抗疟特性。

药物	吸收峰值(h)		口服剂量 (mg/kg)	血浆水平峰值 (mg/L)	结合率 (%)	Vd/f (L/kg)	清除率/f [mL/(kg·min)]	$t_{1/2}\beta$ (h)	备注
	PO	IM							
非重症疟疾									
奎宁	6	1	10	8	90	0.8	1.5	16	蛋白结合增加。重症疟疾的 Vd 和清除时间缩短。IM 吸收度与注射浓度成正比
奎尼丁	1	—	10	5	85	1.3	1.7	10	聚集于红细胞、白细胞和血小板
氯喹	5	0.5	10	0.12	55	10～1 000	2	30～60 d	药物动力学不受疾病严重程度的影响
去乙基阿莫地喹	—		30	0.15	—	—		11 d	口服阿莫地喹药物后，几乎所有的抗疟活性均有其代谢物提供
哌喹	6	—	55	0.18	＞98	728	23	28 d	幼儿服药 1～2 周后减少接触
双哌喹	6	—	36	—	96	90	13	13 d	儿童体内半减期较短，约 10 d
甲氟喹	17	—	25	0.9	＞98	20	0.35	14 d	全血而非血浆中，(＋)RS 同分异构体浓度高，(－)SR 同分异构体浓度低
卤泛曲林	15	—	8	3.5	＞98	—	7.5	113	活化去乙基代谢途径后清除更慢，脂肪可提高吸收率
苯芴醇	6	—	9	0.5	＞98	2.7	3	86	生物利用度多变，吸收依赖于与脂肪的结合
乙胺嘧啶	4	41	1.25	0.1	94		0.33	87	2～5 岁儿童的体内浓度低于大龄儿童及成人
环氯胍	4	—	2	5	75	30	20	35	主要为活化的三嗪代谢药物前体氯环氯胍，在体内被迅速清除

表 43.7 抗疟药的药代动力学特性

表 43.7	抗疟药的药代动力学特性(续表)							

药物	吸收峰值(h)		口服剂量 (mg/kg)	血浆水平峰值 (mg/L)	结合率 (%)	Vd/f (L/kg)	清除率/f [mL/(kg·min)]	$t_{1/2}\beta$ (h)	备注
	PO	IM							
阿托伐醌	6	—	15	—	99.5	6	2.5	30	脂肪可增加吸收率
青蒿琥酯	1.5	0.5	4	—		0.15	50	0.75	快速在胃中水解为双氢青蒿素(DHA),口服青蒿琥酯后,血液中很少见
蒿甲醚	2	3~18			95	2.7	54	1	肌内注射后吸收不稳定,口服后,立即生成 DHA
双氢青蒿素	4	—	4		70			1	吸收完全依赖于配方

氯喹、苯芴醇、蒿甲醚、青蒿琥酯、阿托伐醌和氯胍的药代动力学特性在妊娠晚期显著改变,血药浓度大约是非妊娠成年人的一半。相同剂量下,乙胺嘧啶和磺胺多辛血药浓度大约是大龄儿童与成人的一半。

健康人									
伯氨喹	3	—	0.6	0.15		3	6	6	活化代谢通路不显著
氯胍	3	—	3.5	0.17	75	24	19	16	主要为活化的三嗪代谢药物前体环氯胍,在体内被迅速清除
乙胺嘧啶	4	—	0.3	0.35		2.9	0.4	85	

2. 毒性·用于治疗疟疾的奎宁普遍具有轻微的不良反应,少见严重的药物毒性。过敏反应(皮疹、血小板减少、溶血、溶血性尿毒综合征)在疟疾治疗中也较为罕见。奎宁口味极苦涩,因此患者不愿规范服药并产生"金鸡纳中毒症",常见症状有耳鸣、可逆性的听力损坏、恶心、烦躁不安和经常呕吐,由此产生的后果便是患者对 7 d疗程的医从性差。在奎宁的治疗浓度下,预计会延长骨骼和心脏肌肉的去极化时间,心电图显示 QTc 值的间隙延长约 10%,这种效应对 2 岁下儿童的影响更大,可作为衡量药效毒性的方法。这些抗心律失常效应与奎尼丁作用导致的 QT 时间延长不同,是由于延迟了复极化(JT延长),在某些情况下,导致心律失常。显著的传导或复极化异常,医源性心律失常是极为罕见的。奎宁与其他喹啉类抗疟药类似,加剧了疟疾引起的体位性低血压,但医源性仰卧位低血压症较罕见。由视网膜神经节细胞毒性导致的失明和耳聋是常见的自我中毒症状,但在疟疾治疗中非常罕见。可能奎宁最重要的毒性效应是对胰腺β细胞的刺激作用,容易导致高胰岛素低血糖,在孕妇中尤为常见,但任何重症疟疾患者都可能发生此症状,尤其是当没有及时静脉注射葡萄糖溶液时。与普通观念不同,奎宁在治疗剂量下并不会引起早产。奎宁很少与各种过敏反应相关,尤其是免疫性血小板减少症和罕见的溶血性尿毒综合征。各种皮肤反应与奎宁有关:皮肤瘙痒、皮肤潮红和荨麻疹是最常见的奎宁过敏表现。其他皮疹包括光敏性皮肤血管炎、扁平苔藓和苔藓状皮肤炎则鲜见报道。肉芽肿性肝炎偶有报道。

黑尿热无疑与奎宁的使用有关,但其潜在的病理生理机制尚不明确。不正确或非无菌肌内注射奎宁可致破伤风,病死率很高。

由奎宁治疗疟疾而引起的心血管毒性偶尔发生在温带国家,在老年旅客输入性疟疾管理中出现,且相比于不处理的危险,对其毒性效应的担忧显然是被夸大了。静脉注射奎宁当然具有潜在的致命性,但一定速率的注射而造成的医源性低血压确实非常罕见的。重症疟疾是一种潜在的致命因素,抗疟药治疗是唯一降低死亡率的有效干预措施。治疗不足可能导致死亡,但医生通常将死亡原因归咎于疟疾感染而非奎宁剂量的不足。另一方面,心血管并发症易归因于奎宁治疗而非暴发性疾病。在疟疾流行国家开展的大型研究已证实奎宁在重症疟疾治疗中的安全性。重要的是,接受奎宁治疗的患者需在数小时内血液中达到所需的药物治疗浓度。

3. 应用·用 0.9% 生理盐水、5% 或 10% 的葡萄糖,以一定的速率静脉注射或大腿前部深部肌内注射奎宁。不可直接静脉注射(因其导致潜在的致命性低血压)。儿童、孕妇和非妊娠成人的初始剂量(mg/kg)相同,虽然在一些出现抗性的区域推荐儿童从第 4 天到第 8 天增加到 15 mg/kg 的剂量,以防止复发感染。重症疟疾的治疗应从负荷剂量尽快达到治疗水平。若患者在转诊到医院前已经接受足够的治疗(即前 24 h 内剂量大于 15 mg/kg)，那么不必给予负荷剂量。但如有任何疑问，或之前服用的剂量稍低，则需在住院时给予全负荷剂量。重症疟疾患者若 48 h 后无临床症状或出现急性肾功能衰竭，则应减少 1/3~1/2 的奎宁剂量。未经稀释的奎宁肌内注射较为疼痛且是致组织硬化剂，应与无菌水以 1∶3~1∶5 的比例稀释，并注射大腿前部，不允许注射到臀部(避免坐骨神经损伤的风险)，要严格的无菌环境。口服奎宁的剂量为每天 3 次，每次 10 mg/kg 剂量，服用 7 d(服用疗程越短，药效越有限)，一般与强力霉素与克林霉素联合使用。

(六)氯喹

氯喹是 4-氨基喹啉类药物，有磷酸、磷酸盐、盐酸盐不同剂型，以碱基重量规定剂量。各种液体制剂可供儿童使用。氯喹可静脉注射、肌内或皮下注射、口服或栓剂。氯喹主要作用于疟原虫的大环状体和滋养体成熟阶段。氯喹的原虫清除速率快于奎宁，慢于青蒿素衍生物。氯喹还用于肝阿米巴病和一些胶原血管和肉芽肿性疾病的治疗，特别是类风湿关节炎(如推荐的羟化氯喹)。

1. 药代动力学·氯喹具有复杂的药物动力学特性、极大的 Vd 值(由于与组织接触面积广泛)和很长的消除期(表 43.7)。最终半减期时间为 1~2 个月。因此，疟疾患者的氯喹在血液中的浓度主要由药物的分布而非药物清除过程来计算。氯喹口服吸收好，与血浆蛋白的结合率大约为 55%。氯喹的首要代谢物去乙基氯喹，几乎是抗疟的主要活性物质，与预防有关，不具治疗效果。

2. 毒性·氯喹耐受性良好。口服氯喹可能引起恶心、烦躁和视觉障碍，体位性低血压可能会加剧。肤色深的患者可能出现瘙痒症状，需要限制剂量。瘙痒可能出现在服药 6~24 h 后，持续几天，主要分布在手掌、脚掌和头皮处并有刺痛感。抗组胺药物治疗效果不佳。极少数可由氯喹引起急性和自我限制性神经精神反应。预防剂量累计超过 100 g(预防超过 5 年)会增加视网膜病变风险，主要症状为视神经节苍白、小动脉收缩、黄斑水肿、视网膜周边褪色、视网膜颗粒和水肿及所谓的"环状点"或"靶心"斑等由色素圈和中央白点造成的视网膜色素变化。30%~70% 的患者经高剂量治疗后几周，或出现可逆性角膜混浊的风湿病。一半患者表现为无症状但其他可能会畏光、视觉光晕和视力模糊。长期的氯喹预防服药应定期地进行眼科检查，或警惕他们是否出现视力障碍。用于预防的抗疟药罕见发生肌病。较少见皮肤不良反应包括肤色变苍白、各种无皮疹(光敏性皮炎、牛皮癣加重、大疱性剥脱性皮炎、皮疹类天疱疮、脓疱疹)、皮肤褪色(长期使用)和头发脱落。氯喹造成的中毒症状有低血压、心律不齐和昏迷且易致命。曾有推荐地西泮是特

效解毒剂，但最近的研究不支持此药的血流动力学和通气作用。

3. 应用·尽管 ACTs 的使用不断增加，但氯喹仍是敏感型疟原虫的首选药物。除少数恶性疟外，氯喹被广泛用于间日疟、三日疟与卵形疟的治疗。古老的氯喹药方服药方法为：25 mg/kg 服用 3 d 以上(10、10、5 或 10、5、5、5 mg/kg，间隔 24 h)，也可缩减服药疗程为 36 h。尚无注射用的氯喹制剂。儿童和孕妇可安全服用氯喹。

(七)阿莫地喹

阿莫地喹是一种类似氯喹作用模式的 4-氨基喹啉类曼尼希碱，对抗药性恶性疟更有效，可与青蒿琥酯联合使用。阿莫地喹仍对部分南美洲、西非和中非及部分亚洲的恶性疟有效，但近来抗药性也逐渐增加。阿莫地喹最好以青蒿琥酯-阿莫地喹合剂的固定剂型，按照 4/10 mg/kg 每天的剂量，服用 3 d。

1. 药代动力学·口服阿莫地喹后经过的第一个代谢通路是经肠道和肝脏的 CYP 2C8 消化为具有生物学活性的去乙基阿莫地喹，其代谢物发挥主要的抗疟活性。肠道化合物的半减期大约为 10 h，但去乙基阿莫地喹与氯喹相似，分布较广泛，半减期较长，约 10 d。目前无商品化的肠道外制剂，但有些结构类似的化合物如阿莫吡喹，在有些国家被用于肌内注射。

2. 毒性·预防性阿莫地喹服药可致高度中毒。约有 1/2 000 的患者会发展成为粒细胞缺乏症。引起重度肝中毒的概率预期为 1∶15 000。粒细胞缺乏症是由反应性醌亚胺代谢物的生物活性引起的。一般来说，简单的化学结构修饰可防止这种代谢物的形成，理论上产生一个更安全的化合物。虽然阿莫地喹引起这种严重反应的发生率较低，但目前仍缺乏精确的风险评估。一般地，青蒿琥酯-阿莫地喹复合物的耐受性良好。一些此类药物系列会偶有疲劳症状。文献中记录了 4 例非洲患者经阿莫地喹治疗后，出现诸如舌头吐出、意向性震颤、流涎过多和构音障碍等神经问题，有 2 例患者是再次给药时出现上述症状。另外，有病例报告报道 1 例过度使用阿莫地喹 1 年以上的患者，导致皮肤和黏膜黄色素沉着、角膜和结膜包涵体及视网膜病变。与氯喹具有类似的轻微不良反应，瘙痒是较少出现的问题，味道令人难以接受，但是儿童剂型药物更容易接受。

(八)甲氟喹

甲氟喹是用于多药抗性恶性疟疾治疗的氟化 4-喹啉甲醇化合物，有两个不对称碳原子，在临床上常以 50∶50 的血红素外消旋混合物。这些同分异构体有相同的抗疟活性，但药代动力学特性却显著不同，其杀灭疟原虫作用机制类似奎宁。甲氟喹不溶于水，但它可以作为片剂使用，保持干燥。目前，无胃肠外或儿科液体制剂，已

开发和注册与青蒿琥酯以 2：1 的固定剂量的共同制剂。

1. 药代动力学·甲氟喹吸收良好,分布广泛,清除较慢(表 43.7)。与血浆蛋白高度结合(大于 98％)。甲氟喹的清除主要依赖于肝脏生物代谢转化为无活性的代谢物被清除。(＋)RS 同分异构体 Vd 与药物清除时间是(－)SR 同分异构体的四至 6 倍多。总的药物半减期在健康人体内为 3 周,疟疾患者为 2 周(图 43.23)。急性期患者的甲氟喹吸收率降低,而当分次服用高于 25 mg/kg 的剂量时,则生物利用率增加(如初始剂量为 15 mg/kg,8～24 h 后再服用 10 mg/kg,或者 8 mg/kg 剂量服用 3 d),或者与青蒿琥酯配伍使用,第 2 天开始服用也会提高其生物利用率。多次分剂量服用可降低急性不良反应的发病率。甲氟喹在疟疾患者比在健康者的血药浓度高,但腹泻率少(可能是肝肠循环阻断),在孕妇体内的清除时间延长。甲氟喹在成人与儿童体内的药代动力学相似。与青蒿琥酯在药物治疗第 2 天配伍使用,可增加其生物利用率,加快疟疾患者的康复。分剂量提高了血药浓度并减少了早期的呕吐。新的联合青蒿琥酯的剂量为青蒿琥酯-甲氟喹每天 4/8 mg/kg,服用 3 d。

2. 毒性·恶心、呕吐、头晕、乏力、睡眠障碍和焦虑症是甲氟喹较常见的药物反应。儿童除服药后容易出现呕吐,实际上较成人对甲氟喹有更好的耐受性,但甲氟喹单独使用本身即是一个较严重的问题。固定剂量组合比减少单剂量药物更能减少早期呕吐(可能由于第 1 天减少了甲氟喹的剂量)。尤其是女性在甲氟喹处理后出现长达 4 d 的头晕和烦躁不安。甲氟喹加剧疟疾患者的体位性低血压。甲氟喹的主要严重不良反应是急性但自限性的神经反应(惊厥、精神病、脑病)。当甲氟喹作为预防用药时,这种反应的发病率为 1：10 000,但用于治疗时,发病率更高(亚裔人群为 1：1 000,白种人或非洲人为 1：200),重症疟疾患者则为 1：20。正因为此,甲氟喹不用于重症疟疾的治疗。泰国一项研究表明,孕妇在甲氟喹治疗后死胎的风险会增加 4 倍,但这种风险在受孕前并未显现(在早期胎儿器官中有残留药物),同样在马拉维开展的研究中也没有发现这种风险。超过二十年的甲氟喹使用经验表明,孕妇服用甲氟喹是安全的。

3. 应用·甲氟喹多用于口服治疗多药抗性恶性疟。与青蒿琥酯联合用药,药物剂量为每天 4 mg/kg,服用 3 d。通常剂量接近 25 mg/kg,且被分开服用(首剂 15 mg/kg,8～24 h 后 10 mg/kg;或者固定剂量为每天 8 mg/kg,服用 3 d)。15 mg/kg 的单剂量药物在半免疫患者中广泛服用,但已有证据表明这会导致更快速地抗性产生,因此不再推荐。若患者服药后呕吐掉,应再次服药(若 30 min 内呕吐,则服全量,30～60 min 服用半量,1 h 后呕吐则无需再服药)。用于预防服药的甲氟喹剂量为 4 mg/kg,每周 1 次,成人与儿童药物剂量相同。

(九)卤泛曲林

卤泛曲林化学名称为 9-菲甲醇,有一个不对称碳原子,被用作外消旋物。同分异构体具有相同的抗疟活性。卤泛曲林本质其实比奎宁或甲氟喹的药效更强,遗憾的是,由于其具有罕见的致潜在致命性心动过速而限制了其使用。可将其作为片剂和悬浮液用于儿科。但由于目前有比卤泛曲林更安全的替代物,所以该药物已被停用。

1. 药代动力学·卤泛曲林吸收不规则,且吸收率差。此外,卤泛曲林的吸收易出现饱和,即当单个个体服用超过 8 mg/kg 的剂量时,血药浓度不增加(表 43.7)。与脂肪结合,吸收率显著增加。卤泛曲林在人体内分布广泛,主要由肝脏生物转化清除。卤泛曲林主要结合血浆中的脂蛋白,在健康者体内的半减期一般为 1～3 d,疟疾患者则为 4 d。卤泛曲林的第一具有生物活性的代谢产物为去乙基代谢物,这一代谢物具有显著抗疟效用,但比其母体化合物的半减期时间长,清除更缓慢($t_{1/2}$ 3～7 d)。

2. 毒性·卤泛曲林耐受性良好,但却因诱发室性心动过速,从而推断其具有显著的猝死风险。卤泛曲林减缓了房室传导,并产生于剂量显著相关的心肌复极化心电图 QT 延长的"奎尼丁效应",之前甲氟喹的治疗增加了这一效应,这一危险效应是卤泛曲林和其去乙基代谢物的共有特征。高剂量的卤泛曲林也可致突发腹泻。因目前无孕妇相关数据,建议孕妇不要服用卤泛曲林。

3. 应用·卤泛曲林仅适用于口服。在疟疾尚无抗性的地区,服用标准的剂量(对非免疫人群,8 mg/kg 服用 3 次,间隔 6～8 h,1 周重复 1 次)患者的心电图正常,该剂量是安全有效。而在多重耐药地区,为提高治愈率,需增加服用剂量,但这增加了心脏毒性风险。甲氟喹治疗后的复发患者不应用卤泛曲林治疗,会增强患者的强心作用。

(十)乙胺嘧啶

乙胺嘧啶是二氢叶酸还原酶(DHFR)抑制剂。目前,仅用长效的磺胺类药物如磺胺多辛(组合为 SP)和磺胺甲噁唑以一定的固定剂量组合,从而增强其生物活性。作为"预防耐药"时,SP 不再是组合药物。两种药物的作用机制相关联,但其抗性产生却相对独立。SP 被用于治疗氯喹耐药性恶性疟,但在很多地区已出现对 SP 的高度抗性,间日疟也出现对 SP 的抗性。SP 的肌内制剂不应用于重症疟疾的治疗。DHFR 抑制剂抑制了无性期原虫滋养体的成熟,此外还作用于红细胞前期具有杀灭子孢子的活性。乙胺嘧啶也用于弓形虫病的治疗。

1. 药代动力学·乙胺嘧啶口服吸收效果良好,药物清除时间长达数天(表 43.7)($t_{1/2}$ 3 d;复合磺胺多辛:

$t_{1/2}$ 7 d),可单剂量服用(图 43.23)。剂量建议按照成人的最初设计。最近的一项研究表明,儿童(2~5 岁)对这两种药物的药代动力学发生显著改变,因为这一年龄组儿童相较成人的 Vd 值和口服清除值更大,血药浓度接近成人的一半。这提示,对这一年龄段儿童的药物剂量过低。对孕妇的研究却出现了相反的结果,有些研究显示 SP 的药物浓度比非妊娠妇女的低。肌内注射和口服乙胺嘧啶的吸收都很迅速,但肌内注射的结果是血药浓度较低且多变,这一现象表明肌内注射的生物利用率不完全。

2. 毒性 · 乙胺嘧啶非常安全且耐受性良好。叶酸缺乏患者服用乙胺嘧啶后偶见巨幼红细胞性贫血、中性粒细胞减少或血小板减少等症状。其与长效磺胺类(磺胺多辛、磺胺甲氧吡嗪)或砜类(氨苯砜)伍用时产生的毒性几乎全来自磺胺类药物。磺胺类药物可能产生的不良反应包括:①罕见的胃肠道毒性,包括舌炎、口腔炎、胰腺炎、唾液腺肿大和假膜性结肠炎;②皮肤毒性,包括剥脱性皮炎、中毒性表皮坏死松解症、荨麻疹、光敏性、皮肤血管炎、结节性红斑、扁平苔藓、瘙痒和脱发;③对中枢神经系统的影响,包括眩晕、共济失调、良性颅内高血压、无菌性脑膜炎、听力下降、耳鸣、可逆的周围神经病变;④对肾脏的影响:蛋白尿、血尿、急性间质性肾炎、结晶尿(即陈旧硫酸盐,通常并非由磺胺多辛引起的);⑤对血液的影响:血小板减少、抗体介导溶血、中性粒细胞减少;⑥药物热:砜类化合物通常引起高铁血红蛋白血症,在 G6PD 缺乏患者中导致溶血性贫血,此外偶见血质不调的症状[31]。在 7 000 名接受磺胺多辛-乙胺嘧啶进行预防疟疾感染的患者中,就有 1 人可发生严重副反应(死亡率为 1∶18 000)。在疟疾治疗中,上述风险肯定更低,但是目前仍无准确的数据。

3. 应用 · 乙胺嘧啶同长效磺胺类(SP)联合使用不应作为预防药物。如果以每周给药剂量来评价的话,乙胺嘧啶同砜的联合用药安全性更好,可偶尔用于预防而非治疗。单独的乙胺嘧啶不能作为抗疟药。单剂口服 SP 时应确保其最低剂量为 1.25 mg/kg,同时患者应接受 3 d 疗程的青蒿琥酯治疗(每天 4 mg/kg)以提高治疗效果。上述治疗方案耐受性良好、治疗费用低且效果较好,治愈率高于 80%。对于孕妇来说,SP 是安全的药物。在非洲的研究表明,孕妇接收不少于 3 次的 SP 治疗(治疗间隔大于 1 个月)有利于改善产妇贫血的症状,且对初生儿体重产生有益的影响。对 HIV 阳性的女性治疗若要获得较好治疗效果则需要接受更频繁的 SP 治疗。目前,这种治疗方法已经扩展到对婴儿的治疗中,并且可能被整合进入 EPI 项目。在间歇治疗中是否还有其他药物能达到 SP 疗效,是否应该增加青蒿琥酯以及应对耐药问题等问题仍有待解决。在萨赫勒地区,每年有 3~4 个月的时间疟疾处于高度传播季节,在此传播季节开始之际,在每个月应对 36~59 个月的孩子进行阿莫地喹和 SP 治疗,该治疗最多进行 4 次。这被称为"季节性疟疾化学预防"。

(十一) 氯胍/氯苯胍

氯胍和二氯胍被认为是最安全的抗疟药。这两个化合物是有效的三嗪代谢物环胍和氯环胍的前体化合物。这些代谢物是 DHFR 抑制剂。母体化合物有较弱的抗疟作用,这可能通过影响线粒体电子传递起作用。

1. 药代动力学 · 氯胍和二氯胍经口吸收大约 4 h 后血浆浓度达到峰值并快速转变为三嗪代谢物(表 43.7),而后进一步代谢为非活性代谢产物氯基团以及二氯苯胍。因母体化合物的代谢比其代谢产物代谢的速度慢,因而由循环代谢产物表现出的抗疟活性是由母体化合物的药物分布和消除来决定的。据报道,在健康受试者体内,氯胍的 $t_{1/2}$ 大约为 16 h,而疟疾患者为 13 h。最近疟疾患者的群体药代动力学研究更为精确地分析了氯苯胍的消除半减期为 35 h,而氯苯胍、二氯胍和氨苯砜的药代动力学特征不受疟原虫的影响。大约有 3% 的白人和非洲人以及高达 20% 的东方人(主要是中国人和日本人)不能将母体化合物转变为活性代谢产物。在密克罗尼西亚的一些地区的疟疾患病率更高,这是与细胞色素 P450 混合功能氧化酶系统的 2C19 亚型的遗传多态性相关的。在孕妇中氯胍向活性代谢物的转变水平降低。

2. 毒性 · 抗疟双胍类药物和氯丙胍-氨苯砜有非常良好的耐受性。双胍类可偶尔引起患者口腔溃疡,在高剂量时可引起腹部不适。此外,也有报道该类药物可引起脱发。在 2 名肾功能衰竭患者服用氯胍作为预防药物是,可能由于药物在体内的积累,导致其发展为全血细胞减少症。氯丙胍-氨苯砜治疗的毒性一般是由氨苯砜造成的,主要表现为 G6PD 缺乏患者的溶血现象。除此之外,高铁血红蛋白血症也是较为常见的症状。在大规模评估中,氯丙胍-氨苯砜可能导致非洲儿童贫血,因此不再作为抗疟药物。砜类化合物(如磺胺类)产生的罕见异质性反应包括粒细胞减少症、粒细胞缺乏症、皮肤疹、周围神经病变、精神病、毒性肝炎、胆汁淤积性黄疸、肾病综合征、肾乳头坏死、严重的低蛋白血症(无蛋白尿症状)、传染性单核细胞增多症样综合征、轻微的神经和肠胃反应。

3. 应用 · 氯胍作为预防药每日服用 1 次(3 mg/kg),一般同氯喹伍用。氯丙胍-氨苯砜因为溶血性毒性不再作为一般恶性疟的治疗药物。氯胍作为治疗药物的剂量为每天 5~8 mg/kg(同阿托伐醌配伍使用)。

（十二）阿托伐醌-氯胍

阿托伐醌是羟基萘醌化合物，是高效的抗疟化合物，对多药抗性恶性疟具有良好的效果。其治疗起效速度同甲氟喹类似，但比青蒿素衍生物稍慢。最初单独使用阿托伐醌进行治疗，但是 30%接受的患者产生了较强的抗性。这表明疟原虫的细胞色素 b 基因发生的点突变产生了抗性，该位点的突变概率为 1/1 012 个疟原虫。当阿托伐醌同氯胍伍用时增加了药物疗效，使得治愈率将近100%，而耐药性的出现概率小于 1/500 名治疗患者。阿托伐醌同氯胍的伍用配方（Malarone®）已被注册为预防和治疗药物在许多国家使用。然而该配方的一些缺点应该被考虑到，并且在疟疾流行地区最好同青蒿素衍生物联合用药，这就是一个高效且耐受性好的以青蒿素为基础的联合治疗方案。在上述的联合用药方案中，因为阿托伐醌-氯胍联合用药对具有叶酸抗性的寄生虫以及不能代谢氯胍的患者仍具有相同、较好的疗效。但是，氯胍合成的成本高，使得热带国家的患者难以负担。

1. 药代动力学　阿托伐醌同卤泛曲林和苯芴醇类似，脂肪类食物可促进药物的口服吸收（表 43.7）。药物在非洲裔患者体内的消除时间（$t_{1/2}$ 为 70 h）比东方患者（$t_{1/2}$ 30 h）长。阿托伐醌同氯胍或青蒿琥酯没有明显的药物相互作用。

2. 毒性　阿托伐醌同氯胍联合用药耐受性非常好，但会引起一些患者的呕吐。服药不良反应类似于氯胍。

3. 应用　阿托伐醌同氯胍联合用药逐渐被认为是安全、有效但价格较高的抗疟预防方案。成人预防剂量是 1 片（阿托伐醌 250 mg 以及氯胍 100 mg），与食物同服。治疗剂量为 15～20/6～8 mg/kg 连服 3 d，这相当于一个成年人每天服用 4 片的量。该药对儿童同样有效且耐受性良好。上述组方连同青蒿琥酯的三重组合对具有多药抗性恶性疟耐受性良好且非常有效，这种给药方式应该在疟疾流行地区使用。青蒿琥酯-阿托伐醌-氯胍的治疗效果在使用其他治疗方案治疗失败的孕妇中进行了评价，结果显示其耐受性和效果均较好，但是 3 种药物的血药浓度均较低，提示仍需要加大药物剂量。但是该种治疗方案的使用成本较高，因而阻碍了其应用，仅用在温带国家输入性疟疾治疗以及泰国东部出现的青蒿素耐药性恶性疟治疗更为合适。

（十三）伯氨喹

伯氨喹是 8-氨基喹啉类化合物，主要作用于间日疟原虫的休眠子（防止复发）以及和恶性疟原虫配子体（防止传播）。伯氨喹能够显著抑制所有疟原虫在肝内期的活动（作为预防药的基础），同时亦对间日疟、三日疟和卵形疟的无性生殖阶段有效。因此，在间日疟和卵形疟感染的根治治疗中，伯氨喹通常与氯喹联合用药，也可防止药物抗性产生。

1. 药代动力学　伯氨喹口服后吸收良好。该药消除半减期 8 h，在肝脏被转化为具有极性的非活性代谢产物羧基伯氨喹，但是代谢产物的消除较慢。随后通过细胞色素 P450，继续代谢为其他代谢物。目前尚不清楚哪一种代谢物调节伯氨喹的生物效应。

2. 毒性　当空腹口服高剂量伯氨喹（>30 mg），可出现恶心、头痛、呕吐和腹痛或抽筋等症状。同食物一起服用伯氨喹可大大提高耐受性。在 15 mg 剂量下，3%的美国军人患者可出现轻度腹痛。一般情况下，如果同食物一同服药，30 mg 的剂量耐受性仍然很好。轻度腹泻、乏力、视力障碍和瘙痒也偶尔发生。在接受小于22.5 mg/d 的药物治疗后，<10%的患者会出现明显的高铁血红蛋白血症。伯氨喹主要毒性是氧化溶血，这可能是由氧的酚类代谢产物 5-羟基伯氨喹产生的。这将引起缺乏 G6PD、抗氧化压力的其他酶（如谷胱甘肽合成酶）以及一些血红蛋白病患者在服用该药后发生最为严重的不良反应。虽然溶血最早在 20 世纪 20 年代服用扑疟喹啉时就发现溶血毒性，但是直到 50 年代初，在发现性连锁 G6PD 缺乏时才最终被确定。溶血严重程度同G6PD 缺乏的程度以及伯氨喹服用剂量相关。因此溶血对非洲型的影响较小。在这些患者中，溶血具有自限性，但在一些亚洲的突变体以及地中海型溶血影响可能较为严重。因为 G6PD 存在多种不同基因型且这些基因型内部也存在着较多的表型变异，使得对溶血的风险进行描述较为困难。一般来说，所有 G6PD 缺陷的患者在接受伯氨喹治疗后都会发生溶血现象（仅有<30%的可正常活动），其溶血情况同治疗剂量和治疗时间相关。但是，令人欣慰的是，停药后伯氨喹造成的溶血会自愈。目前基因型、红细胞 G6PD 的浓度与服用伯氨喹后溶血状况之间的相关性仍未知。溶血可因并发感染、肝脏疾病（改变伯氨喹的代谢）、肾损害和联合使用溶血药物（如磺胺等）而加重。妊娠禁忌服用伯氨喹。

3. 应用　根治性治疗的效果取决于服药剂量且受到不良反应的影响。伯氨喹的给药剂量为每天服药 1次，0.25～0.5 mg/kg（成人剂量为 15～30 mg），与食物同服。目前建议对热带株进行高剂量给药，且对间日疟和卵形疟的根治治疗通常需要服药 14 d。此外，高剂量搭配短服药周期的方案也被证明是有效的（30 mg，每日两次，7 d）。特别要指出的是，没有证据表明过去推荐的治疗方案是有效的（即每天 0.25 mg/kg，连服 5 d）。目前尚无关于伯氨喹与其他抗疟药相互作用的不良反应报道且该类研究较少。对于 G6PD 缺乏症较轻患者的服药方案为每周服用 1 次 0.6～0.8 mg/kg，共计 8 周。虽然有报道称 1 次给药 0.25 mg/kg 即可阻断疟原虫的传播且将引起溶血风险降低，但是抑制恶性疟原虫配子体活性的给药剂量建议为 1 次给药 0.5～0.75 mg/kg。预防给药的剂量为每天 30 mg，与食物同服，该方案耐受性非常好。在大多数间日疟流行地区，G6PD 缺乏症很普遍但缺少检测手段，在这种情况下，缺少伯氨喹使用的指导方案。如果患者服用伯氨喹后发生严重溶血，应停药观察。如果 G6PD 缺乏不严重，则不需要输血治疗。

（十四）他非诺喹

又称为 etaquine 或 WR 238605，属于 8‑氨基喹啉，其在体内消除速度较慢，由美国陆军研发。它目前正处于三期临床试验阶段，作为抗疟预防药以及间日疟的根治治疗药物。他非诺喹体内消除半减期约 2 周，比伯氨喹的效果和耐受性好，但是仍然对 G6PD 缺乏者产生溶血现象。

（十五）亚甲蓝

亚甲蓝的抗疟活性是由 Gutthman 和 Ehrlich 在 100 年前发现的。最近对其的研究主要是其在体内显示出的抗疟活性以及在体外对恶性疟原虫配子体的活性作用。

（十六）青蒿素

青蒿素是一种从灌木蒿蒿叶（黄花蒿）中提取的倍半萜内酯过氧化物。它的四种衍生物目前被广泛使用，包括脂溶性甲基醚蒿甲醚（或蒿乙醚）、水溶性半琥珀酸酯衍生物青蒿琥酯、双氢青蒿素（DHA）。半合成衍生物青蒿和全合成的 trioxalone（OZ 277；arterolane 以及 OZ 439）目前正在研发中。青蒿素、蒿甲醚和蒿乙醚是都是从双氢青蒿素合成的，在患者体内又重新转化为双氢青蒿素（图 43.26）。一些国家也会直接使用青蒿素，但是青蒿素的效果比其衍生物低 5～10 倍并且在体内不代谢为DHA。这些药物在已知的抗疟药中是起效最快的，其杀灭疟原虫的作用阶段最广（可作用于环状体到早期裂殖体期），比其他抗疟药清除疟原虫的速度快并且临床证明是非常安全的药物，目前是治疗重症疟疾最好的药物（图43.27）。一项大型的随机对照试验对四个亚洲国家重症疟疾患者的治疗进行了研究，与奎宁相比，青蒿琥酯将重症疟疾患者的死亡率降低了 35%。这些患者大多数是成年人（N＝1 461，其中 202 名儿童）。在随后的试验中，对 5 425 非洲儿童进行了青蒿琥酯治疗，将死亡率降低了22.5%（图 43.28）。治疗中没有出现严重的不良反应。青蒿琥酯降低了低血糖、抽搐和神经功能恶化的发生率，而且也不会增加神经后遗症的发病。青蒿琥酯大大降低了患者的死亡率，因此目前该药是重症疟疾患者治疗药物。随后有研究发现亚洲和非洲患者治疗产生的疗效不同（降低的死亡率分别为 35% 及 22.5%），可能是对非洲儿童的过度诊断造成的。例如，即有些符合重症疟疾症状的儿童死亡于其他并发症，最有可能是脓毒症。在恶

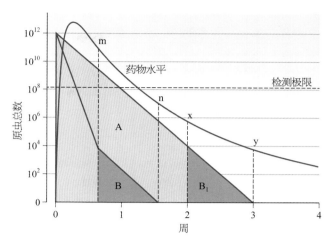

图 43.26 青蒿素联合治疗。在甲氟喹抗性地区（如泰国）实施高剂量（25 mg/kg）甲氟喹联合 3 d 疗程的青蒿琥酯杀疟原虫效果。示例中的原虫负担相对较重（对应 2% 原虫血症）。若不加青蒿琥酯，每个无性期原虫血症下降 100 倍，最终需要 3 周才能消除。而加了 3 d 青蒿琥酯，可作用于两个无性期，原虫量可以降低 10^8 倍，最多只剩 10^5 个原虫可被高浓度的甲氟喹清除（B）。这使选择抗性原虫的概率降低了上亿倍。注意到没加青蒿琥酯时相应的原虫数（B1）用更低浓度的甲氟喹（从 x 到 y，与 m 到 n 相比），致使复发的风险提高。

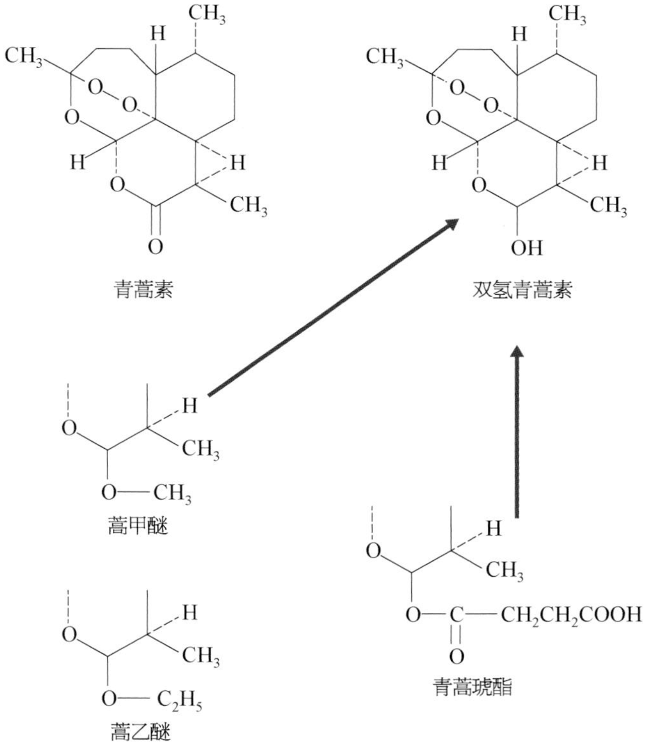

青蒿素　　　　双氢青蒿素

蒿甲醚

蒿乙醚

青蒿琥酯

图 43.27 青蒿素：母体化合物青蒿素与其三种衍生物。油溶性的醚类（蒿甲醚和蒿乙醚）和水溶性的青蒿琥酯体内都转变成具有共同生物活性代谢产物双氢青蒿素。倍半萜烯结构的过氧键是抗疟药活性必需的。

性疟的治疗中，青蒿素衍生物也可有效防止其发展为重症疟疾。例如在泰国西部，疟疾患者超过 4% 无重要器

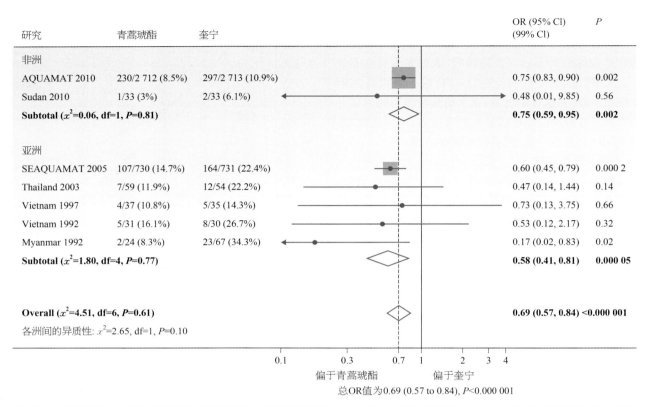

研究	青蒿琥酯	奎宁		OR (95% Cl)(99% Cl)	P
非洲					
AQUAMAT 2010	230/2 712 (8.5%)	297/2 713 (10.9%)		0.75 (0.83, 0.90)	0.002
Sudan 2010	1/33 (3%)	2/33 (6.1%)		0.48 (0.01, 9.85)	0.56
Subtotal (x^2=0.06, df=1, P=0.81)				**0.75 (0.59, 0.95)**	**0.002**
亚洲					
SEAQUAMAT 2005	107/730 (14.7%)	164/731 (22.4%)		0.60 (0.45, 0.79)	0.000 2
Thailand 2003	7/59 (11.9%)	12/54 (22.2%)		0.47 (0.14, 1.44)	0.14
Vietnam 1997	4/37 (10.8%)	5/35 (14.3%)		0.73 (0.13, 3.75)	0.66
Vietnam 1992	5/31 (16.1%)	8/30 (26.7%)		0.53 (0.12, 2.17)	0.32
Myanmar 1992	2/24 (8.3%)	23/67 (34.3%)		0.17 (0.02, 0.83)	0.02
Subtotal (x^2=1.80, df=4, P=0.77)				**0.58 (0.41, 0.81)**	**0.000 05**
Overall (x^2=4.51, df=6, P=0.61)				**0.69 (0.57, 0.84)**	**<0.000 001**
各洲间的异质性: x^2=2.65, df=1, P=0.10					

0.1　0.3　0.7　1　2　3　4

偏于青蒿琥酯　　　　偏于奎宁

总OR值为0.69 (0.57 to 0.84), P<0.000 001

图 43.28　随机试验,重症疟疾肠外给药青蒿琥酯与标准奎宁疗法对比的患者数据分析森林图。图中显示两者间存在明显差异。青蒿琥酯降低成人死亡率为 35%,而儿童为 22.5%。

官功能障碍,其死亡率为 3%(比非重症疟高 30 倍,但是低于重症疟疾的 1/5)。在这样的背景下,与静脉注射奎宁相比,口服青蒿琥酯治疗效果更好。这种治疗方法能快速抑制疟原虫从而遏制感染的进一步发展亦可防止重症疟的发展。而之前都是使用蒿甲醚对重症疟疾患者进行治疗试验。一项随机对照试验共招募了近 2 000 例患者,与奎宁相比,东南亚患者进行肌内注射蒿甲醚的死亡率显著降低,但在非洲儿童却没有显著差异。蒿甲醚治疗效果同快速的临床反应(退热,昏迷恢复)无关,但却加速了疟原虫的清除。但蒿甲醚(或蒿乙醚)不是首选药物。虽然它们在体外的作用效果好,但是肌内注射后在体内的吸收缓慢,尤其是在病情最严重患者的体内。这类药物的药代动力学不利因素限制了药物固有的药效学优势。相比之下,水溶性青蒿琥酯肌内注射后可快速吸收,亦可进行静脉注射。近期一项在越南进行的大型随机试验中,比较了青蒿琥酯和蒿甲醚的治疗效果,发现青蒿琥酯优于蒿甲醚,进而推断出其比奎宁治疗重症疟疾的治疗效果好。

重症疟疾患者大多死于家中或附近,距离能够提供注射针剂的医疗机构较远。目前已经开发了青蒿素和青蒿琥酯的直肠制剂,可用于对那些发热,但是不能口服服药的疑似重症疟疾患者进行治疗。青蒿琥酯直肠制剂已

经在加纳、坦桑尼亚和孟加拉国进行了较大的多中心临床试验评估(表 43.8)。青蒿琥酯的直肠给药方式将因不能耐受口服治疗的 5 岁以下儿童疟疾患者的死亡率降低了 25%。

表43.8	青蒿琥酯直肠给药(Rectocap)的初始剂量(儿童,年龄2～15 岁,体重高于 5 kg)			
体重(kg)	年龄(月)	青蒿琥酯剂量(mg)	服药方案(单剂)	
5～8.9	0～12	50	50 mg 栓剂	
9～19	13～42	100	100 mg 栓剂	
20～29	43～60	200	100 mg+50 mg 栓剂	
30～39	6～13	300	3×100 mg 栓剂	
>40	>14	400	400 mg 栓剂	

在临床研究中,与其他治疗相比,青蒿素衍生物对非重症疟疾的治疗可快速清除疟原虫请及时退热,通过杀灭配子体从而降低了传播风险。其在动物实验中发现该剂型具有神经毒性,但尚无临床研究、神经电生理和病理学研究的证实。事实上,该剂型的安全性、有效性以及不良反应较少的特点使得其广泛得不规则使用,以及仿制品的出现。

青蒿素亦可制成胶囊剂或栓剂。蒿甲醚同花生油，蒿乙醚同芝麻油混合后，可用于肌内注射、口服胶囊或片剂。青蒿琥酯可制成片剂，亦可直肠给药（称为 rectocap™），或以 artesunic acid 的形式制成干粉同 5% 碳酸氢钠注射液一同注射。上述粉末溶解在碳酸钠后，可形成青蒿琥酯钠，随后可再稀释于 5% 葡萄糖或正常的生理盐水进行静脉注射或肌内注射。大多数的临床数据证明青蒿琥酯使用最为广泛。

最近在东南亚出现的抗药性问题成为目前关注的主要问题，严重影响重症疟疾患者和非重症疟疾患者的治疗效果。但是对大部分疟疾感染地区来说，ACTs 治疗方案仍然是非常有效的。药物快速起效的特点可抑制重症疟疾的进一步发展，使患者尽早返回学校或工作，延缓抗药性的发生，减少配子体的数目从而降低疟疾的发病率。WHO 强烈反对使用单一药物进行治疗，以防抗药性的加速出现。

1. 药代动力学·青蒿素衍生物可被机体迅速吸收和消除（表 43.7）。青蒿素是通过被转化为无活性的代谢产物从而被代谢，其可有效诱导自身代谢。青蒿素、蒿甲醚和蒿乙醚可转化为活性代谢产物双氢青蒿素（DHA），DHA 在人体内的消除半减期约 45 min。注射青蒿琥酯在中性 pH 中迅速水解，并受到血浆酯酶的加速。蒿甲醚和蒿乙醚经肝脏生物转化。虽然它们是迄今为止体内消除最快的抗疟药物，由于其对疟原虫生活史从环状体到早期裂殖体均有杀灭作用，每日一次即产生非常有效的治疗效果。与一些抗生素不同，在抗疟治疗中青蒿素类药物的服药剂量不用超过最小抑菌浓度。经后口服或胃肠外给药后，青蒿琥酯迅速水解（由血浆和红细胞的胃酸和酶），大多数的抗疟活性是由代谢产物 DHA 提供的。该药的口服吸收迅速，生物利用度约为 60%。直肠给药的生物利用度变化较大；虽然吸收率有很大的不同，rectocap™ 给药的生物利用度平均为 50%。奎宁可造成分布体积的收缩，降低急性疟疾的清除率，从而增加血浓度。

疟疾患者的肠道和肝脏的首过效应可被抑制（疟疾相关的葡糖醛酸），因而提高了药物的口服生物利用度。蒿甲醚口服后被机体迅速吸收，但缓慢转换为 DHA。而青蒿素和蒿乙醚注射后的吸收较蒿甲醚缓慢且不稳定。给药后几个小时都难以达到峰浓度。肌内注射蒿甲醚后，母体药物浓度较活性代谢产物 DHA 高。一些重症疟疾患者的吸收可能不足。包含辅料的 DHA 的口服制剂可促进药物的吸收和提高生物利用度。DHA 的消除主要是转化为无活性的葡萄糖醛酸。除了自身诱导外，该类化合物同其他药物没有明显的相互作用。青蒿素衍生物和 DHA 浓度的药物浓度在儿童与成人体内基本相同。

2. 毒性·在临床评价中，青蒿素类化合物的耐受性非常好。目前有记录的毒性报道仅有罕见的 1 型超敏反应（发生率约为 1∶3 000）。在健康志愿者中发现网织红细胞计数的下降，且与其他抗疟药相比，青蒿素类化合物造成受试者第一周的血红蛋白恢复较慢，但是尚未发现贫血症状。当连续给予高剂量（≥每天 6 mg/kg）几天后，青蒿琥酯可引起自限性的中性粒细胞减少症。对高原虫血症进行治疗后，可发生溶血性贫血症。在动物研究中，青蒿素衍生物比抗疟药物喹啉的毒性更小。该类药物对动物造成的主要毒性是剂量相关的神经细胞损伤，进一步可影响脑干核。上述现象与药物的药代动力学性质相关。在肌内注射蒿甲醚和蒿甲醚油性溶剂后，神经毒性与血液中持续存在的药物浓度相关。口服用药或静脉注射青蒿琥酯则因药物水平难以维持从而神经毒性较弱。大量的临床及电生理、病理学研究未在临床发现任何神经毒性或心脏毒性的证据。最初的动物研究也表明药物可能对心电图 QT 间期（心室复极）有影响，但这种影响也次于神经毒性。这些药物的临床使用不影响心脏功能。妊娠早期的药物使用应该谨慎。动物实验表明，怀孕早期的药物暴露可导致胎儿的损失（可能受到红细胞生成抑制的影响）。这种影响是否会产生胎儿发育异常，因而在灵长类动物临床治疗疟疾时有致畸性，这是个较为严重的问题。通过对 100 多例怀孕妇女的疟疾患者在前 3 个月药物暴露进行的前瞻性临床研究并未发现不良反应。鉴于其疗效优于其他药物，同 ACTs 对怀孕前 3 个月患者影响的比较试验正在进行中。除非没有有效的替代品，这些药物并不适用于简单恶性疟疾患者在早期妊娠时的治疗（前 3 个月）。现在证实在怀孕 4～8 个月接收这类药物治疗时是安全的，并且应该使用联合用药，即使需要高剂量或较长疗程的治疗。总体上，前瞻性研究表明该类药物在孕妇或婴儿发育中无不良反应。

3. 应用·重症疟疾治疗时采用用静脉或肌内注射青蒿琥酯，给药剂量为 2.4 mg/kg，分别在每天的 0、12、24 h 给药。蒿甲醚和蒿乙醚（蒿甲醚）的给药方式是大腿前部肌内注射。蒿甲醚的剂量是首剂量 3.2 mg/kg，然后每天给药 1.6 mg/kg（表 43.9）。青蒿琥酯 Rectocap 的使用剂量是每天 10 mg/kg，直到可采用注射或口服治疗（表 43.8）。口服治疗时最好使用 ACTs 推荐的给药剂量（表 43.10）。若单独使用，青蒿素衍生物的治疗周期为 7 d 疗程，最好能够与强力霉素或克林霉素一起使用。初始口服剂量为 4 mg/kg，然后为 2 mg/kg。肾功能衰竭或肝脏疾病患者无剂量的使用限制。青蒿素衍生物对婴儿和儿童是安全的，由于目前无确凿信息证明其安全性，该类药物在妊娠期的前 3 个月禁止使用，在后 6 个月可使用。

表 43.9	重症疟疾治疗中的抗疟药使用剂量		
	医 院	**诊 所**	**农 村 诊 所**

重症监护室(ICU)
静脉注射青蒿琥酯 2.4 mg/kg(首剂量),随后 12 h 和 24 h,2.4 mg/kg,若有需要可每天注射

若青蒿琥酯不可用
IM 注射蒿甲醚 3.2 mg/kg(首剂量),随后每天 1.6 mg/kg

若青蒿琥酯和蒿甲醚不可用
奎宁盐酸盐 20 mg/kg 注射时间大于 4 h
维持剂量:10 mg/kg 注射 2～8 h,每次间隔 8 h

可能不能进行静脉输液
住院 ICU:青蒿琥酯也可以用静脉注射

奎宁盐酸盐 20 mg/kg 用无菌水稀释 1:2 后注射入大腿前侧
维持剂量:每 8 h 10 mg/kg

没有注射设施
青蒿琥酯:10 mg/kg,每天青蒿素栓剂 20 mg/kg,0 和 4 h,然后每天给药

一般观点:用 0.9% 的生理盐水、5% 或 10% 的葡萄糖/水溶解后进行输液,奎宁的输液速度必须严格控制。当患者能够吞咽时,尽快进行口服给药并完成一个完整的 ACTs 疗程的治疗。

表 43.10	口服 ACT 剂量表

蒿甲醚-苯芴醇[A]

年龄(岁)	体重(kg)	每次服用的片剂数量(每天 2 次,服药 3 d)
<3	5～14	1
3～9	15～24	2
9～14	25～34	3
>14	>34	4

青蒿琥酯-阿莫地喹,青蒿琥酯-磺胺多辛-乙胺嘧啶,青蒿琥酯-甲氟喹

年龄(岁)	50 mg 青蒿琥酯片 (每剂,服用 3 d)	153 mg 阿莫地喹片 (每剂,服用 3 d)	20/500 mg 磺胺多辛- 乙胺嘧啶片(单剂量)	250 mg 甲氟喹片 (每天,服用 3 d)
0.5～1	½	½	½	¼
1～6	1	1	1	½
7～13	2	2	2	1
>13	4	4	3	2

上述仅为指导剂量,在实际应用中推荐根据体重进行调整。
* 药物应与食物或牛奶一起服用。

由于青蒿素的安全性高于奎宁,从挽救生命角度这些药物可在任何孕周妊娠期的重症疟疾患者使用。

(十七)青蒿素联合疗法(ACTs)

ACTs 是快速、有效且可靠的治疗方法。青蒿素衍生物可迅速缓解发热与症状。与配伍药物(如甲氟喹,苯芴醇等)同服用可提高吸收率。青蒿素衍生物通常在血液中可维持 3 d,在此期间可延缓配伍药物的抗性并降低配子体数量。随后则是由配伍药物来清除血液中剩余疟原虫(这些剩余的疟原虫密度比治疗开始时下降上亿倍),配伍药物的使用同时亦延缓了青蒿素的抗性(图43.27)。但一旦青蒿素衍生物从体内消除,配伍药物不再"受保护",因而可出现选择性的抗性。如果配伍药物是有效的且足量剂量被吸收则可对青蒿素药物的抗性完全保护,反之这种保护是不完全的。WHO 目前推荐 5种 ACTs,包括青蒿琥酯-阿莫地喹、青蒿琥酯-磺胺多辛-乙胺嘧啶(仅用于对磺胺多辛-乙胺嘧啶治疗有效地区的预防服药)、青蒿琥酯-甲氟喹、蒿甲醚-苯芴醇以及双氢青蒿素-哌喹。

(十八)蒿甲醚-苯芴醇

苯芴醇是由中国科学家研制的。目前仅与蒿甲醚配伍使用。每片分别含有 20 mg 和 120 mg 的蒿甲醚和苯芴醇。这是目前世界上最广泛使用 ATCs,大约占全球总使用量的 70%。蒿甲醚-苯芴醇对多药抗性疟原虫仍然非常有效且耐受性良好。

1. 药代动力学·苯芴醇具有亲脂疏水性(表 43.7)。其吸收收到剂量的限制,与食物一起服用可提高药物的吸收(与脂肪类食物同服用可增加 16 倍吸收率)。要求仅少量的脂肪同服。剂量研究实验表明 36 ml(相当于1.2 g 脂肪)的豆奶即可使药物的吸收达到 90%。苯芴醇的吸收在疟疾急性期出现下降,但当患者症状缓解并开始进食后吸收率可明显提高。机体对药物吸收的能力有限,所以增加剂量后药物的吸收量并不相应增加。这意味着该药物不能每天服药一次。苯芴醇主要通过 CYP 3A4 代谢为去丁基代谢物后其具有更大的抗疟活性,但这个作用对整体的药物治疗效果贡献并不大。药物的消除半减期为 3~4 d。因此,与其他代谢慢的药物(如甲氟喹、哌喹等)相比,它提供的预防时间窗较短。这导致疟疾的早期复发和难以抑制间日疟原虫的复燃。苯芴醇的药代动力学特性在成人和儿童体内一致。与治疗反应相关的主要的药代动力学参数是血浆浓度时间曲线(AUC)下面积。药物治疗后第 7 天的血浆或全血药物浓度可替代 AUC 指标。两种药物的血浆浓度在妊娠期患者体内减半,所以目前的剂量在这类患者身上难以达到最佳的治愈率。

2. 毒性·该治疗方案无不良反应。苯芴醇是否引起心脏毒性已经经过研究证实其不具有心脏毒性。

3. 应用·现在在世界范围内使用蒿甲醚-苯芴醇被证明是安全有效的。最初治疗剂量在 0、8、24 和 48 h 时服用 1.5/9 mg/kg(成人剂量为 4 片)。该剂量对有基础免疫的患者是有效的,但在多重耐药的缺乏免疫的患者的治愈率为 80%。若将服药次数提高至 6 次(即每天两次)则可得到大于 95% 的治愈率,该方案的有效性已在全球被证实。对该治疗方案的评估结果表明,这一方案已被广泛使用。推荐患者在服用药物与食物或少量牛奶同服。一些研究表明蒿甲醚-苯芴醇在后 6 个月的妊娠期使用是安全的,但需要更多的信息支持并且优化治疗剂量。儿童使用的剂型已经在研究中。

(十九)咯萘啶

咯萘啶是由中国研制的,其结构与阿莫地喹相似,它对多药抗性恶性疟原虫有效。与同类药物一样,它在体内广泛分布且代谢缓慢。咯萘啶在最初是以肠溶衣的咯萘啶单独使用。服药 3 d,剂量为 1 200 mg 或 1 800 mg。目前,3:1 的比例配伍的咯萘啶四磷酸盐与青蒿琥酯剂型几乎对所有疟原虫均有效。

1. 药代动力学·咯萘啶药物动力学方面数据很少。在乌干达通过在 16 个急性恶性疟疾患者体内咯萘啶-青蒿琥酯的二期临床试验药物动力学、临床和安全性评估显示药物的体积分布广泛且消除周期长。目前最新结果显示消除半减期大约是 10~13 d。咯萘啶主要富集于红细胞。

2. 毒性·虽然咯萘啶的耐受性良好,但其可能具有肝毒性,目前在 4 期临床研究中已证实。

3. 应用·咯萘啶-青蒿琥酯对所有的疟原虫均有效,包括多药抗性恶性疟疾。

(二十)哌喹

哌喹是中国研制的双喹啉化合物,其羟基衍生物亦对多药抗性恶性疟原虫有效。1978—1994 年,中国用哌喹取代氯喹作为治疗恶性疟的一线药物,共使用了 200 吨此类药物。使用该药出现的耐药性在停药后消失。近些年,哌喹同双氢青蒿素配伍为剂型,每片药物包含 40 mg 青蒿素、320 mg 哌喹(磷酸盐哌喹)。成人每天服用 3 片(相当于 2.3/16 mg/kg,每日 1 次,连服 3 d)。药物成本相对高,目前成人剂量约 1 美元)。这个治疗方案已完成注册,目前已被 WHO 推荐使用,该组合效果较好且耐受性良好。有些地区也使用另外一种剂型组合青蒿素——哌喹(基质型)。

1. 药代动力学·口服双氢青蒿素的吸收受到剂型和辅料的影响很大。现有剂型的药物吸收较好。哌喹的吸收较慢,体内分布广泛且消除较慢,其药代动力学与氯喹相似。脂肪类食物可促进其吸收。最新研究发现哌喹的消除半减期约为 1 个月,儿童的血浆药物浓度比成人低,特别是在服药后的 1~2 周,因此儿童需要比成人更高的给药剂量。鉴于其半减期较长,给药第 7 天的血浆或血液中的药物浓度可作为评价药效的指标。

2. 毒性·哌喹比氯喹要安全,而且其耐受性较好。但由于可能引起腹部不适使得哌喹的使用剂量受限。在临床试验中,哌喹除了引起罕见的荨麻疹反应外,也有报道引起腹部不适以及腹泻。虽然哌喹可使心电图 QT 间隔轻微延长(同氯喹类似),它在动物实验和临床试验中没有表现出心血管毒性。目前也无严重不良反应的报道。

3. 应用·哌喹已在很多国家的大型临床试验证实其疗效卓越且安全。双氢青蒿素-哌喹已成为目前一种非常重要的抗疟疾药物,其对多药抗性恶性疟和间日疟均有效。最近的研究也表明其在非洲儿童中良好的耐受性和治疗效果。哌喹消除半减期较长使得其在治疗后的预防中发挥更好的作用,可防止间日疟的复发和再次感染,但这也增加了疟原虫抗药性的选择压力。

(二十一)具有抗疟活性的抗菌药物

作用于蛋白质或核酸合成的抗菌药物有显著的抗疟活性,但是其活性尚不足以用于单独使用来治疗疟疾。磺胺类和砜类化合物通过竞争性抑制二氢叶酸合成酶从而抑制疟原虫叶酸的合成。磺胺类和砜类化合物通常与乙胺嘧啶或抗疟双胍类药物配伍使用。甲氧苄啶是一种叶酸拮抗剂,它具有良好的抗疟活性并且与乙胺嘧啶具有相同的耐药谱。四环对所有虫株的疟疾感染均有效。强力霉素是目前使用最广泛的药物,主要用于预防和治疗。克林霉素同四环素一样有效,并且具有可用于儿童和孕妇的优点。大环内酯类抗生素在体外具有抗疟活性,但体内无效。阿奇霉素的效果较好,可用于预防和治疗。利福平在体内具有较弱的抗疟活性。氯霉素也具有抗疟活性,但仍需进一步研究。氟喹诺酮类药物有一定的活性,但是临床无效。膦胺霉素具有良好的抗疟活性,目前正在进一步研究中。这些药物的作用都比较缓慢,因此应与作用速度快的药物一起联用。

(二十二)抗疟药物相互作用

抗疟药物相互作用目前仍不明确。甲氟喹、卤泛曲林、奎宁和奎尼丁的结构相似,可能会竞争性结合血液和组织中的药物作用靶点。只有卤泛曲林产生心脏毒性作用,可能与甲氟喹存在潜在危险的相互作用。有人建议,不应对接受奎宁治疗的患者服用甲氟喹,以避免对心血管不良影响,但是目前尚无药物相互作用的依据。CYP 3A4诱导剂,如利福平、利托那韦,可加速洛匹那韦和抗惊厥药物对奎宁和甲氟喹清除作用,从而产生较低的药物浓度,从而导致治疗失败。尚无证据证明结构不同的药物之间一定存在相互作用。青蒿琥酯和甲氟喹联用可提高甲氟喹的耐受性与吸收率从而加快疟疾患者的痊愈。同样,也可增加苯芴醇的吸收并加快患者的恢复。与抗逆转录病毒药物存在潜在相互作用已被证实,通常会导致抗疟药物的浓度降低。比如奈韦拉平可降低口服蒿甲醚和双氢青蒿素的在血液中的浓度。另一方面,蛋白酶抑制剂可能引起奎宁浓度的升高。阿莫地喹同依法韦仑具有毒性相互作用,导致肝毒性。

抗疟药物具有协同或拮抗作用已在很多体外研究中报道。这些往往是用来证明抗疟药联合使用的效果,对于大部分实验结果来说,与临床的药物使用无关。只有当协同或拮抗作用非常显著时,如磺胺嘧啶和乙胺嘧啶之间显著的协同效应,才具有临床意义。目前尚未发现现在可用的抗疟药之间存在明显的拮抗作用。

十一、疟疾治疗

重症疟疾应该使用青蒿琥酯针剂。在到达医院或诊所之前,可采用青蒿素或其衍生物(尤其是青蒿琥酯)的直肠制剂在家或居住的村庄里治疗(表43.8~表43.11)。青蒿琥酯直肠制剂在未来几年里将会被广泛推广。对于非重症恶性疟,以青蒿素类为基础的联合用药是WHO推荐的一线药物,目前包括5种。不同地区可根据当地药物敏感性和成本选择其中之一。尽管在印尼、密克罗尼西亚和新几内亚群岛等地已存在高水平的氯喹抗性,但是氯喹还可以用于当地的间日疟、三日疟和卵形疟的

表 43.11	非重症疟疾的治疗

一线药物

疟疾	药物治疗
间日疟原虫、三日疟原虫、卵形疟原虫、诺氏疟原虫,或恶性疟原虫对氯喹仍敏感[a]	氯喹首剂量10 mg/kg,随后在第12、24、36 h 5 mg/kg;或第24小时10 mg/kg,第48小时5 mg/kg 或阿莫地喹10~12 mg/(kg·d),服药3 d
恶性疟原虫敏感株[a],或间日疟原虫、三日疟原虫、卵形疟原虫、诺氏疟原虫[a]	青蒿琥酯4 mg/(kg·d),服药3 d+磺胺多辛25 mg/kg+乙胺嘧啶1.25 mg/kg单剂量 或青蒿琥酯4 mg/(kg·d),服药3 d+阿莫地喹10 mg/(kg·d),服药3 d(固定剂量联合治疗)
多药抗性恶性疟原虫,或间日疟原虫、三日疟原虫、卵形疟原虫、诺氏疟原虫	蒿甲醚-苯芴醇1.5/9 mg/kg,1天两次服药3 d,伴餐服用 或青蒿琥酯4 mg/(kg·d)+甲氟喹 mg/(kg·d),服药3 d(固定剂量联合治疗) 或双氢青蒿素-哌喹2.5/20 mg/(kg·d),服药3 d

二线药物治疗

- 青蒿琥酯每天2 mg/kg(首剂量也可为4 mg/kg),另加:a),四环素4 mg/kg每天4次,或强力霉素3 mg/kg每天1次,或克林霉素10 mg/kg每天2次,给药7 d
- 奎宁10 mg(盐)/kg每天1次,阿托伐醌-氯胍20/8 mg/kg,给药3 d,伴餐服用

根治

经过G6PD缺乏筛查后,热带株间日疟还需每天0.5 mg/kg的伯氨喹,温带株间日疟或卵形疟需0.25 mg/kg伯氨喹,服药14 d以预防复发。中度G6PD缺乏患者每周给药1次,剂量为0.75 mg/kg,给药8周。严重G6PD缺乏、婴幼儿或孕妇严禁使用伯氨喹

一般观点

- 在孕期前3个月目前不推荐使用青蒿素衍生物。整个孕期禁止使用卤泛曲林、伯氨喹和四环素,磺胺多辛也不推荐使用(如果有其他可替代药物)
- 如果患者的体温在口服药物前下降,则呕吐的概率大大降低
- 不推荐单独使用短程的青蒿琥酯或奎宁(少于7 d)
- 在肾衰竭患者治疗时,奎宁的剂量应在48 h后减少1/3~1/2,应使用强力霉素而不是四环素
- 儿童和孕妇的药物剂量不变
- 孕妇和8岁以下儿童禁止使用四环素和强力霉素

[a]所有的ACTs药物对间日疟、三日疟和卵形疟均是有效的,但与SP联用除外,因为间日疟原虫对SP药物抗性分布很广泛。

治疗。此外,在亚洲和南美洲低剂量药物抗性报道也越来越多。

(一)治疗效果评估

通常来说,明确并掌握抗疟药物治疗效果的标准化定义对于流行病学以及药物治疗方案的选择都至关重要。近年来,重症疟疾、治疗失败和评估治疗效果的定义

一直在不断变化。在非重症疟疾患者中，通常采用原虫清除率和退热率或退热时间进行评估治疗效果。WHO对于治疗失败的定义见表 43.12。

表 43.12	WHO 关于简单恶性疟治疗失败的定义
治疗结果	**症状和体征**
早期治疗失败	有原虫血症，1～3 d 内出现危险体征或发展为重症疟疾
	不管体温是否升高或降低，第 2 天的原虫血症计数高于第 0 天
	第 3 天有原虫血症伴腋下体温≥37.5 ℃
	第 3 天有原虫血症，原虫密度≥第 0 天的 25%
晚期治疗失败	
晚期临床治疗失败	有原虫血症，第三天后出现危险体征或发展为重症疟疾，不满足早期治疗失败的任一指标
	第 4～28 天任意一天出现原虫血症伴腋下体温≥37.5 ℃，不满足早期治疗失败的任一指标
晚期原虫治疗失败	第 7～28 天任意一天出现原虫血症伴腋下体温<37.5 ℃，不满足早期治疗失败或晚期临床治疗失败的任一指标
完全临床和原虫治疗成功	不考虑腋下体温，第 28 天没有原虫血症，不满足早期治疗失败或晚期临床治疗失败或晚期原虫治疗失败的任一指标

1. 退热时间、原虫清除率和原虫清除时间·退热时间是指抗疟药开始治疗到患者退热的时间间隔。但这并非像我们说的那么容易！由于退热并非线性的，会出现不规则的波动。体温的测量方法和位置应标准化，并严格记录所使用的退烧药。一种方法就是记录首次降至37.5 ℃的时间，以及随后 24 h 内何时体温下降并维持在37.5 ℃以下。

原虫清除时间是指抗疟药开始治疗到首次出现镜检血涂片阴性的时间间隔。该方法的准确性依赖于镜检血涂片与显微镜的质量。患者的原虫清除时间与入院时的原虫血症成正比。原虫密度降至 50% 或 10% 时的时间也是非常有用的比较指标。在评价青蒿素治疗效果时常采用原虫清除半减期，该指标是由原虫下降的对数线性斜率计算得出的，该计算可在 http://www.wwarn.org 网站免费获得。在青蒿素药物完全敏感的地区，该指标平均值一般小于 4 h。

2. 体内测试抗疟药效果·目前世界卫生组织推荐抗疟药治疗方案应以至少 95% 治愈率率为目标，而当治疗失败率超过 10% 时应考虑改变用药方案。通过定期评估抗疟药效果来监测药物抗性为用药政策提供依据。

在很多对比研究中，通常以年龄分组来反映不同人群的治疗效果。在高流行区，很多药物评估试验在大龄儿童和成人中开展，但这些人群具有显著的背景免疫力，极少出现症状或无症状，且自身有很高的自愈率。因此，在这部分人群中药物效果被高估了，所以应以年龄分组进行分析。另外重要的一点是，必须让患者、儿童的家长或监护人清晰知晓参加这些药物试验是自愿的，并签署知情同意书。在治疗前使用其他抗疟药的人群需要排除，但是这种现象很普遍，那么就需要参与者提供详细的信息，最好采集一个基线血样。

3. 试验设计·足够的样本量是必须的。例如，如果一个 60 例患者和 6 个治疗失败的试验研究，其 90% 治愈率的 95% 置信区间为 82.4%～97.6%。此试验的样本量过小，导致对人群中真正的治愈率有太多的不确定性。在过去，已有很多抗疟药试验能很好地检测出不同药物之间的差异，通常在 95% 可信度与 80% 把握度水平，这类试验称为优效性试验。但由于样本量需求呈指数增长，如果开展大于 90% 治愈率的此类试验越困难。标准治疗的治愈率越高，就越难最终证明有利于新治疗的微小差异。另一种方法是非劣效性试验，其目的是证明实验性治疗比主动控制（即当前治疗）的"不差"超过规定的量——等效裕度（通常为表示 δ）。检验的无效假设是两组之间存在差异（即与传统优势试验相反），且大于 δ。其主要的局限性是，如果在一个进行不好的试验中引入的混杂因素会影响两组，这种混杂与试验方案的疗效（或毒性）的差异无关，将会掩盖实际的显著差异。在优效性试验中，这可能导致不能反驳无效假设-即不能显示差异，但在非劣效性试验中，方向相反，产生对无效假设的错误拒绝和非劣效性的结论。这强调了抗疟药物试验的重要性，即避免药物分配和给药错误、依从性差、终点确定错误（在抗疟药物疗效中尤其指复发的鉴定）和随访损失。

盲法是对比性研究中避免偏倚的常用方法，但在抗疟药效果评估中却很难使用，是因为治疗方案的差异以及在药物口感的伪装方面比较困难。与优效性试验相比，非劣性试验中盲法并不能防止偏倚，因为有偏见的研究人员希望证明非劣性，所以只会给所有患者类似的结果。非劣性试验分析要求计算治疗组失败率之间的差异，并应用恰当的方法和有效的样本量计算该差异的置信区间。

在抗疟药效果评估试验中，信息数据应记录在病例登记表上，同时记录患者基线数据，包括临床和人口统计学的详细信息，至少要做好原虫血症检测与计数以及血细胞比容的测量。在设备齐全的地方，可通过疟原虫的体外培养，获取体外的药物敏感性试验结果，并与体内效果评估数据进行关联比较。另外，应保存好基线全血样本（或滤纸干血滴）用于疟原虫基因分型。恶性疟原虫分子分型（通常通过评价编码 *MSP*1、*MSP*2 和 *GLURP* 等基因的片段大小多态性）在大大提高了流行地区抗疟药物试验的准确性。将患者在随访期内复发基因型与首次感染分离株的基因型进行比较，如果两者相同基因型，则认为是感染是再燃（即治疗失败）。如果是不同基因型，则表明是新感染。但该方法并非万无一失，首先在混合感染时（在高流行区常见）很难鉴别不同的基因型，其次耐药性感染在入院时处于亚潜伏期，再燃时易被误认为是新感染。但是基因分型技术是一个相对大的进步，使在流行区开展以社区为基础的研究成为可能。对于半减期较长的，可在用药后第 7 天检测体内血药浓度有助于解释治疗失败。对于多数药物来说，全血的滤纸干血滴即可。

在药物效果评价中，观察抗疟药治疗情况并记录不良反应，每天随访患者直至体内疟原虫被清除，然后每周观察一次。贫血消退率是治疗效果中的一项敏感指标。在治疗评估期间，每次原虫计数时同时检测血红蛋白和血细胞比容。4 周是快速清除药物即半减期短的药物的最短随访时间，而对于体内半减期长的药物的最短随访时间则为 6 周。至少 90% 的随访时间为 4 周，样本量应根据可能的"退出"率进行调整。间日疟、三日疟或卵形疟还需要氯喹治疗。在恶性疟药物评价试验中，是否应将这类患者排除取决于恶性疟原虫对氯喹的抗性水平，但需要在试验开始之前决定。

4. 试验说明·抗疟药物评价通常随访两组或两组以上的患者在不同的药物治疗后，通过比较不同组的治愈率，即在随访结束时没有发生再燃患者的比例。过去，抗疟药物治疗效果通常是在特定的日子进行评估（通常是开始治疗后的第 14 天或第 28 天），所以分析中只有包括坚持被随访的患者，这通常被称为"按协议"分析。但是在绝大多数试验中，有些患者没有完成随访期，然而他们在离开试验前提供的信息是有用的，这些信息也可以并应该利用起来。如果最后一次观察时患者并未失败，仍然处于隔离状态，那么这些患者的信息可以删减。生存分析适合这类数据的分析，它可明确地处理删减值。不同随访周期的患者不能以同样方式进行治疗，随访时间较长的患者比随访时间短的患者更易出现治疗失败。通常采用 Kaplan-Meier 法估算失败率。目前，这些观点已得到世界卫生组织的认可，WHO 关于抗疟药抗性监测的建议推荐在体内药物效果研究时使用寿命表（生存分析）进行分析。另外，还应记录意向治疗分析，包括所有失访的患者或不确定值作为治疗失败的依据，但这不应是研究的首要终点，因为它高估了真正的失败率。

5. 重症疟疾试验·除了原虫清除和退热外，还应评估幸存者的临床康复率。在无意识的儿童中，布兰太尔昏迷评分（Blantyre Coma Scale，BCS）应用最广，在成人中，采用的是格拉斯哥昏迷评分（Glasgow coma scale，GCS）。如果可能，每 4～6 h 要评估一次，并记录 BCS 达到 3、4 和 5 分的次数与 GCS 达到 8、11 和 15 分的次数。还应记录喝水、就坐、步行和离开医院的时间。静脉血乳酸、静脉血碳酸氢盐和血浆/血清尿素或肌酸酐的变化情况也作为治疗效果评估的测量指标。

6. 体外抗疟药敏感性测试·通过体内和体外抗疟药物效果评价可更好地指导治疗规范和政策规划。恶性疟原虫体外培养相对容易，而其他疟原虫的体外培养却比较难。恶性疟原虫一个周期的短期培养仅需要简单的无菌培养基、蜡烛缸和保温箱。当然，间日疟原虫体外短期培养相对容易，但条件有所改变。抗疟药物敏感性可以通过测量不同药物浓度抑制疟原虫发育成熟裂殖体期作用，可通过观察放射性同位素标志的 H-次黄嘌呤吸摄取，或 SYBR 绿染核酸染色的抑制程度，或特异性乳酸脱氢酶或富组氨酸蛋白 2 的合成情况进行检测。*Pf*LDH 和 *Pf*HRP2 测试仅需要一台 ELISA 检测仪，并且对低原虫密度情况更有优势。这都是非常实用的流行病学调查工具，但是不能预估个体治疗后的临床反应，因为这些方法不能反映个体间抗疟药药代动力学、免疫力和病程的差异。

十二、病例管理和治疗

在许多热带国家，"疟疾"与"发热"同义。抗疟药物基本上都是患者自行服用。在可能的情况下，应利用显微镜检查血涂片或适当的 RDT 进行诊断明确虫种。如果存在任何疑问，应先假设是恶性疟原虫感染。疟疾的管理很大程度上取决于现有的卫生设施和疾病的特异性，如患者可能的免疫状况。例如，在高度流行区的婴幼儿常有原虫血症。鉴别是疟疾还是其他感染导致发热是非常困难或不可能的。因此，除非有其他的明确诊断，所有原虫血症的发热儿童必须按疟疾治疗。而这些地区的大龄儿童和成人常出现无症状带虫状态，但是这些人的发热往往是其他感染所致。另一方面，在无免疫力的儿童和成人中，在未检测到原虫血症前就会发热症状，因此需要对疑似病例的血片进行复核。在热带地区血涂片检测阴性的疟疾诊断很常见。其他感染也很有可能。若患者处于亚潜伏期原虫血症期，又无严重的临床症状，则寻找其他病因，每隔 12～24 h 进行血片检查。而对于重症患者，应即刻进行足量的抗疟药治疗，同时进行其他疾病诊断。患者原虫清除后仍可能出现意识模糊和肾衰症状，但是这种患者通常具有详细的治疗病历，常可以在血涂片或皮内涂片中找到疟色素，并且 *Pf*HRP2 试纸条测试呈阳性。如果体温高于 38.5 ℃，口服退烧药进行对症治疗，并用温水擦拭可以使症状缓解，同时也可降低因抗疟药引起的呕吐。这对于儿童尤为重要，儿童很少突然发作，在体温下降时更易接受口服抗疟药。遗憾的是，有些 ACTs 并没有儿童配方。儿童服药时，大的药片应该压碎，使用甜饮或牛奶做成悬浮剂后服用，同时可以使用去针头后的一次性注射器定量吸取悬浮剂给儿童服用。

（一）间日疟原虫、卵形疟原虫或三日疟原虫

尽管间日疟原虫、卵形疟原虫或者三日疟原虫很少致命，但是也会出现中重度症状，这种情况就需要注射药物治疗。偶尔，间日疟患者也会出现重要器官的功能障碍，这时治疗应参考恶性疟的治疗。口服氯喹（表 43.11）会使发热在 2~3 d 得到缓解。通常总剂量为 25 mg/kg。首次剂量为 10 mg/kg，随后每隔 12 h 给药 5 mg/kg；或者分别在第 0 天、第 1 天和第 2 天给药 10 mg/kg、10 mg/kg 和 5 mg/kg。ACTs 仍然是非常有效，除了在某些地区青蒿琥酯- SP 联用外，SP 抗性分布广泛，在新几内亚岛和印度尼西亚部分地区的间日疟原虫对氯喹的高度抗性已成为重要问题。而 ACTs 中的伯氨喹或甲氟喹对这些感染有效，间日疟原虫对抗疟药作用与恶性疟原虫相似。在 G6PD 缺陷筛查后，给予间日疟或卵形疟患者使用伯氨喹以防复发。复发率因不同地理区域和传播强度而差异很大。预防复发的有效性取决于服用的伯喹的总剂量。在印度次大陆迅速使用的 5 d 疗法是不够的。尽管对长潜伏期的温带虫株应用每天 0.25 mg/kg 剂量确实有效，但是推荐剂量是 0.5 mg/kg。如果患者立刻要回到高流行区，那么伯氨喹就没必要服用，尽管这方面的风险利益评估尚未在 G6PD 普遍缺乏的亚洲儿童中开展。孕妇、哺乳期妇女和儿童，以及 G6PD 严重缺乏的患者不能服用伯氨喹。如果一直可能存在 G6PD 缺乏或轻微变异，可以考虑每周 1 次服用伯氨喹 1.75 mg/kg（45 mg），连服 8 周。伯氨喹确实对无性期间日疟原虫有显著的抑制作用，这可能会掩盖氯喹抗性的存在，但同时也可能会保护无抗性地区原虫对氯喹抗性。

（二）诺氏疟

诺氏疟应按急性恶性疟那样进行治疗，使用 ACTs 或青蒿琥酯。诺氏疟原虫对氯喹敏感。

（三）恶性疟

在流行区，治疗非重症恶性疟与其他疟疾一样，门诊治疗即可。而在温带国家，输入病例通常需要住院治疗。所选择的药物也要根据当地的药物抗性情况。由于恶性疟致死，所以需要认真评估病情的严重程度。严重程度的划分可以从无症状原虫血症到暴发性致死疟疾。在实际情况下，任何无法实施口服用药的患者都需要采用注

射药物治疗，并且需要认真观察，任何意识障碍都需要严肃对待。发展到脑型疟的速度是很快的，尤其是儿童。

（四）重症恶性疟的管理

重症疟疾属于急诊范畴（表 43.13 详细描述了临床救治管理的内容）。救治无意识患者时要保证其呼吸通畅，马上静脉输注，同时还需用其他复苏方法。应快速进行患者的脱水程度和血管内血容量的评估。应记录生命体征和毛细血管充盈时间。应特别注意患者的呼吸和任何呼吸窘迫的指征（深呼吸困难、鼻翼扩张、肋间或肋骨下收缩）。需要给患者称重或估计体重，以便按体重给药（对于成年人，担架手站在浴室体重秤上进行称重）。应立即测量血糖（试纸条试验）、血细胞比容、原虫血症（原虫计数、发育时期、含有疟色素的中性粒细胞比例）和肾功能（血尿素或肌酐）。酸中毒程度是决定治疗效果的重要指标，可能的话还需要测量血碳酸氢盐和静脉乳酸水

表 43.13	恶性疟重症表现及并发症的应急临床管理
表现/并发症	应急管理[a]
昏迷（脑型疟）	保持呼吸通畅，置患者于身边，排除昏迷的其他原因（如低血糖、细菌性脑膜炎）；避免伤害性辅助治疗，如皮质类固醇、体液灌注、甘露醇、肝素和肾上腺素；有必要的话使用气管插管
高烧	温水擦拭、风扇、冷却毯和退烧药
惊厥	保持呼吸通畅；即刻静脉注射或直肠给药、地西泮或肌注三聚乙醛
低血糖	测定血糖，矫正低血糖并进行含葡萄糖的输液
严重贫血	使用筛查后的新鲜血液进行输血
急性肺水肿[b]	患者保持 45°上仰，输氧，用利尿剂，停止静脉输液，进行气管插管，若血氧过低则采用正压呼吸/连续正压呼吸
急性肾损伤	排除肾前性因素，检查体液平衡和尿液钠；若出现肾衰竭，则启用血液超滤或透析，如果没有，则采用腹膜透析；利尿剂/多巴胺在急性肾衰期的使用尚未被证实
自发性出血和凝血障碍	使用筛查后的新鲜全血进行输血（冷凝蛋白质、新鲜冰冻血浆、必要时添加血小板）；维生素 K 注射液
代谢性酸中毒	排除或治疗低血糖、低血容量症和败血症。如果严重则启用血液过滤或血液透析
休克	疑似败血症的进行血培养；注射抗生素，矫正血流动力学

[a] 假设是所有的病例均采用了规范抗疟药治疗。
[b] 避免过量补液。

平(乳酸快速诊断试纸条)。无意识、呼吸过度或休克患者还应该测动脉或毛细血管血酸碱度值和气体组成。应该采集血液进行交叉配型,然后进行全血计数、血小板计数、凝血测试、血液培养和全套的生化检测。应尽快给予肠外抗疟治疗,在护理设施好地方应静脉输注抗疟药物。除了抗疟药以外,也无其他特殊治疗方法。给药剂量的正确是非常重要的,尤其是首剂量。青蒿琥酯可以静脉注射或肌注,蒿甲醚只能肌注。如果使用奎宁,所有患者均应服用足剂量(二盐酸盐 20 mg/kg),除非有明确的预处理病史。奎宁可以溶于生理盐水或葡萄糖溶液。要禁止应用大剂量的静脉注射。在非洲,由于儿童常发生疟疾败血症,因此在发病初期应该根据经验使用广谱抗生素,直到可以排除细菌感染为止。

对重症疟疾体液平衡的评估至关重要。对于儿童来说,尚无统一的最佳体液管理方法。有些儿童入院时明显缺水,需要补液,但事实证明,快速补液显然是有害的。严重贫血性酸中毒儿童需要紧急输血(血细胞比容<15%)。对于成年人来说,水中毒和水不足之间有一条细微的分界线,过度水化可能导致肺水肿而水化不足则可能导致休克或加重酸中毒和肾损伤。应对颈静脉压力、外周输液、静脉充盈、皮肤肿胀和尿量进行详细而频繁的评估。由于颈静脉压力不确定,如果条件允许的话,可插中央静脉导管直接测量压力,可以保持在 0～5 cm。但是,目前的研究发现这个压力与其他血流动力学指数相关性较差,不是补液的好指征。如果静脉压力升高(通常是补液过量),患者出现呼吸困难,则应将患者头朝45°方向,有必要的话注射利尿剂。酸中毒呼吸或呼吸窘迫,尤其是在重症贫血儿童中,则表现为低血容量症,需要及时补液,如果可能,还需紧急输血。若出现抽搐应立即静脉或直肠给镇静剂(如地西泮或咪达唑仑)或肌注三聚乙醛。预防性惊厥药物的具体作用目前尚未确定。

当以上应急措施都完成后,应进行更详细的临床检查,特别注意意识状态和昏迷评分记录。推荐在儿童中使用布兰太尔昏迷评分(blantyre coma scale,BCS),而在成人中采用的是格拉斯哥昏迷评分(Glasgow coma scale,GCS)(表 43.14)。昏迷的患者必须进行腰椎穿刺检查以排除细菌性脑膜炎。应记录开启压力,注意呼吸的变化。脑脊髓液应送显微镜检价差,同时测量葡萄糖、乳酸和蛋白质。随后的临床观察尽可能频繁,并应包括生命体征、呼吸率和呼吸形式的准确评估,昏迷评分和尿量的评估。可能的话,在恢复意识前每 4 h 进行血糖测试。由于这些测试可能会高估低血糖的频率,因此有必要进行实验室确认。恢复意识的关键指标是恢复意识的时间、恢复饮水的时间和恢复独自坐立和行走的时间。

表 43.14	成人与儿童意识水平昏迷评分		
布兰太尔昏迷评分		**格拉斯哥昏迷评分**	
	得分[a]		得分[b]
最佳活动反应		**最佳活动反应**	
局部疼痛刺激[c]	2	服从命令	5
疼痛臂缩回[d]	1	局部痛觉	4
无特别反应或无反应	0	痛觉弯曲	3
		痛觉延迟	2
		无感觉	1
语言反应[e]		**语言反应**	
正常的哭叫	2	回答有针对性	5
呻吟或不恰当哭叫	1	回答模糊	4
无反应	0	用词不当	3
		不可理解	2
		无反应	1
眼球运动		**眼反应**	
定向	1	即刻	4
不定向	0	根据口令	3
		根据痛觉	2
		从不	1

[a]:总分从 0 到 5 分;2 分或更低表示"unrousable coma"。
[b]:总分从 3 到 14 分;得分低于 11 分定义脑型疟;unrousable coma 的得分小于 9 分。
[c]:疼痛刺激:手指摩擦患者的胸骨。
[d]:疼痛刺激:用铅笔水平压拇指指甲。
[e]:不用于评估会说话前儿童。

(五)脑型疟

在重症疟疾导致的昏迷患者救治时,必须排除那些因连续癫痫和低血糖引起者,而这两种情况在儿童中更易发生。基于当代的病理生理学假设,建议使用多种辅助治疗,包括应用肝素、低分子量右旋糖酐、尿素、大剂量激素、阿司匹林、环前列腺素、己酮可可碱、去铁敏、抗TNF抗体、环孢霉素、超免疫血清、甘露醇、白蛋白和生理盐水。遗憾的是尚无一个已被证明是有益的,甚至有的已证明是有害的。这些辅助治疗都不应该使用,脑型疟的救治前提是良好的重症监护和及时正确的抗疟药治疗。

预防性苯巴比妥可预防脑型疟的昏迷。但是预防性抗痉挛药的作用尚不明确,在肯尼亚脑型疟开展的一项大规模儿童双盲试验中发现预防性肌内注射苯巴比妥(20 mg/kg)后儿童的死亡率翻了一倍。服用 3 倍或更高剂量的地西泮后,儿童死亡率也升高,提示这两种药可能与呼吸抑制有关,从而导致死亡。因此禁忌使用苯巴比妥的标准速效剂量,除非能保证患者呼吸通畅。有些医生会给昏迷的患者服用小剂量的苯巴比妥,而其他医生不做任何昏迷的预防措施,仅仅依靠抗疟药治疗。苯妥英、磷苯妥英和其他抗痉挛药的安全性和有效性尚不清楚。尽管有约 80% 的脑型疟儿童患者腰椎穿刺压力有中度升高(但是 80% 的成人在正常范围内),有些压力非常高,但是当前一次成人试验证明应用甘露醇渗透剂是有害的。这些都将加剧升高颅内压,应及时处理高碳酸血症。特殊管理应该包括昏迷患者护理、小心体液平衡、惊厥的快速处置、高烧处置和早期检测和治疗重症疟疾的其他症状或并发症。

病情突然恶化的患者应怀疑是否低血糖,并在无法测试血糖的情况下进行对症治疗。伴发细菌感染时常见现象,尤其是胸腔感染、导管相关的尿路感染,偶尔会发生自发性败血症。非洲儿童的菌血症高于成人,也高于东南亚的儿童。毫无疑问重症疟疾和偶发性原虫血症的细菌性败血症之间存在重叠诊断,但是重症疟疾确实易发败血症。任何突然恶化的患者和排除了低血糖的患者应根据经验使用广谱抗生素。全身性发作常伴吸入性肺炎,应随时陪伴在患者身边,并经常翻动身体。大部分儿童将在 2 d 内恢复意识,而大部分成人需要 3 d。极少有成人在 10 d 内仍未恢复。若发生更长期的昏迷并发症如褥疮等,那极可能是发生了二次感染。

(六)体液平衡

重症疟疾患儿可能会出现脱水,但是肾功能障碍和肺水肿极少见。常见的错误是因担心贫血性酸中毒的儿童出现充血性心脏衰竭,而过分谨慎并不给予输血。这些患儿中贫血性充血性心脏衰竭罕见,而且呼吸窘迫意味着是代谢性酸中毒而不是肺水肿。重症贫血和有时的低血容量症会加剧酸中毒。但是,低血容量症作为死因的概念已被质疑,已有证据证明伴晶体或交替进行体液输入会增加死亡率。大家都在为寻找更合适的儿童和成人体液补充方法争论。大约有一半的成人重症疟疾患者出现肾功能损伤。他们中大部分人都会有少尿的过渡期,随后是恢复期,但有一小部分会发展成急性肾小管坏死。多尿阶段少见。重症疟疾的成人患者对体液过剩非常脆弱,医生在体液不足和过剩之间很小的区间内进行处置,有可能会导致肾功能损伤的加重和体液过剩,同时伴有肺水肿风险。患者应用 0.9% 生理盐水或其他等渗电解质溶液进行补液。此后,每天的体液需求量根据尿量(加腹泻)和不显性失水(热环境护理的发热患者不显性失水量相当大)情况增减。水和葡萄糖是由 5% 或 10% 的葡萄糖溶液提供的。低血糖患者通常需要在血糖矫正后,使用 10% 葡萄糖溶液输液。但这仍不能进行推广应用,因为初始的体液需求量差异很大,少尿和无意识患者输生理盐水后可保水,并伴随着轻微升高的

颈静脉压。每位患者的需求量都要单独评估。如果没有中心静脉压,那么非常值得认真提高颈静脉压。若血糖低于 4 mmol/L,那么需要替用 10% 的葡萄糖溶液;若低于 2.2 mmol/L,那么需要即刻处置低血糖。补液方案也应该考虑抗疟药的使用情况。青蒿琥酯和蒿甲醚按常规即刻注射,但是奎宁必须要控制输液速度。有些医生喜欢将 24 h 奎宁剂量溶入 500 ml 的 0.9% 生理盐水或 5% 的葡萄糖溶液中,并匀速输液,而调整体液平衡必要时可通过一个单独的背驮式输液管。在急性期很少有必要用钾或其他电解质补充。很多患者需要输血。输血的确切标准将根据获得血的情况,但是通常在血细胞容量降至 20% 以下时应该考虑输血,尽管高流行区需要太多的输血。下限阈值通常是 15% 的血细胞容量。重症疟疾成人患者有更高的肺水肿风险,可能需要输浓集细胞。在实际操作时,若全血可沉积在袋子或瓶子里,那么只能输细胞。若患者容量过度负荷,那么输血应该停止,或者输得非常慢,并添加速尿灵(0.3 mg/kg)。

(七)急性肾功能损伤

如果患者一直少尿(每小时每千克体重低于 0.4 mL 尿),尽管足量补水且血尿素或肌酸酐升高,那么体液应该只限制于替换非显性失水。当出现多器官功能障碍时应尽早透析或超滤等肾替代疗法。尚无证据表明多巴胺和利尿剂能预防肾衰进程。肾损伤是急性期的分解代谢过度,一旦达到肾替代疗法的常规指标(如代谢性酸中毒、尿毒症并发症、容量过度负荷或极少见的高钾血症),那么患者可能会快速恶化。如果怀疑是急性肾衰但无血钾指数数据,则应做心电图检测。如果出现高钾血症症状,则应即刻补充钙、葡萄糖和胰岛素。病程的进展在一些急性病和多器官功能障碍患者中进展更快,要比在那些已解决其他症状后的肾衰患者更早采用替代疗法。超滤和透析往往采用腹腔透析。超滤对生化异常有更快的消散作用,而且比腹腔透析的死亡率低。尽管凝血障碍与重症疟疾有关,但是出血并不常见。如果是训练有素的护理,最初的使用泵和体液平衡过滤的费用更低。如果无腹腔透析的替代方案,可想透析液中添加高渗葡萄糖以去除多余的体液,并且能给低血糖患者提供需要的葡萄糖。腹腔透析的效果常常在 24 h 后改善。大家认为腹腔间隙的缩小与急性期腹腔微血管系统的隔离有关。如果腹腔透析超过 72 h,那么常会出现腹膜炎。在治疗的第 3 天,奎宁的剂量要减少 1/3~1/2。另外,禁止使用四环素,强力霉素仍可用。尿恢复的中位时间为 4 d。与无尿患者比,少尿患者的整体预后和恢复率要更好(图 43.29)。

黑尿热患者的治疗方法应和其他患者一样。应继续使用肠外抗疟药。尿碱性化的预防或治疗作用尚未评

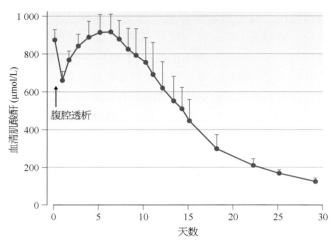

图 43.29 疟疾急性肾功能损伤的恢复。此结果来源于急性肾小管坏死。尽管住院开始几天的血清肌酸酐升高，但是很多患者不出现少尿，可以保守的管理。（Trang et al. Clin Infect Dis 1992；15：874-880.）

估。通常需要输血，但是血细胞比容的增长常要低于预期，因为输血细胞很快会溶血。如果患者体液容量过度负荷，但还需要输血，那输血之前必须进行透析或血液过滤为输血提供足够的血管"空间"。应该给予浓集细胞，并尽可能缓慢地输血。

（八）急性肺水肿

重症疟疾的严重表现通常与急性肾功能衰竭共存。鉴别诊断包括肺炎，是否若胸片异常且有代谢性酸中毒，或胸片正常。呕吐泡沫并不一定意味是急性肺水肿，如儿童常因持续昏迷引起多涎。呼吸急促是疟疾的一个严重指征，偶尔由高热引起，但高热患者的呼吸浅而频繁并伴有嘈杂的过度换气声。急性肺气肿患者应该直立状态接受护理，需要吸氧，无论使用哪种治疗（髓襻利尿剂、麻醉剂、血管扩张剂、静脉切开术、超滤、透析），应该降低右侧填充压，使之与心脏输出相适应的最低水平。若患者出现缺氧，则应使用无创正压通气。

（九）低血糖

昏迷的脑型疟患者可能不会有低血糖的指征。在理想情况下，无意识患者应该每 4 h 进行一次血糖监测。低血糖患者应该按照 0.5～1 mL/kg 的浓度静脉慢注 50% 的葡萄糖溶液，并以每小时 1～2 mg/kg 剂量的 10% 葡萄糖输液予以预防。奎宁引起的高胰岛素血症可能被生长抑素或其合成类似物所阻止。如有可能，接受奎宁和高渗葡萄糖溶液治疗的低血糖患者应经常检查血清钾。

（十）酸中毒

虽然最近有证据表明低血容量症应得到纠正，但仍无证据证明其是导致酸中毒的主要因素。儿童的循环系

统状态比成人更难评估。尽管具有足够的血压、充足的毛细管再灌注和正常的颈静脉血压，酸中毒仍然存在。虽然酸中毒可能是由急性肾功能损伤、酮血症或水杨酸中毒引起的，但是乳酸酸中毒是形成宽阴离子间隙的主要因素。静脉、动脉和脑脊液的乳酸浓度与疾病严重程度成正比，与脓血症相比，这些浓度乳酸/丙酮酸比值升高有关，这与无氧糖酵解有关。重症疟疾起始阶段乳酸堆积得到稀释，但是常发生代谢失调。碳酸氢钠在代谢性酸中毒中的作用有争议性，目前大部分机构已不再使用碳酸氢钠，或者仅给予极其严重的酸中毒患者 1 次（pH＜7.15）。丙酮酸脱氢酶激活剂二氯乙酸在初步临床试验显示是一种有前景的治疗酸中毒制剂，但是其治疗作用尚不明确。控制酸中毒时可采用血液超滤或透析。

（十一）出血

脑型疟患者可能会因急性胃糜烂而出现血肿或血性鼻胃液。脑型疟因终止使用高剂量皮脂类固醇可降低上消化道出血的发生率。预防性抗酸药、H_2 阻滞剂、磺胺或质子泵抑制剂在重症疟疾中的作用尚未研究。不到 5% 的重症疟疾患者临床上会发展成严重的弥散性血管内凝血，这些患者应该给予新鲜的输血和维生素 K。

（十二）细菌性重复感染/持续发热

疑似败血症的治疗取决于局部的抗菌药物敏感性模型，并考虑到可能与沙门菌有关。继发性肺炎患者应使用第三代头孢进行经验性治疗，除非患者收治时有明显的呼吸疾病，用青霉素或克林霉素治疗已足够。即使清除了原虫，但持续发热的儿童也会出现系统性沙门菌感染。尿路感染在插导尿管的患者中很常见，抗生素治疗应取决于可能的局部抗生素敏感性模式。重症疟疾急性期持续高热是一种不良的预后信号。清除原虫后的持续发热常见，只有患者病情严重或有明确的感染病灶，才需要抗生素治疗。

（十三）复发感染治疗

ACT 治疗后再 14 d 内出现治疗失败的情况比较少见。因此，大部分的治疗失败发生在治疗两周后。在许多情况下，由于在过去的 1～2 个月无法确定患者是否接受过抗疟治疗，因此无法确定其是否为治疗失败。疟疾复发可能是再次感染的结果，复燃，或者由于间日疟和卵形疟的再燃（尽管复发不会在首次感染的 14 d 内发生）。对每个患者而言，再燃和再感染很难区分。在可能的条件下，治疗失败必须经寄生虫学确认，常常使用的是血涂片检查，因为基于 HRP-2 的快速检测试条可能在首次感染后几周内仍然是阳性的。治疗失败有可能是由于药物抗性、依从性差或异常的药代动力学特征所致。从患者的病史中判断患者是否有呕吐或者是否完成整个疗程。可再次使用 ACT 治疗超过两周复发的原虫血症和发热。

若是再燃,大部分患者对一线 ACT 应该还是有效的。这样就简化了治疗过程。然而,在第一次治疗 28 d 内使用甲氟喹会增加神经精神性后遗症的风险,在这种情况下,应该使用二线药物。若再次复发,应先经寄生虫学确认,并使用二线药物治疗。以下是世界卫生组织推荐的二线药物,按次序选择:

- 区域有效的替代 ACT;
- 青蒿琥酯加四环素或强力霉素或克林霉素(7 d);
- 奎宁加四环素或强力霉素或克林霉素(7 d)。

替代 ACT 具有简单、熟悉、能获得,且能提高依从性等优点。7 d 奎宁疗法不太好被接受,如果治疗时不注意观察,可能依从性会很差。

十三、妊娠期疟疾

(一)重症疟疾

第二和第三阶段孕妇相比其他成人更易发展成重症疟疾,通常并发肺水肿和低血糖,常发生胎死和早产。早期剖腹产对胎儿存活率是否有影响尚未得到证实,但很多权威机构都推荐。早期应该寻求产科的意见,儿科医生应提高警惕,反复检测血糖。低血糖应该可以预期,若接受奎宁治疗,那么低血糖还会经常复发。青蒿琥酯更为安全和有效。抗疟药应该足量。抗疟药应随着分娩及时给药,患者常会发生产后细菌感染。在尼日利亚恶性疟与重症孕中期溶血性贫血相关,患者通常在抗疟药治疗外,需输血和补充叶酸。

(二)普通疟疾

孕期有症状的疟疾患者有可能的话应住院,可能会早产,接受奎宁治疗的话还可能发展成低血糖。氯喹、乙胺嘧啶、氯胍、甲氟喹、奎宁和磺胺类药物在孕期使用认为是安全的。虽然阿莫地喹已广泛使用,但却很好地记录。青蒿素衍生物在第二和第三孕期使用是安全的,但是应用于第一孕期仍存在不确定性,目前尚未推荐使用。目前,蒿甲醚-苯芴醇的安全性越来越得到证实,有些临床试验也显示阿托伐醌-氯胍和双氢青蒿素-哌喹也是安全的,但是要禁用四环素和伯氨喹。在第二和第三孕期推荐使用 5 种一线的 ACT。奎宁(10 mg/kg,每天 3 次 7 d)依然是第一阶段孕期的首先治疗药物,但是依从性差,继而导致较高的治疗失败率。为增加治愈率,青蒿素衍生物和奎宁应该与克林霉素(10 mg/kg,一天 2 次)联合使用。任何抗疟治疗方案在孕妇中的失败率都比在非孕妇中更高。药代动力学研究表明血中青蒿素衍生物、苯芴醇、阿托伐醌和氯胍浓度在孕后期都显著下降,因此目前仍无最佳的剂量推荐方案。磺胺多辛-乙胺嘧啶的数据不稳定,甲氟喹和哌喹的药代动力学参数没有显著变化,因此必须密切随访孕妇。同时,鼓励疟疾流行区的妇女每周到产前门诊做产科评估,应进行血涂片和血细胞比容检测。

十四、防治

(一)预防

若抗疟药在该地区是有效且安全的,那么孕期应该进行预防性服药。通常,氯喹对预防间日疟、卵形疟和三日疟仍非常有效。遗憾的是,恶性疟感染常同时发生,且总是有抗性。在抗叶酸合成药物对恶性疟依然有效的地区,应用氯胍是安全有效的,但是还没有明显的证据证明甲氟喹会增加胎儿死产的风险。孕期禁止使用伯氨喹和强力霉素。另外,已有初步数据证明阿托伐醌-氯胍是安全的。

(二)间歇性预防治疗(IPTp)

在非洲疟疾高流行区的研究表明在孕期给予两次或三次磺胺多辛乙胺嘧啶的预防服药可有效减少孕期原虫感染、减少贫血和增长胎儿出生体重。自从该研究后,使用磺胺多辛-乙胺嘧啶进行间歇性预防治疗开始广泛使用,但同时也增加了非洲地区的药物抗性问题。已有很多数据表明 IPTp 仍然有效,但需要对药物使用做一些更新,如增加 SP 使用频次(最多每月 1 次)。另外,其他一些可代替药物仍在评估中。

(三)母乳喂养

几乎所有的抗疟药都会出现在乳汁里,但是实际的分泌量很小。应避免使用伯氨喹,此外,并未有充足证据证明服抗疟药物的妇女不应进行母乳喂养。

十五、儿童疟疾

尽管孕期感染疟疾很常见,但先天性疟疾还是很少见的,在疟疾流行区胎盘血涂片疟原虫阳性率很高,但是脐带血血涂片却很少能发现原虫。不过,4 种人体疟原虫都可能会感染。先天性恶性疟很少出现重症。先天性间日疟或卵形疟因在婴儿体内无红细胞前期,所以不需要根治性治疗。

在婴儿的前 6 个月很少出现重症疟疾,但如果发生的话死亡率就很高。婴幼儿疟疾一般主要呈现发热症状,无其他局部症状。如果儿童感染恶性疟原虫,3 岁以内的儿童常出现惊厥的并发症,该并发症在恶性疟儿童是间日疟原虫感染儿童的两倍,但两种感染呈现的发热症状类似。幼儿发展为脑型疟的速度非常快,与成人相比,幼儿的治愈和恢复速度也很快。在疟疾高度流行区,在 1～3 岁组的儿童中,重症贫血是重症恶性疟的主要表现,同时在反复的间日疟原虫感染中也会出现。成人与儿童的并发症相应的频率比较见表 43.15。

受到疟疾危害的主要是儿童,绝大部分疟疾死亡病例是儿童,大部分来自非洲。此外,疟疾也是引起发病率、生长不良和其他感染敏感性增加的重要原因。脑型疟、疟疾相关的惊厥或重复弱化的发热与贫血所致的衰弱

表 43.15 重症疟疾并发症的相对发病率			
	非孕期成人	孕妇	儿童
贫血	+	++	+++
惊厥	+	+	+++
低血糖	+	+++	+++
黄疸	+++	+++	+
肾功能损伤[a]	+++	+++	-
肺水肿	++	+++	±

[a] 需要肾移植。重症疟疾的儿童患者通常血尿素升高。

作用是否会引起身体发育或智力发育迟缓需要进一步研究。已有证据表明在疟疾发作期和脑型疟治愈后的幸存儿童会出现学习困难的特点。一般情况下,儿童对抗疟药的耐受能力要好于成人,由于儿童很少出现肾功能损伤,因此在重症疟疾时儿童体内的体液平衡也更易矫正。但在热带地区,由于缺乏充足的护理和静脉输注设备以及小体积的体液,通常是只能通过肌内注射或栓剂给予抗疟药。重症疟儿童患者的恶化速度非常快,常在脑型疟时发生突然死亡,但如果能幸存下来,其恢复速度也要快于成人。缺铁在热带国家很常见,可以抵御疟疾,但通常与疟疾共存。总之,缺铁患者补充铁对短期贫血和长期神经认知发育的益处大于风险。在奔巴岛和坦桑尼亚的一项大规模对照研究结果表明,暴露于疟疾高感染条件下的幼儿进行日常补铁加补叶酸(与 WHO 推荐剂量相似)会导致其死亡或重症疾病的风险增加,但这些结论仍存在争议。

十六、资源有限

许多疟疾患者要么未经治疗,要么自己用药得不到充分治疗。在许多国家,私人诊所是抗疟药的主要提供部门,假冒或不合格药物很常见,也会出售一些不足疗程的药物。因此,对公共的和私营商业渠道开展健康教育非常重要。需要具有连贯且有效的质量保证的药物采购和分销案。为了延缓疟原虫抗药性的速度,一定要给予抗疟药物治疗的相关人群(父母、亲属、村卫生工作者、商店助理)足量疗程的药物。

大部分重症疟疾患者并未在医院治疗,他们常在家里或村卫生室接受治疗。大多数疟疾患者死亡就发生在家里或家附近。若不能进行静脉输液,可以采用肌内注射奎宁或青蒿素类衍生物,但一定要全程保证无菌。青蒿琥酯栓剂是一类简单有效的非肠道给药替代品,作为转诊前的治疗,已证明可降低 5 岁以下不能口服用药的儿童疟疾患者的死亡率。若不能注射或栓剂,在转移患者之前可口服用药或使用鼻胃管。

十七、防治

(一)杀虫剂浸泡蚊帐

通过简单的措施可大大降低被疟原虫感染的雌性按蚊叮咬的概率。覆盖暴露在外的皮肤、在叮咬高峰待在室内或躲在蚊帐内将明显减少暴露。例如:大部分按蚊都在夜间进食,因此睡在室内的杀虫剂浸泡蚊帐内,能降低疟区的患病率和死亡率。一顶浸泡的棉质或尼龙蚊帐一次浸泡可提供一年的保护。尼龙相比于棉质能更好地保留氯菊酯和溴氰菊酯。浸泡蚊帐可以清洗,一些微小的破损不会明显降低其保护效果。现在已有一种能保证很多年杀虫活性的长效浸泡蚊帐,这些蚊帐价格更贵,但更划算。在本书编写时,4 种 LLIN 已得到了世界卫生组织杀虫剂评估方案的全面认可,9 种得到了临时认可。蚊帐所带来的好处很大程度上依赖蚊虫的叮咬习惯、蚊帐的尺寸和构成、是否浸泡了杀虫剂、蚊帐的使用数量以及决定蚊帐实际应用的各种社会因素(蚊帐有无洞?蚊帐是否塞进床垫或褥子下面?等)。但这些对浸泡蚊帐(ITN)相对不是那么重要。非洲的很多浸泡蚊帐(ITN)研究表明使用浸泡蚊帐后全死因儿童死亡率可下降 20%。因此,很多国家已将 ITN 方案作为疟疾防控策略的一个重要组成部分。近年来,随着经费补贴的增加,睡在浸泡蚊帐里的人口比例也大幅度增加。目前,已有 2.89 亿顶 LLIN 分发到撒哈拉以南的非洲地区,足以覆盖处于疟疾风险下 7.65 亿有疟疾风险人群中 76% 人口。另外,浸泡家里的窗帘、吊床、衣物,甚至家畜也证明可以减少疟疾。人们认为 ITN 主要通过个人保护发挥作用,但是在某些情况下,大规模的杀虫效果可能更为重要。因此,在广泛使用 ITN 的村庄中,没睡在蚊帐内的保护作用可能比在无人使用 ITN 的村庄中睡在 ITN 下所提供的保护更大。

浸泡蚊帐在整个非洲都有效但在其他一些地方不起作用(特别是东南亚的部分地区),因为该地区人类生活习惯和按蚊的行为都与非洲不同。显然,如果蚊虫叮咬发生在傍晚或者清晨且远离人群居住处,那么 ITN 将不会非常有效。

(二)驱避剂

其他简单的预防措施也很有效且并不昂贵,包括衣物上用氯菊酯或溴氰菊酯,或用在暴露皮肤表面上使用二乙基甲苯酰胺(DEET)等驱虫剂。DEET 通常非常安全,可在孕期使用。椰子油和 DEET 做的肥皂条既便宜又稳定,还可以随手使用。房屋可以利用金属丝做窗隔栅来防蚊。所有这些措施都能降低疟疾感染概率,但不是消除疟疾。

(三)化学预防

尽管早期殖民者发明了许多服用奎宁的巧妙方法

（包括通宁水），但它们通常使人不舒服也不完全有效。在第一次世界大战结束前，军队和殖民者还是主要依赖奎宁（一种很差的预防药）。1934 年，阿的平的发现为第二次世界大战期间的军人提供了有效的预防性保护，尽管其毒性比较大，但在二战期间有效地预防了疟疾。然而，战争结束后，氯喹、双胍类抗疟药与乙胺嘧啶的引入，最终带来了安全有效的化学预防药物。DHFR 抑制剂（乙胺嘧啶、氯胍、二氯胍）、伯氨喹和阿托伐醌都能抑制肝内原虫发育（红细胞前期）。有时把它们称为病因预防药。氯喹和甲氟喹抑制无性红内期发育，但并不能预防肝期的发育。因此来自肝的原虫不能在红细胞内增殖。这类药物称为抑制预防药。这些药对间日疟原虫、三日疟原虫和卵形疟原虫也具有杀配子体作用，但对恶性疟原虫没有作用。阿托伐醌-氯胍、强力霉素和伯氨喹已被列入预防抗疟药清单。上述每种药物都对有效地抵抗恶性疟原虫，但必须要每天服用。预防性抗疟药必须有规律地服用以保证达到治疗效果的药物浓度。推荐剂量按风险、患病率和药物抗性而定。实时更新的推荐方案可以从网上（如：http://www.who.int）获取。近年来越来越多的药物抗性意味着很多预防抗疟药不再可靠，尤其是东南亚和南美等存在多重抗性的地区。

推荐的预防性用药方案请见表 43.16。当给旅游者开具预防性抗疟药时，必须强调没有一种抗疟药是完全有效的，且发热仍可能是疟疾。必须定期进行预防服药，大部分药物应在离开流行区后 4 周继续使用，这是为了杀灭体内那些可能存在的原虫。但作用于肝期的药物（阿托伐醌-氯胍、伯氨喹）可以停止使用。这对于短期访问疟疾流行区的旅行者来说是一个特别的优势。谨慎的做法是在出发前 1 周开始预防服药，以评估用药方案的耐受性，在到达时体内有一定的血药浓度。在以英语为母语的国家，氯喹是每周开一次，但是在以法语为母语的国家，是每天一次（理论上更好）。甲氟喹和乙胺嘧啶-氨苯砜每周服用一次，氯胍、阿托伐醌-氯胍、伯氨喹和强力霉素是每日一次。阿莫地喹、奎宁、磺胺多辛-乙胺嘧啶和青蒿素类药物不作预防用药。

在感染风险低的情况下，或者无有效抗疟药，或者短暂反复暴露于中度或高度流行区的旅行者，建议使用一个疗程的抗疟药。若一旦发病，且当地没有疟疾诊断和治疗的医疗设施，可自行服药。

疟疾流行区居民使用预防抗疟药仍存争议。一般认为，具有高疟疾风险的孕妇应采取预防抗疟药，但是其他成人则不必。氯喹、乙胺嘧啶和氯胍在孕期服用是安全的，但是现在对恶性疟的治疗很大程度上是无效的。甲氟喹现在被认为是安全的。四环素和伯氨喹在孕期是禁用的，而阿托伐醌-氯胍尚未得到足够的评估。生活在

表 43.16	抗疟药化学预防[a]	
	儿童量（按体重调整）	成人量
氯喹敏感疟疾		
氯喹[b]	每周 5 mg/kg 或	300 mg 基质
	每日 1.6 mg/kg	100 mg 基质
和/或		
氯胍	每日 3.5 mg/kg	200 mg 基质
氯喹抗性疟疾		
甲氟喹[c]	每周 5 base/kg	250 mg 基质
或		
强力霉素[d]	1.5 mg/(kg·d)	100 mg
或		
伯氨喹	0.5 mg/(kg·d)，伴食	30 mg 基质
或		
阿托伐醌-氯胍	4/1.6 mg/(kg·d)	250/100 mg

当前 WHO 推荐指南请见 http://www.who.int.
[a] 应获得当地恶性疟原虫药物敏感性和疟疾风险的详细信息。
[b] 有惊厥史、全身牛皮癣或先前对氯喹瘙痒的人不应服用氯喹。
[c] 3 个月以下儿童不推荐使用甲氟喹。精神疾病患者、癫痫患者或重型车辆司机、火车司机、飞行员等，或深海潜泳者不应使用甲氟喹。
[d] 强力霉素可能引起光敏感，推荐使用防晒霜。

疟疾流行区的儿童进行疟疾预防治疗可以降低死亡率，在冈比亚，1～4 岁年龄组儿童使用乙胺嘧啶和氨苯砜可以降低 25% 的死亡率。尽管死亡率、疟疾和贫血的临床发作的发生率降低，年龄较大儿童营养状况改善，学生旷课减少，但上述做法并未得到普遍采纳，主要因为担心预防药物的广泛使用会加速抗性原虫的扩散和/或抑制人体对疟疾自然获得性免疫。

（四）婴儿（IPT$_I$）与儿童（IPT$_C$）的间歇性假定治疗

随着间歇性预防治疗（IPT）在孕期获得成功，形成了在扩大免疫时（EPI）给高流行区所有婴儿（2、3、9 月龄）提供治疗剂量抗疟药的策略。所评价的两种药物分别是磺胺多辛-乙胺嘧啶和阿莫地喹，其作用是减少疟疾和贫血的临床发作，这种保护作用大约是给药后每月 1 次，因此在目前的治疗方案中是不完整的。这种保护作用是否可以延到第二年仍有争议。但这一点非常重要，因为大部分的死亡病例都发生在第一年后。该方案在疟疾高流行区的效益已达到最大，而在较低流行区的效益估计较低，但是这类地区（如塞内加尔、马里）在流行季节对年龄较大儿童实施间歇性预防治疗可以有效预防疟疾。在高流行区对年龄较大儿童实施化学预防可能只在一年中很短的一段时间最有效。在萨赫勒地区，采用每月给予阿莫地喹和磺胺多辛-乙胺嘧啶（季节性疟疾化学

预防,SMC)使用3~4个雨季月份是得到了结论性的证实。据估计,在适合SMC地区有3 900万5岁以下儿童每年发生3 370万次疟疾发作,152 000例儿童死亡。因此,通过SMC可有效预防数以万计的死亡病例发生。显然,广泛使用预防性药物、IPT或SMC会促进药物选择性抗性,尽管迄今为止的模型研究显示是比较可靠的。另一个令人担忧的问题是,联合使用高度有效的预防干预措施和药物浸泡蚊帐会减少人蚊接触,从而延迟获得有效免疫,增加较大年龄人群重症疟疾的易感性。

(五)化学预防的不良反应

不良反应是实施抗疟药预防治疗方案的一个非常重要的决定因素。健康者受试者服用这些药物的不良反应的耐受性比疟疾患者(患者常将不良反应归咎于疾病,而服药只是短期的)差。大约有20%的预防性服药患者报告了一些不良反应,但都很轻微,不需要改变服药方案。恶心是最常见的不良反应。深肤色受试人群服用氯喹会引起瘙痒。头晕、烦躁和睡眠障碍尤其与服用甲氟喹相关,视觉障碍与氯喹相关,光敏感和念珠菌感染与强力霉素相关。服用甲氟喹和氯喹出现神经精神性反应或癫痫发作的风险约为1∶10 000。甲氟喹对中枢神经系统的不良反应已广泛宣传,服用甲氟喹的旅行者比其他人群更易出现轻微但逐渐减弱的中枢神经系统不良反应。对于癫痫患者、精神障碍者或会造成灾难的中枢神经系统紊乱者(如飞行员、教练司机等)不应服用甲氟喹。伯氨喹[0.5 mg/(kg·d)]与食物一起服用的耐受性很好,但是G6PD缺乏或孕妇不应服用。在空腹情况下,伯氨喹(0.5 mg/kg)会引起腹部不适。另外,阿托伐醌-氯胍耐受性很好(与单独使用氯胍有类似的不良反应)而且很有效。

十八、疟疾疫苗进展

目前仍无有效的人类疟疾疫苗。尽管已投入了相当多的精力与物力(全球投入资金已达到每年7 000万~1亿美元),但是在不久的将来仍不大可能有一个有效的疟疾疫苗。最初的目标是生产无菌免疫的疫苗(如脊髓灰质炎或黄热病疫苗)还不太现实。事实证明,疫苗开发的道路是漫长而曲折的,但也取得了一定的进展。研究主要集中在疟原虫的所有生活史周期,包括子孢子期、肝内期、无性红细胞内期和配子体期,针对子孢子期和红细胞前肝内期的疫苗是目前最先进的。迄今为止,最有效的疫苗是40年前生产的,由经过辐射照射的致弱子孢子疫苗。目前这种方法又重新被研究,事实上还有许多疫苗在研究中。到目前为止,经历20年的发展,领先的合成候选疫苗是RTS,S。其中,RTS,S/AS01是由乙型肝炎表面抗原融合部分环子孢子蛋白(子孢子蛋白质外壳)重组抗原组成。该疫苗成功的关键是RTS,S颗粒的免疫原性聚合特质和特有的AS01佐剂。在莫桑比克进行的第一次大型

双盲疗效试验中,约2 000名1~4岁儿童被分配接受3次RTS,S或对照疫苗,随访的终点是在6个月的监测第一次恶性疟发作时间,疫苗预防临床疟疾的有效性为29.9%。在RTS,S组745名儿童中,11人至少发作一次重症疟疾,而对照组745名儿童中有26人出现重症疟疾,因此疫苗会产生58%保护性以预防重症疟疾的发作。在另外一个多中心大型三期RTS,S/AS013期试验中,S/AS01包括15 460名两个不同年龄阶段的儿童:6~12周龄和5~17月龄。在大年龄组,12个月随访期内,疫苗对预防所有临床疟疾的有效性是56%,对重症疟疾的有效性是47%。在小年龄组,在符合方案6 537名受试者中,疫苗对所有临床疟疾的有效性是31%,而重症疟疾的有效性为26%。对于是否采用该疫苗期望将在2015年能够明确。而红细胞期疫苗的研究主要集中在不同的裂殖子表面抗原(MSP1、MSP2、MSP3)、环状体感染红细胞表面抗原(RESA),其余在较小程度上还有棒状体和食物泡相关蛋白。针对恶性疟原虫配子体的传播阻断疫苗和针对间日疟原虫子孢子的疫苗也在研究开发中。

十九、疟疾慢性并发症

疟疾是热带地区引起慢性疾病的一个主要原因,特别是对于儿童。疟疾的反复发作会导致贫血和发育不良,也可能导致其他感染的脆弱性,并引起认知发育障碍。慢性疟疾与某些特定症状有关。

(一)三日疟肾病

肾病综合征常伴有蛋白尿、低蛋白血症、水肿和各种肾损伤,常见于热带地区。在西非与巴布亚新几内亚,反复或持续的三日疟感染与肾病综合征有关。过去,东亚也有对三日疟肾病的描述。现在随着三日疟的消灭,已经有很多国家没有这种病了,如圭亚那,那是Giglioli首次发现研究疟疾和肾病的地方,其中的流行病学相关性也得到了病理学研究的支持,尽管相当一部分三日疟患者未患肾病的原因尚未知,但其他种类疟疾也可引起偶尔的肾小球肾炎,但是相应的证据没有三日疟那么有说服力。

1. 病理·三日疟肾病是一种慢性可溶性免疫复合体肾病。肾活组织检查发现有多种异常,基底膜内皮下通常会增厚,从而形成银染纤维的双重轮廓。起初只是部分变化,毛细血管腔缩小并堵塞。在电子显微镜下可观察到基底膜不规则增厚伴随电子密度缺损,免疫荧光显示IgG和IgM沿毛细血管壁分布,这在三分之二的患者可发现均伴随C3和其他补体成分。与细颗粒或线性着色颗粒相比,带有IgG3的粗颗粒沉积物更常见,后者与IgG2关系更密切,对细胞毒治疗反应较差。在急性疾病中,大约1/3的患者出现急性三日疟抗原,但是在长期的肾病中不明显。肾小球肾炎严重性通常分为三级:Ⅰ级是<30%肾小球受到累及;Ⅱ级是30%~75%的肾

小球受到累及并伴有肾小管萎缩；Ⅲ级是＞75％肾小球受到累及并有大量肾小管病变。成人发生增殖性肾小球肾炎的极其少见，而儿童不会发生。

2. 临床表现·肾损害的类型可从有症状蛋白尿到完全性肾病综合征。水肿、腹水或胸腔积液是常见的表现特征。贫血和肝脾肿大是常见的，且很多患者在入院时发热。血压通常是正常的，尿沉积除了蛋白尿外，还可能出现颗粒状或透明质的管型，但是血尿或红细胞管型少见。通常在3～5年内不可避免地发展为肾衰竭，很少能自行缓解。抗疟药治疗不能阻止病情发展，类固醇也不起作用。但有些病例对细胞毒治疗有反应。

（二）高反应性疟疾脾肿大

也称为热带脾肿大综合征。通常发生在疟疾高度流行区，且在整个热带地区都有报道。该病发病率最高的据报告在巴布亚新几内亚的沃特河谷的上游，80％的成人和年龄较大儿童都有巨大脾脏。遗传因素无疑也起了一定的作用，因为在疟疾流行区该病的地理分布与疟疾流行的相关性并不高。在加纳，一级亲属的HMS发病率是其他年龄相仿和位置匹配的对照组的四倍。

1. 病理·这种脾肿大，形态正常，肝窦淋巴细胞浸润，并伴Kupffer细胞增生。脾肿大导致脾功能亢进伴贫血、白细胞减少症和血小板减少症，还有多克隆高丙种球蛋白血症，伴高IgM血清浓度。高滴度的疟疾抗体与多种自身抗体（抗核抗体、类风湿因子）共同存在。多克隆高丙种球蛋白血症被认为是在缺乏足够的$CD8^+$抑制性T细胞情况下由多克隆B细胞活化所致，抑制性T细胞被抗体依赖细胞毒性机制清除。细胞介导的免疫应答是正常的，在热带巨脾综合征患者已证实免疫球蛋白基因重排，这就意味着克隆淋巴组织增生和发展成恶性淋巴瘤或白血病的可能性。

2. 临床表现·大多数患者出现腹部肿胀和腹部坠涨感。疟疾血涂片检测疟原虫常常是阴性。热带脾肿大综合征常见于妊娠期。脾肿大而硬，易受外伤。急性左侧腹痛提示脾梗塞。肝脏也肿大。常出现贫血症状且有全血细胞减少症（脾功能亢进）并且对细菌易感性升高。热带脾肿大综合征的远期预后不好，感染后的死亡率增高，有些患者可能会发展为淋巴瘤。

3. 治疗·在有效的抗疟预防措施下，脾肿大通常会在几个月后消退，多数案例来自于氯喹和甲氟喹。同时肝脏也恢复正常，IgM水平下降。疟疾在整个暴露期都需要治疗。只有至少6个月的预防治疗明显失败，并伴有严重的脾功能亢进下才实施脾切除术。

4. 淋巴瘤·在一些国家，淋巴瘤是儿童最常见的恶性肿瘤，它是一种因不受控制的B淋巴细胞增殖，与EB病毒感染和疟疾有关。疟疾与淋巴瘤的流行病学相关性

很强。热带地区EB病毒感染广泛，大部分国家80％以上的儿童血清学显示3岁之前有过感染。正常情况下，B淋巴细胞内EB病毒受病毒特异性细胞毒性T细胞（传染性单核细胞增多症的非典型单核细胞）控制。EB病毒细胞毒性T细胞应答在疟疾急感时显著下降，同时EB病毒感染淋巴细胞增殖升高，这容易导致癌变。高度稳定传播地区5～9岁儿童对EB病毒的免疫应答是在淋巴瘤发病高峰范围内。

在加纳，关于热带脾肿大综合征和脾脏绒毛淋巴细胞瘤的前瞻性研究提示有一定比例的热带脾肿大综合征患者发展成淋巴瘤，且预后不良。

二十、疟疾控制

1990年Ronald Ross在他出版的疟疾经典著作中记载了公元前550年，Empedocles通过排放Selinus的Sicilian镇附近的沼泽使其摆脱了瘟疫。Hippocrates（公元前400年）当时已知道死水与江滩对健康不利，生活在附近的人容易患脾肿大。从罗马时代以来一直通过排水和填埋来控制疟疾。早期试图链接大西洋和太平洋的行为被疾病阻碍，疟疾其中主要的因素，但在巴拿马运河建成后，主要是通过伐木、排水、房屋遮蔽、使用杀虫剂和抗疟药（奎宁）等有力的综合措施，运河地区疟疾几乎被消灭。近几年，媒介控制的措施一直在改进，环境治理与优化初步见效，既能控制疾病，也能促进农业等其他经济发展。这是一项综合的多领域交叉的措施。这里只简要介绍疟疾控制的各种方法。疟疾控制的三个主要组成部分：通过使用杀虫剂控制媒介、分发杀虫剂浸泡蚊帐和使用有效药物。

（一）水位管理

排水是最古老的媒介控制办法，性价比高，尤其是在干旱地区有很多人都依水而居。排水的实际操作超出了课本理论的范畴，可以有其他替代方法，如水位管理冲掉蚊虫滋生地、给蚊虫卵和幼虫发育提供不适的水环境。改变水盐度或有机物污染也可能减少蚊虫。和往常一样，对环境的改变不应该是轻微的，因为短期效应可能会被长期问题抵消。

（二）人类行为

蚊子飞不远，大部分按蚊飞不出4km，一般而言就在离滋生地2km范围内。当然，蚊子有可能被风吹远了，也可能随飞机运输到其他国家。人类若不住在孳生地附近，那么感染概率会下降。许多蚊子通过室内叮咬，因此住所的设计和维护是患疟疾风险的重要决定因素。金属丝隔栅等蚊虫防护措施的确有效，但是价格昂贵且不利于通风。在那些存在室内按蚊的地方（例如：印度的斯氏按蚊），家里的水缸、水罐和其他容器与防蚊关系密切。

诸如在井水表面漂浮聚苯乙烯球等简单的措施可能

会非常有效。防蚊蚊帐可以预防人-蚊接触,但要是蚊帐浸泡了杀虫剂那会更有效。拟除虫菊酯类杀虫剂(苄氯菊酯、溴氰菊酯)浸泡的尼龙蚊帐是最好的,并已研发了能保持多年活性的长效蚊帐。目前正在评估杀虫剂浸泡的耐用墙衬。

(三)杀成虫剂

第二次世界大战前,广泛使用诸如杀幼虫剂乙酰亚砷酸铜和除虫菊等化学试剂来控制媒介,具有高效杀成虫活性的 DDT 是疟疾控制领域的重要突破。它具有残留杀成虫活性,而除虫菊没有。DDT 需要在室内喷洒,并可以杀死或抑制蚊子长达数月之久,与其他两种氯化烃类化合物联合使用消灭疟疾的主要措施,对热带地区的健康和发展具有重要的影响。杀成虫剂一般可以分为 3 类。

1. 除虫菊酯和拟除虫菊酯·自然存在的化合物敏感性差且不稳定,而合成的拟除虫菊酯(苄氯菊酯、溴氰菊酯)对蚊子具有高而稳定的毒作用,还有很好的残留毒性。电压门控钠离子通道蛋白编码基因单点突变与拟除虫菊酯和 DDT 抗性有关,称为拟除虫菊酯击倒抗性突变,已在不同地方发现,主要是在西非和南非的冈比亚按蚊中。所涉及的机制包括基于细胞色素 P450 突变升高的代谢抗性及其靶点突变。但杀虫剂抗性正在蔓延,可能成为药物浸泡蚊帐有效性与媒介控制的一大威胁。

2. 氯化烃类·氯化烃类作为可湿性粉剂做成水性悬液适合喷洒。近几年由于抗性、人体毒性和生态问题已经禁止使用 DDT。农业部门过度使用该药,而相比之下在疾病控制方面的应用其实很少。全球禁令不分好坏,使那些只能承担起 DDT 这种有效杀虫剂的地区面临疾病的威胁。实际上,合理使用 DDT 还是控制疟疾的好方法(例如:夸祖鲁纳塔尔地区的催命按蚊对抗拟除虫菊酯,但对 DDT 敏感,在 20 世纪 90 年代后期终止 DDT 喷洒和蒿甲醚-苯芴醇分发后又引起了流行)。目前认为地特灵具有人体毒性,不再使用。

3. 抗胆碱酯酶类·由有机磷类化合物(马拉硫磷、扑灭松)和氨基甲酸盐类(残杀威、混杀威、恶虫威)组成。尽管有些地区由于有机磷类化合物抗性限制使用该类药物,但是这些药的分布还是很广泛的。其中,马拉硫磷是最便宜、应用最广的。然而即便对抗胆碱酯酶类药物有充分的治疗比例,但其对喷洒队员有潜在的健康危害。

4. 一般原则·杀成虫剂也可以根据杀虫剂进入蚊虫体内的途径或使用方法进行分类。残留杀虫剂沉积于蚊子栖息处表面(如墙、天花板)发挥作用。空间喷洒使空气形成含杀虫剂薄雾。将根据当地蚊虫敏感性和行为以及自然环境决定选择哪种杀虫剂和使用方法。按蚊可以通过行为改变和抗性演变对抗化学制剂的杀伤,已产生一系列严重的后果:有效性降低、有必要更贵的替代物、药企对既难又不盈利的投资不感兴趣、贫穷的政府没有能力支付新的杀虫剂。超过 50 种媒介对一种及以上的有机氯杀虫剂产生抗性,超过 10 种对有机磷类有抗性,并且拟除虫菊酯类抗性正在蔓延。最重要的是,非洲最主要的冈比亚按蚊在很多地区产生了有机氯类杀虫剂抗性。在中美洲,淡色按蚊产生了多药抗性。印度主要的库态按蚊和斯氏按蚊产生了有机氯类抗性和马拉硫磷抗性。室内滞留喷洒是那些按蚊对杀虫剂敏感地区控制疟疾的主要措施。在非洲,经室内滞留喷洒保护的人数从 2005 年的 1 300 万增长到 2009 年的 7 500 万,约占受疟疾威胁人口的 10%。

(四)杀幼虫剂

随着受杀成虫剂残留问题的困扰,近年来已把兴趣点放在了杀幼虫的方法方面。包括改造蚊虫孳生地的环境和水,投放灭蚊鱼和细菌毒素,应用化学试剂等。矿物油是第一种用来杀幼虫的,柴油一直沿用至今。很多上述提到的杀成虫剂也可以用于杀幼虫。然而,有机氯杀虫剂非常有效,但由于其环境副作用和抗性问题致使不再推荐使用。有机磷杀虫剂相对安全并广泛使用,例如双硫磷对温血动物和鱼是安全的,还可以用于处理应用水。

(五)综合方法

疟疾控制规划的目标将依赖于其流行病学状况、资源的可获得性与可行性,不可一概而论。首先要尽可能通过能用的设施、人员、诊断方法和药物以及有效的治疗来降低疟疾死亡率。然后是依靠有效药物与媒介控制降低疟疾发病率(有些规划把重点放在儿童疟疾和孕期疟疾)。要能预先想到低流行区会出现疫情,也要预防那些已经没有疟疾的地区再次出现疟原虫感染。最后应该开始经过仔细计划的多面消除疟疾规划。

千年发展目标设定目标:到 2015 年底,5 岁以下儿童死亡率降低 2/3,并遏制疟疾蔓延。通过 AIDS、结核病、疟疾全球基金项目和其他国家和国际捐赠机构,热带地区用于疟疾控制已获得了大量的资金,这也促使疟疾发病率和死亡率出现了实质性的下降。估计在过去 10 年里死亡率降低了 1/3。当前全球经济下滑、杀虫剂抗性以及青蒿素抗性的出现,都将对已取得的疟疾防控成果构成威胁。

参考文献

见:http://www.sstp.cn/video/xiyi_190916/。

第**44**章　巴贝虫病

PETER L. CHIODINI

翻译：方　圆　宋　鹏
审校：肖　宁　朱淮民

要点

- 巴贝虫通过裂解红细胞导致溶血性贫血。
- 多数巴贝虫病患者由感染田鼠巴贝虫复合种（*Babesia microti* complex）或分歧巴贝虫（*B. divergens*）引起，近年（尤其是在美国）陆续描述了一些新种。
- 脾脏切除是感染巴贝虫病的主要危险因素。
- 巴贝虫病临床症状不典型，所以有时可能无法明确诊断。
- 莱姆病和巴贝虫病共感染与仅感染其中一种病原体比较，所表现的病症更为严重，且病程更长。
- 血涂片的巴贝虫形态易与疟原虫混淆，造成临床上的误诊。
- 在高流行区，因输血引起的巴贝虫病传播是个严重问题。
- 治疗分歧巴贝虫病的方法为换血疗法辅以奎宁和克林霉素。
- 治疗田鼠巴贝虫病方法为阿托伐醌和阿奇霉素联合用药，或奎宁和克林霉素联合用药。

一、概述

巴贝虫是寄生原虫，广泛寄生于各种家畜和野生动物体内。在分类上属于顶复门（Apicomplexa）、梨形亚目（Piroplasmia）、巴贝科（Babesiidae）。感染人的巴贝虫分属四个进化支系[1]。

- 田鼠巴贝虫，是小巴贝虫，也是一个种复合体。
- 其他小巴贝虫，包括邓氏巴贝虫（*B. duncani*）。
- 包括分歧巴贝虫在内的一些小巴贝虫，尽管属于小巴贝虫，但在进化上与大巴贝虫的亲缘关系更近。
- 感染有蹄类动物的大巴贝虫，含 KO1 株。

田鼠巴贝虫不再作为单一物种，在世界范围内以复合种存在，分为三个支系，其中一个支系包括人兽共患分离株[2,3]。随着基于分子的系统发生学的发展，将会发现越来越多的巴贝虫新种。

多数巴贝虫人体感染病例由田鼠巴贝虫复合种或分歧巴贝虫引起。但是随着发现人类巴贝虫病例数量的增加，已发现其他一些种类，包括新发现的虫种，也能感染人类。

邓氏巴贝虫，以前被定为 WA1 株，是从美国华盛顿州巴贝虫病患者体内分离获得的[4,5]。根据分子鉴定结果，从加利福尼亚州的巴贝虫病患者分离获得的 CA1 - CA4 株，与 WA1 株的亲缘关系较近[4]。从美国密苏里州一例死亡病例中分离得到的疑似分歧巴贝虫，被鉴定为 MO1 株[6]，而在华盛顿州获得的疑似分歧巴贝虫，与 WA1 株亲缘关系较远[7]。以前难以确定的 EU1 株与分歧巴贝虫不同，与在意大利和奥地利发现能感染白尾鹿[8]的奥氏巴贝虫（*B. odocoilei*）亲缘关系较近，后被鉴定为猎人巴贝虫（*B. venatorum*），它通常感染獐鹿[1]。中国台湾报道了 1 例疑似田鼠巴贝虫（*Babesia microti-like*）人体感染病例[9]。有报道称高加索巴贝虫（*B. caucasica*）能感染人体，但 Hoare[10]认为它与牛巴贝虫（*B. bovis*）是同物异名。此外，曾有 1 例人感染犬巴贝虫（*B. canis*）病例的报道[11]。

二、生活史

人巴贝虫病是人偶然涉入该寄生虫的自然生活史中，通过蜱虫叮咬引起的一种人兽共患寄生虫病。人是巴贝虫的终结宿主（dead-end host）。

（一）牛巴贝虫

裂殖子随蜱虫叮咬进入血液，进而侵入红细胞。与疟原虫生活史不同，牛巴贝虫或分歧巴贝虫感染均无所谓的"红外期"肝组织阶段。在红细胞内的寄生虫形态多样，可以呈卵形、圆形或梨形。

环状体的形态容易与疟原虫特别是恶性疟原虫（*P. falciparum*）混淆。巴贝虫不产生疟色素，也不引起红细胞形态改变或类似恶性疟原虫的茂氏点、间日疟原虫（*P. vivax*）的薛氏点或卵形疟原虫（*P. ovale*）的齐氏点等染色变化。巴贝虫在红细胞内以出芽的方式无性增殖（疟原虫为裂殖生殖），裂殖子从红细胞释放出来后继续侵入新的红细胞，随后继续无性生殖。

某些裂殖子随蜱虫叮咬进入血液后以不同的方式在

红细胞内发育,缓慢生长并折叠形成手风琴状结构,此时被称为配子体[12],它需要在媒介蜱虫体内进一步发育。

在蜱虫的肠道内,类似手风琴状的配子体能抵抗消化液,最后与其他配子体融合,形成合子,其可以在蜱肠道以外的多种组织内发育,唾液腺和卵巢在传播中起着特别重要的作用。

在蜱唾液腺内的子孢子,通过蜱虫下次吸血时进入哺乳动物宿主。牛巴贝虫可经蜱卵传递,这样新孵化的蜱幼虫即已被巴贝虫感染。随后发育至若虫期,再到成虫期,此为经(发育)期传播(trans-stadial transmission)。

(二)田鼠巴贝虫

在小型哺乳动物宿主体内,从蜱虫媒介而来的田鼠巴贝虫子孢子首先进入淋巴细胞并在此行裂体增殖,随后子代侵入红细胞[12]。在人感染田鼠巴贝虫的报告中尚未有淋巴内期的报道。由于在脊椎动物宿主淋巴细胞内存在裂体生殖,因此 Uilenberg 认为田鼠巴贝虫不应归于巴贝虫属(*Babesia*),逻辑上应属于田鼠泰勒虫(*Theileria microti*)[13]。本章节将沿用田鼠巴贝虫这一学名,直至分类学上有进一步实质性的证据。

虽然田鼠巴贝虫不经蜱卵传播[12],但一旦幼蜱被患巴贝虫病的脊椎动物宿主体内的巴贝虫感染,便能将其携带至若蜱期(即经期传播)。

三、流行病学

人通常由于被蜱虫叮咬而感染,偶尔也存在经输血、胎盘或在围生期被感染。不同"巴贝虫—媒介—哺乳动物宿主"传播系统均有其各自的特性,其中传播媒介蜱虫的生态和生物学特性决定了人群的风险模式。

(一)欧洲病例

1957 年以来,欧洲约有 40 例人感染牛的巴贝虫病例报道,通常是分歧巴贝虫感染[2,14,15]。也有因田鼠巴贝虫和犬巴贝虫感染病例报道[11]。分歧巴贝虫的传播媒介是蓖子硬蜱(*Ixodes ricinus*)。在英国,田鼠巴贝虫的传播媒介是锥头硬蜱(*I. trianguliceps*);而美国的田鼠巴贝虫是由达米尼硬蜱(*I. dammini*)传播的;欧洲 84% 分歧巴贝虫病例以前有脾脏切除史[16]。然而,在法国有一例免疫力正常的成人经 PCR 确诊感染分歧巴贝虫,从而证实在欧洲该寄生虫也能感染健康的个体[15]。

一般人感染牛巴贝虫与在放养病牛的草地上活动有关。

(二)北美病例

美国是报道人巴贝虫病例最多的国家。绝大多数感染的是田鼠巴贝虫,美国东北部和中西部以北是其流行区[1,17-19]。邓氏巴贝虫存在于华盛顿州和加利福尼亚州[1,5];密苏里州、肯塔基州和华盛顿州报告的病例所感染的是相似分歧巴贝虫的虫株[1]。

携带田鼠巴贝虫的白足鼠(*Permyscus leucopus*),是达米尼硬蜱幼虫喜好的宿主。这种蜱的若虫可吸食鼠或鹿(维吉尼亚鹿,*Odocoilecus virginianus*)的血液,但维吉尼亚鹿对田鼠巴贝虫不易感。达米尼硬蜱成蜱更喜吸食维吉尼亚鹿血。人田鼠巴贝虫病通常由于若蜱叮咬所致,每年 6 月是传播高峰期,这与蜱的吸血活跃期相吻合。美国至少有 100 例因输血感染巴贝虫,其中死亡 12 例[20],因而提升了对输血安全的关注。田鼠巴贝虫在北美的传播媒介是达米尼硬蜱,该蜱也是伯氏疏螺旋体(*Borrelia burgdorferi*),即莱姆病病原体的传播媒介。两者共感染与只感染其中一种病原体比较,所表现的症状更为严重,患病时间更长[21,22]。当莱姆病患者出现明显的"类流感"症状或不明原因的脾肿大、贫血、血小板减少,或使用恰当的抗微生物药物治疗无效时,应考虑是否合并感染巴贝虫[23]。

在北美洲,田鼠巴贝虫对脾脏未受损的健康人同样具有感染性,但有脾切除史的个体感染情况更为严重。Benach 和 Habicht[24]研究了 17 名巴贝虫病患者的常见危险因素:巴贝虫病的易感程度与血型不存在相关性,年龄是重要的影响因子;17 例中有 10 人均存在重大病史(包括脾脏切除、癌症、肿瘤化疗史、自身免疫性疾病、内分泌紊乱病和寄生虫病史)。具有这些病史的患者的平均年龄(47.7 岁)明显早于身体健康的人群(63.4 岁)。HIV 阳性患者中有感染田鼠巴贝虫病例的报道,这些患者表现为持续的原虫血症以及病情更加严重[25,26]。

(三)其他地区病例

人巴贝虫病在澳大利亚(田鼠巴贝虫)[27]、中国台湾地区和日本(疑似田鼠巴贝虫)[1,9]、韩国(近期被命名为 KO1 株)均有报道。

四、发病机制

有脾切除史的牛巴贝虫感染的患者一般均会出现溶血性贫血、高胆红素血症引起的黄疸、血尿及急性肾小管坏死引起的急性肾功能衰竭等表现[28]。也可能出现血小板减少症[29]。

田鼠巴贝虫感染,无论脾切除患者和脾健全患者,均会出现溶血性贫血,并可持续数日到几个月[30],说明脾功能亢进尚不能解释溶血性贫血。通过扫描电镜观察感染田鼠巴贝虫患者的血液,在红细胞膜上出现明显突起、包涵物和穿孔,提示红细胞受损是由寄生虫介导的[31]。急性田鼠巴贝虫感染者体内 C3、C4 水平受到抑制[32],重症患者出现血小板减少,肝酶水平升高等[33]。曾有报道显示,田鼠巴贝虫感染可引起患者单斑试验(Monospot test)假阳性[34]。

目前尚未有证据显示在人巴贝虫病患者中出现多器官功能严重衰竭是由巴贝虫感染的红细胞堆积堵塞毛细

血管引起的[35]。

Shaio 和 Lin[36]指出急性田鼠巴贝虫感染患者会出现 TNF-α、IFN-γ 和 IL-2 而非 IL-4 或 IL-10 指标升高。同时 E-selectin，VCAM-1 和 ICAM-1 水平也均升高，与上述细胞因子相似，治愈后会恢复到正常水平。Krause 等[37]认为，过度产生的 TNF 与其他促炎细胞因子在巴贝虫感染引发的症状中起重要作用。

脾脏在抵御巴贝虫感染中起到重要的保护作用，这在脾切除患者感染分歧巴贝虫或田鼠巴贝虫时表现尤为明显。人体对巴贝虫病的免疫力依靠体液和细胞因子。而 Homer 等认为，体液免疫所起的作用不大，抗体只在病原体侵入血液，未进入红细胞之前这段较短的时间内起作用[30]。另一方面，Vannier 和 Krause 发现 B 淋巴细胞在细胞免疫力降低的田鼠巴贝虫病患者中发挥了关键作用，说明在免疫力正常的患者中，体液免疫还是能帮助清除病原体。T 细胞在巴贝虫免疫进程中起重要的作用。CD4+辅助性 T 淋巴细胞是发挥作用的主要亚群，通过产生 IFN-γ 促使巨噬细胞吞噬杀虫，同时刺激 B 淋巴细胞合成抗体[1,30]。Shaio 和 Lin[36]发现一名急性田鼠巴贝虫病患者 NK 细胞在急性期显著增加，并在康复后恢复正常，提示细胞因子介导的 NK 细胞杀伤作用也参与人巴贝虫病免疫病理进程。

五、临床表现

(一) 牛巴贝虫、分歧巴贝虫

此类巴贝虫的潜伏期通常为 1~4 周。患者可能最初会感觉轻微不适，但至就诊时常会有发热、疲乏、肌肉痛、黄疸、贫血、血尿等严重症状，可伴有恶心、呕吐和腹泻[28]，进而出现肝肿大，肺水肿和少尿型肾衰竭。有术后瘢痕可能提示患者有脾切除史。医生有时会忽略巴贝虫感染，往往到了重症，或患者死亡被疑似为恶性疟时才在血涂片中发现红细胞内的病原体，而被确诊为巴贝虫病。此外，还可能被误诊为钩端螺旋体病和病毒性肝炎。因此，为了尽早确诊，对于有脾切除史并有暴露于蜱虫叮咬可能的就诊者，均应考虑巴贝虫病的鉴别诊断。

(二) 田鼠巴贝虫

许多感染者的临床症状并不明显[38]，通常有 1~3 周的潜伏期，经蜱感染的潜伏期偶然会在 6 周以上，而经输血感染的患者可能出现 6~9 周的潜伏期。患者起病缓慢，通常有厌食、疲劳、发热（非周期性）、盗汗、寒战和全身肌肉酸痛等症状。体检时可能只有发热，也可能伴有轻微脾肿大和肝肿大[19]。在 34 名住院的严重巴贝虫病患者中，41%出现并发症，包括成人呼吸窘迫综合征、弥散性血管内凝血、充血性心力衰竭和肾衰竭等。有并发症的巴贝虫病通常伴有血红蛋白浓度降低（低于 100 g/L）[33]。

由于人田鼠巴贝虫病临床症状的非特异性，一般难以单靠临床症状确诊。大多数重症巴贝虫病从症状出现到确诊约需 15 d[33]。有蜱虫叮咬史有助于诊断，但多数情况下难以获得相关信息[24]。然而由于美国公众熟知莱姆病，因其和巴贝虫传播媒介相同，可提升对蜱传疾病的认识。在美国，人田鼠巴贝虫感染呈相对局部的地理分布，意味着当地医生对巴贝虫感染可能非常警觉，但在其他非流行区国家则往往被忽视。

六、实验室诊断

确诊巴贝虫病依赖于在血涂片中找到病原体。PCR 的使用在逐渐增加，使用血清学方法也有一定帮助。仓鼠接种试验已很少使用。

(一) 血涂片检查

1. 牛巴贝虫、分歧巴贝虫 · (图 44.1) 分歧巴贝虫与牛巴贝虫的区别在于：前者位于红细胞边缘，以配对的形式，分叉角度可达 180°[10]。分歧巴贝虫（0.4 μm×1.5 μm）虫体小于牛巴贝虫（2.4 μm×1.5 μm）。然而这些病原体呈多形性，随其侵染宿主的不同，其虫体大小也会随其变化[10]。牛巴贝虫和分歧巴贝虫呈梨形、卵形或圆形，也有双梨形。在人体的暴发感染患者中，分歧巴贝虫呈弧形、环形、棒状、杆状、梨形或阿米巴样，偶见分叉的形态。每个红细胞可有 1~8 个虫体。一例死亡病例的原虫血症高达 70%[28]。在顶器复合门中，"马耳他十字"是巴贝虫属特有的。但缺乏这一形态时便难以与发育早期的疟原虫（特别是恶性疟原虫）环状体区分。此阶段无法用有无疟色素来进行区分，因为发育早期的疟原虫环状体同样没有疟色素。如果进行体外培养，恶性疟原虫会出现疟色素，而巴贝虫不会。巴贝虫虫体小于疟原虫，在一些大环状体，巴贝虫有一个白色液泡，而疟原虫因其包含红细胞基质而呈粉色液泡。巴贝虫不形成裂殖体。

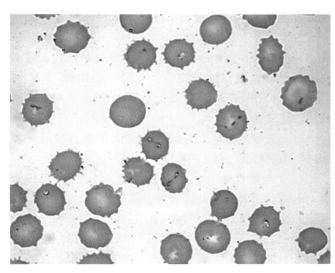

图 44.1 感染人体的分歧巴贝虫（*Babesia divergens*）。

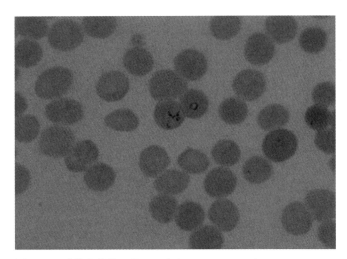

图 44.2 感染人体的田鼠巴贝虫(*Babesia microti*)。

2. 田鼠巴贝虫·田鼠巴贝虫(图 44.2)可呈现环形、棒状、梨形、阿米巴样和"马耳他十字"。重度感染者在同一红细胞内可能看到不同发育阶段的虫体。红细胞内期的田鼠巴贝虫约为 2 μm×1.5 μm。虫荷密度高时，带有丰富胞浆的裂殖子会单独或以合胞样结构出现在红细胞外。

原虫血症高峰时，感染红细胞的原虫率在 1%～10%[19]，但在脾脏切除和服用类固醇药物的患者，田鼠巴贝虫原虫血症可达到 85%[31]。

(二)其他实验室检查发现

1. 牛巴贝虫、分歧巴贝虫·可有贫血、白细胞增多、红细胞溶血、高胆红素血症、血尿逐渐增多等。溶血性贫血会导致网状细胞增多症，也可能出现 Frank 血红蛋白尿(Frank haemoglobinuria)[28]。

2. 田鼠巴贝虫·可有轻微或中度贫血(50～116 g/L)[17]。血浆结合珠蛋白常下降而网织红细胞数量增加，表明多数贫血症状是由溶血引起的。总白细胞数偏低或正常，也可能出现血小板减少症[19]。

急性患者中淋巴细胞分类和均值、B 淋巴细胞百分比、具有 IgG Fc 受体的 T 淋巴细胞数量可增加。也有多克隆丙种球蛋白血症的报告。血清中的 IgG、IgM 和 C1q 结合水平明显升高；急性期血清中 C3、C4 水平和溶血活性降低[32]。

血清天冬氨酸转氨酶(谷草转氨酶)、碱性磷酸酶和胆红素浓度可能轻微上升[10]。

(三)电镜观察

电镜对于人巴贝虫病常规诊断帮助不大，但对某些感染的性状有帮助。如在脾切除并接受全身类固醇治疗的巴贝虫患者，透射电镜观察可见原虫显著的多形性。在网状细胞和成熟红细胞中均能观察到其各个发育阶段的原虫；此外，还观察到弯曲细胞含有许多游离核糖体，

推测其可能为配子体的早期阶段[31]。

(四)血清学诊断

间接荧光抗体试验(indirect fluorescent antibody test，IFAT)适用于牛巴贝虫和田鼠巴贝虫病诊断。但血清学诊断还不能替代血涂片观察，特别是有脾切除史牛巴贝虫的暴发性病例。血涂片中观察到病原体是目前确诊寄生虫病最明确的证据。一些田鼠巴贝虫感染者可能有低水平或一过性原虫血症[38]，血清学和 PCR 检测阳性有助于诊断[30]。Ruebush 等[38]用 IFAT 法对巴贝虫进行测试，滴度≥1∶64 为血清学阳性。急性田鼠巴贝虫患者的 IFAT≥1∶1 024，8～12 个月后回落至 1∶256 或 1∶64。在血清学诊断时，需要注意可能与抗疟抗体出现交叉反应。据报道田鼠巴贝虫 IFAT 检测法的灵敏度为 88%～96%，特异性为 90%～100%[39]。已有使用 IgG ELISA 检测田鼠巴贝虫抗体的报道，与 IFAT 检测法相比，其灵敏度为 95.5%，特异性为 94.1%[40]。免疫印迹法也有报道[41]。

(五)聚合酶链式反应(PCR)

PCR 用于检测田鼠巴贝虫，检测极限是 100 μL 血中含有 3 个裂殖子[42]。而用实时定量 PCR 检测田鼠巴贝虫，检测极限为 5 μL 全血中含有 100 个基因拷贝，与光镜检测相比灵敏度大大提高[43]。PCR 检测可进一步明确抗体阳性患者，也可用于监测治疗的效果[30]。

(六)动物接种

这一方法不用于常规诊断。用人体的田鼠巴贝虫接种于仓鼠并分离获得该原虫[19]；从 1 例死亡患者分离的分歧巴贝虫已成功接种沙鼠和脾切除的小牛体内并可传代[28]。

七、病程和处理

(一)牛巴贝虫、分歧巴贝虫

若不进行治疗，感染牛巴贝虫且有脾切除的患者会出现暴发症状，进而导致死亡。特殊的治疗方案来源于经验性治疗。在动物中使用的二脒那秦具有抗巴贝虫的活性，但用于治疗人分歧巴贝虫病例，患者仍死亡[44]。据报道，使用喷他脒(pentamidine)和复方磺胺甲噁唑成功治愈了脾切除的分歧巴贝虫病患者(原虫血症 5%)[44]。使用兽用双咪苯脲(imidocarb)成功治疗了 2 例人分歧巴贝虫病患者[45]。奎宁、氯奎联用乙胺嘧啶被证明对治疗巴贝虫病无效[28]。Brasseur 和 Gorenflot[46]报道通过大规模换血治疗(2～3 倍血容量)，再静脉注射克林霉素(clindamycin)和口服奎宁成功治疗了 3 例患者。

体外实验中，阿托伐醌对分歧巴贝虫病有效[47]。由于缺乏随机对照的临床试验，目前的治疗方案应根据患者的实际情况进行换血治疗，配合静脉注射克林霉素并

口服或静脉注射奎宁。

（二）田鼠巴贝虫

多数情况下，轻症的患者均能靠自身免疫力恢复。若出现连续几个月的身体乏力和不适，则康复时间会延长[19]。若需治疗，方案为每隔 8 h 口服 650 mg 奎宁，连续 7～10 d，辅以每 6 h 静脉或肌内注射 300～600 mg 克林霉素[11,48]，但此疗法并非普遍有效[49]。儿童一般每天口服奎宁剂量为 25 mg/kg，同时每天静脉或肌内注射克林霉素 20 mg/kg。Krause 等[50] 比较了第一天每隔 12 h 口服 750 mg 阿托伐醌，辅以第一天口服 500 mg 阿奇霉素，之后连续 7 d 每日口服 250 mg 阿奇霉素，和连续 7 d 每 8 h 口服 600 mg 克林霉素和 650 mg 奎宁，阿托伐醌和阿奇霉素联合用药与克林霉素和奎宁联用同样有效，但前者不良反应少。因而推荐对非致死性巴贝虫病且免疫系统健全的成人以及无法承受克林霉素和奎宁联合治疗的患者，可考虑使用阿托伐醌和阿奇霉素联合治疗[50]。Weiss 等[51] 报道在新生儿中每天服用 12 mg/kg 阿奇霉素和 40 mg/kg 阿托伐醌治疗巴贝虫病无不良反应，成人服用剂量较高，为每天 600 mg 阿奇霉素和每日两次 750 mg 阿托伐醌。该研究组还报道每日服用 600 mg 阿奇霉素可尽早控制发热症状并快速清除血液中的原

虫[51]。美国传染病学会建议对于免疫系统缺陷的巴贝虫病患者，在治疗中可使用更高剂量的阿奇霉素（成人 600～1 000 mg/d）[52]。Ranque[53] 建议应尝试阿托伐醌和克林霉素联合用药。

氯喹对于巴贝虫病治疗无效。二脒那秦曾在 1 例患者使用，患者康复但出现神经系统并发症，类似于吉兰-巴雷综合征[54]。青蒿琥酯在体外和小鼠体内具有抗田鼠巴贝虫的活性[55]。

全血或置换红细胞治疗能快速且明显地降低原虫血症，对于高原虫血症的重症患者可考虑作为化疗的辅助手段[56]。

八、预防

目前尚无经审批的用于人体的疫苗。对于人巴贝虫病的预防主要是避免被蜱虫叮咬：远离蜱虫孳生地；在野外穿合适衣物覆盖小腿及以下部位；使用昆虫驱避剂（如避蚊胺和苄氯菊酯浸泡过的衣物）；及时清除叮咬在身上的蜱虫。美国因输血引起的巴贝虫病患者已引起了重视，在一些高发区如美国东北部和中西部的北部地区已处于高度警惕状态[20]。手术输血体系中已经采用基于 IFAT 的抗体检测和实时定量 PCR 检测方法筛查，并可用于田鼠巴贝虫感染检测机构[57]。

参考文献

见：http://www.sstp.cn/video/xiyi_190916/。

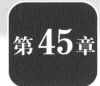

第45章　人类非洲锥虫病

CHRISTIAN BURRI, FRANÇIS CHAPPUIS, RETO BRUN

翻译：吕　山
审校：刘　琴　陈　瑾　衣凤芸

要点

- 人类非洲锥虫病（human African trypanosomiasis，HAT），又称昏睡病（sleeping sickness），是由感染布氏锥虫（Trypanosoma brucei）的两个亚种而引起的一种寄生虫病。慢性锥虫病的病原体是布氏锥虫冈比亚亚种（Trypanosoma brucei gambiense），分布于中非和西非，占整个锥虫病的95%以上；而布氏锥虫罗得西亚种（Trypanosoma brucei rhodesiense）主要分布在东非和南非，可造成急性感染。多种采采蝇（舌蝇属）均可在吸血时传播锥虫，但仅有0.1%的采采蝇携带感染性锥虫。

- 至20世纪90年代末，每年报告新发病例约2.5万，但据估算，每年感染人数为30万。由于防控措施的实施，2009年新报告的病例数显著下降，降至1万例以下（98%是布氏锥虫冈比亚亚种感染），估计感染人数为3万。尽管如此，高流行区（热点地区）和无监测区（盲区）依然存在。

- 布氏锥虫冈比亚亚种引起的HAT（即冈比亚锥虫病）感染神经期（第二阶段）主要特征性改变是人脑血管周围的炎症。其与神经梅毒的皮质损伤不同，该炎症无法损伤到大脑皮质，且此处神经元保护尚好。由于可逆性炎症损伤现象多于不可逆的器质性病变，因此，神经症状经治疗后常可以部分或全部好转。脱髓鞘和萎缩仅见于病程末期。

- 冈比亚锥虫病进程缓慢，布氏锥虫罗得西亚种引起的HAT（即罗得西锥虫病）则为急性发热，发展迅速，但也有例外。可能由于寄生虫和宿主基因的综合影响，两种锥虫病在个体症状和地理区域上均可出现变异。

- 冈比亚锥虫病的诊断步骤为：筛查、确诊、分期。经血清学诊断（通常是卡片凝集试验，CATT）的疑似病例，再对其血液或淋巴液进行寄生虫检测方可确诊。若确诊为阳性，再检查脑脊液以确定分期。布氏锥虫罗得西亚种通常可从血液中检出。然而，发展中的快速筛查法和分子检测法在不久的将来可能会显著优化诊断。

- 在过去10年中，锥虫病的治疗取得了显著进步，因此在本书该版中推荐了与以往不同的治疗方案。2009年，硝呋噻氧-依氟鸟氨酸联合疗法被列入WHO的"基本药物名单"，取代了硫胂密胺治疗二期冈比亚锥虫病的一线药物地位。二期罗得西锥虫病尚无新药物，但是2009年推荐缩短硫胂密胺的疗程。

- 非洲锥虫病的控制措施如下：①人群的主动监测和被动监测，病例识别及治疗；②通过使用杀虫剂、捕获或释放不育雄蝇来控制采采蝇。由于该病的患病率较低，随着新型诊断工具和安全有效药物的发展，只要能持续控制，人类非洲锥虫病有望被消除。

一、寄生虫与媒介生物学

锥虫亚属（Trypanozoon）的布氏锥虫各亚种的形态相似。但是，自20世纪70年代以来，许多研究开始识别生化和分子标志物以更好地确定疾病的临床和流行病学特征。这些扩展性的研究已解决了如何判断寄生在家畜和野生动物身上的锥虫与从舌蝇体内分离出的锥虫是否一样，他们是否也具有感染人的潜在风险。

Hoare描述了布氏锥虫的形态学特征（如图45.1）[1]。锥虫形态多样，在血液、淋巴、组织中寄生，体长为12～42 μm；该虫有一个亚末端动基体和一根鞭毛。宿主产生的特异性抗体能破坏虫体的增殖，减轻寄生虫血症。然而，一些虫体能通过抗原变异逃避免疫反应，其机制是锥虫能用另一种糖蛋白产生一个新的表面包膜[2]。患者体内的寄生虫症随着病理变化而发生波动，并因模式、感染强度、寄生虫虫株和宿主的不同而变化。

布氏锥虫感染实验动物：把患者、宿主动物和舌蝇中的病原物接种到一些实验动物。布氏锥虫罗得西亚种只在纳塔尔多乳鼠（Mastomys natalensi）、丛林鼠（Grammomys 属

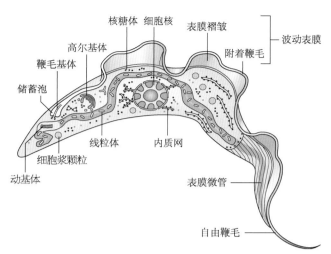

图 45.1　布氏锥虫形态。
(经原作者 Apted FIC 准许转载。来源：Mulligan HW. 非洲锥虫病. 伦敦：Allen & Unwin Ltd. 1970,684 - 710.)

种类)[3]和重症联合免疫缺陷小鼠（SCID）体内增殖[4]。感染者的血液可以在现场使用 Triladyl 低温介质或液氮冷冻保存以达到隔离目的[5]。在实验室中解冻血液样本并将其注入敏感的啮齿动物使其增殖[6]。

一般认为，布氏锥虫指名亚种（*T. b. brucei*）隶属于 *Trypanozoon* 亚属，可引起动物锥虫病。因其对人类血清非常敏感，所以无法感染人类。由于高密度脂蛋白分子能杀锥虫，布氏锥虫指名亚种可被人类血清裂解[7]。聚合酶链式反应（PCR）可用于检测布氏锥虫罗得西亚种特异性的血清抗性相关基因（serum resistance associated，SRA）和布氏锥虫冈比亚亚种特异性糖蛋白（TgsGP）基因[9]。

使用现代技术分析寄生虫的种群结果显示，锥虫感染人后呈多样性和复杂性。实验室研究确认，布氏锥虫可在舌蝇（*Glossina*）体内杂交，加剧了不同种群之间组合的复杂关系[10]。其他数据表明，人血清对布氏锥虫罗得西亚种和布氏锥虫指名亚种的杂交株的抗性可以垂直传播[11]。无论野外杂交的频率或其对耐药性模式和流行病学的影响均未知。一些新方法，如 PCR 分析可变的遗传因素和微卫星标记实验，有助于区分布氏锥虫的不同株。在布氏锥虫的 3 个亚种中，布氏锥虫冈比亚亚种的遗传变异最少。

布氏锥虫亚种可由采采蝇（舌蝇属种类）叮咬传播到哺乳动物宿主。采采蝇叮食感染的哺乳动物血液后也被感染。布氏锥虫在采采蝇体内有一个复杂的发育周期，最后在唾液腺发育成感染性循环后期锥虫（图 45.2）。传播周期约 3～4 周。采采蝇在叮咬取食时将循环后期锥虫注入哺乳动物宿主的皮肤。锥虫在采采蝇体内发生了一系列形态和生化改变。导致这些变化的主要因素包

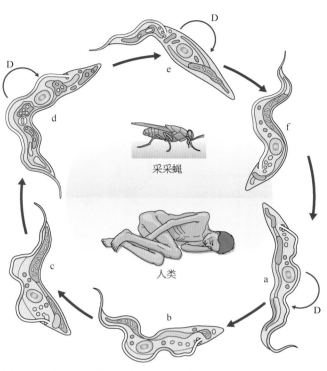

图 45.2　布氏锥虫在人体与采采蝇中的不同形态。在人的血液和淋巴液系统：(a)纤长；(b)中间体；(c)短粗。短粗型锥虫在蝇的中肠内分化成前期体(d)，然后再是短膜虫期(e)，最后在蝇的唾液腺中发育为感染期(f)。血液期和感染期被可变表膜蛋白衣覆盖。D 表示细胞分裂能力。(该图摘自：Brun R. 非洲锥虫病. Karger Gazette, 1999,63：5 - 7)

括：舌蝇的中肠和血淋巴中出现的凝集素、立克次体样生物的出现，以及能影响锥虫转型、成形、成熟的分子信号[14]。最后，寄生虫与媒介相互作用的认知将会促进制定新型传播阻断策略。

尽管只有环境证据支持，锥虫通过吸血昆虫或舌蝇的机械传播也可能是一种传播机制（非周期型）。机械传播或可引发家庭聚集性病例或非舌蝇栖息地的病例。

二、流行病学

（一）概论

昏睡病仅在舌蝇（采采蝇）的栖息地流行。舌蝇大致分布在西至塞内加尔北纬 14°、东至南索马里北纬 10°、南至喀拉哈里和纳米比亚沙漠北缘的南纬 20°之间[15]。气候（如温度和湿度）影响植被，进而决定舌蝇的分布。未来卫星技术将有望更有效地识别舌蝇的分布[16]。结合地理信息系统（GIS）技术，把不同时段的卫星图片进行对比，将更有效地预测环境变化如何影响采采蝇的分布。Rogers 和 Williams 验证了如何运用地理信息系统来研究人体和动物锥虫病，以及如何运用从气象卫星获得的数据，来帮助科学家了解媒介和疾病的空间分布[17]。

舌蝇属（*Glossina*）约有 20 多种，还有很多亚种，多数都可以作为锥虫的媒介传播昏睡病（及动物疾病）。采采

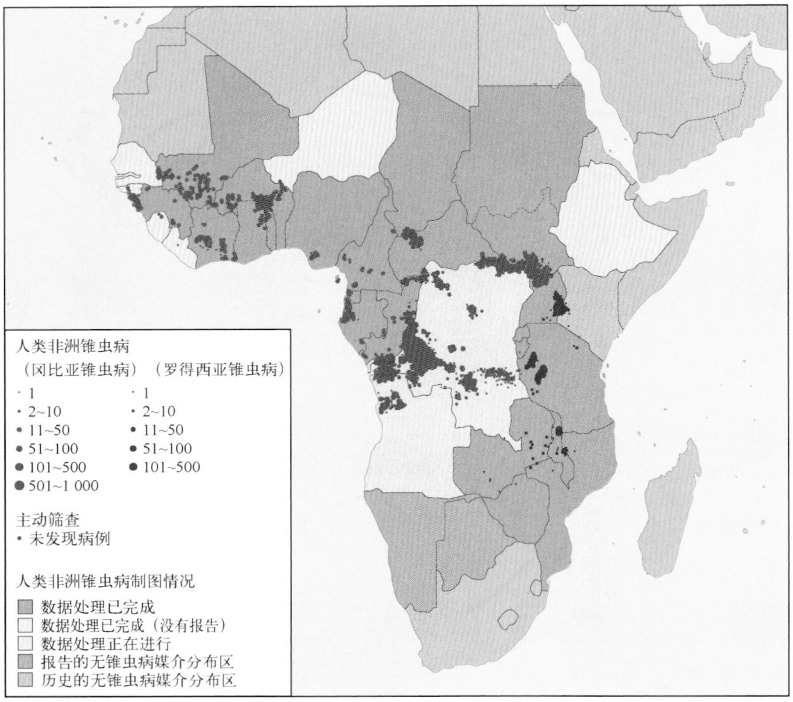

图 45.3 人类非洲锥虫病的分布(该图已获得 WHO 的许可,摘自:非洲锥虫病控制与监测.日内瓦:WHO,1998,1-114)

表 45.1	布氏锥虫冈比亚亚种和布氏锥虫罗得西亚种的主要媒介及其地理分布	
虫种	**媒介种类**	**分布地区**
布氏锥虫冈比亚亚种		
	须舌蝇冈比亚亚种(*G. palpalis palpalis*)、须舌蝇指名亚种(*G. palpalis gambiensis*)	安哥拉、贝宁、布基纳法索、喀麦隆、中非共和国、刚果、刚果民主共和国、加蓬、冈比亚、加纳、几内亚、几内亚比绍共和国、科特迪瓦、利比亚、马里、尼日利亚、塞内加尔、塞拉利昂、多哥
	拟寄舌蝇(*G. tachinoides*)	贝宁、布基纳法索、喀麦隆、中非共和国、乍得、埃塞俄比亚、加纳、科特迪瓦、马里、尼日尔、尼日利亚、苏丹、多哥
	棕足毛蝇奎氏亚种(*G. fuscipes quanzensis*)、棕足毛蝇马氏亚种(*G. fuscipes martinii*)	安哥拉、刚果、刚果民主共和国
	棕足舌蝇指名亚种(*G. fuscipes fuscipes*)	喀麦隆、中非共和国、乍得、刚果、刚果民主共和国、苏丹、乌干达
布氏锥虫罗得西亚种		
	刺舌蝇指名亚种(*G. morsitans morsitans*)、刺舌蝇中亚种(*G. morsitans centralis*)	安哥拉、波斯瓦纳、布隆迪、马拉维、莫桑比克、卢旺达、坦桑尼亚、赞比亚、津巴布韦
	淡足舌蝇(*G. pallidipes*)	布隆迪、埃塞俄比亚、肯尼亚、马拉维、莫桑比克、卢旺达、苏丹、坦桑尼亚、乌干达、赞比亚、津巴布韦
	丝舌蝇(*G. swynnertoni*)	肯尼亚、坦桑尼亚
	棕足舌蝇指名亚种(*G. fuscipes fuscipes*)	埃塞俄比亚、肯尼亚、坦桑尼亚、乌干达

蝇可以分为 3 群,其中两群是昏睡病的主要传播媒介:须舌蝇群(*palpalis* group)主要传播布氏锥虫冈比亚亚种,造成慢性锥虫病;刺舌蝇群(*morsitans* group)主要传播布氏锥虫罗得西亚种,引发急性锥虫病。这两种疾病的主要传播媒介见表 45.1。当前昏睡病在非洲的分布如图 45.3 所示。Jordan 总结了舌蝇的生物学知识和控

制措施[18]。

在非洲 36 个国家中,有 200 多个昏睡病疫区。舌蝇属种类孳生地面积达 10 000 000 km²,占整个非洲大陆的 1/3。

20 世纪 90 年代,世界卫生组织不仅强调了昏睡病的复现,也指出了人们对该病的忽视。监测数据表明,每

年大约有 2.5 万新发病例,估计感染病例可能高达 30 万例[19]。与此同时,由于相关国家政治趋稳、多个非政府组织参与防控以及政府在大型双边合作项目中的投入,该病防控措施显著增强。世界卫生组织在增强合作网络与宣传方面发挥着重要作用,尤其是与两家免费提供治疗药物的公司合作。所以,在过去的 10 年中,监测行动不断增强,从而降低了新发病例数[20-28]。2009 年报告的病例略低于 10 000 例(其中 98% 是由布氏锥虫冈比亚亚种感染所致),最新估测实际病例数量是 30 000 例[26]。基于这一重大进展,各组织和研究者提出启动昏睡病消除计划[26,29-31]。为了实现这一目标,应着力研发更安全的药物(最好为口服)、更简单可靠的诊断等,只有这样初级保健机构才能够开展治疗。实现消除计划面临的主要挑战是需唤起人们的关注,加强监测及持续努力。此外,必须重视该疾病以防复现。

(二)冈比亚锥虫病

布氏锥虫冈比亚亚种流行于整个西非和中非,经常导致集中暴发,而在这些流行区的患病率通常比其他地区高出数十倍。布氏锥虫冈比亚亚种通常在特定的环境中传播,特别是河岸的草丛、河流交汇处、取水点、洗浣点,以及河流或湖泊旁边的村庄(图 45.4,图 45.5)。布氏锥虫冈比亚亚种的传播呈"点状",高强度传播时有发生,特别是在旱季末期人与须舌蝇(G. palpalis)接触最频繁的时候。须舌蝇需定期吸血,而人类频繁出现在上述各地点。然而在更为潮湿的雨林地区,须舌蝇分布更加广泛,人蝇接触较少。感染后的舌蝇在每次吸血时可传播锥虫,因此,在某地区一只感染的采采蝇就可能感染很多人。

最近,布氏锥虫冈比亚亚种被列入一个由 6 种异构酶组成的特殊种株群(同工异构酶家族)。然而,在科特

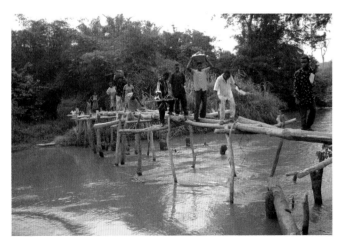

图 45.4　人蝇接触频繁的地区是冈比亚锥虫传播的典型疫区;须舌蝇的孳生地[来源:Chiristian Burri(瑞士热带病与公共卫生研究所):kikongotanga,刚果民主共和国]

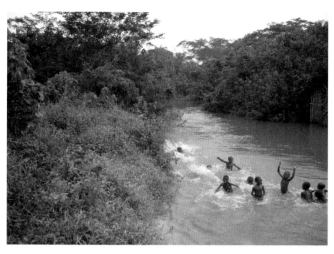

图 45.5　人蝇接触频繁的地区是布氏锥虫冈比亚亚种传播的典型流行区;须舌蝇的孳生地[来源:Christian Burri(瑞士热带病与公共卫生研究所):kikongotanga,刚果民主共和国]

迪瓦开展了多次调查,也发现一些人的慢性感染病例,这些病原目前归为 Bouaflé 株群,与从众多野生和家栖动物分离的病原体异构酶相同[32]。经典的布氏锥虫冈比亚亚种株(Ⅰ型)不能在实验室啮齿动物体内扩增,也不能通过刺舌蝇传播。第二型布氏锥虫冈比亚亚种型(Ⅱ型)流行于中非和西非,与布氏锥虫罗得西亚种有很多相似之处,可以在实验室的啮齿动物体内大量扩增,且可通过刺舌蝇群传播。目前,人类对布氏锥虫冈比亚亚种的动物保虫宿主了解较少,仅有少数动物的检测信息。猪、狗、牛和野生动物(如赤羚、猲羚)等都可以感染布氏锥虫冈比亚亚种。喀麦隆一项用 PCR 检查 164 只野生动物的研究发现,8% 的动物(包括啮齿类、羚羊、猴子、食肉动物)感染了布氏锥虫冈比亚亚种[33]。

近几十年来,人们对锥虫(Trypanozoon)亚属的虫种复杂关系的认识已更加深入。而早期的研究因缺少寄生虫分离和鉴定方法而有很大的局限性。异构酶分析和分子生物学方法(特别是 PCR 技术)为未来详细的流行病学研究提供了强有力的基础,有利于鉴定从人、动物或舌蝇中分离出来的少量寄生虫种群。

(三)罗得西锥虫病

布氏锥虫罗得西亚种是急性昏睡病的病原体,它主要分布在从东非北部的乌干达至南部的津巴布韦。近期生化和分子研究已经鉴定出 2 个与急性锥虫病相关的主要种群,即赞比亚(Zambezi)群和波索干(Busoga)群,分别代表布氏锥虫罗得西亚种分布区域的南北界限。赞比亚群分布于赞比亚和马拉维,波索干群分布在乌干达和坦桑尼亚,后者的致病力更强[34-35]。

急性昏睡病流行于非洲东部和东南部地区,人主要因被林区草原栖息的舌蝇叮咬而感染(图 45.6)。刺舌

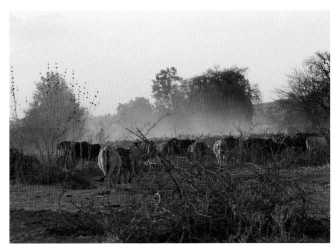

图 45.6 布氏锥虫罗得西亚亚种传播的典型流行区；刺舌蝇的孳生地[来源：Irene Küpfer (瑞士热带病与公共卫生研究所)：Urambo 地区，坦桑尼亚]

蝇群，特别是淡足舌蝇（*G. pallidipes*）、丝舌蝇（*G. swynnertoni*）和刺舌蝇（*G. morsitans*）是主要媒介。这些媒介一般嗜牛血而不叮人。热带草原舌蝇仅在无其他宿主时才吸食人血。在乌干达，须舌蝇群的棕足舌蝇（*G. fuscipes*）也是布氏锥虫罗得西亚种的主要传播媒介。传统的流行病学观点认为，由于活动或职业的原因，某些特殊人群频繁接触舌蝇，所以他们更易感染布氏锥虫罗得西亚种，包括蜂蜜采集者、渔民、狩猎监察人、偷猎者和捡柴者。罗得西锥虫病是人兽共患病，其已知宿主有家畜，如牛、绵羊、山羊，以及肉食动物在内的多种野生动物[36]。布氏锥虫指名亚种和罗得西亚种的区别在于其对人血的敏感性或抗性。血清抗性相关基因是其原因，这一基因与布氏锥虫罗得西亚种表面抗原一起表达[8,37-38]。

急性昏睡病已流行几十年，但最近在乌干达的 Busoga 暴发了一次疫情。20 世纪 80 年代中期，每年急性昏睡病病例数达 8 000 例左右，但最终通过综合防治措施，包括强化监测、诊断、治疗、媒介控制等控制了疫情。有人认为，此次疫情是由农田改造引起的，停止种植棉花和咖啡，土地荒废而导致一种野草（马缨丹）的疯长。这种植被为棕足舌蝇指名亚种（*G. f. fuscipes*）提供了适宜的孳生地，使其从湖区传播到 Busoga。肯尼亚的 Alego 也发生了类似的棕足舌蝇指名亚种入侵[39]，这与一个更早的疫情相关。在这些疫情中，牛是保虫宿主[40-41]。异构酶分析发现这些虫株多数属于 Busoga 种群；少数属于 Zambezi 种群，多具有赞比亚锥虫的特征。东非住户周围可发现棕足舌蝇指名亚种，牛和猪是保虫宿主。这种情况与西非河边蝇类的半野栖种群相似，在这种潮湿的环境中，半野栖的须舌蝇群通常与栖息在村子周围或村内的家猪有关[42]。

三、病原学和致病性

昏睡病可导致多种渐进性病变，累及大多数器官和系统，其解剖学、组织学、生理学、生物化学及免疫学方面已被广泛描述。损伤通常是由寄生虫和宿主因素共同作用的结果。

（一）病原学

在皮肤被叮咬处，由巨噬细胞和淋巴细胞产生的水肿和渗出等局限性炎症导致临床上所谓的无痛性溃疡。锥虫可存活于溃疡中，并可以通过穿刺检测出来。锥虫通过淋巴和静脉进入血淋巴系统，可导致淋巴结肿大，淋巴细胞和单核细胞浸润[43]。寄生虫能够在淋巴结穿刺液中检出。脾脏和肝脏可在小范围内肿大。在脾脏，巨噬细胞系增殖，聚集在脾窦周围，经常形成伴有巨噬细胞和消化残留红细胞的局限性坏疽；在肝脏，其典型症状是单核细胞常聚集在门静脉系统，偶尔导致肉芽肿。

该寄生虫在淋巴、血液及血管外组织中增殖。在发病初期，最易受累的组织是皮肤、骨骼肌、心膜、胸膜、腹膜和心脏[44]。镜下可观察到组织间隙的单核细胞渗出和脉管炎。心脏受布氏锥虫罗得西亚种感染影响较大，心包心肌炎涉及心脏各层。在组织学上，有显著的浆细胞和裂体细胞渗出，肌纤维的损伤及纤维化等。

在初次感染（布氏锥虫罗得西亚种）后的数周至数月，或（感染布氏锥虫冈比亚亚种）数月至数年后，锥虫可侵入中枢神经系统。在传统定义中，若脑脊液里发现锥虫，或发现单核细胞，则病程进入第二阶段。寄生虫侵入中枢神经系统后受寄生虫和宿主双重因素控制，不会因血脑屏障损伤所致简单扩散而感染[45-46]。

感染布氏锥虫冈比亚亚种和布氏锥虫罗得西亚种患者的脑部病变相类似[47]。大体标本看，可见软脑膜炎和颗粒性室管膜炎的特征，或可见水肿。镜下，最主要的特征是白质的软脑膜和血管周围非特异性炎性细胞渗出。在白质中星状胶质细胞和小神经胶质细胞增生，莫特桑椹细胞浸润。后者的细胞内大空泡中富含免疫球蛋白 M，该细胞很可能来源于浆细胞。也可在其他中枢神经系统造成慢性感染，如梅毒和结核中观测到桑椹细胞，但数量较少。白质损伤在脑部的位置与主要临床表现相关[48]。血管周围的炎症也能发生在颅内和脊椎神经根及周围神经。与神经性梅毒所致皮质损伤不同，脑皮质的神经细胞保护完好，此处不会发生炎性损伤。由于可逆性炎性损伤比不可逆组织结构破坏程度较轻，所以经治疗，神经精神症状有望部分或完全恢复。在疾病末期，患者出现髓鞘脱落和萎缩等症状。

昏睡病还可导致血细胞平衡明显紊乱，常见贫血。也可能引起白细胞增多症或白细胞减少症，通常伴有淋巴细胞增多症，偶尔也包括浆细胞增多。尽管威胁生命的出血并不常见,但昏睡病常与小的出血和多发瘀点相关。如果血小板减少症出现,布氏锥虫罗得西亚种感染造成的血小板减少症通常会更严重,偶尔与凝血症相关,包括血管内凝血[49]。

(二)免疫病理学及其机制

可变表面糖蛋白(VSG)覆盖在锥虫的表面,能够保护它们免于人血浆细胞溶解因素的破坏,进而使得它们逃避了宿主免疫反应[50]。可变表面糖蛋白决定了锥虫的抗原表型,保护外膜不可变组成成分免受宿主免疫系统破坏。每个寄生虫的基因型都包含大约 1 000 个不同的可变表面糖蛋白基因。但是,其中仅有一个基因是表达的。

最近综述表明,锥虫入侵脑部及随后在二期昏睡病中的脑功能损伤是由于非常复杂的寄生虫-宿主因素相互作用的结果,而这种相互作用机制目前尚未完全明确[46]。

四、临床表现

冈比亚锥虫病和罗得西锥虫病有很多差异(表 45.2),

表 45.2	冈比亚锥虫病与罗得西锥虫病的区别	
	西 非	东 非
寄生虫种类	布氏锥虫冈比亚亚种	布氏锥虫罗得西亚种
主要媒介	须舌蝇群	刺舌蝇群
媒介主要滋生地	水边	草原灌木丛
高流行区	中非共和国、刚果民主共和国、南苏丹、乌干达北部	乌干达东南部,坦桑尼亚
主要保虫宿主	人、猪、狗	羚羊和牛
疾病类型	慢性(数年)	急性(数月)
虫血症	低	中度
诊断	淋巴穿刺,血液(浓缩法)	血液
	脑脊液(腰椎穿刺)	脑脊液(腰椎穿刺)
血清学检查	锥虫病卡片凝集试验试剂盒(CATT)	无
治疗		
第一阶段	潘他米丁	苏拉明
第二阶段	依氟鸟氨酸、硝呋噻氧	美拉胂醇
替代疗法	美拉胂醇	美拉胂醇、硝呋噻氧
疾病控制	主动病例搜索和采采蝇诱捕	采采蝇诱捕

改编自 Pepin J. 的《非洲锥虫病》。来源:Strickland GT 主编. Hunter 的热带医学与新发传染病,第 8 版,Philadelphia:Saunders, 2000:643 - 654.

临床表现也不同。冈比亚锥虫病病程发展缓慢,而罗得西锥虫病常为急性发热,并迅速发展。当然也有例外,比如冈比亚锥虫病急性发病,罗得西锥虫病进展缓慢。据报告,两种类型昏睡病的临床表现或呈个体差异和区域差异,很可能是由于寄生虫和宿主的遗传因素综合作用的结果[51]。

(一)布氏锥虫冈比亚亚种

感染布氏锥虫冈比亚亚种病程较长,从感染到侵入神经系统直至出现典型的昏睡病症状进程较为缓慢[52]。最近 Checchi 等[53]估算了该病第一阶段和第二阶段的病程。第一阶段平均为 526 d,3% 的患者可能超过 5 年;第二阶段的病程纠正值为 252 d(95% 可信区间:171~399)。据报告,仅 3 个患者的病程超过 8 年。近期证据表明存在自限性的感染,至少是西非虫株的感染[54],但是无症状或轻症慢性携带者尚未证实。因此,绝大多数患者从第一个阶段直接发展为第二阶段,最终因未及时治疗死亡[55]。尽管一些症状和体征是很明显与该病第一阶段(发热)或第二阶段(神经精神紊乱)相关,但它们都不能作为分期的指标,仍需脑脊液检查来分期(如下)。

1. **系统症状和体征** · 由于在日常生活中人们经常被采采蝇叮咬,而锥虫感染也因采采蝇叮咬而传播,所以该病的精确潜伏期尚未可知。从感染到出现系统症状(如发热)常达数周或数月。在采采蝇叮咬后几天可能出现溃疡。在采采蝇叮咬处产生的损伤,如疼和痒的结节,与疖相似,但不会化脓,常在 1~2 周内自行消失。据一个病例系列报告显示,22%(19/84)的欧洲人患有溃疡[56]。但是在疫区人们很少注意到溃疡,而损伤通常被认为是普通的节肢动物叮咬,直到病程后期时才被确诊[57]。

冈比亚锥虫病的系统症状和体征多见第一阶段,但也见于第二阶段。此外,该病晚期经常伴随细菌感染(如肺炎、脑炎)或其他混合感染(如疟疾),可引起发热或其他症状。发热无规律、有间断,一个周期为 24 h 至几天不等。发热还可能伴有虚弱、萎靡不振、厌食、肌肉疼痛。在疾病起始阶段,发热较为严重,标志着寄生虫的入侵及宿主免疫响应。一项多中心研究发现,在 2 505 位二期患者入院就诊时,仅 16% 的人被诊断出罹患锥虫病。

锥虫皮疹通常呈旋涡状或匍匐状,偶见于躯干和四肢近端,有时候融合成大斑块。它逐渐自行消失,但常在数周内此消彼长。这种皮疹在黑皮肤上难以发现,主要见于欧洲患者病例报告中,报告率可达 50%[56]。其另一个常见症状是瘙痒,在二期更多见,50% 的患者都有此症状[58]。合并感染的疥疮和丝虫病可能也可引起瘙痒。一期患者又有面部呈非炎性水肿,偶见于四肢。

冈比亚锥虫病患者基本的体征是局部或全身淋巴结

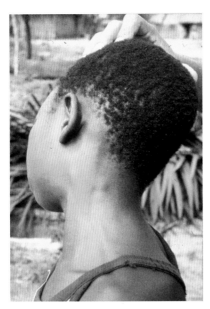

图 45.7 Winterbottom 征,布氏锥虫冈比亚亚种感染者颈部肿大的淋巴结。[来源:Johannes Blum(瑞士热带病与公共卫生研究所);Vanga,刚果民主共和国]

肿大,必须通过系统方法查看,而在实际检查中常运用颈部触诊方法。当出现淋巴结肿大时,罹患锥虫病的可能性增加,淋巴结穿刺可确诊。外后侧颈部和锁骨上淋巴结是最常受累部位(Winterbottom 征)(图 45.7),但淋巴结肿大也可见于其他部位。淋巴结无痛、质软(但随着病情恶化可能变硬)、可移动、大小不等。在昏睡病的两个阶段,淋巴结肿大的检出比例不同(34%~85%)[58]。在少数患者中发现了脾肿大;肝肿大则少见,且为轻度肿大。

心脏的单核细胞浸润(从外周血管到间质)可导致心肌炎,甚至全心炎,但冈比亚锥虫病患者常无此症状[59]。一项队列研究表明,尽管与健康对照组相比,患者的有些症状(如呼吸困难)和实验室检查(脑钠肽)与心脏功能降低的某些症状相似,但在一组 60 个二期患者组成的队列中未见充血性心衰症状[60]。最近一些超声心动图研究发现,一期和二期患者的平均修正 QT 间隔(分别是 421 ms 和 423 ms)显著长于正常组(403 ms),该指标在 11%~12%的患者中延长了,但是极度延长(>500 ms)较为少见。在该病的两个阶段其他主要超声心动图改变是复极化(35%)和低电压(20%~30%),这些指标提示一定程度心包炎[61]。一项超声心动图研究也支持心包受累的观点,该研究显示 12%(3/25)的患者有心包积液[62]。

尽管冈比亚锥虫病患者常带有与甲状腺功能减退(如嗜睡症、畏寒、外周水肿)或肾上腺功能不足(如虚弱、高血压、厌食)相似的症状。但最近的一项研究显示,60 位罹患二期锥虫病的刚果患者均没有出现甲状腺功能减退或

肾上腺功能不足相关的症状[63]。这些发现与在动物和人类罗得西锥虫病中观察的结果不同。50%以上的患者出现月经不调、性欲缺失、雌二醇和睾酮减少引起的阳痿等,这些症状可能是中心起源性的(垂体丘脑受累)[64-65]。

2. 神经精神症状和体征·非特异性神经或精神症状,如头痛和精神或行为改变是一期和二期冈比亚锥虫病的常见症状,其严重性和持续性随病情恶化而增加。一旦该寄生虫穿过血脑屏障,侵入中枢神经系统(即二期),其临床表现就可部分归因于脑部受损的主要位置,如视束核受损可导致睡眠紊乱。值得注意的是,在多数二期患者诊断时缺失或只有轻度神经精神症状和体征[66],难以及时诊断而导致延迟的患者除外(如地域偏远或冲突地区的患者)。

睡眠紊乱是冈比亚锥虫病的另一个临床标志性症状,所以该病又称昏睡病。一定程度的睡眠紊乱(夜间失眠,白天睡觉)是一期患者的常见症状,其频次和强度在二期患者中有所增加(表 45.3)。在这些患者睡眠紊乱与病程及脑脊液中白细胞计数相关[58]。昏睡病患者的睡眠总时间正常,并不嗜睡,但是由于睡眠/清醒的节律调节功能失调导致患者在白天和晚上都有短时间、更频繁的睡眠。睡眠记录研究证实睡眠破碎化是昏睡病的特

表 45.3	二期冈比亚锥虫病的典型症状和体征
症状和体征	**比例(%)**
头痛	78.7
睡眠紊乱	74.4
腺病	56.1
全身瘙痒	51.1
脾肿大[a]	42.5
运动无力	34.8
肝肿大[a]	25.5
营养不良	25.2
行为异常	24.7
食欲紊乱	22.9
行走障碍	21.7
寒战	21.0
发热	16.1
语言障碍	13.4
异常运动	10.5

[a] 仅为 504 名患者信息。

数据来自 2 541 名二期昏睡病患者,这些患者是来自不同国家和地区,均在一项多国药物使用研究中接受了美拉胂醇短期治疗。参考文献:Blum J,Schmid C,Burri C. Clinical aspects of 2541 patients with second-stage human African trypanosomiasis. Acta Trop 2006;97(1):55-64.

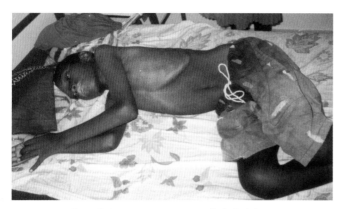

图 45.8　二期晚期布氏锥虫冈比亚亚种感染者［来源：Christian Burri(瑞士热带病与公共卫生研究所)；Viana,安哥拉］

征,这一特征可以描述为以快速眼动睡眠期(SOREM)为起始的睡眠而不是睡眠翻转。

晚期患者的常见特征是语调和活动性紊乱及异常运动,反映了间脑和中脑上部的损伤位置。常见的症状和体征是运动能力减弱和步行困难。锥体外系功能紊乱相关体征有时非常突出,伴有帕金森样的僵硬和伸展过度。异常的运动表现为手足徐动症或舞蹈病,主要累及上肢远端。当患者出现运动失调和异常步态时应怀疑小脑受损。也可观察到弥漫性颤抖或静止性肌阵挛,伴有或不伴有运动失调。偏瘫少见,且常与末期病情相关[68]。

精神紊乱也是冈比亚锥虫病的一个关键特征,可见于病程早期(一期),可能被误诊为精神疾病[69]。常见的表现是情绪异常,包括暴躁或冷漠,攻击性或避世行为,极度活跃或淡漠的态度,抑郁和(或)谵妄。痴呆多见于疾病末期。由于该病临床表现形式多样,医生在发现患者有任一种精神紊乱的症状(居住在疫区或数年前居住过疫区),都应考虑锥虫病。

在疾病末期,患者可能表现出严重的意识障碍、痴呆、癫痫,导致大小便失禁、昏迷、恶性体质、褥疮、细菌感染(如吸入性肺炎),直至死亡(图 45.8)。

在患者接受抗锥虫病治疗后,很多神经精神紊乱症状都可以恢复,包括睡眠改变[70]。这与组织病理中观察到的可逆性炎性损伤有关。患者的病情在住院期间有所好转,出院后也可进一步改善,但是也可能会出现不同程度的不可逆的后遗症,特别是在疾病晚期才诊断和治疗时。后遗症可能很轻微,如在服用美拉胂醇的二期患儿的性成熟延缓或学习成绩下降等[71]。用依氟鸟氨酸治疗(配以硝呋噻氧或不配硝呋噻氧)的二期患者的中期或长期神经精神改变尚不清楚。

3. 特殊人群　

(1) 儿童：儿童与成人的临床表现总体一致。与大龄儿童和成人相比,学前儿童的感染率和颈部淋巴结锥虫检出率较低[72]。最常见的症状和体征在一期和二期的频率相似,包括睡眠紊乱[72-74]。

(2) 游客：通过回顾游客(或探险者)中的冈比亚锥虫病临床表现,并与从流行区国家外出的人比较发现[75],在游客患者中,潜伏期较短(75%的潜伏期<1 个月),而硬下疳(47%)、皮疹(33%)和脾肿大(60%)更常见。神经精神症状和体征相对较少,这可能与游客更容易得到早期诊断有关。

(3) HIV 合并感染者：在西非和中非国家中,锥虫病患者的 HIV 感染率并不比健康对照人群高,表明 HIV 感染并不会增加人群的锥虫感染风险[76-78]。目前未有研究涉及 HIV 感染或其他免疫缺陷因素对锥虫病临床表现的影响。

(二) 布氏锥虫罗得西亚种

与布氏锥虫冈比亚亚种感染相比,布氏锥虫罗得西亚种感染的临床表现更多样化。该病的严重程度变化较大,从南部流行国家(如马拉维和赞比亚)的慢性感染(包括已报道的潜在无症状感染)[79]到北部流行国家(如乌干达)的"典型"急性感染。其临床表现在同一个国家(如乌干达)的不同流行区甚至也有不同[80]。研究发现,乌干达和马拉维的锥虫基因型不同,导致不同类型的免疫反应[35]。

1. 全身症状和体征　对于流行区人群而言,罗得西锥虫病在人体内的潜伏期不明,但是急性罗得西锥虫病的潜伏期较短(数周),慢性的潜伏期较长(数月)。无痛性溃疡的临床症状类似于布氏锥虫冈比亚亚种感染(如上所述),但更常见[75]。在一期和二期患者入院时均可以观察到发热。绝大多数患者中(>90%)都有头痛、全身肌肉和关节疼痛症状。约 20%～43%的患者有面部和腿部水肿症状[81-82],尤其是二期患者,也可出现瘙痒。淋巴结肿大的比例在两个阶段存在较大差异,从坦桑尼亚的 10%到肯尼亚的 86%不等[81,83]。淋巴结肿大主要见于下颌下、腹股沟和腋下。在流行区,一些患者也出现肝脾肿大,尤其是在慢性病程(包括延缓的一期)中更明显[80]。

心包炎可严重加速病程或死亡,组织病理学检查常发现心包溶解及腔隙出血[84]。相反,心衰的临床症状和体征则少有描述。在多数已发表的病例分析中发现,心衰不是主要的临床表现。心脏受累可能与一些非特异体征有关,如在布氏锥虫罗得西亚种感染病例中常被提及的腿部水肿和肝脏肿大。关于布氏锥虫罗得西亚种感染的心电图数据很少,但这些数据显示其与冈比亚锥虫病相似[85]。

2. 神经精神症状和体征　神经精神特征与上述布氏锥虫冈比亚亚种感染一样,但是昏迷和死亡发展进度更快。已报告症状包括睡眠紊乱、异常运动、步态改变、震颤、异常行为和进攻性,其出现的频率随地理区域而变化[80-81]。神经精神紊乱常见于二期疾病,但乌干达的一项研究发现,有些改变(如睡眠紊乱和步态改变、震颤等)也见于一期疾病[80]。

3. 特殊人群·

(1)儿童:仅有相关病例报告[86],但无其他对儿童罗得西锥虫病临床表现的描述。

(2)游客:近期的综述表明[75],游客感染罗得西锥虫病易引发急性锥虫病,潜伏期通常较短(<3周)。在游客患者中,无痛性溃疡(>80%)和皮疹(~30%)出现的频率高于流行区当地的居民,在该病两个阶段均能见到。与传导异常相关的心肌心包炎体征也已有报道,包括不同程度的房室传导阻滞,以及与弥散性凝血相关严重败血症、肾功能衰竭或多器官衰竭的临床表现。相反,在游客患者中,神经精神紊乱如睡眠紊乱则为少见。

(3)HIV合并感染者:HIV阳性和阴性的罗得西锥虫病患者的临床表现相似,但是仅有少数合并感染者(n=16)被纳入研究[81]。

五、诊断

冈比亚锥虫病的诊断通常遵循以下流程:筛查、确诊和分期。通过血清学方法(通常是CATT法)检测出的疑似病例,经过血液和淋巴液的寄生虫病原学诊断,如果阳性,再进行脑脊液检查以区分病期[87]。罗得西锥虫病通常直接检查血液。

(一)免疫学方法

在大多数流行区,布氏锥虫冈比亚亚种感染的现场诊断依赖于CATT的初步筛查。该血清学检测方法便宜且快速,自1978年研发以来得到广泛应用[88]。该方法的基础是一个包含不同可变抗原型冰冻染色锥虫的试剂盒,该试剂盒可从比利时的热带医学研究所获得。CATT具有高灵敏性和特异性,便于在现场使用。一滴用肝素处理过的全血与一滴试剂混合,如果有特异性抗体,试剂中的锥虫将会凝集。价格低廉,且5 min内出结果[19]。CATT的应用比仅使用寄生虫学方法显著增加了检出率。CATT尚未用于布氏锥虫罗得西亚种感染的筛查,但这种感染者中血液的寄生虫学检测要更容易。当用血浆或血清实验,或当血浆/血清用滴定法测量时,CATT的特异性能够得到进一步改善。然而,目前尚无统一的阈值。寄生虫学方法确诊仍是金标准。如果基于CATT检测方法确定治疗,则必须考虑流行病学史。由于可能出现严重的药物不良反应,必须分期以避免不必要的用药[89-91]。

一种快速乳胶凝集试验(LATEX/布氏锥虫冈比亚亚种检测,即LATEX法)已经发展为CATT的现场替代方法[92]。基于3种纯化的可变表面抗原与悬浮乳胶离子相结合,该方法的检测流程与CATT相似,包括使用相似的旋转器。最近在几个西非和中非国家开展的现场研究表明,与CATT相比,LATEX法具有更高的特异性(96%~99%),较低或相似的灵敏性(71%~100%)[87]。所以,LATEX方法在正式推荐为常规方法之前仍需进一步的评估。其他方法,如免疫荧光法(IF)、间接血凝法(IHA)、酶联免疫吸附法(ELISA)及不同的PCR法,均已经被建议用于实验。

(二)分子生物学方法

目前的PCR方法无法有效诊断[87,93]。在刚果民主共和国开展的一项为期两年的昏睡病队列研究中,研究人员评估了一种PCR方法[94]。研究结果表明,该方法用于诊断时具有88.4%的灵敏性和99.2%的特异性,效果良好;然而该方法用于随访时却未达到预期结果。另一种新技术,锥虫DNA的环介导等温扩增(LAMP)法仍在研究阶段。PCR方法较快,且不需要昂贵的仪器,因为PCR是在恒温下进行的[95-96]。该试剂盒将有望投放市场,有利于诊断及治疗后随访。

为了使初级卫生保健机构能运用简单且便宜的方法来诊断昏睡病,人们正在研究一些方法,其中一个可显示PCR结果的简单试纸条正在一期评估中[97]。

(三)寄生虫学方法

如上所述,由于在用药物相对具有毒性,仅使用血清学诊断方法并不能判定锥虫感染的疗效。因此,检出锥虫至关重要。常用于检测锥虫的体液包括血液、淋巴结穿刺液(图45.9)和脑脊液。骨髓穿刺液和腹水也可用于检测锥虫。

1. 血液的诊断技术

● 血膜(薄、厚或湿)能够直接用于锥虫的检测。湿血膜用于检测活动的锥虫,而薄血膜和厚血膜是用甲醇固定并吉氏染色。

● 浓聚法可以增加锥虫的检出率,因为寄生虫在血液中的负荷通常较低,特别是在布氏锥虫冈比亚亚种感染中。

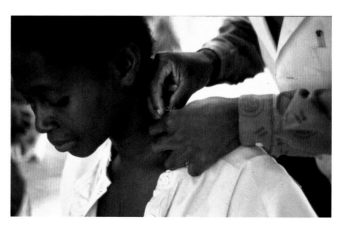

图45.9 淋巴结穿刺诊断[来源:Johannes Blum(瑞士热带病与公共卫生研究所);Vanga,刚果民主共和国]

- 微量红细胞比积离心技术(m-HCT)[98]是微量红细胞比积毛细管离心后用低倍镜(×10 或 ×20)观察血细胞淡黄色外膜区的方法。该方法广泛用于现场。

- 微型阴离子交换离心技术(m-AECT)[99]是用离心法将感染性血液经阴离子交换(二乙基氨基乙基纤维素)柱过滤,然后在滤液中检查锥虫。在现场条件下,这种方法比其他方法具有更高的灵敏性。

2. 淋巴结的诊断方法

- 肿大淋巴结穿刺液在×400 放大条件下检查锥虫[19]。

3. 荧光镜检法

FIND Diagnostics(www. finddiagnostics. org)公司和卡尔·蔡司公司研发出一种新的简单方法,即吖啶橙染色后用荧光显微镜检查。这种方法的灵敏性和易操作性显著高于标准的光学显微镜,目前正在现场评估中[100]。

4. 体内接种法

体内接种实验也已被用于检测锥虫,如从人、动物或媒介中分离的生物学材料接种到易感性动物。小鼠和大鼠被用于检测布氏锥虫罗得西亚种,而免疫缺陷的多乳鼠、幼鼠或严重免疫缺陷(SCID)鼠用于布氏锥虫冈比亚种的检测。

六、临床分期

在昏睡病的治疗中,化学治疗特别是用美拉肿醇(melarsoprol)治疗二期昏睡病,具有发生药物不良反应的风险。当前,治疗方案需要依据临床分期,因此正确临床分期对治疗非常关键。脑脊液检查可用来确定该病的临床分期。在白细胞计数时有时会发现锥虫,离心浓聚则更加灵敏。

二期感染的诊断标准:在脑脊液中发现锥虫和/或白细胞计数>5 个/mm³[19]。一个小规模的调查表明白细胞计数<20 个/mm³ 的二期感染可以使用一期感染的治疗药物潘他米丁(pentamidine)开展治疗,复发率仅略微增加[101]。然而,其他的调查研究发现这个阈值或可定在 5 个/mm³。研究发现,脑脊液白细胞计数在 6～10 个/mm³ 的患者治疗失败的风险要比白细胞计数在 0～5 个/mm³ 的患者高 3 倍[25]。另一项研究表明,白细胞计数在 11～20 个/mm³ 的患者复发风险比较低白细胞计数患者高 7.1 倍(95%可信区间:1.4～1.6)[102]。脑脊液蛋白增加也曾作为临床分期的一个辅助诊断标准,但常因缺乏资料,结果差异较大,与白细胞计数相比预测价值更低而被舍弃[103]。

二期锥虫病患者的脑脊液中含大量免疫球蛋白,特别是 IgM。因此,在很长一段时间,研究者认为脑脊液中 IgM 水平增加是二期锥虫病一个很强的标志物。在一项研究中,研究人员设计一个脑脊液 IgM 的 LATEX 凝集测试(LATEX/IgM)用于现场调查,并对不同国家的患者脑脊液样本进行评估[104]。结果显示,用 LATEX/IgM 获得的脑脊液 IgM 滴度与用分光光度计和 ELISA 检测的 IgM 浓度一致。当临界值在 1∶8 时,其灵敏度和特异度分别为 89% 和 93%。

另一个判断中枢神经系统受累及临床分期的有效方法是睡眠-清醒记录。在一项小型调查中,研究人员记录了一期和二期昏睡病患者 24 h 的睡眠-清醒分布、改变的睡眠结、以快速动眼睡眠期为起始的睡眠、脑电图改变等。在二期昏睡病患者中,睡眠-清醒周期及睡眠结构总体上比较混乱,可接受美拉肿醇治疗得以缓解。然而,一期昏睡病或过渡期昏睡病患者也会表现出相似的改变(5～20 个/mm³)中。需要开展更多的研究以确认这种疾病对睡眠结构的影响[70]。

七、鉴别诊断

由于昏睡病临床表现多变,很难描述典型病例,因此鉴别诊断非常重要。在一期非洲锥虫病诊断中,长期发热也可能提示患有其他疾病,如疟疾、伤寒、病毒性感染等。明显的淋巴结病可能提示单核细胞增多症或结核性淋巴炎。二期非洲锥虫病应与梅毒性脊膜脊髓炎、脑肿瘤、脑结核、HIV 相关的隐球菌性脑膜炎、慢性病毒性脑炎应当予以鉴别。

八、病例管理与治疗

治疗方案汇总,见表 45.4。

表 45.4　冈比亚锥虫病和罗得西锥虫病的治疗

	西非(布氏锥虫冈比亚亚种)	东非(布氏锥虫罗得西亚种)
一期		
流行国家	根据国家法律或规范	
其他国家	潘他米丁(羟乙基磺酸戊双脒) 每千克体重 4 mg,每日 1 次(24 h 间隔),连续 7 d,肌内注射(静脉输液)	苏拉明 第一天试验剂量为每千克体重 4～5 mg,接下来每 7 d 注射每千克体重 20 mg 的剂量(分 5 次注射)(如第 3 天,第 10 天,第 17 天,第 24 天)。每次最大剂量为 1 g
二期		
流行国家	根据国家法律或规范	
其他国家	NECT 每 24 h 给每千克体重 200 mg 的依氟鸟氨酸的剂量,静脉给药,连续 7 d。同时配合硝呋噻氧每千克体重 5 mg 的剂量,每 8 h 1 次,口服,连续 10 d	美拉肿醇 每 24 h 给予每千克体重 2.2 mg 的剂量,静脉给药,连续 10 d

（一）概述

当时的殖民政府非常关注非洲锥虫病，认为该病是威胁了当地居民和居住在非洲的侨民，限制了整个区域的侵略扩张。20世纪中期，很多著名科学家开展了开创性的药物研究，如保罗·埃尔利希[105]和露易丝·皮尔斯[106]。非洲国家独立后，新政府注重优先发展经济，该疾病的研究也随之衰落。在过去的半个多世纪，人类非洲锥虫病成为最被忽视热带病之一，其患病率反弹。尽管锥虫相关基础科研力度有所加强，仍未研发出安全药物[107]。20世纪上半个世纪，新药物都有很大的缺陷，要么毒性大（如美拉胂醇），要么耐受性较好但不能通过血脑屏障（如苏拉明、潘他米丁）。后者这个劣势意味着治疗一期和二期昏睡病需要不同的药物，增加了腰穿区分一期和二期昏睡病及治疗效果随访的重要性。一期昏睡病仍然使用潘他米丁（布氏锥虫冈比亚亚种）和苏拉明（布氏锥虫罗得西亚亚种）治疗；直到最近，治疗二期昏睡病的一线药物才换成美拉胂醇。

然而，在过去的十年中，锥虫病化学疗法取得了实质性进展，因此这里推荐的治疗方案与本书早前版本大有不同。

在20世纪80年代，一种抗肿瘤药物即依氟鸟氨酸（eflornithine），因其抗锥虫活性而受到关注，该化合物最终由美国FDA注册用于该适应证[109]。然而，由于其初始价格昂贵，且其复杂的管理需要成熟的运输和护理，这种药物仅由几个非政府组织用于应急干预使用（图45.10）；且依氟鸟氨酸对布氏锥虫罗得西亚种无效[110]。与此同时，恰加斯病的治疗药物硝呋噻氧（nifurtimox）也试验性地用于治疗美拉胂醇难以治愈的病例。这个化合物单次用药作用有限，同时也会导致严重的不良反应[108]。然而，科学家们开始研究不同化合物联合治疗，许多注册药化合物和试验性化合物联合治疗已开展了动物实验[111]。

20世纪90年代中期，美拉胂醇药物动力学研究表明[112]，美拉胂醇有望缩短二期昏睡病疗程，进而取代各种经验性衍生出的治疗方案。第27届国际锥虫病研究与控制科学委员会推荐这个新方案作为治疗冈比亚锥虫病二期的标准治疗方案，使得疗程从25～26 d缩短为10 d。由于住院时间短、用药节省，新的治疗方案不但具有重要的社会经济优势；同时，美拉胂醇扩大应用项目，包括了第一次基于药物临床试验管理规范（GCP）的大规模临床试验，证明了在非洲开展现代临床研究的可行性。但是，由于主要的药物不良反应频率还很高，缩短的美拉胂醇治疗方案并不是全新的突破，5%～10%接受美拉胂醇治疗的患者仍出现脑损伤综合征，其中10%～50%的患者死亡。

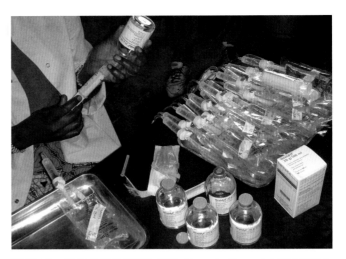

图45.10　准备依氟鸟氨酸［来源：François Chappuis（无国界医生组织）；Banda，刚果民主共和国.］

20世纪末，昏睡病治疗开始衰退，主要原因如下：药物的价格上升（如潘他米丁）、停产（如依氟鸟氨酸），或者计划停产（如硝呋噻氧，苏拉明和美拉胂醇），导致患者难以获取药物[114]，而且，美拉胂醇耐药病例数也在攀升[115-116]。

1999年，世界卫生组织成立了一个旨在保障锥虫病治疗药物可及性和可购性的组织，具有里程碑意义。2001年，世界卫生组织与两个药物公司，安万特（现在的赛诺菲）和拜耳，签署了协议。在协议中，他们承诺生产锥虫病治疗药物，并无偿捐献给世界卫生组织进行分发[117]。这些协议不仅显著提高了药物的可及性，而且有助于开启研究新时代。随后便开展了多个评价依氟鸟氨酸、美拉胂醇和硝呋噻氧联合治疗的试验。在所有的试验中，联合用药的疗效高于单一用药。然而，含有美拉胂醇的组合配方仍导致严重的药物不良反应[118-119]，随之被舍弃。在刚果共和国和刚果民主共和国开展的一项多中心试验中，启动了硝呋噻氧-依氟鸟氨酸联合治疗（NECT），其疗效与标准的依氟鸟氨酸疗法相当[120]。硝呋噻氧-依氟鸟氨酸联合治疗可将灌注次数从56次减少到14次，缩短了1/3的住院时间，减少了1/2的依氟鸟氨酸用量[121]。试验结果表明，NECT对二期冈比亚锥虫病的疗效显著，因此NECT于2009年5月被纳入到世界卫生组织基本药物目录中[122]。NECT的发现具有重要意义，但其应用的复杂性仍限制了锥虫病二期治疗。因此，仍需依据腰穿结果来确定昏睡病临床分期。

然而，罗得西锥虫病的治疗仍无突破性进展。过去60年中只有一次实质性进展，就是基于美拉胂醇扩大应用项目成果，2009年国际锥虫病研究与控制科学委员会将美拉胂醇缩短疗程纳入推荐方案[123]。

（二）一期锥虫病治疗

因为有些药物不能有效通过血脑屏障而在中枢神经系统中达到足够剂量，它们仅局限于治疗一期锥虫病。用于治疗二期锥虫病的药物对患者的毒性较大且持续时间较长。由于新一线治疗药物 NECT 疗程复杂，它不能用于治疗一期锥虫病。因此一期锥虫病的治疗药物仍局限于潘他米丁和苏拉明。

1. 潘他米丁·1940 年，潘他米丁开始用于治疗一期冈比亚锥虫病。治愈率为 93%～98%，在过去几十年中其治愈率不变[19]。但其对罗得西锥虫病治疗无效的报告较多[124]，目前尚无最新研究成果。

目前，所有的国家昏睡病防治项目遵循羟乙基磺酸戊双脒 4 mg/kg·d 连续 7 d 的治疗方案。由于静脉滴注常引起高血压，通常通过肌肉深部注射给药治疗昏睡病。须避免推注，静脉滴注应持续 60～120 min。3 次注射的短期疗程目前仍在研究中，尚无相关信息。

一般而言，尽管潘他米丁有些许不良反应，但其耐受性较好[125]。一过性药物不良反应包括：10% 的患者表现出高血压，同时伴有眩晕、晕倒和休克；静脉注射的高血压反应高达 75%。其他药物不良反应包括恶心、呕吐、注射处疼痛。无菌性脓肿可见于肌内注射处。系统性反应包括肾毒性所致氮质血症、白细胞减少症、肝功能异常、低血糖和高血糖。血小板沉积较为少见[126]。

在冈比亚锥虫病治疗中，10 次羟乙基磺酸戊双脒肌内注射后 1 h 内即可在血液中达到最大浓度，差异较大（214～6 858 ng/mL）。最后 1 次注射完成后血液的中位浓度值是第 1 次注射后血液浓度值的 5 倍。与清除的第一阶段、第二阶段、第三阶段相关的中位半减期分别是 4 min、6.5 h、512 h[127]。潘他米丁可被鼠肝匀浆和肝微粒体中的细胞色素 P-450 依赖的氧化酶转化为至少 7 个初级代谢物[128]。

潘他米丁的治疗原理尚不清楚，可能是与核酸结合，或破坏动基体 DNA，或抑制锥虫体内 RNA 编码，或抑制信使 RNA 反式剪接等[129]。

由于潘他米丁疗效较好，且脑脊液中检出的药物水平较低[127]，因而被建议用于中间型患者（脑脊液白细胞计数在 10～30 个/mm³）[101]。但多个研究都无法明确证实其疗效[23,25,130]。因此，细胞计数在 5～20 个/mm³ 的患者一般不宜使用潘他米丁，但仍然可使用美拉肿醇，且几个药物不良反应频次较高的地区，或者随访依从性高且及时治疗可以得到保障的地区推荐使用潘他米丁。

2. 苏拉明·1920 年，德国引入苏拉明治疗锥虫病。它对两种类型的一期锥虫病均有效，但目前治疗冈比亚锥虫病仍首选潘他米丁。

最常用的治疗方案为：首次 4～5 mg/kg 的测试剂量，然后 5 次 20 mg/kg 的注射剂量，后者每 7 天 1 次（比如第 3、10、17、24、31 天）[19]。单次最大注射剂量为 1 g。苏拉明经过蒸馏水稀释后通过静脉注射。

药物不良反应常为一定程度的肾损伤，但肾毒性通常较轻且可逆[124]。初始症状是蛋白尿，接着是管型尿和血尿。因此，推荐尿常规检查。其他的药物不良反应是早期高血压反应，如恶心、荨麻疹、循环衰竭，也可能出现剥脱性皮炎、溶血性贫血、外周神经病、粒细胞增多症性骨髓毒性、血小板减少症。若与丝虫病合并感染常出现瘙痒，因为苏拉明也可作用于丝虫成虫。

由于约 99.7% 的药物与细胞浆中的蛋白质（如白蛋白、球蛋白、纤维蛋白质原）结合，苏拉明是作用靶点最广的药物之一，也是用于患者治疗药物半减期最长的药物之一。在合并 HIV/AIDS 且连续 5 周，每周给药 1 次的患者中，该药在给药时间内逐渐聚集，再逐步降低，半减期约为 44～54 d[131]；在合并河盲症患者中，半减期是 92 d[132]。血浆的药物浓度可连续数周维持在 100 μg/mL。分布体积是 38～46 L，总清除率<0.5 mL/min[131]。肾清除基本上有助于从体内排除药物。

苏拉明可以非特异地抑制很多酶，包括 1-α-磷酸甘油氧化酶、3-磷酸甘油脱氢酶、RNA 聚合酶和激酶、胸苷激酶、二氢叶酸还原酶、透明质酸酶、尿素酶、己糖激酶、延胡索酸酶、胰蛋白酶、逆转录酶，以及锥虫的低密度脂蛋白的受体依赖型吸收。锥虫通过吞饮（胞浆蛋白复合体）吸收苏拉明[133]。苏拉明在锥虫体内聚集或是宿主和寄生虫间毒性差别的原因之一。

（三）二期锥虫病的治疗

50 多年来，有机砷药物，如 1949 年研发的美拉肿醇（硫肿密胺、赛诺菲），是二期锥虫病的唯一治疗药物。2009 年 5 月，硝呋替莫-依佛鸟氨酸联合治疗（NECT）作为治疗二期冈比亚锥虫病的治疗药物被纳入到 WHO 基本药物目录[122]，因此，现在美拉肿醇仅限于治疗布氏锥虫罗得西亚种感染和经 NECT 治疗后复发的布氏锥虫冈比亚亚种感染。

1. 依氟鸟氨酸·1990 年，美国 FDA 批准依氟鸟氨酸（α-二氟甲基鸟氨酸、DFMO、硫肿密胺、赛诺菲）用于治疗冈比亚锥虫病[109]。与静脉注射美拉肿醇 10 d 疗法相比，依氟鸟氨酸显著降低了死亡病例数和严重不良反应。尚无证据表明依氟鸟氨酸治疗完成后 12 个月内死亡数增加或反复率上升。然而，依氟鸟氨酸单独治疗非常复杂。许多偏远的卫生保健中心缺少训练有素的医务人员，以及流行程度最重的国家经济落后和后勤保障不足，这些都阻碍了依氟鸟氨酸的普遍应用。与硝呋替莫联合治疗（NECT）减少了这些困难（如下文）。

与其他细胞毒性的药物情况类似，依氟鸟氨酸治疗普遍存在药物不良反应。这些不良反应随着疗程进展及患者基本情况的恶化而增加。最常见的不良反应是骨髓毒性（贫血、白细胞减少症、血小板减少症），可见于25%～50%的接受治疗的患者中。胃肠道症状，10%的患者表现出恶心、呕吐、腹泻；7%的患者有神经症状如抽搐。一般依氟鸟氨酸的药物不良反应在完成治疗后可消失。药物可抑制小鼠、大鼠、兔的胚胎发育；乳汁中的分泌物尚不清楚[134]。

给予口服低剂量（5～10 mg/kg）后，患者的药物血浆浓度可在1.5～6 h内达到峰值。药物的平均半减期是3.3 h，分布体积为0.35 L/kg左右。肾清除率约为2 ml/min·kg（静脉给药后），占整个药物清除的80%以上。10 mg/kg的口服剂量的生物效能估计在54%。依氟鸟氨酸可见于脑脊液中，比率区间为0.13～0.5[135]。

依氟鸟氨酸是通过抑制锥虫鸟氨酸脱羧酶（ODC）而发挥作用。这种酶催化鸟氨酸向腐胺转化，是腐胺、亚精胺多胺与精胺合成的第一步和限速酶环节[136]。多胺参与核酸的合成，对蛋白质合成起调节作用，也是所有真核细胞生长和增殖的关键所在[137]。锥虫比人体细胞对该药物更加敏感，可能是因为布氏锥虫冈比亚亚种的这一酶活性逆转点较低[136]。ODC快速逆转可能是造成布氏锥虫罗得西亚种天然抵抗依氟鸟氨酸的原因。

2. 硝呋噻氧 硝呋噻氧（Lampit®，拜耳）是20世纪60年代末期用于治疗美洲锥虫病的药物[139]。该药物没有被注册，仅与其他锥虫药联合治疗美拉胂醇无效的患者，现在是NECT的成分之一。20世纪70年代和80年代，曾有经验性试验研究硝呋噻氧在非洲昏睡病患者中的疗效，但效果不一[119]。这些评价的治疗方案和评价标准存在差异，因而难以进行比较。治疗方案如下所示，见表45.4。

硝呋噻氧耐受性较差，仅约1/3的患者免于药物的不良反应[140]。但药物的不良反应与剂量有关，通常并不严重，很少致死[141]。常见恶心、腹痛、呕吐的胃肠道功能紊乱，伴有全身抽搐、颤栗或兴奋的神经性不良反应。偶尔可见发展到外周多神经病变和全身皮肤反应。所有不良反应在药物中止后可以迅速好转。

健康的志愿者口服15 mg/kg硝呋噻氧后2～3 h内血浆可达平均峰值浓度，平均为751 ng/mL（356～1 093 ng/mL）。这种药物具有明显的分布体积，大约为755 L（约为15 L/kg）；也具有较高的表观清除率，为193 L/h（约为64 Ml/min/kg）。硝呋噻氧可很快被排出，其半减期平均为3 h（2～6 h）[142]。

硝呋噻氧的作用机制尚未完全清楚。它的杀灭锥虫原理可能与其部分还原形化学活性基团的能力有关，进而产生超氧离子、过氧化氢、羟基基团。这些自由基可与细胞大分子反应导致细胞膜受损、酶失活、DNA损伤及突变[143]。

3. 美拉胂醇 美拉胂醇治疗可造成高频且严重的不良反应。5%～10%的受试患者会有不良反应，如脑病变综合征，其中10%～50%的患者会死亡[19,144]。在安哥拉、刚果民主共和国、南苏丹和乌干达的多个流行区，治疗失败率已达30%。从复发患者体内分离的一些虫株都缺少P2转运子，而它可将美拉胂醇输送到寄生虫体内[145]。然而，由于目前从患者体内分离布氏锥虫冈比亚亚种虫株较为困难，所以很难发现寄生虫耐药性。

由于缺少有效的替代药品，美拉胂醇仍是二期罗得西锥虫病的一线治疗药物。2009年，经第30届国际锥虫病研究与控制科学委员会大会讨论，推荐将缩短的治疗方法作为标准疗程[123]。

4. 硝呋噻氧-依氟鸟氨酸联合治疗（NECT） 为了解决美拉胂醇疗效的不稳定性，科学家提出了现有的药物联合疗法。一个关于美拉胂醇和硝呋噻氧联合治疗的前期临床试验表明，这种方法或可有效[146]。在乌干达Omugo开展了进一步的临床试验，比较3种不同的配伍治疗方案，包括美拉胂醇-硝呋噻氧、美拉胂醇-依氟鸟苷酸、硝呋噻氧-依氟鸟苷酸。在该试验进行到三分之一阶段时，研究人员观察到美拉胂醇-硝呋噻氧配伍治疗方案具有高致死率和毒性，这违背了医学伦理，就停止了该研究。一项分析研究发现美拉胂醇-硝呋噻氧配伍治疗的治愈率为44.0%；美拉胂醇-依氟鸟苷酸为78.9%；硝呋噻氧-依氟鸟苷酸为94.1%[119]。

随后，一个多国NECT联合试验启动，比较标准的依氟鸟氨酸治疗和经验性短程治疗方案的疗效。后者包括每12小时静脉注射依氟鸟氨酸200 mg/kg，连续7 d，配以每8个小时口服硝呋噻氧5 mg/kg，连续10 d。这一方案将注射的次数从56次缩减至14次，疗程从14 d缩短至10 d[120-121,147]。依氟鸟氨酸的使用从每天4次减少至每天2次，主要原因如下：①依氟鸟氨酸较短的半减期可以被其较长的药物动力效果所弥补，其解释是受依氟鸟氨酸抑制后布氏锥虫冈比亚亚种需要长时间（18～19 h）恢复体内的鸟氨酸脱羧酶水平[147]；②用标准计量的依氟鸟氨酸和硝呋噻氧联合治疗后复发率很低[119]。在对286名患者的治疗随访中发现，用依氟鸟氨酸治疗18个月后复发率为5.7%，而NECT治疗为1.4%。不良反应在2组中均较常见；依氟鸟氨酸组中41个患者（28.7%）和NECT组中20个患者（14.0%）出现较大的（3或4级）反应，但是NECT组中的药物不良反应比例低于依氟鸟氨酸组（20/143[14.0%] vs 41/143[28.7%]；$p=0.002$）。神经性不良反应是主要因素（抽搐和昏迷）；预计胃肠道紊乱频繁；严重不良反应少见。NECT

治疗 30 d 内的死亡率较低［3/143（2.1%）vs 1/143（0.7%）；$P=0.622$］，显著低于美拉肿醇的平均致死率（5%～6%）[121]。

与依氟鸟氨酸单独治疗相比，NECT 在操作层面上具有明显的优势：NECT 较易实施，所需药物、人力和物力资源较少，住院治疗时长较短，同时可能对抑制抗药性有积极作用。基于这些优势和到目前所有的试验结果，NECT 于 2009 年作为治疗二期冈比亚锥虫病的治疗药物被纳入到 WHO 基础药物列表中[122]。

NECT 的当前挑战是如何实施。一项正在开展的现场研究旨在评估现实条件下 NECT 治疗的效果，了解在农村地区使用该疗法的局限性，如何优化用药和运输[148]。该研究共纳入 630 个患者，包括 100 名儿童和 40 余名孕妇，目前（2012 年底）未满 2 年的随访期[149]。

近期，在 Cochrane 协作网的一份报告中，总结了关于药物治疗二期锥虫病的整套研究[150]。

5. 新进展·由于在新药物鉴定、高通量和全细胞筛查中的不懈努力，一批具有活性的新药物和化合物得以鉴定。目前，虽然药物验证和优化尤为困难，但业已成功。最近，少数用于治疗 HAT 的分子在临床前和临床开发阶段。

目前，最先进的候选药物是非昔硝唑（fexinidazole），它属于硝基咪唑（nitroimidazole）类化合物，该类化合物之前研究中显示有抗锥虫活性[151]。为探索新旧硝基咪唑类化合物对人类非洲锥虫病的作用，2005 年来被忽视疾病的药物倡议（drugs for neglected disease initiatives，DNDi）扩大化合物挖掘并发现了这个分子[152]。在实验动物中证实，该化合物经口服后具有抗布氏锥虫冈比亚亚种和布氏锥虫罗得西亚种的作用，同时展现出很好的安全性。由于它可以通过血脑屏障，所以对昏睡病的两个阶段均有效。2009 年，研究人员启动了人体一期临床试验[153]。一些研究者对硝基咪唑和非昔硝唑的交叉抗性表示担忧。非昔硝唑抗性锥虫对硝基咪唑的抗性是其亲代的 10 倍[154]，在后续研究中必须关注这一发现。非昔硝唑在 2012 年第三季度进入了二期临床试验。

除了非昔硝唑外，一类含硼的新分子（benzoxaboroles）也被发现具有抗昏睡病作用，可能成为另一种候选临床药物。经证实，这些分子中的好几个成员在体内和体外均对布氏锥虫冈比亚亚种和布氏锥虫罗得西亚种有效。在啮齿动物和灵长类动物模型的药物动力学分析表明，氧硼戊环（oxaboroles）具有高生物药效应，并可通过血脑屏障，有望成为治疗二期昏睡病的候选药物。另一个候选药物（SCYX-7158）正准备进入临床试验[155-157]。

2008 年，治疗人类非洲锥虫病一期的新药（DB289 或称为 pafuramidine maleate）失败了（译者注：Pafuramidine

是一种口服生物可利用的 furamidine 的前药，具有显著的杀锥虫活性，是用于治疗肺孢子虫肺炎的实验药物）。在扩大的一期（健康志愿者）和二期临床试验之后，尤为关键的第三期临床试验于 2005 年启动，2009 年中期随访结束。该试验共纳入 273 位患者，分别位于 4 个刚果民主共和国试验中心，安哥拉和南苏丹各 1 个试验中心。所有的患者都完成了既定的药物治疗方案，pafuramidine 100 mg bid，连续口服 10 d；或者 pentamidine 4 mg/kg IM 连续 7 d。Pafuramidine 的安全性较低，常导致谷丙转氨酶（ALT）和谷草转氨酶（AST）升高，而 pentamidine 的治疗则仅使这 2 个指标升高为 2 级和 3 级。12 个月后，pafuramidine 的有效率为 89%，pentamidine 为 96%。然而，在一个为注册 pafuramidine 收集安全性数据的额外一期临床试验过程中，美国 FDA 启动了调查该试验的不可预计的肝毒性研究。随后，在该临床试验中调查发现，5 名健康志愿者大约在治疗 8 周后出现了肾功能衰竭，需要治疗。在对三期临床试验数据复核中发现 3 个观察对象在 pafuramidine 治疗后出现血管球性肾炎或者其他肾病，其中 2 个是后来被认为与 pafuramidine 有关。在 pentamidine 治疗组没有发现观察对象有肾脏问题。Pafuramidine 临床研发项目因此终止[158]。进一步研究的对象，如一些其他的二脒化合物在小鼠模型中展现高活性[159]。Pafuramidine 的 Aza 类似物和二脒前体在一个模拟昏睡病一期（经口）和二期（肌内注射）的猴子模型中得到了治愈的效果[151]。

（四）随访

所有的患者都应随访 2 年，且每 6 个月做一次腰穿检查[160]。若在一期患者的脑脊液、血液或淋巴结中未查到锥虫时，且任一检查白细胞计数＞20 个/mm³，应考虑复发的可能。如果二期患者的脑脊液白细胞计数≥50 个/mm³，且高于上次检查的 2 倍及以上；或脑脊液白细胞计数 20～49 个/mm³，且伴有症状，应考虑为复发。当结果不明，则需在 1～2 个月后对患者再次进行复查。如果在任何一次随访中，在脑脊液检查到锥虫就可认定为复发[161]。目前尚无法区分复发和再感染。根据已有研究结果，应该用美拉肿醇进行再次治疗，可以同时用或不用硝呋噻氧。但是，由于随访的依从性较低，特别是当要求对患者反复进行腰穿，在实际情况中很难实现为期两年的随访。在刚果民主共和国开展的一项回顾性调查显示，患者接受治疗 6 个月后，在随访时检查脑脊液细胞数≤5 个时以后再复发的概率较低，可以认为获得了治愈[162]。这个新的随访策略，称之为 5-50-20，将随访时间缩短至 6（多数患者可以实现）～12 个月。

九、预防与控制

个人预防措施主要是防止与采采蝇接触或被其叮

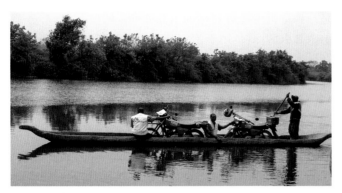

图 45.11 主动筛查队[来源：Pierre Havouis（无国界医生组织）；Ango 附近，刚果民主共和国.]

咬。采采蝇常以点状分布，易聚集在某些特殊植被（如马缨丹）或邻近水体（沿着森林的河流）。人们应避免进入这些"热点地区"，进而减少与蝇的接触机会。可考虑使用驱避剂，但其保护作用有限。采采蝇喜欢追随大型移动的物体，如小汽车。当车辆经过采采蝇孳生地时应关闭车窗以避免其进入车内。游客一般不会经过采采蝇孳生地，除非深度游，或进入东非的国家公园。

锥虫病的控制取决于病例的识别和治疗，以及媒介生物的控制。感染者在发病前可长期无症状，但作为携带者会有风险。因此，控制冈比亚锥虫病最重要的措施是积极诊断病例，并加以治疗。在患病率大于 1% 的流行区，流动调查员应每年开展调查（图 45.11）。患病率小于 1% 的地区，短期内可主动搜索病例[19]。与殖民时代相比，目前的常规检测方法——CATT 的灵敏性优于淋巴结活检法，也部分地解决了患者参与度不高的问题。CATT 阳性的患者应该按照上述诊断方法进行诊断。但是，寄生虫学方法的灵敏性有局限性，因此不是每个筛查阳性的锥虫病患者都可得到寄生虫学确诊和治疗。另一

种方法是对血检疑似病例有规律地（如每 3 个月）进行检查 1~2 年，但是依从性通常较低。一种更有前景的方法是确定一组存在感染高风险的血检疑似病例，然后给予治疗。当发现接受调查的人群锥虫病患病率很高时，建议治疗 CATT 滴度≥1：16 的所有血检疑似病例。这种方法的一个主要问题是如何确定患病率阈值，但这个阈值应该不低于 1%[87]。此外，也应考虑不必要的治疗，其他因素（如获得医疗保健困难、缺少寄生虫学诊断的富集方法）也可能会正面影响开展血清学滴度检测以及对 CATT 滴度≥1：16 的患者的治疗决定。

媒介控制是非洲锥虫病控制的第二个有力工具。在殖民时期，常用喷洒灭虫剂方法以减少采采蝇密度。在考虑到环境保护而 DDT 禁用之后，合成拟除虫菊酯被用作超低剂量的空气喷洒，向牛倾倒，或浸泡物体[163]。使用诱蝇器也能有效降低采采蝇密度。几种诱蝇器的外观是蓝色和黑色（这两种颜色最容易吸引采采蝇），且可以用杀虫剂处理[160,164-165]。刺舌蝇能够进一步被宿主气味或丙酮、辛醇、酚类物质吸引，而须舌蝇更容易受视觉的刺激[166]。这样的诱蝇器可生产并通过社区参与得以维持，经证实，这种模式切实可行。2001 年，在非盟和国际组织的支持下启动了泛非采采蝇和昏睡病消除计划。该计划的目标是通过清除采采蝇措施来实现消除采采蝇及人类和家畜的锥虫病。诱蝇器和空气喷洒可减少采采蝇的数量，而用绝育技术（SIT）则最终能消除某个特定区域的采采蝇。桑给巴尔的 Unguja 岛上的消灭采采蝇行动已经证实这种方案[167]。通过释放比正常雄性采采蝇更多的不育雄性采采蝇，在同一地区的所有采采蝇种类中普遍实行这种绝育技术。最好能依次处置孤立的疫点，这样最终就可以在 20~30 年的时间内消除锥虫病[163]。

参考文献

见：http://www.sstp.cn/video/xiyi_190916/。

第46章 美洲锥虫病：恰加斯病

CARLOS FRANCO-PAREDES

翻译：刘 琴

审校：肖 宁 朱淮民 钱熠礼

要点

- 恰加斯病（chagas disease，CD），或称美洲锥虫病，是一种由鞭毛体原虫克氏锥虫（*Trypanosoma cruzi*）引起的人畜共患热带病。大多数感染发生在流行区，通过媒介昆虫锥蝽传播，但也能通过输血或器官移植传播，或由母亲垂直传播给婴儿，极少数感染由摄入克氏锥虫污染的食物或饮料所致，或实验室工作人员用活的虫体实验时发生意外感染。

- 恰加斯病由巴西的 Carlos Chagas 医生于 1909 年发现，由于缺乏有效的疫苗、理想的预防药物或能控制恰加斯病的循证疗法，该病一直是美洲公共卫生面临的最重要挑战之一。

- 根据最新的估测，目前约有 760 万人感染美洲锥虫。恰加斯病主要流行于墨西哥、美洲中部和南部。在美国，仅报道少数当地媒介传播的病例，但是其疾病负担可能比以往预测要高。由于从高流行区向非流行区以及从农村向城郊和城市迁移的人口增加，恰加斯病被认为是全球性寄生虫病。然而，由于目前全球经济衰退，也有一些居民迁回流行区。

- 因为该病有较高的过早死亡率（premature mortality）和其相关的伤残影响，恰加斯病被认为是一种被忽视热带病。

- 感染寄生虫后，仅少数患者在 4～8 周内会出现急性期症状。大约 30%～40% 的感染者随后发展为慢性恰加斯病，表现为心脏和/或消化道症状，通常 10～30 年后才会发病。

- 恰加斯心脏病（CHD）是拉丁美洲的心肌病中最常见的病因，是流行区中年人心血管疾病死亡的一个主要原因。它在同一患者表现为 3 大症候群，即心律失常、心力衰竭与血栓栓塞。慢性恰加斯病在胃肠型通常会发展为巨食管或巨结肠症。免疫缺陷患者的恰加斯病复发后还会出现皮肤病、心肌炎和/或脑膜脑炎等。

- 恰加斯心脏病的心律失常很常见，表现为多种类型，经常伴有心悸、头晕、晕厥和心源性猝死（sudden

cardiac death，SCD）。常出现复杂的室性早搏（premature ventricular contractions，PVCs）包括联律和非阵发性心动过速（nonsustained ventricular tachycardia，NSVT）发作。24 h 心脏衰竭往往是慢性恰加斯病的晚期表现。它通常是早期双心室衰竭，以左室衰竭显著，随着病情进展右心室衰竭。心室附壁血塞引起的全身和肺栓塞很常见。心源性猝死是恰加斯心脏病患者死亡的主要原因，约占死亡病例的 2/3，其次是难治性心力衰竭和血栓栓塞。

- 高度疑似或有临床综合征的慢性恰加斯病患者，因为原虫血症很少，至少需要用 2 种血清学方法（通常是酶联免疫吸附试验，间接免疫荧光法或间接血凝）来检测抗克氏锥虫 IgG 抗体，以帮助病因诊断。

- 急性、先天性和复发的克氏锥虫感染（常见于合并 HIV 感染）患者以及不满 18 周岁的慢性感染者建议使用抗锥虫药物治疗。成人克氏锥虫感染者未满 50 岁且血清学阳性也建议进行治疗，有研究发现，一个疗程的抗锥虫治疗能延缓心肌病的发生并改善总体预后。目前尚无证据显示抗锥虫治疗能延缓胃肠道恰加斯病的进展。

- 寄生虫持续存在和伴有慢性炎症是恰加斯心脏病的病理基础。除非另有新的研究证据，否则应给未满 50 周岁的长期疑似克氏锥虫感染者以及轻度至中度的患者提供苄硝唑（benznidazole）、硝呋莫司（nifurtimox）治疗。

- 恰加斯心脏病的药物治疗需考虑临床相关症状。2 个恰加斯病患者随机对照试验结果显示，胺碘酮明显减少室性心律失常的频率和复杂性，并能降低死亡率。因为随访结果表明，轻度节段性室壁运动异常是心功能恶化的前兆。因此，高度推荐使用血管紧张素转化酶（ACE）抑制剂。是否使用 β 受体阻滞剂（防止心肌进一步损伤和死亡）和阿司匹林或华法林（防止血栓）应慎重考虑，这仍然是一个开放的、具有挑战性的问题。

一、流行病学

克氏锥虫流行于美洲南部、中部以及北部的部分区域（即墨西哥和得克萨斯南部）。历史上，该病主要影响大多数生活条件差的人群，因为克氏锥虫的传播主要发生在农村地区，这些人群居住在简陋的住所，与潜在的传播媒介密切接触机会多（图 46.1）[1-3]。然而，农村的城市化进程以及全球性迁徙已经改变了恰加斯病的流行特点，其流行于城市、城市周边、流行区和非流行区都变得相似。

由于受影响人群数量的动态变化以及在流行区多国联合对垂直感染和输血感染的干预，这种疾病的患病率和发病率在降低[4,5]。在 20 世纪 80 年代，18 个流行国家的克氏锥虫感染者估计达 1700 万例，有 1 亿人受感染威胁[3]。多国联合的媒介控制和强制血库筛查项目在 20 世纪 90 年代取得了显著成效，减少了 70% 的新发感染病例（1983 统计每年近 70 万例），每年减少将近 50% 的死亡病例，并且在 3 个国家（1997 年乌拉圭；1999 年智利；2006 年巴西）消除了家畜为主的克氏锥虫传播媒介——侵扰锥蝽（T. infestans）[3]。根据最近的估计，目前在拉丁美洲仍有 760 万人感染克氏锥虫[6]。尽管尚不能提供克氏锥虫引起心脏病的疾病负担的精确数据，但可以假定 760 万感染者中 20%～30% 的人可能正在或即将发展为慢性心脏病或胃肠道并发症[7]。恰加斯心脏病被认为是流行国家年轻人心脏病发病和死亡的主要原因，每年至少有 21 000 例死亡病例。此外，由于来自流行国家的移民涌入，疑似感染病例的数目在增加，恰加斯病正成为北美、欧洲多地以及日本和澳大利亚的一个重要的健康问题[4,6]。最近，全球经济衰退导致人口向流行区返迁，因此，其最新的估测数据还会有变化。

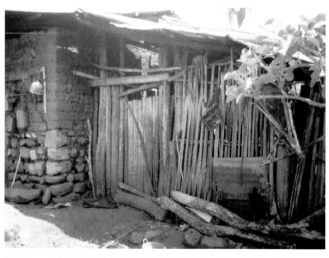

图 46.1 洪都拉斯农村地区恰加斯病流行区的一所简陋的房子。

二、病理和发病机制

经媒介传播包括由锥蝽排泄物中的寄生虫（循环后期锥鞭毛体 metacyclic trypomastigotes）通过人的黏膜或破损的皮肤感染人[3]。随后锥鞭毛体侵袭宿主细胞，在细胞内分化成无鞭毛体并不断繁殖。当细胞肿胀时，鞭毛体重新长出鞭毛变成锥鞭毛体。细胞裂解后，锥鞭毛体侵入邻近组织，并通过淋巴和血液传播到远处。猎蝽吸食感染者的血液而感染，至此完成一个生活史周期[1,3]。

感染初期，大量克氏锥虫与急性期感染相关，佐证了寄生虫直接损伤组织，导致心肌炎[7,8]。不久后，无寄生虫寄生的心肌细胞溶解，提示是寄生虫诱导的细胞免疫介导的炎症性损伤。这种免疫介导的损伤与心肌细胞内大量的无鞭毛体相关，肌纤维透明变性，细胞及包括心外膜和心包周围组织凝固性坏死[1]。寄生虫引起的细胞和可能的体液免疫应答最终控制急性感染，但不能完全清除寄生虫[7]。随之而来变化莫测的长无症状期，其影响因素诸如虫株、急性期的虫荷、宿主免疫应答情况、是否再感染等，均可影响慢性期的进展[7,8]。过去几十年里使用不敏感的组织学检测技术研究间质纤维化的发病机制，认为在恰加斯病慢性期观察到肌溶解和持续的淋巴细胞浸润，是心肌组织内少量的寄生虫所致[2]。近年来，更先进、敏感的检测方法，如免疫组织化学和多聚酶链反应（PCR）在慢性病变中检出克氏锥虫抗原或 DNA 的概率更高[5]。患者感染克氏锥虫结果是多种多样的，可能源于寄生虫和宿主固有遗传差异，也可能源于在高流行区的持续感染。多种假设有证据解释慢性心脏病变的病因，涉及寄生虫、宿主对寄生虫的免疫应答以及由寄生虫（抗原模拟）直接或间接（旁路激活）引起自身免疫[7,8]。这些病变的最终结果是不同程度的坏死、神经元损伤、微血管损伤和纤维化。恰加斯心脏病的主要致病机制仍是一个争论的话题。

有证据表明恰加斯病患者的副交感神经受到功能和解剖学上的损伤[8]。恰加斯病患者缺乏作用于窦房结兴奋抑制的副交感神经，因此，通过变时性的机制来应对血压变化或静脉回流。神经元丧失发生在急性期，然而神经元损伤并不与疾病分期相关[8]。因此，尽管副交感神经损伤可能是恰加斯心脏病的主要因素（例如，增加恶性心律失常致命性和猝死或加剧现有的收缩异常，导致心腔扩张），但是心脏自主神经功能障碍尚不能解释恰加斯心脏病的主要致病机制。

除了神经损伤，微循环变化导致局部缺血也是慢性恰加斯心脏病的发病机制。在慢性感染者观察到心肌内小动脉弥漫性塌陷[1]。恰加斯病实验模型证实，心外膜和壁冠状动脉内壁闭塞性血小板血栓以及细胞因子和炎症介质能促使血管痉挛和血小板聚集[5]。临床上，尽管心外膜冠状动脉造影持续正常,但是已在恰加斯心脏病患者观察到与局部缺血和冠状动脉血流调节异常相关的对应激诱导的心肌灌注显像可逆性灌注缺损[5,8]。

综上所述,寄生虫直接引起的或可能由免疫反应引起的组织损伤,已被认为可能是心肌细胞和神经元受损的基础和[5]。慢性恰加斯心脏病的炎性浸润中,巨噬细胞起主导作用,CD8+ 和 CD4+ 淋巴细胞比例(2:1)已被证明在某些情况下与疾病的进展相关。寄生虫及其抗原在招募特异性 CD8+ T 淋巴细胞中起着主要作用,该细胞群在慢性心肌炎的心肌浸润中占优势[8]。这种心肌炎相关的细胞因子谱向 Th1 转化,IFN-γ 水平升高,IL-10 水平降低,使炎症过程持续。然而,由免疫保护转向免疫介导的攻击而导致不可逆的组织损伤的确切机制仍然需要探索:因为不仅持久带虫的患者可以有症状也可无症状均,而且心脏组织带虫并不总是有炎症[5,7]。

自身免疫也是克氏锥虫病慢性心肌炎的一个假说[5]。在克氏锥虫病心脏型和非心脏型患者体内已经鉴定了一些与克氏锥虫交叉反应的抗原存在,但只有少数具有功能活性。其中,最先注意的是抗原克氏锥虫抗原 B13,其抗体分别能与心肌肌球蛋白和克氏锥虫交叉免疫反应,慢性恰加斯病无症状感染者仅有 14% 与抗体反应,可能是因为来自慢性恰加斯心脏病变的 T 细胞克隆能同时识别心肌肌球蛋白重链和 B13 克氏锥虫蛋白。以上分子模拟理论与抗体特异性的关联性(即抗体识别抗 B13-心肌肌球蛋白以及细胞自身免疫)是相对立的,因为这些抗体不与完整的肌细胞结合,也不是克氏锥虫感染独有的,也存在于无心脏损伤的无症状患者中,并且在实验模型中肌球蛋白自身免疫对于心脏炎症不是都存在[7]。现在有争论的是,寄生虫特异性免疫反应是自身免疫应答发展的结果,组织损伤后暴露自身抗原也可能致敏自身免疫的 T 细胞应,产生促炎性环境。这个问题并不是自身免疫性疾病是否存在的问题,而是否是慢性恰加斯心脏病发病的主要机制或仅仅是一个因素[5],我们需要来自实验的进一步证据,证明自身抗体和/或自身

免疫性细胞转移到易感宿主是否也会发生类似心脏病变[1,7,8]。

总之,在恰加斯心脏病发生中,虽然自律性和微血管的紊乱可能在增强和延续心肌损伤中起重要作用,但是持续的抗原刺激产生的持续性炎症也许是组织损伤的共同路径。看起来多种机制似乎可以解释这种慢性炎症(包括抗寄生虫免疫以及自身免疫),两者并不相互排斥[7,8]。恰加斯心脏病和该病其他类型的病程进展可能和宿主和寄生虫的遗传性状有关。然而,其组织嗜性(组织趋性,tissue tropism)以及触发或决定恰加斯病情的慢性化潜在的分子机制尚不清楚。

三、临床表现
(一)急性恰加斯心脏病
对急性恰加斯病患者进行尸检的结果证明,几乎 100% 的病例发生急性心肌炎[1,5]。然而,尸检结果和临床数据之间存在巨大的差异[1,5]。急性感染患者约 90%～95% 病例无症状;甚至在有症状的患者中,急性恰加斯心肌炎患者中只有 1%～40% 的人能得到诊断(图 46.2)[1]。心脏听诊异常包括心动过速(并不总是与发热成正比),心脏杂音,心音低钝。心电图(ECG)的主要改变是 I 度房室传导阻滞,QRS 低电压,以及原发性 T 波改变[2]。胸片可显示不同程度的心脏扩大,心包积液是超声心动图异常最常见的报告。急性期偶发因充血性心力衰竭(由于严重的心肌炎)和/或脑膜脑炎致死亡病例(占有症状患者的 5%～10%)[1,2]。急性期后,大多数患者恢复正常或接近正常的心肌状态,但有些(30%)会发展为慢性纤维化心肌炎。

(二)慢性恰加斯心脏病
心脏受损在慢性恰加斯病中是最常见和最严重的(表 46.1)[1,2,5]。在无症状或症状较少的患者中,慢性恰加斯心脏病从不确定过渡到确定,通常从心电图改变反映出来,如出现不完全或完全性右束支传导阻滞,右前分支传导阻滞,轻微的 ST-T 改变,室性早搏[9]。随着疾病的进展,可能发生心室内传导缺陷(通常是右束支传导阻

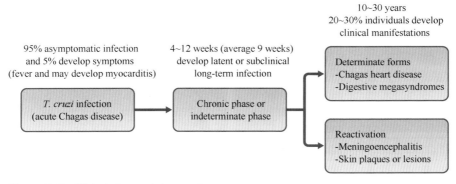

Figure 46. 2　*Clinical stages of chages disease.*

表 46.1	慢性恰加斯心脏病的临床特点

心脏(心肌)衰竭
　　最初的舒张功能不全
　　早期心功能代偿阶段,孤立性左心衰
　　晚期双心室衰竭,以右心衰竭更明显
心律失常
　　室性早搏
　　非阵发性和阵发性室性心动过速
　　缓慢性心律失常
　　室颤
　　房颤或房扑
传导异常
　　病态房窦结综合征
　　完全与不完全性右束支传导阻滞
　　左前分支阻滞
　　双支和三支阻塞
　　1度,2度和3度房室传导阻滞
栓塞现象
　　脑(最常见)
　　肺,脾,肾,四肢
心尖室壁瘤
　　心脏性猝死
　　室颤(最常见)
　　心动过速
　　心尖室壁瘤破裂(罕见)

滞伴左前分支传导阻滞)、多发性室性早搏(图 46.3)、缓慢型心律失常、高度房室阻滞、Q 波、阵发性或非阵发性室性心动过速,最终可能诱发房扑或房颤[9]。在恰加斯病心脏病的进程中通常会观察到诸如不典型胸痛、心悸、晕厥先兆、晕厥、活动时气急和水肿等症状。体检的发现随疾病的不同阶段和传导系统异常程度变化[1,9],包括:心律不齐,胸前壁最强心脏搏动点位移,奔马律;响亮的第二心音提示肺动脉高压;二尖瓣或三尖瓣反流性杂音;肝脏肿大、水肿和全身静脉压升高;临界收缩压以及桡动脉搏动减少提示收缩功能障碍。超声心动图,心脏舒张功能障碍往往先于收缩功能障碍,可能是恰加斯病发生心脏损伤的早期发现[9]。超声心动图典型的异常发现包括:8.5%～55% 的病例都有心尖部室壁瘤(图 46.3)(疾病的不同阶段和检查的方法,如尸检、心脏超声或血管造影);左室壁节段性收缩异常(通常在后下壁)以及左心室收缩功能降低[10]。超声心动图左心室功能受损的特征为左心室收缩径增加,左心室射血减少,左心室部分或全部室壁活动异常和/或左心室壁瘤,这些都很常见,并且成为一致的死亡独立预测因子。其他重要的临床和非侵入性的不良预后指标,反映心肌功能障碍的程度,包括晚期的心功能分级(NYHA Ⅲ/Ⅳ)、心脏肥大、24 h 心电监测到

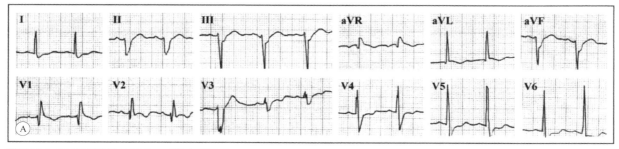

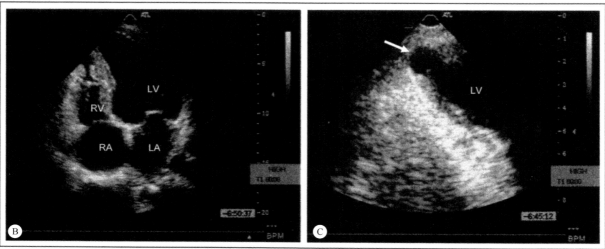

图 46.3 (A)12 导联心电图显示在巴西乡村恰加斯心脏病患者三个最常见的异常:右束支传导阻滞,左前分支阻滞,以及室性早搏(V3 导联);(B)胸部超声心动图记录四室心尖切面显示左心室收缩功能略有降低,左心室轻度扩张;(C)两腔心切面显示更清晰的特征,左心室心尖部指状的动脉瘤(箭头)。[来自:Rassi Jr A, Rassi A, Franco-Paredes C. A Latin American man with palpitations, dizziness, episodes of non-sustained ventricular tachycardia, and apical aneurysm. PLoS Neglect Trop Dis 2011;5(2):e852.]

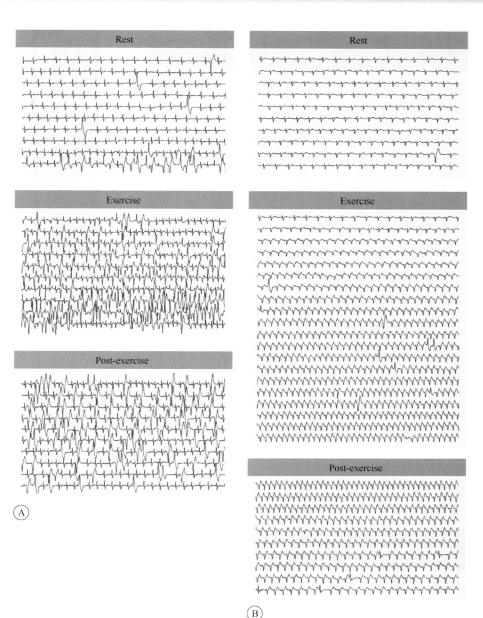

图 46.4　巴西农村的一名男子进行运动测试,动态心电图监测记录的最后一个小时的心电图:(A)控制运动显示频繁的室性早搏、成对和短时间的非持续性室性心动过速;(B)在胺碘酮(400 mg/d)给药后进行运动测试,结果显示显著减少了室性早搏和成对的数量,完全消除了非持续性室性心动过速的发作。[来源于 Rassi Jr A, Rassi A, Franco-Paredes C. A Latin American man with palpitations, dizziness, episodes of non-sustained ventricular tachycardia, and apical aneurysm. PLoS Neglect Trop Dis 2011;5(2):e852.]

的非阵发性室性心动过速(图 46.4)[1]。

　　恰加斯心脏病的临床过程多样,很难预测。一些患者终身无症状,尽管有心电图和/或超声心动图有异常;有些患者则有体征,症状和渐进性心力衰竭或心律失常等并发症;而另一些则无症状的意外死亡[9]。目前,恰加斯心脏病有几个分期系统(表 46.2),可以帮助确定患者的风险程度,方便患者咨询以及便于选择治疗方案[5,9,10]。根据其心功能容量,心电图和超声心动图发现是否存在心脏扩大和/或收缩功能障碍,大多数系统将患者分为 4 个或 5 个阶段。在 3～10 年随访期有约 10% 的患者疾病进展到更高一级阶段[10]。分期的另一个重要方面来自它的预后信息:在恰加斯心脏病早期阶段死亡率与总体人群的死亡率并没有显著差异。然而,有症状的和晚期恰加斯心脏病患者(包括收缩功能不全和/或心

脏扩大),5 年预期生存率低于 30%,低于其他病因的扩张性心肌病,其整体预后较差[5,10]。心内附壁血栓引起的全身和肺栓塞相对频发。尽管脑栓塞是迄今临床最常见(其次是四肢和肺栓塞),尸检发现肺部、肾脏和脾脏的栓塞更多见。恰加斯病是流行区脑卒中的独立危险因素[1,9]。恰加斯心脏病患者死于心脏骤停、充血性心力衰竭和血栓的分别为 55%～65%、25%～30% 和 10%～15%[1,5,9]。

(三)慢性恰加斯胃肠病

　　大约 30% 的长期克氏锥虫感染患者因为消化道神经系统(包括兴奋和抑制性神经)的损伤可能发展成巨大消化道综合征(digestive megasyndromes)(表 46.3)[1,11]。恰加斯胃肠道病表现为唾液腺、食管、食管下括约肌、胃、小肠、结肠、胆囊或胆道堵塞。目前在许多恰加斯病患者

表 46.2	恰加斯心脏病的分级系统

第一阶段：不确定型

无心脏受累证据：

　心电图和 X 线胸片未见异常（0 KC 期），

　心电图，超声心动图未见异常，无心衰体征（IA MLAC 期）

　心电图，超声心动图，CXR 和 NYHA 心功能分级（A-ACC/AHA 阶段）

第二阶段：恰加斯心脏病无心衰症状或体征

有结构性心脏病的证据：

　心电图±胸部 X 线（Ⅰ～Ⅱ期 KC）

　心电图±超声心动图（A～B2 期 BCC）

　超声心动图±心电图（ⅠB～Ⅱ期 MLAC）

　心电图（B 期 A-ACC/AHA）

第三阶段：恰加斯心脏病代偿期

结合临床症状：

　恰加斯心脏病心衰（CHF）代偿期（C 期 BCC）

　NYHA Ⅱ～Ⅲ（B 期 A-ACC/AHA）

第四阶段：明显的、难治性或晚期恰加斯病

包括：

　KC 和 MLAC 的第Ⅲ期

　BCC 和 A-ACC/AHA 分类的 D 期

改编自 Hidron A，Vogenthaler N，Santos-Preciado JI，et al. Cardiac involvement with parasitic infections. Clin Microbiol Rev2010；23(2)：324‐49. Kuschnir Classification (KC)，the Brazilian Consensus classification (BCC)，the modified Los Andes classification (MLAC)，and the classification incorporating AAC/AHA Staging (A-AAA/AHA)

表 46.3	恰加斯病的心外表现

中枢神经系统

　阿米巴脑膜炎

　脑膜炎

　脑炎

皮肤病学表现

　浸润性斑块或红斑

　红斑丘疹和结节

　脂膜炎

　皮肤溃疡

胃肠系统表现

　唾液腺肥大和唾液过多

　胃排空延迟

　Achalasia-like 综合征

　食管扩张

　小肠运动障碍

　小肠细菌过度生长

　巨结肠

　胆囊和胆总管异常扩张

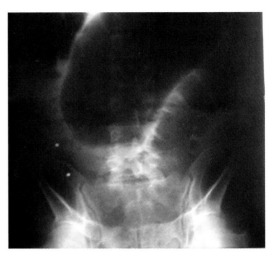

图 46.5　玻利维亚圣克鲁斯一位 49 岁男性患者腹部 X 线片显示扩张的结肠。

有唾液腺肥大和流涎，同时伴与恰加斯贲门弛缓相关的呕吐和反流病症。因而恰加斯贲门弛缓症及恰加斯巨结肠的后果在恰加斯病患者中很常见，可导致严重的营养不良（图 46.5）。有报道恰加斯病患者胃排空延迟，但是巨型胃却极为罕见。消化间期移行性复合运动减缓导致小肠细菌过度生长。恰加斯胃肠道病发病和死亡一个主要原因是先天性巨结肠症导致严重的便秘，粪便嵌塞[11]。

（四）其他临床症状

有报道，在一些免疫缺陷患者如 HIV 感染者和移植患者，可发生感染虫体后隐匿无症状者再激活感染（包括移植供体和受体之间的传播）[1,12]。在 HIV 阳性复激活的患者中，超过 45% 的病例有心肌炎[12]。在心脏移植的患者中，估计约有 30% 诱发恰加斯病。然而，不是所有患者都伴有明显的症状或者能通过心内膜心肌活检诊断，因此，虫体激活后心肌炎的发病率是很难估计的。有文献报道在肾、心、肝和多器官移植后出现急性克氏锥虫感染可能是供体传播。在这种情况下，患者可呈无症状的原虫症（很容易对治疗产生反应）且不会进一步出现并发症，或呈严重暴发性（包括恰加斯心肌炎直接造成死亡）。在 20 个克氏锥虫感染的孕妇中约有 1 个可通过垂直传播感染未出生的胎儿。

先天性感染的婴儿，最常见的症状在出生后或数周内表现，包括低渗透压、发热、肝脾肿大及贫血。其他可有早产和低出生体重较轻。宫内感染也与流产和胎盘炎有关。严重表现包括心肌炎、脑炎和肺炎不常见，但死亡的风险很高[1,5]。最后，潜在的恰加斯病复发的可能表现为皮肤症状，包括红斑和硬结坏死、红斑性丘疹和结节、脂膜炎或皮肤溃疡[13]。这些病变类似莱姆病游走性红斑。

四、诊断

急性心肌炎的诊断依赖于患者的流行病学史和临床表现和/或抗克氏锥虫 IgM 抗体检测。IgM 血清学检测在发展中国家并未推广，也未标准化，因此诊断通常是由新鲜血液制成厚涂片或血沉棕黄层涂片观察到锥虫鞭毛体[1,2,5]。感染后 6～10 周，寄生虫减少到几乎检测不到的水平，此时外周血寄生虫鉴定及其困难。诊断也可以由专门的血液原虫培养液培养（较直接涂片检查提高灵敏度）或病媒接种诊断法（xenodiagnosis，用受感染患者的血液直接或间接接种实验室饲养的锥蝽，一定时间后解剖锥蝽查原虫）。然而，即使只考虑先天性恰加斯病，血液培养仍很少用于诊断急性感染，因为它需要专门的实验室和技术人员，通常不能广泛使用。间接寄生虫学试验在急性恰加斯病的诊断价值是有限的，因为他们通常需要 1 个多月才能获得结果。

如果在流行区或确定的流行病学史情况下，年轻或中年患者出现病因不明的节段性或扩张性心肌病，应怀疑 CHD[2]。必须谨记，CHD 在首次感染数年后才会发生，患者迁移到非流行区仍有发展成心脏损害的风险。鉴于在慢性期原虫血症低且可能间歇出现，诊断依赖于血清学方法检测患者血清中针对克氏锥虫抗原的 IgG 抗体。酶联免疫吸附试验（ELISA），间接免疫荧光法（IIF）和间接血凝试验（IHA）方法是最常用的。3 种常规技术的任何两种检测结果阳性可作为最终诊断[5]。在慢性期，用血液培养或媒介接种鉴定寄生虫由于灵敏度低而受限，因为它是直接依赖于原虫血症的水平[1,5]。然而，这些方法可以在血清学结果可疑或专业诊治中心评估治疗失败的少数情况下帮助确诊。基于 PCR 的方法比媒介接种和血液培养有更高的灵敏度，扩增小环动基体重复 DNA 的 195 bp 可变区。PCR 技术的主要问题是检测克氏锥虫的实验缺乏标准化，也无商品化试剂盒，需要一定技术，其敏感性依赖原虫血症（在慢性恰加斯病水平很低）。因此，PCR 属于非常规方法，建议仅在专门的诊治中心，辅助诊断先天性克氏锥虫感染（因为在此情况下其灵敏度似乎大于显微镜检查）或抗寄生虫药物治疗评价。然而，一次或者甚至重复的 PCR 阴性结果并不一定意味着寄生虫治愈了[1,5]。只是表示在那个时刻寄生虫 DNA 缺失。PCR 的价值主要在于阳性结果通常反映了治疗失败。无论是通过实时定量 PCR 评估寄生虫负荷将关系到杀锥虫治疗疗效（是否有耐药），还是对疾病的演变，都应作进一步调查研究。目前，一个由来自 16 个国家的 26 个多国联合专业实验室正在努力评估 48 个以 PCR 为基础的检测方法，检测克氏锥虫 DNA 的敏感性和特异性。这是分子方法走向规范，从而在不久的将来纳入到临床决策的重要一步。

新诊断的慢性克氏锥虫感染患者的初步评估包括完整的病史、体格检查和 12 导联静息心电图。无症状且正常心电图的患者预后良好，只需随访 1～2 年[2,10]。符合恰加斯心脏病心电图改变的患者应进行常规心脏检查，包括门诊 24 h 动态心电图监测（Holter monitoring）（可能的话补充运动试验）来监测心律失常和评估功能，胸片和二维超声心动图和其他所需要的心脏检测试验评估心室功能[2]。基于这些测试的结果，可以评价患者的个体风险并制定相应的治疗方案。

五、管理和治疗

（一）抗锥虫治疗

根据已有的证据，治疗可缩短疾病的临床过程，治愈或减少锥虫感染[2,15-18]。所有急性和先天性感染、再诱导的感染、慢性恰加斯病早期（特别是儿童和小于 18 岁的青少年）患者都推荐治疗。50 岁以下的成人感染者无心肌病也应病因治疗[2,5,18]，理由是治疗可延缓心肌病的进展。最近的一次观测试验表明，566 名（30～50 岁）成年无心衰症状的慢性感染者在使用苯并咪唑和不用药的交替治疗方案后[16]经过平均 9.8 年的随访，经过治疗的患者很少病程发展或心电图异常。治疗的患者血清阴性更多见。另一个最近发表的研究包括 111 例（17～46 岁）慢性恰加斯病正常心电图人群的对照研究表明，苯并咪唑治疗后在随访平均 21 年，也有类似的好结果[16]。对于超过 50 岁的患者，因为缺乏资料，病因治疗可供选择。目前正在进行一项研究，招募 3 000 例 18～75 岁的轻中度恰加斯病患者，采用苯并咪唑的多中心、随机及安慰剂对照试验，将有助于澄清这一人群的治疗策略[17]。与此相反，孕妇和严重肾功能或肝功能不全的患者禁忌病因治疗，并且它一般不应提供给晚期恰加斯心肌病或明显吞咽受损的巨食管患者[15,16]。一个比较有争议的问题是移植患者的预防性治疗：一些学者建议接受心脏移植的恰加斯心肌病患者预防治疗阻止疾病复发，另一些则建议所有供体感染者移植前和受供体移植后都接受治疗。慢性恰加斯病，有资料证明一般在治疗后几年或数十年后血清学试验阴转。

建议治疗恰加斯病的药物有 2 种：苄硝唑（benznidazole）和硝呋莫司（nifurtimox）。苄硝唑（硝基咪唑衍生物）更广泛地用于临床研究，并有更好的整体耐受性[11,15,16]。约有 20%～30% 的患者出现不良反应，如全身或有时局部的过敏性皮炎、皮肤瘙痒、非大疱性多形性红斑皮疹并脱屑。发生严重的剥脱性皮炎时，应该及时停药。另一不良反应大约发生在 5%～10% 的患者，经常发生在治疗后期，是剂量依赖性的敏感性外周神经病变，主要影响下肢的远端部分，也应立即停药。罕见的严重不良反应包括粒细胞减少症或粒细胞缺乏症（有时会伴随发热、扁桃体炎），以及血小板减少性紫癜。此外，尚有其他症状，包括恶心、呕吐、厌食、体重减轻、失眠、味觉损失和甲剥离（onycholysis）。硝呋莫司、硝基呋喃化合物在30%～70%的患者会发生胃肠道不良反应以及中枢和外周神经系统毒性。儿童对这两种化合物的耐受性更好，可以增加剂量。治疗12岁以下的儿童用苯并咪唑口服剂量为10 mg/(kg·d)，分2次，疗程60 d。硝呋莫司是小于10岁儿童的替代品，剂量为15～20 mg/(kg·d)，分3～4次口服，共服用90 d；11～16岁儿童，剂量为12.5～15 mg/(kg·d)，分3～4次口服，疗程90 d。12岁以上人群苯并咪唑剂量为5～7 mg/(kg·d)，分2次服用，疗程60 d。硝呋莫司推荐剂量为8～10 mg/(kg·d)，分3～4次口服，疗程90 d。这两种药物都是妊娠者禁忌[2]。

（二）内科治疗

治疗CHD心衰患者应根据目前的其他病因性心力衰竭指南，遵循每一个阶段具体的治疗目标[9]。一个重要的例外是使用β-受体阻滞剂慎用于恰加斯心脏病患者，因为这些患者房室传导缺陷和相关的缓慢性心律失常发病率较高。心脏移植在晚期恰加斯心脏病患者有良好的效果，但不可能在所有地方性流行的国家使用。虽然没有随机对照临床试验的结果，但是胺碘酮的病例对照研究认为在心动过速患者对个体存活有优势，因此建议在阵发和非阵发性室性心动过速患者中使用[1]。然而，胺碘酮对肺、心脏、甲状腺、肝、眼、皮肤、中枢神经系统和泌尿生殖器官有毒性，因此治疗需要个体化。建议在严重慢性心律失常患者和晚期传导异常的心脏病患者使用心脏起搏器。然而，心脏复律除颤器植入和心脏再同步在恰加斯心脏病中的作用尚未确定。最后，在房颤患者、既往血栓栓塞现象或有血栓的左心室动脉瘤患者提倡使用抗凝治疗[1,9]。

没有证据表明抗寄生虫治疗影响到恰加斯胃肠病的进展[11,18]。治疗胃肠功能障碍的患者应根据心脏病的证据进行指导，以防止其心脏病发展。如果患有巨大消化道综合征，例如由于巨食管症引起的吞咽困难或肠吸收减少，抗虫治疗可能在一些患者中会遇到麻烦。手术治疗是提高巨大消化道综合征患者生活质量的关键，使得巨食管症患者能口服驱虫药及其他心脏病治疗药物[18]。

六、预防

大多数克氏锥虫感染可通过降低媒介传播、筛查血液制品、治疗母婴传播来阻止。涉及疾病流行的国家跨国防治项目通过以下几个阶段的操作，已经在降低恰加斯病的流行率和发病率方面取得巨大成功。阻断传播是通过媒介控制措施，如喷洒杀虫剂；改善住房条件、卫生宣传，以及加强对输血血液制品的使用和筛查政策落实[3]。所有初始反应阳性的献血者要重新使用相同的筛选试验复筛，如果再次测试结果阳性，则用放射免疫沉淀试验（RIPA）验证[6]。连续监测对巩固和保持所取得的成就同样重要。个人前往流行地区，应做好一般食品和水的预防措施以防止非常罕见食源性恰加斯病。更重要的是，旅客应避免睡在简陋的房屋或使用杀虫剂浸泡蚊帐。然而，杀虫剂处理过的材料在减少恰加斯病传播和消除媒介数量的保护效果尚未得到证实。最后，恰加斯病目前没有有效的疫苗。作为私人-公共伙伴关系的反贫困疫苗开发项目业已启动，在拉丁美洲聚集了一批专家和重要的技术人员正开展预防和治疗抗克氏锥虫感染的疫苗研究。

参考文献

见：http://www.sstp.cn/video/xiyi_190916/。

第47章 利什曼病

MARLEEN BOELAERT, SHYAM SUNDAR

翻译：宋 鹏
审校：朱淮民 朱宏儒

要点

- 利什曼病是通过白蛉传播的与贫困相关的寄生虫病。导致人类致病的利什曼原虫多达 20 种。感染的结局取决于宿主和虫种，轻者可以是无症状带虫，重者可致人体死亡。根据其临床表现分成三种类型：内脏利什曼病(VL)、皮肤利什曼病(CL)和黏膜皮肤利什曼病(MCL)。

- 每年全世界有近 200 万新发利什曼病例。在印度次大陆、非洲东部和巴西，每年约有 50 万内脏利什曼病例。皮肤利什曼病在南美洲、非洲和亚洲常见，也经常见于世界各地旅行者就诊的诊所。黏膜皮肤利什曼病局限于南美洲。

- 大约 70 种白蛉可传播利什曼原虫，分别属于旧大陆（欧洲，亚洲和非洲）的白蛉属和新大陆（美洲）的罗蛉属。对于某些利什曼原虫，狗、啮齿类动物或其他野生动物为其保虫宿主（经人兽共患传播途径）。而其他原虫，人类是其主要的储存宿主（经人类传播途径）。没有媒介白蛉参与的传播途径也存在，但非常罕见。

- 利什曼原虫为有鞭毛的原虫，以无鞭毛体（没有鞭毛的阶段）的形式在哺乳动物宿主的巨噬细胞中繁殖，被白蛉摄入后，转化为有鞭毛的前鞭毛体。三种临床类型由不同利什曼原虫引起：内脏利什曼病是由婴儿利什曼原虫或杜氏利什曼原虫引起，皮肤利什曼病由硕大利什曼原虫、热带利什曼原虫和其他虫种引起，黏膜皮肤利什曼病主要由巴西和巴拿马利什曼原虫引起。

- 内脏利什曼病，又称为黑热病(kala-azar)，是 3 种临床类型中最严重的一种，若不经治疗常致死。这种疾病进展缓慢，以持续发热、肝脾肿大，发展到恶病质、贫血、白细胞及血小板减少和多克隆高丙种球蛋白血症为特点。超过 90% 的感染无症状。黑热病后皮肤利什曼病是内脏利什曼病后期并发症，表现为一种慢性黄斑、丘疹或结节性皮疹。

- 皮肤利什曼病的临床表现为慢性无痛性溃疡或结节。黏膜皮肤利什曼病表现为口鼻慢性破坏性损害。弥漫性皮肤利什曼病和复发性利什曼病是皮肤利什曼病的特殊临床表现。

- 利什曼病的确诊需要查到无鞭毛体。内脏利什曼病，可在骨髓、脾脏活检标本或其他组织中查到无鞭毛体。基于抗体检测的快速诊断试剂已在基层医疗机构使用。抗原检测技术正在研发中。皮肤利什曼病和黏膜皮肤利什曼病，无鞭毛体可在吉姆萨染色的组织刮片、细针抽吸活检或钳取活组织中发现。

- 直到最近，锑剂仍然是利什曼病的主要治疗药。然而，已出现耐药情况，尤其是印度的内脏利什曼病例。近年来经过深入的临床研究，内脏利什曼病例的治疗已有可替换的治疗药物，分别是：米替福新(miltefosine)、巴龙霉素(paromomycin)、两性霉素 B（脂质体）和多药联用。黑热病后皮肤利什曼病、皮肤利什曼病和黏膜皮肤利什曼病的替换药物疗效仍不满意。

一、流行病学

（一）发病率和患病率

利什曼病是经媒介传播由利什曼原虫引起的疾病。每年大约有 200 万新发病例，超过 3.5 亿人生活在利什曼病流行区[1]，南美洲、非洲、欧洲南部和亚洲的 98 个国家有病例报告。利什曼病是因贫穷导致的疾病，也属于被忽视热带病[2]。利什曼病根据其地理位置通常分成旧大陆（欧洲、亚洲和非洲）和新大陆（美洲）两部分。

至少有 20 种利什曼原虫对人致病，包括潜伏感染、局部皮肤溃疡和致命的全身性疾病。根据主要的临床类型可分为：内脏型利什曼病、皮肤利什曼病和黏膜皮肤利什曼病[3]。

内脏利什曼病(visceral leishmaniasis，VL)如果不治疗可致命，全球每年估计患者数约为 50 万，死亡人数

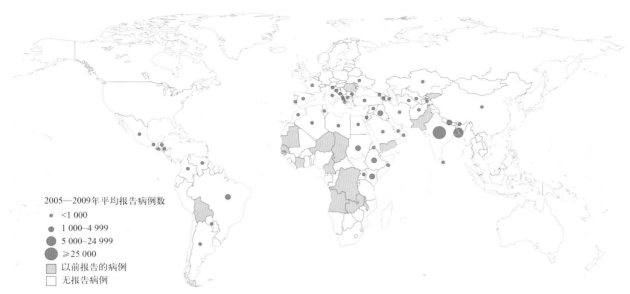

图 47.1 2009 年内脏利什曼病的全球分布。(来源: World Health Organization. Working to overcome the global impact of neglected tropical diseases. First WHO report on neglected tropical diseases. P 93.)

超过 5 万。近 90% 的病例分布于印度次大陆、东非和巴西[4]。前瞻性研究表明,非洲东部和亚洲流行区内脏利什曼病的年发病率为 2/1 000~14/1 000。因为传播呈离散性疫点分布,小社区的发病率不能外推至大的区域。在东非和印度次大陆传播的人源型杜氏利什曼病常呈暴发趋势,而在地中海盆地、中东、中亚、中国和南美的人兽共患婴儿利什曼病多呈散发型(图 47.1)。

77 个国家有皮肤利什曼病(cutaneous leishmaniases, CL)报告,也常见于世界各地的旅行诊所[5]。据推算每年 150 万病例中,大约 90% 发生在阿富汗、阿尔及利亚、巴西、哥伦比亚、伊朗、巴基斯坦、秘鲁、沙特阿拉伯和叙利亚(图 47.2)。在流行地区因为皮肤利什曼病会导致终身瘢痕而令人恐慌,尤其是年轻女性。皮肤利什曼病可以经人传播或人兽共患[6,7]。旧大陆皮肤利什曼病通常出现于大片的半干旱或沙漠地区,而在新大陆,其流行区域曾经是森林地区,但现在城市周边地区受其影响越来越严重。报告的年发病率在 1/万~10/万,通常具有明显的时空聚集性。在巴西流行区进行 5 年的皮肤利什曼病前瞻性研究表明,居民的发病率为 8/1 000,患病率为 15%[7]。

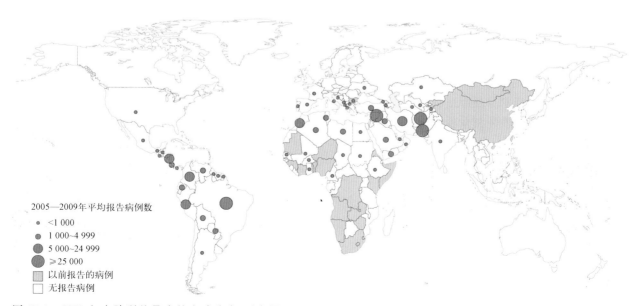

图 47.2 2009 年皮肤利什曼病的全球分布。(来源: World Health Organization. Working to overcome the global impact of neglected tropical diseases. First WHO report on neglected tropical diseases. P 93.)

黏膜皮肤利什曼病（mucocutaneous leishmaniasis，MCL）局限于南美洲，是皮肤利什曼病罕见的并发症，发病率低于 5%。这是一个严重的致残疾病，通常导致非常难看的瘢痕和可致命的并发症。在上述队列研究中，2.7% 的初发皮肤利什曼病患者平均 6 年后会发生黏膜皮肤利什曼病，在旧大陆皮肤利什曼病和内脏利什曼病都可能导致黏膜受损。

利什曼原虫与 HIV 合并感染病例最初报道于欧洲西南部，主要来自西班牙、意大利、法国和葡萄牙[8]。首例于 1985 年报道，到 2001 年共有 1 911 例，70% 为静脉注射毒品者，内脏利什曼病患者中 3%～7% HIV 阳性，高达 70% 的成人内脏利什曼病患者感染 HIV 病毒[9]。由于 1997 年引入了抗逆转录病毒疗法，在欧洲 HIV 和利什曼原虫合并感染的发病率已降低，2001—2006 年只有 241 例新发病例报告[10]。

35 个国家有 HIV 和利什曼原虫合并感染报告。除埃塞俄比亚的一些中心城区高达 30% 的内脏利什曼患者合并感染 HIV 外，亚洲和非洲合并感染的发病率仍然很低[11]。皮肤利什曼病合并 HIV 感染仍较罕见，仅在非洲西部（布基纳法索）有 HIV 与硕大利什曼原虫合并感染的暴发。

（二）传播途径

利什曼原虫通过白蛉叮咬传播（图 47.3）。垂直传播[12]、输血[13]、器官移植[14,15] 或实验室意外感染[16] 等传播方式非常罕见。在西班牙 HIV 感染者合并婴儿利什曼原虫感染，是共用未消毒的针头注射毒品传播利什曼病，改变了从媒介白蛉到宿主犬的传播方式[17,18]。仅皮肤接触皮肤利什曼病患者的活动性病变不会感染；感染需要接种活动性创面的病变组织，此为古代实践中使用的"利什曼化（leishmanization）"。

1. 媒介·白蛉（双翅目：毛蛉科，白蛉亚科），体型小，长 2～4 mm（图 47.3）。已知大约有一千多种，有 70 种已证明是利什曼原虫传播的媒介，分别属于白蛉属和罗蛉属。某种白蛉对利什曼原虫的媒介能量具有明显的特异性，与寄生虫表面膜的磷脂多糖的多态性有关。白天白蛉在凉爽、黑暗的隐蔽角落栖息，如房屋的角落、墙壁的裂缝、啮齿类动物的洞穴和岩石裂缝中。在黄昏及以后白蛉开始活跃，可以飞行较短的距离。雌雄白蛉均以植物糖分为食，但雌性需要吸血后产卵。幼虫在潮湿的、富有有机物质的环境，发育 30～60 d。对白蛉繁殖场所的精确定位仍然很难，这是控制白蛉的一个主要障碍。

昆虫吸食感染性血餐 7～10 d 后可将利什曼原虫传给哺乳动物宿主。只要哺乳动物宿主外周血液或真皮的巨噬细胞中存在寄生虫就对白蛉具有感染性。即使临床痊愈后，人仍对白蛉具有感染性，尤其是黑热病后皮肤利什曼丘疹（PKDL）患者[19]。虽然已证明无症状的犬具有传染性，无症状感染者是否在传播中发挥作用仍不明确。

2. 宿主·大多数利什曼病是人兽共患病。在自然界许多哺乳动物长期保有利什曼原虫[20]。家犬是引起人兽共患婴儿利什曼病的主要宿主，并常致宿主死亡（图 47.4）。尽管如此，超过 50% 的感染犬是无症状的。这些无症状犬可感染白蛉。野生食肉动物如狐狸（*Vulpes* sp.）、食蟹狐（*Cerdocyon thous*）、亚洲胡狼（*Canis aureus*）、狼（*C. lupus*）和貉（*Nyctereutes procyonoides*）等可携带婴儿利什曼原虫，可作为原始宿主。

在旧大陆，野生动物是其他利什曼原虫的主要储存宿主。各种啮齿类动物和蹄兔（hyraxes）等是皮肤利什曼病的储存宿主。中亚的干旱区大沙鼠（*Rhombomys optimus*）和近东及北非的一种沙鼠（*Psammomys obesus*）

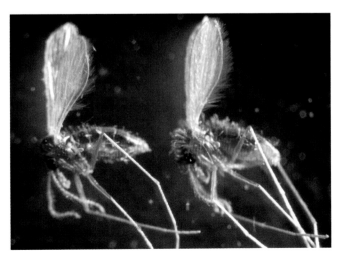

图 47.3　血液饲养的白蛉。（S. Sundar 供图）

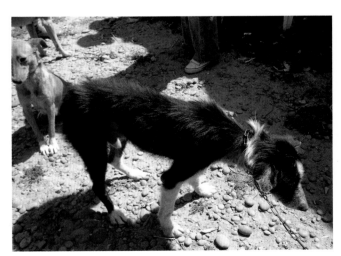

图 47.4　摩洛哥一只患有内脏利什曼病的家犬。（A. Petavy 供图）

维持了硕大利什曼原虫的传播。蹄兔是埃塞俄比亚和肯尼亚利什曼原虫的主要储存宿主。

在新大陆,皮肤利什曼原虫病和黏膜皮肤利什曼原虫病的森林型储存宿主包括森林顶层的哺乳动物,如树懒(保存圭亚那利什曼原虫 L. guyanensis 的二趾树懒 Choloepus didactylus 和三趾树懒 Bradypus tridactylus 以及保存巴拿马利什曼原虫 L. panamensis 的霍氏树懒),地面啮齿动物如棘鼠(圭亚那地棘鼠和 P. cuvieri)传播亚马逊利什曼病。爬鼠(Ototylomus phyllotis)传播墨西哥利什曼病。无尾刺豚鼠(Cuniculus paca)传播蓝氏利什曼原虫(L. lainsoni);犰狳(Dasipus novemcinctus)传播奈氏利什曼原虫(L. naiffi)。

其他种如杜氏利什曼原虫或热带利什曼原虫,动物保虫宿主尚未知,其传播只涉及白蛉和人。

(三)区域疾病负担和危险因素

1. 旧大陆内脏利什曼病・在东非和南亚的大部分区域,内脏利什曼原虫病由杜氏利什曼原虫引起。在这些地区,内脏利什曼原虫病在过去曾经暴发严重流行。第一次暴发报道于 1824 年的 Jessore(现属孟加拉国),最初归因于"恶性疟疾"。内脏利什曼病经孟加拉国的恒河平原传播进入 Assam 时造成了极高的死亡人数。在 1892—1898 年,在 Assam 的 Nowgong 区,导致了三分之一的人口死亡[21],1918—1923 年,在 Assam 和雅鲁藏布江流域 Brahmaputra 山谷,20 万人死于内脏利什曼病,并于 1944 年再次流行。20 世纪 50 年代,在印度大面积喷洒杀虫剂进行消除疟疾运动后,内脏利什曼病的发病率下降,直到 20 世纪 70 年代滞留喷洒停止后疫情再次出现。在 1984—1994 年,在苏丹 Upper Nile 省西部一个 28 万人的社区一次内脏利什曼病流行造成大约 10 万人死亡[22]。人口因内战而被迫迁移是传播的一个主要因素,人群的营养状况不佳导致了高死亡率。

人口稠密的恒河、流域横跨印度东北部、尼泊尔的东南和孟加拉国中部,涵盖世界近 2/3 的内脏利什曼病患者。图 47.5 显示自 20 世纪 70 年代至 2011 年印度 Bihar 州报告的内脏利什曼病病例。这些数字被低估了,因为官方每报告一个病例就存在 5~8 个漏报病例,许多内脏利什曼病病例在私人诊所寻求治疗,并未被报告[23]。此外,由于内脏利什曼病的地区聚集性,全国汇总数据没有反映疾病对受影响社区的真正影响,从而导致恶性循环。内脏利什曼病影响最贫穷的人,如日薪劳动者或仅能糊口的农民[24],他们罹患利什曼病的风险较高,并可能死于利什曼病。利什曼病通过引起疾病的巨额花费、收入损失、家庭劳动力丧失而进一步引起贫困。

在地中海盆地,由婴儿利什曼原虫引起的内脏利什曼病流行,每年估计有 4 500 例,其中 700 例发生在欧洲南部[25]。在过去,内脏利什曼病就是一种儿科疾病,但最近几年由于艾滋病的流行这种趋势已经改变。

2. 新大陆内脏利什曼病・在南美洲内脏利什曼病曾在农村影响儿童。但近年来,由于农村贫穷家庭迁移至大城市,它越来越成为一个都市边缘区疾病。这些居住地恶劣的环境卫生条件导致患病的风险增加。因为大多数国家缺乏有效的监测系统,内脏利什曼病的疾病负担尚不清楚[26]。在 1990—2006 年,巴西报告了 50 060 例内脏利什曼病病例。这个数字占美洲报道内脏利什曼病总数的 90%,可能还有大量的漏报。此外,在巴西无症状感染病例与临床病例比率为 1:8~1:18。影响疾病进程的风险因素包括营养不良、遗传因素和 HIV 合并感染。

3. 旧大陆皮肤利什曼病・由硕大利什曼原虫引起的皮肤利什曼病最为常见;它发生在北非、中东、中亚和南亚的部分地区(巴基斯坦和印度)。热带利什曼原虫更严格地局限于地中海的东北部盆地、中东、中亚和南亚部分地区(巴基斯坦和印度)。埃塞俄比亚利什曼原虫(L. aethiopica)仅分布在埃塞俄比亚、肯尼亚和乌干达,导致皮肤利什曼病的严重播散形式,即弥漫性皮肤利什曼病。

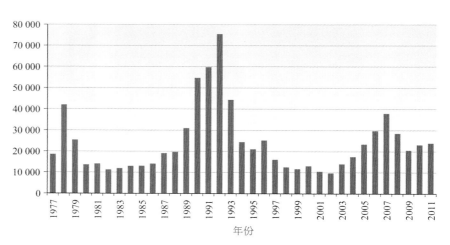

图 47.5　20 世纪 70 年代以来比哈尔邦内脏利什曼病流行趋势。(改编自印度卫生部数据)

在20世纪90年代,热带利什曼原虫引起的皮肤利什曼病流行于战乱的阿富汗喀布尔,随后在巴基斯坦的难民营发生大暴发。

4. 新大陆皮肤利什曼病 · 在南美洲巴西利什曼原虫是导致皮肤利什曼病最常见的病原体,其次是圭亚那利什曼原虫(亚马逊地区)、巴拿马利什曼原虫(巴拿马和哥伦比亚)、秘鲁利什曼原虫(L. peruviana)和墨西哥利什曼原虫(L. mexicana)(墨西哥和伯利兹)。过去皮肤利什曼病大多是散发,是丛林中割胶、军事行动和筑路等有关的职业病,当无免疫力人群在砍伐森林和迁移进入森林传播区域时经常导致暴发流行。

5. 黏膜皮肤利什曼病 · 黏膜皮肤利什曼病是皮肤利什曼病的一种罕见并发症,会在新大陆不到5%的皮肤利什曼病病例治愈几年后出现。玻利维亚、巴西和秘鲁报道了大多数黏膜皮肤利什曼病病例。最初人们认为只有巴西利什曼原虫引起此综合征,目前的认识是,大多数新大陆利什曼原虫可引起黏膜皮肤利什曼病,取决于宿主的免疫反应和虫株差异[27]。在旧大陆,杜氏利什曼原虫以及其他虫种可能会导致黏膜病变,尤其是老年人或免疫缺陷的人。

二、发病机制

(一)病原体

利什曼原虫属于动基体目锥虫科。这些单细胞的鞭毛体具有典型的"动基体",即含有大量DNA的单个大型线粒体。利什曼原虫有两种存在形式:在哺乳动物宿主的无鞭毛体和媒介昆虫的前鞭毛体。无鞭毛体椭圆形,大约$2\sim6\ \mu m$,含1个细胞核和动基体,在宿主的巨噬细胞内复制。在媒介昆虫肠道发育成有细长鞭毛的鞭毛体,长约$15\sim30\ \mu m$,宽$2\sim3\ \mu m$。

自罗斯首次描述该虫后[28],至少有20个致病性虫种已被确定。虽然这些物种在形态上难以区分,但可以通过同工酶分析[29,30]或分子生物学方法区分[6,31]。Lainson和Shaw[32]将该属分为两个亚属:狭义利什曼(Leishmania sensu strictu)和维纳尼亚利什曼(L. viannia)。维纳尼亚属局限于新大陆。表47.1给出了发现于人体的利什曼原虫虫种概要。

表 47.1 人体已发现的利什曼原虫种类				
亚属	利什曼属	利什曼属	维纳尼亚属	维纳尼亚属
旧大陆	杜氏利什曼 婴儿利什曼	硕大利什曼 热带利什曼 基里克利什曼(L. killicki[a]) 埃塞俄比亚利什曼		
新大陆	婴儿利什曼	婴儿利什曼 墨西哥利什曼 皮氏利什曼[a] 委内瑞拉利什曼 盖氏利什曼[a] 亚马逊利什曼	巴西利什曼 圭亚那利什曼 巴拿马利什曼 肖氏利什曼 奈氏利什曼 蓝氏利什曼 林氏利什曼 秘鲁利什曼 哥伦比亚利什曼[b]	巴西利什曼 巴拿马利什曼
主要趋性	嗜内脏型	嗜皮肤型	嗜皮肤型	嗜黏膜型

[a]:种属分类地位正在讨论。
[b]:分类学地位正在讨论。
来源:世界卫生组织.控制利什曼病.日内瓦:WHO简报.WHO科技报告系列2010;949:1-184.已获得复制许可。

利什曼属可大体上分为嗜内脏型(杜氏利什曼和婴儿利什曼)和嗜皮肤型(其他大部分虫种)。此外还包括:①婴儿利什曼原虫,具有嗜皮肤的变种,在地中海盆地导致散发的皮肤利什曼病散发病例;②热带利什曼和亚马逊利什曼,对于免疫功能正常的人有时会导致内脏疾病。

新大陆嗜皮肤型虫种已知可导致继发的黏膜扩散,但是,也有由旧大陆嗜皮肤型虫种引起的黏膜病变散发病例。内脏利什曼病和黑热病后皮肤利什曼丘疹患者可在口、鼻或生殖器造成黏膜损伤。非典型表现最常见于合并HIV感染的患者(见下文)。

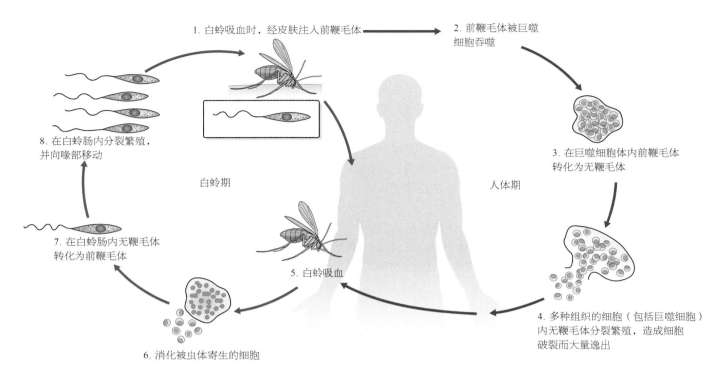

1. 白蛉吸血时，经皮肤注入前鞭毛体
2. 前鞭毛体被巨噬细胞吞噬
3. 在巨噬细胞体内前鞭毛体转化为无鞭毛体
4. 多种组织的细胞（包括巨噬细胞）内无鞭毛体分裂繁殖，造成细胞破裂而大量逸出
5. 白蛉吸血
6. 消化被虫体寄生的细胞
7. 在白蛉肠内无鞭毛体转化为前鞭毛体
8. 在白蛉肠内分裂繁殖，并向喙部移动

白蛉期

人体期

图 47.6　利什曼原虫生活史。(转载自 Reithinger R, Dujardin JC, Louzir H, et al. Cutaneous leishmaniasis. Lancet Infect Dis 2007;7: 581-596. 获得 Elsevier 的许可)

（二）生活史

在自然界，利什曼原虫交替寄生在白蛉媒介（前鞭毛体）和哺乳动物宿主细胞内（无鞭毛体）（图 47.6）。当被感染的雌性白蛉叮咬哺乳动物，前鞭毛体从白蛉中肠回流随白蛉唾液直接留在咬伤处。白蛉唾液可增强感染性[33]。由某些表面膜成分（主要是磷脂多糖和糖蛋白63，GP63）通过补体激活，皮肤中的前鞭毛体逃避裂解，但随后被巨噬细胞吞噬。低 pH 和哺乳动物的体温诱导前鞭毛体分化为无鞭毛体，无鞭毛体具有在极端环境的巨噬细胞内生存的能力。它们通过简单分裂繁殖直到巨噬细胞最终裂解，虫体被释放并感染其他巨噬细胞。当另一个雌性白蛉叮咬此哺乳动物，这些感染的巨噬细胞在吸血时被吸入。寄生虫在白蛉体内无鞭毛体转变为前鞭毛体，在中肠（利什曼原虫亚属）或在后肠和中肠（维纳尼亚属）繁殖。寄生虫随后迁移到白蛉肠道前部，转变成自由游动的前鞭毛体，并准备在叮咬下一个受害者时注入其体内。

（三）发病机制

利什曼原虫感染的临床表现取决于感染的虫种以及宿主的遗传因素和免疫状态。这些因素决定利什曼原虫是否留存在皮肤并造成皮肤利什曼病，或迁移到淋巴结，进入单核-巨噬细胞系统，侵袭脾、骨髓和肝脏造成危及生命的内脏利什曼病[34]。然而，即使在后者的情况下，

婴儿利什曼原虫和杜氏利什曼原虫感染免疫功能正常的人，大多数是没有症状的。胞内感染临床治愈后，虫体在巨噬细胞内很可能终身残留。

1. 内脏利什曼病·内脏利什曼病是单核-巨噬细胞系统疾病。它通常影响肝、脾、骨髓和淋巴结，但可能也涉及其他器官（肠、肺和皮肤）。明显特征为肝脾肿大。免疫缺陷及晚期患者，身体的所有器官都受到影响。在组织学方面具有器官特异性，但可概括为网状内皮细胞增生与巨噬细胞和浆细胞明显增殖，造血器官原虫感染严重（图 47.7A，B）。最显著的病理学变化是由激活的巨噬细胞增殖引起的肉芽肿，病理切片如果只放大 400 倍或可视为感染较轻，寄生虫易被错过。由于抑制红细胞、血小板和白细胞细胞谱系，最严重以及晚期病例导致全血细胞减少。

巨噬细胞内有无鞭毛体是利什曼原虫感染的标志。无鞭毛体在吞噬溶酶体内生长和复制，似乎是由其致密表层保护而不被裂解酶破坏。但巨噬细胞可被刺激以杀死寄生虫。小鼠模型的研究表明，在控制寄生虫和感染的进程中，需要由抗原呈递细胞（APCs）产生的 IL-12 和 T 细胞产生的干扰素（IFN-γ）[36-38]。在人类的内脏利什曼病中，免疫反应不是严格的 Th1 和 Th2 的二分法。多种细胞因子和趋化因子产生增加，主要是促炎症因子，如 IL-1、IL-6、IL-8、IL-12、IL-15、IFN-γ 和 TNF-α 水平升

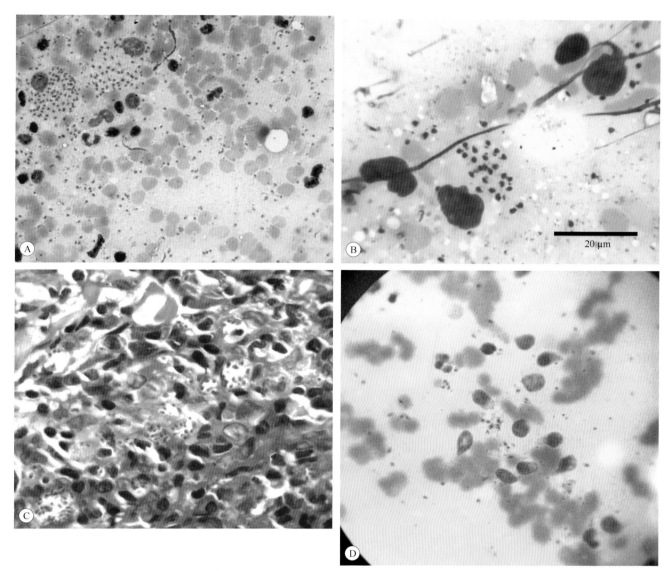

图 47.7 利什曼病的组织病理学。无鞭毛体具有椭圆形和偏心核。有时,着丝点可见于细胞核另一侧无鞭毛体内的凝结,其他微生物群大小相同的情况还包括组织胞浆菌病和隐球菌病。(A, B)从一名埃塞俄比亚内脏利什曼病患者的脾脏吸出物,显示巨噬细胞和细胞间隙中的无鞭毛体;(C)秘鲁皮肤利什曼病患者的皮肤活检;(D)一名埃塞俄比亚弥漫性皮肤利什曼病患者的皮肤涂片。(A、B、D 由 C. Yansouni 提供,C 由 Instituto de Medicina Tropical Alexander von Humboldt 的 F. Bravo 提供)

高,病变组织(如脾脏和骨髓)IFN-γ mRNA 水平升高[39]。另一方面,调节抑制性细胞因子升高,如 IL-10,可抑制巨噬细胞和树突状细胞的多个激活和抗原提呈途径。基于临床和实验研究,IL-10 在内脏利什曼病中引发多个免疫缺陷[40]。

人患内脏利什曼病后会有高水平的抗利什曼原虫抗体。除了作为诊断标志,这些抗体的免疫作用还不清楚。尽管在疾病早期,T 细胞作为 IL-10 的主要来源,内脏利什曼病的高抗体滴度和形成的免疫复合物可促使巨噬细胞和其他细胞产生高水平的 IL-10,导致内脏利什曼病患者免疫力逐步下降,未治疗患者可能致命。

2. 皮肤利什曼病·一般情况下,皮肤利什曼病表现

为局部可自愈的皮损,其特点是表皮和真皮有含无鞭毛体的组织细胞、淋巴细胞和浆细胞浸润(图 47.7C)。有两种特殊的组织学形式,一种是难愈的皮肤利什曼病为弥漫性肉芽肿 DCL,含有大量充满无鞭毛体的巨噬细胞且几乎没有淋巴细胞(图 47.7D);另一种是复发性利什曼病为超敏性结核样肉芽肿,含有朗格汉斯巨细胞和少量淋巴细胞及浆细胞。

皮肤利什曼病患者的细胞因子格局具有混合的 Th1 和 Th2 反应。利什曼原虫特异性 T 细胞具有 Th1 样细胞因子产生,是轻症(自愈性)皮肤利什曼病的特征;而难愈性皮肤利什曼病表现为 Th2 细胞因子。IFN-γ 在愈合过程中起作用,而 IL-4 与持续损伤相关[41]。

皮肤病变内的细胞免疫应答对于疾病愈后相当重要,并随病原种类而变化。CD4⁺ T 细胞、CD8⁺ T 细胞、巨噬细胞和 B 细胞是病变部位主要浸润细胞。由巴西利什曼原虫引起的局部皮肤利什曼病,Th1 细胞因子 IFN-γ mRNA 大量表达,而 Th2 细胞因子的 mRNA 表达则相对较弱[42]。与之相反,由墨西哥利什曼原虫引起的皮肤利什曼病中,IL-2、IL-3、IL-4 和 IL-5 的 mRNA 表达量较少,而 IL-6、IL-10、IFN-γ 和 TNF-α 的 mRNA 大量表达[43]。由硕大利什曼原虫引起的皮肤病变中,IFN-γ、IL-10 和 IL-12 的 mRNA 高表达。

IL-10 抑制 IFN-γ 活化巨噬细胞,促使病程恶化[44]。据报道,IL-10 主要由单核细胞和 CD4⁺CD25⁺ 调节性 T 细胞产生。在人体利什曼病中调节性 T 细胞的作用尚不清楚;然而,这些细胞的出现频率随损伤的持续时间而增加。

3. 黏膜皮肤利什曼病 · 黏膜皮肤利什曼病确切的发病机制尚不清楚,但宿主遗传因素在其中应发挥作用。黏膜皮肤利什曼病的初始病变与皮肤利什曼病相似。在皮肤损伤愈合之后,感染隐匿数周到数年不等。皮肤黏膜受累常始于鼻中隔的前软骨部鼻黏膜,起初像一个小型的充血性炎性肉芽肿,但迅速发展为溃疡[45]。鼻中隔被侵蚀、穿孔和破坏。病变活检呈炎症反应,以淋巴细胞和巨噬细胞为主,很少或缺少原虫。这与急性血管炎和凝固性的小血管壁坏死相关。病变最严重的部分通常位于鼻黏膜深处。

免疫致病机制包括异常活跃的特异性 T 细胞免疫反应,伴随淋巴细胞增殖旺盛[46,47],产生高水平的促炎性细胞因子,如 IFN-γ 和 TNF-α,IL-10 和 TGF-β。Th1 型主导的促炎症反应导致组织损坏[48]。

三、临床表现

(一) 内脏利什曼病

1. 体征和症状 · 内脏利什曼病是利什曼病最严重的临床形式,如果不治疗通常是致命的。潜伏期平均是 2～6 个月,可介于 10 d～2 年。较长的潜伏期可能是无症状携带少量休眠的原虫者由于免疫抑制治疗或合并感染 HIV,多年后发展为严重的临床疾病。内脏利什曼病患者呈现慢性全身性感染(发热、疲劳、乏力、食欲不振和体重下降)以及原虫侵入单核-巨噬细胞系统(淋巴结、脾脏和肝脏肿大)的体征。脾脏肿大、发热、全血细胞减少这三大症状高度提示内脏利什曼病,但并不经常同时出现(图 47.8)。发热是中热到高热,通常为间歇热和不规则热型伴寒战。随着时间的推移发热缓解,但通常在数天或数周后复发。贫血进一步加重乏力和虚弱,这是由慢性炎症、脾脏肿大时红细胞破坏(脾功能亢进)和间断失血所致。贫血通常很严重,并可能导致充血性心脏

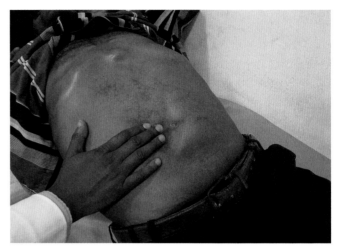

图 47.8　一位埃塞俄比亚内脏利什曼病患者的脾肿大现象。(由 C. Yansouni 提供)

衰竭及其相关症状,如心动过速、肝肿大和足部水肿。脾肿大经常存在,早期质地柔软而晚期较硬、光滑、可移动,触之无痛。脾脏逐渐增长,脾肿大的下端可达季肋部。内脏利什曼病肝肿大在晚期出现,一般肿大不明显且无痛。

患者常有腹泻,可由消化道黏膜溃疡、伴随阿米巴或细菌感染引起。利什曼病肺部受累常由继发感染所致,肺结核和细菌性肺炎均常见。可有出血,常见于鼻出血,其他如牙龈出血、紫癜、瘀斑和月经过多等较为少见。细菌感染(如肺炎、腹泻、中耳炎和肺结核)症状和体征的叠加可能混淆其临床表现。

很多流行区的内脏利什曼病临床表现相似,但仍有一些差异,如苏丹患者中常见淋巴结肿大,而在印度患者中较少发现[49,50]。色素沉着作为一种长期未治疗的利什曼病的临床特征,这可能是"黑热病"名字的由来(印地语中称"kzla-azar"),仅描述于来自印度次大陆的患者中,但现在很少见。

2. 临床生物学 · 贫血是主要和最常见的症状。血红蛋白通常在 70～100 g/L,但可降低至 40 g/L。白细胞(1～3 000/mm³)和中性粒细胞减少可导致感染。血小板常降低,显著的血小板减少症(低于 40 000/mm³)和肝脏凝血因子减少可致严重的出血。血中三系细胞的同时降低是全血细胞减少症的典型症。炎症综合征导致血沉加快、C-反应蛋白增加。血浆蛋白表达谱紊乱,白蛋白降低和高丙种球蛋白血症(高达 20 g/L),与多克隆免疫球蛋白(主要是 IgG)过量产生有关。发生一种、两种或全血细胞减少以及全身性炎症或多克隆高丙种球蛋白血症(甲醛凝胶试验)可增加临床对该病的疑似,但不足以确诊内脏利什曼病。因此,需要特异性的利什曼原虫检

测方法来确诊内脏利什曼病(见下文)。

3. **转归** · 本病发展缓慢,病程可长达数月甚至数年。在流行区,患者常在病程晚期才能接受适当照护。随着疾病的进展,患者体重逐渐减轻,脾脏明显肿大,导致腹部胀痛,有时因肝肿大而更加重。典型的特征是腹部膨隆而极度消瘦。腹水是晚期愈后不良的征兆,有时伴有浮肿和胸腔积液。消瘦进一步发展成恶病质,如果不经治疗,90%以上死亡。死亡常由混杂感染、严重贫血或出血引起。

4. **特殊临床类型** · 无症状亚临床感染。不是所有感染者都发病,感染后可表现为无症状、亚临床症状和典型内脏利什曼病[51]。在巴西[52]及参与沙漠风暴行动的退伍老兵[53]中都有亚临床或轻型的内脏利什曼病。流行病学调查证明,无症状和亚临床型很常见[54,55]。流行区的婴儿利什曼原虫感染中无症状感染率在0.6%～71%之间[54]。前瞻性研究中,无症状感染与临床病例的比例,苏丹为2.4:1[56],肯尼亚为4:1[57],埃塞俄比亚为5.6:1[58],巴西为6:1[59]～18:1[52],孟加拉国为4:1[60],印度和尼泊尔为8.9:1[55]。

5. **黑热病后皮肤利什曼病(PKDL)** · PKDL是一种慢性皮疹,是内脏利什曼病的并发症,常见于杜氏利什曼原虫流行区,即亚洲(印度、尼泊尔和孟加拉国)和东非(埃塞俄比亚、肯尼亚和苏丹)。患者皮肤病变通常出现在治疗后数月到数年,无其他异常。黑热病后皮肤利什曼病有时会伴随内脏利什曼病同时发生或发生于无内脏利什曼病史的患者[61]。在东非,黑热病后皮肤利什曼病和内脏利什曼病的间隔期很短。据报道50%～60%的苏丹内脏利什曼病患者在锑剂治疗后的数周至数月内出现黑热病后皮肤利什曼病。在印度次大陆黑热病后皮肤利什曼病的进展需更长时间,且并不常见。在孟加拉国,10%的内脏利什曼病患者在锑剂治疗后3年发展为黑热病后皮肤利什曼病;在印度,5%～10%的患者在间隔6个月至4年后发展为黑热病后皮肤利什曼病。婴儿利什曼原虫引起的黑热病后皮肤利什曼病罕见,但在经锑剂治疗的HIV/利什曼原虫混合感染患者中也有报道。不同国家间黑热病后皮肤利什曼病发生率各异,原因尚不完全清楚,但对初次内脏利什曼病发作的治疗似乎在其中发挥了作用。治疗不完全或不恰当以及使用锑剂是两个危险因素。随后使用两性霉素B就不常见了。

黑热病后皮肤利什曼病皮肤病变可有色素减退斑疹、丘疹和结节(图47.9)。常见混杂的瘤状黄斑样。病变通常开始于面部,之后扩展到身体的其他部分。日光照射可能是致病的重要因素,因为病变分布类似衣服遮盖范围。在东非用三个等级来描述黑热病后皮肤利什曼

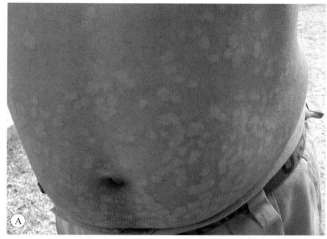
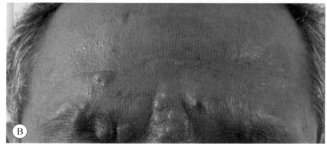

图47.9 来自尼泊尔患者的黑热病后皮肤利什曼病。(A)腹部的色素减退;(B)脸部的结节性皮疹。(由S. Uranw提供)

丘疹的严重程度。第一级,表现为丘疹结节或皮疹主要发生于面部,而胸部和手臂上没有或很少;第二级,面部大部分皮疹,并延伸至胸部、背部、上臂和大腿,随离心距离逐渐减轻,前臂和小腿很少病变;第三级,皮疹覆盖身体大部分,包括手足。在第三级,出现硬皮、溃疡、蜕皮、剥落并扩散至唇黏膜(唇炎),也可能出现在上颚。黑热病后皮肤利什曼丘疹的结节在人源性传播中起到保虫的作用。

(二)皮肤利什曼病

1. **体征和症状** · 皮肤利什曼病通常发生于昆虫叮咬部位,从一个小的丘疹逐渐扩大为结节,红色但无痛(图47.10),渐发展到中心部分坏死,当外痂脱落后,留下边缘硬化的溃疡(图47.10C)。溃疡的边缘界限清晰、坚硬且向边界外浸润,是皮肤利什曼病十分典型的表现,有助于鉴别诊断。整个发展过程约需数周(1～3个月),直径通常在0.5～10 cm。以后在病变表面发展为一个大的、开放的、湿润的疮面,同时有正在愈合的肉芽肿(尤其见于新大陆由墨西哥利什曼原虫、圭那亚利什曼原虫、巴西利什曼原虫引起的皮肤利什曼病,也见于硕大利什曼原虫),或发展为更加干燥的鳞状病变(见于热带利什曼原虫和秘鲁利什曼原虫)(图47.10B)。旧大陆的皮肤利什曼病也有平坦的斑块或角化病变,当结节伴有轻微炎

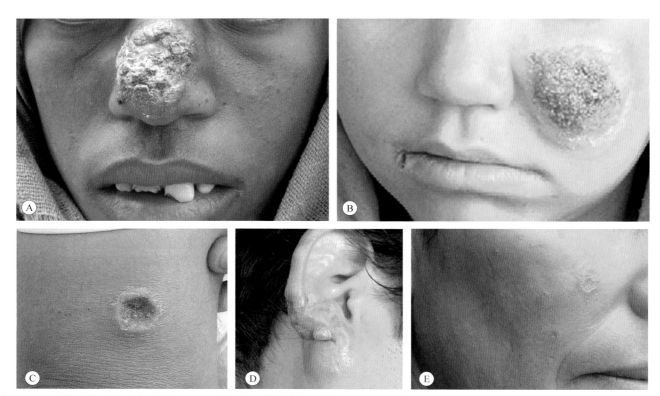

图 47.10 皮肤利什曼病的典型病变。A.旧大陆皮肤利什曼病,埃塞俄比亚患者过度角化的溃疡;B.旧大陆皮肤利什曼病,在阿富汗喀布尔的患者,热带利什曼原虫引起的大面积溃疡;C.新大陆皮肤利什曼病,秘鲁患者在亚马孙河流域停留1个月后出现的无痛性溃疡,典型的溃疡有抬高的硬化边缘;D.新大陆皮肤利什曼病,秘鲁患者耳郭损伤,疾病持续2个月,这种病变有时被称为"胶工溃疡(Chiclero's ulcer)",因为它们在来自热带雨林的割胶工人中很常见;E.新大陆皮肤利什曼病(秘鲁),患者通常有多个病灶。(A～C 由 Yansouni 提供;B 转载自 *Lancet Infectious Diseases* 中 Reithinger R, Dujardin JC, Louzir H, et al. Cutaneous leishmaniasis. Lancet Infect Dis 2007;7:581-596.经 Elsevier 同意许可;C～E 由 Instituto de Medicina Tropical Alexander von Humboldt 提供)

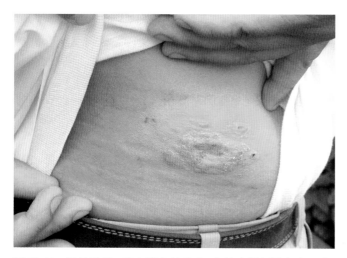

图 47.11 卫星丘疹。来自秘鲁的患者,大的皮损周围有小丘疹。(由 Instituto de Medicina Tropical 的 Alexander von Humboldt 提供)

症时提示为杜氏利什曼原虫、婴儿利什曼原虫或埃塞俄比亚利什曼原虫感染(47.10A)。病变可被更小的丘疹包绕(图47.11)。皮肤利什曼病的病变部位通常无痛。严重细菌感染可导致化脓或疼痛性边缘红斑。多次被叮咬则有多个皮肤病变(图47.10E)。

皮肤利什曼病通常不伴随全身症状或体征,但会发生淋巴管播散。可触及条索样淋巴管、有规则地增大的小而圆的无痛性结节,结节内含寄生虫。播散性淋巴管炎主要见于圭那亚利什曼原虫、巴拿马利什曼原虫、巴西利什曼原虫和硕大利什曼原虫。结节性淋巴管炎的结节或溃疡病变的鉴别诊断包括:孢子丝菌病(sporotrichosis)、诺卡菌病(nocardiosis)、海分枝杆菌(Mycobacterium marinum)、炭疽(anthrax)和野兔热(tularemia)。

2. **转归**·无论何种临床病变类型,利什曼病通常进展缓慢。根据虫种的不同,在一定时间后,数月至数年不等常可自愈。愈合后通常导致毁容的瘢痕、皮肤色素沉着呈黑色、粉红色或苍白色。

硕大利什曼原虫病变通常可自愈,但有时会引起严重的炎性溃疡,治疗需4～6个月。由热带利什曼原虫引起的皮肤利什曼病则病程更长,治疗需超过1年的时间。这种最严重的形式——复发性利什曼病(见下文),极难治疗。在新大陆,墨西哥利什曼原虫引起的病变偏良性,但有些部位如外耳(胶工溃疡)很难治疗,导致部分耳郭缺损(见图47.10D)。

3. 特殊临床类型

（1）弥漫性皮肤利什曼病：弥漫性皮肤利什曼病（DCL）是一种特别严重的皮肤利什曼病，首次见于委内瑞拉[62]，是由感染旧大陆的埃塞俄比亚利什曼原虫和亚马逊利什曼原虫引起的一种罕见症状，偶见在新大陆细胞免疫缺陷的患者感染墨西哥利什曼原虫。该病被认为是局限型皮肤利什曼病的无反应性变异。患者利什曼素皮内试验阴性[63]，但血清中有高滴度的利什曼原虫特异性抗体。弥漫性皮肤利什曼病的特征是多发、缓慢进展和无破溃的结节或斑块，几乎波及整个皮肤表面（图47.12）。病变内有较多的原虫。因为患者可能有"狮子"面容，需与瘤型麻风病鉴别诊断。弥漫性皮肤利什曼病的组织病理学特点是表皮均质，真皮浸润充满利什曼原虫无鞭毛体的空泡巨噬细胞。

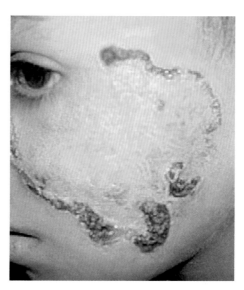

图47.13 在阿富汗喀布尔由热带利什曼原虫引起的复发性利什曼病。病变的中部愈合部分被外周活动性病变包绕。（转载自 the Lancet Infectious Diseases 中 Reithinger R, Dujardin JC, Louzir H, et al. Cutaneous leishmaniasis. Lancet Infect Dis 2007；7：581 – 96. 经 Elsevier 同意许可）

病程中无溃疡，也无黏膜或内脏受累，而是在反复的复发、缓解中持续恶化。这种形式不会自愈，对传统的抗利什曼药物耐药。在 HIV 合并利什曼原虫感染中，巴西利什曼原虫[64]、硕大利什曼原虫[65]、婴儿利什曼原虫[66]、杜氏利什曼原虫等也可引起弥漫性皮肤利什曼病[67]。

（2）复发性利什曼病：复发性利什曼病是一种慢性病程，由旧大陆的热带利什曼原虫引起，偶有新大陆的巴西利什曼原虫引起。病变通常位于面部。治疗急性病变1～2年后，新的丘疹和结节现于伤痕边缘。典型病变中间部分愈合，外周不断有扩大的活动性病变（图47.13），外表与寻常狼疮相似。病变含少量原虫，伴随过度的细胞免疫应答。

（三）黏膜皮肤利什曼病

黏膜皮肤利什曼病，又称"鼻咽黏膜利什曼病（espundia）"，是由巴西利什曼原虫和其他新大陆虫种引起的。它包括两个阶段：原发皮肤病变后，经过不定时间的潜伏期出现黏膜病变，也可由虫体转移或局部扩散引起[45]。由于黏膜受累通常开始于鼻黏膜，患者首先鼻充血，引起夜间不适。鼻出血也可是起始症状。疾病早期阶段，有鼻翼充血和水肿（图47.14A）。鼻部病变继而发展成溃疡，可致鼻中隔穿孔，这在流行区通常作为皮肤黏膜利什曼病临床诊断依据。鼻部变得扁平和重力下垂，这一症状被称为"貘鼻子（tapir nose）"。

疾病后期影响口腔黏膜，最常见于上颚和唇黏膜，而

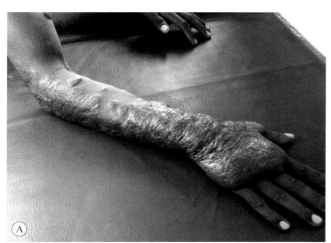

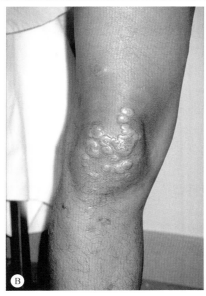

图47.12 由埃塞俄比亚利什曼原虫引起的弥漫性皮肤利什曼病。(A)来自埃塞俄比亚的患者；病程3年；(B)膝关节多处病变。[(A)由 C. yansouni 提供；(B)版权归 Institute Tropical Medicine Antwerp 所有。]

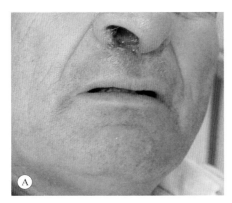

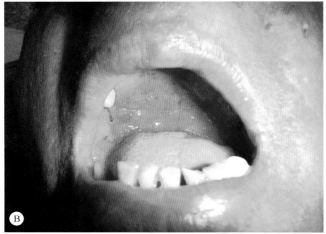

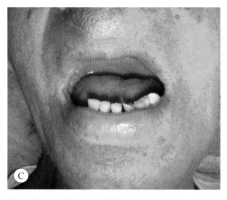

图 47.14 来自秘鲁的黏膜皮肤利什曼病患者。A. 早期主要累及鼻黏膜；B、C. 晚期也可影响口腔黏膜、上颚和唇部。（由 Instituto de Medicina Tropical Alexander von Humboldt 提供）

舌基本完好（图 47.14B）。上颚广泛的肉芽肿，可达软腭，形成典型的"Escomel 十字"。唇部炎症和溃疡，有时延伸至外部，并常伴组织破坏（图 47.14C）。晚期可发生上颚穿孔。

喉部病损呈浸润性，表现为发声困难和金属音调咳嗽（metallic cough）。如果病变为肉芽肿性，可引起呼吸道梗阻，急性呼吸窘迫可致命。吞咽困难和随之而来的营养不良也会给患者造成严重后果。

晚期患者广泛的组织坏死可导致毁容。鼻部和唇部可完全消失，从而鼻腔和口腔连通成为一个单孔，对患者的社会心理产生极大损害，往往导致自杀。肺部严重感染或急性呼吸道梗阻也可致死亡。治愈后，往往瘢痕收缩呈现丑陋面容。

黏膜皮肤利什曼病的病损是无痛的，这有助于同南美芽生菌病和癌症进行鉴别诊断。

（四）利什曼病和免疫抑制

在 HIV 携带者中利什曼原虫感染是常见而严重的机会性感染疾病，并改变其临床表现。上述嗜内脏和嗜皮肤虫种的显著差异在合并感染中并不明显。在合并 HIV 感染的患者内脏中已有报道发现硕大利什曼原虫、墨西哥利什曼原虫和巴西利什曼原虫。非典型临床表现的患者最常见于 CD4$^+$ 细胞计数较低者。在皮肤、黏膜、消化道或肺部疾病中，肺部、胸膜、食管、胃、十二指肠、空肠、结肠、直肠和皮肤均查见寄生虫[9]。与 HIV 阴性人群相比，HIV 阳性者内脏利什曼病少见脾肿大，常见白细胞、淋巴细胞和血小板减少症。几乎所有的共感染患者抗利什曼治疗后都会复发[68]。

四、诊断

利什曼病的诊断需要在骨髓、脾脏和淋巴结（内脏利什曼病）、皮肤黏膜（黏膜皮肤利什曼病）或皮肤病变（黑热病后皮肤利什曼病和皮肤利什曼病）组织样本中找到原虫。除了内脏利什曼病中的脾脏抽吸术外，这些方法需要侵入性取材和熟练的实验技术人员，通常也缺乏敏感性。通过接种如 Novy-Nicolle-McNeal 的双相培养基或接种实验动物可提高灵敏度。实际上在低资源配置地区诊断方法选择少。每种临床综合征都有其自身诊断的挑战，如下所述。

（一）内脏利什曼病

临床表现结合流行病学背景和非特异的生物学参数，可怀疑内脏利什曼病，但在治疗前须通过病原学或血清学方法确诊。WHO 颁布了临床病例定义（clinical case definition），有助于制订诊断标准：在流行区，凡发热超过 2 周，伴随脾肿大和/或体重下降的患者，应被考虑为疑似内脏利什曼病，需进一步进行明确诊断[69]。

1. 检查原虫 • 内脏利什曼病经典的确诊方法是用显微镜检查淋巴结、骨髓或脾脏的抽吸样本中的利什曼原虫无鞭毛体。尽管是侵入性操作取材，从胸骨或髂嵴骨髓穿刺和脾穿刺是最常用的技术；淋巴结穿刺安全简单，但仅在以淋巴结肿大为内脏利什曼病常见特征的地区（如苏丹）有意义。将取材涂抹在载玻片上，经吉姆萨或瑞氏等方法染色后显微镜观察。无鞭毛体通常在单核巨噬细胞内，也可在细胞外。细胞核和动基体呈紫色。根据这个特点，可以同其他易与利什曼原虫无鞭毛体混淆的形态区分，如淋巴细胞内卵形颗粒（2~6 μm），荚膜组织胞浆菌和马尔尼菲青霉，以及偶尔可见的骨髓中正常未成熟的白细胞颗粒。直接涂片的特异性高，但敏感性随组织而异，脾穿刺物（93%～99%）高于骨髓（53%～86%）和淋巴结穿刺物（53%～65%）[70]。显微镜检查的准确性受虫荷、实验人员的技能和试剂质量的影响。脾穿刺过程有 0.1% 的可能性并发危及生命的大出血，因此需要严格的防范措施和相关专业技能，以及配套的护理监控、输血和手术设施[71]。

通过细胞培养或分子技术如 PCR（见下文）可提高寄生虫检测的灵敏度。虫种鉴定和药敏试验可用同工酶电泳、单克隆抗体或特异性探针杂交试验。利什曼原虫的培养可参照 Evans 的文献[72]。培养利什曼原虫需在 24～26℃孵育。寄生虫可发育至可移动的前鞭毛期，生长缓慢，倍增时间约 48～72 h。体外培养可接种至金黄地鼠（最敏感的实验动物之一），但不用于临床诊断。一般来说，在低资源配置地区，很难在初级医疗机构做出病原学诊断。

2. 免疫诊断·已有多个针对内脏利什曼病宿主的抗体检测方法，在不同流行区中评估的结果各异。基于间接荧光抗体试验（IFAT）、酶联免疫吸附试验（ELISA）、对流免疫电泳、免疫印迹技术和间接血凝试验的检测方法大多有较高的诊断准确性，但很难用于现场试验[73-75]。以下几种在现场条件中相对容易使用：直接凝集试验（DAT）、rK39 免疫层析试验（rK39 ICT）、斑点 ELISA 和快速凝集筛选试验（FAST）。

首先用于现场内脏利什曼病抗体检测的方法是直接凝集试验，用较小的设备半定量检测。患者血清或全血在微量滴定盘中递增稀释，与已染色灭活的利什曼原虫前鞭毛体混合[76]。如果存在特异性抗体，18 h 后肉眼可见凝集现象。试剂盒冻干保存广泛使用[77]。因直接凝集试验需要多次稀释，检测时间相对较长（24 h），因此使用不便。rK39 ICT 检测 rK39 抗体，其中 rK39 是恰加斯利什曼原虫和杜氏利什曼原虫驱动蛋白（kinesin）的一段保守的 39 个氨基酸重复序列。Meta 分析发现直接凝集试验以及 rK39 ICT 均有较高的敏感性和特异性[78]，建议用于临床。rK39 ICT 操作容易、快速（10～20 min）、价格便宜，结果重复性高，因此可以用于基层卫生中心的早期诊断。这些方法能使内脏利什曼病患者在贫穷农村地区及时接受治疗。

所有的血清学检测都具有两方面的局限性。其一，特异性抗体在治愈后长达几年仍可被检出[79]，因此，不能通过血清学方法确定内脏利什曼病的复发；其二，由于潜伏感染，生活在流行地区的无内脏利什曼病史的健康人在很大比例上抗利什曼抗体阳性。因此，基于抗体的检测必须始终结合内脏利什曼病临床病例的定义（诊断标准）。其他缺点包括合并 HIV 感染时抗体检测的敏感度较低，与印度次大陆相比，rK39 方法在东非和巴西地区的灵敏度较低。

利什曼素皮内试验（Leishmanin skin test，LST）用利什曼虫体抗原（利什曼素）皮内试验检测迟发型超敏反应。48～72 h 后，测量硬结，硬结达到 5 mm 为阳性。活动性内脏利什曼病患者利什曼素皮内试验结果普遍为阴性，因为患者处于无反应性状态。治疗成功 6 个月后，80% 的内脏利什曼病患者会皮试阳性。皮试在活动性内脏利什曼病患者中诊断价值较小，但有助于流行病学调查，因为它可发现无症状感染。该方法试剂供应存在一些问题，利什曼素皮内试验试剂是由几个研究机构生产，无市售。最好用当地利什曼原虫进行培养和固定，因此无法标准化。

3. 检测原虫产物·理论上，检测到抗原反映疾病的活动期比抗体检测更特异，可以区分是现行感染还是既往感染。乳胶凝集试验具有良好的特异性，是检测内脏利什曼病患者尿液中热稳定的低分子量糖类抗原。但在东非和印度次大陆只有低到中等程度的敏感性（40%～80%）[80]。在 HIV 合并利什曼原虫双重感染者中，因其具有较高的原虫血症，灵敏度更高。乳胶凝集试验检查尿液，只能检测活动期患者和治疗后转阴患者。因此，可用作 HIV/利什曼原虫双重感染者的愈后标志。不足之处在于目前的检测采用煮沸的尿液，其结果解释非常主观，需要进一步的研究来提高其灵敏度、重复性和可行性。

4. 原虫 DNA 的定量和定性检测·PCR 可广泛用于临床标本的检测，如组织液、血液、尿液和口腔拭子。PCR 技术在内脏利什曼病诊断的临床效果尚未得到充分论证，但适用于 HIV 合并利什曼原虫混合感染（见下文）。PCR 是目前对利什曼原虫感染最敏感和最特异的检测方法，与其他检测技术相比，其优势在于确定种属。然而，在流行区仅仅 PCR 阳性不能单独作为诊断活动性内脏利什曼病的依据，因为有相当比例的无症状健康者也会 PCR 阳性[81]。在法国马赛的研究，实时定量 PCR 检测婴儿利什曼原虫，81 个健康人中 58% 结果呈阳性[82]。因此 PCR 结果应结合临床和其他生物学资料分析。实时定量 PCR 的进展有望使这种技术作为区分有无症状感染[82]和监测疾病临床进展[83]的方法。

已经鉴定多种用于扩增的 DNA 靶标，但缺少标准化[84]。试剂成本以及检测中 DNA 的提取或扩增所需要的技术制约上级实验室 PCR 诊断内脏利什曼病的准确性。

（二）皮肤利什曼病

皮肤利什曼病的临床表现多样，需与其他各种皮肤病进行鉴别诊断，如麻风病、金黄色葡萄球菌或链球菌感染、分枝杆菌性溃疡、孢子丝菌病和其他真菌病、肿瘤、结节病和热带溃疡。由于皮肤利什曼病的临床表现缺乏特异性，治疗昂贵、烦琐或药物毒性，因此需要进行明确诊断。

1. 检查原虫·病原学诊断由于其较高的特异性仍然是诊断皮肤利什曼病的金标准。材料可用刮削、细针穿刺或活检方法获取。刮削是在溃疡的底部和边缘用弯曲的手术刀片刮取，材料应足量以覆盖至少一半的载玻片。使用局部麻醉可大大降低患者的不适程度。无血刮削便于显微镜检，可采用 $1\%\sim2\%$ 的肾上腺素（一般禁忌用于四肢、生殖器和软骨的病变）行局麻，或用拇指和食指挤捏病变（直到转白）取材。由打孔器取约 $2\sim4$ mm 的皮肤可提供足够的材料（原虫较少时更适合），可用于细胞培养以及进行其他诊断（如分枝杆菌、真菌）和组织病理学检查。此外，来自活检的刮削涂片可以做染色检查。上述方法获得的材料可用于显微镜检查、细胞培养和分子诊断。流行区制备的涂片用吉姆萨染色后镜检往往是初级、二级或三级医疗机构唯一可用的方法。NovyNicolle-McNeal 培养基原虫培养能鉴定虫种。基于 PCR 方法的分子诊断检测原虫核酸，提高了诊断的灵敏度并鉴定虫种[85-87]，这对于临床症状多样的多个利什虫种并存的地区特别有用。培养和分子诊断需要大量的实验室基础设施和丰富的技术专长，因而限制了其在实验室中的使用。

2. 免疫学诊断·由硕大利什曼原虫和热带利什曼原虫引起的皮肤利什曼病一般抗体水平低，用利什曼原虫皮试来评估细胞介导的利什曼原虫通常阳性，并保持终身。所以，利什曼原虫皮肤试验方法不能区分既往感染和现行感染。

（三）黏膜皮肤利什曼病

诊断黏膜皮肤利什曼病须有典型黏膜病变、有一个或多个可见瘢痕的皮肤利什曼病病史，或更为少见的是伴随有皮肤利什曼病。其他的疾病，如过敏性鼻炎、副球孢子菌病、真菌病、口蹄疫、麻风病和结节病，与黏膜皮肤利什曼病的症状比较相似。相较于皮肤利什曼病，收集黏膜皮肤利什曼病样本更为困难，因此较难诊断；麻醉时，接触损伤面致出血难以处理。此外，由于局部免疫反应强烈，黏膜损伤部位寄生虫较少，因此，取黏膜样本镜检或培养灵敏度较低，血清学检测和皮试是临床上诊断利什曼的主要手段，PCR 灵敏度更高。

（四）黑热病后皮肤利什曼病

在亚洲南部和非洲东部的流行区，主要根据曾患黑热病患者的临床症状和皮肤损伤诊断黑热病后皮肤利什曼病。无黑热病史的患者诊断更加困难，活检取材或刮削的碎屑中检到寄生虫可以确诊，但是检测的敏感性只

有 $20\%\sim40\%$。在病灶中经常能够发现利什曼原虫无鞭毛体，在设备较好的实验室可以用敏感性更高的 PCR 和免疫化学等方法。由于既往患者血清学阳性可保持数月至数年，血清学检测方法对既往黑热病患者效果不佳，这种方法有助于检测未明确内脏利什曼病的患者。皮肤组织病理学切片呈现病变各异，淋巴细胞和巨噬细胞浸润到真皮层，但罕见浆细胞浸润，皮肤利什曼病主要需与麻风病进行鉴别诊断。

（五）艾滋病病毒合并利什曼原虫感染

艾滋病病毒合并利什曼原虫感染的患者循环抗体很少，需进行病原学诊断。感染艾滋病毒的内脏利什曼病患者若未出现明显的免疫抑制，临床表现与健康患者相似；CD4$^+$ T 细胞计数较低（<200/mL）的患者可呈不典型的临床症状。对于后者，医生可在缺乏临床特征（例如无脾肿大的患者）时要求实验室做内脏利什曼病的检查。很大部分的合并感染者容易引起其他机会性感染从而混淆临床诊断。合并感染患者虫荷很高，可在多个非常见部位发现虫体，严重的免疫抑制患者这一现象更为明显。因此显微镜检测、培养、PCR、骨髓穿刺等方法的敏感性相对免疫力正常患者更高。偶尔可以在皮肤、胃肠道、肺的组织活检中检测到利什曼原虫。有限的数据显示，乳胶凝集试验检测艾滋病病毒合并利什曼原虫感染患者的尿样敏感度较高；与之相反，血清学检测结果不确定，受测试方法的选择、地理区域和免疫抑制水平等因素的影响。不同血清学方法相结合可以提高检测的敏感性[88]，例如在埃塞俄比亚推荐直接凝集试验和 rK39 免疫层析试验共用。

五、病例管理与治疗

治疗利什曼病较复杂，取决于临床症状和虫种类型。现在只有几种治疗利什曼病的药物，其疗效依据虫种和感染部位的不同而有所差异。以杜氏利什曼原虫为例，在印度次大陆的患者用东非的同样治疗方案无效。一些患者无论是否治疗均在 6 个月至 1 年内会复发，尤其是感染 HIV 的患者，复发更常见。近年来，经过努力，内脏利什曼原虫的治疗已经取得了很大的进步。下面先介绍抗利什曼病药物，然后讨论三种类型利什曼病的临床治疗。

（一）产品与设备

1. 五价砷锑剂·Vianna 于 1912 年报道用三价锑（也称吐酒石）治疗黏膜皮肤利什曼病。1915 年 Rogers 在印度、Cristina 和 di Cariona 在西西里岛治疗内脏利什曼病。在 Assam 邦，吐酒石的使用大获成功，但也带来严重的不良反应[89]。1920 年 Brahmacharih 合成了毒性较低的五价锑剂，1945 年合成葡萄糖酸锑钠（SSG）。

目前用五价锑剂，包括葡萄糖酸锑钠（sodium stibogluconate，SSG）（Pentostam®，葛兰素史克，英国）

和葡甲胺锑（meglumine antimoniate）（Glucantime®，赛诺菲安万特，法国），其疗效和毒性类似。一种采用 Sb^V 溶液［含有 8.1%Sb^V 的葡甲胺锑溶液（81 mg Sb^V/mL）］，另一种采用 10%Sb^V 的葡萄糖酸锑溶液（100 mg Sb^V/mL）。印度（Albert David）的非专利药 SSG 和正规品牌药品效果一样[90-92]。

锑剂杀虫是将 Sb^V 降为 Sb^{III} 产生毒性作用，也间接通过恢复宿主细胞的防御机制发挥作用[93]。Sb^{III} 可以抑制寄生虫的硫醇氧化还原代谢，增加硫醇的外排，从而抑制锥虫硫酮还原酶的活性。间接作用解释了为什么对缺乏完整 T 细胞依赖免疫反应的患者（例如合并 AIDS 的患者）锑剂不能完全治愈。锑剂的口服效果较差，因而采用静脉注射。锑剂最终由肾脏迅速排出。

目前 WHO 推荐治疗内脏利什曼病的使用疗程是每天肌内注射或静脉注射 Sb^V 20 mg/kg，持续 30 d，或采用缓慢滴注（超过 5~10 min），或细针注射。然而，在印度 Bihar 有记录原虫锑剂耐药导致较高的失败率[94]，在尼泊尔东南部也渐有失效的报道。药物失效归咎于人口密度高和疾病广泛流行地区药物的滥用。在其他地区，锑剂仍然有效[95]。皮肤利什曼病和黏膜皮肤利什曼病的综合锑剂治疗，推荐剂量是 20 mg/(kg·d)，疗程为 20~30 d[1,96]。

葡萄糖酸锑钠广泛用于皮肤利什曼病的皮损内治疗，但仅对热带利什曼原虫有效。该技术要求特殊的专业技能。每次注射 0.5~5 mL 的药物到病变底部及周围致皮肤明显转白。通过每日、隔天或每周注射，累计注射 8 次，或注射至病变痊愈。这种疗法的缺点是注射过程相当疼痛，儿童不能耐受。联用麻醉剂无效，因为增加的麻醉剂体积会加剧疼痛。局部注射锑剂联用冷冻疗法效果较好[97]。

锑剂的毒性和全身用药会导致频繁的不良反应，如厌食、呕吐、恶心、腹痛、口腔金属味、关节痛、肌痛和急性胰腺炎，尤其是合并感染 HIV 患者会产生肝炎和心律失常。心电图 Q-T 间期延长（超过 0.5 s）是预兆，可发展为室性心律失常并导致死亡。小于 2 岁或超过 45 岁的严重内脏利什曼病患者或存在严重营养不良时，使用锑剂治疗死亡风险更高[22,98]。应全程监测患者血液化学指标、全血细胞计数和心电图。药物质量应该严格按照有关标准把关，不合格的药品具有致命的心脏毒性[99,100]。

2. 两性霉素 B 脱氧胆酸盐。 · 两性霉素 B 是一种多烯类抗生素，具有抗真菌和抗利什曼原虫的活性，两性霉素 B 与利什曼原虫表面麦角固醇不可逆结合，形成离子孔道，引起虫体死亡[101]。

两性霉素 B 脱氧胆酸盐胶体悬浮液（Fungizone®，Bristol Myers Squibb），0.5~1 mg/kg，每天或隔天缓慢（6~8 h）静脉注射，共 15~20 次。对内脏利什曼病有很高的治愈率（几乎 97%）。主要缺点是普遍发生输液反应，高热伴寒战和血栓性静脉炎。也可能会出现严重不良反应，包括心肌炎、严重低钾血症、肾功能不全甚至死亡。患者需要长期住院、适当补液、补钾和密切监控，因而其在基层医疗机构禁止使用。

3. 两性霉素 B 脂质体。 · 两性霉素 B 包裹磷脂微泡（脂质体）或胆固醇酯类可促进药物被巨噬细胞摄取。该靶向药物递送系统可提高治疗效果。三种两性霉素 B 脂质形式已商用：两性霉素 B 脂质复合物（Abelcet®；ENZON Pharmaceuticals Inc.），两性霉素 B 胆甾醇硫酸酯复合物也称两性霉素 B 胶体分散液（Amphocil；Sequus Pharmaceuticals）和两性霉素 B 脂质体（L-Amb）（AmBisome®；Gilead Sciences）。后者经过充分的临床试验并在美国和欧洲获得注册。

脂质体两性霉素 B 为静注，需 2 h。有些患者会发生轻度输液反应（发热、寒战）和背部疼痛；偶见短暂性肾毒性或血小板减少症。

L-Amb 对内脏利什曼病的疗效根据地区和虫种而异。在欧洲 18~21 mg 的 L-Amb 能够治愈几乎所有免疫力正常患者。药物对有非洲经历的人群疗效不佳。药物的安全性极佳，允许在较短疗程使用较高剂量。在印度一项Ⅲ期临床试验中，单次 10 mg/kg 的剂量治愈了 95.7% 的内脏利什曼病患者[102]。同样，在欧洲，两次 10 mg/kg 的剂量治愈了 97.5% 的免疫力正常儿童。

L-AmB 的价格妨碍了它在资源贫乏地区的使用。2007 年 WHO 药商谈判以优惠价供给发展中国家治疗内脏利什曼病，最近还公布了一项捐赠计划。这为贫困国家利用 L-AmB 治疗内脏利什曼病开辟了广阔的前景[103]。

4. 米替福新。 · 米替福新（Miltefosine）和其他烷基磷脂，比如伊莫福新、依地福新，最初用于治疗乳房转移癌，但是因为严重的胃肠毒性而被弃用[104]。米替福新后来发展成首选的口服抗利什曼药物，在印度、尼泊尔、孟加拉国获准用于治疗成人和儿童的内脏利什曼病[105]。在第Ⅳ期试验中，利用这种方法按照意向处理和按方案分析的最终治愈率分别为 82% 和 95%，在 1 132 个患者中只有 3 个死亡[106]。在东非米替福新的使用数据仅一项埃塞俄比亚北部的研究，米替福新对 HIV 阴性的利什曼患者和葡萄糖酸锑钠一样安全有效，对合并 HIV 感染患者安全但低效[107]。推荐的药物剂量为低于 25 kg 的成人每日 50 mg，共 28 d，高于 25 kg 的成人每日 100 mg，共 28 d。小于 12 岁的儿童，剂量为 2.5 mg/kg，共 28 d。需要饭后服用，如处方是多粒胶囊，应分次服用。口服米替福新对于内脏利什曼和黏膜皮肤利什曼病的效果，伊朗观察对硕大利什曼原虫引起的利什曼病疗效较差,其中少数从阿富汗回来的荷兰士兵中可治愈(无对照组)[108]。米替福新对巴西利什曼原虫引起的皮肤利什曼病的疗效因国家而异[109-111]。黏膜皮肤利什曼病患者服用 4～6 周米替福新,大约 70% 的患者被治愈[112]。

不良反应包括轻度至中度呕吐(40%)、腹泻(20%)。高达 1.5% 的患者出现更严重的不良反应:肝脏毒性和肾功能不全[113]。米替福新具有致畸性,对孕妇禁用。由于其较长的半减期,育龄妇女治疗期间及之后 3 个月应避孕[114]。体外容易诱发寄生虫耐药也可以用药物较长的半减期解释。由于存在耐药风险,坚持治疗非常重要。但由于疗程的时间长和许多不良反应,影响了治疗依从性。

5. 巴龙霉素 · 巴龙霉素(旧称 aminosidine)属于氨基糖苷类的广谱抗生素。对利什曼原虫、内阿米巴属原虫和隐孢子虫有效。1960 年代,被发现巴龙霉素有抗利什曼原虫活性,临床试验断断续续,在印度和非洲几项临床 II 期试验中对内脏利什曼病有效[115,116],但是投资者中断直到 2006 年在印度启动 III 期试验,并首次注册[106],剂量为肌内注射 11 mg 基质/kg(11 mg 巴龙霉素基质相当于 15 mg 硫酸巴龙霉素),连续 21 d。现在它已被 WHO、印度、尼泊尔和孟加拉国列入必需药品清单,并在印度 Hyderabad 由葛兰素史克公司生产。巴龙霉素是目前抗利什曼药品中最便宜的,成人 1 个疗程约 15 美元。没有表现出明显的肾毒性或耳毒性,但有 6% 的患者肝酶水平升高[106]。

在非洲,巴龙霉素治疗内脏利什曼病的效果并不是很好[117,118]。它不单独使用,与锑剂联用 17 d 的疗效优于单独使用葡萄糖酸锑钠,也更安全(见下文)。

已研发了多种治疗皮肤利什曼病的巴龙霉素剂型,疗效各异。经过对 14 次试验进行 meta 分析,当巴龙霉素药膏和氯化甲苄乙氧胺(methylbenzethonium chloride)联用(15% 的巴龙霉素/12% 的氯化甲苄乙氧胺,每日 2 次,20 d),效果较好[119],可作为治疗旧大陆皮肤利什曼病的方法。Walter Reed 研究所研制的膏剂(巴龙霉素和庆大霉素)经随机对照治疗效果优于对照组[120]。

6. 西他马喹(sitamaquine) · 西他马喹,一种口服的 8-氨基喹啉类似物,在动物模型上有效[121],在巴西[122]、肯尼亚[123]和印度[124]处于 II 期临床试验阶段,但有肾毒性。因为治疗指数较小,已停止进一步研究。

7. 戊烷脒(pentamidine) · 戊烷脒是一种芳香双脒剂,在印度优先作为锑剂耐药后抗内脏利什曼病的二线药物。目前使用羟乙基磺酸盐(Pentacarinat®,Sanof-Aventis)。戊烷脒可引起胰岛素依赖型糖尿病、低血糖和不明原因休克等严重不良反应。此外,其对内脏利什曼病的疗效在印度逐渐下降,治愈率约为 70%,因此,它

不再应用于治疗内脏利什曼病。在亚马逊北部地区,戊烷脒在严格控制下被用于中短期治疗圭亚那利什曼原虫和巴拿马利什曼原虫引起的皮肤利什曼病,4 mg/kg,共 4 次肌注,或隔天缓慢静注[125]。

8. 其他药物 · IFN-γ 单用或和锑剂联用在临床试验中表现出矛盾的结果,已不再用于治疗利什曼病。

酮康唑、伊曲康唑和氟康唑对于皮肤利什曼病的效果在世界各地各异。

9. 内脏利什曼病的联合疗法 · 基于以下原因,提倡联合用药治疗内脏利什曼病:①具有不同作用机制的靶向药物联用可以延缓出现耐药性[126];②可减少治疗时间和成本;③可提高治疗效果尤其是对于合并感染 HIV 的患者的复杂病情。印度次大陆和东非已有几项联用方案处于临床试验阶段。印度的 II 期临床试验表明,一剂 L-AmB(3.75～5.0 mg/kg)后使用米替福新 7～14 d,治愈率超过 95%[127]。最近一项印度的随机对照 III 期试验比较了三个组合方案与传统两性霉素 B 治疗:①第一天单独注射 5 mg/kg 两性霉素 B 脂质体,随后 7 d 每日口服 50 mg 米替福新;②每日服用 11 mg/kg 巴龙霉素共 10 d;③米替福新和巴龙霉素联用 10 d。三个组合方案治愈率相似,高至 97% 以上[128]。在苏丹,11 mg/kg 巴龙霉素肌注和 20 mg/kg 葡萄糖酸锑钠肌注联用 17 d 后,治疗效果明显[129]。

10. 局部治疗皮肤利什曼病的设备

(1) 热疗仪:嗜皮肤的利什曼原虫如硕大利什曼原虫、热带利什曼原虫和墨西哥利什曼原虫对热敏感,在较高温度下无鞭毛体繁殖受到抑制。局部热疗(Thermomed,Thermosurgery Technologies,Inc,Phoenix AZ,USA)已经 FDA 批准,在对照试验中对于热带利什曼原虫(阿富汗)[130]和硕大利什曼原虫(伊拉克)[131]引起的皮肤利什曼病有效。待局部麻醉后对病变热疗 1～2 次(50 ℃,持续 30 s)。该方法的缺点在于可引起病变部位二度烧伤、起水疱、渗血和红斑。治疗设备昂贵,优点在于其通过电池供电具有便携性,可在现场使用。

(2) 冷疗仪:冷冻疗法是由液氮通过喷雾设备(而不是棉签)多次短暂(10 s)作用于局部冷冻,范围超出病变边缘 2 mm。每周重复 6 次。如果应用过度会导致永久性色素减退。在埃及、以色列和约旦,冷冻疗法有效性超过 95%,但在土耳其不如在病灶内应用锑剂有效。

(二)治疗措施

1. 内脏利什曼病 · 在过去的 70 年中,内脏利什曼病的治疗一直是首选五价锑剂,两性霉素 B[102]和戊烷脒作为二线药物。近十年来批准了米替福新、巴龙霉素、脂质体两性霉素 B 的应用。这些药物极大地丰富了治疗方案的选择,但它们在不同的地区能达到的效果不同,也并

不是所有的药品都经过了各地区同等条件的效果评价。2010 年 WHO 发布了对各个地理区域有针对性、经过验证的推荐方案(提要 47.1)。最佳治疗选择应该是基于脂质体两性霉素 B 的疗法或是联合疗法。如若出现疗效不明显的情况,最好的补救措施就是传统的两性霉素 B 脱氧胆酸盐静注或加大脂质体两性霉素 B 的使用剂量。

提要 47.1　内脏利什曼病的推荐治疗方案,按推荐度排序

孟加拉国、不丹、印度和尼泊尔的人内脏利什曼病由杜氏利什曼原虫引起:

1. 两性霉素 b 脂质体:每日 3～5 mg/kg,连续静注 3～5 d,总剂量达到 15 mg/kg(A),或单次注射给药 10 mg/kg(A)。

2. 联合用药(A):两性霉素 b 脂质体(单次静注 5 mg/kg)联用米替福新(连用 7 d),用法如下;两性霉素 b 脂质体(单次静注 5 mg/kg)联用巴龙霉素(连用 10 d,用法如下);

米替福新和巴龙霉素联用,连用 10 d,用法见下文。

3. 两性霉素 B 脱氧胆酸盐:每日静注 0.75～1.0 mg/kg,每日或隔日用药共 15～20 次(A)。

4. 米替福新:2～11 岁儿童,每日 2.5 mg/kg;≥12 岁且<25 kg,每日 50 mg;25～50 kg 体重,每日 100 mg;体重超过 50 kg 的个体,每日 150 mg,口服 28 d(A)。

或者巴龙霉素:每日 15 mg/kg(11 mg 基质),肌注 21 d(A)。

5. 五价锑剂:对锑剂有效地区:孟加拉国、尼泊尔、印度的恰尔肯德邦,西孟加拉和 Uttar Pradesh 邦,每日静注或肌注五价锑剂 20 mg Sb^{5+}/kg,共 30 d(A)。

东非(埃塞俄比亚、厄立特里亚国、肯亚、索马里、苏丹、乌干达)和也门由杜氏利什曼原虫导致的内脏利什曼病:

1. 联合用药:五价锑剂(20 mg Sb^{5+}/(kg·d)肌注或静注)+巴龙霉素 15 mg/(kg·d),肌注 17 d(11 mg 基质)(A)。

2. 五价锑剂:20 mg Sb^{5+}/(kg·d),肌注或静注 30 d(A)。

3. 两性霉素 b 脂质体:3～5 mg/(kg·d),6～10 d 的总剂量达到 30 mg/kg(B)。

4. 两性霉素 B 脱氧胆酸盐:0.75～1 mg/(kg·d),静注,每日或隔日用药 15～20 次(A)。

5. 口服米替福新 28 d,剂量如上(A)。

在地中海盆地、中东、中亚和南美由婴儿利什曼原虫引起的内脏利什曼病:

1. 两性霉素 b 脂质体:静注 3～5 mg/(kg·d),共 3～6 d,总剂量达到 18～21 mg/kg(B)。

2. 五价锑剂:20 mg Sb^{5+}/(kg·d),肌注或静注共 28 d(B)。

3. 两性霉素 B 脱氧胆酸盐:0.75～1.0 mg/(kg·d),或隔日用药 20～30 次,总剂量达到 2～3 g(C)。

资料来源:WHO 技术报告丛书 949,《利什曼病的控制》,日内瓦,2010[1]。疗程方案排序是基于以下证据:(A)至少有一项随机对照试验,(B)无随机对照试验,(C)专家委员会和(D)专家意见,缺少结论性研究。

许多内脏利什曼病患者确诊时病情已非常严重,特别是在东非地区。脱水、肝肾功能受损、贫血以及随之而来的心脏呼吸系统问题、低蛋白血症伴腹水和水肿、合并感染都是内脏利什曼病的并发症。支持治疗非常重要,所有的患者都应该适当补液并给予营养支持。许多患者需要输血和治疗并发感染例如肺结核、肺炎和腹泻等。患者治疗 4～5 d 后不再发热,其他临床症状和生化指标也逐渐恢复正常。脾肿大的完全恢复可能需要几个月的时间。外周抗体将维持很长一段时间(通常是 6～8 个月),对愈后监控并无意义。如在治疗结束时有临床症状改善,即可认为初步治疗成功。如果患者在治疗后 6 个月中持续保持健康状态,就可认为已最终痊愈。

2. 皮肤利什曼病·对于局部皮肤利什曼病的治疗取决于病变的类型和严重程度,既要考虑虫种,也要考虑地理区域。可有三种选择:不治疗、局部治疗和综合治疗,然而由于临床资料有限,如何选择需要基于患者个体的风险-效益比。表皮细菌感染在皮肤利什曼病中很常见,因此对患处的清创和包扎很重要。

(1)旧大陆的皮肤利什曼病:由硕大利什曼原虫引起的轻度、很快愈合的皮肤利什曼病,如患者愿意,可以不治疗,因为大部分这样的损伤都能在 6 个月后自愈[132,133]。对于大多数免疫力正常的患者来说,如果较小(<5 cm)和较少(<4 个)的创面并不影响容貌外形或致变形和残疾(如脸、手、足、关节部位),只需进行局部的伤

口护理和细致的临床随访即可。

由硕大利什曼原虫和热带利什曼原虫引起更严重的损伤，建议进行局部治疗。可选择包括局部浸润注射锑剂、局部巴龙霉素治疗、局部热疗和冷冻疗法以及以上方式的联合（见上文）。过去常用锑剂进行全身治疗，由于其具有毒性，已经不鼓励这种做法，且并无证据证明它的效果优于局部治疗[134]。在阿尔及利亚儿童中进行的对照实验表明，硕大利什曼原虫引发的皮肤利什曼病，应用葡甲胺锑酸盐的全身治疗并无效果[132]。阿富汗的热带利什曼原虫感染者病灶部位锑剂疗法的治愈率显著高于全身锑剂疗法[130]。

关于口服药的应用，支撑数据较少（唑类或米替福新）[134,135]。沙特阿拉伯一个对照实验显示口服氟康唑相对安慰剂有效（硕大利什曼原虫）[136]，但在对法国旅行者中的队列研究其疗效不稳定（硕大利什曼原虫MON-25株和婴儿利什曼原虫）[133]。在印度的一个小型对照实验中，伊曲康唑亦是有效的（热带利什曼原虫）[134]，但伊朗的研究不支持（硕大利什曼原虫）[137-139]。总的来说，旧大陆地区的皮肤利什曼病只有在局部疗法无效或病情极严重（超过4处病损，病损在面部或其他复杂性病变）的情况下才适用全身治疗。

（2）新大陆的皮肤利什曼病：新大陆的皮肤利什曼病相比旧大陆来说，趋于更严重、病程更长。少有自愈现象，且存在向黏膜皮肤利什曼病发展的风险，必须治疗。相关的研究仅见巴西利什曼原虫感染，证据尚不充分，因此需要慎重评估每个患者的风险-利益比。有关局部治疗的经验很有限。在哥伦比亚和危地马拉，热疗法是有效的。局部巴龙霉素治疗对于墨西哥利什曼原虫、巴拿马利什曼原虫和巴西利什曼原虫引起的皮肤利什曼病有效。除了圭亚那利什曼原虫引起的皮肤利什曼病，使用锑剂的全身治疗对所有虫种都是一种有效的选择。十余个随机试验都证明了其疗效。常用剂量是20 mg/(kg·d)，连续20 d。与内脏利什曼病不同，这些药物对于皮肤利什曼病患者来说都较为安全，仅有一些轻微的不良反应发生。

戊烷脒羟乙基磺酸盐可用于圭亚那和苏里南地区治疗圭亚那利什曼原虫感染，也可以肌注或静注7次，每次2 mg/kg，作为治疗巴拿马利什曼原虫感染的二线药物。对于新大陆的皮肤利什曼病，有研究证明治疗巴拿马利什曼原虫感染，使用连续4周每天600 mg酮康唑与葡萄糖酸锑钠的疗效相差无几（酮康唑治愈率为76%，葡萄糖酸锑钠治愈率为68%）[140]，同时它也对治疗墨西哥利什曼原虫有效[141]，但对危地马拉的巴西利什曼原虫感染无作用。相比之下，少有证据表明伊曲康唑对新大陆的皮肤利什曼病有效[142]。

3. 弥散性皮肤利什曼病·弥漫性皮肤利什曼比较顽固。全身性五价锑剂治疗能暂时起到改善临床症状的效果。戊烷脒也有一定的疗效，然而它需要使用较大剂量，大剂量则产生毒性。巴龙霉素和锑剂的联合疗法在两名埃塞俄比亚患者的治疗中显示出较好的效果。尽管患者数量较少不利于进行评估，尚急需针对弥漫性皮肤利什曼病的新治疗方案。

4. 黏膜皮肤利什曼病·黏膜病变需要尽早治疗，以避免其扩散。黏膜皮肤利什曼病治疗的预后与病变部位有关。如果病变部位局限在口鼻部位，治愈率较高。基于临床指标进行疗效评估，要求每6个月进行1次随访，时长不短于1年。据报道使用全身性的锑剂治疗治愈率为30%～90%。目前推荐剂量是20 mg Sb^V/(kg·d)，共30 d。相比单一的锑剂治疗，结合口服乙酮可可碱（pentoxifylline）治疗效果更佳。此外，尚有研究推荐了其他疗法：两性霉素B脱氧胆酸盐及其脂质体、戊烷脒和米替福新。

5. 黑热病后皮肤利什曼病（PKDL）·在印第安次大陆的黑热病后皮肤利什曼病需要进行长期治疗。过去使用葡萄糖酸锑钠治疗超过4个月。近来在较小规模患者中使用米替福新或两性霉素B脱氧胆酸盐治疗12周也收到了良好的效果[143]（3个月注射60次）[144]。与之不同的是，东非地区大部分的患者都能够自愈；只有最严重的病例才需治疗；在这种情况下，使用葡萄糖酸锑钠治疗2个月即可[61]。现急需更多关于治疗黑热病后皮肤利什曼病的相关临床证据。

6. HIV合并利什曼原虫感染·抗逆转录病毒治疗能提升HIV合并利什曼原虫感染患者的生存率，可预防无症状的合并感染患者进一步出现内脏利什曼病的临床症状。然而，当HIV病毒感染者出现内脏利什曼病临床症状时，传统的抗利什曼原虫药物治疗效果不佳，患者常无法完全治愈和出现反复复发的现象[10]。在免疫缺陷的患者中，抗利什曼原虫药物的不良反应相比免疫力正常的人群表现更频繁也更严重，一般认为全程的锑剂治疗对合并感染的患者毒性过强。L-Amb作为可选治疗方案，总剂量需40 mg/kg[第1～5天，第10、17、24、31和38天4 mg/(kg·d)][145]。对于复发的治疗，米替福星对64%的患者有缓解作用（往往是暂时性的）。内脏利什曼病[10,146]和皮肤利什曼病患者中都可以观察到免疫重建综合征的出现[147]。

对于HIV合并利什曼原虫感染患者的治疗，最突出的特点就是其复发率高。如果患者未进行抗逆转录病毒治疗，内脏利什曼病通常会在1年内复发，二次预防方案可以部分阻止这一情况的出现[148,149]。已提出了多种方案：每月注射锑剂，2月注射1次L-Amb或戊烷脒，每日摄入别嘌呤醇或伊曲康唑。以上的提议都仍需验证。当 CD4$^+$ 细胞数超过 6 个月都维持在 200/mL 以上时,可以停止二次预防方案。对于经历多次复发的合并感染患者,脾切除术能有助于血液指标的恢复,也能降低对输血的需求,但对预防复发并无裨益[150]。

六、预防与控制

利什曼病传播的生态学特性异常复杂而又变化多样,对防控是一个挑战。多种动物可作为利什曼原虫的保虫宿主,白蛉媒介的习性也各不相同。2010 年 WHO 专家委员会描述了超过 12 种不同的疾病地理类型,并制定了针对性防控措施。鉴于目前并无人用的疫苗,防止人感染的措施包括避免进入自然疫源地以及使用驱避剂或其他防白蛉叮咬手段。内脏利什曼病的预防旨在阻断寄生虫的传播链,最终消除疾病。防控措施包括针对媒介、人兽共患内脏利什曼病的动物宿主以及通过主动病例检测和治疗来减少感染人群。有效的防控措施往往结合了以上的多种方法[151]。

既往有成功的利什曼病防控项目案例。在 1949 年中华人民共和国成立前内脏利什曼病曾是主要的寄生虫病之一。1951 年长江以北的地区报道了近 53 万例。1950—1958 年,开展全国性的防控工作(大量治疗患者、捕杀病犬和使用杀虫剂),成功控制了平原地区的人源性利什曼病。然而,在动物疫源性为主的山丘型和荒漠型地区,疾病的传播仍未停止,至今还有散发病例报道[152]。

印度的 Bihar 地区也在 1970 年代通过社区监测并治疗感染者结合室内滞留喷洒,成功控制了人源性黑热病的大规模传播[153,154]。不幸的是在 1980 年代中期,流行又重新发生。两次流行间隔约为 15 年。在 2005 年,孟加拉国、尼泊尔和印度三国政府签署了一份预计在 2015 年前消除内脏利什曼病的备忘录。他们决定届时要达到区域年发病率低于 0.01% 的目标。

控制动物源性疾病往往较为困难甚至难以实施,例如在新大陆地区,近乎所有的利什曼原虫感染动物都生活在野外森林。就算砍尽森林可能也难以达到防控目的,因为许多利什曼原虫种类都已被证实对环境改变和退化具有强大的适应能力。巴西利什曼原虫就在巴西东部的森林砍伐中存留了下来。

(一) 疫苗

目前没有人体可用的疫苗,但针对内脏利什曼病和皮肤利什曼病的候选疫苗正在研发中[155]。事实上,很早就已经证实硕大利什曼原虫引起的自愈性皮肤利什曼病往往导致良性病变并产生终身免疫。亚洲和中东地区的人们通过将皮损处的渗出物接种在儿童的臀部以阻止其面部的皮肤利什曼病皮损发展。利用了以上原理制备了第一个真正意义上含硕大利什曼原虫前鞭毛体的疫苗,

在苏联的中亚共和国、以色列和伊朗作为经验性使用了超过 60 年[156,157]。出于安全考虑没有持续下去。包含灭活前鞭毛体的卡介苗混合疫苗并不能对内脏利什曼病[158]或皮肤利什曼病[159]产生保护作用。第二代疫苗是含有减活虫体、重组分子或虫体 DNA 混合的鸡尾酒疫苗,利什曼原虫基因的重组疫苗也在开发中。已有 3 种注册的犬用疫苗:巴西两种、欧洲一种。它们对阻断人兽共患内脏利什曼病传播到人的影响目前仍未明确。

(二) 控制白蛉

控制白蛉的方法包括化学控制、环境管理以及个人防护。为了提高效果,控制方案应该包含多种方式。这些方法应该针对某种媒介的特别习性,因为不同种类的媒介习性大不相同。如果不了解媒介种类的相关知识,如生活习性、栖息地、飞行距离和活动季节,将很难成功实现控制媒介的目的。

1. **孳生地分布** · 仅有少部分白蛉的孳生地是已知的:很好的例子如静食白蛉(*P. papatasi*)和杜波白蛉(*P. duboscqi*)以啮齿类动物的洞穴为孳生地,摧毁这些洞穴同时清除了宿主和传播媒介,这样做在中亚地区非常有效地控制了利什曼病流行[160]。在印度 Bihar 地区将传统的泥草房改建成厚砖房作为有效的媒介防控手段。

2. **喷洒杀虫剂** · 在印度次大陆采取了室内及圈舍中的杀虫剂滞留喷洒(IRS)措施,这里的媒介(阿根廷白蛉)属于家栖或近家栖种类。获得这一成效实属偶然,随着 20 世纪 50 年代大规模的开展消除疟疾防控运动,使用大规模的杀虫剂(DDT)喷洒,内脏利什曼病几乎在印度次大陆完全消失。然而当喷洒停止,内脏利什曼病又卷土重来。印度一社区经过两轮 DDT 喷洒的村子在白蛉传播高峰季节没有发现阿根廷白蛉;而另一个未进行喷洒的对照村捕捉到大量的白蛉[161]。

滞留喷洒可采用许多种类的杀虫剂,包括有机氯杀虫剂(如 DDT)、有机磷酸酯类杀虫剂(如马拉硫磷)、氨基甲酸酯类杀虫剂(如残杀威)及拟除虫菊酯化合物类(如溴氰菊酯和高效氯氟氰菊酯)。印度已报道白蛉对 DDT 耐药。杀虫剂的选择原则由政府严格制定,媒介综合防制的策略还应包含杀虫剂的轮用方案。

如果媒介非家栖类,杀虫剂滞留喷洒则无意义。例如在苏丹,疾病传播往往发生在村外的金合欢树(*Acacia sp.*)和埃及橡胶(*Balanites aegyptiaca*)的林地[162],仅有伐木工人或牧羊者可能暴露于媒介白蛉[163]。在巴西,针对婴儿利什曼原虫媒介的滞留喷洒,与控制保虫宿主等其他措施一同发挥作用(见下文)[26]。

3. **杀虫剂处理的材料** · 用拟除虫菊酯浸渍的蚊帐以及其他处理过的材料在预防皮肤利什曼病中显示出一

定的效果[164,165]。有限证据表明，经杀虫剂处理过的蚊帐（ITNs）也可预防内脏利什曼病。孟加拉国和尼泊尔的病例对照研究显示，在高温季节时睡在蚊帐（未浸渍处理）内是防范内脏利什曼病的保护因素[166,167]。另外，在尼泊尔和印度的一项大型随机对照试验提示，大批人群使用未处理的蚊帐和使用长效杀虫剂浸渍的蚊帐，后者并未显示对预防杜氏利什曼原虫感染和内脏利什曼病有额外的保护效果[168,169]。鉴于人群的睡眠习俗和当地媒介的叮咬习性，需要评估其他杀虫剂处理过的材料（如帘子和毯子）发挥的作用[165]。目前尚无有力证据证明使用杀虫剂处理的衣物（如军服）能保护个体不受白蛉叮咬，降低患病风险。

驱避剂也许是个人防白蛉叮咬的选择之一。然而，关于杀虫剂处理过的衣服预防利什曼病的有效性证据有限。在流行区，因为驱避剂防护作用只维持最多 10 h，需要反复使用，将驱避剂作为长期公共卫生干预措施可能会比较困难。昆虫驱避剂或许是室外预防利什曼病传播能采用的唯一措施。还需进一步研究驱避剂和其他媒介控制手段联合的效果（例如杀虫剂处理的蚊帐）。

（三）控制保虫宿主

对于人兽共患的内脏利什曼病，控制保虫宿主仍然是一个巨大的挑战[170]。在地中海和南非地区，由婴儿利什曼原虫引起的内脏利什曼病，犬是其主要的保虫宿主[171]。一些实验研究显示，经过对犬进行血清学筛查并捕杀血清学阳性犬，儿童和犬的内脏利什曼病发病率均下降；尽管如此，这一措施的有效性和可接受度面临越来越多的争议[172]，导致有效控制巴西内脏利什曼病的工作失败。被捕杀的阳性犬很快就由易感的年幼犬替代，从而维持利什曼病持续传播。

虽然尚未确证效果，目前仍推荐使用检测-治疗策略。由于频繁复发，治疗病犬也许并不是有效的方法，因为经过临床治疗后几周犬就可恢复易感性。溴氰菊酯处理后的犬项圈能预防利什曼原虫感染；在伊朗的流行村，当所有的犬都戴上了处理后的项圈，儿童的感染风险也下降了[173]。然而，使用处理的犬项圈并不是一项可持续的公共卫生干预措施，因为它们需要每 6 个月更换一次，并且也很容易遗失。在欧洲，兽医公共卫生层面没有采用特别措施，但在流行区，常用杀虫剂处理的项圈和喷洒驱避剂预防犬被白蛉叮咬。从根本上来说，如果疫苗可以降低疾病传播，最好的策略就是为犬注射疫苗。

半家栖动物保虫宿主，如北非地区硕大利什曼原虫的宿主大沙鼠，有效的措施就是消除它们（使用灭鼠药或毁坏其洞穴）。但当利什曼病由野外生活的宿主传播时（如墨西哥利什曼原虫的宿主攀鼠），就没有针对它们的有效控制措施。

（四）患者检测和处理

在人源性内脏利什曼病流行区，未治疗的内脏利什曼病和黑热病后皮肤利什曼病患者可作为保虫宿主传播疾病（如印度次大陆和东非的杜氏利什曼原虫流行区）。数学模型显示无症状带虫者可以促进疾病的传播，但目前尚无足够安全的治疗方法在这些看上去健康的人群中使用。由于没有可用疫苗，很多地方对媒介的控制也无效果，唯一控制疾病的措施就是对病例进行早诊断、早治疗。早诊断的另一个优点是避免患者病情到晚期而使治疗效果更差。在苏丹，严重贫血、营养不良、长期患病的成年患者在治疗中死亡风险很高[98]。无论对于患病个体，还是对整个人群而言，早期诊断和治疗都尤为重要，它也是内脏利什曼病防控工作的重要组成部分[174,175]。

2005 年，印度、尼泊尔和孟加拉国提出了消除内脏利什曼病的倡议，采取基于 rK39 ICT 为诊断工具，米替福新为一线治疗药物的病例筛查和治疗策略。在锑剂仍然有效的地区，仍继续使用锑剂，但需要进一步考量其不良反应。项目仍采用 L-Amb 单一治疗或联合疗法，但尚需更多的研究数据支撑。2011 年起，一个针对低收入国家的捐赠项目提高了 L-Amb 治疗的可行性。

由于黑热病后皮肤利什曼病患者是重要的传染源，对其进行检测和治疗也有助于利什曼病防控。

在人兽共患病流行区，防控工作往往针对动物宿主（见上文）。但自从 HIV 合并利什曼原虫感染患者出现，在婴儿利什曼原虫流行区也可能出现人传人的可能，因此对人的早期诊断和治疗尤为重要。

致谢

感谢 J. Dedet 和 F. Pratlong 撰写本章节的前一版。同时感谢 P. Desjeux, B. Ostyn, A. Picado, K. Verdonck 和 C. Yansouni 出色的评论和对这一版编写的支持，以及 A. M. Trooskens 对参考文献的编写工作。

在秘鲁拍摄的所有照片属于 Alexander von Humboldt 热带医学研究所，利什曼病单元由 Dr. Alejandro Llanos-Cuentas 教授主持。照片分别由 F. Bravo, K. Verdonck 和 C. Yansoun 拍摄。承蒙 Dr. S. Rijal 教授的协调，尼泊尔的临床照片由 B. P. Koirala 健康科学学院热带疾病中心的 S. Uranw 拍摄。

参考文献

见：http://www.sstp.cn/video/xiyi_190916/。

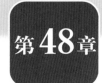

第48章 弓形虫病

MELBA MUÑOZ-ROLDAN, MARKUS M. HEIMESAAT, OLIVER LIESENFELD

翻译：钱门宝
审校：朱淮民　朱宏儒

要点

- 刚地弓形虫（*Toxoplasma gondii*）是一种寄生原虫，呈全球性分布。主要通过食入被猫科动物排出的卵囊污染的水和食物，或者是食入生的含有组织包囊的肉而感染。
- 弓形虫感染脏器病理变化有寄生虫本身直接破坏以及宿主的强 Th1 反应，累及淋巴结、眼、脑等组织和胎儿，艾滋病、器官移植等导致的免疫抑制可激活虫体大量繁殖。
- 临床症状视受累器官而定，大部分急性感染者无症状，其他可出现颈淋巴结炎（cervical lymphadenitis）和视网膜脉络膜炎（retinochoroiditis）；免疫抑制的个体可因虫体被激活而引起脑炎（encephalitis），而孕期感染可以导致先天性弓形虫病（congenital toxoplasmosis）。
- 对于免疫功能正常的个体，既往感染可检测刚地弓形虫特异性 IgG 抗体，IgM（和 IgA）抗体检测可诊断为现症感染；对于免疫功能不全的个体，通过对体液或组织进行 PCR 或免疫组织病理学方法进行诊断。
- 对于免疫功能正常的个体，初次感染一般不需抗寄生虫治疗；而对于免疫功能不全的个体，均需抗寄生虫治疗。治疗是通过乙胺嘧啶（pyrimethamine）和磺胺嘧啶（sulfadiazine）联合用药抑制叶酸（leucovorin）合成，同时加入亚叶酸替代宿主的叶酸合成。
- 预防策略包括健康教育和卫生措施避免感染（初级预防）；抗寄生虫治疗阻止免疫功能不全个体寄生虫激活和孕妇向胎儿的传播（次级预防）。

一、概述

刚地弓形虫是一种专性细胞内寄生原虫，可感染多种动物和人。刚地弓形虫生活史包括 3 个阶段：卵囊（oocysts）、速殖子（tachyzoites）和缓殖子（bradyzoites）。卵囊是刚地弓形虫在猫科动物肠道内的有性生殖阶段，速殖子是在宿主细胞内快速繁殖阶段，而缓殖子是在隐性感染者体内的缓慢繁殖阶段，以包囊形式存在。全球有三分之一的人口感染刚地弓形虫，感染途径是食入被卵囊污染的水或食物，或食入生的或未彻底煮熟的含有包囊的肉。刚地弓形虫可通过肠道、胎盘和血脑屏障，并在中枢神经系统和肌肉组织中以包囊形式长期存在。细胞免疫和体液免疫控制初次感染，细胞免疫机制如 Th1 细胞反应是阻止感染后再激活所必需的。初次感染后宿主可表现为流感样症状，也可以引起淋巴结病和视网膜脉络膜炎；孕妇感染后大多无症状，但是可引起严重的胎儿出生缺陷或宫内死亡。在艾滋病或接受器官移植等免疫功能不全的患者，脑部隐性感染的激活可引起弓形虫性脑炎（toxoplasmic encephalitis）。血清或眼内抗体反应有助于初次感染的诊断，但直接查到弓形虫病原可明确是感染被激活。治疗可用乙胺嘧啶和磺胺嘧啶联合用药来抑制叶酸合成。通过避免食入被污染食物和水达到初级预防；通过对免疫功能不全的个体进行抗寄生虫治疗和/或恢复免疫状态达到次级预防。

二、流行病学

刚地弓形虫是一种专性细胞内寄生原虫，属于顶复门、球虫亚纲。它在自然界可以多种形式存在[1]。卵囊是在所有猫科动物肠道内的有性生殖阶段，可释放具有感染性的子孢子。速殖子是侵入宿主细胞的无性繁殖阶段，而含有缓殖子的包囊是寄生在组织的主要形式。除了在猫科动物的有性繁殖阶段外，刚地弓形虫均为单倍体，染色体大约含有 8×10^7 个碱基对。

猫科动物是刚地弓形虫的终末宿主，刚地弓形虫在其肠道完成有性生殖并产生卵囊（图 48.1）[2]。在感染的急性期，被感染的猫科动物每天可从粪便排出数百万个卵囊（大小为 $10 \, \mu m \times 12 \, \mu m$），持续 7～21 d。随着孢子的形成（第 1～21 天），子孢子被释放出来，可感染新的宿主，并进入速殖子阶段。

速殖子（宽 2～4 μm，长 4～8 μm）呈新月形或卵圆形，进入细胞内开始快速增殖阶段（图 48.1）。速殖子主动侵入所有的有核细胞，并形成细胞质空泡。经过反复

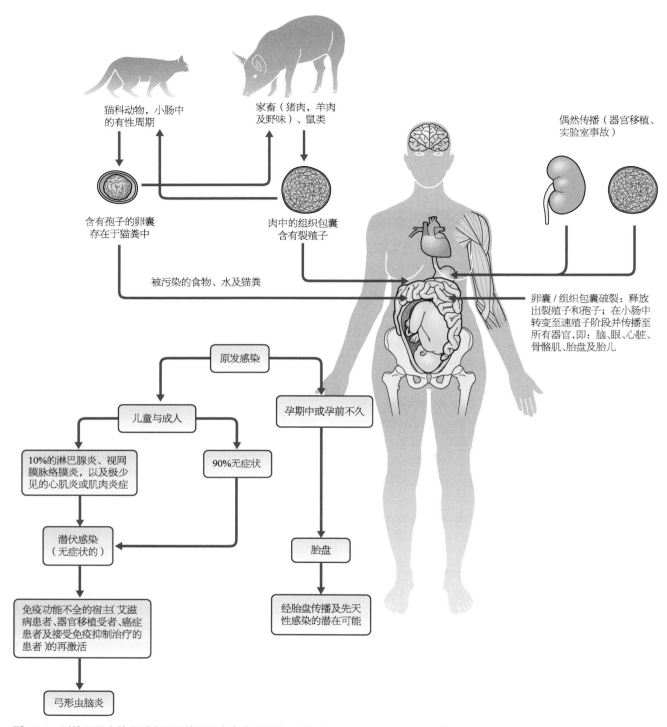

图 48.1 刚地弓形虫的生活史和刚地弓形虫病临床表现。(经 Montoya JG, Liesenfeld O 许可, Lancet 2004;363:1965-1976.)

增殖,宿主细胞破裂,释放的速殖子将侵入邻近的细胞。速殖子可引起强烈的炎症反应和组织破坏,从而引起相应的临床表现。在免疫系统的作用下,速殖子转化为缓殖子并形成包囊。

缓殖子可以包囊形式在宿主体内持续存在(图48.1)。缓殖子形态上和速殖子相同,但繁殖速度较慢,并且表达

具有期特异性的分子,因而功能上不同。组织包囊可以存在于脑、骨骼肌和心肌,每个包囊含有上百个至上千个缓殖子。在免疫功能不全的患者体内,缓殖子从包囊内释放出来,重新转化成速殖子,激活感染。包囊存在于动物的肌肉或脑组织中,是中间宿主和终末宿主感染弓形虫的感染阶段。

食入包囊或卵囊是刚地弓形虫感染的自然途径。食入后,包囊或卵囊破裂向肠腔释放缓殖子或子孢子,后者将快速侵入细胞并增殖成速殖子。当被感染的细胞破裂后,速殖子可通过侵入邻近细胞或血液播散。在中间宿主和猫科动物的肠外期阶段,特异性的免疫可以促使其转化成含有缓殖子的包囊。免疫缺陷可以导致这种隐性感染的激活并引起严重的疾病,但是再感染似乎不会导致明显的临床疾病。

分子分析表明刚地弓形虫包含 3 个克隆系,分别命名为Ⅰ型、Ⅱ型和Ⅲ型,它们在毒力和流行模式上有差别[3]。可通过分析患者血清中的株特异性多肽来进行刚地弓形虫的分型[4]。在欧洲和北美,刚地弓形虫种群遗传结构比较简单,以上 3 种克隆系占据人类感染的主体。在美国和中、南美洲,严重的先天性弓形虫病可能与非Ⅱ型有关,而 DNA 测序发现在艾滋病患者和眼弓形虫病患者中存在多种重组的非典型株。在中、南美洲出现的高频率重组株表明刚地弓形虫的基因型比以前所想象的要多样化。在苏里南的一个有 33 个居民的村庄里暴发了弓形虫病[5],共有 11 例弓形虫病患者,其中 8 例免疫功能正常,累及多器官感染,死亡 1 人。还发现 2 例先天性弓形虫病致死病例。分子分析表明该暴发的 11 例中至少 5 例是由同一非典型虫株所致。该非典型株基因型与以上 3 种已知的克隆系无关,但可能与邻近的法属圭亚那正常免疫功能的成人中发生的大量严重弓形虫病有关。虽然可以正式确认传染源,但弓形虫病暴发的严重程度表明环境污染与野生猫科动物及其猎物参与的森林感染循环有关。

在欧洲,Ⅱ型是人类感染的主要基因型,占感染总数的 70%~80%。法国孕妇中先天性和眼弓形虫病病例中,Ⅱ型占多数比例,其中先天性感染占 85%。

在 2 种不同的、竞争的克隆系中进行有性重组,可能驱动刚地弓形虫毒力的自然进化。直接经口传播是刚地弓形虫生活史上近来才获得的进化改变,这可能导致了弓形虫病的大范围传播[7]。培育特异的基因缺陷株及正在进行的弓形虫基因组测序(见:http://ToxoDB.org/)将为刚地弓形虫的感染免疫和病理发生提供更深入的了解。

人类因食入生的或未煮熟的含有弓形虫包囊的肉,或是被含有卵囊的猫科动物粪便污染的食物和水而感染刚地弓形虫(图 48.1)[1]。近来在美国的一项研究通过检测子孢子特异性抗体发现食入卵囊是感染的主要途径。刚地弓形虫血清学阳性率随年龄增长,但不同性别无差异,且在寒冷地区和热的干旱地区及高海拔地区较低[8]。全球的刚地弓形虫感染流行病学监测开展较少,仅有的一些研究表明过去几十年其血清学阳性率在几个国家逐渐下降[9]。饮食和卫生差异导致全球的血清学阳性率不同。美国的总体阳性率在 22.5%。据报道,在欧洲有些地区阳性率超过 50%(图 48.2)。农村地区下半年感染率的上升与夏季食入更多新鲜蔬菜、延长了室内与猫接触的时间及圣诞节期间食用更多生肉有关。节后的 1 月份食用生肉显著减少。

与感染弓形虫病的猫接触可导致人类弓形虫病的暴发,说明猫排出的卵囊在疾病传播上的重要性。社会经济状况同样影响着血清学阳性率和疾病的流行。较差的社会经济条件与几起弓形虫病暴发有关,在这样的条件下饮用水被卵囊污染是最主要的传播途径[10]。输血和

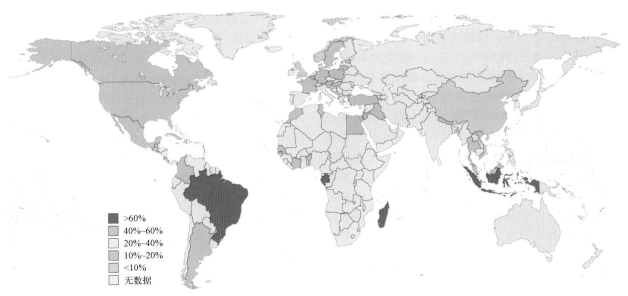

>60%

40%~60%

20%~40%

10%~20%

<10%

无数据

图 48.2　全球育龄期女性或孕妇的刚地弓形虫血清学患病率。(改自 Pappas G, et al. Int J Parasitol 2009;39:1385-1394.)

器官移植可以传播刚地弓形虫并可能感染免疫功能不全的患者。实体器官移植的感染率一般在 0～0.6%,取决于移植的类型和所在地区血清学阳性率;在心脏移植患者中感染率是最高的。血液肿瘤患者,尤其是霍奇金病(Hodgkin's disease)患者具有高的感染后复发风险。在器官移植患者中,心、肺、肾和骨髓移植具有较高的弓形虫病发生概率。

此外,刚地弓形虫可以通过被感染的孕妇传给胎儿[1,11]。在欧洲和北美,先天性弓形虫病在活产婴儿中的患病率为 0.01%～0.1%。母亲的早期感染(孕期前 3 个月和孕期中 3 个月)可导致严重的先天性弓形虫病、胎儿宫内死亡或自然流产;如孕期后 3 个月感染,虽然出生胎儿表面上一般无异常,但是感染的新生儿如果没有得到治疗,后期可发生视网膜脉络膜炎(retinochoroiditis)和/或精神异常。重要的是,先天性弓形虫病的新生儿亚临床感染的总体发生率高达 85%,该病的发生取决于孕妇感染的时间。如果感染发生在受精前后及妊娠的前 2 周内,大部分情况下不会导致传播;如果感染发生在怀孕后 3 个月,传播的概率在 60%。若想阻止母婴传播,需要在感染后 3 周内进行治疗。但是由于大部分感染是无症状的,预防先天性弓形虫病常难以实现。人群总血清阳性率是预测孕妇感染风险的重要指标。在低血清阳性率的人群中,因为环境和/或食物污染刚地弓形虫的风险较低,总体的感染风险也相应较低;但是具有免疫力的个体比例也较低,导致怀孕的时候发生初次感染的风险增加,进而增加先天性传播的风险。另一方面,在高血清学阳性率的人群,由于过去的暴露,女性在孕期获得初次感染的概率降低。但是,过去没有暴露过的个体由于环境和食物中刚地弓形虫的污染,在孕期发生初次感染的风险将增加。

HIV 感染者中,弓形虫性脑炎的发生率与 HIV 感染人群总的刚地弓形虫抗体流行情况、免疫抑制程度(CD4+ 细胞计数)、对抗病毒药物的免疫反应和有效的抗弓形虫性脑炎预防性治疗直接相关[1,12,13]。艾滋病相关的弓形虫性脑炎和累及其他器官的弓形虫病大部分是由于隐性感染被激活所致。据估计,感染了刚地弓形虫且未接受抗弓形虫病预防性治疗和抗病毒治疗的艾滋病患者中 20%～47%将发生弓形虫性脑炎。甚至在艾滋病出现以前,弓形虫脑炎就被认为是使人失能和免疫功能不全(尤其是那些由于所患疾病或治疗引起细胞调节免疫缺陷)的患者死亡因素。在艾滋病患者群队列中引入高效抗逆转录病毒治疗(highly active antiretroviral therapy,HAART)后,弓形虫性脑炎的发生率和死亡率出现了下降。

自 HIV 流行初期,弓形虫病就成为艾滋病的指征。据推算 HIV 相关的弓形虫病的住院病例在 1993 和 1995 年间增加,之后又下降。HIV 相关的弓形虫病住院占所有 HIV 相关的住院比重在 1993—2008 年是下降的,但 2000 年后下降较少,说明抗病毒治疗失败或一些 HIV 感染者诊断的延迟。后 HAART 时代,弓形虫性脑炎主要是那些没有接受 HAART 或接受的 HAART 不规范的患者。此外,后 HAART 时代与前 HAART 时代相比,同时诊断为弓形虫性脑炎和 HIV 的似乎更多。

三、病理和发病机制

个体的免疫状态是人体感染病程的重要因素之一。其他重要的因素还包括感染寄生虫数量、个体的遗传背景和病原体毒力[16]。当虫体主动侵入宿主细胞,刚地弓形虫能够形成寄生虫吞噬小泡,这种小泡含有虫体分泌蛋白,排除宿主蛋白,促进吞噬体成熟并与溶酶体融合。刚地弓形虫进化出强有力的机制来调节宿主细胞并通过隐性感染的方式来逃避宿主的免疫系统[16-18]。

随着虫体侵入宿主细胞,刚地弓形虫快速增殖,使宿主细胞破裂并经血液播散到宿主全身。刚地弓形虫能够穿过血脑屏障并在脑组织形成包囊(图 48.3)。此外,刚地弓形虫不仅能够到达骨骼肌和心肌,还可以到达视网膜和胎盘。树突状细胞可能是将刚地弓形虫播散到全身的关键细胞("特洛伊木马"Trojan Horse)。鼠感染模型和体外实验均支持该假设,在这些研究中刚地弓形虫倾向感染单核细胞和树突状细胞,并在其内复制。此外,树突状细胞感染增加了刚地弓形虫的迁移能力。

T 细胞、巨噬细胞和 1 型细胞因子(type 1 cytokines)(IFN-γ,IL-12)是控制刚地弓形虫感染的关键。鼠模型的适应性转移实验证实 T 细胞是控制刚地弓形虫感染所必须,CD4+ T 细胞介导显著的保护作用,CD8+ T 细胞主要负责感染初期的机体抵抗。其刺激分子 CD28 及其配体 CD40 是调节生成针对刚地弓形虫应答的 IL-12 和 IFN-γ 的关键分子。刚地弓形虫感染诸如树突状细胞和巨噬细胞等抗原呈递细胞可促使 CD28 和 CD40L、CD80/CD86 和 CD40 的相应配体的上调。CD80/CD86 结合上 CD28 增强 CD4+ T 细胞生成 IFN-γ。此外,CD40L 与 CD40 的结合可启动 IL-12 分泌,从而促使 IFN-γ 生成。CD40L 与抗刚地弓形虫的免疫反应的相关联,有以下证据:儿童先天性 CD40L 信号缺陷(患高 IgM 综合征)患弓形虫性脑炎和弥散性弓形虫病。更近的研究显示 HIV 感染者的 CD4+ T 细胞的 CD40L 表达有缺陷,该缺陷可能与 HIV 感染相关的 IL-12/IFN-γ 生成缺陷有关。

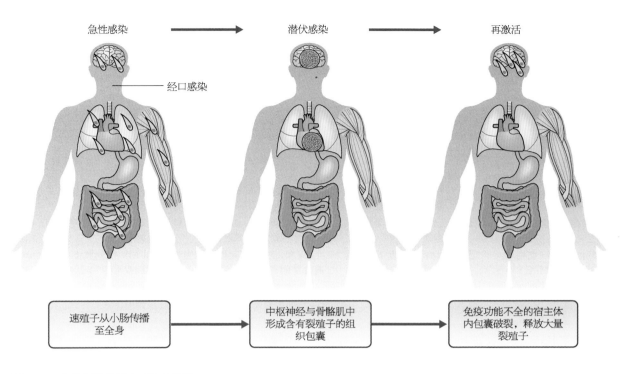

急性感染 → 潜伏感染 → 再激活

经口感染

速殖子从小肠传播至全身 → 中枢神经与骨骼肌中形成含有裂殖子的组织包囊 → 免疫功能不全的宿主体内包囊破裂,释放大量裂殖子

图 48.3 人体刚地弓形虫感染的阶段。

细胞因子和趋化因子(chemokine)的生成导致炎症细胞累积和激活,从而清除入侵的寄生虫。大量的研究说明了 IFN-γ 有抗微生物作用,但是 IFN-γ 在宿主体内具有双重作用:引起严重炎症反应和作为抗寄生虫效应因子。IFN-γ 结合 TNF 将激活巨噬细胞等吞噬细胞(phagocytic cells),从而产生高水平的反应性氮中间体,参与控制寄生虫的增殖。CD8$^+$ T 细胞能够溶解被感染的宿主细胞,因此作为效应淋巴细胞在抗寄生虫方面发挥主要作用;而 CD4$^+$ T 细胞在调节针对刚地弓形虫的免疫反应中发挥重要作用。此外,寄生虫同时诱导反向调节机制。刚地弓形虫启动生成诸如 IL-10 和 TGF-β 在内的抗炎细胞因子的产生,从而抑制 IFN-γ 的生成和损伤巨噬细胞的激活。B 淋巴细胞和抗体生成的研究还不够详细。感染后 2 周内可检出针对弓形虫的 IgG、IgM、IgA 和 IgE。IgA 在黏膜表面的生成可能介导针对重复感染的保护。在补体存在的情况下,特异性抗体可溶解细胞外速殖子。小鼠感染后体液免疫对刚地弓形虫弱毒株产生有限的保护,但是对强毒株则没有保护作用。

此外,刚地弓形虫的基因型可能对感染后的致病性产生影响。刚地弓形虫 I 型(非 II 和 III 型)对小鼠高毒性,但是该基因型与人体疾病的严重程度之间的相关性尚未完全明了。小鼠感染表明不同的弓形虫株编码和差异性地分泌多种效应蛋白,这些蛋白介导宿主前炎症反应的关键通路(如 ROP5,ROP16,ROP18 和 GRA15),

从而影响保护性免疫的形成[19,20]。刚地弓形虫的这种基因型效应机制还可能调节人体免疫应答。近来,在美国检查先天性弓形虫感染的结果显示,非 II 型虫株与早产及疾病的严重性相关[21]。在欧洲,II 型占到人体感染的比例约 80% 及孕妇中先天性病例的大部分(85%)(表 48.1)。相反,在美国非典型株和类 I 型株与严重眼弓形虫病之间的关系愈发明显。近来发现在德国的眼弓形虫病患者中,与刚地弓形虫不反应的血清型和 II 型血清型占据主导,其中与刚地弓形虫不反应的血清型与更严重的复发性眼弓形虫病有关。明确刚地弓形虫的种群结构对了解其传播、免疫原性和致病性有重要的意义。明确特定的基因型与疾病的严重性和/或感染复发的频率之间的关系将有助于改善患者的个体化管理。

表 48.1	先天性传播率和后代先天性感染风险			
母亲血清阳转时妊娠时间(周)	先天性感染风险		感染后代出现临床表现	
	(%)	95% 置信区间(%)	(%)	95% 置信区间(%)
13	6	3~9	61	34~65
26	40	33~47	25	18~33
36	72	60~81	9	4~17

改自 Montoya JG, Remington JS. Clin Infect Dis 2008;47:554-566.

病理改变还取决于感染寄生虫的特性（表 48.2）。在免疫正常的宿主，原发性感染最常被忽视的是发生在少数身上的弓形体淋巴结炎，其特征是淋巴结出现特别的、常可作为诊断指标的组织病理改变，即滤泡增生和上皮样组织细胞的不规则聚集并侵入生发中心边缘[1]。

表 48.2	刚地弓形虫感染临床表现、相关症状、病理变化和鉴别诊断概述		
临床特征（宿主免疫状态）	体征和症状	病理学	鉴别诊断
淋巴结炎（免疫功能健全）	无（90%病例）；偶尔发热、不适、盗汗、肝脾肿大、淋巴结病	滤泡增生、上皮样组织细胞不规则聚集并侵入生发中心边缘	霍奇金病、单核细胞增多症、猫抓热、淋巴瘤、白血病
弓形虫性脑炎（免疫功能不全）	轻偏瘫、性格改变、失语、癫痫、虚弱、感觉异常	多发性脑囊肿、病灶扩大坏性坏死、小神经胶质细胞结节	多灶性白质脑病、真菌和分枝杆菌感染
视网膜脉络膜炎（免疫功能健全和免疫功能不全）	眼痛、视力清晰度下降、盲点、畏光	后极和内层的坏死性视网膜炎（通常单侧）	CMV 视网膜炎、梅毒、单纯疱疹病毒或水痘-带状疱疹病毒感染
先天性弓形虫病（母亲免疫功能健全）	小头畸形、失明、癫痫、心理运动或智力减退	皮质基底神经节坏死、脑水肿、导水管周围和脑室周的血管炎	单纯疱疹病毒、CMV 或风疹病毒感染

由中枢神经系统隐性感染的激活所致的弓形虫性脑炎，受累及的器官为脑部灰质和白质区域、视网膜、肺、心和骨骼肌。多发性病灶扩大性坏死（multiple foci of enlarging necrosis）是弓形虫性脑炎最有特征的表现。脑部 CT 或 MRI 扫描可出现单个的、但大多时候是多发性病灶扩大性坏死和小神经胶质细胞结节，在脓肿周边区域还可出现水肿、血管炎、出血和脑梗死。弓形虫性脑炎侵犯基底神经节，也可弥散于脑灰白质交界处。先天性弓形虫病可出现小头畸形（microcephaly）、小眼（microphthalmia）、脑水肿（hydranencephaly）、导水管狭窄所致脑积水（hydrocephalus secondary to aqueduct stenosis）、脑室穿通性囊肿（porencephalic cyst）和脑室旁钙化（periventricular calcification）。导水管周边和脑室旁的血管炎（periventricular vasculitis）和坏死是弓形虫病特征性病理改变。脑部坏死主要出现在皮质和基底神经节。坏死区域可出现钙化并引起明显的影像学变化，这对弓形虫病诊断有意义，但并非病理上的特异性表现。中脑导水管和室间孔（foramen of Monro）的阻塞可导致脑积水。在坏死病灶及邻近区域、胶质结节（glial nodules）及周边区域、室旁区域和未受炎症累及的脑部组织发现速殖子和包囊。免疫缺陷的肺弓形虫病（pulmonary toxoplasmosis）患者可出现间质性肺炎（interstitial pneumonitis）、坏死性肺炎（ecrotizing pneumonitis）、硬化（consolidation）、胸腔积液（pleural effusion）或肺气肿（emphysema）。肺炎与纤维蛋白渗出液或纤维蛋白脓性渗出液有关，肺泡细胞可能含有速殖子。对患有弓形虫性脑炎的器官移植患者进行尸检时，病理学改变是多器官的。最常见的有脑、心、肺，其他如眼、肝、胰腺、肾上腺和肾等器官也可能累及。

眼部感染（视网膜脉络膜炎）的特征是严重的炎症和坏死。炎症和坏死的程度取决于患者的免疫状态[22]。对于初发的眼弓形虫病，50%以上出现单侧后极坏死性视网膜炎。坏死区域常累及视网膜内层，表现为被视网膜水肿包裹的白色结节。

四、临床表现

在免疫功能正常的个体，大部分表现为无症状感染（弓形虫感染），但在初次感染的原发性弓形虫病中约有 10% 为淋巴结病和/或视网膜脉络膜炎（弓形虫病），伴有非特异性的流感样症状，如发热、萎靡、盗汗、肌痛、喉痛和斑丘疹（maculopapular rash）。母亲在孕期初次感染可引起胎儿和新生儿的先天性弓形虫病。免疫功能不全的患者由于隐性感染激活可导致弓形虫性脑炎或弥散性疾病。

（一）急性感染

免疫功能正常的个体急性弓形虫病临床表现大多类似于感染性单核细胞增多症或巨细胞病毒（CMV）感染，但是急性弓形虫病所致的单核细胞增多症一般不超过 1%。淋巴结一般柔软、散在，有些可在长达 6 周内持续增大。临床上 3%～7% 的明显淋巴结病（lymphadenopathy）是刚地弓形虫感染。腹膜后或肠系膜淋巴结病可引起腹痛。大部分获得性弓形虫病难以诊断，因为临床表现非特异。弓形虫性淋巴结病需要与淋巴瘤（lymphoma）、猫抓病（cat-scratch disease）、类肉瘤病（sarcoidosis）、结核病（tuberculosis）、野兔热（tularaemia）和白血病（leukaemia）鉴别诊断。症状一般在几个月内会消失。免疫功能健全的人极少发生心肌炎、多发性肌炎、肺炎、肝炎或脑炎，这与特定的非典型虫株和/或宿主因素有关，且主要发生在热带地区（见上文）。

近来，有报道显示弓形虫血清学阳性与许多神经精神紊乱（neuropsychiatric disorders），如癫痫（epilepsy）和精神分裂症（schizophrenia）可能相关。

（二）免疫功能不全个体的复发

存在 T 细胞介导免疫缺陷的免疫功能不全患者，如接受类固醇（corticosteroids）或细胞毒性药物治疗的患者、血液肿瘤患者、器官移植受体者或艾滋病患者，是隐性感染复发弓形虫病的高风险人群。有报道显示，免疫调节 TNF 阻断疗法（immunomodulatory TNF-blocking therapies）在少数病例可导致刚地弓形虫感染复发[23]。免疫功能不全的患者如果是初次感染，可能表现为播散性疾病（毒血症）。与免疫正常个体不同，免疫功能不全的个体如果发现和治疗不及时，弓形虫病可以致命。艾滋病患者出现弓形虫病临床表现常表明已累及中枢神经系统，如弓形虫性脑炎，眼（视网膜脉络膜炎）及肺（肺炎）。涉及多器官的播散性感染并不少见，且很多病例临床表现并不能反映播散性感染的程度和严重性。弓形虫病最常见的临床表现是脑炎，一般发生在 CD4$^+$ 细胞计数低于 200/μL。在引入抗寄生虫感染预防性治疗及 HAART 之前，弓形虫性脑炎是艾滋病患者中枢神经系统最常见的症状。但随着甲氧苄啶（trimethoprim）和磺胺甲噁唑（sulfamethoxazole）（TMP-SMZ）在治疗耶氏肺孢子菌肺炎中的广泛使用，弓形虫性脑炎的发生显著减少。如 HIV 感染者接受了合理的治疗，一般很少发生弓形虫性脑炎。在引入 HAART 治疗前后，发生弓形虫性脑炎患者的人口学、临床和实验室特征似乎没有明显的差异，对于接受了 HAART 且 CD4$^+$ 细胞计数在 200/μL 水平以上维持 3～6 个月的患者，预防性治疗可以安全地中断[13,15]。弓形虫性脑炎的临床表现包括精神状态变化、癫痫发作、虚弱、颅内神经紊乱（cranial nerve disturbances）、感觉异常、小脑症状、脑膜刺激征（meningismus）、运动障碍和神经精神异常（neuropsychiatric manifestations）（表48.3）。大约 75％的病例，最常见的表现是局部神经异常的亚急性发作，如轻偏瘫、性格变化或失语。特征性的表现常常是亚急性发作，高达 89％的患者出现局部神经异常。但有 15％～25％的病例突然出现癫痫或脑出血症状。表 48.3 总结了伴有弓形虫性脑炎的 HIV 感染者基本情况及相应的体征和症状。弓形虫性脑炎需要与下列疾病进行鉴别诊断：中枢神经系统淋巴瘤（central nervous system lymphoma）、进展性多病灶脑白质病（progressive multifocal leukoencephalopathy）、巨细胞病毒（cytomegalovirus）、新型隐球菌（Cryptococcus neoformans）、烟曲霉（Aspergillus fumigatus）和结核分枝杆菌（Mycobacterium tuberculosis）所致脑部感染。此外，部分患者出现神经精神症状，如偏执性精神病、痴呆、焦虑和易怒。

表 48.3	弓形虫性脑炎患者基线特征、临床体征和症状
参 数	**数值**
基线特征	
性别（男性百分比）	86
年龄（岁）（均数，标准差）	40±9.5
CD4 细胞计数（中位数，四分位数间距×10^6/L）	27（9～62）
刚地弓形虫血清学阳性率	97％
弓形虫病预防	32％
脑影像指征	98％
体征和症状	
发热	59％
头痛	55％
癫痫	22％
局部体征	70％
运动感觉缺陷	49％
脑神经麻痹	12％
共济失调、失语、偏盲	15％
小脑体征	10％
弥散性神经精神体征	15％
昏迷、昏睡	5％
其他神经体征	8％

改自 Raffi F，et al. AIDS 1997；11：177 - 184.

如果累及脊索，可表现为单侧或双侧肢体运动或感觉失调、膀胱或肠道功能紊乱（或两者兼有）以及局部疼痛。患者可呈现与脊索肿瘤类似的临床症状。弓形虫病还可表现为视网膜脉络膜炎、肺炎或伴有急性呼吸衰竭的多器官疾病和败血性休克症状。与艾滋病合并弓形虫感染所致肺病，可通过检测肺泡灌洗液中的病原体进行诊断。大约 50％的弓形虫性肺炎病例出现肺外疾病。需要与弓形虫肺炎鉴别诊断的包括耶氏肺孢子菌肺炎以及结核分枝杆菌、新型隐球菌、粗球孢子菌（Coccidioides immitis）和夹膜组织胞浆菌（Histoplasma capsulatum）所致感染。

免疫功能不全的弓形虫病患者中，视网膜脉络膜炎是第二常见的症状，特征是眼部疼痛和视力的丧失。眼底镜检查可以发现有些病例出现多病灶的或双侧的坏死性病变。此外，玻璃体炎症可伴有坏死性病变，10％的弓形虫性视网膜脉络膜炎患者会累及视神经。艾滋病患者中视网膜脉络膜炎与复发性弓形虫脑炎有关，大约占 63％。鉴别诊断包括 CMV 视网膜炎、梅毒以及单纯疱疹病毒、水痘-带状疱疹病毒（varicella zoster virus）和真菌感染。

在不同原因所致免疫抑制（如实体器官移植）患者中，临床症状类似。大部分（血清阴性）患者在器官移植的 6 个月内出现初发感染，表现为发热、呼吸系统和神经症状，但只有不到 25% 的患者出现播散性弓形虫病。实体器官移植的患者出现弓形虫病，大部分是由于器官移植时血清阳性的供体捐献给血清阴性的受体所致的获得性弓形虫感染。弓形虫病也可能是由于受体在器官移植时伴随的免疫抑制治疗引起的先前获得感染的复发所致，而与供体的血清学状况无关。后一种情况在骨髓移植的受体中尤显重要。发热通常是器官移植受体弓形虫病的首发症状，其后伴随脑部和肺部相关的临床表现。

（三）免疫功能健全个体的眼弓形虫病

弓形虫视网膜脉络膜炎是由先天或后天的获得性急性感染或复发所致[1,11,24]。与眼弓形虫病严重性有关的宿主因素中，年龄是一个重要因素，且在婴儿和老人中通常表现更为严重的病变。视网膜（retina）是眼睛感染弓形虫的主要位置，眼葡萄膜炎（uveitis）最常见的病因之一。在巴西南部，超过 85% 的后葡萄膜炎与弓形虫有关，其中 9.5% 的血清转化者（由阴转阳）和 8.3% 的血清阳性患者（未累及视力的）在 7 年随访中出现典型病变。宿主和病原体遗传及环境等因素决定了眼弓形虫病的病程和严重性。复发很常见，在一项超过 5 年的随访研究中，79% 的患者出现了复发，复发时间中位数是 2 年。若初发有眼睛病变或白内障摘除术，则复发更常见。相反，那些在急性弓形虫感染出现视网膜脉络膜炎的患者多数年龄大于 30 岁，通常累及单侧眼睛，而且眼部损伤不在黄斑处，与旧瘢痕也无相关。

眼脉络膜（choroid）、玻璃体（vitreous）和前房（anterior chamber）通常会受累。视网膜脉络膜炎通常是双侧的，典型表现是影响单眼的后极，但是在色素沉积的视网膜瘢痕边可以出现孤立的、多发或卫星状的结节损伤。急性弓形虫病眼部疾病可以通过活动性损伤来检测，表现为视网膜坏死部位的灰白色病灶，伴有邻近的脉络膜炎、血管炎、出血和玻璃体炎，通常单侧。而更严重的是在老年人或免疫功能不全的患者出现双侧或多发性病灶。局灶性坏死性视网膜炎最初出现在眼底，呈黄白色，棉质斑块，边缘不清楚，通常在后极。此外，脉络膜可继发炎症，伴有眼内压升高和严重的继发性虹膜睫状体炎。存在活动性视网膜病变并伴有严重的玻璃体炎症反应可导致典型的"雾中前灯（headlight in the fog）"外观。复发性病变主要发生在脉络膜视网膜瘢痕的边缘，并可成簇出现。视网膜脉络膜炎可伴有全葡萄膜炎（panuveitis）。

迟发型的先天性感染所致的视网膜脉络膜炎通常出现在 20～30 岁阶段的患者，其特征性视网膜病变是双侧、旧的视网膜瘢痕及累及黄斑。

急性视网膜脉络膜炎可以引起诸如视物模糊、暗点、疼痛、畏光和溢泪。如果累及黄斑将导致中心视力的损伤或丧失。随着炎症的消退，视力可改善，但是一般不会完全康复。在大部分病例中，可通过眼科检查来确诊弓形虫视网膜脉络膜炎，一般根据临床表现和血清学检测结果采取病原学治疗。

弓形虫视网膜脉络膜炎与结核性后葡萄膜炎、梅毒、麻风病和眼组织胞浆菌病类似。有报道，弓形虫视网膜脉络膜炎非典型的临床症状通常出现在老年人或免疫缺陷患者，包括多发性病灶的活动性视网膜炎、急性视网膜坏死综合征（玻璃体炎、周围视网膜炎、视网膜血管炎）、明显的视网膜内出血、眼底镜可见的脉络膜视网膜瘢痕。

（四）先天性弓形虫病

刚地弓形虫可以通过孕妇传给胎儿。若妇女怀孕时初次感染弓形虫，弓形虫可通过胎盘进入胎儿血液循环[25]。但是，极少数情况下，免疫功能健全的妇女由于在怀孕前不久感染所致的持续的虫血症、感染 HIV 的母亲隐性弓形虫激活以及具有免疫力的母亲在怀孕时感染了不同虫株也可以引起先天性弓形虫病。

尽管胎儿感染可以引起自然流产，但是在孕期对感染者进行早期检测并快速启动治疗会有利于结局的转变。出生时的初始症状不仅与在孕期的感染时间点密切相关，也与宿主和病原体遗传因素有关。先天性弓形虫病的传播概率和严重性呈负相关。胎儿感染的可能性随着孕期时间的增加而增加（怀孕时接近 0，到孕期的前 1/3 结束高达 10%，中 1/3 结束为 30%～54%，后 1/3 结束超过 60%）；而同期胎儿发生严重症状的概率在下降。

重要的是，有些患者的临床症状在出生时并未表现，而在以后的生活中才逐渐出现。非典型基因型虫株通常较典型基因型虫株所致的先天性弓形虫病更为严重。在巴西和欧洲，感染非典型基因型虫株的婴儿发生更严重的眼部疾病。先天性感染可在出生后的任何时间发病，并导致新生儿出现不同程度的症状。弓形虫病可在新生儿期发病，也可在出生后前几个月以缓和或严重形式发病，还可以在婴儿后期或儿童阶段发病，以出现一系列临床症状。大部分体征和临床表现都是非特异的，可类似于诸如单纯疱疹病毒、CMV 和风疹病毒等感染的疾病。但是，典型的视网膜脉络膜炎、脑水肿和脑钙化三联征几乎不会出现。一般症状包括视网膜脉络膜炎、斜视、失明、癫痫、精神运动或智力迟钝、贫血、黄疸、皮疹、血小板减少所致瘀点、脑炎、肺炎、小头畸形、颅内钙化及其他非特异性疾病。超过 82% 的亚临床疾病的患者在成年时出现视网膜病。一些出生时播散性或有神经症状的儿童，如果未经治疗或只治疗 1 个月，出现智力迟钝的概率可超过 85%，出现癫痫的概率为 81%，出现运动困难的概率为 70%，出现严重视力受损的概率为 60%，出现脑水肿或小脑畸形的概率为 33%，出现听力损失的概率为

14%,完全正常的概率只有11%。

通常,先天性弓形虫病的始发症状是视网膜脉络膜炎,其出现的年龄中位数为3.7年。有些儿童出现单侧失明,而其他的则不出现视力受损。神经性损害可导致精神运动发展迟缓、小脑畸形和癫痫。荷兰对9例先天性感染且未经治疗的儿童进行了长达14年的随访,其中5例出现了视网膜脉络膜炎。前瞻性研究表明,对有先天性感染但未出现临床症状的胎儿进行早期特异性治疗可以明显减少不良后果的发生。在感染HIV的孕妇中很少能观察到病原体被传给胎儿。HIV感染的新生儿的先天性感染病程加速,他们不能正常生长,出现发热、肝脾肿大、视网膜脉络膜炎和癫痫。大部分儿童累及多器官发病并出现中枢神经系统和心肺疾病。

通过给易感动物小鼠经口感染刚地弓形虫组织包囊所致的小肠免疫病理研究,发现局部的Th1型细胞因子的过量生成(细胞因子风暴,cytokine storm)[16,26]。这一病理性的免疫机理与人类的炎性肠病如克罗恩病(Crohn's disease)类似。有趣的是,曾经在大量动物实验中发现类似的临床症状。

五、诊断

刚地弓形虫感染的诊断方法取决于临床表现和患者的免疫状态[1,27]。间接检测被广泛用于免疫功能健全的患者,包括一系列血清学方法;而直接检测通常用于免疫功能不全的患者,包括分离病原体、通过PCR检测病原体和/或组织学观察。IgG抗体作为孕妇孕前或孕早期对初次感染的免疫保护指标,也用于发现可能具有隐性感染复发风险的免疫功能不全的患者。萨宾-费尔德曼染色试验(Sabin-Feldman dye test)、免疫荧光抗体实验(the immunofluorescent antibody test)、酶联免疫吸附试验(ELISA)和IgG亲和力测试等一系列血清学方法可用于检测IgG抗体,该抗体在感染后1～2周出现,并且维持终身。对IgG抗体的亲和力(功能性亲和力)进行测试已经成为检测感染时间(近期或远期)的标准。IgM ELISA和IgM免疫吸附凝集实验(ISAGA)用来检测IgM抗体,该抗体在感染后1周内出现,迅速上升而后下降并消失(消失速度差异较大)。IgM阴性可以排除近期感染。不同血清学方法的组合可以对感染状态进行更好的评价。局部产生的抗体,如抗眼弓形虫特异性抗体曾成功用于眼弓形虫病的诊断。

直接检测:对体液和组织中刚地弓形虫的多拷贝基因进行定量PCR扩增已成功用于诊断先天性、眼、脑和播散性弓形虫病。PCR方法的敏感性,尤其是PCR产物扩增、检测技术及以前是否使用抗刚地弓形虫特异性药物等取决于样品处理、运输和保存条件是否合适。目前可用羊水PCR对胎儿先天性感染进行早期诊断,从而避免使用对胎儿更具创伤性的胎儿取材方法。外周血、脑脊液和尿液都可用于新生儿先天性弓形虫病的辅助诊断。对非典型视网膜病变、弓形虫治疗反应不敏感患者或免疫功能不全患者,通过对玻璃体或房水进行病原体的PCR进行诊断。血液(血沉棕黄层)、支气管肺泡灌洗液、脑脊液、胸腔积液、腹水、泪液、骨髓穿刺物和组织均可用于检测病原体DNA。但是,脑组织的PCR反应阳性不能用于区分病原体DNA相关的弓形虫性脑炎和包囊内休眠的弓形虫DNA。病原体分离可以通过将任意人体组织或体液接种小鼠或进行细胞培养。初发急性感染或复发时可通过直接染色或免疫染色来检测组织及体液(如BAL和CSF)中的速殖子来诊断弓形虫病。

六、处理和治疗

(一)免疫功能健全者的感染

1. 弓形虫淋巴结炎(Toxoplasmic Lymphadenitis)·在免疫功能健全的成人和儿童,弓形虫淋巴结炎通过淋巴结活检发现特征性的组织学改变和一系列血清学检查(IgG,IgM,IgG亲和力)而确诊[28]。大部分患者不需要抗寄生虫药物治疗,除非症状较重或者持续存在。如果需要,可治疗2～4周,然后对患者的状况再进行评估。最常用的方法是联合使用乙胺嘧啶、磺胺嘧啶和亚叶酸,用药时间4～6周(表48.4)。

2. 母亲和胎儿感染·在孕前或孕早期以检测IgG和IgM抗体作为筛查手段,因为在孕前或孕早期IgG抗体阴性表明该妇女存在孕期发生初次感染的风险[29]。IgM抗体的出现可能表明初次感染,但是该抗体在大多数妇女中存在;在孕期前3个月和孕期中3个月,IgM抗体检测阴性可以排除近期感染,但是也有可能是检测时间处于刚刚感染时抗体尚未产生而无法检测到该抗体。在参比实验室进行确诊性检测(通过一组方法包括染色实验,差异凝集实验,IgM、IgA和IgE ELISA)将有助于确定感染的时间,需要综合分析检查结果并且正确地解读以减少不必要的流产。孕期前3～4个月内出现高亲和力抗体(功能性亲和力)则可以排除孕期感染[30]。孕期急性弓形虫感染或弓形虫病的确诊需要通过抗体滴度的升高变化(或是出现阴性向阳性的转化,或是从低滴度向高滴度的显著上升)来判断。但是,如果孕期不进行系统的筛查则无法获得这些结果。因此,推荐在怀孕前18周对疑似或确诊的急性感染妇女使用乙酰螺旋霉素进行治疗,以降低胎儿感染概率[25]。据估计,乙酰螺旋霉素可以减少大约60%的垂直传播。不过该药的效果仍然有争论,因为目前的研究尚不足以得出明确的结论。母亲近期获得性感染一旦确诊,应尽早启动治疗。对孕期前3个月或孕期中3个月早期疑似或确诊的急性感染使用乙酰螺旋霉素,或孕期中3个月后期及孕期后3个月

表 48.4	刚地弓形虫感染抗寄生虫治疗		
	药　物	剂　量	疗　程
急性感染	不需抗寄生虫治疗[a]		
孕妇妊娠的前 18 周妊娠急性感染[b]	乙酰螺旋霉素	每天 3 g 分 3 次空腹服用	妊娠全程或确诊胎儿感染
确诊的胎儿感染(怀孕 17 周后)[b]	乙胺嘧啶	起始剂量每 12 h 50 mg、连续 2 d，随后每天 50 mg	妊娠全程
	＋磺胺嘧啶	起始剂量 75 mg/kg，随后每 12 h 50 mg/kg(每天最大剂量 4 g)	妊娠全程
	＋亚叶酸	每天 5～20 mg	乙胺嘧啶治疗期间和治疗后 1 周
婴儿先天性弓形虫病	乙胺嘧啶	起始剂量每 12 h 1 mg/kg、连续 2 d，随后每天 1 mg/kg、连续 2～6 月，其后每周一、周三和周五用该剂量	1 年
	＋磺胺嘧啶	每 12 h 50 mg/kg	1 年
	＋亚叶酸	10 mg，每周 3 次	乙胺嘧啶治疗期间和治疗后 1 周
	泼尼松龙[c]	每天 1 mg/kg(早晨)	直到体征和症状消失
成人弓形虫性视网膜脉络膜炎	乙胺嘧啶	起始剂量 200 mg，随后每天 50～75 mg	通常直到症状消失后 1～2 周
	＋磺胺嘧啶	每 6 h 口服 1～1.5 g	通常直到症状消失后 1～2 周
	＋亚叶酸	5～20 mg，每周 3 次	乙胺嘧啶治疗期间和治疗后 1 周
	泼尼松龙[c]	每天 1 mg/kg(早晨)	直到体征和症状消失
患有艾滋病的急性/初次弓形虫性脑炎患者	乙胺嘧啶	起始剂量口服 200 mg，随后每天 50～75 mg	至少持续到体征和症状消失后 4～6 周(见正文)
	＋亚叶酸	每天 10～20 mg 口服、静注或肌注(每天最高 50 mg)	乙胺嘧啶治疗期间和治疗后 1 周
	＋磺胺嘧啶	每 6 h 口服 1～1.5 g	[d]
	或林可霉素	每 6 h 口服或静注 600 mg(每 6 h 静脉注射最高 1 200 mg)	[d]

[a] 如果体征或症状严重或持续存在，使用乙胺嘧啶/磺胺嘧啶和亚叶酸。
[b] 不同医疗机构操作变化较大。
[c] 当脑脊液蛋白≥1 g/dL 且急性视网膜脉络膜炎威胁视力。
[d] 疗程同弓形虫脑炎的乙胺嘧啶用法。
改自 Montoya and Liesenfeld. Lancet 2004;363: 1965 - 1976.

使用乙胺嘧啶/磺胺嘧啶治疗(表 48.4)。母亲感染不代表胎儿就一定会感染。因此，超声或血清学检查疑似或诊断的母亲怀孕时感染则必须使用 PCR 对羊水进行胎儿出生前感染的诊断。PCR 的敏感性 60％～99％，且感染后 16 周敏感性最高。如果 PCR 检测阴性，仍然需要使用乙酰螺旋霉素进行贯穿孕期的治疗，或者是在怀孕 17 周时使用乙胺嘧啶联合磺胺嘧啶治疗 4 周。如果 PCR 结果阳性或者胎儿感染的可能性非常高(母亲在孕期中 3 个月后期或孕期后 3 个月感染)，则需要在怀孕全程使用乙胺嘧啶/磺胺嘧啶进行治疗(有些国家交替使用乙胺嘧啶/磺胺嘧啶和乙酰螺旋霉素)。出生前进行乙胺嘧啶/磺胺嘧啶治疗可以减少新生儿的疾病发生。可以补充亚叶酸(不是叶酸)以减少乙胺嘧啶所致的骨髓抑制。必须对血液毒性进行密切监测。如果最初的检查未发现异常，仍然至少每月进行 1 次超声检查直到妊娠结

束。如果出现脑水肿，则说明需要终止妊娠。

由于高达 85％ 的新生儿在出生时没有先天性弓形虫病的体征或症状，因此，母亲怀孕时获得初次感染的所有新生儿需检查血清抗体。新生儿弓形虫特异性 IgG 抗体可能来自母亲和/或新生儿出生后感染自身产生的抗体。但是，1 年后检测 IgG 抗体可确定，这是由于母源性的 IgG 抗体下降并在 6～12 个月内消失。高敏感性的方法(ISAGA 或 ELISA)检测 IgM 和 IgA(ELISA)联用可以鉴别 75％ 的受感染的新生儿。对于 IgG 抗体阳性，但 IgM 和 IgA 抗体阴性的可疑先天性弓形虫病新生儿，需要使用母亲-胎儿配对的 IgG/IgM 蛋白质印迹方法。

在脑脊液、血液和尿液中直接发现刚地弓形虫的检测(PCR、接种细胞培养、小鼠接种培养)可以联合眼科检查、影像学及脑脊液检查，从而辅助先天性弓形虫病的诊断[11]。在第 1 年全年对新生儿进行乙胺嘧啶/磺胺嘧啶

的治疗被证明是有效的。在整个治疗过程中添加亚叶酸以避免骨髓毒性（表48.4）。在治疗开始就确定全疗程中的观察点，以监测治疗过程中的药物水平及骨髓抑制情况。在第1年末，出现IgG抗体通常可确定先天性感染，而全年IgG抗体阴性则可以排除感染，但是，抗寄生虫治疗可能导致抗体无法检测。

3. 视网膜脉络膜炎・眼科医生对急性弓形虫性视网膜脉络膜炎治疗，是基于眼科检查发现特征性的病变而不是抗体检测结果。很难区分成人中先天性感染的复发和出生后获得性感染。由于先天性感染的激活，在急性视网膜脉络膜炎患者中出现的是低滴度的IgG抗体而不是IgM抗体。出生后获得性感染所致的视网膜脉络膜炎患者的血清学检查的结果更可能与近期获得性感染的一致。如果出现严重的炎症反应和/或视网膜病变靠近视网膜中央窝或视神经乳头，大部分眼科医生会建议患者治疗。最常用的疗法是联合使用乙胺嘧啶、磺胺嘧啶和泼尼松龙（表48.4）。林可霉素或TMP-SMZ也有较好的疗效。在免疫功能健全的个体，弓形虫视网膜脉络膜炎可以自限，很多临床医生可能不会对小的、周边的视网膜病变进行治疗，因为它们不会很快对视力构成威胁。用TMP-SMZ对复发性弓形虫视网膜脉络膜炎进行长期的间歇性治疗可显著降低复发频率。如果眼科检查没有发现特征性的视网膜病变或者治疗效果不理想，用泪液检测，刚地弓形虫特异性抗体异常变化（泪液与血清比较Goldman-Witmer系数）和/或通过PCR检测到弓形虫的DNA则有助于诊断。

（二）免疫功能不全宿主的感染

弓形虫脑炎

一般感染：医生更重视免疫功能不全的患者（骨髓移植患者或艾滋病患者），应该检测这些患者的抗弓形虫IgG。器官移植患者更有可能通过同种异体移植感染弓形虫，需要获得供体和受体的弓形虫IgG检测结果（如心、肺、心肺、肾移植患者）。供体血清阳性（D＋）/受体血清阴性（R－）的情况表明这些患者感染风险最高。在这种情况下，使用TMP-SMZ进行预防是有效的。在D－/R－、D－/R＋或D＋/R＋的情况下，受供体很少发生弓形虫病。如果怀疑（脑）弓形虫病复发，则必须立即治疗而不用去考虑诊断问题。应该直接检测是否有该虫感染，并联合神经系统影像检查如脑和/或脊索的CT或MRI，而不是基于抗体检测来进行诊断。如果抗弓形虫的临床治疗后放射学检查显示有效，则支持中枢神经系

统弓形虫病的诊断。脑弓形虫病患者通常在7～10 d神经功能改善超过基线的50%。最常用的也是最成功的疗法是乙胺嘧啶/磺胺嘧啶和亚叶酸联合治疗，直到体征和症状消失后4～6周（表48.4）。对于TMP-SMZ不耐受的患者可以使用林可霉素（sulfadiazine）替代磺胺嘧啶。TMP-SMZ与乙胺嘧啶/磺胺嘧啶效果相同。其他联合乙胺嘧啶的药物如阿托伐醌（atovaquone）、克拉仙霉素（clarithromycin）、阿奇霉素（azithromycin）或二氨二苯砜（dapsone）的疗效还不确定。

急性期治疗后，需要维持治疗（次级预防）。通常使用和急性期相同的疗法，只是剂量减半。目前，需要对患者维持终身治疗或者直到免疫抑制状况结束。对于艾滋病患者，开始HAART后，患者的CD4细胞计数升到200/mm³以上，且外周边血HIV的PCR检测病毒载量已经控制至少6个月，次级预防可终止。

七、预防

对血清抗体阴性的患者选择的策略是初级预防，即避免食入病原体。因此，关键是通过公共卫生措施努力减少人和动物的疾病负担，因为感染是通过食入不熟的含有组织包囊的肉类或被卵囊污染的食物或水。流行病学研究有助于发现感染的主要来源，并确定预防教育的重点。在欧洲，不熟的肉制品是感染的主要危险因素，而在北美最常见感染来源是被卵囊污染的食物和水。

对血清抗体阳性的免疫功能不全的患者（如艾滋病患者）或从血清阳性供体来源的实体器官移植的血清阴性受供体（如心脏移植患者）用TMP-SMZ进行初级预防被证明是有效的。

次级预防指使用乙酰螺旋霉素来阻止急性感染的母亲向胎儿的传播，以及对于有免疫缺陷的患者进行抗弓形虫病复发治疗（维持治疗）。

预防先天性感染的公共卫生政策差异很大，但是，关于这些政策实施效果方面的数据则很少。在很少数的国家实行对所有孕妇进行系统的血清学筛查，诸如先天性感染的发生率、孕妇筛查的成本效果、血清学检查的敏感性和特异性方面存在严重问题，近来还发现乙酰螺旋霉素的有效性不足，这些不确定因素阻碍了很多国家的筛查工作。新生儿筛查项目已经成功实施，与系统的孕妇筛查相比，这是一项低花费替代性选择。

有效的抗刚地弓形虫人用疫苗仍然是人们所期待的，但是这一目标并不容易实现。目前仅有减毒的活S48株在欧洲和新西兰获准用于羊的预防感染。

参考文献

见：http://www.sstp.cn/video/xiyi_190916/。

第49章

肠道原虫感染

PAUL KELLY

翻译：李红梅

审校：陈颖丹　胡　媛　曹胜魁　朱宏儒

要点

- 致病性肠道原虫通过寄生在小肠、大肠，或者同时寄生在大肠和小肠而引发疾病。
- 肠道原虫感染在发展中国家呈高度流行，造成这些国家极大的疾病负担。
- 肠道原虫感染对健康的影响具有年龄差异：在小肠寄生的肠道原虫，如肠贾第鞭毛虫（*Giardia intestinalis*）和隐孢子虫（*Cryptosporidium* spp.）的主要易感人群是儿童；而在大肠寄生的肠道原虫溶组织内阿米巴（*Entamoeba histolytica*）对任何年龄人群都易感。
- 肠道原虫感染的流行病学知识不断更新：鉴定出新的物种，并应用分子遗传学进行修订分类。
- 某些原虫感染，特别是隐孢子虫和贝氏等孢球虫（*Isospora belli*）在免疫缺陷状态人群的发病率急剧上升，而这种状态对患贾第鞭毛虫病和阿米巴病严重程度的影响较小。
- 迄今尚无肠道原虫感染的疫苗。
- 化学疗法常难根治，许多病例的治疗很困难。

本章介绍人类肠道原虫感染，肠道原虫感染在世界范围内流行，同时可见于发展中国家和发达国家。虽然微孢子目已被重新归类为真菌类，但就致病而言微孢子目和原虫引发的疾病有很多相似处，该目仍安排在本章讨论。

阿米巴感染

肉足亚门是一类依靠伪足或移动的原生质流动（无独立伪足）而运动的生物体，鞭毛的出现往往仅限于发育期或其他短暂的生活史阶段。大部分种类营自由生活，如棘阿米巴属（*Acanthamoeba*）和耐格里属（*Naegleria*）。然而，许多种类如溶组织内阿米巴（*Entamoeba histolytica*）、迪斯帕内阿米巴（*E. dispar*）、结肠内阿米巴（*E. coli*）、哈氏内阿米巴（*E. hartmanni*）、齿龈内阿米巴（*E. gingivalis*）、双核内阿米巴（*Dientamoeba*

fragilis）、微小内蜒阿米巴（*Endolimax nana*）和布氏嗜碘阿米巴（*Iodamoeba bütschlii*）已经明确为人类的寄生虫或共生体。除了齿龈内阿米巴（*E. gingivalis*）寄生在口腔内，其余全部寄生在大肠内。

溶组织内阿米巴感染

阿米巴病是由寄生的原生动物溶组织内阿米巴所致，在全球引发较高的发病率和病死率。对阿米巴病的研究跨越了一个多世纪，其发现过程非常有趣。1875年[1]，Fedor Löch 在圣彼得堡首次描述了一例致死性痢疾病例的临床特点，尸检时发现并鉴定出病原体为阿米巴。虽然他用这些病原体感染了一只狗，但并没有在患者身上模拟出这个疾病，因而未能确认两者之间的关系。1890 年，William Osler[2] 报道了一例年轻男性因痢疾引发肝脓肿而导致死亡的病例。一年后，Councilman 和 Lafleur[3] 详细分析了阿米巴痢疾和肝脓肿的病例资料，并提出阿米巴是导致痢疾和肝脓肿的致病因素。1903 年，Schaudinn[4] 将溶组织内阿米巴和结肠内阿米巴加以区分。1913 年，Walker 和 Sellards[5] 通过各种对志愿者的感染研究，确定了溶组织内阿米巴的致病性。1925 年，Brumpt[6] 首次提出由于存在两种类型的阿米巴导致其在症状和全球分布上存在差异。虽然形态学很难鉴定出这两种阿米巴，但是两者致病力不同。Brumpt 建议用术语 *E. dysenteriae* 表示致病阿米巴，而以迪斯帕内阿米巴（*E. dispar*）表示不致病阿米巴。Brumpt 未能从形态学上区分这两类阿米巴，加之有实验数据证实从无症状阿米巴携带者体内取出的包囊能引起实验室动物感染，因此 Brumpt 的观点只得到少数人的支持。直到 Sargeaunt 和同事[7,8]从致病性溶组织内阿米巴虫株和不致病性阿米巴虫株中分离出不同类型的同工酶，这一观点才得到认可。自此以后，发现了一系列用于区分这两种类型阿米巴的标志物。1993 年，Diamond 和 Clark[9] 采用生物化学、免疫学和遗传学证据区分致病性和非致病性的阿米巴，重新定义为溶组织内阿米巴（*E. histolytica* Schaudinn，1903）和迪斯帕内阿米巴（*E. dispar* Brumpt，

1925),从此两者正式被区分。1997 年,世界卫生组织(WHO)专家委员会将致病性虫株和非致病性虫株分为两种类型的阿米巴[10,11]。目前新发现了第三种形态学上也完全一致的虫株——莫西科夫斯基内阿米巴(E. moshkovskii)(也被称为 Laredo strain),其分类同样困扰人们很多年。借助于分子生物学技术,阿米巴病的流行病学及其分类变得越来越清晰。

一、流行病学

溶组织内阿米巴感染呈全球性分布,在大多数社会经济水平欠发达的国家广泛流行。在不致病性阿米巴被分离为一个独立的种类之前,全球估计有 480 000 000 人感染阿米巴,占全球总人数的 12%,每年有 40 000~110 000 名感染者死亡[12]。在流行区,迪斯帕内阿米巴感染是主要的流行种类。据估计溶组织内阿米巴感染的无症状携带者中有 10% 将发展为侵入性疾病[13]。在欧洲和南美洲,侵入性阿米巴病很少见,之前绝大多数被描述为溶组织内阿米巴感染实际上应归因于迪斯帕内阿米巴。因此,在 480 000 000 的感染者中可能只有不到 10% 的人(40 000 000~50 000 000)感染溶组织内阿米巴[13],其余的人感染迪斯帕内阿米巴或莫西科夫斯基内阿米巴。

感染过程通过粪-口途径发生,人类粪便会污染食物和饮水。不卫生的食物处理方式或者由感染者准备食物会引起食源性疾病暴发。因此,在以人类粪便作为肥料的地区感染率很高。包囊携带者是主要的传染源。市政供水被污水污染的可导致暴发,也可通过性传播。公认的高危险人群包括旅游者、移民、外来务工者、免疫功能不全者、精神病患者、囚犯、日托中心的儿童等。严重感染见于婴幼儿、孕妇、营养不良者和皮质类固醇使用的患者。艾滋病患者感染的风险并无明显增加。近期,应用分子生物学工具区分溶组织内阿米巴和迪斯帕内阿米巴时发现,这两种阿米巴感染的相对频率在不同人群中有差异。在澳大利亚,溶组织内阿米巴和迪斯帕内阿米巴的患病比例为 1∶13[14],但是在墨西哥是 1.5∶1[15],而在巴西所有可确认的标本均为迪斯帕内阿米巴[16]。

近期一项研究提示瘦素受体基因的 Q223R 突变人群患阿米巴风险是没有突变人群风险的 4 倍,结果阐明患阿米巴病的遗传风险因素[17]。毫无疑问,遗传易感性的新模式将陆续被发现。

二、发病机制

溶组织内阿米巴的完整生活史由 4 个连续时期组成:滋养体、包囊前期、包囊和成熟包囊。包囊能耐胃酸,在消化过程中通过胃进入小肠。包囊内的阿米巴在小肠内的中性或碱性环境下渐趋活跃,通过肠腔内消化酶的作用,包囊壁被消化。囊内的阿米巴非常活跃,从一个单一包囊内逸出的 4 核虫体经过一次分裂形成 8 个阿米巴,比结肠

内的滋养体小。虫体进入盲肠并逐渐发育成熟,经过有丝分裂而增殖。阿米巴在结肠内下移的过程中会脱水变成球形的包囊前期。随后分泌薄的包囊壁形成未成熟的包囊。2 次有丝分裂的结果是形成一个含 4 个核的包囊,通过粪便排出并释放到环境中。包囊在粪便和有水的环境下可存活并保持感染性数日,但在干燥的环境中易死亡。

溶组织内阿米巴能破坏人体的大部分组织。一般来说,肠黏膜和肝脏会受到损伤,大脑和皮肤也会受到轻微影响。另外,软骨和骨骼会被溶组织内阿米巴滋养体侵蚀。已经鉴定出的几个毒性因素包括黏附分子、接触性依赖的细胞溶解、蛋白酶、溶血素和吞噬活动。

要引起感染,滋养体必须先定植于结肠。细菌能为滋养体定植提供低氧张力环境并可能提供其代谢所需物质,因而是阿米巴感染的必要条件。随后滋养体侵入黏液层并黏附于宿主细胞,溶组织内阿米巴能增加黏液的分泌,并改变其成分,消耗分泌黏蛋白的杯状细胞,使上皮表面变得脆弱易被侵入。虫体也能诱导表达抗菌肽——一种抗菌的多肽,通过这种多肽的半胱氨酸蛋白酶[18],阿米巴获得了抗性,从而减少竞争。一旦黏液屏障被破坏,溶组织内阿米巴到达肠上皮细胞的肠腔面,最先出现的是接触性依赖病灶和上皮侵蚀。滋养体通过 N-乙酰基-D-半乳糖胺-可抑制性凝集素黏附在结肠的黏蛋白和宿主细胞上。N-乙酰基-D-半乳糖胺-联合凝集素是一种 260 kDa 大小的蛋白质,也称为 Gal/GalNAc 黏附凝集素,由 170 kDa 和 35/31 kDa 的两个亚单位组成。170 kDa 亚单位与整合素有相似的免疫学特点[19]。其他与黏附相关的分子包括 1 个 220 kDa 凝集素分子,1 个 112 kDa 黏附素分子和 1 个表面的脂凝聚糖分子。滋养体首先接触的免疫系统是肠道上皮细胞。溶组织内阿米巴刺激人肠道上皮细胞分泌白介素-8(IL-8)和肿瘤坏死因子(TNF-α)[20,21]。中性粒细胞迅速被募集和激活以响应促炎性细胞因子 IL-8。阿米巴侵入的四周细胞浸润导致炎症细胞快速溶解,随之发生组织坏死。

溶组织内阿米巴主要的致病性是导致宿主细胞的死亡,据此得名。该过程由 4 个步骤组成[22]:凝集素介导的接触,钙流入,酪氨酸脱磷酸化作用,激活 Caspase 3 导致细胞凋亡。Gal/GalNAc 黏附凝集素不具有直接的细胞毒性,但确是细胞裂解所必需,因为在半乳糖存在的条件下靶细胞裂解减缓。此外,重链亚单位的单克隆抗体能够部分抑制无阻碍黏附的细胞溶解。研究表明溶组织内阿米巴的通道形成多肽(阿米巴穿孔素)会导致细胞溶解。已证实有 3 种亚型——阿米巴穿孔素 A、B 和 C,其比例是 35∶10∶1,氨基酸序列显示其基因相似性为 35%~57%[23]。类似于其他孔形成多肽,阿米巴穿孔素也易溶解,但是能迅速转变为嵌入膜的状态。在形成通

道时发生低聚反应,允许水、离子和其他小分子通过质膜,然后裂解靶细胞。无致病性的迪斯帕内阿米巴也具有孔形成活性,尽管只有 60% 的活性,也能说明阿米巴穿孔素最初的作用是消化吞噬的细菌。

在入侵黏膜深层的过程中,滋养体必须溶解细胞周围,降解细胞外基质。滋养体和细胞外基质的接触诱导黏附斑形成,其内包括肌动蛋白纤维、扭蛋白、α-肌动蛋白、原肌球蛋白和肌球蛋白 I。通过 1 个 37 kDa 的纤连蛋白结合蛋白和 1 个 140 kDa 的整合素样蛋白受体,使细胞内钙浓度持续增高,是识别滋养体细胞骨架从而形成黏附斑所必需的,通过这一过程滋养体结合于宿主细胞外基质。

如果钙缺失,粘连发生则减少。滋养体接触细胞外基质也会诱导释放半胱氨酸蛋白酶和增加斑块性的电子致密颗粒,这些斑块包括胶原酶、2 种蛋白酶和至少 25 种多肽。滋养体分泌的一系列半胱氨酸蛋白酶可降解宿主防御分子(如 IgA, LL-37 和补体)。

阿米巴可通过门脉系统从肠腔播散到肝脏。肝脏病变的发生和范围与肠阿米巴病变的严重程度并无关系,两者不一定相吻合。肝脏损伤不是由阿米巴直接造成,而是由寄生虫周围溶解多核中性粒细胞和单核细胞的溶菌酶引起。在感染试验中发现,相比正常动物,患低补体血症和白细胞减少症的动物能减轻阿米巴诱导的肝损伤。在极个别的接受皮质类固醇治疗的患者中,每个器官都能找到阿米巴滋养体,包括脑组织、肺和眼睛。

三、临床表现

溶组织内阿米巴感染的临床表现多种多样,从无症状携带者到急性结肠炎,甚至是伴穿孔的暴发性结肠炎。无症状的溶组织内阿米巴包囊携带状态是有研究报道的,绝大多数会自发清除感染。一份来自南非农村地区的血清学调查显示:90% 携带致病性溶组织内阿米巴虫株的无症状患者在 1 年内会清除感染,另外 10% 会发展成为阿米巴结肠炎[13]。

(一)肠阿米巴病(表 49.1)

除了暴发性病例,肠阿米巴病发病隐匿,比如腹部不适、运动减少及症状明显的腹泻,不一定有出血或黏液增多症状。在更严重的病例中,粪便迅速出现带血并伴有黏液。半数患者出现里急后重症状,这与直肠、乙状结肠受累相关。全身症状并不突出。体格检查时,压痛可定位在下腹部的任何地方,一般位于盲肠、横结肠或乙状结肠。对轻度或中度症状病例进行直肠乙状结肠镜检查和结肠镜检查时,通常会在盲肠或直肠内发现小溃疡(直径 3~5 mm),也会分散在结肠内,特别是褶皱处。溃疡最开始出现在充血边界的表面,坏死底部被黄色分泌物覆盖。在两个入侵点之间分泌着正常黏液。然而,炎症扩散会使得诊断变得困难。在极其稀少的情况下,溃疡基

症 状	占比(%)
持续时间(周)	
0~1	48
2~4	37
>4	15
腹泻	100
痢疾	99
腹痛	85
后背痛	66
体格检查	
发热	38
腹部疼痛	83

表 49.1 急性阿米巴结肠炎的症状和体征

数据来自 Adams EB, MacLeod IN. Invasive amebiasis. I. Amebic dysentery and its complications. Medicine 1977;56: 315-23.

部涉及的血管会大量出血。更极端的案例是,一个溃疡可导致穿孔而致腹膜炎。大量的炎症息肉已被证实是阿米巴结肠炎的并发症,这可能会与特发性肠道炎症性疾病相混淆。急性阿米巴痢疾应与由志贺菌、沙门菌、空肠弯曲杆菌、侵袭性和肠出血性大肠埃希菌、小肠结肠炎耶尔森菌等所致的细菌性结肠炎以及结肠小袋纤毛虫所致原虫性结肠炎相鉴别。

在外科手术样本中,溃疡外观上呈扁平和椭圆形,肠壁内没有潜在的硬结。组织结构上,溃疡周围的炎症无非特异性扩散。随着疾病的发展,形成了经典描述的烧瓶样溃疡破坏性边缘。固有层被浆细胞、淋巴细胞、中性粒细胞和嗜酸性粒细胞所浸润,伴有水肿和出血。浸润也累及上皮表面,常被分泌物所覆盖,有时会在其中发现滋养体(图 49.1)。

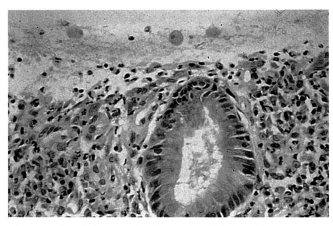

图 49.1 结肠黏膜显示阿米巴侵入后表面的溃疡(HE 染色,×400)。
(Courtesy of Paola Domizio, Department of Morbid Anatomy, St Bartholomew's Hospital, London.)

暴发性结肠炎是由溃疡融合和结肠坏死所致。其临床表现与暴发性溃疡结肠炎有实质区别。肠腔扩张,尤其是横截面可见。患者呈现极度发热和中毒症状,且有低血容量和电解质失衡的现象。尽管病情很严重,但从患者粪便中找到阿米巴并不容易。外科手术标本显示有广泛的坏死区域,其内发现完整的充血黏膜斑块。

阿米巴肿或阿米巴肉芽肿是结肠溶组织内阿米巴重复入侵的结果,并发化脓性感染。阿米巴肿可见于结肠的任何区域,同时较多见于盲肠(40%)和直肠乙状结肠结合处(20%)。这些较大病变经常被误认为是恶性肿瘤,检查时偶可触及。

(二)阿米巴肝脓肿(表 49.2)

表 49.2 所述是侵入性阿米巴病最普通的肠外症状。阿米巴脓肿可见于各年龄组,成年人发病率是儿童的 10 倍,男性高于女性。在最贫穷地区和城市人群中较常见。大约 20% 的患者有痢疾病史。10% 阿米巴肝脓肿患者

表 49.2	阿米巴肝脓肿的症状和体征	
症 状		**占比(%)**
持续时间(周)		
<2		37~66
2~4		20~40
4~12		16~42
>12		5~11
疼痛		90
腹泻/痢疾		14~66
体重减轻		33~53
咳嗽		10~32
呼吸困难		4
体格检查		
局部疼痛		80~95
肝肿大		43~93
发热		75~98
湿啰音、干啰音		8~47
肋间局部疼痛		40
上腹部疼痛		22
肝脏肿大		10
黄疸		10~25
实验室检查		
胆红素增高		10~25
白细胞数目>10×10⁹/L		63~94
转氨酶上升		26~50
碱性磷酸酶上升		38~84
红细胞沉降率增加		81

同时伴有腹泻和痢疾。通过标准镜检方法,从粪便中检测到寄生虫的病例不到 50%,通过最新的分子检测技术能大幅提高检出率(见后文)。患者发病突然,出现上腹部疼痛和高热。疼痛强烈且持续,集中在肩胛骨和右肩处,深呼吸、咳嗽或右侧卧位休息时疼痛加剧。如果脓肿位于左叶,疼痛会从左腹开始,辐射到左肩。脓肿区域的局部触痛最常见于右下肋间,并无弥漫性肝区疼痛。大部分病例都会伴有发热,38~40 ℃,频繁高热,有时持续多天,频繁寒战和出汗。所有病例都会出现厌食、体重减轻、恶心、呕吐和疲劳。体格检查中,阿米巴肝脓肿最主要的标志是疼痛性肝肿大。手指按压会使肝区产生强烈疼痛。触诊显示肝脏质软光滑。位于肝脏顶部的脓肿由于其肿大是向上的,肝肿大可检测不出。轻微黄疸常见,而急性阻塞性黄疸较少。阿米巴脓肿和肝硬化可共存,所以肝硬化并不能排除阿米巴肝脓肿。右侧胸和横膈活动受限制,导致右下叶肺换气不足。其临床表现可相当急剧,以至可与外科急腹症相混淆。

通常病变是单一的,最常见于肝脏右叶。左叶阿米巴肝脓肿的发病率 5%~21%。肝脓肿有一个薄的囊壁,其内包含由脓液组成的坏死中心、粗糙基质的中间带和邻近正常组织的外缘带。典型的脓液无气味,类似于"巧克力糖浆"或"鱼酱",且无菌,但也有可能发生继发性细菌入侵。脓液的显微镜检查揭示没有或只有少量细胞的颗粒状嗜酸性碎片,阿米巴倾向于寄生在脓肿的外围,实际上术语脓肿(abscess)用词不当,脓(pus)可更好地描述为液化肝组织(图 49.2)。肝脏脓肿可治愈或散播。据估计,其死亡率在成人中大约为 0.2%~2.0%,儿童达到 26%。

(三)腹膜阿米巴病

系由肝脏脓肿破裂导致,或在少数情况下由盲肠阿米巴病变穿孔引起。典型特征是突然腹痛,类似于化脓

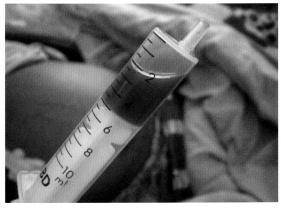

图 49.2 最新从赞比亚阿米巴肝脓肿患者体内抽出的脓液。

性腹膜炎。腹部 X 线平片显示腹膜腔内有游离气体。某些情况下可出现局部穿孔。

（四）心包阿米巴病

心包受累是阿米巴肝脓肿最严重的并发症，发病率不到 1%，多发于肝左叶。虽然化脓前阶段与无菌渗漏相关联，随着脓肿穿孔至心包，随即出现持续填塞或突发性休克。尽管心包受累的病死率已从大于 90% 下降至不足 40%，但由于小腔形成和心包增厚，仍有必要施行开放式引流。

（五）胸膜肺阿米巴病

累及胸腔或肺实质是肝脓肿最常见的侵袭形式，其发生率占阿米巴痢疾患者的 1%[24]，尸检中发现占阿米巴病患者的 3%，占肝脓肿患者的 15%。血源性传播很少。最初的临床症状是肝脓肿，随后是下胸部严重疼痛，放射至右肩，可伴有呼吸困难和干咳。支气管-肝瘘的特征是咳出大量深棕色的痰液，也常见继发性细菌感染。

（六）脑阿米巴病

尸检发现阿米巴病患者中有 1.2%～2.5% 的病例中脑部受损伤，但在大型临床系列研究中仅有不到 0.1% 的此类病例被报道。尽管脑阿米巴病的症状取决于病变的位置和大小，但是超过 50% 的患者会突然发作症状，12～72 h 内会死于小脑受累或脑疝。

（七）泌尿生殖器阿米巴病

肾脏阿米巴病是一种罕见的阿米巴肝脓肿并发症，被认为是由于肝脓肿破裂所致，或从肝脏或肺部的病变经血源性传播，或经淋巴管路径扩散。肾脏阿米巴病患者通常对穿刺抽吸疗法及药物疗法有良好的治疗反应。生殖系统病变也很少发生，一般由肝脓肿经瘘管引起或由直肠结肠炎引起。典型病变为鸟眼状溃疡，并伴多量脓液流出和疼痛。药物治疗对治愈病变通常有效。

（八）皮肤阿米巴病

这是脓肿穿孔或肠阿米巴病变累及皮肤的结果，也可由外科手术的切口继发于内源性阿米巴病变的感染或由会阴区病变所致。组织学上，会出现基部广泛坏死的溃疡、边缘假上皮瘤样增生和溃疡基部下方非特异性炎症渗透到真皮和皮下组织的症状。

四、诊断

（一）微生物学检测

经典的诊断方法是粪便检查。然而，粪便检查需要新鲜粪便和熟练程度高的镜检专家，且敏感性不高，湿涂片镜检仅 10% 病例样本为阳性[25]。但粪便检查中发现吞噬血细胞的滋养体（滋养体内含有被吞噬的红细胞）仍是确诊的金标准，这种情形仅见于溶组织阿米巴。新分离溶组织阿米巴运动速度可达每秒 5 μm。滋养体通过伪足运动，胞质突出能在其虫体表面的任何点形成。包囊前期阿米巴是无色的，圆形或椭圆形，比滋养体小，但是比包囊大。包囊前期通过以下几方面可予鉴定：一个圆形单核、无摄入物、缺囊壁。

虽然粪便检出包囊是阿米巴病的有力证据，但不能证实其具有致病性，因其与迪斯帕内阿米巴和莫西科夫斯基内阿米巴包囊从形态学上难以区分。包囊圆形或椭圆形，为轻微不对称的透明体，直径 10～16 μm，囊壁厚 0.5 μm，平滑、折光、不着色。不成熟包囊有一个细胞核，其直径大概为包囊的 1/3，而成熟的感染性包囊含 4 个较小的核，偶见多于 4 个核。

（二）粪抗原和分子检测

目前，至少有 5 种商业化检测试剂盒可用于检测粪便样本中的溶组织内阿米巴抗原[26,27]。相对于不敏感的无菌培养"金标准"，这些试剂盒的敏感性和特异性都超过 90%。但是，如果用分子技术作为金标准，敏感性和特异性都将下降，分别为 62.5% 和 96.5%，于是我们面临早已存在的两难选择：何为金标准？基于何种基准，可对这些试验做出评价？为了检测低密度感染而花费成本和时间是否有所助益？对此，无统一的答案，尽管统计分析可能会有所帮助[28]，但是抗原检测是有用的筛选方法已达成共识，在临床症状符合阿米巴病的前提下，可借以确立诊断并提供治疗依据。分子诊断的重大突破是使用微小分离柱提取 DNA 技术，使得 DNA 可以从粪便中大量的 PCR 抑制剂（如胆盐）中分离出来。诊断试验的多重检测平台可对小样本同时进行检测，未来数年这一进展的操作程序即会问世。

（三）常规的血液检测

对于轻微的结肠炎病例，需要进行常规实验室检查。严重病例伴有白细胞增多症。约 75% 的阿米巴肝脓肿患者白细胞计数＞$10×10^9$/L。肠外阿米巴病无嗜酸性粒细胞增多现象。常见贫血，特别是慢性阿米巴肝脓肿患者。超过 75% 的患者碱性磷酸酶水平升高，尤其是长病程患者。50% 患者转氨酶水平升高，特别是急性或并发症患者。一旦开始治疗，转氨酶水平通常不久即恢复正常，但碱性磷酸酶的升高会持续数月。

（四）特异性的血液检测

血清学是非常有用的阿米巴病诊断方法，尤其在非流行区。在侵入性感染中，其特异抗体反应见于 85%～95% 的患者，在流行区许多新发感染或无症状感染表现为血清学阳性。事实上，所有血清学方法都已用来检测抗阿米巴抗体，包括免疫荧光抗体法、间接血凝试验、放射免疫法、对流免疫电泳和酶联免疫吸附试验（ELISAs）。ELISAs 最为敏感，在肝脓肿患者中不会出现假阴性结果[26]。急性期患者的血清检查结果可能为阴性，需 5～7 d 后重复检查。虽然血清阳性可持续存在

3 年以上,但琼脂凝胶扩散、对流免疫电泳和 ELISA 所反映的血清学阳性结果可在 6～12 个月内转为阴性。然而,经过临床和病原学治愈后,即便在无重复感染的情况下,间接血凝的阳性结果可能持续 10 年以上。由于抗体在曾感染者体内可延时存在,对这类试验的结果应谨慎解释,在高度流行区伴有高血清阳性率。临床实验室应根据当地流行病学特点解释血清学试验的结果。

（五）放射诊断学和内镜

对急症患者首先应拍摄腹部 X 线平片以检查结肠扩张。如果有扩张,必须考虑手术(与严重急性溃疡性结肠炎的干预标准相同),不必考虑进一步的影像学检查。内镜方面,溃疡最初是很浅的,但会变深并呈现出"衣领-纽扣"或烧瓶样外貌。通过双重对比钡造影研究,一部分结肠上会出现影像学变化,包括黏膜水肿、袋状变钝和溃疡形成。

阿米巴肿表现为腔内肿块、缺乏正常膨胀性的环形病变或肠壁不规则改变。与恶性肿瘤的鉴别诊断较困难,治疗后病变快速消失,会有利于确诊。

肝受累患者,胸部 X 线平片显示右侧横膈升高、胸膜反应致右肋膈角模糊。放射影像学显示,未破裂脓肿无液平面,罕见肝实质钙化。超声波检查是针对疑似肝脓肿最重要的检查,典型特点是圆形或椭圆形低回声区域,邻接肝包膜,无显著的壁回声影(图 49.3)。计算机断层扫描和磁共振成像也是揭示阿米巴肝脓肿的敏感方法(图 49.4)。具有脓肿症状且持续超过 10 d 的患者中,逾 80% 为肝右叶单发病变,大约 50% 的急性患者为多发病变。脓肿消减缓慢,在治疗的最初几周内脓肿甚至会

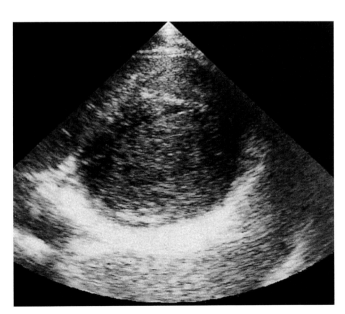

图 49.3 阿米巴肝脓肿的肝脏超声图(Alison McLean 供图)

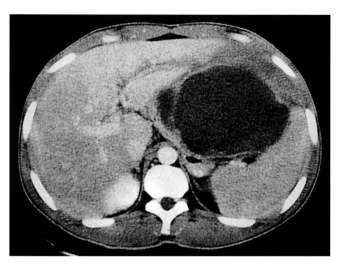

图 49.4 左叶阿米巴脓肿的肝脏计算机断层扫描图(Alison McLean 供图)

增大。6 个月内,2/3 的超声波检查异常的阿米巴肝脓肿患者可恢复。然而,治疗 1 年后,10% 的患者超声波检查仍然不正常。鉴别诊断包括与化脓性肝脓肿、胆囊疾病和败血症的鉴别。

五、治疗

有 2 类药物用于治疗阿米巴感染。肠腔阿米巴杀虫剂,如糠酸二氯尼特和双碘喹啉,在肠腔内作用于病原体,但对组织内的病原体无效。组织杀阿米巴药,如甲硝唑、替硝唑、硝噻醋柳胺、盐酸去氢吐根碱和氯喹,能够有效治疗侵入性阿米巴病,但治疗肠腔内病原体的效果欠佳(表 49.3)。

无症状感染者没有必要接受治疗。然而,临床医生有时可能认为治疗确诊的溶组织内阿米巴病例是有必要的,以避免继发传播,但并没有证据支持。由于甲硝唑和替硝唑对杀灭滋养体有效,是可选的治疗阿米巴结肠炎的药物,但其对包囊效果不佳,之后需要用肠腔阿米巴杀阿米巴药物糠酸二氯尼特来治疗。其他咪唑化合物,如奥硝唑或塞克硝唑可能有用,硝噻醋柳胺的治疗效果仍在评估中。

肝脓肿

甲硝唑或替硝唑随后使用糠酸二氯尼特可以作为治疗方案。去氢吐根碱和吐根碱由于潜在的心血管和胃肠不良反应而限制了其使用,所以他们只用于辅助治疗。氯喹相关的治疗后复发率高于其他治疗药物。特定情况下脓肿穿刺抽吸是必要的(提要 49.1)。脓肿破裂、合并细菌感染,或脓肿需要抽吸,而由于解剖位置的原因不能经皮肤穿刺到达脓肿部位的患者,仍应使用外科手术。

表 49.3	阿米巴病的治疗方案		
	药物	成人剂量	儿童剂量（每天 mg/kg）
无症状携带者			
第一种选择	二氯尼特	500 mg，每日 3 次，10 d	20（分 3 次服用，10 d）
第二种选择	巴龙霉素 或	25～30 mg/kg，每日 3 次，7～10 d	25～30（分 3 次服用，7～10 d）
	双碘喹啉	650 mg，每日 3 次，20 d	20～40（分 3 次服用，20 d）
肠道感染者			
第一种选择	甲硝唑，随后	750～800 mg，每日 3 次，10 d	35～50（分 3 次服用，10 d）
	二氯尼特ᵃ 或	500 mg，每日 3 次，10 d	20（分 3 次服用，10 d）
	替硝唑，随后	2 g，每日 1 次，2～3 d	50～60（3 d）
	二氯尼特ᵃ 或	500 mg，每日 3 次，10 d	20（分 3 次服用，10 d）
	硝噻醋柳胺，随后	500 mg，每日 2 次，10 d	100 mg（1～3 岁）每日 2 次；200 mg（4～11 岁）每日 2 次
	二氯尼特ᵃ	500 mg，每日 3 次，10 d	20（分 3 次服用，10 d）
第二种选择	巴龙霉素	25～30 mg/kg，每日 3 次，7～10 d	25～30（分 3 次服用，7～10 d）
阿米巴肝脓肿			
第一种选择	甲硝唑，随后	750～800 mg，每日 3 次，10 d	35～50（分 3 次服用，7～10 d）
	二氯尼特ᵃ	500 mg，每日 3 次，10 d	20（分 3 次服用，10 d）
	或替硝唑，随后	2 g，每日 1 次，3～5 d	50～60（5 d）
	二氯尼特ᵃ	500 mg，每日 3 次，10 d	20（分 3 次服用，10 d）
第二种选择	盐酸去氢吐根碱，随后	1～1.5 mg/kg，每日 4 次（最大 90 mg/d），5 d	1（最多 10 d）
	二氯尼特ᵃ	500 mg，每日 3 次，10 d	20（分 3 次服用，10 d）

ᵃ巴龙霉素或双碘喹啉可用来替代二氯尼特。

提要 49.1　阿米巴肝脓肿吸引术的适应证

主要适应证

排除化脓性脓肿，特别是多个病灶

作为药物治疗的补充方法（72 h 后无缓解）

临床判断即将发生破裂

脓肿位于左叶，其破裂的风险增加

可能的适应证

减少伤残时间（后续需要进一步试验来证实）

六、预防

在疾病流行国家，可通过提高生活水准及改善卫生条件以控制侵入性阿米巴病。可采取的措施有：①对于社区，通过改善卫生环境，包括水供应、适当的粪便处理、食品安全和健康教育阻断粪-口传播；②对于个人，在有感染和患病的情况下尽早进行检测和治疗。

粪便中的包囊在数天内仍保持活力和感染性，在土壤中 34～38 ℃时能存活至少 8 d，10 ℃可存活 1 个月。包囊也可在淡水、海水、污水和潮湿土壤中保持感染性。包囊可以在手指甲缝的粪便残留物中存活 45 min，但在干燥手部皮肤上 1 min 内即死亡。阿米巴包囊暴露在 2/10 000 碘酒，5％～10％乙酸或 68 ℃以上温度时会被灭活。包囊可通过沙滤从水中去除，但不能被净化水中的常规氯消毒杀灭，因此单独加氯消毒不能阻止包囊对水源的污染。在供水净化不充分的地区，将水煮沸 10 min 也能杀死全部包囊。毫无疑问，家庭用水采用过滤法能降低其传播。

目前，尚无可用疫苗能预防阿米巴病[29]。已发现的多个溶组织内阿米巴抗原可能成为免疫原。这些抗原纯化程度不同，通常结合不同类型佐剂，且目前仅在动物模型上进行了尝试。由于获得感染的可能性已非常低（0.3%），没有对旅行者开展个人药物预防。

迪斯帕内阿米巴感染

迪斯帕内阿米巴（原名非致病性溶组织内阿米巴）是人类和灵长类体内阿米巴属最常发现的类型。迪斯帕内阿米巴和溶组织内阿米巴在形态学上是完全一样的，在属内两者遗传关系也是最近的。与溶组织内阿米巴不同的是，迪斯帕内阿米巴不引起人类疾病。然而，有证据显示迪斯帕内阿米巴在不侵入黏膜下层及引起溃疡的情况下，能在结肠黏膜引发灶性侵蚀。虽然高达 20% 的迪斯帕内阿米巴感染在用溶组织内阿米巴免疫诊断方法检测时显示为血清学阳性，但其抗体水平远不如溶组织内阿米巴感染者。感染无症状且不需要治疗。

迪斯帕内阿米巴和溶组织内阿米巴的一些生物学差异已被记述，但没有哪一种特征能充分解释为什么迪斯帕内阿米巴不引起侵入性疾病。相对于溶组织内阿米巴，迪斯帕内阿米巴产生较少的蛋白酶、不能紧密结合靶细胞、细胞毒性小、糖萼更薄、表面电荷高、噬菌作用小。迪斯帕内阿米巴在体外更不容易被补体降解。

莫西科夫斯基内阿米巴感染

莫西科夫斯基内阿米巴（溶组织样内阿米巴）最初是在莫斯科从污水中分离出来的，随后在世界的许多地方报道。从形态学上难以区分莫西科夫斯基内阿米巴和溶组织内阿米巴，但可以区分莫西科夫斯基内阿米巴和从污水污染的沉淀物中分离的自由生活阿米巴。已从人体内分离出相似阿米巴，被归类为"溶组织内阿米巴样阿米巴"。最有名的是拉雷多株。大量研究揭示出上述虫株与溶组织内阿米巴的差异，包括没有血清学交叉反应、DNA 碱基成分不同和特异的同工酶图谱。最近，rRNA 亚单位分析显示该虫株是莫西科夫斯基内阿米巴，与溶组织内阿米巴并无近缘关系。莫西科夫斯基内阿米巴适应温度范围广，其增殖温度在 10~37 ℃。对杀阿米巴药物有较强的抗性。

结肠内阿米巴、波氏内阿米巴和哈门内阿米巴感染

提及这些非致病性阿米巴仅仅是因为它们经常会出现在被诊断的粪便样本中。迄今为止，没有证据表明它们能引起临床症状。

微小内蜒阿米巴感染

微小内蜒阿米巴的宿主范围广，通常寄生在人、灵长类和猪的小肠内，易与溶组织内阿米巴混淆。微小内蜒阿米巴是非致病性的，其滋养体很小（直径 6~15 μm）。利用伪足运动，不能做定向运动。包囊直径 8~10 μm，有一个能折光的包囊壁。其细胞核结构的细节和细胞质外貌类似于布氏嗜碘阿米巴。

布氏嗜碘阿米巴感染

布氏嗜碘阿米巴是最常见的猪（swine）阿米巴，猪（pig）可能是其主要宿主，也常在人和猴子体内发现。滋养体大小差别较大，直径为 6~20 μm。细胞质内有 1 个或多个糖原泡，碘染后可见糖原泡，以及细菌、酵母和碎片，但从不摄入红细胞。包囊直径为 8~15 μm，呈卵形或不规则梨形。由于存在大且轮廓清晰、深染的糖原泡，碘染包囊易于鉴别。布氏嗜碘阿米巴无致病性，仅个别案例显示这些寄生虫与人类感染症状有关联。

鞭毛虫感染

肠贾第鞭毛虫感染

肠贾第鞭毛虫（同物异名：蓝氏贾第鞭毛虫、十二指肠贾第鞭毛虫）是人体最常见的肠道原虫病原体，同时有充分证据表明该虫感染能引起急性和慢性腹泻。可能伴有很严重的肠道吸收障碍，如儿童慢性感染与生长发育迟缓相关。1970 年首次分离培养，我们对这种寄生虫的认识迅速扩展，但有关其生物学及与哺乳动物关系等许多方面还有待进一步探索。贾第鞭毛虫的临床表现多样，从无症状携带到伴有吸收障碍的持续腹泻，其多变的临床症状尚无统一的解释。至今还没能鉴定出经典的毒性因子，所以对其致病性缺乏清晰的解释。此外，尽管对动物模型和不同程度人类感染进行了大量调查，但是对于清除急性感染的免疫因素和保护性免疫的发展仍然不是很明确。明确的是该病是人兽共患病，能通过饮用水传播，因此环境控制成为重要的公共卫生问题。

一、流行病学

贾第鞭毛虫生活史简单，可经摄入污染的水、食物或人与人直接接触而摄入包囊，感染者最初只有 10~100 个包囊。脱囊发生在近端小肠中，同时也是滋养体增殖处（图 49.5、49.6）。在小肠和盲肠末端形成包囊，包囊通过粪便排放到环境中，粪便中包囊浓度大约为 15 000~20 000 个包囊/克粪便，至此，生活史完成。分子遗传学方法显示人类贾第鞭毛虫可以细分为 2 种主要的基因型，归类为聚集体 A 和 B，每种聚集体下还分多种亚型。基于这种分子鉴别依据的流行病学应用尚未充分探索，迄今为止仅有限的研究。已有研究表明，聚集体 A 和 B 在马来西亚的比例是 1∶41[30]，巴西是 9∶43[31]，古巴

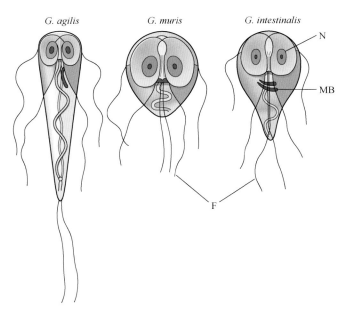

G. agilis　　　G. muris　　　G. intestinalis

N

MB

F

图 49.5　阿基贾第鞭毛虫(G. agilis),鼠贾第鞭毛虫(G. muris)和肠贾第鞭毛虫(G. intestinalis)。N,细胞核;MB,中体;F,鞭毛。

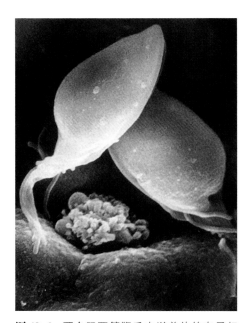

图 49.6　两个肠贾第鞭毛虫滋养体的电子扫描显微照片。

是 9：11[32],而意大利全部都是聚集体 A[33]。古巴[33]和马来西亚[31]的部分研究显示聚集体 B 与腹泻更相关。

流行具有年龄差异,感染不一定会导致发病,感染率在婴幼儿期上升,至青春期才下降。在发达国家,患病率为 2%~5%,但在这些低流行地区内可能存在局部的高流行区。营养不能增加易感性。一项冈比亚的研究表明患慢性腹泻和营养不良的儿童中有 45% 患贾第鞭毛虫病,在同样年龄和性别的健康儿童对照组中患病率仅 12%[34]。

贾第鞭毛虫病是已被公认的发生在旅行者身上的寄生虫病,虽然总发病率不到发生腹泻旅行者数目的 5%。然而,一项研究表明前往苏联的旅行者中 30% 是贾第鞭毛虫感染阳性,前往圣彼得堡的北欧游客中超过 40% 感染了贾第鞭毛虫[35]。在美国旅行的游客如果游览国家公园和滑雪胜地时饮用了看似干净的表层水,可能是有危险的。

患低丙种球蛋白血症或血中缺乏丙种球蛋白者,以及缺乏 IgA 的患者,都有患慢性贾第鞭毛虫病的风险,但是 HIV 感染者和 AIDS 患者似乎不会增加发展为有症状贾第鞭毛虫病的风险。这些观察结果与下述观点是一致的,即较之肠黏膜内细胞介导的免疫反应,肠腔内的分泌性免疫对清除病原体更为重要。

贾第鞭毛虫病传播的关键因素是包囊在宿主体外适宜环境下长时间存活。世界上许多地方,包括北美和欧洲,其表层水都被贾第鞭毛虫包囊污染,仅加氯消毒不能灭活贾第鞭毛虫包囊。对水净化程序进行干预可能会污染地方水供应,已有多起报道的水源性贾第鞭毛虫病流行被证实与此有关。水源性传播也可在游泳池内发生。水源性传播在全世界总感染中仅占很小的比例。食物也是贾第鞭毛虫病传播的介质,这是另一种相对来说不常见的传播途径。

通过粪-口途径的直接人-人传播是日托中心、学校和寄宿机构贾第鞭毛虫病高流行的主要原因,患病率高达 35%。性接触也是直接人-人传播的一种方式。

二、发病机制

贾第鞭毛虫病的发病机制是复杂和多因素的[36]。主要机制包括上皮重构(转换增加、细胞凋亡增加)、屏障功能下降、刷状缘(微绒毛)消失、运输增加、胆盐代谢和胰酶的抑制。

贾第鞭毛虫可能通过一系列机制附着在肠上皮细胞上,其中腹部吸盘起着重要作用,通过吸盘下面的鞭毛产生动力或者通过吸盘收缩蛋白介导直接吸盘运动。贾第鞭毛虫有一个甘露糖结合表面凝集素,类似于泌乳素,存在于细胞质内,可被胰蛋白酶激活。采用哺乳动物肠上皮细胞或培养细胞系的附着模型试验表明吸盘和凝集素介导的机制都很重要,至少在细胞体外试验中如此。

在人贾第鞭毛虫病中,绒毛架构的异常情况已被描述清楚(图 49.7),从正常到大部绒毛萎缩。大部分感染者的绒毛构造异常相对轻微,伴有相关的腺窝增生。实验感染的动物模型产生相似改变,但是人体感染中其异常情况相对轻微。可见超微结构的异常,如微绒毛缩短和破坏,尤其是腹面吸盘附着区微绒毛消失明显。刷状缘损伤与二糖酶活性下降相关。在动物模型,腹泻发生在二糖酶活性降至最低点时。同时,上皮细胞损伤的其

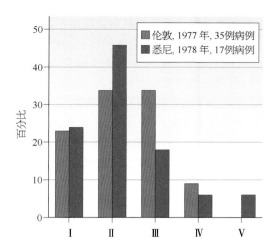

图 49.7　贾第鞭毛虫病患者绒毛萎缩百分比：（Ⅰ）正常，（Ⅱ）轻微，（Ⅲ）中等，（Ⅳ）严重，（Ⅴ）部分绒毛萎缩和绒毛膜次全萎缩。

他机制也参与致病作用。细胞系和组织培养相关研究表明，贾第鞭毛虫滋养体诱导局部 F - 肌动蛋白缩合，α - 辅肌动蛋白周围连结减少，与紧密连接蛋白抗体相关的紧密接头发生变化。上皮细胞功能的早期改变可归因于这些细胞支架的重新排列，这也是贾第鞭毛虫滋养体引起细胞病变的物质证据，可能是上皮结构和功能破坏的原因。

有进一步的证据显示 T 细胞在肠黏膜内激活会使微绒毛萎缩[37]，该机制也在移植物抗宿主病和腹部疾病中发生作用。印度原住民和前往印度次大陆的旅行者贾第鞭毛虫病与其小肠上段需氧细菌和/或厌氧细菌数量增加有关。细菌增殖能导致小肠内结构异常变化，类似于贾第鞭毛虫病，可能在黏膜损伤的致病机制中起作用。胆盐在贾第鞭毛虫生活史中具有重要作用。有证据表明滋养体在增殖时通过主动转运过程而摄取胆盐，该过程可能涉及一种膜载体。虽然于寄生虫有利的确切代谢特点尚未明确，但这一过程的次生效应会消耗管腔内的胆盐，因此削弱食物中脂肪的微胞增溶作用，同时抑制胰腺脂肪酶，后者依赖胆盐发挥充分的水解活性。在体外，贾第鞭毛虫滋养体也能抑制胰蛋白酶和脂肪酶活性。病原体通过何种路径实现这一过程的确切机制尚不清楚，但似乎与虫源性蛋白酶直接作用于胰腺的分泌蛋白有关。

鉴定出特异的毒性因子，才能阐明其发病过程中与黏膜和肠腔相关的机制。但这一过程是多因素的，涉及不同程度的黏膜损伤及与消化吸收有关的肠腔段损伤。

三、临床表现

贾第鞭毛虫感染最多的是无症状携带者。这种状况不仅在高度流行的发展中国家很常见，也见于欧洲和北美地区。虽然还没有对这些感染的亚临床症状进行系统研究，但是这些人没有受到贾第鞭毛虫病影响。尚不清楚无症状感染是否与携带非致病虫株相关；也不清楚在没有彻底清除感染的情况下，宿主是否可控制体内寄生虫数量低于发生临床症状的水平。所有人类贾第鞭毛虫病的临床表现差异不能归因于该寄生虫的聚集体差异。

已经证实个人从低流行区旅行至高流行区可患急性贾第鞭毛虫病。症状通常出现在旅行者到达一个高风险地区的 3～20 d（平均 7 d），绝大多数在 2～4 周内恢复。高达 25％罹患贾第鞭毛虫病的旅行者，症状可持续长达 7 周。腹泻是主要症状，通常最初是水泻，随后发展成脂肪痢，伴随着恶心、腹部不适、腹胀和体重减轻。虽然贾第鞭毛虫病在大多数免疫健全的个体呈自限性，但一部分可出现持续性腹泻，并伴随脂肪痢。体重减轻显著，损失掉平常或理想体重的 10％～20％。有持续性腹泻症状的患者中，50％有生物化学证据表明患者脂肪和其他营养素的吸收障碍，如维生素 A 和 B_{12}。已确认继发性乳糖酶缺乏发生在人类贾第鞭毛虫病和实验动物模型上，即使在清除寄生虫后，患者恢复需要数周至数月。

四、并发症

一系列研究表明贾第鞭毛虫病可损害婴幼儿和儿童的生长和发育。这是一种高度选择性的疾病，对儿童影响更为严重，没有证据显示贾第鞭毛虫病对社区内的居民有影响。对美洲中部和西非的一些研究表明贾第鞭毛虫病对儿童生长有独立抑制作用，因为尚有许多其他因素导致这类人群营养不良和发育受损，所以难以形成严谨的结论，对儿童生长影响的大小程度还有待进一步明确。蛋白丢失性肠炎在贾第鞭毛虫病患者中罕有发生，但在西非儿童中已有发现，可导致营养不良。

五、诊断

许多检验申请单在提出贾第鞭毛虫病诊断的同时也会申请阿米巴病诊断。临床上，贾第鞭毛虫病常有一段典型病史询问，通常包括近期的国内外旅行史。主要的鉴别诊断包括导致肠道吸收不良的其他病因，如热带口炎性腹泻和乳糜泻。持续性腹泻的其他致病原因有粪类圆线虫病、隐孢子虫病、微孢子虫病和环孢子虫病。许多临床医生凭经验治疗贾第鞭毛虫病，给予硝基咪唑衍生物类药物，甚至不经过镜检确定。

（一）病原学检测

通过光学显微镜检查技术可在粪便样本中检出贾第鞭毛虫包囊，偶尔也能检出滋养体。这一技术是诊断贾第鞭毛虫病的金标准。用于检测的粪便样本，需新鲜或是用聚乙烯醇福尔马林固定的，采用三色染色或铁苏木精染色后观察。通过福尔马林-醋酸乙酯或硫酸锌浓集技术可对包囊检测进行改进。多次粪便样本检查可提高诊断阳性率，1 次粪便样本检查阳性率达 70％，而 3 次

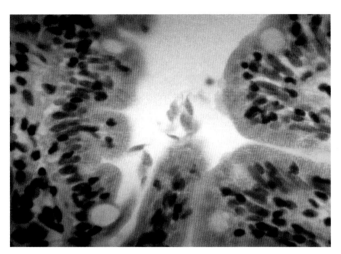

图 49.8 赞比亚腹泻患者的组织切片中观察到贾第鞭毛虫滋养体。

不同的粪便样本检查阳性率可达到 85%。滋养体仅在新鲜的水样腹泻样本中可检出,还可在十二指肠液的显微镜检查中发现滋养体。虽然相对于粪便镜检,后一种技术的敏感性低得多,但可作为前一种方法的补充,如有些患者虽然粪便检测阴性,十二指肠抽吸液检查阳性。滋养体还能在内窥镜钳取的组织切片(图 49.8)或内镜细胞学刷检时检出。

(二) 粪抗原 ELISA

抗原检测有 2 种主要方式:ELISA 和快速试纸条。一般来讲,这些试剂盒简单、省时,但敏感性不及镜检,为 44%~82%[38,39]。特异性很高,超过 95%。这种检测的假阳性常有报道,其原因难以解释。

(三) 血清学检测

抗贾第鞭毛虫 IgG 滴度对诊断没有帮助,因为在流行区域非感染人群中 IgG 抗体滴度也上升。抗贾第鞭毛虫 IgM 滴度只在感染人群中上升,在诊断流行区急性贾第鞭毛虫病患者的研究中显示出有用的价值,如在印度和冈比亚。患持续性腹泻的儿童,其血清学检测的敏感性和特异性下降,其中某些儿童体内的抗贾第鞭毛虫 IgM 抗体会维持几个月。

(四) 基于 DNA 的检测技术

基于粪便检测的 PCR 诊断技术逐渐整合为多元体系,如多重 PCR[40,41],及使用结合 DNA 探针的珠载体和 Luminex 多通道分析仪分析的多重 PCR[42],将发展成为一种引领性的贾第鞭毛虫病诊断手段。利用高效的 DNA 提取技术,这些诊断方法的敏感性相当高。最低感染负荷的临床意义是否值得对这些技术额外投资还有待观察。

六、治疗

对于许多免疫功能健全的人,贾第鞭毛虫病是自限性疾病,寄生虫被宿主的防御机制清除而不需特异治疗。给予抗贾第鞭毛虫药物通常会减轻症状的严重程度和持续时间。虽然对有症状的贾第鞭毛虫病患者通常给予抗生素治疗,但问题是对无症状感染者,尤其是流行区的这类人群是否应给予治疗还有待继续讨论。贾第鞭毛虫分离株体外培养技术发展以来,该方法就被用来评估药物敏感性。然而,体外药物敏感性指标和随后的体内药效之间的关系还没有明确。治疗失败确曾出现,其中部分原因是药物抗性。

有 4 类药物常用于治疗贾第鞭毛虫病(表 49.4):硝基咪唑衍生物、硝噻醋柳胺、吖啶染料如阿的平、硝基呋喃类如呋喃唑酮。硝基咪唑衍生物是可选择的药物,特别是用于短期化疗方案。阿的平有相似的功效,但耐受性不好。呋喃唑酮虽然功效差一点,但是不良反应少,可以制成悬液,是治疗儿童贾第鞭毛虫病的常用药物。

表 49.4 贾第鞭毛虫病的药物治疗方案

药物	剂量		(%)
	成人	儿童	
甲硝唑	2 g,每日 1 次,3 d 或 400 mg,每日 3 次,5 d	15 mg/kg(最大剂量 750 mg),每日 1 次,10 d	>90
替硝唑	2 g,每日 1 次	50~75 mg/kg,每日 1 次	>90
硝噻醋柳胺	500 mg,每日 2 次,3 d	1~3 岁:100 mg,每日 2 次,3 d 4~11 岁:200 mg,每日 2 次,3 d	
阿的平(奎那克林)	100 mg,每日 3 次,5~7 d	2 mg/kg,每日 3 次,5~7 d	>90
呋喃唑酮	100 mg,每日 4 次,7~10 d	2 mg/kg,每日 3 次,7~10 d	>80

其他还有多种化疗药物已通过体外评估,有一些已应用于临床试验。苯并咪唑有抗贾第鞭毛虫作用,能抑制细胞骨架功能。阿苯达唑在体外试验中也显示出抗贾第鞭毛虫活性,并且最新的人体感染临床试验数据也支持其对人体感染治疗具有价值。其他药物如梭链孢酸钠、普萘洛尔、甲氟喹、强力霉素和利福平均已揭示具有抗贾第鞭毛虫活性,虽然大多数药物还未进入严格的临床评估阶段。

七、预防

将贾第鞭毛虫从环境中清除干净似乎不太可能,因为包囊离开宿主后在水中或潮湿环境中可以存活数星期至数月，目前世界上许多地方的表层水都被贾第鞭毛虫包囊污染。这些水体可以维持贾第鞭毛虫的生存，逐渐被认为是人类感染的另一个潜在传染源。尽管已开始警惕水质，但在受污染的地表水进入公共供水之前的收集检测仍是至关重要的。注意个人卫生，阻断粪-口传播也很重要，特别是寄宿机构和日托中心。

值得关注的是母乳喂养能保护婴儿免受贾第鞭毛虫感染，部分归因于被动免疫。主动免疫如接种疫苗是否可行或是否合适，有待进一步评估。辅以佐剂的非肠道免疫可以保护实验动物免受肠贾第鞭毛虫的攻击感染，人类的流行病学证据表明人体保护性免疫确实存在，有些可能在数年后出现，这提示通过免疫学方法来预防该疾病是可行的。但是，为什么因自然感染而产生保护性免疫需要重复暴露于病原体，尚不清楚。对不同分离株的抗原可变区而言，这两者是有关联的，至少部分关联。此外，无论从实验模型方面还是人类感染方面研究，发现某些贾第鞭毛虫抗原的表达是不同的，这就为病原体提供了一种逃避宿主免疫反应的方式。一位来自冈比亚患慢性腹泻的儿童病例对贾第鞭毛虫热休克抗原不产生正常抗体反应的现象说明受损的身体状态也可能是一种致病因素。所有这些问题都需要在制定计划免疫发展战略时加以考虑。

实验模型研究和有限的人体贾第鞭毛虫病研究使我们认识了免疫系统在清除急性感染中病原体的基本作用，也了解了在正常免疫状态宿主中造成持续性感染的决定因素。有更多的研究证据表明免疫因素在保护哺乳类宿主免于被重复感染及发展保护性免疫方面起重要作用。由于在童年到青春期之前流行率较高的特点，一次感染就获得持续性免疫保护似乎不可能，这表明需多次感染贾第鞭毛虫才能获得免疫保护力。

脆弱双核阿米巴感染

依据形态学和分子生物学证据，脆弱双核阿米巴（*Dientamoeba fragilis*）被认为是畸变的毛滴虫类鞭毛虫，而不是阿米巴。感染这种寄生虫可能会出现胃肠症状，如腹泻、腹痛，但大部分感染者无症状[43]。脆弱双核阿米巴是一种小型的、遍布全球的寄生虫。已知其仅有滋养体期，大部分有 2 个核，通过这一特征可与其他肠道阿米巴相鉴别。然而，大约 30%～40% 是单核的，易与芽囊原虫混淆，而后者更常见。常用三色染色法检查。这种寄生虫可以培养，并可通过特殊的同工酶与其他虫种鉴别。对核糖体基因进行聚合酶链式反应-限制片段长度多态性分析（PCR-RFLP），发现存在遗传学上显著不同的 2 个类型[44]。有必要进一步研究以确定这些不

同的遗传种群与虫株毒力是否存在关联。

非致病鞭毛虫感染

人体内还发现了许多不致病的鞭毛虫。在一些发展中国家的人粪便中常发现人毛滴虫（*Trichomonas hominis*）。仅滋养体形态可辨认，长度为 5～14 μm。单核，基体位于前部，发出 3～4 根鞭毛。迈氏唇鞭毛虫（*Chilomastix mesnili*）有包囊和滋养体，比人毛滴虫大，长度为 10～15 μm，偶尔可见达 20 μm。滋养体前端有一个大的螺旋纵裂和一个单核。核前端的基体长出 3 根前鞭毛，2 根纤维支撑纵裂的边缘（口），第 4 根鞭毛在纵裂内摆动。这些寄生虫没有细胞骨架成分，通过表膜维持其形状。包囊呈梨形，长度约为 18 μm。染色后能很清楚看到包囊内部结构，可见 1 个或 2 个核。罕见的非致病鞭毛虫包括肠内滴虫（*Embadomonas intestinalis*）和人肠滴虫（*Enteromonas hominis*）。

纤毛虫感染

这一类寄生虫个体均相当大，被名为纤毛的短发样细胞器覆盖，纤毛赋予这些寄生虫运动能力。有 2 个核，1 个体核和 1 个生殖核。通过二分裂繁殖，有时在虫体之间进行核质交换时也会发生结合生殖。人类致病纤毛虫仅有结肠小袋纤毛虫（*Balantidium coli*）。

结肠小袋纤毛虫感染

结肠小袋纤毛虫是最大的、可能也是最常见的人类原虫病原体[45]。它可以导致严重的致命性结肠炎，通过适当的抗生素治疗可能会避免，但时常由于诊断不准确而发生意外死亡。

一、流行病学

南半球和北半球都发现了这种寄生虫，常在热带和亚热带地区报道，尤其是美洲中部和南部、伊朗、巴布亚新几内亚和菲律宾。感染率不到 1%，但某些高度流行区报道了高感染率。在哺乳动物中发现的结肠小袋纤毛虫比人类多，特别是猪和猴子。猪是最重要的动物储存宿主，但猪似乎很少发生肠道疾病。已报道的结肠小袋纤毛虫病流行中，最大的一次涉及 110 人，是因一场剧烈的台风后地面和地表水被猪粪便大规模污染所致。猪场附近的社区居民中该病感染率趋于上升，且据估计在流行区与猪携带相关的传播率在 40%～90%。

二、发病机制

滋养体能入侵回肠末端和结肠黏膜引起严重的黏膜炎症和溃疡。相关机制还不是很清楚，已知的是活动的滋养体能侵入黏膜和黏膜下层，甚至在有些情况下还侵

入结肠肌层。有研究认为虫体所分泌的透明质酸酶有利于其入侵,所致的炎症反应可部分由虫体分泌的其他产物以及募集的黏膜炎症细胞尤其是中性粒细胞所介导。

三、临床表现

结肠小袋纤毛虫感染所引发的疾病与阿米巴结肠炎相似,临床症状表现为 3 种形式:①无症状携带者,多见于公共场所服务人员,约占 80%;②急性和暴发性结肠炎;③慢性感染,急性病例中,突然出现带血腹泻和带黏液腹泻,伴随着恶心、腹部不适和显著的体重减轻。直肠乙状结肠镜检发现有炎症性变化,包括孤立的溃疡,但直肠并未累及。病情发展迅速,发热、虚脱,结肠穿孔引发腹膜炎能导致死亡。该病典型的慢性症状是病程迁延的间歇性腹泻及偶见粪便带血。亦曾有少数小袋纤毛虫所致阑尾炎病例报道。

四、诊断

粪便镜检是标准的诊断方法。结肠小袋纤毛虫以滋养体和包囊形式存在,前者常存在于急性感染患者的粪便中,后者常出现在慢性感染或无症状携带者中。滋养体是椭圆形的,长 17 μm,宽 15 μm。在其偏好宿主猪体内,滋养体长度可达 200 μm,通过放大镜即能看见,有时肉眼可见。滋养体覆盖着纤毛,纤毛通过肠腔内液体推动虫体移动。滋养体的前端有胞口(虫体的口)通向胞咽,后者大约延伸至虫体长度的 1/3。虫体后部有胞肛(肛门)。结肠小袋纤毛虫形成一个大的球形包囊,其直

径可达 60 μm。包囊能在哺乳动物体外的潮湿环境中存活几个星期,但在干热环境中很快死亡。感染通常通过包囊传播。

五、治疗

最常用的治疗方法是四环素 500 mg,每日 4 次,服用 10 d。该虫种也对杆菌肽、氨苄西林、甲硝唑和巴龙霉素敏感。对于该病,应尽量采用保守治疗,对重症病例可能需要手术治疗,如同阿米巴病一样。

六、预防

结肠小袋纤毛虫病是人兽共患传染病,除了常规防止猪感染的卫生措施,还没有制定出完善的防治策略。无可用的疫苗。

球虫感染

隐孢子虫感染

隐孢子虫属的分类学不断变化[46],由于新物种和基因型不断被发现和重新命名,使其分类比较困难。但可以区分微小隐孢子虫和人隐孢子虫,因为大多数人类感染都归因于它们,所以我们仅讨论这两种隐孢子虫(*Cryptosporidium* spp.)。顶复门寄生虫的生活史很复杂(图 49.9),对该寄生虫历史和分类学感兴趣的读者可以参考 *Fayer*(2010)。

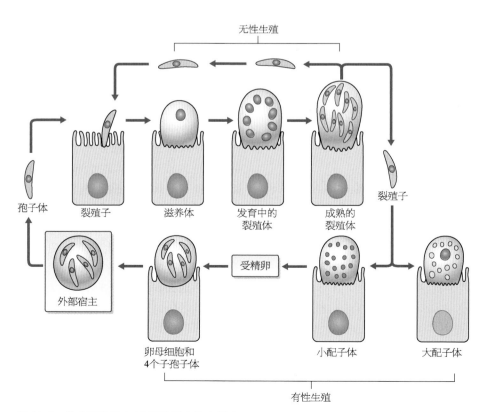

图 49.9 微小隐孢子虫/人隐孢子虫的生活史。

一、流行病学

隐孢子虫病（由隐孢子虫感染所致）目前被认为是 HIV 感染者的一个有代表性的实质性威胁，人一生中感染该病原体的风险在 10% 左右，同时也是导致免疫功能正常宿主的水源性腹泻、旅行者及儿童腹泻的病因。

（一）免疫功能正常的人群

大量证据证实隐孢子虫存在于暴发的水源性腹泻患者，并流行在贫穷的发展中国家腹泻儿童中。旅行者腹泻可由这种寄生虫感染所致。隐孢子虫介水传播的证据来源于水厂 1 µm 的过滤筛网中可检测到卵囊。常用氯消毒不能灭活水中的卵囊。可能是因为该虫对氯消毒具有抗性，英国有 70 人进入被污染的游泳池后感染了该病，加利福尼亚也有相似的报道。隐孢子虫病是牛和羊腹泻的常见致病原，是一种人兽共患病，可通过被牛粪污染的表层径流水传播。现在倾向于认为人隐孢子虫是人体专一的病原体，而微小隐孢子虫是工业化国家的主要动物病原体和发展中国家的主要人体病原体[47,48]。在对农场动物和工人隐孢子虫病的直接比较中发现，隐孢子虫在赞比亚是人兽共患病[49]。隐孢子虫病也可经食物传播[50]。

隐孢子虫病是儿童腹泻的重要原因，在工业化国家的腹泻儿童中流行率是 1%～3%，发展中国家为 4%～17%。在发达国家，隐孢子虫病暴发集中在日托幼儿园。几内亚比绍的一项前瞻性研究显示，急性腹泻（病程少于 2 周）患者中隐孢子虫病感染率为 6.1%，慢性腹泻患者中为 15%，1 岁以内患隐孢子虫所致腹泻的儿童相对死亡率为 2.9%[51]。

1990 年丹麦隐孢子虫病暴发后，人们开始深入了解其感染的传播方式和病理学变化[52]。感染确认源自一处 HIV 阳性和阴性患者合住的传染病病房，首例病例是一个患隐孢子虫病腹泻并有精神错乱的血清学阳性男子，其粪便污染了一台制冰机。73 名 HIV 血清学阴性患者都未感染，但 57 名 HIV 血清学阳性患者中有 18 名（32%）感染，其中 17 名患 AIDS。平均潜伏期至少 13 d。

（二）免疫缺陷者

由于与 AIDS 的相关性，隐孢子虫病第一次被认为是一个突出问题，慢性隐孢子虫病腹泻也是 AIDS 病例的一个诊断线索。在已广泛采用的抗逆转录病毒治疗前，测定末梢血中 CD4 细胞数可得知免疫状态，隐孢子虫感染很大程度取决于其免疫缺陷程度[53]。表 49.5 列出了与 AIDS 腹泻相关的原虫。除了原虫，其他的感染源已查明，尤其是沙门菌、志贺杆菌和非洲粪类圆线虫（*Strongyloides stercoralis*）。病毒致腹泻作用还不清楚。在非洲患者和发达国家患者中发现有不同的感染比例，这可能反映了后者的免疫缺陷状态已发展至更晚期的阶

表 49.5	不同地区 HIV 腹泻病例中的原虫感染情况	
原虫	原虫病例百分比	
	非洲和加勒比地区[a]	工业化国家[b]
微小隐孢子虫	27	12
贝氏等孢球虫	13	0.5
微孢子虫	5[c]	27[d]
肠贾第鞭毛虫	2	5
溶组织内阿米巴	2	5

[a] 11 项研究来自海地、扎伊尔、乌干达、布隆迪和马里；
[b] 15 项研究来自英国、美国、法国、德国、荷兰和澳大利亚；
[c] 仅 2 项研究涉及微孢子虫；
[d] 一些研究选择了病例，感染率人为地被升高了。

段，也反映了环境中该病总的流行率。

二、发病机制

该病感染人类的研究目前有限，已知其感染能发生在肠道的任何地方，但以回肠和盲肠较多见[54]。通过电子显微镜观察发现滋养体可引起微绒毛破坏（图 49.10），其机制与二糖酶活性下降有关[55]。实验感染豚鼠的超微结构研究显示最初是子孢子附着在微绒毛上，紧接着原虫内陷进入宿主细胞膜，随后寄生虫诱导宿主细胞膜构象变化，最终胞膜裂解，"饲养细胞器"形成，寄生虫通过这一细胞器与宿主细胞质直接联系。

隐孢子虫感染与隐窝有丝分裂增加和绒毛萎缩有关。人类正常肠道内，细胞成熟发生在向隐窝上部及沿绒毛长径移行期间。这一过程伴随的变化是隐窝细胞产生净水和盐类分泌物，绒毛则吸收净水和盐。同时伴随着作为正常补充的刷状缘酶合成，包括二糖酶、酯酶、碱性磷酸酶。依据"肠上皮细胞不成熟假设"，不成熟肠细

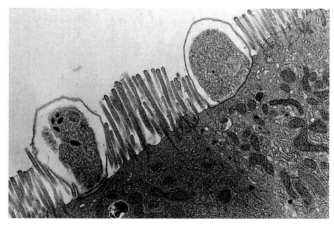

图 49.10　十二指肠黏膜末端隐孢子虫滋养体的透射电子显微照片。胞外的滋养体进入细胞（×20 000）。（感谢 Graham McPhail 供图）

胞绒毛增加导致消化和吸收障碍,见于小肠的多种原虫感染。

鉴于一些症状明显的患者腹泻粪便中会大量丢失盐和水分,有时达 20 L/d,我们认为其腹泻的主要机制必定是霍乱样的空肠分泌状态:人类腹泻主要归因于分泌过多的液体和电解质会从近段小肠移动到肠腔。虽然已知电解质吸收功能受到损害,但新生小猪隐孢子虫病动物模型的灌注试验不支持这一假设,而在人体则并无空肠灌注试验结果[56]。有研究表明回肠对胆盐的吸收障碍可能是腹泻的一种致病机制。近期一系列采用胆管上皮细胞作为感染模型的研究显示细胞凋亡是该原虫感染致病的重要机制[57]。

三、临床表现

早期报道中将合并 AIDS 的隐孢子虫感染患者症状描述为"持续数月且量大的腹泻",但过于简单化。因为疾病严重程度不同,血液 CD4 细胞计数所反映的免疫缺陷程度不同,感染的临床表现呈多样性。现在已确定 AIDS 患者可携带重度隐孢子虫负荷而无症状,在社区中无症状感染者比有症状感染者更常见[58]。最近 10 年来,抗逆转录病毒治疗法备受关注,对 HIV 感染者有较好的治疗效果,虽然严重慢性隐孢子虫病病例数在下降,但病例依然有报道,特别是非洲。

很大部分 AIDS 患者伴有腹泻、腹部绞痛和呕吐症状。在伦敦约 8% 的 AIDS 患者伴有急性腹泻,因大量腹泻导致衰竭和严重脱水。这项临床研究的大多数腹泻患者排便量是 500～1 500 mL/24 h,频率为一天 2～10 次[59]。从临床上无法区分隐孢子虫病和其他慢性腹泻病。在欧洲,该原虫感染的自然病程是腹泻的逐渐缓解和复发,但一些患者每天都腹泻。在赞比亚卢萨卡,一些患者腹泻持续时间是 5 个月,60% 为间歇性腹泻(未发表)。随着 AIDS 的恶化,全球各地的隐孢子虫病患者表现出相当大的消耗性,但很难判定 HIV 对每种特定的感染有多少作用。AIDS 患者厌食,口腔和食管念珠菌病会加剧这一问题。

一些患者还会出现胆道受累,感染后硬性化的胆管炎,有时与胆囊炎相关。这种情况也见于微孢子虫病或由巨细胞病毒引起,或者原因不明。累及胆道通常发生于晚期 AIDS 和慢性腹泻患者,均与右部位腹痛相关。这一阶段的 HIV 感染者倾向于其他机会性感染。肝损伤的生化实验显示在无黄疸的情况下其血清中碱性磷酸酶和 γ-谷氨酰转移酶水平上升。相比于 20 世纪 80 年代,这种 AIDS 和隐孢子虫病合并感染患者有明显下降。

儿童隐孢子虫病引起腹泻具有自限性。在发展中国家,这与营养不良和死亡率上升有关。几内亚比绍的一项纵向研究表明患隐孢子虫病早于生长发育不良[60]。

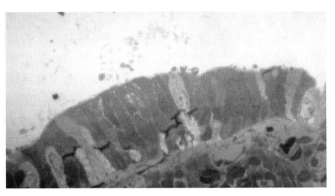

图 49.11　赞比亚腹泻患者的十二指肠活检片段中可以看到隐孢子虫滋养体和裂殖体;半厚切片甲胺蓝染色。

赞比亚患持续性腹泻和营养不良的儿童中,隐孢子虫病不受 HIV 感染的影响而与高死亡率相关[61]。

四、诊断

虽然这种寄生虫常可通过肠道活检组织学切片检测到,但全球大多数实验室的确诊方法高度依靠于从粪便中鉴定出卵囊(图 49.11)。常用 3 种染色方法:金胺染色法、改良齐-耐染色法和针对卵囊的单克隆抗体免疫荧光检测法。但这些技术不够敏感。其检测阈值(100%)是水样腹泻便中 10 000 卵囊/克粪便,而对成形粪便免疫荧光法检测为 50 000 卵囊/克粪便,抗酸染色法为 500 000 卵囊/克粪便[62]。

采用抗卵囊抗体检测粪便中的隐孢子虫抗原的 ELISA 法已经发展起来,还可以采用快速试纸条法。通过严格比较 7 种诊断试剂[63],敏感性最低的是改良齐-耐二氏染色法,其次是金胺-苯酚荧光显微镜检法和免疫荧光镜检法。ELISA 法和金胺-苯酚法敏感性相似。一种商业化 ELISA 试剂盒不能区分贾第鞭毛虫和隐孢子虫抗原,因而该作者不能确信其可用性。

多重 PCR 法是先进的诊断技术。因为相对于镜检,PCR 能更有效地处理大规模样本[40-42]。

五、治疗

暂无治疗方法能清除患者所有的隐孢子虫感染。几个对照试验证实硝噻醋柳胺能抑制营养良好和营养不良的非 HIV 感染儿童隐孢子虫[64-66]。3 d 一个疗程:4 岁以下儿童,用量 100 mg,每日 2 次;4 岁以上儿童,用量 200 mg,每日 2 次,口服。*Cochrane* 期刊的一篇综述指出没有有效的治疗方法对免疫功能缺陷的成人和儿童一直有效,但这项 Meta 分析中纳入的实验数目较少[64]。新药物不断出现[67],但是结果显示体外试验和随机对照试验之间的功效差异大。尽管可能需要静脉输注治疗,但是最重要的方面是口服水合溶液以补充液体和电解质。采用磷酸可待因进行对症治疗,可视情况给予强效阿片制剂治疗,营养补充可能有所助益。

六、预防

免疫功能不全者需饮用煮沸水并避免在公共水池游泳。热带地区的儿童需饮用煮沸水。加氯消毒不能预防饮用者免受隐孢子虫感染。基于过滤法的家用水处理方式有助于降低其传播[68]。不幸的是,太阳光消毒(SODIS)能有效杀灭可引起腹泻的肠道致病菌和其他原虫,但对隐孢子虫似乎不起作用[69]。勤洗手能降低 HIV 患者中因隐孢子虫所致的腹泻,所以加强洗手对预防隐孢子虫感染有效,但仍需做进一步研究证实其作用[70]。目前尚无抗感染的免疫方法。

注意预防医院或实验室内获得性感染,充分清洗任何受污染区域,以防感染。尽可能使用一次性用品。卵囊对大多数消毒剂都有抗性,但能被煮沸、干燥和 3% 过氧化氢灭活。

贝氏等孢球虫感染

首次发现贝氏等孢球虫(*Isospora belli*)是在 1915 年。相对于隐孢子虫,该虫受到的关注更少,可能是因为在发达国家相当罕见。近期受到关注是因为其在 AIDS 患者中被检出。其感染形式是卵囊,从其中释放的孢子体引起小肠感染。贝氏等孢球虫寄生于肠细胞内,完成裂殖生殖和孢子生殖。

一、流行病学

该虫感染途径还未明确,可能通过粪-口传播。在发达国家少见,表 49.5 反映了欧洲和北美洲 AIDS 患者(非洲为对照)的流行情况。10 年间在智利共调查了 55 000 份粪便样本,阳性仅为 452 份(0.8%)。在巴黎 HIV 的广泛流行区调查了源自热带地区的 3 500 份样本,仅发现 5 份等孢球虫病病例(0.1%),但最近的 HIV 临床数据显示输入性等孢球虫病逐渐增多,并且常规治疗失败。欧洲和非洲的对比非常显著,在赞比亚 HIV 合并等孢球虫感染疾病非常普遍[71]。

二、发病机制

等孢球虫病与绒毛萎缩相关。这种病变常见于 AIDS 患者。固有层可见炎细胞和嗜酸性粒细胞。目前对等孢球虫病致病机制的了解相当有限,可能类似于隐孢子虫病。

三、临床表现

与隐孢子虫病一样,等孢球虫病在免疫功能正常者中引起自限性腹泻,而在免疫功能不全者中致慢性腹泻。有个别报道免疫功能正常者病程可能延长,达 20 年。少量证据提示 AIDS 患者的等孢球虫病有时会自发性缓解,可表现为水性腹泻、痉挛性腹痛、恶心、消瘦和脱水[72]。

四、诊断

基于粪便检查的诊断方法是使用改良齐-耐抗酸湿涂片。卵囊外观呈卵圆形,比隐孢子虫卵囊大(20~30 μm),一些卵囊在离开宿主前完成孢子化,有 2 个易辨识的孢子囊。经金胺酚染色后,在紫外线下可观察到卵囊发出的荧光。在电子显微镜和光学显微镜下,小肠活检也可观察到该虫,位于小肠上皮细胞胞浆空泡内。

五、治疗

用口服复方磺胺甲噁唑(新诺明 800 mg,甲氧苄啶 160 mg)治疗,每日 4 次,共 10 d,大多数患者粪便中查不出该虫,腹泻停止[73]。不幸的是,通常在 12 周内 50% 的患者会复发。重复治疗通常有效。复方磺胺甲噁唑预防性用药有效,乙胺嘧啶与磺胺类组合使用或许也有效,但没有好的临床试验数据支持这一观点。磺胺类不耐受患者的可选药物较少。

肉孢子虫感染

肉孢子虫(*Sarcocystis*)原名为人等孢球虫,很难识别。肉孢子虫与贝氏等孢球虫在生物学上相似,但生活史中需要交替感染中间宿主和终宿主,中间宿主如牛和猪,终宿主如人。在欧洲的一项研究中,粪便样本的感染率为 0.4%~1.5%。迄今未在 AIDS 患者中发现肉孢子虫感染。活检样本显示出嗜酸性浸润。采用与等孢球虫一样的染色方法可以从粪便中鉴定出孢子囊,但是包囊很小(15 μm×10 μm)。可采用改良的分子诊断技术来鉴定这种不常见的食源性寄生虫[74],进而逐渐熟悉该虫[75],目前兽医比内科医生更熟知肉孢子虫病。

卡耶塔环孢子虫感染

20 世纪 80 年代中期,在持续性腹泻患者粪便中鉴定出一种新的肠道病原体,最初认为是蓝藻菌样菌体,随后发现是一种球虫,为环孢子虫属的一种,当时暂命名为卡耶塔环孢子虫(*Cyclospora cayetanensis*)[76]。

一、流行病学

首次发现环孢子虫是在一名有国外旅行史并感染 HIV 的患者体内。季节性暴发报道于尼泊尔的国外居民和旅行者,一次小暴发报道于芝加哥一家医院的医务人员。因为这些最原始的观察数据,尼泊尔开展了详细研究,揭示其传播机制。尽管已知尼泊尔居民感染率为 4%~7%,且最高值出现在强降雨的温暖季节,但是至今为止,全球流行情况仍不完全清楚。环孢子虫感染所致腹泻已出现在美国、加勒比地区、非洲、孟加拉国、东南亚、澳大利亚、英格兰和东欧。潜伏期非常短,1~7 d 不等。通过粪-口方式感染,水是最重要的传播介质。第一起水源性暴发于 1995 年,在美国发生。然而,1996 年美国大部分环孢子虫病暴发是由于食用了危地马拉树莓[77]。之后记录的美国和加拿大几次暴发被认为与食用浆果有关。新近研究提示,在旅行者中环孢子虫病和隐孢子虫病一样普遍存在(3%)[78]。

二、发病机制

该病引起腹泻的机制还不太清楚。该虫寄生在肠细胞内,小肠活检组织学检查显示绒毛高度轻微降低,与黏膜炎症和上皮内淋巴细胞数目增加有关。尚未鉴定出任何毒性因子。环孢子虫腹泻与格林-巴利综合征有关。

三、临床表现

有流行病学证据表明环孢子虫能导致免疫健全者和免疫功能不全者的持续性腹泻。腹泻持续 1～8 周,同时还有腹痛、恶心、呕吐和厌食。腹胀也是常见的相关特征。长程感染者有可能会导致体重明显减轻。没有其他特异性征兆,因而不能区分环孢子腹泻和其他原因所致的持续性腹泻。

四、诊断

采用光学显微镜可以在粪便中检测出卵囊,卵囊可在 5% 重铬酸钾溶液诱导下形成孢子。包囊浓缩技术可提高包囊鉴定的概率,透射电子显微镜检测可见包囊典型特征。利用透射电子显微镜也可在小肠活检中检出寄生虫。鉴别诊断主要包括其他寄生虫病如贾第鞭毛虫病、隐孢子虫病、微孢子虫病和热带口炎性腹泻。需要在粪便和小肠活检组织标本中仔细查找这些寄生虫以鉴别感染性病原体。与其他原虫一样,分子诊断越来越精确[79]。

五、治疗

环孢子虫感染的治疗可选方案是复方磺胺甲噁唑(TMP-SMZ)(160～800 mg,每日 2 次,服用 7 d)[80]。这一方案可以治愈至少 90% 的感染者,继续服用 3 d 能治愈余下的大部分患者。环丙沙星疗效略差,但适用于 TMP-SMZ 不耐受患者[81]。

六、预防

流行病学研究显示环孢子虫卵囊传播的主要介质是水。旅行者必须留心热带和亚热带地区自来水饮用警示。迄今无数据表明孢子囊对加氯消毒敏感,虽然氯有可能杀灭环孢子虫卵囊,但其不可靠。煮沸 10 min 能将其杀灭。化学预防使用 TMP-SMZ 是有效的,但通常仅适用于那些常发生重复感染且按照标准的治疗方案不能治愈感染的免疫功能不全患者。目前尚无人用疫苗,但已有柔嫩艾美球虫感染的兽用疫苗[82]。

微孢子虫感染

微孢子目属于微孢子门[83]。既往已知为脊椎动物和无脊椎动物的寄生虫,但自 HIV 流行后才发现其感染人类。引起人类肠道疾病的有 2 种:微孢子虫和肠脑炎微孢子虫,它们被重新归类为真菌[84]。微孢子目是专性细胞内形成孢子的生物体,宿主广泛。需通过孢子感染。孢子被宿主摄入后,孢子内的极丝伸出,极丝传递孢子质,通过极丝刺入感染任何肠细胞。随后进入二分裂增殖(裂殖生殖),分裂体位于细胞质内,被单层膜包裹。裂殖生殖和孢子生殖重叠,导致孢子发育,后者大小为 1.5 μm×0.9 μm,随粪便排出。

微孢子虫感染

AIDS 相关腹泻发生之前未见微孢子虫感染人的报道,但存在多种微孢子目原虫感染其他脊椎动物和无脊椎动物的案例。从首次人群病例报道开始,陆续鉴定出许多病例,相对于其他病原体,微孢子虫(*Enterocytozoon bieneusi*)在 HIV 患者中更加易感。

一、流行病学

在 AIDS 病腹泻患者中的微孢子虫感染情况见表 49.5。这里必须指出的是,不同国家所采用的诊断方法不同。仅有少数报道微孢子虫感染不伴有 HIV 感染,总的来说,微孢子虫病的流行病学数据较少。有报道,在免疫功能不全的器官移植接受者体内诊断出微孢子虫感染,还见于一例先天性胸腺免疫缺陷的儿童中。虽然持续性腹泻更易发生在免疫缺陷晚期患者身上,但对赞比亚卢萨卡肠道感染的纵向研究显示微孢子虫病对 HIV 血清学阳性和血清学阴性的成人都有影响。有证据显示微孢子虫是乌干达儿童中常见的感染病原体,对生长发育有不利影响[85]。

二、发病机制

已感染小肠组织活检的形态学研究揭示宿主细胞内存在多个裂殖体和母孢子,常分布在核周。因此在细胞感染微孢子虫后,最初仍显示健康,但是在稍后的孢子生殖期造成肠上皮细胞退化、空泡形成和刷状缘消失。随后这些细胞脱落进入肠腔,继之细胞溶解释放孢子。从表面上看邻近的非感染细胞未被损伤。肠道微孢子虫感染仅发生在绒毛上,不在隐窝内。可能由于肠上皮细胞损失导致绒毛发生萎缩。尚不清楚微孢子虫感染是否会从细胞到细胞就近传播。不同微孢子虫寄生在同一个细胞内的话,其生活史可能不同步。感染局限在小肠内,从十二指肠末端到回肠。对患者研究显示相对于非微孢子虫感染的 AIDS 相关腹泻患者,微孢子虫病患者对 D-木糖的吸收降低,但血清中维生素 B_{12} 含量未下降。

三、临床表现

在 AIDS 和持续性腹泻患者中诊断出微孢子虫感染的频率最高。38 例 HIV 血清学阳性的该虫感染者,平均

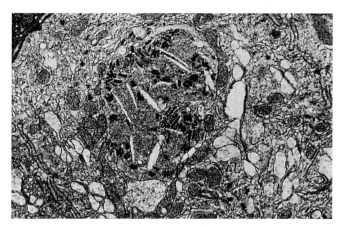

图 49.12　毕氏肠微孢子虫的分裂体，EDDs 拍摄（×20 000）。（Graham McPhail 供图）

潜伏期为 7 个月，仅一例无腹泻[86]。无症状感染者未见报道。腹泻的量多少不等，相关症状有厌食、恶心和痉挛性腹痛。AIDS 相关腹泻可能表现为各种不同的形式。一些文献报道了硬化性胆管炎样综合征，但其不能与隐孢子虫病相关综合征区分开。

四、诊断

最初及作为金标准的诊断技术是采用小肠活检进行电子显微镜检查。宿主细胞内的早期裂殖体，其细胞质本身相对于宿主细胞颜色浅（图 49.12）。晚期裂殖体或母孢子的特征是电子致密极丝的发育，大约有 5～7.5 圈。其他特征包括电子透明内含物（ELIs）和电子致密盘（EDDs）。通过耐高渗透压的细胞壁可鉴定出孢子。对小肠活检组织切片进行吉姆萨、革兰（Brown-Brenn）或乌纳蓝染色后，利用光学显微镜仔细扫描检查也是可行的。从十二指肠末端获得的活检样本，再利用光学或电子显微镜进行检查的诊断方法比粪便检查更敏感。目前分子诊断的应用也较多[79]。

五、治疗

阿苯达唑是可选药物，已发现烟曲霉素亦有效。后者的问题在于其毒性，因而迫切需要更好的药物。阿苯达唑抑制微管形成，因而降低细胞分裂和极化活性。常用剂量是每次 400 mg，每日 2 次，服用 4 周，但有证据显示比氏肠微孢子虫的治疗效果比肠脑炎微孢子虫差。

脑孢子虫感染

与微孢子虫不同的是，脑孢子虫（*Encephalitozoon* spp.）广泛分布在其他脊椎动物中。家兔脑孢子虫是最常见的，不同于微孢子虫的是，所有过程均在纳虫泡内完成，而不引起肠道病变。迄今共记录了 5 例人体病例，其中 3 例精神障碍，1 例肝炎，另 1 例为患腹膜炎的 AIDS 病患者。但是家兔脑孢子虫患者的血清学检查结果暗示感染这种原虫可能是相当普遍的。

另一种脑孢子虫——肠脑炎孢子虫，已在发达国家和非洲地区的 AIDS 患者体内发现。最初的病例是在慢性腹泻患者体内发现，类似于家兔脑孢子虫，但又明显是不同的虫体，随后发现这种微孢子虫能播散，引起间质性肾炎。在黏膜固有层巨噬细胞内发现了这种脑孢子虫，其游离孢子可分散在肾脏脉管系统和门静脉。孢子随尿液排出。这类虫体的一个特点是其发育是在有隔膜的纳虫泡内。这就是最初被命名为"*Septata intestinalis*"的原因。一系列研究表明，相对于微孢子虫，肠脑炎孢子虫在 AIDS 和持续性腹泻患者中更少见，但是对阿苯达唑敏感性高。

参考文献

见：http://www.sstp.cn/video/xiyi_190916/。

第50章　致病与机会性致病自由生活阿米巴感染：人兽共患病

GOVINDA S, VISVESVARA

翻译：诸廷俊
审校：陈颖丹　冯　萌　马雪娇　杨　帆

要点

- 过去十年中，自生生活的阿米巴作为人类潜在的病原体，越来越被人们所重视。
- 棘阿米巴（*Acanthamoeba* spp.）感染免疫系统受损人群，主要引起慢性肉芽肿阿米巴脑炎和皮肤播散性感染；感染免疫系统健全人群，主要引起角膜炎。
- 狒狒巴拉姆希阿米巴（*Balamuthia mandrillaris*）是唯一一种可使免疫系统受损人群和健全人群（尤其是接受过实体器官移植的人群）均出现急性或肉芽肿性阿米巴脑炎的阿米巴。
- 福氏耐格里阿米巴（*Naegleria fowleri*）感染可引起急性暴发性脑膜脑炎，患者通常 7～10 d 死亡，有温暖淡水接触史的儿童和青年是高危人群。
- 佩氏匀变虫（*Sappinia pedata*）主要存在于含有麋鹿/野牛/家畜粪便和腐烂植物的土壤中，曾使一名接受过外科手术治疗的康复患者中枢神经系统感染。

棘阿米巴（*Acanthamoeba*）、巴拉姆希阿米巴（*Balamuthia*）和耐格里阿米巴（*Naegleria*）是自由生活、富含线粒体、非寄生的真核生物，可引起人和动物的严重感染[1-8]。阿米巴主要以自由生活的形式存在于自然界，偶尔入侵宿主转为寄生状态，因此也称为两栖阿米巴[9]。除上述 3 种阿米巴属外，还发现了匀变虫属（*Sappinia*）感染人类的个例[10-11]。自从被认为是人类潜在致病源以来，这些自由生活的阿米巴在过去的十年来越来越受到人们的重视。

自由生活的阿米巴可引起人类感染这一观点首先由 Culbertson 和他的同事在 1951 年提出，他们在研制脊髓灰质炎疫苗的过程中，从未感染的猴肾脏细胞培养基（对照组）中分离了柯氏棘阿米巴（*A. culbertsoni*），并在培养基中观察到了空斑，确信该空斑是由一种未知的猿类病毒引起的。取部分细胞培养液，注射到猴、豚鼠和小鼠体内，上述动物均出现脑膜脑炎症状且发生死亡。

Culbertson 等提出假定，人类也可发生感染[12]。

棘阿米巴属内的几种阿米巴能引起中枢神经系统（central nervous system，CNS）的慢性感染，出现肉芽肿阿米巴脑炎（granulomatous amoebic encephalitis，GAE）。感染可进一步扩散到皮肤、肺、鼻腔和肾脏等其他器官。该感染多发生于免疫系统抑制的宿主体内，如感染人类免疫缺陷病毒（human immunodeficiency virus，HIV）/获得性免疫缺乏综合征（acquired immune deficiency syndrome，AIDS）患者[1-2,4-8]。此外，棘阿米巴还能感染眼部，引起阿米巴角膜炎，损害视觉。巴拉姆希阿米巴可感染免疫系统受损、健全人群，引起 GAE，并扩散至皮肤、鼻窦、肺、肾、脾和肝等其他器官[1-2,4-8]。耐格里阿米巴可感染健康儿童和青年，引起急性、暴发性的原发性阿米巴脑膜脑炎（primary amoebic meningoencephalitis，PAM）[1,3,5,6,8,15-16]。

棘阿米巴感染

生物学与分类

1913 年，Puschkarew 从灰尘中分离到一种阿米巴，将其命名为杂食阿米巴（*A. polyphagus*）。Page[17] 将该阿米巴重命名为多噬棘阿米巴（*A. polyphaga*）。1930 年，Castellani 从酵母培养基污染物中分离到了卡氏棘阿米巴（*A. castellanii*）。

棘阿米巴的生活史：棘阿米巴的生活史包括滋养体和包囊 2 个阶段。滋养体阶段虫体直径约 14～50 nm，特征是体表具有刺状突起，称为棘状伪足。细胞核（单个）中央具有一个大的高密度着色的核仁。细胞质内充满大量的线粒体、核糖体、食物泡和伸缩泡。适宜环境条件下，阿米巴滋养体侵入细菌后以二分裂方式增殖，当食物来源缺乏或环境条件改变时，滋养体转变为包囊。包囊具双层膜，直径约 10～25 nm，具有一个皱纹状的外囊和一个星状或多角形或卵圆形或圆形的内囊。内囊含纤维素。内外囊壁连接处有气孔或小孔[17]。休眠包囊遇到适宜环境条件后，可转变为滋养体。棘阿米巴广泛分布于各类环境样品中，如土壤、淡水、咸水和海水、瓶装矿泉水、水龙头、热水过滤器、空调部件和流通的空气、发电厂和核电厂的冷凝塔、加湿器、按摩浴盆、医院的水疗浴缸、牙科的冲洗部件、透析机、家庭水族馆、空气中的灰尘、细菌真菌和哺乳动物细胞培养基、眼部冲洗剂、隐形眼镜盒、耳内分泌物、肺部分泌物、呼吸科患者和健康者的鼻咽黏膜拭子、上颌骨的凹陷处、颚骨的自体移植组织、粪便样品和含有细菌的潮湿环境[1-2,5-8]。棘阿米巴曾以污染物的形式出现在组织培养液中，一度被误认为是病毒[19]。

经典分类学将原生动物分为 4 类：肉足纲（阿米巴）、鞭毛纲（鞭毛虫）、孢子虫纲（大多数形成孢子的寄生原虫）；纤毛纲（纤毛虫）。最近，国际上的原生动物学家们不再采用原来的经典分类学，而是基于现代形态学、生物化学和分子系统发生学方法创造了一套新的分类系统[20]。依据新的分类系统，单细胞真核生物分为 6 个簇群或"超级类群"：变形虫界、后鞭毛虫界、有孔虫界、原始色素体生物、囊泡藻界和古虫界。棘阿米巴和巴拉姆希阿米巴属于变形虫界（棘阿米巴科）；福氏耐格里阿米巴属于古虫界（简变虫科）；匀变虫属于变形虫界（甲变形科）[20]。

根据滋养体与包囊的形态和大小，棘阿米巴属内含 24 余种原虫，可分为 3 类[2,6-7,9,21-22]。第一类：大滋养体，包囊大小为 16～30 μm；第二类：种类最多，包囊大小约 18 μm 或更小。第三类：包囊大小约 18 μm 或更小，包囊形态有细微改变。由于包囊形态会因培养方法不同而变化，所以形态学分类法并不可靠，非形态学分类法，如基于 18S rRNA 基因序列的分子特征差异，能够更加精确地描述棘阿米巴不同种间的系统进化关系[23-24]。目前，根据棘阿米巴的基因序列差异，已发现 18 种基因型（T1-T18）的棘阿米巴[23-27]。

在不含营养物质的琼脂糖培养基上涂上一层细菌，如大肠埃希菌（Escherichia coli）或产气肠杆菌（Enterobacter aerogenes），就能够很容易地培养出棘阿米巴。阿米巴滋养体在细菌体内迅速增殖，几天后就可长满整个培养基，食物被消耗殆尽后，滋养体便转变为包囊[28]。包囊能够抵抗不良的物理和化学环境，并存活很长一段时间。例如，许多不同基因型的棘阿米巴包囊可在干燥环境下存活 20 余年[29]。棘阿米巴可在实验室无限期传代，只需周期性地切下一小块含滋养体和/或包囊的琼脂，把它转移到一个涂有细菌的新鲜琼脂培养基上即可。因此，琼脂培养法被推荐用于从临床样品（如脑、肺、皮肤、鼻腔组织、角膜碎屑和环境样品）中分离和保种棘阿米巴。此外，棘阿米巴也能生长在无菌培养基、哺乳动物细胞培养基和化学成分明确的培养基中。GAE 患

者体内分离的棘阿米巴的最适生长温度为 37 ℃，从阿米巴角膜炎患者体内分离的棘阿米巴因寄生于体表位置，所以最适生长温度为 30 ℃[28]。

肉芽肿阿米巴脑炎

临床特征和诊断

肉芽肿阿米巴脑炎可由卡氏棘阿米巴、柯氏棘阿米巴、翰氏棘阿米巴（A. hatchetti）、赫氏棘阿米巴（A. healyi）、多噬棘阿米巴、莱氏棘阿米巴（A. rhysodes）、似星棘阿米巴（A. astronyxis）、豆状棘阿米巴（A. lenticulata）和迪氏棘阿米巴（A. divionensis）等引起，是一种潜伏的、慢性的中枢神经系统感染，持续数周至数月[1-2,5,8]。棘阿米巴引起的肉芽肿阿米巴脑炎病例数正在增长，艾滋病、慢性病、糖尿病、生理代谢紊乱、接受过器官移植和免疫系统受累的患者均属于高危人群[31-60]。肉芽肿阿米巴脑炎病例全年都可发病，与季节或是否暴露于淡水无关。棘阿米巴广泛存在于环境中，入侵机体的方式多样，①通过皮肤入侵引起感染；②通过鼻窦入侵引起感染（曾在空气灰尘、健康者和患者鼻黏膜中分离到棘阿米巴的滋养体、包囊）[61-64]。曾在 1 例胃穿孔患者的溃疡活检组织中发现了棘阿米巴，表明棘阿米巴还可经口感染[65]。棘阿米巴引起的肉芽肿阿米巴脑炎的潜伏期尚不确定，感染后可能数周或数月发病。通常的临床症状包括头痛、斜颈、精神反常、恶心、呕吐、低热、嗜睡、小脑共济失调、视力受损、偏瘫、突发昏迷。面瘫造成面部麻木，面部不对称较常见。慢性皮肤溃疡、脓肿或红斑结节多见于某些艾滋病患者[1,2,5-8]。也有几例患者仅皮肤溃疡，而无中枢神经系统感染症状[1,2,5-8,46,50]。

脑脊液检查偶见阿米巴[53,56,61]，通常提示淋巴细胞异常增多伴随蛋白轻微升高、葡萄糖轻微下降或正常。大脑电子计算机断层扫描（computed tomography，CT）显示片状或大面积低密度异常，模拟出单个或多个空间占位。核磁共振（magnetic resonance imaging，MRI）显示弥漫性柔脑膜增强，包括大脑、小脑、基底池和中颅窝，或显示大脑中多重环状增强的病灶[66]。2 个脑半球往往会水肿，具有广泛的出血性坏死，累及颞叶、顶叶和枕叶。最终发展成脑积水，导致脑疝而死亡。脑干、大脑半球和小脑可能会出现出血性梗死。病理学的组织活检或尸检显示，在脑半球、脑干、中脑、小脑和基底神经节内，可见多核巨细胞与棘阿米巴滋养体和（或）包囊（图 50.1）[1-2,5-8]。此外，血管充斥着多形核白细胞（polymorphonuclear leukocytes，PMN）、滋养体和包囊。尽管棘阿米巴可通过苏木精-伊红染色（haematoxylin and eosin，H&E）鉴别，但常被误认为巨噬细胞和坏死的上皮细胞。通过 CD68 和广谱细胞角蛋白免疫组化染色可以帮助区分巨噬细胞和

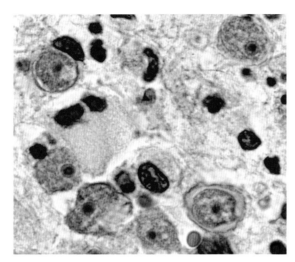

图 50.1　中枢神经系统切片中的棘阿米巴滋养体和包囊（H&E 染色　1 000 倍）

坏死的角化细胞。H&E 染色后的巴拉姆希阿米巴和棘阿米巴包囊形态相似，需要利用免疫组化技术区分[1-2,5-8,67]。PCR 和实时 PCR 技术也可用于鉴别棘阿米巴[68,69]。目前疾病预防控制中心（centers for disease control and prevention，CDC）已运用多重实时定量 PCR 实验检测 3 种自由生活的阿米巴[68]。棘阿米巴除感染人体外，还能感染动物的中枢神经系统，如大猩猩、猴子、犬、绵羊、牛、马、袋鼠、鸟、爬行动物、两栖动物、鱼和无脊椎动物[1-2,5-8,70-73]。通常采用鼻腔接种小鼠的方法检测棘阿米巴分离株的致病力和毒力[1-2,5-8]。实验动物接种后会出现皮毛褶皱、呆滞行走、偏瘫等症状，1～4 周死亡[74]。

棘阿米巴角膜炎

一、临床和实验室诊断方法

棘阿米巴角膜炎是一种给患者带来痛苦，视力受损的传染病，能引起角膜溃疡、视物模糊，最终致盲和眼球摘除[1-2,5-8,13,14]。棘阿米巴角膜炎以角膜发炎、剧烈的眼痛、畏光、流泪、特有的 360°或旁中央基质环形浸润、角膜反复脱落、一般抗生素难以治疗的角膜损害为特征。棘阿米巴角膜炎常被误诊为由于单纯疱疹感染导致的树枝状角膜炎[1,2,5-8]。与肉芽肿阿米巴脑炎不同，棘阿米巴角膜炎发生于免疫系统健全人群中，因角膜损伤[75-76]、佩戴隐形眼镜、使用了被污染的隐形眼镜保护液或容器[13-14,77-78]而感染。阿米巴可在污染了的隐形眼镜盒中迅速增殖，从眼镜表面迁移到角膜表面。由于表面特殊受体和钙离子的存在，阿米巴可依附在角膜表面[79]。一旦附着，虫体便侵入基质，造成组织坏死[13-14]。在常用的抗生素作用下，滋养体可转变为包囊。包囊可抵抗药物

作用，度过治疗期存活下来；当抗生素停用后，包囊又转变成滋养体，造成进一步伤害。早期棘阿米巴入侵并破坏眼角膜的前部，可见零星分布的滋养体、包囊和多形核白细胞；后期形成溃疡，导致后弹力层膨出和角膜穿孔。染色片（H&E 染色、荧光增白剂或免疫荧光检验）的显微镜检、角膜刮取物 PCR 检测、组织活检、从感染组织中培养获得棘阿米巴，均可作为最终诊断依据[75-82]。最近，共焦显微镜已被用作诊断工具[81]。目前已发现 18 种棘阿米巴基因型（T1 - T18），T4 基因型在棘阿米巴角膜炎中占多数[81-82]。

棘阿米巴角膜炎的最初病例发生在英国和美国[75,80]。Jones 等[75]于 1973 年报道了南得克萨斯州的一起由右眼损伤引起的棘阿米巴角膜炎病例。1985 年，CDC 研究发现，隐形眼镜佩戴者中的棘阿米巴角膜炎病例数有所增加[77]，使用隐形眼镜是感染棘阿米巴角膜炎的主要风险，使用自制的盐水溶液替代商品溶液来保存隐形眼镜者更易患棘阿米巴角膜炎[78]。CDC 最近的一项全国调查显示，棘阿米巴角膜炎的病例数正在增加，这一增加与一款特殊多用途隐形眼镜保存液有关[82]，可能是因为这款保存液无法杀灭棘阿米巴包囊[83]。

二、发病机制

棘阿米巴可通过不同的发病机制对角膜或脑组织造成伤害。棘阿米巴和仓鼠眼角膜细胞共培养时，棘阿米巴可通过吞噬作用摄取仓鼠眼角膜细胞的碎片[84]。此外，棘阿米巴可分泌磷脂酶、半胱氨酸蛋白酶、金属蛋白酶和血浆酶原等多种酶，这些酶可溶解宿主细胞，有利于入侵机体[85-88]。兔角膜细胞实验发现，甘露糖可抑制棘阿米巴滋养体黏附于上皮细胞。入侵初期，阿米巴表面的 136 kDa 甘露糖结合蛋白与上皮细胞表面的甘露糖蛋白结合，促使阿米巴入侵并破坏角膜基质[14,79,86]。棘阿米巴滋养体和小胶质细胞共培养时，小胶质细胞可产生白细胞介素 1α、白细胞介素 β、肿瘤坏死因子等多种白细胞介素[88-89]。白细胞介素与巨噬细胞在杀灭棘阿米巴滋养体的过程中共同发挥作用。巨噬细胞介导的杀灭可能属于接触依赖性[3,13,14,79,86]。补体激化后，中性粒细胞会释放出溶酶体酶和活性氧中间体（如次氯酸盐和过氧化氢）杀死阿米巴[90]。免疫系统受抑制的个体由于缺乏 T 淋巴细胞和巨噬细胞，细胞介导免疫受损，因此棘阿米巴能够在其体内增殖，损害中枢神经系统和其他组织[1-2,5-8]。

三、免疫

由于棘阿米巴的广泛存在，人群中可检出抗棘阿米巴抗体[87,91-95]，但这种天然抗体是否能产生保护性免疫尚不明确。研究显示，健康士兵血清中存在抗棘阿米巴抗体，捷克斯洛伐克住院患者、新西兰成人及儿童、呼吸

系统疾病患者[1,2,5-8,93]、肉芽肿阿米巴脑炎和皮肤感染的患者体内均存在抗棘阿米巴抗体。棘阿米巴眼角膜患者体内抗体的检测方法包括凝胶扩散法、免疫荧光检测法和酶联吸附试验（enzyme-linked immunosorbent assay，ELISA）[1-2,5-8,92]。ELISA 检测发现，相对于美国的其他族群，西班牙裔美国人产生棘阿米巴抗体的能力偏弱。

四、治疗

大多数肉芽肿阿米巴脑炎病例只能通过尸检确诊，少数感染者接受戊烷脒、伊曲康唑、氟胞嘧啶、利福平、磺胺甲基异噁唑和米替福新等多种抗菌剂治疗后，可以幸存下来[31-32,46,48,50,53,57-60]。2 位皮肤溃疡患者通过外涂洗必泰和酮康唑乳膏得以痊愈[46,50]。氟康唑、酮康唑或伊曲康唑也可用于治疗[1,2,5-8]，但单一药物无法清除感染。三唑类复合物伏立康唑最近被用于治疗 1 位肺移植患者的皮肤溃疡[46]。体外实验显示，5 μg/mL 伏立康唑能对 4 株临床分离株产生抑制作用[96]。体外研究显示，十六烷基磷酸胆碱米替福新具有杀灭阿米巴的活性[60,96]。1 例澳大利亚肉芽肿阿米巴脑炎患者通过口服和外涂米替福新，得以痊愈[60]。目前，治疗肉芽肿阿米巴脑炎的药物包括羟乙磺酸喷他脒（静脉注射 4 mg/kg 体重/24 h）、磺胺嘧啶（500 mg/d）、乙胺嘧啶（50 mg/d）、伏立康唑（200 mg，1 天 2 次）、米替福新、洗必泰和米替福新联用。阿米巴角膜炎治疗的联合用药有克霉唑、酮康唑、咪康唑、伊曲康唑、巴龙霉素、多粘菌素 B、羟乙磺酸喷他脒、二溴丙脒羟乙磺酸盐、新霉素加角膜清创术和穿透性角膜移植术[1-2,5-8,13-14]。羟乙磺酸双溴丙脒与新霉素联用可治疗阿米巴角膜炎，但可能具有不良反应，且会产生耐药性[97-98]。近年来，可通过聚六亚甲基双胍或葡萄糖酸洗必泰与新霉素联用治愈阿米巴角膜炎[99-100]。目前棘阿米巴角膜炎的治疗过程为：将 0.02% 葡萄糖酸洗必泰溶于 0.9% 生理盐水和 0.1% 羟乙磺酸丙氧苯咪，在最初的 72 h 内，1 h 给药 1 次，昼夜不停；接下来，白天 2 h 给药 1 次，持续 4 周；然后，白天 3 h 给药 1 次，持续 4 周；最后，白天 4 h 给药 1 次，持续 4 个月。某些阿米巴角膜炎患者也可通过聚六亚甲基双胍与丙烷脒羟乙基磺酸盐和新霉素联用得以痊愈[14]。

内共生体　棘阿米巴内含有对人类致病的胞内寄生菌，共生细菌包括：军团菌属（*Legionella* spp.）、土拉弗朗西斯菌（*Francisella tularensis*,）、鸟分枝杆菌（*Mycobacterium avium*）、类鼻疽（*Burkholderia*）、霍乱弧菌（*Vibrio cholerae*）、单核细胞增多性李斯特菌（*Listeria monocytogenes*）、幽门螺杆菌（*Helicobacter pylori*）、猫阿菲波菌（*A fipia felis*）和大肠埃希菌 O157 血清型[101]。曾在土壤中分离的棘阿米巴样本中检测到军团菌[102]。鸟分枝杆菌和军团菌被证实均能存活在棘阿米巴包

囊内[103-104]。

五、预防

肉芽肿阿米巴脑炎尚无有效的预防方法，阿米巴角膜炎的主要防控措施是对隐形眼镜佩戴者进行宣教工作，包括以下 4 方面：①隐形眼镜佩戴者在进行与水接触的活动之前，如淋浴、泡热水澡或游泳等，需提前取下隐形眼镜；②取下隐形眼镜之前，使用肥皂和水洗手并将手擦干；③按照产品说明书要求清洗隐形眼镜，使用新鲜清洁液或消毒液清洗和保存镜片；④将可重复使用的镜片保存在适当的容器内，按照要求清洗，每 3 个月更换 1 次容器。

狒狒巴拉姆希阿米巴感染

生物学

狒狒巴拉姆希阿米巴最初分离自从一个死于圣地亚哥野生动物园的怀孕山魈脑组织内，并被描述为细胶丝阿米巴（*leptomyxid amoebae*）。随着兔血清抗体的开发，数例非棘阿米巴和耐格里阿米巴感染的病例被检测为狒狒巴拉姆希阿米巴感染[105-106]。巴拉姆希阿米巴滋养体呈多种形态，较棘阿米巴或福氏耐格里阿米巴大（长度约 12～60 μm）。巴拉姆希阿米巴有 2 种运动方式，第 1 种是在培养基中呈典型的阿米巴样运动，第 2 种是借助伸长的腿状伪足，在组织培养基中作蜘蛛状运动[105-106]。狒狒巴拉姆希阿米巴生活史包括包囊期，但无鞭毛期。包囊呈球状，大小为 12～30 μm，平均 15 μm。光学显微镜下包囊壁呈双层，电子显微镜下包囊壁有 3 层。包囊含一层不规则的薄外膜，一层厚内膜，中间是无固定形态的纤维状中间层。滋养体和包囊都是单核的，中间有一个大的核仁。偶见患者组织切片中含双核滋养体，滋养体内含 1 个以上细胞核[105-106]。由于巴拉姆希阿米巴的许多特征与典型的细胶丝科阿米巴相似，尤其是包囊阶段，故最初被误认为细胶丝阿米巴[107]。但基因序列分析显示，巴拉姆希阿米巴与细胶丝阿米巴不同，而与棘阿米巴相关[108,109]。因此，根据新的分类系统表，巴拉姆希阿米巴被归入棘阿米巴，属于叶足门、棘阿米巴科[20]。

尽管有研究显示，狒狒巴拉姆希阿米巴可吞噬荧光标记、高温灭活的细菌，但无法以细菌为生[110]。狒狒巴拉姆希阿米巴在猴子肾脏、人类肺成纤维细胞、鼠神经胶质细胞和人类脑微脉管血管内皮细胞等单层组织细胞培养基中生长良好[105-106,111-114]，因此，巴拉姆希阿米巴可从脑脊液、脑组织、皮肤组织中分离获得，也可经哺乳动物细胞培养基培养获得。巴拉姆希阿米巴以单层细胞为食，短时间内即可将其消灭。巴拉姆希阿米巴依靠组织

细胞的供养,可在细胞培养基上引起细胞病理效应;但若于无菌培养基中长时间培养,则会丧失其引起细胞病理效应的能力[111]。

肉芽肿阿米巴脑炎

一、临床症状和诊断

巴拉姆希阿米巴感染可引起缓慢、隐匿的慢性疾病,病程持续2周～2年,多见于免疫受累宿主,包括HIV/AIDS患者和免疫健全的个体[1,4-6,8]。巴拉姆希阿米巴感染病例广泛分布于全球[114-152]。感染者包括儿童[115,117,122,124,128,135,139,142,144,151-153]和老年人[1,4-6,8],年龄跨度很广,从0.8岁到50岁以上。据报道,大部分年轻感染者发病前身体无恙,未发现明显高风险致病因素;儿童感染者出现面部皮肤溃疡、鼻炎、鼻窦炎[141,145]、中耳炎[122,151]。除少部分病例外[119,128,129,135-137,143],大部分肉芽肿阿米巴脑炎患者会发展为死亡。

二、临床表现

肉芽肿阿米巴脑炎对于大多数病例而言,是潜隐和慢性的,但某最近因器官移植而感染的病例3周内即发病[137-138]。多数病例的常见症状为头痛、脑膜刺激征、恶心、呕吐、低热、嗜睡、肌肉痛、视力障碍、面部神经麻痹、共济失调、消瘦、偏瘫和癫痫发作,于数月～2年内发病[106,124,144-145],颅内压增高和脑疝可导致昏迷和死亡[1,4-6,8]。脑脊液检查结果显示淋巴细胞异常降低(少于500个细胞/mm³),蛋白含量由正常水平(15～45 mg/dL)上升至1 000 mg/dL以上,但葡萄糖含量接近或略低于正常水平[115-118,122-124,127-128,139]。肉芽肿阿米巴脑炎诊断时需注意与脑结核病、脑囊虫病、细菌性脓肿、病毒或细菌性脑炎、急性播散性脑脊髓炎、软脑膜炎和脑瘤等疾病的鉴别。巴拉姆希阿米巴很难直接从脑脊液中分离获得[113,137],但可通过PCR方法从脑脊液中检测到巴拉姆希阿米巴线粒体DNA[154]。

三、影像表现

肉芽肿阿米巴脑炎患者CT扫描结果无异常,MRI扫描结果显示单个或多个低密度病灶,伴随周边环状增强和占位征象[66,155]。病程最初显示单个病灶,随着疾病的发展,形成多个病灶[66]。2位肉芽肿阿米巴脑炎幸存患者的MRI结果显示,颅内病灶被钙化的囊壁包围,并被水肿区环绕[4,128,155],随着时间推移,病灶缩小,水肿区消退。1位5岁儿童患者神经功能未见明显受损,但另1位60岁幸存老人神经功能出现明显的受损[128]。巴拉姆希阿米巴除引起典型的中枢神经系统感染外,还可引起播散性感染,累及皮肤、鼻窦、肺、胰、肝、肾上腺、肾和子宫[1,4-6,8]。许多播散性感染病例于中枢神经系统症状出现前的几个月在其躯干和四肢皮肤处出现溃疡[4,116,119,128-129,140-141,143]。

某秘鲁病例的神经系统症状出现在其皮肤溃疡发生后的1个月～2年(平均5～8个月)[119]。皮肤溃疡通常以橡胶状不连续的红色斑块状形式出现在鼻部、面颊、躯干、四肢[119]。虫体最初的入侵多发于皮肤和下呼吸道,然后血行散布到中枢神经系统。

四、免疫应答

巴拉姆希阿米巴可造成慢性感染,引起机体的体液免疫应答。感染早期先出现IgM抗体,随后出现IgG抗体[156-160]。尽管抗体水平升高,但感染进程无法确定。几例幸存的感染病例血清中的抗体滴度自愈后的数月或数年,由1:256降至1:64[137]。蛋白质印迹实验显示,患者的阳性血清可与相对分子质量为25 kD、40 kD、50 kD和75 kD抗原蛋白发生反应。相对分子质量为40 kD的抗原有时仅被人血清识别,无法被兔血清识别[158]。Huang等[159]在澳大利亚健康者血清中检测到抗巴拉姆希阿米巴的IgM和IgG抗体。Schuster等[156]利用免疫荧光法对290名脑炎患者血清进行筛选,发现7例患者(2%)血清中的抗巴拉姆希阿米巴的抗体滴度大于1:128,这些病例的免疫组化染色和PCR检测结果均为巴拉姆希阿米巴阳性。Kiderlen等[160]检测发现,19%(11/59)的德国献血者、92%(23/25)的西非灵长类项目参与者、100%的西非传统农业和狩猎社区居民血清中的抗巴拉姆希阿米巴抗体水平均升高[160]。由此推断,高滴度的抗巴拉姆希阿米巴抗体可能与巴拉姆希阿米巴或者其他相似抗原性的自由生活阿米巴的暴露史有关。

五、病理、发病机制和流行病学

狒狒巴拉姆希阿米巴可引起肉芽肿和急性脑膜脑炎[67]。病理学显示水肿样脑组织伴颞叶沟回和小脑扁桃体疝。病理学检查揭示了一个主要由中性粒细胞组成的急性炎症到肉芽肿性炎症的过渡[67]。部分病例蛛网膜下腔和脑膜可见急性炎症渗出物,提示了由嗅黏膜入侵的可能性[67,131]。多数病例中脑、丘脑、脑干、大脑半球和小脑可见出血性坏疽[8],部分病例出现血管炎和血栓症[4,8,115,123,127,139]。狒狒巴拉姆希阿米巴含2个或2个以上核仁(图50.2),在中枢神经系统产生强烈炎症和坏疽的区域内,可被误认为巨噬细胞[67]。免疫荧光、PCR和实时定量PCR实验(引物扩增长度为230 bp和1 075 bp)均可用于诊断巴拉姆希阿米巴[68,161-162]。

巴拉姆希阿米巴可能利用“饲食杯”进行活跃的吞噬,进而迅速破坏组织培养基[114]。研究发现,阿米巴能引起鼠巨噬细胞肿胀,变得易于破裂,这种对宿主细胞的破坏作用是接触依赖性的[111]。利用半透膜将阿米巴与目的细胞分隔,可减少或避免破坏,如肌动蛋白聚合抑制剂(细胞松弛素B、拉春库林、海藻毒素)可抑制阿米巴细胞毒性。另一项研究显示,巴拉姆希阿米巴侵犯细胞后,

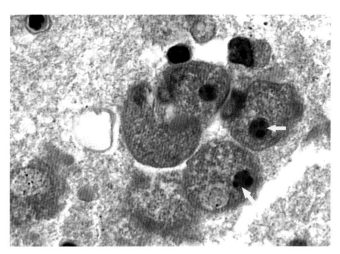

图 50.2　中枢神经系统切片中的狒狒巴拉姆希阿米巴(H&E 染色 1000 倍)
注：巴拉姆希阿米巴滋养体含多个核仁，箭头所示。

在离开细胞前的几个小时内呈休眠状态[163]。另一种机制可能与金属蛋白酶的产生有关，这种酶在细胞内、外均有活性[164]，可破坏连接脑细胞的细胞外基质的胶原蛋白、弹性蛋白和血浆酶原，能促进阿米巴渗透至脑实质。脂肪酶、磷脂酶 A 和溶血磷脂酶 A 也可能参与其中[4,164]。巴拉姆希阿米巴能刺激宿主产生白细胞介素 - 6[4]，白细胞介素 - 6 释放引起血脑屏障改变，进而促使白细胞、巴拉姆希阿米巴穿越血脑屏障[4]。巴拉姆希阿米巴病例在美国的分布并不均衡，约一半的病例是西班牙裔美国人，但西班牙裔美国人在人口组成中的占比仅略高于 30%。也许是因为他们的基因更易感，也许是由生活方式、社会经济地位、洁净水源获取的便利性和医疗服务的有效性等其他因素引起的[165]。报道显示，动物园的某些动物感染巴拉姆希阿米巴后会出现肉芽肿脑膜脑炎[1,4,5,162,166]。重症免疫联合缺陷小鼠和正常小鼠均可作为构建巴拉姆希阿米巴肉芽肿脑膜脑炎模型的动物[167-169]。

　　巴拉姆希阿米巴的生态环境分布尚不明确。仅少数几次成功从土壤[170,171]和灰尘[172]样本中分离获得巴拉姆希阿米巴，然而其 DNA 却存在于多种环境样本中，如水[173]。基于此，从事园艺时受伤[128-129]、吸入环境中的灰尘[4,116]或暴露于污水中[162]，都可能感染巴拉姆希阿米巴，经血源性传播至大脑和其他器官。

六、治疗

　　直至不久前，大部分巴拉姆希阿米巴感染病例仍是根据经验给予抗细菌、抗真菌或抗病毒药物治疗，但成效甚微。体外实验结果显示，1 μg/mL 戊烷脒、羟乙磺酸丙氧苯脒对阿米巴的生长抑制率分别为 82% 和 80%[112]，但无法杀灭阿米巴。大环内酯类、抗生素、唑类、短杆菌

肽、多粘菌素 B、甲氧苄啶、磺胺甲噁唑和复方磺胺甲噁唑等药物对巴拉姆希阿米巴均无明显效果[112]。最近 1 次体外实验结果显示，40 mM 米替福新可抑制所有巴拉姆希阿米巴分离株的生长，并导致其迅速溶解，最小杀灭浓度为 75 mM。伏立康唑对巴拉姆希阿米巴滋养体完全无效[95]。部分接受了联合治疗或抗菌剂序贯治疗的巴拉姆希阿米巴患者最终痊愈[128-129,135-138,143]。其中 1 位 60 多岁的患者接受了氟胞嘧啶(2 g/6 h，口服)、氟康唑(400 mg/d)、羟乙磺酸喷他脒(4 mg/kg/d，静脉注射)、磺胺嘧啶(1.5 g/6 h，口服)和克拉霉素(500 mg/d)的联合治疗[128]。1 名 5 岁女孩接受了克拉霉素(每天 14 mg/kg)、氟胞嘧啶(每天 110 mg/kg)、氟康唑(每天 14 mg/kg)、甲硫哒嗪(每天 1 mg/kg)和戊烷脒(每天 1 mg/kg)的联合治疗[128]。1 位 80 岁的澳大利亚妇女在手术切除单侧脑部病灶后，接受了戊烷脒静脉注射，阿奇霉素、伊曲康唑、磺胺嘧啶和氟胞嘧啶口服的治疗(考虑到戊烷脒毒性，未继续使用；其他 4 种口服药继续服用了 7 个月)[129]。最近，1 位因手术移植的感染患者接受了治疗：400 mg 氟康唑静脉注射，1 天 2 次；380 mg/d 戊烷脒静脉注射；150 mg 磺胺嘧啶，1 天 4 次；口服 2 000 mg/d 氟胞嘧啶；口服 150 mg/d 米替福新[137]。1 位秘鲁的患者接受了氟康唑 400 mg 静脉注射，1 天 2 次；380 mg/d 戊烷脒静脉注射；150 mg 磺胺嘧啶，1 天 4 次，口服 2 000 mg/d 氟胞嘧啶；口服 150 mg/d 米替福新的治疗后，恢复了健康[143]。

福氏耐格里阿米巴感染

　　1912 年，阿列克谢耶夫将小型的具有短暂鞭毛期的阿米巴命名为耐格里属阿米巴。该阿米巴基于有丝分裂划分，其核膜在有丝分裂期间保持完整[174]。目前报道的耐格里属阿米巴有 47 种[175]，仅福氏耐格里阿米巴对人类致病。澳大利亚耐格里阿米巴(*N. australiensis*)和意大利耐格里阿米巴(*N. italica*)通过接种至小鼠鼻腔或大脑后，可使其致病。

　　福氏耐格里阿米巴生活史包括 3 个阶段：摄食和分裂的滋养体期、短暂的鞭毛期和包囊期。由于福氏耐格里阿米巴存在鞭毛期，因此也被称为阿米巴性鞭毛虫。滋养体可通过前端伸出半球状突起(叶足)进行迅速移动，呈喷发状；大小为 10～25 μm，以革兰阴性菌为食，以二分裂方式繁殖；具单个细胞核，核仁位于中央，呈突起状，可被有色染料深染；细胞质中含有丰富的线粒体、核糖体、食物泡和 1 个伸缩泡。滋养体后端具有黏性，有时具有一到几根尾丝。当周围环境的离子浓度改变时，滋养期转变成含 2 根或多根鞭毛的鞭毛期。鞭毛大小为

10～16 μm,阿米巴形态通常会恢复。实验室条件下,将滋养体暴露于蒸馏水中,可使其转变为鞭毛,在几分钟至1 h内,滋养体期转变为具有2根或多根鞭毛的鞭毛期。当食物供应缺乏且环境变得干燥时,滋养体便转变为具抵抗力的包囊。包囊的大小为6～12 μm,通常为球形,双层膜,一层较厚的内膜和一层较薄的外膜。囊壁具气孔,气孔与囊壁处于同一平面上,较难发现。鞭毛期和包囊都具有单个细胞核和1个突起的核仁[9,174]。福氏耐格里阿米巴遍布全世界,存在于土壤、温暖的淡水、发电厂的热废水、温泉、人类的鼻部和下水道的污水中[3,174-179]。福氏耐格里阿米巴嗜热,最高可耐受45 ℃。因此,夏季环境温度升高时,阿米巴迅速增殖。阿米巴以细菌为食,可在铺有大肠埃希菌或产气肠杆菌的无营养琼脂培养基上生长,也可以在无菌培养基、化学成分明确的复合培养基和细胞培养基上生长[28]。

原发性阿米巴性脑膜脑炎

一、临床症状和诊断

福氏耐格里阿米巴主要引起儿童和青少年中枢神经系统的急性和暴发性感染,称为PAM。患者表观健康,无免疫缺陷症状,通常有温暖淡水湖、小溪、池塘或温泉游泳史。鼻腔是感染的入口,阿米巴一旦被吸入,便黏附在鼻黏膜上,穿过筛状板,经嗅神经侵入大脑,在脑组织、脑膜和脑脊液中增殖,对中枢神经系统造成广泛的损害[1,3,5-6,8]。已有小鼠动物实验证实阿米巴经鼻内感染的路径[180]。PAM多发于炎热的夏季,此时环境温度升高,人们喜欢在湖泊、池塘和缺少维护的游泳池中娱乐消遣,而阿米巴有可能藏在其中。

PAM的症状包括猝发双额或双颞的头痛、高热、颈部强直、克氏征和布氏征阳性、恶心、呕吐、复视、畏光、易怒和坐立不安伴随神经系统异常包括嗜睡、癫痫发作、行为怪异、思维混乱、昏迷,并在一周内导致死亡。脑神经(第三、第四、第六脑神经)麻痹提示大脑水肿和脑疝。颅内压通常升至600 mmH₂O或更高。有些病例出现心律失常和心肌坏死。除少数病例外,所有文献报道的PAM感染都是致命的[1,3,8,181-207]。

尚无特异性的和明显的临床症状可以区分PAM和化脓性或细菌性脑膜脑炎。脑脊液的颜色多变,从略灰到黄白色,疾病早期,脑脊液可被少数红细胞(250/mm³)染成微红色。随着病程发展,脑脊液中红细胞数量上升至24 600/mm³,白细胞,主要是多形白细胞,计数由300/mm³上升至26 000/mm³,未见细菌或霉菌。脑脊液压通常升高(300～600 mmH₂O)。蛋白浓度由100 mg/100 mL上升至1 000 mg/100 mL,葡萄糖浓度为10 mg/100 mL或更低[1,3,8]。脑脊液涂片显微镜检查可见活跃移动的滋养

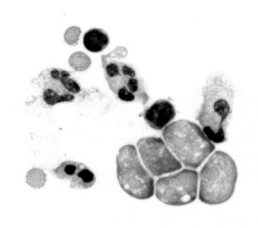

图50.3 脑脊液涂片中的福氏耐格里阿米巴滋养体和多形核白细胞(吉姆萨染色1500倍)。(源自 Neslihan Cetin,医学博士)

体,可通过 Giemsa 或 Wright 染色鉴别。滋养体细胞核中央有一个大的核仁(图50.3),革兰染色法对滋养体鉴别无效。福氏耐格里阿米巴致死原因通常是颅内压增高伴随脑疝导致心跳呼吸骤停和肺部水肿[1,3,8]。目前可通过 PCR 和巢氏 PCR 特异性检测患者脑脊液、环境中的福氏耐格里阿米巴 DNA[208-211]。福氏耐格里阿米巴的5.8S rRNA,内转录间隔区1和2序列可用于鉴别不同的基因型。目前已发现8种基因型,但美国只发现了基因型1、2和3[175]。美国CDC运用多重实时定量PCR鉴定出了3种美国福氏耐格里阿米巴基因型[69]。该法耗时短(仅需4 h),为早期治疗节省了宝贵的时间。向小鼠鼻内或脑内注射阿米巴悬浮液可使其出现PAM,小鼠通常在发病一周内死亡。临床分离的阿米巴在无菌培养基内连续培养可降低其毒性,通过接种老鼠或经组织培养后其毒力又可以恢复[3]。

二、病理、发病机制

PAM以急性脑膜炎为主要症状。大脑两半球通常质软、显著肿胀,水肿并有严重的栓塞。柔脑膜(蛛网膜和软脑膜)发生严重的栓塞,大面积充血,脑沟、大脑基部、脑干和小脑由于含脓渗出物变得混浊。嗅球可见出血性坏死,并被脓性渗出物所包围。大脑皮质表面也可见许多出血区域。损害多见于额叶和颞叶基部、大脑基部、下丘脑、中脑、脑桥、延脑和脊髓上部[1,3,5-6,8]。CT扫描显示,大脑两半球内,中脑和蛛网膜下腔脑池闭塞。静脉注射对比剂后,可见显著弥漫性增强。中枢神经系统显微镜检显示,大脑两半球、脑干、小脑和脊髓上部充满了纤维蛋白-化脓性脑膜渗出物,主要由多形核白细胞构成,含少量嗜酸性粒细胞、巨噬细胞和一些淋巴细胞。水肿和坏死组织的凹陷内、无炎症血管周围的血管间隙通

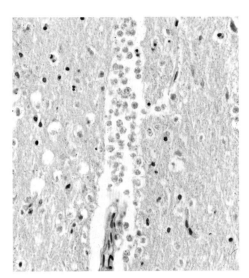

图 50.4　中枢神经系统切片中含大量福氏耐格里阿米巴滋养体(H&E 染色　400 倍)

常可见大量滋养体，无多形核白细胞(图 50.4)。阿米巴可通过大细胞核和中央深染的大核仁进行鉴别，其大小为 8～12 μm。滋养体可通过多克隆、单克隆抗体的免疫组化实验鉴别，脑组织内的福氏耐格里阿米巴滋养体不转变为包囊[1,3,5-6,8]。

　　阿米巴通过嗅神经入侵中枢神经系统。当阿米巴进入鼻腔时，嗅神经上皮细胞的支柱细胞可将其吞噬[180]。滋养体侵入筛骨的筛状板，进入蛛网膜下腔，继而入侵脑实质。福氏耐格里阿米巴的培养相对容易：可通过脑脊液样本建立培养，也可将尸检的脑组织放入含有细菌的琼脂糖培养基、无菌培养基培养，或将脑组织接种到单层组织培养基。福氏耐格里阿米巴可在单层细胞培养基内生长并于 2～3 d 内将细胞破坏[28]。

　　目前尚不清楚福氏耐格里阿米巴的高毒性和强浸润性，以及短时间内对宿主造成大范围损害的原因。基于组织培养基的体外实验，可能存在以下几种原因：①阿米巴产生吸盘样的附属结构或附肢，蚕食组织培养基中细胞，使之产生病变并摧毁单层细胞培养基[3]；②产生磷脂酶 A、B 或某种溶细胞因子，摧毁细胞膜；③神经氨酸酶、弹性蛋白酶活性也有助于摧毁组织培养基中细胞；④存在穿膜蛋白样的成孔蛋白，可溶解目标细胞；⑤含有引起细胞病变的蛋白，能引发易感组织培养基中细胞的凋亡[3,6]。

三、处置与治疗

　　PAM 通常是致命的，曾有几篇 PAM 幸存患者的报道，但说服力不强[212-214]。3 例 PAM 幸存患者分别来自澳大利亚[195]、美国[184]和墨西哥[188]。最近，1 位 9 岁典型 PAM 男孩脑脊液中分离获得 1 种与福氏耐格里阿米巴外形相似的阿米巴，经鉴定为 *Paravahlkampfia francinae*，患者康复后并未留下神经系统损害[215]。PAM 幸存患者的

报道[212-214]，可能是将 *P. francinae*、类似阿米巴或死亡的白细胞误认为福氏耐格里阿米巴。1 位 9 岁的 PAM 幸存加利福尼亚女孩接受了积极的治疗，包括静脉和鞘膜内注射两性霉素 B、霉康唑和口服利福平[184]，经过 4 年的追踪观察，这位女孩健康状态良好，且神经功能无损害。体外实验表明，福氏耐格里阿米巴对两性霉素 B 高度敏感，两性霉素 B 是治疗 PAM 的首选药物。与其他分离株相比，福氏耐格里阿米巴的分离株(ATCC 30896)对抗菌剂更敏感，与其他临床分离株在分子水平上也存在差异[3]。基于体外、体内测试，与两性霉素 B 甲酯(该药物的水溶性形式)相比，两性霉素 B 对耐格里属阿米巴更有效[216]。吩噻嗪复合物(氯丙嗪和三氟啦嗪)能抑制福氏耐格里阿米巴的体外生长。Kim 等[217]研究发现，福氏耐格里阿米巴感染小鼠经氯丙嗪、米替福新和两性霉素 B 治疗后，存活率分别为 75%、55% 和 40%。Goswick 和 Brenner[218-219]研究发现，阿奇霉素不仅在体外实验中对杀灭福氏耐格里阿米巴有效，而且还能保护福氏耐格里阿米巴感染的小鼠。伏立康唑浓度小于 10 μg/mL 时，可抑制阿米巴活性；浓度大于 10 μg/mL 时，对阿米巴有杀灭作用[96]。最近，一项关于福氏耐格里阿米巴的基因组研究正在进行中，有望基于全基因组序列建立分子诊断方法，有助于 PAM 的快速诊断、新药物靶点的识别和新治疗方案的发现，实现对患者尽早治疗，挽救其生命的目的。

四、免疫应答

　　由于 PAM 发病快、病程短，多数患者 5～10 d 死亡，机体缺乏足够时间激发可被检测到的免疫应答。因此，血清学检测作为诊断工具的价值不大，但 PAM 痊愈患者体内含有高滴度的抗福氏耐格里阿米巴抗体。加利福尼亚的 PAM 患者出院 7 d 后，血清中依然有高滴度(1：4 096)的抗福氏耐格里阿米巴抗体，且这一抗体水平持续了 4 年[184]。此外，美国东南部地区的一些居民血清中也检测到抗福氏耐格里阿米巴 IgM 抗体，他们都曾在淡水湖泊中游泳[3,5]。美国东南部一项针对住院患者的血清学调查表明，超过 80% 的受检者都有抗福氏耐格里阿米巴和鲁汶耐格里阿米巴的 IgG 和 IgM 抗体，抗体滴度从 1：20 到 1：640。另外，新生儿血清中也检测到 IgG 抗体，滴度从 1：20 到 1：80，表明存在垂直传播[3,6,220-221]。目前，尚不清楚这些抗体是否具有保护性，但进一步研究发现，浣熊、麝鼠、松鼠、牛蛙、箱龟等野生动物的血清具有杀灭阿米巴的活性，加热后失效，提示补体具有杀灭阿米巴的作用[3,6]。由于这些动物常与水和土壤密切接触，因此极有可能感染福氏耐格里阿米巴或抗原性相似的其他耐格里属阿米巴，并产生了抗体。南美貘和家畜牛也曾患有 PAM[222-224]。目前，感染剂量、感染株毒力、感染者健康状况对感染的影响尚不明了。不

同分离株的福氏耐格里阿米巴基因序列揭示了地理多样性，也揭示了感染人与动物的分离株是否相同。来自美国不同地理区域的临床和环境阿米巴样本 5.8S rRNA 和 ITS 基因结果显示：2 位在不同时间造访过同一个温泉的加利福尼亚感染者，感染了同一种基因型的福氏耐格里阿米巴（基因型 2）[211]。不同分离株的分子特征可用于流行病学调查，作为在特定的地区对游泳和洗浴者进行传染源追踪和潜在风险识别的工具。

五、预防

全球变暖导致全球气温升高，福氏耐格里阿米巴造成的 PAM 病例可能会出现在新的地理区域。最近几起 PAM 病例先后出现在意大利[200]、明尼苏达[225]和美国的最北端。福氏耐格里阿米巴对氯敏感（百万分之一，1 ppm），对游泳池进行适当的氯化处理（余氯浓度为 0.5 ppm）可有效预防 PAM。前捷克斯洛伐克 3 年内发生了 16 起 PAM 死亡病例，经回顾性追溯发现，感染原因为游泳池内氯浓度太低。采取补救措施后，死亡病例便没有再出现[3,6]。但是由于没办法对湖泊、池塘和小溪进行氯化处理，福氏耐格里阿米巴可以继续生长繁殖，所以预防感染的唯一途径是不去有福氏耐格里阿米巴的地区游泳。此外，以下行为可降低感染风险：①避免在温暖的淡水区域进行与水相关的活动；②在温暖淡水水体中进行相关活动时，捏紧鼻腔或使用鼻夹；③在温暖的淡水浅水区域从事与水相关的活动时，避免挖掘或泛起水中的沉淀物。家庭用水使用不当也可能导致 PAM，使用家用自来水冲洗鼻腔也是潜在的风险，如南美几起儿童 PAM 病例尽管没有游泳史，但在家庭浴缸中使用阳光加热的自来水冲洗过鼻子[195]；2 名亚利桑那州的儿童患者曾在充满地热生活用水的浅水池中玩耍[226]；几名巴基斯坦卡拉奇的患者曾使用城市供水冲洗鼻腔[192]。

匀变虫感染

匀变虫是另一种自由生活的阿米巴，通常生活在有

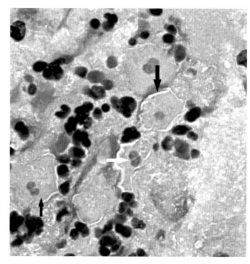

图 50.5　中枢神经系统切片中的佩氏匀变虫滋养体（黑箭头所示）。注意白箭头所示的邻近滋养体的细胞核（放大 1 000 倍）。

麋鹿、野牛和家畜粪便的土壤中。1 位免疫系统正常的男性曾出现头痛、视力模糊、畏光、呕吐和癫痫发作等症状，核磁共振结果显示有单一占位性病灶。病灶切除后，对组织切片进行显微镜检，发现了滋养体，无包囊和肉芽肿，该滋养体具特有的双核型态（图 50.5）。患者经阿奇霉素、羟乙磺酸喷他脒、伊曲康唑和氟胞嘧啶治疗后痊愈。该阿米巴最初根据细胞核的形态被鉴定为双核匀变虫（S. diploidea）[10]，后根据 18S rRNA 基因序列重新被鉴定为佩氏匀变虫[11]。

虽然自由生活阿米巴感染人体罕见，但其引起的脑炎病死率高，且感染人群多数是儿童，对社会公共卫生影响巨大。多数病例经尸检后才被确诊为自由生活阿米巴感染，由于许多尸检未按照常规程序进行（发达国家亦是如此），可能还有很多自由生活阿米巴感染病例未检测出；因此自由生活阿米巴感染引起的阿米巴脑炎真实的发病率目前仍无法确定[1]。

参考文献

见：http://www.sstp.cn/video/xiyi_190916/。

第51章 阴道毛滴虫感染

PATRICIA KISSINGER

翻译：朱慧慧　周长海
审校：艾　琳　陈颖丹　钱熠礼

要点

- 阴道毛滴虫（*Trichomonas vaginalis*）是世界上最为常见的可治愈的性传播疾病，且各地患病率差别甚大。
- 其危险因素包括年龄、监禁、静脉注射吸毒、卖淫以及细菌性阴道疾病。
- 目前，阴道毛滴虫作为生殖系统疾病的重要病原，人们对其认识逐步加深。
- 阴道毛滴虫与 HIV 的感染和传播相关，治疗阴道毛滴虫病可能会降低阴道毛滴虫相关的传播。
- 对于某些妇女，包括 HIV 阳性及患有无症状细菌性阴道病者，单剂量（2 g）甲硝唑治疗是不够的。
- 研究者目前致力于给目标人群及其配偶提供更好的诊断与治疗方法。
- 需要开展成本研究来确定阴道毛滴虫病筛查的效益。

表 51.1　阴道毛滴虫的研究进展

年份	事件
1836	ØAlfred Donné 在男性和女性生殖器官的脓性液体和分泌物中发现‘Animalculi’
1957	培养方法用于改善阴道毛滴虫病的诊断，与镜检相比病原检出率大于 20%
1957	在法国兰斯举行的阴道毛滴虫感染研讨会上，阴道毛滴虫病被确定为性传播疾病
1959	甲硝唑用于阴道毛滴虫病的治疗
1970s	推荐使用 2 g 甲硝唑来治疗阴道毛滴虫病
1990s	阴道毛滴虫被确认为 HIV 传播的协同因素
1990—2000s	核酸探针，抗原检测以及 InPouch 培养法用于阴道毛滴虫检测
2004	批准替硝唑用于阴道毛滴虫治疗
2007	基因组序列草图完成
1993 和 2004	现场及时检验方法用于女性
2001	FDA 批准第一个用于女性检测的核酸扩增技术

一、概述

阴道毛滴虫病（trichomoniasis）是由阴道毛滴虫所引起的疾病。阴道毛滴虫曾一度被认为是令人烦扰的性传播感染源，目前则被认为是生殖系统疾病的重要病原，并成为一个公共卫生问题。在过去的 2 个世纪中，对于阴道毛滴虫的研究已经从之前生物体的发现、对其通过性传播感染及公共卫生意义的认识，进展到改进诊断方法。其重要发现时间见表 51.1。

二、流行病学

阴道毛滴虫病可能是世界上最为常见的非病毒性性传播感染，由于该病不是法定报告的疾病，WHO 估计全球每年约有 1.74 亿病例且近 90% 的感染发生在资源匮乏的地区[3]。相比较世界范围内 0.92 亿例的沙眼衣原体（*Chlamydia trachomatis*）感染和 0.62 亿例的淋球菌（*Neisseria gonorrhoeae*）感染，阴道毛滴虫感染占可治愈性传播感染的 50% 以上[4]。据估计，湿涂片法为当时所采用的诊断方法，其假设敏感性为 60%～80%，而该方

法的实际敏感性仅接近于 35%～60%，以上数据很有可能被低估[5-7]。

根据 WHO 估计，1999 年在亚洲南部和东南部约有 0.765 亿病例，而撒哈拉以南的非洲病例数约为 0.32 亿，东欧和中亚地区约 0.13 亿，说明该虫种的感染分布十分广泛（图 51.1）。以上估计需要更加敏感的核酸扩增技术（NAAT），并纳入更多基于人群研究的患病率的数据进行更新。

由于缺乏监测项目，且目前湿涂片法被广泛用于诊断，阴道毛滴虫病的流行状况尚不完全明确。但可以确定的是，其流行在不同人群和地区之间差别很大。在高危女性中，感染率从巴基斯坦女性性服务者的 5%[8]，到美国印第安纳州因犯的 53%[9]。在高危男性中，美国加利福尼亚州因犯的感染率为 2%[10]，而美国东南部女性的伴侣感染率为 73%[11]。一篇有关巴布亚新几内亚性

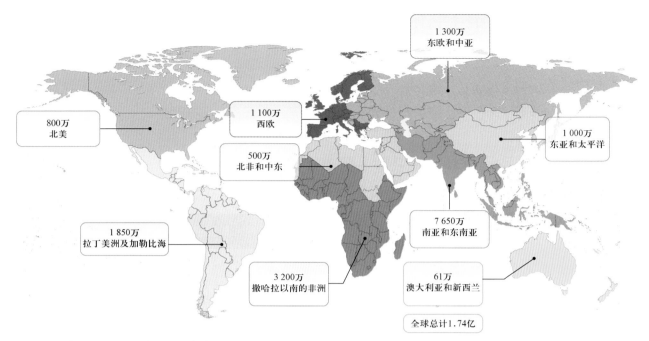

图 51.1　成人阴道毛滴虫病病例数估计，1999 年。

传播感染的系统综述显示，基于多种诊断方法，该地阴道毛滴虫病感染率为 39.3%[12]。在美国中部城市的 5 个监测哨点的调查显示，该地女性性服务者患病率为 11.0%[13]。

在美国，采用 PCR 对人群感染的调查发现，阴道毛滴虫的感染率在青少年中为 2.3%[14]，而在 14～49 岁的女性中为 3.1%[15]。非洲人群的感染率更高。在津巴布韦，抗体检测发现男性和女性的感染率为 9.5%[16]。在坦桑尼亚，核酸扩增法检测发现男性感染率为 11%[17]，其他地区用核酸扩增技术在生育期妇女中进行的调查显示了较低的感染率（例如，在越南为 1%[18]，在弗兰德斯和比利时为 0.37%[19]，在中国山东为 2.9%[20]）。产前及计划生育就诊的妇女的筛查率可以作为人群患病率的指标。研究显示，在资源匮乏地区的人口患病率为 3.2%～52%，而在美国为 7.6%～12.6%。因此，阴道毛滴虫病的感染率差别很大，且取决于人群的危险因素谱。

总体来说，非洲人或有非洲血统的人具有较高的阴道毛滴虫感染率，例如撒哈拉以南的非洲[16,17]。另外，具有非洲血统的人群如加利福那人[21]和美国的美非混血人群[14,15]也具有相对较高的感染率。感染的其他危险因素包括老龄、监禁、静脉注射吸毒、卖淫[22]以及细菌性阴道病[23]。

三、病理和发病机制

（一）虫体

阴道毛滴虫是一种有鞭毛的寄生原虫，通常呈梨形，偶尔呈不规则形，通常在泌尿生殖道的上皮处呈细胞外寄生，主要是厌氧生存[2]。

虫体长度为 $10\sim20~\mu m$，宽度为 $2\sim14~\mu m$。有 4 根鞭毛从虫体的前部发出，另外一根鞭毛向后延伸至虫体中央，形成一个波动膜。一根轴柱从虫体后端发出（图 51.2）[24]。阴道毛滴虫基因组庞大，G3 菌株有 6 条染色体，其中有约 60 000 个蛋白编码基因，总计 176 441 227 bp[25]。阴道毛滴虫是一种高度掠夺性的专性寄生虫，可吞噬细菌、阴道上皮细胞及红细胞，其自身又被巨噬细胞所吞噬。阴道毛滴虫通过有氧或者无氧环境下的发酵代谢所产生的碳水化合物作为其主要能量来源。

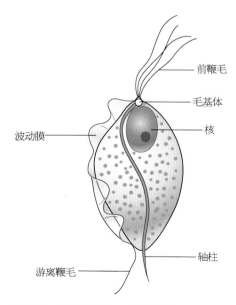

图 51.2　阴道毛滴虫：滋养体期。

（二）病理

阴道毛滴虫主要感染生殖道的鳞状上皮细胞。潜伏期一般为 4~28 d[26]。通常位于女性下生殖道以及男性尿道和前列腺内，通过二分裂的方式增殖。阴道毛滴虫主要通过性交在人与人之间传播，人是其目前所知的唯一宿主。感染持续的时间一般较长，在女性中可达数月甚至数年，但通常认为男性感染的持续时间相对较短。阴道毛滴虫没有包囊期，在外环境中生存困难。在不进行治疗的情况下，54%~69% 的男性可以自愈[27]。虽然非性传播的方式较为罕见[26]，但曾有阴道毛滴虫通过污染物（可能为水源）传播的报道[28-30]。阴道毛滴虫可在人体外潮湿的环境中存活 3 h[31-33]，但是也有报道在实验环境中其生存时间不稳定[1]。

双链 RNA 病毒可感染阴道毛滴虫，这可能对阴道毛滴虫的毒力及其疾病的发病机制具有重要提示。一项对于性传播疾病临床人群的横断面研究显示，在 28 个研究对象中，75% 有双链 RNA 病毒感染，且与病毒阴性者相比，病毒阳性者中女性所占比例较大[34]。

阴道毛滴虫可导致轻重不等的生殖系统疾病和癌症，同时男性和女性阴道毛滴虫感染者其生殖道排泌 HIV 及单纯疱疹病毒（herpes simplex virus-2，HSV-2）的概率也有增加，从而导致这些性传播疾病的传播风险增高。

（三）生殖系统疾病

在女性中，阴道毛滴虫与阴道炎、宫颈炎、尿道炎、低出生体重、胎膜早破、早产[35]以及盆腔炎[36]等疾病相关。在 20 世纪 90 年代，有许多关于阴道毛滴虫病与早产和低出生体重相关报道。2 个治疗性试验的研究结果显示，甲硝唑（metronidazole）可以治愈孕妇的无症状阴道毛滴虫病，但是不能避免早产的发生[37,38]。

在男性中，阴道毛滴虫病是引起非淋球菌性尿道炎（non-gonococcal urethritis）、前列腺炎（prostatitis）的重要原因，且能降低精子的运动力和活力[39]。研究者曾在 11%~20% 的非淋球菌性尿道炎患者标本中分离出了阴道毛滴虫[40-42]。

（四）HIV

阴道毛滴虫病与 HIV 感染[43-45]和传播[46,47]的风险增加有关。一项有关津巴布韦和南非女性的研究显示，阴道毛滴虫感染可增加 HIV 病毒感染的风险，而 HIV 病毒感染也可以增加阴道毛滴虫感染的风险，提示两者呈双向相关[48]。有 Meta 分析显示，阴道毛滴虫感染可使女性感染 HIV 病毒的风险增加 1.64 倍[49]。另外一项有关 HIV-1 一方感染的夫妇的研究发现，在 HIV 感染女性中，患有阴道毛滴虫病者传播 HIV 病毒的可能性是未患病者的 2.57 倍[50]。在马拉维，在感染 HIV 的男性前列腺炎患者中，与未感染阴道毛滴虫的患者相比，同时感染阴道毛滴虫者精液中 HIV 病毒的数量更多[51]。根据 Chesson 及其同事的估计，在美国每年有 747 例新发女性 HIV 感染是由于阴道毛滴虫感染所促进的 HIV 感染所致[52]，而撒哈拉以南的非洲每年有超过 3 000 万的阴道毛滴虫感染者[53]，阴道毛滴虫感染对 HIV 传播的影响不可小觑。

阴道毛滴虫感染通常引发侵入性的局部细胞免疫应答，伴随女性阴道上皮细胞和宫颈外以及男性尿道的炎症反应[54]。该炎症反应引起淋巴细胞的聚集，包括 HIV 靶细胞如 CD4[+] T 细胞以及巨噬细胞等，HIV 病毒与这些细胞结合从而开始感染过程。另外，阴道毛滴虫通常导致黏膜点状出血，从而危及机体屏障导致感染。通过增加细菌性阴道炎的易感性以及导致肠道菌群失调，阴道毛滴虫感染也可增加 HIV-1 感染的风险[55]。

在南非患有生殖道溃疡的 HIV 感染男性中，通过核酸扩增技术诊断的阴道毛滴虫感染者，其溃疡中的 HIV 病毒量高于阴道毛滴虫阴性者[56]。而与阴道毛滴虫阴性的女性 HIV 感染者相比，阴道毛滴虫感染者的阴道灌洗标本中更容易发现 HIV 病毒[57]。

幸运的是，多项研究表明，通过治疗阴道毛滴虫病可降低阴道脱落上皮细胞的 HIV 病毒载量。在马拉维患有尿道炎的 HIV 感染者中，通过核酸扩增技术确诊的阴道毛滴虫感染者在经过甲硝唑治疗以后其精液中 HIV 病毒减少[27]。在肯尼亚通过镜检和培养的方法进行检测，以及在美国路易斯安那州通过培养方法进行检测的研究均显示，治疗以后女性阴道脱落物 HIV 病毒减少[46]。以上研究确认了 HIV 阳性人群中筛查和治疗阴道毛滴虫病的重要性。

（五）HSV-2

与阴道毛滴虫-HIV-1 病毒之间的作用相似，阴道毛滴虫与单纯疱疹病毒Ⅱ（HSV-2）之间也具有双向协同作用。同时感染阴道毛滴虫以及曾患生殖器官疱疹均与 HSV-2 病毒的分泌相关。有研究曾在 4.2% 的有 HSV-2 分泌的女性患者中发现阴道毛滴虫感染，而仅在 1.7% 的无 HSV-2 分泌的女性患者中发现该虫感染（P = 0.001）[58]。在一项有关美国就诊性传播疾病的女性纵向研究中发现，阴道毛滴虫感染可使 HISV-2 的发病率增加 3.7 倍[59]。在坦桑尼亚，女性阴道毛滴虫感染者较未感染者其阴道灌洗标本中更容易发现 HSV-2。在意大利接受阴道镜诊断的女性中，阴道毛滴虫感染者分泌 HSV-2 病毒的可能性也较大[58]。

（六）宫颈肿瘤

确证阴道毛滴虫与宫颈肿瘤相关的文献不断增加。一项 Meta 分析研究显示阴道毛滴虫可使患宫颈肿瘤的危险性增加 1.9 倍[60]。一项针对芬兰女性的大规模筛查研究发现，阴道毛滴虫感染能增加人乳头状瘤病毒感染的风险性[61]。在荷兰，接受宫颈肿瘤检测的妇女中有 3.2% 在宫颈涂片中通过细胞学检查发现阴道毛滴虫，且感染阴道毛滴虫的女性出现高度鳞状上皮病变（HSIL）的可能性增加 2 倍[62]。在比利时接受宫颈癌筛查的女性中，核酸扩增实验检测发现的阴道毛滴虫感染者感染人乳头状瘤病毒的可能性为非感染者的 1.9 倍[19]。在中国北京的一项基于区域人群的研究中，阴道毛滴虫女性感染者感染人乳头状瘤病毒的可能性为非感染者的 1.4 倍，且患宫颈侵入性肿瘤 I 或 II 的可能性变为原来的 1.7 倍[63]。Yap 及其同事发现阴道毛滴虫与宫颈癌具有相关性[64]。Sutcliffe 及其同事的一项研究发现阴道毛滴虫与前列腺癌的某种关联但是在随后的研究中未发现其相关性[65,66]。

四、临床表现

73% 的阴道毛滴虫女性感染者有症状[67]，而 1/3 的无症状感染者会在 6 个月内出现症状[26]。通常，女性感染部位为阴道、尿道和宫颈内膜。症状包括阴道分泌物增多（常呈弥散性、恶臭、黄绿色）、排尿痛、瘙痒、外阴红肿及腹痛。阴道的正常 pH 为 4.5，感染后显著增高，通常大于 5[68]。女性通常表现为分泌物稀薄且呈泡沫状（图 51.3）。5% 的患病女性可见斑状阴道炎或者"草莓状"子宫颈（图 51.4），而借助于阴道镜检查，该病感染的发现率近 50%[69]。其他并发症包括附件、子宫内膜、斯氏腺及前庭大腺的感染。

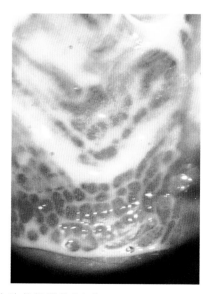

图 51.3　泡沫状排泄物（来自：Marrazzo J, Hillier S, Sobel J. Vaginal infections. In: Morse SA, Ballard RC, Holmes KK, et al., editors. Atlas of Sexually Transmitted Diseases. p. 76 - 93. © 2010, Elsevier Limited. 版权所有）

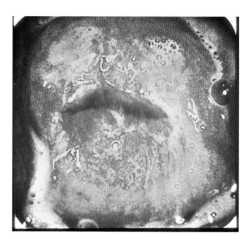

图 51.4　草莓状宫颈（采自：Marrazzo J, Hillier S, Sobel J. Vaginal infections. In: Morse SA, Ballard RC, Holmes KK, et al., editors. Atlas of Sexually Transmitted Diseases and AIDS. p. 76 - 93. © 2010, Elsevier Limited. 版权所有）

大部分的女性感染者有症状，而 77% 的男性感染者无症状[67]。在有症状的患者中，症状包括尿道分泌物增多、附睾炎、前列腺炎及精子活动性降低[70]。在慢性前列腺炎患者中可分离出阴道毛滴虫。

五、诊断

治疗的标准因性别而异，这是由于食品药品管理局（FDA）批准用于女性的检测方法并未完全用于男性的检测（提要 51.1）。传统的湿涂片法经济、快速且应用广泛，但是对于男性和女性均不敏感。而培养法对于女性具有更高的敏感性，但是其昂贵、耗时且对于男性检测的敏感性不足。分别针对 HIV 阴性和阳性女性的 2 项研究显示，在通过培养法诊断且经过 2 g 甲硝唑治疗以后，阴道毛滴虫在几个月内不可见，但是在无性行为的情况下会再次出现[71,72]，提示需要较培养法更为敏感的诊断方法。

提要 51.1　治疗标准

女性：
湿涂片制备、培养、巴氏涂片、OSOM 快速检测、Affirm VP III 检测、APTIMA 检测结果为阳性
性伴侣确诊为阴道毛滴虫病
男性：
尿道、尿液或者精液涂片或者培养结果阳性
性伴侣确诊为阴道毛滴虫病

核酸探针检测快速且价格适中，但是需要检测仪器。

一项 FDA 批准的用于检测淋病和衣原体感染的 PCR 方法(Amplicor,罗氏诊断公司)已经通过改良,可用于从阴道和子宫颈涂片及尿液中阴道毛滴虫的检测,其敏感性为 88%～97%,特异性为 98%～99%[7]。APTIMA 阴道毛滴虫特异性分析试剂(ASR, Gen-Probe 公司)也可以通过转录介导的扩增检测阴道毛滴虫 RNA,该方法与 FDA 批准的诊断淋病和衣原体感染的 APTIMA Combo2 方法所用仪器平台相同,已验证发表的研究结果显示,ASR 方法检测阴道毛滴虫的敏感性为 74%～98%,特异性为 87%～98%[73-75]。

美国 FDA 曾批准了 2 项女性阴道毛滴虫感染检测方法:OSOM 毛滴虫快速检测方法(Genzyme 诊断,剑桥大学,MA)是一种毛细管免疫层析试条[73],而 Affirm VP Ⅲ方法是一种检测阴道毛滴虫、阴道嗜血杆菌以及白色念珠菌的核酸探针[76]。这两种方法都是对阴道分泌物进行检测,且敏感性大于 83%,特异性超过 97%。OSOM 检测法可在 10 min 之内读取结果,而 Affirm VP Ⅲ方法在 45 min 内获得结果。

人们曾一度认为只有取自阴道的标本才能用来检测阴道毛滴虫,但目前已证实宫颈内的标本也可用来检测。通过 PCR 方法检测宫颈内标本,其敏感性和特异性分别达 88%和 99%,而检测阴道拭子的敏感性和特异性分别为 90%和 99%[7]。Huppert 及其同事通过潜在类别分析发现,用 TMA 方法检测宫颈内标本其敏感性和特异性分别为 100%和 98%,而同样方法检测取自阴道的标本其敏感性和特异性均达 100%[73]。在进行阴道毛滴虫感染筛查时,采用宫颈内标本检测可使样本采集简化。

六、管理和治疗

(一)治疗标准

阴道毛滴虫感染选择甲硝唑作为治疗药物[77]。甲硝唑属于 5-硝基咪唑类药物,研究显示甲硝唑及其相关化合物如替硝唑(tinidazole)和塞克硝唑(secnidazole)治疗阴道毛滴虫感染的成功率为 95%[78]。甲硝唑为 B 类药物,多个 Meta 分析结果显示孕期妇女怀孕的各个阶段使用该药均是安全的[79-81]。孕期使用替硝唑的安全性尚未评估,替硝唑目前仍为 C 类药物。服用甲硝唑的哺乳期妇女在服药期间及末次服药后 12～24 h 内停止哺乳,可减少婴儿对甲硝唑的摄入。而对服用替硝唑的哺乳期妇女,推荐其在服药过程中及服药后 3 d 停止哺乳。

(二)治疗

疾病预防控制中心对于阴道毛滴虫病治疗的指导意见为:推荐疗法为单剂量甲硝唑或者替硝唑 2 g,替代疗法为甲硝唑 500 mg,2 次/d,连服 7 d(图 51.5)[82]。但是以上推荐疗法是基于 30 年前的研究得出的,且虽然单剂量与多剂量疗法的效果相当,单剂量治疗后的复发率较

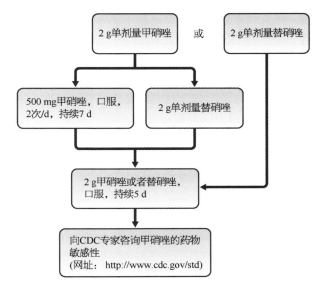

图 51-5　阴道毛滴虫病的治疗

高(如 5%～20%)。一项针对同时感染阴道毛滴虫和 HIV 女性的随机对照试验结果显示,多剂量甲硝唑治疗效果优于单剂量疗法[83]。以上研究还发现,细菌性阴道炎可能是导致单剂量早期治疗失败的原因。在治愈后 2 周内 PCR 结果应该为阴性[6]。在甲硝唑治疗 24 h 内及替硝唑治疗后 72 h 内应禁酒。

如果患者与其已确诊阳性的性伴有性接触,应对其进行推定性治疗。在 1960 年代,经过一系列的随机临床试验的效率验证,单剂量甲硝唑治疗法的疗效得以确认继之应用于临床,但是也有迹象表明 2 g 的剂量可能无效。一项针对 HIV 阴性女性的观察性研究及另外一项在 HIV 阳性女性中开展的随机临床试验就得出了以上结论[84]。

如果单剂量甲硝唑治疗无效,可采用单剂量替硝唑或者 7 d 剂量甲硝唑疗法。如果以上疗法均无效,可用 2 g 甲硝唑或者替硝唑连续服用 5 d 的方法进行治疗。如果在无再次性暴露的前提下依然治疗无效,需要做临床耐药性检测的咨询。

(三)重复感染

重复感染较为常见,约 5%～31%[84-94],且与初次感染转归相似。早期重复感染的潜在原因如下:抗药性、非遵从性治疗、临床治疗失败及通过未治疗的性伴侣再次感染。单剂量治疗可避免非遵从性用药所引起的问题,而体外抗药性实验显示抗药率较低。据估计甲硝唑的抗药率约为 5%[95],且体外实验证明甲硝唑、替硝唑及腺苷类似物(adenosine analogues)之间具有交叉耐药现象[96]。因此,重复感染最重要的来源就是临床治疗的失败及通过性伴侣再感染。

一般女性患者会接受单剂量甲硝唑治疗,同时将治疗药物带回给性伴侣,因此高达 8% 的重复感染中有 92% 都归因于临床治疗的失败[84]。临床抗药性的分子机制目前仍不详。

实际上 HIV 阳性的女性其重复感染率高达 18.3%~36.9%[84,97,98],由于以上数据是通过培养检测的方法获得的,实际重复感染率还可能更高。一项研究显示,HIV 阴性的妇女其阴道毛滴虫重复感染率为 8%,而 HIV 阴性者则为 18.3%。虽然女性感染 HIV 病毒与否对于阴道毛滴虫病治愈率的影响仍不很清楚,有迹象表明女性患细菌性阴道病对此有影响[99]。通过未治疗性伴侣的再感染可能是重复感染的另一个来源。

七、预防

阴道毛滴虫流行严重,重复感染常见。初级预防措施为通过推广避孕套的使用及其他安全性行为来降低暴露的机会。一些研究证实壬苯醇醚-9可以作为毛滴虫拮抗剂[100],因此含有壬苯醇醚-9(nonoxynol-9)的避孕套可以用来预防毛滴虫感染。

二级预防措施包括筛查和推进治疗。在巴布亚新几内亚,女性性工作者中实行周期性推定治疗(periodic presumptive treatment,PPT)可使阴道毛滴虫感染率降低 2 倍[78]。临床医生应该考虑男性的诊断和治疗。同时也需改进诊断方法加强对女性的诊断。男性包皮环切与男女阴道毛滴虫感染的下降相关[101]。

虽然阴道毛滴虫感染可引起抗体反应并引发局部免疫反应,但一项对于 HIV 感染女性的研究发现,阴道毛滴虫的患病率与蛋白酶抑制剂的使用及女性的免疫状态均无相关性[97]。另一项研究显示 HIV 血清阳性率不能改变男性感染率[51]。因此,虽然已发现有疫苗可预防阴道毛滴虫病[78],目前尚无批准应用的疫苗。

鉴于男性的诊断较为困难且很多男性为无症状感染[102],为了降低女性的早期重复感染,其性伴侣的治疗至关重要。由患者给性伴侣给药治疗(patient-delivered partner treatment,PDPT),即给指标人群提供抗生素让其带给性伴侣服用,是伴侣提醒(partner referral,PR),即由指标女性提醒其伴侣注意防护的一种潜在替代疗法。已有研究证实,在降低衣原体和淋病感染方面,PDPT 较 PR 更为有效[103],而 PDPT 对于阴道毛滴虫感染的效果尚不明确。两个已发表的随机临床试验对于指标女性的 PDPT 方法出现了不一致的结果[86,104],且疾病预防控制中心至今尚未推荐对阴道毛滴虫感染女性实行 PDPT 方法。然而,以上研究是单一中心的实验且很有可能效力不足,所以开展需要大规模的多中心临床试验进行进一步的研究。

总之,阴道毛滴虫是生殖系统疾病的重要病原,同时是 HIV 和 HSV-2 病毒感染和传播的潜在因素,目前已获得了越来越多的重视。由于其既不是法定上报的疾病,又无筛查项目的支持,研究者目前关注为指标人群及其性伙伴寻找更优的诊断治疗方法。同时很需要开展成本研究来确定阴道毛滴虫病筛查的效益。

参考文献

见:http://www.sstp.cn/video/xiyi_190916/。

第十部分　寄生虫感染

第52章

血吸虫病

AMAYA L. BUSTINDUY, CHARLES H. KING

翻译：李小红
审校：曹建平　官亚宜　黄一心

要点

- 血吸虫病是一种由血吸虫感染引起的慢性炎症性疾病，导致组织损伤和全身病变，并常持续至成人期，即使在感染消除后。
- 抗血吸虫免疫病理反应是全身和器官病变的主要原因。
- 血吸虫病流行区长住居民感染血吸虫的表现与由旅游或迁徙导致的短期暴露感染的临床表现不同。
- 血吸虫病的传播需要特定的中间宿主螺类，人群流行与当地淡水栖息地螺密度密切相关。
- 贫穷导致血吸虫感染的风险增加，是由于卫生设施不足，家庭难以获得清洁水源，而易于接触含有尾蚴的疫水所致。
- 新建大坝、灌溉以及城镇化可增加钉螺栖息地和传播风险，常导致当地血吸虫的流行急剧增加。
- 现症感染的诊断依据是在尿液、粪便或组织活检中查到血吸虫虫卵。抗原阳性和/或抗体阳性对虫卵阴性的患者具有辅助诊断意义。
- 血吸虫病患者的临床表现多样，从亚临床疾病（包括贫血和生长发育迟缓）到明显的多系统器官衰竭。
- 吡喹酮是治疗所有血吸虫感染的首选药物。
- 定期使用抗血吸虫药物治疗可降低流行区人群的发病率。
- 完全预防血吸虫感染要采取阻断血吸虫病传播的措施，以防止儿童早期感染及很快的再感染。

一、流行病学

血吸虫病是指感染血吸虫引起的疾病。全世界约有2.39亿人感染一种或多种血吸虫，这些感染通常由特定的水栖或者两栖的淡水螺类传播[1]。但也有报道认为全球超过4亿的人群受感染。血吸虫有多个不同种，属于裂体吸虫科（Schistosomatidae），雌雄异体，复殖亚纲的多细胞蠕虫，其成虫期寄生于脊椎动物的门脉系统（图52.1）。在所有的哺乳动物吸虫中，血吸虫属（Schistosoma）

地理分布最为广泛，其变异也最大（图52.2）[2]。在已知可感染人和动物的16种血吸虫中，感染人体的主要有5种。即埃及血吸虫（*Schistosoma haematobium*）、间插血吸虫（*S. intercalatum*）、曼氏血吸虫（*S. mansoni*）、日本血吸虫（*S. japonicum*）和湄公血吸虫（*S. mekongi*）。但其他的一些通常感染动物的血吸虫或者交叉感染也在人类中发现[2]。

由于血吸虫是通过特定的中间宿主——淡水螺类传播的，血吸虫生活周期需要合适的环境以及水体被人体排泄物（阳性尿液或粪便）污染[3]。血吸虫病传播与当地的生态环境、欠佳的社会发展水平以及卫生状况有关。反复的再感染与缺乏安全的水源用以农业灌溉、生活用水和水上娱乐等情况有关[4]，这些问题在发展中国家普遍存在。尽管血吸虫病是可以预防的贫穷病，但在农村和缺乏发展规划的城市边缘地区，发病率却在上升[5,6]。在难民营，由于传播难以控制，感染可能非常常见[7]。

由于常规粪便或尿液检查虫卵的方法有20%～30%的漏检率，由此进行的流行病学调查估计的发病率并不准确[8-10]，致使血吸虫病的疾病负担被严重低估，血吸虫感染对流行区影响的认识也有偏差[11,12]。早期的儿童血清学筛查、结合抗原检测诊断，可提供更精确的年龄特异的流行区发病率数据[13,14]。根据流行国家的人口统计和人们活动（如水系工程）导致的环境变化，2011年估计的受血吸虫病感染威胁人口达7.79亿[1]。根据系统的评估，由于生活或生产毗邻大坝水库及灌溉区，非洲受血吸虫病（包括埃及血吸虫和曼氏血吸虫）高度威胁的人口达1.06亿[15]。在亚洲，大型水利工程如中国在长江修建的三峡水库，对水流方向、当地人口的密度、农业生产活动和钉螺的栖息地造成影响，日本血吸虫和湄公血吸虫感染发病率有增加的潜在风险[16]。

一直以来，对血吸虫感染引起的相关疾病和损伤的描述集中于晚期血吸虫病的并发症。晚期血吸虫病的病症包括寄生部分器官的炎症、肝脏的纤维化和肠相关血吸虫病（可由曼氏血吸虫、日本血吸虫、湄公血吸虫和间插血吸虫引起），而膀胱、泌尿系统由埃及血吸虫引起疾

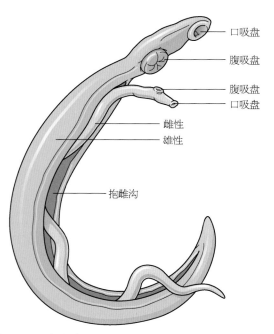

图 52. 1 雌雄合抱的血吸虫成虫。(来自 WHO 热带资料部)

口吸盘
腹吸盘
腹吸盘
口吸盘
雌性
雄性
抱雌沟

病。人群调查显示,这些寄生部位器官并发症的发生率并不高,仅占 10%～20%,更常见的体征是不明显的消耗性慢性损害[17],包括贫血、发育迟缓、认知损害以及机能衰退等[11,12]。

在流行区,由于持续暴露于高风险的水环境中,儿童的发病率和感染度都随年龄的增长而增加。由于近 50% 的虫卵并未被排出而滞留于体内引起急性的炎症反应,虫荷的增加与发病率的增加相一致[18,19]。排卵量的高峰在 12～15 岁之间[20]。虽然成人曼氏血吸虫病的患病率仍然很高,但高年龄组的感染度通常降低。这种年龄相关的感染发病率的变化可能是多种因素的结果[21,22]。但对于成人感染虫荷的显著下降是否与获得性免疫有关,与降低在污染水体的暴露或甚至是由纤维化组织对虫卵的拦截使虫卵检查的敏感度下降有关等一直存在争议,抗生殖的免疫力的增加,也可导致成虫产卵下降。任何一种状况都能解释本地传播,因为感染儿童的粪便或尿液中的排卵率都最高,能使传播持续不断。

两岁感染幼童粪便或尿液可查到血吸虫卵(图 52.3),引发人们思考血吸虫感染引起发病的最低年龄,特别是目前人群依赖的控制措施目标人群设置为 5～15 岁的学龄儿童[23]。有关这个问题需要更加广泛的研究[14,24,25]。

(一)动物宿主

动物保虫宿主可通过粪便排出虫卵污染环境传播血吸虫病,但仅有日本血吸虫属于这种情况(图 52.4)。在中国,一共有 31 种野生哺乳动物和 13 种家畜能感染日本血吸虫[26],而在菲律宾,猫、犬、猪、水牛和大鼠的粪便中活虫卵的检出率在 3%～31%[27]。在水牛不常见的中

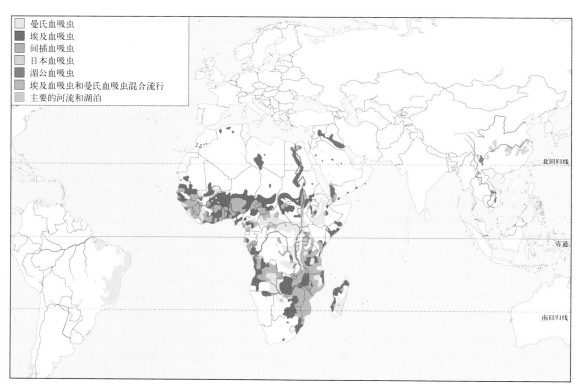

曼氏血吸虫
埃及血吸虫
间插血吸虫
日本血吸虫
湄公血吸虫
埃及血吸虫和曼氏血吸虫混合流行
主要的河流和湖泊

北回归线
赤道
南回归线

图 52. 2 血吸虫病的全球分布。[来自 Gryseels B, Polman K, Clerinx J, et al. Human schistosomiasis. Lancet 2006; 368(9541): 1106 - 1118.]

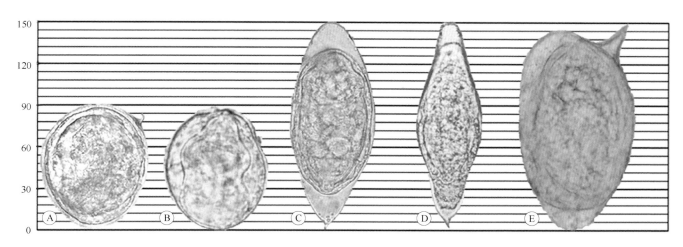

图 52.3 感染人体的不同种类的血吸虫的虫卵。(A)日本血吸虫,(B) 湄公血吸虫,(C)埃及血吸虫,(D)间插血吸虫,(E)曼氏血吸虫。

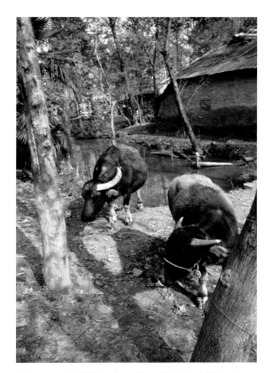

图 52.4 中国湖南省日本血吸虫的动物宿主-水牛:村民使用水牛进行农业生产,而水牛是日本血吸虫的贮存宿主,这有助于日本血吸虫病在当地长期流行。(来自 WHO/TDR/Crump)

国山区,犬是主要的动物保虫宿主,感染率高达 75%[28]。有鉴于此,在中国已证实把动物纳入防控规划是一种更行之有效的预防控制措施[29]。

相反,人类是埃及血吸虫唯一的保虫宿主。少数几例在非人类灵长类、Arteriodactyla 或者啮齿目(Rodentia)中发现的感染,被认为是偶然发生的,不具有流行病学意义。

报道称曼氏血吸虫可感染范围很广的哺乳动物[非人类灵长类、食虫目(Insectivora)、Arteriodactyla、Marsupilia、啮齿目、食肉目(Carnivora)和贫齿目(Edentata)]。然而事实表明,除了两种例外情况,这些动物在流行病传播中并不起作用。在坦桑尼亚的一个点,普遍认为狒狒自身携带血吸虫[30],在 Guadeloupe 岛的自然栖息地和巴西的某些地区,人们倾向认为曼氏血吸虫的本地株同时由大鼠和人传播[31,32]。而在湄公血吸虫病流行的柬埔寨,最近的调查显示当地的动物中只有犬可查获虫卵[33]。

(二)流行历史

1. 埃及血吸虫。慢性血尿和各种膀胱疾病早有记载,与沿着埃及和美索不达米亚的大河谷的农业生产分布相关联。血尿在 *Gynaecological Papyrus of Kahun* 一书中有记载,该书著于埃及十二王朝中期,大约在公元前 1900 年。在 Ebers Papyrus 中记录了许多治疗血尿的方法,可以推断在那个时代,这种很可能由感染埃及血吸虫引起的疾病普遍存在[34]。钙化的血吸虫虫卵在埃及第二十王朝(公元前 1250—公元前 1000 年)的木乃伊肾脏中发现[35]。拿破仑入侵埃及时期(1799—1801 年),这种疾病在法国军队中非常普遍[36]。然而,直到 1851 年,引起疾病的病原(最早称为嗜血吸虫 *Distoma haematobium*,现在称为埃及血吸虫)才被 Theodor Bilharz 在开罗的 Kasr-el-Aini 医院尸检中发现[37]。

2. 曼氏血吸虫。1902 年,Patric Manson 在一位派往西印度群岛(退役后至伦敦)的殖民地官员的粪便中发现具有侧棘的虫卵,提出可能存在第二种血吸虫[38]。随后争议在 A. Looss 和 L. W. Sambon 那个时代的科学家之间一直进行者,直到 1915 年,Leiper 在一个位于开罗北部,当时叫 El Marg 的小乡村(即现在的 Qualyubia Governorate)开展调查工作的结果结束了这一争议。

Leiper 证实了存在两种不同种属的血吸虫,并且阐明它们可通过两种不同的螺类中间宿主传播,这两种螺分属不同的属和亚科[39]。在新大陆,具有侧棘的血吸虫卵(曼氏血吸虫卵)1904 年在巴西的 Bahia 州[40]和 1906 年在委内瑞拉[41]分别被鉴定。

3. 日本血吸虫·1847 年,在日本广岛的一个乡村,描述了"血吸虫尾蚴皮疹"和"钉螺综合征"[42]。1904 年,Katsurada[43]从猫的门脉系统中检获成虫,并把这一血吸虫种命名为日本血吸虫。1909 至 1915 年,其生活学特性、生活史、其引起的病理特征陆续由日本人及其他研究者阐明[44]。中国[45]和菲律宾[46]在 20 世纪早期临床上发现该种血吸虫,而在现代印度尼西亚的苏拉威西发现的时间是 20 世纪 30 年代[47]。钉螺中间宿主分别在 1924 年的中国[48],1932 年在菲律宾被发现[49]。

4. 间插血吸虫·1923 年,提出有关一个新的不同于埃及血吸虫虫种的问题。在靠近基桑加尼的 Yakusu 地区(现为刚果民主共和国)有些肠道血吸虫病病例具有一些不典型的临床特征,并且虫卵具有一些特殊的形态特征。随后开展的工作发现了一个新种即间插血吸虫[50]。1934 年发现其中间宿主螺是非洲水泡螺(*Bulinus africanus* group)种团的一个成员种[51]。尔后,研究人员采用更广泛的、基于 DNA 的种系分化来研究血吸虫种属,描述了人类血吸虫的一个新种几内亚血吸虫(*S. guineensis*),提示间插血吸虫和几内亚血吸虫应该属于独立的分类群,但与埃及血吸虫来缘关系较近[52,53]。

5. 湄公血吸虫和马来血吸虫(*S. malayensis*)·湄公血吸虫引起的血吸虫病最早于 1978 年在老挝和柬埔寨被描述[54]。它的中间宿主开放拟钉螺(*Tricula aperta*)栖息于水体,不能被日本血吸虫感染[54,55]。另一种少见的来自马来西亚的血吸虫即马来血吸虫,于 1987 年被鉴定,被认为与湄公血吸虫相似,但在遗传特性上显著不同[56]。马来血吸虫病是人兽共患寄生虫病,具有脊椎动物保虫宿主即 *Rattus muelleri*[57]。中间宿主是卡波罗氏螺(*Robertsiella kaporensis*)[58]。迄今为止,尚不知晓马来血吸虫病的临床重要性。

(三)血吸虫病的地理分布

根据世卫组织的报道,全球共有 2 亿 3 900 万人感染血吸虫病,大部分(85%)居住在非洲的撒哈拉以南地区(图 52.2)[1,59]。在世界范围,血吸虫病在三个洲 74 个国家流行[1]。有些国家已得到有效控制,如突尼斯和摩洛哥最近已经阻断传播[60]。在 54 个国家中发现由曼氏血吸虫引起的肠道血吸虫病,从阿拉伯半岛,横跨非洲,至马达加斯加岛。在南美洲,曼氏血吸虫病仍然在巴西和委内瑞拉等地低水平地流行,在苏里南和加勒比的一些岛屿中该病的传播一直持续存在(图 52.2)[61]。

埃及血吸虫在中东地区、非洲大陆、印度洋岛屿马达加斯加、桑给巴尔和奔巴岛的 53 个国家(地区)流行。曼氏血吸虫和埃及血吸虫双重感染普遍存在于 40 个国家[62]。间插血吸虫在非洲中部和西部的 10 个国家流行[63]。

日本血吸虫病流行于中国大陆、印度尼西亚(杜湖和苏拉威西中部的 Napu 山谷)以及菲律宾的一些岛屿。虽然尚无证据显示在泰国和印度仍然有血吸虫病传播,但是 20 年前在马哈拉施特拉邦州的 Gimvi 乡村血吸虫病流行还很活跃。日本在上个世纪 60 年代消灭了血吸虫病。

湄公血吸虫在老挝人民民主共和国的卡宏岛和柬埔寨的某些地区流行[64]。

(四)其他血吸虫种引起的感染

人体有时候也会罕见地感染通常感染其他哺乳动物的血吸虫虫种。比如,牛血吸虫(*S. bovis*)是埃及血吸虫复合体(*S. haematobium* complex)的成员种,在牛和羊中感染很常见,偶尔也会感染人体。同样地,羊血吸虫(*S. mattheei*)在非洲南部的家畜和野生动物中具有多个宿主,马氏血吸虫(*S. margrebowiei*)普遍感染非洲中部的羚羊,均可能感染人体[65]。这些虫种引起的人体感染不引起严重的病理反应。但有报道表明,在一些多种血吸虫虫种并存的流行区,这种感染可诱导针对曼氏血吸虫和埃及血吸虫的免疫力(异种免疫力)[66]。某些鸟类吸虫如毛毕吸虫属(*Trichobilharzia*)、巨毕吸虫属(*Gigantobilharzia*)和鸟毕吸虫属(*Ornithobilharzia*)的尾蚴可穿透人的皮肤引起尾蚴皮炎或者游泳者的皮肤瘙痒。在热带和温带地区可发生暴发流行[65,67]。

二、发病机制和病理学

详细的寄生虫形态学描述,参见表格 52.1。

三、生活史

血吸虫传播相当复杂,在环境适宜时其传播非常高效(图 52.5)[68]。所有的虫种都具有相似的生活史周期,成虫寄生在特定宿主的血管系统,而无性阶段在淡水螺类中间宿主中完成,如果人暴露于尾蚴污染的水体,尾蚴则可穿透其皮肤或者黏膜进入下一个生活阶段。成虫是两性的,雌雄虫完全分开。它们成对的寄生于血管中的毛细管(图 52.6),具体寄生的部位随虫种不同:曼氏血吸虫、日本血吸虫、湄公血吸虫和间插血吸虫寄生于门静脉,而埃及血吸虫寄生在膀胱血管丛。雌虫纤细光滑,雄虫将其合抱在抱雌沟中并行交配(图 52.1)。关于成虫在人体中的寿命尚不确切。之前曾有报道,一个从马达加斯加移民至法国患者的临床证据,表明血吸虫可寄生于人体内长达 18[69]~37 年[70]。然而,估计血吸虫在人体内的平均寿命为 3~5 年[71]。

表 52.1	感染人体的不同裂体吸虫(血吸虫)的特征比较				
	曼氏血吸虫	日本血吸虫	埃及血吸虫	间插血吸虫	湄公血吸虫[a]
成虫					
成虫在宿主中的位置	肠系膜静脉	肠系膜静脉	膀胱血管丛	肠系膜静脉	肠系膜静脉
盲肠末端	很长	中等	很短	很短	中等
雄性					
长度(mm)	6～13	10～20	10～15	11～14	115
宽度(mm)	1.10	0.55	0.90	0.3～0.4	0.41
可测定范围	4～13(6～9)[b]	6～7	4～5	2～7(4～5)[b]	6～7
结节	粗糙	无	细小	细小	无?
雌性					
长度(mm)	10～20	20～30	16～26	10～14	112
宽度(mm)	0.16	0.30	0.25	0.15～0.18	0.23
卵巢:在身体中的位置	前三分之一	中间	后三分之一	后一半	后一半
子宫:在身体中的位置	前一半	前一半	前三分之二	前三分之二	后一半
长度	很短	短	长	长	短
虫卵	1～2	50～200	10～50	5～60	10+
成熟的虫卵					
形态	卵形	圆形	卵形	卵形	圆形
大小(μm)	61×140	60×100	62×150	61×176	57×66
小棘	侧面的	侧面的(缩小的)	末端的	末端的	侧面的(缩小的)
正常排出部位	粪便	粪便	尿液	粪便(尿液)	粪便
虫卵/雌性,每天	100～300	3500	20～300	150～400	?
虫卵对姜尼(Ziehl-Neelsen) 二氏染色反应[c]	阳性	阳性	阴性	阳性	?

[a] 来自于动物感染实验。
[b] 正常范围。
[c] 在组织切片中。
伦敦卫生与热带医学院寄生虫室 Sturrock RF 提供,经 Jordan P,Webbe G,Sturrock RF 授权。来自 Jordan P,Webbe G,Sturrock RF,editors. Human Schistosomiasis. Wallingford:CAB International;1993.

　　雌虫每天产出无盖的虫卵直至一生,不同血吸虫种属的雌虫产卵量不同。不同血吸虫虫卵末端棘刺的位置不同,如图 52.3 所示。毛蚴将近 16 d 内发育成熟。

　　雌虫产出的虫卵大约 50% 通过肠壁(曼氏血吸虫、日本血吸虫、湄公血吸虫和间插血吸虫)或者膀胱、输尿管或生殖器官(埃及血吸虫)的黏膜上的溃疡随粪便或尿液排出。余下的 50% 在宿主组织器官中沉积诱发急性和慢性炎症反应,"起动"肉芽肿的形成并导致瘢痕、局部组织损伤以及器官功能紊乱[72]。虫卵也可在门脉血管、肝脏、肺等处形成栓塞[73]。

　　当活虫卵直接排出或者从邻近的地方漂移过来到达淡水时,在适宜的温度和光照条件下,幼虫在虫卵中活跃起来。在渗透作用的帮助下,毛蚴从虫卵中破出或"孵出"。这时的幼虫称作毛蚴,毛蚴在水中通过纤毛游泳。毛蚴的活动与中间宿主螺类的生态特征相关联,其适应性的活动模式已有描述。毛蚴在适宜的淡水中从虫卵孵出后,以 2 mm/s 的速度游向中间宿主螺类。它们对钉螺感染的有效时间为 8～12 h[74,75]。

　　毛蚴随后穿透中间宿主螺的软组织,受不同的条件影响,包括趋化性、毛蚴的数量和水体里螺的数量、接触的时间长度以及附近环境的物理特征,如水温、水流速度、漩涡以及紫外光的存在与否等。只有少量的毛蚴发育为成熟的母孢蚴。

　　在接下来的几周,孢蚴发育成生殖细胞,然后发育成子孢蚴并移行至钉螺体内的另一部位。进一步发育,每一个子孢蚴变成一个成熟的尾蚴,然后从螺中溢出。一条毛蚴通过这种无性繁殖形式可形成成千上万条尾蚴[76,77]。

　　具有叉形尾巴自由游动的尾蚴,体长小于 1 cm,当人暴露于尾蚴污染的水体时可穿透人的皮肤和黏膜(图

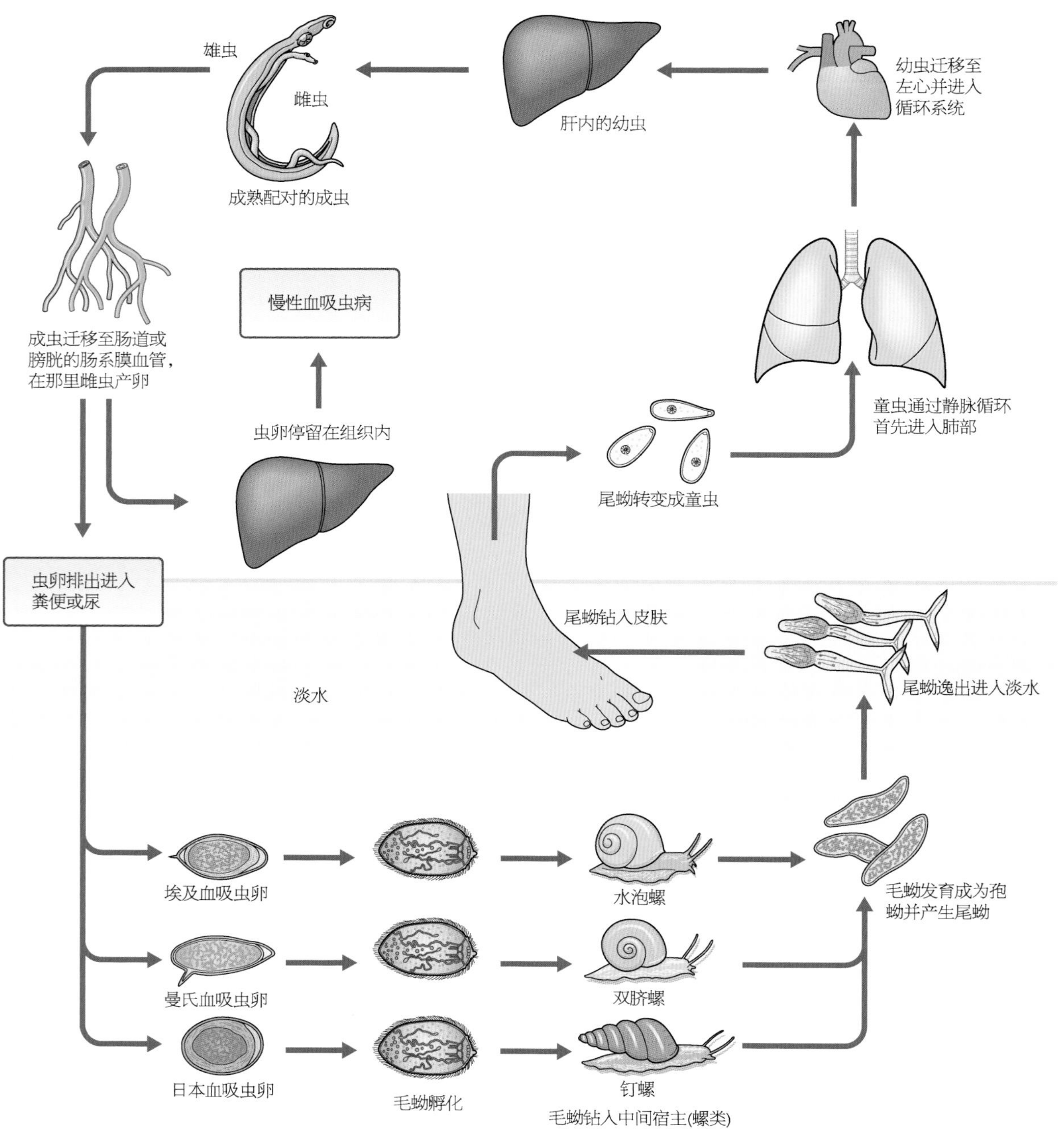

图 52.5 血吸虫生活史。[来自 King CH. Toward the elimination of schistosomiasis. N Engl J Med 2009；360(2)：106-109]

52.7）。对埃及血吸虫和曼氏血吸虫来说,光线是尾蚴逸出的主要刺激条件,而温度则要在 10～30 ℃ 之间。由于尾蚴不进食,仅依赖于体内的糖原储存为生。尾蚴的寿命很短,仅能存活 36～48 h,在中间宿主螺漫长的一生中,它感染毛蚴后,可持续产生相当数量的尾蚴,数以千计的尾蚴可能均来源于同一条毛蚴。

尾蚴穿透皮肤后脱去尾部变成童虫（图 52.8）。幼虫通过组织进入人体后经历从淡水环境到"有盐环境"的巨大转变,经淋巴和小静脉形成肺循环的重复的回路,然

后进入血管,到达肝门脉系统并发育成雌虫或雄虫。雌雄虫性成熟后配对,而后移行至适宜产卵的部位。

四、中间宿主

血吸虫中间宿主螺类的生物学是一门复杂学科（图 52.9～52.11）,在参考书里有详细的介绍。

虽然血吸虫和它们的中间宿主可根据它们的动物地理分布和宿主特异性粗略地分为不同组,但情况仍然很复杂,因为血吸虫的分布与它们的潜在中间宿主的分布并不完全一致[78]。

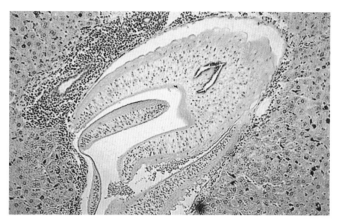

图 52.6 曼氏血吸虫成虫在肝脏门静脉系统。该图显示了肝门静脉系统的一个分支静脉血管中曼氏血吸虫雄性和雌性血吸虫(苏木精-伊红染色法,×44)。(来自 Peters W, Pasvol G. Atlas of Tropical Medicine and Parasitology,Copyright © 2006,经 Elsevier 授权)

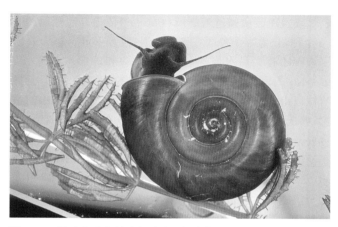

图 52.9 曼氏血吸虫的中间宿主-各种类型的淡水双脐螺(×4)。(来自 Peters W, Pasvol G. Atlas of Tropical Medicine and Parasitology. Copyright © 2006,经 Elsevier 授权)

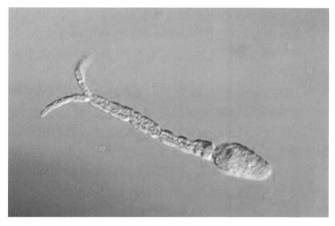

图 52.7 相差干涉显微镜下埃及血吸虫尾蚴。(来自 WHO/TDR/Stammers)

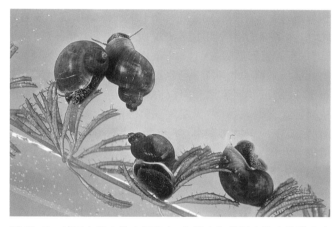

图 52.10 埃及血吸虫的中间宿主-非洲水泡螺复合体中的淡水水泡螺(×4)。(图片来自 Peters W, Pasvol G. Atlas of Tropical Medicine and Parasitology. Copyright © 2006,经 Elsevier 授权)

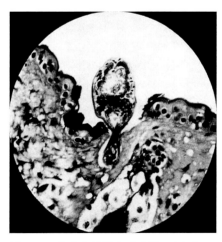

图 52.8 血吸虫尾蚴穿透皮肤。(来自 O. D. Standen)

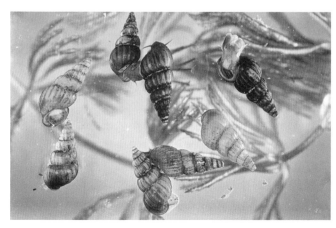

图 52.11 日本血吸虫的中间宿主-钉螺(×3)。(图片来自 Peters W, Pasvol G. Atlas of Tropical Medicine and Parasitology. Copyright © 2006,经 Elsevier 授权)

（一）埃及血吸虫的中间宿主

埃及血吸虫通过泡螺属（*Bulinus*）传播。泡螺属约有30个种，分为4个种团：非洲水泡螺（*Bulinus africanus*），因该种团有大鼻水泡螺（*B. nasutus*）和球形水泡螺（*B. globosus*），因此具有重要医学意义（图52.10）[79,80]，是撒哈拉以南非洲地区埃及血吸虫和某些牛血吸虫的中间宿主；弗氏水泡螺（*B. forskalii*）种团分布在泛非洲地区，主要分布于阿拉伯半岛和一些印度洋的小岛；同样分布于泛非洲地区的截形水泡螺/热带水泡螺（*B. truncatus/tropicus*）复合体从马拉维延伸至东非、西非、北非，以及远至伊朗；网纹水泡螺（*B. reticulatus*）种团散在分布于非洲（如埃塞俄比亚）和阿拉伯半岛的隔离地带。

（二）间插血吸虫的中间宿主

在已知的两种生物学上具有显著差异的间插血吸虫虫株中，一种通过非洲水泡螺传播，如在扎伊尔的东北部的某些特定地区；另一种由弗氏水泡螺传播，如在喀麦隆和加蓬，每一个种都不能在另外一个种的螺宿主中发育，此外，两个株的潜伏期不同，酶的形式也不一样。

（三）曼氏血吸虫的中间宿主

曼氏血吸虫由双脐螺属（图52.9）传播，该螺广泛分布于非洲，尼罗河流域和阿拉伯半岛，但未见于伊朗和伊拉克。在美洲，这一种属发现于美国南部，几个加勒比岛屿（主要发现于波多黎各、圣卢西亚、瓜德罗普岛和多米尼加共和国）以及南美洲的巴西、苏里南和委内瑞拉。

1978年描述了这些种属的分类地位框架[81]，四个种群被认可。菲氏双脐螺（*Biomphalaria pfeifferi*）组具有多个株并在撒哈拉南部的整个非洲，马达加斯加共和国、亚丁、也门、沙特阿拉伯；凹脐双脐螺（*B. choanomphala*）组只有少数的几株并且局限于非洲某些特定的湖泊；亚历山大双脐螺（*B. alexandrinazu*）散在的分布于非洲，在苏丹和埃及很常见。苏丹双脐螺（*B. sudanica*）同时具有来自东非和西非的一些种株。

在美洲，双脐螺属代表了20个不同的种，但这些种中只有光滑双脐螺［*B. glabrata*（*Say*）］、蒿杆双脐螺［*B. straminea*（*Dunker*）］和浅滩双脐螺［*B. tenagophila*（*Orbigny*）］可被曼氏血吸虫自然感染。

（四）日本血吸虫和湄公血吸虫的中间宿主

日本血吸虫由水陆两栖的钉螺传播，多型的湖北钉螺群包括6个亚种，中国大陆的 *O. h. hupensis*；菲律宾的湖北钉螺菲律宾亚种（*O. h. quadrasi*）；日本的 *O. h. nosophora*；苏拉威西和印度尼西亚的湖北钉螺林杜亚种（*O. h. lindoensis*）；以及中国台湾的湖北钉螺台湾亚种（*O. h. formosana*）和湖北钉螺丘氏亚种（*O. h. chiui*）。在中国台湾，血吸虫仅存在于动物，无人体感染。拟钉螺亚科的开放拟钉螺传播湄公血吸虫病。

不同亚种钉螺的壳、大小和形状有显著的不同，并具有显著不同的生物学特性。在菲律宾，钉螺的平均寿命是66 d，但在其他的流行区它们可能存活至12个月甚至更长，并能耐受低至0度的寒冷温度[82-84]。

（五）夏蛰

水栖和水陆两栖钉螺都具有在水外存活数周的能力，有些甚至能存活数个月。这种现象即夏蛰，对流行病学和感染的控制具有重要意义。曼氏血吸虫和埃及血吸虫感染可从一个雨季延续到下一个雨季，从而使得传播链得以完成。

（六）血吸虫与中间宿主的关系

为了更好地理解螺生物学以及血吸虫与螺之间的相互作用[15,84]，应该匹配一个复杂的血吸虫和中间宿主关系图[85]，并加上地理分布和感染血吸虫的螺密度，而且有必要开展更详细的软体动物学研究。环境和遗传因素在血吸虫通过特定的螺传播中发挥着作用。虽然在二十世纪的前期，螺类控制是血吸虫控制的主要手段，但许多年以来这种策略在阻断传播中并不特别成功。显然，更好的理解螺生物学和生态学，对于从中间宿主层面阻断传播非常重要。在许多栖息地，包括永久或半永久的小水塘、沼泽、湿地、溪流和大型永久水体如湖泊、大坝、灌溉渠道和稻田，泡螺属和双脐螺属的钉螺都是水栖的。它们的生物学特性随环境改变，需要全面综合的研究以阐明螺的存活以及引起血吸虫成功传播的因素。异体受精在水栖螺中也很常见，但实际上它们是雌雄同体的并且可以自体受精。卵产于水中形成卵块，卵块直径大约5～10 mm。自由生存的螺的孵出约需要1～2周，随后持续的生长，至3～6个月成熟并不再生长。像蚊一样，中间宿主螺具有巨大的生殖潜能，因为其一生均具有产卵能力，其寿命在不同种属中有所不同，如感染了埃及血吸虫的球形水泡螺（*Bulinus globosus*）可活400 d，而感染了曼氏血吸虫的菲氏双脐螺可活213 d[78,86]。

五、发病机制和病理学

（一）宿主免疫力的作用

1. 初次感染·在流行区，通过洗澡或玩耍等方式暴露于污染的水中，在婴儿期就可感染血吸虫（图52.12）[24,25]。血清学调查表明，较早的暴露出现在3.5～4.5岁[14,87]。然而，在经常暴露于曼氏血吸虫和埃及血吸虫的儿童中出现急性血吸虫症状（螺类综合征）的情况并不常见，可能是因为在子宫内已获得的T、B细胞应答，已证明在带虫母亲产下的婴儿中存在此类应答[88]。

在无血吸虫暴露史的短期旅行者和移民中的急性血吸虫病患者，相比来自流行区的慢性血吸虫病患者，表现出相对较高的针对血吸虫抗原的细胞免疫应答。特别明显的是针对虫卵抗原。抗幼虫体表的一个糖原决定簇

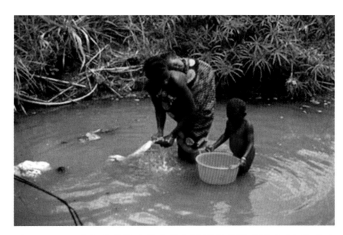

图 52.12 一位母亲带着孩子在其家附近的水塘中洗衣服,这个水塘的水中存在埃及血吸虫的中间宿主螺类。这位母亲和孩子有感染埃及血吸虫的很大风险。(来自 WHO/TDR/Crump)

(KLH)的 IgG 和 IgM 抗体在急性血吸虫病患者血清中的量更多,急性阶段还可诱发针对血吸虫抗原的 Th1 和 Th2 的混合型细胞因子应答[89,90]。来自实验动物的研究早就表明,随着感染持续和虫卵抗原的持续刺激,感染变为慢性,针对血吸虫抗原的免疫应答显著下调[91,92]。这种免疫应答的下调还同时伴随着向 Th2 型应答的转变,它有利于降低慢性炎症引起的疾病风险;但是尚不清楚这种免疫力是否能产生针对新感染的保护力。

2. 慢性感染和再感染·儿童时期初次感染后,随后的几年间再感染持续发生,此阶段仅能观察到有限的抗性(年龄在 5～11 岁)。由于血吸虫在体内不再繁殖,持续感染会使虫荷增加,表现为虫卵更多,并导致更严重的病理反应和发病。然而,基于社区的调查研究表明,患病率和感染度在超过十二岁的青少年中逐渐降低,此后数十年的成人期虫卵的排出量下降,表明感染强度进一步下降至更低的水平[3,93]。

有证据表明,疾病的形成是血吸虫感染引起炎症免疫反应激活的结果[19,92]。对治疗成功后的再感染研究表明,再感染与炎症细胞因子白介素 6、C 反应蛋白和 α 干扰素以及其他综合的症状如贫血和生长受阻相伴随[94-97]。导致贫血产生的原因是多方面的,包括脾肿大时血细胞滞留和破坏、铁流失以及慢性炎症都可引起贫血。慢性炎症刺激介素 6 的产生,并由此增加铁调素(肝脏的一种调节铁平衡的激素)的产生。下游的级联反应导致铁被滞留在身体的存储地点,不能正常释放和用于血红蛋白的合成[96,98]。

慢性感染的免疫应答在疾病的不同进程中表现不同。不同患者之间的纤维化差异很明显,有些表现为初步的纤维化,有些则具有显著的肝脾疾病。那些出现早期纤维化的患者抗可溶性虫卵抗原(SEA)的 IgG(特别

是 IgG₄)明显升高,而那些确诊为肝脾血吸虫病的患者表现为高水平的抗可溶性成虫抗原(soluble worm antigen preparation,SWAP)的免疫应答[89]。细胞免疫应答研究表明,以肝纤维化为特征的慢性血吸虫病,特别在男性患者中[94],主要表现为抗虫的 Th2 型应答;IL-13(后修正为 IL-5)水平与个体的纤维化水平相关[89]。

在蠕虫免疫学研究中,发现埃及血吸虫特异或非特异的 IgE 水平显著升高,与发达国家的患者发生的变态反应有关。然而,就寄生虫感染而言,目前只能假设 IgE 能提供一定的保护效应[99]。

实验条件下的伴随免疫,指的是已获感染的人在再次感染同一种生物时表现出部分或者完全的抗性。成虫通过在皮层添加上一层宿主特异的抗原来逃避免疫攻击。伴随免疫现象在许多实验动物和人中均存在[100]。对儿童粪便排卵和接触水体的定量数据的纵向现场调查研究可为再感染的研究提供线索。用治疗的办法清除既往感染,观察新感染(再感染)发生的水平与水源暴露和暴露的强度之间的关系。这些研究方法提供的数据表明,年龄依赖的对再感染的抗性和年龄依赖的暴露行为的改变两者之间在两个地区,冈比亚和肯尼亚(均为埃及血吸虫和曼氏血吸虫感染区)之间是不同的。比如,在冈比亚,在两个社区比较了感染度随时间变化的关系,其中一个社区已经用杀螺的办法阻断了传播。在这个地区,血吸虫的平均寿命是 3～4 年,因而有可能在 3 年之内用这个未经处理的地区(对照组)成虫的产卵量作为对照。超过 25 岁的成人罹患血吸虫新感染的水平比 5～8 岁儿童的水平低 1 000 倍。这种差异无法由成人暴露于水的机会比儿童低 1 000 倍来解释,表明存在年龄依赖的针对重复感染的免疫力[101-105]。因而,获得了免疫力在埃及血吸虫和曼氏血吸虫两个流行社区中发挥作用的更可靠的依据。然而,这种免疫力不是绝对的,它只在多年感染后显现。此外,有数据表明免疫力也出现在生活在高发病率和重度感染地区的儿童中。

早期暴露于感染后的免疫应答与封闭抗体的产生有关,这也许包含 IgM、IgG 或者 IgG4。保护性抗体 IgE 或者其他的免疫球蛋白类型在表现出抗性的年龄稍大的儿童和成人中均可检出[104]。近期数据表明,化疗后对再感染的抗性受多方面因素制约,并且需要区别对待。在血吸虫入侵的不同阶段其包含的体液免疫和细胞免疫的应答是不同的。已知的影响因子包括 IgE 应答、高水平的 γ 干扰素和肿瘤坏死因子(TNFα)以及包括不同细胞和不同细胞因子在内的外周血单核细胞,并且与染色体 5q31～q33 中的遗传因子可能有关[106,107]。

3. 感染对疫苗应答的影响·最近一项研究表明,感染血吸虫和其他蠕虫的母亲产下的幼儿对疫苗的应答下

降[108]。对那些接受了卡介苗（Bacillus Calmette-Guerin, BCG）免疫的儿童而言，评估他们 BCG 免疫 10～14 个月后的纯化蛋白衍生物驱动的 T 细胞 γ 干扰素产生，发现在接受了血吸虫致敏的婴儿中，其水平相比从未有过血吸虫致敏的受试者要低[109]。这些结果对血吸虫病流行区的免疫效果评价具有重要的指导意义[108]。

（二）病理学

血吸虫感染的病理反应主要是由虫卵引起的炎症反应（图 52.13）。尽管血吸虫分泌可溶性的肠相关抗原，但宿主免疫系统不能清除成虫，而成虫本身引起很少或者几乎不引起任何病理反应。这些抗原已用于判断血吸虫感染和治疗效果的标志物[110]。

宿主的炎症反应对血吸虫来说是衡量其繁殖是否成功的关键，血吸虫虫卵宽达 70 μm，无法自由穿越毛细血管床。略少于一半的虫卵产于宿主小静脉，之后进入肠道或泌尿道的管腔，由此离开人体。其余虫卵滞留于器官壁或者栓塞到门脉或肺小动脉。血管旁路使虫卵能到达身体内的许多其他器官。

刚产出的虫卵未成熟，随后几天毛蚴发育成熟。可溶性虫卵抗原首先分泌于虫卵之中，再经卵壳的亚显微孔释放出去，引起宿主超敏反应。血吸虫病的免疫病理被认为是由虫卵沉积于周围组织引起的肉芽肿形成，是通过 T 细胞介导的迟发型超敏反应[19]。肉芽肿是血吸虫卵及包围于虫卵周围的嗜酸性粒细胞、单核-巨噬细胞、淋巴细胞、中性粒细胞、血浆和成纤维细胞（图52.13）。活化巨噬细胞群靠近卵壳，而淋巴细胞和浆细胞聚集于外沿。成纤维细胞出现早，并贯穿于整个漫长曲折的过程之中，逐渐变更为其他类型的细胞。许多肉芽肿大小比血吸虫卵要大得多，3 个月后当感染从急性转为慢性后，其体积则缩小。

在曼氏血吸虫和埃及血吸虫病患者的尸检研究中，发现组织器官的虫荷与病理反应的严重性存在强关联[111]。如直接和间接的成纤维细胞增殖和 I 型和 III 型胶原蛋白诱导的异常反应等也是影响因素。感染度、反应在宿主的免疫强度和免疫应答上的个体差异，都可能影响组织损伤的严重程度[92]。

不同于早期的"急性"肉芽肿，抗血吸虫的治疗对晚期梗阻和晚期血吸虫病慢性纤维性病变的效果不佳[19]。针对各虫期的抗体和细胞免疫应答持续存在，并且在成功治疗后仍然存在[112]。成功"治愈"血吸虫感染后，持续炎症和纤维化损伤长时间存在。因此，血吸虫病应被看作是可预防的，由既往或现症感染、血管内寄生的多细胞寄生虫造成的慢性炎症疾病。本病病例的定义是感染或曾经感染血吸虫的人。

血吸虫病的病理生理随不同虫期而变化，将详述如下。它们之间的差别在非免疫人群（访问者、游客或者移居疫区并第一次感染的移民等）中研究得较为明确。

1. 尾蚴侵入和童虫移行期·在传播水平高的地区，尾蚴可以在不到 15 min 内侵入暴露于疫水的皮肤或黏膜；尾蚴侵入皮肤的临床症状是尾蚴性皮炎，可持续 24～48 h[113]。入侵的第一病理生理反应是显著的嗜酸性粒细胞应答和抗体依赖的、细胞介导的针对童虫的细胞毒性反应[114]。

片山综合征（Katayama syndrome）或"急性血吸虫病毒血症"是非免疫人群感染血吸虫后的第 14～84 天之间出现的临床症状。它类似于血清病，表现为针对移行童虫和成熟雌虫早期所产虫卵的超敏反应。在日本血吸虫病流行区及其周围，在受大范围洪水侵害的社区，已有报道片山综合征的流行（图 52.14）[115]。

2. 血吸虫成熟和产卵期·感染后不同时间，一般不

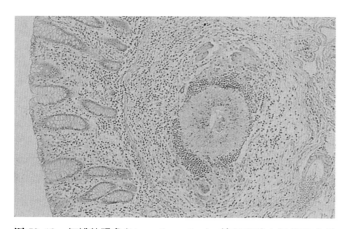

图 52.13 何博礼现象（Hoeppli reaction）：结肠肠壁上围绕死亡的虫卵形成纤维肉芽肿（苏木精-伊红染色法，×70）。（来自 Peters W, Pasvol G. Atlas of Tropical Medicine and Parasitology. Copyright © 2006，经 Elsevier 授权）

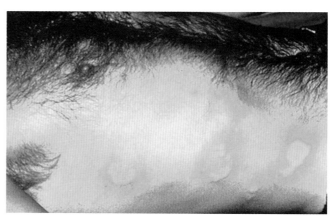

图 52.14 "片山综合征"（Katayama 综合征）：曼氏血吸虫感染人体后不久，有些病人会在额头部出现大片荨麻疹。（来自 Peters W, Pasvol G. Atlas of Tropical Medicine and Parasitology. Copyright © 2006，经 Elsevier 授权）

超过 2 个月,感染确立,虫卵持续排出,伴随着"典型的"血吸虫病症状。虫卵毛蚴释放的 SEA 激活 T 淋巴细胞依赖的宿主应答,导致嗜酸性粒细胞应答为特征的肉芽肿反应。

　　3. 感染后的持续产卵期·若干年后,出现临床症状,身体体征发生变化,在埃及血吸虫病中存在晚期并发症如尿路梗阻、生殖器官出血和炎症、肾盂积水和肾功能衰竭;在曼氏血吸虫病、日本血吸虫病和湄公血吸虫病中的门脉高压,可能被"补偿"或"失代偿"导致腹水和肝脾肿大,伴随或不伴随消化道出血。抑制性 T 淋巴细胞调节和抗体封闭作用使宿主的免疫应答随着时间推移而减弱,但 Th2 反应逐渐增强[89];成纤维细胞刺激胶原蛋白的产生和涉及多个部位(如门静脉周围肝纤维化和梗阻性泌尿系统)的纤维化随之而来。

　　(三)慢性感染的病理

　　由于不同血吸虫种寄生部位的不同,慢性血吸虫病的"典型"表现因虫种而异。然而,各血吸虫种引起的血吸虫病均引起相似的慢性炎症,故在发病中具有一些包括贫血、生长发育迟缓和认知障碍等在内的共同特征[12]。

　　1. 埃及血吸虫病

　　(1)膀胱:膀胱是最常受埃及血吸虫影响的器官。膀胱镜检查、手术或尸检揭示的肉眼可见的损伤是多样的[73]。膀胱镜检查普遍可见黏膜充血[116]。三分之一的病例有"沙迪补丁"("Sandy patches");这些其实是隆起的、灰黄色的、不规则黏膜与虫卵沉积的交织,四周环绕着致密的纤维组织。在晚期病例常有钙化发生,这些特征最常见于三角区及尿道口附近。

　　在泌尿和生殖器官附近发现的其他病变包括肉芽肿、结节和息肉,它可以无梗或有蒂,并与局部组织的高虫卵负荷相关[18]。膀胱溃疡不太常见,其面积可小至一个不规则的小凹或大至形成一个不规则的深横裂。这些特征主要发生在膀胱后壁。

　　(2)输尿管:经典验尸的研究表明,虽然输尿管不像膀胱那样频繁累及,但在梗阻性尿路病变的形成中发挥了作用[73]。梗阻性尿路病变患者在输尿管的虫荷较无梗阻者的要大。

　　输尿管病变的病理外观酷似膀胱病变和肉芽肿病变,并导致输尿管纤维化并狭窄[19]。反压导致积水、伴随或不伴随肾积水,引起尿路梗阻(图 52.15)。这种病变易于导致慢性或复发性肠道细菌(包括沙门菌)感染[117]。

　　(3)生殖器官:由于埃及血吸虫寄生于膀胱丛,虫卵往往发现于男性和女性的生殖器官[73]。一项报道认为在男性,克精囊组织的平均血吸虫卵计数为 20 000[18]。随后产生的增生、肌肉肥大、纤维化使精囊的重量增加,导致相关尿路梗阻。更罕见的累及器官包括前列腺、睾

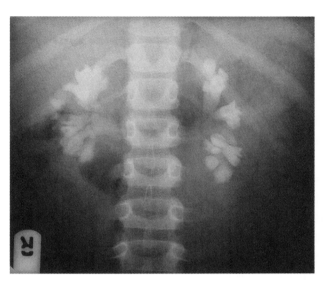

图 52.15 肾造影显示:慢性泌尿生殖系统血吸虫病,出现双侧肾盂积水。(来自 Peters W, Pasvol G. Atlas of Tropical Medicine and Parasitology. Copyright © 2006,经 Elsevier 授权)

丸、附睾和阴茎。精血是泌尿生殖血吸虫病的常见症状,睾丸炎、前列腺炎、性交疼痛和精液减少也是男性生殖器官血吸虫病的常见症状,并通常在抗血吸虫治疗后消失[118,119]。

　　在女性生殖器官中发现虫卵同样很常见。虫卵可发现于外阴、阴道或子宫颈,其中可见息肉或结节性损害和沙迪补丁(图 52.16)[120]。肛周皮肤的结节并不少见。女性生殖器官卵巢、输卵管和子宫的内部不太容易受影

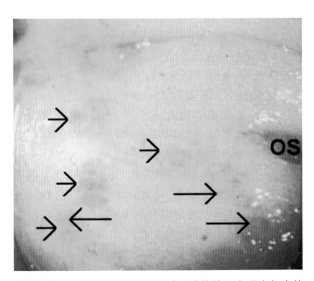

图 52.16 女性生殖系统血吸虫病:感染埃及血吸虫妇女的子宫颈出现多处沙迪补丁和异常血管。长箭头:扭曲的血管;短箭头,黄色沙迪补丁。OS,子宫颈。附近浅表出现一些沙迪补丁。[摘自:Kjetland EF, Ndhlovu PD, Mduluza T, et al. Simple clinical manifestations of genital Schistosoma haematobium infection in rural Zimbabwean women. Am J Trop Med Hyg 2005 Mar;72(3):311-319.]

响。然而，盆腔血吸虫病可以引起可逆和不可逆女性不孕[121,122]。在撒哈拉以南非洲，女性生殖器官血吸虫病通常与艾滋病相伴随。

（4）胃肠道：经常在胃肠道中发现血吸虫卵，其密度在阑尾中最高，而远端末梢的密度最低。血吸虫病例尸检研究报道在直肠乙状结肠中有息肉，息肉通常有炎症和溃疡[18]。血吸虫卵常见于直肠活检材料，但通常是死虫卵。

（5）肾：虽然肾实质罕见血吸虫肉芽肿，但尿路阻塞导致肾脏病变，经常表现为肾盂肾炎。在埃及血吸虫感染病例中，可通过免疫显微镜观察到肾小球系膜区的血吸虫抗原。已注意到粒状的包含 IgG、IgM 和 C3 的沉积，但无基底膜的改变、无临床上的肾脏疾病表现，肾功能常正常[123]。由于肾衰竭的产生还存在其他机制，埃及血吸虫是否会导致肾炎仍然是个疑问[124]。已有关于埃及血吸虫导致可逆肾病综合征并发沙门菌感染的报道[125]。

（6）肺：罕见单纯血吸虫感染导致的肺动脉炎和肺心病，但虫卵导致的肺肉芽肿在尸检中很常见[19]。

（7）异位病灶：血管内迁移的血吸虫和随后产出的虫卵可导致各种各样的"异位"或非典型性病变。例如，相比肠道血吸虫病（由曼氏血吸虫和日本血吸虫引起），肝门静脉周围的低水平纤维化在埃及血吸虫病患者中可通过超声检查发现[126]。在感染埃及血吸虫患者的中枢神经系统发现虫卵的情况不如在日本血吸虫或曼氏血吸虫感染中常见，也并不导致临床后遗症；相比其他组织，虫卵似乎不产生组织学反应。脊髓比大脑更常受到影响[127]。

罕见的寄生虫异位寄生导致的病变也有报道，例如多个血吸虫卵沉积心包造成纤维状心包炎[128]，也已证实曼氏血吸虫寄生于脉络膜的现象[129]。

（8）膀胱癌：血吸虫寄生导致膀胱癌的确切机制尚不清楚。然而，在许多国家，血吸虫感染伴随鳞状细胞膀胱癌是发病的一个重要原因。过去，这是埃及男性最常诊断的癌症，血吸虫病流行地区较非流行区的人群发病率高 10 倍。世卫组织的国际癌症研究机构已发现充足的证据，证明血吸虫是一种致癌物质[130]。

埃及血吸虫感染相关肿瘤可由患者早期发生的非血吸虫肿瘤进一步分化而来，通常低年龄发病，男性比女性高。其病理和临床表现是埃及血吸虫感染相关的肿瘤往往是多灶性鳞状细胞癌，而在欧洲和北美常见的是移行细胞肿瘤。已在感染埃及血吸虫的动物（猕猴和狒狒）中成功诱导这种膀胱肿瘤[131-133]。一种假说认为，膀胱长达数十年的慢性炎症可导致 DNA 损伤和膀胱壁中多灶点的癌症发展。协同致癌因素包括慢性细菌感染和接触化学致癌物（石化产品、饮食中含亚硝胺）。尿中的 β 葡萄糖醛酸酶水平升高可能"毒化"以前的糖醛酸化（即解毒），排出致癌物质，诱导带虫者产生膀胱癌[134,135]。

在伊拉克、肯尼亚沿海、加纳、马拉维、莫桑比克、赞比亚和津巴布韦，血吸虫感染和膀胱癌发病之间存在一定关联。然而，在尼日利亚、南非和沙特阿拉伯等血吸虫病中度或高度流行的国家，不存在这种关联。这种差异是否由不同的血吸虫种株间的差异或者不同地区暴露于致癌物协同因子的差异所致，尚不清楚。

在血吸虫寄生的膀胱中大多数鳞状细胞癌分化程度很高，大部分是局限化的，直接通过膀胱壁扩散，偶尔经淋巴管扩散，罕见血液转移。这与移行细胞癌形成鲜明对照。基于人群的大规模抗血吸虫药物治疗可直接降低发病率，故理论上有望降低流行区的癌症发病率。已经在埃及开展基于此目的的研究工作，将可获取准确的、可接受的、基于人群的膀胱癌发病率的估计值。

2. 曼氏血吸虫病·在曼氏血吸虫病中可见一系列慢性病灶，从肠道散在的肉芽肿到门静脉周围纤维化（Symmer 管干纤维化；bilharzial claypipe 干纤维化）（图 52.17）。成虫可寄生于不同的位置，因此，局部的肉芽肿和纤维化可发生在肠道的任何部位。曼氏血吸虫成虫的首选栖息地是肠系膜下静脉的分支，最常见于直肠乙状结肠。这些病变可导致临床腹泻、便血和腹痛等症状。小肠病理不及大肠严重。尸检表明，在感染的后期，特别是在埃及和巴西，从结肠至小肠都有虫卵的沉积[136]。

结肠息肉病（图 52.18），常见于埃及的一种综合征，好发于年轻患者，并与感染的强度直接相关。结肠和直肠常见多蒂息肉伴有黏膜肿胀、充血和水肿。息肉内的虫卵密度明显较小肠的其他部位高得多。伴随的临床特征有显著血液和蛋白质丢失导致贫血、慢性腹泻、里急后

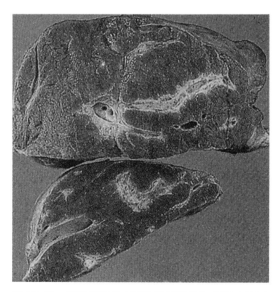

图 52.17 门脉纤维化（干线型纤维化），肠道血吸虫病典型的肝脏病理变化。（来自 Peters W, Pasvol G. Atlas of Tropical Medicine and Parasitology. Copyright © 2006，经 Elsevier 授权）

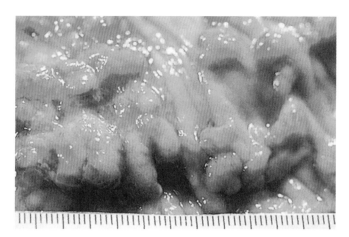

图 52.18　与曼氏血吸虫感染有关的大量结肠息肉,伴有致命的肠道出血,见于一位埃及农民的尸检。(来自 Peters W, Pasvol G. Atlas of Tropical Medicine and Parasitology. Copyright © 2006,经 Elsevier 授权)

重和丢失蛋白性肠病。有时,曼氏血吸虫感染引起血吸虫卵所致的肿瘤被广泛的纤维化组织包围,被称为"血吸虫瘤"。好发部位是网膜、肠系膜淋巴结、盲肠旁区域(paracaecal region),有时偶发于肠壁。也有文献报告慢性血吸虫感染引起肠梗阻,但非常罕见[136]。

3. 肝脾血吸虫病・慢性曼氏血吸虫病的主要并发症是门静脉周围肝纤维化。由于基本病变主要发生在门脉管及其周围(图 52.19),在无并发症情况下,肝实质仍正常,尚未出现血吸虫病肝硬化。肝切片显示其可能增

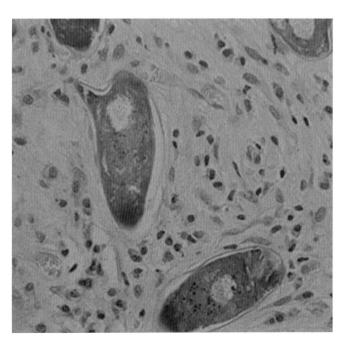

图 52.19　肝组织中的曼氏血吸虫卵(苏木精-伊红染色)。(来自疾控中心,图片由阿拉伯联合酋长国沙迦市 Ai Qassini 医院 Munaf Desai 博士赠送)

大也可能不大,有围绕汇管区范围加大的纤维化,类似一些黏土茎管(clay pipes)(图 52.17)。肝脏的表面可以是平滑的、颗粒状或结节状。在入口处,肝实质并不表现为"拉埃内克"(Laënnec)的结节样肝硬化。

虫卵沉积产生肉芽肿周围炎性浸润,肝静脉周围的结缔组织,靠近窦状隙前的血管。受影响汇管区被肉芽肿阻断,并受到炎症、纤维化和肾盂静脉炎(pyelophlebitis)[137]。虫卵周围由嗜酸性粒细胞浸润,出现血吸虫色素和/或组织血栓。肉芽肿围绕堵塞的部位导致门脉进一步放大,同时,肝动脉放大并胁迫产生新的分支毛细血管。因此,窦状隙前的门脉高压产生的代偿性动脉血流。肝内血流仍保持在正常范围内,维持肝细胞代谢功能。门脉高压导致门脉血流减少,通过增加的肝动脉供应和门静脉周围分支丰富的毛细血管网进行代偿,并与门静脉连通[137]。

目前临床上仍无法解释临床和病理学上的对肝毛细血管动脉起源解释上的分歧[138]。肝纤维化来源于胶原蛋白的积累,这可能起源于胶原合成细胞的增殖,或者增加既有细胞的合成,或者降低其降解[139,140]。在实验细胞中,肝脏中的胶原蛋白含量增加伴随着虫卵肉芽肿形成。在人体肝血吸虫病,将肝活检材料和对照组织相比,胶原含量增加,合成增加。纯汇管区纤维化的自然病程发展缓慢,称作"补偿",因而肝细胞功能测试仅能测出轻微的异常。随着时间的推移,门脉高压导致脾肿大和/或静脉曲张破裂出血,伴随或不伴随腹水等症状,而肝功能失代偿直至疾病的晚期才会出现。然而,在高度流行病毒性肝炎的国家(乙型、丙型、丁型或戊型肝炎),这些可并存于肝脾血吸虫病和临床进展失代偿性肝纤维化,因为此时的肝病理比单纯血吸虫感染严重得多。

(1)脾脏:脾肿大是肝血吸虫病常见的伴随症状,通常由门静脉高压症、慢性淤血和网状内皮增生引起。局灶性梗死和出血均可发生,此时脾变硬并纤维化。脾功能亢进、全血细胞减少或形成白红细胞性贫血(leucoerythroblastic anaemia)。此时脾脏可特别巨大,如在黑热病(内脏利什曼病)或骨髓增生综合征时(埃及脾肿大或在以往文献中称为班替综合征)。在患者肝脾中发现加姆纳-甘迪小体(Gamna-gandy body)(由门脉高压引起的脾出血病灶)[141]。淋巴瘤有时与血吸虫病的脾肿亦相关联[142]。

(2)肺和心脏:大量虫卵栓塞产生肉芽肿肺动脉炎导致肺动脉高压,通常是肝纤维化并伴随广泛的门腔分流的结果,这常发生于慢性曼氏血吸虫或日本血吸虫感染[136]。

肉芽肿性炎症阻塞远端肺动脉分支最终产生肺动脉压上升、右心室肥大和劳损,小动脉显示纤维化硬化,肺泡组织普遍可见纤维素坏死和血管瘤样形成。这种并发

症发生于重感染长期存在的情况下,而临床上表现为由慢性肺心病引起的充血性心力衰竭。

(3) 肾:肾脏病变,称为血吸虫性肾病(或肾小球肾炎),发生在曼氏血吸虫感染。这由宿主的免疫球蛋白与成虫或虫卵抗原形成免疫复合物沉积在肾小球系膜和基底膜引起。尸检发现在肝脾病患者可见各种肾小球病变。曼氏血吸虫感染和肝脾病患者中常见轻度蛋白尿,渐进性肾病导致少部分患者发生肾衰竭,虽然临床过程是缓慢的,但肝并发症发生的风险更大[136]。淀粉样变已在埃及的肾病综合征和血吸虫病患者的肾穿刺活检材料中得到证实[143]。

肾脏卵沉积非常罕见,目前不认为它是引起严重肾功能不全的原因。

(4) 中枢神经系统:脑血吸虫病通常与日本血吸虫感染相关,但曼氏血吸虫虫卵也已在大脑中发现。感染途径被认为是经由巴特森的无阀椎间丛(Batson's valveless intervertebral plexus)或动脉栓塞的虫卵。虫卵可存在于中枢神经系统引起很少或无组织学反应,并且在随机选择的一系列的血吸虫病肝脾患者的尸检中发现,四分之一的患者在大脑中可发现曼氏血吸虫卵[144],这些患者的症状很轻微。

已有详尽的文献表明,各种动觉和/或感觉传递相关的脊髓型疾病发生于血吸虫感染者,曼氏血吸虫感染更常见,脊髓受压或梗死引起轻瘫。脊髓血吸虫病被认为是发生在到流行区旅游的患者中罹患急性毒血症综合征的临床表现的一部分[145]。

(5) 其他异位病灶:由曼氏血吸虫引起的皮肤损害很罕见,虽然丘疹或结节状病灶可发生于不同位点。在埃及,生殖器病变通常在尸检中发现。巴西报道过胎盘血吸虫病[146]。

(6) 癌症:据世卫组织报道,尽管有相当可观的病例报道表明曼氏血吸虫感染和不同类型的癌症相关联,即大肠癌、肝癌和巨滤泡淋巴瘤,但曼氏血吸虫感染作为一种致癌机制在人体仍缺乏充分的证据[130]。

4. 日本血吸虫病　总的来说,日本血吸虫感染所致的肠和肝脏病变与曼氏血吸虫感染相类似,但有几方面的不同。原发病灶是 T 细胞介导肉芽肿在虫卵周围形成,但肉芽肿大小的调制是抗体和 T 细胞介导的,而在曼氏血吸虫感染中细胞介导是主要机制。

成虫寄生于肠系膜静脉下支和在上级直肠静脉[147]。每条成熟雌虫产卵 1 000～3 500 个/d,最高密度发现于大肠,接下来依次是直肠、乙状结肠和降结肠(图52.20),小肠虫卵沉积相对较轻。

对日本血吸虫病患者的病理解剖知识的了解(肉眼和显微镜)落后于曼氏血吸虫感染,原因是尸检的研究较少。数十年来晚期血吸虫病曾为患者的死因之一,目前

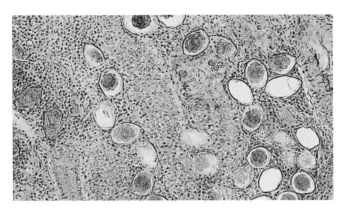

图 52.20　结肠壁上的日本血吸虫卵(苏木精-伊红染色,×150)。(来自 Peters W, Pasvol G. Atlas of Tropical Medicine and Parasitology. Copyright © 2006,经 Elsevier 授权)。

病患也逐渐下降[136,148,149]。

(1) 胃肠道疾病:在实验动物中,日本血吸虫感染的胃肠损伤通常呈病灶式且孤立存在,穿插于正常的肠组织。在人体中呈多发性病变,包括黏膜增生、假息肉病、溃疡和肠壁增厚很常见。胃血吸虫病常在手术或活检标本时可见。亚临床病例可能也常见,但由于症状缺乏特异性,诊断技术相对不敏感故难以获得确认[8]。

(2) 肝脾疾病:慢性日本血吸虫病的主要肝病变与曼氏血吸虫感染相一致。肝脏常增大,表面不规则。在横切片中,纤维化组织的特征宽谱带环绕较大的汇管区,尸检可见 Symmer 门脉周围区(黏土烟斗柄)纤维化(图52.17)。显微镜下,呈慢性假结核结节(pseudotubercles)与慢性炎症,虫卵周围细胞浸润,并可见广泛纤维化和新生血管。门静脉高压症(即脾肿大伴或不伴有胃肠道静脉曲张,有或没有出血)在晚期患者中常见。

(3) 中枢神经系统:相比曼氏血吸虫和埃及血吸虫感染,大脑侵犯在日本血吸虫感染中更常见,虽然脊髓受累并不多见。大脑病变由颅内卵沉积或通过虫卵阻塞血管引起。

(4) 肺:肺心病也可发生于日本血吸虫病感染,但在日本血吸虫感染的患者中的报道较曼氏血吸虫感染要少,而发病机制是相似的[136]。

(5) 癌症:流行病学研究已经证明胃癌与日本血吸虫感染之间没有任何直接关系。世卫组织国际癌症研究机构一直未找到足够的证据支持日本血吸虫是人体致癌物[130,136]。

5. 湄公血吸虫病　虽然湄公血吸虫感染的临床表现与日本血吸虫相似,前者的发病率和病理常与后睾吸虫感染混合。尚缺乏人体病理细节的客观描述。

6. 间插血吸虫病和几内亚血吸虫病　间插血吸虫的分布仅限于中非和西非的 10 个国家,更多的信息来自

于实验感染并非人体感染。然而,间插血吸虫感染病理学主要是乙状结肠和直肠炎[150]。在医院住院患者的直肠镜检查中,直肠和结肠黏膜不正常的概率是 47/85。非特异性病变占多数:黏膜充血、水肿、出血和/或溃疡形成。在肝活检中,汇管区中的肉芽肿病变大小比曼氏血吸虫感染的要小。有些患者组织对虫卵的反应较轻微或缺如。未见门静脉高压症[150,151]。

新描述的几内亚血吸虫是圣多美岛上唯一的血吸虫,产生"烟斗柄型"肝门间隔纤维化,累及生殖器官。目前正在研究其他病理后遗症,有怀疑该血吸虫感染与间插血吸虫感染混合存在。这种血吸虫也可用吡喹酮治疗,但可能需要增加剂量或延长疗程[53]。

六、临床表现

(一)一般症状

过去教科书中描述的血吸虫病主要是血吸虫感染特异的具体病理和相关症状。但是,这些能确定诊断的病症,后来被证明仅仅是该疾病临床表征谱中非常有限的一部分;现在我们知道,这种对血吸虫病的所谓经典描述,只能反映少数患者(<10%)的实际情况。毫不奇怪,在许多血吸虫感染的患者中,虫卵沉积组织引起的慢性肉芽肿病理所导致的症状通常是"非特异性"的症状。人们日益认识到,慢性血吸虫病引起的不太引人注目但却更为普遍的伤害,包括贫血、生长发育迟缓、体力下降、学习能力欠佳和工作生产力欠佳等[11,12,152,153]。此外,现在可以更好地理解,就患者的发病率和致残率而言,血吸虫病是一种由感染血吸虫引起并造成组织损伤的慢性炎症,并且此种损伤在感染减缓后仍持续存在[154,155]。

1. 血吸虫感染的共同特征·对于所有血吸虫感染的共同综合征描述,详见表52.2。

表 52.2	人类血吸虫感染概述、对健康的影响及推荐的药物治疗方案			
血吸虫种	传播途径	地理分布	临床表现	治疗方案
曼氏血吸虫	皮肤接触粪便污染的淡水;中间宿主:淡水双脐螺	非洲;中东;加勒比海地区;拉丁美洲	急性:腹痛,消瘦,贫血 慢性:生长迟缓,贫血,癫痫大发作,腹水,门脉高压,横断性脊髓炎	口服吡喹酮:40 mg/(kg·d),1 d
埃及血吸虫	皮肤接触被尿污染的淡水;中间宿主:淡水水泡螺	非洲;中东	急性:血尿,排尿困难,消瘦,贫血 慢性:生长迟缓,贫血,体能下降,认知障碍,肾衰,输尿管积水/肾盂积水,性功能障碍,不育,膀胱癌	口服吡喹酮:40 mg/(kg·d),1 d
日本血吸虫	皮肤接触粪便污染的淡水;中间宿主:淡水钉螺	中国,东南亚,菲律宾	急性:腹痛,贫血 慢性:生长迟缓,贫血,癫痫大发作,腹水,门脉高压症,横断性脊髓炎	口服吡喹酮:60 mg/(kg·d),分成3次,1 d
湄公血吸虫	皮肤接触粪便污染的淡水;中间宿主:淡水开放拟钉螺	东南亚	急性:腹痛,贫血 慢性:生长迟缓,贫血,癫痫大发作,腹水,门脉高压	口服吡喹酮:60 mg/(kg·d),分成3次,1 d
间插血吸虫	皮肤接触粪便污染的淡水;中间宿主:淡水水泡螺	中东、西非	急性:腹痛,消瘦,贫血 慢性:生长迟缓,贫血,腹水,门脉高压	口服吡喹酮:40 mg/(kg·d),1 d

(1)尾蚴性皮炎:大多数情况下,暴露于鸟类血吸虫尾蚴后出现尾蚴性皮炎,报告的人体病例在血吸虫病流行国家和非血吸虫病流行国家都有[67,156,157]。皮肤瘙痒是最初的症状,见于暴露后数分钟内,在24~72 h内逐渐消退,一些病例伴有红斑和/或丘疹[113]。暴露于5种可以感染人体的血吸虫尾蚴,都可以出现这种情况,但多见于无免疫力的访问者。

(2)急性血吸虫病:暴露于任何可感染人体的血吸虫后均可导致这种急性病症。但它在无免疫个体的初次感染中最显著。称为急性毒血症血吸虫病,也被称为片山综合征或片山热,因为这种病症最早是在日本广岛县的片山地区发生而命名。在血吸虫病传播被部分控制的地方,急性血吸虫病也会影响流行地区的居民(图52.14)。在中国,例如洪水暴发后一般有流行病疫情上升的报道[115]。急性血吸虫病在埃及血吸虫感染中的报道不多见,而间插血吸虫或湄公血吸虫感染引起的急性血吸虫病目前尚无数据。

急性血吸虫病的潜伏期为暴露后 14～84 d(包括第一次感染血吸虫或再次重度感染),症状往往无特异性。这给临床医生的诊断带来极大困难。多种临床表现与血吸虫的移行和早期虫卵沉积相关,表现为全身性的症状,包括夜间发热、无痰干咳(X 线检查发现弥漫性肺部浸润)、肌痛、嗜酸性粒细胞增多、头痛和腹痛。几乎在所有的情况下,都有疫水暴露史[114]。血清抗血吸虫抗体阳性和检出虫卵,可证实感染的存在[158]。如果初期表现包括神经症状或脊髓综合征,这是一个需要紧急治疗和干预的情况。

2. 现症感染的全身症状·有关现症感染的全身症状描述参见表 52.2。

(1)贫血:在高和低虫荷流行区中,以血吸虫病流行社区为基础调查常常发现感染和贫血之间存在关联[12,159],提示病因混合。缺铁与重感染关联更加紧密,可能是在铁摄入不足的饮食背景下肠道血液损失所致[96]。在血吸虫病中也一直有慢性炎症性贫血的记录。该机制被认为是与持久性炎症相关的"铁诱捕"("iron trapping"),产生促炎因子 IL-6 和释放相关的铁调素,一种肝脏分泌的可以减少铁可用性的激素[160]等有关。其他促炎性细胞因子、C 反应蛋白(CRP)和肿瘤坏死因子 α 的增加也与血吸虫引起的贫血有关,这已在日本血吸虫流行区有过很好的研究[96,98,161]。

(2)体能下降:据报道,血吸虫流行病学调查中发现患者体能下降(输送氧气到组织的能力受损)[152]。这种体能不足或相关体力劳动能力的下降与血吸虫病患者贫血和营养不良高度相关[152,162]。

(二)发育迟缓

童年曾患血吸虫病和营养不良(发育迟缓和消瘦)之间的关系变得更加清晰[17]。如果他们在生长发育之前即青春期末未被治疗的话,血吸虫感染相关的营养不良将阻碍儿童生长与发育[163]。急性和慢性的营养不良都与血吸虫病相关,最常见于日本血吸虫病,在曼氏血吸虫病和埃及血吸虫病中也有报道[12,98,164-166]。在肯尼亚,经单一治疗剂量的吡喹酮治疗后,体重发生显著的改善;最明显的变化发生在那些受到更严重影响的儿童[167]。男孩比女孩更易受血吸虫感染引发的营养并发症影响[168]。

1. 认知延迟·已发现,学龄儿童被日本血吸虫感染和智力测试分数降低之间有显著关联[161]。经与营养状况、社会经济地位(socioeconomic status,SES)、血红蛋白、性别和其他蠕虫存在等因素影响的调整,仍发现感染日本血吸虫的儿童与学习成绩下降有关。随机安慰剂对照比较吡喹酮治疗组,发现经治疗后的日本血吸虫感染患者在表达能力、记忆力和视觉观察相关的探索能力等

均有所提高[169]。同样地,一般认为,感染埃及血吸虫的坦桑尼亚儿童在口头短期记忆标准化测试和反应时间方面的表现不佳与感染相关[170]。在埃及,曼氏血吸虫感染与韦氏智力测试智商表现不佳有关联[171]。

2. 残疾·过去认为大多数现症或既往血吸虫感染都是无症状的,只有晚期患者出现重症;基于那个时代的错误看法,1996 年世卫组织和世界银行全球疾病负担项目给予血吸虫病极低的伤残权重,仅为 0.5%,这种估计方法导致血吸虫病的伤残调整生命年(disability-adjusted life year,DALY)估计不符合实际情况[11,12,155]。

对血吸虫病疾病负担不准确的理解部分归咎于基于生活在血吸虫流行区的"感染"和"未感染"人群的症状和工作生产力开展的病例对照研究的结果。由于相信不够敏感的检测血吸虫感染方法[8-10],导致早期研究中对感染状况的错误分类,对于由感染引起的相关症状的判断也产生了误差。

这种不准确性也影响了许多药物治疗试验,即抗血吸虫治疗的效果大多数是基于慢性感染的单次治疗。对"因果疗法"的效果观察不足或是暂时的,从而导致错误的产生,认为通常状况下对血吸虫病的治疗只对人体健康产生很小的影响。

随后认识到长期的、轻微的血吸虫病病情,如营养不良、发育迟缓和认知功能受损,导致必须在血吸虫病流行区对慢性或复发性感染对寿命影响进行重新评估[12]。这些后遗症是长期累积的炎症疾病的结果,只能逐步地改善。单一处理方案不可能马上治愈这些疾病,并且如果再感染发生的话,治疗效果不会持久[163,172,173],但在流行区再感染是常见的[174]。感染控制后由于血吸虫感染造成的疾病仍然可持续存在,慢性血吸虫病(即由疾病引发的血吸虫感染)必须以数十年的相关发病率来看待。从这个角度来说,就血吸虫病的平均情况而言不存在"无症状"或"良性"的表现,其伤残影响比全球卫生规划目前公布的估计数字大得多[175]。

(三)局部和器官特异性效应

1. 泌尿生殖系统血吸虫病(埃及血吸虫感染)的共同表现·对于泌尿生殖血吸虫病,主诉是复发性血尿。其他尿路症状可能早于此或与之相关联,例如排尿灼痛、尿频、耻骨上不适或疼痛。膀胱受累可能会导致恐慌、淋漓不尽或大小便失禁。事实上,在流行区,所有的尿路症状都是一个指示信号,表明可能存在血吸虫感染,需要进一步研究。然而,在许多非洲国家,在青年年龄组和青少年早期,宏观血尿可能很普遍,在男孩中不被引起注意,并被认为是青春期的一个自然标志。

在慢性感染阶段,普遍存在两个阶段:①在儿童,青少年和青年人患者,疾病发展更为活跃,虫卵沉积于许多

器官并排出，肉眼或显微镜可见蛋白尿和血尿。②在中老年患者，虫卵经尿液排出较少或无，但病变发展较为普遍[176]。慢性膀胱病变可产生持久的尿滴沥和偶尔多个在会阴部的瘘管，产生所谓浇花的喷壶阴囊；这也见于重度流行区的儿童和青少年时期，那里暴露较多，但相比过去，这种现象已罕见，这可能与吡喹酮的广泛使用有关。

调查显示，合并感染的细菌存在广泛的区域差异。当前，主要的共存生物是大肠埃希菌、克雷伯菌、假单胞菌和沙门菌。

在埃及，反复沙门菌菌血症是埃及血吸虫感染的并发症。患尿道血吸虫病的患者表现出反复的沙门菌感染，应首先治疗其血吸虫感染[125,177]。在尿路梗阻的后期，肾积水可发展并引起肾实质功能障碍，加重尿路感染，导致肾功能受损[178]。已详细阐述了双侧尿路血吸虫病、菌尿症（可影响氢离子的排泄）、无功能肾脏与死亡有关[179]。

2. 生殖器系统血吸虫病和不孕不育（埃及血吸虫、曼氏血吸虫感染）。虫卵沉积于生殖道引起炎症，具有极易辨别的"沙迪补丁"病变。在女性宫颈、阴道和外阴沙迪补丁、结节和新血管形成可以通过阴道镜检查识别（图52.16）。在马拉维和津巴布韦的研究已经发现了75%尿道血吸虫病女性患者的生殖器官有血吸虫卵[120,180]。特别值得关注的是，在津巴布韦和坦桑尼亚农村或社区，患生殖器系统血吸虫病的女性（female genital schistosomiasis，FGS）罹患艾滋病感染的风险增加3~4倍[181,182]。最近一项人群研究发现流行区FGS与女性不孕和繁殖力相关[122]。虽然报道罕见，在巴西也有感染曼氏血吸虫的外阴血吸虫病报道[183]。它对生殖健康的影响人们知之甚少。

对于男性来说，血性精液往往是泌尿生殖血吸虫病呈现的症状。睾丸炎、前列腺炎、性交疼痛和少精都是男性生殖器官血吸虫病有关的症状，并在抗血吸虫治疗后消失[118,119]。

3. 肠血吸虫病（曼氏血吸虫、日本血吸虫、间插血吸虫和湄公血吸虫感染）——共同表现。从过去对住院患者个体的典型临床特征的描述转变为不断利用社区调查的结果。近几十年，已逐渐认识到血吸虫病广泛多样的临床表现。大多数人感染曼氏血吸虫或日本血吸虫感染的症状轻微或无特异性症状，与已知的流行病学和生物分布相一致。在一般情况下，晚期血吸虫病病理相关的临床特征只在一小部分长期感染的患者中见到。

肠道疾病可表现为慢性或间歇性腹泻、便血、腹部不适或疼痛或腹痛、抽筋。也可能发生严重的痢疾，但较罕见。这些患者中，次要的常见症状包括发热、乏力、疲倦、厌食、体重减轻等[184]。在流行病学调查中，可见粪便潜血与腹痛和腹泻之间有显著的相关性[185]。

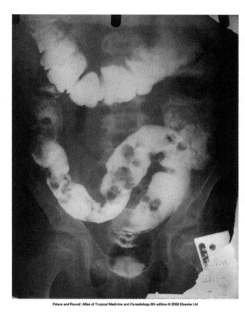

图 52.21　钡餐造影：肠道血吸虫病结肠息肉。（来自 Peters W, Pasvol G. Atlas of Tropical Medicine and Parasitology. Copyright © 2006，经 Elsevier 授权）

急性曼氏血吸虫病，一般呈现如上所述的轻微症状，肝肿大（常为左叶）通常与脾肿大并存。在感染的晚期阶段，可能会出现肠道的慢性卡他阶段、黏膜水肿、颗粒状、稀便伴鲜血和/或黏液、或间歇性痢疾[186]。

息肉和肝脾血吸虫病的并发症分别有各自的症状，息肉的产生实际上是导致血液和蛋白质丢失的严重慢性痢疾的结果（图52.18，图52.21）。可发生肠套叠和/或直肠脱垂。肝脾血吸虫病表现为上腹部不适、左上腹疼痛或腹部肿胀（图52.22）。体征包括肝脏的肿大坚实，

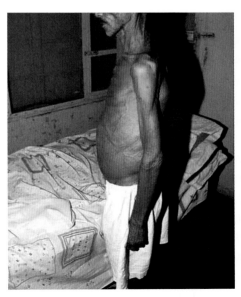

图 52.22　晚期血吸虫病患者，男性，52 岁，因门脉高压导致的腹部严重增大。（来自 WHO/TDR/Crump）

常与脾肿大并行。脾脏可能显著增大,有时向下延伸进入左髂窝甚至可能占据大部分腹部。可能有腹水存在,但肝细胞疾病的典型体征(肝硬化),如蛛网血管瘤、男性乳房发育、肝掌、黄疸和毛发分布改变在"纯"血吸虫病中并不存在。但这些症状在各种肝炎类型(乙型、丙型、丁型或戊型肝炎)合并血吸虫病门静脉周围纤维化中存在,并导致后期肝炎的肝细胞损伤。最近一项研究表明,曼氏血吸虫病合并丙肝,相比单纯丙肝,其纤维化要严重得多[187]。

肠血吸虫病的晚期阶段有时可发现内分泌改变,生长迟缓、幼稚症、骨龄发育迟缓,这些都归因于垂体机能减退。闭经、更年期提前、不育和无性欲等也被归因于相似的原因。

肝脾血吸虫病的一个首要、普遍的表征是消化道静脉曲张所致的吐血。发作之前没有任何征兆,或者感觉虚弱,上腹部疼痛,典型的症状包括患者有急性失血出汗、脸色苍白、口渴、嗜睡和血压和脉搏降低。在许多情况下,出现黑便,急性发作可突然导致腹水和/或外周性水肿。如果不予治疗,常发生反复多次出血,可能出现伴随出血为主要症状的死亡。除非并发乙型、丙型、丁型或戊型肝炎,否则不会出现肝功能异常和肝性脑病。凡曼氏血吸虫感染或日本血吸虫感染与各种肝炎病毒混合感染并存,临床过程相应地加快,与肝细胞衰竭并行出现,预后不良。

(1)日本血吸虫和湄公血吸虫感染:感染东方血吸虫的临床表现与感染曼氏血吸虫相似,但有几点不同。一般情况下,湄公血吸虫感染者症状比日本血吸虫感染者少。肝脾肿大很常见,但湄公血吸虫感染者尚无大脑和心肺并发症的报告。

过去,以医院为基础的临床日本血吸虫病研究较以社区为基础的调查研究多。因此,临床描述倾斜向于对晚期病例的描述。实际上,至少有一半感染日本血吸虫的患者症状不严重。一般症状包括疲劳、乏力、腹部非特异性不适和不规则排便或间歇性腹泻频繁。慢性腹泻是一常见的主诉,下腹痛是一常见的症状[115]。有无腹泻在儿童是一个特别重要的指征,它是疾病慢性进展的强有力的预测特征[188]。

肝脾血吸虫病的后期症状与曼氏血吸虫感染相似。二十世纪上半叶,血吸虫侏儒症在中国并不罕见,现在已非常罕见,常见心肺和肾脏并发症[189]。

两者临床上的主要不同是,日本血吸虫感染可引起脑型血吸虫病。脊髓受累的出现率比曼氏血吸虫低,但很难对这样的概括进行科学的确认。

在脑型血吸虫病的急性期,提示症状和体征是脑膜脑炎伴随发热、头痛、呕吐、视力模糊和不安的意识。在感染建立或慢性感染的阶段,已确认几个不同的神经系统表现,最常见的是癫痫,其出现较为普遍但常表现为杰克逊(Jacksonian)型。有迹象表明存在占位病变或卒中。据估计,癫痫患病率在社区为 $1‰ \sim 4‰$,而基线率为 $0.3‰ \sim 0.5‰$[189]。随着神经放射学的发展和进步,在已有血清学阳性或血吸虫存在的前提下,可以不进行活检,现代影像学技术将有望用于证明诊断的准确性。

(2)间插血吸虫感染:与埃及血吸虫或曼氏血吸虫感染比较,间插血吸虫感染导致的临床症状并不严重,尚未被视为一个主要的公共卫生问题[190]。活动性感染在儿童和青少年之间更常见,病理症状主要发现在那些粪便排卵超过 400 个卵/g 粪便的患者中[151]。

间插血吸虫感染可表现为腹泻和下腹部疼痛或者不适,但是典型表现是直肠出血,并可发展成严重的直肠炎[190]。

相反,一些患者只出现血尿。来自尼日利亚的报告表明,在 1 709 名受访者中,6% 患者的间插血吸虫卵发现于尿中而不是粪便中[151]。据报道间插血吸虫与埃及血吸虫的自然杂交可产生非典型临床症状,这种症状由血吸虫的异位寄生引起[191,192]。

七、鉴别诊断

由于感染后的临床表现多种多样,血吸虫病被误诊或混淆为任何其他形式疾病的现象就不足为奇了。

急性血吸虫病(片山综合征),必须与伤寒、布氏杆菌病、疟疾、钩端螺旋体病和病因不明的多种原因导致的发热(pyrexia of uncertain origin,PUO)加以区分。发热和嗜酸性粒细胞增多可发生于旋毛虫病、热带嗜酸性粒细胞增多、内脏幼虫移行症和感染后睾吸虫、肺吸虫和华支睾吸虫等。

由埃及血吸虫引起的尿道血吸虫病必须与其他原因引起的血红蛋白尿区分,包括泌尿生殖道癌症、急性肾炎和其他感染,也包括在罕见情况下,伴随血尿的肾结核。

腹部症状常见于曼氏血吸虫,可能为消化性溃疡、胆道疾病或胰腺炎。在这种情况下,如果是血吸虫病引起的,症状通常在特异性抗血吸虫治疗后减轻。下腹部临床病症要排除的是各种形式的痢疾,特别是阿米巴痢疾、溃疡性结肠炎和非血吸虫病息肉。

肝脾肿大可由多种原因造成,其可能的病因很多,包括引起肝肿大、脾肿大,以及两者并存的所有可能因素。由门静脉纤维化引起的门脉高压,产生明显的脾肿大,必须与黑热病(内脏利什曼病)、某些慢性白血病或骨髓增殖综合征、某些血红蛋白病(例如地中海贫血)和热带脾肿大综合征等相区别。

其他综合征和表现:血吸虫病必须纳入肺心病和几

乎所有的神经系统表现的可能病因,特别是各种形式的癫痫和不同类型的脊髓病或脊髓压迫症状。

将本地和/或区域性流行病学的广泛知识相结合可以排除疑惑,有助于避免诊断错误。

八、诊断

血吸虫感染的确诊是在人体的排泄物或分泌物,通常为粪便或尿液中直接发现血吸虫卵(见图 52.3),或者在直肠或肝脏活检中或手术移除的组织标本中发现虫卵(见图 52.19)。敏感的直接诊断也可通过孵化试验用肉眼观察毛蚴从卵孵出。这种情况毋庸置疑表明该虫卵是活的,并来源于受精的雌虫。

除了直接诊断技术,最近一项检测技术是在血清或尿中检测血吸虫抗原:循环阳极抗原(circulating anodic antigen,CAA)和循环阴极抗原(circulating cathodic antigen,CCA)。已很好地描述这两种糖蛋白循环抗原与血吸虫成虫肠道相关联,它们具有种属特异性,其存在表明现症感染,包括曼氏血吸虫、埃及血吸虫、日本血吸虫、或间插血吸虫。它们是由免疫方法检测,几乎具有 100% 的特异性且灵敏度非常高。显然,它们为流行病学和后期治疗监测提供了可能的方法。已经开发商业化的测定法即检测尿液 CCA,目前正在进行现场试验以评价其基于人群的控制干预措施中的效果。

直接诊断技术

1. 寄生虫学诊断·没有一种单一的诊断技术可以适用于所有情况。大多数目前使用的血吸虫技术取决于项目的诊断需求,可以进行定性或定量分析。定量技术最常用于研究,如在实验治疗和临床试验、流行病学调查或评价传播控制的专门干预措施。

在针对个体的临床诊断中,确认诊断结果为虫卵阴性并且没有慢性感染前,通常对排泄物进行重复的病源学检测(实际工作中,一般是检测 3 个样品)。由于虫卵必须在宿主组织中移行,最后通过大便或小便排出体外,虫卵排出在活动性感染清除后仍可持续一段时间。孵化实验的结果可以确定虫卵是活的且是现症感染。排泄物中发现死虫卵不作为进一步治疗的依据。

2. 虫卵计数·直接发现虫卵的诊断方法相比其他所有的诊断措施具有优势,其特异性最大,但尚无证据表明该方法在定量诊断中具有绝对优势。虫卵计数只是间接估计虫荷;其结果随不同的时间和地点,不同的技术人员的操作而有差异,虫卵呈泊松分布的假设可能并不正确[193]。标准测试常常将轻度感染者误诊为未感染[194]。标准方法如改良加藤粪检法检测肠道静脉血吸虫病,如果只检测一个粪便样本的话,只有 40%~60% 的敏感性[8,10]。这会影响对从个人层面和受影响社区层面,充分评价血吸虫感染及与感染相关疾病的真正负担。错误

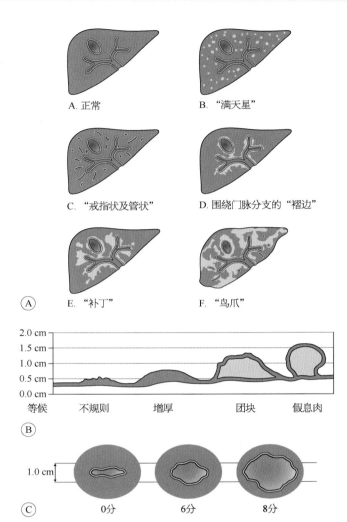

图 52.23 血吸虫病超声检查异常发现示意图。(A)与曼氏血吸虫病有关的肝实质变化;(B)埃及血吸虫病引起的典型的膀胱病变;(C)泌尿生殖系统血吸虫病患者肾盂充血性扩张的测量。(来自 Richter J, Hatz C, Campagne G, et al. Ultrasound in schistosomiasis: A practical guide to the standardized use of ultrasonography for the assessment of schistosomiasis-related morbidity. Geneva: World Health Organization; 2000. Report No.:TDR/STR/SCH/00.1.)

分类偏倚(由于这种常规诊断方法低估实际感染所致)限制了人们对这一非常普遍的人体血吸虫感染造成的对健康影响的认识[12]。

3. 埃及血吸虫感染的诊断·埃及血吸虫卵最容易在尿液中检测到。定性诊断可以通过对已知体积的沉淀或尿样进行显微镜检查。对排出的虫卵进行定量估计的过滤技术,大多已被换成简单的沉淀和/或离心分离,并在流行病学研究中普遍应用。优选的现场测试是使用核孔聚碳酸酯过滤器[195]。其他次优的方法包括其他类型的聚碳酸酯或聚酰胺滤器[195-197]。这些方法将虫卵保留在过滤器上,并且可以在染色或不染色的情况下进行直接计数。许多不同的染色方法仍然在使用,操作人员通常根据自己的喜好选用不同方法。虫卵可保存在防腐剂

或含防腐剂染色剂的混合物中。所有的技术在现场使用都会产生一些问题。在运输干滤纸时发生丢失，或者即使虫卵量很少，虽然认真清洗过聚酰胺过滤器（Nytrel），而再利用时，它上面残留的虫卵也会导致出现假阳性的流行病学结果[197]。因此，一般来讲，任何过滤器的滤膜应只使用一次并丢弃。

4. 肠道血吸虫感染的诊断 · 在曼氏血吸虫、日本血吸虫、湄公血吸虫和间插血吸虫感染者中，虫卵随粪便排出，先对大便进行简单的捣碎和沉淀，然后进行镜检是一个可靠的诊断技术。因为检查的粪便样本量太小，直接生理盐水处理大便然后进行显微镜检查的诊断敏感性很低。

已报道有许多浓缩技术[198-201]。这些技术均涉及去除脂肪、粪便碎片和黏液，并要求更复杂的实验设备。这些方法在虫卵排出较少或间歇性排卵的情况下使用最适宜，可检出低感染者。目前，玻璃纸厚粪涂片（加藤技术或其改良技术）是标准的粪检技术并在大多数的临床和流行病学调查中使用[202,203]。实际上，它是一个半浓缩的染色过程，一种简单的显微镜法可以检验 20～50 mg 大便，这取决于模板的使用并且可以定量，因此可以进行不同点的数据比较。它可以用于现场，也可以在初级卫生机构中使用。制备的涂片需要一些时间来消化处理背景，这随环境的温度和湿度而变化。涂片可储存至少 1 周，通常储存时间更长。储存时间是可变量，因而技术人员的计数结果可纳入质量控制体系。该技术的一个优势是它可用于诊断和计数其他肠道线虫或绦虫的虫卵（如蛔虫、鞭虫、绦虫属和钩虫）。因为钩虫虫卵在消化时可能会被破坏或者在加藤溶液中孵化，所以钩虫虫卵必须在涂片制备完毕的 15～30 min 内进行计数。

必须根据不同的工作地点对该操作的具体细节进行校准，要考虑到环境变量、资源和当地现有的材料和人力资源。标准的改良加藤技术的缺点是不能处理水样或腹泻大便，饮食习惯导致硬纤维大便难以处理。此外，单一涂片确切检测下限是 24～50 个虫卵/g 粪便，若仅对一天的大便样本也进行检测，对活动感染检出的灵敏度只有 40～60%[10]。出于这个原因，通常的做法是，检查每个单独的粪便的两个或三个子样本，并进行重复的每日检查（≥3），以更可靠地检测感染。不管哪一种技术，检查的大便量至关重要，是一次单一的检测还是多次样本检测等，均应详细记录。

一种检测曼氏血吸虫感染的改良厚涂片技术即玻璃夹心技术[204,205]已广泛用于苏丹和马拉维。该技术不需要试剂，它比其他同类定量方法更具成本效益。一个小规模的研究显示，在对同一粪便样本分别用加藤或玻璃夹层技术读数，计数的虫卵数没有显著差异[206]。有必要

扩大研究的规模对两种方法进行比较。这种技术的一个主要缺点是，它只能在限定的流行区使用。因此，目前无法将其结果用于与其他疫区的比较。

曼氏血吸虫或间插血吸虫虫卵也常常发现于尿液中。在一个研究中，15% 的单纯感染曼氏血吸虫的患者具有"曼氏尿"（"mansonuria"），但这是一个非常高的比例[207]。

5. 毛蚴孵化 · 早在 1921 年由 Fulleborn 描述[208]，已在生物学和化疗研究中常规使用数十年。孵化通常被认为是各种血吸虫病最敏感的寄生虫学检测方法。该方法在临床上评价有效治疗至关重要。然而，其在现场研究中已不常使用，相比虫卵可以简单地计数的其他方法，其标准化和定量都比较困难。诊断和对治疗患者的随访，在 20 世纪 60 年代和 70 年代的中国血吸虫病控制中是基于一个"尼龙绢袋流水冲洗沉积技术"，实质上是根据现场改进的毛蚴孵化方法进行的[209,210]。

相比曼氏血吸虫感染，从尿中分离埃及血吸虫虫卵相对容易，故进行了很多尝试使孵化过程能够量化。作为一个对可孵化虫卵数量的粗略估计，毛蚴显微镜技术用作宏观技术常规地用于非洲南部的调查[211]。仍然在建立[212]和完善[213-215]更灵敏准确的孵化技术，使用湿法检查使现场标准化操作变得更为复杂，但孵化技术仍然是埃及血吸虫感染最灵敏的诊断技术。

在曼氏血吸虫感染，孵化技术存在许多改良版本，有些是半定量的，所有的孵化技术均具有较高的敏感性[216,217]。

在中国日本血吸虫病流行区，毛蚴孵化既被广泛且常规用于流行病学调查，也作为治疗后确定是否治愈的指标[136]。

6. 直肠活检 · 作为一个简单直接的诊断技术在临床上用了几十年，直肠活检可用作粪便检查，并提供了一种有效方法。黏膜小活检标本浸泡于水并用显微镜检查。在肠血吸虫病中，通常可以通过观察火焰细胞或卵壳内毛蚴的运动来确定卵是否存活。一个更简单的办法是通过钳子或用刮匙和直肠镜阀对取自直肠的标本进行活检，黏膜在直肠镜端被摘下来并用刮匙取下[218]。埃及血吸虫虫卵在直肠壁中通常是死卵，呈黑色。

在巴西，oogram 技术（定量直肠活检，把虫卵按照发育阶段的划分）普遍用于抗血吸虫药物治疗的效果评估[218]。

7. 其他活检部位 · 正如前述，血吸虫卵常可见于其他活检的位置，如肝脏、膀胱、宫颈、阴道、会阴和皮肤，是否要对这些部位进行组织活检取决于医生个人的临床水平。

8. 间接诊断技术 · 暴露史和当地的疾病流行情况

具有极高的参考价值,现症感染或者持续感染的血吸虫病诊断还依赖于物理或者其他特征、血清免疫学评估,在埃及血吸虫感染中还可借助于尿中是否可检出红细胞。

9. 化学试条·间接诊断技术最常用于埃及血吸虫感染。在流行区,化学试条(chemical reagent strips,CRS)半定量检测血尿或者蛋白尿是常用的替代方法[219]。阳性结果可解释为活动性感染。假阳性感染发生在肌红蛋白尿和严重细菌感染导致的细菌过氧化物酶存在的情况。如果尿中的抗坏血酸水平超过 10 mg/100 ml,抑制反应也可能发生。

在碱性尿或者奎宁或奎宁衍生物存在时,可能出现蛋白尿假阳性。假阴性发生在强酸性的本周蛋白尿和富含 γ 球蛋白的尿液中。在埃及血吸虫病流行区,血尿和/或蛋白尿的试纸条反应与虫卵排出量的增加具有很好的相关性[9,220,221]。

高灵敏度和相对特异的 CRS 反应在埃及血吸虫病流行区具有一定的预测价值,这种方法一方面强调了在虫卵量降至很低水平时,传统的单一尿样镜检的局限性,也证实 CRS 在检测那些具有较高排卵量的患者(即超过 50 个卵/10 ml 尿液中)的准确性[9]。CRS 在高传播和低传播的流行区都可以运用,在那些具有重感染的病患中检测效果最佳。

10. 免疫诊断·血清学诊断技术可用于检测任何特异的抗体或种属特异性抗原。可以用许多不同的方法检测抗血吸虫成虫、童虫、尾蚴或卵抗原的抗体,包括各种不同形式的酶联免疫吸附测定(enzyme-linked immunosorbent assay,ELISA)、放射免疫测定(radioimmunoassay,RIA)、间接免疫荧光试验(indirect immunofluorescence tests,IFAT)、凝胶沉淀技术(gel precipitation techniques,GPT)、间接血凝(indirect haemagglutination,IHA)、乳胶凝集(latex agglutination,LAT)和环卵沉淀试验(circumoval precipitin tests COPT),这些方法已取代旧尾蚴膜反应(Cercarien-Hüllen reactions,CHR)和补体结合测试(complement fixation tests,CFT)。

一般情况下,对临床医师和流行病学家而言,抗体检测技术不如直接的寄生虫学诊断技术实用。它们的缺点是都只检测过去暴露于哺乳动物的血吸虫感染或在极少数情况下感染了鸟类血吸虫,但不能显示该感染持续的时间、活性或感染量。其他不足包括缺乏一个全球公认的操作规范和标准;需要依赖昂贵的设备、昂贵和不稳定的试剂,需要熟练的技术人员,治疗后特异性抗体水平降低慢,从而降低其作为治疗成功指标的使用价值。

在流行和非流行区各个实验室倾向于使用自己的特殊的抗原和检测程序。世卫组织正在开展几个合作研究[222-224],试图改进技术,规范各方的抗原和操作程序。

在桑给巴尔岛中小学生中进行的现场实验评估 SEA-ELISA 的效果,结果不错,采用指血即可,灵敏度为 89%,特异性达 70%,表明 SEA-ELISA 可作为现场实验的补充[225]。免疫诊断在急性血吸虫病诊断中也有作用,其中抗体检测片山综合征的灵敏度约为 70%~80%。为期 4 年的调查表明确诊为急性血吸虫病病例的游客,23 例患者中有 15 例抗体阳性(65%),虫卵检测仅检出 5 例患者(22%)[114,158]。

抗原检测也取得了进展[13,225,226]。单克隆抗体技术使在血清和尿液中检出 CAA 和 CCA 成为一种新的诊断方法。在乌干达和桑给巴尔进行的一项最新研究表明,CCA 试纸检测曼氏血吸虫的灵敏度和特异性分别为 83% 和 81%。相比之下,抗原试纸未能可靠地检测感染血吸虫的儿童,甚至虫卵存其尿中。出现这种现象的原因可能是尿中存在干扰性炎症物质。这一发现限制了在曼氏血吸虫病流行区现场基于尿抗原的诊断[110]。

11. 放射学·各种用于检测血吸虫感染发病的影像学方法(图 52.15,图 52.21,图 52.23)早就在医院中作为一种间接诊断的方法。这些方法包括超声检查、腹部平摄片检测钙化、静脉肾盂造影检测膀胱及输尿管的变化或梗阻性肾病、同位素肾图、计算机断层扫描脑血吸虫病、对疑似脑干损伤的患者采取的脊髓造影、为具有门脉高血压的肝脾血吸虫病患者采用的门静脉造影等。胃肠道出血等并发症可能需要使用专门的技术,例如脾门静脉造影术或核同位素研究肝血流。具体情况应根据患者、治疗医生和放射科医生之间的协商决定。

12. 超声·随着超声检查技术的引进和广泛使用,对血吸虫病的诊断在个体患者水平和群体水平上均发生了重大变化。该技术是非侵入性的,操作简单、便携、对患者或操作员都没有生物危害,可作为许多旧有的创伤性技术的一种补充甚至替代的方法。除积水、输尿管结石和膀胱钙化,与其他的诊断方法相比,其特异性和灵敏度均高,该技术可测量肝脏和脾脏的大小,是血吸虫病分级的最佳技术,亦可对门静脉周围纤维化、门脉高压症、肾积水、膀胱壁病变、肾和膀胱结石等进行分级[227]。世卫组织公布的超声检查指导对腹部和泌尿生殖血吸虫病的超声检测做了明确的说明(图 52.23),有关技术和临床检查方面的经验详见有关综述[228,229]。

九、治疗

治疗的主要目标是对个体的治疗,消除血吸虫感染及其造成的危害。治疗使产卵停止(虫卵是宿主组织致病的介质),这样可以防止更多器官受到损害;在绝大多数的情况下,现有的病变会改善或回归。

自 1960 年以来,用于治疗血吸虫病的药物已有重大进展。吡喹酮是迄今为止最为高效、可口服给药、耐受性良好的抗血吸虫药物，其引进和广泛使用，使医生、流行病学家和公共卫生从业人员拥有了治疗患者的有效手段，这在二十世纪上半叶是不可想象的。实施群体化疗项目（现在指大规模的、以社区为基础的化疗）的主要目的是最大限度地减少血吸虫感染相关疾病。对于个体而言，可以治愈也可能未被治愈。然而，在一些流行区，社区可以作为一个整体受益。通过群体化疗的外延效果——阻断血吸虫的传播环节，即虫卵-毛蚴-钉螺，它通过减少水资源的污染来降低传播，即减少暴露于尾蚴污染疫水的接触地点[68,230,231]。

（一）药物

1. 吡喹酮·吡喹酮是治疗血吸虫病的首选药物，对感染人体的所有血吸虫虫种均有效。它对其他螺类传播的吸虫感染，如支睾吸虫病、并殖吸虫病和后睾吸虫病，对绦虫成虫引起的感染，如猪带绦虫、牛带绦虫、微小膜壳绦虫和裂头绦虫属均有效。

虽然在大规模的疾病防治规划中，剂量是标准化的[23]，但用于个体治疗的剂量会因个体而异[232]。在现场防治中，单剂量口服 40 mg/kg 对埃及血吸虫、曼氏血吸虫和间插血吸虫感染均有效。对于日本血吸虫感染，推荐的总剂量是 60 mg/kg，分 3 次口服，间隔 4 h 给药，每次为 20 mg/kg，或者分 2 次服用，每次 30 mg/kg[233]。然而，在一些地区的防治规划中，目前的方案是单次口服 40 mg/kg。

治疗湄公血吸虫感染通常的总剂量是 60 mg/kg，已有证据表明，对于某些株的湄公血吸虫需要重复服用此剂量[233,234]。

用于治疗重度感染曼氏血吸虫的个体患者（超过 800 卵/g 的粪便），总剂量是 50 mg/kg 或 60 mg/kg，可能需要间隔 4～6 h 分 2 次服药；单次剂量最好在餐后服用，如果可能的话，最好在晚上。

几乎所有的试验均已证实患者对吡喹酮的耐受性非常好，对肝、肾无毒性，对造血系统或身体其他器官和功能亦无影响。

但是，吡喹酮确实也存在轻微的不良反应。那些与胃肠道相关的症状包括上腹痛或一般腹痛或不适、恶心、呕吐、厌食或便溏。这些不良反应多较轻微、短暂，很少需要药物治疗。严重感染曼氏血吸虫或日本血吸虫患者经吡喹酮治疗后发生的一个罕见症状是排出带血的大便。目前尚无法解释该症状产生的原因。它通常发生于服药后数小时，但迅速恢复，无临床后遗症。

可能会有头痛、头晕，也可能会有发热、瘙痒或一过性皮疹，但并不严重且症状持续时间不长。在现场治疗中，在高传播的疫点不良反应发生频率较高，但不应以此

作为减少剂量的依据。吡喹酮化疗的治愈率高。在研究中，预计虫卵从阳性至阴性的转化率可达约 80%。在大规模现场治疗中，现场监管并不严格，治疗的依从性难以保证，单剂量口服 40 mg/kg 的虫卵阴转率通常仅为 50%～60%；那些未能治愈的患者其虫卵排出量亦明显下降，下降率可超过 90%[230,235]。

有关血吸虫对吡喹酮产生抗性的问题被频繁提出。20 世纪 90 年代初，在塞内加尔北部的曼氏血吸虫一个新的高度流行疫点，吡喹酮治疗后的治愈率惊人地低[236]。增加吡喹酮剂量后未能提高治愈率[237]。然而，世卫组织的一位顾问认为，造成在这个高传播地区干预治疗初期如此低的治愈率的原因是吡喹酮对发育中的血吸虫（童虫）效果较低甚至无效[238]。在这样一个新的疫点，人群缺乏免疫力，传播强度高，大多数患者体内存在未发育成熟的童虫。一旦这些难以治愈的患者的再感染机会被切断，他们的血吸虫感染对标准治疗剂量的吡喹酮将迅速回应[239]。来自尼罗河三角洲的证据显示，2%～3% 患者经两轮甚至三轮的吡喹酮治疗后粪便仍然排出虫卵。在此背景下，大约 20% 现场分离的血吸虫株感染实验小鼠的模型显示对吡喹酮敏感正常，但其余一些虫株需要重复 2～6 次的治疗才能达到 50% 的减虫率。但是，这种降低的药物敏感性在药物压力下的重复传代中并未增加。因此，证据表明，某些血吸虫合离株或株（品系）本身对吡喹酮不太敏感。在埃及，对广泛使用吡喹酮的地区进行追踪，表明广泛的药物使用并没有导致治疗效果降低[240]。虽然"抗性/耐受"现象在曼氏血吸虫感染中有所报道，但没有证据表明日本血吸虫或埃及血吸虫（感染）已产生抗性。在后一情况下，理论数学模型表明，按照每年治疗覆盖受感染人口的 100% 推算，抗性产生可能需要 7 年。但这种覆盖率罕见，如果有的话，通常在现场化疗中依从性仅为 25%～75%，耐药性的出现据此推算需要超过 20 年[241]。

文献综述表明，吡喹酮治疗妊娠期血吸虫感染患者未对母亲或胎儿产生不利影响。根据这些经验并结合动物实验的安全性数据，世卫组织倾向于推荐使用吡喹酮治疗感染血吸虫病的孕妇（在怀孕的头 3 个月后）或哺乳期妇女[242]。随后的随机、安慰剂对照试验表明，吡喹酮在怀孕孕妇中进行驱虫治疗是安全的[243]。

2. 奥沙尼喹·奥沙尼喹是一种 4-四氢喹啉酮类化合物，类似海恩酮。奥沙尼喹仅对曼氏血吸虫有效，可用于所有阶段，从急性毒血症到慢性和复杂的曼氏血吸虫感染，均具有良好的效果。在动物研究中，一个特别的地方是雄虫比雌虫对该药物更加敏感。幸存的雌虫在缺乏雄虫的条件下停止产卵，因此消除了基本致病机制[244,245]。

奥沙尼喹的剂型包括 250 mg 的胶囊,或含 50 mg/ml 药物成分的糖浆,在南美被标注为 Mansil ® 销售,而在非洲为 Vansil ®。它被列在最近的世卫组织基本药物,作为吡喹酮治疗失败后的补充药品[246]。该药对晚期曼氏血吸虫感染的肝脾肿大、门脉高压和/或腹水均具有良好效果,此药可治疗血吸虫性息肉引起的贫血和蛋白丢失性肠下垂[247-249]。奥沙尼喹治疗无并发症的曼氏血吸虫感染的治愈率较高(在不同的研究中高达 60%～90%)。

1975—1979 年,奥沙尼喹应用于巴西的主要控制项目,使用了约 500 万人次,具有较高的治愈率和非常好的耐受性[250]。

奥沙尼喹的剂量随不同的曼氏血吸虫株、患者年龄、体重不同而不同。在南美洲,成人按 15 mg/kg 的体重作为单一剂量口服;通常推荐儿童 20 mg/kg,间隔 4～6 h 分两次服用,每次剂量为 10 mg/kg。如果条件允许,药物应在进食后或睡觉前服用。

非洲大陆的曼氏血吸虫感染,只有那些西非来源的虫株的治疗剂量与南美洲相同。在埃及、苏丹和非洲南部,通常使用 60 mg/kg 体重的总剂量,可分为每次 15 mg/kg,1 天 2 次,2 d 服完;或每次 20 mg/kg,1 日 1 次,3 d 服完。在东非,总剂量为 30～40 mg/kg,1 d 或分 2 d 服完。

在一般情况下,奥沙尼喹耐受性良好。几乎没有禁忌证,但有些类型的患者需要密切监测:因为有少部分患者发生癫痫样抽搐,服用药物后引发全身发作,有癫痫病史的患者治疗 48 h 后必须密切监视,所幸的是临床和脑电图恢复后无后遗症发生[251,252]。

尚缺乏在怀孕期间服用奥沙尼喹安全性的相关研究,所以作为一项预防措施,不宜在怀孕头 4 个月给药治疗。

涉及重型机械操作或者受雇于运输行业(如飞行员、卡车司机、码头工人、吊车司机)等职业的患者应在治疗后 48 h 内停止工作。

该药不良反应较罕见,但不良反应中头晕、困倦和头痛最常见,一般只持续 4～6 h。偶尔出现幻觉和兴奋状态。亦可出现腹部不适、呕吐和腹泻,但服药与这些不良反应间并无确切的统计学上的相关性。在实践中,这些不良反应尚不足以对现场化疗的依从性造成影响。

有时可发生无害的橘红色尿液,但为时短暂,是外周嗜酸性粒细胞增多综合征所致,通常在治疗 7～10 d 最为严重,可见散在的肺浸润和血清中免疫复合物增加,尿中出现血吸虫抗原等,这些症状在埃及有报道,但尚未在其他地方有相同报道。

总之,奥沙尼喹是治疗曼氏血吸虫病一个非常有用的药物,可以治疗一切形式的曼氏血吸虫感染,且对晚期和复杂的症状亦均有效。

(二) 耐药性

因为在血吸虫病流行的国家内销售抗血吸虫药物很少或根本没有利润(发展药物成本可收回的前景渺茫),预计在不久的将来,在全球不会有新的抗血吸虫药物出现。因此,吡喹酮目前仍然是抗血吸虫项目的唯一可选择治疗药物。虽然目前这方面的研究很少,但应该强调监测吡喹酮耐药性实际发生的情况非常重要。

已从那些经吡喹酮治疗但未治愈的患者中发现了曼氏血吸虫产生对吡喹酮抗性的证据,实验室中,在药物压力下也分离出了曼氏血吸虫抗药株[253]。

在以社区为基础的治疗方案中,已经发现埃及和塞内加尔的某些地区需要比平常更高剂量的吡喹酮才能有效地抑制感染[254],但在临床分离株中,它们对药物的耐受水平迄今为止仍很低[253]。一个主要的问题是如何精确定量解释治愈率,目前尚缺乏一个明确实际感染的金标准,尚不能准确地区分在药物失效和在重度成虫负荷条件下药物表现的典型性能,所谓典型性能指在持久、低水平感染情况下,单轮的吡喹酮治疗有效[254]。

最近推出的一个简单的新技术可评估吡喹酮对毛蚴从虫卵中孵化的影响,如果在不同的血吸虫种中证实,将为预测吡喹酮在临床应用中的抗性或耐受性提供一个经济实惠的监控工具[255]。毫无疑问,这是一个需要精心设计、长期纵向监测的课题。

在南美已发现抗奥沙尼喹抗性,但因为这样的患者仍可被吡喹酮成功治疗,因而尚未成为一个公众健康问题[256]。

(三) 未来的化疗

1. 青蒿素衍生物(蒿甲醚,青蒿琥酯)·在过去的十年中,中国和西非的研究侧重于挖掘青蒿素衍生物作为抗血吸虫药物的潜在用途。这些研究都表明了这组化合物具备开发的巨大潜力,这些化合物最早应用于抗疟疾药物[257-260]。

青蒿素,最早是在 20 世纪 70 年代分离的,是草药青蒿中的活性成分,含有过氧桥的倍半萜内酯。已经生成几个半合成衍生物,包括蒿甲醚和青蒿琥酯。这些是目前可用的最有效的抗疟药。

已经表明,青蒿素衍生物可最有效地杀死未成熟的血吸虫(童虫),通常为感染后 2～5 周,正值蠕虫对吡喹酮相对不敏感时期。这样,青蒿素具有针对血吸虫急性感染的治疗效果(用于对慢性感染相关的预防作用)。这种效果直接在动物模型中发现,也间接的在人体临床试验中发现[261]。另一项随机安慰剂对照试验,在曼氏血吸虫流行区科特迪瓦进行,该研究发现,相比安慰剂治疗组,口服蒿甲醚组感染曼氏血吸虫的比例较低,虫卵排出也较少[260]。

然而,青蒿素衍生物是目前抗疟化疗的主要药物,因为地方性疟疾和地方性血吸虫病在许多地方特别是在非洲并存,更广泛地使用这些衍生物作为治疗工具必须首先明确这两种疾病的联合分布信息,以及更广泛地使用蒿甲醚作为单方治疗血吸虫病,而不完全覆盖疟疾流行区(青蒿素复方疗法是疟疾治疗的标准疗法),是否有潜在的导致疟原虫抗药性的问题。

2. 化疗效果评价・一般是通过反复的临床观察评估症状改善状况,和使用物理检查、放射检查,尤其是超声检查或内镜检查来确定病灶是否缩小或消失,以此来评估对血吸虫病患者进行化疗的效果。

尿液、粪便的寄生虫学检查或直肠活检是必要的,约在治疗后6~8周和4~6个月应对排泄物进行重复检查3次,通过选择上文详述的合适的血吸虫检测技术进行。

如果再感染的风险不存在则随访很简单。然而,在流行地区传播仍然存在,如在治疗4~6个月后在排泄物中查到活虫卵则难以解释其缘由。治疗后仍有虫卵排出的情况,可能是由于这是一个成熟潜隐期感染(血吸虫处于童虫期)不受吡喹酮影响,或者是真正的再感染,或者是治疗失败。

通常很难确定具体是哪种情况或哪些情况的组合产生这一问题。增加使用抗原检测技术(如CAA、CCA)提供检测持续低水平的成虫感染的可能性,可能会澄清上述问题。

(四)特殊的临床综合征与处理

1. 神经型血吸虫病・由于现代抗血吸虫药物的显著疗效和安全性,使疑似(即使尚未确证)的血吸虫性脑病、脊髓病或其他脊髓综合征等相关疾病也能够给予早期治疗。因为脊髓病的脊髓损伤风险与延误诊断和延误有效治疗时机密切相关,早期治疗有助于改善预后。脑型血吸虫病比脊髓血吸虫病有较好的预后。

针对血吸虫抗原的抗体应答或循环血吸虫抗原的存在(CCA、CAA)可作为诊断指标用以诊断急性血吸虫病例或轻度感染者,因为在这种情况下,虫卵通常不大会排出体外[262]。如果条件允许,应该使用这两种诊断技术。但不幸的是,到目前为止,这些技术仅限于某些具有较高技术条件的实验室。

对在神经型血吸虫病中使用皮质类固醇仍然存在争议,但在临床上它们被广泛使用[263]。椎板切除术是对脊髓受压或堵塞导致的急性截瘫的重要干预措施。

在日本血吸虫,疑似脑血吸虫病应通过现代影像技术(CT、MRI)定位并用吡喹酮治疗,这已被证明是安全和有效的。计算机断层扫描可证实脑内的包块、脑水肿等[264],如果颅内压增加或脑积水导致病情恶化的话,需

要适时实施神经外科手术。

脑脊液酶联免疫试验用于诊断神经型血吸虫病的前景很乐观,但需要进一步验证[265]。

2. 急性血吸虫病毒血症(片山综合征)・使用类固醇由于证据不足,争议很大,有些病例报告支持它们的使用[266]。但由于治疗开始后病情恶化发展较快,可致症状加重[267]。作为一般原则,对片山综合征的患者应使用吡喹酮治疗,这对抗所有的血吸虫虫种都有效[114,158]。在这种情况下使用蒿甲醚仍需临床研究予以证明。

3. 并发沙门菌病・慢性或复发性菌血症是由于伤寒杆菌或副伤寒杆菌与慢性血吸虫感染并发。这是由于这些细菌分布于血吸虫成虫的皮层或肠道所致。虽然临床反映使用抗生素有效,但除非血吸虫病治愈,菌血症常会复发。在这种情况下,抗血吸虫药物的治疗效果较佳。

4. 并发肝炎・在肝脾血吸虫病,即使有血清学或相关的证据表明存在乙型肝炎(或丙型、丁型和戊型肝炎),如同时存在血吸虫病现症感染,使用吡喹酮治疗仍然有价值。这是因为活动的血吸虫病可增强慢性肝炎病毒感染的炎症反应,加速肝硬化。肝硬化不是血吸虫病相关的肝脏疾病,但这种合并感染可能大大加速肝失代偿并导致患者临床情况恶化。

5. 门脉高压症・因为该并发症主要是由于门静脉周围纤维化所产生的机械阻塞性病理引起,化疗只是对患者关怀的一部分。化疗不会逆转已纤维化的组织。这个阶段的治疗重点为抑制门静脉高压,防止或控制任何相关的静脉曲张破裂出血。如果仍在此类患者的排泄物中发现血吸虫卵,表明仍然需要用吡喹酮或奥沙尼喹治疗,通常这些药物具有驱虫效果,可减少感染患者的血吸虫虫荷。

6. 消化道出血・在农村流行地区,尽管一些专门机构具备技术评估、迅速复苏、光纤胃镜、气囊压迫和/或镜下硬化疗法等治疗条件,但人们经常很难到专门的机构中去接受救治。消化道出血等并发症的治疗不是一般的医生所能胜任的,最好由重症监护医生负责。因为手术死亡比例高,即使在幸存者中,也有频繁发生的虽然分支血流通畅仍发展成相关的肝脑病的情况,使得应急门腔分流术面临窘境。据称选择性远端脾肾分流术的出血复发率较低,而且能改善生存率[268]。

临床上,已经证明使用非选择性β受体阻滞剂(如心得安)阻断β肾上腺素,可以有效地预防原发非血吸虫病所致肝硬化胃肠道出血[269]。然而,它们用于治疗血吸虫病门静脉周围肝纤维化引起的门静脉高压尚有争议,由于报告有不良反应,一项随机对照试验被迫提前终止[270]。

7. 无虫卵血吸虫病・这个术语描述的现象是,标准的血吸虫检测中查不到虫卵,但存在较高的血吸虫感染

可能性,通常是根据流行病学接触史、同组的其他成员中有确诊病例、前往流行区后有不明原因的嗜酸性粒细胞增多和/或可疑免疫诊断检验的结果。

在埃及血吸虫流行区,尿液检查中血尿阳性提示感染可能存在。

同样地,现代药物使用的简单化,即通过吡喹酮治疗有效的治疗试验,可确诊难以诊断的病例。通常,这种治疗只针对疑似病例,这种做法仅在努力尝试通过寄生虫学或血清学诊断失败后进行。

十、预防

(一)再感染风险

当地防治策略的成功有赖于,至少部分有赖于,那些影响当地环境和居民行为习惯的因素,它们影响个人初次感染和/或再感染。因而,治疗后的长期随访研究非常必要,它可以确定长期居住在血吸虫病流行区居民定期接受预防性化疗的确实效益[230]。在肯尼亚的一项长达9年的随访研究中,埃及血吸虫的再感染风险与居民的居住位置、年龄(低于 12 岁)、以往血尿治疗史及治疗频率有关,但有趣的是,却与水体暴露的累积时间无关[68]。

再感染,尽管开始时感染度轻微,但并非不重要。在菲律宾(日本血吸虫病流行地区)治疗后持续 18 个月的随访研究发现再感染与炎症性贫血风险增加显著相关,无论患者感染度的轻重[173]。研究注意到,再感染的风险似乎可以改变一生,既是以往寄生虫暴露的结果,也受到年龄增长生理变化的影响。菲律宾的研究令人信服地发现青春期与青春期后内分泌对日本血吸虫感染和再感染有一定的保护作用[271]。

制订充分有效的血吸虫病防治策略需要充分地了解血吸虫病流行病学和传播生态学,包括利于传播的环境因素对人体生理的影响、暴露习惯和主要的社会经济因素等。

1. 控制策略·虽然当前血吸虫病防治措施的重点是通过周期性的感染控制以达到发病控制,但新的策略已逐渐将重点转移至传播控制,这包含消除本地潜在的传播,使未覆盖干预措施的个体亦可受益。

预防和控制的基本原则如下:

(1)减少虫卵排放至含中间宿主螺类水体的数量:这有赖于健康教育,供给和使用充足的卫生设施和有针对性地对受感染的社区和个人实施抗血吸虫治疗。

(2)降低毛蚴与螺的接触:这有赖于上述"(1)"中所描述的措施以及适宜的水体环境的改造,或者通过化学灭螺剂或合适的生物控制措施(如引入小龙虾)等降低中间宿主螺的数量[272]。

(3)降低尾蚴密度:这可通过前述的措施实现,但最强有力的措施是应用灭螺剂。

(4)降低尾蚴与终宿主接触的概率:同样地,这有赖于前述因素的累积效应,加上通过提供充足的安全水源,做好生活用水供应和娱乐用水安全,以减少人体与受污染水体的接触[273]。

(5)通过吡喹酮的使用降低成虫在人体中的存活时间。

(6)就日本血吸虫而言,同时减少保虫宿主动物,如水牛,与水的接触。

在这些过程中,多方面的重叠作用显而易见。通常,预防侧重于健康教育、行为改变、充足的水和卫生措施的供给、辅以环境改造。控制主要指治疗和灭螺剂的应用,但从中国以及其他地区的经验来看,这些干预措施的整合对于疾病的成功预防控制至关重要,每一个流行地区的控制策略需根据当地实际情况制定相应的临床流行病学、动物地理学、社会和环境的控制方案。

血吸虫病和其他 16 种疾病,包括经土源传播的蠕虫病、淋巴丝虫病、盘尾丝虫病、沙眼等已被归置于需重点预防控制的"被忽视热带病"(neglected tropical diseases,NTD)之下,旨在提高公众对新成立的被忽视热带病全球网络和 WHO 发起的最新倡议的关注[274]。最终的目的是实施以整合人群为基础的干预措施,以在欠发达地区控制这些疾病。已经在国家层面上如在尼日利亚和桑给巴尔实现对 NTD 控制的有效和高效的整合,这些成功的经验为在其他多种 NTD 流行国家实施整合控制措施指明了方向[275]。

基于过去十年的经验,使目前使用的"纵向"驱虫程序已经得到了进一步加强[13,276,277]。始于 2002 年的血吸虫病防治计划(schistosomiasis control initiative,SCI),在非洲撒哈拉以南的七个伙伴国实施,该计划在血吸虫感染相关疾病的减少方面取得了实质性进展[278]。另一个基于治疗为基础的成功控制疾病的例子是柬埔寨的一项为期 8 年的行动规划,包括用吡喹酮治疗湄公血吸虫病和用甲苯咪唑治疗土源性蠕虫病。该方案的显著成效归因于强有力的政治承诺,尽管当地的资源有限[279]。

在不变的环境和社会经济情况下,同时也是因为在实际中,不可能达到全人口药物覆盖和吡喹酮治疗后完全治愈,化疗后的再感染仍是一个永远存在的风险。这意味着虫卵在本地存在,因此传播得以继续。提供卫生、安全的饮水,继续开展健康教育和消除血吸虫病(意味着永久的传输停止)似乎是一个艰巨的任务。但是,制约因素来自政治和经济方面而不是技术。

有关现行血吸虫病控制标准及相关数据的总结可在世卫组织专家委员会报告中获取[59]。

2. 灭螺剂·在血吸虫病控制中,灭螺剂的使用是一个非常专业的领域。现今合成的化学灭螺剂主要局限于一种化合物即氯硝柳胺（Bayluscide 拜耳），虽然其他的化学物质也能杀灭螺类，但它们的实际使用价值不大。已知很多植物来源的灭螺剂，但由于其有效成分的分离、鉴定、毒理学筛查、规模化生产以及运输和发放等方面存在问题，使其在流行国家实际使用的可行性受到限制。

WHO 已经针对灭螺剂的说明、使用、在不同螺类栖息地的应用和效果评价等都进行了有用的、专门的文字说明[280]。

灭螺剂仍将继续作为综合控制措施中的一个控制工具使用，但灭螺技术已经发生显著变化，从以前的"地毯式应用"演变为根据患病率、钉螺密度和再感染发生的频率等流行病学依据进行定点集中使用[273]。

3. 疫苗和免疫 • 抗血吸虫疫苗的目标远未成为现实，目前尚无一种疫苗可达到抗感染 100% 的保护力。这方面的现状可参照最近发表的综述[281]。

分子生物学的发展使得抗血吸虫候选疫苗分子的数量进展显著，但人用疫苗的研究却滞后于动物模型的研究。一个突出的限制因素是，任何当前使用的疫苗，即便是那些能提供长期保护作用，作为一个单一控制措施也是不充分的，必须结合治疗和其他控制方案[282,283]。反对开发疫苗的情况也有详细的综述[284]。

目前，被选作血吸虫疫苗发展的候选抗原有：谷胱甘肽转移酶 Sm28GST、副肌球蛋白 Sm97、照射疫苗相关抗原 IrV-5、糖裂解蛋白 TPI、膜蛋白 Sm23 和脂肪酸结合蛋白 FABP14（Sm14）[284]。最近在两个不同的实验室对这 6 个候选抗原进行了独立的实验测试，均未能在小鼠中诱导超过 40% 的保护力[283]。迄今为止，唯一进入临床实验预防埃及血吸虫感染的候选抗原分子是 Sh28GST，另一个在巴西进入临床实验的分子是四跨膜蛋白 Sm-TSP-2 的胞外区[285]。

有关血吸虫病免疫以及免疫保护的机制（如果有的话）还有很多问题尚未得到解决。而如何大批量制备抗原，如何进一步提高保护力等都是疫苗研究面临的挑战。据此，人用疫苗的实际诞生还有待时日。

参考文献

见：http://www.sstp.cn/video/xiyi_190916/。

第53章

食源性吸虫感染

PAIBOON SITHITHAWORN, BANCHOB SRIPA, SASITHORN KAEWKES, YUKIFUMI NAWA, MELISSA R. HASWELL

翻译：沈玉娟
审校：官亚宜　孙乐平

要点

- 食源性吸虫包括肝吸虫、肺吸虫和肠道吸虫，为重要的被忽视热带病。
- 全世界约有 8 500 万人感染食源性吸虫，其中超过一半在亚洲。
- 人感染食源性吸虫是通过摄入未煮熟的或生的食物以及第二中间宿主体内的活囊蚴。
- 食源性吸虫病从无症状、轻微症状到致死性的胆管癌。
- 治疗食源性吸虫的药物为吡喹酮和三氯苯达唑。

人体主要的食源性吸虫感染有华支睾吸虫病（clonorchiasis）、后睾吸虫病（opisthorchiasis）、肝片吸虫病（fasciliasis of the liver）、并殖吸虫病（paragonimiasis）和肠吸虫感染，如姜片吸虫病（*Fasciolopsis*）、棘口吸虫病（*Echinostoma*）和异形吸虫病（*Heterophyes*），这些依然是被忽视热带病。1995 年，世界卫生组织估计，全球约有 4 000 万人感染食源性吸虫[1]，而近期报道，感染者约有 8 500 万人[2]。尽管这些都是常见的热带寄生虫病，但是有些寄生虫病并不局限于热带地区发病。猫后睾吸虫（*Opisthorchis felineus*）感染就是个特例，通常因食用西伯利亚的冻生鱼、易获得的淡水动植物，以及进食生的或未煮熟的淡水动、植物而感染，这是人体感染的最重要因素。

这类疾病最常见于贫困者、资源缺乏以及难以获得资金或政府机构支持的地区。或许正因为该病呈局灶性分布且无急性症状，所以与其他蠕虫感染相比，很少引起重视。而这些疾病有着复杂的生活史且在西方罕见，故很少受到内科医生的关注，从而进一步加深了其神秘性。然而，因其症状相对较轻，常发生肝吸虫和并殖吸虫（*Paragonimus*）感染的误诊报告。除异位感染外，该类疾病的严重程度还与虫负荷相关。

所有食源性吸虫都属于复殖亚纲（Digenea），在终宿主（如人和哺乳动物）体内行有性繁殖，中间宿主（如淡水螺类）体内行无性繁殖。生活史复杂，需要一个或多个中间宿主（第一中间宿主通常是淡水螺类）和几个发育阶段。虫卵随终宿主粪便（有些是唾液）排出体外，进入淡水，感染易感宿主淡水螺类。虫卵在淡水螺内发育，释放大量尾蚴，这些尾蚴游动到合适的动植物附着，发育成为囊蚴；活囊蚴被易感终宿主摄取后，完成生活史。

控制食源性吸虫病依赖大规模的治疗。吡喹酮（praziquantel）是治疗食源性吸虫病的最佳药物，也是目前价格便宜且应用最为广泛的一种。治疗片形吸虫病最有效的药物是三氯苯达唑（triclabendazole）。除了抗蠕虫药物治疗现症感染外，改善卫生设施、促进健康教育、鼓励吃熟食，包括食物配送，都是控制和预防再感染的重要组成部分。饮食习惯，具有重要人文意义，通常很难改变；但仍需倡导降低感染风险的方法[3]，包括引进优良的水产养殖技术，尤其是商业部门，需按照生产安全要求，确保鱼的质量[4]。

肝吸虫病

后睾吸虫病和华支睾吸虫病

全球七亿人受肝吸虫感染的威胁，包括麝猫后睾吸虫（*O. viverrini*）、华支睾吸虫和猫后睾吸虫（*O. felineus*）[5]。肝吸虫感染引起肝胆的疾病包括肝肿大、胆管炎、门脉系统纤维化、胆囊炎和胆结石，是胆管癌（cholangiocarcinoma，CCA）的主要病因。根据实验室和流行病学研究表明，世界卫生组织（WHO）国际癌症研究机构将麝猫后睾吸虫和华支睾吸虫列为 I 类生物致癌物[6]。据报道，世界上肝吸虫病相关的肝癌发病率最高地区为泰国东北部的孔敬省（Khon Kaen）。

一、流行病学

在一些流行区，人体肝吸虫病、华支睾吸虫病、麝猫后睾吸虫病和猫后睾吸虫病依然是重要的公共卫生问题，感染人数近 1 700 万[1]。最近估计，全球约有 3 500 万人感染华支睾吸虫，仅中国就多达 1 500 万人[7]。通常，

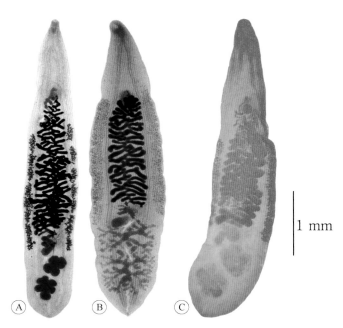

1 mm

图 53.1　(A)麝猫后睾吸虫;(B)华支睾吸虫;(C)猫后睾吸虫。

感染的流行和强度随着年龄的增长而上升,最初见于青少年,男性略高于女性[8,9]。尽管广泛使用吡喹酮和大量控制工作的开展,然而在一些地区,肝吸虫仍然是常见的重要公共卫生问题。一些研究人员认为,中国华支睾吸虫病病例还在不断增加。

除了与肝胆疾病相关外,麝猫后睾吸虫和华支睾吸虫感染也是胆管癌(CCA)的主要致病因素[6]。在泰国东北部的孔敬省,该病为主要死亡原因之一,CCA 发病率(每 10 万人中)为 71.3 名男性和 31.6 名女性[10,11]。在中国(如启东)CCA 的发病率为男性 10.3/10 万人、女性 4.6/10 万人。韩国的发病率为男性 5.4/10 万人、女性 2.5/10 万人[12]。

这三种主要的肝吸虫虫卵形态、生活史和发病机制相似,通常根据成虫的形态学结构进行区分(图 53.1)。在亚洲国家,肝吸虫,尤其是麝猫后睾吸虫和少量华支睾吸虫的遗传变异与地域分布有关[14,15]。这些遗传变异与肝吸虫的生物学特征有关,但目前尚不清楚是否与致病性相关。

动物猫后睾吸虫感染已遍布欧洲,意大利、德国东部、波兰、哈萨克斯坦、俄罗斯和乌克兰均有人体感染病例报道[1,6]。以前报道的西伯利亚高患病率和严重程度主要在秋明和汉特地区[16],该地区当地居民和移居者喜欢吃冷冻或腌制的鱼片。

控制麝猫后睾吸虫感染,在泰国东北部已初见成效,2 000 万人口的感染率从 1981 年约为 35%,降至 1992 年的 24%~30%,1994 年的 18.6%,2009 年的 15.7%[5]。然而,从泰国北部采集治疗后的成虫和鱼类中的囊蚴检

查结果表明,肝吸虫感染可能受微小肠吸虫感染的影响而导致误诊[17]。麝猫后睾吸虫(和微小肠吸虫)感染常见于老挝,分布广泛,尤其是南部地区发病率较高[18]。

生鱼片是老挝人民和泰国东北部老挝族的传统佳肴。有时食用的新鲜生鱼片可能含有大量的囊蚴,每天食用未经烹饪的糟鱼也携带囊蚴,这些都可成为感染源。

尽管华支睾吸虫在日本大多被消除了,韩国也大幅减少,但在越南、中国台湾部分地区、中国香港、中国澳门和中国大陆,感染仍然存在,并可能越来越普遍[19]。中国 24 个省均有人感染病例,一部分主要在南部(特别是广东、广西),另一部分在东北。一些中国人喜欢吃生鱼片粥,儿童喜欢边玩边用手抓食物吃,均可能感染。儿童的这种抓食习惯导致在儿童感染中呈现不寻常的年龄相关的感染模式。

二、生活史

肝吸虫成虫寄生在包括人、猫、狗和其他野生或饲养的以捕鱼为食的哺乳动物的终宿主较小的肝内胆管中。虫卵通过胆管排出后进入粪便,也可在唾液中发现。虫卵在充分受孕后排出,被淡水螺摄入后孵化成毛蚴。通常低于 1%~2% 的淡水螺会被感染。在螺体内毛蚴发育形成胞蚴和雷蚴,再发育成为能自由游动的尾蚴,从淡水螺体内逸出后,黏附并进入易感鱼类,形成囊蚴,这些大多数是鲤科鱼类。换季时,不同水质、不同鱼中囊蚴感染率(可高达 100%)和感染度差异较大[20]。人和其他哺乳动物若食用未煮熟的鱼,即可感染囊蚴。囊蚴脱囊而出后,经过十二指肠壶腹部和肝外胆管系统到达肝内胆管,并在那里发育成熟。潜伏期约 1 个月,成虫可在体内存活数年。

三、病理和发病机制

严重感染病例可见肝脏肿大,胆管扩张、纤维壁增厚[9]。显微镜下,二、三级胆管上皮细胞脱落,可见慢性炎症性、淋巴细胞、单核细胞、嗜酸性粒细胞和浆细胞浸润等特征性病理改变(图 53.2)。沿胆管偶然可见虫卵周围肉芽肿样变。炎症早期可见胆管上皮过度增生。严重病例可见腺瘤样增生和杯状细胞变形。胆管周围纤维样变是慢性感染的最显著组织学特征[9,21],这与超声波检查门脉周围的回声相一致。也有炎症,肝细胞萎缩、坏死的报道。

吸虫性胆囊炎的病理变化有纤维样变,肥大细胞、嗜酸性粒细胞浸润,胆囊壁黏膜增生[22,23]。胆囊壁穿孔在肝吸虫感染中较为少见。胆囊结石和肝结石中可见虫体及其虫卵(图 53.3)[21,24]。

肝吸虫组织损伤的发病机制可能是直接机械或化学刺激和/或免疫介导引起的[9]。机械性损伤源自吸虫通过吸盘进食、迁徙,造成胆道溃疡。化学性刺激见于肝吸

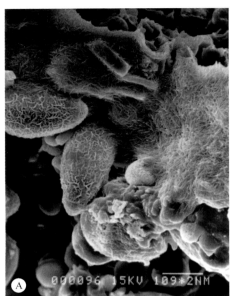

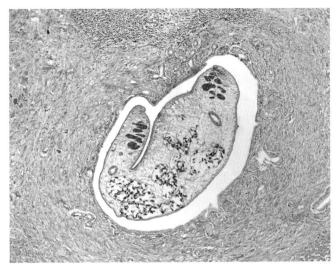

图 53.3 人慢性感染麝猫后睾吸虫的病理切片。在胆管腔可见成虫、腺瘤性增生和炎症伴明显导管周围纤维化。

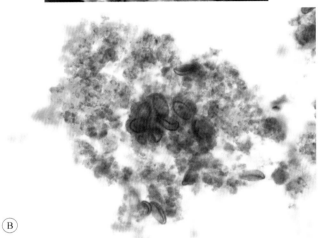

图 53.2 (A)扫描电镜下的胆结石显示,在结石病灶区肝吸虫虫卵具有典型的糊状-瓜-蛋壳表面(mush-melon-eggshell surface)结构。(B)胆泥中麝猫后睾吸虫虫卵。

虫排泄分泌的代谢产物和废物,通过体被和排泄孔进入胆汁。其中一些,例如麝猫后睾吸虫分泌的颗粒蛋白样物质,是高度分裂的成纤维细胞,可通过肾或胆管细胞系与吸虫体外共培养获得[25-27]。据报道,后睾吸虫病的这些产物可能导致胆管上皮细胞长期增殖。此外,吸虫的排泄分泌物也具高免疫原性。后睾吸虫动物实验中,可见明显的炎性浸润,与肝内和肝外胆管排泄分泌抗原有关[28]。在感染过程中一氧化氮和其他活性氧的中间产物产生炎性细胞,可能产生直接的细胞毒性和致突变作用,以及加剧细胞增殖现象[29]。8-羟基鸟嘌呤和8-羟基脱氧尿苷增加,已被证实与肝吸虫感染有关,在反复感染和/或吡喹酮治疗时增加更明显,被认为是致突变作用。在这些纤维化的区域,内源性 N-亚硝基化合物的增加、肝致癌物的活化增强,可高度诱发胆管上皮细胞的慢性

增生[29]。此外,最近研究发现麝猫后睾吸虫引起的胆管细胞癌中,在间质成纤维细胞表达的主要共调节因子 MTA1,是宿主介导炎症反应重要组成部分[30]。所有这些条件都为癌症的发展提供了理想的环境。

四、临床表现

基于社区的体检结果显示大多数慢性感染者,除了触及肝脏的频率增加外,很少有明显的症状或体征[9,31]。即使是严重感染,血液检查和生化检查也无明显特异性。然而无症状患者的超声检查结果显示,胆囊回声增强,有淤血、结石、肝功能不良,经 10 个月的吡喹酮治疗即可好转[34]。

猫后睾吸虫和华支睾吸虫感染,通常表现为右上腹疼痛、腹泻、食欲不振、消化不良、腹胀;严重病例可出现虚弱、乏力、体重减轻、腹水、水肿[9,35]。并发症包括胆管炎、梗阻性黄疸、腹内肿块、胆囊炎、胆结石或肝内结石[24,35]。这种结石在华支睾吸虫病特别常见。

肝吸虫感染最主要的临床表现是胆管癌的易感性增加(图 53.4)。在泰国的病例对照研究中显示,任何程度的感染都使患胆管癌的风险提高 5 倍以上,而严重感染患者其风险则增加 15 倍以上[36]。并且具有地域性,在泰国,胆管癌流行区的患病率高出非流行区约 6～10 倍(分别为女性和男性)[37,38]。虽然华支睾吸虫大规模感染的地域性还未报道,但有足够证据表明华支睾吸虫感染与胆管细胞癌的发生关系密切[6,39]。

猫后睾吸虫感染有别于其他经常被报道的后睾吸虫感染的特殊症状,为急性的严重组织病理学改变[16],表现为肝脏肿大并伴压痛,嗜酸性粒细胞增高 40%,寒战发热。感染初期出现症状可能与大量囊蚴感染有关。

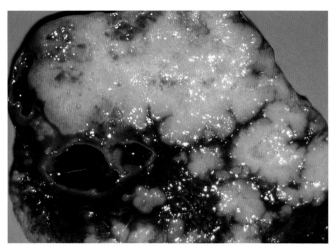

图53.4　来自肝吸虫流行区的患者肝内胆管癌的大体形态(麝猫后睾吸虫)。

五、诊断

粪检虫卵计数是诊断肝吸虫感染的传统方法,最常用的方法是加藤厚涂片法,斯托尔(Stoll's)稀释法或定量福尔马林乙酸乙酯浓缩法。这3种方法能有效检测出中度和重度感染。然而,在低感染地区的比较研究表明,仅用浓缩法和稀释法检出率约70%,而定量加藤法敏感性相对较低(45%)。体内虫负荷数和虫卵数量关系密切,粪便中每条成虫排出的虫卵数约为53个/g(采用斯托尔稀释法)[40]。斯托尔虫卵计数法检测结果优于浓缩法。

虽然粪检虫卵检测大多用于调查和治疗,但一些免疫学检测方法已用于猫后睾吸虫和华支睾吸虫的感染。大部分抗原是非特异性的,治疗后抗体持续时间长;基于单抗的新的血清学方法,可检测同型特异性抗体,效果良好。采用抗分泌抗原的单克隆抗体酶联免疫吸附试验(ELISA)检测粪便抗原,以及分子生物学方法也具有一定可行性。

六、管理和治疗

目前,最常用的治疗方案为,吡喹酮,40 mg/kg,单次给药,即可有效治疗后睾吸虫病和华支睾吸虫病[42]。然而,在中国有报道,高剂量(120 mg/kg,超过2 d)治疗华支睾吸虫感染,可经常引起头晕、呕吐、腹痛等不良反应,但通常为一过性的,并不严重。大多数胆囊异常表现也会随虫体的消除而消退。在啮齿类动物实验结果表明,青蒿琥酯(artesunate)和蒿甲醚(artemether)对华支睾吸虫和麝猫后睾吸虫疗效更好[43]。近来研究发现,高剂量的三苯双脒(tribendimidine)200 mg(14岁以下)或400 mg(14岁以上)单一给药,治疗猫后睾吸虫病,可获得相当于同剂量吡喹酮99%的减卵率[44]。六氯对二甲苯(hexachloro paraxylol)被广泛用于治疗猫后睾吸虫,但其疗效低于吡喹酮。

七、预防

预防人体肝吸虫感染可通过积极治疗(减少虫卵排出)、加强环境卫生(防止虫卵污染水源)和健康教育(改变吃生鱼的习惯)。通过危害分析关键控制点原则和程序的应用,可减少鱼类养殖中囊蚴污染;也建议通过冷冻、照射、化学等方法处理生鱼。由于螺类的分布广泛,且能够抵抗恶劣的外部环境,因此用灭螺剂来控制中间宿主(螺类)是不可行的。最有效的方法为通过设计形式多样的健康教育,既能影响人们的行为又能提供简洁的生活常识信息。公共卫生部门在流行区的大规模治理,可能已经对这3种肝吸虫感染的强度产生了重大影响[5]。

片形吸虫病

片形吸虫病是由食源性吸虫感染引起的,也是一种被忽视热带病。估计全球有1 700万人感染肝片吸虫(*Fasciola hepatica*)和大片吸虫(*Fasciola gigantica*)这两大肝吸虫,9 100万人处于感染危险[45];遍布欧洲、非洲、美洲和大洋洲[46]。肝片吸虫感染,如片形吸虫病,常引起严重的急、慢性感染[1],通常感染世界各地的家畜和野生动物,且造成畜牧业大规模的经济损失,从而间接影响人体健康[47]。人偶然为片形吸虫的终宿主,通常因进食被含有片形吸虫的动物粪便污染的水生植物而感染(图53.5)。

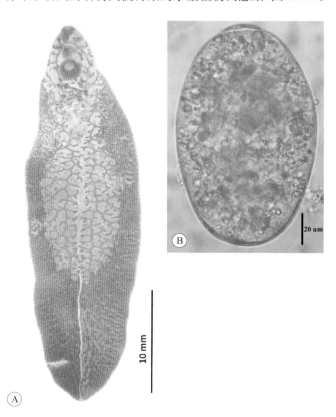

图53.5　(A)巨片形吸虫。(B)虫卵。

一、流行病学

摄入被感染性囊蚴污染的水生植物后,宿主一般在 3～4 个月后排出虫卵,完成整个生活史大约需要 4～6 个月。潮湿、温暖、多雨的环境,有利于片形吸虫的传播[48]。人感染片形吸虫最常见于农村地区的村庄和较大城镇,尤其是牛羊放牧地区。感染程度取决于人们所食用的植物(在欧洲主要食用水芹;亚洲是牵牛花)生长的水体被动物粪便的污染情况。在大多数流行区,人体感染较为少见,而家畜感染更为盛行。肝片形吸虫的暴发通常呈家族性和社区性,并且常可追溯到野生动物的食用史,感染高于食用水芹[46]。大部分暴露人群感染后并无症状,受污染的饮用水或烹饪厨具也可能引起感染。

一般寄生虫病调查无疑是低估了片形吸虫感染情况,因为片形吸虫虫卵通常不能在粪检中查出。在玻利维亚、秘鲁和埃及基于社区的 1 项研究,用改进的诊断方法,显示了高感染率和感染强度[49]。在玻利维亚高原地区发现的严重感染,与当地儿童经常用一种叫做"kjosco"(生的水生植物做的沙拉)的食物来喂养放牧动物有关[50,51]。研究结果也表明,感染可能是由于偶尔饮用了被漂浮囊蚴污染的水和误食了附着在食物表面的囊蚴或使用被囊蚴污染的水刷洗的餐具。

二、发病机制及病理

片形吸虫病的严重程度取决于虫体的大小,这也反映了片形吸虫是一种畜牧源性寄生虫[肝片吸虫成虫大小(20～30)mm×13 mm,大片吸虫成虫约为(25～75)mm×12 mm],可造成牛羊相当高的死亡率,人体感染取决于感染寄生虫数量及感染阶段[48]。急性期可见未成熟的吸虫通过肝脏迁移。虫体的侵入、破坏实质脏器组织可造成严重的病理结果,如出血,虫体死亡可诱导嗜酸性粒细胞介导的炎症反应。修复可导致广泛纤维化,增加肝萎缩的压力,同时发生门静脉周围的肝纤维化。

慢性期,虫体通常在胆管中,不太严重,呈进行性炎症包括胆管增生、扩张、纤维样变,很大程度上是由机械性胆管梗阻、炎性反应、脯氨酸活性增加而造成的。片形吸虫可分泌大量脯氨酸[52],帮助虫体穿过狭窄的胆管。贫血可能是由于胆管病变而造成的失血。该病死亡病例较少见,但病例报告显示,胆管出血在儿童较为常见[52]。

片形吸虫不会一直停留在肝脏,可迁移到肠,从而在许多组织器官形成异位病灶[53,54]。这些结节、肉芽肿或迁移区经常被误诊为恶性肿瘤或胃溃疡。

坏死组织可见多发性黄色结节(直径 1～4 mm),实质脏器线性病变,并伴有嗜酸性粒细胞浸润和夏科-雷登结晶,可能是由于寄生虫死后引起的炎症反应和虫体迁移造成的[54]。慢性期可能发生胆管增生、扩张、纤维化、钙化以及部分梗阻的后遗症。钙化灶内有时可见死亡的虫体,实质组织可见虫卵周围形成的肉芽肿和溃疡。嗜酸性粒细胞浸润可使胆囊壁增厚、水肿伴纤维化。感染期胆囊壁常有结石,通常能够自愈,形成炎症和钙化灶。

三、临床表现

片形吸虫病有临床症状或无症状表现,一半以上的病例为亚临床表现,无临床症状。根据临床表现和实验室检查结果,人体感染分为急性感染和慢性感染。大约在摄入囊蚴 2 个月直至虫卵排出前 1～2 个月,临床表现为:上腹部疼痛或右侧肋缘疼痛、发热、全身症状、荨麻疹、皮癣、呼吸系统症状、头痛、不适、体重减轻和盗汗等。感染急性期表现为肝、脾肿大、贫血和乏力。实验室检查结果显示:嗜酸性粒细胞(>500/mm³)和白细胞增多(>10 000/mm³),高达 80% 的患者粪检虫卵阳性。慢性感染在潜伏期表现为片形吸虫病的并发症,即:上行性胆管炎、胆结石、胆囊炎、胰腺炎、胆汁性肝硬化及肝纤维化。有别于其他肝吸虫感染,片形吸虫病与癌症无关。典型的片形吸虫感染是由未发育成熟的幼虫迁徙,穿过肝包膜和肝实质,进而进入胆管,并在此发育为成虫。有时,幼虫到达异位目的地,可导致皮肤或内脏幼虫移行征,相似情况还见于粪类圆线虫病、绦虫病和颚口线虫病。异位迁移的临床表现取决于器官和组织的受侵害情况。

四、诊断和调查

片形吸虫病的诊断方法有粪检观察虫卵、免疫学诊断方法检测片形吸虫特异性抗体、影像学方法和剖腹探查。饮食史有助于鉴别诊断及疫情调查。在感染入侵阶段虫卵不被排出体外,故很少用虫卵粪检;然而很多患者却出现严重的临床症状。通常,在慢性期虫卵也无法查出,但是否与轻度感染时虫卵排出少(<100 个/g)、检测技术不敏感或者没有虫卵产生有关,尚不清楚。肝片吸虫、大片吸虫、棘口吸虫(echinostomes)和姜片吸虫(fasciolopsis)的虫卵难以区分[55]。十二指肠内容物、胆管、组织切片中均可发现虫卵。

粪检的另一个问题,阳性结果可能由于进食被感染动物的肝脏造成的,这种情况并不意味着已经被感染,因此粪检阳性病例需再次确认最近是否有吃过动物肝脏。

有文献报道,基于皮试到抗原抗体检测以及成虫排泄分泌抗原的免疫诊断实验是诊断片形吸虫的可行性技术。在感染 2～4 周内,出现片形吸虫特异性血清学反应,故在粪便出现虫卵前 5～7 周,即可确认感染。应用纯化特异性抗原、半胱氨酸蛋白酶抑制剂处理的酶标板或特异性抗体亚类,可避免和其他吸虫感染引起的交叉反应,该方法灵敏度高(>90%)。在慢性期,当虫卵间歇性释放或缺失时,血清学阳性也可确认感染。

免疫学诊断方法在寄生虫学应用的优点为,既可以发现早期感染,又能检测出无虫卵或少量虫卵的慢性期感染。与其他感染相比,片形吸虫病有效治疗后抗体水平快速下降,因此这种检测往往只能查出活动性感染和治疗成功后一年内血清学检查恢复阴性者。

血细胞镜下观察和生化检测也可辅助诊断。嗜酸性粒细胞和白细胞增多及炎性标记物升高都提示急性感染,贫血和/或血清转氨酶、血清胆红素、碱性磷酸酶升高偶见于慢性感染[56]。

片形吸虫病临床诊断通常比较困难,与其他原因引起的肝脏疾病无明显不同,因人感染不常见,故临床医生不会考虑片形吸虫病引起的感染。在温带地区,片形吸虫病暴发大多因吃了野生水芹。更多的调查发现,片形吸虫病病例都有相似的饮食史和高风险职业(如牧羊者)。在热带地区,日常饮食的水生植物应该煮熟食用。

剖腹探查术和超声影像学检查,内镜逆行胰胆管造影术和经皮胆管造影术都可用于诊断。在肝胆系统可观察到急性期可视性病变,慢性期有时可见虫卵(剖腹探查)或成虫。

五、治疗

治疗片形吸虫病首选三氯苯达唑(triclabendazole)单剂量给药,10 mg/kg,对未成熟的片形吸虫和成虫均有效,且治愈率高[42]。治疗后的不良反应通常短而轻。高剂量的吡喹酮对片形吸虫病无效,疗效不稳定且很难评估,这是由于成虫和迁徙中的片形吸虫对药物敏感性不同,虫体的大小和皮层厚度所造成的肝功能损伤和临床表现也不相同。

以前,硫双二氯酚(bithionol)是最常用的抗片形吸虫药物,30～50 mg/kg/d,隔日给药,分三次服用,为期10～15 d[58]。去氢依米丁(dehydroemetine),1 mg/kg/d,肌内或皮下给药,连续10 d,可抗急性感染[53]。因这两种药物需多个疗程用药,可引起中、重度的不良反应。硝唑尼特(Nitazoxanide)可有效治疗片形吸虫病,临床试验研究表明,免费用药治疗30 d后,对97%粪便含有片形吸虫卵的患者有效,但还需进一步研究[59]。

根据患者的临床表现,其他药物在抗片形吸虫药给药前给药,可帮助恢复。而抗生素用于治疗继发性细菌感染引起的急性胆管炎,甲泼尼龙(5～10 mg/d给药)可减轻毒血症。以前氯喹常用于迅速减轻急性症状,但并无杀虫功效。

六、预防

片形吸虫的最终控制应聚焦在完成其生活史的畜牧或其他食草动物的治疗或免疫。兽用疫苗的发展是非常令人鼓舞的策略[60]。一些国家认为,广泛的家畜免疫,能降低人的感染和经济损失。在大多数情况下,用灭螺药来控制螺是不切实际的。在疫区,通过健康教育劝阻人们减少食用生的野生水芹和其他水生植物,颇具成效。在一些西方国家,已经开始制定严格控制水生植物商业生产的规定,这些规定将帮助发展中国家防止疫情扩散。通过提高临床医生对该病诊断困难的认识,以及评估基于社区研究的血清阳性率,将有助于量化片形吸虫病对人体健康的影响。

肠道吸虫感染

在所有食源性吸虫中,肠吸虫种类最多,共59种[6]。本文将聚焦具医学重要性的常见虫种。

姜片吸虫病

姜片吸虫病(fasciolopsiasis)是由大型肠吸虫布氏姜片吸虫(图53.6)感染引起的。姜片吸虫病主要在亚洲国家,即中国、印度、孟加拉国、泰国、越南、马来西亚、婆罗洲、苏门答腊岛和缅甸,虫体附着于人和猪的肠壁上,在主要流行区患病率高,重度感染尤见于儿童。

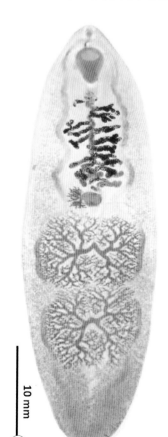

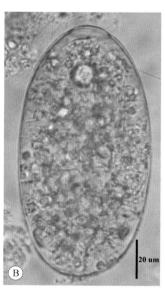

图53.6　(A)布氏姜片吸虫。(B)虫卵。

一、生活史

布氏姜片吸虫（*F. buski*）的终宿主仅限于人和猪[62]，摄入有活性的囊蚴附着的水生植物的种子荚而感染致病。这些水生植物种子荚包括菱角、水葫芦、荸荠、水竹、莲藕和茭白等。虽然囊蚴不存在于这些可食用的植物种子荚中，但可在用嘴去荚时摄入。

姜片吸虫的囊蚴在十二指肠脱囊后，逸出的幼虫附着在十二指肠和空肠壁。3 个月后，幼虫发育为成虫，并产生大量的黄色带盖的虫卵，大约每天产生 10 000～25 000 个卵（虫）。如果这些虫卵进入水源，进一步发育，3～7 周后，孵化成毛蚴进入到中间宿主扁圈螺类体内，如大脐圆扁螺或凸旋螺、印度扁圈螺等。在无性生殖后，胞蚴和子雷蚴在螺体内发育 3～4 周，自行游动的尾蚴从螺体释放，随后黏附在植物果荚表面，形成包囊[62,63]。

二、流行病学

该病的传播在很大程度上局限于强降雨、洪水泛滥的地势低洼地区，水源被粪便污染，与用猪或人粪便施肥的地方习俗有关。患病率最高的地区，常年种植菱角和其他水生植物。人的感染可见于：摄入生的或未煮熟的水生植物及其果荚，饮用未煮沸的水，加工、处理这些生的植物等。在流行区，农场用生的植物以及未经处理的水喂猪，为主要的传染源，用人或猪的粪便污染的水养鱼，进一步增加了感染的传播。姜片吸虫病呈局部流行，感染高峰为学龄前儿童。

三、发病机制和病理

在姜片吸虫附着的十二指肠和空肠肠壁上，可见嗜酸性粒细胞聚集，机械性损伤和炎症反应导致溃疡。这些溃疡有时因毛细血管破裂而出血或形成脓肿。健康人和轻度感染者血细胞比容和维生素 B_{12} 水平降低，但其他营养素没有改变[64]，可能是由于寄生虫感染影响了维生素 B_{12} 的吸收或者是肠黏膜受损导致的吸收障碍。

虽然少量姜片吸虫感染造成的损害较小，但大量的姜片吸虫（成百上千条）感染会导致严重的病理改变，有时造成急性肠梗阻。广泛的肠溃疡可影响到消化功能，引起吸收功能障碍，导致严重的营养不良和消瘦。重症病例也可见水肿；虫体代谢产物可引起中毒，过敏反应或低蛋白血症Ⅱ级、电解质紊乱、蛋白质失衡和慢性吸收障碍等。

四、临床表现

临床症状通常短暂轻微，包括腹泻、饥饿痛、腹胀、食欲不振、轻微腹绞痛、呕吐、嗜酸性粒细胞增多和发热等[54,65]。腹痛与胃、十二指肠溃疡疼痛相似。严重病例可出现腹水或颜面部、腹部和腿部水肿、贫血、厌食、乏力和呕吐，患者粪便中含有大量未消化的食物。经久不愈的重度感染可造成死亡。

五、诊断

粪检诊断并不困难，因为虫卵较大便于识别。斯托尔稀释法、醛醚浓集法、直接涂片和加藤法均可检出虫卵。姜片吸虫虫卵与片形吸虫虫卵的鉴别较为困难；因此，饮食史、临床表现及居住环境是否位于流行区，都应被考虑在内。

六、治疗

过去常用己基间苯二酚（hexylresorcinol crystoids）、四氯乙烯（tetrachloroethylene）、二氯芬（dichlorophen）治疗姜片吸虫病，已取得不同疗效[54,65,66]。吡喹酮是目前常用药，高疗效剂量为 15 mg/kg。重度感染病例，治疗可能会增加梗阻的风险或急性毒血症，建议保守治疗。

七、预防和控制

因为囊蚴对热和盐敏感，故在流行区，用发酵过的饲料代替新鲜饲料喂猪，可降低该病的传播。干燥的草料也有一定效果。积极治疗或者禁止使用人和猪的粪便当作肥料，改善卫生条件，也有助于阻断姜片吸虫的生活史。避免用嘴咬有皮的蔬菜，可煮几秒钟后再食用，或仔细清洗后用手或小刀剥皮食用，可有效降低人的感染。过滤饮用水，可防止感染来自水中植物的囊蚴。因为大多数感染较轻，健康教育既能帮助人们意识到问题所在，又能用易于接受的方式避免感染。

棘口吸虫病

有 8 个属，即刺口吸虫属（*Artyfechinostomum*）、刺缘吸虫属（*Acanthoparyphium*）、棘隙吸虫属（*Echinochasmus*）、棘缘吸虫属（*Echinoparyphium*）、棘口吸虫属（*Echinostoma*）、外隙吸虫属（*Episthmium*）、针缘吸虫属（*Euparyphium*）和低颈吸虫属（*Hypoderaeum*），至少 20 种棘口吸虫可感染人。最常见的是伊族棘口吸虫（*E. ilocanum*）、卷口棘口吸虫（*E. revolutum*）、马来棘口吸虫（*E. malayanum*）、外旋棘口吸虫（*E. echinatum*）和圆圃棘口吸虫（*E. hortense*）（图 53.7）[67]。

一、生活史

这些吸虫宿主广泛，数量众多，人因食用了生的或未完全煮熟的淡水螺、蛤蛎、鱼和蝌蚪而感染。棘口吸虫寄生在终宿主肠道内，虫卵随粪便排出。螺类为第一中间宿主，然后在短暂地自由游动之后，尾蚴从螺体逸出进入第二中间宿主，可能是软体动物、鱼或者两栖动物的幼虫。水鸟是大多数棘口吸虫最重要的终宿主。

二、流行病学

大多数人体感染见于亚洲地区，这些地区有生吃或者食用未熟的软体动物或鱼的习惯。感染常见于韩国、印度尼西亚、菲律宾、马来西亚、中国台湾、印度、柬埔寨

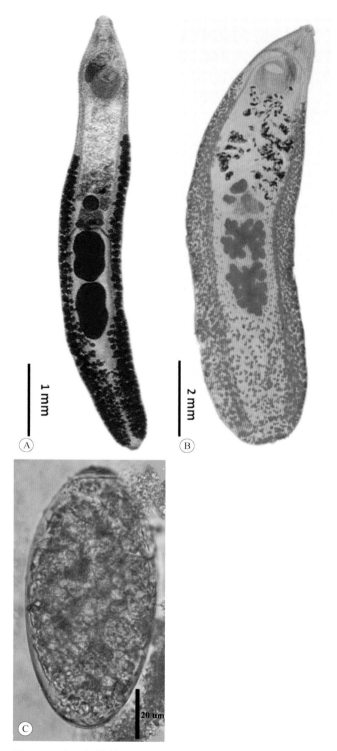

图 53.7 (A)伊族棘口吸虫。(B)马来棘口吸虫。(C)棘口吸虫卵。

和泰国等[62,65]。据报道,流行区的感染率为 1%～50%[68,69],感染大多发生在贫困的农村地区,具有家庭聚集性,喜食生螺。最近调查发现,柬埔寨 12～14 岁儿童的感染发病率为 7.5%～22.4%,为卷口棘口吸虫感染。

三、诊断

粪便中可见未受精的棘口吸虫虫卵,大、未受精、有盖,与片形吸虫和姜片吸虫难以鉴定。成虫可从治疗后的粪便中查见或通过内镜检查看到[71]。形态学鉴定阳性主要特征是口周盘和口吸盘周围的环口圈。值得注意的是,药物治疗后,棘口吸虫形态可能会改变。

与姜片吸虫一样,棘口吸虫的主要病变与虫体黏附在肠壁绒毛间的深度有关。虫体黏附处,出可现炎症反应和黏膜溃疡。然而,棘口吸虫对人体并没有较高的致病性,只有少数临床感染报告。轻度感染无明显症状,重度感染可造成腹泻、嗜酸性粒细胞增加、腹痛不适和厌食等[71]。棘口吸虫感染的症状,很少有发展到危及生命的临床表现。

四、治疗、预防和控制

棘口吸虫感染比较容易治愈,治疗药物有甲苯咪唑(mebendazole)、阿苯达唑、丙硫咪唑(albendazole)、吡喹酮、硫双二氯酚、己间苯二酚和氯硝柳胺(niclosamide)。因吡喹酮具有疗效好、安全和易用特点,因此,在合并感染其他寄生虫的地区,推荐吡喹酮,15 mg/kg[65,72]。预防该病可通过健康教育,劝阻人们不要生吃或者食用未熟的鱼和软体动物,也可预防其他鱼源性寄生虫感染。然而,由于多种因素,与其他蠕虫病比,控制棘口吸虫病的成功方案有限,其中包括第二中间宿主的特异性低,常见水鸟为终宿主等。

异形吸虫病

异形科吸虫是虫体小或微小的肠道吸虫,长度<2.5 mm,肉眼可见,寄生于人、鸟类和其他哺乳动物体内[62,73],异形科吸虫包括异形科、斜睾科、枝腺科和微茎科。一些已知感染人的异形吸虫有异形吸虫(*Heterophyes heterophyes*)、横川后殖吸虫(*Metagonimus yokogawai*)、扇棘单睾吸虫(*Haplorchis taichui*)、钩棘单睾吸虫(*Haplorchis pumilio*)、多棘单睾吸虫(*Haplorchis yokogawai*)和镰状星隙吸虫(*Stellantchasmus falcatus*)。前两种异形吸虫是医学上最为重要的。经吡喹酮或硫双二氯芬治疗后的粪便检查,可见异形吸虫。这些以前被认为罕见的寄生虫,粪检中常见,且数量众多,尤其是食用生的水产品和/或昆虫幼虫的地区[74]。由于这些寄生虫的相似性,以下统称为"异形吸虫"。

一、生活史

成虫深嵌入哺乳动物和鸟类的肠黏膜之中,并在此胚胎发育成卵,而后随粪便排出。虫卵进入水中后被淡水螺(拟黑螺、粒蜷、短沟蜷等)摄入,发育成尾蚴后离开螺体。尾蚴侵入到一些淡水鱼、半咸水鱼或虾的体内形成包囊[73]。人在食用携带囊蚴的鱼虾后即被感染,囊蚴在体内经过 3～5 d 发育为成虫。在韩国的流行旺季,一条香鱼体内可含有 10 000 条横川后殖吸虫的囊蚴[75]。鲤鱼内有横川后殖吸虫的囊蚴,绿背鲹内有镰状星隙吸虫,蜻蜓幼虫体内常见 lecithendriids[69]。

二、流行病学

异形吸虫主要分布在亚洲(日本、韩国、老挝、泰国、中国台湾、菲律宾和中国)夏威夷、西伯利亚、土耳其和巴尔干半岛。化学方法驱虫可降低人感染的成虫数量和吸虫种类。生吃鱼和其他水生动物的饮食习惯是人感染的主要原因。

韩国,横川后殖吸虫和诺氏后殖吸虫(*Heterophyes nocens*)的感染率分别为人口数的 1.2%～42%。据报道,感染钩棘单睾吸虫和多棘单睾吸虫的人高达 32% 和 52%。鱼源性吸虫感染的患病率男性通常高于女性,沿江地区,患病高发年龄为 40～59 岁。不同地域,人感染的吸虫也不同[74]。

三、发病机制、病理和临床表现

不同异形吸虫的发病情况相似。大多数感染无症状或伴随轻微肠道不适,包括黏液性腹泻、腹部绞痛、间歇性的神经衰弱和昏睡[54]。可能导致轻度炎症反应,主要表现为嗜酸性粒细胞增多、虫体附着部位表层坏死、黏液分泌增多、出血。扇棘单睾吸虫感染显微镜下可见黏膜溃疡、黏膜和黏膜下出血、肠绒毛融合缩短、慢性炎症和黏膜下层纤维化[76]。

重度感染是最常见的症状,但 1 个月后,自行消退,虽然还有残余吸虫存活[75]。在流行区,进一步感染后症状将复发,可加剧或偶见腹泻。

异形吸虫病发病机制的一个特点是虫卵的参与。这些虫体深深地嵌入肠壁之中,可引起嗜酸性粒细胞和中性粒细胞浸润。虫卵(有时为成虫)随后进入附近的淋巴管或血管,被传送到其他部位-值得注意的是心脏、脊髓或大脑、肺、肝、脾这些部位[54]。虫卵可引起肉芽肿和纤维化。异形吸虫引发心肌炎可表现为心脏肥大、咳嗽、呼吸困难、发绀、疲乏、水肿、腹水、心悸、反射消失和异常心音。虫卵或成虫进入脊髓或大脑,可导致神经系统疾病、横贯性脊髓炎、感觉和运动功能丧失[54]。

四、诊断

诊断通常为粪检中发现虫卵,然而,成虫产卵较少,为每天 35～45 个/虫,轻度感染(<100 条)时,易漏检。异形吸虫的肠外感染病例,只有仔细检查,才可在手术或尸检中发现。异形吸虫、华支睾吸虫和猫肝吸虫虫卵鉴别非常困难。治疗后粪便中检获成虫可确诊诊断,但这种方法较少采用。

五、治疗

过去常用氯硝柳胺、氯酚胺、四氯乙烯治疗异形吸虫病,但现在常用吡喹酮。单剂量 10～20 mg/kg,疗效显著[77]。最近对青蒿琥酯(niclosamide)在小鼠体内药效研究表明,用于小鼠体内异形吸虫的疗效:吡喹酮作为治疗对照组,200 mg/(kg·d)给药,连续 3 d,肠道内成虫可 100% 减少。青蒿琥酯安全、有效,可用于替代吡喹酮,治疗人异形吸虫病。

六、预防控制

与其他鱼源性吸虫相似,首选吡喹酮治疗,并结合健康教育,鼓励烹饪鱼和其他水产品非常重要。为了评估防控资源量,对临床结局的频率和频谱还需要更多的研究,其资源分配也需控制。尽管这些感染与死亡相关,但是否感染频率和环境引起的尚不清楚。

并殖吸虫感染

并殖吸虫病(肺吸虫病)

并殖吸虫分布广泛,全球约有 2 000 万人感染并殖吸虫,仅在中国就约有 1 000 万人[78]。并殖吸虫感染主要引起慢性呼吸系统疾病,但异位迁移并不罕见,可到达皮肤、脑及其他器官/组织。人体感染多见于食用生的或者未熟的含有囊蚴的螃蟹和小龙虾。烹饪过程,虾蟹或小龙虾中的囊蚴污染手或餐具,也可引起感染。在日本,野猪(作为转续宿主),可携带幼虫,食用生的野猪肉而造成的感染,已经越来越受到重视[79]。在韩国[80]和日本[81],除了饮食喜好之外,生吃蟹肉和果汁被认为具有药用价值,可提高生育能力,降低发热,治疗麻疹和哮喘,但偶尔可造成重度感染。

一、流行病学

亚洲大约有 40 种并殖吸虫(*Paragonimus*),大多数在中国。此外,非洲并殖吸虫(*P. africanus*)和双侧宫并殖吸虫(*P. uterobilateralis*)见于非洲,克氏并殖吸虫(*P. kelicotti*)见于北美洲,墨西哥并殖吸虫(*P. mexicanus*)和几个其他相关种见于拉丁美洲。近期分子水平系统发育研究显示,亚洲的并殖吸虫主要分为 4 种:卫氏并殖吸虫(*P. westermani*)、斯氏并殖吸虫(*P. skrjabini*)、异盘并殖吸虫(*P. heterotremus*)和大平并殖吸虫(*P. ohirai*)或曼谷并殖吸虫(*P. bangkokensis*)、哈氏并殖吸虫(*P. harinasutai*)[82,83]。每个复杂的种中仅有少部分对人有致病性。在中国、日本和韩国,卫氏并殖吸虫是最重要的病原体,其次是斯氏并殖吸虫[包括宫崎并殖吸虫(*P. miyazakii*)的同种或亚种]。在东南亚和南亚地区,除了菲律宾感染卫氏并殖吸虫外,虽然存在各种并殖吸虫,但异盘并殖吸虫(图 53.8)是唯一确定可以感染人的病原体[82]。除了泰国,近年来,老挝[84]、越南[85]

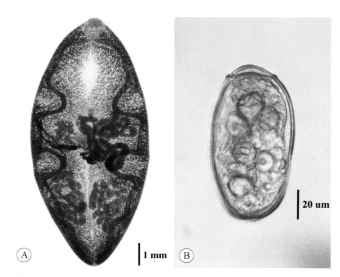

图 53.8 (A)异盘并殖吸虫。(B)虫卵。

和印度[86,87]均已被列入异盘并殖吸虫感染的新流行国家。在非洲,非洲并殖吸虫流行于喀麦隆[88],双侧宫并殖吸虫流行于尼日利亚[89],并已有超过 10 个国家有散发病例报道。在美国,吃小龙虾导致的克氏并殖吸虫感染已成为新的公共健康问题[91,92]。在拉丁美洲,巴西、哥伦比亚、哥斯达黎加、萨尔瓦多、厄瓜多尔、危地马拉、洪都拉斯、墨西哥、尼加拉瓜、巴拿马、秘鲁和委内瑞拉,均有并殖吸虫病散发病例报道[93]。在这些地区,墨西哥并殖吸虫和其他 5 种常见的并殖吸虫均曾被报道,但这 5 种被认为是墨西哥并殖吸虫的同种[94]。

二、生活史

横河(1969 年)[95]和宫崎(1991 年)[96]详尽描述了并殖吸虫的生活史。成虫寄生于一些哺乳动物的肺:主要是野生或家养的猫、狗,但有一些并殖吸虫也可感染人。虫卵从肺中咳出,随痰液吐出,或吞噬后从粪便排出体外。虫卵到达水域后,发育成毛蚴孵化而出,游动、寻找螺类宿主(蜷科和侧突螺科)。毛蚴侵入螺体内,无性增殖,发育成为尾蚴,尾蚴脱出螺体,侵入第二中间宿主,大多数为淡水螃蟹和小龙虾,尾蚴在第二中间宿主体内发育成囊蚴,这些宿主的腮、肝脏、肌肉均有感染性。当螃蟹被终宿主吃掉后,囊蚴在小肠脱囊,穿透肠壁,顺着腹膜到达腹膜下组织,然后回到腹腔,穿过肝脏和横膈膜达到胸腔,侵入肺实质组织并在此定居发育 2 个月。

三、发病机制和病理

病变部位和临床表现取决于并殖吸虫感染后迁移的路线和虫体的发育阶段[97]。并殖吸虫在迁移过程中,病变肺的外部可见幼虫围绕(肺外并殖吸虫病)。很少有并殖吸虫在肺外病变部位完全发育成熟。到达肺部后成虫成对,产卵,病变部位周围可见成虫和虫卵存在(即为肺吸虫病)。不论虫体寄生部位和发育程度,基础的炎症反应相似。在急性期和亚急性期,常见嗜酸性粒细胞炎性聚集,即常见的嗜酸性脓肿。慢性期,进一步纤维化可形成肉芽肿样病变。肺部虫体受理化因素影响可产生纤维样变,肉芽肿样病变部位将虫体包裹,形成灰白色囊块(囊块直径 1.5～5 cm),为 1 对或 3 条虫体,被厚厚的、带血丝的液体和大量虫卵包围。在结节或病变周围,组织中的虫卵也可引发微小肉芽肿。

四、临床表现

慢性咳嗽、伴褐色痰、痰中带血丝和虫卵是肺吸虫病的典型表现。也可出现胸痛、发热和盗汗等症状,但细菌感染没有这些症状。实际上,20%的并殖吸虫病患者无明显症状,都是意外从 X 线拍片中发现感染的[97]。白细胞增多不明显,可在正常范围内。急性至亚急性感染期的特点是嗜酸性粒细胞增多(高达 20%～25%),但在慢性期可降低或消失[79]。当虫体在胸膜腔移动时,可见急性期和亚急性期感染症状,表现为胸腔积液和气胸,渗出液和外周血有明显的嗜酸性粒细胞增高。虽然在日本,胸膜炎是宫崎氏并殖吸虫感染的特征性临床表现,但胸膜炎也常见于卫氏并殖吸虫[97-99]和异盘并殖吸虫感染[86,100]。

作为一种肺外肺吸虫病,皮肤侵犯并不罕见,可表现为无痛性、移动性的皮下肿胀,最常见于腹部或前胸部。幼虫经常在手术切除组织中被发现。斯氏并殖吸虫(包括宫崎并殖吸虫)感染,皮肤受累发病较高,成虫很少对肺部造成实质性病变。卫氏并殖吸虫[101]和异盘并殖吸虫[102]感染也常见皮肤侵犯,常与肺部病变相关。并殖吸虫迁移到中枢神经系统较为罕见,一旦发生,症状严重,甚至危及生命。急性感染期,嗜酸性粒细胞增多性脑脊膜炎的发生取决于病变部位。慢性期,杰克逊型癫痫是该病的特征性表现,常与偏瘫和/或视觉缺陷病情恶化相关[103,104]。嗜酸性粒细胞性腹膜炎[105]和肝脓肿[106]极少有病例报道。

五、诊断

该病临床表现较为特殊,尤其是明确了流行区的居住地和饮食史后,但由于对该病不熟悉,故经常误诊[97],易被误诊为肺结核或肺癌。皮肤试验和痰涂片/培养有助于与肺结核鉴别。并殖吸虫的虫卵可见于粪便、痰液和支气管肺泡灌洗液,极少见于胸腔积液或组织中。血痰直接涂片即可发现虫卵,但高倍显微镜检查,往往用于恶性肿瘤的筛查而忽视了虫卵。虽然痰检/粪检仍然是金标准,但检出率只有 50%～70%,轻度感染时更低。基于虫体抗原的免疫学诊断,高度敏感,可用于调查和实验室诊断。ELISA 可发现早期和慢性感染,并且在治疗后滴度迅速下降,有助于疗效考核。

影像学检查，X 线和 CT 都有助于诊断肺部疾病。病变通常呈单个结节或环状阴影，斑片样浸润和空洞[97-99]。CT 检查显示，肺部病变常持续侵犯胸膜，还可显示出虫体迁移路线。在慢性脑肺吸虫病的病例中，脑室周围可见"皂泡样改变"，多个高密度钙化区，钙化囊性病变均为特征性表现[96,107]。核磁共振图像显示，大脑半球多个环状集合体显影增强[107]。

六、治疗

直到 20 世纪 80 年代，才确定硫双二氯酚的长期治疗疗程：硫双二氯酚 30 mg/kg，隔日给药，共 10～15 次，niclofan（2 mg/kg，单独用药）。但现在吡喹酮是首选药物，一个疗程，每天 3×25 mg/kg 体重，连续用药 3 d，对治疗所有种的并殖吸虫近 100% 有效。不良反应通常较轻，在治疗后 2～4 个月肺部异常减轻。吡喹酮治疗肺部疾病后可出现荨麻疹。氯苯咪唑作为吡喹酮的替代药，已经有一些满意结果，但在菲律宾[108]和日本[109]的卫氏并殖吸虫流行区效果不太明显。

七、预防控制

除了药物治疗，建议开展健康教育，并劝阻人们不要食用生的甲壳类动物，尤其是针对高危儿童感染的风险。卫生工作者提高对该病的认识，居民早期接受治疗，并改变不健康的饮食习惯。对相信食用生蟹具有药用价值的说法，应考虑有益健康的饮食方式，可用快速烹饪或腌渍、制酱或酒泡等方法来杀死其中的肺吸虫。

参考文献

见：http://www.sstp.cn/video/xiyi_190916/。

第54章　丝　虫　病

PAUL E. SIMONSEN, PETER U. FISCHER, ACHIM HOERAUF, GARY J. WEIL

翻译：朱耀宇　白雪飞　伍卫平
审校：肖　宁

要点

- 丝虫是通过昆虫吸血传播的丝状线虫。最重要的丝虫病是淋巴丝虫病和盘尾丝虫病，它们是热带地区致残的主要原因。虽然丝虫病在旅行者中不常发生，但在丝虫病流行的地区和国家，它却是影响患者生活质量、阻碍经济发展的重大公共卫生问题。
- 可用药物杀死一些种类的丝虫，但是这些药物无法逆转丝虫感染晚期的临床症状，比如失明或象皮肿。另一方面，已经找到了简单的方法来处理淋巴水肿，减少丝虫所致发热的发作频率，使患者的严重淋巴水肿和象皮肿得到显著的改善。
- 大部分种类的丝虫体内含有其生长繁殖所必需的沃尔巴克菌。抗生素治疗可以杀菌并最终杀死含有沃尔巴克菌的丝虫成虫。
- 在许多流行丝虫病的国家，使用捐赠的药物来实施大规模的控制项目正在产生效果，甚至有消除盘尾丝虫病和淋巴丝虫病的情况。从短期来看，大规模药物治疗方案可以治疗感染和预防疾病。然而，这个项目的长期目标是在全球消除盘尾丝虫病和淋巴丝虫病。
- 麦地龙线虫病（几内亚蠕虫所致）是一个由麦地龙线虫导致的致残性疾病。人们通过饮水误食了含该虫感染期幼虫的小型桡足类而受到感染。最近，一个大型公共卫生项目消除了大多数国家的几内亚蠕虫感染的传播。麦地龙线虫病很可能成为首个在未使用疫苗或者特定医疗手段而消除的疾病[1]。

丝虫病是由虫媒传播的组织寄生线虫（即丝虫）感染导致的疾病。该寄生虫有趣的发现史、生命史和传播方式在其他地方已经有过综述[1]。

不同种类的丝虫成虫寄生在淋巴管、血管、皮肤、结缔组织或浆膜腔。成年雌虫产生幼虫（微丝蚴），这些幼虫寄生在血液或者皮肤。所有感染人体的丝虫（丝虫总科，盘尾丝虫科）由双翅目病媒传播。几内亚蠕虫（盘尾丝虫总科）不是真正的丝虫，但是本章也将其包含在内作为与以节肢动物为中间宿主的相关线虫。表54.1总结了常见的感染人体的丝虫和它们导致的常见疾病症状。人体丝虫的传播局限在温暖的气候环境中，高的温度是该虫在媒介中发育的必需条件。

图54.1展示了所有丝虫种类的生活周期模式。下面章节提供了感染人体各种丝虫的细节。其感染形式是通过媒介传播的第三期幼虫。不同种类丝虫的生长速率、蠕虫分化、微丝蚴和成虫寿命都有显著差异。一些成虫可以存活长达20年。每一种丝虫的生长和成熟需要特定的节肢动物和哺乳动物宿主。大部分感染人体的丝虫含必需的内共生沃尔巴克菌，该细菌对于丝虫的生长和繁殖至关重要[2,3]。沃尔巴克菌疑似在诱发丝虫炎症病理过程中发挥作用。正如本章后面描述的，这也有希望成为开发新型抗丝虫药的靶位。

从公共卫生影响角度看，淋巴丝虫病和盘尾丝虫病是最重要的丝虫感染性疾病，已经有大规模的国际项目来控制和消除这些疾病。这些项目希望效仿几内亚蠕虫消除项目的成功经验，因为该项目几乎已经消除了曾经令人生畏的寄生虫。

淋巴丝虫病

淋巴丝虫病是一种损毁外形的慢性疾病，是发展中国家致残的主要原因。世界卫生组织协调的一个大规模项目的目标是在2020年全球消除淋巴丝虫病[4]。三种淋巴丝虫（班氏丝虫，马来丝虫和帝汶丝虫）导致人体的淋巴丝虫病。该寄生虫通过蚊子（按蚊、库蚊、伊蚊）传播。感染班氏丝虫所致疾病也被称为班氏丝虫病，而马来丝虫病是由其他两种丝虫感染所致。班氏丝虫在地理分布上比马来丝虫更为广泛。

一、流行病学

（一）地理分布

图54.2显示了淋巴丝虫的地理分布。班氏丝虫出现在亚洲、非洲、美洲和太平洋的热带地区，特别在高温

表 **54.1**	**丝虫与几内亚线虫的特征及其感染人体的共同临床表现**				
虫种	分布	媒介	成虫主要寄生部位	微丝蚴主要寄生部位	共同临床表现
班氏丝虫	热带地区	蚊	淋巴管	血液	淋巴管炎、象皮肿、鞘膜积液
马来丝虫	亚洲南部、东南部	蚊	淋巴管	血液	淋巴管炎、象皮肿
帝汶丝虫	东印度尼西亚、东帝汶	蚊	淋巴管	血液	淋巴管炎、象皮肿
罗阿丝虫	非洲中西部	斑虻	结缔组织	血液	血管性水肿、"眼虫"
常现丝虫	非洲、美洲中南部	库蠓	体腔浆膜	血液	通常无症状
链尾丝虫	美洲中西部	库蠓	皮肤	皮肤	通常无症状
奥氏丝虫	美洲中南部	库蠓、蚋	体腔浆膜	皮肤和血液	通常无症状
盘尾丝虫	非洲、也门、美洲中南部	蚋	皮肤	皮肤	皮疹、瘙痒、丘疹、皮肤萎缩、结节、视觉受损、失明
麦地龙线虫	非洲	剑水蚤	结缔组织包括皮肤	无	疼痛、溃疡、虫体脱出

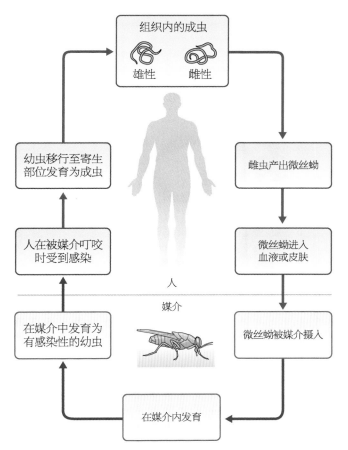

图 54.1　丝虫生活史。

潮湿的地区流行。马来丝虫发现存在于东南亚和印度西南部(喀拉拉邦),然而帝汶丝虫则局限在东印度尼西亚群岛中。

1997 年,估计至少 1 280 万人感染丝虫(1 150 万感染班氏丝虫,130 万感染马来丝虫)[5]。大部分感染病例集中在印度(480 万)和撒哈拉以南非洲地区(510 万)。这些数字很有可能被低估,因为之后的调查发现,许多地区的感染率比预期的更高。人口增长和大规模治疗项目掩盖了真实情况,以至于我们无法准确地估计目前全世界感染的人数和有丝虫病临床症状的人数。20 世纪初,北美洲,澳大利亚的环境卫生和住房条件改善使淋巴丝虫病消失。最近,日本、韩国和中国通过强化控制措施和改善经济和社会环境消除了该病[6,7]。在南亚和东南亚,丝虫病仍然是一个重大的公共卫生问题。然而,这些地区许多地方的患病率在逐渐降低,这归功于"全球消除淋巴丝虫项目"(GPELF)快速进展[4]。与此相反的是,有些国家无规划的城市化与恶劣的卫生条件和污水处理设施,为媒介繁殖和城市淋巴丝虫病传播提供了有利条件。

(二) 生活史

成虫寄生在人体宿主的淋巴管中。班氏丝虫雌虫大小为(80～100) mm×0.25 mm,雄虫大小为 40 mm×0.1 mm;马来丝虫成虫约为其一半长。曾报道手术摘取的班氏丝虫成虫的雌:雄比为 4.5[8]。微丝蚴在雌虫子宫里从卵中孵化,释放到淋巴管,然后进入静脉中。它们被覆鞘膜,大小平均为 260 μm×8 μm(图 54.3～图 54.5)。微丝蚴在雌蚊吸血时被其摄入蚊体内。微丝蚴在蚊胃内脱鞘膜后成为第一期幼虫,穿过胃壁移行至胸肌。在此处通过两次蜕皮,发育成有感染性的第三期幼虫(1 500 μm×20 μm)。在蚊子体内的发育速度根据环境温度的变化而变化,最少需要 10～12 d。成熟的感染期幼虫移行至蚊的口器,蚊子吸血时,通过喙刺出的创口进入人宿主皮肤。然后,幼虫移行至淋巴管,经过几个月的时间发育成为成虫。微丝蚴出现在血液中的时间,班氏丝虫至少经过 8 个月,马来丝虫至少经过 3 个月。成虫

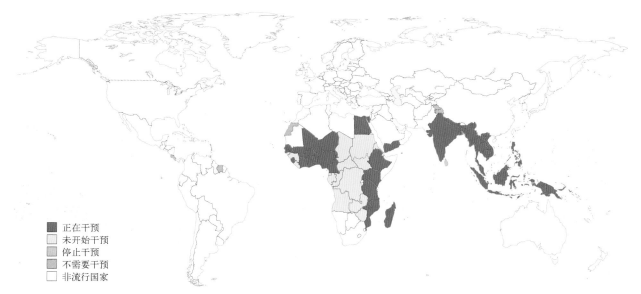

图54.2 人体淋巴丝虫病的地理分布和各国消除丝虫病项目现状。(改编自 WHO. 淋巴丝虫病: 2000—2009 年进展报告和 2010—2020 年战略规划. 日内瓦, 瑞士: 世界卫生组织 2010 年 WHO/HTM/PCT/2010.6.)

图中图例:
- 正在干预
- 未开始干预
- 停止干预
- 不需要干预
- 非流行国家

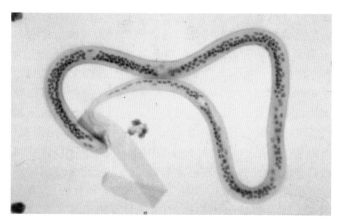

图54.3 厚血膜中的班氏丝虫(苏木精染色)。

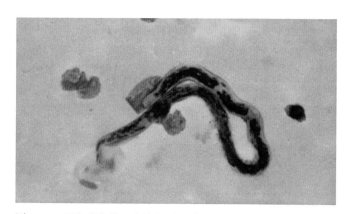

图54.4 厚血膜中的马来丝虫(吉姆萨染色)。

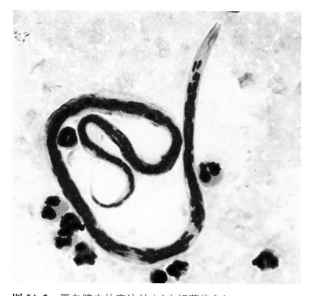

图54.5 厚血膜中的帝汶丝虫(吉姆萨染色)。

(三) 微丝蚴周期性

　　微丝蚴在宿主外周血中的数量随着白天和夜晚而变化。周期性模式反映一个地区传播寄生虫的主要蚊媒的叮咬习性。这种适应性增加了微丝蚴通过蚊媒被摄取和传播的可能性。周期性又分为"夜现周期性"和"昼现周期性"两种,这取决于微丝蚴 24 h 最高密度是出现在夜晚还是白天(图 54.6)。在大多数地区,班氏丝虫和马来丝虫的周期性都是"夜现周期性",血液中微丝蚴数量的峰值在午夜前后,而在中午却没有或者少有[9]。在这些地区,寄生虫通过夜晚蚊虫的叮咬传播。班氏丝虫和马来丝虫都有昼现亚周期和夜现亚周期株,它们的微丝蚴

可以存活和产生微丝蚴长达 20 多年,但是它们的平均寿命更短。微丝蚴的寿命大概是 1 年。微丝蚴的密度通常在 1~1 000/mL 血液,但也可以达到 10 000/mL 血液。

在白天或夜晚持续出现在外周血中的微丝蚴数量相对更高(图54.6)。

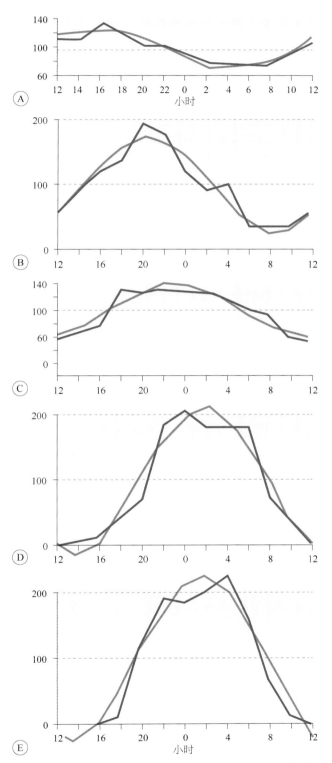

图54.6 外周血中观察到的微丝蚴周期性(绿线)和理论周期值(蓝线)。(A)南太平洋的班氏丝虫昼现亚周期性。(B)泰国西部的班氏丝虫夜现亚周期性。(C)菲律宾的马来丝虫夜现亚周期性。(D)马来西亚的马来丝虫夜现周期性。(E)马来西亚的班氏丝虫夜现周期性。(根据1987年WHO《卫生工作者手册》,控制淋巴丝虫病重新编制)

(四) 传播

携带第三期感染性丝虫幼虫(L3)的蚊虫可以感染人。地理区域不同,丝虫病的流行病学尤其是患病率和强度,传播模式和临床表现也有变化,媒介能量和蚊虫密度的地区差异影响这些流行病学参数[10]。丝虫病的分布通常高度集中,以至于在同一个社区,不同区域的感染和传播率也不一样,甚至户与户之间都有差异[11]。

根据传播丝虫主要媒介种类,已经掌握了传播丝虫病媒介的地理分布区域。在南亚、东南亚,东非和美洲的城市和半城市化地区,致倦库蚊是班氏丝虫的主要媒介[12]。淡水污染的增加和适宜这一蚊种孳生的坑厕的引入,导致许多地区的传播有所增加。致倦库蚊倾向于夜晚在屋内吸人血。按蚊是亚洲和非洲农村地区淋巴丝虫病的主要媒介,而在非洲共同存在的催命按蚊和冈比亚按蚊是非洲最重要的媒介。这些种类也习惯于夜晚在屋内叮咬,并且在开放清澈的水中孳生。夜晚叮咬的按蚊也是巴布亚新几内亚和印度尼西亚部分地区夜现周期性丝虫病的主要媒介。

南太平洋群岛班氏丝虫的主要蚊媒是白天叮咬的伊蚊,尤其是波利尼西亚伊蚊,并且这些地区的微丝蚴呈昼现亚周期性。伊蚊在户外叮咬,并且在小的临时性水体孳生,比如树洞、使用过的空容器、椰子壳、植物脉腋和螃蟹洞。

夜现亚周期型班氏丝虫通过密集湿地森林地区的曼蚊传播,而夜现周期性马来丝虫可以通过曼蚊和按蚊传播。曼蚊的幼虫和蛹从清洁的水体中特定种类的水生植物的细胞中直接获得氧气。须喙按蚊是唯一一发现传播帝汶丝虫的蚊媒,帝汶丝虫同样也是"昼夜现"周期型[13]。

三种寄生淋巴的丝虫的微丝蚴都可以通过血液传播。虽然输血产生的微丝蚴在人体内不会进一步发育,但它们会在宿主血循环中存在几周,然后死亡。曾有报道微丝蚴的先天性传播,但是并不常见,也没有临床症状。没有证据显示动物在自然条件下感染班氏丝虫。夜现周期型班氏丝虫只报道过人体感染,但亚周期型也发现在家养动物和野生动物(猴子、猫)中。现在还没有已知帝汶丝虫的动物宿主。

(五) 流行地区的感染和发病

在丝虫病流行区,人群中可以看到微丝蚴血症,成虫感染和患病的特征模式[10]。图54.7显示东非一个高流行区的案例。通常,在高传播率地区,微丝蚴血症开始在5岁左右的儿童中出现。患病率随着年龄增长而升高,到30岁以上保持稳定。微丝蚴血症阳性率在任何年龄段都很少超过40%,高年龄段有时会稍微降低。丝虫循环抗原(成虫感染的一种生物标志物)血症患病率在所有年龄组都比微丝蚴血症阳性率更高。丝虫病典型的急性

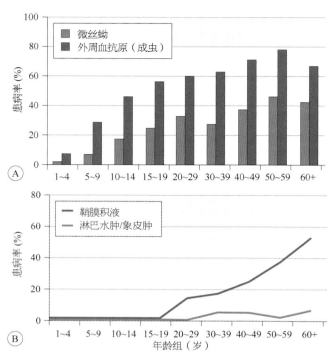

图 54.7 坦桑尼亚东北海岸流行村的班氏丝虫感染和慢性疾病患病情况图。(A)所有年龄段的微丝蚴血症阳性率和丝虫循环抗原阳性率;(B)所有年龄段男性2级以上鞘膜积液患病率和淋巴水肿/象皮肿患病率。(Simonsen PE, Meyrowitsch DW, Jaoko WG, et al. Bancroftian filariasis infection, disease and specific antibody response patterns in a high and a low endemicity community in East Africa. Am J Trop Med Hyg 2002;66: 550-559.)

症状通常在青春期开始或者成年早期出现。男性的鞘膜积液也在这个时候形成。临床诊断患病率随着年龄稳定上升,并且在高流行区,大部分老年男性患者都可能有鞘膜积液。严重的淋巴水肿和象皮肿在成人中更加常见,但是年轻人也可能受到影响。流行区丝虫病整体的感染和患病负担与感染率和传播强度成比例,但是并不总是如此。

　　横断面调查可以提供有关暴露人群的感染和患病的重要信息。然而,这些调查只能提供动态形势下不完整的静态情况。一些人在调查时没有感染,却可能之前曾感染过。同样,有丝虫病临床症状的人却通常缺少寄生虫现症感染的证据。然而,一个26年的随访调查显示,一旦受到感染,很难产生永久性自然免疫[14]。微丝蚴血症阳性率和其在血液中的数量通常男性高于女性,特别是在15～40岁年龄段。这提示育龄女性的激素使她们较同年龄的男性对感染有更强的抵抗力[15]。在出现显性感染(微丝蚴血症)之前,需在高强度传播地区暴露一段时间。到流行区的短期旅行者很少罹患微丝蚴血症。然而,从非流行地区来的移民,成年后首次暴露于高强度丝虫病流行环境中,有时会出现急性丝虫病临床症状,并且病程进展很快。产前暴露于寄生虫抗原(产生免疫耐

受)可以解释为什么微丝蚴感染的母亲生下的孩子长大后比未感染微丝蚴母亲生下的孩子有更高的概率发展成为微丝蚴血症者[16]。然而,更多的家庭暴露也可能是一个促进因素。感染的敏感性还受到宿主基因型的影响[17]。

二、发病机制和病理学

　　淋巴丝虫病大部分病理都与丝虫成虫和其在淋巴管中的寄居部位有关。流行区患者的临床表现多样。一些没有明显感染征象或未患病的人是未感染者(所谓的"流行区正常人群"),另外一些人虽然没有症状却有微丝蚴血症("无症状微丝蚴携带者")。流行区的其他人会在感染之后发生针对虫体的急性淋巴腺炎和淋巴管炎。其中一些人继续发展为慢性淋巴病理损伤。无症状感染者对丝虫相对耐受,大部分人将多年保持无症状感染。对丝虫会激发强烈炎症反应的人体在杀死寄生虫的同时,也会对淋巴管造成损伤。这可以解释为什么大多数慢性淋巴水肿的患者是无微丝蚴血症者,而且丝虫抗原检测也是阴性。嗜酸性粒细胞增多症的患者会加大对微丝蚴的免疫反应,并伴随着肺部对寄生虫的免疫清除。

　　淋巴丝虫病的病理机制一直存在争议。许多研究试图了解免疫反应与感染或疾病表型之间的相关性[18-21]。微丝蚴血症者有降低人体对于复合感染的病原体[22]和一些疫苗的免疫反应[23]。免疫学家推测无症状微丝蚴血症患者可能缺少对丝虫的免疫耐受,激活宿主保护性免疫反应,导致寄生虫死亡,但同时对淋巴管造成损伤。然而,有些证据不支持免疫反应是丝虫致病的主要作用机制的设想。首先,流行病学数据显示,在大多数流行社区,有慢性丝虫病临床症状和没有慢性丝虫病临床症状的患者之间,微丝蚴血症率相近[10,24]。第二,几项研究提到,相对于临床表现,宿主免疫反应与宿主感染状态相关性更高[25,26]。

　　两种不同的病理学途径可能导致丝虫病出现临床症状[27]。第一种途径强调淋巴管的扩张(淋巴管扩张)作为临床症状出现之前的主要损伤。事实上,淋巴管扩张发生在所有感染丝虫的患者中,无论其是否有微丝蚴血症,也无论其是否有临床症状。丝虫似乎不通过淋巴阻塞的机制就能够促发内皮细胞增生和淋巴管扩张。宿主蛋白,如血管内皮生长因子、血管生成素和基质金属蛋白酶导致淋巴管扩张[28]。丝虫产物也起作用,最近的研究显示,丝虫抗原能够诱导培养的淋巴内皮细胞增殖[29]。从内共生的沃尔巴克菌(其在班氏丝虫和马来丝虫成虫体内含量丰富)释放的促炎产物,也被认为在临床症状的发病机制中起作用[30]。成虫导致的淋巴管扩张损伤了淋巴功能,使宿主易于受到微生物感染,表现为急性皮肤淋巴管腺炎(ADLA),常常伴随着受影响肢体的水肿,

ADLA 的反复发生可能导致慢性淋巴水肿[27]。所以,皮肤的侵入性损伤促进了细菌和真菌的二次感染,这是淋巴水肿和象皮肿发展过程中重要的合并感染因素[31,32]。

丝虫病临床症状产生的第二个途径是丝虫成虫的死亡所促发的,包括自然死亡和药物治疗后死亡。寄生虫死亡引起淋巴管和局部淋巴结的急性炎症反应;这种发作称为急性丝虫淋巴管炎(AFL)。AFL 发作通常不如ADLA 严重,也很少导致长期淋巴水肿。阴囊淋巴管内的 AFL 可以导致急性鞘膜积液和鞘膜淋巴回流障碍[33]。大多数急性鞘膜积液在短期内消失。导致慢性鞘膜积液的危险因素尚不清楚,但是,可能包括淋巴管内成虫的直接影响,局部增加的静水压影响,肉芽肿的形成和扩张淋巴管破裂[34]。

相对于淋巴水肿和鞘膜积液,关于热带肺嗜酸性粒细胞增多症(TPE)致病机制的免疫核心作用有更多的共识。有 TPE 的患者会增强对微丝蚴和丝虫抗原的免疫反应。TPE 患者的丝虫特异性 IgG 和 IgE 抗体和标记的外周血嗜酸性粒细胞的血清水平很高。TPE 患者进行肺组织活检显示出围绕着降解微丝蚴的炎症中心。这些结果,结合循环微丝蚴的减少,显示 TPE 患者的微丝蚴是在肺里被清除和杀灭的。这些症状和病变是由死亡寄生虫引起的炎症反应和由嗜酸性粒细胞和肺部其他细胞释放的物质产生的病理作用所致。

关于人体丝虫病的保护性免疫所知甚少。在重复注射小剂量的感染性幼虫,或照射后的感染性幼虫,或特定重组幼虫抗原进行免疫后,动物可以对新的感染形成部分免疫。人体丝虫感染率在老年人群中的下降并不显著,但是也没有上升到 100%,这提示部分人可能天生对丝虫感染有抵抗力,或者他们在重复暴露于寄生虫后形成了保护性免疫。一项纵向研究报道了年轻人群获得新感染的概率比老年人群更高[35]。人类免疫缺陷病毒(HIV)感染对并发淋巴丝虫病的影响,或反过来产生的影响在很大程度上还是未知的。

旅行者到丝虫病流行区有时会感染丝虫,但是很少发展成微丝蚴血症。移民者由于暴露于高强度的传播环境中,可以比流行区常住居民更快地出现丝虫病的临床症状。美国军人的经历有助于解释这些现象。二战时期,在南太平洋地区服役的美国士兵中,诊断出数以千计的急性班氏丝虫病患者,但只有少数患者出现微丝蚴血症[36]。

三、临床表现

淋巴丝虫病临床表现多种多样。丝虫病流行地区的许多人并不出现丝虫病的临床表现。这包括还未充分暴露以致感染的人,处于潜伏期感染或成虫感染还未出现微丝蚴血症的人和已经清除前期感染的人。流行区的其他人群体内血循环中有微丝蚴但没有疾病的症状和表现。这些人可以保持微丝蚴血症和无症状状态长达数年。

最新的利用检测班氏丝虫成虫循环抗原的结果显示,流行区许多没有微丝蚴血症的患者实际上体内寄生有成虫[10]。超声和淋巴影像研究显示,许多无症状感染的患者(有或无微丝蚴血症)有亚临床病理表现如淋巴管扩张[37,38]。临床资料表明,无论当前是否有急性感染的证据,这些患者都可能患丝虫病(急性或慢性)。

(一)班氏丝虫病

班氏丝虫病最常见的临床表现是急性淋巴管腺炎、鞘膜积液、淋巴水肿和象皮肿。乳糜尿和嗜酸性粒细胞增多症次之。虽然生殖器官表现在男性中频繁出现,但是女性阴唇水肿却并不常见[39]。

1. **急性期临床表现** · 丝虫病的急性临床表现包括 ADLA 和 AFL(在前文的致病机制部分已经阐述)。ADLA 是偶发,开始时出现精神萎靡、发热、寒战。脆弱、肿大的淋巴结引流受累部位(通常是下肢),可能会发热肿胀。ADLA 症状一周左右会自发消退,但是每年通常有几次复发。腿部每次 ADLA 发作的肿胀恢复后会伴随着表皮剥脱[40]。重复发生的 ADLA 可以导致慢性淋巴水肿和象皮肿。然而,一些晚期患者并没有前期偶发 ADLA 的情况。

相对于 ADLA,急性丝虫淋巴管炎(AFL)被认为是由寄生虫自然死亡或治疗后死亡诱发的。AFL 表现为局限性炎症结节或者围绕衰亡成虫的条索,伴有逐渐下降(离心)的淋巴管炎。这通常是一个轻微的临床过程,很少导致慢性淋巴水肿。

ADLA 和 AFL 发作通常会波及到男性的外阴,表现为急性精索炎、附睾炎和/或睾丸炎。这些急性发作可以是单侧或者双侧,无论是否波及四肢都可能发生这些症状。

2. **鞘膜积液** · 鞘膜积液是患班氏丝虫病男性最常见的慢性临床病变。这是睾丸周围鞘膜清澈淡黄色的液体富集的结果。刚开始可能是无任何症状(如没有伴随的急性发作),也可能之前出现过一次或数次精索炎或附睾睾丸炎发作。刚开始几次急性发作之后,睾丸周围的肿胀可以完全消失。然而,随着时间推移,鞘膜增厚,鞘膜积液进行性扩大(图 54.8 和图 54.9)。大多数病例是单侧的,但是双侧受累(通常两侧的尺寸不同)却不常见。如果腹部破裂的淋巴管漏出淋巴液到鞘膜积液中,积液可能呈牛奶状,形成鞘膜乳糜积液的情况罕见。根据鞘膜积液的发展阶段和尺寸可以进行评级[41]。超声研究显示,流行区许多男性经过临床检查发现有亚临床的鞘膜积液[42,43]。超声影像也很助于测量和区分不同类型的

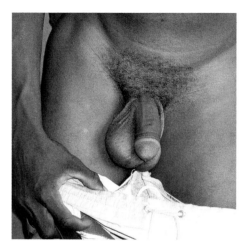

图 54.8 淋巴丝虫病：早期鞘膜积液（班氏丝虫）。

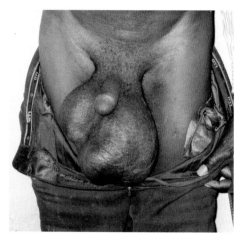

图 54.9 淋巴丝虫病：晚期鞘膜积液（班氏丝虫）。

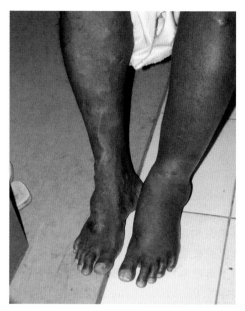

图 54.10 淋巴丝虫病：左腿早期淋巴水肿（班氏丝虫）。

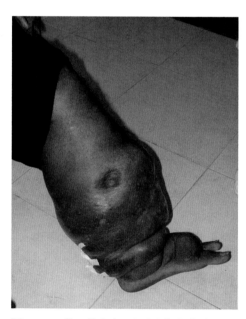

图 54.11 淋巴丝虫病：左腿晚期象皮肿（班氏丝虫）。

丝虫病鞘膜积液[44]。

3. 淋巴水肿和象皮肿·慢性淋巴水肿和象皮肿最常发生的部位是下肢（图 54.10 和图 54.11）、手臂、阴囊、阴茎，阴户和乳房次之。

淋巴水肿通常从一侧开始，然后波及双侧。早期淋巴水肿表现为脚踝轮廓消失。初次发作结束后，四肢恢复正常。数年之后，随着皮肤增厚以及皮肤弹性的减弱，成为非凹陷性水肿。进一步发展导致象皮肿，出现皮肤深皱褶、硬皮病和乳头状瘤。在淋巴水肿的四肢常常会继发细菌和真菌感染，使象皮肿的病情恶化。严重的病例，脓液从患侧慢性溃疡深处渗出，并有腐烂的味道。切开排脓，一种丝虫病流行区常见的传统治疗身体肿胀的方法，被认为是加快丝虫病形成象皮肿的危险因素[45]。

腿部的淋巴水肿通常分为Ⅰ级：凹陷性水肿，抬高后可自发逆转；Ⅱ级：非凹陷性水肿伴随皮肤弹性下降；Ⅲ级：明显的象皮肿伴随皮肤增厚和皮肤褶皱[46]。也有

的建议细分为 7 个阶段[47]。

4. 乳糜尿·乳糜尿（尿液呈乳糜状）是由于膨胀的腹部淋巴管破裂后，淋巴液进入泌尿系统引起的[48]，是班氏丝虫感染罕见的并发症。乳糜尿外观呈乳白色（图 54.12），有时还带血。乳糜尿通常是间歇性，发作持续数天或数周。刚开始是隐性的，或突然出现。乳糜或血凝块有时会导致尿潴留。乳糜尿常在早晨或多脂肪餐食之后出现。持续的乳糜尿会导致体重下降、低蛋白血症、淋

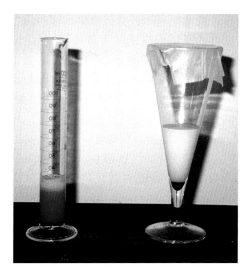

图 54.12　淋巴丝虫病：乳糜尿——含血的乳白色尿液。沉降前(左图)和沉降后(右图)

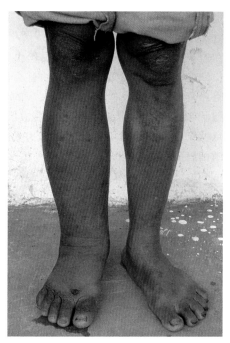

图 54.13　淋巴丝虫病：右腿淋巴水肿(帝汶丝虫)。

巴细胞减少症和贫血。

5. 热带肺嗜酸性粒细胞增多症。**热带肺嗜酸性粒细胞增多症(TPE)是肺部对微丝蚴的超敏免疫反应引起的临床症状[49,50]。在大多数丝虫病流行区,该症状的发生频率较低。男性比女性更常见。通常在血液中找不到微丝蚴,但有时在肺组织活检时,可以在炎症细胞周围找到。有时可以通过超声检查,在阴囊或腹股沟区域看到成虫。有阵发性咳嗽和哮喘的患者,在夜间会加重。计数患者的嗜酸性粒细胞极高(>3 000 个细胞/mm³ 血),总 IgE 和血清抗丝虫抗体水平都非常高。胸部 X 线片显示局部浸润。有时也会出现肺外脾肿大、淋巴结肿大和肝肿大等临床表现。TPE 患者的肺部功能通常有损伤,出现肺活量、总容量和残气量下降。大多数患者在经过一轮以上的海群生治疗后症状会改善。如果不治疗,TPE 可以发展为慢性阶段,出现间质纤维化和肺功能永久性损伤。

6. 其他症状。单关节炎在丝虫病流行地区很常见,并且一直认为其很可能与丝虫病相关[49,51]。膝盖是最常受累的关节,其次是踝关节。关节出现疼痛、发热和虚弱,并且这个症状无法与其他类型的关节炎区别。抗丝虫治疗后,症状可能改善。血尿(通常是镜下)和蛋白尿通常伴随着微丝蚴血症[49]。这可能是由于免疫复合物沉积在肾小球基膜引起的。也有一些零星报道,心内膜纤维化、腱鞘炎、血栓性静脉炎、神经麻痹和皮肤病与丝虫病有关。这些症状有时与丝虫病并存,可能是继发丝虫感染的其他疾病的非典型临床症状。

(二) 马来丝虫病

在马来丝虫和帝汶丝虫流行区,马来丝虫病和班氏丝虫病主要的临床区别是没有鞘膜积液和其他外阴损伤和乳糜尿[13]。马来丝虫感染造成的腿部淋巴水肿通常不会扩展到膝盖以上(图 54.13),而班氏丝虫病同时累及大腿和小腿。腿部和手臂淋巴水肿比班氏丝虫病更常见,却没那么严重。股骨淋巴结的急性淋巴腺炎在马来丝虫病中比较常见,并可能自发或者抗丝虫病治疗后化脓和流脓。前期淋巴管炎发作导致的大腿创伤在马来丝虫病流行区的人身上经常可见。

(三) 儿童淋巴丝虫病

虽然丝虫病临床症状随着年龄增长越加明显,但最新的研究表明,寄生在淋巴中的丝虫通常是在儿童期受到感染[52]。班氏丝虫病流行地区没有微丝蚴血症的儿童,丝虫循环抗原检测是阳性。大多数感染的儿童没有明显临床症状,但超声或淋巴影像学研究有时显示淋巴管扩张和损伤。这些早期病变可能会随着时间进展出现明显的临床症状[53]。最新的研究表明,班氏丝虫感染的儿童经过治疗,亚临床损伤能得到改善或彻底好转[54]。

(四) 临床症状的地理变化

过去报道的淋巴丝虫病的临床表现在不同地域之间区别很大。然而,随着检查和分级程序越来越规范,这些差别已经不再显著。TPE 和乳糜尿似乎在南亚和东南亚国家更常见;而在非洲国家罕见[55]。班氏丝虫微丝蚴血症率在巴布亚新几内亚一些地区非常高(60% ~ 80%)。矛盾的是,这些地区的临床丝虫病(鞘膜积液和淋巴水肿)患病率却与世界上其他不那么高的流行地区相似甚至更低[56]。

（五）鉴别诊断

生活在有班氏丝虫、马来丝虫和帝汶丝虫传播的流行区或者长期在这些地区生活过的人，如有类似上述急性或慢性临床症状，则提示有患淋巴丝虫病的可能。突然发热伴随肿胀脆弱的淋巴结引起的急性腹股沟疼痛，却很难和急性细菌性淋巴管炎区分开。丝虫性精索炎和附睾炎与细菌感染也较相似。

腹股沟疝气是鞘膜积液阴囊肿胀最常见的鉴别诊断。与鞘膜积液不同，疝气是可以减小的。鞘膜积液可以通过在黑屋里用手电筒照射来查实。嵌顿性疝和鞘膜积液可以在同一个患者中并存。阻塞性疝、睾丸肿瘤、结核和其他附睾细菌感染以及精索埃及血吸虫需要与班氏丝虫导致的生殖器官病变相鉴别。

需要与丝虫性淋巴肿胀相鉴别的常见症状是由于充血性心力衰竭、亚急性肾炎、非丝虫性静脉阻塞（血栓形成）或淋巴系统阻塞（结核、麻风）和卡波西肉瘤引起的淋巴肿大。患者的病史有助于鉴别诊断丝虫性象皮肿。心力衰竭和亚急性肾炎造成的水肿通常是无痛和对称（双侧）的，而丝虫病患者通常有 ADLA 和 AFL 的病史以及不对称的肿胀。由于创伤、手术或复发性细菌蜂窝织炎造成的恶性淋巴结和淋巴管阻塞，也可能导致象皮肿。

非洲许多地区发生地方性象皮肿，但在这个海拔高度可以排除丝虫性病因[57]。人们在赤脚走路时，足底皮肤吸收火山岩的硅粒子被认为是其发生机制。这种非丝虫性热带象皮肿（象皮病）在中南美洲也有报道。

TPE 应当与支气管哮喘和其他过敏、结核、并殖吸虫病和嗜酸性粒细胞白血病相鉴别。TPE 还必须与经肺移行发育阶段的蠕虫感染（蛔虫、类圆线虫和血吸虫）相区分。海群生治疗后症状快速好转，以及丝虫抗体检测强阳性有助于鉴别诊断 TPE。

四、实验室诊断

（一）微丝蚴的检测

微丝蚴检测可以为丝虫感染提供明确的证据。另外，微丝蚴的尺寸和形态学可以用于区分不同的丝虫种类。然而，许多微丝蚴血症患者没有丝虫病的临床症状和体征。许多有丝虫病临床症状的患者没有微丝蚴血症。同样，血液中的微丝蚴计数和疾病严重程度也没有关系。微丝蚴经常出现在淋巴液中，有时也出现在尿或其他体液中。

应当在微丝蚴数量高的时候采血进行微丝蚴检测（例如夜现性周期的虫株在 21:00 和次日凌晨 03:00 之间）[9]。已有许多检测血液中微丝蚴的技术。计数池法（Counting Chamber Technique）的特点是快速、定量和经济[58]。将 100 μL 的指尖血加到含有 0.9 mL 3% 乙酸的

管子里。在计数池里利用显微镜低倍物镜对微丝蚴进行计数。这项技术既适应于医院常规检测，也适应于只有一种丝虫流行地区的现场调查，因为计数池法难以区分虫种。染色厚血片的显微镜检查能够在多种丝虫流行区检查和区分微丝蚴。厚血片的制备和检查都很简单，但因其使用的血量更少，而且在染色过程中微丝蚴有可能丢失，所以其灵敏度低于计数池法。实施公共卫生项目时，通常使用 20 μL 厚涂片，可以连续制作 3 张 20 μL 血涂片来提高灵敏度[59]。检测微丝蚴的膜过滤法和诺特浓缩法（Knott concentration method）比常规厚血涂片方法的敏感性更高，因为它们可以从 1 mL 或更多的血液中浓集微丝蚴。然而，对于流行区常规检查，这些方法需要抽取静脉血，花费更多的人力（诺特浓缩法特）或经费（膜过滤法）。

班氏丝虫、马来丝虫和帝汶丝虫的微丝蚴都有鞘膜（图 54.3～图 54.5）。班氏丝虫的微丝蚴平均为 260 μm×8 μm，而马来丝虫稍短，可以通过观察尾端 2 个分离的核和没有核的头间隙与班氏丝虫进行区分。帝汶丝虫的微丝蚴长于马来丝虫，甚至有更长的没有核的头间隙。班氏丝虫微丝蚴的细胞核分布比马来丝虫更松散。染色血片镜检也可以用于罗阿丝虫、常现丝虫和奥氏丝虫的微丝蚴与班氏丝虫和马来丝虫微丝蚴的鉴别。

（二）成虫的超声检查

通过阴囊超声检查，可以在感染的男性中检测出较高比例的班氏丝虫成虫[60,61]。这些成虫表现为持续移动的"虫体舞动"，并聚集在扩大淋巴管形成"虫巢"。虫巢长时间保持在相同区域。成虫在女性乳房，男女腋窝和腹股沟的淋巴管中比较罕见；马来丝虫成虫有时可以在这些部位通过超声检查发现[62]。超声影像可以用于评估鞘膜积液和检测用触诊方法检测不到的"亚临床鞘膜积液"[42-44]。

（三）蚊体内丝虫检查

可以用显微镜解剖法检查蚊是否感染（任何阶段的寄生虫）和感染率（感染性 L3 幼虫）[63]。然而，随着大规模的药物治疗，蚊虫感染率很低时，解剖法检查蚊感染寄生虫的状态既不敏感而且效率低。

（四）丝虫 DNA 检测

大部分试验使用聚合酶链式反应（PCR）扩增丝虫的 DNA 序列，然后通过荧光或者琼脂糖凝胶电泳进行检测[64,65]。应该在检测微丝蚴的同时（例如夜现性周期型丝虫地区，在夜晚）采集血液样本。通过 PCR 法检测 DNA 的敏感度可与最好的微丝蚴血涂片镜检方法相媲美。在昆虫媒介检测丝虫时，寄生虫 DNA 检测也优于镜检解剖法。在低流行地区，在检查蚊虫体内感染的丝虫时，可能比在人血中检测更为高效。这种"分子监测"也

已经用于实施项目后丝虫流行程度的变化监测[66]。

（五）丝虫循环抗原（CFA）检测

CFA 法检测人体血液、血清或血浆样本中班氏丝虫成虫释放的抗原。商业化的抗原检测包括快速格式化卡测试和 ELISA。这两种检测方法检测班氏丝虫感染的敏感性和特异性都很高，并且比微丝蚴检测更敏感。卡测试广泛地用于丝虫病消除项目，绘制流行地图，监测防治进展[59]。与微丝蚴或丝虫 DNA 的检测不同，抗原检测可以用于白天或夜晚采集的血液。血液 CFA 水平与宿主体内成虫的数量相关。当丝虫抗原水平随着治疗而下降时，无论他们是否有持续的微丝蚴血症，CFA 试验在许多治疗的患者中依然保持阳性。尚没有用于诊断马来丝虫感染的商业化的抗原检测试验方法[67]。

（六）抗丝虫抗体检测

相比之前用从丝虫中提取的天然寄生虫抗原检测 IgG 抗体，现在用重组丝虫抗原检测 LgG4 亚型抗体的检测丝虫病的特异性更高。例如，一个用重组抗原 Bm14 检测 IgG4 抗体的 ELISA 法对于班氏丝虫或马来丝虫感染都很敏感，而一个用重组抗原 BmR1 检测 IgG4 抗体的快速标准化卡检测只对马来丝虫感染敏感[59,68]。这些抗体检测也可以检测到与感染罗阿丝虫和盘尾丝虫的人血清中的交叉反应抗体。抗体检测对于诊断流行区人群是否患丝虫病有局限性，因为这些地区许多抗体阳性的人并没有微丝蚴血症、丝虫抗原血症或丝虫病临床症状。然而，一些有临床症状的患者虽然有严重的感染，但抗体检测阴性。所以，抗体检测不能用于排除临床丝虫病的诊断。哨点人群（例如幼儿）的抗体检测能够用于显示通过实施控制/消除项目后，丝虫病传播的减少或阻断。

（七）外派人员的实验室诊断丝虫病方法

对于非专业人员，在有丝虫症状的外派人员中筛检淋巴丝虫感染的最好方法是抗体或抗原检测。因为许多临床实验室没有检测微丝蚴血症的经验，且许多丝虫病患者无微丝蚴血症。

五、治疗

（一）药物治疗概述

单剂量联合用药大范围地取代了传统的乙胺嗪（DEC）12 d 疗程治疗淋巴丝虫病[69]。单剂量的阿苯达唑（400 mg）联合 DEC（6 mg/kg）或伊维菌素（200 μg/kg）至少在 24 个月内，可以将微丝蚴数量减少到很低的水平（如果没有再感染）。阿苯达唑联合 DEC 的杀灭丝虫疗效比阿苯达唑联合伊维菌素更好。然而，由于 DEC 不适合用于盘尾丝虫病患者的治疗，所以阿苯达唑/伊维菌素联合用药在盘尾丝虫病和淋巴丝虫病共同流行区，优先推荐用于治疗淋巴丝虫病。群体性化疗（MDA）项目通常每年提供这些药物。治疗淋巴丝虫病患者的联合用药

并没有官方推荐方案。然而，间隔 6 个月使用单方联合用药治疗直到微丝蚴血症和 CFA 检测阴性的方案是合理的。没有任何证据表明有临床症状的丝虫病患者需要比无症状微丝蚴血症患者更多的治疗。但是，对于生活在丝虫病持续传播地区的人群，应当间隔 6 个月后重复进行治疗以防止可能出现的再感染，加重对淋巴系统的损害。

抗丝虫药对成虫的致死效果可以通过超声检查在进行体内的监测[42,70]。对微丝蚴血症（和微丝蚴血症阴性但 CFA 检测阳性）的患者进行治疗，可以通过杀死成虫预防淋巴系统的进一步损伤。虽然一些疾病早期的患者（凹陷性水肿、轻微鞘膜积液）治疗后症状能得到改善，但抗寄生虫治疗并不会逆转或改善晚期疾病造成的淋巴系统损伤（严重的鞘膜积液、水肿和象皮肿）。治疗后，成虫的死亡可能导致 AFL 发作[27]。由于这个原因，在丝虫病急性发作时，不建议进行治疗，因为这可能杀死更多的寄生虫，进一步造成更严重的炎症反应。

（二）治疗淋巴丝虫病药物

枸橼酸乙胺嗪（DEC，又称海群生）从 20 世纪 40 年代开始用于治疗丝虫病。DEC 杀死微丝蚴，也能杀死一部分班氏丝虫，马来丝虫和帝汶丝虫的成虫（表 54.2）。DEC 的作用机制尚不明确。该药物不是直接杀死微丝蚴，但是可以对其进行修饰，从而通过宿主免疫系统将其从血液中清除。DEC 常和食物一起口服。传统疗程是每天 6 mg/kg 体重，服用 12 d。血液中的微丝蚴数量在 DEC 治疗后迅速下降（有时候下降到无法检测的水平），但是它们在治疗的几个月又会重新出现和缓慢增多。DEC 治疗后 CFA 水平下降，但是单个疗程治疗之后，完全清除抗原血症效果并不理想，这可能提示一些成虫治疗后依然存活[42,71]。

DEC 治疗的不良反应常见，并且可能最早出现在首次服药后的几个小时内。班氏丝虫病的不良反应没有马来丝虫病的严重[72,73]。未感染者没有明显的临床不良反应，所以这些不良反应被认为是死亡的丝虫引起系统性和局部的反应有关。系统性不良反应包括发热、头痛、精神萎靡、关节和身体疼痛、眩晕、厌食和呕吐。系统性不良反应的强度与微丝蚴数量相关，而且最严重的不良反应发生在第一次治疗。局部不良反应（与成虫死亡相关）不如系统性不良反应常见，包括淋巴结炎（有时有化脓和渗出）和一过性淋巴水肿。男性班氏丝虫病患者治疗后，有时发生精索炎和/或附睾炎，出现阴囊疼痛，且会形成新的鞘膜积液，要数周之后才能消退。局部不良反应发生较晚（通常治疗后一周或更晚），且持续时间比系统性不良反应更长。在盘尾丝虫病患者和微丝蚴数量很高的罗阿丝虫病患者中，使用海群生会导致严重的不良反应。DEC（每天 6 mg/kg，服用 21 d）对于治疗热带肺嗜酸

性粒细胞增多症有效。大多数患者对治疗反应迅速。患者治疗后数月症状可能再次出现,这些患者可以再一次进行治疗。

伊维菌素(Mectizan®)是很强的杀微丝蚴药物,可以暂时灭活班氏丝虫和马来丝虫成虫但不将其杀死(表54.2)[74]。伊维菌素的系统性不良反应通常与上述的DEC的不良反应相似,但是局部不良反应少见。伊维菌素不能用于孕妇和 5 岁以下的儿童。伊维菌素的主要作用是在盘尾丝虫病和/或罗阿丝虫病共同流行区(例如非洲许多地区)治疗和控制淋巴丝虫病。因为它没有杀死微丝蚴的作用,可能需要数年的每年或每半年的重复治疗,才能抑制微丝蚴血症。伊维菌素对治疗蛔虫病、盘尾丝虫病、类圆线虫病和疥疮也是有效的,且有抗钩虫和鞭虫的活性。

表 54.2 常用药物对人体丝虫微丝蚴和成虫的杀灭效果

药物	阶段	班氏丝虫和布鲁丝虫	罗阿丝虫	常现丝虫	链尾丝虫	奥氏丝虫	盘尾丝虫
海群生	微丝蚴	++	++[a]	+	++	-	++[a]
	成虫	+	+	-	++	-	-
伊维菌素	微丝蚴	++	++[a]		++	++	++
	成虫	?	?	?	?	?	-?
阿苯达唑	微丝蚴	-	-	-	?	?	-
	成虫	+			?	?	+[b]
强力霉素	微丝蚴	-			?	?	-
	成虫	++	-	+[c]	?	?	++

-,没有效果;+消除少量;++消除大多数;?,不清楚。
[a] 可能发生严重不良反应。
[b] 大剂量有一些效果。
[c] 假设的,因为微丝蚴缓慢减少。

阿苯达唑有一定抗丝虫成虫的活性,且微丝蚴数量在单剂量口服 400 mg 治疗数月之后,缓慢减少到 50% 或者更低[75]。大剂量阿苯达唑治疗(每天两次 400 mg,持续 21 d)对于杀死丝虫有效,但这种方案很可能导致难以忍受的局部不良反应(严重的阴囊疼痛)。如上所述,阿苯达唑通常和伊维菌素或 DEC 联合使用[76]。

最新研究显示,强力霉素是治疗淋巴丝虫病的一个可用的选择[77,78]。强力霉素通过清除班氏丝虫和马来丝虫生长繁殖所必需的内共生沃尔巴克菌而发挥作用。该药很少直接作用于微丝蚴,在强力霉素治疗数月之后,微丝蚴数量才缓慢下降。要清除丝虫体内的沃尔巴克菌,需要服药较长疗程的强力霉素,但是治疗结果是显著的。例如一项研究中,患者每天用 200 mg 强力霉素,持续 8 周,然后再治疗 14 个月[79]。这个治疗方案清除了受试者体内 87% 的微丝蚴。同时也灭活了大多数超声可见的成虫巢,降低 CFA 水平到 50%。一项疗程为 4 周的研究显示出类似的结果,且强力霉素杀灭微丝蚴的活性在其疗程后,可以通过服用 3 个月的单剂量 DEC 得到加强[80]。虽然强力霉素可能导致不良反应,例如光过敏、阴道念珠菌病和食管炎,但没有报道过与丝虫死亡相关的系统性或局部不良反应。所以,强力霉素对于治疗丝虫病是一个很不错的选择。长疗程以及孕妇和 9 岁以下儿童禁用使得强力霉素不太适合基于群体性药物治疗的消除丝虫病项目。正在开展的研究是测试新的药物,或者通过联合用药缩短清除丝虫体内沃尔巴克菌的时间。

(三)淋巴水肿的护理

治疗首先是抗丝虫治疗以杀灭寄生虫。最新的研究显示,在强力霉素治疗后丝虫病的临床表现,例如鞘膜积液和淋巴水肿有时可以得到改善[29,81],这提示强力霉素不仅对杀灭内共生的沃尔巴克菌有效,而且该药也有可能直接抑制炎症和/或血管形成作用。

个人卫生对于淋巴水肿的护理来说也是至关重要。许多 ADLA 发作是由于伴随淋巴损伤的四肢细菌感染引起的。简单的卫生措施可以极大地减少 ADLA 发作的频率。这些措施包括每天用肥皂和水清洗,洗后仔细弄干,局部治疗真菌感染和可能作为细菌入口的溃疡。处理淋巴水肿的其他措施包括按摩、锻炼、使用有弹力的绷带和抬高患肢(特别是夜间)。穿特制的鞋或拖鞋保护脚不受伤[47,82]。患者和家庭成员应该参加淋巴水肿基础护理的培训,因为淋巴水肿患者需要进行长期的自我照顾。初级卫生保健中心、专科门诊或上门访视时提供培训。一些卫生系统有丝虫病患者专科门诊。其他的则是与其他慢性病、失能性疾病问题整合管理,例如麻风和糖尿病足。

(四)手术治疗

治疗或改善淋巴水肿的手术往往弊大于利。如上所述,保守性护理通常可以显著改善病情,轻微鞘膜积液有时在驱虫治疗后会消退。严重的鞘膜积液需要手术,但是在一些疾病负担高的国家很难实施。对于包括驱虫治疗和低脂饮食等保守治疗失败的乳糜尿病例有时也需要进行手术治疗。

六、预防与控制

淋巴丝虫病一直是一个影响生命健康和社会生产力发展的环境相关虫媒性疾病[83,84]。实施丝虫病防治项目的目标是减少传播和死亡,减少疾病作为公共卫生问题的影响。已经有很成熟的流行区淋巴丝虫病传播、感染和发病的数学模型。这些模型可以用于预测不同干预的结果,也可以为特定地区最经济有效地控制策略提供指导[85,86]。

用于丝虫病控制的主要措施是化学治疗,虫媒控制以及临床病例管理。成功的项目需要政策的支持,以及各级卫生人员的积极参与。当地领导者和志愿者通常对于实施丝虫病防治项目至关重要。健康教育要强调疾病的影响,疾病的传播模式和控制途径,并应该从顶层设计开始保证政策的支持。在社区水平,教育和社会动员也十分重要,没有社区的参与,项目无法成功[87,88]。

(一)化学治疗的控制

传统的丝虫病防治项目是临床模式,选择性治疗"大规模筛查发现的"感染病例,再加上虫媒控制。虽然在某些地区这种方法控制甚至消除了丝虫病,但是仅仅管理了筛查发现的病例而忽略了其他人群。大规模筛查(通常是 20 μL 厚血膜查微丝蚴)和选择性治疗存在的问题是许多人没有被筛查到,检测方法也并不敏感,而且感染的患者有时并没有出现临床症状,因而失去了治疗的机会。20 世纪 90 年代,模式发生了转变,目前大多数丝虫病防治项目在流行区采用选择性筛查(开展有限的筛查,确定该地区目前是否有丝虫病)和针对全人群的大规模药物治疗(MDA)。如果覆盖率高,MDA 项目可以减少社区丝虫感染"储存库",也减少了传播和预防新的感染。

(二)蚊虫控制

媒介控制可以增强丝虫病控制项目中化学治疗的效果。有效的虫媒控制可以快速降低传播率。然而,因为丝虫寿命长达数年,单独采取虫媒控制措施对于减少丝虫的感染率并不是很有效。丝虫项目中虫媒控制的可行性和价值还依赖于当地的一些因素,例如媒介种类和密度、蚊虫习性、孳生环境和气候等[12,89]。

(三)全球消除淋巴丝虫病项目

对人体淋巴丝虫病的公共卫生负担的高度关注和技术进步(有更好的诊断工具和适用于大规模的单剂量有效药物治疗方案)引起了政府对消除该疾病的兴趣和承诺。其他生物性因素包括缺乏动物储虫宿主(东南亚局部地区人兽共患的布鲁氏株除外)、虫媒体内不能增殖以及传播效能低,使得消除淋巴丝虫病目标是可行的。世界卫生大会 50.29 决议(1997 年通过)呼吁消除作为公共卫生问题的丝虫病。虽然决议采用的措辞存在争议,丝虫病流行社区将"消除"理解为传播率减少到不能持续流行的程度,因为这是最低的限度,否则就是暂时性控制而不是消除。

全球消除淋巴丝虫病项目(GPELF)于 2000 年启动,其目标到 2020 年实现。GPELF 是相关利益集团的合作伙伴关系,包括流行国家的卫生行政部门,国际和国家发展机构,私营捐助者和学术机构,在世界卫生组织设有秘书处[90]。该项目帮助各流行国家制订国家消除丝虫病项目并提供经费、技术和管理方面的建议。该项目得到了包括阿苯达唑(葛兰素史克)和伊维菌素(来自伊维菌素捐赠项目)的大规模捐赠计划的巨大支持。GPELF 重点在于阻断传播和控制患病率。前者通过重复每年一轮的针对全流行区人群(除低龄儿童和孕妇外)的 MDA 来完成。虫媒控制在 GPELF 中是次要的,但在可行的条件下,也是鼓励使用的。通过调查血液中微丝蚴或 CFA 来确定丝虫病流行区,并在患病率≥1% 的社区实施 MDA。建议的 MDA 方法包括在合并盘尾丝虫病流行的非洲国家,使用阿苯达唑 400 mg 加伊维菌素 200 μg/kg,在世界其他地区则使用阿苯达唑 400 mg 加海群生 6 mg/kg。每年 MDA 要持续到小学一年级儿童的 CFA 下降到非常低的水平(低于 2%)。WHO 指南建议:大部分流行区开展 4～6 轮 MDA 足够了,前提是能达到并维持较高的 MDA 覆盖率和人群依从率(目标人口服药的比例)。健康教育和社会动员对于达到高的 MDA 依从率至关重要。

GPELF 也支持控制患病率项目,目标是通过支持改善卫生条件,治疗继发感染,护理四肢和支持开展鞘膜积液切除术,减轻丝虫病患者的痛苦,降低伤残程度。这些项目比 MDA 实施的难度更大,因为这需要付出比有限时间的药物治疗项目更持久的努力[91]。高度可见的患病率管理项目能帮助人群获得丝虫病的知识,这也对改善 MDA 的依从性有帮助。

GPELF 是 21 世纪初实施的最令人兴奋的全球卫生项目。根据 WHO 最新报道,72 个丝虫病流行国家中已有 53 个国家实施了 MDA。2000—2010 年,超过 34 亿的抗丝虫药物分发到了 8 970 万目标人群。有几个国家已经完成 MDA 项目,现在开始开展监测来确认是否传播已阻断[92]。然而,其他国家还没有开始实施项目,这对于 GPELF 2020 年全球消除的目标是实现将带来巨大的困难。但是,我们不应该忽视已经取得的成果:这个项目已经治愈了数以万计的丝虫病感染,预防了数以万计的新发感染和临床丝虫病。GPELF 是迄今为止最大的基于大规模治疗的传染病干预项目。GPELF 的进展激励了全球卫生领域,当前正在努力将丝虫病消除项目与其他被忽视热带病的大规模治疗项目进行整合,从而使这些受累地区获得最大的效益。

盘尾丝虫病

盘尾丝虫病(河盲症)是由感染盘尾丝虫病造成的。人体是唯一的自然宿主,媒介是黑蝇(蚋属)。因严重的皮肤炎症,视力低下和失明发生率高,盘尾丝虫病是流行地区一个重大的公共卫生问题。

一、流行病学

(一)地理分布

1995 年,世界卫生组织估计全球有 177 万人感染盘尾丝虫,其中有 27 万人失明,50 万人有严重的视力障碍(图 54.14)[93]。超过 99% 的盘尾丝虫病患者分布在撒哈拉以南的非洲地区。2005 年完成的感染分布图调查对数据进行了修订,估算非洲有 370 万人感染,900 万人处于危险之中[94]。

位于拉丁美洲和也门存在孤立的盘尾丝虫病疫区。在美洲已知的 13 个疫区中的 9 个强力推行使用伊维菌素项目,消除了因盘尾丝虫病导致的眼疾。厄瓜多尔、哥伦比亚、墨西哥和危地马拉部分地区已经阻断了传播,但是委内瑞拉和巴西北部相邻地区还在持续流行[95]。

(二)生活史

图 54.1 展示了丝虫的生活史。盘尾丝虫成虫主要存在于皮下结节(盘尾丝虫结节),但是它们有时在皮下自由移行(特别是雄性成虫)。结节内雌性成虫与雄性成虫的比例约为 3:1。成虫是细长的白色蠕虫,雄性成虫大小约(2~5)cm×0.2 mm,雌性成虫大小约(35~70)cm×0.4 mm。雌性生产无鞘的微丝蚴大小约 $300~\mu m \times 8~\mu m$,有锋利的尾巴,而展开的头部无核(图 54.15)。

微丝蚴主要在真皮(图 54.16)和结节中,很少出现在血液、尿液或其他体液中,但严重感染的患者可见。微丝蚴通常在眼睛中出现,主要从相邻的皮肤直接进入。微丝蚴虫荷量可高达 2 000/mg 皮肤。但是,因防治取得了很好的效果,现在计数达 100 mf/mg 已经很罕见,严重感染的个体荷虫量可以超过 1 000 万条微丝蚴。

皮肤内的微丝蚴通过蚋(黑蝇)进食而被其摄取。部分被摄入的微丝蚴从黑蝇消化道移行到胸肌,经过 6~12 d 的发育成为感染性幼虫。当黑蝇再次进食时,感染

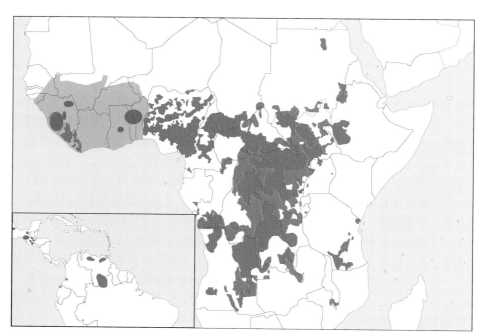

图 54.14 人体盘尾丝虫病在非洲和拉丁美洲的地理分布。红色区域表示正在实施伊维菌素治疗,蓝色区域需要进一步绘图地区,橙色区域表示采取了特殊干预措施,绿色区域表示伊维菌素治疗已暂停。(改编自 Basanez MG, Pion SD, Churcher TS, et al. River blindness: a success story under threat? PLoS Med 2006;3:e371 和 Cupp EW, Sauerbrey M, Richards F. Elimination of human onchocerciasis: history of progress and current feasibility using ivermectin (Mectizan®) monotherapy. Acta Tropica 2011;120(Suppl 1):S100-S1008.)

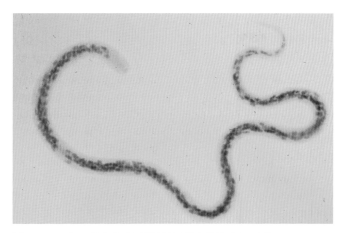

图 54.15　盘尾丝虫病皮肤微丝蚴(苏木精染色)。(由 D. W. Buttner 提供)

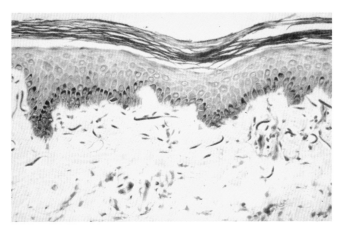

图 54.16　皮下组织盘尾丝虫的微丝蚴。(由 D. W. Buttner 提供)

性幼虫又传播给人。幼虫移行到皮下组织,几个月后经过 2 次脱皮,发育成为性成熟的成虫。它们可以形成新的结节,或者聚集到原虫体已存在的结节中。感染 10～15 个月后,皮肤中才能首次检测到妊娠的雌虫释放的微丝蚴。在每年 2～3 个妊娠周期中(每个周期持续 3～4 个月),每条雌虫每天能释放约 500～1 500 条微丝蚴。雌虫生育年限估计为 9～11 年,微丝蚴的寿命是 1～2 年。

尽管致病性有地理上的差异,但不同地区的盘尾丝虫从形态学上无法区分。盘尾丝虫也没有明显的动物储虫宿主。曾有盘尾丝虫的垂直传播报道。然而,这些微丝蚴没有进一步发育,感染者也没有出现任何临床症状。

1. 非洲盘尾丝虫病·黑蝇的许多种类和亚种可以作为其媒介。僧蚋复合群是非洲大部分流行区的主要传播媒介。在非洲中东部地区,蟹蚋也可作为其传播媒介。

恶蚋是不同生态和媒介能量的复合体。它们在形态学上非常相似,但是可以通过分子方法,或通过观察孳生在有流速,或充足食物供应,以及持续附着区域(岩石,棍子,拖尾植物)的河流或小溪中的恶蚋幼虫唾液腺染色体

的结合方式来进行区分。雌性黑蝇通常局限在其孳生地数公里的区域飞行,叮咬率最高的地方是河边。这就是为什么称为"河盲症"。风有时将黑蝇传播到几百公里外的河流中。雌性黑蝇主要吸食人血,但在某些地区也吸食动物血(牛,马和小型反刍动物)。

(1) 西非:是盘尾丝虫病传统的热点地区,干预项目已经降低了许多地区的患病率和传播。利比里亚、象牙海岸、塞拉利昂、几内亚、加纳、多哥、贝宁、尼日利亚和喀麦隆的部分地区流行程度依然很高。在干燥的撒哈拉地区,盘尾丝虫病的传播有季节性。相比之下,在湿润的撒哈拉和森林地区却是长期传播。相对于之前进行过大规模控制项目的森林地区,河盲症在干燥的撒哈拉地区更常见。通过遗传标记的识别,可以区分这两种生态地区的盘尾丝虫株[96,97]。然而,除了区分寄生虫株的差异,同样重要的是考虑环境因素——干燥的空气,砂石和尘土的磨料效应,还有暴露在高水平的紫外线照射下——对视力的影响。所有这些影响因素似乎在干燥的撒哈拉地区都要比雨林地区高。

(2) 中非和东非:僧蚋复合群(*S. damnosum complex*)是中非和东非的传播媒介,蟹蚋组也是埃塞俄比亚、坦桑尼亚、马拉维、乌干达和刚果民主共和国部分地区的传播媒介。这一类蚋的幼虫和蛹附着在溪蟹身上。这种蟹生活在小河和森林的溪水中,蟹蚋成虫局限在浓密的森林地带。一些研究显示,由于森林采伐,蟹蚋传播的盘尾丝虫病在减少[98]。东非的盘尾丝虫病很少导致失明,但是皮痒和皮炎却很严重[99,100]。

(3) 中美和南美:盘尾丝虫病最近才引入新世界区域,可能是奴隶贩卖导致的结果[101]。寄生虫通过当地的黑蝇传播。在委内瑞拉,盘尾丝虫病分布在北部和东部疫区,以及南部高地和低地地区的亚诺玛米印第安人群中[102]。也同时分布在巴西北部与委内瑞拉的交界地带。盘尾丝虫病已不再在墨西哥、危地马拉、厄瓜多尔和哥伦比亚传播。

(三) 流行区的感染和发病

不同地区盘尾丝虫病的流行病学不同。不同的感染和患病模式与不同媒介的数量,能量,当地黑蝇的吸食特征,不同的寄生虫株和人体宿主对寄生虫的不同反应有关。其他影响人的流行病学的因素是职业,季节性迁移,经济和社会地位,并发感染和基因/种族。流行区儿童的感染和患病率通常很低,随着年龄增长,感染逐渐增加。人群感染和患病的总负担与传播强度成正比[103]。在高流行区,几乎所有的成人都受到过感染,其中很多人出现过临床症状。男女对感染和患病的易感性相同,宿主的免疫抑制了荷虫量。另外,感染盘尾丝虫病的母亲生下的婴儿比未感染母亲的孩子会更早出现感染并且有更高

的皮肤微丝蚴荷虫量[104]。

已经有人利用流行区传播、感染和患病的定量数据来开发数学模型，描述人类盘尾丝虫病的传播动力学[105,106]。这些模型有助于预测防控措施的影响。用不同的标准对人群中盘尾丝虫病的流行程度进行分级。最常见的盘尾丝虫病分级是根据微丝蚴的流行率，以低于40%、40%～59%和高于60%，分为低度流行、中度流行和高度流行。在大规模防控项目实施之前，高流行区的失明率有时高达10%，其中成人的失明率更高。低流行区，与盘尾丝虫病相关的失明率通常低于1%。

盘尾丝虫病防治项目如非洲盘尾丝虫病防治项目（APOC），使用快速评估方法来绘制流行地区，以便使防治能够集中在高度流行和患病高风险区域。一项快速评估方法在每个社区检查50个男性的结节。基于皮肤微丝蚴感染，结节流行率小于20%、20%～39%和40%以上分别对应低度流行，中度流行和高度流行。豹皮和失明也被用于快速评估，但是作为盘尾丝虫病流行的指标，其灵敏和特异度都不如结节流行率。

二、发病机制和病理学

大多数成虫生活在皮下结节中（盘尾丝虫结节），其直径约0.5～3 cm（图54.17）。结节本身是围绕成虫的肉芽肿反应。结节之间分开，内含有几条虫。结节有厚纤维壁，以及不同程度的以巨噬细胞为主的细胞浸润[107]。结节有自己的血液供应，也能形成淋巴管。陈旧的结节和死亡的蠕虫也会发生钙化。

除了不舒服和不美观，盘尾丝虫结节里的成虫致病性极低。盘尾丝虫病的临床症状是皮肤和眼睛里微丝蚴产生的炎症反应所致。成虫释放数以万计的微丝蚴到皮肤中，其中一些移行到角膜和眼部组织。微丝蚴会受到嗜酸性粒细胞，中性粒细胞和巨噬细胞[107,108]以及特异性

抗体和补体[109]攻击。然而，盘尾丝虫能主动地下调寄生虫特定的免疫反应，这也同时抑制了患者的组织损伤。当成年雌虫生育时开始下调，这有助于保护微丝蚴。与盘尾丝虫病相关的免疫下调也会减少卡介苗或破伤风疫苗以及过敏原的免疫反应[110-112]。出现过度下调免疫反应的患者皮肤微丝蚴的数量高，组织反应小，病情轻微或不出现病症。这些是低反应的一个极端（所谓的"弥散型盘尾丝虫病"）[113]。

（一）皮炎

皮肤病理改变主要由死亡或将死的微丝蚴引起。微丝蚴可能是自然死亡，也可能是抗微丝蚴药物比如海群生和伊维菌素治疗后死亡。组织病理学检查衰亡的微丝蚴周围炎症反应显示有嗜酸性粒细胞、中性粒细胞和巨噬细胞的浸润[107]。在疾病早期，病损部位的真皮组织正常。随后，真皮纤维母细胞扩增出现纤维化，真皮中正常的胶原纤维和弹性纤维逐渐被透明的瘢痕组织所代替（图54.18）。皮肤还有色素消失（图54.19）。晚期病例的皮肤组织的表现类似老年人的皮肤。盘尾丝虫病患者可观察到的一些皮肤损伤可能是由机械擦伤或者继发感染引起。少部分感染患者对局部或全身的寄生虫产生强烈的免疫反应。当这种情况发生在单侧，称为局限型（Sowda）（图54.20）。Sowda患者活组织检查最突出的组织病理学特征是在真皮层存在广泛的炎症细胞浸润。这些免疫细胞杀死微丝蚴，所以Sowda患者的皮肤中很少或者没有微丝蚴。然而，Sowda患者高效的抗寄生虫免疫反应也同样会导致皮肤损伤（见下文）。Sowda患者不会像弥散型盘尾丝虫病一样下调免疫反应。它们持久

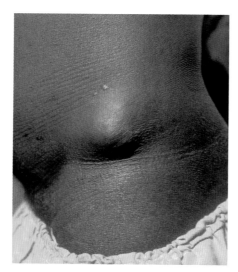

图54.17 身体上的盘尾丝虫结节。

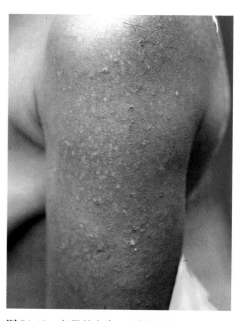

图54.18 盘尾丝虫病：丘疹样皮损。（由D. W Buttner提供）

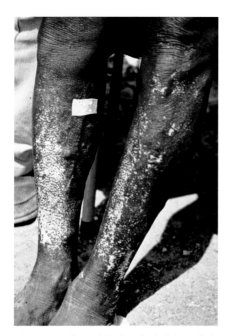

图 54.19　盘尾丝虫病：皮肤脱色和豹皮样变。（由 D. W Buttner 提供）

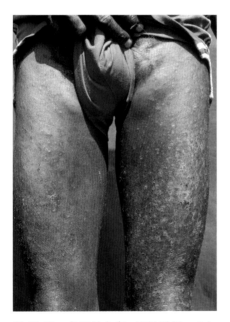

图 54.20　盘尾丝虫病：局限型（Sowda）。（由 D. W Buttner 提供）

而强烈的 Th2 反应伴随 IgE 水平和嗜酸性粒细胞升高，但在外周血和局部结节中 TGF-β 相对较少[114]。Sowda 患者盘尾丝虫结节被过量的炎症细胞包围，伴随着异位增生的淋巴结[115]。Sowda 有家族聚集性，并且有报道称，影响 IL-13 生成的单核酸位点（SNP）与局限型盘尾丝虫病相关[116]。

（二）眼部疾病

无症状盘尾丝虫病患者没有可见的细胞反应，但有

时可以通过裂隙灯在其角膜上看到活动的微丝蚴。死亡的微丝蚴成为炎症反应中心导致典型的点状（"雪花"）角膜炎，每一个微丝蚴周围都有细胞浸润。前期主要病理学表现称为硬化性角膜炎。慢性炎症和血管化伴随着瘢痕形成，最终角膜完全浑浊。这个过程通常从两边开始自下而上进展，与炎症性免疫应答类似。后期损伤的病理学尚未明确[117]。

从流行区的人群中采集的血清，在体外可观察针对盘尾丝虫微丝蚴和感染性幼虫的抗体介导的细胞毒作用，且这个抗体在体内也有活性[109]。暴露于盘尾丝虫却未受感染者（所谓"流行区正常人"或"推定免疫者"）的免疫反应谱与弥散型或局限型盘尾丝虫病患者不同。然而，可靠的保护性免疫在盘尾丝虫病中并不常见，因为在高度流行地区几乎所有人都感染了盘尾丝虫。

来自非流行区的人群，在进入流行区期间受到感染，通常病情较轻，皮炎是最常见的临床症状[118]。这些患者通常有针对盘尾丝虫抗原的抗体和嗜酸性粒细胞，但是微丝蚴常常检查不到，或者数量非常少，结节和视力损伤很少见。感染 HIV 的盘尾丝虫病患者对抗盘尾丝虫抗原的抗体反应明显减弱[119]。然而，HIV 并没有显示出能影响盘尾丝虫病的病程或增加感染盘尾丝虫病的风险。HIV 阳性患者用伊维菌素治疗并未见有严重的不良反应的报道。盘尾丝虫在成虫体壁（"皮下弦"）中含有沃尔巴克内共生体，并能垂直传播给下一代（例如通过卵母细胞）（图 54.21）。沃尔巴克菌是雌虫生育和胚胎发育的基础，对于成虫的生存也是必须的[120-123]。最新研究显示，沃尔巴克菌参与盘尾丝虫病的致病过程[124]。例如，直接注射未经治疗的盘尾丝虫成虫的提取物能诱发鼠的角膜炎，但是经过抗生素杀灭沃尔巴克菌后的成虫提取物则不会诱发角膜炎。海群生治疗后死亡的微丝蚴

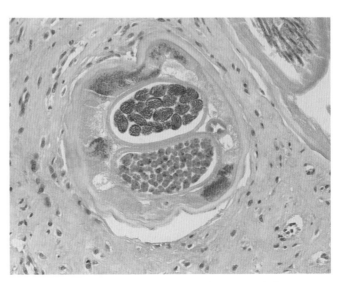

图 54.21　盘尾丝虫雌性纵切片，红染部分为沃尔巴克菌。

释放的沃尔巴克菌能加重不良反应[125]。沃尔巴克共生体也会诱导中性粒细胞到微丝蚴和成虫周围[126]。这些促炎反应是通过沃尔巴克菌的分子和宿主细胞 Toll 样受体 2 之间的相互作用介导的。

三、临床表现

盘尾丝虫病的主要临床表现为皮肤损伤、眼部损伤和皮下小结。一般来说,随着长期的暴露感染,临床表现也会发生进展。疾病严重程度取决于感染程度和宿主的免疫应答(见上文)。许多皮下有微丝蚴的,特别是轻度感染的个体,往往不出现临床症状或盘尾丝虫病的特征表现。

(一)皮肤受损

当微丝蚴死亡或在皮肤内被杀灭时会出现皮炎症状,损伤可为瘙痒性丘疹、萎缩性皮肤苔藓样变以及皮肤色素缺失[128]。目前已有盘尾丝虫病皮肤损伤的临床分型和分期体系,其主要分类是急性丘疹型盘尾丝虫病、慢性丘疹型盘尾丝虫病、苔藓样变盘尾丝虫病、皮肤萎缩与脱色[129]。感染者可能会出现合并多种类型的皮损。在非洲地区,皮肤损伤常见于腿部,也可遍及全身各处。

瘙痒与皮疹是盘尾丝虫皮炎最重要的早期症状,皮疹呈凸起的丘疹,是由微丝蚴即将或已死亡引起的局部反应。皮疹持续时间可能为数天,有时也能持续数年之久。引发的瘙痒可能非常强烈("丝虫瘙痒"),在皮肤被抓伤破损后,常会出现继发感染。严重病例可能存在明显的苔藓样变,以及皮肤增厚("蜥蜴皮")。严重的丘疹型盘尾丝虫病可能自发引起,也可能由伊维菌素治疗微丝蚴或局部应用海群生(DEC;见下文马佐蒂反应)引起。皮损为丘疹,小水泡或脓疱。这些皮损的组织学特征为表皮内微小脓肿,皮疹常出现血管周围巨噬细胞和淋巴细胞浸润。

盘尾丝虫病的慢性皮肤症状可能是由微丝蚴死亡引起的反复急性炎症反应所致。这类丘疹往往大于疾病早期(图54.18)。皮肤脱色的患者丘疹往往表现为红色,称"costa丹毒"。由于长期的瘙痒抓挠,皮肤可能增厚并出现苔藓样变(图54.18);且脱色和苔藓样变可出现在同一皮肤损伤部位。围绕毛囊的皮肤脱色和色素沉着称为"豹皮样变"(图54.19)。这一病变常出现在胫前区域,可作为盘尾丝虫病流行区一个简单的患病指征。其他皮肤萎缩合并皮肤弹性减退的患者可体现出过早衰老的外表。腹股沟皮肤弹性纤维的缺失可导致"悬垂性腹股沟"(图54.22)的临床表现,腹股沟及大腿部位的腺体也随之悬垂在腹股沟内。

Sowda(由阿拉伯语"黑色"衍生而来)(图54.20)是一种局限性的盘尾丝虫病,常并发色素沉着。它多见于也门和苏丹的部分地区,其他地区也有报道。但即便在

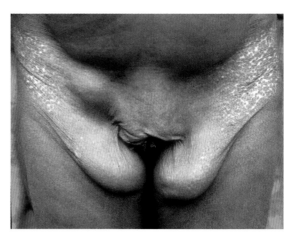

图 54. 22 盘尾丝虫病:悬垂性腹股沟。(图片源于 D. W. Buttner)

多发地区,也仅有 3% 的感染者会出现临床 Sowda。这一症状往往局限于某一肢体,但无论腿、手臂或是躯干都可能会出现。以强烈的瘙痒感为典型特征,患处皮肤水肿,色素沉着,覆盖鳞屑状丘疹,淋巴管和腺体肿大,活组织检查少有查见微丝蚴。如皮损分布为对称型,则不属于 Sowda,称为反应过度型盘尾丝虫病。在降低皮下微丝蚴虫数治疗后,慢性反应性皮损(包括 Sowda 和对称性反应过度型盘尾丝虫病)都会进展很长一段时间[130],例如在强力霉素治疗,或间隔 3 月的多次伊维菌素治疗。

(二)结节

盘尾丝虫结节(onchocercomata)是成虫周围组织炎症反应产生的大型肉芽肿。常见于皮下组织,无痛,呈圆形或椭圆形,质地平滑坚实。直径介于数毫米到数厘米之间。结节可具有较好的活动性,或固定于皮下组织间,常多个集结呈团块状。大约有 25% 的盘尾丝虫结节位于更深的组织中难于察觉。在非洲,80% 的显著结节出现在骨盆部,其余出现在下腹部、胸壁、头部或四肢。在拉丁美洲,明显的结节往往多见于头部。有观点认为:结节所在部位也能反映出媒介蚊类的叮咬习性。这些结节除非压迫重要结构如神经或关节,一般情况下并不会引起临床上的问题。尽管如此,它们也会给患者带来个体外形美观的困扰。

(三)眼损伤

盘尾丝虫病可引发眼前部和后部的疾病[131]。

1. 眼前部损伤·点状角膜炎(雪花样浑浊)有时裸眼即可见,最好用裂隙灯进行检查。这样的损伤在角膜部位同皮肤损伤一样,也是由死亡或即将死亡的微丝蚴四周细胞浸润引起。点状角膜炎在年轻人群中常见,损伤是可逆的。对于硬化性角膜炎,血管四周浸润出现在角膜缘(常位于眼底部位,图54.23),并向内部延伸。部

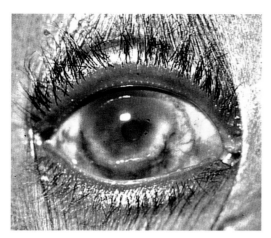

图 54.23 盘尾丝虫病：硬化性角膜炎。(图片源于 D. W. Buttner)

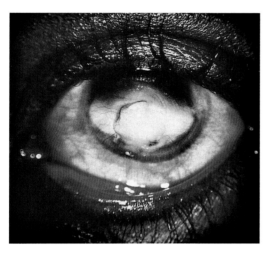

图 54.24 盘尾丝虫病：重度硬化性角膜炎。(图片源于 D. W. Buttner)

分患者的角膜瘢痕形成过多，导致失明（图 54.24）。在睫状体中垂死的微丝蚴可诱发虹膜睫状体炎，导致虹膜粘连。色素层的炎症反应也能诱发虹膜的病变。

2. 眼后部损伤·眼部神经的萎缩和脉络膜视网膜炎都可导致失明。脉络膜视网膜炎包括急性炎症损伤和萎缩性损伤（包括视网膜色素上皮细胞和脉络膜毛细血管层的萎缩、色素上皮细胞层的色素沉着）。眼部神经萎缩与盘尾丝虫病造成的视觉敏锐减退和视野缩小有关。DEC 治疗可能加快神经损伤，并加剧其他眼部病变。因此，盘尾丝虫病的治疗不再推荐使用 DEC。伊维菌素则不太可能加剧眼部病变，因为它不会杀死眼部的微丝蚴，而是定向且局限分布至局部淋巴结节杀灭虫体。强力霉素也不会加剧盘尾丝虫病的眼部损伤，因为它并不会快速强力的杀死微丝蚴。

（四）其他症状

盘尾丝虫病也与体重减轻、骨骼肌疼痛有关。有部分文献报道，盘尾丝虫病流行区癫痫发病率增高[132]。盘尾丝虫病在乌干达和布隆迪地区也被认为与生长迟滞（侏儒症）、性发育迟缓（Nakalanga 综合征）有关[133,134]。不过这些关联尚缺乏 Mata 分析的统计学支持[135,136]。

（五）临床表现的地区间差异

临床表现（皮肤和眼部损伤）在不同的地区差异很大。在喀麦隆的研究显示，热带草原地区的硬化性角膜炎和致盲率远高于森林地区。在西非的绝大部分干燥草原地区都能够见到类似下图中非常严重的眼部病变（苏丹型）。类似的严重疾病在湿润草原地区和森林地区较少出现。来自于非洲东部和中部地区的盘尾丝虫疾病图片往往相对而言不那么严重，眼部损伤和失明也不多见。

四、诊断

（一）临床诊断

居住在流行区或曾到过流行区的个人如出现皮肤损伤、眼损伤和/或皮下结节，则提示可能为盘尾丝虫病。瘙痒型盘尾丝虫病需与以下疾病鉴别：非洲西部和中部地区极少感染腿部的链尾丝虫病；疥疮则有典型的破洞，指间常见螨虫；对于昆虫叮咬的反应常见于近期进入热带地区的人群；痱子；接触性皮炎；艾滋病患者的带状疱疹（单发，局部）。慢性盘尾丝虫病需与雅司病、表皮真菌感染、麻风病和慢性湿疹鉴别。盘尾丝虫结节通常无痛感，质地坚实可活动。然而，有些结节（特别是发生在头部的）也可能附着于深层组织，活动性不佳。这些结节也需要与肿大的淋巴结、脂肪瘤、真皮囊肿、纤维神经瘤鉴别。

1. 超声检查·尽管超声检查较少应用在这一方面，但也能通过这一检查观察到在盘尾丝虫结节内部缓慢移动的成虫[137]。

2. 寄生虫病原学诊断·在皮肤活组织检查中查见微丝蚴即可确诊。尽管在大部分未经治疗的现症盘尾丝虫病患者都存在阳性的皮肤症状，但也并非总是如此。活组织检查的最佳取样部位取决于不同的地区。在非洲绝大部分地区，髂骨部位是最佳选择，往往采 2～4 个皮肤样本进行检测。首先用酒精对皮肤消毒，待皮肤干燥后，以针挑起皮肤，用手术刀片削去凸起的顶端一小块皮肤。需要注意避免皮肤样本受到血液污染。采用 2 mm 的 Walser 或 Holth 角巩膜咬孔器（图 54.25）可获取更为规范、重量为 1～2 mg 的皮肤样本。使用后的器材必须认真清洁并高压蒸汽灭菌，或以化学物质消毒，如 1% 戊二醛配 70% 乙醇，以无菌水或生理盐水漂洗后方能应用于其他患者。

皮肤样本保存于生理盐水中，常置于 96 孔微量滴定板。0.5～24 h 后微丝蚴将浮现出来，在低倍镜下观察计数。皮肤活组织检查法诊断感染的灵敏度取决于皮肤样本的采样数以及患者受感染的强度。

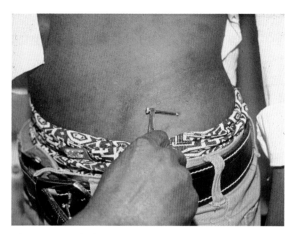

图 54.25 取皮肤组织样本诊断盘尾丝虫感染。(图片源于 D. W. Buttner)

盘尾丝虫微丝蚴长约 $270\sim320\ \mu m$,未出鞘,有特征性的头部和尖尾(图 54.15)。在非洲部分地区,它需与更小的皮肤寄生的链尾丝虫鉴别。在南非地区,还需注意与常现丝虫鉴别。当皮肤样本受到血液污染时,有时可见血液中的寄生虫微丝蚴如班氏线虫、罗阿丝虫、常现丝虫等。

3. 马佐蒂反应 • 这一测试最初包含给予检查对象小剂量 DEC 药物(通常成人剂量为 50 mg),观察其 $1\sim$ 24 h 后是否出现强烈的瘙痒和皮疹。但由于可能引起严重的并发症,该测试已不再被作为常规推荐的检测手段。可作为替代的测试方案有 DEC 接触试验,它需将浸润 10% DEC 的纱布敷在皮肤上,并以绷带包扎好。如该处在 48 h 内出现丘疹样皮疹,测试结果即为阳性,这种方法属于局部的马佐蒂反应。这类方法能检测皮肤中是否有微丝蚴,其侵害性相比皮肤活组织检查要小一些[138,139]。有部分专家认为它检测寄生虫感染的灵敏度高于皮肤活组织检查(尤其是在低流行区)。不过,DEC 接触试验的检测特异性要低于皮肤活组织检查。在未感染人群和感染了链尾丝虫或其他丝虫的人群中都能观察到假阳性反应,且尚无商业途径可提供该检测方法。

(二) 免疫学和 PCR 检测

目前已有一些盘尾丝虫病的免疫诊断试剂[140]。一般来说,基于本地寄生虫抗原的抗体检测对流行区当地人群的实际应用价值有限,因为该法不能区分既往感染与新近感染。此外,也容易出现与其他线虫的交叉反应。但该免疫学检测对于那些仅有短期内到过盘尾丝虫病流行区、且不太可能受到其他线虫感染的人群来说,依然是一种有意义的诊断手段。

对于曾在境外可能有过盘尾丝虫病暴露史的人群,抗体检测也许是非专业人员能应用的最好筛查手段。可以将血清送至专业实验室进行血清学检查。对轻度感染的

个体来说,如果是由无经验的操作人员进行皮肤活组织采样检查,检测结果并不非常可靠。对于盘尾丝虫 IgG4 抗体的重组和检测也提高了该法的特异性[141]。有一种可现场应用的快速检测试纸条。在实验室和现场研究中都表现出较好的灵敏度和特异度,该试条用于检测血清或全血中重组 Ov-16 抗原的 IgG4 水平[142]。但很遗憾,盘尾丝虫病目前暂无基于重组抗原的商用抗体检测试剂。

目前已有对盘尾丝虫 DNA 的 PCR 检测,其敏感度和特异度均较高。它除了能用于检测感染者皮肤样本中的微丝蚴 DNA,亦可用于鉴别盘尾丝虫的不同种株。检测黑蝇体内储存的盘尾丝虫幼虫[143,144]。这种检测是比较有意义的,因为有些种类的黑蝇不仅能够作为盘尾丝虫的传播媒介,也能作为其他一些形态学上类似丝虫的传播媒介(例如 O. ochengi)。与上文提到的抗体检测一样,盘尾丝虫的 PCR 检测目前也尚无商用,但一些参比实验室或专门研究实验室能够进行这项检测。

五、治疗

(一) 药物治疗

DEC 已不再作为治疗盘尾丝虫病的推荐药物,因为它能造成严重的不良反应,特别是对于严重感染的患者,可能促进眼部沉积物,加重眼损伤。伊维菌素(Mectizan®)是目前治疗药物的选择[93]。DEC 和伊维菌素都能有效杀灭微丝蚴,但不能杀灭成虫(表 54.2)。苏拉明对成虫有效,但由于能导致严重的不良反应甚至致死,因此不再使用。传统的苯并咪唑类药物如阿苯哒唑对盘尾丝虫病无效,但这一领域进一步的研究仍在进行中。

1. 伊维菌素 • 伊维菌素是一种半合成的大环内酯类药物,最初被开发用于兽类线虫感染和皮外寄生虫病治疗。在 20 世纪 80 年代,由于其对线虫和丝虫类寄生虫感染具有出色的疗效,被进一步开发用于人类疾病的治疗[145,146]。口服单剂量 150 $\mu g/kg$ 体重的伊维菌素就能快速消除皮肤内的微丝蚴[147]。在最初 48 h 内,超过 80% 的皮下微丝蚴被消除,在接下来的数月中,清除率逐渐升至 97%,而后皮肤内的微丝蚴数目又会再次缓慢增长。首次治疗后 $6\sim12$ 个月需进行再次治疗。单次伊维菌素治疗对成虫没有长期效果,但药物能让其子宫内的胚胎发生退化,造成暂时性的不孕。有部分报道称,多次应用伊维菌素治疗可能长期抑制微丝蚴的繁殖,甚至使成虫死亡[148,149]。

伊维菌素尚未被证明能用于孕妇、婴儿小于一周的哺乳期女性以及身高 90 cm 以下的儿童。不过有评估数据报道,在怀孕期间无意间服用伊维菌素治疗的女性提示,伊维菌素对于孕妇而言可能是安全的[150]。伊维菌素能阻断线虫谷氨酸盐的离子通道,由此抑制雌性成虫繁育微丝蚴,也抑制了活动在皮肤和眼部的微丝蚴。微丝

蚴在眼中并未被杀死,它们转移至区域淋巴结,在那里活动受限,并被反应细胞杀灭[151]。伊维菌素在体外无法达到像在人体组织中一样的聚集浓度,其在生物体中活性持续时间也比在血液中(半减期 12 h)长许多。以上现象提示药物可能与免疫系统存在协同作用,某些代谢产物也许对药物活性有着重要影响。

相比 DEC,伊维菌素治疗相关的不良反应更少见,也更轻微[152]。不良反应以发生频率从高到低依次为瘙痒和/或皮疹、肌肉和/或关节疼痛、发热、头痛、四肢肿胀、头晕、轻度淋巴结肿大、结膜炎和轻度结节[152]。不良反应常见于首次治疗期间皮肤感染度达到 50 mf/mg 的较严重感染者。在多轮治疗以后,不良反应的频率和强度都会随着微丝蚴虫荷的降低而下降。不良反应可用退热剂、抗组胺药物或糖皮质激素控制。目前已有针对这些不良反应的分级应对方案[153]。据案报道,患者在伊维菌素治疗后出现体位性低血压和/或支气管狭窄[154]。这些症状都是暂时性的,并且都能通过对症治疗恢复。出现头晕的患者应指导其保持卧床休息。眼微丝蚴的消失较皮肤中的缓慢。重复使用伊维菌素治疗有助于改善虹膜睫状体炎、硬化性角膜炎等早期眼前部损伤,伊维菌素有时对治疗眼神经疾病和视野减退有效,但脉络膜视网膜炎除外[155]。

对来自境外的感染者,伊维菌素治疗应在每 3～6 个月的间隔重复一次,之后的治疗频率应根据患者的症状进行适当调整。就算患者不再暴露于感染危险中,其治疗仍应持续数年直至体内成虫死亡或清除。对 HIV 感染者来说,虽然盘尾丝虫抗体水平有所下降,但并不影响伊维菌素的治疗效果[156]。

因为存在脑病、昏迷和死亡的风险,伊维菌素禁用于严重感染罗阿丝虫患者的治疗(mf 计数＞30 000/mL)。下文还将就此进行讨论。在加纳北部的局部地区有报道,在经过多轮大剂量伊维菌素治疗后,疗效不甚理想的情况。治疗后,微丝蚴在皮肤中的数量虽如期下降,但数量回升的速度比预期的快。这也许意味着伊维菌素对成虫暂时性的清除作用在该地区无效[157-159]。目前,这一地区是否因检测到虫体基因的突变而导致产生了部分耐药性,尚在讨论中。有新近研究表明:越成熟的成虫对药物的反应越小[160]。解决加纳地区的这一问题可以采用更频繁的治疗加以解决,但盘尾丝虫对伊维菌素治疗部分耐药性的问题提出了研究新的治疗方法以控制并最终消除盘尾丝虫病的需求。

2. 强力霉素·强力霉素以作用于沃尔巴克体共生体,该共生体是盘尾丝虫繁殖生存所必需的(见前文),100 mg/d 持续 6 周(或 200 mg/d 持续 4 周)的强力霉素治疗能减少超过 99％的雌虫[120,161,162]。这足以阻断胚胎形成和微丝蚴的产生。由于强力霉素对存在于皮肤和眼中的微丝蚴几乎不起作用,用药后,微丝蚴数量在其半生命期内下降很缓慢。用强力霉素治疗的患者可在 3 个月中应用 1～2 次伊维菌素,加速清除皮肤中的微丝蚴。由于成虫在强力霉素治疗后已失去生育能力,经伊维菌素治疗后应该不会再有微丝蚴重现,除非患者又重新发生感染[211]。

强力霉素治疗对部分伴随瘙痒的盘尾丝虫病患者有缓解作用,不然他们可能需要进行多年反复的伊维菌素治疗。强力霉素除了能导致成虫不育外,200 mg/d 持续 4 周的治疗还能杀灭大约 60％的盘尾丝虫成虫。对强力霉素的不良反应已有足够认知且易于解决。强力霉素是目前唯一可用于永久清除皮肤内盘尾丝虫微丝蚴的药物。这使得它成为盘尾丝虫病患者一个较好的治疗选择。在盘尾丝虫病控制工作中,强力霉素治疗需要数周疗程,对需要开展人群服药治疗的控制项目时间过长,不过也有试点研究显示,在特定情况下,将强力霉素分发给人群也是有意义的[163,164]。

3. 结节·结节对于盘尾丝虫病的治疗价值有限,因为有些虫体寄生于结节以外,且很多结节是难于发现的。头部的结节需要切除,因为这些结节可能增加眼部疾病和失明的风险。

六、预防与控制

盘尾丝虫病的皮肤及眼损伤对感染人群来说有着严重的社会以及社会经济学影响,这些影响在那些高感染率地区尤其明显[165,166]。在盘尾丝虫病流行区,失明引起的期望寿命平均减少达 10 岁[167]。此外,皮肤内微丝蚴数量与死亡的风险也显著相关[168]。作为一个公共卫生问题,近几十年来为预防失明和消除盘尾丝虫病所设立的控制项目已经取得了相当大的进展[169]。

(一) 媒介控制

盘尾丝虫病控制项目(OCP)于 1974 年实施,旨在控制西非 7 个国家沃尔特河流域(以布基纳法索、贝宁、象牙海岸、加纳、马里、尼日尔和多戈为核心区域)的热带草原型盘尾丝虫病的媒介。该项目在 1986 年进一步扩大,纳入了 4 个新的国家(几内亚、几内亚比绍共和国、塞内加尔和塞拉利昂)(图 54.14)。OCP 项目的媒介控制措施使得这些区域的蚋属媒介戏剧性的减少,并于 1988 年在这些地区增加了伊维菌素群体性服药[170,171]。

OCP 是一项极为成功的项目。2002 年,在 OCP 最初实施的核心区域和部分西部南部扩展区域的盘尾丝虫病患病率基本降至零。OCP 使 60 万例患者免于失明,由此也使 2 500 万公顷肥沃的土地不至于因为人患盘尾丝虫病或失明而荒废。OCP 项目总耗资(1974—2002 年)累计达到 5.6 亿美元[172]。

(二)化学治疗

每年使用伊维菌素开展群体性治疗取代媒介控制已作为主要的盘尾丝虫病控制策略,因为有流行的社区试用显示伊维菌素用于群体性治疗是可接受的。伊维菌素可治疗和预防临床盘尾丝虫病,也减少了社区新病例的传播[173]。如前文提及,伊维菌素主要杀微丝蚴,而社区治疗需要持续一段与雌性成虫生殖周期一致的疗程。Mectizan®(默克公司)的制造商已通过 Mectizan® 捐赠项目,向政府和非政府组织捐赠伊维菌素用于盘尾丝虫病的控制[174]。目前在有盘尾丝虫病具有显著临床意义的流行区正在实施两个大范围的干预项目。

美洲盘尾丝虫病消除项目(OEPA)始于 1992 年,旨在消除西半球的感染。该项目包括 6 个国家的 13 个疫点地区(巴西、哥伦比亚、厄瓜多尔、危地马拉、墨西哥以及委内瑞拉),这些地区生活着 53.6 万人[95]。项目一开始即采用每年一次的(150 μg/kg 体重)治疗,后改为每年两次治疗。OEPA 阻断或显著抑制了绝大部分疫区的疾病传播,基于社区的伊维菌素治疗已经或即将从除委内瑞拉和巴西外的所有疫区地区撤出。

非洲地区的盘尾丝虫病控制项目(APOC)开始于1995 年,在 2002 年 OCP 项目结束后,这一项目成为非洲盘尾丝虫病控制的牵头协调机构。APOC 聚焦于重度流行区(感染率>60%)及中度流行区(感染率为 40%～60%)[175]。主要目标在于预防发病。它在绝大部分地区采用按年度进行伊维菌素治疗的方式。该项目在一部分国家面临着诸如低覆盖率和分发药品所需经费不足的困难。在非洲中部和西部的些盘尾丝虫、罗阿丝虫混合流行区,APOC 项目还要面对特殊的挑战。对于少数患有重度罗阿丝虫微丝蚴血症的人群来说,伊维菌素治疗后可能发生包括死亡在内的严重不良反应[176]。伊维菌素在一些合并感染地区的分发出现了中断,更多有关该区域新疗法或分发的方案,正在研究之中。

非洲盘尾丝虫病消除的可行性以及盘尾丝虫病和其他被忽视热带病综合防控项目。近期的刊物发表了有关伊维菌素对盘尾丝虫病影响的令人振奋的队列研究成果。例如一篇文章就报道了在马里和塞内加尔 3 个大疫区的结果[177]。该区域属于 OCP 项目的西部扩展地区,且从未采取过媒介控制。伊维菌素在这些地区的治疗始于 1988—1989 年,并于 10 年后逐步撤出。有意思的是,在 2009 年对哨点村进行再次检测时,没有任何黑蝇或人被检出有感染。这些结果显示:消除盘尾丝虫病在非洲的可行性,有一部分捐赠机构也呼吁将盘尾丝虫病有关项目的重点从疾病预防转为传播阻断和疾病消除。乌干达等一些非洲国家已经开始进行疾病消除工作,在包括低流行程度在内的所有流行区进行基于社区的伊维菌素治疗。

盘尾丝虫病属于"被忽视热带病(NTD)"的一种,目前正努力将盘尾丝虫病控制或消除项目同其他被忽视热带病预防化疗项目结合起来。这一努力是可行的,因为伊维菌素对诸如班氏线虫,以及如蛔虫等一些土源性肠道蠕虫和疥癣虫都有治疗活性。此外,盘尾丝虫病常常与沙眼、血吸虫病等其他被忽视热带病在同一地区共同流行。

其他丝虫感染

除淋巴丝虫和盘尾丝虫外,通常还有四种丝虫感染人类。包括罗阿丝虫、常现丝虫、链尾丝虫和奥氏丝虫。另外,还有一些少有感染人类的丝虫。

罗阿丝虫病

罗阿丝虫通常称为"非洲眼虫",因其成虫会周期性的移行至感染者的眼部而得名。

一、流行病学与寄生虫学

当人被感染的斑虻类媒介动物(主要是静斑虻和分斑虻)叮咬就能被感染。其他种类的斑虻在不同地区也是重要的,尤其是在流行区边缘区域。斑虻主要栖息于森林的树荫下,主要受运动、深色、木材的烟吸引。它们在沼泽与河岸产卵,幼虫从泥里孵化。幼虫成长缓慢,可能需要一年甚至更长的时间才能发育为成虫。罗阿丝虫病的传播主要发生在湿润的季节。

当媒介吸血时,感染性的幼虫(2 mm×25 μm)进入人类宿主的皮肤。它们在几个月内逐渐发育为成虫。罗阿丝虫的成虫可存活超过 10 年,它们在皮下和结缔组织中移行。雌虫大小约(50～70)mm×0.5 mm,雄虫大小约(30～35)mm×0.4 mm。雌性成虫产下微丝蚴并进入外周血液循环。其最短潜伏期(从感染到外周血中出现微丝蚴的间隔)为 5～6 个月,也可能更长。有鞘的微丝蚴大小约(230～300)μm×(6～8)μm(图 54.26)。它们

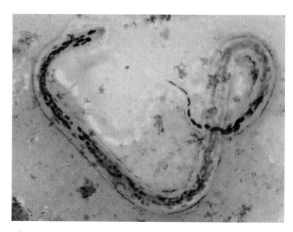

图 54.26　罗阿丝虫的微丝蚴(Giemsa)。

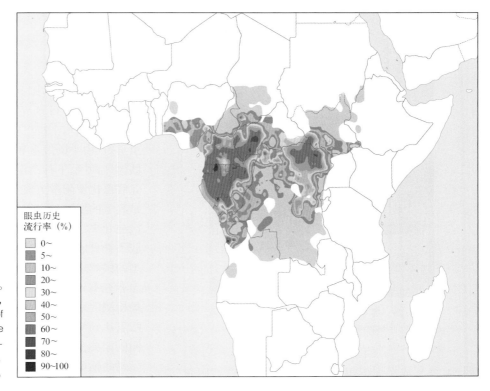

图 54.27 罗阿丝虫病的地理分布。(来源于 Zoure HG, Qanji S, Noma M, et al. The geographic distribution of Loa loa in Africa: results of large-scale implementation of the Rapid Assessment Procedure for Loiasis(RAPLOA). PLoS Negl Trop Dis. 2011;5: e1210)。

眼虫历史
流行率(%)

- 0~
- 5~
- 10~
- 20~
- 30~
- 40~
- 50~
- 60~
- 70~
- 80~
- 90~100

呈现出昼现周期性特征,与其媒介白天叮咬习性一致。斑虻在吸取感染者血液时摄入了微丝蚴。这些微丝蚴从斑虻胃部移行至其腹部脂肪组织,并经过8~12 d的发育成为感染性微丝蚴,完成一个生活史。

罗阿丝虫感染者的微丝蚴虫荷数似乎高于其他丝虫感染者。计数浓度达到5 000/mL的并不少见,甚至能高达100 000/mL。微丝蚴感染率在儿童较低,并随着年龄的增长逐渐升高,男性高于女性[178]。不过即使在成人,微丝蚴的感染率也很少能达到40%[179]。隐性微丝蚴感染在流行区很常见,许多眼内带虫的患者或继发血管性水肿的患者都属于隐性微丝蚴血症者。

罗阿丝虫病仅在非洲发生,且传播局限于非洲中部和西部的雨林和沼泽森林地带,从乌干达西部至贝宁东部(图54.27)[180]。最新的分布图结果显示:罗阿丝虫流行区内生活着约九千万人。既往在塞拉利昂、利比里亚、象牙海岸和加纳的雨林地带也发现过罗阿丝虫病,但这些国家近年来都未再有过该病报道[181]。

二、病原学与病理学

许多罗阿丝虫病例都是无症状的,且对于罗阿丝虫感染人体的发病机制目前也所知甚少。许多感染者出现嗜酸性粒细胞增高以及对丝虫抗原的抗体滴度增高[182,183]。无微丝蚴感染现象很常见。相比无微丝蚴感染者,微丝蚴感染者对丝虫抗原的细胞反应水平要弱一些[184]。在流行区,本地盘尾丝虫感染者的临床症状和外来感染者之间有差别。首次暴露于罗阿丝虫的外来成人

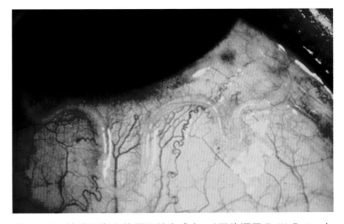

图 54.28 结膜下寄生的罗阿丝虫成虫。(图片源于 D. W. Buttner)

感染者常有局限的血管性水肿(卡拉巴肿)和荨麻疹症状,体现出对寄生虫的高免疫反应性。与之相反,那些从小就暴露在寄生虫感染环境中的人群,往往表现为眼部寄生虫与无症状微丝蚴感染[185,186]。

三、临床表现

尽管和淋巴丝虫病、盘尾丝虫病相比,罗阿丝虫病在地理上更为局限,非洲以外地区的医生遇到出境人员感染罗阿丝虫的病例也并不鲜见[187]。首次临床症状可于感染罗阿丝虫后5个月内出现[185]。最常见的临床表现为松树皮样肿胀和瘙痒。其他无症状感染的患者中也可能观察到成虫从眼底球结膜下移行("眼虫"就是以此得名)

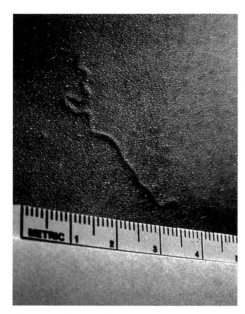

图 54.29 寄生于皮下的罗阿丝虫。(图片源于 P. G. P Manson-Bahr)

(图 54.28),或在皮下出现(图 54.29)[181,188]。"眼虫"常于眼底移行后一小时内重新回到皮下组织。卡拉巴肿(图 54.30)常见于手部、手腕和前臂,也可在全身任何部位出现。肿胀属于无痛性、非凹陷性,可能持续数小时至数天。肿胀往往出现在身体某个部位,也可能在患者离开流行区后的数年再次出现。在无微丝蚴个体和微丝蚴个体中,都可见到卡拉巴肿现象。它被认为是宿主对成虫产生免疫反应的结果。罗阿丝虫病也可导致常见的诸如瘙痒、疲劳和关节痛症状。有时在放射检查时可见钙化的成虫。罗阿丝虫病和心肌纤维变性之间也存在统计学相关性。由于其他药物治疗患者可能也有后续急剧嗜酸性粒细胞增高,心肌内膜纤维化和罗阿丝虫的相关性

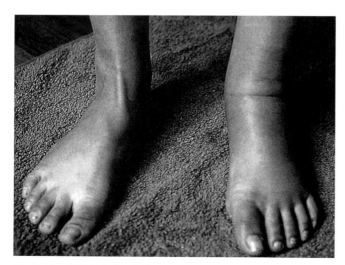

图 54.30 罗阿丝虫病:卡拉巴肿。(图片源于 P. G. P Manson-Bahr)

可能也与被激活的嗜酸性粒细胞释放进入血液的有毒物质有关。

四、诊断

居住于流行区或既往有"眼虫"史,且出现松树皮样肿胀的典型症状,则高度怀疑为罗阿丝虫感染。其他寄生虫也可能移行至皮肤,出现皮肤侵犯现象。如棘唇线虫就可造成与卡拉巴肿类似的皮损。幼虫迁徙和皮肤幼虫移行(由类圆线虫和犬钩虫幼虫引起)可引起强烈的皮肤瘙痒,并留下移动痕迹,可存留数小时甚至数周。麦地龙线虫比罗阿丝虫成虫大许多,这类寄生虫现在很少见。结膜下的罗阿丝虫很容易同犬弓蛔虫幼虫引起的眼损伤区分开来。罗阿丝虫感染的寄生虫学诊断为在结膜或皮肤下查见成虫。更常有的感染诊断为,在血液中查见典型的微丝蚴。(图 54.26)不过很多临床诊断罗阿丝虫病患者查不到微丝蚴(隐匿型罗阿丝虫病)[189]。进行微丝蚴检测的采血时段为中午前后,此时外周血液中微丝蚴浓度达到峰值。上文提及用于淋巴丝虫微丝蚴富集与检测的相关手段也可应用于罗阿丝虫微丝蚴。罗阿丝虫微丝蚴的鞘可被苏木精染色,吉姆萨染色无效。另外,对血样进行罗阿丝虫 DNA 的 PCR 检测也是一种检测方法[190]。近期还有报道一项基于当地丝虫抗原的抗体检测,比以往的试剂更灵敏,特异度也更高[191]。不过该检测试剂目前还不能大量供应。

五、治疗

乙胺嗪(DEC)(每日 5～10 mg/kg,2～4 周)能迅速消除血液中的罗阿丝虫微丝蚴(表 54.2)。DEC 也能杀死一部分成虫,是微丝蚴虫数较低时罗阿丝虫病的治疗药物。不过要达到治愈,需要多疗程的治疗。DEC 疗法的不良反应包括发热、精神不适、血管性水肿及瘙痒。

在乙胺嗪或伊维菌素治疗罗阿丝虫病后,部分患者会出现严重的不良反应。海群生已不再被推荐使用于罗阿丝虫病的治疗中,但伊维菌素仍被用于一部分罗阿丝虫病和盘尾丝虫病混合流行的区域[176,192]。严重的不良反应包括视网膜出血、膜性肾小球肾炎、脑病、昏迷及死亡。死亡案例的脑部病理情况有时类似于脑疟疾,脑内可见大范围脑溢血和弥散性水肿[193]。微丝蚴数低于 8 000/mL 时少见不良反应,低于 30 000/mL 时少见神经性不良反应如脑病、昏迷及死亡。严重不良反应的风险大大阻碍了在罗阿丝虫病与盘尾丝虫病、淋巴丝虫病混合流行区的疾病控制。进一步研究罗阿丝虫病神经性治疗不良反应的发病机制显示,它与沃尔巴克菌无关,因为罗阿丝虫没有这类结构[194]。

部分官方机构提倡罗阿丝虫微丝蚴虫荷数高的患者,在服用低剂量 DEC 外加糖皮质激素。不过这一倡导并非没有风险。在 DEC 治疗之前,应尽可能将微丝蚴数

降低至 8 000/mL 以下。如果无法做到，治疗的收益将难于均衡其风险[195]。伊维菌素（200 mg/kg 体重）能杀灭罗阿丝虫微丝蚴，但不能杀死成虫，同时还可能造成严重的不良反应[181]。

阿苯达唑也经过了患者治疗试验，以了解它是否能在不产生严重不良反应的前提下杀死罗阿丝虫成虫。在一个小型研究中，每两天一次 200 mg 阿苯达唑，持续21 d 的治疗能使微丝蚴数大约减少 80%，在 6 个月内并未观察到严重的不良反应[196]。尚无其他研究报道有更短疗程且能达到类似的疗效。

六、预防与控制

对斑虻的控制难度较大，媒介控制也并未在大范围实施过。斑虻叮咬人非常疼，人们往往都会尽可能地避免叮咬。穿浅色的衣物，经常使用昆虫驱避剂能降低被叮咬的风险。对进入流行区的境外人员，个人每周服 300 mg 的DEC 进行预防性治疗，能防止其感染罗阿丝虫[197]。

常现丝虫病

共有 3 种能感染人类的常现丝虫。常现丝虫的微丝蚴很容易和其他感染人体的丝虫微丝蚴鉴别，因为它形态小，且没有鞘。常现丝虫广泛分布于撒哈拉以南非洲地区，美洲的中部和南部部分地区和加勒比海（图54.31）。目前没有关于常现丝虫在各国家或大陆患病率

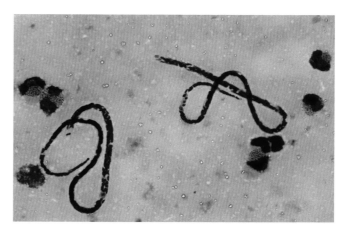

图 54.32 两条常现丝虫的微丝蚴（吉姆萨染色）。

的准确数据，但它可能是非洲地区最常见的丝虫感染疾病[198]。它由库蠓属的小咬蠓传播。成虫在人体内的出现呈周期性。它们存活于浆膜腔如腹膜内，往往不引发临床症状。也有部分案例发现成虫出现在皮下组织。雌性成虫大小为（70～80）mm×0.12 mm，雄性成虫大小为（35～45）mm×0.06 mm。微丝蚴（200 μm×4.5 μm）无鞘，在血液中无周期性的活动（图 54.32）。感染和血液中首次出现微丝蚴的间隔期尚不明确。目前发表的常现丝虫感染的流行病学研究也较少。成人的微丝蚴感染率高于儿童，男性感染往往高于女性[199,200]。有报道称，在一些聚居地其感染率非常高[201]。

该病在非洲主要的宿主为金线鱼和污羽库蠓（*C. inornatipennis*），也有其他物种作为中间宿主。在美洲传播常现丝虫病的库蠓尚未被鉴别出。常现丝虫在人体内适应性良好，往往不表现出任何症状。但也有文献报道了各类临床表现。首次暴露的成人更易出现感染症状。有报道称会出现短期内迅速水肿，与罗阿丝虫病的卡拉巴肿类似。其他一些临床表现包括瘙痒、发热和关节疼痛。有些患者还有严重的腹痛、眼睑水肿和突出[198]。嗜酸性粒细胞增高很常见，有案例报道在流行区，外来人员感染后出现嗜酸性粒细胞增多症[202]。常现丝虫病的诊断常为在血液中查见其微丝蚴（图54.32）。诊断和检测淋巴丝虫微丝蚴血液浓度的方法同样适用于常现丝虫，但需要更小的过滤孔径（淋巴丝虫所用的大小为 5 μm，此处应用 3 μm）。

淋巴丝虫病或盘尾丝虫病常用的治疗药物对常现丝虫无效。单用伊维菌素或联合糖皮质激素治疗对微丝蚴数的影响不大（表 54.2）[203]。DEC（每天 2 次 200 mg，共21 d）以及甲苯咪唑（每天 2 次 100 mg，共 28 d）能减少微丝蚴数，且以上药物联合使用效果更好[204]。有些常现丝虫虫种含有沃尔巴克菌结构，在马里的一项研究表明：

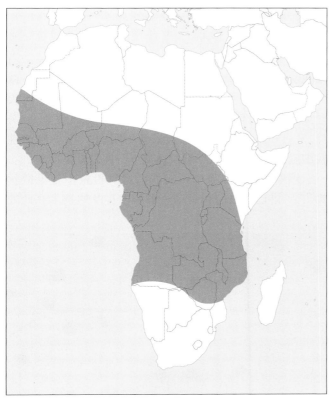

图 54.31 常现丝虫病在非洲的地理分布。

强力霉素(每天 200 mg,共 6 周)能起到对常现丝虫微丝蚴快速清除的作用[205]。由于 MDA 项目中包含的淋巴丝虫病治疗药物不能清除常现丝虫微丝蚴,这使以微丝蚴检测为基础的丝虫控制项目变得更加复杂,尽管经验丰富的工作者能区分出常现丝虫和吴氏线虫的微丝蚴。

链尾丝虫病

链尾丝虫病是非洲中部和西部部分地区出现的丝虫疾病。东至乌干达地区都发现有该病[206]。成虫位于前胸和肩膀的真皮层,在未经治疗的患者中难于发现(图 54.33)。雌性成虫大小为 27 mm×0.08 mm,雄性成虫大小为 17 mm×0.05 mm。其微丝蚴(图 54.34)也生存于真皮层,无鞘,大小约为(180~240)μm×(3~5)μm,活动无周期性。

与常现丝虫相似,链尾丝虫由库蠓传播,最常见的宿主可能就是金线鱼。在宿主体内的发育需要 9 d。尚不了解其在人体内的发育过程,感染潜伏期也未知。

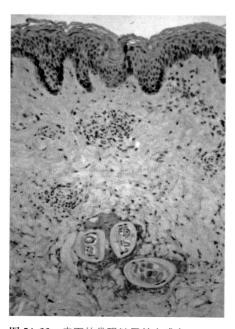

图 54.33 皮下的常现链尾丝虫成虫。

链尾丝虫的感染多无症状。前胸和肩部皮炎是最常见的症状[206]。特点为瘙痒、色素减退斑块和丘疹。皮肤活组织镜下检查可见扩大的真皮淋巴管,有观点认为链尾丝虫可能很少导致淋巴水肿和象皮肿。皮肤损伤症状类似盘尾丝虫病或麻风病。确诊需在皮肤组织检查中查见无鞘的典型微丝蚴(相关技术见前文盘尾丝虫部分)。微丝蚴有一"牧羊犬样"弯尾。目前已报道有一种针对链尾丝虫 DNA 的敏感且特异的 PCR 检测试剂[207]。

乙胺嗪(2~6 mg/kg 体重,共 21 d)能杀灭链尾丝虫的成虫和微丝蚴(表 54.2)。DEC 治疗常造成强烈的皮肤瘙痒,患者有时还会出现围绕垂死成虫的皮肤结节。其他还有一类不良反应较常见,类似于 DEC 治疗盘尾丝虫病有关的马佐蒂反应。单剂量伊维菌素(150 mg/kg 体重)对微丝蚴有持久的抑制作用[208]。其不良反应与 DEC 治疗相似[209]。

奥氏丝虫病

奥氏丝虫病是唯一一种局限于新大陆地区的丝虫病。见于美洲中部、亚马孙流域和加勒比海。成虫被发现于人体腹腔的腔隙中。雌虫大小为 50 mm×0.15 mm,雄虫大小为 26 mm×0.07 mm。微丝蚴(220 μm×3~4 μm,见图 54.35)没有鞘,活动无周期性,既能出现于血液中,也可见于皮下。在亚马孙流域有报道微丝蚴存在非典型的前段末端胞核[210]。

在奥氏丝虫的传播中存在两类媒介。在加勒比海为库蠓属蚊虫,在亚马孙流域为蚋属的黑蝇。在赤猴实验中其感染潜伏期为 5~6 个月。自然的奥氏丝虫感染尚未在动物中有报道。流行区的感染率往往非常高,且微丝蚴感染率随年龄增长而升高[211,212]。大部分感染奥氏丝虫的人不出现临床症状。部分患者表现出关节炎、头痛、发热和瘙痒,但其因果关系尚不明确[211,212]。嗜酸性粒细胞升高和丝虫抗原的抗体滴度升高是常见现象。

感染确诊需在血中或皮肤活组织检查中查见微丝蚴[213]。淋巴丝虫病和盘尾丝虫病中提及的技术在此处

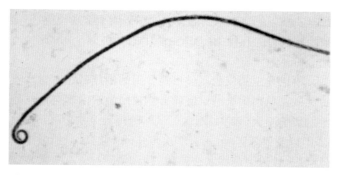

图 54.34 链尾丝虫的微丝蚴(苏木精染色)。

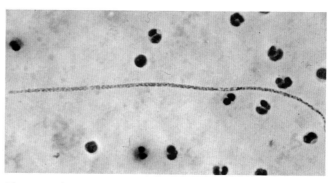

图 54.35 奥氏丝虫的微丝蚴(吉姆萨染色)。

适用。DEC 对奥氏丝虫感染几乎没有作用（表 54.2），但单剂量 6 mg 的伊维菌素能对微丝蚴计数产生显著且长期的下降效应[214]。

动物源性丝虫感染

人体偶尔感染一些常见于动物的丝虫[215]。在绝大多数病例中，仅能发现一条或数条寄生虫成虫，且无繁殖力。它们是哺乳类动物的丝虫种类，大部分属于恶丝虫属、布格丝虫属或盘尾丝虫属。这样的感染并不局限于热带国家，在北美洲和欧洲很少发生。恶丝虫属感染是其中报道最多的一种，分布也最广泛。

恶丝虫病

恶丝虫属是多种食肉动物的天然寄生虫。微丝蚴在宿主外周血中活动，蚊是其传播媒介。当人受到感染时，虫体发育停止且不会产生微丝蚴[216]。

肺恶丝虫病

犬恶丝虫是犬类的一种寄生虫。它在全世界许多热带和温带地区都有广泛的传播[217]。成虫寄生于犬的肺动脉和左心室，且可能在此大量聚集。犬恶丝虫偶尔会感染人体。幼虫寄生于肺部，并往往未发育就死亡。大部分都表现为无症状感染，偶有如咳嗽、胸痛、嗜酸性粒细胞增高、咯血和发热等症状。许多病例都是在常规体检时，在肺部查见直径为 1～3 cm 的球形结节（"硬币样损伤"）才得以临床发现。这些可疑的结节需做病理检查，以排除癌症的可能。典型的病理学检查可发现肺部动脉腔体内有单一的虫体，且往往已坏死或钙化。相比活组织检查，血清学检查的灵敏度和特异度都不够高。由于虫体往往已经死亡，无需进行药物治疗。

皮下恶丝虫病

匐行恶丝虫是旧大陆温带气候地区的一种猫和犬寄生虫，尚未在美洲地区报道。成虫寄生于宿主皮下组织。在感染人体失败后，其典型表现为由未成熟虫体和肉芽肿组织形成的皮下结节。身体很多部分都可能出现结节或小囊肿，特别是胸部、手臂、腿部、阴囊、眼睑和结膜[218]。尚无有效的免疫学诊断试剂，目前主要依靠活组织检查。其治疗为手术切除结节和囊肿。其他恶丝虫属（特别是细薄恶丝虫和熊恶丝虫）也偶尔在北美洲地区造成人皮下恶丝虫病。

麦地龙线虫病（几内亚线虫病）

麦地龙线虫病或称几内亚线虫病，由麦地龙线虫感染人体所致，这是与丝虫密切相关的一种寄生线虫。中间宿主为剑水蚤目桡足类（水蚤），是一种小型的自由游动的水生甲壳类动物，常见于营养丰富的淡水池塘。当人饮用水中含有被麦地龙线虫感染的媒介就会受到感染。经过 20 多年广泛的控制活动，几内亚线虫病的发病率已基本降至零。

一、流行病学

雌性麦地龙线虫（长 60～80 cm，厚约 1.5～2.0 mm）寄生于人体皮下组织。雌性成虫内部结构大部分为子宫，包含了数千条一期幼虫。在宿主皮下会产生围绕虫体前段末端的水泡，当该部位与水接触时，水泡破裂。雌性麦地那线虫将其前段末端伸入水中，排出一期幼虫（650 μm×20 μm）入水。并且它将在 2～6 周内持续将前段末端突出，一旦接触到水，就会排出幼虫。在将幼虫都排出后，成虫死亡。

幼虫对剑水蚤的感染力可持续 5～6 d，且必须由特定的剑水蚤吞入体内才能生存并发育。幼虫从其剑水蚤肠壁钻出，在两周内经过两次蜕皮发育为有感染力的三期幼虫（450 μm×14 μm）。含有三期幼虫的中间宿主行动迟缓并沉入水底。在世界各地都发现许多剑水蚤目剑水蚤有麦地龙线虫感染[219]。在犬和其他动物中，也都发现有麦地龙线虫感染，但尚未证据证明它们是人体感染的保虫宿主[220]。

饮水中的剑水蚤在胃部被消化。感染性的麦地龙线虫幼虫随即钻出人宿主的胃壁或肠壁。在腹腔寄生一段时间后，幼虫移行至结缔组织并发育为成虫。在最初感染后的三个月，成虫发生交配，随后雄性成虫（1～4 cm×0.4 mm）很快死亡。而在最初感染后 8 至 10 个月，雌性成虫在结缔组织中寄生，常移行至四肢末端。

麦地龙线虫病的传播主要发生在小面积的饮用和洗衣蓄水池。人患病主要通过饮用内含受感染剑水蚤的水。当人将含有麦地那线虫的破溃处浸入水中时，也会造成疾病的传播，因为这样可使一期幼虫排入水中，感染剑水蚤，延续寄生虫的生活史。

疾病传播往往呈季节周期性，因为大部分能被感染且具有感染力的剑水蚤仅在一年中的几个月出现。这一季节性规律与降雨密切相关。在干旱地区，传播时段往往与雨季一致，在这段时间才会有地表水。而在湿润地区，传播高峰在旱季结束的时候，这段时间饮水资源比较稀缺。传播周期也往往与农业劳作高峰期一致。在过去，麦地龙线虫病造成大量农民受到感染、丧失劳动能力，使得流行区的农业产量严重减产。

二、临床表现

在感染潜伏期往往不会出现症状。虫体侵入皮肤后数天才会出现首次症状表现。皮肤开始隆起，并出现水

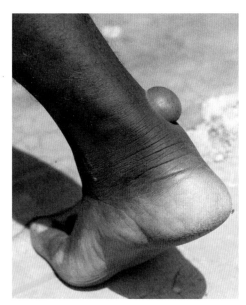

图 54.36 与麦地龙线虫活动有关的皮肤水疱。（图片来源于 P. Bloch）

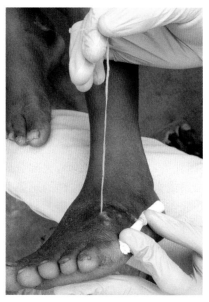

图 54.37 将麦地龙线虫拉出的传统办法。（来源于 Carter Center）

疱（图 54.36）。患者常常有烧灼和瘙痒感，并经常将患处浸入水中以缓解不适感。成虫多分布于足部或腿下端，也可能出现在手臂、胸部、头部、后背、阴囊或身体的其他任何部位。当虫体接近关节部位，可能会诱发关节炎。炎症反应或钙化的成虫可使腿部或足部关节活动不便，导致患者失去平衡。溃疡部位的继发感染可能导致细菌性蜂窝织炎。另外，皮肤溃疡也可能受到破伤风杆菌的侵袭。

在成虫子宫内的幼虫尚未排出时，炎症反应使得从溃疡中拉出成虫非常困难。如无继发感染，麦地龙线虫溃疡可在去除已排卵成虫后自愈。如果成虫身体被破坏，它的剩下部分将缩回宿主组织内。这将导致严重的炎症反应，可形成更大的溃疡和纤维化。一般情况下一个患者一年只出现一条虫，但也有的个体同时感染多条虫（最高可≥20）的病例。死亡或破裂的成虫可形成无菌性皮下脓肿。虫体移行至关节部位可造成严重问题，不过这样的情况很少发生。

由于现症感染或既往感染，许多在流行区的人带有该寄生虫抗体[221,222]。感染不能使人产生获得性免疫。在流行区有的人年复一年的不断受到感染。

三、诊断

潜伏期即感染最初的 8～10 个月，麦地龙线虫感染无法被检出。当雌性成虫即将出现前，有时肉眼可见，或发觉它在皮下。临床诊断主要通过检查麦地龙线虫导致的溃疡，观测水泡内的雌性成虫突起（图 54.37）。水泡的外观以及局部瘙痒、烧灼样疼痛易于诊断，即便患者自身也能辨别。将雌性成虫突起浸入有水的试管或容器中，就能观察到活动的幼虫。在显微镜下可以见到具有特征性尖尾的一期幼虫。血清学诊断的实际应用价值不大。麦地龙线虫病患者往往出现嗜酸性粒细胞增多。在放射线检查时，能观察到死去的钙化成虫，但无法观察到活的成虫。

四、治疗

传统方法是将麦地龙线虫成虫缓慢地拉出，这一方法往往很有效。将雌虫突出的部分缠在一根小棒上，每天可拧卷一小部分，直到成虫被去除（图 54.37）。需要小心避免破坏虫体[223]。抗生素的应用以及溃疡部位的清洁包扎对于预防继发感染非常重要，也建议注射破伤风疫苗。

已有报道关于在皮肤水泡破溃前即手术取出麦地龙线虫的技术[224]。据报道尼立达唑、甲硝哒唑和苯并咪唑都有缓解虫体周围炎症反应的作用，也更有利于拉出虫体。在该病潜伏期使用伊维菌素治疗并无作用[225]。

五、预防与控制

对于蓄水池安全饮水的供应是一项花费尽管很大却非常有效的预防手段[226]。其他方法还包括健康教育和媒介化学控制[227]。健康教育重点在于普及水是传染源，饮用水之前应将其煮沸或过滤（图 54.38）。一种专用的尼龙材料已被开发用于过滤水，不过使用聚酯布料更便宜，也是有效的，甚至将棉布紧紧地多叠几层，也能起到类似的作用。为了防止水源受到麦地龙线虫幼虫的污染，健康教育还应强调患者不应将有溃疡的患处浸入饮用水中，而应该处理或包扎好。媒介控制则可在池塘和蓄水池应用双硫磷（Abate™）杀虫剂。

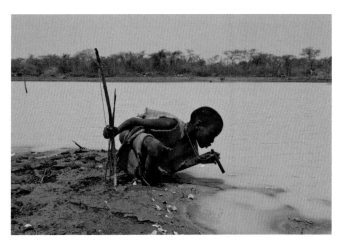

图 54.38 麦地龙线虫病干预：使用便携式饮水过滤器。(来源于 Carter Center)

麦地龙线虫生活史简单，且明显缺少动物宿主，使得实现消灭此寄生虫/寄生虫病的目标的可行性。联合国支持的国际饮用水和卫生设施十年项目（1981—1990 年）通过提高人类饮水质量来达到消除感染的目的，引起了全球的关注。1986 年，世界卫生大会通过了在世界范围内消灭麦地龙线虫病的决议。从那一刻起，众多组织参与了控制项目并取得成功，包括传播点的鉴别检测、提供健康教育、供应安全饮水[227]。在控制项目的后一个阶段中，采用了积极的病例检测手段，对感染数下降的村庄和个人还进行了现金奖励[228]。亚洲已于 1997 年宣布实现了麦地龙线虫病零传播。2010 年，全球发病降至不到 1 800 例（与 1989 年报告 89.2 万例相比，下降超过 99％）。麦地线虫病现仅在仅存于非洲的少数国家，其中超过 90％的病例报道来源于南苏丹[229]。

参考文献

见：http://www.sstp.cn/video/xiyi_190916/。

土源性蠕虫病

SIMON J. BROOKER, DONALD A. P. BUNDY

翻译：臧 炜
审校：卢 艳 艾 琳 曹建平 肖 宁

要点

- 土源性蠕虫（Soil-transmitted helminthes，STH）感染是流行范围最广的人体寄生虫感染，也是人体最常见的慢性感染之一，估计全球有超过十亿的感染者。
- 感染风险因素包括贫穷、缺水、缺少卫生设施和不卫生行为。
- 该类疾病的地理分布很大程度上受气候因素影响，应用地理信息系统和遥感技术研究能够预测感染的流行，并为制定国家控制规划目标提供参考依据。
- 土源性蠕虫感染后是否发病与体内蠕虫数量密切相关（感染强度），但大多数个体体内只有少量蠕虫，极少数人会有比较高的虫荷数。
- 在虫荷负担比较重的少数人，慢性感染可引起贫血，以及发育和认知受损。
- 在极少数情况下，慢性感染可导致肠梗阻等临床并发症，并可能致死。
- 定期大规模驱虫是减少土源性蠕虫虫荷负担的一个高性价比策略。
- 不同的土源性蠕虫虫种治疗效果不同。
- 土源性蠕虫重度感染在学龄儿童中最为常见。因此，针对这个年龄组人群的治疗对控制疾病传播有着重要作用，这个群体是以学校为基础的控制计划目标人群。

一、概述

土源性蠕虫（STHs）隶属肠道线虫，顾名思义，其发育的某一个阶段发生在人体外（土壤中），人们通过接触虫卵或幼虫污染的土壤而感染。

土源性蠕虫感染是最常见的人体慢性感染，主要发生在贫困、不良个人卫生习惯和卫生设施不良的发展中国家。大多数感染个体没有明显的感染症状，这是因为病情与虫荷数（感染的强度）密切相关，而且大多数人只带有少数蠕虫。在那些有较高虫荷数的个体中，慢性感

染可引起贫血以及发育和认知障碍。然而，通过定期驱虫治疗，土源性蠕虫的感染率正在迅速降低。在极少数情况下，慢性感染的临床并发症可导致死亡。

由于几种土源性蠕虫在生物学和流行病学上有许多相似之处，而且往往表现为多重感染，因此可以合在一起考虑，并且采用通用办法进行控制。根据生活史特点，这些寄生虫可以分成三种类型：

类型1：直接型

虫卵孵化后不需要经过土壤，在2～3 h内通过粪-口再感染。如果进入土壤，也不需要发育期。此类蠕虫包括蛲虫和鞭虫。

类型2：改良直接型

虫卵通过粪便排出体外，在土壤中经过一段时间的发育，被摄入并孵化为幼虫，幼虫穿透胃黏膜进入循环系统到达肺部。通过呼吸道移行进入消化道，最终到达肠道并发育为成虫。此类蠕虫包括蛔虫和弓蛔虫属。

类型3：穿透皮肤型

此类型虫卵通过粪便进入土壤并孵化成幼虫，经过进一步发育后，幼虫穿透皮肤进入循环系统并移行至肺，它们从呼吸道移行进入消化道，最终到小肠发育为成虫。钩虫（十二指肠钩虫和美洲钩虫）和粪类圆线虫均属于此种类型，但不同之处在于粪类圆线虫幼虫可通过排便附着在肛缘而引起自身感染，或在土壤中完成自身世代，可以不经过人体内的发育过程而存活。

二、类型1：直接型（蛲虫病，鞭虫病）

（一）蛲虫病

蛲虫病由蛲虫感染引起，儿童常见，相对而言感染不会带来恶性后果。

1. 地理分布·蛲虫呈世界性分布，是发达国家最常见的感染儿童的蠕虫之一。

2. 病原学·蛲虫成虫（图55.1，第10章和附录Ⅲ）细小，呈乳白色，食管膨胀成双球形，头端的口孔周边有表皮扩张，虫体角皮具横纹。雌虫长9～12 mm，尾端直而尖细，阴门狭细，位于虫体前1/4位置。雄虫较雌虫为小，长2.5 mm，后端向腹面卷曲，有钝尾翼。虫卵（图

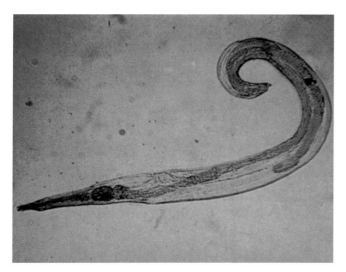

图 55.1　蛲虫成虫。

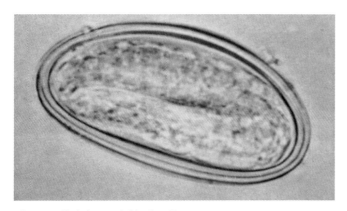

图 55.2　蛲虫卵,已形成部分胚胎。

55.2)大小为(50～54)μm×(20～27)μm,形态较为特殊,一侧较平,几乎无色透明,豌豆形的双层卵壳内含已完全发育的胚胎。

3. 生活史·人是蛲虫唯一的宿主,虫体在人体内一般不繁殖(见附录Ⅲ)。成熟雌虫寿命期为37～93 d。当子宫内充满虫卵,雌虫在肠腔内向肛门移行,并在肛周皮肤和会阴处产卵。虫卵具有感染性,随粪便污染的手指甲经口食入,继续在胃内孵化,迅速发育成140～150 μm长的幼虫,并通过小肠到达盲肠和阑尾,入侵腺隐窝直至发育成熟,整个周期需要2～4周。

4. 传播·有4种可能的途径导致蛲虫感染。最常见的是从肛门和肛周通过污染的指甲或睡衣,经口直接传播。第二种途径是直接暴露于被土壤污染的床单或环境中其他被污染物体,其上有活虫卵。第三种途径是经口食入或经鼻吸入含有发育虫卵的尘土。第四种途径是肛门黏膜处孵化的幼虫逆行进入肠道引起的重复感染。

5. 病理学·成虫通常寄生于结肠上部,特别是盲肠和回肠下段,虫体附着的盲肠和阑尾黏膜处的小溃疡可很快发展,偶有出血,继发感染可引起进一步溃疡和黏膜下脓肿。雌虫迁移后,在肛门处产卵,引起肛周皮肤瘙痒而出现感染症状。目前认为蛲虫感染与儿童非特异性结肠炎也有一定的关系[1]。偶尔,蛲虫异位感染发生于女性生殖器官或泌尿道,而且慢性盆腔腹膜炎及回结肠炎已有报道[2]。蛲虫进入这些器官的途径尚不清楚,但很可能是通过输卵管或血源性传播。已有男性生殖道蛲虫异位感染的报道,推测是经尿道进入引起[3]。异位感染也可发生在肝脏、卵巢、肾、脾、肺和阑尾。然而异位感染在急性阑尾炎发病机制中的作用仍然不太清楚[4]。以雌虫或虫卵为中心的肉芽肿,病变周边以淋巴细胞为主,含少量嗜酸性粒细胞,几乎没有巨噬细胞。罕见的大肠和大网膜嗜酸性肉芽肿病例也被认为与蛲虫感染有关。

6. 临床特点

(1)自然病程:在大多数情况下,蛲虫感染人体后在盲肠和阑尾正常生活,然后移行至肛门产卵,幼虫在宿主体内重新建立生活循环周期,很少或几乎不引起症状。

(2)症状和体征:肛门瘙痒是主要的症状,程度从轻度瘙痒到剧烈疼痛不等,且主要发生在夜间。瘙痒使感染者搔抓肛周皮肤,引起表皮脱落及继发感染。虫体进入外阴可引起外阴炎,导致外阴瘙痒和黏液分泌增多。普遍症状是失眠和烦躁不安,相当一部分儿童表现为食欲不振、体重减轻、易怒、情绪不稳和遗尿。通常不出现嗜酸性粒细胞增多或贫血。

7. 诊断·通过在粪便、肛周刮擦或指甲下的拭子中发现特异性蛲虫卵(见图 55.2)而作出诊断,或通常在夜间从肛周发现成虫也可以诊断。由于最多只有 5%～15% 的感染者粪便中可以检获虫卵,因此粪检在蛲虫病的诊断中并不实用。在夜间可以通过透明胶带粘贴肛周皮肤来检获虫卵,连续几天检测将提高敏感性。虫卵也可放入容器内,通过寄送的方式送检。透明胶带用水或 0.1 mol 氢氧化钠固定在载玻片上,盖上盖玻片镜检。透明胶带法中虫卵黏附在透明胶带纸的黏性面,因而被广泛采用(见附录 1)。

8. 治疗·阿苯达唑是蛲虫感染首选的治疗药(表 55.1)。甲苯咪唑、左旋咪唑和双羟萘酸噻嘧啶同样有较好的疗效。哌嗪同样有效,但因耐受性较差,需天天给药,持续 7 d。尽管蛲虫感染暂时性治愈很容易,但根治很难,原因在于污染的环境和无症状的家庭成员可能带来重复感染。因此,有必要对感染者进行重复治疗,而且家庭和学校中的其他成员也应一起治疗。

在治疗过程中,防止再感染很重要。儿童必须穿棉质衣服,戴棉质手套睡觉,指甲留短常清洗。此外,经常洗手、换洗床单和床上用品也是必不可少的。

表 55.1	土源性蠕虫病的推荐治疗药(注意所有治疗均为口服)		
感染虫种	**药物**	**剂量**	**疗程**
蛲虫			
药物选择	阿苯达唑	400 mg	单剂量[a]
	甲苯咪唑	100 mg	单剂量[a]
	双羟萘酸噻嘧啶	10 mg/kg	单剂量[a]
鞭虫			
药物选择	阿苯达唑	400 mg	单剂量[b]
	甲苯咪唑	500 mg	单剂量[b]
备选药物	硝唑尼特	500 mg，4～11 岁儿童 200 mg，1～3 岁儿童 100 mg	每日 1 次，连服 3 d
蛔虫			
药物选择	阿苯达唑	400 mg，2～5 岁儿童 200 mg	单剂量
	甲苯咪唑	500 mg	单剂量
	左旋咪唑	2.5 mg/kg	单剂量
	双羟萘酸噻嘧啶	10 mg/kg	单剂量
备选药物	硝唑尼特	500 mg，4～11 岁儿童 200 mg，1～3 岁儿童 100 mg	每日 1 次，连服 3 d
弓首蛔虫			
药物选择	阿苯达唑	400 mg	每日 2 次，连服 5 d
	甲苯咪唑	500 mg	每日 2 次，连服 5 d
兔唇蛔虫			
药物选择	阿苯达唑	400 mg	每日 1 次，连服 30 d
	伊维菌素	300 μg/kg	每周 1 次，连服 10 周
钩虫			
药物选择	阿苯达唑	400 mg	单剂量
	甲苯咪唑	500 mg	单剂量
备选药物	双羟萘酸噻嘧啶	10 mg/kg	每日 1 次，连服 3 d
	左旋咪唑	150 mg 或 2.5 mg/kg	单剂量
钩虫相关的皮肤幼虫移行症			
药物选择	阿苯达唑	400 mg	每日 1 次，连服 3～7 d 以防复发
	伊维菌素	200 μg/kg	单剂量
	噻苯咪唑	局部点滴	每日 1 次，连续 5～7 d
粪类圆线虫			
药物选择	伊维菌素	200 μg/kg	单剂量，1 周后再次服用，或每日 1 次，连服 3 d
备选药物	阿苯达唑	400 mg	每日 1 次，连服 3 d，2 周后再次服用
	甲苯咪唑	500 mg	单剂量
毛圆线虫			
药物选择	双羟萘酸噻嘧啶	10 mg/kg	每日 1 次，连服 3 d
备选药物	阿苯达唑	400 mg	单剂量
	左旋咪唑	2.5 mg/kg	单剂量

[a]每 6 周重复一次，直到环境安全。
[b]重度感染可能需要几天的治疗。

9. 流行病学·蛲虫感染可发生在任何社会经济群体，且在儿童较成人常见，家庭和一些像收容所和学校这样的机构内都可以发生蛲虫感染，特别是在拥挤的环境中。如果发现一名感染者，这意味着很可能还有其他人感染。

（二）鞭虫病

鞭虫病是由鞭虫引起，是人体最常见的土源性蠕虫病之一，通常流行于雨量充沛，持续潮热，卫生设施不足的热带地区。轻度感染者几乎无临床症状，但重度感染可引起胃肠道症状，直肠脱垂，贫血，发育迟缓和认知障碍。

1. 地理分布·鞭虫病呈世界性分布，通常流行于潮湿温暖的热带地区[5,6]，几乎不在干旱地区传播(图 55.3)。

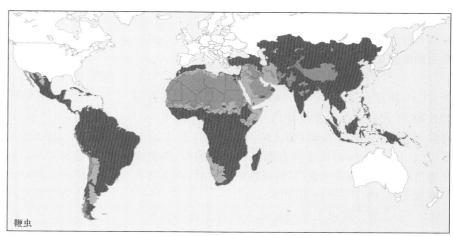

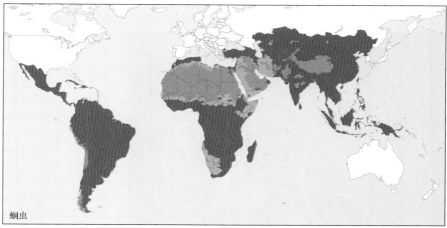

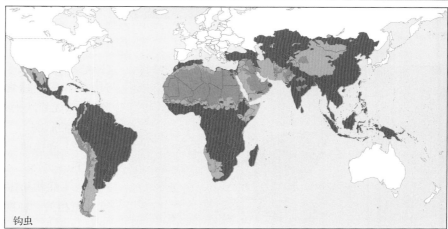

图 55.3　鞭虫、蛔虫和钩虫的全球传播范围[5]。通过观察感染率(来自 5 204 个独立的调查点)和最炎热地区的地表温度，最干旱季节的降水量和年度干旱指标的关系，根据虫种和大陆，传播可分为稳定(深灰色区域)、不稳定(阴影区域)和无风险(浅灰色区域)。白色区域的国家由于社会经济条件的发展，已不是流行区。

环境传播区域的限制
- ■ 稳定传播
- ▨ 不稳定传播
- ▒ 超出传播的限制区域

2010年，全球估计有5亿人感染鞭虫，其中包括3 500万高感染度学龄儿童（Pullan and Brooker，未出版）。据估计，鞭虫感染将损失638 000个伤残调整寿命年（disability adjusted life years，DALYs）[7]。鉴于鞭虫病引起的病理变化并无特异性，目前并没有可靠的鞭虫病死亡率估计数据。

鞭虫病在全球不同地区感染水平不一，感染最严重的地区位于赤道非洲和东南亚。得益于持续的疾病控制行动和社会经济的发展，中国、东亚和中南美洲一些地区鞭虫病的感染水平有所下降[8]。

2. 病因学·鞭虫通常呈灰白色，偶有粉红色，寄生于盲肠和阑尾。雄虫（长30～45 mm）前部细长，具有细胞性咽管，其长度与较粗尾部的一半相当。尾部可360°弯曲，鞘内有一根交合刺，鞘表面布满小刺（图55.4）。雌虫（长30～35 mm）的子宫占据尾部一半的长度，里面充满虫卵。虫卵呈黄褐色，具特征性的纺锤状，两端各有一塞状突起，内含一单胚胎（图55.5）。

3. 生活史·鞭虫主要通过嵌入式寄生在肠道绒毛上皮间的隧道种盲肠黏膜表面的皱褶中，虫卵的产出呈

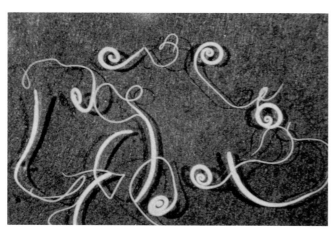

图55.4 鞭虫成虫，雌虫和雄虫。（由 *H. Zaiman* 提供）

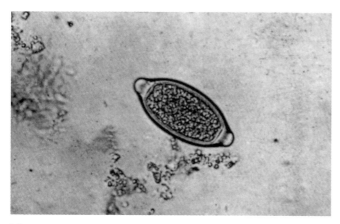

图55.5 鞭虫卵。（由热带资源处提供）

连续状，虫卵孵化至少需要21 d。虫卵可以承受低温，但不耐受干燥，通过接触污染的粪便引起感染。虫卵经吞食进入小肠后，卵壳被肠汁消化降解，幼虫逸出至小肠孵化，并多从肠腺隐窝处侵入肠黏膜，经过1周左右的时间，幼虫重新回到肠腔，再移行至盲肠，钻入肠壁黏膜并逐渐发育为成虫（见附录Ⅲ）。

4. 传播·鞭虫感染是通过手接触污染的土壤，经口食入成熟虫卵而传播，偶尔也有通过吞食虫卵，包括食土癖行为来传播[9]。

5. 病理学·鞭虫引起的病理反应与虫荷数量（感染强度）有着密切的关系。当感染者体内仅有少量成虫寄生于盲肠和升结肠，通常只引起极小的损害。然而，重度感染时，虫体遍布整个结肠和直肠，引起出血、黏液脓血便，还可出现痢疾伴随的直肠脱垂症状[10]。

通常认为重度感染引起的鞭虫痢疾综合征（*Trichuris* dysentery syndrome，TDS）很大程度上与急性期免疫应答时，血浆纤维蛋白和血浆黏度水平特异性上升有关[11]。同时，血浆胰岛素生长因子（insulin growth factor-1，IGF-1）表达水平降低，胶原蛋白表达类型减少，而血清中肿瘤坏死因子α（tumour necrosis factor α，TNF-α）水平增高[11,12]。

鞭虫感染引起的黏膜损伤也为其他病原微生物感染提供了机会，包括志贺氏菌病、溶组织内阿米巴，都可以造成进一步的溃疡。此外，鞭虫感染也会加剧弯曲杆菌感染引起的结肠炎[13]。

6. 免疫学·流行区居民感染鞭虫后产生较强的免疫反应，包括各种免疫球蛋白（immunoglobulins，Ig）类型（IgA、IgM、IgG和IgE）的应答，而且抗体水平和感染强度通常呈负相关[14]。细胞因子应答类型也与虫体感染和再感染模式有关[15]。然而，个体在治疗后仍表现出持续的鞭虫易感性，因此保护性免疫的效力并不完全[6]。

7. 临床特征

（1）自然病程：大部分情况下，鞭虫在盲肠和阑尾寄生，感染轻微，几乎无任何症状。重度感染时（虫荷数超过500），宿主通常会出现比较严重的症状和体征。此外，儿童无症状感染也会对营养状况、生长和智力发育产生潜在的影响。

（2）潜伏期：从摄入虫卵到从粪便中检出虫卵大概需要60～90 d。

（3）症状和体征：症状及体征的类型和强度与感染度呈正相关。轻度感染通常无明显症状，但与蛔虫或钩虫混合感染时，通常会出现一些轻微的症状，常有上腹部疼痛，呕吐、腹胀、胃肠胀气，厌食及体重减轻，以上腹部和右髂窝疼痛最为常见。当与溶组织内阿米巴、肠袋虫属杆菌、志贺菌合并感染时，症状将非常严重，伴有痢疾

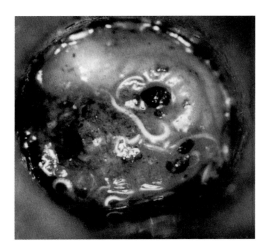

图 55.6　肠镜所见鞭虫病导致的痢疾。

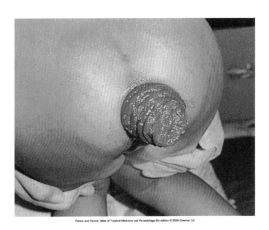

Peters and Pasvol: Atlas of Tropical Medicine and Parasitology 6th edition © 2006 Elsevier Ltd

图 55.7　鞭虫病痢疾导致的直肠脱垂。(摘自 Peters, W., and Pasvol, G.., Atlas of Tropical Medicin and Parasitology, 6th edn, © 2006, Elsevier Ltd.)

相似的症状发生。感染通常不引起嗜酸性粒细胞数量变化,但如果并发弓蛔虫感染,嗜酸性粒细胞往往将升高。

中度的鞭虫感染通常引起慢性鞭虫性结肠炎,重度感染引起 TDS 及婴儿鞭虫病。TDS 典型的症状和体征包括严重的痢疾伴黏液血便(图 55.6)和直肠脱垂(图 55.7)[16,17]。严重的婴儿鞭虫病通常发生在 3~10 岁的儿童,主要症状包括低蛋白血症,严重贫血和杵状指[16,17]。结肠炎可引起发育迟缓和贫血[18],治疗后发育进度有明显提升[19]。儿童期的鞭虫慢性重度感染也会引起认知损害,学习成绩下降和学校出勤率降低[20,21]。

8. 诊断 · 通常在粪便中检获特征性鞭虫卵可以确诊(见图 55.5),目前 WHO 推荐采用改良加藤氏厚片法(Kato-Katz 法)进行检查(见附录 I)。鞭虫卵呈特异性桶状特征,两端各有一塞状突起,卵壳有三层,最外层常被宿主胆汁成分染成深棕黄色。WHO 以虫卵数量来定义感染级别(见附录 I),重度感染是指每克粪便虫卵数

大于 10 000(表 55.2),而这也是引起发病的级别[22]。醛醚法在诊断轻度感染者时比 Kato-Katz 法更敏感。FLOTAC 技术是一种适用于现场环境的新型、敏感的浮检技术,但目前费用较高[23,24]。

表 55.2	WHO 指导下的土源性蠕虫感染度分级		
虫种	轻度	中度	重度
鞭虫	1~999	1 000~9 999	≥10 000
蛔虫	1~4 999	5 000~49 999	≥50 000
钩虫	1~1 999	2 000~3 999	≥4 000

通过对一些痢疾患者直肠镜检查发现,鞭虫成虫粘附于黏膜,导致发红和溃烂,它们也是痢疾的病因之一。

某些情况下影像学检查也会发现克罗恩病伴随的小肠蜂窝状改变征象,近端结肠是最常出现肠畸形的部位,回肠和阑尾也可发生。

9. 鉴别诊断 · 在严重感染情况下,鞭虫病的临床表现可能类似于钩虫病、急性阑尾炎或阿米巴痢疾。一些如营养不良,贫血等非特异症状,间接症状往往被误认为是其他病原引起。

10. 治疗 · 单剂量阿苯达唑和甲苯咪唑是治疗鞭虫感染的推荐药物(见表 55.1),也有 400 mg 阿苯达唑和 200 μg/kg 伊维菌素联合用药[25]。然而,单剂量苯并咪唑治愈率(定义为经过治疗后,未感染者占之前感染者的百分比)并不令人满意[26],通常需要治疗一段时间,尤其是那些重度感染者。此外,鞭虫对这种药物的敏感性也存在着地区差异[26]。因此,在制定一个地区防控规划前,需评估一下当地人群感染的虫种对药物的敏感性。

11. 流行病学和控制 · 鞭虫感染通常伴随蛔虫和弓蛔虫属的感染,它们在流行病学上也具有相似特性。

鞭虫及其他土源性蠕虫的体外发育阶段具有温度和湿度依赖性。最适温度是 20~30 ℃,5 ℃以下和 38 ℃以上发育将停止[27]。流行病学研究表明,蠕虫病的发病与湿度和降雨量也有着密切的关系。地理信息系统(geographical information systems,GIS)和遥感技术可以在空间上对气候和环境因素进行连续估算,结果表明:地表温度超过 38~40 ℃的地区,鞭虫和蛔虫感染率通常不会超过 10%。因此,位于赤道地区的发展中国家流行情况最为严重[27]。其他影响疾病流行的重要因素包括恶劣的卫生条件,卫生行为和落后的社会经济发展水平[28]。通常认为城市蛔虫病和鞭虫病的流行程度比农村地区要高,但这个结论也不是绝对的,因为很多地区农村和城市的感染率几乎是一样的[29]。

鞭虫和蛔虫感染的年龄相关性具有相似的特征。5岁以下儿童感染率最高,在低流行区,这个年龄段仍保持高感染;之后直到成年,感染水平保持相对稳定[6]。中等感染人群中,4～10岁儿童占的比例最高,随着年龄升高有下降的趋势。与其他土源性蠕虫一样的是,社区内鞭虫感染具有高度聚集性。因此,尽管大部分人感染了蠕虫,但只有小部分人虫荷较重。家庭中重度感染者聚集的情况也很普遍[30]。对重复感染的研究表明:个体有趋于轻度或重度感染的倾向,这解释了聚集性的可能机制,也是流行病学研究的一大观察发现[6]。然而,感染异构性问题的确切原因还不甚清楚是否与遗传因素和/或共同的环境和家庭行为因素有关[31,32],控制措施与蛔虫病相同:避免土壤污染和定期药物驱虫。

三、类型 2(改良直接型,蛔虫病,弓蛔虫病)

(一)蛔虫病

蛔虫病是由蛔虫寄生于小肠而引起,是最常见的人体寄生虫感染,通常流行于热带和亚热带地区。严重感染时可引起一系列临床并发症,如肠梗阻等。此外,还可导致营养水平低下和认知障碍。

1. 地理分布 · 蛔虫病是最常见和分布最广的人体寄生虫感染之一,全球大约有 8 亿人感染蛔虫(Pullan and Brooker,未公开发表),每年因此损失 130 万个 DALYs[7]。全球不同地区蛔虫病的流行情况不一,与鞭虫病的流行范围基本一致(图 55.3),感染人群主要分布于东亚、南亚和撒哈拉以南非洲地区。

2. 病因学 · 蛔虫(图 55.8)是体型较大的蠕虫[雌虫(20～25)cm×(3～6)mm,雄虫(15～31)cm×(2～4)mm](形态描述见附录Ⅲ)。

猪蛔虫:猪蛔虫和人蛔虫在形态上几乎难以区别,人也不是猪蛔虫正常的宿主。猪蛔虫通常在猪体内引起蛔虫性肺炎,人如果出现相似的呼吸系统症状,通常也是感染猪蛔虫引起。尽管猪蛔虫可以感染人,但人不是它适宜的宿主;然而,仍可能出现混合感染,猪蛔虫还可导致肠道嗜酸性肉芽肿。

3. 生活史 · 蛔虫寄居于小肠并产卵(图 55.9 和图 55.10),产出的卵通常是不成熟的,内含一未分化的胚胎。在潮湿的土壤中,胚胎在 36～40 ℃ 的环境中发育 2～4 个月直至成熟(最佳条件为 25 ℃,3 周),并蜷曲于虫卵内。幼虫在虫卵内经历一次蜕皮后,被吞食进入小肠并进一步孵化成具有感染性的二期幼虫(见附录Ⅲ)。随后,感染性幼虫通过肠黏膜进入血液循环,通过右心到达肺部,但并不能穿过肺毛细血管。随后幼虫穿过肺泡壁进入呼吸道,逆行至咽,经会厌第二次被吞食进入食管并到达小肠,整个过程需 10～14 d,其间幼虫蜕皮两次。第四次蜕皮发生在第 25～29 天,幼虫最早可在第 5 天就到达小肠,从感染到粪便中发现虫卵的周期一般为 60～70 d。

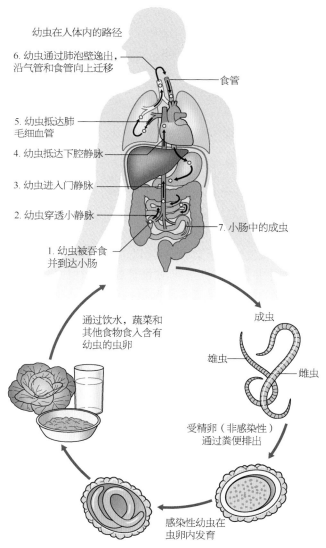

幼虫在人体内的路径

6. 幼虫通过肺泡壁逸出,沿气管和食管向上迁移

食管

5. 幼虫抵达肺毛细血管

4. 幼虫抵达下腔静脉

3. 幼虫进入门静脉

2. 幼虫穿透小静脉

7. 小肠中的成虫

1. 幼虫被吞食并到达小肠

通过饮水,蔬菜和其他食物食入含有幼虫的虫卵

成虫

雄虫

雌虫

受精卵(非感染性)通过粪便排出

感染性幼虫在虫卵内发育

图 55.9　蛔虫的生活史。(由热带资源处提供)

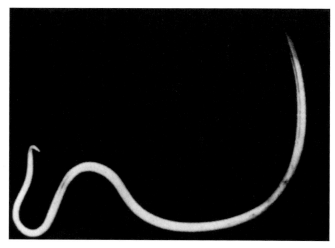

图 55.8　蛔虫成虫。(热带资源处提供)

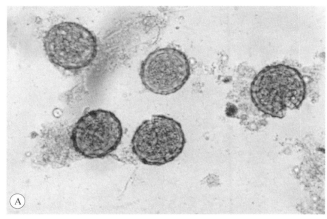

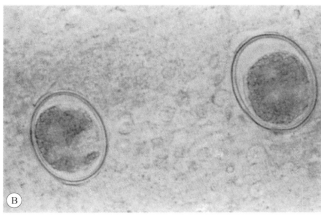

图 55.10 蛔虫卵。(A)粪便中成熟的受精蛔虫卵 (B)肝脓肿中脱蛋白膜的虫卵。[(A)由热带资源处提供;(B)由 *M.L. Chu* 提供]

4. 传播·人群感染蛔虫通常是因为偶然情况下误食污染土壤中的感染性虫卵,如儿童在污染土壤附近的房屋边玩耍,就很容易感染。此外,食土癖也是一种传播方式[9]。

5. 病原学·蛔虫感染引起的病理反应可能是由幼虫迁移过程中经过肝脏或肺,以及成虫在小肠寄生过程中移行到异常位置所引起。与其他土源性蠕虫一样,病理反应的严重程度与感染强度密切相关。

(1)幼虫移行:移行过程中出现一系列症状是由幼虫移行引起的物理作用和嗜酸性粒细胞炎症反应所引起。肺部的损害通常发生于幼虫向小肠的移行过程中。"Löffler综合征"可能是致命的,通常伴有发热、咳嗽、咳痰、哮喘,皮疹,嗜酸性粒细胞增多和放射性肺浸润[33]。细支气管中可见第四期幼虫的片段,与多形核细胞和嗜酸性粒细胞浸润有关。降解的嗜酸性粒细胞群中可发现散在的 Charcot-Leyden 晶体。

肝脏的坏死区中也可发现嗜酸性粒细胞。已在胃液和痰液中分离到移行的幼虫。幼虫移行过程中也可引起与犬弓首蛔虫属幼虫类似的内脏幼虫移行症症状。幼虫可移行至脑、眼和视网膜导致肉芽肿。在幼年儿童中,蛔

虫病通常伴随弓蛔虫的感染,曾有从肿胀的颈部摘除数以百计幼虫的报道。(参见下文的兔唇蛔属)

(2)成虫:成虫在正常的寄生状态下几乎不引起病理反应。重度感染时可引发肠绞痛,患者往往极度痛苦。大量虫体聚集可能引起肠扭转、肠梗阻(图 55.11)或肠套叠。

(3)成虫移行:当寄生的环境发生变化时(如麻醉或发热),成虫可能会移行到达异常寄生部位从而导致急性肠梗阻症状,包括机械性阻塞,回盲部区域的肠穿孔,堵塞管腔的急性阑尾炎、憩室炎,胃或十二指肠壶腹部的阻塞创伤,十二指肠与胰腺坏死,胆管阻塞引起的梗阻性黄疸,进入肝实质导致的肝脓肿,在生殖道和食管浸润穿孔。

雌虫沿胆总管移行进入肝脏,死亡后释放虫卵可引发肝脓肿。组织学上通常表现为围绕死亡虫体周围的肉芽肿,脓肿中可见卵壳已被消化的光滑虫卵(图 55.10B)。在世界上一些地区,儿童发生蛔虫性肝脓肿较阿米巴脓肿更为常见。

雌虫排出的虫卵周围可形成肉芽肿,雌虫也可进入腹膜引起类似结核性腹膜炎症状。肠嗜酸性肉芽肿也可能由猪蛔虫引起。

成虫进入胆道可引起胆道梗阻和瘀阻,导致痉挛和炎症,被称为胆道蛔虫症[34,35]。X 线平片、钡餐造影、静脉胆道造影超声检查、CT 或磁共振均可显示虫体存在[36]。尸检可证实胆管炎和肝脓肿的存在。成虫、幼虫和虫卵都可能引发结石的形成,并且在许多胆管结石的核心位置被发现。胆道蛔虫症也被认为是肝胆管结石病的可能病因[37]。药物治疗是解决胆道蛔虫症的主要途径,包括镇痛药和驱虫治疗。如果药物治疗无效,可在内窥镜下用活检钳取出虫体[38]。

(4)免疫病理反应:许多感染者表现对蛔虫抗原过敏,过敏症状包括结膜炎、荨麻疹和哮喘。受感染个体的皮肤可能对最小剂量的蛔虫抗原敏感,并立即引起超敏反应,常伴有荨麻疹或红斑。流行病学研究指出,这种过敏和哮喘反应将形成蛔虫保护性免疫,然而这种推断还缺乏足够的证据[39]。据推测,蛔虫及其他土源性蠕虫高流行区人群过敏风险也较高,低流行区这种风险降低。此外,与免疫系统成熟相关的暴露时间也起着很重要的作用。研究表明,阿苯达唑治疗与学龄儿童中过敏症状或临床过敏风险增加无关[40]。

对于敏感的个体,成虫的移行可能引起强烈的肛门瘙痒症,吐出虫体和声门水肿。

(5)营养和认知障碍:蛔虫感染能引起小肠生理异常[41],导致维生素 A 和其他微量元素吸收不良,最终造成营养缺乏和生长迟缓[42]。感染也可能导致维生素 A

缺乏症,患有夜盲症小孩如进行及时有效的治疗,眼部症状可得到快速改善。儿童驱虫后,血清中视黄醇的浓度明显提高[43]。蛔虫病与生长迟缓和营养不良之间的关系目前已得到明确证实[44,45]。许多研究也表明蛔虫病可引起认知障碍[20,21],尽管影响认知过程的机制目前尚不明确,但可能是通过营养不良间接引起的。

6. 免疫学·人类对蛔虫再感染仅获得部分免疫力,而动物可以利用成虫或幼虫提取物产生保护作用。分化的 Th2 型体液免疫是主要的免疫应答反应,而且是针对移行期的幼虫[46]。异位寄生的成虫引起细胞免疫应答。

二期幼虫转换成三期幼虫时,分泌的抗原引起大量抗体释放,伴有 IgE 水平显著升高和外周血嗜酸性粒细胞增多[47,48]。四期和五期幼虫在肠阶段可能进一步引发免疫应答,此时可伴有虫负荷显著降低,这可能是自然感染状态下的一种调控机制,但不是避免再感染的体液免疫应答[14]。

成虫在肠内不引起免疫应答,当它们进入组织内,可引起细胞免疫应答导致肉芽肿的形成。某些人还会出现针对蛔虫成虫抗原的速发型超敏反应。

7. 临床特征

(1) 自然病程:蛔虫感染一般情况下是无症状的,但儿童严重感染时可引起一系列症状。重度感染可通过免疫力或减少接触来控制,因此尽管可重复感染,成年人感染的症状通常比较轻微。

(2) 潜伏期:从食入虫卵感染到粪便中发现虫卵的周期一般为 60～70 d。幼虫蛔虫症出现肺部症状一般在感染后 4～6 d。

(3) 症状和体征:尽管单条成虫也可引起肝脓肿或阻塞胆总管,但是轻度感染一般不引起症状。急性症状与蠕虫数量大约成正比,当虫荷数达到 100 或以上时,可能引起更严重的症状。

在感染后的第 4～16 天,幼虫在移行过程中引起肺炎,症状包括发热、咳嗽、咳痰,出现一系列肺部浸润的影像,伴有高嗜酸性粒细胞增多症。幼虫可在痰液或胃液离心沉淀后被发现。目前发现“Löffler's 综合征”更多地发生在季节性蛔虫病,而全年持续传播的蛔虫病则出现较少[49,50]。肺炎持续时间较短,一般为 3 周,与历时数月热带肺嗜酸性粒细胞增多症(tropical pulmonary eosinophilia,TPE)相反。也可出现哮喘并持续一段时间。肝脏也有可能受到影响,肿大并出现疼痛。

正常发育的幼虫可引起与犬弓首蛔虫属类似的症状。出现的神经系统症状包括抽搐、脑膜炎、癫痫和眼睑水肿,夜间可出现磨牙和失眠。当幼虫钻入大脑可形成肉芽肿,表现为眼睛、视网膜或脑部的类似小肿瘤。

蛔虫感染最常见的并发症是肠梗阻(图 55.11)[51]。

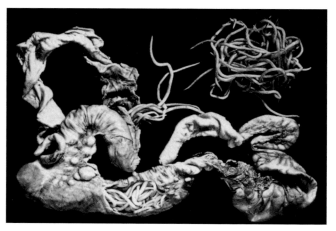

图 55.11　大量蛔虫在小肠内引起致命的肠梗阻。

蛔虫引起的肠梗阻(Ascaris-induced intestinal obstruction,AI-IO)发生率和蛔虫感染率并不是呈线性关系。据估计,在流行区每年每 1 000 例蛔虫感染中有 0～0.25 例发生肠梗阻,然而死亡率高达 5%[51]。10 岁以下儿童出现 AI-IO 很普遍,可能与他们的小肠较窄和虫荷较高有关。胃肠不适,腹痛和呕吐很常见。腹部 X 线平片和腹部超声检查显示特征的“铁轨”标志和“靶心”外观,则有助于诊断。

第二个最常见的并发症是胆道蛔虫病,尤其在印度次大陆的成年人发病较高。症状主要是右上腹疼痛急性发作,伴有发热、黄疸和复发性胆管炎。

8. 诊断·在粪便中检获成虫和虫卵可以作出诊断。受精卵呈椭圆形,约 60 μm×45 μm,外壳透明,周围由一层乳头状的壳包围,通常被胆色素染色,内含一个不分节的胚胎(见图 55.10A)。未受精蛔虫卵长而窄(90 μm×40 μm),有一薄且不规则的外壳。与鞭虫类似,可通过虫卵定量计数法如 Kato-Katz,McMaster 和 FLOTAC 法来确定感染强度(见附录 1)。WHO 定义每克粪中虫卵数≥50 000 为重度感染(表 55.2)。异位寄生时,通常是脱掉外壳的光滑虫卵(见图 55.10B)。

(1) 嗜酸性粒细胞增多症:在蛔虫感染的幼虫移行期,常有嗜酸性粒细胞增多症,成虫感染时几乎很少发生。如果成虫感染伴有明显的嗜酸性粒细胞增多症,需怀疑合并弓形虫或粪类圆线虫感染。

(2) 成虫:成虫从鼻子、口腔或肛门钻出时有报道,引起患者的痛苦。虫体的大小和形状与其他寄生蠕虫是不同的,尤其与绦虫有明显区别。因此,患者往往能够注意到这些不同。

(3) X 线和超声检查:服造影餐 4～6 h 后,影像学检查显示蠕虫摄取的不透明的物质形成的圆柱形充盈缺损或阴影。超声也越来越多的应用于肠梗阻和胆道蛔虫病的诊断[52]。纵截面上可以观察到整个虫体的存在,横截面上的单条蠕虫呈现"靶心","靶标"或"甜面圈团块"。在实时超声检查中,活虫显示出特征性的缓慢、无方向性运动。

9. 血清学诊断·因为与其他蠕虫抗原有很多的交叉反应,蛔虫感染的免疫学诊断曾是一个挑战。但是,最近基于多重聚合酶链反应(polymerase chain reaction,PCR)技术已显示是一种有前景的诊断方法[53,54]。

10. 鉴别诊断·肺部症状综合征、放射性肺浸润和嗜酸性粒细胞增多在许多蠕虫感染和其他感染中常见。幼虫蛔虫病必须和弓形虫病、钩虫病、粪类圆线虫病、血吸虫病、TPE 区分。幼虫蛔虫病是一个短期的疾病,通常只持续 2～3 周,伴有嗜酸性粒细胞迅速下降。

弓首蛔虫属通常与蛔虫有关,引起的内脏幼虫移行(visceral larva migrans,VLM)综合征,常持续数月伴嗜酸性粒细胞升高,但肺部症状不明显。弓首蛔虫幼虫和蛔虫几乎引起相同的大脑、眼睛病变。蛔虫病可通过特异的血清学诊断进行判定(见下文)。

TPE 和蛔虫性肺炎的症状十分相似,主要发生在成年人中,其潜伏期较长,特定的丝虫血清学试验显示阳性。枸橼酸乙胺嗪试验响应迅速。肺曲霉病、药物反应和嗜酸性粒细胞白血病都是慢性的。

11. 治疗·阿苯哒唑和甲苯咪唑都是非常有效的抗蛔虫药物[26](表 55.1)。左旋咪唑和噻嘧啶也有效。服药时间最好是在两餐之间。

泼尼松治疗后的临床反应比较强烈。应在肺部症状出现后 2 周给予驱虫药,同时辅以解痉、镇痛,经鼻胃管胃肠减压等保守治疗。在疾病的急性期过后,肠功能恢复期间,通常选择静脉输液的方式,输入可溶性驱虫药物(如左旋咪唑,噻嘧啶)。如果药物效果不明显,可选择手术治疗[38]。如果因为发热、心动过速、严重疼痛或在保守治疗 48 h 内无缓解,手术干预将是必要的,但也应尽可能采取保守性手术治疗,如仔细地解开虫结和将虫体挤入结肠。仅在极少数情况下才切开肠道。

12. 流行病学和控制措施·蛔虫和鞭虫在生物学上的相似性意味着它们有相似的气候环境需求(图 55.3)[27],也部分解释了两种虫在世界不同地区的流行相关性[55]。

蛔虫病的流行病学特征也和鞭虫病相似:感染方式的明显年龄相关性,高度集中分布在社区[56],重度感染的家庭聚集性[29,30]和倾向性(见 2001 年 Crompton 综述)[57]。与鞭虫病一样,蛔虫病的控制基于个人卫生,妥善处理粪便,健康教育和定期群体化疗等综合措施。

(二) 弓首蛔虫病

人弓首蛔虫病发生与感染犬弓首蛔虫或猫弓首蛔虫有关。通过误食虫卵而感染,随着幼虫穿过肠壁,迁移至肝脏、肺和中枢神经系统。该土源性蠕虫在人体内不能正常发育至成虫,炎症反应可杀死幼虫或促使虫体处于发育停滞状态。在此之前,幼虫可导致组织脏器损伤称为 VLM[58],或眼部损伤称为眼弓蛔虫病。目前也发现的第三种感染形式称之为隐性弓首蛔虫病。

1. 地理分布·犬弓首蛔虫在世界各地均有分布,发达国家的感染率在 2%～50%,发展中国家可达到 86%,发展中国家的环境条件有利于土源性蠕虫病的传播[59,60]。而猫弓首蛔虫对人类的影响目前还未得到充分的认识[61]。1952 年 Beaver 和他的同事在美国南部第一次提到内脏幼虫移行症[62],主要是在美国南部和东部,同时也在欧洲、加勒比海地区、菲律宾、澳大利亚和非洲。眼弓蛔虫病(肉芽肿性炎症)首次发现也是在美国[63],现在世界上许多地区也证实其存在[64]。隐性弓首蛔虫病在美国南部也很普遍。

2. 病因学·犬弓首蛔虫和猫弓首蛔虫分别感染犬和猫。形态和蛔虫相似,雄虫长 4～6 cm,雌虫长 6.5～10 cm,虫卵表面坑洼不平,大小为 85 μm×75 μm,比蛔虫卵稍大。在犬和猫粪便及污染的土壤中可查获虫卵,而人体内无虫卵。

狮弓蛔虫在野生的食肉动物和流浪的犬、猫体内很常见,但在极少数情况下可以感染人类并导致 VLM。

3. 生活史·在犬和猫体内,犬弓首蛔虫的生命周期和人体内的蛔虫类似。但经胎盘感染常见,感染的新生儿体内的虫体能排出大量虫卵。相比之下,犬和猫只排出少量的虫卵。犬和猫是由摄入土壤中污染的虫卵或经胎盘而感染,因而它整个生活史的环境受限,与外界几乎不接触。

人不是正常的宿主,虫卵在胃内孵化后,二期幼虫穿过肠黏膜,通过肠系膜血管进入血液循环到达肠和肝脏,也可到达脑,肺和眼等器官。在这些器官内,虫卵通常引起肉芽肿反应,这阻止了它们进一步的迁移和产生病理反应。在人体内,已有实验表明幼虫不发育而保持存活状态达 11 年之久。

4. 传播·犬和猫向环境中排出虫卵是最主要的传播方式。儿童因与污染土壤或游乐场接触而感染。此外,食土癖也是一种重要的感染风险。也有人认为,犬可以通过接触而直接感染人类[65],因为虫卵至少经过 2 周的发育才能成熟,因此这种方式并不被认为是一种重要的传播方式[66]。

5. 病理学·病理反应的严重程度取决于感染强度。重度感染者通常有 VLM,轻度感染者后期通常出现眼弓蛔虫病。

(1) 内脏幼虫移行症:在严重感染的儿童,直径为 450 μm×(16～20)μm 的二期幼虫在肝脏中引起少量或许多粟粒状病变。这些病变呈白色包膜结节大小的肉芽肿。其他发生部位是肺、肾、心脏、骨骼、肌肉、大脑和眼睛。显微镜下,肉芽肿显示为嗜酸性粒细胞和组织细胞紧密包裹的中心,其外由白泡状核的大组织细胞包围着,有时排列成栅栏状,偶尔有一个典型的多核巨细胞。肉芽肿内偶尔可以看到二期幼虫,但通常只能看到残留物。偶然情况下,幼虫可到达大脑和肺,并可引起相似的损害。

(2) 眼弓蛔虫病:眼部的肉芽肿反应可形成一个大的视网膜下肿块,并叠加脉络膜炎,与视网膜母细胞瘤相似。

6. 免疫·由于获得对再感染的免疫力,成年犬很少或几乎没有虫卵。在正常宿主体内的幼虫诱导机体产生体液和细胞免疫反应。抗体应答表现为免疫球蛋白大量升高,主要是 IgG、IgM(球蛋白可升高至甲醛凝胶试验阳性)和 IgE 也会升高,并伴有外周嗜酸性粒细胞增多。此外,典型反应还包括幼虫引起细胞介导的肉芽肿反应。

7. 临床特征

(1) 自然状态:从摄入虫卵感染,虫卵在胃中孵化,幼虫迁移至肝脏后,或滞留在肝脏,或移行到其他器官。在大多数情况下,幼虫会被消灭而不产生任何损害。但在某些情况下,它们可以存活多年,并在迁移过程中导致病变。除非感染较重产生 VLM 综合征,一般感染不会引起任何麻烦。眼部病变可以产生严重损伤视力,甚至完全失明。

(2) 潜伏期:此阶段很难界定,但在重度感染(VLM)中,潜伏期与人蛔虫感染相似。轻度感染时,直到出现眼部症状之前都可能无症状。

(3) 症状和体征:这些取决于体内感染的发生。有两个主要的临床表现:VLM 和眼弓蛔虫病(肉芽肿性炎症)。此外,移行过程中的幼虫也能导致隐性弓首蛔虫病。

幼虫移行症在儿童中最常见。儿童主观感觉不适,出现肝脏肿大、发热和哮喘。有明显的嗜酸性粒细胞增多和高丙种球蛋白血症,可以有肺部体征(放射斑纹),并偶伴有心功能不全和肾病。严重感染可引起神经性病变(包括癫痫、麻痹和横向脊髓炎)。弓首蛔虫病可能是发展中国家癫痫患病率较高的部分原因[67]。大多数情况下,VLM 患者 2 年后自然恢复,偶有死亡情况。尸检时会发现肝脏甚至大脑有广泛的病变。

眼弓蛔虫病会导致视觉模糊,对光敏感,而这些症状往往只影响一只眼睛。幼虫通过迁移引起视网膜病变,常在黄斑处或附近呈现为类似实性视网膜肿瘤。在早期阶段,出现的病变和视网膜肿瘤很相似。急性期消退后,病变遗留下明显的视网膜变性区。视力降低或中心视力丢失,其主要原因是玻璃体炎症、黄斑囊样水肿或视网膜分离[68]。黄斑损伤的表现是经常出现斜视[68]。伴有虹膜粘连的虹膜睫状体炎可发展和进行性地引起全眼内炎和视网膜剥离。青光眼患者的前房在裂隙灯显微镜下几乎查不到二期幼虫。据估计,每 100 000 例感染者中有 1～7 例眼弓蛔虫病患者[69,70]。

隐性弓首蛔虫病的症状和体征包括咳嗽、睡眠障碍、头痛和腹痛。长期滞留于肺部的幼虫迁移也可能造成哮喘[71]。此外,嗜酸性粒细胞增多症也通常与该病有关[64]。

8. 诊断·确诊 VLM 最可靠的实验室检查结果是稳定、持续性嗜酸性粒细胞增多、白细胞增多、白蛋白降低、球蛋白中 IgG、IgA 抗体滴度增高,高分辨率超声显示肝区低回声增强[72]。

(1) 活检到幼虫:获取幼虫非常困难。在肝活检或尸检的肉芽肿中心可找到幼虫或退化的片段。肝活检显示肉芽肿含有许多嗜酸性粒细胞成分,但必须与曼氏血吸虫肉芽肿相区别。在活检和尸检样本中常发现巴西钩虫和犬钩虫,通常侵入皮肤,偶尔可以通过肠道形成宿主内脏的肉芽肿。粪类圆线虫自体感染可出现类似的情况。可能需要组织切片的免疫荧光染色进行鉴别。

(2) 血清学:目前多采用二期幼虫体外培养收集的排泄-分泌抗原进行 ELISA 检测用于人体感染的诊断[73]。使用幼虫抗原,在消除猪蛔虫交叉反应的前提下,在 ELISA 为 1∶32 效价检测 VLM 时,检测的敏感性＞75％,特异性＞90％[74]。ELISA 对眼弓蛔虫病的检测灵敏度要低于 VLM[75]。在热带地区,血清学诊断的难点是一直难以获得特异性的且不与其他常见组织蠕虫有交叉反应的弓首蛔虫二期幼虫抗原。在这种情况下,基于特异性 IgE 和 IgG 亚类(IgG4)[76] 以及重组抗原技术[77] 可以提高 ELISA 血清学诊断的敏感性。然而,该诊断方法一般不能区分过去和现在的感染,因此不能有效地用于疗效考核。

(3) 眼弓蛔虫病:通过眼科检查可以确诊。在血清学检测的基础上,荧光素造影、超声检查或计算机断层扫描可用于鉴别幼虫移行症和眼视网膜母细胞瘤。

9. 鉴别诊断·VLM 必须和其他迁徙性蠕虫如幼虫性蛔虫病(病程更短)、粪类圆线虫病(病程很长)和热带肺嗜酸性粒细胞增多症(肺部症状更明显,常见于成人)。

眼弓蛔虫病有别于视网膜肿瘤(视网膜母细胞瘤)和脉络膜炎(弓形虫引起)。所有儿童视网膜母细胞瘤病例应该做血清学检测,以排除弓蛔虫病。

10. 治疗·治疗药物选用阿苯达唑和甲苯咪唑,每日 2 次,连续 5 d(表 55.1)。然而,由于甲苯咪唑肠道吸收欠佳,一般使用阿苯达唑治疗。枸橼酸乙胺嗪和噻菌灵在过去曾广泛使用,但目前已不再推荐。

在幼虫移行症中,高嗜酸性粒细胞增多可能在临床治愈后还持续几个月,表现为持续性发热和肝肿大。一旦康复,不会复发,也几乎不可能发生二次感染。严重眼弓蛔虫病患者可能需要用糖皮质激素治疗。眼肉芽肿可能需要手术切除或用激光视网膜冷凝治疗。视力丧失可以控制,但视力难以恢复到原来水平。

11. 流行病学和控制措施 · 犬弓首蛔虫属在成年狗和猫的感染很常见,其排出虫卵到地面被儿童摄食。一般认为人群血清阳性率是反映感染状况变化的一个指标。城市和郊区的室外公园是常见的感染源,饲养宠物和食土癖是重要的感染危险因素[60]。在热带地区,弓首蛔虫病常合并蛔虫和鞭虫感染,并具有类似的临床症状[59]。血清流行病学显示,随着年龄增长,血清阳性率也随之升高,一般在感染 2 年半后出现阳性结果,3～5 岁是感染高发年龄段。5 岁以后感染率降低,但那些具有食土癖或精神异常的人群例外。而眼弓蛔虫病常见于较大的年龄。

控制措施取决于狗和猫的感染控制,尤其小狗和小猫是主要的感染源。常规的动物驱虫治疗是必要的,特别是有孩子的家庭。针对感染源和减少感染的方法是进行健康教育,如在儿童玩耍场所(如沙箱、公园和游乐场)避免狗和猫粪便对土壤的污染和促进养成洗手的习惯。

(三) 兔唇蛔虫病

兔唇蛔虫病在人体感染很罕见,属于机会性感染。

1. 地理分布 · 主要分布于热带地区,例如美国南部和中部以及加勒比海地区。大多数发生在南美洲的亚马逊地区。

2. 病因学和生活史 · 在兔唇蛔虫属中已发现五种寄生虫,但小兔唇蛔虫最常见。成虫生活于小肠黏膜下层的空隙中,成虫排出含有感染性幼虫的虫卵,被鼠和其他小型哺乳动物摄入。幼虫在肠道孵化,然后移行到骨骼肌,在那里它们发育成熟并最终被终宿主吞食。自然终宿主未知,但可能包括负鼠和野生猫科动物(如云豹)等。

3. 传播 · 人类被认为是通过摄入土壤中的虫卵或食用中间宿主而感染。据报道,一例多巴哥的感染者是通过生食负鼠肉而感染。除人类之外,还可以感染家畜(猫科动物和犬科动物)以及森林居住的食肉动物。调查表明,野生动物可以作为中间宿主[78]。感染的人群一般生活在新开垦的地区,他们几乎完全依赖狩猎食肉生存。

4. 病理学 · 人感染后引起头颈部的皮下脓肿,并引起鼻咽病变。扁桃体和淋巴组织由肉芽组织取代,上皮样肉芽肿中含幼虫和卵。颈部形成脓肿并可排出脓液。在极少数情况下,感染可导致眼、耳和脑膜受累。

5. 临床特征 · 早期症状是复发性扁桃体炎,感觉有虫体在咽喉爬行,甚至从口中爬出。柔软的肿瘤状包块破溃后流出的脓液中可发现虫体。

6. 诊断 · 成虫沿着侧线可见一条纵向的沟(见附录Ⅲ)。

7. 治疗 · 阿苯达唑 400 mg/d,连服 30 d,或伊维菌素每周 300 μg/kg,连用 10 周,可导致病变消退且无需进行手术切除[79]。

四、类型 3：穿透皮肤型(十二指肠钩虫病,美洲板口钩虫病,粪类圆线虫病,毛圆线虫病)

(一) 钩虫(十二指肠钩虫,美洲板口钩虫)病

钩虫感染是由十二指肠钩虫和美洲钩虫引起,在许多情况下大量虫体附着于小肠,摄取血液和少量蛋白质,引起钩虫性贫血和钩虫病。全球估计有 7.07 亿人感染钩虫(Pullan 和 Brooker,未发表)[8,80],并造成 3 200 000 DALYs 的损失[7],主要由缺铁性贫血所导致。

1. 地理分布 · 钩虫流行于所有热带和亚热带国家[5],特别是撒哈拉以南的许多非洲国家以及中国南部,太平洋和东南亚[81]。

十二指肠钩虫主要分布于欧洲南部,北部非洲海岸,印度北部,中国北部和日本。这可能和移民到拉丁美洲的跨太平洋航线有关,是秘鲁、智利和巴拉圭主要的钩虫虫种。十二指肠钩虫已经被引入澳大利亚西部和美洲钩虫占主导地位的流行区：印度南部、缅甸、马来西亚、菲律宾、印度尼西亚、波利尼西亚、密克罗尼西亚和西非部分地区。

美洲钩虫是撒哈拉以南非洲、亚洲南部,美拉尼西亚和玻利尼西亚地区流行的主要虫种。它也广泛分布于加勒比地区,中美洲和南美洲北部,可能是被贩卖的非洲奴隶所带来。美国南部也偶有发现。

2. 病因学 · 十二指肠钩虫和美洲钩虫都可感染人类。世界上钩虫病主要是由美洲钩虫感染所引起。

(1) 十二指肠钩虫：白色,小圆柱状,摄取血液后呈灰色或红褐色螺纹状(附录Ⅱ)。雄虫和雌虫都有口囊含两对钩齿,用于附着到小肠黏膜。雄虫[(0.8～1.1)cm×(0.4～0.5)cm],后部末端有一个角质层膨胀形成的伞状交合囊(附录Ⅲ)。雌虫[(1～1.3)cm×0.6 cm],体积稍大,有卵巢和输卵管包裹的体腔,内含有虫卵。外阴位于体部后 1/3,感染后 15～18 个月产卵量达到最大值。感染到虫体死亡而虫卵最终从粪便中消失的间隔时间平均是 1～3 年。雌虫每天排卵数在 25 000～35 000 个,一生可排卵 18 000 000～54 000 000 个(完整的形态说明请见附录Ⅲ)。虫卵[(50～60)μm×(35～40)μm]卵壳透明,刚排出体外的虫卵内含两到四个卵细胞(图 55.12)。

(2) 美洲钩虫：美洲钩虫形态和十二指肠钩虫相似,但更短、更细[(0.9～1.1)cm×0.4 cm]。可根据外阴的

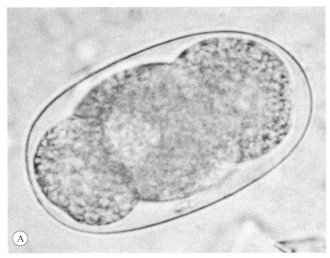

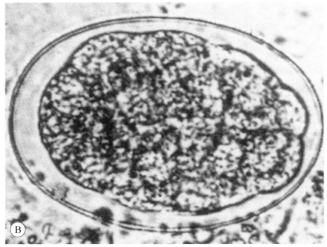

图 55.12　钩虫卵。(A)含有发育中幼虫的未成熟卵;(B)成熟虫卵。[(A)由 *J. S. Tatz* 提供;(B)由热带资源处提供]

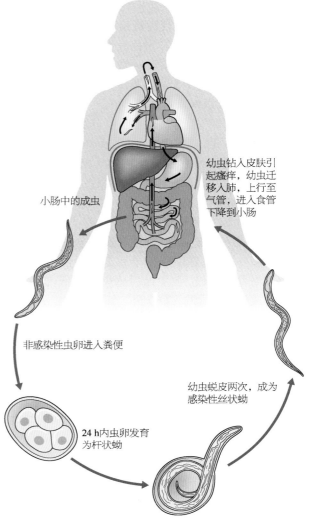

图 55.13　钩虫的生活史。

位置与十二指肠钩虫区分,美洲钩虫的阴门位置更靠前(附录Ⅲ)。口囊比十二指肠钩虫略小,并以板齿替代了钩赤。虫卵略大于十二指肠钩虫虫卵[(64~75)μm×(36~40)μm]。雌虫每天排出 6 000~20 000 个虫卵,其平均寿命为 3~10 年。

　　3. 生活史·成虫寄生在人体小肠,雌虫排出的虫卵在肠腔内呈二、四或八卵细胞状,随后排出体外。在潮湿阴暗的土壤中,虫卵孵化成杆状(第一阶段)幼虫(L1)(图55.13),营自由生活,有一个球状的食管。他们依靠有机碎屑和细菌生存。第 3 天幼虫开始蜕皮,第 5 天食管消失,幼虫变得细长,在 20~30 ℃条件下充分发育,逐渐远离粪便进入土壤并蜕皮形成感染期的丝状蚴(L3)(图55.13),此期幼虫已有肌肉组织和食管保护鞘。幼虫向有氧处运动,在水中不能生存。幼虫最多可在土壤下2.5 cm 生存,也可从更深的位置往上爬。在避免干燥的条件下,它们可以在温暖潮湿的土壤中生存两年。尽管

幼虫运动意味着它们可以向下移动到土壤从而避免脱水,但阳光直射、干燥和盐水是致命的。当幼虫与宿主皮肤接触并钻入后,接收哺乳动物血清和组织中信号并继续发育[82]。宿主激活的 L3 期幼虫进入血管后第 3 天到达肺,突破肺泡进入支气管,上移至气管,通过食管到达胃和小肠。在这个迁移过程中,第三次蜕皮后形成颊囊。第 7 天到达小肠并第四次蜕皮后,颊囊发育成型,虫体附着于小肠黏膜,剖检可见其中一个小的线状的结构中含有摄入的血液。3~5 周后发育成熟,雌虫开始产卵。

　　十二指肠钩虫和美洲钩虫的生活史相类似,除了以下几方面:

　　● 十二指肠钩虫寿命 1~3 年,而美洲钩虫寿命达3~10 年。

　　● 十二指肠钩虫通过摄入和皮肤感染,而美洲钩虫仅通过皮肤感染。

　　● 美洲钩虫的幼虫移行到肺,并在肺中生长发育,而

十二指肠钩虫并不如此。

 • 十二指肠钩虫在发育为成虫之前，可以在很长一段时间里保持幼虫状态，因此可过渡不适合传播的季节[83]。

4. 传播 • 通常是从被人粪便污染的土壤中通过皮肤（经皮途径）接触丝状蚴（感染性）而感染。或者，在十二指肠钩虫病例，经口意外摄入被受污染的食物或食土癖误食而感染。其他相对薄弱重要的传播方式包括：①通过食入未煮熟的含有十二指肠钩虫幼虫的肉类，在肉中幼虫可以存活 26～34 d；②母乳喂养传播。十二指肠钩虫幼虫在移行过程中到达乳腺，随分泌的乳汁感染孩子。乳汁中已发现美洲钩虫三期感染丝状蚴，但并未现受感染的母亲有被感染的婴儿[84]。

5. 病理学 • 钩虫在感染期的三个阶段都可引起病理反应（前两阶段是由钩虫幼虫引起，通常只在原发感染者中出现）。

（1）幼虫进入体内的皮肤位置通常有水疱和脓包伴瘙痒（着土痒）。然而热带地区的感染者通常症状较轻或无症状，除非那些外来者。

（2）哮喘和支气管炎在迁移过程中经常发生，到肺泡后引发肺嗜酸细胞性出血和白细胞浸润。

（3）感染后，在流行区的居民中有钩虫性贫血和钩虫病的发生。

6. 钩虫性贫血 • 典型的钩虫性贫血是一种感染导致的慢性贫血，原因是慢性失血，铁摄入不足和损失。

钩虫附着后撕咬肠黏膜和黏膜下层的附属器官，导致肠道毛细血管和小动脉破裂，这是导致慢性出血的根本原因。有证据表明，钩虫确实需要习惯性地吸血来维持生存。已有相关证明钩虫每分钟能主动产生 120～200 次吸吮，虫体分泌的分泌因子Ⅹa 和Ⅶa/TF 抑制剂和抗血小板药物有助于维持钩虫吸附位置持续渗血[85]。美洲钩虫感染后估计失血 0.03 ml/d/虫，十二指肠钩虫估计 0.15 ml/d/虫[86]。当体内铁贮量低的时候，感染强度和失血量[87]及血红蛋白浓度呈显著的负相关[88]。有报道显示通过驱虫的方法，证明了钩虫负担和血浆铁蛋白水平呈显著的负相关性[89]。长期贫血的儿童会出现发育不良和认知受损[90]。补铁后，贫血很快就能得到改善，经过一段时间的恢复，钩虫造成的负担也会降低。

轻度感染可能会导致贫血，原因是铁的摄入量缺乏。如虫负荷严重，即便是有足够的铁摄入量也可能导致贫血[91]。轻度感染对学龄前儿童[92,93]和怀孕妇女意义重要[94]，他们经常铁贮备不够。目前，对轻度感染导致的贫血知之甚少，这可能是免疫方面的原因，类似于犬的蠕虫感染。也可能是由于存在叶酸缺乏，但往往被严重的缺铁性贫血所掩盖。一般来说，儿童和孕妇由于其铁贮备量较低，是两类最容易患钩虫性贫血的人群。

低蛋白血症：蛋白质损失是钩虫性贫血常见的特征之一，在严重感染情况下，可因低蛋白血症导致水肿，严重时甚至全身水肿。蛋白质损失和钩虫感染后红细胞丧失过多密切相关，也和白蛋白合成能力受限有关，这往往由贫血以及肝脏疾病所引起。

7. 免疫 • 众所周知，犬对犬钩口线虫和锡兰钩口线虫能产生部分免疫保护力。十二指肠钩虫和美洲钩虫感染后嗜酸性粒细胞升高，血清中 IgE 水平上升，并可检测到强烈的 IgA、IgM 抗体反应。在流行区群体研究中表明，感染与 2 型辅助性 T 细胞（Th2）分泌的细胞因子上调有关，如 IL-4 和 IL-5[95]。最近的研究揭示了更为复杂的细胞因子反应，感染者体内同时产生了 TH1 型细胞因子—干扰素（IFN）-γ 和 IL-12[96,97]。

然而，有证据表明免疫反应在控制犬钩口线虫和锡兰钩口线虫感染中到起了重要的作用，但对流行区人群早期观察结果却缺乏一个针对钩虫感染积极的、持久的保护性免疫[96,98]。然而，最近的免疫流行病学证据表明，特异性免疫与感染水平和再感染有着密切联系，提示有局部的免疫保护作用[95,99]。

8. 临床特征

（1）自然史：成虫在肠内寄居后，雌虫开始产卵。产卵数量和雌虫数量有着密切关系。有较高的虫荷的个体血液损失更大。在铁摄入不足的人群中，虫荷在 40～160 足以导致贫血[100]。尽管有充足的铁摄入，但虫荷在 500～1 000 的容易引起大失血。一般在感染后 2 周出现症状。感染后第 42 天可检获虫卵。

（2）潜伏期：一般在感染后 2 周出现症状。感染后第 42 天可检获虫卵。

（3）症状和体征：幼虫进入宿主皮肤的位置时常会引起瘙痒，包括在身体的暴露位置引起刺激性的水疱皮疹，通常在脚底或手掌。1～2 周后肺部出现干咳、哮喘和喘息症状，伴有发热、高嗜酸性粒细胞增多症。幼虫进入胃肠道并逐渐发育为成虫，此过程经常导致上腹疼痛[101]。这些症状一般在感染后 30～45 d[102]达到峰值，然后逐渐消失。在感染后第 42 天可发现虫卵。整个感染过程通常具有自限性，持久不超过 2～3 个月，但由于成虫的不断刺激，有时感染过程持续较长[103]。有时，如果许多幼虫同时进入，症状会比较严重，需要类固醇治疗。然而，这并不常见，或称作幼虫性钩虫病。

一些患者的味觉会发生变化，有些病人表现为持续喜欢做一些异常的事情，比如吃土、泥或石灰。

钩虫感染的重要标志是渐进性缺铁性贫血，以及胃肠消化不良。贫血是典型的缺铁性贫血（见 12 章）。血红蛋白减少量比红细胞数更为显著，红细胞平均体积减小，平均红细胞血红蛋白浓度可下降至 22 g/L，小细胞低色素性贫血严重。血清铁含量大大降低,血清总铁结合力较大,预示铁储备很低。然而,并没有出现异形红细胞或白细胞明显增高,虽然可能会有 7%～14% 嗜酸性粒细胞浸润。重度感染可能会出现血清白蛋白降低。

当缺铁性贫血症状继续发展,一系列症状随之出现:面色苍白,浮肿,脚和脚踝肿胀,低蛋白血症可引起全身性水肿。其他症状包括倦怠,气短,心悸,耳鸣和眩晕甚至晕厥。粪便可能含有血液,儿童可能会出现黑粪,隐血试验也显示阳性。影像学检查可在心脏位置听到杂音。重度钩虫感染引起的贫血可引起心力衰竭,且易与风湿性心脏病相混淆。眼底检查可发现视网膜出血。

病情进展速度在不同条件下情况不一。严重贫血可能在几周内或出现症状的第一个月内就死亡。更多的是,疾病表现出慢性、反复的特征,并在数年内逐渐进展。

(4)婴儿钩虫病:大多数报道的婴儿钩虫病主要发生在中国,由十二指肠钩虫引起[84]。

临床特征包括腹泻、便血、黑便、厌食、呕吐、面色苍白和大出血。如果不进行及时治疗,这些往往是致命的。

9. 诊断 · 粪便中检获虫卵即可确诊(见图 55.12)。虫卵具有一个特征性的、边界清楚的薄卵壳,不同期内含可见的胚胎组织,包括 2 个细胞、4 细胞和 8 细胞。在陈旧粪便中可以找到杆状幼虫,这容易和粪类圆线虫混淆,后者在粪便中只可见到幼虫,而看不到虫卵。虫卵可能会和毛圆线虫的虫卵相混淆,后者更为透明,且体积更小。在轻度感染时,浓度聚集法检测是很必要的。如硫酸锌法、甲醛乙醚法或 Kato-Katz 直接涂片法(见附录1)。然而涂片必须在 60 min 内检测,不然很多虫卵将不再可见,这种缺陷阻碍了 Kato-Katz 法的推广应用。Kato-Katz 法、McMaster 和 FLOTAC 法通过计算每克粪虫卵数,提供了一种定量检测钩虫感染强度的方法。由于每天的排卵数会发生变化,通过连续多天检测,诊断的敏感性将大大增加[104]。每克粪虫卵数≥4 000 定义为重度感染(表 55.1)。

成虫:十二指肠钩虫和美洲钩虫的虫卵在形态上几乎一致。通过对口囊的检查可对形态学进行鉴别以及进行种间区分,或者通过 Harada-Mori 法对虫卵发育而来的幼虫进行区别也可以达到鉴别的目的。

10. 血清学诊断 · 多重实时定量 PCR 技术可以对粪便样本中的十二指肠钩虫或美洲钩虫进行检测[53,54]。同时,这种方法也可以用于结节线虫和钩虫的鉴别,因为它们在虫卵形态学上很难区别[105]。

11. 鉴别诊断 · 在钩虫病流行的国家,粪便中可能发现许多其他虫卵。鉴于此,虫卵计数用以确定感染强度。轻度感染通常伴有中度嗜酸性粒细胞增多症和轻度贫血,而且必须与曼氏血吸虫、肝吸虫、肝片吸虫、粪类圆线虫感染相鉴别。钩虫感染相关的胃痛提示十二指肠溃疡和胰腺炎。对于来自流行区的感染者,如有上腹部症状且在粪便中发现了虫卵,就应该予以治疗。因为许多情况下,在进一步检查之前症状会消失。

重度钩虫性贫血必须和其他缺铁性贫血进行鉴别诊断,全身浮肿也须和恶性营养不良症,以及肾病综合征相鉴别。

12. 治疗 · 治疗包括驱虫和纠正贫血,后者应该放在首位。目前,没有理由支持两个目的不同时进行。阿苯达唑对十二指肠钩虫和美洲钩虫都非常有效(表 55.1),400 mg 单剂量就能达到 80% 的减卵率,每日 200 mg,连续 3 d 可达到 100% 减卵[26]。甲苯达唑对两种钩虫只有部分的抵抗力[26],重度感染可能需要治疗数天。左旋咪唑、噻嘧啶也可以使用,但在某些地区,例如澳大利亚西北部,噻嘧啶被发现是无效的。

可以通过口服铁剂来治疗钩虫贫血,以硫酸亚铁或葡萄糖酸盐的形式,200 mg,每日 3 次,血红蛋白恢复到正常水平后需持续服用 3 个月。在基础摄入量上每周一次补充,这种治疗方法也同样有效,而且更具操作性。开始进行铁剂治疗后,1 周左右网织红细胞的数量出现上升。在大多数情况下,血红蛋白每周上升 1 g,每日 5 mg 叶酸,持续 1 个月,以提供 1 个月内红细胞生成反应所需的叶酸。在热带地区,许多患者因无法获取这些物质,血红蛋白含量难以得到纠正,并演变成大红细胞症。对那些不能耐受口服铁剂的患者,可采用肠外铁-铁-右旋糖酐复合物或聚山梨醇铁(葡糖酸进行治疗,或者是应用到那些依从性有问题和定期随访比较困难的群体)。

13. 流行病学和控制措施 · 虽然灵长类动物中也偶有美洲钩虫感染的报道[107],人是钩虫病的主要传染源。一般来说,钩虫感染的传播取决于人群中有足够的感染源,虫卵在一个有利发育的环境中发展,特别是土壤有适宜的条件(水分和温暖),随后感染性幼虫也有适宜的条件钻入皮肤。

最近采用 GIS 和遥感显示分析,钩虫在炎热的环境中能更好地发育,而且比鞭虫和蛔虫分布更广(见图 55.3)[27]。这是因为钩虫具备向下迁移到土壤的能力,这能力能避免虫体脱水。另外,钩虫的成虫有更长的寿命,可以比其他土源性蠕虫种在各种外部环境中更好地生存,也为在适宜的温度条件下进行传播提供机会。温带气候环境条件适宜流行传播,如过去的康沃尔锡矿山和瑞士铁路隧道[108]以及今日的南非兰德地区。如用人粪便做肥料施肥的方法增加了感染的机会[109]。

流行病学研究表明,6 个月的儿童就可以感染钩虫。随后感染率随年龄增加而上升,成年人达到一定水平[110]。在一些人群中也观察到老年人感染率上升的情况[111.112]。由于组织管理和社会因素，通过化疗来估算某个群体虫荷的实例非常少[110]，大多数研究依赖于间接测量感染强度：虫卵定量计数。少数利用驱虫进行的虫荷研究表明美洲钩虫引起的负担往往增长至 15～25 岁，然后一直持续[110.113]。

与其他土源性线虫一样，钩虫分布和人口聚集一致[114]。有证据显示钩虫感染也有家庭聚集和小范围的空间变化，这取决于一定范围的社会经济条件和环境因素[29.115]，钩虫基本防治策略也是以这个为基础的。

（二）皮肤幼虫移行症和肛周匍行疹（匍行疹、游走性幼虫、水暖工痒症、鸭猎人痒症）

某些线虫在人体内不能发育至成虫，它们的幼虫停留在身体的浅表层。皮肤幼虫移行症（CLM）是由于暴露的皮肤感染巴西钩口线虫或猫、狗钩虫的幼虫，表现为皮疹，这统称为钩虫相关 CLM[116]。由粪类圆线虫幼虫引起的匍行疹被称之为肛周匍行疹（larva currens），是幼虫在皮下快速移动造成的。

1. 地理分布·钩虫相关 CLM 和肛周匍行疹一般出现在最温暖、潮湿的热带和亚热带地区，尤其在美国南部以及沿着海湾海岸的墨西哥和佛罗里达[117]。撒哈拉以南非洲、南亚和东南亚和拉丁美洲也很普遍。

2. 病因学·动物钩虫如棘颚口线虫、引起皮肤蝇蛆病的牛皮蝇和纹皮蝇幼虫、肤蝇蛆（胃蝇属）/皮肤肝片形吸虫，以及粪类圆线虫均可引起匍行疹。

（1）钩虫：巴西钩口线虫是寄生在狗和猫体内的钩虫，体长小于钩虫（雌虫约 1 cm，雄虫约 8.5 mm）。腹侧的钩齿相对较小，交配囊的背侧线是很明显。其虫卵和钩虫卵外形上无区别。生活史也和十二指肠钩虫相类似，但人类不是钩口线虫的适宜宿主，第三期幼虫不能进入血液，但可以在皮肤下造成皮肤幼虫移行症。犬钩虫和巴西钩口线虫的生活史是相似的。

（2）粪类圆线虫：粪类圆线虫的丝状蚴可以进入皮肤，自体感染可发生在肛门周围及臀部，造成"肛周匍行疹"，就像幼虫移行症引起的皮疹。

河狸鼠类圆线虫和浣熊类圆线虫在人类宿主产生类似的病变，它们无法完成正常的生命周期，病变更为持久。

3. 传播·通过皮肤（脚，腹部，臀部位置）和潮湿的污染的土壤接触而传播。

4. 病理学·丝状蚴无法穿透人体皮肤生发层，而在那里形成一个隧道，以真皮层为底，颗粒细胞层为顶。嗜酸性粒细胞和圆形细胞浸润发生后可能会持续数月。少数情况下，幼虫到达肺部，造成短暂的肺部症状和嗜酸性粒细胞增多，可用支气管灌洗液回收幼虫，然而它们不在肠道成熟。

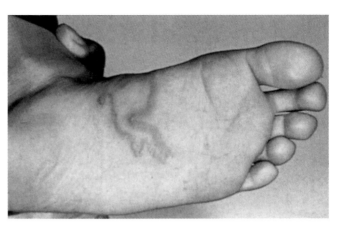

图 55.14 幼虫移行症（巴西钩虫）。

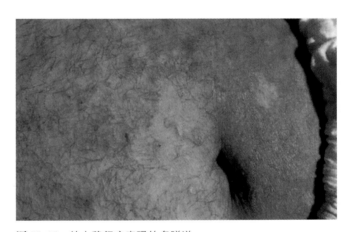

图 55.15 幼虫移行症表现的多隧道。

5. 免疫·对于粪类圆线虫免疫学方面知之甚少。目前所知没有保护性免疫，可以重复感染。

6. 临床特征

（1）自然史：幼虫在皮下移行，可以持续数月直至死亡。

（2）潜伏期：幼虫进入皮肤后即引起临床症状，仅仅持续几小时。

（3）症状和体征：在幼虫进入的皮肤位置，可出现红痒丘疹，突起和水泡。幼虫每天移动几毫米到几厘米，逐渐离开变得干燥结痂，形成隧道。离开轨迹为线性和曲折的（图 55.14）。它能产生强烈的瘙痒和皮肤抓痕，成为二次感染[118]。病变可能是一个或多个，最常见的部位是手和臀部[119]，但腹部也经常有病变（图 55.15）。也有由于幼虫移行症引起毛囊炎的相关报道[120]。

非人类适宜的钩虫幼虫行动十分缓慢，常持续数月，周围很少有红热和硬块。相反，粪类圆线虫移行周边有红肿，移动迅速，通常只持续几个小时。

7. 诊断和鉴别诊断·一般依赖临床诊断，到流行病区的旅行史可以帮助诊断。CLM 通常位于脚或者脚趾

（见图 55.14），可慢慢移动持续几个月。粪类圆线虫的"肛周匐行疹"位于臀部和躯干，持续时间短，移动比较快。非人类适宜的幼虫通常是位于躯干和腹部，通常持续数月。罗阿丝虫幼虫不会引起皮肤反应，几分钟内消失。通常没有嗜酸性粒细胞增多，如果有，可怀疑内部有幼虫迁移。由于在隧道内部，因此很难捕捉分离到幼虫，目前也没有可靠的血清学试验可作出诊断。

8. 治疗·首选药物是伊维菌素。单剂量（200 μg/kg体重）治愈率达 81%～100%[121]。口服单剂量 400 mg 阿苯达唑作用不如伊维菌素，治愈率只有 46%～100%[122]。每日口服阿苯达唑 400 mg 减少复发的效果要比单剂量好。以前推荐口服噻苯咪唑，但由于它的耐受性差，而且效果也不如伊维菌素和阿苯达唑。局部用噻苯咪唑 5～7 d 有效，无不良反应[123]。继发感染应采用抗生素治疗。

9. 流行病学和控制措施·传染源是海滩房屋支柱下被犬和猫粪便污染的土壤。当人们爬到下面修理设备（水暖工痒症，plumber's itch）或赤脚淋浴、沿着高水位线上方的沙滩光脚行走时，或暴露于沼泽中被海狸鼠和浣熊污染的土堆（鸭猎人痒症），可能被感染。钩虫相关CLM 通常发生在低收入流行区的人群中，但也见于在热带或亚热带地区观光的高收入国家游客中。雨季感染最为常见，往往是在旅行者返回时报道感染。然而，流行地区的现有人口数据表明，钩虫相关 CLM 在儿童中最为常见，尤其是那些来自贫困家庭赤脚走路的儿童[119,124]。

很难阻止犬和猫粪便污染环境，但在流行区穿凉鞋和防护服可以防止感染。在高收入国家应对宠物定期驱虫，同时禁止其进入海滩或游乐场。

（三）粪类圆线虫病

粪类圆线虫病是一种主要由粪类圆线虫引起的疾病，尽管在非洲中部和巴布亚新几内亚，寄生在灵长类动物的福氏类圆线虫也可以感染人类。粪类圆线虫与其他土源性线虫有所不同，它可以发生自体感染，从而导致长期慢性感染。临床上急性感染、慢性感染和危及生命的感染都有可能发生。

1. 地理分布·粪类圆线虫呈世界性分布，特别是在美国南部的热带地区，中国和东南亚流行。由于诊断困难，目前全球患病率估不准确。温带地区感染率较低，然而在精神病院、监狱和弱智儿童之家，感染并不少见。近年来，在开展抑制性治疗的个体方面，粪类圆线虫感染已成为一个严重的问题。

2. 病因学·粪类圆线虫病是由粪类圆线虫引起的（见附录Ⅲ），这种线虫有两种形式：一种寄生，另一种营自由生活。有三个发育阶段：成虫、杆状蚴和丝状蚴（感染）。

3. 生活史·粪类圆线虫生命周期较复杂，包括繁殖在内的两个阶段：一个内部循环的寄生过程，一个外部自由生活的过程（图 55.16）。不适宜的环境条件下，外部生活周期可以省略，伴有自体感染发生。

在内部循环过程中，成年雌虫（2.5 mm×0.034 mm）逐渐向前端形成锥形尾。食管占体长四分之一，具有双球型咽管。外阴位于虫体后三分之一的位置，突出的子宫含有 50 个虫卵［(50～58) mm×(30～34) μm］（附录3）。雄虫在雌虫产卵后不久即从肠道消失，虫卵可以通过孤雌生殖（如鼠类圆线虫）。虫卵孵化后立即发育成雌性或雄性杆状幼虫，通过粪便继续完成外部生活周期。

在外部周期，自由生活的杆状幼虫发育为自由生活的成虫，在土壤中交配和产卵。自由生活的成虫有双球型咽管。自由生活的雌虫比寄生的略小（1 mm×0.05 mm），外阴位于后方，子宫内含有虫卵 70 μm×40 μm（附录 3）。雄虫大小为 0.7 mm×0.035 mm。寄生和自由生活产生的杆状幼虫在外形上难以区分，均可发展成丝状蚴（感染）（图 55.17），它可以在土壤中存活许多个星期。

自体感染：自体感染可以以两种方式中的一种出现：第一种是丝状蚴并不进入粪便，而是再侵入肠道或皮肤（外部自体感染）；另一种方式是当丝状蚴寄居在肺支气管上皮细胞，产生更多的后代（内部自身感染）。自体感染使蠕虫在体内积聚，在此情况下，无需外部感染，蠕虫也能在体内维持，使症状在间歇期也反复发作。如果免疫系统崩溃，虫体数量将会大幅增长，导致出现严重感染。

4. 病理学·感染性幼虫进入皮肤导致各种病理反应。丝状蚴引起点状出血，伴有剧烈瘙痒、充血和水肿。幼虫进入皮下血管，随血液循环到达肺部并进入呼吸系统，在那里他们可能因宿主的反应而滞留在此，发育为成虫并侵入支气管上皮细胞，引起类似于肺炎的症状。

当它们在小肠隐窝停留，雌虫发育成熟并侵入肠壁组织，但很少穿透黏膜肌层。雌虫移到肠绒毛下的组织裂隙中产卵。虫卵孵化到第一期幼虫后，向肠腔运动，并随粪便排出体外。

在严重感染时，一期幼虫不进入粪便，而是在肠中发育，钻入十二指肠和空肠发展到成虫阶段，仍在肠内产卵。虫体可通过肠系膜淋巴系统进入到肠系膜淋巴结，并可以进入循环，从而可在肝、肺、肾脏和胆囊壁发现虫体。回肠、阑尾和结肠部位的虫体侵入引起肉芽肿，中央坏死区常含有退化的幼虫，肠系膜淋巴结可能受同样的影响。肺部可显示脓肿，肝部有针尖样幼虫肉芽肿。幼虫可能携带微生物，如引起败血症的大肠埃希菌。轻度感染的空肠活检显示水肿，细胞浸润及黏膜嗜酸性粒细胞

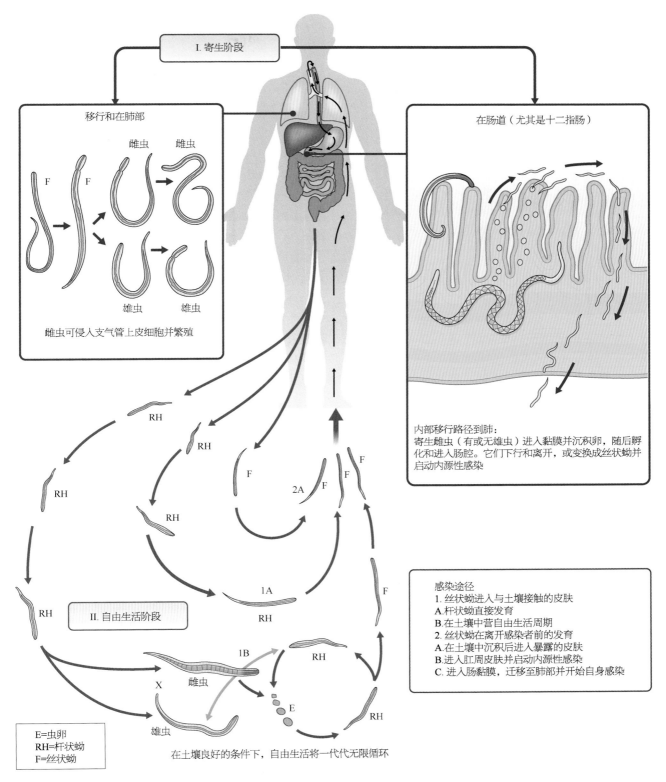

图 55.16　粪类圆线虫的生活史。

浸润,部分绒毛萎缩。尸检发现,十二指肠和空肠壁有许多,黏膜溃疡和萎缩。有时丝状蚴钻破肺泡,进入全身循环,可侵入大脑、肠、肝、肺、淋巴结,但很少到达心肌。

5. **传播**·感染是接触来自受污染土壤中的丝状蚴

而发生的。一旦感染,寄生的感染性幼虫可以从结肠或肛门皮肤进一步感染。已证实在多种动物包括人类可通过牛奶传播粪类圆线虫。

6. **免疫**·原发感染后,大多数人对再感染具有免疫

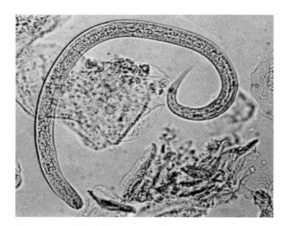

图 55.17　粪便中的粪类圆线虫幼虫。

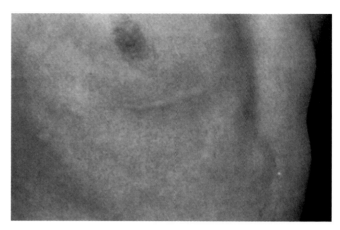

图 55.18　粪类圆线虫引起的皮疹(肛周匐行疹)。

力,由此成虫和幼虫均被局限于小肠,虫荷数也得到控制。免疫反应是由抗体和细胞介导的。抗体介导的免疫是由分泌物引起的针对感染性幼虫的Ⅰ型反应,有嗜酸性粒细胞响应,外周嗜酸性粒细胞常常与荨麻疹、皮疹发生有关。抗体与许多其他蠕虫,包括丝虫产生交叉反应。细胞介导的免疫由组织中的成虫和幼虫引起,通过细胞肉芽肿反应破坏虫体。如果细胞免疫被抑制,如药物的免疫抑制状态,就会产生一般性的重度感染,造成大量粪类圆线虫繁殖。

在那些同时感染 1 型人类 T 淋巴细胞病毒(HTLV-1)的个体,IFNγ 可能下调抗体生成,从而削弱宿主对抗感染的免疫防御能力。

7. 临床特征

(1) 自然史:一小部分病例肠内的成虫可以存活很多年(≥30 年),如有外部感染引起复发症状,丝状蚴进入肛周皮肤,引起复发性皮疹,肛周匐行疹与荨麻疹。在少数情况下机体的防御能力下降,将发生严重感染。

(2) 潜伏期:从感染到粪便中出现幼虫的时间是 1 个月。

(3) 症状和体征:绝大多数感染无症状。当由于各种原因肠道内虫体数量增加后,各种症状随之出现。

(4) 原发性感染:这在流行地区很罕见,相关的描述是基于自我诱导的实验性感染。出现瘙痒性红色疹,持续大约 3 周,一般见于幼虫入侵处。6～9 d 出现干咳或喉咙痛、腹胀、右下腹疼痛、便秘与腹泻交替。幼虫一般在感染后第 27 天在粪便中检测到。

(5) 慢性单纯性粪类圆线虫病:表现为中上腹及右上腹疼痛伴恶心、慢性腹泻和体重减轻。

(6) 皮疹:有两种类型的皮疹。①发生在肛门周围和躯干上的任何地方,呈线性的喷发,"肛周匐行疹"在皮下迁移,引起皮疹发痒,幼虫移动相当迅速(2～10 cm/h),轨迹边缘出现红斑,并在几小时内消失(图 55.18),这和钩虫引起的皮肤幼虫移行症有所不同,后者更持续,有更多的硬化。②引起荨麻疹过敏,幼虫在穿透皮肤时已致敏。主要发生在臀部和肛门,引起瘙痒,持续 1～2 d 后间隔复发。这种爬行式发病,主要见于第二次世界大战远东战场中国和印度的战俘,可以持续 30 年或更久[126]。也有相关肾小球肾炎的报道[12]。

(7) 严重的粪类圆线虫病并发症:由于营养不良或严重的疾病致使患者衰弱,大规模线虫入侵所致严重的并发症可能致命。同样的结果也出现在免疫功能低下的人,例如应用免疫抑制治疗淋巴瘤、器官移植的情况,以及和 HTLV-1 共感染导致的免疫抑制情况[125]。最近的研究表明,宿主免疫抑制能促进感染性幼虫直接发育,从而促进感染。有趣的是,似乎免疫功能差的 HIV 感染者,肠道中的幼虫喜欢间接发育而不是直接发育[128]。这个观察可以解释晚期的 HIV 病例很少播散性粪类圆线虫病。

在十二指肠和空肠生长的第一期幼虫,钻入肠壁,发育为成虫并产生卵细胞。此时虫体数量大大增加,感染性幼虫侵入组织移行,造成粪类圆线虫病。出现严重的腹部疼痛、呕吐和发展成口炎性腹泻综合征:蛋白丢失性肠病、低蛋白血症和水肿发生。发热、高血压、腹部压痛和腹胀、肠鸣音减少、麻痹性肠梗阻和坏死性角膜翳。

在肺部,症状类似热带肺嗜酸性粒细胞增多、弥漫性支气管肺炎、胸腔积液和肺脓肿,呼吸衰竭可能发生[129]。

神经系统并发症有头痛、抽搐、混乱、麻木、脑膜炎和局灶性神经系统体征。在免疫功能低下的患者,30% 有大肠埃希菌(革兰阴性)引起的脑膜炎。其他并发症包括败血症、休克、胸部和腹部多发性瘀斑以及脐周紫癜。

8. 实验室检测

患者出现血清 IgE 水平升高。在早期感染结束时,可出现白细胞升至 $25×10^9$/L,其特征是嗜酸性粒细胞计数达 $(10～12)×10^9$/L。当感染转为慢性时,嗜酸性粒细胞数量转为平缓,可能持续数年。在严重的粪类圆线虫感染时,如果嗜酸性粒细胞消失,表明预后不良。

9. 诊断 · 只有成虫或杆状幼虫(图 55.17)出现在粪便,十二指肠抽吸或肠测试胶囊能证实感染的存在。可通过粪便检查,或 26 ℃培养 1 周的方法诊断(见附录Ⅲ)。

Kato-Katz 法,是最常用的土源性蠕虫诊断方法,却检测不到粪类圆线虫,这也解释了为什么全球流行的粪类圆线虫病被忽视。更多敏感的方法还在被开发,包括改良的琼脂糖培养与分离技术[130]。然而,由于幼虫密度低,往往需要采用多种方法的联合检查[131]。采用 ELISA 的血清学方法,利用感染性幼虫的粗提取物检测血清中 IgG 抗体[132]比较敏感,但容易和其他蠕虫以及丝虫发生交叉反应。明胶颗粒间接凝集试验在筛查粪类圆线虫病上被认为比 ELISA 法更实用[133]。

10. 鉴别诊断 · 粪类圆线虫必须和其他侵入组织的蠕虫进行鉴别,包括蛔虫、钩虫和肝吸虫。播散性粪类圆线虫病可能与热带肺嗜酸细胞增多症相似,尤其是血清学检测有交叉反应。"肛周匐行疹"须和皮肤幼虫移行症相区别,前者的皮疹主要位于臀部和躯干,只持续几个小时,可能间歇性发生多年。

11. 治疗 · 粪类圆线虫通常应根据是否出现症状而决定是否给予治疗。免疫抑制患者应给予特别处理,例如接受糖皮质激素治疗,HIV 感染者或流行区的患者接受过移植应用免疫抑制药物。伊维菌素是高效治疗药物,因此可以选择(表 55.1)。阿苯达唑、甲苯咪唑和噻菌灵效果一般不太理想[134],在合并感染 HTLV-1 的患者中使用疗效会降低。

12. 流行病学 · 人是粪类圆线虫最重要的宿主,但从犬和黑猩猩体内也分离到了虫株,与人体内粪类圆线虫的十分接近。幼虫无法在 8 ℃以下或高于 40 ℃的干燥环境中生存。粪类圆线虫病在潮湿的热带土壤环境条件下流行,如在东南亚和亚马孙流域的农村。由于诊断上的困难,很少有详细的流行病学研究。然而,感染通常是男性比女性更普遍[135,136],出现家庭聚集性感染也很常见[137]。第二次世界大战中,在缅甸、印度和中国的囚犯中感染非常普遍[126],包括越战老兵。

13. 控制 · 控制方法和其他土源性蠕虫相同(见下)。

(1)福氏类圆线虫:这类人畜共患线虫病发生在非洲的中部和东部的热带森林地区。虽然人与人之间可能发生传播,主要传染源是猴子的粪便。在大多数情况下感染没有任何症状。

福氏类圆线虫的形态鉴别可通过突出的外阴唇、阴户后部狭窄、突出的食管和粪类圆线虫相鉴别。类似于钩虫,虫卵排到粪便中。治疗同粪类圆线虫。

(2)福氏类圆线虫 kellyi 亚种:福氏类圆线虫 kellyi

亚种,主要局限于巴布亚新几内亚西部沿河森林地区[138],那里没有非人类的灵长类动物。在低流行地区,儿童感染率 20%,成年人感染率 5%～10%。在高感染地区,3～5 岁儿童的感染率是 100%,成年人是 15%～20%。一年 12 个月均能出现感染峰值。这些高发病区都是经皮肤传播。

在这些地区,母亲把他们的孩子裹在香蕉叶和/或布串袋,内衬中可发现虫卵和自由生活的幼虫。临床表现多见于 2～6 个月龄婴儿,出现腹胀、轻度腹泻,蛋白丢失性肠病导致水肿和低血清蛋白水平。如不迅速处置,腹部肿胀的疾病可致命。呼吸窘迫可能出现特有的高亢哭泣。如果有严重的低蛋白血症,应辅以输注血浆。

(四)毛圆线虫病

人是毛圆线虫机会宿主,偶可感染。感染后大多数人都是无症状的。

1. 地理分布 · 通常寄生于绵羊和山羊,人感染毛圆线虫主要在澳大利亚、中部非洲、埃及和亚洲的印度阿萨姆邦,印度尼西亚和日本也很普遍。

2. 病因学和生活史 · 据报道,至少有 8 种毛圆线虫可感染人类,但主要种类有蛇形毛圆线虫(中东最常见的虫种)和东方毛圆线虫(亚洲主要虫种),其他虫种较为少见。

雌虫[(5～8)mm×0.07 mm]细长,呈粉红色,外阴在后(附录Ⅲ);雄虫[(4～5)mm×0.07 mm]有双叶交配囊和两骨针。成虫寄生于十二指肠和空肠,但不附着于肠,其中三分之一埋在黏液中。虫卵有一个透明的外壳,类似于钩虫卵但比钩虫卵大(85 μm×115 μm),在粪便中完成桑椹期发育,并抵抗干燥和寒冷。生活史和钩虫相似,但不移行入肺,虫体在肠内 25～30 d 即成熟。

3. 传播 · 通过皮肤或食入污染的食物或饮水而感染。

4. 病理学 · 对于病理学所知甚少,即使虫荷很重的患者也难以观察到变化。

5. 症状和体征 · 轻微的腹部不适和腹泻。

6. 诊断 · 通过粪便中发现虫卵和治疗后发现成虫而确诊。由于形状相似,毛圆线虫虫卵容易被误认为钩虫卵。偶尔,可以通过十二指肠抽吸查找毛圆线虫幼虫进行诊断。目前,PCR 技术可以应用于虫种的鉴别[139]。

7. 治疗 · 噻嘧啶是首选药物,单次剂量 10 mg/kg 体重口服。单次剂量的左旋咪唑 2.5 mg/kg 体重和单次剂量的阿苯达唑(400 mg)同样有效。

8. 流行病学和控制措施 · 人是机会性宿主,对不同种的毛圆线虫易感性也不同。蛇形毛圆线虫常寄生于绵羊和山羊,与羊有密切接触的人群也常被感染[140],它在近中东地区很常见,高达 70%的居民可能也被感染。饲养驴和山羊的人通常会感染东方毛圆线虫，它也是亚洲主要的虫种。使用人类粪便作为肥料是高感染率的主要原因。

控制措施是基于人类排泄物的卫生处理与土壤粪便污染的预防。对牛或羊等感染动物的处理也可能降低对人类感染的风险。被污染的蔬菜食用前应彻底煮熟。

五、土源性蠕虫病的社区控制

有效的卫生设施和卫生行为可防止土源性蠕虫病的传播，控制是保证社区经济增长的自然手段。当贫困、基础设施破坏、社会动荡或紧急情况下，缺乏这些条件时，应社区干预的选择是化疗。已证明在没有卫生条件或健康教育的情况下，每年化疗也是有效的。然而，卫生行为改善的成本比卫生设施改善要低，结合鼓励用肥皂洗手项目并利用现有技术，能达到低成本的健康收益。

尽管有几种候选抗原可作为钩虫疫苗，但目前还没有达到可应用阶段[141]。

（一）驱虫药和诊断

现有几种有效的土源性蠕虫驱虫药适用于社区控制（表55.1）。这些药物通过口服、单剂量使用，主要目的是降低感染强度而不是治愈。他们作用广泛，对社区的控制特别有用，因为社区中多种寄生虫感染更常见。此外，已经分发使用了数十亿份，几乎没有产生明显的不良反应。

最常用的广谱驱虫药的临床药理学已在上面进行过讨论。因为这些驱虫药的安全性，除非在地理上有特定的针对性，治疗不需要事先筛选。除了像印度尼西亚爪哇岛这样中等收入的高流行区，其他流行区诊断通常是免费的，在这些地区实施大规模的驱虫已证明性价比很高。

对于那些采取国家基本药物政策，并利用联合联合国儿童基金会-世界卫生组织倡议采购基本药物的国家[142]，成本将会很低。目前，每年已向低收入国家提供符合标准的2亿剂甲苯咪唑（来自美国强生）和4亿剂阿苯达唑（来自葛兰素史克）。

1. 地理定位·近年来，设计化疗控制策略有了显著进步[143]，其中最重要的是方法的改进，用GIS来确定服药人群[144]。使用GIS来制订和实施国家范围的项目计划和确定靶人群实用和成本低[145,146]。

一项全球计划已根据依靠严格的质量标准，对流行病学资料进行了整理和分析，创建了可免费下载的电子地图[147]。这些地图不仅显示调查的数据，而且展示基于环境的感染率的统计预测（见：www.thiswormyworld.org）。这些地图让决策者明确优先干预的地区，并通过与国家基础设施图叠加，确定特定应进行治疗的学校。值得注意的是，很多情况下，地图将需要辅以实际地面调查，但地图辅助恰恰表明需要什么，特别是费用巨大的全国性调查。

2. 确定目标人群·WHO已经确定了三个关键的治疗群体：学龄儿童、学龄前儿童和孕妇。2001届世界卫生大会确定了目标，到2010年，定期治疗75%的儿童[148,149]。

化疗方案的主要目标是减少传播，以此减轻整体的蠕虫负担和在社区的发病率。如果减少发病率是主要目的，那么需注意不同年龄的特异性感染虫种，蛔虫和鞭虫感染的峰值强度在10岁以下儿童，而钩虫则是年龄较大的人群。

（1）校园行动：以学校为基础的方案，即使环境中肠道蠕虫感染强度非常高，也已证明是控制流行的一种有效方法[150]。

这些计划的有效性反映了流行病学上的一种观察，对一个感染强度大的群体治疗，可以减少疾病的传播[151]。而经济学的观察证明，这个结果在外部大大增加了方法的成本效益[152-155]。增加学校参与世界范围的活动，是千年发展目标的一个关键[156]，也是具体的学校卫生计划。这些努力，为学校提供了一个额外的强有力政策，以激励通过学校开展持续性的驱虫行动[157,158]。这种学校层面的国家方案从低收入国家过渡到中等收入以上已得到证明，包括日本、韩国、巴西和斯里兰卡等[159,160]。所有情况下，转型是从作为全国学校卫生系统一部分的学校化疗方案到建立健康服务管理的过程，以此促进感染水平下降。经验表明，在开发学校课程关键的第一步是卫生和教育部门之间的协调。学校途径的成本优势是依赖现有教育基础设施来传递信息。

以学校为基础的驱虫可以降低贫血发生率[161,162]，并促进体重增加[161]。随机试验的荟萃分析显示：两种结果均可达到[163]。然而，最近的研究证实，身高增长，对体重也有显著影响[164]。对学校出勤率也有显著影响[165]，对教育效果影响的量化研究仍是一个难题。因为对认知影响更有力的证据体现在教育成果上，可能是因为后者取决于教育质量[20,21,166]。最近在非洲的研究，以及对二十世纪初洛克菲勒基金会在美国南部控制行动的再分析显示：对学龄前儿童开展驱虫，对劳动力输出，就业和工资都有重要影响[167,168]。目前一个重要发现是，对学龄儿童开展驱虫，可以减少同一社区内其他儿童的感染。

这表明驱虫作为一个以学校为基础的干预，显示出低成本高效益的特点，这也鼓励更多的机构参与其中，用于发展驱虫援助，以及通过医药行业大规模的捐赠免费驱虫药，从而促进了社区行动。这些社区卫生系统的行动也是用综合的方法来控制被忽视热带病[169]。

（2）学龄前儿童的行动：这些都是作为微量元素或

其他健康活动的一部分,由学前机构提供健康计划。在儿童需求的基础上,在"儿童健康日"提供一系列健康干预。有证据表明,在现有系统里,这些方法在改善生长和学前儿童营养方面是有效的,是性价比比较高的[161,170]。由于学前儿童的感染率相对较低,治疗是不太可能产生显著的外部效应,或达到学龄儿童的治疗水平。现在有一个新的提议,应该大力倡导学龄前儿童的驱虫行动,而学龄儿童的防治行动已经到位了。

(3)妇幼保健行动:孕妇在怀孕期间感染相当普遍,不仅影响母亲的健康,而且危及胎儿的生存发育和后续发展[171-173]。产前服用驱虫药提高血红蛋白水平[171],出生体重和婴儿存活率[173]。以往建议妊娠期应避免驱虫治疗,但现在推荐感染孕妇最好治疗,理想时间是怀孕3个月后[174]。

(二)驱虫药的抗药性

如今哺乳动物中,土源性蠕虫的抗药性十分普遍,尤其是山羊和绵羊[175]。尽管寄生于人的线虫抗药性报道比较少,但是,项目的管理者应当警惕这种可能性,尤其是现有的生物学分析直到抗药基因在蠕虫的种群中很普遍且固定后才可能检测出抗药性。粪类圆线虫抗药性的遗传标记已被确认[176],人畜共患线虫的抗性基因标志已得到鉴定,但尚未形成适宜的检测技术以开展监测。

在马里,已报道甲苯咪唑对美洲钩虫失效[177],噻嘧啶对十二指肠钩虫失效也在澳大利亚西部已有报道[106]。但在没对抗药性作任何定义之前,很难解释这些研究结果。因此,对大规模治疗,开展监测是非常必要的[178],关注驱虫药的使用方式以延迟或防止耐药性的出现,例如确保涵盖避难人群(如针对特定的年龄组),通过间歇性治疗保持较低的治疗压力,并尽可能倡导针对疟疾的联合化疗。2007 年 WHO/世界银行的抗药性会议提出了一种结构化监测建议[179]。鉴于动物领域和疟疾的经验,这仍然是一个需重点关注的主题。

(三)跟踪和评估

跟踪和评估是必要的,目的是回顾或修订控制方案,显示对健康带来的效益,还要评估投入-产出效益[113]。由于土源性蠕虫病的控制目标是预防疾病而不是减少或消除传播,因此评估的重点是感染强度和控制发病率的措施,而不仅仅是感染率。

六、驱虫药的临床药理学

许多单剂量的口服药物可用于控制土源性蠕虫感染。目前 WHO 基本药物目录里有 5 种药物用于治疗土源性蠕虫病:阿苯达唑、甲苯咪唑、噻嘧啶、左旋咪唑和伊维菌素。每种药物都是 WHO 推荐的可应用于大规模驱虫行动的药物[142]。尽管它们对蠕虫的疗效有差别,但都是广谱苯并咪唑类驱虫药(表 55.3)[26,181,182]。由于苯并咪唑类药物吸收差,它们在杀死肠道寄生虫的同时,只产生较小的不良反应。自 20 世纪 70 年代开发这些药物以来,这些广谱苯并咪唑类药物已为社区控制行动带来了革命性的变化,数以百万计的人已经得到了治疗而且不良反应很小[183]。

表 55.3 单剂量服用驱虫药的有效性								
	阿苯达唑(400 mg 1 次)		甲苯达唑(500 mg 1 次)		噻嘧啶(10 mg/kg 1 次)		左旋咪唑(2.5 mg/kg 1 次)	
	CR[b](%)	ERR[c](%)	CR[b](%)	ERR[c](%)	CR[b](%)	ERR[c](%)	CR[b](%)	ERR[c](%)
蛔虫感染	88	87~100	95	96~100	88	88	92	92~100
鞭虫感染	28	0~90	36	81~93	31	52	10	42
钩虫感染	72	64~100	15	0~98	31	56~75	38	68~100
粪类圆线虫感染	40~60[d]	不适用	有效性较低		有效性较低		有效性较低	

[a]有效性用于衡量在现场条件下药物对寄生虫的作用,而功效则衡量在理想条件下药物的作用。
[b]CR,治愈率(cure rate);CR 是清除寄生虫个人所占的百分比,这里显示了总体 CR。
[c]ERR,减卵率(egg reduction rate);ERR 是治疗前后平均卵数的变化,并提供了研究估值的范围(只有一个估值可用的,还提供了点估值)NA,不适用。根据 Horton(2000)[180]和 Keizer and Utzinger(2008)[181]的综述进行估算。
[d]每天 400 mg,连续 3 d。

(一)阿苯达唑

阿苯达唑是最广泛使用的驱虫药,在社区中,用于多种土源性蠕虫的感染控制。阿苯达唑经胃肠道吸收,并迅速经肝代谢为亚砜和砜代谢产物。亚砜代谢物是一种有活性的驱虫药物成分,在体内发挥关键的药效作用。

药物通过结合到细胞内的微管蛋白,阻碍寄生虫的吸收功能。

已知阿苯达唑在远超过临床使用剂量的时候,对一些动物有致畸和胚胎毒性作用。鉴于孕妇感染土源性蠕虫后容易发病,而阿苯达唑应用后将有助于治疗,因此

WHO 推荐哺乳期妇女和怀孕 3 个月后的孕妇进行驱虫治疗[149]。最近，还推荐 12 岁以上的儿童可以安全服药，推荐剂量为 1～2 岁 200 mg。不良反应是轻微和短暂的，包括上腹部疼痛、腹泻、头痛、恶心、呕吐、头晕、便秘、皮肤瘙痒和口干。

(二) 甲苯咪唑

甲苯咪唑对成虫和幼虫都有效。它可以结合微管蛋白，防止线虫微管形成，选择性抑制细胞分裂和线虫对葡萄糖的摄取，后者的影响结果是增加利用寄生虫糖原，剥夺它们主要的能量来源。由于其溶解性差，因而限制了其口服使用。少量吸收后，在肝脏代谢激活后变为无活性的化合物。与阿苯达唑一样，现在推荐流行区哺乳期和怀孕妇女及儿童服用甲苯咪唑[149]。

不良反应是轻微和短暂的，包括胃肠道不适、头痛、头晕。

甲苯咪唑很少刺激蛔虫从嘴巴和鼻孔钻出，除非它们受到严重的刺激。

(三) 噻嘧啶

噻嘧啶和寄生虫的乙酰胆碱受体结合，发挥其对蠕虫神经肌肉系统的作用。它使蠕虫瘫痪，然后从粪便中排出。该药胃肠道吸收差，不到 15% 的药会以原有成分和代谢产物从尿液中排出，70% 以原来成分从粪便中排出体外。目前还未建立起孕妇安全用药指南。噻嘧啶和哌嗪是拮抗的，不应同时服用。不良反应包括轻度和短暂的胃肠道不适、头痛、头晕、嗜睡、失眠和皮疹。

(四) 左旋咪唑

左旋咪唑具有和噻嘧啶类似的作用机理，使蠕虫痉挛性瘫痪从而被动清除。它从胃肠道迅速吸收，2 h 内达到血浆峰值水平，并在 3 d 内从血浆中消除。大部分的吸收药物在肝脏代谢。尽管没有致畸作用，但它也不应在第一孕期使用。不良反应包括腹痛、恶心、呕吐和头晕头痛。

(五) 哌嗪

哌嗪用于治疗蛔虫感染，特别是存在肠道或胆道梗阻的情况下使用。报道治愈率在 60% 以上[180-181]。推荐用量是 75 mg/kg 体重。它也用于治疗蛲虫感染，剂量为每日 50 mg/kg 体重，连服 7 d。妊娠期尚无安全用药指南。

(六) 伊维菌素

伊维菌素广泛用于治疗和控制盘尾丝虫病、淋巴丝虫病和粪类圆线虫病。它还对蛔虫感染有效，但对鞭虫和钩虫感染作用有限[181]。

(七) 硝唑尼特

硝唑尼特是一种抗原虫药物[184]，也已证明对土源性蠕虫感染有效[185,186]。硝唑尼特包括硝唑及其衍生物替唑尼特，药物活性成分的粒径范围从 5 到 200 μm。不良反应是轻微和短暂的，包括腹痛、恶心、呕吐和腹泻。两日剂量（100～400 mg）要求服用 3 d 以上。

(八) 潜在的新药物

一批新的供人类使用的候选药物正在开发中。一是中国在 20 世纪 80 年代早期首次合成的三苯双脒，试验证明单剂量三苯双脒对多种土源性蠕虫感染均有效[187]。然而，在中国以外的地区应用三苯双脒，还需更多的临床前和临床研究以符合国际标准。两种有前景的兽用驱虫药是 PF1022A（及其衍生的抗寄生虫环肽 emodepside）和 monepantel[182]。

七、其他经口感染的线虫病

(一) 旋毛虫病

旋毛虫病是由毛形线虫属的寄生虫感染引起的疾病，能感染多种哺乳动物和鸟类。人类通过生食或未煮熟的家畜和野生动物的肌肉而感染。它不是一种土源性传播的寄生虫病，目前有这方面详细的综述[188]。

1. 地理分布 · 旋毛虫病在全球 55 个国家都有报道，尤其在巴尔干地区，俄罗斯和波罗的海国家以及美洲的美国、墨西哥、阿根廷和智利流行[189]。中国也曾发生过大暴发[190]。以前这是北极的重要死亡原因，极地探险家往往死于旋毛虫病。尽管在东非和西非都有报道，但并不是热带地区重要的寄生虫病。

2. 病原学

旋毛虫的种株：由于 DNA 技术问世，近年来对旋毛虫种株的数量已作了修订。大多数病例是由旋毛虫和它的几个亚种引起。它们没有形态上的区别，却有宿主特异性，可以通过基因和酶特性来加以区分[191]。

- 旋毛形线虫：温带地区的旋毛虫，家猪是人类感染的来源。

- 乡土旋毛形线虫：北极地区的旋毛虫，寄生于以腐肉为食的食肉动物，如北极熊和海象，也是人类感染的主要来源。

- 纳氏旋毛形线虫：非洲和欧洲南部的旋毛虫，野生食肉动物，野生猪为人类感染的来源。

- 布氏旋毛形线虫：为欧亚地区的旋毛虫，寄生于欧洲和亚洲的森林动物，野猪、马、狐狸和豺狼是人类感染的来源。

- 伪旋毛形线虫：主要寄生于鸟类和哺乳动物，偶尔感染人类。它不出现在人类宿主的肌肉组织。泰国曾有伪旋毛虫病暴发的报道，感染了 59 个人，他们是因为吃了当地一猎户猎获的野猪肉感染的[192]。欧洲也曾有过暴发。

- 旋毛虫以两种形式存在：成虫和囊包。成虫（附录Ⅲ）是一种白色蠕虫，肉眼可见，栖息于小肠。雄虫

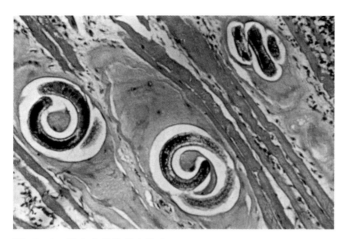

图 55.19　肌肉中的旋毛虫幼虫。

(1.6 mm×0.04 mm) 有泄殖腔,后有两尾乳突。雌虫 (3～4 mm×0.06 mm) 外阴在前五分之一的位置,卵巢在身体的后半部,卷曲的输卵管在前部。

3. 生活史・雌虫寿命为 30 d,胎生。虫卵(20 μm)生活在子宫的上方,发育为幼虫(100 μm×6 μm)后生活在子宫腔。一条雌虫可以产出超过 1 500 条幼虫。感染后最快 4～7 d 就可以发现幼虫,在随后的 4～16 周内还可以继续产出幼虫。它们通过淋巴和血液循环到达心脏和肺部,进入动脉循环,到达横纹肌并形成囊包。

囊包阶段:由宿主组织包裹幼虫形成囊包。该囊包是椭圆形,宿主细胞周围产生的反应形成钝性末端紧紧包裹卷曲的幼虫(图 55.19)。肌纤维和囊包的长轴平行,宿主氨基酸可以滋养它,且可存活多年。人体内的钙化可能发生在感染 6 个月后,从而导致幼虫死亡。当食入的肉食消化后,幼虫在胃内脱囊,其能抵抗胃液,随后侵入十二指肠和空肠黏膜,36 h 后穿过柱状上皮发育为成虫。感染到在肌肉内生成囊包的时间约为 17～21 d。

4. 传播・通过吃生的或未煮熟的肉类而感染。保虫宿主依虫种不同而有差异。

● 旋毛形线虫:吃未煮熟的感染旋毛虫的猪肉。猪是通过吃含囊包的垃圾或老鼠而感染。

● 乡土旋毛形线虫:也可因食入捕食的熊肉而感染。食入苏联和美国北部北极地区的北极熊、棕熊和海象的肉也可以感染。有极地探险家食入北极熊的肉而死亡。

● 纳氏旋毛形线虫:吃感染的猪或野猪肉而感染。后者是吃了腐肉而感染。

● 布氏旋形线虫:森林里的食肉动物也可以被感染。人类是因食用野猪或马肉而感染。

● 伪旋毛形线虫:通常是食入野猪肉而感染伪旋毛虫,本虫种也可感染鸟类。

5. 病理学・因为感染性幼虫耐胃酸,因此通过十二指肠和空肠后,在肠道内消化囊包,对机体的创伤和刺激取决于幼虫的数量,一般在肠内阶段才引起症状。

经过 5～7 d,雌虫成熟并排出幼虫,幼虫迁徙进入组织,出现浸润期的症状。随后幼虫形成囊包,导致囊包阶段的临床症状。幼虫囊包只在横纹肌里存在,尽管可以通过大脑和心脏肌肉,但无法在那里形成囊包。

(1) 横纹肌:幼虫经过循环后,在膈肌、肋间肌、咬肌、喉、舌和眼外肌处形成囊包。首先出现肌纤维嗜碱性变性,随后形成一个透明的幼虫囊包,周围有淋巴细胞和少量嗜酸性粒细胞炎性浸润(图 55.19)。异物巨细胞可能存在。浸润消退后脂肪沉积,6 个月后囊包发生钙化,最终导致幼虫死亡。

(2) 脑:幼虫迁移到脑和脑膜引起脑膜炎,在基底神经节形成肉芽肿性结节,在延髓和小脑皮质的血管周围形成套叠。可在脑脊液中发现幼虫,伴有细胞数和蛋白质增多。

(3) 心脏:幼虫移行造成相当大的损害,造成心肌细胞浸润和坏死,以及随之而来的心肌纤维化。

6. 免疫・在人类,首次感染后可以产生抵抗再感染的免疫力。免疫力产生的前提是有幼虫发育到成虫这个阶段,这种免疫力可以抗成虫和幼虫。细胞免疫是主要介导的免疫类型,但体液免疫也在参与。免疫的小鼠能对感染产生迅速的应答,引起肠道炎症反应并消除成虫。细胞免疫可以通过转移细胞成分来实现,但减少糖皮质激素、肾上腺切除术和全身照射可以抑制细胞免疫应答。

7. 临床特征

(1) 自然史:旋毛虫病是一种自限性疾病,轻度感染持续 2～3 周,重度感染 2～3 个月。除了严重感染情况外,死亡率较低。轻度感染通常无症状,流行区尸检常规为横膈膜检查,能发现大量钙化囊肿。

(2) 潜伏期:食肉后约 7 d 出现囊包期的症状,7～21 d 内出现移行期的症状。

(3) 症状和体征:症状取决于感染水平和每克肌肉里幼虫数量。10 条幼虫造成轻度感染(亚临床),50～500 条幼虫为中度感染,超过 1 000 条为严重感染,甚至可能致命。症状发展的三个阶段:肠期(入侵肠道)、幼虫迁移(入侵)期、肌肉囊包期。

(4) 肠期:幼虫穿透十二指肠和空肠引起刺激和炎症,出现恶心、呕吐、绞痛、出汗,类似急性食物中毒的症状。皮肤可能出现斑丘疹或皮疹,三分之一的病例在第 2 天到第 6 天出现肺炎症状,约持续 5 d。

(5) 迁移(入侵)期:这一阶段的标志和主要症状是严重的肌肉疼痛、眶周水肿和嗜酸性粒细胞增多。由于肌肉受累,咀嚼、呼吸和吞咽困难,伴有与伤寒类似的高弛张热、指甲和结膜下有裂口出血、血尿中出现白蛋白。典型的症状第14天开始有嗜酸性粒细胞增多,一周后减少,维持在一个较低的水平。嗜酸性粒细胞缺乏的表示预后差。淋巴结、腮腺、颌下腺可能增大,偶有脾肿大。严重的情况下,可能有胸膜下和胃肠出血。

在极少的情况下,可能有心肌并发症[193]。当幼虫穿过中枢神经系统时,10%～20%的患者出现神经系统并发症[194]。

(6)囊包期:囊包期是第三阶段,而且可能很严重。可能有恶病质、水肿和严重脱水。在感染第2个月后肌肉压痛、发热、瘙痒减少、充血消退,而心力衰竭可能出现。多变的神经系统体征可能伴随大脑的损伤。幼虫可能伴随革兰阴性菌感染,引起败血症。已有感染旋毛虫10年后发生永久性偏瘫和"杰克逊"癫痫的报道。

8. 诊断·活检发现幼虫,或者通过免疫学和分子生物学方法进行诊断[195]。

在早期幼虫迁移阶段,通过混合血和稀醋酸进行离心,已从外周血分离到幼虫。通过旋毛虫镜,可以在感染7 d后在肌肉中观察到幼虫。三角肌、肱二头肌、胸大肌和腓肠肌样品用1%的胃蛋白酶和1%盐酸在37℃消化几个小时,过滤或离心,随后进行幼虫计数。肌肉压片也可以检测幼虫,往往在疾病前3周检出率更高。

向小白鼠喂膈肌组织,1个月后剖检,也可以做出诊断。

已应用以下免疫和抗原检测试验:间接免疫荧光法;酶免疫组织化学技术;比色酶联免疫吸附试验;荧光;增强化学发光;分离增强镧系荧光免疫分析法(DELFIA);免疫印迹试验。DELFIA是最敏感的抗原检测手段[195]。

9. 鉴别诊断·旋毛虫病和以下许多疾病相似:伤寒、脑炎、肌炎和破伤风;由于具有高嗜酸性粒细胞增多症,该病的症状非常类似于血吸虫病的组织阶段(片山综合征),以及钩虫、粪类圆线虫等蠕虫感染。此外,旋毛虫病也和胶原疾病如结节性动脉周围炎和急性风湿关节炎相似。

10. 治疗·治疗主要是针对引起免疫反应的幼虫。口服甲苯咪唑10 d(200 mg/d,1天2次)或噻苯咪唑25 mg/kg体重,1天2次,连服10 d,前者的耐受性更好[196]。当病情严重危及生命时,必须控制好免疫反应,

泼尼松20 mg,1日3次,2～3周作为一个周期逐渐降低药量。部分病例对泼尼松治疗无效。

11. 流行病学和控制措施·人类不是旋毛虫的适宜宿主,只有在吃生的或未煮熟的肉时才会感染。欧洲和北美有最常见种属的旋毛虫,通过黑色和棕色的大鼠传播。这些鼠可以被猪吃,人吃了这些生的或未煮熟的猪肉后就容易感染。成人最容易感染旋毛虫,而且与一个地方的饮食习惯和文化有关,吃生的或未煮熟的肉是最重要的危险因素。

当肉来源是一头严重感染的猪,而且是一个家庭或社区聚集食用时,临床疾病最有可能发生。1997年,中国就发生了一起旋毛虫病暴发,涉及到600多人,超过300例临床病例。整个事件是由于在患者餐馆里食用了未煮熟猪肉包的饺子[197]。这些肉与未感染的肉混在了一起,因此多出现轻度或亚临床症状。未经消毒的猪饲料和垃圾是猪最常见的感染源。另一个可能的来源是摄入其他被感染的动物(小鼠、大鼠、狐狸和其他猪)的粪便,恰好成熟的幼虫停留于肠壁。

乡土旋毛形线虫(*T. s. nativa*)主要分布于阿拉斯加等地球北部地区。已在白鲸、海象、海狗、松鼠、黑熊、北极熊、狗、狼和狐狸等动物中发现了旋毛虫病。北极熊处于北极食物金字塔的顶部,通常感染严重。黑熊和棕熊通常是人感染的来源。

纳氏旋毛形线虫(*T. s. nelsoni*)是在撒哈拉以南非洲地区发现的,东非和塞内加尔之前就已有描述。在布什猪(非洲野猪)、狮子、豹,猎豹和鬣狗体内发现了感染。人类通过食用野猪肉而感染。家养猪不会受到感染。

布氏旋毛形线虫(*T. britovi*)分布于欧洲、亚洲和部分北非或西非地区。人可以通过吃野猪和马肉而感染。

伪旋毛形线虫(*T. pseudospiralis*)呈世界性分布,在森林哺乳动物和鸟类,包括家猪体内都有发现。人的感染源是野猪、马和家猪。

主要预防方法是彻底煮熟所有的肉类食品,此外定期用旋毛虫镜检查猪肉。可以通过有效的冷冻来灭活可疑的猪肉。在-18～-15℃冷冻猪肉是有效的。-15℃ 20 d,-20℃ 10 d,-25℃ 6 d,这些条件下囊包将被破坏,如在-37℃条件下,很快就被灭活。垃圾焚烧可以防止猪感染,用[60]Co或[137]Cs照射加工的猪肉也可以杀死幼虫囊包。

参考文献

见:http://www.sstp.cn/video/xiyi_190916/。

第56章　棘　球　蚴　病

MARIJA STOJKOVIC, BRUNO GOTTSTEIN, THOMAS JUNGHANSS

翻译：王　莹
审校：曹建平　盛慧锋　张少森

要点

细粒棘球蚴病（细粒棘球绦虫）

- 细粒棘球蚴病（又称囊型包虫病，cystic echinococcosis，CE）是一种由细粒棘球绦虫的幼虫感染引起的严重的寄生虫病，呈世界性分布。其病变部位主要位于肝脏和肺部，但任何器官均可感染。
- 消除 CE 的措施包括定期用吡喹酮给犬驱虫，在屠宰场进行肉类检查并合理处理病变脏器，对中间宿主绵羊进行疫苗接种，以及将来可能对终宿主犬进行疫苗接种。
- CE 主要通过超声（US）影像诊断。血清学检测为辅助诊断手段。在 CE 早期，完整的棘球蚴囊壁使得囊液和免疫系统隔离开，在 CE 后期，实变和钙化的棘球蚴囊也使虫源物质免于暴露。因此，血清学检测常出现假阴性结果。
- CE 病变可通过 US 分型。目前，主要根据 WHO 的分类标准分为五型：一型和二型为活动性；三型为过渡性；四型和五型为非活动性。如果棘球蚴囊用超声波无法识别时，可用 MRI 和 CT 代替。但是 CT 会漏掉分型特征导致分类出现错误。
- CE 的治疗主要有四种方法：①手术治疗；②经皮消毒术；③药物治疗（苯并咪唑类，主要是阿苯达唑）；④观察和等待，以及几种方法结合使用。
- 大多数早期活动性棘球蚴囊通常没有临床症状，患者不知道自己已患病，因此不会就诊。早期的 CE 棘球蚴囊需要主动筛查，但它们适用于入侵性较小、风险较低的治疗方案。
- 大多数较大且多囊型的活动性棘球蚴囊和寄生在关键部位的棘球蚴囊常引起并发症，难以治疗。在中低收入国家，由于卫生服务资源有限这个问题更为严重。
- 非活动性棘球蚴囊（四型和五型），如果不寄生在关键部位一般不会引起临床症状，可以不用采取措施。但还需要正式前瞻性临床研究结果的可靠证据。

- CE 的治疗方案越来越倾向于根据棘球蚴囊分型而定，这种指导方针主要基于专家意见，还需要更多的患者数据来支持。
- 如果采用囊内容物消毒术（作为手术或经皮肤的一个步骤），在使用杀寄生虫药物前必须特别小心排除包囊-胆管瘘。
- 无论采取什么治疗方案，都需要对患者进行长期随访以防止复发。
- CE 需要跨学科管理。这最好在专门从事 CE 的中心完成，应该鼓励建立这样的中心。这不仅有助于改善 CE 患者的护理，也有利于临床经验的分享以及数据的规范收集和分析。

多房棘球蚴病（多房棘球绦虫）

- 多房棘球蚴病（又称泡型包虫病，alveolar echinococcosis，AE）是由多房棘球绦虫的幼虫感染引起的严重寄生虫病，主要分布于北半球。其病变部位主要是肝，其他器官的原发性疾病极为罕见，但在晚期常有转移浸润。
- 多房棘球绦虫的生活史包括野生动物，因此难以控制和消除。
- AE 的诊断和分型主要根据 US、MRI 和 CT 的影像结果，血清学检测在很大程度上具有佐证作用，可用于治疗后患者的随访，通过血清学结果核实患者治愈或复发。
- AE 病程发展通常没有明显症状，患者大多到晚期才表现出症状。
- AE 具有恶性肿瘤的所有特征，患者需要多学科的照顾，包括分型、临床决策、治疗、长期随访和心理治疗等。这最好在 AE 专业中心完成。应该鼓励建立这样的中心，这不仅有助于显著改善对 AE 患者的护理，也促进以标准化方式共享临床经验和数据收集与分析。

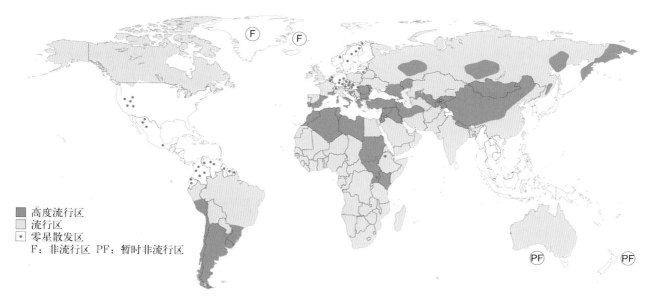

图 56.1 细粒棘球绦虫全球分布图(WHO)。

高度流行区
流行区
零星散发区
F：非流行区 PF：暂时非流行区

细粒棘球蚴病(又称囊型包虫病,cystic echinococcosis,CE)呈世界性分布,包括热带和亚热带地区;多房棘球蚴病(又称泡型包虫病,alveolar echinococcosis,AE)主要分布于北半球,本章内容以 CE 为主。

CE(*Echinococcus granulosus*,细粒棘球绦虫)和 AE(*Echinococcus multilocularis*,多房棘球绦虫)虽然是由同属病原引起的,但其临床表现和病变过程却极不相同,因此本章将分节介绍 CE 和 AE。

多囊棘球蚴病(polycystic echinococcosis,PE)由福氏棘球绦虫(*Echinococcus vogeli*)和少节棘球绦虫(*Echinococcus aligarthus*)引起,分布于拉丁美洲。福氏棘球绦虫引起的 PE 仅 100 例有文献报道,少节棘球绦虫的病例更少,鉴于此,PE 的治疗只能根据病例的具体情况而定[1-3]。

细粒棘球蚴病

一、流行病学

CE 在除了南极洲的所有大洲都有分布(图 56.1)。截至 2002 年,CE 只在冰岛、新西兰和澳大利亚的塔斯马尼亚州被消除了。CE 在世界范围内的牧区均有发生,尤其在较为贫穷地区的牧区高度流行。

人感染的病原 95% 为细粒棘球绦虫羊-犬源或 G1株,呈世界性分布,其在犬和家畜,主要是羊之间传播(图56.2)。其高流行区为地中海盆地、近东与中东、中亚、中国西部地区、俄罗斯、东非和北非以及南美的大部分地区。

迄今为止,细粒棘球绦虫已报道有 10 个基因型

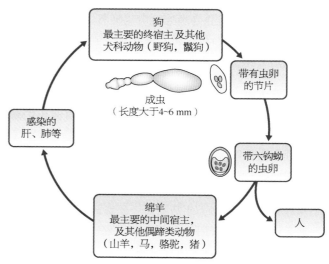

图 56.2 细粒棘球绦虫生活史。

狗
最主要的终宿主及其他犬科动物(野狗,鬣狗)

带有虫卵的节片

成虫
(长度大于 4~6 mm)

带六钩蚴的虫卵

感染的肝、肺等

绵羊
最主要的中间宿主,及其他偶蹄类动物(山羊,马,骆驼,猪)

人

(G1~G10 型),可能与临床表现、病理学和药物敏感性有关。

CE 患病率一般低于 2%,但在青藏高原的部分地区可达 5% 以上。人群发病率可高达 50/100 000 以上,如秘鲁的部分地区、阿根廷、东非、中亚和中国。

不同地区间人患病的影响因素不同,但总的说来有以下因素:家畜(主要是绵羊)饲养或从事牧业、农业生产;养犬并用未煮熟的动物内脏喂犬(未受控制的畜牧屠宰);生活环境和饮水卫生较差。在部分地区,女性因多从事家务,通过饲养、放牧和挤奶等更多机会接触犬而更易感染[4-9]。

二、发病机制和病理学

CE 在临床上可以理解为一个或多个形状完好的球

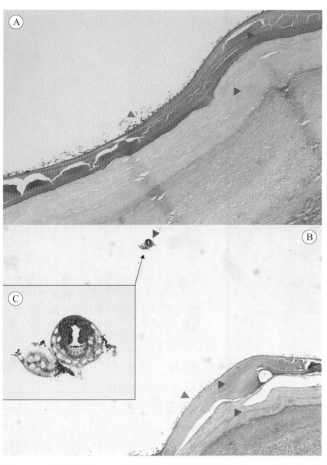

图56.3 CE组织学。充满液体的棘球蚴囊(CE囊)由内部一层生发层(红箭头所示)和外部压缩程度不一富含碳水化合物(PAS阳性)的无细胞厚角皮层组成(蓝箭头所示),外部包裹着源于宿主的纤维外膜厚层(橙箭头所示)。在育囊中可看到原头蚴(绿箭头所示),但不是所有组织学标本都能看到原头蚴。PAS-染色;A, B = 40×;C = 200×。(B. Gottstein)

形包囊,最常出现在肝或肺部,少见在肾、骨、心脏、脾、胰腺和头颈等部位(包括大脑)。从发病机制来看,组织损坏及器官功能障碍主要是源于重要宿主组织、血管及部分器官逐渐被占位、压迫或位移的过程。因此,临床表现主要取决于棘球蚴囊寄生部位、大小、数量和生长速度,具有高度多样性。

典型CE棘球蚴囊组织学呈现一层薄薄的生发层,此为虫体发育的主要部位,周围有一层源于虫体的角皮层保护起来(图56.3)。生发层含有内膜及多种类型细胞,包括形成育囊的增殖性未分化细胞,能无性发育为成虫前期虫体,称为原头蚴。常能观察到颗粒物和石灰小体,偶尔也能看到游离内部子囊。角皮层由黏蛋白组成,黏蛋白携带富含半乳糖的碳水化合物,并且近期发现还伴有钙肌醇己糖磷酸盐沉积物[10]。

棘球蚴囊诱导免疫反应,形成来源于宿主的偶生囊。囊外周部分钙化与虫体退化后的失活有关。囊的偶然破

裂可能会使大量的囊液溢出及原头蚴的散播,偶尔也会引起过敏性反应及继发性CE,因为原头蚴可在中间宿主形成继发性囊。

棘球蚴囊调节免疫反应的能力是在宿主体内长期存活的前提。这种调节通常是通过虫体代谢物来产生效应[11],这似乎与T抑制细胞群的产生和淋巴组织增生反应中巨噬细胞辅助作用的损伤有关。总体而言,Th1细胞活化似乎与保护性免疫更密切相关,而Th2细胞活化与易感性和疾病更密切相关[12]。

(细粒)棘球绦虫复合体存在广泛遗传变异,不同虫株在生长速率、宿主特异性以及病理学等方面不同,这对临床结局、诊断和治疗具有重要意义。值得注意的是,与其他基因型相比,G8型感染主要在肺部,生长较慢及良性居多,临床并发症发生率较低[13]。

CE棘球蚴囊的自然发展

影像学,特别是超声(US),提供了观察CE棘球蚴囊特征的极佳方法[8,14-17]。根据这些特征,可以将棘球蚴囊分为5型,而CE3又分为CE3a和CE3b两型。虫体的活动水平也与不同阶段相关,分别是活跃期(对应CE1和CE2)、过渡期(对应CE3a和CE3b)以及不活跃阶段(对应CE4和CE5)(详见图56.4及图56.8)[15,16]。活性水平可以用光学显微镜观察原头蚴的存在、整体性(苏木素伊红染色)和动力(炎症细胞活动)[19],完整育囊的存在,以及棘球蚴囊、特别是生发层的完整结构来证实(参见图56.3)。近期,强磁场氢质子磁共振波谱被用来体外检测囊液,以及在一些情况下通过代谢物定量体内检测囊液,这使得通过代谢组学方法对棘球蚴囊进行分型成为可能[20-22]。将各型CE与囊的生长和衰退过程对应来看对于明确棘球蚴囊的自然进化和退化规律非常重要。尤其是退化过程,无论是治疗引起的退化(苯并咪唑、经皮消毒术等),还是自然衰退(观察和等待法),在临床应用中非常有用。棘球蚴囊从活动性到非活动性,再到死囊的退化程序如图56.4所示。

三、临床表现

CE的潜伏期不明确,可能是几个月也可以是10年以上。当活动性棘球蚴囊体积增大并且通过占位对邻近器官产生较大影响时才会出现症状。CE棘球蚴囊的直径能增长到20 cm甚至更大。CE感染者一般无症状,棘球蚴囊可能在因为其他原因对人群进行影像学筛查时偶然被发现。这些患者一般不需要马上治疗,通常要等完整的调查结束后才能作出治疗决定。少部分患者出现与棘球蚴囊相关的不适,这种情况需要及时的检查。很少出现并发症,但是突然出现时,需要立即关注(提要56.1)。

有症状的CE在所有年龄层都有发现,包括不满一岁的婴儿及超过75岁的老人。鉴于棘球蚴囊发展缓慢

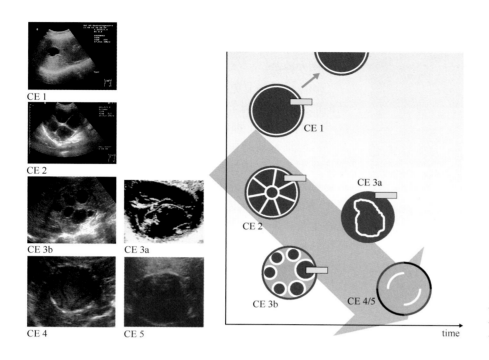

图 56.4 CE 棘球蚴囊进化(棘球蚴囊生长)(小箭头)和从活动性到非活动性退化,死囊(大箭头)的顺序图。黄色条表示包囊-胆管瘘。

提要 56.1　CE 棘球蚴囊并发症

- 带瘘的棘球蚴囊
- 胆管/支气管阻塞(由于内囊通过包囊-胆道/包囊-支气管瘘溢出)
- 细菌感染
- 压迫综合征
  - 血管(造成血栓、布-加综合征)
  - 胆管
  - 支气管
  - 软组织/肌肉、神经(导致萎缩)
- 棘球蚴囊破裂
- 静/动脉栓塞

的特性,很多患者都是在 20 岁之后才出现症状。

大约 70% 的棘球蚴囊寄生在肝部,特别是在右肝叶,结缔组织反应形成了纤维囊壁,相对其他器官反应也是最明显的。右上腹疼痛和不适是最频繁出现的症状。疼痛可能源于棘球蚴囊的大小,但是有症状患者突然发生急性疼痛,必须考虑到是包囊-胆道瘘,这是最常见的肝 CE 的急性并发症(图 56.5A)。患有包囊-胆道瘘的患者也可能在胆道阻塞时出现黄疸,同时还可能因细菌性胆管炎变得更为复杂。肝酶(碱性磷酸酶和 γ 谷氨酰转移酶)的升高是常见的特征。20% 的肝 CE 患者会因棘球蚴囊的大小不同而患有严重程度不同的胆道并发症。

细菌感染和脓肿的形成是另一个特征[23],这是一种发生频率较低的并发症,会引起右上腹疼痛[15,24,25]。

CE 棘球蚴囊第二常见的寄生部位是肺部(15%~30%),主要寄生在肺的下部(图 56.5H、I)。由于支棘球蚴囊压迫气管,可能会引起非特异性症状,例如蓄积性肺炎、肺不张以及支气管扩张和间质性纤维化引起的组织炎症反应。在产生包囊-支气管瘘的时候,可能会有脓肿的形成或者出现内囊被咳出的情况,从而造成窒息或者过敏[24,26]。

通常来说,CE 棘球蚴囊进一步的并发症是囊破裂,大部分情况含有原头蚴的囊液会进入腹腔或胸腔,引起过敏和/或继发传播(图 56.5C)。靠近大血管的棘球蚴囊会阻碍血液流动,引起血栓(例如下腔静脉、门静脉)或导致布-加综合征(图 56.5D)

其他寄生部位还有肾(见图 56.7)、纵隔膜以及皮肤和骨骼肌。心脏的感染(图 56.5F),包括虫体进入肺动脉(图 56.5E)引起的栓塞;大脑和骨骼(图 56.5G)的感染非常少,但是临床症状表现却非常严重[15,27]。

CE 棘球蚴囊的鉴别诊断

CE 的鉴别诊断取决于受感染的器官以及棘球蚴囊的分型(囊性的还是实质的)。CE 棘球蚴囊必须和先天性肝囊肿(单纯性囊肿)(图 56.6A)、AE,尤其是坏死(图 56.20)引起的假性囊肿、细菌性和变形虫脓肿以及良性和恶性肝肿瘤区分开来(图 56.7A、B)(表 56.1)。肺部感染需要和支气管囊肿、原发性海绵状结核以及原发性和转移性肺部肿瘤区分开来。复杂性肾囊肿和肾细胞癌与 CE 棘球蚴囊相似(图 56.7)[28,29]。

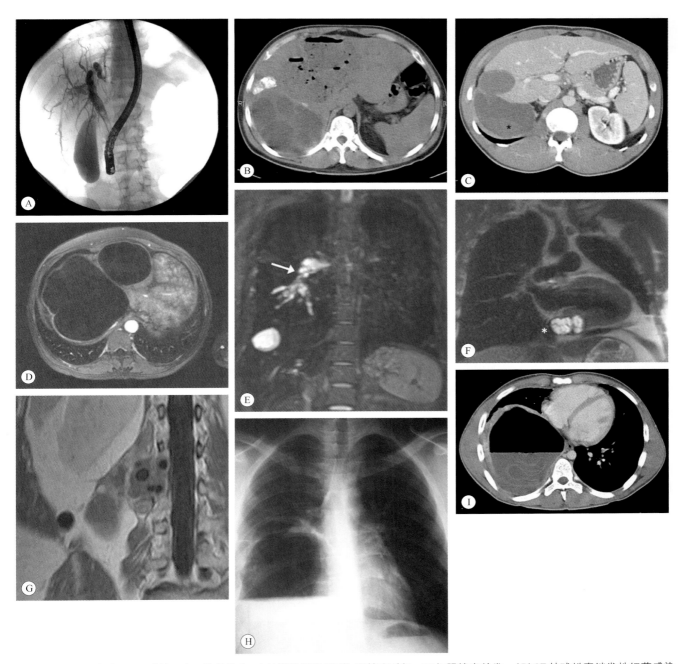

图56.5 不同器官中CE严重甚至致死的并发症。(A)胆道梗阻/包囊-胆管瘘引起。可与胆管炎并发。(B)CE棘球蚴囊继发性细菌感染形成的肝脓肿。(C)包囊破裂(*)继而引起过敏反应和继发性CE。(D)包囊压迫肝门静脉,引起布-加氏综合征。(E)心脏CE或血管浸润引起的右肺动脉栓塞(箭头)(F)左心后壁的CE感染取代心底心肌。(图片取自海德堡大学医院,发表于Brunetti, Garcia和Junghanss (2011)PLo SNegl Trop Dis)(G)脊椎CE3b棘球蚴囊压迫脑硬膜。(W. Hosch,海德堡大学医院放射科)(H)右胸底部有巨大CE棘球蚴囊的胸片。(I)CT扫描显示相同的肺囊肿腔内有游离的膜。[图片来自海德堡大学医院,Hosch et al (2004);copyright Chest]

四、诊断

CE主要通过影像学诊断,血清学检测也能进行佐证。在出现疑问的时候,可使用诊断性穿刺和抽吸术,或切除虫体的组织学诊断方法。综合影像学、血清学以及组织学证据仍无法确定时,可使用聚合酶链反应(PCR)诊断区分CE和AE。此外,可用原头蚴的存活能力来作为测定棘球蚴囊存活能力的指标。

(一) 影像学

基于1981年的Gharbi超声分级发展起来超声分型的标准化[15,16]在CE患者的诊断、治疗以及随访上是一个突破(图56.8)。此分型系统是在肝脏CE棘球蚴囊上发展起来的,原则上也可应用于其他器官上的棘球蚴囊分型,但其他器官上的棘球蚴囊不一定能通过超声方法观察到。在这种情况下,磁共振在识别CE特征上比CT

表 56.1	棘球蚴囊及肝实质占位性病变的鉴别诊断	
棘球蚴囊/假性包囊占位病变	**实体占位病变**	
先天性占位病变		
单纯棘球蚴囊	出血单纯性棘球蚴囊	
血管型占位病变		
血肿	血肿	
	血管瘤	
感染占位病变		
CE[CE1，CE2，CE3a，CE3b	CE(CE3b(包囊-实体混合)，	
(包囊-实体混合)]	CE4 和 CE5)	
带有假性囊肿的 AE	AE	
脓肿	结核瘤	
良性占位病变		
囊腺瘤	肝腺瘤	
	局灶性结节增生	
恶性占位病变		
囊性癌症	转移性肝癌	
有中央坏死的肝转移	肝细胞癌	
	胆管癌	

表现更好(见下文和图 56.8)，基于影像学分型的一个重要特点是将 CE 棘球蚴囊分成活动性、过渡性和非活动性三种类型。当病变不能通过超声查到时，超声检查和其他影像学方式，特别是磁共振(见下文)对于棘球蚴囊的诊断和分型、确定治疗方案、观察治疗反应和随访尽早发现复发情况十分关键。

基于超声的分型为 CE 的治疗开辟了新视野，尤其是对于分型-特异治疗，下列的分组在临床方面很有用。

（1）活动性、过渡性棘球蚴囊(CE1，CE2，CE3a 和 CE3b)及非活动性棘球蚴囊(CE4 和 CE5)。

（2）有并发症和没有并发症的棘球蚴囊：小棘球蚴囊一般是没有并发症的，患者通常也不知道他们是感染者，并发症出现的概率随棘球蚴囊的增大而增大[23]。

世界卫生组织分型 CE1～CE5 的超声检查特点在图 56.8 中做出了图示和描述。值得注意的是棘球蚴囊中的内容物对于分型起决定作用。当出现"双线标志"的时候，囊壁有助于分型。因 CE1"双线标志"不可见，应注意不要因双线标志不可见而错过 CE1。囊壁的钙化也不仅局限于 CE4 和 CE5，各型 CE 均可存在[17]。囊内容物一般在各型囊中有不同特征：特别是"水中百合花征"(CE3a 期)，毛胆管型结构(CE4)和在固体基质中的子囊(CE3b 期)。囊内容物随时间的变化通常会提供重要的线索，例如在 CE1→CE3a 时内囊崩塌，在 CE3b→CE4 时基质中子囊会消失，以及在苯并咪唑治疗数月后 CE4 囊再度活化可观察到子囊的再度出现(见下文)。

影像学对于识别棘球蚴囊并发症也有很重要作用，并发症包括包囊-胆管瘘和包囊-支气管瘘以及脓肿等(见下文)[24,30-32]。

需要谨记的是囊性病变和各型 CE 棘球蚴囊很相似，尤其是当上文中提到的各型特征未出现时[28,29]。在 CE 棘球蚴囊中，能看到清晰的、平滑的囊壁以及在晚期囊肿中能看到很突出的囊壁，这些特征有助于区分 CE 棘球蚴囊和囊壁或囊内层很薄的单纯性囊肿。单纯性囊肿很常见并且通常是良性的(图 56.6A)，同时也和 AE 中的假性囊肿(见下文)区分开来，这些假性囊肿基本都是些坏死腔。AE 的假性囊肿的"囊壁"是不规则的(图 56.20)。在大多数 AE 中，影像学能识别 AE 浸润生长的标志(图 56.18，图 56.19)，这能将 AE 和 CE 清楚地区分

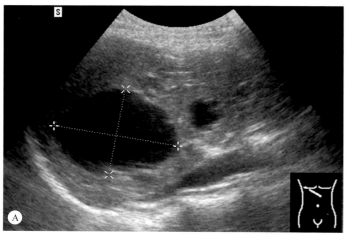
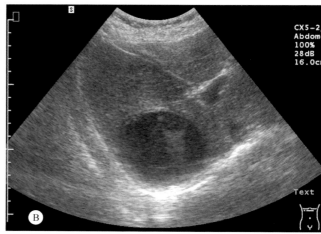

图 56.6　囊型病灶的鉴别诊断：单纯性囊肿和 CE 棘球蚴囊。A. 为超声图，单纯性囊肿充满液体，在与肝组织的交界处有薄膜，常多发。B. 为超声图，CE1 棘球蚴囊，充满液体，囊壁呈标志性的双线。(图来自 W. Hosch，海德堡大学医院放射科)

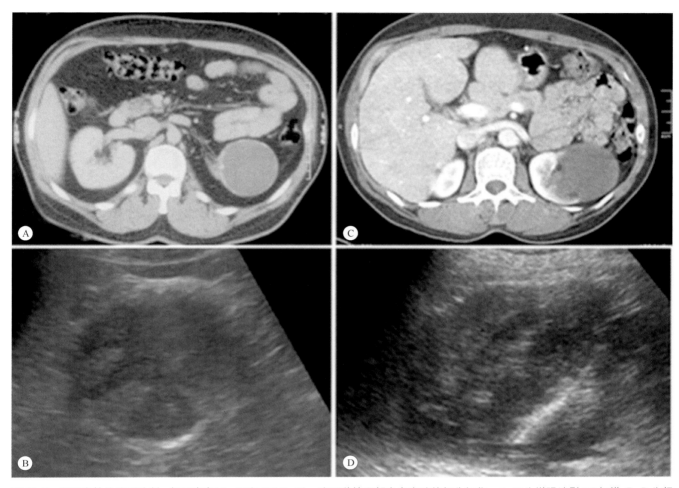

图 56.7　囊型病灶的鉴别诊断：肾细胞癌(A，B)和 CE(C，D)。这两种情况都会有囊壁的部分钙化。A、C 为增强造影 CT 扫描；B、D 为超声图。(图来自 W.Hosch，海德堡大学医院放射科)

开来，但是并不能与恶性肿瘤区分。恶性占位性病变也可能被误认为是 AE，这两种情况下都可能出现钙化(图56.7)。需注意超声、磁共振和 CT 这三种影像学方法对囊壁和囊内容物的各种特征不能做出同等的呈现(见下文和图 56.8)。

　　如果可能，当囊无法用超声检查时可选用 CT 以及磁共振。在这种情况下，优选磁共振而不是 CT，因为磁共振特别是 T2 加权系列比 CT 能更好地再现 CE 棘球蚴囊在超声检查状态下的特征(如图 56.8)。不建议过度使用 CT 和磁共振，并且 CT 的缺陷也应该值得注意[33.34]。

　　当不确定的时候，可采用之前可能因为害怕出现过敏反应或者继发性 CE 感染而不建议使用的诊断性穿刺，但需具备必要的预防措施及有经验的操作人员(见下文)。

　　(二) 血清学

　　血清学反应具有高度分型特异性且取决于棘球蚴囊的位置，因此血清学诊断应用于 CE 诊断有局限性。早期棘球蚴囊，特别是 CE1 和 CE2，虫体产生的角皮层使其抗原成分免受宿主免疫系统识别，所以只要囊是完好无损的，血清检测结果就为阴性。不论棘球蚴囊是在自然退化的情况还是人为干预的情况，一旦内囊破裂，血清检测就会呈现阳性。在棘球蚴囊进一步包括实变和钙化的退化过程中，血清学检测在很多情况下又可以在一段时间内变为阴性(CE4 和 CE5)。血清学诊断遵循一种两步走的方法：第一步会使用诊断性敏感检测(比如间接血凝试验以及使用细粒棘球绦虫囊液抗原的酶联免疫吸附检测)。但是这些检测缺乏特异性，并且和其他绦虫感染以及肠胃恶性肿瘤会产生交叉反应。第二步是使用特异性很高的检测(比如细粒棘球绦虫抗原 B 的 8 kDa/12 kDa 亚基的免疫印迹法)来确认筛查检测中的发现。关于棘球蚴囊的寄生部位，寄生在脑部和肺部的囊问题最多，检测的假阴性率非常高。患有 CE 的儿童通常在血清学检查中为阴性，因为在棘球蚴囊早期发育阶段年龄是一个混淆因素。血清学到目前为止还不能可靠地确定疾病干预治疗后的状况，比如说治愈或者复发[15,35]。

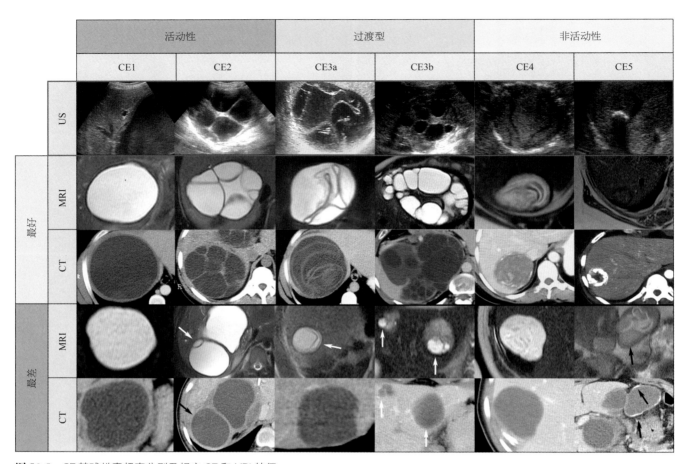

图 56.8 CE 棘球蚴囊超声分型及相应 CT 和 MRI 特征。

CE 棘球蚴囊超声分型[16,18]：
CE1：单房无回声囊型病灶，有双线标志。
CE2：多隔膜，"玫瑰花状"，"蜂巢状"包囊。
CE3a：囊内有卷曲的膜（水中百合花征）。
CE3b：基质里囊内有子囊。
CE4：囊内呈强弱不等的杂乱回声，特别是所谓的"小管结构"，无子囊。
CE5：囊内容物实变，囊壁钙化。
WHO 分型和 Gharbi 分型对照如下：
WHO-CE1→Gharbi Ⅰ型。
WHO-CE2→Gharbi Ⅲ型。
WHO-CE3a→Gharbi Ⅱ型。
WHO-CE3b→Gharbi Ⅲ型。
WHO-CE4→Gharbi Ⅳ型。
WHO-CE5→Gharbi Ⅴ型。
CT/MRI 的"最佳病例"：
CE1：单房，单纯性囊，内容物液体，常有 CE1 特有的"双线标志"；CE2：多囊多隔膜；CE3a：囊内容物液体，呈 CE3a 特有的分离性内囊；CE3b：单房囊，黏液或基质中有子囊；CE4：囊内容物实变，CE4 特有的小管结构；CE5：囊内容坏死实变，囊壁钙化。（图取自海德堡大学医院，发表于 PLoS NTD。）
CT/MRI 的"最差病例"：
CE1 典型的"双线标志"常见于超声（CE1/US），但在 MRI 和 CT 中较少。子囊和分离的内囊（"水中百合花征"）用 CT 常会错过，但在超声和 MRI 中清晰可见（CE2，CE3a，箭头所示）。CT 常不能识别固体基质中的子囊（CE3b，箭头所示）。CE4 特有的小管结构在 CT 图中也常常看不见。MRI 不能很好地分辨玻璃样厚壁和钙化。超声只在有后方声影时才能识别钙化（CE5，箭头所示）。
MRI：半傅立叶单次激发快速自旋回波序列（HASTE）；CT：后对比增强图。（图来自海德堡大学医院，Stojkovic et al（2012）；PLoSNegl Trop Dis）

（三）诊断穿刺和囊内容物抽吸术

当不能通过影像学以及血清学来确诊时，细针诊断穿刺以及囊内容物抽吸术对于鉴别诊断来说是非常有价值的，特别是在应对恶性肿瘤时。当有经皮消毒技术的预防措施时，细针诊断穿刺可被认为是安全的方法（见下文中 PAIR）[36,37]。

（四）组织学诊断

参见上文中发病机制和病理学原理

（五）虫体存活力的评测

虫体存活力可以通过囊内容物组织病理学（包括生发层的完整囊壁），评价原头蚴（炎症细胞活性、形态是否完整、曙红染色法），以及最近报道的通过强磁场氢质子磁共振波谱（见上文）检测代谢物生存力等方式评测。在专业实验室里，囊的活力还可以通过细粒棘球绦虫一些表达基因的 RT-PCR 来评测。

五、治疗

棘球蚴囊的生长一般不会引起注意，直到大小长到会引起例如腹部饱胀感或疼痛等非特异性症状，或者突然出现因为囊内容物通过包囊胆管瘘溢到胆道系统（见上文中的临床特征）造成囊壁破裂或胆道阻塞而引起的急性并发症。这样使得临床管理变得困难，特别是在缺少资源的时候。大棘球蚴囊和带有并发症的棘球蚴囊要求使用多学科的治疗手段，需要训练有素的外科医生和麻醉师[15,38-41]。

与此相反，早期发现和治疗则需要积极地筛查，现阶段需要依赖超声才能完成，但有两个缺点。第一，很多小型早期棘球蚴囊并不具有特异性特征。此外，此阶段的血清学检测一般是阴性，这主要是由于囊壁完整（生发层和角皮层），使其抗原成分隔离于宿主的免疫系统。第二个问题是如何为棘球蚴囊很小的患者选择合适的治疗方法（见下文）。

在临床实践中一个切实可行的方法是将 CE 分为两类：①有并发症的 CE，这种情况需要根据患者所在区域的医疗资源来选择个性化的治疗方法；②无并发症的 CE，越来越多从 CE 治疗中心收集到的经验及数据支持这种情况下标准化棘球蚴囊分型管理。

（一）有并发症的 CE

有并发症的 CE 患者需要根据及当地医疗资源来选择个性化治疗[38,40,41]。影像学在诊断以及患者管理上起重要作用[24,31]。

1. 带有瘘和胆道/支气管阻塞的 CE（源于囊内容物通过包囊-胆道/包囊-支气管瘘溢出）。肝和肺是 CE 棘球蚴囊最常寄生的两个器官，包囊-胆道、包囊-支气管瘘是最常见的并发症。在 CE 棘球蚴囊、胃肠道及胆囊之间的瘘却很少遇到。

因为带瘘的棘球蚴囊造成严重并发症（胆道/支气管阻塞）的可能性很大，所以这些棘球蚴囊应该尽早治疗，因此，很多专家都建议使用手术的方法。问题是，当瘘还没有变得明显和具有活性时，是不容易被诊断出来的，瘘的凸显大多是因为胆道的阻塞和囊内容物溢出造成的。

对于肝部棘球蚴囊，提出了一种逆向诊断包囊-胆道瘘方法。这种方法最大的弊端是可能带来不可忽视的并发症风险，并且可能会因为囊内压力太大致使对比剂无法进入而影响瘘的发现[30]。磁共振以及磁共振胰胆管成像（MRC）是一种无创影像学技术，可以在瘘引起一系列并发症之前发现瘘。

当囊内容物因囊破裂而溢出到胆道系统的时候，胆管阻塞会发展很快，从而引起胆道炎的并发症。清理阻塞物质、重新通过内镜逆行胰胆管造影（ERCP）来恢复胆汁流是很好的第一步[32]（图 56.5A），同时为第二步手术治疗瘘赢得了时间。阿苯达唑需要尽早开始使用。

对于肺部棘球蚴囊，囊壁破裂进入支气管会引起包囊-支气管瘘并且会伴随囊液和内囊碎片的吐出，还会出现窒息反应。这使得患者的生命受到威胁，但是一般都可以控制，不会造成严重的问题。影像学研究发现腔内为一个充气空间，或者是一个气液平面。同样，阿苯达唑需要尽早使用。腔的剩余部分通过瘘与支气管系统相连，可以通过两种方式处理：①通过手术移除囊剩余部分，或者是瘘闭合术；②对小棘球蚴囊可以采用较为保守的方式。在这些情况中，棘球蚴囊直到缩回愈合前都必须仔细观察。只要腔还是开放的，就可能出现细菌感染，最终形成脓肿。要降低此风险，应尽早使用抗生素治疗呼吸道细菌感染，这可以帮助避免在囊腔缩回之前出现并发症。

2. 细菌感染 · 原则上说来，各型 CE 棘球蚴囊都可能产生继发性细菌感染，从而造成脓肿（图 56.5B）。细菌感染可能是血源性或者是通过瘘的逆向型的，比如包囊-支气管、包囊-胆管以及包囊-十二指肠等，但是总体来说都很少见。主要治疗方法遵循引流和抗生素治疗的脓肿治疗原则。第二步是残余 CE 棘球蚴囊/腔的治疗。似乎细菌感染对细粒棘球绦虫有消毒的效果。出于安全的考虑，苯并咪唑使用需进行数月。现在还没有苯并咪唑治疗最优使用时长的具体数据。

3. 压迫综合征 · ①血管（会导致血栓，布-加综合征）；②胆道；③支气管；④软组织/肌肉，神经（造成萎缩）。

逐步生长的棘球蚴囊对周围的解剖结构和组织的压力会逐渐增大，这会对血管、胆管和支气管造成严重变细和闭塞。如果肝静脉受到了影响，布-加综合征可能会随之发生，这就需要快速降压来保护肝部（图 56.5）。大静脉的变细，例如腔静脉产生了血栓。胆道的压迫可能会造成胆道阻塞，还会伴随着胆道炎并发症。支气管压迫会造成肺不张。晚期大棘球蚴囊在肝部和肺部持续生长，会使这些器官的大部分失能，因为囊的增大会造成压迫性萎缩。据报道称，肝部棘球蚴囊每年的增长速率为 1 cm，而在肺部，增长的速率会更快。

4. 棘球蚴囊破裂：过敏反应和继发性 CE（图 56.5C）。囊液很容易引起过敏。如果患者很敏感，囊偶然破裂或创伤性破裂使得囊液溢出会导致有生命危险的 1 类超敏反应。此时紧急处理遵循过敏反应包括过敏性休克的标准治疗方法。在患者稳定后，再进行肝 CE 针对性治疗。如腹部或肺部棘球蚴囊破裂，为了避免腹腔和胸腔继发性 CE 的出现，必须马上使用苯并咪唑（见下文中的苯并咪唑）。棘球蚴囊破裂后用苯并咪唑预防继发性 CE 的数据还很有限。并且吡喹酮灭活原头蚴的使用价值也还有待考证（见下文中的吡喹酮）。胸腹腔棘球蚴囊破裂后应立刻进行手术，以清除破裂位置的囊内容物、囊液和感染性物质等。

5. 静脉/动脉栓塞。当棘球蚴囊内容物因为偶然破裂或手术而进入血管的时候，活性囊内容物可以广泛的传播开来。若破裂物质进入腔静脉或者是心脏的右心室，会导致感染而引起继发性肺 CE，极少情况下会造成肺动脉的大规模阻塞（图 56.5E）。

6. 罕见部位的棘球蚴囊。罕见部位棘球蚴囊，尤其是出现在心脏（图 56.5F）、脑部和骨骼（图 56.5G）时，一般都是带有并发症的棘球蚴囊，需要根据不同个体来区别治疗[27,43]。

（二）无并发症的 CE

对于无并发症棘球蚴囊的患者，一种基于现有数据和从专家中心收集到的经验性累积证据的标准化分型治疗方法进入了我们的视野。但是对这种方法大规模有组织的正式临床验证尚未开展，过去几十年 CE 临床管理工作一直在推进，却没有对其效率、效果、不良反应率、复发率以及成本等关键因素做过评估，因此急需开展此项工作。目前，《人类体内囊性和泡型棘球蚴病的诊断和治疗的专家意见》由世界卫生组织棘球蚴病非正式工作组发布[16,44-46]，但是其内容却仅限于对 B 建议的力度以及Ⅲ类证据质量的评级。

现在有四类可用的治疗方法[25,39,41,46]：①苯并咪唑的药物治疗；②经皮消毒技术；③手术；④观察和等待。

无并发症的 CE 患者如何选择四种治疗方式中的一种，以及不同类型不同大小棘球蚴囊相关并发症风险的大小将在图 56.9 中描述。

1. 无并发症的 CE 患者在 4 种治疗方式中的分类。因为 CE 是良性的，专家的意见更偏向于仔细斟酌对无并发症患者进行手术。

那些停止治疗（包括手术治疗）CE4 和 CE5 的治疗中心，大大地降低了手术病人数量（见下文）。

用苯并咪唑等治疗小活动性棘球蚴囊（见下文苯并咪唑）以及对没有包囊-胆道瘘 CE1 和 CE3 的经皮治疗也加强了此种趋势。

将药物及微创治疗的无并发症患者转为手术治疗不太容易，需要依靠专家的意见。还很缺乏大量合理设计的临床实验以提供更为可靠的证据。另外，患者以及医疗设施这些特殊因素也需要考虑进来。

当 CE1 和 CE3 用苯并咪唑和经皮消毒法均无效，且经皮消毒法已多次尝试后，大多数专家中心会将其转为手术治疗。一些中心选择传统 PAIR 技术（穿刺、抽吸、注射、再抽吸），另一些中心则考虑手术前使用连续的导管引流和大口径导管。对于 CE2，尤其是 CE3b，苯并咪唑的效果可能会很让人失望。在这些情况下，可选择手术或大口径导管引流的方法[47-51]。

大口径导管引流技术的进一步发展需要仔细监测，因为在将来有可能替代剖宫手术。

因为上述讨论的种类都没有合理验证，所以在患者的分诊上还存在随意性。需特别关注的是无并发症的小（＜5 cm）CE1、CE2、CE3a 和 CE3b 如在解剖学上寄生于不重要的部位，就不能用 PAIR 方法（穿刺-抽吸-注射-再抽吸），苯并咪唑也无效。

在这种情况下，很多专家会很犹豫要不要马上进行手术。如果这些患者能可靠地被跟踪随访（一开始一年两次随访，之后一年一次，包括超声检查），那对于有经验的人员来说"观察和等待"的方法是可行的。反复进行 3 个月的苯并咪唑治疗也似乎是正确的。在经过几年的观察后，很大一部分棘球蚴囊都变为 CE4 和 CE5。然而，我们必须记住，在此种方式下进入非活动性阶段（CE4 和 CE5）是苯并咪唑和自然退化的双重结果。我们必须特别关注在苯并咪唑治疗下从 CE3b 转为 CE4 的囊。从专家中心得到的经验指出即便是经历了很长时间的非活性期，此阶段的棘球蚴囊复发的风险增大。

刚开始＜5 cm 的 CE1、CE2、CE3a 和 CE3b 囊在观察的过程中若有增大，必须按上述方式分诊，而那些没有变化的棘球蚴囊需要继续评估。

2. 无并发症 CE 患者的个性化治疗

（1）苯并咪唑（提要 56.2）：苯并咪唑（阿苯达唑、甲苯咪唑）是 CE 药物治疗的唯一可用药物，阿苯达唑已在人体临床上使用了 30 多年，而且是一个已得到确认抗寄生虫治疗方法，对绦虫（比如棘球蚴病）以及肠道和组织线虫有广谱活性。阿苯达唑是苯并咪唑氨基甲酸酯的衍生物，在结构上与甲苯咪唑也有联系。鉴于其生物利用度比甲苯咪唑要高很多，所以它是优选的药物。但是，阿苯达唑在空腹的情况下很难被吸收，因为其水溶剂性很低。当药物与高脂餐一起服下后，吸收能力会提高 2～5 倍。在吸收后，阿苯达唑有广泛的首过效应，几乎可以在肝内全部被代谢成其活性代谢物阿苯达唑亚砜。血药浓度在服下后 2～5 h 内达到峰值，消除半减期为 8～

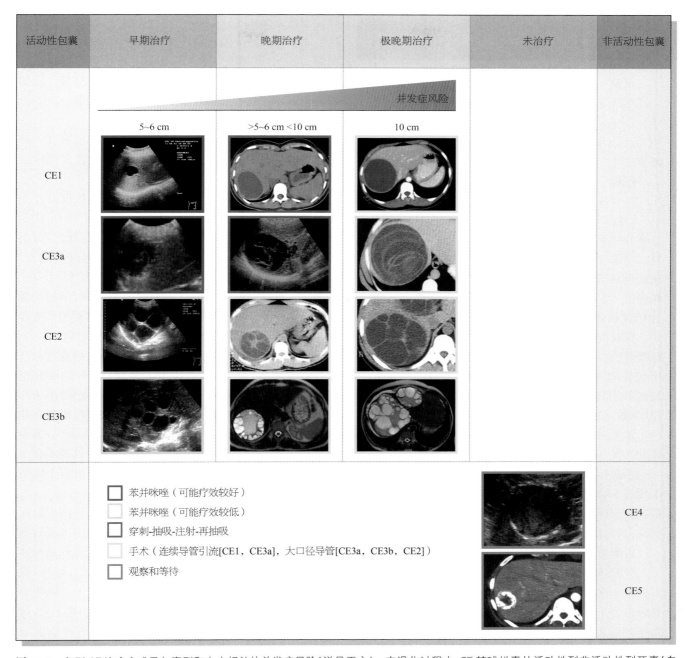

图56.9　各型CE治疗方式及与囊型和大小相关的并发症风险(详见正文)。在退化过程中,CE棘球蚴囊从活动性到非活动性到死囊(自然退化)。在"观察和等待"法中(CE4和CE5)可观察到这种自然退化,病人定期随访,以检测并发症并确保病人不复发。使用苯并咪唑和经皮消毒术(大多数是穿刺-抽吸-注射-再抽吸法(PAIR),在一些治疗中心也采用连续导管引流和大口径导管)可加速这种自然退化过程。通过手术,虫体物质从患者身上完全切除,包括切除虫源的棘球蚴囊和部分宿主产生结缔组织囊(囊周壁层),称为囊部分切除术;切除虫源的棘球蚴囊和全部宿主产生结缔组织囊(囊周壁层),称为囊全切除术;切除部分CE棘球蚴囊所在的器官组织,称为切除术。(图来自W. Hosch,海德堡大学医院放射科)。Rx=治疗

12 h[52-54],在CE棘球蚴囊中可检测到有效浓度的阿苯达唑。阿苯达唑亚砜的浓度在少部分患者血清值中达到22%[55]。

过去十来年里,一些研究显示对于无并发症的CE患者可使用甲苯咪唑和阿苯达唑药物治疗代替手术。但这些个体研究规模小,且差异大,难以进行荟萃分析

(Meta-analysis)[56-75]。

最近,对从6个治疗中心收集的个体患者数据进行了系统评价和汇总分析,以说明阿苯达唑治疗治疗不同类型及不同大小棘球蚴囊的长期结果,并对苯并咪唑治疗CE的有效性进行了更为可靠的评估。研究表明不同类型的棘球蚴囊对药物的反应存在显著差异,特别是在

提要 56.2　苯并咪唑的用量及疗程

用量

在既定的治疗周期里，连续每天分两次使用 10～15 mg/kg 阿苯达唑或者每天分 3 次使用 40～50 mg/kg 甲苯咪唑。药物应同高脂餐一起使用。阿苯达唑应作为优选，因为其生物利用度更高

疗程

单独的药物治疗

治疗周期至少 3 个月，多的可达 6 个月。需要足够的时间（最多在治疗周期完成后 6 个月）才能观察出苯并咪唑的效果并在影像学上表现出来（棘球蚴囊从活动性/过渡性转为非活动性）。复发同样也要一定的时间（例如，一个在治疗过后已经转为 CE4 的囊可能在数月之后会转回为 CE3b）

需要重复治疗疗程。重要的是需要意识到棘球蚴囊的自然退化会越来越多地与苯并咪唑的作用竞争，苯并咪唑治疗可能更多的是一种抑制囊生长而不是治疗。这也可以成为姑息疗法的一种选择（例如，患者不能手术）

防止因干预治疗（手术、经皮消毒、诊断穿刺）以及自发性破裂引起的继发性 CE

预防性治疗应从干预治疗前的 4 h 一直进行到干预后 1 个月。预防性治疗现阶段还缺乏确切证据。在干预治疗中当发生自发性破裂或者囊内容物溢出时，治疗的长短需因个体而定

需要监控的不良反应

肝酶（转氨酶）和全血计数开始时需要每 5、10 天检查一次，然后每 2 周 1 次，再后每个月 1 次。转氨酶若为正常水平 2～4 倍是可以接受的，取决于随访的强度，这是可能的。高于此水平，应测定血浆药物水平并中断治疗。转氨酶回复正常后，可恢复治疗。也可尝试将阿苯达唑换为甲苯达唑。然而，这种方法还缺乏有力的数据支持。当出现骨髓抑制时，应终止治疗

禁忌证

怀孕。有破裂风险的棘球蚴囊（苯并咪唑可能会软化囊周组织）。患者转氨酶升高，白细胞计数降低时，需考虑肝脏毒性和骨髓抑制的风险

随访

苯并咪唑治疗后的随访建议在棘球蚴囊转为非活动性（CE4 和 CE5）后至少进行 5 年

确定治愈方面。

苯并咪唑对小的活动性棘球蚴囊（≤6 cm）治疗效果最好。相反，更加成熟的 CE3b 在一开始对药物有反应并转为 CE4，但在阿苯达唑停药后又经常会复发。药物对各型棘球蚴囊的总体效果是其在小棘球蚴囊（≤6 cm）中的 40%～60%。

阿苯达唑对早期亚临床疾病的治疗可以使很大一部分患者避免将来的并发症和手术。但是，这需要临床试验的验证。

阿苯达唑治疗时间还没有确定，从可用数据以及专家意见来看，阿苯达唑一个疗程至少需要 3 个月，可能至多需要 6 个月。我们需要知道，棘球蚴囊的退化过程（不断的实变和囊缩小）在治疗后的数月中都将继续进行。一个疗程是否成功需要足够的时间—治疗后 12 个月—去确定。棘球蚴囊重新活化也同样需要时间，例如子囊在囊基质中重新出现（CE4 转回 CE3b）。这是 CE 患者长期随访的重要基本原理之一。

在干预治疗（手术、经皮消毒、诊断穿刺）后或者在自发性破裂之后使用阿苯达唑预防继发性 CE 的研究更少。关于术前时间间隔和干预后治疗时间，已提出了广泛的建议。世界卫生组织棘球蚴病非正式工作组现在建议治疗的时间应从干预前 4 h 到干预后 1 个月[46]，但也有人提出了其他的时间表[55,77]。对于自发性破裂或在干预治疗中出现溢出的情况，治疗的时长必须根据个体情况而定。与吡喹酮联合治疗（见下文吡喹酮）。

肝脏毒性是阿苯达唑在治疗 CE 时最直接的不良反应，有多达 16% 的患者在阿苯达唑治疗过程中出现转氨酶上升的情况。在大多数的患者身上，转氨酶只是温和上升（正常水平的 2～4 倍），不需要中断治疗。然而，在苯并咪唑治疗肝 CE 的初期情况恰恰相反。苯并咪唑会引起局部囊周肝炎，相应的转氨酶水平也会小幅上升，这是对药物反应良好的征兆，而不是药物肝脏毒素的迹象[78,79]。如果转氨酶水平超过了正常水平的 4 倍，建议确定血药浓度并且中断苯并咪唑的使用。转氨酶水平通常会在治疗停止后的几周内回转。之后，重新使用苯并咪唑，包括改变用量以及将阿苯达唑换为甲苯咪唑或是反过来的方法值得一试。也有报道出现不明原因急性肝功能衰竭或者是肝炎的情况。在基线状态下的患者转氨酶升高的话，肝脏毒性的风险也会升高。

骨髓抑制是非常罕见的，但也是一种严重的不良反应。使用药物的患者中只有不到 1% 的患者出现可逆的白细胞减少症。有潜在肝病的患者风险较高，此外，血液毒性有剂量依赖性，这在阿苯达唑治疗晚期癌症的 Ⅰ 期剂量试验中有所体现[80-82]。阿苯达唑的实验研究表明其在大鼠和兔子中是致畸的，因此在妊娠期禁用[83,84]。

还可能出现腹部不适及恶心,尤其是治疗初期,还可能会脱发,但这些都是可逆的。

（2）吡喹酮：基于吡喹酮对原头蚴的作用,吡喹酮曾与阿苯达唑联用在干预治疗前和干预后以预防继发性CE。尽管理论上可行,但是基于目前的数据,还是不建议使用吡喹酮[85]。

3. CE 棘球蚴囊的经皮消毒：穿刺-抽吸-注射-再抽吸（PAIR 方法）（提要 56.3）·对囊内容物做由超声引导的经皮消毒术（PAIR）是一种很好的方法,可以用微创的手段治愈患者[16,45-51,86-88]。多年以来,能被这种方法有效治疗的棘球蚴囊范围已经缩小到 CE1 到 CE3a,直径 5～6 cm 到 <10 cm 的包囊[46],而且是在包囊-胆管瘘已经被有效排除的情况下。所有杀原头蚴（虫体）试剂,包括95% 的酒精和 20% 的氯化钠如果意外流入胆道系统可能会造成硬化性胆道炎和肝功能衰退[89]。出现这种情况,操作人员要负很大的责任。只有当棘球蚴囊由足够的器官实质覆盖,从而避免拔针时溢出,才能安全地进行经皮消毒。这从实质上限制了 PAIR 在肝棘球蚴囊的使用。已报道的临床试验很少且规模也很小。经皮消毒治疗手段在很多 CE 流行的国家的医院里被不同程度地使用。在世界的很多地方,这种方法还是很难推行,因为主导的方法还是手术,也因为棘球蚴囊的穿刺被认为是很危险的,会产生过敏反应,还可能造成囊液流出,形成威胁。其他原因包括缺乏经验、培训和设备,特别是超声机。近期一项文献综述显示由经皮治疗导致的致死性过敏反应是极为罕见的[90]。但是,在此种情况下发表性偏倚会使我们看不清事实。对于有经验的医务人员来说,在具有必要设施和设备条件下,特别是过敏反应等不良反应能被控制的情况下,经皮消毒是一种微创、低成本以及安全的方法。当包囊-胆管瘘已经被明确排除、当中心提供了适当培训以及有足够的设施和资源作为保证的情况下,经皮消毒用于 CE1 到 CE3a 的 5～6 cm 到 <10 cm 的棘球蚴囊是值得鼓励的。非常重要的是,合理的临床试验被期待已久,因为 PAIR 需要证据作为执行的基础。近期一项系统性回顾只找到了两项随机临床试验[88]。一项在 50 个患者中比较了 PAIR 与手术[87],另一项在

提要 56.3　PAIR(穿刺-抽吸-注射-再抽吸术)

方法：对生发层以及原头蚴进行消毒,只移除囊液,其他虫体成分保留

前提：有经验的医生、复苏机,以应对严重的过敏反应,作为手术辅助

世界卫生组织棘球蚴病非正式工作小组提供了 PAIR 使用的技术指导文件。但是,自从发表后就没有更新过。我们需要注意,在发表后的时间里 PAIR 的使用相对不同型棘球蚴囊、囊大小以及排除包囊-胆道瘘的程序来说已有了更强的限制性。ERCP(内镜逆行胰胆管造影)已经不会被广泛建议用来排除包囊-胆道瘘,尤其是因为囊内压力太高造成高假阴性率的风险

PAIR 现在基本上专门用于直径从 5～10 cm 之间的 CE1 和 CE3a

重要的步骤如图 56.10 所示。

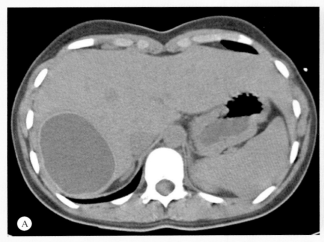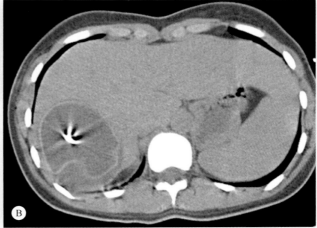

图 56.10　PAIR(穿刺-抽吸-注射-再抽吸)。(A)肝 CE1 棘球蚴囊。(B)CT 引导的棘球蚴囊的穿刺。

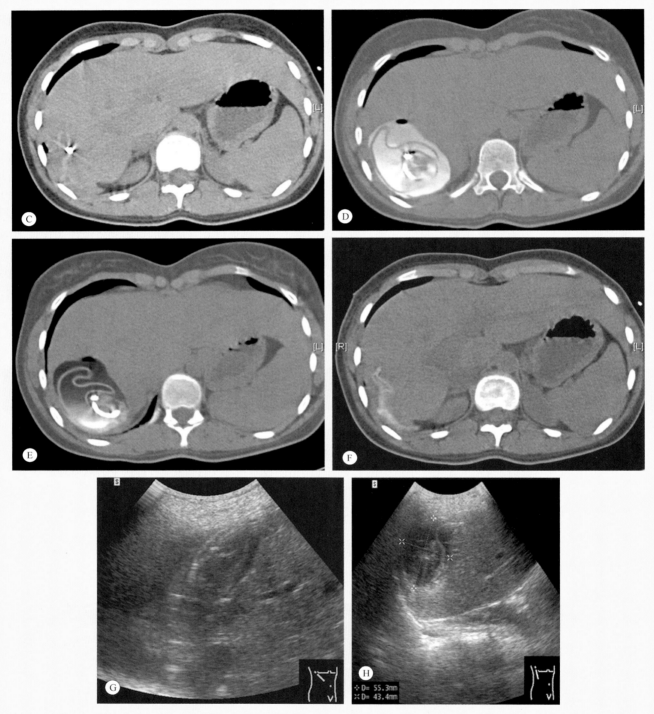

图 56.10 续　（C）抽吸囊液内容物；检测胆红素（综合评估囊液和试条结果）：验证无胆漏口。（D）注射对比剂：验证无胆漏口。注意漏口只有当对比剂进入瘘后才能检测到，当对比剂停留在完整的内囊内且未进入到内囊和囊周壁层时无法检测。（E）抽吸对比剂后，注入 95％乙醇或 20％氯化钠至囊内并保持 10～15 分钟。（F）抽吸 95％乙醇或 20％氯化钠后，仅塌陷的内囊可见。（G，H）干预后随访超声检查显示，在数周内囊内液体量增加。这不应被误认为是治疗失败。如果消毒成功，随后数月这些组织液（血清肿）会重吸收。（图来自 W.Hosch，海德堡大学医院放射科）

（1）用阿苯达唑预防继发性 CE 的出现（干预治疗前 4 h 到干预后 1 个月）

（2）在超声（或 CT）指导下的棘球蚴囊经皮穿刺

（3）抽吸囊液

（4）胆红素检测（评估液体和试条结果），然后注射对比剂（核实包囊-胆管没有联通），必须注意的是此种联通只有在对比剂进入瘘的情况下才能被发现，当它停留在完好的子囊且不进入子囊和囊周壁之间时，是不能发现它们之间的联通的

（5）抽吸对比剂

（6）如果瘘已经被确认排除：注射抗原头蚴（寄生虫）试剂，95％的乙醇或者是20％的氯化钠，并在囊内维持10～15 min

（7）再次抽吸液体

（8）至少进行5年的随访，以检查复发或者继发性CE出现的情况

30个患者中比较了联用或不联用阿苯达唑的PAIR与单独使用阿苯达唑的情况[86]。结果显示联用阿苯达唑的PAIR和手术一样有效，并且产生的不良反应要少很多，并且联用或不联用阿苯达唑的PAIR比单独使用阿苯达唑更有效。

PAIR也应用于大CE1和CE3s囊（＞10 cm）的治疗，与持续的导管引流联用或不联用[50,91]。

4. CE棘球蚴囊的经皮清空：大口径导管，改进的导管插入技术（MoCat）以及经皮清空（PEVAC）

（1）方法：清空整个虫源包囊成分（内囊同囊内容物）。这种方法适用于大棘球蚴囊以及不能用PAIR的含固体基质的囊（CE2，CE3b），但目前只在小部分专业治疗中心使用。鉴于这种方法能在PAIR不适用时代替手术，现在急需临床试验来进一步研究这种方法。

（2）前提：有经验且有此种技能的干预治疗医生，应对严重过敏反应的复苏设备以及手术相关支援[46,92-95]。

5. 手术・见提要56.4。

CE患者需要手术治疗，但由于可用的资源、设施以及培训程度的不同，手术治疗存在一定的风险。手术治疗较为昂贵，通常对于低中收入国家的患者来说难以负担，但在这些国家生活着大量需要治疗的患者[96,97]。

要理解各种手术方法的不同，需要对棘球蚴囊的结构有全面的了解。棘球蚴囊结构通常分为两部分：虫源部分和源于宿主部分（如图56.11）。

影像学上囊壁的虫源部分和源于宿主部分不能分开，可能会引起对CE棘球蚴囊，特别是对囊壁定义的误解，只有"双线标志"和"水中百合花征"是例外。特别是"水中百合花征"出现的时候，我们可以观察到虫源囊壁塌陷，而源于宿主的囊壁还保持着"包囊"的空间结构。

虫源囊壁包括一个内部生发层以及一个外部的角皮层（见发病机制和病理学原理以及图56.3）。因影像学

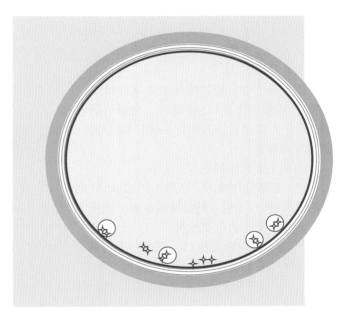

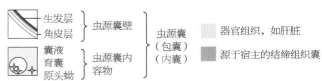

图56.11 棘球蚴囊壁结构示意图，可分为两部分，虫源部分与源于宿主部分。

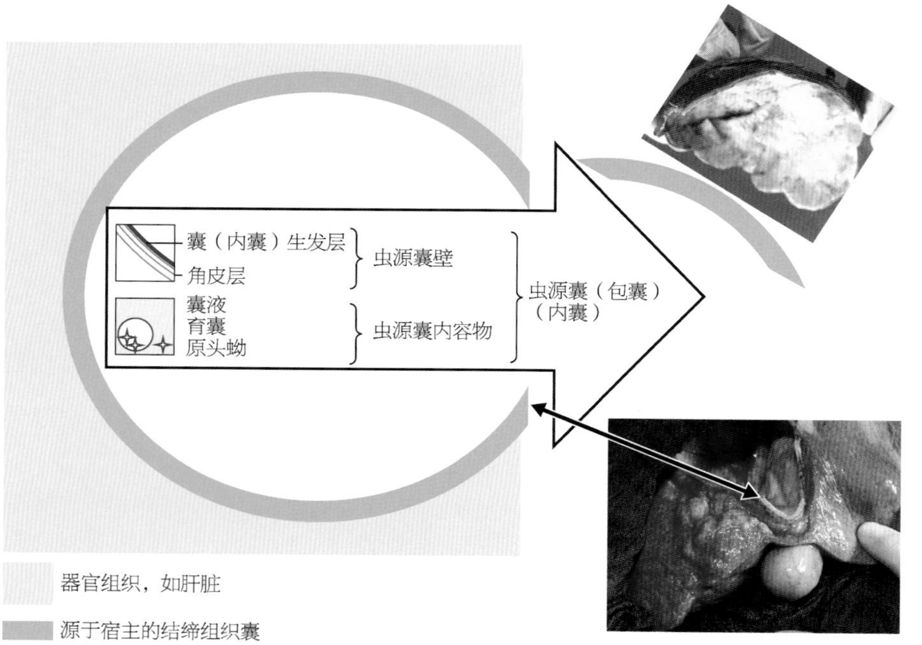

图 56.12　囊部分切除术：切除虫源囊组分(内囊)和部分囊周壁(源于宿主的结缔组织囊)。将套管针插入囊中抽吸掉囊内容物(覆以浸有 20％氯化钠的纱布预防溢出,以保护腹膜)后尽可能切除源于宿主的结缔组织囊(囊周壁),暴露出残余的囊腔视野。源于宿主的结缔组织留在原位并与器官组织—在本病例中为肝实质—紧密相连可最大限度地降低出血风险。(图来自海德堡大学医院)

方法的分辨能力,角皮层和生发层是不能分开的。内囊由源于宿主的结缔组织包围。在成囊早期,手术能很轻易地将虫源囊壁和源于宿主的包囊分开。在囊的后期可能会通过炎症过程粘合在一起。

根据棘球蚴囊的型别,虫源囊内容物(囊液、子囊、育囊以及原头蚴或者是其碎片)要么是在虫源囊壁内(生发层加角皮层),要么是当其破裂的时,留在源于宿主的结缔组织囊里。当囊液逐渐被吸收后,囊内容物逐渐变为胶质或者是固态。

瘘是源于宿主的结缔组织囊里的缺陷,只有在虫源囊壁(角皮层和生发层)破裂时才变得活跃,使得囊内容物通过扩张的瘘管进入胆管系统。相应的这也可发生在肺棘球蚴囊中。

两种主要的外科手术方法如下。

(1) 囊部分切除术:切除虫源囊成分(内囊)以及部分的囊周壁(源于宿主的结缔组织囊)(如图 56.12)

部分切除术的主要步骤:

1) 避免出现继发性 CE:①常规苯并咪唑预防(见上文苯并咪唑);②囊穿刺以及清除囊内容物时小心防止囊液溢出,同时防止手套等器具的污染,否则可能会使生发层细胞和原头蚴转移到接受组织上,特别是胸膜和腹膜。囊的周围用浸有 20％氯化钠的纱布覆盖。必须注意胸膜或腹膜等组织不能受到抗原头蚴试剂的损害,也要避免吸收大量的氯化钠。这些组织可用浸有生理盐水的纱布保护起来。

2) 套管针穿过源于宿主的囊(囊周壁)插入囊中,吸出将所有虫体成分。

3) 确认没有包囊-胆管瘘后通过管套针注入 20％氯化钠或 95％乙醇对囊腔进行消毒(如果还有疑问,可只用生理盐水清洗囊腔,待可切除的宿主囊被移除之后再进行消毒程序,这样残余的囊腔能有更好的视野,确保没有瘘)。

4) 尽可能切除源于宿主的囊(囊周壁)可使残余的囊腔有更好的视野(如图 56.2)。检查囊腔以清除残余的虫源部分,如暂未进行,还需要重新确认有没有瘘。另外,在还没有进行的情况下,可用 20％氯化钠或 95％乙醇对残余的囊腔进行消毒。

5) 关闭瘘。

6) 如果合适可用网膜成形术填充残腔。

此种方法的优点是[96,97,99]:

● 使需要完全清除的虫源成分有很好的视野,以确保手术成功,避免复发。

● 出血的风险很低,因为与肝实质等脏器组织紧密连接的源于宿主的囊周壁不切除。

● 在重要位置的虫源成分可以安全地被清除,如和门静脉或者腔静脉等血管紧密连接的棘球蚴囊。

此种方式的缺点是:

● 因囊液外溢或接受组织因手术器具和手套被生发层细胞和原头蚴污染而有继发性棘球蚴病的风险。

● 延长手术和麻醉的术中和术后风险,特别是在医疗资源有限的国家。

● 手术后的血肿和胆汁瘤必须与复发区分开。血肿和胆汁瘤通常会随着时间慢慢变小。如果有疑问的话,应该考虑诊断穿刺。

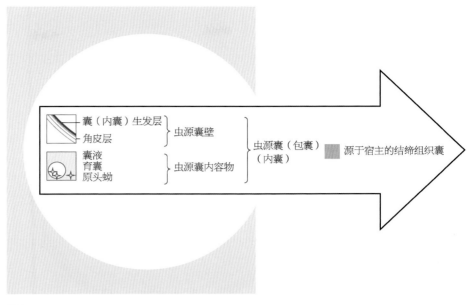

囊（内囊）生发层
角皮层 } 虫源囊壁
囊液
育囊
原头蚴 } 虫源囊内容物 } 虫源囊（包囊）（内囊） 源于宿主的结缔组织囊

图 56.13　囊完全切除术（囊周切除术）。虫源的包囊成分（内囊）和源于宿主的结缔组织囊（囊周壁）一起切除，这样最大的好处是整个手术过程中包囊始终保持封闭，不会暴露有感染性的囊内容物。其风险是可能会引起出血。

器官组织，如肝脏

　　（2）囊完全切除术和肝切除：指的是移除虫源囊成分（内囊）以及整个囊周壁（源于宿主的结缔组织囊）-完全切除术（图 56.13）。另外，部分移除 CE 棘球蚴囊所在器官-切除术（图 56.14）。

　　在此种方法中，虫源囊成分（内囊）会与源于宿主的囊（囊周壁）一起移除。它的主要优点是棘球蚴囊是闭合的，所以在整个过程中都不会接触到囊内感染物质（图56.13）。更确切地说，这种方法被叫做闭合囊完全切除术。在操作上是通过一起切除源于宿主的结缔组织囊（囊周壁）来完成的。只有当切除平面沿囊周壁的外周操作时，才能被称为真正意义上的囊完全切除术。然而实际上，与非典型肝切除术之间的界限是很模糊的。

　　除了虫源囊和源于宿主的结缔组织囊（囊周壁），如果棘球蚴囊所在器官的部分已经被切除了，这种方式就叫做切除术。例如在肝部，可能就是肝段切除术、肝叶切除术或者是一个非典型的肝切除术（图 56.14），相应的肺棘球蚴囊也一样。

　　这种方法的优点是：
　　● 没有继发性 CE 的风险。
　　● 能更好地控制瘘。
　　这种方法的缺点是：
　　● 术中和术后并发症的风险更高，特别是出血的风险。
　　● 会损失更多棘球蚴囊所在的器官组织。

　　（3）囊部分切除术与囊完全切除术/切除术的对比：除了带有并发症的 CE（见上文），由于 CE 是一种良性疾病，手术一直是优选的方法，因为手术对患者的风险性最小。我们需要注意以下两大问题：①在医疗资源、手术和麻醉以及专业培训匮乏国家的医院里，优选方案应该是囊部分切除术；②需要切除的器官组织的量以及切除术主要并发症的风险都需要仔细考虑。

　　6. 观察和等待·一个早期的活动性 CE 棘球蚴囊（WHO 分型中的 CE1）的自然演变过程就是要不断生长，囊的大小也可以增长到直径 15 cm。从某个时间开始衰退，使囊逐步过渡到它的最终阶段（CE5），那时虫体也已经死亡（如图 56.4）。从 CE1 开始一直到最后时期的演变伴随了不同的活性程度。使用"观察和等待"的手段，我们可以让棘球蚴囊根据自身的自然变化过程不断演进。当患者的囊处于活动性和过渡期时，我们需要仔细决定到底要不要选择"观察和等待"的方式。到目前为止，没有明显的关于此种方法成功或是有风险的可靠数据。在非活动性 CE4 和 CE5 棘球蚴囊中，我们的经验已经让我们对"观察和等待"这种方法寄予信心，通过长期观察，并没有出现复发和并发症。当选择"观察和等待"这种方法时，我们需要仔细评估棘球蚴囊的局部解剖情况，以保证周边的器官和结构不会因为这种占位性病变而受到伤害。然后，对棘球蚴囊已经达到 CE4 和 CE5 的患者需进行至少 5 年的跟踪随访。

　　六、预防
　　将棘球蚴病控制分为 4 个阶段是目前普遍接受的说法：①计划；②攻击；③巩固；④维持和消除。针对 CE 控制有横向和纵向的方法。横向的方法以减少疾病传播为目标，可以主要通过健康干预来实现，包括健康教育、改善农业、提升屠宰场和肉类检查的工作，同时依靠主人来

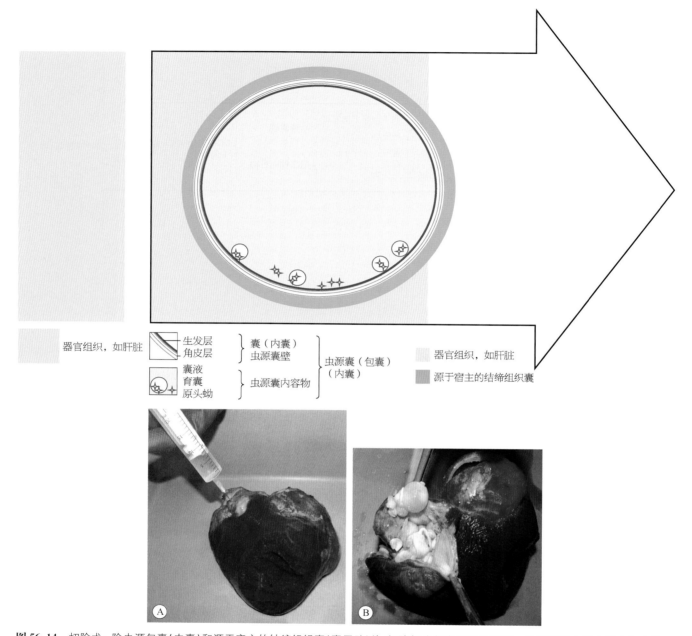

图56.14 切除术：除虫源包囊（内囊）和源于宿主的结缔组织囊（囊周壁）外，切除部分包囊所在的器官。示意图及有两个巨大包囊的肝右叶切除术：(A)从活动性的 CE2 囊肿抽干囊液；(B)打开的 CE2 囊，内有多个子囊。(图来自海德堡大学医院)

对犬进行常规除虫。这种缓慢的方法在较长时间内（>25年）能降低家畜和犬的患病率。

所谓的纵向或者说快速的方法是目前为止最成功的，它直接瞄准传染源，包括犬的大规模治疗、注册和降低流浪犬的数量。通过这种方法，绵羊的感染率可在3～5年里大幅度降低，而在十年里，人的棘球蚴病患病率可降低到 1/100 000 以下。

对中间宿主使用疫苗是一种新的干预策略。EG95 疫苗对绵羊棘球蚴感染的有效保护率达到 95%，在未来还需要创新管理策略。数学模型显示疫苗和抗寄生虫治

疗结合使用的方法很有前景，即使只在 60% 的犬中进行了 6 个月抗寄生虫治疗，且只有 60% 的羊接种了疫苗。通过寄生虫生活史周期不同点的干预累计效应，很有可能成功控制棘球蚴病。目前还没有犬用疫苗，并且在短期内也很可能没有突破[5,100-103]。

多房棘球蚴病

一、流行病学

人是由于摄入了多房棘球绦虫感染的终宿主（主要

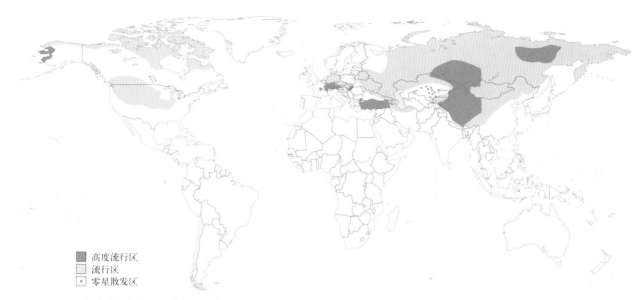

图56.15 多房棘球绦虫的全球分布图。[Torgerson，et al. (2010)；PLoS Negl Trop Dis doi：10.1371/journal.pntd.0000722.g002]

图例：
■ 高度流行区
□ 流行区
⊡ 零星散发区

是狐狸和家犬）排出的虫卵而感染。多房棘球绦虫的自然中间宿主主要包括田鼠和仓鼠等啮齿类动物（如图56.16）。多房棘球绦虫在北半球的很多地方流行（图56.15）。流行的区域从中欧和东欧一直到欧亚大陆的北部和中部以及日本北部。另外，北美的部分地区（阿拉斯加和加拿大北部）也有被感染的人。AE在欧洲的地理分布比预计的要大，包括至少12个中欧国家，瑞士的主要邻国德国和奥地利。近期发布的一项AE全球负担预测里，43个欧洲国家中的30个国家都有病例报道，都被认为是AE流行的国家[7,104]。在亚洲，AE多发地是土耳其东部、俄罗斯以及邻国，同时还有中国的东北中部和西北，以及日本的北部。

多房棘球绦虫没有显著虫种变异性，不同地理株之间只有很小的异质性。

AE的患病率在欧洲普遍较低，从0.02%～1.4%不等。中国是世界上AE的主要流行区，患病率甚至超过了5%。在土耳其、立陶宛和其他属于苏联的吉尔吉斯斯坦和哈萨克斯坦等区域，关于AE的报道在不断增加。全球AE的年发病病例预计在18 235例；这些病例中的91%（16 692例）发生在中国，俄罗斯有1 180例，世界其他地方有426例[104]。

在某些区域AE病例的发生似乎与环境的变化有关，比如欧洲中部山区耕地及篱笆的减少或者中国的过度放牧和森林砍伐。啮齿类动物和犬科动物数量变化，比如狐狸数量的上升、狐狸感染率的上升以及欧洲因城市化狐狸数量的上升，还有在AE流行的城市和农村区域人群行为习惯的变化会增加接触虫卵的风险[105]。

二、发病机制和病理学

在感染人群中，多房棘球绦虫的后绦期幼虫（多房棘球蚴囊）主要寄生在肝部生长。在感染的后期，可能会转移到其他部位，比如说腹膜后腔、肺部、脑部和骨骼等。典型的增生病灶宏观上表现为一个带有分散小囊泡聚合体的分散纤维组织，每个囊泡大小从几毫米到几厘米不等。在晚期情况下，会形成带有黏液的中部坏死腔，有时会被细菌继发感染。时间较长的病灶钙化灶区遍布整个或部分肝病变区。从组织学上说，多房棘球蚴囊的特征是一个小囊泡聚合体和由外部薄角皮层（PAS阳性）和内部生发层组成的囊。生发层负责产生新的小囊泡以增殖棘球蚴囊，从而引起类肿瘤样病变。围绕多房棘球蚴囊肉芽肿宿主反应包括纤维组织和肉芽组织的有力合成（图56.17）。与在易感啮齿类动物宿主身上的感染相反，被感染的患者极少在小囊泡中出现育囊和原头蚴。

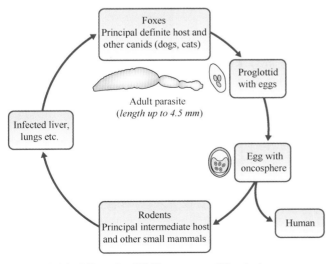

Figure 56.16 Life cycle of Echinococcus multilocularis.

图中标注：
- Foxes Principal definite host and other canids (dogs, cats)
- Adult parasite (length up to 4.5 mm)
- Proglottid with eggs
- Egg with oncosphere
- Human
- Rodents Principal intermediate host and other small mammals
- Infected liver, lungs etc.

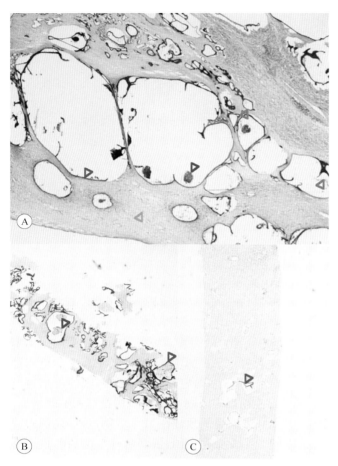

图 56.17 AE 组织学。AE 患者肝部多腔囊泡和泡状囊集合体。泡球蚴由外部角皮层(蓝色箭头所示),内部生发层(红色箭头所示)以及很少见的原头蚴(绿色箭头所示)组成。无细胞角皮层常无破坏地排列成囊泡状,或碎片化成卷曲结构。囊周结构(橙色箭头所示)包括有巨噬细胞、中性粒细胞、淋巴细胞和浆细胞,以及坏死组织,主要是纤维化。(A)术后常规组织切片。(B,C)两个 AE 患者的细针检查(FNB)图。B 显示的是感染强度相对较重的活动性 AE 病变部位,而 C 为感染强度很低的 AE 肝脏,影像学仅能模糊的显示 AE 特定的肝脏病变,且虫体似乎正在消亡。两份活检标本均为多房棘球绦虫 PCR 阳性。PAS 染色。A=40×;B,C=100×。(图来自 B. Gottstein)

针对多房棘球绦虫幼虫阶段的免疫反应可以解释虫体生长得到控制以及其他的免疫病理反应。先天性免疫和宿主因子的不同使得感染引起三种不同后果,对应三个主要的不同临床表现:①抗性,表现为棘球蚴囊的衰亡和中止;②可控的敏感性,表现为虫体组织缓慢生长,这指的是在感染 5～15 年后第一次出现临床症状的 AE 患者;③因免疫应答受损而不受控地增殖的棘球蚴囊[106]。调节感染过程的宿主机制主要包括 T 细胞的相互作用。在含有衰亡和中止病灶的患者中,形成主要由巨噬细胞、肌成纤维细胞以及 T 细胞构成的围虫体肉芽肿,包含了大量的 CD4+ T 细胞。但是在有活动性的棘球蚴囊的患者身上,CD8+ T 细胞会上升[107]。推测免疫抑

制和/或免疫调节过程与虫体存活和增殖动力有关。AE 中细胞因子的 mRNA 水平显示了促炎细胞因子的转录水平一开始是上升的,如 IL-1β,IL-6 和肿瘤坏死因子 α(TNFα),然后又会慢慢向 Th2 转化,包括 IL-3、IL-4、IL-10[108]以及 TGFβ 转录水平的上升[109]。因此,TGFβ 驱使的调节性 T 细胞被认为在 AE 的虫体调节进程中具有重要作用。

具有 AE 抗性的人的免疫应答特征现在还不甚明了。相反,辅助性 T 细胞活性受损与 AE 中虫体快速及不受限制的生长和传播有关,这与在晚期艾滋病以及其他免疫疾病中类似。在艾滋病患者中通过合理治疗可让 CD4+ T 细胞恢复,苯并咪唑治疗可控制 AE 发展[110]。

三、临床表现

在 5～15 年的潜伏期后,AE 患者通常在四五十岁时才会出现症状。但是,症状出现的年龄范围很广。总体说来,AE 的分布没有性别偏向,但是这种现象也因地域的不同而各异。

AE 是一种主要在肝部出现的慢性疾病。其他器官感染的情况非常少见。多房棘球绦虫的棘球蚴囊显示了浸润性多泡型增长,伴随着连续的组织坏死和钙化现象。

在疾病发展的过程中,附近器官被浸润或者是主要向肺和脑部的转移会发生。1982—2000 年在欧洲报告的 599 位患者中,190 例(34%)患者棘球蚴囊不断生长扩展到了邻近器官(肾、肾上腺、膈、胸膜和肺)或者蔓延到远处器官(脾、肺、脑)[111,112]。这表明了对疾病晚期患者进行全面检查的重要性。

在法国东部的一项包含 112 例肝 AE 病例调查中发现,AE 病灶的位置和临床症状有关。黄疸只有在肝门区受到感染的时候才会出现。病灶若在肝后部和其他位置,便不会出现黄疸。当肝部静脉或腔静脉被侵入时,通常能看到肺部的转移,17 例肺部被感染的患者中就有 11 例会出现这种情况。在 2 例患者中,肺部的感染是因为 AE 病灶的经横膈膜生长。临床并发症包括:胆道炎、黄疸、肝脓肿、腹水、肺栓塞、肺和脑的转移、下腔静脉血栓以及源于肝静脉被侵入的布-加综合征。致死的主要原因是肝功能衰竭、脑部 AE、胃肠出血、感染性休克或者是肝移植后的并发症[113]。

总的说来,肝 AE 患者会出现上腹疼痛或者胆汁淤积性黄疸,或者因为常规实验室检查指标出现异常、肝肿大、体重减轻和疲惫感出现后被偶然发现病变。AE 浸润性、类似肿瘤的生长会造成一系列并发症,主要是:①由于在肝门处的大胆道管被侵入,有时会伴随(复发性)胆道炎,可能会造成门静脉血压过高和肝功能缺陷;②血管壁被侵入,伴随着疾病的血源性感染或者是血管阻塞、血栓;③AE 病灶部位的血管形成偏弱,导致坏死以及(大)

坏死腔的形成,坏死腔的轮廓不规则,可能会有继发性细菌感染和脓肿形成的风险。针对鉴别诊断,AE 需要和原位、转移性肝肿瘤以及良性肝病变区分开来,例如血管瘤和囊腺瘤。针对坏死的和假性包囊的 AE 病变,鉴别诊断包括细菌、变形虫脓肿以及 CE(表 56.1)。

最近,一项来自瑞士对过去 35 年间的存活病例分析显示,最近被确诊的患者的预期寿命很好,只比正常的瑞士人口短 3 岁,但在 1970 年被确诊的患者只有 6～10 年预期寿命,这反映了苯并咪唑治疗方案的引入,显著改善了疾病管理,同时增加了 AE 的临床治疗经验[114]。

鉴别诊断见表 56.1。

四、诊断

同 CE 一样,影像学在 AE 诊断上有很重要的作用。血清学检测虽然有一定的局限性但能起到佐证的作用,用作筛查手段时比用于 CE 中更可靠。在出现疑问的时候,可以使用诊断性穿刺和抽吸。组织学诊断可以根据特征结构,通过切除虫体部分进行。在组织学不清楚的情况下,可用 PCR 方法进行虫种的特异性鉴定。在其灵敏度范围内,可通过活检和针吸出物的 RT-PCR 进行存活力评估。

(一) 影像学

1. 超声、磁共振和 CT · 影像学的灵敏度很高,可以发现非常小的 AE 病灶。特异性却因为与恶性疾病有显著的混淆而成为一个问题(如表 56.1)。AE 占位病灶的主要特征是:① 在病灶的边缘有浸润性生长(如图 56.18、图 56.19、图 56.20A、图 56.21A、图 56.21B);② 在病灶的中部有坏死(如图 56.18B、图 56.19、图 56.20A、图 56.21A、图 56.21B);③ 钙化(图 56.18C,图 56.21)很多时候分散于整个病灶上;这与 CE 棘球蚴囊不同,CE 棘球蚴囊的钙化主要发生在囊壁上(图 56.8)。

在这三点之间有很多变化[24,115]。坏死可导致光谱图片中出现大量液体和碎屑样腔体,并在一端出现类似包囊的外观("假性包囊")(图 56.19A、B,图 56.20A),而在另一端出现完全钙化的残余感染物。

尽管在实际临床中 AE 主要感染肝脏,不幸的是,大多数患者到疾病晚期才被发现。当用影像学为患者检查时,必须高度仔细评估病灶边缘的组织,对血管、胆道系统、肝包膜和邻近器官的浸润。远端转移,特别是转移至

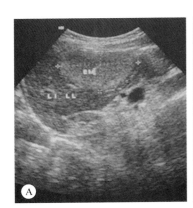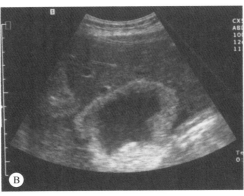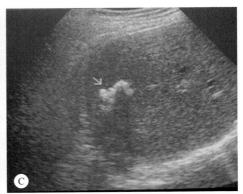

图 56.18 肝 AE 超声特征图。(A)高回声病变。(B)有高回声环和低回声中枢的病变(坏死)。(C)钙化病变(箭头所示)。(图来自 W. Hosch,海德堡大学医院放射科)

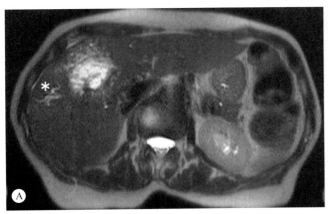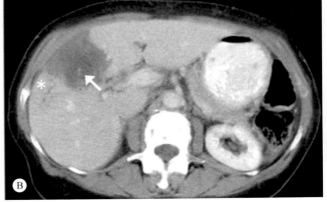

图 56.19 AE MRI 及 CT 扫描图。(A)胆管扩张(*)的 T2WI 扫描。(B)坏死腔(→)和胆管扩张(*)的增强造影 CR 扫描。(图来自 W. Hosch,海德堡大学医院放射科)

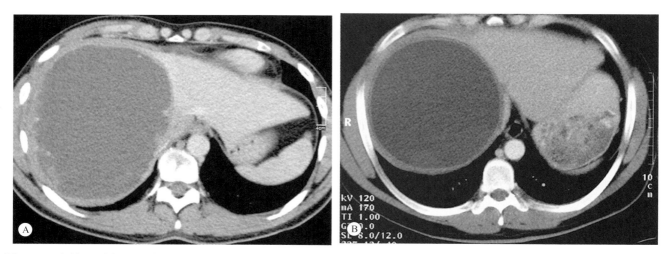

图 56. 20 假性 AE 囊与 CE1 棘球蚴囊的对比。(A)假性 AE 囊腔中为坏死组织,最大直径为 14 cm,注意其囊内容物和囊壁间的界面不规则(B)CE1 棘球蚴囊:注意其囊内容物(囊液)和囊壁之间的界面光滑。(图来自 W. Hosch,海德堡大学医院放射科)

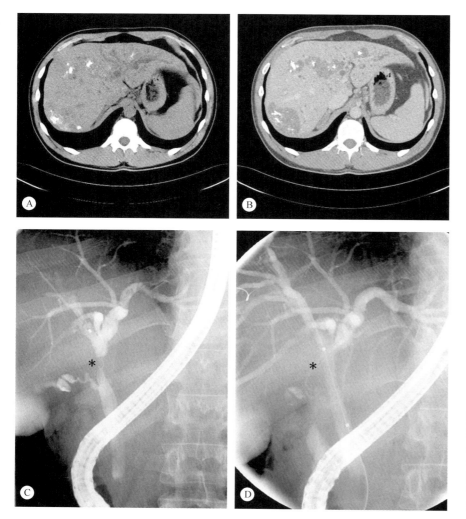

图 56. 21 肝播散性 AE。(A)非增强造影 CT 扫描。(B)增强造影 CT 扫描。注意浸润生长、空洞形成(坏死)和钙化的混合。(C)胆总管和胆囊管交界处上方的肝总管狭窄。(D)狭窄成功扩张。(A, B 图来自 W. Hosch,海德堡医院放射科;C, D 图来自 P. Sauer,海德堡大学医院内镜跨学科中心)

肺部和脑部应被排除。阳性结果对于临床决定有决定性的影响。

　2. PNM 分类 · AE 同恶性疾病相似促使了针对肝部 AE 的 PNM 分类出现,分类如下:P 代表肝内的原质体;N 代表邻近器官被感染,包括淋巴结;M 代表转移[46,111,116]。

超声在 AE 的诊断影像学研究有重要作用。然而，MRI 和 MRC 有益于描述肝部 AE 病灶和在解剖学上邻近却极少出现 AE 病变的部位的关系特征，特别是在决定是否进行治疗性切除上有帮助。T2 加权 MRI 系列可以发现 AE 病灶的多泡模式，可支持 AE 的诊断（图 56.19A）[117]。多数情况下 MRC 可代替 ERCP 来辨别是否涉及胆管。CT 比 MRI 和超声检查更容易发现钙化，而其他情况下超声和 MRI（出于上述的特殊目的）优于 CT。

3. PET-CT(PET-MRI) · 当 PET 和 CT 或 MRI 结合使用时，可以在炎症区域查出葡萄糖（^{18}F 氟脱氧葡萄糖）转速升高区。所以它不具有 AE 特异性。在 AE 中，我们可以在紧挨虫体活动的区域观察到病灶增强。阴性结果并不能排除临床上的相关感染，只能说明虫体周围没有明显炎症。阿苯达唑治疗成功，在 AE 中通常表现为控制虫体生长发育，抑制虫体周围的炎症。这种特征已应用于连续的 PET-CT 调查中，病灶从活动性转为非活动性说明是治疗成功，或者相反（见下文的管理和治疗）[118-120]。暂且不论这种方法在世界上很多国家尚不能使用，PET-CT 本身还有大量的放射物质，因此目前只有很少一部分患者使用了此种方法。

现在问题是，PET-CT 是否能够被无辐射的方法取代，比如对比增强超声术[121]或者扩散 MRI。这不仅可以避免辐射，而且可使连续调查的间隔更短。此种方法值得进一步探索。

（二）血清学

血清学检测对影像学疑似 AE 具有佐证作用。而且，虽然血清学检测存在不足，但是肯定比用于 CE 筛查时更可靠，它还能用于筛查存在风险的个体和群体。

纯化和重组的多房棘球绦虫抗原（例如 Em2，Em2＋和 Em18）体现出了高诊断灵敏度和特异性，它能分辨 AE 和 CE。大多数实验室将免疫印迹法用于确认，但其也可用于一线检测。不同于 CE，一些特异性血清检测结合影像学检查在患者的随访中对于治疗效果的评价很有价值[15,35,122]。在这种情况下，Em18-ELISA 与 PET-CT 影像学和临床表现显示出了最好的相关性[123,124]。

（三）诊断性穿刺

在不清楚的情况下，当影像学和血清学不能作出诊断时，在灵敏度的范围内进行细针穿刺和抽吸术对于鉴别诊断是很有价值的方法，特别是对于恶性肿瘤。

（四）虫体存活力的检查

在其灵敏度范围内，可通过活检和针吸出物的 RT-PCR 进行存活力评估[122,125,126]。

（五）组织学诊断

若要了解组织病理学特征，请看上文中的发病机制

和病理学原理。

五、管理和治疗

AE 具有恶性肿瘤的所有特征，患者应根据如多学科管理情况来进行治疗，包括分型、临床决定、治疗、长期随访以及心理辅导。这些工作最好在专业的 AE 治疗中心完成。应鼓励成立这些中心，这样不仅能使 AE 患者得到更好的治疗，而且可以增进临床经验的交流和促进用标准化的方式进行收集和分析数据。

（一）用于治愈患者的手术治疗

如果能在早期查出，可采用根治性手术联合术后至少 2 年药物治疗（苯并咪唑）进行治愈性治疗。但在手术前必须仔细研究病灶和周围组织之间的界面以及远端转移情况，以避免患者在没有明确治愈可能性的情况下进行大手术（见上文诊断）。

当前，如果可以切除包括 2 cm 健康肝组织的病变组织，那么推荐进行手术以达到治愈目的。术后还需进行至少两年的阿苯达唑治疗[46,127]。

在手术后最好终身随访，因在手术 20 年后还有发生复发的例子。手术成功后，抗-Em18 或者抗-Em2＋抗体水平下降很快，血清学检测转化为阴性，这与手术切除密切相关[123,128]。

是否能从癌症手术经验中获益，特别是在缺乏有效抗寄生虫药物的情况下，还需要进行设计合理的临床试验加以探索。在一例左肝叶 AE 患者中观察到，肿大不明显的淋巴结中存在多房棘球绦虫的转移感染，建议对这类患者做局域淋巴结清除手术[129]。

（二）不能用手术治愈的患者的治疗

当患者的病灶已经不太可能或根本不可能用手术治愈性切除的时候，建议使用苯并咪唑治疗（很多时候需要终身使用）以及多学科急性问题管理，比如胆道阻塞、脓肿形成以及大血管形成血栓。重新评估手术切除可能性，需要根据不同个体情况来定，并且需要定期检查评估[46]。

部分病灶切除术联合苯并咪唑治疗并没有比单独使用苯并咪唑治疗显出任何优势[130]。在苯并咪唑将疾病控制在一定水平时，只有在具有并发症且无法用其他方式控制的时候才考虑用切除手术[131]。

在苯并咪唑中（见上文中的苯并咪唑），优选阿苯达唑，因为它的生物利用度更高，也更利于管理。推荐剂量为每天 10～15 mg/kg，分两次与高脂餐一同食用[113,132]。也曾有过更高的剂量[133]。如果没有阿苯达唑，可用甲苯达唑替代。甲苯达唑的推荐剂量为每天 40～50 mg/kg，分 3 次与高脂餐一同食用。如果不能耐受阿苯达唑，也可尝试甲苯达唑，并且在某些情况下会产生效果。

需要对转氨酶和全血计数进行定期检查，一开始的

频率为 5 d、10 d 和 2 周,之后变为每月、每 3 个月 1 次。转氨酶水平如果比正常水平高 5 倍且白细胞数降低的时候需要停止使用苯并咪唑,并且需要体检来找出具体原因。苯并咪唑剂量依赖的原因可通过测量血药水平(见下文)来研究确定。

患者的监测包括定期进行超声检查,时间间隔需要根据不同情况而定,还包括每 2~3 年进行一次 MRI/CT。在开始苯并咪唑治疗后的第 1、4、12 周,早上服药 4 h 后的测量血浆阿苯达唑亚砜水平,在每次用药剂量调整后的 2~4 周也需测量。治疗浓度范围是 0.65~3 μmol/L[46]。

越来越多的证据显示,在长期接受苯并咪唑治疗的患者中,只有一小部分显示出了杀灭寄生虫的效果[120,134,135]。目前还缺乏虫体死亡的可靠标准,但明确的是阴性 PET-CT(见上文)检查结果并不能可靠地说明虫体死亡。在一组患者中,因 PET 呈阴性而停止苯并咪唑治疗,然而,在停药 18 个月后,超过半数的患者又观察到了 PET 活性和疾病的发展[118]。在另外一组患者中,建议只有满足了以下条件才能停止使用苯并咪唑:抗- Em18 抗体阴性,初次诊断时的病灶 50% 以上已钙化,PET 呈阴性[120]。这个问题还需要进一步研究。

肝移植是最后考虑使用的方法,只有在疾病晚期阶段才考虑使用[106]。在肝移植后再度感染的概率很高,但是残留以及转移性病变并不是肝移植的禁忌证,因为阿苯达唑能控制 AE 残留和 AE 复发[124]。然而,在免疫抑制下用苯并咪唑是否能成功控制 AE 转移的加速生长还存在争议。

随着内镜技术的发展,胆道并发症等能够得到成功的治疗,从而能大大延缓肝功能衰竭(图 56.21)[117]。

(三)AE 和免疫抑制

已经有越来越多的证据证明免疫抑制下患者的 AE 发展周期会加快,包括扩散[106]。

六、预防

感染 AE 的主要途径是与感染的终宿主接触、摄入被污染的食物,如生的水果、蔬菜和水。棘球绦虫卵可以被干热和沸水杀死,同时对干燥敏感。但是对低温抵抗力很强,只有在−70~−80 ℃的时候才能被杀死。AE 的个人防护主要是在处理感染的终宿主以及食物和水时采取的预防性措施。暴露 AE 风险较高的人群(比如猎人、实验室工作人员)需要定期进行血清学筛查,以便进行早期诊断和治疗。

因为存在野外寄生虫循环链,AE 的控制和消除非常难以实现,对终宿主驱虫是现在最有效的控制方法。在德国、日本以及瑞士进行的研究显示对狐狸驱虫可以有效降低终宿主的感染率。AE 在人类居住环境的循环链主要包括家养犬和无主犬。在 AE 高度流行的阿拉斯加圣罗伦斯岛上,对犬进行大规模驱虫极大地降低了环境中虫卵的污染。当 AE 流行程度不那么高时,效果就不会那么明显[7,136,137]。

参考文献

见:http://www.sstp.cn/video/xiyi_190916/。

第57章

其他绦虫感染：肠道绦虫感染、猪囊尾蚴病、其他绦虫幼虫感染

GUY BAILY, HECTOR H. GARCIA

翻译：王燕娟　曹建平
审校：盛慧锋　张争艳

要点

- 几种绦虫的幼虫可感染人，最常见的是猪带绦虫（*Taenia solium*，引起猪囊尾蚴病）和棘球蚴（引起棘球蚴病，见56章）。罕见的幼虫期绦虫感染包括多头蚴病、无头蚴病和肥头带绦虫（*T. crassiceps*）引起的囊尾蚴病等。

- 在世界上大部分地区，猪囊尾蚴病是引起癫痫发作的主要原因。其诊断依赖于神经影像学和特异性血清学检查，处理的对症措施包括抗寄生虫药物或手术治疗。

- 寄生于人肠道的绦虫，包括牛带绦虫（*T. saginata*，牛肉绦虫）；猪带绦虫（猪肉绦虫）；微小膜壳绦虫（*Hymenolepis nana*，短膜壳绦虫）；裂头绦虫属（*Diphyllobothrium* spp.，鱼类绦虫，主要包括阔节裂头绦虫 *D. latum* 或太平洋裂头绦虫 *D. pacificum*），以及人兽共感染的缩小膜壳绦虫（*Hymenolepis diminuta*，鼠-跳蚤循环）和犬复孔绦虫（*Dipylidium caninum*，犬-跳蚤循环）。

- 微小膜壳绦虫较常见，因为其生活史可以在人群中维持而不需要其他物种作为中间宿主。

- 阔节裂头绦虫感染可能会引起继发于维生素 B_{12} 缺乏的巨红细胞贫血者。

绦虫或称带绦虫是一类古老的、高度专化的扁形动物门寄生虫。它们的祖先早在寒武纪就从营自由生活的扁虫中分化出来，寄生于最早的脊椎动物，后伴随着脊椎动物复杂的进化过程，演变为如今种类繁多的能够巧妙地适应宿主行为、饮食及免疫的绦虫。大多数绦虫需要借助至少两个物种的宿主去完成生其活史中的不同阶段。绦虫成虫寄生在脊椎动物（终宿主）的肠道内，其中有些物种专门寄生于人体。绦虫的头节有吸盘、槽（沟槽）或钩等辅助其附着在宿主肠壁的附着器。头节连接在一个不断生长的颈部（链体）上，越朝虫体远端，节片成熟度越高。虫体的大部分由成熟节片构成，其内有生殖

器官及大量的虫卵，以牛带绦虫为例，每条成虫每天产卵50 000 枚，可以持续产卵 10 年或更久。

绦虫（包括人猪带绦虫、牛带绦虫、亚洲带绦虫 *T. asiatica*、微小膜壳绦虫）的生活史中通常有一个中间宿主，为脊椎动物或无脊椎动物。中间宿主通过食入虫卵感染，虫卵在肠道孵化出六钩蚴。六钩蚴穿过肠黏膜迁移到宿主身体各处，发育为囊尾蚴（是许多独特的囊泡样结构）。如果感染的中间宿主被适宜的终宿主吞食，囊尾蚴会在终缩主肠道发育为绦虫成虫，从而完成生活史。

假叶目绦虫（人裂头绦虫属，*Diphyllobothrium* sp.）的生活史更为复杂。第一中间宿主通常是水生无脊椎动物，被原尾蚴感染。当第一中间宿主被适宜的第二中间宿主如鱼或爬行动物吞食，便发育为感染性的蠕虫样幼虫。终宿主是食物链的更高一级，即肉食性脊椎动物，幼虫最终在其体内发育为成虫。该类绦虫属的成虫和幼虫均能感染人。

寄生虫与宿主之间的关系对寄生虫的生存和繁殖非常重要，但对宿主的种群数量影响可能不大，因此，绦虫病这种古老并高度适应的寄生现象是主要根据带绦虫的生活史需求进化发展的。为了绦虫的繁殖，终宿主应有更长的寿命和活力从而尽可能广泛传播虫卵，因此感染绦虫往往对宿主健康的影响不大。然而与此相反，为了完成其生活史，中间宿主必须被终宿主吞食，而这种情况在中间宿主的机体功能被破坏的情况下更容易发生，所以绦虫幼虫感染引起的疾病是最严重的寄生虫病之一。

囊尾蚴病

猪带绦虫感染

一、传播

囊尾蚴病由猪带绦虫小的囊状幼虫寄生引起，该虫的生活史维持在可以使其发育为绦虫成虫的终宿主人与被囊尾蚴寄生的猪之间（图 57.1）。不幸的是，人类也可以被囊尾蚴寄生，所以囊尾蚴病成为发病率较高的寄生

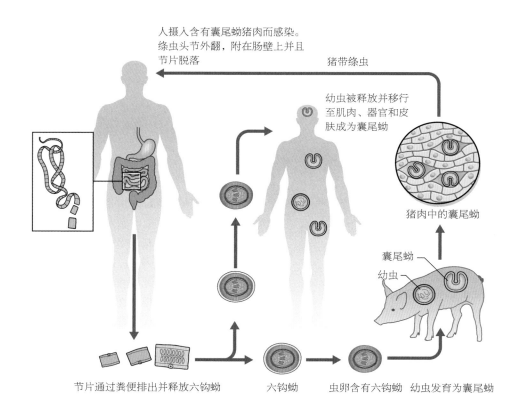

人摄入含有囊尾蚴猪肉而感染。
绦虫头节外翻，附在肠壁上并且
节片脱落

猪带绦虫

幼虫被释放并移行
至肌肉、器官和皮
肤成为囊尾蚴

猪肉中的囊尾蚴

囊尾蚴

幼虫

节片通过粪便排出并释放六钩蚴　　六钩蚴　　虫卵含有六钩蚴　幼虫发育为囊尾蚴

图 57.1　猪带绦虫生活史。(图由 Wellcome Trust 热带资源部门提供)

虫病。人感染绦虫是误食未煮熟的含有囊尾蚴的猪肉引起的。而人囊尾蚴病也可通过粪-口传播，是误食入绦虫虫卵引起的。这样绦虫感染者通过粪-口途径自感染囊尾蚴病的概率就增高。关于感染方式还有自体内感染的推测，即绦虫感染者反胃时，绦虫的孕节随着肠道逆蠕动至胃部而引起感染。目前已经有证据支持这一推测。

囊尾蚴病可能是普遍发生在猪和人之间古老的疾病。囊尾蚴病一度流行于欧洲中部，十九世纪上叶柏林的尸检中发现猪带绦虫感染率达 2%[1]，同几年前墨西哥市 1.9% 感染率的尸检结果一致[2]。该病在大多数发达国家已完全消除，但仍流行于中南美洲、撒哈拉沙漠以南的多数国家、南亚和中国，而在北非和西南亚的伊斯兰国家该病极为罕见。在 20 世纪 70 年代，猪在人们的生活中占据重要地位，但当地卫生条件简陋，因此囊尾蚴病在伊朗 Jaya 高地人群中广为流行[3]。囊尾蚴病最早被发现是由于该国发生火灾时，在严重烧伤者中和在火灾中摔倒的癫痫患者中发现了感染者，继而才引起关注。

二、病理

被误食的猪带绦虫虫卵在胃和十二指肠的环境中被激活，在小肠处释放出有侵袭性的幼虫——六钩蚴。六钩蚴穿过肠壁随血流迁移到全身各处，定居成功后发育

为囊尾蚴，这一过程约需 2 个月时间。囊尾蚴可能寄生于身体的任何部位，最常见的是脑、眼，其次是肌肉和皮下组织，像中枢神经系统或眼部这样的保护性区域可能更有利于虫体的存活。囊尾蚴的长度从几毫米到 2 cm 或更长，但通常不到 1 cm，颅内特别是在脑室和蛛网膜下腔空间较大的地方更容易出现较大的囊肿。成熟的囊尾蚴既不生长也不缩小，所以引起宿主的免疫反应很小。脑中的典型病理表现是囊肿压迫脑组织，从而引起轻微的炎性浸润[4]。死后钙化的或玻璃样变性的囊尾蚴会被宿主来源的囊腔包裹其中。然而，新的、非常大的或裂解中的囊尾蚴可能会引起更为广泛的炎症反应。

三、临床表现

囊尾蚴病几乎都是在中枢神经系统或眼部发病。皮下囊肿只是表面上影响美观。囊尾蚴大量寄生在肌肉可能会伴随疼痛和功能改变[5]，但这种情况并不常见。囊尾蚴病严重的病变局限于眼部或罕见的如心脏等器官，一些小的占位性病变不论有无炎症反应，都可引起重大功能障碍。但发生在中枢神经系统的囊尾蚴病是重要的临床问题。

(一)脑囊尾蚴病

虽然在流行地区尸检中脑囊尾蚴病的发生率高达

2%,但这些患者多数终身都没有症状[2]。即便是有,最常见的表现就是癫痫。研究表明,在流行地区的囊尾蚴病是引起癫痫的一个重要原因,有 30%～50% 的迟发性癫痫是由该病引起的[6-8],在引起印度次大陆的儿童局灶性癫痫中尤为显著。除此之外,脑囊尾蚴病也可能会表现为其他一切所有占位病变引起的症状,包括注意力不集中和锥体外系障碍；精神状态的变化,包括认知功能障碍和精神疾病也非常常见[9-10]。

脑囊尾蚴病的临床表现主要是由囊尾蚴寄生的位置决定的(还有其他因素,如虫体的数量、大小、发育阶段和宿主的炎症程度)。其情况可分为两类,一类是与癫痫发作相关的脑实质区囊尾蚴病,一般来说该类病患预后较好；而另一类是与颅内高压、渐进性病程相关的非脑实质囊尾蚴病,死亡率高[11]。

脑实质区的囊尾蚴能够以裂解的或者钙化的任何组合形式存活,早期为非炎性、充满液体的囊泡,这个阶段会引起一些相关症状。囊尾蚴以这种方式逃避宿主免疫系统的攻击,能够存活数年。然而有时宿主的免疫系统会对发现的囊尾蚴主动出击,最终杀死囊尾蚴。这个过程中,囊液变浑浊,囊泡体积逐渐缩小,最终瘢痕钙化。

(二)单一增强性病变

在印度次大陆的病例中,患者在首次癫痫病发时,CT 扫描结果显示,病灶为单个小的增强性损伤,但在之后几个月的随访中消失。囊尾蚴是造成该病变的主要原因[12]。

脑实质外部脑囊尾蚴主要在脑半球凸起处、脑外侧裂、基底蛛网膜下腔及脑室内。除了脑外侧裂的囊肿同脑实质内囊肿表现相似之外,其他脑实质外部囊肿会生长和浸润,阻塞脑脊液循环,引起脑积水和颅内高压。这种情况需要手术治疗,如果不及时治疗可能致命。

更罕见的症状包括慢性脑膜炎,表现为头痛还有与脑功能明显相关的脑脊液异常,但无发热症状、颈项强直、脑神经麻痹[13]。当巨大的囊肿负荷与破坏性严重的炎症反应相关时,表现为囊尾蚴脑炎[14]。特别是在临床的儿童病例中,炎症反应可能会占主导地位,表现为癫痫、局灶性神经系统功能异常,以及认知功能恶化和颅内压增高为特征,持续几周后疾病快速发展。另外囊尾蚴寄生于脊髓或其外周以及马尾部会引发各种脊髓综合征,最常见的症状是数周的渐进性截瘫。

(三)眼囊尾蚴病

囊尾蚴可寄生于眼部及附件中[4],但大多数在视网膜下及玻璃体中。临床表现为视力障碍和失明。由于囊尾蚴引发的炎症反应会严重损害眼睛,所以在使用药物治疗脑囊尾蚴病之前必须先去除眼内的囊尾蚴,这一点非常重要。

四、诊断

脑囊尾蚴病的临床诊断往往很困难,因为该病没有特异性的神经系统表现。这在没有 CT 或 MRI 甚至不具备特异性血清学检测条件的贫困农村地区变得更加困难。颅外囊尾蚴病的病例数量虽然不多,却能够为诊断本身提供重要线索。如皮下囊尾蚴结节(图 57.2)可以被触诊到,如果仍存有疑问,可切除组织做组织学检查。在横纹肌中寄生的囊尾蚴由于更为紧张的环境所以比在中枢神经系统中寄生的囊尾蚴更为迅速地死亡和钙化。大的近端肌肉中的纺锤状钙化(图 57.3)可通过 X 射线观察到,然而多数情况下不可见。脊髓囊尾蚴(图 57.4)可通过脊髓造影显示。如果仍不能确诊,可通过脑成像以及血清学检测辅助诊断。

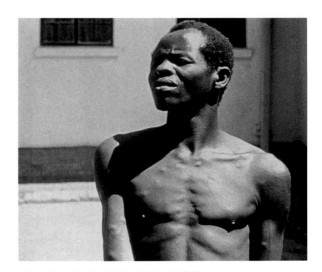

图 57.2　容易可见的皮下囊尾蚴结节。

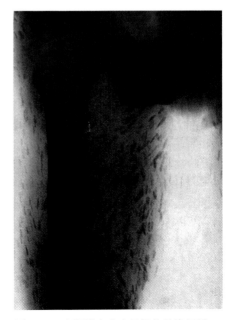

图 57.3　大腿肌肉中大量钙化的囊尾蚴。

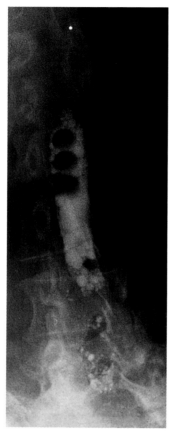

图 57.4 脊髓造影下马尾神经周围的囊尾蚴。

（一）影像学检查

现代成像技术在显示脑部囊尾蚴寄生方面是非常强有力的手段，该技术还能够展示寄生虫的生存状态。CT和MRI[15-16]能分辨活的和裂解中的囊尾蚴以及虫的钙化、脑室病变或脑池囊肿等。囊尾蚴的数量、位置、大小及其周围炎症病变程度等信息对确诊以及对患者的治疗措施都有非常重要的指导意义。MRI在颅后窝和脊柱病变诊断中发挥重要作用[16]，在观察心脏囊肿方面也有优势，因为心脏囊肿类似于脑脊液中囊肿，CT不容易发现。然而MRI在显示钙化的囊尾蚴形态不具优势（图57.5）。

（二）血清学诊断

许多常规的血清学诊断技术及大量的抗原被应用于囊尾蚴病的检测。最初诊断用的抗原是从猪囊尾蚴中提取的。研究发现，囊液中提取的糖蛋白特异性最高[17]，但其提取过程复杂，并且虫囊数量也制约了蛋白质的生产。因此现在更趋向于使用重组蛋白和合成各种蛋白质[18]，或者是从更容易获取的动物寄生虫肥头绦虫中提取同源蛋白[19]。ELISA检测存在的问题是检测用的抗原与其他蠕虫感染具有交叉反应性，特别是与棘球蚴病

和其他绦虫病患者血清，但这个问题可以通过纯化抗原来解决。检测时能检测到血清中的抗原，且血清中抗体水平下降说明治疗效果显著[20]。

（三）其他检测方法

约50%的脑囊尾蚴病伴随脑脊液异常，通常是轻度细胞增多或蛋白增加。持续的高脑脊液蛋白质通常预后差，常发展为脑积水，需要手术治疗，如果不进行手术会导致痴呆及失明。

五、治疗

直到20世纪80年代，囊尾蚴病仍无有效的治疗药物，所以主要是对症治疗。有分析结果表明对症治疗是正确的，虽然有时会有不良反应，如手术摘除囊尾蚴后会伴随脑积水。但CT结果显示，抗蠕虫药物治疗能有效减少囊肿的数量[21]。这在临床上产生了许多问题，主要是对驱虫药的确切作用仍有争议。在脑囊尾蚴病例中对活的囊尾蚴采取治疗措施时，影像学证据以及临床症状的改善都证明驱虫治疗是有效的[22]。然而在仅增强病变的患者中，关于驱虫治疗有效性方面的信息仍互相矛盾或缺乏。囊尾蚴钙化而引起的癫痫，驱虫治疗似乎并不合适。这种情况普遍存在于儿童患者中，驱虫治疗导致其脑实质区原本在CT上显示1年内已经自动消失的病灶损害显著加重[12]。以上研究表明，在这些情况下驱虫治疗是不必要的，只需要对症治疗和使用糖皮质激素减少局部炎症反应即可。对囊尾蚴病驱虫治疗的这种看法体现了儿童囊尾蚴病及北美洲输入性囊尾蚴病方面的经验[23]。最近有研究表明，抗囊尾蚴病药物可快速消除囊肿，并减少癫痫复发的频率[24]。相比之下，热带国家的一些病例报道表明，有部分病例伴有多病变、慢性疾病和频繁复发的症状，这可能是患者暴露于污染更为严重的环境或传播途径不同所致；其中一些发展为严重的神经损伤如脑积水[25]。当患者的临床表现以囊尾蚴性脑炎等炎症反应为主时，抗囊尾蚴药物治疗可能会在短期内加剧病情，应避免使用。每例病例都应当从对其有利的措施考虑，对症治疗并密切观察是最好的方法。

第一个被证明有效的药物是吡喹酮，用量为每日50 mg/kg，连服15 d。阿苯达唑也被广泛应用，在适当剂量（15 mg/kg，连服30 d）时，CT显示至少与吡喹酮是等效的，所以阿苯达唑已成为治疗囊尾蚴病的首选药物。目前两种药物的理想剂量仍未确定。服用8 d阿苯达唑的治疗效果似乎同原来的服用30 d的疗效相当，已被广泛采用。吡喹酮的治疗时长要短得多，50 mg/kg连服8 d（少数情况下每次25 mg/kg，每天3次，每隔2 h 1次），这样的剂量对治疗非常有效[26-29]。

这两种抗囊尾蚴药物的不良反应相似，都与对囊尾蚴造成的破坏以及伴随的急性炎症反应直接相关，可能

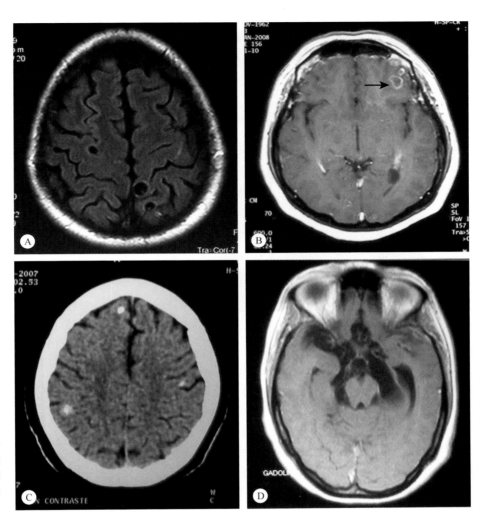

图 57.5 （A）MRI 显示的囊肿（FLAIR 方案）；（B）对比给药后的退化性囊肿增强（MRI，T1 方案）；（C）CT 显示多处脑实质钙化；（D）基底蛛网膜下腔囊尾蚴病。注意脑干周围脑池的广泛参与。

会导致脑水肿和颅内压增高，特别是囊尾蚴数量比较多的情况下。通常严重的头痛，有的在几个小时内开始治疗，大多数患者在 2～4 d 后才开始治疗。如果对症治疗，其中大多数患者症状会缓解且无后遗症，但少数人会出现严重的脑梗死，甚至有报告过死亡的病例。在大多数（尽管不是全部）病例中如果联合使用大剂量糖皮质激素治疗会更为有效。类固醇如地塞米最常用的剂量是每天 0.1 mg/kg 左右。类固醇类激素具有降低吡喹酮疗效水平的不良作用，但并不影响阿苯达唑治疗效果。

对于脑室内囊尾蚴，手术摘除仍是推荐的最常规的处理措施。神经内镜切除是目前首选的技术，一系列结果表明该技术有很好的疗效，也可能得益于术后的抗寄生虫治疗。脑实质外的囊尾蚴病可能需要抗囊尾蚴治疗以及长期激素治疗以控制蛛网膜炎（表 57.1）。

控制

发达国家已经通过改善卫生及规范猪的养殖条件来干预囊尾蚴的生活史，从而达到控制传播的目的。而在发展中国家，猪在生活中与人关系密切，且在村子里四处觅食，很容易接触人的粪便（图 57.6）。猪可能在村子里

表 57.1	脑囊尾蚴病特定治疗选择（症状外治疗）
脑实质囊尾蚴病	
可行性囊肿	抗寄生虫药物和类固醇
退行性囊肿	抗寄生虫药物和类固醇或类固醇
钙化	无特异性治疗方案
脑实质外神经囊尾蚴病	
蛛网膜下腔神经囊尾蚴病，基底或大脑半球凸起	长期抗寄生虫药物和类固醇
蛛网膜下腔神经囊尾蚴病外侧裂巨型囊肿或囊肿簇	手术或抗寄生虫药物和类固醇
脑室神经囊尾蚴病	条件允许的话，行神经内镜检查。如果没有条件，囊肿的位置、数量和大小以及急性脑积水和颅内高压的风险决定手术还是抗寄生虫药物

被就地宰杀，并且村民对米猪肉危害健康也知之甚少。在贫困地区引入卫生条件良好的现代化屠宰场也相当困难。这些都是囊尾蚴病在流行区传播的原因。另一种控

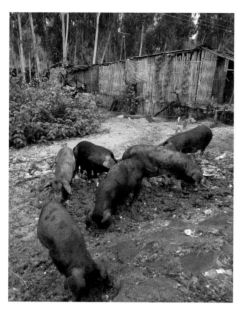

图 57.6 猪在非洲村庄里觅食。(由 Seth O'Neal 博士提供)

制办法是全民驱虫,降低猪带绦虫感染者的数量,这已被证明是减少人猪带绦虫病和囊尾蚴病的有效策略[30]。在非洲,由于大规模使用吡喹酮治疗血吸虫病,该病的传播也有希望伴随该措施而有所减少。目前已有疫苗用于防治囊尾蚴病,但尚不清楚该策略是否有效[31-32]。

其他绦虫幼虫感染

多头蚴病

多头带绦虫(*Taenia multiceps*)是寄生在犬科动物肠道的寄生虫,羊是其主要的中间宿主。幼虫期以多头蚴的形式寄生,单个囊泡中有多个原头节,有的直径可达几厘米。多头蚴通常寄生于在羊的后脑部位,引起羊走路蹒跚,其他绦虫物种也有以多头蚴寄生的,在形态上与脑多头蚴难以分辨。人多头蚴病较罕见,且通常导致严重的后果,虽然大多数病例发生在皮下组织,然而多头蚴一旦寄生于人脑将会引起严重的中枢神经系统疾病。

一、分布与流行

文献显示,多头蚴病例少但分布广泛,大多数病例报道位于非洲和南美洲,也有欧洲(尤其是撒丁岛)和北美的病例。非洲热带地区报道的病例中多数是由颅外定位发现,而南非和其他地区报道的病例已经几乎全部累及中枢神经系统,让人怀疑致病寄生虫群体内存在异质性[33]。

二、临床表现

神经系统病理特征是实质性的颅内病变且伴有不同

程度的炎症。枕大池部位是特别常见的病变部位,该部位同基底蛛网膜和脑积水关系密切。如果不及时处理,通常会引发进行性神经系统疾病,预后差。眼受累的可导致失明。

三、诊断及治疗

CT 能够检测到脑内囊泡直径超过 2 cm 且无明显的内部结构。确诊只能靠组织学检测方法;多头蚴囊泡区别于囊尾蚴病、棘球蚴病的是其内部存在多个原头节及其表面脊状角质层。偶尔在囊尾蚴囊泡已经退化的情况下,与葡萄状囊尾蚴病很难区分。主要治疗手段是外科手术摘除,虽然吡喹酮也有抗虫作用但临床收效不明显[34]。

肥头带绦虫囊尾蚴病

该类寄生虫囊尾蚴寄生于啮齿类动物,鲜见有人感染的报道,最近有该病与艾滋病关联的报道。有 1 例报道称,在发育的软组织肿块中发现有大量的囊尾蚴,患者连续 6 个月服用高剂量的吡喹酮、阿苯达唑治疗后,临床症状缓解,但停止治疗后又复发[35]。

裂头蚴病

假叶目绦虫裂头蚴能感染人。犬或其他陆地食肉动物为其终宿主,幼虫寄生于水蚤,继而感染爬行动物、两栖动物和小型哺乳动物。人裂头蚴病主要由曼氏迭宫绦虫(*Spirometra mansoni*)、拟曼氏迭宫绦虫(*S. mansonoides*)引起,非洲主要由泰氏迭宫绦虫(*S. theileri*)引起。人感染该虫的途径包括误食水中感染原尾蚴的蚤类,生食感染的青蛙或蛇,或者直接经皮肤感染,如东亚一些地区有局部皮肤贴生蛙肉的习俗。裂头蚴长度(1～50 cm)可变,但宽度通常在 1～2 mm,它在穿过宿主组织时可引起轻微的炎症反应,有时成囊或形成空泡。裂头蚴病会发生多重感染。

一、流行分布

大部分病例在地理上分布广泛,包括热带和亚热带。东南亚和东非是患病率最高的地区。北美洲和南美洲也有病例报道。

二、临床症状

典型的症状是裂头蚴迁移引起的皮肤炎症,有时会有皮下肿胀,破裂时会有虫体排出。常见症状还包括嗜酸性粒细胞增多,但这不是绝对的。最常见的病发部位是胸部和腿部。眼周组织的寄生可能会损害眼睛。幼虫可进入大脑会造成强烈的局部炎症,引起神经系统疾病,这种情况并不常见,但已有较完整的描述[36]。

三、诊断与治疗

临床诊断必须将该病的症状同其他迁移性蠕虫感染

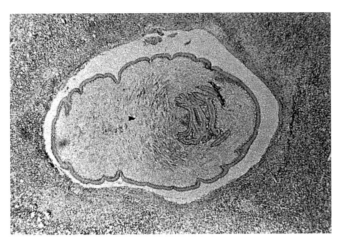

图 57.7　裂头蚴病。横截面显示典型的绦虫形态。在相邻的肌肉中存在致密的嗜酸性粒细胞浸润。(图由 H. Zaiman 提供)

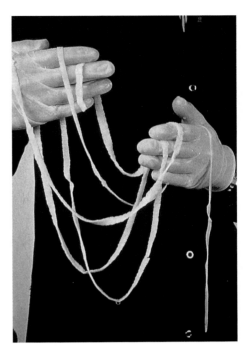

图 57.8　成熟牛肉绦虫(牛带绦虫)。(图由 G. S. Nelson 提供)

(如颚口线虫病和罗阿丝虫病)引起的囊包区分开来。裂头蚴病的血清学检测方法已开发出来，但并未被广泛应用。该病的确诊需要切除组织进行鉴定(图 57.7)。切除也是根治该病唯一有效的治疗方法，包括在脑部的寄生亦采用切除疗法。目前尚无证据表明药物治疗对该病有效，并且药物并不能达到杀死组织中寄生虫的目的，还会在短时间内引起更为强烈的炎症反应。

四、增殖型裂头蚴病

增殖无头蚴(*Sparganum proliferum*)是一种罕见的裂头蚴变种，亚洲和美洲均有病例报道，该虫可进行芽性增殖，引起扩张的肿块或多个小的弥漫性病变。临床上可能会形成许多小的皮肤结节或大的疼痛性肿瘤。病灶含有类似于裂头蚴但又形态多变的虫体衍生结构，病情进展缓慢，最终病患由于深部器官受累导致死亡。目前尚无有效的治疗手段，有 1 例病例报道采用吡喹酮、甲苯达唑治疗，但最终治疗失败[37]。

肠道绦虫感染：人体绦虫感染

牛带绦虫感染

牛带绦虫即牛肉绦虫(图 57.8)。尽管有各种有蹄类动物被感染的报道，但牛仍然是牛带绦虫最主要的中间宿主，人是其唯一的终宿主(图 57.9)。牛带绦虫幼虫呈充满透明液体的囊状，直径在 5～10 mm。不同于猪带绦虫囊尾蚴，目前尚无任何证据表明牛带绦虫囊尾蚴寄生于人。成熟的白色绦虫一般长 2～5 m，重 20～30 g，但个别虫体长可达 10 m 左右。牛带绦虫头节有吸盘但没有钩(图 57.10)。虫体末端的成熟节片脱落从宿主肛门自动排出是该病的重要特征。被感染的宿主一般都有多

条绦虫寄生。人类被感染多是由于食生牛肉，而牛又被人类感染粪便污染的饲料或在被污染的草地放牧而感染。

一、患病及分布

牛带绦虫感染本没有地域差别，但在发达国家由于具有较好的人类粪便处理条件以及对牛肉的检验检疫，使其传播情况得到控制。但对于大部分国家来说，牛带绦虫感染依然普遍存在，尤其是在一些比较贫穷，还有生食牛肉的地区，感染情况更为严重，如埃塞俄比亚高地就是严重感染的流行区。

二、临床特点

牛带绦虫感染者往往会感觉到肛门处有绦虫节片的移动而引起不适。此外，感染者很少有明显的症状。其他症状很多是应激性肠道不适，包括腹痛、恶心、腹胀、食欲减退等。但由于这些症状比较普遍，与牛带绦虫感染之间的因果关系很难被证实。呕吐物中发现节片是证明被感染的最直接证据，但这种情况很少发生。即使嗜酸性粒细胞增高也不是被牛带绦虫感染的典型特征。

三、诊断和治疗

观察到没有钩的头节是牛带绦虫感染的最可靠证据。牛带绦虫虫卵具有典型的外观特征(图 57.11)，可以通过粪样的镜检来确认。由于所有绦虫卵外观都非常相似，因此很难通过普通的镜检来区分种类，但可以通过 Ziehl-Neelsen 染色法[38]或分子技术来进行判断。对粪便进行抗原检测也是一种检测手段，但该方法不能区分虫

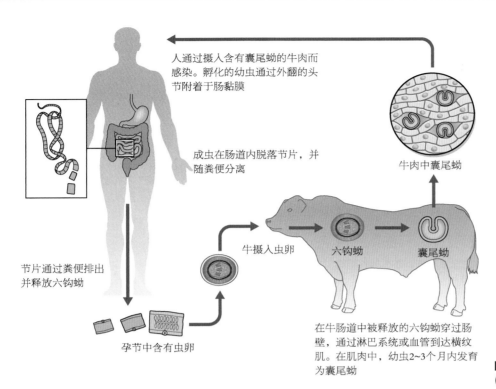

人通过摄入含有囊尾蚴的牛肉而感染。孵化的幼虫通过外翻的头节附着于肠黏膜

成虫在肠道内脱落节片，并随粪便分离

牛肉中囊尾蚴

节片通过粪便排出并释放六钩蚴

牛摄入虫卵　六钩蚴　囊尾蚴

孕节中含有虫卵

在牛肠道中被释放的六钩蚴穿过肠壁，通过淋巴系统或血管到达横纹肌。在肌肉中，幼虫2~3个月内发育为囊尾蚴

图 57.9　牛带绦虫生活史。（图由 Wellcome Trust 提供）

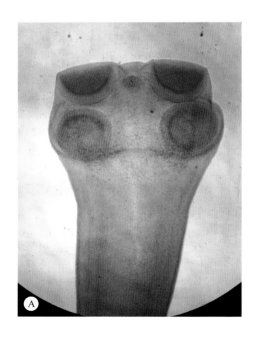

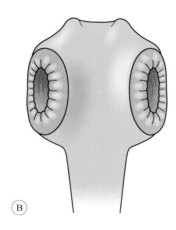

图 57.10　(A)牛带绦虫头节，没有钩子的吸盘；(B)牛带绦虫头部，示吸盘。（图 A 由 J. Jimenez 博士提供）

种，因而更多应用于流行病学监测[39]。根据牛带绦虫节片子宫分支的数量可以判定节片是否完整。剂量为 10 mg/kg 的吡喹酮能够有效治疗该病，此外，氯硝柳胺也被广泛应用于该病的治疗。

四、亚洲牛带绦虫

在中国台湾一个没有牛饲养的地方发现了一种形态上与牛带绦虫相似的绦虫。同时在一些哺乳动物（包括猪）身上发现了一种比猪带绦虫或牛带绦虫囊尾蚴都略

小的囊尾蚴，并且该绦虫对肝脏寄生取向明显[40]。分子遗传学研究表明，这类绦虫和牛带绦虫相近，但并不是同一物种[41]。这类寄生虫也在东亚其他地区，包括韩国和印度尼西亚有发现，但它不能导致人囊尾蚴病。

猪带绦虫感染

人是猪带绦虫唯一已知的终宿主，猪是猪带绦虫的中间宿主。成熟的猪带绦虫比牛带绦虫稍小，头节也明

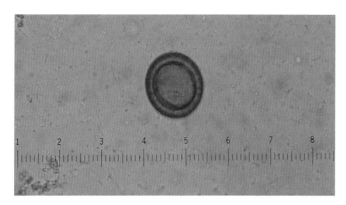

图 57.11　绦虫卵。(图由 J. Jimenez 博士提供)

显不同,有两圈排钩(图 57.12),其囊尾蚴的头节也一样。与牛带绦虫相比,猪带绦虫脱落后的节片移动能力较弱,所以很难被发现。猪带绦虫的主要危害在于其幼虫囊尾蚴和成虫一样可以感染人,引起人囊尾蚴病,该病的流行控制前面已经讨论过了。

一、临床表现

绝大多数的猪带绦虫携带者不知道他们自身被感染,往往在筛查时才发现。与牛带绦虫相似,其主要症状是轻微的腹部不适。然而粪-口传播的途径大大增加了患者自体感染及家庭成员之间感染囊尾蚴的风险[42]。

二、诊断和治疗

绦虫感染的形态学检测和免疫学诊断与在牛带绦虫章节提到的一样,治疗也很相似,首选药物是单剂量 2 g 氯硝柳胺。其基本原理是氯硝柳胺不会被人体吸收,而对于既是猪带绦虫携带者同时也是脑囊尾蚴病患者的人来说,吡喹酮治疗可能会刺激无症状的脑囊尾蚴病患者脑内处于静止期的囊尾蚴而导致癫痫发作。曾经有将驱虫药联合泻药一起使用进行驱虫治疗的例子,因为死亡的绦虫如果不排出体外,仍然存在自体内感染的可能。但由于没有证据表明这种做法的必要性,所以也就不再使用。

微小膜壳绦虫感染

微小膜壳绦虫(图 57.13)比较独特的地方在于其整个生活史都可以只在人之间循环,而不需要其他物种的参与。即人既可以是中间宿主也可以是终宿主。其六钩蚴(图 57.14)在人的肠道被孵化后侵入肠黏膜,形成包囊寄生于肠绒毛中。经过 3~4 d 的发育,囊尾蚴的原头节外翻成为成虫的头节。该头节附着在肠壁上,在 1 个月的时间内发育为长约 3~4 cm 的成熟成虫并开始产卵。脱落的节片通过肠道排出,粪便中难以检查到单独的虫卵。微小膜壳绦虫在人体内一般都是上百条绦虫同时寄生。传播一般都是通过粪-口自感染的途径,尤其是

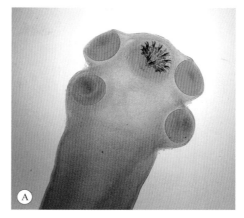

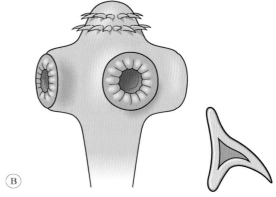

图 57.12　(A)猪带绦虫头节,示钩子;(B)猪带绦虫头部,示吸盘和钩子的排列。[A 图由 Wellcome Trust 热带资源部门提供,B 图由 J. Jimenez 博士提供]

儿童。啮齿类动物可作为替代终宿主,昆虫也有被其幼虫感染的可能,但它们都不是传播的主要途径。

一、患病及分布

微小膜壳绦虫是一种温暖气候下较为常见的寄生虫,卫生条件差的地区尤为严重,特别是在儿童中,其患病率高达 2%~3%。

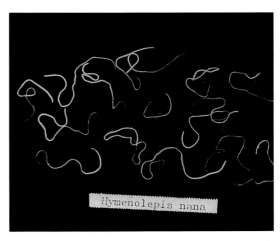

图 57.13　微小膜壳绦虫。(由 Wellcome Trust 热带资源部门提供)

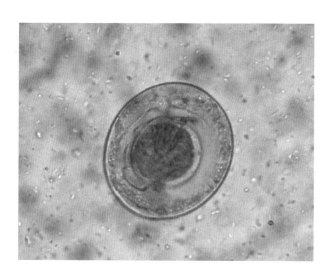

图 57.14 微小膜壳绦虫卵。(图由 J. Jimenez 博士提供)

二、临床表现

微小膜壳绦虫感染引起的症状很多,包括腹痛、厌食以及系统性的不适,如烦躁和头痛。嗜酸性粒细胞增多也很常见。一些报道认为发育迟缓与该虫的感染有关[43]。很难确定这些症状是由于寄生虫感染引起的还是由其他粪-口感染类疾病或不卫生及贫困引起的反应[44],但严重的感染确实会引起显著的临床症状。

三、诊断和治疗

通过镜检粪样中的虫卵来诊断是否感染微小膜壳绦虫。与其他绦虫感染不同,其囊尾蚴和宿主的免疫系统接触产生持续的体液免疫反应,所以微小膜壳绦虫感染的血清学诊断具有较高价值。已有 ELISA 检测方法被开发且敏感性达到 80%[45],但区分微小膜壳绦虫感染与其他种类的绦虫感染仍然很难。该病有效的治疗方法是服用吡喹酮,单次剂量至少 20 mg/kg,氯硝柳胺也被广泛应用,甲苯咪唑只有 50% 左右的治愈率。

四、控　制

与其他粪-口感染疾病一样,微小膜壳绦虫感染的控制还有赖于卫生和健康教育。

阔节裂头绦虫感染

人可以作为假叶目绦虫属阔节裂头绦虫的终宿主(表 57.2)。各种微小的水生无脊椎动物,特别是水蚤,是该类寄生虫第一中间宿主(图 57.15)。裂头蚴寄生的水蚤被水生食物链顶端更大的鱼类吞食,使其进入更为适宜的中间宿主体内,终宿主包括鸟类、海洋及陆地哺乳动物。人是阔节裂头绦虫的最适宜的终宿主,熊和其他陆地食肉动物作为转续宿主在该病的流行传播中有重要作用。该虫成虫半透明,长度可达 10 m,靠两个纵向狭缝状的吸盘或吸槽附着寄生于宿主小肠内(图 57.16)。阔节裂头绦虫通常是多重感染,有时会发现 100 条以上的成虫寄生。目前从感染者体内取出的阔节裂头绦虫总长度最高纪录的是 330 m[46]。其第二中间宿主是淡水鱼,尤其是梭鱼,鲈鱼和江鳕[47-48]。人通过食入未煮熟的鱼而感染,冷冻和烹饪都可以杀死鱼体内的寄生虫。

表 57.2	感染人的裂头绦虫种类		
物种	第二中间宿主	主要终宿主	地理分布
阔节裂头绦虫	梭鱼、鲈鱼等	人	全球
心形裂头绦虫	?	髯海豹	格陵兰岛、阿拉斯加州
达勒裂头绦虫	黑鱼	犬科动物?	阿拉斯加、东西伯利亚
枝形裂头绦虫	嘉鱼、鲑鱼、鳟鱼	海鸥	副极地
克氏裂头绦虫	太平洋三文鱼	海洋哺乳动物	东西伯利亚
日本海裂头绦虫	太平洋三文鱼	海洋哺乳动物?	日本
太平洋裂头绦虫	海洋鱼类	海狮	南美洲太平洋地区
熊裂头绦虫	太平洋三文鱼	熊	阿拉斯加、加拿大

一、流行与分布

阔节裂头绦虫病呈世界分布,主要流行于俄罗斯。原有的流行区包括从斯堪的纳维亚东部横跨俄罗斯北部直到西伯利亚西部。1950 年芬兰整个国家的感染率高达 20%。罗马尼亚的多瑙河三角洲、意大利北部的湖泊和瑞士西部也是该病的流行区。北欧虽然罕见该病,但却持续有病例报道,特别是在瑞典、芬兰、瑞士和意大利北部。俄罗斯已经对该病进行控制,但困难仍然存在,所以该病的流行传播还很普遍,水利工程项目引起的改变也在一定程度上影响了该病的传播。来自世界各地的病例报道显示,世界范围内的人口迁移也是该病广泛且低强度地在人群中传播的原因之一。

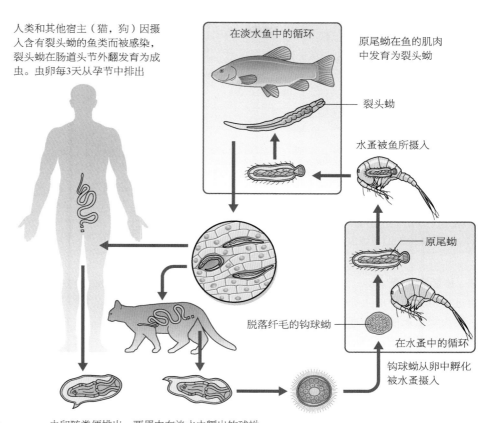

人类和其他宿主（猫，狗）因摄入含有裂头蚴的鱼类而被感染，裂头蚴在肠道头节外翻发育为成虫。虫卵每3天从孕节中排出

在淡水鱼中的循环

原尾蚴在鱼的肌肉中发育为裂头蚴

裂头蚴

水蚤被鱼所摄入

原尾蚴

脱落纤毛的钩球蚴

在水蚤中的循环

钩球蚴从卵中孵化被水蚤摄入

虫卵随粪便排出，两周内在淡水中孵出钩球蚴

图57.15 阔节裂头绦虫的生活史。（图由 Wellcome Trust 热带资源部门提供）

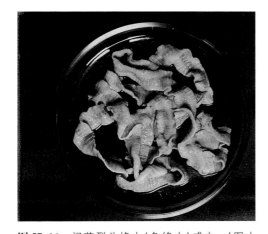

图57.16 阔节裂头绦虫（鱼绦虫）成虫。（图由 Wellcome Trust 热带资源部门提供）

据报道，许多除阔节裂头绦虫外的裂头绦虫属虫种可感染人（表57.1）。枝形裂头绦虫（*D. dendriticum*）是亚北极地区的土著人感染裂头绦虫病的主要原因，其中间宿主为鲑鱼，特别是北极红点鲑[48]。海鸥是其最重要的终宿主。据报道，加拿大因纽特社区的患病率超过30%。在北太平洋地区裂头绦虫主要通过太平洋鲑鱼传播，例如俄罗斯远东地区的克氏裂头绦虫（*D. klebanovskii*）和日本

的日本海裂头绦虫（*D. nihonkaiense*）。形体更小的太平洋裂头绦虫（*D. pacificum*）分布在智利和秘鲁，人通过误食入感染的传统腌制生鱼而感染。临床上感染该虫的后果尚未得到很好的评估，但普遍认为该虫对人体造成的损害不严重[49]。

二、临床症状

跟其他绦虫感染一样，带虫者鲜有症状。芬兰的对照研究表明，感染该虫的临床症状轻微，常见的症状包括同虫荷无关的腹痛以及腹泻、头痛和非特异性的不适[47]。粪便中的节片很少会被注意到，但感染者可能会因自动排出整条绦虫成虫而察觉。

绦虫性贫血： 19世纪人们发现一种致命的恶性贫血与阔节裂头绦虫的感染有关，有时驱虫后患者症状显著好转。当20世纪人们了解了巨幼细胞贫血的发病机制后，绦虫性贫血便迅速消失。并且由于多年来没有确诊的类似病例，可能以后也不会有，所以人们对该虫的认识停留在初级阶段。对该虫唯一清楚了解的是其导致宿主贫血的原因是缺乏维生素 B_{12}。并且贫血与慢性胃炎、胃酸缺乏密切相关，虽然这些并不是贫血发生的必要条件[47]。可能是由于绦虫与宿主在摄取维生素 B_{12} 中存在竞争。也有一些证据表明该症状存在家族易感性。

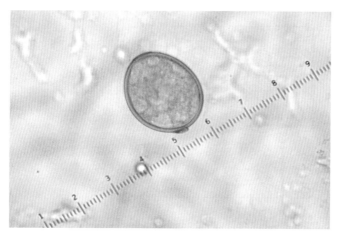

图 57.17 阔节裂头绦虫(鱼绦虫)虫卵。(由 J. Jimenez 博士提供)

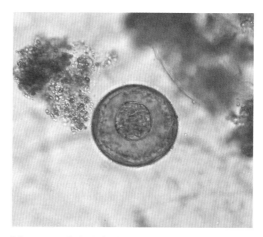

图 57.18 缩小膜壳绦虫卵。(由 J. Jimenez 博士提供)

三、诊断和治疗

通过镜检粪便中的虫卵(图 57.17)能够诊断 95％的感染。裂头绦虫属的虫卵在镜下很难相互区分。吡喹酮是首选的治疗药物,有效剂量为 10 mg/kg。过去也常用氯硝柳胺进行治疗。

四、控制

通过诊断和治疗病例、改善卫生条件以及健康教育等措施,大部分地区的裂头绦虫感染已经得到了控制。

人兽共患绦虫病

缩小膜壳绦虫感染

大鼠是缩小膜壳绦虫的终宿主,跳蚤等昆虫是其主要的中间宿主。人,通常是儿童,因误食受感染的蚤而感染。成虫在宿主肠道内发育至排卵期成虫,长度可达 6 cm。人的感染罕见,但呈世界性分布。已知的临床症状是轻微腹痛。诊断是通过粪便镜检,虫卵形态同微小膜壳绦虫略有不同(图 57.18)。据报道,吡喹酮是有效的治疗药物。

犬复孔绦虫感染

犬复孔绦虫是犬类常见的绦虫,蚤是其中间宿主,这同缩小膜壳绦虫非常相似。该虫比较罕见,通常是儿童误食入犬身上的跳蚤而感染。中等大小的绦虫成虫长度可达 40 cm,在人的肠道中发育成熟(图 57.19)。水稻颗粒大小的完整节片通过粪便自动排出(图 57.20),虫卵很难单独在粪便中被检测到。感染通常无症状,无严重后果,可用吡喹酮治疗。

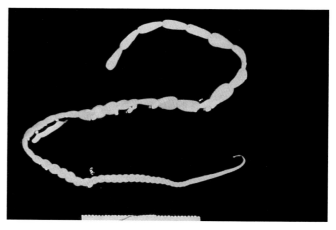

图 57.19 犬复孔绦虫(犬绦虫)成虫。(由 Wellcome Trust 热带资源部门提供)

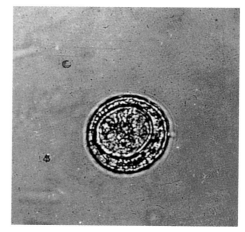

图 57.20 犬复孔绦虫卵。

参考文献

见:http://www.sstp.cn/video/xiyi_190916/。

第十一部分　体外寄生虫感染

第58章　疥　疮

BART J. CURRIE, JAMES S. MCCARTHY

翻译：张　璟
审校：肖　宁　汪　伟

要点

- 疥疮是一种伴有剧烈瘙痒的皮疹，主要发生于体表无毛、薄弱的部位，如指底间隙、皮肤褶皱等处。
- 疥疮的症状主要由疥螨产生的过敏原引起的过敏反应导致，其临床症状可能会在初次感染后几周内出现。
- 继发金黄色葡萄球菌和化脓性链球菌感染后常会导致疥疮发病率显著上升。
- 结痂性疥疮最为凶险，表现为角化皮疹。患者皮损部位常含有大量疥螨，具有高度传染性。
- 疥疮最主要的感染方式是直接经皮肤互相接触传播。衣物和床上用品只需采取常规方式清洗，即可达到预防传播的目的。
- 由于病原学诊断较困难，疥疮通常依靠临床表现来诊断。
- 通常采用全身外用氯菊酯霜的方法来治疗疥疮。
- 另外一种治疗方案是口服伊维菌素，间隔一周给药2次。

一、流行病学

几个世纪前，人类就已经认识到疥疮是一种传染病。全球每年约有高达3亿例疥疮病例发生[1]。尽管疥疮发病率在全球各地存在很大差异且随季节变化而波动，但总体而言主要流行于众多不发达国家的贫困地区。疥疮发病不局限于热带地区和发达国家，还可流行于土著人群等低收入群体，医院和养老院也常有暴发[2]。

总体而言，儿童是疥疮的易感群体，主要是由于该群体暴露于病原机会较多以及在疾病流行过程中缺乏免疫保护力。在一些居住条件过度拥挤的疥疮高度流行社区，大部分儿童两岁前都至少有一次疥疮患病史。目前认为，疥疮感染不存在性别差异。既往流行病学调查显示，婴幼儿母亲呈现较其他成年人更高的疥疮感染率。

除人类外，引起疥疮的疥螨（Sarcoptes scabiei）还可感染多种动物。而不同疥螨通常有各自特定的宿主，引起人体疥疮的主要是人疥螨（S. scabiei var hominis）感染，而狗疥螨（S. scabiei var canis）和猪疥螨（S. scabiei var suis）则极少感染人类。

二、发病机制和病理

人疥疮由人疥螨（蜱螨亚纲疥螨科，又称人疥虫或疥癣虫）感染引起。疥螨专性寄生于哺乳动物和鸟类体内。成年雌螨体长约0.4 mm、宽约0.3 mm，为雄螨身体大小的2倍。虫体呈不透明灰白色，腿和口器呈褐色。成虫和若虫均有足4对，幼虫有足6对。虫体背部和体侧可见成对分布的棘状突起，部分足肢末端有柄或刺状的爪垫（吸垫）。

疥螨生活史各阶段均可分泌溶解人类皮肤的酶，该酶协助疥螨侵入人体表皮，此过程通常少于30 min。单次交配后，雄螨死亡，只有受精雌螨可于表皮颗粒层挖掘隧道并产卵，日产卵0～3枚，产卵6周后死亡。幼虫于产卵2～4 d后孵化，穿行至皮肤表面于角质层挖掘浅隧道；3～4 d后，蜕皮为前若虫；2～3 d后再次蜕皮为后若虫；再经5～6 d发育为雌雄成螨。疥螨完成一代生活史需时10～13 d，约有10%卵可发育为成虫（图58.1）。

结痂性疥疮患者皮肤脱落的大量痂皮中含数以百计的疥螨，可传播疥疮。除此之外，Mellanby经典研究表明，疥疮须经人体直接接触传播，接触含疥螨的污染物或有疥螨出没的地板、床上用品等不太可能会引起感染。在适宜的气温下，疥螨可在潮湿的环境中生存数日。因此，通过污染物和直接皮肤接触传播常见于养老院暴发性疥疮病例，而未采取治疗控制措施的结痂性疥疮患者常可感染医院员工和与其拥挤居住的人群。世界范围的大部分病例是由家庭成员亲密接触和性接触传播导致。

疥疮临床症状见于初始感染后3～6周，源自感染的疥螨及其排泄物所致的过敏反应。一般来说，患者体表很难找到典型隧道，患者的雌疥螨虫荷量仅为10～15只，且数量于感染数月后锐减。同时，通过搔抓的机械性除螨方式以及宿主免疫应答作用都有助于宿主体内螨虫数量减少。初次致敏后1个月内，疥螨抗原引发的过敏

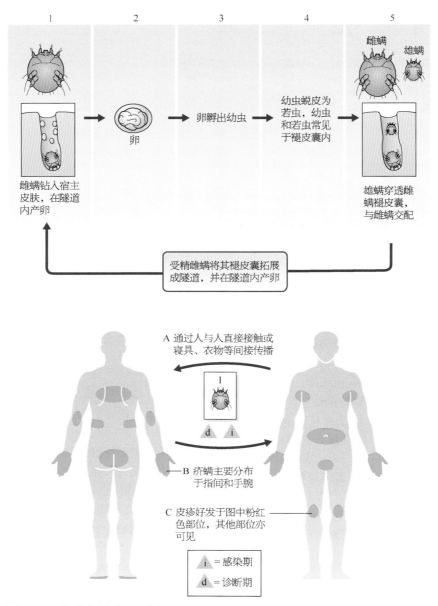

图 58.1 疥螨生活史。(引自:Currie B 和 Hengge UR. Scabies in Tyring, Tropical Dermatology, Elsevier, 2005.)

反应可持续损伤宿主机体。高虫荷感染(结痂性疥疮,详见下文)状态下,宿主缺乏有效的细胞免疫反应,但血清总 IgE 抗体水平通常极高。

　　疥疮可产生两种致死性并发症,即细菌感染继发的全身性败血症以及 A 组化脓性链球菌感染导致的链球菌感染后肾小球肾炎。疥螨排泄的粪便和皮肤隧道分泌物可分离出链球菌和葡萄球菌,表明疥螨可携带并传播细菌。疥疮加重患者代谢负担,从而导致营养不良,这在重度疥疮的儿童患者和结痂性疥疮患者中更为多见。

三、临床表现

　　少年儿童和成人疥疮主要临床表现为伴有剧痒的皮疹,瘙痒夜间明显加重。临床症状可于初次感染后 3～6

周出现,再次接触已致敏的疥螨抗原则可于 24～48 h 内发病。疥疮的皮疹有两种成因:①疥螨寄生隧道部位的丘疹和疱疹(图 58.2);②更多数皮疹并非由疥螨直接引起,而是源于宿主免疫反应介导的瘙痒和红斑性丘疹(图 58.3)。

　　疥螨通常选择毛囊较少且角质层柔软薄嫩的部位挖掘隧道,常见于指间、腕屈侧、肘窝、腋窝前后、乳头周围(女性居多)、脐周、腰部及中下臀部、大腿上部、阴茎(体部及龟头)、膝关节正面、足和趾的侧面及底侧。对于婴幼儿患者和热带地区各年龄段的患者而言,疥螨也可见寄生于手掌、足跟、面部、颈部皮肤以及头皮。免疫反应所致皮疹常可见于腋窝、胸腹部、臀部以及大腿部位。

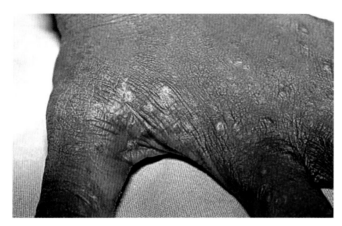

图 58.2　手部疥螨损伤。(引自：Currie B 和 Hengge UR. Scabies in Tyring, Tropical Dermatology, Elsevier, 2005.)

疥疮的典型临床特征是雌疥螨挖掘隧道形成的灰暗红棕色脉络，长可达 15 mm，有时皮肤表面可见丘疹或小血点，专业人员通过肉眼即可识别。很多时候，疥螨隧道周边会出现更为严重的局部炎症反应以及免疫应答引起的多发性皮疹更为明显，这使典型的隧道不易查见，这种现象在热带地区人群、幼童以及长期感染和重复感染患病人群中尤为明显。

各种广泛性瘙痒和局限性皮疹都有提示患疥疮的可能，幼童及慢性疥疮患者还可伴随躯干和四肢表皮脱落及湿疹样皮疹。外用或口服类固醇及由于疾病和药物治疗引起的免疫抑制人群患疥疮可呈非典型症状（隐形疥疮）。在少数情况下，症状可表现为单发的棕红色带有

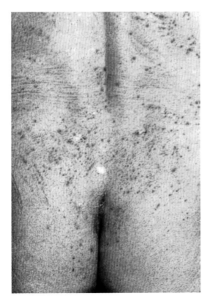

图 58.3　疥螨引发的免疫反应形成的广泛性丘疹。(引自：Currie B 和 Hengge UR. Scabies in Tyring, Tropical Dermatology, Elsevier, 2005.)

痒感的结节（结节性疥疮），直径 5～8 mm，可发生于腋前皱襞、腹股沟、外生殖器、臀部或脐周，结节可持续至杀除疥螨治疗后的很长时间。

疥疮常继发细菌感染，并导致伴有脓疱或结痂的皮肤溃疡及蜂窝织炎。以化脓性链球菌或金黄色葡萄球菌（包括耐甲氧西林金黄色葡萄球菌）为主的侵入性细菌感染而引发的菌血症，是疥疮发病和致死的主要原因。

四、结痂性疥疮

通常情况下，疥螨感染和繁殖具有自限性，然而其对于特殊易感人群可引起超级感染，这种可能威胁生命的结痂性疥疮或挪威疥疮首见于挪威麻风病患的报道。结痂性疥疮可见于器官移植后免疫抑制治疗、风湿病、恶性肿瘤化疗、HIV 和人类 T 淋巴细胞白血病病毒 I 型（HTLV-1）感染患者，也可发生于营养不良、唐氏综合征、老年及活动受限者，特别是身体或认知功能障碍而无法搔抓患处的人群。患者患处携带数以千计的疥螨，并可成为养老院疥疮持续性传染、暴发的元凶。引发结痂性疥疮的疥螨和引发普通型疥疮的疥螨不存在基因组差异。

结痂性疥疮通常源自疥螨过度繁殖及有鳞屑和角质增生的皮肤角化症。带有数以千计的疥螨皮片会掉落于地板和寝具。结痂性疥疮广泛分布于身体各处，以手和脚最为多见，还可见于颈部、面部和头皮以及腋窝、躯干、臀部及四肢，尤其是膝盖和肘部。富含疥螨的碎片大量堆积于指甲下，常导致指甲增厚和营养不良。结痂可局限于一个或两个四肢或手掌及手指，并不一定有普通疥疮的典型剧烈瘙痒症状，可出现瘙痒症状或者并无瘙痒表现。患处常见皮肤皲裂和继发性细菌感染，有时可见区域性淋巴结明显肿大（图 58.4）。常见但不一定伴有外周血嗜酸性粒细胞增多现象，血清 IgE 抗体水平往往极高。当结痂性疥疮继发细菌性败血症，甚至多种细菌同时感染（包括革兰阴性菌），如铜绿假单胞菌和化脓性链球菌和/或金黄色葡萄球菌共同感染，常会导致很高的死亡率。

疥疮鉴别诊断包括其他节肢动物（包括蚊、跳蚤、虱、臭虫、恙螨等其他螨类）叮咬；体癣；继发于外伤、癣、湿疹及蚊虫叮咬等非疥螨致病因素所致的基础皮肤损伤的细菌性皮肤病；非传染性皮炎，如湿疹、丘疹性荨麻疹等过敏性皮肤反应。此外，播散性单纯疱疹病毒感染（疱疹性湿疹）和疱疹样皮炎（与乳糜泻/谷蛋白过敏相关）与多发性疥疮、甲沟炎与手指疥疮都应加以鉴别诊断。

结痂性疥疮鉴别诊断包括牛皮癣、广泛体癣（尤其是红色毛癣菌颗粒型变种）、T 细胞淋巴瘤等皮肤恶性肿瘤、蕈样肉芽肿、Sézary 综合征、营养不足导致的皮肤病（如糙皮病、天疱疮、卡瓦皮肤病、盘尾丝虫病、麻风及二期梅毒）。

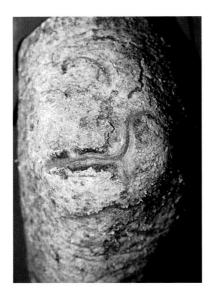

图 58.4　伴有膝部皮肤开裂的重度结痂性疥疮。(引自：Currie B 和 Hengge UR. Scabies in Tyring, Tropical Dermatology, Elsevier, 2005.)

五、诊断

显微镜下观测到疥螨是确诊疥疮的唯一指标。将一滴矿物油滴于一次性手术刀片(10、15 或 20 号)上，小心刮取疑似丘疹、囊泡、隧洞等皮损的浅表表皮，再将矿物油滴于显微镜载玻片上观察。可将几个部位的样本收集于一张载玻片上以提高检出率，虫体、卵可于 40 倍镜下查见，同时可用 10%氢氧化钾溶液溶解去除皮屑干扰。也可使用探头配置局部放大镜或 10 倍微观镜的皮肤镜于可疑丘疹或隧道探取疥螨，同时还可观测其活动情况。在镜检前，可通过隧道墨水试验寻找隧道。将 2～3 滴墨水滴在可疑皮损上，10 s 后用酒精棉球擦去表面墨迹观察。难以确诊时可行皮肤活检术。普通疥疮患者身上疥螨数量稀少，经验不足的医务人员难以通过显微镜检获确诊。而结痂性疥疮患者感染部位的皮肤碎屑基本都可在显微镜下发现疥螨，并且通常数量众多。

实际上，疥疮流行区往往不具备显微镜检测条件，绝大多数疥疮是根据流行区疥疮的流行程度推定的，在遇有非典型症状和复杂病例时才会结合显微镜检或活检技术加以诊断。在疥疮流行区的研究表明，以下临床指征有很好的诊断敏感性、特异性、阳性预测值和阴性预测值[3]：①瘙痒部位超过一处；②疥螨寄生造成的典型皮损超过一处；③家庭中其他成员也出现皮肤瘙痒症状。

当无法明确排除罹患疥疮的可能性时，应采取针对本病的预防性治疗措施。

六、治疗

尽管口服伊维菌素用于治疗结痂性疥疮逐渐增多，但外用杀螨剂仍是目前治疗疥疮的主要方法[4]。

虽然尚无临床研究确证涂擦杀螨剂的间隔时间，但为了杀死第一次药物有效期过后残余的疥螨，通常建议治疗间隔 1～2 周。值得注意的是，口服伊维菌素的杀卵活性可能较差。所有与病人有接触的家庭成员及其他亲密接触者，也应在第一时间接受单次治疗。可能暴露的衣物和床上用品可常规清洗，或密封存放 7 d 后使用。

目前鲜有确切的研究比较众多药物疗效。在经济条件允许的情况下，外用氯菊酯同时口服伊维菌素被认为是最佳治疗方案(表 58.1)。5%氯菊酯霜疗效可能优于克罗米通乳膏，克罗米通具有连续使用 5 d 有较好耐受性以及适合婴儿治疗的优点。由于对儿童潜在的神经毒性，林丹在许多国家已被禁用，其效果也并不优于氯菊酯。外用苯甲酸苄酯较氯菊酯杀灭疥螨更为迅速。外用12.5%苯甲酸苄酯和口服伊维菌素的杀螨效果的差异尚存在争议，来自塞内加尔的最新研究显示苯甲酸苄酯的疗效更优。但苯甲酸苄酯使用后 1 min 内常出现皮肤刺激症状。该症状通常数分钟后迅速减退，但皮肤刺激带来的烧灼感常令患者无法忍受而不得不立即清除药膏。当浓度升高到 25%时，这种反应更加常见。因此，建议儿童使用 10%或更低浓度药膏。研究表明，氯菊酯对疥螨的体外击倒时间有所延长；但到目前为止，疥螨对氯菊酯抗性并未在临床上得到证实。疥螨对伊维菌素的临床和体外耐药性报道仅见于 2 例多次间断治疗的复发结节性疥疮患者。

为确保可靠疗效，外敷药膏的治疗应覆盖除眼部皮肤外的整个皮肤表面。这对于儿童和老龄患者尤其重要，因为他们的头部皮肤经常受累。为了最大限度地使疥螨暴露于药物，一般建议于夜间涂药，敷用过夜。

伊维菌素多剂量给药是治疗结痂性疥疮的首选。同时需结合外用杀螨剂，辅以祛角质霜(如水杨酸、乳酸和尿素)以使结痂的皮肤脱落(表 58.1)。伊维菌素口服单剂量为 200～300 μg/kg，由于与食品同时摄入可使其生物利用度增加 2 倍，通常建议餐时服药以使其药效更加充分渗透入表皮。根据结痂性疥疮的严重程度，伊维菌素剂量可增至 3～7 倍。不推荐 5 岁以下或体重不足 15 kg 儿童服用伊维菌素，因为目前有观点认为伊维菌素可穿过血-脑屏障产生神经毒性，尽管这一观点仅于哺乳动物体内得到验证，并未在人体得到证实。虽有文献报道孕妇偶服伊维菌素并未对胎儿健康造成不良影响，但伊维菌素仍属孕妇禁用药物。

疥疮继发皮肤细菌感染的诊断和抗生素治疗，对于预防可能发生的细菌性败血症和急性链球菌感染后肾小球肾炎非常重要。对于易发全身脓毒症而导致患者迅速

表 58.1	疖疮患者及接触者的治疗

症状（类别）	推荐用药	替代药物	备注
典型疖疮	晚间局部涂抹 5% 氯菊酯，保留过夜；第 1 天和第 8～15 天两次给药	口服伊维菌素[a]（单次剂量 200 µg/kg）；就餐时服用，每天 2 次；第 1 天和第 8～15 天给药。或局部涂抹 10%～25% 苯甲酸苄酯；第 1 天和第 8～15 天给药	
结痂性疖疮	初期采用局部涂抹 5% 氯菊酯（2～3 d 一次），同时就餐时口服伊维菌素[a]（单次剂量 200 µg/kg）。视症状轻重，伊维菌素[a] 可服用 3 次（于第 1、2、8 天服用）、5 次（于第 1、2、8、9、15 天服用）或 7 次（于第 1、2、8、9、15、22 天服用）	局部涂抹 12.5%～25% 苯甲酸苄酯	涂抹去角质膏治疗皮肤结痂；警惕脓毒症发生；采取合适的感染控制措施
密切接触者	晚间一次局部涂抹 5% 氯菊酯，保留过夜	就餐时单次口服伊维菌素[a]（单次剂量 200 µg/kg）；或局部涂抹 10%～25% 苯甲酸苄酯，一次给药	
院舍暴发	根据上述治疗方案，对典型和结痂性疖疮临床病例以及全部可能暴露的密切接触者（如居民、员工和来访人员）进行治疗	对于较难处理的暴发，可考虑给当地所有居民口服伊维菌素[a] 治疗	寻找作为核心传播者的结痂性疖疮指示病例；注意治疗的计划性和组织性；合适的感染控制措施
流行社区	包括宣教和全社区参与在内的多方面措施；采取上述治疗典型和结痂性疖疮临床病例及全部家庭成员和室友等密切接触者的方案进行干预；考虑采取上述用于密切接触者处置的方案治疗全部社区人群	见上述用于典型和结痂性疖疮患者及密切接触者（社区居民）的治疗方案	寻找作为核心传播者的结痂性疖疮指示病例；注意治疗的计划性和组织性；可持续性需要解决过度拥挤以及卫生设施、卫生保健和健康教育可及性的问题

[a] 该药物在某些国家未获批使用，其对于孕妇和 5 岁以下或 15 kg 体重以下儿童缺乏安全性数据。

死亡的结痂性疖疮，这一点尤为重要。

七、预防

漏诊、未积极治疗、治疗不彻底以及未对与病原接触的潜在感染者采取治疗措施，都会造成疖疮持续传播。结痂性疖疮患者可能是医院、养老院以及暴发流行区等病区的核心传染源，对其采取及时有效的治疗措施就显得尤为关键（表 58.1）。

在疖疮流行的小社区，对全部人群采取外用氯菊酯的措施可达到显著降低疖疮和链球菌性脓皮病发病率的目的。该项目的成功实施和持续开展有赖于合理的规划、各类资源的充分整合以及采取有效的跟进措施[5]。

针对 5 岁以上人群大规模推广口服伊维菌素以及针对 5 岁以下儿童推广外用氯菊酯的措施已经取得不同程度的成功。

社区干预的失败印证了已知的导致疖疮在人群中传播的流行病学因素，如：过度拥挤、贫困、卫生条件差、性病传播控制不良以及居民迁移、战争和人口流失所致的可干预人群失调。只有在地区、区域以及全球范围内，解决过度拥挤、健康设施不足、卫生保健和教育缺失等基础问题，疖疮才能得到持续长效的控制。

参考文献

见：http://www.sstp.cn/video/xiyi_190916/。

第59章

虱 寄 生

MARIAN J. CURRIE, FRANCIS J. BOWDEN, JAMES S. McCARTHY

翻译：刘丛珊　尹建海
审校：肖　宁　汪　伟

要点

- 自古代起就发现虱（*Pediculosis humanus*，人体虱）能寄生于人体。
- 虱常寄生于儿童（人头虱）、生活环境和卫生条件差的人群（人体虱），还可以通过性接触感染（耻阴虱）。
- 虱不能飞行和跳跃；通过人与人接触传播。
- 虱以人血液为食，离开人体后超过 48 h 便不能存活。
- 瘙痒是主要症状，但是大多数虱寄生都是无症状的。
- 虽然大多数虱寄生造成的影响较小，但是虱是多种疾病（如流行性斑疹伤寒、战壕热以及虱传回归热等）的传播媒介。搔破伤口引起的皮肤溃烂可能导致葡萄球菌和链球菌继发感染。
- 可通过药物治疗（外用药或口服）或非药物治疗进行灭虱。

虱为体外寄生虫，属吸虱亚目（Anoplura）。三种虱寄生人体。

- 人头虱（*Pediculus capitis*）。
- 人体虱（*Pediculus humanus*）。
- 耻阴虱（*Pthirus pubis*）。

一、生物学

三种虱生活史相似，包含卵、若虫和成虫三期。受精雌虫产卵后，卵经 7～9 d 孵化。若虫在 7～10 d 中经过三次蜕皮进而发育成成虫，成虫可存活 39 d。每只雌虫一生可产卵 50～300 只。

虱同人类共同进化，因而它们的解剖学结构高度特异。其三对足末端有爪，以便其快速移动以及转移到新的宿主。一般情况下，人头虱（2～3 mm）较人体虱（3～4 mm）小。而阴齿虱体型似蟹，体长 1.3～2 mm，行动较为缓慢。所有虱都是血营性的，完全依赖血液作为其水和营养来源。它们每天从宿主皮肤吸血 2～5 次。

二、传播

三种虱都是通过与感染患者的密切接触进行传播。人头虱的污染物在传播中的作用目前尚不清楚。人体虱通过接触污染衣物传播。耻阴虱通常在性接触中传播，但是非性接触传播也有发现，表明虱的污染物在传播中发挥着一定作用。

三、诊断

判断虱寄生需要检到至少一只活的成虱，并且在毛干（人头虱）上并且/或衣物中（人体虱和耻阴虱）检出虫卵。诊断人头虱的最好办法是用脱模剂如护发素或石油梳头，这种方法对于低感染度儿童的检测敏感度仍大于 90%[1]。毛干上发现的空虫卵不作为诊断的依据，注意不要将活虱或幼虱同皮屑、头发中其他碎片混淆。

（一）人头虱

头虱为灰白色到灰褐色（图 59.1A），寄生于头皮并在头发根部产卵（图 59.1B）。头虱离开人体宿主可存活 6～24 h，根据周围环境相对湿度先后脱水而死。若温度低于头皮附近的温度，卵则很难孵化。

1. 流行病学·虱寄生呈世界性分布并且影响着每一个社会阶层的人群。目前尚未系统收集该病的流行数据，因而很难评估该病在很多国家造成的影响。据报道，其患病率为 0.7%～76%[2]。3～11 岁儿童是最易感群体，并且女孩患病率为男孩的两倍，这可能是由不同的社会行为造成的（如更密切的身体接触以及共享发饰等）。社会人口状况和季节不影响该病流行。

2. 临床表现·瘙痒是感染虱后最常见的症状，主要发生在头皮、脖子以及耳后。虽然可以无症状感染，但是一些患者会对虱叮咬时注入人体的唾液产生过敏反应。尽管不仅只有头虱感染可以引发瘙痒，但是在持续感染状态下，瘙痒是更为常见的症状。瘙痒伴随的抓挠可导致细菌性皮肤感染。偶尔可能发生颈部淋巴结病和结膜炎。少数情况下，由于皮肤 A 族链球菌超级感染可引起肾小球肾炎[3]。虱寄生也可能造成心理影响以及社会污名。持续感染会导致睡眠障碍和注意力集中困难，从而出现在学校表现不佳的现象。

（二）人体虱

人体虱是随着服装的出现从人头虱进化而来的。成

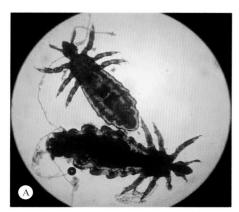

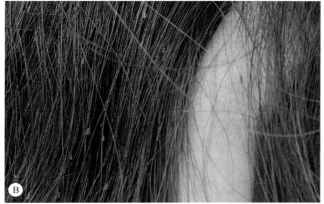

图 59.1 A. 头虱；B. 头发上的头虱卵。（图 A 引自：Zaoutis L. *Comprehensive Hospital Medicine*，获得 Elsevier 版权许可；图 B 引自：Frazier M. *Essentials of Human Diseases and Conditions*，获得 Elsevier 版权许可）。

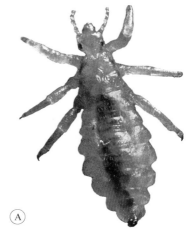

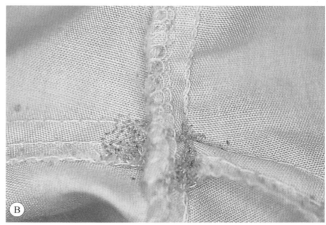

图 59.2 A，体虱；B，衣服缝合处的体虱卵。（图 A 引自：Habif T. *Clinical Dermatology*. 获得 Elsevier 版权许可；图 B 引自：Bolognia J. *Dermatology*. 2nd edn.，获得 Elsevier 版权许可）。

虱为灰白色、红色或奶油色，与人头虱相比，触角较薄、腹部肌肉较发达（图 59.2）。雌虱在贴身衣服，尤其是内衣衣缝或皱褶处产卵。它们在宿主休息或睡觉时吸血进食。未进食的人头虱存活时间不超过 10 d，而进食后的人头虱离开宿主后可在潮湿衣物中存活 30～40 d。

1. 流行病学・人体虱寄生呈世界性分布，通常寄生于生活条件拥挤、只有一套衣服、没有热水而不能定期洗澡和清洗衣物的人群。因为大多数人不会长期穿同一套衣服，近年来人体虱患病率呈下降趋势。在温度较低的高纬度地区，需穿着更厚的衣服，从而导致患病率更高。但贫困会减少频繁更换衣服或在热水中清洗衣服，这会有效杀虫卵和成虱。

2. 临床表现・虱叮咬后，出现细小红点，继而发展成丘疹并有水疱样炎症。虱唾液反复注入皮肤内，可引起头痛、倦怠、厌食症、关节疼痛、发热、烦躁和风疹状皮疹等症状。出现瘙痒表明可能已引发过敏反应；吸入体虱粪便或部分皮屑可引发花粉热症状。由搔挠引起的继发感染较为常见。长期体虱寄生可引起寄生虫性黑皮病。

人体虱是流行性或虱传斑疹伤寒、战壕热及虱传回归热的传播媒介。这些基本对高达 40% 的患者来说是致命的，且在因气候、贫困、社会习俗、战争或社会动荡导致无法频繁更换衣物及用热水洗衣等的地区最为常见。自 1995 年以来，虱传疾病已经复发，而在许多发达国家和发展中国家均有战壕热报道[4]。

（三）耻阴虱

耻阴虱呈灰白色；幼虫为卵圆状、乳白色，体长 0.5～0.8 mm，牢牢黏附于毛发（图 59.3）。耻阴虱主要寄生在阴部及肛周围毛发，还可见于胡子、睫毛、腋窝、胸部和腹部毛发中。这些部位好发主要由于毛发间距，阴部毛发间的 2 mm 间距与虱后腿间距吻合。耻阴虱与其他性传播疾病相关，但不会导致性传播疾病。

1. 流行病学・耻阴虱主要见于年轻的性活跃成人和性工作者，患病率约 2%。儿童感染提示性虐，该病在年长人群中并不常见。

2. 临床症状・虱叮咬部位可见红肿。强烈瘙痒也是该病的常见症状，但往往在虱初次寄生后约 4 周才会出现。叮咬部位可出现特征性的蓝灰色色素沉着，这可能源自人体血液色素改变或对虱唾液中分泌的物质的一

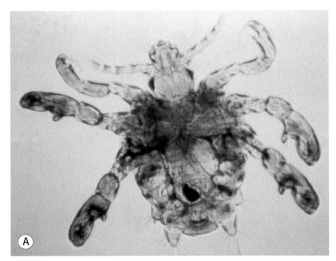

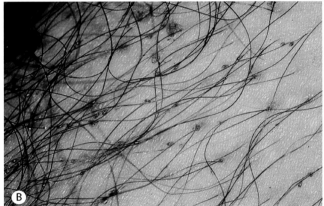

图 59.3 A. 耻阴虱;B. 下腹部毛发底部的耻阴虱卵（图 A 引自: Resh V. Encyclopedia of Insects. 2nd edn. ,获得 Elsevier 版权许可; 图 B 引自: Ko CJ, Elston DM. Pediculosis. J Am Acad Dermatol. 2004;50: 1 - 12）

种反应。感染患者衣物上会有锈斑（虱粪便）。耻阴虱不传播疾病,但有症状患者可发生虱皮脱落和继发感染。

四、治疗

通常采用含有除虫菊酯、氯菊酯、马拉硫磷、精油（如桉树油）的非处方药产品,以及可导致体外寄生虫身体窒息的产品治疗灭虱。由于抗性虱的出现以及人们对马拉硫磷神经毒性的担忧,亟待研发新的治疗方法。机械去除、基于窒息原理的杀虱剂治疗、包含多种植物源化合物的洗发水、外用二甲聚硅氧烷涂抹以及家庭疗法（醋、异丙酒精、橄榄油、蛋黄酱、融化的黄油和凡士林）的试验效果各不相同。剃头虽然有效,但是会对儿童造成心理影响。因为目前批准的杀虱剂都不能杀灭虱卵,所以外用药治疗失败很大程度上由于缺乏反复治疗来确保杀死新出现的若虫。此外,治疗产品使用不足、虱抗药性或者反复感染亦可导致治疗失败[5-7]。口服和外用伊维菌素均对头虱有效[8-11],但目前仅有外用杀虱治疗获得美国食品和药物管理局（FDA）批准。

五、控制和预防

定期监测、早期诊断和早期治疗可降低虱寄生的疾病负担[12]。对于人体虱和耻阴虱,推荐采用清洗衣物、对虱寄生者使用过的床单和毛巾进行高温、高热清洗和处理,但对头虱寄生则不推荐采用该方法。剔除阴毛有所帮助,所有性接触者则应该接受检查并接受经验性治疗。只要发生虱寄生,家庭内所有接触者都应接受治疗。鉴于熏蒸剂可经皮吸入或吸收,不推荐采用熏蒸剂喷雾治疗。常用的治疗方法见表 59.1。该病的治愈率为 50%～100%[13]。灭虱剂抗性问题日益凸显[1,14],主要的抗性种类包括击倒抗性、谷胱甘肽转移酶为主的抗性以及单氧酶为主的抗性[15]。

表 59.1	各种虱治疗
种类	**例　证**
灭虱剂	
处方	0.5%马拉硫磷乳液、5%苯甲醇乳液、伊维菌素（外用或片剂）
非处方药	除虫菊酯联合胡椒基丁醚、1%除虫菊酯乳液
天然产品	精油和其他植物提取物
封闭剂	凡士林、护发素、硅油（二甲基硅油）如果仅有少量的活虱子和幼虫,可指摘或用致密的梳子进行移除
特殊干预措施	
人头虱	检查家庭成员
人体虱	更加频繁更换衣物
耻阴虱	接触者追踪、其他性传播疾病检测;每日 2～4 次,共 10 d,在眼睑边缘涂抹眼用凡士林软膏对于眼睫毛技术治疗有效。

注: 没有哪种杀虱剂可以 100% 有效杀死虱卵,不同地区抗性水平不同;由于潜在神经毒性和低效,不再推荐采用有机氯杀虫剂林丹治疗。

六、隔离

由于人头虱寄生的儿童在发现时很可能已经感染了一个月甚至更长时间,该儿童几乎不会将该病传染给其他同学,因而应该留在学校。应该谨慎通知父母,并在下午或晚上开始治疗。该儿童可在开始实施有效治疗后那天返回学校。

参考文献

见: http://www.sstp.cn/video/xiyi_190916/。

第60章 其他体外寄生虫病：水蛭病、蝇蛆病和沙蚤病

KOSTA Y. MUMCUOGLU

翻译：刘丛珊 尹建海
审校：肖 宁 汪 伟

要点

- 在 650 种已知的水蛭物种中，很少是捕食性动物，一些生活在内陆，大多数生活在淡水中。
- 水蛭雌雄同体，大多数为吸血性动物。
- 蝇蛆病是四大最常见旅行相关皮肤病之一，皮肤蝇蛆病是最常见的临床类型。
- 农村地区，特别是非洲和美洲热带和亚热带地区的农村，蝇蛆病发病率更高。
- 引起疖肿型蝇蛆病的蝇类包括人肤蝇（Dermatobia hominis）、嗜人瘤蝇（Cordylobia anthropophaga）、大灰污蝇（Wohlfahrtia vigil）和黄蝇（Cuterebra spp.）。
- 胃蝇（Gasterophilus）、黄蝇（Cuterebra）、瘤蝇（Cordylobia）和皮蝇（Hypoderma）也可引起人体匐行疹型蝇蛆病。
- 沙蚤，又称恙螨、潜蚤或穿皮潜蚤，是一种寄生于人类和家畜的吸血昆虫寄生虫。
- 潜蚤病是一种旅行者疾病。从流行区返回的游客、传教士和工人中亦有潜蚤病病例报道。

水蛭病

水蛭（Leeches，俗称蚂蟥）属于环节动物门类蛭纲。目前已知约有 650 种水蛭，为陆生或生活在淡水或海水中。一些水蛭食肉，但大部分吸血。陆生水蛭生活在热带雨林的植物上，靠近牛、马和其他脊椎动物常去的泉水、溪水和河流附近。可侵扰人类的陆生水蛭包括斑纹山蛭（Haemadipsa zelanica）、森林山蛭（Haemadipsa sylvestris）和老虎水蛭（Haemadipsa picta）。

可寄生于人体的淡水水蛭包括尼罗沼地蛭（Limnatis nilotica）、斑点沼地蛭（Limnatis maculosa）、链形植蛭（Phytobdella catenifera）、鼻蛭（Dinobdella ferox）、Myxobdella africana、Hirudinea granulosa、Hirundinea viridis、Emys orbicularis、Diestecostoma mexicana 和 Haementeria ghilianii 等。可用于人体临床症状治疗的水蛭被称为药用水蛭，包括医用水蛭（Hirudo medicinalis）、Hirudo verbana、Hirudo orientalis、Hirudo troctina、Hirudo michaelseni、Hirudinaria manillensi、Placobdella ornate 和 Macrobdella décora[1,2] 等。

一、生物学和流行病学

欧洲药用水蛭是目前研究最透彻的水蛭之一，其生物学和流行病学特征如下[1,2]。

身体柔软、细长、蠕虫状、分段且背腹平坦状。它们的前后两个吸盘是其运动器官，以便其在进食时牢固吸附于不同物质和宿主体部。药用水蛭是两栖动物，通常生活在沿岸有植被的静止或者流速缓慢的淡水中。

水蛭为雄性先熟的雌雄同体并与同种的另一个水蛭交叉受精。10～30 个卵包裹在茧中并在阴凉潮湿的环境中保存和孵化。刚孵化出的水蛭以浮游生物为食，新生水蛭以鱼、青蛙和蟾蜍为食，年长水蛭以温血动物血为生。完全成熟的水蛭可长达 20 cm，绿褐色，背面呈红色条纹。

水蛭对振动非常敏感，当宿主（如人）进入水中，它们便向其游动并用顶端和后端吸盘吸附在其裸露的皮肤上。其顶端吸盘包围着口腔，口中有 3 个颚片。因此，水蛭留下的咬痕是在 1 个圆圈中呈 1 个倒置 Y 形（图 60.1）。

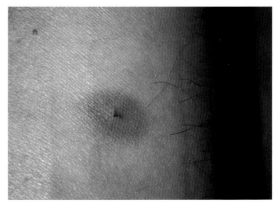

图 60.1 水蛭在一个圆圈中呈一个倒置 Y 形叮咬，由水蛭 3 个颚片所致。

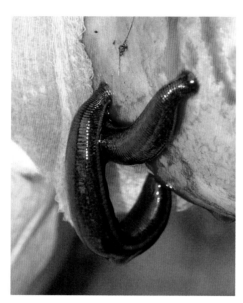

图 60.2　医用水蛭从人体皮肤吸血为食。

每一个颚片包含 60～100 个牙齿,牙齿连接着唾液腺,水蛭在吸血时可将其唾液注入宿主皮肤。水蛭的后端吸盘起到吸附作用。水蛭吸血过程一般持续 20 min,大型成年水蛭可吸血 5～15 mL,并可在不加喂食的条件下生存 1 年甚至更久(图 60.2)。

二、发病机制和临床症状

水蛭叮咬时可感到局部疼痛,但水蛭将止痛剂随其唾液注入皮肤,因此疼痛持续时间短。叮咬位置的瘙痒和红斑可持续数天,亦可出现小血滴(瘀斑)。水蛭叮咬的伤疤可在 1～3 周后自行消失。超感染和重度划伤可导致瘢痕长期存在。其他罕见症状包括严重瘙痒和红肿、局部过敏反应(荨麻疹)、过敏反应、刺激物接触性皮炎、滤泡性假淋巴瘤和黏膜粘连,特别当以药用目的反复将患者暴露于水蛭叮咬时这些罕见症状容易出现。当采用抗凝血剂治疗时,水蛭叮咬部位可持续出血数小时甚至更久。

某些种类水蛭偶尔会通过眼睛、鼻咽、阴道、尿道和直肠进入人体,根据寄生位置的不同,可引起黏膜、孔道、膀胱或内脏水蛭病。患者感染这类疾病通常是通过饮用感染的水或者在静止的溪流、游泳池或温泉洗浴造成的。大多数水蛭吸附是一个短暂的过程,但是寄生于黏膜的水蛭可停留数天或数周。患者可出现血尿、咯血、吐血、鼻衄、直肠出血、发声困难、咳嗽、挠痒感觉以及呼吸困难等症状。在非洲,有咽头水蛭偶然进入人咽部或其他孔道部位后引起重度贫血和死亡的报道。

三、预防和治疗

用浓缩盐水、醋、酒精、利多卡因或者点燃的香烟处理水蛭的顶端部位可除移该虫。如果强行剥离正在吸血

的水蛭,其颚片会留在皮肤上引起继发感染等并发症。在体内,黏附的水蛭可通过漱口盐水或导管灌注盐水去除。尿道膀胱中的水蛭也可以利用耻骨弓上检查和膀胱镜检查剥除。

蝇蛆病

蝇蛆病(Myiasis)是由双翅目蝇类幼虫寄生于活人和活的脊椎动物所致的一种寄生虫病,它们以宿主死亡或活体组织、体液或摄入的食物为食[5]。

农村地区,特别是非洲和美洲热带和亚热带地区的农村,蝇蛆病发病率更高。动物是蝇类最常见的寄生宿主,偶尔可见人类感染。生病和丧失劳动能力的患者易发蝇蛆病。蝇蛆病是四大最常见旅行相关皮肤病之一,皮肤蝇蛆病在临床上最为常见[6]。

蝇蛆病分类方式有两种:一是根据宿主和寄生虫的关系进行分类,如专性、兼性及偶发蝇蛆病;二是根据寄生部位进行分类,如皮肤、鼻咽、眼部、肠道或泌尿生殖蝇蛆病。

专性寄生蝇类的幼虫必须在活组织中完成其生活史;兼性寄生蝇类通常依赖动物源的腐烂基质而生存,亦可以宿主伤口或溃疡的坏死组织为食;偶发性寄生蝇类的卵或幼虫通过人体孔道、创伤伤口或消化道寄生。

引起蝇蛆病的蝇类隶属于狂蝇总科(Oestrodiae),包括狂蝇科(Oestridae)、丽蝇科(Calliphoridae)和麻蝇科(Sarcophagidae)。狂蝇科均为专性寄生蝇,包括狂蝇亚科(Oestrinae)、胃蝇亚科(Gasterophilinae)、皮蝇亚科(Hypodermatinae)和肤蝇亚科(Cuterebrinae)。丽蝇科和麻蝇科包含专性和兼性寄生。

一、生物学及流行病学

雌虫在皮肤、伤口及人体孔道产卵和幼虫。幼虫经过两次蜕皮后发育为二期和三期幼虫。三期幼虫离开宿主后在干燥环境中发育成成虫。

与人类疾病密切相关的蝇种包括黑须污蝇(Wohlfahrtia magnifica)、蛆症金蝇(Chrysomya bezziana)、嗜人锥蝇(Cochliomyia hominivorax)、嗜人瘤蝇(Cordylobia anthropophaga)和人肤蝇(Dermatobia hominis)。后两种是引起人类疾病的主要蝇种。

嗜人瘤蝇在非洲东部和中部最为常见。雌蝇在粪便或尿液污染的土壤、潮湿的衣服以及床单上产卵。幼虫经过 2～3 d 孵出,刺穿宿主皮肤后形成肿胀。

人肤蝇常见于墨西哥、中美洲和南美洲。成蝇首先在各种吸血昆虫如蚊子身上产卵,当其吸血进食时随体温的变化导致卵孵化。随着旅行者从该病流行国家返回,人肤蝇导致的蝇蛆病病例日益增多。

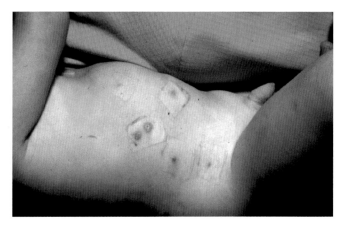

图 60.3　被嗜人瘤蝇（*Cordylobia anthropophaga*）寄生的儿童。

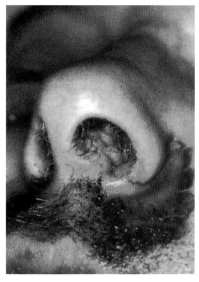

图 60.5　肉食麻蝇（*Sarcophaga carnaria*）幼虫所致的鼻蝇蛆病。

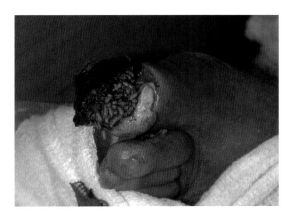

图 60.4　丝光绿蝇幼虫所致的兼性蝇蛆病，患者大脚趾受到慢性创伤。

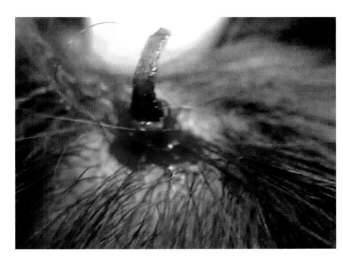

图 60.6　人肤蝇（*Dermatobia hominis*）幼虫侵袭头皮。

二、发病机制和临床症状

（一）皮肤蝇蛆病（包括皮肤、皮下、疖肿型、面部、匐行疹型、伤口和创伤性蝇蛆病）

引起疖肿型蝇蛆病的蝇类包括人肤蝇、嗜人瘤蝇（图 60.4）、*Wohlfahrtia vigil* 和 *Cuterebra spec*。引起伤口蝇蛆病包括嗜人锥蝇、蛆症金蝇、黑须污蝇、丝光绿蝇（*Lucilia sericata*，图 60.3）和麻蝇（*Sarcophaga* spp.）等。

人体皮肤损伤始于一个疼痛的红色丘疹，随后逐渐长成一个疖肿（图 60.5）。起初宿主仅感到一阵阵轻微瘙痒，随着伤口形成疖肿型，疼痛感和疼痛频率随之增加。一般在伤口中间有孔，幼蝇用其进行呼吸和排放废物。伤口一般位于手臂内侧、腰部附近、下背部或臀部。

胃蝇（*Gasterophilus*）、肤蝇（*Cuterebra*）、瘤蝇（*Cordylobia*）以及皮蝇（*Hypoderma*）亦可导致人体匐疹肿型蝇蛆病，可以观察到幼蝇在皮下移行路线。该幼蝇不能进一步发育并在宿主表皮形成孔道，以供其长距离移动[7]（图 60.6）。

（二）体腔蝇蛆病

体腔蝇蛆病通常由嗜人锥蝇、蛆症金蝇和黑须污蝇引起。

1. 口腔蝇蛆病（包括口面的、口-上颌和气管蝇蛆病）　口腔蝇蛆病较为罕见，通常是由口腔卫生较差（如重度牙周炎）或者精神残疾造成的。在非洲和美洲的热带和亚热带地区农村较为常见。口腔蝇蛆病可由嗜人锥蝇、蛆症金蝇、牛皮蝇（*Hypoderma bovis*）、羊狂蝇（*Oestrus ovis*）、黑须污蝇、家蝇（*Musca domestica*）、*Musca nebulo*、丝光绿蝇和麻蝇等引起。由嗜人锥蝇引起的口面蝇蛆病、由黑须污蝇引起的口-上颌蝇蛆病和蛆症金蝇引起的气管蝇蛆病亦有记载。

2. 眼蝇蛆病（包括眼、眼眶和眼睑蝇蛆病）　眼蝇蛆病是指在眼或眼眶周围寄生幼蝇，该病仅占人蝇蛆病病例的不到 5%。当幼蝇在眼外时,被称为眼外蝇蛆病,当其进入眼睛后引起眼内蝇蛆病,病情严重时可导致失明。人肤蝇偶尔可寄生于眼睑和结膜,导致眼外蝇蛆病。

人眼眶蝇蛆病通常由羊狂蝇和紫鼻狂蝇(*Rhinoestrus purpureus*)引起。患者通常感到眼中有昆虫或异物造成的异物感。数小时后,炎症进一步发展可导致急性卡他性结膜炎。眼部症状表现为异物感、过敏、红肿、畏光。结膜炎可从轻微症状发展到严重的假性眼眶蜂窝织炎。结膜炎症状包括苍白水肿和浅层点状角膜病变。

3. 鼻蝇蛆病(包括鼻咽蝇蛆病)·羊狂蝇幼虫极少进入人体嘴巴和鼻孔,在上述部位无法进一步发育,仅能存活几天。罕有报道其幼虫在鼻咽腔发育到三期幼虫。该病主要表现为鼻部症状,如打喷嚏、流鼻涕以及鼻出血。鼻蝇蛆病亦可由肉食麻蝇(*Sarcophaga carnaria*)、蛆症金蝇和丝光绿蝇幼虫引起。

4. 耳蝇蛆病(包括耳蛆病、外耳及中耳蝇蛆病)·耳蝇蛆病在温暖和潮湿的气候条件下较为常见,其幼虫以坏死和活组织为食。该病可由羊狂蝇、丝光绿蝇、黑须污蝇和嗜人锥蝇引起。

5. 泌尿生殖道蝇蛆病(包括阴道、生殖器、子宫腔、盆腔、外阴阴道和外阴蝇蛆病)·泌尿生殖道蝇蛆病可由乳酪蝇(*Piophila casei*)、家蝇、夏厕蝇(*Fannia canicularis*)、丝光绿蝇、蛆症异蚤蝇(*Megaselia scalaris*)、嗜人锥蝇、蛆症金蝇、长尾管蚜蝇(*Eristalis tenax*)、*Parasarcophaga ruficornis*、*Psychoda albipennis* 和麻蝇幼虫引起。

6. 胃肠蝇蛆病·通常因人误食被蝇卵或幼虫污染的食物所致。通常情况下该病无症状,虫卵随粪便排出且对人体无害。但是患者有时可出现出血、腹泻、腹痛、恶心和呕吐等症状。致病蝇种有长尾管蚜蝇、厩腐蝇(*Muscina stabulans*)、蛆症异蚤蝇、麻蝇和绿蝇等。

三、预防和治疗

三期幼蝇必须离开宿主从而化蛹,因而皮肤蝇蛆病通常是自限性疾病。可通过窒息剂促进幼蝇沉淀,待其存入更深的组织层后以手术摘除。

在创口处用浸有凡士林、松节油、液体石蜡或矿物油的棉球涂抹,并用镊子摘除幼虫(图 60.6)。幼虫亦可通过轻轻挤压其周围皮肤或者手术扩大创面清除。有报道称,可用伊维菌素和呋喃西林治疗眼部或体腔蝇蛆病。患者挤压皮下蛆虫,可导致刺激反应,应对症治疗。在很少情况下需要对继发感染进行系统的抗生素治疗。对引发眼蝇蛆病的羊狂蝇幼虫,可在对患者进行局部麻醉后使用镊子摘除。

医源性蝇蛆病偶可在患者意识受损、分泌物或引流管感染、呼吸道和胃肠道插管时发生。应保护该类患者使其免受蝇幼虫侵扰。

可用粘蝇纸、带电及诱饵的诱蝇装置控制住所中的飞蝇。保持患者的住所没有吸引蝇的腐烂有机物,例如垃圾、腐烂植物或排泄物。用含有避蚊胺驱虫剂和避免接触蝇类是较好的预防措施。

沙蚤病

沙蚤,又称恙螨、潜蚤或穿皮潜蚤,是一种寄生于人类和家畜的吸血昆虫。潜蚤病是一种由蚤目、潜蚤科沙蚤感染引起的一种人兽共患体外寄生疾病。穿皮潜蚤(*Tunga penetrans*)分布在拉丁美洲、加勒比海和撒哈拉以南非洲地区的资源贫乏地区,而三乳沙蚤(*Tunga trimamillata*)仅出现在厄瓜多尔和秘鲁。全球超过 70 个国家数亿居民面临感染该病的风险,绝大多数在发展中国家[8-10]。

一、生物学和流行病学

成年沙蚤长 1 mm,以人和动物血液为食。雄蚤从宿主吸血并与雌蚤交配。吸血后,雌蚤在 40 h 内穿透皮肤。其头部嵌入皮肤,而生殖器和肛门开口的腹部末端仍然停留在皮肤表面,以便其呼吸、排便、交配以及排卵。当雌蚤进入宿主表皮后进行交配。在表皮内,沙蚤可过度生长(新体现象)(图 60.7),体长可达 1 cm(图 60.8、

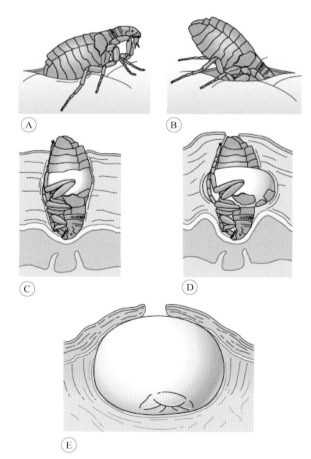

图 60.7 穿皮潜蚤(*Tunga penetrans*)生活史。

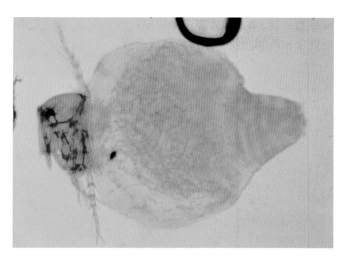

图 60.8 一只腹部肥大的雌性穿皮潜蚤。

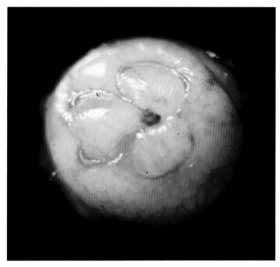

图 60.9 分离自一位患者皮肤的雌性穿皮潜蚤。中间可见通常嵌在表皮内的穿皮潜蚤前部，背景可见含卵的肿胀腹部。

图 60.9）。

雌蚤刺入宿主皮肤 6 d 后开始排卵。在体外最适宜条件下（松散的干土），卵孵化为幼蚤并以有机物为食。在随后的 10 d 内褪皮三次后三期幼虫开始蛹化，待其在蛹中停留 9～15 d 后，形成成蚤。雌蚤 3 周内能产数以百计的卵。如果有没有并发症，在宿主皮肤愈合的同时可将死去的雌蚤清除。

在猪、牛、山羊、绵羊、马、驴、骡、骆驼、狗和猫和一些野生动物体表可发现穿皮潜蚤。猪、老鼠、狗和猫是人体感染的最主要储存宿主。在像巴西这样的流行地区，猫、狗感染率可分别达 50% 和 70%。影响沙蚤数量的因素有房屋内外的沙质土壤是否疏松以及土壤中的有机物含量等。

二、发病机理和临床症状

在流行区，沙蚤寄生人体的喜好部位包括足部（尤其是脚趾的甲床周围）、手、生殖器、臀肌和腹股沟等处。该病在 5～14 岁儿童中患病率最高。在大多数感染患者身上可同时发现 5～6 只成年雌蚤，在重度感染患者身上可发现高达 100 只成年雌蚤。社会经济地位低下、卫生条件恶劣、赤脚或穿凉鞋走路、住处有老鼠、猪、狗和猫的人群较易受到沙蚤感染。

偶有报道沙蚤可通过游客、传教士和工人流动从流行区输入到气候寒冷或温带国家。

早期感染症状包括轻微及中等局部瘙痒。当雌蚤嵌入皮肤，体积变大，瘙痒程度增加并出现轻微肿胀、红斑以及不同程度的疼痛。其他症状和体征包括行走困难、脚趾甲变形、脚趾甲脱落、皮肤脱屑、水肿、脓疱形成、溃疡、角化过度、裂缝、疼痛和继发感染。

沙蚤刺穿皮肤造成的损伤会引起一个 5～10 mm 的水泡，中间带有黑色的点（该点是沙蚤的后端部分），周围是一个白色的环（说明表皮变薄），并且皮肤轻微变红（为周围炎症区）（图 60.10）。对刺入皮肤的跳蚤处理不当（挤压或拔出）可导致进一步感染，导致感染性溃疡脓肿、淋巴腺炎和血栓性静脉炎，亦有可能导致破伤风感染。

潜蚤病需同疣、霉菌病变、异物肉芽肿、早期黑色素瘤、蜱叮咬、内生趾甲、火蚁叮咬、棘唇虫病和匐行疹型蝇蛆病等疾病进行鉴别诊断。

三、治疗、预防和控制

治疗潜蚤病的最简单方法是用无菌手术刀或针头切除雌蚤尾部附近的皮肤，并用镊子将整只沙蚤取出，同时

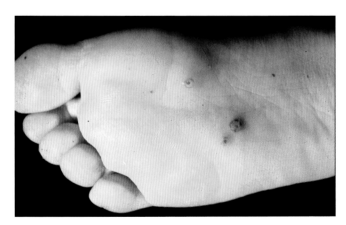

图 60.10 患者脚掌出现由雌性沙蚤引起的疣样损伤。

可能需要采用抗生素进行抗细菌感染治疗。

人体潜蚤病预防措施包括穿不漏指的鞋、使用避蚊胺等趋避剂、杀虫剂处理侵染房屋内外土壤、控制老鼠种群数量和限制动物在屋内外的活动范围。

参考文献

见：http://www.sstp.cn/video/xiyi_190916/。

第十二部分　非传染性热带地区疾病

第 **61** 章

非传染性疾病：公平、行动和目标

SANDEEP P. KISHORE, K. SRINATH REDDY

翻译：艾琳 李 伟 杨 坤
审校：陈家旭

要点

- 非传染性疾病（non-communicable diseases，NCDs），包括心血管疾病、癌症、糖尿病和慢性呼吸道疾病等，其所致的发病率、死亡率及伤残率居全球首位。80％的非传染性疾病死亡发生在低收入和中等收入国家。

- 非传染性疾病的"病因之根源"很难解释，直接的原因包括高胆固醇、高血压和高血糖；间接原因包括烟草使用、不健康饮食、缺乏运动和酒精滥用。这些风险因素在很大程度上是人为的，与生活、工作和娱乐方式有关。其他因素包括城市化、人口老龄化和贸易增速。由非传染性疾病导致的过早死亡和伤残，可以看作整个社会经济系统失能。

- 一方面，海外发展援助的非传染性疾病经费投入仍然不足（全部国际资助援助的 2.3％用于非传染性疾病，即 220 亿美元中的 5.03 亿美元）。另一方面，非传染性疾病的干预措施（如烟草税收）的成本效益非常高。

- 自由贸易和全球化问题，包括治疗非传染性疾病药物的知识产权和自由贸易条约问题，仍然是 21 世纪的优先问题，如已经实施的艾滋病治疗问题。

- 2011 年，联合国关于非传染性疾病的"高级别会议"，也是联合国历史上第二次卫生主题会议上，重点提出非传染性疾病是社会发展的阻碍，值得社会多学科的关注和响应。

一、概述

试想在我们当前全球化和相互依存的世纪，作为世界卫生组织总干事、一个发展中国家的卫生部长，甚至是国家元首，你会把优先权放在维护你选区的人口健康上吗？也就是说，如果有一美元，用来提高该地区人口的健康状况，并在那里怎么将 100 美分分摊最大化它的好处？致命性感染，如 HIV/AIDS 或儿童肺炎，将吸引你的注意力，批判和掌声将等待你的每一个决定。每当资本的

单元（无论是金融，社会或时间）花费后，就会消失。你基于人口健康统计数据，要决定和优先排序你的预算——你有什么发现？

为了回答这些关键问题，我们首先采用世界卫生组织的定义来评估此类疾病负担。这类疾病可以分为三类。第一类为传染性、孕产妇、围生期和营养不良症等相关疾病。在发达国家，我们常忘记这类疾病如疟疾，曾流行于世界各地，包括 130 多年前的美国整个东南部海岸。通过加大卫生及公共健康领域经费投入等策略的实施，20 世纪成功减轻了此类疾病的负担。然后，这一举措推动了流行病学重点转向慢性、非传染性疾病（NCDs），即第二类疾病，例如糖尿病、抑郁症、癌症、心脏病。这都是伴随全球化引起的疾病，通常与发达国家有关、由人为的、可改变的危险因素引起。最后，第三类疾病包括对身体的物理性损伤，这些可能是由战争、交通事故或有意而为（例如自杀）造成的创伤。

大部分的钱都花到哪里去了？在过去的二十年中，世界卫生组织把一美元中的 87 美分花在"第一类"传染病上；每一美元中的 12 美分花在"第二类"非传染性疾病；最后的 1 美分花费在"第三类"伤害上[1]。本节，我们将审视世界卫生组织的优先权问题决策方式，正如上文所述，也会在国际发展援助预算和千年发展目标中有相应的反映。

接下来我们问一个很基本的问题：从全球的角度看，人的死亡原因是什么？每年，大约有 1％的人口消失；人口死亡的全球负担约 5 700 万[2,3]。出人意料的是，全球死亡原因中的主导力量是"第二类"慢性、非传染性疾病。心血管疾病，无论是发生在心脏的动脉（缺血心脏疾病）还是脑部（脑血管病），是目前全球死亡最大的杀手。更令人惊讶的是，全球近 80％的心脏攻击发生在低收入和中等收入国家，而且这种疾病导致的死亡人数是 HIV/AIDS、结核病和疟疾死亡人数总和的两倍[4]。其他非传染性疾病，如慢性阻塞性肺疾病和肺癌也是前 10 名杀手。此外，年龄标化死亡率结果显示，在资源匮乏的地区，死于非传染性疾病的人群有年轻化趋势，例

如非传染性疾病导致的过早死亡率(60岁前死亡)不断上升。在资源贫乏地区,非传染性疾病死亡往往发生在"第一类"传染性、热带病(包括肺炎、艾滋病和结核病)的背景下。这就构成了疾病的"双重"负担。最后,作为一个潜在的三重负担,交通事故创伤是全球死亡的第九大原因,每年自杀导致的死亡人数与死于疟疾的人数相当。

评估疾病危险,不仅仅用量化的死亡率、发病率指标,还要用伤残调整生命年(DALYS)来综合评估疾病负担。一个伤残调整生命年等于疾病死亡损失的健康生命年数(YLL)加上疾病伤残损失的健康生命年(YLD)。因此,它是一个慢性疾病综合性评价指标,其中会考虑到许多病患在恢复期间无法与健康人一样产生最大程度的生产力。图61.1介绍了在不同收入水平的国家:高收入(美国)、中等收入(印度)和低收入(肯尼亚)中,每十万人的疾病负担。疾病的高负担意味着更多的伤残调整生命年的损失。从这些数据中看出,印度疾病负担是美国的两倍(两倍的伤残调整生命年的损失),而肯尼亚的疾病负担是美国的三倍(三倍的伤残调整生命年损失)。

图61.1也证明,第一次在印度历史上,非传染性疾病负担已超过传染病导致的疾病负担。同样的趋势也在其他中等收入国家越发明显,包括中国、南非、巴西、俄罗斯,甚至低收入区域中的城市中。最后,我们发现在低收入国家,如肯尼亚,存在两种主要疾病。第一点令人相当吃惊的是,在全球健康和热带医学背景下,疟疾、钩虫病和其他被忽视热带疾病继续肆虐,构成总疾病负担的近四分之三。同时,我们又看到了第二个令人惊讶的模式:肯尼亚非传染性疾病的疾病负担,相当于,甚至稍微大于美国的非传染性疾病的疾病负担。

当每个国家的卫生预算大相径庭的时候,决定花费在国家和国际卫生上的优先顺序很关键。国家卫生账单显示,美国人均年花费近8 000美元,印度预算约人均每年43美元,而肯尼亚每年人均预算仅仅19美元。基于以上这些对疾病负担的讨论,如果你是肯尼亚的卫生部长,你会怎么分配你仅有的卫生资源?你会将非传染性疾病优先于传染性疾病来考虑吗?

关键是这些不同类别的疾病之间是相互影响的,不是孤立的,而是相互依存,有内在联系的(如图61.1中的箭头所示)。如印度,II型糖尿病可能是活动性肺结核的一个重要危险信号[6-8]。此外,我们所认为的高达30%的慢性病,如癌症,确与感染有关(如HPV病毒是宫颈癌的重要致病因子,乙肝病毒是肝癌的致病因素之一)。新的数据显示,传染病和非传染病存在联系,创造了"地方性非传染病",为采取协调一致的行动提供了科学、公共卫生和临床[9,10]依据。这突显需要一个更全面的方法来解决二十一世纪的健康问题,而且很清楚地表示,没有必要用资源'争夺战'来解决"不同类别的"疾病负担。用于非传染性疾病上的资源不一定来自目前用于传染病的资源。相反,应当主张双方作为一个共同生态系统的一部分来寻求解决所有疾病的潜在的系统性危险因素。诚然,说起来容易做起来难!

二、二十一世纪的健康:"病因之根源"

要回答资源如何分配的问题,我们需要先询问非传染性疾病背后的系统性原因。在全球范围内,什么导致了心脏病和癌症?很自然的先来看看直接因素,如高血压或高胆固醇水平。事实上,在评估驱动全球疾病负担的主要危险因素的时候,高血压排在第三位,高胆固醇排在第七位[3]。然而,什么导致了高胆固醇?病因的源头是什么?

四个主要的危险因素:烟草、不良饮食、缺乏运动、饮酒。吸烟导致的死亡人数占全球死亡人数的十分之一,且导致一半的吸烟者死亡。而且,在全球吸烟越来越女性化和年轻化[11]。来自西方的快餐及高脂肪、高胆固醇饮食已传播到全球,无时无刻影响着全球饮食。饮酒和过度饮酒显著增加;特别是在俄罗斯,仅仅在20世纪90年就导致期望寿命减少7年[12]。印度人抽烟草[13]和埃及人的肥胖与教育状况呈负相关[14],营养素如糖的供应解释了糖尿病患者增加的原因[15],GDP中食品服务行业每贡献19%,糖尿病的患病率就增加1%[16]。表明这些原因的根源是深层次(图61.2)。

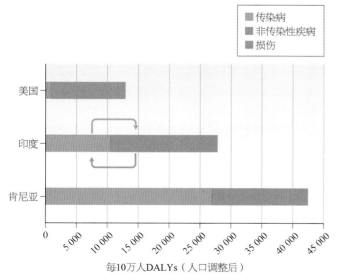

图61.1 非传染性疾病的疾病负担,每10万DALYs的疾病负担(正文对图进行了完整的解释)。(数据来源于文献 *Mathers C, Fat DM, Boerma JT, World Health Organization. The Global Burden of Disease:2004 update;Geneva, Switzerland:World Health Organization;2008*)

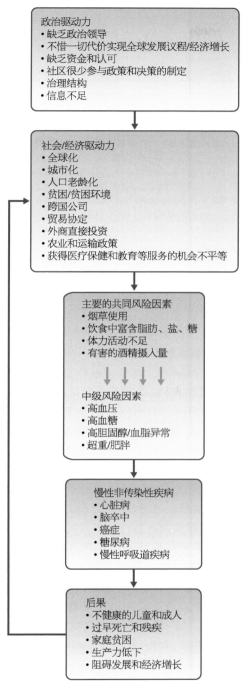

政治驱动力
• 缺乏政治领导
• 不惜一切代价实现全球发展议程/经济增长
• 缺乏资金和认可
• 社区很少参与政策和决策的制定
• 治理结构
• 信息不足

社会/经济驱动力
• 全球化
• 城市化
• 人口老龄化
• 贫困/贫困环境
• 跨国公司
• 贸易协定
• 外商直接投资
• 农业和运输政策
• 获得医疗保健和教育等服务的机会不平等

主要的共同风险因素
• 烟草使用
• 饮食中富含脂肪、盐、糖
• 体力活动不足
• 有害的酒精摄入量

中级风险因素
• 高血压
• 高血糖
• 高胆固醇/血脂异常
• 超重/肥胖

慢性非传染性疾病
• 心脏病
• 脑卒中
• 癌症
• 糖尿病
• 慢性呼吸道病

后果
• 不健康的儿童和成人
• 过早死亡和残疾
• 家庭贫困
• 生产力低下
• 阻碍发展和经济增长

图 61. 2　病因之根源。（图片来源：Philip Baker）

值得注意的是，这种变化的影响对全球的青年人都是一样的。在过去的二十年里，我们注意到不论国家，各收入阶层中的儿童肥胖症在缓慢稳步地增加。这意味着更多的儿童过早的生病，如美国塞舌尔年仅 8 岁的儿童被查出有动脉硬化斑[17,18]。事实上，如果早期疾病发作的轨迹模式不改变，来自美国的数据表明，出生在这一代的儿童可能不如他们的父母：第一次，期望寿命可能会停滞甚至会下降[19]。这种趋势将会出现在 2050 年其他

中等收入和低收入国家。此外，一组引人注目的流行病学数据和实验室科学表明，非传染性疾病的最早的起源是在子宫内和生命的前两年-展示系统生物学如何影响非传染性疾病的遗传倾向。在母亲没有足够的营养来支持胎儿成长的时候，胎儿重新编程和"复位"会增加早产代谢综合征的概率-这样即预示着在接下来的二三十年，非传染性疾病将会导致更大的早死概率[20,21]。

三、21 世纪的优先问题：如何设置

由此可见，解决非传染性疾病，特别是在热带地区，是复杂的。这些疾病本身有着复杂的原因，要同社会、经济与政治联系起来考虑。减轻非传染性疾病负担，尤其是非传染性疾病导致的过早死亡，对我们的生活、饮食、工作和娱乐是一个挑战。随着全球商品生产商驱使加工食品、酒精和烟草消费的增加，我们正面临着"制造"流行病的未来。如果这种现象持续，那么接下来的三十年，发展中国家不健康食品的消费将达到发达国家水平[22]。更重要的是，食品政策中提出的干预措施——禁止高饱和脂肪食品、对汽水饮料收税等等往往被视作侵犯公民自由。那么，我们如何确定优先次序，特别是利用我们有限的资源？

我们可以从进一步了解我们目前的钱和资源的流向来开始。Sridhar 等人的研究数据（图 61.3）显示，大量的海外捐助资金与疾病负担的关系。该图显示，21 世纪主要的资源投入在特定的疾病项目，而不是机构。另外，他们被困于特定的疾病和规划上。数据显示两个极端：HIV/艾滋病与非传染性疾病。粗略地计算，每一个HIV/艾滋病死亡病例投入 1 030 美元，而每一个非传染性疾病死亡病例仅投入 3 美元[23]。另一方面，对疟疾、儿童卫生、清洁饮用水、结核病等投资显示，疾病负担（DALY）与经费存在线性关系。

为什么非传染性疾病如此高的疾病负担，却收到这么少的资金投入？一份来自全球发展中心题为"所有的捐助都到哪里去了"的报告显示，非传染性疾病仅获得海外发展援助的 2.3％。而全球疾病负担报告显示，所有非传染性疾病每个伤残调整生命年只有 78 美分的投稿，而艾滋病、结核和疟疾的每个伤残调整生命年则有 22 美元的投入[24,25]。这些报告说明，非传染性疾病的控制和关注缺乏国际支持，特别是在发展计划方面。世界经济论坛的研究表明，如果不尽快采取行动，慢性非传染性疾病导致的生产力缺失到 2030 年全球将导致 4.7 万亿美元的经济损失[26]。世界卫生组织的研究结果显示，有效的非传染性疾病一级和二级预防仅仅需要花费每年 114亿[27]。此外，成本效益分析和疾病控制优先项目（DCPP）强调，在群体水平干预非传染性疾病，如，制定33％的烟草税——一年仅耗资 22 美元，并且是一个国家

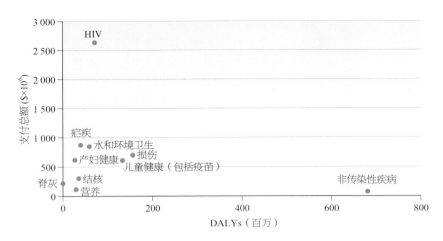

图 61.3 全球健康资金如何花费？基于疾病负担(按 DALYs 计算)分配海外发展援助的支付总额(在 DALYs 中)。[改编自 Sridhar D, Batniji R. Misfinancing global health: a case for transparency in disbursements and decision making. Lancet 2008; 372(9644): 1185-1191.]

可以采取的最具成本效益的干预措施[28]。

非传染性疾病的问题是否应该被视为一种公共和个人捐助者发展问题是这次辩论的核心。这种看法往往认为慢性非传染性疾病是富贵病、老年病、或者批判来说，是自我放纵导致的疾病。很多人断言，个人生活方式的"错误"导致了慢性非传染性疾病。他人可能根本不知道，非传染性疾病是发展中国家中死亡的主要原因。美国的一项研究调查人们对于死亡的主要原因的看法与世界卫生组织调查的实际疾病负担的关系显示，两者的关系不大[29]。

四、社会运动的根源：非传染性疾病是一个社会公平性问题

近来，随着一个新的统一社会运动的兴起，使得这一观点达到了顶峰，该运动的愿景是要仿效艾滋病的社区运动，当时是为提高全球对艾滋病毒的意识，进而要求世界各国领导要重视艾滋病，并给予相关的投入。他们的努力促成了 2001 年联合国召开了关于 HIV/艾滋病问题的联合国大会特别大会(UNGASS) HIV/AIDS。这次会议是联合国第一次关于健康主题的大会，因此而成立了全球基金，起初只为艾滋病防控，后来拓展到结核病和疟疾。

最初的非传染性疾病运动兴起于加勒比地区强大维护根本利益患者群体。这些患者提请关注他们的足部截肢问题，该病继发于未被检查出的糖尿病。他们声称，摆脱这类慢性病是他们的权利，认为全球对糖尿病的忽视导致了他们遭受不必要的痛苦。包括特立尼达和多巴哥在内的加勒比地区国家，他们将其国内人均生产总值的近 10% 用于糖尿病的治疗，但几乎没有改善。持续不懈的运动将其关切传到了加勒比海国家集团(在联合国系统内加勒比共同体)的部长那里，请求在全球范围内获得更大的支持。随后，加共体领导们向联合国提出了糖尿病和非传染性疾病相关的问题。令人惊讶的是，他们问题得到了广泛支持，包括来自东南亚和非洲联盟的支持。

这反映了非传染性疾病对人类健康造成的负面影响。重要的是，社会和经济指标，不只是健康，被证明是影响非传染性疾病负担的重要因素。因此，非传染性疾病肯定是一个政治、社会和经济主题——不只是一个健康的话题。此外，慢性非传染性疾病从人权的角度，关联到对于社会不公平和不平等的讨论。

很快，一项与国家元首举行非传染性疾病问题联合国大会特别会议的提案得到了分发传阅和批准，这一会议类似于关于 HIV/AIDS 问题的十年规划会议。这次会议，创造了一次"高级别会议"，它将非传染性疾病定位为不仅仅是健康，而是社会和经济发展的指标。此外，各国元首第一次承认，要应对全球非传染性疾病的增加，就需要采取战略性、系统性的措施，而不仅仅是卫生领域。HIV/AIDS 紧接着或进行了一系列磋商，包括在联合国于 2011 年 4 月在莫斯科举行六个区域的民间听证会，随后颁布了非传染性疾病的零草案政治宣言[30]。该草案，最初被称为"成果文件"，目的是提出一套关键任务供各国商议，以便一致努力在全球范围内共同努力抗击非传染性疾病。政治宣言的谈判由苏里南偕同中国等 77 个国家(实际代表 132)紧张协商促成的，这些国家与发达国家关于获得药品、食物/饮料政策和资金承诺等问题作出规定。青年、学生、HIV 阳性患者、癌症患者、吸烟人群和辅助医学领袖在联合国总部举行的首次非传染性疾病大会上聚集在一起。他们的目标是将非传染性疾病作为社会正义的问题——试图向世界各国领导人请愿，要求致力于促进公平、采取行动和制定具体目标(图 61.4)。300 多个非政府组织被允许进入联合国大会参加此历史性的会议，几名代表被允许从基层制定干预措施。跟随者携带 HIV/AIDS 的人们要求获得治疗和健康的权利，一个基于患有慢性非传染性疾病人群活得相应健康权的运动已经被提出。非传染性疾病获得药品的话题，特别是，在现代时代下，这是一个在跨人权、贸易政策和临床医学发挥了作用的案例。

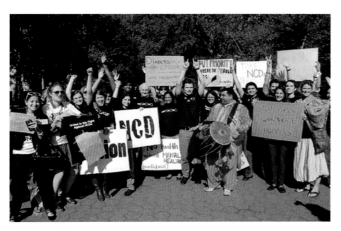

图 61.4　非传染性疾病的集会：一个社会公正的问题。年轻专业人员慢性病网络(YP-CDN)在联合国非传染性疾病高级别会议召开之际，与全球各地的非传染性疾病幸存者、倡导者、HIV＋领导者和青年一起宣传公平、行动和目标。(图片来源：Rajesh Vedanthan)

五、推进非传染性疾病防治的政策：公平、行动和目标

成功协商后非传染性疾病政治宣言表明，高收入国家曾一度威胁要删除任何提及获得药物和与贸易有关的知识产权(TRIPS)。这种对知识产权限制的难点阻碍了大多数国家使用低价药物，可以说，过去的十年中抗逆转录病毒药物已迈出了可喜的一步[32,33]。事实上，以前批准 2001 年多哈宣言，促进了国家拥有免除典型的贸易规则而使用药品的权利，这反映了知识产权使用上的灵活性，也不必完全跟从草案。即使是使用单词"流行"来描述非传染性疾病被看作是一个"触发"，这也激发了调用知识产权灵活性的必要，解释为是仅应用于感染性疾病[33]。

对非传染性疾病的政治认识与疾病本身的鲜明对比体现在几个月前举行的 HIV/AIDS 2001 十周年会议联合国大会特别大会上。首次会议后，2011 年 HIV/AIDS 联合国大会特别分会达成了一个政治宣言，提出成员国同意的关键承诺：在获得艾滋病病毒的相关药品部分很清楚规定要参考 2011 年 6 月的多哈宣言，而在 2011 年 9 月的慢性非传染性疾病政治宣言中，关于非传染性疾病的药品获得部分缺失了以上相同内容。在艾滋病与非传染性疾病的政治语言中，差别体现的不仅仅是必须在分配足够的资源对付非传染性疾病体现未来的政治变化，而且要求整个全球人群必须同意并且定义什么是他们的健康权利[33]。

最后的政治宣言是联合国及合作伙伴提出的以呼吁世界卫生组织起草一组目标为结束(联合国宣言，第 64 段)，以帮助全球应对非传染性疾病[33,34]。这将引导非传染性疾病必要的监测。在 2012 年的世界卫生大会上，达

成了一个协议，到 2025 年各国 30～70 岁人群中的慢性非传染性疾病导致的死亡率降到 25％。在撰写本文时，联合国正决定他们在一个非传染性疾病伙伴关系的角色，2013 年世界卫生大会上，世界卫生组织旨在提出巩固目标及指标。这个联合国/世界卫生组织合作是至关重要的，以确保非传染性疾病运动是全球制度化——维持政治承诺问题的关键一步。这会不会是一个强大的和可持续发展的平台，以确保持续的、集体行动？撰写本文时，减少糖尿病、吸烟、酒精、食用盐的摄入量、肥胖和癌症预防初级护理的指标和目标均被考虑。在贸易问题上的紧张关系和健康的环境没有显著多于非传染性疾病的政策。

六、将会发生什么：倡议与导向

2015 年，修订了千年发展目标(MDGs)，使之成为全球热带医学界评估发展进程中的重要一年。十年前，普遍认为非传染性疾病不会像热带病、传染病那样影响贫困人口的健康，因此，被千年发展目标所忽略。这一决定影响着当今全球资源的分配。从那时起，一系列会议，包括在巴西里约热内卢召开的关于可持续发展的 Rio＋20 会议，将非传染性疾病突出作为重点之一。来自联合国开发计划署的附加支持也明确表示，非传染性疾病是可持续发展的障碍和社会健康的决定因素。

数据表明，美国在过去一个世纪中，预期寿命增加了 30 年，其中只有 5 年可直接归因医疗保健[35]。其他则源于"原因之原因"：社会、行为和经济因素(环境卫生、营养卫生保健)对健康的不确定贡献。为 21 世纪解决非传染性疾病，仅靠医学干预措施不足以大幅降低发病率和死亡率。积极鼓励改变我们的生活方式、饮食方式、娱乐方式，这是全球延长寿命的关键。这自然要建立在数百年公共卫生实践之上。或许，尤其是药品的获得，整体的预防策略(病因的源头)和治疗会成功。本文的读者，无论学生、教师还是现场工作者，必须有一个跨学科的思维方式：他们必须寻求解决社会和生物医学的健康决定因素来获得全球健康。思考在传染病的背景下比单独用于热带传染病的护理模式来说，非传染性疾病需要不同的护理模式。这个模型将挑战社会决策，管理我们的社会病。在纽约观察到的努力，如烟草税收、烟草禁令和苏打水限制，可能预示着一个新的全球卫生运动在进行集中监管。

最后，过去十年，以疾病为导向的社会运动，如 2001 年 HIV/AIDS 联合国特别会议，相关的结核和疟疾运动、被忽视热带疾病(NTDs)运动、孕产妇和儿童健康(妇幼保健)运动等都在兴起。现在，联合国关于非传染性疾病的高级别会议，以及全球心理健康相关的运动，正凝聚在这新十年的浪尖。我们必须批判地询问是否这些"疾

病运动"适用于 21 世纪或这种疾病种类的运动是否会导致疾病'争夺战',创造孤岛融资、政治和社会的关注。

重要的是,倡导特定疾病是否分散了加强卫生系统和改善社会危险因素的努力,更好的治疗,甚至从所有类别来预防疾病? 对这篇文章的读者来说,将病态社会变成健康社会的挑战在加剧。在热带地区,健康权能够、应该而且必须得到确诊,以便解决所有疾病问题。事实上,

遭受痛苦的是人类;要解决人类的痛苦,我们必须在人的生命周期中降低发病率。在我们的讨论即将结束的时候,将最终提给读者一个问题:你作为世界卫生组织的总干事或者国家元首,你会把你的优先事项放在哪里? 在两个同样可以治疗的流行病中,你将如何使用这 100 美分? 其中一个是现代化的产品,另一个仍然是对抗感染性微生物。

参考文献

见:http://www.sstp.cn/video/xiyi_190916/。

第62章

热带地区的脑卒中、高血压和缺血性心脏病等心脑血管疾病

NIGEL UNWIN, T. ALAFIA SAMUELS, ANGELA M.C. ROSE, ANSELM J.M. HENNIS

翻译：李 伟 杨 坤 张顺先
审校：陈家旭

要点

- 全球范围内,心血管疾病(CVD)导致的死亡占所有死因的 30%,其中超过 80% 心血管相关死亡发生在中低收入国家。
- 风湿性心脏病,虽然其导致的死亡只占所有心血管病相关死亡的 1%,但其不同于其他的心血管疾病,它严重影响贫困人口和年轻人、仍是造成中低收入国家发病和死亡的主要原因。
- 缺血性心脏病和脑卒中是引起绝大多数心血管病患者的主要原因,这两种疾病共同的危险行为包括高盐、高脂饮食、缺乏体育锻炼、吸烟和过量饮酒。
- 与高血压有关的危险因素包括高盐饮食、肥胖和其他因素,单独的高血压引起的死亡占全球死亡人数的 13%。
- 虽然有证据表明不同的种族对盐的敏感度存在一定差异,但总体而言,盐都是所有种族 CVD 的主要危险因素。
- 稳定高血压和 CVD 的治疗是基于对未来不良事件的风险评估,同时对患者进行健康宣教和药物治疗。
- 高效低成本的仿制药物,可有效降低心血管疾病风险。
- 医院是处理急性心血管事件的最佳地方。
- 预防 CVD 需要双重策略和措施,降低整体人群的风险和筛查、识别高危人群及治疗。
- 以人群为基础的 CVD 有效防控,需要不同的社会部门进行协作(如卫生、食品工业、规划和交通),同时政府应该遵循 2011 年联合国高级别会议提出的非传染性疾病防治承诺。

一、概述

心血管疾病(cardiovascular disease,CVD)是全球发病或死亡的最重要因素之一,无论经济社会发展水平,其几乎在所有国家都是引起人群死亡和伤残的最主要原因。本章聚焦于心血管疾病的风险因素和两大分类。心血管疾病的主要风险因素是高血压,两大类疾病是缺血性心脏病(ischaemic heart disease,IHD)和脑血管疾病,可进一步分为缺血性脑卒中和出血性脑卒中。热带地区与其他地区一样,心血管病也是引起发病和死亡的主要原因。其他形式的 CVD 被列为相关热带病教科书中,如美洲锥虫病就是心血管系统的热带病,我们将在其他相关章节讲述美洲锥虫病。然而,有一种疾病负担较重,在其他章节没有涉及的心脏病,如风湿性心脏病,我们在本章的提要 62.1 进行描述。

分章节讨论高血压、IHD 和脑卒中的流行病学、发病机制、治疗方法与预防措施。我们的目的是全面概述这一领域,并特别强调这些疾病在中低等收入国家(low- and middle-income countries,LMICs)流行和负担。例如在治疗章节中,我们的目标是要突出有效的干预措施,这些措施被认为在中低资源水平国家是可行的、负担得起的。为了尽可能保持本章的重点,我们的内容与世界卫生组织(WHO)指南尽量保持一致。

二、流行病学

在经济社会不同发展阶段的国家或地区,我们都可以发现心血管疾病患者。心血管疾病是非洲农村和北美洲人群发病和死亡的重要原因。然而,心血管疾病在不同经济发展水平的国家和地区不完全相同[1]。流行病学阶段性变迁(epidemiological transition)为分析人口和生育、疾病模式以及社会和经济发展之间提供了有用的框架[1]。表 62.1 表明流行病学四个不同阶段的主要 CVD 类型,并揭示在全球绝大多数国家,动脉粥样硬化在心血管疾病都占主要地位。

据估计,2008 年 CVD 死亡人数 1 700 万,占全球死亡人数的 30%。IHD 是引起全球心血管疾病死亡的主要因素,分别占男、女心血管疾病死亡人数的 46% 和 38%。脑血管疾病或脑卒中,分别占 CVD 死亡人数的 34% 和 37%。高血压性心脏病是 CVD 死亡的第二大单一因素,男性为 6%,女性为 7%。

提要 62.1 风湿性心脏病

流行病学

风湿性心脏瓣膜病（rheumatic heart disease，RHD，又称风湿性心脏病）几乎已经从高收入国家（highincome countries，HIC）中消失，但它是最常见的后天获得性心脏病，是居住于贫困地区儿童和年轻人心衰和心血管疾病相关死亡的主要原因，它仍然在高收入国家的贫困人口和土著居民中普遍流行。世界上超过 80% 的儿童（<15 岁）住在 RHD 流行地区。RHD 占心血管病相关死亡的 1%、占 CVD 伤残调整生命年（disability adjusted life years，DALYs）的 4%，但大多数都被忽视了。

据估计每年大约 1 600 万人患有风湿性心脏病、25 万死于该病，患者通常在多次住院后，实施较为昂贵的心脏手术。患病率数据是从儿童的调查估计的，由于诊断不可靠，在许多高感染率国家病历资料往往是不完整的。患病率最高的人群是在非洲地区撒哈拉沙漠以南的年轻人、太平洋岛民和澳大利亚土著的学龄前儿童，感染率为（5~10）/1 000；在拉丁美洲和加勒比海地区的学龄儿童患病率为 1/1 000。其中大部分是亚临床感染，最近推出的移动超声心动图发现无症状性患者正在持续增加。

青霉素是目前最基本的干预药物，从历史上看，由于卫生条件、居住和营养的改善，急性风湿热和风湿性心脏病在抗生素问世前就开始下降了。

病理学

急性风湿热

发生在儿童，青少年和年轻人的急性风湿热在 3 周后才出现症状或无症状，在急性风湿热未治疗或治疗不足的情况下甲组乙型溶血性链球菌感染会引起扁桃体化脓。急性风湿热通过血清中链球菌抗体的升高来进行诊断，抗体的水平取决于遗传易感、宿主对感染产生的免疫应答的强度。急性风湿热表现为发热、疼痛、迁移性多关节炎、60%~80% 的病例的大中型关节和心肌炎都会受累、风湿性舞蹈病（又称小舞蹈病、Sydenham 舞蹈病）、不自主、不规则运动，包括手的外旋（7%~28% 的病例在发病后 1~6 个月后出现该症状）。急性风湿热患者在原发感染后几周后，半数患者会出现心肌炎（包括瓣膜炎、心包炎和心肌炎）。二尖瓣关闭不全时的柔软、吹风样的杂音具有特征性。心包炎会引起胸痛和短暂心包摩擦音，同时伴有少量的心包积液。超声心动图是可以诊断没有症状

或体征的亚临床心脏炎。

风湿性心脏病

患病率最高的是 20~50 岁年龄的人群，表现为呼吸急促，常无急性风湿热临床病史。孕妇患病率更高，主要是由于其更容易暴露于来自婴儿、医疗保健机构的 A 组链球菌及其遗传敏感性。

二尖瓣关闭不全是最常见的风湿性心脏病早期表现，随之伴有二尖瓣狭窄。主动脉反流可与二尖瓣反流同时发生，但也可以是一个孤立而严重的体征。诊断是通过听诊超声心动图，或由于并发症后的出现——感染性心内膜炎、房性心律失常、急性心脏衰竭或栓塞事件。严重心力衰竭的死亡常与临床表现出现晚和未及时进行外科手术有关。

治疗

急性风湿热

青霉素注射应用于清除链球菌，这是引发后遗症的诱因。阿司匹林可用于缓解关节疼痛和发热。对反射性心力衰竭进行外科瓣膜修复是必要的。在初始阶段能较好地执行，开展二级预防宣教是必要的。

风湿性心脏病

抗生素预防是防止并发症的基础治疗，加上心力衰竭的药物治疗、心房颤动的抗凝剂、有症状的心脏瓣膜手术。手术是高患病率地区最常见的治疗手段，这与贫穷和保健资源不足有关，也就导致这些地区的高死亡率。由于预防和扶贫的可行性较低，建议在中低收入国家使用青霉素作为二级预防措施。

预防

在发达国家出现抗生素的 20 世纪，风湿热和风湿性心脏瓣膜病患病率显著下降，因为从不发达到发达的历史性转变，住房和营养状况改善。因此，社会经济发展解决了潜在的决定因素，但在短期内至少是可行的。

公共教育和获得卫生保健应积极确定并及时治疗喉咙痛和脓疱疮，口服抗生素预防急性风湿热。然而，大多数喉痛是病毒和许多细菌引起的，但还尚无疫苗。

用青霉素每月一次的二级预防是防止新的链球菌感染。持续感染与疾病的严重程度有关。二级预防最好在社区登记和监测下进行，遵守承诺往往是一种挑战。确定二级预防候选人也是一种挑战。筛查方案对区分 RHD 杂音与功能性杂音和许多无心脏病杂音

有其固有的局限性。筛选最好在社区，因为负担最重的年轻人和基于学校的筛查将无法找到成人或失学儿童。现场微型超声心动检查仪检测的病例数是听诊的 10 倍，但基于超声心动检查仪的预防方案尚未评估，并面临无症状 RHD 诊断标准和无症状轻度瓣膜

病治疗管理指南的挑战。

来源：1 Marijon E，Mirabel M，Celermajer DS，et al. Rheumatic heart disease. Lancet 2012;379(9819)：953 - 64.

2 Mendis S，Puska P，Norrving B，editors. Global Atlas on Cardiovascular Disease Prevention and Control：Policies，Strategies and Interventions. Geneva：World Health Organization；2011[61].

表 62.1	主要心血管疾病的流行病学阶段	
主要的阶段	**出生期望寿命（岁）**	**主要的心血管疾病**
饥荒和瘟疫	20～40	风湿热、感染性心肌病、营养性心肌病
流行减退期	30～50	风湿热、感染性心肌病、营养性心肌病、高血压心脏病、出血性卒中
退行性疾病和人为疾病	>50	所有类型的脑卒中，IHD 患者较年轻
迟发性退行性疾病	>70	老年缺血性脑卒中和 IHD

来源：Howson C，Reddy S，Ryan T，et al. Control of Cardiovascular Diseases in Developing Countries. Research，Development and Institutional Strengthening. Washington DC：National Academy Press；1998.

2008 年，超过 80% 的心血管疾病死亡人数发生在中低收入国家。中低收入国家绝大多数心血管疾病死亡人数不仅部分反映了他们的人口较多，而且 IHD 和脑血管疾病的年龄调整死亡利率均大于高收入国家[2]。尽管心血管疾病的疾病负担只占全球的 10%，但心血管疾病引起的主要死亡和伤残（如伤残调整寿命），导致全球疾病负担超过 15 万亿 DALYs。2004 年，IHD 和脑血管疾病分别占全球残疾调整生命年的 4.1% 和 3.1%[3]，即引起全球疾病负担的第四和第六因素，或者两者联合后的最大单一因素。

在本节中，我们概述了高血压流行病学及其主要心血管后遗症，尤其是脑卒中和缺血性心脏病。在本节最后，我们探讨了这些条件背后的共同决定因素或风险因素。

（一）高血压

世界卫生组织高血压定义为收缩压（systolic blood pressure，SBP）升高至少为 140 mmHg 和/或舒张压（diastolic blood pressure，DBP）至少为 90 mmHg。根据这个定义，包括使用降压药的人群，2008 年全球 25 岁及以上的成人高血压的估计患病率为 40% 左右[4]。图 62.1 所示不同国家男、女性高血压患病率分布情况，需

要注意的是男性高血压患病率往往高于女性，男性的总体年龄标化患病率为 2%～8%[4]。

血压与缺血性心脏病和脑卒中的风险相关，随着收缩压高于 115 mmHg，舒张压高于 75 mmHg，患高血压的风险在增加[5,6]。除了缺血性心脏病和脑卒中，血压升高还会增加心衰、肾脏疾病、视网膜出血和失明等疾病风险。与包括传染性疾病等一系列危险因素相比，更高的血压（基于最佳人群的血压均值，即收缩压 115 mmHg）被认为是导致全球死亡率最大的单一因素，占全部死亡人数的 13% 左右（2008 年为 750 万）。即使在低收入国家，这一数据与儿童体重不足导致的死亡率一致，为 7.5%[7]。

中低收入国家的高血压年龄标化发病率大于（男女混合比例略大于 40%）高收入国家（35% 左右）。这种地区性的模式，往往同样存在于国家内部：即人口中最贫穷的部分往往血压最高。这在富裕的国家也得以证实[8]，有数据表明在低收入国家具有更为复杂的风险因素，包括高脂和高盐饮食，比社会较富裕的群体要摄入更多。然而，在坦桑尼亚城市开展的研究显示，血压与社会经济学地位呈负相关，当同时考虑体重指数差异时，这种相关性更为强烈[9]。

在对全球性的血压收缩压变化趋势研究表明，在过去 30 年，平均血压值呈小幅度的下降，大约为每 10 年降低 1 mmHg[5]。然而，同样存在显著性的地区差异，有数据显示在欧洲西部与北美，收缩压下降显著，而在其他地区如部分非洲与亚洲区域，呈增加趋势[5]。在全球范围，据估计，过去的 30 年中未受控制的血压人数有所增加，从 1980 年的 6 亿到 2008 年接近 10 亿[10]。

（二）脑卒中

2004 年全球疾病负担研究年报显示，脑卒中导致约 570 万死亡病例，约占全部死亡病例的 10%，仅次于缺血性心脏病 720 万的死亡例数[3]。脑卒中死亡率和发病率有高收入和中低收入国家之间明显地域差异（图 62.2）。1950—2005 年对 48 个国家脑卒中死亡率趋势的研究，显示 4 种模式[11]。在富裕的国家，尤其包括大多数的西欧国家，显示在这段时期脑卒中死亡率稳步下降，在许多国家减少一半以上。在一些国家，包括日本、匈牙利和爱

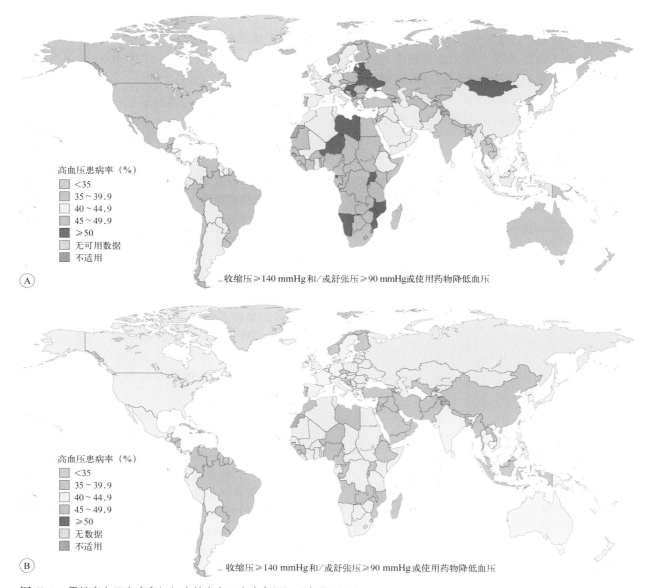

高血压患病率（%）
- <35
- 35～39.9
- 40～44.9
- 45～49.9
- ≥50
- 无可用数据
- 不适用

（A）　　　　收缩压≥140 mmHg和/或舒张压≥90 mmHg或使用药物降低血压

高血压患病率（%）
- <35
- 35～39.9
- 40～44.9
- 45～49.9
- ≥50
- 无数据
- 不适用

（B）　　　　收缩压≥140 mmHg和/或舒张压≥90 mmHg或使用药物降低血压

图 62.1　男性高血压患病率(A)、女性高血压患病率(B)。(来源 WHO)

尔兰,先增长后下降。在其他国家,例如在中亚和东欧的部分地区,在这期间被证实死亡率上升。最后,第四种模式在这一时期几乎没有变化。

针对脑卒中的发病率,有效的数据比较匮乏,尤其是来自中低收入国家。最近对现有的发病率回顾性研究发现,在过去 40 年,高收入国家脑卒中发病率和死亡率大幅下降。因此,年龄标准化每 100 000 人年发病率已经从 20 世纪 70 年代的 163 例下降到 94 例（2000—2008年）[12]。在同一时期,中低收入国家脑卒中的年龄标化发病率从每 100 000 人年的 52 人增至 117 人[12],超出高收入国家的发病率。

21 世纪之前,脑卒中在中低收入国家还没有实现病理性卒中亚型分型[12],故在高收入与中低收入国家,过去 10 年,比较出血与动脉粥样硬化型的脑卒中成为可

能。一般来说,在高收入国家（数据都已公开发表）,70％～90％的脑卒中可被判定为动脉粥样硬化（或缺血性）,其余大部分被归类为出血性,其中包括蛛网膜下腔出血（大约占全部脑卒中的 5％～10％）。大多数中低收入国家有更高的出血性脑卒中比例（比如格鲁吉亚和智利报道有近 35％的出血性脑卒中）[12]。也有例外,如巴巴多斯,在 21 世纪早期有超过 80％是缺血性的[13]。在 INTERSTROKE 研究中,一项关于脑卒中危险因素的多中心病例控制研究（不包括蛛网膜下腔出血）,因基于非真实群体,导致出血性脑卒中的比例介于高收入国家的 9％与非洲地区的 34％之间[14]。

（三）缺血性心脏病（IHD）

20 世纪初见证了大多数工业化国家,特别是北欧、北美、澳大利亚和新西兰的 IHD 流行。该病在男性最为

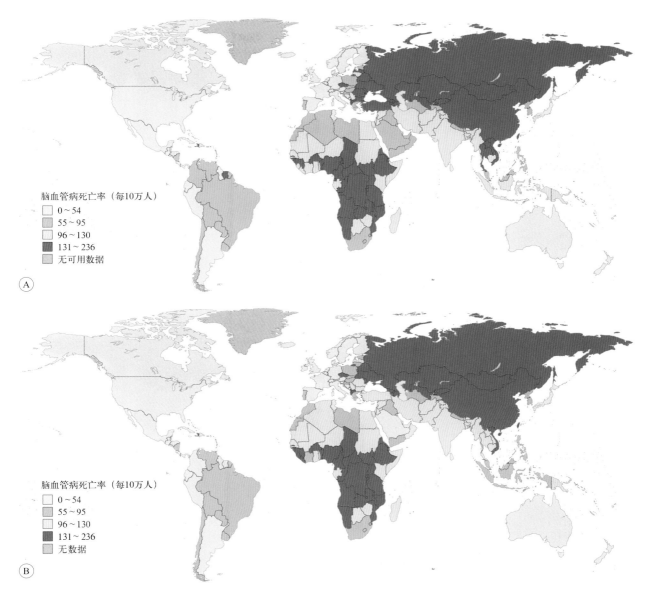

图 62.2　（A）全球男性脑卒中的年龄标化死亡率；（B）全球女性脑卒中的年龄标化死亡率。（来源：Mendis S, Puska P, Norrving B, editors. Global atlas on cardiovascular disease prevention and control: policies, strategies and interventions. Geneva: World Health Organization; 2011.）

明显，而在女性中，病因尚未完全了解，年龄特异性死亡率的增幅很小[15,16]。有证据表明，缺血性心脏病比例从更高级社会群体向贫困人群转移[17]。在西方发达国家，缺血性心脏病的年龄特异性死亡率从 1970 年代开始下降，直到今天，在数量上与前述脑卒中死亡率的下降类似。

图 62.3 显示了全球范围内缺血性心脏病死亡率情况，可以发现在中低收入国家中缺血性心脏病相对较少。可以肯定的是，缺血性心脏病发病率将在未来几年随着人口年龄增加，因为生活在城市而非农村的人口比例增加，加之从城市到乡村生活方式的改变，导致年龄性别缺血性心脏病率将增加。例如，在东南亚，因快速城市化和

持续的对非健康食品的消费，加之接受教育程度低与较高的压力，造成社会贫困阶层的疾病风险因素增加[18]。此外，来自北京的一项研究表明，1984—1999 年，在特定年龄冠状动脉心脏疾病死亡率在男性中增加了 50%，在女性增加了 27%[19]。

（四）高血压和心血管疾病的常见风险因素

众所周知，常见的慢性非传染性疾病具有共同的行为或风险因素，包括缺乏体育锻炼、不健康饮食与热量过量摄取、吸烟和酗酒[20]。早期的生活经历，出生及 1 岁时体重低，当到了成年与某些慢性疾病的风险有关，如缺血性心脏病和 Ⅱ 型糖尿病[21]。相反，这些都关系到中间生理性风险因素，包括肥胖、动脉粥样硬化的脂质状态、

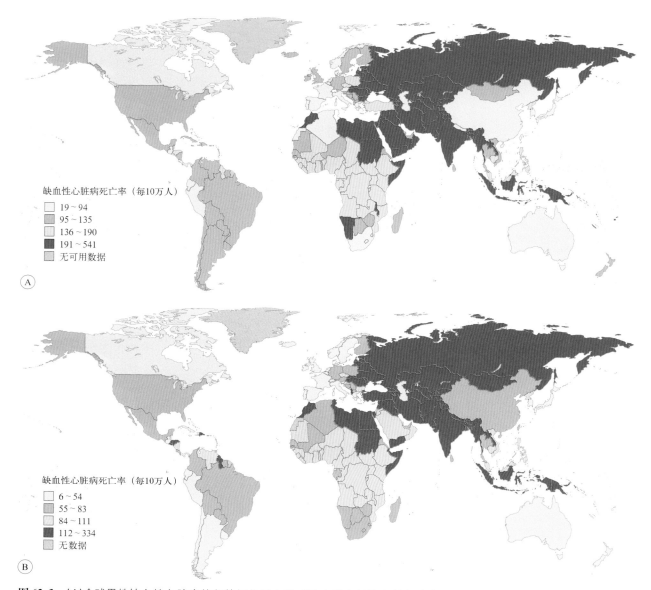

缺血性心脏病死亡率（每10万人）
- 19～94
- 95～135
- 136～190
- 191～541
- 无可用数据

Ⓐ

缺血性心脏病死亡率（每10万人）
- 6～54
- 55～83
- 84～111
- 112～334
- 无数据

Ⓑ

图62.3　（A)全球男性缺血性心脏病的年龄标化死亡率；(B)全球女性缺血性心脏病的年龄标化死亡率。（来源：Mendis S, Puska P, Norrving B, editors. Global atlas on cardiovascular disease prevention and control：policies, strategies and interventions. Geneva：World Health Organization；2011.)

高血糖以及高血压。慢性疾病的风险更多地取决于所谓"无法改变的"危险因素，其中年龄的增长是迄今最重要的，心肌梗死和脑卒中的风险随着年龄的增长而加大。其他因素包括性别、家族史和遗传标记，对于高血压发病率、心肌梗死和脑卒中的风险，男性要高于女性。性别差异的原因尚未完全弄清，但是可能反映在行为上的差异（如人群中吸烟，男性较高）和一些生物差异（绝经前妇女性激素的潜在保护效应)。

图62.4说明了这些危险因素与动脉粥样硬化的风险内在联系。图中所缺失的是更远期的行为决定因素，特别是更广泛的社会和经济环境（包括全球化的影响），而在其中形成更多的行为选择。在任何一个群体，团体

和个人的社会经济地位与他们的健康选择能力强烈相关。也有证据低自感状态在一个社会阶层有直接的生物效应[22]，包括中心脂肪沉积、血糖升高和动脉粥样硬化脂质特征的倾向。

大多数风险因素研究在高收入的白人（欧洲裔）群体中开展，面对一个重要的问题就是如何从这些研究结果推及到低收入和中等收入的群体。两个大型的多国病例对照研究（心脏病和卒中)有助于回答这个的问题[14,23]，表明主要的风险因素在世界范围内不同人群之间具有一致趋势。

心脏病研究是一项关于心肌梗死的病例对照研究，在包括亚洲、欧洲、中东、非洲、大洋洲和美洲在内的52

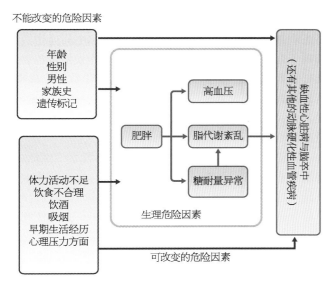

图 62.4 心血管病的危险因素。(来源: Howson C, Reddy S, Ryan T, et al. Control of Cardiovascular Diseases in Developing Countries. Research, Development and Institutional Strengthening. Washington DC: National Academy Press, 1998.)

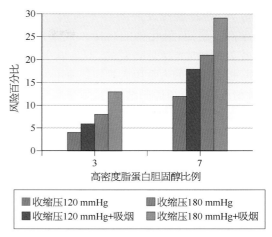

图 62.5 胆固醇、血压和吸烟之间的相互影响关系以及缺血性心脏病的风险。

个国家开展。研究结果在世界范围内是相似的,表明约 90% 的首例心脏病发作(心肌梗死)可归结为以下危险因素:吸烟、血脂异常、高血压、糖尿病、腹部肥胖、压力、缺乏食用水果和蔬菜,缺乏日常锻炼。

国际卒中研究在 22 个国家进行,涵盖一系列与心脏病研究类似的项目。这项研究包括缺血性脑卒中和原发性脑出血,但不包括蛛网膜下腔出血。五个主要风险因素占 80% 以上的脑卒中风险(缺血性和出血性)。这五种风险是:高血压、吸烟、腹部肥胖、不健康的饮食(较少新鲜水果和蔬菜、高饱和脂肪)和缺乏锻炼。在出血性脑卒中的病例中,高血压、吸烟、腹部肥胖、饮食和酒精摄入量是主要的危险因素。总体而言,高血压是迄今为止所有卒中亚型中最重要的危险因素。在发病机制中讨论了高血压的决定因素,包括肥胖、总钠摄入量、钠和钾的摄取的相对平衡,和种族血统的潜在影响。

(五)风险因素的相互关系

正如所预期的,个人拥有的风险因素越多,患心血管疾病的可能性越大,如猝死、心肌梗死或脑卒中。多种危险因素的组合带来的风险往往大于个体风险简单的叠加,这就是乘法效应。从图 62.5 显示,这是一个基于弗雷明汉研究的风险预测公式[23]。该图显示目前没有 IHD 的 50 岁男性发生 IHD 的风险如何随着三种主要可改变风险因素的水平变化超过 7 倍。

(六)心血管疾病死亡率变化趋势的解释

如上所述,在过去的几十年中,高收入国家的心血管疾病(缺血性心脏病和脑卒中)的特定年龄段的死亡率显著下降。解释这一下降的原因,可以检查目前对 CVD 决定因素的理解,以及为未来预防该疾病提供帮助。一些研究已经调查了缺血性心脏病死亡率下跌的原因,包括在美国、英格兰和威尔士、芬兰和新西兰。一个重要的发现是,下降的原因可以在很大程度上由已经确定的风险因素和有效治疗的增加来解释。因此,大多数的预估表明,一半或一半多的下降可归结于主要风险因素(吸烟、血脂异常、高血压)的趋势,其余的大部分以改进临床护理的有效性和工作(尤其是药物二级预防)。这种趋势的数据在低收入国家较少[25],但在中国北京进行的一项研究解释了 IHD 死亡率的上升,发现主要的因素是总胆固醇水平和糖尿病的显著增加(反映了传统北京饮食和较低的身体活动水平)[19]。

三、发病机制和病理

(一)高血压

1. **发病机制概述** · 只有 5%~10% 的高血压是继发性高血压,这意味着它有一个特定的基础病(如肾或肾血管疾病和肾上腺肿瘤)。90% 以上的高血压患者没有明确的病,被称为"原发性""特发性"或"必须的"。用"必须的"一词来描述高血压,反映了一种不可信的观念,即随着年龄增长,血压升高对于保证目标器官血流量是必须的(即补偿)[26]。在某些人群,如大部分猎人,随着年龄增长的血压升高几乎不存在[27]。这里,我们用"原发性高血压"一词来指代绝大多数人随年龄增长血压增加。根据定义,原发性高血压缺乏具体清晰可辨的病因。然而,尽管有非常多的研究发现为什么有的人发展为原发性高血压,而其他人没有,流行病学和生理学研究已经确定,有多种因素促成高血压形成。

原发性高血压是一种多因素疾病。流行病学研究表明钠的摄入超过每天 50~100 mmol/L(约 3~6 g 氯化钠或 1 茶匙/天）是高血压发展的必要因素[27]；钠摄入越多，血压越高。然而，氯化钠的高摄入或其他来源的钠（例如单谷氨酸钠）本身是必要的，不足以引起高血压。在群体中，相当比例的人食用大量的钠而不发生高血压。造成这种情况的部分原因归结于"盐敏感性"的个体间差异，定义为血压升高是氯化钠高摄入造成的。盐敏感性个体可能具有遗传基础，证据也表明环境因素的重要性。从水果、蔬菜和其他食品膳食钾的摄入，对盐敏感性有剂量依赖性抑制作用。有人认为从历史上看，作为狩猎采集者，人类食用钾是钠的 3～10 倍；但是在大多数现代社会，该比率完全颠倒，消耗钠是钾的 2～3 倍[27]。高钠低钾饮食在现代社会几乎无处不在。另一个导致原发性高血压的普遍原因是超重和肥胖，这在许多社会影响超过一半的成年人。尽管没有完全搞清楚，多个机制已经表明在肥胖和原发性高血压之间存在关联[28]。肾素-血管紧张素-醛固酮系统（eninangiotensin-aldosterone system，RAAS）肥胖比非肥胖个体活性更高。该系统在维持血容量和血压方面起核心作用，激活后增加钠水潴留和血管收缩。肥胖个体体重减轻致血管紧张素原、肾素和醛固酮循环水平降低。

交感神经系统的活化（activation of the sympathetic nervous system，SNS）可能在与肥胖相关的高血压中发挥作用，从而导致血流动力学和肾功能的影响（例如增加钠的重吸收）。肥胖与胰岛素抵抗和随后的高胰岛素血症密切相关，但有证据对无论哪种结果对高血压都有直接但不够完整的作用。高血压和高胰岛素血症/胰岛素抵抗更有可能有着共同的原因，无论是环境因素还是遗传因素。肥胖直接的身体影响是阻塞性睡眠呼吸暂停的风险增加，而这反过来又是与高血压的风险增加相关，包括夜间血压下降。

2. 高血压发病的民族/种族差异·人们对存在于种族间高血压患病率的差异和对这些差异的解释表现极大的兴趣。特别是美国的一份研究显示，来自非洲的人群比欧洲有显著的高血压风险[29]。与此相反，英国的工作报告发现，各种族间患病率差异很小，包括非裔。对大西洋两岸的数据分析，支持这一观点，即高血压在不同种族间的患病率差异原因在于环境因素，尤其是社会经济状况。

然而，虽然环境因素非常重要，但有明确的证据表明，非洲裔人的肾素活性往往比欧洲人低，因此可能对盐摄入更敏感（即盐负荷下有更高的血压上升）。盐是作为食品防腐剂和调味品是人类进化上新近出现的，人类都在盐的环境中进化而来。人类最近的进化史发生在热带地区，自然盐损失很大，这些人在潴留盐方面特别有效，这是合理的，而且非洲人的低肾素和高盐敏感性反映了这一点。同样有道理的是，那些祖先在跨大西洋奴隶贸易患病并得以幸存的人（特别是严重剥夺"中间通道"）更倾向于盐潴留和敏感。有对其他族裔或种族是否也表现出低肾素和盐敏感性，尚不可知，暂无可比数据。然而，有证据表明，低肾素在中国的高血压患者中也很常见，表明其他民族/种族群体可能还表现出低肾素活性和高盐敏感性[26,29]。

无论患者什么样的种族背景，如果其肾素活性低，对阻断肾素-血管紧张素-醛固酮系统的抗高血压药物效果不佳。这在本章节中讨论，针对种族人群的抗高血压治疗指导。然而，只有很少的高血压患者，不论其种族背景，可以单药治疗，这点在种族差异中不很重要。不论种族背景，大多数患者将需要添加 2～3 线降压的药物。

3. 高血压、血管疾病和血栓形成的悖论·高血压是血管疾病最普遍和重要的危险因素，估计占 50%。尽管高血压导致动脉压增高，即增加破裂的危险，但它主要是动脉粥样硬化/血栓（血凝块形成）而不是出血（出血）的危险因素，事实是有时称为"血栓形成悖论"[26]。高血压促进动脉粥样硬化形成的机制之一是通过血流异常与慢性剪切力，特别是在动脉分叉处。这可导致内皮损伤，引发低度炎症和表面凝血，反过来又促进动脉粥样硬化形成。

（二）动脉粥样硬化

1. 动脉粥样硬化进程·动脉粥样硬化是一种斑片状、结节型动脉硬化（增厚和动脉壁的硬化）主要集中在大、中型弹性和肌肉动脉。在组织学上，它的特点是在动脉内膜脂质积聚、增生和瘢痕[30]。这从动脉粥样硬化这一术语可以体现，它来自希腊语动脉粥样（意为稀粥或粘贴）和硬化（硬度）。在细胞和分子水平它的特征是慢性炎症、脂质和免疫细胞的氧化浸润。

动脉壁的慢性炎症尤其发生在具有干扰层流的部位，如分支点[31]。活化的内皮细胞分泌黏附分子、平滑肌细胞分泌趋化因子和趋化物。这些因素共同吸引单核细胞、淋巴细胞、肥大细胞和中性粒细胞进入动脉壁[30]。单核细胞再转化为巨噬细胞，受到脂类刺激成为极具特色的泡沫细胞。在初始阶段，这些变化导致脂肪条纹的产生，这出现于所有的人类群体，包括血栓性血管疾病的发病率低的人群。这些病变是否发展到导致疾病的病变取决于内皮损伤的其他原因的持续存在，包括高血压、升高和改变 LDL 胆固醇水平、糖尿病、烟草成分和其他空气污染物成分等。

美国心脏协会将动脉粥样硬化进行病理分类[32]，以及它们之间的关系（图 62.6）。Ⅰ～Ⅲ型损伤一般很小，无临床症状，有证据表明，所有这些都是可逆的。Ⅳ～Ⅵ型可能会或可能不会引起临床症状。有些可能是隐性

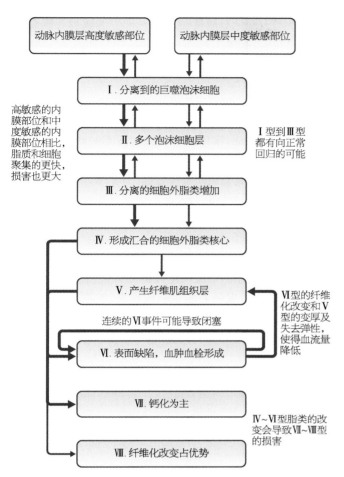

图 62.6 动脉粥样硬化的不同阶段。[来源：Stary HC. Natural history and histological classification of atherosclerotic lesions：an update. Arterioscler Thromb Vasc Biol 2000；20(5)：1177 - 8.]

的，有些可能会出现临床症状，包括致命性的。Ⅳ和Ⅴ型的病变可能与管腔变窄临床症状有关联。然而，大多数临床和致命性与Ⅵ型病变有关。溃疡或裂隙纤维帽是Ⅵ型病变的前兆（又称"复杂病变"），该型易形成血栓（图 62.6）。活化的巨噬细胞参与溃疡和裂隙形成。溃疡是由于内皮剥脱，暴露内皮下结缔组织而形成血栓。裂隙暴露的斑块形成血栓的脂质核心。血栓初步形成内在斑块，然后可以延伸到动脉内腔[33]。

值得注意的是，在美国心脏协会分类的关键病理步骤是从Ⅲ型转变到（多数无临床症状，且能够消退）具有潜在临床病理Ⅳ型病变。正如图 62.6，Ⅳ型可以多种方式演变，包括直接转变为Ⅵ型，或进入更稳定的动脉粥样硬化病变、钙化或纤维组织的主要形成（Ⅶ和Ⅷ型）。

2. 动脉粥样硬化和临床疾病·动脉粥样硬化是绝大多数临床 CVD 的基础。变窄的动脉腔可导致缺血性症状，如发生心绞痛和间歇性外周血管病。斑块破裂和血栓形成是心肌梗死、急性冠脉综合征和缺血性脑卒中的直接病因。

缺血性脑卒中的比例，约占欧洲人的 20%[34]，与栓子导致的心脏房颤、左室相关肥厚和既往心肌梗死有关。心源性栓塞脑卒中也可能是动脉粥样硬化引起的，虽然有房颤和左心室肥大。所谓腔隙性脑梗死约占缺血性脑卒中的 25%。这些是由于一个小的深的，穿孔的脑动脉闭塞造成的。

3. 出血性脑卒中·正如在流行病学章节提到的，脑卒中是出血的重要病因，有证据表明，在发达国家占 10%～30%，在撒哈拉以南非洲的部分地区超过 30%。约四分之三为原发性脑出血，最常见的病因是高血压小血管病变，导致微小动脉瘤的破裂。另有四分之一的出血性脑卒中原因是蛛网膜下腔出血，在蛛网膜下腔产生囊状动脉瘤[34]。

四、临床、诊断、管理和治疗

本部分不对诊断、管理和治疗进行全面描述。我们的目的是揭示关键的原则及根据已有资源制定方法，特别是医疗提供者所期待的在资源有限的情况下实现哪些目标，与普遍可接受的国际准则一致（如世界卫生组织）。

（一）高血压

很多情况下是无症状的，通常是通过血管并发症的表现如脑卒中或心脏疾病，或通过健康筛查引起临床重视。由于持续的心血管疾病的风险，对于界定血压升高与否没有特定的标准。随意临界点的设置为确定特殊风险群体，或可能对治疗有益。正确测量血压对于适当的管理非常重要。患者应舒适地坐着，手臂伸展支撑在胸骨中部水平，并使用适当大小的手臂套。现在已有袖带充气和听诊的技术标准。

世界卫生组织 ISH 协会（2003 年）指南[35]根据收缩压和舒张压的等级（收缩压和舒张压）对高血压进行分类：Ⅰ 级（收缩压 140～159 mmHg 或舒张压 90～99 mmHg）；Ⅱ 级（收缩压 160～179 mmHg 或舒张压 100～109 mmHg）和 3 级（收缩压≥180 mmHg 或舒张压≥110 mmHg）。然而，世界卫生组织 ISH 和其他机构专家认识到血压水平本身并不是治疗策略的唯一决定因素，但必须根据合并的心血管危险因素，靶器官损害以及相关因素来考虑（表 62.2）[35]。

总部位于美国的国家联合委员会第 7 号（JNC7）制定了[36]与 WHO、ISH 不同的标准，不同之处在于确定了高血压前期定义为收缩压 120～139 mmHg 和舒张压 80～89 mmHg，同时规定了高血压分为 2 个阶段：第 1 阶段，收缩压 140～159 mmHg；舒张压 90～99 mmHg；第 2 阶段，收缩压≥160 mmHg 和舒张压≥100 mmHg。高血压前期并不表明患病，仅是具有高血压发病风险。单独的收缩压标准常用于老年人，即正常的舒张压与升高的收缩压（>140 mmHg）。英国的国家卫生研究院和

表 62.2	高血压临床治疗方法：评估心血管疾病的风险

高血压的分级和其他的危险因素

　高血压(1～3级)

　年龄(男性＞55岁,女性＞65岁)

　吸烟

　脂代谢紊乱

　早发性心血管疾病(年龄＜50)

　肥胖、体力活动不足

靶器官损伤

　心脏-左心室增大

　微量白蛋白尿

　影像学发现的广泛动脉粥样硬化斑块

　高血压性视网膜病变

相关的临床条件

　糖尿病

　脑血管性疾病(脑卒中、短暂的脑缺血性发作)

　心脏病(心肌梗死、心绞痛、冠状动脉重建术、充血性心力衰竭)

　肾脏疾病

　外周动脉疾病

来源: Whitworth JA. 2003 World Health Organization (WHO)/ International Society of Hypertension (ISH) statement on management of hypertension. J Hypertens 2003;21(11): 1983 - 92.

临床卓越中心指南也将高血压临界点定义在 140/ 90 mmHg,但建议对临床超过这一血压值的人提供动态血压监测[37],但在资源有限的情况下不太适用[38]。

　　当怀疑为高血压,则要重复测量至少两次。然而,当患者血压高于 180/110 mmHg 时并伴随视神经盘水肿或视网膜出血时,则须紧急治疗。

　　对高血压患者的综合评价,需要完整的病史、全面的体格检查、实验室和影像检查,并评估家族史、生活方式和可变的危险因素,找出可能导致继发性高血压的病因、器官损害和相关的临床病症依据,和其他可能影响治疗和结果的因素(表 62.2)。重要的是开展临床调查,以评估患者糖尿病、心脏和肾脏损伤,或由肾脏疾病引起的高血压。测试必须基于可用设备和资源,但在可能的情况下,应包括尿液中蛋白质的评估,血液检查血浆葡萄糖、电解质和肌酐。另外调查应包括血脂,并在可能的情况下检查心电图。其他额外的检查,如胸部 X 射线、超声心动图和肾显像。

　　1. 高血压管理・如表 62.3 所示,在中低收入国家中,对高血压的管理包括基于高血压分级和风险因素及器官损伤或相关临床表现在内的风险分层方法。降血压已经证实与许多疾病下降相关,如突发性脑卒中减少

35～40%[35];降低心肌梗死 20%～25% 和减少心脏衰竭 50% 以上[39]。收缩压＜140 mmHg,舒张压＜90 mmHg 为血压控制目标,其管理是多方面的,涉及改变生活方式和治疗等干预措施。

　　2. 生活方式改变・生活方式策略基于降低血液压力和整体心血管风险因素,包括旨在体重减轻的热量限制,增加体力活动,采用富含水果和蔬菜的膳食,减少饱和脂肪、饮食中钠的摄入,增加饮食钾摄入、节制酒精摄入,戒烟降低心血管风险至关重要。

　　食盐摄入量应不超过 6 g/d;男性每周饮酒量不超过 21 单位,女性不超过 14 单位。适度的体育锻炼,每周 3～5 次、每日至少 30～60 min。

　　因此,改变生活方式是降低高血压的关键,在药物治疗前,建议将其作为中低风险人群的首选治疗(表 62.3)(图 62.7)。医疗服务者根据临床情况,监测那些中低风险患者的血压反应,初始给予适当的药物治疗或在适当的随访期后继续检查。高或超高风险人群尽早药物治疗。

表 62.3	世界卫生组织推荐的在中低医疗资源环境下心血管疾病的管理策略		
其他的风险 因素和病史	血　　压		
	一级高血压	二级高血压	三级高血压
Ⅰ 无其他风险因素	低风险	中等风险	高风险
Ⅱ 1～2 个风险因素	中等风险	中等风险	风险极高
Ⅲ 3 个以上风险因素或靶器官损伤,肥胖	高风险	高风险	风险极高
Ⅳ 临床相关的疾病	风险极高	风险极高	风险极高

Based on Whitworth JA. 2003 World Health Organization (WHO)/ International Society of Hypertension (ISH) statement on management of hypertension. J Hypertens 2003;21(11): 1983 - 92.

　　3. 药理途径・尽管我们将强调我们认为特别重要的问题,但对抗高血压药物的详细治疗超出了本章的范围[37]。根据英国 NICE 指南,钙通道阻滞剂(calcium channel blockers, CCB)和噻嗪类利尿剂目前被认为是最有可能作为一线降压药物。英国 NICE 建议 55 岁或以上的患者或非洲人或加勒比人,以一线药物 CCB 治疗(步骤 1)。噻嗪类药物特别适用于水肿或对 CCB 不耐受者。在反应不足的情况下建议进行额外治疗(步骤 2),在 CCB 治疗中加入血管紧张素转换酶抑制剂(angiotensin converting enzyme inhibitors, ACE 抑制剂)或低成本血管紧张素Ⅱ受体阻滞剂(angiotensin Ⅱ receptor blockers, ARB)。英国 NICE 指南建议 ARB 可能适于非洲或加勒比海人。治疗步骤 3 是将 ACE 抑

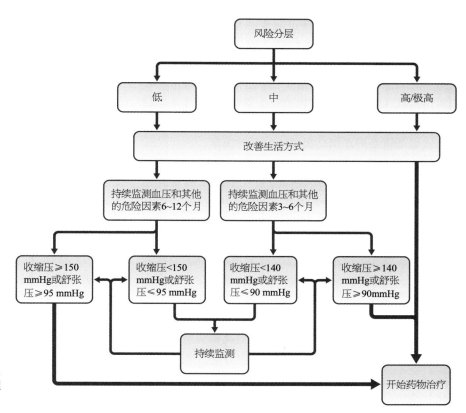

图 62.7 基于表 62.3 的风险水平提出预防和控制血压及心血管病的分层管理办法。

制剂或 ARB、CCB 和噻嗪类利尿剂组合起来。如果不能通过三联疗法控制血压，则应考虑添加第四种药物，如螺内酯（低剂量，血浆钾不升高，但肾病患者慎用）。控制血压失败值得进一步治疗照顾。与其他药物相比，β 受体阻滞剂在减少主要心血管事件方面的效果相对较差，现在推荐用于 ACE 抑制剂不耐受或 ARBs 禁忌证、有生育潜力的女性人群，以及交感神经驱动增加的人。

以上治疗方法是可选择的，具体情况要具体对待。

（二）脑卒中

世界卫生组织对脑卒中的定义是："迅速发展的局灶性（或全身性）脑功能障碍的临床体征，症状持续 24 h 或更长，或导致死亡，除源于血管外无其他原因"[40]。这个定义排除短暂性脑缺血发作（transient ischaemic attack，TIA），这种情况持续时间不超过 24 h，还有不包括硬膜下出血、肿瘤、中毒或创伤等原因造成的脑卒中患者。

1. *病理*·如上文关于发病机制的部分所述，脑卒中在病因学无非是缺血性或出血性。大约有 80% 的脑卒中为缺血性，其由颈动脉和脑动脉的动脉粥样硬化阻塞引起，导致受影响血管的全部或部分血管区域的缺血。栓塞性脑梗死结果是因为从其他部位到脑动脉造成脑栓塞，例如心脏瓣膜病变或在心脏内形成腔内血栓、心律失常如心房纤维性颤动。由于局部血管疾病（主要与高血压有关），腔隙性脑梗死是该区域内深处的微小梗死。脑梗死的其他原因不是很常见，在流行病学上可以忽略。

动脉闭塞后，缺血核心周围的组织结构完整，但功能受损的组织称为缺血半暗带，是治疗干预的靶点[41]，可改善神经功能。半暗带将发生一系列变化，首先是能量耗尽，随后离子稳态破坏、谷氨酸释放、钙通道功能障碍、自由基释放、膜破坏、炎症改变，引起坏死和凋亡细胞死亡[42]。

出血性脑卒中导致脑出血主要由高血压小血管病变引起的，这会导致微小动脉瘤破裂。约有 2/3 的原发性脑出血病例是因高血压，无论是先前存在的或新诊断的。颅内血管畸形（如动静脉畸形），脑淀粉样血管病和大出血波及之前脑梗死的区域可能也导致脑出血。蛛网膜下腔出血是由蛛网膜下腔内的囊状动脉瘤破裂引起的。

2. *临床表现和治疗*·脑卒中的症状表现取决于血管损伤的程度。最常见的脑卒中表现是突发性的面部、臂或腿的瘫痪，通常是身体的一侧[43]。受影响的区域可能有麻木、言语不清或胡言乱语、视觉障碍[44]（一只或两只眼睛）、吞咽困难、行走困难、头晕、丧失平衡、晕厥或意识丧失。脑卒中可能会导致虚弱或一侧或面部完全瘫痪，并可能导致猝死。

脑卒中的诊断是通过临床症状和体征，结合神经影像学，如通过 CT 扫描和/或 MRI 扫描来诊断。控制血压、预防血栓等干预措施是脑卒中患者护理的组成。缺氧加重脑缺血，所以患者应该改善通气，例如尽可能坐在椅子上。血糖控制是重要的，对高血糖患者必要时使用胰岛素以控制血糖。对吞咽困难的患者，保持体液平衡和鼻饲为宜。早期下床活动可减少并发症的发生，如深静脉血栓形成、肺炎、肺栓塞和褥疮。

近几十年来，治疗和控制高血压，使卒中死亡率稳步下降[45]。改善缺血性卒中结局的其他治疗策略包括使用阿司匹林，使用他汀类药物治疗血脂异常，以及华法林用于心律失常患者[46]。与所有心血管疾病一样，改变生活方式也是康复护理和二级预防的关键因素。

（三）缺血性心脏病

缺血是指供给组织或器官的氧气不足以满足其需要。缺血性心脏病是由于供氧不足引起的心脏功能紊乱。如在发病机制中的一节中所述，这通常是由于冠状动脉粥样硬化和相关血栓形成引起的冠状动脉狭窄或完全闭塞。缺血性心脏病可表现为稳定型心绞痛、急性冠脉综合征、心律失常、心脏衰竭和猝死（图 62.8）。这些表现可同时出现，也可能复发（除非死亡）。稳定型心绞痛特征是伴随着劳累而发生，可经休息或用硝酸甘油缓解。急性冠脉综合征指的是部分心脏血流量突然减少而引起的病症，它包括心肌梗死和不稳定型心绞痛。急性冠脉综合征的疼痛通常发生在休息不好或轻度劳累，对硝化甘油响应不佳。心肌缺血症状包括胸部、上肢、下颌或上腹部不适或疼痛（如表 62.4 描述）。

心肌梗死（myocardial infarction，MI）是由于显著的长时间缺血，导致心肌细胞的死亡。MI 的诊断经历了重大修订，基于心肌缺血的支持性临床病史、心电图（electrocardiogram，ECG）、血液中的酶测量和尸检结果的发现[47]。当前普遍的建议要求检测新的生物标志物，使用更具特异性和/或敏感性的成像方法作为 MI 诊断中的组成部分。当前的最佳临床实践建议在心肌缺血背景下，心脏生物标志物有升高和/或下降。所推荐的生物标志物（肌钙蛋白）和成像方式，在有限的资源情况下广泛和持续摄取使用而言过于昂贵[48]。WHO 关于诊断 MI 的建议现在相当全面（见表 62.4）[49]，适于资源充足与有限的各种情况，C 类定义特别针对后者。因为缺乏

新的标志物和成像模式，此项标准只是描述心肌梗死而非给予定义。其定义是基于一个组合症状，新的病理性心电图 Q 波，或不完整的生物标志物数据，或尸检结果提示心肌梗死。

心肌梗死（MI）的疼痛是与心绞痛相似，但通常更为严重，持续 30 min 到几个小时，休息或给予硝酸甘油也无法缓解。患者常把它描述为一个中央挤压性胸痛。也可有恶心、呕吐、出汗，尤其是在疼痛开始阶段。随着大面积的梗死，可能因左心室衰竭而出现呼吸困难。虽然 MI 通常伴有疼痛，但也有相当大的比例是无痛性的（约占五分之一），尤其在糖尿病和老年人中[50]，表现可能包括非特异性症状如短暂的意识丧失，严重混乱和虚弱或恶心。心律失常（如房颤或心脏传导阻滞），或不明原因的血压下降也预示着可能是急性心肌梗死。心律失常是潜在的威胁生命的并发症，尤其是室颤，这可能导致猝死。由定义来看，这种并发症发生于发病的 1 h 内。早期并发症可能包括心脏衰竭和低血压休克。急性事件发生后最初几天的其他潜在并发症可能包括心肌破裂、室间隔破裂、乳头肌损伤后二尖瓣关闭不全、全身和肺栓塞。尽管多达 25% 的急性 MI 患者入院前死亡，但目前采取的强化治疗干预措施可以大大降低死亡率。

心肌梗死的管理·对急性心肌梗死的管理最好是在医院中进行。护理包括给予阿司匹林，吸氧、静脉补液（注意心衰）、镇痛（例如使用阿片类药物），必要时使用溶栓剂（当心肌挽救仍有可能时），如心律失常、心脏衰竭、休克，特定的调查与干预可能只在专门机构进行，具体取决于当地环境，可能包括血管成形术。控制血糖也是很重要的。药物对急性心肌梗死可能具有特别的益处，包括 β-受体阻滞剂和 ACE 抑制剂以对付心脏衰竭，而长期服用阿司匹林和他汀类药物也减少复发。至于其他的心血管病，生活方式改变，包括戒烟，是重要的。

（四）在没有医生的地方

中低收入国家，医生和医疗保健资源没有或有限的地区，仍然可以有效地控制高血压和心血管风险。这可以通过训练非医师卫生工作者来实现，即提供基本设备（血压计），便宜的非处方药和检测尿糖和白蛋白、血糖和胆固醇的设备。

管理原则包括总体心血管疾病风险评估，并采用循证指引，以指导药物和非药物措施。这一做法的核心是对患者健康教育，使资源最大化。

世界卫生组织最近开发出 2 个对资源匮乏地区非常有用的指南，包括无医生地区。一是心血管风险的评估和管理的口袋指南，另一种是针对非传染性疾病的初级卫生低资源设置的一揽子基本干预措施的指导意见。两者都可以在这里找到：www.who.int/cardiovascular_diseases。

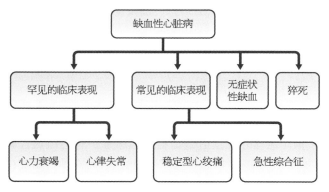

图 62.8 缺血性心脏病的临床分类。

表 62.4	世界卫生组织关于心肌梗死的定义(2008—2009 修订版)	
A 类	B 类	C 类

在资源不受限制环境下心肌梗死的定义和诊断标准	在不满足 A 类中诊断需求的情况下心肌梗死的定义和诊断标准	"可能"的心肌梗死的定义和诊断标准

A 类 — 在资源不受限制环境下心肌梗死的定义和诊断标准

当临床环境中,有证据表明是心肌缺血引起的心肌坏死时,即可定义为心肌梗死,如下所示,满足其中一条标准的就可以诊断为心肌梗死:

(Ⅰ)检测到心脏生物标记物(最好是肌钙蛋白)的上升和/或下降,至少有一个值高于参考上限的 99%,并有心肌缺血的证据,如至少有下列情况之一:

(a)局部缺血的症状(如劳累或休息时胸部、上肢、下颚或上腹部的各种不舒服,这种不适一般持续时间≤20 min,常为弥漫性、不固定、不受运动影响,一般伴有呼吸困难、发汗、恶心或晕厥)

(b)心电图的改变提示有新的缺血(新的 ST-T 改变或新的左束传导阻滞-明尼苏达编码:ST 降段 4.1;4.2;ST 升段 9.2;左束传导阻滞 7.1);

(c)心电图中病理性 Q 波的出现(明尼苏达编码:1.1.1 到 1.2.5~1.2.7 之间),主要包括:

(1)在第一次心电图中未出现明确的病理 Q 波或,但在随后检查的心电图中出现了病理性 Q 波,或

(2)任何 V2~V3 导联的 Q 波 50.02 s,或 V2~V3 导联中出现 QS 复合波,或 Q 波长 50.03 s,深度为 50.01 mV,或 I,II,aVL,aVF 导联中出现 QS 复合波,或

(3)V4~V6 之间出现任何两个相邻的介导(I,aVL,V6;V4~V6;II,III,aVF)。

(d)影像学表明:新的存活心肌的损伤或新的节段性室壁运动异常

(Ⅱ)心源性猝死,包括心脏骤停,通常伴有心肌缺血的症状(如劳累或休息时胸部、上肢、下颚或上腹部的各种不舒服,这种不适一般持续时间≤20 min,常为弥漫性、不固定、不受运动影响,一般伴有呼吸困难、发汗、恶心或晕厥),并伴有以下症状:

(a)新的 ST 段提升或新的左束传导阻滞(明尼苏达编码:ST 降段 4.1;4.2;ST 升段 9.2;左束传导阻滞 7.1)和/或

(b)冠状动脉造影和/或尸检显示有新鲜血栓,但在血液样本获得之前或血液中心脏标志物出现之前,患者已死亡,同时,没有证据显示是非冠心病引起的死亡

(Ⅲ)尸体解剖发现是急性心肌梗死

B 类 — 在不满足 A 类中诊断需求的情况下心肌梗死的定义和诊断标准

当心脏生物标记物(最好是肌钙蛋白)和应用在 A 类的其他诊断指标的信息不完整时,心肌梗死的定义是:

(Ⅰ)下面 2 个标准同时出现:

(a)局部缺血的症状(如劳累或休息时胸部、上肢、下颚或上腹部的各种不舒服,这种不适一般持续时间≤20 min,常为弥漫性、没有固定、不受运动影响,它一般伴有呼吸困难、发汗、恶心或晕厥)

(b)明确的病理性 Q 波的出现(第一次心电图中未出现病理性 Q 波,或在多次心电图检查中出现 1 次病理性 Q 波-任何 V2~V3 导联的 Q 波 50.02 s(明尼苏达编码:1.2.1),或 V2~V3 导联中出现 QS 复合波(明尼苏达编码:1.2.7),或 Q 波长 50.03 s,深度为 50.01 mV(明尼苏达编码:1.1.1,1.2.2),或 I,II,aVL,aVF 导联中出现 QS 复合波,或 V4~V6 之间出现任何两个相邻的介导(I,aVL,V6;V4~V6;II,III,aVF)(明尼苏达编码:1.1.7;1.3.6)

(Ⅱ)死者有冠心病史,和或在死亡前 72 h 有证据表明的心痛,同时,没有证据显示是非冠心病引起的死亡;或尸体解剖发现是慢性的冠心病,包括冠状动脉粥样硬化和心肌瘢痕

C 类 — "可能"的心肌梗死的定义和诊断标准

在卫生资源有限的环境下,由于不能及时就诊、不能及时进行心电图的检查、缺乏相关的实验室和设备而不能及时的检测特定心脏生物标志物。

所以心肌梗死患者可能不符合 A 类或 B 类定义中的标准,因此,受限于客观条件,在不满足 A 类和 B 类中心肌梗死的诊断定义时,"可能"的心肌梗是的定义是:

(Ⅰ)有缺血症状的人出现下列任一症状(包括如劳累或休息时胸部、上肢、下颚或上腹部的各种不舒服,这种不适一般持续时间≤20 min,常为弥漫性、不固定、不受运动影响,它一般伴有呼吸困难、发汗、恶心或晕厥),同时没有证据表明是非冠心病

(a)明确的病理性 Q 波的出现,第一次心电图中没有出现病理性 Q 波,或在多次心电图检查中出现 1 次病理性 Q 波(明尼苏达编码:4.1,4.2,5.1,5.2,9.2),或出现新的心肌缺血性改变(新的 ST-T 段的改变,或 Q 波的不明原因的改变,明尼苏达编码:1.2.8 或任何的 1.3.)

(b)心脏生物标志物信息(尤其是肌钙蛋白)缺失或和不完全,不能排除其他的原因、疾病和伤害造成的心脏生物标志物的升高

(Ⅱ)尸检提示心肌梗死,但这结论并不确凿

来源:Mendis S, Thygesen K, Kuulasmaa K, et al. World Health Organization definition of myocardial infarction:2008 - 09 revision. Int J Epidemiol 2011;40(1):139 - 46. With permission of Oxford University Press.

五、预防

在这一节中我们的重点关注 IHD 和脑卒中的一级预防,即预防新发病例。二级预防,即防止疾病进展和并发症的发生。然而,值得注意的是,这所有支持一级预防的措施均支持二级预防,如改变环境、鼓励健康饮食和加强体育锻炼。

(一) 社会因素

如在流行病学节所讨论的,心血管疾病的主要行为危险因素(缺乏锻炼、不健康的饮食、吸烟和过量饮酒)随着社会经济情况的改变而升高。心血管疾病的社会因素包括贫穷、健康知识匮乏、环境恶化、住房条件差和无序的城市化。较低的社会经济地位与健康状况较差、缺乏权力和获得资源的机会较少有关。在国家间和国家内部,社会与经济结构倾向于对那些来自社会经济低层的人群产生敌意,他们的生活状况与导致心血管病和其他疾病的风险因素极不相称。在低收入国家(跟高收入地

区一样）及贫穷国家的人，无健康选择权，CVD病与年龄相关[51]。世界卫生组织健康社会决定因素委员会建议，改善生活条件、解决资源分配不公，包括金钱和权力，及监测卫生不公平现象。加强部门协作，评估所有公共政策对其影响和改善健康的能力。创造更公平、更具包容性的社会行动，也创造更健康的社会，对心血管病也是如此。

（二）针对高危人群与全人群的方法

从广义上讲，干预措施，旨在预防CVD，可以分为针对心血管疾病高危人群，和降低全人群口的风险。这两种方法都互补的。

一级预防高效、价廉，适用于所有人群。一级预防取决于卫生体系，包括系统的质量、可接受性、成本和文化认同性[4]。人群干预措施必须识别和管理高风险人群。因为，最多的病例来自人口众多的中低风险人群，而高危人群的病例占小部分[52]。

（三）是什么在起作用？

如前所述，人群干预加上完善的个体防护，在高收入国家可以显著降低心血管疾病死亡率。在群体层面，政策措施，包括财政和立法干预，都起到了关键作用。这包括减少吸烟、饮食控制等促健康措施。

中低收入国家，资源有限，必须根据国家疾病风险状况，实施可行的、成本效益高的战略，如：控制烟草、少盐饮食筛查和治疗高血压。在资源允许的情况下，可扩大筛查高胆固醇血症、糖尿病高危人群，及中度风险人群的治疗[4]。

（四）多部门策略

卫生部门必须与其他政府部门联合，私营部门和民间社会来共同解决心血管疾病的风险因素。公共卫生工作者需要多部门工作技能，建立伙伴关系和网络，包括与社区团体建立伙伴关系，与私营企业食品改革进行谈判，以提供更健康的选择，例如减少钠含量，工作场所健康计划和非传染性疾病预防和控制的其他社会支持。然而，在许多低收入国家和一些中等收入国家卫生部指导"全社会"的心血管疾病和慢性非传染性疾病预防能力是有限的，而且在许多情况下，这些系统不到位。而一个跨部门非传染性疾病预防和控制计划要有必要的投入，而没有充足的资源，应用性不强。

（五）生命历程中的风险

低出生体重是成年期患心血管疾病和糖尿病的一个危险因素，也是儿童时期形成不良行为的危险因素，如吸烟、饮酒，不健康饮食和缺乏运动，往往会持续到成年。在世界各地，儿童肥胖呈上升趋势。此外，产妇肥胖增加，认为怕是引起母亲糖尿病和超重婴儿因素，同样增加成年期患糖尿病的风险。旨在改善孕产妇和儿童健康，

减少成年后心血管疾病风险的策略，应是涵盖多部门行动的一部分。相比于高收入国家，在中低收入国家，心血管疾病的风险因素和心血管疾病发病率在年轻人中有更高比例，如果家庭主要成员患有残疾或死亡，则会影响劳动力和家庭收入。

（六）性别与心血管病风险

在许多中低收入群体，男人心血管疾病的风险因素与发病率高于女性，包括吸烟和过量饮酒。因此，需要实施区分性别的干预措施，以减少抽烟、酗酒和男性卫生服务利用和社会可接受性不足问题。相反，发展中国家许多男性占主导地位地区的妇女要承担多重家庭和社会角色，这会影响她们健康需求欲望。有些妇女是不允许在没有男人陪伴下穿戴服饰出门锻炼，或独自离家。经常有因性别限制、家庭和家庭责任，在寻求预防性和治疗服务产生延误（包括早期诊断和治疗）。

（七）具体预防措施

1. 戒烟·除了众所周知的，烟草对癌症和心血管疾病具有影响，在许多低收入国家，烟草还引起肺结核死亡率的增加。此外，烟草使用与营养不良有关，特别是在妇女，死亡率增加[53]，以及怀孕期间吸烟导致低体重婴儿出生。向发展中国家的儿童和妇女销售烟草是当前烟草界的主要战略，这违背了175个国家批准或加入的烟草控制（FCTC）框架公约的目标[54]。尽管有良好的进展，但烟草仍然是引起死亡的头号因素，在实施100%无烟环境，烟草图形、包装和标签，禁止广告、促销和赞助，提高烟草税和价格（从税收收入将资金用于非传染性疾病预防项目）。这些需求减少方案的实施，每人每年可降低10～72美分的支出[55]，其中大部分用于媒体宣教活动，而增加税收和无烟环境也是有效的，而且实施起来也很便宜。正如世界卫生组织主任陈冯富珍博士在2011年9月举行的联合国非传染性疾病高级别会议上所说，"即使像烟草行业这样的老旧行业，在涉及最新的行业战略上，仍然可以有新的肮脏招数。"烟草行业在政府内外的影响，造成数以百万计原本可预防的死亡。

烟草公司在许多中低收入国家推广烟草消费。全球青少年烟草调查表明，近15%的青少年（13～15岁）抽烟，烟草企业代表提供了10%的免费烟草。因此，智利（圣地亚哥）、哥伦比亚（波哥大）、库克群岛、东帝汶、拉脱维亚和巴布亚新几内亚、黎巴嫩、密克罗尼西亚和北马里亚纳群岛的卷烟或其他烟草制品的消费率超过30%[56]。

2. 减少饮酒·在世界各地，过量饮酒增加高血压和脑卒中及缺血性心脏病的风险，占全球死亡数的4%。减少饮酒仍然面临巨大挑战，可采取的措施包括控制经

销网点限制购买,通过税收提高酒的价格以及控制广告和其他促销酒制品的方法。许多经济体在依靠酒生产的发展中国家,阻碍酒的控制。然而,酗酒对暴力、事故、凶杀和非传染性疾病的影响是不可否认的。

3. 健康饮食·虽然包括发展中国家在内的全球肥胖症日益严重,但仍有一些地区的人们营养不良,需要采取干预措施。在大多数中等收入国家,以及低收入国家,营养过剩和肥胖,饱和脂肪和反式脂肪酸的消费过高,盐的消耗量大约是推荐量的两倍,尤其是加工食品,以及向儿童销售的具有竞争性的高热量食品和非酒精含糖饮料。以大众为基础的行为,而非强调个人的选择和责任,将决定降低肥胖症的患病率或减缓其发展的成功概率。各国政府需要通过法规、税收和立法来寻找可行方法。例如,一些高收入国家,已经采取行动以控制对儿童的快餐食品广告和禁止使用反式脂肪酸。在中低收入国家,阿根廷和印度已经制定了各种减少反式脂肪的措施,如教育、产品重新配方、部分禁止和反式脂肪标签要求[57]。

成本效益和可行的饮食干预措施包括:

- 产假和工作场所灵活性,以方便哺乳;
- 产品标签和教育,帮助消费者做出正确的选择;
- 提高学校和服务工作场所食品的质量;
- 在食品制造和准备中减少盐的使用。

高盐饮食风险的教育,特别是农村人,他们是做菜时或在餐桌上添加盐的主要人群。需要有一个基于生命活动,成本效益干预措施。在地方和国家层面采取行动,包括促进交流和信息规划,提高卫生工作者能力和改善家庭生活方式。

快餐公司提供越来越多的餐食,包括在中低收入国家,他们在发达国家与发展中国家提供不同的产品。例如,一些在高收入国家提供烤鸡和/或沙拉的连锁店,在LMIC 中则不提供。有些公司声称具备无反式脂肪酸的菜单,但由于中低收入国家通常缺乏测试反式脂肪酸的能力,因此无法保证其承诺得到兑现。

有证据表明,随着 2008 年国际食品和饮料联盟的成立,一些跨国食品公司正在朝着正确的方向发展。八位主要食品和饮料制造商的 CEO 承诺他们的企业以支持世界卫生组织 2004 年在饮食、体育和健康方面的全球战略。他们承诺未来五年做出五项承诺:产品组成和供应;向消费者公示营养信息;对儿童负责任的营销和广告;提升体力活动和健康的生活方式和公私的伙伴关系。食品制造商在低收入国家可能需要从 IFBA 获取在产品重新配方、营养标签和向儿童推销方面的技术支持。

4. 加强体育锻炼·缺乏体育锻炼是心血管疾病发病和死亡率的危险因素。在低收入国家的农村地区,机械化水平低的农民仍然从事体力劳动。在许多中等收入国家,不再进行体力劳动在农村和城市地区是普遍现象,许多高收入国家就是这样。

然而,有一些发展中国家已经在体育锻炼方面取得了巨大成功。例如,圣保罗的阿吉塔蒙多从 2002 年到 2008 年[58],将其不锻炼身体的人口从 44% 减少到 12%。源于哥伦比亚的一项骑自行车运动,在美洲及更广地区已经被接受。通常,街道每周 1 天 4～12 h 关闭机动车交通,让位于健身运动。在波哥大多达 100 万人参加每周日的这项活动[59]。对四个方案的分析(哥伦比亚的波哥大和麦德林,墨西哥的瓜达拉哈拉和美国的旧金山)发现他们都很具成本效益[60]。

(八) 高血压和血脂异常的治疗

正如流行病学一节所述,血压升高是导致死亡的主要原因,全球约 13% 的死亡是由高血压引起的。主要是增加了患高血压、脑卒中和心力衰竭的风险。据估计,未来 10 年,通过使用多种药物(他汀类药物、阿司匹林和两种降血压药物)疗法,已实施医疗保健系统的 23 个中低收入国家患者将可避免 1 800 万患者死亡。在避免死亡的患者中,大约 56% 是 70 岁以下的人,平均每人每年的费用为 0.43～2.93 美元[60]。

降低 CVD 风险,高质量,低成本仿制药的可用性,获取和管理必须与计划相结合,以提高医生对循证指南的依从性以及患者对处方药物的依从性。在许多发展中国家,血压筛查并不作为常规或不容易实施,尽管高血压作为全球死亡的头号危险因素。1/3 的 IHD 患者是由总胆固醇升高造成的,由此千万全球 260 万人死亡。2008 年,全球范围内,估计总胆固醇增高的患病率为 40% (23% 在非洲和东南亚 30%)。然而,在大多数的非洲、很多东南亚和拉丁美洲的一些国家、美洲和加勒比地区,不进行常规胆固醇检查。检测能力需要提高,包括护理点检测,并应提供通用他汀类药物。

(九) 糖尿病患者预防糖尿病和心血管疾病

超过 60% 的糖尿病患者死亡是因为心血管疾病,与糖尿病人患心脏病、脑卒中和外周动脉疾病的风险增加 2～3 倍有关。糖尿病的防治是慢性非传染性疾病综合防治的目标之一,有强有力的数据支持(见第 63 章)。在糖尿病患者中预防心血管疾病的原则与非糖尿病患者类似,包括戒烟、血压控制(130/80 mmHg 的建议目标)、低饱和脂肪酸和钠的饮食,并且他汀类药物的使用。

表 62.5 总结了预防和控制心脑血管疾病"最佳方案"。

| 表 62.5 | 世界卫生组织推荐的预防和控制心血管病的"最佳方案" | |

危险因素或疾病	干预措施
烟草使用	提高烟草税,保护人们免吸二手烟 警示烟草危害,禁止烟草广告
酒精滥用	提高酒精税,限制酒类的零售,禁止酒类广告
不健康的饮食和体力活动不足	减少饮食中摄入过多的盐 用多不饱和脂肪替换食物中的反式脂肪酸 通过大量的媒体宣传,提高公众对健康饮食和体育锻炼的关注
心血管病与糖尿病	对于有中高风险的脑卒中和心脏病发作的心血管病与糖尿病患者,要提高大量的健康咨询服务,和多种药物的治疗方案,包括糖尿病患者中血糖的控制 用阿司匹林肠溶片治疗心脏病的发作（心肌梗死）

来源：Asaria P, Chisholm D, Mathers C, et al. Chronic disease prevention: health effects and financial costs of strategies to reduce salt intake and control tobacco use. Lancet 2007;370(9604): 2044-53.

六、国际健康优先权和未来挑战

（一）心血管疾病预防、控制和初级卫生保健重新定位

尽管在许多中低收入国家,一直需要解决孕产妇和儿童健康和传染性疾病问题,但非传染性疾病的负担是严重的,需要加强预防和控制心血管疾病,初级卫生保健系统,以满足国家的需要,而不是捐助者有优先权。人们对创建疾病筛选平台不感兴趣,因这需要跨病种工作。用于单一病种的治疗场所,如对艾滋病,损害了这些患者的隐私权,因为当他们被我看到进入这些单病种治疗场所时,他们的诊断无意中就被曝光了。

此外,在一级预防和三级预防间的投入需要平衡,以便能够识别和治疗高风险患者以及防止高风险人群的疾病进展。例如,古巴正在建设更加专业化的心脏护理场所,而要求在这一场所可通过增加香烟价格来减少目前非常高的烟草消费。

初级保健人员需要重新培训并积极主动地筛查CVD风险因素,因为这些因素往往是不易被发现的。在医生不足的低收入国家,需要授权其他卫生工作者提供这些服务。这种筛选也应在工作场所、宗教场所和在社区进行,社区参与和民间社会参与,非政府组织和私营部门参与。慢性护理模式需要在初级卫生保健,包括治理全面实施,卫生信息系统,服务交付系统和必要的药物和技术。

（二）循证解释

如在高收入国家一样,在中低收入国家,也有准则的建立与广泛应用的多年差距。在中低收入国家,对高收入国家"最佳方案"适用于低收入国家的研究不足,使得其应用存在其他因素,需要在高影响力和实惠。

需要制定研究议程和影响评价解决这些差距。

（三）关于非传染性疾病的联合国高级别会议

加勒比共同体国家 2011 年 9 月主导召开了关于非传染性疾病联合国高级别会议（UNHLM）；这是联合国大会第二次就健康问题召开会议。2001 年,艾滋病病毒/艾滋病问题首次引发了对阻止这一流行病的重大投资。对非传染性疾病的海外发展援助（ODA）一直不到海外发展援助总额的 1%,到 2011 年,全球经济环境变得更加不利。此外,悲观者可能会说,因为 CVD 在低收入国家不威胁富裕捐赠国的健康,而且,CVD 的许多危险因素为发达国家的跨国公司来带利润,这次非传染性疾病峰会取得有意义成果的可能性很小。继联合国高级别会议后已经有一些变化,包括确定目标和报告指标。但是,似乎还将留给国家当局去识别优先发展事项,并投入必要的资源来拯救这些生命。

参考文献

见：http://www.sstp.cn/video/xiyi_190916/。

热带地区糖尿病

AYESHA A. MOTALA, FRASER J. PIRIE

翻译：曹胜魁
审校：盛慧锋　张争艳

要点

- 糖尿病的患病率在全球范围内不断增加，但发展中国家的糖尿病患病率增长速度远远高于发达国家。
- 糖尿病的发病率快速增长，尤其是亚洲国家，到2030 年，印度和中国患糖尿病的人数将是世界之首。
- 与西方人相比，亚洲人中 2 型糖尿病的发生年龄往往更早，而且体重指数（BMI）更低。
- 在热带地区，1 型糖尿病的发病特征与西方发达国家的疾病有相似性，特别是 HLA 易感性基因型的特征。
- 非洲裔人群患酮症倾向性糖尿病比例高，其特点是初始血糖稳定后胰岛素非依赖性时程有所延长。
- 纤维钙化胰腺性糖尿病是一种罕见的疾病，常发生在印度，可能是由热带慢性胰腺炎引起。
- 在热带地区，糖尿病特异性并发症很少见，但并发症会随着患者存活率提高而增多。

一、概述

糖尿病是一种全球性的疾病，但在不同地区的流行程度差异较大。20 世纪 80 年代由美国国家糖尿病学组（NCDG）[1] 和世界卫生组织（WHO）[2,3] 引入并通过了标准化的糖耐量诊断标准，因此可以对全球范围内的糖尿病进行评估和比较[4-7]。

经美国糖尿病协会[8] 和 WHO[9,10] 修订，糖尿病的类别包括血糖变化的 3 个临床阶段［正常血糖、糖调节受损（包括空腹血糖受损和空腹血糖增高）、糖尿病］和4 种病因类型的糖尿病（1 型、2 型、妊娠期和其他特殊类型）。

迄今为止，在全球范围内，最常见的糖尿病为 1 型糖尿病和 2 型糖尿病，分别占 5%～10% 和 90%～95%[8]。在热带地区还遇到其他类型的糖尿病，包括热带慢性胰腺炎、纤维钙化性胰腺性糖尿病和酮症倾向的 2 型糖尿病[8-13]。

国际糖尿病联合会最新估计表明，2010 年全球范围内有 2.846 亿人患有糖尿病，预期 2030 年将增加 54%（4.38 亿）。最大增长比例估计发生在发展中国家和地区，包括非洲、东南亚、美洲南部和中部、地中海和中东地区，增长 73%～102%。患病增加的部分原因是由于这些地区的城市化和人口老龄化。在撒哈拉以南的非洲大陆，糖尿病的疾病负担预计将从 2010 年的 1 210 万增长至 2030 年的 2 390 万，将提高 98%。撒哈拉以南非洲地区的糖耐量降低患者，预计同比增长 75.8%，从 2 690 万增加至 4 730 万[14]。

二、1 型糖尿病

1 型糖尿病是一种慢性免疫调节性疾病，具有选择性胰腺 β 细胞破坏症状，在发达国家是影响年轻人的主要疾病，目前欧洲和北美患病率最高。在许多热带地区国家，1 型糖尿病的流行情况未知，因为这些国家中有更多其他的健康问题，包括 HIV 感染、结核病和疟疾，加上这些疾病在婴儿中死亡率高，因此会经常掩盖像 1 型糖尿病等不太常见的疾病[15]。

世界卫生组织一项超过 10 年（1990—1999 年）的全球研究专项报告显示，1 型糖尿病流行于≤14 岁的儿童[16]。尽管发达国家的数据比较充足，但是包括热带地区国家的许多发展中国家数据却很有限。WHO DIAMOND 研究计划显示，除了美洲中部和西印度群岛，1 型糖尿病发病率都呈上升趋势。在非洲，对 1 型糖尿病的流行病学调查集中在一些北非国家，但这些数据不能代表撒哈拉以南的非洲国家。北非的 1 型糖尿病年患病率（5/100 000～9.99/100 000）处于中等水平。中国、日本、巴基斯坦和韩国的年患病率较低（1/100 000～4.99/100 000）。在美洲中部和西印度群岛，波多黎各的 1 型糖尿病年患病率最高（16.8/100 000），巴巴多斯最低（2.0/100 000）。多米尼克患病率年度变化减少了46.1%，超过其他任何列入 DIAMOND 研究计划的国家。在南美洲，从年患病率最低的委内瑞拉到年患病率最高（10/100 000～19.99/100 000）的阿根廷，差异很大。这与欧洲和北美的年发病率形成鲜明的对比，尤其是芬兰（40.9/100 000）、撒丁岛（37.8/100 000）、瑞典（30.0/100 000）和加拿大（24.5/100 000）。在多数欧洲和北美国家，1型糖尿病的年患病率非常高（≥20/100 000），且年发病率呈上升趋势[16]。

1型糖尿病的致病机制为 CD4[+]、CD8[+] T 淋巴细胞和巨噬细胞对胰腺 β 细胞形成免疫调节破坏[17]。有相当多的证据表明，1型糖尿病与遗传易感性有关，主要是位于染色体6（6p21）短臂上的编码人类白细胞抗原（HLA）的基因复合体[18]。据估计，大约有一半的遗传风险为1型糖尿病的 HLA 基因复合体呈高度多态性[17]。在高危人群中，HLA 风险由 DR4-DQ8 和 DR3-DQ2 单倍型赋予[19]。新技术的发展能够快速识别出40个以上与1型糖尿病易感性相关的其他非 HLA 基因位点[20]。

遗传风险的临床表现需要环境因素的触发，在欧洲1型糖尿病发病率上升可能因环境的变化所致，但这些影响因素仍然未知[21]。众所周知，免疫攻击的标物质是特异性自身抗体。抗体靶向的胰岛素、谷氨酸脱羧酶（GAD）65 和胰岛素相关蛋白2（IA-2）是自身免疫过程中的可测量分子标志物，并且还可用于鉴定1型糖尿病高发性的个体[17]。

现有数据表明，1型糖尿病在热带国家有遗传和体液免疫特征，这与欧洲和北美的患者大致相同，但这些1型糖尿病患者的表征并未完全知晓。

撒哈拉以南非洲地区的研究表明，1型糖尿病的 HLA 风险等位基因和单倍型类似于发达国家的患者。在南非祖鲁的受试者中，1型糖尿病与 HLA DQB[*]0302、DRB1[*]09、DRB1[*]0301、DQA[*]03 和 DQB[*]02 等位基因，以及 DRB1[*]0301-DQA[*]0501、DRB1[*]04、DQA[*]03、DRB1[*]04、DQB[*]0302、DRB1[*]0301-DQB[*]0201、DQA[*]0501-DQB[*]0201 和 DQA03-DQB[*]0302 单倍型基因有关[22]。在津巴布韦修纳的受试者中也发现了类似的结果[23]。在喀麦隆，DQB[*]0201、DRB1[*]0301 和 DQA[*]0301 与1型糖尿病相关，但 DQB[*]0302 与1型糖尿病无关[24]。在波多黎各，DPB1[*]0301 已被证明与1型糖尿病相关；在墨西哥的美国人和白种人中也发现了类似的结果[25]。只有极少数的研究发现，其他基因位点对热带地区的1型糖尿病患者有易感性。

研究者对许多热带地区的发展中国家人群自身抗体进行了研究。在南非患有1型糖尿病的受试者中，抗体 GAD65 出现率为31.8%，抗体 IA-2 出现率为13.3%[26]。在喀麦隆受试者中，GAD65 抗体出现率为34%，抗体 IA-2 出现率为6.4%[27]。在印度北部，患1型糖尿病且平均病程为（5.5±6.0）年的受试者在 GAD65 和 IA-2 两种抗体中都呈阳性的占22.4%。只有14.2%的受试者仅 GAD65 为阳性[28]。在巴西短病程的1型糖尿病受试者

中，GAD65 抗体阳性者占80%，IA-2 抗体阳性者占62.9%[29]。因此看来，GAD65 和 IA2 抗体通常会出现在1型糖尿病中，但并不都是同时出现，且这些发生概率低于发达国家。目前尚不清楚这些差异是否因患者个体差异或疾病检测时间点差异所致，或者是不同人群间的实际差异所致。

虽然热带地区和发达国家的人群生活条件差距巨大，没有共同的环境因素和诱导物质，但是和发达国家类似，目前未能确定可能造成热带国家1型糖尿病患者患病的环境因素。

三、2型糖尿病

2型糖尿病是全球最常见的糖尿病类型。在明显的（空腹）高血糖发生过程中主要有4种致病机制，即各种遗传性和获得性（包括肥胖、身体不活动）的因素影响胰岛素分泌，导致胰岛 β 细胞功能障碍和胰岛素作用，引起胰岛素抗性：①胰岛素分泌的减少降低其靶组织（肝脏、肌肉和脂肪组织）中胰岛素信号传导；②肝葡萄糖输出增加；③外周葡萄糖的摄取降低；④脂肪分解抑制的降低，从而导致高血糖，增加了2型糖尿病特征性的游离脂肪酸循环；反过来，这些过程反馈加重胰岛素的分泌和抗性，即糖毒性、脂毒性，由此产生的上述4种主要致病机制参与了发病[30,31]。近年来发现，2型糖尿病的发病机制与肠促胰岛素反应改变、高葡萄糖醛酸血症和肾小管葡萄糖排泄改变有关[32]。

宫内和出生后的发育可影响胎儿糖尿病和心血管疾病的患病风险。节俭基因型和节俭表型假说都提示一些发展中国家的人群患糖尿病的风险更大。"节俭表型"假说描述了营养不良的胎儿作为生存策略采用的代谢适应；但这些改变也可能不合适处理晚期生命。

孕产妇营养不足、婴儿出生后体重低和出生后成长迅速的孩子患糖尿病风险更大，而这些因素在发展中国家可能更加突出，如印度和中国。

直到20世纪60年代，糖尿病在撒哈拉以南的非洲地区仍较为罕见。然而，在过去的几十年来，它已成为一个重要的医学问题。非洲20世纪80年代之前的研究发现，该地区的糖尿病流行率低，患病率仅为0～1%[33-35]。根据1985年 WHO 的标准进行研究发现，不同地区流行程度不同，西非和东非的城市和农村人群的患病率低（<3%）；相比之下，在南非和苏丹的非洲血统人群中，农村、城乡结合部和城市人群的患病率呈中等水平（3%～10%）；埃及混血和苏丹北方人群的患病率高（>10%）[33,35]。

使用最近的 ADA[8,36] 和 WHO[9,10] 标准，糖尿病患病率较低的是坦桑尼亚的农村人群，中度患病率的是坦桑尼亚的城市[37]、加纳的城乡[38]和南非的农村[14]人群。

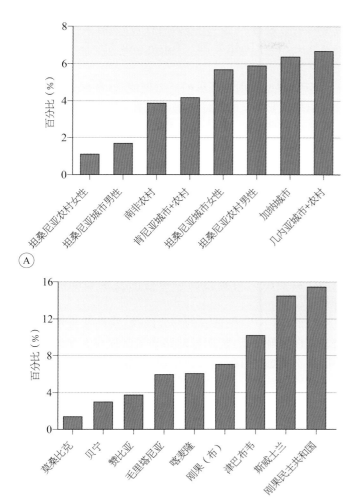

(A)

(B)

图 63.1 A 撒哈拉以南非洲地区糖尿病患病率(采用 WHO1998 年的标准);B：WHO-STEPS 研究。

在许多非洲国家进行的 WHO 阶梯慢性病危险因素监测项目(STEPS)旨在弄清糖尿病在撒哈拉以南非洲的疾病负担。报告显示,各国发病率差别很大[贝宁 3%、毛里塔尼亚 6%、喀麦隆 6.1%、刚果(布)7.1%、津巴布韦 10.2%、刚果(金)14.5%](图 63.1)[35]。

在大多数研究中,城市人群的糖尿病患病率较高,尤其是在坦桑尼亚的城市,其患病率比农村人群要高 5 倍[34,35,37]。

坦桑尼亚和南非的研究显示,非洲土著人群的糖尿病患病率低于亚洲移民群体(在南非德班,非洲土著人和亚洲移民的患病率分别为 5.3% 和 13.1%;在坦桑尼亚以敢-达累斯萨拉姆,非洲土著人群和亚洲移民群体的患病率分别为 1.1% 和 9.1%)和混合血统人群(在南非开普省,非洲土著人群和科伊-东印度-欧罗巴人群的患病率分别为 8% 和 10%)[34,35,39-43]。

环境因素对相似遗传起源种群的影响已被证实,研究表明,来自尼日利亚和喀麦隆的非洲本土人群的糖尿病患病率要低于生活在美国和英国加勒比地区的西非裔人口[34,35]。

全球调查表明,糖尿病患者的性别差异不大[6,14],撒哈拉以南非洲地区性别分布的变化趋势也不明显。在世界其他地区,无论是男性和女性,糖尿病的患病率随着年龄的上升而增高,发病率高峰在 45～64 岁或 ≥65 岁年龄组,年龄是糖尿病的一个显著危险因素[34,35]。

一些非洲地区的研究确认了糖尿病患病率与肥胖测定数据间的关系,包括体质量指数(BMI)(全身肥胖)、腰围(WC)/腰与臀围的比例(WHR)(上身/腹型肥胖)[34,35]。糖尿病患病率随着 BMI、WHR 和 WC 的增加而增高;患有糖尿病的受试者平均 BMI、WHR 和 WC 都很高;BMI/全身肥胖、腰臀比/腹部肥胖为糖尿病的独立危险因素[34,35,37]。

在一些研究中,糖尿病家族史也与糖尿病患病率有显著的关联[34,35]。虽然在研究中发现体力活动减少并不是糖尿病的独立危险因素,但在某些人群中发现体力活动与糖尿病之间呈反向关系[34,35,37]。

采用目前的 WHO 标准,坦桑尼亚的糖尿病患病率已从 20 世纪 80 年代的 2.3% 上升到 1996 的 4.6%,在 35～54 岁年龄组中患病率上升了 3～7 倍。在喀麦隆城市人群中,患病率从 20 世纪 90 年代的 1.5% 上升至 2003 年的 6.6%,翻了 4 倍[34,35,37,44]。

在撒哈拉以南非洲,由于部分人误解的原因,糖尿病等慢性疾病未受到重视。他们认为,成年人群面临着 HIV/ADIS 的威胁,很少有人会长寿到足以得慢性疾病。在 1995—2010 年,一项关于 HIV/ADIS 患者的负荷预测报告表明,不管是 HIV/ADIS 的预期影响或是糖尿病患病率的变化,糖尿病患者总数都将增加[45]。

在非洲,目前没有关于糖尿病发病率或糖耐量受损(IGT/IFG)中间阶段自然史的纵向调查研究,也缺乏有关饮食和遗传因素以及分析胰岛素作用的人群研究。

糖尿病已经流行于许多亚洲国家,预计患病率在未来几十年还将进一步上升。患病率排名前 10 的国家中有 6 个在亚洲,2030 年印度和中国将成为糖尿病患者人数最多的国家(估计分别为 7 940 万和 4 230 万)[46]。

早期的研究发现,印度城市和农村人群的糖尿病患病率都较低(1.2%～3%)[47]。1971—2004 年研究表明,无论是在全国性[48]还是在城市层面[47]调查中,印度的糖尿病患病率都迅速上升,尤其是城市人群,增长了 10 倍(从 1.2% 增长到 12.1%)。在最近的一项全国性调查中发现,糖尿病总患病率为 4.3%,城市患病率(5.6%)高于农村(2.7%)[49]。印度南部的研究报告显示,1989—2003 年农村人群的糖尿病患病率增长了 3 倍(从 2.4% 增长到 6.4%),家庭收入增加、教育状况、机动车交通和职业结构的转变(即经济社会转型)都是主要的影响因素[50]。

尽管西方国家 40 岁以下人群糖尿病发病的少见,但亚洲的印度人群中发病至少提前了 10～15 年,有报告称<50 岁人群的患病率高达 50%[50]。

与西方国家相比,糖尿病在亚洲的印度人群中患病风险开始于更低水平的 BMI。BMI 为 22 kg/m² 以上的患病风险将逐渐增大。尽管如此,亚洲人群 BMI 和糖耐量之间的关联强度与其他人群相同[51]。印第安人群对于健康的 BMI 临界值是<23 kg/m²,而白种人是<25 kg/m²;印度男性正常的 WC 为<90 cm,女性为<80 cm,相比之下,白种人的男性和女性的 WC 分别为<94 和<80 cm;同时,BMI 值较低的情况下也会出现在腹部肥胖者中[51,52]。在印度,与全身肥胖者相比,糖尿病与中心性肥胖有更强的相关性[47]。即使非肥胖者,体内若有多余脂肪和少量肌肉,也会出现高胰岛素血症和胰岛素抗性的风险,以及在亚洲印度人群中 2 型糖尿病的高患病风险[52-54]。

来自撒哈拉以南非洲和亚洲的研究表明,目前糖尿病流行病学转变是与西化的生活方式紧密相关,其特点是身体活动量减少和高脂肪饮食增加,这也是快速城市化的结果。与农村居民相比,城市人口饮食更多样化,微量营养素和动物性食物更丰富,大量摄入精制碳水化合物加工食品和不饱和总脂肪,但纤维摄入量较少[35,46]。

四、酮症倾向性 2 型糖尿病(KPD)

在过去的二十年里,最初在年轻的非洲裔美国人群中观察到的酮症倾向型糖尿病已经成为新的临床病种。这种糖尿病酮症酸中毒(DKA)综合征没有 1 型糖尿病的免疫标志物,但具有类似于 1 型糖尿病的胰岛素依赖性,且随后在不确定的时间段内又不再对胰岛素依赖。目前这类人群表现为新诊断的 DKA,但又有 2 型糖尿病的临床、代谢和免疫特征[13,55]。

由于对该疾病的病理生理机制缺乏了解,ADA[8] 和 WHO[9] 把这种形式分类成特发性 1 型或 1B 型糖尿病,即没有已知病因的 1 型糖尿病。因为具有 1 型和 2 型糖尿病的部分特征,所以被称为非典型糖尿病,即 Flatbush 糖尿病,也称为 1.5 型糖尿病或最近新提出的酮症倾向性 2 型糖尿病[3,55]。它主要出现在非洲血统的人群中,占非洲裔美国人群的 20%～50%,且 10%～15% 的撒哈拉以南非洲成人被新诊断为 DKA,但在西班牙裔、美国本土人、日本和中国人群中也有报道[13,55]。

多数 KPD 患者是肥胖的中年男性,有 2 型糖尿病的家族史,但缺乏与 HLA 遗传关联,且 1 型糖尿病的自身免疫标志物较低(抗胰岛细胞抗体,ICA;谷氨酸脱羧酶,GAD)。从撒哈拉以南非洲移民的研究中发现,KPD 患者平均年龄为 39.1 岁,76% 为男性,75% 有 2 型糖尿病的家族史,平均 BMI 为 24.9 kg/m²,49.5% 的人超重或肥胖[13,55]。

KPD 典型表现为严重的高血糖症状(多尿、多饮、消瘦)、酮症或非突发的酮症酸中毒。刚开始用胰岛素治疗可快速控制高血糖,但是经过几天或几周的胰岛素治疗后,会进入血糖控制缓解阶段,这可能持续数月至数年,也有可能复发出现高血糖。缓解期间,也能在无胰岛素的情况下控制血糖[13,55]。在撒哈拉以南非洲移民中进行平均 14.3 周的胰岛素治疗后,血糖缓解的患者能达到 76%;40% 的患者在第 1 次治疗后,10 年之内不再需要胰岛素[13,55]。在一些研究中,当患者只采用饮食治疗时,缓解期持续了不到 2 年,而低剂量磺脲类药物和二甲双胍治疗高血糖时可延迟高血糖症的复发和酮症酸中毒症[55]。

目前,对 KPD 受试者的研究发现,胰岛素分泌和胰岛素活性明显受损,但积极的胰岛素治疗对 β 细胞功能和胰岛素敏感性有显著改善作用,甚至后续几个月内可以停止胰岛素治疗,也就是说 β 细胞功能障碍是由于短暂的功能异常造成的,但并非不可逆转。在最近的研究中发现,少数 KPD 缓解的非裔美国人群受试者、2 型糖尿病患者和肥胖的受试者在葡萄糖注射的前后 20 h 内都会受到精氨酸的刺激[56]。KPD 缓解的受试者表现出与其他两组相似的基本情况,其受刺激后的胰岛素分泌水平提高,表明 β 细胞功能显著恢复。

β 细胞功能障碍的潜在机制尚不清楚;然而,初步研究显示,可能是由于葡萄糖毒性增加了 β 细胞脱敏的易感性[55]。

在大多数研究中,都缺乏与 1 型糖尿病患者中人类白细胞抗原等位基因易感性的关联性的研究[13,55]。虽然 KPD 的遗传易感性是有可能的,但还不知道它是多基因还是单基因。在西非的研究已表明,葡萄糖-6-磷酸脱氢酶(G6PD)在 KPD 受试者中有缺陷,但患者与突变的葡萄糖-6-磷酸脱氢酶基因或固醇调节元件关联结合蛋白-1(SREBP-1)的多态性没有关联[57]。

大多数研究报告表明,1 型糖尿病的自身免疫标志物(ICA 和 GAD 抗体)在 KPD 患者中流行率较低(0～18%)。此外,有初步证据表明,人类疱疹病毒 8(human herpesvirus 8)的血清阳性抗体与非洲裔患者的 KPD 受体之间存在关联性[58]。

成年的 DKA 患者中缓解血糖并接近正常的可能影响因素包括种族(非裔美国人、非洲、拉美裔)、新诊断的糖尿病、肥胖、是否有糖尿病家族史、自身抗体是否阴性(ICA 或 GAD)、空腹时 C 肽水平(DKA 得到解决后的 1 周内,>0.33 nmol/L 或随访后的 6～8 周>0.5 nmol/L)和胰高血糖素刺激的 C-肽水平(治疗阶段>0.5 nmol/L,后续阶段>0.75 nmol/L)[59]。

五、营养不良、热带胰腺炎和糖尿病

当前,WHO 对糖尿病的分类不再包括营养不良相关的糖尿病(MRDM),以前称之为胰腺纤维化糖尿病(FCPD)和蛋白质缺失胰糖尿病(PDPD),也被称为蛋白缺陷型糖尿病(PDDM)。在 1995 年的一个国际研讨会中提出,营养不良调节糖尿病(MMDM)取代 MRDM,并将之前列为 PDPD(PDDM)的病症归入此组[11]。这些条件与胰腺纤维化糖尿病是不同的,它归为当前 WHO 分类下的其他特定类型[9]。胰腺纤维化糖尿病的特点较明显,似乎是热带慢性胰腺炎的结果。然而,营养不良调节糖尿病没有明显特征性的表征,可能包括多样化的特殊类型糖尿病,其临床症状受营养不良调节。有人否定营养不良调节糖尿病作为一个特定的类型,但其他人支持其作为糖尿病的一种独特形式存在[60,61]。

热带慢性胰腺炎是非酒精性胰腺炎的早期形式,其特点是存在大量的导管内钙结石,且发展为糖尿病和胰腺癌症的概率很高[62]。营养不良和过度食用木薯与这种病症的发病机制有关[63]。虽然热带慢性胰腺炎的特点已在其他发展中国家有所研究,但目前大多数研究数据都来自印度南部地区。尽管其临床症状已被描述得较清楚,但是病症的流行病学还尚未清楚,因为大多数的研究都是以临床患者为基础或对少数人群进行的研究[62]。热带慢性胰腺炎在年轻人中通常表现为复发性急性腹痛(几乎所有患者都<40 岁),后续发展为胰腺外分泌和内分泌功能不全。在印度的热带慢性胰腺炎受试者中,他们的糖耐量都正常,但平均随访 7 年后,大概一半人群发生了糖尿病[64]。糖尿病通常需要胰岛素治疗,但与酮症酸中毒无关[62]。糖尿病微血管并发症包括视网膜病、肾病、肾功能衰竭、外周神经病变和自主神经病,在以前被认为是罕见的胰腺纤维化糖尿病,目前多个研究中心均有报道。但是大血管病变似乎是胰腺纤维化糖尿病的一种罕见并发症[65]。

最近,印度的一家三级医疗中心的一项研究评估了受试者的特征,这些人群都患有先天性慢性胰腺炎。在 4 年的时间里,观察到的 242 名受试者中,只有 5.8% 的受试者符合热带慢性胰腺炎标准(发病<30 岁,体质量指数<18.5 kg/m²,胰腺结石并伴有主胰管扩张,患有糖尿病且缺乏引起胰腺炎的另一个原因)[66]。在整个研究人群中,营养不良和过度食用木薯并非导致慢性胰腺炎发展的危险因素,一半以上的受试者存在丝氨酸蛋白酶抑制剂 Kazal 1 型(SPINK 1)和/或囊性纤维化跨膜传导调节因子(CFTR)基因的突变。在本研究中,没有受试者存在阳离子胰蛋白酶(PRSS 1)基因突变。

此外,在印度钦奈进行的大量人群研究中,1 382 位患有糖尿病的受试者中,胰腺纤维化糖尿病的患病率为 0.36%[67]。伴有胰腺纤维化糖尿病的受试者相对于其他的糖尿病患者年龄更小[(36.3±15.1)岁]、糖尿病确诊年龄更小[(46.0±10.0)岁]、体重指数和腰围更小、胆固醇和甘油三酯的含量更低,但糖化血红蛋白(HbA1c)的含量则更高。做过诊断的 5 个受试者都使用胰岛素治疗。

这些研究表明,热带慢性胰腺炎和胰腺纤维化糖尿病即使是在某些方面是相同的,但进一步的分析表明,它们具有不同的特征,需要进一步弄清病因和发病机制。

营养不良调节性糖尿病已被证实与 MHC 类型 1 链相关基因(MIC-A)的多态性和 HLA DR3-DQ2 相关联[68,69]。然而,营养不良调节性糖尿病是否是自身免疫 1 型糖尿病的一种形式,是否伴有受营养剥夺影响的独特表型,有待进一步研究。

六、并发症

据 WHO 估计,2000 年全球糖尿病死亡病例数为 290 万,相当于世界所有死亡人数的 5.2%,并与同一年的 HIV/AIDS 死亡病例数相当,这使得糖尿病成为世界第五大死亡原因。非正常死亡中,190 万人(65.5%)来自发展中国家,其中 10% 是有经济生产力的个体(35~65 岁),病因都是由糖尿病引起;并且糖尿病在发达国家也是一种常见疾病[70]。

在非洲,糖尿病的自然变化规律和临床特征研究较少,原因是许多情况下的后续跟踪很难。从有限的数据中发现死亡率高得令人无法接受,其主要原因依然是可预防的急性代谢并发症和感染。5.0%~11.8% 的死亡报告来自临床病例,7.6%~41% 的死亡报告是由研究结果得出;其死亡的主要原因是糖尿病酮症酸中毒(DKA)和感染。然而,埃塞俄比亚和南非的研究报告表明这种情况正在发生改变,其中 30%~50% 1 型糖尿病患者死亡原因是肾脏疾病所致。从早期的尸检研究中发现,大多数的死亡是由于糖尿病酮症酸中毒(34%~54%),感染是第二大死因。然而,这些研究的局限性在于它们包括了 1 型和 2 型糖尿病患者以及不同糖尿病病程的混合人群研究[71]。在莫桑比克农村的研究发现,早产儿死亡率与 1 型糖尿病有关,确诊后的预期寿命减少至 0.6 年,而在赞比亚,预期寿命估计为 27 年[72]。

以前,非洲人群糖尿病的慢性并发症较罕见,这可能与生存率的降低和筛选不足有关[33,71,73]。临床上针对 1 型、2 型和其他不同糖尿病病程的混合样本研究表明,大血管疾病的患病率较低(外周血管病为 1.7%~10%,心绞痛为 0.4%~10.0%),但高血压较常见(19%~50%),且糖尿病相关足病的患病率为 0.6%~36.6%。微血管相

关并发症中,视网膜病的发病率为2.9%～57.1%,肾病为1.0%～30.5%,神经性疾病为5.9%～69.6%[33,71,73]。

在一项关于埃及人群中2型糖尿病所致微血管并发症患病率的研究表明,已知糖尿病的患者和调查新发现的糖尿病患者中,视网膜病变的比例分别为41.5%和15.7%,肾病分别为6.7%和6.8%,神经系统疾病分别为21.9%和13.6%,足溃疡疾病在两组人群中均为0.8%。每种微血管并发症与血糖的上升具有显著相关性[71]。

大多数长病程疾病的研究数据都来自对1型糖尿病的研究;这些数据表明,微血管并发症中视网膜病变占40%～50%,神经性疾病占20%～40%,肾病占20%～30%。在南非,患有长病程(>10年)2型糖尿病的印度人群和非洲人群(黑人)中,患有视网膜病的占64.5%,肾病占25%,需要治疗的高血压占68%,异常血清肌酸酐占25%以上,异常肾小球滤过率占42%。糖尿病所致

高血压在印度(47.4%)的流行率低于非洲(84.8%),其他并发症的发生率无显著种族差异[74]。

因此,这些数据表明,随着存活率的提高和具有长病程的糖尿病患者的增多,非洲地区慢性并发症的发生率逐渐接近发达国家。然而,大血管疾病的患病率低,但高血压患病率高的原因,有待进一步研究。

七、病例管理

与世界其他地区一样,糖尿病在热带地区的管理方式包括改变生活方式(饮食和身体活动)、口服抗糖尿病药物、胰岛素和其他药物注射。预防和控制糖尿病,需要继续进行药物研究、设备(葡萄糖试纸条)开发和训练有素的医护人员的培养。然而,在许多发展中国家,疾病控制较差的主要原因是重视程度不够,以及缺乏廉价的糖尿病药物,比如胰岛素,这导致了很多不应有的和可避免的代谢并发症[35]。

参考文献

见:http://www.sstp.cn/video/xiyi_190916/。

第64章 热带地区肿瘤

ROBERT NEWTON, KATIE WAKEHAM, FREDDIE BRAY

翻译：施 亮 杨 坤
审校：李石柱 陈 瑾 陈 勤

要点

- 在许多发展中国家，肿瘤的发病率和死亡率都没有精确的数据，疾病负担也均为估算值。
- 发展中国家肿瘤发病率和死亡率持续攀升。
- 尽管在一些较富裕的国家，烟草和生活方式对肿瘤的影响逐渐增强，但在发展中国家，感染是肿瘤最主要的诱因。
- 通过调整生活方式，筛检和接种疫苗可以预防许多肿瘤的发生。
- 在许多发展中国家，并未普及适宜的肿瘤诊断与癌的缓解技术和病例管理技术，并且往往忽视癌的缓解技术。

一、概述

本章旨在阐述肿瘤的重要特征和最新发展趋势。要强调的是随着各个国家社会和经济的发展，全球肿瘤负担持续升高。以 2008 年一些肿瘤负担的指标、1983—2002 年肿瘤发病率的趋势记录和 2030 年疾病负担估算值为基础，我们讨论了肿瘤预防的前景，并简要评估了通过早期诊断和筛查改善疾病负担的预期效果。最后，我们概述了在低收入人群中治疗肿瘤和减轻癌痛的措施。

二、全球肿瘤负担的常规数据来源和统计方法

依据一些常规来源的信息，本章汇编、估算并阐明了全球肿瘤负担。然而，需要注意的是，发展中国家的肿瘤负担（或任何其他疾病）数据或许不太精准，所以应当谨慎解释数据。总体而言，常规的死亡率统计登记仅涵盖了 4%～5% 的发展中国家人口。肿瘤登记是肿瘤发生数据的另一个重要来源。虽然他们可以提供当期及后续的肿瘤信息，但仅覆盖约 3% 的发展中国家人口。根据这些有限的数据，可估算热带国家的肿瘤疾病负担。以下简要描述肿瘤的发病率、死亡率、患病率和伤残调整寿命年（disability-adjusted life years，DALYs）的主要数据来源及其估算方法。

（一）发病率

肿瘤发病率是指，在一个既定时期内，特定的人群中肿瘤新发病例出现的频率。它可以表示单位时间内病例绝对数或率，分子为肿瘤新发病例数，分母为相应时间的风险人群。比较发病率可阐明潜在的风险因素，有助于制定计划，安排肿瘤控制资源的优先次序，监测和评估特定基础预防干预措施的影响。基于人群的肿瘤登记处主要从事这方面的研究，他们收集特定人群中的肿瘤新发病例并进行分类，为评估区域人群中的肿瘤影响提供发病统计数据，并做进一步控制。这些国家或区域性的肿瘤登记机构确保所收集数据的高度完整性、准确性和可比性，为分析发病率在空间和时间的差异提供重要参考数据。尽管发病率不受治疗和生存结果变化的影响，但登记行为、恶性肿瘤定义和国际疾病分类（international classification of diseases，ICD）的改变对其有影响[1]。《五大洲的肿瘤发病率》（Cancer Incidence in Five Continents，CI5）系列于 1962 年首次出版，很快就发行到第 10 卷。从世界各地筛选出运行良好的基于人群的肿瘤登记处后，CI5 系列从中收集统计肿瘤发病率的 5 年数据[2]。一般情况下，被 CI5 收录的数据质量均较高，在编辑过程中，也会对提交的数据集的可比性、完整性和准确性进行深入评估。高、中和低收入国家的高质量肿瘤登记数据的可及性存在较大差异。CI5 的第 9 卷覆盖了 83% 的北美人口，但仅分别收录了 6%、4% 和 1% 的南美洲、亚洲和非洲国家的注册管理机构的数据。

（二）死亡率

死亡率是描述罹患肿瘤的结果和影响的独特指标，可用单位时间内死亡人数或率表示。死亡率是特定肿瘤的发病率和病死率的乘积。病死率（1－存活率）表示肿瘤患者个体死亡的概率。因此死亡率衡量的是某个人群罹患肿瘤后发生死亡的平均风险。该数据一般来自临床医生在生命登记系统中描述的死亡事实和死因。ICD 提供了统一的命名和编码系统，并为死亡证明提供了参考格式。死亡率数据的可靠程度依赖于所记录死亡原因的准确性和注册的完整性。死亡认证错误也有详细记录[3]，如确诊为肿瘤的患者死于该病，但未写在死亡证明

书里。相对于肿瘤发病率,死亡率更易获得。世界卫生组织的死亡率数据库包含约 80 个国家的肿瘤死亡率数据,许多国家可长期使用。在南美洲,死亡数据更易获得,但可及性却有限。在发达国家,死亡率数据有更高的可用性,可代替发病率用于地域和时间的研究。如果病死率在不同人群或特定人群长时间保持不变,只能利用死亡率来描述;在高收入国家,肿瘤的治疗和管理明显改善,据观察,发病率和死亡率趋势可能存在相当大的差异。

(三)患病率

随着早期检测和有效治疗取得突破性进展,在发达国家中,肿瘤已经被认为是一种慢性疾病。患病率是指罹患某种疾病的绝对人数占特定人群的百分比,该数据可有助于量化需要医疗援助人群。总患病人数是指过去某一时间内特定健在人群中被确诊为罹患肿瘤的人数。在基于人群的肿瘤登记处,该数据可通过直接统计依然健在的病例数来估算。由于这种方法需要登记和随访,而且治疗新诊断病例与长期支持存活者需要的资源不同,改良后的患病率概念被广泛使用。其间患病率是指在过去的固定时间内被诊断为肿瘤的患者数,可有效地预测从疾病诊断、治疗到临终关怀等不同阶段的护理所需的医疗资源。我们预测了 5 年的患病率,划分了肿瘤治疗阶段。如:前期治疗(1 年以内)、临床随访(2～3年)和治愈阶段(4～5 年)。国家级的发病率与生存率相乘可估算患病率,该方法曾在 1990 年用于测算全球的肿瘤患病率[4]。2008 年的估算中[5]更新并扩展了生存数据,纳入了国家级的绝对生存估算值等,包括来自许多中低收入地区以及欧美国家的注册管理机构的具体估算值,以及澳大利亚和日本等若干国家的部分国家级估算值。

(四)DALYs

确立肿瘤控制的优先事项需要致命和非致命肿瘤的相关信息。DALYs 是一个重要指标,该指标计算了肿瘤死亡率的社会负担和肿瘤患者与长期幸存者的疾病和残疾程度之间的关联[6]。DALYs 包括因过早死亡减寿年数(years of life lost,YLLs)和疾病所致伤残引起的伤残损失寿命年(years lived with disability,YLDs)。YLLs由特定年龄组中癌症特异性死亡人数与患者在诊断时的预期寿命年数相乘获得。YLDs 由每种疾病的非致命阶段的发病病例数与该疾病的平均持续时间相乘获得。这些年数乘以伤残权重可用于表达每个事件的严重程度[6]。

三、计算全球肿瘤负担——估算法

国际癌症研究机构(International Agency for Research on Cancer,IARC)是提供全球有关癌症负担统计数据的权威机构,公布全球肿瘤负担估算值且将其纳入全球癌症(GLOBOCAN)统计报告。最新数据库纳入了 2008 年所有肿瘤的发病率、死亡率、患病率估算值和疾病负担,以及 184 个国家的 26 个肿瘤登记处的相关数据(见:http://globocan.iarc.fr)[7]。

虽然编纂 GLOBOCAN 估算值的方法已几经演变,但其基本原则仍是依赖于各个国家的最佳数据来测算全球流行情况。估算结果的精确程度取决于本地可用数据的广度和准确性。采用层次结构方法来建立全球概况,其可行性取决于国家特定数据的可用性和准确性。疾病发病率和死亡率的测算方法已详细说明[7]。简而言之,在 2008 年的测算中,尽可能直接使用国家级数据库中的发病率(来自肿瘤登记处)和死亡率(来自世界卫生组织数据库)获取有关癌症新发病例和死亡病例的信息,并推算 2008 年的数值。由于肿瘤登记处记录了死亡率和发病率,因此尽可能使用该发病率来估算国家发病率,如果可行,使用该肿瘤死亡率来推算相应的国家级死亡率。同时,使用区域数据和统计模型来处理国家级发病率数据的缺失。

在一些中低收入国家,由于缺乏重要的统计数据,则使用 2008 年发病率估算值和通过人均国内生产总值(gross domestic product,GDP)模拟计算出的癌症生存概率来推算癌症特定死亡率。这些都尽可能按比例计入世界卫生组织的死亡率估算值。在疑似死亡率记录不全的情况下进行调整;在死亡记录中,将未分类的子宫癌重新分类到特定的宫颈或子宫类型疾病。

除了肿瘤的发病率和死亡率的计数和发生率,我们还提供了 5 年的肿瘤患病率和 DALYs 等关键统计数据,包括 YLLs 和 YLDs。布雷等[8]和 Soerjomataram 等[9]分别给出了计算国家级患病率和 DALYs 的数据源及统计方法。根据全球性别和地区以及一个国家的人类发展指数(human development index,HDI,人类发展的综合衡量指标)水平,我们提出了针对特定癌症类型的指标。HDI(2007 年联合国开发署估算值)是人类发展的 3 个基本维度的综合指数,即健康长寿(基于出生时的预期寿命)、知识获取(基于成人识字率和小学到大学教育入学率的组合)和体面的生活水平(基于购买力比价调整的人均 GDP,购买力比价美元)。

我们使用世界标准人口估算了每 10 万人口的年龄标化发病率和死亡率[2]。我们还估算了个人终身累积风险(0～74 岁,假设没有其他死因)[10]。以联合国《世界人口展望》的中等生育率变量为指标假定 2030 年的人口增长和老龄化程度,根据 2008 年的比率,结合 4 类 HDI,我们按性别分列了所有癌症在 2030 年疾病负担。

为根据资源水平和社会发展程度测算各个方面的癌症负担,我们预定义了 HDI 分布类别:低 HDI(HDI<0.5)、中 HDI(0.5≤HDI<0.8)、高 HDI(0.8≤HDI<0.9)和极高 HDI(HDI≥0.9)[11]。每个国家的精确发展水平类别如图 64.1 所示;国家名称见提要 64.1。我们还结合极

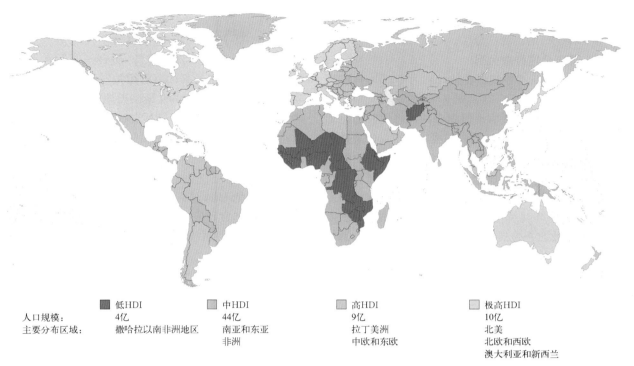

■ 低HDI	■ 中HDI	■ 高HDI	■ 极高HDI
人口规模: 4亿	44亿	9亿	10亿
主要分布区域: 撒哈拉以南非洲地区	南亚和东亚 非洲	拉丁美洲 中欧和东欧	北美 北欧和西欧 澳大利亚和新西兰

图 64.1 人类发展指数(HDI)2007(4 个级别)。

提要 64.1 184 个国家或地区的人类发展指数(HDI)一览表

极高 HDI	高 HDI	中 HDI	低 HDI
澳大利亚;奥地利;巴巴多斯;比利时;文莱;加拿大;塞浦路斯;捷克共和国;丹麦;芬兰;法国(都市);瓜德罗普(法)留尼汪(法);法国;马提尼克(法);法属圭亚那;法属波利尼西亚;德国;希腊;冰岛;爱尔兰;以色列;意大利;日本;韩国;科威特;卢森堡;马耳他;新喀里多尼亚(法);新西兰;挪威;葡萄牙;卡塔尔;新加坡;斯洛文尼亚;西班牙;瑞典;瑞士;中国台湾;荷兰;阿联酋;英国;美国	阿尔巴尼亚;阿根廷;巴哈马;巴林;白俄罗斯;波斯尼亚和黑塞哥维那;巴西;保加利亚;智利;哥伦比亚;哥斯达黎加;克罗地亚;古巴;厄瓜多尔;爱沙尼亚;关岛(美);匈牙利;哈萨克斯坦;拉脱维亚;黎巴嫩;利比亚;立陶宛;马其顿;马来西亚;毛里求斯;墨西哥;黑山;阿曼;巴拿马;秘鲁;波兰;波多黎各;罗马尼亚;俄罗斯联邦;沙特阿拉伯;塞尔维亚;斯洛伐克;特立尼达和多巴哥;土耳其;乌拉圭;委内瑞拉	阿尔及利亚;安哥拉;亚美尼亚;阿塞拜疆;孟加拉国;伯利兹;不丹;玻利维亚;博茨瓦纳;柬埔寨;喀麦隆;佛得角;中国;科摩罗;吉布提;多米尼加共和国;埃及;萨尔瓦多;赤道几内亚;斐济;加蓬;格鲁吉亚;加纳;危地马拉;圭亚那;海地;洪都拉斯;印度;印度尼西亚;伊朗;伊拉克;牙买加;约旦;肯尼亚;韩国;吉尔吉斯斯坦;老挝;莱索托;马达加斯加;马尔代夫;毛里塔尼亚;摩尔多瓦;蒙古;摩洛哥;缅甸;纳米比亚;尼泊尔;尼加拉瓜;尼日利亚;巴基斯坦;巴勒斯坦;巴布亚新几内亚;巴拉圭;菲律宾;刚果(布);萨摩亚;所罗门群岛;南非;斯里兰卡;苏丹;苏里南;斯威士兰;叙利亚;塔吉克斯坦;坦桑尼亚;泰国;突尼斯;土库曼斯坦;乌干达;乌克兰;乌兹别克斯坦;瓦努阿图;越南;西撒哈拉地区;也门	阿富汗;贝宁;布基纳法索;布隆迪;中非共和国;乍得;科特迪瓦;刚果(金);厄立特里亚;埃塞俄比亚;几内亚;几内亚比绍;利比里亚;马拉维;马里;莫桑比克;尼日尔;卢旺达;塞内加尔;塞拉利昂;索马里;冈比亚;东帝汶;多哥;赞比亚;津巴布韦

来源 *联合国 2007*

（高）、中、低 HDI，建立了较低和较高 HDI 区间，以替代"发达"和"发展中"的传统二分法。

四、2008 年全球肿瘤负担

2008 年，全球新增肿瘤患者估计约为 1 270 万，肿瘤致死人数约 760 万（图 64.2）。据 5 年患病率图谱显示，截至 2008 年底，5 年内被确诊但尚存活的恶性肿瘤患者为 2870 万。在世界范围内，肺癌仍然是最常见的恶性肿瘤，其发病率（160 万新发病例，总发病率占新发肿瘤病例的近 13%）和死亡率（140 万死亡病例，占总肿瘤死亡人数的 18%）均据各类恶性肿瘤之首。女性乳腺癌的发病率位居第 2 位（2008 年有 140 万新发病例，占所有新发肿瘤的 11%），死亡率位居第 5（45.8 万死亡病例，占总肿瘤死亡人数的 6.1%）。此外，2008 年新发肿瘤病例数排名第 3 位到第 6 位的依次是大肠癌（约 120 万新发病例，60.8 万例死亡）；胃癌（99 万新发病例，73.8 万例死亡）；前列腺癌（91.3 万新发病例，26.1 万例死亡）和肝癌（74.8 万新发病例，69.5 万例死亡）。

2008 年，在较高发展（高、极高 HDI）地区，新发肿瘤病例超过 80 万的疾病包括肺癌、女性乳腺癌以及结肠癌。此外，前列腺癌在高 HDI 地区的新发病例数也超过 76 万（图 64.3A）。在较高发展地区，以上 4 类肿瘤的新发例数占肿瘤新发病例总数的一半以上。在该地区，以上 4 类肿瘤的寿命累积风险均超过 3%，表明该地区 75 岁以下的人群中每 30 人就有 1 人罹患其中 1 种肿瘤（图

64.3B）。

在中、低 HDI 地区，肺癌也是新发病例最多的恶性肿瘤（77.8 万新发病例），此外，还有一些不常见的恶性肿瘤，包括发病率较高的感染相关胃癌、肝癌以及宫颈癌等（图 64.3A）。食管癌也是该类地区常见的肿瘤之一，这 7 种肿瘤约占低 HDI 地区肿瘤新发病例总数的 62%。肺癌的寿命风险最高，为 2.3%，其他肿瘤如胃癌、肝癌、女性乳腺癌、结肠癌以及食管癌的寿命风险为 1%～2%（图 64.3B）。

在中、低 HDI 地区，肿瘤的死亡率相对较高，尤其是肝癌、胃癌和食管癌（图 64.3C）。在高 HDI 地区，最常见的高死亡率恶性肿瘤主要是肺癌、结肠癌、胃癌和女性乳腺癌等，其死亡率之和约占肿瘤死亡率总数的 45%。在低 HDI 地区，最常见的 4 种致死肿瘤分别为肺癌、胃癌、肝癌以及食管癌等，其死亡率之和占肿瘤死亡率总数的 49%。就特定肿瘤的累积风险而言，在高 HDI 地区和低 HDI 地区，肺癌死亡率均排在首位（图 64.3D）；在高 HDI 地区，结肠癌居于第 2 位，而在低 HDI 地区排在第 2 位的是胃癌和肝癌；胃癌死亡率的终身风险在高 HDI 地区和低 HDI 地区均排在第 3 位。

我们统计了 2004—2008 年被确诊罹患肿瘤的成年患者在 2008 年底仍然存活的人数，以及不同部位癌症的 1 年存活率、2～3 年存活率和 4～5 年存活率情况（见图 64.4）。其中，女性乳腺癌、结肠癌和前列腺癌的总和占

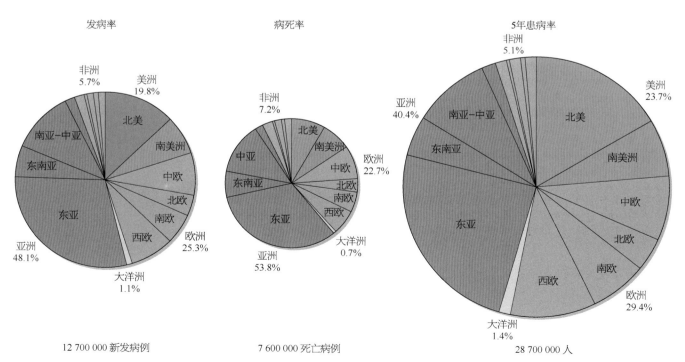

图 64.2 全球肿瘤负担-各大洲估算的肿瘤发病率、死亡率及 5 年患病率。

（来源：2008 全球癌症统计报告，http://globocan.iarc.fr.）

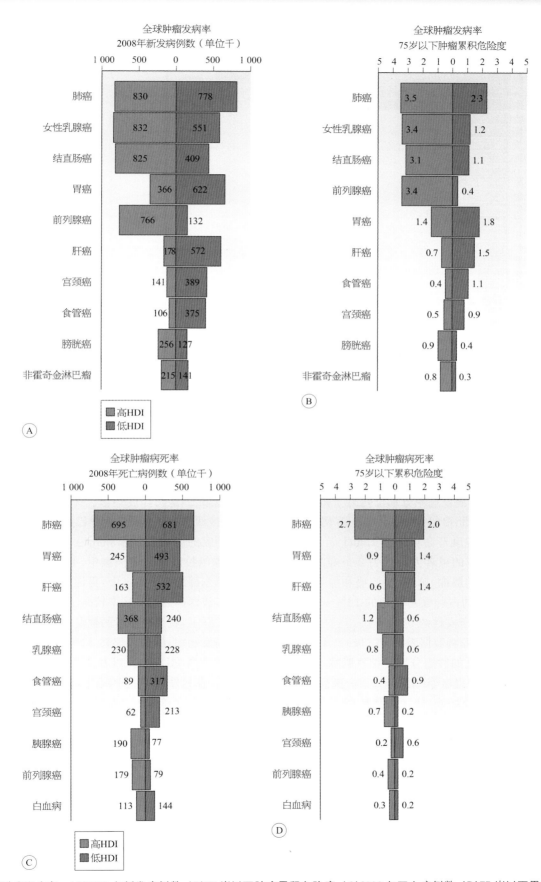

图 64.3　全球肿瘤发病率。(A)2008 年新发病例数；(B)75 岁以下肿瘤累积危险度；(C)2008 年死亡病例数；(D)75 岁以下累积危险度。(修订于 Bray et al. Lancet Oncol 2012.)

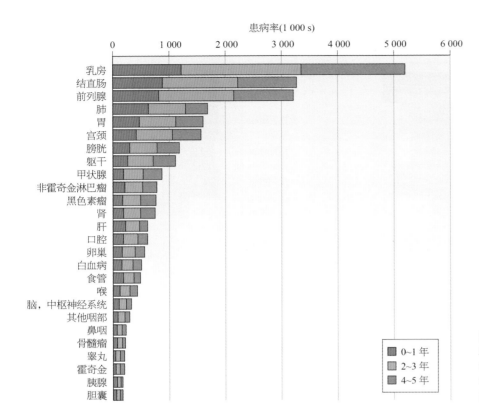

患病率(1 000 s)

图 64.4 不同部位肿瘤的全球 5 年患病率。堆叠柱状图表示 2008 年、2006—2007 年和 2004—2005 年被诊断为肿瘤且 2008 年仍然存活的患者的患病率,包括所有性别的 15 岁以上患者。按患病率大小进行排序。

图例:
- 0~1 年
- 2~3 年
- 4~5 年

所有肿瘤患病率的 40%。在大多数国家,乳腺癌的患病率最高,目前约有 520 万例乳腺癌肿瘤患者。2008 年,乳腺癌确诊患者的五年存活率约达 1/6。在全球范围内,前列腺癌和结直肠癌发病率分别位列第 2 和第 3 位,5 年内的肿瘤患者数量相似(各约有 320 万例)。2008 年,因肿瘤而损失的健康寿命年约为 1.693 亿[9]。数据表明,被确诊罹患肿瘤的患者人均损失 2 个寿命年。在世界上大多数地区,结肠癌、肺癌、乳腺癌和前列腺癌造成了较高的 DALYs,约占肿瘤总负担的 18%~50%,其中,男性的 DALYs 高于女性约 6%。

4 种 HDI 地区的监测数据表明,在(极)高 HDI 地区中,2008 年 5 种最常见的肿瘤分别是结直肠癌、肺癌、女性乳腺癌、前列腺癌和胃癌等(见图 64.7)。极高 HDI 地区最常见的肿瘤是结直肠癌,估计病例有 63.5 万;肺癌、女性乳腺癌、前列腺癌的病例数共约 60 万。在中等 HDI 地区,肺癌是最为常见,估计有 77.3 万新发病例,高于胃癌、肝癌和女性乳腺癌的新发病例,上述 3 种癌症每年各有 50 多万新发病例(见图 64.7)。中国和印度的大量人口归在中 HDI 地区,他们的癌症负担和发病情况有所不同。中国的肿瘤发病率是印度的 3 倍(2008 年分别有 280 万和 95 万新发病例);在中国,肝癌、胃癌是造成高发病率和死亡率的主要因素。在印度,女性肿瘤病例数较多,其中宫颈癌是最常见的恶性肿瘤,口腔癌也较为严重。

在低 HDI 地区,尤其是撒哈拉以南的非洲国家,肿瘤的流行病学状况差异很大。2008 年,在撒哈拉以南的非洲国家中,最常见的肿瘤是宫颈癌和乳腺癌,分别排行第一和第二,这与印度类似。与感染相关的肿瘤包括肝癌、卡波西肉瘤和非霍奇金淋巴瘤等也比较常见。然而,不同国家的肿瘤发病率和死亡率模式显著不同[12]。在 31 个撒哈拉以南非洲国家中,前列腺癌为高发疾病;而在非洲东部的 5 个国家中,男性食管癌较为流行;9 个国家的卡波西肉瘤的发病率较高(图 64.7)。

实际上,就男性年龄调整发病率而言,有 9 种不同类型的高发癌症,前列腺癌在 82 个国家中最为常见,分布在高和极高 HDI 国家以及非洲的中部和南部地区(图 64.5)。在另外的 47 个国家中,最常见的肿瘤是肺癌,主要分布在东欧和亚洲的大部分地区,包括中国、印度和印度尼西亚。在东非和东南亚地区的 22 个国家中,肝癌是高发疾病。在妇女人群中,乳腺癌(135 个国家)或宫颈癌(45 个国家)是所有国家最常检出的肿瘤疾病。

在 111 个国家中(共有 184 个国家),包括所有的美洲国家和多数欧洲国家,男性人群最常罹患的肿瘤是前列腺癌[5]。结直肠癌在 25 个国家排在首位,包括 13 个亚洲国家。在包括中国在内的东亚地区,胃癌最普遍,而印度男性最易罹患口腔癌。在非洲撒哈拉以南的 11 个国家的男性人群中,5 年内致病最多的肿瘤是卡波西肉瘤。在 145 个国家中,女性患者中发病率最高的癌症是

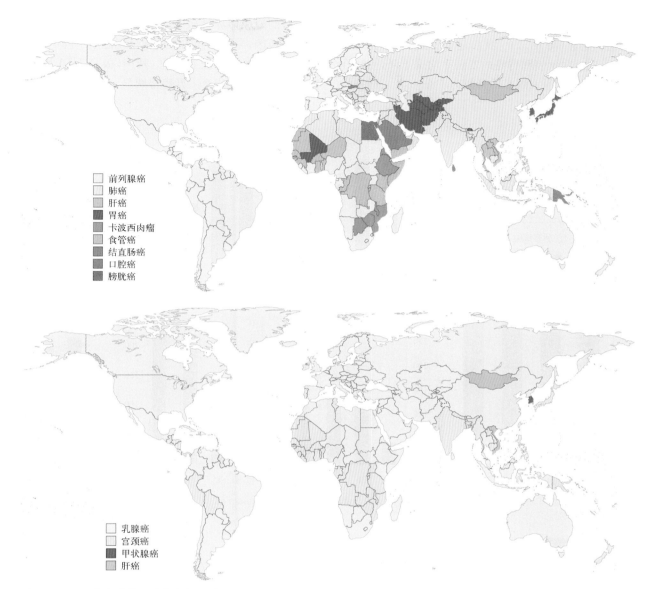

图 64.5　2008 年全球常见肿瘤分布。（来源于 Bray et al. Lancet Oncol 2012.）

乳腺癌，然而，在撒哈拉以南非洲地区和亚洲（包括印度等 37 个国家）人群中，5 年内发病率最高的肿瘤是宫颈癌。

　　总体而言，4 个不同水平 HDI 地区可用 DALYs 来比较疾病负担，它们反映了低 HDI 国家的平均过早死亡率较高，高 HDI 国家的平均伤残程度较高（图 64.6）。人类 HDI 水平不同，YLL 和 YLD 对特定肿瘤 DALYs 的贡献也明显不同。在极高 HDI 国家，前列腺癌、乳腺癌和结直肠癌是总 DALYs 的主要贡献者，其中 YLD 对总 DALYs 的贡献大得多（图 64.6）。相反，在中、低 HDI 国家，宫颈癌、肝癌以及卡波西肉瘤所致的疾病负担比例最大。在这些地区，YLD 的贡献较小；在低 DHI 地区，用来衡量过早死亡的 YLL 是 DALYs 的主要贡献者。此外，在撒哈拉以南非洲的低 HDI 国家中，前列腺癌是影响

DALYs 的主要因素。

　　五、肿瘤的发展：按 HDI 分类的近期发病趋势

　　世界上最常见的 7 种肿瘤为肺癌、女性乳腺癌、结肠直肠癌、胃癌、前列腺、肝癌和宫颈癌，我们对其近期发病趋势的评估结果表明，这几种肿瘤占全球肿瘤负担的 58%。在中、高或极高 HDI 国家的 101 个肿瘤登记机构，按性别估算了 1988—2002 年肺癌、女性乳腺癌、结直肠癌、胃癌、前列腺癌、肝脏癌和宫颈癌的年龄调整发病率的年度百分比变化趋势。尽管低 HDI 地区没有肿瘤登记机构，中、高 HDI 地区只有少数肿瘤登记结构（分别有 6 个、11 个），数据较少，但是观察到一些变化趋势模式。无论是中、高或极高 HDI 水平国家，女性乳腺癌和前列腺癌的发病率均在上升，其中乳腺癌平均增幅为 2%，前列腺癌的增幅为 3.2%～7%。观察众多登记处

的信息发现,结直肠癌的发病率日趋上升,且在中、高 HDI 区更为明显(图 64.7)。我们还观察到,几乎在所有的登记人口中,宫颈癌和胃癌的发病率均呈下降趋势,在中、高和极高 HDI 国家的平均降幅为 1‰~3‰。肝癌发

病趋势的地域差异性较大,无法一概而论。在大多数肿瘤登记地区,男性肺癌的发病率呈现逐渐下降的趋势,但女性肺癌的发病率正在上升,其中,极高 HDI 地区人群中女性肺癌的发病率上升趋势明显。

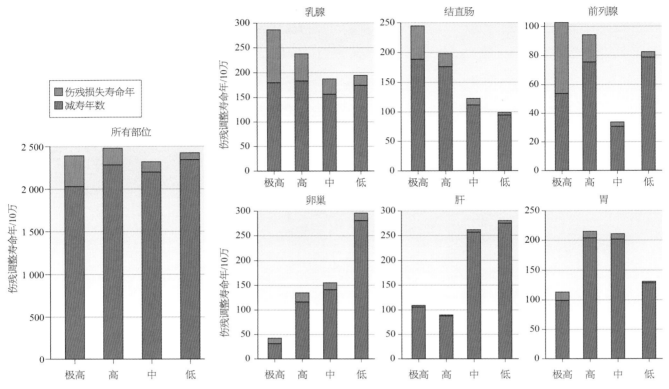

图 64.6 每 10 万人的年龄调整 DALYs。(按肿瘤部位与 HDI 分类,修订于 Soerjomataram et al. 2012.)

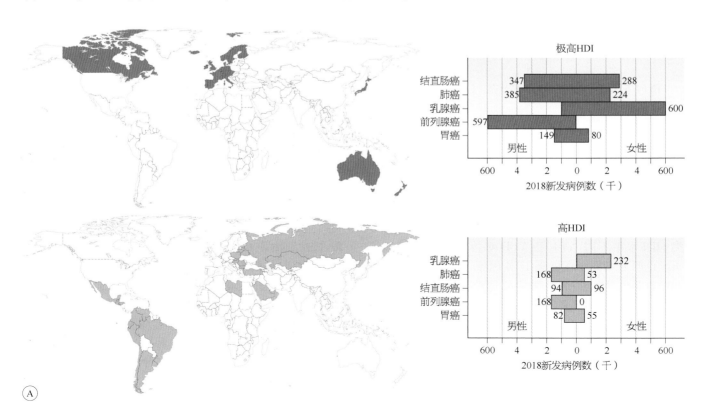

Ⓐ

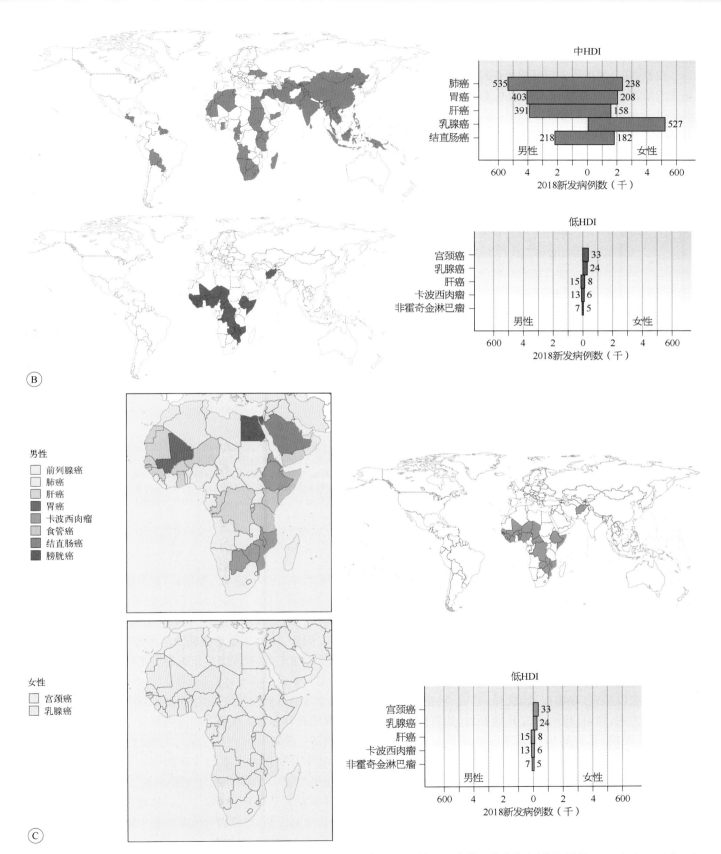

图 64.7 (A)2008 极高、高 HDI 地区 5 种常见肿瘤分布;(B)2008 年中、低 HDI 地区 5 种常见肿瘤分布(修订于 Bray et al, Lancet Oncol 2012.);(C)2008 年非洲地区常见肿瘤分布(修订于 Lancet Oncol 2012 and Jemal et al, Cancer 2012.)

六、2030 年全球肿瘤发病率：基于预期人口发展趋势的测算

根据《联合国世界人口展望》，在假定肿瘤发病率保持不变的情况下，随着社会人口增长和老龄化发展，预计2030 年新增肿瘤确诊病例达 2 030 万，较 2008 年的 1 270万增长了 61%（表 64.1）。在低 HDI 地区，肿瘤的发病率增幅最大，两性增幅均在 93% 左右。根据中、高和极高 HDI 地区癌症登记中常见肿瘤增长趋势，结合 2008 年发病情况的平均变化率，我们可以推测 2030 年的肿瘤负担[5]。在世界范围内，预计结直肠癌、女性乳腺癌和前列腺癌的年平均增长率分别为 1%、2% 和 3%，且女性肺癌患者在高和极高 HDI 地区的年平均增长率为 1%。在全球范围内，胃癌和宫颈癌发病率年平均递减幅度分别为2.5% 和 2%，高、极高 HDI 地区男性肺癌发病率年递减幅度为 1%。如果到 2030 年其他类型肿瘤的发病率与 2008年的估算值一致（包括肝癌，尽管不同 HDI 地区之间其发病趋势呈弥散性），预计 2030 年肿瘤的平均发病率将比2008 年增加 75%，罹患肿瘤人数预计达 2 220 万（表 64.1）。

表 64.1 2008 年新发肿瘤病例估算值（所有不包括非黑色素瘤的病例）和 2030 年新发病例预测值

	2008 年人口数[百万（全球人口占比）]	2030 年人口数[百万（全球人口占比）]	2008 年发病率[百万（全球负担占比）]	2030 年发病率[a]：人数[百万（2008 年以来增值绝对百分比）]	2030 年发病率[a]：纳入人口变化的数值[百万（2008 年以来增值绝对百分比）]
低 HDI	394(5.8%)	664(8.06%)	0.25(2.0%)	0.48(93%)	0.49(100%)
中等 HDI	4 442(65.6%)	5 533(66.6%)	5.7(45.1%)	10.1(78%)	10.3(81%)
高 HDI	922(13.6%)	1 031(12.4%)	1.9(14.9%)	3.0(60%)	3.4(81%)
极高 HDI	1 010(14.9%)	1 074(12.9%)	4.8(38.0%)	6.7(39%)	7.9(65%)
全球	6 768	8 302	12.7	20.3(61%)	22.2(75%)

HDI：人类发展指数

[a] 根据人口发展变化（联合国），将年龄特定的比率应用于各个 HDI 地区的人口统计数据后获得的病例估算值，加以汇总得出世界范围内的病例数预测值（因为用于测算的基础比率在年龄结构和规模上有所不同，这些数据与那些单方面的全球数据可能不完全一致）。

[b] 根据人口发展变化（联合国），基于 1988—2002 年 101 个肿瘤登记处年度年龄调整发生率的变化对 6 种肿瘤的发病率趋势进行了粗略推算。逐年降低：胃癌[2.5%（全球男性和女性）]，子宫颈癌[2%（全球）]，和肺癌[1%（高和极高）HDI 地区的男性]；上升：结直肠癌[1%（全球男性和女性）]，肺[1%（高和极高 HDI 地区的女性）]，女性乳腺癌[2%（世界范围内）]和前列腺癌[3%（全球）]。有关 HDI 分区的国家列表，请参见提要 64.1。

原文信息 Bray F, Jemal A, Grey N, et al. Global cancer transitions according to the Human Development Index (2008-2030): a population-based study. Lancet Oncol 2012;13(8):790-801.

七、肿瘤病因和控制

（一）烟草

据估算，每年约有 500 万人死于烟草所致疾病，占北美和欧洲 3～69 岁男性死亡病例总数的 1/3，世界其他地区占 12%～20%[13]。吸食烟草会引发多种疾病，如心血管疾病、慢性阻塞性肺部疾病以及各种恶性肿瘤。吸烟导致的肿瘤以肺癌、胰腺癌、膀胱癌、肾癌、喉癌、口咽癌和食管癌为主，同时，也可引发其他肿瘤，如胃癌、肝癌、宫颈癌、鼻腔癌、结直肠癌和髓样白血病[14]。在东南亚部分地区，吸烟以及咀嚼槟榔等都是诱发口腔肿瘤和咽癌的重要高危因素。

任一年龄段戒烟均可迅速有效地降低罹患肿瘤的风险。事实上，在一些发达国家，某些特定肿瘤的发病率与烟草的消耗量呈正相关，如肺癌。然而，在发展中国家，香烟消耗量正显著地增加，而这些地区的肿瘤以及其他烟草相关疾病的发病率呈上升趋势，这更说明了控制烟草项目的重要性。例如，在过去 30 年，一些亚洲国家的肺癌死亡率上升一倍多。据估计，如果吸烟率能减半，到2025 年将有 2 000 万到 3 000 万人免于多种原因导致的过早死亡，到 2050 年将累计有 1.5 亿人免死于烟草相关疾病。因此，减少烟草消费是预防肿瘤和其他疾病的工作重点。鉴于此，世界卫生组织制定了《烟草控制框架公约》（见：www. who. int//fctc/FCTC-2009-1-en. pdf），以协调全球烟草调控政策，包括提高烟草产品价格、限制广告、健康教育和禁止在公共场所吸烟等。

（二）感染

感染是第二大重要的致癌病因。全球约 16% 的肿瘤（每年约 200 万例）是由于感染病毒、细菌和蠕虫引起的，且多发生于发展中国家[13,15]。从理论上讲，如果这些传染病得到控制，将可有效预防发展中国家的四分之一、发达国家十分之一的肿瘤。

感染人乳头瘤病毒（human papillomavirus，HPV）可引起多种肿瘤，且其发生率高于任何其他传染性病原体。HPV 感染也是浸润性宫颈癌的主要致病因素。最常见

的 HPV 亚型是 HPV16、18、31、33 和 45,而在一些亚洲国家 HPV52 和 58 亚型比较常见的。这些亚型也与相当比例的肛门、阴茎、阴道和外阴肿瘤有关。HPV 感染还可能引发头颈部的一些肿瘤(特别是口腔癌)[16]。在发达国家,通过宫颈癌筛查方案,即采用宫颈脱落细胞学检测可发现癌前期病变,可有效降低宫颈癌的发病率和死亡率。然而,许多发展中国家尚未建立此项筛查方案,该病的发病率和死亡率仍然很高。尽管疫苗成本昂贵,但是在幼年时接种疫苗,是最可能大幅降低 HPV 亚型所致肿瘤发病率的措施。而今,临床上已开始应用更经济实惠的 HPV DNA 筛查技术,且已证明比现行的疫苗接种的性价比更高[17]。

每年,乙型肝炎病毒(hepatitis B virus,HBV)慢性感染引发 30 多万肝癌(特异性肝细胞癌),约占全球所有原发性肝癌的 60%。在撒哈拉以南非洲地区、中国以及东南亚地区,约有 10% 的人感染 HBV。乙型肝炎传播途径包括母婴传播、童年时期密切接触、成年后性行为以及注射等。约 2/3 的 HBV 感染者会发展成慢性肝炎,其中 1/4 最终会发展为原发性肝癌或肝硬化而致死,使肝癌成为这些地区最常见的肿瘤之一。预防 HBV 相关肝脏肿瘤的前景较好。在发达国家,血液和器官捐献者的病毒筛查降低了成年人 HBV 传播风险。在高流行区,大规模的疫苗接种是最有效预防 HBV 传播的重要措施之一。乙肝疫苗自 20 世纪 80 年代开始应用,1992 年推荐加入常规免疫计划。在成年人群中接种乙肝疫苗以降低肝癌发病率的效果尚待多年后证实。在中国台湾,在儿童和青年人中实施大规模的乙肝疫苗接种已经大幅降低了肝癌发病率。

丙型肝炎病毒也是肝细胞癌的病因,丙型肝炎病例数约占肝癌总数的 25%,且在非洲地区(41%)、日本(36%)和大洋洲(33%)的比例更高。欧洲和北美的丙型肝炎患病率估计为 1%～1.5%,日本和大洋洲约为 3%(不包括澳大利亚和新西兰),而非洲高达 3.6%。虽然也会经性行为和母婴传播,但通常为胃肠外途径传播。然而,在所有丙型肝炎病毒感染者中,近一半患者没有明确的风险因素。虽然缺少有效的疫苗,但在发达国家,丙型肝炎病毒筛查使血液传播大幅减少了。

Epstein-Barr 病毒(Epstein-Barr virus,EBV,又称人类疱疹病毒 4 型)感染是导致罹患多种类型淋巴瘤(包括伯基特淋巴瘤、霍奇金病和免疫抑制相关的淋巴瘤)以及鼻咽癌的主要原因,该病毒在全球范围内引发的肿瘤病例数高达 10 万[15]。事实上,在许多热带地区,伯基特淋巴瘤(与 EBV 感染和疟疾均相关)是最常见的童年期肿瘤。EBV 感染世界 90% 以上的人口,且大多在儿童时期感染。EBV 主要经唾液传播,并且宿主一经感染将终身携带。EBV 感染的 B 淋巴细胞的过度增殖可由特异的细胞毒性

T 细胞应答所控制,缺失这些应答效应(如艾滋病毒感染者)将会引发淋巴瘤。

卡波西肉瘤疱疹病毒(Kaposi's sarcoma associated herpesvirus,KSHV)与 Epstein-Barr 病毒感染相关,是卡波西肉瘤的首要病因[16]。而 KSHV 也会导致一种罕见类型的淋巴瘤(原发性渗出性淋巴瘤)和淋巴增生型 B 细胞淋巴瘤(Castleman 病)。在卡波西肉瘤的高发风险人群中,如西方国家感染人类免疫缺陷病毒(human immunodeficiency virus,HIV)的男同性恋者以及在肿瘤长期流行的非洲人群中,普遍存在 KSHV 感染。

人类 T 细胞白血病病毒 1 型(human T-cell leukaemia virus type 1,HTLV-1)是成人 T 细胞白血病/淋巴瘤的主要病因。据估算,在世界各地,主要是日本、加勒比海、南美洲和中部非洲等,有 1 500 万～2 000 万人感染 HTLV-1。有 2%～5% 的 HTLV-1 感染者发展为成人 T 细胞白血病/淋巴瘤,在早期感染者中尤为常见。在日本,通过缩短哺乳期(即 6 个月以下),围生期传播已大大减少。但许多发展中国家不适用,因为如果减少母乳喂养,腹泻死亡的风险将显著上升。此外,一些国家已经开始对献血者进行普遍筛查。

虽然少有证据表明 HIV 有直接的致癌作用。但是,它的免疫抑制效果似乎能加速卡波西肉瘤、非霍奇金淋巴瘤与霍奇金病、宫颈癌、肛门癌以及结肠癌的发展。撒哈拉以南非洲地区是 HIV 的高流行区。由于 HIV 感染,卡波西肉瘤的发病率增加约 20 倍,且成为乌干达和津巴布韦地区最常见的肿瘤。对 HIV 感染者采取抗逆转录病毒治疗可显著降低卡波西肉瘤和非霍奇金淋巴瘤的发生风险[18]。

在全球约半数人口慢性感染幽门螺杆菌(Helicobacter pylori)。该菌寄宿于胃壁,大部分感染者无临床表现,但部分人会发展为胃或十二指肠溃疡,极小部分或发展为胃腺癌或胃非霍奇金淋巴瘤[16]。在发展中国家,幽门螺杆菌的感染率最高。在 20 岁以前感染率上升最快,其中,感染大多发生在成年早期(80%～90%)。在大多数发达国家,在过去几十年中,随着生活条件的改善,幽门螺杆菌感染率大幅下降,其胃癌发病率也呈下降趋势。尽管抗生素可有效根除约 80% 的病例中幽门螺杆菌,但事实证明这很难大规模实施,并且可能再次感染。

水源性吸虫——埃及血吸虫(Schistosoma haematobium)感染可导致血吸虫病(裂体血吸虫),增加膀胱鳞状细胞癌的罹患风险。在热带和亚热带地区,埃及血吸虫感染已构成罹患膀胱鳞状细胞癌的主要原因。血吸虫病流行于北非和中东地区,威胁全球约 2 亿人。在这些地区中,半数以上的人口因饮用被尾蚴污染的供应水(湖泊、河流、沼泽)而受感染威胁。还有一些证据表明,日本血吸

虫（*S. japonicum*）在较小程度上可能与中国地区肝癌和结直肠癌有关。该病可治，但避免接触疫水是目前最佳的预防感染的措施。在东南亚，食源性吸虫（肝吸虫），如麝猫后睾吸虫（*Opisthorchis viverrini*）、猫后睾吸虫（*Opisthorchis felineus*）和华支睾吸虫（*Clonorchis sinensis*）感染是诱发胆管肿瘤（胆管癌）的主要因素，主要感染途径为食生的或未煮熟的含感染期幼虫的淡水鱼。在一些地区通过化疗、健康教育以及改善卫生设施等综合性干预实现对感染的控制。然而，肝吸虫病消除项目对这些地区胆管癌发病率几乎没有影响，暂无有效疫苗。

（三）其他因素

激素和生殖因素等在一定程度上加剧了一些妇女肿瘤恶化，特别是乳腺癌。目前已经明确的危险因素包括过早的月经初潮、晚育、生育次数少和更年期延迟等。这些因素的组合可以解释许多乳腺癌发病率的区域分化差异。事实上，在发展中国家，人的生育行为发生了改变，导致乳腺癌的发病率大幅上升。已有证据表明，血液中雌激素水平较高与妇女（至少绝经后的妇女）罹患乳腺癌的风险直接相关[19]。生育因素是引发影响卵巢癌和子宫内膜癌的重要条件，最成熟的保护措施是生育和使用激素避孕药。

已有研究证实，一些饮食因素，如脂肪和肉类，可增加罹患肿瘤风险，而水果和蔬菜纤维等则降低风险。然而，经过 20 多年的广泛研究，仍未确定影响肿瘤风险的特定饮食因素。这是由多种原因造成的，其中最重要的原因是流行病学研究中难以准确测量饮食的摄入。在饮食和癌症流行病学研究中还有一些其他问题，如，一个群体内相对较窄的饮食暴露范围，以及人群饮食模式随着时间的推移而变化，因此很难确定年轻时的饮食习惯是否会影响以后罹患肿瘤的风险。大量摄入乙醇饮料会增加罹患上呼吸道和消化道（口腔、舌、咽、喉和食管）癌症的风险。吸烟也能增加罹患上述肿瘤的风险，所以既饮酒又吸烟人群的风险特别高。长期酗酒可引发肝硬化和酒精肝而发展为肝癌。上消化道肿瘤的发生也与过量饮酒密切相关。研究证实，即使每天只摄入适量的 10 g 乙醇，罹患乳腺癌的风险提高了约 7%。

黄曲霉毒素（aflatoxins）是由多种曲霉（*Aspergillus*）产生的霉菌毒素，是已知的最强致癌物质之一。真菌生活在土壤中，尤其是在热带地在温暖潮湿的环境中，是谷物、油籽、坚果和香料等的常见污染菌。如果食物受污染，可在人类和牲畜的乳汁中检出该毒素[20]。黄曲霉毒素可导致生长发育迟缓、肝坏死并导致肝硬化和肝癌。由于乙型肝炎病毒能够干扰黄曲霉毒素的代谢，合并感染则进一步增加了罹患肿瘤的风险。

超重（BMI＞25 kg/m²）和肥胖（BMI＞30 kg/m²）通常以个体的体重指数（body mass index，BMI）（重量 kg/身高 m²）来衡量。超重和肥胖会使结肠癌的风险增加约三分之一，并使绝经后（但非绝经前）女性患乳腺癌的风险增加约一半。超重和肥胖与绝经前后妇女罹患子宫内膜癌的风险增加 3 倍相关，约占全球子宫内膜癌的 40%。超重和肥胖也能增加罹患肾脏肿瘤、胆囊癌以及腺癌（排除食管的鳞状细胞癌）的风险。在欧洲，推测约有 5% 的肿瘤是由超重和肥胖引起的，其中大部分是结直肠癌、子宫内膜癌以及乳腺癌等。因此，如果超重和肥胖人数减半，每年可减少 3.6 万例肿瘤[21]。在美国等国家中，肥胖的患病率高于欧洲国家，所引发的肿瘤比例超过其他国家。此外，肥胖的患病率在发达国家和发展中国家均呈上升趋势，因此预计肥胖将加重罹患肿瘤的风险。

八、肿瘤治疗

理想情况下，癌症管理涉及多学科服务，既复杂又昂贵。通常通过筛查或初级保健医生获得这些服务。治疗决策需要：①准确的病理诊断（这可能涉及免疫组织学和基因诊断）；②影像学检查，用于分期、制定治疗计划和监测；③生化标志物，如前列腺特异性抗原（prostate specific antigen，PSA）等，用于病情筛选、协助诊断、判断预后和复发等；④实验室检查，包括血液、肾和肝功能检查。在一般情况下，肿瘤治疗方式主要包括：①手术治疗；②药物治疗包括激素治疗和化疗；③放射治疗；④对症处理以及姑息疗法。肿瘤治疗效果取决于临床和病理分期、转移、组织分化程度以及并发症等。

癌症的长期存活很大程度上取决于确诊的阶段。非侵袭性组织学特征的局部小肿瘤的预后一般较好。在低收入人群中，癌症的表现通常是晚期广泛转移的肿瘤性疾病。诸多因素影响患者获得医疗保健服务，包括患者对肿瘤及症状知晓情况、害怕受歧视、偏爱传统治疗、文化障碍、医务人员的知识水平、医疗卫生基础设施、治疗费用。在这些地区，由于诊断和治疗方案也较落后，一旦确诊，一般预后也较差[22]。

外科手术是治疗实体肿瘤的一个重要方法，也是最有可能治愈肿瘤的手段。当肿瘤病灶较小且比较局限时，治愈的可能性较大。但手术在肿瘤转移病灶和姑息治疗中也起着重要作用，如手术处理肿瘤引起的肠梗阻、肠瘘以及胃肠道出血等。在资源匮乏的地区，肿瘤外科数据很少，但很多手术需求可能并未满足。

肿瘤化疗是通过阻止细胞分裂，破坏 DNA、RNA 或核酸的结构等方式来杀死肿瘤细胞。该方法可有效治疗全身性疾病，既可以与姑息治疗共同应用，也可以在手术前后和/或放射治疗共同应用以达到治愈的目的。其他形式的药物治疗包括激素治疗[如雌激素受体阳性的乳腺癌患者使用抗雌激素药物他莫昔芬(tamoxifen)，LHRH 拮抗剂来治疗前列腺癌等]和免疫疗法[例如治疗恶性血液系统癌症的 α 干扰素以及单克隆抗体如曲妥珠单抗(trastuzumab)和利妥昔单抗(rituximab)]。具有不同抗癌机制的药物联用可以提高抗肿瘤疗效。目前医疗资源贫乏地区面临的挑战主要有，可用的抗癌药物以及控制不良作用的药物(包括止吐药和抗生素)较少。

放射治疗也是治愈或缓解肿瘤的手段之一，可单独应用或作为手术或化疗的辅助治疗手段。辐射通过形成自由基来破坏肿瘤细胞的 DNA，与健康细胞比较，肿瘤细胞修复损伤 DNA 的能力弱于健康细胞，DNA 损伤修复失败以后，肿瘤细胞无法增殖或通过诱导发生细胞凋亡。放射治疗大致可分为外照射，以及将辐射源放置在体内或病灶旁的内照射。辐射可以通过放射性元素如衍生 ^{60}Co 或高能电子加速，产生光子(直线加速器)。在放疗设备资源有限的情况下，可使用一个放射性源以及一个线性加速器。该方法费用相对较低，且功能强大，只需要少量电力，且更易于维护保养。国际原子能管理局(International Atomic Energy Authority，IAEA)主管的肿瘤治疗行动(action for cancer therapy，PACT)始于2004 年，专门支持和监测发展中国家的放射治疗。该国际原子能机构建议，每百万人需要建立 5 个以上体外放射治疗机(external beam radiotherapy machines，EBRT machines)才能达到足够的人口覆盖率。图 64.8 显示了体外放射治疗机在全球的分布情况。在大多数低收入国家，每百万人口少于 1 台，很多地区甚至 1 台也没有。

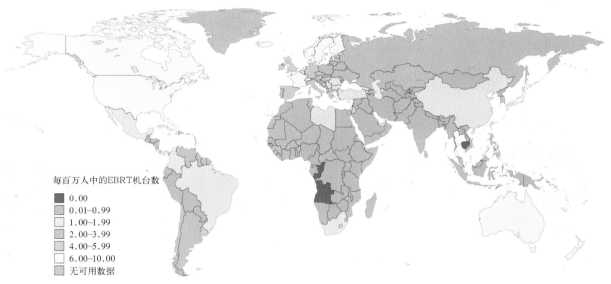

每百万人中的EBRT机台数
- 0.00
- 0.01~0.99
- 1.00~1.99
- 2.00~3.99
- 4.00~5.99
- 6.00~10.00
- 无可用数据

图 64.8 全球的体外放射治疗机分布(EBRT 机)。

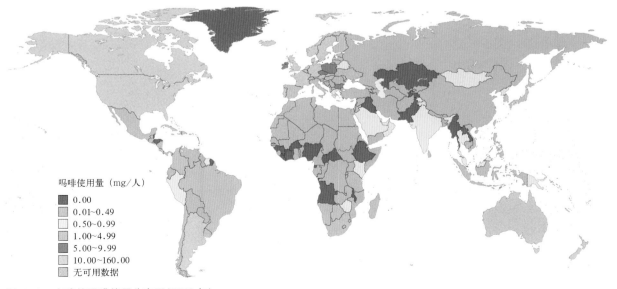

吗啡使用量（mg/人）
- 0.00
- 0.01~0.49
- 0.50~0.99
- 1.00~4.99
- 5.00~9.99
- 10.00~160.00
- 无可用数据

图 64.9 全球的吗啡使用分布图(2010 年)。

根据世界卫生组织的定义,姑息治疗为"通过运用早期识别和优质评估与治疗,开展预防,减缓痛苦,减少身体、心理和精神问题,提高患者的生活质量,解决患者家庭面临威胁生命相关的疾病问题"(见 http://www.who.int/cancer/palliative/definition/en)。尽管姑息治疗具有压倒性的需求并经证实有效[23],但没有临床推广应用模型[24]。阿片类镇痛药(opioid analgesics)对缓解疼痛至关重要,是姑息治疗的基础。世界卫生组织认识到"不充分的癌痛管理是世界上严重的公共卫生问题"[25]。在医疗资源相对贫乏的地区,可使用吗啡(morphine)缓解癌症疼痛,相对便宜且容易管理。图 64.9 表明 2007 年通过国际麻醉品管制局注册使用阿片类药物的国家分布情况,其中"低阿片类药物消费水平表明医疗资源匮乏"[26]。

参考文献

见:http://www.sstp.cn/video/xiyi_190916/。

第65章 热带地区血液病

JECKO THACHIL, SHIRLEY OWUSU-OFORI, IMELDA BATES

翻译：赵　松　张键锋　张顺先　杨　频　杨　坤
审校：陈家旭

要点

- 世界范围内超过85%的贫血人口分布在非洲和亚洲，并且该地区中儿童和育龄妇女的贫血负担最高。
- 贫血的准确诊断一直被忽视；除非是严重的贫血，贫血的临床评估并不可靠。
- 在低收入国家，贫血往往是由于相互依存的多因素造成的，仅处理某一因素并不能解决这一问题。
- 镰状细胞病的早期诊断以及发生严重疼痛、卒中和急性胸痛综合征等紧急情况时能迅速获得专科救助，有助于防止发生长期并发症。
- 除非能定期输血，重型β-地中海贫血在患病最初几年是致命的；并且除非伴随着铁螯合治疗，输血最终会由于铁过量造成的不可逆器官损伤而导致死亡。
- 疟疾引起的贫血对儿童和孕妇是一个严重问题，恶性疟原虫和间日疟原虫可引起重度贫血。疟疾引起的贫血可以通过药物预防和间歇性治疗，以及采用杀虫剂浸泡蚊帐和媒介控制等防蚊措施而减少。
- 70%的艾滋病毒感染者有贫血发生，并且贫血是造成死亡的一个独立危险因素。及时处理与贫血相关的因素如感染、营养不良以及抗病毒治疗将减少死亡。
- 缺血在热带国家很常见。为增加血液供应，应按规定进行输血。固定重复的献血者是安全的献血方式，应鼓励献血者定期献血。

　　血液系统疾病是低收入国家的常见病，并对这些地区的死亡和疾病负担影响极大，还对资源不足国家发展产生不利影响。由于红细胞为人体提供对抗疟疾的保护，并与造成贫血的其他因素如营养不良和慢性疾病等同时存在，因此遗传性红细胞异常在低收入国家常见。血液系统异常与感染紧密相关，而感染是这些人群疾病和死亡的主要原因。血液形态异常可以提示潜在诊断的线索，因此血膜检查在诊断能力有限的地区非常重要。

血细胞计数异常

　　血细胞计数异常可以表现为多种形式，如红细胞、白细胞或血小板。本节将介绍一些在低收入国家临床实践中可能遇到的最常见因素。

贫血

　　贫血是世界范围内造成疾病负担的最常见因素之一，它的重要影响在千年发展目标中几个健康相关的指标中都有体现。虽然贫血本身不是一个诊断的疾病名，但它提示了一个需要得到重视和治疗的潜在疾病状态。在评估人口的总体健康状况方面，贫血也是一个有用的指标。

　　贫血的原因可以通过系统考虑红细胞的寿命周期来查明（图65.1）。生成红细胞必需的营养素通过胃肠道吸收，通过门静脉运输至肝脏并最终到达红细胞生成的地方骨髓。这一过程由从肾脏释放的促红细胞生成素调节，主要是对于缺氧状态的反应。成熟红细胞从骨髓被释放到循环系统中，并渗入组织和器官。这其中任一阶

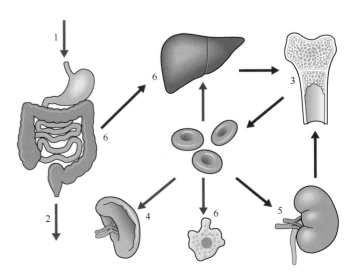

图65.1　可能导致贫血的原因。(1)营养不足；(2)失血；(3)骨髓产生红细胞不足或异常，包括血红蛋白病、骨髓增生异常或感染；(4)脾功能亢进；(5)促红细胞生成素减少；(6)慢性病伴有炎症所致贫血。

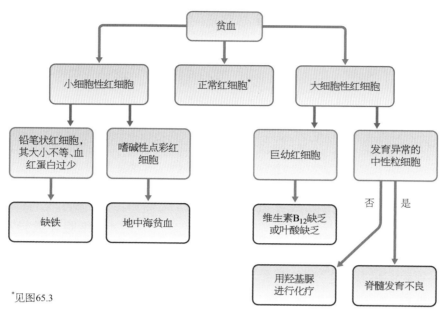

*见图65.3

图 65.2 贫血诊断的方法。

段的缺陷都能导致贫血。造成骨髓中红细胞产生不足的原因可能有缺乏营养（如铁、维生素 B_{12}、叶酸、维生素 A、铜或锌），血红蛋白合成异常（即血红蛋白病），骨髓纤维变性造成的无效红细胞合成及感染等。

　　红细胞可以从体内流失（例如胃肠道出血）或由于异常而被过早移除以及脾肿大（即溶血）。肾脏疾病可导致促红细胞生成素减少。慢性疾病造成的贫血（或称炎症贫血）是由于对红细胞生成素的不充分反应或炎症状态下细胞因子诱导产生铁调素释放的增加而干扰了铁吸收或铁利用。

　　确定贫血的原因通常要结合红细胞平均体积、网织红细胞计数和血膜外观（图65.2，图65.3）。这种方法取决于是否有血细胞分析仪以及经验丰富的显微镜检验人员。引起贫血的几个可能原因（如肠道寄生虫病、疟疾和镰状细胞病）能共存于同一个体，因此彻底检查对于找出造成贫血的所有原因很关键。

中性粒细胞增多

　　骨髓释放的中性粒细胞成熟后可以进入"循环池"，也可留在"边缘池"中，在边缘池它们松散地附着在血管壁上。抽血进行全血细胞计数时，不对边缘池的细胞进行采样[1]。因此，中性粒细胞增多可能是由于骨髓合成中性粒细胞增多，以及边缘池的中心粒细胞减少导致循环池的粒细胞增多所致。中性粒细胞增多的原因有很多（提要 65.1），但最常见的是细菌感染，导致骨髓中性粒细胞的产生增加以及中性粒细胞前体释放至外周血。"类白血病反应"的特征是外周血中出现中幼粒细胞和晚幼粒细胞，可误认为白血病，但与白血病不同，中性粒细

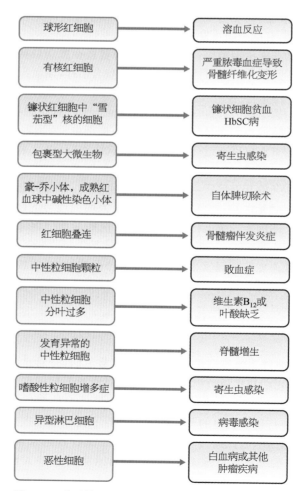

图 65.3 典型的血涂片，可以提示很多种潜在的疾病。

胞有序地成熟和增殖。结核、幼年型类风湿关节炎和疱疹样皮炎患者中也有类白血病反应的报道[2,3]。运动、注射肾上腺素、情绪紧张、术后或对药物（如类固醇、β-受体激动剂）有反应时，随着中心粒细胞进入循环导致边缘池中的中性粒细胞减少。其他药物如锂和四环素，通过促进细胞增殖导致中性粒细胞增多。

中性粒细胞增多也是骨髓增殖的特征，见于骨髓增殖性肿瘤病例，特别是慢性髓系白血病和骨髓纤维化。骨髓纤维化的特征是血涂片可见泪滴状红细胞和有核红细胞。嗜碱粒细胞增多和嗜酸性粒细胞增多常见于慢性髓系白血病。JAK-2 突变或 *BCR-ABL* 融合基因的分子检测也有助于鉴别骨髓增殖性肿瘤。治疗巨幼细胞贫血后或药物诱导的中性粒细胞减少后，可导致反弹性中性粒细胞增多。急性出血可引起中性粒细胞增多，特别是如果出血发生在腹膜腔、胸膜腔、关节或硬脑膜附近。这可能是为了响应局部炎症而释放了肾上腺素和趋化因子。

中性粒细胞增多可能会引起人们对主要的与中性粒细胞增多无关的感染并发症的怀疑。如结核并发脑膜炎、腮腺炎并发睾丸炎、伤寒并发肠穿孔和麻疹并发过度细菌感染。未见中性粒细胞增多有助于将伤寒和副伤寒与化脓性感染区分开。

中性粒细胞减少

中性粒细胞减少是指中性粒细胞绝对计数<$1.5×10^9$/L。它通常分为三种程度：严重（<$0.5×10^9$/L）、中等（$0.5～1.0×10^9$/L）或轻度（$1.0～1.5×10^9$/L）。发生

感染的可能性跟中性粒细胞减少的程度及持续时间相关，计数低于 $0.5×10^9$/L 具有高风险。跟其他人种相比，非洲人、非裔美国人、犹太人、巴勒斯坦和沙特阿拉伯人的中性粒细胞计数有小幅度降低。这被认为是由于骨髓储备的增加，因为中性粒细胞族群减少症是一种针对感染有益的中性粒细胞反应。

中性粒细胞减少可能是由于骨髓合成受损或无效（尽管骨髓正常生产但中性粒细胞前体髓内死亡），如骨髓发育不良、巨幼红细胞性贫血、接受苯妥英钠或甲氨蝶呤治疗等状态；从循环池向边缘池转移（假性中性粒细胞减少）和外周清除增强，如继发于抗中性粒细胞的抗体反应或在败血症、血液吞噬综合征中的网状内皮活性增强（提要 65.2）。中性粒细胞消耗的增加还可能是由于在

炎症状态下中性粒细胞黏附于内皮细胞或其他白细胞的增加。中性粒细胞减少往往是这几种机制综合作用的结果。

母亲是高血压患者的婴儿可能有中到重度的中性粒细胞减少，并且可以持续数天的时间，这可能与骨髓抑制有关。中至重度中性粒细胞减少也可能发生在新生儿，这与恒河猴新生儿溶血病类似，是由于来自母体的抗嗜中性粒细胞的 IgG 抗体作用的结果[4]。虽然曾被认为是伤寒，但中性粒细胞减少症的最小中性粒细胞数很少低于 $0.6 \times 10^9 / L$，并且发病的第一周后才会出现。传染性肝炎和黄热病都可能引起中性粒细胞减少症。严重感染可以导致骨髓产生中性粒细胞减少，尤其在营养不良和酗酒的状况下。

重症中性粒细胞减少症的患者通常因内源性菌群（如来自口腔的）感染发展为危及生命的败血病，应采取严格措施避免易导致其感染的情况。他们可能需要预防性抗菌药物，并且应该能够迅速获得医疗服务。在中性粒细胞缺乏患者中，真菌感染不如细菌感染常见，中性粒细胞减少症很少发生病毒或寄生虫感染。注射粒细胞集落刺激因子（GCSF）有助于增加并发感染患者的中性粒细胞计数，因其刺激了骨髓中性粒细胞的释放，但 GCSF 仅在有一定骨髓储备的情况下才有用。某些先天性或免疫性中性粒细胞减少症患者可以耐受持续的低计数，而不会增加感染发生率。

单核细胞增多和单核细胞减少

单核细胞增多发生在慢性感染和炎症时。一些病原感染如伤寒、锥虫病和黑热病可能与单核细胞增多有关。慢性和幼粒细胞白血病是单核细胞严重增多的恶性病症；急性单核细胞白血病可能有轻度到中度单核细胞增多。单核细胞增多，特别是单核细胞：淋巴细胞的比例大于 $0.8 \sim 1.0$，可以指示结核病活动性进展和预后不良。当疾病痊愈，比例回复到正常的 0.3 或更低。

单核细胞绝对计数下降在骨髓衰竭状态时发生，如再生障碍性贫血或化疗后。低单核细胞计数在败血症和脾肿大时可能发生。单核细胞减少是毛细胞白血病的一个特征，被认为是这种疾病的诊断标志。

淋巴细胞增多和淋巴细胞减少

外周血只含有约 2% 的总体淋巴细胞群体，它们代表在被转运到二级淋巴器官期间存在于血液中的细胞。淋巴细胞计数在个体之间尤其是童年时代差异巨大。淋巴细胞计数呈现昼夜模式，晚上最高而上午最低。淋巴细胞增多是传染性单核细胞增多症以及许多非典型和大淋巴细胞的特性，这在外周血血片检查中可以看出。这些非典型细胞也可见于巨细胞病毒感染和传染性肝炎。

淋巴细胞绝对增多可见于慢性感染，如布鲁杆菌病和结核病的恢复阶段。除了百日咳，淋巴细胞增多在细菌感染中并不多见。重度吸烟也是淋巴细胞增多症的一个经常被忽视的原因，并且可能是淋巴细胞计数轻至中度增多的最常见原因。一些恶性骨髓疾病，主要是急性淋巴细胞和慢性淋巴细胞白血病和非霍奇金淋巴瘤，可引起淋巴细胞增多。这些病例中淋巴细胞在血片检查中有可识别的形态变化（例如慢性淋巴细胞性白血病的涂片细胞），并且可通过基于细胞标记物特定组合的免疫分型来确诊。

淋巴细胞减少是由于生成下降，再分配或淋巴细胞死亡速率增加。生成减少通常是由于细胞毒性药物和放射治疗，而淋巴细胞死亡增加多见于流感和艾滋病等感染。全血细胞计数其他细胞正常而淋巴细胞计数低，这是艾滋病诊断的一个线索。这反映了由病毒造成的 $CD4^+$ T 细胞的破坏，虽然 $CD8^+$ T 细胞的增殖可能会增加总淋巴细胞的计数到正常水平。在急性疾病发生时，由于激素治疗或糖皮质激素的内源性分泌，淋巴细胞保留在次级淋巴器官中，这时全身淋巴细胞发生再分配而不是消耗。

嗜酸性粒细胞增多

嗜酸性粒细胞参与天然免疫和变态反应。由于它们主要存在于肠、皮肤和肺等过敏原和感染常进入机体组织，嗜酸性粒细胞在循环系统中的数量相比其他白细胞较少。嗜酸性粒细胞增多症的最常见原因有寄生虫感染、过敏体质、过敏性疾病及药物的不良反应。不太常见的原因分类列为嗜酸性细胞增多综合征（表 65.1）。

由于寄生虫感染很可能是热带和有热带旅行史患者中嗜酸性粒细胞增多的最常见原因，在持续性嗜酸性粒细胞增多症患者中对此类感染应进行细致的检查；初步调查应以患者的地域暴露史来确定（图 65.4）[5-7]。

在外周血中嗜酸性粒细胞的绝对数量可能并不与他们的组织分布或与其释放颗粒造成的组织损伤的潜能相关联。这是因为嗜酸性粒细胞增多的程度取决于组织侵袭的程度，因此嗜酸性粒细胞在犬弓蛔虫或丝虫感染时比带绦虫和蛔虫寄生在肠道时高得多。血吸虫病几乎总是引起嗜酸性粒细胞增多。粪类圆线虫能在初次感染后在宿主存活数十年，并导致不同程度的嗜酸性粒细胞增多，伴随或者并没有其他症状。在发生嗜酸性组织损伤时可能需要类固醇治疗，但这可加剧粪类圆线虫感染者的临床症状，因此在使用类固醇治疗嗜酸粒红细胞增多之前应排除这一寄生虫感染。

轻度至中度嗜酸性粒细胞增多在哮喘常见，但非

表 65.1	有旅行史的持续性嗜酸性粒细胞增多症患者的调查研究
发热和呼吸系统症状	片山综合征（血吸虫病） 吕弗勒综合征 内脏幼虫移行症/急性弓形虫病 热带肺嗜酸性粒细胞增多症 肺棘球病 并殖吸虫病 球孢子菌病和副球孢子肉芽肿（南美芽生菌病） 非寄生虫感染引起的嗜酸性粒细胞增多症并伴有呼吸系统症状。
消化系统症状	粪类圆线虫病 曼氏血吸虫病和日本血吸虫病 蛔虫病 绦虫感染 短膜壳绦虫感染 钩虫感染 鞭虫感染 蛲虫感染 旋毛虫病 异尖线虫病——异尖线虫感染和拟地新线虫感染 广州管圆线虫感染 非寄生虫感染引起的嗜酸性粒细胞增多症并伴有消化系统症状
右上腹疼痛/黄疸	肝棘球病 肝片吸虫感染和巨片吸虫感染 华支睾吸虫感染和后睾吸虫感染 血吸虫病——曼氏血吸虫感染和日本血吸虫感染
神经系统症状	广州管圆线虫感染 颚口线虫感染 脑囊尾蚴病引起脑膜炎 血吸虫病和中枢神经系统症状-埃及血吸虫、曼氏血吸虫和日本血吸虫 弓形虫病、球孢子菌病和副球孢子肉芽肿（南美芽生菌病）
皮肤、肌肉和骨骼的症状	盘尾丝虫病 游走性幼虫病 淋巴丝虫病 罗阿丝虫病 颚口线虫病 旋毛虫病 游泳者瘙痒/尾蚴性皮炎
泌尿系统症状	血吸虫病——埃及血吸虫感染

来源：Checkley AM，Chiodini PL，Dockrell DH，Bates I，Thwaites GE，Booth HL，Brown M，Wright SG，Grant AD，Mabey DC，Whitty CJ，Sanderson F；British Infection Society and Hospital for Tropical Diseases. Eosinophilia in returning travellers and migrants from the tropics：UK recommendations for investigation and initial management. J Infect. 2010 Jan；60(1)：1-20. Copyright Elsevier 2010

常高的计数提示丘-斯综合征或变应性支气管肺曲霉病的可能。大多数药物包括青霉素可引起嗜酸性粒细胞增多，但只有当药物停止后计数未恢复才能明确诊断。

嗜酸性粒细胞增多可以是霍奇金淋巴瘤的特征。这预示有个较好的预后，也可能先于淋巴瘤的最初诊断或复发。在免疫功能低下的患者，如艾滋病病毒感染者，嗜酸性粒细胞增多的结果可能是至关重要的，因为抗逆转录病毒治疗的成功可能取决于寄生虫的清除。

血小板减少

血小板减少往往是在患者进行全血细胞计数估计时偶然发现的。血小板计数高于（20～30）×10^9/L 通常不与出血等任何症状有关。如果在计数高于该水平时发生了临床上明显的出血，应怀疑如凝血功能障碍、血管问题或罕见的血小板功能异常等其他可能。尽管血小板的首要作用是止血，但最近几年在包括伤口修复、组织愈合、抗微生物、淋巴管生成、肿瘤转移和维持血管完整性等方面的重要作用也逐渐得到认识。

先天性血小板异常往往是某一综合征的一部分。Wiskott-Aldrich 综合征患者的小血小板与湿疹和反复感染有关。其他先天性血小板疾病，诸如 MYH9 相关的异常可以发生在耳聋或白内障而骨骼畸形和眼皮肤白化病在其他病征常见。

血涂片的形态学检查可以为发现造成血小板减少的原因提供重要线索（图 65.5）。破裂的红细胞（裂片）增加了微血管病性溶血性贫血的可能，改变的血管壁和血管中纤维蛋白的形成使红细胞碎化并消耗血小板。血栓性血小板减少性紫癜、溶血性尿毒综合征和弥散性血管内凝血都可以表现为血小板减少症。发育异常的红细胞或白细胞提示骨髓增生异常，这可以通过骨髓检查及细胞遗传学分析来证实。在体外排除血小板凝集是造成血小板减少症的原因非常重要。这可以是一种抗凝剂（EDTA）依赖性现象，因此应该使用枸橼酸抗凝来复查样品。极少的情况下，血小板卫星现象即血小板聚集在中性粒细胞周围，会导致血小板减少的假象。

低收入国家的贫血

全球近二十亿贫血患者，发展中国家贫血的发生率明显高于富裕的国家，发病率分别为 43%、9%[8]。非洲（患病率最高）和亚洲大陆（绝对负担最大）占贫血人口的 85% 以上。贫血的疾病负担在儿童和育龄妇女中最高。全球每年因贫血造成超过 11.5 万例产妇死亡，59.1 万例围生期死亡[9]。

世界卫生组织根据各种血红蛋白浓度定义了贫血（表 65.2）[10]，但这些阈值的恰当性一直受到质疑，因为不同种族之间的人群血红蛋白浓度差异较大[11]。贫血的流行情况可以作为一个国家公众健康状况的有用指标。

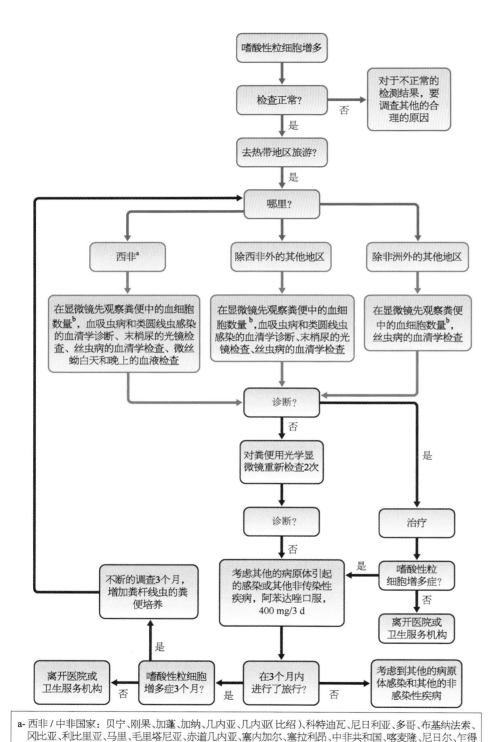

图 65.4 嗜酸性粒细胞增多症的调查方案。[From Checkley AM, Chiodini PL, Dockrell DH, Bates I, Thwaites GE, Booth HL, Brown M, Wright SG, Grant AD, Mabey DC, Whitty CJ, Sanderson F; British Infection Society and Hospital for Tropical Diseases. Eosinophilia in returning travellers and migrants from the tropics: UK recommendations for investigation and initial management. J Infect. 2010 Jan;60(1):1–20. Copyright Elsevier 2010.]

流程图内容：

嗜酸性粒细胞增多 → 检查正常？ → 否 → 对于不正常的检测结果，要调查其他的合理的原因

检查正常？ → 是 → 去热带地区旅游？ → 是 → 哪里？

哪里？ 分为三个分支：
- 西非[a] → 在显微镜先观察粪便中的血细胞数量[b]，血吸虫病和类圆线虫感染的血清学诊断、末梢尿的光镜检查、丝虫病的血清学检查、微丝蚴白天和晚上的血液检查
- 除西非外的其他地区 → 在显微镜先观察粪便中的血细胞数量[b]，血吸虫病和类圆线虫感染的血清学诊断、末梢尿的光镜检查、丝虫病的血清学检查
- 除非洲外的其他地区 → 在显微镜先观察粪便中的血细胞数量[b]，丝虫病的血清学检查

→ 诊断？ → 否 → 对粪便用光学显微镜重新检查2次 → 诊断？ → 否 → 考虑其他的病原体引起的感染或其他非传染性疾病，阿苯达唑口服，400 mg/3 d

诊断？ → 是 → 治疗 → 嗜酸性粒细胞增多症？ → 是 → 考虑其他的病原体引起的感染或其他非传染性疾病，阿苯达唑口服，400 mg/3 d

嗜酸性粒细胞增多症？ → 否 → 离开医院或卫生服务机构

考虑其他的病原体引起的感染或其他非传染性疾病，阿苯达唑口服，400 mg/3 d → 在3个月内进行了旅行？ → 是 → 嗜酸性粒细胞增多症3个月？ → 是 → 不断的调查3个月，增加粪杆线虫的粪便培养

嗜酸性粒细胞增多症3个月？ → 否 → 离开医院或卫生服务机构

在3个月内进行了旅行？ → 否 → 考虑到其他的病原体感染和其他的非感染性疾病

a- 西非/中非国家：贝宁、刚果、加蓬、加纳、几内亚、几内亚（比绍）、科特迪瓦、尼日利亚、多哥、布基纳法索、冈比亚、利比里亚、马里、毛里塔尼亚、赤道几内亚、塞内加尔、塞拉利昂、中非共和国、喀麦隆、尼日尔、乍得
b- 全血细胞计数

- 贫血的流行率是客观的和可量化的。
- 贫血是包括疟疾、艾滋病、肺结核和被忽视热带病等多种疾病的主要并发症，这在大多数热带国家是最常见的问题。

- 贫血即使在最偏远的地区也可以进行检查，并且已经开发出价格便宜，在不同气候环境下都很可靠的设备。
- 贫血发生情况的变化与疾病负担的改变之间有可预测的方式。

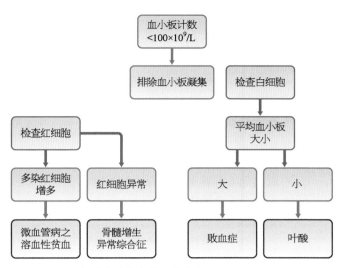

图 65.5　血小板减少症患者的调查方案。

表 65.2	世界卫生组织指南——关于判定海平面居民贫血的血红蛋白浓度阈值

分组(年龄和性别)	血红蛋白浓度的阈值(g/L)
儿童(6 个月～5 岁)	110
儿童(5～12 岁)	115
儿童(12～15 岁)	120
非怀孕的女性(15 岁以上)	120
怀孕的女性	110
男性(15 岁以上)	130

• 贫血的发生率可被用来评估某一干预措施是否已在最贫困社区得到落实。

血红蛋白浓度<90 g/L 已被推荐用于高发病率国家的疾病监测,这些国家人群血红蛋白的变化被用于监测干预措施的效果[11]。热带国家的贫血(提要 65.3)往往是感染造成的,但是由于生活方式的改变,慢性健康问题,如糖尿病、慢性呼吸道疾病、癌症及相关并发症越来越多地造成贫血。

一、贫血病的临床评价

贫血的临床症状和体征取决于起因和发生速度。血红蛋白的快速下降比慢性贫血更容易引起贫血的相关症状。缓慢发展的贫血使机体为血红蛋白含量的下降进行代偿。正是由于这个原因,血红蛋白水平在症状出现之前可以下降到非常低的水平。贫血出现的症状包括劳动时气喘、心悸以及在某些情况下出现晕厥。慢性贫血也可能出现多种非特异性症状,包括注意力差、工作表现不佳以及容易疲劳(表 65.3)。

提要 65.3	热带地区贫血的分类

营养缺乏
- 非常普遍的情况—缺铁
- 常见的情况—缺乏维生素 A、B_{12} 和叶酸
- 比较常见情况—缺乏铜、维生素 C 和维生素 E 等微量营养素

感染
- 疟疾
- 艾滋病
- 结核病
- 钩虫感染
- 血吸虫病
- 鞭虫病

血红蛋白病
- 镰状细胞疾病
- 地中海贫血
- 酶缺乏症(如:6-磷酸葡萄糖脱氢酶缺乏症)

慢性病
- 糖尿病
- 各种原因引起的慢性肾病
- 慢性呼吸道疾病(如慢性支气管炎、支气管扩张症)

癌症

在许多情况下,同一个患者身上会存在一种以上的这些因素,对贫血的治疗需要同时处理所有的因素

表 65.3	不同人群中贫血对人体的长期影响

孕妇	增加孕产妇死亡率,宫内生长迟缓 增加新生儿早产风险,增加新生儿低体重风险 增加胎儿和新生儿死亡率,增加孕妇患产后抑郁症的风险,母婴互动不良,新生儿哺乳障碍
新生儿和儿童	孕期缺铁性贫血 20 年后,出现的认知障碍;精神运动发育不良 注意力下降,注意力持续时间较短;儿童早期阶段缺血造成的学龄期学习成绩不好;屏气发作;大幅增加了疟疾患者的死亡率;增加了上呼吸道感染的风险
各年龄组	身体功能受损;注意力差,记忆力差;易怒;食欲下降(胃炎,胃酸过多,食管静脉曲张),并增加了营养不良的风险;家中碘缺乏引起的地方性甲状腺患者出现的反应迟钝和应答不佳;增加高铅环境中铅中毒的风险;增加了腿部颤抖的风险;心肌肥厚;骨折愈合不良

缺铁是引起贫血最主要的原因,不过,有些人缺铁并没有出现贫血的临床表现。

彻底的病史和临床检查可提供关于贫血的病因线索,但为了明确诊断以及指导治疗,经常需要进一步的检查。然而,在资源匮乏的情况下,常规生化和血液测试稀缺,更多依靠的是临床检查。对儿童疾病综合管理的国际指南建议,贫血患儿诊断是基于手掌苍白的评估。对于孕妇,出现疲劳和呼吸困难的症状,结合结膜和手掌苍白,以及呼吸频率加快提示贫血。然而,除非贫血严重,单纯根据临床评估来诊断贫血是不可靠的[12]。在非特定解剖部位进行检查对于判断贫血是特别准确的[11],虽然在多个位点进行检查可以增加敏感度[12]。

二、测量血红蛋白检查贫血

低收入国家的绝大多数中心实验室已具备自动血液分析仪,适合没有电力的农村地区的血红蛋白浓度手工评估方法也已经建立(例如血红蛋白颜色测量;HemoCue技术)[13-15]。

(一)血红蛋白目测比色法[16]

手指血样浸入到特殊层析纸,其颜色与已知血红蛋白浓度的高品质的数字化样品进行比较。颜色梯度增量为20 g/L,范围40～140 g/L。此法廉价,不依赖于熟练的科学家,在多尘、高温、干燥或潮湿的条件都适用,比临床能更好地检测轻度和中度贫血。这种方法的缺点是,它需要特定的色谱纸和良好的自然光照,并且不能检测到低于10 g/L的血红蛋白浓度。

(二)Hemocue检测仪法

这是一个小型电池或电源驱动的仪器,一滴血加在塑料比色杯中,几秒钟就直接读出血红蛋白浓度。这个仪器使用简单,检测结果准确且一致,读数到小数点后一位,并且有一个内置的质量控制机制。HEMOCUE血红蛋白-301检测仪的设计适用于热带条件下,在温度高达50℃,多尘潮湿的条件下仍然可以工作。然而,由于使用一次性塑料试管所产生的费用并不能通过批量检测来节约成本。

三、贫血处置原则(提要65.4)

(一)婴儿和儿童的贫血

婴儿的铁营养状况与体重和血容量成正比,这都反映了宫内生长阶段的状况。因此,低出生体重和早产都与出生后的铁缺乏有关。为改善婴幼儿缺铁状况建议采取如下几种干预措施,包括[17-19]:

- 分娩时延迟钳夹脐带;2～3 min的短时间延迟允许少量但非常重要的血继续从胎盘流向胎儿。
- 改进婴幼儿喂养方法。
- 预防和治疗感染性疾病。
- 防止低出生体重,如母亲的营养补充,控制妊娠期间感染和慢性健康问题。

幼儿的贫血可能是由于在快速增长时期的营养需求

提要65.4　贫血处置的原则

- 从社区、全社会和国家层面开展贫血的特征和预防宣传教育
- 有效管理血红蛋白病
- (从质量和数量上)改善饮食摄入
- 坚持主食
- 向高危人群补充足量的铁和叶酸[a]
- 对营养不良者进行早期的诊断和治疗
- 控制感染
  - 治疗感染性疾病(疟疾、蠕虫感染)
  - 预防感染(改善卫生环境、接种疫苗)

[a]:目的人群,学龄前儿童、青春期女性、育龄妇女、孕妇、产后哺乳妇女

增加,这一需求按每千克体重计算可能比成年男性要高10倍。此外,婴幼儿饮食常缺乏可供生物利用的铁。在马拉维重度贫血(血红蛋白浓度<50 g/L)的学龄前儿童中进行的一项病例对照研究表明,菌血症、疟疾、钩虫感染、HIV感染和维生素A、维生素B_{12}的缺乏是造成贫血最常见的原因。同时缺乏叶酸和铁并不常见。在低收入国家,造成贫血的多个相互依存的因素常存在于同一个体,因此,纠正一种原因对解决贫血的影响不大。对于幼儿,预防贫血的有效措施包括微量营养素补充(强化食品),驱虫、预防和治疗感染性疾病,学校营养方案和以社区为基础的营养促进。

(二)孕妇贫血

世界卫生组织定义妊娠贫血为怀孕期间任何时间血红蛋白水平低于110 g/L,或血细胞比容小于33%。贫血影响全球近一半的孕妇,并且约五分之一的产妇死亡是由于妊娠贫血造成的[20]。孕妇贫血伴有也可能与死亡相关的许多因素,包括贫穷、传染病和医疗救治不足。全球范围内,虽然钩虫感染、疟疾、HIV感染、叶酸和其他营养素的不足可能会导致妊娠贫血,但最重要的原因是铁缺乏。妊娠相关的并发症,包括败血症、先兆子痫和其他产科问题都可能导致贫血[21]。值得注意的是,由于铁蛋白的水平在孕期的第三个阶段有生理性增加,依赖于铁蛋白测量的妊娠缺铁性诊断可能造成误导。

WHO推荐了3项干预策略以预防妊娠贫血:①育龄妇女进行每周铁和叶酸的补充[22];②怀孕期间每天补充铁和叶酸;③钩虫流行地区怀孕期间进行假定性钩虫感染的治疗[23]。

有几个因素可能干扰这些干预措施的有效性。由于

一些原因,产前护理保健不足较为普遍。如距离较远,参与积极性不高和卫生工作人员交流沟通能力不足,生活用品和设施质量差,铁和叶酸供应不足以及妇女对于日常使用的添加剂缺乏了解,特别考虑到常见的不良反应[23]。在撒哈拉以南非洲,卫生工作者严重短缺和高周转,以及缺乏时间也造成为减少贫血的产前措施效果不佳的原因[24]。有趣的是,来自孟加拉国的一项研究表明,前 20 个片剂(无论是每天服用或更低的频率)可提高绝大部分血红蛋白水平,说明除非贫血相当严重,为达到最佳的效果,目前推荐剂量高于必要水平[25]。

(三)缺铁导致的贫血

由贫血的流行病调查来估计的全球缺铁导致的疾病负担,其中包括许多不同的贫血原因,因为这些数据通常不是基于明确的缺铁性病例,因此这一结果可能并不可靠。世界卫生组织估计,全球 41% 的女性和 27% 的学龄前儿童受到缺铁性贫血的影响,被列为全球可预防的死亡和致残风险因素的第 15 位[20]。

铁缺乏始于儿童期,青春期女孩加重,并在怀孕期间加剧。出生时铁储存较少,婴儿和儿童时母乳和膳食中铁含量低导致儿童的贫血患病率较高。当青春期铁需求增加,月经时铁损失,再加之营养不良,贫血状况加剧。这种情况在怀孕时恶化,怀孕时铁的需求比非妊娠状态高出两倍。

缺铁不应被视为一种诊断,而是基本医疗条件的继发结果。虽然它可能是儿童或者孕期快速生长或需求增加的生理反应,但由于其潜在的有害后果,缺铁仍需加以治疗。许多缺铁造成的慢性影响在贫血有明显的临床和实验室证据之前可能就已经发生。缺铁的生化证据分几个步骤发生[26]。最初,骨髓的铁储备被耗尽,血清铁蛋白量降低。然后,总铁结合力开始上升,而血清铁饱和在出现小红细胞血症前开始下降,随之血红蛋白下降。有人尝试在发展为贫血之前就识别出早期的铁缺乏,以便通过广泛的补铁改善儿童的神经和生理机能以及成年人的工作表现。然而,也有担忧过量的铁可能会促进某些感染,特别是在疟疾流行地区。

如果怀疑缺铁,通常需要进行一系列实验室检查(表 65.4)[27-30],因为一旦确诊,就需要查找确切原因。根据对铁吸收和转运周期变化的理解,需要一个系统的调查方法(见下文)。

* 摄入量不足(牛奶铁含量低,可能导致一些婴儿肠道失血)。
* 吸收不足。
* 幽门螺杆菌。
* 抗酸治疗或胃液高 pH(胃酸有助于增加无机铁的溶解)。
* 形成植酸盐能力较强的谷物和蔬菜(铁结合能力强)。
* 胃肠系统缺损或功能障碍——胃切除、回肠手术、炎性肠病、乳糜泻、吸收不良综合征等。
* 摄入钴或铅(共享铁吸收途径)。
* 需求增加——妊娠、幼儿和青少年、红细胞生成增加。
* 失血(胃肠道系统,泌尿生殖系统,肺含铁血黄素沉着)。
* 罕见的血红素生物合成和铁转运缺陷。

表 65.4	缺铁性贫血的确认或排除试验的检测
平均红细胞体积	可以作为缺铁性贫血的参考指标,但不能作为确诊指标 平均红细胞体积在地中海贫血、铁粒幼细胞性贫血和罕见的铅中毒中也是很低的 平均红细胞体积在老年缺铁性贫血或巨幼细胞性贫血患者中可错误地保持在正常水平 慢性疾病引起的贫血偶尔会导致小红细胞症
血清铁蛋白	最有用的测定机体内铁元素状态的实验室指标 当血清铁蛋白值很低时,可以诊断为贫血;当血清铁蛋白值很高时($>100\ \mu g/L$ 时),通常可以排除贫血 血清铁蛋白作为一种急性期蛋白,有时候表现并不可靠,在炎症和某些恶性肿瘤患者中血清铁蛋白会升高 当组织受损时(尤其是肝组织受损时),血清铁蛋白值也会升高 维生素 C 缺乏和甲状腺功能减退时,血清铁蛋白值也会出现假降低
红细胞锌原卟啉	它是血红素合成过程中的一种中间产物,它的浓度升高表明血红素合成出现障碍,当机体内的锌取代铁参与合成过程时,因缺铁导致血红色合成中断 通过使用便携式血液荧光计测量一滴血即可测定 当炎症反应不存在的情况下,它是一个很好的筛选指标,广泛应用于儿童和孕妇 在测定红细胞锌原卟啉时,血清胆红素和血清中有些化合物(如药物等)可使其测定值虚假升高,因此,需要在测定前清洗红细胞,虽然平时测量时并不处理红细胞 铅中毒会导致红细胞锌原卟啉值假升高 罕见的急性髓系白血病和铁粒细胞性贫血会使它轻微的升高 在地中海贫血的患者中,它不升高 世卫组织推荐的正常水平是 $>70\ mol/mol$ 血红蛋白

表 65.4	缺铁性贫血的确认或排除试验的检测(续表)
铁元素的研究	血清铁浓度代表铁元素进入和离开循环,浓度范围因年龄、昼夜节律、感染和人体铁摄入量的不同而变化很大
	铁转运能力的测量指标是转铁结合蛋白,转体结合蛋白的升高,意味着铁元素的缺乏
	转铁蛋白饱和度是指血清铁与转铁蛋白结合能力的比值,即血清铁除以总铁结合力的百分比。它在判定机体内铁元素过量的指标,而不是铁元素缺乏的指标
网织红细胞血红蛋白含量	是铁缺乏的敏感指标,在铁缺乏的前几天就开始降低
	它的下降,意味着缺铁,尤其对肾功能不全的患者
	在地中海贫血或平均红细胞体积升高的情况下,它会出现假的正常值
血清转铁蛋白受体	缺铁性红细胞使得受体脱落
	它在缺铁性贫血中会升高
	在炎症条件下,不会升高
	它在红细胞生成增多的疾病(如溶血性疾病)中出现上调,表现为假升高;在这些情况下,建议使用血清转铁蛋白受体与铁蛋白比这个指标
特殊铁染色的骨髓检查	包括颗粒的样本中不存在可染色铁,且无其他实验室指标的情况下即可直接判定为缺铁性贫血
	还应评估含有可染色铁的对照样本
	可用于区分代谢紊乱造成的贫血、a-地中海贫血和轻度地中海贫血
	有助于鉴别铁粒幼细胞性贫血(带有 Perls 染色的环状铁粒细胞)和某种先天性红细胞生成障碍性贫血,后者可引起小红细胞增多症

使用铁剂治疗时,患者血红蛋白和临床症状得到很大改善,这可能是诊断铁缺乏最简单的方法。

外周血涂片有助于发现出血患者血液中的铅笔状细胞、不均性红细胞异形和血小板计数交稿。

缺铁的人可能没有任何症状。过度疲劳和其他一些贫血的非特异性体征随着贫血的进展更加明显。喜食不寻常的"食物",即"异食癖",如喜食冰和油漆等,这仅发生在少数个体。体检可能显示口腔炎、舌炎、反甲(匙形甲)和脱发等。食管蹼已在普卢默-文森综合征中描述,但很少见且可能是对铁置换的反应。由于铁在神经肌肉发育中很重要,在表 65.3 中描述的几种贫血特征可能与缺铁相关。

治疗缺铁包括饮食改善和口服或肠胃外补铁[31]。输血应只在有严重的贫血症状尤其是贫血发展剧烈时所采用。单独的血红蛋白水平不应被视为输血的指征,这是因为如果贫血发展缓慢,低血红蛋白水平(如 10～30 g/L)可以通过口服补铁来适当处理。静脉补铁只有在口服补铁效果不佳或不能耐受的病例才考虑采用。

谷类、禽类和绿叶蔬菜,含有非血红素铁,这往往很难吸收。如果既往膳食提示铁缺乏,社会和宗教习俗以及经济状况允许的情况下,建议膳食应为富含血红素铁的食物:如红肉或肝,最好饮料中含有维生素 C 以利于促进铁的吸收。空腹服用补充剂也有助于吸收,然而消化不良的不良反应使得这一策略并不总能被采用。茶的摄入量较多会干扰铁的吸收,应当避免。含有多种维生素的补充剂或膳食添加剂中的钙、锌或铜也可以干扰铁的吸收。四环素类药物、牛奶和软饮料会延迟铁的吸收。因为酸是铁吸收所必需的,抗酸剂可能是口服铁剂反应不佳的原因。

铁的常用剂量是每日 150～200 mg 元素铁,通常是硫酸亚铁,每次 1 片,每日 3 次。儿童剂量为每日每千克体重 3～6 mg。如果能严格遵守且吸收良好,4 周内血红蛋白将增加。血红蛋白达到标准水平,补铁还应持续 3 个月,以补充铁储备。口服铁剂的主要问题是上消化道的不良反应,这与剂量有关。减少剂量或改成葡萄糖或富马酸的剂型甚至是液体形式,可以克服这一不良反应。液体态铁制剂可能会污染牙齿,因此应用吸管摄取。同时口服铁剂可引起便秘或腹泻,这种情况不是剂量依赖性的。补充铁最好采用静脉注射,肌肉注射铁剂有刺激痛,并且与软组织肉瘤的发展有关。高分子量右旋糖苷铁有过敏反应的风险,虽然可能性较低但非常重要,但新的制剂包括低分子量右旋糖苷铁、蔗糖铁、葡萄糖酸铁等风险较小。

(四)维生素 B$_{12}$ 缺乏导致贫血

维生素 B$_{12}$ 或钴胺素缺乏是造成大细胞性贫血(提要 65.5)公认的原因。虽然有些微生物能合成钴胺素,但人类需要从食物,主要是肉类、家禽和奶制品获取这一必需的维生素。维生素 B$_{12}$ 在 DNA 合成中是一个重要的辅助因子,作为前体在合成甲基丙二酸和同型半胱氨酸两个关键分子的生化过程中起重要作用。因此维生素 B$_{12}$ 缺乏可干扰 DNA 的合成。临床上血液性疾病(巨幼细胞贫血和全血细胞减少)、神经精神障碍(感觉异常,外周神经病,精神病和痴呆)以及由于同型半胱氨酸血症增加心血管疾病的风险[32-34]。

提要 65.5　维生素 B_{12} 缺乏的原因

日常摄入量的减少

- 严格的素食主义者(不吃奶制品和蛋类)
- 营养不良
- 饮食不合理的老年人(抗酸剂治疗消化不良)
- 酗酒者

胃环境的改变影响吸收

- 维生素 B_{12}(又称钴胺素)吸收不良(包括所有食物),可能是维生素 B_{12} 缺乏的最常见原因(尤其是老年人);由于老年人的胃酸降低,所以从食物蛋白质中分离、消化吸收维生素 B_{12} 的能力也随之降低
  - 胃酸减少-萎缩性胃炎,抗酸剂(质子泵抑制剂、H_2 受体拮抗剂)
  - 胃切除术

肠道环境的改变影响吸收

- 胰腺功能不全(R 蛋白复合体需经胰蛋白酶降解,维生素 B_{12} 才能释放出来,与内因子相结合)
- 佐林格-埃利森综合征,又称"胃酸分泌过多综合征"(十二指肠碱化不足,无法中和过量的胃酸)
- 细菌过度繁殖生长造成的"盲袢综合征"
- 鱼源性绦虫—阔节裂头绦虫(感染)与宿主竞争吸收维生素 B_{12}
- 回肠切除或回肠分路
- 肠道吸收不良,主要包括热带口炎性腹泻(又称"热带斯泼卢"或"热带性肠病")、乳糜泻、克罗恩病或小肠肠壁的恶性感染
- 药物(胆苯烯胺、二甲双胍、秋水仙碱)

内源性因子缺乏

- 恶性贫血(尤其 40 岁以上的人群),增加了胃癌和类癌的风险
- 罕见的先天性疾病,如维生素 B_{12} 选择性吸收障碍综合征

维生素 B_{12} 缺乏的系统调查方法需要理解吸收周期[35]。摄入的维生素 B_{12} 在胃中酸性环境下分解,然后与胃分泌物和唾液中的 R 结合体结合,以稳定维生素 B_{12}。在小肠碱性环境中,维生素 B_{12} 自 R 结合体释放后结合到胃壁细胞合成的内因子。此维生素 B_{12} 内因子复合物在回肠末端被吸收。近来,一种不依赖于内因子和回肠末端的替代吸收系统已被提出,它为越来越普遍的口服替代疗法提供了理论基础。一旦被吸收,维生素 B_{12} 结合到传递蛋白 II 而被输送到全身。

维生素 B_{12} 缺乏的诊断是基于有维生素 B_{12} 缺乏的临床证据患者血清维生素水平的测量。必须注意的是,叶酸缺乏可导致血清的假性维生素 B_{12} 低水平。维生素 B_{12} 缺乏症的诊断线索包括大红细胞症(常大于 130 fl)、外周血中中性粒细胞的核分叶过多和椭圆形的大红细胞。血液检查可表现为在骨髓中乳酸脱氢酶增加和由于红细胞溶解造成的结合珠蛋白降低。造成大红细胞症的原因可以通过显示有巨幼红细胞图像的骨髓检查证实。虽然巨幼红细胞贫血是维生素 B_{12} 缺乏的一个典型特征,但在老年人中可能并不出现而只有神经功能方面的特征。甲基丙二酸和同型半胱氨酸水平是检测维生素 B_{12} 缺乏非常灵敏的标志物,对它们的检测表明,维生素 B12 缺乏的同时,血红蛋白水平可能正常也没有大红细胞症的发生[36]。

恶性贫血可能是维生素 B_{12} 缺乏最常见的原因。胃壁细胞或内因子抗体的存在支持恶性贫血的诊断[33-36]。Schilling 试验很少进行,这是因为放射性同位素标记的维生素 B_{12} 难以获得以及肾功能不全时的试验结果难以解释。

维生素 B_{12} 缺乏的治疗可以通过口服或肠外途径给予[37]。越来越多的证据表明,即使存在吸收不良或恶性贫血的情况下,口服补充也是足够的[38-39]。推荐的口服补充初始剂量为 $1\sim2$ mg,吸收不良或恶性贫血时需要增大剂量[40]。对于患有严重贫血和/或神经系统疾病的患者,在开始的 $2\sim4$ 周应每日或隔日肌肉注射,然后恢复到每 3 月 1 次的维持剂量。网状红细胞是对治疗有反应的早期标志物,在 $1\sim2$ 周内就能观察到。

(五)叶酸缺乏导致的贫血

叶酸缺乏会导致与维生素 B_{12} 缺乏相类似的血液学表现,而神经精神方面的表现不太常见。神经组织能集中到比血浆中高 5 倍水平的叶酸,这被认为是叶酸缺乏时不出现神经病变的原因。叶酸缺乏与胎儿神经管畸形有关,还可能与动脉粥样硬化、动静脉血栓形成、老年痴呆症及结肠癌的增加有关。膳食中叶酸以多聚谷氨酸的形式存在,在被肠刷状缘吸收前在叶酸结合酶的作用下被转换为叶酸单谷氨酸。该单谷氨酸起到碳转运的载体的作用,是 DNA 的生物合成必不可少的。

叶酸存在于绿色蔬菜和水果中,虽然叶酸缺乏最常见的原因是膳食不足,但摄入减少、吸收受损和消耗增加都是可能的原因[41]。在一些富裕的乡村,叶酸强化的食物已成功预防维生素缺乏。然而,在不太富裕的乡村,叶酸缺乏,特别是在儿童和孕妇中仍然是一个突出问题[42-43]。大量使用山羊奶喂养婴幼儿可能导致叶酸缺乏。其他原因还包括酗酒、蔬菜烹调过度、吸收不良(如

小肠异常）。由于成长中的胎儿对于叶酸需求旺盛，怀孕时叶酸的需求增加。正是由于这个原因，补充叶酸作为常规产前保健的重要组成部分已被广泛认可，以减少神经管缺陷的风险。在溶血性贫血时如镰状细胞病，由于红细胞周转加速和剥脱性皮炎，叶酸的利用增多。一些药物，包括柳氮磺吡啶、甲氧苄啶、甲氨蝶呤、乙胺嘧啶和苯妥英，也能干扰叶酸代谢。

叶酸缺乏的个人会出现巨幼细胞性贫血，同时外周血和骨髓有类似于维生素 B_{12} 缺乏的表现[32]。叶酸缺乏是由血清中低叶酸水平来确诊的。在 120 天的生命周期中，红细胞的叶酸水平比血清中的叶酸水平下降更为缓慢。尽管红细胞叶酸水平检测比较昂贵，并且在维生素 B_{12} 缺乏时可能出现假性降低，红细胞叶酸水平可能比血清叶酸能更好地指示组织中的叶酸水平[44-45]。

叶酸缺乏的治疗是口服叶酸（每日 5 mg），这在吸收不良的状态时也已足够。至关重要的是，在开始叶酸治疗之前必须排除维生素 B_{12} 缺乏的可能，否则 B_{12} 缺乏导致的神经系统表现会迅速恶化。同样重要的是明确叶酸缺乏症的根本原因并治疗。

（六）维生素 A 缺乏导致的贫血

维生素 A 在红细胞生成、铁代谢（增强铁的吸收以及从储备释放到骨髓）和降低感染的风险方面非常重要[45]。维生素 A 缺乏是低收入国家的重大公共卫生问题，估计有 200 万学龄前儿童受到影响[47]。孕妇和育龄妇女也是维生素 A 缺乏的高危人群[46]。维生素 A 能显著增加泰国学校结膜干燥症儿童的血红蛋白水平[47]；补充维生素 A 能明显提高坦桑尼亚学校贫血儿童的血红蛋白，这一作用通过联合补铁得到增强[48]。维生素 A 还可以改善孕妇的贫血症，这取决于当地维生素 A 缺乏的流行程度[49-52]，对于感染艾滋病病毒的孕妇效果可能不太理想[53]。

（七）铜缺乏导致的贫血

铜是一种正常的造血和骨髓组织生成所需要的微量元素。铜缺乏性贫血是由于铜依赖酶、血浆铜蓝蛋白及细胞色素 C 氧化酶的活性下降。这些物质在亚铁-三价铁的转化中非常重要，它们的降低将导致铁的吸收及合成血红蛋白分子的异常。营养不良和胃肠道吸收不良综合征时会发生获得性铜缺乏。乳糜腹泻、囊性纤维化和胃大部切除术或手术造成的"短肠"也是风险因素之一。铜缺乏也见于摄入过量的含锌补充剂以及吞食了含锌硬币的个体[54-55]。

铜缺乏相关的贫血是正常红细胞或大红细胞性贫血，可能与中性粒细胞减少症相关；血小板减少症较为罕见。骨髓检查结果的特征性改变是红系细胞和髓系细胞的前体细胞都出现胞质空泡化，浆细胞中出现不寻常的铁颗粒。这些检查结果可能会被误诊为骨髓增生异常肿瘤。

虽然测试很不灵敏，但血清铜含量的测定有助于确定诊断。由于铜替代的血液学变化几乎完全可以恢复，这在诊断上是一个有用的测试。口服补充铜可以从每天 8 mg 开始，在接下来的几个星期缓慢减少到 2 mg，直到获得好的效果。

（八）锌与贫血

虽然锌含量低不会导致贫血，但它们与生长迟缓，增加对感染的易感性和镰状细胞病相关的男性性腺功能低下相关[56]。患有镰状细胞病的近一半的儿童和 70% 的成人中都出现锌缺乏，这可能是由于尿中锌的丢失增加和细胞更替加快摄入量降低[57]。相反，锌过量通过螯合干扰铜的吸收从而导致贫血。因此，锌复合物已被用于治疗以铜过剩为特征的威尔逊病。

（九）与被忽视热带病相关的贫血

被忽视热带病是一系列流行于发展中国家的感染性疾病。这些被忽视热带病可能造成贫血，许多可以通过并不昂贵的干预措施治疗潜在寄生虫感染来应对[14]。这类贫血的机制主要是由于胃肠道或泌尿生殖道失血，同时也有营养不良、骨髓抑制、炎症、脾功能亢进以及溶血等原因[58]。

贫血是土源性蠕虫或血吸虫感染的常见后果，血红蛋白水平和虫荷或粪便虫卵数之间有很强的相关性。即使是轻度感染也可导致贫血[59]。多寄生（即同时感染几种寄生虫）可能是仅消除一种病原体时贫血的治疗效果不佳的原因[60]。在土壤传播的蠕虫高风险的社区开展治疗，可改善儿童的生长和铁储备并降低孕妇贫血[61]。

被忽视热带病导致的贫血治疗，可用阿苯达唑、吡喹酮等药物驱虫治疗，尽管对由于鞭虫病引起的贫血的治疗可能不太成功[62-64]。可能因为贫血与炎症之间有一定的关联，在驱虫治疗中加入铁可能有不同的成功率。然而，仍普遍建议，在被忽视热带病的驱虫治疗方案中应包括补充铁剂[65-67]。

镰状细胞病

一、概述

镰状血红蛋白 S（HbS）病在非洲许多地方的流行率为 25%～30%，在中东也有一些地区流行（图 65.6）。HbS 倾向于在传统上对恶性疟高暴露的族裔群体中出现。在撒哈拉以南非洲地区每年出生的婴儿约有 23 万患有镰状细胞病，大多数都有纯合子镰状细胞病（HbSS）。镰状细胞病（SCD）是一种常染色体隐性遗传疾病，其特点是产生一种异常血红蛋白，即镰状血红蛋白。HbS 是由于 β-珠蛋白基因的第 6 密码子突变导致正常的谷氨酸残基被缬氨酸替换而引起的[68]。SCD 通常是由 2 个

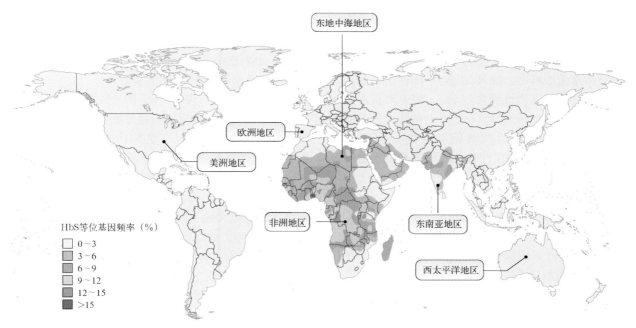

图 65.6　HbS 等位基因的分布。(Rees DC 2010)

镰状细胞基因共遗传造成的(HbSS)但由基因 HbS 和另一个血红蛋白变异基因如 HbC(血红蛋白 SC 病)或 β-地中海贫血(Sβ⁰ 和 Sβ⁺)杂合而成的患者也可能出现 SCD 的表现[69]。SS 病和 Sβ⁰ 病比 SC 病和 Sβ⁺ 更严重(提要65.6)[70]。SCD 可累及多个器官,当器官损害尤其是中枢神经系统和肺的损害进行性发展时,其临床过程中伴有

急性病症的发生[70]。

首次描述 SCD 是 1910 年一位贫血的格林纳达牙科学生[71],在接下来的 30 年里,人们发现缺氧导致红细胞镰形化[72],HbS 可以通过在电泳图谱上迁移模式来确定[73]。

二、病理生理学(图 65.7)

SCD 的出现是由于 HbS 在缺氧状态时趋向于聚合。这种现象发生在脱氧时血红蛋白分子 β1 和 β2 链结合,这是发生谷氨酸-6-缬氨酸取代的血红蛋白变体独有的特性[74]。聚合的血红蛋白使红细胞下沉,并改变它的形状和灵活性形成镰刀状。这种结构上的改变促进细胞脱水[70,75-76],一旦恢复,聚合物由此溶解并翻转镰状形成的

提要 65.6　基于血红蛋白共存突变的镰状细胞贫血症的临床指标

严重的镰状细胞贫血症

- HbSS
- HbS/β⁰-地中海贫血
- 严重的 HbSS/β⁺-地中海贫血
- HbS/HbO-Arab
- HbS/HbD punjab
- HbS/HbC Harlem

中等的镰状细胞贫血症

- HbS/C
- 中等 HbS/β⁺-地中海贫血
- HbA/S Oman

轻微的镰状细胞贫血症

- 轻微的 HbS/β⁺⁺-地中海贫血
- HbS/E

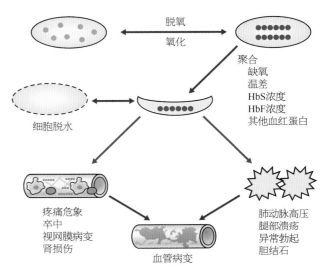

图 65.7　镰状细胞病的病理后果。

过程。反复形成镰状的过程终将导致不可逆转的变化[77]，因此早期应对以避免重复出现这一危险对于防止病情恶化非常重要。

血红蛋白聚合以及由此造成的 SCD 临床特点，受到三个主要因素的影响[78]：缺氧、细胞内 HbS 的浓度和其他共存的血红蛋白基因性异常（例如 α 地中海贫血或胎儿血红蛋白 F 的遗传持久性）[79]。由于在微血管的滞留及黏附受体的上调，镰状红细胞导致血管闭塞和溶血[76,80-81]。白细胞通过提供一种炎症环境有助于这一过程的发展。血小板和凝血系统的活化同样有助于 SCD 中的血管闭塞[82-86]。

三、临床表现

患有 SCD 的婴儿在出生的最初几个月受到红细胞中高水平的血红蛋白 F 的保护。贫血往往在 3 个月后才出现。在所有年龄段，异常红细胞的慢性溶血意味着 SCD 与血红蛋白 60～80 g/L 的稳态水平相关联。虽然任何器官都可能会受到 SCD 的影响，并发症也可发生于任何年龄，某些特定特征倾向于在不同年龄组占主导地位（提要 65.7）。

提要 65.7　不同年龄 SCD 的临床并发症

1～3 岁幼童
脾肿大和脾隔离
感染率增加-功能性脾功能减退性肺炎和脑膜炎
趾炎

儿童
痛觉危象
卒中
急性胸部综合征
骨坏死

青春期
疼痛危象
卒中
异常勃起
性发育迟缓
心理社会问题

成人
疼痛危象
肺动脉高压
肾功能不全
骨坏死
视网膜病变
腿部溃疡

（一）疼痛

疼痛是 SCD 的标志[87]，关于 SCD 造成疼痛的四个不同方式及其机制已有阐释[88]。

* 血管闭塞（急性间歇性）。
* 骨和组织坏死性疼痛（慢性）。
* 神经可塑性（慢性，神经病）-脑功能变化。
* 阿片类药物诱导的痛觉过敏（急性或慢性）。

疼痛往往以指炎或手足综合征的形式在儿童时开始，这是由于掌骨跖骨骨膜发炎导致的手足肿痛。这些病症是血管闭塞骨髓引起骨梗死和能激活疼痛受体的介质释放的结果[82]。疼痛发作的次数、严重程度和频率在个体之间有很大的不同。有一半可能不会有任何疼痛，而约 3% 可能需要每年住院多达 6 次[89]。疼痛发作 3 次以上需要每年住院治疗，这与 20 岁以上患者的死亡率增加有关。在资源贫乏地区，因为许多人不寻求医疗帮助，住院人次低于疼痛发作的频率[90]。感冒、发热、月经、饮酒以及脱水可诱发疼痛。与急性疼痛不同，SCD 的慢性疼痛通常具有明确的背景，如股骨头坏死、骨性关节炎或慢性皮肤溃疡。

（二）贫血

镰状红细胞的平均寿命只有 17 d，贫血可能由多种原因造成（提要 65.8）。红细胞溶血引起贫血和胆囊结石，以及与贫血不相称的疲劳[91-92]。有人认为低血红蛋白浓度和高溶血率的患者比血红蛋白浓度较高的患者更易出现血管问题。

提要 65.8　镰状细胞症贫血的原因

* 慢性溶血
* 急性脾隔断症或急性肝隔离症
* 红细胞再生障碍
* 慢性肾功能损害
* 叶酸或铁缺乏
* 输血时的同种异体免疫反应
* 严重感染患者发生大量溶血

尚未发展为自体脾切除（autosplenectomy，由于进行性纤维化与皱缩使脾脏几乎完全消失，例如在镰状细胞性贫血时可能发生）的患者出现脾隔离症（splenic sequestration）伴发血红蛋白突然快速下降，因此这可发生在 HbSS 的患儿和 HbSC 或镰状细胞-β⁺ 型地中海贫血的成人患者中。治疗可能需要输血，在极少数情况下，脾隔离症可能是致命的。复发性重症脾隔离症可能需要行脾切除术。指导家长可触诊婴儿腹部，如果脾脏突然增大应告知医生。继发细小病毒（对红系祖细胞有嗜性）感染是导致红细胞再生障碍性贫血。同种免疫在频繁输血的 SCD 患者中较常见，条件允许的话，应进行扩展的红细胞表型检测。当贫血突然加重伴有网状细胞增多和胆红素水平上升应怀疑高溶血症。

（三）感染

即使有足够的疫苗接种和预防性抗生素，SCD 的感染并发症是致病和致死的主要原因。这感染可能与脾功能受损有关，尽管组织缺血，尤其是在肺和肾脏系统，也是原因之一。在外周血片检查中可见 Howell-Jolly 小体的存在，因此脾功能亢进是非常明显的。大多数儿童 SCD 在 5 岁前已经历了自体脾切除，因此增加了感染微生物的风险[93]。典型的感染并发症包括肺炎球菌败血症、脑膜炎奈瑟脑膜炎、沙门菌属引起的骨髓炎、尿路感染和大肠埃希菌导致的肾盂肾炎。解剖上的异常如肾乳头坏死，需要长期用抗生素治疗泌尿系并发症。

（四）急性胸部综合征

急性胸部综合征（ACS）是指在胸部 X 线片下新出现的肺部浸润，伴有发热、咳嗽、咳痰、呼吸急促、呼吸困难或新发缺氧等一种或多种表现[94]。ACS 是 SCD 患者死亡最常见的原因，也是导致患者入院的常见原因，仅次于疼痛。ACS 患者的死亡率在发达国家儿童中为 1%、成人为 4.3%[95]。ACS 发病高峰是 2～4 岁，然后逐渐下降到 20 岁以上者为 8.8 例每 100 患者年[96-97]。

发热和咳嗽在 ACS 儿童多见，胸痛和呼吸困难多见于成年人[96]。ACS 常发生于儿童发热性肺部感染前，在成人常有血管闭塞性疼痛和肺梗死。要注意的是，虽可出现呼吸急促、喘息和胸部感染等，但三分之一的患者可能有正常的体征。多于三分之一的 ACS 患者是低氧血症（氧饱和度＜90%）[98]。虽然胸部浸润可能会滞后临床症状达 3 d 之多，但 X 线检查至关重要。如果有很强的 ACS 临床怀疑，建议重复胸部 X 线检查。双侧肺浸润或多个肺叶受累提示预后较差。

ACS 的危险因素（提要 65.9）包括脂肪栓子，这可通过在肺巨噬细胞中持续发现脂肪得到确认[99]。多达 60% 的患者会发生慢性并发症，如肺动脉高压发生，似乎之前与 ACS 发作无关。血清磷脂酶 A2 增高，代谢标志物 C 反应蛋白，在 ACS 发生前 24～48 h 出现血管阻塞性危象的患者中可被发现[100-101]。

（五）脑卒中

至少 25% 的 SCD 患者会发生神经系统并发症，SCD 是造成儿童卒中最常见的原因之一[102-103]。SCD 患者在

提要 65.9　急性胸痛综合征的危险因素

- 血红蛋白 SS 和 HbS 且 β^0-地中海贫血
- 较低的异构血红蛋白 F（异构血红蛋白 F 从 5% 增加到 15%，急性胸痛综合征发生的风险降低一半）
- 慢性缺氧（夜间血氧饱和度低）
- 支气管痉挛
- 冬季
- 抽烟
- 手术恢复期间
- 痛不欲生使用高剂量的吗啡
- 人类白细胞抗原 DRB 1* 13010 单倍体
- ET-1 T8002 等位基因

拥有阿拉伯-印度单倍体的患者（拥有更高的异构血红蛋白 F）发生急性胸痛综合征的风险低于用于非洲单倍体的患者

---

20 岁之前首次发生卒中的风险是 11%，30 岁之前是 15%，45 岁之前是 24%。栓塞和出血性卒中都可能发生，前者在儿童和 30 岁以上人群较为常见，而后者在 20 岁和 30 岁之间则更常见[108]。这个年龄特异性模式可能与早期儿童脑血流速度较高有关。虽然临床显性卒中的患病率是 11%，但在 20 岁时，临床却可通过磁共振扫描检测到的无症状脑梗死几乎是这一数字的近 2 倍。无症状梗死与认知功能障碍相关，大多数这些儿童需要终身专科护理[104]。占到 SCD 卒中病例 70%～80% 的脑血栓是由大血管闭塞导致的，而无症状性梗死是继发于大血管疾病的微血管阻塞或形成血栓或缺氧的结果。三分之一 SCD 患者的大血管狭窄伴有侧支血管显示为"喷烟"（烟雾）的血管造影。SCD 缺血性卒中的危险因素包括脑血流速度增加、陈旧性无症状梗死、夜间低氧血症、严重贫血、急性胸部综合征和收缩压升高。白细胞计数升高是出血性卒中的危险因素[105-108]。

四、诊断

通常，家族史和临床检查结果能清楚地指向 SCD 的诊断。在急性严重时期，血片上能看到大量的镰状红细胞。SCD 患者白细胞计数高于正常，特别是在 10 岁以下的患者。不同镰状细胞综合征（例如 HBAS，HBSS，HBSC）（表 65.5）的镰状血红蛋白可用简单的涂片或溶解性试验来确认。血红蛋白电泳将这些变体区分开，但高效液相色谱和等电聚焦是鉴别诊断的首选。血红蛋白质谱和 DNA 分析正被越来越多地使用。

表 65.5	镰状细胞综合征					
分类	血红蛋白浓度(g/L)	平均红细胞体积(fl)	网织红细胞(%)	HbS 蛋白	HbA 蛋白	其他
镰状红细胞病(β^S/β^S)	80～90	70～90	6～12	>85	60～70	HbA2 3～3.8，HbF 2～20
镰状细胞特征(β^A/β^S)	130～150	75～90	正常	30～40	60～70	HbA2 2.5，HbF<1
镰状地中海贫血(β^S/β^+)	80～120	65～75	4	70～90	5～30	HbA2 3.5～6，HbF 1～15
镰状地中海贫血(β^S/β^0)	70～110	60～90	4	80～95	0	HbA2 3.5～6，HbF 1～15
镰状-胎儿血红蛋白持续存在综合征	110～140	80～90	2	70～80	0	HbA2 1～3，HbF 20～30
镰状- HbC(β^S/β^C)	80～130	75～90	4	50		HbA2 正常，HbF 1～7

镰刀型贫血特质的个体中，根据是否出现 α-球蛋白，血红蛋白含量、平均红细胞体积、HbS 蛋白含量和 HbA 蛋白含量的变动很大。比如：基因类型是$-/\alpha$，血红蛋白大约为 8，平均红细胞体积为 50 s，HbS 蛋白含量较低、HbA 蛋白含量较高，Hb，血红蛋白；MCV，平均红细胞体积；HPFH，胎儿血红蛋白持续存在综合征。

在一些国家可以通过产前筛查帮助查明有 SCD 婴儿风险的夫妻。生殖遗传服务的社区依从性取决于健康教育和咨询的有效性。在前 5 年中预防性青霉素的使用

和全面的医疗保健已将 SCD 相关的死亡率从 25% 降至小于 3%[109]。

五、管理(提要 65.10)

提要 65.10　镰状细胞贫血症并发症的处理

肾损伤

- 在肾损伤的早期阶段，通常会出现肾脏不能最大限度地浓缩尿液而导致大量的排除低渗尿，从而导致机体缺水
- 肾小管性酸中毒
- 尿路感染增加
- 肾小球对血清中的肌酐过滤功能增强，所以，年轻的镰状细胞贫血症患者身体血清中肌酐水平会很低，即使血清中肌酐水平正常时，也会出现肾功能不全
- 微量白蛋白尿在儿童中比较常见，当在成人中，其达到 20% 及以上时，就会出现肾病患者的蛋白丢失
- 由于肾血管凝血酶、肾髓质癌和夜遗尿症，血尿会持续性进展
- 当儿童患者出现大量的蛋白尿时，治疗的原则就是尽早使用羟基脲和血管紧张素转换酶抑制

肺动脉高压

- 在镰状细胞贫血症患者中可高达 60%
- 与急性胸痛综合征无关(它们病理生理学不同)
- 即使出现轻度的肺动脉高压症，其病死率也会很高

- 长期以来都要坚持规范的输血，同时也要做好抗凝治疗
- 羟基脲可降低肺动脉高压的风险
- 前列腺素类似物(依前列醇和前列环素制剂)、内皮素受体拮抗剂波生坦、磷酸二酯酶抑制剂(包括西地那非)和钙通道抑制剂能够改善肺动脉高压的症状

阴茎勃起异常

- 短暂但反复的勃起；有时会持续好几个小时，有时候会出现阳痿
- 通常是缺血性勃起或低程度的勃起
- 如果勃起时间间隔 2 个小时以上时，患者应该去正规的医院就诊
- 在 12 h 内消肿是保持性能力的必要条件
- 在使用肾上腺素 α 受体激动剂(依替福林和苯肾上腺素)进行治疗的同时，考虑静脉补液和镇痛处理
- 严重的患者中要使用换血疗法、阴茎抽吸和肾上腺素冲洗(生理盐水和 α-肾上腺素)

SCD 患者最好由多学科医疗团队管理,他们可能需要多种专家的投入,包括血液学、眼科、肾脏科、产科管理、骨科和理疗等专科。治疗 SCD 的基础是疾病的改善与危险情况及时、有效的管控。剧烈疼痛一般需要静脉输液和充分镇痛,常用阿片类药物(提要 65.11),而疾病的改善建立在干预措施实施的基础上,以提高 HbF 水平。由于造血速率增加导致叶酸缺乏的风险,镰状细胞病患者状态稳定时通常要给予叶酸补充剂(1~5 mg/d)。SCD 与功能性无脾相关,患者还应接受预防性口服青霉素(250 mg,每天两次)和预防芽孢菌疫苗的接种。

提要 65.11 镰状细胞病患者疼痛时的处理

- 评估疼痛强度
- 选择止痛药的种类、剂量和给药途径
- 所有患者均应考虑给予扑热息痛和静脉补液
- 在儿童和青壮年中,口服缓释吗啡和静脉注射吗啡一样有效
- 轻度疼痛,通常不需要阿片类的药物(如可待因等),休息和静脉补液即可。对于成年人而言,其疼痛不迅速减轻时就需要阿片类药物治疗;当疼痛时出现发热、脸色苍白或呼吸功能损伤;在家接受适当治疗的可能性是比较低的
- 在治疗患者时应该优先考虑疼痛的管理,首先使用阿片类药物
- 应该考虑疼痛的路径、途径和部位,避免治疗疼痛时出现药物中毒
- 查找疼痛的原因(如感染、脱水等)
- 对疼痛患者进行心理辅导和支持疗法
- 苯二氮䓬类药物有助于减轻焦虑
- 常检查患者确保疼痛得到充分缓解,评估镇静和呼吸频率(以避免阿片类药物过量)。在评估患者对常规镇痛剂量的反应时,必须记得镰状细胞贫血症患者会迅速地代谢麻醉药物
- 不断地探寻急性胸痛综合征和贫血证据
- 不断地寻找原因:如感染等

(一)羟基脲

羟基脲是用来增加 HbF 的主要制剂(提要 65.12),并且与急性疼痛危象、住院率、首次和第二疼痛危象的时间、急性胸部综合征发作、输血及输血单位数等的显著减少有关[110]。羟基脲与 HbF 增加无关的有利影响还包括降低中性粒细胞、增加细胞含水量、降低 HbS 浓度、黏附

提要 65.12 羟基脲在镰状细胞病患者中的应用

开始使用之前

血细胞计数、红细胞指数、异构血红蛋白 F 的含量、血清生化、妊娠试验

患者排除标准

- 定期输血治疗
- 肝功能检查时异常
- 患者无法到医院就诊或无法进行定期随访

患者入选标准

患者(异构血红蛋白 SS/β⁰-地中海贫血)有以下严重的疾病疾患者

- 1 年内出现 3 次及以上的痛不欲生的情况
- 在家里经常疼痛好几天,损失大量的工作时间和休息时间
- 急性胸痛综合征复发

下面的一些条件可以提前使用羟基脲:血红蛋白<70 g/L,白细胞计数>1×10⁹/L,异构血红蛋白 F<6%,镰状细胞贫血症导致的肾功能不全

剂量和监测

- 开始治疗时每天 10~15 mg/kg(最大值为 500 mg/day)
- 如果无效或效果很差时,增加 5 mg/kg 的剂量,持续 4 周时间(最大值为 30 mg/kg/day)。用药量在 1~2 g/d 剂量的时候,很多成人的治疗效果都很不错
- 起初每 1 或 2 周监测一次全血细胞、异构血红蛋白 F 的含量和网织红细胞,然后稳定剂量时,每 4 周监测一次
- 监测血清中的生化指标(羟基脲通过肾脏排泄,它有肝毒性)

治疗的目标

- 减少疼痛
- 使得血红蛋白 F 持续升高(通常每 6~8 周测一次),或持续提升平均细胞体积使其处于正常水平
- 对于严重贫血的患者,持续提升红细胞比容
- 降低乳酸脱氢酶
- 使毒性处在可接受的范围

症状和血液参数的改善需要 3~4 个月的治疗,但大约在治疗 6 周之后可以看到效果。如果网织红细胞计数低于预期的贫血程度,应考虑促红细胞生成素缺乏。

分子的表达变化及一氧化氮生成[111]。由于可以降低经颅多普勒速度,羟基脲也可以作为预防儿童复发性脑卒中需要的经常输血的替代方案[112-113]。这种廉价、有效的药物不被广泛使用是由于白血病的担忧,但当用于非恶性状态如 SCD 时这并没有被证明是个问题。

(二)输血(提要 65.13)

SCD 治疗两个主要的输血方式是简单的补充输血和换血[74]。在 SCD 治疗中血红蛋白的目标水平为 100 g/L,或 30％ 的血细胞比容;更高的目标水平与高黏血症和日益恶化的并发症有关。交换输血的目的是实现 HbS 的含量低于 30％。SCD 患者输血的并发症包括同种免疫、迟发型溶血性输血反应和铁过量[114]。富裕地区高比例红细胞抗体的形成(30％)是由于输血接受者和来自不同种族的献血者之间血型不符。减少待输血液中的白细胞,对患者进行常规 ABO 血型、Rh 血型和凯尔匹配,对有自身抗体患者进行扩展匹配可能减少输血反应。

提要 65.13　镰状细胞病患者的输血治疗

急性输血的适应证
- 急性贫血,且症状在加重
- 急性胸痛综合征
- 脑卒中或急性神经衰弱
- 多器官衰竭
- 术前管理

长期输血的适应证
- 脑卒中的一级预防和二级预防
- 急性胸痛综合征复发,且使用羟基脲不起作用
- 并发症复发
- 在妊娠期可以进行长期输血

特别注意事项
- 对所有患者而言,我们的治疗(长期输血等)目标就是将血红蛋白 S 降低至 <30％
- 卒中时可考虑换血
- 急性胸痛综合征时没有必要进行额外输血和大手术
- 血红蛋白浓度达到或低于 100 g/L 时,可以考虑器官衰竭,需要进行手术

(三)急性胸部综合征处置

治疗急性胸部综合征(ACS)主要采用支持疗法,包括适当的缓解疼痛、抗生素(如大环内酯类与头孢菌素)、对低氧血症者连续脉搏血氧检测和补充氧气。肺活量测定可以防止肺不张和浸润[115]。当患者出现呼吸窘迫、血细胞比容显著下降或有多器官衰竭的迹象时需要输血[116]。简单输血和换血都可以使用,两者并没有哪一种方法更好。短疗程的类固醇可以减轻 ACS,但也可能增加再住院的风险[117]。支气管扩张剂可能有助于患者的呼吸[118],但吸入一氧化氮还没有显示任何明显的益处[119]。由于凝血激活在急性胸部综合征的病理生理有重要作用,低分子肝素治疗可减少并发症的发生[120]。

(四)脑卒中管理

经颅超声测量脑血流在确定有缺血性卒中风险的个体方面是一个重要的进步。测量值超过 200 cm/s 在未来 3 年发生卒中的风险为 40％[121]。定期输血能减少儿童卒中的发病率[105]。由于停止输血卒中复发的可能性较高(60％),应当在经颅多普勒测量的引导下进行连续输血[122-123]。一旦卒中发生,最佳治疗策略是每月进行换血[70,73]。当输血后仍有新卒中发生时,对烟雾样综合征应考虑采用神经外科进行血运重建。

六、血红蛋白镰状细胞病

血红蛋白 SC 是由 HbS 和 HbC 共同遗传导致的,在西非的患病率最高。临床特点和疾病处置与 HbSS 疾病相似,但脾大、脾梗死和脾隔离症可能到成年期出现。在超过 10 岁的人群,增殖性视网膜病变需要定期进行眼科检查。与 HbSS 相比,SC 患者的贫血不太明显(Hb 为 8~140 g/L),血片中镰刀状细胞较少以及更多的靶细胞。可以通过血红蛋白电泳、高效液相色谱法或等电聚焦法等。

七、镰状细胞病

镰状细胞病个体对严重疟疾的保护是正常血红蛋白个体的 10 倍,这可能是由于先天和免疫介导的机制所致。镰状细胞病的个体通常是无症状的,他们有正常的血红蛋白和正常的预期寿命。不常见的情况下,可能会出现诸如肾乳头灌注不良和杆菌尿增加等并发症[124]。血片通常阴性,可以通过血红蛋白电泳、高效液相色谱法或等电聚焦来确诊。

地中海贫血

地中海贫血的原始描述起源于环地中海地区,这一术语来源于希腊语的海和血液[125-127]。

一、流行病学

地中海贫血是最常见的单基因改变之一,全球 5％~7％ 的携带者。α^+ 型地中海贫血发生在整个热带地区,而造成胎儿 Bart 水肿的 α^0 型地中海贫血主要集中在东南亚地区,地中海周围地区程度较轻[128-129]。β 地中

海贫血常发生于地中海地区国家、部分非洲地区、整个中东地区、印度次大陆和东南亚。柬埔寨、老挝和泰国的血红蛋白 E 患病率最高,印度尼西亚、马来西亚、新加坡和越南的发病率较低,在 50%～60%。

二、分子水平的异常

(一)β 地中海贫血

β 地中海贫血是 β 珠蛋白链遗传缺陷病,它是合成正常成人血红蛋白所必需的[130]。超过 200 个突变与 β 地中海贫血的发生有关(完整列表可在珠蛋白基因服务器网站获得,网址为 HTTP://globin. cse psu. edu)。β 地中海贫血影响蛋白质的合成,导致 β 珠蛋白链的产生减少(β+ 型)或不产生(β0 型)[130-131]。地中海贫血的临床危险程度可以通过共存的血红蛋白异常如同时遗传 α 地中海贫血以及增加血红蛋白 F 的产量而被减轻[132-133]。

(二)α 地中海贫血

正常 α 珠蛋白的合成由位于 16 号染色体上重复的 α 球蛋白基因调节。基因型通常表示为 αα/αα,α 地中海贫血通常是由于一个或两个 α 基因缺失造成的。少数情况下 α 基因关键区的点突变可能会导致非缺失型 α 地中海贫血(αT)[130]。突变可以使 α 基因的表达完全消失(即 α0 地中海贫血)或部分下调(α+ 地中海贫血)[130]。α0 和 α+ 地中海贫血都可以杂合子或纯合子状态出现,或以 α0/α+ 的杂合子形式(表 65.6)。三或四个基因缺失导致 α 珠蛋白链产生减少使 γ 珠蛋白(幼儿)或 β 珠蛋白(成人)过量,从而形成四聚体称为 Hb Bart 症(幼儿)或 Hb H 症(成人)。极少数 α 地中海贫血在智力低下和骨髓增生异常/白血病综合征等相关情况下发生[135-136]。

表 65.6	α 地中海贫血的分类		
分类		基因型	名称
α 地中海贫血-2 特性		−α/αα	α+/α
α 地中海贫血-1 特性		−α−/α	α+/α+
		αα/−−	α/α0
血红蛋白 H 病		−α/−−	α+/α0
巴氏水肿胎		−−/−−	α0/α0

三、病理生理学

(一)β 地中海贫血(图 65.8)

地中海贫血引起 α 和 β 珠蛋白链合成不平衡[131,137-138]。在纯合子 β 地中海贫血,过量 α 链沉淀于红细胞前体,高达 75% 的细胞在骨髓被破坏从而导致红细胞生成无效和红细胞存活周期缩短。从骨髓释放的含有异常 α 链的红细胞,促进脾脏对细胞清除导致出现临床症状及溶血

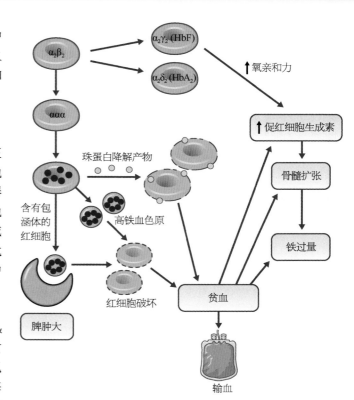

图 65.8 β 地中海贫血的病理生理结果。在纯合子性地中海贫患者中,血珠蛋白合成明显减少或消失。多余的链不能形成四聚体,而是在骨髓中的前体红细胞中形成沉淀,导致这些细胞的骨髓内就被破坏了。红细胞膜的这种破坏过程是由血色素(红细胞的内含物)的形成和多余链的降解产物引起的。从骨髓中释放出来的红细胞被脾脏破坏,引起各种临床症状和溶血现象。当患者中这些链受到影响时,血红蛋白 F 和血红蛋白 HbA₂ 就有增无减,这些血红蛋白具有很高的氧亲和力,这可以导致促红细胞生成素的增加,从而增加骨髓的增生。

体征。在杂合子状态下,α 链过量和红细胞生成不足的程度比纯合子 β 地中海贫血轻得多。HbF 的产生通常出生后几个月内逐渐减少,但 β 地中海贫血患者 HbF 的产生可以持续到成年。然而 HbF 具有高氧亲和力,这导致促红细胞生成素的生产增加,因此,增加骨髓增生。

(二)α 地中海贫血

α 地中海贫血的病理生理学与 β 地中海贫血大不相同,因此临床表现迥异。过量的非 α 珠蛋白链形成可溶性四聚体而不是沉淀,因此只有极少的无效红细胞生成。HbH 患者唯一的临床异常是出现脾肿大,这是继发于清除含有异常蛋白红细胞的工作负荷增加。很少贫血可能严重到需要输血的程度。Hb Barts 的临床表现是具有非常高的氧亲和力的结果,这导致严重贫血、宫内缺氧、毛细血管通透性增加、严重的红细胞增多症伴肝脾肿大和心脏衰竭。严重水肿的婴儿在分娩前后就不可避免的死亡。

四、临床表现

(一)β 地中海贫血

β 地中海贫血是根据临床病情的严重程度而不是潜

在的遗传异常来分类。根据对输血依赖的水平将 β 地中海贫血划分为重型地中海贫血（输血依赖）、中型地中海贫血（不输血能够保持足够的血红蛋白或输血要求低于 8 单位/年）和轻型地中海贫血（无症状）[139]。患有 β 地中海贫血的婴幼儿由于血红蛋白 F 的保护不会出现严重贫血，通常无症状。重型地中海贫血的临床表现取决于是否有足够的输血供应，以及铁螯合是否严格执行。未经治疗的重型地中海贫血患者会由于严重贫血而在婴儿期晚期或幼儿时死亡。接受不定时输血可能存活久一些，但也会遭受贫血，骨性畸形及生长发育迟缓带来的痛苦。

（二）重型地中海贫血

重型 β 地中海贫血的临床特征分别由贫血、骨质改变以及铁超载造成的。红细胞合成缺陷、生存缩短和溶血增加造成的贫血在儿童重型 β 地中海贫血主要导致心脏代偿不全、生长发育迟缓。清除含有包涵体红细胞的工作负荷增加造成的脾肿大，可引起稀释型贫血和血红蛋白进一步下降。代偿型髓外造血可导致肝肿大，少数情况下导致脊椎压缩和神经系统缺陷。红细胞破坏增加造成的溶血与高达 20% 的 β 地中海贫血个体的胆结石相关[140]。

加速溶血的另一个后果是红细胞膜上带负电荷的磷脂的暴露和红细胞及血小板微粒的产生造成血栓栓塞（重型地中海贫血 4% 和中型 10%）的发生率增加[141]。脾切除术后血小板增多是栓塞发生的危险因素，尤其是合并有铁超负荷造成的内皮氧化应激，或促凝血的合并症如糖尿病、激素疗法、易于形成血栓的突变和房颤等[142]。在重型地中海贫血已发现由于红细胞高周转造成的叶酸缺乏、高尿酸血症以及少数痛风病例。

地中海贫血患者的贫血状态使红细胞生成增强，从而导致以颅骨和颌骨区域的过度生长为特点的骨髓增生，放射学特征为"末端毛发状"或"太阳射线"的出现。跖骨与掌骨是首先开始膨大的，因此掌骨测量被认为是开始输血治疗的良好指标[143]。其他骨骼畸形包括骨骺提前融合造成长骨缩短，以及由于上颌骨过度生长造成的牙齿咬合不正。骨髓扩张也可能导致病理性骨折，早期骨质疏松和骨质疏松症[144-145]，而颅底骨质增生造成鼻窦和中耳引流效果不佳可引起鼻窦和耳部的慢性感染。生长迟缓主要是贫血造成的后果，同时铁超负荷，脾功能亢进，甲状腺和生长激素缺乏，性腺功能减退症，锌缺乏，慢性肝病，营养不良和心理压力等也有影响[146]。

β 地中海贫血患者由于铁调素水平降低导致铁吸收增加。如果铁没有得到充分的螯合，接受定期输血的患者也可能发展为输血型铁质沉积。铁在实质组织的沉积可引起多种临床后果（提要 65.14）[147-154]，这一过程可以由血色病（HFE）基因的变体进行调节[155]。

提要 65.14　地中海贫血患者铁过量的并发症

肝脏
- 最早受到影响的器官
- 肝纤维化和肝硬化是最常见的表现
- 肝纤维化的程度与年龄、输血频率、肝内铁的浓度（根据 Ishak 评分）和是否通过输血感染输血性传播的丙型肝炎病毒（1b 基因型）
- 地中海贫血患者铁过量者肝硬化的患病率为 10%～20%
- 地中海贫血患者铁过量者 1%～5% 的人乙型肝炎表面抗原阳性（在亚洲和东南亚的患者中更高）
- 检测技术包括瞬态弹性成像、磁共振成像和肝活检

心脏
- 22% 铁过量者有心脏问题
- 心力衰竭和心律失常是最常见的表现
- 肺动脉高压是常见症状（更常见于中间型地中海贫血）
- 核磁共振有助于诊断心脏病的问题，尤其在诊断心力衰竭时，心脏的 T2 值 <10 ms 时候，很有可能出现心力衰竭
- 对意大利患者的心脏进行核磁共振检查时，发现丙肝抗体阳性的患者和得过心肌炎的患者更容易发生心肌纤维化

内分泌腺
- 性腺功能减退是最常见的并发症，男女患病率均超过 50%。促性腺激素分泌不足提示铁损伤了垂体或下丘脑，其特征是性发育迟缓和青春期延迟。在月经正常的女性中，卵巢功能是正常的，尽管出现了继发性闭经，但生育能力是正常的。卵巢的损伤是罕见的，这种情况更可能出现在年龄较大的妇女身上（>30 岁），因为在这个年龄段的女性身上卵巢上的血管活动是十分活跃的。继发性的性腺功能减退在老年男性中比较普通（50%）。血清铁蛋白 >2 000 ng/ml 是一个铁过量和性腺功能减退的危险指标
- 甲状腺功能减退是第二个最常见的内分泌疾病（约 20%），尽管有许多可能的亚临床的变化。最常见的甲状腺功能减退是原发性的，近年来越来越多的人诊断为中枢性甲状腺功能减退
- 糖尿病患病率约 5%，平均诊断年龄为 18 岁。糖耐量受损首先发生于微血管损伤，如视网膜改变不及其他血管改变常见。慢性丙型肝炎感染可导致糖尿病的发作。尽管血糖控制困难导致胰岛素治疗困难，但糖耐量受损通常对口服低血糖药有反应

（三）中型地中海贫血

中型地中海贫血的特征是血红蛋白浓度为 $70\sim100\ g/L$，儿童通常在约 $2\sim4$ 岁出现贫血、黄疸和肝脾肿大等症状[156]。也有可能出现骨骼上的改变，如面部骨骼膨大及上颌窦闭塞[157]。几个分子水平的因素包括：①共同遗传 α 地中海贫血；②血红蛋白 F 遗传持续性；③δβ 地中海贫血；④特有的 GγXmn1 多态性共同促进地中海贫血由重型转为中型[158]。

与重型地中海贫血患者相比，中型地贫患者铁负荷的增加主要是由于肠道对铁吸收的增加，而不是输血治疗的结果。低效的红细胞生成以及因此带来的慢性贫血，缺氧能抑制铁代谢的调节因子-铁调素，从而增加铁的吸收[158]。过量的铁往往积聚在肝脏中，而不是心脏[159]。中型地贫的其他临床并发症包括胆结石、髓外造血、腿部溃疡、血栓栓塞和肺动脉高压，这些都是导致患者心脏衰竭的主要原因[160]。虽然中型地贫的患者通常不需要定期输血，但有证据表明，中型地贫的并发症在定期输血的患者特别是在后期，可能会较少出现[159]。

（四）α 地中海贫血[130,134]

α 地中海贫血携带者（具有 1 或 2 个 α 基因损失）通常是无症状的，并且可能只是在进行常规血细胞计数时，出现轻至中度的小细胞、色素性贫血而被发现。如果母亲的基因型为 αα/－，因为胎儿有血红蛋白 Bart 症的风险，可能需要进行产前咨询。

血红蛋白 H 病主要发生在亚洲人，偶见于环地中海人群。其病因是缺失三个 α 基因（α－/－），造成的贫血在 $30\sim130\ g/L$ 变动。疾病通常与脾肿大及儿童生长迟缓相关，脾肿大可能为巨型。骨骼方面的变化不常见。其他并发症包括感染、下肢溃疡、胆囊结石和在用药和感染时出现急性溶血。临床症状的严重程度与分子基础有关，非缺失型 Hb H 病受到的影响更严重。血红蛋白 Bart 病（－/－）几乎全部发生在亚洲，尤其是中国、柬埔寨和泰国的人群。患有 Hb Bart 症胎儿水肿综合征的婴儿会出现苍白，伴随心衰体征的严重水肿、明显的肝脾肿大、骨骼以及心血管畸形。通常会胎盘过度肥大。很多这种临床表现可由血红蛋白 Bart 的婴儿氧亲和力非常高来解释。胎儿往往在子宫内就死亡，由于血红蛋白 Portland 的保护通常是在前 3 个月之后，或在出生后不久死亡。小细胞形态异常及低色素性贫血使这种情况区别于新生儿溶血病。

五、诊断（提要 65.15）

重型 β 地中海贫血、血红蛋白 H 病和血红蛋白 Bart 病通过临床表现和基本的实验室检查很容易得到诊断。然而，β 地中海贫血的特性和中型 β 地中海贫血的诊断比较复杂，需要相当的专业知识。血红蛋白的分布在各 β 地中海贫血综合征中不同。HbF 的水平从轻微程度的 10%

左右增加到不能合成任何 $HbA(\alpha\alpha\beta\beta)$ 纯合子形式患者的 100%。HbA2 的水平变化可以从正常到 7%。网状细胞也有发生但比预期要低 $2\%\sim8\%$，这是因为极端的红细胞增生反映了髓内红细胞前体的破坏。渗透脆性降低，有时非常突出甚至于有些红细胞在蒸馏水中都不溶血[161]。正是由于这个原因，如果复杂的检测无法进行，渗透脆性可作为对地中海贫血的筛选试验[162]。血清锌水平会较低，这可能与异常生长有关。维生素 C 水平也可能降低，这是因为在铁超负荷的情况下维生素 C 转化为草酸的过程增强了[163]。因为可能加重红细胞生成危机，在叶酸缺乏导致骨髓衰竭的情况下开始叶酸治疗需要特别小心[164]。

提要 65.15　渐进性诊断地中海贫血的方法

溶血性贫血或地中海贫血患者的家族史
- 种族背景有助于区别地中海贫血的类型
- 发病的年龄有助于确定疾病的严重程度和是否需要输血治疗
- 儿童发育有助于了解可能的并发症
- 迟发性的并发症包括心脏损伤、肝脏损伤和内分泌失调，都对考虑家族史有帮助

临床检查
- 贫血
- 溶血
- 骨骼变化
- 脾肿大
- 内分泌系统的评估

检查
- 血细胞计数：严重贫血伴地中海贫血；轻度地中海贫血；平均细胞体积减少，与血红蛋白不成比例，平均血红蛋白浓度显著降低（$20\sim22$ pg）
- 血涂片：小红细胞、低色素红细胞、薄红细胞、嗜碱性点彩、有核红细胞（在脾切除之后会大幅升高），在非脾切除的患者中有很多异型细胞
- 电泳：在 PH 适度的环境下，电泳血红蛋白，在电泳膜上出现梯度改变，可以根据血红蛋白或血红素的特殊染色将其分开
- 高效液相色谱：十分有效的方法，通过在色谱柱上的固定相上吸附带负电的组分，然后用洗脱法洗脱，可以定性和定量的检测血红蛋白 A、A2 和 F 的各种变异体
- 等电聚焦：血红蛋白在聚丙烯酰胺凝胶或醋酸纤维素凝胶上根据其带点的不同，可以分辨

六、治疗

对地中海贫血患者的综合管理计划可能涉及输血治疗、铁螯合、脾切除术,并发症的预防或早期治疗和干细胞移植。

(一)输液治疗

治疗严重地中海贫血的主要方法是输血以降低贫血和促进红细胞生成。然而,在许多低收入地区血液供应不足,地中海贫血患者很多都是慢性长期输血(表65.7)[165]。输血频率应根据临床症状和体征来确定,如生长不良和面部或其他骨骼异常,并应考虑到任何潜在的疾病带来的并发症[156]。虽然是否输血不应该单纯根据血红蛋白的水平来决定,但血红蛋白值小于 70 g/L 通常被认为是进行定期输血的指征。

表 65.7	WHO 公布的世界不同地区 β-地中海贫血患者及治疗数量									
地区	每年新出生的 β 地中海贫血患者		输血			已知的患者数量	足量的铁螯合物治疗		不足量的铁螯合剂治疗或采用铁螯合剂治疗	
	合计	输血依赖患者	每年开始输血治疗的数量	输血依赖治疗的患者占需要输血治疗患者的比例(%)	每年由于没有输血治疗而死亡的患者		使用螯合剂的比例(%)	使用螯合剂人数	患者的数量	由于铁过量导致每年死亡的人数
非洲	1 386	1 278	35	2.7	1 243	—	—	—	—	—
美洲	341	255	134	52.4	121	2 750	58	1 604	1 146	57
中东地区	9 914	9 053	1 610	17.8	7 443	39 700	27	10 818	28 882	1 444
欧洲	1 019	920	140	15.5	780	16 230	91	14 754	1 476	74
东南亚	20 420	9 983	962	9.6	9 021	35 500	19	6 621	28 879	1 444
西太平洋	7 538	4 022	108	2.7	3 914	3 450	44	1 504	1 946	97
全世界	40 618	25 511	2 989	11.7	22 422	97 630	39	37 866	58 764	2 988

为了防止同种异型免疫,在第一次输血前,除了 ABO 和 Rh(D)分型,还应进行扩展红细胞抗原分型包括 C、E 和 Kell。并且在每次输血前,都应进行全交叉匹配和筛选新的抗体[166]。发生同种免疫的风险似乎在生命的最初几年就开始输血治疗的患者更大[128]。同种抗体及自身抗体的产生可能会导致输血需求的增加或溶血。采用淋巴细胞消耗技术可以减少同源免疫以及发热性输血反应的发生。由于红细胞存储在抗凝溶液中可能会降低功效,使用保存短于 7~10 d 的血液对于需要经常输血的患者可能会更有利。不鼓励直系亲属作为献血者,尤其该患者是干细胞移植的候选人时。

重症地中海贫血患者需要终身定期输血,每月每千克体重 15 mL 或每 2~5 周 1~2 个单位的血液,以维持输血前血红蛋白水平高于 90~105 g/L。这种定期输血方案的益处是正常生长、抑制红细胞和骨髓扩张,减少肝脾肿大和带来可以进行与年龄适当的正常活动的整体幸福感。对有心脏疾病或其他临床状况以及在较低的血红蛋白水平时不能充分抑制骨髓活性的患者,有必要确定更高的治疗目标,输血前血红蛋白水平应达到 110~120 g/L。输血间隔缩短可降低血液的总需求,但需要根据患者的工作或学习安排以及其他作息习惯等问题进行平衡。

重症地中海贫血患者的定期输血治疗通常在生命的最初 2 年就开始。有些在前二十年只需要不定时输血的中型地贫患者以后可能会由于血红蛋白水平下降或出现严重并发症而需要经常输血。应对血红蛋白进行监测以评估其水平下降的速率,这可以被用于指示进行输血的频次。交换输血也已被尝试用作降低铁负荷的方法,可降低对血液的需求约三分之一。

(二)螯合疗法(表 65.8)

每个单位的红细胞可以包含最多 200 mg 的铁,因此累积的铁负担是长期输血方案不可避免的后果。此外,由于严重贫血和铁调素下调,肠道对铁的吸收也增加(每天每千克体重 0.3~0.6 mg)。铁螯合疗法[167-168]有助于改善地中海贫血患者的生存率,并避免肝纤维化及铁诱发的心脏疾病。遵从螯合疗法的大多数患者可以正常生长以及性发育。儿童超过 2 岁,已经接受 10 个单位的输血和/或静态血清铁蛋白水平至少有 2 次超过 1 000 ng/mL,通常就要给予铁螯合剂治疗(提要 65.16)。这一水平的铁过量通常在输血 1~2 年后出现。最初对儿童开始治疗时去铁胺的剂量为每千克体重 25~30 mg,以避免因过度去铁而产生毒性。

表 65.8　现有铁螯合剂的特征			
	去铁胺	去铁酮	去铁斯若
螯合性质	与铁 1∶1 螯合	与铁 3∶1 螯合	与铁 2∶1 螯合
半减期	8～10 min	2～4 h	12～18 h
铁的排出途径	50%～70%通过粪便排出,其余通过尿液排出体内根据铁的过量水平、去铁胺剂量和红细胞生成的效率,通过粪便和尿液排出的比例有很大变化	主要通过尿液排出(90%)	主要通过粪便排出(90%)
从肝脏中移除铁的效果	非常好	好,在去铁酮高剂量时效果十分好	非常好
从心脏中移除铁的效果	通过 24 h 的静脉输液,效果基本可以。	在去铁酮标准剂量治疗时效果就很好。	在去铁斯若标准剂量治疗时效果就很好
剂量	30～60 mg/kg	75～100 mg/kg	20～40 mg/kg/d
治疗频次	皮下或静脉输液 8～12 h,每周 5～7 d	口服,一天 3 次。	口服,一天 1 次
不良反应	1. 最常见不良反应是输液部位出现硬结和肿块 2. 低铁水平的情况下,螯合剂有耳毒性(双侧高频听力损失)和视觉毒性(夜视丧失、色弱、视网膜萎缩和白内障),这种情况下,建议每年进行检查和随访,并根据铁蛋白水平调整剂量螯合剂的剂量 3. 生长板畸形或软骨发育不良 4. 罕见但十分严重的并发症-小耶尔森菌感染或毛霉菌感染,并引起结肠炎和腹腔脓肿	1. 33%的患者会出现恶心和呕吐,不过通常都可以缓解 2. 15%的患者会出现关节病、关节炎或关节积液 3. 1%的患者会出现粒细胞缺乏症; 4. 8%的患者会出现轻度中性粒细胞减少	1. 罕见的暴发性的肝衰竭,建议开始治疗后每 2 周到 1 个月进行一次肝功能检查,然后在治疗过程中,每月进行一次肝功能检查; 2. 血清中肌酐升高,建议每月做一次肾功能检测

提要 65.16　地中海贫血新疗法

诱导胎儿血红蛋白合成

- 羟基脲:对 β-地中海贫血的患者是有帮助的,但对重症地中海贫血没有帮助
- 组蛋白去乙酰化酶抑制剂:正丁酸衍生物,羟基脲引起的间歇脉(代脉)是可以被发现
  - 试剂盒配体
  - 地西他滨
  - 敲除 B-细胞淋巴瘤因子 11A(Bcl11A)重组蛋白
  - 促红细胞生成素

抗氧化剂

- 维生素 C 和维生素 E
- 木瓜发酵制剂

基因治疗

- 成功的动物地中海贫血模型,逆转录病毒载体携带的人 B 球蛋白基因在小鼠上干细胞上已经建立
- 目前开展的研究有:人 B 球蛋白基因转移到人的造血祖细胞
- 其他的分子生物学方法一直在尝试,试图改变不通过的终止密码子和异常剪接

（三）脾切除

地中海贫血患者在需要定期输血以前普遍出现明显的脾肿大,常采用脾切除术治疗。地中海贫血出现的严重溶血与脾脏功能亢进相关,这可以加重贫血并加大对输血的需求。虽然早期输血治疗可以避免脾肿大,但仍然可能出现脾功能亢进,通常是在 5～10 岁之间的孩子。对这些患者,脾切除可减少髓外造血带来的并发症。脾切除在输血量达到每年每千克体重 200～250 mL 红细胞时应考虑,这通常可以减少一半的输血要求。

脾切除术的并发症包括芽孢菌类微生物造成的机会性感染。因此,术前患者应接受适当的疫苗接种,并在出现感染的迹象时就医。一般建议患者至少 5 岁再进行脾切除术,这是因为低于这个年龄出现严重败血症的风险会增加。地中海贫血患者脾切除术后可能出现血栓栓塞并发症及肺动脉高压,因此,采取脾部分切除术及脾动脉栓塞来尝试减少并发症,但尚未在大规模临床试验中进行研究。

（四）并发症的处理

铁过量可在地中海贫血患者的任何器官发生,但特别会影响到心脏、肝脏、内分泌系统和骨骼,有时会影响胰腺和肺。铁过量需要尽早检测和处理以防止产生长期损害。可以使用非侵入性方法例如磁共振扫描对肝脏和心脏铁负荷的情况每年进行评估,以发现早期改变。儿童应当进行生长和内分泌的评估,在有发育迟缓或激素不足的迹象时,应进行适当的检查。越来越多地认识到,骨质疏松症

应通过充足的膳食钙摄入和日晒来防止。虽然维生素C和去铁胺联合应用有心脏毒性的风险,但叶酸、锌、维生素E和维生素C的补充对于并发症的处置是有用的。

(五)干细胞移植

同种异体干细胞移植[169-170]是目前可能治愈地中海贫血的唯一手段。在精心挑选的患者,通过无事件生存率测量,预期结果约为90%,移植相关死亡率为3%。肝肿大,肝纤维化和铁螯合治疗不足时预后较差。移植的最好结果是经HLA配型的兄弟姐妹。对于幼儿而言,脐带血是干细胞的有效来源。提要65.16中列出了地中海贫血的其他治疗方法[171-174]。

(六)地中海贫血的预防

产前诊断和终止妊娠在流行率较高的国家成功地防止了严重地中海贫血患者的出生[175]。对高危夫妇的早期识别和遗传学咨询使终止或继续妊娠的决定更易于做出。平均红细胞血红蛋白(MCH)被用于地中海贫血的筛查,其阈值为小于27 pg。极少数的隐性β地中海贫血基因突变者MCH超过27 pg,并且应在有阳性家族史的人群中考虑。有潜在风险的夫妇应进行有关产前诊断的详细咨询。这些诊断包括绒毛取样或羊膜穿刺术,其目的是获得胎儿DNA样品进行基因分析。用极少量的DNA样本就可以检测单点突变的PCR和精确杂交检测已被开发。一个创伤少、风险小的选项是分离在母体血液中循环的胎儿DNA进行遗传分析。植入前基因诊断是一个较新的技术,它采用卵裂球的DNA用于基因诊断。从第二孕期开始可采用超声波对怀疑有α地贫的胎儿进行水肿和胎盘扩大迹象的检测(图65.9)[175-176]。

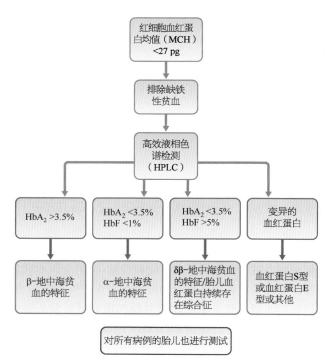

图65.9 通过产前诊断来预防地中海贫血的新生儿。

七、血红蛋白E病

血红蛋白E病是由于β珠蛋白基因的26位编码谷氨酸的密码子被赖氨酸取代所引起的[177]。HbE型β地中海贫血在世界范围内至少影响100万人,是一个重要的健康问题,尤其是在印度次大陆和东南亚。在一些地区,它已经取代β地中海贫血成为最常见的地中海贫血症。在泰国、老挝和柬埔寨的许多地区HbE的发病率达到60%,预计在未来几十年仅在泰国一地就将有至少100 000例HbE型β地中海贫血新发病例。HbE的病程发展高度可变,部分患者无症状(如杂合子,HbE 20%~30%或纯合子,HbE 80%~90%),而其他人(如HbEβ地中海贫血)可能是输血依赖性的。

葡萄糖-6-磷酸脱氢酶(G6PD)缺乏症

一、病理生理学

葡萄糖-6-磷酸脱氢酶(G6PD)缺乏症最初是由于出现与进食蚕豆("蚕豆病")和伯氨喹摄入有关的溶血而被认识[178]。G6PD缺乏症是人类最常见的酶缺陷疾病,在全球约4亿人中存在(图65.10)[179-180]。这是一种X染色体连锁,G6PD基因突变的遗传性缺陷病。G6PD是催化磷酸戊糖途径中第一个反应酶,这一反应产生维持还原型谷胱甘肽的重要抗氧化剂NADPH。还原的谷胱甘肽充当氧化型代谢产物的清除剂从而保护红细胞[178,181]。红细胞仅仅依赖于磷酸戊糖途径来获得NADPH,而缺乏任何其他来源,因此G6PD缺乏症使红细胞无法获得抗氧化损伤的保护。氧化损伤使血红蛋白变性聚集形成亨氏小体(血红蛋白变性沉淀)。这些受损细胞结合到细胞膜骨架导致细胞可变形性降低,在脾脏被破坏,导致溶血。酶的活性水平在年轻的红细胞高于更成熟的细胞,因此较老的细胞更容易出现溶血。

二、流行病学及分类

G6PD缺乏症的全球分布反映了疟疾的历史流行地区,并且G6PD缺乏症对疟疾起到一定程度的保护作用[181-182]。G6PD缺乏症的不同类型是根据酶缺乏和造成溶血的严重程度来分类的[183]。

- I类-严重缺乏与慢性非球形红细胞溶血性贫血。
- II类-严重缺乏与急性溶血性贫血。
- III类-中度缺陷(10%~60%的酶活性)。
- IV类-正常(60%~150%的酶活性)。
- V类-活性增加(>150%酶活性)。

G6PD酶变体可以通过电泳迁移率来进行区分[184]。野生型G6PD B和非裔人口中常见的变型G6PD A+有正常的酶活性,并且与溶血无关。G6PD A-是与轻至中度溶血相关的最常见的变体,约有10%~25%的非洲人

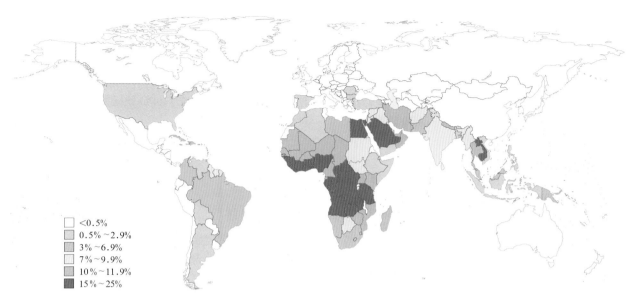

图 65.10　葡萄糖-6-磷酸脱氢酶缺乏症的分布。(From WHO working group. Glucose-6-phosphate dehydrogenase deficiency. Bull World Health Organ 1989;67：601 - 11.)

携带这种变异。在环地中海地区国家、中东、印度和印度尼西亚都有存在的 G6PD 地中海型，具有与 G6PD B 相同的电泳迁移率，但酶的合成和催化活性降低。在一些人群中，G6PD A⁻ 和 G6PD 地中海型并存。

三、临床表现

G6PD 缺乏症的临床表现可分为：①无症状；②急性溶血性贫血；③蚕豆病；④新生儿黄疸；⑤慢性非球形红细胞溶血性贫血。

(一) 急性溶血性贫血

G6PD 缺乏症的急性溶血性贫血可继发于感染(如肺炎、甲型和乙型肝炎、伤寒)或氧化剂药物，或糖尿病酮症酸中毒、心肌梗死和剧烈的体育运动[185,186]。可能导致 G6PD 缺乏的个人发生溶血的药物列表(表 65.9)[187]可

在以下地址获得(http://www. g6pd. org/favism/english/index. mv)。由于潜在的遗传变异，对于一些 G6PD 缺乏症个体被认为是安全的药物，在另外一些人可能会引起溶血。溶血通常发生在开始给药后 1～3 d,可产生强烈的血红蛋白尿。幸运的是,疾病是自限性的,大多数患者不会发展成肾功能损害或需要输血的贫血。这种自然恢复反映了较年轻可抵抗氧化损伤的网织红细胞替代了较老的酶缺陷的红细胞[186]。如果造成沉淀的原因被清除,血红蛋白在 8～10 d 后开始恢复。急性肾小管坏死和血红蛋白管型肾小管阻塞导致的急性肾功能衰竭可发展为 G6PD 缺乏症溶血的并发症。这往往在成年人比在儿童更常发生,可能需要血液透析。

表 65.9	可能引起 G6PD 缺乏个体溶血的药物		
药物分类	确定引起溶血的药物	可能引起溶血的药物	怀疑可能引起溶血的药物
抗疟疾药	伯氨喹,扑疟喹啉	氯喹	麦帕克林(米帕林),奎宁
磺胺类药	对氨基苯磺酰胺,磺胺醋酰钠,磺胺吡啶,磺胺甲噁唑	磺胺二甲嘧啶,柳氮磺胺吡啶,格列本脲	阿尔法砜 磺胺嘧啶 磺胺唑
砜类	氨苯砜		
呋喃妥因	呋喃妥因		
解热镇痛药	乙酰苯胺	阿司匹林	对乙酰氨基酚,对乙酰氨基苯乙醚
其他的药物	萘啶酸,尼立达唑,亚甲蓝,苯偶氮吡胺,复方磺胺甲噁唑	环丙沙星,氯霉素,维生素 K 类似物,维生素 C,美沙拉嗪	对氨水杨酸,阿霉素,丙磺舒,二巯基丙醇
其他的化学合成药物	萘,三硝基甲苯		铁苋菜属类植物的提取物

（二）蚕豆病

该病主要见于地中海国家 1～5 岁的男孩，但在中东、亚洲和北非也有发现。患者在食用新鲜或煮熟的蚕豆后，可能会引起血管内和血管外溶血，有时严重到引起肾脏损伤，据报道食用过蚕豆的母亲进行母乳喂养，婴儿会出现蚕豆病[179]。蚕豆嘧啶（divicine）和异乌拉米尔（isouramil）是蚕豆的毒性成分[188]。

（三）新生儿黄疸

在 G6PD 缺乏症常见地区，三分之一的男婴会出现黄疸，很可能是 G6PD 缺乏引起的[179]。新生儿黄疸在出生后 1～4 d 出现，可致核黄疸（kernicterus）[189,190]。孕产妇接触氧化剂和樟脑丸会导致患儿溶血。因此，应告诫母乳喂养的母亲，避免使用违禁药物、含有蚕豆的饮料、薄荷醇的药物，不应涂抹指甲染料或使用储存在萘中的衣物[190]。患有遗传突变 Gilbert 综合征的早产儿和婴儿患病的风险极高。可能需要光照疗法和换血疗法以降低未结合胆红素的水平。该病很容易漏诊，因此对于有家族史、种族或地源因素的，提示可能存在 G6PD 缺乏的黄疸婴儿和对光照疗法反应不良的婴儿，都应评估 G6PD 的状态[191]。

（四）先天性非球形细胞溶血性贫血

这是 G6PD 缺乏症的罕见表现，常见于儿童期[179,184]，可能有严重新生儿黄疸、偶发性或需要输血的恶性贫血病史，伴胆结石并发症。虽然这些患者通常是代偿性较好的贫血，只有在病情加重时需要进行输血治疗，很少会进展成为输血依赖型。在某些情况下，抗氧化剂（例如维生素 E 和硒）可能会有所帮助。脾切除术不能解决溶血问题。需要补充叶酸以支持增加的代偿性红细胞生成。

四、诊断

通常在以下情况会诊断为 G6PD 缺乏症疑似病例：新生儿黄疸发生在 G6PD 缺乏症常见地区，或当非免疫性溶血性贫血发作与感染或药物有关时。血膜中的红细胞因变性的血红蛋白集中在细胞的某个区域，形成"头盔"或"咬合"细胞[192]。变性的血红蛋白在外周血红细胞中形成变性珠蛋白小体（Heinz 小体），可通过甲紫染色镜检观察。

通过分光光度法定量分析 NADPH 的产生率来明确诊断 G6PD 缺乏症。目前正在开发针对 G6PD 缺乏症的即时检验（point-of-care testing），但尚未通过常规认证。在急性溶血过程中测量酶活性无济于事，因为网状细胞增多症是急性溶血的特征，由于早期红细胞中酶含量较高，会产生假阴性结果[179,186]。

五、管理

G6PD 缺乏症最有效的管理策略是通过避免接触诱发因素（如感染、药物和蚕豆）来预防溶血。对于较轻的变异型（例如，Ⅲ 和 Ⅳ 类），如果利大于弊且血液计量受到严格监控（例如，对 G6PD 缺乏症 A 变异型患者使用小剂量伯氨喹），则可使用已知可诱发溶血的药物。已在一些地中海和其他普遍存在 G6PD 缺乏症的人群中启动筛查计划[193]。

疟疾的血液系统并发症

疟疾贫血

一、病理生理学

疟疾贫血的病理生理学是多方面的，并且受个体年龄及其抗疟疾免疫状态的影响。疟疾的贫血机制包括：

- 溶血伴随感染和正常红细胞破坏增加
- 促红细胞生成
- 脾功能亢进
- 溶血
- 可能导致贫血的其他状况。

溶血在急性疟疾无免疫应答患者中更为常见，而红细胞生成障碍是复发性恶性疟贫血的主要机制[207,194]。溶血是由红细胞膜的损坏和表面异常抗原暴露触发网状内皮系统吞噬红细胞的结果[195-198]。每个感染红细胞的破裂会导致循环中 10 个未感染红细胞破坏[199]，这可能与红细胞补体调节蛋白的丢失和循环免疫复合物水平的增加有关[200]。这也部分解释了疟原虫清除后贫血的持续或恶化，以及部分研究中指出的寄生虫血症与贫血严重程度之间的相关性较差[207]。疫苗研究发现，疟疾贫血的发生率升高可能是未感染红细胞清除率提高所致[201]。

在疟疾患者的骨髓检查中始终发现红细胞生成减少、红细胞前体异常和网状细胞减少[202]。红细胞生成减少由多种因素引起，包括低水平的 TNF-α、高水平的 IL-10、促红细胞生成素异常、集落形成单位减少、细胞因子诱导的红细胞生成抑制和疟色素的抑制作用[203-206]。

二、流行病学

与疟疾有关的贫血最常见于儿童和孕妇。在撒哈拉以南非洲地区，疟疾儿童贫血患病率为 30%～90%、孕妇为 60%～80%[207]。患病率最高的是婴儿和 3 岁以下的儿童。婴儿可通过胎盘感染疟疾[208,209]。

生活在疟疾流行区的人造成贫血的原因很多，例如菌血症、钩虫感染和维生素 A 缺乏症[208]，这很难将贫血仅归因于疟疾。然而，动物研究和抗疟治疗改善贫血的事实表明，疟疾和贫血之间存在直接关系[210,211]。例如，坦桑尼亚儿童中约 60% 的贫血发作是由疟疾引起的[212]。

WHO 将疟疾的严重贫血定义为：①血红蛋白浓度

＜50 g/L 或血细胞比容＜15%；②血液中寄生虫＞10 000/μL；③正常红细胞血膜(排除其他引起贫血的常见原因)[213]。但是,由于血膜非常规检查项目、寄生虫密度也随地区和年龄而变化,因此,对该定义的某些方面提出质疑[207]。尽管传统上,恶性疟原虫与最严重的疟疾贫血有关,但间日疟原虫也是严重贫血的主要危险因素,尤其是在幼儿或慢性和反复感染的儿童中。间日疟贫血与未感染的红细胞脆性增加、反复溶血有关[214]。

三、临床表现

根据贫血的程度和发作的速度,疟疾贫血的症状可从轻微到严重。脾肿大是疟疾贫血的常见特征,因为脾脏具有清除感染和未感染红细胞的作用[215]。黑尿热的特征是严重的血管内溶血伴有血红蛋白尿,疟疾患者偶尔出现肾功能衰竭,可能与 6-磷酸葡萄糖缺乏有关[216,217]。营养不良、维生素和微量营养素缺乏、菌血症、钩虫或 HIV 感染等因素可能与疟疾并存,并导致贫血[209]。因此,对于贫血且对疟疾治疗无效的人群,应考虑非疟疾引起的贫血。

四、管理与预防

严重的疟疾贫血治疗涉及对疟疾的治疗,以及其他潜在疾病的支持治疗。疟疾贫血康复较为缓慢,如果重复感染的话,则需要 6 周甚至更长的时间[212]。在儿童,输血治疗通常是针对血红蛋白水平低于 40 g/L 的患者(＜50 g/L 如有呼吸窘迫之类的并发症[207]。在疟疾流行地区儿童补铁可能增加感染的风险[218,219],但目前的建议是在缺铁和疟疾流行地方,不应停止铁剂补充,还应提供适当的抗疟治疗或预防[220]。

预防疟疾贫血的最好方法是避免蚊虫叮咬(例如使用蚊帐)或化学预防措施以预防疟疾。婴儿期的疟疾化学预防可以减少疟疾和贫血[221]。患有严重疟疾贫血的住院患儿出院后可采取间歇性预防性疟疾治疗,以防止贫血复发[222]。每日服用复方磺胺甲噁唑(用于 HIV 感染者)可减少疟原虫血症和贫血[223]。

(一)疟疾伴发血小板减少症

正常血小板寿命为 7～10 d,而疟疾感染后降至不到 4 d[224]。造成疟疾伴发血小板减少症的几个因素中最常见的是血小板活化和聚集增加(图 65.11)[225]。血小板活化是通过寄生红细胞表达表面组织因子并启动凝血和血小板聚集。活化的内皮结合血小板并将其隔离固定在包括脑动脉血管网在内的血管床上[226,234]。这些血小板促进了被寄生红细胞的黏附[227]和血管性血友病因子多聚体的释放,导致血小板广泛聚集,从而导致血小板减少症[228,84,231]。感染期间骨髓的血小板合成相对良好[231,229],但抗血小板抗体、免疫复合物和脾肿大均会引起血小板减少症[230]。

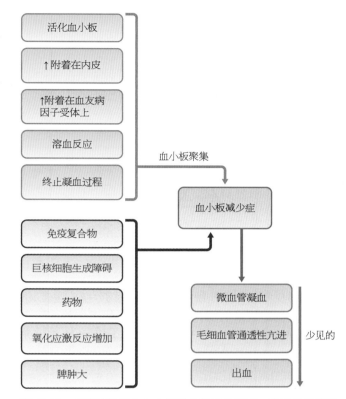

图 65.11　疟疾感染者中血小板减少的相关因素。重要的机制用粗体字进行了表示。上图描述了血小板减少的机制主要是通过血小板聚集,这是血小板聚集的主要后果。(Factors associated with thrombocytopenia in malaria infection. The more significant mechanisms are given in bold. The mechanisms described in the top half cause thrombocytopenia by platelet aggregation, which is the major consequence on platelets.)

60%～90%的疟疾患者会出现血小板减少症,且与疟原虫种类无关[214,231]。流行区发热患者伴有血小板减少症罹患疟疾的可能性增加 5 倍[232],而来自热带地区国家的发热患者,血小板减少症是疟疾的重要指征[233]。重症血小板减少症是较为罕见的,与疟疾相关的血小板减少症很少与出血相关[234]。

血小板聚集和内皮结合的临床后果主要是微血管缺血。这可能表现为肾功能不全、脑缺血、视网膜血管阻塞甚至在某些情况下皮肤坏死。尽管重症血小板减少症患者可能出现瘀斑或紫癜,表明红细胞渗入皮下组织,但出血可能性不大[235]。持续的血小板活化和消耗会加剧出血,循环中的血小板减少与血管渗漏增加和水肿的发展有关[236]。很少需要输注血小板,因为治疗疟疾后血小板数量通常会迅速增加。

(二)疟疾的凝血功能障碍

凝血功能障碍是整个凝血系统的紊乱,涉及凝血因子、血小板、抗凝血因子、血纤蛋白溶解系统;对于疟疾病例,还包括被寄生的红细胞和血管内皮。被寄生的红细

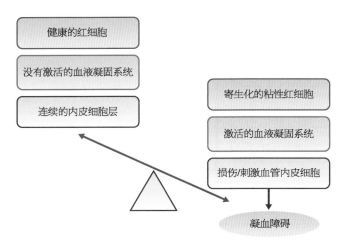

图 65.12　疟疾感染导致的凝血障碍。

浆菌属、隐球菌和马尔尼菲青霉感染的骨髓都会降低红细胞的生产量[249]，这可以通过骨髓检查和培养来发现。细小病毒偏爱增殖性祖细胞，能够在 HIV 病毒感染的患者身上产生严重的贫血症。对感染 HIV 病毒的患者而言，对细小病毒做病毒血清学测试是毫无帮助的，需要 PCR 来确诊[250]。由细小病毒导致的贫血症可能会随着贫血症的严重性而增加，并且在 31% 的感染 HIV 病毒且

> **提要 65.17　HIV 感染者发生贫血的原因**
>
> **感染**
> - 分枝杆菌(结核分枝杆菌或非典型分枝杆菌)
> - 细小病毒
> - 机会感染的病毒——巨细胞病毒
> - 荚膜组织胞浆菌
> - 疟疾
> - 人类免疫缺陷病毒(艾滋病病毒)本身
>
> **骨髓的恶性浸润**
> - 淋巴瘤
> - 其他恶性肿瘤
>
> **溶血**
> - 药物导致的溶血
> - 自身免疫性溶血
> - 微血管病性溶血
>
> **营养素缺乏**
> - 铁
> - 维生素缺乏(叶酸、维生素 B_{12} 和维生素 A)
>
> **消化道出血**
> - 胃炎(例如：假丝酵母属感染)
> - 胃炎和十二指肠溃疡
> - 消化道卡波西肉瘤或淋巴瘤
> - 病毒感染(如：巨细胞病毒感染)
>
> **药物**
> - 骨髓抑制(如：更昔洛韦)
> - 葡萄糖-6-磷酸脱氢酶缺乏引起的溶血(如：氨苯砜)
>
> **血球吞噬现象(噬红细胞作用)**
> - 与感染有关
>
> **脾功能亢进**
> **慢性病贫血**
> **和血红蛋白病共存**
> **性腺功能减退**

胞诱导内皮细胞和单核细胞表达组织因子，释放微粒、细胞因子和血小板聚集，引发血液凝结并使平衡趋向于促凝状态(图 65.12)[234,237-242]。疟疾患者体内的抗凝因子急剧消耗。蛋白 C 和抗凝血酶水平与恶性疟的严重程度成反比，并在疟疾的治疗后恢复正常[245]。

疟疾伴发凝血功能障碍较为罕见，发生率不到 5%；多见于患有脑型疟的成人，可能会出现胃肠道出血[243]，或在脑、肾、视网膜出现微血管缺血，偶见于皮肤血管[244]。凝血酶原时间和活化部分凝血活酶时间的延长仅在 4~8% 的恶性疟原虫感染者中出现，凝血功能障碍并非间日疟原虫感染的特征[245]。由于凝血因子减少至正常水平的 20% 以下才能延长凝血时间，因此尽管有活动性凝血功能障碍，这些检查结果可以是正常的。

治疗凝血功能障碍旨在恢复促凝过程和抗凝过程之间的平衡。这很复杂，需要凝血专家的意见，理想情况下，需要获得血浆、肝素和因子浓缩物以及设备齐全的凝血实验室。

HIV 病毒感染的血液系统并发症

贫血

贫血在 HIV 病毒感染的人群中非常常见，初始阶段为 20%，在某个阶段高达 70%[246]。37% 患有艾滋病的患者有 1 年的贫血症(血红蛋白<100 g/L)[246]，即便是接受了抗逆转录病毒治疗后，仍旧有很高的贫血症持续比率[247]。贫血症与 HIV 病毒感染导致的死亡直接相关，且不受其他风险因素包括 CD4 细胞计数的影响[248]。

HIV 病毒感染的患者患上贫血症有诸多原因(提要 65.17)，贫血常与一些患者共存。被分枝杆菌如组织胞

血红蛋白小于 70 g/L 的患者中有找到[251]。HIV 病毒感染者身上还会发生噬红细胞现象，并可能引发与分枝杆菌、巨细胞病毒、EB 病毒或其他疱疹病毒的合并感染。

由于社会经济原因导致的营养不良、与感染 HIV 病毒相关的厌食、影响胃肠道的吸收不良和胃酸缺乏都会导致贫血症。溶血性贫血症也会由于药物或是伴随的葡萄糖-6-磷酸脱氢酶缺乏而产生，因为在 HIV 病毒感染的患者中，网状细胞减少的现象很常见，网织红细胞计数不能用来排除红细胞溶解的情况。虽然直接的库姆斯测试在 HIV 感染患者身上是阳性，但是自体免疫溶血性疾病并不是贫血症的常见原因。在患有严重贫血症的非洲儿童身上同样也找到了红细胞前体数量的减少[252]。

治疗 HIV 病毒相关的贫血，必须专注于 ART，并减少其他因素的影响，如感染或是维生素缺失，因为这些原因也会导致贫血症。在富裕国家，人们用 ART 在初始治疗 6 个月内把贫血患病率从 65% 降低到了 53%，一年后又降低到 46%[253,247]。虽然危及生命的严重的贫血症案例需要输血，但是积极的输血治疗会引起因加速溶血和 DIC 而导致的致命肺梗死[254]。

对于那些 ART 治疗无反应的患者而言，需要考虑红细胞生成素，因为在 HIV 病毒感染的患者身上发现对这种激素反应降低的情况以及抗红细胞生成素抗体。红细胞生成素对于那些红细胞生成素指数低于 500 IU/L 的患者来说尤其有效[255]，因为它不仅能增加血红蛋白，还能改善体质[256]。红细胞生成素需要几周的时间才能发挥完全的效应，患者必须有充足的血红素。红细胞生成素很少与血栓形成或纯红细胞发育不全有关。

血小板减少症

血小板减少症在 HIV 病毒感染的患者身上经常能发现，它有可能是 10% 的患者感染 HIV 后开始的症状。发达国家的数据显示，11% 的患者出现血小板数量减少到小于 150×10^9/L，1.5% 的患者出现小于 50×10^9/L。总体而言，1 年内出现中度血小板减少症（$<50 \times 10^9$/L）的概率为 3.7%，虽然这个数字在临床艾滋病患者的身上要更高（8.7%）[257,258]。血小板减少症在那些滥用毒品、机会性感染和骨髓恶性疾病（比如淋巴瘤）的患者身上更为常见，也有可能是治疗性药物的不良反应[259]。

HIV 病毒感染者出现血小板减少症的最普遍的原因是免疫性血小板减少症，这可能与丙型肝炎病毒共感染有关，致血小板存活率降低，尤其是 CD4 细胞计数低于 $200/\mu$L 的患者。与 HIV 病毒相关的血小板减少症中出现的抗血小板抗体、免疫复合物、HIV 抗体膜蛋白和血小板交叉反应的抗体[259,260]，也会导致活性氧的生成[261]。HIV 感染会影响血小板的产生，这就解释了为什么与 HIV 相关的会有如此高比例的血小板减少症[262]。

HIV 相关血小板减少症的某些病例可能会出现自发性缓解，因此对血小板减少症的治疗只需要在出血的情况下进行，而出血的情况并不多见[259]。治疗的第一种方式就是抗逆转录病毒治疗，目的在于使血浆中 HIV 病毒血症监测不到[263,264]。任何会导致血小板减少症的药物都不能使用，还要治疗机会性感染或继发性恶性肿瘤。对于免疫性血小板减少症的治疗与非 HIV 病毒感染的病例相同，方法包括短期服用类固醇、静脉注射免疫球蛋白（短时效应）、抗 D 抗体、干扰素-α 抗体，或脾切除术。

血栓性血小板减少性紫癜

虽然在 HIV 阳性的患者身上，导致血小板减少的原因多种多样，但是最具有摧毁力之一的则是血栓性血小板减少性紫癜（TTP）引起的血栓性微血管病，这是因为溶血性贫血与微血栓的结合会有非常不良的预后。症状并不明确，可能包括发热、头痛、出血和意识出现问题。如果怀疑出现 TTP，需要做紧急的血膜，同时出现血小板减少症和红细胞碎片就表明 TTP 的可能性大。与 HIV 感染相关的 TTP 在引入 ART 前更为常见，并且如果患者依从性差或产生抗性，TTP 更为常见[265]。TTP 被认为是血管损伤造成的，但是与非 HIV 感染患者的情况不一样，ASAMTS-13 出现低数值并不能有效地预测结果[266]。

治疗 TTP 需要置换血浆，虽然会出现耐受性，但是在某些病例上可以用 ART 来纠正[266]。如果在这些病例中进行了 ART，那么就必须在置换血浆的整个阶段都维持治疗。如果析离设备有限，那么血浆输注（每天 30 mL/kg）的方法也能产生效用[267]。置换血浆后必须立刻进行 ART，以把药物清除降低到最低值。病毒载量小于 500 000 copies/mL 的患者通常需要的置换血浆来达到缓解病情比高病毒载量的患者要少[265]。在执行 ART 之前，与 HIV 病毒相关的 TTP 患者存活时间通常不超过两年，即便是进行了血浆置换和类固醇治疗，但是对于执行 ART 的患者而言，死亡率通常在 4% 左右[268,269]。

与 HIV 病毒相关的淋巴瘤

在流行区就发现非霍奇金淋巴瘤（NHL）与 HIV 病毒感染有关，是一种艾滋病界定疾病[270]。NHL 的发病率在感染 HIV 病毒的成年人身上出现的概率比未感染 HIV 的成年人要高出 200 倍，1/6 的艾滋病死亡病例是此病引起的。自从引进高活性抗逆转录病毒疗法（HAART），各种类型的 NHL 的发病率都降低了 30%~50%[271,272]，感染 HIV 病毒并患上淋巴瘤的患者预后也得到了改善。在临床试验中，与未感染 HIV 相比，他们存活1年的比率大致在60%[273]。霍奇金淋巴瘤的发病率在后HAART时代增加了，可能是因为免疫重建和CD4细胞计数的增加[274-275]。几乎所有的霍奇金疾病的患者都存在EB病毒（EBV）感染[276]。

与HIV相关的淋巴瘤（提要65.18）[277]可分为系统性淋巴瘤（80%）和原发性中枢神经系统淋巴瘤[278]。感染HIV病毒的患者与未感染的相比，其高侵袭性淋巴瘤，亦即伯基特淋巴瘤（大约25%）或是弥漫性大B细胞淋巴瘤（大约75%）的发病率要高得多[279]。虽然在HIV患者中，T淋巴瘤并不多见（1%），近年来却出现了增长。在感染HIV的患者中，原发性中枢神经系统淋巴瘤的发病率为2%～6%，比普通大众要高出1 000倍[280]。

提要65.18　　与艾滋病病毒（HIV）感染相关的淋巴瘤

淋巴瘤也常发生在免疫功能正常的患者身上
- 弥漫型大B细胞淋巴瘤
- 伯基特淋巴瘤
- 黏膜相关淋巴组织边缘区B细胞淋巴瘤
- 黏膜相关淋巴组织
- 周围T细胞淋巴瘤

淋巴瘤更多地发生在艾滋病病毒（HIV）感染的人群
- 原发积液淋巴瘤
- 口腔中非霍奇金淋巴瘤（又称口腔中"浆母细胞性淋巴瘤"）

淋巴瘤也经常发生在其他的免疫缺陷的人群中
- 多形B细胞淋巴瘤
- 移植后淋巴增生性疾病

HIV感染者NHL发病机制是与宿主对致癌潜能的病毒免疫应答不足有关，主要是EBV和人类疱疹病毒8型（HHV8）/卡波西肉瘤相关疱疹病毒。这使得B细胞的淋巴样生长不受控制，并且遗传异常积累[272]。B细胞活性的指数比如血清免疫球蛋白、轻链蛋白和CD4细胞计数被证明是观察HIV感染者中发生NHL的预测指标[281-282]。

大部分患有NHL的HIV患者出现淋巴结外与脑膜病变症状，且骨髓通常也会发生受累。最常见的淋巴结外病变部位是胃肠道[283]。通常是胃部或是肛周区。四分之一的病例中出现肝脏的病变，预后很差。CNS疾病可能无临床症状，所以需要进行诊断性腰椎穿刺[284]。

HIV病毒相关的淋巴瘤常产生预后较差的指标，比如血清乳酸脱氢酶的水平升高[285-286]。其他的预后指标还包括在诊断出NHL之前CD4细胞计数降到最低值、实施ART过程中出现NHL，以及累积性HIV病毒血症[282]。一份正式的预后评分系统要求考虑CD4细胞计数（<100 cells/μL）[287]。

有一些类型的HIV相关淋巴瘤有着明显的临床和实验室特征。原发性渗出性淋巴瘤是一种侵袭性淋巴瘤，它的特征是在没有出现其他肿瘤的情况下出现浆膜腔积液[288-289]。这种疾病与HHV8感染密切相关，可以在恶性细胞的核心找到病毒。浆细胞淋巴瘤主要影响口腔以及下颌的黏膜，典型的与EB病毒相关[290]。

需要活组织检查才能确诊诊断与确定淋巴瘤类型。诊断上的困难，是由于HIV病毒相关的细胞增生，在淋巴结活检时容易与淋巴瘤混淆，HIV病毒相关的淋巴瘤的组织学表现可能与非感染HIV的病患不同[291]，许多机会性病原体会模仿NHL的表现，或者与它共存，因此在诊断为淋巴瘤前必须予以确认或是排除。

在ART广泛应用之前，传统的淋巴瘤化疗会导致明显的毒副反应，增加机会性感染和死亡的风险。ART促进了传统化疗剂量和造血生长因子支持的同步使用。这显著地改善了HIV相关的淋巴瘤患者的预后，总有效率达60%[292]。因此，我们建议ART和化疗共同应用，尤其是在CD4细胞计数低于100/μL的病患身上。在治疗NHL时，现在加入了抗CD20抗体，在对包括患有HIV相关淋巴瘤的患者身上所作的研究显示，结果均很好[293-294]。一些抗逆转录病毒药物如齐多夫定在化疗时最好要避免使用，因为它会增加化疗的骨髓抑制作用。地达诺斯可能会使由紫杉烷类和长春花生物碱导致的周围神经病变产生恶化。接受化疗的HIV病患应接受足量的抗感染预防，以避免高风险的机会性感染比如肺孢子菌、单纯疱疹和带状疱疹。强力化疗和干细胞移植成功应用于复发的HIV相关淋巴瘤治疗。

凝血异常

一、病理生理学

止血是通过血管壁、血小板间的相互作用，以及促凝血与抗凝血因子之间的平衡来维持的。虽然止血的过程通常是以逐步的方式实现的，但是在活体中，这些步骤实际上是同时发生的。创伤、肿瘤细胞或细胞因子激活内皮内壁引发血管收缩，立刻限制了失血量。皮下间隙的暴露会释放因子，如血管性假血友病因子，这些因子结合在血小板上，引发血小板与内皮的黏附。贴壁的血小板释放颗粒，吸引更多的血小板，与纤维蛋白原结合形成聚

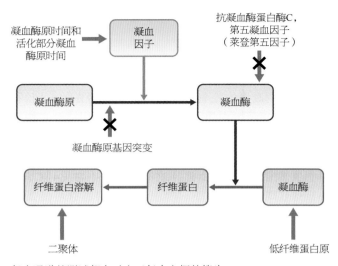

每个通道的测试都有对应于每个方框的箭头

图 65.13 血块（血栓）形成的关键过程（Critical processes in clot formation.）

合体。激活的血小板也会吸引凝聚因子，从而促进凝血过程。凝血形成的关键是凝血酶原转化为凝血酶，在凝血酶的作用下纤维蛋白原转化为纤维蛋白（图 65.13）。止血控制机制在整个凝血过程中发挥作用，防止过度的凝血形成，从而破坏蛋白 C 和蛋白 S，还有抗凝血和抗纤维蛋白溶解系统。在这些管制过程中发生任何异变都可能会导致出血或是血栓性并发症。

出血的原因可能是：

• 由后天性（比如病毒性出血热或是免疫性血管炎）或先天性（比如胶原血管病）血管问题导致血管收缩不充分；

• 血管假性血友病因子质量或数量上的异常。

• 后天性（如阿司匹林、非类固醇抗炎药）或先天性（如血小板功能缺陷）的血小板数量减少或功能减退。

• 凝血因子在质量（如由凝血因子的抑制剂造成，一般是第八因子）或数量上（如血友病）的异常。

• 纤维蛋白溶解的增加（如病毒性出血热，蛇咬伤）。

二、后天性出血疾病

后天性出血疾病通常是由维生素 K 的缺失、弥散性血管内凝血（DIC）或是血小板疾病造成（提要 65.19），但是有时也可能是后天性凝血因子抑制剂的缘故。因此，对过度出血的患者最初的实验检测应包括血小板计数、凝血检查［凝血酶原时间（PT）和活化部分凝血酶原时间（aPTT）］，以及纤维蛋白原浓度，后者在过度的纤维蛋白溶解的病例中尤其有效（表 65.10）。静脉穿刺困难会导致凝血系统的体外活化，进而导致 PT 或 aPTT 缩短。类似的发现可能发生在体内激活的慢性 DIC。PT 和 aPTT 并不一定是出血风险的好指标，因为部分与血栓症相关

的凝血疾病（如抗磷脂抗体）会延长 aPTT。aPTT 缩短也有可能与第八因子水平的显著升高（如怀孕）相关，可能是深部静脉血栓形成的预测因子。凝血酶时间延长是由纤维蛋白原在质量或数量上的缺乏症、肝素和纤维蛋白降解产物所导致。爬虫酶凝固时间能用来区分纤维蛋白原异常（爬虫酶凝固时间延长）和肝素治疗（正常的爬虫酶凝固时间）。

提要 65.19 获得性出血性疾病

维生素 K 缺乏
• 饮食缺乏或吸收不良
• 机体的系统性疾病（如肝病）
• 新生儿出血性疾病

弥散性血管内凝血
• 病毒和细菌感染
• 产科疾病（如：感染性流产，胎盘早剥）
• 休克（例如创伤、手术、烧伤）
• 毒液蜇入

血小板疾病
• 感染（例如疟疾、登革热）
• 脾功能亢进
• 免疫（如：特发性血小板减少性紫癜、药物、HIV）
• 其他（如：细胞毒性药物或非类固醇类化合物）

表 65.10	凝血试验的解释		
凝血酶原时间	活化部分凝血活酶时间	血小板计数	条件/环境
正常	正常	正常	常见的情况：正常的止血，血管畸形[a] 罕见的情况：血小板功能障碍，血纤维蛋白原异常，轻度凝血因子缺陷[b] 十分罕见的情况：凝血因子 XIII 缺乏，抗血纤维蛋白酶缺乏
时间较长	正常	正常	常见的情况：口服抗凝剂的早期阶段，维生素 K 缺乏的早期阶段 罕见情况：凝血因子 VII 缺乏

表 65.10	凝血试验的解释（续表）		
凝血酶原时间	活化部分凝血活酶时间	血小板计数	条件/环境
正常	时间较长	正常	常见的情况：抗磷脂抗体，肝素，凝血因子Ⅷ、Ⅸ、Ⅺ和Ⅻ缺乏，维勒布兰德氏病（一种血友病） 罕见情况：出现上述这些凝血因子的抑制剂
时间较长	时间较长	正常	常见的情况：维生素K缺乏[c]，口服抗凝剂[c] 罕见情况：凝血因子Ⅴ、Ⅶ、Ⅹ和Ⅱ缺陷
时间较长	时间较长	正常	肝素[d]，肝病，纤维蛋白原缺乏，纤维蛋白溶解过度
时间较长	时间较长	血小板计数较低	急性肝病，弥散性血管内凝血

[a] 血管异常包括维生素A缺乏症、库欣综合征和埃勒斯当洛综合征。
[b] 一种轻度凝血缺陷，常规检查不能发现，它可以被使用用血液制品来掩盖（如轻度凝血因子Ⅷ缺乏的患者；部分维勒布兰病的患者）。
[c] 凝血酶原时间比激活部分凝血活酶时间要长。
[d] 凝血活酶时间对肝素十分敏感，正常的蛇毒凝血酶时间可以确定是否出现肝素。

（一）维生素K缺乏症

维生素K缺乏症可能是饮食不健康、小肠疾病或是胆汁流阻塞导致的。凝血因子（Ⅱ、Ⅶ、Ⅸ和Ⅹ）依赖于维生素K，因为它是一种脂溶性维生素。因此，维生素K缺乏症会导致PT和aPTT延长。在新生婴儿，与维生素K相关的凝血因子会在出生后几天里急剧下降。这会导致新生儿的出血性疾病，尤其会影响早产儿，只用母乳哺育的婴儿或是在子宫里已经暴露于结核、抽搐或抗凝血药物的婴儿。这些婴儿的出血会进入皮肤和内脏，或者是从脐带残端或是割礼处开始出血。

维生素K缺乏症会对静脉注射维生素K有反应（每天口服10 mg，连续3 d，或者是静脉注射），在出血严重的情况下，凝血异常可以用新鲜的冷冻血浆来治疗。新生儿出血性疾病可以在分娩时肌内注射1 mg的维生素K来预防。

（二）弥散性血管内凝血

弥散性血管内凝血（DIC）的特征是广泛的纤维蛋白激活止血、纤维蛋白溶解的激活和血小板以及凝血因子的消耗。它会由软组织损伤、产科并发症、恶性肿瘤和感染而加速，是一种有着高死亡率的严重病症。患者会出现自然瘀伤或是由小伤口，如静脉穿刺部位导致的过度出血，也有可能出现并发症的迹象，如肾功能衰竭、急性

呼吸窘迫综合征和微血管病性溶血性贫血。DIC与一系列症状相关，如凝血因子不足（比如PT和aPTT延长）、血小板计数下降、血涂片上出现红细胞碎片、D-二聚体或是纤维蛋白降解产物增加和纤维蛋白原水平下降。弥散性血管内凝血的控制包括治疗或消除潜在的病因，和用血小板、冷凝蛋白质和新鲜的冷冻血浆相结合来纠正止血异常。

（三）后天性血小板疾病

虽然由血小板减少症导致的出血并不常见，除非血小板计数跌到$(10\sim20)\times10^9$/L以下，出血有可能是伴随着正常的血小板计数和正常的凝血检查（比如PT和aPTT），如果血小板功能遭到了损伤（如骨髓增生异常综合征）。通常不需要输血小板，除非出现活动性出血或者手术尚未开始。

（四）特发性血小板减少性紫癜

特发性血小板减少性紫癜是由于血小板的免疫性损伤造成的。它通常是原发性的，但是也有可能与以下这些情况相关，如淋巴瘤和病毒感染包括HIV。它可能是偶发性出现，或者出现瘀点、擦伤、或鼻腔出血或牙龈出血，尤其是血小板计数低于20×10^9/L。儿童比成人更有可能出现自然痊愈。有必要排除导致血小板减少症的其他原因，如服药、DIC或者是脓毒血症。诊断可以通过骨髓检查，骨髓检查会显示血小板前体的数量增加。只有在出血或是过度瘀伤的情况下才有必要用泼尼松龙（$0.25\sim0.5$ mg/kg）来治疗，且血小板数量一旦改善，用药量就应该慢慢减小。二线治疗包括免疫抑制剂和达那唑。脾脏切除术也能效果，但是有增加感染风险的可能。输注血小板或是静脉注射丙种球蛋白能在紧急情况下或是手术前暂时增加血小板计数。

三、遗传性出血疾病

遗传性出血疾病能大致分为凝血因子缺乏症（如第Ⅷ、Ⅸ因子缺乏症）、血管性血友病和血小板疾病三种。遗传性出血疾病基因改变频率在全世界范围内是一致的。A型血友病的患病率约为10/10 000，血管性血友病的患病率大于10/10 000，B型血友病则小于0.1/10 000。这些情况在近亲结婚的人群中以及未进行产前检查的地区出现得更为频繁。

总体而言，患有遗传性凝血因子缺乏症的患者会出现软组织出血，比如关节淤血或是肌内淤血。患有血小板疾病或是血管性血友病的患者通常会出现黏膜出血，严重的血管性血友病（Ⅲ型）会出现严重的软组织出血。这些情况的诊断多根据创伤后或手术过程中过度或不可控制的出血。月经过多和延迟的产后严重出血可能会出现出血疾病的特征，尤其是血管性血友病或是甲状腺机能减退，这些会导致血管性血友病因子的合成下降。有

一些遗传性血小板功能疾病与特征性综合征(如眼皮肤白化病或骨骼缺陷)相关,这会帮助医生进行诊断。

门诊医生、教师和公众能够早期辨别一些症状是非常重要的,因为能够尽早治疗。患有遗传性出血疾病的患者通常会用血液制剂或化疗来减少出血和相关的并发症(提要 65.20)[295-296,298-299]。血浆分离生产的凝血因子浓缩物可以进口或在本地生产,并包括在世界卫生组织的必用药物清单中[297-298]。建议将人均浓缩的 FVIII 凝血因子一个国际单位(IU)作为希望使血友病患者口获得最佳生存的国家最低要求,但是世界上大约 400 000 的血友病患者中只有 25% 接受了适当的治疗。对出血

提要 65.20 低收入地区血友病相关的治疗和处理原则

教育

- 患者
- 家人
- 医疗服务提供者

诊断

- 当地的实验室
- 中心实验室确保提供质量控制和人员培训

辅助治疗

- 软组织出血:保护、休息、冰敷、压迫、抬高(对不能自主报告感觉异常的儿童,要避免进行压迫操作)
- 黏膜出血:氨甲环酸和漱口药(优于片剂)
- 定期的物理治疗(理疗)

根治方案

尽早地治疗软组织出血会减少医疗需求和降低对患者的长期健康损害

- 肌肉骨骼出血:每天 5~15 U/kg,直到症状消失
- 严重的出血(如:颅内出血):30~40 U/kg,至少 3~5 d
- 大手术:目标水平为 100%,维持 3 d,然后每 3 d 减少 20%~30%
- 小手术:目标水平为 40%~60%,未来几天逐步减少

药物治疗

- 去氨基加压素
- 达那唑(炔羟雄烯唑)
- 雌激素治疗维勒布兰德病(一种血友病)

性疾病障碍患者的管理依赖于具有完好设备与质量评估体系的实验室,以便进行准确的诊断和监测治疗,以及获取血浆和替代治疗的成分。还应提供适当的支持疗法如物理治疗、整形和咨询等。在许多国家,遗传性出血性疾病与耻辱有关,尤其会针对受影响的儿童的母亲[297],所以健康教育是一种重要的干预措施。

去氨加压素(DDAVP)是一种相对而言较为便宜的药物,能在服用后 30 min 以内能提高 FVIII 水平和 vWF 活力。对轻微的血友病和轻微的血管性血友病而言是有效的[299]。主要的不良反应就是头痛和低钠血症,因此补液应限制在每天 1.5 L 以内。氨甲环酸漱口水对口腔黏膜出血可能有效。达那唑能在 5~7 d 内提高 Ⅷ、Ⅸ 因子的水平[300],所以会推荐患有复发性关节积血或是中枢神经系统出血的病患使用,因为这两种情况都有极高的复发风险。

四、血栓栓塞

绝大多数血栓栓塞都是单一事件,与突发性事件或潜在的风险因素相关。血栓形成倾向是血凝过快的临床表现,对于有血栓病家庭史的患者或是有复发性或异常的血栓病的患者,应予以怀疑。

生活富足和伴随生活方式的改变意味着在一些中低收入国家血栓栓塞的发病率正在上升。危险因素,如久坐、肥胖、过度酒精、吸烟及由此带来的心血管危险因素,与血栓症相关的其他情况,如 HIV 感染,以及慢性感染,包括结核[301-302]和蠕虫感染引起的嗜酸性心肌炎[303]。非裔美国人比其他种族人群更容易诊断为肺栓塞而不是深静脉血栓[304],而且非洲的血栓症病患比文献报道的更为年轻[305],死亡率也更高(约 28%),可能是由于临床症状出现较晚和医疗设施应用不够普及。与非裔美国人[304]相比,亚洲人的静脉血栓发生率要低一些[306-308]。

在热带国家,对可能形成血栓相关疾病的患病情况知之甚少,例如凝血酶原基因突变或抗凝血酶缺陷症、蛋白 C 和蛋白 S 缺陷症,尽管在突尼斯报道了高比例的凝血因子 V 莱顿(Leiden)突变(静脉血栓形成的危险因素)[309,310]。在非洲裔加勒比人群中,与血栓形成风险增加相关的狼疮抗凝物(lupus anticoagulant)水平较高,抗磷脂综合征(anti-phospholipid syndrome)的发病率也较高,尤其是存在 HIV 的情况下,在患有先兆子痫的尼日利亚女性中也有报道[311,312]。

静脉血栓形成的治疗首先是应用肝素,然后使用华法林治疗 3~6 个月。由于需要定期监测华法林,因此在资源匮乏的地区可能难以遵循上述治疗疗程。因此,重要的是要通过消除任何潜在的危险因素,以及通过短期预防性肝素治疗有血栓形成危险的患者来预防血栓

形成。

血栓形成可以表现为静脉或动脉血栓栓塞，也可能是遗传性(例如，凝血酶、蛋白C或蛋白S缺陷症)或获得性(如抗磷脂)。根据患者的个人和家族病史，以及临床和影像学检查确认血栓症，给予诊断。确定病因和血栓形成类型所需的实验室检查及其分析是很复杂的，因此，复发或异常血栓形成的患者应转诊至专科中心。

热带地区的血液系统恶性肿瘤

血液系统恶性肿瘤主要有白血病、淋巴瘤和骨髓瘤。提要 65.21[313] 概述了低收入国家治疗这些疾病的方法，但应在专业的血液科进行最终治疗。

提要 65.21　在资源不足的情况下，改善血液恶性肿瘤治疗效果的可能措施

- 社区动员(尤其是家长及家庭)，推动地方议会和政府机构对癌症治疗的认识，并让其认识到治疗癌症的益处
- 在当地、国内或国际上寻找良好的外部合作单位，其有成熟的医疗设备和医疗服务、且十分愿意帮忙，但不会规定条件
- 改善医疗环境的设施、支持治疗设备和系统，特别是预防传染病的设施
- 发展稳定、安全可靠的输血机构和设备
- 通过补贴交通费用或远程诊疗，降低医疗费用
- 针对每一种疾病，做好详细且在当地可行的治疗规范，以便高效地对患者进行治疗，且最大限度地降低治疗费用
- 开发治疗疾病的药物，规范和提高护理技能，提高辅助治疗的方法和技能，对当地医务人员开展患者随访的培训，对患者进行随访
- 开展深度合作，在一个国家或地区内，将所有相关专业人员聚集在一起，分享专业知识、讨论并制定培训计划

白血病

一、临床表现

白血病可大致分为急性或慢性，以及淋巴细胞白血病或髓系白血病。由于恶性血细胞增殖的作用，出现的症状和体征与骨髓血细胞生成受阻有关(提要 65.22)。

如果不加以治疗，急性白血病进展迅速、预后差，而慢性白血病的病程通常要慢得多。

提要 65.22　白血病的临床特征

急性白血病

- 贫血引起的疲劳和心脏症状
- 血小板减少引起的出血
- 尽管白细胞数量依旧较多，但其功能失调，所以，患者发生感染的风险增加
- 急性淋巴细胞白血病的患者容易出现淋巴结肿大和肝脾肿大症，同时，急性髓系白血病患者中也可以出现淋巴结肿大
- 高白细胞综合征造成的高黏度血症，从而造成了失明
- 自发性细胞溶解引起的肿瘤溶解综合征表现为肾衰竭
- 皮肤上的小伤口出现脓疱或化脓性感染
- 牙龈出血是急性单核细胞白血病的重要特征
- 急性早幼粒细胞白血病会发生弥散性血管内凝血
- 当大量的白细胞破裂时，就会释放尿酸，就会引起痛风
- 急性淋巴细胞白血病和急性髓性白血病患者中会出现重症粒细胞缺乏症，从而引发口腔溃疡
- 粒细胞肉瘤或绿色瘤是骨髓外的白血病细胞堆积(沉淀)而形成了，这种情况可以出现在任何的组织器官，但以皮肤为主。急性髓系白血病中这种现象是沉淀的细胞缺失了周边血液的供应，同时也是染色体易位(8;21)的表现
- 中枢神经系统的表现可能是由于恶性肿瘤细胞淤积造成的脑循环的阻塞或颅内压引起的。单核细胞髓系白血病也可累及脑脊膜
- 急性淋巴细胞白血病的白细胞计数很高，容易发生颅内出血($>400\times10^9$/L)
- 超过四分之一的急性淋巴细胞白血病儿童会出现骨疼和关节痛，由于骨被白血病细胞浸润，儿童会出现跛行和不愿意走路。很少情况下，患者可能会有正常的血细胞计数，这延误诊断
- 前纵隔肿块(胸腺肥大)也可发生在急性淋巴细胞白血病的儿童和年轻人身上，其表现为上腔静脉阻塞

- 无痛性阴囊肿大是由睾丸白血病或淋巴回流障碍造成的积液引起的,白细胞增多综合征也可引起阴茎异常勃起综合征

慢性白血病

- 大多数患者没有临床表现,血细胞计数是最容易怀疑和发现的
- 慢性粒细胞白血病或慢性淋巴细胞白血病引起的症状一般都是缓慢发生的,患者对缓慢出现的贫血症状早已适应
- 腹部不适和早期饱腹症是慢性粒细胞白血病的主要特征,这是因为脾脏过度肿大,胃部受压,导致胃的容量(体积)变减小
- 胸骨压痛是慢性粒细胞白血病的重要表现
- 白细胞增多的症状或现象在慢性粒细胞白血患者中比急性髓系白血病和急性淋巴细胞白血病患者中常见,这归因于慢性粒细胞白血病患者中的白细胞增多所致,这就会引起高尿酸血症、痛风、耳鸣、阴茎异常勃起或中枢神经系统紊乱等症状
- 慢性粒细胞白血病的患者会发生左肩尖部疼痛,这是由脾脏肿大造成的脾梗死引起的
- 慢性粒细胞白血病的患者很少有出现甲状腺功能亢进(不耐热、体重减轻和出汗过多)
- 慢性淋巴细胞白血病常伴淋巴结肿大(淋巴结病),很少伴脾脏肿大

急性淋巴细胞白血病、急性髓系白血病、慢性淋巴细胞白血病、慢性粒细胞白血病

二、诊断

急、慢性白血病通常伴有白细胞计数增高,但急性白血病的白细胞计数可能正常或呈亚正常状态。外周血和骨髓标本形态对确诊至关重要。这对于可能被误诊为急性病毒感染的急性白血病患儿尤为重要。苏丹黑 B、髓过氧化物酶和非特异性酯酶等染色法对于区分急性髓系白血病和淋巴细胞白血病的不同亚型非常重要,可据此指导治疗。

三、治疗

(一)急性髓系白血病

急性髓系白血病(acute myeloid leukaemia, AML)的发病率随着年龄的增长而升高,即使在最先进的医疗中心,化疗方案的成功率也不高。化疗会导致中性粒细胞减少和骨髓抑制,因此需要给予增强血液成分药物治疗[314],而骨髓移植是复发患者的最佳选择。因此,AML的治疗复杂,且费用高昂。羟基脲或皮下阿糖胞苷可用

作姑息治疗。

(二)急性早幼粒白血病

急性早幼粒白血病(AML M3 亚型)具有早期治疗的高治愈率,需将该病与其他类型的急性髓系白血病区别开来。主要影响年轻人,在某些种族尤其是拉丁美洲血统的人群中发病率较高[315]。已开发出一种包括全反式维甲酸的联合化疗的治疗方案,该方案在低收入国家是可行的[315]。印度已开发了另一种基于三氧化二砷注射液的治疗方案[316,317],其响应率达 86%,无合并症的生存率和总体生存率良好。

(三)急性淋巴细胞白血病

急性淋巴细胞白血病(ALL)是儿童中最常见的白血病类型。如果采用现代化疗方案治疗,预后良好,在最好的治疗中心其治愈率超过 80%[318]。在低收入国家,治愈率要低得多,约为 35%[319],主要是因为未能完成治疗和因治疗导致的死亡。发展中国家内的专业中心或国际上的专业中心结对,ALL 的结局将得到很大改善[313]。可能改善结局的措施主要有防止放弃治疗(例如,为运输、卫星诊所和支持小组提供资金支持)和及时治疗感染[320]。在资源贫乏地区,儿童肿瘤科采用全面的多学科团队和基于方案的治疗方法有助于改善治疗结果[321]。

(四)慢性粒细胞白血病

酪氨酸激酶抑制剂(如伊马替尼)彻底改变了治疗方法,80% 以上的病例可完全缓解病情。一旦确诊为**慢性粒细胞白血病**(chronic myeloid leukaemia, CML),即可使用羟基脲降低白细胞数,然后用酪氨酸激酶抑制剂治疗。在低收入国家,药品制造商将向确诊为 CML 的患者免费提供药物,且现在可使用酪氨酸激酶抑制剂通用剂型。

(五)慢性淋巴细胞白血病(chronic lymphocytic leukaemia, CLL)

慢性淋巴细胞白血病主要发生在老年人,通常表现为淋巴结病和反复感染。苯丁酸氮芥和泼尼松龙的治疗还需要联合利妥昔单抗、氟达拉滨和环磷酰胺治疗。通常无法完全治愈,但可减轻病症,仅在患者有症状或淋巴细胞计数过高可能引起高黏度的情况下需要进行药物治疗。

淋巴瘤

一、流行病学和临床表现

每年在非洲赤道带发生约 3 万例非霍奇金淋巴瘤(NHL)(表 65.11)[322]。患病率存在明显的地区差异,但 50% 以上的病例与 HIV 感染有关[322]。伯基特淋巴瘤是一种 B 细胞 NHL,最初是在非洲儿童中发现的,估计发病率为(30~70)/100 万。淋巴瘤大致可分为霍奇金淋巴瘤和 NHL。NHL 可分为 B 细胞型、T 细胞型和 NK

表 65.11	撒哈拉以南非洲选定国家鉴定的淋巴瘤类型	
淋巴瘤类型	儿童和青少年病例	成人病例
非霍奇金淋巴瘤		
前体淋巴肿瘤	3%	4.70%
成熟 B 细胞肿瘤	92.5%	91.30%
伯基特淋巴瘤	82%	9%
弥漫性大 B 细胞淋巴瘤	7.50%	55%
成熟的 T 细胞和 NK 细胞肿瘤	2.20%	3%
霍奇金淋巴瘤		
结节性淋巴细胞为主型霍奇金淋巴瘤	5%	9.40%
结节硬化型经典霍奇金淋巴瘤	37%	53.00%
混合细胞型经典霍奇金淋巴瘤	37%	31.20%
淋巴细胞消减型霍奇金淋巴瘤	21%	3%
淋巴细胞丰富型霍奇金淋巴瘤	0%	3%

细胞型,以及免疫缺陷型。

淋巴瘤的临床表现特征是淋巴样器官肿大,压迫邻近组织,恶性淋巴样细胞浸润器官,免疫系统功能异常,表现为免疫抑制或免疫功能异常,如与自身免疫性疾病相关的免疫激活失调。

二、诊断

各种类型淋巴瘤的诊断和治疗是非常复杂的,应在专业中心开展。需根据临床病史和检验、影像学检查以记录疾病程度,以及组织样本的形态学、免疫组织化学和分子检查进行诊断,以确定淋巴瘤亚型。在资源有限的地区,淋巴瘤的诊断和治疗指南包括有关免疫染色和化学疗法方案的建议,以最大限度地减少对支持性护理的需求[322]。远程病理学可通过互联网将组织学图像传输给海外专家,尽管在一定程度上取决于组织学制备的质量和合适的样本图像,但在某些情况下还是有帮助的。

三、治疗

淋巴瘤的治疗方案因亚型而异,涉及化学与放射疗法。环磷酰胺、长春新碱和甲氨蝶呤联合治疗伯基特淋巴瘤的缓解率高,而异环磷酰胺、美司钠和阿糖胞苷可控制疾病进展[322,323]。

成人 T 细胞白血病/淋巴瘤

成人 T 细胞白血病/淋巴瘤(ATLL)是一种罕见的淋巴样恶性肿瘤,是由人 T 细胞白血病毒 I 型(human T-lymphotropic virus type I, HTLV-I)感染引起的一种高度白血病样的疾病[324]。HTLV-1 在加勒比海、西非、秘鲁和日本南部流行。不足 5% 的 HTLV-1 感染者会发

展为 ATLL,并且从初次感染到发展为 ATLL 所需时间可能长达 30 年,这表明还需要其他因素才会进展为恶性转化[325]。

ATLL 在约 60% 的病例中为急性发作,但也有慢性 ATLL[326]。大多数情况下,临床表现为全身性淋巴结病,一半以上为肝脾肿大[324]。ATLL 与高钙血症的高风险相关,超过三分之二的患者在病程中会出现高钙血症,可能与中枢神经系统障碍和肾功能不全有关。甲状旁腺激素样肽的产生,会引起溶骨性损害以副肿瘤现象发生。与其他 T 细胞疾病一样,ATLL 可能累及皮肤,如红皮斑。

可根据外周血白细胞计数高及高钙血症和具有弯曲和多分叶核型的特征性淋巴细胞来诊断 ATLL[324]。通过组织(淋巴结或骨髓)的组织学检查、特异性细胞标志物分析确定免疫表型以及血清学方法获取的 HTLV 感染证据进行诊断。

ATLL 的治疗主要是联合化疗和预防性鞘内注射[327,328]。齐多夫定和干扰素作为抗 HTLV 的药物已获成功[329]。对这些患者应尽早发现高钙血症和机会性感染并进行治疗。高白细胞计数与显著的肿瘤溶解综合征风险有关,应通过适当的水合作用以及使用别嘌呤醇和其他减少尿酸盐药物来预防。

多发性骨髓瘤

骨髓瘤是浆细胞的单克隆增殖,主要影响老年人。尽管在过去的 25 年中,台湾地区的骨髓瘤发病率几乎增加了 4 倍,但在亚洲国家,骨髓瘤并不比其他国家普遍[330]。在美国,黑人人群中多发性骨髓瘤的发病率是白人的两倍。

一、病理生理学和临床特征

大量浆细胞浸润骨髓并干扰正常的造血功能,导致贫血,是 70% 患者的表现特征。恶性浆细胞的骨浸润可在 60% 的骨髓瘤患者中导致骨质疏松、溶解性病变和病理性骨折。骨骼受累可导致高钙血症,这可能是一个临床特征,而脊椎骨折会导致脊髓受压。恶性浆细胞产生一种副蛋白,如果不控制副蛋白的产生,会导致 20%~50% 病例肾功能损害,而 10% 的患者可能会出现高黏血症。

二、治疗

骨髓瘤患者可能需要各种支持性干预措施,包括贫血、肾衰竭、高钙血症、高黏血症、感染和骨痛的治疗。应在专业科室开展特异性抗骨髓瘤治疗,在过去十年中,通过使用沙利度胺及其新制剂以及较昂贵的蛋白酶体抑制剂(如硼佐米布),特异性抗骨髓瘤治疗已发生了根本性变化。尽管有嗜睡和便秘不良反应,但沙利度胺相对安全有效。沙利度胺还有血栓形成的风险,尤其是在治疗

开始时,根据风险评估,可能需要预防性使用肝素、华法林或抗血小板药。美法仑也可能有用,特别是在资源有限且无专科中心的情况下。但是,它具有抑制骨髓的作用,因此定期监测血细胞计数至关重要。

输血

维持充足的血液供应是低收入国家面临的主要挑战。最贫穷国家献血量仅占全球总量的 39%,而这些国家生活着全球 82% 的人口[331]。输血是每个国家医疗服务的重要组成部分。对于重度急性贫血等疾病,这可能是挽救生命的干预措施,但是输血过程中的错误可能会立即威胁生命,或传播疾病以危及生命。临床医生需要了解如何获得血液,及其风险和利益,并适当地使用它。政府和输血服务机构必须采取措施,确保输血安全,并及时将血液送达需要者。

一、国家级层面的输血

只有 16% 的成员国符合世界卫生组织(WHO)关于国家优质输血系统的所有建议[331]。在国家层面,输血服务部门应设有主任、咨询委员会并制定明确的输血政策和策略(表 65.12)[331]。WHO 建议对血液采集、测试和分配进行标准化。尽管这些服务的集中化可能提供最佳的质量保证,但在通信和运输基础设施欠发达的国家中,这是不切实际的。

表 65.12	保障血液安全的国家战略
基本要素	**支持战略**
组织良好的、全国范围协调的输血服务系统	政府承诺,明确且充足的财政预算,国家血液政策和计划的实施,立法和监管框架的建立
涵盖所有活动方面的质量控制体系	组织管理;质量标准;文件系统;员工培训;质量评估
只能从志愿者那里无偿采集血液	有效的捐助者招募方案;严格的捐助者入选标准;捐助者护理方案
献血者的筛选实验(质量保证)	输血时的感染性测试,准确的血清学测试,兼容的实验室检测流程
减少不必要的血液使用	采用合适的成分疗法(不输全血,输加工好的血液组分),血液和血液制品的安全管理

低收入国家存在两种管理血液供应的系统,即集中式和医院式。集中式,自愿献血者由地区中心招募、筛查和抽血,收集的血液分配给周边医院。医院式,是整个撒哈拉以南非洲地区的主要血液来源,主要从患者的亲戚那里获取血液,对血液进行筛查并在当地使用[332]。

集中式的每血液单位成本至少是医院式的三倍[333]。尽管集中式可以通过分批采购和批量采购节省成本,但质量保证流程和献血者招募部分费用高昂,不依赖外部资金就难以维持。医院式的输血服务中,检测质量参差不齐,患者家属需承担寻找献血者的费用。

二、将全血制备为成分血

在低收入国家绝大多数输血使用的是全血。在高收入国家,通常全血制备为成分血来优化使用,但是在输血指征不同的低收入国家中,这种方法是否具有成本效益尚不清楚。成分血可能包括血浆、血小板和冷沉淀,采用封闭的无菌系统离心制备,每种成分血都有不同的存储要求。血浆和冷沉淀需冷冻保存,红细胞在 1~5 ℃下储存,血小板的保存要求为 18~22 ℃下水平振荡。最新证据表明,对于酸中毒、体温过低和凝血病患者的复苏[334]和需要大量输血的患者,温暖新鲜的全血可能比成分输血更好[335]。

三、确保输血安全

许多感染可以通过输血传播,输注感染血液会导致接受治疗的患者发病和死亡,并对他们的家庭和社区产生经济和精神影响。通过输血感染的人对其他人具有传染性,并导致疾病传播,从而增加了卫生服务的负担并减少了劳动力。

(一)选择低风险的献血者

招募献血者的策略必须是能及时为所有需要的人提供血液,同时确保血液尽可能安全。最安全的献血者是定期献血的人(即重复献血者)。WHO 指出,最安全的血液来源是利他的、自愿的、无偿的献血者。WHO 成员国中只有 32% 的国家报告至少有 90% 的血液供应来自志愿献血者,而近几年来低收入国家的志愿献血者数量未增加[331]。最近来自撒哈拉以南非洲的证据表明,对志愿献血者的关注点可能出现了错位,因为与家庭互助献血者相比,初次志愿献血者的输血传播感染的流行率相似[336]。为了应对贫穷国家的血液短缺,维持恒定的血液供应,应接受志愿献血者和互助献血者,并鼓励他们定期献血。将家庭互助献血者转换为重复献血者的机制将有助于大幅增加非洲的献血量。关于改善血液供应和安全性的方法的政治意愿和开放态度对于贫穷国家推广更多输血实践方法至关重要[337]。

高风险的献血者,如商业性服务者及其接触者、静脉注射毒品者或流动性较大的人,如商人、司机和军人,都应该禁止献血[338]。而在 HIV 感染率较高地区的一般人群中,献血者的扣除可以有效地排除感染 HIV 的献血者[339]。在献血之前,应该有一个献血程序,包括 HIV 和其他感染的检测,并向献血者解释,他们有权获知结果并接受咨询。整个过程需全程保密。

（二）输血感染的筛查

HIV病毒、肝炎病毒、巨细胞病毒、梅毒、莱姆螺旋体病、疟疾、巴贝虫病、美洲锥虫病（恰加斯病）和弓形虫病等均可通过输血感染。全世界大约5%～10%的HIV感染是通过输血和血液制品传播的。据报道输血可传播变异型克雅病，理论上有传播严重急性呼吸道综合征（SARS）的风险[340,341]。WHO建议对所有血液进行HIV、HBV和梅毒筛查，并在可行和适当的情况下筛查HCV、疟疾和恰加斯病。

疟疾可通过输血传播，根据当地的流行程度，非洲2%～55%的献血者筛查出疟疾阳性[342]。但很少有证据表明这些献血者将疟疾传播给输血接受者。尽管WHO建议对流行地区的献血者进行疟疾筛查，但就输血服务而言，目前的筛查方法敏感性不高。此外，在一些疟疾高度流行的国家，排除寄生虫血症献血者可能导致献血屏蔽率超过50%，这将对血液供应产生重大影响[343]。没有证据支持需对输血接受者进行常规抗疟治疗。

新鲜血液可能会感染梅毒，在4℃保存5d以上可使梅毒螺旋体失活。低收入国家对血液的需求很大，这意味着非洲的血液储存时间通常不足以灭活梅毒螺旋体，以及与输血有关的梅毒血清转化。

在全球范围内，HCV、HTLV-1、HTLV-2和恰加斯病的患病率各不相同，因此，应对风险、效益、可行性和成本进行当地评估，决定是否对献血者进行上述病原筛查。如果感染风险很高，则不应将全血制备为成分血，因为这会增加潜在感染者的数量。通常会存储一个单位血液，直至完成病原筛查。这意味着可能的感染血液会与已经过筛查的血液混合，浪费了昂贵的采血袋。因此，在献血前对潜在的献血者进行病原筛查可能是确保血液安全更具成本效益的方法[345]。

用于筛查献血者的检测必须高度敏感，拒绝受感染的血液。在将结果告知献血者之前，应使用高度特异性的测试确认所有阳性结果。如果在当地组织无偿献血活动，通常会在中心实验室进行验证检测，因此将结果告知捐赠者的时间可能会有所延迟。有证据表明，在高感染率的低收入国家，核酸扩增技术（NAT）可能具有成本效益[346]。

四、临床用血

（一）低收入国家输血的原因

在富裕国家，大多数输血是有选择地进行的。相反，在贫穷国家，尤其是疟疾传播率高的国家，大多数是在危及生命的紧急情况下输血。在低收入国家，50%～80%的输血用于儿童（主要是与疟疾有关的贫血）和孕妇。入院前两天输血可显著降低重度贫血儿童的死亡率[347]，成功的疟疾防治可减少儿科用血需求[348]。在撒哈拉以南非洲，因严重出血而死亡的住院孕产妇中有26%是由于输血不足造成的[349]。其他主要用血科室包括外科、创伤科、急诊科和普通医学。

（二）避免不必要的输血

在低收入国家，避免输血的最有效方法是降低贫血的患病率。需要对包括杀虫剂处理蚊帐、营养支持和驱虫药等防止贫血干预措施的成本效益进行更多地研究。当资源非常有限时，政府可能需要做出一些艰难的决定，以便在投资输血服务与减少贫血的公共卫生措施之间取得平衡。患者是否需要输血最终是一个临床决定。对于贫血发展过快而无法进行生理补偿的患者而言，紧急输血可以挽救生命，例如儿童重症疟疾贫血、突发的严重产科出血。相反，如果贫血进展缓慢，如由于钩虫感染或营养不良，通常可以通过治疗引起贫血的疾病，并用血红素替代品来保守治疗。血红蛋白恢复正常后，应至少继续补充铁剂3个月，以补充身体储备。

1. 临床指南 · 遵循临床输血指南，可以避免不必要的输血。大多数机构已经制定了指导方针，帮助临床医生就输血做出合理的决定（提要65.23）[344,350]，严格执行

提要65.23　血制品处方：医生的检查清单

在对患者开血液或/和血液制品的处方时，医生要问以下的问题

- 在目前的临床条件下，医疗活动要达到的目标是什么？
- 临床上是否能最大限度地降低患者血液的损失，从而尽量对患者少进行输血治疗
- 有其他的治疗方法吗？比如静脉输液、吸氧等方法
- 患者需要输血的具体临床指标和体征是什么？
- 患者接受输血时，血液及制品否有传染性，比如传播：艾滋病、乙肝、梅毒和其他的传染病病原体
- 在治疗特殊的患者中，输血的利益是否大于风险
- 如果不能及时的获得血液及相关制品，是否有其他可行的替代方案
- 在输血过程中发生任何的急性输血反应时，是否有训练有素的专业人员观察和处理
- 是否将医生的输血决定和输血理由记录在患者的病历和输血申请表上？

最后，如果还有疑问，请确定以下问题：

如果接受输血的人是我自己或我的孩子，这种情况下我会接受输血吗？

输血方案可以显著减少不必要的输血[351]。大多数输血指南的基本原理是相似的,结合对氧合的临床评估,并检测血红蛋白作为细胞内氧浓度的替代测量值。越来越多地利用输血指南的证据表明,在血红蛋白水平显著低于正常范围的情况下,输血可为组织提供足够的氧气[352]。

如果临床医生无法获得可靠的血红蛋白值,则难以实施输血指南。当他们怀疑血红蛋白的结果时,临床医生完全依靠临床判断来指导输血实践,这可能导致大量不适当的输血[353]。缺乏对关键测试质量(如血红蛋白测量)的投资,会在输血过程中浪费大量资源,使受血者面临不必要的与输血有关的感染风险。

2. 减少手术出血·在血液短缺的情况下,重要的是确保使用最佳的麻醉和手术技术以最大程度地减少手术中的出血。抑肽酶和传明酸等改善止血或减少纤维蛋白溶解的药物,以及纤维蛋白黏合剂可有效减少手术期间的失血。这些药物可以减少对输血的需求,但是对于低收入国家而言,它们可能过于昂贵。在 4 个撒哈拉以南国家进行的外科手术出血的成本效益研究表明,抗纤维蛋白溶解药、氨甲环酸可以挽救血液短缺国家人民的生命,降低医疗保健成本并防止感染的传播[354]。

3. 贮存式自体输血·计划进行手术的患者很可能需要输血,可提前采集患者自己的血液并保存,以备术中大量失血时使用。此过程称为术前自体献血,可将异体输血的需求减少 46%～74%[355],但这需要精心组织,外科医生需要预测用血量,患者必须足够健康能承受术前几周内采集一个或多个单位的全血,并且手术必须在血液保存期内进行。由于必须将全血储存在血库中,因此存在患者可能会接受异体血液或在此过程中血液细菌污染的风险。

4. 术中自体血液回输·这涉及在术中或术后回输术中失血。尽管该技术既实用又安全,并且将供血需求减少 27%～53%[355],但需要专门的设备和培训,而且可能比常规献血所需费用更高[356]。

5. 其他措施·可以适当地使用生理盐水或静脉补液治疗急性失血,在某些情况下可能与全血、红细胞或血浆一样有效。促红细胞生成素可以刺激内源性红细胞产生,已广泛用于慢性贫血,例如由于肾衰竭、癌症和 HIV 感染引起的贫血,但其起效慢,不适用于急性贫血。诸如全氟化碳之类的合成氧载体尚无常规供应[357]。

(三)输血的血红蛋白阈值

在低收入国家,建议的输血血红蛋白阈值通常远低于富裕国家的阈值。富裕国家的随机对照研究表明,对于大多数正在接受重症监护的成人和儿童,安全输血的血红蛋白阈值为 70 g/L[358],而撒哈拉以南非洲地区的儿科输血方案通常在血红蛋白水平低于 40 g/L 时才建议

患儿输血[351]。对于心力衰竭或感染等并发症,血红蛋白水平较高时可能就需要输血。输血应与适当的血红素替代疗法相结合,并应治疗基础疾病[359]。早期证据表明,间歇性预防性抗疟治疗可能会降低儿童输血后的高住院率[360]。

五、输血并发症

并发症可在输血过程中、输血后几小时内或者多年后出现,例如病毒感染(提要 65.24)。

提要 65.24 输血并发症

- 非溶血性发热输血反应,溶血性反应包括寒战、头痛、背痛、呼吸困难、发绀、胸痛、心动过速和低血压
- 严重细菌感染及发生败血症的风险
- 病毒的传播(乙型肝炎、艾滋病病毒或丙型肝炎病毒)
- 血源性锥虫、丝虫和疟疾等的传播
- 心力衰竭
- 空气栓塞
- 输血相关急性肺损伤,急性呼吸窘迫,常伴有发热、非心源性肺水肿和低血压,这种输血相关急性肺损伤的发生率为 1/2 000
- 其他的风险:血容量负荷过重、铁超载(多次的输入红细胞)、输血相关性移植物抗宿主病、过敏反应(患者体内 IgA 的缺失)、急性溶血性反应(这种情况最常见,是由错配血型管理造成的)

(一)不相容红细胞引起的急性和延迟性溶血

患者接受对其自身红细胞有同种抗体的供者血液,引起急性的、甚至是致命的血管内溶血。这可能发生在如果将 A 组细胞输注到具有天然抗 A 组细胞抗体的 O 组患者中。深度溶血可引起肾血管收缩和急性肾小管坏死。治疗包括停止输血、心肺支持和利尿。除提示肾衰竭的异常外,实验室检查还包括血红蛋白尿和血红蛋白血症。诊断证明涉及重新检查整个输血过程,包括所有记录阶段、供体和受体的重新分组,并用直接抗人球蛋白实验筛选红细胞抗体。这些测试通常可在任何能够提供输血服务的医院实验室进行。延迟性溶血具有与急性血管内溶血相似的生理基础,但不严重,在输血后 7～10 d 发生,不太可能出现临床紧急情况。

(二)细菌污染

撒哈拉以南非洲地区的有限数据显示,献血者血液

的细菌污染率约为 9%[361,362]，但受血者的临床后果尚不清楚。采血或血袋破损时，如为患儿减少用血量或准备成分血时，细菌可进入血袋。包括假单胞菌和耶尔森菌在内的革兰阴性细菌，4 ℃ 是最佳生长温度，肉眼无法看出感染血液的异常。输注被感染的血液后的反应通常是内毒素引起的，可能在输血后数小时内出现。尽管这些反应很少见，但它们可能是严重的、致命的。如果怀疑有细菌污染，则应停止输血，并将患者的样本和血袋送到实验室进行培养。可能需要心肺支持，应立即使用广谱抗生素并持续至获得培养结果。

（三）非溶血性发热反应

非溶血性发热性反应是与输血有关的发热与寒战，找不到其他原因。因受体的抗体与供体白细胞或血小板的抗原发生反应引起的。最常见于曾输过血并因此暴露于同种抗原的患者中。轻度的发热反应通常对简单的退烧药有反应，如对乙酰氨基酚。更严重的反应可能是溶血性输血反应或细菌污染的最初迹象，应进行相应的调查和管理。

（四）过敏反应

过敏反应是输注血浆蛋白引起的，其表现包括红斑、皮疹、瘙痒、支气管痉挛和过敏反应。应停止输血，并用抗组胺药治疗。如果反应轻微，症状和体征完全消失，则可以重新开始输血。如果这类轻度反应在输注超过一个单位的血液过程中反复出现，则可在输血前清洗红细胞。仅在绝对必要时才应执行此操作，因存在引入潜在致命

细菌感染的风险。有全身毒性明显的严重过敏反应应作为急性过敏反应进行处理。

（五）循环超负荷

除非患者出现活动性严重出血，否则应缓慢输血，以免循环超负荷。当无法获得儿童适用的血袋时，液体超负荷可能是一个特殊的问题，因为儿童可能由于所需容量的计算错误，缺乏精确的输液设备或不慎使用成人大小单位的血液而导致输血过多。

（六）含铁血黄素沉着病

四个单位的血液中所含的铁量与骨髓中储存的铁量相等（约 1 g）。像重度地中海贫血和镰状细胞病一样，针对慢性溶血性贫血的反复输血导致铁沉积在实质细胞中。最终，心脏、肝脏和其他器官衰竭被取代。足够剂量的铁螯合剂，例如注射用去铁胺或口服去铁酮，能够在需要定期输血的慢性贫血患者中维持可接受的铁平衡。

（七）低体温

除非大量输血，否则通常无需加热血液。这可能会将窦房结的温度降低至 30 ℃ 以下，可能发生心室纤颤。如需要加热血液，则应使用专门为此设计的电热器。可将温度保持在 38 ℃ 以下，并避免与血液过热相关的溶血。

（八）移植物抗宿主病

当供体淋巴细胞植入免疫抑制受体时，会发生移植物抗宿主病。淋巴细胞将受体骨髓识别为异物，并导致再生障碍。移植物抗宿主病几乎是致命的，可以通过辐照供血者的血液使之失活来预防。

参考文献

见：http://www.sstp.cn/video/xiyi_190916/。

第66章 热带地区肾脏疾病

RAJ THURAISINGHAM, DWOMOA ADU

翻译：薛靖波 卢延鑫 官 威
审校：周 霞

要点

- 感染仍然是热带地区肾脏疾病的一个重要因素。
- 肾脏疾病最好用肾小球滤过率 GFR（MDRD 方程）和尿蛋白尿检测（尿蛋白与肌酐或尿白蛋白与肌酐的比值）来评估。
- 尽管热带地区有许多感染性相关的肾小球肾炎，但这个地区大部分的肾小球性肾炎是原发性的。
- 研究发现，非肌肉肌球蛋白重链 9 基因（MYH9）和载脂蛋白 L1（APOL1）基因的多态性与非裔美国人 HIV 相关肾病（HIVAN）、局灶性节段性肾小球硬化症（FSGS）和慢性肾脏疾病联系紧密。
- 热带地区急性肾损伤的主要原因是急性肾小管坏死，这种病通常是由于感染引起，肾小球肾炎不常见。
- 感染、溶血和肾毒素是热带国家 AKI（急性肾损伤）发生的重要原因。
- 高血压、糖尿病和肾小球肾炎是热带地区的慢性肾脏疾病的重要原因。
- 现有充分证据表明，良好的血压控制，尤其是血管紧张素抑制剂，可以减少蛋白尿，延缓慢性肾脏疾病的进展。

一、概述

肾脏疾病在世界上不同的地方有不同的发病原因，在温带地区和热带地区的差异最明显。即使在热带地区内部，肾脏疾病的类型也不尽相同。热带地区和温带地区肾脏疾病的最大不同在于热带地区肾病具有更高的病原感染性。当然，热带地区大部分肾脏疾病也和其他地区的肾病一样，是原发性的。

（一）肾脏疾病的评估

以血清肌酐水平及尿血或尿蛋白估测肾小球滤过率（GFR）来评价肾脏异常状况。影像技术，尤其是超声波可辅助评估。年轻男性正常 GFR 约为 130 mL/min/1.73 m²，年轻女性为 120 mL/min/1.73 m²，40 岁以后，这些值随着年龄每年以约 0.9 mL/min 的比率下降。

（二）血清肌酐浓度

血清或血浆肌酐浓度的应用很广，但是血液中肌酐浓度和 GFR 呈非线性关系。这表明，血清肌酐浓度达到阈值前，GFR 必定会降至正常水平的一半左右。相应的，许多慢性肾病患者尽管有明显的肾功能受损，但其血清肌酐水平维持在正常范围。血清肌酐水平取决于膳食蛋白摄取量，肌肉质量及西咪替丁、甲氧苄啶等药物的使用，这些因素会影响肾脏肌酐的代谢。此外，以下一些物质会影响肌酸的实验室测定。使用捷非（Jaffe）反应时，葡萄糖、尿酸、酮类、血浆蛋白和头孢菌素类抗生素可导致肌酸浓度值偏高。动力学速率捷非反应中，血清非肌酸显色剂的作用明显降低，这被用于许多自动化分析中。

（三）GFR 预测方程估测

为了克服仅用血清肌酐的缺点，推导了一些方程进行 GFR 的评估[1]。最常用的评估 GFR 的方程是（Cockcroft-Gault CG）方程，以及肾病膳食改良（modification of diet in renal disease，MDRD）方程。MDRD 方程已在包括患有高血压的非裔美国人不同人群中得到验证（提要 66.1）[2]。

提要 66.1 肾小球滤过率（GFR）公式

肾小球滤过率 MDRD 方程

$$GFR = 186 \times (肌酐/88.4)^{-1.154} \times 年龄^{-0.203}$$

- 肌酐：$\mu mol/L$
- 女性：乘以 0.742
- 黑人：乘以 1.210

计算：http://www.renal.org/eGFRcalc/GFR.pl

肾小球滤过率 CKD EPI 方程

$$GFR = 141 \times \min(Scr/1) \times \max(Scr/1)^{-1.209} \times 0.993^{年龄}$$

- Scr，血清肌酐：$\mu mol/L$
- 女性：乘以 1.018
- 黑人：乘以 1.159

计算：http://mdrd.com

这个方程未在儿童群体中验证，也没有在急性肾损伤(AKI)群体中验证。原始的肾病膳食改良方程是从肾功能受损的患者群体中得到的。当血清肌酐处于正常水平的时候，用这种方法评估 GFR 精度较低。意识到以上不足，慢性肾脏疾病流行病学合作组织推导出一个新的方程(CKD-EPI)[3]，这个方程有可能在未来可以取代 MDRD 方程(提要 66.1)。

(四)蛋白尿

蛋白尿是肾损伤的标志[4]。生理学上，肾小球基底膜提供一个机械和电荷的屏障阻止血浆蛋白进入肾小球滤液。然而，一些血浆蛋白在一定浓度下能穿过这个屏障，这个浓度和蛋白的大小、电荷、可变形性以及血浆的浓度有关。一般情况下，机械屏障阻止像球蛋白这样的大分子进入肾小球滤液，仅低分子量蛋白，例如肽激素、胰岛素和免疫蛋白的衍生物能通过肾小球基底膜。正常人体的尿液中通常有很少量的尿蛋白。因此蛋白质排泄量的增加是一个肾病的敏感指标。蛋白尿不仅仅是肾损伤的标志物，亦可准确预测临床肾病的进展[5]，也对评估疗效和疾病的进展有相当大的价值[6]。

在临床上，蛋白尿的评定经常用试纸法和(或)蛋白尿的定量。广泛应用的定量法包括不定时的尿液(点)和定时的(隔夜或 24 h)尿液样本。标准的商业化试纸测量总蛋白质或清蛋白，操作简便，特异性高。因其假阳性较少，便于临床医生操作。标准的尿液试纸对低浓度的清蛋白(微量蛋白尿)、带正电的血清蛋白质，如免疫球蛋白轻链是不敏感的。基于定时的超过 24 h 的尿液收集蛋白尿的定量检测，是一个明确的蛋白质或清蛋白排泄量的测量。然而，24 h 尿液收集耗时，收集容易出错，需要患者很好的配合。近几年，用一个不定时的尿液(点)标本，测量蛋白质或清蛋白对肌酐的比率，作为一个更受欢迎的测量蛋白尿的方法，已经取代了 24 h 的蛋白排泄收集[6]。由于水合作用，比值法可校正尿液浓度的差异，为蛋白或白蛋白分泌物的评估提供了便捷的方法[7,8]。很多研究表明，在随机尿液样本测得的尿液的蛋白/肌酐比值和相同患者的 24 h 尿液收集测得的蛋白排泄量相关。大多数指南建议使用早晨第一次的尿样，但是当得不到的时候，可使用随机的尿样来评估蛋白肌酐比值。

二、肾小球性肾炎

肾小球性肾炎在热带比在温带国家更常见。已有统计表明，一些热带国家肾病综合征的发病率比美国和英国高出 60～100 倍[9]。在热带地区，感染是急性和慢性肾小球性肾炎发病的主要原因。只有少数感染者得肾小球肾炎，显示了宿主因子在发病机理中的重要性。通常一种感染性生物体，在不同的个体中，引发不同的肾小球性肾炎(表 66.1)。尽管慢性感染(如三日疟和血吸虫病)引起的肾小球肾炎不会因为消除感染而恢复，但当感染痊愈后，多数情况下感染诱发的急性肾小球肾炎会消失。

表 66.1	感染相关性肾小球肾炎
肾小球肾炎	**传染病**
膜性肾病	乙型肝炎 曼氏血吸虫病 麻风病 罗阿丝虫病 梅毒
肾小球膜毛细血管的肾小球肾炎	曼氏血吸虫病 麻风病 罗阿丝虫病 盘尾丝虫病 肺结核 念珠菌病
局灶节段性肾小球硬化	艾滋病 曼氏血吸虫病
增生性肾小球肾炎	链球菌属种类 葡萄球菌属种类 曼氏血吸虫病 麻风病 班氏丝虫病 盘尾丝虫病 梅毒
淀粉样蛋白	麻风病 曼氏血吸虫病

(一)分类

基于病原学和组织学的分类法最有用。组织学的变化可能是未知病因(原发的)，或继发于明确病因。原发性肾小球肾炎的类型及临床特征另有报道[10-12]。

(二)临床表现

有关肾小球肾炎发病方式有限，具体总结见提要 66.2。

提要 66.2　肾小球肾炎临床症状

- 持续镜检血尿
- 持续蛋白尿
- 肾病综合征
- 急性肾炎综合征
- 急性肾功能衰竭
- 慢性肾功能衰竭

（三）诊断

大多数肾小球肾炎的明确诊断依赖于肾活检，包括肾组织的临床、生化和免疫学等特点的解析。

（四）肾小球肾炎的治疗概述

对于肾病综合征保守的应对措施有：控制食盐的摄入，服用利尿剂，使用血管紧张素转化酶抑制剂（ACEI）或血管紧张素受体阻断剂。现已有充分的证据证明，血压和尿蛋白的降低能减缓肾功能恶化的速率。在减少蛋白尿、患肾小球肾炎和蛋白尿患者的肾功能下降的速度上，ACE 抑制比其他抗高血压药物更有效[13-15]。肾小球肾炎的治疗经常用到类固醇和免疫抑制剂，这些药物通常有较大毒性，抵消其疗效。肾小球肾炎的治疗目标是诱导缓解、维护缓解和阻断肾小球损伤的进展。

（五）热带地区肾小球疾病模式

热带地区肾小球疾病模式已由 Jha 和 Chugh 概述[16]。在大多数热带国家，原发性肾小球疾病比继发性肾小球疾病更常见。然而，在牙买加，54％的肾病综合征患者有继发性肾小球疾病，通常是狼疮性肾炎[17]。热带国家的肾小球肾炎的病理发病机制似乎正在改变。过去的 20 年，仅约 1/4 的疟疾肾病报道[18]，疟疾曾是尼日利亚和乌干达儿童肾病综合征发生的常见原因[9,19]。然而，在加纳、肯尼亚、印度次大陆和东南亚，70％～90％的肾病综合征成人和儿童有原发性肾小球疾病[16,20-23]。事实上，现在有越来越多的证据表明，原发性肾小球肾炎在热带国家常见，因此这些疾病的诊断和治疗很重要。年龄介于 1 岁和 8 岁的患有肾病综合征的儿童不再进行肾活检，而尝试类固醇治疗。在热带地区，重要的是在类固醇治疗之前排除乙型肝炎、丙型肝炎和艾滋病病毒感染。

（六）原发性肾小球肾炎

1. 微小病变性肾病　在这种状态下，光学显微镜下肾小球结构正常，无肾小球免疫球蛋白和补体沉积物。在热带非洲地区发病率为 4％～46％不等，差别较大[21,22,24-26]。在印度和巴基斯坦，超过 30％的患有肾病综合征的儿童存在微小病变性肾病[27-29]。

近期报道显示，在非洲 50％～80％的肾病综合征儿童对类固醇敏感[22,30,31]。

2. 治疗：儿童

（1）类固醇[32]：Meta 分析结果显示，肾病综合征首次发病期间以泼尼松龙治疗 3 个月或以上的儿童，在治疗后的 12～24 个月复发的风险明显比仅治疗 2 个月的儿童（RR：0.70，95％ CI：0.58～0.84）低。因此建议，应依 60 mg/m² BSA/天的标准每天口服泼尼松龙，持续治疗至少 6 周，再以 40 mg/m² BSA/天隔日服泼尼松龙 6 周。

（2）复发治疗[33]：约 30％～50％类固醇敏感的肾病综合征儿童复发较频繁。与分别为 RR：0.44，95％ CI：0.26～0.73 和 RR：0.15，95％ CI：0.02～0.95 的单一泼尼松龙治疗相比，8 周疗程的环磷酰胺治疗（每天 2～3 mg/kg）或苯丁酸氮芥（每天 0.2 mg/kg）可显著降低以后复发的风险。约 50％治疗后的儿童缓解期为 2 年，而 40％的缓解期为 5 年。环磷酰胺已在这些儿童身上进行详细的评估，可作为首选药物。环孢素（每天 6 mg/kg）与环磷酰胺或苯丁酸氮芥同样有效，但仅在治疗期间有药效。由于环孢素具肾毒性，因此我们尽量选择低剂量（每天 6 mg/kg）治疗。左旋咪唑亦作为一种驱虫剂使用，比单独使用泼尼松龙（RR：0.15，95％ CI：0.02～0.95）时降低复发更有效，其疗效也仅限于治疗期间。左旋咪唑可引起可逆性的嗜中性粒白细胞减少症。

（3）儿童激素耐药性肾病综合征[34]：首次患有肾病综合征儿童初发患者，大约 90％的人使用类固醇治疗进入缓解期。如果进行活组织切片检查，激素耐药型的儿童患者将会有微小病变肾病综合征、系膜增殖性肾小球炎或局灶节段性肾小球硬化。在这些患者中，环孢素与安慰剂或者不治疗相比，可有效地诱导缓解（RR：7.66，95％ CI：1.06～55.34）。

3. 治疗：成年人

（1）成人微小病变性肾病：大约 20％肾病综合征的成人有微小病变性肾病。平均患病年龄为 40 岁，但亦可发生在任何年龄阶段。除了与年龄特征相符的高发肾小球硬化症外，组织学与儿童相同。但与儿童患者一样，尽管症状一般不严重，临床常伴有肾病综合征。

诊断。肾组织活检对于肾病综合征成年人的诊断是极为关键的。

（2）成人微小病变性肾病的治疗：以 60 mg/d 的泼尼松龙为起始剂量进行治疗：与儿童相比，疗效要略小且慢。类固醇治疗的疗效时间更长，且在 6 个月时有 75％的成年人治疗反应不彻底。进入缓解期的患者有 60％复发，39％频繁复发。对于频繁的复发者，在环磷酰胺治疗的 5 年时间内可诱导 60％患者进入持久的缓解期。环孢素对频繁复发患者也有作用，但停止使用时大多数患者又会复发。

（3）新的治疗策略：在非对照试验中，霉酚酸酯及他克莫司被报道在对类固醇抵抗或复发性微小变化疾病患者以及局灶性节段性肾小球硬化（FSGS）患者中可有效诱导和维持病情缓解。

（七）局灶性节段性肾小球硬化

该病在加纳、塞内加尔、扎伊尔和南非尤其常见[20,22,35,36]。

与其他肾小球肾炎相比，它可以在各种条件下原发或者继发。

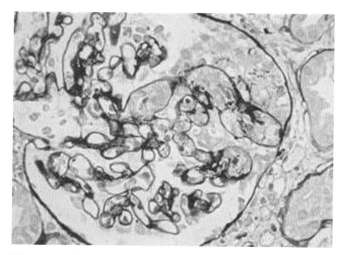

1. **继发性局灶性节段性肾小球硬化**・肾小球节段性瘢痕是多种病理过程的最终产物。他们包括镰状细胞贫血，肾质量降低，HIV 感染，足细胞相关遗传基因突变和免疫复合物性肾炎。这些因素就会导致如，HIV 相关性肾病中的塌陷性肾小球病和肾质量降低患者的肝门部胆管病变节段突出等肾小球病变。高达 20%～30%的激素耐药型肾病综合征的儿童被发现裂隙膜蛋白基因编码突变，但是激素敏感型肾病综合征患者没有被发现，且在成年人患者中不常见。重要的是，类固醇或免疫抑制剂对遗传因素的肾病综合征患者没有作用，且不应该用这些药物。

2. **病理学**(如图 66.1)・局灶性节段性肾小球硬化的组织学病变包括肾小球毛细血管玻璃样变的肾小球硬化段区，这段区域通常附着于肾小球囊[38]。在局灶性节段性肾小球硬化早期，这些病变主要影响近髓质区肾小球。建议按哥伦比亚 FSGS 的分类法进行分类[39]。根据分段硬化性病变部位对几个病变进行描述（门周变异和肾小球轻微病变），肾小球塌陷的存在（塌陷型）以及毛细血管内皮细胞伴随的内脏层上皮细胞增生（细胞变异）。排除这些变体，就剩下 FSGS（未另行规定）。典型的节段性硬化区域随机分布在肾小球束内，以门部为主。肾小管萎缩和间质性肾炎病灶明显。在免疫荧光显微镜下，IgM 和 C3 沉积在硬化区可见。

3. **治疗策略**・
（1）类固醇：许多队列研究报告表明，注射过 6 个月疗程泼尼松龙的患者中有 40%～60%进入完全或部分缓解状态[40]。与没有缓解期相比，部分以及完全缓解期与发展成终末期肾衰竭的风险从 94%降至 53%，显著降低。复发是常见的，并发现 40%～56%的患者都有复发。所有原发性 FSGS 患者和肾病综合征应用泼尼松龙治疗 6 个月。儿童泼尼松龙治疗的初始剂量为每天 60 mg/m²，成人服用类固醇剂量为每天 60 mg，随后逐渐减少剂量。

（2）环孢素：泼尼松龙治疗肾病综合征 6 个月后产生抗药性的患者应接受 26～52 周的环孢素治疗[41]。3 项 FSGS 患者研究的 Meta 分析显示，环孢素诱导完全或部分缓解期比泼尼松龙或安慰剂更有效[42]，这些 FSGS 患者在泼尼松龙治疗 8 周后产生抗药性，但是环孢素对肾脏有害。

（3）其他免疫抑制剂：没有证据表明环磷酰胺或苯丁酸氮芥对 FSGS 的治疗是有用的。

（4）血管紧张素转化酶 ACE 抑制/血管紧张素 II 受体阻滞剂 ARB

① 儿童：血管紧张素转换酶抑制剂已被证明对减少激素耐药型肾病综合征患者的蛋白尿有效[43]。

② 预后：成人和儿童的预后无差异。不利的预后因素包括肾小管间质纤维化，肾功能损害和缓解治疗失败。

（八）膜性肾病

膜性肾病在津巴布韦[44]、纳米比亚[45]和南非[26,46]的儿童中常见，亦可见于马里[47]、泰国[48]、印度[49]、苏丹[24]、巴基斯坦[50]的成年人。在非洲和亚洲，本病常是乙型肝炎感染的并发症。以过碘酸-银甲胺染色结果显示，膜性肾病中肾小球基底膜增厚上皮侧伴有规则突起。免疫组化结果表明，在肾小球基底膜上皮侧有规则的 IgG 和补体颗粒状沉积物。

1. **病原学**・有 20%～25%的成人和 35%的儿童有膜性肾病，这有一个可识别的相关条件，包括系统性红斑狼疮，恶性肿瘤（特别是 65 岁以上的患者）与乙型肝炎病毒感染[12]。最近的一项研究表明，70%明显原发性膜性肾病患者足细胞中有 M 型磷脂酶 A2 受体的自身抗体（抗 PLA2R）[51]。这些抗体不存在于继发性狼疮和乙型肝炎引起的膜性肾病中。这些观察可以监测治疗，也可以解释免疫抑制剂和 B 淋巴细胞耗竭在膜性肾病中作用。

膜性肾病的肾静脉血栓形成

膜性肾病患者有更大可能患肾静脉血栓的风险，虽然这种风险并没有最初提出的那么高[52]。大多数这样的患者是无症状的，但他们可能出现肺栓塞。检测是通过肾静脉多普勒超声或 CT 完成。

2. **治疗**・约 70%膜性肾病和终末期肾病综合征肾衰患者可有 10 年生存期[53]。因此，任何有益于 30%患有肾衰竭的治疗使其他 70%患者暴露在不必要的毒性中。治疗膜性肾病的双重目标首先是诱导肾病综合征的缓解，其次是预防终末期肾功能衰竭的进展。尽管有几项使用类固醇和免疫抑制剂的仔细研究，这些目标是否可以实现目前还未达成一致。

3. 膜性肾病治疗的荟萃分析·对于原发性膜性肾炎的治疗已有相关的几项荟萃分析研究[54]。研究结果表明,单独使用类固醇诱导缓解或预防终末期肾功能衰竭没有效果。用环磷酰胺或苯丁酸氮芥搭配泼尼松龙治疗,比单独使用泼尼松龙更能得到完全缓解(RR:2.37;95% CI:1.32～4.25)和部分缓解(RR:1.22;95% CI:0.63～2.35),而对终末期肾衰竭无效(RR:0.56;95% CI:0.18～1.68)。该荟萃分析显示,环孢素与泼尼松龙或不进行治疗相比,似乎没有任何重要的临床效果。40%膜性肾病与和60%肾病综合征患者进入自发缓解。目前的策略是等待 12 个月,以泼尼松龙和环磷酰胺治疗那些仍有肾病或肾功能恶化的患者。

(九)肾小球膜毛细血管的(膜增生性)血管球性肾炎

在印度尼西亚[55]、巴基斯坦[50]、印度[56]、加纳[57]、尼日利亚[58]和南非地区[59],肾小球膜毛细血管性肾小球肾炎多为原发性的,但也常见于感染后肾小球肾炎中[60]。大多数情况下,膜毛细血管性肾小球肾炎(MCGN)在热带为Ⅰ型(内皮下)。免疫组化显示内皮下沉积的 IgG、IgM、IgA、C3 较少。在Ⅱ型 MCGN(致密物沉积病)中发现基底膜和系膜中可见 C3 沉积。

治疗·随机对照试验显示,类固醇 MCGN 治疗无效。目前,建议用血管紧张素阻断剂和利尿剂进行治疗。

(十)IGA 肾病

IGA 肾病在新加坡、马来西亚、中国香港和中国台湾很常见;在新加坡,蛋白尿每 24 h 超过 1 克的 75% 的患有 IgA 肾病[61]。近来尽管已有艾滋病病毒感染者的 IgA 肾病报道,但该病在非洲黑人中不多见[59]。肾组织学以肾小球系膜增生和弥漫性系膜沉积的 IgA 和 C3 的存在为特征。

治疗·20% 至 30% 的肾病 IgA 患者在 20 年内会发展为终末期肾功能衰竭。在进行肾功能损害评价和诊断高血压的可能性时,肾功能预后不良特征包括蛋白尿超过 1.0 g/24 h。对有 IgA 肾病、蛋白尿>1.0 g/24 h,并且血清肌酐<250 μmol/L 的患者的治疗选择为:①仅以 ACE 抑制剂支持性治疗;②泼尼松龙(0、2 和 4 个月时每日静脉内注射 1 g 6-甲氢化泼尼松 3 d;及以 0.5 mg/kg 标准隔天口服泼尼松龙 6 个月);③每日服用鱼油(MaxEPA)6 g,每日两次,2 年。进一步随机临床试验对确定这些治疗措施有效性是关键的。

(十一)系膜(IgM)增生性肾小球肾炎

在泰国和东南亚的其他部分国家以及非洲的部分地区,系膜增生性肾小球肾炎是肾病综合征的一个主要的病因。这种类型的肾小球肾炎还可能表现为无症状性蛋白尿和血尿。

(十二)继发性肾小球肾炎

1. 系统性红斑狼疮·狼疮性肾炎在马来西亚、新加坡及东南亚其他地区很普遍,并且绝大多数见于华人[62]。

狼疮性肾炎在牙买加[17]和美国黑人[63]中也比较常见。最近研究发现,红斑狼疮在非洲黑人中也很常见[64-66]。临床试验表明,大约 40%～75% 的肾炎患者伴随有系统性红斑狼疮。狼疮性肾炎肾脏表现在临床症状与组织学上都是不同的,包括微小病变型或肾小球系膜肾炎患者其进行性肾衰发生率通常较低。膜性肾病患者肾功能预后一般。而局灶性或弥散增生性肾小球肾炎肾衰竭率较高。

2. 治疗·

(1) 狼疮系膜增生性肾小球肾炎:在缺乏指导治疗的对照实验的情况下,用皮质类固醇来治疗患有狼疮系膜增生性肾小球肾炎的患者,以防止其发展为更为严重的肾小球性肾炎,这种方法虽并不是十分确定,却是合理的。

(2) 狼疮膜性肾病:通过对两组狼疮膜性肾病患者的随机对照研究表明,泼尼松龙和霉酚酸酯在诱导缓解和稳定肾脏功能及患者存活率方面,与泼尼松龙和静脉注射环磷酰胺具有相同的功效[67]。

(3) 局灶性或弥漫性狼疮增生性肾小球肾炎:环磷酰胺的诱导缓解

来自美国国立卫生研究院(NIH)的随机对照研究表明,静脉注射环磷酰胺和口服泼尼松龙成为治疗严重狼疮性肾炎(WHO 等级为Ⅲ、Ⅳ)的可行方法[68]。近期的一项研究显示[69],静脉注射环磷酰胺,12 周一疗程,两周一次,一次 500 mg,接着以咪唑硫嘌呤治疗,该法与辅以半年脉冲治疗的 NIH 简单疗法(6 个月脉冲,0.5 G/m²)效果相当[70]。在最近的随机对照研究荟萃分析中,与泼尼松龙相比,环磷酰胺和泼尼松龙可降低血清肌酐(RR:0.59;95% CI:0.4～0.88)的双重风险,而硫唑嘌呤不起作用(RR:0.98;95% CI:0.36～2.68)。然而,硫唑嘌呤降低死亡风险(RR:0.60;95% CI:0.36～0.99),而环磷酰胺则没有。狼疮主要影响育龄期妇女,而环磷酰胺有已被文献记载的性腺毒性(RR:2.18;95% CI:1.10～4.34),这也导致了环磷酰胺不作为具有吸引力的治疗药物,环磷酰胺普遍被认可的功效在于有效降低肾衰竭的发生风险。

霉酚酸酯是一种强效的免疫抑制剂,已被批准用于肾移植。初步研究表明霉酚酸酯与类固醇联合使用可有效治疗狼疮性肾炎,目前,已通过随机对照试验进行了验证[71,72]。狼疮治疗研究 ALMS(Aspreva Lupus Management Study)随机选取了 370 名分级为Ⅲ级、Ⅳ级或Ⅴ级的肾炎患者,给予霉酚酸酯 3 g/天治疗或静脉注射环磷酰胺

0.5～1 g/月,连续治疗 6 个月[73]。结果显示组间肾反应（霉酚酸酯组为 56.2%,环磷酰胺组为 53%)、严重不良反应发生率（霉酚酸酯组 28%,环磷酰胺组 23%)、感染发生率（霉酚酸酯组 69%,环磷酰胺组 62%)均无明显差别。

（4）缓解作用持久性：近期两项研究对比了咪唑硫嘌呤和霉酚酸酯两种药物对于狼疮增生性肾炎患者症状缓解作用的持久性。药效持久性研究结果显示两种药物效果无差异[74],而 ALMS 研究结果显示霉酚酸酯作用效果明显优于硫唑嘌呤[75]。在资源有限的情况下,在狼疮增生性肾炎缓解阶段使用硫唑嘌呤是合理的。

3. 新月体性肾小球肾炎 · 热带地区的大部分肾活检报告显示,4%～7% 的患者有新月体性肾小球肾炎-并伴毛细血管外增生[59]。这种情况也存在于许多疾病中,包括链球菌感染后肾小球肾炎、乙型肝炎和丙型肝炎相关肾小球肾炎、显微镜下多动脉炎（多血管炎)、韦氏肉芽肿和狼疮性肾炎。新月体性肾小球肾炎的典型特征是常伴随急剧的肾功能下降。治疗通常选择泼尼松龙和环磷酰胺。

（十三）感染相关的肾小球肾炎

1. 急性毛细血管内增生性肾小球肾炎 · 最常见的急性毛细血管内增生性肾小球肾炎（APGN)的病因是 A 群链球菌感染。在非洲[25]、加勒比海国家[76]和印度[77]较为常见。在由其他细菌感染导致的感染性心内膜炎、分流性肾炎和内脏脓肿患者中有类似的肾小球肾炎报道。通常链球菌咽炎感染后 1～2 周,皮肤感染（脓疱病)后 3～6 周会进展为 APGN。2～12 岁儿童在链球菌咽炎或皮肤感染后继发肾小球肾炎的可能性较大。APGN 在西方国家已较少见,但在热带国家仍然会发生皮肤感染后 APGN 的暴发流行[78]。

（1）发病机制[79]：只有兰斯菲尔德 A 组链球菌感染的某些 M 型（细胞壁蛋白抗原)会引起肾小球肾炎,这是一种免疫介导的肾炎,通常被称为免疫复合物性肾炎。

（2）病理：这是典型的毛细血管内增生性肾炎。肾小球细胞增多源于肾小球系膜增生及多形核白细胞、单核细胞和 T 淋巴细胞的汇集（图 66.2)。电子显微镜下上皮下的隆起是本病的主要特征。毛细血管外增生（新月体)罕见。肾组织活检显示,在肾小球系膜有 C3、IgG 及有时 IgM 沉积物,而通过免疫荧光和电子显微技术可观察到上皮下大的沉积物。

（3）血清学：针对各种各样链球菌抗原产生的抗体是培养阴性病例诊断的基础。咽炎感染后,95% 的儿童对链球菌溶血素 O、脱氧核糖核酸酶、脱氧核糖核酸酶 B、透明质酸酶和链激酶产生抗体反应。脓皮病后对脱氧核糖核酸酶 B 存在抗体反应,而对链球菌溶血素 O 的抗体反应不常见。

（4）临床：临床症状从无症状的血尿和蛋白尿到急

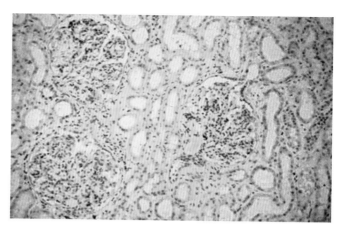

图 66.2 急性感染后肾小球肾炎。肾小球内充满了嗜中性粒细胞。（图由 A.J. Howie 教授提供)

性肾病综合征,有时伴肾病综合征,很少出现快速进展性肾小球肾炎。急性肾病综合征的患者出现少尿,血尿所致的红褐色尿,蛋白尿、面部浮肿和踝关节水肿,常伴随高血压。高血压和心力衰竭的原因主要为盐、水摄入过多。头痛、呕吐、晕厥可能使血压升高复杂化。病症齐全的肾病综合征并不多见,由毛细血管外肾小球肾炎发展为急性肾衰竭罕见,只在不足 2% 的感染儿童中可见。

（5）治疗：所有的患者都应接受为期 10 天的青霉素或红霉素治疗,以清除病原体,防止继发感染,即使这一治疗对于肾脏疾病的预后没有影响。急性肾病的治疗以常规疗法为基础,注重体液平衡,必要时联合使用利尿剂和降压药治疗。极少情况下,当疾病发展为新月体性肾小球肾炎或严重肾衰竭时,治疗时需要加入泼尼松龙和环磷酰胺。

（6）预后：链球菌所致的肾小球肾炎长期预后较好,仅有少数转为终末期慢性肾衰竭的报道。皮肤感染后的链球菌性肾炎长期前瞻性研究显示,急进慢性肾衰竭或高血压发生较少。然而,对散发性咽炎后肾小球肾炎的其他研究结果显示,高达 50% 的患者有一些慢性肾脏损伤迹象。

（十四）乌干达嗜酸性粒细胞增生性肾小球肾炎

Walker 等[80]报道了一例伴有蛋白尿的嗜酸性粒细胞弥漫增生性肾小球肾炎,患者为一名乌干达的儿童。免疫荧光显示有补体 C3 和 IgG 的颗粒状沉积,电子显微镜下可见上皮下和系膜内有致密沉积物。嗜酸性粒细胞增多增加了由于寄生虫感染导致肾小球肾炎的可能性。尚无证据表明链球菌感染与疟疾和 HIV 感染有关。

（十五）乙型肝炎感染和肾脏疾病

乙型肝炎感染的肾脏病并发症[81]主要是膜性肾病,在儿童中较为常见。肾小球毛细血管性肾小球肾炎、IgA 肾炎（主要为成人发病)和多动脉炎等肾脏损害少见。

（十六）乙型肝炎病毒相关性膜性肾病

此病主要发生于慢性乙型肝炎病毒携带的儿童中。乙型肝炎导致膜性肾病的概率与人群中乙型肝炎病毒携带率相当。牙买加、日本、中国香港、南非和津巴布韦患有膜性肾病的儿童中有 60% ～ 100% 携带 HBsAg[17,46,60,82,83]。相反，这种情况在美国和英国较少见。在儿童中，发病年龄为 2～12 岁，超过 80% 的感染儿童为男童。临床表现常为肾病综合征。多数感染儿童无肝脏疾病的临床症状；这种情况在成人中也较为常见。

1. *血清学*·几乎所有的乙型肝炎病毒相关性膜性肾病患者的血清中均可检测到乙肝表面抗原（HBsAg），乙肝核心抗体（抗- HBc），乙肝 e 抗原（HBeAg）和乙肝 e 抗体（抗- HBe）。

2. *病理*·乙型肝炎病毒相关性膜性肾病的组织损害与不同于原发性病变，表现为除上皮下有免疫复合物沉积外，内皮下和肾小球系膜上也存在免疫复合物沉积。（图 66.3）肾活检也证实了肾小球毛细血管内有乙肝表

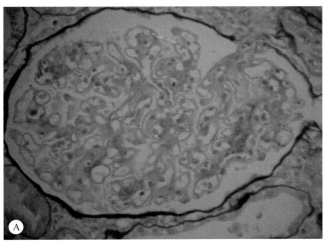

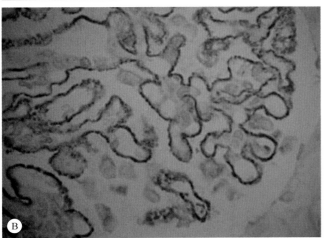

图 66.3 （A）乙型肝炎病毒相关性膜性肾病肾小球基底膜增厚；（B）乙型肝炎病毒相关性膜性肾病免疫荧光显示上皮下有 IgG 沉积。（图片由 A.J. Howie 教授提供）

面抗原（HBsAg）、乙肝核心抗原（HBcAg）和乙肝 e 抗原（HBeAg）沉积。

3. *治疗和预后*·尚无证据表明皮质类固醇有益，且皮质类固醇的使用和停药后会导致反弹性肝炎。近期的一项研究表明，Tang 等[84]使用拉米夫定治疗 10 例乙型肝炎相关膜性肾病患者后，与既往治疗病例相比，拉米夫定治疗使患者完全缓解率从 25% 提高到 60%，肾衰竭发生率由 60% 下降到 0。药物治疗需要长期维持，治疗两年后停药会导致肾病综合征复发。儿童的预后较好，约有 2/3 的病例会自行缓解。约有 5% 的儿童会进展到终末期肾衰竭，而成人肾衰竭的发生率为 10%。对新生儿接种疫苗已被证实可降低乙型肝炎病毒携带率和乙型肝炎相关膜性肾病发生率[85]。

（十七）乙型肝炎相关性结节性多动脉炎

据报道，在美国，典型的结节性动脉炎患者中有 10%～40% 的患者携带乙肝表面抗原[86]，法国为 18%～50%，英国为 4%～8%。热带地区这种情况较少见。

（十八）丙型肝炎病毒相关肾炎

北美和北欧人群中丙型肝炎病毒的感染率低于 0.6%，但丙型肝炎病毒感染在欧洲南部和非洲较为常见，血友病患者和静脉吸毒者中患病率较高。丙型肝炎病毒感染后表现为慢性活动性肝炎和肝硬化。丙型肝炎病毒感染是混合型冷球蛋白血症的主要病因。其临床症状有发热，胫骨紫癜皮疹，关节痛和末梢神经病。肾脏主要表现为蛋白尿和肾病综合征，伴有轻中度肾脏损害[87-90]。

1. *病理*·活检结果显示冷球蛋白血症性肾小球肾炎是一种膜性增生性肾小球肾炎，典型特征为管腔内和内皮下有免疫复合物沉积，而其他类型的肾小球肾炎，如系膜增生性肾小球肾炎，偶有内皮下动脉炎的报道。免疫荧光显微镜显示有肾小球系膜、毛细血管壁及内皮 IgM、IgG 和 C3 沉积物。电镜下这些沉积物表现为冷球蛋白特征。

2. *治疗*·丙型肝炎病毒感染以聚乙二醇干扰素 α-2a/2b 联合利巴韦林治疗[87]。急性冷球蛋白血症性肾小球肾炎和血管炎的治疗常联合使用泼尼松龙和环磷酰胺，近年来利妥昔单抗使用较多。由于缺乏对照研究，对这些治疗方法的研究的解释比较复杂。血浆置换可降低冷球蛋白和免疫复合物水平，已有报道血浆置换可以改善肾脏功能。但是，由于冷球蛋白的消耗导致免疫球蛋白的快速反弹，因此疗效只是暂时的。

（十九）人类免疫缺陷病毒（HIV）相关性肾小球肾炎

与 HIV 感染相关的主要肾脏综合征为人类免疫缺陷病毒相关性肾小球肾炎（HIVAN）、HIV 相关的免疫复合体病（HIVICK）、血栓性微血管病（TMA）和药物导致的肾毒性[91]。此外，肾功能急性恶化可能是肾脏盐分丢

失，或腹泻和呕吐引起的体液减少。同时感染 B 型或 C 型肝炎病毒，感染后肾小球肾炎和 IgA 肾病也会表现为肾功能障碍。这些患者的主要临床症状为进展性蛋白尿，肾病综合征和肾脏损害[92-94]。在非洲，除 HIVAN 外也可见其他类型的肾脏损害[93]。近期在南非开展的一项研究发现，仅有 27% 的 HIV 患者患有 HIVAN[94]，21% 的 HIV 患者患有 HIVICK，其他的肾小球病变如膜性肾病和 IgA 肾病在 HIV 患者也较为常见[94]。

1. 临床表现·HIVAN 和 HIVICK 的临床表现通常为肾病综合征和肾功能损害。高血压不常见，B 超检查显示肾实质回声增强。如果不服用抗逆转录病毒，这些病变的预后较差，两年病死率为 50%，目前已证实抗逆转录病毒治疗后预后可有显著改善。

2. 病理·塌陷性肾小球病最初见于 HIVAN 患者，该病与严重的肾病综合征，并迅速发展为终末期肾衰竭。HIV 有两个典型的肾小球病理损伤特征。第一种，HIVAN，是一种局灶节段性硬化性肾小球肾炎，以部分或全部的肾小球毛细血管坍塌为特征、伴基底膜褶皱和足突细胞增生（图 66.4）[95-97]。间质常有明显的淋巴细

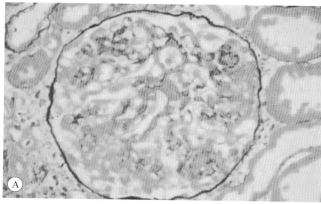

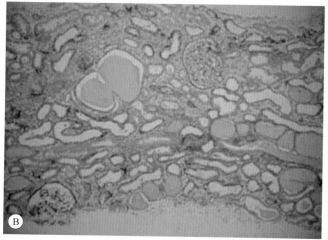

图 66.4　（A）人类免疫缺陷病毒相关性肾小球肾炎：肾小球发生塌陷性病变；（B）HIV 肾病的肾皮质。肾小管扩大，内含管型。（图片由 A.J. Howie 教授提供）

胞和浆细胞浸润伴有微囊扩张。此外，可见内皮小管状内含物。免疫荧光显微镜下，肾小球系膜和毛细血管壁可见 IgM 和补体 C3 沉积。肾小球塌陷也见于非 HIV 感染患者，这可能是原发性的或与细小病毒 B19 感染有关。第二种，HIVICK，由肾小球系膜增生和免疫复合物沉积导致。较大的上皮下免疫复合物沉积和肾小球系膜反应使病变表现为"杯中球"征。IgA、IgM 和 IgG 沉积和补体 C3 沉积共同存在，在有些病例中，免疫组化表现与狼疮性肾炎相似[94]。

3. 遗传学·最近的遗传学研究结果显示，多数的 HIVAN 患者为非裔美国人或非洲人。基因多态性研究结果显示非肌球蛋白重链 9 基因（MYH9）和载脂蛋白 1 基因（APOL1）与 HIVAN 和 FSGS 间有较强关联。这些多态性基因在非裔美国人中较常见，但不存在于美国白人中。需要特别注意的是，APOL1 基因的变体与 FSGS 和 HIVAN 有关联[98-100]。

4. 治疗·越来越多的证据表明使用高活性的抗逆转录病毒治疗感染患者对于肾脏和总体预后都具有显著改善作用[92,101]。与其他蛋白尿性肾脏疾病一样，有证据表明，使用 ACEI 治疗的远期疗效较好。血液透析对于 HIV 相关性肾衰竭和未检测到病毒载量保持一定 CD4 细胞数量的 HIV 患者较为安全，若抗逆转录病毒治疗后病情稳定，仍可考虑移植。

一些治疗 HIV 的抗逆转录病毒药物是具有肾毒性的[102,103]，表 66.2 总结了这些药物的影响。

表 66.2	高活性抗逆转录病毒药物的肾毒性		
抗逆转录病毒分类	名称	肾脏病变	组织学
蛋白酶抑制剂	茚地那韦	肾结石、结晶尿、急性肾功能衰竭、慢性肾功能衰竭	肾小管间质性肾炎伴结晶
核苷逆转录酶抑制剂	奈非那韦	肾绞痛	
	利托那韦	急性肾功能衰竭	间质性肾炎
	阿巴卡韦	急性肾功能衰竭	
核苷酸逆转录酶抑制剂	地达诺新	近端肾小管功能障碍	
	拉米夫定	近端肾小管功能障碍	
	司他夫定	近端肾小管功能障碍	
	替诺福韦	近端肾小管功能障碍、急性肾功能衰竭肾源性尿崩症、肾炎综合征	
HIV-1 融合抑制剂	恩夫韦地	肾小球性肾炎	膜增生性肾炎

(二十) 血吸虫病

血吸虫病(参见第 52 章)在热带地区广泛流行。埃及血吸虫损害尿道,而曼氏血吸虫和日本血吸虫损害肠道和肝脏。显著性肾小球病仅见于曼氏血吸虫感染和肝脾型血吸虫病患者[104-106]。总的来说,仅少于 5% 的曼氏血吸虫感染者患有肝脾血吸虫病,其中 10%～15% 在长达 10 年时间内发展成肾小球病变。临床表现为蛋白尿或肾病综合征。在埃及,有证据表明血吸虫性肾小球肾炎在伴有慢性沙门氏菌感染患者中更常见[107,108]。

1. 病理·大约 50% 的患者在轻度和早期表现为肾小球系膜增生性肾小球肾炎,晚期典型的组织学表现为肾小球毛细血管性肾小球肾炎。次常见的组织学损害表现为局灶性节段性肾小球硬化。同时,也偶有组织学损害为膜性肾病和增生性肾小球肾炎的报道。肾活检免疫荧光显微镜下可见肾小球系膜、上皮下和内皮下颗粒物沉积,主要为 IgM,也包含 IgG、IgA、IgE 和补体 C3。苏丹和埃及的曼氏血吸虫病患者中有见肾脏淀粉样变性的报道[109,110]。

2. 治疗·血吸虫性肾小球肾炎可服用抗血吸虫药物进行治疗,泼尼松龙和环磷酰胺无治疗作用且常会导致病变进展为肾衰竭。

(二十一) 麻风病

尽管慢性间歇性肾炎已有述及,但麻风病(见第 41 章)中常见的肾损伤有淀粉样变和肾小球肾炎。

1. 淀粉样变性·肾脏的淀粉样变是长期麻风病的并发症,瘤型麻风病患者中较为常见,结核型麻风病患者中少见[111,112]。早期的尸检研究结果显示,在北美和南美的麻风患者中有约 30% 的患者出现肾脏淀粉样病变,而在印度、巴布亚新几内亚和非洲的麻风患者中相对少见(<10%)。麻风患者的淀粉样纤维为 AA 类,来源于急性期反应物血清淀粉样 A(SAA)。伴有麻风结节性红斑(ENL)反应的麻风患者中血清 SAA 水平会升高,这也提示淀粉样变性在反复出现麻风结节性红斑(ENL)的麻风患者中较为常见[111]。临床表现常伴有蛋白尿、镜下血尿和肾病综合征,并常发展为肾衰竭。

2. 麻风病和肾小球性肾炎·尸检发现将近 10% 的麻风患者患有肾小球性肾炎,在瘤型麻风病患者中肾小球性肾炎较结核型麻风病患者常见,且肾小球性肾炎的发生与麻风结节性红斑(ENL)的发生一致。常见的肾小球病变是肾小球系膜增生性肾小球肾炎和局灶性或弥漫性增生性肾小球肾炎。膜性肾病和肾小球膜毛细血管性肾小球肾炎少见。免疫荧光显微镜下可见肾小球膜或肾小球毛细血管壁有颗粒状沉积物,主要成分为 IgG,IgM 或补体 C3[112,113]。肾脏疾病有向肾衰竭进展的趋势,且尚不明确治疗麻风能否影响疾病进展。

(二十二) 丝虫病

印度和喀麦隆有几例丝虫病与肾小球肾炎相关的报道[114,115]。临床表现通常为肾病综合征,但急性肾病综合征少见。班氏线虫感染的患者可发生肾小球系膜增生性或弥漫性增生性肾小球肾炎[115],罗阿丝虫感染的患者中有膜性和系膜毛细血管性肾小球肾炎的报道。据报道,盘尾丝虫病与肾病、系膜增生性肾小球肾炎和系膜毛细血管性肾小球肾炎导致的肾病综合征有关[115]。

1. 病理·免疫荧光显微镜下可见肾小球膜和肾小球毛细血管壁上有 IgG,IgM 和补体 C3 沉着,一项研究发现肾小球毛细血管壁上存在盘尾丝虫抗原。

2. 治疗·对具有急性肾脏表现的患者服用乙胺嗪治疗可促进疾病康复,但对于肾病综合征患者无明显效果。

(二十三) 疟疾

疟疾(参见第 43 章)广泛流行于热带地区,且为死亡的主要原因。二十世纪三十年代,在英国的殖民地圭亚那,Giglioli 证实了有关三日疟感染与肾病综合征相关联的一项长期猜测。蛋白尿、肾炎和由肾炎导致的死亡在圭亚那很常见。这一地区肾病综合征患者中三日疟原虫感染者的发病率明显高于非感染者。同时这些患者也较容易感染间日疟原虫和恶性疟原虫。1962 年,Giglioli[116,117] 总结了他的一系列观察结果,即随着疟疾在圭亚那的消除,蛋白尿、肾炎和因疟疾死亡的发生率有所降低。

(二十四) 三日疟性肾病

三日疟原虫感染和肾病综合征的相关性已在尼日利亚和乌干达儿童肾病综合征的临床研究中得到证实。这些肾病综合征儿童多数(约 88% 的儿童)患有三日疟原虫血症,显著高于健康对照组(20% 患疟原虫血症)[9,118,119]。近期非洲热带地区的研究中未见三日疟性肾病的报道[18,22]。

(二十五) 镰状细胞性贫血

镰状细胞贫血患者[120,121] 一般不能浓缩和酸化尿液,并且不能排钾,但这些病变较轻微,通常没有临床症状。镰状细胞贫血儿童患者肾小球滤过率(GFR)和有效肾脏血浆流量升高,提示 GFR 的升高可导致后期肾小球损伤。

1. 血尿·显微镜下血尿在镰状细胞症患者中多见,肉眼血尿少见。若出现肉眼血尿,则症状会持续存在[122]。治疗方法仅能采取保守治疗。对于这类患者,有必要进一步筛查导致血尿的其他原因,如埃及血吸虫感染。

2. 肾乳头坏死·肾乳头坏死[123] 见于镰状细胞病。临床表现为血尿,有时可伴有血栓绞痛。静脉肾盂造影术诊断显示有肾盂病损及环形信号变化,在环形信号中经常钙化、乳突周围有一圈对比剂。

3. 肾髓细胞癌·镰状细胞性贫血患者中此病较少见,且预后较差。

4. 肾小球肾炎·

(1) 局灶性节段性肾小球硬化[124]:这是最常见的病变。通常年龄稍长 30 岁以上人群的发病率较高,但病因尚不清楚。组织学上表现为肾小球大于正常人,并表现为肾小球部分区段硬化。由于镰状细胞病患者在早期时 GFR 升高,因此说明节段性硬化症由超过滤和肾小球内高血压引起。临床表现为蛋白尿,并常伴有进行性肾损害。在血管紧张素转换酶抑制剂的治疗下,蛋白尿会减少。这可能是这些药物通过降低肾小球内压,减少了肾功能衰减的速率。

(2) 膜毛细血管肾小球肾炎[125]:镰状细胞贫血和蛋白尿患者中第二个最常见的病变是系膜毛细血管肾小球肾炎。其发病机制还不清楚,关于该病由肾小管上皮细胞抗体和抗原沉积物引起的论断有待进一步验证。

(3) 急性增生性肾小球肾炎[126]:本病是一种腿部感染性溃疡导致链球菌感染后的肾小球肾炎,此种病症有增加倾向,且在镰状细胞性贫血老年患者中有报道。

(4) 镰状细胞贫血致终末期肾衰竭[121]:连续腹膜透析和血液透析已成功应用于这些患者。贫血是主要问题,对促红细胞生成素反应不敏感。因此在肾脏移植前有必要与 AA 型血进行换血以预防肾脏镰状变形。

三、急性肾损伤(AKI)

急性肾衰竭被越来越多的称为急性肾损伤(AKI)[127-131]。这是一个多种疾病共同作用的复杂过程。发病率在不同国家有所不同;从科威特[132]发布的每百万人口 4.1/年到印度[133]发布的 6.4/1 000 的发病率。肾功能骤停导致尿毒症,体液和电解质平衡发生异常。AKI 患者不一定出现在明确诊断类别,更多是表现为不明原因的急性尿毒症紧急情况。在发病初期主要应对措施是处理急性尿毒症和电解质紊乱,尤其是高钾血症,建立肾衰竭的可逆性,并确定其发病原因。

与温带国家相比,热带地区急性肾损伤(AKI)发病的主要区别是病因(下面讨论)和发病年龄。因为在热带国家患者年龄在三十几岁,而在温带为七十几岁[134,135]。

(一) 急性尿毒症病因

在热带地区,AKI 的主要病因是急性肾小管坏死,常由于感染所致,肾小球肾炎并不常见。在热带地区的所有 AKI 病例中,60% 是药物原因,25% 是手术原因,15% 是产科原因[128,134,136]。在比较发达地区,这种模式与西方国家类似,在这些地区药物和手术是主要原因,而产科病例很少见。病因上的差异在很大程度上取决于社会经济因素和治疗终止妊娠服务的有效性。AKI 的原因分类

为肾前,肾内和肾后三类。这种分类在临床上仍然是有用的,因为它使结构化诊断和管理成为可能。在埃及病例中,38% 例是肾前性,24% 是肾后性,其余为肾内疾病[137]。AKI 的主要原因在提要 66.3 进行了总结。这个列表并不详尽,但用于强调 AKI 患者病因的重要性。

提要 66.3 急性尿毒症病因

肾前性
- 肾灌注不足(导致急性肾小管坏死)
- 低血容量症
- 败血症
- 产科事故
- 大量血管内溶血
- Habdomyolysis

肾内性
- 急性血管坏死
- 急性间质性肾炎
- 弥漫性毛细血管外增生性肾小球肾炎
- 急性肾盂肾炎
- 肾毒性
- 溶血-尿毒症综合征

肾后性
- 梗阻性肾病
- 肾小管堵塞
- 骨髓瘤(轻链)
- 尿酸,磺胺嘧啶
- 双侧尿路梗阻
- 结石
- 血吸虫
- 尿道狭窄
- 前列腺肥大
- 盆腔恶性肿瘤
- 后尿道瓣膜

(二) 临床综合征

1. 急性肾小管坏死·各种感染、低血容量症可能导致肾局部缺血,肾血管收缩,肾小球滤过率减少,肾小管细胞损伤。另外可能导致肾小管阻塞和滤液回渗。有肾毒性的药物如氨基糖苷类和一些传统的中草药也可能导致类似结果。该过程中有关该损伤机制的介导分子的研究正在进行。介导分子包括一氧化氮、氧自由基、内皮素和游离铁等。然而迄今为止,几乎没令人信服的数据证

明调控这些因素对病情有所帮助。

尽管荟萃分析 2003 年的一些研究说明了 N-乙酰半胱氨酸预防急性肾小管坏死（ATN）的效果仅次于已报道的对比剂诱导的急性肾损伤（AKI）[138]，但近期的实验表明充足的水合作用和精细的体液疗法亦可达到此效果[139]。

ATN 的临床后果是尿毒症，通常与少尿有关，虽然有些患者可能非少尿型，可以产生≥1～2 升尿量，在绝大多数情况下急性肾小管坏死是自限性的，如果最初的损伤得到治疗，在 10 天和 6 周之间可自发恢复。尽管感染相关的 ATN 稀少，但若开始病症较严重，会出现皮质坏死，导致不可逆的肾损伤。

2. 肾实质原因 · 急性肾小球肾炎，尤其是当伴有毛细血管外增生（新月体形成），可能导致急性肾损伤。急性间质性肾炎见于钩端螺旋体病，也可能是青霉素、磺胺类药物、噻嗪类利尿药、呋塞米以及非甾体类抗炎等药物使用后一种并发症。

3. 尿路梗阻 · 尿路梗阻是一种常见的和潜在的可逆转的 AKI 病因。梗阻最常见的部位是在膀胱口，其原因多为前列腺肥大、肿瘤或尿道狭窄。尿道狭窄在热带非洲国家比发达国家更常见[140]。盆腔肿瘤多见于女性（宫颈和弥散性卵巢肿瘤）和在两性中的膀胱癌患者中及不常见的腹膜后纤维化或恶性肿瘤，也可能阻碍尿路。除非在只有一个单独的肾功能齐全的情况下，在输尿管水平或更高水平的梗阻一定是双侧同时的才会导致AKI。这通常是由于肾结石或血吸虫诱导的输尿管狭窄所致[141-142]。肾小管可能被尿酸结晶体堵塞，特别是在淋巴瘤、白血病或骨髓瘤化疗后的高尿酸血症患者中。对这些患者以别嘌呤醇治疗，增强水合作用和碱化作用可降低 AKI 发生。尿酸氧化酶是一种氧化酶，已被证明它可有效减少肿瘤溶解综合征中的肾损伤[143]。其他引起的肾小管梗阻的原因包括磺胺嘧啶治疗，抗逆转录病毒药物（以上已列举）和大剂量氨甲喋呤治疗。

（三）热带地区 AKI 的原因

1. 妊娠阶段的 AKI · 由分娩引起的 AKI 在热带地区较普遍。在西方，各种原因引起的 AKI 中只有 3% 是产科病因，而这一数字在热带地区高很多：在加纳占25%[136]，在印度占 9%～15%[134,144]。最近对印度和美国关于分娩病因的比较研究证实了热带地区和西部国家的差异[145]。在妊娠的不同阶段致病原因是不同的。在头 3 个月，感染性流产占绝大多数。由于在一些热带国家，缺乏合法堕胎服务措施，这一现象比西方更常见。在妊娠的第三个 3 个月，发病原因包括子痫前期、子痫期、溶血、肝酶升高及血小板减少综合征（HELLP 综合征）、产后败血症、出血及胚胎早剥等。

虽然在热带地区皮质坏死更多见，但最常见的组织病损为急性肾小管坏死。一些发展中国家妊娠期 AKI 发生率明显下降，归因于较好的产科护理及堕胎自由合法化发展中国家妊娠期 AKI 发生率明显下降[146]。

2. 大量血管内溶血 ·

（1）葡萄糖 6-磷酸脱氢酶缺乏症：葡萄糖-6-磷酸脱氢酶（G6PD）缺乏是一种性染色体遗传的红细胞异常疾病，在热带地区超过 4 亿人受此病影响。G6PD 基因突变可有 180 多种变异体，并导致不同程度的缺陷。G6PD 反应产物为 NADPH，NANPH 对于维持酶还原性而不被氧化剂（过氧化氢酶和谷胱甘肽过氧化氢酶）氧化至关重要。因此在缺乏 G6PD 时，红细胞易受氧化应激影响。由于感染和药物，临床上会出现溶血现象。由于药物作用[147,148]，及伤寒热、疟疾和肝炎等感染[149,150]，在大量溶血（也叫黑尿热）后，G6PD 缺乏患者可患上AKI。

（2）疟疾[151,152]：AKI 是成人恶性疟原虫严重感染的常见并发症[153-157]。急性肾损伤（AKI）的发病机理目前尚不清楚，但是导致急性肾小管坏死（ATN）的微循环流量减少，出现脱水和大量红血球溶解（黑水热），被认为是主要的因素[158-160]。大量红血球溶解可能是单独重度感染引起的结果，也可能被药物，如奎宁，或者是 6-磷酸葡萄糖脱氢酶（G6PD）缺乏所引起。急性肾损伤（AKI）通常是重症疟疾的临床表现，也可能是少尿或者是非少尿型。大多数患者是高凝的。黄疸，酸中毒，少尿，低血压和多器官衰竭意味着预后不良[152]。

恶性疟可致红细胞表面促黏连蛋白的表达，从而增加红细胞黏附力。含有恶性疟原虫的红细胞粘附到邻近未感染的红细胞[161]，毛细血管内皮细胞[162]，血小板[163]，然后在肾脏等器官中沉积，引起微循环改变。感染的红细胞变形性亦降低，主要引起血管外溶血。这两种现象共同作用可引起肾脏血管收缩、肾小管毒性及引发血管内凝血[164]。细胞因子的激活也可能有助于肾脏微循环的粘附和改变。

组织学改变有急性肾小管坏死，远端小管更加明显，出现血红蛋白和疟色素。青蒿琥酯现已取代奎宁作为治疗恶性疟的首选药[165-167]。肾损伤应在标准指导下治疗，及早进行肾替代治疗。血液透析优于腹膜透析，可降低死亡率[168]。已确定的肾功能衰竭，肾功能往往在 3 个星期内恢复到正常，并且不遗留肾损害。

（3）腹泻：在世界 5 岁以下的儿童中，腹泻是第二常见的死因；据世界卫生组织（WHO）报道，腹泻致死的绝大多数来自热带国家。大多数的患者死亡是由于腹泻引起的营养失调和急性肾损伤。因腹泻疾病引起的急性肾损伤往往是由于血容量不足。

（4）伤寒症：一般伤寒症较少伴有肾脏并发症。

（5）急性肾损伤：急性肾损伤可能由大量的血管内溶血引起，这在 6-磷酸葡萄糖脱氢酶（G6PD）缺乏症的患者中尤为常见[145,150]。已有报道称，溶血-尿毒症综合征[169]和横纹肌溶解症[170]与沙门氏菌物种感染有关，也与短暂性系膜增生肾小球肾炎有关。

（6）痢疾菌：志贺氏痢疾可引起儿童急性肾损伤的发生[171,172]，严重的志贺氏菌感染可导致血容量损耗和毒血症。在患有腹泻疾病的期间，溶血-尿毒症综合征也可能导致急性肾损伤的发生。这种情况的死亡率高达70%，其中14%的幸存者往往发展为慢性肾功能损伤，最后成为慢性间歇性肾炎和肾皮质坏死[173]。

（7）霍乱[174]：2010年，世界卫生组织（WHO）在全球共报道超过 31 万霍乱病例，其中死亡病例超过 7 500例。霍乱疫情上升最高的是美洲，主要是由于海地地震之后，霍乱疫情暴发。这些死亡的绝大多数是由于腹泻导致大量体液损耗从而引发急性肾损伤。考虑到腹泻在霍乱中出现的程度，低钾血症是经常出现的，除急性肾小管坏死之外，也有可能出现近端肾小管上皮细胞空泡化。在大多数情况下，通常可以使用口服补液的方法来进行足量的液体补充，以防止这些并发症的发生。

（8）钩端螺旋体病[175-177]：钩端螺旋体病的发生，通常是接触了受到污染的河水或者是污水。钩端螺旋体病的临床表现为肌痛、发热、结膜充血和出血，头痛以及黄疸。也有可能出现胃肠和肺部的自发性出血症状。在最近伊斯兰卡爆发的一次钩端螺旋体病疫情中，有15%的患者发展为急性肾损伤[178]。急性肾损伤发生在钩端螺旋体病的急性发病阶段，并且通常伴有黄疸（威尔氏综合征）。肾脏损伤从肾小管上皮细胞肿胀开始，逐步发展为急性肾小管坏死，最后成为严重的间质性肾炎[179]。可出现轻微肾小管系膜增生。AKI患者的高分解代谢通常有高尿酸血症、高钾血症，血尿素升高和血清肌酐水平不成比例等病情变得更复杂。对尿液进行暗视野镜检可以发现钩端螺旋体，在钩端螺旋体病的早期阶段，如果没有注射抗生素，钩端螺旋体可以在血培养标本中生长。通过血清学测试也可以进行诊断（MAT，这种快速诊断法已经建立但是该测试方法不够可靠）。当有肾功能衰竭出现时，治疗钩端螺旋体病需要配合使用青霉素，多西环素或头孢噻肟[180]。有时治疗由于青霉素的吉-赫反应而复杂化，但这种疗法不影响透析的需要[181]。重症肾功能衰竭的患者需要进行血液透析，也有研究表明，与腹腔透析相比，血液净化技术能够为患者提供更好的愈后[182]。

3. 链球菌感染后肾小球肾炎 · β-溶血性喉部或皮肤链球菌感染伴发毛细血管内增生性肾小球肾炎。在埃塞俄比亚，5%的此类感染的儿童会发展成肾脏并发症[183]。证据表明在一些热带国家，发病率正在下降，但是，仍然占所有儿科 AKI 病例的 13%[184]。上文已就该病作了详细的叙述。

4. 中暑 · 中暑[185,186]发生在炎热的气候，通常是过度劳累并且缺少液体引起的并可导致急性肾损伤。肾功能衰竭的原理是横纹肌溶解和血管内凝血。中暑亦可导致爆发性肝功能衰竭，也可能加重血管凝血和肾功能衰竭。调查研究发现，血浓度与肌酐酶升高、高尿酸血症、肌红蛋白尿、高钾血症、低钙血症、蛋白尿和显微镜下血尿相关。肾功能衰竭通常按照标准方案进行治疗。

5. 类鼻疽 · 类鼻疽是由类鼻疽杆菌，一种生活在土壤和水体中的微生物引起的，类鼻疽病通常流行在东南亚地区和澳大利亚的北部，其他地区亦有散发病例[187]。糖尿病患者、慢性肾脏疾病患者、肝硬化和免疫抑制患者，对类鼻疽有更强的易感性。类鼻疽病有明显的季节性差异，雨季是类鼻疽病的高发季节。在泰国北部，类鼻疽病每 10 万人口的患者为 4.9～14.9，相应的死亡率大约为 36%[188]。急性肾损伤在患有败血病的患者身上的发病率为 60%，这比本地化的感染（35%）要更为普遍一些。败血症的呈现形式往往为短期的高烧，并伴随有休克和代谢酸中毒。尽管没有肺炎症状或者体征，但通常有肺炎的影像学证据。微脓肿有时见于皮肤。患有急性肾损伤的患者往往死亡率很高。大多数患有类鼻疽的患者往往预先存在肾脏疾病（在东南亚地区，肾小管酸中毒往往是肾结石的一种常见的诱发因素）。偶尔，急性肾小管坏死或者肾微脓肿可能会发生。最初的治疗法案是大剂量的头孢他啶或者是美罗培南[189]。亚胺培南也可以用来进行治疗。类鼻疽杆菌对庆大霉素和盘尼西林有抗药性。

6. 蛇咬伤 · 毒蛇咬伤（参见第 75 章）在热带地区是一种常见的事件。在巴布亚新几内亚，重症监护室 60%的呼吸机床被毒蛇咬伤的患者占据[190]。急性肾损伤是一种熟知的毒蛇咬伤并发症。在印度北部的昌迪加尔的跟踪调查中发现，1 862 例毒蛇咬伤的患者中，大约有 3%的患者发展为急性肾损伤[191]。已有报道发现，急性肾损伤患者见于毒蛇、秋水蛇和海蛇咬伤。拉塞尔地区的毒蛇咬伤占蛇咬伤患者的 30%，其中 3%可发展为急性肾损伤，最近的一项研究表明，发展为急性肾损伤的比例可能为 7%[192]；响尾蛇毒素导致患病的概率大约为 15%。发展为急性肾损伤的危险性取决于毒蛇咬伤的毒液剂量和上抗蛇毒血清治疗的时间。蛇咬伤后也可出现胃肠道出血和肌肉出血，内脏和蛛网膜下腔出血等。急性肾损伤往往发生在毒液蜇入后数小时至 3 天的时间。急性肾损伤在不同种类的蛇中有不同的发病机制。毒蛇引起血管内溶血和弥漫性血管内凝血，但是也有证据表明，毒蛇毒液可直接导致肾毒性[193]。海蛇咬伤引起急性肾损伤的机理是横纹肌溶解和肌红蛋白尿。最常见的肾脏病理变化是急性肾小管坏死,但在高达 3% 的病例中可见皮质坏死[193]。其他的肾脏病变报道包括增生性肾小球肾炎(偶尔伴有新月体),动脉炎和肾梗塞。治疗的主要措施是适当的体液置换和尽快足量采取特异的抗蛇毒素治疗。肾损伤治疗措施可参照标准方案。

7. 肾毒素 · 在热带地区,种类繁多的作为草药的植物已被报道有肾毒性(参见第 76 章)[194,195]。也有报道显示各种蜂和马蜂蛰伤、蜘蛛咬伤和蝎子蛰伤后会有肾衰竭现象。除了直接肾毒性,急性肾损伤(AKI)的原因包括溶血和弥漫性血管内凝血。肾毒性急性肾损伤(AKI)的其他原因包括百草枯和硫酸铜中毒。最近已有报道称,在北非和印度由于摄入染发剂里的对苯二胺从而引起急性肾损伤[196]。这与颈部和上呼吸道水肿、横纹肌溶解症和呼吸衰竭有关。

8. 溶血-尿毒症综合征 · 溶血—尿毒症综合征是一种血小板减少、微血管病性溶血性贫血伴碎片红细胞和急性肾损伤的综合征。在西方和南美国家流行性腹泻相关溶血性尿毒综合征(HUS)的主要原因是大肠埃希菌(STEC),但在南亚和非洲国家,更多的与痢疾杆菌相关。在这种情况下,一些国家其病死率高达 40%。HUS 散发病例也会出现,多见于成年人。HUS 罕见的感染原因包括产神经氨酸酶的肺炎球菌还有伤寒沙门氏菌感染[169]。大多数情况下,地方性 HUS 发生在婴幼儿。STEC 感染的临床综合征包括轻度腹泻、出血性结肠炎,7%~24% 的患者为 HUS。常见高血压、局灶性神经功能异常,如阵发疼挛和卒中亦可发生。

一旦摄入,志贺菌毒素被运送到肾脏,在那里一种亚基被内化,可致细胞死亡,血小板活化及凝集级联反应,凝集反应可致典型的微血管溶血性贫血[198,199]。肾活组织检测显示,组织异常有肾小球变化,如内皮肿大、增生和毛细血管环血栓形成。入球小动脉可能显示纤维蛋白沉积,并且形成血栓。抗生素预防还是加重 HUS 是有争议的,一些研究显示其有益,而另一些则是有害的[200]。

(四)急性肾损伤(AKI)调查

调查的目的在于确定 AKI 的存在、严重程度及病因,以及病史和体格检查法,可为患者提供合理的治疗方案。

1. 尿 · 尽管嗜酸细胞尿表明药物引起的急性间质性肾炎,但是带有红细胞的血尿、蛋白尿的出现则明显指示有肾小球肾炎。尿肌红蛋白的存在是诊断横纹肌溶解症的依据。

2. 血液学 · 在 AKI,中性粒细胞计数的增加通常提示有潜在的败血症,而在 STEC 或痢疾杆菌相关 HUS,该指标与疾病严重程度相关。在正常凝血指标下,血小板减少和红细胞破碎性贫血提示 HUS。而凝血障碍和纤维蛋白原降解产物血清水平的升高则提示着弥漫性血管内凝血。严重的药物间质性肾炎外周血嗜酸性粒细胞计数可能增加。还应检查血液中是否有疟原虫存在。

3. 化学 · 在 AKI 中,可见血尿素和肌酐升高。与肌酐相比,尿素不正常地升高提示着体液容量消耗和肾前病因或胃肠道出血。若疑似有横纹肌溶解,应测血液肌酐磷酸激酶浓度,因本病会导致其浓度明显升高。

4. 放射性检查 · 所有 AKI 患者都应该进行胸部 X 线片和腹部平面检查,腹部平片可揭示肾或输尿管结石。肾脏的超声检查可帮助排除梗阻和测量肾的大小。尿路梗阻患者,经皮顺行肾盂造影术可观察到骨盆和输尿管,确定阻塞部位,并允许引流和降压,从而恢复肾功能。如果不能进入肾盂,可运用逆行肾盂造影确定阻塞的部位。计算机断层扫描是另一个确定梗阻性肾病的梗阻的性质和水平的有用的工具。DTPA(二乙烯三胺五乙酸)或 DMSA(二巯基琥珀酸)放射性同位素扫描显示肾灌注。

5. 肾活检 · 肾组织学检查对所有患有不明原因 AKI 并且肾脏大小正常、通畅的患者很有用,特别是有肾小球肾炎或者其他系统性疾病的患者。

(五)治疗

1. 预防急性肾小管坏死预防 · 许多患者严重感染后患急性肾小管坏死。只要密切注意体液平衡,避免肾毒性药物,这种情况很多时候是可以避免的。在早期阶段 AKI 可能是可逆的。少尿表现为低尿钠离子(<10 mmol/L),Na^+ 排泄少和尿液浓度高提示有初期或肾前性 AKI。这些指标来区分既定和可恢复性肾功能衰竭是不精确的并且由于循环利尿剂的作用而失效,因此其使用受到限制。对于少尿的患者,第一步是纠正低血容量和低心排血量。低剂量多巴胺可改善肾血流量,但不改善肾氧获取,也不改善 AKI 患者的预后[201]。呋塞米可能会使体液过多更易治疗,避免需要透析,但一些研究表明,这种方式治疗的患者预后较差。

2. 体液平衡 · 对于 AKI 患者,利用每日体重图评估体液平衡可以得到有用的信息。如果颈静脉压不明显,则说明患者血容不足,会出现静息性心动过速和体位性低血压现象。皮肤肿胀更难解释,因为它与其他因素有关,如年龄。AKI 患者输入体液的量的依据是:①测量的体液流失量;②不可见的流失,比如热带气候下发热患者代谢流失的体液(成人约 600 mL/天);③透析时去除的体液。应使用结晶体,如生理盐水和等渗碳酸氢钠或者其他维持生理平衡的物质,如哈特曼液,除非出现血液流失，这种情况下就需要补充血液。

3. 高钾血症和酸中毒·对于高分解代谢型患者或横纹肌溶解症患者，其体内的血清钾浓度会迅速上升。高钾血症是一种对心脏影响很大的毒症，患者的心电图特点是高尖 T 波，PR 间期延长，合并到 T 波的 QRS 波群拓宽，和心脏骤停性室性心律失常。AKI 患者必须每天测量血浆和血清钾含量，高分解代谢患者测量的频率更高。轻度高钾血症（K^+ 浓度低于 6 mmol/L）时，阳离子交换树脂可促进含钾排泄物的排放，但是会引起严重便秘，患者需使用导泻药。血钾浓度高于 6 mmol/L 是急需血液透析的信号。静脉注射葡萄糖和可溶性胰岛素可以降低血清中待透析的钾的含量。如果条件允许，应进行心电图监测。大多数 AKI 患者患有代谢性酸中毒，这在高凝患者更严重。静脉注射碳酸氢钠因通过外周给药，利于纠正酸中毒，也可降低血清钾。这种方法只适用于低容量患者，对于低血钙患者则不适用，因为它会降低血钙的含量，导致患者手足抽搐和惊厥。

4. 血液透析·现在有很多方法治疗尿毒症，为 AKI 患者排出体液，包括血液透析、腹膜透析、血液滤过、连续动静脉血液滤过和连续性静脉-静脉血液透析（CVVHD）。

（1）腹膜透析：这种方法容易安装和运作，被广泛使用。经皮腹膜透析导管植入术的出现，保证了其安全性。它对于非高凝性轻度肾功能衰竭患者非常有效。它的优势是不需要专用的设备，能避免抗凝，可以在床边进行治疗。它是一个连续的过程，因此适用于那些心血管不稳定的患者。腹膜透析的主要并发症是腹膜炎。

（2）血液滤过和血液透析：血液超滤或血液透析是目前治疗 AKI 的主要方法。与腹膜透析相比，血液透析的效果更迅速有效，从而挽救患者的生命[168]。可由中心静脉导管进入血液循环。如果进行长久透析，患者应使用隧道式半永久性静脉导管。

患者通常需要每天或每隔几天透析一次，每次 3～4 h。这是一个非常有效的治疗方法，因为它能够在短时间内清除患者体内大量的分解代谢物和液体。与其他方法相比，它的间歇性也意味着不需要连续进行抗凝（下面会讨论到）。它的缺点是对于低血压或心血管不稳定的患者可能无法忍受。

对于不稳定的患者，连续性透析是更好的选择。关于腹膜透析上文已经讨论到。连续性透析可能会用到，但需要重症监护。连续血液透析的标准模式是连续静脉-静脉血液透析过滤加液体置换，需要持续抗凝。不断地进行液体清除，这种治疗方法适合不稳定的患者。

5. 营养·为了防止伤口愈合缓慢或抗感染能力降低，AKI 患者应摄入充足的营养，且尽量减少肌肉的分解

代谢，避免营养不良。

6. 脓毒症·作为一种并发症，脓毒症也是重要的病因。很多研究表明，脓毒症一直是导致 AKI 患者死亡的主要原因。脓毒症主要出现在腹部和肺部，和败血症一样是一种常见的并发症。抗生素的剂量需要调整，因为许多抗生素会通过肾脏清除。更重要的是，如果要用到如庆大霉素、万古霉素等药物，药物的浓度每天都要严格控制。

7. 药物·AKI 患者用到的很多药物都被肾脏排出，会积累潜在的毒性，除非药物的剂量有所调整。因此可通过药物的详细治疗指南了解 AKI 患者使用药物的精确动力学是非常重要的这些。

四、慢性肾脏疾病

（一）定义

慢性肾功能衰竭目前被称之为慢性肾脏疾病（CKD）。慢性肾功能疾病是由肾脏功能逐渐不可逆转地丧失造成的。当肾小球滤过率（GFR）<10 mL/min 时，就会出现尿毒症症状，必须通过透析和/或移植才能生存。

表 66.3	慢性肾脏疾病的肾脏病预后质量倡议（KDOQI）阶段	
阶段	描述	GF（10 mL/min/1.73 m^2）
1	GFR 正常或增高，肾脏损伤	>90
2	GFR 轻微降低，肾脏损伤	60～89
3	GFR 适度降低	30～59
4	GFR 严重降低	15～29
5	肾脏衰竭（终末期肾脏疾病）	<15 或透析

慢性肾脏疾病的各个阶段如上表。第 1 和 2 阶段是指患有所谓蛋白尿或血尿或结构异常的患者，例如多囊肾。

KDOQI（肾脏病预后质量倡议）委员会利用 MDRD GFR 估计方程定义了慢性肾脏疾病的各个阶段，见表 66.3[202]。据美国、欧洲、亚洲和澳大利亚研究，慢性肾脏疾病影响到 5%～15% 的成年人[203-206]，成为重要的公众健康问题[207]。慢性肾脏疾病比较严重的阶段（第 3～5 阶段）是心血管疾病以及较严重的肾功能衰竭（慢性肾脏疾病第 4 和 5 阶段）的主要危险因素[208]。关于热带地区肾脏疾病发病率的数据不多，据报道的热带地区印度发病率是 4.2%[209]、印度尼西亚 8.6%[210]、巴西 9.6%[211]、尼日利亚 10.4%[212] 以及刚果（金）14%[213]。在加纳的高血压患者中，慢性肾脏疾病的发病率为 46.9%[214]。在

热带地区,经济因素决定透析使用情况,在低收入社会,大部分终末期肾功能衰竭患者因得不到透析或承担不起透析而死亡。

(二)病因学

在热带国家,肾小球肾炎、高血压和糖尿病肾病是慢性肾脏疾病的主要病因,也是肾结石和梗阻性尿路病的主要病因[215-218]。

1. 糖尿病性肾病·热带非洲、加勒比海地区、印度次大陆和东南亚对糖尿病肾病均有报道。在大部分地区,糖尿病患者糖尿病肾病的发病率为 10％～20％。在热带地区的大多数国家,作为慢性肾脏疾病病因的糖尿病肾病发病率在 20％左右或更高[219-221]。一份来自马来西亚的报道称,57％的终末期肾功能衰竭患者患有糖尿病肾病[222]。

2. 高血压·不管肾病病因是什么,高血压是慢性肾脏疾病的主要病因,也是病情发展的重要决定因素。高血压是世界范围内常见病[223],它也是热带国家慢性肾脏疾病的主要病因[214,215,221,224,225]。

(三)病理生理学

当关键的功能性肾单位比例达不到有功能肾单位的临界比时,会引发肾小球肥大,并伴有肾小球高灌注、高滤过和高血压,这些反过来会导致进行性肾小球硬化、肾小管间质萎缩和瘢痕形成[226]。在大鼠实验中,通过低蛋白饮食或血管紧张素转换酶抑制剂(ACEI)降低肾小球囊内压力(通过传出小动脉扩张降低肾小球囊内压力),肾功能衰竭的进展减缓。超滤损伤的一个常见结果是蛋白尿,这与肾小管间质损伤的发生有关。蛋白尿患者更有可能发展成终末期肾功能衰竭,这与最初诊断无关[227]。

(四)及早发现和治疗

最新指南和公共健康宣传重点强调慢性肾脏疾病的及早发现和治疗,早期的治疗可延缓肾脏疾病的发展,并延迟肾功能衰竭的发生。

(五)慢性肾脏疾病的治疗

慢性肾脏疾病的治疗主要通过识别慢性肾脏疾病有关的风险因素和肾脏疾病的阶段以并进行适当的干预。慢性肾脏疾病的具体治疗是由肾脏疾病的病因决定的,并且应对每位患者进行全面的可逆病因调查,例如肾脏管道梗阻和肾毒性药物。如今有令人信服的证据证明,利用 ACEI 或血管紧张素 2 型受体阻滞剂来抑制血管紧张素的影响对于延缓糖尿病以及非糖尿病肾脏疾病的发展非常重要[2,13,14,228-231]。蛋白尿患者降压目标是血压 130/80 mmHg 或更低(提要 66.4),来减缓肾病进展。低盐摄入可降低血压,并可能减缓肾衰竭的进展。良好的血糖控制可以减缓 1 型糖尿病患者的慢性肾病进展。

提要 66.4　慢性肾脏疾病的治疗

1. 严重蛋白尿患者应保持血压在 125/75～130/80 mmHg 之间

2. 血管紧张素转换酶抑制剂(ACEI)和血管紧张素 II 型受体阻滞剂能有效延缓肾功能衰竭发展,可用于蛋白尿患者

3. 开始使用血管紧张素转换酶抑制剂(ACEI)或血管紧张素受体阻滞剂(ARB)两周后以及增加剂量后检查肌酐和钾含量,通常肾小球滤过率略有降低。只有在肾小球滤过率降低 20 mL/min 以上时方可停止用药,并排除肾动脉狭窄

4. 对于接受血管紧张素转换酶抑制剂(ACEI)或血管紧张素受体阻滞剂(ARB)治疗患者的肾功能受到损害时,因为有患高钾血症风险,所以不得使用保钾利尿剂(安体舒通/阿米洛利)或非甾体抗炎药(NSAIDs)

5. 利用氟西米治疗高钾血症(K$^+$ 5.5～6.0),两周后复查血钾浓度,若 K$^+$ 依然≥6.0 mmol/L,停用血管紧张素阻滞剂

6. 对于肾功能损害患者,停用非甾体消炎药物

7. 心血管疾病的年死亡率比肾功能衰竭高出 10～100 倍,所以要监控和处理风险因素

8. 1 型糖尿病或 2 型糖尿病、微量白蛋白尿或蛋白尿患者应通过血管紧张素转换酶抑制剂(ACEI)或血管紧张素受体阻滞剂(ARB)治疗

9. 对有泌尿系统症状患者应紧急安排肾脏和膀胱超声检查

(六)慢性肾脏疾病的后果

1. 高钾血症和酸中毒·这些症状直到肾小球滤过率低于 20 mL/min 时才显现,肾小管间质疾病患者除外。

2. 骨骼·研究发现,肾小球滤过率降至 50～60 mL/min 以下时,早期肾功能衰竭患者的血液中甲状旁腺激素水平升高。如前所述,这可能是由于低水平的 1,25－二羟胆钙化醇而非高磷酸盐血症并由此导致低钙血症造成的。晚期肾功能衰竭时,由前体 25－胆钙化醇合成 1,25－胆钙化醇的肾功能受损。肠道钙吸收减少和高磷血症会增加低钙血症的可能性。这会刺激甲状旁腺增生,严重的情况下导致腺瘤形成,其后果是肾性骨营养不良。缺乏维生素 D 会导致骨软化,甲状旁腺功能亢进会造成骨侵蚀和纤维性骨炎[233,234]。

3. 贫血·血红蛋白浓度往往能保持正常到肾小球滤过率低于 30 mL/min 时。慢性肾脏疾病贫血的原因有几种，也许最重要的是肾脏无法产生足够数量的促红细胞生成素，这是一种促进骨髓产生红细胞的激素。其他因素如红细胞存活率降低等也很重要。目前可以使用重组促人红细胞生成素，但是成本相当高，有证据证明它可以提高生命质量。然而，目前研究表明，通过红细胞生成素来提高血红蛋白的水平会增加高血压、卒中、血管通路血栓形成的风险，甚至可能面临死亡危险以及进展为肾功能衰竭[235]。慢性肾脏疾病第 3 和 4 阶段的患者，正常化的血红蛋白不会降低心血管风险[236]。在纠正血红蛋白与肾功能不全临床转归（CHOIR）研究中，被随机分配了 13.5 g/dL 目标血红蛋白的患者比被随机分配了 11.3 g/dL 目标血红蛋白的患者遭遇心血管的风险更大，生命质量得不到提高[237]。最终，对糖尿病和慢性肾脏病患者进行的阿法达贝泊汀试验（TREAT）表明，相比安慰剂，阿法达贝泊汀无法降低死亡或心血管事件，或死亡或肾功能事件的风险，但是能增加卒中风险[238]。对于有慢性肾脏疾病症状或血红蛋白低于 9 g/dL 的患者，应考虑促红细胞生成素。应寻找贫血的其他原因，如失血、叶酸铁和 B$_{12}$ 缺乏等。欧洲最佳实践指南建议慢性肾脏病治疗的目标血红蛋白是 10～12 g/dL[239]。必须使用足够的可利用铁剂来最大程度地降低促红细胞生成素剂量，西方的许多研究中心目前对透析患者定期静脉注射铁剂。

（七）治疗

慢性肾脏疾病的病因种类繁多，患者的临床表现也各不相同。因此，必须对个体患者评估后，方可进行治疗。

1. 保守治疗·这对肾小球滤过率≥10 mL/min 的个体有效。首要目标是识别和纠正进展型肾功能衰竭潜在的可逆病因。这包括梗阻性尿路病和使用非甾体消炎药物等潜在的肾毒性药物。

目前有充分证据证明，控制血压将延缓糖尿病和非糖尿病肾脏疾病的终末期肾功能衰竭的进展[240]。在非裔美国人中，有效控制血压能降低严重蛋白尿患者肾功能下降的速度，并且对非蛋白尿患者没有影响[241]。对于糖尿病，有关 1 型糖尿病［糖尿病控制与并发症临床研究（DCCT）][232] 和 2 型糖尿病［英国前瞻性糖尿病研究（UKPDS）][242] 糖尿病的大型研究表明，良好的血糖控制可延缓慢性肾脏疾病的进展速度。英国前瞻性糖尿病研究（UKPDS）进一步强调血压控制在抑制 2 型糖尿病慢性肾脏疾病进展方面的重要性[243]。

目前，大多数肾病学家提倡在治疗慢性肾脏疾病的高血压过程中使用 ACEIs。但是，在使用时，对大血管和小血管肾脏疾病患者要格外小心，因为在这种情况下，这些药物可能导致肾功能急性并通常是可逆性的恶化。正因为此，所以对高危患者开始治疗后，必须密切监控他们的肾脏功能。在最近一项对大多数 GFR＜20 mL/min/1.73 m^2 的慢性肾脏疾病患者的研究中，当停用 ACE 或血管紧张素受体阻滞剂时，常发现 GFR 持续升高[244,245]。在无法进行透析或承担不起透析费用的地区，这种方法是合理的。

低蛋白质饮食可以降低大鼠肾功能损伤的进展，但无证据表明这对人类同样有效。然而，我们建议肾功能损伤患者不要摄入过多蛋白质。晚期肾功能衰竭时，GFR 的维持主要取决于盐和水的均衡。盐和水过载会导致心衰、心输出量降低和肾功能恶化。每位患者必须认真地定期评估他们的体液状态以及盐和水的摄入量，如果需要，可通过利尿剂进行优化。一旦 GFR 降至 20 mL/min 以下，血清钾会升高，说明在饮食中需减少钾的摄入。在治疗这些患者时，由专家根据当地食物提供饮食建议显得非常重要。

在大部分热带地区，肾性骨营养不良相对来说并不常见，但是，如今随着越来越多的患者接受维持性透析，它成了一个越来越严重的问题。治疗的主要原则则为用磷酸盐结合剂控制高磷血症，以及对以下患者使用 α$_1$ -羟基胆钙化醇或 1,25 -二羟基胆钙化醇：①低血钙；②碱性磷酸酶增多；③甲状旁腺素增多的患者[233,234]。必须调整碳酸钙的剂量，避免高钙血症。

2. 透析和移植·一旦 GFR 降至 10 mL/min 以下，如果要维持生命，则需要通过透析或肾脏移植进行肾脏替代治疗。透析的成本（包括持续性非卧床和血液透析两种）非常大，但越来越多热带国家在提供慢性透析设备。在比较发达的热带国家，透析水平接近西方国家。从长期来说，一旦建立起该技术，肾脏替代治疗成本会比较低。

（1）血液透析：这是世界上最流行的长期透析方法。在美国，接近 90% 的透析患者接受血液透析。在英国，接受血液透析患者比例为 60%，略低。在热带国家，大多数慢性透析治疗计划里，血液透析的患者居多。

（2）腹膜透析：目前有几种技术可供选择：持续性不卧床腹膜透析（CAPD）、自动腹膜透析（APD）和间歇性腹膜透析（IPD）。CAPD 和 APD 是家庭疗法，因此对人员或空间依赖性较少。离透析服务中心较远的患者可从这些方法中获益，但是可能在提供和递送透析液方面有困难。遗憾的是，大部分商业化生产的透析液很昂贵，所以这种疗法并不比血液透析便宜。

（3）移植[246]：这种肾脏替代疗法为患者带来了最好的长期前景，活体捐献可有最佳的移植存活率。许多热带国家已经制定了活体捐献计划,不过,在一些国家,也建立了尸体捐助方案。在像印度这样的国家,根据第 42 号宪法:《人体器官移植宪法》的规定,以前的"器官交易"做法如今属于违法行为。移植为患者提供了接近正常的生活方式,同时,大多数会因免疫抑制治疗的不良反应而产生并发症。免疫抑制主要依靠甾体、咪唑硫嘌呤或霉酚酸酯和磷酸酶抑制剂,以及药物环孢菌素和他克莫司。钙调磷酸酶抑制剂的专利最近到期,结果涌现了许多便宜的仿制药。这很可能会提供更多机会给患者使用这种药物。当因经济原因致使依从性差,从而导致的移植失败很常见,这一点尤其重要。

五、梗阻性尿路病

(一)肾结核

结核病在多个方面影响着尿路[247],最常见的是肾实质受累、输尿管和膀胱损害。通过静脉尿路造影术发现,肾实质脏损害常常导致空洞,例如乳头状溃疡或薄壁组织空洞,这可能与肾盂肾盏系统有关。晚期实质性病变导致无功能肾——所谓的输尿管梗阻性肾萎缩。通过腹部平片发现,肾钙化常常是结核病诊断的一个指征。膀胱损害导致溃疡,还有可能致使输尿管炎症。在患病晚期,出现膀胱梗阻和纤维化,再加上输尿管狭窄或膀胱输尿管连接处梗阻,造成梗阻性尿路病。肾外结核可导致后期产生肾小球淀粉样蛋白。结核病很少与间质性肾炎的发展有关[248]。

(二)肾结石

肾结石和输尿管结石在热带非洲的黑人间并不常见,但是在中东、印度次大陆和亚洲其他地区常见。亚洲患结石的总体概率是 1‰~5‰,沙特阿拉伯是 20‰,而欧洲是 5‰~9‰,北美是 13‰[249]。

在埃及、巴基斯坦、印度、缅甸、泰国、印度尼西亚和菲律宾等国家,肾结石非常普遍。有人指出,在一些地区,

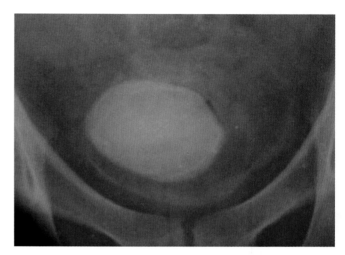

图 66.5 埃及血吸虫病导致的膀胱壁钙化和膀胱结石

高温、水分摄取不足和低尿量造成结石形成。在中非和东南亚部分地区,膀胱结石比较常见。

埃及血吸虫病 · 在热带地区,埃及血吸虫病比较普遍[105]。由埃及血吸虫病介导的膀胱和输尿管炎症可导致纤维化和梗阻性尿路病。膀胱和近膀胱输尿管最初就可累及肉芽肿的形成。输尿管损害导致输尿管扩张、狭窄和膀胱-输尿管返流。从功能上来说,这些异常可造成肾功能衰竭。可通过检查尿液里的血吸虫卵进行诊断。通过腹部平片可以看到钙化的膀胱或输尿管(图 66.5)。血吸虫病容易引起膀胱结石。静脉尿路造影术显示了各种变化,包括输尿管的节段性扩张、输尿管狭窄和上尿路扩张。最近,超声影像特征已经被描述,这项技术越来越受欢迎。吡喹酮治疗提高了治疗率,并且在病区广泛使用后,显示能降低泌尿管异常的发病率。有充分证据表明血吸虫感染和后续膀胱癌之间有关联。大多数肿瘤是鳞状细胞癌。

参考文献

见:http://www.sstp.cn/video/xiyi_190916/。

第 67 章

热带和亚热带地区眼科疾病

NICHOLAS A. V. BEARE, ANDREW BASTAWROUS

翻译：曹淳力　朱　蓉
审校：李　霞　李石柱　盛慧锋　杨　频　马莹琰

要点

- 资源缺乏国家承担着不成比例的眼科疾病和失明的负担。
- 80%的失明是可以预防、治愈和治疗的。
- 由年龄相关疾病所致失明不断增加，如白内障、青光眼和慢性非传染性疾病，后者如糖尿病等。
- 由传染性疾病导致的失明呈下降趋势，主要是沙眼和盘尾丝虫病。
- 通过系统性检查可以获得很多有关眼疾和神经性疾病的信息，且无须专门的设备。
- 通过扩大瞳孔的眼底检查能提供对系统性疾病有价值的信息，如艾滋病、糖尿病、脑型疟和结核病。
- 两项群体性措施可预防眼疾：补充维生素 A 和口服阿奇霉素，上述两种措施可分别减少 1/3 和 1/2 的因各种原因导致的婴儿死亡。

表 67.1　视力损伤分类标准

分类	日常生活远视力	
	视力低于	视力等于或优于
轻度或无视力损害	—	6/18
	—	20/70
	—	0.3
中度视力损害	6/18	6/60
	20/70	20/200
	0.3	0.1
重度视力损害	6/60	3/60（3 米指数）
	20/200	20/400
	0.1	0.05
盲[a]	3/60（3 米指数）	无光感
	20/400	—
	0.05	—

第一行采用的检查距离为 Snellen 6 m；第二行为等量转换成检查距离为 20 英尺的视力；第三个采用小数视力表示。

[a]盲按照国际疾病分类细分为三类：3/60 至 1/60、1/60～光感、光感～无光感。

一、全球失明情况

世界卫生组织（WHO）预防失明项目估计全球视力受损人数达 2.85 亿，其中失明 3 900 万，弱视（中度和严重视力受损）2.56 亿[1]。约 90%失明人士生活在发展中国家，而且约 80%的失明是可以避免或治愈的[2]。

尽管人口老龄化普遍存在，但在过去 20 年里视觉受损患者数量却不断下降。这归因于传染性疾病（主要为盘尾丝虫病和沙眼）所致失明减少，改良白内障手术的覆盖，尤其是在亚洲，以及预防措施的改善，如维生素 A 缺乏的预防。

（一）WHO 视力受损分类

失明的定义为双目视力＜3/60（在 3 m 处不能数清手指）；或视力较好的眼睛视野小于固定物周围 10°（表 67.1）。

以往，WHO 在定义"失明"和"视力受损"时使用"最佳矫正"视力。大多数视力不佳的人无法获得最佳矫正眼镜，许多人因为缺乏眼镜而致视力受损或失明。因此，才使用"日常生活"视力，即佩戴眼镜的视力。

（二）全球范围内失明的常见原因

大多数的失明是可预防、可治愈或可治疗的。大多数的失明由特定的眼部情况所致，如白内障、屈光不正、青光眼、年龄相关性黄斑变性（age-related macular degeneration，AMD）（表 67.2）。由沙眼和盘尾丝虫病等传染性疾病导致的失明不断减少。由于生活方式的改变，糖尿病视网膜病变呈上升趋势，之前可能低估了这一问题。除维生素 A 缺乏以外，由其他系统性疾病引起的失明相对少见。

（三）失明的特点

由于与资源缺乏密切相关的因素，在热带地区的失明患病率显著高于温带国家。这使得眼科传染病蔓延，且意味着治疗失明的相关干预提供不足，如白内障手术。

表 67.2	全球失明主要原因	
视觉损害的原因	在 3 900 万盲人中的占比（%）	在 2.46 亿低视力患者中的占比
白内障	51	33
青光眼	8	2
年龄相关黄斑变性	5	1
角膜混浊	4	1
儿童盲	4	1
屈光不正	3	42
沙眼	3	1
糖尿病视网膜病变	1～4.6[a]	1
未确定	21	18

[a]4.6% 是 WHO 估计的 180 万糖尿病视网膜病变盲人。

1. 年龄・许多发展中国家的期望寿命值和老年人口均出现增长,与之相应,出现了老年人口失明人数的增加。WHO 估计 2/3 的视力受损人口和 82% 的盲人年龄超过 50 岁[2]。由于寿命的增加,导致患慢性致盲性疾病的老年人口增加,如白内障、青光眼、黄斑变性和糖尿病视网膜病变。许多老年人的眼科病变复杂。

2. 性别・在世界范围,女性比男性更易患眼疾。在某些地区,所有失明病例中约 2/3 为女性,这种不平衡甚至愈加明显[3]。对于慢性的、缓慢的衰竭性疾病,这种性别间的差异很大,一部分源于获取眼科服务的不同,以及对女性健康的态度和决策[4]。而且,有些疾病具有性别优势。由于在儿童和母亲间周期性循环感染,与男性相比,女性患沙眼和倒睫的风险为男性的 4～5 倍。盘尾丝虫病导致的失明多见于男性,因男性更多暴露于黑蝇(蚋属,Simulium)的叮咬。

3. 种族・全球范围内,青光眼种族差异很大[5]。闭角型青光眼的易感人群主要是蒙古人和中国人。而开角型青光眼常见于非洲人,包括非洲裔的美国人和加勒比海人在内,且在年轻时期发病。年龄相关性黄斑变性则多出现于高加索人(白种人)。这种差异源于眼结构基因编码和其他系统如免疫系统差异。

4. 环境因素・环境因素与社会经济因素共存,通常与传染性眼疾病的传播方式有关。这些因素往往可采取预防性措施进行干预,如沙眼往往在卫生条件较差且供水不足的社区流行。

5. 社会经济因素・发展中国家的失明发病率高于发达国家,且两类国家中由不同疾病引起的失明所占的比例也有所不同。传染性疾病如沙眼和盘尾丝虫病在发展中国家更常见,尽管上述疾病特异性干预措施的开展已使该类病例明显减少。维生素 A 缺乏所致的角膜瘢痕,以及创伤和角膜溃疡亦更常见于资源缺乏地区。虽然手术治疗覆盖率有所提高,白内障仍是引起失明的最常见原因,尤其中国和印度的弱势人群更易被波及。

在中等收入国家,良好的围生期护理提高了早产新生儿的存活率,但由于缺少氧气控制和眼科筛查,存在早产儿视网膜病变的风险。在产科和新生儿护理落后的国家,早产儿存活率较低。

文化程度低和贫穷与失明风险增加有关,而视力受损和失明亦增加了返贫的风险[6]。

(四) 眼科医疗服务

发达国家和发展中国家的眼科医疗服务供给存在巨大的差异。在欧洲和北美洲,每 2 万～10 万人拥有 1 名眼科医生。在撒哈拉以南非洲,平均每 100 万人拥有 1 名眼科医生,且不成比例地分布于城市中心地区。在亚洲的边远农村地区,眼科医疗服务供给亦明显不足。

在发展中国家,毋庸置疑,眼科医疗的能力和可及性是亟待提高的,尤其是在非洲。这就需要增加经过培训的且能留在当地、未来可带领眼科医疗团队的眼科医师的数量,以及眼科临床工作人员(医学助理)、眼科护士和可广泛传递眼科医疗的初级眼科卫生保健工作人员的数量。

为满足非洲大量的白内障失明患者的需要,尚无行医资格的外科医生正在接受眼科医疗方面的培训。这些外科医生要发挥作用,需要持续的培训和支持,但这较难实现。据估计,有 30%～50% 的外科医生因此而不能开展白内障外科手术。可实施手术的外科医生中,3/4 的医生是在医院与眼科医生一起开展手术,他们每年平均开展 250 例手术[7]。尽管有些地区对此热情很高,但目前尚不清楚是否培训无行医资质的白内障外科医生是提高白内障手术率最有效的方法。

显而易见,需要眼科临床工作人员和其他核心骨干人员为绝大部分人提供眼科医疗,以及确定需转诊或手术的病例。为了保持与时俱进和工作热情,这些人员同样需要支持以及持续的培训和专业发展。在非洲,可通过增加手术时间和提高手术效率来提高每位外科医生的白内障手术率。这已经在印度的许多单位得以实现,如 Aravind Eye Hospitals。

通过流动医院提供眼科医疗服务,这些流动医院被称为眼科医疗营地。该眼科服务扩展项目可分为两类:筛查和诊断眼科营地,具有转运患者至基地医院手术的运输设备;手术眼科营地,在临时场所进行现场手术。

虽然眼科医疗营地能为无法获得眼科医疗服务的人群提供服务,但手术效果较之固定场所较差[8]。提供免费的手术可能会影响当地实现可持续的成本回收目标,且外来眼科医生的短期访问可能会影响当地的能力建设。目前,建议眼科医疗营地以开展筛查和诊断为主,而非手术。

(五) 视觉 2020:人人享有看见权利

视觉 2020:人人享有看见权利,由 WHO 和国际防盲协会(International Agency for the Prevention of Blindness,IAPB)联合发起,倡议在 2020 年消除可避免的失明。该合作项目的全球合作伙伴包括政府和致力于消除主要致盲原因的主要国际非政府发展组织。该项目通过综合的可持续的国家计划以提供公平的和优质的眼科保健。

视觉 2020 行动主要关注三个方面的活动:

- 疾病防治。
- 人力资源发展。
- 基础设施建设和适宜技术研究。

1. 疾病控制・控制疾病可预防失明和视力损伤,包括白内障、屈光不正、沙眼、儿童盲、低视力、盘尾丝虫病、青光眼、糖尿病性视网膜病变、年龄相关性黄斑变性(AMD)。

2. 人力资源发展・视觉 2020 行动促进了更多的眼科医生、眼科临床人员和护士的培训。其他需要培训的专业人员还包括验光师、管理人员和设备仪器技术人员。到 2020 年,基础眼科护理教学应在全球医学院校中开展。

3. 基础设施建设和适宜技术研究・视觉 2020 行动推动了在项目地区的基础设施建设和适宜设备投放以实现其目标。该行动为眼科保健部门提供了采购平台。提供了经济有效的设备和耗材的标准清单。眼科检查、眼部手术所需的仪器和耗材以及眼镜在本地的生产已经得到鼓励。发展中国家的大量生产使得标准、精确的人工晶体价格从 1990 年约 200 美元降至 2012 年的 2 美元左右。

4. 成就・很显然,到 2020 年不一定能实现视觉 2020 行动的目标。但是,它通过努力产生了一定的影响。较 1999 年倡议发起时,失明人数减少了 1 500 万,且目前有 91 个国家制定了国家眼科保健计划。大部分的成就来自于白内障手术成比例的增加以及传染性疾病所致失明的减少。而且,该行动强调了与当地医疗保健供应的整合和持续改善,在未来将对诸多眼疾患者大有裨益。

二、眼科检查

眼科学的优势之一在于有机会直接观察眼部异常与疾病。使用一把手电筒即可对角膜、虹膜和眼前房进行检查;在裂隙灯的放大下,还可对眼前房进行更细微的检查。通过眼底镜,玻璃体、视神经、视网膜和眼底血管均可查见。

(一) 基本设备和诊断材料

仅需少量设备,即可有效开展眼科检查:

- 视力表,如 Snellen's E 视力表。
- 小孔眼镜以纠正屈光不正。
- 笔形手电筒,具有长效电池的 LED 手电筒更佳。
- 有放大能力的透镜或小型放大镜(单目或双目)。
- 直接检眼镜。
- 眼压计,如压凹式眼压计用于测量眼压。
- 滴眼剂:局部麻醉滴剂,如丙氧间卡因、丁氧普鲁卡因;短效扩瞳剂(扩大瞳孔),如托比卡胺、环戊通、荧光素染色或试纸条。
- 灭菌皮下注射针。
- 棉签。

(二) 眼科门诊检查

本章未能对检查方法进行详细描述,某些检查方法最好通过示例来教授。系统的检查方法应能提供清晰完整的框架。

1. 视力检查・视力检查对于功能量化至关重要。每只眼睛均需单独检查远视力,测量时采用 Snellen 视力表(或类似的表),检查者需距离视力表 6 m(图 67.1)。

如果检查者佩戴眼镜,则视力检查时也应戴上眼镜。如果视力降低,则应使用针孔重新检查。针孔可用作万能镜片,如可改善单眼或双眼视力,则提示屈光不正-眼镜可改善视力。如果患者不能看见最大的字母,则在 3 m 或 1 m 处重新检查;检查看见手指的能力(指数)、手动、手电筒光(光感)或无光感。

2. 眼眶检查・识别眼眶疾病有赖于对眼球运动、视神经功能(视觉、视野、色觉和瞳孔反射)的详细检查和视神经头的检眼镜检查。急性肿胀(眼眶蜂窝织炎)也可有发热。另外,还要检查可触及的眶内组织,并注意其解剖

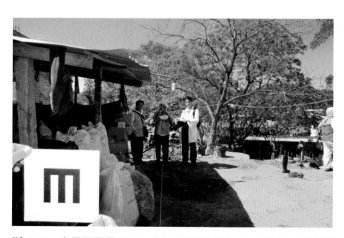

图 67.1 在墨西哥用 Snellen 视力表测量视力,患者指向 E 的"腿"而不必读出单词。注意测量 6 m 距离的绳索。(由 Pedro Gómez Bastar 提供)

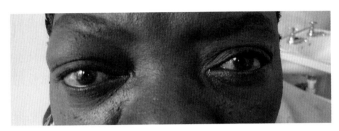

图 67.2　该患者右上眼眶组织占位使眼球向下移位。(由 Nicholas A.V. Beare 提供)

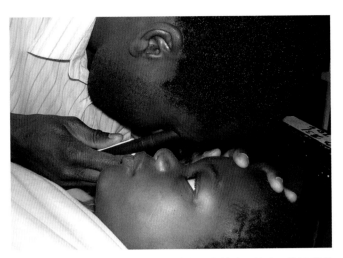

图 67.4　使用低成本直接检眼镜进行眼底检查。注意：为了获得合理的视野，需要靠近眼部。(由 Ajib Phiri and Nicholas A.V. Beare 提供)

学关系，如泪腺。是否有眼球突出或移位的征象(图 67.2)？眼睑是否在正常的位置？是否存在眼睑外翻或内翻？

3. 眼球运动检查。本检查有三个作用。在眼窝疾病和眼眶爆裂骨折情况下，可查出受累及的眼外肌。在神经性疾病中，其可揭示Ⅲ、Ⅳ和Ⅴ对脑神经麻痹(图 67.3)。出现复视症状的患者很可能存在以上两个问题中的某一个。长期存在斜视的患者而无复视的症状，且在任何位置凝视，斜视的角度通常都是恒定的(共同性斜视)。

4. 眼前节检查。在条件允许的情况下，使用一支手电筒和一个放大镜就可进行眼前节检查——包括结膜(检查球结膜及下睑板时将下眼睑向下拉)、角膜、眼前房、虹膜和瞳孔。将上眼睑外翻可检查睑板结膜。

5. 眼后段检查。使用眼底镜，通过红光反射检查晶状体的澄清度，随后视网膜、视神经和视网膜血管(图 67.4)。应使用 1% 托品酰胺扩张瞳孔，如果可能的话，应使用 2.5% 苯肾上腺素以方便观察眼基底。这仅眼科检查的一部分，但这部分检查非眼科专业人员往往急于一时而致手忙脚乱，因为瞳孔还未扩大或他们并未足够靠近患者的眼部。

6. 眼内压检查。用两个示指通过上眼睑轻柔地交替轻压眼球，是一种非常粗略的估计眼内压的方法。但该操作仅能发现因眼压增高而致眼部发硬或者眼部非常柔软。用眼压仪可更加精确地测量。在眼外伤检查操作时必须非常小心，否则会对眼睛造成伤害，尤其可能形成穿孔。

三、急性眼科学

从轻微、自限性的情况中区分出引起急性红眼的严重原因非常重要。严重的原因会导致视力永久损伤，如急性青光眼、葡萄膜炎、角膜溃疡和眼眶蜂窝织炎。传染性和过敏性结膜炎较常见，但较少导致失明。以上这些病症不需要特殊仪器设备即可确诊。

(一) 警报症状的视力影响

在使用小孔眼镜矫正屈光不正并去除分泌物后，视力仍持续降低。

• 有别于眼睛不舒服或异物感的严重眼疼。畏光是葡萄膜炎和角膜炎的一个特征，但并不是专属特征。使人衰弱的疼痛和恶心是急性青光眼发作的基本特征。

• **眼角膜周围发红**通常提示角膜或眼内炎症。传染性的或过敏性的结膜炎中，睑板结膜发红最为明显。

• **角膜不清。**当用手电筒检查时，角膜变钝或模糊；或虹膜的细微部分不能清晰可见。

• **瞳孔呈非圆形且无反应。**在急性青光眼中，瞳孔会呈现固定的中度扩大，在葡萄膜炎中呈现与晶状体的不规则粘连(后粘连)。在有穿孔的角膜损伤中，虹膜的伤口呈现钳闭，使瞳孔变形(图 67.5)。

(二) 眼眶和眼睑的失调

1. 眼眶蜂窝织炎。眼眶内的感染可致眼睑紧张肿胀和眼球突出。眼球移动减少。患者通常有发热和不舒服。无上述症状的眼睑肿胀可能是眶隔前感染(眶前隔蜂窝织炎)，可口服抗生素治疗。

眼眶蜂窝织炎需要静脉注射高剂量抗生素。最常见的病原体是葡萄球菌和链球菌，因此，首选作用范围涵盖具 β-内酰胺抗性的革兰阳性菌的抗生素复合阿莫西林-

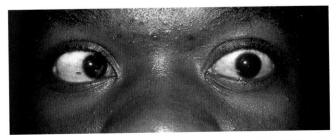

图 67.3　患者左侧第Ⅴ对脑神经(眼外直肌)麻痹，朝左看(瞳孔经药物放大)。(由 Nicholas A.V. Beare 提供)

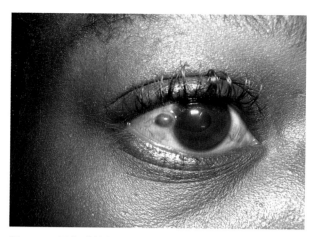

图 67.5　因虹膜堵住了穿透性损伤导致瞳孔变形而呈卵圆形,已被结膜上皮化。(由 Nicholas A. V. Beare 提供)

克拉维酸或第 3 代头孢菌素。如果 MRSA(耐甲氧西林金黄色葡萄球菌)流行,加用万古霉素。如果对第一线抗生素效果不明显,则感染可能由厌氧菌引起,应增加适宜的抗生素如甲硝唑等。如果眼睑不能张开或有相对性传入瞳孔障碍,则患者的视神经存在被压迫的风险。并发症包含眶内脓肿(常见骨膜下)、脑内脓肿、脑膜炎、海绵窦血栓和导致视神经萎缩的视神经压迫症。

2. 泪囊炎・泪液通过泪小管、泪囊和鼻泪管排至鼻部。鼻泪管堵塞会阻碍泪囊的排放,这可能导致感染,引起内眦下鼻侧疼痛肿胀。这可能表现为眼部长期排出水样物质,或是急性炎症性脓肿。此种情况可以使用口服广谱抗生素治疗。除非泪液进入鼻部通路重新建立,否则症状会复发。儿童先天性阻塞在 1 岁以内很容易消除,此后,使用鼻泪管探针也足以治愈。成年人则可采用泪囊鼻腔吻合术治愈。

3. 麦粒肿(睑腺炎)・可能形成于睫毛根部的局限性的葡萄球菌脓肿。睫毛拔出可加速感染的清除。

4. 霰粒肿(睑板腺囊肿)・睑板腺管堵塞可引起囊肿,继发炎症反应,有时还会出现感染(急性期)。可每日二次热敷以促进腺体恢复通畅。一旦继续发展,可在眼睑形成非触痛性的肉芽肿(慢性期)。如果症状超过 3 个月,可手术切除或刮除。

5. 睑外翻和睑内翻・眼睑的位置异常,如眼睑向外翻(睑外翻)或向内翻(睑内翻),这可能引起不适、炎症,甚至是角膜瘢痕。

睑外翻通常发生在下眼睑,可于面神经瘫痪后出现。眼睑瘢痕可引起瘢痕性睑外翻。

睑内翻在上下眼睑均可发生。沙眼瘢痕可导致上眼睑内翻。在老年人群,眼睑松弛引起睑外翻或睑内翻,眼睑手术可作为根治方法。

6. 其他眼睑炎症・眼睑的炎症和瘢痕可由以下原因引起,如炭疽脓包、放射菌病、利什曼病和雅司病。

(三)结膜疾病

1. 传染性结膜炎・细菌和病毒均可引起化脓性结膜炎,其以异物感、结膜充血、排脓为特征。

大多数细菌性结膜炎具有自限性,不影响视力。淋球菌性结膜炎会感染成年人,尤其是年轻男性,可将其生殖器淋病转移至结膜。这会引起严重的结膜炎,伴随有大量脓液排出,可能引起角膜溃疡和穿孔。

病毒性结膜炎具有高传染性,可发生于单侧。偶尔,病毒性结膜炎可能与短暂的角膜浑浊有关,会影响视力。

2. 过敏性结膜炎・过敏性结膜炎的特点是轻微红眼、发痒、水样或黏液样分泌物排出。可采用冷敷法和 2% 色苷酸钠眼液治疗。

3. 春季角结膜炎・该病主要影响儿童和青少年,常见于热带较温和的地区(如东非高地)。致病原因尚不清楚,但是 IgE 和细胞介导的免疫机制起了重要作用。患者上睑板结膜和角膜缘(角膜巩膜接界)发炎红肿,其眼睛发痒、变红、过敏并分泌黏液。结膜乳头增大,往往呈现"鹅卵石"外形(图 67.6)。

春季角结膜炎的治疗包括局部和全身性的抗组胺治疗。局部肥大细胞稳定剂,如色苷酸钠和 2% 奈多罗米,如连续使用数周可减轻症状。此外,也可以采用冷敷和人工泪液冲洗结膜以减轻症状。

局部皮质类固醇是春季角结膜炎的有效治疗药物,但必须在眼科医生的指导下使用。局部类固醇可能引起青光眼和感染加重,尤其是对单纯疱疹角膜溃疡,可产生灾难性结果。虽然春季角结膜炎扰人且具刺激性,但具有自限性,此种情况在成年后会缓解且很少影响视力。

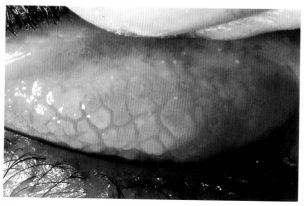

图 67.6　春季角结膜炎患者的上睑结膜。肿大的乳头或"鹅卵石"非常明显。(由 John Anderson 提供)

4. 睑裂斑·在中年或老年人群中,在鼻侧或颞侧结膜角膜缘常有黄白色脂肪沉积。睑裂斑偶会发炎,可用局部抗炎药物治疗。尚无最佳疗法,但须与结膜鳞状细胞癌区分。

5. 翼状胬肉·翼状胬肉是局部球结膜纤维血管组织呈三角形增生而侵犯角膜的一种疾病。虽然人们对此了解不多,但已知其与日光和灰尘暴露有关。大多数的翼状胬肉很少引起其他问题,且不侵犯视轴线。如果仅仅切除,很容易复发。如果侵犯了视轴线则应采取手术,结膜自体移植物可降低复发风险。

6. 疱性角结膜病·水疱表现为凸起的、白色结节,伴随有角膜边缘血管化。此为淋巴细胞渗透物,亦为对葡萄球菌或其他细菌性变应原如结核病等的超敏性反应。局部皮质类固醇短期效果好。

7. 干燥性角膜结膜病(干眼症)·干燥性角膜结膜病是一种较为普遍的症状,是由眼睛干燥引起刺激症状,伴随有沙砾感和灼烧感。该病在 50 岁以上人群中常见。其与口干症(Sjögren 综合征)及类风湿关节炎有关。干眼症可在沙眼之后发生,此种情况下泪腺导管和结膜杯状细胞受到损害。

泪膜不良和角膜干燥可用荧光素滴液和蓝光显示。角膜干燥导致点状着色。该症状可使用人工泪液治疗,如可采用羟丙甲纤维素滴眼液。病情严重时,临时堵塞(使用栓子)或永久堵塞(烧灼)泪小管是有效的。

(四)眼角膜疾病

1. 化脓性眼角膜溃疡·化脓性眼角膜溃疡(角膜炎)由细菌或真菌引起,是一种常见的疾病,常常引起单侧视力丧失(图 67.7)。未累及基质的上皮溃疡恢复后不留瘢痕。但累及基质的溃疡治愈后会有角膜瘢痕形成。如果感染穿透眼球,会引起眼内炎和眼球萎缩。在热带国家,角膜创伤常常先于化脓性角膜炎出现。

有许多微生物可引起化脓性角膜炎。细菌性原因较常见,其中葡萄球菌属(Staphylococcus spp.)、肺炎链球菌(Streptococcus pneumoniae)和假单胞菌属(Pseudomonas)细菌最为常见。培养细菌出现的频率在不同地点有所差异,甚至在一个国家内部也是如此。最常见的致病真菌包括曲霉属(Aspergillus)、镰孢菌属(Fusarium)和白念珠菌(Candida albicans)。真菌性角膜炎在卫生资源贫乏的地区多发,与气候或湿度无关[9]。农业事故和植物物质引起的伤害容易导致真菌感染。

2. 临床表现·眼睛发红、疼痛、畏光、多泪。角膜浑浊发白伴有溃疡覆盖,后者可用荧光素染色,这是化脓性角膜炎的特征。患者可能存在眼前房积脓,表现为前房出现白色或黄色液平面。在临床上不容易区分角膜溃疡

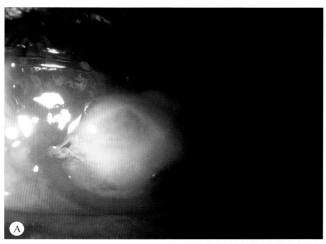
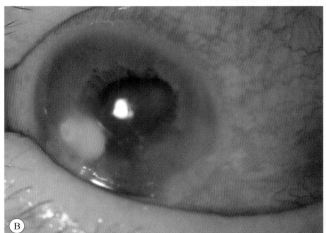

图 67.7　(A)化脓性角膜炎伴角膜脓肿,角膜周边呈半透明。(B)未进一步发展的角膜溃疡伴角膜增厚。炎症浸润,后粘连致瞳孔变形。(A,由 Nicholas A. v. bebe 提供;B,由 Manon Owen 和 William Hooley 提供)

是细菌还是真菌感染引起。但锯齿状边缘凸起的腐肉和有色的渗透物可提示真菌感染。

3. 实验室诊断·需要采用快速革兰染色法和显微镜检对角膜样本进行检查。角膜刮取物的获取检查见表 67.3。这可证实是细菌或真菌感染,但也可能需要进行其他检查(如氢氧化钾湿涂片)来检测真菌感染。角膜刮取物的检查需要技术和经验,且有可能无法检测出任何致病微生物。

4. 治疗·紧急并频繁使用的抗生素滴眼液(每 0.5~1 h)治疗化脓性角膜炎。治疗通常基于推断,但需以当地常见的传染性角膜炎的病因和革兰染色结果作为指导,如果能够获取的话。比如,真菌性角膜炎在印度南部常见。因此,当微生物不明时应进行抗真菌治疗。如果后期获取细菌培养或敏感测定结果,治疗方案可根据该结果进行调整。不同的治疗方案见表 67.4。

<table>
<tr><td colspan="2">表
67.3　角膜刮片所需材料和程序</td></tr>
</table>

材料

局部麻醉剂(如需进行培养则最好不含防腐剂)
灭菌手套
外科手术刀片(或灭菌针作为替代)
用于消毒的酒精或煤气灯
干燥洁净的显微镜载玻片(有标签)
蜡或金刚石标记笔
培养基(有标签)

程序

向患者解释程序(儿童需要镇静)
进行局部麻醉并戴上灭菌手套
使用灭菌的、冷却的刀片对中央的溃疡进行取样,具体为在裂隙灯下使用刀片轻轻刮拭取样。一手握住刀片,另一手控制裂隙灯;一名助手帮助确保患者头部位置和控制眼睑。小型放大镜也可选择使用
避免触碰眼睑和睫毛
每次刮拭物单独制片或培养
将刮取材料薄薄涂于显微镜载玻璃片(一份做革兰染色,另一份做真菌检测)
使用新的手术刀片,或是重新消毒和冷却
固定玻璃片,小火微热行革兰染色(或酒精)
将刀片置于可运输培养基用于微生物检测,或直接接种于培养皿
在玻璃片和培养基上标注姓名和日期

<table>
<tr><td colspan="3">表
67.4　基于革兰染色结果的化脓性角膜炎的局部治疗</td></tr>
<tr><td></td><td>最适用眼药水</td><td>使用选择</td></tr>
<tr><td>革兰阳性球菌</td><td>50 mg/mL 头孢呋辛、氟喹诺酮[a]</td><td>氯霉素</td></tr>
<tr><td>革兰阴性杆菌</td><td>氟喹诺酮[a]、8 mg/mL 庆大霉素[b]</td><td></td></tr>
<tr><td>真菌</td><td>1%益康唑、5%纳他霉素</td><td>0.2% 葡萄糖酸氯己定</td></tr>
<tr><td>未知微生物</td><td>氟喹诺酮[a]＋抗真菌(如有需要)</td><td>8 mg/mL 庆大霉素</td></tr>
</table>

在 48 h 内,所有抗生素需每小时给药,随后减少至每间隔 6 h 使用。滴眼液优于软膏,因为软膏中抗生素的挥发不可预测。
[a] 如环丙沙星,或氧氟沙星;
[b] 可以结膜下注射给药。

氟喹诺酮,如环丙沙星或氧氟沙星,对所有革兰阴性菌有效,包括假单胞菌属。同样,其对很多革兰阳性菌亦有效,推荐单独用药。

纳他霉素或咪唑,如益康唑,抗真菌可选择。纳他霉素角膜穿透力有限,但其在随机临床试验中被证明是有效的。

睫状肌麻痹剂,如阿托品,应每天使用一次。

细菌性溃疡应在 48 h 内进行强化治疗以杀菌,但是治愈需要更长时间。细菌性溃疡在 10～14 d 治愈,真菌性溃疡在 21～28 d 治愈。如溃疡未治愈,可采用暂时性睑缘缝合术。如果即将发生穿孔,可采用结膜瓣进行挽救。

5. 单纯疱疹性角膜炎。单纯疱疹性角膜炎(herpes simplex virus,HSV)呈全球性分布,且对眼部有严重影响。HSV 是复发性角膜炎的病因之一,与面部的"唇疱疹"不同,治愈后有瘢痕形成,可对视力产生有害影响。单侧复发性角膜炎初期症状轻微,但随着反复发作逐渐形成瘢痕,强烈提示是 HSV。

局部糖皮质激素使用不当(为此类感染禁忌,除非在眼科医生指导下使用)会导致灾难性的恶化。大多数 HSV 由 HSV Ⅰ 型感染引起,偶有 HSV Ⅱ 型发生,尤其是在新生儿中,在母亲的产道内发生感染(见下文)。

在角膜炎反复发作期间,病毒潜伏于第 5 对脑神经的神经节上。HSV 感染在免疫系统受损伤的个体中更为严重,并使麻疹性角膜炎和营养不良状况更加复杂。这是营养不良儿童发生角膜炎的常见原因。在营养不良或免疫抑制的儿童中,初期感染即非常严重,病毒可侵及眼睑、鼻部和嘴唇,但角膜炎往往出现于后期(图 67.8)。

6. 临床表现。HSV 的症状包括疼痛、畏光和角膜周围充血流泪。HSV 可典型性地引起树枝状溃疡,荧光素着色明显(图 67.9);然而,此感染经常有伴迟发症状的非典型表现或免疫抑制。当开始愈合时,瘢痕会导致角膜透明度减低。后期反复发作可能不会出现树枝状溃疡,但有局部浸润和非特异性溃疡形成。血管常侵入角膜,形成血管化。重要症状之一为患眼角膜知觉减退。非典型特征包括大面积的地图状溃疡和基质破坏。

7. 并发症。角膜知觉减退会引起慢性神经营养性溃疡。HSV 可引起葡萄膜炎并继发眼内压升高。多种因素刺激可引起复发,如发热、紫外线暴露、微小创伤、麻疹和心理因素。

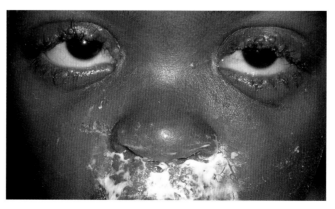

图 67.8　儿童原发性 HSV 感染,伴眼睑疱疹、鼻腔痂皮和嘴唇病变。(由 Nicholas A. V. Beare 提供)

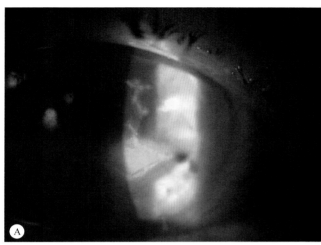

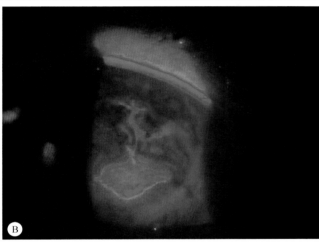

图 67.9　单纯疱疹性角膜炎伴树突状溃疡,右侧荧光素勾勒出其轮廓。(由 Micheal Briggs 提供)

8. 治疗 · 早期,仅侵及角膜上皮的浅表性单纯疱疹性角膜炎可通过清创术清除感染的上皮细胞。目前更常用其他治疗方法,包括 3% 阿昔洛维软膏或 1% 三氟胸苷滴眼液,每天 5 次。当眼部疼痛时,可使用睫状肌麻痹剂。

当免疫反应引起深层基质角膜炎时,可使用局部糖皮质激素。糖皮质激素需使用最低有效剂量,且必须在眼科医生的指导下与抗病毒剂联合使用。

在局部抗病毒剂治疗的初期,眼科卫生工作者应推荐任何地图状或基质 HSV 角膜炎患者去看眼科医生。未治愈的 HSV 溃疡可采用结膜瓣或睑缘缝合术以促进康复。

(五)眼球炎症

1. 眼内炎 · 眼内炎是眼内化脓性感染的术语,可在角膜溃疡穿孔时发生,后者发生于穿透伤之后,其源于血液学传播或眼内手术。这会引起严重的眼内炎症反应,可能使眼部受损。眼睛发红、疼痛、并伴随视力下降。眼前房有纤维蛋白、眼前房积脓(在眼前房下部由白细胞组成的液平面)明显,红光反射减弱。需使用抗生素进行紧急系统治疗,如有必要可行玻璃体内注射。也可进行静脉注射环丙沙星和万古霉素。

2. 巩膜炎 · 巩膜炎症可引发严重的疼痛和发红。发红深入到结膜,被描述为紫罗兰色。眼球变软,在眼睑和眼眶可能有继发炎症。偶尔,巩膜炎可导致巩膜坏死和穿孔。其与类风湿关节炎和系统性血管炎有关。与巩膜炎有关感染状况包括麻风病、结核病和眼科带状疱疹。

巩膜炎需采用非甾体类消炎药或口服泼尼松龙进行系统治疗。其他抑制免疫反应制剂也有可能需要使用。因可能引起局灶性巩膜坏死,结膜下注射糖皮质激素属禁忌。当巩膜炎症稳定后,巩膜部位可能变薄。

3. 葡萄膜炎症(前葡萄膜炎、虹膜炎) · 前葡萄膜组织、虹膜和睫毛体炎症,称为前葡萄膜炎、虹膜炎和虹膜睫状体炎。

4. 临床表现 · 虹膜炎表现为典型的轻微疼痛、发红和畏光。此种状况可能是单侧或双侧。手电筒检查可显示角膜周围发红(周边充血),虹膜有时模糊不清。由于循环蛋白和可见的炎症细胞,放大检查可见模糊的前房房水。眼角膜的内皮层下可有细胞沉积(角膜后沉着物)。如果炎症非常严重,特别是 Behçet 病,可发生眼前房积脓。

虹膜炎症会导致瞳孔粘连至前部晶状体表面(后粘连),从而引起不良或不规则的瞳孔扩大。虹膜粘连也可发生在虹膜基底,粘连至眼角膜(周边前房粘连)。虹膜粘连可导致继发性青光眼。

5. 病因和关联 · 大多数的前葡萄膜炎是特发的,无需作进一步研究。伴随大的角膜沉积物的肉芽肿性前葡萄膜炎有时由系统性疾病引起,如结节病和结核病(图 67.10)。HLA-B27 抗原与葡萄膜炎、强直性脊柱炎和 Reiter 综合征(非特异性尿道炎、多发性关节炎和前葡

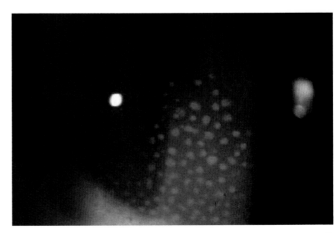

图 67.10　前葡萄膜炎"羊脂状"肉芽肿性角膜后沉着物。(由 Micheal Briggs 提供)

萄膜炎)有关。梅毒会引起葡萄膜炎,在疾病高发地区,其作为可治愈病因应被涵盖于任何研究中。单眼损伤很少引起另一只完好眼睛的"交感"炎症。这种情况可能发生于原发损伤数周、数月或数年之后。Behçet 综合征、结节病、结核和梅毒均可引起后葡萄膜炎而危及视力,需要系统性治疗。

6. 治疗·前葡萄膜炎可使用皮质类固醇和睫状肌麻痹剂滴眼液治疗。还应测量眼内压,如果眼内压高则应予以治疗。应采用扩大型眼底镜进行检查,已发现后

葡萄膜炎体征,包括玻璃体浑浊。如果病情严重,则需结膜下滴注皮质类固醇和瞳孔放大剂。一旦炎症减轻,类固醇滴眼液的使用次数应逐步减少。

(六) 眼部伤害

创伤是单侧红眼的常见原因,有时也可导致失明。眼部伤害可分为"封闭性"和"开放性",包括眼球破裂、穿透损伤和眼内异物(表 67.5)。区别开放性眼外伤非常重要,如后段眼球破裂。眼损伤,特别是角膜损伤可能导致继发感染。

表 67.5	主要眼损伤的应急评估和治疗	
	评 价	治 疗
化学损伤	患者应在评估前立即用大量清水冲洗伤处至少 15 min	局部使用抗生素,并检查结膜缺血和角膜浑浊情况;如果可能的话可使用泼尼松龙滴眼液,第二天复查以缓解结膜粘连
钝性损伤	面部骨折的迹象:向上看时出现复视,上颌下陷,眼球内陷(凹眼)	建议患者不要擤鼻涕并给予预防性抗生素。如眼球凹陷和复视持续一周,如病情需要,可进行面部手术
	眼外伤症状:视力减弱、前房积血、虹膜根部错位、晶状体脱位、玻璃体出血	给予泼尼松龙滴眼液、睫状肌麻痹剂,并监测眼压
	软的眼球、除后缘外的广泛性结膜下出血、前房积血、玻璃体出血,提示眼球破裂。穿孔可能发生于巩膜、角膜接合点或眼球后部	给予抗生素眼药水,用防护物遮盖眼睛,并进行手术修复
尖锐、低速损伤	角膜或巩膜撕裂提示穿孔损伤;虹膜嵌顿于角膜伴瞳孔变形;虹膜/葡萄膜组织褐色素挤压;软眼球;浅前房;前房积血;外伤性白内障或玻璃体出血	给予抗生素滴眼液,全身性抗生素(如环丙沙星),眼罩遮眼并考虑手术矫正
尖锐、高速损伤,如源于金属锤击或钻孔	封闭的角膜裂痕提示球状体穿孔(荧光素染色);虹膜损伤;创伤性白内障。微小眼内异物不会有明显的创口。眼 X 线检查可显示金属异物	除非将专业玻璃体手术技术可用于玻璃体异物移除,否则会导致更大的损伤。铁质异物会产生进行性视网膜毒性。专业磁铁可用于移除此异物

1. 角膜擦伤·此为累及角膜上皮的浅表损伤,可引起疼痛,流泪和畏光。角膜基质是清晰和完整的,但擦伤处可被荧光素着色。

治疗:滴注抗生素 5 d 以及稳定剂量的睫状肌麻痹剂,如 1% 环戊通。通常不建议填充。

2. 浅表异物·通常为金属,有时也为石子或木屑。异物常常位于上睑结膜,可通过上翻眼睑观察到。

治疗:使用局部麻醉滴剂。用棉签或灭菌注射器移除异物。如果异物含铁,周围可能会有铁锈。不要试图在没有显微镜时移除,因眼角膜厚度仅约为 0.5 mm。局部使用抗生素 5 d 和单次睫状肌麻痹剂。

3. 穿透性损伤·任何尖锐物体,如刺等刺入眼睛,可引起穿透性损伤。症状包括褐色的葡萄膜组织挤出、瞳孔变形、前房积血和眼球变软,但损伤的证据并不总是很明显。残留的异物,如果是不透射线的可通过 X 线检查观察到。

治疗:一旦确认穿透性损伤后,患者需要立即应用抗生素,包括局部和全身性的,并立即就诊,推荐立即前往眼科医生处就诊以行外科修复。由于可能对眼部造成进一步的伤害,故无需进一步检查。受伤的眼睛应用防护罩加以保护。

4. 钝性损伤·钝性损伤是由石头或拳头等物体引起的开放性或闭合性眼球损伤。

遭受钝性损伤后,需从眶周部位开始,从前到后对眼部进行系统性检查。眶底骨折(爆裂性骨折)会导致下直肌卡压、复视和向上注视时疼痛。眼睑擦伤可致睁眼困难。可能出现眼前房出血(前房出血);超过 50% 的前房出血存在继发性青光眼的风险。眼内组织如虹膜根部可能撕裂(虹膜根部断离)。晶状体可能出现移位。眼后部出血可导致玻璃体出血。通过检眼镜检查可查出视网膜水肿和出血。

治疗:爆裂性骨折患者应建议不要擤鼻涕(可能导

致眼眶外科性气肿），并给予预防性抗生素。大多数闭合性眼球损伤正确的治疗方法是观察，直至情况缓解。前房积血伴眼内压增高使得血液进入角膜基质，导致角膜染色；因此对于大的前房出血，必须密切监测眼内压。可使用局部抗生素、皮质类固醇和睫状肌麻痹剂滴眼液治疗。眼内压上升应使用局部药物，并口服乙酰唑胺。如果药物治疗效果不好，患者应尽快采取手术以清除前房积血。

5. 眼部化学灼伤·化学灼伤由酸或碱引起。碱灼伤，如水泥，往往非常严重。

治疗：当发生化学灼伤时，立即用大量清水冲洗眼睛（清水，不必灭菌）。需连续冲洗 15～20 min，直到洗净所有化学残留。注意，同时还需冲洗眼睑下的部位。任何水泥碎渣或固体物均可用手术钳夹除。每小时均需使用抗生素和类固醇滴眼液，连用 2 d；其后减少滴眼次数。眼睑应保持运动，每天有意多次活动眼睑。角膜浑浊、结膜荧光素染色或缺血提示严重的碱灼伤，并应立即转送至眼科医生进行处理。

6. 蛇毒结膜炎·黑颈眼镜蛇蛇毒会引起疼痛性结膜炎。其治疗与化学灼伤的方法相同。严重的伤害很少见，过分试图去除毒液对眼部的伤害可能比毒液本身更大。

7. 多毛毒蜘蛛和蛾虫毛性眼炎结膜炎（结节性眼炎）·结膜中的虫毛所致异物反应被称为结节性眼炎。肉芽肿形成于虫毛周围。治疗需去除虫毛，否则会产生深度伤害。多毛毒蜘蛛刚毛可穿透眼角膜，并进入到眼组织深部引起炎症。

四、非感染性眼科疾病

（一）白内障

白内障即眼内晶状体发生浑浊，其对视力有不同程度的影响，影响程度重则失明（图 67.11），轻则患者只是偶然发现且不伴视力损伤。白内障是引起失明最常见的原因，全球有半数的失明是由白内障引起（表 67.2）的。有 1 800 万人口因白内障失明，还有成千上万的人群因此而视力受损。大多数需要手术的失明人群位于亚洲和非洲。

由于人口增长和寿命增加，全球白内障失明人群的数量亦增加。发展中国家中 60 岁以上人口所占比例将从 2006 年的 8% 上升至 2050 年的 20%。

白内障的治疗方法为手术去除晶状体，通常可植入人工晶状体。这已被证实为最具成本效益的卫生干预措施之一。

白内障的主要危险因素是年龄，这显然是不可改变的。还与下列因素有关：糖尿病、吸烟、极度脱水、营养、紫外光、遗传和药物。

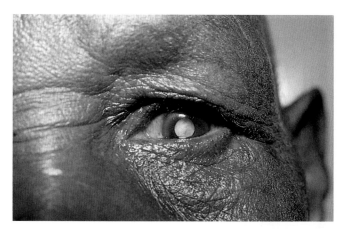

图 67.11　成熟的白色白内障。（由 Murray McGavin 提供）

（二）白内障手术

有 3 种白内障去除手术方法：白内障囊内摘除术（intracapsular cataract extraction，ICCE）、白内障囊外摘除术（extracapsular cataractextraction，ECCE）（图 67.12）和晶状体超声乳化法。在 ICCE 中，整个晶状体被移除，患者处于无晶状体状态。此操作无需外科手术显微镜，但治疗结果不佳，患者需要依赖厚玻璃眼镜，视物变形。在 ECCE 中，将晶状体囊打开，摘除晶状体核和皮质，并将后囊置于合适的位置。该手术可采取标准 120° 切口，并用线缝合，或是行小切口白内障手术（small incision cataract surgery，SICS）（图 67.13）。晶状体被人工晶体替代，后者一般放置于晶状体囊以恢复视力。光学校正越好，则手术结果就越好，这使得早期干预得以进行，并避免了配戴厚玻璃眼镜。尽管如此，由于缺乏调节作用，阅读眼镜（老花镜）作为补充仍有必要。

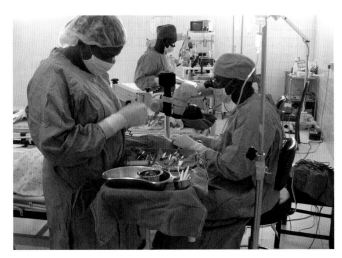

图 67.12　在马拉维某眼科手术室进行眼内小切口白内障手术。注意背景中的下一个患者正在进行术前准备，使得手术间隔最小化，效率最大化。（由 Gerald Msukwe 和 Nicholas A. V. Beare 提供）

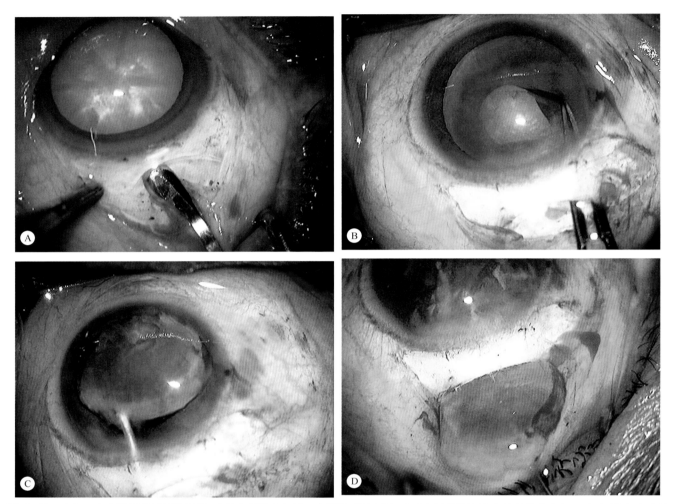

图 67.13 小切口白内障手术(SICS)步骤。(A)在巩膜上切开一个隧道,进入眼内;(B)在晶状体囊内实施晶状体囊切开术,切除白内障晶状体组织。囊被活性染料染成了蓝色,以辅助手术;(C)从晶状体囊中取出晶状体核;(D)通过巩膜隧道取出白内障晶状体核。剩下的晶状体皮质被吸出,将人工晶状体嵌入晶状体囊中,隧道切口可自行愈合而必不缝合。(由 Hennig K 提供)

在晶状体乳化法,晶状体被超声波探头粉碎,碎片通过一个微小的切口吸出。由于昂贵的设备和耗材,在发展中国家,晶状体乳化法未广泛普及采用。但作为成本回收的一部分,在收费高昂的私人诊所或富有的患者中可获取该疗法。

ECCE 和 IOL 的缺点包括需要手术显微镜、显微外科特定技术,以及后囊保留后可能变得不透明以至白内障手术后数年丧失视力。然而,在非洲和亚洲有关晶状体后囊膜浑浊(posterior capsular opacification, PCO)的资料有限,提示其并不是常见,可能原因在于手术时期的白内障已进入晚期。PCO 病例很少失明。

小切口(SICS)的 ECCE 涉及到通过巩膜的自我封闭的隧道切口。其无需缝线,与标准 ECCE 和 IOL 相比,该操作程序较少发生散光,成本效益高,已被广泛采用。在视觉结果和角膜内皮细胞损失方面,其近期结果与超声乳化法相当。

白内障的进一步干预是"针拨术",是一种传统方法,将晶状体脱位至眼后。该手术效果很差,但在尼日利亚的一项全国调查发现,该方法为最常见的白内障手术方法。

1. 预后改善 · 基于社区的研究显示白内障手术的视觉预后并不理想[8]。为获取准确的人工晶体屈光度需要进行精确的测量,该过程被称之为生物测量。生物测量需花额外时间进行人员和操作设备的培训。毫无疑问,预后可通过监测手术结果而获得改善[10]。术后屈光和眼镜供应可减少因未校正屈光不正所导致的不良结果。

2. 白内障手术率和覆盖范围 · 为了消除白内障盲,至少需要每年对一定数量的失明人群采取手术治疗。白内障手术率(cataract surgical rate, CSR)是每年每百万人口中所做白内障手术数。在发达国家,CSR 为 4 000～6 000 例。近年来,印度的 CSR 显著增加,从不足 1 500～

4 000 例。然而,在许多非洲国家 CSR 仍然低于 1 000 例。

白内障手术覆盖率指已行白内障手术者或(眼睛)占应行白内障手术者的比例。这一指标用于评估白内障服务在多大程度上满足了需求,并提供了有关白内障干预项目影响的信息。在以人群为基础的调查中,通常使用标准化的方法来获得数据,这些方法被称为白内障手术服务快速评估法[11] 或快速评估可避免盲[12]。

(三)屈光不正

在全球范围内,屈光不正是最常见的视力损伤,但很少出现严重情况导致失明(表 67.2)。该状况反映在发展中国家眼镜供应严重不足。

无屈光不正的眼睛为"正视眼",能将远处物体(如以配眼镜为目的时该距离为 6 m)发出的平行光聚焦到视网膜,而屈光不正则不能。屈光不正可能是近视、远视和散光。

据估计,5 亿屈光不正患者无法获得眼科检查且不能负担眼镜费用。其中,有 1.53 亿例患者有明显的视力受损,800 万例最终失明。如果没有合适的眼镜,白内障手术后无晶状体的患者将会再次失明。屈光不正也会影响儿童在学校的成绩。

患有高度近视的患者具有黄斑变性的先天性倾向,会影响矫正视力,甚至更加严重。这可能为脉络膜视网膜萎缩,或脉络膜新生血管化,可采用与新血管化 AMD 相似的治疗方法。

(四)青光眼

青光眼是进行性视神经病变,通常与眼内压升高有关。引起眼内压升高的机制有多种,因此,它们合称为"青光眼"。视神经萎缩的病理生理学特点(图 67.14)及相应的视野缺陷尚不完全清楚。

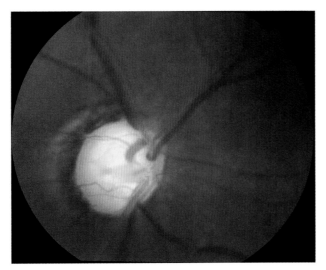

图 67.14 由青光眼造成的视神经盘凹陷。(由 Nicholas A. V. Beare 提供)

青光眼有 2 个基本类型,可能是原发性或继发性的:开角型青光眼、闭角型青光眼。

1. *原发性青光眼的流行病学* · 青光眼是一种致盲性疾病,主要是因为其出现较晚或者未得到充分的治疗。450 万人因患有青光眼而失明,包括无症状直至丧失所有视力的开角型青光眼的患者和急性发作时未立即治疗的闭角型患者。

开角型青光眼的患病率在非洲原住民中发病率较高,可在年龄较轻时就发病。非裔美国人开角型青光眼的患病率是美国白人的 8~10 倍。当前撒哈拉以南非洲地区青光眼患者数估计为 650 万,且预计到 2020 年患者数将增加到 840 万。这些数据很有可能低估了实际病例数。

在大多数资源贫乏国家,开角型青光眼进展到晚期时才被发现。通常患者的一只眼睛已完全失明(光感或无光感),且另一只眼降低到指数。一旦视力损失,任何治疗都无法恢复。

闭角型青光眼在东亚最为普遍,如中国和蒙古。可以通过对侧眼施行预防性激光虹膜切除术加以预防,但偏远社区的患者往往就诊时已丧失视力。

2. *房水循环的解剖学和生理学* · 房水由睫状体产生,围绕晶状体循环,经后房-瞳孔-前房角-排出进入血液。大部分房水通过前房角的小梁网排出。任何部位阻塞,无论是瞳孔、虹膜根部,抑或由血液、炎症细胞或色素等原因所致的阻塞,均会引起房水排出减少而导致眼内压升高。

3. *开角型青光眼* · 在开角型青光眼,因视神经纤维的缺损,随着眼内压升高引起进行性视野损失和杯盘比(optic disc cup)扩大。无明显视神经病变的眼内压升高称为高眼压症。偶尔,正常眼压时视神经病变仍会进展,为正常或低眼压性青光眼。原发性开角型青光眼是典型的双侧病变。周围视觉先受损,中心视力和视敏度随后受到影响。

在开角型青光眼,前房较深,且房角是开放的。前房深度可从颞侧用手电筒光束测量。房角可用裂隙灯和前房角镜检查。

开角型青光眼可用眼底镜检查视神经乳头进行诊断。视乳头内的视杯伴随盘沿丢失而变大(图 67.15)。视野缺损与视神经细胞损失有关。青光眼的视野详细检查需要采用自动化的视野检测设备。然而,在资源贫乏环境,通常患者是完全丧失视力和仅存管状视觉。

治疗:开角型青光眼可选择药物或手术降低眼内压进行治疗。治疗无法恢复视力,仅可减缓进程。局部治疗的问题在于需要持续治疗,且不定期进行监测以防恶化。治疗不能改善视力,而且费用高昂,有些药物还需冷

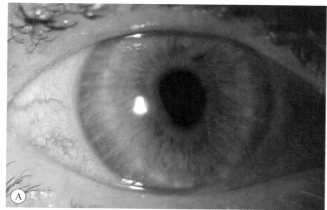

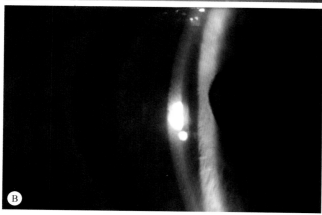

图 67.15 (A)闭角型青光眼。注意变形的卵形瞳孔,以及由于虹膜先前位置及颞侧光照所引起的鼻侧虹膜阴影;(B)裂隙像显示前房很浅。(由 Ade Garric 和 Martin Hodson 提供)

藏。在资源匮乏地区,定期和不定期地眼压监测及视盘和视野检查难以实施。

可选择的局部治疗药物如下:

• β受体阻滞药,如噻吗洛尔、盐酸左旋布诺洛尔、卡替洛尔或美替洛尔。

• 前列腺素类似物,如拉坦前列素、曲伏前列素或比马前列素。

• 碳酸酐酶抑制剂,如多佐胺或布林佐胺。

• α-受体激动剂,如溴莫尼定。

以往使用的匹鲁卡品和肾上腺素有很多不良反应。

开角型青光眼的外科手术治疗主要是通过增加房水流出量以降低高眼内压。小梁切除术是最常用的手术,可将房水引流到结膜下间隙。非洲的患者可能会出现伴有纤维化和滤过道阻塞的术后并发症。这可在手术时使用抗代谢物(如丝裂霉素 C 或 5-氟尿嘧啶)加以处理,但会增加并发症的风险。非洲患者手术过程中可应用 β 辐射,其价廉且能提高小梁切除术的疗效,但会增加白内障的风险。非完全穿透眼球(称为深层巩膜切除术或小管扩张术)的青光眼手术较少发生并发症,可能更适宜于资源匮乏地区的贫困人群。

4. **闭角型青光眼** • 闭角型青光眼是由于虹膜根部压迫前房角导致房角狭窄,房水排出受阻所致。根据临床过程可分为急性和慢性两种。急性闭合性青光眼为眼科急症——延迟治疗会导致视力永久丧失。此外,如不进行治疗,对侧眼在 5 年内发展成闭合性青光眼的概率超过 50%。

(1)临床表现:急性青光眼患者常伴有剧烈的疼痛和恶心。眼红、伴有角膜浑浊和视力减退。前房很浅或扁平,虹膜靠近周边角膜(图 67.15)。瞳孔半扩张且无反应。眼内压非常高(超过 40 mmHg)。病情严重的急性闭角型青光眼的表现可能是间歇性,可能导致诊断延误。

慢性闭角型青光眼通常是无痛和无临床症状的。仅在视神经严重受损后,视力受损。慢性闭角型青光眼在亚洲常见。

闭角性青光眼常见于房角结构先天拥挤的患者。该病最常发生于远视患者,且当远视度数随年龄增长时病情会恶化。

(2)治疗:急性闭角型青光眼应立即采取治疗措施。给予乙酰唑胺 500 mg,随后 250 mg 4 次/日,口服或静脉滴注。局部眼内压降压治疗可使用噻吗洛尔、阿拉可乐定和其他降低眼内压药物。当眼内压开始下降时,可使用匹鲁卡品滴眼治疗。

闭角性青光眼的最终治疗方法为虹膜切开术,可采用激光或外科手术。该手术建立了一个新的开口使得房水得以流出,另外通过均衡虹膜前后部压力,使得眼前房加深。对侧眼由于存在高度闭角风险,故需采取预防性手术。

慢性闭角型青光眼的治疗方法通常与开角型青光眼相似,可采用小梁切除术或局部药物治疗。有闭角倾向的患者,可采用虹膜切开术以减少急性或慢性闭角型青光眼发生的风险。由于晶状体向前推动虹膜,白内障手术有时可用于闭合性青光眼的治疗,其预防作用是肯定的。

5. **继发性青光眼** • 继发性青光眼的临床表现有多种,最常见的有:

• 葡萄膜炎,炎症物质阻碍房水流出。

• 外伤性,急性状况由血液阻碍房水排出引起,慢性状况由房角损伤引起。

• 晶状体溶解性,来自于过熟期白内障的晶状体蛋白阻碍房水排出。

• 新生血管性,由于新生血管在房角生长所致,继发于糖尿病或视网膜血管病变。

• 长期类固醇使用产生类固醇诱导,通常为局部使用所致。

6. **先天性青光眼(牛眼)** • 儿童期青光眼很罕见,可能在出生时或出生后的几年内发生。小梁网状结构不能正常发育导致房水外流减少和眼内压升高。因巩膜仍有弹性,眼球变大(牛眼)。在幼儿中还有比眼球变大更为明显的其他特征,包括多泪、畏光和角膜浑浊。检查可发现角膜增大(直径>11 mm),可能还存在水肿。

主要采取手术方法进行处理。患儿应由专门的儿科眼科专家进行治疗。

(五) 糖尿病

全球糖尿病的发病率显著升高,尤其在发展中国家上升最快。据预测,成年糖尿病患者数量将从 2011 年的 3.36 亿增至 2030 年的 5.22 亿。这些新增患者大多数将来自于资源贫乏地区,那里缺乏处理糖尿病的多种微血管和大血管病变并发症的能力,尤其是糖尿病眼病。

在某些中东国家和太平洋岛国,成年人糖尿病的发病率已经接近 20%。目前,非洲仍是糖尿病发病率最低的地区,估计有 1 460 万人患病,但 2030 年预计增幅将达最高[13,14]。

2010 年 WHO 在马拉维开展的以社区为基础的非传染性疾病研究发现,在一个具有全国代表性的 3 056 名成年人组成的样本中,空腹血糖升高者占 5.6%[15]。这与英国的糖尿病患病率(6.8%)相当,但未诊断病例所占比例更高。城市和农村的患病率没有差异。另一项研究在马拉维的一个三级糖尿病诊所中发现对视力造成威胁的糖尿病视网膜病的患病率较高(19%)[16]。

WHO 估计有 180 万人因糖尿病视网膜病而失明,这也是富裕国家中 65 岁以下人群的主要失明原因。在 15 年的时间里,糖尿病导致失明的风险急剧上升。在发展中国家因视网膜病变所致视力丧失的发病率将随糖尿病发病率的增加而增加,除非医疗保健得到改善。

1. 糖尿病视网膜病 · 由于持续暴露于高血糖症,糖尿病会损害视网膜毛细血管。这导致毛细血管渗漏并引起视网膜水肿、毛细血管闭合和缺血。大面积视网膜缺血导致新血管增生(增生型糖尿病性视网膜病变,PDR)。

视力损失的原因包括:影响黄斑的水肿或缺血(糖尿病黄斑病变);由新生血管所致的玻璃体出血,或因维管组织增生牵引和挛缩导致视网膜脱离——PDR 并发症;因房角新血管化所致的新生血管性青光眼。

应用标准照片对糖尿病视网膜病的详细分类不在本章节描述。但是,根据临床特征的分类简述如下:

2. 非增生性视网膜病 ·

(1) 背景期糖尿病视网膜病:至少有 1 个微动脉瘤。

(2) 轻度非增生性视网膜病:在所有 4 个象限中均出现微动脉瘤和斑点,点状或火焰状出血。

(3) 中度非增生性视网膜病:在 1~3 个象限中出现密集的微动脉瘤和出血。可见棉絮状斑点和静脉直径变化,包括串珠状静脉和小视网膜内微血管异常(IRMA)。

(4) 重度非增生性视网膜病(图 67.16):至少存在以下情况中的一种:在 4 个象限都存在密集出血和微动脉瘤;至少在 2 个象限出现明显的串珠状静脉;至少在 1 个象限中存在明显的 IRMA。

在涉及非增生性糖尿病视网膜病变时,美国的专业术语略有不同,可从轻度(背景期)到严重。

3. 增生性糖尿病性视网膜病变 · 新生血管从视网膜开始沿着玻璃体后表面生长。扇形的新生血管逐步发展为维管组织束和面(图 67.17)。这可能导致出血、引起玻璃体出血(突发飞蚊症和视力损失),或收缩,导致牵拉性视网膜脱离(进行性视力损失)。因此,增生性视网膜病应在 2 周内着手治疗。

4. 糖尿病性黄斑病变 · 这是导致糖尿病视力损失

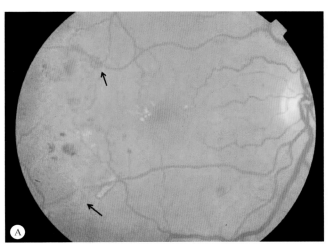
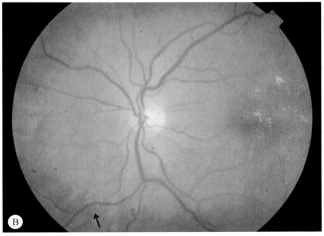

图 67.16 严重的非增生性和增生性糖尿病视网膜病变伴黄斑病变。该患者的视力很好,但在没有治疗的情况下存在很高的视力丧失风险。(A)右眼有严重的非增生性视网膜病变和黄斑病变。有黄斑渗出,颞侧黄斑上有多处视网膜内微血管异常(箭头所示),存在缺血、静脉弯曲以及多处深度点状出血征象;(B)其他地方的新血管(箭头)与附近的串珠状静脉、静脉侧支循环和 IRMA;颞侧黄斑上扩张拱起的视网膜静脉和渗出物。(由 Nicholas A. V. Beare 和 Martin Hodson 提供)

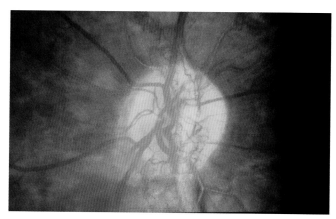

图 67.17　增生性糖尿病视网膜病变。新血管遍布视神经盘。(由 Clare Gilbert 提供)

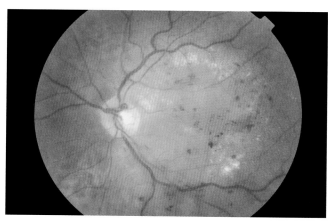

图 67.18　糖尿病性黄斑病变,伴黄斑水肿、渗出物和多个点状出血。(由 Nicholas a. v. Beare 和 William Hooley 提供)

最常见的原因。如果视网膜水肿或缺血累及视网膜中央凹,其将不能有效发挥作用,且会视物模糊。黄斑缺血是无法治疗的,但是如果视网膜水肿或渗出物影响(图 67.16),或累及视网膜中央凹(图 67.18),表明需要做黄斑激光治疗。符合激光治疗要求的黄斑水肿称为临床显著黄斑水肿。

黄斑缺血在临床上更难识别。黄斑上可能出现密集斑点状出血和小 IRMAs,视网膜中央凹受累时视力下降。其通常与黄斑水肿和轻到重度的非增生性视网膜病或增生性视网膜病同时存在(图 67.16,图 67.18)。

5.糖尿病视网膜病的治疗·良好的血糖控制(Ⅰ和Ⅱ型糖尿病)和严格血压控制(Ⅱ型糖尿病)可以延缓视网膜病的发生和减缓疾病的进程。有证据表明,长期使用他汀类药物和另一种降脂剂非诺贝特可减缓糖尿病视网膜病的进展,减少对激光的需求。激光光凝术是糖尿病视网膜病减少视力损失风险的主要治疗手段(表 67.6)。

表 67.6	糖尿病视网膜病和黄斑病变的激光治疗			
	激光适应证	激光类型	应用方法	激光的风险和不良反应
糖尿病视网膜病变(DR)	严重非增生性 DR,或增生性 DR	周边视网膜激光光凝术(PRP)	在周边视网膜采用 1 500～5 000 灼点	夜视和周边视觉下降,黄斑水肿恶化
糖尿病黄斑病变	累及视网膜中心凹的水肿,或 CSMO[a]	黄斑激光(焦点或格栅样)	直接对 MAs 采用 150～300 灼点或在水肿区域格栅样光凝	视网膜中心凹灼伤反应不良

CSMO,具有临床意义的黄斑病变。

[a]CSMO 定义为视网膜水肿,或水肿伴渗出,距视网膜中央凹中心 500 μm 以内,或在视网膜中央凹中心 1 个视神经盘直径以内,水肿面积超过 1 个视神经盘视网膜中央凹 1 视盘直径。500 μm 长度约为视盘直径的 1/3。

(1)激光治疗:周边视网膜(全视网膜)的激光光凝术(peripheral retinal photocoagulation,PRP)涉及到周边视网膜的多个的、微小的灼点(200～400 μm)。PRP 是严重非增生性视网膜病和增生性视网膜病的治疗方法(图 67.19)。它对一部分周围视网膜进行光凝,减少了由乏氧细胞(hypoxic cell)产生的细胞因子,从而限制了新血管的形成(VEGF)。无效提示周边视网膜治疗的比例太小,需进一步采取 PRP 进行治疗。3 000 灼点以上的治疗可能出现夜间视力和周边视力减退的不良反应。PRP 会使黄斑水肿病情恶化,故应优先治疗黄斑水肿,或二者

同时进行,情况严重时分次实施 PRP。

黄斑水肿的激光治疗包括直接对有渗出的微动脉瘤进行激光光凝,和/或水肿区域或中心凹周围进行的格栅样光凝(图 67.19)。虽然其效果不太可靠,但仍可将中度视力损失风险降低一半。其作用方式不明确,可能与 RPE 刺激有关。一旦黄斑格栅完全形成,进一步采用黄斑激光进行治疗未必有效,且可能损害剩余的黄斑功能。

如果在早期实施,即在视敏度下降之前,两种形式的激光光凝术的效果均可达到最佳。

(2)玻璃体内治疗:将抗血管内皮生长因子药物(雷

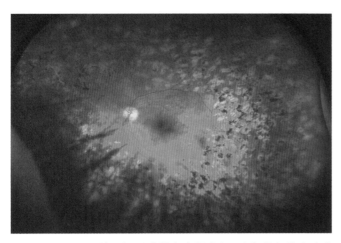

图 67.19　已采用外周视网膜激光光凝术（PRP）和黄斑激光治疗（在血管弓内）的糖尿病患者的宽视野彩色眼底照片。下方为睫毛伪影。（由 Nicholas A. V. Beare 和 Jerry Sharpe 提供）

珠单抗和贝伐单抗）注射入玻璃体，对糖尿病性黄斑水肿有效，但每月均需重复治疗，持续时间尚不确定。

（3）玻璃体切除术：玻璃体出血或黄斑脱离，或存在牵拉性视网膜脱离风险时可采用玻璃体切除术。玻璃体出血的手术时机取决于出血后的活动性增生性疾病的风险。相对而言，发展中国家极少有眼科诊所具备专门技能和设备开展这一复杂的手术。

6. 糖尿病视网膜病筛查 • 糖尿病视网膜病适用于系统的筛查，因为在视力受损前激光治疗是最有效的方法。眼底照相（retinal photography）是最具一致性的筛查方法，但除此之外，针对糖尿病视网膜病变，临床医生应至少每年让患者做一次放大瞳孔的检眼镜检查。

（六）镰状细胞疾病

镰状细胞病会引起增生性视网膜病变，相对于血红蛋白 C 纯合子而言，该病在血红蛋白 C 杂合子中更为严重。其他眼部表现包括结膜血管畸形（截短的逗点状血管）、局灶性虹膜缺血和视网膜血管迂回。

视网膜周边血管闭塞引起的缺血将导致动静脉吻合症和新血管形成。新血管形成呈"海扇"状，沿周向延伸。这会引起玻璃体出血，有时会导致视网膜分离，但视网膜缺氧栓塞时可能会出现退化[17]。

激光光凝术可用于增生性疾病的治疗。外周视网膜缺血的治疗可局部针对新生血管，如果无法实现可靠的随访，也可360°进行治疗。

（七）年龄相关性黄斑变性

年龄相关性黄斑变性（AMD）是发达国家中最常见的导致失明的原因，据估计有 50% 的失明由此引起。该病见于 60 岁以上的人群，患病率随着年龄的增长而上升。由于人类的寿命延长，AMD 的发病率也随之升高。

这是一种中央视网膜（黄斑）的双侧退化性疾病，伴萎缩和新血管形成，绝大多数的失明由此引起。

AMD 的主要特征表现在黄斑上：①玻璃疣：位于视网膜下，为视网膜色素上皮（retinal pigment epithelium，RPE）下方碎屑聚集成微黄色沉淀（脂褐质）；②RPE 内的色素沉淀；③RPE 萎缩；④视网膜下纤维化提示既往新血管形成；⑤活跃的新血管形成的症状，如眼压升高、视网膜水肿和出血。

前 2 个症状对视力几乎无影响，后 3 个症状如累及中央黄斑或中央凹将影响视力。

1. 病因 • 顾名思义，长寿是 AMD 发生的最大危险因素。似乎存在炎症成分，且补体因子 H 的单核苷酸多态性与 AMD 之间存在强相关关系。视网膜相对缺氧也是原因之一，吸烟亦为重要的危险因素，且是唯一可改变的风险因素。

2. 临床表现 • 与年龄相关的黄斑变化最初是无临床症状的。由于这些改变在中央黄斑累积，因此视力可能会有一定程度的降低。这可能会导致 RPE 和光感受器细胞缓慢的渐进性萎缩。此为干性 AMD，可引起缓慢视力退化，仅当中央凹发生萎缩时，才会出现严重视力损失（图 67.20）。变形和中心视力快速损失提示湿性 AMD（新血管形成）。脉络膜或视网膜新血管形成可引起视网膜下出血、RPE 脱离、黄斑水肿和瘢痕形成（图 67.21）。

息肉状脉络膜血管病变（polypoidal chorioidal vasculopathy，PCV）与渗出型 AMD 相似，在亚洲常见。有关非洲 AMD 的数据较少，但 AMD 在非裔美国人和非洲裔加勒比人中并不常见。在印度人和高加索人中，按年龄组划分的发病率较为相似[18]。在发展中国家，AMD

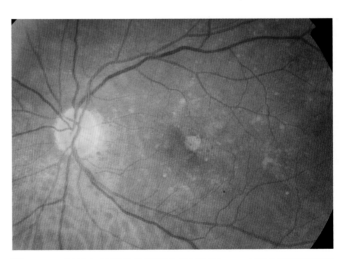

图 67.20　干性年龄相关性黄斑变性（AMD）。一小部分视网膜和中心凹（中心黄斑）下视网膜色素上皮（RPE）萎缩，视力降低至 6/48。多个玻璃疣（脂褐素沉积在 RPE 下）是干性 AMD 的另一个特征，但不影响视力。（由 Nicholas a. v. Bearehe 和 Stephen Pearson 提供）

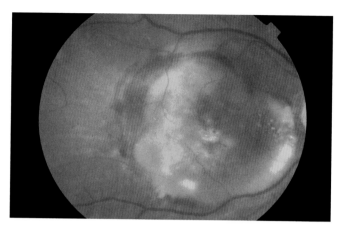

图 67.21　湿性（新生血管）年龄相关性黄斑变性（AMD）。新血管在视网膜和视网膜色素上皮（RPE）下增殖引起 RPE 脱离、视网膜水肿和出血，进而引起纤维化。（由 Nicholas a. v. bebe 和 Gill Lewis 提供）

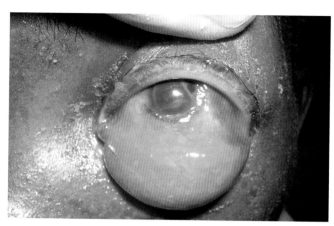

图 67.22　严重角膜结膜炎伴结膜下垂，由有害的传统眼科治疗所致。（由 Nicholas A. V. Beare 提供）

很可能成为视力损伤的一个更普遍的原因，特别是随着白内障覆盖率的增加。

3. 治疗 · 干性 AMD 尚无治疗方法。鼓励吸烟患者戒烟可作为预防措施之一。活跃新生血管 AMD 可通过反复眼内注射抗 VEGF 药物加以治疗，如贝伐单抗或雷珠单抗，可有效抑制新血管生长，减少黄斑水肿，导致早期新生血管衰退。但对纤维萎缩无逆转作用。但是，每月均需治疗，而且费用昂贵，在发达国家以外的患者很难获取。如不进行治疗，纤维化和萎缩通常会继续进展直至中心视力丧失。但周围视力仍然完好无损。

（八）毒素和视神经

视神经容易受毒素伤害，尤其是复合维生素 B 营养缺乏的患者。因此，视神经病变可由重度吸烟、大量酗酒和其他毒素伴营养缺乏等引起。例如甲醇中毒可导致失明。

由于氰化物毒性，处理不当的木薯会导致视神经病变和末梢神经异常。氰化物多存在于植物块茎的表皮中。浸泡木薯的水以及发酵的木薯必须丢弃。

药物也可引起毒性视神经病变，如乙胺丁醇、奎宁和异烟肼。

双侧视神经病变在西非和东非流行，原因未知。该病往往呈急性发作，伴色觉损伤和视盘颞侧苍白。这可能与外周神经病和感觉神经性听力损失有关。

（九）传统眼科药物

许多患者在前往卫生中心或眼科诊所就诊之前，会先求助于地方传统治疗师。传统治疗可以为患者提供帮助。然而，有些地方的传统治疗师所使用的治疗眼睛的方法可能会产生严重的不良反应。

症状初期的临床表现可能被患眼使用有害眼科药物的表现所掩盖。患者或其父母可能非常不愿意承认曾使用过传统眼科药物。

各种有机的或化学的有害物质均可能被使用：植物叶子、酸橙汁、煤油、牙膏以及动物或人类的尿液。这可能导致化学或腐蚀性角膜结膜炎的发生（图 67.22），或感染，如来自于尿液的淋病球菌。使用传统眼药治疗后常会引发传染性眼炎。此种情况可采用局部治疗，具体包括每 2～6 h 使用抗生素，并每天使用一次睫状肌麻痹剂，如硫酸盐阿托品。如有需要，还可使用类固醇滴眼液。潜在的眼科疾病治疗同前。

在津巴布韦、马拉维和尼泊尔，与传统治疗师达成对话和合作的项目已经有所进展，在上述地区，传统治疗师已被证实在预防失明中可发挥一定的作用。

内障摘除术 · 内障摘除术是治疗白内障的一种传统方法，将不透明的晶状体从视轴线上移除。该方法常常导致失明并发症。

据报道内障摘除术有两种方法：

（1）"尖锐"的方法：用尖锐器物穿过眼睛，将晶体向后推移，如长刺。

（2）"钝的"方法：通过剧烈按摩或钝性伤害将晶体挤入玻璃体。

五、感染性眼科疾病

（一）病毒性眼科疾病

1. *HIV/AIDS 和眼病* · 在资源贫乏的国家，特别是在撒哈拉以南非洲地区，HIV 流行影响了这些地区眼病的常见处理模式。在非洲，HIV 最常见的眼病有结膜的鳞状细胞癌、眼带状疱疹、眼睑卡波西肉瘤、病毒性视网膜炎和葡萄膜炎。

HIV 可在泪液、结膜、眼角膜、房水和视网膜血管中发现。虽然尚无报道表明泪液可以传播艾滋病，但泪液作为一种理论上的传播途径，必须对接触眼部的仪器如眼压计进行消毒。对不同患者使用的仪器采用 2% 次氯酸钠或 1 000 ppm 二氯异氰尿酸盐浸泡即可。

HIV 通过角膜移植传播是可能的,因此应采用标准供体移植注意事项。

(1) HIV 和眼带状疱疹:在非洲,眼带状疱疹(herpes zoster ophthalmicus,HZO)是 HIV 感染的标志之一,如 HIV 感染状态不明则应尽快行 HIV 检测[19]。该病在 HIV 阳性者中较为严重,其神经性疼痛、角膜葡萄膜炎和角膜损伤更为明显。亦可发生于年纪较轻的组别中。在资源贫乏地区,HZO 往往与结痂的皮疹伴随出现,这些皮疹可侵犯从眼部到头顶的皮肤,但不超过中线,并出现于皮肤充血和起疱之前。可能存在结膜炎、巩膜外层炎、巩膜炎、角膜炎和角膜知觉丧失、前葡萄膜炎、继发性青光眼,波及眼外神经和肌肉和视神经炎。

治疗着眼于控制眼睑和角膜受累、葡萄膜炎和继发性青光眼的危害。如果眼睑受累,可使用润滑眼药膏(氯霉素软膏最易获取),每天使用 4 次。前葡萄膜炎更为普遍,如果在鼻部出现皮疹则提示鼻睫神经受累(Hutchinson 症)。可局部使用阿昔洛韦、微量类固醇滴眼液和瞳孔放大剂如 1% 环戊酮进行治疗。对于浅层性角膜炎,单独使用阿昔洛韦即可。然而,可能发生神经性角膜溃疡并穿孔。角膜溃疡的治疗包括局部使用抗生素、润滑软膏以及通过贴扎或睑缘缝合术以短暂闭合眼睑。HZO 也会引起巩膜和眼眶炎症,以及脑神经麻痹和视盘肿胀。

如果在皮疹发生后 3 d 内口服抗病毒药物,如阿昔洛韦、瓦拉西洛韦或法西洛韦,可降低皮疹和并发症的严重程度。HIV 感染或其他免疫抑制患者可静脉注射阿昔洛韦(或口服伐昔洛韦)。

与其他疱疹病毒相同,带状疱疹病毒可引起病毒性视网膜炎。其通常以艾滋病患者无痛性视力丧失的形式出现,与 HZO 无关(见下文)。

(2) HIV 视网膜微血管病:HIV 感染者最常见的眼底表现为微血管病,或视网膜小血管畸形。微血管病包括棉絮状斑点和小视网膜内出血,且无临床症状。约 1/3 的艾滋病患者有微血管病,这与高病毒载量有关。HIV 视网膜病不会引起视力丧失。

(3) AIDS 和巨细胞病毒(cytomegalovirus,CMV)视网膜炎:巨细胞病毒是一种疱疹病毒,在成年人群中的其潜在感染非常普遍。在严重免疫抑制的 HIV 感染者(CD4 细胞数<50 个/mm³)中,CMV 潜在感染的再燃可引起胃肠疾病、肺炎、脑炎和视网膜炎。在高效抗逆转录病毒治疗(highly active antiretroviral therapy,HAART)之前,工业化国家中 30% 的艾滋病患者受到 CMV 视网膜炎的影响,但在撒哈拉以南的非洲地区该患病率似乎较低[20]。在非洲地区,艾滋病患者在发展成 CMV 视网膜炎之前可能就已死于其他机会性感染。可能由于缺乏专业基础设施,导致了许多病例无法识别或确诊。在亚洲 CMV 视网膜炎的发病率较高[21]。

CMV 视网膜炎的典型症状为出血性视网膜坏死,有时被描述为松软干酪或比萨上的番茄酱,病变范围沿血管弓扩大(图 67.23)。因患者无法启动免疫反应,常存在轻微的玻璃体炎或炎症。超过 50% 的患者的病变位于双侧。该病进展缓慢,如不进行治疗,在 6 个月内整个视网膜和视觉均将受到损害。

CMV 视网膜炎最佳治疗方法为每天静脉注射更昔洛韦或膦甲酸(foscarnet)。更昔洛韦可抑制骨髓,且膦甲酸具有肾毒性。西多福韦(cidofovir)可作为替代药物,其

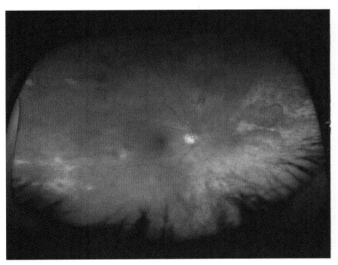
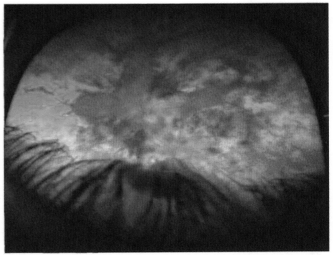

图 67.23 广域眼底镜下的 HIV 感染者巨细胞病毒视网膜炎。左眼感光消失(披萨状眼底)伴有广泛的视网膜坏死和出血。虽然视网膜炎较严重,但玻璃体仍然清晰。右眼视力良好,仅周边视网膜受累,但随后发展为视网膜脱离。下方为睫毛。(由 Nicholas A. V. Beare 和 Stephen Pearson 提供)

优点在于每周仅需使用 1 次，但会引起严重的葡萄膜炎。口服缬更昔洛韦（valganciclovir）可替代静脉注射更昔洛韦用于早期和维持治疗。眼内灌注更昔洛韦注可控制 CMV 长达 6～9 个月。上述药物非常昂贵，有毒性且使用不方便。每周玻璃体内注射 2 mg 更昔洛韦直到活动性炎症消退亦为可选措施之一[22]。该方法相对便宜且能稳定病情，若中心视力未受到影响则还可保持视力，直至抗逆转录病毒治疗起效为止[23]。当患者的免疫系统重建且具备控制感染的能力时，CMV 视网膜炎病情会逐渐减轻。CMV 视网膜炎治愈或缓解后，坏死的视网膜呈斑点状或椒盐状。在该阶段，视网膜会频繁脱落，即便在感染消退的情况下，这需开展专业眼科手术以挽救视力。

矛盾的是，作为免疫重建炎症综合征的一部分，通过 HAART 改善患者免疫系统会导致视力损伤。这是由于未激活的巨细胞病毒激发体内免疫反应，该免疫反应导致葡萄膜炎和黄斑水肿，即所谓的免疫恢复性葡萄膜炎。如果病情严重，内源性葡萄膜炎所致黄斑水肿可使用类固醇疗法进行治疗。

（4）HIV 和其他疱疹病毒：对于免疫系统受损的患者，单纯疱疹病毒（HSV）和水痘-带状疱疹病毒（VZV）均能引起视网膜炎，在临床上其与 CMV 视网膜炎很难鉴别。水痘-带状疱疹视网膜炎往往发生于单侧，较少出血，在视网膜周边呈圆周型扩散。该外观被称之为"进行性外层视网膜坏死"，而由单纯疱疹病毒引起的视网膜炎被称为"急性视网膜坏死"，且不仅限于免疫功能不全的患者。两者均可引起闭塞性脉管炎，伴血管闭塞、血管周边出血和因视网膜坏死所致的大面积浑浊。唯一可明确

区别 HSV、VZV 和 CMV 视网膜炎的方法即为由眼科医生取房水样本后采用 PCR 进行病毒 DNA 检测。

HSV 和 VZV 对阿昔洛维（而 CMV 不敏感）和更昔洛韦敏感。初期采取阿昔洛韦静脉注射，随后口服 3～6 个月（可用阿昔洛维，如使用前体药物伐昔洛韦更好）。对于 CMV 视网膜炎而言，一旦初期感染被治疗后，可频繁出现视网膜脱离的并发症。

（5）HIV 和梅毒：在资源贫乏地区，尤其是城市环境中，梅毒的发病率很高。梅毒常与 HIV 合并感染，故所有的梅毒患者均需进行 HIV 检测。梅毒的眼部症状不常见，包括前葡萄膜炎、后葡萄膜炎、视网膜炎、视网膜血管炎（图 67.24）和视神经疾病。

HIV 血清学阳性患者的眼部梅毒的推荐治疗方案为每天静脉注射 1 200 万～2 400 万单位的青霉素 G，连续 10～14 d。医生进行梅毒检测时应采用低阈值，测试所有患有葡萄膜炎、视网膜炎和视网膜血管炎的患者。

（6）HIV 和结核病：结核病的发病率呈现出惊人的增长，与 HIV 流行蔓延之势相似。在发展中国家，30%～50% 的成年人隐性感染结核病，在感染 HIV 后可激活结核病。由于 HIV/艾滋病患者细胞免疫功能严重受损，感染可能快速扩散至多个器官（粟粒性疾病）。免疫抑制的重症患者，其表现不典型，存在肺外病灶，且结核菌素试验呈阴性。在艾滋病患者中，大量脉络膜新生血管的侵入可能会引起继发性视网膜坏死和失明，患者将在数月内死亡。更为常见的是单个或多个小的、灰白的、抬高的脉络膜病灶，表现为脉络膜肉芽肿，与分枝杆菌菌血症有关[20]。

结核病的治疗与未感染 HIV 患者的治疗相同。

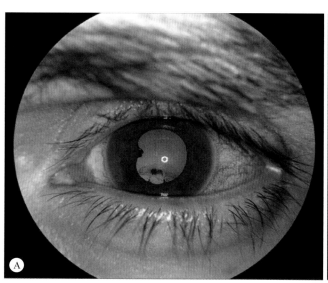 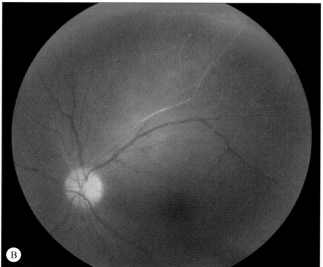

图 67.24 HIV 感染者因梅毒所致的葡萄膜炎。(A)因前葡萄膜炎所致的前房结膜周围红肿，虹膜后粘连和纤维蛋白炎症反应；(B)视网膜脉管炎显著影响小动脉（分支血管炎）和小静脉。(Courtesy of Albert Anderson and Chris Berstrom, Lancet Infectious Diseases, Volume 9, Issue 7, Page 453, July 2009.)

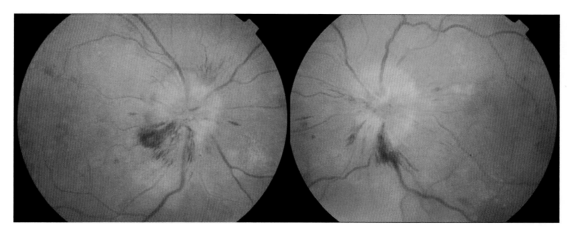

图 67.25　严重的视乳头水肿。由于颅内压力增高,双侧视盘肿胀,伴视盘边缘模糊,突起、视网膜杯消失以及表面出血。(由 Nicholas A. V. Beare 和 Jerry Sharp 提供)

(7) HIV 和肺孢子菌病:肺孢子菌是一种在免疫抑制个体中引起肺炎的机会致病菌(PCP),尤其在 HIV/艾滋病患者中。

耶氏肺孢子菌较少引起脉络膜炎,该病表现为在后极的黄白色视网膜斑块,斑块扩大并融合为不规则的多叶病变。其可发展成为渗出性视网膜脱离。识别肺孢子菌脉络膜炎非常关键,因为其提示疾病扩散。治疗上采取高剂量的磺胺甲噁唑或阿托伐醌。

(8) HIV 和隐球菌性脑膜炎:新生隐球菌(*Cryptococcus neoformans*)是艾滋病患者发生隐球菌性脑膜炎的常见病原体。由于颅内压升高所致的视神经乳头水肿较常见,如果延误治疗可引起视力损失(图 67.25)。隐球菌感染本身即可损害视神经,造成视神经萎缩和视力损失。由于动眼神经麻痹,还可引起复视。格特变种(*C. neoformans* var. *gattii*)感染更可能在免疫功能正常者中引起侵袭性疾病。

(9) HIV 和结膜鳞状细胞癌:在 HIV 感染者中有关结膜鳞状细胞癌(squamous cell carcinoma of the conjunctiva, SCCC)的报道越来越多。在撒哈拉以南的非洲地区,其发病率增加至 5～10 倍,与 HIV 感染一道,给眼科手术容量造成了沉重负担。与 HIV 相比,皮肤的人乳头瘤病毒(human papilloma viruses, HPV)与 HIV 一起被认为与 SCCC 的病因有关,但仅在不到 50% 的病例中检测出 HPV[24]。其病因可能是多因素的,包括 HPV、HIV 和紫外线暴露。

SCCC 的典型临床表现为灰白色凸起肿块,并被充盈的结膜血管包围,有时伴有色素沉着(图 67.26)。发生于睑结膜的 SCCC 通常位于结膜角膜的交界处(角膜缘)。肿瘤扩散累及整个结膜、眼睑、局部组织和淋巴结。应迅速进行彻底手术切除,早期手术治疗效果更好。随着更多的结膜组织被累及,手术切除将更加困难,可能会采取眼球摘除术或眶内容物摘除术。

单纯摘除术与 30%～40% 的高复发率有关,据报道辅助治疗可降低复发率。辅助治疗方法包括使用抗代谢物(丝裂霉素 C 或 5-氟尿嘧啶)进行局部化疗、冷冻疗法[25]和术中 β 射线照射[22]。上述方法均未通过随机试验验证[26]。所有方法在发展中国家开展起来均较困难,但是 β 射线源获取之后则可持续使用,且便于储存。

(10) HIV 和卡波西肉瘤:卡波西肉瘤是一种恶性血管肿瘤,在发展中国家的艾滋病患者中有 15%～24% 患该病。该肿瘤发生于皮肤和黏膜上,最常累及的部位有眼睑皮肤、眼睑边缘、结膜,偶见于眼眶内。该病表现为深紫红色的结节(图 67.27)。通常情况下会出现多发性皮肤病变,随后形成溃疡。往往进展缓慢且较少扩散。该肿瘤可手术切除或采取局部放射治疗。

2. 单纯疱疹性角膜炎　有关单纯疱疹性角膜炎的详细内容见前文。

3. 麻疹　有关麻疹及其眼部表现的详细内容见后文。

4. 风疹　风疹通常临床症状不典型,或表现为面部、躯干和四肢的红斑性丘疹。孕早期孕妇感染胎儿的可能性高达 80%。在宫内感染风疹病毒的儿童中,约半数会发生白内障。在出生后的几年里,病毒一直存活于晶状体中,手术摘除白内障后可引起葡萄膜炎。其他眼部缺陷包括先天性青光眼、"椒盐状"视网膜病、视神经萎缩、斜视、眼球震颤和小眼球。由风疹所致的先天性白内障预后较差。

风疹可以通过对女性进行免疫接种加以预防,免疫接种需覆盖 80% 以上的人群。

5. 流行性腮腺炎　腮腺炎典型表现为急性发热,有时还累及其他器官,引起睾丸炎、卵巢炎和胰腺炎。感染后,患者具有长期免疫力。眼部并发症并不常见,如泪腺

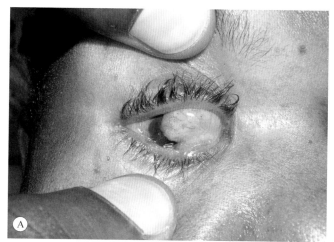

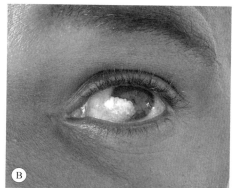

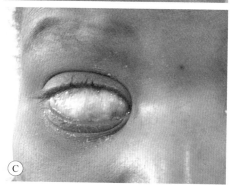

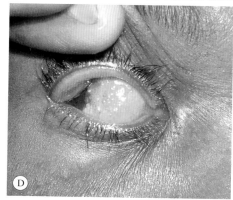

图 67. 26　（A～D）结膜鳞状细胞癌。（由 Nicholas a. v. Beare 和 Nkume Batumba 提供）

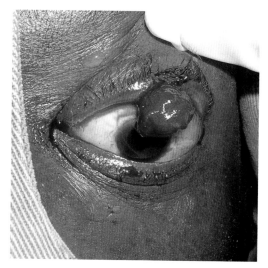

图 67. 27　眼睑卡波西肉瘤。（由 Nicholas a. v. Beare 和 Nkume Batumba 提供）

肿胀（泪腺炎）、结膜炎、角膜炎、虹膜炎、巩膜炎、视网膜和视神经炎。并发症一般采取支持治疗，如使用止痛剂和适当治疗。

6. 接触传染性软疣·由 DNA 病毒而引起的接触传染性软疣通常感染儿童。在非洲也可见成人感染，该病可能是 HIV 感染的一个病变标记。中央有肚脐状凹陷的小丘疹是典型症状。病变可以是孤立的，也可以集群出现。在眼皮上的病变可能导致滤泡结膜炎或角膜炎。用碘酒或石炭酸涂抹病变部位通常较为有效。

（二）细菌性眼科疾病

1. 衣原体和沙眼·沙眼是世界上主要的致盲性疾病之一，是最常见的致盲性传染病。鉴于沙眼致盲的风险，活动性沙眼估计对 4 060 万人和 820 万倒睫患者构成威胁（图 67.28）。在非洲、中东和亚洲的许多地方，沙眼已成为严重的公共卫生问题。然而随着沙眼患病率的下降，全球提出 2020 年达到消除沙眼的目标。

沙眼是一种易复发的慢性眼部感染性疾病，由一种专性细胞内微生物——沙眼衣原体感染引起。血清型 A、B、Ba 和 C 沙眼衣原体会导致眼部感染；D～K 型主要导致泌尿生殖感染，也可感染眼睛。

在流行地区，眼部感染可始于幼儿期，该类地区通常较干旱、供水不足且卫生条件差。炎症反复发作并继发细菌性感染，最终可导致睑板结膜瘢痕。结膜纤维化会导致上眼睑向内生长（睑内翻）和睫毛生长畸形（倒睫），最终会摩擦眼球并造成严重刺激。倒睫反复发作将会使角膜表面退化，直接或继发感染导致角膜瘢痕，长此以往将会导致失明。

（1）危险因素：沙眼患病率高的地区其环境通常干燥多尘、供水不足、卫生条件差、房屋过度拥挤，并有大量

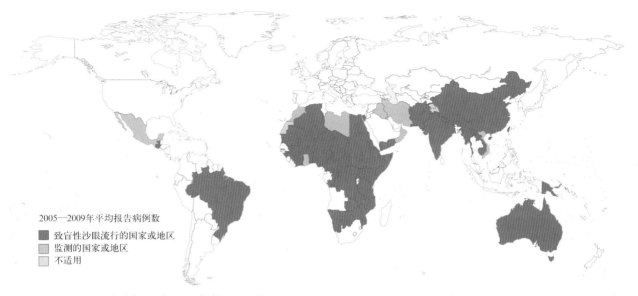

2005—2009年平均报告病例数
- ■ 致盲性沙眼流行的国家或地区
- ■ 监测的国家或地区
- □ 不适用

图 67. 28　沙眼的全球分布。(由 WHO 提供：http://gamapserver.who.int/mapLibrary/Files/Maps/Global_trachoma_2010. png)

苍蝇孳生。

　　苍蝇接触眼鼻分泌物后，可携带微生物在儿童之间传播(图 67. 29)。脸部不洁或不清洗给微生物创造了有利的孳生环境，从而易诱发沙眼。粪便可吸引苍蝇，因此坑式厕所的妥善设计和使用将有利于减少沙眼在社区内流行。水源供应不足是另一个危险因素，水源的距离和沙眼流行相关。此外，教育水平，特别是母亲的教育水平低下亦为危险因素之一。

　　通过健康教育强调面部清洁可减少沙眼传播。

　　(2) 临床检查：①检查眼睛是否有分泌物或睫毛是否接触角膜；②应该注意是否有睫毛脱落；③检查是否有角膜炎症和角膜混浊；④翻转上眼睑并请患者往下看，保持眼睛睁开；用示指和拇指轻轻捏住睫毛，同时用玻璃棒或类似工具抵住皮肤皱褶上方的上眼睑皮肤，翻转眼皮，

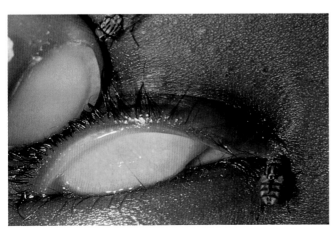

图 67. 29　一只雌性市蝇(*Musca sorbens*)在冈比亚的滤泡性沙眼患儿外翻的上眼睑进食。(*Courtesy of Paul Emerson and Robin Bailey*)

可观察上睑板结膜；⑤检查睑板结膜是否有滤泡、严重的炎症或结膜瘢痕。

　　评分系统：沙眼简化分级系统包括如下内容(图 67. 30)。

- 滤泡性沙眼性炎症反应(trachomatous inflammation-follicular，TF)：上睑结膜滤泡 5 个及以上，直径＞0.5 mm。滤泡是淋巴样细胞在结膜上堆积形成的淡黄色或白色块状物(如米粒样)。

- 重度炎症性沙眼(trachomatous inflammation-intense，TI)：上睑结膜明显的炎症反应性增厚遮盖住超过一半的深层血管。严重的炎症会导致睑板结膜发红、粗糙、增厚。有弥漫性炎症浸润、水肿和血管乳头状肥大。该阶段传染性最强。

- 瘢痕性沙眼(trachomatous scarring，TS)：睑板结膜瘢痕形成。白线是睑板结膜沙眼瘢痕阶段的早期指标，瘢痕也可成片或成带。

- 沙眼性倒睫(trachomatous trichiasis，TT)：至少一根睫毛摩擦到眼球。如有被拔掉的倒睫也属此类。

- 沙眼性角膜浑浊(corneal opacity，CO)：混浊的角膜使部分瞳孔变得模糊不清，并引起明显的视力下降。

　　(3) 沙眼控制和 SAFE 策略：根据医疗服务的层级，SAFE 策略提供了一种适当且有针对性的控制措施。S 代表可预防倒睫/睑内翻导致角膜瘢痕的手术；A 代表抗生素治疗(四环素眼膏或阿奇霉素口服)并作为二级预防措施；F 代表面部卫生；E 代表环境改善(一级预防)。在这些干预措施中，大规模人群重复的单剂量口服阿奇霉素是控制沙眼最有效的措施。WHO 推荐以连续 3 年在10％及以上的儿童活动性沙眼流行区发放阿奇霉素作为沙眼防治规划对策。由于10％以上的儿童 3 年内会反复

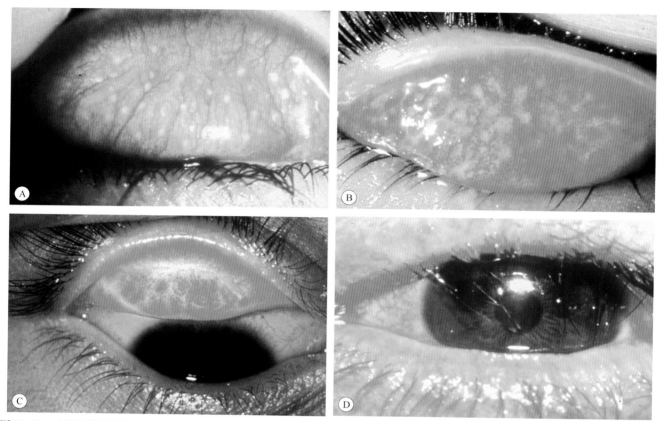

图 67.30　沙眼的发展阶段。从左上角开始顺时针方向。(A)滤泡性沙眼(TF);(B)重度炎症性沙眼(TI);(C)沙眼性倒睫(TT);(D)结膜瘢痕性沙眼(TS)。(源自伦敦国际眼睛健康中心)

感染,故进行 3 年的人群治疗后还需要开展沙眼监测计划。

(4) 治疗

1) 药物治疗:四环素和大环内酯类对急性期沙眼都有效(TF 和 TI),如四环素眼膏每天 2 次、连续 6 周。实际上,该方案的依从性很差。单剂量口服阿奇霉素(成人 1 g,儿童 20 mg/kg)的疗效和局部使用四环素相同,但更方便。在流行区的大规模治疗可阻断感染的传播,但目前尚不清楚重复治疗的次数以及哪些人群需要大规模治疗。

阿奇霉素对呼吸道疾病、腹泻和疟疾的病原体均有效,沙眼流行区开展半年或一年一次的阿奇霉素分发,当人群覆盖率达到 80% 时,儿童死亡率可减少一半。必须继续坚持消除沙眼控制规划,同时鼓励进一步研究人群抗生素服药及其对社区疾病负担和死亡率的影响。

2) 倒睫症和拔睫毛:当睫毛接触角膜会导致严重的刺激,很多患者会用镊子拔掉睫毛。不幸的是,4~6 周内睫毛又会长出,尽管如此,拔睫毛确实能暂时缓解症状。

(5) 手术治疗沙眼睑内翻:通过手术翻转眼睑边缘和旋转睫毛远离角膜可以治愈倒睫,并降低视力下降的

风险。已有多种手术方式,但是任何手术都存在显著的复发风险。倒睫手术开展得很有限,且大多数患者从未接受过手术治疗。可让眼科护士或临床助理在患者所在的村庄进行手术,该举措可改善手术的可及性。

角膜混浊后行角膜移植手术:由于结膜表面和眼表面状态欠佳,泪膜不稳定以及可能的角膜上皮干细胞缺失,严重沙眼的角膜移植结果通常是不理想的。

(6) 预防:整个社区使用阿奇霉素治疗可减少沙眼的传播,但无法避免再次感染。如不采取其他预防措施,抗生素治疗效果不持久。

社区需要开展沙眼预防健康教育,以及通过政府或非政府组织机构招募志愿者开展可覆盖社区的预防措施。社区的发展可消除一些沙眼流行的因素。

社区需要做好供水保障工作;保持儿童的面部清洁;建造设计良好的通风坑式厕所;垃圾不应敞开堆放;动物,尤其是牛圈,应该与房屋保持一定的距离。

在许多国家,由于环境和社会经济条件的改善,虽然并未开展控制项目,但沙眼发病率仍在下降。然而,严重沙眼仍在局部地区存在,尤其是在资源严重匮乏的最边缘地区的弱势群体中。当这些社区的人群生活质量得到改善后,沙眼才会被根除。

2. 性病淋巴肉芽肿・性病淋巴肉芽肿是由 L1、L2 和 L3 血清型沙眼衣原体通过性接触传播。沙眼衣原体是广泛存在的。

初疮多发生在生殖器，随后几天出现局部淋巴结炎，并伴有发热、头痛和不适症状。

（1）眼部并发症。性病淋巴肉芽肿是帕里诺眼淋巴结综合征（Parinaud's oculoglandular syndrome）的病因之一：滤泡性结膜炎伴有耳前淋巴结病。角膜炎同时会伴有角膜浸润和新血管的形成，包括前葡萄膜炎、全葡萄膜炎和巩膜炎。

（2）治疗。性病淋巴肉芽肿的四环素治疗参见第 23 章。

（三）立克次体

1. 斑疹伤寒・斑疹伤寒是由专性细胞内立克次体（Rickettsia）或东方体（Orientia）引起的，通过虱子、蜱、螨或跳蚤传播。

（1）眼部并发症：斑疹伤寒的眼部并发症包括结膜炎、前葡萄膜炎、视网膜出血、视神经水肿，均可能导致视神经萎缩。

（2）治疗：参见第 23 章。

2. 南欧斑疹热・**南欧斑疹热**（boutonneuse fever，又称地中海斑疹热 Mediterranean spotted fever）是由康氏立克次体（Rickettsia conorii）引起，通过寄生在狗和啮齿动物中的蜱虫传播。该病在包括非洲和印度在内的地区广泛分布，但在地中海沿岸各国呈地方性流行。感染后 7～10 d，患者出现发热、头痛、倦怠、肌痛，伴有斑丘疹，在蜱叮咬部位有黑色的痂。

（1）眼部并发症：1/3 葡萄膜炎患者伴有玻璃体炎症和视网膜出血，视网膜出血包括白色中心（white-centred）出血、视网膜血管炎、浆液性视网膜脱离、黄斑水肿和黄斑渗出液的星形沉积。

（2）治疗：采用四环素类抗生素治疗，通常采用强力霉素。

3. 猫抓病・由一种胞内病原体巴尔通体（Bartonella）引起。患者被猫抓挠处会发展为淋巴结病。

眼部并发症：巴尔通体很少引起葡萄膜炎和视神经视网膜炎，会导致视神经盘肿胀，并导致黄斑水肿和黄斑渗出液的星形沉积。诊断时需要考虑猫抓史。

巴尔通体对四环素和大环内酯类如红霉素和阿奇霉素是敏感的。

（四）分枝杆菌

1. 结核病・非洲有一个结核病和艾滋病的混合流行区，然而其他地区结核病的发病率呈下降趋势。WHO 估计，每年有 880 万新发结核病例，其中接近 140 万人死亡（WHO，2010 年）。因结核病死亡者中，1/4 为 HIV 阳

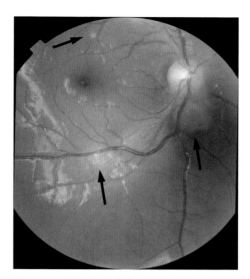

图 67.31　结核性脑膜炎患儿的结核脉络膜肉芽肿结节（见箭头）。（由尼古拉斯・A・V・贝尔）

性者，占 HIV 相关死亡病例的 1/4。

（1）眼部并发症：结核病会影响包括眼睛在内的全身所有系统。皮肤感染（寻常性狼疮）可导致眼睑瘢痕，进而由于暴露继发角膜感染。疱性角膜结膜炎是因结核杆菌蛋白所致的过敏反应，呈现黄色/粉色小结节，经常分布在角膜、巩膜边缘。对疱性结节使用局部皮质类固醇治疗可迅速起效。

结核病引起的肉芽肿导致显著的巩膜增厚，进而形成巩膜炎。

可能发生肉芽肿性前葡萄膜炎，伴随大面积羊脂状角膜后沉着物，但不是结核病特异的（图 67.10）。放大瞳孔检查可在瞳孔边缘发现小的白色炎性结节（Koeppe 结节）。后葡萄膜炎可导致脉络膜的结节，眼底苍白病变加重提示病情的扩散（图 67.31）。眼部的并发症还包括视神经炎和视神经萎缩。

结核病是引起视网膜血管炎的一种重要的感染性病因，应与非传染性疾病的病因鉴别诊断，如结节病、Behçet 综合征、韦氏肉芽肿病和多发性硬化症。血管病变可能是非闭塞性的，包括血管鞘、血管周围渗出液或出血；或是伴视网膜动脉缺血的闭塞性病变，导致新血管形成，牵引视网膜脱离和玻璃体出血。

（2）治疗：第 40 章描述了系统性治疗肺结核的方法。结核病有关的前葡萄膜炎应在系统性治疗结核病的同时采用局部类固醇和扩瞳药物（1% 环戊通或 1% 阿托品眼药水）治疗。脉络膜肉芽肿在系统性抗结核治疗之外不需要特定的治疗。视网膜血管炎如果影响黄斑并威胁到视力可能需要额外采用系统性皮质类固醇治疗。然而，应谨慎使用类固醇，并与临床医生保持沟通。大面积

缺血(如果有条件最好采用荧光素血管造影)需要用散射激光光凝术治疗以减少新血管形成。如果临床发现血管闭塞,但不可采用荧光素血管造影或激光,最好在发现新血管形成之前就诊。

2. Eales病 · Eales病是一种视网膜周边血管炎,属于闭塞性视网膜血管炎的一种,主要发生于健康的青壮年男性。这种疾病在南亚地区尤其常见,与结核病感染或接触史有关。人们推测该病可能是多因素疾病,与结核菌素蛋白的免疫反应以及和人类白细胞抗原(HLA)有关。由于缺乏诊断检测手段,所以其他原因造成的视网膜血管炎可能被漏诊。

在炎症早期,主要的症状为静脉周围炎;但在后期,主要症状为视网膜缺血及其并发症。急性炎症阶段可口服皮质类固醇治疗,并结合抗结核感染的对症治疗。在缺血性阶段,针对视网膜缺血处的激光光凝术对于预防新血管形成和玻璃体出血是有效的。玻璃体注射血管内皮生长因子抑制剂(抗 VEGF 因子,如雷珠单抗、贝伐单抗)可使新血管恢复,但会引起牵引性视网膜剥离,所以应该小心使用,密切监测,该方法不能替代光凝术治疗视网膜缺血。

3. 麻风 ·

(1)流行病学:据估计,大约 10 万例麻风患者因患病而失明,此外数千例患者因其他眼疾致盲,这些患者均难以获得眼科医疗服务。

(2)临床表现:麻风(见 41 章)是由麻风分枝杆菌引起的。麻风分枝杆菌是一种传染性较低的抗酸细菌,由于偏爱低温,眼前部和眼皮更易感染。麻风病的临床症状取决于免疫反应;强的细胞免疫反应会导致低细菌数的少菌型(PB)麻风病。免疫力弱则会发展成多菌型麻风病(MB)。MB 患者具有传染性。麻风病的神经损伤和致残分别归因于Ⅰ型和Ⅱ型反应。

1)Ⅰ型反应(可逆反应):如果 MB 患者细胞免疫增强,皮肤病变和末梢神经急性炎症会导致运动和感觉不良。脑神经受累会导致角膜感觉减退(第 5 对)和兔眼(第 7 对脑神经麻痹性)。兔眼,指无法闭上眼睛,是一种常见的并发症(图 67.32)。眼睑合闭不足合并角膜感觉迟钝导致的角膜病和角膜创伤对眼睛造成严重风险。可能需要实施永久性睑缘缝合术来保护角膜。

2)Ⅱ型反应(麻风结节性红斑:ENL):MB 患者免疫复合物沉积导致皮下结节,神经肿胀和发热。Ⅱ型反应会导致前葡萄膜炎,巩膜外层炎和巩膜炎。麻风杆菌渗透可引起组织萎缩,导致眉毛脱落、鼻子萎缩及耳垂变薄。

(3)眼部症状和并发症

1)急性前葡萄膜炎(AAU):前葡萄膜炎的治疗和

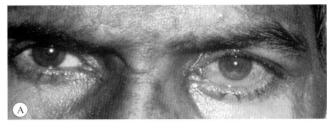
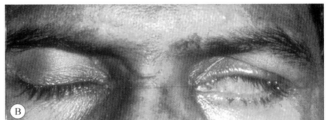

图 67.32 麻风病导致左眼兔眼。(由 Margreet Hogeweg 提供)

自发性前葡萄膜炎 AAU 一样,可扩瞳和使用皮质类固醇眼药水进行治疗。

2)巩膜外层炎和巩膜炎:滴皮质类固醇滴眼液对巩膜外层炎有立竿见影的效果。深层巩膜炎,尤其是严重的双边巩膜炎,属于Ⅱ型并发症。采用系统性皮质类固醇短程疗法,配合氯法齐明和局部多次(1 h 或 2 h)皮质类固醇滴眼液进行治疗。会有葡萄肿的风险(变薄的巩膜与附着脉络膜膨胀)或巩膜穿孔及巩膜变薄。非常薄的巩膜或葡萄肿也可以引发眼球细菌感染造成致盲性眼内炎。

3)慢性前葡萄膜炎:后粘连并不常见,但可出现角膜沉积物。治疗慢性前葡萄膜炎时,保持瞳孔尽可能扩张和活跃,然后用 2.5%～5% 去氧肾上腺素滴眼液滴眼。

4)边缘性麻风结节:在角膜巩膜的边缘(异色边缘)的无痛粉色或淡黄色结节,需要长期系统的治疗。

5)麻风病角膜炎:由于麻风分枝杆菌入侵导致白垩沉积于角膜上颞象限,通常不会影响视力。

6)虹膜萎缩:MB 麻风病中,虹膜基质和瞳孔开大肌萎缩形成一个固定的小瞳孔。不规则的虹膜萎缩可能会导致瞳孔变形。

7)虹膜珍珠:虹膜表面的白色小结节,是麻风杆菌钙化形成的,是麻风病的特殊病理改变。

(4)麻风患者老年性白内障:由于眼内炎症和硬化变小的瞳孔,麻风患者白内障的控制非常复杂。持续开展 6 个月的系统治疗且麻风反应消除后才可开展手术,无活动性的炎症者可植入人工晶体。

(5)麻风患者的眼内压:眼内压升高可能与前葡萄膜炎有关,眼内压降低与睫状体的萎缩有关。眼压升高可能继发青光眼,而长期低眼压可能导致眼球萎缩和失明。

（6）麻风性眼病的诊断措施：重点关注以下几点：①视力；②眼睑闭合和角膜感觉，用药棉从侧面"滚动"以测试角膜感觉；③角膜瘢痕；④红眼——主要出现在 AAU 边缘巩膜，巩膜外层炎，而且在巩膜炎中广泛出现；⑤放大检查前葡萄膜炎出现的证据；⑥白内障及瞳孔对瞳孔放大剂的反应。

眼部健康教育和患者转诊：①推荐视敏度为 6/18 或更差的患者，或急性红眼患者去眼科就诊；②让患者轻轻地、用力地闭上眼睛，眼皮间隙＞5 mm 的患者应该转诊；③兔眼患者应该鼓励"think-blink"或手动多次关闭眼皮。

随着麻风的成功控制，一些麻风病专项项目也随之结束。然而未来仍需要将麻风病控制与预防失明计划之间有机地协作或整合，以控制麻风病患者失明的发生率。

4. 杆菌和球菌

（1）布鲁菌病（波状热、地中海热）：布鲁菌病由感染革兰阴性杆菌布鲁菌所致，如牛种布鲁菌、羊种布鲁菌或猪种布鲁菌。该病广泛分布在世界各地，但中东地区尤为常见，感染通常发生于接触有蹄牲畜或饮用未经消毒牛奶的人群。它表现为急性发热性疾病，慢性期间症状不典型。通过血培养或血清学诊断。

1）眼部并发症：包括慢性葡萄膜炎，可能累及眼前部或眼后部。这是肉芽肿性葡萄膜炎伴脉络膜肉芽肿的病因之一，表现为多发的局限性凸起，并伴有出血。上皮混浊可能发生在角膜。视神经炎较为罕见，视乳头水肿表明累及神经。局部炎症或基底脑膜脑炎引发的第 6 对脑神经麻痹通常可导致眼外肌异常。

2）治疗：布鲁菌病相关的前葡萄膜炎应该采用局部类固醇和扩瞳药物（1％环戊通或 1％阿托品眼药水）治疗，同时行系统性治疗布鲁菌病。后葡萄膜炎需要用抗生素系统性治疗详见第 28 章。

（2）土拉菌病：土拉菌病是由一种微小的革兰阴性杆菌——土拉热弗朗西丝菌土拉巴斯德菌［*Francisella tularensis*（*Pasteurella tularensis*）］引起的。该细菌的中间宿主主要为兔子，还包括其他啮齿动物以及狐狸和猫，可能是通过蜱虫叮咬传播。土拉菌病的确诊依赖于抗体滴度升高，或在特定基质中分离出细菌。

1）眼部并发症：眼部感染土拉菌病会在潜伏期后 2 周发生严重的结膜炎。表现为结膜充血、水肿，并出现分泌物，以及肉芽肿和区域淋巴结增大（Parinaud 眼-腺性综合征）。

2）治疗：链霉素和四环素类抗生素治疗，可降低相关的病死率。

（3）细菌性脑膜炎：尽管这种疾病在世界范围均有发现，但脑膜炎奈瑟球菌引起的脑膜炎通常发生在热带国家。其他微生物（肺炎链球菌、脑膜炎奈瑟球菌、流感嗜血杆菌、猪布鲁杆菌）也会引起脑膜炎并伴有类似的眼部症状。

1）眼部症状：脑神经麻痹可能导致非共同性斜视。第 6 对脑神经麻痹导致水平复视在看向病灶一侧时最为显著，并且常常是颅内压增高的表现。第 3 神经麻痹，眼睛往下且向下看时垂直复视递减，可伴上睑下垂，瞳孔放大。昏迷患者可有瞳孔放大或对光无反应，先出现于单侧，随后累及双侧，提示颅内压严重升高，锥形脑干和接近死亡。凝视麻痹可能导致目光持续的朝向一个方向。这些表明参与额叶眼球运动的区域受累且提示预后不良。

脑膜炎恢复后视神经可能受累萎缩，从而导致视力丧失。参与视觉的皮质区域会受到枕叶脑梗死的累及从而引发视力下降[33]。

2）治疗：脑膜炎的治疗见 27 章。昏迷患者眼部护理很重要，应避免暴露性角膜病。护理人员应经常手动关闭患者眼皮。如果角膜持续干燥应涂抹氯霉素眼膏，每天 4～6 次。

（4）白喉：白喉是由革兰阳性杆菌白喉棒杆菌（*Corynebacterium diphtheriae*）引起。实际上在许多国家这种疾病都因人群进行免疫接种而不为人们所熟知。在免疫接种匮乏的地区，如索马里以及印度尼西亚的一些地区可能发生该疾病的暴发。

1）眼部并发症：结膜感染引起膜性结膜炎，并伴有眼睑水肿、分泌物增多和局部淋巴结肿大。典型的眼白喉症状是在黏膜以及喉部形成灰色膜。清除膜后会发现表面粗糙，并有瘀斑及出血。角膜溃疡与基质浸润也可发生。膜性结膜炎可能由其他感染引起，如链球菌、肺炎球菌或腺病毒。

白喉毒素损害心脏、肾脏和中枢神经系统，造成脑神经麻痹，尤其是第六脑神经。

2）治疗：参见第 35 章。

（5）炭疽：由炭疽杆菌（*Bacillus anthracis*）引起的皮肤炭疽可累及眼睑和眶周。患者通过直接接触被污染的皮肤和其他动物制品而感染，大部分感染者常从事与活或死的动物接触的工作。炭疽杆菌也可由昆虫传播。炭疽杆菌感染部位可形成红色丘疹，并形成黑色焦痂和坏疽——通常会发展成的水疱（恶性脓疱）。

1）眼部并发症：影响眼睑的焦痂可能发展成严重瘢痕，导致严重的瘢痕性睑外翻，眼睑可翻出。暴露性角膜炎可能导致角膜瘢痕和失明。一旦累及眼部，应尽早就诊，听取眼科专家建议。

2）治疗：参见第 31 章。外翻的矫正需要分割瘢痕组织和全层皮肤移植。

5. 螺旋体属 ·

（1）梅毒：梅毒是由螺旋菌梅毒螺旋体引起的。该病通过性接触传播或胎盘垂直传播给未出生的婴儿胎儿，在贫穷国家患病率高。据报道，在撒哈拉以南的非洲地区，产前妇女梅毒的患病率为 2%～12%，合并感染 HIV 亦很常见。

1）梅毒的眼部临床表现：眼部疾病主要与二期梅毒有关。临床表现包括前葡萄膜炎、玻璃体炎、视网膜炎、多灶性脉络膜视网膜炎，视网膜血管炎（图 67.24）和视神经乳头炎，但缺少特异性的诊断特征。虹膜的前葡萄膜炎（虹膜炎）可表现为明显的充血（蔷薇疹）。视网膜炎表现为视网膜有乳白的毛玻璃影。

结膜下疳会在初级梅毒阶段发生。一段时间后三期梅毒发生，会出现类似二期梅毒的眼部特征。罕见的 Argyll-Robertson 瞳孔可能发生，表现为不规则小瞳孔，对直接或交互的光刺激的反应消失，但会适应性缩窄。视神经萎缩可能是视神经乳头炎后遗症。

考虑到梅毒可治愈且可变弱，并且是葡萄膜炎的重要的病因，临床医生应该有一个低标准的梅毒血清学检测，包括调查任何可能发生葡萄膜炎的患者。性病研究实验室检测（VDRL）及快速血浆反应素（RPR）抗体检测在同时存在结缔组织病、莱姆病、妊娠、麻风病和单核细胞增多症时可能会给出假阳性结果。

2）先天性梅毒：先天性梅毒的患者从出生到 6 个月可能出现前葡萄膜炎，6 个月后会出现伴色素团的脉络膜视网膜炎（经典盐和胡椒眼底）或多病灶性脉络膜炎。其他眼部的先天性梅毒的临床表现还包括眼睑发炎、泪囊炎、结膜炎、眼外肌肉麻痹、间质性角膜炎、瞳孔异常、视神经乳头炎、视神经萎缩。先天性梅毒会在特征性地潜伏期后再发作，常在青少年时期发作，表现为间质性角膜炎。患者主诉对光敏感度不适和出现红眼。新血管生长到深层角膜基质，应区分间质性角膜炎和其他在表面形成新血管的慢性角膜炎的不同。受累的发炎水肿角膜表面可能会呈现粉红色，常称之为"鲑鱼片"。角膜炎可导致空血管或"幽灵血管"的角膜瘢痕。

3）治疗：前葡萄膜炎采用阿托品或环戊通眼药水扩瞳孔，局部皮质类激素治疗。由于梅毒性眼病同时累及神经，因此建议联用神经梅毒治疗方案。

（2）钩端螺旋体病：钩端螺旋体病是由广泛存在的钩端螺旋体引起的。慢性肾感染的家畜和野生动物（通常是啮齿动物）是储存宿主。人可以通过接触感染性的尿液或受污染的水和土壤而感染。经过 8～12 d 潜伏期，患者出现发热和寒战，全身不适，并可出现黄疸和脑膜炎。可通过检测血清中抗体滴度上升，或者进行血液或尿液的培养进行诊断。

钩端螺旋体病很少引起葡萄膜炎，前葡萄膜炎、玻璃体炎、视网膜和视神经乳头出血均有报道（参见第 37 章）。

（3）回归热：虱传回归热由回归包柔体（Borrelia recurrentis）引起，多发生在贫穷的热带国家，人们往往生活条件差。由杜氏包柔体（Borrelia duttonii）引起的蜱传回归热发生在非洲东部。回归热引起高热、广泛的肌肉疼痛和不适，退热后数天仍可能复发。

1）眼部并发症。回归热可引起急性或慢性前葡萄膜炎，还会出现视网膜出血和渗出液。脑膜炎会导致视神经乳头水肿和脑神经麻痹。

2）治疗：参见第 37 章。

6. 真菌眼科疾病 · 丝状真菌、酵母和双态性真菌与眼部感染有关，主要是角膜炎。眼真菌病的诊断困难以及抗真菌剂的可及性不足，致眼部真菌感染的防治存在困难。

真菌引起的化脓性角膜炎与细菌性角膜炎在临床上难以鉴别。真菌性角膜炎常表现为角膜浸润具有羽毛状边界，革兰染色法可以区分细菌和真菌感染，进行组织病理学检验时可通过苏木精-伊红染色发现真菌病原体。

导致眼部感染的真菌最常见的是丝状真菌和酵母。丝状真菌为有菌丝的多细胞生物。菌丝可以有隔或无隔。感染眼部的真菌最常见的病原体为有隔丝状真菌，为镰刀菌属（Fusarium）和曲霉属（Aspergillus）。无隔丝状真菌，例如根霉属（Rhizopus）和藻菌纲（Phycomycetes），一般不涉及眼部感染。

白念珠菌（Candida albicans）、新型隐球菌（Cryptococcus neoformans）属于单细胞酵母，通过出芽进行繁殖，可能导致眼部感染。双态性真菌，例如皮炎芽生菌（Blastomyces dermatitidis）等可能通过血液和淋巴扩散导致眼部和眼眶疾病。

全球范围内均有眼真菌病病例发现，但主要分布在炎热潮湿的地区。在某些热带地区，1/3 至一半的成人角膜溃疡是由真菌引起的。

（1）真菌性角膜炎：真菌感染眼部的部位最常见的是角膜，化脓性角膜炎、溃疡、眼前房积脓、角膜穿孔的早期诊断和及时治疗至关重要。引起角膜炎的真菌包括曲霉菌和镰刀菌。与其他化脓性角膜炎一样，当角膜感染和炎症区域愈合后可形成角膜瘢痕。角膜瘢痕影响视力时，特别是另一只状态较好的眼也受到累及，应考虑进行角膜移植。

真菌角膜溃疡边缘呈羽毛状，伴腐烂和着色浸润，特别是抗生素治疗无效时，应考虑真菌感染。然而，这些症状并不一定均出现。

真菌感染往往与植物性物质造成的眼损伤有关。如果发生由树枝、茎秆和谷类外壳造成的角膜擦伤，应考虑继发真菌感染的可能。

（2）真菌玻璃体炎或眼内炎：真菌还可以通过血液病播散感染眼睛，导致玻璃体炎或眼内炎。这通常与不良的卫生习惯和静脉药物滥用有关，比如使用柠檬汁酸化和溶解海洛因。对身体虚弱的患者行静脉导管插管或腹部手术亦有发生真菌玻璃体炎的风险。

患者玻璃体上有毛茸茸的白色球状病变形成，玻璃体浑浊，患者可逐渐出现视力模糊。念珠菌和曲霉菌是最常见的致病微生物。其他真菌如皮炎芽生菌（*Blastomyces dermatitidis*）和粗球孢子菌（*Coccidioides immitis*）感染会引起内源性眼内炎。

（3）真菌性眼眶窝织炎：鼻和鼻旁窦可能含有曲霉属真菌，特别在眼眶骨折导致眼窝壁破损时，可能导致眼眶感染伴眼外肌肉麻痹。

（4）芽生菌病、球孢子菌病：皮炎芽生菌和粗球孢子菌通常经吸入引起感染。芽生菌病发生在美洲和非洲，而球孢子菌病则局限于美洲。球孢子菌病尤其易感染农民和建筑工人等有灰尘吸入风险的群体。

皮炎芽生菌感染皮肤引起化脓性肉芽肿，感染部位包括口、鼻和眼睑。局部感染可引起角膜炎。腐生菌可通过血液播散至眼，导致脉络膜炎和内源性眼内炎。

此类播散性疾病更易发生于免疫力低下的患者，如艾滋病患者，免疫力正常的患者也可能被累及。诊断有赖于特殊的培养或通过组织病理学的方法直接鉴别。

（5）组织胞浆菌病：荚膜组织胞浆菌（*Histoplasma capsulatum*）流行于美洲和加勒比地区。真菌存在于土壤，特别是有鸟类和蝙蝠粪便的、富含氮的土壤。患者通过吸入孢子而感染。荚膜组织胞浆菌可导致血液播散性疾病，通过血行传播导致眼部感染，以特征性的脉络膜视网膜炎更为常见，或者称之为"眼拟组织胞浆菌病综合征（presumed ocular histoplasmosis syndrome，POHS）"。"假定"基于感染的血清学证据，但未从眼部分离出病原体。然而，从未前往流行地区的患者也可能在眼底发现类似的感染。播散性组织胞浆菌病和眼内炎在免疫抑制患者中更常见。

POHS 的特点是存在多个界限清楚的脉络膜视网膜萎缩病灶并伴有后极部的色素沉着。该综合征经常伴随环状色素沉着和视神经盘萎缩（图 67.33），不会发生前葡萄膜炎或玻璃体炎。接近视网膜中央部位的脉络膜视网膜病变则很容易发展为脉络膜的新血管形成，并出现黄斑水肿和出血。患者表现为视觉扭曲和中心暗点，以及视网膜下瘢痕导致的中心视力丧失。治疗新生血管形成最好的方法为玻璃体内注射抗 VEGF 药物，结合维替泊芬行光动力学治疗，或者手术切除。

（6）真菌感染的诊断和治疗：如果一开始即怀疑真

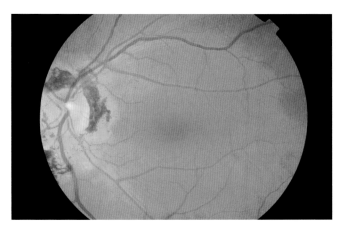

图 67.33 眼拟组织胞浆菌病综合征（POHS）与视神经盘周围特征性的环状色素沉着。（由 Nicholas A. V. Beare 和 Lisa Cairns 提供）

菌性角膜炎，或者是抗生素治疗 48 h 后无效，应该检查角膜擦伤处并尽可能鉴别微生物。菌丝内部结构使用革兰染色效果欠佳，而酵母经染色后可呈革兰阳性。吉氏染色可以鉴别真菌菌丝和酵母，但必须使用新鲜配制的染色剂并浸泡 1 h。10% 氢氧化钾湿检法检测真菌简单直接，且经济有效。然而抗真菌治疗常常是依赖经验。

那他霉素滴眼液对包括曲霉菌和镰刀菌的丝状真菌最有效。使用剂量为每半小时一滴，3～4 d 后每天使用 6～8 次。但该药物比较昂贵，并且供给不稳定。两性霉素 B 对酵母最为有效，尤其是念珠菌和隐球菌，对丝状真菌也有效果。可通过静脉或玻璃体内（10 μg）注射给药治疗眼内炎，或者稀释到 1～2.5 mg/mL 局部治疗角膜炎。

唑类是广谱的抗真菌药物，可外用或口服。益康唑和克霉唑（Aurolab，Madurai，印度）可作为眼科制剂，其中益康唑更有效。氟康唑是首选的口服剂（每天 400～800 mg），因为它吸收良好性、可渗透到眼部且几乎无不良反应。氟康唑也可以局部使用。如果可以，两种药物口服均可辅助治疗真菌性角膜炎或作为治疗真菌性眼内炎的首选方法。然而，氟康唑对曲霉属真菌的疗效差。伏立康唑是广谱的三唑类药物，已成为治疗侵袭性曲霉菌的首选。有证据表明，伏立康唑对真菌性角膜炎有效，可局部使用 1% 或 0.1% 的溶液于玻璃体内注射进行治疗（Aurolab，Madurai，印度）。

氟胞嘧啶是口服药物，也可局部使用，它可协同两性霉素 B 和唑类治疗包括念珠菌、隐球菌在内的酵母菌感染。然而该药物的耐药性已很普遍，并且很容易发生，因此与其他药物联合用药很有必要。

据报道，卡泊芬净的静脉制剂（静脉注射制备浓度为 0.5%），属于一种棘球白素，对真菌性角膜炎有效。然而系统治疗时，其眼部渗透性差。

使用抗真菌剂无效时,消毒剂可用于真菌性角膜炎。尽管体外活性聚维酮碘似乎没有效果,但 0.2%葡萄糖酸氯已定被证明至少和那他霉素一样有效。氯已定可以用无菌水稀释到适当的浓度使用。

真菌性角膜炎治愈很慢,所以抗真菌治疗必须持续至少 3 周,大约 1/3 的真菌溃疡 1 月内不会愈合。细菌性溃疡的愈合相对迅速。局部皮质激素治疗导致真菌性角膜炎恶化,所以应该在开始抗真菌治疗 2 周内避免使用。

7.原生动物所致眼科疾病·

(1)弓形虫病:弓形虫病由刚地弓形虫引起,其感染非常常见,全球健康人群血清学阳性率超过 50%。弓形虫病患病率与食用未煮熟的、未加工的或生肉,以及养猫有关,而猫是弓形虫的终宿主。该病在南美洲、中美洲和欧洲南部尤其常见。据报道,在亚洲健康人群中血清抗体阳性率为 30%~60%,20 世纪 60 年代以来,弓形虫感染逐步上升。撒哈拉以南非洲地区缺乏弓形虫感染的相关数据,因而无法与其他地区比较,临床弓形虫病或眼底弓形虫病比较少见。

弓形虫病是一种机会性感染性疾病,免疫力低下的患者会感染或复发该病,如艾滋病患者,可表现为严重的脉络膜视网膜炎,免疫功能低下的患者也可能患弓形虫脑炎。

1)眼弓形虫病:弓形虫会引起严重的局部脉络膜视网膜炎,并伴有不同程度的玻璃体炎,通常为单侧(图 67.34),可导致视网膜脉络膜瘢痕色素沉着(图 67.35)。如果在周边视网膜急性发作,则可能被忽视并留下瘢痕作为感染的临床证据。如果脉络膜视网膜炎侵及黄斑,患者可能会出现视物变形或视力降低。玻璃体炎可能导致视野模糊或飞蚊症。脉络膜瘢痕发生在黄斑时,视力可能受到永久的影响。

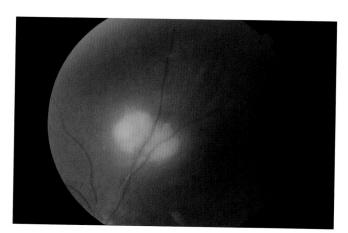

图 67.34 巴西早期弓形虫病脉络膜视网膜炎,发生于前驱疾病症状之前。注意脉络膜视网膜炎远端的视网膜小动脉的血管炎。(由 Nicholas A. V. Beare 和 Lisa Cairns 提供)

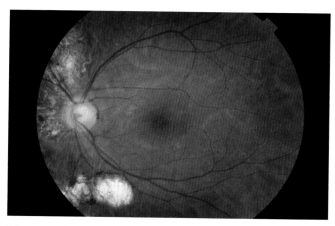

图 67.35 非活动性弓形虫病瘢痕下部和鼻腔到视盘。(由 Nicholas A. V. Beare 和 William Hooley 提供)

急性发作的特点是中心性坏死性视网膜炎,通常发生在之前痊愈的瘢痕边界处,呈卫星病灶。炎症中央呈白色、边界模糊。可能出现局部的视网膜出血和周围视网膜血管闭塞所致的血管炎。

玻璃体浑浊由玻璃体炎和前葡萄膜炎症引起。部分玻璃体炎症可能导致视网膜焦点模糊,形成所谓的"雾中的灯"的表现。可发生囊状的黄斑水肿。

在 HIV/AIDS 患者中,该病不同的发展阶段可出现累及双侧或多个病灶。由于弓形虫病影响免疫系统,导致脉络膜视网膜炎的进一步恶化。在 HIV/AIDS 患者中,弓形虫可引起脑炎等其他系统性的损伤。

2)治疗:弓形虫脉络膜视网膜炎的治疗还存在争议。在周边视网膜的脉络膜视网膜炎若无并发症则不需要治疗。视力受到脉络膜视网膜炎影响或病变接近黄斑,玻璃体炎或黄斑水肿出现症状时才需要治疗。抗弓形虫病的治疗需要采用乙胺嘧啶(两个 50 mg 加载剂量,然后 25 mg,每天 2 次)和联合磺胺嘧啶(1 g 每天 4 次)。高剂量乙胺嘧啶对骨髓有毒性,亚叶酸可减毒(亚叶酸钙每天 10~15 mg)。叶酸是竞争性拮抗剂,用药时应该避免。磺胺嘧啶可在肾小管结晶引起肾病或肾绞痛,所以应该增加液体摄入量。磺胺嘧啶偶尔可引起 Stevens-Johnson 综合征。

采用克林霉素(300 mg,每天 4 次)口服治疗,更为有效和直接。如果出现腹泻,则克林霉素应停用,因其可能引起假膜性结肠炎。阿奇霉素(先使用 500 mg,之后每天 250 mg)被认为是一种有效的替代治疗。甲氧苄啶(trimethoprim)和磺胺甲噁唑(sulfamethoxazole)可作为急性和预防性治疗药(复方新诺明 60 mg/160 mg,每天 3 次)。阿托奎酮(750 mg,每天 4 次)也提倡作为替代治疗。抗生素治疗应持续 4~6 周。在免疫功能低下的患者中,抗虫治疗应持续到免疫功能有所改善,但最优方案尚不明确。

糖皮质激素与抗生素联合使用治疗弓形虫病,可以减轻脉络膜视网膜炎和玻璃体炎造成的病变。在抗虫治疗 48 h 后使用泼尼松龙(0.5 mg/kg),然后逐渐减量,至抗生素治疗结束时减量至 0。该方案为适宜的治疗方案。

(2) 利什曼病:利什曼病是一种原虫病,由经白蛉传播的利什曼原虫引起。该病发生于诸多热带和亚热带国家,据估计,这些国家内脏利什曼病患者多达 2 500 万例,皮肤利什曼病患者多达 950 万例。

1) 眼部并发症(内脏利什曼病):内脏利什曼病又称黑热病。眼部典型症状为多点和双侧的视网膜出血,可能与脾功能亢进导致的贫血和血小板减少有关。

2) 眼部并发症(皮肤利什曼病):皮肤利什曼病导致多种皮肤病变,包括结节、溃疡、麻风结节的病变和随后的瘢痕,而且相关的结膜炎和角膜炎常常累及眼睑。

3) 治疗:眼部的治疗旨在减少瘢痕和继发感染导致的角膜损伤。氯霉素软膏适用于早期治疗,同时还应去除刺激角膜的乱睫,并对眼睑位置不正进行手术(参见第 47 章)。

(3) 非洲锥虫病:非洲锥虫病(昏睡病)是由布氏锥虫冈比亚亚种和布氏锥虫罗得西亚亚种通过舌蝇传播。

1) 眼部并发症:神经性眼部症状通常发生在有脑膜脑病(meningoencephalopathy)的严重病例,包括上睑下垂、脑神经麻痹、视神经炎和视乳头水肿。间质性角膜炎已有过报道。

2) 治疗:参见第 45 章。

(4) 美洲锥虫病:美洲锥虫病(恰加斯病)分布于中美洲和南美洲,由克氏锥虫引起的疾病。

1) 眼部并发症:美洲锥虫病的特征是单侧眼睑水肿(Romana 征),通常发生于接近眼部的感染部位,可能引起泪腺炎症。

2) 治疗:参见第 46 章。

(5) 疟疾:疟疾仍然是整个热带地区常见的主要的致命性疾病,特别是在非洲,WHO 估计有 85 万例疟疾死亡病例,90% 发生在非洲,其中儿童占 85%(2008 年数据)。该病可由 5 种疟原虫感染引起,即恶性疟原虫、间日疟原虫、卵型疟原虫、诺氏疟原虫和三日疟原虫。恶性疟原虫感染最为复杂且致命。重症疟疾导致明显的视网膜病变,称之为疟疾视网膜病变。疟疾视网膜病变发生在 2/3 的脑型疟儿童病例中,少数症状不太严重的儿童和成人也可发生。

1) 眼部并发症:脑型疟的眼底病变反映了大脑循环的病理改变。由于微血管内皮细胞粘连,感染的红细胞被阻滞。疟疾视网膜病变为视网膜出血,动脉缺血导致的视网膜白化,视网膜出现血管变色(图 67.36)和斑点。

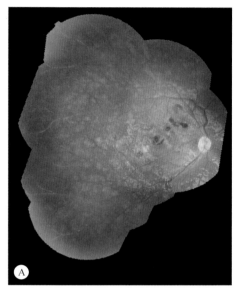

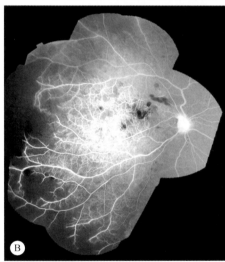

图 67.36　马拉维脑型疟患儿的视网膜病变。(A)复合视网膜照片显示重症疟疾视网膜病变,伴白色中心出血、黄斑和周边视网膜白化以及变白的视网膜血管,包括毛细血管;(B)荧光素血管造影显示中央视网膜毛细血管多个小范围闭塞,与视网膜周边部分区域斑点状变白以及广泛的毛细血管闭塞相符。[由 Simon Glover 和 Nicholas A. V. Beare 提供。Lancet Infect Dis 2010;10(6):440.]

视乳头水肿也会发生且提示预后不良。

视网膜出血大多为白色中心的视网膜出血,但斑点样和焰火样视网膜内出血也会发生。严重时可出现多发性的视网膜出血,且汇合至一处。视网膜白化通常发生在中央凹和颞黄斑周围,由视网膜上毛细管闭塞引起的缺血所致。视网膜血管可以褪色为橙色或白色,通常发生在视网膜周边。血管变白和闭塞可能是由于被阻滞红细胞的血红蛋白(血液中的红色颜料)已被疟原虫消耗。

发生视网膜症状是重症疟疾的诊断依据。这在疟原虫感染很普遍的流行区是非常重要的,但并非无意识疟原虫血症患者昏迷的原因。疟疾视网膜病变是儿童脑型症死亡的预兆。无视网膜病变的脑型疟患者存活率更高，且昏迷持续时间较有视网膜病变的患者短。成人视网膜病变与重症疟疾有关，但是白色的视网膜血管未见报道。

脑型疟眼底荧光血管造影可见多个小范围的毛细血管闭塞并对应视网膜白化。某些患者存在大面积的视网膜缺血(图67.36)。因为视网膜是中枢神经系统的一部分，有着类似的微脉管系统，故可以推断，大脑也可能发生了相似的病理过程。

脑型疟可能出现由脑损伤导致的脑神经麻痹或皮质盲。

2)治疗：除重症疟疾外，疟疾视网膜病变不需要治疗。病变恢复后无任何视觉损伤，除非出血影响到了视网膜中央凹。脑型疟后双侧视觉损伤是由皮质损伤所致，常伴随其他神经损伤。疟疾治疗在第43章描述。

8. 线虫性眼科疾病

(1) 盘尾丝虫病：盘尾丝虫病，又称河盲症，是由旋盘尾丝虫感染所致。盘尾丝虫病经黑蝇(蚋)传播，蚋孳生于水流湍急的河流。患者皮肤和眼部均受累及。眼部问题处于潜伏状态，但逐步恶化，慢性炎症可在眼前段和后段导致瘢痕。眼部视神经被累及，从而导致视野逐渐模糊，最终失明。

1) 流行病学：WHO 估计有 1 800 万人感染旋盘尾丝虫，其中 27 万失明。流行国家绝大多数位于非洲中部和西部(图67.37)，但在中美洲、南美洲和也门有局部的感染疫源地。西非成功控制盘尾丝虫病，计划在 2020 年消除因盘尾丝虫病导致的失明。

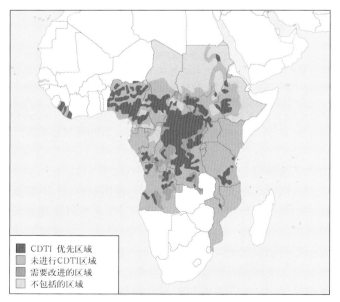

图 67.37 非洲盘尾丝虫病控制规划覆盖地区分布图。在西非盘尾丝虫病控制规划覆盖的西非国家中，只有在塞拉利昂的盘尾丝虫病仍是一个公共卫生问题。CDTI：采用伊维菌素开展社区治疗(摘录自 WHO：http://www.who.int/apoc/onchocerciasis/status/en/index.html.)

图例：
■ CDTI 优先区域
■ 未进行CDTI区域
■ 需要改进的区域
□ 不包括的区域

在流行地区，该病导致的社会和经济负担巨大。大量的劳动人口常重复感染。一旦失明，感染者的预期寿命将缩减并大多在 10 年内死亡。在未经治疗的人群中，水流湍急的河流地区失明患病率可能达到 50%。过去，因盘尾丝虫病的流行，导致人们从肥沃的河谷迁走。

WHO 盘尾丝虫病控制规划已在 10 个西非国家成功消灭盘尾丝虫病。这使得在其他 26 个非洲流行国家开展的非洲盘尾丝虫病控制规划以及美洲盘尾丝虫病消除计划得以延续。在非洲局部流行区采取 15 年或以上的伊维菌素大规模人群治疗可完全消除盘尾丝虫病，根除盘尾丝虫病被证明是可能的。

在美洲，流行范围较局限，伊维菌素治疗的覆盖率超过 85%。因此，在 6 个流行国家中，已经有 4 个国家控制了传播。在剩下的两个国家，治疗的重点人群为在巴西和委内瑞拉的雨林中迁移的亚诺马尼人。

传播媒介：盘尾丝虫病是通过蚋的叮咬、将盘尾丝虫传播至人。雌蚋在岩石和植被上产卵，河流流速很快的地方适合蚋繁殖，因为卵和幼虫需要高含氧水。

虽然雌蚋一天能飞 80 km，但飞行 5～10 km 后会停下来在河流歇息。在雨季，蚋会前往新的繁殖地点，但在旱季则限于永久性河流。雌蚋需吸血来繁殖，喜在黎明或黄昏叮咬人吸血。

盘尾丝虫生活史：当蚋叮咬人后，微丝蚴经皮肤进入肠道，而后穿过肠道壁，进入胸肌。大约 7 d，微丝蚴移行至蚋的头部，经叮咬而传播至下一个人类宿主。

微丝蚴需要 1～3 年发育为成虫，并出现症状。雌虫每年可以产生 50 万～100 万条微丝蚴。微丝蚴寄生于感染者皮肤，被蚋叮咬后继续传播。

2) 发病机制：大量微丝蚴进入感染者的皮肤和眼睛。微丝蚴存活 6～24 个月，很少引起免疫反应。微丝蚴通过直接渗透和血源性传播进入角膜结膜和葡萄膜。微丝蚴死亡后会引发免疫反应，导致炎症和瘢痕。

沃尔巴克体(Wolbachia)是盘尾丝虫的共生菌，盘尾丝虫幼虫的正常发育似有赖于沃尔巴克体的细胞内感染。微丝蚴死亡后释放沃尔巴克体抗原，这被认为是宿主发生炎症反应的主要因素。沃尔巴克体表面抗原触发炎症级联反应的白细胞上的 toll 样受体(TLR 2 和 4)，是当前公认的该病的主要致病机制。

3) 临床表现

皮肤表现：瘙痒是盘尾丝虫病的首要症状之一，严重的瘙痒会干扰睡眠。患者身体的任何部分均可出现丘疹，但臀部常见。明显的皮肤抓痕可提示瘙痒症的严重程度。反复发作性皮炎可导致脱色，即所谓为"豹皮"。患者存在皮下纤维化、皮肤萎缩和色素变化，类似老人的皮肤或"蜥蜴皮"。

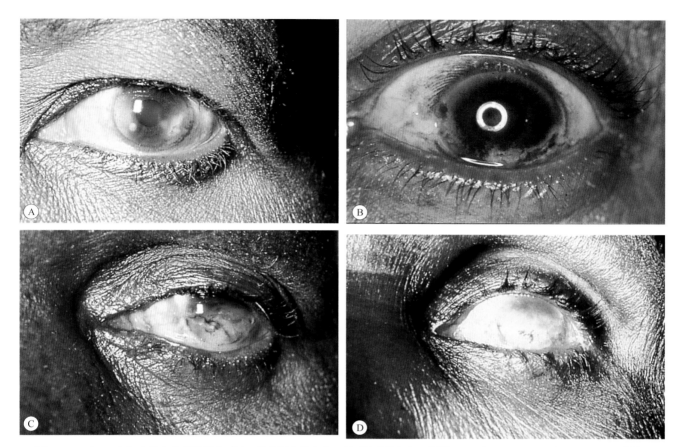

图 67.38 （A～D)盘尾丝虫病硬化性角膜炎,严重程度从左上开始,顺时针方向逐渐增强。(由 Ian Murdoch 和 Allen Foster 提供)

淋巴水肿导致慢性皮肤增厚。腹股沟淋巴结肿大导致皮肤皱褶,即盘尾丝虫病"垂悬性"腹股沟。

通常会发现含有成虫的皮下结节,这些结节坚硬、不连续、无痛。在盘圈的成虫周围有纤维反应,这是成虫逃避免疫反应。当结节位于头或肩部时,可考虑手术切除结节。

眼部表现: 伴随着皮肤的变化,死亡的微丝蚴可引起眼内炎症反应。活微丝蚴在眼组织中广泛分布,裂隙灯显微镜下可见的前房微丝蚴。

致盲原因主要是通为角膜炎症和瘢痕,以及炎症导致脉络膜视网膜和视神经萎缩。

● 点状或"雪花"状角膜炎:絮状灰白色斑点,直径约 0.5 mm,可能出现在角膜表面,提示为死亡微丝蚴所致的炎症反应。眼部发红并畏光。可以局部使用糖皮质激素,并行眼科治疗。病变可以完全恢复。

● 硬化性角膜炎:硬化性角膜炎是一种进行性的角膜模糊,通常开始于鼻侧至颞侧角膜,而后延展至下方角膜。严重的硬化性角膜炎可能导致角膜完全浑浊和失明(图 67.38)。

● 前葡萄膜炎:前葡萄膜炎的严重程度变化很大,可出现肉芽肿或不出现肉芽肿。瞳孔被向下拉拽,像倒

置的泪珠,由死亡微丝蚴聚集形成的炎症所致。慢性前葡萄膜炎可能会损伤虹膜架构,导致瞳孔粘连、白内障和继发性青光眼。前葡萄膜炎应该用 1‰阿托品和类固醇眼药水治疗。

● 后葡萄膜炎或脉络膜视网膜炎:后葡萄膜炎最初表现为视网膜色素上皮细胞萎缩形成颗粒状萎缩。进一步发展,可见小叶合并区域的视网膜色素沉着和脉络膜的萎缩。偶尔可见苍白肿胀的脉络膜,认为是肉芽肿,还可见活动性的视网膜炎或血管炎。然而萎缩性改变是主要症状。

● 视神经炎和萎缩:视神经的病变被认为是由视觉神经处微丝蚴死亡所致,但广泛的视网膜萎缩也可导致视神经萎缩。视野缺损可进展至失明,伴随严重视神经萎缩,视神经盘呈白色。视网膜脉络膜和视神经萎缩无有效治疗措施,是盘尾丝虫病患者失明的主要原因。

4) 诊断:通常根据临床症状足以作出诊断:盘尾丝虫瘙痒症、皮肤脱色、蜥蜴状的皮肤和皮下结节。眼部特征性变化和前房的微丝蚴均可确诊。

皮肤活检: 使用无菌针和刀片,或特定的皮肤钻,从髂嵴或肩膀上刮取一小块皮肤。皮肤碎片置于玻片,滴一滴生理盐水,3 min 后,使用显微镜(40 倍)检查,镜下

可见活的微丝蚴。由于流行区扩大化疗的实施，目前皮肤活检较少使用，因为现在都是直接进行流行区域大规模治疗。

5）治疗与控制

伊维菌素（Mectizan®）：伊维菌素是一种广谱驱蠕虫药，已经被证明对盘尾丝虫病非常有效。其与谷氨酸门控氯离子通道结合，导致无脊椎动物神经和肌肉细胞过极化，从而导致寄生虫死亡。直接作用于微丝蚴，不能杀死成虫，但可抑制雌虫繁殖微丝蚴数月。因此，该药只需要每隔6～12个月服用一次。

伊维菌素不会导致由早期治疗引起的严重炎症反应，避免导致进一步的视力损伤。可能因为其主要作用是麻痹微丝蚴而不是导致微丝蚴突然大量死亡。

因为伊维菌素是安全有效的，所以可以针对整个社区进行治疗，以减少发病率，而不是仅针对有症状的个体。快速空间流行病学技术可识别风险最大的社区。通常的策略是直接用伊维菌素对社区进行治疗（CDTI）。这涉及到受影响的社区治疗工作的规划、实施和监测。当地人经培训后可分发伊维菌素并监督其使用。

自1987年以来，默克公司免费向患者捐赠伊维菌素。默克公司曾与WHO和其他机构合作，通过CDTI项目提供数以百万计的药品以控制偏远地区的盘尾丝虫病。

伊维菌素的剂量为150 mg/kg，每6～12个月口服一次。在简化的用药方案中，可用患者的身高来替代体重。以下三类人群不可服药：5岁以下的儿童，或体重小于15 kg，身高低于90 cm；孕妇；喂哺1周以内婴儿的哺乳期妇女。

对乙酰氨基酚或抗组胺剂可能出现一些小的不良反应，如瘙痒或发热。严重的不良反应较罕见。尽管伊维菌素较安全，但极少数情况下罗阿丝虫严重感染者（>30 000 mf/mL）用药后会发生脑部病变。在罗阿丝虫病流行地区伊维菌素应谨慎使用。

6）媒介控制：使用杀幼虫剂杀死幼虫以控制病媒。盘尾丝虫病控制项目在西非已经取得很好的效果，但媒介控制成本过于昂贵。选择性杀幼虫剂必须在所有孳生地开展，包括偏远地区。

7）过去的治疗方法：乙胺嗪（DEC）作为主要治疗药物已被使用多年。但其导致的数以百万计的微丝蚴死亡经常引发严重的全身反应，伴有强烈的瘙痒、皮疹、发热、头痛和关节痛。即所谓Mazzotti反应，会导致进一步的眼部炎症和失明。

抗微丝蚴药物苏拉明可每周静脉注射，但该药有毒性，会导致严重的全身反应和眼部反应，目前该药已不再使用。

（2）弓蛔虫病：弓蛔虫病是犬弓首蛔虫（*Toxocara canis*）幼虫感染的眼部表现，也会导致内脏移行幼虫病，但二者很少同时出现。通过摄入含有犬蛔虫卵的土壤或粪便而感染。在发展中国家和发达国家均有弓蛔虫病。有吃土或接触在室内大小便猫狗者要怀疑是否感染弓蛔虫。该病的重要性不仅体现在可引起单侧视力丧失，而且还体现在其易与视网膜细胞瘤混淆。

1）眼部并发症：眼弓蛔虫病通常发生在6～11岁的儿童，可能引起斜视或白瞳症（leucocoria）。该病可能表现为慢性眼内炎，并伴有厚重的玻璃体细胞反应，或表现为眼后极部或基底部外缘的单个的脉络膜肉芽肿。慢性眼内炎可能伴随视网膜前渗出物、玻璃体膜、视网膜脱离或白内障。该病可能与外生型成视网膜母细胞瘤相混淆。

视网膜母细胞瘤常见于2岁左右的幼儿，可有家族史，一般是双侧，常出现肿瘤钙化。超声或CT扫描可以发现钙化。血清ELISA检测结果阴性可排除弓蛔虫病，阳性结果则提供确诊支持。但暴露人群中假阳性结果也较常见。

2）治疗：大多数脉络膜的肉芽肿表现为静止，无需治疗。慢性眼内炎或严重的葡萄膜炎需行系统性治疗或眼周的糖皮质激素治疗。由于幼虫已死亡，且该病由严重的炎症反应引起，故无需驱虫治疗。玻璃膜形成和牵拉性视网膜脱离可以采用玻璃体切除术、膜分离手术和视网膜剥离术进行治疗。

（3）罗阿丝虫病：罗阿丝虫病分布在非洲西部和中部，由罗阿丝虫感染所致。该病原体主要侵犯皮肤，但因其成虫具有在眼部附属器和结膜下寄生的能力而常被称为眼丝虫。传播媒介为斑虻属飞蝇。血源性微丝蚴可以导致肌痛，低烧和感觉异常。

1）眼部并发症：结膜下罗阿丝虫会刺激结膜，导致结膜发红，可能会看到罗阿丝虫或是肉芽肿。眼睑水肿（Calabar肿）也可能由皮下丝虫引起。通常这种肿胀会在几天内消失。微丝蚴可能入侵葡萄膜引起葡萄膜炎。血涂片镜检查见微丝蚴可诊断。

罗阿丝虫病合并盘尾丝虫病治疗十分复杂，采用伊维菌素治疗两种丝虫病的混合感染可能引起严重的神经系统不良反应。

2）治疗：清除结膜下虫体需进行局部或结膜下麻醉，这有助于固定丝虫。用缝合线从虫体下方穿过并系牢，则可分离虫体。另外，冷冻疗法可用于固定虫体或清除虫体。丝虫移动速度非常快。

（4）吸吮线虫病：结膜吸吮线虫（*Thelazia callipaeda*）通常由远东国家报道，加州吸吮线虫（*Thelazia californiensis*）在美国西部有报道。该病为人兽共患寄生虫病，由中间宿主苍蝇接触动物眼部分泌物后直接传播至人类宿主。

1）眼部并发症：通常患者主诉为眼部刺激、充血并出现水性分泌物，在患者的结膜囊内可见白色线虫。

2）治疗：先局部麻醉，采用结膜囊钳清除线虫。

（5）班氏丝虫病和马来丝虫病：班氏丝虫（*Wuchereria bancrofti*）引起的淋巴丝虫病广泛分布在非洲、亚洲和拉丁美洲，全世界约 1.19 亿人感染（WHO 的数据）。而马来丝虫病主要分布在东南亚，帝汶丝虫病分布于印度尼西亚。上述疾病均通过蚊虫传播。

1）眼部并发症：成虫寄生在结膜中，伴有疼痛和红肿。幼虫可进入眼前房、虹膜晶状体囊、视网膜和脉络膜。曾报道过视网膜下发现成虫。虫体主要寄生在眼睑、泪腺。

2）治疗：局部麻醉后，成虫可从结膜下清除。治疗在第 54 章描述。

（6）旋毛虫病：旋毛虫病是一种由旋毛虫（*Trichinella spiralis*）幼虫引起的肌炎，一般影响眼外肌。通常因食用未煮熟的肉而感染，多为猪肉或野生动物肉。除澳大利亚外，该病在世界范围内均有发现。急性期后往往发生肌炎，受累及肌肉包括眼肌、隔膜、肋间肌、舌头和腓肠肌。可发展至中央和外周神经系统疾病。

1）眼部并发症：眼科表现主要为双眶周水肿、结膜水肿、结膜下出血、眼球突出，以及旋毛虫幼虫寄生在眼外肌所致眼球运动时的疼痛。视神经压迫可能导致视神经盘肿胀和进一步萎缩。

2）治疗：眼部治疗主要采用睫状肌麻痹剂滴注，如 1% 硫酸阿托品和局部皮质激素治疗。采用噻苯咪唑系统性治疗旋毛虫病。视神经压迫则需要同时口服类固醇药物。

（7）颚口线虫病：颚口线虫病是由于棘颚口线虫（*Gnathostoma spinigerum*）感染导致，感染者常因食用未煮熟的淡水鱼而感染。感染早期症状为非特异性，之后是皮肤症状和内脏游走性幼虫病。中枢神经系统病变的发病率和死亡率均较高。颚口线虫病疫源地在东南亚、中美洲和南美洲的局部地区，目前非洲南部和澳大利亚北部也有报道。

1）眼部并发症：皮肤颚口线虫病是最常见的症状，可能还会出现眼睑结节性迁移性肿胀和特异性的表皮下出血。最常见的眼内表现为前葡萄膜炎，经放大后可见眼前房幼虫，后葡萄膜炎、眼后房幼虫、眼内出血和继发性青光眼也有相关描述。视网膜下的线虫可能导致沿蠕虫移动轨迹的炎症改变。

2）治疗：采用阿苯达唑治疗，400 mg，每天 2 次，连续 21 d；或伊维菌素 0.2 mg/kg，每天 1 次或连续 2 d。如药物治疗有效则无需通过外科手术清除虫体。

（8）犬恶丝虫病：犬恶丝虫病是犬恶丝虫感染所致的人兽共患寄生虫病，由感染的浣熊、犬和猫通过蚊虫传播。美洲、亚洲、欧洲和北非有病例报道。成虫可长达 15 cm，常包裹于皮下，形成非活动性结节。

眼部并发症：结膜恶丝虫（*Dirofilaria conjunctivae*）喜寄生在眼周组织，但所有虫种均会影响眼眶和眼周组织、结膜、前房、玻璃体和巩膜。患者可出现炎症、疼痛和/或眼球突出或复视等。治疗采用外科手术切除，通过对切除的组织进行病理学检测可诊断。

（9）弥漫性单侧亚急性视神经视网膜炎：弥漫性单侧亚急性视神经视网膜炎是由多种可在视网膜下活动的蠕虫引起，是一种视网膜和内脏移行疾病。常发生在单侧，并引起视力丧失。该病不断引起视网膜炎且呈灰白色，深层视网膜或视网膜下病变，进一步发展出现视网膜色素上皮脱色、血管炎和视神经盘水肿，可能伴有玻璃体炎。视网膜损伤或色素上皮病变可为确诊提供线索，查见视网膜虫体可确诊。该病继续发展可致视神经萎缩和弥漫性视网膜下色素改变，出现视网膜血管衰退和严重的视力丧失。

有人曾尝试通过手术清除虫体，首选的治疗方法是采用激光光凝术杀死虫体。据报道，口服大剂量阿苯达唑（400 mg，od）30 d 亦有效果。

9. 绦虫性眼病

（1）囊尾蚴病：囊尾蚴病是由绦虫幼虫（囊尾蚴）感染引起，多为猪带绦虫（*Taenia solium*），偶为牛带绦虫（*T. saginata*）。因食用受粪便污染的食物和水或食用生猪肉或牛肉而感染。多种组织均发现囊尾蚴，但皮下组织、中枢神经系统和眼睛较为常见。该病在美国南部和中部广泛分布且常见。

1）眼部并发症：眼囊尾蚴病可发生在眼眶、眼睑、结膜下和眼内，最常见的是视网膜下。其表现可与眼眶肿瘤类似，或出现视网膜下半透明的囊肿，或在玻璃体或前房内自由浮动。眼内囊肿的典型表现为阿米巴样式运动，可见原头节进出囊肿。症状取决于囊尾蚴的寄生部位，视网膜损伤可导致患者畏光或失明。幼虫存活时可无明显炎症反应，幼虫死亡后可导致肉芽肿性炎症反应。

2）治疗：情况允许的话，在系统性治疗前，可通过手术切除治疗眼内囊肿。囊尾蚴病的系统性治疗药物为吡喹酮、阿苯达唑或美曲磷酯（metrifonate），脑囊尾蚴病患者使用糖皮质激素可减轻炎症反应（见第 58 章）。吡喹酮已被报道对眼内囊尾蚴病无效，可能因为其药物渗透性较差。

（2）棘球蚴病：棘球蚴病又称包虫病，通常由于感染细粒棘球绦虫（*Echinococcus granulosus*）幼虫所致。该病分布广泛，在特定地理环境中亦有其他虫种发现。包囊多位于肝脏和肺部。

1）眼部并发症：棘球蚴病由于占位性病变会导致眼眶突出和结膜水肿。眼内也可能有囊肿。

2）治疗：眼眶囊肿的治疗方法为手术切除。系统性治疗在第 56 章阐述。

（3）裂头蚴病：裂头蚴病是由于感染迭宫绦虫属（*Spirometra*）绦虫的幼虫所致，该病主要分布在东亚。感染者通过饮用受污染的水或者食用蛇、鸟或动物而感染。食用感染的蛙肉或蛇肉敷伤口可致直接接触感染，此种情况在远东地区时有发生，眼部疾病通常由直接接触造成。例如在中国，曾有人用生肉直接敷贴在发热患者的眼部。

1）眼部并发症：直接感染裂头蚴导致眼睑水肿、流泪和疼痛。眼周可能出现结节和难以忍受的刺痛。结膜下可以发现成虫，成虫可能入侵眼球后部。在前房发现幼虫即可确诊。

2）治疗：虫体或结节应手术清除。

10. 吸虫性眼科疾病·

（1）并殖吸虫病：并殖吸虫病由感染大量并殖吸虫（*Paragonimus*）所致，主要分布在远东食用生鱼的地区。

1）眼部并发症：眼眶和眼内较少累及，如果脑部感染会导致视力后遗症。成虫入侵眼周或眼内组织，通常会导致严重的炎症和间歇性疼痛。葡萄膜炎发展较快，可造成眼前房积脓并伴有玻璃体和视网膜出血。

2）治疗：眼部并殖吸虫病，应尽量手术清除成虫。系统性描述在第 67 章。

（2）血吸虫病：血吸虫病是由血吸虫尾蚴感染引起。通过接触有中间宿主钉螺孳生的疫水而感染。

眼部并发症：相对于数以百万计的感染而言，眼部感染血吸虫极其罕见。血吸虫卵肉芽肿可发生于结膜、脉络膜和泪腺。

11. 节肢动物引起的眼部疾病·

（1）蝇蛆病：双翅目蝇的幼虫（蛆）可能会导致眼蝇蛆病。该病分布广泛，与不良的卫生条件或忽视卫生条件有关。

1）眼部并发症：双翅目蝇直接在眼睑边缘产卵，也可通过患者的手或媒介传播。孵化的幼虫钻入结膜下引起刺激性结膜下结节，并产生分泌物，从而影响眼窝和眼部附属器。通常幼虫极少穿透巩膜导致眼内蝇蛆病和葡萄膜炎，如果出现此种情况则非常严重。视网膜下幼虫会出现类似于弥漫性单侧亚急性视网膜炎的表现。

2）治疗：可采用外科清创术清除幼虫。局部使用麻醉眼药水后，可谨慎将幼虫从眼睑边缘清除。结膜下幼虫需手术清除。随着幼虫的进一步侵入，手术范围会更广。对继发性细菌感染可进行系统性抗生素治疗。

发生炎症的眼内眼蝇蛆病需采用糖皮质激素治疗。偶尔可能需要行外科手术以清除幼虫。

（2）隐翅虫皮炎和结膜炎：隐翅虫为毒隐翅虫属（*Paederus*）的一种红黑双色甲虫，其血淋巴内含一种毒素，虫体压碎至皮肤 24～48 h 后即可引起炎症的水泡性皮炎。该虫间接接触到眼睛会导致严重的眶周皮炎和角膜结膜炎。

在全球不同地区，不同种的隐翅虫都会引起隐翅虫皮炎。在东非，该病被称为"内罗毕眼"，但也发生在西非、南美和印度，并可在任何地方暴发。

皮炎比结膜炎更为严重，可局部使用类固醇治疗，并口服抗组胺剂。鉴于共生的革兰阴性细菌可进一步恶化皮炎，故口服抗生素环丙沙星可加速愈合。曾有骑摩托车者因眼部被隐翅虫击中而感染，并导致严重角膜炎的报道。

六、儿科眼科疾病

据估计，全世界大约有 140 万盲童，75% 分布在非洲和亚洲。儿童失明患病率比成年人低得多，但无充足的调查数据以估计儿童失明的患病率。

虽然盲童人数占全球盲人数的比例不足 4%，但盲童期望寿命比失明成年人（主要为老年人）要长。140 万盲童贡献了 7 000 万盲年（盲年指失明后生存的年数），全球成人白内障的盲年为 1.2 亿年。根据盲年来看，儿童失明是失明的第二主要病因。盲童比同龄非盲童的死亡率高，且经济成本巨大。

主要原因和预防策略： 儿童失明为盲年的重要来源这一事实被发现后，近年来的相关预防、治疗措施力度不断加大。儿童失明通常由维生素 A 缺乏症、麻疹、先天性白内障、新生儿结膜炎和早产儿视网膜病变（retinopathy of prematurity，ROP）所导致。上述病因的相对发病率因各地资源配置的不同而有所差异（表 67.7）。

表 67.7	不同收入水平国家的儿童失明患病率及病因		
	低收入国家	中等收入国家	高收入国家
儿童失明的患病率（每 1 000 名儿童）	1.2	0.6	0.3
儿童失明人数（百万人口）	600	180	60
主要原因	角膜瘢痕 先天性白内障（含风疹） 新生儿眼炎	早产儿视网膜病变 遗传性视网膜病变 先天性白内障	认知视觉障碍 早产儿视网膜病变 先天畸形和遗传病

（一）维生素 A 缺乏症(vitamin a deficiency disorders, VADD)和眼部相关表现

严重的维生素 A 缺乏症每年导致成千上万的儿童死亡和失明，但每一起悲剧都是可以预防的。亚临床维生素 A 缺乏症可以影响儿童的免疫状态、生长发育、造血功能，以及发病率和死亡率。营养不良的儿童主要分布在最贫穷的国家。当眼睛受累及时，被称为结膜干燥症（干眼病）。近年来，在曾广泛发生维生素 A 缺乏症的国家，维生素 A 缺乏水平已经大为改善，尤其是印度、印度尼西亚和孟加拉国。

1. 维生素 A（视黄醇）· 体内 90％的维生素 A 储存于肝脏中。维生素 A 缺乏通常伴随其他营养素缺乏，这使得儿童易患各种疾病。维生素 A 缺乏导致免疫系统受损，上皮化生，从而降低抵抗感染的免疫力。

维生素 A 缺乏症中，麻疹感染是重要原因。麻疹病毒影响所有上皮表面。麻疹急性感染后，体内维生素 A 会快速下降，并出现角膜坏死（角膜软化症）。

在年龄较大的儿童和成年人中，慢性维生素 A 缺乏症可致夜盲症。维生素 A 是视网膜视杆细胞和视紫红质所必需的维生素。

2. 维生素 A 缺乏症的眼部改变（干眼病）· 干眼病的症状和体征见表 67.8。失明是由双眼的严重角膜疾病所致。角膜干燥病（X2）可引起角膜干涩，感觉迟钝，并因上皮分解（X3A）而发生溃烂。急性发作时，角膜可能急剧溶解（角膜软化，X3B），有时仅在几个小时之内。1～3 岁儿童风险较大。角膜软化通常会引起角膜瘢痕，并进一步导致不可逆转的失明（XS）（图 67.39）。

除了视力丧失，很多严重维生素 A 缺乏症儿童因易受感染而死亡，如呼吸道感染、腹泻。如果某儿童患有维生素 A 缺乏症，则同一家庭和社区的其他人也面临风险。

3. 干眼病治疗· 干眼病的治疗方法见表 67.9。如有呕吐，可肌内注射 100 000 IU 的水溶性维生素 A（非油基制剂），以代替首次口服剂量。采用维生素 A 治疗干眼症的同时，推荐局部抗生素治疗以防止继发感染。角膜受累的患者应当咨询眼科专家。

4. 维生素 A 缺乏症的预防· 维生素 A 缺乏症预防方案见表 67.9。妊娠期妇女应禁止使用高剂量的维生素 A，以免对胎儿产生影响。母乳可提供足够的维生素 A。

维生素 A 缺乏症流行的社区应该加强营养补充方面的健康宣教。富含维生素 A 的食物有可能能够获得，但由于文化或其他原因，儿童不能食用。芒果、木瓜、深绿叶蔬菜，红薯和红棕榈油均富含维生素 A，补充维生素 A 可以提高免疫力。

（二）麻疹和眼睛

2008 年全球有 16.4 万人死于麻疹。麻疹疫苗安全，成本效益高，2010 年全球 85％的儿童接种疫苗（2000 年疫苗的接种率为 72％）。麻疹感染可能会引发维生素 A 缺乏症儿童的眼病发作。

1. 临床表现· 麻疹病毒感染可导致高热、咳嗽和结膜炎，引起光敏、流泪和眼睛充血。患者可出现点状角膜炎的迹象。麻疹结膜炎为自限性疾病，麻疹引起的并发症，可导致失明。

表 67.8	眼部改变和维生素 A 的水平			
眼部病变	维生素 A 水平	注　解	可能产生公共卫生影响的 6 个月至 6 岁儿童的比例
夜盲（XN）	轻中度缺乏	患病率升高与维生素 A 水平降低相关，维生素 A 是视紫红质组成要素，缺乏会影响视觉功能	大于 1％
结膜干燥症（X1A）	轻中度缺乏	结膜干燥是由杯状细胞减少和上皮的改变所致；很难通过临床检查诊断	无数据
Bitot 斑点（X1B）	轻中度缺乏	白色的"泡沫"或"奶酪"样的结膜病变：通常是暂时的 通常由潜在干燥症伴随鳞状上皮改变引起 维生素治疗后仍然可能存在	大于千分之一
活动性角膜改变（X2 - 干燥病/X3 - 溃疡）	严重缺乏	高危性，可永久失去视觉。角膜可能在数小时内溶解（角膜软化） 2～4 岁最常见	大于万分之一
角膜瘢痕（x）	与维生素 A 水平无关	营养不良晚期的眼部损伤瘢痕（角膜白斑）通常还剩余一部分视力；失明的眼睛可突出（前葡萄肿）或萎缩（眼球痨）	大于万分之五

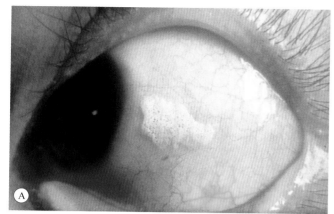

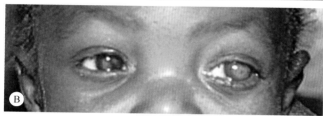

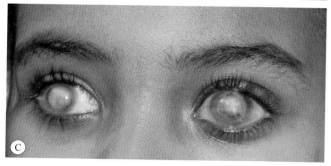

图 67.39 维生素 A 缺乏症和干眼病。(A)Bitot 斑点提示维生素 A 缺乏症;(B)角膜软化(X3B);(C)12 岁的埃塞俄比亚女孩,因维生素 A 缺乏症(x)导致失明。其左眼角膜移植,但不幸失败。(图 A 由 ICEH 提供,图 B 由 John Anderson 提供,图 C 由 Lance Bellers 提供)

体内维生素水平较低的儿童,麻疹感染后可引起角膜溃疡和角膜软化。免疫低下者可能发生严重的单纯疱疹性角膜炎。

2. 麻疹及其眼部并发症治疗·维生素 A 可以预防失明并减少一半因麻疹造成的死亡。每只眼睛均需局部使用抗生素,每天至少给药 4 次。对于胃肠道及呼吸道感染者应酌情予以支持治疗。

3. 预防·常规的麻疹免疫与严重的维生素 A 缺乏症减少之间存在关联。第 4 个千年发展目标旨在减少 2/3 的婴儿死亡率,其中麻疹疫苗接种是迈向这一目标关键指标之一。

(三)新生儿结膜炎(新生儿眼炎)

新生儿结膜炎是指发生在婴儿出生后 28 d 内的一种严重的化脓性结膜炎,存在角膜溃疡和穿孔的危险。常见的致病菌是淋球菌(*Neisseria gonorrhoea*)和沙眼衣原

表 67.9	针对干眼症的维生素 A 预防和治疗方案	
时间安排及年龄	治疗剂量[b]	预防剂量[b]
立即诊断		
小于 6 个月	50 000 IU	口服 50 000 IU
6～12 个月	100 000 IU	每 4～6 个月口服 100 000 IU
大于 12 个月	200 000 IU	每 4～6 个月口服 200 000 IU
XN、X1A、X1B 女性患者[a]	25 000 IU	
X2 或 X3 女性患者	200 000 IU	
母亲		8 周内口服 200 000 IU
第 2 天	同年龄别剂量[c]	
至少 2 周后	同年龄别剂量[d]	

[a] 指生育年龄。
[b] 指口服,最好是油基制剂。
[c] 指母亲或看护者可在家执行第 2 天的剂量。
[d] 指在与个体进行后续健康服务联系的管理。

体(*Chlamydia trachomatis*)。

25%～50% 的婴儿在分娩过程中暴露于淋球菌或沙眼衣原体,如果不采取眼部预防措施,则可能感染结膜炎。非洲国家产前妇女淋病患病率较高,为 4%～15%。理想情况下,孕妇及其伴侣应在产前阶段进行治疗,以避免感染新生儿。

淋球菌所致的新生儿淋病性结膜炎发病迅速,眼睑大量流脓,紧张且肿胀(图 67.40)。新生儿淋病性结膜炎通常于出生后 5 d 发病,新生儿衣原体结膜炎于出生后 3 d～2 周后发病。

新生儿结膜炎发病迅速,必须立即治疗,包括每小时局部滴注抗生素(如氧氟沙星或庆大霉素),反复清洗眼睛和系统性抗淋病治疗(注射用青霉素)。衣原体感染也有相似的临床特征,但不会导致角膜溃疡。由于致病微生物可能无法立即确定,故应按照同时感染这两种病原

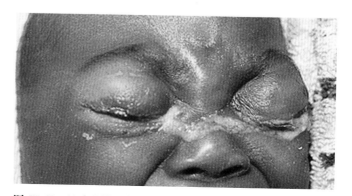

图 67.40 14 个月婴儿患淋病性结膜炎。(由 *Harjinder Chana* 提供)

体进行治疗。治疗衣原体感染的药物为大环内酯物（红霉素或阿奇霉素）。因其父母可能有其他性传播疾病，也必须进行系统治疗。

其他病原体也会导致新生儿结膜炎，包括嗜血杆菌、肺炎链球菌、金黄色葡萄球菌、假单胞菌和单纯疱疹病毒（HSV Ⅱ 型）。

为了防止新生儿结膜炎，应该进行预防性治疗。出生时给予 2.5% 聚维酮碘滴眼，效果可靠且费用低廉。硝酸银滴眼液、四环素或红霉素软膏可作为替代药物。一般助产士和医院的助产士可安全使用聚维酮碘。

（四）先天性白内障

儿童先天性白内障的治疗比成年人白内障更棘手。8 岁以下儿童白内障会导致视觉发育障碍，或弱视。如果手术延迟，弱视可能不可逆转。手术后视力也无法恢复。

1. 先天性白内障的原因：

（1）产妇感染：风疹最常见，还包括水痘、巨细胞病毒和弓形虫病。

（2）遗传：单一缺陷或唐氏综合征的一部分。

（3）代谢紊乱：如半乳糖血症。

（4）先天性：在大多数情况下，找不到原因。

2. 治疗：双眼白内障患儿应在小儿眼科专科医院尽快手术。

大多数发展中国家的婴儿手术中不会保留晶状体，需要佩戴无晶状体眼镜（或隐形眼镜）。由于儿童的眼睛还在不断发育过程中，故应加强随访，至少每半年一次。人工晶状体植入一般推后或可用于年龄较大的儿童。虽然对儿童进行了手术和适当的视力矫正，但残存视力经常受损，所以在上学过程中需要额外的提高视力的支持。低视力服务是儿童白内障管理中不可分割的一部分。

单侧先天性白内障可引起严重的弱视，手术无法矫正。儿童外伤性白内障如及时进行人工晶体手术，可取得较好的疗效。

（五）先天性青光眼（牛眼）

见前文。

（六）早产儿视网膜病变

早产儿视网膜病变是中等收入国家儿童失明的主要原因。更好的新生儿保健增加了早产儿的存活率，但早产儿存在上述病变的风险。在发达国家，需对早产新生儿进行早产儿视网膜病变筛查和严格限制用氧，这也意味着出生体重在 1 000 g 以上的婴儿或胎龄大于 28 周的早产儿中视网膜病变较罕见。然而，在亚洲和拉丁美洲的中等收入国家，一些体重重的且更成熟的婴儿亦面临风险。

早产儿视网膜病变是指视网膜未成熟血管的增殖性视网膜病变。血管未能发育至视网膜周边，随着新血管的形成变膨大。进一步出现玻璃体出血和视网膜脱离。

通过早期筛查高危新生儿发现病变后开展缺血性视网膜光凝术或冷冻疗法，能减少失明的风险。存在早产儿视网膜病变风险的早产儿应由眼科医生进行间接检眼镜检查。应制定识别高危婴儿的本地指南。在中等收入国家，对所有体重在 1 750 g 以下的新生儿进行筛查较为合理。

（七）视网膜母细胞瘤

视网膜母细胞瘤是视网膜前体细胞的恶性肿瘤，由 13 号染色体的长臂抑癌基因 *RB1* 突变引起。2/3 的儿童视网膜母细胞瘤存在视网膜（体细胞）的随机突变。这类儿童表现为单个肿瘤，相对多个肿瘤的儿童来说，这类儿童年龄稍长，高峰年龄为 2～3 岁。如果存活，这些儿童不会将其基因缺陷遗传给后代。

其余 1/3 的视网膜母细胞瘤患儿的体内所有细胞均存在 *RB1* 基因突变。遗传缺陷或突变发生在胚胎早期，可遗传给后代。这种突变发生的条件为在同一基因位点发生的偶发突变，使得第二 *RB1* 基因失去功能，这往往发生于多个视网膜细胞。上述病变导致儿童在低龄时（高峰年龄为 6 个月）即发生双侧多个肿瘤。这些儿童还存在罹患其他肿瘤的风险。

视网膜母细胞瘤可能伴有白色瞳孔（白瞳征），但在资源短缺的地区，很多儿童该症状出现较晚，且肿瘤已达晚期。患儿眼部明显肿大，向眼外或眼眶外突出（图 67.41）。肿瘤可能沿视神经向脑部和身体的其他部位转移。视网膜母细胞瘤可能伴随有斜视、青光眼、视力丧失、眼部红肿疼痛和眼球突出等症状。肿瘤可以出现在 5 岁以下的任何阶段。

患多个视网膜母细胞瘤而存活的成年人，其后代有 50% 的患病风险。视网膜母细胞瘤患儿父母后续生育子女患视网膜母细胞瘤的风险为 1%～2%，单侧肿瘤的成年幸存者其后代患病风险为 1%。

眼内视网膜母细胞瘤的鉴别诊断包括弓首蛔虫病、

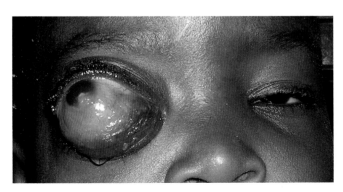

图 67.41　视网膜母细胞瘤。（由 Nicholas A. V. Beare 提供）

弓形虫病、早产儿视网膜病变、Coat 病、先天性白内障和其他疾病。检查方法包括超声或 CT（如果条件允许），3 岁以下儿童出现大量的钙化是视网膜细胞瘤的关键诊断依据。在非洲，儿童严重的单侧眼球突出需要与 Burkitt 淋巴瘤进行鉴别。

发现单个肿瘤后，应仔细检查双眼。需进行定期检查，每 3～6 个月检查 1 次，至少持续至 5 岁。

晚期肿瘤的治疗方法为摘除术，如果可能的话应同时去除一段视神经。冷冻疗法和激光已经用于治疗小肿瘤。一些专业中心还可提供化疗，这是非常有效的。

七、眼科基本药物

表 67.10 列出了眼科常规治疗中的基本药物。很多药物可使用备料在当地生产[50]。

表 67.10	眼科基本药物[a]	
局部抗菌剂	抗生素[b]	0.5%氯霉素滴眼液 1%四环素软膏 0.3%庆大霉素滴眼液
	抗疱疹药物[b]	0.1%碘苷（idoxuridine）滴眼液、3%阿昔洛韦软膏 5%聚维酮碘或 0.2%葡萄糖酸氯己定
局部麻醉剂	局部	0.5%盐酸丁卡因或 0.4%盐酸奥布卡因滴眼液
瞳孔放大剂	诊断性的及短效性[b]	1%托品卡胺或 1%盐酸环戊通滴眼液
	治疗性及长效性[b]	1%硫酸阿托品滴眼液
局部类固醇药膏		
	弱效[b]	0.1%泼尼松龙滴眼液
	正常[b]	0.5%泼尼松龙滴眼液
	强效[b]	1.0%泼尼松龙滴眼液
角膜着色剂	诊断性	荧光素试纸条或 1.0%滴眼液
结膜下用药	抗生素 类固醇	庆大霉素 40 mg/mL 氢化可的松琥珀酸盐注射液 100 mg 安瓿 甲泼尼龙 40 mg/mL （预存）
	瞳孔放大剂	硫酸阿托品 1 mg/mL 盐酸肾上腺素 1/1 000
口服剂		片剂：乙酰唑胺 250 mg 片剂：泼尼松龙 5 mg 片剂/针剂：维生素 A 200 000 IU 片剂：伊维菌素（用于盘尾丝虫病流行地区）

[a]：其中很多可以在本地生产，且已经用于一些国家失明预防规划中。
[b]：这些滴眼液可以使用原材料在当地制备。

致谢
我们想要感谢第 22 版《Manson's 热带病》中本章作者 David Yorston 和 David Yorston，此次修订以该章节为基础。

参考文献

见：http://www.sstp.cn/video/xiyi_190916/。

第68章 皮肤病

FRANCISCO VEGA-LOPEZ, SARA RITCHIE

翻译：黄骞

审校：冯萌 朱慧慧 李石柱 盛慧锋

要点

- 皮肤病可能是全身性疾病的外在表现或继发症状，应当同时针对这两者进行诊断和治疗。
- 在热带地区针对皮肤病制订鉴别诊断方法时，需要同时考虑到感染性炎症和非感染性炎症的问题。
- 鉴别诊断中必须始终考虑皮肤恶性肿瘤的可能。
- 并发的化脓感染可能会导致许多其他热带皮肤传染病的病情变得复杂。
- 梅毒在世界范围内传播，在针对热带皮肤病症状进行鉴别诊断时应将其考虑在内。
- 对于在麻风病疫区生活数年以上的个体，必须考虑其感染麻风病的可能。
- 结核分枝杆菌和非典型分枝杆菌需考虑两种可能的感染方式，即曾有地方性流行地区的旅行史和高风险区的活动史。
- 无论是浅部还是深部的真菌感染，都需要进行鉴别诊断，尤其对免疫功能低下人群。
- 皮肤利什曼病的临床表现千变万化，因此有前往任何一个疫区旅行史的应当考虑在内。
- 详细了解疾病地理空间上的传播模式对于热带皮肤病的鉴别诊断至关重要。

表 68.1 皮肤的病变、症状及诊断	
临床表现	诊断
聚集在一起的丘疹，并伴有发痒	节肢动物叮咬
掌跖部位（手掌和足底）出现丘疹	梅毒
外露皮肤表面出现单个的溃疡结节	皮肤利什曼病
无症状的慢性疣状斑块	结核病或着色真菌病
自主神经功能的改变和皮肤溃疡	麻风病
色素沉着过多的斑块萎缩和皮肤溃疡	麻风病
皮肤出现红斑或色素减退的斑块或结节，并伴有周围神经病变	麻风病
皮肤外翻的皮疹，同时伴有深入到真皮的皮疹	疖疮
皮肤溃疡性结节和淋巴管炎	孢子菌病或皮肤利什曼病
慢性瘢痕和窦道	足分枝杆菌病
迁移性的皮肤瘙痒	皮肤幼虫迁移
出血性焦痂，皮疹和发热	蜱虫病，莱姆病
苔藓样皮炎，皮下结节	盘尾丝虫病
周期性的皮肤肿胀	颚口线虫病
斑片状脱发，沼泽样肉芽肿	头皮癣
急性荨麻疹，发热和腹痛	急性血吸虫病
疼痛、瘙痒、足底水疱	急性足癣或急性湿疹
疖疮样般的疼痛性损伤	蝇蛆病
红斑、荨麻疹、剥脱性皮肤病变，伴有或不伴有皮肤损伤	药物反应

　　贫穷和残疾常伴随热带皮肤病。许多研究认为，贫困是导致诸如真菌性皮肤病、麻风病、脓疱病等皮肤病的原因。由此引发慢性皮肤病和皮肤病反复发作的恶性循环，最终导致更为严重的残疾和经济能力的丧失。这一复杂的问题在那些深受分枝杆菌感染、皮肤利什曼病、麻风病和深部真菌感染影响的患者中是显而易见的。

　　皮肤病可能是全身性疾病发病的外在表现或继发症状。前者以皮肤幼虫移行症和局部皮肤利什曼病为例，后者以诸如继发于黑热病（内脏利什曼病）和球孢子菌病的播散性全身性疾病为例。热带皮肤病患者的临床诊断方式包括采集完整病史、病原体形态学鉴定和确定感染来源地。表68.1列举了一些特殊皮肤病的病变和症状

实例供临床诊断中的参考。

　　病史采集应包括曾经的皮肤病史、旅行史、旅行中的行为、职业、药物史、野生或者家养动物的接触史、临床症状的变化过程、家属或家庭接触者的症状以及对患者免疫状态的评估。临床检测应包括诸如发热之类的皮肤外症状、淋巴结肿大情况、肝脾肿大情况以及有全身不适，这些症状表明有可能是全身性疾病。在热带皮肤病学实践中还需深入了解全球地理病理学的流行病学知识。

细菌引起的皮肤病

化脓性感染

一、病因和发病机制

在世界范围的农村和城市普遍存在葡萄球菌（*Staphylococcus* spp.）和链球菌（*Streptococcus* spp.）。无论是健康的还是免疫力低下的宿主直接接种细菌后都有产生皮肤化脓感染的可能。较为少见的是，轻微的皮肤损伤有可能导致血源性传播甚至菌血症。病人和医生通常都会忽视这些病原体的入侵途径，但是皮肤的轻微损伤、蚊虫叮咬、摩擦产生水泡或霉菌感染是临床实践中最常见的。

化脓性细菌通过蛋白酶、溶血素、脂磷壁酸和凝固酶的致病作用来造成创伤。链球菌感染后通常可以观察到红疹，红疹是由红疹毒素引起。

二、临床表现和诊断

化脓性感染的临床表现包括毛囊炎和出现于带毛发皮肤上的疖病、脓疱病的斑块（图 68.1），通常病发于下肢的皮质增生（图 68.2）和脓肿形成，甚至是蜂窝织炎

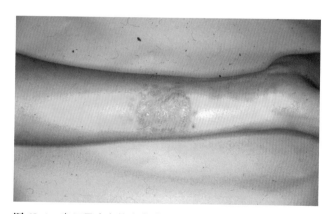

图 68.1　有卫星病变的表皮脓疱疮样红斑。

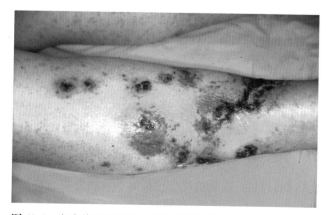

图 68.2　向身体近端播散的浅表皮肤的化脓性病变，伴有蜂窝织炎和紫癜斑。

和坏死溃疡，这些在化脓性感染的临床表现中是比较极端的症状。

踝周区域由于易受机械性创伤，通常也易受感染，但是化脓感染症状可能会出现在上肢、脸部和躯干部分。常见的化脓性感染的临床症状包括红疹、炎症、化脓、脓肿、溃疡、水疱、坏死性病变和坏疽。严重的瘢痕可能是由化脓性溃疡导致的结果。多数化脓性皮肤感染都对患者造成痛苦的，并且其诊断是通过临床确诊。如果条件允许的话，还应当开展细菌学调查和药敏测试。

三、治疗

轻微的皮肤感染可以通过淋浴或者使用高锰酸钾（1：10 000 稀释）每日在患处皮肤浸泡 20 min 进行治疗。细菌感染导致软组织坏死的病死率较高，且是皮肤病学中几种比较紧急的情况之一，因此早期诊断尤为重要。最佳的治疗方案是通过外科清创手术配合抗生素疗法；其他治疗方案还包括高压氧治疗和静脉注射免疫球蛋白。

对于诸如脓疱病的单个斑块或者脓疱湿疹之类的轻微浅表感染，含有溴棕三甲铵、双氯苯双胍己烷、夫西地酸或者莫匹罗星的抗菌剂或者软膏具有非常好的疗效。对于急性或者慢性湿疹而言，可以采用含有效的局部类固醇的疗法以避免感染的风险。对于多处创伤感染和大面积皮肤创伤感染而言，需要一套完整的全身性β-内酰胺或者大环内酯抗生素疗程。对于反复感染的情况，可以使用抗菌皂替代普通肥皂，并筛查是否有感染金黄色葡萄球菌（MSSA）和耐甲氧西林金黄色葡萄球菌（MRSA），如果有则采取措施进行根除。

四、预防

对于热带地区的化脓性感染预防而言，即便是处理非常小的伤口也要采取认真细致的卫生清洁措施，因为在热带环境下容易引起细菌性感染的早期传播。

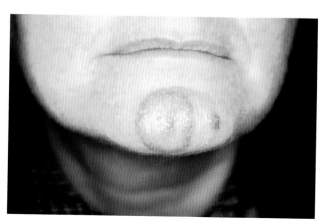

图 68.3　下颌部葡萄球菌引起的圆性脓疱疮斑块，伴有卫星病变。

密螺旋体感染

密螺旋体感染包括性传播的梅毒、非性传播的梅毒、雅司病和品他病。在热带和亚热带地区，儿童之间的直接接触是非性传播密螺旋体属毒种的主要传染方式[1]。

梅毒（见第 23 章）

一期梅毒在刚感染时的典型症状是出现无痛下疳，通常位于生殖器官或者口腔黏膜。

如果在一期没有得到妥善治疗，在感染后的 20～60 d 内会发展成二期梅毒，导致出现包括掌拓部分在内的红色斑丘疹。这种丘疹的鉴别诊断包括 HIV 病毒感染血清转换或者其他病毒感染。可能会出现瘢痕性秃发、黏膜溃疡、褶皱部扁平湿疣等。扁平湿疣呈灰白色，通常出现在潮湿的褶皱部位。全身症状包括发热、嗜睡、肌痛和关节痛。

在感染 3～5 年后，可能会发展至第三期梅毒。结节性梅毒会导致皮肤上出现成片的红棕色丘疹。这些病症可能会引起中枢性消退或者萎缩。梅毒瘤可能会在前额、头皮、嘴唇、舌头、生殖器（图 68.5）或身体的任何部位。在形态学上，梅毒瘤呈现出不同形状的红肿，可能溃烂及出现愈合后广泛的瘢痕。

治疗：治疗方案可以选择青霉素（盘尼西林），对于有抗生素过敏反应者可以选择四环素或者红霉素。

雅司病

雅司病通常始于童年时期，由于传播方式为直接的皮肤接触，与过度拥挤的居住环境有关。致病微生物雅司螺旋体（*Treponema pertenue*）的繁殖需要依赖潮湿炎热的气候，这样的气候在热带地区非常普遍。雅司病的临床表现可以分为 1～4 期 4 个阶段。第一期的特点是

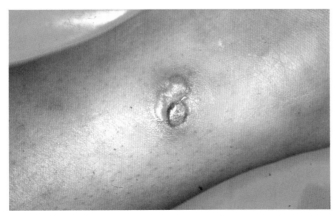

图 68.4 下肢的局部性深脓疱疮（又称臁疮），周围皮肤伴有蜂窝织炎。

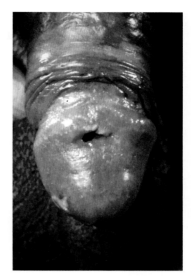

图 68.5 无症状的渗出性梅毒瘤。

在接触部位出现单个丘疹，逐渐增大为乳突淋瘤。平均潜伏期为 20 d。奇怪的是，这些乳突淋瘤会同时消失，但在 6 个月后进入第二期时会扩散至其他部位。第二期的乳突淋瘤通常也会同时自愈，然后进入无症状的潜伏期，这一阶段仅会零星出现乳突淋瘤在皮肤上留下的伤痕，而这些伤痕也会同时自愈。第二期和无症状潜伏期会让人联想到掌跖角化病，会让患者在走路时有疼痛感，走路姿势变成"螃蟹步"。少于 10% 的患者可能会进入第三期，开始在皮肤上出现瘢痕。

● 关节旁结节，即关节周围出现的硬结节，通常出现在肘部、手腕的屈侧以及臀部、脚踝和骶骨。

● 鼻子、上颚以及上嘴唇出现梅毒瘤，造成软组织破坏损伤，最终在损伤结疤的部位引起毁形性鼻咽炎。

鼻梁骨和上颌骨也可能出现炎症，导致骨骼和软骨破坏，形成的瘢痕伤残称为根度病（goundou）。

治疗：最好在雅司病第一期或者第二期前做出诊断，此时只需要青霉素就可以在数周之内将皮肤的损伤治愈。除此之外还可以选择四环素或者红霉素作为替代。不幸的是，一旦在雅司病第三期出现瘢痕，将是永久性的。

品他病

品他病在部分拉丁美洲流行，是由密螺旋体（*Treponema carateum*）引起的。其病症仅限于慢性皮肤损伤，不会出现全身性症状，并且主要病发于年轻人。该病分为第一期、第二期、潜伏期和第三期等 4 个阶段。在感染 3 周后，四肢边缘出现丘疹或者疣状斑块，且逐渐变大和角质化。9 个月之后进入第二期，届时丘疹和疣状斑块将会扩散至整个表皮。数年之后，可能会发展至第

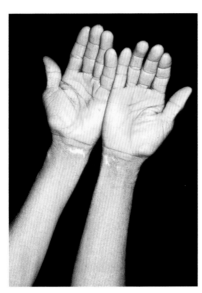

图 68.6　品他病患者手腕处的色素沉着的斑块。

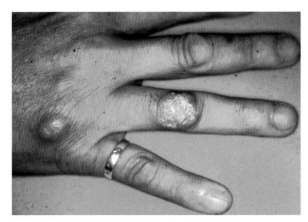

图 68.7　溃疡性分枝杆菌引起的手指近端的结节性疣状发绀病变。

三期,并且会在表皮出现色素减退或者色素沉着的斑块(图 68.6)。

对雅司病和品他病的早期皮肤损伤处组织进行镜检,均可发现密螺旋体病原微生物。这两者均对梅毒血清学交叉反应检测呈阳性。

治疗:苄青霉素可以适用于所有密螺旋体感染,对青霉素过敏者可用四环素或者红霉素替代(见 36 章)。

分枝杆菌感染

分枝杆菌感染疾病的主要病原是结核分枝杆菌(*M. tuberculosis*)和麻风杆菌(*M. leprae*),海分枝杆菌(*M. marinum*)、溃疡分枝杆菌(*M. ulcerans*)、龟分枝杆菌(*M. chelonae*)和脓肿分枝杆菌(*M. abscessus*)等非典型分枝杆菌也可引起皮肤疾病。

一、临床表现和诊断

（一）海分枝杆菌

鱼缸肉芽肿通常病发于手指或手背上,此外也有在脚部或者其他部位发病的记载。海分枝杆菌多感染于淡水鱼,因此在人群中与鱼缸接触的个体被感染的风险最高。手背、脚部和脚踝区域的创伤部位可能会直接感染。该病会在感染部位逐步肿胀,并伴随有不同程度外观变化和疼痛感,数周之内感染部位会出现从数毫米到 2～3 cm 大小不等的皮肤结节或者溃烂创伤(图 68.7)。这些创伤可能在几个月后同时自愈,或者通过血源扩散和淋巴扩散进行传播。一旦怀疑有感染,皮肤微生物学活检和组织病理学检测将是最灵敏的确诊方法。推荐使用至少两种以上抗生素的联合疗法进行连续几个月的治疗,并且应当在临床方案出具后的 4～6 周内继续坚持用药。

（二）溃疡分枝杆菌(见 42 章)

可引起溃疡分枝杆菌病,非洲特别是西非的农村年轻人是溃疡分枝杆菌病的易感人群。其中超过三分之二的病例是 15 岁以下的儿童。刚感染时皮肤上会出现丘疹或者结节,逐步增大变成无痛溃疡。溃疡的创伤边缘可经过一个中毒性的过程在四肢和躯干上扩展为大片的创伤。水肿的程度可能会快速发展,最终通过破坏筋膜和骨头的皮下组织引发脂膜炎。因为被感染肢体留下的瘢痕导致严重痉挛,严重的患者甚至需要接受截肢手术将畸形的肢体切除。除手术外,持续 8 周的利福平和链霉素双重疗法是目前的标准化疗方案[2]。

（三）龟分枝杆菌和脓肿分枝杆菌

在造成创伤后可引起局部感染。龟分枝杆菌所引起的医源性感染有大量的相关记录,例如被污染的自来水或者被污染的医疗设备。病变的形式有多种,如溃疡、皮下结节或瘘管。只有当患者免疫功能不全时才会出现扩散。

二、皮肤结核病

（一）病原学

皮肤结核病是由结核分枝杆菌引起的。感染通常源于在孩童时期与病菌有过接触,且经常与结核分枝杆菌阳性的患者有直接接触。

（二）原发性结核

这类结核通常在感染后 3～4 周出现症状。症状表现为从丘疹发展为斑块或者从结节性炎症发展为溃疡。发病初期结核菌素试验通常为阴性,但随着病情发展会变成阳性。

（三）继发性结核

这类结核是源于患者的既往感染。患者会有一定程

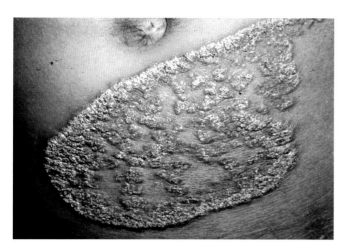

图 68.8 慢性皮肤结核病,中央有疣状的红斑,周围有大片连着一起疣状斑块。(墨西哥的 AmadoSaúl 教授提供)

度的免疫力,并且结核菌素试验结果呈阳性。

（四）皮肤结核病的类型

1. 寻常性狼疮・无痛、红斑结节组成鳞状、溃烂或者沉淀的斑块。通常出现在脸部、鼻子或耳朵上,但也有可能出现在其他部位。结核菌素试验结果呈强阳性。在慢性病变的表层可能会出现鳞状细胞癌。

2. 瘰疬性皮肤结核・是多菌性皮肤结核病最常见的类型。这类皮肤感染通常是由于淋巴结或骨结核杆菌的潜在聚集,通过窦道引流到了皮肤表面。

3. 急性血源性粟粒性结核・这类结核非常少见。常见于儿童,但免疫功能不全的成年人也可能感染,症状表现为多个丘疹、斑块或者结节（图 68.9）。这些严重的症状有助于该病的诊断。

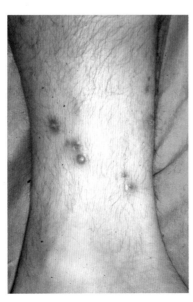

图 68.9 HIV 感染者皮肤上的溃疡性分枝杆菌感染,皮肤上的红斑丘疹、结节和瘢痕。

4. 腔口［皮肤］结核・是口腔黏膜和口周皮肤上罕见的结核病,随着患者内脏结核病情发展至晚期而自然产生的。肺结核患者的病变会出现在嘴部或者唇部。肠结核患者的病变会出现在肛门部位。泌尿生殖结核患者的病变出现在生殖器部位。如果医生能意识到患者是属于内脏结核病,那么腔口（皮肤）结核病的诊断会更为容易。

皮肤结核病的临床表现因免疫力不同而不同。免疫力强的患者因过敏反应而出现结核疹,这属于肺结核感染的皮肤过敏反应。丘疹坏死性皮肤结核、Bazion 硬结性红斑和瘰疬性苔藓都是这种皮肤过敏反应的表现。对于结核疹的诊断需要做更为深入的检查以确定是否有结核分枝杆菌的潜在聚集。

5. 丘疹坏死性皮肤结核・这种过敏反应的表现是成簇的丘疹并且在中心部分有脓疱,进而导致中心部分坏死,最终造成萎缩性瘢痕。具有代表性的是,病变通常发生在肘部、膝盖和耳郭等部位。

6. 硬结性红斑（Bazin's erythema induratum）・这种过敏反应与结节性红斑症状类似,不同之处在于前者出现在小腿部位而不是胫骨部位。病变症状是出现暗红色的结节,软化溃破后形成深部不规则溃疡,在皮肤表面有脓液,愈后遗留萎缩性瘢痕。常见于女性。

7. 瘰疬性苔藓・这种过敏反应比较少见。通常发生于患原发性结核或预防接种后结核的儿童和青年。其特征性表现为侧躯干部位分布的红斑斑块,有时可能会伴随有脱皮现象。

（五）诊断

免疫功能不全患者的结核菌素试验结果通常是阳性,尽管这一推论不能作为诊断学的依据。菌株培养是检验的金标准,但是需花费数周的时间才会呈现出结果。在菌株较少的情况下菌株培养方法敏感性较低。相对而言 PCR 检测的敏感性度高一些。尽管如此,PCR、镜检和菌株培养都有可能呈阴性[3]。如果临床上仍高度怀疑,可以考虑采用一系列的抗结核治疗方案。结核疹可以通过结核菌素试验阳性和皮肤活检组织的病理学检测进行诊断。

（六）治疗

全部类型的皮肤结核病都会对 WHO 标准抗结核疗法有反应,即 4 种药物连续用药 2 个月,而后继续连续 4 个月的双重疗法（见第 40 章）。非典型分枝杆菌的治疗至少需要 2 种以上的抗结核病药物,例如连续 8 周使用利福平和链霉素治疗溃疡分枝杆菌感染。具有抗分枝杆菌作用的主要药物是利福平、乙胺丁醇、吡嗪酰胺、氯法齐明、砜、异烟肼、大环内脂类抗生素、四环素和喹诺酮。

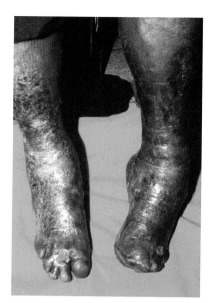

图 68.10 严重的麻风患者中，断肢及皮肤色素沉着的萎缩性变化，伴有双侧神经性病变。

三、麻风病

麻风病是一种由麻风分枝杆菌引起的，作用于皮肤和末梢神经的慢性病（见第 41 章）。如果不予治疗，可能会导致严重畸形和耻辱感。

（一）病原学解释

麻风分枝杆菌是一种革兰染色为阳性、抗酸染色为红色的杆菌。采用姜尼染色法对极性瘤型麻风进行分析时，麻风分枝杆菌会排列成一种被称为"麻风球"的特殊形式。

（二）传播和演变

通过人与人之间的亲密接触、鼻咽分泌物或者皮肤受伤区域的接触进行传播。麻风分枝杆菌虽然具有传染性，但致病性较低，仅有很小一部分的感染者会出现麻风病的症状。平均潜伏期 2～5 年不等。在麻风病流行区域的人群中大部分对麻风分枝杆菌都具有免疫力。可以通过 Mitsudat 测试用灭活麻风分枝杆菌进行皮试，以区分不同免疫力的人群。

（三）分类

由于治疗方法不同，世界卫生组织将麻风病分为两类。

- 少菌型麻风病：杆菌检测呈阴性，包括结核样型麻风病和未定类麻风病。
- 多菌型麻风病：杆菌检测为呈阳性，包括瘤型麻风病和界线类麻风病。

针对多药联合治疗世界卫生组织制定了相关协议，对于有上述疾病流行的国家强烈建议采纳这一协议，这一协议可在世界卫生组织网站上查阅。

（四）临床表现

1. 神经损伤・各种类型麻风病都会使末梢神经系统受累[4]，为此通常根据患者的感觉障碍做出麻风病的初步诊断。患者首先丧失对温度和温差的感知能力，接着逐步丧失对疼痛的感知，最终失去触觉。

包括颈部耳大神经、腕关节桡神经浅支、肘部尺骨神经、膝关节侧胭神经和小腿腓肠神经在内的皮肤神经出现明显粗大，上述神经的感知和运动技能都需要逐一进行检测。神经轴突再生征是叩击神经产生的感知异常。神经损伤可能是皮肤疾病的前兆，会促使后期诊断。

2. 皮肤损伤・下列皮肤损伤表现是由患者的免疫反应导致的。

（1）未定型麻风病：未定型麻风病的皮肤有边缘清晰或部分不清晰的斑点，皮损可有轻度感觉障碍或血管舒缩性变化，这些症状较难进行诊断。斑点可能是淡红斑或浅色斑，并且通过巴氏试验无法检测出杆菌。

（2）结核样型麻风病：结核样型麻风病属于少菌型麻风病。特点是在皮肤损害处有不超过 4 处斑疹或者斑块。通常来说，此类麻风病会有一处至多处单一感觉损伤呈全身不对称的分布。细菌检视法呈阴性，但在 Misuda 检测中会呈现出非常强的阳性。

（3）界线类麻风病：此类麻风病会导致数目较多的红色斑块，导致中度感觉丧失。

（4）瘤型麻风病：瘤型麻风病属于多菌型麻风病，其特点是多态病变；皮肤和神经系统都会受到对称分布的多种病变的严重损害。尽管神经损害出现较晚，但当损害出现时患者的感知能力可能已完全丧失。

患者可能会出现"狮面"样外观、眉睫毛脱落、鼻部畸形、耳垂变形增厚、小腿鱼鳞样损害、伴随有皮肤溃疡的手足远端感觉神经病变以及手指脚趾畸形等症状。对于男性患者，还可能造成睾丸损伤和性功能障碍。

（五）麻风反应

麻风分枝杆菌感染之后，会出现两种不同的反应，分别称为一类和二类反应。一类反应或者说逆转反应，通常出现在那些对结核样型麻风病和界线类麻风病具有一定的细胞免疫力的患者身上。皮肤病变的红斑和水肿现象越来越严重，并且会有新的病变出现。此类反应在治疗前、治疗中和治疗后都可能出现。逆转反应可能会引起急性炎症导致神经功能的快速丧失，此时需要及时口服类固醇。二类反应被称为麻风结节性红斑（ENL），尽管在治疗完成后也可能会出现，但是通常出现在治疗过程中。

麻风结节性红斑是一种是由免疫复合物沉积引起的全身性疾病，症状包括发热、恶心、颈痛、结节性红斑、关节痛、睾丸附睾炎、淋巴结病和疼痛的肝脾肿大。其治疗方案包括沙利度胺以及口服不同剂量的泼尼松。

尽管在 HIV 联合感染情况下,麻风病的复发概率不变,但表面上看,在免疫系统重建的情况下麻风病症状会更明显,且患者出现麻风反应的风险也会增加[5]。

(六) 诊断

麻风病的诊断是基于流行病学史、镜检结果、细胞组织学和分子生物学技术支持下进行临床诊断。检测方法是通过观察皮肤组织切片寻找抗酸杆菌。活检组织切片检查可能会发现肉芽肿细胞或者泡沫细胞。PCR 检测敏感性较高,可以在出现可见的皮肤症状之前检测出麻风分枝杆菌。

(七) 治疗方案总结

以下是世界卫生组织推荐的,适用于成年人的多药物抗麻风病结节治疗方案。

● 少菌型麻风病:治疗方案包括两种药物,其中利福平 600 mg 每月 1 次,氨苯砜 100 mg 每日 1 次自服。6 个月的疗程必须在 9 个月内完成。

● 多菌型麻风病:治疗方案包括三种药物,其中利福平 600 mg 每月 1 次监服,氯法齐明 300 mg 每月 1 次监服,50 mg 每日 1 次自服,以及氨苯砜 100 mg 每日 1 次自服。12 个月的疗程必须在 18 个月内完成。

四、分枝杆菌感染的预防和控制

不论在国家层面还是国际层面上,多数分枝杆菌感染的疾病都是必须优先考虑的公共卫生问题。每一种分枝杆菌病的抗分枝杆菌联合治疗方案都需按照国际和当地的防治指南进行管理。在防治疾病的同时,除了考虑医学上的治疗方案之外,还应当开展针对患者、社区和健康人群的全方位宣传教育计划。

细菌型足分枝菌病

一、病因和发病机制(见第 38 章)

"马杜拉足"包括真菌性足分枝菌病和放线菌性足分枝菌病。诺卡菌(*Nocardia* spp.)、马杜拉放线菌(*Actinomadura* spp.)和链霉菌(*Streptomyces* spp.)是放线菌性足分枝菌病(足菌肿)最常见的病原体。放线菌性足分枝菌病在南纬 15°至北纬 30°间被称为"足分枝菌病带"的热带国家中流行。该病通过皮肤直接接触传播。足分枝菌病是一种贫穷病,在流行区域从事农业劳动的男性个体感染的风险最高。足分枝菌病对游客来说不具有传播风险。细菌引起的放线菌性足分枝菌病会出现"厚壁"症状,致病因素为在胞质中出现脂阿拉伯甘露聚糖和分枝菌酸的混合物,但是它们致病潜力较低,其中大部分在土壤中腐生。

二、临床表现和诊断

放线菌性足分枝菌病是一个慢性发作的过程,会出现结节或疣状病变、发炎、形成引流窦道、红色或黄色的

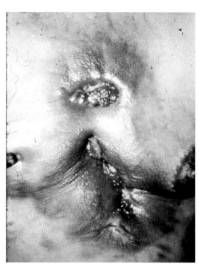

图 68.11　胸部放线菌瘤引起的瘘道和严重的瘢痕。(墨西哥的 *Ruben López* 医生提供)

"谷粒状"以及患足行进性畸形。数年后引流窦道愈合后会留下瘢痕,伴随有萎缩和继发色素改变。该病可以是无症状的,但是叠加化脓性感染、急性炎症或骨髓炎的发展会造成疼痛。放线菌性足分枝菌病可能导致严重的残疾(图 68.11)。在诊断过程中强烈建议检查一只脚的临床表现。

主要的鉴别诊断包括真菌引起的足分枝菌病(见下述真菌性足分枝菌病)、组织胞浆菌病、着色芽生菌症、皮肤结核和结节病。正确的病原学鉴定将有助于管理。通过细针穿刺或深部组织活检,直接对"谷粒状"进行 KOH 镜检,可以确定是由真菌感染还是细菌感染。培养法或许能鉴别病原体,但是需要较长的时间并且结果通常呈阴性。也有一些检验中心采用诸如 ELISA 之类的血清学试验来支持诊断以及评估治疗反应。X 线、USS、CT 和 MRI 可以检查骨损伤。

三、治疗

放线菌性足分枝菌病比真菌性足分枝菌病对药物治疗的有效率为 60%～90%。为减少耐药性倡导使用联合治疗方案。奴卡菌感染的主要治疗方法是使用磺胺组合,例如复方磺胺甲噁唑,使用 6 个月至数年;添加如阿米卡星之类的氨基糖苷类药物,可增强复方磺胺甲噁唑的疗效,并缩短治疗时间。尤其是针对已经出现严重反应迟钝及有发展至邻近器官的风险时,更主张采用此治疗方案。建议对患者进行长时间随访以便及时发现复发情况。放线菌性足分枝菌病通常不采用手术方案[6-8]。

其他细菌感染

创伤性弧菌(*Vibrio vulnificus*)引起的热带海洋源性

感染会引发局部或全身性疾病。症状表现为疼痛的红斑、紫癜、水肿和坏死,尤其容易出现在下肢。对于旅行后返回本国内陆地区的患者将很难对其进行诊断,且这些患者有较高的死亡风险。败血症表现为在单下肢或双下肢聚结的紫癜性斑片,并会逐步蔓延至脐区域。通过伤口直接接触河水或海水,或者通过食生海鲜,尤其是牡蛎而感染。严重情况下需要立即转诊到专科医院接受静脉滴注抗生素和早期外科清创术[9]。

面部、躯干和掌拓皮肤的去角质化是葡萄球菌性烫伤样皮肤综合征(staphylococcal scalded skin syndrome, SSSS)较为复杂和严重的表现,白喉棒状杆菌引起的热带皮肤白喉会导致肢体出现坏死性溃疡。皮肤白喉通常表现为持续4~12周的脚趾或脚趾缝的非愈合单个溃烂病变[10]。

寄生虫引起的皮肤病

皮肤幼虫移行症

一、病因和发病机制

这种皮肤病是由钩虫幼虫偶然入侵人体皮肤所引起的。钩虫虫卵通过各种动物的粪便进行传播,在土壤或沙滩中发展至幼虫阶段。与人类皮肤的密切接触使感染性幼虫入侵人体表皮。主要的病原体有巴西钩口线虫(*Ancylostoma braziliense*)、犬钩口线虫(*A. caninum*)、锡兰钩口线虫(*A. ceylanicum*)及狭头弯口线虫(*Uncinaria stenocephala*),除此之外其他种类也有可能致病。幼虫入侵皮肤后,无法通过人体的皮肤屏障,只能在表皮中以每日1~2 cm的速度缓慢移动,直到几天或数周后死亡。多重感染的情况下甚至有可能持续数个月。对出现吕氏综合征的全身性入侵的病例有特别说明。

二、临床表现和诊断

尽管足部是感染的主要部位(图68.12),但与线虫孳生的土壤或沙地接触的身体其他部位也可能感染。该病是游客在海滩度假,赤足在线虫孳生沙滩上行走而经常遇到感染的问题。最初的症状是在线虫入侵后的数天之内,在入侵部位出现瘙痒的丘疹。随着幼虫移行的路径出现1~3 mm宽、以弯曲或匐行性的形式发展的红斑。通常来说,幼虫移行的路径出现在入侵区域附近,长度从几毫米到数厘米不等。脚趾局部感染可能只会出现丘疹,而不会出现湿疹样斑块、水疱和荨麻疹风团等其他表现。继发症状包括湿疹化、脓疱疮甚至更深层的化脓性感染。主要症状是剧烈的瘙痒和灼热感。临床诊断基于病史和体检结果[11]。

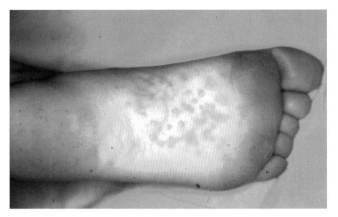

图68.12 足底单侧皮肤幼虫移行时的红斑轨迹和丘疹。

三、治疗

治疗方案是每日服用400~800 mg(根据体重)阿苯达唑,连续3 d,或者200 μg/kg伊佛霉素。局部噻苯咪唑(在封闭敷料下使用1 g噻苯咪唑,10 g黄软石蜡,持续10 d)适用于局部病变或单个移行路径的情况或儿童。这些药物孕妇禁用。可以在移行路径的起始处使用液氮冷冻疗法。

四、预防

避免在热带地区的土壤或沙地中赤足行走。

利什曼病

一、概述

见第47章。

二、病因和发病机制

利什曼原虫(*Leishmania* spp.)是一种通过雌白蛉叮咬传播给人类的原虫。大多数利什曼原虫会引起皮肤或皮肤黏膜疾病,还有少数会引起内脏疾病。据估计,全球约有1 200万~1 400万人感染利什曼病,在88个国家流行。主要的流行疫源地位于南亚、中东、地中海盆地、中北非、中美和拉丁美洲。在拉丁美洲,像热带雨林这样炎热和潮湿的环境,为动物宿主和传播媒介提供了良好的栖息地。与此相反,在中东和北非,沙漠条件对媒介的繁殖更有利。利什曼原虫引起的皮肤疾病在地理位置上被分为"旧大陆"和"新大陆"型皮肤利什曼病。"旧大陆"和"新大陆"型皮肤利什曼病的病变在形态学上通常难以辨别,但多数"新大陆"型皮肤利什曼病可引发潜在的严重黏膜病变。利什曼原虫能够通过宿主补体蛋白的脂磷聚糖和糖蛋白抗原的活动抵抗吞噬作用和伤害。在抗吞噬作用后,利什曼原虫在细胞内形式诱导的肉芽肿反应会对组织造成更大的伤害。这或许因为过量的IFN-γ和TNF-α对组织是有害的;与参与杀死寄生虫相同的细胞因子可能与皮肤利什曼病和皮肤黏膜利什曼病的发病有关。皮损可能自行愈合，或者局部发展，或者进行传播，这取决于包括不同种的利什曼原虫、感染的虫何数和宿主免疫力在内的许多因素。

三、临床表现和诊断

白蛉叮咬可能诱发炎症丘疹或结节状病变，并且在数周内缓慢发展。潜伏期可短至 15 d（或可长达 20 年，因感染者免疫抑制而导致复发），但通常约为 4～8 周。仅有一处暴露的皮肤都会被白蛉叮咬感染，而多次叮咬感染或播散性感染会导致多个部位出现病变。常见的叮咬部位包括脸部骨突部位，以及手腕和脚踝的外侧区域。被白蛉叮咬大约 6～8 周后结节开始溃烂。溃疡部分或全部被厚痂覆盖，刮除之后出现出血性、增殖性底部。皮肤利什曼病在临床上可表现为覆盖硬皮的结节、具有溃疡伴边缘发炎隆起、组织坏死和淋巴管炎。淋巴管炎的鉴别诊断包括非典型分枝杆菌感染或皮下真菌感染。发展至后期会出现瘢痕和皮肤萎缩。有一种由墨西哥利什曼原虫（*L. mexicana*）或者巴西利什曼原虫（*L. braziliensis*）引起的特殊局部感染被称为"糖胶树胶工人溃疡"（图 68.13），好发于耳郭处，尽管巴西利什曼原虫感染常见为皮肤的单一破坏性溃疡（图 68.14）。

在感染初期可出现被称为黑热病后皮肤利什曼病（PKDL）的临床形式，是一种对潜伏在皮肤的利什曼原虫的迟发性超敏反应，会出现色素减退斑或丘疹，常出现在印度和非洲的患者感染杜氏利什曼原虫并引起内脏利什曼病之后。其他常见特征性的临床表现包括由热带利什曼原虫（*L. tropica*）引起的单个东方疖（图 68.15），硕大利什曼原虫（*L. major*）引起的潮湿的、破坏性的单

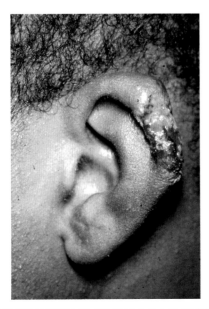

图 68.13 巴西利什曼原虫造成的美洲人身上的皮肤利什曼病，称为糖胶树胶工人溃疡（皮肤利什曼病的一型溃疡，多犯耳郭）。

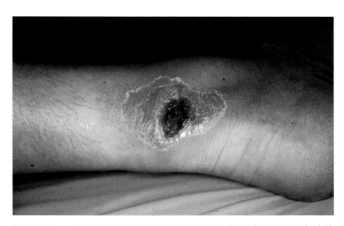

图 68.14 巴西利什曼原虫造成的紫红色结节性溃疡，周围皮肤伴有蜂窝织炎。

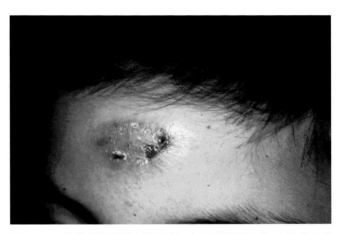

图 68.15 热带利什曼原虫引起的旧大陆型利什曼病，皮肤出现单一的瘢痕性红斑，并伴结痂。

个溃疡，埃塞俄比亚利什曼原虫（*L. aethiopica*）引起的弥漫性表现，以及巴西利什曼原虫引起的皮肤黏膜利什曼病。合并 HIV 感染的利什曼病无特征性表现，但是病情会更重甚至导致免疫重建[12]。

通过临床表现及在疾病流行区域的暴露史可做出诊断。检查方法包括皮肤活检寻找肉芽肿、吉氏染色直接镜检寻找无鞭毛体以及在 NNN 培养基中培养前鞭毛体。通过 PCR 检测感染虫种，对于帮助确定最佳的治疗方案和建立预后具有重要的作用。

四、治疗方案

不是所有的皮肤病变都需要治疗——多数"旧大陆"型会自愈，能很容易观察到病变的改善。因为有黏膜病变后续发展的风险，Viannia 利什曼原虫亚属的"新大陆"型或者无法分类的"新大陆"病变需要全身性治疗。包括冷冻疗法和温热疗法在内的物理治疗也有可能会对部分轻微的病变起作用。病灶内注射葡萄糖酸锑也可以用于"旧大陆"型或者非利士曼原虫"新大陆"型病变。

锑剂,特别是静脉内葡萄糖酸锑钠给药,是最常用的全身性治疗方案,20 mg/(kg·d),持续 20 d,而对于"旧大陆"型疾病来说 10 d 的疗程足矣。出现包括肝毒性和心脏毒性的不良反应是正常的。戊烷脒是一种可作替代的二线药物,戊烷脒引起的不良反应比锑剂的要少,但是对埃塞俄比亚利什曼原虫以及其他一些"新大陆"型具有类似的效果。口服氟康唑或伊曲康唑等唑类药物,对治疗"旧大陆"型有 55%～79% 疗效。米替福新对不同种的利什曼原虫的效果有所不同。其他方法还包括使用别嘌呤醇与低剂量(病灶内给药)锑剂的组合,这种方法对皮肤黏膜利什曼原虫的效果与使用全剂量的锑剂的效果相仿。较新的药物,比如在局部使用的咪喹莫特,以及增强型局部巴龙霉素制剂用药,可作为全身性锑剂治疗的辅助[13-14]。

虫种鉴定对于内脏利什曼病的正确治疗非常重要。病灶内锑剂给药对"旧大陆"型的局部感染有效,而由于皮肤黏膜病变发展的潜在可能性,许多"新大陆"型需要使用口服药物治疗。口服锑剂通常被用作全身性治疗的一线药物。

五、预防

对个人预防内脏利什曼病而言,需要在黄昏到黎明这段被传播媒介白蛉叮咬风险最高的时段,通过使用驱蚊剂(DEET)或者蚊帐来避免被叮咬。公共卫生防治规划也应致力于对当地动物宿主的控制。

盘尾丝虫病

一、病因和发病机制

此类丝虫病对皮肤和眼睛的影响,是由蚋属(*Simulium*)中的黑蝇传播的盘尾丝虫(*Onchocerca volvulus*)微丝蚴通过感染皮肤后引起的(见第 54 章)。只有人类会受此影响。此病也被称为"河盲症"。尽管盘尾丝虫病在中南美和也门也有发现,但主要流行于贯穿赤道非洲的一片宽阔区域中(北纬 15°至南纬 15°)。从萨凡纳地区延伸到热带雨林,那里水流湍急的小溪和河道为传播媒介黑蝇提供了繁殖场所。雌黑蝇主要叮咬那些日间在户外活动的人群。虽然游客有被感染的风险,但当地居民感染引起的盘尾丝虫病以及致残的人数是最高的。

经过大约一年的潜伏期之后,成虫可以在宿主的皮肤或纤维变性的结节或称为盘尾丝虫性结节(onchocercomata)中自由生活。雌性成虫将微丝蚴释放进入真皮,通过淋巴系统进行传播。成虫可在人类宿主体内存活和繁殖长达 15 年。

二、临床表现和诊断

皮肤症状表现包括瘙痒、苔藓化丘疹或斑块或结节性痒疹、萎缩性变化和色素异常。早期症状包括发热、关

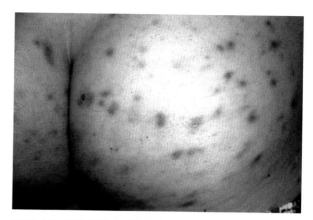

图 68.16 旋盘尾线虫引起的盘尾丝虫病,患者臀部出现丘疹和结节,伴有瘙痒和嗜酸性粒细胞增多。

节痛以及面部和躯干的短暂性荨麻疹。症状通常会出现在躯干、下肢及臀部(图 68.16),水肿斑是拉丁美洲感染病例特有的,当地称为"旋盘尾丝虫性皮炎"。后期皮损表现为色素沉积或色素减退斑,从而出现非洲感染病例描述的"豹纹皮"外观。鉴别诊断包括麻风病、梅毒、品他病和雅司病。眼部最早期的症状是红肿和刺激,而晚期眼部病变会导致畏光、角膜病变、视神经萎缩和失明[15]。

感染早期,通过显微镜对背部、臀部和大腿皮肤活检微丝蚴的效果不佳,且敏感性较低。相对而言,诸如小片皮样组织 PCR、血清学和抗原试纸检测等新的生化方法更好。抗原试纸对尿液检测能达到 100% 的敏感性和 100% 的特异性。大多数患者会出现外周血嗜酸性粒细胞增多。如果微丝蚴检查结果为阴性,但疑似盘尾丝虫病者,可考虑通过外用乙胺嗪(DEC)进行"Mazzotti 斑贴试验"(由于有失明的风险,只有在进行眼科检查后才能使用口服 DEC 方案)。相对于嗜酸性粒细胞恢复正常而言,瘙痒性丘疹的消失更能表示已治愈[16]。

三、治疗方案

口服单剂 150 μg/kg 伊维菌素可以阻止微丝蚴的繁殖,但不足以杀死成虫。进一步研究表明,多西环素通过杀死共生菌沃尔巴克体(*Wolbachia*)来杀灭雌性成虫。多西环素抗丝虫作用具有剂量依赖效应,200 mg/d,持续 6 周的效果最好。感染 6 个月后单用伊维菌素消除残余微丝蚴的效果较好,由于非成熟期的微丝蚴对药物不敏感。在非流行区域,多西环素可用于治疗丝虫病,但在流行区域不作常规使用,因为疗程较长且新的感染可能会需要重复多轮的使用多西环素。如病情需要做结节切除术,术前需对患者进行全面的眼科评估。

四、预防

在盘尾丝虫病流行地区,每年口服 1 次伊维菌素 150 μg/kg 可以控制疫情的发展。由于伊维菌素可以显

著削减微丝蚴的数量,以此减弱盘尾丝虫病及河盲症的传播和流行。在其他流行区的控制策略,包括在媒介孳生地使用杀虫剂反复喷洒。

颚口线虫病

一、病因和发病机制

人通过食用未煮熟且被颚口线虫感染的鱼、贝类、青蛙、鸡、猫或者狗肉成为该线虫的偶然宿主。尽管在人体内幼虫无法发育为成熟,但它们仍然可以在多个内脏器官和皮肤中移行引发疾病。此病在东南亚、中国、日本、印度尼西亚、中南美洲和墨西哥流行。

二、临床表现和诊断

移行性皮下水肿伴随瘙痒阶段可持续多年。通常是躯干及四肢近端受到影响。水肿阶段可能会伴随有炎症和疼痛。如果移行性病变出现在脸部,那么中枢神经系统(CNS)及眼部都会有被侵袭的严重风险。如有咳嗽、胸膜炎、胸痛或胸腔积液等症状,表明肺部可能有感染。症状可能会延迟数月甚至数年发作。鉴别诊断包括结节性红斑、麻风病或罗阿丝虫感染的卡拉巴虫性肿块;旅行史有助于这些疾病的鉴别诊断。外周血嗜酸性粒细胞增多是常见的,但在慢性阶段会逐渐恢复正常。血清学检测呈阳性则支持临床诊断。如果怀疑是中枢神经系统疾病,那么有必要采用磁共振和腰椎穿刺检查。

三、治疗方案

已证实阿苯达唑对颚口线虫病有效,400 mg,2 次/d,连续使用 21 d,治愈率超过 90%。小型的研究数据显示,200 μg/kg 伊维菌素单剂或者连续 2 d 服用,均能够达到与阿苯达唑相似的效果。初次疗程并非对所有患者有效,有些患者可能还需接受二个疗程。对于这些患者可以依次使用阿苯达唑或伊维菌素。联合用药是否比单独用药的复发率更低还有待进一步确定。后续跟踪至少要持续 1 年[19-20]。

罗阿丝虫病

一、病因、临床表现和诊断

罗阿丝虫病是在中非热带雨林中通过斑虻(Chrysops)叮咬传播的一种丝虫病,可感染皮肤和眼部(见第 54 章)。当幼虫成熟后会从叮咬部位通过皮下组织或深筋膜层向身体其他部位移行,间断性的产生称为"卡拉巴肿"的暂时的、发痒的水肿肿块,持续数小时至数天不等。有些患者会出现反复发作的移行性血管性水肿。成虫在结膜下的移行是清晰可见的。可通过临床、病原学或血清学进行诊断。在正午采集到的血涂片中可能会发现微丝蚴。感染早期嗜酸性粒细胞数可能是正常的,但随后通常会升高。患者可能在离开疫源地数年后才会出现症状。

二、治疗方案

可通过手术将成虫取出。也可通过 150 μg/kg 标准剂量的乙胺嗪或者伊维菌素杀灭微丝蚴,但可能导致高载荷微丝蚴血症患者体内的微丝蚴大量死亡,而引起诸如脑膜脑炎或脑部损害等严重神经系统症状的风险。对于这些患者,可先使用阿苯达唑降低微丝蚴血症载荷[21]。

锥虫病

一、非洲锥虫病

非洲锥虫病是通过采采蝇(tsetse fly)叮咬传播的、在热带非洲流行的寄生原虫疾病,可导致被称为"昏睡病"的神经性疾病。在叮咬初期,叮咬部位出现瘙痒或疼痛的炎症反应,被称为锥虫下疳。其特征为直径 2~5 cm 的红色硬结或紫罗兰色结节,通常在叮咬 48 h 后出现,并伴随有局部淋巴结病变。在下疳剥脱前的 2~3 周内形成中央坏死焦痂,且无痕迹遗留。很多患者认为这只是一个单独出现的"疖子"。下疳在冈比亚锥虫(*Trypanosoma gambiense*)感染中较为罕见,但在感染罗德西亚锥虫(*Trypanosoma rhodesiense*)的 70%~80% 患者中出现。在躯干部位出现的红斑、荨麻疹或黄斑皮疹被称为锥虫疹,伴有出血性组分,多达 50% 的浅色皮肤感染个体在疾病发作后的 6~8 周出现该症状。诊断前需要鉴别寄生虫是在血液、淋巴结还是脑脊液(Cerebrospinal fluid,CSF)中。

二、美洲锥虫病

美洲锥虫病又被称为恰加斯病(Chagas disease),流行于中美洲和南美洲,由贫困和农村地区的锥蝽(triatomine)传播克氏锥虫(*Trypanosoma cruzi*)引起。当地发生流行的原因是由于人类入侵野生环境,媒介锥蝽进入泥屋或用粗木制墙壁或棕榈叶搭屋顶的窝棚中寻找吸血对象。因为它们习惯叮咬人的脸部使锥虫通过皮肤伤口或者结膜入侵,并在入侵部位留下炎症病变,所以又被称为"接吻虫"。当克氏锥虫通过结膜入侵,导致眶周局部肿胀伴随结膜炎和局部淋巴结肿大,被称为是罗曼征(Romana's sign)。如果克氏锥虫是通过皮肤伤口入侵,那么入侵部位的红斑或紫罗兰色疖状区域被称为恰加斯肿,可能持续数周,并伴有局部淋巴结肿大。其他症状包括发热、全身不适、头痛、肌痛、肝脾肿大和暂时性皮疹。恰加斯病影响的主要器官是心脏、食管和肠道,中枢神经系统(CNS)也有可能被影响。急性心肌炎可导致心功能不全,而慢性期可引起心脏扩大和严重的心力衰竭。诊断需要克氏锥虫暴露史以及早期镜检来鉴别寄生虫种类。往后还需要培养法、血清学、PCR 或者病媒接种诊断法协助诊断。

三、治疗方案

治疗(见第 45、46 章)取决于感染的寄生虫种类以及患病的阶段。对于冈比亚锥虫病,在患病早期可以使用喷他脒或苏拉明;对中枢神经系统病症则采用美拉胂醇或依氟鸟氨酸治疗。对于罗德西亚锥虫病,分别推荐使用苏拉明与美拉胂醇治疗患病早期阶段以及中枢神经系统病症[22]。

美洲锥虫病的治疗比较困难,在疾病早期阶段可以使用硝呋替莫和苄硝唑进行 30～90 d 的治疗[23]。

四、预防

预防非洲锥虫病的措施包括使用杀虫剂、驱避剂和防护服。预防美洲锥虫病的措施包括通过对住处进行滞留喷洒来阻断传播媒介。

潜蚤病

一、病因和发病机制

潜蚤病是由穿皮潜蚤(*Tunga penetrans*)侵入皮肤引起的常见局部皮肤病(见第 60 章),也被称为沙蚤、跳蚤或恙螨感染。在中美洲和南美洲西印度群岛、非洲、马达加斯加、印度和巴基斯坦都有发现。这是已知最小的蚤,长约 1 mm,生存在猪圈和牛舍附近的土壤中。雌性潜蚤因需要吸血而侵入到宿主的浅层真皮,经过数天的摄血,在宿主表皮产卵后死亡。

二、临床表现和诊断

虽然潜蚤通常寄生在趾蹼皮瓣的柔软皮肤中,但也可寄生在脚趾和足底。在疾病早期阶段,潜蚤的藏身处和本体可以明显观察到,但在 3～4 周内会发展成单个中央有出血泪点的火山口状结节(图 68.17)。继发细菌感染可引起脓疱疮、臁疮和蜂窝织炎[24]。

潜蚤引起的出血结节需要与发炎疣或黑色素瘤进行鉴别诊断,但较短的持续时间以及暴露史则提示是潜蚤病。

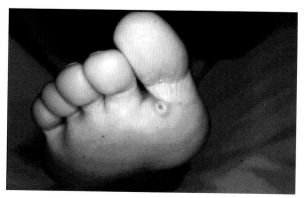

图 68.17 坦桑尼亚患者,由穿皮潜蚤引起的皮肤单个结节性病变和出血。

潜蚤病通过临床学即可进行诊断,但皮肤标本直接镜检和病理切片 HE 染色下,会可见跳蚤及虫卵的结构。

三、治疗方案

可以通过局部刮除、冷冻治疗、手术切除或应用凡士林,然后用消毒针仔细挑除潜蚤和虫卵进行治疗。使用诸如伊维菌素等药物进行治疗的效果尚未证实[25]。避免继发感染是至关重要的,特别是那些患糖尿病、麻风病或患其他致脚部疾病的人群。

蝇蛆病

一、病因和发病机制

全球范围内,有多种双翅目昆虫的幼虫阶段(蛆)能够在人体皮肤寄生(见第 60 章)。感染途径包括与虫卵的直接接触、接触被虫卵污染的土壤或者脏衣服、具有媒介传播行为的昆虫在皮肤上产卵等。在绳上晾晒衣服导致虫卵附着,从而有机会与人体皮肤接触(盾波蝇,*Cordylobia*)。人皮蝇(*Dermatobia*)和盾波蝇分别常见于美洲和非洲的热带地区。

二、临床表现和诊断

虽然有慢性病的老年人以及带有暴露性伤口或者溃疡的体弱者感染风险较高,但是大部分被感染的还是健康人。对儿童而言,头皮是较易感染的部位。幼虫以组织碎片为食,通常不会引起不适,但有可能导致继发局部或全身性的化脓性感染。一般通过临床学进行诊断。

三、治疗方案

对于蝇蛆病的治疗可以选择用器械去除或手术移除幼虫。单个疖样病变可以通过局部涂抹厚的凡士林使幼虫窒息以致死亡,随后可以通过十字形切口将死亡幼虫移除。皮肤浅层感染可以用高锰酸钾溶液(1：10 000 稀释)连续几日进行局部浸泡或沐浴治疗。对于继发化脓性感染的病患,需要接受完整的 β-内酰胺或大环内酯类抗生素疗程治疗。有研究表明,可使用伊维菌素 150～200 μg/kg 的单次剂量对蝇蛆病进行化疗,但这尚未经过临床试验认可,且仍需要将幼虫移除出体外[26-28]。

四、预防

在卫生、营养以及平均健康条件比较差的热带地区,全年都可观察到蝇蛆病例。可以使用蚊帐防止蝇类与皮肤接触。在充足的阳光下晾晒和熨烫衣物可以杀死附着在衣物上的虫卵。其他注意事项包括掩盖伤口和穿长袖衣服。

疥螨病

一、病因和发病机制

疥疮是一个世界性问题,但是那些生活在贫困的热带国家、卫生条件差、过度拥挤的人群可能会遭受严重的或以慢性的形式出现的周期性疥疮暴发。疥疮通过与皮肤的直接接触传播。螨虫在浅层表皮的虫穴产卵。雌性螨虫可以存活 6 周并产下 50 粒虫卵。

二、临床表现和诊断

丘疹和 S 形虫穴都是疥疮的典型病变。婴幼儿通常双脚都会受累。相比之下，成年人膝盖以下（Hebra 线）的下肢很少会得疥疮。但是厚痂性疥疮是个特例，可能会引起双脚的病变。病变通常出现在手指上、指蹼、前手腕、上肢、腋前线、乳晕、脐周部位、外生殖器、大腿内侧及臀部。较高比例的男性可能会在包皮和阴囊出现病变（图 68.18）。慢性结痂疥疮患者可能会出现湿疹化、脓疱化的斑块以及过度角质化的覆盖物等典型的临床症状。大块的结痂（图 68.19）覆盖的炎症性丘疹性病变中含有大量的螨虫，为此需要进行细致的检查以避免医务人员被感染。

临床表现和强烈瘙痒的症状可以支持诊断。通过将虫穴部位的皮肤碎屑放在载玻片上用低倍镜检来确诊，但是这种方法的敏感性较低（不应使用氢氧化钾，因为它可以溶解螨虫）。Dermascop 皮肤镜是一种比较有效的诊断工具，可用来进行内镜检查以鉴别螨虫，敏感性较高[29]。

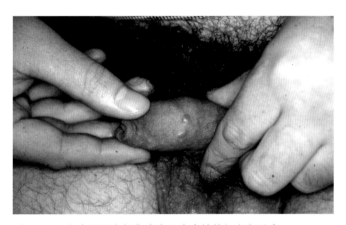

图 68.18 包皮和阴囊部位疥疮及瘙痒性的红斑和丘疹。

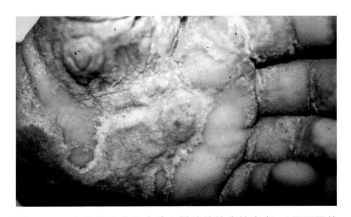

图 68.19 免疫缺陷儿童皮肤上播散的结痂性疥疮。（墨西哥的 *Edmundo Velázquez* 医生提供）

三、治疗方案

疥疮的治疗可以使用外用氯菊酯、苯甲酸苄酯、马拉硫磷或口服伊维菌素。患者应使用 5‰氯菊酯霜涂抹包括头皮、所有褶皱、腹股沟、肚脐、外生殖器和指甲下的皮肤在内的整个身体，12 h 后将其冲洗掉。对于成年人所患的一般性疥疮，是否需要治疗面部还存在争议，但对于婴儿而言，其面部皮肤可以被纳入治疗中。需要注意，在首次治疗后 7 d 要给患者进行第二次治疗，同时患者的家中成员也要接受治疗，以避免出现周期性的重复感染。目前越来越多的使用口服伊维菌素作为一线治疗药物。病情严重者需要在间隔 2 周后服用第二剂伊维菌素（200 μg/kg 体重）。除此之外，可能还需要使用抗组胺药对继发细菌感染进行治疗。使用 60 ℃的热水清洗衣物和床单可以杀灭所有受孕的雌性螨虫（可选替代方案是将衣物和床单在塑料袋中密封 48～72 h，这段时间内，螨虫会因为与人类宿主分离而死亡）。有必要说明的是，瘙痒可能会在治愈后持续数周，使用非镇静或镇静抗组胺药可得到部分缓解[30]。

体外寄生虫及叮咬引起的皮肤病

蜱虫

蜱虫是一种呈世界性分布，能够传播严重病毒、立克次体、细菌和原虫等疾病的体外寄生虫。其传播发生在蜱虫从人类宿主吸血时，属于偶然性感染。由蜱虫造成感染和传播的疾病包括虫媒病毒、螺旋体、斑疹热、蜱斑疹伤寒、回归热、无形体病、土拉菌病、埃立克体病、巴贝虫病、蜱瘫痪和脑炎。立克次体也可以通过跳蚤、虱子和螨虫传播。蜱虫可以携带多种病原体。合并感染可增加疾病的严重程度和持续时间。

产生焦痂是叮咬的典型特点（图 68.20）。蜱虫出血性叮咬后 7～10 d 会在叮咬部位周围的皮肤上出现环形的剥落，大量的皮下出血可能是因为蜱虫唾液抗凝剂引起的。叮咬可能导致坏死性溃疡、水疱或肢体水肿。蜱虫叮咬还可能引起局部继发性细菌感染、由于口器残留引起的异物肉芽肿、局部接触性皮炎以及叮咬时较为罕见的过敏反应。移除蜱虫要非常小心，将尖头镊子尽可能地靠近皮肤，紧紧拉着蜱虫，将其拉出皮肤。咬伤部位应用皮肤杀菌剂彻底消毒。在移除过程中要避免挤压蜱虫，因为这可能将感染病原体注入皮肤。避免使用氯仿、石油或其他有机溶剂来使蜱虫窒息，这可能会造成移除过程延缓同时增加感染风险[31]。

后续的自我监测，可以对蜱虫叮咬后数天乃至数周后可能发生的全身性疾病作出警示。发热、皮疹、淋巴结

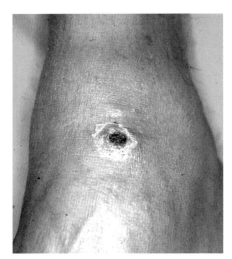

图 68.20 蜱虫叮咬造成的焦痂，周围有出血性溃疡造成的小红斑。

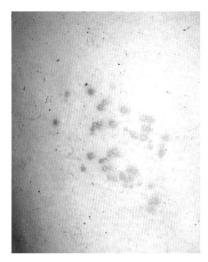

图 68.21 跳蚤引起的人体大腿部的红斑丘疹，伴瘙痒。

肿大和乏力这些症状都是全身性疾病的征兆。初步检查包括对组织进行的血清学和 PCR 检测，如果怀疑是原虫巴贝虫（*Babesia*）属感染，则采集厚薄血膜。

治疗：如果怀疑立克次体感染，应该在诊断结果确认前就采取经验性抗生素治疗。治疗立克次体感染的首选药物是多西环素（100 mg，2 次/d）或四环素（500 mg，4 次/d）。抗生素治疗的持续时间取决于临床表现，通常来说应当在患者没有发热症状后，再持续治疗 3 d 以上以防止复发。如果感染者经过初步治疗后没有改善，应该考虑是否为合并感染[32]。

螨虫

螨虫可以传播恙虫病东方体（*Orientia tsutsugamushi*），是在东南亚、澳大利亚北部和西太平洋地区流行的恙虫病的病原体。在地理上这一流行区域被称为"恙虫病三角"，该区域边界北至日本北部及西伯利亚东南部，南至澳大利亚昆士兰，西至巴基斯坦。螨虫生存在灌丛林、高草地及种植园等乡村地区。感染部位可能会出现焦痂，伴有流感样症状、斑丘疹、淋巴结肿大和淋巴细胞增多。这种感染具有引起肺炎、心肌炎和脑膜脑炎的潜在风险，未得到治疗的患者有很高的潜在死亡率。如果已经有了诊断怀疑，在等待血清学结果时就应该开始实施经验性治疗，使用强力霉素 200 mg/d，持续 14 d。

跳蚤

人类跳蚤（致痒蚤，*Pulex irritans*）是呈世界性分布，部分种类的跳蚤表现出了对热带气候的偏好，比如热带鼠蚤——印鼠客蚤（*Xenopsylla cheopis*）。跳蚤叮咬人体是为了吸血。通过病史调查可能会发现患病个体或者家庭成员近期有过搬家或者购置二手木制家具的情况，跳蚤在其中即使不吸血也可以存活数月。跳蚤可以在个人物品间相互转移，可以作为瘟疫、斑疹伤寒的传播媒介，有一些跳蚤还可能会传播巴尔通体（*Bartonella*）。

瘙痒性丘疹、水疱或/和脚部或小腿的痒疹小结节是跳蚤叮咬的典型症状，并且这些病变往往是集群出现（图 68.21）。丘疹可能预示有中央出血性斑点。剧烈的抓挠以及叠加继发性细菌感染可能会使初期痒疹性病变出现变化。

治疗：通过普通的家用杀虫剂熏蒸可非常有效地消灭跳蚤。出现严重痒疹反应的患者可以外用类固醇药膏，出现湿疹的患者可以使用局部或全身性抗生素。抗组胺乳液或片剂可以缓解症状。症状严重的患者可以采用单剂量或者短疗程的全身皮质类固醇激素治疗[33]。

臭虫

臭虫（*Cimex*）在日间通常藏身在墙壁或茅草屋顶的缝隙中，到晚间才出来觅食。3 处或以上的叮咬通常以集群或线性的方式出现（"早餐、中餐、晚餐"），表现形式包括荨麻疹和出血性水疱。并无证据证明臭虫可以传播疾病[34]。

发疱性甲虫皮炎

大疱性疾病流行的原因是位于热带气候地区的医院在夜间将窗户敞开，甲虫可从窗户飞进病房导致接触性皮炎。"内罗毕眼"或"夜烧"是由在肯尼亚北部发现的斑蝥引起的。斑蝥皮肤病症状包括大片的红斑、水疱、脓疱甚至是大疱。可能需要通过局部类固醇进行治疗。

游泳者瘙痒症、海水浴皮疹、水母和珊瑚损伤

尾蚴性皮炎(游泳者痒)是由生活在淡水湖泊的血吸虫幼虫侵入皮肤引起的,见于撒哈拉以南非洲、东南亚以及巴西和委内瑞拉的部分地区。有瘙痒、丘疹以及疫水游泳史者可进行临床诊断。在此阶段,血清学检测可能会呈阴性,除此之外,在感染后的头 8 周,尿检和粪检也可能同样呈阴性。可用吡喹酮进行治疗。

海水浴皮疹是在海水中游泳后发生的一种比较常见的皮炎。一些特殊的海葵幼虫进入了泳衣或者湿衣服中,在遭受挤压时会释放出毒素。在接触数小时内,在被泳衣包裹的区域出现瘙痒、单形性、红斑性丘疹或水疱,并且在初次接触之后的几天会持续出现新病变。皮疹可能会持续 2 周或更长的时间。应针对症状使用外用类固醇进行治疗。水母蜇伤会导致持久性接触性皮炎,并有可能在蜇伤数月后复发。在游泳时,如果皮肤伤口与珊瑚接触,可引起接触性皮炎或分枝杆菌感染。海藻也可以引起接触性皮炎。

真菌引起的皮肤病

皮肤癣菌和马拉色霉菌

一、病因和发病机制

皮肤癣菌引起的浅部真菌感染是一种呈世界性分布的疾病,包括头皮和指甲在内的任何部位都可能会受影响,但通常出现在单足或者双足。真菌的感染是由于人的皮肤与土壤、植被、动物或其他个体直接接触导致的。热带地区潮湿和炎热的环境是当地疾病流行的诱因。虽然引起人类感染的致病真菌有 25 种以上,但主要的种类是毛癣菌属(*Trichophyton*)、表皮癣菌属(*Epidermophyton*)和小孢子菌属(*Microsporum*)。皮肤癣菌是喜角质的,但通常只波及角蛋白,不会渗透到活组织中。它们的致病机制是通过酸蛋白酶、角蛋白酶、弹性蛋白酶和脂肪酶的作用附着在皮肤、指甲和毛发上。

二、临床表现和诊断

皮肤癣菌的主要临床表现是局部足癣(图 68.22)、擦烂、头癣和甲癣。通常统称这些症状为癣或者香港脚。皮肤真菌感染可以表现为单个或多个大小不等的环形聚结红斑伴不同程度的鳞屑,例如体癣(图 68.24)。有遗传性过敏症病史的患者易出现浅表皮肤真菌感染,在这些情况下,真菌病变可能与湿疹斑点共存。红色毛癣菌(*T. rubrum*)是一种特殊的趾甲感染形式,其临床表现为指甲下的白色甲癣。儿童头皮感染可表现为脓癣的形式,并伴有皮肤非瘢痕性秃发以及沼泽炎症斑(图 68.25)。

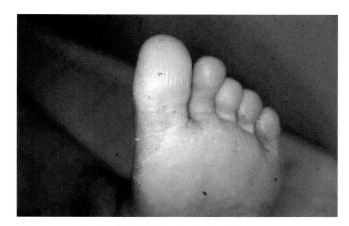

图 68.22　足癣引起的弥散性红斑和皮肤脱落。

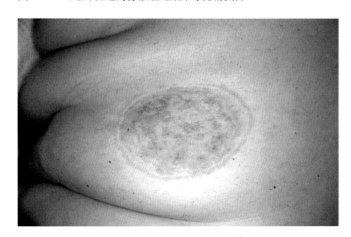

图 68.23　体癣引起的红斑和局部炎性斑块,伴瘙痒。

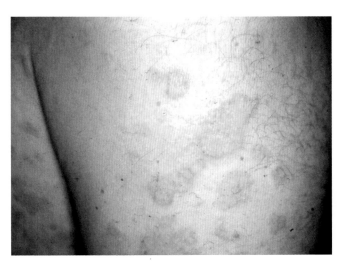

图 68.24　体癣中密集存在的具有微泡状边界的小红斑。

较为少见的情况是,在成年人身上出现的由毛癣菌属真菌引起的肉芽肿性炎症或脓疱性发疹(图 68.26)。

在局部皮癣和真菌感染的鉴别诊断中应当考虑,环状肉芽肿或盘状湿疹是可以与银屑病斑块共存的。共生酵母糠秕马拉色菌(*Malassezia furfur*)可导致被称为花

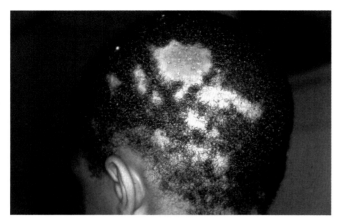

图 68.25 脓性发癣病患者头部的皮肤非瘢痕斑片样脱发和沼泽样肉芽肿。

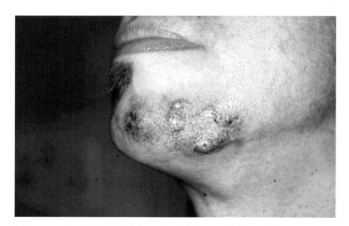

图 68.26 须毛癣菌导致的须疮,包括红斑、结节和脓疱。

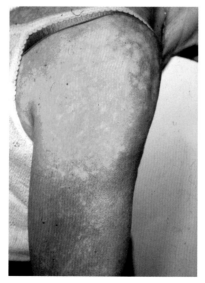

图 68.27 变色性皮癣中皮肤色素减退和色素沉着同时存在。

斑癣(图 68.27)的浅表感染,其特征在于,上部躯干的小聚结斑块或斑块,以及肩膀部位呈现出色素沉着或色素

减退并有麸皮样鳞屑剥落。

皮肤癣菌感染通常根据临床表现进行诊断。辅助诊断检查方法包括将皮肤碎屑用 10%~12% 氢氧化钾溶液消化后直接镜检,以及将致病微生物放入沙氏培养基中培养鉴定。对于花斑癣(马拉色霉菌引起)的实验室诊断也推荐采用类似的方法,在培养中需要使用特殊的油性添加剂进行分离。

三、治疗方案

治疗方法包括使用局部和/或全身性的抗真菌药。特比萘芬或灰黄霉素治疗对皮肤癣菌感染有效。外用硫硒洗发水和氮唑类抗真菌药物治疗对马拉色霉菌病有效,例如酮康唑洗发水、口服氟康唑或伊曲康唑。通常局部感染需要外用药治疗 3~4 周,但对于出现擦烂脚癣的患者而言可能需要 6~8 周。出现严重的或扩散性的皮肤感染、头癣和甲癣才需使用口服抗真菌药。患头癣(头皮癣)的儿童需要口服特比萘芬(或灰黄霉素)15~20 mg/kg,并持续 6~8 周。下肢的浅表损伤和破损的皮肤让其他细菌有机可乘引起化脓,因此还需要对继发的细菌感染采取相应治疗。这对患糖尿病和麻风的患者而言尤为重要。

四、预防

注重个人卫生以及穿着适当的鞋袜有助于治疗和预防感染,但是复发问题,尤其是灰指甲和香港脚的复发在热带地区是常见的问题。

孢子丝菌病

一、病因和发病机制

孢子丝菌病是一种深部皮下真菌感染,是由于在户外活动中与荆棘、碎片、稻草或木屑接触,从而导致直接接触或吸入申克孢子丝菌(*Sporothrix schenckii*)而引起的。这种二相型真菌在热带和温带地区无所不在,通常生活在土壤、树皮、灌木和植物碎屑中。因此,游客有被感染的风险。尽管申克孢子丝菌致病潜力较低,但其毒力因子包括胞外酶、多糖和耐热性。感染结构显示出的强酸性磷酸酶活性和甘露聚糖化合物能够抑制巨噬细胞的吞噬作用。

二、临床表现和诊断

孢子丝菌病可表现为全身性的肺部疾病,但在大多数情况下仅限于皮肤、皮下组织和淋巴组织。通常是上肢和下肢皮肤的接触性感染,感染部位形成硬下疳,可发展成能通过淋巴系统近端传播的化脓性肉芽肿感染。卫星病变可沿着淋巴管的路径发展(孢子丝菌传播)。孢子丝菌病的确诊取决于体外培养中分离到病原菌。然而,直接镜检、组织病理学和血清学检测结合临床表现可以更早做出初步诊断。

三、治疗方案

治疗局限性孢子丝菌病的首选药物是口服伊曲康唑 200～400 mg/d，持续 3～6 个月。对于扩散性孢子丝菌病或中枢神经系统感染病例，可选择静脉滴注两性霉素B。对于肺部感染，上述两种治疗方案都可行[35-36]。

四、预防

在进行园艺活动、处理干草或播种或植树时，使用防护鞋、衣物和手套来避免皮肤与碎片、粗糙的树皮、植物碎屑和土壤接触，是最有效的预防措施。

真菌性足菌肿

一、病因和发病机制

足马杜拉分枝菌（*Madurella mycetomatis*）、波氏假阿利什菌（*Pseudallescheria boydii*）和塞纳加尔钩端螺旋体（*Leptosphaeria senagalensis*）是真菌性足菌肿的主要致病原。真菌性足菌肿在苏丹、塞内加尔和沙特阿拉伯的干旱或半干旱地区中流行，在印度、中美洲、南美洲和美国南部也有病例分布。通过直接创面接触进行传播。

二、临床表现和诊断

真菌性足菌肿主要影响 20～50 岁的青壮年男性。典型的临床三联征是皮下肿块、瘘管形成和颗粒物析出，会影响身体各个部位，尤其是脚部（图 68.28）。踝周和足背是最常受影响的部位。对在流行地区出现的所有皮下肿块，进行鉴别诊断时都应考虑足分枝菌病。皮肤的色素变化以及瘢痕形成由长达数月或者数年的慢性炎症造成的。骨膜受累可发展为骨骼吸收、骨质溶解和不可逆的骨髓炎。可以通过直接镜检或者在深层皮肤样的组织切片中寻找大小为 0.5～1 mm 的包含真菌结构的苍白色或黑色颗粒进行诊断，这些物质可在含葡萄糖和蛋白胨的琼脂中生长。真菌培养特别困难。血清学检测的敏感性不佳，且易出现交叉反应。已研发了一种种属特异性 PCR，专门用于鉴定常见的足马杜拉分枝菌引起的

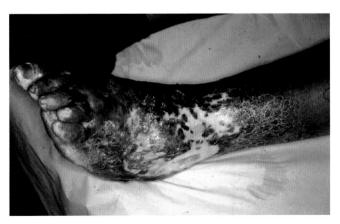

图 68.28　真菌性足菌肿病引起的皮肤萎缩、色素紊乱、瘘道形成、瘢痕和脚部畸形。

真菌性足菌肿的黑色颗粒。放射学检查可以识别骨膜病变、皮质吸收和骨质溶解。

三、治疗方案

真菌性足菌肿对药物治疗的反应不如足菌肿好，因此还应当配合以积极的手术治疗。首选的治疗策略是对病变进行手术切除或一起切除肿块，且在手术开始前和完成后均使用药物治疗。通常来说，药物治疗需要持续18～24 个月甚至更长时间。尽管使用了大剂量的抗真菌剂进行长时间的治疗，但效果不明显的情况并不少见。容易被切除的小病变预后更良好，而骨髓炎往往可能需要进行截肢。治疗真菌性足菌肿的主要药物为伊曲康唑（300～400 mg/d）和酮康唑（400～800 mg/d）。有一些证据表明，较新的唑类，如伏立康唑（最多 600 mg/d）和泊沙康唑（800 mg/d，分多次剂量）疗效可能会更好。尽管如此，依然需要昂贵且长期的治疗[37]。

四、预防

加强健康教育，以及使用防护鞋对疾病预防非常重要。

着色真菌病

一、病因和发病机制

该病是一种由着色真菌属（*Fonsecaea* spp.）、枝孢（*Cladosporium* spp.）和瓶霉属（*Phialophora* spp.）的真菌色素导致的慢性感染。广泛分布在热带地区，主要影响因皮肤直接接触而感染的农业工人。在哥斯达黎加、古巴、巴西、墨西哥、印度尼西亚和马达加斯加等几个主要国家有大量病例报道。

二、临床表现和诊断

病变初期首先是出现丘疹或结节，随后发展成疣状外观。通常经过缓慢的发展会逐渐增大变成无症状的疣状斑块。踝周和足背区域是常见的易受影响部位。经过数年，由于斑块变厚，导致足部出现严重畸形。足部着色真菌病通常可导致不同程度的残疾、复发性继发感染和/或严重足部感染。不太典型的临床症状包括局部银屑病、皮肤病和孢子丝菌病症状。

该病的诊断是通过对皮肤上肉眼可见的特征性黑点上刮下的碎屑进行直接镜检确认的。不论是哪种真菌感染，在镜检中都会发现被称为"铜钱币""枸杞体"或"壁砖状体"的厚壁、多隔膜的棕色僵化细胞，这是着色真菌病的特征。皮肤样的组织病理学特征是，呈现伴有肉芽肿形成的"棘皮症"以及出现称为"烟菌状"或壁砖状体的典型真菌结构。使用葡萄糖蛋白胨琼脂进行培养未必有明确结果。已证明，ELISA 方法是对着色真菌病诊断和随访的有效工具（由卡氏枝孢霉菌 *C. carrionii* 感染引起）。目前已研发出相应的 PCR 检测方法，用于识别着

色真菌属病菌和卡氏枝孢霉。

三、治疗方案

对于早期局部感染的病例，完整的手术切除疗效较好。对于感染扩散的患者而言，更为现实的目标是尽量减轻和控制疾病，否则即使经过数年的药物治疗也可能难以将病变根除。第一线的治疗药物是依他康唑（200～400 mg/d）或特比萘芬（500～1 000 mg/d），至少持续给药6～12个月，如果耐受性较好，宜使用更高的剂量。这些药物组合使用可以产生协同作用。一项小型研究证实了长期使用泊沙康唑对难治性病例的有效性，同时伏立康唑也显示出了有效前景。药物疗法可以与手术或者诸如冷冻疗法、温热疗法等物理破坏性疗法相结合。理想的情况是，在手术开始前就采用抗真菌化疗，并在手术结束后继续。为防止复发，在治愈后的几个月应持续使用药物治疗[38-40]。

全身性皮肤真菌病

球孢子菌（*Coccidioides immitis*）、组织胞浆菌（*Histoplasma capsulatum*）和巴西副球孢子菌（*Paracoccidioides brasiliensis*）感染通常表现为肺部感染症状，但菌血症可造成皮肤感染及身体其他部位的损伤。

一、球孢子菌病

球孢子菌病是由吸入存在于亚热带沙漠地区感染性孢子引起的菌，但通常在美洲城市地区流行。美国南部和西部各州以及墨西哥西北部地区是众所周知的流行地区。这种全身性真菌病对免疫功能低下的旅行者具有感染风险。少部分的病例会在皮肤上出现病变，病变表现为在脸部、躯干、上下肢上出现的红斑的、疣状的、结疤的或剥落的结节（图68.29）。流行区暴露史及随后的结节性红斑发作是诊断的依据。显微镜检查、血清学检测、X线胸透以及培养法可以确诊。此类引起全身性真菌病的病原体由于具有严重的生物危害性，所以只能在专门的实验室中进行培养。

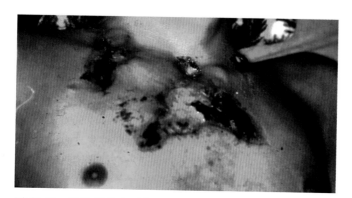

图68.29　球孢子菌病引起的溃疡斑块和瘢痕。（墨西哥 Sergio González 医生提供）

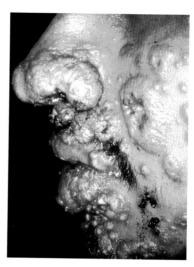

图68.30　一位组织胞浆菌病的患者，其脸部的结节性病变和斑块表面有渗出液。（墨西哥 Alexandro Bonifaz 医生提供）

治疗方案：球孢子菌病的全身性治疗方案包括，三唑化合物如氟康唑（400～800 mg/d）或伊曲康唑（200 mg，2次/d），或者在病情较重的情况下使用两性霉素 B，有时候会需要采用外科辅助治疗。

二、组织胞浆菌病

组织胞浆菌病是一种世界性的真菌病，存在于鸟类和蝙蝠的粪便（鸟粪石）中，在山洞和废弃的矿山中普遍存在。组织胞浆菌病是由吸入二相性真菌荚膜组织胞浆菌美洲变种（*Histoplasma capsulatum* var. *capsulatum*）或者非洲变种（var. *duboisii*）感染引起的。急性或者慢性肺炎感染可能是无症状的，但也可能出现严重病症，病死率高。其主要鉴别诊断是肺结核。小部分慢性感染会引起菌血症导致皮肤和黏膜区域的溃疡或红斑渗出结节（图68.30）。通过暴露史、临床表现、X线胸透、直接镜检以及沙氏培养基培养进行诊断。免疫力低下的个体感染风险较高。

治疗方案：治疗组织胞浆菌病首选全身性治疗药物，包括伊曲康唑和两性霉素 B[42]。

三、副球孢子菌病

副球孢子菌病仅在美洲大陆流行，尤其是墨西哥和中、南美洲。通常男性农业工人造成感染，但是也可能在城市中发生。感染途径是吸入或直接皮肤接触。该病可能会在个体离开流行区许多年后才发作，平均潜伏期为15年，有报道潜伏期最长可达60年。在肺部慢性感染后，出现体重减轻和疲劳，之后累及脸部皮肤尤其是口周部位或下肢其他部位。在一层厚皮痂（图68.31）下可见疼痛结节、出血、溃疡和疣状病变，进展型病变会导致严重残疾。感染肾上腺可能会引起阿狄森病。所有的患者都需要接受 X 线胸片和腰椎穿刺检查。皮肤病变的直接镜检或者支气管肺泡灌洗法发现大型出芽酵母细胞比组

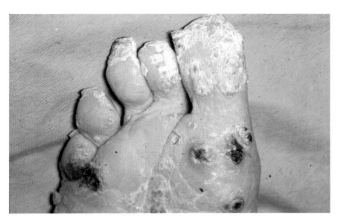

图 68.31　南美芽生菌病患者脚部的皮肤角化过度,同时出现疣状物、溃疡和结痂。

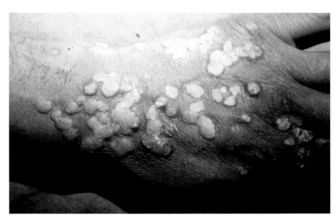

图 68.33　HIV 感染者感染人乳头瘤病毒后手背部出现的慢性疣状斑块。

织标本的 HE 染色检查的敏感性更高。通过培养法也能够识别。PCR 方法应用于快速诊断具有足够的敏感性和特异性,同时也可以用于监测治疗效果[43]。

　　治疗:副球孢子菌病的治疗可采用口服伊曲康唑 200～300 mg/d,持续 6～12 个月不等,疗程长短取决于临床表现,对于病情严重的或者出现抗药性的病例可静脉滴注两性霉素 B[44]。

病毒引起的皮肤病

　　多数病毒性皮肤病都呈世界性的,旅行者会因到访热带地区而感染,但是在回国之后会给鉴别诊断造成困难。在热带地区流行的病毒感染包括儿童感染传染性软疣、成人感染跖疣、HIV 患者感染卡波西肉瘤以及严重起疱的水痘(图 68.32)。重症病例需要接受一套完整的

诊断方案,包括标本培养、电子显微镜、血清学和组织病理学检查,随后进入三级医院接受专业治疗。

　　HIV 感染者通常患有一种或多种皮肤病症,包括瘙痒、干燥症、湿疹、脂溢性皮炎、顽固性病毒疣(图 68.33)或恶化性牛皮癣。随着 HIV 感染的进展,感染性皮肤病症出现的频率和数量都会逐步增加,包括巨细胞病毒、严重皮肤真菌感染、皮肤隐球菌(图 68.34)和卡波西肉瘤(图 68.35)。采用抗逆转录治疗后,炎症性皮肤病症将成为 HIV 感染者的主要病症,特别是在高加索人群中非艾滋病引起的皮肤癌发病率增加(图 68.36,图 68.37)。

热带非传染性皮肤病

　　热带皮肤病的临床表现可能会因为种族、社会经济条件和环境因素的不同而异,致使出现不同的病症以及不同的治疗方法。

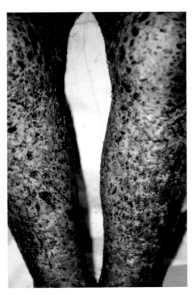

图 68.32　水痘感染引起的水疱和结痂。

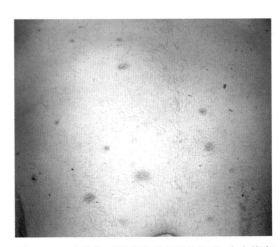

图 68.34　皮肤隐球菌病患者出现的红斑,中央伴有溃疡。

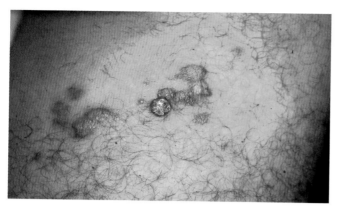

图 68.35 一名 HIV 感染者出现卡波西肉瘤,其表面出现的紫罗兰色的斑块和结节。

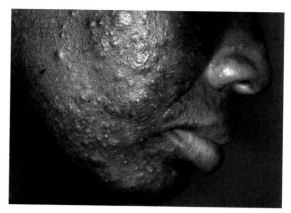

图 68.38 面部的丘疹、结节和囊性迟发性痤疮。

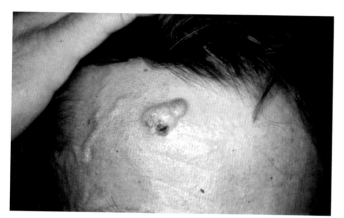

图 68.36 一名白色人种的 HIV 感染者,额头部皮肤发生大结节性基底细胞癌。

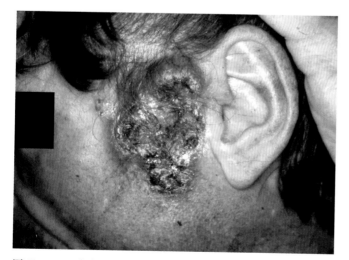

图 68.37 一名白色人种的 HIV 感染者,脸部出现外生性大鳞状细胞癌,伴有溃疡。

寻常性痤疮

痤疮是一种毛囊皮脂腺功能失调性疾病,包括四个相互关联的病理生理因素:皮脂分泌过多、毛囊皮脂腺导管堵塞、共生菌痤疮丙酸杆菌(*Propionibacterium acnes*)

增殖以及引发炎症,潜在的病因是通过雄激素介导的。在临床上,皮脂过量分泌以及毛囊皮脂腺导管堵塞,有利于痤疮丙酸杆菌增殖,痤疮丙酸杆菌增殖会释放促炎症介质导致粉刺或者炎症性痤疮。粉刺表现为黑头或者白头,炎症性病变痤疮为红肿的丘疹、脓疱和囊性结节。患者可能混合出现各种病变,或者出现分别以粉刺或炎症性痤疮为主的症状。热带环境导致皮脂分泌增多,当患者从温带地区前往热带地区时,可能会出现痤疮加重或者首次出现痤疮。痤疮在不同人种中的发病率有很大的差异,东南亚人种因皮脂腺活性较低,致使痤疮发病率较低,且发病症状也较轻;黑色皮肤的患者更容易形成粉刺;而白色皮肤的患者则更容易出现炎症性痤疮。黑色皮肤的患者通过对炎症性痤疮反应形成瘢痕疙瘩,瘢痕疙瘩可能导致严重的毁容性伤疤。痤疮通常分布在皮脂腺密度最高的地方,即额头、脸颊、下巴(图 68.38)、上胸部和上背部。

热带寻常性痤疮的治疗

痤疮的早期治疗对于防止形成毁容性瘢痕至关重要。

1. 粉刺・目前一线治疗方案是每晚外用一次维甲酸或阿达帕林。外用类视黄醇会使皮肤对光敏感,因此需要在晚上使用,并在早晨进行清洗。如果外用维甲酸不可用,不高于 2% 浓度的多种水杨酸制剂可以作为治疗粉刺和轻度消炎的药物。外用壬二酸也有治疗效果。在黑色皮肤患者中头油痤疮是非常普遍的特殊粉刺,这是由于使用发蜡、润发脂、发油导致毛囊皮脂腺导管堵塞而产生的。理想的情况下,患者应停止在头发上使用这些材料。

2. 炎症性痤疮・轻度炎症性痤疮可以单独使用 5%～10% 过氧化苯甲酰 2 次/d,或者将过氧化苯甲酰与红霉素或外用克林霉素联合使用。较为严重的炎症性痤疮则需使用全身性抗生素进行治疗,比如四环素或红霉素,如果四环素禁忌可使用甲氧苄啶。罗可坦软胶囊形式的全身性使用维甲酸是治疗重症病例的首选药物,0.5~1.0 mg/(kg·d)经过4~6个月的治疗,在大多数情况下病情能够完全缓解。环丙孕酮结合雌激素的激素疗法对女性患者非常有效,即使当血清雄激素正常的情况下也一样。

湿疹/皮炎

湿疹不只是一种疾病,更代表了一系列的病症,其中具有标志性的是表皮水肿(海绵层水肿)、表皮水分流失和瘙痒。在发病机制上,内源性和外源性因素均会导致湿疹。外源性湿疹主要是接触性皮炎,包括刺激性或者过敏性的。内源性湿疹包括特应性皮炎、脂溢性皮炎、汗疱疹、静脉曲张性湿疹、干燥性湿疹和盘状湿疹。

瘙痒会导致慢性搔抓和表皮过度角质化及苔藓化。急性湿疹的表皮水肿临床表现为水疱;如果水疱破裂,会出现细胞外液积累,水分蒸发使蛋白质沉淀,从而导致结痂。

特应性皮炎

越来越多的人认为特应性皮炎是一系列病症的集合,具有不同的遗传倾向。特应性的临床表现由遗传和环境因素的相互作用决定。金黄色葡萄球菌(*Staphylococcus aureus*)定植会使特应性皮炎恶化。小部分特应性人群可能会对糠秕马拉色菌(*Malassezia furfur*)有反应。事实上,在一些特应性皮炎,可以采用外用酮康唑或口服伊曲康唑进行控制病情恶化。类似方法也可用于红色毛癣菌感染(*Trichophyton rubrum*)。由于真菌感染在热带地区极为常见,因此真菌感染是特应性皮炎恶化的重要因素。

一、临床表现

临床表现可能是典型的,也可能是多种多样的。特应性皮炎的早期临床表现是干燥和皮肤瞬时发红,但是主要临床表现是由患者不断抓挠引起的继发性皮肤病变。病变分布对称的,但会随年龄增长而变化。对于婴儿而言,病变出现在他们能够抓挠到的地方,例如伸面四肢、头皮、颈部和面部。超过4岁的儿童,面部病变减少,开始在肘和腘窝、颈部、手腕和脚踝出现。成年人通常在折褶处出现病变。对于深色皮肤的患者,抓挠可能产生毛囊性丘疹,而非苔藓化。并且需要注意的是,可能会出现全滤泡样反应,这通常发生在外脐部和肘部伸面。深色皮肤的患者可发生炎症后色素沉着,且可能需要数年时间才能治愈。

二、并发症

异常细胞介导的免疫可能导致单纯疱疹病毒眼部感染和角膜损伤。如不及时治疗,可能会出现全身性单纯疱疹病毒感染,且会快速致死。这种感染被称为湿疹疱疹;患者会出现发热等不适症状,并且在皮肤上出现多个单形鸟眼状糜烂。特应性皮炎还会导致更易感染传染性软疣病毒,以及人类乳头状瘤病毒。

三、预防

应当注意避免促发瘙痒的因素,如热源和汗液等,尤其是在热带地区。约有90%的患者不能耐受羊毛,应当避免接触羊毛,首选棉质衣物。

四、局部治疗

普通润肤剂和间歇性局部类固醇是治疗特应性皮炎的主要方法。外用类固醇分为弱、中和强效三种。保守来说,患者应当使用具有与症状对应效力的局部类固醇2次/d,直至症状消退。然后逐步减少局部类固醇剂量。在一般情况下,弱效类固醇应在面部和褶皱部位使用,较强效的类固醇在苔藓化更严重的部位使用。对成年人而言,真菌更容易在褶皱部位定殖,因此使用包含微生物如Daktacort®或Trimovate®的抗真菌制剂可能是更好的选择。

不幸的是,类固醇可能会引起毛囊炎、毛细血管扩张、皮纹、白内障和青光眼(眼周使用时),并且快速耐受和全身性吸收也可能会发生。钙调磷酸酶抑制剂他克莫司和吡美莫司用于防止脱磷酸化活性对于众多参与炎症的细胞因子的转录至关重要,为此被作为一种治疗中度至重度的,尤其是发生于儿童脸部和颈部的特应性湿疹较为保守的外用类固醇药物。

五、全身治疗

光化学疗法或UVB光线疗法对特应性皮炎非常有效,但需要使用专业设备,而在热带地区通常不具备这些设备。然而,在热带地区的优势之一是可以免费接受这些治疗,如果当地风俗允许,患者可以让身体暴露在阳光下,刚开始晒的时间可以短些约10~15 min,经过几个星期后逐步延长至1~2 h。

硫唑嘌呤用于重症特应性皮炎的治疗。代谢硫唑嘌呤的TPMT酶水平较低患者的骨髓抑制风险可能会上升,因此在开始治疗之前应该对TPMT酶水平进行测量。

临床对照试验已证明,环孢素对儿童和成人的特应性皮炎都非常有效。治疗开始剂量为2.5~5.0 mg/kg,随后在保证临床有效性和安全性的情况下可对剂量进行调节。环孢素具有肾毒性,需要定期监测肾功能。

接触性皮炎

接触性皮炎被分为刺激性和过敏性两种类型。绝大多数接触性皮炎属于刺激性。刺激性接触性皮炎的发生

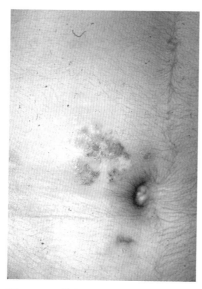

图 68.39 蓝色牛仔裤扣和纽扣中的镍金属引起的急性过敏性接触性皮炎。

是由于日常皮肤与刺激性物质的接触,包括清洁剂或化学品,通常与职业相关。虽然不同个体对刺激性物质的敏感性有所差异,但只要与个体的接触足够频繁,任何刺激性物质都可能会导致刺激性皮炎。

约四分之一的接触性皮炎是因为对特定物质过敏引起的,属于 IV 型迟发型超敏反应(DTH)。这种情况下需要采用斑贴试验来确定致病抗原。接触镍(图 68.39)和芳香剂等金属类物质可能会出现 DTH 反应。在欧洲,针对最常见的过敏原设计了一种标准试剂盒用于斑贴试验。斑贴试验需要放置在合适的部位进行,通常是背部。贴片放置 48 h 后移除,对贴片部位再次进行 48 h 的观察,以确定是否有阳性结果出现。任何一个贴片覆盖下的区域出现发红,都将被评定为阳性结果(图 68.40)。治疗过程中需要避免刺激物或过敏原,并且使用润肤剂代替肥皂和局部类固醇。

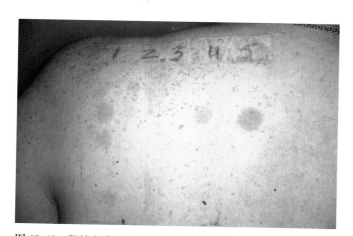

图 68.40 阳性斑贴试验 96 h 后,皮肤出现的红斑和硬结。

汗疱疹

这在热带地区很常见,与手脚出汗有关。表皮水肿的初始病理生理过程会导致浅表囊泡,并且即使掌跖皮肤角质层变得很厚也不会爆裂或形成痂皮。症状通常起始于手指侧面,伴随强烈的瘙痒。这可能与其他形式的内源性湿疹和足癣有关。治疗方法主要是避免手上出汗,并且用润肤剂代替肥皂和强效外用皮质类固醇。已证明钙调磷酸酶抑制剂具有治疗效果,但可能会出现继发真菌感染的并发症。

盘状湿疹

盘状湿疹是呈对称型的硬币状斑块,是一种具有非典型形状的湿疹类型,其斑块形状轮廓分明,最大直径可达 2 cm。盘状湿疹的首次症状表现为单发病变,可能会被误认为是皮肤真菌感染。通常发于手臂和腿部,瘙痒程度有所不同。治疗方法与特应性皮炎相同。

治疗总结:将润肤剂作为肥皂的替代物,每天滋润皮肤数次。外用类固醇是治疗复发的主要治疗方法。局部磷酸酶抑制剂可用于维持治疗效果,以缩短外用类固醇的使用时间。继发性感染的治疗需要用抗生素和/或抗真菌剂。通常镇静性抗组胺药都需要使用。接触性皮炎的治疗需要避免刺激性或过敏原。对重度湿疹可能需要口服免疫抑制剂类药物。

瘢痕疙瘩

瘢痕疙瘩是由于组织再生和瘢痕重构的正常调节途径被破坏导致的,是非正常伤口愈合的结果,其发病机制尚在研究中。深肤色人群具有较高发病率。外科手术可能会引起瘢痕疙瘩,其面积可能会逐步扩大至超过创伤的面积。在临床表现上,瘢痕疙瘩是凸起、密集且硬质的,伴随有光泽的红斑或色素沉着过度的表面,边缘光滑,可能有爪状扩展边界。最常见的患病部位是耳垂、中胸部、上背部和肩膀。症状可能是疼痛或瘙痒。

颈项部瘢痕性痤疮是一种颈背部的慢性进行性瘢痕疙瘩瘢痕过程,常见于剪短发的黑人。由滤泡炎引发的真皮层异物炎性反应出现的瘢痕会导致瘢痕疙瘩形成。在临床上,在颈背爆发的囊脓疱可能会导致瘢痕性秃发。

治疗方法:瘢痕疙瘩的治疗可以采用药物治疗和/或手术治疗。如果瘢痕疙瘩对术后伤口的黏附不是很紧实,可以通过手术进行切除。瘢痕疙瘩可以被刮除至滤泡水平,然后在病灶内注射一剂强效类固醇,每月注射一次直至控制瘢痕为止。也可以单独在病灶内使用类固醇诱导较小的瘢痕萎缩。颈项部瘢痕性痤疮中的活动性炎症性脓疱可以通过每日两次口服四环素加上强效外用类固醇来控制。颈项部瘢痕性痤疮的残留瘢痕病变可以通过病灶内类固醇注射来治疗。

银屑病

一、病因和发病机制

银屑病是一种慢性自身免疫性疾病,其全身性病症都是已知的。在发病机制中活化的 T 细胞起主要作用。银屑病主要影响皮肤和关节,但也可能会增加心血管疾病的危险性,特别是对于严重的银屑病而言,同时还可能会增加代谢综合征和淋巴瘤的风险。从全球分布来看,发病率约为 1%。银屑病具有遗传基础,但是环境因素对于首次发病和病情加重有非常大的影响。病因环境因素包括吸烟、酗酒、药物(如氯喹)、HIV 感染、心理压力和阳光。银屑病常见于以下两个年龄段:20~30 岁和50~60 岁。

二、临床表现

银屑病可以以多种形式呈现,其影响范围可以从小块皮肤区域乃至全部表皮。从形态学皮损分布进行临床诊断。有些患者症状可以完全缓解,然而有些患者症状会持续缓和,然后以一种慢性病的形式复发。银屑病的典型病变是一个边界清晰、红斑、表面覆盖有厚厚的银白色鳞片的凸起斑块。

在临床表现上,银屑病可分成以下几种形式。

1. 斑块状银屑病(寻常型银屑病)·这是最常见的形式,常见于头皮、躯干(图 68.41)、肘部和膝盖、骶骨和指甲。

2. 屈侧银屑病·常见于皮肤褶皱和生殖器官区域,并且通常呈现的规模要小得多。

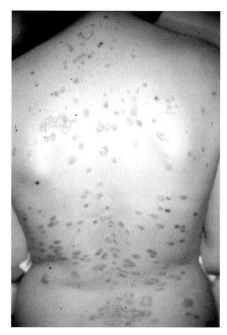

图 68.42 滴状牛皮癣患者出现的滴状红斑和鳞屑小斑块。

3. 滴状银屑病·特点是突然发作的鳞屑状粉红色斑块或扁平的丘疹(图 68.42)。与近期或活动性 β 溶血性链球菌感染有着非常密切的关系。

4. 脓疱性银屑病·可以手掌和脚底的局部症状形式出现,也可以全身形式出现。掌跖形式较为普遍,表现为手掌或脚掌红斑上的无菌黄色脓疱(图 68.43)。全身性症状可由突然停止口服或外用强效类固醇引起,全身性症状可致命。全身形式的脓疱性银屑病可能会出现大片疼痛的无菌黄色脓疱,患者可有全身症状,如发热和心动过速。

5. 红皮病型银屑病·皮肤呈红色,密集覆盖在 80% 的患处皮肤。这种类型通常出现在之前曾患过斑块状银

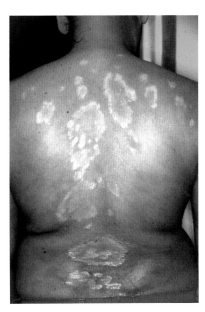

图 68.41 斑块状牛皮癣出现红斑、增厚和鳞屑。

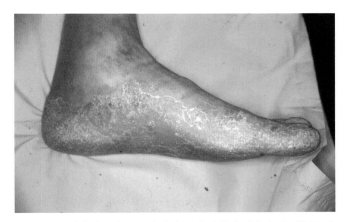

图 68.43 脓疱性足底银屑病患者足底皮肤出现的红斑、鳞屑、角化过度和脓疱。

屑病的患者身上,但也有可能是首次发病。也可能是由皮质类固醇、β受体阻滞剂、非甾体抗炎药、锂和抗疟药等药物引起的。这种情况是可能致死,患者应住院并保持温暖,需要特别留意水和电解质是否失衡,也要特别留意感染和败血症的风险。已证明依那西普是一种有效的治疗药物。

三、银屑病性关节病

关节症状有以下五种类型:①关节炎的分布与骨关节炎相似,远端指间关节受累,并出现海伯顿结节相似的临床表现;②掌跖关节受累的类风湿关节炎分布;③单关节病仅影响一个关节,通常是膝盖或脚踝;④骶髂关节炎;⑤残毁性关节炎,是一种特别严重的银屑病关节炎形式,其中因趾骨被侵蚀,导致手指皮肤收缩以及出现破坏性关节病。

四、治疗

银屑病无法治愈,治疗的目标是控制病情发展。针对病情的严重情况制定治疗方案。使用肥皂的替代品和经常使用润肤剂非常重要。

因为突然停止使用强效局部类固醇会导致反弹效应,使银屑病的病情加重,所以应进行局部类固醇短周期治疗。强效局部类固醇对头皮和掌跖皮肤病症有效,中效局部类固醇可用于脸部和褶皱部位。对于突发疾病,维生素D类似物、钙泊三醇可单独使用或与局部类固醇(如Dovobet®)联合用药。对于每周间断性的维持性治疗,可交替采取联合用药或单独使用局部类固醇。

以水杨酸氧化锌糊(Lassar's paste)或石蜡油作溶剂的5%、10%或20%的焦油溶液应用已经有数十年。每天需使用1~2次,其缺点在于味道特别难闻而且容易弄脏衣服。焦油在紫外线治疗或者阳光照射下特别容易发挥作用。可以与局部类固醇联合使用,强化治疗效果。

地蒽酚源于柯桠树的树皮。几十年来都被用于治疗银屑病,通常是与水杨酸氧化锌糊以0.1%~1%不等的浓度混合使用,对于住院病人可用浓度较高的混合液。可持续使用地蒽酚治疗24 h,次日再用花生油进行冲洗。对于短期使用地蒽酚治疗,应在使用30 min后就进行冲洗。地蒽酚具有若干缺点,会导致红斑和灼伤。因为地蒽酚可沾在衣服上,为此可能会使患者的皮肤在2周内都受到影响。地蒽酚不能用于治疗屈侧银屑病和脓疱性银屑病。

采用紫外线光疗法(PUAV或UVB等)对治疗银屑病是有效的,但是这些治疗方法在热带地区可能没有使用条件。尽管有极小的可能会导致病情恶化,但总的来说逐步增加阳光的照射对治疗银屑病是有益处的。如果有条件局部使用补骨脂素,可以考虑使用甲氧基补骨脂,并且让病人将皮肤暴露在阳光下照射,每次30~60 min,每周3次。

银屑病的全身治疗药物包括甲氨蝶呤、环孢素、羟基脲或麦考酚酯等。甲氨蝶呤每周使用2.5~25 mg。肝功能和前胶原肽水平检测应贯穿于整个治疗中。因为甲氨蝶呤可造成骨髓再生障碍性贫血,因此必须定期进行全血细胞计数检测。已被证明,环孢素对治疗银屑病非常有效,但其价格非常昂贵,具有肾毒性,且在热带地区通常不能获得。使用阿维A每日剂量30~40 mg为代表的类视黄醇全身性治疗有显著疗效,但这类药物昂贵,并需要密切监测肾脏和肝脏损害及其致畸作用。

在免疫抑制较少的情况下使用生物制剂是一种有效方法。但因为价格昂贵且缺乏长期安全使用的数据,且还存在较高的潜伏性结核被活化的风险,所以目前仅推荐用于治疗重症疾病[45]。

在银屑病治疗中,需平衡好治疗效果和药物毒性的关系。通常来说,效果越好的治疗方案,其造成有害不良反应的可能性就越大。干预措施包括局部治疗、光疗、全身性药物和生物制剂。在治疗过程中,必须考虑银屑病的类型和病变涉及的范围。多数银屑病病例可以通过局部治疗进行控制。如果超过10%的身体表皮患病,则最好将局部治疗和全身性治疗联合使用,全身性治疗需要专家的指导。

光敏性疾病

此类皮肤病的特点是,在暴露于紫外光和/或可见光之后,出现皮肤疾病的暴发。光敏性皮肤病主要分为以下4种类型:原发型皮肤病;因阳光导致恶化的皮肤病;光毒性和光过敏外援剂引起的皮肤病;以及内源性条件,例如卟啉造成的继发疾病。典型的光过敏反应发病区域是额头、鼻子、脸颊、颈部V形区域(图68.44)、前臂和手背。

1. 光敏性疾病的临床评估·需要询问清楚皮疹是

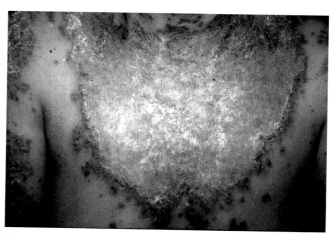

图68.44 光敏性皮肤病,皮肤在阳光照射下,颈部出现"V"形的红斑和炎症。

否由光敏性引起，以及疾病是否出现季度性的暴发。此外，评估导致疾病暴发的阳光照射量、阳光照射后多长时间暴发以及疾病持续时间也很重要。职业和社会经历也需要考虑在内，以排除外用光敏剂的可能。通过家族史评估是否有自身免疫性疾病、卟啉症或其他遗传性疾病。形态学检测可以为发现病因提供很好的线索，例如在红细胞生成性卟啉症中常见荨麻疹斑块，在多形性日光疹中常见日光性荨麻疹、囊泡和斑块中的丘疹。在卟啉症中常见有囊泡、瘢痕和色素紊乱。

2. 多形性日光疹·这是最常见的原发型光敏性皮肤疾病，与延迟型超敏反应症状类似，当患者暴露在每年首个季节性阳光下时暴发。从童年到成年后期的生活期间都有可能发病，女性比男性更容易发病。常见于所有人种和肤色。在临床表现上呈现出多态病变，包括红斑性丘疹、水疱、结节、斑块、紫癜和目标样病变。通常每个患者只有一种类型的病变占据主导地位。不幸的是，每年突然的暴露于阳光下都有可能导致复发。至关重要的是，要通过血清学检测排除系统性红斑狼疮的可能。

3. 治疗方案·治疗方法包括，对皮肤进行光保护，因为局部外用类固醇治疗只对部分病例有效。对于严重发作者而言，则需要使用全身性类固醇治疗。紫外线光疗可作预防性使用。使用泼尼松龙，20 mg，隔日使用，可在 2 周的假期中抑制发病。使用羟化氯喹，200 mg，每日 2 次，可以为旅行前 1 周以及旅行期间提供部分的保护。硫唑嘌呤用于重症病例。

4. 迟发性皮肤卟啉病·这是卟啉的最常见的类型，是由肝尿卟啉原脱羧酶活性缺陷导致的。大多数情况下零星发生，但也有少数是常染色体显性遗传的。促发因素包括醇、外源性雌激素、亚临床血色病、铁和氯化烃。也可与丙型肝炎和 HIV 感染相关。临床表现包括皮肤脆性增加、水疱、暴露于阳光部位的粟丘疹、眶周毛症、斑点色素沉着过度、色素减退和手部硬皮病变化。检验发现尿液中尿卟啉增加，粪便中粪卟啉增加。

5. 治疗方法·通过避免促发因素或者使用药物、放血、低剂量羟、考来烯胺或促红细胞生成素进行治疗。

6. 引起光敏性的药物·有很多种药物可以引起光敏性；最常见的是四环素类药物、抗疟药物、维生素 A、噻嗪类利尿药、抗精神病药和磺酰胺化合物。

皮肤恶性肿瘤

皮肤癌在黑色皮肤者中非常罕见，然而对于前往热带地区的浅色皮肤人群的主要危害是皮肤致癌。皮肤癌分为非黑色素瘤皮肤癌和黑色素瘤皮肤癌，这两种类型疾病的预后大不相同。

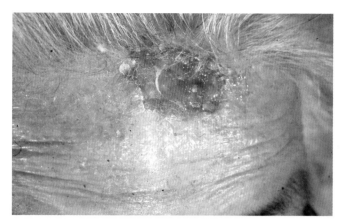

图 68.45　光化性角化病，皮肤出现红斑、浅表溃疡和鳞屑。

非黑色素瘤皮肤癌

包括光化性角化病、基底细胞癌和鳞状细胞癌。

光化性角化病

直径从几毫米到几厘米不等的边界不清的鳞片状红斑和扁平斑（图 68.4），都是癌前期的症状。与脸部病变相比，在耳朵、手背和前臂出现的病变往往更厚，且角质化更严重。光化性角化病可有触痛或色素沉着。嘴唇部位的光化性角化病表现为伴有焦侵蚀的融合磷、龟裂以及唇红部边界模糊。光化性角化病的自然成因是有争议的，但研究表明，发展成鳞状细胞癌的概率约为千分之一。

治疗方案：单个病变可使用冷冻疗法进行治疗，需要经过两次冷冻/解冻循环。如果病变是扩散的，可在局部病变处使用氟尿嘧啶（Efudix®），每日 1 次，持续 4 周。在使用前应当提醒患者可能会出现强烈的炎症反应，这在治疗中是正常的现象。如果炎症导致病变部位疼痛，可在早晨使用效力温和的外用类固醇，在晚上使用氟尿嘧啶。另一种更昂贵的替代药物是 5％咪喹莫特乳膏，其通过上调细胞因子来唤起非特异性免疫应答和特异性免疫应答。每周使用 3 个晚上，持续 6 周。如果出现病变部位转移，可采用光动力疗法。

鳞状细胞癌

鳞状细胞癌（SCC）的发病率取决于累积的阳光照射量。鳞状细胞癌的典型症状是在晒伤的皮肤上出现皮肤过度角化、皮肤着色或红斑外生性、疣状结节。

一、病因

鳞状细胞癌源于鳞状细胞癌患者的上皮角质形成细胞，通常会在角质形成中表现出一定程度的成熟度。大部分光化性角化病和鳞状细胞癌患者都含有突变的 $p53$ 肿瘤抑制基因。$p53$ 基因是一种消极的癌症调节器，通常可以防止角质形成细胞的增殖失控。紫外辐射可能会导致 $p53$ 基因突变。

二、转移和自然成因

光化性角化病是逐步向原位性鳞状细胞癌（Bowen病）和侵袭性鳞状细胞癌不断发展的初期病变。侵袭性鳞状细胞癌可转移到区域淋巴结。是否会出现局部复发或者区域转移取决于治疗模式、前期治疗、发病部位、大小、深度、组织分化、围神经受影响的组织学证据、除紫外光和宿主免疫抑制外的促发因素。众所周知，在耳朵和嘴唇的病变具有较高的局部复发和转移的风险。嘴唇部位的鳞状细胞癌具有特别高的复发率和转移率。

三、治疗

采用手术方案治疗鳞状细胞癌需要 4 mm 的切缘。某些肿瘤特性与增加亚临床肿瘤扩散的风险有关，包括大型、积极组织学-尤其是入侵皮下组织和神经蔓延-位于高风险部位的情况下，至少需要 6 mm 的切缘。由于局部微转移，直径＞2 cm 的肿瘤具有较高的复发风险，在进行局部切除时需要保证大约 10 mm 的切缘，且应当由皮肤癌治疗专家实施治疗。

基底细胞癌

基底细胞癌（BCC）是世界范围内最常见的人类癌症。基底细胞癌源于角质形成细胞和皮脂腺毛囊基质。

一、病因

绝大多数出现于头部和颈部，内眼角和眼睑也经常会发病。在紫外线照射下肿瘤抑制基因 PTCH 失活被认为是发病机制的关键。

二、转移、发展及临床特点

基底细胞癌的发展过程比较缓慢，但是稳定在每 3 个月增长 1 mm 左右。如果任其发展，可导致结构局部破坏。对于免疫抑制患者，肿瘤发展可能会更活跃。转移的情况比较少见，其转移风险低至大约 0.1%。基底细胞癌主要有以下 6 种临床类型。

1. 结节基底细胞癌（图 68.46） · 初期是一个小丘疹，逐步发展成带有中央溃疡的结节。肿瘤边界清晰，略微凸起，带有翻卷的边界，呈现出珍珠状的、有光泽的外观。血管穿过其边界使其呈现出毛细血管扩张的外观。

2. 着色基底细胞癌 · 在临床表现上类似，但肿瘤边界有着色。这种着色基底细胞癌在临床上可能会被误诊为恶性黑色素瘤。

3. 囊性基底细胞癌 · 是一个边界清晰的丘疹，具有珍珠色泽的分叶状外观，毛细血管扩张的表面，肿瘤中心部位出现溃疡。

4. 苔藓（硬化）基底细胞癌 · 可具有瘢痕临床表现，珍珠色泽会在肿瘤某些区域持续存在，且常见毛细血管扩张。

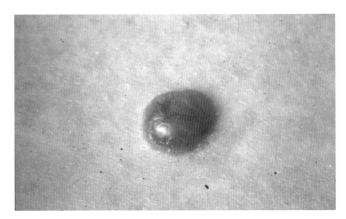

图 68.46 胸部皮肤出现结节性基底细胞癌。

5. 浅表基底细胞癌 · 常发生于躯干或四肢。其边界清晰，红色斑块略微凸起，表面有鳞屑黏附。多数病变是独立的，可能会出现色素沉着症状。

6. 线性基底细胞癌 · 是一种不常见的类型，呈直线排列的、珍珠状的以及毛细血管扩张的病变。通常发于头部和颈部，且可能发展成更有威胁性的亚型。

三、诊断

一般通过临床学诊断或皮肤镜诊断，如果仍有怀疑，建议采取术前活检。

四、治疗

治疗方法是采用手术切除。使用莫氏外科手术（手术期间进行组织病理学检查）、氟尿嘧啶、咪喹莫特或刮除术和烧灼，取决于组织类型、基底细胞癌病变数量、患者的年龄和合并症。在某些部位生长的肿瘤具有较高的复发风险，包括鼻翼、鼻唇沟、耳屏和耳后区域。

五、随访

随访的重点在于检查是否有复发以及尽早发现新的病变。约有 36% 基底细胞癌患者有可能复发，大多数复发发生在治疗后 3 年内。后续随访监测的次数和观察时间长短取决于医疗条件及费用。患多处基底细胞癌的患者需要至少每 6 个月做一次随访。

黑色素瘤

在发达国家黑色素瘤的发病率正处于上升阶段。虽然浅色皮肤的人群患病概率最高，但是对于诸如肢端雀斑样痣恶性黑色素瘤等罕见的类型而言，在所有肤色人群中的发病概率是相同的。其他风险因素包括皮肤晒伤、家族史、黑色素瘤史、大量发育不良痣的存在、良性痣数量高于平均值、存在先天性痣和免疫抑制。在 CDKN2A 基因或牵涉到控制细胞周期或维持细胞完整性的基因等易感基因中发现突变基因。每种类型的黑色素瘤的分子机制仍待进一步阐明。

一、黑色素瘤的转移和自然史

患者的存活概率与肿瘤厚度呈反比。肿瘤的厚度采用布瑞斯罗夫度量衡测量,是以毫米为单位测量从表皮颗粒细胞层至最深的肿瘤细胞之间的距离。布瑞斯罗夫厚度≤1.5 mm 的肿瘤患者的 5 年生存率为 93%,而布瑞斯罗夫厚度>3.5 mm 的肿瘤患者的 5 年存活率仅有 37%。肿瘤首先转移的部位是区域淋巴结,然后是肺、肝、脑、骨和腹膜。

二、临床表现

大部分黑色素瘤是新出现的,而非在原先存在的痣中。不对称、边缘不规则、杂色或暗色,直径增大且迅速变大可能是黑色素瘤的先兆。黑色素瘤的四个主要类型分别是浅表扩散性黑色素瘤、恶性雀斑样痣黑色素瘤、肢端雀斑样痣黑色素瘤和结节性黑色素瘤。恶性雀斑样痣表现为具有不规则边界的棕褐色斑块,斑块会缓慢增大数年,常在头部和颈部的光照损伤部位出现。浅表扩散性黑色素瘤直径通常超过 1 cm,一般能够明显观察到。黑色素瘤的颜色差异很大,从粉红色、红色和棕色到黑色(图 68.48)都有可能。结节性黑色素瘤表现为快速增大的丘疹或结节,常见于男性躯干和女性腿部。肢端雀斑样痣黑色素瘤出现在手掌、脚掌和甲床中。尽管此类肿

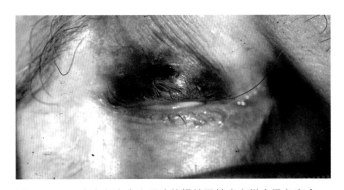

图 68.47 一名老年患者上眼睑的慢性恶性雀斑样痣黑色素瘤。

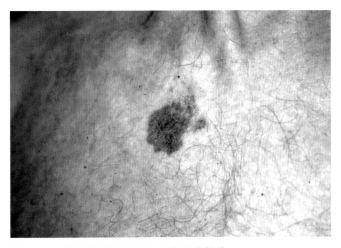

图 68.48 胸部恶性黑色素瘤,已经开始扩散。

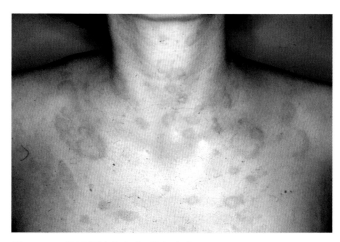

图 68.49 躯干部的荨麻疹,伴有瘙痒。

瘤极为罕见,但是在所有人群中的发病概率相同,因此在热带地区也有可能出现。此类肿瘤的预后最差,因此及早发现至关重要。

三、治疗

黑色素瘤的根治方法是手术切除。要保证治疗效果必须要尽早进行诊断。手术切缘的大小取决于肿瘤的布瑞斯罗夫厚度。一旦黑色素瘤已经扩散,目前尚无治疗方法能够应对长期预后。治疗黑色素瘤应该由专家和多学科团队负责。

荨麻疹

荨麻疹代表的是以瘙痒风团为特征的一系列症状。就风团自身而言,只是暂时出现,其大小和形状都有很大的不同,且可能在任何部位出现(图 68.49)。在高加索患者身上,风团可能是粉色或红色的,但在肤色较深的人群身上这种红斑可能并不明显。根据研究,荨麻疹的发作持续时间小于 24 h。在临床上,荨麻疹可分为急性和慢性形式。

急性荨麻疹

发病持续时间在 6 周内的荨麻疹被定义为急性荨麻疹。最常见的致病因是包括阿司匹林、非甾体抗炎药、鸦片剂和 ACE 抑制剂在内的各种药物。也有少数患者是由食物过敏所致,最常见的是坚果、鱼类、贝类、鸡蛋和牛奶。在春季或者夏季发作的荨麻疹,应当将吸入性过敏原(如花粉和孢子作为致病因)考虑在内。某些特定的致病原(如病毒感染和小儿链球菌咽炎)也可能引起持续数周的暂时性荨麻疹。引起急性接触性荨麻疹最常见的致病原是乳胶。

治疗: 永久性的停止使用任何可能致病的药物。通

常而言,任何非镇静性抗组胺剂都可以用于治疗急性荨麻疹。如果患者对药物无反应,则作为慢性荨麻疹进行治疗。

慢性荨麻疹

发病持续时间超过 6 周的荨麻疹被定义为慢性荨麻疹。慢性荨麻疹可分成物理性荨麻疹,慢性特发性荨麻疹、血管性水肿和荨麻疹性血管炎。

1. 物理性荨麻疹·可由压力、出汗、热、冷、阳光或水引起。在大多数情况下,物理性荨麻疹可通过询问病史进行阐释,例如压力性荨麻疹(图 68.50)是由过紧的衣服造成的,胆碱能性荨麻疹是在有情绪波动和出汗的情况下发生的。寒冷性荨麻疹的患者在热水沐浴结束后就会发作。寒冷性荨麻疹可通过将冰块放置在皮肤上10 min,然后观察在 5～10 min 内是否会出现风团来进行检测。对于水源性荨麻疹,在接触水后会发生反应出现风团。日光性荨麻疹非常罕见,是由阳光照射造成的反应。

2. 慢性特发性荨麻疹·是慢性荨麻疹中最主要的类型,是一种排除性诊断。在热带地区,慢性荨麻疹的常见原因可能是由钩虫、绦虫和蛔虫感染引起,因此通过粪便镜检寄生虫虫卵和进行丝虫病和类圆线虫感染血清学检测非常重要。一部分患有慢性特发性荨麻疹的病人有自身抗体与肥大细胞受体结合导致组胺释放情况。

3. 血管性水肿·是发生在真皮深层的荨麻疹,会导致嘴唇、眼睑、舌、手和脚肿胀,上呼吸道感染可导致呼吸骤停和致命的呼吸衰竭。遗传所致的血管性水肿不超过1%,是常染色体显性遗传,在这种情况下应当检测补体C4,结果偏低,则需要对 C1 酯酶活性进行更详细的检测。

4. 荨麻疹性血管炎·如果荨麻疹病变出现超过 24 h,则被定义为荨麻疹性血管炎。需要进行组织学检查,并且同时要对病变和非病变皮肤进行活检。活检可发现脉管炎或白细胞碎裂性血管炎。白细胞碎裂性血管炎可能与全身性疾病(如自身免疫性结缔组织疾病)或药物有关。

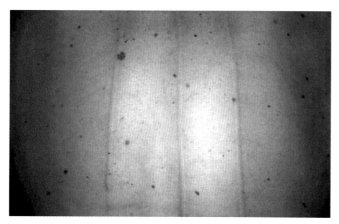

图 68.50　压力性荨麻疹或皮肤划痕。

5. 慢性特发性荨麻疹的管理·患者应当避免接触所有能够鉴别出的致病原,同时也应当避免服用可导致组胺释放的药物,例如阿司匹林、非甾体抗炎药和阿片类药物。治疗初始患者应当使用非镇静性抗组胺剂,如果疗效不明显,药物剂量可加倍或在晚上补充使用镇静抗组胺药,如果仍然无效,可能需要补充使用 H_2 拮抗剂。对于耐药性荨麻疹,可采用短疗程的全身性类固醇。对于遗传性血管性水肿或严重的血管性水肿患者,在紧急情况下可使用肾上腺素注射。对于顽固性病例,可能需要通过环孢素、静脉注射免疫球蛋白进行免疫抑制,甚至在极端情况下,进行血浆置换。

妄想性虫爬

妄想性虫爬表现为强烈的且常常为无法够及的瘙痒,患者可能会产生被昆虫、寄生虫或纤维材料感染的混合幻想。对于这种症状,曾有过多种称谓,包括寄生虫幻想症、Ekbom 综合征、寄生虫恐惧症,以及非专业的称呼莫吉隆斯症。对于自身被感染的坚信使得患者深受自伤性皮炎的困扰。患者不停抓挠感染部位直至皮肤出现损伤,过度使用消毒剂或杀虫剂还可能导致更严重的皮肤损伤。此类病症可参照跳蚤或其他节肢动物叮咬,或精神疾病、药物或酒精滥用而导致的继发性感染治疗。治疗比较困难,但应该尽可能地使病人相信实际上并不存在微小的叮咬昆虫,或致敏的小虫或昆虫,尤其是那些具有螫毛的类型昆虫。患者带来的样品都应当送去进行分析。应对包括指甲和头皮在内的皮肤进行全面的检查。与患者保持良好的互动非常重要,但要注意避免陷入患者的妄想中。试图去挑战患者的妄想没有任何价值,相反尽力去解释病因效果可能会更好。因此尽管不会发现任何寄生虫,还是要继续去寻找合理的解释,但不要给患者提供任何皮肤的治疗方案。

治疗方案:部分研究发现,每天 1 mg 利培酮,持续 6个月至 2 年可获得治疗成功。尽管在开始治疗时就需要向患者解释这是一种抗精神病药物,但是以显著低于平时的剂量进行使用。阿米舒必利可能在获得类似的治疗效果的同时具有较小的不良反应。患者可能会同时存在抑郁症,因此如果患者不愿意采用抗精神病药物,可以尝试使用抗抑郁药(SSIR)作为替代。此类疾病的一种特殊情况是,"患者"会导致其家庭成员出现类似的症状,这种情况下可以让他们使用润肤剂进行"治疗"。

其他主要局限于热带地区的非感染性皮肤病

慢性砷中毒

目前,水污染是引起砷中毒的主要形式,在智利、中国台湾、墨西哥、阿根廷、泰国和印度恒河三角洲均有病例报告。砷通常经过肝脏解毒之后随尿液排出。这一解毒过程受遗传多态性的限制，这可能导致部分人群的致癌概率不同。皮肤的变化从腹股沟和乳晕的色素沉着开始。色素减退区域可能会在上述的部位中出现，从而形成特征性的雨滴状外观。多达 30％ 的患者可能会在口腔中出现色素沉着症状。多达 70％ 的患者会在手掌或脚底出现角化丘疹，然而这可能与恶性皮肤肿瘤有关，例如皮肤原位癌、基底细胞癌、鳞状细胞癌或角化棘皮瘤。这些肿瘤主要发生在暴露于阳光的部位，此时应当留意是否有砷中毒的可能，因为这些肿瘤在深色皮肤的患者中非常罕见。

治疗方案：必须对皮肤肿瘤的发展以及相关的内部恶性肿瘤进行长期监测。掌跖角化部位可采用 10％ 的水杨酸软膏，每日涂抹 2 次进行治疗。全身性使用类视黄醇可预防皮肤恶性肿瘤的发作。

巴西天疱疮

这是一种自身免疫性大疱性皮肤病，在当地被称为巴西天疱疮（野火）。其特征是出现抗表皮桥粒抗体，特别是桥粒芯蛋白 1（DSG1）。在临床表现上与非流行天疱疮相同。巴西天疱疮本身是寻常天疱疮的一种变体，流行于巴西的某些特定区域以及哥伦比亚、玻利维亚、巴拉圭和阿根廷的部分地区。发病率随着城市化程度的增加而降低，绝大部分患者是居住在河边，且在黑蝇（*Simulium pruinosum*）活动的范围内。在临床上，症状表现为浅表水疱，易被误诊为脓疱疮。水疱极易破裂，造成浅表糜烂。与寻常天疱疮不同，口腔或黏膜的病变属于比较罕见的巴西天疱疮。巴西天疱疮可以在面部局部区域形式脂溢性表现，可通过患处皮肤活检将其与盘状红斑狼疮进行区分。巴西天疱疮可局部性发病，也有可能逐渐转变为全身性的。全身性的巴西天疱疮患者可能会出现以下三种表现之一：急性恶性形式的患者可能以水疱为主，并可伴随有发热、关节疼痛和不适，并且感染威胁生命的人类单纯疱疹病毒（HSV）的概率上升；剥脱性红皮病形式可出现浅表糜烂和结痂；第三种是慢性恶性形式，临床表现包括角化性斑块以及脂溢性和肢端区域的结节性病变。还有一种罕见的，色素沉着过度的巴西天疱疮，常发于患者治疗后的恢复期。

在童年时期及早对这些症状做出诊断非常重要，否则可能会因为延迟诊断导致在成年后出现侏儒症以及精子活力缺乏症。据报道，巴西天疱疮还可能会引起精神类疾病。诊断的金标准是直接和间接的 DSG1 免疫荧光检验法。如果无法采用上述检查，可通过 Tzank 涂片或皮肤活检寻找是否有棘层松解细胞。

治疗方案：巴西天疱疮如果不采取治疗措施，在 2 年之内有高达 40％ 的病死率。可选择高剂量的类固醇进行全身性治疗，并根据疗效逐步减少剂量。激素调节类药物，诸如硫唑嘌呤是有效的，环磷酰胺经实际使用也取得了良好的效果。使用抗疟药和氨苯砜也有辅助疗效。患者在开始全身性使用类固醇治疗之前必须要排查是否患有肺结核或类圆线虫病[46]。

扁平苔藓以及苔藓样疹

扁平苔藓是致病原因不明的炎性 T 细胞介导的黏膜皮肤疾病，患病率约为 1％。可对皮肤、黏膜和指甲造成影响。皮肤损害表现为平顶、多边形、瘙痒性有光泽的紫罗兰色丘疹。在深色皮肤的患者中，丘疹通常呈现为紫色、棕色或黑色，而非紫罗兰色。在深色皮肤患者中炎症后色素沉着较为明显和持久。据报道，扁平苔藓在深色皮肤患者中更常见，通常发于手腕和脚踝部位。口腔受累可出现白色韦翰皮纹或糜烂疼痛病变（图 68.53）。热带地区医生最常接触的两种扁平苔藓分别为肥厚性扁平苔藓和光化性扁平苔藓。

1. *肥厚性扁平苔藓*·可呈现为红色、棕色或紫罗兰色的苔藓化疣状斑块，并且伴有强烈的瘙痒。病变主要出现在小腿和踝关节（图 68.51）。常见于印度南部和斯里兰卡的居民。

2. *光化性扁平苔藓*·此类疾病分布和日照分布相关，是因暴露在阳光下引发的。在部分国家，比如印度，光化性扁平苔藓仅占所有扁平苔藓病例的 5％，而在中东地区比例则高达 30％～40％。主要受影响的是儿童和青壮年。光化性扁平苔藓的临床表现有三种：环形的、变色的以及着色的。最常见的类型为环状形式的。具体表现为具有环形构造的褐色斑块，最常见的患病区域是前额横向区域、手背、前臂、下唇、脸颊和颈部 V 型区域。随着时间的推移，环形病变会发展呈现中央色素

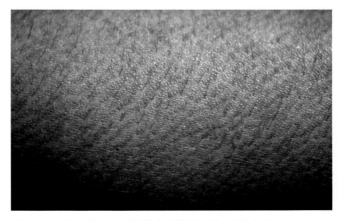

图 68.51　在胫骨上出现的地衣淀粉样斑块，伴有瘙痒。

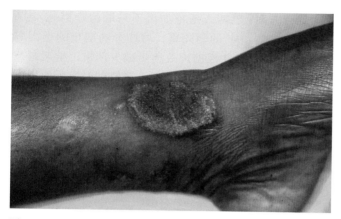

图 68.52　威克姆纹(丘疹上的网纹),扁平苔藓、大斑块。

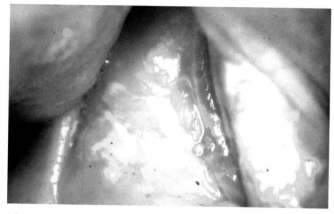

图 68.53　糜烂性口腔扁平苔藓。

减退及部分轻微萎缩。此类扁平苔藓对女性的影响比男性多,并且相比典型扁平苔藓的发病人群年龄要小。

治疗方案: 70%的扁平苔藓可在发病后 1 年内自行缓解。黏膜扁平苔藓通常不能自行缓解,而且还可能会出现反复性和耐药性。应当避免抓挠,并且使用广谱的、防晒系数较高的防晒霜。可以外用类固醇,或者将外用类固醇与闭塞型局部用类固醇或病灶内用类固醇。严重的、发展快速的或者口腔腐蚀性扁平苔藓可使用全身性类固醇。类视黄醇已在中国大范围地应用于扁平苔藓,环孢素、氨苯砜和抗疟药也一样。

根据记载,全身性抗疟药对光化扁平苔藓的治疗效果特别好。肥厚性扁平苔藓可使用病灶内类固醇和闭塞型局部类固醇治疗。作者发现,强效类固醇加上 5%或10%的水杨酸联合使用,每天两次,持续 4~6 周,能够获得非常好的治疗效果。光照疗法可以用于治疗除了光化扁平苔藓以外的多种类型扁平苔藓。

治疗总结: 强效皮质类固醇,在必要的情况下,可用于治疗局部扁平苔藓。在病变广泛或是感染黏膜糜烂型扁平苔藓的情况下,可采用全身性治疗,例如口服类固醇、类视黄醇、环孢素、氨苯砜或抗疟药。

色素沉着疾病

世界上大多数人口是棕色皮肤,因此炎症后色素沉着过度或者色素减退是全世界皮肤科医生以及热带地区医生关注的主要问题。不幸的是,为漂白肤色,在非洲和亚洲部分地区广泛使用的脱色膏在一定程度上导致了永久性的毁容。

1. **白癜风**·这是以皮肤完全丧失色素为特点的一种自身免疫疾病。男性和女性有相同的患病概率。褪色的开始很突然,最常出现的部位是手、脚、生殖器官和面部眼周和口周区域。色素沉着会呈现出无明显特点的对称形式分布或者沿着皮肤以分段形式分布(图 68.54)。主要的形式是进展缓慢的孤立病变。通过临床进行诊断,但是可能会与花斑癣、炎症后色素减退、硬皮病和硬化性苔藓等萎缩性疾病混淆。

治疗方案: 白癜风的治疗效果并不稳定,而且可能无法永久性治愈。即使使用非常强效的类固醇持续治疗 1 个月,也仅有 15%~55%患者的色素沉着能够恢复正常。据研究,窄谱紫外线在多达 60%的白癜风患者的治疗中取得了成功,但由于生黑色素细胞移动的缓慢性,治疗时间可能会被延长至超过 1 年。由于黑色素细胞是从边缘或者毛囊开始迁移,因此当色素沉淀开始恢复正常时,也是在毛囊以及病变周围开始[47]。褪色部位的防晒措施对于降低皮肤肿瘤风险非常重要。

2. **黄褐斑**·尽管男性也会受到影响,但是超过 90%的患者为女性。最常见于拉美裔和亚裔人群中。黑色皮肤者也有可能受到影响,但是不容易被察觉。高达 70%的患者可能具有家族史、暴露于紫外线、雌激素避孕药、

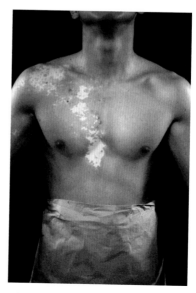

图 68.54　躯干部位的白癜风出现节段性色素减退。

激素替代疗法、怀孕以及少数的甲状腺功能异常等病原学因素。在临床上，脸部棕褐色的斑疹或斑块是对称的、边界清楚的。极少情况下，黄褐斑会更广泛的分布，例如胸部、上背部以及手臂暴露于阳光的一侧。

黄褐斑可表现为表皮型、真皮型或混合型。对于治疗而言，表皮型黄褐斑的成功可能会更大一些。在临床上，表皮型黄褐斑在皮肤 Wood 光检查下时加重。非洲的女性更为容易患真皮型黄褐斑。

治疗方案：对苯二酚对治疗表皮型黄褐斑或有帮助。浓度为 2%～10% 的对苯二酚每日使用 2 次，持续使用 12 周。对苯二酚会引起局部皮肤刺激，由此导致的炎症后色素沉着，可能会使皮肤色素沉着更严重。需要患者引起注意的是，如果对苯二酚沾染上附近正常的皮肤，也会使附近的皮肤肤色变淡，导致患者出现豹皮外观。氢醌单苯甲醚是一种永久性的脱色剂，不能用于治疗黄褐斑，因为可能会导致不可逆的色素减退。外源性黄褐病也被认为是由对苯二酚治疗引起的一种罕见的不良反应。

对苯二酚可与外用维甲酸和 1% 氢化可的松联合作为一种被称为 Kligman 的溶液使用，每晚使用 1 次，至少连续使用 4～6 个月。因为有可能引起刺激性皮炎，因此需事先提醒患者。

壬二酸，每日使用 2 次，持续使用 6 个月，耐受性较好，且极少有不良反应。

最新的黄褐斑治疗方案包括乙二醇酸皮、维甲酸皮和激光治疗[48]。

治疗总结：深色皮肤患者的黄褐斑的治疗比较困难，因为治疗的效果变化较大，甚至还有可能导致皮肤的外观变得更差。对黄褐斑的治疗最重要的是，避免任何可能导致病情恶化的药物，例如雌激素避孕药，此外为了防止色素沉着恶化，防晒也很重要。

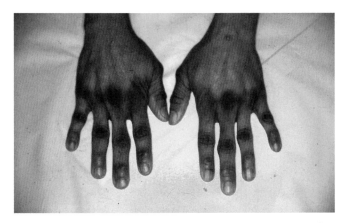

图 68.55 播散性神经性皮炎的患者出现的炎症后色素沉着过度。

3. 炎症后色素沉着 · 这是一种皮肤色素的过量产生，可能在任何炎症反应后发生（图 68.55），是对药物、光毒性和物理因素的反应。在基底膜被扰乱的情况下，例如盘状红斑狼疮和扁平苔藓，病情可能更严重。治疗比较困难，应当说服患者让其相信沉淀的色素会随着时间推移逐步褪色。

蟾皮病

这是毛囊角化的一种独特形式，通常出现在伸肌侧。起初怀疑其病因与缺乏维生素 A 有关，但是并没有确切的证据证明缺乏维生素 A 的成年人采用替代疗法有效。似乎有迹象表明，患有蟾皮病的儿童与同时缺乏维生素 A 和维生素 B 有关。泰国的研究表明，缺乏维生素的儿童对维生素 A 治疗有较好的反应。对于不缺乏维生素 A 的患者可采用 5%～10% 的水杨酸软膏，每日 2 次进行治疗。已证实，单独使用强效类固醇或将其与水杨酸盐和 10%～20% 的尿素联合使用都有治疗效果。即使不进行治疗，大部分蟾皮病都很可能会在 18 岁的时候消失。

参考文献

见：http://www.sstp.cn/video/xiyi_190916/。

第69章

肌肉骨骼系统疾病

INOSHI ATUKORALA, THASHI CHANG

翻译：冯　萌
审校：冯　萌　朱慧慧　李石柱　盛慧锋

要点

- 影响热带地区低收入人群的肌肉骨骼系统疾病，既往与在非热带地区行医的医生关系不大。但是，随着国际旅游和全球化的增加，热带地区和温带地区疾病谱的差异越来越小，因此必须清楚认识这些以前局限于热带地区的疾病。
- 热带地区的肌肉骨骼系统疾病与温带地区并无很大差异，尽管某些疾病在发病频率上有所不同。在热带地区与感染有关的疾病更常见并不足为奇。但是，与"西方"生活方式有关的非感染性肌肉骨骼系统疾病正在成为热带地区重要的社会经济问题。
- 此外，在资源经常缺乏的热带地区，在由于营养不良、糖尿病、HIV 感染和免疫抑制药物等引起免疫功能受损的患者中，与潜伏性感染被激活和非典型感染有关的肌肉骨骼系统疾病无论在诊断还是治疗方面都遇到了挑战[1]。
- 本章将重点介绍热带地区较为常见的肌肉骨骼系统疾病，特别强调与感染有关的关节、肌肉、骨骼和软组织疾病，并讨论热带地区在诊断和管理炎性肌肉骨骼系统疾病的一些困境。

传染病

细菌性感染

在感染性原因中，热带关节表现相关的肌肉骨骼系统疾病大部分源于细菌性感染。除了直接感染外，关节疾病可能是细菌感染的免疫学表现。骨骼、关节和肌肉可以被包括金黄色葡萄球菌（*Staphylococcus aureus*）在内的多种病原体感染，从而引起骨髓炎、化脓性关节炎和脓性肌炎等疾病。结核病、麻风病有典型的关节综合征表现。

结核病

一、流行病学

结核病（TB）仍是全球尤其是热带地区的重要卫生问题。尽管撒哈拉以南非洲地区结核病发病率最高，结核病的绝对疾病负担主要集中于中国和南亚的人口密集地区。而印度和中国的发病人数约占全球的 40%[2]。影响脊柱和关节的骨关节结核占所有肺结核病例的 1%～3%，肺外结核病例的 10%～11%[3]。但是，由于热带地区结核病感染率高，骨关节结核显著增加了该地区骨骼肌肉系统疾病的负担[4]。

二、临床表现

骨关节结核（OTB）具有潜伏性，通常很少出现症状或无症状[5]。它的发生通常没有肺部或其他原发器官受累的证据[6-7]。骨关节结核临床表现多样（提要 69.1），但是，疾病表现与其他常见热带感染和肿瘤相似。

提要 69.1　骨关节结核的临床表现

结核性脊椎炎（Pott 病）
外周关节炎
腱鞘炎、指趾炎和滑囊炎
骨髓炎
结核风湿症

结核性脊椎炎（或 Pott 病）是肌肉骨骼系统结核病最常见的表现，约占所有病例数的 50%。最常受累的部位是脊柱。但是，腰椎受累也并非罕见，尤其是在 HIV 感染者中。典型症状是严重的脊柱疼痛或僵硬，伴有盗汗、严重的全身症状和受累脊椎压痛[8]。但是，在感染率高的国家，患者可能只有轻微的全身症状。尽管如此，背痛通常持续进展，以致患者前去就医。在难以获得医疗服务的患者中，可以见到发生脊柱后凸和痉挛性或迟缓性截瘫的晚期患者。

脊椎结核的鉴别诊断包括恶性肿瘤和由其他感染引起的脊椎炎。与脊椎结核不同，葡萄球菌和其他化脓性感染有典型的全身损害的急性发作病程。如果影像学表现无典型的肺结核，需要排除包括多发性骨髓瘤、前列腺、乳腺和消化道转移瘤在内的恶性肿瘤（见下文）。

关节结核表现为慢性单关节炎，主要影响承重关节，如髋关节、膝关节和踝关节。足关节包括踝关节、距跟关节和中跗骨关节也常受累。但是，炎性症状轻微，常伴有严重的深度关节肿胀伴有积液、脓肿、慢性窦腔形成和发热、体重减轻及盗汗等全身症状[9]。出现指趾炎，整个手指肿胀和腱鞘受累，可伴有或不伴有关节受累[10]。关节结核主要与炎性关节炎（如风湿性关节炎、脊柱关节病或晶体性关节炎）的单关节受累进行鉴别诊断。

由结核引起的腱鞘炎和滑囊炎很罕见，尤其是有了抗结核治疗之后。腱鞘炎往往影响手和手腕，尤其是优势侧[11]。滑囊炎在重复损伤的部位很常见，如鹰嘴、转子滑囊和髌前滑囊[11]。

白塞病（结核性风湿病）被定义为一种"发生于活动性内脏结核或散播性结核患者的非破坏性、类感染性、对称性、多发性关节炎"[13-14]。在这种情况下，没有关节感染结核或任何其他导致关节炎症的原因可循[15]。白塞病可伴有胫骨炎、大腿或上肢的黏膜下炎和/或结节性红斑。接受抗结核治疗后，可以完全康复[15]。

三、发病机制和病理学

结核的发病机制已在其他地方讨论。骨和关节的结核感染发生于原发感染的血源性、淋巴性或接触性散播。通常情况下，在原发性感染和关节受累之间有一个长的潜伏期，通常间隔数年。原发性病灶通常是肺、肾脏或淋巴结[9]。但是，只有30%的骨关节结核患者有现症或既往肺结核的证据，50%的患者不能找到原发灶[16]。

结核性脊椎炎和指趾炎开始于软骨下骨，并播散到椎间盘、邻近椎体、韧带和组织。如果同时存在其他细菌性感染，会加速关节的破坏，椎间隙逐渐变小、变窄[8]。肉芽肿性炎症和坏死性碎片可导致椎旁肿块或引流性窦道（图 69.1）。

在关节和关节周围结核病中，滑膜是原发感染灶[19]。关节病变开始于低度肉芽肿性滑膜炎，会侵犯关节软骨，使其与骨骼分离。滑液和关节软骨中的纤维蛋白沉淀形成"米粒样小体"[3]。

相比之下，白塞病是由于身体其他部位结核感染引发的过敏反应而造成的一种非破坏性、类感染性关节炎。细菌培养或影像学检查都没有显示关节本身有结核菌感染的迹象，经过抗结核治疗后所有症状完全消退且不再复发[15]。

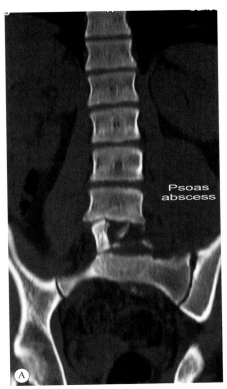

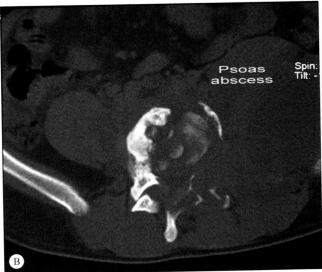

图 69.1　(A, B)CT 图像显示腰椎结核性脊椎炎患者的脊椎破坏和椎旁（腰大肌）脓肿形成。（由 Priyangee Arambepola 博士提供）

四、诊断

骨关节结核病的早期诊断对保护关节软骨和关节的完整性非常重要。但是，资源匮乏地区结核病的诊断存在困难。但诊断延迟的部分原因是多变的临床表现，这在免疫功能受损个体中更具有挑战性。

疾病早期阶段的影像学的改变很小。因此，如果怀疑骨关节结核病，一段时间之后必须重复进行影像学检查。在脊椎结核中，最早期的影像学改变是侵蚀性病变，尤其是在椎体的前上部或前下部,紧接着侵蚀终板并引起椎间盘间隙狭窄,继续扩散并破坏邻近椎体,造成塌陷。65%的患者会发生椎旁脓肿,多见于颈椎和背脊(图69.1)。但是,最初的影像学检查可能表现正常或可疑,在这种情况下,MRI和CT检查有助于早期诊断。MRI在评价脓肿形成、软组织侵犯和脊髓压迫时尤其有价值,并可指导脓肿引流和手术治疗计划[17]。值得注意的是,脊柱结核的影像学检查结果与需鉴别诊断的疾病不同,如化脓性感染仅侵犯单个椎体,椎间盘受累并且经常发生骨硬化;而恶性肿瘤侵犯不相邻的椎体并影响椎弓根[18]。

软组织肿胀和关节周围骨质疏松症是结核性关节炎的早期发现。与其他炎性关节疾病相比,关节间隙狭窄是结核性关节炎的晚期特征。受累关节周围骨质疏松、外周骨质侵蚀和关节间隙狭窄的典型三联征仅见于数月未得到治疗的关节结核病患者[19-20]。与早期发生反应性硬化的化脓性关节炎相反,结核性关节炎中的硬化症发生较晚,通常在治疗期间发生。常规血液检查有助于诊断,包括血细胞计数。多数患者血沉速度和C反应蛋白水平升高,但不具有特异性。但是,如果水平升高,炎症标志物监测可用于治疗评估。尽管90%的骨关节结核患者结核菌素试验呈阳性,但该试验结果在结核病高流行国家价值有限[21]。在常规接种卡介苗的国家,结核菌素试验的临界值需要提高。而且,在全身虚弱、HIV感染和接受免疫抑制治疗的患者中,结核菌素试验可能呈现阴性。关节结核病患者的滑液表现出炎性反应,白细胞计数超过10 000/mm³(中性粒细胞占优势),蛋白质水平超过35 g/L,血:滑液葡萄糖梯度>40 mg/dL[22]。但是,只有20%~40%患者中滑液培养呈阳性。更昂贵的PCR检测组织和滑液中的结核杆菌既敏感又特异[23]。但是,组织学确认仍然是诊断的金标准,滑膜活组织检查显示,80%的患者出现有干酪样肉芽肿。

对有炎性关节病背景的患者,如果正在使用改善病情的抗风湿药物或生物制剂,通常存在误诊[22]。在热带国家,如果关节炎控制很好的患者出现孤立性单关节炎,应该怀疑关节结核病。在这种情况下,进行滑液引流和活组织检查以确定关节结核病。同样,对单侧骶髂关节炎患者,在作出脊柱关节病的诊断之前,需要先排除结核病。

五、治疗

抗结核药物治疗(ATT)可以治愈多数关节结核和非麻痹性脊椎结核患者。治疗初期,使用一线抗结核药进行强化治疗,包括异烟肼、利福平、乙胺丁醇和吡嗪酰胺,同时使用或不使用链霉素。接下来是巩固治疗阶段,使用两种或三种药物(包括异烟肼和利福平,取决于国家

治疗标准)维持治疗9~10个月。治疗一直持续到临床症状得到改善,如急性期的反应物和骨融合的影像学改变恢复正常。但是,治疗的效果取决于患者对长期治疗的依从性,这在因缺乏交通工具导致对患者的常规随访存在困难的地区尤其是个问题。直视下督导服药和多效药片是用来提高患者依从性的有效方法。由于在抗结核治疗中不良反应相对常见,所以保持警惕非常重要,但这在缺乏良好的医疗服务供给系统的国家很难做到。

早期发现脊柱(在广泛的神经系统受累之前)和关节疾病(在关节表面被严重破坏之前)与更好的预后相关。尽管各种手术治疗可用于晚期骨关节结核,其疾病转归有所不同[24]。在脊柱结核中,前路脊柱减压和融合对特定的患者有用[25],但对已经发生下肢麻痹的患者,手术效果通常很差。

如果关节结核患者接受超过5个月的抗结核治疗后仍无反应,需进行滑膜切除术和清创术治疗。此外,采用"姑息性"外科手术,如髋关节和肘关节切除关节成形术、肩关节或踝关节融合术,以改善关节功能,减少末期关节损伤的疼痛[24]。但是,关节置换仍然是晚期关节衰竭的唯一选择[24],不幸的是,这种主要的外科手术在结核病高流行国家并未广泛使用。HIV感染者尤其是AIDS患者中,预后更差。在这种情况下,对化疗的反应通常很差,手术的效果也不确定。

麻风病

一、流行病学

麻风病是由麻风分枝杆菌(*Mycobacterium leprae*)引起的慢性肉芽肿性疾病,主要引起皮肤和神经性疾病。但是,麻风病病例中约75%发生肌肉骨骼系统疾病(提要69.2),少数情况下这是唯一的临床表现[26]。随着联合化疗的出现,很多国家已经消除了麻风病,但在亚洲、非洲和南美洲仍然是一个问题[27]。

提要69.2　麻风病相关性风湿病的类型

麻风反应引起的急性多发性关节炎
化脓性细菌性关节炎
慢性/亚急性多发性关节炎
夏科关节病(神经性关节病)
'手肿胀'综合征

来自不同研究中心的麻风性关节炎患病率的流行病学数据各不相同,为1%~78%[28-30]。当T细胞免疫反

应占主导时,疾病表现为轻微的麻风肉芽肿形成。相应地,在免疫功能受损的情况下,可形成麻风结节并引起严重的皮肤、神经、关节和骨损伤。该疾病可发展成这些极端的临床状态之一或停留在中间状态。肌肉骨骼系统疾病可随着疾病的发作而自发发生或伴随着联合化疗而发生(反应状态)。由疫苗、妊娠、手术、身体和心理压力而引发的麻风反应均有报道[31]。

二、发病机制和病理学

麻风病引起的关节性疾病的致病过程尚不明确(见41 章)。但是,可能与包括变态反应状态(Ⅰ和Ⅱ型麻风变态反应)[32-33]、直接的滑膜渗透和神经功能缺陷导致的关节受损在内的机制有关。

三、临床表现

麻风病的临床特征取决于 T 细胞的反应强度。强有力的 T 细胞反应引起结核样型麻风病,病变局限为一个或多个边界清楚的皮损,会有色素减退和感觉障碍。这种情况下,神经系统受累仅局限于皮神经变粗大或多发性单一神经炎。结核样型麻风病累及肌肉骨骼系统仅限于神经受损引起的肌肉疲劳,或邻近受损皮肤的腱鞘炎。

在疾病谱的另一端,瘤型麻风病特征为数目较多、分布广泛的皮肤损害和大量的浸润性神经、软骨和关节损害。麻风分枝杆菌由骨骼侵入扩散至关节导致化脓性关节炎,发生在典型麻风中,不伴有麻风反应。约 10% 长期存在周围神经病变的麻风病患者会发展成夏科关节病[32]或神经性关节损害,以关节错位、骨质吸收、手指损害、骨折和承重关节严重畸形。尽管近年来有所下降,麻风仍然是热带地区神经性关节病的主要原因。但是,在鉴别诊断时必须考虑夏科关节病的其他原因,如糖尿病、脊髓痨和脊髓空洞症。

慢性腱鞘炎也可见于瘤型麻风病和界限类麻风病。除了皮损之外,大多数患者有神经粗大[33-34]。另外,慢性对称性多发性关节炎也有报道。这种类型的关节炎可见于缺乏麻风反应时[35]。多数对称性多发性关节炎患者是长期有关节症状和患慢性麻风数十年而没有现症活动性疾病的患者[36]。

麻风病的多数关节表现与麻风反应有关。发热、恶化的皮损、麻木和关节疼痛是各类型麻风反应的主要临床表现。在急性发作期,类风湿样对称性手部和足部、腕部和膝部小关节肿胀是最常见的表现。关节炎往往在数周内缓解。另外,手和足背部结节性水肿急性发作亦有报道见于麻风反应。在活组织检查时发现"手肿胀综合征"的结节中包含麻风分枝杆菌和肉芽肿性炎症。

四、诊断

麻风性关节炎的诊断需要有高度的临床怀疑指征。

值得注意的是,麻风病患者中,类风湿因子和抗核抗体(ANA)可能不升高。典型的"类风湿样"关节炎表现、结节和类风湿因子阳性可导致误诊为类风湿关节炎。麻风的侵蚀性与类风湿关节炎相似,这使诊断更加复杂。抗环瓜氨酸肽(抗 CCP)抗体对类风湿关节炎的诊断具有高度特异性,但在医疗资源有限的地区,该方法未广泛普及用于辅助鉴别诊断。同样地,光敏性皮损、抗核抗体反应阳性和对称性关节炎会导致错误地诊断为系统性红斑狼疮(SLE)。因此,在热带地区发现伴有或不伴有腱鞘炎的对称性关节炎存在,提示应当寻找麻风病的粗大神经和麻木性皮损。如果对神经粗大有异议,应对可疑的皮肤病变进行活检。类风湿表现见于轻微皮肤病变的单纯神经炎性麻风病时,诊断更具挑战性。在这种情况下,为了确诊可能需要进行神经活组织检查[35]。

从滑膜或关节组织中检出麻风杆菌仍然是诊断肌肉骨骼系统麻风病的金标准。但是,在日常工作中,麻风杆菌很难分离。据设想,最近开发的血清学检测麻风杆菌特异性磷酸糖脂 1 抗体[37]或 PCR 检测麻风杆菌特异性基因或 DNA 序列[38]对诊断有帮助。但是,这些检查在热带地区未广泛普及,因此,诊断仍依赖于临床症状。

五、治疗

除了夏科关节病之外,所有与麻风病相关的肌肉骨骼系统疾病对 WHO 推荐的麻风联合化疗(multi-drug therapies,MDT)都反应良好[39]。及时治疗与良好的预后有关,因此,早期诊断非常重要。

对麻风反应相关性关节炎,主要治疗药物是皮质类固醇激素。泼尼松龙起始治疗剂量通常是每天 1 mg/kg,然后逐渐减量。皮质类固醇激素治疗总期限为 4~6 个月。对麻风结节性红斑者可能需要额外使用氯苯吩嗪或反应停。抗肿瘤坏死因子疗法的效果正在接受评价[37]。

立克次体病

立克次体感染(见 22 章)是由蜱、蚤、螨和其他节肢动物传播给人的细菌性感染。蜱传立克次体病的临床特征表现为发热、头痛、斑丘疹、关节痛和叮咬部位焦痂。明显的关节炎并不常见。近年来,热带地区发现大量立克次体病原体可引起当地居民和旅行者的肌痛及关节症状。防止被昆虫叮咬等个人防护措施对预防立克次体病有效[40-43]。

布鲁菌病

有关布鲁菌病详见第 28 章。

风湿热

风湿热是 A 群链球菌感染后引起的免疫性并发症。

它以急性发热、关节炎和心肌炎为特征,进而会引起风湿性心脏瓣膜病和舞蹈病等晚期后遗症。风湿热多见于儿童和青少年,80%的病例表现为关节炎,10%表现为关节疼痛。风湿热引起的关节受累通常是一种多关节游走性关节炎,在不到一天内会同时波及1~2个关节。关节后遗症少见。随着青霉素的广泛使用和社会经济条件的改善,热带地区风湿热发病率明显下降[44-45]。

骨髓炎和化脓性关节炎

骨髓炎和化脓性关节炎仍然是热带地区的重要问题。感染通过血源性散播或直接到达骨骼,前者是主要途径。最常见的病原体是葡萄球菌(Staphylococcus aureus),其次是大肠埃希菌(Escherichia coli)和克雷白杆菌(Klebsiella)。但是,某些病原体与特定的患者群体有关。例如,在静脉吸毒人群(intravenous street drugs users,IVDU)和锐器穿透性损伤者中假单胞菌属菌种(Pseudomonas species)感染常见。镰状细胞病患者倾向于感染非伤寒性沙门菌(Salmonella)。热带地区HIV感染率的上升导致了骨骼、肌肉和关节感染的空前增加,尤其是由罕见病原体引起的感染[46-47]。另外,患有AIDS的成年人中,有既往骨髓炎再激活的报道。而且淋球菌性关节炎再度流行,在高流行率国家实际上是HIV感染的指征。

在儿童中,骨骼感染好发于长管状骨,而在成年人骨髓炎多影响扁平骨,倾向于感染盆骨、锁骨或脊椎,尤其是在静脉吸毒人群中。骨髓炎或骨感染典型表现为骨骼疼痛、局部肿胀、关节温度升高和发热。一些患者可查到筋膜下波动性脓肿。

关节感染或化脓性关节炎表现为单关节炎。当发热患者发生关节温度升高和肿胀时可较容易地诊断。脓毒性关节炎的鉴别诊断包括晶体性关节炎和炎症性关节炎。区分这几种疾病有赖于滑液分析。炎症性标志物和白细胞水平升高常见于骨髓炎和化脓性关节炎。值得注意的是,HIV感染相关的骨髓炎和脓毒性关节炎发作更少且症状更不典型[48-49]。

骨髓炎和脓毒性关节炎患者的细菌血培养通常都呈阳性。疾病晚期,放射线检查会显示不同程度的骨质疏松、骨膜反应和骨骼破坏。但是,在早期,放射线检查通常正常。MRI扫描和三相同位素扫描(使用或不使用镓或铟)对早期诊断有用,但在热带地区未广泛普及[50]。

治疗时,医生应遵循药敏试验报告和最低抑菌药物浓度的原则。在医疗资源有限的热带地区常进行抗生素经验性治疗。氯唑西林、氟氯西林和环丙沙星通常被用作经验性治疗的药物。治疗骨髓炎和脓毒性关节炎需要延长抗生素的使用疗程,伴有或不伴有脓毒液引流。在医疗资源有限的热带地区,由于为门诊患者提供静脉注射抗生素的机构缺乏,患者经常需要住院治疗,这大大增加了患者和医疗机构的经济负担。HIV感染相关的骨髓炎和脓毒性关节炎对治疗的反应通常很差。在HIV感染者中,脓毒液引流和静脉注射抗生素仅仅暂时有效,为控制感染或挽救生命,这部分患者往往最终需要截肢[47]。

肌炎

原发性的骨骼肌病变(肌肉病变)不常见。更常见的是肌肉病变与其他疾病过程相关联,在热带地区感染性疾病是相对常见。肌肉对多种疾病的反应范围有限,最常见的表现是肌无力或疼痛,或两者都有。但是,值得注意的是运动神经疾病(运动神经元疾病)和肌肉神经接头疾病(热带地区常见的毒蛇咬伤[51]和有机磷中毒[52])在临床上与肌肉病变相似。

感染性肌炎的发生与多种病原体有关,包括细菌、真菌、寄生虫和病毒。最常见的致病菌是葡萄球菌和链球菌[53]。尽管病原体确诊需要培养或微生物抗原或核酸检测,疾病的临床表现可提示病原体的总体类别。例如,细菌性肌炎通常表现为局灶性肌肉感染,而病毒性和寄生虫引起的肌炎通常呈弥散性并且表现出广泛性肌痛或多发性肌炎。

化脓性肌炎

化脓性肌炎是血源性散播造成的肌肉化脓性感染,典型见于热带地区,但目前温带地区报道有所增加[54-55]。热带地区化脓性肌炎最常见于其他方面都健康的儿童(2~5岁)和成年人(20~45岁),而温带地区化脓性肌炎则发生于免疫功能受损的成年人[56]。由金黄色葡萄球菌感染在热带地区病例中所占比例高达90%,而温带地区病例中达75%,其次是A群链球菌,少数情况下可由非A群链球菌、肺炎双球菌和革兰阴性肠杆菌引起[57]。

化脓性肌炎表现为发热和局限于单一肌肉群的疼痛。疾病通常影响下肢的大肌肉(大腿、小腿和臀肌),但也可以影响任何肌肉群。高达1/5的病例会发生累及两个及以上肌肉群的多发性感染[56]。随后疾病进入肌肉脓肿形成阶段,以高热、剧烈的肌肉压痛和水肿为特征。但由于肌肉紧张的重叠覆盖,脓肿的典型特征在临床上可能不明显。如果得不到及时治疗,化脓性肌炎会演变成败血症和全身毒性反应。

MRI和CT是早期诊断化脓性肌炎的首选,然而超声检查对诊断肌肉脓肿和指导经皮穿刺排脓有用。热带地区这些影像学检查手段的缺乏可导致诊断延迟[58]。尽管血培养阳性率较低[59],但对所有病例是必要的。实验室检查可见中性粒细胞性增多和炎性标志物升高。尽管肌肉遭到破坏,肌酶(CPK、LDH)仅轻度升高,但需要检查是否存在 HIV 感染和其他免疫缺陷的情况。

治疗包括排脓,对免疫功能正常患者注射抗葡萄球菌和链球菌的抗生素,对免疫功能受损患者,额外增加抗革兰阴性菌和厌氧微生物的抗生素。

病毒感染

在热带地区引起病毒性关节炎的病原体与温带地区类似。但是,在热带地区大多数临床上不同病毒相关性肌肉骨骼系统疾病,是由致关节炎性虫媒病毒引起,尤其是甲病毒属(alphaviruses)和 HIV 感染。

甲病毒属

一、流行病学

蚊子在热带地区不仅仅令人厌恶,而且能传播多种病毒,导致能致人残疾的肌肉骨骼系统疾病。这些病毒属于甲病毒属,它们的共同特征是通过节肢动物媒介传播。披膜病毒科的甲病毒属中的病毒因具有引起明显关节病变的特性而受到特别关注。这些病毒在引起大规模暴发之后,可以完全消失数年或数十年。这些病毒大多数有典型的地理分布特征,但国际旅行可以突破这些界限。一个典型全球化的例子是,意大利曾发生了由来自印度的旅行者引发的基孔肯雅热暴发,该旅行者携带了该病毒的非洲株,然后通过意大利的媒介蚊虫引起了散播[60]。

二、临床表现

甲病毒属感染以发热、关节痛和皮疹三联征为特征。这些症状会在 2～10 d 的潜伏期后突然出现。在疾病早期,以发热、肌痛、虚弱和头痛为主要临床表现。在少数基孔肯雅病毒、O'nyong-nyong 病毒和马亚罗病毒严重感染者随后可能出现更严重的症状,如瘀斑、紫癜、呕血、黑便和牙龈出血[61]。

这些疾病的关节症状很严重且使人虚弱,口语中对这些疾病有生动的描绘(表 69.1)。受累关节往往是脚踝、手腕和指骨。症状与其他炎性关节疾病相似,如果不进一步检查,难以鉴别诊断。在 2006 年的基孔肯雅热暴发中,实际上所有患者都有关节病变[62]。既往报道表明,33% 患者的关节炎可持续 4 个月[63],15% 患者的关节炎可持续 20 个月[64],10% 患者的关节炎可持续 3～5年[65]。经验表明,2006 年暴发中小部分发病者服用常规对症治疗药物,5 年以后仍然有炎性关节病。来自 COPCORD 研究(见下文)的数据表明,基孔肯雅热暴发余波涉及的某些社区,风湿性肌肉骨骼系统疾病所占比例翻倍[66-67]。

表 69.1	可引起关节炎的甲病毒属病毒及其典型的地理分布
基孔肯雅热(马孔德语:走路弯腰的人)	非洲、印度、印度洋诸岛(2005 年、2006 年在毛里求斯和斯里兰卡等暴发)、东南亚
O'nyong-Nyong 病(阿乔利语:关节虚弱)	非洲
马亚罗热(伊博语:折断你翅膀的疾病)	南美洲农村、非洲(象牙海岸)

基孔肯雅热需要与登革热鉴别诊断,登革热由伊蚊传播,在亚洲的流行病学分布与基孔肯雅热相似。两者的临床表现相似,严重的关节炎是基孔肯雅热的鉴别性特征[68]。白细胞减少在两种疾病中都常见,但严重的血小板减少仅见于登革热。

实时荧光定量 PCR 在虫媒病毒感染的早期诊断中具有重要价值,尤其是基孔肯雅热。但是,实时荧光定量 PCR 仅在病毒血症期有诊断价值,晚期感染需要血清学诊断。直接免疫荧光试验检测基孔肯雅热 IgM 抗体敏感性和特异性均较高,被用于疾病晚期的诊断。但是,在热带地区,这些诊断试验受经济条件的制约[69]。

基孔肯雅热红细胞沉降率正常和类风湿因子呈阴性,这区别于类风湿关节炎。广泛的、对称性的关节受累,尤其是掌指关节和近端关节受累,类风湿结节的出现和抗环瓜氨酸肽(anti-CCP)抗体阳性主要见于类风湿关节炎,在慢性关节病患者中,可与基孔肯雅热区别。下肢非对称性关节受累伴有中轴骨病变有助于脊椎关节病与基孔肯雅热相区分。

三、发病机制和病理学
虫媒病毒感染的发病机制和病理学详见 14 章。

四、治疗
治疗主要为对症处理。如果能够排除登革热,可使用非甾体类抗炎药。使用羟化氯喹治疗急性或亚急性感染尚有争议[70]。避免被蚊虫叮咬和控制媒介孳生仍然是最有效的预防策略。

HIV 病毒感染

2010 年末,存活 HIV 感染者估计有 2 400 万,其中 80% 位于热带和亚热带地区。尽管与 HIV 感染有关的风湿病很罕见,HIV 感染者的增加使该病的疾病负担成为热带地区一个明显的社会经济问题[71]。在撒哈拉以南非洲和印度的某些地区,由于高效抗病毒治疗未普及,HIV 感染者不断进入艾滋病期。早期 HIV 感染者受外伤后可发生骨骼、肌肉和关节感染。艾滋病患者会发生自发性肌肉骨骼感染或先前感染的复发(见下文)。

许多与 HIV 感染有关的关节疾病有报道，这些与 HIV 感染相关的风湿综合征包括关节痛、关节炎和 HIV 相关炎性关节综合征（表 69.3）。

提要 69.3　HIV 感染相关风湿样表现的类型

- 意料之中的骨骼、关节和肌肉感染增加
- 意料之外的风湿性疾病增加
- 关节痛（5%～45%）
- 关节疼痛综合征
- HIV 相关的关节炎（10%～12%）
- 脊椎关节病
- 反应性关节炎（0.4%～10%）
- 银屑病性关节炎（1.5%～2%）
- 未分化型脊柱关节炎
- 高尿酸血症和痛风
- 股骨头坏死
- 免疫重建综合征

在 HIV 相关炎性关节综合征中，最常见的是脊柱关节病（SpA），其与非 HIV 相关性的典型脊柱关节病的特征不同。非 HIV 相关性典型脊柱关节病（SpA）是一组与 HLA-B27 基因阳性有关的炎性关节病，以中轴骨骼炎症、骶髂关节炎和肌腱骨止点炎症常见。这类脊椎关节病包括反应性关节炎（其他部位感染导致的免疫反应）、银屑病性关节炎（以皮肤牛皮癣和指甲损伤为特征）和肠病性关节炎。这些疾病中关节受损的典型表现是下肢非对称性的关节炎。

值得注意的是，热带地区在 HIV 流行之前，典型的脊柱关节病不常见，这是与当地土著居民 HLA B27 基因携带率低和脊柱关节炎受到寄生虫病尤其是疟疾的抑制有关[73]。但是，HIV 相关脊柱关节病发生于缺乏 HLA-B27 基因的人群。HIV 相关脊柱关节病最常见的形式是反应性关节炎和银屑病性关节炎（见下文）。HIV 感染者中这种类型的炎性关节疾病增加的原因尚不清楚，但是，其与 HLA-B57 基因的关系值得进行研究，而 HLA-B57 基因与 HIV 感染后进展缓慢有关[74]。脊髓炎症的晚期临床进展和影像学特征少见，可能与这些患者期望寿命较短有关。

HIV 相关脊柱关节病的另一个特征是明显的皮肤损害增加。HIV 感染者中伴有明显皮肤黏膜特征的环状龟头炎和皮肤角化病的反应性关节炎尤其常见。同样，HIV 相关银屑病性关节炎与典型牛皮癣性皮损有关，即斑点状牛皮癣样斑块混合物[72]。

治疗 HIV 相关脊柱关节病的主要药物是非甾体类抗炎药。已证明，在免疫功能低下人群中的关节内或附着点使用类固醇、柳氮磺胺吡啶[75] 和羟化氯喹[76-77] 治疗安全有效。但是，更强力的药物如甲氨蝶呤最好避免使用或极度谨慎使用[78-79]。高效抗病毒治疗对治疗 HIV 相关脊柱关节病非常有效，热带地区增加抗病毒治疗措施可以减轻 HIV 相关脊柱关节病的疾病负担[72]。

回顾性研究中，HIV 感染者中关节痛的患病率为 5%，而前瞻性研究中为 45%[80-81]。关节痛尤其影响膝、肩和肘。HIV 感染引起的关节痛可使用非甾体类抗炎药缓解。间歇性关节疼痛综合征可持续数小时，但是也有报道严重到必须使用阿片类镇痛药[82]。随着抗病毒治疗应用的增加，这一综合征越来越少见。

HIV 相关性关节炎是 HIV 感染者中发生的炎性关节病。患者不完全符合 HIV 相关脊柱关节病或类风湿关节炎的诊断标准，HLA-B27 基因、抗核抗体、类风湿因子和抗环瓜氨酸肽抗体阴性。欧洲的 HIV 相关性关节炎主要是下肢单关节炎，与之相比，非洲倾向于涉及多关节的、对称性的类风湿样关节炎[83]。HIV 相关性关节炎预后良好，多数人在使用非甾体类抗炎药 2～5 周后缓解。

寄生虫感染

热带地区寄生虫病常见，但是相关风湿性综合征罕见，这种现象与寄生虫感染的早期诊断和恰当治疗的普及有关。与寄生虫感染有关的肌肉骨骼系统疾病主要由线虫感染引起（表 69.2）。由其他寄生虫感染引起的情况罕见[84]。

表 69.2	引起肌肉骨骼系统疾病的寄生虫病
寄生虫病	**临床表现**
淋巴丝虫病	
班氏丝虫病（班氏吴策线虫、马来丝虫、帝汶丝虫），分布于亚洲和非洲的热带地区	膝关节的无菌性单关节炎 相关特征：腹股沟淋巴结病 乳糜性渗出是急性淋巴管炎的早期特征 慢性期：淋巴管阻塞引起的腿象皮肿、乳糜尿或阴囊积水。
组织丝虫病	
罗阿丝虫	微丝蚴引起的化脓性关节炎、下肢大关节的关节炎或关节周炎（滑液嗜酸性粒细胞异常） 相关特征：含有微丝蚴的皮下结节（卡拉巴肿）、结膜炎

表 69.2	引起肌肉骨骼系统疾病的寄生虫病(续表)
寄生虫病	**临床表现**
盘尾丝虫病	
盘尾丝虫 非洲、美洲南部和中部	臀部、膝部和肘部微丝蚴性单关节炎 相关特征：受影响关节附近的结节、皮炎、角膜炎和脉络膜视网膜炎("河盲症") 类风湿关节炎样多发性关节炎 相关特征：乙胺嗪治疗后突然发作或恶化
麦地龙线虫病	
西部和中部非洲 印度、东南亚	急性微丝蚴性嗜酸性粒细胞性单关节炎 可发展成破坏性关节病("伊巴丹膝") 无菌性关节炎或关节周炎(对邻近丝虫的免疫反应)
粪类圆线虫病	
粪类圆线虫	反应性关节炎、非对称性少关节炎伴有或不伴有骶髂关节炎(伴有或不伴有嗜酸性粒细胞增多) 类风湿病的治疗可与散播性粪类圆线虫病有关

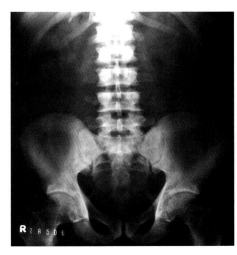

图 69.2　X 线片显示氟骨症患者脊椎和盆骨硬化,骶髂关节钙化。(由 Priyangee Arambepola 提供)

真菌感染

由真菌感染引起的肌肉骨骼系统疾病罕见。一些皮下和深部组织真菌病在热带地区更常见,并由于关节直接感染或相邻骨骼病灶传播而引起关节炎。

真菌性骨骼和软组织感染较少见,但会引起残疾或疾病。这组疾病中,包括骨骼、关节和软组织的慢性感染,通常发生在脚部[85]。

真菌性肌肉骨骼系统疾病有一段潜伏期。治疗包括抗真菌药物和外科清创手术的恰当联合应用。

代谢性骨骼疾病

热带地区的代谢性骨骼疾病包括氟骨病和维生素 D 缺乏。另外,伴随快速城市化而来的期望寿命延长和静坐生活方式的增加使热带地区骨质疏松相关问题呈数量级上升。

氟中毒性代谢性骨病

氟骨症在全世界超过 20 个国家流行,但是尤其集中于热带地区,其中以印度和中国受影响最严重。慢性氟中毒主要通过饮用含氟量超过 1.5 mg/L 的地表水引起。

氟骨症主要影响骨骼组织,多数患者表现为骨骼畸形、骨骼疼痛和邻近肌肉无力。1/3 的患者发展为氟斑牙。氟骨病在影像学上表现为骨质硬化和韧带硬化(图 69.2)。肾小管受损导致继发性肾单位丢失和慢性肾脏

疾病均与摄入过多的氟化物有关,尤其在炎热干燥的热带地区脱水和尿液酸化更严重[86]。

慢性氟中毒对骨骼和牙齿影响是不可逆的。关键在于预防,直接的预防措施是保证饮用水氟含量在安全浓度范围内,这一目标通过水中去氟或使用替代水源可以达到。改善受影响地区儿童的营养状况和饮食中钙和维生素 C 的供给有助于降低氟中毒的影响。

佝偻病和软骨病

儿童佝偻病和成人骨软化症是由于维生素 D 缺乏造成的代谢性骨骼疾病。膳食维生素 D 摄入不足,某些高色素性皮肤社区居民穿着深色被称作"阿婆耶"的衣服从而减少了日光暴露是阳光充足的热带地区维生素 D 缺乏的原因。但是,诸如肾小管性酸中毒之类的继发性原因越来越多地成为佝偻病或软骨病的原因。有孕妇维生素 D 缺乏导致婴儿佝偻病的报道。维生素 D 缺乏典型表现为骨骼畸形(佝偻病)或成年人非特异性肌肉骨骼系统疼痛或无力。该病的治疗方法是服用 8～12 周高剂量的钙化醇后,继续长期补充维生素 D[87]。

血红蛋白病相关骨骼疾病

镰状细胞病

镰状细胞病是由血红蛋白 β-肽蛋白链的点突变引起,导致脱氧血红蛋白多聚体和镰状红细胞的形成。纯合子型患者溶血性贫血严重并发生出骨梗死引起的关节疼痛。镰状细胞贫血有关的肌肉骨骼系统疾病的特征见

提要 69.4。该病的治疗主要是对症治疗,如在镰状细胞危象时进行补水治疗和使用阿片类药物,通过输血以减少异常血红蛋白的数量,预防性服用抗生素或使用疫苗以预防感染。如果条件允许,可进行骨髓移植或干细胞移植[88]。

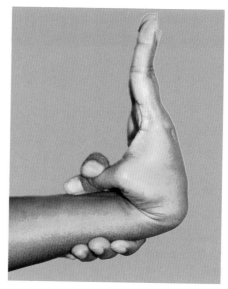

图 69.3 一位无症状年轻亚洲女性的关节活动过度。

提要 69.4　镰状细胞病引起的骨骼和关节疾病

急性骨骼疾病
- 脉管阻塞性危象
- 骨髓炎
- 化脓性关节炎
- 骨髓坏死、应力性骨折
- 牙齿感染

慢性疾病
- 缺血性坏死
- 骨质疏松
- 生长迟缓

热带地区软组织风湿病和骨关节炎

肌肉骨骼系统软组织(韧带、肌腱和关节周围结构)疾病在热带地区和温带地区同样常见。但是,普遍认为,与西方国家的患者不同,热带地区的患者通常不去就诊[89]。这可能与医疗服务普及性差和病假相关的经济影响有关。日工资减少的后果在养家糊口者,尤其是体力工作者的群体中尤其显著。

既往关于热带地区软组织风湿病的严重程度认识有限。但是,诸如控制风湿性疾病面向社区计划(the community oriented program for the control of rheumatic disorders,COPCORD)等倡议提供了来自亚洲、亚太地区、南美洲和非洲等几个热带地区的肌肉骨骼系统疾病的流行病学数据。研究地区肌肉骨骼系统疼痛的总体患病率为 25%[1,90]。膝关节骨性关节炎、机械性背痛、软组织风湿病和腰痛是肌肉骨骼系统疼痛的主要原因[90]。热带地区常见的软组织疾病包括重复性劳损、骨关节炎、全身运动过度引起的疼痛和慢性弥漫性疼痛综合征。

热带地区,重复性劳损的发生与西方国家不同。重复性劳损与依赖于体力劳动的农业生产、重复跪拜的宗教活动以及提取椰奶的家务劳作有关,提示在治疗这类疾病时需要认识到患者的社会文化环境。

热带地区另一种疾病是由关节松弛造成的活动过度。广泛性良性关节过度活动综合征的患者具有全身心性关节过度活动的肌肉骨骼系统疾病,但无明确的全身性风湿性疾病。与高加索人相比,印度和非洲次大陆的居民这些疾病更常见[91],其中报告的患病率最高的是亚洲人[92]。关节活动过度在儿童最显著,随着年龄增长严重程度下降。大多数患者没有症状(图 69.3),有症状的患者存在广泛的或局部疼痛但没有关节炎表现。人们已经注意到患者在正常水平的活动下会存在重复性拉伤或反复性发作的关节移位。治疗包括信心恢复、关节保护咨询,及增强肌肉张力、关节稳定性和肌肉运动知觉的运动疗法[92]。

另一个常见的疾病是慢性广泛性疼痛,定义为持续超过 3 个月、源自肌肉和关节周围软组织的疼痛。这组疾病包括诸如纤维肌痛综合征等,其特征是检查正常、治疗反应差和存在慢性身体不适与残疾。COPCORD 研究表明,不同社区纤维肌痛的患病率不同,农村地区居民患病率更高[92-95]。值得注意的是,由于在不同文化和社会环境下评价疼痛和残疾存在困难,与西方国家使用的方法存在很大差异,使得这些研究存在局限性。文化水平低进一步加深了这些局限性[94]。这可能解释了在印度的 COPCORD 研究中报道了过多的不明原因疼痛[96],可能是不同社区文化和社会经验存在差异造成的。

膝部、颈部和背部的骨关节炎在所有人群都常见,在热带地区也不例外。而且,COPCORD 研究揭示出与温带地区相当的流行水平[97-99]。但是,值得注意的是,在某些热带地区居民中报道了早发性骨关节炎的奇怪形式,

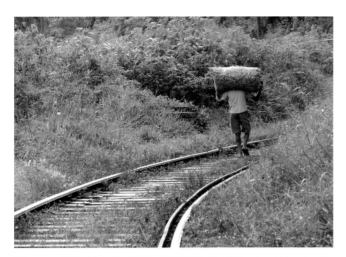

图 69.4　斯里兰卡农村地区搬运重物的村民。(由 Priyanjan De Silva 先生提供)

如中国的大骨节病[100]、印度的 Malnad 病[101]、南非祖鲁兰的 Mseleni 病[102]。遗传因素和环境因素在过早发生的骨关节炎综合征中的作用正在研究中,研究结果将对骨关节炎的致病机制提供新的解释。

COPCORD 研究调查表明,不同国家骨关节炎的患病率不同[96]。在多数社区,膝骨关节炎是最常见的表现形式,而臀部和手部骨关节炎少见。除了温带国家中已经报告的危险因素之外,住在多层建筑中(可能没有电梯)、蹲姿(如厕或工作)、拉人力车、挖土[97]和从事膝盖高负重的工作与热带地区的骨关节病有关[96]。

热带国家颈部疼痛的决定因素尚不明确。在热带地区会注意到偶然路过的人,他们毫无怨言的用头和颈搬运重物(图 69.4)。研究发现,该人群颈部疼痛[103]和放射性颈椎病[96]增加,其他肌肉骨骼系统疾病也出现了类似的现象。以前认为,热带国家腰痛少见,但是近年来的研究表明,热带地区腰痛的患病率与发达国家相当,非洲的农业社区尤其值得注意[103]。但是,职业性承重与背痛的因果关系需要进一步研究[104]。

传统医学和辅助医学在热带地区很流行。COPCORD 研究发现,无论是城市地区还是农村地区,接近 80%~90% 的居民使用传统医疗服务。某些研究中,自我医疗高达 58.8%[105]。这些医疗行为可能导致热带地区肌肉骨骼系统疾病的低估。而且,接受草药治疗会改变疾病的临床特征,从而进一步妨碍诊断。

COPCORD 研究突出了软组织风湿病的全球化特征。但是各热带国家的致病因素不同,这种现象与各地区的社会文化差异有关。因此,为了理解和治疗患者的肌肉骨骼系统疾病,需要深入了解其所处的环境。

热带地区肌肉骨骼系统炎性疾病

热带地区风湿病的治疗比较困难。除了感染性和感染相关性关节疾病,还更普遍地存在各形式的风湿性综合征,如类风湿关节炎、系统性红斑狼疮、痛风和脊椎关节病。在热带地区这些疾病的患病率似乎在城市地区更高[106-108]。但是,这一现象可能受混杂因素的影响,即农村地区社会经济条件差,从而限制了农村居民卫生服务的可及性和总体寿命。此外,对包括疟原虫在内的多种寄生虫感染具有保护作用的基因是与自身免疫性疾病相关的候选基因,这一前提可能与这些风湿性疾病在疟疾流行的农村地区罕见有关。

总的来说,热带地区炎性疾病的临床特征和致病性与非热带的发达国家相当。但是,热带地区诊断性抗体试验和评价目标器官受损的调查未被广泛普及,诊断通常被延迟。受经济因素制约,优先推荐诸如甲氨蝶呤和羟化氯喹之类的廉价药物,细胞因子和其他靶向治疗药物通常不能使用。此外,延迟诊断、就医行为差、服药依从性不够和不稳定的随访使热带地区与疾病相关的并发症增加。另外,撒哈拉以南非洲的 15~49 岁居民中,估计有 5% 的人感染了 HIV,与在热带地区其他 HIV 流行区观察到的趋势相似。该年龄组恰好是最典型的炎性关节病好发的年龄组,因此,区分 HIV 相关风湿性疾病和包括类风湿关节炎、系统性红斑狼疮和脊椎关节病等传统疾病,评价疾病活动性和使用免疫抑制药物对医生而言是一个挑战。

类风湿关节炎是一种以严重关节破坏为特征的慢性炎性关节病,倾向于影响手部和脚部小关节。但是,发达国家着重于早期诊断和治疗关节炎,而热带地区情况则大不相同。病毒感染,如基孔肯雅热病毒、乙肝病毒、丙肝病毒和 HIV 感染有相似的关节症状,使得类风湿关节炎的早期诊断存在困难,尤其是不能进行免疫学和血清学检查时。此外,与发达国家相比,资源有限的热带国家对已经发现的关节炎患者的管理往往不理想。发达国家已经实现严格控制疾病,而在发展中国家中仍有后期和晚期类风湿关节炎病例发生,热带地区抗风湿药物供应量有限阻碍了患者长期治疗的依从性。由于缺乏保证定期随访的基础设施,对联合化疗不良反应的监测也不够。

热带地区 HIV 感染率的上升加剧了类风湿关节炎管理的困难。在 HIV 感染者中使用改善病情药物的难题已在前面进行了讨论。但是,明确 HIV 感染可以引起类风湿关节炎的缓解或出现其相似的临床表现很重要。改善病情的抗风湿药,尤其是甲氨蝶呤,可增加 HIV 感染者机会性感染的风险。因此,在使用改善病情抗风湿药之前进行 HIV 检测以及在使用强力免疫抑制药物期间定期进行 HIV 检测是必要的。但是,在 CD4 细胞>200/mm³ 的患者中使用抗肿瘤坏死因子药物被认为是安全有效的[71]。

系统性红斑狼疮是多系统的自身免疫性疾病,更常见于年轻女性。但是,在热带地区,伴有抗核抗体假阳性的发热和全身症状可见于其他病毒和分枝杆菌感染(表69.3)。另外,在 HIV 感染率增高的国家,由于关节炎、口腔溃疡、浆膜炎、淋巴结病、脱发和相似的神经性疾病、血液性疾病和肾脏疾病可同时见于系统性红斑狼疮和HIV 感染,存在诊断混淆的可能。由于 HIV 感染者抗核抗体假阳性、可提取核抗原、抗磷脂抗体试验假阳性和系统性红斑狼疮患者 HIV ELISA 检测假阳性而增加诊断的困难。这些地区唯一用于系统性红斑狼疮的试验是C3/C4 低补体血症。

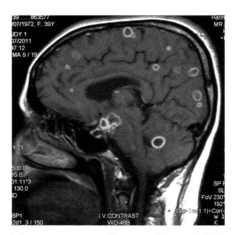

图 69.5 增强磁共振显示一例服用免疫抑制剂治疗的系统性红斑狼疮患者脑部有多个结核瘤。

表 69.3	和疟疾、结核病相关的自身抗体	
自身抗体种类	疟疾(流行率,%)	结核病(流行率,%)
类风湿因子抗体	22	20
抗核抗体	30	40
单链 DNA 抗体	10	30
抗磷脂抗体	35	43
抗中性粒细胞胞浆抗体	<5	<5

来源:Adebajo AO, Charles P, Maini RN, et al. Autoantibodies in malaria, tuberculosis and hepatitis B in a west African population. Clin Exp Immunol 1993;92(1):73-6

表现出典型的临床特征的特发性炎性肌病,如皮肌炎、多发性肌炎和包涵体肌炎,在热带地区并不如非热带地区常见。诊断基于伴随肌痛和肌肉紧张的肌无力、典型皮肌炎性皮疹、肌酶升高、肌电图肌病性改变、特定自身抗体和肌肉活组织检查呈现典型的组织病理学改变等临床特征。糖皮质激素和其他免疫抑制剂仍然是主要治疗方法。由于机会性感染和复发性感染的存在(图69.5),这在热带地区是一个额外的挑战[109-110]。而且,

结核与特发性炎性肌病的关联比其他自身免疫性疾病更常见。这不仅使特发性炎性肌病患者出现不明原因发热时出现诊断困难,在预防特发性炎性肌病复发的同时治疗感染方面也是一个挑战。皮质类固醇激素的剂量需要增加,以抵消用于治疗结核的利福平对肝脏酶诱导的影响。痛风是由滑液尿酸盐结晶沉淀引发的炎性关节病。在印度尼西亚、波利尼西亚和密克罗尼西亚某些社区,由于遗传因素,痛风是一个严重的问题[111]。但是,在多数热带城市地区,痛风患病率的增加与过多的酒精摄入和不健康的饮食习惯有关。

患者的自我医疗行为进一步加剧了炎性关节病管理困难。没有医生处方而使用强效皮质类固醇激素和非甾体类抗炎药自我医疗,以及将这些药物和被广泛接受的草药联合使用是药物相关并发症的元凶之一,值得引起关注。

热带风湿病对在热带地区和其他地区的执业医生仍然具有意义。对热带地区不同疾病表现的洞察可以重新认识若干疾病的致病机制。此外,非传染性疾病流行水平的改变、某些传染病发病水平的下降,以及新发和再现传染病问题,使这一主题不断进化。热带地区有限的实验室设施、表现相似的传染性疾病和由免疫抑制导致对典型和非典型感染的易感性,需要当地执业医生具有额外的、经过磨炼的临床敏锐性及合理的临床判断力。

参考文献

见:http://www.sstp.cn/video/xiyi_190916/。

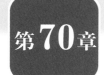

热带地区呼吸系统疾病

STEPHEN B. GORDON, KEVIN J. MORTIMER, REFILOE MASEKELA

翻译：路　瑶
审校：洪青标　李　霞　李石柱　朱慧慧

要点

- 在热带地区的医院里，平均有 20%～50% 的门诊患者有呼吸系统的问题，因肺部出现问题住院的患者占 20%～30%。
- 发病率最高是婴幼儿，特别是生活在城市里的婴幼儿，在儿童的死亡率中占 20%。据估计，急性呼吸道感染是 1/3 全球 5 岁以下儿童死亡的主要原因，而且这其中大多数都发生在热带国家。
- 成人疾病的主要负担来自于肺炎和肺结核（参见第 40 章）。但全球范围内慢性阻塞性肺病的发病率正在不断上升，这是因为吸烟的人越来越多以及继续使用生物燃料。
- 职业性的肺病和哮喘是城市环境污染所带来的问题。艾滋病病毒感染引起的肺部并发症包括积脓症、支气管扩张和肺动脉高压以及机会性感染。

一、儿童的临床评估

（一）历史

绝大多数儿童发病和死亡的原因是发生在婴幼儿时期的急性呼吸道感染。这样会影响临床治疗方法，因为比起年龄更大的儿童和成年人来说，婴幼儿有关症状的更多细节不易了解。婴幼儿幼小的胸部可能在听诊或者叩诊上很难明确结果异常。儿童经常表现为咳嗽和/或呼吸困难。增加儿童时期肺炎发病率和严重程度的因素包括年龄小、出生时的体重低、营养不良、暴露于室内烟雾和潜在的疾病例如 HIV 感染、心脏异常或脑瘫。在某些区域对麻疹和百日咳的接种覆盖率不高也可能是影响因素。

（二）检查

对于下呼吸道感染，呼吸频率增高一直是最确切的临床症状。有些临床症状与其他常见的儿科疾病如疟疾或败血症的症状有重叠。更严重的肺炎往往有如胸部吸入、婴儿喂养困难或者发绀的症状作为预示。学龄儿童经常出现急性大叶性肺炎，并且初期的咳嗽可能不是最突出的症状。他们可能会主诉胸部疼痛，有时表现为急性腹痛或者头痛和颈部疼痛，这取决于肺叶受累部位。喘鸣的存在表明大气道阻塞（例如哮吼），而喘息表明小气道阻塞（如发生在婴儿期的细支气管炎或发生在年长儿童的哮喘）。过度充气伴随着失去心浊音，肝脏的下移，以及 Hoover 迹象都表明存在小气道的疾病。

患儿出现持续咳嗽或喘息且经标准治疗方法治疗后无好转，应考虑是肺结核（PTB）、异物、HIV 相关的肺部疾病或心脏衰竭。对增长图表的回顾通常有帮助。轻度哮喘或复发性病毒呼吸道感染引起的持续性症状通常发生在营养良好的儿童身上，而结核病通常是由发育不良或体重减轻为标志的。结核病的接触史（或慢性咳嗽的家庭接触史），特别是与痰涂片呈阳性肺结核患者的密切接触史是很重要的。在艾滋病流行地区，对于标准抗生素治疗不起作用的婴儿重症肺炎应考虑是耶氏肺孢子菌肺炎（PcP）。耶氏肺孢子菌肺炎可以是与 HIV 相关疾病的首要症状。对于 6 个月以下的婴儿，如出现重症肺炎、低氧血症和清晰的听诊表现等症状，则提示具有耶氏肺孢子菌肺炎。淋巴细胞性间质肺炎（lymphocytic interstitial pneumonitis，LIP）是一种与艾滋病相关的肺部疾病，通常发生在年龄较大的儿童身上，且经常被误诊为肺结核。应注意寻找与 HIV 感染相关的症状，例如全身淋巴结肿大、广泛的口腔念珠菌病、腮腺肿大、杵状指或典型的皮疹。儿童发生窒息，并出现持续哮喘暗示有吸入性异物。具有先天性或者后天性心脏病的儿童，经常呈现周期性或者持续性的呼吸道症状。

二、成人的临床评估

（一）历史

最常见的呼吸道症状是咳嗽和呼吸困难。应仔细检查咳嗽的持续时间和呼吸困难的程度。对于具有咳嗽症状的患者，询问其他相关症状，如发热、胸痛、咳血、盗汗及体重减轻。询问之前的抗结核治疗方案、确诊为肺结核的依据及是否顺利完成治疗。对于呼吸困难的患者确定发作的速度，注意吸烟史和职业病史。患者呼吸困难的病史较短，考虑是气胸或吸入性异物；对于具有咳嗽、发热和呼吸困难的患者,考虑艾滋病病毒感染的可能性。慢性疾病提示患者本人及其性伴侣具有艾滋病病毒感染,且在外来务工人员和卡车司机中特别常见。

在鉴别诊断中,注意心脏病可呈现呼吸困难的症状。二尖瓣病变和心包填塞(常因结核病)在发展中国家比发达国家更为常见,心肌病也不少见。

(二)检查

对有呼吸系统疾病的患者,首先评估呼吸道症状以便观察呼吸窘迫的严重性,以及胸部运动的对称性。在发达国家,许多患者在获得医疗服务时疾病已经进展到晚期,且临床表现欠佳。胸部运动或形状异常及纵隔(气管)移位可能表明胸腔因慢性纤维化导致收缩。液气胸或脓气胸能够根据振水音和移动性浊音(当患者直立时,在前方叩诊第五肋间隙呈浊音,仰卧时为清音)被临床确诊。当出现肺内大空洞时,我们可在肺内听到空翁性呼吸音和咳嗽后的爆裂声。检查能够发现提示慢性肺部疾病的特征,例如桶状胸或者杵状指。显著消瘦、广泛淋巴结病变和腮腺无痛变大符合 HIV 感染的特征,但这些症状也可能出现在传染性结核病或者恶性肿瘤患者中。严重的真菌感染如组织胞浆菌病、隐球菌病或副球孢子菌病在瘦弱的患者中也可表现为肺炎,肺炎更常见于艾滋病病毒感染者中,但不完全局限于艾滋病感染者(见第19章)。常规检查中,明显可触及的淋巴结可以为诊断提供依据。

最后,应仔细寻找心脏或者腹部异常的证据。心包缩窄或者积液可能与肺部疾病例如肺结核混淆,或使其症状恶化。右心室肥大伴随肺心病可能继发于慢性肺疾病,如肺血吸虫病或者慢性肺组织胞浆菌病。

三、儿童和成人的肺部检查

细菌性肺炎的诊断主要依靠临床症状。血培养通常不可用,灵敏度低(<30%),且在使用抗生素治疗之前要保证可以获取实验结果。对实变的肺部实行胸壁针刺抽吸会更好,尤其是对于儿童,且已经成为病因学研究的重要研究方法,这种方法可用于指导标准管理政策,但不推荐用于常规临床管理。

对于抗酸杆菌的痰涂片镜检是初期检查肺结核诊断的首选。选择合适的患者,适当的痰收集,最佳标本处理都非常重要[1]。患者感染 HIV 增加了对于肺结核的敏感性(包括复发和新发感染),但与其他免疫力低下的患者相比,肺结核在 HIV 感染的患者中更可能呈现痰涂片阴性,且更不易形成空洞。8岁以下的儿童通常无法咳出痰,因此肺结核的诊断特别困难。通过用物理疗法或者高渗盐水激发一个深咳来诱导痰的产生,以此可从成人获得更好的样品。在儿童中,使用诱导法采集痰液,两个诱导痰液样本的量相当于3个早晨鼻胃管引出液的量[2]。

根据可获得的微生物学检测,好的痰样本可能分析出其他信息。细菌培养的价值非常有限,因为咽内有丰富的共生菌,但对结核杆菌的培养在某些痰涂片阴性的情况下会提供延迟性诊断。在临床症状和放射学方面诺卡菌病与肺结核是非常难区分的,但星状诺卡菌通过革兰染色法或痰培养是可以辨认的。其他的从痰中可以识别的生物包括类鼻疽伯克霍尔德菌(*Burkholderia pseudomallei*,导致类鼻疽)、耶氏肺孢子菌(*Pneumocystis jerovicii*)、荚膜组织胞浆菌(*Histoplasma capsulatum*)、隐球菌(*Cryptococcus* spp.)和巴西副球孢子菌(*Paracoccidioides brasiliensis*)。痰检可能偶尔观察到蠕虫幼虫、类圆线虫(*Strongyloides*)、并殖吸虫(*Paragonimus ova*)、棘球蚴或者真菌菌丝(肺曲霉球)。

此外,在热带和很多未开发的地区,肺功能检测也是不可行的。峰值流量计可为诊断气道阻塞提供依据,可以诊断和观察对患者治疗的变化和反应。持续、用力地吹气也可作为诊断气道阻塞的方法(持续时间超过4 s 表示严重阻塞)。脉搏血氧测量可有效地用于确定缺氧的严重程度和对氧气治疗的反应。

胸片很重要,但很昂贵。应该谨慎地使用,不能简单用于根据临床特征即可明确诊断的疾病,如大叶性肺炎、大量胸腔积液或痰涂片阳性肺结核。最好能够将胸片的资源用于诸如气胸管理或未查明的肺炎情况。HIV 感染会影响肺结核患者胸部 X 线片检查的特异性和敏感性,可能出现非典型的表现,如低区浸润,甚至是正常胸片,尤其是在免疫系统严重受损的患者中(参见第19章和56章)。

淋巴结引流和活检可以提供有用的诊断依据,特别怀疑是结核或播散性的恶性肿瘤情况。如果存在大量积液,胸膜穿刺通常有助于区分病因,例如结核(草黄色液体,在结核病流行地区最常见)、积脓症(黏稠脓液)或肺部卡波西肉瘤(血性引流液)。胸膜活组织检查,使用胸腔活检穿刺针(Abrams 针),在同一处以不同的方向取两个或3个标本,有助于组织学诊断。艾滋病病毒检测已普及,所有的患者都应该考虑进行检查,必须谨慎,不要漏诊 HIV 感染者。

如果可以,光学纤维支气管镜检查通过确定局部支气管阻塞的原因(如异物、肿瘤)或通过支气管肺泡灌洗和经支气管活检获得分泌物及标本,为诊断提供有用的额外的信息。至于痰液取样,纤维支气管镜的价值受限于实验室设备的质量,因为这些设备需要具有能够获得液体或者组织的功能。该技术除了移除气管内异物外,很少在年龄较小的儿童中应用。

(一)儿童的急性呼吸道感染

城市儿童遭受平均每年5~8次的急性呼吸道感染

发作,农村儿童是每年 3～4 次,不管是在热带地区还是非热带地区。大多数是由病毒引起的轻微上呼吸道感染。在 HIV 感染的儿童中,呼吸道合胞体病毒(respiratory syncytial virus,RSV)的脱落时间会延长,在 RSV 流行季之外,可能仍会有毛细支气管炎的表现。在流行病学中,地域之间的区别是急性下呼吸道感染(肺炎)更为常见,由细菌引起的更频繁、更严重,在热带地区更有可能是致命的。尽管呼吸道疾病是季节性的,尤其在温带地区,但病情严重程度更多地反映了社会经济的差异而非气候的差异。

简单的临床标准,如呼吸速率和肋下牵拉,在确定急性呼吸道感染的严重程度方面非常有用。儿童疾病综合管理的危险临床表现有饮水或母乳喂养困难、嗜睡、痉挛和需入院治疗的呕吐。高达 60% 的严重肺炎病例以及大多数和肺炎相关的死亡是由细菌导致的。在超过 2 个月大的儿童中最常见的细菌是肺炎链球菌和流感嗜血杆菌。这些事实提示,病例管理方案的基础旨在通过识别病情,及对有严重肺炎的儿童进行适当的抗生素治疗(和支持治疗,即给氧/喂养),以减少肺炎引起的死亡;对患轻度的急性呼吸道感染的儿童应减少不必要的抗生素治疗[1]。

在低收入国家,对于疑似急性细菌性肺炎的儿童,有越来越多患者携带的肺炎球菌、嗜血杆菌对复方磺胺甲噁唑、青霉素、氯霉素以及常见的一线抗生素具有抗药性。由于肺炎患者中的细菌很少能被分离出来,因此耐药模式的相关信息可以从社区中健康儿童的鼻咽样本中获得,或通过回顾患有细菌性脑膜炎的儿童细菌分离株获得。然而与脑膜炎不同,对于肺炎球菌性肺炎体外耐药性不一定影响治疗反应。

肺炎在新生儿、营养不良的儿童和 HIV 感染儿童中,由更大范围的细菌感染导致的,这些群体具有更大的死亡风险。金黄色葡萄球菌和革兰阴性菌,如克雷伯菌、大肠埃希菌和沙门菌在这些患病儿童中都有重要作用。伴肺膨出的葡萄球菌肺炎和既往相比似乎不太常见,一定程度上可能由于许多国家麻疹疫情频次降低且严重性减弱。在非洲的热带地区,非伤寒沙门菌是一种肺炎患者体内的常见分离株[3]。

WHO 建议在热带国家对急性儿童肺炎使用一线治疗,旨在减少由细菌性肺炎导致的死亡,该指南目前仍在审查阶段。最近的一项 Meta 分析得出结论:对于非严重肺炎的门诊治疗,阿莫西林优于复方磺胺甲噁唑;对患严重肺炎的住院儿童,青霉素和庆大霉素联用优于氯霉素单用[4]。3～5 d 的短疗程抗生素联用大剂量阿莫西林,对治疗社区获得性肺炎的儿童来说是足够的。WHO/UNICEF 关于儿童疾病的综合管理指南推荐,对

患重度肺炎的儿童且在首选阿莫西林治疗失败的情况下使用头孢曲松钠,尤其对于那些需要住院治疗的儿童。目前还缺少高质量的数据来比较头孢曲松钠与青霉素和庆大霉素联用方案的优劣[5]。

呼吸道合胞病毒、流感和副流感病毒、人类偏肺病毒和麻疹是导致肺炎最重要的病原体。毛细支气管炎和格鲁布性喉头炎时有发生,但缺少季节性且不如寒冷地区常见。同样,营养状态影响临床表现和预后。在热带国家呼吸道合胞病毒是导致儿童肺炎最常见的病毒。婴儿呼吸道合胞病毒毛细支气管炎典型的临床表现已明确,但营养不良和 HIV 感染儿童的喘息不常见,继发细菌性感染越来越普遍。严重喉气管炎和/或肺炎是麻疹常见且往往致命的并发症。然而由于有效免疫和补充维生素 A 措施的实施,麻疹现已少见,针对麻疹的有效治疗进一步减少了儿童麻疹并发症的发生率。

支原体肺炎和衣原体肺炎导致非典型肺炎,特别是对于学龄儿童,但通常情况并不严重。其特点是一个病程持续几周,且听诊有细小啰音。这类疾病在热带地区的重要性还不清楚。可选择红霉素进行治疗。感染沙眼衣原体的孕妇产下的婴儿中有高达 20% 的肺炎发生率,且均在 1～3 个月龄之间发病,通常具有新生儿结膜炎病史。此外不要忽略结核病可以表现为急性肺炎,特别是在婴儿和 HIV 感染的儿童中,而母亲通常是接触传播者。

接种免疫麻疹和百日咳、母乳喂养和改进社会经济情况,可以减少儿童急性呼吸道感染的发病率和死亡率。抵抗侵入性肺炎球菌和 b 型流感嗜血杆菌(*Haemophilus influenzae* type b,Hib)有效结合疫苗的成功研发,意味着其在预防热带地区严重的细菌性肺炎方面具有极大潜力。之后的疗效研究表明,已经将 Hib 疫苗添加到常规免疫的资源贫乏国家,Hib 脑膜炎和肺炎的负担明显降低[5]。最近在南非和冈比亚的现场研究发现,9 价肺炎球菌结合疫苗对疫苗血清型引发的侵袭性肺炎链球菌疾病显示出类似的功效,并显著提高了儿童生存率,且对细菌结合疫苗在发展中国家的日常实施起了非常重要的作用[6]。已发现在非洲儿童中肺炎球菌疫苗的使用可降低病毒性肺炎的发生率。

(二)成人急性呼吸道感染

在热带国家,急性肺炎在成人中是很常见的。在发达国家,最常见的是链球菌导致的肺炎。在热带国家肺炎发生率较高的原因主要是 HIV 感染导致的免疫力低下,也因肺炎球菌在儿童和成人中的携带增加。此外,家庭规模大、住房拥挤、室内接触烟雾、不良饮食习惯和寄生虫病导致的免疫力低下也是重要原因。个体对于肺炎的敏感性也增加,包括那些脾功能低下者(镰状细胞病、脾切除术后)、孕妇、糖尿病患者和过量饮酒者。细菌性

肺炎可能先于病毒感染如流感,会损害黏膜防御机制。

大叶性肺炎的症状和表现可能难以辨别。在肺炎早期,只能根据患者的症状做出诊断,如发热和呼吸急促,没有任何听诊迹象,患者会经常指出咳嗽时疼痛的位置。当胸膜炎发生在隔膜时,患者可呈现出疑似腹部疾病的症状。在某些人群中,有相当多的大叶性肺炎患者发展为黄疸。

肺炎的病因学原因通常不能依据临床特征确定,但严重者的临床评估更加重要,因为可以用于指导管理。特别是,无并发症的大叶性肺炎年轻患者可以在家里通过口服治疗进行管理。患者疾病严重程度的指标(年龄、并存疾病、多叶疾病、休克、缺氧)应在医院进行治疗,运用广谱抗生素,用于治疗可能的(肺炎链球菌、流感嗜血杆菌)和非典型的病原体感染。

肺炎支原体、肺炎衣原体和嗜肺军团菌也可引起成人的肺炎,但在非洲很少见。在东南亚和澳大利亚北部,类鼻疽被认为是急性未知型肺炎的可能诱因,特别是在患者身体衰弱或免疫功能低下的情况下。培养类鼻疽伯克菌需要合适的培养基。副球孢子菌病在拉丁美洲很常见,可能伴随肺部疾病。组织胞浆菌病和芽生菌病在美洲也呈地方性流行。重要的是肺结核容易与急性细菌性肺炎混淆,应仔细辨别。William Osler 1900 年在波士顿工作时发现了这一现象,并且 2000 年在针对肯尼亚成年人的调查指出,肺结核是第二大常见的导致肺炎的原因[7]。

四、儿童和成人肺结核

结核分枝杆菌是目前全球仅次于 HIV 的导致传染性疾病死亡的病原体。在儿童和成人中,结核病的流行病学和临床管理的有关细节见第 40 章。肺结核的鉴别诊断包括一系列真菌性疾病、寄生虫病和非感染性肉芽肿性疾病(表 70.1)。

表 70.1	肺结核的鉴别诊断
真菌病	耶氏肺孢子菌肺炎
	隐球菌病
	曲霉病
	组织胞浆菌病
	念珠菌病
	副球孢子菌病[a]
	球孢子菌病[a]
	青霉病[b]
细菌性疾病	诺卡菌病
	类鼻疽[b]
	肺脓肿
	布鲁菌病
	放线菌病

表 70.1	肺结核的鉴别诊断(续表)
寄生虫病	并殖吸虫病
	阿米巴病
	棘球蚴病
	类圆线虫病
非传染性疾病	结节病
	肺气肿
	心脏病
	肿瘤

[a] 在中美洲和南美洲。
[b] 在东南亚。

五、儿童和成人中的 HIV 感染和肺部临床表现

HIV 感染常见于热带的许多区域,特别是撒哈拉以南的非洲。(该主题涉及的细节见第 10 章)其流行高峰在年轻人中,母婴传播很普遍。急性或慢性的呼吸系统疾病是 HIV 感染的成人和儿童发病和死亡最常见的原因。肺部体征往往是本病的首发临床表现,但应该找寻潜在的免疫抑制的临床证据。

热带地区艾滋病相关肺炎的临床表现在成人和儿童之间有很大区别(表 70.2)[8,9]。细菌性肺炎的发病率在 HIV 感染的儿童和成人中显著增加,但在儿童中是最高的[10]。HIV 感染儿童细菌性肺炎致病病原体的范围与相似营养状况的非 HIV 感染儿童一致。虽然感染 HIV 的儿童更易患肺结核,但实际肺结核的发病率较低。在 HIV 感染的儿童中,慢性肺病的常见原因是 LIP,经常被误诊为肺结核或者粟粒性肺结核[9]。LIP 是一种与艾滋病相关的疾病,通常见于儿童。临床上常见症状包括全身淋巴结病、杵状指、腮腺肿大和大范围肝肿大。典型的 X 线异常是弥漫网状结节浸润伴随双侧肺门淋巴结肿大,而肺结核的病灶常为单侧,可与之鉴别。支气管扩张呈为慢性咳嗽,并有大量脓性物的生成,有时有痰中带血、杵状指和口臭的症状。支气管扩张可能使得 LIP 或肺结核恶化。X 线胸片显示超过 6 个月的持久浸润,且无合适的治疗方案时,应怀疑有支气管扩张。

随着高效抗逆转录病毒疗法可及性的提高,越来越多的年幼儿童出现了免疫重建的并发症。卡介苗病越来越常见,且可能表现为局限性的淋巴结炎或播散性感染伴随多器官受累。这个情况很难诊断且需要分枝杆菌培养物种鉴定,而这些在当地可能无法做到。

肺结核和细菌性肺炎是生活在热带贫困地区的成人 HIV 感染者患呼吸道疾病的主要原因。尽管菌血症更加普遍,细菌性肺炎的临床特点与 HIV 血清反应阴性的患者类似[7]。艾滋病病毒大流行已经对肺结核的流行病学、临床表现、诊断、药物治疗和治疗反应产生了深远影

表 70.2	低收入热带地区 HIV 相关肺病	
年龄组	最常见	不常见
婴儿	细菌性肺炎 耶氏肺孢子菌肺炎	病毒性肺炎（如 CMV） 结核病
儿童	细菌性肺炎 淋巴细胞性间质肺炎 结核病	病毒性肺炎（如麻疹） 肺卡波西肉瘤 诺卡菌病 念珠菌病
成人	细菌性肺炎 结核病	耶氏肺孢子菌肺炎 隐球菌病 诺卡菌病 肺卡波西肉瘤[a] 青霉病[a] 类鼻疽[a] 副球孢子菌病[b] 组织胞浆菌病[b]

[a] 在东南亚。
[b] 在中美洲和南美洲。

响。由于成人艾滋病病毒感染者中，受损的 Th1 型免疫防止常见的空洞后肉芽肿性炎症形成，许多艾滋病病毒感染的成年人其临床表现是非典型的（如弥漫性、粟粒或基底中分布）。药物反应在患有 HIV 相关疾病的患者中更常见，并在早期治疗中具有较高的死亡率。在结核病治疗期间引用适当的抗逆转录病毒治疗，会使 HIV/结核病的管理比单独的结核病管理更加困难，比如药物相互作用和维持后续的随访治疗。艾滋病病毒感染者比未感染艾滋病病毒的人治愈率更低。

对于生活在热带非洲的成人艾滋病病毒感染者，不太常见的疾病包括隐球菌病、肺 Kaposi 肉瘤和耶氏肺孢子菌肺炎[8]。由杰氏肺囊虫引起肺炎的临床表现见第 39 章。这是引起非洲 HIV 感染的婴儿重症肺炎的常见原因，但在 6 个月以上的婴儿中很少见[9]。与细菌性肺炎相比，耶氏肺孢子菌肺炎的特征是低烧或不发热，胸部听诊清晰、空气进入或扩散良好，无病灶异常，严重和持续的缺氧，而且对于通用广谱抗生素（如氯霉素）和吸氧治疗的反应差。常见影像学表现为肺部过度充气和弥漫间质浸润。尽管使用高剂量的复方磺胺甲噁唑、泼尼松龙和氧气进行治疗，耶氏肺孢子菌肺炎常是致命的。复方磺胺甲噁唑在防止已感染 HIV 的婴儿患卡氏肺孢子菌肺炎方面非常有效，并且已由 WHO 推荐对所有暴露于 HIV 病毒的婴儿使用，直到排除 HIV 病毒感染。复方磺胺甲噁唑的预防治疗也有效地改善了 HIV 感染的成人和儿童的生存率，某些研究表明治疗效果的提升与非耶氏肺孢子菌肺炎减少有关[11]。

其他热带地区 HIV 相关的感染包括在美洲热带地区的副球孢子菌病和在东南亚马尔尼菲青霉导致的青霉病[11,13]。虽然在热带地区许多寄生虫会引起肺部问题（见下文），但伴发 HIV 感染或艾滋病不会增加这些疾病的频率或改变其临床表现。

六、儿童和成人的哮喘和过敏

比起温带地区，哮喘在热带地区不太常见，且在临床表现上有所不同[14]。然而哮喘在热带国家的流行正在扩大，特别是在城市社区。许多哮喘患者首先在成人期出现征兆，且不太可能有其他过敏症病史。过敏性疾病和哮喘在热带国家的发病率低，却在不断升高，这是一个当前研究的领域，希望可以为揭示该疾病在较为富裕的国家普遍存在的原因提供重要信息。营养状况可能是影响因素之一：哮喘在营养不良的儿童中很罕见。哮喘与感染的关系在热带地区更为普遍，如寄生虫病负担过重可能是很重要原因。

哮喘患者可能的起病诱因，包括季节性过敏、夜间劳累加重、灰尘（包括屋尘、农场和工业粉尘）、烟雾（包括香水）、药物（如水杨酸和 β 受体阻滞剂）、吸烟和接触动物。应仔细询问其他原因导致的过敏病史，如湿疹和过敏性鼻炎。儿童的生长指标通常是正常的，这有助于鉴别哮喘和其他膜疾病，例如结核结节气道阻塞。临床检查可能会发现空气潴留与肺过度充气的证据。许多患者胸部畸形症状可能出现得较晚（Harrison 沟）。在听诊中可有喘息音，应该彻底检查其他过敏性症状，如过敏性鼻炎、鼻塞、张口呼吸和湿疹。测量呼吸流量峰值和睡眠记录可以帮助监测健康状况和治疗反应。

儿童哮喘的诊断可能会由于无法进行流量峰值测量受到限制。针对有症状的儿童，应该进行支气管扩张响应测试，通过对呼吸频率和喘息进行计数来完成。支气管扩张剂通过间隔装置和临床测量给药，给药后重复测量 10~15 min，对疗效进行评估。对于疑似哮喘但没有症状的儿童，使用口服类固醇进行 7~14 d 的试用，可以帮助诊断。

治疗的频率要恰当，且应当与症状的严重程度契合，但可供选择的治疗方法常是有限的。口服沙丁胺醇或氨茶碱也许是最常用的，但药效有限，且常引起全身不良反应。吸入型 β₂ 受体激动剂，如沙丁胺醇或特布他林在缓解症状上是非常有用的，特别是如果能够教导患者通过直接递送或通过垫片，有效地使用吸入器。当没有可用的垫片时，可以采用低成本的隔离装置，因为这些在给药过程中至关重要，尤其对于幼儿和老人。哮喘管理的主体是糖皮质激素吸入治疗，这种治疗可以根据症状控制和最大呼气流速加强和减弱。长效吸入 β₂ 受体激动剂和类固醇制剂联用治疗是非常有效的。色甘酸盐可用于数周预防疗效的评估，对于那些运动性哮喘频繁发作的人,特别对儿童是非常有用的。在发展中国家,有效的哮喘治疗方案很少。目前包括全球哮喘倡议委员会(GINA)(见:www.ginasthma.org)在内的全球倡议委员会和防治肺结核和肺部疾病国际联盟(IUATLD),正在起草相关治疗方案。严重哮喘发作时可以用吸氧、雾化β_2-激动剂和口服短效皮质类固醇。当哮喘发作威胁生命时,皮下注射肾上腺素是非常有用的,且具有良好的可及性。对于在低收入和中等收入国家,可以方便地从IUATLD网站上获得哮喘管理方针(见 www.theunion.org)。

七、慢性阻塞性肺病

世界卫生组织估计,在2004年,全世界有6 400万人患慢性阻塞性肺病(chronic obstructive pulmonary disease,COPD),其中有300万人死亡。到2030年,COPD有可能成为全球第三大致死原因。大约90%的疾病负担是在低收入和中等收入国家。目前,很多患慢性阻塞性肺病的患者没有被诊断,这是由于患者没有前往医疗机构就诊,不能进行肺功能检查,或认为肺功能衰弱是老化的结果。

由于危险因素的分布不同,COPD的患病率和严重程度也不同,烟草烟雾是其中最重要的因素。来自生物燃料燃烧的家居空气污染和职业暴露越来越被认为是导致COPD的主要原因。其他风险因素包括在胎儿期的暴露、童年时期的下呼吸道感染、结核病、哮喘和室外空气污染。

COPD的发病机制是有害气体和烟雾吸入诱导的气道慢性炎症和远端肺泡的破坏。由于高氧化应激,嗜中性粒细胞、巨噬细胞和淋巴细胞占主导地位,高氧应激、蛋白酶释放和抗感染屏障受损会造成组织损伤。引起的生理性结果包括黏液分泌过多,气道阻塞,空气滞留和气体交换障碍。

随着对吸入暴露的累积,慢性阻塞性肺病的临床特征可见于35岁以上的患者。性别和种族群体不是主要决定因素。患有COPD的患者常表现为运动性呼吸困难、慢性咳嗽、咳痰和喘息。临床检查有可能是正常的,特别是在病情比较轻时,但随着病情的发展,会出现胸部过度扩张、呼气相延长、缩唇呼吸、用辅助呼吸肌呼吸、呼吸速率增加,以及出现中心性发绀和下肢水肿。该疾病在全球范围内的临床特点相似。烟草烟雾诱导和非吸烟相关的COPD之间的差别是很细微的。

COPD的临床过程往往是渐进性的,并且间歇性加重,通常是由病毒性或细菌性的下呼吸道感染引发病情加重。由于病情的发展,会出现呼吸衰竭和肺心病。COPD也与全身症状关联,包括恶病质、肌肉消耗、心脏病、骨质疏松症、焦虑和抑郁,这些在疾病严重的时候比

较突出。

COPD的诊断是使用后支气管扩张剂的呼吸量测定法。诊断的质量控制和质量保证很重要。不幸的是,在很多地区很少能做肺功能检查,使得对COPD的确诊变得很困难。慢性阻塞性肺疾病全球倡议委员会(GOLD)(见:http://www.goldcopd.org/)将气流阻塞定义为FEV1/FVC比值<0.70。FEV1作为预测值的百分比(占年龄、身高、性别和种族)在把损伤的严重程度分等级的时候是很重要的(轻度≥80%;中度50%~80%;重度30%~50%;极重度<30%)。主要与哮喘进行鉴别诊断。慢性干咳、可变症状和由于呼吸困难导致的半夜惊醒、咳嗽或喘息都更加符合哮喘而非COPD的症状。比起哮喘或慢性阻塞性肺病,支气管扩张较少见,但确实也有一些重叠的临床特征。结核病也应考虑在内。

COPD是一种高度可预防的病症,且治疗对既有疾病仅部分有效。吸烟产生的烟雾,以及由生物燃料燃烧导致的家居空气污染是主要吸入的危险因素,避免或尽可能少接触这些物质都是至关重要的。为了缓解症状,支气管扩张剂(β_2受体激动剂,抗胆碱能药物和甲基黄嘌呤)要根据需要或定期服用。吸入型糖皮质激素有一定不良反应,但和其在治疗哮喘方面的效果相比微不足道。吸入型糖皮质激素主要用于病情严重且反复加重的患者。应该避免常规性地口服糖皮质激素。非药物干预措施如适当运动是非常有益而且廉价的。如果已发生呼吸衰竭的情况,长期吸氧治疗可以帮助提高生存率。

COPD急性加重的特点是发生呼吸困难、咳嗽、咳痰方面的急性改变,超出了患者平日的症状。吸入支气管扩张剂,加上口服皮质类固醇的短期疗程和必要的吸氧,是治疗的主要方案。当出现细菌感染时,也应给予抗生素治疗。

八、支气管肺发育不良

在热带地区,孕产妇感染和先兆子痫的发生率很高。这增加了早产儿的数量,这些早产儿相对于年龄来讲都体重偏低。随着技术的提高,以及早产儿生存率的提高,早产儿幸存者可能出现婴儿期慢性肺病(chronic lung disease of infancy,CLDI;以前被称为支气管肺发育不良),CLDI幸存者可能呈现持续性的呼吸急促、肺过度通气、体重不增加和肺动脉高压。这些孩子可能要依赖氧气,并且难以治疗。要小心注意增加热量摄入,因为身体生长会普遍提高肺部状态。利尿剂、5~7 d类固醇的短期疗程可以作为尝试,以帮助孩子维持呼吸。

九、肺癌和间皮瘤

肺癌和间皮瘤的地理分布根据危险因素的分布有着显著的不同,尤其是烟草、生物燃料、煤烟尘和石棉接触等因素。石棉的职业暴露在采矿、工程、造船及拆迁工作

中相当大。通过避免危险因素,肺癌和间皮瘤在很大程度上都是可以预防的。常见的表现症状是咳嗽、咯血、呼吸困难、胸痛和体重减轻。因可由局部肿瘤(如大叶塌陷、胸腔积液)而致转移性疾病(如淋巴结病、肝肿大,恶病质),临床检查结果从无异常到特征性表现不等。在热带地区特别是 HIV 流行高发区,结核病和卡波西肉瘤是重要的需要鉴别诊断的疾病。诊断和分期需要活检标本的病理评估和调查,特别是胸部 X 线和胸部 CT。可惜这些调查和治疗,例如手术切除、化疗和放疗资源往往有限。临床诊断主要基于排除其他可治疗的疾病、临床评估、病程和影像学检查等方法。如果工业补偿能够支付,对间皮瘤建立明确的诊断很重要。与患者和家属的沟通以及对症状进行必要的控制非常重要。

十、生物性燃料的使用和呼吸健康

20 亿人每天做饭、取暖和照明依赖生物性燃料(燃烧有机产品、如木材、木炭或动物粪便)的燃烧。这种形式的能量产生颗粒烟雾,经常由于通风不良导致非常高的吸入风险,尤其是妇女和儿童。生物质燃料的烟雾增加了儿童急性和慢性肺部感染的敏感性,并与成人 COPD 和肺癌相关[15]。在发展中国家,室内烟雾对呼吸道发病率的影响巨大,但鲜有报道[16]。

虽然为减少烟雾暴露的有效措施已经存在了几十年(例如通风、改良炉灶、更清洁的燃料、行为矫正),但由于许多贫穷相关因素,可及性较差。最近 50 年,许多新型的对环境敏感型炉灶产生(见: http://stoves. bioenergylists. org/),主要以减少森林砍伐和化石燃料消费为目的。这种炉灶大幅度降低了烟雾暴露,也将对人体健康产生有利影响,但目前对健康影响的评估仅在少数研究中报道[17,18]。全球清洁炉灶联盟(见: http://cleancookstoves. org)是一个新的国际公共-私人组织,希望推广改进的和可负担的烹饪方法,达到提高人类健康水平,拯救生命的目的。

十一、烟草与健康

许多发展中国家都有烟草业,创建烟草业是希望创造税收,提升就业和贸易。但目前已经意识到,这个行业的经济成本超过它的益处。不恰当的农业措施导致土壤肥力流失,农药毒性和绿色烟叶相关的疾病耗费大量劳动力,而且固化烟叶消耗大量木柴导致了森林资源大量流失。此外,加工的终产物价格昂贵。在富裕的国家,由于严格的广告法规和昂贵的诉讼,烟草公司已经有所缩减,这类公司现已转向把低收入和中等收入国家作为未来的市场。令人震惊的是,在某些地区已发现有 30%～40%的学生经常吸烟[19]。

与吸烟有关的疾病随之增加。在中国、尼日利亚、印度和马来西亚,肺气肿和肺癌变得越来越常见。由于吸烟的影响具有延迟性,这些疾病以及其他与吸烟有关的疾病预计未来十年在热带国家会有很大的增长。在许多发展中国家,COPD 仍然主要与生物性燃料的使用相关;但由于烟草消费的增加,与吸烟相关的 COPD 将显著增加。

十二、职业性肺病

呼吸系统疾病往往和职业相关。特别是,采矿粉尘会引起肺纤维化,各种雾化化合物引起哮喘和罕见的感染,这些在职业暴露的群体中都很常见。

即使在很久以前,采矿工作与纤维化肺疾病(如矽肺,石棉肺或铍中毒)或煤肺病都息息相关,并且会增加肺癌风险。如果在监管不力的状况下工作,退休矿工经常疲惫不堪,而且肺部损害随着吸烟持续增加。石棉和工业大气污染物暴露(如柴油机废气,酸雾如 SO_2 和 NO_2)与采矿等重工业有关联。

目前已知数百个职业性哮喘的原因,包括高分子量化合物(面粉、海鲜蛋白质和淀粉)和低分子量的化合物(戊二醛、异氰酸酯)。询问当前和过去的居住地及工作条件非常重要,特别要注意症状和工作的时间关系。"健康工人效应"指的是当受影响的工人离开工作场所时,职业场所的危险因素暴露与职工的症状表现会缺乏相关性。

传染性职业性肺病比较常见。在东南亚,类鼻疽的多数病例都发生在稻农中。有动物或鸟类相关职业史的患者可能会暴露于人畜共患疾病,其中也有一些肺部疾病:组织胞浆菌病、布氏杆菌病、土拉菌病、Q 热、钩端螺旋体病或鹦鹉热。在肺吸虫病和腭口线虫病发生的地区,应询问是否曾吃生的或未煮熟的鱼;在血吸虫病流行地区,应考虑环境接触的可能性(例如维多利亚湖的渔民和洗车的工人)。

十三、在寄生虫病和热带肺嗜酸性粒细胞增多症中存在的肺部问题

寄生虫感染常累及肺。肺吸虫病中,肺是受累的主要器官。肺吸虫病可能出现咳嗽、咯血和肺空洞等症状。该病常被误认为是肺结核,在吃生鱼的地区必须考虑该病。

然而,寄生虫病的影响一般是全身性的,除肺部的症状外还呈现其他的特征。棘球蚴囊肿(参见第 56 章)患者由于胸内结构的机械性压迫可能会产生各种肺部问题。血吸虫病,特别是出现门脉高压症时,会导致静脉分流绕过肝脏从而使虫卵沉积在肺毛细血管和小动脉引发肉芽肿反应,并导致肺动脉高压或大量肉芽组织的积累(见第 52 章)。一些蠕虫感染中(钩虫、蛔虫、类圆线虫、血吸虫),幼虫会通过肺部进行迁移,引起咳嗽、发热、呼吸困难,有时有哮鸣音或咯血(见第 55 章)。病情的严重程度可能取决于一次有多少幼虫进行迁移,Koino 经典

的自体实验说明了这一点。他吞下 2 000 个活的蛔虫卵，并在一周内引起了严重的疾病，伴随高热、呼吸困难、发绀、剧烈咳嗽和泡沫痰，且持续 7 d 痰中带血。他还出现了嗜酸性粒细胞增多症，并且从他的痰中再次检获得了许多蛔虫幼虫。当然，在自然条件下，同时摄取如此大量的蛔虫卵是很不寻常的。

疟疾可能由于肺部的问题变得复杂；即使在中度重症疟疾以及严重恶性疟中，咳嗽并不是罕见的症状，在已报告的病例中，肺部问题占了 5%～15%。虽然治疗时可能因超负荷的输液而出现肺水肿或支气管肺炎并发深度昏迷，一种与成人呼吸窘迫综合征区类似的特殊疟疾病变还是被认识了。该疟疾病变有间质水肿，内皮细胞肿胀和肺泡内透明膜形成。在流行地区的儿童中，贫血和伴随呼吸急促的酸中毒在重症疟疾中很常见，但呼吸窘迫综合征较为罕见。

热带肺嗜酸性粒细胞增多症

在班氏吴策丝虫和马来布鲁丝虫常见的地区，患有咳嗽或喘息的患者可能有热带肺性嗜酸性粒细胞增多症（tropical pulmonary eosinophilia），其中有显著的嗜酸性粒细胞增多（嗜酸性粒细胞计数常 > 3 000 个/mm³）和放射线显影存在的肺部阴影，可与阳性丝虫抗体试验一起作为诊断依据。通过抗丝虫治疗，情况可迅速得到改善（见第 54 章）[20,21]。丝虫病在亚洲南部和东部以及太平洋和巴西最常见。这种情况在非洲很少见，但蛔虫、钩虫、血吸虫幼虫的迁移阶段或类圆线虫感染会导致除咳嗽以外的其他伴随症状，如哮鸣音、嗜酸性粒细胞增多等[22]。

十四、胸膜疾病——气胸、积液及脓胸

（一）气胸

原发性气胸（空气进入胸膜腔）发生前无任何肺部病理学改变且预后良好。继发性气胸发生在肺受损的情况下（如慢性阻塞性肺病、PcP）预后往往较差。对气胸的即刻处理取决于气胸的大小和并发症。小的原发性气胸可用简单的穿刺疗法或进行保守治疗。大的或张力性气胸需要紧急穿刺，如果不成功则须使用引流管。继发性气胸的缓解往往非常慢，可能需要延长数周引流时间。但长时间的引流会带来更多继发感染的风险。

（二）积液

在流行地区，结核病是胸腔积液（胸膜腔的液体）最常见的原因。类肺炎性胸腔积液和恶性胸腔积液（通常是血性）直接的鉴别是最重要的。积液的原因必须进行诊断，且应治疗潜在的病因以缓解症状。结核病导致的积液若未引起症状则不需要排出。

（三）积脓

积脓（胸膜腔感染）是一种胸腔积液常见的并发症，

是结核病的主要症状。脓胸必须去除，可通过重复穿刺、引流或手术达到治疗的目的。全面恢复需要持久地（≥6 周）、适当的抗生素治疗。但针对脓胸的肋间引流可导致二次感染；在艾滋病患者中的胸膜交叉感染难治愈；有时长期引流或瘘管是可以实现的最好方案。

十五、血管疾病——肺栓塞及肺动脉高血压

（一）血栓栓塞性肺栓塞

血栓栓塞性肺动脉栓塞是一种潜在的可以威胁生命的并发症，可以通过抗凝预防血栓固定和脱水。大血栓通常在骨盆和腿部的深静脉形成，而后栓塞于肺循环。大的肺栓塞表现为突发性心脏衰竭和死亡，小栓塞可表现为呼吸困难和胸痛。患者可表现为无症状或存在心动过速，肺心音突出或心电图特征异常。由于资源限制，在热带地区的医院，许多固定住院患者没有接受预防性肝素或低分子肝素的治疗，所以血栓栓塞很常见。在产科、骨科以及从糖尿病酮症酸中毒等脱水条件中恢复的患者中，血栓栓塞是一个重要问题。

（二）肺动脉高压

肺动脉高压可以是原发性或继发性的。在热带地区的医院，继发性肺动脉高压是肺血栓栓塞和 HIV 感染最常见的并发症。镰状细胞病应排除，在非洲的研究项目中没有发现其他引起肺动脉高压的原因。患者表现为呼吸急促和右心衰竭的迹象，但确切的诊断和治疗是很困难的。使用高剂量钙通道阻滞剂（如地尔硫卓）或西地那非进行治疗可能有用。

十六、成人与儿童的间质性肺病

在热带地区，对患有间质性肺疾病（interstitial lung disease，ILD）的成人和儿童的病情评估应包括病史、心功能分级、咯血和潜在病因暴露，包括职业暴露，特别是采矿。最重要的是把 HIV 感染作为潜在病因排除掉，因为在潜在原因的调查时已将其考虑在内。

ILD 在成人和儿童身上的表现是相似的，呈现慢性干咳、呼吸急促、进行性呼吸困难和反复肺部感染，如果不及时治疗会发展为呼吸衰竭。在临床杵状指的检查中，低氧血症、肺底细小的爆裂声、喘息以及儿童发育不良均可能存在。

在感染艾滋病的儿童和成年人中，感染原因包括真菌感染，应排除慢性 PcP 和肺结核。Kaposi 肉瘤也可能呈现肺浸润。HIV 阴性 ILD 患者的病因与非热带地区的患者类似。

在许多热带国家，类肉瘤病从来没有被鉴别。然而，在温带国家，非洲人、西印度人和亚洲人的类肉瘤病发病率比居住同一地区的白种人更高。另外，比起其他族群，白种人的严重疾病更少，系统性损害更少。现有证据表明，类肉瘤病在热带国家的报道已经减少，并常被误诊为结核病[23]。20～50 岁之间具有未治愈肺部疾病史的患者,应考虑患有结节病的可能性,尤其是若有伴随胸腔外的症状,如虹膜睫状体炎、淋巴结肿大、中枢神经系统并发症或高钙血症时。对于幼儿,结节病常表现为肺外的临床表现,常发生皮疹、葡萄膜炎和关节炎[24]。

ILD 的诊断主要依靠胸片中呈现典型的间质浸润或磨玻璃影,CT 扫描会强化肺叶间隔膜和纤维化的表现。肺活检对确诊很有必要。专业的痰检及免疫学检查往往没有太大效果。该疾病的管理应避免环境诱发因素,特别是外源性过敏性肺泡炎和职业性疾病,以及在某些情况下使用类固醇和支持措施。免疫调节药物对于特异的疾病实体具有一定疗效,但通常昂贵且不易获得。

参考文献

见:http://www.sstp.cn/video/xiyi_190916/。

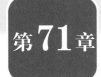

热带地区神经系统疾病

JEANNINE M. HECKMANN, AHMED I. BHIGJEE

翻译：路　瑶
审校：陈家旭　李石柱　朱慧慧　洪青标　黄一心

要点

- 急性脑炎可以是感染性的、感染后的或抗体介导的。
- 结核性脑膜炎的病死率仍然很高。
- 结核球在脑部影像上呈现范围较广的局灶性脑部病变。
- 在结核病和 HIV 合并感染中，两者间的复杂关系是对诊断和治疗的巨大挑战。
- HIV 感染者在接受抗逆转录病毒治疗后出现反常的临床表现恶化或者出现与炎症进展相关的新症状，提示免疫重建综合征。
- HIV 相关神经系统并发症可能在多个解剖水平同时影响神经系统，并涉及多个病理过程。
- 脑型疟最好采用青蒿琥酯治疗。

一、概述

传统意义上，热带地区神经系统疾病包括在南北回归线之间流行的"外来"疾病，以及流行于这些地区、起因于如贫困、营养不良、高速人口增长、过度拥挤等社会经济因素的神经系统疾病，这类因素在这些地区非常普遍。人类免疫缺陷病毒（human immunodeficiency virus，HIV）的传播引发了与 HIV 感染有关的多种神经系统表现，并引发了其他与贫困有关的疫情，如结核病。

热带地区神经系统疾病的诊断需要详尽了解病史以及对神经解剖学的透彻认识。鉴于此，我们使用了神经解剖学的划分（表 71.1）以对临床表现进行总体展示，而这些临床表现可能对神经系统热带感染性疾病的鉴别诊断具有一定价值。本章采用更传统和集中的方式讨论影响中枢神经系统的特定病原体。

（一）脑膜炎

颈部强直是急性脑膜炎的临床标志，虽然这种症状在深度昏迷的脑膜炎患者中可能消失。出现持续数小时的头痛、发热等急性发病症状，就应警惕由链球菌、脑膜炎双球菌（常伴随皮肤紫癜）或流感嗜血杆菌引起的细菌性脑膜炎。在老年人、孕妇或免疫缺陷者中，应考虑单核细胞增多性李斯特菌。新生儿脑膜炎可能与任何病原体有关，但革兰阴性菌，如大肠埃希菌及其他肠道杆菌是最常见的病原体。抽取和检查脑脊液（cerebrospinal fluid，CSF）不应延误治疗，因为早期治疗非常关键。在非洲疾病高发地区探索合适的抗生素的研究中，安哥拉的研究表明，对罹患肺炎球菌性脑膜炎的儿童，与推注相比，早期输注头孢噻肟有较好的疗效[1]。随着在某些热带地区肺炎球菌耐药率升高至 5% 以上，在抗生素敏感性试验结果出来前，推荐采用第三代头孢菌素联合万古霉素治疗。

结核性脑膜炎（tuberculous meningitis，TBM）的症状，可能表现为亚急性起病（1~3 周）[2]，而在隐球菌脑膜炎，其症状可能是慢性和惰性的。结核性脑膜炎的脑脊液检查通常显示轻到中度淋巴细胞增多，蛋白质升高和血清 CSF/葡萄糖比值低（<0.5）（表 71.2）[2]。在 HIV 感染者中，存在大量类似结核性脑膜炎症状和体征的状况，包括隐球菌性脑膜炎、巨细胞病毒脑炎、弓形虫病和原发性中枢神经系统淋巴瘤[2]。

对于那些持续数月轻度头痛的患者，特别是因自身免疫性疾病、恶性肿瘤和 HIV 感染而接受免疫抑制剂治疗的免疫缺陷患者，应该考虑隐球菌性脑膜炎。值得注意的是，如果曾紧密接触过鸽粪，即使免疫功能正常的人群亦存在上述感染风险。

（二）脑炎

急性脑炎患者有发热、意识障碍，伴或不伴癫痫，以及 CSF 细胞异常增多。急性脑炎可以是感染性的、感染后的或抗体介导的。在多数情况下，这种疾病较短暂，但是原因不明。

虫媒病毒已经导致了日本脑炎以及与西尼罗病毒有关的脑炎暴发流行[3]。其他导致亚洲脑炎疫情的病毒包括肠道病毒 71 型（导致手足口病以及相关的无菌性脑膜炎、脑炎或脊髓炎）和尼帕病毒[4]。在免疫抑制者中，巨细胞病毒（cytomegalovirus，CMV）、人类疱疹病毒 6 型和刚地弓形虫是脑炎最常见的病因。而在发达国家，单纯疱疹病毒（herpes simplex viruses，HSV）1 型和 2 型及水痘带状疱疹病毒（varicella zoster virus，VZV）通常是

表 71.1	急性和亚急性神经功能紊乱的神经解剖学区分方法			
			症状和体征	病因学示例
脑病			困惑、行为改变 精神错乱 痴呆	感染性脑炎、脑膜炎、代谢、缺陷、自身免疫、抗体介导
脑灰质	脑皮质		癫痫发作 肌阵挛 皮质功能活跃	囊尾蚴病,弓形虫病,单纯疱疹,朊病毒,麻疹,梅毒
	深(基底节)		运动过度 运动功能减退	弓形虫病
脑白质(脑及脊髓的)局限性脑损伤小脑	多病灶的		痉挛性±精神运动迟缓偏瘫、癫痫、失语症前段 泛小脑综合征	自身免疫性播散性脑脊髓炎,新陈代谢的疾病,多灶性脑白质病 酒精,营养成分,艾滋病患者的多灶性脑白质病,代谢性亚急性坏死性脑脊髓病
脑干脑炎			痉挛性、脑神经系统±小脑	李斯特菌感染后
脊髓疾病			痉挛±失禁	人类 T 淋巴细胞白血病病毒 Ⅰ 型、梅毒感染后
脊髓神经根病	脊髓圆锥和马尾		括约肌+后腿截瘫(上行神经元/下行神经体征)	结核病,血吸虫病,艾滋病患者的巨细胞病毒感染
神经根病神经病			近端/远端无力/屈肌无力 小细胞神经元:疼痛 大细胞神经元:松弛、无力	日本血吸虫病,HIV 患者发生自身免疫性疾病,营养因素和药物 维生素 B_{12} 缺乏,糖尿病
神经肌肉连接处			可见的近段无力±视觉	重症肌无力,肉毒杆菌中毒
肌病			腰部无力	肌炎,药物

表 71.2	感染 HIV 病毒和未感染 HIV 病毒的结核性脑膜炎患者的脑脊液参数比较	
脑脊液参数	结核性脑膜炎: HIV 阴性	结核性脑膜炎: HIV 阳性
平均细胞数	223	230
中性粒细胞>50%	27%	42%
脱落细胞	6%	11%
蛋白质平均含量(g/L)	2.2	1.2
正常蛋白质	6%	43%
低葡萄糖	72%	69%
涂痰阳性(+)	25%	12%
细菌培养阳性(+)	61%	23%

改编自 Garcia-Monco JC, 中枢神经系统结核病, 临床神经学 1999;17:737—59 和 Katrak SM, Shembalkar PK, Bijwe SR, et al. 感染 HIV 病毒和未感染 HIV 病毒的结核性脑膜炎患者的特征: 临床、影像学和病理学、神经科学杂志 2000;181: 118—26.

脑炎病因。狂犬病脑炎(通常是致命的)在许多国家仍然流行,而麻疹病毒和支原体肺炎是感染后脑炎最常见的原因[3]。

HSV-1 是可予治疗的病毒性脑炎病因之一。感染主要涉及颞叶,患者通常经历约 5 d 的头痛、发热,接着是行为改变、癫痫发作、运动障碍、健忘和意识障碍。脑部磁共振影像图上的 T2 和 FLAIR 序列,在颞叶皮质和皮质下区域中的一个区域信号增强,但两者都增强的情况较少。脑电图(Electroencephalography,EEG)可能显示单侧性迟缓。由于单纯疱疹病毒性脑炎的死亡率高,在 CSF PCR 检测排除单纯疱疹病毒诊断前,可以先采用阿昔洛韦进行经验性治疗。感染早期(症状出现后<48 h)的 CSF 单纯疱疹病毒 PCR 检测可能出现假阴性,所以应持续应用阿昔洛韦治疗,直到症状出现 72 h 后,CSFPCR 检测的结果肯定为阴性时止[3]。单纯疱疹病毒脑炎应使用阿昔洛韦治疗 14～21 d。

近期的研究发现,免疫介导的边缘叶脑炎通常对类固醇和免疫抑制剂较敏感,这种疾病同样发生在热带地区,且通常具有流感样前驱症状。在儿童和青年感染者中的抗体靶向可能与老年人不同[5]。

梅毒性血管炎很少表现为与边缘叶脑炎类似的症状,仅为局灶性发作或复杂的局部性癫痫持续状态、记忆障碍、脑电图呈单侧周期性癫痫放电和磁共振影像呈颞叶中高信号[6,7]。

对于表现为有或无全身性发作的局灶性运动性癫痫持续状态且皮质带上存在局灶性磁共振影像 T2 信号

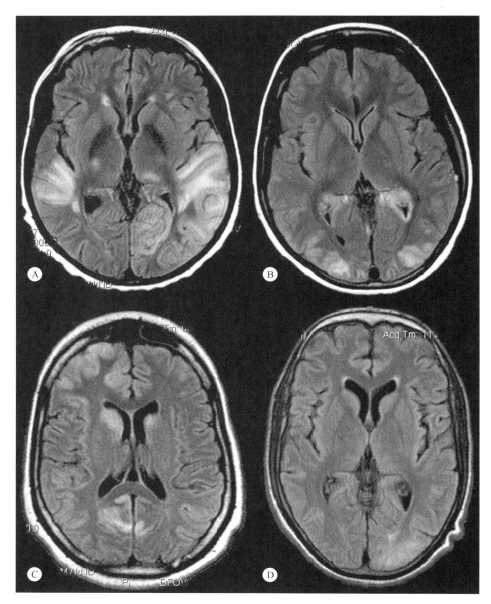

图 71.1 T2 的磁共振影像液体衰减反转恢复序列图,显示了亚急性麻疹脑炎病人的脑灰质病变(大脑)。(A)双侧颞顶叶皮质高强度信号;(B)顶枕部皮质高强度信号;(C)浅层皮质(左额叶和双侧枕的)和脑深部灰质(双侧尾状核头体部)异常高强度信号;(D)右枕皮质的信号强度增强。(来源于:Albertyn C, van der Plas H, Hardie D,等.南非麻疹爆发引起的无声的伤害.南非医学杂志 2011;101:313—4,6—7)

改变的免疫缺陷患者,应考虑亚急性麻疹脑炎(见图71.1)[8]。与此相反,感染后急性播散脑脊髓炎(ADEM)常表现为主要涉及白质的有关症状和体征的综合征(表71.1)。既往已在 HIV 感染中描述斜视眼阵挛-肌阵挛综合征,表现为亚急性,很像儿童期类癌综合征,表现为混乱的眼球运动、肌阵挛、运动失调与行为障碍等[9]。其临床病程是单相的,在数月后即可完全恢复[9]。

癫痫通常是涉及皮质的一个指征(表71.3)。在发展中国家,脑囊尾蚴病是导致成人发作性癫痫的最常见原因[10],而其他已知可导致癫痫发作的感染见表71.3。近期旅行者,表现为急性脑膜脑炎和癫痫发作、意识障碍、局灶性神经功能缺损和嗜酸性粒细胞增多>10%或CSF 嗜酸性粒细胞计数≥10 个/μL 的,应警惕寄生虫感染的可能性;尽管最初不是所有的寄生虫感染都以这种

方式呈现[11]。

(三) 局灶性脑部病变

出现偏瘫、单侧感觉消失、语言障碍和癫痫发作等脑功能障碍的体征,提示可能存在一个或多个局灶性脑部病变(表71.3)。脑脓肿或硬膜下脓肿可表现为与头痛和体温剧升相关的局灶性体征。金黄色葡萄球菌、链球菌(如化脓性链球菌、肺炎链球菌、Milleri 链球菌)等和脆弱拟杆菌等厌氧菌,可以通过贯通性创伤、神经外科手术,或通过血源性(如心内膜炎),或邻近器官感染的扩散(如乳突炎、鼻窦炎)感染到中枢神经系统[3]。

在发展中国家,结核瘤占据了局灶性脑部病变的较大比例。脑部影像呈实性或环形增强病灶,周围组织有不同程度的水肿。大多数患有结核瘤但免疫功能正常的患者,并无脑膜炎或者肺结核的迹象[12]。抗结核治疗在

表 71.3	癫痫发作/癫痫的原因
感染	细菌性脑膜炎
	脑型疟
	结核性脑膜炎
	隐球菌性脑膜炎
	脑囊虫病
	血吸虫病
	脑包虫病
	肺吸虫病
	脑弓形体病
	脑阿米巴病
	神经管圆线虫病
	颚口线虫病
	贝氏蛔虫病
	破伤风（假癫痫）
局灶性脑损伤	肿瘤、囊虫包囊、肉芽肿、结核球
毒素、药物、代谢	酒精、阿片类药物、葡萄糖水平改变
新陈代谢	低血糖症
脑卒中	脑内、蛛网膜下腔出血

最初 2 个月仅可减轻周围组织水肿，对病灶大小并无影响；然而，治疗 6 个月后结核瘤体积可缩小，治疗后 12 个月可完全消失[12]。一些结核瘤的体积在治疗初期呈一过性增大，且往往伴有脑膜反应[12]。

在抗逆转录病毒疗法（antiretroviral therapy，ART）出现前，弓形虫病是导致 HIV 感染者出现局灶性脑部病变的最常见原因[13]。其他原因包括结核瘤、原发性中枢神经系统淋巴瘤（primary CNS lymphoma，PCNSL）和隐球菌。随着抗逆转录病毒疗法的出现，脑弓形体病发病率显著下降。脑部影像显示，弓形虫病呈多结节状或环状增强病变，通常累及基底节，伴周围组织水肿[14]。脑部影像呈脑膜受累则提示 PCNSL[15]。

（四）脊髓炎

急性或亚急性脊髓炎往往是非感染性炎症，多影响中段胸髓，可能包括感染后和接种后脊髓炎。感染性脊髓炎可以是单纯疱疹病毒或水痘带状疱疹病毒、支原体肺炎和伯氏疏螺旋体（莱姆病）引起的，而日本脑炎、西尼罗病毒和柯萨奇病毒是引起急性弛缓性麻痹的病因[3]。

因硬脑膜和椎骨膜间脓液引起的脊髓硬膜外脓肿，可造成背部局部疼痛和压痛，随后是神经根症状和脊髓病。在大多数情况下，致病菌为金黄色葡萄球菌[3]。这种情况需要及时引起神经外科的重视。

多发性硬化症在热带地区比较罕见，但视神经脊髓炎（neuromyelitis optica，NMO）（或德维克综合征）在非

洲、亚洲和太平洋地区则相对常见[16]。这种炎症疾病导致视神经炎和纵向脊髓炎。对两者进行鉴别很重要，因为 NMO 对免疫抑制剂（泼尼松、硫唑嘌呤）较敏感，但对免疫调节治疗敏感性较低。NMO 可以是单相的或复发性的[16]。一些研究发现，单相 NMO 可以一种与病毒感染或结核相关的类感染综合征形式存在。

（五）脊髓神经根病

表现为累及上运动神经元（脊髓）和下运动神经元（根/马尾），并伴有括约肌功能障碍的下肢瘫痪，提示腰骶脊髓脊神经根病。这可能由血吸虫病、结核、真菌感染或癌性脑膜病变等所致。

结核性脊髓神经根炎和脑膜炎患者的 CSF 检测结果相似，为糖含量降低。结核性脊髓神经根炎的症状进展常常持续数周，但也可能为数天。在病理学上，结核性炎症浸润可侵犯底层实质及软脑膜血管，可形成血栓，引起脊髓和神经根梗死。腰骶神经根的硬膜内/脑膜的进展较长使它们更易受到损害。慢性炎症（蛛网膜炎）可能引起结构性纤维化紧缩，并在抗结核治疗后成为仍然具有症状的疾病[17]。

寄生虫感染，如血吸虫病、颚口线虫病和广州管圆线虫病等均可引起脊髓神经根病。

（六）周围神经根病

从神经解剖学水平来观察，会出现神经近端（脊神经前根）和远端（神经）同时受累而无力的症状，伴有或不伴有皮节和/或周围感觉神经障碍。

带状疱疹导致一个或多个皮区疱疹破裂，通常在胸椎区。典型症状是疱疹破裂前受影响的皮区出现刺痛或触物感痛，而且三叉神经的眼分支也经常受累。在细胞免疫因老龄化、毒品、恶性肿瘤或 HIV 感染而受限时，通常会发生这种情况，从而导致感觉和自主神经节中潜伏的水痘带状疱疹病毒被激活[3]。罕见的是，与皮疹对应的肌节麻痹可导致神经病变、神经根病甚至脊髓炎。在皮疹发生后几个月或者即使没有发生皮疹，水痘带状疱疹病毒血管病变可导致卒中。组织病理学研究支持这一观点，即水痘带状疱疹病毒能跨轴突从神经节扩散到动脉外膜，并从那里开始穿壁损坏血管介质和内膜[18]。早期口服阿昔洛韦或伐昔洛韦可减少带状疱疹后神经痛的发生率，但在免疫低下和罹患眼带状疱疹的患者，必需静脉输液治疗。类固醇对于预防疱疹后神经痛无效[3]。

已在 HIV 感染者中发现了急性腰骶多发性神经根病。这种综合征好发于腿部，会与吉兰-巴雷综合征变异型混淆。患者在数日内即出现进行性迟缓性截瘫症状，并伴有反射消失、括约肌功能障碍和马鞍状麻痹。在一组 CD4+ 细胞计数较低的 HIV 感染者中，病原学显示腰骶神经根有巨细胞病毒入侵（CSF 检查的细胞浓度＞50

个细胞/L,主要为中性粒细胞)、淋巴瘤(CSF 中淋巴细胞轻度/中度升高)或者推测有免疫介导的原发性疾病复苏[19]。巨细胞病毒性腰骶多发性神经根病患者异常痛苦且该病具有进展性,若不采用更昔洛韦经验性治疗甚至可致命[19]。在 CD4+ 细胞计数相对稳定的 HIV 感染者中,可出现运动神经变异,这些 HIV 感染者可发展成无感觉障碍或括约肌异常的下肢轻瘫。然而,亦发生过自发性恢复[20,20a]。

(七)神经肌肉接头疾病

肉毒杆菌中毒可导致对称性脑神经麻痹伴眼肌瘫痪并下垂,随后发生下行性弛缓性麻痹,这可能导致呼吸肌受损和死亡。肉毒杆菌释放的毒素源自感染了细菌的伤口或食用了被污染的食物[21]。毒素干扰了突触前乙酰胆碱释放,造成神经肌肉功能衰竭,但与重症肌无力不同,自主神经系统也参与其中,导致瞳孔反应改变、嘴唇干燥和体位性低血压。治疗措施包括重症监护和早期应用抗毒素,以清除未结合的毒素。

重症肌无力病呈全球性分布,如果不能有效识别,这种全身性疾病可能致命。该病的典型特征是易疲劳,眼外肌和眼睑近端肌肉会出现典型的扑动样眼震颤和毗邻肌肉疲乏,在短暂运动后可在几秒钟内完全恢复。在热带地区常用的药物如奎宁和某些抗生素(喹诺酮类、四环素类、氨基糖苷类)可能损害神经肌肉传递。

(八)肌肉疾病

细菌性肌炎通常是贯穿伤造成,或是金黄色葡萄球菌血源性传播所致。旋毛虫病和囊尾蚴病等寄生虫感染通常都有嗜酸性粒细胞增多。肌肉囊肿可引起肌痛、乏力,但很少出现假性肥大。虽然流感或登革等病毒感染可能会导致良性弥漫性肌痛,但亦有暴发型病例的报道[22,23]。

多发性肌炎是 HIV 感染者中最常见的肌病,与非HIV 感染者类似。然而,HIV 感染者可能更年轻,具有正常血清肌酸激酶水平的可能性更大,但这不能反映倦怠病(burnt-out disease)[24]。治疗措施包括类固醇治疗和抗逆转录病毒治疗[24]。

(九)卒中

在热带地区,在有缺血性或出血性卒中表现时,应该考虑感染性原因[25]。与卒中相关的病毒性感染包括HIV(梗死、脉管炎、动脉瘤血管病变)[26]、登革休克综合征[27]、西尼罗病毒、日本脑炎和水痘带状疱疹病毒[25]。结核性脑膜炎等细菌性感染、梅毒和感染性心内膜炎可能累及大小脑血管,而在钩端螺旋体病中曾有累及颅内大动脉的病例报道。与卒中有关的寄生虫感染包括疟疾、南美锥虫病和颚口线虫病。在非洲和中、南美洲,镰状细胞病可导致脑实质和蛛网膜下腔出血[25]。

二、特异性细菌性疾病

(一)结核

艾滋病对结核的发病率产生了重大影响,特别是在发展中国家。在结核流行且 HIV 患病率较高的撒哈拉以南的非洲和东南亚,结核已成为 HIV 感染者中主要的机会性感染[2]。

累及中枢神经系统的结核可能导致继发于骨结核的脊髓压缩、结核性脑膜炎(TBM)和颅内结核瘤。结核性脑膜炎患者胸片上常有肺结核的证据(见第 40 章)[2]。虽然大多数研究表明,HIV 感染者和非感染者间 CSF 检验结果类似,但也有一些研究揭示了一些差异(表 71.2):未予抗逆转录病毒治疗的 HIV 感染者中细胞计数更低,HIV 感染合并结核性脑膜炎患者蛋白质水平更低且中性粒细胞占优[2]。虽然增加 CSF 培养量,特别是未感染HIV 患者中的培养量,可以提高诊断的确证性,但结核性脑膜炎培养的确证性仍不清楚。与未感染 HIV 患者4 mL CSF 相比,来自 HIV 感染者的 1.5 mL CSF 即可得到阳性结果[2]。HIV 感染者的死亡率几乎是未感染者的一倍,而有严重低钠血症的患者尤其危险[2]。目前推荐的治疗方案是:在最初两个月中使用吡嗪酰胺加乙胺丁醇或链霉素或乙硫异烟胺,同时应用 9～12 个月利福平和异烟肼[2]。与异烟肼不同,利福平很难穿透血脑屏障。如果怀疑结核瘤对标准抗结核治疗的疗效不佳,应考虑 CSF 内利福平水平不足。

皮质类固醇可改善未感染 HIV 的结核性脑膜炎患者的预后;采用每天 0.4 mg/kg 地塞米松,在 8 周内逐渐降低剂量并停止使用,可提高生存率[3]。然而,在艾滋病感染者中,目前并无获益的证据。结核性脑膜炎常见的并发症是脑积水、卒中和扩张性结核瘤(甚至在 HIV 阴性的患者中也会发生)。梗阻性脑积水可能发生在任何阶段,有时为急性,表现为突发性神经功能恶化。应该迅速采用手术引流。

HIV 和结核合并感染者开始进行抗逆转录病毒治疗的最佳时机比较复杂,并受免疫抑制程度的影响[28]。同时对结核和 HIV 进行治疗具有药物毒性叠加、药物间相互作用和结核免疫重建综合征(immune reconstitution syndrome,IRIS)的可能性。最近的证据表明,在晚期免疫抑制患者中,在抗结核治疗 2～4 周内开始 ART 治疗,可降低死亡率[28]。但与 8 周后开始进行 ART 治疗相比,患有结核性脑膜炎的严重免疫功能不全患者并不能从早期(≤7 d)ART 中获益[28]。

HIV/结核合并感染患者,作为对结核病治疗的一种反应,可发展成新的脑膜炎或原有脑膜炎恶化、结核瘤、结核性脑脓肿或腰骶部脊髓神经根炎。结核免疫重建综合征更可能在低 CD4+ 细胞计数的患者中发生;症状发生的中位时间为开始 ART 后 14 d(直至 3 个月)[29]。结核免疫重建综合征的发病率和病死率较高；采用泼尼松(日剂量 1.5 mg/kg,服用 2 周；随后采用 0.75 mg/kg 日剂量,使用 2 周)治疗可获益[30]。重要的是,在使用糖皮质激素前,必须排除结核药物的耐药性。

骨结核可出现在任何脊柱水平,但很少涉及颅盖[31]。通常是前椎体受压,但也可能发生因椎板和椎弓根骨结核导致的后路脊髓压迫。硬膜外结核瘤可与肿瘤相混淆。

(二) 麻风病

有关麻风病的详细信息,请参见第 41 章。

(三) 布鲁菌病

布鲁菌病主要累及骨/关节,神经系统可能很少受到影响。它可以造成急性脑膜脑炎与视乳头水肿、抽搐和昏迷。脊柱会出现因脊髓受压导致的痉挛性或弛缓性截瘫,或继发于脊柱骨炎或硬膜外脓肿的脊髓神经根病。布鲁菌病的诊断主要依靠血液或 CSF 培养布鲁菌,或者更为常见的是对血液和 CSF 进行酶联免疫吸附试验检测。治疗方案是使用利福平、四环素和链霉素治疗 3 个月(见第 28 章)。

三、原虫病

(一) 脑型疟

恶性疟原虫是热带地区的优势致病原虫种群,可导致严重威胁生命的脑型疟并发症。目前,脑型疟诊断主要依靠血液涂片上存在寄生虫,患者意识改变或昏迷,患者通常伴有癫痫和运动异常。假性脑膜炎并非其特征,且 CSF 可正常；在 CSF 中从未发现疟原虫。发热患者应排除过去 6 个月内前往疟疾流行区的旅行史,即使他们采取了有效性可达 80%~90%抗疟预防治疗。儿童、孕妇和非免疫成人对脑型疟更易感。尽管居住在疟疾流行区的居民对疟疾可产生免疫,但这种自然免疫力相对无效。

与脑型疟相关的神经系统后遗症和全身并发症,如低血糖、低血容量、高烧、肾功能衰竭、出血性疾病、贫血、乳酸中毒和呼吸窘迫,可能有助于探索昏迷的发病机制。恶性疟原虫导致的致命性脑部并发症的潜在机制尚未完全阐明。即使经过治疗,儿童病死率仍接近 20%[32]。

一项 Cochrane 综述得出如下结论：对于重症疟疾,最好应用青蒿琥酯(在 0、12 h 和 24 h 采用 2.4 mg/kg 剂量)治疗,而不是静脉注射奎宁[33]。奎宁可导致低血糖和神经毒性[3,32]。一项比较静脉注射甘露醇和使用安慰剂治疗脑水肿的研究发现,两种方案在 6 个月内的病死率和神经系统后遗症上无差异[34]。

(二) 弓形虫病

一般认为,脑弓形虫病是由于免疫功能低下的宿主(CD4⁺细胞<100 个/μL)体内潜伏的脑部感染被重新激活所致。这些患者表现为亚急性脑病,伴意识障碍和偏瘫、癫痫等局灶性体征。严重免疫抑制的患者可能表现为进展迅速、致命性、弥漫性、坏死性脑炎。

在脑部影像中,很难区分弓形虫病与原发性中枢神经系统淋巴瘤病变。约 20%与艾滋病有关的弓形虫病患者,弓形虫病血清学检测结果为阴性。然而,对于抗弓形虫治疗的反应相对较快,超过 90%的患者在 14 d 内(中位数为 5 d)有显著反应(图 71.2)[15]。乙胺嘧啶联合磺胺嘧啶是脑弓形虫病治疗的标准方案,但高剂量复方磺胺甲噁唑可作为一种有效的替代方案[35]。若药物不能根除组织包囊,50%~80%未予维持治疗的患者将在 1 年内复发。在接受 ART 的患者中,一旦 CD4⁺计数在 3 个月内维持在 > 200 个细胞/μL,就可以停止预防性治疗。

(三) 锥虫病

主要有两种：人类非洲锥虫病(human African trypanosomiasis,HAT)或昏睡病、美洲锥虫病或恰加斯病(见第 45 章和第 46 章)。非洲锥虫病造成进行性中枢神经系统损害,若不予治疗可致命。非洲锥虫病通过受感染的采采蝇叮咬传播。非洲锥虫病中,罗德西亚锥虫病患者可在几周内出现症状,但通常感染布氏锥虫冈比亚亚种者发病需要更长时间,需几个月甚至几年。在潜伏期,发热症状呈间歇性发作,随后出现隐伏昏睡病的典型症状：嗜睡、持续性头痛、精神症状和行为变化及慢性淋巴细胞性脑膜脑炎[36]。诊断主要通过血涂片、淋巴结穿刺和 CSF 中发现锥虫。早期 CSF 中白细胞计数正常,但后来上升到 > 5 个细胞/μL[36]。罗德西亚锥虫病患者的早期治疗为采用苏拉明,但晚期因锥虫驻留在 CSF 中,治疗将完全依赖美拉胂醇。布氏锥虫冈比亚亚种感染的患者早期采用喷他脒治疗,晚期使用依氟鸟氨酸或美拉胂醇治疗[36]。需要每 6 个月进行一次腰椎穿刺并维持 2 年,以监测 CSF 中的锥虫是否复发,以及是否需要进一步治疗。美拉胂醇对锥虫有效,但 5%~10%的患者会因治疗后的脑病而致命,这被认为是由于锥虫死亡引起的反应性免疫介导的中枢神经系统血管炎所致。依氟鸟氨酸杀死锥虫较慢,因而具有更好的耐受性,但需要每 6 h 1 次的静脉内给药并持续 2 周[36]。

南美锥虫病(第 46 章)有持续 6~8 周的急性期,可累及中枢神经系统。在感染后 10~20 年,南美锥虫病主要引起心肌病。在 HIV/AIDS 患者中,南美锥虫病可以被重新激活,并表现为局灶性脑损伤或急性脑膜脑炎。

四、螺旋体病

(一) 梅毒

由梅毒螺旋体通过性传播获得的梅毒可表现为原发

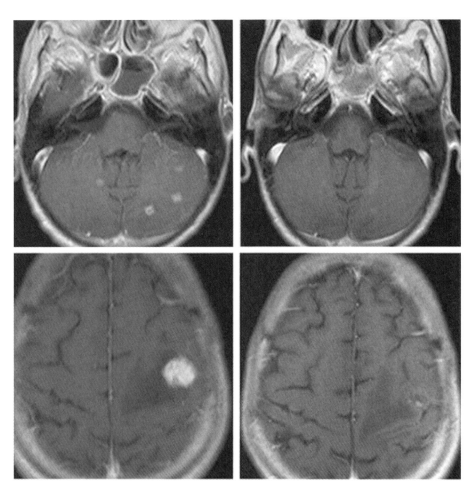

图 71.2 脑弓形虫病。左侧的磁共振影像显示小脑部位有几个散在的造影增强病灶，以及一个在额顶叶中心区域的肿块病灶及周围水肿。右侧的影像显示了该患者治疗 11 d 后的情况。

性、继发性、三期和神经梅毒。疾病所导致的神经病理学结局大致为：①脑膜并发症，如亚急性脑膜炎，伴脑或脊髓卒中；②器质性疾病，表现为痴呆（梅毒性脑炎或麻痹性痴呆）或脊髓痨。然而，很多病理学案例表明，梅毒可累及脑膜、血管和脑实质[37]。

　　一项大型回顾性研究显示，约有一半病例表现为谵妄、痴呆和其他神经精神症状，而卒中、脊髓病变和癫痫较少[37]。出现症状的平均年龄是 36～43 岁。虽然全球范围内神经梅毒似乎有死灰复燃的趋势，但脊髓痨已变得罕见。

　　血清学试验主要有通过检测特异性抗梅毒螺旋体 IgG、IgM 的血凝试验（*T. pallidum* haemagglutination assay，TPHA），以及梅毒螺旋体颗粒凝集试验（*T. pallidum* particle agglutination assay，TPPA），而间接血清学检测可提示疾病活动度；性病研究实验室玻片试验（venereal disease reference laboratory，VDRL）或快速血浆反应素试验（rapid plasma reagin，RPR）亦可用于诊断[3]。CSF 检查是必须的；CSF 的 VDRL 或 RPR 检测阳性则证实神经梅毒，但阴性结果并不能排除神经梅毒（10%～27% CSF VDRL/RPR 检测阴性）[3,37]。然而，脑

脊液 TPHA 或 TPPA 检测阴性则可排除神经梅毒。神经梅毒应给予肌内注射普鲁卡因青霉素加丙磺舒或静脉注射青霉素治疗 17 d[3]。在应用抗生素前 24 h，推荐采用佐剂泼尼松（40～60 mg/d，连续 3 d）治疗，以防止吉-海反应[3]。

（二）其他螺旋体

　　影响神经系统的其他螺旋体感染包括包柔螺旋体病或回归热（回归热螺旋体、虱源性、杜通螺旋体、蜱源性），通常表现为发热性脑膜脑炎。钩端螺旋体病可影响神经系统的任何部位。莱姆病（伯氏疏螺旋体）通过被感染的蜱传播到人。神经系统表现则包括脑膜炎、脑炎、局灶性脑神经病、多神经根炎和包柔螺旋体病综合征。

五、病毒

　　麻疹、腮腺炎和水痘等急性出疹性疾病仍然是儿童的主要致死疾病，尤其是在严重营养不良的儿童中。

（一）地理分布受限的病毒性脑炎

　　如果具有流感样前驱症状的患者进展成高热、剧烈头痛、恶心、呕吐、意识或行为改变和癫痫，应怀疑病毒性脑炎。许多病毒都有地理分布限制，因而了解旅行史非常关键[4]。

登革热,尤其是出血性类,在东南亚地区的发病率和病死率仍然较高,非洲和南美洲的黄热病与其类似。登革病毒通过蚊虫叮咬传播。神经系统并发症包括脑膜炎、脑炎、急性播散性脑脊髓炎、横贯性脊髓炎,以及吉兰-巴雷综合征[23]。

东部马脑炎主要在大西洋和美洲墨西哥湾流行,往往发生在夏秋两季,死亡率可高达70%。尽管西部马脑炎在整个美国和南美洲东部流行,但一般并不严重。

日本脑炎是一种蚊传疾病,在东南亚仍然威胁许多人的生命。这种虫媒病毒与引起圣路易斯脑炎和澳大利亚墨莱溪谷脑炎的黄病毒以及西尼罗病毒在抗原上相关。该病通常较为严重,致死率达25%,30%的患者有神经精神系统后遗症。由于基底神经节受累,因而患者会产生不自主运动[4]。西尼罗病毒一般感染年轻人,但在早期开展免疫接种的地区可能转移到老年人中。CT和MRI显示丘脑受累(图71.3)。

裂谷热的临床特征包括发热、恶心、呕吐、腹痛、腹泻、黄疸、脑炎、出血、视网膜炎和葡萄膜炎。出血性发热、脑炎和黄疸均与高病死率相关。

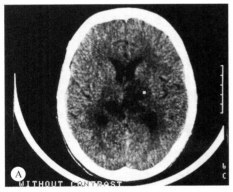

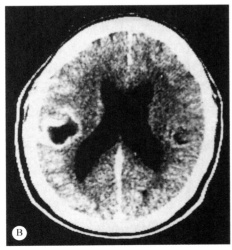

图71.3　日本脑炎(乙型脑炎)。脑部CT扫描显示:(A)非创伤性丘脑病灶;(B)环形强化病灶。

(二)人体免疫缺陷病毒(HIV)

全球超过3 000万人携带HIV,其中68%生活在撒哈拉以南的非洲地区。HIV-1和HIV-2感染会影响中枢及周围神经系统,临床表现也非常接近[38]。在原发性感染早期,HIV进入中枢神经系统间隔,这个阶段表现为轻度慢性炎症。然而,在血清转换阶段可能发生急性脑膜炎、脑炎、贝尔面瘫(常为双侧)和吉兰-巴雷综合征。在采用联合ART(combination ART,cART)前,慢性HIV感染引发的常见神经系统并发症包括HIV相关痴呆(HIV-associated dementia,HAD)和远端感觉多发性神经病(distal sensory polyneuropathy,DSP)。

HAD是一种进行性皮质下脑病,伴有智力和运动功能退化、冷漠和记忆丧失[39]。检查显示反射亢进增加,且反射亢进在腿部比臂部更突出,提示具有一定程度的脊髓病。随着病情的发展,患者出现脊髓病、共济失调和帕金森样运动迟缓,并最终变得喉咙嘶哑及随后的下肢轻瘫与括约肌失禁[39]。后者似能反映伴有与HIV相关的空泡样脊髓病。脑部影像显示萎缩,T2和FLAIR磁共振影像显示弥漫性脑室周围高密度信号灶。CSF检查可能显示非特异性淋巴细胞增多,伴蛋白质和抗体增加。然而,CSF分析的主要作用是排除隐球菌和结核性脑膜炎等机会性感染[39]。

HIV相关神经认知/精神障碍(HIV-associated neurocognitive/psychiatric disorders,HAND)的范围包括轻度、无症状认知变化(这种情况在后ART时代增加)到上述的严重HAD。HAND可能由于以下原因导致疾病负担加重:HIV感染人群的老龄化;尽管采取联合ART,但大脑仍可作为HIV相关炎症的长期储藏地;以及药物渗透进入中枢神经系统效果的差异性[40]。

DSP是HIV感染者中的一种常见周围神经病。几乎所有死于艾滋病的患者都有一定的周围神经组织病理学改变[41]。DSP的相关临床症状,在实施ART前,10%~37%的HIV感染者发生神经性疼痛,开始联合ART数月内,4%~25%患者可发生突发性神经病变[41,42]。其症状包括脚底对称性感觉迟钝、发热、烧灼感、偶尔麻木疼痛及痛觉过敏。症状逐渐攀升至腿部,伴有反射消失的神经性症状、针刺敏感性和振动感丧失。很少发生机体感受功能障碍和弱化。随着联合ART的早日介入,DSP的发病率在降低。发病时间与联合ART的开始时间相关,一般认为是由于药物毒性所致。与神经病变最可能相关的药物是核苷类逆转录酶抑制剂(或"D-药物":司他夫定、去羟肌苷、扎西他滨)及一些蛋白酶抑制剂(茚地那韦、沙奎那韦、利托那韦)。多数患者中断服用神经毒性药物可改善症状[41]。营养缺乏和异烟肼等协同抗结核治疗似可增加患DSP的风险[43]。适当注意营养和补充微量元素可减少疼痛性神经病发病率，特别是在 HIV/结核合并感染高发地区[44]。

HIV 感染者中，急性炎性脱髓鞘神经病变（acute inflammatory demyelinating neuropathy，AIDP）和慢性炎性脱髓鞘神经病变（chronic inflammatory emyelinating neuropathy，CIDP）的发病率均有所增加。这些免疫介导的神经病变在 HIV 感染的早期阶段更常出现，这是因免疫系统失调所致，而不是衰竭[41]。HIV 感染者和未感染者的临床和电生理特性及治疗效果类似。虽然 CSF 检查显示脱髓鞘病变的蛋白细胞分离特征，而 HIV 感染者常还出现淋巴细胞增多现象（<50 个细胞）[45]。单神经炎或多发性单神经炎等并不常见的神经病变，可作为血管炎的一种表现，或在疾病晚期作为机会性 CMV 和水痘带状疱疹病毒感染的表现[41]。在免疫缺陷患者中，进行性马尾综合征可由 CMV 和水痘带状疱疹病毒感染、神经梅毒或脑膜淋巴瘤所致[41]。由 CD8+ 淋巴细胞浸润和干燥引发的与唾液腺肿大相关的、痛苦的亚急性不对称感觉运动神经病变，也称为弥漫性浸润性淋巴细胞增多综合征（diffuse infiltrative lymphocytosis syndrome，DILS），对泼尼松治疗和/或 ART 的反应良好[20a]。

cART 对 HIV 感染流行病学和神经系统表现产生了显著的积极影响。然而，它对神经系统管理和治疗构成新的挑战，例如 IRIS 开发、药物间的相互作用，如抗癫痫药物和联合 ART 间的相互作用。苯妥英钠、卡马西平和苯巴比妥等第一代抗癫痫药属于酶诱导剂，应该避免与 ART 联合用药，因为他们会降低药物含量。丙戊酸不属于酶诱导剂，与联合 ART 联合用药有效。加巴喷丁、拉莫三嗪和托吡酯是替代选择，但拉莫三嗪与洛匹那韦或利托那韦联合用药时，必须增加剂量。

对于开始接受联合 ART 的低 CD4+ 细胞计数患者，IRIS 是一个潜在并发症，通常在开始联合 ART 后的数周内发生。在免疫功能快速恢复和血浆 HIV 病毒载量得以控制的背景下，理应怀疑是患者状况恶化的原因。HIV-IRIS 的神经系统表现可能是由于分枝杆菌、隐球菌、疱疹病毒、巨细胞病毒和 JC 病毒（JC virus，JCV）所致。已经证实，使用泼尼松治疗 TB-IRIS 有效。然而，对患有卡波西肉瘤且考虑 TB-IRIS 诊断的患者，应避免采用糖皮质激素治疗，且应首先排除耐药性的可能[30]。

高达 5% 的 AIDS 患者将发展为进行性多病灶脑白质病（progressive multifocal leukoencephalopathy，PML）。该病主要由免疫受损宿主的 JCV 再激活引起。JCV 感染少突胶质细胞和星形胶质细胞，导致进行性、非炎症性脱髓鞘、坏死和细胞死亡。CSF 分析往往正常。HIV 感染者中常见小脑和脑干的临床和影像学受累。使用联合 ART 重建免疫功能者预后相对较好。然而，PML 可能

进展或随着联合 ART 恶化，导致 IRIS，磁共振影像对比增强往往表明了白质损伤[46]。在 PML-IRIS 环境中，不能确定给予额外的泼尼松治疗是否有帮助。这些特征提示 PML-IRIS 中存在一个明显的炎性成分，如 CSF 淋巴细胞增多或磁共振上钆增强影像上的团块效应，因而可能难以明确是否需要给予泼尼松经验性治疗[47]。

（三）人类 T 淋巴细胞白血病病毒 I 型（HTLV-1）

热带痉挛性轻截瘫（tropical spastic paraparesis，TSP）的病因仍然不明，直到偶然发现 TSP 和 HTLV-1 相关脊髓病（HTLV-1-associated myelopathy，HAM）在日本的病例。这种情况现在俗称 HAM/TSP。HTVL-1 在拉丁美洲、加勒比海盆地、非洲撒哈拉以南地区和日本流行[48]。该病可通过性接触、输血或母婴垂直传播。据估计，全球有 1 000 万人受到该病毒的感染，但只有约 5% 发展为脊髓病，这暗示其与病毒和宿主相关的因素很重要。若该病毒在脊髓中被检测到，将认为多数损害是免疫介导的[49]。

HAM/TSP 在 30～60 岁女性较多见，表现为亚急性、进行性下肢轻瘫，伴不同程度的感觉障碍和膀胱功能障碍。所有患者都有痉挛症状，96% 有虚弱，80% 有膀胱功能障碍，60% 有背痛，66% 有麻木或感觉异常，47% 有肠功能障碍，但发生的频率在逐渐下降。HTLV-1 还与成人 T 细胞白血病、淋巴瘤、多肌炎、周围神经病变、葡萄膜炎、肺炎和皮炎相关。

在适当的条件下，采用免疫印迹实验检测血清和 CSF 中的特异性抗 HTVL-I 抗体可作出诊断[50]。非特异性实验室特征包括贫血、血沉（erythrocyte sedimentation rate，ESR）增高、CSF 淋巴细胞异常增多、IgG 指数升高和寡克隆带增加。虽然 HAM/TSP 的放射学表现包括脊髓萎缩或蛛网膜炎，但影像学技术用于排除脊髓病的其他原因最有价值。

对于 HAM/TSP 尚无特异性疗法。已尝试采用类固醇、静脉注射免疫球蛋白和齐多夫定进行治疗。有的患者出现短暂好转，但在治疗停止后很快复发。少数患者稳定，但多数呈现缓慢进展。预防措施包括献血筛查和避免由受感染的母亲进行母乳喂养。

（四）拉沙热

拉沙病毒由多乳头鼠的尿液和粪便传播，在西非流行。它引起急性出血热，伴有肌痛、咽痛、口腔溃疡（有时牙龈出血）、恶心、呕吐、胸部和腹部疼痛[51]。血管首当其冲，发病后毛细血管通透性增高、外周血管收缩、弥散性血管内凝血和影响包括大脑在内的各种器官发生出血综合征[51]。虽然不到 1/3 的患者发生出血，但这是一个重要的预后指征。神经系统特征可能包括脑炎、脑膜炎、听力丧失和癫痫。耳聋等神经症状也可能在恢复期

出现[51]。

ELISA 联合 Ag/IgM 检测抗体用于拉沙热的诊断时高度敏感、特异。采用 10 天疗程的静脉注射利巴韦林治疗拉沙热有效；在发热起病后的第一周内进行治疗,病死率可降低为 5%,如果开始治疗的时间较晚,则病死率 > 20%。拉沙热具有高度传染性。必须采用严格的隔离护理和感染控制措施,避免人与人之间的传播。

（五）麻疹

麻疹病毒具有高度传染性。在居住过于拥挤和疫苗接种覆盖率过低的地区可暴发疫情。麻疹可能感染中枢神经系统,表现为急性脑炎或在 2~4 周后引起感染后急性播散脑脊髓炎。存在两种源自中枢神经系统中潜伏麻疹感染导致的罕见形式：在免疫功能正常的宿主中,病毒存在多年以后可出现亚急性硬化性全脑炎（subacute sclerosing panencephalitis, SSPE）；在免疫功能低下的宿主中,可出现亚急性麻疹脑炎（subacute measles encephalitis, SME）[8]。

南非有大量人口携带 HIV 病毒。该地区于 2009 年年底遭受了一次麻疹暴发,并在全面开展疫苗接种后的 18 个月内逐渐消退[8]。后果是在免疫功能不全的 HIV 感染者中出现了 SME 病例聚集,几乎所有病例在 4~8 周后死亡。这些患者在急性麻疹 1~7 个月后出现癫痫,且急性失明与耳聋亦不少见。SME 诊断较难,因为先前的麻疹皮疹在免疫功能低下的患者中可能看不到,而 CSF 分析可能正常、特异性麻疹抗体检测结果可能为阴性、更敏感的 PCR 检测结果亦可能为阴性。CSF 检测未发现麻疹病毒 DNA,很可能是由于病毒的神经细胞内定位与非神经元细胞不同,病毒的繁殖和脱落不会发生在中枢神经系统中。麻疹病毒在中枢神经系统中通过跨突触神经元传播。脑部磁共振影像可见皮质带上出现病灶性或多灶性高信号灶[8]。

由有缺陷的麻疹病毒慢性感染引发的 SSPE 通常在 2 岁以前发病。数年后,表现为潜在的行为和教育困难,并在数月中发展为致命性肌阵挛性痴呆[52]。脑电图呈现周期性复杂信号,CSF 含有高水平麻疹特异性抗体。

（六）脊髓灰质炎

2010 年,世界卫生组织报告称,由于全球根除脊髓灰质炎行动的实施,全球只有 4 个国家仍有脊髓灰质炎流行,包括阿富汗、印度、尼日利亚和巴基斯坦。脊髓灰质炎主要感染 5 岁以下儿童,1/200 的感染者可出现不可逆转的瘫痪,通常感染腿部。脊髓灰质炎预防策略包括在出生后第一年给予婴儿口服 4 个剂量的脊髓灰质炎疫苗（oral poliovirus vaccine, OPV）,并在人群中达到高覆盖率；当接种其他疫苗时,对 5 岁以下的所有儿童补充

口服脊髓灰质炎疫苗；对所有患急性弛缓性麻痹的 15 岁以下儿童,通过报告和实验室检测对野生型脊髓灰质炎病毒进行监测。

（七）狂犬病

这种进展迅速、致命的病毒性脑炎通过受到感染的动物的唾液随咬伤而传播,特别是狗、狸、蝙蝠和浣熊。狂犬病仍然是一个重要的公共卫生威胁,特别是在非洲和亚洲的家犬流行该感染的地区。80% 的狂犬病患者出现脑炎,20% 出现麻痹综合征。如果完整皮肤被感染动物咬伤（即使没有出血）,应迅速采取暴露后预防措施,对伤口进行清洗,并尽快给予暴露后疫苗接种（PEV）和狂犬病免疫球蛋白,以防止狂犬病发生。来源于细胞培养的 PEV 比来自神经组织的疫苗更加安全。世界卫生组织推荐肌内或皮内（4 d 剂量）PEV（4 或 5 d 方案）注射方案[53]。

（八）立克次体

这种疾病通过蜱或螨叮咬传播给人类。非洲、亚洲和地中海的地中海斑疹热（康氏立克次体）,亚洲和太平洋地区的恙虫病（恙虫立克次体）,斑疹伤寒（普氏立克次体）和 Q 热（贝氏柯克斯体）都是常见的立克次体疾病。不同生物体之间的潜伏期和临床特征存在诸多不同,但都有高热、皮疹和头痛症状。在疾病的第 2 周出现脑膜脑炎,可出现假性脑膜炎、畏光、精神错乱、意识障碍和癫痫。咬伤部位的特异性焦痂对疾病诊断具有提示作用。CSF 检查作用较小,临床上应在引起怀疑的最初阶段立即采用四环素或氯霉素治疗。

六、真菌感染

隐球菌引起的隐球菌性脑膜炎（Cryptococcal meningitis, CM）可发生在免疫功能正常的人群中,但在 HIV 感染者中,为一种重要的 AIDS 定义性疾病和主要的死亡原因[54,55]。CM 在晚期 HIV 感染时（CD4+ 细胞计数 < 100 个/μL）发生,在 ART 开始后很快就有 20% 的病例出现[56]。CM 病死率在前 10 周内大约是 33%[56]。在 HIV 感染者中,CM 可能会复发,表现为较高 CD4+ 细胞计数,但病症不太严重。

CM 患者可能有头痛、发热、假性脑膜炎、颅内压升高征、癫痫和局灶性神经症状。腰椎穿刺其压力多升高。CSF 一般无色,伴有淋巴细胞数增多。70%~90% 的患者有 CSF 蛋白质升高和含糖量降低；采用墨汁染色法可在 50%~70% 的病例中检出微生物。隐球菌乳胶凝集试验（cryptococcal latex agglutination test, CLAT）是最为敏感和特异的检测方法。以该方法检测抗原,90% 以上的病例呈阳性。重要的是,在 HIV 感染的晚期阶段,除了 CLAT 阳性外,CSF 可能无其他异常,脑部影像也可能正常。

治疗患有 CM 的艾滋病患者的方法是使用≥2 周的两性霉素 B(每日 1.0 mg/kg)加氟胞嘧啶(每日 100 mg/kg,分 4 次给药),然后使用 8 周的氟康唑(400 mg/d)[57]。另一种替代方案是使用 10～12 周的氟康唑,每日>1 200 mg。维持疗法是氟康唑(200 mg/d),如果 CD4+ 细胞计数>100/μL 并且 3 个月以上在血浆中已检测不到 HIV,则可在 12 个月之后停用[57]。可能需要每天腰椎穿刺以减轻颅内高压征。应采用抗真菌药和皮质类固醇治疗 IRIS。

一旦病情改善,或在抗真菌治疗 4 周后即可启动 ART,以降低 IRIS 风险。

七、蠕虫感染

随着国际旅行的增多,以及品尝异国美食(而这些食物往往没有经过恰当的处理)的自然欲望,常在回国的游客中检出寄生虫感染者。表 71.4 总结了可影响神经系统的比较重要或比较常见的蠕虫感染,但仅有少数将在这里讨论。这些寄生虫的生活史将在别处加以描述。

表 71.4	可能感染中枢神经系统的蠕虫		
蠕虫(病)	主要地理分布	临床表现	处 理
绦虫类			
猪带绦虫(脑囊虫病)	拉丁美洲,撒哈拉以南非洲,印度	癫痫,肿块,脑积水	阿苯达唑每天 15 mg/kg,分两次服用,持续 8 d。使用皮质类固醇
细粒棘球绦虫(棘球蚴病)	全球分布	肿块病灶,癫痫发作	手术切除。预处理:阿苯达唑每天 15 mg/kg,分两次服用,坚持服用 40 d。用以缩小囊虫 保守治疗:阿苯达唑每天 10～15 mg/kg,分两次服用,坚持服用 3 个月以上
多头带绦虫(多头蚴病)	全球分布	脑积水	外科手术切除
迭宫绦虫属(裂头蚴病)	远东,东南亚,东非	癫痫发作,梗死	外科手术切除
线虫类			
广州管圆线虫(广州管圆线虫病)	东南亚,加勒比海地区,美国南部	脑膜脑炎	使用脑室腹腔分流术以降低颅内压,皮质类固醇＋阿苯达唑,每天 10～15 mg/kg,分两次服用,持续 2 周
棘颚口线虫(棘颚口线虫病)	东南亚,墨西哥,厄瓜多尔,日本	脑膜脑炎,癫痫,脊髓神经根病	阿苯达唑每天 10～15 mg/kg,分两次服用,坚持服用 21 d。同时使用皮质类固醇。手术切除(如果可以的话)
旋盘尾丝虫(盘尾丝虫病)	西非,也门,拉丁美洲	脉络视网膜炎,角膜炎,癫痫发作	伊维菌素,单剂口服 0.15 mg/kg
浣熊拜林蛔线虫(蛔虫病)	全球分布	脑膜脑炎	皮质类固醇,阿苯达唑每天 10～15 mg/kg,分两次服用
旋毛虫属(旋毛虫病)	全球分布	肌病,卒中,脑膜脑炎	皮质类固醇,多次使用脑室腹腔分流术
吸虫类			
血吸虫(血吸虫病)	非洲,亚洲,巴西	马尾综合征及圆锥综合征,脑肉芽肿	曼氏血吸虫,埃及血吸虫,间插血吸虫病:吡喹酮每天 40 mg/kg,服用 3 d,同时使用皮质类固醇(见正文) 日本血吸虫,湄公血吸虫病:吡喹酮每天 60 mg/kg,服用 3 d,同时使用皮质类固醇(见正文)
并殖吸虫属(肺吸虫病)	拉丁美洲,亚洲,西非	脑炎,肿块病灶,梗塞,癫痫,脊髓病	吡喹酮,25 mg/kg,一天 3 次,坚持 3 d。同时使用皮质类固醇
肝片吸虫(片型吸虫病)	全球分布	脑膜炎,肿块,梗死	三氯苯唑:10 mg/kg,单次服用剂量,或 20 mg/kg,分两次服用

S-e,东南;LP,腰椎穿刺;ICP,颅内压。本表中的脑膜脑炎是指嗜酸细胞增多性脑膜脑炎。

(一)脑囊尾蚴病

当人类意外摄入猪带绦虫卵,会发生囊尾蚴病。最常见的来源显然是接触了无症状携带绦虫的家庭成员排出的粪便[10]。虫卵主要在大脑、肌肉和眼部沉积,并在 3 个月左右发育成熟。活包囊通过主动调节宿主的免疫系统避免被破坏。当一个垂死的包囊"泄露"抗原时即可唤醒机体的炎症反应,从而导致疾病症状产生。在脑囊尾蚴病中,区分大脑实质内的包囊与脑组织实质外的包囊

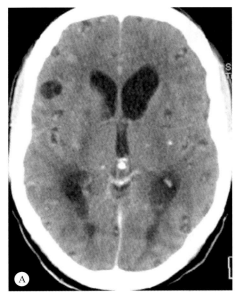

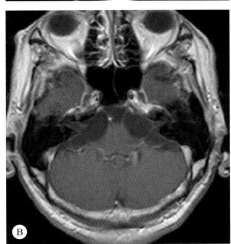

图 71.4　(A)脑囊虫病。不同成熟阶段的囊虫包囊,有些包囊有中央头节。注意:显示侧脑室前角不对称,提示脑室内包囊可能引起了一定程度的梗阻;(B)脑囊虫病脑池内的葡萄状包囊。

很重要。脑实质内包囊的形式有几个阶段:囊泡状(CT呈现低密度)、胶状(退化包囊;环形增强影像)、粒状(退化病变)和钙化。在心室、裂隙或基底池的脑实质外包囊可以导致寄生虫膜的异常生长,伴有绦虫头节退化,从而形成葡萄状包囊(图 71.4)。

最常见的临床表现为癫痫,但可能包括头痛、局灶性神经功能缺损、运动障碍和认知损害。造成严重宿主反应的多个脑部包囊的脑炎图片比较罕见。葡萄状包囊通常导致蛛网膜炎、室管膜炎、团块效应和脑积水。包囊偶尔寄生在脊柱,表现为脊髓炎或脊髓压迫症。

在有 2 个或以上囊泡,或有病灶强化区域的感染者,血清学检测的首选方案是对血清或 CSF 进行酶联免疫

电转移印迹法(enzyme-linked immune-electrotransfer blot,EITB)检测,其灵敏度为 98%、特异性为 100%[10]。但 EITB 对单个病变无效。另一种替代方法是采集 CSF 进行 ELISA 检测,敏感性为 87%、特异性为 95%。

对于是否所有患者都需要接受抗囊尾蚴治疗一直存在争议。一般认为,钙化病变不需要接受抗囊尾蚴治疗,而那些有孤立性病变的患者,无需抗囊尾蚴治疗亦可能自愈。在治疗囊尾蚴脑炎使用皮质类固醇以降低颅内压时应避免抗囊尾蚴治疗方案。大多数患者采用阿苯达唑(优于吡喹酮)辅以(或无)类固醇进行治疗。阿苯达唑治疗方案为每日 15 mg/kg,使用 1 周[10]。脑实质外的病变可能需要较高剂量(每日≤30 mg/kg,分服)服用 1 个月。对于脑积水及一些特殊病例,可采用手术治疗,在内镜下切除心室和蛛网膜内的包囊。

(二)颚口线虫病

本病常见于亚洲,尤其是泰国、中国南部和孟加拉国。人类通过食用生的、未煮熟的或腌制的感染了成囊期幼虫的两栖动物、甲壳类和鱼而感染。摄取这些食物后,有一个持续 2～3 周的前驱性胃肠疾病,接着是一个时间不定的潜伏期(数周至数年),在此期间该寄生虫可在皮肤和神经迁移。有中枢神经系统入侵者可表现为嗜酸性脑膜脑炎、蛛网膜下出血、脑神经炎或局灶性体征。典型的表现是由于经脊神经对脊髓的入侵而出现痛苦的脊髓神经根炎。

外周嗜酸性粒细胞增多症比较常见。影像学可显示幼虫在大脑和脊髓实质中的移行轨迹(图 71.5A),此外,可检测高度特异的抗体[58]。通常的治疗方案是使用 400 mg阿苯达唑,每日 2 次,服用 21 d,同时使用泼尼松(每日剂量 1 mg/kg,使用 7 d)。另一种替代药物是 200 mg/kg 伊维菌素单剂量口服给药。如果幼虫定位在手术可及的部位,可通过手术切除幼虫(图 71.5B)。

(三)血吸虫病

该病流行于非洲、中东、远东、南美和加勒比地区。中枢神经系统血吸虫病是由异位寄生的血吸虫虫卵引起。排放在门-腔静脉系统中的虫卵通过椎静脉丛到达脊髓静脉,从而解释了为什么下脊髓是血吸虫易寄生的部位;而那些到达大脑的虫卵则来自门-肺静脉分流[59]。埃及血吸虫几乎仅仅影响宿主的脊髓,而日本血吸虫则可寄生于脑部。曼氏血吸虫可能对大脑和脊髓都产生损伤。

脊髓病最常是由位于 T12 和 L1 脊柱髓内的肉芽肿块所致(虫卵被细胞浸润包围),具有表面结节或有脑膜反应(图 71.6A)。其临床表现呈圆锥马尾综合征,表现为亚急性进行性截瘫或有括约肌障碍。由炎症、血管炎和缺血导致的急性腰椎横贯性脊髓炎则较为少见。症状

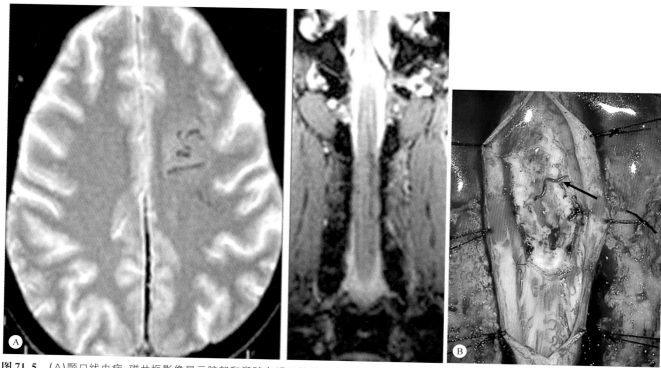

图 71.5 (A)颚口线虫病;磁共振影像显示脑部和脊髓有明显的幼虫移行痕迹;(B)颚口线虫病;如果幼虫在可以接触的部位,采用手术方式移除(箭头所示)。(图片由 R Shakir & N Poungvarin 教授提供)

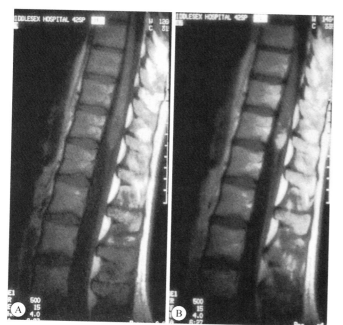

图 71.6 低位脊髓处和脊髓圆锥部血吸虫病。(A)未增强;(B)不规则的增强病灶,周围有水肿。

在 24～48 h 内发展[60,61]。日本血吸虫可导致脑炎并有谵妄、昏迷、视力障碍、偏瘫和癫痫等症状,而更多的慢性症状可能是由于肉芽肿的团块效应所致。

外周血嗜酸性粒细胞增多症比较常见。在流行区,血清学检测价值有限。关键的检查是神经影像学,CT 脊

髓造影和磁共振影像可显示病灶增强的扩张脊髓(图71.6B)或根部成丛状,提示蛛网膜炎。尿液、粪便或直肠检测发现虫卵可进一步为中枢神经系统血吸虫病的诊断提供支持,从而避免脊髓穿刺活检的必要。CSF 检测显示淋巴细胞反应、蛋白质升高、葡萄糖正常或略微降低,难以发现虫卵。鉴别诊断包括肺结核和梅毒等其他肉芽肿性疾病和肿瘤。如果有典型的临床和放射学表现,并有神经系统外血吸虫病的证据,可以在没有活检的前提下做出推定诊断并开始治疗[60]。一些人主张使用类固醇进行治疗,最初是静脉注射,其次是口服泼尼松(每日 1 mg/kg)[61]。

八、营养和有害因素

世界上许多地方,营养不良和微量营养素缺乏依然很常见,特别是在患有慢性病的人群中,如 HIV 感染者和结核患者。

复合维生素 B 在神经系统发育和功能运转中特别重要,其缺乏可能导致虚弱、足部感觉异常或烧灼痛、共济失调、神经性耳聋、视力障碍和反射缺失或扩大。脚气病是由于硫胺素(维生素 B_1)缺乏所致,其通常归因于大米抛光时丢弃了富含硫胺素的生发层。这种疾病在临床上呈现湿性(心脏)或干性(神经性)形式:神经系统的突出特征是痛苦的多发性神经性疾病,伴小腿纤弱和脚掌敏感。韦尼克脑病(维生素 B_1 缺乏症)可能是急性、隐伏或慢性的,表现为精神混乱、眼肌麻痹和共济失调等症状;

而科尔萨科夫综合征则表现更为剧烈的健忘症和虚妄症。酒精中毒是韦尼克脑病最常见的诱发因素。严重硫胺素缺乏可能导致吸收不良综合征,例如发生严重的艾滋病,或持续呕吐如妊娠剧吐,也可能导致神经性脚气病。后者应尽快给予高剂量的硫胺素(每日＞100 mg)静脉注射。

　　患糙皮病的人,是由于长期将白玉米作为主食导致烟酸缺乏症。临床上表现为腹泻、阳光暴露区红斑性皮疹、萎缩性舌炎、复视、构音障碍、脊髓病、神经病变和痴呆症。斯特拉坎综合征表现为视觉障碍、神经性足部和口腔、肛周和阴囊皮炎及溃疡,这是另一种多重营养不良的后果,包括核黄素(B_2)、硫胺素、烟酸和吡哆醇(B_6)等缺乏。

　　有许多与药物相关的周围神经病变,但这里仅简单提及少数广泛使用的药剂。一种疼痛性神经病变,特别是在那些经过基因处理以减缓异烟肼乙酰化的人群中是众所周知的,因为这是与乙胺丁醇有关的视神经炎。两种药物都用于结核治疗。一些证据表明,面临结核感染或复发风险增加的 HIV 感染者在开始抗结核治疗后不久,就处于罹患疼痛性神经病变风险增加的境地[43]。多种维生素补充剂,包括每天 25 mg 吡哆醇,与结核和HIV/结核合并感染患者的疼痛性神经病变发病率下降有关[62]。既往广泛用于治疗腹泻和肠道阿米巴病的氯碘羟喹,目前已知可造成亚急性脊髓视神经病,而用于治疗利什曼病和锥虫病的芳香二脒则与三叉神经病变有关。

　　砷、铅和铊等重金属往往在传统民间药物中使用。砷毒性可表现为呕吐、腹泻、眼睛烧灼、流泪和怕光、充血和面部肿胀等急性症状,接下来主要是感官神经病变。米氏线(指甲的横向白色条纹),四肢的色素沉着且不脱色、角化过度、手掌和脚底脱皮等也可能发生。在头皮毛发或指甲中检出高浓度砷则可确诊。曾有报道,私制白酒、使用原始流产药、井水和鸦片被蓄意污染都可作为砷的来源。某些海洋鱼类和海洋甲壳类动物,如白鲳、鲽鱼和印度鲥也可能含有较高浓度的砷。必须尽早给予二巯

基丙醇和/或青霉胺,因为延迟使用效果较差。

　　铅可导致儿童脑病和成人周围神经病变,主要是在运动方面,在臂伸肌更为明显,并与腹部绞痛有关。特征性贫血伴点彩嗜碱红细胞增多则提示诊断。铅的潜在来源包括修复汽车电池、烹饪时燃烧含铅电池、通过铅管或散热器及利用被污染的水非法蒸馏白酒。铊可以诱发神经病变和脑病。急性疼痛性神经病变可能与非特异性胃肠道症状有关,3 周内发生脱发则提示诊断。口服亚铁氰化钾是首选的治疗方案。

　　在非洲,数以百万计的人食用木薯维生,木薯的毒性有据可查。由木薯根制成的面粉可能含有高浓度的亚麻苦苷。这是一种氰糖苷,可导致慢性氰化物中毒,表现为进行性"热带共济失调神经病变"。除了疼痛性神经病变和共济失调外,患者可能发生视力模糊和听力损害;偶尔也会发生痉挛。由于长期食用木薯导致的麻痹疾病,是一种与非进行性痉挛性下肢截瘫相对突然发病不同的综合征。已有报道表明,亚麻苦苷通过肠道细菌,在酶的作用下转化为氰化物。吸收的氰化物随后损害神经细胞。

　　山黧豆中毒流行于印度、孟加拉国和埃塞俄比亚的部分地区,是过度食用山黧豆科的鹰嘴豆所致。其表现为一种缓慢的、进行性痉挛性截瘫。神经毒素 $\beta\text{-}N$-草酰氨基是一种兴奋性氨基酸,可作为 AMPA 受体激动剂,并最终导致线粒体复合物 I 的毒性抑制。相应地,这介导了运动皮质和腰椎脊髓中的神经元损伤。与此类似,无论是作为食物还是药物成分,过量食用假西谷椰子的种子,都可能诱发兴奋性神经毒性。这被认为是引起太平洋马里亚纳群岛发生的肌萎缩性侧索硬化和帕金森-痴呆复合征的原因。

　　较罕见的植物毒素包括与嘉兰(荣耀百合)有关:意外摄入秋水仙碱可能导致脱发、再生障碍性贫血和多发性神经病变,该病变损害周围神经中的质膜外运输,并损害骨骼肌。另一种属于鼠李科的有毒灌木(洪堡鼠李)在墨西哥和得克萨斯州恣意生长,可能导致一种可进展为呼吸和延髓麻痹的多发性神经病变。

参考文献

见:http://www.sstp.cn/video/xiyi_190916/。

第72章　精神障碍

CHARLOTTE HANLON, ABEBAW FEKADU

翻译：姚韵怡　杨　坤
审校：周　霞

要点

- 精神障碍是全球常见的疾病，与高度痛苦及残疾有关。
- 身心健康是相互交织在一起的；伴随精神疾病患者常常预后、生活质量和生存时身体健康状况较差。
- 精神障碍增加了自杀、意外事故和身体健康状况较差的死亡率。
- 羞辱和歧视意味着精神障碍患者的医疗保健状况更差。
- 世界上所有国家都可负担得起有效的精神障碍治疗，但认识和实施程度很低。
- 基层卫生专业人员采用循证指南可以安全有效地为精神障碍患者提供护理。
- 世界卫生组织（WHO）已确定了严重精神障碍的重点行动，中低收入国家正在加强精神卫生保健。

一、概述

精神障碍影响着世界上每个国家的人们。尽管如此，在中低收入国家，精神病学往往是一个边缘化和被忽视的专业。然而，有充分理由说明应该为精神障碍患者提供更好的医疗服务采取行动。据估计，全球 10%～30% 的人在任何 12 个月内都会受到精神障碍的影响[1]。精神障碍给个人、家庭和更广泛的社会带来巨大的痛苦。患者因受到羞辱、歧视和侵犯人权行为而加剧，因无法获得有效治疗而加剧。这种情况被描述为"与全球卫生史上最严重的人权丑闻相提并论的全球紧急情况[2]"和"人类的失败[3]"。公共卫生观点认为单靠死亡率这一指标不足以衡量疾病和疾病的不良后果。当残疾也被考虑在内时，神经精神疾病位于全球致残疾病前列[4]。即便是这些数字也忽略了精神障碍对自杀（全世界每年 80 万人死亡）[5]和意外死亡的重要影响，以及精神障碍与一系列身体健康状况共存时的导致更差的健康状况。事实上"没有精神健康就没有健康[5]"。精神障碍对个人及其家庭也有重要的经济后果：精神障碍的有效治疗是减轻贫困的一种方法[6]。

现有有效的、与文化相适应的和可负担的干预措施

是可以帮助治疗、减轻令人痛苦的症状，并可使精神障碍患者康复并重新融入社会。问题主要在于覆盖范围：在许多中低收入国家中，超过 75% 的严重精神障碍患者在其一生中从未接受过有效的治疗。由于中低收入国家缺乏专业的心理健康专业人员[8]，可以让普通医疗保健人员进行替代治疗这些患者。世界卫生组织主张，在专业心理健康服务的支持下，应将对严重精神障碍的护理纳入初级和一般医疗保健系统[1]。现存新的循证指南（WHO 精神卫生差距行动计划实施指南，mhGAP-IG）支持这一进程，并将构成本章给出的指导基础[9]。

二、"优先"精神疾病患者的诊断和流行病学

精神障碍是按照国际化标准进行诊断的。两种最广泛使用的诊断系统是世界卫生组织国际疾病分类，目前和精神障碍的诊断第 10 版（ICD-10）[10]和统计手册第 V 版（DSM-V）[11]。这两个诊断系统通过指定一系列特定的症状和体征来定义一种特定的精神障碍，并将该障碍和其他疾病区分开来。对 DSM 的审查刚刚完成，目前正在对 ICD 进行审查，尽管目前的差异并不显著，但期望两者的诊断标准将更加一致。世界卫生组织建议一般卫生工作者将注意力集中在选定的"优先疾病"上[1]，即常见的精神障碍（CMD），包括抑郁、焦虑和医学上无法解释的躯体症状，包括精神病和双相情感障碍严重的精神障碍（SMD），以及儿童和青少年的发育和行为障碍，痴呆症、饮酒和吸毒引起的精神障碍。此外，自杀和自残的交叉问题是优先需采取行动干预的。

世界卫生组织估计的严重精神障碍的全球患病率如下[12]：男性抑郁率为 1.9%，女性为 3.2%，精神病 0.4%；双相情感障碍为 0.4%；儿童发育障碍为 1.0%～3.0%[13]；儿童行为障碍为 10.0%～20.0%；痴呆症占总人口的 0.6%，60 岁以上的人群中，从 1.6%（撒哈拉以南非洲）～6.4%（美国）不等[14]；男性的酒精使用障碍（酒精滥用）占 2.8%，女性占 0.5%；药物滥用占 0.4%～4%。

精神障碍（SMD）流行率的综合估计是保守的，可能会接近 2%[15,16]。跨国研究表明，中低收入国家和高收入国家的一般人群样本中优先精神障碍的患病率相

当[17,18]，尽管个别国家显示出一些变异差异。在初级和一般医疗机构中，抑郁症的患病率大大高于一般人群患病率，在世界卫生组织跨国研究发现大多数国家的患病率大约是 20%～40%[19]。

三、文化、心理健康以及疾病

大多数诊断精神障碍的分类是基于西方对心理健康和疾病的概念。在缺乏针对精神障碍测试金标准的情况下，令人担心的是，精神病理学在非西方文化中可能在没有真实存在的情况下被确诊，这就是克莱因曼所说的"类别谬误"[20]。例如，产后抑郁被假设为一种与西方文化结合的病症，由于某些社会变化，主要包括分娩生物医药管理的主导和女性从重要文化礼仪中的疏离[21]。尽管看似合理，但在中低收入国家中进行的对文化敏感研究积累的证据却恰恰相反：在中等收入国家的女性呈现出较高的产后抑郁风险，这在文化中被认可，并且由于对母亲和孩子的不利影响而具有公共卫生相关性[22]。

一些精神疾病分类比其他分类更具争议，而且分类别谬误的风险在不同精神障碍分类而异；常见的精神障碍风险较高，痴呆较低，其表现形式在各文化中变化较小。尽管出现的症状存在差异，但严重精神障碍核心综合征的存在似乎是跨文化的。

尽管如此，文化在许多方面仍然与心理健康和疾病高度相关。文化因素可能会影响精神障碍的脆弱性，症状的表达方式，卫生专业人员的检测，患者及其家庭的疾病归因，以及偏好的寻求帮助行为。例如，在南亚，由于生产男孩的社会压力，会增加生产女孩的女性患产后抑郁的等级[23]。

四、心理健康和身体健康

身心是密不可分的。精神障碍可能会是身体疾病的风险因素，也可能是身体健康状况不良的后果。在某些情况下，共同的倾向可能是两种情况发生的基础。通常情况下，在一般和初级保健环境中，精神障碍常常不易被发现，因此不会被治疗。最近一项全球关于身心健康相互关系的综合评估结果总结为在中低收入国家涉及到身体状况，就需具有高度的公共卫生优先权[5]。

（一）慢性传染病

在高收入国家严重精神障碍患者 HIV/AIDS 患病率增加，精神障碍被认为会增加感染艾滋病病毒的风险。中低收入国家的调查结果不太清楚。然而，在世界范围内，饮酒和吸毒与危险的性行为[25]以及注射吸毒者的 HIV 传播直接风险有关。有强有力的证据表明，在高收入国家和中低收入国家，艾滋病患者群中患常见精神障碍的风险增加。合并 HIV 感染的常见精神障碍和 HIV/AIDS 与寻求帮助和治疗服务减少，治疗依从性较差，疾病进展快，残疾增加，生活质量下降和死亡增加有关。认知缺陷、酗酒和吸毒也会对 HIV/AIDS 产生不利影响。

相类似的未检测到的常见精神障碍类似后果也在结核(TB)，特别是多重耐药性结核(MDR-TB)中也有发现。

（二）慢性非传染性疾病（NCDs）

如由 Prince 和同事的综述[5]，常见精神障碍会增加了一个人患高血压、缺血性心脏疾病和卒中的风险，并且可以增加患糖尿病的风险。精神障碍患者患糖尿病的风险也大幅上升，部分归因于其生活方式和药物治疗的不良反应。非传染性疾病也增加发生常见精神障碍的风险，因此，慢性非传染性疾病和精神疾患合并与较差的预后相关，包括较高的并发症（如糖尿病性视网膜病）和死亡风险。常见精神障碍使自我保健、对改变生活方式建议的反应、和对长期需要用药治疗方案的依从性变差。与糖尿病、关节炎、心绞痛和哮喘等慢性和致残性疾病相比，常见精神障碍对整体健康状况和功能有很大的负面影响[26]。

（三）生殖和儿童健康

在中低收入国家，孕妇似乎有更高的患常见精神障碍风险[27]。在高收入国家，未经治疗的常见精神障碍与较差的产前护理，饮酒和吸烟增加，怀孕期间体重增加较低，早产和低出生体重的风险增加有关[28]。在中低收入国家，产前常见精神障碍与产程延长，开始母乳喂养时间的延迟[29]和低出生体重有关[30,31]。虽然没有表现出比生命中其他时间更普遍，但是研究发现，出生后的常见精神障碍与早期停止母乳喂养、婴儿营养不良[22]、健康状况不佳、疫苗注射减少[32]、认知发展较差[33]和中低收入国家儿童死亡率增加[33]有关。

五、病因学

对于严重精神障碍疾病已知病因机制将在稍后讨论。在本节中，我们介绍了一个广泛使用的病因学框架，用于概念化特定人在特定时刻出现特定精神障碍的可能原因；所谓的生物心理社会公式[34]。生物心理社会方法认识到，精神障碍通常是由于生物，心理和社会因素的组合而产生的，一些导致精神障碍的脆弱性或恢复力，另一些导致疾病的发作，还有一些在精神障碍开始后对其维持起作用。阐明这些因素的作用对于指导精神障碍的适当治疗非常重要。表 72.1 反映精神病患者可能的生物

表 72.1	精神病可能的生物心理社会模式		
	诱因	短期因素	长期因素
生物	遗传学/家族史	使用大麻	不坚持使用抗精神病药物
心理	发展迟缓	家庭冲突	家庭中高度情绪的表达
社会	移民	社交孤立	耻辱和歧视

心理社会模式。

　　在这种情况下，诱因可能会给我们提供重要的预后信息，而诱发因素和持续因素对最大限度提高精神患者的临床和功能恢复至关重要。

　　不同文化背景下，精神障碍原因的归因差异很大，需要医疗工作者理解。即使在相同文化中，疾病归因的个体差异也很明显，这意味着医疗保健工作者应注意不要对个人的疾病模型做出假设。精神障碍从心灵和超自然的解释，例如，由于嫉妒邻居的邪恶之眼睛；蛊惑；神灵附体；来自祖先的影响；对于错误行为神圣的惩罚——这些在中低收入国家更常见到，特别是严重精神障碍患者。这种疾病模型可能指导寻求帮助，影响干预的可接受性并有助于不遵从生物医学治疗者。

六、评估的一般原则

　　精神病学评估遵循与其他医学评估相同的体系，系统地探索疾病的症状和体征。与其他医学领域不同，精神障碍的评估更依赖于患者的过往史，附属病史来自那些能够很好观察患者疾病发展过程中的人，以及卫生工作者在采访过程中的观察。卫生工作者的观测结果是通过"精神状态检查"系统收集的，该检查着眼于患者一般外貌和行为、言语、情绪、思想、感知、认知的异常情况和患者关于他们自身状态（洞察力）的意识水平。因此，为了做出正确的诊断，卫生工作者的沟通和观测技能至关重要。

（一）急性行为障碍

　　如果一个人有严重的行为障碍，他们需要马上被关注和治疗。评估的基本指导原则见图 72.1。

　　有时，患者可能因为全面的身体检查而感到不安。紧急情况下可能需要镇静（图 72.2），但不应减少调查干扰原因的迫切性。

（二）筛查与检测

　　当一个常见精神障碍患者在普通医疗机构就诊时，就诊时症状很少能归类诊断为精神疾病[35]。对所有的患者，都要注意情感线索和非语言交流的痛苦。例如，这个人看起来是悲伤或痛苦的，过度担心，或沉浸于超出他们主诉预期的情况？当前的主诉可能提供一些关于心理社会问题的线索：一名多处受伤的妇女可能是伴侣暴力行为的受害者，并有患常见精神障碍的高风险；在打斗中不断受伤的人可能有酗酒问题。其他潜在的常见精神障碍线索包括不特定的、模糊的或多种主诉，这些主诉不容易和已知的疾病对应起来。健忘通常是常见精神障碍带来的注意力难以集中的次要表现，但对老年人来说，健忘会增加患痴呆症的可能性。精神疾病通常是由社会规范之外的行为或信仰所表现出来的。

（三）交流和隐私

　　患者愿意透露自己的情感问题，这在一定程度上取

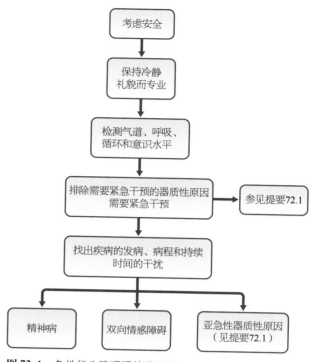

图 72.1　急性行为障碍评估流程图。

决于医疗专业人员是否有能力让他们感到舒适。这包括确保患者具有隐私。即使在繁忙的诊所里，医护人员也要尽量不要显得匆忙。严重疾病和风险的重要指标可能会被忽略，例如自杀意念。一种非批判的和非谴责的态度也将鼓励患者坦诚地面对他们的困难。应避免封闭式问题。例如，"你没有感到悲伤，是吗？"会得到一个"是"的回答，即使患者确实有悲伤的感觉。

（四）风险评估

　　对于任何有精神障碍迹象的患者，特别是企图自杀的患者，卫生工作者必须评估自杀的风险。在常见精神障碍、严重精神障碍、酒精和药物滥用患者中自杀风险是增加的。询问患者关于自杀的想法不会增加试图自杀的风险，对许多人来说，分享他们的痛苦将是一种解脱。在提问时要谨慎，从比较中立的问题开始，例如："你有没有想过生命不值得活下去？"，然后是"你有没有想过以某种方式伤害自己或试图结束自己的生命？"过去有自杀企图和现在有自杀计划或意图是自杀高风险人群。其他自杀的重要危险因素包括：慢性疼痛或糟糕的身体状况；严重精神障碍；社会隔离；男性和失业。

（五）识别精神障碍的机体原因

　　由于疾病的直接生理后果，一些普通的躯体疾病也可以引发精神障碍的症状（提要 72.1）。潜在的症状必须被识别和治疗。

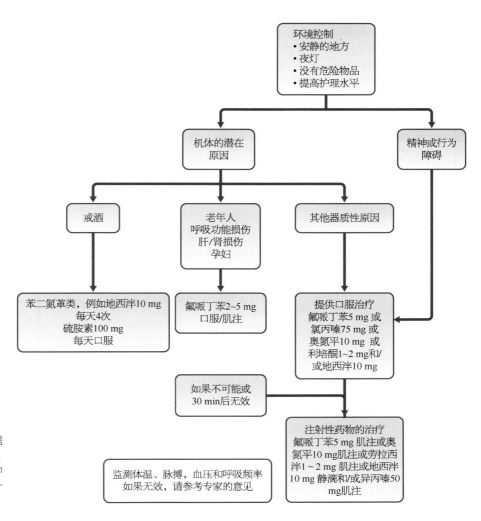

图 72.2 急性行为障碍的管理。(根据 Taylor D，Paton C，Kapur S，editors. *The Maudsley Prescribing Guidelines in Psychiatry*，11th ed. Chichester：Wiley-Blackwell；2012.)

提要 72.1　一些器质性原因引起的精神障碍

- 非感染，中枢神经系统：硬脑膜下血肿、肿瘤、动脉瘤、癫痫(癫痫持续状态，发作后)，严重高血压、正常颅压脑积水、头部外伤、多发性硬化症、帕金森病
- 代谢、内分泌：高血糖、低血糖、甲状腺功能亢进、甲状腺功能减退、阿狄森病、库欣综合征、甲状旁腺功能亢进、甲状旁腺功能减退、肾脏或肝脏疾病、威尔逊病、电解质紊乱、维生素缺乏(硫胺素，维生素 B_{12}，叶酸)、卟啉症
- 感染：病毒，如艾滋病病毒、单纯疱疹病毒、乙型脑炎病毒、狂犬病毒；细菌，如流行性脑脊髓膜炎、梅毒、伤寒、脓毒症；分枝杆菌，结核；寄生虫，如疟疾、非洲锥虫病；霉菌，如隐球菌病

- 心肺：缺氧、心肌梗死、充血性心脏衰竭
- 全身：系统性红斑狼疮、脉管炎、贫血
- 外源性物质
- 酒精或药物滥用
- 处方药：如 β 受体阻断剂、甲多巴、利血平、口服避孕药、类固醇、组胺-2 受体阻滞剂、阿片类镇痛药、苯二氮䓬类、巴比妥类、抗疟药(特别是甲氟喹)、抗逆转录病毒疗法(如依法韦仑)
- 中毒：如重金属(铅、汞、有机磷、锰、砷)

Adapted from Williams E，Shepherd S. Medical clearance of psychiatric patients. Emerg Med Clin North Am. May 2000；18：2；193

七、治疗的一般原则

医护人员倾听的过程就可以起到治疗的作用,并有助于减轻一些患者的精神压力。精神障碍的治疗原则遵循了生物-心理-社会评估。在本节中,我们概述了精神障碍优先干预的一些共同原则,分为生物干预和心理干预。表72.2列出了世卫组织循证指南摘要。

表 72.2	在一般卫生保健环境中优先治疗精神障碍的循证治疗方法总结

用于所有优先病症的常见方法

生物
监测身体健康状况和药物不良反应

社会心理
心理教育
风险管理
家庭/护理支持
定期随访

抑郁和焦虑

生物
抗抑郁药
　三环类抗郁剂(如阿米替林)
　选择性血清素再摄取抑制剂(如氟西汀)
短期抗焦虑药物
　地西泮

社会心理
应对当前的心理压力
重新开启社交网络
结构化的体力活动
　如果可行,还可以考虑:行为激活、认知行为疗法、人际关系治疗、解决问题治疗、放松训练

精神病

生物
抗精神病药
　高效第一代抗精神病药(FGAs)(如氟哌啶醇,三氟拉嗪)
　低效力的FGAs(如氯丙嗪)
　第二代抗精神病药(SGAs)(如利培酮,奥氮平)
　二线抗精神病药物(氯氮平)
　长效注射药物(如氟奋乃静)
抗胆碱能药物
　比哌立登,苯海索

社会心理
社区康复

躁郁症双向情感障碍

生物
急性躁狂
　抗精神病药(FGA或SGA)和/或情绪稳定剂(锂,丙戊酸钠或卡马西平)
　考虑短期苯二氮䓬(地西泮)
抑郁症复发
　单独使用或与抗抑郁剂联合使用
预防复发
　情绪稳定剂(锂,丙戊酸钠或二线卡马西平)

社会心理
重新开启社交网络
康复

痴呆

生物
降低相关的心血管疾病危险因素
治疗相关的身体状况
对于高风险和行为和心理状态,以及对社会心理方法没有反应的情况
　考虑低剂量氟哌啶醇/非典型抗精神病药物
　如果有专家的监督和支持与阿尔茨海默病的具体诊断,抗胆碱酯酶可能是合适的

社会心理
敏感通信评估结果
认知症状和功能的社会心理干预
促进独立,运作和行动
管理行为和心理症状

| 表 72.2 | 在一般卫生保健环境中优先治疗精神障碍的循证治疗方法总结(续表) |

儿童发育障碍

生物	管理营养问题和医疗条件,例如癫痫
社会心理	咨询教师
	社区康复
	促进和保护人权
	如果可以,考虑父母技能培训

儿童行为问题

生物	如果有专家的支持和监督,并具体诊断了多动障碍的存在,考虑哌甲酯
社会心理	咨询教师
	如果可以,请考虑家长技能训练,认知行为治疗,社交技能培训和解决家庭问题的方法

酒精使用障碍

生物	酒精中毒
	支持性治疗和观察
	排除甲醇中毒
	酒精依赖戒断
	地西泮
	硫胺素
	水化
	氟哌啶醇用于精神病的症状
	酒精依赖
	戒断计划如上所述
	防止复发
	如果有专家的监督和支持,阿坎酸、纳曲酮或双硫仑可考虑
社会心理	简要干预
	自助小组
	参与社会问题,例如住房和就业
	如果可以,请考虑家庭治疗,认知行为治疗,解决问题的治疗,增强动力的治疗,应急管理治疗

药物滥用疾病

生物	镇静药物过量使用
	纳洛酮,阿片类药物
	兴奋剂过量使用
	地西泮
	短期抗精神病药
	治疗静脉注射药物引起的并发症
	阿片类戒断
	支持性治疗,如止吐
	在专家支持下,降低美沙酮、丁丙诺啡、可乐定或洛非西定用药剂量
社会心理	简要干预
	自助小组
	参与社会问题
	减少伤害策略

世界卫生组织. 针对非专业卫生环境中的心理、神经系统和物质使用障碍的心理卫生差距行动计划干预指南(mhGAP-IG)。日内瓦: WHO；2010.

(一) 生物干预

1. **身体健康和营养状况·**关注患者的生理和心理健康需求是干预的必要组成部分。自我忽视可能导致营养不良和整体健康状况不佳,这反过来可能会导致心理健康状况变差。在开始服用精神药物之前,通常需要进行身体检查,血压和脉搏测量,以及一些基本实验室检查。详细信息请参阅参考文献[36],但总的来说:对于抗

精神病药物治疗,基线全血细胞计数,肾、肝功能检查,催乳素水平,血脂,空腹血糖,理想情况下,建议查心电图(使用氟哌啶醇药物时必须查);锂离子、肾功能和甲状腺功能检查是必不可少的基线调查;其他情绪稳定剂需要肝功能和全血细胞计数的基线调查。

2. **精神药物·**虽然药物的效果往往取决于对应的社会心理支持,但在治疗严重精神障碍疾病时建议使用

药物疗法。如果患者对自己的病情缺乏了解，他们可能会带着矛盾情绪服药。心理教育（见下文），其中包括不良反应的真实信息，以及灵活的、支持性的方法可以起到帮助作用。即使患者感觉良好，也需要鼓励他们继续用药。需要对药物治疗的反应进行审查。卫生工作者不应该开安慰剂或无效的治疗。循证治疗是确实存在的。

（二）社会心理学

1. 心理教育·向患者和家庭/护理人员解释精神障碍的性质和干预措施的有效性，有助于给他们希望，并减少与这种疾病有关的羞耻感。提供的信息可以使家庭和患者能够最大限度地利用自助策略来实现症状缓解和康复。

2. 风险管理/控制·如果确定了某个因素对患者或其他人是危险因素，则需要采取适当的措施将风险降到最低。管理策略包括转诊住院患者接受精神科护理，由家庭成员持续监测病情，以及对潜在病情进行适当治疗。

3. 家庭/看护者支持·照顾精神障碍患者对护理人员的心理影响会增加其患精神障碍的风险，尤其是常见精神障碍、酒精或药物使用障碍。通过倾听，提供信息、在精神障碍症状可能出现时进行筛查并提供帮助。

4. 定期随访·定期的随访可以监测患者的精神状态、药物的不良反应。此外，定期随访发挥了重要的支持作用，有助于激励和调动患者的积极性，并鼓励护理人员。

八、常见精神障碍

（一）发病机制

双胞胎和领养研究对支持遗传因素对抑郁症病因学的有一定贡献[37,38]。迄今为止最好的证据是 5 - 羟色胺转运体基因启动子区多态性和虐待儿童之间的基因-环境的相互作用[39]。其他因素也涉及常见精神障碍的病因学，包括贫困、应激的经历（如亲人去世、失业、结婚/离婚）、女性性别、年龄增长、身体不健康特别是与慢性疼痛和残疾有关的，以及酗酒或吸毒[35]。与身体健康状况不佳相关的残疾似乎是老年抑郁症普遍存在的主要原因[5]。

（二）临床特点及诊断

医学上无法解释的躯体症状是人们表达精神痛苦的最常见方式，而且往往是文化特异性的。例如，在撒哈拉以南的许多非洲地区，躯体不适可能表现为头部或身体的灼烧感或爬行感。在大约 2/3 的病例中，躯体症状是潜在的抑郁或焦虑的表现[40]。直接询问时，抑郁和焦虑（见下文）的典型特征通常很容易直接显现。躯体症状也可能传达潜意识中理解的痛苦，例如，女性被性侵犯后出现医学上无法解释的生殖器疼痛。

在西方，抑郁症的主要特征是悲伤的情绪，失去兴趣和不能享受生活中日常的快乐。在年轻人和老年人中，易怒情绪会超过悲伤。其他症状也存在，包括躯体症状（食欲不振，体重减轻，睡眠障碍，性欲减退）和认知症状（绝望、生活无意义、自卑、自杀念头、罪恶感、注意力不集中和记忆力受损）。全身疼痛、头痛和便秘也很常见。在不稳定的生存状况下，适当的能量和动力不足可能会被克服，而不会表现为功能受损。在公共宗教信仰盛行的地方，承认自己没有价值或有自杀倾向，通常会有严厉的社会制裁，灵敏度是必须的。在这种情况下，易怒、躯体症状和感觉，即一个人因感知到做错事而受到惩罚，可能是潜在抑郁症的迹象。

焦虑的特征是持续的担忧或恐惧，与所面临的威胁或困难的程度不成比例，并与损害有关。在焦虑时，去甲肾上腺素和肾上腺素的生理效应导致躯体症状，如心悸、气短、头晕、震颤和胸闷。焦虑其他身体症状包括肌肉酸痛和紧张性头痛、腹泻、恶心、胃部不适。

一般人群中大多数人都经历过孤立的常见精神障碍症状。要被认为是一种疾病，症状应该持续存在超过 2 周，不应在丧亲之后立即发生，或直接由于一般身体疾病或药物不良反应引起的（见提要 72.1）。此外，精神障碍应该出现在人际交往、工作和/或日常生活功能方面。生活困难导致常见精神症状容易被理解，但并不是所有心理问题的人都能发展成常见精神障碍，关键是看患者或他的同事认为他们的行为是否过度或是否符合他们一贯的反应。

（三）管理与治疗

1. 躯体症状·当主要表现为躯体症状时，进行适当的医学检查是很重要的。如果对焦虑、抑郁、酒精和药物使用的共病筛查是阴性的，对躯体症状治疗的主要原则如下：①获得患者的信任；②促使患者对其症状产生原因的认识从医学转向社会心理学；③减少残疾、恢复功能；④尽量减少医疗服务提供者多次访问所带来的负面影响，包括费用和接受无效/潜在有害的调查和治疗。

获得患者的信任，需要富有同情心地倾听他们所有的症状，并适当地询问他们，但不要过度。改变患者的疾病模式是一个更大的挑战。避免正面冲突，避免说"一切都在你的脑海里"或"你没有什么真正问题"之类的话。询问有关社会心理压力的因素，并与患者讨论这些因素如何与他们的症状相联系。举例说明大脑和身体之间的紧密联系是如何产生症状的："当你很担心的时候，你的肌肉会变得紧张，这会导致头痛。"在长期的病例中，可能需要采取具体的方法，承认对患者的症状没有医疗干预，但如果患者可以通过做一些活动分散自己的注意力，他们会感觉更好。定期的随访和信任的医患关系有助于减少频繁换医生及其相关危害。低剂量的三环类抗抑郁药（如夜间服用 25 mg 阿米替林）有助于缓解慢性疼痛。

2. 抑郁与焦虑·如果患抑郁症和/或焦虑症,应遵循基于证据的治疗方案(表 72.2)。如果给患者开了抗抑郁药,心理教育需要解释药物使用 3～6 周才能产生明显效果。药物不良反应通常是短暂的,可以容忍的。

通过询问患者生活中的困难和同情地倾听来释放他们的心理社会压力。患有常见精神障碍的患者可能会因为较小的困难而不知所措。重新激活社交圈,向患者询问过去支持他们的人的情况,并鼓励他们恢复联系,这可能是加强应对心理社会压力的一种方式。行为鼓励可能是有帮助的,例如,鼓励人们安排好自己的一天,花一些时间在户外,尝试做一些以前对他们有意义的事情。

(四)预防

初步证据表明,有针对性和普遍性的抑郁症一级预防方案对减少儿童和青少年的抑郁症发病率是有效的[41]。迄今为止,人们提倡以人口为基础的跨年龄层常见精神障碍初级预防方法,例如通过减少贫困等社会风险因素,但很少有人对此进行探讨[42]。心理治疗而非抗抑郁治疗可以预防卒中后的抑郁[43]。

九、精神性疾病

精神病最简单的形式是一种症状,而不是一种疾病,但即使是孤立的,精神病症状也表明一个潜在的严重问题。精神病可能是新发的(原发性精神病)或作为其他疾病的继发表现(如继发性情绪障碍,一般的身体疾病或酗酒或吸毒)。精神分裂症是原发性精神病的典型例子。在本节中,精神分裂症将在相关的其他精神疾病中详细讨论。

(一)流行病学

几乎所有的精神疾病对男性和女性的影响都是一样的。这些疾病开始于生命的早期阶段,大多在 15～45 岁之间,并且遵循一个长期的过程,这意味着精神病对人口疾病负担的贡献是不成比例的。从历史资料来看,中低收入国家的精神分裂症的预后情况更好[44],但最近的研究对这一发现提出了质疑[45-47]。

(二)发病机制

对未经治疗的精神分裂症患者的影像学研究已经确定了其特有的大脑结构变化。精神分裂症的"神经发育"模型,其中发育基因和早期神经损伤(例如继发于产科并发症)被假设相互作用并导致精神病,现已扩展到包括后期环境损伤(例如慢性社会逆境和药物使用)的作用[48]。这种精神分裂症的多因素模型被认为是导致大脑内产生多巴胺功能障碍最后共同通路[49]。其他神经递质的异常,如血清素和谷氨酸,也与此有关[50]。

(三)临床特征

精神分裂症有三个主要症状维度:阳性,阴性和一般症状[51]。阳性和一般症状主要发生在精神分裂症急性发作期间。阳性症状包括妄想、幻觉、精神障碍,如激动行为和形式思维障碍。妄想被定义为固定的、虚假的信念,而这些信念不是具有相同教育和文化背景的人所共有的。妄想信仰是最常见的迫害,但指涉妄想和夸大妄想也很常见。幻觉,指的是在任何一种感觉模式中没有外部刺激的感知,通常是听觉的。现实测试中的障碍可能是精神病的主要精神病理学特征,受影响的人失去了区分现实和幻想的基本能力。

精神分裂症的阴性症状与丧失和外部世界联系的必要功能有关。人倾向于孤僻,在自己的世界里,情感表达减少或情感迟钝,话语显著减少,这被认为是思维能力下降的表现(失语症)。

ICD-10 要求的特征性症状出现至少 1 个月才可以诊断为精神分裂症[52]。精神分裂症的主要鉴别诊断是其他精神障碍:分裂情感障碍,妄想症和急性和短暂精神障碍。在分裂情感性障碍中,精神病发作与明显的情绪发作相关联,而这些情绪发作在本质上可能是抑郁或躁狂。在妄想障碍中,在没有持续幻觉或其他精神病症状的情况下,存在系统化的妄想。在急性和短暂的精神障碍中,'妄想,幻觉,不能理解或语无伦次,或这些症状的任何组合'最多持续 2 周'[52]。

(四)治疗与管理

世界卫生组织的循证指南(表 72.2)意味着,精神病的治疗可以从初级卫生保健或一般卫生保健环境开始,如果患者对一线干预措施没有反应,则由专业精神卫生工作者进行适当的指导。如果有可能,精神病患者应该是在社区内接受治疗。

世界卫生组织准则假定,大多数中低收入国家只能提供第一代抗精神病药。氟哌啶醇的经典有效剂量为 3～20 mg,剂量超过 10 mg 不会增加疗效,但会带来严重的锥体外系不良反应(EPSE)的高风险,包括帕金森症状、肌张力障碍、运动障碍和静坐不能。第二代抗精神病药物的疗效与以前的药物相同,虽然它们也有不良反应,但可能耐受性更好。

(五)预防

没有既定的初级预防策略。未经治疗的精神病时间(DUP)与不良后果之间存在普遍认同的联系。因此,降低 DUP 的二级预防策略非常重要。社区康复和恢复策略,以及通过维持治疗预防复发,也是减少疾病对功能影响的重要策略。

十、双相情感障碍

双相情感障碍(BD)是一种以情绪剧烈波动为特征的复发性疾病。

(一)流行病学

情感双相障碍的平均发病年龄为 21 岁,男性和女性受双相障碍的影响相同。在初级护理环境中,多达 10% 的患者可能患有双相情感障碍[53]。与症药物滥用和焦虑症并发的比例在 50%~60%[15]。

(二)发病机制

遗传因素在双相障碍中起重要作用:单卵双生儿患 BD 的风险为 40%~70%,而双卵双生儿和所有其他一级亲属患 BD 的风险为 5%~10%[38]。然而,遗传方式是复杂的,由多个影响较小的基因介导。神经影像学研究显示,杏仁核和基底神经节的大小增加,葡萄糖利用率降低[54]。在前额叶皮质,灰质体积似乎减少了。神经心理学测试显示,在疾病发作期间,患者的记忆力和注意力会受到损害,这种情况在康复后也会持续。

(三)临床特征

躁狂的主要特征是极度兴奋或易怒的情绪至少持续一周。相关的行为和认知症状包括能量增加和多动症,从半目的性的活动到破坏性和不安的行为。其他的行为症状有失控、性欲增强、过度社交和过度健谈、行为散漫和不当、过度消费和鲁莽决策。乐观和自信心通常让位于浮夸和浮夸的妄想。这种疾病的抑郁期与抑郁症的症状相似。生理症状(食欲和体重增加,嗜睡和情绪反应)和过度疲劳(所谓的铅麻痹)的逆转,被认为是双相抑郁症的特征。

(四)治疗与管理

BD 的治疗可以分为三个阶段:急性期、持续期和维持期。关于循证指南见表 72.2。治疗离不开药物,但也需要社会心理干预。急性躁狂发作的药物选择包括情绪稳定剂或抗精神病药物。所有这些药物都需要仔细的监测,但由于锂的治疗剂量范围窄,具潜在的肾毒性和神经毒性,最需要密切的监测。达到缓解后即为持续治疗阶段,持续约 6 个月。的第一次躁狂症发作的患者将近 90% 会复发。因此,必须进行维持治疗。BD 的长期管理通常需要专家或对心理健康有特殊兴趣的从业者的投入。特别是对这种疾病抑郁期的处理可能很复杂。重要的是,受影响的人和护理人员要了解这种疾病。需要提醒患者改变他们的生活方式,保持例如饮食和睡眠习惯等日常生活。

(五)预防

如前所述,预防应从预防复发的角度来考虑。这应该扩展到解决药物滥用问题,仔细的身体健康监测和自杀风险监测,这些问题可能会影响多达 15% 的患者。

十一、痴呆

(一)流行病学

65 岁以后,痴呆症的患病率每 5 年翻一番[55]。在教育程度较低的非西方国家,痴呆症的诊断仍然是比较困难,这可能导致低估患病率[56]。将近 60% 的痴呆症患者在中低收入国家被发现,预计到 2040 年将增加至 71%[14]。痴呆症对患者本人和护理人员来说都是非常沉重的负担[57]。早期诊断和以循证干预可以帮助减轻这种负担,即便是在中低收入国家[57]。

阿尔茨海默病(AD)占尸检确诊为痴呆的大多数(超过 50%),其次是血管性痴呆(25%)、路易体痴呆(15%)和其他痴呆,包括额颞叶痴呆(5%)[58]。

(二)发病机制

大多数人都知道 AD 的发病机制[55,59]。AD 的发病风险约 70% 是由遗传因素引起的,遗传突变的显性传播解释了约 5% 的病例(大部分为早发性 AD),影响较小的多个相互作用的基因增加了晚发性 AD 的发病风险[59]。在后者中,编码载脂蛋白 E 的基因多态性与最大的风险增加有关[59]。AD 的核心病理表现为淀粉样斑块和神经纤维缠结,其与神经毒性和神经元死亡相关联。AD 和血管性痴呆的病理变化有大量的重叠[55,59]。

在 HIV 相关性痴呆(HAD)中,由于 HIV 感染的直接影响而产生的神经毒性,以及由于感染或免疫激活的小胶质细胞或巨噬细胞产生的神经毒素而产生的间接影响与发病机制有关[60]。即使在引进了高度活跃的抗逆转录病毒疗法之后,HAD 仍然是艾滋病的一个重要特征[60,61]。

(三)临床特征

痴呆的特征是全球性的,慢性和进行性认知衰退(影响记忆,定向和语言),它与受损的功能相关联;例如在日常生活中如洗漱、穿衣、吃饭和个人卫生活动。痴呆的主要症状,尤其是 AD,通常是健忘,但也可能是抑郁的情绪或恶化的社会行为、情绪控制和动机或精神病的症状[9,58]。患者本人可能不了解该疾病的症状,因此从可靠的提供资料者获得详细的病史也是必要的。

其他形式的痴呆尽管在临床表现上有很多重叠,但也有一些明显的特征。血管性痴呆的典型表现是执行功能障碍而不是健忘,该病呈逐步进展,甚至可能与症状的改善或稳定时期有关[58]。在路易体痴呆中,运动症状和视觉幻觉可很明显,这与抗精神病药物的敏感性有关。在额颞叶痴呆症中,疾病最初表现为人格和行为的改变,通常在 60 岁之前发病。在 HIV 相关性痴呆中,经常可以看到皮质下的缺陷,其特征是精神和运动迟缓、注意力和记忆力低下、冷漠、情绪反应降低和社交减少[61]。

(四)治疗与管理

首要任务是排除谵妄,并筛查包括严重抑郁在内的可能可逆的认知衰退原因(见提要 72.1)。更倾向于谵妄而非痴呆的临床特征包括突发性和近期发作、夜间恶化以及对时间和地点的定向障碍。三种简单的痴呆症认知筛选测试是:通过要求患者立即和在 5 分钟(记忆)后重复三个常用词来测试记忆，评估对时间和地点的定位，让患者指着身体的某些部位并解释它们的功能（语言技能）[9]。干预原则列于表72.2[9]。支持护理人员也会给患者带来好处，包括延迟住院时间[62]。虽然罕见，但患者挑起争论的行为可能会引发他人的虐待行为。

（五）预防

最近，一个专家共识小组使用了现有最佳证据进行系统审查的数据，得出结论，目前没有足够的数据来指导预防痴呆的干预措施[63]。然而，解决痴呆症可能的生活方式的风险因素，例如增加体育活动、改善饮食和戒烟，在任何情况下都会带来其他健康益处[59]。通过认知活动增加认知储备是一种很有希望的降低痴呆风险的特异性干预措施[59]。

十二、酒精和药物（"物质"）使用障碍

（一）流行病学

据估计，仅饮酒一项与全球3.8%的所有死亡人数和4.6%的残疾调整寿命年（DALYs）与饮酒有关[64]。据估计，全世界约有1 530万人患有药物使用障碍[65]。更多的人使用非法药物：2008年，全球估计有1.55亿～2.5亿人使用毒品，主要是大麻，其次是苯丙胺类兴奋剂、可卡因和阿片类药物。除了对健康产生不利影响之外，非法药物的社会成本也很高，据估计，在已对其进行估量的国家，非法药物的社会成本约占国内生产总值的2%[66]。不同国家和不同时期的酒精和药物使用模式各不相同，但由于全球相互联系，新花样可以迅速传播。毒品使用在中低收入国家迅速地扩大，例如东非的海洛因使用[65]。

（二）临床特征

酒精和药物使用障碍包括依赖和有害使用[10]或滥用综合征[11]。依赖性并不常见但很严重的，有强烈的欲望或强迫服用这种物质的特征；难以控制药物滥用；生理或心理戒断；由于对其作用的耐受而不断增加的摄入量；尽管有明显的危害，仍然继续使用这种物质；在生活的各个方面，药物的使用占主导地位，并且在停药一段时间后，药物的使用迅速恢复到以前的水平[52]。有害使用出现在当药物的使用与明确的身体，人际交往，社会或法律损害相关。

在一般的卫生保健环境中，酒精和药物使用障碍通常伴有创伤、意外或暴力的继发性或药物使用的身体后果（例如，酗酒者的急性胰腺炎、酒精依赖者的肝损伤、血液传播疾病，如艾滋病病毒和注射吸毒者的脓肿）。因此，卫生保健工作者有机会识别一组因使用药物而出现并发症的高危人群。

（三）治疗与管理

急性中毒或戒断可能需要紧急干预（表72.2）。在大多数情况下，安全戒除酒精和/或苯二氮䓬类药物需要积极的医疗管理，以尽量减少癫痫、谵妄和死亡的风险。虽然没有生命危险，阿片类药物的戒断令人不快，戒断症状的对症治疗是有帮助的。对所有药物来说，戒除过程都是容易的部分；真正的挑战在于坚持禁欲。为了实现这一目标，心理社会支持和康复是干预的主要手段。自助组织，如戒酒互助会或麻醉品互助会，对有些人也是很有帮助的。

（四）预防

对于酒精等合法可得的物质，成功的一级预防战略包括减少获得性，例如通过价格管制或减少出售酒精的零售商店的营业时间[67]。酒精相关的危害与一个国家的人均消费量直接相关[64]。二级预防措施包括立法禁止酒后驾驶和对被认定为"高危"的人进行基于个人的简短心理干预。在使用酒精而受害的人群中，这一简单的干预措施已被证明可以减少酒精摄入量[68]。向注射吸毒者提供无菌针头，并将注射器更换为长期口服阿片类药物替代品，如美沙酮，可减少注射与注射有关的行为和危害，特别是血液传播疾病[69]。

十三、儿童心理健康问题

世界卫生组织的精神卫生差距行动方案实施指南（mental health gap action programme implementation guide，mhGAP-IG）为以下检测和管理提供了具体的指南：儿童发育障碍和行为障碍[9]。常见精神障碍和药物使用障碍对儿童和青少年来说也是问题，但在总论章节中已包含，并对年轻人何时出现这些情况给出了具体建议。

（一）流行病学

心理健康和发育问题是儿童和青少年残疾的主要原因[70]。风险因素暴露的时间可分为孕前期、围生期、婴儿期或幼儿期、学龄期和青春期，并叠加在终身危险因素之上，如遗传易感性、身体健康问题、护理人员的心理健康问题、提供护理的环境中的问题、接触有害物质或毒素、遭受暴力、虐待或忽视[71]。

（二）临床特点及诊断

发育障碍包括智力障碍（以前称为智力发育迟滞）和普遍性发育障碍，包括自闭症。智力障碍（ID）的特征是多方面的发育延迟，包括认知、社交、语言和运动发育，这些都与日常生活活动中的功能受损有关。在应用其他文化的智商测试对ID做出诊断时需要注意；与其他儿童相比，评估适应功能通常是更好的发育迟缓指标。广泛性发展障碍（PDD）社会行为、沟通和语言方面有更具体的缺陷，以及经常重复进行的活动或兴趣范围缩小。智力障碍（ID）大约占2/3。调查需要排除视觉或听觉障碍、家庭贫困的社会心理刺激和母亲抑郁，所有这些都可能

导致儿童明显的发育迟缓。调查需要排除视觉或听觉障碍、家庭贫困的社会心理刺激和母亲抑郁,所有这些都可能导致儿童明显的发育迟缓。癫痫和伴随严重精神障碍,尤其是抑郁症和精神病,这在患有发育障碍的儿童中很常见,可导致间歇性行为障碍或功能恶化。这些合并症的表现往往是非典型的,需要临床医生高度怀疑,并更多地依赖可观察到的症状,如抑郁症患者的食欲不振和体重减轻。

儿童行为障碍包括注意缺陷多动障碍(ADHD)和行为障碍。ADHD 的主要特征是:①难以保持注意力集中,例如在活动中分心而无法完成;②活动水平增加,表现为过度不安、坐立不安、吵闹和健谈。这些症状必须在 6 岁之前就开始出现,持续超过 6 个月,并在学校和家庭等多个环境中带来困扰,这样才能确诊为 ADHD。行为障碍表现为脾气暴躁、持续的不服从和反社会行为,这些行为远远超出了正常的顽皮或叛逆行为,例如欺负他人、偷窃、放火、虐待动物、破坏财产、说谎和离家出走。要被诊断为一种疾病,这些行为问题应该存在至少 6 个月,并对生活中若干领域造成困扰。

(三) 治疗与管理

参见世界卫生组织关于治疗发育和行为状况的 mhGAP-IG,见表 72.2[9]。为一般卫生工作者提供支持和心理教育的简单提示,以照顾患有发育障碍的儿童。免费下载的培训教材正在埃塞俄比亚试行,请参见:http://labspace. open. ac. uk/mod/oucontent/view. php? id=451962&direct=1。简短的社会心理干预可以非常有效地改善儿童的行为障碍,但护理人员和教师将需要明确的指导和支持,使他们能够实施干预。持续奖励好的行为比惩罚坏的行为产生更好的效果。停止治疗或转移注意力,例如使用"暂停"策略,也可能是有效的。

(四) 预防

ID 的初级预防需要采取公共卫生措施,包括:改善营养,减少孕妇的感染(包括风疹、艾滋病病毒和弓形虫病)和饮酒,提高产科护理,降低中枢神经系统感染(包括疟疾、流行性脑膜炎、艾滋病病毒和麻疹)的风险,头部受伤,营养不良(发育不良、缺碘缺铁),婴儿和幼儿接触环境污染物(如砷和铅)的情况[72]。母亲的抑郁,特别是在产后期间,是儿童较发育较差以及情绪和行为障碍的发病和持续的一个重要和可补救的危险因素[73]。

十四、后人道主义危机

精神卫生干预措施越来越多地纳入对人道主义危机的标准应对措施中[74]。尽管这在很大程度上是一个受欢迎的进步,并为以前服务不足的社区精神卫生保健提供了改善的机会(请参见:http://internationalmedicalcorps. org/page. aspx? pid=313),但资源缺乏地区和不适当地文化的干预有可能产生不敏感、无效结果,甚至有害的干预结果。为避免出现这种结果,一个由该领域专家组成的跨机构组织已经提出了良好的指导意见[75]。后人道主义危机有两大主要的心理健康问题:①(重新)对已知的严重精神障碍患者建立保护和治疗措施;②正确应对任何与创伤有关的精神健康问题。在这两种情况下,重要的是不要忽视了食物,住所和安全的基本需求。许多精神上的痛苦将通过关注这些必需品而减轻。对于因危机而产生的精神痛苦,对文化敏感性的需求是至关重要的。从长远来看,给予时间并让社会集体治愈创伤可能是最有帮助的。的确,人们已发现,对受创伤的人立即进行"询问"会增加而不是减少精神障碍的后续发展。然而,根据世界卫生组织的精神卫生差距行动计划或机构间常设委员会(inter-agency standing committee)准则,严重或持续的反应可能需要立即干预[75]。

参考文献

见:http://www. sstp. cn/video/xiyi_190916/。

第73章 热带地区口腔卫生

RAMAN BEDI, CRISPIAN SCULLY

翻译：姚韵怡　杨　坤
审校：李石柱　姜岩岩　刘　华　洪青标

要点

- 口腔健康问题在很多国家造成了较大的卫生负担，而且某些口腔疾病是热带国家所特有的。
- 口腔疾病是最常见的非传染性疾病，与其他许多非传染性疾病具有同样的危险因素。
- 全球约90％的人口受到龋齿的困扰。
- 牙周疾病患者亦在人群中占有较高比例。
- 吸烟者和烟草使用者口腔癌症发病率高。

一、概述

作为全身健康的一部分，口腔健康的重要性目前已得到广泛认可，不仅在工业化国家是这样，热带及亚热带地区亦是如此。在WHO和国际口腔联合会的支持下，全球口腔健康成为一个独立学科的构想已开始成形。21世纪早期，国际口腔健康的重心将放在龋齿（dental caries）上，并承诺将在2026年出生的儿童群体中消灭牙齿空洞问题（或至少将发病率控制在10％以内）[1]。

同样值得强调的是，我们应当认识到热带牙科学不仅是热带地区的牙科学（口腔卫生）。在人口迁徙以及环球旅行的背景下，一些原仅发生在某些发展中国家的口腔疾病，现已在世界各地有分布。本章除介绍世界各地常见的一些口腔疾病外，还将涵盖一些热带地区特有的口腔疾病及其相关的危险因素。

二、龋齿

龋齿（dental caries）和普通感冒一样，或许是现代人群中最常见的疾病，但与感冒不同的是，龋齿可导致永久性缺陷[1]。国际流行病学研究普遍认为，非乳制品外源性糖是龋齿发生的病原学中最重要的饮食因素。在工业化国家，营养在牙齿发育中的作用被认为是微乎其微的[2-3]。然而，存在营养不良的热带和亚热带地区，常见到牙齿，尤其是乳牙萌出延迟的现象[4]。但尚无确切证据表明，牙齿发育过程中的营养不良会影响后续牙齿龋坏的程度[5]。

近几十年中，发展中国家的教育及卫生等事业飞速发展，婴儿死亡率下降，寿命延长。然而，这些发展往往伴随着糖类摄取量增加，尤以糖果或碳酸饮料的方式摄入最为普遍。WHO口腔健康全球数据库于1969年建立，其通过对各国龋齿发病水平的持续监测揭示了两种明显趋势：一是发达国家龋齿发病水平的持续下降；二是发展中国家龋齿发病率的不断上升[6]。

尽管龋洞修补的设计和填充材料改变了口腔修复治疗的处理方式，但在过去几十年中，龋齿的治疗并未发生根本上的改变。在发展中国家，尤其是那些缺少有资质牙医的国家，非创伤性修复技术已经取得了可喜的成果[7]。

很多研究证明，含氟牙膏可显著减少龋齿的发生。而成本问题一直以来都是发展中国家推广使用含氟药膏的主要障碍。不过WHO正在开展的新项目，即在发展中国家引进当地可生产的人们负担得起的含氟牙膏，已经获得了令人满意的效果[8]。

目前已有证据表明，儿童的龋齿问题得到了相关管理部门的关注及政策的支持[1]。显而易见，每一卫生社区均需制定含氟化物政策，最好的措施是采取饮用水加氟或改善儿童口腔卫生[1]。目前已知某些文化习惯如使用无烟烟草来影响龋齿的发生[9]。但研究表明，使用无烟烟草可导致龋细菌数量的显著增加，原因在于此类产品所含的糖类可促进变形链球菌等细菌生长[10]。尽管这些证据提示无烟烟草与龋齿之间存在关联，但尚无因果关系定论。

三、牙周病

目前尚无证据表明发达国家与发展中国家炎症性牙周病（periodontal disease）存在特征性的区别[11]。从全球看，不同地区人群牙周状况的相似之处多于其不同点。然而也有证据表明，发展中国家的牙周病更为普遍，主要原因为口腔卫生状况不良及大量牙结石滞留引起的，而非牙周破坏[11]。

WHO已经发布了防治指南[12]。在许多发展中国家，因为贫穷限制了牙刷的使用，传统的米斯瓦克（Miswak）产品目前仍然广泛使用，其被证明是有效的牙齿清洁剂,效果甚至与某些在西方国家使用的清洁剂相当[13]。此外,在南亚及非洲的某些地区,人们将烟草制品(粉末及糊剂)、木炭和灰用作清洁剂。他们常用示指将烟草涂布在牙齿或牙床上。另外,还有其他一些作为牙膏来使用的特殊烟草产品,如 Gul、Mishri、Bajjar、Gudakhu 以及烟草水(作为漱口水使用)[14]。

四、口腔癌

大多数的口腔癌(oral cancer)都是鳞状细胞癌(SCC)。习惯上,我们将唇(ICD 140)、舌(ICD 141)、牙龈(ICD 143)、口底(ICD 144)及其他口腔非特定部位(ICD 145)癌症均归为口腔癌[15]。不同国家和种族间口腔癌的发病率和死亡率均存在明显差别,其主要原因在于某些特定的风险因素,如酒精、烟草(有烟或无烟)、槟榔(betel)的使用,以及与日光暴露相关的问题;除此以外,饮食因素以及遗传因素性也可能发挥了一部分作用。另外,保健服务的有效性和可及性的差异也非常明显[16]。

不同国家及地区的口腔癌发病率差异很大。全球范围内,尽管东欧及法国曾在某些方面报告为最高,但普遍来看,该病在发展中国家最为常见,尤其是亚洲。就全球而言,口腔癌的发病率居第 12 位,但在男性其居第 8 位[17]。全球每年均有约 197 000 人死于口腔及咽部癌症,而美拉尼西亚及亚洲中南部地区的口腔癌死亡率最高。该病的男女性别比为 2∶0。男性口腔癌最常见于东欧、南亚、美拉尼西亚、非洲南部及澳大利亚、新西兰;女性则最常见于亚洲中南部、美拉尼西亚及澳大利亚、新西兰。唇癌最常见于热带及亚热带地区的白种人[17]。

能引起口腔癌的特定危险因素,在南部非洲为烟草[18]或酒精,在亚洲中南部及美拉尼西亚为槟榔块[19]。咀嚼烟草是南亚人群的一个重要危险因素。咀嚼槟榔(蒌叶)果实的习惯影响口腔黏膜纤维化及口腔癌的发展。一些人仅咀嚼槟榔,而有些人则更爱好"paan";后者还包含烟草,有时也含石灰和儿茶。印度的研究已经证实了咀嚼"paan"烟草与口腔癌尤其是颊癌和唇黏膜癌之间的关联。同时,越来越多的证据表明,酒精使用量的增加与口腔癌风险呈正相关。饮酒的作用已在不同社会阶层梯度中观察到,对许多国家而言,烟草使用也具有相似的模式。此外,在许多国家的青年人群(<45 岁)口腔及咽部癌症发病呈上升趋势;在该方面,人类乳头状病毒与之关联越来越密切[20]。

西方国家(英国、美国、澳大利亚)发现的口腔癌在分子层面的变化,尤其是 $p53$ 基因突变,在东方(印度及东南亚)并不常见。此类地区常见的是 RAS 致癌基因的作用,包括突变、杂合性丧失(H-ras)以及扩增(K-ras 基因和 N-ras 基因),这提示了遗传差异的存在。显而易见,不同民族人群原癌基因与致癌基因通过外源性代谢酶

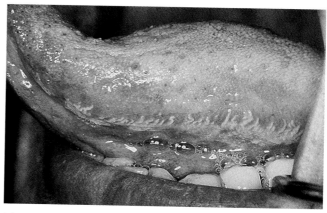

图 73.1 与 HIV 相关的毛状白斑。

进行新陈代谢或修复 DNA 损伤的能力亦可能存在遗传学差异。

肿瘤可发生于口腔的任何部位,但常见于舌后外侧边缘和口底,即"棺材(coffin)"或"墓地(graveyard)"区,蒌叶使用者则常见于颊黏膜。因此,不仅要检查整个口腔,还要重点检查和触诊舌后外侧边缘和口底(图 73.1)。此外,往往还存在以下孤立的、慢性的病变:溃疡、红色病变、白色病变、硬块、裂口、颈部淋巴结肿大。颈前部淋巴结肿大可通过触诊发现。有该体征的患者中,30%可触及肿大淋巴结的患者伴随转移瘤;25%无体征的患者,可能在 2 年内进一步发展为淋巴结转移。

唇癌往往伴随有增厚、结痂、溃疡等症状,且通常发生于下唇。潜在恶性病变或症状可能包括光化性唇炎、不典型增殖性红斑、黏膜白斑(约 50%的口腔癌与黏膜白斑病相关)、扁平苔藓、口腔黏膜下纤维变性、长期免疫抑制。

口腔鳞状细胞癌发现较晚的患者,一般都已伴有晚期疾病或淋巴结转移。如能早期发现和治疗,患者的外观、功能及生存情况都将更好一些。口腔癌早期往往存在一些高度可疑的指标,特别是当孤立病变存在时间超过 3 周时。如果发现病变部位变硬、有颈淋巴结病变以及患者属高危人群时尤其要注意。

明确诊断以及确定是否累及淋巴结,是否存在其他原发性肿瘤或转移癌(图 73.2)都是非常必要的。以下是一些具有强烈提示意义的检测方法:①皮损活检:切开活组织检查通常具有提示意义,但在存在广泛潜在恶性病变以及需明确外观看似良性的病变是否为恶性时,可用口腔刷活检;②颌放射摄影术;③胸部 X 线摄影及上消化道内镜检查,以排除第二原发肿瘤;④可触及淋巴结细针抽吸活检,有某些适应证者行全血计数及肝功能检查。

尽管化疗是一种新兴的治疗方式,尤其是表皮生长

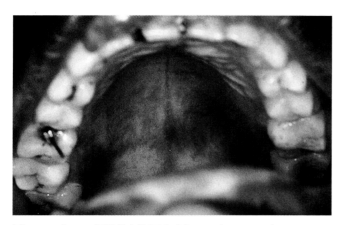

图 73.2 与 HIV 相关的卡波西肉瘤(Kaposi's sarcoma)。

因子受体阻滞剂的应用[21],但口腔癌现阶段仍主要通过手术或照射进行治疗,还没有明确的常规对照试验的治疗方式。多学科联合会诊,即外科医生、肿瘤学家、相关支持人员共同参与,通常可达成一个公认的治疗方案,产生最佳的治疗效果。然而,在很多国家,口腔癌死亡率仍大幅增加。尽管口腔癌筛查对提高患者生存率、减少死亡率的效果尚未被证实,但古巴正在开展的口腔癌筛查项目,已使得局限于诊断期的癌症比例大幅增加,且患者生存率也有所提升[22]。WHO 已经发布了防治指南[23],且有研究表明,初级预防或戒烟可减轻或逆转癌前病变。有相当多的证据表明,食用新鲜水果和蔬菜尤其是含维生素 A 的食物,对口腔癌及癌前病变具有保护作用。口腔癌的预后与发生部位密切相关。口腔内癌的 5 年生存率可能低至 30%,原因在于后部病变往往出现较晚;但对于唇癌来说,其 5 年生存率通常高于 70%。

五、增殖性红斑(黏膜红斑病)

增殖性红斑(erythroplasia)是一种罕见、孤立、红色、光滑的病变,患者年龄主要集中在 60～80 岁。其常发生于口底、舌腹或软腭。这是最重要的口腔病变之一,因为 75%～90% 的增殖性红斑被证明是癌或原位癌,亦或是严重的不典型增生。增殖性红斑恶变的概率较黏膜白斑病高 17 倍。病变组织应切除并送组织学检查。预防措施是避免咀嚼烟草和槟榔,以及酒精的摄入[24]。

六、黏膜白斑病

以往所有的口腔白色病变都称之为黏膜白斑病(leukoplakia),而且通常认为其具有恶变性。黏膜白斑病目前仅限于指原因不明的白色病变。大多数的白色病变都是由咬颊、烟草摩擦造成的无害性角质化。但下述情况除外:感染(如念珠菌病、梅毒和毛状黏膜白斑病);皮肤病(通常为扁平苔藓);肿瘤疾病(例如黏膜白斑病和癌)。这些必须排除的其他情况,常采用活组织检查的方法来进行。

表现为均匀白色斑块症状的最常见病是角化病,其好发于颊黏膜,恶变的可能性通常较低。结节性的病变相较更加严重一些,尤其是有斑点的黏膜白斑病。其往往由充血的、被侵蚀的、黏膜区的白色斑点或结节组成。如存在严重的上皮发育不良,则提示恶变的风险极大。10 年以上恶变的总发生率为 3%～33%,但约 15% 的患者存在临床上逆转。

目前尚很难对白斑进行精确诊断,因为癌症也可表现为白色病变。活检对诊断具有提示意义,取样时应采集硬结、充血、被侵蚀或溃烂的部位,而非更为明显的白色的过度角化区域。用甲苯胺蓝染色有助于突出最合适的取样部位。

病变的处理较困难,尤其在广泛存在黏膜白斑和病变有增殖性红斑的部位。需要减少或消除明显的发病诱因,如改变吸烟和饮酒的生活方式等来预防本病的发生[25]。不典型增生病变必须切除,且术后应每隔 3～6 个月对患者进行定期随访。但 1/3 以上的病例会有复发。

七、口腔黏膜下纤维化

口腔黏膜下纤维化(oral submucous fibrosis, OSMF)虽然不是结缔组织病,但其病理变化与硬皮病(scleroderma)非常类似。硬皮病严重影响皮肤,但对口腔黏膜几无影响;而 OSMF 只引起口腔组织严重的纤维化,且通常是致残性的。

事实上,OSMF 几乎只影响来自印度次大陆的人群[26]。有证据表明其属于癌前病变。该病变可能与咀嚼槟榔果有关,基质金属蛋白酶 3(MMP3)启动子的 5A 基因型可能会影响患 OSMF 的风险[27]。患者可能会出现缺铁性贫血,但贫血在不患 OSMF 的亚洲人中亦不少见[28]。

临床上,OSMF 常引起患者面颊、软腭或唇内面等部位对称性的纤维化。此种纤维化非常严重,以至于累及区域几乎变成白色,而且其坚硬程度甚至达到用手指也无法使其凹陷的程度。颊纤维化往往导致患者严重的张口受限,使治疗非常困难,甚至失去治愈的可能性。到后期患者只能靠胃管喂食维持。

病灶内注射糖皮质激素,同时采用牙间螺钉或"斜长石"("therabite")定期拉伸口腔软组织的方法,可能会延缓闭合位置的固定。药物治疗包括局部药物治疗(如用 cox-2 抑制剂)以及病灶内注射药物(如糖皮质激素、胶原酶、透明质酸酶)以及系统性药物治疗(如番茄红素、己酮可可碱)。外科手术包括激光松解术、条带状及裂开的皮肤切除,以及前臂桡侧或其他位置的皮瓣修复。

八、烟草及槟榔果使用

(一)无烟烟草(smokeless tobacco)

在哥伦布发现美洲大陆之前,烟草(有烟和无烟)就已经是美洲原住民文化的一部分了。在那之后，这种习惯更是蔓延至全世界。在中世纪，烟草被用于制作软膏、口腔清洗剂及膏药。某些群体坚信其具有药用价值。

无烟烟草的使用在年轻人中呈增加的趋势，特别是在颁布了禁烟令以后，而且大家普遍误认为其危害小于有烟烟草。无烟烟草产品的市场不断扩大，也有了很多其他的使用方式[29]，如吹入（鼻烟）或咀嚼和吮吸（gutka）。目前全球许多地区都在使用无烟产品，包括美国和瑞典在内，但是南亚的无烟产品危害最大，尤其是印度次大陆。这一习惯在南亚国家最为普遍，尽管通过销售点立法进行了物质层面的控制，但其在文化上几乎被所有年龄段接受，甚至5岁的孩子都已开始形成使用无烟烟草的习惯[30-31]。

英国关于无烟烟草使用情况的流行病学调查资料较少。2004年英格兰健康调查表明，无烟烟草的使用在孟加拉社区最为普遍（男性使用率为9％，女性使用率为16％），其次为印第安人社区（主要是旁遮普人和古吉拉特人，男性使用率为1％～4％、女性使用率为1％）和巴基斯坦人社区（男性使用率为1％～2％，女性使用率为1％）[32]。

使用无烟烟草的习惯还可增加心血管疾病的危险因素（这些因素包括高血压，心率增加，卒中致脑损伤，胰腺、胃、膀胱和肺的癌肿），或导致精子质量下降、死胎风险增加、早产以及胎儿出生体重下降等[33]。不同的无烟产品给健康带来的风险亦不相同，这主要取决于其使用的原料，表现为从牙齿轻微红-橙变色到其他一些更严重的后果，包括先天口腔缺陷（如腭裂）及口腔癌症等。这些产品含有数量不等的已经证实的致癌物，如烟草特有亚硝胺、苯并（a）芘和有毒金属。尽管一些使用者已将该习惯与口腔癌联系起来，但有关黏膜白斑病及口腔黏膜下纤维化等癌前病变知识的普及程度还相对较低[34]。目前已知将无烟产品作为"夜间咀嚼物"使用时，癌前病变及口腔癌的风险将增加；如整夜无烟产品放在颊囊，同时合并其他如饮酒、吸烟等习惯，则会产生协同效应，使上述风险进一步增加[35]。

典型的病变如发生于颊黏膜、牙龈和磨牙后三角区的"印度口腔癌（the Indian oral cancer）"，病因即为将无烟产品放置在该区域。正如病名所示，这一习惯在南亚地区尤其普遍。口腔卫生不良是无烟产品使用者的另一特征，临床表现为牙周袋加深、牙龈发炎、出血[36]。无烟产品中的不溶性微粒可引起牙齿硬组织磨损，这在一定程度上也提示无烟产品的使用与龋齿的发生有关，但确切的因果关系还未明确。

近期的禁烟令强调，无烟产品作为有烟产品的一种替代物，其使用率正在升高。尽管证据表明部分干预措施对戒烟是有效的，但在无烟产品使用者中，尼古丁替代物和安非他酮是无效的，而行为干预有一定的积极作用[37-38]。

（二）槟榔果

在全球最普遍的成瘾物中，槟榔果排第四位，居烟草、酒精和咖啡因之后。据估计其使用者约达6亿，尤其是在亚洲南部、东部和东南亚国家。在印度教的宗教仪式中，槟榔果被认为是"神圣起源的水果（fruit of divine origin）"而被崇拜的。在亚洲南部，人们认为其有药用价值，可作为催欲剂、口气清新剂，并具有助消化的作用，通常被提供给参加重要社交聚会、婚礼以及其他宗教活动的客人[39]。妇女和儿童等弱势群体在内的所有社会阶层，均有广泛使用槟榔的习惯，其已成为文化和种族身份的一个重要组成部分。虽然在各地区存在差异，但通常的使用方法都是直接咀嚼，或将槟榔果与石灰水（氢氧化钙）、香料和其他的调味剂混合并用蒌叶包裹后置于牙龈和脸颊间。由此刺激产生的唾液既可以吞下去也可以吐出来。在印度次大陆的一些地区，一些使用者还会在咀嚼物中添加烟草，但在其他一些地区如中国台湾和巴布亚新几内亚，这种现象并不普遍[40]。据报道，在过去的几十年里，约20％～40％的印度、尼泊尔和巴基斯坦人习惯使用槟榔。但这一趋势似乎正在发生改变。如泰国使用槟榔的人正在减少，而帕劳食用槟榔的人却出奇的多，比例高达70％～80％。槟榔果不仅在亚洲普遍流行，而且在有上述国家人口定居的西方国家也日益普遍。据报道，美国和英国的少数民族移民中槟榔果的使用有所增加[41]。

无论是单独还是与烟草一起使用，槟榔果对人体都有致癌作用。其含11％～26％的丹宁酸，0.15％～0.67％的生物碱，同时具有细胞毒性和基因毒性。其与具有高度恶变可能性的潜在恶性疾病具有相关性，如口腔扁平苔藓（oral lichen planus）、口腔白斑和口腔黏膜下纤维化；如添加了无烟烟草，则恶变风险将进一步增加[42]。

咀嚼物所使用的石灰含高浓度的砷，该有毒金属也可致癌[43]。其余组成成分可引起苔藓样病变，而该病变作为癌前病变的可能性尚未引起重视。槟榔果与口腔、咽和食管癌症（归因于p53基因突变）有关，在一定程度上还与肝癌有关；此外，其与代谢综合征、肥胖、心血管疾病、糖尿病、慢性肾病、肝硬化和低出生体重儿亦存在关联[44-48]。

槟榔果使用者往往口腔卫生不良，存在口臭、牙周健康状况差等情况，以及牙龈病变和萎缩、牙周袋、牙龈出血等发生率增加。轻度到重度的组织磨损是槟榔使用者常见的另一个症状，严重者还伴有根尖周炎和牙槽骨吸收。磨损的程度与使用槟榔时间的长短、使用频率成正比。虽然还少有证据表明干预措施是有效的,但结合行为支持和咨询的戒断指导可能对戒除使用槟榔果的习惯有一定效果[49]。

(三) Naswar

Naswar(Nass,niswar,kap)是无烟烟草的一种,其含有粉状烟草、熟石灰、靛蓝、豆蔻和薄荷醇。该烟草主要流行于中亚、阿富汗、巴基斯坦、伊朗以及瑞典和南非的某些社区。使用者通常采用鼻子吸闻的方法,但也有人捏取少量置于舌下或颊前庭。

Naswar 主要生产于巴基斯坦,有绿色、灰色和黑色几种类型。与大多数无烟产品类似,其含非游离尼古丁(13.2 mg/g)、致癌性的烟草特有亚硝胺(TSNAs),pH(9.0)相对较高;因存在多环芳香族化合物以及有毒金属镉、砷、铅而可能引起细胞突变,这类有毒金属对口腔及全身健康均存在不良影响[50]。虽然 Naswar 被当作草药使用,尤其是用于儿童,但其与消化性溃疡、口腔黏膜下纤维化以及口腔和食管癌等潜在恶性疾病均相关[51]。虽然使用者认为该习惯与口腔健康不良(牙痛、龋齿以及牙龈出血)有关,但很多人未认识到其可导致更严重甚至危及生命的后果(如口腔癌)。

对干预措施的疗效认识还非常有限。因此,在这些社区应该采用文化上可以接受的教育方式,来提高人们对该习惯所致不良健康影响的意识,同时采取行为干预措施以促进其长期戒除效果。

(四) 水烟

水烟是有烟烟草的一种,在年轻人中的使用越来越普遍,呈全球性流行。尽管水烟的使用因文化的因素与地中海东部和亚洲西部有关,但其在全球范围包括英美等发达国家,已越来越受到欢迎。不同地区对该习惯的称呼有所不同,也被称为水烟壶、水烟管、nirghile、水烟、水烟袋以及 galyan。每支水烟冒烟持续时间约 20～80 min,释放的烟量相当于一个人吸 100 支香烟,这使得水烟使用者暴露在高于香烟使用者 8 倍量的一氧化碳中,对健康的不良影响亦增加。

使用水烟被认为是一种较吸烟危害更小的替代方式,而实际上其对口腔及全身健康均有影响[50]。使用者患癌症、心脏病、呼吸道疾病、牙周疾病的风险显著增加,还会导致不良妊娠结局,如低出生体重儿。尤其是水烟还存在可共用的问题,虽然尚不确定,但有证据表明其还与丙型肝炎、结核病有关。目前,长期戒除这一习惯的预防和治疗效果尚缺乏证据。但相关证据提示,应让水烟使用者意识到其成瘾性及危害性,从而停止这种行为[52]。

九、咀嚼古柯叶

古柯(coca)原产于南美洲,尽管存在法律限制,但其仍作为健康的保护者被视为安第斯(Andean)文化和宗教身份的重要组成部分。由于古柯是制作可卡因的原料,其在全球范围内广为人知。咀嚼古柯叶的习惯在中世纪之前就已经盛行,该植物在秘鲁、玻利维亚、哥伦比亚、阿根廷、厄瓜多尔和智利均有种植。虽然古柯叶具有宗教内涵,在安第斯地区的原住民社区被当作祭品使用,但也被当作茶叶泡饮。因使用古柯可使人适应寒冷、疲劳、饥饿和长时间剧烈运动,故该习惯在体力劳动者如农民、采矿工人以及高海拔地区更为普遍[53]。

传统上古柯叶被用作兴奋剂,也用于治疗多种疾病,如肠胃问题、高空病、抑郁、牙痛(其麻醉效果)和肥胖。使用古柯叶引起口腔相关的不良后果主要有牙齿磨损、颈部和根面龋病以及根尖周脓肿风险增加[54,55]。

尽管古柯是联合国禁止使用的药物之一,但南美国家如玻利维亚等仍倾向于保护安第斯山脉地区的本土文化活动。土著居民使用古柯叶就如同西方社会使用咖啡一样,尽管存在牙齿健康风险且遭到国际上的反对,但由于这些地区文化身份和文化遗产保护问题,禁用古柯叶的规定备受争议。

十、凿齿

凿齿(dental mutilation)包括削牙、锉牙以及故意拔牙。在许多非洲国家,包括坦桑尼亚、乌干达、苏丹、埃塞俄比亚和肯尼亚,凿齿都是一种常见的习俗。成人凿牙主要涉及上颌切牙和犬牙,这一现象在许多非洲部落都曾被观察到。喀麦隆的研究表明,成人凿牙有 6 种方式:门齿缺失、中门齿倒 V 型、中门齿 V 型、前牙 T 型、前牙矩形以及至少一颗前牙沙漏形[56]。部落特有的凿牙习俗是一种增加美感的文化形式,与两性的成年礼有关,倒 V 型尤其常见。其临床意义在于这些传统做法可能导致牙髓暴露、根端囊肿以及唇皮质板广泛的骨质流失[56]。

婴儿凿齿与成人不同,前者被认为有医疗价值,但可引起败血症等严重疾病,甚至导致婴儿死亡。婴儿凿齿有两种模式,如拔除下颌乳尖牙,以及极少数情况下拔除下颌恒切牙。有的地区存在一种坚定的文化信仰,认为婴儿期与未萌出乳尖牙有关的肿胀,是引起持续发热、呕吐、食欲不振、腹泻、胃肠炎的原因,从而使得凿齿在当地广为接受。当地医生在拔除 1 月龄左右婴儿的乳牙时不使用局麻药,所使用的工具(包括刀具、金属刀片、自行车辐条以及锋利的指甲)也不消毒,偶尔在手术区域放置一些盐或草药包作为消毒。

拔除乳牙之后,当地医生会将一把加热的刀插入牙槽以破坏恒牙。如"牙虫"(恒牙的牙泡)与乳牙一起被拔除,则认为手术是成功的。婴儿凿牙过程中恒牙遭到破坏,由此将导致一系列不良后果,包括釉质发育缺陷,牙齿缺失,下颌弓尺寸缩小,相邻乳牙和恒牙发育不全,乳牙滞留、错位、移动或影响继承恒牙,以及牙瘤、严重感染,甚至造成婴儿因败血症而死亡[57-58]。

虽然我们在减少婴儿凿齿的发生率及相关不良健康后果方面已做出了很多努力,但鉴于其与坚定的文化信仰有关,凿齿仍在很多非洲国家开展[59]。

十一、感染

对于患颈筋膜间隙感染、坏死性筋膜炎(手术性骨髓炎,surgical osteomyelitis,须强制去除感染组织)及其他严重的甚至危及生命的感染者,如果其免疫功能健全,则应高度怀疑患有感染性疾病并建议采用抗菌疗法。对于患病或免疫功能不全者,在急性鼻窦炎、急性溃疡性龈炎、牙脓肿、牙槽窝骨髓炎、冠周炎时,应考虑采取抗菌治疗以替代口腔外科手术。

(一)牙源性感染

牙源性感染(odontogenic infections)主要由牙髓炎引起,早期可导致根周炎和牙脓肿。大多数牙源性(及许多口面部)感染由口腔共生菌群引起,其中厌氧菌占较大比例。大多数的牙源性和口腔颌面部感染需引流,采取牙髓治疗、切开或拔牙的方法,还需要用止痛剂,并多需使用抗生素。

青霉素或甲硝唑对大多数牙源性感染的治疗效果均较好,但由于产生 β-内酰胺酶,导致细菌耐药率上升,青霉素效果降低(表 73.1)。克拉维酸及克林霉素抗菌谱较广且可对抗 β-内酰胺酶,目前已跻身一线抗生素之列。其他细菌感染见表 73.2。

表 73.1 牙源性感染

病种	非过敏性个体中,抗生素使用>3 d 或直到症状缓解	备注
急性坏死性牙龈炎	甲硝唑或阿莫西林	仅系统损害时
咬伤	克拉维酸	
蜂窝织炎	苄青霉素+氟氯西林	
根尖脓肿	阿莫西林或甲硝唑用 5 d	仅系统损害或有蜂窝织炎时
冠周炎	甲硝唑或阿莫西林	仅系统损害或有牙关紧闭症时
牙周脓肿	阿莫西林或甲硝唑用 5 d	仅系统损害或有蜂窝织炎时
牙周炎	甲硝唑或强力霉素	仅适用于重症疾病
窦炎	阿莫西林、强力霉素或红霉素用 7 d	仅适用于症状达 7 d 以上者

表 73.2 可能对口腔健康产生影响的细菌感染

感染性微生物	主要特征	口面部损伤
梅毒螺旋体	非性病性梅毒	黏膜斑/口腔溃疡,晚期破坏上颚
斑点密螺旋体	品他病	面部扁平、发红、发痒的斑块
梅毒螺旋体	雅司病	面部软结节,可形成溃疡及破坏性、毁容性增生(毁形性鼻咽炎),尤其是在鼻、口和上颚周围
肉芽肿克雷伯菌	性病肉芽肿	继发于生殖器官损伤、慢性肉芽肿性口腔溃疡
沙眼衣原体	性病淋巴肉芽肿	
炭疽杆菌	炭疽	主要发生于上颚的疼痛性、溃疡性肿块
羊、猪、牛布鲁菌	布鲁菌病	罕见感染或脑神经麻痹
肉毒梭状芽胞杆菌	肉毒中毒	口腔干燥、腮腺炎、肌无力
产气荚膜梭菌(魏氏梭菌)、生孢梭菌、水肿梭状芽胞杆菌、败毒梭菌	气性坏疽	气性坏疽
大肠埃希菌	主要为肠道感染;也见于尿路感染、外伤及其他感染	某些口腔感染可见,特别是假牙佩戴者和免疫功能者
土拉弗朗西斯菌	土拉菌病	咽炎、口腔炎(多为溃疡)、咽膜(faucial membrane)、颈淋巴结肿大
麻风分枝杆菌	麻风病	在瘤型麻风病中,齿龈、上颚和舌头上可见黄红色、从软到硬的隆起样病变,即溃疡愈合后形成的纤维瘢痕
人型支原体和肺炎支原体	肺炎	罕见感染或脑神经麻痹?
脑膜炎奈瑟菌	脑膜炎、败血症	偶有口唇疱疹,面瘫
星形诺卡菌、巴西诺卡菌、豚鼠诺卡菌	诺卡菌病	溃疡,面部或齿龈
普通变形杆菌、鼻疽假单胞菌	鼻疽病(急性肺炎)	偶然感染,鼻疽病溃疡形成、溃疡
伪鼻疽假单胞菌	类鼻疽	肺或其他局部感染或败血症,口腔脓肿或其他感染、腮腺炎
立氏立克次体	落基山斑疹热	咽坏疽
螨立克次体	立克次痘疹	囊泡
伤寒沙门菌、副伤寒沙门菌、猪霍乱沙门菌、肠炎沙门菌	伤寒和副伤寒	偶然感染

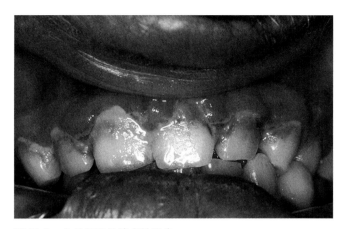

图 73.3　急性坏死性溃疡性龈炎。

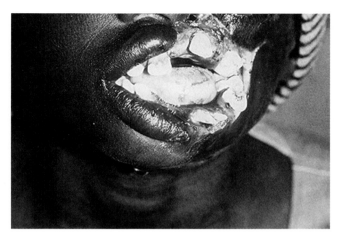

图 73.4　走马疳。

1. 急性坏死性溃疡性龈炎·急性坏死性溃疡性龈炎（acute necrotizing ulcerative gingivitis，ANUG）以牙间乳头（牙齿之间的乳头状突起）疼痛性溃疡为特征（图 73.3），极易出现牙龈出血和口臭。此病与厌氧菌梭形杆菌和螺旋体属的细菌有关，包括口腔卫生不良、吸烟、营养不良、免疫缺陷（包括 HIV 或其他病毒感染以及白血病）等诱因。呼吸道感染后继发 ANUG 并不罕见，推测可能是由于上述微生物尤其是病毒感染而导致的暂时性免疫缺陷，增加了患者的易感性。ANUG 在 HIV 等病毒感染性疾病中越来越常见。在其他的 ANUG 患者中还发现了一些免疫异常，如唾液免疫球蛋白 A 减少和中性粒细胞功能障碍。但也有部分 ANUG 患者并无任何免疫失调、营养不良或其他系统性危险因素，致病原因可能为口腔卫生不良和吸烟[60]。该疾病主要见于幼儿、青少年以及艾滋病患者。

ANUG 好发于产生菌斑的部位。其致病菌通常为由梭菌属和螺旋体属占优势的混合菌群，如密螺旋体属、产黑素拟杆菌（卟啉单胞菌属）中间型、梭菌属、月形单胞菌属、奋森螺旋体等。青霉素或甲硝唑的治疗可使病情明显改善，提示这两种药物对上述细菌杀灭效果显著。病毒可能对疾病的发生发展有一定的直接影响，也可能是通过免疫抑制起作用。

处理方法包括口腔清创术和卫生指导[61]。采用过氧化物或过硼酸盐漱口水漱口，甲硝唑 200 mg，3 次/d，连用 3～5 d。

2. 坏疽性口炎（口颊坏疽、走马疳）·Noma 一词源于希腊语 nomein，含义为"吞噬"，本质上是一种坏疽性口炎（gangrenous stomatitis）。该病始于良性口腔病变，随后迅速破坏口腔及面部的软硬组织（图 73.4）。多数走马疳患者年龄在 6 岁以下，据估计其病死率高达 70%～90%。每年约有 1 万名 6 岁以下的非洲儿童患走马疳[62]。与走马疳相关的致病因素，包括蛋白质能量营养不良，以及维生素 A、维生素 B、维生素 C、铁和镁的缺乏。因此，生活环境恶劣、患儿童期衰竭性疾病、口腔卫生不良以及营养不良都是导致儿童患走马疳的危险因素。坏疽性口炎在发达国家较为罕见，通常仅见于免疫功能不全者，如 HIV 感染人群、白血病和糖尿病患者等[63]。但其在撒哈拉沙漠以南的非洲特别常见。冈比亚、阿尔及利亚、乌干达、塞内加尔、马达加斯加、南非、苏丹和埃及以及阿富汗、印度、菲律宾、中国、越南、巴布亚新几内亚和南美洲都是该病的高流行地区，但其中以尼日利亚发病率最高。

厌氧菌（Anaerobes），特别是拟杆菌属（Bacteroides）（卟啉单胞菌 Porphyromonas）、坏死梭杆菌（Fusobacterium necrophorum，一种动物病原体）、中间普氏菌（Prevotella intermedia）、放线菌（Actinomyces）和 α 溶血性链球菌，与该病有关。在伴有 ANUG 的病例中，咽峡炎链球菌（Streptococcus anginosus）及乏养菌属（Abiotrophia）是优势菌。在走马疳早期，优势菌主要包括人苍白杆菌（Ochrobactrum anthropi）、嗜麦芽窄食单胞菌（Stenotrophomonas maltophilia）、一类不典型的小杆菌（Dialister）以及纤毛菌（Leptotrichia）野生种系。在走马疳晚期，细菌种类及种系包括痤疮丙酸杆菌（Propionibacterium acnes）、葡萄球菌属（Staphylococcus）、嗜麦芽窄食单胞菌、人苍白杆菌、无色杆菌属（Achromobacter）、阿菲波菌属（Afipia）、缺陷短波单胞菌（Brevundimonas diminuta）、二氧化碳嗜纤维菌属（Capnocytophaga）、心杆菌属（Cardiobacterium）、侵蚀艾肯菌（Eikenella corrodens）、梭杆菌属（Fusobacterium）、溶血孪生球菌（Gemella haemolysans）、奈瑟菌属（Neisseria）等。走马疳感染特有的菌种系包括真杆菌属（Eubacterium）、黄杆菌属（Flavobacterium）、考克菌属（Kocuria）、细杆菌属（Microbacterium）、卟啉单胞菌属（Porphyromonas），以及相关唾液链球菌（Streptococcus salivarius）、鞘氨醇单

胞菌属（*Sphingomonas*）、密螺旋体属（*Treponema*）。坏死部分可穿透颊黏膜，引起坏疽、口腔皮肤瘘管及瘢痕。

走马疳的特征表现为疼痛的红色或枣红色点（硬的丘疹），通常位于前磨牙间的齿龈上，病变会迅速扩大或形成溃疡，并侵犯唇龈或颊黏膜皱襞，甚至暴露出下方的骨头。病变部位疼痛并伴有恶臭。皮肤呈深蓝色，并可引起穿孔伤。暴露的骨头很快形成死骨，牙齿也会迅速脱落，随后伤口通过二期愈合缓慢恢复，但往往会留下缺陷。过去走马疳常被视为一种致命的疾病。

坏疽性口炎除非其潜在疾病得到控制，尤其是营养状况得到改善，否则往往治疗效果不佳。伤口应定期用洗必泰和（或）生理盐水以及过氧化氢清洗，纱布和敷料也应经常更换，脱落的表皮、松动的牙齿以及骨碎片也应清理。此外，还应通过输液以纠正水和电解质紊乱。处理措施包括改善营养、系统的抗生素治疗（克林霉素、青霉素、四环素或甲硝唑）和整形手术。另外，可能还需要补充叶酸、铁、维生素 C 和复合维生素 B 等。

3. 梅毒·据估计，1995 年全球约有 1 200 万新发梅毒病例，其中南亚和东南亚病例数最多，其次是撒哈拉以南的非洲地区。

梅毒螺旋体（*Treponema pallidum*）原发感染最常见的性外器官或部位为嘴唇，常会导致下疳（原色的、硬的或亨特下疳）。开始仅为一个小的、固定的、粉红色丘疹，随后溃烂并形成圆形溃疡，边缘隆起，底部较硬（图73.5）。约60%的口腔病例病变会侵及唇部或发生在嘴角[64]。病变可能侵犯的其他口腔部位包括舌头、齿龈和咽喉，后两者程度往往较轻。颌下、颏下及颈部淋巴结通常会肿大。下疳在3～8周内自愈。二期梅毒发生于6～8周后，但愈合的下疳仍可能存在。早期的黏膜病变具有高度传染性。典型的症状和体征包括发热、头痛、不适、皮疹（典型的对称分布的紫铜色斑丘疹或手掌病变）和全身无痛性淋巴结肿大。口腔病变往往发生在该阶段。无痛性口腔溃疡（黏膜斑和蜗牛迹样溃疡）是其典型的病变，即出现在喉头、软腭、舌头、颊黏膜的略高起的、灰白色的、发亮的斑块，偶见于齿龈。颈部淋巴结肿大且"富有弹性"。隐形梅毒往往继二期梅毒后发生，并一直持续至晚期梅毒（三期梅毒）形成。三期梅毒的特征性病变是局限的中线肉芽肿（"梅毒瘤，gumma"），其大小不等，可从几毫米到几厘米，破溃后形成深的凿除状的无痛性溃疡。虽然硬腭是梅毒瘤发生的最常见的口腔部位，但梅毒瘤也常常侵及软腭、嘴唇或舌头。梅毒瘤起初仅为一个小而苍白的凸起，随后形成溃疡，并快速进展为范围较大且有死骨的坏死区域；如果梅毒瘤发生在上颚，最终还有可能穿透至鼻腔[65]。

临床表现和接触史可协助梅毒的诊断，但确诊需通

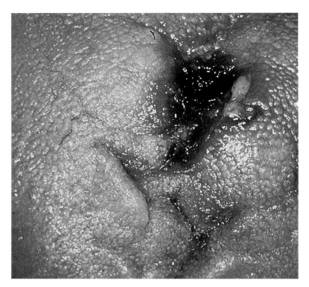

图 73.5 与梅毒相关的口腔病变。

过血清诊断学检测，有时还需采用暗视野镜检。目前尚无专门针对该口腔疾病的处理措施。如口腔软组织病变引起疼痛时，可采用一般姑息治疗；全身治疗措施很简单，即肌内注射普鲁卡因青霉素 10 d（红霉素 14 d）。

4. 淋病·口腔、咽部和扁桃体淋病的报道日益增加，这在同性恋和异性恋口交者中尤其常见。上述部位的感染途径主要为口交，偶为舔阴[66]。病变位于扁桃体时，可见扁桃体红肿，并有淡灰色的渗出物，同时伴颈部淋巴腺炎。口腔其他部位的病变主要为红斑，有时也有水肿，还可能伴有舌头、齿龈、颊黏膜、硬或软颚等部位疼痛性浅表性溃疡形成。发炎的黏膜上可能覆盖淡黄色或淡灰色的渗出物，如将其剥离可能会导致表面出血。

对可疑患者应进行咽拭子采样，并采用革兰染色法进行染色，镜下可见含革兰阴性双球菌的多晶型物。通过培养和糖酵解进行确认，以帮助区分细菌种类。采用荧光抗体技术进行快速识别亦是可行的。

青霉素是治疗的首选药物，给予 2 g 氨苄西林加 1 g 丙磺舒单剂量口服。对青霉素过敏者可给予复方磺胺甲噁唑。在部分非洲和远东地区，许多菌株已经出现了对青霉素的耐药。此种情况下可选用四环素或头孢唑啉-丙磺舒以及链霉素或壮观霉素。

5. 放线菌病·创伤或手术所致的黏膜连续性破坏是大多数放线菌感染的起因。颈面部放线菌病主要发生于成年男性，患者多有意外创伤，仅有极少数是由牙科治疗如拔牙或牙髓治疗所致创伤引起[67]。如存在牙周袋及适宜的厌氧条件，则易诱发该病，但此种情况较罕见。下颌骨周围区域可能为最常见的好发部位。患者下颌角或腮腺附近常出现相对无痛的、紫红色的硬块。病变处

可通过鼻窦排出脓液,脓液里含有硫磺颗粒。放线菌病很少发生在口腔、舌头、上颚、上颌骨、鼻旁窦、眼睛、耳朵、面部、颈部及唾液腺。

肉眼或革兰染色剂染色后可查见硫磺颗粒。通过厌氧菌培养可分离出衣氏放线菌,则确诊为放线菌病。青霉素是首选抗菌剂。替代药物包括头孢菌素、克林霉素及洁霉素。

6. 结核病·据估计,撒哈拉以南非洲地区每年有超过 150 万的结核病病例。HIV 感染和结核可使彼此病情进展加速,全球约 15% 的艾滋病死亡归因于结核。

尽管肺部疾病的全身症状并非一直存在,但口腔结核病变主要见于肺结核患者[68]。除疼痛外,结核病典型的症候是慢性溃疡和颗粒状结节。这些病变通常发生于舌背/底部及齿龈,偶见于颊黏膜、口底、嘴唇及软硬腭。

把杆菌直接接种于无获得性免疫力者的口腔组织时,即形成口腔原发病变。相对于成人,口腔原发性结核更常见于儿童和青少年。病变往往表现为单个无痛性溃疡,多位于齿龈,并伴有颈部淋巴结肿大,或位于齿龈、拔牙后的牙槽窝及颊褶皱。偶有颌部原发性结核病例报道,这通常是由牙龈病变扩散,或拔牙窝感染、牙尖结核性肉芽肿扩散以及血源性扩散所致。结核性骨髓炎多侵及上颌骨或下颌骨。常见与其他骨受累时相同的情况,伴有缓慢的疏松性骨炎并导致死骨形成。疼痛是一个晚期而非早期的显著特征。继发感染可能导致诊断困难。下颌骨结核会导致疼痛、肿胀、进食困难、牙关紧闭、下唇感觉异常及局部淋巴结肿大等症状。感染可能会蔓延至整个颌部,形成多个窦腔,向口腔内外排液。下颌骨后部及其垂直支最易被累及,放射线片上可见下缘不规则的线性钙化灶,以及下颌骨内不规则的线性透亮影。在上颌骨的结核最易累及眶下区,尤其是在年轻人。通常会形成冷脓肿,且最终可能会通过瘘管向外排液,但偶尔也会出现一个固定的骨内病变。HIV 感染者患结核后还可能累及腮腺[69-71]。

存在慢性咳嗽、咯血、体重减轻、盗汗及发热等症状则提示可能为肺结核,进一步进行体格检查、胸部 X 线摄影、痰涂片和培养、结核菌素试验(结核菌素皮内试验或希夫试验)可确定诊断。病变组织学活检加上抗酸染色及细菌培养结果可为诊断提供确凿依据。

结核病常规化疗方法为服用两种或以上的活性药物,持续 18 个月至 2 年。可将异烟肼与乙胺丁醇片、氨硫脲或对氨基水杨酸联用,这取决于病情的严重性。如有必要,还需在第一个 2~3 个月的疗程阶段采用链霉素肌内注射治疗,其他可替代的药物包括利福平、吡嗪酰胺、乙硫异烟胺。在热带国家,可采用直接观察的治疗策略,短期内联用多种药物。

(二)非结核性分枝杆菌病

非结核性(非典型)分枝杆菌(non-tuberculous mycobacteria,NTM)包括鸟分枝杆菌(*Mycobacterium avium*)和鸟-胞内分枝杆菌(*M. intracellulare*)复合群(MAC)、瘰疬分枝杆菌(*M. scrofulaceum*)、嗜血分枝杆菌(*M. haemophilum*)。有关 NTM 感染的报道日益增多,尤其是发生于免疫功能不全者。NTM 感染偶可引起颈部淋巴结病,但口腔病变很少见。

NTM 可能会对常规抗结核化疗药物产生耐药。但在患有由 NTM 感染所致的颈淋巴结炎的儿童中,单独使用常规药物治疗或对耐药性极强的个体采用环丝氨酸治疗可能会取得一定效果;在个别情况下可采取手术切除的方法[72,73]。

(三)病毒感染

表 73.3 简单归纳了病毒感染可累及的口腔部位。

表 73.3	病毒感染及口面部表现
病毒	**口面部病变**
巨细胞病毒	边缘坏死的口腔溃疡
EB 病毒	口腔毛状白斑
乙肝病毒	苔藓样病变
丙肝病毒	扁平苔藓
单纯性疱疹病毒	原发性感染、牙龈炎、口腔溃疡、复发性口腔或复发性口腔周围唇疱疹
HIV	机会性真菌和病毒感染、细菌牙周炎、肿瘤(卡波西肉瘤、淋巴瘤)、唾腺疾病和口腔干燥
流感病毒	囊泡、糜烂性病变,常见于儿童
乳头状瘤病毒	黏膜白斑病、口腔癌
严重急性呼吸系统综合征	病变不常见,早期发病部位(site of early Replication)
水痘带状疱疹	水痘、带状疱疹、免疫功能不全者带状疱疹

(四)真菌感染

1. 表浅性霉菌病

(1)念珠菌病:念珠菌病是最常见的口腔表浅性霉菌病。该病主要由白念珠菌(*Candida albicans*)引起,其通常反映了口腔菌群的潜在变化、唾液分泌受抑制或免疫功能缺陷。目前,白念珠菌变异株、其他念珠菌属新菌种以及对抗真菌药耐药的菌种感染越来越常见,尤其是在免疫功能低下的人群中[74]。

假膜性念珠菌病(pseudomembranous candidosis)或鹅口疮(thrush)可发生于新生儿和终末期疾病患者,其

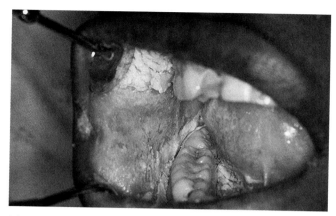

图 73.6 与 HIV 感染相关的鹅口疮。

与患者免疫功能不全密切相关（图 73.6）[75]。鹅口疮的症状特点是口腔黏膜、舌、齿龈和其他部位表面出现白斑。病变形成凝乳样的融合斑块，可用纱布从黏膜表面擦除。表现为鹅口疮的口腔念珠菌病是典型的急性感染，但在局部使用或通过气溶胶形式使用糖皮质激素的患者、HIV 感染者及其他免疫功能不全的患者中，该病可反复发作数月甚至数年。慢性假膜性念珠菌病是疾病慢性复发的表现。红斑型或萎缩性念珠菌病较为罕见，人们对其也知之甚少。上述两种疾病可能在持续的急性假膜性念珠菌病之后、假膜脱落时发生，但在 HIV 感染者中其可能先于假膜性念珠菌病发生。红斑区域主要见于舌背、上颚、齿龈或颊黏膜。舌背部病变常表现为乳头萎缩区域。中线或正中菱形舌炎，或称舌中央乳头萎缩，特征是长菱形的乳头状萎缩区域，集中对称分布于舌中线，位于轮廓乳头之前。在 HIV 感染者中，红色区域常见于上颚。增生性念珠菌病（念珠菌黏膜白斑病）的特点为慢性离散性突起病变，好发于交界处，极少发生在齿龈。口角炎（传染性口角炎、口角唇炎）是对侵犯并局限于嘴角的一类病变的临床诊断，其特点为疼痛、红斑和开裂，通常与义齿性口炎相关。酵母菌和细菌作为相互作用或诱发因素均与此有关。在偶然情况下，其可表现为贫血或维生素缺乏的早期症状，当潜在疾病治愈后该症状消失。口角炎还可见于 HIV 感染及克罗恩病患者。

慢性多灶性口腔念珠菌病（chronic multifocal oral candidosis）是在没有易感药物（除吸烟外）或医疗条件下出现多处病变的总称，包括单侧或双侧的典型口角炎、后连合性（最常见）、正中菱形舌炎和上颚病变（病变持续时间达 1 个月以上）。

唾液或口腔灌洗液培养可支持临床诊断。临床上首先采用局部药剂抗真菌治疗，尤其是多烯类（制霉菌素、两性霉素）药物，但免疫功能不全者常采用唑类代替多烯类，尤其是氟康唑；该药可能需系统使用[76]。

（2）系统性（深部）真菌病：系统性真菌病（systemic mycoses）往往发展得十分严重，某些致命的真菌感染主要见于发展中国家或到访过流行区的个体。到过流行区并离开 34 年之久的人群中，仍有病例被发现[77]。该感染常见于免疫功能不全者，尤其是 HIV 感染者[78-80]。而在健康的个体中，即便是某些肺部感染者中，此类真菌感染通常无明显的临床症状。随着免疫功能不全者真菌病的增加，其发病率和死亡率也显著升高，已成为一种"新的"机会致病菌。

口面部病变主要为慢性溃疡或上颌窦感染，通常与呼吸道病变有关。大多数真菌病与癌或肺结核较为相似，可基于患者疫区旅居史或免疫功能不全的状态做出诊断，取感染组织进行涂片、活检或培养可确定诊断。血清诊断、体格检查和 X 线胸片亦有提示意义。大多数系统性真菌病可通过系统应用两性霉素或唑类药物加以治疗。

（五）寄生虫感染

疟疾是最重要的人体寄生虫病，与许多寄生虫感染一样，其很少出现口腔并发症。然而，寄生虫感染无口腔病变报告的现象可能只是诊断不足的一种表现。

1. 蝇蛆病·蝇蛆病是蝇蛆侵犯活组织或隐匿于肠道或膀胱而引发的疾病。其所致的口腔病变常见于上前牙或下颌龈[81-82]。病变部位通常存在开放性洞穴，伴随边缘组织硬化及凸起，并形成圆顶状的肿块，或可能侵及拔牙创面。病灶处往往有幼虫存在，其周围组织有严重的炎症反应。

幼虫肉眼可见。向病变部位徐徐滴入数滴松节油或溶于低黏度植物油的氯仿，然后用钝头镊子即可清除幼虫。因患者常存在继发感染，故可给予抗生素治疗。伊维菌素对某些病例可能有效[83]。

十二、鱼肉毒中毒

鱼肉毒是食用鱼类致中毒最常见的形式，其可发生于大多数热带和亚热带海域，可能导致口腔或口周感觉异常或感觉迟钝[84-85]。

参考文献

见：http://www.sstp.cn/video/xiyi_190916/。

环 境 性 应 激

BUDDHA BASNYAT, JENNIFER O'HEA, KEN ZAFREN

翻译：郭云海
审校：曹胜魁　邓　瑶

要点

中暑

- 中暑是一种普遍存在的内环境稳态失调病,涉及的病变包括心血管的轻度损伤、中枢神经系统紊乱和多器官细胞严重受损。该病症状包括热痉挛、热晕厥、热衰竭、热疹和中暑。
- 诱因有贫穷、高龄、独居、慢性疾病、运动劳损、部队新训、过度娱乐和服用药物。
- 产热和散热(通过蒸发、对流、传导和辐射)的不平衡可导致中暑。
- 中暑,其定义是体温达到40℃以上,并伴有神经系统功能障碍方面的疾病。
- 热虚脱和中暑是医疗急症,需在送至医院前进行快速降温。
- 蒸发降温是治疗热射病最有效、不良反应最少的方法。
- 预防中暑有几种简单的方法：移至阴凉处、补水和停止劳作。进入炎热环境之前可提前适应一下环境。

意外低体温症和局部冷损伤

- 低体温病定义为核心体温低于35℃的疾病。该病症常发生于温带和热带地区,且往往诊断不足。难民、体弱患者和瘫痪病人具有较高患病风险。
- 低体温具有神经保护作用,一些丧失心脏活动的低温病人可在神经功能正常的情况下复苏。对低体温症患者来说,出现依赖性青黑、明显的僵直和瞳孔扩大症状并非禁忌证,也是需要通过心肺复苏进行高级生命支持。
- 中、重度低体温患者最好通过食管测量核心体温,或者鼓室的体温,但骨膜、直肠、口腔和膀胱的体温不可信。
- 低温症患者应进行及时处理,以免引发心室颤动。应迅速将患者撤离寒冷环境并覆盖衣物等以保暖。立即启动心电和核心体温监控以指导复苏治疗。
- 中、重度患者(核心体温低于32℃)不能自主产热,需被动给热。除供热外,对于缺氧和无脉搏患者还要进行心肺复苏。

- 低体温病会掩盖一些其他潜在的疾病。如果神经系统检查结果或某些重要体征与低温病患者症状不一致,那么还需要进行进一步检查。
- 尽管普遍认为"没人会热死或冷死",但有些人确实是因为冷而死亡。

溺水与海啸

- 溺水是指淹没在液体(通常是水)中,造成呼吸道阻塞而引起的死亡。全球每年溺亡人数达500 000人。
- 溺亡的死因是组织缺氧,幸存者均有不同程度的缺氧性脑损伤和肺损伤。
- 对于溺水者,需及时打捞并尽快给予心肺复苏,这是确保良好预后的最佳措施。
- 在到达医疗机构时保持警觉或能被唤醒的患者通常能存活下来且无神经系统后遗症。只有大约半数昏迷患者能幸存下来。
- 肺损伤可能延迟出现,初期胸透可能是正常的,即便是肺损伤的患者。
- 海啸是由大量水的位移引起的一系列波浪,常由地震或火山爆发引起的。海啸引起死亡的最常见原因是淹溺。2004年印度洋海啸致大约230 000人丧生。
- 海啸中许多溺死和死亡者是可以通过水上安全措施和海啸预警系统进行预防的。
- 沿海地区生活的人们在感觉到情况异常或是感到震感时,应尽可能跑到地势较高之处。

朝圣者高原病

- 高原病包括良性的急性高山病(主要症状是头痛和恶心)、恶性高海拔脑病及肺水肿。
- 尽管高原病在越野者、登山者及同行搬运工人中研究的较多,但关于当地朝圣者高原病的文献记录却很少。
- 与大部分客居高海拔地区的旅游者不同,朝圣者常是年老体衰的人群,因此需要更多的关照。
- 高原适应性与遗传多态性有关,但目前尚未找到其特异性基因。

中暑

一、流行病学

尽管人类对高温的生理适应源自非洲热带地区,但是中暑(热射病)仍然给很多国家造成了沉重的医学负担。过去100多年来,全球气温持续上升,医务人员对中暑的了解程度越来越重要(图74.1)。

环境性应激原因包括高温、高湿和太阳辐射。大多数国家的气象网站都会提供包括实测温湿度在内的热指数走势图,以便评估户外暴露的危险性。

中暑是一种广谱的内环境稳态失调病,涉及的病变包括心血管轻度损伤、中枢神经系统紊乱,以及多器官细胞损伤,包括脑、肾脏和肝脏[1]。临床症状包括热痉挛、热晕厥、热衰竭、热疹和热射病。

中暑的诸多危险因素均需考虑,但在全球范围内,那些缺乏干净水源和遮阳住所的热带土著居民具有较高风险。在沙特阿拉伯,每年有数百万朝圣者前往麦加朝圣。集会正值夏天,温度可超过45℃[2]。再加之朝圣者户外活动时间长、膳宿条件拥挤和水土不服,中暑发病率居高不下。在全球范围内,其他易感人群包括贫困者、老年人、独居者、婴儿、部队新兵和运动员。

处方药和消遣性药物往往会导致中暑。例如胆碱拮抗药抑制出汗,利尿剂和酒精造成脱水,β受体阻断剂使心率减慢并减少心输出量;甲基苯丙胺和可卡因不仅导致机体热量散失,也会损伤机体血管舒张和体温调节的能力。

另外,慢性疾病也是中暑的危险因素之一,包括心脏病、糖尿病、阿尔茨海默病、精神病、肾衰竭、肥胖、慢性肺疾病、传染病和硬皮病类皮肤病。

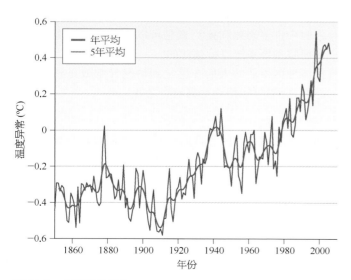

图74.1 全球气候变化。

二、病理和发病机制

(一)热调节

在静息时,机体的产热量一般为每小时1 kcal/kg(平均每人1 500～1 700 kcal/d)。运动可使产热量增加到6 000 kcal/d。在没有散热的情况下,体温在静息时会上升1℃/h。一般情况下,机体通过平衡产热和散热来维持正常体温。机体的下丘脑前区可感知核心体温变化,反射性引起交感神经兴奋,使皮肤血管舒张和出汗[3]。

随着核心体温升高,周围血管舒张,且皮肤血流速度加快(达8 L/min)[4]。机体通过对流向周围环境散热。为了补偿周围血管舒张引起的血容量升高,心血管系统会增加心率和每搏输出量(极端情况下心输出量会上升至20 L/min),而某些心血管疾病和药物会抑制这种补偿效应,影响机体体温调节。

(二)散热原理

机体有四种散热机制[5]。

1. 蒸发·当环境温度升高时,蒸发是主要的散热方式(约占70%)。人体排汗量可高达1～2 L/h,通过皮肤蒸发1 L汗水可使机体散热580 kcal。若汗水滴落或被擦除,则不会减少热量。在潮湿环境下,蒸发则不是有效的散热方式。

2. 热对流·机体可将热量直接转移到与皮肤直接接触的空气和水分子中,这是机体最基本的散热方式,风速越快,对流散热越多。

3. 热传导·热传导是指两个物体直接接触发生的热传递,比如接触寒冷物体表面。这是非中暑治疗情况下的另一种基本散热方式。

4. 辐射·机体通过电磁波与周围环境进行热交换,这是在较低温度下的散热方式。但在高温环境下这种方式会使体温升高,如夏天直接接触紫外线可吸收高达300 kcal的热量。

(三)过高热

过高热是指机体由于体温调节障碍(产热过多或散热太少)而致核心体温超出正常范围(36～37.5℃)的疾病。这与发热不同,发热是下丘脑体温调定点受细胞因子作用而引起的疾病,而过高热的影响始于分子水平。体温越高或暴露时间越长,组织损伤越严重。细胞损伤和死亡有"体温临界值"(体温41.6～42℃持续45 min～8 h)[4]。常由变形酶、膜脂液化、线粒体受损、蛋白质编码障碍和氧化磷酸化解偶联作用所致。肝细胞、神经组织和血管内皮细胞对过高热最为敏感。此时,机体的急性期反应和热休克蛋白共同抵抗由高热造成的组织损伤,并促进修复。

热平衡失调、热休克蛋白和急性时相蛋白的表达障碍均可加重热休克病情。而外周血管扩张及内脏血管收缩会导致肠缺血及肠壁通透性升高,肠内内毒素更容易进入循环,引起炎症因子、凝血因子和血管内皮素(如一氧化氮)的释放,从而诱发高热和低血压。体温降至正常时,这些病理过程并不立即终止,因此干预时机和机体危险因素决定了疾病的严重程度[6]。

三、临床特征

中暑严重程度不等,包括从轻微、常见的热痉挛和热疹到可能致命的中暑[5]。

(一)热痉挛

是指肌肉因缺盐而产生的强直现象,常由过度出汗和饮用低渗液体引起。腹部、手臂和腿部的肌肉群最易受到影响,常发生在劳作后休息时。在炎热环境下工作和运动的最初几天是疾病高发期,建筑工人和矿工是高危人群。实验室检查异常指标包括低血钠、低血氯、低尿钠和低尿氯。

(二)热强直

易与热痉挛混淆。由于在炎热环境下通气过度导致呼吸性碱中毒,引起低钙血症。结果出现手足痉挛、口周及末梢感觉异常,肌肉强直。

(三)热晕厥

发生在长期站立后或站立时,外周血容量升高引起心输出量及脑血流量减少。脱水、适应力差和某些心血管药物均能增加患病风险。

(四)热疹

痱子、栗疹和红栗疹是由过度出汗引起的皮肤炎症反应,特别是在湿热的气候下,角质层汗腺导管发生堵塞,随着堵塞的汗腺膨胀和破裂,热疹从初始的发痒丘疹逐渐恶化成红色复合形态的小水疱(图 74.2)。常见病变部位包括颈部、胸部上方、腹股沟、肘部褶皱处和乳房下方。角蛋白形成可继发性导致深层真皮破坏,引起白色丘疹,并持续数周。有时甚至还会引起继发葡萄球菌感染。儿童更容易患热疹。

(五)热虚脱

热虚脱是机体在大量出汗后,因极度缺水和盐而引起的病变。其症状包括大量出汗、极度虚弱、头晕、恶心、面部发白或潮红、肌肉痉挛、通气过度及体温轻微上升。精神状态是否改变是区分热虚脱和中暑的重要区别。一般说来,两者无明显区别。如果没有把握确诊,应按照中暑的方式进行治疗。

(六)热射病

热射病表现为体温高达 40℃以上,并伴有中枢神经系统功能紊乱(精神紊乱、惊厥或昏迷),这是机体散热障碍所致结果。大部分病人还会伴有心跳过速和通气过

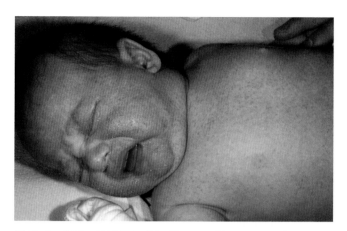

图 74.2 痱子。(Habif T. Skin Disease, Diagnosis and Treatment, 3rd edn. Copyright © Elsevier 2011.)

度,其他症状还包括皮肤发热干燥、大量出汗、幻觉、头痛、口齿不清和意识模糊,最新的研究表明机体还可能出现无汗症状。随着病情加重,几乎所有器官和系统均可表现出明显症状,如大出血、肺水肿及横纹肌溶解后的筋膜室综合征。

四、诊断

轻度中暑在临床上较容易,不需额外检查。热射病主要分为两种类型:传统型(非劳累型)和劳累型(表 74.1),

表 74.1	传统型和劳累型中暑比较	
	传统型	**劳累型**
发病年龄	老年人	15~45 岁的男性
健康状况	慢性病	健康
活动情况	久坐	训练劳作
用药情况	抗胆碱能类、利尿剂、抗精神病药、降压药、抗抑郁药	无
出汗情况	无汗	多汗
乳酸中毒情况	无	普遍存在,需要重视
横纹肌溶解症	无	严重
高尿酸血症	轻度	重度
急性肾衰竭发病率	低于 5%	25%~30%
低钙血症	不常见	常见
弥散性血管内凝血	轻度	显著
肌酸磷酸激酶/醛缩酶	轻度升高	显著升高
低血糖	不常见	常见
机制	散热少	内源性产热多

两者都有其特有的流行病学特征和实验室检查指标[3,7]。确定疾病类型有助于选择合适的治疗方法。

典型的传统型中暑患者大多为贫穷的老年患者，在发现无反应前几天往往居住于无空调的住所。另一部分患者多为流浪者和滥用可卡因的精神分裂者，其在户外高温下也容易患传统型中暑。但劳累型中暑患者多为部队青年新兵，其常在炎热夏季超负荷训练直至达到体能极限。当然，二者有时也会有些交叉情况，实验诊断结果可有助于区分两种类型的中暑。

五、管理和治疗
（一）热痉挛

可口服含盐饮料（商业电解质溶液/运动饮料或0.1%～0.2%的盐溶液），必要时可滴注生理盐水。

（二）热晕厥
丧失自主运动能力，可将其下肢抬高呈仰卧位休息。

（三）痱子
保持着装舒适及皮肤清洁干燥可避免出现痱子，尽量避免使用洗涤剂和滑石粉，可使用洗必泰擦拭，一日3次[5]。若发现感染，有必要使用抗生素进行治疗。

（四）热虚脱和中暑
应被视为医疗急症。疾病发生时，会出现循环、气道和呼吸相关的临床症状。死亡率与体温升高的程度、降温治疗的时机以及受损的器官数量有关。由于延迟治疗会增加发病率，热虚脱应视为中暑，直到有更明确的诊断证据出现。应按照表74.2的要求，对分布性休克进行快速冷却和管理。

表 74.2　中暑管理

条件	措施	目的
医院外	通过直肠探针测量体温，评估意识状况	诊断中暑
	若体温达40℃以上，将患者移至阴凉处，解除身上衣物，抬高双腿，并实施外部降温措施：	通过蒸发和热传导促进降温
	——持续通风	
	——加盖轻薄湿被单	
	——25～30℃的温水喷雾	
	——在颈部、腋下、腹股沟处冰敷	
	——打开急救车窗户	
	气道——为无意识患者开放气道	将呼吸道风险降至最低
	给氧4 L/min	使动脉血氧饱和度升至90%以上
	静脉注射生理盐水	提高血容量
	迅速将患者转至急诊室	
医院内		
降温阶段	用校准过的温度计以记录高温（40～47℃），确定诊断	
过高热	监测直肠和皮肤温度，持续降温	保持直肠温度低于39.4℃，皮肤温度在30～33℃
痉挛/寒战	给予苯二氮䓬类药物	控制痉挛，使产热最小
呼吸衰竭	考虑选择插管	保护呼吸道，加大供氧（动脉血氧饱和度大于90%以上）
低血压	输液，考虑使用血管加压药，监测中心静脉压	提高血容量，增加平均动脉压至60 mmhg以上并恢复器官灌注
横纹肌溶解症	静脉注射生理盐水、碳酸氢钠	防止因肌红蛋白溶解而诱发肾损伤，提高肾血流量和尿液碱性化
高钾血症，低钙血症	监测血清中钾、钙水平，治疗异常情况	预防心律紊乱
多器官功能损伤	支持疗法	器官功能复原

蒸发是最主要的散热方式，目前尚无证据表明其他更好的用于治疗传统型中暑的散热方法[7]。虽然蒸发降温速度很慢（多达5 h），但目前仍为效果最好的方法，特别是老年人。用冷水或温水喷洒身体，并使用暖风机（45℃）有效，且能减少寒战。上述为麦加冷却装置的原理，该装置为中东地区广泛用于治疗麦加朝圣者中暑患者[8]。

也可采用传导散热法如冰敷法，但目前该方法只作为蒸发散热的辅助方法。通过冷水浸泡（非冰水）的对流法可更快有效地达到冷却效果（少于 60 min），但该方法用于劳累型中暑患者效果更佳，如部队新兵。应评估每位患者是否需要插管以保护气道，因此患者必须建立专门气道以保证冷水浸泡的安全性。胃、膀胱和腹腔冲洗无效，耗时且危险。应避免酒精淋浴，因为酒精会经皮吸收。轻揉皮肤可增加皮肤血流量，有助散热。若伴寒战，可用苯二氮䓬类药物治疗；丹曲林治疗寒战无效，不应使用。如果可能的话，在冷却过程中要避免使用会增加血管收缩的升压药（尤其是 α 受体激动剂）。当病人体温降低时，血压可能会上升。如心输出量不如预期，不能满足机体循环高动力状态需要，则可使用异丙肾上腺素。若肾衰竭或横纹肌溶解症状严重，则需进行透析治疗。室压应在承受压力时间长、感觉紧张或脉搏缺乏的肢体上测量。尚无研究表明抗生素或皮质类固醇激素能有效治疗中暑。解热剂是无疗效的，因为致热源仅在发热时起作用，在过高热时并不起作用[4]。冷却终点温度尚未明确，但普遍认为直肠温度需降到 39℃ 以下。

六、预防

所有的中暑均可通过一些简单措施来预防，比如保持环境阴凉、及时补水和盐、在炎热潮湿环境下多休息。另外，要使机体最大化排空胃，主动摄取液体，以便于液体进入小肠后能被迅速吸收。大量低温（500～600 mL，10～15℃）、低渗（低于 200 mmol/L）的液体可加快胃排空[5]。

教练员、工头和军事指导员教育越来越普遍。目前已采用印刷品和视听媒体在农村地区村与村之间发布高温预警。但目前农村地区仍亟需更有力的宣传。由于农村地区宣传工作不足，使得当地居民患中暑的风险极高。流行病学数据分析表明，应针对最易感的人群开展干预措[9]。

对于计划前往高热地区如热带的旅行者而言，环境适应不失为一种有效预防手段。经过反复多次的应激训练，机体可获得良好的热适应能力。每天在高温环境下劳作或暴露 100 min，坚持 7～14 d，可使得热适应能力最大化[5]。增加出汗、升高血容量及早期醛固酮释放具有一定效果。人在适应高温后，运动时肛温和耗氧仅轻度升高，而最大氧容量却极大地升高。为维持这种状态，需每隔 4 d 接触一次高温环境。

良好的健康状况也利于机体更好地适应热环境，通常来说，机体氧容量越高（提示携氧能力越强），在热环境下的适应能力就越强。咖啡因和酒精摄入可降低机体的热适应能力[10]。

七、总结

高温相关疾病虽然普遍存在，但也容易预防。高温

高湿地区的医护人员需准确、迅速地诊断该类疾病，特别是中暑。及时有效的治疗可极大降低死亡率，特别是那些确诊的高危病人。为应对全球气温上升，应在全球范围内开展更多的工作，识别缺乏资源的偏远地区。

意外低体温和局部冻伤

一、流行病学

意外低体温是指核心体温意外降至 35℃ 以下而引起的一系列疾病。治疗性低温是指有意识地冷却昏迷患者，使其在心脏骤停后恢复自然循环，以改善神经系统的预后。发达国家很少出现因低温致死的病例，且不发达国家也几乎没有。有关局部冻伤的详细内容，如冻疮和非冻结性冷损伤（战壕足和浸足），本章不进行赘述。

原发性低体温病是指在寒冷或潮湿条件下，机体无法将体温维持在 35℃ 以上而引起的疾病。即使在热带地区，也可能发生低体温病，特别是在高海拔地区的雨季。饥饿和营养不良使机体代谢率降低，也是导致低温病的原因之一，因此，即使在温暖的环境中，也可能发生低体温病。长期浸浴水中也可引起低体温病。原发性低体温病还是一种与战争相关的疾病，且与流浪者、滥用酒精和吸食毒品也密切相关[11]。在重大自然灾害后，低体温病可致死。在 2005 年巴基斯坦地震中，80 000 人失去生命，3 500 000 人无家可归。由于体温过低而死亡的人数值得关注，但尚待明确。

继发性低体温病有许多诱因，比如败血症和创伤。此外，还包括降低机体代谢速率的疾病，如肿瘤、卒中等，其可通过破坏下丘脑功能，诱发低体温病。老年人和体弱的病人可在供暖良好的室内罹患低体温病[12]。

医源性低温病是产科接生和外科手术中的常见疾病。体温过低可由输注常温液体和冷冻血液引起。

二、病理和发病机制

机体正常体温是 37～37.5℃，产热和散热保持平衡。随着机体代谢率增加，产热也增多。在低体温时，机体通过刺激甲状腺和肾上腺提高代谢速率。寒战是下丘脑应对皮肤低温作出的调节，是增加产热的最有效途径，同时也能增加机体的代谢率[12-13]。

热量通过辐射、传导、对流及蒸发等方式散失。辐射是通过辐射能与周围环境直接进行热量交换的方式。传导是通过直接接触更冷或更热的物体而进行的热交换。对流是通过流动的液体或气体进行的热传递。蒸发是热量从液体转移到气体的过程。呼吸和汗液是两种主要的蒸发散热方式，皮肤血管收缩可限制热量经皮肤丢失。人类避免产生低体温症的主要机制是行为反射，即增加着装和寻找庇护处[12]。

三、临床表现

首先，低体温可刺激儿茶酚胺分泌，使末梢血管收缩，引发寒战。在 35～31℃ 时，颤抖最为剧烈，随着温度的降低寒战加剧，直至约 30℃ 时，寒战迅速消失。

起初，心率、血压和心输出量均升高。但体温降至 35℃ 以下时，这些参数会直线下降。在体温降至 28℃ 以下时，心肌敏感性增强，心室颤动阈值降低。意外低体温病致死的原因通常是心输出量降低，特别是室性心动过速或室颤[14-15]。

低体温症减少了大脑血流量，同时也降低大脑的代谢水平，使大脑可因局部缺血而损伤。最初，病人表现为反应笨拙、运动协调能力下降，有时还表现为烦躁易怒。体温进一步下降时，患者出现幻觉、言语混乱，同时判断力和记忆力下降，最终进入昏迷。大部分病人当体温降至 30℃ 时，将失去对外界环境的反应，只有少数患者能保持警觉[12-15]。

当体温降低时，机体每分钟通气量减少，耗氧量降低。另外，呼吸系统也通过加快呼吸频率来代偿轻度低体温病。抽吸术和肺炎导致呼吸道纤毛减少，可引起支气管痉挛和水肿。泌尿系统通过利尿和降低血容量来代偿机体低体温症，当机体体温进一步降低时，抗利尿激素敏感性减弱，水钠重吸收减少，同时肾小球滤过率也降

低。严重的低体温病患者常因肾小管分泌氢离子减少而引起代谢性酸中毒。

后下降是指患者离开寒冷环境后，核心温度持续下降，原因主要在于热量由热的中心组织向冷的外周组织流失。即使在最佳的再升温条件下，后下降温度也可高达 0.5℃。

四、诊断

低体温病通常通过测量体温来确诊，但为了指导治疗和判断潜在疾病，常还需进行其他检查[12,16]。与低体温症相关的潜在疾病包括急性脊髓损失、接触毒物、服用药物、中枢神经系统障碍、内分泌失调、医源性原因、感染、心输出量下降、腹部病变和其他皮肤疾病。这些疾病均可导致异常热量丢失，引起低体温病。

低体温症一般分为轻度（35～32℃）、中度（32～28℃）和重度（低于 28℃）[12,16]。在野外，可根据患者的意识水平和有无寒战来判断低体温病的严重程度（表 74.3）[11,16]。意识清楚的寒战患者一般为轻度低体温。意识模糊伴寒战或不伴寒战的患者一般为中度低体温。无意识患者为重度低体温。极度低体温病患者存在一些难以察觉到的体征，但常伴有反射消失，比如角膜反射消失。在某些方面，现场分级系统比实际的核心温度测量更有用，因为在既定的温度下，个体症状差异明显。

表 74.3 低体温症的分期和临床表现			
核心体温	体温调节能力	体 征	分类
37℃	控制和反应充分活跃	可能会感到寒冷或寒战	正常
35～32℃	控制和反应充分活跃	生命体征直线下降——身体（总的和精细运动）和精神损伤	轻度
32～28℃	应答减弱或消失	重要体征减少。低于 30℃：寒战停止，意识丧失	中度
低于 28℃	无反应	强直，重要体征明显减弱和消失，有心室颤动的风险（粗率地处理）	重度
低于 25℃	无应答	自发心室颤动心搏停止	

核心温度最好用食管探头在食管下三分之一处进行测量[14]。对于意识清醒的患者而言，其上鼓室温度与核心体温密切相关，但可能因其他原因而出现偏差。鼓膜、直肠、口腔和膀胱温度往往无参考意义。在体温回升期间，食管温度随体温变化而改变，而其他部位反应迟滞。这可能会误导临床医生，使其认为体温还在下降，而实际上体温正在上升。如果其他方法操作不便，可使用低量程体温计对直肠温度进行测量，因为大部分标准温度计的可读范围不低于 34℃[16]。

当神经系统的检查结果或体征与诊断的低体温病程

度不一致时，应考虑机体是否还存在其他隐匿性病因，如头外伤、低血糖、低血容量症、感染（特别是中枢神经系统）或用药过量。呼吸急促提示代谢性酸中毒，应尽快通过手指针刺法测定血糖，并连续监测血氧浓度。在检测时，耳垂数据往往比血管收缩的手指和脚趾更可靠。

心电监护很重要，因为低体温症可引起 PR、QRS 和 QT 间期延长。肌肉震颤可能引起伪影，使心电图判读复杂化。低体温病患者的心电图常出现病理性 J 波，但无预后意义。轻度低体温症患者常发生窦性心动加速。中重度低体温症患者出现的节律障碍包括窦性心动过

缓、房颤或房扑、房室传导阻滞、交界性早搏、室性早波、心室颤动或心搏停止。心律不齐一般无需治疗,身体复温即可恢复正常。

仅机械性通气患者需要测量动脉血气指标。经温度"校正"的血气指标会造成误导,仅"未校正过的"的血气值才可用于指导治疗[12]。

血液病学:体温每降低 1℃,血细胞比容将降低约 2%。严重低体温患者如果血细胞比容正常,可提示贫血。低体温症患者伴有凝血障碍,导致白细胞和血小板数量减少,但凝血检测结果往往不可靠。

血液化学:血钾水平一般不受温度影响,但如果低体温症患者出现高血钾症状则情况较为危急。体温低于 30~32℃ 时,胰岛素作用减弱,血糖升高。肌酸激酶检测可用于排查横纹肌溶解症。

放射科检查结果结合临床表现有利于诊断。低体温症易引起腹部病变,易与急腹症混淆。

五、治疗

轻度低体温症患者通过支持性治疗可自行恢复体温。寒战是一种有效的产热方式。如果能保证安全,病人可被允许在室内进食或饮水以补充寒战所消耗的能量。禁止使用减轻寒战的药物,如哌替啶和吩噻嗪类。在野外时,轻度低体温症患者在换上干衣物后即可走动,一般认为他们有充足的能量维持运动[16]。

中度和重度低体温症患者的治疗遵循 ABCs 原则:气道、呼吸和循环。处理患者时动作要轻柔,以防引起患者心室颤动。使患者保持水平体位,以避免液体从体内流失。敞开湿衣而不是将其脱下来。尽量给患者保温,比如包裹患者头颈部以防热量丢失。条件允许的话,可启动加压通暖风的方法恢复患者体温[17]。急救室的温度至少要保持在 28℃ 以上。

美国心脏协会和欧洲复苏委员会均发布了专门针对低体温症的高级生命支持指南。对低体温患者来说,即使出现身体僵直和瞳孔扩大的症状,也可开展心肺复苏等高级生命支持。有研究者认为只有在身体温暖时的死亡才是真正的死亡,然而此理论并不完全准确。有人确实是在身处低温状态下死亡的。心肺复苏的禁忌证包括体温低于 10℃、明显的致命创伤和气道梗阻。在已窒息的患者中,包括雪崩受灾者、全身细胞裂解所致血清钾>12 mEq/L 是心肺复苏的禁忌证。

在野外,若发现患者无脉搏,应及时启动心肺复苏。一旦监测到心跳,如果出现室颤和室性心动过速,应尝试给患者除颤。一旦患者体温回升至 30℃,可进一步除颤。即便心肺复苏几小时后,存活的患者也不会产生神经系统损伤。

必要时,可用气管内导管保护气道。温度计探头应深入食管内 15 cm 处监测体温。静脉注射通常较难操作。切忌从前正中线直达心脏和肺动脉。

大部分低体温患者的体液量不足。初期可使用 5% 的葡萄糖生理盐水来补充体液。乳酸林格液是禁忌使用,因为低温肝脏不能代谢乳酸。所有静脉注射或骨内通路注射的液体都需要加热到 40~42℃,以防止体内热量损失。尽管许多研究表明加热的注射液体积太少,在机体复温过程中作用不大,但中度低体温症患者的有效循环血容量只占 1/3,输注 1~2 L 加热液体可引起体温明显升高。

可通过静脉注射或骨内通路给予药物治疗,但受低体温影响,机体代谢减少,蛋白结合率升高,药物作用效果往往不明显。在低体温时,药物可在血液中累积。在机体恢复体温过程中,药物浓度可能达到中毒水平。故一般而言,应在体温达 30℃ 以上后再使用药物治疗。但硫胺素和葡萄糖可根据经验服用。

当环境因素与机体低体温病的症状不符时,应仔细检查,找寻其他隐匿性的病因。如果怀疑败血症,则需及时进行诊断和治疗。

经过基本的复苏治疗后,应启动复温(表 74.4)[12,15-16]。被动复温方法即利用患者自身产生的热量。主动复温是将外部的热量传导至患者。轻度低体温症患者可通过被动回温治疗,即利用自身代谢的能量,通过寒战产热;有时也需要采用外部主动复温治疗,如使用暖毛毯或暖气。其他外部复温方法包括保温毯、盆浴和动静脉循环。一种被称为挪威加热圈的装置在野外环境下效果明显。体温低于 32℃ 的患者需要进行主动复温治疗,特别是表现

表 74.4	治疗方法总结(斜体字为推荐疗法)	
主动体外升温治疗	**主动体中心复温**
加盖毛毯	静脉或骨内输注加热液体(40~42℃)
加压暖风	40~42℃ 胸部或腹腔灌洗(首选胸部灌洗)
铅毯(注水)	动脉或静脉通路
盐浴(37℃)	体外循环(心肺分流术)
动/静脉吻合术(AVA)复温(42~45℃)[a]	开胸心脏按摩。其他方法包括:胸部灌洗,胃或膀胱灌洗
其他外部设备:如挪威加热器	实验性的:血管内导管[b];加热加湿氧气(仅作为辅助措施)

[a] AVA 复温法:将前臂和手(肘部远端)、小腿和脚(膝盖远端)浸在 42~45℃ 的水中。这就打开了动静脉吻合(AVA)。这种方法只适用于轻度低温病患者。
[b] 血管内导管原本用于产生治疗性低温,但在复温方面也具有应用前景。经许可改编自阿拉斯加寒冷伤害指南(2005 年修订)。

出心血管异常或其他并发疾病时。

应基于患者的心血管状况和循环情况选择复温疗法[12,16,18]。胸腔灌注和血液复温是最有效的方法。温和生理盐水灌洗胃和膀胱无效果。

血液复温可通过动-静脉通路、静-静脉通路、血液透析和体外循环进行。动-静脉和静-静脉通路升温的方法应用于循环动力不足时。治疗过程中，患者收缩压应保证在 60 mmHg 以上，必要时可通过胸部按压达到这一数值。没有自主循环的患者可通过体外循环治疗（心肺分流或体外膜肺氧合）[19]，或者开胸按摩心脏并使用温热的生理盐水冲洗。在机体体温恢复过程中，要积极监控体液和电解质变化。

在机体复温过程中，房性心律失常普遍存在，但无需治疗。身体复温过程中，可能出现凝血功能障碍，一般也不无需特殊治疗。对复温治疗无反应的患者，若静脉注射地塞米松 10 mg 会引发潜在危险。甲状腺功能减退的患者可给予静脉注射左旋甲状腺素 250 μg。

六、预防

有效的预防措施包括：给流浪者提供住所和御寒衣物，避免酒精或其他药物中毒。户外活动者应该避免弄湿衣物，避免出汗。即使气温适中，在有大风且潮湿的条件下，也应该主动寻找庇护所。如果衣物被弄湿，需及时更换干衣。在温带和热带气候中，认识到体温过低是可能发生的、并采取措施加以预防非常重要。

溺水和海啸

一、流行病学

2002 年世界溺水大会将溺水定义为液体侵入呼吸道，导致呼吸系统损伤的过程。名词"接近溺水"不再使用。溺水可不致命，也可立即致命或延迟致命。

每年因溺水死亡的人数约 500 000 人，其中约有 97% 的溺亡发生在发展中国家，近半数遇害者在 20 岁以下。该数据不包括诸如海啸、交通事故和自杀等事件引起的溺亡。准确的溺亡数据收集难度较大。每出现一名溺水死亡者，则会出现多例伤者需要住院治疗。

海啸是由大量水的位移引起的一系列波浪，通常由地震或水下火山爆发引起。当海啸的波浪接近海岸线时，速度减慢但高度可增加至 30 m。在局部地区，海啸波浪可能会罕见地达到 500 m（大海啸）。

2004 年印度洋海啸是由海底 9 级地震所引起，造成 15 个国家至少 230 000 人遇难，其中大部分人因为溺水而身亡。

二、病理和发病机制

一些溺亡者因淹浸综合征而迅速死亡，淹浸综合征是指暴露在冷水（10℃以下）中所引起的致命性心律失常。还有一些人死于"冷休克"，即突然被海水淹没后不由自主地吸入冷水，进入气道。QT 间期延长综合征引起心搏骤停，也可由游泳引发。癫痫或饮酒引起意识水平改变，可导致溺水。

溺亡的直接原因是缺氧。被援救的溺水者常因呛水引起肺损伤，导致非心源性肺水肿。水中的污染物，如细菌、颗粒物或有机物、化学物质和呕吐物等会加重肺损伤。

海啸受害者常因海水猝不及防的袭来而受伤，引起意识丧失或失去游泳能力，进而导致溺亡。非溺水性损伤也可能导致死亡。

海啸生还者存在被水中生物感染的风险。2004 年印度洋海啸之后，许多生还者出现了海啸肺，这是由类鼻疽伯克菌感染所引起的肺坏死；此外，还出现由其他多种小型微生物所引起的肺炎和肺脓肿。多种微生物均可引发感染[20]，包括浸染皮肤的类鼻疽所引起的皮肤感染，多为亚急性或慢性感染。

三、临床表现

溺水者可能并无异样或表现出疾病状态。呼吸急促、呼吸困难或肺部异常提示肺损伤，但呼吸音正常者并不可排除吸入性肺炎的可能。溺水者需仔细进行外伤检查，包括海洋生物的毒性蜇伤。在溺水者中休克并不常见，但如出现休克症状，则提示存在其他疾病或损伤。溺水者还可能出现低体温症。

在送医时有意识或能被唤醒的病人通常能幸存下来且神经系统完好无损。幸存者多伴有神经性后遗症，或最终死于缺血性缺氧导致的脑损伤或肺部并发疾病。在冷水中溺水（<20℃）的存活率比在温水中更高[21]。

虽然大多数溺水者容易被确诊，但一般来说，任何在邻水区域发现的受害者均应怀疑为溺水。鉴别诊断应包括可引起精神状态改变的所有医学和创伤原因。

四、诊断

无症状的溺水患者一般无需进一步检查，有时需进行心电图检查。突然失去意识的溺水者或者患有心血管疾病的溺水者应进行心电图检查。有症状的溺水患者均应进行脉搏血氧测定和 X 线胸片检查。即使这些患者随后出现肺损伤，但最初的胸片检查可能是正常的，应该结合影像学和实验室检查结果、临床症状和环境共同做出判断。

五、病例管理和治疗

溺水导致机体长时间缺氧。及时有效的治疗对患者至关重要，其能保证机体神经系统免受损伤。2010 年欧洲复苏委员会提出 4 期治疗的概念：落水打捞、基本生命支持、高级生命支持和复苏后护理[22]。在落水打捞阶段,救援者的安全应摆在首位。快速将溺水者从水中救出后,应立即给予复苏。在水中即可以进行可恢复患者呼吸的基本生命支持,但胸外按压必须在坚硬的地面上进行。从水中打捞溺水者时,应保持体位水平,以防止循环衰竭。如条件允许,可在心肺复苏过程中使用自动除颤仪进行除颤。复苏期间出现呕吐属正常现象,应按照标准指南开展高级生命支持。

复苏后的护理有助于患者康复[23-24]。低体温对心脏骤停的昏迷患者有利[25]。对于淹溺于受污染水体中的病人,可预防性使用抗生素。

如果有突然失去意识或不确定的病史,基因分析可能揭示心律紊乱的原因,这可用于预防今后幸存者或其家庭成员可能出现的健康问题[26]。

有症状的患者在抵达医疗机构前,应保证 4 h 以上的连续监控,如果胸片和血氧饱和度正常,可安全出院。血氧饱和度正常的无症状患者在医疗机构进行常规检查后即可安全出院。

六、预防

多数溺水事件可通过采取相关措施进行预防,如使用个人漂浮设备、提高游泳的安全意识;此外还应建立健全游泳与游艇的相关安全规范,比如入水前禁止饮酒,以及设立安全救生员。

具有指示逃生路线功能的海啸预警系统可减少海啸所造成的死亡及伤害。在海岸线上观测到水后退则表明海啸波谷已经到达陆地。这被称为"缺陷",可能是海啸即将来临的唯一警告。如果地震发生在沿海地区,即使是最好的预警系统也可能是无效的。如果发现有异常情况或感觉到地震,沿海地区的人们应立即采取措施,如果可能的话,跑往地势较高的地方。如果无较高的地面,坚固建筑物的高层可能提供保护,但建筑物可能被冲走。

高原疾病

一、流行病学

高原疾病一般发生在 2 500 m 以上的高海拔地区,高原病通常发生在海拔 2 500 m 以下,包括急性高山病、良性高山病和两种危及生命的高海拔脑水肿(HACE)和高山肺水肿(HAPE)[27-28]。高海拔疾病常与热带医学有关,因为约有 3 800 万人长期生活在海拔>2 400 m 的地区,每年约有 1 亿人前往高海拔地区旅行。许多高海拔地区均位于"热带"。例如,所有 8 000 m 以上的山(总共 14 座)均在南亚。

对许多当地人来说,这些高海拔(>2 500 m)的山脉

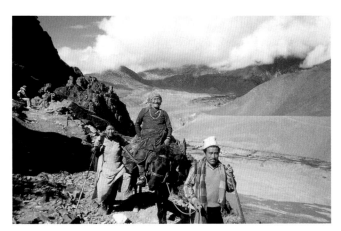

图 74.3 朝圣者在前往尼泊尔穆克缇娜斯(3 710 m)的路上。

是圣地[29]。在喜马拉雅地区,朝圣者通过步行、骑马、机动车或飞机进入木斯塘地区的达莫达昆达(4 890 m)、穆克缇娜斯(3 900 m)(图 74.3)、凯达尔纳特(3 584 m)、玛朗的 Tilicho 湖(4 900 m)或拉萨(3 650 m)。最受追捧的朝圣高原坐落于喜马拉雅地区的凯拉什山峰(6 714 m),毗邻玛旁雍错。

当海拔高于 4 300 m 时,约有 50% 的人出现急性高山病,一些无视身体状况继续攀登的人(约 1%~5%)可能发生高海拔脑水肿和高海拔肺水肿而危及生命[27-28]。

虽然很多重要文献记载了关于越野者、登山者和搬运工的高原反应,但关于高海拔地区朝圣者的高原反应多为轶事性文献[30-31]。自古以来,前往高海拔地区的朝圣者本身就患有多种疾病,如心、肺和代谢性疾病等。他们希望通过向神明祈祷治愈这些疾病。据旅行社报道,在朝圣者人群中,尤其是在每年成千上万前往中国西藏自治区的凯拉什山和玛旁雍错(约 5 000 m)的朝圣者中,由于高山反应,他们要经历诸多"九死一生"甚至死亡。由于许多朝圣者都是患有糖尿病、高血压和冠状动脉疾病的老年人,往往之前就存在健康问题。这些疾病虽然本质上与高原病关系不大,但可能因低氧和运动而恶化。

高原反应在所有高海拔地区的旅居者中都很常见,但本节将重点介绍朝圣者,以引起人们对这一群体困境的关注。朝圣者的救援和治疗更具挑战性,因为朝圣者们大多是迷信的宿命论者,他们认为高原圣地是他们死亡的最终归宿。因此,针对这群人的预防措施显得尤为重要。

高原反应最重要的危险因素是上升速度。许多旅居者,特别是朝圣者,乘坐机动车辆、直升机或飞机迅速上升到高海拔地区,极易患高原病。既往有高原疾病史也是一个危险因素。运功是一个危险因素,但身体状况欠佳非危险因素。无论是儿童还是成人、男性还是女性,都

对急性高山病同样易感。提前两个月在高海拔地区进行适应性睡眠具有一定的保护作用。保证水分充足(不过度)在高海拔地区是有利的。

二、发病机制

"适应"这一术语通常用于描述旅居者适应高海拔的过程。随着海拔升高,气压降低,通过颈动脉反射调节通气是适应的基础。过度通气会导致呼吸性碱中毒,实际上可能会抑制呼吸,但在抵达高海拔地区 2~3 d 内,肾脏会排出更多的碳酸氢盐,往往可使 pH 恢复正常。然而,随着正常的适应,在高海拔地区人体最大运动耐受性下降。当人们爬得太高太快而没有给身体适当的适应机会时,高原反应就可能发生。其他正常的适应性变化包括红细胞生成素升高、高血红蛋白水平、红细胞增多、毛细血管密度和线粒体数量增多、ADP 水平升高、氧气利用度升高[27-28]。

(一)急性高山病和高原脑水肿

头痛、恶心、疲劳、头晕和失眠都是急性高山病的非特异性症状,有些人形容这些症状与宿醉类似。当朝圣者快速爬向高海拔地区时,水分摄取通常不足。急性高山病鉴别诊断时应考虑到疲劳、低体温症、低钠血症。高海拔脑水肿是一种伴有神经系统功能障碍的急性高山病。共济失调和未见明显病灶的大脑意识改变是高海拔脑水肿的特征,但急性高山病不出现这些特征。无论是否存在 AMS,位于海拔>5 000 m 地区的旅居者中,视网膜出血也很常见。急性高山病可能会逐步发展为高海拔脑水肿,且继续攀爬可能会进展很快。

引起急性高山病或高原性脑水肿的具体机制未知[27-28],但在高海拔地区,即使未患急性高山病和高海拔脑水肿者,也可能存在某些血管源性脑水肿。组织缺氧引起大脑的自动调节功能受损,常伴有血脑屏障渗透性改变和交感神经活动增加,这些都是引起急性高山病和高原性脑水肿的重要病因。急性高山病最常见的突出症状是头痛,头痛可能是由影响大脑三叉神经血管系统的化学和机械因素引起。

(二)高原肺水肿

与急性高山病和高原脑水肿多为神经方面的损伤不同,高原肺水肿主要为肺部损伤。高原肺水肿通常不会在抵达高海拔地区的第一个晚上发生,这可能是在一些高海拔的朝圣地点很少看到高原肺水肿患者的原因所在,因为朝圣者不会在高海拔地区逗留超过一个晚上,其会在第二天迅速下山离开。高原肺水肿通常在抵达高海拔地区后 2~4 d 内发生。即使在休息之后仍出现过度的呼吸短促可能是高原肺水肿的一个表现,其并非总伴有头痛和恶心。轻微运动后疲劳是高原肺水肿的另一征象。有时可能会出现咳嗽,但在高海拔地区咳嗽可由多

种原因引起。低氧血症可通过手持脉搏测氧仪进行检测,这是一项有助于确诊的客观体征。在过去,许多死于高原肺水肿的朝圣者被误认为是死于因寒冷引起的肺炎,因为高原肺水肿的胸片和肺炎很相似。

高原肺水肿是一种非心源性水肿,与急性呼吸窘迫综合征类似。缺氧是导致肺动脉高压的重要因素,后者是产生高原肺水肿的直接原因。在细胞水平上,低氧血症引起的内皮细胞功能障碍可能损害一氧化氮的释放,其为一种内皮细胞衍生的血管舒张剂[32-33]。研究表明,在高海拔地区易发高原肺水肿的人群中其一氧化氮释放能力会下降。对于高原肺水肿病人,可用磷酸二酯酶-5抑制剂代偿一氧化氮功能,以缓解高原肺动脉高压[32]。

缺氧、运动和低温除了导致交感神经兴奋性增加外,也可能导致肺血管收缩和液体从肺毛细血管外渗到肺泡。

炎症也被认为在高原肺水肿中发挥了重要作用,因为高原肺水肿往往伴随发热和外周白细胞增多。但大量研究表明炎症可能不是高原肺水肿的主要原因,除呼吸道感染使患者更易患高原肺水肿外[33]。此外,受损的肺泡上皮细胞中钠、钾清除率降低也会引起高原肺水肿。在高原肺水肿的双盲随机实验和安慰剂实验中,发现那些有高患病风险的登山者若使用预防性肾上腺素激动药-沙美特罗(可上调肺泡液体的清除率),高原肺水肿发病率可降低 50%[34]。

三、预防和治疗

一般而言,为防止发生高山病,最好是缓慢上升从而使机体有足够的时间适应(表 74.5)。虽然没有具体的证据,但据说在 3 000 m 以上高度时,推荐每 3 d 增加一次睡眠高度,每次增加高度不超过 300~500 m,可对预防高原反应有所帮助。然而,根据我们的经验,朝圣者可能不会听从这个建议,部分原因在于安排协调方面。显然,为适应环境多安排几天的行程会对预防高原反应有益。表现出高原反应症状者应该停止上升。高原肺水肿或高原脑水肿患者应强制下山。

(一)急性高山病和高原脑水肿

药物预防对于有急性高山病病史者或因行程安排原因而不能逐渐上升者来说是必要的,例如乘坐飞机前往高海拔地区,如中国西藏的拉萨(3 650 m)或玻利维亚的拉巴斯(4 061 m)。对磺胺类药物、乙酰唑胺(125~250 mg/次,1 天 2 次)不过敏的人群推荐使用该两种药,持续服用 3 d。乙酰唑胺的不良反应是神经麻痹。地塞米松(4 mg)也是有效的,银杏对急性高山病的预防无效[30]。

轻度急性高山病者休息即可缓解。在症状不断加重的情况下,即使下降约 500 m 可能也足以缓解症状。

表 74.5	预防和治疗方法总结		
问 题	**预 防**	**治 疗**	
急性高山病,轻度(轻度或中度取决于头痛、恶心、疲倦、头晕和失眠的严重程度)	逐渐上升(见正文);足量补水(2~3 L/d);乙酰唑胺(每12 h 125~250 mg);对乙酰唑胺过敏的人群,每12 h 使用地塞米松4 mg	停止上升;使用乙酰唑胺治疗(每12 h 250 mg);下降(无固定的高度规定,即便下降300~500 m 也可改善症状)	
急性高山病,中度(轻度或中度的类型基于头痛、恶心、疲倦、头晕和失眠的严重性)	同轻度急性高山病(见上)	症状恶化时立即下降 条件可及时,进行低流量吸氧 采用乙酰唑胺(250 mg 每12 h)和/或地塞米松(4 mg 每6 h)治疗 高压氧疗法(见正文)	
高原脑水肿	同轻度急性高山病(见正文)	立即下降或撤离 吸氧(2~4 L/min) 使用地塞米松治疗(8 mg PO/IM/IV;然后每6小时4 mg) 如果不能下降,则使用高压氧治疗	
高原肺水肿	缓慢上升(见正文);足量补水(2~3 L/d);所有这些药物都单独起效(见下):硝苯地平(每隔12 h 使用30 mg 缓释剂);沙美特罗(125 μg/次,每日吸入2次);他达拉非(10 mg/次,每日2次);地塞米松(8 mg/次,每日2次)	立即下降或撤离 减少活动,同时保证患者体温维持正常 吸氧(4~6 L/min),使氧饱和度上升至90%以上 使用硝苯地平辅助疗法(每12 h 使用30 mg 缓释剂) 如果不能下降,使用高压氧疗法(见正文)	

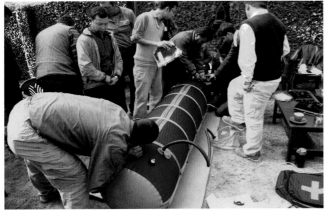

图74.4 图中演示了充气 Gamow 袋(某品牌高压包)的简单使用,其可模拟较低的海拔压力。简单的脚踏板有助于向袋中充气。

对于高原脑水肿患者而言,使用地塞米松(口服或肠外给药8 mg)治疗并立即下降高度很有效。在朝圣地点,比如凯拉什山,由于行程安排原因不可能立即下降,此种情况下可在便携式高压痒舱中模拟下降,效果显著(图74.4)。如果朝圣者所前往朝圣地点偏远、且尚未通电,则可随身携带5 kg 重的高压氧舱。在高海拔地区,高压氧舱和地塞米松的使用可以挽救生命。硝苯地平(见下)、磷酸二酯酶-5 抑制剂对治疗急性高山病或高原脑水肿无效。

(二)高原肺水肿

缓慢上升是预防高原肺水肿的最好方法。对于一些有高原肺水肿倾向者或者必须快速上升者,可每天给予1~2次缓释剂硝苯地平(30 mg)以预防高原肺水肿。地塞米松近期被证明可用于预防高原肺水肿,但它的不良反应须了然于心,尤其是在偏远地区。乙酰唑胺对低氧性肺血管收缩有明显的抑制作用[35],应就这一观察结果在高原肺水肿预防研究中开展进一步的工作;但是,在对部分使用乙酰唑胺且已经适应环境高度人群的一项研究发现,肺血管收缩并未减轻[36]。

50%的高原肺水肿发生前不会出现头痛和恶心的急性高山病症状,因此早期发现高原肺水肿非常重要。患者起初可能仅出现疲劳和呼吸障碍的症状。在下降和吸氧均不可及的情况下,高压氧治疗是一种非常有效的临时措施。患者应将体力活动减小至最低程度且应保暖。口服缓释剂硝苯地平(30 mg/次,每日1~2次)可作为辅助治疗。服用β受体激动剂也可能有效。磷酸二酯酶抑制剂虽然可用于高原肺水肿的预防,但暂无调查研究表明其可用于高原肺水肿。地塞米松能预防高原肺水肿,但无治疗作用。

四、遗传学

到目前为止,尚未发现一种高原病相关基因,但已知存在海拔耐受和海拔敏感两种不同的个体,且传统的生理学知识似不足以解释该种差异,这也是高原疾病相关基因持续引起关注的原因之一。基因多态性与高原肺水肿有关,但目前尚无确凿数据支持。虽然血管紧张素转换酶基因多态性似乎在高海拔地区具有性能优势,但缺乏与高原肺水肿易感性的关联。

在研究高海拔地区的原住民时,最近最引人注目的发现之一是 EPAS1 基因频率的差异[37],EPAS1 编码 HIF-2a,此为一种转录调节因子,在机体对缺氧的反应,包括红细胞生成、血管生成、颈动脉体功能、厌氧代谢和能量代谢中起重要作用。一项研究显示,藏族人和汉族人的 EPAS1 基因变异频率相差 78%。众所周知,藏族人比汉族人更适应高原环境。与阿育吠陀理论一致,印度科学家[38] 所描述的另一个重要基因(EGLN1)可能在高空缺氧适应中发挥重要作用。最后,我们在提要 74.1 中总结了朝圣者前往高海拔地区的相关建议。

提要 74.1　针对前往高海拔地区的朝圣者的建议

1. 本身存在健康问题者(心肺疾病、糖尿病、癫痫病史、卒中等)出发前需由有高空医学经验的医生仔细处理

2. 出发前接种包括流感疫苗在内的相关疫苗

3. 建议旅居者在高海拔地区大量饮水(2~3 L/d)

4. 需要强调对高原疾病的临床症状和体征的认识,包括海拔下降的重要性

5. 需阐明乙酰唑胺的使用方法和不良反应

6. 若旅行团队中有随行医生,医疗箱中应备有乙酰唑胺、地塞米松、硝苯地平以及高压吸氧设备

7. 如果旅客有健康问题,必须随身携带一份简明易读的疾病概要,包括所有药物的通用名称

参考文献

见:http://www.sstp.cn/video/xiyi_190916/。

第 75 章

毒素和有毒动物

DAVID A. WARRELL

翻译：刘　琴
审校：艾　琳　李石柱　杨　帆

要点

- 动物毒素中毒后的医疗急救在大部分温带的西方国家并不常见，但对于热带的发展中国家而言，尤其是农村地区，动物毒素中毒可能是当地人群经常面临的职业和环境危险。
- 蛇咬伤每年可导致 10 万余人死亡，多数是儿童。印度开展的全国性调查结果显示，1 年内因蛇咬伤而死亡的人数多达 4.6 万。此外，幸存者蛇咬伤部位的坏死可引起永久性的身体残疾。
- 每年因蝎子蜇伤和蜜蜂、黄蜂和蚂蚁等膜翅目动物毒素引起的过敏性死亡人数高达数千，对某些国家而言，它们导致的死亡人数比毒蛇咬伤更多。
- 抗蛇毒血清作为常用解毒剂，可从经特定毒素免疫后的马或羊血清中提取。它可以有效缓解蛇毒引起的抗凝血、休克和突触后神经毒性，若治疗及时，可避免局部坏死、突触前神经毒性和横纹肌溶解。但抗蛇毒血清也会引起早期过敏、发热和晚期血清病型等不良反应，且价格昂贵、供不应求、有效期短。
- 海洋鱼类和贝类毒素中毒普遍发生于海洋岛屿国家，偶尔出现在西方温带国家。其中雪卡鱼毒素中毒可导致持续发病，但致死率较低。

一、概述

毒液是注射入猎物或喷射在敌人身上时能产生毒性、刺激性或过敏反应的复杂的蛋白质、多肽和其他分子的混合物。一些有毒动物有鲜艳的颜色（警戒色），这可以保护它们自己和其他模仿它们外表或行为（贝氏或缪勒拟态）的无害物种。一些两栖动物可在表皮分泌毒素，使具有呼吸功能的表皮保持湿润并免受感染，且可以威慑捕猎者。动物已经进化出了各种各样注射毒液的方式。哺乳动物（例如单孔目动物，食虫目和吸血蝙蝠）、蛇、蜥蜴、蜘蛛、蜱虫、水蛭和章鱼可通过牙咬、毒牙、毒爪、喙或其他坚硬的嘴部注射毒液；蜈蚣通过头部后方一对改良的螯（钳）刺注射毒液；雄性鸭嘴兽有注射毒液的

刺；鱼、腔肠动物、棘皮动物、锥壳、昆虫和蝎子有各种各样的刺蜇装置。有些蛇、蟾蜍、蝎子和其他节肢动物可以对敌人喷射毒液。因两栖动物的皮肤和水产动物的内脏、血肉也有毒，故进食这二者也会中毒。某些情况下，机体针对毒素产生的过敏反应（如膜翅目的蜜蜂、黄蜂、蚂蚁以及腔肠动物的毒素）比毒素的直接毒性作用发生更频繁，更可能危及生命，如复发性雪卡毒素中毒就可能与超敏反应相关。

（一）有毒哺乳动物

Bisonalveus browni 是一种已经灭绝的古新世纪哺乳动物，有开槽的犬齿，提示它可能是有毒的，尽管一些无毒的动物也有相似的牙齿。几个现存的古新世纪哺乳动物都是有毒的，东澳大利亚雄性鸭嘴兽（*Ornithorhynchus anatinus*）是卵生的水生哺乳动物，它们在进行斗争的时候能向敌人注射毒液。它们的后肢上分布了连接大腿毒素腺管的刺，这些毒素包括 C－钠尿肽、类防御素肽、神经生长因子、L-D 肽异构酶、透明质酸酶和蛋白酶。毒素腺管基因转录组中含有 83 种独特的鸭嘴兽毒素基因，与鱼、爬行动物、食虫类、蜘蛛、海葵和海星等 13 个家族的毒素基因同源，但只有 17 种在过去 100 年中有蜇刺记录。这些毒素可造成局部疼痛、持续局部肿胀、炎症及局部淋巴结肿大，但不导致坏死，也不危及生命。已有报道显示，这些毒素能造成持续的局部无力、僵硬和肌肉萎缩，可引起动物溶血、凝血障碍、局部出血、水肿和致命的低血压。

海地和古巴的沟齿鼩（*Solenodon paradoxus*、*S.* [*Atopogale*] *cubanus*），欧洲的水鼩（*Neomys fodiens*），地中海的鼩鼱（*N. anomalous*）和美国东部、加拿大的短尾鼩鼱（*Blarina brevicauda*，*B. hylophaga*）可通过他们增大的颌下腺分泌毒液，经由槽下切牙释放。他们释放的毒液可用于捕食时麻痹无脊椎动物、两栖类或啮齿类动物，也可在剧烈打斗中发挥致命作用。北美短尾鼩鼱的毒液可使啮齿动物和猫致命，但仅造成人局部灼热性疼痛、肿胀和炎性反应。

吸血蝙蝠（翼手目、吸血蝠亚科）在吸食血液时，唾液

中的毒素一方面可抑制血小板凝聚和活化的凝血因子Ⅹ和Ⅸ，另一方面可激活纤溶酶原，最终促进它们取食的动物体内的血液流动。

肱腺懒猴（*Nycticebus coucang*）属于懒猴科、灵长目，可通过肱腺分泌一种毒素，类似于猫过敏原 Fel d1。它们撕咬敌人时可分泌并注射毒素，引起受害者疼痛、肿胀、组织损伤、感染和过敏反应。

（二）有毒蛇类

1. 分类、鉴定和分布·3 346 种蛇类中有 667 种属于三大毒蛇科：屋蛇亚科（穴居类），眼镜蛇科（眼镜蛇、金环蛇、曼巴蛇、珊瑚蛇、海蛇等），蝰蛇科（旧大陆、蝰蛇）。其中 200 种蛇咬人后可导致死亡或是永久性的伤残。最大的科是游蛇科，包括 1 748 种，其中 100 种游蛇可使人轻微毒伤，少数游蛇种类直接导致死亡[9]。

巨蟒（蚺科）是人类潜在的威胁。据可靠报告称，东南亚（尤其是印度尼西亚）网纹蟒（*Python reticulatus*）、非洲岩蟒（*P. sebae*）、南美洲水蟒（*Eunectes murinus*）和澳大利亚蟒蛇（*Morelia amethistina*）均属于具有致命攻击性的蛇类，部分受害者甚至直接被它们吞食。

（1）蛇的分类：蛇主要根据其鳞片数量和排列、牙齿、骨骼、肌肉系统、感觉器官、双阴茎的形成方式等形态特征进行分类。此外，目前也有越来越多的基于线粒体和其他重要酶的 DNA 编码序列分析的分类学研究[10-12]。

（2）类蛇动物：无腿蜥蜴，如慢蠕虫、玻璃蜥蜴（蛇蜥科）、类蠕虫壁虎和无腿石龙子等，与蛇不同的是，它们有外耳、眼睑（某些种类）、肉质的舌头、长长的易断的尾巴以及缺乏变大的腹鳞。一些蜥蜴四肢发育不全。两栖类蜥蜴有沿身体长轴的蠕虫状环形槽，蚓螈类（无腿两栖动物）则缺乏明显的眼睛和鳞片。鳗（鳗形目），尤其是蛇鳗（蛇鳗科），和管形鱼与蛇类的区别在于大多数情况下鱼有鳃和鳍。

（3）具有医学意义的蛇：具有医学意义的蛇都可通过增大沟槽或上颌骨的空心牙（尖牙）向猎物或受害者注入毒液。大约 400 种游蛇科蛇类有短的、固定的后沟尖牙（位于后方）或在上颌骨后端有扩大的坚固的无沟齿（缺乏沟或管）（图 75.1）。非洲和中东的穴居角蝰或细蛇（穴蝰属 *Atractaspis*、穴蝰亚科），也被称为穴居毒蛇、摩尔毒蛇、伪小毒蛇或侧刺细蛇，有很长的环管形（铰接勃起）前毒牙，这种毒牙能从半闭的嘴角突出。这种毒蛇可通过侧甩的运动刺穿受害者（图 75.2）。眼镜蛇（眼镜蛇-眼镜蛇属 *Naja*，金环蛇-环蛇属 *Bungarus*，曼巴蛇-树眼镜蛇属 *Dendroaspis*，盾鼻蛇 - 盾眼镜蛇属 *Aspidelaps*，亚洲和美洲的珊瑚蛇-丽纹蛇属 *Calliophis*、花珊瑚蛇属 *Maticora*、长腺蛇属 *Sinomicrurus*、小尾眼镜

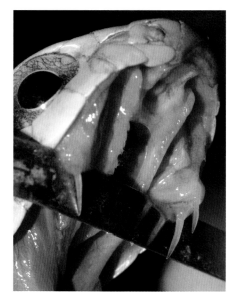

图 75.1 非洲树蛇的后方毒牙（树蛇：游蛇科）。标本来自肯尼亚，瓦塔木。（D. A. Warrell 版权所有）

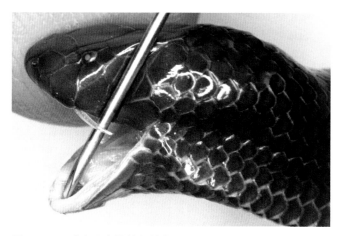

图 75.2 西非穴居角蝰的长前毒牙（穴居角蝰：穴蝰亚科）。标本来自尼日利亚扎，里亚（D.A. Warrell 版权所有）

蛇属 *Micrurus*、非洲带蛇-非洲带蛇属 *Elapsoidea*，有毒的澳大拉西亚蛇和海蛇）有相对较短、固定的前沟齿［固定直立前牙（图 75.3）］。蝰蛇科（蝰蛇、小毒蛇、响尾蛇、鹿皮蛇、枪头毒蛇和蝮蛇）有长而弯的铰接管牙状（铰接直立）的前毒牙，里面有一条封闭的毒液管道（图 75.4）。蝮蛇亚科（蝮蛇）包括响尾蛇（响尾蛇属 *Crotalus* 和侏儒响尾蛇属 *Sistrurus*）、鹿皮蝮蛇（蝮蛇属 *Agkistrodon*）、枪头毒蛇（矛头蛇属 *Bothrops*、棕榈蝮蛇属 *Bothriechis*、猪鼻蝮蛇属 *Porthidium* 等）以及亚洲蝮蛇（蝮蛇属 *Gloydius*/*Agkistrodon*、尖吻蝮蛇属 *Deinagkistrodon*、红口蝮蛇属 *Calloselasma*、瘤鼻蝮蛇属 *Hypnale*、竹叶蝮蛇属 *Trimeresurus* - 现在分成几个不同的属包括 *Cryptelytrops*，*Himalayophis*，*Parias*，*Peltopelor*，*Popeia*，

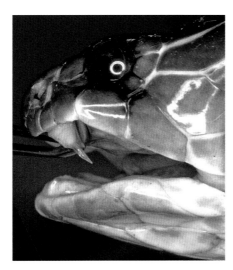

图 75.3　印度眼镜蛇的短前毒牙(眼镜蛇：眼镜蛇科)。标本来自斯里兰卡,阿努拉德普勒(D. A. Warrell 版权所有)

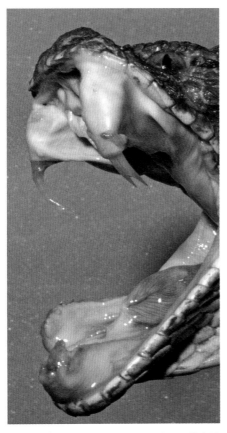

图 75.4　鼓腹蝰蛇的长铰接前毒牙(鼓腹蝰蛇：蝰蛇科蝰蛇亚科)。标本来自尼日利亚,阿布贾(D. A. Warrell 版权所有)

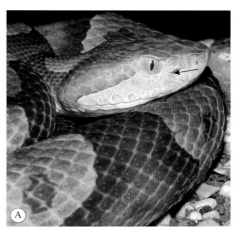

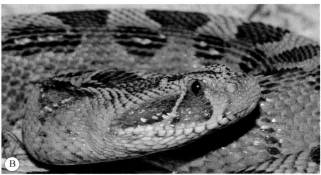

图 75.5　(A)北美铜头蝮蛇(铜头蝮蛇：蝰蛇科蝮蛇亚科)的典型热敏器官(箭头);(B)山蝰(埃塞俄比亚山蝰：蝰蛇科蝰蛇亚科),典型的旧大陆毒蛇。(D. A. Warrell 版权所有)

科,如旧大陆蝰蛇和欧洲小蝰蛇,则缺乏这个器官(图75.5b)。蝰蛇(严格来说是卵胎生的蛇)和欧洲小蝰蛇(产卵)这些词的使用并不严格。

(4) 蛇类鉴定:目前尚缺乏简单且完全可靠的方法区分有毒蛇类和无毒蛇类。一般可用一根针的长轴从下颌角处沿上颌骨向前推移后勾住进而显示出毒牙,但是眼镜蛇的毒牙很小,并且反向折叠在它的保护鞘中,此种情况下这种方法很难奏效。眼镜蛇和其他一些眼镜蛇类也只有在防守状态下才会竖起特征性的保护罩(图75.6)。毒蛇可以用丰富多彩,有时甚至是独特的背部图案识别(图75.7)。罗素毒蛇(*Daboia russelii* 和 *D. siamensis*)和鼓腹蝰蛇(*Bitis arietans*)通过大鼻孔喷出空气发出咝咝的声音;锯鳞或地毯蝰蛇(小蝰属)、低地蝮蛇(*Proatheris superciliaris*)和沙漠角蝰蛇(*Cerastes*)通过揉卷在一起产生特有的刺耳声音(图75.8);响尾蛇会产生像响板一样的声音,不易被人错认。一些无害的蛇可以模仿有毒蛇类,因而很容易被误认为是毒蛇,如非洲的短吻蛇(*Telescopus*,猫蛇)和食卵蛇属(食蛋蛇,*Dasypeltis*)与欧洲小蝰蛇(锯鳞蝰蛇,*Echis*)相似;泰国的繁花林蛇(*Boiga multomaculata*)与圆斑蝰蛇(*Daboia*

Protobothrops,Viridovipera)[12]。

响尾蛇眼睛和鼻子之间的一个小坑就是它的红外/热敏器官,能够探测到恒温动物(图75.5a)[13]。蝰蛇亚

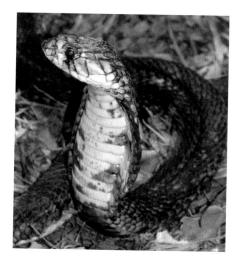

图75.6 埃及眼镜蛇(眼镜蛇科)在威胁/防御状态下的张开防护罩姿态。标本来自肯尼亚,瓦塔穆。(D. A. Warrell 所有版权)

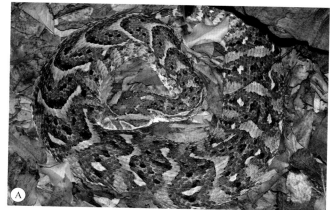

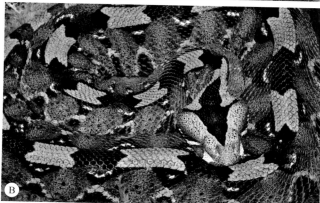

图75.7 (A)非洲无树草原的鼓腹蝰蛇,呈现出鲜明的重复"V"或"U"形背部图案(标本来自肯尼亚,瓦塔木);(B)非洲雨林的犀牛鼻蝰蛇,呈现出独特的重复的背部图案。(D. A. Warrell 所有版权)

许多无毒蛇相仿。在北美,有句格言"红花黄底可杀人,红花黑底无毒素",可以借此简单区分珊瑚蛇及它们的相仿者(图75.9)。表75.1列出了各大洲具有咬伤致死或造成严重伤病能力毒蛇的种类。非洲的夜蝰蛇(夜蝰属 *Causus*)、穴居角蝰(*Atractaspis*)、亚洲绿色蝮蛇(*Trimeresurus* sensu lato)、北美铜头蝮蛇(*Agkistrodon contortrix*)和拉丁美洲猪鼻毒蛇(*Porthidium*,如猪鼻蝮

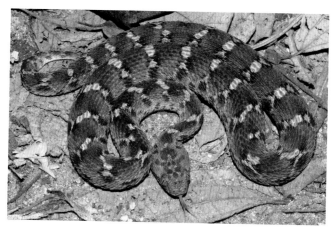

图75.8 东非的锯鳞蝰(埃及锯鳞蝰,*Echis pyramidum*)卷起产生一种刺耳的声音。标本来自肯尼亚,瓦塔穆。(D. A. Warrell 版权所有)

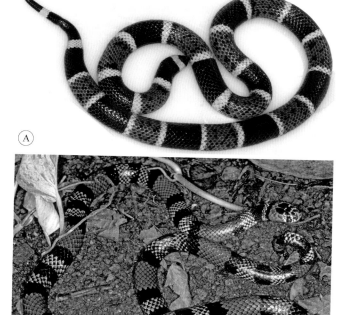

siamensis)相似;南亚的茅蛇属(*Dryocalamus*)、链蛇属(*Dinodon*)、白环蛇属(*Lycodon*)与环蛇属相似;异齿蛇属(*Xenodon*)与亚马孙地区的具窍蝮蛇属(*Bothrops*)相似,新大陆许多五颜六色的珊瑚蛇(*Micruroides*, *Micrurus*)也与

图75.9 (A)得克萨斯珊瑚蛇(*Micrurus tener*),标本来自金斯维尔。(B)南美珊瑚蛇(*Micrurus frontalis*,眼镜蛇科)。标本来自巴西。(D. A. warrell 版权所有)

表 75.1	各大洲具有咬伤致死或造成严重伤病能力毒蛇的种类	
地　区	**学　名**	**常　用　名**
北美	*Crotalus adamanteus*	东方菱背响尾蛇
	C. atrox	西部菱背响尾蛇
	C. oreganus and C. helleri	西方响尾蛇
中美	*C. simus* subsp.	中美响尾蛇
	Bothrops asper	三色矛头蝮
南美	*B. atrox*，*B. asper*	矛头蛇、巴尔巴马里蝮
	B. jararaca	美洲矛头蝮
	C. durissus subsp.	南美响尾蛇、响尾蛇
欧洲	*Vipera berus*，*V. aspis Vipers*	蝰蛇、欧洲小蝰蛇
	V. ammodytes	长鼻或角鼻蝰蛇
非洲	*Echis ocellatus*，*E. leucogaster*，*E. pyramidum*，*E. jogeri*	锯鳞或地毯蝰蛇
	Bitis arietans	鼓腹蝰蛇
	Naja nigricollis，*N. mossambica*，etc.	非洲喷毒眼镜蛇
	N. haje	埃及眼镜蛇
亚洲、中东	*Middle East Echis* spp.	锯鳞或地毯毒蛇
	Macrovipera lebetina	黎凡特蝰蛇
	Daboia palaestinae	巴勒斯坦蝰蛇
	N. oxiana	奥克斯眼镜蛇
印度次大陆和东南亚	*N. naja*，*N. kaouthia*，*N. siamensis*，etc.	亚洲眼镜蛇
	Bungarus spp.	环蛇
	D. russelii，*D. siamensis*	罗素蝰蛇
	Calloselasma rhodostoma	马来亚蝮蛇
	E. carinatus	锯鳞蝰蛇或地毯蝰蛇
远东	*N. atra* etc.	亚洲眼镜蛇
	B. multicinctus	中国金环蛇
	Protobothrops（*Trimeresurus*）*flavoviridis*	日本响尾蛇属毒蛇
	P.（*Trimeresurus*）*mucrosquamatus*	中国响尾蛇属毒蛇
	Gloydius blomhoffii，*G. brevicaudus*	日本蝮蛇
澳大拉西亚、新几内亚	*Acanthophis* spp.	死亡小蝰蛇
	Pseudonaja spp.	棕蛇
	Notechis spp.	虎蛇
	Oxyuranus scutellatus	眼镜蛇科大毒蛇

蛇属）咬伤过很多人，但是很少造成严重的中毒后果。造成咬伤的蛇的电子图片可以用手机发送给爬虫学家鉴定。

（5）毒蛇的分布：广泛分布于海平面至海拔 4 000 m 间（图 75.10）。欧洲小蝰蛇（蝰蛇亚科）在北极圈内也有发现，但在寒冷的地区如北极、南极，北美约 51°N（纽芬兰、新斯科舍）并没有发现其他种类的毒蛇。在克里特岛、爱尔兰、冰岛和西地中海、大西洋和加勒比海地区（除马提尼克、圣塔露西亚、玛格丽塔、特立尼达和阿鲁巴）、

新喀里多尼亚、新西兰、夏威夷和太平洋其他地区也没有发现毒蛇。马达加斯加和智利，只有微毒的游蛇。海蛇可出现在太平洋和印度洋 30°N 和 30°S 之间的海洋，有时海蛇出现数目众多，海蛇分布范围可北至西伯利亚（长吻海蛇，*Pelamis platura*），南至复活岛和新西兰北岛，以及河口、河流和淡水湖泊（如菲律宾塔尔湖的加曼海蛇 *Hydrophis semperi*，柬埔寨洞里萨湖的钩鼻海蛇 *Enhydrina schistosa*）。

2. 蛇伤流行病学（表 75.2）・大多数蛇伤案例发生

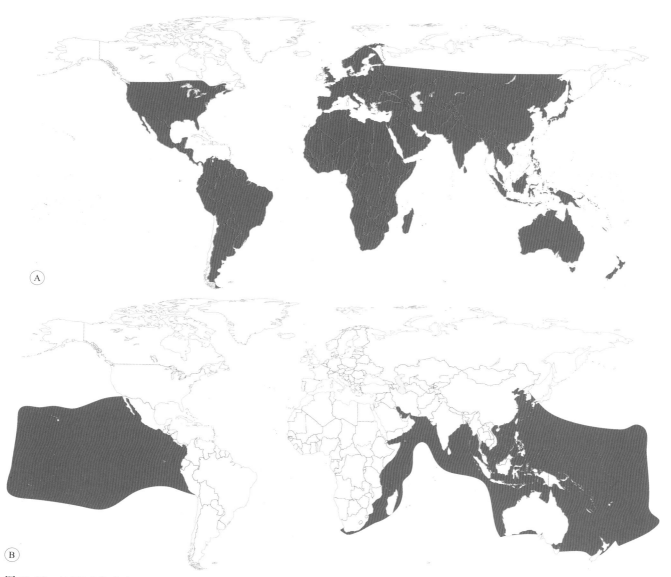

图 75.10　(A)陆生蛇类分布图；(B)有毒海蛇分布图。(D. A. Warrell 所有版权)

表 75.2	蛇咬伤发生率和中毒严重程度的决定因素

蛇咬伤发生率	中毒严重程度
1. 蛇与人类之间的接触频率，取决于： （a）人口密度 （b）活动的日变化和季节变化 （c）活动类型（例如人类农业活动） 2. 蛇"激惹状态"-当惊慌或遭到挑衅而攻击受害者-因蛇种类而异	1. 毒液注入剂量——取决于蛇咬的机械效率和蛇的种类及大小 2. 蛇毒的组成乃至毒力——取决于不同种类的蛇，同一种类蛇的毒力，也因地理位置、季节和年龄的不同而不同 3. 受害者的健康状况：年龄、体型和特异性免疫 4. 自然环境和急救治疗的时间

于热带发展中国家的农村地区，主要受害者是农民和他们的孩子，蛇咬伤部位一般是下肢。亚洲金环蛇和非洲喷毒眼镜蛇（*N. nigricollis*）可在晚上进入人类的居所，咬伤睡在地上的人。蛇咬伤的发病高峰与降雨和农业活动的增加相关。洪水已造成孟加拉国、尼泊尔、缅甸、越南、巴基斯坦、印度和哥伦比亚的毒蛇咬伤流行。热带发展中国家的大多数被毒蛇咬伤的受害者会避开医院就诊，私下寻求传统治疗方法，导致蛇咬伤报告病例数被低估。为准确了解调查地区的蛇咬伤发病率，需确保调查社区和家庭的设计合理且随机。此外，由于调查地区的各方面情况差异较大，蛇咬伤发病率的相关研究结果无法直接外推为各国的国家发病率。

（1）亚洲：基于随机选取的 6 671 个抽样地区死

亡者的口头尸检结果推断（平均每个地区约 1 000人），印度每年有 46 000 人死于毒蛇咬伤（99％置信区间为 41 000～51 000)[14]。

毒蛇咬伤导致的死亡人数占死亡病例总数的 0.5％，其中 5～14 岁年龄组人群占 3％；97％的受害者在农村被咬伤，其中仅 23％受害者得到了医疗救助[14]。孟加拉国的一个横断面研究表明，该国一年中约有 590 000 人被蛇咬伤，6 000 人死亡[15]。蛇咬伤的最高记录发生在亚洲尼泊尔东部特莱，当地每年 100 000 人中即有 162 人因蛇咬伤而死亡，且只有 20％的死亡病例发生在医院。凌晨 24:00 到凌晨 6:00 之间，在室内休息时被金环蛇咬伤的死亡风险较高[16]。其他的危险因素包括因初诊于传统治疗师而延误了在医院诊治和治疗的时间。缅甸每年因蛇咬伤导致的死亡人数超过 1 000 例（每 100 000人中即有 3.3 例死亡病例）。罗素毒蛇（圆斑蝰蛇）咬伤曾是致人死亡的最重要的五大原因之一。斯里兰卡每年约有 37 000 人因蛇咬伤而入住公立医院，其中死亡人数达到 80 人。然而，在莫讷勒格勒区，63％的蛇咬伤死亡病例并没有囊括在医院记录中[17]，造成这一差异的部分原因是 36％被毒蛇咬伤的受害者没有去医院寻求治疗。

（2）非洲：尼日利亚东北部贝努埃河谷的毒蛇咬伤发病率为 497/100 000，死亡率为 12.2％[18]。造成大多数咬伤和死亡的元凶为锯鳞蝰蛇（非洲锯鳞蝰，*Echis ocellatus*)。塞内加尔东南部班达法斯的总人口为 10 509，毒蛇咬伤的死亡率为 14/100 000，造成大多数咬伤和死亡的元凶为锯鳞蝰蛇（非洲锯鳞蝰）、鼓腹蝰蛇和喷毒眼镜蛇（*Naja katiensis*)。一份关于黑颈眼镜蛇（*N. nigricollis*)的社区调查结果显示，尼日利亚北部的马卢姆法希人口总数为 43 500，其中蛇咬伤的发病率为 15/100 000～20/100 000。只有 8.5％的受害者去了医院就诊，其病死率为 5％，19％的幸存者因毒液引起的局部坏死而导致永久性残疾[20]。肯尼亚基利菲沿海地区的一个以社区为范围的研究显示，成年人蛇咬伤的死亡率为 15/100 000[21]。

（3）大洋洲：澳大利亚每年约有 1 000～2 000 人被咬伤，平均 3～4 人死亡，布朗蛇（拟眼镜蛇属 *Pseudonaja*，图 75.11）是当地最重要的一类毒蛇。在巴布亚新几内亚中央省，蛇咬伤主要由巴布亚眼镜蛇科大毒蛇（*Oxyuranus scutellatus*)造成，发病率为 215/100 000 人，死亡率为 7.9/100 000；但凯鲁库分区蛇咬伤的发病率达 526/100 000[22]。

（4）欧洲：英国每年约有 100 人因欧洲小蝰蛇（蝰蛇亚科，*Vipera berus*)咬伤而住院，但直到 1975 之前的百年中，仅有 14 人死亡[23]。1911—1978 年，欧洲小蝰蛇造成瑞典 44 人死亡。过在 25 年内，欧洲小蝰蛇造成芬兰

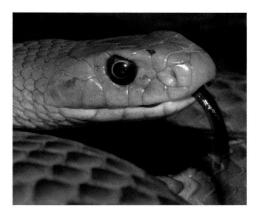

图 75.11 澳大利亚东部棕蛇（东部拟眼镜蛇 *Pseudonaja textilis*，眼镜蛇科）。标本来自维多利亚，巴拉瑞特。(D. A. Warrell 版权所有)

21 人死亡，每年约 200 人被咬伤。

（5）美洲：蛇咬伤在拉丁美洲很普遍[24]。发明抗蛇毒血清之前，巴西每年共有 19 200 人被咬伤，病死率为 25％。截至 2005 年，共有 28 711 例蛇咬伤报告病例，其中 114 人死亡（0.4％）。美国每年有 7 000 例毒蛇咬伤病例，其中 12～15 人死亡。一些狩猎部落人群是毒蛇咬伤的高风险人群。委内瑞拉雅诺马、厄瓜多尔和巴西阿克里的卡西纳瓦蛇咬伤的致死人数分别占当地死亡人数总数的 2％、5％和 24％[25]。

（6）毒蛇咬伤——职业病：许多热带发展中国家的农民，尤其是种植水稻的农民、种植园工人、牧民和猎人，是毒蛇咬伤的高危人群[26]。西非无树大草原雨季开始的时候，农民经常因挖田作业而被锯鳞蝰属毒蛇咬伤[18]。在东南亚地区，橡胶园工人经常因采集橡胶而被马来亚蝮蛇（*Calloselasma rhodostoma*)咬伤。在巴西西部的丛林，天然橡胶采集者经常被矛头蝮蛇（*Bothrops atrox*)咬伤[25]。

当手网在整个东南亚被广泛应用时，海蛇咬伤也曾是渔民的职业危害之一；由于手网目前已被流网和拖网取代，海蛇在上岸前已经被淹死，所以渔民被海蛇咬伤的情况已经很少见了[27-28]。

（7）被具有异国情调的宠物蛇咬伤：在西方国家，由于毒蛇被认为具有异域情调或"男子气概"，已成为越来越受欢迎的宠物，但许多属于非法饲养[29]。

（8）睡眠中被咬伤：印度、斯里兰卡、尼泊尔、泰国和马来西亚的金环蛇，以及非洲吐毒眼镜蛇，在晚上进入人类居所捕食啮齿类动物、蜥蜴、蟾蜍等猎物时，可能会因人类在睡梦中移动身体而咬伤他们[30-31,16]。

3. 有毒器官[31]

（1）游蛇科：游蛇科毒蛇毒牙在口腔后面，其毒液可经上唇腺（达氏腺）的后部流入牙周褶颊黏膜。毒液沿着

毒槽流入几个扩大的后位毒牙的前表面中(图 75.1)[9]。因为游蛇须咬伤受害者(通常是爬虫学家)的手指,注入足够的毒液后引起症状,所以人中毒是罕见的。

(2)穴蝰科:穴蝰属有长长的毒牙凸出嘴角,允许它侧甩的方式攻击地下洞穴里的猎物(图 75.2)。

(3)眼镜蛇科和蝰蛇科(包括海蛇):眼镜蛇科毒蛇的毒腺被肌肉包围(浅内收肌),而蝰蛇科毒蛇(腺体压缩肌)同样如此,二者通过毒管将毒液挤压到毒牙根部。蛇毒是通过部分或完全封闭的腺管传到毒牙尖端。非洲吐毒眼镜蛇、粗皮小眼镜蛇、唾蛇(Hemachatus haemachatus)和亚洲喷毒眼镜蛇,毒牙有所不同,它们能将蛇毒喷出 1 m 或更远,喷入挑衅者的眼睛[35-37]。

无中毒症状的毒蛇咬伤("干咬")。约 10% 被非洲锯鳞蝰咬伤的人、80% 被澳大利亚东部棕蛇和东部拟眼镜蛇咬伤的人,即使其皮肤已被毒蛇毒牙刺破,但仍未出现中毒的症状[38-39]。

4. 蛇毒成分[40-41] · 蛇毒液是所有毒液中成分最为复杂的,含有超过 100 种不同的成分[42-43]。不同物种的毒液成分是不同的,即便是同一蛇类,若处于不同的地理环境、季节和年龄,其毒液成分也是不同的,这使得蛇咬伤的临床表现更多样且难以预测。毒液干重情况下,90% 以上是蛋白质,包括各种酶、非酶多肽毒素、无毒蛋白(如神经生长因子和眼镜蛇毒因子);非蛋白成分包括碳水化合物和金属离子(经常是糖蛋白金属蛋白酶的一部分)、脂质、游离氨基酸、核苷、必需生物胺[如血清素(5-羟色胺)和乙酰胆碱]。

(1)酶:约 89%～95% 的蝰蛇毒液和 25%～70% 的眼镜蛇毒液含有酶(分子量为 13～15 000),包括消化水解酶、透明质酸酶以及针对猎物体内生理机制的激活剂或抑制剂。许多毒液包含 L-氨基酸氧化酶、磷酸二酯酶、5'-核苷酸酶、DNA 酶、NAD-核苷酶、磷脂酶 A2 和肽酶。此外,眼镜蛇毒液还包含乙酰胆碱酯酶、磷脂酶 B 和甘油磷酸酶;蝰蛇科毒蛇毒液含有肽链内切酶、精氨酸酯水解酶激酶原酶(可将缓激肽原转化为缓激肽)、血管紧张素转换酶抑制寡肽、缓激肽增强蛋白、凝血酶样丝氨酸蛋白酶、凝血因子 X 和促凝血酶原激酶。其中磷脂酶 A2 是蛇毒中分布最广泛的酶类,可以破坏线粒体、红细胞、白细胞、血小板、周围神经末梢、骨骼肌、血管内皮和其他细胞的细胞膜,导致突触前神经毒性、类鸦片肽的镇静效应、自体释放组胺。透明质酸酶可以促进毒液在组织之间的扩散。蛋白水解酶(肽链内切酶和水解酶)可以改变局部组织的通透性,进而导致水肿、水疱、瘀伤甚至坏死。金属蛋白酶可以破坏血管内皮细胞、血小板、肌肉组织等进而导致局部乃至全身出血、局部坏死、水疱和水肿等[44-45]。

(2)神经毒素:多肽毒素是低分子量的非酶蛋白,几乎只存在于眼镜蛇的毒液中。突触后神经毒素(箭毒样)、α 神经毒素(如 α 环蛇毒素)和眼镜蛇毒素能结合骨骼肌运动终板的乙酰胆碱受体,引起广泛的弛缓性麻痹乃至引起延髓和呼吸肌障碍进而引起死亡。这些毒素都有特别的"三指"结构,形状上与受体互补,但在其他一些无毒蛇的毒液中也可以发现这种结构[46]。突触前磷脂酶 A2、β 神经毒素(如 β 环蛇毒素)、响尾蛇毒素和太攀蛇毒素都含有 1 个磷脂酶的亚基,这些毒素针对电压门控钾通道,造成连续的抑制或增强并最终耗竭神经末梢内的乙酰胆碱,进而损伤神经肌肉接头的神经末梢,它们引起的临床效果与突触后毒素相似,但突触后毒素的症状可因特异性的抗蛇毒血清和抗胆碱酯酶药物的应用而迅速改善。磷脂酶 A2 的神经毒性及其他磷脂酶具有肌毒性。树眼镜蛇(树眼镜蛇属)的毒液中含有特殊的神经毒素[40-41],可在神经末梢处与电压门控钾通道结合,引起乙酰胆碱释放,阻断钙通道。两个"三指"是曼巴蛇毒神经毒素特有的结构,可抑制乙酰胆碱酯酶,造成持续的肌肉收缩,阻断钙离子通道。环蛇毒素是神经药理学家重要的实验工具:突触前磷脂酶 A2、β 环蛇毒素、α 环蛇毒素和 κ-环蛇毒素,可结合大脑和各神经节的部分烟碱型乙酰胆碱受体。

(3)心血管毒素:蛇毒毒素可以通过不同的机制降低血压。血管通透性的改变可以造成渗漏和低容量血症。巴西的美洲矛头蝮(巴西矛头蝮蛇)毒液内的一种寡肽能活化缓激肽,增强其活性,并抑制血管紧张素 I 转换成血管紧张素 II,进而合成血管紧张素转换酶抑制剂。以色列穴居角奎毒液内的 Sarafotoxins 与哺乳动物内源性的内皮素有 60% 的序列同源性[47],可引起冠状动脉收缩并延缓房室传导。蛇毒毒液中的钠尿肽也被用来作为药物设计的蓝本。

5. 中蛇毒后的临床特点 · 受害者被毒蛇咬伤后的症状和体征与以下因素相关:患者焦虑程度、接受急救及其他医疗措施的程度、毒液的直接毒性作用[8,24,48-49]。

(1)局部肿胀:被毒蛇咬伤的机体,其血管通透性增加,可以造成血浆或者血液外渗,进而引起肿胀和青紫。蛇毒的出血金属蛋白酶、破坏膜的多肽毒素、磷脂酶、内源性活性物质(如组胺、血清素和激肽等)均在此期间发挥着一定的作用。肌肉毒素、细胞毒素和急救方法(如使用止血带)的不良反应均可引起组织坏死。大多数的肌肉毒素是磷脂酶 A2,可通过酶促反应来激活底物酶(aspartate-49)或失活底物酶(lysine-49)。眼镜蛇"心血管毒素"是具有细胞毒性的低分子量多肽。

(2)低血压和休克:被毒蛇咬伤的机体,其血浆或者血液外渗,胃肠道、子宫等可能会大量出血,进而引起低血容量。机体被蝰蛇和响尾蛇咬伤后，血管特别是内脏血管的舒张以及毒素对心肌的直接作用可能导致受害者低血压。极北蝰蛇（*Vipera berus*）、山蝰蛇（*Daboia*）、矛头蝮蛇（*Bothrops*）、巨蝮蛇（*Lachesis*）、*Actractaspis engaddensis*、*A. microlepidota* 以及一些澳大拉西亚眼镜蛇在发动攻击后，受害者可于数分钟内发生严重的急性低血压，伴或不伴过敏反应的其他特征表现，这可能是由一氧化氮、激肽、组胺、血清素和内皮素等内源性血管活性物质释放引起的。蛇的驯化者通常对蛇毒致敏，所以可能在被毒蛇咬伤后的数分钟内发展成为危及生命的过敏性休克反应。

（3）出血与凝血障碍[50-51]：机体被毒蛇咬伤后，由于血液内凝血因子被大量消耗或存在蛇毒抗凝因子，血小板减少合并功能障碍，血管壁损伤造成机体渗血，共同导致了危及生命的大出血。蝰蛇、蝮蛇、澳大拉西亚眼镜蛇科和游蛇科毒蛇毒液的特征之一就是这些因素所导致的抗凝血作用。

蛇毒中的促凝血酶激活血管内凝血过程，与此同时结合纤溶酶激活内源性纤溶过程，最终导致消耗性凝血障碍和不凝血。游蛇科、锯鳞蝰和澳大拉西亚眼镜蛇的蛇毒中有凝血酶原激活剂；山蝰、锯鳞蝰、矛头蝮及其他蝰蛇科毒蛇的毒液通常有凝血因子 X 激活剂。蝮蛇亚科毒蛇毒液中常见类凝血酶。锌金属蛋白酶类可损伤血管内皮，引起自发性全身性出血。有些毒液种含有整联蛋白样、富含半胱氨酸和凝集素的结构域。澳大利亚眼镜蛇和其他蛇毒的抗凝血因子是磷脂酶。

血小板活化剂/抑制剂。蛇毒毒素能通过 GPVI、GPIb、GPIbα、GPIa-IIa 和其他血小板受体激活或者抑制血小板功能。全身中毒常伴随血小板减少症。马来亚蝮蛇和绿蝮蛇（*Cryptelytrops albolabri*）咬伤患者最初表现为血小板凝集抑制，随后出现血小板凝集活化并且在循环中出现血小板团块[52]。

（4）血管内溶血：大多数蛇毒在体外都具有溶血性，但其临床意义尚不确定。撒哈拉角蝰（*Cerastes cerastes*）、澳大利亚棕蛇（拟眼镜蛇属 *Pseudonaja*）、眼镜蛇科大毒蛇（角蝰 *Oxyuranus*）、矛头蝮蛇（*Bothrops*）和其他一些物种咬伤的受害者的血涂片中可见呈碎片状的红细胞（裂细胞/头盔细胞），提示受害者发生了微血管病性溶血。这与急性肾损伤相关，临床表现类似溶血性尿毒综合征或者血栓性血小板减少性紫癜。

（5）补体活化和抑制[55]：眼镜蛇和一些无毒蛇的毒液可以通过替补途径激活补体（眼镜蛇毒因子 C3b），而部分蝰蛇毒液则是通过经典途径激活补体[33]。补体的激活也可能影响血小板、凝血系统和其他体液介质[44-45]。

（6）急性肾损伤（acute kdney injury，AKI）[56]：受害者被罗素毒蛇、热带响尾蛇（南美响尾蛇亚种）和海蛇咬伤后，常常发生急性肾损伤，且许多人因此而死亡[24,26,28]。造成急性肾小管坏死的机制包括持续性低血压、低血容量、弥散性血管内凝血、微血管病性溶血、毒素对肾小管上皮细胞的直接毒性作用、血红蛋白尿、肌红蛋白尿、高血钾症。罗素蛇毒可导致低血压、弥散性血管内凝血、直接肾毒性。斯里兰卡和印度出现过血管内溶血病例的相关报道，有时会有微血管病变的证据[57-58]。缅甸某罗素毒蛇咬伤患者经检查发现，其尿液中含有高浓度的 β_2 微球蛋白、视黄醇结合蛋白和 N - 乙酰氨基葡萄糖苷酶，提示近端肾小管重吸收功能的下降和肾小管的损伤。血浆内存在高浓度的活化肾素，提示肾素血管紧张素系统的活化致使肾内缺血，进而促进 AKI 的发生发展。大量短暂性毛细血管和肾小球性白蛋白渗漏是肾衰竭的早期征象。南美响尾蛇咬伤患者肾功能衰竭的机制最有可能是广泛的横纹肌溶解，一些病例中伴随着低血压[59]。被咬伤后的各种肾脏组织病理学变化包括增生性肾小球肾炎，血小板聚集产生的肾小球系膜溶解、纤维蛋白沉积、缺血性改变、急性肾小管坏死、远端肾小管损伤（近髓肾单位肾病），提示蛇毒的直接肾毒性，双侧肾皮质坏死和后续的钙化[56]。

（7）神经毒性：蛇毒的神经毒性多肽及磷脂酶能通过阻断外周神经肌肉接头传递进而引起瘫痪。大多数眼镜蛇科蛇毒的特点是引起麻痹症，如环蛇、珊瑚蛇、树镜蛇和眼镜蛇，但是非洲喷毒眼镜蛇与一般眼镜蛇不同，它的蛇毒可引起局部组织破坏而无神经毒性[33]。对人类具有神经毒性的毒蛇有澳大拉西亚陆生蛇、海蛇，日本、中国、韩国和俄罗斯的一些蝮蛇科的毒蛇，尤其是南美响尾蛇恐怖亚种（*Crotalus durissus terrificus*）、日本蝮蛇（*Gloydius blomhoffii*，*G. brevicaudus* 等）、斯里兰卡和印度南部的山蝰（*Daboia russelii*），非洲南部的冰山蝰蛇（山咝蝰 *Bitis atropos*）和其他一些小的咝蝰种属（*B. peringueyi*，*B. xeropaga*），欧洲的沙蝰（*Vipera ammodytes*），法国南部、匈牙利、保加利亚、罗马尼亚的 *V. aspis*，和欧洲蒙彼利埃蛇（*Malpolon monspessulanus*）。患者的延髓肌麻痹可能导致上气道阻塞或吸气障碍进而死亡，但最常见死亡原因是神经毒素导致呼吸麻痹。抗胆碱酯酶药物可以延长乙酰胆碱在神经肌肉接头处的作用时间，改善被毒蛇（例如亚洲眼镜蛇、澳大拉西亚死亡蝰蛇属 *Acanthophis* 和拉丁美洲的珊瑚蛇 *Micrurus frontalis*）咬伤患者的麻痹症状（因为这些患者主要作用于突触后）[60]。一些患者在被眼镜蛇或蝮蛇咬伤后，尽管呼吸或循环并没有衰竭，但是会有病理困倦感，可能是毒液成分通过刺激机体释放内源性类阿片类肽引起的。脑内注射受体活性蛋白或由山蝰蛇毒制备的"蝰蛇毒素"

制剂能使大鼠镇静[61]。

（8）横纹肌溶解症：广泛的横纹肌溶解常常伴随着肌红蛋白、肌酶、尿酸、钾和其他肌肉成分释放到血液中，大多数海蛇的突触前神经毒素磷脂酶 A2 可对人体产生这种影响[28]；许多陆生澳大拉西亚眼镜蛇也可造成这种后果，如虎蛇（*Notechis scutatus* 和 *N. ater*）、金褐或刺槐蛇（*Pseudechis australis*）、眼镜蛇科大毒蛇（*Oxyuranus scutellatus*）、粗鳞蛇（*Tropidechis carinatus*）和小眼镜蛇（*Cryptophis nigrescens*）；3 种及以上环蛇（*Bungarus niger*，*B. fasciatus* 和 *B. candidus*）；3 种及以上珊瑚蛇（*Micrurus fulvius*，*M. laticollaris* 和 *M. lemniscatus*）以及蝰蛇科几个种类；热带响尾蛇（*Crotalus durissus terrificus*）、藤丛响尾蛇（*Crotalus horridus atricaudatus*）、莫哈维响尾蛇（*Crotalus scutulatus*）、斯里兰卡罗素的蝰蛇（*Daboia russelii*）[56,58,62]。患者可死于延髓和呼吸肌无力、急性高钾血症或晚期 AKI。

（9）毒性眼炎：吐毒眼镜蛇和唾蛇的毒液有强烈的刺激性，甚至可以破坏接触的眼结膜、鼻腔黏膜。角膜糜烂、前葡萄膜炎、继发感染也可能发生[37,63]。

6. 不同科的毒蛇毒性：

（1）游蛇科（后位毒牙的）[8-9,24]：多数游蛇科的蛇咬后会出现局部轻微伤，只有少数种类可造成严重或致命伤：非洲游蛇有非洲树蛇（*Dispholidus typus*）、藤蛇（*Dispholidus typus*）、树枝蛇、树蛇或鸟蛇（*Thelotornis*，图 75. 12）；日本游蛇有虎皮颈槽蛇（*Rhabdophis tigrinus*）；东南亚游蛇有红颈渔游蛇（*R. subminiatus*）。被咬后可能会在数小时甚至数天后产生相应症状。症状包括恶心、呕吐、腹绞痛和头痛。旧伤口和新伤口都会出

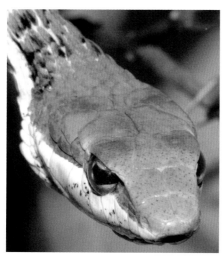

图 75. 12 树枝蛇、藤蛇、树枝蛇或鸟蛇（*Thelotornis mossambicanus*；游蛇科）。标本来自肯尼亚，瓦塔木。（D. A. Warrell 版权所有）

血，例如静脉穿刺所留下的伤口，同时可有自发性的牙龈出血、鼻出血、呕血、黑粪、蛛网膜下腔出血或脑出血、血尿和广泛瘀斑。大部分的死亡病例死于咬伤后长期存在的 AKI。通常毒液的局部作用是很轻微的，但一些患者可表现为局部肿胀，被非洲树蛇咬伤后甚至会出现一个巨大的充血的大疱。调查发现机体内存在凝血障碍、纤维蛋白含量减少、纤维蛋白（原）降解物升高、严重血小板减少症，贫血以及补体替代途径激活[64]，毒液含凝血酶原激活剂。

（2）穴蝰属（穴居的角蝰或细蛇和纳塔尔黑蛇）：在非洲和中东，已知共有 17 种穴蝰和 1 种纳塔尔蛇（*Macrelaps*）。它们都是有毒的，但仅有 3 个种类毒液可产生致命伤：*A. microlepidota*，*A. irregularis* 和 *A. engaddensis*。局部反应包括疼痛、肿胀、水疱、坏死、局部淋巴结轻微肿大、局部麻木或者感觉异常。最常见的全身性症状是发热。大部分的死亡病例发生在咬伤后45 min 内，首先出现呕吐，然后产生大量的唾液，最后陷入昏迷[65]。*A. engaddensis* 咬伤患者可于数分钟产生恶心、呕吐、腹痛、腹泻、出汗、大量流涎等剧烈的植物神经症状。曾有 1 名患者出现过严重的呼吸困难伴随急性呼吸衰竭；1 名患者出现了意识障碍以及短暂性高血压；另有 3 名患者的心电图发生改变（包括 ST-T 改变和 PR 间期延长）[66]；关于轻度凝血功能障碍和肝功能损伤患者的症状也有报道。穴蝰属的毒液具有很高的致死毒性。

（3）眼镜蛇（眼镜蛇、环蛇、树眼镜蛇、珊瑚蛇、金环海蛇和真正的海蛇）

1）局部中毒：环蛇、树眼镜蛇、珊瑚蛇、大多数的澳大拉西亚眼镜蛇、部分其他眼镜蛇（如菲律宾眼镜蛇 *Naja philippinensis*、好望角眼镜蛇 *N. nivea*）和海蛇咬伤的局部反应通常是轻微的，除了个别例外。然而，患者被非洲喷毒眼镜蛇咬伤后通常会发展成局部轻微肿胀、水疱周围皮肤苍白或发黑坏死以及局部淋巴结病变；病变部位有腐臭味，最终随着皮肤和皮下组织广泛受损而崩解；病变呈现跳跃性，由表面正常的皮肤区域分隔开，可向肢体近端延伸。长期的发病可能会导致一些患者失去手指或者脚趾，继发感染者甚至会失去患肢。眼镜王蛇（*Ophiophagus hannah*）的严重毒害作用会导致整个肢体肿胀以及在咬伤部位形成大疱，但局部坏死部位却很小甚至没有[67]。

2）神经毒性作用：除非洲喷毒眼镜蛇外，在被亚洲眼镜蛇、眼镜王蛇和大多数其他的眼镜蛇攻击的受害者身上，可观察到下行性弛缓性麻痹（这是 *N. philippinensis* 咬伤受害者的主要特征）。全身中毒最早的症状是反复呕吐。使用催吐的草药可能会混淆症状。其他早期前麻痹症状包括额肌收缩（在有明显的上眼睑

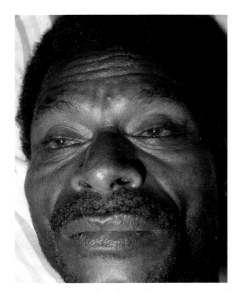

图 75.13 在巴布亚新几内亚,巴布亚眼镜蛇科大毒蛇(*Oxyuranus scutellatus*)咬伤患者早期出现的双侧上睑下垂症状。(D. A. Warrell 版权所有)

下垂之前)、视力模糊、感觉异常(尤其是口腔周围)、听觉过敏、丧失嗅觉和味觉、头痛、头晕、眩晕以及自主神经刺激症状(如流涎、结膜充血、出现"鸡皮疙瘩")。瘫痪最早可因上睑下垂、眼外肌麻痹而被发现(图 75.13)。这些迹象最早可出现在被咬后 15 min(眼镜蛇或树眼镜蛇),但被环蛇咬伤可能会经历 10 h 或更多时间才会发病。随后,面部肌肉、下巴、舌头、上颚、声带、颈部肌肉和支持吞咽功能的肌肉可瘫痪。患者瞳孔扩张。许多患者无法主动张开嘴,但借助外力可以实现。报道显示,少数病例下颚无法闭合。瘫痪的舌头或者吸入呕吐物可能会阻塞上呼吸道引起呼吸骤停。肋间肌比肢体、膈肌和浅层肌肉更早受到累及,即使是广泛性弛缓性麻痹患者,手指脚趾轻微的运动也是有可能的,这允许患者发出相关信号。意识丧失和全身抽搐通常是由于患者呼吸麻痹产生低氧血症造成的。除非用向上凝视时眼睑退缩的程度来正式评估,否则疲劳性眼睑下垂可能会被误解为上睑下垂。全身中毒的患者会头痛、萎靡不振和广泛肌痛。即使有足够的呼吸支持,亚洲眼镜蛇咬伤的患者还是可能发生顽固性低血压。不论是用抗蛇毒血清的急性反应来救治,还是用抗胆碱酯酶药救治(如被亚洲眼镜蛇、南美珊瑚蛇和澳大拉西亚蝰蛇咬伤),或者患者可能会慢慢自动恢复,神经毒性的作用都是完全可逆的[6]。在无特异的抗蛇毒血清的情况下,1～4 d 内通过人工通气支持,患者可恢复足够的膈肌运动以保证充分呼吸;2～4 d 内眼部肌肉恢复;3～7 d 内运动功能通常完全恢复。

3) 被澳大拉西亚眼镜蛇咬伤后[5,68-69]:这些蛇的毒

液会导致 4 组主要症状:类似被其他眼镜蛇咬伤后的神经毒性(图 75.13)[68-70],全身性横纹肌溶解,凝血障碍以及与 AKI 有关的微血管病变性溶血症状。局部表现一般较为轻微,但也有报道出现广泛的局部肿胀和组织坏死伴随的瘀伤,尤其是被棕伊澳蛇或者穆拉加蛇咬伤后(*Pseudechis australis*)。当患者发展成全身毒性后,共同特点是疼痛和轻微的局部淋巴结肿大。早期的症状包括呕吐、头痛和昏厥。由巴布亚新几内亚的眼镜蛇科大毒蛇(*Oxyuranus scutellatus*)引起中毒的患者普遍发生心电图的改变,有些人肌钙蛋白-T 的水平会升高,提示心肌损伤。

伤口处持续不断的流血、牙龈和胃肠道的自发性系统出血与被许多澳大拉西亚种的毒蛇咬伤后血液凝固障碍有关。被虎蛇(*Notechis*)、眼镜蛇科大毒蛇和棕蛇(*Pseudechis*)咬伤后的患者其凝血功能障碍尤其频繁和严重,这种状况在黑蛇(*Pseudechis*)咬伤中并不常见,而对于南棘蛇(*Acanthophis*)咬伤患者(图 75.14)则更加罕见。

4) 蛇毒眼炎[37,63]:毒液喷射入患者眼中时,会使其产生剧烈局部疼痛、眼睑痉挛、肿胀以及白带现象(图 75.15)。裂隙灯和眼底荧光检查结果显示,被黑颈眼镜

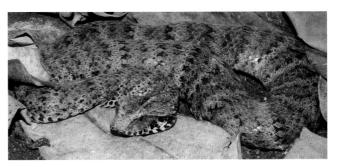

图 75.14 死亡小蝰蛇(*Acanthophis*)。标本来自歌墨,巴布亚新几内亚。(D. A. Warrell 版权所有)

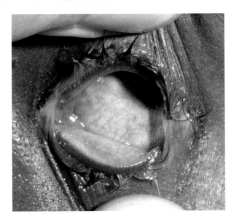

图 75.15 患者被非洲黑颈或者喷毒眼镜蛇(*Naja nigricollis*)毒液喷入眼睛后 3 h 出现剧烈并伴随白带的结膜炎。(D. A. Warrell 版权所有)

蛇毒液喷入眼睛的患者中,超过一半者出现角膜糜烂[37,63]。角膜病变的继发感染可能导致永久性视力模糊,从而引发失明或者因眼部损害而出现全眼球炎。罕见情况下,毒液会被眼前房吸收,引起眼前房积脓和前葡萄膜炎。第 7 对脑神经(面神经)麻痹是罕见并发症。

(4)被海蛇咬伤后[5,27-28,71]　人体被海蛇咬伤后通常没有痛感,所以涉水者或游泳者可能不会注意到。海蛇的牙齿可能留在伤口处,很少或根本不会发生局部肿胀,局部淋巴结肿大也是罕见的。全身性横纹肌溶解是海蛇咬伤患者的主要症状。早期症状包括头痛、舌头有厚重感、口干、发汗及呕吐。患者被咬伤后 30 min~3.5 h 内出现广泛疼痛,肌肉僵直及无力现象。牙关紧闭症非常普遍。被动拉伸肌肉会十分疼痛。接着,逐渐出现由眼睑下垂开始的弛缓性麻痹,与眼镜蛇中毒相似。患者一直保持神志清醒,直到呼吸肌受到严重影响而引起呼吸衰竭。患者在被咬伤 3~8 h 后出现肌红蛋白血症和肌红蛋白尿。血清/血浆呈褐色,尿呈暗红棕色(可口可乐色)是可疑症状。"斯蒂克斯"试验测试含有肌红蛋白的尿液中的血红素/血液,结果为呈阳性。由于骨骼肌被破坏而释放的肌红蛋白和钾离子可能引起肾功能衰竭,同时患者在被咬伤 6~12 h 后出现的高血钾症可促使心脏骤停。

(5)蝰蛇科(旧大陆蝰蛇和蝮蛇、新大陆蝮蛇、响尾蛇、水腹蛇、Lance-Headed Vipers、亚洲蝮蛇)

1)局部毒伤:蝰蛇和蝮蛇的毒液经常产生严重的局部反应。肿胀通常会在 15 min 内出现,极少延迟到几个小时后,扩散迅速,有时会蔓延到四肢及相邻躯干,通常伴随着疼痛、肌肉无力及局部淋巴结肿大现象。沿着浅淋巴管和在局部淋巴结上方的瘀伤十分普遍(图75.16)。在牙印处可能流血不止,肿的四肢会蓄积许多升从血管渗出的血液,从而导致低血容量性休克。被咬伤后 12 h 就可能在咬伤处起疱(图 75.16、75.17)。这些疱里是干净的或含血的液体。在入院就医的病例中,将近 10% 会出现皮肤、皮下组织和肌肉的坏死(图 75.17),尤其多见于被北美响尾蛇、南美矛头蝮蛇(具窍蝮蛇属)、巨蝮蛇(Lachesis)、亚洲蝮蛇(如红口蝮、尖吻蝮和黄绿原矛头蝮),非洲蝰蛇、锯鳞蝰蛇、巴勒斯坦蝰蛇(Daboia palaestinae)咬伤的病例。若受伤处位于手指脚趾或可引流入紧密筋膜间室的区域,如胫前间室,更易引起坏死现象。筋膜室内压力高可能引发局部缺血,与中毒的直接效应共同导致肌肉坏死[72]。

蝰蛇咬伤后 2 h 未观察到局部肿胀通常意味着并没有毒液注入体内。然而,也有一些在此之外的重要案例:由热带响尾蛇(Crotalus durissus terrificus)、莫哈维响尾蛇(小盾响尾蛇 Crotalus scutulatus)和缅甸罗素蝰蛇引

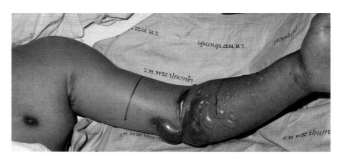

图 75.16　一位泰国患者被马来亚蝮蛇(红口蝮 Calloselasma rhodostoma)咬伤 13 h 后产生大量肿胀和大疱。(D.A. Warrell 版权所有)

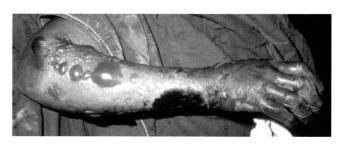

图 75.17　一位妇女在泰国被马来亚蝮蛇(红口蝮)咬伤 4 d 后肿胀、起疱和坏死现象。截肢手术不可避免。(D.A. Warrell 版权所有)

起的致命性全身中毒可能不会出现局部征象。其他南美响尾蛇种属的受害者可能仅出现局部红疹,至多产生轻微肿胀[24]。

2)凝血异常:这是蝰蛇科毒蛇引起中毒所特有的症状,而在被更小的欧洲蝰蛇(极北蝰、V. aspis、V. ammodytes 等)和某些种类的响尾蛇咬伤的患者中常无此表现。从毒牙咬伤处,新的伤口,如静脉穿刺部位以及旧的局部愈合伤口处持续不断地流血(>10 min)是消耗性凝血障碍的首要临床症状。自发性全身性出血最常见的是牙龈沟出血(图 75.18)。唾液和痰液中的血迹通

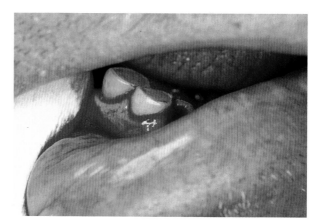

图 75.18　巴西的一位患者被美洲矛头蝮(Bothrops jararaca)咬伤后牙龈沟出血。(D.A. Warrell 版权所有)

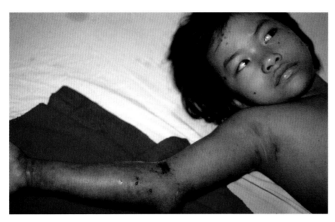

图 75.19　一位 9 岁的越南女孩肘部被马来亚蝮蛇(红口蝮)咬伤 12 h 后出现大量肿胀、瘀伤和面部盘状瘀点。(D.A. Warrell 版权所有)

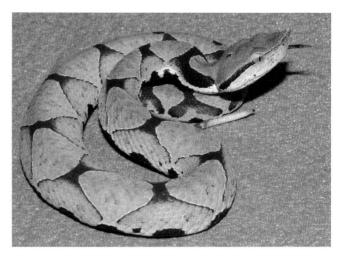

图 75.21　青年期"百步蛇"(尖吻蝮)。(D.A. Warrell 版权所有)

常反映了牙龈和鼻出血,真正的咳血十分罕见。血尿症状可能在咬伤后几个小时检测到。其他几种类型的自发性出血症状包括瘀斑、颅内和结膜下出血,口底、鼓膜、胃肠道和泌尿生殖道出血,瘀点和更大的盘状瘀点(图 75.19)以及滤泡出血。被缅甸、印度和斯里兰卡的罗素蝰蛇咬伤后垂体前叶出血(类似于席汉综合征)可能会使中毒症状恶化,其中有 1 例患者被报道是被巴西南部的具窍蝮蛇种咬伤。月经过多、产前和产后出血也被认为是蝰蛇的中毒症状。剧烈头痛和假性脑膜炎提示蛛网膜下腔出血。逐渐进展的中枢神经系统损伤(如瞳孔不等大、偏瘫)、应激改变、意识丧失和抽搐的迹象提示颅内出血(图 75.20)或形成脑血栓。腹胀、无力和假性腹膜炎并伴随失血性休克症状但无外部出血(如吐血或黑粪症)提示腹膜后或腹膜内出血。血液凝固障碍的原因是脱纤

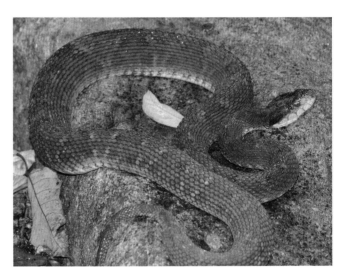

图 75.22　圣卢西亚矛头蝮(*Bothrops caribbaeus*)。(D.A. Warrell 版权所有)

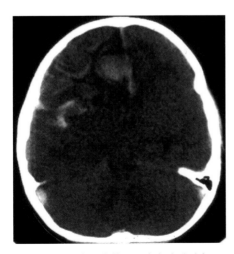

图 75.20　一位 7 岁的厄瓜多尔女孩脑部 CT 扫描图,她被普通的矛头蛇(*Bothrops atrox*)咬伤 25 h 后突发剧烈头痛,随后丧失意识。(D.A. Warrell 版权所有)

维作用或弥散性血管内凝血,这是全身中毒患者身上一个非常普遍和重要的发现,可引发这种全身中毒的有许多毒蛇种属:树蝰属(*Atheris*)、山蝰属(*Daboia*)、蝰蛇属、锯鳞蝰属、巨蝮属、蝮蛇属(*Agkistrodon*)、亚洲蝮属(*Gloydius*)、烙铁头属(*Ovophis*)、具窍蝮蛇属、红口蝮属(*Calloselasma*)、响尾蛇属、尖吻蝮属(图 75.21)和广义的竹叶青属(*Trimeresurus*)。主动脉(脑部、肺部、冠状动脉等)的原位血栓形成是马提尼克矛头蛇(*B. lanceolatus*)和与圣卢西亚毗连的圣卢西亚矛头蝮(*B. caribbaeus*)(图 75.22)[24]中毒的重要特征。这种症状也用于描述由其他具窍蝮蛇种、*Daboia siamensis*(中国台湾)、山蝰(印度和斯里兰卡)、鼓腹咝蝰、*Crotalus helleri* 以及一些其他响尾蛇种引起的中毒反应[73]。

3)血管内溶血:这种症状表现为血红蛋白血症(粉

红色血浆)和黑色或淡灰色尿液(血红素尿或正铁血红蛋白尿)。血涂片中碎裂红细胞(裂体细胞、头盔状细胞)的存在可能提示微血管溶血,这与逐渐进展的严重贫血和急性肾衰竭有关(见上文)[53-54]。

4)循环休克症状(低血压):对于被蝰蛇咬伤的患者,血压下降是普遍而严重的症状,尤其在被某些北美响尾蛇,南美蝮蛇(如巨蝮蛇和具窍蝮蛇,图75.23)和旧大陆蝰蛇亚科(如山蝰、巴勒斯坦山蝰、极北蝰、鼓腹咝蝰、加蓬咝蝰和 B. rhinoceros)咬伤的情况下。窦性心动过速提示低血容量症,产生原因是被咬部位的肢体中血液可渗透入组织,外出血以及毛细血管通透性增强。缅甸罗素蝰蛇中毒患者可能形成结膜水肿(图75.24)、浆膜积液、肺水肿、血液黏稠以及血清白蛋白浓度降低,即血管通透性增强的表现[26]。如果毒液直接或反射性地作用于心脏,脉搏频率可能减缓或不规律,恐惧和疼痛可能造成血管迷走神经昏厥。患者被某些蝰蛇科,尤其是巴

基斯坦山蝰和欧洲蝰蛇咬伤后,早期会出现重复性和经常性的短暂昏厥现象,并伴随过敏反应特征。低血压是对抗蛇毒血清过敏反应的一个重要特征,也是蛇毒超敏反应的重要特征。

5)急性肾损伤:这种症状在罗素蝰蛇、热带响尾蛇(南美响尾蛇亚种)和某些种类的具窍蝮蛇属受害者中非常普遍。被罗素蝰蛇咬伤的患者几小时内就可能出现少尿现象,24 h 内可能出现腰部疼痛和无力,3~4 d 内,患者可能发生过敏、高血压、抽搐症状以及由代谢性酸中毒引起的昏迷。

6)神经毒性:蝰蛇科的神经毒性通常由毒液中的磷脂酶 A2 引起。这是南美响尾蛇恐怖亚种、日本蝮、短尾蝮、毒蝰和其他的欧洲蝰蛇、山咝蝰和其他小的南非 Bitis 种以及印度和斯里兰卡罗素蝰蛇(山蝰)(图75.25)中毒的特征。下行性瘫痪如同眼镜蛇中毒一样,甚至可能涉及延髓和呼吸肌。与之相关的全身性肌肉疼痛和肌无力现象提示横纹肌溶解。瞳孔散大,调节功能丧失导致视力障碍,是一种严重的热带响尾蛇和小 Bitis 种(如 B. peringueyi)中毒特征,可能成为永久性的神经系统后遗症。在北美,某些种类的莫哈维响尾蛇(Crotalus scutulatus scutu-latus)、南太平洋响尾蛇(C. helleri)、木响尾蛇(Crotalus horridus horridus)和西部菱斑响尾蛇(C. atrox)严重中毒会引起无力、面部或全身性的肌束震颤(肌纤维颤搐)。由加利福尼亚西南部和加利福尼亚半岛的 C. helleri 响尾蛇中毒引起的神经毒性临床症状更加严重,包括口中有金属味、全身无力、眼睑下垂、复

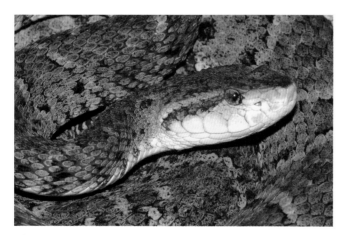

图75.23 哥伦比亚矛头蝮(Bothrops colombiensis)。(D. A. Warrell 版权所有)

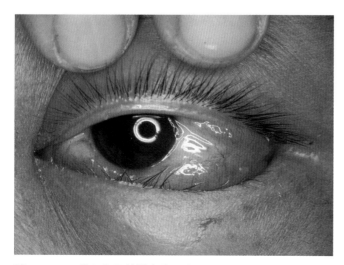

图75.24 一位缅甸男性被东方罗素蝰蛇咬伤36 h 后出现结膜水肿(球结膜水肿)。(D. A. Warrell 版权所有)

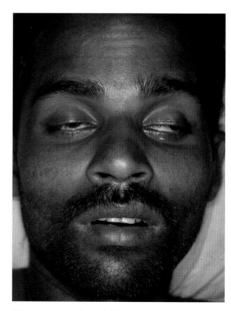

图75.25 西方罗素蝰蛇(山蝰)中毒造成一位斯里兰卡男性出现神经毒性症状,包括眼睑下垂、眼肌麻痹、面部神经麻痹、张口和伸舌困难。(D. A. Warrell 版权所有)

视、吞咽困难、发生困难,呼吸窘迫并逐渐发展成呼吸肌麻痹,脸部、舌头和上肢持续性肌束震颤,同时出现局部肿胀、休克、凝血障碍以及横纹肌溶解[74-75]。

7. 临床病程及预后・被蝰蛇和具有细胞毒性的眼镜蛇咬伤后 2～4 h 内通常出现明显的局部肿胀,而被响尾蛇咬伤后这种症状发展非常迅速。被咬伤后的 2～3 d 肿胀达到最大,并且分布最广。肢体咬伤部位的肿胀消除和恢复正常功能可能需要数月,尤其是对于老年人而言。被咬伤数分钟内就可能会出现呕吐和昏厥的早期症状,但即使在眼镜蛇毒液快速吸收的情况下,患者也极少在咬伤后 1 h 内死亡。咬伤后 1～2 h 内可能出现脱纤维蛋白血症[76]。在数小时内神经毒性症状可能发展成全身的弛缓性麻痹和呼吸停止。如果毒液没有被抗蛇毒血清中和,这些反应可能会持续很久。在未接受治疗的患者中,脱纤维蛋白血症可以持续数周。给患者连续 10 周人工通气后,神经中毒症状可恢复。咬伤后 1 d 内组织坏死现象明显,在随后的几周或数月内,坏死组织蜕皮,形成继发感染包括脊髓炎。神经中毒导致患者死亡的原因主要是气道阻塞和呼吸肌麻痹,其中后者是由人工通气、吸入性肺炎和顽固性低血压等技术性并发症引起。咬伤后超过 5 d 的晚期死亡通常是急性肾损伤导致。

8. 中毒死亡风险・即使毒蛇的尖牙已经刺破皮肤,中毒也并非难以避免(见上文'干咬')。被南美响尾蛇恐怖亚种咬伤后,接受抗蛇毒血清治疗前后的致死率分别为 76％和 12％[24]。被非洲锯鳞蝰咬伤后采用抗蛇毒血清治疗,可使死亡率由 20％降至 3％[38]。

9. 咬伤到死亡的时间间隔・被毒蛇咬伤后死亡时间最短可能只有'几分钟'(一般认为是被眼镜蛇王 *Ophioph-agus hannah* 咬伤),而被锯鳞蝰和地毯蝰蛇(锯鳞蝰)咬伤后 41 d 死亡。死亡速度被过分夸大。大多数眼镜蛇死亡病例出现在咬伤后数小时,大部分海蛇死亡病例在 12～24 h 内,而蝰蛇引起的死亡则需要数天[8,18,71]。

10. 实验室研究・全身中毒通常伴有中性粒细胞增多:细胞计数超过 $20×10^9/L$ 提示严重中毒。起初,全身性毛细血管通透性增强导致血液黏稠,血细胞比容可能很高。随后,血细胞比容降低,这是由于患者血液流至咬伤肢体和其他部位、血管内溶血、微血管性溶血及伴随有弥散性血管内凝血。蝰蛇、游蛇和澳大利亚眼镜蛇中毒通常会使血小板减少。

20 min 全血凝血试验(20WBCT)[38,76]:凝血障碍是由大多数蝰蛇、许多澳大利亚眼镜蛇和具有医学重要性的游蛇引起全身中毒的重要征象。一种简单、床边、全或无的血液凝固试验已经可以满足临床诊断需要。将静脉穿刺取得的几毫升血液立即转移到一个新的清洁干燥玻璃容器中,在室温下静置 20 min;然后将容器倾斜以观察是否产生凝血现象。为了激活凝血因子 F_{XII},必须使用玻璃容器。

在实验设备可靠性和快速性的基础上,可以采用更多的敏感性高的实验,如全血或血浆凝血酶原时间测定以及通过敏化乳胶粒子或 *D* -二聚体的凝集反应来检测纤维蛋白降解产物升高的浓度。

因为被咬部位的肌肉遭到破坏,严重中毒的患者血清中的肌酸激酶、天冬氨酸氨基转移酶和血尿素的浓度会升高。全身性横纹肌溶解会导致血清肌酸磷酸激酶、其他肌源性酶、肌红蛋白急剧增加,有时甚至钾离子浓度也会升高。血浆若含有较多的肌红蛋白呈褐色而若是血红蛋白则呈粉红色。让肝素化的血液自发沉淀(不采用离心)来显示出这些色素,因为肉眼或简单的实验不能达到很好的分辨效果。少尿型患者应该检测血尿素、血清肌酐以及钾离子浓度,尤其是患者被某些种类毒蛇咬伤,其毒液可能引起急性肾衰竭(罗素蝰蛇、南美响尾蛇恐怖亚种、矛头蛇属、陆地澳大拉西亚蛇、海蛇和游蛇)。严重虚弱、低血压和休克的患者可逐渐发展成乳酸中毒(阴离子间隙增加)。那些肾衰竭的患者也会形成代谢性酸中毒(血浆 pH 和碳酸氢盐浓度下降,动脉 CO_2 压力减小),呼吸肌麻痹的患者会出现呼吸性酸中毒(pH 降低、动脉 CO_2 压力增加、氧分压降低)或由于过度通气而导致呼吸性碱中毒。出现凝血障碍的患者禁用静脉穿刺法,而血氧定量法通常足以评价氧化作用效果。

应该鼓励患者清空膀胱,以便于检查血液、血红蛋白、肌红蛋白(血液检测都是阳性)、蛋白质(斯蒂克斯测试)以及镜下血尿和管型。

11. 其他检查・心电图异常包括窦性心动过缓、ST-T 段变化、不同程度的房室传导阻滞、高血钾症、心肌缺血或休克后的梗死迹象。胸片有助于检测肺水肿、肺出血和梗死、胸腔积液和二级支气管炎。CT 和 MRI 成像技术越来越有效地应用于评价脑和其他部位的出血和梗死。超声波用来检测心包积液、心肌功能失调以及胸腔和腹腔内积血。

12. 免疫诊断・酶联免疫法是一种诊断中毒类型的有效手段,能定性和定量检测被蛇咬伤患者体液中的蛇毒抗原,可作为预测中毒严重程度及评价抗蛇毒血清治疗效果的指标[77-80]。用于临床快速诊断的商业化蛇毒诊断试剂盒已在澳大利亚上市。

这种试剂盒具有高度敏感性,但特异性可能不足,无法分辨出相同种属或亲缘关系较近的属下不同种的毒蛇类型。在 15～30 min 内可以检测出浓度相对较高的蛇毒抗原(如用伤口拭子和伤口抽出物)。对于回顾性诊断,包括司法病例、毒牙穿刺附近组织、伤口和疱内抽出物、血清和尿液都必须储存起来以用于酶联免疫检测。采用 PCR 检测技术对从伤口拭子中提取的毒腺线粒体 DNA 进行检测,正逐步发展成一种具有高度特异性的诊断方法,可用于鉴别不同种的毒蛇类型。

13. 被蛇咬伤的处理方法[8,24,48-49]

(1)急救:受害者自己或旁观者必须采取迅速有效的手段进行急救。

● 安慰可能处于惊吓状态的受害者。

● 无论如何不要胡乱摆弄咬伤伤口。将佩戴较紧的戒指和手镯从被咬的肢体摘下。采用夹板或吊索将患者全身固定,特别是受伤肢体。使用压力稳定法或压力垫可能有效减缓毒液的全身吸收。尽快将患者送到最近的并能提供药物治疗的卫生所、药房或医院,患者在该过程中尽量保持制动。机体活动(肌肉收缩)会使毒液扩散加快,所以应当将活动量降至最低。理想状况下,患者应当转移患者时应使用机动车或小船、担架(原则上采取恢复体位,以防呕吐),或者使用电动车或自行车(作为乘客)。

● 避免伤害性和浪费时间的治疗方法。

● 如果蛇已经被捕获或杀死,应当连同患者一起送来,可作为有潜在价值的证据。如果蛇未被捕获,应避免再次被咬或浪费时间寻找。不要空手触摸蛇,即使蛇已经明显死去。有些种类的毒蛇善于装死(如 rinkhals Hemachatus haemachatus),甚至当头与身体分离也能注射毒液。

1)压力稳定法(PI):澳大利亚的斯塔恩·斯特萨瑟兰进行了一项经典的实验,证明这种方法可有效控制活动受限的猴子体内的澳大利亚眼镜蛇毒液的吸收[81]。然而,这种方法从未接受过正式的临床研究,但它被证明是有效的,因为有报道这种方法可以延缓全身中毒,且放松绷带后情况迅速恶化,部分案例中可以测出蛇毒抗原血症,也支持了这一观点。在实际应用中这种方法面临着很多困难。即使在澳大利亚,当患者赶到医院,能将绷带放在正确的位置也只有少数。所以一些经验丰富的医生对 PI 法是否有用表示怀疑,且在热带国家的农村地区如印度,毒蛇咬伤很常见,这种方法是不实用的[82-83]。通过使用静脉止血带,来施加一个约 55 mmHg 的压力,这个压力足够将静脉和淋巴管闭合,从而阻止大分子毒素从咬伤部位扩散至静脉。弹力绷带比最初推荐的纱布绷带效果更好[83]。实际上,在系绷带时很难判断要系多紧。大多数绷带都系得很松。受害者在没有得到别人的帮助时自己很难做到正确使用绷带。外部压迫会增加房室内压力,房室内局部缺血更加严重,通过将注入的毒液固定在一个位置,PI 法可能导致某些蛇毒的坏死反应更突出。然而,这些担忧并没有得到临床或实验室证明[84-85]。

将 10 cm 宽的弹性绷带牢牢固定,但也不要系得太紧以防引起缺血性疼痛或发绀等极端反应或外周动脉脉搏停止。淋巴显像研究表明压力过高(>70 mmHg)和其他肢体活动会增加淋巴液回流[86]。

2)压力垫法:以人为受试体,将一个体积约为 5 cm×5 cm×3 cm 的泡沫橡胶垫或布垫紧紧绑在咬伤部位,淋巴回流减慢,模拟毒液的扩散也减慢[87]。将毒液抗原血症的测定作为评价指标,可以发现被缅甸罗素蝰蛇咬伤的患者,其全身中毒时间减缓[88]。在缅甸的初期现场试验中这种方法表现得更加安全和有效,应该受到更多重视[89]。

在得到医疗救助之前,被具备神经毒性毒蛇咬伤的患者可能已经产生了呼吸麻痹症状。然而,所有被蛇咬伤情况下,都应该立即应用 PI 和压力垫法,被眼镜蛇咬伤更加不能例外。

3)淋巴泵抑制:给大鼠的咬伤部位使用硝酸甘油软膏,可以减少毒液的淋巴清除率,延长存活时间。以人为对象,这种处理方法可减缓淋巴回流[90]。

4)不合格的急救方法:将咬伤部位的手指或足趾烧灼、割开、切除、截肢,用嘴、真空泵[91]吸毒或去毒装置、灌注化学物质如高锰酸钾,使用冰袋(冷冻疗法)、蛇石敲打或电击等方法是绝对禁止使用的,因为这些方法并没有作用,甚至会对患者造成损害[92]。当血液无法凝固时,切除会引起不可控制地出血,同时切除术也可能损伤神经、血管或肌腱以及造成感染。抽吸毒素、化学物质灌注和冷冻疗法会引起组织坏死。过紧的止血带(动脉)会使患者的病情恶化,甚至导致死亡,所以也不推荐使用。

(2)早期治疗方法:患者就医前就可能出现痛苦和危险的中毒反应。

局部疼痛可能很强烈。口服对乙酰氨基酚、磷酸可待因或更强的阿片类药物优于阿司匹林、非甾体抗炎药,但是对于凝血障碍的患者而言,这些药物增加了胃出血的风险。呕吐是全身中毒常见的一种早期症状。患者应当被摆放成恢复体位(倾向左侧),同时头朝下,避免吸入呕吐物。呼吸道应该被保护起来。持续呕吐可用氯丙嗪治疗,方式是静脉注射或直肠给药(成人 20～25 mg/kg、儿童 1 mg/kg)。使患者俯卧可防止体位性低血压。

1)昏厥发作和过敏性休克:被咬后数分钟内就倒下的患者可能会出现短暂的深度低血压,有的表现为伴随长时间心动过缓的血管迷走性昏厥,或者出现伴随心动过速、低血压、血管水肿、荨麻疹、哮喘、腹部绞痛和腹泻的过敏反应。这些患者必须仰卧或俯卧。可用肌内注射 0.1%(1 稀释成 1 000)肾上腺素治疗过敏反应(成人 0.5 ml/kg、儿童 0.01 ml/kg)。通过静脉注射或肌内注射组胺 H1 受体阻断剂如扑尔敏也可改善症状,而氢化可的松的作用未经验证。

2）呼吸衰竭：这种症状可能是因为下巴、舌头和延髓肌肉麻痹造成上呼吸道阻塞而引起的，或者由呼吸肌麻痹引起。患者应处于恢复体位，气道通畅，如果有条件可采用真空泵，植入口腔导气管，抬高下巴。如果患者呼吸窘迫导致发绀，或呼吸运动十分微弱，必须使用各种手段来增加氧的供给。如果清洁呼吸道但是患者症状不能立刻得到缓解，则需进行人工通气。在没有别的设备时，嘴对嘴或嘴对鼻人工呼吸可以挽救生命。使用加压给氧气囊和麻醉面罩的无创人工通气装置极少奏效。理想状况下，应该使用喉镜插入带气囊的气管内插管或者气管切开后置入带气囊的插管。在某些情况下，喉-面罩呼吸道和 i-gel 声门呼吸道方法更加有效。接下来患者就可以通过加压给氧气囊供氧。如果能感觉到股动脉和颈动脉脉搏停止，则必须马上开始胸外心脏按压。

（3）药房和医院中医学专业人员的处理措施

临床评价：被蛇咬伤属于医疗紧急情况。必须马上获得病史、症状和体征，以便采取及时有效的治疗措施。四个重要的基本问题如下：

• 指出你被咬伤的部位有哪些？

迅速观察所有局部症状——牙印、肿胀、瘀伤、血流不止的部位。

• 你什么时候被咬的？

如果是刚刚被咬，可能还没有来得及发展成中毒症状。

• 你是在哪里被蛇咬伤的，蛇长什么样子？

如果蛇已经被杀并放在家里，派人去取。

• 你现在感觉怎么样？

有没有发展成中毒症状。

需要询问患者是否已经接受草药或其他治疗措施，是否出现呕吐、昏厥或出血、虚弱、视觉障碍或其他不良反应以及被咬后是否排过小便。在拆掉所有压力绷带或止血带前，建立静脉通道，准备复苏患者，因为他们的情况可能会迅速恶化。成对的牙印提示被毒蛇咬伤，但有时尖细的牙印可能观察不到或与其他动物的咬伤相混淆。中毒的早期症状包括局部肿胀、无力和淋巴结损害。早期可发现牙龈沟出现的自发性出血症状。静脉穿刺部位、新伤口和皮肤损伤处血流不止提示凝血障碍。如果患者发生休克（晕倒、出冷汗、寒冷、四肢发绀、低血压、心动过速），应立即将足底抬高，同时静脉输液。观察颈静脉和中心静脉压力。被眼镜蛇咬伤后的早期神经毒性症状通常包括视力模糊、眼皮有厚重感及嗜睡。最早的体征是额肌收缩（眉毛凸起，前额起皱）和头向后倾，这种症状早于真正的眼睑下垂。呼吸肌麻痹体征的出现（呼吸困难、'反常的'腹式呼吸、辅助呼吸肌的使用和发绀）是

不好的征兆。全身性横纹肌溶解的患者可能还会出现牙关紧闭、肌肉僵直、无力及抗被动拉伸症状。被罗素蝰蛇咬伤患者很早就出现尿量减少或无尿。尿液呈黑色提示为肌红蛋白尿或血红素尿。如果咬伤人的蛇被带到医院，并且可以确定是无毒蛇，给患者追加一剂破伤风毒素疫苗就可以出院了。到院的患者若是有被蛇咬伤的病史，都应该留院观察 24 h，即使刚送来时没有任何中毒迹象。每小时都应该记录症状：意识水平、眼睑下垂、脉搏频率和节奏、血压、呼吸频率、局部肿胀的程度和其他的新出现体征。如果出现任何神经毒性症状，则应每小时记录肺通气量和呼气压。有意义的实验室检查包括 20 min 全血凝血试验（或其他凝血试验）、外周血白细胞计数、血细胞比容、尿沉渣镜检和'斯蒂克斯'测试和心电图。

（4）抗蛇毒血清：抗蛇毒血清是动物体内的一种免疫球蛋白，通常取自被一种或多种蛇毒免疫过的马或羊。它是唯一一种对多种蛇毒致死和损伤反应有效的特异性解毒剂。在处理蛇咬伤的医疗救治过程中，最重要的治疗方式是是否使用抗蛇毒血清，其中仅有少数一部分患者需要使用抗蛇毒血清，使用抗蛇毒血清可能会引起严重的副反应且价格昂贵，经常供不应求。

1）抗蛇毒血清的适应证：全身中毒。

• 止血异常：自发性全身出血（包括内出血现象—产前、颅内及胃肠道等）、凝血障碍（20WBCT）、凝血时间延长、FDP 或 D-二聚体浓度升高、血小板减少。

• 心血管功能异常：低血压、休克、心律失常、射血分数降低（超声心动图）。

• 神经毒性（麻痹、肌束震颤）。

• 尿色呈现深色提示全身性横纹肌溶解或血管内溶血。

• 患者身上局部中毒症状明显，而后可以确认全身中毒：中性粒细胞增多、肌酸激酶和转氨酶等血清酶升高、血液黏稠、尿毒症、血中肌酸增高、少尿、低血氧症和酸中毒。

A. 严重的局部中毒：没有出现上述症状，任何阶段的局部肿胀都会发展至超过被咬肢体的一半面积，或大量起疱及瘀伤，尤其是患者出现上文所列的异常症状以及患者被已知种类的毒蛇（如蝰蛇、亚洲眼镜蛇、非洲黑颈眼镜蛇）咬伤而导致局部坏死。

在富裕的国家中，抗蛇毒血清可以有更广的适应证。下面的附加适应证已被提出。

B. 美国和加拿大：被最危险的响尾蛇（西部菱背响尾蛇、东部菱背响尾蛇、大草原响尾蛇、$C.$ $Helleri$、木纹响尾蛇、小盾响尾蛇）咬伤后，如果局部肿胀扩散迅速，即使无明显系统中毒也应推荐使用抗蛇毒血清；被珊瑚蛇

（西部珊瑚蛇、东部珊瑚蛇、德州珊瑚蛇）咬伤后如果立即出现疼痛或其他中毒症状或迹象，也应使用抗蛇毒血清治疗。

C. 澳大利亚：任何被证实或怀疑的蛇伤，如果咬后出现毒液全身扩散迹象，都推荐使用抗蛇毒血清，包括轻微的局部淋巴结肿大以及被任何已知种类的剧毒毒蛇咬伤后[5]。

D. 欧洲：为了提高患者被极北蝰咬伤后局部肿胀的恢复速度，当成年人的肿胀蔓延至前臂或者腿，则在 2 h 内推荐使用抗蛇毒血清[23,93]。

2）禁忌证：给严重中毒的患者使用抗蛇毒血清治疗没有绝对的禁忌证。然而，特殊体质的患者和前几次中对马血清有反应的患者产生抗蛇毒血清反应的风险会增加。对于这样的病例，不应该给予抗蛇毒血清治疗，除非出现了明显严重的（可能危及生命）全身中毒征象。使用抗蛇毒血清治疗之前，先皮下注射（见下文）0.25 ml 0.01% 的肾上腺素，然后根据经验，推荐静脉注射组胺 H1 受体阻断剂和皮质类固醇。给予抗蛇毒血清治疗后，应密切观察患者 3 h。不推荐快速脱敏治疗。

3）抗蛇毒血清反应的预测：过去使用稀释的抗蛇毒血清在皮内、皮下注射或结膜内灌注来进行超敏反应试验，应用广泛。然而，这些试验延迟了抗蛇毒血清治疗的开始时间，并且并没有降低患者过敏的风险，因此没有预测价值。大部分的早期（过敏的和发热的）抗蛇毒血清反应是由聚集物的直接补体激活反应引起的，抗蛇毒血清的其他理化性质和内毒素中毒并不是Ⅰ型超敏反应的临床特点[94-95]。

4）抗蛇毒血清反应的预防：在一个大型的精心设计的随机双盲试验中，给予抗蛇毒血清治疗前先皮下注射肾上腺素（0.1%；成人剂量 0.25 mg），结果发现在抗蛇毒血清治疗前 1 h 和前 48 h 注射肾上腺素，不良反应的减少率分别为 43% 和 38%[96]。静脉注射氯丙嗪和氢化可的松，无论是单独还是在所有可能情况下组合注射，都是无效的。

5）针对单一毒素和多种毒素的抗蛇毒血清：抗蛇毒血清能够中和的蛇毒种类通常在药品说明书有规定，也能在抗毒大全概论中查到[97]。如果高度怀疑被毒蛇咬伤的种类或者已经确定，可使用合适的单特异性（针对某一种毒素）抗蛇毒血清。然而，在全球大部分地区，非特异性（针对多种毒素）抗蛇毒血清治疗范围可覆盖该区域的绝大部分重要毒蛇种类的中毒。针对多种毒素的抗蛇毒血清特异性并不低于针对单一毒素的抗蛇毒血清，应用范围可能更广，对种属关系较近的毒蛇种类的毒液也有相似的治疗效果。

6）有效期：在生产商宣布的有效期满之后，抗蛇毒

血清的有效中和作用还能保留多年。冻干抗蛇毒血清在 8℃ 下保存，大部分活性能保留至 5 年或更久[98-99]。当溶液浑浊或含有明显的颗粒物时不能使用，因为蛋白沉淀标志着抗蛇毒血清活性丧失，不良反应风险增加。

7）抗蛇毒血清给药时间：遵照说明书抗蛇毒血清应尽快注射，但在全身中毒迹象持续存在时，再晚都要给药（被海蛇咬伤可以 2 d 后给药，被蝰蛇咬伤后脱纤维蛋白血症可持续数天或数周，这时仍然需要给药）。但是，在抗蛇毒血清发挥作用之前的几小时里，毒素的局部毒性反应几乎是不可逆或不可避免的。

8）静脉注射：静脉注射是最有效的途径。将等渗液稀释过的抗蛇毒血清静脉滴注 30～60 min 以上比重组但未稀释的抗蛇毒血清静脉推注 10～20 min 以上其治疗效果更易控制[94]。患者采用这两种方式治疗不良反应的发生率和严重性并无差异。在热带农村地区，静脉推注方法的优点是对贵重设备要求较少，易实施，但是注射开始时至少要有 1 个人陪伴患者。

9）肌内注射：抗蛇毒血清，即使是抗原结合片段，采用肌内注射方法生物利用率十分缓慢并且不完全。然而，在紧急情况下以及周围没有人能够给予静脉注射时，可以采用这种方法。深部肌内注射（在大腿前内侧的一些部位而非臀部）可以通过按摩来增加吸收，及在注射部位上施加敷料以减少流血。然而，正常所需的抗蛇毒血清体积较大，这种方法行不通，尤其是对于儿童而言，因为这有可能增加凝血障碍的患者血肿形成的风险。与狂犬病毒免疫球蛋白局部浸润的注射方法相似，局部注射抗蛇毒血清似乎是合理的，比如注射到毒牙咬伤部位，然而，这种方法更加困难、疼痛、危险（尤其是咬伤部位在足趾或其他封闭隔室），并且在动物实验中被证明无效。

10）首次剂量：不同种类毒蛇引发的中毒所需的平均抗蛇毒血清的首次剂量应根据临床诊断结果来确定，但是有效数据极少。大部分生产商是基于小鼠实验推荐的使用剂量，与临床发现可能并不相关[100]。一些重要的抗蛇毒血清首次剂量见表 75.3。抗蛇毒血清在中毒患者血清中的表观半减期为 26～95 h，取决于它们所含的 IgG 片段[100-101]。儿童注射的抗蛇毒血清剂量须和成人一致，因为被蛇注入的毒液量是一样的。

11）毒性复发：临床或实验室全身中毒复发的特点包括复发性抗原血症，这种症状发生于初期就对抗蛇毒血清有较好的反应之后的数天内，曾有记载 20 世纪 80 年代一位泰国患者被马来亚蝰蛇咬伤后中毒出现过这种情况，这种现象在美国引进 CroFab 后又重新出现[102]。中毒症状复发的原因可能是当抗蛇毒血清经过循环系统被大量清除后，毒液从注入部位继续被吸收或毒液在抗

表 75.3	一些重要的抗蛇毒血清首次用药剂量指导

种　　类		抗蛇毒血清	
拉丁学名	英文名	生产商,抗蛇毒血清 (缩写见表下方)	首次剂量
Acanthophis spp.	Death adders	CSL,南棘蛇或非特异性	6 000～18 000 单位 (1～3 瓶)
Bitis arietans	African puff adders	SAVP,非特异性 赛诺菲－巴斯德(Fav Afrique 和 FaviRept),非特异性	80 mL 80 mL
Bothrops asper	Terciopelo	ICP,非特异性 LBS, Antivipmyn Trivalent	5～20 瓶
Bothrops atrox	Common lancehead	巴西制造商,具窍蝮蛇属非特异性	2～12 瓶
Bothrops bilineatus	Papagaio	布坦坦非特异性	2～4 瓶
Bothrops jararaca	Jararaca	巴西制造商,具窍蝮蛇属非特异性	2～12 瓶
Bungarus caeruleus	Common krait	印度制造商,非特异性	100 mL
Bungarus candidus	Malayan krait	TRC,环蛇属单特异性抗蛇毒血清 或神经-非特异性	50 mL
Bungarus fasciatus	Banded krait	RC,金环蛇抗蛇毒血清或神经-非 特异性	50 mL
Calloselasma(*Agkistrodon*) *rhodostoma*	Malayan pit viper	TRC,单特异性或血-非特异性	100 mL
Cerastes species	Desert (horned) vipers	NAVPC,非特异性 Vacsera AntiViper 或非特异性	30～50 mL 30～50 mL
Crotalus adamanteus *Crotalus atrox* Western *Crotalus viridis*,*C. oreganus*, *C. helleri*	Eastern diamondback rattlesnakes Western diamondback rattlesnakes Western rattlesnakes	Protherics (CroFab)	7～15 瓶
Crotalus durissus	Tropical (South American) rattlesnakes	巴西制造商响尾蛇或具窍蝮蛇-响 尾蛇	5～20 瓶
Crotalus simus	Central American rattlesnakes	ICP,非特异性 LBS,非特异性	5～15 瓶 5～15 瓶
Cryptelytrops(*Trimeresurus*) *albolabris and C. macrops*	White-lipped green pit viper and dark green pit viper	TRC,竹叶青蛇抗蛇毒血清或血- 非特异性	50～100 mL
Daboia(*Vipera*)*palaestinae*	Palestine viper	罗格夫医学研究所,特拉维夫市, 巴勒斯坦毒蛇单特异性	50～80 mL
Daboia(*Vipera*)*russelii*	Western Russell's viper	印度制造商,非特异性	100 mL
Daboia(*Vipera*)*siamensis*	Eastern Russell's viper (Thailand)	TRC,罗素蝰蛇抗蛇毒血清 血-非特异性	50 mL
Daboia(*Vipera*)*siamensis*	Eastern Russell's viper (Burma)	缅甸制药厂,单特异性	80 mL
Dendroaspis species	Mambas	SAVP,曼巴蛇或非特异性	50～100 mL
Dispholidus typus	Boomslang	SAVP,非洲树蛇单特异性	1～2 瓶
Echis carinatus Asia	Asian saw-scaled viper	印度制造商,非特异性	50 mL
Echis species Africa	African saw-scaled or carpet vipers	MicroPharm Echi TAb-G ICP, EchiTAb-Plus SAVP,锯鳞蝰属单特异性 赛诺菲-巴斯德(Fav Afriqu e)	10 mL 30 mL 20 mL 100 mL
Echis species Middle East	Middle Eastern saw-scaled vipers	NAVPC,非特异性 Vacsera,非特异性或抗蜂蛇	50 mL 50 mL
Hydrophiinae	Sea snakes	CSL,海蛇	1 000 单位

表 75.3 一些重要的抗蛇毒血清首次用药剂量指导(续表)			
种 类		**抗蛇毒血清**	
Lachesis species	Bushmasters	ICP,非特异性 FED,具窍蝮蛇属拉特西斯 布坦坦非特异性	10~20 瓶 10~20 瓶 10~20 瓶
Micrurus species Central America	Central American coral snakes	ICP,珊瑚蛇抗蛇毒血清	1~5 瓶
Micrurus species	South American coral snakes	布坦坦抗眼镜蛇毒素	1~5 瓶
Naja kaouthia and *N. siamensis* etc.	Monocellate Thai cobra and SE Asian spitting cobras	TRC,抗眼镜蛇毒素或神经-非特异性	100 mL
Naja haje,*N. nigricollis* and other African cobras	Egyptian cobra,black-necked spitting cobra,Cape cobra etc.	SAVP,非特异性 赛诺菲-巴斯德 FaviRept 和 Fav Afrique	100 mL 100 mL
Naja arabica and *N. haje* (Egypt and Middle East)	Arabian and Egyptian cobras	Vacsera,非特异性 NAVPC,双特异性抗眼镜蛇/沙漠眼镜蛇或非特异性	100 mL 100 mL
Naja naja,*N. oxiana*	Indian cobras	印度制造,非特异性	100 mL
Notechis scutatus	Tiger snake	CSL,虎蛇或非特异性	3 000~6 000 单位 1~2 瓶
Oxyuranus scutellatus	Taipan	CSL,大班蛇或非特异性	12 000 单位
Pseudechis species	Australian black snakes and king brown snake	CSL,抗黑蛇毒素或非特异性	8 000~54 000 单位 1~3 瓶
Pseudonaja species	Australian brown snakes	CSL,布朗蛇或非特异性	1 000 单位
Rhabdophis tigrinus and *R. subminiatus*	Japanese yamakagashi and rednecked keelback	日本蛇研究所 Nitta-gun Yamakagashi,抗蛇毒血清	1~2 瓶
Vipera berus	*European adder*	*Immunoloski Zavod-Zagreb*,蝰蛇非特异性 *Therapeutic Antibodies Inc.* (*ViperaTAb*),*Fab monospecific*	10~20 mL 100~200 mg
Walterinnesia species	Black desert cobras	NAVPC,双特异性抗眼镜蛇/沙漠眼镜蛇或非特异性	50 mL

巴西生产商——布坦坦研究所,São Paulo and Fundação Ezequel Dias(FED),贝洛哈里桑塔;CSL,联邦血清实验室,澳大利亚;ICP,Instituto Clodomiro Picado,圣何塞,哥斯达黎加;印度制造商——巴拉特血清和疫苗和 Biological Evans,孟买高价血清和疫苗;海得拉巴——文斯生物制品,海得巴拉;LBS,Laboratorios Bioclon/Silanes,墨西哥;NAVP,国家抗蛇毒血清和疫苗生产中心,National Guard Health Affairs,利雅得,沙特阿拉伯;SAVP,南非疫苗生产商(曾为 SAIMP);TCR,泰国红十字会,曼谷。

蛇毒血清的作用下重新分布[103]。发生过低血压、休克的患者复苏后毒液吸收可能增加,咬伤部位变得更易灌注。使用的抗蛇毒血清中含有快速被机体清除的 IgG 片段时则更易出现中毒复发现象,如使用 Fab 或效力低的抗蛇毒血清时。在这种情况下,即使抗蛇毒血清的首次剂量很大,可能也难以阻止后期或复发性中毒。

12)重复给药:对抗蛇毒血清的反应决定了是否需要进一步给药。眼镜蛇或澳大拉西亚南棘蛇中毒时会涉及突触后神经毒性,给予抗蛇毒血清治疗后 30~60 min内,中毒征象会改善。给予足够的特异性抗蛇毒血清治疗,低血压、窦性心动过缓和自发全身出血症状在 10~20 min 内会得到改善,血液凝固功能通常在 6 h 内恢复。

初次给药后,如果严重的心肺症状持续超过 30~60 min,血液凝固障碍超过 6 h,应给予抗蛇毒血清二次治疗。

13)6 h 原则:对一些毒液能导致凝血障碍的毒蛇引起的中毒进行研究,结果表明只要提供足够剂量具有中和能力的抗蛇毒血清,凝血功能(使用 20WBCT 来评价,见下文)[38,76]恢复时间平均为 6 h[104]。这表明肝功能被循环系统中的纤维蛋白(原)降解产物和炎性介质高度活化,可使患有消耗性凝血功能障碍的患者凝血因子水平恢复。这个重要的发现基于一种简单的方法,即采用滴定法来测定患有凝血障碍的不同患者体内的抗蛇毒血清水平。20WBCT 试验每 6 h 进行一次,同时每 6 h 给予一次与初始剂量相同的抗蛇毒血清治疗,直到凝血功能恢复。此后,20WBCT 试验每 12 h 进行一次,至少进行 48 h,以检测是否出现中毒复发现象。

14) 抗蛇毒血清不良反应:早期的(过敏性的)、发热的或者晚期(血清病)不良反应都有可能发生。

超敏测试并不能预测早期的抗蛇毒血清反应,因为它并不是对马血清蛋白进行的 I 型 IgE 介导的超敏反应[94]。抗蛇毒血清治疗开始后 10～180 min 内可出现瘙痒、荨麻疹、发热、心动过速、心悸、咳嗽、恶心和呕吐。这些症状的发生率为 3%～84%,随着用药剂量增加而增加,当采用高度精制的抗蛇毒血清或采用肌内注射而非静脉注射发生率降低。轻微的不良反应可能被忽视,除非密切观察患者治疗后 3 h 的情况。高达 40% 的患者早期不良反应的特点是严重的全身过敏——支气管痉挛、低血压或血管水肿,但罕见患者死亡,但它们可能被错认为是由中毒本身引起的。一旦发现不良反应迹象,先给予 0.1% 肾上腺素(1:1 000, 1 mg/mL)治疗,成人首次剂量为 0.5 mL(儿童 0.01 mL/kg),随后静脉注射组胺 H1 受体阻断剂如马来酸氯苯那敏(成人剂量:10 mg;儿童 0.2 mg/kg)。

发热反应是由抗蛇毒血清生产时被污染引起,治疗后 1～2 h 会出现高热、寒颤,然后血管舒张,血压降低。可能造成儿童热性惊厥。应对患者进行物理降温或服用退热药如对乙酰氨基酚。

晚期不良反应(血清病)治疗后 5～24 d 出现(平均 7 d)。发生率和病情发展速度随着抗蛇毒血清给药剂量的增加而增加。这种反应被低估,因为往往在此不良反应发作前患者就已经出院。症状包括发热、瘙痒、荨麻疹、颞下颌关节、淋巴结和关节周围肿胀引起的关节痛、多发性单神经炎和蛋白尿,极少数情况下出现脑病变。治疗方法是给予组胺 H1 受体阻断剂如马来酸氯苯那敏(成人每日服用 4 次,每次 2 mg;儿童,每日 0.25 mg/kg,分次服用),在更严重情况下,选择脱氢皮质醇(成人服用 5 日,每日 4 次,每次 5 mg,儿童服用 5 日,每日 0.7 mg/kg,分次服用)。

15) 支持治疗(除抗蛇毒血清外):早在 120 多年前就提出使用人工通气来缓解神经性中毒反应,但是由于缺乏呼吸支持患者还是会死亡。单靠抗蛇毒血清并不能逆转已经发生的延髓和呼吸肌麻痹。但是随着时间推移,神经毒性反应是完全可逆的:在坎顿有一位患者被环蛇咬伤,30 d 持续机械通气后完全康复,另一个患者在澳大利亚昆士兰被粗鳞澳东蛇咬伤机械通气 10 周后康复。

对于某些种类的亚洲和非洲眼镜蛇、南棘蛇(Acanthophis)、珊瑚蛇及环蛇中毒患者,抗胆碱酯酶药物可以迅速提高神经肌肉传导速率[60]。如果患者有严

重神经性中毒症状,应该进行"滕喜龙试验",比如怀疑患者患有重症肌无力。首先静脉注射硫酸阿托品(成人 0.6 mg;儿童 50 μg/kg),以阻止乙酰胆碱的不良毒蕈碱样中毒症状,如分泌物增多,腹部绞痛。然后静脉缓慢注射依酚氯铵(Tensilon®),成人剂量为 10 mg,儿童为 0.25 mg/kg,或者肌内注射溴化新斯的明或新斯的明(Prostigmin®),成人 0.02 mg/kg,儿童 0.04 mg/kg。另一个可行的简单方法是"冰试验",即将装满冰的塑料手套放在一只闭合的眼睑上,敷 2 min,与另一侧相比如果敷冰后眼睑下垂症状得到改善,则使用抗胆碱酯酶可能会有效[105]。患者对上述试验有确切反应,可以肌内、静脉或皮下注射新斯的明,成人最大剂量为每 1～3 h 给药 0.5～2.5 mg, 24 h 累计 10 mg,儿童每 2～4 h 给药 0.01～0.04 mg/kg。

16) 低血压和休克:对于大范围局部肿胀的患者,低血容量症是引起低血压和休克的最常见原因。这种症状可以通过检测体位改变(仰卧 45° 或坐立)时血压下降值来确诊,这种状况可以使用生理盐水治疗。中心静脉压或颈静脉压检测可控制循环容量。静脉注射多巴胺,首次剂量为每分钟 2.5 μm/kg,可使缅甸罗素蝰蛇中毒患者血压恢复[26]。

17) 急性肾损伤(AKI)[48,56]:如果排尿量少于 400 mL/24 h,则应置入尿管和中心静脉导管。如果谨慎补充水分也无法使排尿量增加,可考虑使用利尿剂,如静脉缓慢注射 100 mg 呋塞米(速尿灵),如果排尿量未增加则可继续注射 200 mg,然后注射甘露醇,但这些方法未被证实有效。如果上述措施都不能恢复排尿功能,则应使用强制措施来严格保证体液平衡。大部分患有 AKI 的患者都需使用肾替代疗法(腹膜透析、血液透析或血液灌注)。

18) 局部感染:应当给患者注射剂破伤风疫苗。从蛇咬伤处分离出了多种细菌[106-107]。被某些蛇咬伤后通常出现局部伤口脓肿,如南美蝮蛇(具窍蝮蛇属)[24]和马来亚蝮蛇(红口蝮)[107]。一般不会给予预防性抗生素治疗,除非伤口明确被切开或有坏死迹象[108]。青霉素、红霉素和氯霉素都可使用,或者使用一种能有效对抗当地蛇颊腔和毒液中菌落的抗生素[106]。应当增加使用氨基糖苷类抗生素,如庆大霉素,持续 48 h。

19) 间隙综合征和筋膜切开术:在咬伤的肢体部位,肌肉肿胀并且筋膜间隙变小,如胫前间室综合征,这会导致组织间压力增高,以至于使其血流灌注受损。缺血性损伤(如 Volkmann 前壁挛缩)被认为是毒液的直接损伤作用。将被咬肢体大幅升高可以减小筋膜室的动脉灌注压,以降低肌肉中的氧气压力和神经传导速率[72]。筋膜室综合征典型症状包括剧痛、组成筋膜室的肌肉无力、被动运动发生疼痛、经过筋膜室神经支配的皮肤触觉下降

和明显的筋膜室压力升高。这些特点可归纳为7P原则：静息疼痛、被动运动疼痛、麻痹、苍白、感觉异常、体温异常和脉搏消失。然而，即使在筋膜室压力没有剧增时，局部中毒也会导致机体出现这些特征。没有经验的外科医师可能会进行筋膜切开术，黑色状的肌肉束使他们相信手术确有必要。可是由于出血，中毒但还有活性的肌肉一般是黑的，而这些肌肉是可以恢复活性的。在中毒导致的止血异常但没有给予足够的抗蛇毒血清治疗的情况下，采用筋膜切开术，其风险包括严重持续性出血、机能恢复延迟、出院时间延长、感觉神经损坏和瘢痕瘤形成或增生性瘢痕挛缩，尤其对于非洲患者而言。采用触诊或多普勒超声进行外周脉搏监测并不能排除筋膜室内缺血。然而，直接测定筋膜室压力却相当简单，即使用灌注泵和生理盐水压力计系统或商业传感器，如 Stryker 装置。成人筋膜室压力超过 45 mmHg 或儿童超过 30 mmHg，缺血性坏死风险增加。在这种情况下，筋膜切开术可适当地降低筋膜室压力。然而，在动物实验中，采用这种解压方法来减少肌肉受到的损害，并未证明有效[109]。手指和脚趾咬伤的患者最易发生坏死。在进行筋膜切开术之前一定要先给予足量的特异性抗蛇毒血清恢复凝血功能，随后输入新鲜的全血，凝血因子和血小板，这能加速止血功能恢复。

（5）未经证明的治疗方法：糖皮质激素、肝素、抗纤维蛋白溶解剂如抑肽酶（Trasylol®）和ε-氨基己酸、抗组胺药、胰蛋白酶及各种传统草药都被用于或提倡用于治疗蛇伤。这些药物大部分都是潜在有害的并且没有任何一种治疗方式被证明有效。

（6）蛇毒眼炎[37]：急的净化方法是采用大量的清水或温和液体（生理盐水，牛奶，在紧急情况下甚至可用尿液）冲洗感染的眼睛或黏膜。缓慢滴入肾上腺素滴眼液（0.1%）或适量的临时使用局部麻醉剂如丁卡因可缓解疼痛。采用荧光素染色或裂隙灯检查排除角膜擦伤，或使用预防性外用抗生素如四环素、氯霉素、新霉素 B（Soframycin）、环丙沙星、链霉素软膏、多粘菌素 B 盐酸盐、加替沙星和莫西沙星来防治。虹膜后粘连或睫状体痉挛可使用外用睫状肌麻痹剂来预防。对于养蛇者而言，给予系统性抗组胺药防止出现过敏性角膜-结膜炎。禁止外用或静脉注射抗蛇毒血清和外用糖皮质激素。

（7）预防：需要加强社区教育以减少被蛇咬伤的风险。为了走路更安全，鼓励穿结实的鞋子，如在缅甸试行给农民穿轻质皮靴[110]，并且在黑暗中走动时使用灯光。睡更高的床应该更安全，或睡在可折叠的蚊帐中，虽然这并不行[111]。应该明确高风险毒蛇栖息地，毒蛇咬伤高发时间段和高发季节以及发生洪水时蛇咬伤风险增加。不幸的是，很多有明显预防作用的措施对某些人并不可行，

如热带地区的农民，因为他们从事艰苦的体力劳动的地方炎热并且毒蛇滋生。如无必要，千万不要打扰、攻击或触摸蛇，即使是那些被认为无害或看起来死掉了的蛇。不要将有毒的蛇当做宠物或驯养动物。捡柴火，移动可能藏蛇的原木、岩石、箱子或杂物，攀爬岩石或长满浓密枝叶的树木，在杂草丛生的湖泊和河流中游泳时应该要格外小心。

家养动物如鸡和啮齿类宠物会及吸引蛇类进入居住地。防鼠、移去多余的垃圾和杂物、使用坚固的建筑材料可以防蛇。多种化学毒物如卫生球、硫磺、杀虫剂（如DDT、狄氏剂、除虫菊酯）和熏蒸剂（如溴化甲烷、甲醛、四氯乙烷）对蛇杀伤力大，某些植物，如'印度蛇根木'（Rauvolfia serpentina），据说也能有效驱蛇。

（三）毒蜥蜴

2 种毒蜥蜴（Heloderma）[112]被证明能使人中毒。下颌骨腺体分泌的毒液沿着下颌牙槽分泌。吉拉毒蜥（钝尾毒蜥，H. suspectum）出没在美国西南部和墨西哥毗邻地区，体长可达 60 cm，带有条纹（图 75.26）。墨西哥西部和美国中部向南至危地马拉的墨西哥珠毒蜥（H. horridum）或 escorpión 长达 80 cm，带有斑点。毒蜥蜴的毒液中含有致命的糖蛋白毒素、磷脂酶 A2 和 5 中引人关注的生物活性多肽：血管活性肠肽类似物——helospectins Ⅰ、Ⅱ 和 helodermin，胰高血糖素样肽-1 类似物—促胰岛分泌肽-3 和-4，可以用于 Ⅱ 型糖尿病治疗的研究[113]。被蜥蜴咬伤很罕见，通常都是由试图触摸或逗弄引起的。这些蜥蜴咬得很紧，难以挣脱。牙齿可能

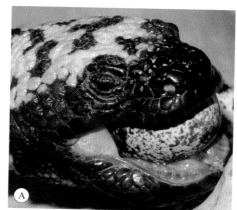

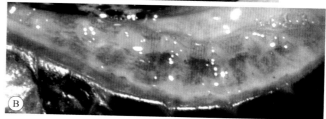

图 75.26 （A）吉拉毒蜥（钝尾毒蜥 Helodermatidae）吞食鸟蛋；（B）详细展示传导毒液的下切牙。（B, D. A. Warrell 版权所有）

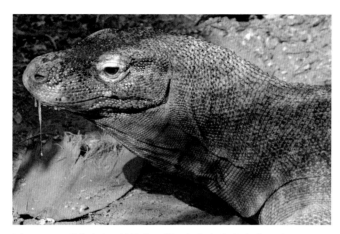

图 75.27　科莫多龙（科莫多巨蜥）流出含有毒液的唾液。(D. A. Warrell 版权所有)

被留在咬伤部位，检查时射线可透过这些牙齿。咬伤后立即会产生剧烈的局部疼痛并伴有轻微的肿胀和局部淋巴结肿大。这两种蜥蜴咬伤都能引起相似的症状。疼痛迅速产生，从咬伤的肢体可辐射状散至肩膀、胸和上腹部。这种症状极度痛苦，可能持续 24 h 或更长时间。肿胀可能会涉及整个躯体。红色的炎性淋巴管道可能蔓延至四肢，局部淋巴结可能变软且肿大。也有记载会出现局部感觉异常、痛觉过敏和麻痹。全身性症状在被咬伤后 5 min 内出现，包括头晕、无力、恶心、呕吐、多汗和呼吸困难，低血压和心动过速也很常见。血管性水肿（嘴唇、舌头、喉咙和上呼吸道肿胀）、分泌物增加、发冷、发热和耳鸣并不常见。有白细胞增多、凝血障碍、心电图改变、心肌梗死和急性肾损伤方面的报道，但无人死亡。目前尚无有效的抗蛇毒血清，可能需要强力止痛药。低血压应给予血浆扩容剂和肾上腺素或升压剂，如多巴胺来治疗。

在另外两种蜥蜴，鼍蜥（鼍蜥科）和 monitors（巨蜥科）中发现了唾液毒液分泌物，在科莫多龙（科莫多巨蜥 *Varanus komodoensis*，图 75.27）中尤为显著[114]。

（四）毒鱼

1. 分类学　有毒的鱼类大约有 200 种[5,115-116]，栖息在温带和热带地区，拥有防御性的毒液注射装置，可造成严重的螫伤，但现在认为有毒的鱼类超过 1 200 种[117]。有报道软骨类鱼（软骨鱼纲）出现致命性螫伤，如鲨鱼和角鲨（角鲨目）及黄貂鱼和蝠鲼（鲼形目）；硬骨鱼（硬骨鱼总纲）如辐鳍鱼（辐鳍鱼纲），及其中的鲇形目（鲇鱼）、鲈形目（龙螣科，鲈鱼；螣科，螣鱼或石首鱼；其他）和鲉形目（蝎子鱼、石头鱼）。

2. 毒液装置　毒液由背部、肛门和胸鳍前部的刺或倒刺，鳃盖、尾部和鳃盖骨上的刺分泌[115-116]。黄貂鱼的

毒腺位于一个长满尾刺的生物膜下方的沟中，长达 30 cm。最先进的毒液装置是在毒鲉属（*Synanceia* 石头鱼，毒鲉科）中发现的：庞大的毒腺通过成对的导管将毒液排放至又短又厚的刺顶端。

3. 毒液成分　鱼类的毒液在正常的室温条件下并不稳定，因此难以研究。具有强效溶血和致死效应的蛋白类毒素已经从石头鱼（毒鲉属）中纯化出来：trachynilysin 介导儿茶酚胺从嗜铬细胞中释放，还促进了乙酰胆碱在心房胆碱能神经末梢及运动神经末梢的释放。Stonustoxin，verrucotoxin 和 neoverrucotoxin 还属于功能未知的蛋白。蟾鱼目（纳氏海蟾鱼 *Thalassophryne nattereri*，蟾鱼目）是巴西沿岸的一种带刺的海洋鱼类，毒素中含有激肽原类蛋白。北美圆魟（哈氏扁魟 *Urolophus halleri*）和鲈鱼（龙螣属 *Trachinus*）的毒液中含有多肽、蛋白、酶和各种血管活性物质（激肽、血清素、组胺、肾上腺素和去甲肾上腺素）[118]。毒性作用包括局部坏死，心肌、骨骼肌和平滑肌的直接反应，心电图改变、低血压和麻痹，以及中枢神经系统抑制[115-116]。

4. 鱼螫伤病例的流行病学研究　巴西沿岸每年都有几百例被鲈鱼螫伤的患者，尤其是在康沃尔，发生率在 8 月和 9 月达到峰值。过去的 13 年里，在亚得里亚海的普拉地区的一个医院收治了 58 例患者。在美国，每年估计发生 1 500 例被鳐鱼螫伤的患者和 300 例被蝎子鱼螫伤的患者。毛广岛是靠近新加坡的一个岛屿，该岛的一个医院里在 4 年间就累积有 81 例被石头鱼螫伤的患者。在亚马逊地区和靠近赤道的非洲地区，被有毒淡水鱼鳐鱼（河魟属 *Potamotrygon*）螫伤比较常见[119]。外表华丽但毒性和攻击性都很强的鲉属和短鳍蓑鲉属（斑马鱼、狮子鱼、老虎鱼、乌龟鱼、红火鱼、珊瑚鱼、火鳕鱼，鲉科）鱼类在水族馆大受欢迎。鱼螫伤致人死亡的报道极其罕见。当人们在海滨附近涉水时，踩到躺在沙子或浅水处的鱼而导致的螫伤比较常见。绝大多数的受害者伤在脚底，但黄貂鱼会向上甩动自己的尾巴，将脚踝刺伤。当渔民、水肺潜水者和水族馆爱好者触摸或试图抚弄这些鱼时，手指易被螫伤。

5. 中毒症状　主要症状是迅速、急剧和极度难忍的疼痛感。单个或多个刺伤部位可能出现流血。发热并带有带红斑的肿胀迅速蔓延至被螫伤的肢体。

（1）黄貂鱼：这些鱼在海洋和河流中分布广泛。大的倒刺会引起致命性的撕伤，通常发生在腿的下方，但偶尔也会穿透体腔、心脏和内脏，如当游泳者倒下时或在鳐鱼（如史蒂夫·艾尔文，澳大利亚的一名野生动物保护者）上方游泳时。全身反应包括低血压、心律失常、肌肉痉挛、全身抽搐、呕吐、腹泻、出汗和多涎[115,120]。

毒液会引起局部肿胀，有时会发生坏死，而这些坏死

增加了能引发致命性败血症的海洋细菌继发感染的风险,这些海洋细菌都不常见,如发光细菌(*Photobacterium*)、创伤弧菌(*Vibrio vulnificus*)和其他种类的弧菌、腐败希瓦菌(*Shewanella putrefaciens*)、葡萄球菌(*Staphylococcus*)、微球菌种(*Micrococcus*)、维纳斯单胞菌(*Halomonas venusta*)。

(2)鲈鱼:被龙𫚄属的鱼螫伤后会产生强烈的局部疼痛并伴随轻微的肿胀。全身症状罕见,但有些患者出现严重胸部疼痛反应,与心肌缺血,心律失常和低血压症状相似[121]。

(3)蝎子鱼和石头鱼:鲉科包括350多种鱼,广泛分布于一些温带地区和所有的热带地区,尤其富集于在印度洋-太平洋区域的珊瑚礁附近。石头鱼(毒鲉属)是所有毒鱼中最危险的。它们的分布从东非,横跨印度洋直至太平洋。被石头鱼螫伤极度痛苦,症状可能会持续2 d或更久。包括局部肿胀、变色、出汗和感觉异常,有时甚至会出现局部淋巴结病和坏死[122]。全身症状包括恶心、呕吐、低血压、心律失常、呼吸窘迫、神经全身症状、抽搐和自主神经系统兴奋迹象[122]。死亡病例罕见。

6. 治疗方法・治疗疼痛最有效的方法是将螫伤的肢体浸泡在较热但未沸腾的水中(如<45℃)。可用未螫伤的肢体来估计水的温度。局部注射麻醉剂如1%利多卡因,治疗脚趾被螫伤形成的环状肿块,效果并不显著。必须将伤口处的脊刺、生物膜和其他的异物清除干净。对于被鳐鱼和蝎子鱼螫伤的患者应给予预防性抗生素和破伤风疫苗治疗。在发生极其罕见的严重全身中毒时,应保证呼吸道通畅,必要时采用心肺复苏术。肾上腺素用于治疗严重低血压,阿托品用于治疗心动过缓。

目前唯一可用的商业化抗鱼毒素由澳大利亚联邦血清实验室生产。这种抗鱼毒素能中和 *Synanceia trachynis*、*S. verrucosa* 和 *S. horrida* 的毒素,对北美蝎子鱼(斑点鲉 *Scorpaena guttata*)和其他鲉科成员的毒液也有相似的特异性。螫伤部位每两个刺孔给予2 ml的静脉注射剂量(安瓿分装,2 000 IU)。症状严重的患者给药剂量增加。

7. 预防・游泳者和涉水者应采取曳行步态以减少踩中潜藏在沙滩和污泥中的有毒鱼类的风险。鞋类防止绝大部分的鱼类螫伤,黄貂鱼除外。

(五)有毒的海洋无脊椎动物

1. 刺胞动物(腔肠动物):水螅、刺珊瑚、水母、葡萄牙军舰水母或青蝇、海蜇、Blubbers、箱型水母、螯藻、海葵和海紫罗兰・刺胞动物的刺丝囊或刺细胞是由机械刺激或化学物质触发的。它们以很快的速度和爆发力向外发射一个尖端锐利的丝状小管,尖端可以深达真皮与表皮的交界处,然后注射毒液。刺胞动物的触须配有成千上万的刺细胞,游泳者的皮肤不幸被螫伤后会产生数行疼痛的水疱。刺胞动物的毒液包含多肽和血管活性物质如5-羟色胺、组胺、前列腺素、激肽,可迅速导致严重疼痛、发炎和荨麻疹,有时会引发心血管和外周血管疾病[5,115-116]。

(1)流行病学:刺胞动物螫伤在世界大部分地区都很常见。最危险的是澳大利亚箱形水母(*Chironex fleckeri*),分布于澳大利亚北海岸沿线的布鲁姆至库提港。自1883年以来,这种水母一共引起了70多人死亡。绝大部分的螫伤发生于12月和1月。其他的致死性赤足刺胞动物如 *Chiropsalmus quadrigatus*,分布于印度洋-太平洋地区。

每隔3.5年,在北昆士兰地区的凯恩斯就发生116例海洋动物螫伤病例[123]。其中有40%的临床特点是由伊鲁康吉水母(*Carukia barnesi*)引起的水母螫伤。中国有越前水母引起的死亡病例报道。1977—1979年夏天大量钵水母纲夜光游水母涌入亚得里亚海北部海岸。在1978年,估计有250 000名游泳者被螫伤。北美刺水母(*Chrysaora quinquecirrha*)(图75.28)分布广泛,遍及大西洋和印度洋-太平洋地区,尤其在马里兰海岸的切萨皮克湾极为丰富。每年都有成千上万的螫伤案例,但不会引起死亡。

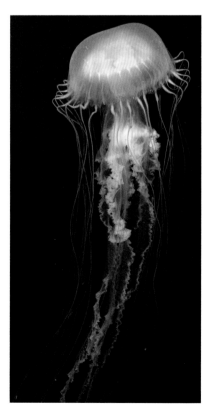

图75.28 美国切萨皮克湾东海岸盛产的刺水母(*Chrysaora quiquecirrha*)。(D. A. Warrell版权所有)

（2）临床特点：刺细胞在皮肤上留下的螯伤印记也许可作为一种诊断依据。澳大利亚箱形水母螯伤会迅速产生褐色或紫色的水疱，8～10 mm 宽并带有横纹。螯伤部位会形成大量肿胀、红斑和水疱，伴有坏死，最终可愈合并形成瘢痕。伊鲁康吉水母（*Carukia barnesi*）螯伤后产生直径 7 cm 的椭圆形红斑区，然后形成暂时性的丘疹，周围汗液分泌增加。水母螯伤可形成被红斑环绕的椭圆形水疱链，这些损伤大约只持续 24 h。皮肤损伤的组织切片可以显示可供辨认的刺细胞，因此可区分不同属的刺胞动物螯伤。

剧烈疼痛是典型症状。最严重的全身症状是海蜂水母属（*Chironex*）和曳手水母属（*Chiropsalmus*）的立方水母螯伤。受害者往往是一个在浅水区游泳的小孩，突然由于疼痛而尖叫，在数分钟内发绀，全身抽搐，被发现时往往已无脉搏。整个水母或一段触须可能还黏附在患者皮肤上。尸检显示肺水肿，提示心源性死亡。伊鲁康吉水母螯伤后数分钟到几小时内会引起严重的全身反应，主要是由于儿茶酚胺诱导的高血压，但是很少或几乎没有局部症状。被刺胞动物螯伤的全身症状包括咳嗽、恶心、呕吐、腹部绞痛、腹泻、寒颤、骨骼肌剧痛、晕厥和自主神经兴奋迹象，如多汗。葡萄牙军舰水母螯伤可引起局部血管痉挛从而导致坏疽，偶尔引起全身症状、血管内溶血、血红素尿和 AKI，但罕见死亡。海葵（地中海槽沟海葵 *Anemonia sulcata*）会产生有疼痛感的局部丘疹、红斑、水肿、囊泡形成，有时造成全身症状如嗜睡、头晕、恶心、呕吐、肌痛和眶周水肿[124]。

（3）治疗方法：患者被箱形水母螯伤后急需合理的急救，因为其可能数分钟内就会死亡。将受害者从水中救出后，用海水将黏附的触须冲掉或从皮肤上刮掉，然后使用热水以减轻疼痛（被鱼螯伤）[125]。

应该抑制黏附的触须中未释放的刺细胞。对于海蜂水母属（*Chironex*）和其他的巨型水母，如伊鲁坎吉水母，食用醋或 3%～10%的醋酸水溶液可进一步抑制刺细胞的释放，但此法并不适用于由僧帽水母属（*Physalia*）和口冠水母属（*Stomolophus*）引起的螯伤。被金水母属（*Chrysaora*）螯伤，可使用小苏打和水（50% w/v）。另外在体外有些颇受欢迎的疗法，如酒精（防晒霜中含有）、氨、醋酸和嫩肉粉，会使五卷须金黄水母和僧帽水母的触须大量释放，而 5%～15%的盐酸利多卡因可阻止释放，减轻被手曳水母和五卷须金黄水母螯伤的痛苦，其减轻程度与所用浓度成正比[126]。

使用绉布绷带进行压力固定可增加毒液的注入量，因此不予推荐[127]。对某些已经倒下、发绀和没有脉搏的患者来说，在沙滩上进行心脏复苏术被证明是一种挽救生命的方式。不推荐使用维拉帕米。

澳大利亚联邦血清实验室生产了一种特异性的海黄蜂（*Chironex fleckeri*）抗毒素，用于治疗细斑指水母螯伤。疗效并不确切。

（4）预防：人们，尤其是小孩，应该避免在每年刺胞动物活动最盛行的危险时段下海，当看到沙滩上的警示通知时应尤为注意。潜水服和其他服装，包括细网格的尼龙长筒袜具有保护作用。

2. 棘皮动物（海星和海胆）· 棘皮动物[5,115-116,128]具有坚硬的保护性外骨骼。海星（海星纲）可伸出许多尖刺，能刺穿人的皮肤，释放紫罗兰色的液体沾染伤口。红海、印度洋和太平洋中棘冠海星（长棘海星 *Acanthaster planci*）直径可达 60 cm，毒刺有 6 cm 长。它的毒素可引起严重的局部疼痛、发红和肿胀，持续的剧烈呕吐，发生严重的全身中毒时，还会出现肝功能障碍、肌无力、感觉过敏或者减退、面部水肿、心律失常及麻痹。伤口有继发感染的危险[5,116,129]。

海胆（海胆纲）有脆弱的、铰接式的体刺（30 cm 长），长于全身黑色（或长刺刺冠海胆体内 *Diadema setosum*，图 75.29）和球形叉棘，尤其是热带的冠海胆科和柔海胆科。当它们刺入皮肤时，毒液被释放出来。被刺冠海胆（*D. setosum*）和花形海胆（喇叭毒棘海胆 *Toxopneustes pileolus*）螯伤会引起严重的局部疼痛和肿胀，可能还会发生严重的全身中毒、恶心、晕厥、麻木、全身性瘫痪、失声和呼吸窘迫。当地居民发生过死亡情况[5,116]。嵌入皮肤的体刺碎片可导致继发感染，并且在几个月后形成肉芽肿。若体刺穿透骨头和关节可引起严重损害。

治疗方法：刺和棘必须马上被清除，因为它们可继续向体内注射毒液，增加后期并发症的风险。刺伤部位一般在脚底。须削减增厚的表皮外层。涂上 2%水杨酸

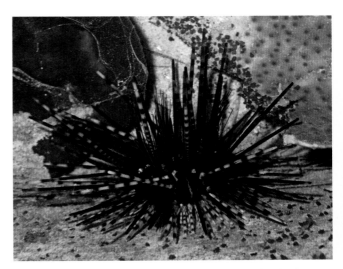

图 75.29 巴布亚新几内亚马当地区的长刺海胆（刺冠海胆）。（D. A. Warrell 版权所有）

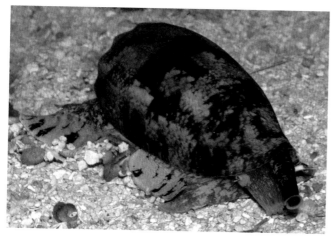

图 75.30 杀手芋螺(地纹芋螺, *Conus geographus*)。(D. A. Warrell 版权所有)

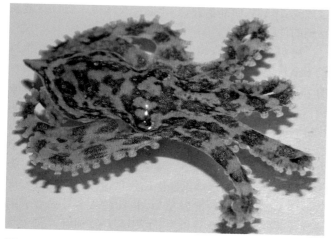

图 75.31 南澳大利亚 Point York 的南部蓝纹章鱼(环蛸, *Hapalochlaena maculosa*)。(D. A. Warrell 版权所有)

作用 24~48 h 可使皮肤软化,这种情况下绝大部分的刺都能被挤出来,但是深度包埋的刺可能需在局部麻醉后进行手术移除。

3. 软体动物(芋螺和章鱼)·太平洋和印度洋的芋螺(芋螺科)(图 75.30),澳大利亚和巴布亚新几内亚的蓝纹章鱼(豹纹蛸属, *Hapalochlaena*;图 75.31)是罕见的海洋生物中毒原因,但是也有少数死亡病例。目前没有可用的抗毒素[5,115-116,130]。

(六)节肢动物咬伤或螫伤(节肢动物门)

1. 昆虫螫伤(昆虫纲)——膜翅目螫伤(蜜蜂、黄蜂、胡蜂、马蜂、蚂蚁)·世界上大部分地区都有致命性刺螫过敏反应的报道,往往这些患者对毒液高度过敏。这在西方国家是引起过敏性死亡的一个主要因素。膜翅目的毒液也有直接毒性反应,但在人身上往往不会出现,除非有上百个螫伤处,如在美洲地区被非洲化蜜蜂(东非蜂, *Apis mellifera scutellata*)大量攻击[132-133]。

蜜蜂科(如西方蜜蜂, *Apis mellifera*)、胡蜂科(如黄蜂、胡峰、大黄蜂)、美洲的火蚁(火蚁属, *Solenopsis*)和澳大利亚的跳蚁(斗牛犬蚁, *Myrmecia*)[131,135]是造成刺螫过敏反应的重要原因[5,134]。

(1)毒液装置和成分[131,135]:毒液通过倒刺注入体内。蜜蜂会将螫针留在皮肤中,而黄蜂和大黄蜂可以重复螫刺。毒液中包含生物胺类(组胺、5-羟色胺和乙酰胆碱),酶类如磷脂酶 A 和透明质酸酶,以及毒肽类;胡蜂科毒液含激肽类毒素;蜜蜂科毒液中含蜂毒明肽、蜂毒肽和抗炎化合物如肥大细胞脱颗粒肽。

(2)临床特征

1)非过敏性的直接毒性反应:简单的螫伤只产生由毒液中的生物胺类引起的局部反应。通常很快发生疼痛、局部发热、发红、肿胀及形成伤痕,但直径很少超过 2~3 cm,持续时间在数小时之内。这些只有在气道阻塞时才会危及生命,如螫伤部位位于舌头。

被西方蜜蜂螫伤时,对于儿童至少螫 30 次才会产生致命性的全身毒性,而对于成人,可以承受住不少于 2 000次的螫伤。大量中毒的临床症状与组胺服用过度相似:血管舒张、低血压、呕吐、腹泻、搏动性头痛和昏迷。在拉丁美洲被非洲化蜜蜂大量攻击时会引起血管内溶血、全身性横纹肌溶解、高血压、肺部水肿、心肌损伤、出血、肝功能障碍和 AKI[133]。肝功能障碍、横纹肌溶解和接连发生的肌红蛋白尿和 AKI 通常发生于被大黄蜂(黄腰胡蜂, *Vespa affinis*)多次螫伤后。血管内溶血并伴有血红素尿(东方胡蜂, *V. orientalis*),血小板减少性紫癜和重症肌无力(长脚马蜂, *Polistes*),各种肾损伤,包括肾病综合征等都有过相关报道。

2)过敏反应[136]:3%~4% 的人可能对膜翅目昆虫的毒液高度敏感。当仅被螫伤 1 次后就出现全身症状时,临床上可以怀疑患者对毒液具有高度敏感性。绝大部分对蜜蜂毒液敏感的都是养蜂人或者他们的亲戚。全身症状包括头皮刺痛感、脸红、头晕、视觉障碍、昏厥、气喘、腹部绞痛、腹泻和心动过速,这些症状在螫伤后几分钟就会出现,进而进展为荨麻疹、血管性水肿、声门水肿、支气管痉挛、深度低血压,有可能发生昏迷。患者可能在螫伤后几分钟内死亡。血清中肥大细胞类胰蛋白酶浓度升高,可持续 6 h,进而可借此确诊为过敏性反应。螫伤后一周或更长时间后可出现血清病。在对螫伤过敏的人不一定更容易发生特异性反应,但对毒液过敏的气喘患者更容易发生严重反应。β 受体阻断剂可加重中毒的过敏反应。毒液高度敏感性反应的诊断是通过对渗出的毒液进行皮肤内点刺实验来确诊,或采用放射过敏原吸附试验来检测血清中的特异性 IgE 抗体。昆虫刺螫过敏反应的死亡诊断是检测死者血清中的特异性 IgE 抗体。致死的全身过敏反应的病理学检查结果包括急性肺部过度充气、喉水肿、肺水肿和肺泡内出血。

（3）治疗方法：必须尽快取出包埋在皮肤中的蜂刺。

（4）大量攻击的毒性反应：需要肾上腺素、支气管扩张剂、组胺 H_1 受体阻断剂和糖皮质激素。目前商业上没有可用抗毒素。AKI 可通过纠正低血容量症和给予甘露醇、碳酸氢盐来预防，或者采用肾替代疗法来治疗。

（5）过敏反应：肌内注射肾上腺素（成人首次剂量为 0.5 mL 0.1％肾上腺素溶液，儿童为 0.01 mL/kg）。那些对毒液有高度敏感性的人应该戴上一个可供识别的标签（如医疗警告），因为他们螫伤后被发现时可能已经失去意识。他们应当学会自己注射肾上腺素（如成人给药 EpiPen 0.3 mg，儿童 0.15 mg，浓度为 0.1％肾上腺素）。注射组胺 H_1 受体阻断剂（如马来酸氯苯那敏，静脉或肌内注射 10 mg）可缓解轻微的荨麻疹症状，防止过敏反应中组胺的大量释放。糖皮质激素可能阻止过敏反应复发，据说有多达 10％的患者 6 h 后会出现这种情况。患者症状严重时需要进行心肺复苏术，体液补充和给予血管升压药治疗。如果出现支气管痉挛则需要使用 β2 -受体激动剂如柳丁氨醇。呼吸道阻塞是引起死亡的主要原因。

（6）膜翅目螫刺过敏反应的预防：有全身过敏反应史和被证明有毒液特异性 IgE 抗体的患者可以进行脱敏治疗[137]。

2. 蝎子螫伤（蝎目）· 能引起人类致命性螫伤的蝎子包括钳蝎科和半蝎科最重要的种类，如：

- 钳蝎科——北非和中东的肥尾蝎属（*Androctonus*）、钳蝎属（*Buthus*）和金蝎属（*Leiurus*）；东非和南非的粗尾蝎属（*Parabuthus*）；美国亚利桑那州和墨西哥的刺尾蝎属（*Centruroides*，图 75.32）；拉丁美洲的 *Tityus* 蝎属以

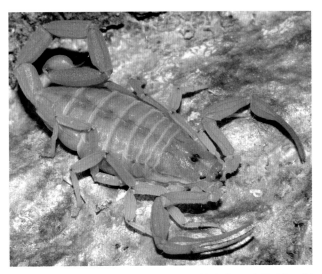

图 75.32　美国亚利桑那州图森的树皮蝎（雕像刺尾蝎 *Centruroides sculpturatus*）。（D. A. Warrell 版权所有）

及印度和尼泊尔的印度黄鳄背蝎（*Mesobuthus*）。

- 半蝎科——纤尾半蝎（*Hemiscorpius lepturus* 中东）。

（1）流行病学：令人痛苦的蝎子螫伤在热带地区很普遍，而致命性的中毒反应通常只发生于拉丁美洲、南非、中东和印度的部分地区。在墨西哥，每年有 250 000 例被蝎子螫伤的病例报道，其中有 70 例死亡。而在巴西有 36 558 例病例报道，50 例死亡。

（2）临床特点：最普遍的症状是迅速发生的极度局部疼痛。局部起疱和坏死只发生于被纤尾半蝎螫伤后。全身症状可能在几分钟内发生，也可能延迟到 24 h 后。自主神经系统兴奋的特点起初是胆碱能神经兴奋，随后是肾上腺素能神经兴奋。包括唾液分泌增多、多汗、流泪、高热、呕吐、腹泻、腹胀、括约肌活动失控和阴茎异常勃起。儿茶酚胺的大量释放，就像在嗜铬细胞瘤中的症状一样，会产生竖毛（'鸡皮疙瘩'）、心动过速、高血糖症、高血压和中毒性心肌炎，伴随有心律失常（最常发生窦性心搏过速）、心电图 S-T 波改变、心力衰竭和肺水肿。这些心血管反应在被以色列金蝎（*Leiurus quinquestriatus*）、*Tityus* 蝎属[138] 和印度黄鳄背蝎（*H. tamulus*）[139] 螫伤后尤为突出。

肌束震颤和肌肉痉挛会被误认为强直阵挛性的抽搐活动，呼吸窘迫是被刺尾蝎属螫伤的突出特点。黑粗尾蝎（*Parabuthus transvaalicus*）中毒更易引起眼睑下垂和吞咽困难。卒中被认为是耶利哥蝎和印度黄鳄背蝎的中毒症状。儿茶酚胺增多一般被认为是高血糖症和糖尿病的原因，但被特立尼达的黑蝎子（*T. trinitatis*）螫伤后会产生急性胰腺炎。

（3）治疗方法：局部浸润 1％利多卡因或赛罗卡因是缓解疼痛的最有效方式，使用足趾阻断剂治疗足趾螫伤。可能需要非经胃肠道给药的阿片类镇痛药如哌替啶和吗啡。

推荐使用抗毒素。最近的一个案例是美国亚利桑那州的儿童被雕像刺尾蝎（*C. sculpturatus*）螫伤案例，与空白对照组相比，抗毒素可以更快缓解症状，并且咪达唑仑需求量更少[140]。在印度，两项研究发现，与单独使用哌唑嗪相比，加入一种针对纤尾半蝎（*H. tamulus concanensis*）毒液的新的抗毒素，患者恢复作用更快[141-142]。对于出现心血管症状（高血压、心动过缓和早期肺水肿）的患者推荐使用血管扩张剂如 α_1 受体阻断剂哌唑嗪。早期使用哌唑嗪治疗仍出现左心室衰竭的患者可使用多巴酚丁胺[143]。不推荐使用阿托品（有生命危险的窦性心动过缓除外）、强心苷和 β 受体阻断剂。

3. 蜘蛛咬伤（蜘蛛目）· 蜘蛛（蜘蛛目）是一个有很多不同的种属，但已知对人类有毒害作用的大概只有 20 种。很多种类的蜘蛛无毒，但是被错认为咬伤后有毒害

作用[145]。有毒害作用的蜘蛛通过成对毒牙、钳角叮咬，毒腺与此相连[131]。中央的毒液导管在尖牙的顶端开口。在巴西，2005 年有 19 634 例蜘蛛咬伤病例报道，其中 9 例死亡（0.05%）。

（1）临床特点：被蜘蛛咬伤会引起两种主要的临床症状，即坏死性的蛛毒中毒和神经毒性的蛛毒中毒。

1）坏死性的蛛毒中毒：皮肤损伤严重程度不同，其临床表现也不同，轻者局部红疹和起疱，重者大量的组织坏死，这些症状曾被错误地认为是由人类熟悉的住所周围的蜘蛛种类引起，如澳大利亚的白尾蜘蛛（*Lampona cylindrata*）、北美的游荡蜘蛛（*Tegenaria agrestis*）、欧洲和南美的狼蛛（狼蛛属 *Lycosa*，包括意大利狼蛛 *L. terentula*）和世界性的囊蜘蛛（红螯蛛属 *Cheiracanthium*）[145]。实际上只有隐蛛属 *Loxosceles*（美国隐士蜘蛛）的成员被证实能引起坏死性的蛛毒中毒，隐蛛属种类分布的地理范围正在扩张，包括美洲中部和南部、美国、地中海地区、北非、以色列和其他地区。

有 80% 的患者在室内被咬，通常是正在卧室内睡觉或穿衣的时候。被咬初期并不疼痛，但在随后的 12～36 h 被咬部位出现灼烧痛感，并伴随局部水肿。然后咬伤部位出现缺血性病变（红-白-紫标志），其中红色指血管舒张，白色指血管收缩，紫色指坏死前发绀（图 75.33），在接下来的几天，咬伤部位可进展为黑色的焦痂（图 75.34），几周后才能脱落，有时会留下坏死性溃疡。坏死部位可覆盖整个肢体，但是这种情况极其罕见。12% 的病例出现全身症状，包括发热、高铁血红蛋白血症、血红素尿及溶

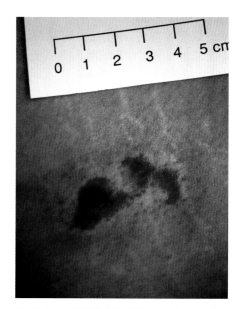

图 75.33 巴西隐士蜘蛛（*Loxosceles gaucho*）咬伤部位的早期损伤表现形式，出现红-白-蓝标志。（D. A. Warrell 版权所有）

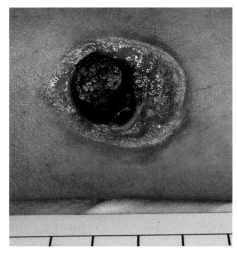

图 75.34 巴西隐士蜘蛛咬伤部位的坏死焦痂（以 cm 为单位）。（D. A. Warrell 版权所有）

血性贫血所致的黄疸、猩红热样皮疹、呼吸窘迫、呼吸衰竭和 AKI。这些病例的病死率不超过 5%[146]。

2）神经毒性的蛛毒中毒：寡妇蛛、沙漏蜘蛛、钮扣蛛和红黑蜘蛛（寇蛛属 *Latrodectus*）是所有危害人类的有毒动物中分布最广、数量最多的物种。*L. mactans*（黑寡妇蜘蛛）在美洲出没。间斑寇蛛（*Latrodectus tredecimguttatus*）分布广泛，但往往被错认为'狼蛛'，其分布于地中海国家的田野中，是流行性咬伤的主要原因。在澳大利亚，每年澳大利亚红黑蜘蛛或新西兰卡提波蜘蛛（红背蜘蛛 *L. hasselti*）咬伤的病例被报道有 340 例，目前已知其中有 20 例出现死亡[5,39]。这种适应能力强的物种目前在日本、中东、新喀里多尼亚和其他地区也有分布。黑寡妇蜘蛛和棕寡妇蜘蛛（几何寇蛛 *L. geometricus*）引起的咬伤分布在非洲南部和东部。红背蜘蛛咬伤会出现局部发热、肿胀和红疹，罕见症状广泛分布于全身。大约 5 min 后咬伤部位出现剧烈的局部疼痛；30 min 后，局部淋巴结疼痛，大约 1 h 后出现头痛、恶心、呕吐和出汗症状。随后可能出现心动过速和高血压，但肌肉震颤和痉挛并不常见[5,39]。被黑寡妇蜘蛛咬伤出现局部变化最小。30～40 min 后可能出现局部钝痛和麻木。随后的几小时里令人感到疼痛的肌肉痉挛和淋巴结肿大不断扩散，并且强度增加，直到躯干、腹部和肢体都出现这种症状，呼吸系统可能出现窘迫症状。肌肉痉挛所导致的疼痛和僵硬可能与急腹症相似。其他特点包括全身大量出汗、心动过速、高血压、易怒、精神错乱、呕吐和阴茎异常勃起[144]。相似的症状可见于南美国家被巴西"香蕉"、"武装"或"漫游者"蜘蛛（巴西流浪蜘蛛 *Phoneutria nigriventer*）或相近的种类所咬伤甚至致死的患者中。这些蜘蛛可通过一串串出口的香蕉被带到温带地区，也

因此造成了咬伤时间和少数死亡案例。

漏斗网蜘蛛属于 *Atrax* 属和 *Hadronyche* 属，仅分布于澳大利亚东南部、阿德莱德地区和塔斯马尼亚岛东部[5]。悉尼漏斗网蜘蛛（*Atrax robustus*）分布于悉尼周边 160 km 以内的地区。不同于普通的蜘蛛，雄性蜘蛛因更具攻击性而比体积较大的雌性蜘蛛对人类的危险性更大。这种大蜘蛛的螯角十分有力，咬伤后很疼，但局部中毒反应最小。患者 10 min 内出现口唇麻痹、舌头痉挛，随后出现恶心、呕吐、腹部绞痛、多汗、流涎、流泪、呼吸困难及昏迷症状。局部和全身性肌束震颤和麻痹、高血压以及在某些死亡病例中的肺水肿被认为是导致神经毒性的根源。1927—1980 年报道过 13 例咬伤患者在 15 min~6 h 内死亡[5]。

（2）治疗方法

1）急救方法：被澳大利亚漏斗网蜘蛛咬伤后推荐使用压力制动法（被上文被蛇咬伤）[5]。

2）特异性治疗方法：相较于坏死性的蛛毒中毒，抗毒素对神经毒性的蛛毒中毒治疗效果更好[147]。悉尼漏斗网蜘蛛抗毒素对其他种类的 *Atrax* 属和 *Hadronyche* 属蜘蛛毒液也很有效。

3）支持疗法：临床上并没有证据推荐使用氨苯砜治疗坏死性的蛛毒中毒及静脉注射葡萄糖酸钙治疗寇蛛属咬伤所致的肌肉痉挛。推荐使用抗组胺药、糖皮质激素、β 受体阻断剂和阿托品。对于隐蛛属咬伤，不推荐外科清创坏死灶，糖皮质激素、抗组胺药和高压氧也未被证实有益。

4. 蜱咬伤所致瘫痪（蜱螨亚纲、蜱总科）[148-149]

（1）分类学和流行病学：人类因蜱咬伤而瘫痪与大约 30 种硬蜱（硬蜱科）的雌性成虫和 6 种软蜱（隐喙蜱科）的幼虫有关。蜱的唾液中含有一种神经毒素，会引起突触前神经肌肉传导阻滞，并降低神经传导速率[148-149]。蜱通过带倒刺的口下板将自己包埋在皮肤中，当它吸血时将唾液中的毒素注入人体。

尽管蜱源性瘫痪案例在世界各地均有报道，包括欧洲，但是绝大部分病例出现在北美西部（安氏矩头蜱 *Dermacentor andersoni*），美国东部（*D. variabilis*）以及澳大利亚东部从北昆士兰至维多利亚区域（全环硬蜱 *Ixodes holocyclus*，即灌木蜱、矮树蜱、麻痹蜱或狗蜱）。1900—1968 年英属哥伦比亚共有 305 例报道，其中病死率为 10%。1990—1945 年美国和新南威尔士州报道了 120 例患者，其中至少有 20 例死亡。

（2）临床特点[150]：蜱可去乡村或在家养动物身上收集，特别是从狗身上。大部分的受害者是儿童。蜱附在人身上大约 5 d 或 6 d 后，下运动神经元瘫痪渐进性增强，并出现感觉异常。通常，一个儿童在前 24 h 可能出现

激惹症状，而后在早晨起床时可能跌倒，进而被发现时已经变得虚弱或运动功能失调。随后的几天中瘫痪症状加重：延髓和呼吸肌麻痹以及胃内容物误吸是致人死亡的原因。呕吐是全环硬蜱中毒的特点，其起病更急。过去，这种临床表现易被误认为脊髓灰质炎。也可能会被误认为是其他的神经系统疾病：包括格林-巴利综合征、麻痹型狂犬病、伊顿-兰伯特综合征、重症肌无力或肉毒中毒。一般诊断基于蜱体的发现，其可能隐藏在裂隙、小孔和身上的多毛部位，如头皮和外耳道。

（3）治疗方法：蜱体必须通过非挤压的方式分离。可以通过涂抹乙醚、氯仿、石蜡、汽油或松节油，或者使用一对带尖头的小弯钳将其全部取出。随着蜱的清除，患者很快完全康复。可能需要呼吸支持。目前没有可用的抗毒素。

5. 蜈蚣螯伤和千足虫中毒（多足纲亚门）[131]

（1）蜈蚣（唇足纲）：很多种类的蜈蚣都通过有毒的爪子（颚肢）引起疼痛的螯伤，而其颚肢位于口器后面的第一胸段。可能出现局部疼痛、肿胀、发炎和淋巴管炎。极少出现全身症状如呕吐、头痛、心律失常和抽搐，以往文献中夸大了死亡风险。最重要的种属是蜈蚣属（*Scolopendra*），广泛分布于热带地区。局部治疗方法与被蝎子螯伤相同。没有可用的抗毒素。

（2）千足虫中毒（倍足纲）[151]：每个躯体节段都有毒腺，可往外分泌或喷射刺激性液体以达到防御目的。这些液体中含氰化氢及各种醛类、酯类、酚类和醌类化合物。至少有 8 个属的千足虫被证明是对人类有害的。当儿童触摸或试图吃这种大的节肢动物尤其会遭受危险。毒液喷射入眼时会引起严重结膜炎和角膜溃疡，可能导致失明。皮肤损伤初期是棕色或紫色，几天后起疱，然后脱皮。急救方法是使用大量的水冲洗。眼部损伤的处理方法与蛇毒眼炎相同。

二、因摄食海洋动物而中毒

许多疾病都可被因于由吃海鲜引起的'食物中毒'[115-116,152-153]。最为人所熟知的应该是由于细菌或病毒感染，包括副溶血弧菌（*Vibrio parahaemolyticus*）、霍乱弧菌（*V. cholerae*）、非-O1 群霍乱弧菌、创伤弧菌（*V. vulnificus*）、嗜水气单胞菌（*Aeromonas hydrophila*）、类志贺邻单胞菌（*Plesiomonas shigelloides*）、伤寒杆菌（*Salmonella typhi*）、空肠弯曲菌（*Campylobacter jejuni*）、志贺菌（*Shigella*）、甲肝病毒、诺沃克病毒、星状病毒和杯状病毒。食用未去内脏、熏制或罐装鱼而引起肉毒中毒的病例也被报道过。

多种临床症状与摄食含有毒素的海洋动物的肉或内脏有关，这些毒素来自于海洋微藻类或细菌（如雪卡毒素、河豚毒素和麻痹型贝毒）或来自于鱼类贮存过程中的

细菌分解（鲭中毒）[154-155]。

（一）胃肠道和神经中毒症状

在发展成神经中毒症状之前可能发生恶心、呕吐、腹部绞痛、里急后重和水样腹泻[152-153]。早期症状为唇部、颊腔和四肢感觉异常。其他的神经系统中毒的临床表现包括特殊的温度认知扭曲[比如认为冷的物体感觉很热（像干冰），反之亦然]、头晕、肌痛、肌肉无力、吞咽困难、在某些情况下会发展成呼吸肌麻痹、迟缓性四肢麻痹、共济失调、无意识运动、抽搐、视觉障碍、幻觉、精神病、颅神经损伤和瞳孔异常。心血管异常包括低血压、心动过缓、某些患者还会出现斑疹。

1. 雪卡鱼毒素中毒・有超过 400 种鱼可引起雪卡鱼毒素中毒，这些鱼分布在 35°N～34°S 的暖水、海滨或暗礁里，尤其是在南太平洋和加勒比海（包括佛罗里达）[156]。这些鱼在温带北部国家的鱼市大量供给以满足移民人群的需求。总的来说，在世界范围内每年的患者超过 50 000 例，人群中每年发生率达 2%，死亡率约为 0.1%。与雪卡鱼毒素中毒有关的鱼类包括鲈科（黑鲈类和石斑鱼类）的辐鳍鱼（鲈形目）；笛鲷科（鲷鱼）；鹦嘴鱼科（鹦鹉鱼）；鲭科（鲭、金枪鱼、飞鱼和鲣）；金梭鱼科（梭鱼类）；鲹科（jacks 鱼、鲳参鱼、真鲹和竹荚鱼）以及鳗鱼（鳗形目），另外值得注意的是海鳝科（海鳗）。

致病的聚醚雪卡毒素、刺尾鱼毒素和呋喃毒素源于深海中的鞭毛藻类，如食草鱼摄取有毒冈比亚藻，转而成为肉食鱼类的猎物，然后肉食鱼类又被人类食用。它们可激活 Na^+ 通道和非电压依赖型的 Ca^{2+} 通道。雪卡毒素富集在鱼类的肠道、生殖腺和内脏。食用某些鱼类中毒风险会增加，如海鳗和鹦鹉鱼（白斑鹦哥鱼 *Scarus sordidus*），并且随着鱼龄增加和鱼体的增大，中毒风险也增加。

临床特点：食用有毒的鱼后，首次出现症状的时间是数分钟到 30 h 内（平均 1～6 h）。在许多情况下，尤其是慢性中毒，最早出现的是胃肠道症状：突然的腹部绞痛、恶心、呕吐和水样腹泻。最早的神经系统中毒症状是嘴唇、舌头、喉咙和四肢的麻木或刺痛，口中有金属味，口干以及唾液分泌过多。可与其他种类中毒相区分的症状是对热和冷的感觉颠倒。随后会出现肌痛、共济失调、眩晕、视力障碍及瘙痒性皮疹。严重的神经中毒情况下，可能出现弛缓性瘫痪和呼吸停止。胃肠道症状在几小时内消退，但感觉异常和肌痛可持续一周，几个月甚至几年。

Chelonitoxication 是由摄食海龟（龟鳖目）而引起的，与雪卡毒素中毒相似。绝大部分出现在印度洋-太平洋区域。致病海龟种类为绿色的玳瑁龟和皮质粗厚的龟。目前报道病死率为 28%[115-116,156]。

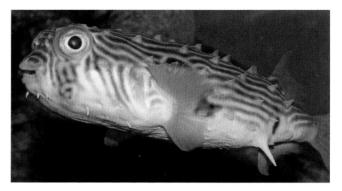

图 75.35 有条纹的毛刺鱼或棘箱鱼（许氏短刺鲀：二齿鲀 Diodontinae 科）。（D. A. Warrell 版权所有）

2. 河豚毒素中毒（河豚鱼）・超过 50 种热带无鳞鱼（鲀形目）被证明是有毒的。它们包括刺鲀（短刺鲀属 *Chilomycterus* 图 75.35），翻车鲀类或太阳鱼（翻车鲀 *Mola*）以及河豚鱼或蟾鱼（鲀科——叉鼻鲀属 *Arothron*，河豚 *Fugu* 和兔头鲀属 *Lagocephalus* 等）。在日本，河豚（日本河豚）的肉是美味佳肴，尽管烹饪河豚有严格的规定，并且由经验丰富的专业厨师去烹饪，但河豚毒素中毒事件仍不断出现，每年大约有 4 例死亡病例。泰国及许多其他的太平洋-印度洋地区的国家也有相关的病例报道。河豚毒素是一种氨基全氢喹唑啉化合物，是已知的最强效的非蛋白类毒素之一。它主要富集在鱼的卵巢、内脏和皮肤。河豚毒素的浓度有明显的季节变化，产卵季节达到峰值（在日本是 5—6 月）。河豚毒素通过阻断钠离子的流动来影响神经传导，但不会影响钾离子的活动，因此会引起神经系统和心脏的中毒反应。它可能是由假单胞菌（*Pseudomonas*）合成，经过食物链富集到河豚体内。在日本，在蝾螈（蝾螈属 *Taricha*）、蛙（斑足蟾属 *Atelopus*）和火蜥蜴（*Hapalochlaena*）的皮肤，章鱼的唾液，一些腹足类软体动物的消化腺，扇蟹和马蹄蟹、海星、扁足虫（扁卷螺 *Planorbis*）以及纽形动物类中都发现了相同的毒素。在泰国报道过蛤蚌毒素会引起瘫痪性的淡水河豚毒素中毒症状。

临床特点：食用鱼后 10～45 min 内会出现显著的感觉异常、头昏和共济失调症状。也可能出现全身麻木、多涎、发汗和低血压。有些患者即使在昏迷的情况下对周围的环境也有意识，而其有些患者可能已经出现了脑死亡。几乎不会出现胃肠道症状。食用有毒的鱼后，6 h 内可出现由呼吸肌麻痹引起的死亡，但是若超过 12 h 这种原因引起的死亡就不常见了。患者可能出现红斑、瘀点、起疱和脱屑症状。

3. 麻痹性的贝类中毒[114-115,152-154]・双壳类软体动物如贻贝、蛤蚌（石房蛤属 *Saxidomus*）、牡蛎、鸟蛤和扇贝可能含有神经毒素如蛤蚌毒素,这种毒素来自于 30°N 至 30°S 的鞭毛藻类亚历山大藻(以前叫链状裸甲藻 *Alexandrium*)和巴哈马菌(*Pyrodinium bahamense*)。这些鞭毛藻类会大量出现在温暖的 5—10 月份,可形成赤潮。发现大量死鱼和海鸟则宣告危险的季节的来临。摄取有毒的贝类后 30 min 内即可出现症状,包括口周感觉异常、胃肠道症状、共济失调、视觉障碍和轻度瘫痪,8% 的患者在 12 h 内发展成呼吸肌麻痹。轻微的胃肠道和神经毒性症状不伴随瘫痪与摄食有毒的软体动物有关,这些有毒的软体动物往往被短甲藻类中的具有神经毒性的短裸甲藻毒素所污染。同时这些微藻也会引起'赤潮'。

4. 组胺综合征(鲭中毒)·鲭亚目的鱼类如金枪鱼、鲭鱼、鲣鱼、飞鱼的暗红色肉和罐装的非鲭亚目的鱼类如沙丁油鱼和沙丁鱼,可在细菌的作用下发生降解,如 *Proteus morgani*,将肌肉中的组氨酸脱羧形成组胺、秋刀鱼毒素、尸胺和其他毒素。摄食有毒鱼类时口腔可产生警示性的麻刺感或刺痛感。摄食后几分钟至 24 h 内可出现面色潮红、灼烧感、荨麻疹、皮肤瘙痒、头痛、腹部绞痛、恶心、呕吐、腹泻、低血压休克和支气管哮喘症状。在患者的血浆、尿液和鱼肉可检测到外源性的组胺[155]。相同的症状也发生于斯里兰卡患者身上,这些患者吃鱼的时候服用了一种抗肺结核药物异烟肼,这种药物会抑制使组胺降解的酶的活性[157]。

5. 摄食鲤鱼的胆囊中毒[158]·在远东地区,各种淡水鲤鱼的生胆汁和胆囊被认为具有药用价值。当患者喝掉这些鱼的生胆汁或食用未经处理的胆囊 2~18 h 后出现急性腹部疼痛、呕吐和水样腹泻。肝和肾的损伤也会出现,并逐步发展成肝功能衰竭及少尿型或非少尿型 AKI。这种肝肾毒素并未被鉴定出来,但是它对热稳定,可能来自于鲤鱼摄取的食物。

(二)海洋动物中毒的治疗方法

临床鉴别诊断包括细菌性和病毒性食物中毒和过敏反应。目前尚无可用的特异性治疗方法和解毒剂。如果是食物中毒发生时间较近,可使用催吐剂和泻药将胃肠道内容物逐步清除。活性炭可吸附蛤蚌毒素和其他贝类毒素。对于胃肠道中毒和神经中毒的患者,阿托品可改善患者的胃肠道症状和窦性心动过缓。肟类化合物,如氯解磷定和 2-吡啶乙醛肟,一般认为对雪卡毒素中毒所引起的抗胆碱酯酶症状有效,但证据并不充分。葡萄糖酸钙可能缓解轻微的神经肌肉症状。对于鲭中毒,应根据严重程度决定是否使用肾上腺素、组胺 H_1 受体阻断剂、糖皮质激素和支气管扩张剂。出现麻痹性中毒时,采用气管插管术、机械通气和心肺复苏术可以挽救生命。马来西亚一位河豚毒素中毒的患者出现瞳孔固定散大和

脑干反射消失,呈现脑死亡症状,但进行机械通气后完全康复[159]。雪卡毒素急性中毒时,静脉注射甘露醇的治疗方法并没有令人信服的证据支持[160-161]。

对雪卡毒素中毒引起的慢性持续性感觉异常建议使用加巴喷丁治疗[162]。

(三)海洋动物中毒的预防

雪卡毒素、河豚毒素和组胺都是热稳定性的,所以烹饪并不能防止中毒。在热带地区,鱼肉必须马上和头、皮肤、肠、生殖腺和内脏分离,因为这些部位可能含有高浓度毒素。所有的无鳞鱼都应该被视为有潜在致使河豚毒素中毒风险,而体积很大的鱼则可能增加雪卡毒素中毒风险。应禁止食用鲀形目鱼类、海鳗和鹦鹉鱼。有些毒素水溶性较大,可能会被水吸收,所以烹饪鱼所用的水应该被倒掉。捕获鲭后将其立即冷冻或食用新鲜的鲭可避免鲭中毒。在高危季节来临和出现赤潮时不用食用贝类动物。

(四)有毒的两栖动物[163]

两栖动物如蛙(图 75.73)、蟾蜍、蝾螈和火蜥蜴(图 75.36)的潮湿皮肤是一种辅助的呼吸器官,可通过分泌

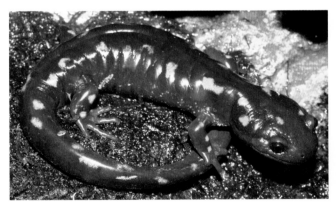

图 75.36　有斑点的火蜥蜴(斑点钝口螈:钝口螈科)。(D. A. Warrell 版权所有)

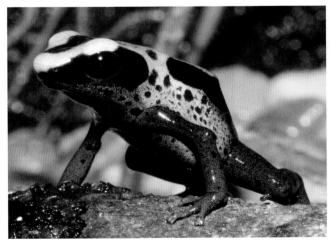

图 75.37　染色箭毒蛙(花箭毒蛙:箭毒蛙科)。(D. A. Warrell 版权所有)

剧毒物质来防止微生物侵袭,这些分泌物中包含胺类、多肽类、蛋白质类、类固醇类和生物碱类化合物。摄食这些动物可以致人死亡。有些蟾蜍能从毒腺中喷射含有蟾蜍二烯羟酸内酯的毒液,这种毒素可影响生物膜上的 Na^+/K^+-ATP 酶功能。被狗、儿童舔食或放入嘴中,或被当作一种传统中药服用时,这种毒液会引起致命性的地高辛样中毒。中毒症状包括多涎、发绀、心律失常和全身抽搐。抗地高辛的抗体有一定的治疗作用。

参考文献

见:http://www.sstp.cn/video/xiyi_190916/。

第76章

植物毒素和传统医药

JEFFREY K. ARONSON

翻译：郭云海
审校：刘丛珊　王鹏源　邓　瑶

要点

- 植物用于兴奋剂、壮阳药和致幻剂的使用具有悠久的历史，后来人们也逐渐开始把植物作为毒药使用。
- 如今，不少曾经被认为是毒药的植物被证实具有治疗作用。虽然许多植物已作为中草药使用，并非所有的植物都能在现代医疗中使用。而尽管缺乏足够的有效性证据支撑，许多热带植物仍被当做中草药使用。
- 传统医药的形式多样，缺乏统一的标准；仅有很少的一部分进行过严格的毒性测试，尤其是长期毒性。
- 传统药物的处方往往是一些药理学性质不明确的成分混合组成，或者由患者自行配制和服用。引起药物中毒的原因包括植物本身的毒性、与其他植物混淆、错误标记、被偶然或故意地与其他有毒的植物或药物混合、被杀虫剂或除草剂污染或者像亚洲的kushtays人一样与大量的重金属混合。草药也会和对抗疗法药物联合使用，然而这种使用方法的效果的不可预测性也会导致风险的增加。
- 植物中毒也可能是意外、无意识或者故意地食用受污染的食物、有毒的种子和果实后导致；或者是草药的滥用，亦或是有意地利用植物的精神类和壮阳特性导致。

一、概述

自古以来，植物就被人们用作化学原料、治疗、娱乐或者毒物使用[1]。箭毒（来源于南美防己，*Chondodendron tomentosum*，图76.1），南美印第安人用于涂抹箭头的一种毒素（"毒素"一词源自希腊语，意为"弓"），就是毒素用于治疗疾病的一个很好的例子[2]。箭毒毒素对骨骼肌的药理作用于1856年被Claude Bernard发现[3]，并于1942年被引入到麻醉的使用中[4]。

如今，不少曾经被认为是毒药的植物被证实具有治疗作用。虽然许多植物已作为中草药使用，并非所有的植物都能在现代医疗中使用。表76.1中列出了在植物中发现的具有治疗效果的化学物质。但是，列表中的仅是一小部分，尽管传统药物学旨在弥补这些缺口，这一过程却困难重重，鲜有成功的案例[5]。1960—1981年，美国国家癌症研究所与美国农业部合作开展了一个旨在寻找抗癌药物的植物筛选项目，他们在大约15 000个物种中选取了114 000种植物（占据了世界上所有植物种类的6%）；仅有4%的提取物具有药物活性，而其中只有紫杉醇完成了二期临床研究[6]。相比之下，尽管缺乏足够的有效性证据支撑，许多热带植物仍被当做草药使用。目前，除了从青蒿中衍生出来的青蒿素外（青蒿 *Artemisia annua*；图76.2），古药方的利用研究也一直乏善可陈[7]。

植物用于兴奋剂、壮阳药和致幻剂的使用具有悠久的历史[1,8,9]。与表76.1中列出的具有治疗作用的植物不同，这些植物多原产于热带地区。其中包括苦艾（*Artemisia absinthium*）[10]、死藤水（*Banisteriopsis* spp. 及 *Psychotria viridis* 或 *Diplopterys cabrerana* 等可以提取二甲基色胺的混合物，一种 5-HT$_{2A}$，5-HT$_{2C}$ 和 5-HT$_{1A}$ 的受体激动剂[11]）、槟榔叶（*Piper betle*）与槟榔果

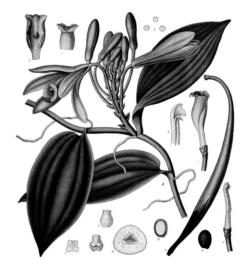

图76.1 南美防己（*Chondodendron tomentosum*，箭毒）。

表 76.1	来源于植物的一些常用药物(表 76.2 和 76.3 亦有描述)	
药物	**医用实例**	**来源植物**
青蒿素衍生物	疟疾	青蒿
阿托品	抗胆碱能	颠茄
大麻素	姑息治疗	大麻
辣椒素	痛苦的神经病变	辣椒属(辣椒)
吐根酚碱	致吐	吐根
可卡因	局部麻醉剂	古柯
秋水仙碱	痛风,家族性地中海热	秋水仙(秋番红花)
箭毒	麻醉	南美防己(藤)
地高辛/洋地黄毒苷	心房纤维颤动和心脏衰竭	毛花洋地黄/菊(毛地黄)
麻黄碱	交感神经	麻黄(海葡萄)
加莫尼克酸	乳房痛	月见草
东莨菪碱	抗胆碱能	曼陀罗
卵叶车前子	泻药	卵叶车前子
阿片生物碱	镇痛	罂粟(鸦片)
毒扁豆碱	重症肌无力	毒扁豆(卡拉巴尔豆)
毛果芸香碱	青光眼	毛果芸香
奎宁	疟疾	鸡纳树(金鸡纳)
水杨酸	止痛药	榆绣线菊(绣线菊)
		白柳(杨柳)
		平铺白珠树叶(冬青)
番泻苷	泻药	番泻叶(番泻树)
紫杉烷类化合物	细胞毒	红豆杉
茶碱	哮喘	茶树
拓扑异构酶抑制剂	癌症	旱莲木(癌树)
长春花生物碱	细胞毒	长春糠疹(长春花)

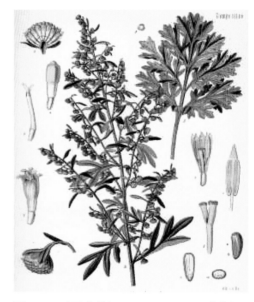

图 76.2 中亚苦蒿(*Artemisia absinthiu*, 艾草)。

有时,植物也可用于烹饪;例如罂粟花(*Papaver rhoeas*),其种子用于面包装饰,并作为一种美味的犹太糕点"Hamantaschen"(意为哈曼的耳朵)的填充物,该食物被用于纪念以斯帖记中记录的波斯事件;艾菊(*Tanacetum vulgare*)用于制作艾菊蛋糕,在复活节期间食用;大麻可用于制作大麻软糖(其配方可在 *The Alice B Toklas Cook Book* 一书找到[13]),大麻蛋糕或者布朗尼大杂烩(1968 年的电影 *I Love You*, *Alice B Toklas* 中的特色食物);此外,还包括多种蔬菜(例如木薯和甘薯)以及烹饪用草药和香料等,不胜枚举。

(*Areca catechu*)混服、大麻、可卡因、曼陀罗草(*Datura stramonium*)、卡瓦(*Datura stramonium*)、恰特草(*Catha edulis*)、酶斯卡灵或者乌羽玉(*Lophophora williamsii*)、牵牛花(*Ipomoea tricolori*)、尼古丁(可从多种植物中提取,包括 *Nicotiana tabacum*)、肉豆蔻(*Myristica fragrans*;图 76.3)、伞房瑞威亚(*Rivea corymbosa*)、鸦片类以及澳大利亚薜杜蕾(*Duboisia hopwoodii*)。子囊菌冬虫夏草(*Ophiocordyceps sinensis*)[12],或者喜马拉雅伟哥,是一种生长在中国西藏和尼泊尔山区的,与从草蝙蝠蛾(蝙蝠蛾属 *Thitarodes*)共生的寄生真菌,在当地被称为"yarchagumba"。这是一种珍贵的传统中药和藏民偏方,有壮阳之功效。

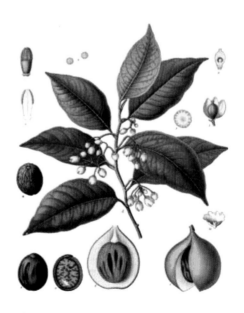

图 76.3 肉豆蔻(*Myristica fragrans*)。

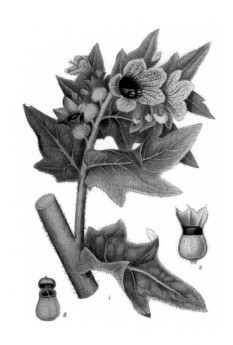

图76.4　莨菪子(*Hyoscyamus niger*,天仙子)。

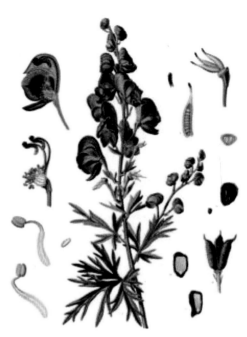

图76.5　乌头(*Aconitum napellus*,舟形乌头)。

当然,古往今来,植物都被拿来当作毒药使用。例如,苏格拉底当年被毒死时可能使用的就是铁杉(*Conium maculatum*),但是确切的毒物还有争议[14]。尽管哈姆雷特的叔父灌入哈姆雷特父亲耳朵的毒草汁类型是未知的,但大概应该来源于天仙子(*Hyoscyamus niger*;图 76.4)或者是某种紫衫(*Taxus*;German Eibenbaum)。乌头(*Aconitum napellus*;图 76.5)曾被用作涂抹箭头的毒素,也曾经是罗马帝国专业投毒者的最爱;在一些中草药中仍能见到乌头的身影[15],而在现代它依然被用作杀人的毒药[16]。毒药被广泛用作暗杀武器,本图斯国王(公元前 120—63 年)曾通过将多种成分组合在一个配方中,尝试制备了一个万能的解毒剂(后被称为'耐毒药'),并大剂量服用,以试图达到对其毒性产生免疫的效果[17]。

传统药物形式多样,缺乏统一标准;仅有很少的一部分药物进行过严格的毒性测试,尤其是远期效应。这些药物通常由药理学的复杂混合物配制而成,或由患者自行配制和服用。药物中毒的原因包括植物本身的毒性、与其他植物混淆、错误标记、被偶然或故意地与其他有毒的植物或药物混合、被杀虫剂或除草剂污染或者与大量的重金属混合[18]。草药也与对抗疗法药物合用,而这种合用的效果往往难以预测,从而增加了危险[19]。

植物中毒可能是意外、无意识或者故意地食用受污染的食物或者有毒的种子和果实后导致的;或是传统草药的滥用,亦或是有意地利用植物的精神类或壮阳特性导致。与刺激性植物接触可能会引起接触性皮炎[20]。

世界卫生组织乌普萨拉监测中心的一份报告总结了 20 年以来来自全世界 55 个国家报道的所有草本药物的疑似不良反应[21]。这份报告一共记录了 8 985 份病例。病例大部分来自德国(20%),其次是法国(17%)、美国(17%)以及英国(12%)。其中过敏是最常见的严重不良反应,共造成了 21 例死亡。报告中来自热带国家的报道相对较少,可能是因为这些国家本身很少进行报道。

并非有毒植物的所有部位或者成分都是有毒性的。大黄的根茎部位可食用,但叶子含有有毒的草酸盐;紫衫除了鲜红的假种皮,其他部分都是有毒的。泻药蓖麻油是从蓖麻(*Ricinus communis*)豆中榨取出来的,而蓖麻豆中含有剧毒的生物碱蓖麻毒素。西非荔枝果的果实只有在未成熟时才具有毒性。此外,植物中某个部位的有毒成分含量会随着季节的变化而改变。

有毒植物的毒性并非对所有的物种都起作用。比如山羊可放心食用毛地黄和龙葵,因为它们可以快速排出其有毒成分;蜜蜂可以从有毒植物,比如杜鹃(其花粉含有木藜芦烷类二萜)中采集花粉,这样的蜂蜜对人可能是有毒的(见下文)[22]。因此,我们不能因为动物食用某种植物,就误认为人也可以安全食用。

人类植物中毒的频率难以估计,很多报道并不准确。在美国 912 534 例的病例中,羽叶蔓绿绒(*Philodendron* spp)引起的中毒是最常被报道的,其次是黛粉叶(*Dieffenbachia*)、大戟(*Euphorbia*)、辣椒(*Capsicum*)及冬青(*Ilex*)[23]。在瑞士的 135 例(23 例儿童,112 例成人)重症植物中毒病例(包括 5 例死亡)中,以下 12 种植物的报道最多：颠茄（*Atropa belladonna*，42 例）、独活（*Heracleum mantegazzianum*，18 例）、曼陀罗（*Datura stramonium*，17 例）、黛粉叶（*Dieffenbachia*，11 例）、秋水仙（*Colchicum autumnale*，10 例）、藜芦（*Veratrum album*，8 例）、乌头（4 例）、七叶树（*Aesculus hippocastanum*，3 例）、天仙子（*Hyoscyamus niger*，3 例）、蓖麻（3 例）、花色水芹（*Oenanthe crocata*，2 例）、欧洲紫衫（*Taxus baccata*，2 例）[24]。在南非 12 个月发生的 277 例急性中毒病例中，有 18% 的病例是因服用传统药物引起的，其中 26% 是致命的[25]；而在 5 年内发生的 1 306 例急性中毒的病例中，有 16% 因传统药物引起，其中 15% 是致命的，传统药物中毒具有较高的死亡率，占所有急性中毒死亡病例的 52%[26]。

在一份美国毒物控制中心协会（AAPCC）1983—2009 年的调查中，2000—2009 年共有 668 111 例接触毒植物的报道，其中有 621 109 例是接触单一的有毒植物[27]。其中，1983 年占 8.9%，1990 年占 6.0%，2000 年占 4.9%，2009 年占 2.4%。52% 的男性病例是因食用有毒植物引起的，并且有 60% 的人出现了中重度中毒的症状；5 岁及 5 岁以下儿童接触有毒植物占 81%。1983—2009 年仅有 45 例死亡记录，而曼陀罗属（*Datura*）和毒芹属（*Cicuta*）占了 36%。

尽管各种植物种属的学名常有变化，但目前来说除了使用学名对有毒植物进行分类之外，还没有更简便的方法。此外，不同的植物中含有能引起相同症状的成分。本章的各小节标题采用了混合命名的形式，以植物名称或它们的主要成分来命名；或者是描述其化学或药理学特性，又或者是以临床疗效来命名。以下的讨论将不仅限于热带植物。

二、酒

酒的历史与人类的历史一样悠长，而在生产酒的过程中，植物扮演着主要的角色。朗姆酒（酒精度 65%～72%）由蜜糖发酵蒸馏而成，产于西印度群岛和南美洲地区；烧酒或者清酒（酒精度 50%～60%）由大米酿造而成，产于印度、中国以及日本；棕榈酒由各种棕榈（比如椰子）的甜汁制作而成，多见于印度、斯里兰卡以及西非。龙舌兰酒（一种烈酒）的酿造原料为龙舌兰属植物，主要产于南美洲。

由酒精引起的主要医疗和精神性问题如下：

- 急性酒精中毒；
- 慢性酒精中毒引起的慢性器官损伤（例如肝硬化、心肌病）；
- 酒精戒断反应（震颤性谵妄）。

酒精在脑部可以作为一种剂量依赖性镇静剂，它产生的中毒特征是众所周知的。当酒精的血浆浓度达到400 mg/L 40 mg/dL 左右（40 mg/dL 或 8.7 mmol/L）时，人体的各项能力，包括自制能力，都会受到影响。其他早期的影响还包括注意力减弱、专注度下降、记忆力受损以及可能出现的嗜睡等。随着血浆中酒精浓度的升高，情绪、行为以及一系列的感觉和运动功能都将受到进一步的影响。其对情绪的影响取决于个体的性格、心理状态和社会环境。通常来说，酒精会使人产生愉悦感，但是亦可引起其他情绪的变化。性欲通常会增强，但性能力会受损。酒精会使得信心增加，但通常最后会引起一些激进或愚蠢的行为；自制能力下降会导致言语增多，说话内容不当，吐脏话或者秽语。当酒精的血浆浓度达到大约800 mg/L 左右时（在许多国家超过这一血浆浓度会被认定为酒驾），步态不稳、言语不清，一些非常简单的工作也难以完成，协调能力明显减弱。甚至在血浆浓度低于800 mg/L 时，对驾驶能力就已经产生影响。从眩光中恢复的速度也会延迟，这会削弱夜间驾驶的能力。视敏度、周边视觉、色觉和视觉跟踪能力减少。听觉和味觉也可能被削弱。疼痛阈值上升。在高浓度时，有可能出现眩晕和眼球震颤。饮酒会导致急性嗜睡和深度睡眠，浓度更高时会导致昏迷和呼吸抑制。对某些个体而言，后期睡眠有可能会受到影响。清醒后，会出现"宿醉"的症状，包括易怒、头痛、口渴、腹部绞痛和肠道功能紊乱，而宿醉的起因尚不明确。

震颤谵妄是一种急性戒断反应，甚至可致命。症状在最后一次饮酒的数小时内出现，并且在接下来的 2～3 d 加重。起初，会出现焦虑、激动、震颤和心动过速的症状。随后可能会伴随出现精神混乱、异常激动和幻觉（通常是视觉幻觉）。患者会出现震颤、出汗和呼吸过速，还可能会出现发热、脱水、低血糖和维生素缺乏。血压有可能偏高、偏低或正常。常见恶心和呕吐。也可能会出现癫痫，甚至会出现长时间的癫痫并可能危及生命。

酒醉后（包括震颤性谵妄）的治疗措施包括维持水电解质平衡，维生素水平监控（尤其是硫胺素，以防止威尼克脑病，Wernicke's encephalopathy），高糖和高热量饮食，服用镇静药物以控制相关症状，并防止癫痫发作。治疗上可采用苯二氮䓬类药物（如利眠宁）或氯美噻唑。

多年以来，医生都尝试将双硫仑（Antabuse®）和钙尿素用作防止戒酒后重新酗酒的处方。这两种药物可以抑制乙醛脱氢酶，当用药者饮酒后，血液中乙醛快速积聚，然后会出现严重的呕吐和腹泻，并伴随着潜在的血压恶性变化。然而，能够坚持该疗法的患者并不多，而且该疗法的有效性并不能抵消人们对这些药物引起的各种症状的抵触。

然而另外两种新药有望打破这一困境。纳曲酮是一种 μ-阿片（MOR 或 OP3）受体拮抗剂，这种药物起效是基于酒精能够与阿片受体结合。小型非对照和安慰剂对照试验都表明，与安慰剂组相比，服用纳曲酮后复发的可能性和严重程度都大大降低[28-29]。另一药物阿坎酸来源于牛磺酸，与γ-氨基丁酸（GABA）的结构相似。在脑内，它能够减弱兴奋性氨基酸（如谷氨酸）的影响，并且影响 GABA 的神经传递。临床试验也表明，在预防和延迟复发方面，其效果要显著优于安慰剂，而且不良反应发生率很低[30]。其不良反应包括腹泻、恶心、呕吐或腹痛、偶发瘙痒或斑丘疹。然而，行为干预的效果可能至少与纳曲酮或阿坎酸相当[31]，甚至更好[32]。

三、植物过敏反应

有些人会对某些特定的水果（鳄梨、香蕉、板栗、无花果、猕猴桃、荔枝、芒果、甜瓜、橄榄、木瓜、百香果、桃子、菠萝以及番茄）[33-34]、坚果（如栗子）[35]、蔬菜（如块根芹、胡萝卜、芜菁[36]、西葫芦[36]或木薯[37]），甚至是调味料[38]过敏。这是花粉-食物过敏综合征的一种表现。过敏反应可经胃肠道直接致敏，也可因对植物花粉或乳胶过敏而导致[39]。在三叶橡胶树（*Hevea brasiliensis*）中至少发现了 13 种乳胶过敏原，并经国际免疫学联合会确认，这些过敏原被称为 Hev b 1、2、3 等[40-41]。乳胶-水果过敏可能与β-1,3-葡聚糖酶（Hev b 2）[42]有关，由于在一些水果和蔬菜中的葡聚糖酶表面存在高度保守的 IgE 结合表位，使其具有致敏性，这可能是引起 IgE 结合交叉反应性的原因[43]。其他可能涉及的酶还包括 UDP 葡萄糖焦磷酸化酶[44]，果糖二磷酸醛缩酶和甘油醛-3-磷酸脱氢酶[45]。另外还涉及橡胶蛋白（Hev b 6.02）[46]以及一种乳胶抑制蛋白（Hev b 8）[47]。有些水果和蔬菜的过敏可能是其他形式的花粉引起的，比如桦木（*Betula* spp.）[48-49]、草[50]、艾蒿[51-53]以及豚草[54-55]。乳胶-水果过敏的临床表现各异，包括荨麻疹、血管性水肿、结膜炎、支气管哮喘和过敏性休克[56-59]等。其患病率取决于调查的方法，在对 182 名儿童的调查中，有 26 名儿童对乳胶过敏，而这 26 名儿童中又有 16 名对水果交叉过敏[60]。

许多热带植物会引起接触性皮炎，伴随红斑、水疱或荨麻疹。与漆树科植物（毒藤、毒橡树或毒漆树）的叶子接触会引起强烈的刺激和炎症[61-62]。在日本，接触漆树（*Toxicodendron vernicifluum*）制作的漆器可引起严重的皮炎[63]。治疗方法包括用肥皂和水对皮肤进行彻底清洗，然后用 1‰的次氯酸钠溶液洗去衣服上的毒素。

菊属中的除虫菊也可引发皮炎[64]。接触其叶子和花会引起瘙痒，症状通常从眼角开始，起初为流泪，随后出现刺激性水疱皮疹，皮肤脱皮甚至开裂。出汗和日照会加重病情。除此之外，还报道过荨麻疹和光敏性皮炎的病例。

许多植物和花卉，例如大戟属植物（含有佛波醇酯）、

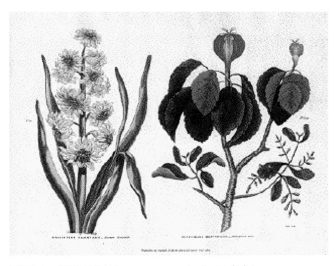

图 76.6　毒番石榴（*Hippomane mancinella*，马疯木）。

兰花、报春花、百合和芒果，可在易感人群中引发过敏性皮炎。部分伞形科植物的汁液含有光敏性呋喃衍生物，接触皮肤后会引起红斑，而光照后会起疱。

毒番石榴（*Hippomane mancinella*）（图 76.6），与其他大戟科植物一样，会产生具有很强刺激性的乳胶[65]。这种矮小的树木常见于中南美洲的沿海地区、西印度群岛和印度。部分树木的叶子与冬青相似，另一部分与月桂树相似，而这两种都是有毒的。其诱人的果实酷似海棠果，易感人群接触后会出现红斑、大疱和水疱。这种植物的木材甚至是锯屑都是有刺激性的，可引起皮炎，常发于生殖器和肛门，伴有水疱脓疱暴发，有时仅限于龟头部位。眼部与乳胶接触后可引起角膜结膜炎，伴疼痛、畏光和眼睑痉挛。误食果实后可导致口腔黏膜水疱，伴有二重感染、血性腹泻，甚至死亡。接触后，应当立即冲洗皮肤上的乳胶；避免水疱受到感染，创面如果扩大，可参照二度烧伤的方法进行治疗。

夏威夷曾报道过海藻皮炎，可能是与一种鞘藻属的藻类（*Microcoleus lyngbyaceus*）接触后引起的，如果在迎风的海滩中沐浴可能会引起皮疹[66]。

某些树木，例如绿柄桑（非洲柚木）、松木、红木、缎木和欧斐切木的粉尘，可引起皮肤过敏、面部水肿、眼睑痉挛、急性鼻炎和咽炎[67]。以前也曾有过哮喘和鼻炎的报道。

76 697 例酒渣鼻患者中的 361 例对秘鲁香脂（*Microcoleus lyngbyaceus*）的树脂出现阳性反应（5.9%）[68]。

指甲花（*Lawsonia inermis*）的叶片在全球范围内，尤其是在中东，被广泛用于制作化妆品。这种花可将皮肤染成红棕色。这一名称也被用于其他染料，例如黑色指甲花或者中性指甲花，但这些并非从植物中提取。指甲

花是从植物的根茎和叶子中提取的一种纯染料,添加咖啡和茶叶以增色。接触性过敏和速发型超敏反应则较为罕见,但因使用指甲花纹身而引起的接触性皮炎时有报道[69],这可能是由于敏化剂对苯二胺(常用作抗氧化剂以保持指甲花长期作用)造成的。在指甲花中使用的对苯二胺是引起儿童早期过敏的原因,部分病例纹身部位会出现局部色素减退[70]。

(一)蓟罂粟和流行性水肿

流行性水肿是由血根碱[一种生物碱,墨西哥罂粟、蓟罂粟(*Argemone mexicana*,图 76.7)等多种植物中均含有]引起的。小而黑,油性的蓟罂粟种子和芥末非常相似,二者可能会被无意混淆,也可能有意掺假。在印度的夏季,村里的青壮年男性每天可收集 8 kg 蓟罂粟种子,并出售给不法商贩。在许多热带国家,由芥菜籽榨取的食用油被蓟罂粟污染后,可导致了一种名为"流行病水肿"的疾病暴发。血根碱经肠道和皮肤被吸收,如果使用含有这种物质的按摩油,会导致毛细血管扩张和渗透性增加[71]。

流行性水肿大多发生在印度[72],但也有报道称在毛里求斯、斐济、南非和尼泊尔也有流行[73]。该病首先出现胃肠道症状,然后大概 1 周之后,腿部开始腐烂水肿,发热,皮肤变黑,并伴随局部红斑和压痛。肛周瘙痒很常见,也可能会发生严重的心肌炎和充血性心力衰竭。其他症状还包括肝肿大、肺炎、腹水、脱发、结节病及肉瘤样皮肤病变。可能出现青光眼,并有视野受损,但没有眼压升高[74]。氧化应激能够改变吡啶核苷酸和谷胱甘肽氧化还原电位,导致高铁血红蛋白形成,从而出现溶血性贫血,在这种情况下可以用抗氧化剂治疗[75]。

蓟罂粟煎剂作为一种传统药物,可以用于治疗疟疾[76]。

(二)植物中的心脏毒性苷

全球包含强心苷(cardenolides,bufadienolides)的植物非常多,据不完全统计显示,包含近 400 种化合物,跨越了如夹竹桃科(Apocynaceae)、萝藦科(Asclepiadaceae)、十字花科(Cruciferae)、百合科(Liliaceae)、桑科(Moraceae)、毛茛科(Ranunculaceae)和玄参科(Schrophulariaceae)等种属。举例详见表 76.2 和图 76.8。

表 76.2 含有强心苷(cardenolides 或 bufadienolides)的植物	
学 名	**通 称**
因帕拉百合沙漠玫瑰(*Adenium multiflorum*)	黑斑羚百合
春福寿草(*Adonis vernalis*)	福寿草,黄雉之眼
见血封喉(*Antiaris toxicaria*)	见血封喉树
印第安麻(*Apocynum cannabinum*)	黑大麻
黄冠马利筋(*Asclepias curassavica*)	布什红发棉
钉头果(*Asclepias curassavica*)	气球棉
叙利亚马利筋(*Asclepias syriaca*)	乳草
嘉利先鞭草(*Bowiea kilimandscharica*)	马铃薯
牛角瓜(*Calotropis procera*)	国王的皇冠
假虎刺属尖药木(*Carissa acokanthera*)	布须曼人的毒药
假虎刺梅(*Carissa spectabilis*)	腊梅
海杧果(*Cerbera manghas*)	海芒果
海杧果(*Cerbera odollum*)	Pong pong
铃兰(*Cerbera odollum*)	山谷百合
轮回(*Cotyledon orbiculata*)	猪耳朵
橡胶紫茉莉(*Cryptostegia grandiflora*)	橡胶藤
毛花洋地黄(*Digitalis lanata*)	毛地黄
紫花洋地黄(*Digitalis purpurea*)	毛地黄
欧卫矛(*Euonymus europaeus*)	桃叶卫矛
嘉兰(*Gloriosa superba*)	百合花
黑嚏根草(*Helleborus niger*)	押尾光太郎
淡色荷马(*Homeria pallida*)	荷牟
夹竹桃(*Nerium oleander*)	夹竹桃
杠柳(*Periploca sepium*)	Silkvine
鸡蛋花(*Plumeria rubra*)	鸡蛋花
海葱(*Scilla maritima*)	海葱
毒毛旋花属(*Strophanthus* spp.)	Various
海杧果(*Tanghinia venenifera*)	海杧果
黄花夹竹桃(*Thevetia peruviana*)	黄花夹竹桃
黄龙葵(*Urechites suberecta*)	Savannah flower
海葱(*Urginea maritima*)	海葱

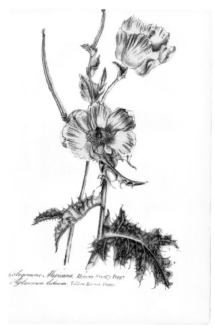

图 76.7 蓟罂粟(*Argemone mexicana*,墨西哥罂粟)。

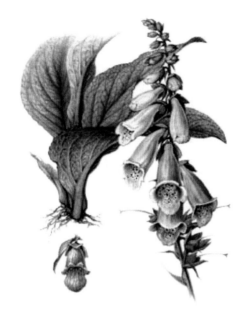

图 76.8　洋地黄（*Digitalis purpurea*，紫色毛地黄）。

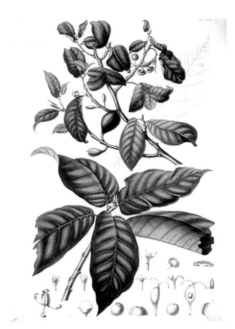

图 76.9　见血封喉树（*Antiaris toxicaria*）。

　　一些强心苷（如从毛地黄中提取的地高辛和洋地黄毒苷；图 76.8）被用于治疗疾病，但是不良反应常见，因为这些药物治疗指数很低[78]。含强心苷的植物导致中毒的现象并非不常见。目前在南印度和斯里兰卡流行的夹竹桃树种子中毒就是一个例子。在一起黄花夹竹桃（*Thevetia peruviana*）中毒事件中，有 300 人中毒（大部分是 11～20 岁的女性，其中 97% 的人食用了压碎的种子），主要症状是呕吐、心慌、胃脘疼痛、腹部有烧灼感、呼吸急促、腹泻，另外窦性心动过缓、窦性停搏、窦房传导阻滞和心脏传导阻滞也很常见[79]。

　　在马达加斯加，考验树（*Tanghinia venenifera*）被用来测试被告人有罪或无罪，食用后致死则代表有罪。另一种考验树，海芒果（*Cerbera manghas*）中也含有强心苷[80]，在印度喀拉拉邦地区，海芒果中毒占总中毒病例的 10%，占植物中毒病例的 50%，且被用于自杀和杀人[81]。斯里兰卡也曾报道过类似案例[82]。食用那些吃海芒果果实的螃蟹也会引起中毒[83]。

　　在斯里兰卡 4 556 例自体中毒的病例中，2.5% 由植物和蘑菇所致，其中 44%（即 50 例）与嘉兰百合（*Gloriosa superba*）[84]有关[85]，嘉兰的毒性主要由强心甾和秋水仙碱类生物碱引起。含强心苷的植物已被用来制作箭头毒物，此类植物包括非洲的夹竹桃[86]，马来西亚和中国的见血封喉树（*Antiaris toxicaria*；图 76.9）[87-88]。非洲南部的烛台花（*Boophone distichia*）也被用作箭头毒物，而且可能有抗抑郁作用[89]。

　　强心苷中毒主要采用支持性治疗，但要特别注意钾的平衡，因为强心苷抑制 Na$^+$/K$^+$-ATP 酶（钠/钾泵），抑制钾离子进入细胞，其中毒的严重程度和预后与高钾血症程度有关。地高辛抗体的 Fab 片段对地高辛中毒和其他许多强心苷中毒都是有效的[90]，已被用于治疗夹竹桃中毒，但尚无其能降低病死率的证据[91]。与此相反，在一次大的随机研究中，使用活性炭（每 4 h 50 g）可将病死率从 8.0% 降至 2.5%，其解毒原理可能促进了夹竹桃种子中有毒的强心苷在肠道内分泌[92]；而在另一项研究中，患者中毒不太严重且整体病死率较低，此时使用活性炭并不能降低病死率[93]，因此活性炭可能对重度中毒最有效。

（三）植物中的氰苷

　　在一些植物[94-95]和蝴蝶[96]中发现的氰苷可保护其免遭捕食者的伤害。氰苷的一些来源列于表 76.3。

　　木薯（*Manihot esculenta*；图 76.10）是南美和非洲撒哈拉以南地区的一种本地植物，在热带地区广泛种植，用于生产面粉和木薯。木薯磨碎的根必须彻底清洗以去除有毒物质。处理不彻底的木薯会引起氢氰酸中毒症状，包括恶心、呕吐、腹胀和呼吸困难。长期摄入木薯可引起共济失调神经病变，伴有双侧原发性视神经萎缩，双侧感音性耳聋，脊髓病变和周围神经病变[97]。在既往报道中，甲状腺肿和胰腺炎作为中毒后的慢性受损症状尚未得到证实。

　　Konzo（起立不能）是一种对称的非进行性、非缓解的痉挛性截瘫，在几个非洲国家大面积或地区性流行[98]，该病与长期食用处理不彻底的苦木薯根和蛋白质摄入不

物种	苷
金合欢属（*Acacia*）	金合欢苷
戴达米亚（*Deidamia*）	环戊烯腈苷
马蛋果属（*Gynocardia*）	大风子苷
亚麻（*Linum*）	亚麻苦苷
莲花（*Loyus*）	百脉根苷
路枯马桃榄（*Lucuma*）	路枯马木苷
澳大利亚坚果（*Macadamia*）	Proteacin
木薯属（*Manihot*）	百脉根苷
南天竹属（*Nandina*）	Proteacin
潘济木属（*Pangium*）	大风子苷
李属（*Prunus*）	苦杏苷，李苷
接骨木属（*Sambucus*）	黑接骨木苷
高粱属（*Sorghum*）	蜀黍苷
红豆杉属（*Taxus*）	红豆杉氰苷
多花佳乐菊属（*Tetrapathaea*）	Tetraphyllins
车轴草属（*Trifolium*）	亚麻苦苷
水麦冬属（*Triglochin*）	海韭菜苷
野豌豆属（*Vicia*）	荚豆苷
澳桔属（*Zieria*）	吉丽苷

表 76.3 一些含有氰苷的物种

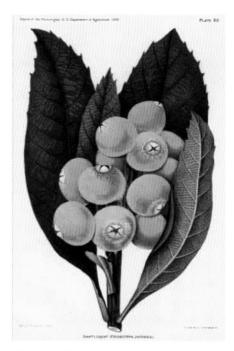

图 76.11 枇杷（*Eriobotrya japonica*）。

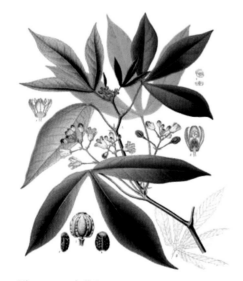

图 76.10 木薯（*Manihot esculenta*）。

足有关，也可能与硫胺素缺乏有关[99]。也有理论指出，Konzo（热带共济失调神经性疾病，与食用木薯相关）和山黧豆中毒（与食用草豌豆有关，见下文）都是因为这些植物中含有直接神经毒性的氰基而不是由系统性的氰化物释放引起的[100]。

在非洲撒哈拉以南地区发起的生物木薯＋（Bio Cassava Plus）项目旨在开发和提供含有更多营养成分（如锌，铁，蛋白质和维生素 A）的基因工程木薯，延长其保质期，降低氰苷含量，提高抗病毒能力[101]。

某些水果破碎的核中也含有氰苷，特别是李子（*Prunus* spp.）和枇杷（*Eriobotrya japonica*；图 76.11）。其中的活性成分苦杏仁苷已被用于癌症患者的治疗，但其疗效却不好且不良反应较多[102]。

山药是薯蓣（*Dioscorea*）的块茎，有很多品种，其中包括苦而有毒的品种，如灌丛薯蓣（*D. dumetorum*）和广毛薯蓣（*D. hirsuta*），此种山药中含有氰苷，如薯蓣皂苷。可将其浸泡在水中清洗并切片食用，但如果处可引起中毒。为防止山药被人偷挖，有时将苦山药和可以食用的山药套种。食用苦山药也可能致人死亡[103]。

发生急性氰化物中毒后，尽可能在 1 h 内用 5％硫代硫酸钠洗胃并将 300 mL 25％的硫代硫酸钠留置在胃中。所有中毒患者应尽快静脉给予八羰基二乙酸二钠（乙二胺四乙酸二钴，1 min 内注入，600 mg/40 mL），如果 1～2 min 内无缓解，应再给予 300 mg。吸氧（100％）并用碳酸氢钠纠正酸中毒。如果没有乙二胺四乙酸二钴，用 10 mL 3％亚硝酸钠静脉注射，3 min 内注射完毕。然后经静脉注射 25 mL 50％的硫代硫酸钠，10 min 内注射完毕。

（四）麦角

麦角（*Claviceps purpurea*）是一种真菌，其菌核包含麦角毒碱以及对平滑肌有刺激作用的生物碱。这种真菌可从黑麦和其他牧草的穗上获取。小剂量长期食用会引起子宫和血管收缩,导致流产、动脉闭塞和坏疽[104]。中世纪时,这种真菌被称为圣安东尼之火,因为其被朝圣者带到了圣安东尼神殿,而这片区域以前从未被其污染。大量食用麦角可引起头痛、眩晕、幻觉、抽搐等。麦角中毒虽然很容易预防,在食物短缺、时期也可能因为不小心食用而中毒。此外,在用作致幻剂或堕胎时也可能会中毒。血管扩张剂如硝普钠可缓解缺血性疼痛,并有助于预防坏疽[105]。麦角的衍生物可用于治疗疾病(如溴隐亭可以治疗帕金森病),也可用作致幻剂(如 LSD)。

四、由植物中的化合物引起的肠胃炎

相思豆(*Abrus precatorius*,图 76.12)和蓖麻油豆(*Ricinus communis*,图 76.13)外表光亮,惹人喜爱,常被做成项链。蓖麻是制作泻药蓖麻油的原料,而相思豆用于治疗血吸虫病。然而,这些豆类中却含有毒物,中毒1～48 h 后,可引起致命性肠胃炎。其毒性的源于相思豆毒素和蓖麻毒素,这是目前已知的最毒的物质[106],一粒豆子足可以让一名儿童致死。急性中毒后需洗胃、灌肠,维持体液和电解质平衡。出现腹痛症状时则需要使用止痛药。严重时,则需要人工通气或血液透析。蒴莲素是在野生百香果(*Adenia digitata*)中发现的一种凝集素[107],其毒性与相思豆毒素和蓖麻毒素类似[108]。

相思豆毒素和蓖麻毒素均由两条链组成,即一条 α链和一条 β 链[109]。其中,α 链有毒并且在 β 链的协助下进入细胞,然后二者解离。利用蓖麻毒素的这一特性,可以用单克隆抗体将其 β 链封闭,然后用于治疗疾病,比如白血病[110]。鉴于其存在血管渗漏综合征的风险,药物的剂量也受到相应的限制。

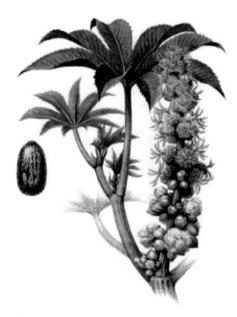

图 76.13　蓖麻(*Ricinus communis*,蓖麻豆)。

最近几年,由于蓖麻毒素很容易从蓖麻油豆中提取,大众对此表示担忧,因为它很可能被用来作为恐怖袭击的武器,该毒素可通过伞尖发射的金属小弹头注射进入体内[111]。然而,这种担心毫无根据[112]。因为虽然蓖麻毒素有剧毒,但口服后仅会引起肠道不适,致人死亡需要极大的剂量(例如水源污染),而大量的注射或吸入是非常不现实的。2003 年 10 月 15 日,在南卡罗来纳州格林维尔邮局的一个包裹中发现了一个金属罐,上面贴着一张纸条:如果某些要求得不到满足则会向供应水中投毒,在金属罐里发现了蓖麻毒素,但此事件后来不了了之[113]。其他的许多植物也能引起胃肠紊乱,例如恶心、呕吐和腹泻。这些植物包括大戟属(*Euphorbia* spp.)、美洲商陆(*Phytolacca americana*)(图 76.14),它们都含有强心苷(表 76.2),或葫芦素如〔假马齿苋(*Bacopa monnieri*)、枫叶秋海棠(*Begonia heracleifolia*)、土贝母(*Bolbostemma Paniculatum*)、泻根叶树(*Bryonia aspera*)、泻瓜根(*Cayaponia racemosa*)、药西瓜(*Coutarea hexandra*)、西葫芦(*Cucurbita pepo*)、喷瓜(*Ecballium Elaterium*)、水石榕(*Elaeocarpus hainanensis*)、药用水八角(*Gratiola officinalis*)、十一叶雪胆(*Hemsleya endecaphylla*)、矩圆叶枏(*Kageneckia oblonga*)、苦白桩菇(*Leucopaxillus gentianeus*)、具盖丝瓜(*Luffa operculata*)、胶苦瓜(*Momordica balsamina*)、胡黄连(*Neopicrorhiza scrophulariiflora*)、锤形风箱果(*Physocarpus capitatus*)、西藏胡黄连(*Picrorrhiza scrophulariaeflora*)、苦玄参(*Picria fel-terrae*)、三尖栝楼

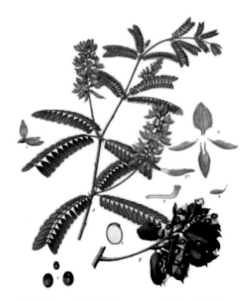

图 76.12　相思子(*Abrus precatorius*,红豆)。

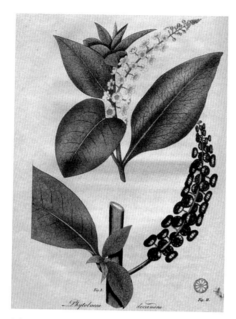

图76.14 美洲商陆（*Phytolacca americana*，蓖麻豆）。

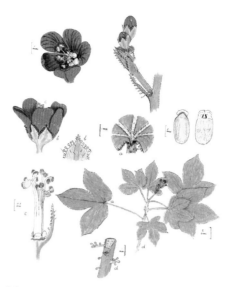

图76.15 棉叶膏桐（腹痛灌木）（*Jatropha gossypifolia*）。

（*Trichosanthes tricuspidata*）]。严重的胃肠毒性有时可引起心脏传导阻滞，其继发于迷走神经刺激[114]。

咀嚼或吞咽花叶万年青属（*Dieffenbachia* spp.）植物的叶子会损伤胃肠道黏膜，这是因为其中含有草酸盐[115]。另外，这类植物的汁液也可引起角膜损伤。

斑叶阿若母（*Arum maculatum*）诱人的红色浆果可引起口腔、舌和食道的烧灼感，继而恶心、呕血、肠道平滑肌痉挛[116]。但严重的中毒事件很少发生。

凝集素是一种植物血凝素，它能抵抗肠道的消化，但经适当的烹调可以从食物中去除这种物质。凝集素能够破坏肠上皮完整性，影响食物性抗原的吸收，促使肥大细胞释放过敏介质。许多植物，如假白榄（*Jatropha macrorhiza*）（图 76. 15）[117]和欧卫矛（*Euonymus europaeus*），都含有凝集素[118]，如果不通过烹饪破坏这种物质，则可引起严重的呕吐和血性腹泻，更严重的会损害中枢神经系统、心血管系统和肾脏。珊瑚植物、麻疯树（*Jatropha curcas*），油芦子（*J. glandulifera*）和细裂叶珊瑚（*J. multifida*）生长迅速，在非洲和西印度群岛被用作树篱。这几种植物的果实均有药用价值，味道类似甜杏仁，但有报道说会引起绞痛、痉挛、口渴和低体温。另一种植物棉叶珊瑚花（*J. gossypifolia*），在西印度群岛被又叫做腹痛树。槲寄生（*Viscum album*）、菜豆（*Phaseolus vuigaris*）、刺槐（*Robinia pseudoacacia*）、双孢蘑菇（*Agaricus bisporus*）等植物中发现的凝集素具有潜在的药用价值，研究人员已对其抗肿瘤功效进行了研究[119]。

巴豆（*Croton* spp.）是热带地区非常常见的植物，具有强烈的通便效果。但巴豆中含有佛波醇酯，能激活蛋白激酶 C[120]，从而引起接触性皮炎并且致癌[121]。

西非荔枝果（*Blighia sapida*，图 76.16，以邦迪号船长布莱的名字命名）起源于西非，但在西印度群岛和南美也很常见。果实有肉质假种皮，成熟后可食用；但未成熟的果实有毒，据报道在牙买加等地已引起呕吐等中毒症状[122]。未成熟的西非荔枝果含有有毒的次甘氨酸，次甘氨酸 A 的 γ-谷氨酰基结合毒性较小的次甘氨酸 B[123]。次甘氨酸 A 被水解为亚甲基环丙基乙酸，从而减少了长链脂肪酸 β 氧化过程必不可少的几个辅助因子，抑制长链脂肪酸进入线粒体。血清中短链脂肪酸的积聚是短链酰基辅酶 A 脱氢酶和 β 氧化受到抑制的结果，从而引起肝脏内长链脂肪酸的 ω-氧化。脂肪酸代谢降低会引起

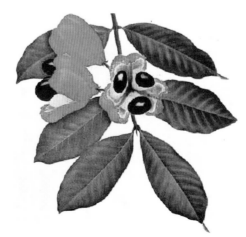

图76.16 西非荔枝果（*Blighia sapida*）。

葡萄糖利用增加甚至低血糖症状[124-125]。过敏反应和胆汁淤积性黄疸也时有报道。通常情况下,在摄入后 6～48 h 内可出现腹部不适和呕吐症状,而后几个小时可能会发生抽搐和昏迷。当出现严重低血糖时,应及时给予葡萄糖,否则在呕吐开始的 12 h 内病人可能会死亡。除此之外,病人的肝脏出现现脂肪变,糖原几乎消失。

植物中的梫木毒素

某些杜鹃属植物含有梫木毒素,其能开放钠通道。在心脏中,这种毒素可触发迷走反射从而引起心动过缓、心脏传导阻滞、心跳骤停以及低血压[126]。关于这类并发症的报道有很多,而患者均食用了黄杜鹃(*Rhododendron luteum*)、迎红杜鹃(*Rhododendron mucronulatum*)、彭土杜鹃(*Rhododendron ponticum*)或欧洲板栗(*Castanea sativa*)的花蜜[127-142]。除此之外,心肌梗死也有过报道[143]。有报道一个婴儿因为其奶奶将杜鹃花的煎汁混入了牛奶中,导致其中毒[144]。在留尼汪岛和马斯克林群岛也有过绣线菊中毒的报道[145]。

在土耳其东部黑海地区,也出现过很多病例报道,这种蜂蜜被称为"苦蜂蜜"或"疯狂的蜂蜜"。它经常被用来治疗家庭中的各种突发疾病,包括胃痛、肠道功能紊乱、高血压和勃起功能障碍[147]。由于梫木毒素在植物中的含量随季节而变化,因此春季产的蜂蜜所引起的中毒更为严重[147]。但蜂蜜中毒很少致命,一般情况下,其作用不超过 24 h。常见的不良反应包括食用蜂蜜几个小时后出现恶心、呕吐、流涎、出汗、头晕、乏力,在某些情况下还可能出现低血压、窦性心动过缓或完全性房室传导阻滞[148-152]。视力模糊和复视也曾有过报道[153]。也被用于增强性功能[154]。

毒蕈碱 M$_2$ 受体是梫木毒素的心脏毒性作用靶点,毒素引起的心动过缓和心脏传导阻滞可以用阿托品解救,与藜芦生物碱中毒后的治疗措施一样[155-156]。若中毒较为严重,可能需要安装临时起搏器[157]。

五、植物中化合物的血液毒性

(一)溶血性葡萄糖-6-磷酸脱氢酶缺乏症

红细胞中缺乏葡萄糖-6-磷酸脱氢酶(G6PD)会导致 NADPH 产量减少,并导致氧化型谷胱甘肽(以及高铁血红蛋白,但程度较轻)的累积。如果红细胞暴露于氧化剂中则会发生溶血,可能因为细胞膜上无对抗氧化反应的巯基;而在正常情况下,通过还原型谷胱甘肽与之发生还原反应而将其去除。这种缺陷的发生率与种族相关。白种人中葡萄糖-6-磷酸脱氢酶缺乏症十分罕见,而在亚裔西班牙系犹太人中最常出现,其中 50% 以上会受到影响。在黑人中也有 10%～20% 的发生率。该缺陷是伴性遗传,但病因十分复杂,酶发生异常的遗传基础多种多样;大部分变异均会产生一种不稳定的酶。在黑人(但

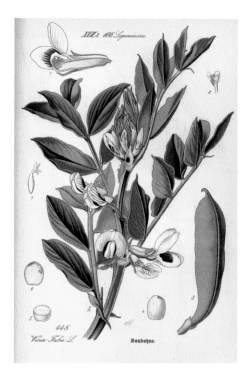

图 76.17　蚕豆(*Vicia faba*)。

不局限于他们)中发生的异常,其 G6PD 产生有可能是正常的,但是降解过程加速,因此只有那些寿命超过 55 d 的红细胞会受影响;第一次用药后可发生急性溶血,但通常仅持续数天,之后继续给药会出现慢性轻度溶血。而在地中海地区发生缺乏症的人群中,他们体内的酶是异常的,无论老幼红细胞均会受到影响;第一次用药后会发生严重的溶血,持续用药溶血也会持续发生。除此之外,高铁血红蛋白血症偶尔也会发生[158]。有时这种病症被称为蚕豆病,因为食用蚕豆(*Vicia faba*;图 76.17)后可能会发病,这是因为蚕豆内含有氧化物质,如蚕豆嘧啶和异脲咪[159]。大部分地中海贫血患者的 G6PD(*C563T*)基因发生突变[160]。而在泰国这种情况很罕见,可能是由 G6PD 突变体不同所致。

(二)抑制血小板聚集

有些植物中含有抑制血小板聚集的化合物,如银杏(*Ginkgo biloba*),即白果树,银杏叶提取物在一些国家出售用于治疗间歇性跛行和脑功能障碍,大蒜(*Allium sativum*;图 76.18)和锯齿棕榈(*Serenoa repens*;图 76.19)亦如此。但是,服用这些药物后可能发生出血性并发症,甚至卒中。

六、植物化合物的肝脏毒性

(一)肝炎

据报道,能引发急性肝损伤的植物种类有很多[163]。肝酶(天冬氨酸氨基转移酶和丙氨酸氨基转移酶)的血清

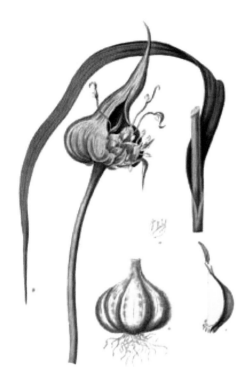

图 76.18　大蒜(*Allium sativum*)。

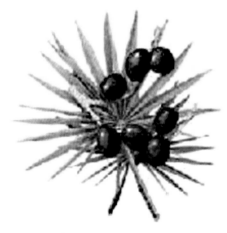

图 76.19　锯齿棕榈(*Serenoa repens*)。

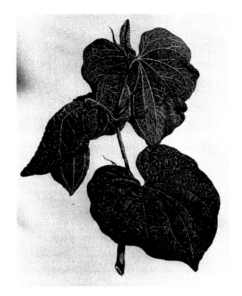

图 76.20　卡瓦胡椒(*Piper methysticum*)。

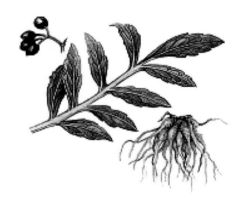

图 76.21　黑升麻(*Cimicifuga racemosa*)。

活性上升,该反应通常是迅速可逆的,偶发死亡病例。能引起急性肝损伤的植物包括七日晕(*Breynia officinalis*)[164]、牛眼菊(*Callilepis laureola*)[165]、野茶树(*Camellia sinensis*)[166]、白屈菜(*Chelidonium majus*)[167]、黑升麻(*Cimicifuga racemosa*,图 76.21)[168-169]、墨西哥三齿拉瑞阿(*Larrea tridentata*)[170]、卡瓦胡椒(*Piper methysticum*,图 76.20,见下文精神类药品)、何首乌(*Polygonum multifiorum*)[171]、紫草(*Symphytum officinal*,见下文肝窦阻塞综合征)[172-173]和香科属植物(*Teucrium* spp.)[174-175]。其中,黑升麻、墨西哥三齿拉瑞阿、紫草和卡瓦胡椒引起的肝脏毒性最为常见。

1. 肝癌·黄曲霉(*Aspergillus flavus*)和寄生曲霉(*A. parasiticus*)能够产生具有肝脏毒性的、并有致癌作用的黄曲霉毒素[176]。非洲和亚洲的肝癌与食用被黄曲霉毒素污染的花生有关[177]。

2. 肝窦阻塞综合征(静脉闭塞病)和吡咯烷类生物碱·许多植物中都有吡咯烷类生物碱,特别是猪屎豆属(*Crotalaria*,图 76.22)、琉璃草(*Cynoglossum*)、泽兰(*Eupatorium*)、天芥菜属(*Heliotropium*)、蜂斗菜(*Petasites*)、千里光(*Senecio*,图 76.23)和接骨草(*Symphytum*,表 76.4)[178]。它们可污染食品[179]。除此之外,还包括欧洲的千里光(*Senecio jacobaea*)和埃塞俄比亚的藿香蓟(*Ageratum conyzoides*)[180]。它们也可能污染花粉,继而污染蜂蜜[181-182]。另外,上述植物还在传统医药中得到了使用[183]。

这些生物碱和能产生它们的植物有肝毒性,致突变性和致癌性。它们可引起肝窦阻塞综合征(肝小静脉闭塞病)[184],并伴有腹痛、腹水、肝脾肿大、食欲减退、恶心、

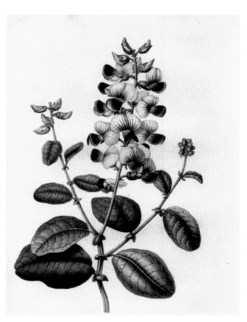

图 76.22　多疣猪屎豆属（*Crotalaria verrucosa*，蓝响尾蛇）。

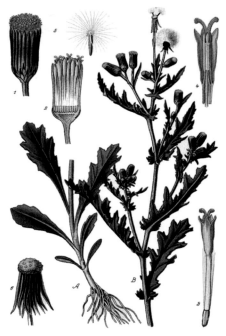

图 76.23　欧洲千里光（*Senecio vulgaris*）。

表 76.4	含有吡咯烷类生物碱的植物		
类别	**吡咯烷类生物碱**	**类别**	**吡咯烷类生物碱**
Crotalaria albida	响铃豆碱	*Cynoglossum amabile*	倒提壶碱、多刺凌德碱
Crotalaria anagyroides	美洲野百合碱,甲基吡咯西啶碱	*Cynoglossum glochidiatum*	倒提壶碱
Crotalaria aridicola	脱氢吡咯西啶碱	*Cynoglossum lanceolatum*	琉璃草亭,玻璃草灵
Crotalaria axillaris	矮陀陀酰胺碱,矮陀陀碱	*Cynoglossum latifolium*	阔叶碱
Crotalaria barbata	半枝莲碱	*Cynoglossum offcinale*	天芥菜品碱
Crotalaria crassipes	凹猪屎豆胺	*Cynoglossum pictum*	刺凌德草碱,天芥菜品碱
Crotalaria crispata	克利帕碱,富尔文碱	*Cynoglossum viridiflorum*	绿花(倒提壶)碱,天芥菜品碱
Crotalaria dura	猪屎豆碱	*Eupatorium cannabinum*	刺凌德草碱,仰卧天芥菜碱
Crotalaria fulva	富尔文碱	*Eupatorium maculatum*	刺凌德草碱
Crotalaria globifer	猪屎豆碱	*Heliotropium acutiflorum*	天芥菜碱
Crotalaria goreensis	羟亚甲基吡咯里西啶碱	*Heliotropium arguzoides*	毛束草碱
Crotalaria grantiana	格冉宁	*Heliotropium dasycarpum*	天芥菜碱
Crotalaria incana	金链花猪屎豆碱	*Heliotropium europeum*	乙酰毛果天芥菜碱,天芥菜碱
Crotalaria intermedia	千里光碱,光萼猪屎豆碱	*Heliotropium indicum*	乙酰大尾摇碱,大尾摇碱,大尾摇宁碱
Crotalaria laburnifolia	金链花猪屎豆碱,羟基千里光碱		
Crotalaria madurensis	猪屎豆叶碱,马杜拉猪屎豆碱	*Heliotropium lasiocarpum*	天芥菜碱,毛果天芥菜碱
Crotalaria mitchelii	凹猪屎豆胺	*Heliotropium olgae*	天芥菜碱,灰毛束草碱,毛果天芥菜碱
Crotalaria novae-hollandiae	凹猪屎豆胺		
Crotalaria retusa	凹猪屎豆胺	*Heliotropium ramosissimum*	天芥菜碱
Crotalaria spectabilis	倒千里光裂醇	*Heliotropium strigosum*	糙天芥菜碱
Crotalaria trifoliastrum	烷基吡咯里西啶碱	*Heliotropium supinum*	天芥菜品碱,仰卧天芥菜
Crotalaria usaramoensis	猪屎豆碱,光萼野百合碱	*Heliotropium transoxanum*	天芥菜碱

表 76.4	含有吡咯烷类生物碱的植物(续表)		
类别	吡咯烷类生物碱	类别	吡咯烷类生物碱
Petasites japonicus	蜂斗菜毒素	*Senecio mikanoides*	米甘草千里光碱
Senecio adnatus	阔叶狗舌草碱	*Senecio othonnae*	欧内亭,奥索千里光碱
Senecio alpinus	千里光非灵	*Senecio palmatus*	千里光非灵碱
Senecio amphibolus	大叶千里光碱	*Senecio paucicalyculatus*	少萼千里光碱
Senecio aquaticus	水千里光碱	*Senecio phillipicus*	惹卓碱,千里光非灵碱
Senecio argentino	惹卓碱,千里光碱	*Senecio platyphylloides*	新阔叶千里光碱,阔叶千里光碱,瓶千里光碱,千里光非灵碱
Senecio aureus	多花蟹甲草碱,奥氏千里光碱		
Senecio auricula	neosenkirkine	*Senecio platyphyllus*	千里光非灵碱,阔叶狗舌草碱
Senecio borysthenicus	千里光非灵碱	*Senecio pojarkovae*	瓶草千里光碱,千里光非灵碱
Senecio brasiliensis	巴西木辛	*Senecio procerus*	丙羟木栓酮
Senecio campestris	野千里光碱	*Senecio propinquus*	千里光非灵碱
Senecio carthamoides	卡矛定	*Senecio pseudoarnica*	千里光宁
Senecio cineraria	千里光碱,千里光非灵碱	*Senecio ragonesi*	倒千里光碱,千里光碱
Senecio cissampelinum	senampelines	*Senecio renardi*	肾形(千里光)碱,千里光非灵,肾形千里光碱
Senecio crucifolia	千里光碱		
Senecio doronicum	多椰菊碱	*Senecio retrorsus*	isatidine,倒千里光碱
Senecio erraticus	芝麻菜叶千里光碱,多花蟹甲草碱	*Senecio rhombifolius*	新阔叶千里光碱,阔叶千里光碱,瓶千里光碱,千里光非灵碱
Senecio filaginoides	惹卓碱,紫萝酮环		
Senecio franchetti	大渡乌碱,瓶草千里光碱	*Senecio Riddellii*	瑞德灵
Senecio fuchsii	富斯千里光碱	*Senecio rosmarinifolius*	迷迭香碱
Senecio gillesiano	惹卓碱,千里光碱	*Senecio ruwenzoriensis*	茹危宁,茹早任
Senecio glabellum	全缘千里光碱,千里光宁碱	*Senecio sarracenicus*	瓶草千里光碱
Senecio glandulosus	惹卓碱,千里光宁碱	*Senecio scleratus*	菘蓝千里光碱
Senecio glastifolius	禾叶碱	*Senecio spartioides*	千里光非灵碱
Senecio hygrophylus	千里非林,阔叶狗舌草碱	*Senecio squalidus*	千里光碱,全缘千里光碱
Senecio ilicifolius	千里光宁	*Senecio stenocephalus*	千里光非灵碱
Senecio illinitus	乙酰克氏千里光碱,千里光宁	*Senecio subalpinus*	千里光非灵碱
Senecio incanus	千里光非灵	*Senecio triangularis*	三角叶千里光碱
Senecio integerrimus	全缘千里光碱,千里光宁碱	*Senecio uspallatensis*	千里光宁碱
Senecio isatideus	松蓝千里光碱,倒千里光碱	*Senecio vira-vira*	野百合宁,新阔叶千里光碱
Senecio jacobaea	千里光碱,夹可灵,夹可宁,夹可嗪,肾形(千里光)碱	*Senecio viscosus*	千里光宁碱
		Senecio vulgaris	千里光宁碱
Senecio kubensis	千里光非灵碱	*Symphytum caucasicum*	多刺凌德碱,天芥菜平,毛果天芥菜碱,聚合草素,绿花倒提壶碱
Senecio latifolius	千里光叶定,千里光叶碱		
Senecio leucostachys	倒千里光碱,千里光宁	*Symphytum officinalis*	刺凌德草碱,天芥菜平,毛果天芥菜碱,聚合草素,绿花倒提壶碱
Senecio longibolus	全缘千里光碱,倒千里光裂醇,倒千里光碱,瑞德灵,千里光宁碱,千里光非灵碱		
		Symphytum tuberosum	二十三烷
Senecio macrophyllus	大叶千里光碱	*Symphytum uplandicum*	乙酰促黑素,乙酰石松胺

呕吐和腹泻等症状。有时也会损伤肺功能。肝窦阻塞综合征的主要病理改变是内皮下水肿,其次是结缔组织内膜增生,伴有中央肝静脉和小叶静脉狭窄和闭塞。萎缩或坏死的肝细胞和随之而来的纤维化引起的整体改变与心源性肝硬化的表现类似,最后导致门脉高压[163]。

在西印度群岛[185]发生的肝窦阻塞综合征与当地居民饮用猪屎豆和千里光等植物制作的灌木茶有关[186]。猪屎豆、千里光和天芥菜属等植物中具有肝毒性的化合物也可以污染谷物而被食用。例如,在印度中部,67 例肝窦阻塞综合征患者中有 28 例是因为食用了被猪屎豆的种子污染的谷物后死亡[187]。阿富汗西北部村庄肝窦阻塞综合征的暴发与天芥菜与有关,且死亡率极高[188]。

七、植物化合物的肾毒性

在马来西亚、印度尼西亚的爪哇和泰国,金龟豆(*Pithecolobium*)可引起中毒。症状包括血尿、管型尿,尿路阻塞以及急性肾功能损害[189]。另外,甲烯胱氨酸晶体可形成尿路结石[190]。可通过碱化尿液(pH 8)进行治疗,具体为静脉内输注碳酸氢钠(对于体重为 70 kg 的成人来说,输注 250 mL 3.5％的碳酸氢钠溶液,1 天 4 次)。

广防己(*Aristolochia fangchi*)和中国的减肥草药方中的其他成分,可能会引起渐进性间质性纤维化肾病[191],甚至尿路上皮癌[192]。广防己容易与防己混淆,从而将其肾毒性归因于防己。其他种类的马兜铃也有不同药用价值[193]。其活性成分马兜铃酸与巴尔干地方性肾病(一种与尿路上皮癌相关的慢性肾小管间质疾病)有关,这种疾病多影响多瑙河支流沿岸冲积平原居民[194]。

食用草酸丰富的食物(菠菜、大黄、甜菜、坚果、巧克力、茶、麦麸和草莓)可增加尿中草酸排泄,可能会诱发肾结石[195]。急性草酸中毒(例如摄入生大黄的茎或叶子)已很少发生[196]。

八、植物化合物的神经毒性

在一些国家,苏铁的根可食用。关岛和附近岛屿的查莫洛人食用拳叶苏铁(*Cycas circinalis*,图 76.24)[197],其种子含有神经毒性氨基酸——β-*N*-甲基氨基-*L*-丙氨酸,可能引起肌萎缩侧索硬化症、帕金森病和老年痴呆症[198]。

山黧豆中毒是由一种包含神经毒素 β-*N*-乙二酰氨基-*L*-丙氨酸的草豌豆——山黧豆(*Lathyrus sativus*,图 76.25)引起的[199]。它会导致两侧对称运动性截瘫,患者出现蹒跚步态。患者上肢膊也会受到影响,感觉缺失。

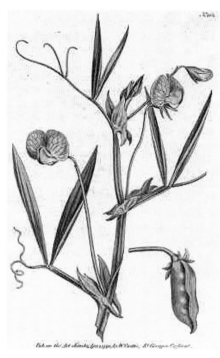

图 76.25　山黧豆(*Lathyrus sativus*)。

草豌豆通常因为价格低廉而被掺杂在面粉里。另外,在没有草豌豆种植的地方也可能发生山黧豆中毒,如食物短缺的印度和非洲。但是,现已开发出低毒的植株[200]。

马钱子(*Strychnos nux-vomica*;图 76.26)中也含有有毒的生物碱(番木鳖碱、番木鳖次碱、依卡精、马钱子碱)。番木鳖碱是脊髓内抑制性神经递质甘氨酸的拮抗剂,能导致疼痛惊厥[201]。

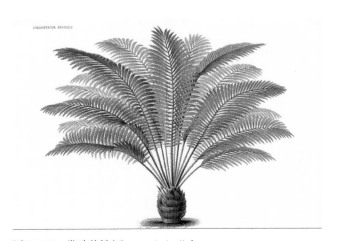

图 76.24　拳叶苏铁(*Cycas circinalis*)。

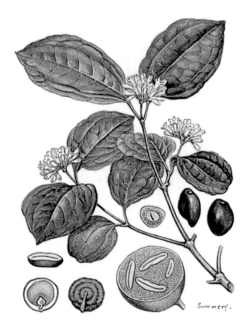

图 76.26　马钱子(*Strychnos nux-vomica*)。

柔毛柿的果实中含有甲萘酚衍生物,在泰国,这种果实被用来治疗肠道寄生虫。而这种衍生物具有视毒性[202],可引起儿童视神经炎。

水铁杉是毒芹(*Cicuta*)和水芹(*Oenanthe*)两个植物种属的通用名,含有共轭聚乙炔毒芹素和毒水芹素,它们是非竞争性 γ-氨基丁酸(GABA)受体拮抗剂,并可引起致命性癫痫[203]。其他症状还包括恶心、呕吐、腹泻、心动过速、瞳孔散大、横纹肌溶解症、肾功能衰竭、昏迷、呼吸障碍和心脏节律紊乱。

九、植物化合物的副交感神经系统作用

(一) 抗胆碱能化合物

抗胆碱能化合物,如阿托品、东莨菪碱以及半合成衍生物,具有广泛的医用价值(例如治疗帕金森病,作为麻醉药物)。中毒后可引起心动过速、口干、皮肤干燥、瞳孔散大、视力模糊和视调节减退、排尿困难、出现幻觉、抽搐等。老年人可出现青光眼,而前列腺肥大的患者可能出现急性尿潴留。中毒后的治疗措施主要是对症治疗,虽然毒扁豆碱能够逆转抗胆碱能的作用[204-205],但其持续时间很短,遏制了其正面效应,并引起一系列不良反应,所以除非中毒危及生命,否则禁用毒扁豆碱[206]。

曼陀罗或曼陀罗草(*Datura stramonium*,图 76.27)在世界大部分地区都有生长,是谷类作物中毒的常见原因。其种子含托烷生物碱,尤其是莨菪碱。坦桑尼亚国家制粉公司的一个分部曾向当地派发小米,当地居民制成粥食用后引起了中毒[207]。曼陀罗草具有致幻性,因此可能会被滥用[208-209]。

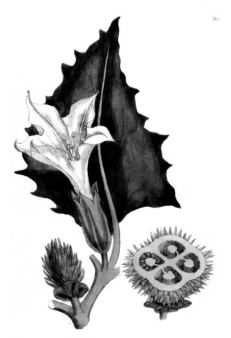

图 76.27 曼陀罗(*Datura stramonium*)。

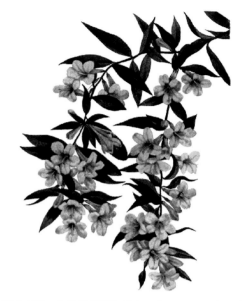

图 76.28 金钩吻(茉莉,*Gelsemium sempervirens*)。

其他具有抗胆碱能毒性的植物,包括在中美洲和南美洲发现的天使的号角[木曼陀罗属(*Brugmansia* spp.),现在被称之为曼陀罗属(*Datura*)][210],其发现于中美洲和南美洲,因其致幻作用而被作为茶饮,以及原产于北美和美洲中部的金钩吻(*Gelsemium sempervirens*;图76.28)[211]。

在热带国家,不同种属的曼陀罗种子被用于各类刑事案件中。重瓣曼陀罗(*D. fastuosa*)是印度从业者最喜欢的毒药,哥伦比亚和秘鲁人用红花曼陀罗(*D. sanguinea*),巴西人用多刺曼陀罗(*D. ferox*)和木本曼陀罗(*D. arborea*),而撒哈拉的图阿雷格人用天仙子(*Hyoscyamus fahezlez*)的叶子。在东非,直果曼陀罗(*D. stramonium*)与白曼陀罗(*D. metel*)的种子已被用于犯罪,它作为一种致醉剂,用于抢劫或引出巫术的供词。

(二) 胆碱能化合物

药物可激活乙酰胆碱受体或抑制乙酰胆碱酯酶,从而发挥胆碱能作用。

乙酰胆碱受体分为烟碱型和毒蕈碱型两种亚型,能够激活乙酰胆碱受体药物,可用于治疗相关疾病(例如毛果芸香碱可治疗青光眼),这些化合物多存在于多种植物中。中毒后的症状包括瞳孔缩小、流涎、出汗、恶心、呕吐和腹泻、心动过缓、头痛、眩晕、意识模糊、谵妄、幻觉、昏迷、抽搐等。支气管黏液分泌增加,支气管痉挛和肺水肿导致呼吸衰竭,这是患者死亡的常见原因。在温带地区大部分由开花植物引起的胆碱能中毒是金链花导致的,而毒堇(*Conium maculatum*;图 76.29)引起的胆碱能中毒也有报道[212]。

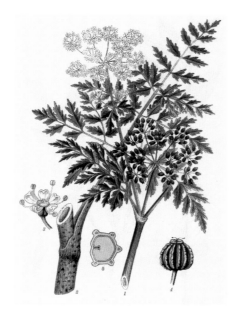

图 76.29 毒堇（*Conium maculatum*）。

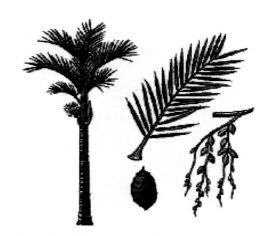

图 76.30 蒌叶（*Piper betle*）。

许多真菌中含有胆碱能化合物，食用后可能发生毒蕈碱中毒，例如万圣节南瓜灯（奥尔类脐菇 *Omphalotus olearius*）、杯伞属（*Clitocybe* spp.）和和丝盖伞属（*Inocybe* spp.）。在几个鹅膏菌属（*Amanita* spp.）中毒的重症病例中，也出现了胆碱能中毒的症状，但主要效应是由于 GABA 能化合物蝇蕈醇[213]。

胆碱酯酶抑制剂通过抑制乙酰胆碱的降解来增强其作用。在茄属（*Solanum* spp.）植物中发现的龙葵素，包括未成熟的龙葵浆果（*S. dulcamara*）和发绿的马铃薯块茎（*S. tuberosum*）。然而，欧白英（*S. dulcamara*）中毒也可以表现为抗胆碱能作用[214]。服用抑制胆碱酯酶的有机磷杀虫剂后可出现中毒[215]，其治疗时用阿托品[216]和胆碱酯酶复活剂，如解磷定和双复磷[217]。

十、植物中的精神类药物

（一）死藤水

死藤水是用藤本植物卡披木（*Banisteriopsis caapi*）的树皮煮水获得的致幻性饮料[218]，其中包含 β-咔啉、骆驼蓬碱、四氢哈尔明碱等化合物，也混杂了各种植物的叶子，比如九节木属（*Psychotria viridis*）植物叶子。这些植物中都含有一种强效致幻剂——N,N-二甲基色胺。二甲基色胺由肠道单胺氧化酶代谢，因此口服无效。β-咔啉是单胺氧化酶的高效可逆性抑制剂，可以抑制二甲基色胺的脱氨作用，因此口服后也不会被灭活。在体外，死藤水抑制单胺氧化酶的强度与 β-咔啉的浓度成正比[219]。

死藤水可以诱导人产生幻觉，因而被用于医疗和宗教。萨满教巫医可以用它来帮助诊断疾病。在南美萨满教仪式上，人们聚集到一起喝死藤水，而后胡言乱语。口服后，其致幻作用与剂量相关，30～60 min 后起效，60～120 min 达到峰值，240 min 左右失效[220]。人们通常认为这种经历是愉快的，恶心等不良反应并不常见，但会发生腹泻，偶尔会有烦躁不安和短暂的迷惑及焦虑。

死藤水和单胺氧化酶抑制剂会发生相互作用，例如选择性血清素再摄取抑制剂（SSRIs）[221]。

（二）槟榔

在印度、斯里兰卡以及其他东方国家，咀嚼槟榔非常普遍，即将蒌叶（*Piper betle*，图 76.30）、青柠和槟榔（*Areca catechu*）果混在一起咀嚼，这可以抑制 GABA 的摄取。咀嚼后，口、唇、脸颊红润有光泽，有欣快感，警觉性增高，出汗、流涎、身体发热、工作能力增强、心率加快、血压和体温均升高[222]。由于其他植物的污染[223]，嚼槟榔也可能有锰中毒的风险。*hOGG1* 基因密码子 326 多态性的存在导致嚼槟榔人群患口腔癌的风险增大[224]。

（三）大麻

大麻（*Cannabis sativa*，图 76.31）能用于生产大麻毒品和大麻制剂。一个大麻吸食者吸入的至少是 60 种能改变精神状态的化学物，但主要成分是 δ-9-四氢大麻酚，它能够止吐、解痉、增加食欲、止痛、抗焦虑、催眠、解热，也能够降低眼压，然而它对终末期疾病几乎无效。

大麻是其植物碎叶和植物茎干燥后的混合物。植物顶部开花部分分泌一种汁液，能被提炼成大麻能溶于油树脂或酊剂。大麻通常与烟草混合或单独制成香烟。大麻加热粉碎后制成烟卷，或用小管吸食。在世界上很多地区，大麻也用于烹调食物。

吸食大麻后几分钟内就会有身体和精神反应[225]。身体反应包括心率增加、外周血管扩张、结膜弥散、支气管扩张、口干，大剂量会引起震颤、共济失调、眼球震颤、恶心、呕吐等。精神症状因人而异，取决于人格、情绪、环

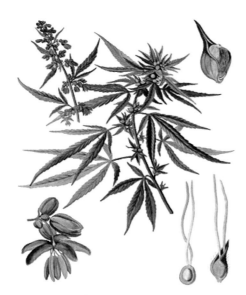

图 76.31　大麻（*Cannabis sativa*）。

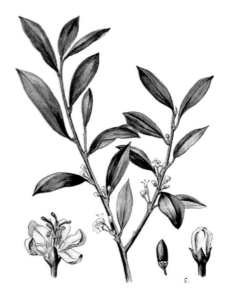

图 76.32　古柯（*Erythroxylon coca*）。

境、心理期望和吸食大麻史等因素。一般来说是伴有感知能力增强的幸福感，可能有嗜睡或过度兴奋。可引起思想活跃，也可能引起思维迟钝，产生时间似乎慢下来的错觉。因为其镇静效果，吸食者的驾驶能力可能被削弱[226]。

停止吸食大麻后会有轻微戒断综合征，但不像苯二氮䓬戒断综合征，躯体依赖不是很严重，更为普遍的是心理依赖。

大量吸食大麻与人情淡漠有关，但这往往发生在吸食大麻之前，而不是大麻的不良反应。不良心理反应包括焦虑、急剧恐慌和偏执。大量吸食大麻后可引起伴有精神错乱和幻觉的急性中毒症状。对于大麻是否会延长精神疾病的发作存在争议，但其肯定能加重预先存在的精神疾病。与烟草烟雾相比，大麻烟雾中含有更多的不溶性微粒和致癌物质，所以大麻吸食者严重的肺和呼吸道损害是可以预见的。孕期吸食大麻，可偶发新生儿缺陷。

虽然大麻引起的急性毒性较轻，但长期使用会诱发认知功能障碍[227]，还可产生依赖性。而且吸食大麻还要额外承担患慢性肺损伤和癌症的风险。

（四）古柯

古柯树（*Erythroxylon coca*，图 76.32）在南美和印度广泛生长。晒干后的叶子与青柠一起咀嚼，而在印度人们更习惯与槟榔一起咀嚼。可卡因粉末可以闻吸，也可制备成用于静脉注射的溶液，或从盐酸盐中分离出游离碱吸食，其粉末燃烧时，杂质会发出爆裂声。与可卡因盐酸盐相比，游离碱蒸发温度更低，以至于活性成分不会高温分解，并到达肺部。由于从肺转移到脑速度很快，因此吸食可卡因能与静脉注射体验相媲美。然而，欣快效应也会很快消失，使很多吸食者情绪低落，因此他们会尝试

使用越来越大的剂量。

吸食可卡因后的效应包括欣快感、增加动力、增强自信、提高社交能力、善辩、运动和心理反应能力增强。咀嚼可卡因后，舌头嘴唇会失去知觉。

反复吸食可卡因会对其产生的欣快感产生耐受，以至于剂量不断增加直至崩溃，睡眠严重不足、心情压抑，从而诱发人疯狂摄入可卡因。直至身体或精神疲惫，或资金缺乏这种疯狂行为才会停止。反复嗅食可卡因可引起鼻中隔穿孔。长时间大剂量使用会诱发精神类疾病，与急性妄想型精神分裂症相似。停吸后没有严重的生理戒断反应，但烦躁不安的情绪和对可卡因的渴望能够持续数月甚至数年。怀孕期间吸食可卡因可导致子宫和胎盘血管收缩，剥夺胎儿氧气和其他营养成分，对其造成损害[228]。除了影响神经系统外[229-230]，长期滥用可卡因也对其他器官，包括心脏和皮肤产生不良影响[231-232]。

（五）伊博格碱

伊博格碱是依波加木（*Tabernanthe iboga*）的主要活性成分，后者为一种生长在刚果和安哥拉的灌木[233]，伊博格碱从其根皮中分离出来。历来这种生物碱都被用作致幻剂，从而对抗饥饿和疲劳，也作为壮阳药使用。大剂量服用后可引起抽搐和麻痹，甚至死亡。伊博格碱是一种吲哚类物质，是血清素和 NMDA 受体的拮抗剂。另一种成分，马山茶碱是 GABA$_A$ 受体的拮抗剂。在加蓬共和国，依波加木已用于诱发精神上的濒死体验和心理治疗[234]。这种植物也被用于戒毒治疗[235]，这促进了其同源类似物 18-甲氧基狗牙花啶的研究和发展[236]。

（六）卡瓦胡椒

在波利尼西亚，卡瓦胡椒（*Piper methysticum*）的根粉可被用作节日酒水饮用[237]。以前，根由选定的女孩咀

嚼制成,这种做法导致了肺结核的传播。卡瓦胡椒的根粉作用包括改变 GABA$_A$ 受体的活性和抑制电压依赖性钠通道。过度饮用卡瓦酒会导致过度兴奋,伴有双腿无力。慢性中毒会引起体重减轻、肝酶升高、恶心、食欲不振和可逆性鱼鳞癣疹(卡瓦皮肤病)[238]。在西方有关卡瓦酒的肝毒性常有报道[239],但并无确凿证据,这可能与用脂质提取制备而不是水有关[240-241],也可能因为使用了具有肝毒性模具造成卡瓦制剂的污染[242]。

（七）阿拉伯茶

阿拉伯或卡塔尔茶是东非、也门和沙特阿拉伯南部常用的一种兴奋剂,来自一种矮小的植物——巧茶树(*Catha edulis*)[243]。巧茶树新鲜的叶子和树枝可以用于咀嚼,也可用于卷烟、泡茶,或撒在食物上。阿拉伯茶中的生物碱在口腔中即可被吸收,其次才是肠道,所以慢慢咀嚼是较为合适的食用方法[244]。咀嚼后令人产生欣快感、话多,并伴有心理错觉,因为这种茶含卡西酮、去甲麻黄碱和苯烷胺类,其作用与麻黄素有关,并且有类似苯丙胺的性质[245]。卡西酮能够增加多巴胺的释放,并减少其再摄取[246]。

阿拉伯茶常用于社交聚会,其作用会持续 3～4 h。虽然越来越多的妇女使用阿拉伯茶,但这些聚会一般是男性参加,并且男性在日常生活中使用也更频繁。人们拿起树叶,用嘴的一边咀嚼,咽下汁液,然后换新鲜叶子。每次聚会期间能消费约 100～300 g 阿拉伯茶,每 100 g 阿拉伯茶中含有约 36 mg 卡西酮。

据估计,全世界范围内大概有 10 万人咀嚼阿拉伯茶,在索马里和也门高达 80% 的成年人都在食用它。在英国和美国的非洲移民社区中也有食用者。而在沙特阿拉伯、埃及、摩洛哥、苏丹、科威特、美国和欧洲国家,阿拉伯茶是被禁止食用的。在澳大利亚,阿拉伯茶进口由药物管理局控制,标准为每人每月不超过 5 kg 阿拉伯茶。

阿拉伯茶有很多不良反应[247]。它能够使血压升高,心率加快,引起患急性心肌梗死的风险升高。它也会引起头痛,也有人用阿拉伯茶来治疗精神病。其他不良反应包括便秘、厌食、口腔炎、胃炎以及食管炎等。阿拉伯茶会产生依赖性,并且人们花费大量的时间来获取和食用阿拉伯茶,对社会的发展不利。尽早戒断阿拉伯茶对身体的影响一般较小。戒断者早期会有复吸的渴望并且嗜睡,而长期食用可能会引起遗传毒性。

（八）尼古丁

由于具有兴奋剂的效果,烟草(*Nicotiana* spp.,图 76.33)叶子和花被普遍用于卷烟、嗅闻或咀嚼。有时将其叶子敷于胸前来减轻呼吸道症状,但尼古丁经皮吸收是有毒的。尼古丁存在于多种植物中,尤其是金合欢属(*Acacia* spp.)植物,如欧洲七叶树(*Aesculus hippocastanum*)、

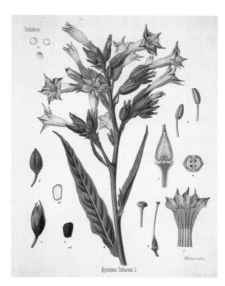

图 76.33 烟草(*Nicotiana tabacum*)。

马利筋属(*Asclepias* spp.)、茄属(*Duboisia* spp.)、石莲花属(*Echeveria* spp.)、古柯(*Erythroxylon coca*)、核桃(*Juglans regia*)、刺毛黎豆(*Mucuna pruriens*)、李属(*Prunus* spp.)、蛛丝卷绢(*Sempervivum arachnoideum*)和荨麻(*Urtica dioica*)等。在十九世纪和二十世纪早期,澳大利亚原住民通过碾碎皮特尤里树的叶子以获取尼古丁[248]。

尼古丁中毒是烟草工人一种职业病[249]。中毒后会出现恶心、呕吐、头痛、乏力、头晕等症状[250-251]。在美国康涅狄格州的烟草种植区,约 15% 的农场工人出现过尼古丁中毒(ICD-9)的症状,如果使用更为严格的诊断标准,这一比例则降到 4%[252]。非吸烟者比吸烟者症状更为明显,尤其是头痛和眩晕症状。

尼日利亚约鲁巴人制作的一种不寻常的秘方是"牛尿混合物",由绿色的烟叶、岩盐、香橼(*Citrus medica*)、灌木罗勒的叶子、绿罗勒(*Ocimum viride*)和母牛的尿液组成[253]。该药物被吞食或涂抹到皮肤上以预防和治疗癫痫或子痫发作。其中毒后表现为中枢神经兴奋,伴有呕吐、腹泻、脱水、低血糖,随后情绪低落、昏迷,甚至出现永久性神经损伤或死亡。出现惊厥后必须加以控制,可静脉注射葡萄糖。通过洗胃或清洗皮肤以去除毒物,并进行血糖监测,维持电解质和体液平衡。

（九）阿片类生物碱及其衍生物

阿片类药物依赖对全球公共卫生造成了极大威胁,且与许多犯罪行为相关。海洛因是 75% 的鸦片制剂,海洛因相关毒品吸食人群以至少 15% 的速度逐年增加。初次吸食海洛因可能会出现恶心、呕吐和焦虑,但继续使用后这些症状便很快消失,而以欣快感为主。随着耐受性的产生和成本的增加,吸毒者会通过静脉注射来降低

成本。为了保留由脑内药物浓度迅速增加而引起的欣快感,吸毒者使用的剂量会逐渐增加。

最终,毒品上瘾者大部分精力都用来与戒断症状作斗争,而他们也需要定期服用药物来克服这些症状。

戒断症状大约于最后一次吸毒后 8 h 出现,在 36～72 h 达到高峰。症状出现顺序如下:

- 心理症状:焦虑、抑郁、烦躁、易怒、渴望毒品。
- 流泪、流涕、瞳孔散大、打哈欠、出汗、心动过速、血压升高。
- 出现上述症状后,睡眠不安,伴有打喷嚏、厌食、恶心、呕吐、腹部绞痛、腹泻、骨痛、肌肉疼痛、震颤、无力、发冷、腿抽筋和失眠。血压降低,心血管系统紊乱,但很少发生惊厥。

这些症状约 5～10 d 后逐渐消失,在此期间,全身不适和腹部绞痛持续出现。但戒断综合征不会致死[254]。

服用美沙酮后,戒断症状延迟 24～48 h 发作,峰值出现在第 3～4 d,因此美沙酮经常被作为吗啡或海洛因的替代品来帮助吸毒者戒毒。

(十)裸盖菇素

1957 年从墨西哥裸盖菇(*Psilocybe mexicana*)分离出一种迷幻药——裸盖菇素,此后在超过 75 种不同的菌菇中发现了这一成分[255]。含有裸盖菇素的蘑菇也被称为"神奇蘑菇",供人娱乐消遣[256]。在联合国 1971 公约上,裸盖菇素和脱磷酸裸盖菇素被列为 I 类精神药品。

裸盖菇素的含量因菌菇种类不同而各异。最常用于获取裸盖菇素的蘑菇为古巴裸盖菇,每克干蘑菇中含有 10～12 mg 裸盖菇素。其有效的口服剂量范围为 6～20 mg,超过 40 μg/kg 为中毒剂量[257]。

脱磷酸裸盖菇素是血清素 5-HT$_{2A}$ 受体的拮抗剂,亲和力很高,这种受体在前额叶皮质最多。其增加了突触后谷氨酸下游效应引起的皮质活动。它也能够对 5-HT$_{1A}$、5-HT$_{1D}$、5-HT$_{2C}$ 受体产生影响,尽管这些受体发挥的作用较小。当 5-HT$_{2A}$ 受体拮抗剂酮色林存在时,裸盖菇素一般不会引起精神状态的变化[258]。虽然裸盖菇素对多巴胺 D$_2$ 受体没有亲和力,但研究表明,裸盖菇素可以通过间接增加多巴胺的含量来加强多巴胺在纹状体的传递[259-260]。一些含有裸盖菇素的蘑菇也含有苯乙胺,这可能会增强交感神经效应。

裸盖菇素能够改变情绪、观念和认知。健康受试者在摄入裸盖菇素后 20～30 min 内,其情感、意识、观念以及思想等均发生变化,高峰出现在 30～50 min,持续 2 h,6 h 内恢复。低剂量时效果持续时间较短,仅 1～2 h。口服中等剂量(12～30 mg)后,其能够改变意识、提高内省力、使得服用者现实感丧失,出现梦样状态、错觉、幻觉、通感,以及时间和空间认知改变。中毒时也会产生肌肉松弛。注意力的改变会使人难以从先前的刺激中解脱出来,同时也会损害识别同时出现的几种视觉刺激的能力[261]。欣快感、夸张和其他情感体验夸大常见。大多数人使用裸盖菇素会出现心情愉悦,但有些人会变得恐慌或烦躁不安。服用者的期望和环境很大程度上影响了致幻效果。人际关系良好的人服用后出现恐慌和偏执的概率降低,积极的情感体验增加[262]。

裸盖菇素的不良反应包括高血压、精神病发作和持续性感觉障碍[263]。若服药者认为自身具备超能力,则可能发生意外创伤[264]。

十一、中毒的治疗

本节未对中毒治疗[265]进行全面描述,仅简单概括了处理的原则,见表 76.5。

表 76.5	急性中毒处理原则

目标	治疗措施
1. 呼吸功能	检查咽反射 取出假牙 清除口咽部异物、碎片、分泌物 卧位,且左侧头部向下 开放气道,如果咳嗽反射消失则行气管插管 缺氧时吸氧 如果需要,给予辅助呼吸
2. 循环功能	检查心率和血压 收缩压是否低于 80 mmHg(年轻患者)或 90 mmHg(老年): 抬高床尾 无效时扩容 如果液体超负荷、少尿: 给予多巴胺和/或多巴酚丁胺
3. 肾功能	监测尿量
4. 意识	评估意识水平(格拉斯哥昏迷量表)
5. 体温	测体温(直肠);如果体温低于 36℃,缓慢复温 吸入气体和输注液加热
6. 抽搐	用地西泮、氯美噻唑、苯妥英或麻醉辅助通气治疗
7. 心律失常	根据需要治疗
8. 洗胃	现不推荐
9. 活性炭	单次剂量,对于某些读物需使用多次剂量
10. 体液和电解质平衡	脱水:口服液体 昏迷病人:静脉输液,建立中央静脉通路 治疗低钾血症
11. 急救措施	针对毒物进行处理
12. 胸片	处于昏迷或呕吐伴有昏迷的病人 气管插管后
13. 标本采集	胃吸出物(药物) 尿(药物,肾功能) 血(药物,动脉气体,电解质)

十二、植物中化合物的药物相互作用

植物中的化合物与药物之间会发生相互作用[256-268]，部分在表 76.6 中进行了总结。在这些相互作用中，很多仅为道听途说，尚未得到验证。但有关葡萄柚和圣约翰草间相互作用的描述较为详细全面，见下文。

表 76.6	既往报道的部分药用化合物与植物和草药产品的相互作用，许多仅为道听途说，有些尚未在小规模的正式研究中得到证实

植　物	药　物	结　局
槟榔（*Areca catechu*）	抗精神病药物	加重对锥体外系的影响
小檗属植物（*Berberis aristata*，黄连素）	四环素	使得霍乱腹泻延长
葡萄柚（*Citrus paradisi*，西柚汁）	胺碘酮	胺碘酮中毒（如心律失常）
	抗组胺药（氯雷他定，特非那定）	QT 间期延长；室性心动过速
	环孢素	环孢素中毒（免疫抑制）
	苯二氮䓬类（阿普唑仑，地西泮，咪达唑仑，三唑仑）	嗜睡；心理改变
	钙通道阻滞剂（非洛地平、硝苯地平、尼索地平）	血压降低，心率加快，头痛，面部潮红，头晕
	洛伐他汀	洛伐他汀中毒（包括横纹肌溶解症和肾功能不全）
	奎尼丁	QT 间期延长；室性心动过速
	沙奎那韦	沙奎那韦中毒
	舍曲林	舍曲林中毒（血清素综合征）
翅荚豌豆属（*Cyanopsis tetragonolobus*，瓜尔树胶）	地高辛、格列本脲、二甲双胍、苯氧甲基青霉素	吸收减少
刺五加（*Eleutherococcus senticosus*，西伯利亚人参）	地高辛	增加血浆地高辛浓度
银杏（*Gingko biloba*，白果）	噻嗪类利尿剂	高血压
光果甘草（*Glycyrrhiza glabra*）	皮质类固醇	低钾血症的风险增加
	安体舒通	保钾作用降低
贯叶连翘（*Hypericum perforatum*，圣约翰草）	阿米替林、环孢素、地高辛、非那雄胺、HIV 蛋白酶抑制剂、伊立替康、口服避孕药，苯丙香豆素，茶碱	CYP3A4 代谢诱导，导致药效减弱（使用环孢素移植排斥反应风险增加，华法林抗凝作用减弱）；P-糖蛋白诱导，肠道和肾脏药品分泌增加
	地高辛、英地那韦	P-糖蛋白诱导，药物清除增加，药效降低
	血清素再摄取抑制剂	血清素综合征
人参（*Panax ginseng*）	抗抑郁药	躁狂症
	可卡因	耐受性受抑制
	地高辛	增加血浆地高辛浓度
	甲苯丙胺	耐受性受抑制
	阿片类药物	药效降低
	苯乙肼	头痛、震颤、多动
育亨宾树（*Pausinystalia yohimbe*）	三环类抗抑郁药	高血压风险增加
车前草（*Plantago ovale*）	地高辛、铁、锂、洛伐他汀、三环抗抑郁药	吸收减少
罗望子（*Tamarindus indica*）	阿司匹林	药物整体可用性增强
阿育吠陀混合物	苯妥英钠	降低苯妥英钠的浓度，从而导致癫痫发作
小柴胡汤	泼尼松龙	药效降低

（一）药效学相互作用

如果草药与对抗疗法具有相同的药理作用，它可能会增强其治疗作用或不良反应；举例如下：

- 洋地黄和包含心脏活性苷的植物药物［毒毛旋花子（*Strophanthus*）、铃兰草（*Convallaria*）、金雀花（*Cytisus*）、绵枣儿（*Scilla*）］。此外，一些草药能干扰血

清地高辛放射免疫测定[269-271]。

• 降压药和降血压的草药[萝芙木（*Rauwolfia*）、山楂（*Crataegus*）、槲寄生（*Viscum*）]。

• 口服降糖药和苦瓜（*Momordica charantia*）：苦瓜有降糖作用[272]，可放在咖喱中，是印度传统的降糖药。

• 口服降血糖药物和含有 α-葡萄糖苷酶活性抑制剂的植物，如叶下珠（*Phyllanthus niruri*）、菝契（*Smilax officinalis*）、巴拉圭茶（*Ilex paraguayensis*）和万寿菊（*Tagetes minuta*）[273]。

• 抗哮喘药和槟榔合用，槟榔中的槟榔碱被认为具有收缩支气管的作用[274]。

• ACE 抑制剂和辣椒属植物（*Capsicum* spp.）。ACE 抑制剂能够耗尽来自神经末梢的 P 物质，增加肺内缓激肽的含量，从而增强对辣椒素的咳嗽反应。

1. 抗凝剂 • 表 76.7 分别列出了许多替代药物与口服抗凝剂（主要是华法林）的相互作用以及与植物的相互作用。华法林与草药的相互作用已经被证实[275-276]。

表 76.7	既往报道的华法林和其他香豆素类抗凝剂与植物和草药制品的相互作用
植物	**对抗凝作用的影响**
大蒜（*Allium sativum*）	降低（改变血小板聚集）
当归（*Angelica sinensis*）	增强
绿茶（*Camellia sinensis*）	降低（含维生素 K）
番木瓜（*Carica papaya*）	增强
葡萄柚（*Citrus paradisi*）	增强（抑制华法林代谢）
西葫芦（*Cucurbita pepo*）	增强（含有维生素 E）
银杏（*Ginkgo biloba*）	增强
南非钩麻（*Harpagophytun procumbens*）	增强
贯叶连翘（*Hypericum perforatum*）	降低（诱导华法林代谢）
宁夏枸杞（*Lycium barbarum*）	增强
芒果（*Mangifera indica*）	增强
洋甘菊（*Matricaria chamomilla*）	增强
人参（*Panax ginseng*）	血小板聚集减少
西洋参（*Panax quinquefolium*）	降低
波尔多树（*Peumus boldus*）	增强
石榴（*Punica granatum*）	增强
丹参（*Salvia miltiorrhiza*）	增强（? 药代动力学的改变）
葫芦巴（*Trigonella foenum graecum*）	增强
蔓越橘（*Vaccinium macrocarpon*）	增强
生姜（*Zingiber officinale*）	增强

a 上述许多相互作用仅为传闻，一些尚未在小规模的正式研究中得到证实。

在一项包含 631 例患者的回顾性分析中，170 例（27%）服用补充或替代性药物，99 例服用与华法林相互作用的药物，最常见的是鱼肝油和大蒜[277]。在加拿大一所医院进行的一项前瞻性研究中，研究人员评估了 171 例服用华法林的患者使用替代性药物导致出血的风险[278]。该研究记录了患者 16 周内出血事件的发生情况；87 例患者（51%）至少出现了一次出血，73 例患者（43%）表示至少使用过一种曾报道过的与华法林有相互作用作用的替代药物。与出血风险增加相关的植物疗法包括辣椒、姜、柳树皮、圣约翰麦芽汁和泛癸利酮（辅酶 Q10）。使用多种替代药物的同时服用华法林也是一种显著易感因素。

在一项系统性评价中，华法林是最常见的与草药相互作用的心血管药物[279]。在一项研究华法林与其他药物，如草药、中草药和食品相互作用的 meta 分析中，作者检索了 642 篇引文，其中有 181 篇符合条件，其中包含 120 种药物或食物的原始报告[280]。72% 的报告结论为华法林药效增强，作者认为 84% 的文章质量差，其中 86% 为单个病例报告。31 起临床大出血事故都是单一的病例报告。与不良反应、药物相互作用一样，华法林与中药材的相互作用也很少基于正式的研究[281]，大多数都是基于传闻。

增强抗凝作用的药物包括大蒜[282-284]、当归[285]、番木瓜、南瓜种子[286]和锯齿棕果、银杏[287-290]、鬼爪草，枸杞[291-292]、芒果[293]、洋甘菊[294]、丹参[295-297]、葫芦巴[298]、蔓越橘[299-301]和生姜[302-303]。减弱抗凝作用的药物包括绿茶[304]、贯叶连翘[305-308]、人参[309-312]和西洋参[310]。

其他具有增强或减弱华法林药效[313]的植物和草药制品包括当归、茴香、山金车花、阿魏胶、睡菜、琉璃苣种子油、菠萝蛋白酶、辣椒、芹菜、丁香、小白菊、绿茶、七叶树、甘草根、拉维纪草根、绣线菊、黄香草楝、洋葱、香菜、激情花、杨树、苦木、红三叶草、芸香、草木樨（香豆素抗凝剂最初发现于其中）、香车叶草、零陵香豆、姜黄、维生素 E 和柳树皮。

但其作用机制各异，比如，大蒜减少血小板聚集。一些植物（如当归）含有香豆素类抗凝剂。有些（如零陵香豆）含有维生素 K，它是香豆素抗凝剂的天然拮抗剂。

据报道，华法林也可与含有多种草药混合物的中药相互作用，因此很难识别相互作用的具体植物及其机制。例如，龟苓膏是一种包含大量中草药[不同的品牌含有川贝母（*Fritillaria cirrhosa*）和其他贝母物种，以及赤芍（*Paeoniae rubra*）、金银花（*Lonicera japonica*）和枳（*Poncirus trifoliata*）]的混合物，而它能增强华法林的抗凝效果[314]。

2. 柑橘类水果 • 细胞色素 P450 参与许多药物的氧

化代谢[315]。其中一种亚型，CYP3A4，参与口服给药后药物在肠道的吸收代谢。葡萄柚和酸橙中的某种物质能够抑制这种酶的作用，从而使得药物代谢减少，进入血液循环中的药物增加，这有可能导致药物中毒。在柚子汁和酸橙中与细胞色素 P450 产生相互作用的化合物为佛手柑素和二羟薄荷素，它们属于呋喃香豆素[316]。含佛手柑素但不含二羟薄荷素的酸橙汁对细胞色素 P450 的抑制作用不明显[317]。一些国家已经在药物说明书上标明，来提醒患者葡萄柚与药物可能发生的相互作用[318]。1997 年在英国，抗组胺药特非那定因导致心律失常而禁止销售[319]，一年后，另一种抗组胺药阿司咪唑因为同样的原因而被停用[320]。表 76.6 列出了能够与葡萄柚汁相互作用、并且药效增强，可能发生中毒的药物[321]。

葡萄柚汁也可抑制 P-糖蛋白和转运多肽的有机阴离子，而后者主要参与多种药物的肠道分泌和活性成分的吸收[322]，因此其他药物相互作用是可以预见的。这种作用至少部分源于呋喃香豆素，部分源于柚皮苷[323-324]。

3. 人参·人参与药物的相互作用见表 76.6。在中国、韩国以及日本，服用人参的历史很长，人们认为它能对抗疲劳和压力，有助于健康，可增强性能力并且延年益寿。人参能增强免疫力，消除氧化自由基，因此能够治疗慢性疾病，并延缓衰老[325]。人参的药理学价值并不十分显著，但却风靡全世界。人参中经常掺入其他植物的根，包括刺五加（*Eleutherococcus senticosus*，西伯利亚人参，表 76.6）、曼陀罗（*Mandragora*）、萝芙木（*Rauwolfia*）以及外观相似的其他植物。人参中含有成分复杂的类固醇和皂苷混合物，其可能会导致失眠、震颤、头痛、腹泻、高血压和雌激素样效应[326]，也可能会增加患胃癌的风险[327]。

4. 圣约翰草·作为一种抗抑郁药，圣约翰草[328]可以增强其他抗抑郁药的药效。圣约翰草是 5-HT 再摄取的抑制剂，与同类药物合用时会引起 5-羟色胺综合征。贯叶金丝桃素是圣约翰草（*Hypericum perforatum*）中的一种成分，它是一种酶诱导剂，主要是通过 CYP3A4 来增加某些药物的代谢。圣约翰草也能诱导肠道 P-糖蛋白，来清除由肠道和肾脏分泌的药物[305]。这些药物代谢动力学相互作用的实例见表 76.6。

十三、草药制品掺假

有报道称，中草药中经常掺杂常用药物或者说明书中未标明的中药物质[329]，甚至是被重金属污染。实例见表 76.8。

表 76.8	在中草药制品中发现的一些掺杂物和污染物

掺杂/污染物类型	举　　例
对抗疗法的药物	阿苯达唑、镇痛和抗炎药物（例如氨基比林、可卡因、双氯芬酸、二乙胺、吲哚美辛、对乙酰氨基酚、保泰松）、苯二氮䓬类、氯苯那敏、麻黄碱、糖皮质激素、酮康唑、西地那非、磺酰脲类、他达拉非、噻嗪类利尿剂、甲状腺激素
植物性治疗药物	马兜铃属植物（*Aristolochia* spp.）、颠茄（*Atropa belladonna*）、洋地黄属植物（*Digitalis* spp.）（见表 76.2）、秋水仙（*Colchicum*）、萝芙木（*Rauwolfia serpentina*）、含吡咯里西啶的植物（见表 76.4）
熏蒸药剂	环氧乙烷、溴甲烷、磷化氢
重金属	砷、镉、铅、汞
微生物	大肠埃希菌（*Escherichia coli*）、铜绿假单胞菌（*Pseudomonas aeruginosa*）、沙门菌属（*Salmonella* spp.）、志贺菌（*Shigella* spp.）、金黄色葡萄球菌（*Staphylococcus aureus*）
微生物毒素	黄曲霉毒素、细菌内毒素
农药	氨基甲酸酯类杀虫剂和除草剂，有机氯农药（例如艾氏剂、狄氏剂、七氯、DDT、DDE、六氯代苯、六氯环己烷异构体）、二硫代氨基甲酸酯杀菌剂、有机磷、三嗪类除草剂
放射性核素	^{134}Cs、^{137}Cs、^{131}I、^{103}Ru、^{90}Sr

参考文献

见：http://www.sstp.cn/video/xiyi_190916/。

第77章

营养相关性疾病

STEPHEN ABRAMS, BERNARD J. BRABIN, JOHN B. S. COULTER

翻译：阮　瑶
审校：宋　鹏　孙乐平

要点

- 在发展中国家，5 岁以下儿童约三分之一发育不良。发育迟缓通常在儿童两岁时已经形成。
- 因急性重度营养不良而入院的 HIV 阳性儿童，死亡率显著增高，这有可能是高发的医疗并发症所致。
- 因急性重度营养不良而死亡的病例中，2/3 发生在入院后第一周内，此时应提供特殊的看护，以减少死亡率。
- 微营养素缺乏症儿童可以通过食用粉末状或食用治疗性食物的方式来补充微量元素，以降低微营养素缺乏症患病率。
- 营养缺乏引起的佝偻病仍然是许多发展中国家的一个主要问题，常见于北非和中东地区。

营养与疾病之间一直被认为存在根本的联系。在资源匮乏地区，饮食常伴有微量营养元素不足以及大量营养素缺乏的情况，此外还可能存在细菌和寄生虫感染的危险，特别是钩虫等线虫感染。这些感染可能引起食欲下降和吸收不良，从而导致生长发育迟缓、体重减轻和微营养素缺乏症。季节和气候的变化对疾病的传播、农业收成以及食物安全都有着巨大的影响，而这些都与人们营养状态息息相关。这些变化可能导致"饥饿季"，即前一年储存的食物已经消耗殆尽到获得新收成之间的时期，这让许多发展中国家感到了营养方面的压力。传统饮食方法以及文化和宗教习俗影响下的饮食习惯可能会进一步加重膳食的局限性，或者导致主要营养元素缺乏，如铁或维生素 D。

儿童营养不良

儿童营养不良在大多数资源匮乏的国家都比较普遍。5 岁以下儿童超过 50% 的死因与营养不良有关。急性重度营养不良的患病率约为 1%～2%，该患病率取决于贫穷程度以及食物供应的限制。感染和营养之间的相互作用是决定患病率高低的关键因素[1-4]。

一、患病率

营养不良的发病率可根据发育迟缓率、体重降低和消瘦这三项指标来测算。表 77.1 展示出了发展中国家这三项指标的地理分布。在发展中国家，大约 34% 不满 5 岁的儿童发育迟缓。发育迟缓通常在 2 岁的时候就已经形成，即使之后情况得以改善，最终也很难长到正常的身高。这有多方面的原因。也直接反映了社会整体的经济状态、教育水平和健康情况。产前因素和出生体重轻也是重要的原因。在发展中国家，大约有 22% 的不到 5 岁的儿童体重不足，大约有 12% 的儿童消瘦（较低的体重与年龄或体重与身高的比值），而且常在 6 个月到 2 岁时出现。饥荒、战争、被迫迁移以及经济萧条时期，消瘦比率更高。营养不良的社会经济原因随地理位置的变化而变化，具体见表 77.2。营养方面的原因难以评估。消瘦可能更多的是由于缺少食物引起，而发育迟缓主要是由食物质量不足导致的[2,5]。

表 77.1	世界卫生组织儿童生长标准(2003—2009 年 5 岁以下儿童体重不足、发育迟缓和消瘦的百分比)		
	体重不足	消瘦	发育迟缓
撒哈拉以南非洲	22	9	40
中东和北非	14	10	31
亚洲	27	17	35
南亚	42	19	48
太平洋地区	11		22
拉丁美洲和加勒比地区	4	2	14
中东欧(CEE)/独联体(CIS)	4	4	16
发展中国家	22	12	34

根据美国疾病预防控制中心提供的不同性别体重身高参考值，体重不足的定义是 2 岁以下儿童体重身高比小于第 5 个百分位，2～20 岁的身高体重指数(body mass index)小于 5 个百分点；消瘦的定义是体重比身高 Z 值得分少于−2；发育迟缓的定义是身高比年龄的 Z 值得分少于−2。

表 77.2	社会经济造成的营养不良		
综合	食品	传染病
教育缺乏	食品不安全	恶劣的卫生条件和公共卫生
贫穷	● 普通的	环境
频繁怀孕	● 季节性的	感染 HIV
出生体重低	文化习惯及禁忌	不当的麻疹疫苗接种
家庭原因	家庭内分配不均	肺结核
离婚、分居		
职业母亲		
把孩子送给亲戚照顾		
医疗和营养供应不足		

二、急性重症营养不良

急性重症营养不良的症状是消瘦或伴有水肿。主要原因是缺乏营养和反复感染,两者的发生都与社会经济因素有关,尤其是贫穷、卫生条件差和教育程度低。值得注意的婴儿厌食症和缺乏断奶替代食物,增加了感染风险。许多有严重器质性疾病的儿童,如有心脏和肾脏疾病以及心理和生理障碍的儿童,会有不同程度的营养不良并通常发育迟缓、体重低。

三、测量和分类

依据所要求的信息类型和水肿患病率的差异,有多种营养不良的测量和分类方法。同样的,承担营养不良测量工作的医护人员所接受的培训级别也不同。可以使用 Z 评分的评估方法包括:低体重[年龄体重(weight for age,WAZ)]、消瘦[wasting,身高体重(weight for height,WHZ)]、生长迟缓[年龄身高(height for age,HAZ)]、瘦弱[thinness,中上臂围(mid-upper arm circumference,MUAC)]和小头围。世界卫生组织儿童发育标准已经取代了美国国家健康统计中心(NCHS)和世界卫生组织原来的参考值。发育标准从美国国家健康统计中心到世界卫生组织的转变将会识别更多濒死的高风险儿童[2,3]。

1. 年龄别体重 · 在儿科门诊中,将年龄体重比纳入中位数标准对于营养状况的评估是有用的。但它的缺点包括:一些未受过教育的母亲对儿童年龄报告不准确,而这也会造成对儿童发育迟缓导致的体重过轻的忽视。在许多情况下,测量体重时存在的误差也是一个问题。

2. 中上臂围(MUAC) · 这种测量对筛选 6 个月和 5 岁之间的孩子有用,测量只需一个卷尺。严重的营养不良通常被定义为小于 115 mm。不同年龄中上臂围的标准差以及与身高相关的中上臂围标准(QUAC 棒)都可检索到[3]。

3. 身高体重 · 这个用在评判急性营养不良儿童的标准中。它可以用不同的形式表达如标准百分比、标准差或标准差(或 Z)的分数。

4. 世界卫生组织分类 · 采用身高体重比、中上臂围和双边水肿情况(表 77.3)。身高体重比低于 −3 SD 和 6~60 个月大的儿童中上臂围(MUAC)<115 mm,两个都应该分别作为治疗性喂养项目的准入标准[2,3]。

表 77.3	儿童 6~60 个月时期推荐的急性重症营养不良诊断标准		
指标	估量	界限
严重消瘦[b]	体重身高比[a]	<−3 SD
严重消瘦[b]	MUAC	<115 mm
双侧浮肿[c]	临床症状	

[a] 根据世界卫生组织儿童成长标准;[b][c] 需要采取紧急措施的急性营养不良的单独指标。

四、营养不良的病因学

(一)营养缺乏

1. 母乳喂养 · 在许多传统的社会中,常见 2 年或更长时间的母乳喂养。然而,它却很少作为唯一的营养来源;早在婴儿的第一个月,就可以加入额外的流食。在资源有限的社会中,不进行母乳喂养或者不到 6 个月的年龄就停止母乳喂养与婴儿早期营养不良有关,特别是容易造成消瘦和高死亡率。母乳喂养提供了重要的能量和蛋白质来源以及抗感染因子,但在约 6 个月后,如果不提供与年龄适应的营养补充物质,孩子的体重将会没有变化或下降。在后一种情况下,如果停止母乳喂养,会迅速出现重度营养不良,一般会伴随着反复感染,如腹泻或麻疹(图 77.1)[6,7]。

2. 婴儿饮食 · 饮食通常由单一的主食构成,如小米、高粱、玉米或大米,这些通常是些含水量高、体积大、能量密度低而且肌醇六磷酸水平高的植物(尤其是玉米)。高植物浓度降低了营养物质的生物利用率,如锌、铁和钙。病原微生物的污染很常见。由于饮食的主要成分是农作物块根的地方,例如木薯、山药、土豆或香蕉,蛋白能量比值较低。单一的谷物饮食可能缺乏某种特定的必需氨基酸,例如色氨酸(玉米)或赖氨酸(一般谷物中),并需要由互补的植物蛋白进行平衡,如豆类中的豆、小扁豆、鹰嘴豆和花生。乳品(人类或动物)、肉和蛋等具有高

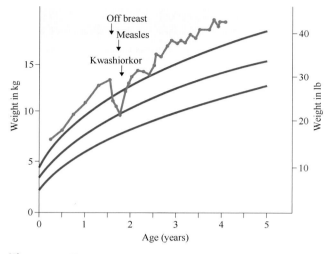

图 77. 1 Effect of measles on weight gain. (*From Morley D. Prevention of protein-calorie deficiency syndromes. Trans R Soc Trop Med Hyg* 1968;62:200-208.)

生物学价值的动物蛋白作为补充则更佳。患病儿童需要在生病期间和感染后 2 周乃至更长时期内频繁进食,来帮助生长。

(二) 细菌感染

感染可能会引起厌食症、分解代谢的损失和组织耗竭,从而导致严重的体重减轻。很少有关于成长中孩子的感染免疫效果的前瞻性研究,大多数研究都是针对严重营养不良的住院儿童的回顾性研究。后者中,水肿性营养不良的儿童往往比那些仅有消瘦症状的儿童表现出更多的免疫抑制。细胞介导免疫常被严重抑制。他们的 B 淋巴细胞和免疫球蛋白数量通常正常或升高(多克隆刺激),但对于感染的免疫应答可能未达标,补体也会减少,中性粒细胞"杀死"吞噬细菌的行为也可能被抑制。与反复感染相关的一个免疫系统抑制的重要因素是免疫系统因缺乏营养而无法恢复,例如蛋白质代谢缺陷和微量营养元素缺乏,尤其是锌。而且锌元素对于促进康复期的生长,以及预防和控制持续性腹泻是很重要的[8-10]。

常见的是,大多数孩子有肠道甚至呼吸道感染和菌血症的情况,这通常是由包括沙门氏菌在内的革兰阴性菌引起的。败血症及休克是导致死亡的主要原因。尿路感染则很少发生。肺结核与艾滋病病毒可能是潜在的因素。临床上,可能难以诊断出感染,因为体温可能是正常的(或低于正常),脉搏数不增加,中性粒细胞计数未升高,急性期蛋白反应也没有受损。尽管存在影像学变化,肺炎的临床体征却可能非常少,而且难以对水合作用进行评估[11]。

营养不良本身就是反复感染的一个危险因素。严重蛋白营养不良的新生儿和年幼的儿童通常伴有胸腺萎缩

和外周淋巴器官发育不良的现象。T 细胞计数可能较低,伴随有未分化的淋巴细胞计数上升和血清补体活性下降[12]。这种营养不良引起的免疫缺陷促进了感染的发生,并如前文所述,又加剧了营养不良。

(三) 艾滋病病毒感染

艾滋病病毒感染对儿童的营养状况的恶化有直接的影响。尽管有足够的母乳摄入量,但营养不良仍会发生。在常见慢性营养不良的儿童社区里,HIV 阳性儿童比 HIV 阴性儿童更易出现发育迟缓和年龄体重比的下降[13]。在因急性重度营养不良而住院的儿童中,HIV 阳性儿童的死亡率明显更高,这可能是由于更高比例的医疗并发症引起的[14]。常见的感染包括肺炎、肺结核、广泛的皮肤感染、口腔念珠菌病和持续性腹泻[15]。

在患有艾滋病病毒的情况下,治疗急性重度营养不良是比较困难的。食欲可以用来评估 HIV 阴性的营养不良儿童的恢复情况,但在 HIV 阳性儿童中未必有用,因为持续厌食的情况较普遍[15]。艾滋病病毒感染不仅会延长住院时间,而且也有可能促进营养不良的复发,增加住院的次数[16]。即使给予充足的营养治疗,HIV 阳性儿童的病死率仍然高于 HIV 阴性儿童。有必要开展进一步的研究,来制定更有效的治疗方案,解决 HIV 阳性儿童急性重度营养不良的问题[14-16]。

在艾滋病发病率高的地区,HIV 阴性的儿童营养状况也会受到影响。他们的母亲或监护人可能被感染;他们可能出现症状、抑郁并难以应付生活。而孤儿又难以照顾自己的生活[15]。随着儿童的成长,营养状况通常会恶化,因为更多的关注被给予了他们的弟妹。他们往往需要承担一些家庭责任,比如照顾弟妹和打水,在正餐次数减少的情况下,这使他们消耗更多的能量[13]。

五、流行病学

明显的营养不良的状况常开始于停止母乳喂养和/或遭受严重的感染时。如果婴儿是奶粉喂养的,发病通常开始于前 6 个月,常伴消瘦。包括全脂牛奶在内的人工牛奶往往过度稀释并存在污染。因此,在母乳喂养的儿童中,营养不良常在第二和第三年才有所表现。然而,就算有足够的母乳摄入量,受到肺结核和艾滋病病毒感染的婴儿仍可能在 6~12 个月的时候就会出现营养不良。

(一) 地理分布

重度营养不良与当地以蛋白质/能量比低的食物作为主食有关,例如以块根农作物和香蕉或者玉米为主的饮食(蛋白质的生物利用率差)。这些食物也可能缺乏微量营养元素。重症营养不良在以吃鱼为主或牧牛的人群中较少见,因为这些饮食中补充了动物蛋白。通过对位于乌干达南部的冈比亚和巴干达地区 Keneba 村里的孩

子们的比较研究,他们在营养、生长和内分泌反应中显示出明显的差异[17]。在冈比亚,主要的营养不良类型是消瘦,当地的主食是一种低能量的小米稀粥。而在乌干达的巴干达地区,营养不良的主要类型是重症营养不良,当地主要的主食是香蕉,而且他们的饮食与冈比亚相比,蛋白质/能量比更低。然而,两个地区的群体能量摄入量都不足。

曾有媒体报道过美国中产阶级家庭无严重感染的婴儿出现重度营养不良。大部分病例都是因为家长担心婴儿食用部分食物如牛奶出现不良反应,而严格限制饮食引起的[18]。

(二) 季节

在世界上的许多地方,在雨季(或饥饿的季节),营养不良发生率增加。由于往年的粮食已经消耗殆尽,而现有的农作物还未收获,造成了家中食物匮乏,家庭成员的生存可能仅依靠有限的水果或蔬菜来维持。麻疹流行后,营养不良的状况常增加。在降雨期间,一些传染病也会增加,例如腹泻和疟疾。这些地区的道路常不通,限制了医疗救助。妇女往往忙于农事,留下年幼的孩子在家,依靠兄弟姐妹或亲戚去照顾和喂食。而她们可能只在晚上喂奶,或者根本就没有喂食。

六、重度营养不良的病因学

20 世纪 30 年代,重度营养不良("kwashiorkor")一词的创造者塞西莉威廉姆斯,提出了"缺乏蛋白质膳食理论"。此后,关于重度营养不良中的低白蛋白血症和水肿的病因一直争论不休。Kwashiorkor 一词在加纳的 Ga族语言中的意思是"失去母乳后形成的儿童疾病"。可能的原因包括过量自由基的产生[18a]、氨基酸代谢紊乱[19]和黄曲霉毒性[20,21,32,33]。从本质上讲,出现营养不良时,身体为了适应不合理的饮食而减少代谢活动,即"还原适应"。这种适应也会因为感染而加强或衰减。

产生低白蛋白血症的原因是多方面的,包括:因感染和应激导致白蛋白的分解、毛细血管渗漏的瞬时损伤和某些病例中出现的肠道受损。营养不良的儿童有维持白蛋白合成的能力,血清白蛋白和脂蛋白水平下降常在感染时发生。巨噬细胞释放的肿瘤坏死因子- α、白细胞介素(IL)-1 和 IL-6 可以抑制白蛋白的合成,并且转移氨基酸生成急性期反应物。毛细血管渗漏与白三烯水平的增加相关[22]。

水肿的发生基本是由于水钠潴留。在初期,由于炎症和细胞因子的释放,毛细血管渗漏也可能是导致水肿的一个因素。然而,低白蛋白血症状态下,水钠潴留形成的原因仍有争议,如水肿性营养不良和肾病综合征[23-25]。

在重度营养不良中,可以通过初期阶段,在血清白蛋白水平升高前低蛋白饮食(0.6 g/kg)解决水肿问题。然

而,血清白蛋白可能无法反映血管白蛋白总量或胶体渗透压。清除已形成的水肿的因素可能有,包含胞内代谢与肾脏细胞和其他细胞膜的稳定平衡恢复以及能量和钾的提供。

(一) 自由基及氨基酸不足

曾有人提出,重度营养不良的许多特征是自由基(FR)生成和降解间的不平衡引起的[18a]。患有水肿性营养不良的儿童通常体内微量元素水平较低,如主要用于生成抗氧化剂的锌、铜或锰、形成超氧化物歧化酶和谷胱甘肽过氧化物酶的硒;以及其他较低级别的抗氧化剂,包括 β 胡萝卜素、维生素 E、维生素 C 和核黄素。尚不能确定这是否是由于摄入不足(即重度营养不良和消瘦之间的饮食差异),或血清蛋白的结合能力降低,或因代谢紊乱、丢失过多而导致的分布不均引起的。游离铁能催化自由基的反应,营养不良患者中被检测出来高水平的存储铁或游离铁离子[26-28]。还原型谷胱甘肽(γ 谷氨酰半胱氨酸甘氨酸或 GSH)和谷胱甘肽过氧化物酶可以保护重要物质不被自由基损害,而它们的浓度降低则被认为是自由基活跃的标志。在重度营养不良中已检测出比消瘦更低的红细胞 GSH 减少水平,而脂质过氧化的标志物、硫代巴比妥酸反应物的量,在重度营养不良患者中升高。这些结果表明,重度营养不良儿童比消瘦儿童的自由基活性更强。然而,一些研究显示,重度营养不良和消瘦之间谷胱甘肽和谷胱甘肽过氧化物酶的降低水平有重叠。此外,临床上谷胱甘肽恢复到正常水平是一个非常缓慢的过程。相反地,低谷胱甘肽水平可能部分是由于含硫氨基酸如蛋氨酸的摄入不足,这些重度营养不良患者体内氨基酸含量较低。蛋氨酸是合成半胱氨酸的重要物质。谷胱甘肽最开始是由甘氨酸、半胱氨酸和谷氨酸合成的。蛋氨酸对 Na^+-K^+-ATP 酶泵(钠泵)功能的正常运行也是必不可少的。钠泵活性受损导致多数细胞内钠过量和细胞内钾大量缺失。然而,这些细胞内电解质变化也会在消瘦的情况下发生[29,30]。

营养不良伴水肿的儿童比未水肿的患者体内谷胱甘肽合成比率更低。水肿儿童补充 N -乙酰半胱氨酸能提升红细胞谷胱甘肽的合成率,并增加红细胞半胱氨酸的浓度[30]。这表明重度营养不良中,部分 GSH 低水平可能是因为膳食有限的必需氨基酸摄入和/或蛋白质分解受到抑制导致的。然而,在马拉维的一个随机安慰剂对照试验中,给 1～4 岁的孩子补充含有核黄素、维生素 E、硒粉和 N -乙酰半胱氨酸(每种微量营养元素按推荐膳食需求共三次给药)的抗氧化粉剂超过 5 个月,并未能阻止水肿营养不良的发展[30]。虽然自由基活性过强可能导致严重营养不良的患病儿童死亡,但这些研究表明,重度营养不良患者中谷胱甘肽含量低还应有其他机制。

在水肿和非水肿营养不良(意指在恢复状态)的儿童间新陈代谢的差异可能是由于个体间遗传变异[31]。但这并不能解释重度营养不良和消瘦的不同的地理分布。

（二）黄曲霉毒素

黄曲霉生长于温暖潮湿的气候,黄曲霉毒素是热带国家常见的食品污染物。在热带国家黄曲霉毒素常可在健康的成人和儿童尿液中被检测到,也在脐带血和母乳中被检测到。大剂量施用给动物可以导致肝损伤并致死,以及包括低白蛋白血症和免疫抑制在内的潜在代谢紊乱。

在一些地区针对营养不良儿童的研究已经证明重度营养不良患者比消瘦患者黄曲霉毒素的血液发现率和浓度更高。并且黄曲霉毒素醇即黄曲霉毒素 B₁ 的可逆衍生物,只在重度营养不良患者的血液中检测到。针对儿童肝脏的研究已经证明,黄曲霉毒素阳性儿几乎限于水肿儿童。上述发现表明,重度营养不良和消瘦患者的黄曲霉毒素的肝脏代谢有明显的区别。这很有可能是由重度营养不良患者肝功能不全导致的。然而,在患重度营养不良的儿童中,黄曲霉毒素的毒性可能是代谢紊乱的一个额外病因[32,33]。

（三）重度营养不良患者和消瘦患者之间的生长差异

与消瘦的儿童相比,重度营养不良患者往往更高、更重(更胖)和头围较大,且生长延迟现象更少。这可能是由于慢性疾病、社会经济背景较差,以及在某些情况下,消瘦患者(和一些消瘦的重度营养不良患者)出生体重低。然而,生长更快的儿童更易发展成为重度营养不良,这可能是病因之一,因为他们需要更多的能量、蛋白质和微量营养元素。因此当出现感染和急性营养不足时,他们的需求更容易受到影响。遗传因素也可能造成差异,一些孩子对营养物质的需求可能会比其他的孩子更高。

七、临床表现

在消瘦患者中,主要表现为肌肉消瘦和脂肪严重减少导致的生长障碍(图 77.2)。长时间消瘦有可能会并发毛发的变化。重度营养不良患者常伴有水肿、头发改变、皮肤变化(偶发)和肝脏肿大。重度营养不良常有急性发作(图 77.3)。消瘦伴重度营养不良患者与重度营养不良有类似的特征,但消瘦患者更明显,而且发育也更迟缓,常有较高的死亡率。消瘦和重度营养不良患者的主要的生化区别是低白蛋白血症(存在于重度营养不良)。一般有以下症状[11,34,35]。

1. 败血症及休克 · 侵入性菌血症和电解质紊乱是外周循环衰竭和死亡的重要原因。常见特征为嗜睡和意识障碍。虽然心脏功能受损,但常无相关临床症状。

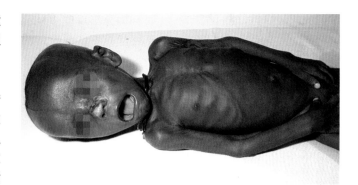

图 77. 2　Child with marasmus (marked wasting, prominent ribs, increased axillary skin folds, 'old man' face). (*From Walton E and Allen S. Malnutrition in developing countries. Practice points. Paediatrics and Child Health*, 2011 - 09 - 01, Volume 21, Issue 9, Pages 418 - 424. With permission from Elsevier. Copyright © 2011.)

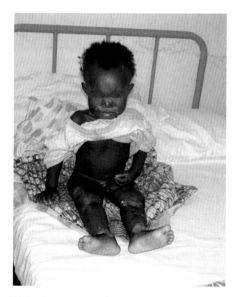

图 77. 3　Child with kwashiorkor (lower limb oedema, sparse depigmented hair, dermatitis with areas of hypo- and hyperpigmentation, angular stomatitis). (*From Walton E. and Allen S. Malnutrition in developing countries Practice points. Paediatrics and Child Health*, 2011 - 09 - 01, Volume 21, Issue 9, Pages 418 - 424. With permission from Elsevier. Copyright © 2011.)

2. 贫血 · 贫血常见,但通常不严重,如平均血红蛋白为 80 g/L。这是由于多种微量元素不足造成的,例如铁、叶酸和核黄素及普遍的代谢抑制。疟疾或其他疾病,包括与钩虫等蠕虫感染有关的贫血,会导致血红蛋白的急性下降。贫血也可能是由于铁吸收抑制剂引起的,如含植酸的食品和许多铁吸收不佳食物。

3. 水肿 · 水肿可从轻微的脚和腿以及脸颊微肿(满月脸)到明显的全身水肿。水肿可因过多的补液而恶化。腹水罕见,严重肠梗阻可能会造成假性腹水。

4. 头发的变化 · 头发的变化,特别是颜色的改变可能会比其他的营养不良特征早几个月表现出来。可有色素沉着异常(颜色变红或白)、稀疏(脱发)、头发纤维干细,头发难以卷曲且易掉发。标志性特点是头发褪色和正常的情况交替变化,这可以在长发(非卷发)儿童中表现出来。长期的营养不良患者中,普遍存在头发的变化。

5. 眼睛・眼睛可能会显示出病理的变化,包括由于麻疹、单纯疱疹、沙眼或细菌感染导致的结膜炎。干眼症应立即治疗。

6. 皮肤变化・皮肤变化可能会略有不同,从轻微干燥和开裂或轻度"斑点"沉着到明显的色素沉着与全身脱皮,如片状颜料皮肤病。溃疡可能在会阴周围环绕形成。可能会出现紫癜。脱皮通常仅见于水肿或有水肿病史的患者。有可能出现全身或脱皮区域皮肤色素完全缺失,发生局部色素减退。若有严重的溃疡和多个感染区域,可能是因为受到 HIV 感染所致。

7. 黏膜改变・黏膜变化包括口角炎、唇干裂和舌炎(光滑的红色舌头)。口角炎是厌食症的一个重要原因。常见鹅口疮。

8. 肝脏・肝脏大小不定,可从难以触及至肿大。水肿患者倾向肝肿大。重度营养不良患者通常患脂肪肝(不论肿大与否)。脂肪的变化被认为是因为脂蛋白合成减少,致使无法从肝脏运输脂质(甘油三酯)。恢复后,脂肪自发清除而且没有任何的肝脏损害。除了严重及致死的病例,血清胆红素和转氨酶通常正常。

9. 淋巴结肿大・罕见淋巴结肿大,仅见于局部感染,如结核或 HIV 感染的病例中出现。其他淋巴组织则不肿大,如扁桃体。

10. 肠道・可出现慢性肠病,伴有因感染、营养缺乏和可能的细菌过度生长而导致不同程度的绒毛萎缩。蛋白质丢失性肠病可能会让麻疹变得复杂,而且还可能伴随其他肠道感染。

11. 大脑・精神上的变化从烦躁和嗜睡到深度冷漠(尤其多见于重度营养不良患者)或半昏迷状态。在重度营养不良患者大脑成像中可以看到可逆的脑组织萎缩,相对而言消瘦患者更少见。长期影响与患病的年龄、营养不良的持续时间、贫穷和教育的缺失,以及儿童在家庭环境中的智力开发有关。

八、急性重度营养不良的控制

(一) 基于社区的治疗

一开始需要判断儿童是需要住院治疗还是适合基于社区的治疗(CTC)。最近,在一些国家已经开始使用治疗性即食食品(RUTF)[1,31,36,37]来开展基于社区的治疗。基于社区治疗的优点有覆盖面广、疗效即时、住院成本相对更低,并常有令人满意的结果。住院治疗或门诊 CTC 项目的准入标准取决于水肿和/或并发症的严重程度(表

77.4)。重症急性营养不良的管理建议见表 77.5[2,3]。

治疗性即食食品是在 F-100 成分的基础上添加了花生酱(表 77.6 和 RUTF 典型的成分,表 77.7)。针对营养不良患者而言,它们比 F-75 的原始配方有更多的能量

表 77.4 重症急性营养不良入院或者以社区为基础的治疗护理标准	
复杂案例的住院护理	**简单病例的门诊护理**
全身性水肿或者 MUAC< 115 mm + 不严重水肿或合并以及以下中的一种	MUAC<115 mm 或者 MUAC≥115 mm + 不严重水肿
厌食症	并且
体温>38.5℃	兴奋
重度脱水	食欲不振
肺炎	临床症状良好
严重贫血	
昏睡欲睡,萎靡不振或不适	

改编自 Collins S, Dent N, Binns P, et al. Management of severe acute malnutrition in children. Lancet 2006;368:1992-2000.

表 77.5 重症急性营养不良治疗的建议		
独立附加标准	**无食欲**	**有食欲**
	内科并发症	无内科并发症
食疗的类型	以设备为基础	以社区为基础
干预	F75F100/RUTF 并且 24 h 医疗护理	RUTF,基本的医疗护理
出院标准(从设备到以社区为基础的护理的过度标准)	水肿消失 ← 良好的食欲(一天至少摄入 75%的定量 RUTF)	增加 15%~20%的体重

表 77.6 F-100 食物(以粗体显示)和替代品[a]					
	牛奶 (g)	糖 (g)	植物油 (g)	电解质/无机盐混合物(mL)	水 (mL)
脱脂奶粉[b]	80	50	60	20	到 1 000
新鲜牛奶	880(mL)	75	20	20	到 1 000
全脂奶粉	110	50	30	20	到 1 000

[a]如果牛奶无法获得,以煮熟的玉米或者小麦大豆的混合物(150 g),同时添加糖(25 g),油(40 g),电解质/无机盐混合物(20 mL),与水 1 000 mL 混合来代替。

[b]包含 2.9 g 蛋白质和 100 kcal/100 mL。

表 77.7	RTUF 的典型食谱	
配　料	重量百分比(%)	
全脂牛奶	30	
糖	28	
植物油	15	
花生酱	25	
矿物质-维生素混合	1.6	

和营养。治疗性即食食品是基于脂质的糊剂,水活性非常低,因此可以抗细菌污染。在非冷藏的情况下,它们可以用银箔包装保存几个月,并且无需其他准备工作,开袋即食。

儿童每周或每两周参加一次门诊,除了 RUTF(每天 200 kcal/kg)还会得到口服的广谱抗生素、维生素 A、叶酸、驱虫药,如果需要的话还有抗疟药。至少治疗 2 个月,当患者临床表现好转可以出院,即没有水肿、体重持续增加且 MUAC>110 mm。RUTF 也适用于感染 HIV 的儿童出院后护理或社区为主的护理。超过 50% 的艾滋病病毒感染患者表现为体重增加[37]。RUTF 也可用于中度营养不良的儿童作为补充营养,它比玉米-大豆粉饮食更有效[31]。

虽然 RUTF 产于资源较少的国家,但它的成本和分布是影响 CTC 项目可持续性的重要因素。RUTF 对营养不良的预防作用尚有争议,需进一步研究[38]。

(二) 住院护理

三分之二因急性重度营养不良致死病例发生在入院第一周内。为了降低死亡率,在此期间应给予特殊的护理。基本原则是,在最初的复苏后,给予患者高能量饮食,增加的蛋白质使儿童体重尽可能迅速地增加,同时确保安全。麻疹疫苗接种对象是半岁以上且没有接受免疫接种的儿童,或者超过 9 个月而且已经在 9 个月前接受过疫苗接种的儿童。对于休克患者,应推迟免疫接种。重度营养不良儿童的复苏往往比消瘦患者更加困难,但无论是否存在水肿,下述原则尤为重要。

1. 复苏(最初的 1~7 d)· 除非有严重脱水或休克的迹象,应避免静脉输液治疗。给予世界卫生组织修订的口服补液盐(ORS)(表 77.8),5 mL/(kg·30 min),持续 2 h,持续给药超过 4~10 h,然后 5~10 mL/(kg·h)持续 4~10 h。与标准 ORS 相比,其钠含量低且钾和矿物质含量高。需注意避免补水过多。当水化时(通常 4~6 h)第一阶段用 F-75 配方(表 77.9),每天按喂养方案注射 130 mL/kg(水肿儿童每天 100 mL/kg)。如果需要用静脉输液治疗,需给予乳酸林格液伴 5% 葡萄糖 15~

20 mL/kg 1 h,在随后的 5 h 左右,每小时给予 10 mL/kg。如果对上述治疗无反应,可能需要为脓毒性休克患者提供全血。

表 77.8	世界卫生组织修改的口服补液溶液(ORS):(低钠)	
水	2 L	
WHO-ORS	1 包	
糖	50 g	
电解质/矿物质溶液[a]	40 mL	

[a] 如果电解质/矿物质无法获取,添加钾元素,40 mmol/L。

表 77.9	F-75 食物(以粗体显示)和替代品				
	牛奶 (g)	糖[b] (g)	植物油 (g)	电解质/无机 盐混合物(mL)	水 (mL)
脱脂奶粉[c]	25	100	30	20	到 1 000
新鲜牛奶	300(mL)	100	20	20	到 1 000
全脂奶粉	35	100	20	20	到 1 000

[a] 如果牛奶无法获得,以煮熟的玉米或者小麦大豆的混合物(50 g),同时添加糖(85 g),油(25 g),电解质/无机盐混合物(20 mL),与水 1 000 mL 混合来代替。
[b] 30 g 糖可以用 35 g 谷物/面粉混合物在低压下煮熟 4 min 来代替。对腹泻来说,这十分有用。
[c] 包含 0.9 g 蛋白质和 75 kcal/100 mL。

- 通常需要 3~5 d 腹泻才能停止。乳糖不耐症患者可以用酸奶和/或谷物、油和糖混合物进行治疗。在极少数情况下,若患者对牛奶中的蛋白质敏感,可用包括鸡、鱼或大豆蛋白在内的蛋白质来替代。如果检测到贾第鞭毛虫或考虑治疗定殖肠道的厌氧菌,则使用甲硝唑。

- 低温(直肠温度<35.5℃):使用低读数温度计。注意儿童保暖,包括头部,并保持待在温暖的房间里。检查低血糖。应尽快开始给药。

- 低血糖(血糖<3 mmol/L):使用葡萄糖试纸。如果可饮水,给予 50 mL 10% 葡萄糖溶液或糖水(1 茶匙糖配 3.5 汤匙的水),然后用 F-75 的第一个喂养方案。如果血糖仍然较低,应重复给予葡萄糖或糖溶液。如果失去意识或痉挛,给予 5 mL/kg 10% 葡萄糖溶液静脉注射。如果没有静脉通路,通过鼻胃管给予 50 mL 10% 葡萄糖。

- 感染:对于没有表现出感染症状的轻度患病儿童,可以服用 5 d 阿莫西林。对于患病的儿童,给予氨苄青霉素(50 mg/kg,肠胃给药,6 h 1 次,持续至少 2~3 d),然后口服阿莫西林(15 mg/kg,8 h 1 次,持续 5 d)+每日一次庆大霉素(7.5 mg/kg),持续 7 d。如果 48 h 后反应仍然较差,加氯霉素或头孢噻肟或氟喹啉。注意结核或感染艾滋病病毒的儿童采用营养康复治疗没有效果。

- 输血:对于虚弱或有呼吸窘迫的贫血患儿,即血红蛋白<40 g/L 或 40～60 g/L,通常应给予超过 3 h 的 10 mL/kg 的全血加 1 mg/kg 的呋塞米。如果是疑似心脏衰竭患者,给予 10 mL/kg 的浓集细胞。
- 电解质和矿物质:应给予每天 6～8 mmol/kg 的钾 1～2 周。当已提供高蛋白质和高能量配方时,只需再给 1～2 mmol 钾补充剂。含有钾、镁、锌和铜的电解质、矿物质溶液(Nutriset,法国)应该添加到校正的 ORS、F-75 和 F100 中。如果无法获得此溶液,每天给锌 2 mg/kg,并且肌内注射 50%硫酸镁 0.3 mL/kg(最多 2 mL)。
- 维生素 A:如果未在上个月服用维生素 A,每次服用表 77.10 所列的胶囊剂量[39]。如果不能口服,给予 100 万 IU 的(55 mg)肌内注射(可与水混溶)。麻疹和干眼症需额外的剂量(表 77.10)。

表 77.10	婴幼儿和 6～59 个月的儿童维生素 A 添加量建议	
年龄	**剂量**	**频率**
6～11 个月的婴幼儿	100 000 IU(30 mg RE)	一次
12～59 个月的儿童	200 000 IU(60 mg RE)	每 4～6 个月

- 抗疟药:在流行地区按临床要求给药。
- 肠道寄生虫:在寄生虫如钩虫和蛔虫普遍存在的地区,甲苯咪唑(500 mg,单剂量或 100 mg 每天两次,服用 3 d)可以给超过 12 个月大的儿童服用。

2. 康复·能量和蛋白质摄入量逐渐增加,直到达到每天 150～220 kcal/kg(正常要求 100～110 kcal),蛋白质每天 4～6 g/kg(正常每天 1.5～2 g/kg))的摄入量。为了提供足量的能量和蛋白质同时也避免液体摄入过量,能量或蛋白质来源最好是以牛奶为主(表 77.6 和表 77.9),同时加入能量高的食物,如植物油和糖。

3. 喂养方案(第一阶段、第二阶段)·在第一阶段,F-75 的配方是每 2 h 喂养一次,包括晚上。如果孩子不能用水杯喝完所有的牛奶,应当通过鼻胃管全部或部分喂养牛奶。在接下来一周左右,喂养的频率要增加至每 3～4 h 1 次。妈妈应学会用勺子或注射器喂食牛奶。在喂养开始约一周后,大约应该需要 3～4 d 从 F-100 第一阶段逐渐转到第二阶段。喂养量逐渐从第一阶段的 100 mL 增加到第二阶段最多约 200 mL/kg 体重。

只要孩子一想要吃食物,应该在 F-100 的基础上,为他们提供常规饮食。母亲最好在配方喂养后,继续母乳喂养。对于 6 个月以下的婴儿,如果母乳不足,可以用商业婴儿配方奶粉或用 1.5 L 水稀释的 F-100 来补充。

应给予母亲喂养婴儿和健康教育的建议,并应鼓励其尽可能多地参与喂养婴儿。

4. 附加治疗·第 1 天服用叶酸 5 mg,此后 2～3 个月每天提供 1 mg。每天提供铁-硫酸亚铁或葡萄糖酸 3 mg/kg,持续 3 个月。一般建议是在入院后两周,当孩子已经恢复了食欲并开始长体重时,开始提供铁。还应该提供多种维生素溶液。如果出现紫癜或存在出血的倾向,应给予额外的维生素 K。

5. 出院·当患儿已经恢复了食欲,而且最好超过 90%身高体重比,这时出院是安全的。然而,这通常需要超过 4～6 周时间。在实践中,当恢复了食欲、体重有所增加(推荐 15%～20%的体重增加)、感染被控制、水肿即将消失且监护人能够应付时,儿童可以出院并转到以社区为基础的护理(见以上)。对儿童心理(以及医疗)上的支持是康复过程中必不可少的,特别是对社会上那些家庭被破坏的儿童。鼓励家人多与他们的孩子玩耍。

6. 预后·病死率为 5%～50%,中位数是 20%～30%。最高的病死率发生在水肿营养不良患者中,特别是消瘦型重度营养不良患者以及在感染艾滋病病毒的儿童中。目标是病死率控制在 5%～10%。高病死率反映了入院时营养不良的严重程度和艾滋病病毒感染的控制和流行程度。

出院后的病死率可达到 10%或更多,这取决于许多因素,包括孩子出院时的情况、母亲的教育程度、母亲提供生长所需的食物和营养物质的能力以及随访调查的配合度。

提供微量营养元素粉剂(MNP)可使儿童微营养素缺乏症的患病率下降。铁剂以粉末状的形式与其他微量营养元素包装成单剂量的袋装,可以撒在家中准备的食品上。在 MNP 的一种配方中,铁被封装在脂质层内,以防止加入到食物时导致味道、颜色或质地的更改[40]。MNP 可以有效地干预儿童和超过 6 个月大的婴儿的贫血和缺铁症状,但对其他微量营养元素缺乏的影响尚未得到证实41。在某些情况下,对含铁 MNP 存在安全方面的考虑。单独补充铁剂已被证明与罹患疟疾相关,并在巴基斯坦曾报道过铁剂可能造成出血性腹泻[41a, b]。除铁之外,MNP 所含的维生素和矿物质可能不同。微量营养元素补充剂可能会降低一些疾病的发病率。

一项中国的调查研究了三种不同的微量营养元素调味粉组合对于学龄前儿童感染发生率的影响。相比于仅补充维生素 A 的儿童和补充维生素 A 与铁剂的儿童,补充维生素 A 和铁、硫胺素、核黄素、叶酸、烟酰胺、锌和铜的儿童腹泻和呼吸道感染疾病的发病率更低[42]。

成人营养不良

成年人营养不良的病因与儿童相类似,虽然临床表现可能会有所不同,例如成年人可见浆膜腔积液和腹水[6]。引起营养不良的原因也不完全相同,例如尽管膳食不足或受感染时,仍需要进行体力劳动;监狱和集中营;饥荒时成人仍需要消耗能量来获得食物和照顾年轻人;精神疾病和手术后或继发性营养不良。在儿童重度营养不良多发且成人受制于极端饮食的地方,因为战争受到的身体和心理上的压力,可以在青少年和成人中看到包括皮肤变化在内的重度营养不良的典型病例。

对于在欧洲第一次和第二次世界大战、日本战俘营以及在亚洲和非洲饥荒中饥荒所致水肿的成年人已经开展了许多相关研究。主要的争议是低白蛋白血症的重要性[18a]。当血清白蛋白水平到临界值时,盐渍蔬菜为主且有限的饮食可能诱发水肿,消瘦儿童可能有过量的ORS。研究表明第二次世界大战后欧洲低白蛋白血症的水肿比亚洲和非洲的饥荒所致水肿要少。这可能是由于后者更长期的饮食中蛋白质和微量营养元素缺乏造成的。成年人水肿的其他原因包括使用受污染的棉籽或芥子油引起的水肿和脚气病。

碘缺乏病

碘缺乏病(IDD)这个术语代替了"地方性甲状腺肿"和"呆小病",强调因为碘缺乏或甲状腺肿导致的更广泛的症状。除了呆小症及不同程度的脑损伤,其他的症状包括新生儿、儿童和成人的甲状腺肿和甲状腺功能减退症。

一、流行病学

低碘摄入量与环境中缺碘有关。碘缺乏通常是那些远离海洋的地区,海水里的碘最初存在于土壤,之后溶于高处降雨和降雪。被雨水冲刷回土壤的碘量较少,导致了许多地区碘不足。据估计,全球范围内有2亿人生活在缺碘地区,而且缺碘是世界上导致可预防的智力低下和脑损伤症状的最普遍单一的原因[43]。在热带地区,如非洲、美洲中部和南部、亚洲和巴布亚新几内亚均发现缺碘现象。这些地区估计有2亿~3亿的甲状腺肿患者。甲状腺肿流行的定义为人群中甲状腺肿大率≥10%或可见甲状腺肿大率≥1%。

甲状腺肿在阿特拉斯山区、尼罗河流域、肯尼亚高原、坦桑尼亚、卢旺达、布隆迪、喀麦隆和冈比亚地区是一个问题。世界受影响最严重的地区在中非。饮食中的致甲状腺肿物质干扰甲状腺代谢,是另一个重要的致病原因,特别是其中的硫氰酸,在广泛使用的木薯块茎中被发现(精神致病)。在美洲中部和南部,碘缺乏病影响范围很广泛。厄瓜多尔、秘鲁和玻利维亚首当其冲。在亚洲受影响最严重的国家是中国、印度、印度尼西亚、尼泊尔、缅甸和孟加拉国。

二、病因学

碘摄入不足导致了甲状腺激素产量减少并刺激了促甲状腺激素(TSH)的产生。TSH刺激合成甲状腺激素,导致甲状腺增生和甲状腺肿。地方性甲状腺肿产生的原因是甲状腺未能获得足够的碘,以维持其生理结构和功能。除了碘缺乏,其他因素也会影响碘平衡。硫氰酸盐是多种因素代谢的产物,其竞争性地抑制碘转运并促甲状腺肿。木薯、石灰豆类、红薯、卷心菜、花椰菜和某些类型的小米会导致饮食性甲状腺肿。在扎伊尔,木薯已经作为一个重要的致甲状腺肿的因素。致甲状腺肿的原因多数疑似缺碘。

三、病理学

在慢性阶段,当碘存量都耗尽时,甲状腺变得柔软和肿大(甲状腺肿),含有大量的胶体泡,形成结节,可能伴有出血和钙化。腺体不会发展为"有毒"的,不会因此导致恶性肿瘤。

地方性呆小症是指智力低下、聋哑症和行为僵硬或较少见的严重的甲状腺功能减退。这两种形式往往被称为神经克汀病和甲状腺功能减退克汀病,可以单独或同时发生。它们应该与可以导致先天性的甲状腺功能减退并且在世界各地出现的"散发呆小症"进行区分。地方性克汀病与碘缺乏息息相关,并且严重到可引起人口的3%以上患甲状腺肿,在严重缺碘的地区可达5%~10%。有报道称严重缺碘可能造成胎儿从孕期早期开始神经系统受损[44]。

四、临床表现

甲状腺肿。大体积的甲状腺肿容易识别,尺寸分类如下[45]。气管压力可能干扰喉神经并导致声音嘶哑。巨大的甲状腺肿可能引起窒息。几乎所有患者甲状腺功能正常。

甲状腺肿的分类:

0:无甲状腺肿。

ⅠA:甲状腺肿只能通过触诊检出。

ⅠB:可以触及甲状腺肿及颈部充分伸展时可见。

若无甲状腺肿,则应将结节考虑在内。

Ⅱ:颈部处于正常位置即可见甲状腺肿。

Ⅲ:从远处即可辨认巨大的甲状腺肿。

1. 地方性克汀病・包括严重的精神障碍而且伴有特殊面容。神经克汀病包括听力、语言、斜视的缺陷及不同程度的痉挛性发育不良。黏液水肿克汀病主要特征包括影响严重的甲状腺功能减退和身材短小。神经运动缺陷比神经克汀病影响小,且听觉被保留。

2. 生殖障碍·人工流产、自然流产、死胎和低出生体重的可能性较高，而且围生期婴儿死亡率增加。

五、诊断

测量尿碘含量是膳食中碘摄入量最准确的指标。轻度碘缺乏病是指每日碘排泄量在 50～100 mg 内，严重碘缺乏病是指每天碘排泄低于 20 mg。在甲状腺肿流行区，血清 T4 水平往往较低，血清 T3 正常或稍高并且甲状腺激素升高。在一些国家，新生儿要筛查血液中的甲状腺素，如果发现甲状腺素水平较低，必须立即进行甲状腺素替代疗法。

六、治疗

克汀病及其相关的智力缺陷无法通过治疗逆转。补充甲状腺素和碘可缓解黏液水肿型甲状腺功能减退症的症状。通过以下碘管理方法，大龄儿童和成人甲状腺肿可能会完全消失。好转迹象将在 4～6 周的时间内表现出来。晚期的甲状腺肿如果出现并发症，必须进行手术治疗。

七、预防

对人类和动物摄入盐的改善是可选择用于预防碘缺乏病的方法。在非洲，有数个国家几乎所有的食用盐都加碘。食用盐中的碘必须满足每日每人 150 mg 的最低要求。中国还使用碘化的灌溉水[46]。含碘的油（碘油）是主要的替代选择并且是重灾区的最佳选择，可通过肌内注射或口服途径给药。推荐剂量为，1 岁及 1 岁以上的服用 480 mg 碘（1 mL），婴儿服用 240 mg 碘。药效至少持续 1～2 年[47]。应优先考虑改善未怀孕的青春期女孩和青年妇女的碘营养状况。

维生素 C 缺乏症（坏血病）

该疾病是因缺乏维生素 C，维生素 C 对于胶原蛋白的形成至关重要。

一、流行病学

维生素 C 缺乏症的影响不如过去广泛，因此可以忽略。弗兰克坏血病较罕见，最有可能发生在新鲜水果和蔬菜缺乏的热带地区。食用干谷物和熟牛奶的婴儿易患该病。干燥沙漠地区的士兵、俘虏和难民营的难民易患该病[48]，且可在非难民人群中流行。不能排除这些地区广泛的亚临床缺乏症的可能性。维生素 C 缺乏症的一种形式已经在南非的班图男性劳动力中被广泛研究，这些人因喝大量的啤酒患上血色病。该病病因被认为是体内维生素 C 被组织内大量沉积的三价铁不可逆的氧化所致[49]。

二、病理学

维生素 C 是形成结缔组织和骨骼胶原纤维所需的物质。缺乏会导致渗血、牙齿松动和骨骼容易断裂并骨膜下出血。剖检可见大面积的内脏出血。

三、临床表现

1. 婴儿维生素 C 缺乏症·大多数的病例在一岁的下半年才显现出，尤其是早产和人工喂养的婴儿。其三个主要特点为：烦躁不安、腿部压痛及假性瘫痪。婴儿平躺的姿势比较有特点，他们双腿部分弯曲在膝盖和臀部的位置，因骨膜下出血疼痛而扭曲。这可能会被误认为是风湿热、脊髓灰质炎或疼痛导致的骨髓炎。可在胫骨近端和股骨的远端触及渗出液。肋软骨钉珠（维生素 C 缺乏症型串珠）通常也是显而易见的。手臂鲜有病变。可能在新生牙齿周围出现出血和牙龈病变。鲜有皮肤内出血的症状。通常伴有小细胞低色素性贫血。该贫血可能是由于维生素 C 缺乏引起的叶酸辅酶缺乏，导致巨幼红细胞叶酸合成障碍。发热常见于感染状态，特别是肺结核。若同时出现牙龈病变、假性瘫痪和易怒症状，患者很可能是患有坏血病。

2. 成人维生素 C 缺乏症·一开始伴有体重下降，进行性瘫痪和骨骼、关节和肌肉疼痛，尤其是夜间腿部肌肉或其他经常使用的肌肉特征性僵硬。小腿和大腿肌肉形成血肿。四肢及躯干毛囊出血，并伴有皮下瘀斑，产生血小板减少性紫癜。心肌出现出血可能会危及生命。甲床出血可能在指甲上形成月牙形出血带。在极端缺乏时，牙龈易受感染肿胀，并伴有牙槽嵴边缘松软，导致牙龈脆弱和易出血。可继发感染、坏疽，并发牙齿松动。伤口难以愈合和瘢痕破裂。

四、诊断

主要的鉴别诊断为佝偻病，它可能与维生素 C 缺乏症同时存在，即"维生素 C 缺乏性佝偻病"。X 线摄影可以观察到由于广泛骨质疏松症和骨小梁萎缩导致的磨玻璃外表特征，骨骺端的轮廓鲜明。临时钙化区的拓宽导致在轴的端部形成致密影（弗兰克尔线），也可在骨化中心的周边观察到（骨骺环征）。经过治疗，即使最严重的畸形也能解决。人胚胎干细胞毛细血管通透性试验，采用血压计阻断静脉回流至手臂，进行 Hess 毛细血管通透性试验会出现瘀点。实验室检测对血浆或抗坏血酸的白细胞水平变化敏感，尽管血浆水平受到近期饮食摄入的影响。

五、治疗

对于婴儿维生素 C 缺乏症，抗坏血酸（每天 50 mg，分 4 次）应持续给予 1 周，之后 1 个月，每天 50 mg，分两次给予。对于成人，通常的剂量为每日 100 mg，分 3～5 次给予，直到 4 g。如果病人病危，可以每天通过静脉输液给予 1 g。维生素 C 也可以每天通过新鲜的橘子汁补充。对于重症肌无力和出血快速见效（48 h），血肿在两周内愈合。影像学体征可能持续数年。

六、预防

食品通过蒸煮和迅速烹饪能保持其大部分维生素C,但长时间的烹饪会使其大量丢失。人工喂养的婴儿需要进行补充(如新鲜橙汁)。

佝偻病和骨质软化

营养不良佝偻病仍然是许多发展中国家的一个主要问题,并且在北非和中东地区很常见。"佝偻病"和"骨质软化"指的是组织性和放射性异常,见于各种矿物质不足的情况,但是它们与骨质疏松症不相同。佝偻病只存在于儿童和青少年,而骨质软化症一般出现于成年人。

一、病因学

从饮食中摄取和/或皮肤中维生素D的生物合成不足,会导致维生素D缺乏。佝偻病的定义是长骨骺板的生长紊乱和矿化。软骨病的定义即成熟骨骼矿化的延迟和减少导致的生长异常。缺钙是非洲的儿童患佝偻病的一个原因,因为他们能维持正常的维生素D水平。断奶后,许多低龄非洲儿童的替代主食是玉米粥,它的钙含量低、纤维含量高。许多作为断奶的食物中较高的纤维以及肌醇六磷酸含量可能抑制钙的吸收,尽管这点并没有被明确证实。更可能的解释是,整体钙摄入量低,加上遗传因素和维生素D水平低的状态,导致大多数非洲的儿童钙吸收不足。

二、流行病学

在热带地区,佝偻病可能会出现在太阳光线因城市高层建筑而减少和人群密集致供儿童嬉戏处较少的地区。有时也出现于社会经济水平较高的群体,因为这些母亲倾向于让她们的婴儿待在室内,可能会在婴儿的第二年继续喂母乳,而不补充维生素D。其他因素是断奶后的膳食中维生素D补充不足、高植酸饮食和出生体重低、在阳光下暴露较少的母亲、素食者、黑皮肤母亲和限制在阳光下暴露皮肤的文化习俗[50]。

值得注意的是,通常人乳中含有的维生素D的来源是非常有限的,低于每日所需的约 400 IU/d(10 μg/d)的 20%。当母亲补充了超过 6 000 IU/d 的维生素D时,母乳可能有更高的维生素D含量,但在发展中国家几乎没有支持这个方法的相关证据[51]。

三、病理学

长骨生长的缺陷性钙化会导致钙和磷在新形成的基质中沉淀。未钙化的骨样组织块造成骨的生长末端扩大以及佝偻病和骨软化症中所有骨头的软化。

四、临床表现

1. 佝偻病・多发生于 2 岁以内婴儿,发病时间比坏血症晚。儿童表现为病态,脸色苍白,肌肉松弛和烦躁,且易发生抽搐和喉喘鸣。一般存在身体和智力迟钝和肋

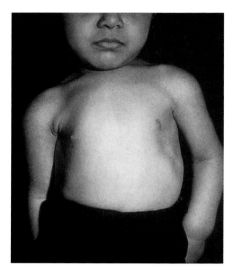

图 77.4 Rachitic rosary and chest deformity in a 2-year-old child.

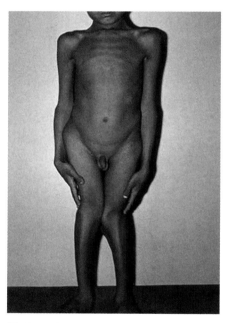

图 77.5 Stunting and limb deformity in a boy with rickets from northern Pakistan.

骨("佝偻病串珠")、脊柱、骨盆、四肢(手腕和脚踝的加宽)畸形而身材矮小(图 77.4)。颅骨软化的发生是由于颅骨外板的变薄,肌肉生长较差而且肌肉松弛。钙缺乏性佝偻病特点是无肌张力低下和骨痛,而且病例往往是年龄较大的儿童(4～16 岁)。随着孩子的成长,骨骼逐渐愈合,但明显的畸形依然存在,如鸡胸、脊柱弯曲、膝内翻和弓形腿(图 77.5)。临床佝偻病在营养不良儿童中较少见,可能因为他们生长缓慢,对钙和磷的需求较少。

2. 骨软化症・此症状发生在育龄期的妇女身上,通常是在第一次怀孕时。骨盆带的骨骼、肋骨和股骨变软、

疼痛甚至变形。出现特征性步态,常见手足搐搦症,可见贫血和自发骨折(S)。胎儿骨一般不具有佝偻病的症状,因为钙是通过胎盘输送,与维生素 D 不相关。

3. 并发症・佝偻病可能产生严重的后果。在发展中国家,它与年幼儿童的肺炎密切相关[52]。

佝偻病儿童死亡与正常儿童死亡的相对危险度是1:7。女性因盆骨的骨性畸形导致难产及围生期发病率和死亡率增加。

五、诊断

虽然与婴儿维生素 C 缺乏症进行区别相对困难,但佝偻病通常发生在 6 个月以上的婴儿中并且没有骨膜下出血;其他需要鉴别的是先天性梅毒、软骨发育不全和成骨不全症。X 线片显示骨骺特征性变化(杯口状、深色线、密度降低;见图 77.6)。早期维生素 D 不足时,可见以下典型的检查结果:空腹血清钙浓度正常、磷含量较低、25-羟维生素 D 水平低和碱性磷酸酶水平升高。

一个具有挑战性的临床问题是可能与佝偻病相关联的 25-羟维生素 D 的水平。循证研究以及其他临床研究尚未能明确鉴定这个仍存在争议的水平。在一般情况下,很可能是佝偻病的患病风险伴 25-羟维生素 D 水平低于 25 nmol/L 而增加,但是对于很多低于此水平的婴儿,如果摄入足够的钙,则无佝偻病。在很多佝偻病病例中,尤其是钙摄入量低的儿童,他们患病时 25-羟维生素 D 水平较高[51,52]。

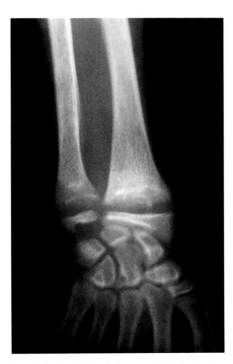

图 77.6 Radiological changes of rickets showing fraying, cupping and decreased density.

六、治疗

营养不良佝偻病评估和治疗的指南已经出版[53]。治疗主要是基于保证足够的钙和维生素 D 的摄入。该指南建议每天提供 20 μg(800 IU),持续 3~4 个月。许多人会选择使用更高剂量的 1 000~10 000 IU/d,根据孩子的年龄持续 8~12 周。在青少年和成年人身上,还可以每周提供维生素 D 50 000 IU。钙通常是每天按 30~75 mg/kg 分多次服用。

维生素 D₂ 或维生素 D₃ 是否应当作为优先考虑的维生素 D 的形式被使用,以及所谓的"STOSS 疗法",关于是在同一时间给出超过 10 万 IU 的维生素 D 或类似的极高剂量,还有争议。一般建议,在大多数情况下,当有维生素 D₃ 时提供维生素 D₃,而不使用 STOSS 治疗。如果每天或每周进行治疗,采用上述的中等剂量治疗可能有较高的依从性。如果依从性可能较差的话,可以考虑使用 STOSS 疗法。

维生素 B₁ 缺乏症(脚气病)

一、流行病学

直到最近,脚气病仍常见于许多热带和亚热带地区,在亚洲和远东一些以高度精细的大米为主食谷物的国家很普遍。它在马来西亚、中国和印度尼西亚造成了很高的发病率和死亡率。脚气病曾经在船员、矿场和机构比如精神病院和远东地区的战俘营中发生过大暴发。地方性脚气表现出季节性特征,在农作物收获前几个月发病率增加,可能与此时期的体力消耗有关。发病率会随着饮食习惯的改善而有所下降,硫胺素缺乏症再次出现在日本、冈比亚和南非。它仍然流行于泰国、中国、缅甸、老挝和越南[54]。哺乳期母亲的饮食里抗组胺因素(如淡水鱼)能增加后代患婴儿脚气病的风险。

二、病因学

存在于组织内的硫胺以磷酸化的形式出现,并需要连续供应以满足人体相对高的代谢率,因此几乎没有存储量。它在三羧酸循环中作为碳水化合物代谢的一个辅酶,在丙酮酸的氧化分解作用中起到一定的作用。因为脑组织中的神经和心脏肌肉需要大量的葡萄糖,硫胺素缺乏症患者的该碳水化合物代谢在这些组织中尤其紊乱。硫胺素也参与了乙酰胆碱的合成和神经传递。乳酸堆累的同时三羧酸循环被破坏,产生代谢性酸中毒。

谷粒胚芽和麸皮部分包含的硫胺素最多。高精米中硫胺素的含量特别低(60 mg/100 g),虽然在研磨之前煮到半熟,会保留部分硫胺素。水稻碾磨作为病因的发现对于预防脚气病是极具价值的。然而,任何一个导致硫胺素需求增加的因素都可能是病因。例如,年轻的男人因为他们工作最辛苦往往受影响。发病时可能伴有发热、包括痢疾和艾滋病相关的感染;其他因素,例如怀孕、哺乳期和快速成长都可能加剧亚临床性的缺乏。在硫胺素耗尽的母亲分泌的乳汁中,硫胺素的水平不足以预防在哺乳期婴儿的脚气病。食品中的抗硫胺素因素(thiaminases)可以改变硫胺素结构并且降低生物活性。在生的淡水鱼和贝类、一些微生物、部分蔬菜、植物和茶中可以发现硫胺素。

酒精脚气病是严重酗酒者中患有水肿型心脏病伴高输出量衰竭的一种症状。它在冈比亚被形容为"棕榈酒收割者的心",因为在费力地爬树时,棕榈树收割者会饮用大量的发酵的树液。药物引起的脚气病从使用呋喃西林(会干扰丙酮酸代谢)治疗锥虫病时已有报道。

三、病理学

脚气病的病理解剖涉及神经系统的改变以及心脏和肌肉纤维的改变。显微镜下,神经干显示出的变化从轻微髓退化到完全的神经破坏(沃勒退化)不等。在韦尼克脑病中,充血灶和出血在脑干灰质、乳头体和丘脑区域中对称分布。也存在许多血管周围出血和广泛的大脑退行性改变现象。

在心脏中,由于水钠潴留引起的收缩降低而导致不同严重程度的脂肪变性。"脚气病心脏"的重要特点是:循环功能亢进、外周血管扩张、右侧扩大和高输出量衰竭。循环动力不足的原因是由于肌动脉松弛导致的血管扩张,从而使外周动脉阻力降低。尸检结果多见于严重的右心脏衰竭患者。

四、临床表现

脚气病大概可被分成五大主要类型[55]:①亚急性心脏脚气病(湿脚气病);②急性暴发型脚气病;③神经系统脚气病(干性脚气病);④婴儿脚气病;⑤韦尼克脑病脚气病。

两个主要类型——干性脚气病和湿脚气病,单独存在或混合存在很常见。发病时不易引起关注,但可能急性发病并在数小时内死亡,且并不会出现神经系统症状。

1. 亚急性心脏脚气病·症状包括厌食、疲劳、烦躁、抑郁和腹部不适。这些可能与发热有关。心血管特征包括肢端异常温暖、心动过速、心悸以及呼吸困难。水肿可发生于工作日结束时而且小腿肌肉有充盈的感觉。

2. 急性暴发性脚气病·当出现心力衰竭时,手可能是凉的。血压低,且脉压高在大的动脉附近产生"枪击"音。心脏左右两侧扩大,并且在心包附近可以听到响亮的收缩期杂音(图77.7)。心房扩大可能会导致喉返神经的瘫痪。肝脏肿大并且柔软。除非是疾病晚期,否则心包积液并不常见。常见胸腔积液和腹水。心电图显示

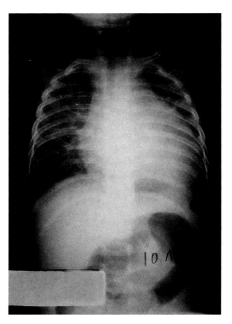

图77.7 Chest radiograph showing cardiomegaly in an infant from Thailand.

T反转波、P-R降低、QT间期增加,通过治疗这些表现可以迅速恢复到正常。突发性心脏衰竭很常见。死亡由右心衰引起,而且病人死亡时通常完全清醒。

3. 神经性脚气病·其临床特征是运动和感觉类型混合的外周神经性病变。出现外周神经炎,并伴有脚部刺痛、烧灼和感觉异常。手脚麻痹可能从脚部蔓延到大腿或从指尖开始。振动感丧失和腿部肌肉的压痛和抽筋。步态变得因体位感觉丧失而失调。尽管可能会出现眼睑下垂,但脑神经未受到影响。运动相关症状包括:弛缓性无力和足部消瘦、脚趾和手腕下垂、难以从蹲姿站立以及腱反射和深感觉的丧失。成年人患者出现麻痹的症状比儿童患者多。

4. 婴儿脚气病·出现在缺乏硫胺素的母乳喂养的婴儿中,尤其是在接受高碳水化合物饮食的婴儿。在表现出硫胺素缺乏症状前,几乎所有病例都会发生感染。感染类型包括肺炎、腹泻、上呼吸道感染和蜂窝织炎。病例可以被分为三组:心脏形式、不发音形式和假性脑膜炎形式。发现两种或三种形式的特征同时出现的情况并不少见。心脏形式具有在第二或第三个月龄期间发病的特点。症状是呼吸困难、发热、发绀、呕吐和带有抽搐的烦躁。心肺阶段是最剧烈的,具有发病快的特点,通过体检可检查出心动过速、肝肿大和外围循环衰竭(图77.7)。心脏骤停在很多病例中可见,而且婴幼儿可能会在被送往医院的途中死亡。总的病死率为5%~20%。血生化检查显示代谢性酸中毒。幸存者在24~48 h内对肠外硫胺素做出反应。不发音的形式发生在年龄稍大的婴儿中

（4～6个月）。有厌食、体重减轻以及便秘的症状。左心房压力压迫左喉返神经从而产生了一个特征性的哭泣（无声音的哭泣）。这种症状可能会持续一段时间，之后会出现烦躁不安、水肿和呼吸困难。假性脑膜炎的形式发生在较大的婴儿中（6～12个月）。有呕吐和烦躁的症状。婴儿出现眼球震颤、囟门肌肉隆起和痉挛、抽搐，发展为神志不清。这种疾病类似脑膜炎或脑炎，但脑脊液是正常的。

5. **韦尼克脑病**·特点是小脑退化、外周和视觉神经病变，这些特点主要是由于酗酒者体内硫胺素缺乏引起的，硫胺素缺乏是由于维生素在胃肠道的吸收减少造成的。该疾病的暴发与酒精无关，曾在第二次世界大战期间在远东发生过。尸检时可通过乳头出血症状明确诊断。最近的调查表明，可能在所有慢性嗜酒患者中约3%存在该疾病。诱因包括腹泻感染、败血症和疟疾。该综合征的临床特征表现为一个或多个眼部肌肉的瘫痪、水平眼球震颤、宽步态、意识模糊、失眠多梦、神志不清和半昏迷状态。脑干受损与出血、坏疽和骨髓组织增生有关。会产生视网膜出血的症状。韦尼克脑病可通过注射硫胺素恢复，但伴随的精神异常（柯萨可夫综合征）无法恢复。

五、实验室诊断

在缺乏硫胺素所致的症状中，红细胞最先受影响。TPP（焦磷酸硫胺）可以刺激红细胞转酮酶，红细胞转酮酶的值在硫胺素缺乏患者中被发现超过20%。硫胺素缺乏患者尿排泄中的硫胺素含量很低，但这对于硫磺素缺乏并不高度敏感。急性脚气病患者的血液中丙酮酸的浓度升高，但在接受维生素 B_1 给药后，浓度下降。

六、鉴别诊断

湿脚气病必须与导致高输出量右心脏衰竭的其他病因区分开来，例如严重贫血和钩虫疾病。干性脚气病必须与导致弛缓性瘫痪和神经病变的其他病因区分开来：酗酒、脊髓结核病、慢性砷和铅中毒、山黧豆中毒以及有的三邻羟甲苯基磷酸导致的纯运动性弛缓性瘫痪以及营养神经病变，如：维生素 B_{12} 缺乏。

七、治疗

急性脚气病中，患者可能因未治疗而死亡。在几个小时时间里，若接受肠外硫胺（50 mg），通常可以得到显著改善。对于通过口服治疗脚气病的成人，每日 50 mg 硫胺素，分 3 次给予，应当持续几天，接下来的几周坚持每天服用 10 mg 的口服补充剂。治疗婴幼儿的脚气病，应静脉滴注 25 mg 硫胺素，外加肌内注射 25 mg，每天一次或两次，直到症状减轻时，可通过口服补充剂改善（10 mg）。哺乳期的母亲也应该用每日 50 mg 硫胺素治

疗数天。

八、预防

通过健康教育和改进研磨的方法，使胚芽保留，在一些中东国家已经起到了降低发病率的效果。手工敲去水稻壳的方法可以提高硫胺素含量，但这种传统的做法并不普及，而且很多吃大米的人对某些特定类型的精米有强烈的偏好。产妇饮食中若含有足够的硫胺素可以预防在哺乳期的婴儿硫胺素缺乏。饮食中碳水化合物含量越高，对硫胺素的需求越高。一般膳食的改善可以增加硫胺素的摄入量，但是在发展中国家不容易实现。饮食中掺杂含其他硫胺素来源的食物是重要的，例如豆类、花生、全麦、蔬菜和水果。

糙皮病

糙皮病是一种由于同时缺乏维生素烟酸和必需氨基酸中的色氨酸导致的营养性疾病。

一、流行病学

虽然糙皮病已经从世界上大部分曾存在该病的地区消失，但它在非洲中部和南部仍然是一个问题。最近有报道在战乱之后和难民营中会暴发糙皮病[56]，突出了糙皮病常出现在社会动荡时大型营地建立后。

二、病因学

糙皮病的传播主要是随着人们引进玉米，并以其为主食。玉米诱发糙皮病的原因是玉米中蛋白质含色氨酸较低，合成烟酸的量较少。糙皮病在美洲中部，最开始生产玉米的地方却不成问题，因为在制备过程中，玉米是浸泡在石灰水中，而不是通过碾磨，石灰水水解烟酰酯释放烟碱酸。可能其他因素也发挥了作用：色氨酸内源性合成维生素 B_5 必需的其他维生素（B_2 和 B_6）的低摄入量；长时间暴露的霉菌毒素，可耗竭体内的维生素 B_5；饮食中亮氨酸过量引起的氨基酸不耐受和由于雌激素和孕激素引起的色氨酸代谢失常，这可能足以造成糙皮病更常见于女性而不是男性。糙皮病可能由于在长期的针对结核病的异烟肼治疗（由于犬尿氨酸酶抑制）以及时兴的饮食引起，导致吸收不良和先天性代谢缺陷。可能由于肠道手术和胃肠道相关的病理状态所致，如食管狭窄、结肠癌或胃癌、克罗恩病、慢性阿米巴病和热带口炎性腹泻。酒精糙皮病可能是胃炎的并发症[56]。

三、病理学

表皮先角化随后萎缩，而这些变化也存在于舌头、阴道和黏膜。结肠黏膜发炎，且形成假膜；随后，黏膜萎缩。内脏脂肪变性和特征性的深层色素沉着。肾髓质可能出现出血。后期出现神经系统改变。脱髓鞘可能发生于脊髓的后侧及外侧。外周神经髓鞘退化很常见。额叶和基底节细胞内的色素增加[57]。

四、临床表现

主要的特征包括三点:"腹泻、皮炎和老年痴呆症"。由于它也是致命的,第四个"点"是死亡。常见的症状在婴儿和儿童中较少见。

1. 前糙皮病状态·早期症状不明显:厌食、疲乏、关节痛、头晕和烧灼感这些症状多年内间歇性复发。肤色是"土色的",并带有蓝铅色巩膜。性格随着烦躁改变且有精神变化。可能存在相关的维生素缺乏,以及许多在流行地区的人们处于慢性健康状况不佳的状态中。患寄生虫或患有慢性失调的儿童,症状可能很严重。

2. 皮炎·造成糙皮病光敏性皮炎的原因仍未知,但可能与在皮肤中组氨酸水平较低有关。组氨酸可吸收紫外线,并减少阳光对皮肤的损害。皮肤病皮损出现在暴露于阳光或压力的地方。红斑最初的产生可能比较突然或者不明显;其对称并类似晒伤。病情较轻可能不会引起注意。病变通常边界清晰,并经常出现在脖子上(卡萨尔项链征)以及手和脚的背面(糙皮病手套或长靴)(图77.8),而且有时在阴囊、女性生殖器官或肛门上。受感染区域肿胀、瘙痒并灼热感,在阳光暴露下病情加剧。可能出现瘀点、肺大疱和囊泡(湿型)。皮肤则变得干燥、粗糙、增厚、鱼鳞状裂纹,表面有光泽同时褐色素沉着。红斑在黑色皮肤上变成黑色(或紫色)而在橄榄肤色种族中是棕褐色的。角化过度可能会影响颧部或眶上区域,最终可累及全身。皮肤病变发生前会出现口腔炎、舌炎、呕吐或腹泻。肿胀舌之后可能出现剧烈的红肿、溃烂、裂隙并伴随舌乳头状突起萎缩。

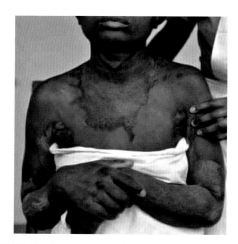

图 77.8 Characteristic skin lesions of pellagra on hands and lesions on the neck (Casal necklace). (*Courtesy of Dr. J.D. MacLean, McGill Centre for Tropical Diseases, Montreal, Canada, From Kleigman R., et al., Nelson Textbook of Pediatrics, Nineteenth Edition, Chapter 46, 191-198. e1. With permission from Elsevier. Copyright © 2011.*)

3. 腹泻·腹泻在糙皮病患者中常见,但不会一直存在,在某些情况下可能存在便秘。原因可能与肠黏膜萎缩有关。一个特征症状是胃灼热——在食道有灼热感造成吞咽困难。大便经常呈白色,类似那些热带的口炎性腹泻物。

4. 老年痴呆症·精神障碍的程度从轻微幻觉并伴有精神运动迟缓、失眠到重度痴呆、焦虑精神病、间歇性麻木以及可能的癫痫性抽搐和紧张性精神分裂症。精神错乱和急性躁狂症可能是死亡的征兆。精神障碍的原因很可能是由于色氨酸缺乏导致的,它是神经递质5-羟色胺的前体。据估计,有4%~10%的糙皮病患者最终永久性精神失常,且旧时疯人院中糙皮病患者数量庞大。

不同时期出现精神症状的表现差别很大;可能从一开始就存在或恢复期出现。外围神经病变、运动失调或痉挛性截瘫可能在之后的阶段出现。可能会发生震颤和强直(锥体外系)。脑神经可能出现状况(第八神经性耳聋、球后视神经炎、中心暗点)。一些后期表现出来的特征可能是由缺乏维生素B引起的。可能出现角膜营养不良和晶状体混浊。

急性脑病的症状包括齿轮状强直、意识模糊、不可控的喘息和吸吮。昏迷、谵妄和急性精神病症状都有可能出现,轻度的糙皮病也可能产生皮疹。这些患者可能对静脉注射烟酸有显著反应。

五、病程

虽然皮肤依然黑暗和粗糙,但在2~3个月后,症状可能减轻。如果饮食与之前相似,它会在第二年再次出现。皮肤变暗,并且精神症状表现为忧郁症,间歇性出现狂躁症,并有自杀倾向。步态改变,且转变为截瘫类型。身体疼痛增加,并可能伴有急性痉挛、抽搐和震颤。除非进行治疗或改善饮食,否则症状可能持续或进一步恶化。

六、诊断

这主要取决于病史和身体检查。对烟酸的快速临床检测是一个重要的确诊方法。N-甲基烟酰胺是烟酸的代谢物,在烟酸缺乏症患者的尿液中是检测不到的(肌酐<0.5 mg/g)。

七、治疗

通过充足均衡的饮食每天补充50~150 mg的烟酸,持续2周。在严重的情况下或在肠道吸收不良的情况下,剂量可以翻倍,并可以通过静脉给予100 mg。通常在感到灼热、潮红及皮肤灼热后的半小时内服用大剂量药物。药物过量可能导致舌和下颌的麻木。高剂量静脉注射烟碱酸(每日1 000 mg,分次注射)可能会使急性躁狂症会迅速恢复。慢性精神病和脊髓症状对烟酸的反应较差。

饮食上应补充维生素,尤其是核黄素(每天1~3 mg)。

应该持续监督已治愈的糙皮病患者的饮食，以防止复发。异亮氨酸（每日 5 g）可以抵消亮氨酸的代谢作用对色氨酸和烟酸的代谢的影响。玉米和高粱中存在大量的亮氨酸。在活跃期内应该避免阳光下暴晒，皮肤损伤应覆盖舒缓的物质。

八、预防

糙皮病可以通过改善依赖农耕的人群的社会经济条件而得到预防。饮食不应该仅限于玉米，必须包括新鲜的水果和蔬菜，牛奶和鸡蛋。应避免重体力劳动。

核黄素缺乏症

一、流行病学

核黄素缺乏症且无其他 B 族复合维生素缺乏的病例罕见。在许多发展中国家都存在核黄素缺乏症，而且战俘营中也很常见。

二、病因学

高等动物无法合成核黄素，因此需要完全通过饮食来摄取。黄素、单核苷酸和二核苷酸的辅酶由核黄素合成，形成几组电子传输链上重要酶的辅基。核黄素在光线下会被破坏，尽管 2 mg 被认为是理想的成人摄入量，但是如果每天摄入少于 0.2～0.3 mg，就会出现核黄素缺乏的症状。核黄素贫乏的主食，如精米，在发展中国家常见。肝、肾、牛奶、奶酪和鸡蛋中富含大量的核黄素。

三、临床表现

唇干裂（疮红嘴唇）、嘴唇出现垂直裂隙（口角炎）、嘴角处（口角炎）和紫色擦伤以及失去乳头结构的光滑舌都是易观察到的特点。其他的特点包括阴囊皮炎、角膜炎、结膜炎、畏光、角膜维管形成和脂溢性皮炎。皮肤由于角化（蟾皮病）而表面粗糙。唇干裂症状发生于膳食不足的家庭和机构中。正常红细胞色素性贫血是常见的。核黄素缺乏症常常加重糙皮病和 PEM。

四、诊断

生化状态根据尿液中排泄量或测量红细胞谷胱甘肽还原酶来评估。

五、治疗

治疗方案包括每天口服给药 3～10 mg 的核黄素。如果在几天之内没有反应，可以肌内注射 2 mg 核黄素盐溶液。

肉和鱼以及一些水果和深绿色蔬菜是核黄素较好的来源。

维生素 A 缺乏症

维生素 A 缺乏在发展中国家是一个重大问题，而且缺乏症通常是通过检测血清视黄醇小于 0.70 μmol/L 来判断的，这往往发生在缺乏症的临床症状如夜盲症或干眼症出现之前。

一、病因学和流行病学

维生素 A 缺乏症通常是由于饮食中维生素 A 摄入量不足导致的。

童年时期的维生素 A 缺乏是由于母亲维生素 A 缺乏导致母乳中维生素 A 水平较低造成的，维生素 A 在断奶和感染进行性加重的时期摄入不足，恶化了维生素 A 缺乏的状况。学前儿童和孕妇都有较高的患维生素 A 缺乏症的风险，这可能是因为他们的对维生素 A 的需求增长。在全球范围内，大约 33% 的学龄前儿童和 15% 的孕妇缺乏维生素 A，且大部分位于非洲和东南亚[39]。

维生素 A 对于正常的视力、维持细胞功能的生长、上皮的完整性、红细胞生成、免疫系统的正常运行和生殖都是必须的[39]。夜盲率是群体维生素 A 状况的典型指标。它影响全世界的 520 万学龄前儿童和 9.8 万孕妇[39]。随着维生素 A 摄入量增加，夜盲症症状可逆。结膜干燥表明更严重的维生素 A 缺乏症，并且它的范围可以从可逆的结膜干燥转变为不可逆转的失明。结膜干燥在世界范围内是可预防性儿童失明的主要病因。维生素 A 缺乏症也可降低免疫力，延缓受损黏膜屏障的正常再生，降低白细胞的功能。

二、预防

在 ≥6 个月的儿童中补充维生素 A，是一种被广泛接受具有低成本效益的干预方法，能有效减少 6～59 个月大的儿童死亡率[48]。对于给 <6 个月的婴儿补充维生素 A 仍存在争议。为年龄 <6 个月婴幼儿补充维生素 A 可以减少早期儿童死亡率，但对维生素 A 致死率的研究显示，在新生儿时期补充维生素 A 会有相矛盾的结果[48a]。此外，如果在婴儿早期时期同时给予疫苗，不确定补充维生素 A 是否会改变免疫反应，有必要进行进一步的研究。为 HIV 阳性患者补充维生素 A 也可能与死亡率增加和艾滋病病毒的传播增加有关。表 77.10 列出了儿童补充维生素 A 的建议。

特殊群体营养不良

孕妇

除了一般需求，妊娠会导致额外的能量消耗。但为单个妇女计算精确的能量摄入量很困难，因为她们的代谢和行为反应（活动和食物摄入量）是不可预测的。妊娠时的体重增加不足与营养不良的母亲生育的婴儿体重较轻有关。长期以来，人们都认识到孕妇和哺乳期妇女尤其容易患轻度干眼症。

母乳中的维生素 A 含量低也增加了婴幼儿的易感

性。在发展中国家,相当高比例的孕妇都面临着锌、铁、维生素 B_{12}、叶酸等微量营养元素摄入不足的情况。因此,改善孕妇和未怀孕的青春期女孩的饮食,对于营养失调的初级预防很重要。方法包括在怀孕期间完善饮食以提高生物利用度,并提供适量的微量元素强化剂,这样可能有一定的积极影响。母亲的臂围可以作为未怀孕妇女和怀孕妇女营养状况的一个指标,因为它与母亲身高体重比有着高度的相关性。

素食者

在热带国家的贫困人口中,饮食中的肉类摄入量非常低或根本没有。除了缺乏此类大量营养元素的成分,素食者还容易缺铁,因为对铁的生物利用率较低。维生素 B_{12} 和叶酸同时摄入不足可导致巨幼细胞性贫血。食用未经发酵的面点,如薄煎饼和糙米可能易患佝偻病和骨软化症,这在亚洲的素食者中尤其常见。面包通过酵母发酵破坏了植酸与钙的结合,因此可以减少患佝偻病和骨软化症的发病率。高膳食纤维和肌醇六磷酸的摄入可以提高锌的吸收。在一般情况下,素食者中一些癌症的发病率更低(如口腔癌、前列腺癌甚至结肠癌),但没有证据表明这个与不吃肉食有关系。素食者饮食的有益影响可能与预防癌症的物质相关,如抗氧化剂和植物化学物质。

难民

难民和其他逃难者营养不足的情况都是有据可查的。根据难民分配的口粮的不同,可患有维生素 C 缺乏症、干眼症、贫血、糙皮病和脚气。难民容易患贫血,因为他们的食物通常维生素 C 含量较低,而维生素 C 可提高铁的吸收。控制难民的营养缺乏疾病主要依赖于强化剂药片和额外的食物分配,比如水果、干鱼和肉。通过散装食品来加强营养以改善口粮的质量一直都获得了不错的效果,例如谷物含有微量营养元素、植物油含有维生素 A 和糖含有铁元素[58]。

致谢

感谢 Lynda Aririguzo 的帮助。

参考文献

见:http://www.sstp.cn/video/xiyi_190916/。

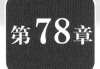

第78章

热带地区肥胖问题

SOPHIE HAWKESWORTH, ANDREW M. PRENTICE

翻译：郝瑜婉

审校：曹胜魁　朱慧慧　朱宏儒

要点

- 肥胖是指机体脂肪的过量累积，在人群中通常以体重指数（BMI）作为衡量肥胖的指标，BMI≥30 kg/m² 即可被界定为肥胖，此外还有其他一些肥胖的判定标准。

- 目前在世界范围内，肥胖发病率最高的地区是大洋洲，而热带地区的肥胖率也在上升。

- 常年的能量摄入超过能量消耗通常会导致肥胖，尽管长期久坐的生活方式也会引起肥胖，但最主要还是与过度消耗所致的能量不平衡有关。

- 越来越多的人生活在肥胖易发地区，在一定程度上是受热带地区营养转换的驱使，尤其是在城市地区更为显著。

- 肥胖是一系列疾病的强有力预警征兆，其中包括 2 型糖尿病。在热带地区，用于治疗肥胖以及相关并发症的卫生保健费用给当地造成了巨大的压力。

- 治疗肥胖的策略重点在于减轻体重，即使适度的体重减少，也会在一定程度上降低患疾风险。成功的减肥方案涉及一系列个人因素、现实因素以及可以完成的目标等，并且需要超强的耐心和动力。

- 人们越来越深刻地认识到，肥胖流行诱因的复杂性、相互作用以及多层面性。所以，肥胖预防体系需综合考虑个体水平及群体水平因素。

一、流行病学

肥胖是因机体脂肪累积过多所致（肥胖症），是导致机体死亡及致残的一种重要危险因素，被认为是当今全球范围第五大致死诱因。肥胖在传统意义上被认为是富贵病，近些年则被视为一项全球公共健康问题，发病率在热带地区的中、低等收入国家持续增高。然而在这些地区，肥胖的地理分布呈现相对不平衡的状态，据报道在南太平洋的一些地区，超重和肥胖的发生率高于 90%（居世界首位），而在撒哈拉以南非洲的一些地区，如赞比亚，当前肥胖的发病率极低，其中男性约为 8%，女性约为

23%（图 78.1）[1]。在 1980 年，肥胖在全球的男性和女性发病率分别为 4.8% 和 7.9%，而到 2008 年分别上升至 9.8% 和 13.8%；全球范围内肥胖发病率均有大幅的升高，尤以大洋洲最为显著[1]。然而，近十年肥胖发病率在高收入国家增高的速度渐缓，肥胖所造成的负担使得中、低收入国家（low- and middle-income countries，LMICs）面临越来越大的公共卫生考验。

肥胖逐渐被认为是致病的一种重要危险因素，然而由于常规的统计学资料较难收集，难于进行肥胖数据的国际对比。尽管通过健康监测研究或偶尔的国家调查可获取身高和体重的相关数据，但由于缺少系统的统计分析而未使这些数据成为可靠的理论基础。例如，近期一个慢性病协作团队尝试研究体重指数（body mass index，BMI）的全球流行趋势，但是在 30 个国家未得到有用的信息，而这 30 个国家大部分都位于加勒比海地区。高质量的卫生统计数据在规划和贯彻执行卫生政策中是必不

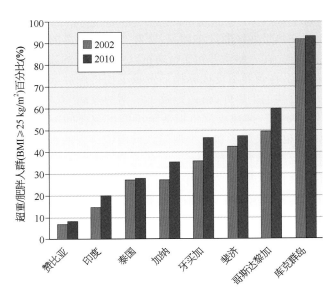

图 78.1 超重及肥胖在热带地区的流行情况。[Data derived from：WHO Global Infobase (https://apps. who. int/infobase), which contains health statistics provided by WHO Member States. Prevalence displayed for overweight and obesity combined and defined by BMI cut-off of ≥25 kg/m²]

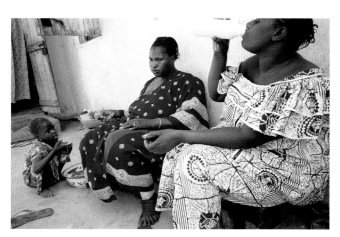

图 78.2　热带地区营养失调及肥胖家庭面临的双重负担。图为赞比亚肥胖妇女。(Reproduced by permission of Felicia Webb.)

可少的,精确的统计分析有助于我们更好地掌握肥胖的流行趋势,以及评估防治策略。国家间的数据比较也有利于深入地分析疾病的流行病学特征和疾病负担。世界卫生组织全球数据库(见:https://apps.who.int/infobase)是肥胖研究领域的一个重要资源库,可方便地获取每个国家的相关数据信息。

肥胖发病率在人群中具有不均衡性,女性相对于男性通常表现出更高的 BMI 水平(BMI,定义见下文)。肥胖发病率会随着年龄的增长而呈升高趋势,儿童期肥胖是成年肥胖的重要预警信号。全球有近 1.79 亿儿童被认为是超重和肥胖[2];肥胖在非洲地区学龄前儿童中的流行预示着 2020 年肥胖的发病率可能由目前的 8.5%~12.7% 提高至 49%[3]。

在热带地区的许多国家,肥胖与营养不良的高患病率并存。在一些营养和流行病正以前所未有的速度转变的国家,在营养不良代际循环背景下使得肥胖逐渐成为一个公共卫生事件,由此导致了所谓的疾病"双重负担"(图 78.2)。这种双重负担甚至可能出现在同一个家庭中,这也让决策者和卫生保健人员面临巨大的挑战。在印度尼西亚,预计有 10% 左右的家庭存在[4]肥胖和营养不良共存的现象,对贝宁的一项单独研究也显示大约 16%[5]的家庭承受着这种双重负担。肥胖和营养不良的联系本身就具有复杂性,这是营养不良的儿童也许正处于成年超重或者肥胖的高危风险中。

尽管国家有代表性的统计数据通常可以在宏观层面上绘制肥胖发病率的图谱,但是它们掩盖了人群的重要差异。肥胖发病率通常呈现出显著的社会经济学梯度,而这种趋势又取决于一定地区的经济发展水平;在高收入国家,肥胖发病率较高的人群通常出现在社会经济阶层较低的人群,而处于经济转型早期的国家则会出现相

反的情况。除此之外,肥胖发病率在城市和农村也有显著差异,城市地区往往高于传统生活方式占主导的农村地区。

二、发病机制和病理学

肥胖通常是由于长期的能量摄入超过能量消耗所致(例如个体能量不平衡)。正常情况下,能量平衡通常在极小范围内波动。例如许多人的体重波动范围常年都在 ±(1~2)kg,这就需要维持总能量消耗百分比的极小部分。能量调控系统是由增强食欲的神经(促进食欲)和降低食欲的神经(抑制食欲),以及内分泌系统构成的复杂体系。下丘脑作为综合调控中枢,发出的调节信号主要作用于消化道、肝脏以及脂肪组织[6]。其中最重要的调控信号是一种肥胖因子瘦素,它能够为下丘脑提供信号,进而调控脂肪组织的储存量以及能量流通。

能量方程式(能量消耗)两方的任何一方失衡都可导致肥胖。许多年前,人们认为肥胖不是由于吃得太多,因为这种状态必然会启动高效的新陈代谢。这种观点现在被证明是错误的,尽管静态的生活方式可能会引起肥胖,但是能量不平衡通常是由能量的过度消耗所致(见下文)。有趣的是,与肥胖相关的遗传缺陷使得对于食物摄入、而非食物消耗的调控产生偏差。

机体维持生存依赖于能量和营养的正常供应,因此对于饥饿感和食欲的调控机制也已进化。此外,在复杂的调控机制中,一旦某条途径失效,还有备用的替补途径。然而这些不适用于饱腹感的调控,因为能量的过量摄入在食物匮乏时期会成为一种优势而非危险信号[7]。由此造成的后果就是对食欲的不对称调控,也就是说体重增加比体重减轻的概率大。有实验证据表明,人体对于食物能量密度改变的感知是不敏感的[8],由此导致人们在高脂肪、高能量的食物诱惑下"被动地过度消耗"。这种过度消耗又会导致机体无意识地进一步摄取脂肪,且不易被察觉,而这种结果往往被认为是生理调节功能欠佳以及主要饮食食谱改变所引起的偶然结果。

近些年随着热带地区许多国家的经济飞速发展,由此出现了与饮食结构深层改变(包括数量和质量)和静态的生活方式趋势相关的"人口转型"[9]。由于人们经历过贫困、食物资源贫乏,以及高强度体力劳动的艰苦时期,现在追求富裕、高品质的膳食,以及更加舒适的静态生活方式也就不足为奇了。这也可以称为由营养转变而引起的饮食结构深层改变,也为当今中低收入国家肥胖发病率的急剧增加奠定了基础。概括地说,传统不频繁的多食、低脂、高复合碳水化合物的膳食模式被频繁的高脂、高能量密度、高精制碳水化合物、高动物蛋白富集、低复合碳水化合物的模式所取代。这些改变本身是人群受上游复杂体系驱使的结果,而影响其中相互制约关系的决定因素

包括城市化、全球化以及农业和饮食系统的深层改变[10]。

群体可通过移民或通婚融合少量的外源新基因,这部分人群的肥胖发病率急剧增加,表明了环境因素对肥胖率的重要影响。这并不意味着遗传因素对肥胖的影响有所降低。并非所有个体均处于易胖环境,了解疾病潜在的遗传易感因素将有助于我们进一步地阐明导致肥胖的其他重要机制。长期以来,超重和肥胖通常呈现家族聚集性,这类人群的肥胖发病率往往比总体人群高 2～8 倍,BMI 的遗传概率为 64％～84％[11]。也有比较罕见的单基因导致肥胖,比如 Prader-Willi 综合征和 Bardet-Biedl 综合征,但在一般人群中的肥胖相关基因多态性研究,进展相对缓慢[12]。遗传学研究的进展促进了全基因组与 BMI 相关基因型鉴定的关联研究。目前已经鉴定出影响 BMI 的 15 个新基因位点,这些位点与 FTO(脂肪含量与肥胖相关)有紧密关联[13]。这些基因型对公共卫生影响较小,并取决于风险等位基因在种群内的发病率。在英国的一项队列研究中发现,8 个肥胖相关基因位点与个体中 BMI 的差异仅有 0.84％[14]。对基因与环境相互作用的深入研究,有助于风险评估以及发布预防策略,从公共卫生角度上看,基因研究有较好的应用前景。

三、临床表现

肥胖是一系列并发症的强有力预警指标(表 78.1),因而与寿命缩短密切相关。BMI 在 35～40 kg/m² 之间的话,可能导致平均寿命减少 2～4 年,40～45 kg/m² 则可能减少 8～10 年[15]。早发型肥胖的人群通常预期寿命偏低。肥胖与死亡率的关联曲线呈现倒置的 J 型,当 BMI<20 kg/m² 时,有较高的死亡率,较低的生存率。这些往往与瘦弱、肺癌,以及呼吸系统疾病相关。

表 78.1	与肥胖相关的疾病
心血管疾病	缺血性心脏病(IHD);心肌梗死(MI);充血性心力衰竭;高血压和脑卒中;高胆固醇血症;深部静脉栓塞(DVT);心绞痛
内分泌疾病	Ⅱ 型糖尿病(T2DM);多囊卵巢综合征(PCOS);月经失调和不孕症;性功能障碍;妊娠并发症;先天畸形
神经系统疾病	卒中后遗症;偏头痛;痴呆症
外科疾病	骨关节炎;活动障碍;痛风;腰背痛
癌症	所有类型的癌症
呼吸系统疾病	睡眠窒息症;哮喘;麻醉并发症
胃肠道疾病	反流性疾病;脂肪肝;胆结石
皮肤疾病	黑棘皮症;淋巴水肿;蜂窝织炎;女性多毛症
泌尿系统疾病	慢性肾功能衰竭;尿失禁
精神疾病	抑郁症;自闭症
经济方面	降低收入

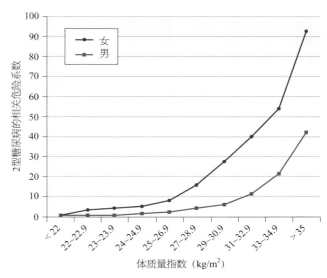

图 78.3　肥胖与 2 型糖尿病的危险相关曲线。(Modified from: Chan JM et al. Obesity, fat distribution and weight gain as risk factors for clinical dia-betes in men. Diabetes Care 1994;17;196 - 199 and Colditz GA et al. Weight gain as a risk factor for clinical diabetes mellitus in women. Ann Intern Med 1995;122;481 - 486.)

肥胖是代谢综合征的一个典型症状,通常会并发超重(尤其是中心性躯体脂肪)、高血压、血脂指标异常、胰岛素抵抗等症状。代谢综合征的判定标准包括中心性肥胖(腰围,见下文),以及其他两个及以上的风险标志物[16]。代谢综合征患者是心血管疾病的高危人群,在确定哪些患者可以服用降压药以及降胆固醇药物的过程中,通常需要对患者的代谢综合征进行评估。

尽管肥胖是威胁生命的一个重要危险因素,而与之最相关的是 2 型糖尿病(T2DM)。因此两者通常被称为"肥糖病"。许多研究都已证明肥胖是 2 型糖尿病的强力预警器。美国有研究发现肥胖可使男性患 2 型糖尿病的风险增加 40 多倍,女性则增加 90 多倍(图 78.3)[17-18]。尤其值得注意的是,BMI 在 28～30 kg/m² 范围内(临床上没有认定是肥胖)的女性患 2 型糖尿病的风险大约是正常女性的 20 倍,即使 BMI 的轻微改变也会使患病风险大大提高。

四、肥胖相关疾病的鉴别

在大多数情况下,超重和疾病之间有直接的因果关系,减肥和其他相关的健康干预措施能够有效改善健康状况,尤其是在肥胖早期。例如对糖耐量受损(2 型糖尿病的前期阶段)患者的饮食和生活方式进行有效的健康干预,即使体重仅减轻几千克,发展为 2 型糖尿病的风险便可减低 40％～60％[19]。甚至在某些疾病的治疗过程中,减轻体重具有特别明显的效果。例如,减肥在多数情况下可以解决由肥胖导致的不孕症。然而,我们需要认识到肥胖是一个渐进性缓慢发展的疾病,如果未能进行

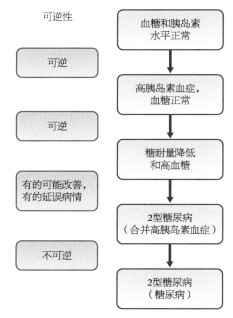

可逆性

可逆

可逆

有的可能改善，
有的延误病情

不可逆

血糖和胰岛素
水平正常

高胰岛素血症，
血糖正常

糖耐量降低
和高血糖

2型糖尿病
（合并高胰岛素血症）

2型糖尿病
（糖尿病）

图78.4 2型糖尿病的疾病发展进程。

及时的干预和治疗，将有可能出现其他并发症，进而发展到不可逆转的地步。例如，由于负重过大而造成的膝关节长期摩擦受损，即使体重减轻后会减轻疼痛，但也很难自愈。

2型糖尿病的疾病发展进程见图78.4。在疾病发展初期，为消耗多余脂肪而造成的胰岛素抵抗会使餐后胰岛素代偿性地增加，从而维持血糖水平正常。随着病情的进展，代偿性增加的胰岛素水平不能满足机体需求，从而造成患者出现高血糖症。若干年后，大大增加的胰岛素需求会导致 β 细胞衰竭，从而进一步发展为胰岛素依赖性糖尿病。在疾病发展的早期阶段，高胰岛素血症可以通过减轻体重进行控制，一旦发展至胰岛衰竭，则只能依靠胰岛移植或干细胞疗法进行治疗。

在一定条件下，机体多余的脂肪组织与一系列并发症通常是伴随出现的，而且具有因果关系，尤其是对于那些因单基因原因所引起的肥胖患者。这种情况下，减轻体重往往可在某些方面改善生活质量（例如提高机体流动性和运动耐量），但不能解决所有问题。

五、诊断

由于机体的实际体脂含量很难直接测定，因而通常采用替代测定方法。目前，最普遍和最简单的肥胖评估方法是计算身高校正后的体重，也被称为体重指数，以体重(kg)/身高(m)² 表示。BMI≥30 kg/m² 表示肥胖，在 25~29.9 kg/m² 之间表示超重（见表78.2）。这种分类方法的依据是 BMI 越大，表明疾病发病率和病死率越高；在群体水平，BMI 则预测了所有的致死原因以及疾病特异性的死亡率。BMI 对于不同人群中相同肥胖度的个

体预测有偏差，这在一定程度上与个体的身体比例有关。有证据表明，相对于白种人，亚洲土著在 BMI 较低的情况下死亡率相对较高。国际上，对于是否需要设立特殊的分级系统进行了多次讨论。在 2002 年 WHO 的研讨会中，回顾了既往证据，明确国际分类法需要适用于所有人群，但在一定情况下可根据需要额外增加界值点。因此，推荐所有国家均采用包含所有类别在内的分类方法（18.5、23、25、27.5、30、32.5 kg/m² 以及大多数人群采用的 35、37.5 和 40 kg/m²），以方便国际间的比较[20]。

表 78.2	成年人依据 BMI 偏瘦、超重、肥胖的国际分类法	
分类	BMI(kg/m²)	
	常用临界范围	附加临界范围
正常范围	18.50~24.99	18.50~22.99
超重	25.00~29.99	25.00~27.49
肥胖	≥30.00	
肥胖Ⅰ级	30.00~34.99	30.00~32.49
肥胖Ⅱ级	35.00~39.99	35.00~37.49
肥胖Ⅲ级	≥40.00	

Modified from：WHO Expert Consultation. Appropriate body-mass index for Asian populations and its implications for policy and intervention strategies. Lancet 2004；363：157－163.

相对于身高稳定的成年人，儿童超重和肥胖的界定更有难度。与成年人不同的是，儿童的 BMI 通常随年龄的增长而变化，这就使成年人计算的界值标准不适用于儿童。可利用与体重身高相关的百分位数方法来评估营养不良。然而，这个百分位数与疾病的危险度并无直接关系，目前国际肥胖研究协会推荐使用与年龄和性别相关的界值点方法，这种方法将儿童 BMI 与评估成年人肥胖和超重的界值点法联系起来（见表78.3）[21]。

表 78.3	对儿童和青少年肥胖和超重的体重指数国际临界值			
年龄(岁)	BMI 25 kg/m²		BMI 30 kg/m²	
	男	女	男	女
2	18.41	18.02	20.09	19.81
2.5	18.13	17.76	19.80	19.55
3	17.89	17.56	19.57	19.36
3.5	17.69	17.40	19.39	19.23
4	17.55	17.28	19.29	19.15
4.5	17.47	17.19	19.26	19.12

表 78.3	对儿童和青少年肥胖和超重的体重指数国际临界值（续表）			
年龄（岁）	BMI 25 kg/m²		BMI 30 kg/m²	
	男	女	男	女
5	17.42	17.15	19.30	19.17
5.5	17.45	17.20	19.47	19.34
6	17.55	17.34	19.79	19.65
6.5	17.71	17.53	20.23	20.08
7	17.92	17.75	20.63	20.51
7.5	18.16	18.03	21.09	21.01
8	18.44	18.35	21.60	21.57
8.5	18.76	18.69	22.17	22.18
9	19.10	19.07	22.77	22.81
9.5	19.46	19.45	23.39	23.46
10	19.84	19.86	24.00	24.11
10.5	20.20	20.29	24.57	24.77
11	20.55	20.74	25.10	25.42
11.5	20.89	21.20	25.58	26.05
12	21.22	21.68	26.02	26.67
12.5	21.56	22.14	26.43	27.24
13	21.91	22.58	26.84	27.76
13.5	22.27	22.98	27.25	28.20
14	22.62	23.34	27.63	28.57
14.5	22.96	23.66	27.98	27.87
15	23.29	23.94	28.30	29.11
15.5	23.60	24.17	28.60	29.29
16	23.90	24.37	28.88	29.43
16.5	24.19	24.54	29.14	29.56
17	24.46	24.70	29.14	29.69
17.5	24.73	24.85	29.70	29.84
18	25	25	30	30

注：临界值为分性别的 2～18 岁各年龄段数值，并将 18 岁的 BMI 分别确定为 25 kg/m² 和 30 kg/m²。数据来自巴西、英国、中国香港、新加坡、美国等国家的平均值。
Modified from：Cole TJ，Bellizzi MC，Flegal KM，et al. Establishing a standard definition for child overweight and obesity worldwide：international survey. BMJ 2000；320；1240-1243.

尽管 BMI 在群体水平能够很好地预警健康风险，但目前对于解释个体水平的 BMI 而言还是一个挑战[22]。这是因为 BMI 只能测出相对于身高的过多体重，而这部分体重可能同时包含脂肪和肌肉。因此，肌肉健硕的个体（例如运动员）BMI 可能会相对较高，但在这种情况下，BMI 较高并不意味着疾病风险大。对于个体而言，还有其他一些评估肥胖的方法，但都会在某些方面具有局限性[23]，下文将对此进行概述。

在临床上，有许多可以替代 BMI 的肥胖评估方法，其中最简单的是测量腰围，它作为一种公共卫生的评估工具，应用越来越普遍。WHO 准则规定，腰围的周长应该在人体最下方一根肋骨的下缘和髋骨的顶部之间的中点进行测量。疾病风险与腰围的界值点目前尚处于研究阶段，对白种人的研究中发现，当男性腰围≥90 cm 和女性≥80 cm 时，可能会增加患疾病的风险[24]。腰围数据可反映机体的脂肪分布情况，是一个重要的疾病危险因素。腰围过大被认为是代谢综合征的重要指征，在一定程度上腰围尺寸与腹腔内脂肪面积有关，且腹腔内脂肪的大量贮存可能会增加机体罹患代谢病的风险。腰围尺寸与 2 型糖尿病也有一定的关联。

其他一些人体测量预测技术可以用于评估体脂量。传统皮褶厚度测量是一种常用的方法，尤其在资源匮乏的低收入国家。主要是用测径器来测量身体特定部位的皮褶厚度，包括三头肌、二头肌、肩胛下及锁骨周围。这些部位的测量要求训练有素的专业技术人员来完成，且仅需要测量脂肪的褶皱厚度，以减少误差。测量皮褶厚度适用于所有年龄段的人群，但肥胖人群的皮褶厚度测量往往难度更大。测量获得的原始数据建立相关的回归方程，可用来估算体脂密度，从而进一步评估肥胖程度，但方程式的适用范围有较高的人口特异性要求，因此在评估个体或人口水平的肥胖程度上，原始数据往往更实用。

生物电阻抗法在临床和科学研究中逐渐成为一种被广泛应用的技术，其测量原理是基于微弱的电流在人体内传导产生的电阻。基于这种原理，已开发出各种形状和尺寸的测量仪器。这些仪器会提供一个电流的导入点，通过测量机体的电阻值来评估体脂含量。将电阻值代入预测方程式，可推算出机体的水分含量，而这些预测方程式会因受试人群和仪器生产商的不同而有差异。把人体水分含量转换成非脂肪组织的含量后，便可通过个体的体重差来计算脂肪的含量。这种方法测量体脂含量的精确度范围通常在±（1～2）kg。

还有一些其他方法不依靠预测方程式，能够间接测量脂肪含量。比如同位素稀释技术，就是利用一种已知剂量的稳定放射性核素（通常为氘，²H）来测量身体的总水分含量。之后运用与上文类似的转换方程式，进一步估算人体的非脂肪及脂肪含量。同位素可以采用质谱分析法或费用较低的红外光谱学方法进行分析。目前国际原子能机构（IAEA）已经针对此技术发布了标准化的操作指南（见：www.iaea.org）。

还有其他一些先进、但价格昂贵的检测技术，如计算机断层扫描（CT）和磁共振成像技术（MRI）。这两种技术均可以扫描出高分辨率的横截面图像，从而估算体脂总量及体脂百分比。腹腔内脂肪的含量也可以被精确地测定。但这些测量技术费用较高,同时需要患者前往专业的医疗机构进行检测,对于有幽闭恐惧症的人群可能有难度。双能 X 线骨密度仪(DXA)是一种被广泛应用的成像技术,其基本原理是两种能量的 X 射线穿过骨骼和软组织后,会有不同程度的衰减。运用 DXA 可以估算出机体腹部脂肪含量,但缺点是不能区分皮下脂肪和内脏脂肪。

六、干预和治疗

如前所述,在个体水平上,肥胖主要是由于能量摄入和消耗之间的不平衡而引起的。因此,任何有效的治疗策略均要以减轻体重为重点,目前已经有证据表明适当的减肥有益于身体健康。然而,正确地引导和干预人群减肥是很困难的,对于卫生专业人员和患者都是痛苦和耗时的过程。减肥动机是肥胖个体减肥治疗中的关键组成部分,它在一定程度上依赖于个体对"肥胖是一种医学病症"观点的认可和接受。如果肥胖个体尚未出现明显并发症,并且个人健康也没有受到严重威胁,那么减肥的意愿也会大大降低。依据身体组分的评估(见上文)对肥胖进行正确的定义和分类是减肥前的重要步骤。膳食管理、体力活动、手术、药物、心理素质以及家庭的支持都是评估肥胖时应予以考虑的因素。在实施减肥计划前,除了减轻体重外,还应收集患者既往病史的详细信息(提要78.1),并综合评估患者患心血管疾病的危险因素和危险程度,以及是否需要治疗。

提要 78.1　肥胖干预前的评估需考虑的既往史因素

肥胖问题是很早就有的还是最近出现的?(如是否儿童时期开始)

了解患者之前曾尝试过的减肥方法以及对肥胖问题的看法和态度

患者对吸烟是什么态度?他们是否会认为戒烟会导致体重增加?

患者对疾病和药物有什么认识?对其于体重增加的关系是怎么理解的?

是否有肥胖的家族史?配偶是否也是肥胖问题?

患者是否认为医疗,社会环境和心理问题与肥胖有关?

患者减肥并且能够坚持下去的动力是什么?

参考文献: *Lean M,Finer N. Obesity management:part II-drugs. BMJ 2006;333:794-7.*

成功的减肥治疗策略中,最重要的一个方面是帮助患者制定人性化、较实际、能够完成的目标。例如,在 3~6 个月内使体重减少 5%~10%。在体重减轻后,维持体重的策略也是至关重要的,在这个阶段,患者需要继续坚持,以防止体重反弹。在许多国家,肥胖通常与耻辱感联系在一起,社会的支持和鼓励对减肥的成功也至关重要。经过最初的评估并设立减肥目标后,团队的支持被认为是影响成功的因素。肥胖流行的规模已经使减肥策略融入到数十亿英镑的时尚健康饮食项目中。因此,医生对于减肥患者生活方式的专业指导意见显得尤为重要。近年来,针对减肥的膳食干预研究显示,低热量的膳食也是有效的减肥策略,无论其是否含有特殊的营养素[25]。因此,只要患者持续监测有害效应以及反弹的可能,结合自身情况选择低热量或者低碳水化合物的膳食对于他们是最有效的。

由于低收入国家的资源信息匮乏,有些肥胖的治疗策略在这些国家未必适用。目前认为,在这些地区收集相关数据和探索研究的同时,对已经了解的情况及时给予相关干预和治疗是有必要的。鉴于肥胖流行的全球性,以及与之相关疾病对健康的长期影响,对于肥胖有效的预防以及治疗策略研究已成为重点,并获得充足的资金支持。许多研究表明,专业的医务工作者和熟悉数据系统评价的政策决策者,对于制定有效的治疗策略至关重要。最近的研究都强调了生活方式、药物以及手术干预对于治疗肥胖的有效性。运动,尤其搭配合理的膳食,已被证实有助于适度减轻体重,并且能够大大减少致心血管疾病的危险因素,比如高血压和高空腹血糖含量。运动和定期的自我体重监测对于减肥的长期维持至关重要。

尽管在减肥药物的研究中投入了大量成本,但目前获得批准用于临床治疗的肥胖药物极少。减肥药物西布曲明被下架,利莫那班上市后出现不良反应,目前临床上的减肥药物仅有奥利司他。近期的一项 Meta 分析结果显示,长期服用奥利司他(>1 年)可使患者达到一定程度的体重减轻[26],但必须在评估各项疾病风险的前提下按照医嘱服用减肥药物,并且需要配合定期的自我体重监测。对肥胖的有效治疗和干预是一项长期的过程,并且要把体重减轻后的维持作为重点。通过对行为干预和药物治疗的疗效进行对比研究,发现两种治疗方法相结合的效果会更好。一项研究表明,密集的行为干预可获得与曲美药物治疗等同的减肥效果,而两者联合使用时,疗效加倍[27]。

近年来,在其他减肥方法无效的情况下,外科手术疗法被越来越多地用于治疗肥胖,尤其在一些高收入国家。减轻体重的手术,也被称为减肥术,主要包括胃囊带术、胃旁路术以及胃成形术。研究表明,肥胖外科手术后体重减轻的效果明显优于传统的减肥方法,并且能够改善一些并发症,例如 2 型糖尿病,但这并不表示手术治疗肥胖没有其他并发症,目前也没有足够的证据来评价几种手术方法的优劣。此外,治疗肥胖的药物疗法和减肥手术在一些资源匮乏的热带地区也许不太适用,因此有必要分析成本效益,评估在这些地区可行的治疗方法。

儿童期肥胖的治疗也特别重要,这是由于肥胖不仅会对儿童的身体和心理都造成严重的影响,还会大大增加他们成年后出现肥胖的风险。目前,对儿童和青少年肥胖尚未有特别有效的治疗策略,尤其在一些中低收入的国家和地区。近期,一项基于目前数据信息的 Cochrane 评价显示,对于儿童和青少年的行为干预在临床上有一定程度的体重减轻,但是仍需要大量的相关研究数据[28]。

七、预防

肥胖流行于热带地区的不同发展时期,这些地区同时也面临着传统热带感染性疾病的巨大负担。在传染性疾病普遍流行的地区,资源匮乏、医疗保健设施有限,以人群为基础的预防策略显得尤为重要。尤其是基于群体层面而非个体水平的研究,缺乏高质量的信息数据使得相关研究基础薄弱;目前仍无有效的预防策略。特别是一些中低收入国家,往往缺乏关于特殊人口个体水平危险因素(膳食及行为活动)以及 BMI 的统计学信息,而这些恰恰是实施有效干预措施所必须参考的。伴随肥胖出现日益增加的治疗费用及并发症,所以"无作为"的策略是不可取的。在一些富裕国家,因肥胖导致的花费在医疗卫生服务中所占的比重相当大。美国和英国的研究都指出,在当前形势下,肥胖方面的支出占总医疗卫生费用的 9%。在英国,肥胖也是导致劳动力丧失,以及国家伤残抚恤金增加的重要因素。一些新兴的国家也逐渐面临着肥胖所带来的疾病负担。最近的一项分析表明,2011—2025 年中低收入国家因慢性非传染性疾病所造成的经济损失将超过 7 万亿美元[29]。与之相反,对个体采取干预措施所产生的费用则相对低廉,比如改善不良饮食习惯及久坐不动的生活方式。

对于肥胖,有效的预防策略必须基于导致肥胖率增加的根本原因。目前对于引起体重增加的原因有初步的共识。通过对过去十年的数据信息分析,得出了两个比较权威的结论,强调了久坐的生活方式以及高能量食物(包括含糖饮料和快餐食品)的摄入与体重增加有密切联系(表 78.4)[30-31]。人们越来越多地认识到,在当前大环境下,对个人进行行为干预极具挑战性且成效甚小。因此,"易胖环境"亟待改善。国际肥胖工作组在 2010 年的一项分析显示,英国和巴西在预防肥胖方面处于国际领先地位(www.iaso.org)。在巴西,政府针对食品销售的

表 78.4	国际委员会公布的能够促进或抑制体重增加和肥胖的因素		
证据		降低的因素	增加的因素
已证实的	WHO	经常活动	久坐不动的生活方式
		较高的非淀粉摄入量(脂肪)	高能量缺乏微量元素食品的高摄入量
	WCRF	体育运动	久坐不动的行为方式
不确定因素	WHO	家庭和学校提供的儿童健康饮食	高能量食物和快餐
		母乳喂养	含糖量较高的饮料和果汁
			不利的社会经济环境(尤其发达国家的女性)
	WCRF	低能量食物	高能量食物
		母乳喂养	快餐
			含糖饮料
			长时间看电视

监管采取了一系列措施,包括为学校提供健康膳食、对肥胖的持续监测,以及推广母乳喂养。

如果在肥胖的早期阶段实施有效地干预措施,会有很好的效果。肥胖发生的越早,对健康的威胁也就越大,在儿童时期减轻一定的体重比在成年后要容易的多。此外,幼年时期的行为方式可能会贯穿人的一生,因此在幼年时期养成健康的生活方式对成年后影响颇大。学校因其方便进行统一的监管,并且能够普及大多数目标人群,往往被作为实施干预措施的目标场所。干预策略包括:为学校集中提供健康的膳食、禁止自动售货机出售含糖饮料,以及提倡步行至学校等。然而目前系统评估的缺乏往往不易得出有效的结论,因此为了制定有效的预防策略,迫切需要在某些特定环境下开展高质量的评估研究。

有人提议将高危人群的筛查作为预防策略的一项重要内容,但目前对此仍有争议。新加坡于 1993 年颁布了国家儿童筛查计划,所有儿童必须依法进行 BMI 的筛查。对 BMI 超出正常范围的儿童开展健康生活方式的课程教育,并向其提供有针对性的健康饮食。这项措施在一定程度上使国家的肥胖水平有所降低,但目前迫于儿童家长的压力已经废止,因为有些家长认为这种差别对待是对孩子的一种侮辱。已有研究证实食品和饮料的广告是导致肥胖率增加的重要因素,有些国家已经采取了相关措施禁止向小学生销售不健康的饮食,预防肥胖。目前 WHO 已达成了共识,禁止向儿童进行不健康食品

的广告宣传,但具体实施过程在不同的情况下仍面临巨大挑战。

应对当今肥胖所造成的疾病负担,需要在人群的各个年龄阶段进行肥胖的预防。由于造成肥胖的原因复杂以及干预策略的多样性,政策制定的困难重重。有价值的信息评估有助于对资源进行集中整合,尤其在资源相对匮乏的中低收入国家。澳大利亚近期的一项研究显示,从伤残调整寿命年的成本方面考虑,对不健康的食品和饮料征税是当前最具成本效益的政策(表 78.5)[32-33]。

英国的一项前瞻项目研究结果显示[34],从个体水平和群体水平预防肥胖需要建立一套完整的方法体系。解决肥胖问题面临巨大挑战,面临着导致疾病发生的各种社会因素,这与应对气候变化问题较为类似。两者都亟需全社会采取措施,包括政府的支持以及各行业、社会团体、家庭乃至整个社会共同付诸行动。一项关于肥胖预防的系统研究认为,如果预防策略是成功可行的,那么核心举措是可以被政府乃至整个社会普遍接受和认可的(提要 78.2 和提要 78.3)[35]。在餐饮业日趋全球化,并逐渐被一些大型跨国企业掌控的环境下,单纯依靠国家

表 78.5	澳大利亚的一系列高成本效益的肥胖干预措施		
干预措施	目标人群	减少的死亡人数	总费用(美元;百万)
征收不健康食品和饮料的税费(10%)	成年人	559 000	18.00
食品包装标注营养成分和等级	成年人	45 100	81.00
减少面向儿童的垃圾食品和饮料的宣传广告	儿童(0～14 岁)	37 000	0.13
少看电视的宣传教育	学龄期儿童(8～10 岁)	8 600	27.70
包括营养和体育活动多种课程	学龄期儿童(6 岁)	8 000	40.00

层面的干预策略不足以抑制肥胖率上升的趋势。不仅如此,与应对气候变化问题的共同之处在于,挖掘疾病流行的根本原因以及应对长期变化都需要全球性的战略,并达成统一共识。

提要 78.2　政府采取的有关肥胖干预的关键措施

组织领导和管理
对减肥措施提供强有力的支持
跨行业给予支持
完善相应机制降低商业利益对决策制定的影响
公共卫生政策
维护公众健康,把食品安全作为餐饮发展的首要位置
制定贸易协定以及农业和食品相关的财政政策
保障公众健康(如津贴,税,进口关税和配额)
倡导公共交通,步行和骑自行车的出行方式,完善交通设施,城镇规划和经费分配
减低税收,提供政策支持,降低由社会经济发展不平衡导致的医疗卫生服务的不公平性
资金支持
把健康促进纳入现有资金预算中(如治疗,教育和地方管理)
建立健康促进基金会并对烟、酒、不健康食品和饮料征税
智能体系
建立监测系统来监测儿童和成人肥胖趋势以及食品和日常行为活动环境(如食品的营养成分,市场

营销环境对儿童的熏陶)
为预防肥胖研究以及学术机构评估提供专业的技术支持
建立信息资源共享机制促进数据共享
政策执行的支持体系
营养分析系统对食品和营养政策的支持(如标识营养等级,规范对儿童的市场宣传)
公共及私营机构的健康食品服务政策,对体育活动的支持
为当地政府制定标准和指导方针来规范社会公共环境
劳动力的能力提升和发展
在预防领域雇佣充足的、专业的人员
在卫生行业和专业人士(如策划人员、教师、儿童护理人员)的课程中加入营养学、体育活动和肥胖预防
提升研究生教育质量,包括在中低收入国家加强博士培养力度
伙伴,组织关系和协调网络
提升跨行业机构在当地政府,非政府组织和私营机构之间发挥的协调作用

沟通协调

为个人健康饮食和体育活动提供国家政策支持

建立和完善国家饮食行业在食品营养成分,对儿

童的市场营销以及索赔方面的政策目标

营造一个健康的社会氛围,倡导个人健康生活方式以及为他人,尤其是儿童创造一个健康的环境

提要 78.3　国际机构、私营企业、社会团体、医务工作者及社会个体采取的肥胖预防措施

国际机构

联合国及其成员机构应通过对预防肥胖和非传染性疾病的增加资金投入和提供政策支持来增强其国际领导力

公共卫生的维护需要综合考虑相关贸易、经济、农业、环境、视频以及卫生政策等因素

联合国应制定政策及统筹资金以防止肥胖和非传染性疾病跨区域

针对食品和饮料对儿童的市场营销以及营养素,世界卫生组织应制定全球标准

私营部门

加强餐饮行业现有产品的督导以及鼓励开发新的更健康的营养成分,尤其是通过有效措施降低糖、盐和脂肪含量

食品行业应遵循关于高糖、盐和脂肪食品对儿童和青少年市场营销的限制

餐饮行业,食品零售商应确保食品标签、包装和卫生要求符合所有国家的严格标准

相关产业需要通过数据共享加强食品健康系统

的监测,有助于各国政府在保护敏感商业信息的同时对目标的评估

社会团体

联盟和网络有助于信息共享,为改革争取更多支持者,并为减肥制定合理的政策和方案

其他一些团体组织的政策和措施都应受到监督。民间社团组织有权利使其他一些团体组织对有关营造健康环境,减少肥胖和慢性疾病的干预措施的行为负责

医务工作者

卫生工作人员需要对患者体质量进行监测,并对患者维持健康体质量提供合理建议

医生应为准备进行减肥计划的患者提供支持治疗

社会个体

家长及监护人应该为儿童和青少年树立健康行为的榜样

个人应选择健康的饮食和活动,有助于在家庭、学校、工作场所、体育俱乐部、教堂和社区营造健康的生活环境

Adapted from The Lancet. Gortmaker SL, Swinburn BA, Levy D, et al. Changing the future of obesity: science, policy and action. Lancet 2011;378:838-47. Copyright 2011, with permission from Elsevier.

参考文献

见：http://www.sstp.cn/video/xiyi_190916/。

第十五部分　妇幼保健

第79章

热带地区产科疾病

ROSE MCGREADY, GLEN D. LIDDELL MOLA, MARCUS A. J. RIJKEN, FRANCO IS H. NOSTEN, THEONEST MUTABINGWA

翻译：郝瑜婉

审校：朱慧慧　李红梅　孙乐平

要点

- 2005 年的数据显示，在一些欠发达国家和地区，妇女因妊娠或分娩相关并发症死亡的概率平均上升了 300 倍，因妊娠相关疾病死亡的概率增加了 1 000 倍[1]。如果有切实、合理的基础保健体系，加强宣传教育并采取相应的预防保健措施，大多数产妇死亡是可以避免的。

- 在热带地区一些发达国家的农村，妊娠期妇女遇到通常是一些常见传染病，如肾盂肾炎的易发人群。在热带地区，孕妇面临着更多传染病，如疟疾、肺结核、梅毒、艾滋病等的威胁，这些疾病都需要及时诊断并进行有效的药物治疗。

- 在热带地区的一些国家，社会文化程度及经济发展水平对妊娠期妇女有重要影响。在发展中国家，许多妇女都未能享受适当的卫生保健服务，并且对于生育没有自主权，由此导致意外妊娠或不恰当时机的受孕，甚至可能危及生命。医疗设施健全的地区有条件为臀位妊娠及延期妊娠者实施剖宫产术，然而这在资源匮乏的地区是不安全的。剖宫产术会增加宫内胎盘感染以及下次妊娠时子宫破裂的风险。因此，在医疗设施匮乏的地区进行有效的风险效益评估很有必要。

- 妊娠期间感染热带病需要及时治疗。一些严重疾病的治疗目的是要挽救孕妇的生命及避免以后的功能性障碍。在某些情况下，即使不能快速获得诊断结果，或者担心对胎儿造成伤害，挽救生命的假定性治疗措施也是有必要进行的。

- 孕妇在分娩前定期进行有效的产前检查有助于明确是否是高危妊娠，优化孕妇的健康状况并帮助其制定围生期保健计划。

- 获得安全分娩并对可预见的或突发情况做好应对措施，可有效降低孕产妇及新生儿的死亡率。对于农村或者偏远地区，候诊室非常重要，但在此期间需要提供食物和医疗保健资源往往成为其有效利用的主要制约因素。

- 相对于产妇在家里分娩，经过培训有应急产科护理经验的接产人员，在有简易的工作设备及洁净的环境下能够为产妇和新生儿提供更好的医疗保健服务。即使在家里有专业的医务工作者在场的情况下，由于一旦在分娩期间出现并发症，产妇转诊仍有相当大的困难。

- 新生儿的存活状态与孕产妇的产前、围生期及产后护理密切相关。有效的复苏及合理的使用抗生素可大大提高新生儿的存活率。改善新生儿的存活状态的预期是鼓励妊娠妇女到正规的医疗场所进行有监管保障分娩的重要宣传手段之一。

- 从怀孕开始就要注重围生期保健，同时要加强孕前咨询（发展中国家可在社区提供相关服务，并可在一定程度纳入小学课程），流产后的护理以及计划生育，这些措施将对孕产妇和新生儿的发病率及死亡率产生显著影响。

- 在发展中国家对孕产妇的一些"技术含量低"的干预措施很有前景，这包括使用产程图、分娩过程中给予持续鼓励、耻骨联合切开术、对肩难产的处理、羊膜腔内感染的改进治疗以及运用胎头吸引术来协助自然阴道分娩[2]。

一、概述

本章节不可能对于在热带地区可能涉及的所有产科学和围生期保健的内容一一详述。千年发展目标关于改善孕产妇健康和新生儿死亡率提供了一系列可查询的相关信息资源，详情可点击以下链接：http://www.who. int/topics/maternal_health/en/（Table 79.1）[3]。

本章节重点介绍了一些热带地区产科学中常见的误区，从不同层面为读者阐述了围生期保健的相关知识，以期降低孕产妇和新生儿的发病率及死亡率。

表 79.1	母婴保健阅读材料资源参考清单

提供网址访问和可获得的文档(2013 年 8 月 4 日,都可获得)。

https://www.who.int/pmnch/en/

孕妇、新生儿和儿童的健康。关于生殖、孕妇、新生儿和儿童健康关键干预措施的全球综述。

本文件由位于瑞士的世界卫生组织和巴基斯坦的阿加汗大学联合起草。在 2010 年 4 月和 2011 年,孕妇、新生儿和儿童健康专家齐聚日内瓦,最后统一商定了此文件。

http://righttomaternalhealth.org/

国际组织发起和成立的关于孕产妇死亡和人权的网站,在该网站可以下载关于孕产妇死亡率、研究现场和其他内容的资料。

HTTP://WWW.PIH.ORG/PRIORITY-PROGRAMS/WOMENS-HEALTH

卫生合作网站,可以下载关于孕产妇死亡率、研究现场和其他内容的资料。

HTTP://WWW.FPAINDIA.ORG

印度计划生育网站,可以下载以下内容的资料:孕妇和儿童健康,家庭育儿计划,青少年生殖和性健康教育

HTTP://WWW.RCOG.ORG.UK/GUIDELINES? UTM_SOURCE=QL&UTM_MEDIUM=QL&UTM_CAMPAIGN=GTG

皇家妇产科研究院做的指南,对很好的指导临床实践。基于以往发表的临床证据,他们提出了达成共识的临床实践技术和方法,供产科医生/妇科医生和其他相关卫生专业人员参考和学习。虽然临床调查和治疗的标准适用于资源丰富的国家或地区,但很大程度上,这些标准在资源相对贫乏的国家和地区也可以直接使用。

HTTP://WWW.GFMER.CH/000_HOMEPAGE_EN.HTM

日内瓦医学教育与研究基金会(GFME)是 2002 成立的非营利组织,其目标是提供适用于发展中国家、经济转型国家的健康教育方案和研究项目,并在政府公共部位和私营实体之间建立关系。

(一) 热带地区产科疾病的地理分布

人们普遍认为在发展中国家的大部分地区,孕产妇的高死亡率是生殖健康中最主要的问题。要解决与孕产妇死亡率相关的问题在技术上并不困难。但常缺乏坚定充足的政治导向力以及开展实施综合性的孕产妇保健计划的强烈意向[4-5]。

孕产妇死亡率最高的地区是发展中国家,尤其是在撒哈拉以南非洲和东南亚地区(图 79.1),据估计每天大约有 1 000 名妇女死于分娩相关的并发症[6]。由于即使在同一个国家,经济差距会导致某些地区的妇女不能获得健全的医疗服务,如产前保健(图 79.2),分娩期及产后护理(包括计划生育),大大增加了农村和城市低收入群体中孕产妇死亡的风险。[7] 在许多地区,青少年相对其他孕妇面临更高的并发症和死亡率的风险。[8] 孕产妇死亡是指妊娠开始至产后 42 d 内,不论妊娠的部位、期限、因各种原因(不论是直接由于产科引起的还是由于因妊娠器械处理方法而加重的)所引起的死亡,但意外死亡不包括在内[6]。接近分娩时产妇的死亡风险是最高的,约有 60% 的产妇死于分娩后不久,尤其是当助产士技术欠佳时产妇死亡率更高(图 79.3)。

根据 WHO 报告的资料,分析全球孕产妇死亡原因,妊娠期并发症在孕产妇死亡原因中大约占 80%,包括大出血、产褥感染、妊娠高血压(妊娠毒血症和子痫)、难产和不安全的流产等。[9] 在一些地区,HIV 也会增加孕产妇的死亡率。[10] WHO 在一项对于孕产妇死亡系统调查的研究中显示,9 126 例调查对象中仅有 37 例能够明确死亡原因。然而在一些农村以及医疗条件较差的地区,获取与孕妇死亡原因的相关数据信息非常困难,常常因数据缺乏而很难评估热带感染性疾病与孕产妇死亡的相关性。

(二) 发展中国家妇女保健机构

妊娠相关死亡的原因是极其复杂的,由于地区差异的存在而很难进行系统综合的评判。对于发展中国家,相对于局部地区的经验数据,国际组织更倾向于运用数学模型来评估孕产妇死亡原因。需精确计数和记录当地的死亡人数以便发现其变化[11]。

莫桑比克的一项研究指出,暴力侵犯在孕产妇死亡原因中位居第四位[12]。但不幸的是,大多数妇女对于亲密伴侣的暴力侵犯通常保持沉默,而不会去寻求帮助[8]。

为了改善孕产妇围生期的健康状况,保健体系、医务工作者以及保健服务的提升都是提供系统保健及保证每个新生儿都能享受到医疗保健服务的重要组成部分。但这些在低收入国家往往由于资源匮乏而难以实现。表 79.2 中总结了 56 项能够降低孕产妇和新生儿死亡率的干预措施。

计划生育是围生期保健中的另一项重要内容,有助于降低孕产妇和新生儿的发病率和死亡率[11]。医疗系统中的每个医疗点均应提供关于计划生育的咨询服务以及有效的避孕用品。

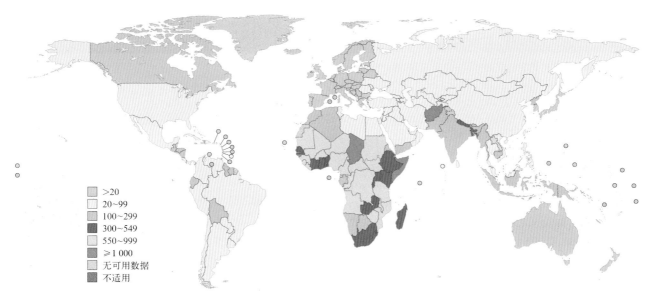

图 79.1 2008 年全球孕产妇死亡率(每 10 万例活产中孕产妇的死亡人数)。(图片转载经世界卫生组织许可,图片来源:http://gamapserver.who.int/mapLibrary/Files/Maps/Global_MDG5_2011_MaternalMortality.png)

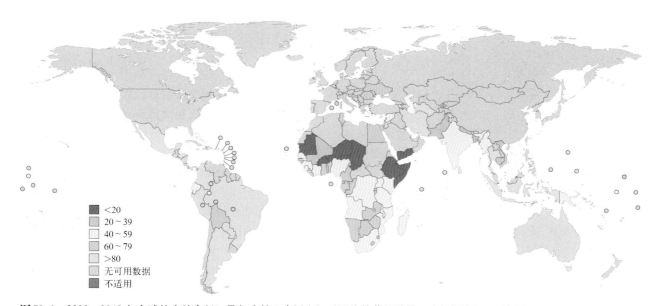

图 79.2 2000—2010 年全球的产检率(%,孕妇产检 4 次以上)。(图片转载经世界卫生组织许可,图片来源:http://gamapserver.who.int/mapLibrary/Files/Maps/Global_MDG5_2011_Antenatal.png)

(三) 个案分析

缅甸一名两个孩子的母亲周一去产前门诊。整个路程需要 1.5 h,并且要花费她半天的工资,然而她的预产期是在下个月。周二,她感到身体不适去最近的门诊部就诊,并做了疟疾血检。检查结果为阴性,回到家后仍然发热。周三她又去产前门诊就医,被检查出患有肾盂肾炎并需接受住院治疗。身体状况不佳使她很难照料最年幼的孩子,同时她的丈夫一直做农活不能帮她照顾小孩,在村里他们也没有其他的亲戚。不幸的是,由于患有艾滋病,她只能请求出院去另一个医院取每个月的抗逆转录病毒药物。她希望能够继续接受药物治疗,同时十分

担心由于失约而给医院留下不靠谱的印象。幸运的是医院的工作人员了解并体谅她的困境,同意她继续口服药物治疗肾盂肾炎。周五她最年幼的孩子出现高热和咳嗽,去诊所又花费了她半日的工资。孩子的疟疾血检结果阳性,可以接受免费治疗。孩子的病情有了明显好转,这也让她认为付出的代价是值得的。周五晚上,她的丈夫由于这个星期她超额的花费很生气并打了她,之后她出现持续剧烈腹痛而倒地,由于没有足够的钱来支付出租车费,她未能被送往诊所而导致死亡。之后也没有人再去追查她的下落,产前门诊认为她可能选择了在家分娩所以没有露面,预防艾滋病母婴传播中心则认为她可

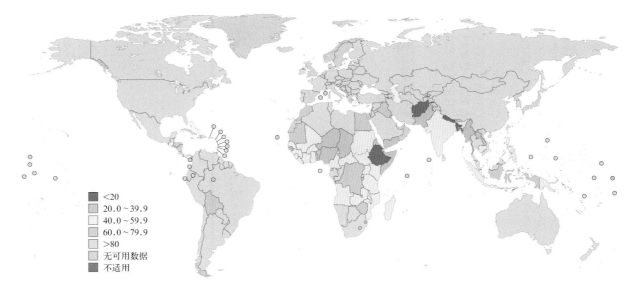

图 79.3　1993—2000 年,全球经过培训的合格的助产师与助产的新生儿比例(%)。(图片转载经世界卫生组织许可,图片来源:http://gamapserver.who.int/mapLibrary/Files/Maps/Global_MDG5_ProportionBirth_1993_2010.png.)

能像之前很多人一样已经搬离那个地区。她的死亡也未作任何登记。

二、妇女保健及产科护理

(一)青春期及孕前保健

青春期及孕前保健的宗旨是为健康受孕提供一系列计划生育指导及孕前的友善便捷的服务。孕前保健能够诊断和治疗性传播疾病及艾滋病(或转诊到相应的治疗中心),这对于一些处于高危因素地区的潜在怀孕人群有着重要作用。[8]在许多撒哈拉以南的非洲国家超过70%的年轻女性发生过性行为,超过20%的青少年首次生育年龄为18岁。[13]Glasier等人的研究报告指出,在发展中国家,15岁之前生育的年轻女性更容易发生早产,且死于妊娠相关疾病的概率是20岁以上女性的4倍[8]。在发达国家,避孕药的使用率非常高,各国政府都十分关注青少年怀孕,因为这些往往导致单身母亲的出现,单亲孩子往往得不到很好的教育、被社会孤立以及陷入意外怀孕的恶性循环。尽管在发达国家避孕的推广并非主要问题,但大部分人群不能较好坚持并缺乏正确的避孕常识[14]。

(二)产前保健

产前检查对于妊娠结局的影响有地区差异。在许多热带地区的农村,生活水平较低,大多数人群营养不良、文化程度及教育普及率低下,许多地方传染性疾病对人群健康造成了严重威胁。产前保健提高了妊娠期妇女健康保障,对于妊娠期常见的且可能发生危险的疾病,如疟疾和贫血采取必要的预防和治疗措施。妊娠期的评估也很重要,它可以为孕妇安全分娩做出有效的计划,并增加产妇的信任和信心,从而保证妊娠并发症需要采取干预措施时,能够在正确的时间、地点和最优的条件下进行。

在发展中国家对于产前检查机构设置的数量问题目前仍有争议。[15]为了保证产前保健的有效性,需要坚持以目标为导向,突出重点。

产前保健主要包括以下三部分。

1. 筛查高危因素及医学关怀·危险因素主要包括妊娠并发症和相关疾病,以及社会经济学和人口因素导致的妊娠并发症发病率增加。

精确的妊娠评估是有效开展孕期保健的关键,其最佳时机是妊娠后越早越好。这也是育龄女性一旦发现自己怀孕会被鼓励到产检门诊登记的原因之一(表79.3)[16]。

孕妇登记中记录的信息是获取妊娠风险最重要的方式,对于产前诊断,分娩以及产后护理也有重要的指导意义,包括对生育计划给出恰当的建议[17]。在首次产前检查时获取既往病史能够获得更多更有效的信息,并有助于改善临床反应。这也是热带国家女性通过首次检查,发现一些幼年时期的先天性畸形,例如先天性心脏病、儿童期获得性疾病、风湿性心脏病,都可被检测出来。其他一些严重的情况也能够诊断,如肺结核,或由于妊娠期的生理变化而使情况加重的疾病,如甲亢。

监测血压及蛋白尿可用来筛查产前子痫,通过体重的增加或减少来评估营养状况或可筛查胎盘功能不良[11]或其他疾病如肺结核,检测血细胞容积和血红蛋白含量来筛查贫血,测量宫高来检查胎儿发育情况,腹部触诊可用来检查胎位是否正常以及多胎妊娠,在每次产前检查都通过涂片镜检或快速检测筛查疟疾,以上均是产前保健的内容。通过筛查梅毒和艾滋病病毒可挽救新生儿的生命。此外还可筛查性传播疾病、糖尿病、ABO 血型系统以及在妊娠早期(前 3 个月)通过超声准确估算孕周、胎盘位置、多胎妊娠[17-18]。

表 79.2　降低孕产妇、新生儿和儿童死亡率，以及促进生殖健康的基本干预措施

不同层次的护理	青春期和孕前	妊娠期（产前）	分娩期	分娩后（母亲）	分娩后（新生儿）	婴儿和儿童
各水平社区服务结构的介绍	计划生育（建议、激素和避孕措施） 预防和治疗性传播疾病、艾滋病 叶酸强化和补充以防止神经管缺陷	补充铁剂和叶酸 接种破伤风疫苗 预防疟疾，使用经杀虫剂处理的蚊帐和抗疟疾药物的预防性用药 预防和治疗性传播疾病，如HIV，包括使用抗逆转录病毒药物 补钙以预防高血压 戒烟	使用子宫收缩药预防分娩中及产后出血（产后出血过多） 子宫按摩和子宫收缩药处理产后出血 分娩期间的社会支持	计划生育咨询与避孕 营养咨询	保暖护理 尽早母乳喂养（出生后1小时内） 清洗和皮肤护理	持续6个月的母乳喂养 6个月后母乳喂养与辅食搭配 预防和治疗儿童疾病 6个月开始补充维生素A 在常规计划免疫的基础上，接种嗜血杆菌疫苗、脑膜炎球菌疫苗、肺炎球菌疫苗和轮状病毒疫苗 严重急性营养不良的处置 小儿肺炎的治疗 小儿腹泻的治疗
初诊和转诊	计划生育（激素避孕措施和选择合适的手术方法）	梅毒的筛查和治疗 低剂量阿司匹林预防先兆子痫 高血压药物治疗高血压 硫酸镁预防子痫 抗生素治疗早产胎膜破裂 皮质类固醇预防早产儿呼吸窘迫综合征 安全人工流产 流产后护理	第三产程的主动干预（剥离胎盘）防止产后及产后出血（如上所述） 对出血时及产后出血的处置（如上所述）	筛查HIV病毒，启动或继续抗逆转录病毒治疗 治疗产妇贫血	使用气囊面罩复苏（由专业人员为出生时呼吸障碍的新生儿实施） 对早产儿和体重低于2 000 g的低体重儿给予袋鼠式护理 为早产儿和低体重儿提供额外的营养支持 黄疸新生儿的治疗 对暴露于HIV病毒的婴儿进行预防性抗逆转录病毒治疗	对感染或暴露于HIV病毒的儿童进行全面治疗
转院	计划生育（选择的手术方法）	使用外倒转胎位术处理胎位不正性难产 发动胎前胎膜早破进行引产	根据产妇和胎儿指征进行剖宫产术 剖宫产术抗生素预防用药	产后败血症（分娩后严重感染）的预防和管理	对有细菌感染风险的新生儿进行抗生素治疗 使用表面活性剂（呼吸系统药物）预防早产儿呼吸窘迫综合征 连续气道正压通气（CPAP）治疗呼吸窘迫综合征婴儿 新生儿败血症、脑膜血症和肺炎的处置	脑膜炎病例的处置
社区策略	对接受过护理的孕产妇和儿童进行持续随访妇女团体			转诊阶段的计划生育措施，包括初级阶段的计划生育措施		

表 79.3	有效的产前干预措施		
病情/阶段	**检测/治疗**	**作　用**	
减少产前检查的次数	产前检查次数降至 4～5 次,包括有效的干预措施	相似的孕产妇结果	
产前保健	对比两组不同的管理方式:助产士/全科医生的护理,产科医生/妇科医生的护理	相似的临床疗效	
预防贫血	在孕期,补充铁剂和叶酸,药物预防疟疾	降低或防止血红蛋白降低 降低贫血妇女的比例 降低妊娠期贫血病例的比例	
贫血的检查和调查	硫酸铜光密度法测定 比色试验 Coulter 计数器 血涂片镜检	当低于或接近临界值时,检测血红蛋白的水平 估计血红蛋白的浓度 诊断贫血类型 鉴别和诊断贫血和疟疾	
缺铁性贫血的治疗	口服铁剂和叶酸 静脉注射或肌肉注射补铁	每周可使血红蛋白水平升高 4～7 g/L 与口服效果一样,均提高血红蛋白的速度是相当。但为了避免合规问题,需要一定的设备和培训合格的工作人员 有过敏的危险	
	输注袋装成分血	立即提高血红蛋白水平 有输血感染(HIV 病毒、肝炎病毒)和液体过载的危险 需要设备和经过培训的员工	
高密度脂蛋白的检测与调查	测得血压的血压计必须要求能发出科罗特科夫音(测血压时放松袖带听到的声音) 使用尿分析仪分析未污染的尿液	检测高血压 检测蛋白尿,蛋白尿是高血压孕妇先兆子痫的体征	
重度先兆子痫的治疗	转诊至医疗水平较好的单位,并进行专业护理	控制病情,降低病死率	
子痫的治疗	维持气道畅通,预防发作时受伤	降低病死率	
	硫酸镁治疗	减少反复痉挛,降低孕产妇死亡率	
	诊断后立即转诊至更专业的医疗机构	降低病死率	
	加速分娩进程	明确、专业的治疗	
预防难产	及时的外倒转胎位术	减少剖宫产	
感染筛查	梅毒的血清学筛查和治疗	检测无症状患者 结合有效的治疗、接触追踪和随访,降低流产率和孕产妇、新生儿的死亡率	
	淋病的微生物学筛查	检测无症状患者 结合有效的治疗、接触追踪和随访,降低流产率和孕产妇、新生儿的死亡率	
	通过尿液定量培养来筛查细菌尿	检测无症状患者。通过有效的治疗来预防肾盂肾炎、早产儿和低体重儿	
预防感染	妊娠期和/或育龄妇女进行破伤风免疫接种 胎膜早破病例及时行引产术	预防母婴破伤风 预防孕产妇感染	

在不考虑疟疾筛查的情况下,建议一般人群女性进行 4 次产前检查[15]。对于妊娠高危因素的筛查和鉴定有助于为分娩的监管做出合理的指导,如下情况为妊娠高危因素。

- 初次妊娠。
- 受孕年龄小于 19 岁或大于 40 岁。
- 5 次及以上生育史。
- 身材瘦小。
- 有剖腹产既往史(或进行过其他一些子宫的外科手术,如:子宫肌瘤切除术)。
- 既往有妊娠并发症病史,生育能力低下,难产,膀胱阴道瘘修复,输血史,胎儿或新生儿死亡以及幼年缺陷。

- 有既往患病史,如糖尿病。

2. 疾病预防、检查及治疗·对于贫血、疟疾、破伤风、梅毒、艾滋病、蠕虫感染(如血吸虫病、钩虫病)以及性传播疾病的具体干预措施在门诊病人中是有效的且有成本效益的。[17-18]在撒哈拉以南的非洲地区,对疾病预防的健康教育通常在儿童生殖健康(reproductive child health,RCH)临床机构开展,这是面向所有个体的第一个临床服务机构,例如产前咨询、指导生育计划、免疫接种等。此外对于戒烟或尽量少吸烟、喝酒、使用兴奋剂或槟榔使用的宣传教育成效有限[17-18]。

3. 健康教育和健康促进·主要内容包括:公共卫生、营养、常用补血药、关于生殖健康的传统文化、提倡合适安全的分娩场所、母乳喂养、新生儿护理、儿童计划免疫接种、产后家庭计划、妊娠期危险指征如阴道出血、胎膜早破、突发性全身水肿、接产医护人员、剖宫产风险、配合治疗和预防。

当伴侣(男士)能够及时地参与到讨论和决策中时,所有的问题通常会得到更加有效的解决。基于这个原因,会特别鼓励丈夫能够到产前门诊或其他适当情况下陪同妻子做检查。[19]

4. 孕妇的突发状况·对于确诊患有某些严重疾病,如脑型疟、肾盂肾炎或有未明发热症状的孕妇,在稳定患者病情后,接产团队需要对病例进行会诊,及时监测胎儿情况,对孕妇选择最佳分娩时间给出合理的建议,并对可能出现的早产做好应急准备。大型医院在多学科交叉团队以及各科室沟通合作方面有较好的优势,会大大降低孕产妇及新生儿的死亡率以及长期的残疾症状。一些医疗机构产前门诊的医务人员在孕产妇妊娠和分娩护理方面有更加丰富的经验,这些地方往往会为孕妇提供更加有效的医疗服务。

5. 未登记孕妇的突发状况·这是指那些从未做过任何产前检查的孕妇来到健康医疗中心时已经是难产或伴有其他疾病的恶化状况。例如,难产合并大出血、感染性休克、子宫破裂等情况。当孕产妇被送到医院时出现胎盘滞留,经常会有一些情况容易被忽略,如轻度贫血和未治疗的疟疾会出现严重恶化。这些未登记的孕妇在接受麻醉和手术时会有很大的风险。在某些资源匮乏的地区,资源的不均衡分配通常会对那些未登记孕妇的分娩产生不利的影响。每个产科团队都应有一套接诊这类孕产妇并进行快速诊断的流程。同时越来越多的诊断设备需要进行统一规划管理并制定标准使用指南,以便于更加有效的分诊,紧急复苏以及保障转诊的稳定顺利进行。

(三)月子房或孕妇村

在医院内或周边可为那些有妊娠并发症或居住在偏远地区待产的孕妇提供一个安全舒服的场所,从长远来看也有助于进行健康教育宣传。但当地的经济和文化水平往往会制约这类场所的建设,主要由于这类场所对于安全保障、监督管理、洁净的水源、充足的食物、烹饪条件、清洗以及厕所设施均有较高的要求。

1. 分娩护理·有效降低孕产妇和新生儿死亡率在很大程度上依赖于接产人员的专业技术水平。尽管产时监护最重要的目的是避免分娩期间出现缺氧损伤,但往往缺乏严格的迹象证据,尤其是在死亡率较高的地区。[3]

每位进入产房待产的孕产妇都要有产前的登记卡,以便获取基本信息以及分娩中的特殊护理。个人和家庭情况,人口数量,实验室检查结果,产前的既往病史以及妊娠期内的情况均要详细问询记录。绘制产程图是一个很有用的工具,可以对妊娠延时在早期采取有效的应对措施,并为下个阶段可能出现的宫缩乏力,需要阴道助产或剖宫产提供有效的参考。在分娩护理中尤其要强调无菌分娩(包括孕产妇、助产士和分娩的环境),当产妇出现子宫内膜炎或产后败血症的征象时要及时使用抗生素,包括氨苄西林、庆大霉素、甲硝唑等药物,抗生素的使用能够有效降低产后脓毒症等并发症的发病率和死亡率。专业的助产人员会在第三产程为产妇制订合理的方案,并在产妇可能发生大出血时及时采取有效的止血措施,这些措施往往可以挽救生命。相对于提倡减少新生儿贫血的发达国家,延迟剪脐带在热带地区往往更加受用。对产前子痫的早期检查诊断,使用降压药甲基多巴,硝苯地平或肼屈嗪控制危险性高血压,使用硫酸镁进行预防性用药,对妊娠和分娩做合理的规划安排,能够有效地预防严重的产前子痫及子痫。对会阴部损伤的正确鉴别和修复也应纳入常规产房护理中。

医护人员需要经常提醒孕产妇做好新生儿出生登记和医院病历的重要性。每周对围生期病例的汇总分析对于医护人员是非常有帮助的,包括低体重新生儿、新生儿死亡、手术分娩、臀位分娩以及分娩并发症的处理措施和治疗方法。这些围生期病例均需要在医生、助产士和护士定期举行的病例分析研讨会上进行详细汇报。

2. 新生儿护理·新生儿复苏的原则,脐带护理以避免出血和感染,给予关怀,设立哺乳室,对需要特殊护理的新生儿及早进行转诊,以上都是新生儿护理的重要内容,同时也必须对分娩护理的医务人员进行培训。

新生儿刚出生的第30～60秒是至关重要的。如果助产士能够对婴儿采取规范的循证护理,将会挽救许多新生儿的生命。这主要包括对新生儿皮肤的清洗干燥以及刺激呼吸。如果有黏稠胎粪且新生儿还未进行第一次呼吸,在实施气囊面罩等复苏措施前,这些胎粪很容易被婴儿吸入。在新生儿出生后的30～60 s,助产士会对婴儿进行清洗并干燥,同时也会根据婴儿的情况进行评估。如果在新生儿出生后 60 s 仍未能确定呼吸是否正常,需对 5 种呼吸过缓及时采取呼吸气囊、面罩等复苏措施。

新生儿出生后应立即采取的一些常规护理措施还包括:注射乙肝疫苗;四环素(或氯霉素)眼药膏以防止淋球菌感染眼炎(当社区流行时);注射维生素 K 防止新生儿出血性疾病;新生儿称重,出生登记及孕妇的孕产记录。

3. 出生后护理·对于没有产前、分娩及产后的一系列问题及并发症的孕产妇,通常鼓励尽早出院。初产妇通常留院观察不低于 48 h(或者直到顺利哺乳),经产妇(有顺产史)一般在 24 h 后即可出院。新生儿应尽早接受母乳喂养,最好在出生后 1 h 内。

孕产妇及家属都会有一个产后护理指南,在产后 5～7 周需进行一次全面的产后检查,评估孕妇哺乳是否存在问题,鼓励产妇坚持母乳喂养,并对新生儿败血症进行筛查。同时产妇会被告知一旦出现大量阴道出血、发热、哺乳问题、宝宝出现黄疸、嗜睡等症状或其他一些问题,应及时到健康医疗机构/医院就诊。

难产的产妇需要留院观察直至完全康复。产后要及时进行健康护理常识的普及。产妇在产后 5～7 周到产科门诊进行产后检查,包括母乳喂养的问题、计划生育、新生儿的免疫接种以及产前出现的问题的随访。对新生儿出生后的随访以及在 6～8 周进行免疫接种都是十分重要的。

4. 急救技能,急诊产科和新生儿护理·产科急救的技能与减少孕产妇死亡率和发病率有密切关系。[5]交通和通信设施不发达的地区、贫穷以及医疗条件不健全、专业医疗技术人员稀缺、不能及时提供有效的医疗服务,同时缺少必备的药品以及设备不齐全,这些都使急救的技术储备不完善。为了缓解交通因素的困境,非洲一些国家正在进行动态学的研究,计划给孕妇免费提供交通补贴券,以便于临产前更加方便地到医疗服务中心就诊。

为提高医护人员的专业技能已发布了一系列相关的材料和培训课程[20],主要包括:由美国家庭医生学会创建的产科高级生命支持教程(advanced life support in obstetrics, ALSO)(见 http://www.also.net.au/ALSO-in-Developing-Nations),以及针对初级学员制定的产科基本生命支持教程(basic life support in obstetrics course, BLSO)。理论和实践课程包括:妊娠期间出血、早产、胎儿监护、产后出血、真空吸引术、肩难产、先露异常、新生儿复苏、孕产妇复苏,所有参与接产的医护人员均需参加培训,掌握分娩护理的常规知识和技能。在英国,产科急救和创伤处理(managing obstetric emergency and trauma, MOET)(见 http://www.alsg.org/uk/

node/6)通常适用于三级医疗机构,这些机构有各个领域的专家,先进的医疗条件如血库、重症监护及麻醉。产科全方位的专业实践培训课程(见 http://www.prompt-course.org)更注重团队协作。有一些培训项目在发展中国家开展了评估,主要包括一系列急救技能-产科及新生儿基本护理培训课程(见 http://www.rcog.org.uk/international/projects/life-saving-skills),在撒哈拉以南非洲地区的 7 个国家推行实施,课程主要包括产妇低血容量症及新生儿复苏、人工剥离胎盘、阴道助产术、注射抗生素及硫酸镁的规范使用,一级转诊的两个必备条件:输血和剖宫产[21]。太平洋区域产科急救和新生儿护理指南(见 http://www.psrh.org.nz/)近期已在太平洋一些偏远岛屿国家试行,该指南适用于社区医务工作者至临床医生各个层面的医疗卫生行业人员。

发展中国家应根据实际情况和需求学习开展国际产科和新生儿急救培训的教程。这些课程可适用于岗前培训以及在职培训,有助于提高医务人员急救和新生儿护理的专业技能。基本的临床审查和定期的围生期监督有助于提高五种高危产科并发症的临床处置护理能力,应予以鼓励和提倡。[22-23]

三、产科学存在的问题

热带地区与发达国家相比,产科学存在的问题更为普遍,同时情况也更糟糕。

(一)孕妇贫血

贫血是目前世界范围内妊娠期最常见并发症,对孕产妇死亡率有显著影响。[3]在怀孕初期和备孕期尽早预防妊娠期贫血是很关键的。然而目前对于妊娠期贫血的判定标准尚有争议。世界卫生组织对于妊娠期贫血的判定标准是血红蛋白含量低于 110 g/L,或血细胞比容低于 33%,然而血红蛋白水平在妊娠期内会发生变化,此外,第一世界关于血红蛋白水平的临床意义在发展中国家是否同样适用也有待进一步研究。一些结果表明,疟疾和慢性贫血患者聚集的地区,人群总体血红蛋白含量偏低。[24]在热带地区关于妊娠和贫血的准确数据信息欠缺。在妊娠期的后 3 个月,贫血会大大增加孕产妇死亡率,大多数地区贫血的程度目前尚不明确[25]。

相对于其他贫血人群,育龄妇女贫血的主要原因包括铁的摄入不足、富含肌醇六磷酸和酚的食物不利于铁的吸收、钩虫感染、频繁怀孕等。急性和慢性感染性疾病,如疟疾、结核病、血吸虫病、艾滋病,多会进一步降低血液中血红蛋白的浓度。微量元素的缺乏,如维生素 A、B_{12}、叶酸、核黄素、锌和铜也会增加贫血的风险。[25]此外,血红蛋白病对于贫血的影响需要在某些特定的人群中开展进一步研究。由于缺铁性贫血病情发展缓慢,在患者出现明显症状前可能血红蛋白含量已降至很低的水平。一旦达到失衡的临界点,妊娠并发症将会导致更加严重的后果。

1. **补铁** · 妊娠期间推荐的铁剂补充剂量是 60 mg/d。规律服用铁剂有益于孕妇健康。随着孕妇对铁的吸收效率增加,缺铁性贫血的症状会更加严重。以推荐剂量长期按时服用,能够保证给没有严重贫血症状的孕妇提供足够的铁剂。然而,如果孕期补充铁剂的时间较短,则推荐补充剂量为 120 mg/d。理想情况下,孕期补充铁剂应持续 6 个月,如果不能达到铁剂的补充应持续至产后。

地中海贫血患者铁负荷过重的情况需引起重视(见下文血红蛋白病)。当孕妇不能耐受口服铁剂或对铁剂吸收功能障碍时可给予肠外补铁,同时要做好发生过敏反应的紧急预防措施。静脉注射铁剂未必比口服铁剂见效快。无论哪种方式补铁,血红蛋白水平通常在 4 周左右才能体现。死于心衰的患者若伴有急性贫血症状可能血红蛋白水平低于 40 g/L。无明显症状的患者血红蛋白水平通常不会低于这个水平,贫血的发展是一个缓慢的过程,氧解离曲线也会代偿性的向右偏移。当贫血孕妇伴有严重并发症(如心衰或缺氧指征)需要通过输血来维持体液平衡,必须严格监测并且静脉注射呋塞米,注射浓缩红细胞更好,需确保注射的容量是排出尿液的两倍,否则患者很容易发生心衰等严重的致命后果。

血红蛋白水平在 40~70 g/L 的孕妇感染疟疾和围生期出血的风险更大。正常女性失血 500 mL 可以正常耐受,然而对于严重贫血的妇女则可能致命。妊娠期严重贫血可能导致死产、胎儿生长发育受限、早产以及分娩期间胎儿宫内窘迫等后果[26]。为防止中度至重度贫血的孕妇在分娩时出现大出血,应提前建立静脉通路并进行血型鉴定。当输血资源匮乏的情况下,应为一些需要急救的患者储备部分资源,比如高发病率的艾滋病、乙肝、丙肝、梅毒以及疟疾等。贫血治疗的根本应该针对贫血的发病原因,并制订治疗方案,使患者在一定时间内恢复体内的铁储备以及使血红蛋白浓度趋于正常水平。

在地方性的贫血孕妇中,还需考虑其他的贫血致病原因,如钩虫病患者体内虫荷量、地中海贫血。营养不良的孕妇可能需要额外补充叶酸和维生素 B_{12}。血涂片检查是贫血诊断的重要手段。通过在显微镜下观察可用来鉴别土源性蠕虫以及评估虫荷量。目前临床常用的治疗方法包括对于轻度和中度贫血的孕妇给予常规的标准化治疗方法(包括补充铁剂、叶酸、对钩虫感染的孕妇给予阿苯达唑药物治疗以及治疗和预防疟疾),对于重度贫血(血红蛋白浓度低于 60 g/L)或铁剂治疗 4 周未见效的孕妇进行查访,以及其他一些地方的标准治疗方法。

2. **血红蛋白病** · 镰状细胞性贫血和地中海贫血是最重要的遗传性血红蛋白合成异常的病症[4]。

(1)镰状细胞贫血:妊娠期镰状细胞贫血的并发症包括出现镰状细胞危象,严重损害患者骨骼和关节,可发生于妊娠期、分娩和产褥期各个时期。尤其在妊娠期最后 4 周以及分娩后 4 d 危害更为严重,因此需要及时进行输血并快速分娩,依据临床情况选择引产或必要时进行剖宫产,未及时处理可能出现镰状细胞危象而导致死亡。临床中最严重的情况是出现骨髓栓塞,又称为伪毒素血症。以高血压和蛋白尿为主要临床特征,正确鉴别伪毒素血症和产前子痫在临床中很重要,因为不恰当的治疗,例如给予大剂量的镇静剂可能会导致致命性的伤害。镰状细胞危象也会对肺部和大脑产生严重影响,导致患者出现头痛及肾区后腰部疼痛的症状。

镰状细胞疾病常伴有贫血和疟疾症状,随着溶血症状的加重,使患者对叶酸的需求量大量增加,患有镰状细胞疾病的孕妇每天应补充 5 mg 叶酸。

再生障碍性危象是小儿常见的疾病,同时也见于患有镰状细胞疾病的青春期孕妇。对于此类患者,在产褥期要严密监护防止出现细菌感染。

同时伴有产科并发症如出血、胎儿先露异常、产前子痫以及多胎妊娠的孕产妇更加需要极其严格的产科护理[4]。

(2)地中海贫血:总体来讲,地中海贫血对于孕妇的危害远不及镰状细胞疾病。通常在孕期补充叶酸(5 mg)便足以控制孕妇贫血症状,然而地中海贫血孕产妇常伴有铁过量或铁不足。未经一系列检测如血清铁蛋白的测定很难明确诊断。β珠蛋白合成障碍性贫血的孕妇由于骨骼生长障碍引起骨盆畸形,常会出现产科并发症如难产。发达国家开展的针对高危夫妇的遗传咨询和调查,在多数经济不发达的热带国家地区是欠缺的。然而,在没有任何常规检测的情况下,重型地中海贫血孕产妇通常会出现小红细胞性贫血且补铁治疗无效,或后期接近足月时被检测出羊水过多或胎儿积水时被确诊。

(二)产前及产后子痫

2005 年世界卫生组织关于孕产妇死亡原因的分析结果表明,约 10% 的产妇死于高血压疾病,然而在拉丁美洲和加勒比海地区,高血压在产妇死亡病因中的比例最高(25.7%,7.9~52.4)[9]。对产前子痫和子痫的孕产妇采取及时有效的护理措施可在一定程度上减少死亡。世界卫生组织关于预防和治疗产前子痫和子痫的一项技术咨询(2011 年 4 月)制定了 23 项建议指南,以优化管理并最大限度地降低孕产妇的死亡率和发病率[27]。详细内容可访问 http://whqlibdoc.who.int/hq/2011/WHO_RHR_11.30_eng.pdf。同时也适时提醒热带地区的医务人员,约 25% 的子痫病例发病于产后期,且后果往往较为严重。对子痫死亡病人的尸检结果显示,并发脑出血是导致患者死亡的主要原因,强调积极降压治疗的重要作用,当患者血压达到危险水平时(>160/110 mmHg)应及时给予硫酸镁(MgSO₄)治疗,防治孕产妇发生抽搐[4]。

对于孕产妇子痫的一个简单易行的治疗措施是 4 g 硫酸镁静脉缓慢给药(持续 20 min 以上),之后肌肉注射 10 g 硫酸镁(每侧 5 g),最后每 6 h 给予维持剂量 5 g。如果患者出现尿量少于 30 mL/h,呼吸频率低于 14 次/min 或反射抑制的症状时应给予下一阶段的硫酸镁治疗。

在条件允许的情况下,硫酸镁维持剂量 4 g 静脉给药(生理盐水稀释)持续 20 min 以上,之后 1 g/h 持续给药 24 h。负荷剂量后可静脉给予硫酸镁 2 g 维持 10 min 以上。硫酸镁治疗至少应持续至产后 24 h。

每隔 4~6 h 静脉给予 4 g 肼屈嗪可有效控制血压。产房配置"子痫护理包",有助于对突发状况及时采取有效的防护措施。

当孕妇已足月(或未足月,但已出现器官功能障碍-包括肾、脑、肺、胎盘、肝脏或血小板计数减少),应通过引产术及时终止妊娠。如果宫口尚未开全,口服米索前列醇是一种安全有效的方法,有助于子宫颈口扩张及分娩,将 200 μg 片剂溶解于 200 mL 水,25 mL(25 μg)等量持续给药 2 h,直至宫口完全张开或分娩开始(有时 4 次小剂量给药后无明显效果,可将给药剂量提高至 50 μg 或 100 μg)。通过宫内导管静脉给予催产素是诱导子宫颈口扩张的另一种方法。当子宫颈达到合适指征可进行人工破膜或给予催产素。分娩时大出血是世界范围内孕产妇死亡的主要原因,在非洲、亚洲、拉丁美洲以及发达国

家产妇死于大出血的比例分别为 34%、31%、21% 和 13%[28]。初产妇和有多次分娩史的产妇,以及在既往分娩中出现过胎盘留置、产后大出血和产程延时(尤其是第二产程延时)的产妇,出现大出血的风险更高。患有产前子痫和贫血的产妇由于对于失血的耐受力较低也更容易在分娩时出现大出血。

从社会角度来看,产科护理的欠缺、沉重的社会压力(例如由于文化和宗教信仰等因素导致结婚过早或生育次数过多)均为阻碍孕产妇享受正确医疗服务的因素。交通以及公共基础设施的不健全都会使孕产妇更容易发生产前和产后大出血[29]。在医疗体系内延误治疗以及缺乏安全合格血液制品的供给也是影响孕产妇死亡的重要因素(图 79.4)。孕产妇死亡率最高的地区是撒哈拉以南非洲的一些国家,这些地区的人群献血率特别低(<5 单位/1 000 人,而发展中国家通常>30/1 000)[29]。

产科出血的正确治疗措施在很多网站都可以查询,此章节不再赘述(参见表 79.1)。对于产妇的第三产程都应采取有效的主动干预措施。通过称体重来评估失血量是一种重要切实可行的方法,许多助产士都会低估产妇的失血量。由于低估失血量而未进行有效复苏是影响产妇死亡率和发病率的重要因素。

备有 PPH 工具包(包括应对产科出血的常用急救药物,如催产素、麦角新碱、米索前列醇)、对产后出血的应急处置、在应对 PPH 中合理的团队职责分配、对与出血相关的产妇死亡及潜在危险因素的正确评估均有助于提高临床诊疗水平并增强信心,降低输血需求和孕产妇死亡率。

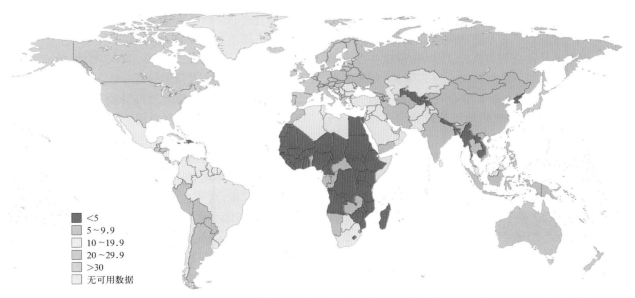

图 79.4　2007 年全球献血率(每千人)。(图片转载经世界卫生组织许可,图片来源:http://www.who.int/mediacentre/factsheets/donations_per1000_population_20091110.pdf.)

患有某些传染性疾病如感染疟原虫和登革热,以及有胎盘早剥和重度产前子痫的孕产妇在孕期通常伴有血小板数减少。在疟疾感染的高发期,血小板数往往降至最低水平,治疗后症状可有改善。登革热感染的关键时期是退烧阶段,患者会由于病毒表面抗原结合血小板激活补体系统,导致血小板数急剧降低而威胁生命。对于近期有发热史或 PPH 高危的孕产妇,提前准备正确配型的血液制品是非常有效的临床策略。同时对于这类患者的引产时间应进行细致合理的规划。

(三)难产

产妇分娩过程中产程延长会导致产妇死亡和严重的产科疾病,包括子宫破裂[30]、膀胱阴道瘘[31]和产后出血。这在收入较高的国家通常可以避免,发生率很低。而在贫困地区,产妇分娩开始前就诊延误、胎儿头盆不称、产妇文化水平较低、贫穷、妊娠妇女年龄偏小且社会地位低下、转诊制度不健全、产前护理及医护人员欠缺等综合因素,进一步加剧了这些地区产妇并发症的严重后果。在基本诊疗中心通常鼓励助产士和护士绘制产程图来实时监控产程进展,用于明确产程中较弱的阶段以便进行调控和干预。如果产妇没有以下禁忌证:潜在的胎儿窘迫、胎位不正(产前护理是很重要的)、有剖宫产和难产的既往史,可使用催产素来促进子宫收缩。当产妇已至第二产程,连续使用催产素 4～6 h 仍未出现开始分娩的指症,进行剖宫产或使用真空吸引器(耻骨联合切开术)进行人为干预很有必要[32]。

从公共卫生的角度来看,发展中国家预防产妇膀胱阴道瘘需要社会制度等一系列的调整和改革,尤其是要避免童婚、年幼女性意外妊娠以及需要进一步完善和发展社会转诊等配套基础设施[33]。膀胱阴道瘘的产妇的治疗及术后护理需要一支专业的医疗团队,包括外科医生、护士、助产士及社会相关医疗工作者,但这些在发展中国家通常是欠缺的。然而目前在许多地区,对外科医生进行规范化培训及建立康复中心的需求越来越大。要彻底控制膀胱阴道瘘,必须依赖于预防和治疗相关设施的完善[31]。

产科急救的一项重要组成部分之一是助产器械[也称为助产用的真空吸引器(罐)或手术钳],在产妇出现难产或第二产程延长时,可使用助产器械帮助产妇加快分娩[2]。安全性主要依赖于医护人员的专业操作水平。真空吸引术在降低产妇死亡率,减少剖宫产以及对胎位不正(如枕后位)的处理等方面具有显著优越性,[2]但在发展中国家缺少这方面的研究统计数据。

当产妇不符合剖宫产的适应证,社会传统文化难以接受或对可能出现的不良后果综合权衡后,可推荐进行耻骨联合切开术[34]。一些临床案例如产妇自然分娩失

败、或存在宫内败血症、耻骨联合切开术较剖宫产对于产妇和胎儿更为安全。通过对既往的 5 000 个行耻骨连合切开术的病例进行统计研究,Bjorklund[35]发现:①耻骨连合切开术与剖宫产术对产妇的危险程度较小,但是对胎儿的危险程度基本一致[1973—1995 年的 4 项研究表明,耻骨联合切开术与剖宫产的胎儿死亡率比例分别为 37/307(12.1%)、66/571(11.6%)];②可避免剖宫产术后的瘢痕及产后子宫破裂的风险;③很少出现产后长期的严重并发症。局部耻骨联合切开术(在 20 世纪早期由 Zarate 创立)使产妇的死亡率和发病率大大降低。详细操作指南详见:http://helid. digicollection. org/en/d/Js3015e/9. 11. htmL♯Js3015e. 9. 11[36-37]。

(四)降低发达国家剖宫产比例

在资源配置欠发达地区,应全方位的权衡剖宫产和阴道分娩对于产妇和胎儿的利弊,尤其是在实施剖宫产配套设施不健全的地区,在产妇自然分娩不成功之后再进行剖宫产术会进一步加剧产妇出现子宫破裂和死亡的风险[2]。发展中国家的一项关于产妇剖宫产状况的研究结果呈现不同现状,在最不发达国家,剖宫产出生的胎儿在所有新生儿的比例远低于 5%,与之有密切关系的是孕产妇和新生儿较高的死亡率,然而当某个社会经济阶层的产妇有一半都选择剖宫产手术的方式分娩时,安全问题也不容小觑,拉丁美洲和中国也存在同样问题[38]。在发展中国家,剖宫产比例持续上升预示着产妇未来再次妊娠的风险更大。正如 Ibekwe 提出,必须在具有明确、严格的手术指征的情况下才能进行剖宫产手术[39]。产科临床实践要求的不高于 5%的剖宫产率(不包括有问题的病例)在发达国家几乎没有成文的规定,在发展中国家可查阅的资料是玛丽斯特普国际安全分娩指南[40]。

为了提出合理有效降低或在必要的时候提高剖宫产率的措施,进行正确的分级是很有必要的,然而在发展中国家关于剖宫产手术指征的划分是不明确的[2]。目前对于剖宫产手术指征比较系统的分类是罗布森分类法[41],该方法对于地方和国际都适用[41-42]。

(五)非产后期及产后败血症

在资源稀缺的贫困地区,非产后期产妇死于败血症的病例数量尚不明确[43]。贫困地区由于缺乏微生物检测等相关设施,对于产妇感染细节的记录很少。不仅如此,当地对于败血症通常依据经验用药治疗,对耐药性也基本不做检查。创建低成本微生物诊断等技术是贫穷地区需亟待解决的问题[44-45]。对于孕产妇妊娠期及分娩后[46-47]败血症的治疗目前有可参考的用药指南(表 79.4)。

产妇死于产后脓毒血症的比例,非洲(比值比 2.71)、亚洲(比值比 1.91)、拉丁美洲和加勒比海地区(比值比 2.06)均高于发达国家[9]。即使在发达国家,对于败血症

表 79.4　妊娠期细菌性败血症的耐药谱

抗生素	抗生素的局限性	厌氧菌	耐甲氧西林金黄色葡萄球菌（MRSA）	革兰阳性菌		革兰阴性菌	
		梭菌/拟杆菌/消化链球菌		金黄色葡萄球菌（对氟氯苯甲异噁唑青霉素敏感）	A 组链球菌（化脓性链球菌）B 组链球菌（无乳链球菌）	大肠埃希菌	假单胞菌
氨苄西林	—	<50%	否	<30%	是	<30%	无
头孢呋辛、头孢噻肟	—	否	否	否	是	是	无
克林霉素	对大多数链球菌和葡萄球菌，包括许多 MRSA 有效。阻止了外毒素的产生，显著降低死亡率。不经肾脏排出，无肾毒性	是	<50%	否	是	否	无
阿莫西林-克拉维酸钾	对 MRSA 和假单胞菌无效。妊娠期服用阿莫西林/克拉维酸钾会增加新生儿坏死性小肠结肠炎的风险	是	否	是	是	是	无
红霉素		是	否	是	是	否	无
庆大霉素	庆大霉素使用的监测。当肾功能正常时，单剂量使用没有任何问题。但必须要监测血清药物浓度水平，必须为 3~5 mg/kg	否	是	是	否	是	是
甲硝唑	仅对厌氧菌有效	是	否	否	否	否	无
亚胺培南-美罗培南和他巴坦	对除 MSRA 以外的大多数细菌有效。泰巴坦（哌拉西林他唑巴坦）对除了 MSRA 以外的细菌均有效，经肾脏清除（与氨基糖苷类药物相反）	是	否	是	是	是	是
甲氧苄啶	—	否	<30%	>50%	>50%	>50%	无
万古霉素、替考拉宁、利奈唑胺、达托霉素	—	是	是	是	是	否	无

否:不敏感；是:几乎 100% 敏感；%:对该抗生素敏感的比例。

不合格的护理也被认为是导致产妇死亡的重要因素,对于非产妇的人群研究结果表明,败血症患者的生存率与在早期是否进行及时的诊断和治疗有密切关系[46-47]。妊娠期间的败血症是一种产科急症,对于疑似重度败血症的女性,无论是否伴有败血性休克,必须在 1 h 内静脉给予广谱抗生素治疗(氨苄西林、庆大霉素和甲硝唑联合用药。如果青霉素过敏,可选择庆大霉素、克林霉素环内沙星和甲硝唑联合用药)。药物治疗应与败血症复苏同时进行,包括处理感染源,例如进行子宫排空和脓肿引流,一旦出现低血压和少尿的症状积极给予补液治疗,由于出血过多导致孕妇严重贫血时可考虑进行血液置换[46-47]。

胎盘剥离后形成的子宫创面容易引发感染,诱发子宫内膜炎以及产后败血症[4]。生殖道也会出现继发性感染,尤其是当产妇不注意个人外阴部卫生以及分娩后恶露存在的情况下可能会诱发败血症。妊娠期间性传播疾病未经治疗,或当医疗卫生条件不合格时,在分娩或人工流产术中助产士使用未经彻底消毒的器械插入产道,可能造成特殊的风险[4]。当产妇出现产后发热、下腹部疼痛、大量恶露排出并伴有恶臭的症状时,应怀疑生殖道感染的存在。其他少数还会出现呕吐、头痛和食欲不振等非典型症状,身体检查可发现发热和子宫过大。在疾病的后期阶段,子宫附件及后穹隆触诊有弥散性包块,提示卵巢道格拉斯脓肿的可能。同时可伴发败血症。若产后出现持续性出血,应高度怀疑子宫内有残留物的存在,进行子宫清理后 24 h,早期应及时静脉给予广谱抗生素治疗(氨苄西林,庆大霉素和甲硝唑联合用药,或头孢曲松和甲硝唑联合用药)[48-49]。

(六)肾盂肾炎

通过尿培养以及对白细胞酯酶和亚硝酸盐的检测来筛查尿路感染,以及对阳性病例及时治疗,可在一定程度上降低肾盂肾炎的风险,且通常会有较好的疗效[18]。大肠埃希菌感染可通过母体传染胎儿并增加妊娠晚期胎儿死亡的风险,血源性传播未经治疗可导致产妇出现败血性休克甚至死亡。由于尿液检测试条储存不足和尿液培养技术薄弱,使得筛查和实验室检测在资源配置落后的地区很难实现,同时如果妊娠期患者出现抗生素抗药性(如果存在)也会使治疗更加复杂[50]。如果患者对口服抗生素不耐受,可给予头孢曲松钠治疗或口服环丙沙星,2 次/d,500 mg/次,持续用药 10~14 d。

(七)滋养层细胞疾病

妊娠滋养细胞疾病(gestational trophoblastic disease,GTD)包括良性葡萄胎以及高度恶性的绒毛癌等多种绒毛膜肿瘤。GTD 在妊娠期女性中的发病率大约为0.2‰~2‰,发病人群通常为亚洲血统,青少年以及年龄超过 40 岁的女性[4]。在较早时期,侵润性葡萄胎的致死率高达接近 15%,其中多数产妇死于出血、败血症、栓塞以及手术并发症。20 世纪 70 年代后,发达国家由于早期及时的发现及治疗,该病患者的生存状况有了明显好转[51]。绒毛膜癌患者如果没有进行任何治疗,已发生转移的死亡率几乎为 100%,没有明显转移的患者行子宫切除术后的死亡率也达到 60%。妊娠滋养细胞肿瘤是目前所有实体瘤中可治愈的肿瘤之一,即使患者已出现全身广泛转移,该病的治愈率也高于 90%。然而在资源匮乏的热带国家,由于早期诊断的欠缺,该病依然是妊娠期孕产妇死亡的主要病种。

葡萄胎的典型症状包括阴道出血和下腹部痉挛性疼痛(与先兆流产症状相似),偶有一过性的水泡排出,子宫大于相应月份的正常妊娠子宫,贫血,先兆子痫(约有10%患者伴有此症状),由于高水平的血清 β-hCG 导致剧烈呕吐,少数出现甲状腺功能亢进。诊断的典型症状是阴道排出物中可见水泡样组织,超声检查可呈现一个直观的、典型的"落雪状图像",有助于和先兆流产的鉴别诊断。治疗后的监测主要通过放射免疫法测定血清 β-hCG的含量,但这必须保证足够次数的产检才有意义。治疗方案主要是子宫吸刮术,同时静脉滴注催产素防止子宫收缩乏力出血[52]。当进行子宫吸刮术的产妇子宫已大于 14 周的大小时,建议术后 1 周后要定期随访,之后要进行复查看滋养细胞组织是否已经清理干净。当超声波

检查不可行,推荐行子宫尖锐刮除术。葡萄胎的子宫内清理过程是极其复杂的,可伴有严重出血、子宫穿孔、急性右心室衰竭以及由于滋养层组织导致的肺栓塞。这种情况下,及时给予正压通气的支持疗法,也许可以挽救患者生命。约有 1%~2% 的绒毛膜癌患者在子宫清理后出现病情的进一步恶化。患者每月都需要进行血清 β-hCG 的检测(或尿妊娠试验检测)持续 12 个月。曾有少数病例及实行计划生育措施的人群中也有恶性肿瘤病例的报道。孕酮水平过高或不打算再生育已做输卵管结扎的女性,也会被建议要连续进行 12 个月的检测。避孕措施不会影响绒毛膜癌发展的风险,因为正常怀孕引起的β-hCG 水平增高,很难与复发性葡萄胎或绒毛膜癌导致的 β-hCG 升高区分开来,这正是建议避孕的主要原因。目前正常的妊娠最早可在受孕后 2 周通过检测 β-hCG 水平结合超声检查确诊[53]。

绒毛膜癌通常依据临床检查 β-hCG 水平增高或降低后又再次升高,妊娠试验阳性等明确诊断,治疗可肠外给予大剂量甲氨蝶呤和亚叶酸;然而对于伴有转移的高危病例,则需要进行多种药物联合化疗。近期关于葡萄胎妊娠的一项研究提供了甲氨蝶呤和亚叶酸治疗的用药时间表[54]。

(八)异位妊娠

在发展中国家,死于异位妊娠的孕产妇比例高达5%,发达国家则低于 1%[9]。同发达国家一样,与性传播疾病(sexually transmitted diseases,STDs)相关的盆腔炎(pelvic inflammatory disease,PID)仍是发展中国家孕产妇发生异位妊娠最重要的危险因素。在非洲国家,由于延误诊断,已经出现多种严重并发症的患者只能接受紧急手术干预,从而导致异位妊娠的高致死率[55]。临床医生需要对出现急性腹腔或盆腔炎症状的疑似异位妊娠的育龄女性高度警惕。异位妊娠的诊断有一定难度,超声检查和血 β-hCG 检测可协助诊断。妊娠试验阳性且超声检查未发现明显妊娠囊可初步诊断为异位妊娠,之后应做进一步的检查、随访直至明确诊断[56]。后穹隆穿刺术发现小凝血块基本可确诊为输卵管妊娠破裂或流产,这项检测操作简单易行,可作为门诊妇科检查的一部分。异位妊娠的治疗主要是输卵管切除术,药物治疗给予甲氨蝶呤治愈的病例仅有少数,异位妊娠患者血清 β-hCG浓度通常稳定在 3 000 IU/L 以内。

(九)意外妊娠

流产所致孕产妇死亡率最高的地区是拉丁美洲和加勒比海地区(该地区的一些国家流产所致死亡率高达30%),也常见于撒哈拉以南非洲地区,尤其是合法堕胎制度不健全的国家和地区。此外,有相当大数量的女性遭受短期或长期的健康隐患,如妇科感染和慢性盆腔疼

痛[57]。世界范围内约有 40% 的女性所在的国家有限制堕胎的健全法律法规,由此产后的后果则是很多女性通过私自堕胎来终止意外妊娠[58]。为了控制不安全堕胎产生的不良后果,许多多家推广实施了流产后的护理指南,受用人群主要是进行非法堕胎的女性[58]。主要包括对不完全流产的治疗以及为流产后避孕提供相关服务。为使女性流产后护理得到切实保障,提供紧急治疗设施并提高诊疗能力受到越来越多的关注,同时及时使用米索前列醇可作为不安全堕胎和早期细菌性败血症治疗后的并发症的处置措施[47-48]。

(十) 胎儿生长受限

关于健康和疾病发展起源的概念,即 Barker 假说[58]以及非传染性疾病在中低收入国家的流行都使人们越来越重视胎儿生长受限(fetal growth restriction,FGR)。世界范围的流行病学和动物实验研究表明,胎儿期遭受伤害导致 FGR 的人群,对于缺血性心脏病、糖尿病以及成年期高血压的易感性增加[59]。只要获得准确的胎龄数据,FGR 和早产儿是很容易鉴别的,但这些在资源配置薄弱地区难以实现[60]。鉴于低体重儿对特殊医疗护理的需求,对数量庞大的低体重儿进行全面系统的评估是很有意义的,然而以人群为基础的研究相对缺乏[61]。

小于胎龄儿(small for gestational age,SGA)是指未能达到特定的生物学指征或相同胎龄的正常体重的婴儿。同胎龄儿童平均腹围或平均体重的第 10 个百分位数是常用的评判标准。SGA 是一组异质性群体,包括未能完全发挥其生长潜力(胎儿生长受限,FGR)以及先天性矮小(约 50%～70% 的婴儿低于同胎龄平均体重的第10 个百分位)的婴儿,大多数 SGA 不会有很高的发病率和死亡率。一项相关研究表明,通过对产妇 BMI 指数的监测及测量宫高(比相同胎龄的正常宫高低 3 cm)来筛查SGR,并辅助超声波检查可使 SGR 婴儿的死亡率降低20%(数据来源于发展中国家)[62]。这也正是一直强调尽早做产前咨询登记,以及妊娠期检查病例记录的主要原因之一,认真做好妊娠期评估(既往病史和月经史,首次记录到的胎动以及子宫大小)是非常重要的。一些国家陆续出台了评估孕产妇风险的阈值指标,如印度(体重<40 kg,BMI<19.8 mg/kg²,血红蛋白浓度<70 g/L)[63]和南非[身材矮小(<145 cm),体重偏低(<45 kg)和/或上臀围<22 cm)][64]。构建良好的宫高生长图表和特定人群的胎儿统计学生长图表也有助于对胎儿的诊断和鉴定[65]。在资源设施不健全的地区这些都很难实现。妊娠时如果出现明显的胎儿生长受限或有胎盘功能不佳的迹象[妊娠 3 个月宫高不变或下降[66],或超声检查时发现羊水过少(AFI<5 cm)],应及时请专家会诊。

在胎盘功能不良以及卡路里/能量摄入不足导致营养不良之后,孕产妇的贫血可能是胎儿生长受限的另一个重要诱因。如产妇患恶性疟和艾滋病、先兆子痫和高血压、堕胎妊娠、吸烟以及室内空气污染,这些也是疾病的诱发因素。产前保健包括补充铁剂和叶酸、驱虫治疗预防疟疾[67],孕期尽早戒烟等措施均有利于降低疾病发生的风险。当胎儿已接近足月(37～38 周)或更早,若出现胎儿窘迫的迹象,及时进行引产或许可以挽救胎儿的生命。

(十一) 早产

在热带地区,发热和一些基础疾病是诱发产妇早产的主要危险因素。应给予退烧药并辅以一些特殊的治疗。未满 34 孕周的早产孕产妇口服硝苯地平可减少宫缩,使皮质类固醇激素的药效发挥至最大,可有效地降低早产新生儿呼吸窘迫综合征、脑室内出血和坏死性小肠结肠炎的风险。目前尚没有证据表明皮质类激素可能会增加绒毛膜羊膜炎症、产后子宫内膜炎或新生儿败血症的风险。

(十二) 胎膜或羊水早破

羊水早破通常依据孕产妇的既往病史、妇科检查或宫颈凝液中发现羊齿状结晶,检查卫生护垫即可明确诊断。产妇一旦证实出现胎膜早破,胎儿及产妇均可能出现上行性感染,如 B 族链球菌感染的风险增加。当产妇出现绒毛羊膜炎的症状[产妇发热、胎儿心跳过快、子宫压痛、脓性阴道分泌物或伴有恶臭、产妇白细胞及 C 反应蛋白(C-reactive protein,CRP)增多],应及时给予广谱抗生素静脉滴注,例如头孢曲松钠和甲硝唑并引产。如果没有感染迹象,给予抗生素如氨苄西林、阿莫西林或红霉素治疗 7 d。出现胎膜早破的先兆症状,有可能在孕 34周分娩。如果未满 28 孕周发生胎膜破裂,超声检查显示子宫内没有羊水,发展中国家的产科医生通常会由于考虑到可能出现感染的风险及很难继续维持正常妊娠而选择及时进行人为干预终止妊娠。

四、产科学及热带疾病

有关产科管理相关问题的讨论越来越多,本章节列出了一些感染性疾病,但这些热带感染性疾病与孕产妇妊娠期疾病易感性及治疗等相关性目前尚有争议(表79.5)。

孕产妇发热是妊娠期的重要危险因素;并已证实与流产,先天性畸形和早产有关[68,69]。孕妇在怀孕期间的每次发热都应及时的进行诊断和处理,可根据需要给予扑热息痛 1 g/4～6 h,并进行相关的检查明确诊断,以对基础疾病采取治疗措施。

(一) 妊娠期疟疾

在撒哈拉以南非洲、亚太地区以及南美地区,疟疾是女性重要的妊娠期感染性疾病[70,71]。亚太地区近期一篇

表 79.5 妊娠期常见的热带寄生虫病推荐治疗药物	
疾病	**推荐使用的药物**
吸虫和绦虫（包括裂头绦虫、复孔绦虫、华支睾吸虫、姜片虫、膜壳绦虫、肺吸虫、后睾吸虫）	吡喹酮和氯硝柳胺。在妊娠期孕妇的实验中（无良好的对照试验），使用这两种药物的收益大于风险
罗阿丝虫，颚口线虫病	乙胺嗪（抗丝虫药，又称海群生），孕期禁用 在怀孕期的前3个月，禁用阿苯达唑。 如果感染1条以上成虫，分娩后采用21d连续的治疗
疟疾	强力霉素、四环素、盐酸卤泛群、伯氨喹、他非诺喹等药物禁止在妊娠期前3个月使用。 在妊娠前3个月，奎宁、氯喹和氯林可霉素可用于治疗无并发症疟疾，但其他抗疟药均禁用。 青蒿琥酯（静注）可用于治疗重症疟疾，不要担心其对胎儿造成的伤害和死亡而拒绝使用，其引起的死亡低于奎宁（静注）引发的死亡
血吸虫病	尽管缺乏孕妇服用吡喹酮的安全评价的研究数据，但根据兽医和人类的大规模化疗的经验，WHO建议孕妇可以使用吡喹酮
土源性线虫病	由于缺乏安全性评价的数据，甲苯咪唑、阿苯达唑、双羟萘酸噻嘧啶和伊维菌素在孕期的前3个月禁止使用
粪类圆线虫病	在妊娠前3个月且无并发症情况下，尽力避免使用阿苯达唑。严重感染和播散性类圆线虫病可使用阿苯达唑作为急救药物
弓形虫病	乙胺嘧啶-磺胺嘧啶（一线药物）中的乙胺嘧啶的在妊娠期前3个月禁止使用。妊娠期前3个月，感染弓形虫孕妇应给予螺旋霉素进行治疗（3～4 g/d）。如无胎儿感染的证据，螺旋霉素可以持续使用直至足月分娩。若造成胎儿宫内感染，应使用乙胺嘧啶-磺胺嘧啶治疗
内脏利什曼病	因该病的病死率较高，因此，根据当地的实际情况和疗效制定使用两性霉素B或葡萄糖酸锑钠的治疗方案。相关数据表明，两性霉素B与低流产率有关

关于妊娠期疟疾的综述指出，孕产妇直接死于疟疾的病例报道几乎没有，然而死亡的病例中有39%的孕产妇患有重症疟疾。在印度，2004—2006年95个产妇死亡病例中有22个（23%）死于疟疾，10 000个新生儿中有722个死亡；在泰国和缅甸交界地区，孕妇防治疟疾项目引入之前，当地每年疟疾孕妇病例的死亡率约为1%，预估产妇病例的死亡率约为1 000/100 000[71]。一项关于孕产妇疟疾的调查报告中显示，在非洲地区，孕产妇疟疾病例的

死亡率在医院统计数据中为0.5%～23%，在社区的统计数据中为2.9%～17.6%，低流行区医院的统计数据显示死亡率为0.6%～12.5%，而在巴布亚新几内亚地区，10 000名新生儿中有9名死于疟疾[70]。此外，对疟疾有效的预防控制措施能够将孕产妇严重贫血、低体重儿的风险分别降低38%和43%，使围生儿死亡率降低27%[70]。非洲近期的纵向队列研究表明，疟疾对儿童生存状态以及孕妇妊娠期发病率均有负面影响[72-73]。

WHO推荐使用化学药物和间歇预防疗法（intermittent preventive treatment，IPTp）预防疟疾目前尚有争议。由于很多地区人群都出现对抗疟药物抗药性，以致氯喹的预防效果不佳。此外，间歇预防疗法中的磺胺多辛-乙胺嘧啶尚无合适的替代药物[74]。一篇关于1998—2009年妊娠期疟疾病例治疗试验的综述显示，53个研究组中有23组给予不同抗疟药治疗，其中治疗组（23/53）的试验结果显示驱虫率<5%；其中磺胺多辛-乙胺嘧啶（sulphadoxine-pyrimethamine，SP）治疗组中83.3%以及青蒿素联合疗法（artemisinin combination therapy，ACT）治疗组的中9%的病例驱虫率≥10%。胎盘阳性率（主要指妊娠期接受IPT治疗的病例）在SP治疗组中有68（23/34）的病例驱虫率>10%，7个接受氯喹治疗的病例中驱虫率>15%。当青蒿素联合疗法用于治疗（而间歇预防用药），驱虫率以及配子体携带率则更低[75]。青蒿素在疟疾发作的第二及第三时期均可安全给药，由于有较少的不良反应且治疗周期短，相对于奎宁（比克林霉素更好）有更好的疗效且更加安全。对于疟疾确诊病例早期阶段的治疗，青蒿素联合用药可能会更安全，有不完全数据显示在早期强烈建议给予青蒿素治疗[76]。

最近的研究数据显示疟疾会使孕妇流产的风险大大增加，相对于正常女性，无症状及有症状的孕妇流产的风险分别高3倍及4倍，出现包括抗青蒿素抗药性的风险没有增加[75]。妊娠期女性定期地进行疟疾筛查有助于早期诊断并及时接受治疗。对妊娠期女性随机筛查，例如对等待分娩的产妇以及接受药物治疗的患者进行疟疾筛查，有助于减少疟疾的母婴垂直传播[77]。妊娠期女性疟疾筛查手段仅局限于显微镜检查，快速检测通常对孕期低原虫血症的检出率较低。健全的产前筛查机制以及快速诊断的推行对疟疾的防治是很有意义的，但这些在资源匮乏的国家很难实现。

对氯喹产生抗药性的间日疟原虫感染依然是一些地区孕妇的主要问题，这类病例需给予青蒿素联合用药治疗并进行密切随访[78-79]。疟疾引起的贫血也应该及时接受治疗避免对母体和胎儿造成不利影响。

脑型疟患者的临床表现容易与子痫相混淆，可通过疟疾血涂片镜检明确诊断。正确的治疗方案很重要，否

则可能导致致命的后果。两者同时存在的病例很少见。患有重症疟疾的孕妇出现低血糖（奎宁治疗后加剧症状）、肺水肿、严重贫血和继发性细菌感染如肺炎和泌尿道感染的风险增加。

妊娠期恶性疟和间日疟感染的患者通常伴有血小板数量减少，随着原虫血症的进一步发展，血小板数量减少得更加明显。在做硬膜外麻醉和剖宫产手术前需提前检测患者血小板数量，有证据显示产后出血与疟疾有相关性。在第三产程主动干预的同时应做好预防措施。分娩时急性疟疾发作通常会对母体及胎儿造成不良后果，对于可能出现的早产儿以及阿普伽新生儿评分较低的情况，医务人员应做好充足的应对准备[80]。死胎、早产胎儿宫内窘迫、早产以及产妇死亡均有报道，尤其是在重症疟疾产妇中。

处理重症疟疾产妇病例时应遵循挽救母亲生命的基本产科常识和原则。[81]救治的第一步是稳定患者的病情（这也许有很大难度），包括静脉注射青蒿琥酯（若青蒿琥酯无效可选择奎宁静脉注射）、输液、输血控制严重贫血、注射胰岛素控制低血糖、给予退烧药降温。产妇通常可自然分娩。在极端情况下，即使不可行，也要首先保证母体的平安，然而这仅仅是某些人的观点。分娩时产妇会发生显著的血流动力学变化，心脏输出总量的 $20\%\sim 30\%$ 会流入子宫，产妇良好的心肺功能会有助于完成分娩。

产妇接近足月且病情稳定时，若胎盘功能不佳应提前准备血液制品做好应急储备。先天性疟疾应及时治疗，否则容易诱发更加严重的疾病。由于年幼的婴儿对口服抗疟药的吸收能力尚不可知，且经常发生变化，因此最好通过肠外给予首剂药物，之后再完成剩下的完整疗程。关于体重低于 5 kg 的婴儿接受青蒿素联合疗法治疗疟疾的病例数据非常少。先天性间日疟或卵形疟感染患者不需要服用伯氨喹，在这些地区通常给予常规的抗疟药治疗即可。

（二）病毒性肝炎

急性病毒性肝炎病例很少见，大多数由于戊型、乙型或甲型肝炎病毒感染。妊娠期患者病情发展迅速，尤其是在孕期的第三阶段可很快发展为暴发性肝炎，且产妇死亡率较高[82]。戊型肝炎病毒感染通常发生在缺乏安全用水的地区。高发病率以及妊娠期间病情逐渐加重的现状已被报道。病情轻微的病例可给予支持疗法，暴发性感染患者治疗的目的则是维持生命。一旦肝功能衰竭进一步发展，产妇很有可能出现早产。这些可在后期昏迷的产妇中得到印证。由于感染的产妇携带肝炎病毒并能够传染给胎儿，因此婴儿出生后（出生后 12 h 内）均必须进行乙型肝炎疫苗接种。肝炎病毒携带者是慢性肝炎，肝硬化以及肝癌的高危人群。大多数资源匮乏地区不能为那些母亲是抗原阳性的新生儿提供乙肝免疫球蛋白。

（三）腹泻

单纯性腹泻通常会导致轻微的身体不适，通过口服治疗来防止出现脱水和电解质紊乱就足够了。如果在 48 h 内病情没有好转或有流产迹象应及时住院治疗。病毒性肠胃炎如是轮状病毒，通常不需要给予抗生素治疗。

1. 复杂的急性水样腹泻 · 严重的水样腹泻通常会使合并感染如贫血、产科出血和产后败血症的病情加重。低循环血容量会影响胎盘循环，导致胎儿死亡。这种情况应及时给予静脉快速补液，并依据病原体类型选择相应的抗菌剂治疗（表 79.4）。血液培养是主要的检查手段，由于实验室检测有难度所以通常依据临床经验用药治疗。由葡萄球菌或链球菌外毒素引起的中毒性休克综合征也会引起相似的症状，包括恶心、呕吐和腹泻（表 79.4）。

2. 出血性痢疾 · 出现黏液血样大便的患者应进一步通过显微镜检测是否含有阿米巴包囊。阿米巴痢疾如果在妊娠期延误诊断可能导致孕产妇致命的后果。无论是否在孕期，都应及时给予甲硝唑治疗。如果出现肠穿孔症状，疾病预后会较差。如果尚不能明确阿米巴痢疾的诊断，则不能排除细菌感染如痢疾杆菌，大肠埃希菌或弯曲杆菌的可能，这种情况下需给予有效的抗生素治疗。尽管短期的环丙沙星可作为候选药物，但抗生素耐药性也是很棘手的问题。

3. 霍乱 · 妊娠期间霍乱的杀伤力以及严重程度更加显著，有证据显示，即使给予适当的治疗措施，孕产妇流产率增加（死产和后期流产）的问题依然十分严重[83-84]。呕吐和腹泻丢失的水分会导致患者严重脱水以及外周循环衰竭。其他严重的并发症有急性肾功能衰竭，由于不含碱性金属或低钾血症的输液治疗而引起的急性肺水肿。短期内口服抗生素可在一定程度上限制霍乱的人际传播，一般选用环丙沙星，但氟喹诺酮类药物的耐药性也已有报道。

（四）血吸虫病

全球约有 4 000 万育龄女性感染血吸虫病，对于妊娠期女性及其后代与血吸虫相关的死亡率的研究数据很少[85]。1994—2002 年，世界卫生组织建议在妊娠中期和晚期孕妇感染钩虫病和血吸虫病均应接受治疗。有观点认为血吸虫病可能与孕产妇贫血，胎儿生长发育迟缓以及孕产妇围生期死亡有关；还有一种假说认为血吸虫病有助于提高胎儿的免疫力。最近在蠕虫感染率较高但是蠕虫感染度较低的地区开展了三项实验研究，其中有两项主要研究苯并咪唑的药效，另一项研究（选择乌干达恩德培市的母亲和婴儿为研究对象)主要是评估阿苯达唑和吡喹酮的效果。在保证给予充足补血药的同时,妊娠期患者接受驱虫剂治疗后的疗效甚微,均未达到预期效果。[86]

(五) 土源性线虫

在中低收入国家,超过 50% 的孕妇患有缺铁性贫血。肠道蠕虫与失血以及体内红细胞缺少营养供给有关。较高的钩虫虫荷量是流行区育龄女性缺铁的主要因素。驱虫药(甲苯咪唑或丙硫咪唑)目前仍是治疗蠕虫感染的有效药物,然而在流行区可能出现治疗后复发的情况。

疟疾和土源性线虫有复杂的关系。近期加拿大考昆市的一篇综述提出,全面评估驱虫药对孕妇的治疗效果需要进行缜密的设计研究方案以及大量的随机对照实验。[87]在临床实践中,贫血孕妇感染后给予补血药无效时,应考虑在粪便检查后给予驱虫药治疗。阿苯达唑是一种广谱驱虫药,对治疗钩虫及其他线虫感染均有较好效果,且妊娠期用药安全。

(六) 丛林和鼠型斑疹伤寒

有关妊娠期丛林和鼠型斑疹伤寒的病例资料很少。在泰国和缅甸交界地区,立克次体感染(鼠型和恙虫病)是妊娠期孕妇发热的主要原因之一。此前也有死产和低体重儿的病例报道[88]。在热带农村地区,由于缺少诊断工具很难将患者出现的非特异症状与其他引起发热的疾病相鉴别。如果身体检查发现焦痂(恙虫病的典型症状),妊娠期女性患者应给予阿奇霉素治疗以减少疾病的不良后果。

(七) 钩端螺旋体病

关于钩端螺旋体病仅有少量文献研究以及部分病例记录,且其中存在较大的偏差,因而该病对于妊娠期的影响目前尚不清楚。在这些研究报告中,感染病例在妊娠期出现的不良后果包括流产、死胎、通过血液及母乳引起母婴传播,尚无感染治疗期间发生其他并发症的报道[89]。此外,由于实验室确诊较困难以及疾病可能有潜伏期容易延误诊断,临床检查只要出现钩端螺旋体病的体征就应开始治疗。患者应尽早接受治疗以降低死亡率。

(八) 登革热

一项关于 30 篇已发表的文献(其中 19 个病例报告,9 个病例分析,2 个对比研究)的系统回顾综述对登革热感染在妊娠期间的不良影响进行了整体评估。病例报告显示感染登革热的产妇剖宫产(44.0%)和先兆子痫(12.0%)的比例较高,而病例分析报告显示早产(16.1%)以及再次剖宫产(20.4%)有较高比例。一项对比研究发现,登革热感染的孕产妇与正常产妇相比,分娩出低体重儿的风险增加。病例报告以及病例分析中显示

登革热母婴传播的比例分别为 64.0% 和 12.6%,在对照研究中对此也有报道。作者认为登革热感染的孕产妇有通过母婴传播给胎儿的风险,至于登革热感染是否是造成产妇不良后果的重要危险因素尚不明确,需要进行更多的对照研究才能得出结论[90]。

(九) 布鲁菌病

布鲁菌病是全球范围的人畜共患疾病,严重危害人类及动物健康并造成经济损失。该病主要流行于中东地区,包括埃及。由于临床表现复杂多样,需要进行专业的实验室检查才能明确诊断,因此布鲁菌病急性发作期通常很难鉴定。埃及的一项纵向队列研究显示,该病患者发生流产和胎儿宫内死亡概率明显高于血清学阴性的孕产妇[91]。妊娠期推荐治疗药物是利福平或复方磺胺甲噁唑[92]。

(十) 流感

孕妇和新生儿容易不同程度的遭受流感的侵袭,世界卫生组织建议孕妇应接种流感疫苗以减少妊娠期流感并发症[93]。近期两项前瞻性的研究,选择孟加拉国和美国当地居民接种流感疫苗的孕妇进行对照实验,研究表明妊娠期接种灭活流感疫苗可有效减少新生儿遭受实验室确诊的流感病毒的侵袭。这些研究为在资源匮乏的国家开展有针对性的流感疫苗接种的可行性提供了理论依据。相较 2009 年 H1N1 型流感流行期间对妊娠期孕妇给予奥司他韦或扎那米韦的药物治疗,流感疫苗接种似乎更为可行。流感的早期非特异性症状包括咽痛、咳嗽、呼吸困难、发热、肌肉痛及浑身乏力[94]。

(十一) 肺结核

2010 年约有 880 万肺结核的新发病例以及 140 万死亡病例[95],因此肺结核高度流行区是 15～45 岁孕产妇死亡的重要因素,并位居孕产妇三大死亡原因之首[96]。妊娠期结核病的早期诊断较为困难,主要是由于怀孕和体重的增加掩盖了结核病早期体重减轻的症状。结核病的产科并发症主要包括自然流产、早产、低体重儿(胎儿宫内发育迟缓),同时会使新生儿死亡率增加。先天性肺结核的病例很罕见,但通常会导致围生期高死亡率。妊娠期结核病的预后与治疗的疗程长短有直接关系,因此该病的早期诊断是至关重要的[97]。利福平、异烟肼和乙胺丁醇是治疗结核病的常用一线药物,吡嗪酰胺在妊娠期的使用越来越普遍。

为降低艾滋病病毒阳性孕妇感染结核病的风险,世界卫生组织推荐使用异烟肼进行预防性治疗。母亲是HIV 阳性的婴儿应接受异烟肼预防治疗持续 6 个月,当检测结果为艾滋病病毒阴性时可接种卡介苗。预防和控制结核病的有效措施包括改善居住条件,加强公共宣传,预防艾滋病病毒/艾滋病和接种卡介苗[96]。

（十二）艾滋病病毒

尽管在北美和西欧，艾滋病由母亲传播给胎儿（mother-to-child transmission，MTCT）的传播途径已基本被消除，然而在撒哈拉以南非洲地区，平均每年约有39万（21万～57万）名儿童感染艾滋病，其中90%通过母婴传播感染。[98]如果没有进行任何有效的干预，超过三分之一的儿童在2岁会感染艾滋病病毒，其中有一半都是通过母婴传播感染。研究表明，混合喂养以及单纯母乳喂养会使艾滋病病毒母婴传播率显著增加[99]。近期世界卫生组织关于妊娠期艾滋病的指导方针有了明显改变[100-101]，提倡对婴儿以及分娩后产妇进行预防治疗，尽量减少母乳喂养的风险，同时在妊娠早期阶段无论CD4阳性T淋巴细胞是否减少，应使用产前抗逆转录病毒疗法（antenatal antiretroviral therapy，ART）进行预防治疗。有关高效抗逆转录病毒疗法的诊断、预防、治疗以及艾滋病的咨询和母婴传播阻断的相关参考，都有很好的在线参考文献[100-101]。

在妊娠期进行长期重复的艾滋病病毒检测对于筛查妊娠期新增感染病例是十分重要的，这是由于妊娠期新增感染病例更容易引起艾滋病病毒的母婴传播。

其他疾病合并感染艾滋病，如疟疾、艾滋病病毒会降低疟疾患者的免疫力，使得感染艾滋病病毒的经产妇和未感染艾滋病病毒的初产妇出现胎盘感染的风险大大增加。因此，艾滋病病毒通常会改变疟疾流行区典型的疾病传播模式[70]。

一些治疗艾滋病的抗逆转录病毒药物（antiretroviral drugs，ARVs）可能会与治疗其他疾病的药物产生相互作用，有共同的药物代谢途径。例如，蒿甲醚-苯芴醇和奈韦拉平均由细胞色素 P450 3A4 酶系统代谢，其中奈韦拉平诱导潜在的药物相互作用。对于 HIV 阳性合并其他疾病孕妇的治疗应充分考虑可能存在的药物相互作用。[102]

（十三）性传播疾病（sexually transmitted infections，STI）

由于性传播疾病可能出现母婴传播，因此在妊娠期早期发现和及时接受治疗很重要。一些性传播感染与妊娠期并发症有关，如宫外孕、绒毛膜羊膜炎、胎膜早破、早产、死胎、先天性畸形、产后败血症以及慢性盆腔炎导致的不孕。例如，妊娠期梅毒未经治疗可能导致25%的胎儿死产率以及14%新生儿死亡，围生期死亡率高达40%[103]。非洲孕妇梅毒患病率约为4%～15%[103]。在没有任何预防措施的情况下，未经治疗的淋病母亲患者产下的婴儿中约有30%～50%将会诱发新生儿眼炎，甚至导致失明，类似的情况也见与妊娠期衣原体感染的母亲，胎儿出现新生儿眼炎的概率约为30%。据统计，世界范围内每年约有1 000～4 000名婴儿由于该病导致失明[103]。因此，在妊娠期衣原体感染或淋病的高发流行区，应给予新生儿适当的抗生素软膏治疗（常见的是氯霉素和四环素），局部抗生素耐药的病例也有报道。

细菌性阴道炎，虽然本质上不属于性传播疾病，但主要是由于正常阴道菌群改变引起的常见的生殖道感染；同时也是发展中国家妊娠期女性白带异常的最重要因素。撒哈拉以南非洲地区约有50%的孕妇患有细菌性阴道炎[103]。该病与孕妇早产、低体重儿、胎膜早破、产后败血症以及自发性流产密切相关。细菌性阴道炎与艾滋病病毒的传播也有一定关系[103]。阴道毛滴虫感染也是一种常见的性传播疾病，该病与围生期产妇健康的关系目前尚不清楚；而细菌性阴道炎由于可引起生殖道炎症及增加艾滋病病毒传播的风险，应该及时接受治疗。

五、热带地区产科预防措施

有许多措施可以有效减少产妇死亡。然而由于贫穷和不平等诸多问题的存在严重制约了防治措施的有效开展。可通过对当地的医务工作者开展循证指南和临床实践手册、产程图[104]、绘制孕妇宫高曲线和超声[105]来筛查胎儿生长受限以及巨大儿[65]、临床实践指南等内容的培训来改善当地产妇和胎儿的健康状况。

许多发展中国家的实践经验表明，以当地实际情况为基础凝练的标准操作手册（发达国家通常称为临床实践指南）有助于医务工作者为患者提供更好的医疗服务。巴布亚新几内亚在妇产科和儿童健康的标准治疗手册领域的发展处于领先地位，自20世纪70年代以来5年更新一次[106]。

六、对助产士技能培训

每年约有1.3亿新生儿出生，35.8万名孕产妇在孕期或分娩中死亡；同时约有310万婴儿在新生儿期夭折，100万产妇发生死产，因此世界卫生组织提倡"每次接生都应进行专业护理"[107]。孕产妇和围产儿死亡最常发生的时期是在分娩时，尤其是新生儿刚出生的24 h[107]。WHO、ICM 和 FIGO 共同提倡每次分娩都应该有"合格的健康专家——助产士，医生或护士接受过专业的培训，熟练掌握正常妊娠期（无并发症），分娩中以及产后护理所必需的专业技能，并且能够对产妇和新生儿出现的并发症进行鉴别和及时处理"。专业的助产士应具有积极的主观能动性，并且能够遵循标准的护理监管流程和操作指南，在恰当的时机可以给予必备用品包括药物支持[107]。

助产士专业技能的培训以及产科紧急护理设备的升级对于约4 500万在家分娩的产妇无法提供专业的医疗护理[108]。全球四个主要地区28个国家有超过一半的孕产妇的分娩是由不专业的助产士接产的，产妇死亡率高达69%，尽管这些国家人口数仅占全国总人口数的

34%[108]。同时在过去的 15～20 年,这 28 个国家助产士的专业技术水平也没有明显的提高。有效解决在家分娩的孕产妇缺少专业助产士护理的问题需要政府主动倡导,基层组织积极落实,提出切实可行的解决措施。但尚没有充足的证据表明以基层社区为基础对助产士的专业培训能够有效地减少孕产妇死亡。然而近期有研究显示,某些措施对减少孕产妇死亡确有效果,如使用米索前列醇防止产妇产后出血,为妇女计划生育提供指导,对患有子宫内膜炎女性进行产后护理并在家里给予抗生素治疗,提高女性获得安全孕产服务的机会等[108]。

七、小结

在非洲、亚洲和南美洲热带地区,许多常见的临床产科疾病在教科书上很少得到关注,与怀孕相关的热带传染病的描述也很少见[4]。这种差距在一定程度上是由于医疗系统以及产妇护理专业人员网络的整合失败。在发展中国家有许多专门供医务工作者参考的护理领域的优秀资源[4,32],以及可用的在线资源[1]。虽然先进科技已广泛应用于发达国家的产科医学,但是在资源贫乏的热带农村地区仍很难得到利用,尽管目前情况有些改变。不过,热带农村地区可采用许多简单易行的措施来预防多种严重的临床疾病,例如全面的产前护理和安全分娩。护理过程中需要迅速反应,在极短的时间内根据产妇的具体情况处理措施可能极其简单或者极其复杂,例如怀孕时轻度的和严重的疟疾,未破裂和破裂的异位,正常分娩和剖宫产等,因此世卫组织对助产士的专业技能格外重视。

参考文献

见:http://www.sstp.cn/video/xiyi_190916/。

第80章 热带地区儿科疾病

ZULFIQAR A, BHUTTA

译者：郝瑜婉

审校者：朱慧慧 程训佳 盛慧锋 陈 勤

要点

- 2010 年全球约有 760 万 5 岁以下儿童死亡，2000 年约为 960 万。
- 5 岁以下儿童死亡病例中新生儿的比例逐渐增多，自 1990 年的 37% 上升至 2011 年的 43%。
- 新生儿死亡的主要原因包括早产相关的并发症，分娩时死亡（新生儿窒息）以及严重的新生儿感染（肺炎、败血症或脑膜炎）。
- 多数死亡主要发生在新生儿出生后期，5 岁以下儿童感染的三大元凶是腹泻、肺炎和疟疾。
- 解决儿童死亡的问题需要采取有效的干预措施，但目前相应的基础设施尚不健全。
- 从怀孕至儿童成年持续提供相应的护理符合 MDG。
- 预防儿童死亡需要全球共同努力，通过制定以各个国家实际情况为基础的政策方案，调动国家/相关利益方参与的积极性，提升透明度并健全责任制，以及在必要时制定新的解决方法和策略。

一、概述

与多数工业化国家不同，发展中国家由于疾病预防的因素儿童疾病死亡负担一直较高。年龄越小，死亡风险越高，新生儿死亡在世界所有地区儿童死亡病例中比例最高，提示需要加大对妊娠期和围生期的资源投入，而非仅仅幼儿期。为实现全球健康、公平和发展的总目标，2000 年 189 位国家元首共同签署了包括八项千年发展目标（millennium development goals，MDG）的千年宣言[1]。至 2015 年要完成的总目标包括：消除极端贫困和饥饿的具体目标，普及初级教育，促进性别平等并赋予妇女权利，降低儿童死亡率，完善妇女保健，防治人类免疫缺陷病毒（human immunodeficiency virus，HIV）感染/艾滋病、疟疾和其他疾病，确保环境的可持续发展以及推动全球发展伙伴关系。MDG 是世界范围内各个国家和主要发展机构共同商榷的发展蓝图，将尽最大努力满足全世界贫困人群的需求。MDG 依据 60 多项指标可分解为

21 个分目标。在各国政府、联合国及合作伙伴、私营部门和民间组织的共同努力协作下，已挽救了许多人的生命，并完善了许多硬件设施，随着目标最后期限的临近，需要对已取得的成绩加强巩固，并及时发现需要进一步完善和解决的问题。

一些特殊的疾病在其他章已有详述，本章的目的是通过梳理 MDG 中的两个分目标，关注热带地区儿童健康问题。

- MDG 4：1990—2015 年，5 岁以下儿童死亡率降低三分之二。
- MDG 5：1990—2015 年，孕产妇死亡率降低四分之三。

对全球 130 多个国家的进展归纳概述较为困难，主要是由于根据 MDG 对各个国家的进展情况进行总体评估需要运用平均变异分析法，进行战略统筹，顺应时代发展采取不同应对策略。在评估儿童生存率的问题时也需要考虑 MDG 中的另外两个对儿童健康有重要影响的分目标。

- MDG 1：至 2015 年，饱受饥饿的极端贫困人口比例减少一半。
- MDG 7：至 2015 年，缺少安全饮用水和基本卫生设施的人口比例减少一半，同时实现至少 1 亿贫民窟居民的生活水平显著提高。

MDG 7 是关于实现环境的可持续发展，主要涉及气候变化带来的深远影响，农业生产和食品安全。后者在预防饥饿和营养不良方面有重要意义，可保障 MDG 4 和 5 的实现，有效降低儿童和孕产妇的死亡率。从本质上讲，每个目标实现后产生的影响以及其中可参考的解决方案，可促进其他相关目标的完成。在贫困及偏远地区加大国家项目资金的投入力度，可将 MDG 1 以及 MDG 4 和 MDG 5 紧密联系在一起，前者目标的实现有助于后两个目标的完成。政策层面上简单的干预措施可以在本质上推动复杂任务的有效开展。

二、全球负担和发展趋势

在千年首脑峰会上制定了降低儿童和孕产妇死亡率

的宏伟目标。为保证目标的实现,出台了许多相关政策,将关注的焦点导向全球健康面临的挑战。然而依然有许多国家即使加快进程,也几乎不可能实现 MDG 4 和 MDG 5。这可能会被视为失败,但却很有必要对其发展进程进行反思和探索。大多数国家都在积极推进降低孕产妇和儿童死亡率的进程,但实现 MDG 4 和 MDG 5 仍需很多年。多数国家需要立即采取更加果断的措施,确保到 2015 年或其后尽快实现 MDG 4 和 MDG 5[2]。

来自 74 个国家的数据显示,有 23 个国家正在向千年目标 4 迈进。巴西、埃及和秘鲁的 5 岁以下儿童死亡率已降低 66% 以上,中国、老挝人民民主共和国、马达加斯加、墨西哥和尼泊尔降低了 60%~65%,还有 13 个国家尚未取得明显进展,38 个国家有待进一步加快进程。因此,降低儿童死亡率的工作仍然任重道远。

自 2000 年以来,新生儿死亡的问题受到越来越多的关注[3]。有评估报告显示,5 岁以下儿童死亡病例中新生儿的比例逐年增加,应对该问题的新政策也已陆续推行,同时有证据表明,在资源匮乏地区开展有效的防治措施是可行的。1990—2011 年,新生儿前期、后期、婴儿期、幼儿期(1~4 岁)死亡病例的比例分别为 1.7%、2.7%、2.5% 和 2.4%。总体上看,5 岁以下儿童死亡病例中有 43% 死于出生后 28 d 内。降低新生儿死亡率的进程比降低年长儿童死亡率的进程要慢三分之一,制约了 MDG 4 的实现。新生儿死亡病例数在 5 岁以下儿童中的比例自 1990 年的 37% 上升至 2011 年的 43%[4-5]。整体趋势表明,每年约有 307 万新生儿死亡病例,其中 108 万死于早产并发症,72 万死于分娩期并发症。在新生儿后期死亡病例中,可预防的病因有肺炎(死亡 107 万/年)、腹泻(死亡 75 万/年)和疟疾(死亡 56 万/年)[6]。

会显著影响儿童患病率和死亡率的孕妇死亡率平均每年下降 1.9%,死亡病例数自 1990 年的 409 000 人下降至 2011 年的 274 000 人。由于产科因素导致的孕产妇死亡人数自 1990 年的 393 000 人下降至 2011 年的 218 000 人,平均每年下降 2.8%。与此同时,妊娠期 HIV 感染相关的死亡病例在 2003 年达到峰值,为 81 000 人,至 2011 年下降至 56 000 人,这主要和抗逆转录病毒药物的大范围应用以及 HIV 感染的流行曲线有关。2005—2011 年,印度孕产妇死亡人数减少了 28.6%(21 000/74 000),埃塞俄比亚、巴基斯坦、尼日利亚、印度尼西亚、中国和阿富汗的孕产妇死亡人数降低更显著,达到 32.1%(24 000/74 000)(图 80.1)。为实现 MDG 5,孕产妇死亡率每年应下降 5.5%,远远高于 1990 年以来的 1.9%。此外,在中低收入国家约有八分之一的人口是 15~19 岁的女性,不安全流产病例中有大部分为这类人,导致了较高的孕产妇死亡率。总而言之,1990—2010 年,只有 3 个国家(赤道几内亚、尼泊尔和越南)孕产妇死亡率降低了 75%,柬埔寨、孟加拉国、埃及、厄立特里亚和老挝人民民主共和国紧随其后,降低了 70%~74%。

(一)新生儿死亡率

2010 年新生儿死亡病例约 310 万,较 2000 年的约 400 万减少了 17%。除撒哈拉以南非洲和大洋洲以外,所有地区 5 岁以下儿童死亡病例中有一半以上是新生儿。在南亚和撒哈拉以南非洲地区,在 5 岁以下儿童死亡病例中新生儿超过四分之三。2011 年新生儿死亡病例共有 2 955 000 例,其中 10 个国家的新生儿死亡病例数占全年所有地区总死亡病例数的 65%。在撒哈拉以

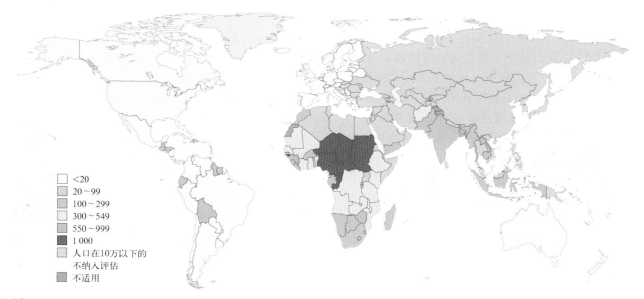

图 80.1 孕产妇死亡率的全球分布图(MMR,每 10 万分娩病例中的孕产妇死亡数),2010。(Source:Adapted from WHO, UNICEF, UNFPA and the World Bank, Trends in Maternal Mortality:1990 to 2010. Geneva:WHO; 2012.)

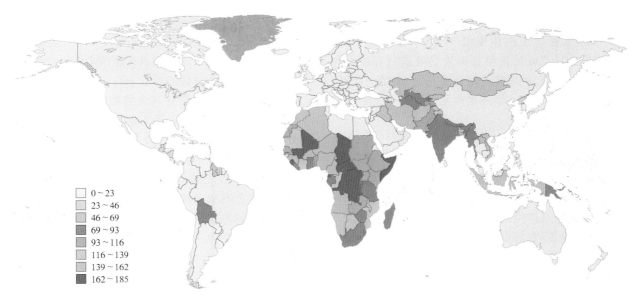

图 80. 2 5 岁以下儿童死亡率全球分布图(每 1 000 名新生儿中死亡率)2011。(Source:Adapted from UNICEF, Levels and Trends in Child Mortality Report 2012.)

南非洲地区,未满 1 个月龄死亡的新生儿约有 1 122 000 人[7]。一些国家在降低新生儿死亡率方面取得了显著成效。2000—2010 年有 5 个国家(土耳其、阿曼、希腊、白俄罗斯和爱沙尼亚)新生儿死亡率下降一半以上。撒哈拉以南非洲地区成效不明显,在过去 10 年中新生儿平均死亡率无明显变化。

(二) 5 岁以下儿童死亡率

2010 年全球 5 岁以下儿童死亡病例约 760 万,相较 2000 年的 960 万有所改善(图 80.2)。760 万死亡病例中,大多数可通过采取有效的干预措施避免死亡[8]。全球 5 岁以下儿童死亡病例中,南亚占三分之一,撒哈拉以南非洲地区 5 岁以下儿童死亡率自 1990 年的 33%(390 万/1 160 万)到 2011 年增加至 49%(350 万/720 万);而在非洲北部和中东地区,死亡率从 5.7%(66 万/1 160 万)下降至 3.7%(27 万/720 万)。

三、儿童死亡原因

(一) 新生儿死亡

新生儿直接死因的分布显示,新生儿死亡的主要因素为并发症:早产儿死亡 1 078 000 例,分娩相关死亡(新生儿窒息)717 000 例,严重感染(肺炎、败血症或脑膜炎)死亡 717 000 例(图 80.3)。

1. 早产儿·早产是由多种因素引起的综合征,根据病因可分为两大类型:①自发性早产(自发性分娩提前或胎膜早破),②人为干预早产[37 周以前根据母体和胎儿的适应证(应急处置或孕产妇自主选择)或其他非医学相关因素进行引产或剖宫产][9]。

全球约 29% 的新生儿死亡病例死于早产并发症。大多数早产儿的周龄在 33~37 孕周。通过精心的护理、

正确喂养、保暖、对有问题的新生儿及时治疗(包括呼吸困难、感染、黄疸),这些早产儿应该都可以存活。胎龄不足 33 周或体重低于 1 500 g 的新生儿,可能需要更加细心严格的护理,尤其是呼吸困难和有摄食障碍的新生儿。在条件允许的情况下,应及时对这类新生儿进行转诊治疗。早产既是新生儿死亡的直接原因,也是高危风险因素[10]。依据国际对疾病的分类标准,由早产并发症或出生过早导致的死亡才被认为早产是直接的死亡原因。如果一个新生儿伴有感染并最终死亡,死亡通常归因于感染,而早产只是一个危险因素。因此,有许多病例记录为死于感染的新生儿也是由于早产导致的最终死亡。

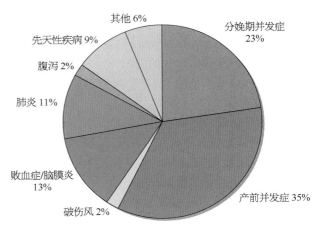

图 80.3 新生儿直接死因统计图。[来源:Liu L, Johnson H, Cousens S, et al. Global, regional and national causes of child mortality: an updated systematic analysis. Lancet 2012; 379 (9832):2151 - 2161.]

全球新生儿中，平均有 14% 的低体重儿（low birth weight，LBW），通常是指体重低于 2 500 g 的新生儿。LBW 可能是由早产或足月胎儿生长受限或两者兼而有之所致。早产儿死亡的风险是足月婴儿的 13 倍。此外，死亡的新生儿中至少有一半是早产儿。既早产又生长受限的胎儿死亡的风险更高。

非洲 LBW 面临早产的风险更高，约为 12%，是欧洲国家的 2 倍，可能与感染，尤其是性传播相关的感染，疟原虫和 HIV 感染/艾滋病有关。南亚的情况明显不同，南亚地区 LBW 的比例是非洲的 2 倍，然而大多数 LBW 都是足月婴儿，只是体重低于相同胎龄的正常体重儿。

在任何情况下，妊娠期合并 HIV 和疟原虫感染都是主要问题。这两种感染的协同作用，对孕产妇和新生儿的健康造成严重后果，尤其是会增加 LBW 的比例。迄今为止，预防 LBW 和早产的策略均未取得理想进展，且在高收入和低收入国家间均存在差距。对 LBW 给予特殊的喂养、保温和护理，对在短期内降低新生儿死亡率有很大潜力。

2. 新生儿窒息·新生儿窒息是 5 岁以下儿童死亡的第 5 大死因（约占 8.5%），仅次于肺炎、腹泻、新生儿感染和早产分娩相关并发症。据估计，新生儿死亡总病例中约 23% 的由窒息所致，其中大部分是死产。在大多数工业化国家，随着初级保健及产科护理的完善及发展，新生儿窒息的发生率显著降低，在新生儿死亡病例中不到 0.1%。在发展中国家，新生儿窒息的发生率要高得多，在开普敦约为 4.6/1 000，尼日利亚约为 7/1 000～26/1 000，病死率可能高达 40% 以上。在发展中国家因缺乏准确的流行病学数据，严重的神经功能障碍导致的确切疾病负担尚不清楚。世界卫生组织（WHO）的数据显示，每年有 400 万～900 万的新生儿出生窒息，其中约 120 万死亡，同时至少 120 万出现严重后果，如癫痫、脑瘫和发育迟缓。WHO 评估结果显示，新生儿窒息的伤残调整生命年（disability-adjusted life years，DALYs）高于整个儿童时期可免疫预防疾病所致的 DALYs。在欠发达地区，缺乏以基于社区的残疾数据，基本没有可靠评估原因的研究，导致评估数据不可靠。

为精确评估新生儿窒息对围生期发病率和死亡率的贡献，需要进行流行病学研究。在社区，因无人看护的分娩比例较高，疾病负担通常比医院分娩的更高。收集新生儿窒息相关流行病学数据较困难的一个重要因素是缺乏统一评判标准，尤其在社区水平，更加大了对疾病负担评估的难度。传统上通常将窒息分为两个等级：重度窒息和轻度窒息，代表窒息的严重程度。重度窒息或苍白性窒息通常被认为有严重不良后果，需要立即进行复苏。相对于这种分类标准，取而代之的是更加客观的评判标准，如 1952 年提出的 Apgar 评分[11]。Apgar 评分被普遍接受是因为低分数（尤其是在 5 min 时）可以预测生存。然而 Apgar 评分由于不能明确诊断围生期窒息并预测可能发展为神经功能障碍而存在争议[12-13]。Apgar 评分低与围生期窒息的几个指标并无直接关系，这主要是由于 Apgar 评分并非直接反映围生期窒息的情况。与 Apgar 评分相似，仅仅依据代谢性酸中毒症状也不能直接作出围生期脑损伤的推论。联合依据 Apgar 低评分和酸中毒症状对预测新生儿神经病变的参考价值也有限[14]。根据美国大学产科以及美国儿科学会的评判标准，明确新生儿窒息的诊断需满足以下条件：①脐带动脉血 pH<7；②Apgar 评分为 0～3 分持续超过 5 min；③新生儿神经系统的临床表现（如癫痫发作、昏迷或肌张力下降）；④多器官功能障碍，如心血管、胃肠道、血液系统、肺部或肾脏。因此，当新生儿满足以上 4 个条件，同时出现神经学损伤症状，即可认为缺氧或窒息是新生儿致残或功能障碍的直接原因。否则，不能将新生儿神经功能缺陷归因于围生期缺氧或窒息。

新生儿窒息可发生在产前、产时、产后各个时期[15]。最近一篇综述表明，窒息出现在产前的病例约占 50%，产时和产后分别为 40% 和 10%。在发达国家，分娩期并发症很少见，围生期窒息病例通常是由于产前因素或并发分娩损伤而使新生儿出现较为危急的情况。发展中国家由于分娩过程中并发症发生率较高，缺乏专业护理，围生期窒息通常出现在分娩过程中。窒息的后果包括无任何不良影响、多器官并发症和死亡。窒息的严重程度以及持续时间对病情有重要影响。尽管确定了许多可能结果预测因素，但有关足月新生儿窒息对长期发育的影响却知之甚少[16]。此外，由于缺少新生儿窒息的评判标准，很难对其进行长期评估，尤其是对不在医院分娩的病例，以及儿童时期出现的营养不良等疾病[17]。

尽管新生儿脑病被普遍认为是新生儿窒息的标志，然而有研究表明，超过 75% 的新生儿脑病病例没有缺氧的临床症状。由于定义窒息和新生儿脑病以及识别新生儿神经系统疾病的病因有困难，因此很难评估窒息在新生儿脑病病因中的比例[18-19]。1 000 名新出生的婴儿中可能出现 1～2 个脑瘫儿，既往认为这主要是由出生窒息所致。脑瘫是一种慢性非进行性损伤导致的肌肉痉挛或麻痹，可能伴有智力低下。早期研究结果表明，50% 的脑瘫患儿由出生时窒息所致。进一步的研究证明，这个比例在 10% 以下。临床流行病学研究也表明，在大多数情况下，导致脑瘫的事件通常发生于分娩前的胎儿或分娩后的新生儿[20]。鉴于以往认为窒息中的缺氧和氧气在复苏中有重要作用，窒息与脑瘫的关系也可能与不恰当的治疗策略有关。

3. 新生儿感染·感染,包括败血症、肺炎、破伤风和腹泻,是新生儿死亡最常见的原因[21]。新生儿早期,包括出生至出生后 7 d 内,是新生儿最危险的时期。在此期间,围生期发病率和死亡率风险增加,包括产时窒息、早产和感染。有四分之三的新生儿死亡病例出现在此时期;早发性新生儿败血症(early-onset neonatal sepsis, EONS)统称为败血症,也常发生在出生后 3 d 或 7 d 内。7 d 通常代表 B 组链球菌感染(group B streptococcal, GBS)的败血症;3 d 则常用于流行病学研究中[22]。

在发展中国家评估 EONS 实际疾病负担很困难。发展中国家大多数出生和死亡发生在家里且无记录。有限的以社区为基础的监测和鉴定 EONS 的实验室资源不足,阻碍了对疾病负担的评估[23]。大多数有效的信息来自人群与健康调查,而其中新生儿死亡的相关数据报告很少。对有新生儿窒息和早产临床症状的病例,由于存在很多不确定因素,很难明确诊断 EONS 及其相关的死亡。在新生儿死亡率较高的发展中国家,医院的病例信息在新生儿败血症病例中仅占很小一部分,因此这个数据很难体现以人群为基础的发病率。此外还有其他一些因素导致数据的可信度不高,如病例的确诊标准,可以做血培养的实验室有限,对于败血症新生儿的血培养检测灵敏度较低及尸检技术的欠缺等,均使发展中国家大多数新生儿死亡原因不明。有 3 项研究显示,培养证实的活产婴儿 EONS 发病率为 2.2/1 000～9.8/1 000。第 4 项研究结果表明,活产婴儿临床 EONS 发病率为 20.7/1 000[24-27]。孟加拉国最近的一项家庭新生儿监测计划中观察到的 EONS 发病率显示,活产婴儿 EONS 临床症状发病率为 50/1 000,其中血液培养明确诊断的为 2.9/1 000。以上研究均来自南亚地区。其中 2 项研究报道了 EONS 的病死率为 18%～19%。

研究显示,EONS 的致病菌群随时间而发生变异,因此需要持续不断地监测来明确主要的致病菌。在等待血培养及药敏实验检测结果的同时应给予经验性用药治疗[28-29]。

在发达国家,Yale-New Haven 医院拥有运行时间最长的新生儿败血症数据库。对 1928—2003 年 75 年的数据结果分析显示,1933—1943 年,肺炎链球菌(Streptococcus pneumoniae)和 A 组链球菌(group A streptococci)感染几乎占病例的一半[30]。之后肺炎链球菌和 A 组链球菌感染的发病率稳步下降,逐渐被 GBS 和大肠埃希菌(Escherichia coli)所取代。自 1990 年推荐分娩时使用抗生素以降低 GBS 感染的母婴传播以来,近年来 GBS 感染继发的 EONS 所占的比例已显著下降[31]。

发展中国家关于 EONS 病因的相关信息有限。最近的一项综述显示,44 项研究报告了发展中国家 EONS 的病因,其中只有 4 项侧重社区获得性感染,其余为在医疗机构的研究,不能代表新生儿死亡率高的家庭环境。其他均为机会性感染的病例研究,并不能体现当地较高的新生儿死亡率。该综述有限的数据显示,致病菌中克雷白杆菌(Klebsiella)占 25%、大肠埃希菌占 15%、金黄色葡萄球菌(Staphylococcus aureus)占 18%、GBS 占 7%、不动杆菌属(Acinetobacter)和假单胞杆菌(Pseudomonas)合并感染占 12%。

表 80.1	发展中国家出生 7 天内新生儿败血症的病因	
致病菌	3 天内新生儿(%)	7 天内新生儿(%)
合计	100	100
金黄色葡萄球菌 S. aureus	17.3	17.5
脓球菌 S. pyogenes	0.4	1
吉兰-巴雷综合征 GBS	13.1	6.5
D 组链球菌 Group D streptococci	5.3	2.5
G 组链球菌 Group G streptococci		0.03
绿色链球菌 Viridans streptococci	0.04	0.2
肺炎链球菌 S. pneumoniae	1.1	1.5
其他链球菌属 Other Streptococcus species	2.3	1.1
革兰阳性菌 ALL GRAM POSITIVES	40.2	32.4
克雷白杆菌属 Klebsiella species	26.4	25.3
大肠埃希菌 E. coli	12.6	15.3
假单胞菌属 Pseudomonas species	5.9	7.0
肠道杆菌属 Enterobacter species	3.6	4.4
沙雷菌属 Serratia species	0.5	0.3
变形杆菌 Proteus species	0.6	0.8
沙门菌 Salmonella species	0.7	1.2
枸橼酸杆菌属 Citrobacter species	0.4	1.3

来源:Zaidi AK, Thaver D, Ali SA, et al. Pathogens associated with sepsis in newborns and young infants in developing countries. Pediatr Infect Dis J 2009;28(Suppl 1):S10-18.

全球数据显示,革兰阴性菌和阳性菌的比例为 2:1。在非洲国家,革兰阳性菌与阴性菌的比例相当,与世界范围内其他地区相比,金黄色葡萄球菌和 GBS 感染的比例较高。在东亚、太平洋和南亚国家,常见的菌群是假单胞杆菌和不动杆菌。与其他地区相比,金黄色葡萄球菌在东亚和拉美地区较罕见。在发达国家,GBS 是引起 EONS 的主要生物之一,但在发展中国家并不常见。在发展中国家,南亚 GBS 的比例最低。发达国家和发展中国家之间 GBS 分布差异的原因尚不清楚。Stoll 和 Schuchat[31]回顾了 34 项在 1980—1996 年评估 GBS 在发展中国家女性定殖率的研究,使用恰当的培养方法发现不同地区定殖率不同(中东/北非 22%,亚洲/太平洋地区 19%,撒哈拉以南非洲地区 19%,美洲地区 14%,印度/巴基斯坦 12%)。在不同人群中 GBS 定殖率差异的原因包括菌株毒力、源于母体的抗体水平以及文化习俗。缺乏 GBS 数据的另一个原因可能是,在发展中国家,GBS发病非常早,在出生后几个小时内导致死亡。因而数据可能会遗漏绝大多数 GBS 案例。

造成感染以及死亡率较高的因素有很多,主要包括:直接因素如缺乏产前护理,无人监管或监管不力的家庭分娩,不卫生不安全的分娩方式和脐带护理,早产儿、LBW,缺乏纯母乳喂养,延迟识别母亲和婴儿的危险信号[32]。卫生系统效率低下,基础设施、交通以及经济因素的制约等间接因素也使感染及感染相关的死亡率较高。此外,医疗服务体系的不公平性,使有效的母婴干预措施在贫困地区低收入群体中覆盖率最低。

在发展中国家,很难实现血培养和辅助的实验室检测,因此新生儿败血症的诊断通常基于临床症状。新生儿败血症的体征通常无特异性,包括嗜睡或烦躁、厌食、呕吐、黄疸、呼吸窘迫、呼吸暂停、发热或体温过低。这些症状容易与围生期新生儿窒息相混淆,因而明确诊断更加困难。需要进行鉴别诊断的还包括新生儿肺炎和脑膜炎,尤其是在实验室检测难以实现的发展中国家。此外,肺炎和脑膜炎患儿可能同时伴有败血症。

相对于工业化国家,发展中国家的新生儿败血症的风险更大。这些因素在产前、产时以及新生儿早期可分为内在因素和外在因素。在发展中国家,内在因素包括早产率较高,胎儿宫内生长受限、窒息、胎膜早破以及产妇围生期感染。外在因素最主要为产前保健的欠缺以及不安全的分娩方式。据 WHO 统计,在最不发达地区仅约 35% 的分娩由有经验的专业医护人员接生。

(二)5 岁以下儿童

全球 5 岁以下儿童死亡病例的死因中,腹泻和肺炎约占 29%。大于麻疹(1%)、脑膜炎(2%)、疟疾(7%)和艾滋病(2%)的死亡率之和(图 80.4)。疫苗接种使全球因麻疹和破伤风死亡的病例总数降低,但 2008 年这两种病导致的死亡病例仍各占全球的 1%。其他死亡病因,如媒介传播疾病(如疟疾、登革热和乙型脑炎)、脑膜炎、HIV 感染/艾滋病相对较少。然而由于许多 HIV 感染者没有明确诊断,艾滋病依然是一个重大的健康威胁。令人惊奇的是,全因儿童死亡和某些特定病因,如腹泻、肺炎、疟疾和艾滋病导致的死亡主要集中在一些国家。部分与这些国家 5 岁以下儿童人口数量大有关,也由于流行病学和社会条件导致疾病在这些国家聚集。要实现 MDG 4 的目标,在这些国家成功开展疾病控制工作至关重要。

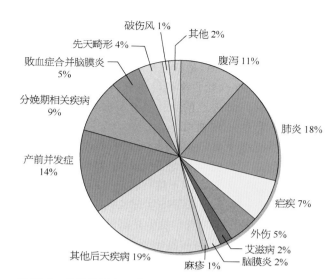

图 80.4 世界范围内 5 岁以下儿童死因统计图。[来源:Liu, et al. Child Health Epidemiology Reference Group of WHO and UNICEF. Global, regional and national causes of child mortality: an updated systematic analysis for 2010 with time trends since 2000. Lancet 2012; 379(9832): 2151 - 61.]

扩大免疫接种规划(expanded programme on immunization,EPI)疫苗可预防的疾病死亡总数的 95% 由麻疹(67%)和破伤风(28%)所致。白喉和百日咳疫苗的预防效果很好,死亡病例很少。疫苗可预防疾病的死亡率较低,与 EPI 覆盖率高有关,大多数国家 EPI 覆盖率为 80%~95%。然而,在一些国家,EPI 覆盖率仍有问题,尤其是那些公共卫生基础设施不健全的地区,本地人群很难覆盖全。

营养不良也是儿童死亡的一个重要因素,因腹泻死亡的病例中有 61% 伴有营养不良,疟疾为 57%、肺炎为 53%、麻疹为 45%。总体而言,如果没有营养不良,5 岁以下儿童死亡病例可降低 53%[33]。

综上所述,肺炎和腹泻是 5 岁以下儿童死亡的主要原因,全球每年超过 200 万的儿童死于这两种疾病。这在低收入国家表现得更为显著(表 80.2)。导致感染的直接及间接因素依然十分重要:基础卫生设施欠缺、不安全和不健康的环境。腹泻死亡病例中约有 88% 是由用于饮用及制备食物的水不安全,或卫生用水不足并缺乏卫生设施所致。0~4 岁儿童死亡病例中约有 50% 与室内空气污染有关,主要涉及肺炎和支气管炎。

1. 肺炎·相对于其他疾病,肺炎在 5 岁以下儿童中的死亡率更高,但往往被忽视。5 岁以下儿童死亡病例中约 18% 由肺炎引起,低收入国家约为 20%,而高收入国家仅为 4%。其中有 14% 发生于产后,4% 发生于新生儿期。肺炎是全球 5 岁以下儿童健康的一大杀手,尽管在不同地区的影响有差异,其中有三分之二的死亡病例

表 80.2	肺炎和腹泻死亡病例最高的 15 个国家	
国　家	预估的死亡病例数(千)	每年腹泻死亡病例数
印度	408	386 600
尼日利亚	204	151 700
刚果(金)	126	89 900
埃塞俄比亚	112	73 700
巴基斯坦	91	53 300
阿富汗	87	82 100
中国	74	40 000
孟加拉国	50	50 800
安哥拉	47	19 700
尼日尔	46	151 700
乌干达	38	29 300
坦桑尼亚联合共和国	36	23 900
马里	32	20 900
肯尼亚	30	27 400
布基纳法索	25	24 300

来源：World Health Organization, Global Burden of Disease estimates. (The totals were calculated by applying the WHO cause of death estimates to the most recent estimates for the total number of under-5 deaths, 2007 and Liu et al. 2012.)

集中于 15 个国家。

　　全球每年约有 1.56 亿的肺炎新发病例,其中有 74% 的病例集中在 15 个国家,超过一半的病例集中在 6 个国家:印度、中国、巴基斯坦、孟加拉国、印度尼西亚和尼日利亚。这与当地大多数人营养不良、贫穷以及医疗保健服务欠缺有关。

　　地区特异性数据显示,全球 5 岁以下儿童死于肺炎的病例中,约 50% 在非洲,欧洲不到 2%,美洲不到 3%。图 80.5 显示了过去 20 年全球 5 岁以下儿童死于肺炎的趋势。尽管全球肺炎的死亡率已有所下降,但全球肺炎

疾病负担未变,因为这些综合数据掩盖了社会经济群体和国家之间肺炎死亡率的显著差异。

　　许多低收入国家引入了针对儿童肺炎常见病原体新的疫苗,包括乙型流感嗜血杆菌疫苗和肺炎球菌结合疫苗。截至 2011 年,几乎所有的全球免疫联盟(global alliance for vaccines and immunisation,GAVI)国家都推行了乙型流感嗜血杆菌疫苗接种,累计免疫接种 1.24 亿,使 697 000 儿童免于死亡。

　　一旦儿童发展为肺炎,应及时给予有效的治疗。来自部分国家的 2000 年和 2010 年的可比性数据表明,为疑似肺炎儿童寻求适当护理的进展有限,适当护理的需求从 54% 上升至 61%。尽管撒哈拉以南非洲地区这方面的水平最低,但进展最显著。

　　因此发展中国家采取有效的策略来降低儿童肺炎的死亡率及其带来的疾病负担是非常重要的。主要措施包括对环境因素的控制(如室内空气污染),应对普遍缺乏微量营养素如锌和维生素 A 的缺乏,改变家庭生活方式,如母乳喂养以及养成勤洗手的习惯。其中许多预防策略的意义远非只是减少呼吸道感染,还包括降低腹泻的疾病负担和改善营养元素均衡摄入等[34]。

　　如果普遍实行肺炎的预防和治疗干预,可挽救 100 多万儿童的生命。每年仅通过抗生素治疗可使 600 万儿童免于死亡,耗资约 6 亿美元。

　　2. 腹泻·全球每年约有 25 亿次腹泻发生在 5 岁以下儿童身上。其中每年约有 1/5(大概 150 万)的儿童死亡由腹泻所致。尽管在过去 30 年里腹泻死亡率已明显降低(图 80.6),但它仍是导致 5 岁以下儿童死亡的第二大原因。

　　腹泻发病率一直没有发生实质性的改变。撒哈拉以南非洲地区和拉丁美洲的腹泻发病率要高于亚洲或西太平洋地区(图 80.7)。Walker 等[35]在 2012 年的研究数据显示,5 岁以下儿童腹泻的发生率从 1990 年的 3.4 次/年

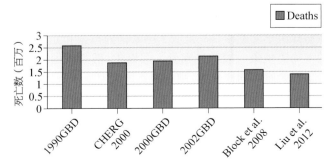

图 80.5 肺炎死亡率发展趋势。[来源：Bhutta et al. 2007; Black et al. 2008; Liu et al. 2012; GBD, Global Burden of Disease; CHERG, Childhood Epidemiology Reference Group.]

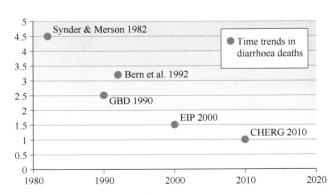

图 80.6 腹泻死亡病例趋势。[来源：Snyder and Merson 1982 4 3; Bern et al, 1992; GBD 1990 2; EIP 2000 1; CHERG 2010 0 1975 1980 1985 1990 1995 2000 2005 2010. Source：Boschi-Pinto C, Tomaskovic L. For CHERG (2006) and Fischer-Walker et al. (2013).]

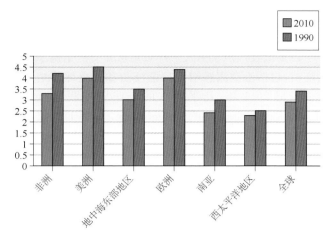

图 80.7 WHO 关于中低收入国家 5 岁以下儿童腹泻发病率趋势图。(来源：Walker et al. 2012)

下降至 2010 年至 2.9 次/年，6～11 个月的婴儿腹泻发生率最高，约为 4.5 次/年。

腹泻在发展中国家较为普遍，在很大程度上是由于缺乏安全饮用水和基础卫生设施，同时人群总体健康和营养状况较差。全球约有 7.83 亿人仍在使用不卫生的饮用水，同时有 25 亿人所在地区没有完善的公共卫生设施，尤其是在贫困的农村地区。农村地区仍有 90% 的人群在使用露天厕所。同时还有一个重要因素是母乳喂养率较低。6 个月以下的婴儿仅有 40% 是纯母乳喂养。营养不良与儿童腹泻有密切关系。营养不良会降低儿童免疫力，使其易患腹泻等感染性疾病，同时持续性或严重腹泻也会导致儿童营养不良[36]。在中低收入国家儿童营养不良较为普遍。据估计，在这些地区的 5 岁以下儿童中，约 20% 体重偏低（年龄体重的 Z 分数＜－2）。其中最严重的地区是非洲和中南亚。大多数儿童腹泻未得到有效治疗，仅有三分之一的病例有口服补液（oral rehydration solution，ORS）治疗史。同时，尽管有证据表明有益，在腹泻治疗中补锌的疗法应用有限。尽管联合国儿童基金会（United Nations International Children's Emergency Fund，UNICEF）自 2006 年已启动锌剂的采购，且采购量已逐年大幅增加，但与全球需求相比，全球锌供应量仍然低得多。

至少三分之一的严重腹泻由轮状病毒（rotavirus）感染所致，轮状病毒疫苗预防免疫有效。在发展中国家，每年约 440 万人因感染轮状病毒死亡[37]。因此，成本-效益以及获得疫苗的机会增加，可使发展中国家腹泻死亡率显著降低。

四、影响健康的社会因素

社会条件和环境是影响公众健康的重要因素。社会因素影响健康和风险行为，环境影响暴露并提供对公众

健康有益的社会资源。通常认为人的社会地位与健康状况呈反比。深入挖掘影响公众健康的社会因素来降低健康差距至关重要，同时有助于制定相应政策来解决与健康不良相关的社会和经济因素[38]。统计学家通常使用社会经济地位（socioeconomic position，SEP）来描述个人可获得的社会和财政资源。有明确的证据表明，与 SEP 较高组相比，SEP 较低组的健康指标较差，这种分级可作于资源分配导向。

（一）教育

教育是自婴儿出生后伴随终身的过程，提升教育程度是一项重要的社会目标。教育与健康之间存在因果关系。其中一项关于公共卫生研究表明，母亲的教育程度和儿童死亡率之间有密切关系。数据显示，母亲受教育年限增加 1 年可使 5 岁以下儿童死亡率降低 7%～9%，有 7 年以上受教育经历的母亲较无教育背景的母亲，儿童死亡率低 58%。教育水平的提高与生育率下降有关，这反过来有助于降低儿童和孕产妇的死亡率。

过去 40 年在教育方面已有了很大发展，尤其在发展中国家，1970—2009 年，15 岁以上男性和女性平均受教育的年限明显提高。发展中国家育龄女性（15～44 岁）受教育年限增加得更为显著。女性受教育程度的快速提高大大缩小了接受教育的性别差异，对儿童健康有重要影响。据估计，女性受教育水平提高估计使 420 万儿童免于死亡。未来几十年，女性教育的扩大将对全球健康产生重要影响，可能导致总生育率快速降低，即使在撒哈拉以南非洲地区也是如此。研究表明，教育水平与生育需求降低相关，因而对计划生育服务的需求增加。

幼儿期教育有助于减少同代人健康方面不公平的现象。鉴于儿童早期的教育对其一生健康的重要性，尽早采取相关措施很有必要，否则将会产生终身不良影响[39]。需要尝试探索新的途径更全面地了解儿童各方面的发展，不仅仅关注生存状况，还应包括社交、情感和认知等多方面。

（二）不均衡

干预措施覆盖率不均衡现象普遍存在，但可以避免。在全球医学文献中，中、低收入国家国内母亲和儿童健康的不均衡现象一般难以察觉。假设中、低收入国家所有母亲和儿童都同样贫穷，则在制定扩大卫生干预措施时，没有必要考虑地方不均衡。由于缺乏明确的标准，依据社会经济地位对公众健康状况分层有难度。不均衡最大的指标是熟练的助产士，其次是产前检查 4 次及以上。均衡最大的指标是早期开始母乳喂养。这些分析也佐证了之前的研究结果，与高收入国家不同，低收入国家贫困人群母乳喂养较富裕人群更普遍。

通常由固定医疗机构提供的干预措施，尤其是那些

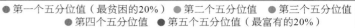

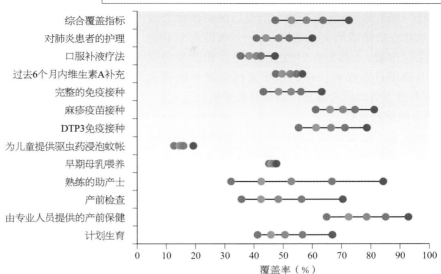

图 80.8　干预措施分别在 54 个国家不同财富水平人群的普及范围。不同颜色分别代表不同财富水平人群的平均覆盖范围。Q1 代表 20% 最贫困人群,Q5 代表 20% 最富有人群。Q1 和 Q5 的差距体现了不公平性。[来源：arros et al, Coverage（percentage）Lancet 2012.]

不断需要二级护理或三级护理的干预措施,在人群中分布最不均衡(如熟练的助产士或 4 次及以上产前检查)。由社区提供的干预措施(如疫苗接种或提供维生素 A)往往比医疗机构提供的更公平(图 80.8)。成本可能是其中一个重要因素。有些干预措施通常是免费的,如接种疫苗和提供维生素 A,有些则需要家庭自费支付服务费及往返医疗机构的费用。在乌兹别克斯坦、吉尔吉斯斯坦和巴西,妇产医院是免费的,技术熟练的助产士很多[40]。尽管有咨询或宣传活动,社会文化观念可能会影响公众的求医模式,以及是否采取具体的干预措施,如避孕药具或母乳喂养。

(三) 社会保障

缺乏基本的社会保障是决定公众健康的重要因素。扩大社会保障的覆盖面有助于保证健康公平。这不仅是社会公平的问题,也是社会保障的关键,有助于加快实现发展目标。社会保障涵盖广泛的服务和利益,包括：基本收入保障；享有食物和其他基本需求等非收入福利的权利；保健和教育等服务；劳动保护和福利,如产假、带薪休假、儿童保育和健康保险。社会保障制度健全的国家公众的健康水平往往较高。关于社会保障政策与社会健康公平程度相关性的数据很少,有必要加大这方面的投入来获取更多的信息。高收入国家现有的数据显示,尽管社会保障更完善的国家由于不均衡医疗服务导致的死亡率相对较高,但其弱势群体死亡率的绝对值很低。

健全的社会保障体系为公民终身提供健康保障,包括儿童、社会工作者和老年人。妇女和儿童是社会的弱势群体,尤其是涉及健康和疾病时。低收入群体中的女性为了支持丈夫外出务工,除肩负生育后代的使命,还承担大部分的家务劳动。这部分人不能享有产假或其他社会福利。彻底消除儿童贫困需要国家出台相应政策,理想状况应包括提供财政保障、就业支持和保障、住房保障,以及确保公民享有社会公共设施的权利。

在社会因素框架内解决卫生公平的问题是一个长期的过程,不能期望中低收入国家马上就有健全的社会保障政策。但可以通过开发设立试点项目逐渐完善。许多中低收入国家开始尝试推行社会保障方案。包括社会养老金和资金转移支付项目。行政和机构管理协调能力有限仍然是许多贫困国家的一个关键障碍。尽管如此,贫困国家可以逐步启动试点项目,必要时通过捐赠者的援助来进一步扩大社会保障体系的覆盖面。

(四) 贫穷

贫穷和生活水平低下是疾病和卫生不公平的重要决定因素,影响健康相关行为并导致不良的健康结局。拥挤的生活条件、基本设施匮乏、住所周边环境安全隐患、父母的压力以及食品安全问题都会对健康产生不良影响。儿童时期贫困以及世代相传的贫困是改善人群健康以及减少不公平现象的主要障碍。生活水平对医疗行为的影响是一个长期的过程,可从儿童时期有认知水平之前一直持续至为人父母。

(五) 缺乏权力

任何减少社会健康不公平待遇的措施均会涉及政治权利,包括从领导层面到各阶层利益相关者群体的权利分配。健康公平很大程度上依赖于个人和阶层对各自需求和利益争取的权利,同时对于改变社会和物质资源的不均衡和偏态分布也是极大的挑战。拥有参与经济、社会、政治和文化生活的权利和自由非常重要。对这方面的限制有可能导致剥夺公民的基本权利,造成就业、教育和卫生保健等方面资源的不平等分配。

值得一提的是,土著人群的生活受特殊的法律和政策约束居住在边缘或隔离的地区,处于各级政府划分的管辖权关键区域,尤其是在财政拨款、项目和服务等领域。提升基层自主权利法律的颁布实施有助于改善全球、国家和地方各级弱势群体的健康和公平性。

（六）缺乏自主权

全球就业不稳定及童工和抵押劳动等现象的增多,反映了员工政治权利被剥夺。这种模式极大地侵犯了个人在健康、教育和生活条件等方面进行自主选择的权利。

女性在制定决策和资源利用的自主权利急需被认可。支持女性通过个人捐助者或政府资源进行协调统筹,对性别平等非常重要。例如,建立自己的组织是女性促进团结、提供援助和共同努力改变现状的方式之一。这些组织规模各异,从小型村庄或社区团体到大型活动。当务之急是要支持和鼓励这些组织和机构,以确保他们的自主权,促进其可持续发展以及独立自主权利的实现。

（七）冲突和混乱

处于权利争夺和冲突的国家通常不能为公众提供安全保障。在冲突的环境中,人们遭受各种身体上的摧残和社会的剥削,包括缺乏社会保障、社交网络和家庭结构缺失、失业、食品安全隐患、社会环境差等。从总体上看,冲突削弱个人、基层乃至国家的基本权利,动摇社会政治基础,并导致多种健康问题。虽然社区成员积极参与制定影响其生活的各种措施,但如果没有政治承诺、适当的领导以及资源分配,这些措施可能是短暂的。

五、循证解决策略

为了推动 MDG 进程,应强调优先关注的事项。目前推荐优先关注生殖健康（提供避孕指导、生殖健康以及安全堕胎相关服务）、孕产妇保健（专业的助产士、为分娩提供便利设施、产科紧急护理和产后护理）、死胎（处理分娩时并发症、孕产妇感染、死亡以及营养不良）、新生儿健康（解决早产分娩并发症）、儿童健康（针对肺炎、腹泻和疟疾的处理措施）、青少年健康（性知识的普及和提供生殖健康服务）。

世界各地的贫困地区很难获得专业的医疗服务,许多儿童仍然死于一些可预防的疾病。尽管许多有效的干预措施可解决儿童死亡的原因,但这些地区实施措施所需的基础设施尚不健全[41]。加大对应急物资的投入和使用是必不可少的,如对于新生儿、孕产妇健康和营养的投入。目前关注的重点应放在那些容易预防且干预效果很好的疾病,这些疾病通常会导致极高的发病率和死亡

率,例如肺炎、腹泻和疟疾。对新生儿的诊疗和护理能力亟待提高,应加大人才培养的力度,加强助产士对新生儿和早产儿护理的专业培训,保障物资和基础设施的持续供应。

（一）对新生儿的干预措施

全球 1.3 亿新生儿中约有 6 000 万在家里出生,多数分娩在没有任何预防新生儿死亡急救设施的情况下完成。图 80.9 为全球新生儿出生时接受复苏的病例数。因此,我们需要把重点放在如何完善医疗保健体系以提高围生期关键急救措施的覆盖范围。该体系的组成包括基础设施、设备和物资,同时还包括各种医疗保健机构。研究表明,将社区助产士转诊制度与基础临床护理联系起来效果不错[42]。还有证据表明,提高社区为基础的主观能动性以及改善妊娠相关的护理可使中低收入国家的死胎负担大大降低。

国际社会层面可采取若干策略来减少死胎[43]。为便于统计,死胎减少应包含在所有相关的孕产妇和新生儿健康手册和国际健康报告中。对死胎真实的发生率以及死亡原因的数据都应详细记录。此外,有必要建立通用的分类体系以及运行有效的模式来减少死胎。在国家层面可采取的关键措施应包括:赋予女性和家庭更多自主权利,建立完善妊娠相关的组织机构,提供生育计划咨询以及改善交通设施,减少与死产相关的耻辱感,提供丧亲之痛的支持。

加强以家庭和社区为基础的健康服务,包括通过健康教育提高家庭医疗护理和疾病预防的能力,如破伤风疫苗接种简单易行,可使新生儿死亡率降低 20%～40%。为实现 MDG4 提及的显著降低儿童死亡率,需要

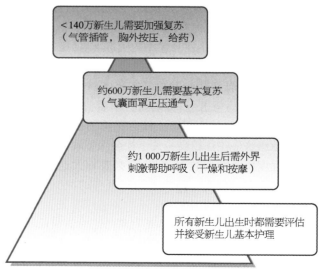

图 80.9 全球出生时接受复苏干预的新生儿数量。[来源:Wall SN, et al. Int J Gynecol Obstet 2009; 107(S47 - 64).]

进一步提高包括技术娴熟的专业医护人员、新生儿紧急护理、产科和新生儿急救等临床护理的覆盖面。通过产后护理和产时监护约可以挽救 20%～40% 的新生儿。产后护理的费用约占全部围生期护理费用的一半。孕产妇产后护理和新生儿护理在公共卫生项目中尚未得到足够的重视。新生儿出生时及出生后 1 d 内的护理,不仅可以挽救母亲和新生儿的生命,还可减少严重的长期的并发症[44]。然而这方面的进展相对缓慢,尤其是对于贫困家庭。目前,全球范围内约一半的女性分娩时有专业的助产士提供医疗护理服务。各个国家之间差异较大,从 5%～99% 不等。在新生儿死亡率最高的国家,专业护理人员的比例和住院分娩率最低。

作为新生儿基本护理的一项重要内容,应在所有环境中为新生儿提供简单的即时护理,包括保暖、干燥、刺激呼吸、清洁和卫生保健,这些是新生儿复苏首先要进行的护理措施,也可由家庭成员完成[45]。有必要在各层次进行基础的或高级的新生儿护理培训,可在新生儿复苏时或之前进行。基本复苏护理培训可由广泛的医疗卫生服务人员(传统的接生员、社区卫生工作者、护士和助产士和医生)进行,从而减少在医疗机构和在家分娩的孕产妇和新生儿死亡率(表 80.3)。

来自印度和印度尼西亚的证据显示,家庭分娩率较高的地区,基于社区的由助产士和社区卫生工作人员实行的新生儿复苏既可行又可有效降低分娩相关死亡率[46]。不应孤立地进行社区层面新生儿复苏的培训,应与加强卫生体系整体建设以及提升基础的产科急救技能相结合。

为保证项目持续有效地开展,需注意以下几点:①分娩时要有训练有素的助产士,能识别并在新生儿出现呼吸障碍时及时采取干预措施,助产士应参加足够数量的案例处置以保持技能;②应把新生儿的基础护理放在培训首位;③助产相关的设备应定期清洁和维护;④需要对新生儿护理技能体系进行监管督导;⑤应有功能健全的转诊系统,以进行复苏后护理和随访。

一系列预防性措施可以降低新生儿感染的疾病负担,应在社区水平大规模推广实施。预防措施适用于所有人群,包括高危人群(图 80.10)。然而,在社区成功处置新生儿感染的关键是快速诊断及分类治疗。由于新生儿患者病情进展迅猛,临床诊断和经验性疗法对新生儿败血症非常重要[47]。需要采取适当措施预防感染,对已发生细菌感染的新生儿进行家庭护理和转诊。在资源匮

表 80.3	新生儿急救的措施
干预措施	

新生儿出生时的紧急基本护理	为所有新生儿提供保暖防止体温过低(干燥、保暖、皮肤接触、延迟清洗)
	尽早开始纯母乳哺乳(出生 1 h 内)
	及时绑带和清洗
	对于呼吸障碍的新生儿进行气囊面罩复苏
	新生儿免疫接种
新生儿感染的处理	对有细菌感染的新生儿给予推定抗生素治疗
	对新生儿败血症、脑膜炎和肺炎的护理
	对 HIV 感染母亲所产的新生儿进行抗病毒治疗
身形短小体弱的新生儿	对早产儿和体重低于 2 000 g 的新生儿进行袋鼠式护理
	对短小和早产儿给予营养支持
	给药治疗防止早产儿出现呼吸窘迫综合征
	对呼吸窘迫综合征的早产儿进行持续气道正压通气
	对新生儿黄疸的护理

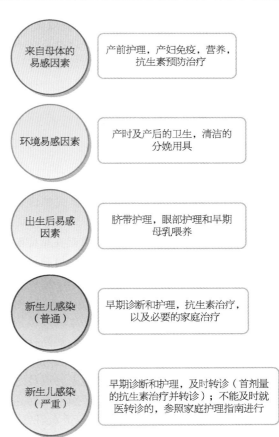

图 80.10　严重新生儿感染的易感因素和治疗干预措施。[来源:Bhutta ZA, et al. Pediatr Infect Dis J 2009; 28:S22-30.]

乏的地区,及时转诊制度不健全,导致医疗工作者只能通过家访对严重细菌感染的新生儿提供治疗(表80.4),在低资源环境中为了预防 EONS,必须在社区水平实施具有成本-效益的干预措施供产前、产时和新生儿早期采用。据估计,当这些干预措施的覆盖率达到99%时可使全球新生儿死亡率下降41%～72%。然而在最贫穷的国家,这些亟需的干预措施的知识和贯彻都欠缺。

表 80.4	确定新生儿败血症社区管理方法的因素			
总体考虑	医疗系统准备	社区医疗保健提供者的可及性	家庭因素	决定抗生素选择和治疗的信息
• 制定管理新生儿严重感染的总策略规划 • 流行病学数据显示家庭分娩的新生儿败血症负担高 • 就诊模式提示有社区医疗护理需求	• 能支持外展服务的社区卫生工作者 • 与各级医疗机构建立联系,提供转诊及有效的护理 • 支持社区护理干预的健康信息系统	• 社区卫生工作者可家访并发现病例 • 对新生儿严重感染的诊断能力的培训 • 对新生儿和婴儿严重感染的鉴别能力 • 授权社区卫生人员进行给药和抗生素治疗	• 新生儿看护习惯及与性别相关的行为 • 获得医疗服务或急诊的情况 • 定期到社区门诊/卫生院接受监督治疗的意愿 • 对家庭护理的接受程度	• 当地致病菌和耐药模式 • 一般抗生素对上述致病菌的治疗效果 • 每天给予抗生素的可行性,推荐以适当的形式(如非注射)每天给药1次

母乳喂养可预防新生儿感染,减少感染相关并发症的死亡率。在发展中国家应积极鼓励在新生儿早期开始母乳喂养,这可能是防治 EONS 最重要的产后干预措施[48]。对医疗废物的合理处置、为家庭提供洁净的水源、护理人员勤洗手等新生儿卫生护理可有效防止感染。最近的试验表明,适当的脐带和皮肤护理也是必不可少的,使用氯己定进行脐带和皮肤清洁的效果很好。在发展中国家的随机对照试验表明,用葵花籽油(一些社区的传统做法)对新生儿进行按摩可以大大减少早产儿的医院获得性感染。袋鼠式护理也是减少 EONS 的干预措施,这种借助皮肤与皮肤的接触,使母亲以独特的方式进行母乳喂养。袋鼠式护理可以增加新生儿的体温和体重,同时减轻婴儿对新环境的应激反应。这些因素以及母乳喂养普及率的提高,可能是接受袋鼠式护理新生儿感染率降低的原因。

发达国家对 EONS 的处置方式通常是在重症监护室给予抗生素和支持疗法。医院的支持治疗措施包括静脉输液,必要时给予吸氧、温控环境等。WHO 建议对发展中国家的新生儿采用相同的护理标准。然而,发展中国家大多数患有严重疾病的新生儿从未到过医疗机构。因此,发展中国家的治疗策略需要进行调整,提高社区层面(家庭或初级护理保健)的医疗服务能力,同时加强卫生体系内社区卫生工作人员和母亲及其他家庭成员之间的互助和交流。WHO 和 UNICEF 制定了新生儿和儿童疾病综合管理(integrated management of neonatal and childhood illnesses,IMNCI)计划,对社区基层卫生工作人员进行培训,以查明重病婴儿并提供治疗和转诊服务[49]。

对新生儿败血症初级护理的研究发现缺乏以社区为基础的数据信息。然而,在社区和家庭中抗生素的使用是一种有效的策略。目前在社区缺少关于病因的数据信息,为制定抗生素治疗方案增加了难度。青霉素类、头孢菌素类和氨基糖苷类抗生素是发达国家和发展中国家最常用的抗生素。许多生活在发展中国家偏远山区的家庭,注射抗生素极不方便,可口服抗生素作为替代疗法。此外,对引起 EONS 的细菌耐药性的研究信息也有助于制定适当的治疗方案。

(二)5 岁以下儿童的干预措施

减少肺炎和腹泻病例以及降低疾病相关的发病率和死亡率的干预措施包括:一级预防措施,消除环境危险因素和提供免疫保护;二级预防措施,感染后获得有效的病例管理。这些措施可以挽救无数可预防疾病的儿童生命,如肺炎和腹泻[50]。关于肺炎和腹泻的许多预防和治疗策略有相似之处(图 80.11)。

1. 肺炎 · 通过国家免疫接种计划预防麻疹和百日咳对于阻断可预防的肺炎诱因至关重要。近期才引进了针对其他致病菌如链球菌和 B 型流感嗜血杆菌的疫苗,后者在许多国家已纳入国家免疫接种计划,而前者在多数国家和地区尚处于推荐阶段[51]。然而疫苗的推广未必能达到较高的覆盖范围,由此可能造成的不均衡性也会影响疫苗使用效果。

纯母乳喂养和补锌是简单的一级预防措施[52],能够有效减少新生儿出生体重偏低和营养不良,有助于预防肺炎。室内空气污染是 5 岁以下儿童肺炎重要的危险因子——他们的肺和免疫系统尚未发育成熟,在室内时间长,吸入污染空气的比例更高(相对于的体型大小)。在

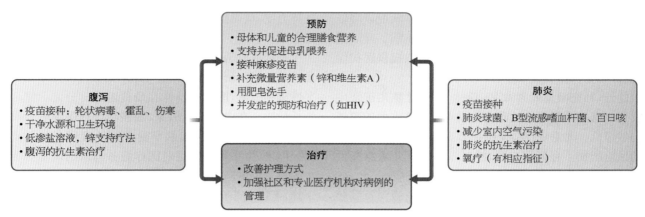

图 80.11 腹泻和肺炎的预防和治疗措施呈一致性。[来源：Gupta GR. Tackling pneumonia and diarrhoea：the deadliest diseases for the world's poorest children. Lancet 2012；379(9832)：2123－4.]

发展中国家,使用固体燃料烹饪或取暖,室内通风不畅是室内空气污染主要原因。在多数农村及大部分城市地区,最常用的固体燃料有木材、农作物废弃物、动物粪便和煤炭。据统计,全球约有 30 亿人使用固体燃料烹饪。近期研究表明,使用固体燃料导致的早亡和可预防的死亡病例高达 200 万,其中一半病例与幼年时期的肺炎有关。农村地区固体燃料的使用显著高于城市。目前,随着科研投入不断增加,许多新技术可减少室内空气污染,有效预防肺炎。此外,需要更多的资金投入以评价这些新技术对健康的效果。

居住环境过度拥挤也会使儿童罹患肺炎的风险增加,因为病原体在有限的空间内可更快地传播给其他人。农村和城市贫民窟的住房通常缺少窗户和百叶窗,导致室内污染及病原体滞留,更易引发呼吸道感染。

一旦确诊感染,就应接受住院治疗。5 岁以下儿童死亡率较高的国家应采取相应措施保障医院、医疗设施以及在社区医疗机构能够规范收治管理肺炎病例,并争取在一定时间内使医疗服务达到足够的覆盖范围。在资源配置欠缺的地区,很难通过精确的实验室检查,如胸片、血培养和痰培养来明确诊断,查明病原体,掌握病情的严重程度并制订治疗方案[53]。即使没有这些检查,肺炎的诊断还可以依据患者的临床症状和查体,对照IMNCI 指南作出诊断。根据这个指南,专业的医疗卫生工作者可通过计数患者的呼吸频率来进行分类。确诊为肺炎的儿童应给予完整疗程的抗生素治疗,因为有许多重症肺炎病例是由细菌感染所致。WHO 推荐的治疗方案是阿莫西林,2 次/d,持续服用 3～5 d。如果有比较先进的医疗设施,对重症肺炎病例可通过测定脉搏血氧饱和度来提高肺炎诊断的特异性。紧急情况下给予吸氧支持,注射抗生素以及其他辅助性治疗可有效改善严重急性呼吸综合征患者的症状。

2. *腹泻*·有许多简单易行预防腹泻的有效策略。干净的家庭和外部环境可减少腹泻。安全洁净的饮用水和充足的卫生设施对预防腹泻很重要。保持家庭和个人卫生清洁有助于预防腹泻。全球约 90％因腹泻死亡的病例归因于卫生不合格的饮用水、卫生设施欠缺以及医疗卫生条件较差。饮用水、环境卫生和个人卫生的干预措施包括统一处置粪便、用肥皂洗手、改善水质、改变家庭用水的处理和贮存方式[54]。饮用水供应是一个与公平有关的问题,需要对贫困家庭及需要格外关注的偏远地区制定公平合理的解决方案。

用肥皂洗手是降低 5 岁以下儿童腹泻及肺炎等其他疾病发病率最有效的干预措施。有证据表明,在吃饭、准备食物和给婴幼儿喂食之前,以及如厕后用肥皂洗手能够有效降低腹泻的风险。由社区卫生工作人员对人群洗手方式进行监督,有助于综合评估人群卫生行为方式,为制定预防腹泻病原体的有效策略提供依据[55]。

孕产妇和儿童营养不良是影响腹泻发病率和死亡率的重要因素。营养不良的儿童死亡风险通常较高,体重严重低下以及发育不良危害更大。机体免疫系统的正常运转除了必需的能量、维生素和矿物质外,还需要大量蛋白质以产生抗体和干扰素,因此营养不良通常会削弱免疫系统的功能。营养不良的儿童出现腹泻的频率更高、病程更长;同时营养不良也是腹泻反复发作的结果。两者形成恶性循环,当机体有较高能量需求时会使儿童营养状况进一步恶化。此外,通过禁食来改善腹泻的观念不可取。

婴幼儿时期反复腹泻容易导致儿童发育迟缓,在出生后几个月内采取适当的干预措施能有效降低儿童发育迟缓的发生率。营养不良和感染相互影响,使营养状况和病情持续恶化。营养干预的关键措施是鼓励母乳喂养,6 个月前应尽量纯母乳喂养,之后持续哺乳至 2 岁,同时补充微量元素。改善孕产妇保健和营养状况以降低 LBW 的发病率,减少婴儿感染和其他严重疾病。开展健康教育等基础性干预措施,如加强产妇教育、提供医护保障、制订和完善相关政策。

此外,补充微量元素如锌、维生素 A 对婴儿正常生长发育也有重要影响。然而在低收入国家这方面的覆盖率仍然很低。儿童缺锌会使罹患肺炎和腹泻甚至导致死亡的风险增加。有证据表明,锌对 5 岁以下儿童急慢性腹泻的预防和治疗效果很好,特别是能缩短病程[56]。此外,补充维生素 A 也可以降低 5 岁以下儿童腹泻及其相关疾病的死亡率。麻疹发作时补充维生素 A 能够降低麻疹后腹泻及其他并发症的风险。尽管这两种维生素的覆盖范围尚不理想,但在发展中国家的发展趋势很好。

在 5 岁以下儿童中,由轮状病毒引起的腹泻死亡率最高,在中低收入国家更是如此。尽管有可以预防的疫苗,但一些国家尚未纳入国家免疫接种计划。不过拟计划疫苗接种的国家数量在增加。

一旦出现腹泻应及时的诊断和治疗。依据 IMNCI 的标准,UNICEF 和 WHO 联合推荐的急性腹泻治疗措施包括:加大宣传教育、补液支持治疗、保障进食和补锌。最近,补液的浓度进行了调整,以新的低渗透压盐溶液取代了高渗透压盐溶液,从而减少排泄量,缩短病程。补液的同时,应补锌辅助治疗 10~14 d,以缩短病程及降低治疗后 2~3 个月出现感染的可能性。在政策层面,许多措施已推行实施,然而在政策执行方面尚有待完善。

益生菌的作用不容忽视。以社区为基础的研究数据显示,每天摄入一定量的益生菌饮料可预防儿童急性腹泻[57]。

六、分娩干预措施

儿童干预措施的目标主要是改善儿童的生存状况,降低儿童疾病负担。改善儿童生存状况的政策需要定期更新和评估,因为不断变化的地缘政治形势往往会影响干预政策的执行。

在本章节中,我们主要介绍改善儿童生存状况的目标和具体实施策略。从母亲妊娠期到孩子的青春期,解决策略的重点应放在干预措施上,不断扩大并最终均衡地覆盖社会各阶层。

(一)减少贫困相关的障碍

许多国家卫生体系对资源的导向通常偏离最贫困人群。除非能够有效解决贫困和偏远地区人群不能获得医疗卫生干预措施和服务的瓶颈问题,否则随着更加昂贵和复杂的干预措施的推行,医疗不公平现状会进一步恶化。逐步扩大干预措施覆盖范围,赋予女性权利,消除公民获得财政和社会服务的障碍,发展创新贫困人群获得医疗服务的措施和途径,增加地方医疗卫生体系的政策扶持力度,从而提升卫生行业的公平性并降低人群疾病死亡率[58]。

降低或取消收费使获得治疗和住院分娩的人增多,虽然其效果因研究地点和检查结果而异。医疗享用的公平性得到改善,医疗可及性在最贫困的五分之一家庭中增长最快。在中低收入国家,加强孕产妇保健普及和免除费用的立法是女性能够享受产前护理服务的重要前提。但是,由于难以满足对医疗服务需求的增加并为更多的患者提供药物,医务人员积极性下降,医疗服务收入下降,需建立非官方费用取代医疗收费,均会对医疗护理质量产生负面影响。

只要家庭能够遵守一定行为准则即可获得资金支持的方案有助于保障医疗服务在弱势群体分配的公平性。由于低收入群体通常面临准入障碍,因此这种资金转移机制有助于资源的优化配置,减少群体间的不公平待遇。通过资金支持帮助弱势群体解决经济问题,包括寻求医疗服务的费用,或资助贫困儿童上学,从而增加医疗服务的受益人群。这种策略在拉丁美洲的推行,使偏远地区人群的利益得到了切实保障。例如,一项免费提供食品补充剂的激励措施是改变当地社区健康行为的有效手段[59],前提是要带孩子进行预防性健康检查,使他们有机会接受预防接种、驱虫治疗、补充维生素。其他合理的激励措施可以是视小学入学率和正常出勤率而定的现金转移,这种途径可扩大现有资源,获得可量化的结果。但其成功有赖于有效的基础设施以提供服务。

(二)社区策略和任务转变

有足够的证据表明,分娩的几个关键干预措施可以从临床医疗人员(专业的医务工作人员)转移至社区卫生工作人员。对传统的接生员和社区卫生工作人员进行有关新生儿即时预防和治疗的培训,包括新生儿复苏和注射抗生素的使用,可能会降低各种情况下的死产和围生期死亡率。有更多的证据表明,社区卫生工作人员能够提供有效的治疗和护理,从而降低产前和 5 岁以下儿童的发病率和死亡率。近期的研究结果显示,社区医疗机构通过提供杀虫剂浸泡蚊帐并联合抗疟药物治疗,有效地降低了疟疾的发病率和 5 岁以下儿童死亡率。

分级转包是解决因地域问题导致医疗服务不均衡的一种有效策略,如将产科护理、保健服务和行政管理转包给私营医疗机构[60]。更广泛地使用外展服务是另一种改变干预方式的策略。研究表明,增加当地医疗机构和提供计划免疫服务学校的数量可在一定程度上增加医疗服务的覆盖面。此外,开展专业的外展服务能够在不影响护理水平的前提下大大改善就医机会,有助于提高偏远地区医疗工作者的专业技能和士气。

一些不需要采取任何措施的干预措施,如免疫接种、补充维生素 A、提供杀虫剂浸泡蚊帐和驱虫药等，由临床干预转向大规模活动，也是提高医疗服务覆盖面的有效途径。中低收入国家常用这些措施改善儿童生存状况，这些措施有助于克服偏远地区就医的瓶颈问题，并针对最有可能错过干预的人群，提高覆盖范围。

有证据显示，大众媒体宣传能够直接或间接地在大范围人群中产生对健康相关行为的正面效应，或者防止负面影响，从而取代对个体的关注和护理。社会营销对认识和使用杀虫剂浸泡蚊帐，采纳预防登革热的推荐做法具有积极作用[61]。

建立和加强与地方委员会、医疗卫生机构、非政府组织以及私营部门的合作伙伴关系，为开发更有效干预措施以服务当地土著人群提供了机会。增强公众对合作伙伴组织及其发展实施战略调控的认可，能够获得更多的公众支持。

（三）监管与问责制

为了最大程度地提高多项措施对女性和儿童健康的影响，并保障其实施的协调性和持续性，需要建立一个更全面的妇女和儿童健康的全球治理框架。目前存在的治理缺口，需要由包括合作伙伴国家、多边机构、捐赠者、非政府组织、卫生专业人员、研究人员、基金会和私营机构在内的体制来填补。

数据信息的欠缺仍是掌握真实疾病负担的一大障碍。经医学认证的生命登记数据是未来医疗健康事业发展所必需的。死亡率和对数据需求最高的地区，可用的数据信息资源越少。对全球、区域和国家儿童死亡原因的评估表明，应把扩大儿童生存干预措施放在首位，并引导国家以及国际资源的优化配置[62]。只有在高负担地区迅速扩大挽救孕产妇和新生儿生命的医疗服务以及儿童健康干预措施，才有可能实现 MDG。同时需要进一步优化国家卫生信息系统，收集高质量的数据以便加强问责。数字信息技术对推动妇女和儿童健康事业发展潜力巨大——尤其是在完善国家户籍登记以及生命信息统计制度方面。

（四）政策和教育

劳动就业政策，包括禁止孕产妇从事重体力劳动的法律法规，对促进孕产妇健康以及降低早产的风险非常重要。有研究表明，繁重工作以及每周工作超过 5 d 与早产有一定关系。还必须采取环境政策以减少孕妇暴露在有潜在有害污染物（例如传统炊具和二手烟）环境中。这方面的例子有产前检查休假、带薪产假、避免进行夜间作业以及重体力劳动或需要长时间站立的工作等[63]。中低收入国家的孕产妇经常需要从事农业劳动或其他重体力劳动，在这些地区采取改善工作条件的措施尤其重要。

以人权为基础的措施在全球分娩干预策略中有至关重要的作用，同时也最容易被忽视[64]。2011 年，消除性别歧视委员会成为第一个声称国家有责任和义务保证妇女获得及时非歧视性的孕产妇保健服务的联合国人权保障机构。针对个体或团体有关某些特殊保健措施（如母乳喂养和添加辅食）的教育和宣传（如咨询、儿童培训和教育），能够使医疗服务覆盖面大大增加。

适用于特定服务或做法（例如母乳喂养和辅助喂养）的个人或团体教育或知识转移干预措施（例如咨询、儿童培训和教育）可以大大提高覆盖率。

（五）资金分配

为保障现有的和即将开展项目的可持续性，制定合理的预算方案至关重要。正确的资金分配有助于政策的顺利实施。

现金转移是增强医疗保健和营养服务的有效途径，其效果取决于相关指标。现金转移对于卫生健康产出，尤其是发病率和一些长期慢性疾病，如发育迟缓和贫血有显著影响。尽管有研究指出，梳理不同项目组分效应（尤其是非现金组分）有很大难度。一些证据表明，免费或低价发放抵用券使人群获得某些医疗物品或服务，然后偿还供应商的费用，可以显著提高医疗服务的使用和质量，减少就医延误的情况。

（六）儿童疾病综合管理，儿童及新生儿疾病综合管理（综合策略）

几种儿童疾病（如肺炎、腹泻、麻疹、疟疾和营养不良）是全球 5 岁以下儿童死亡的主要原因。加强对这些疾病的关注以及对医务人员的培训可以挽救无数儿童的生命。因此，WHO 和 UNICEF 提出了儿童疾病综合管理方案，该方案基于简单的临床体征进行疾病诊断，无需进行复杂的实验室检测。一旦明确诊断，便进行经验性治疗。此外，这种综合策略需要与其他一些措施相结合，如父母对患有重大疾病的儿童提供基本的家庭护理，通过计划免疫接种预防疾病、改善营养状况和进行母乳喂养[65]。

最初，该方案仅关注儿童疾病，现在加入了新生儿部分（IMNCI）。包括新生儿出生后 1 周的护理。该方案的实施需要社区卫生工作人员在新生儿出生后 1 周内进行家访，以便促进最佳的护理，鉴别严重疾病并及时转诊。卫生工作人员需要对新生儿状况进行综合评估，确保母乳喂养，保暖，识别危险指征，治疗局部感染，在严重感染时及时转诊治疗[66]。此外，还需要评估患儿，管理轻度患病儿童，对重病儿童提供转诊服务。

此外，该方案的重点从临床机构逐步转向以社区为基础的医疗服务。方案的可持续性取决于资金的合理分配，并且需要设立责任框架，以保障服务交易的透明度和护理质量。同时需要对社区卫生工作人员进行专业培训并配备治疗儿童疾病的基本药物和物品。他们的工作将受到监督并获得反馈意见。

患病的儿童所患的疾病通常不止 1 种,而继发性疾病通常是导致该儿童出现在社区卫生中心的主要原因。例如,一例腹泻的儿童也伴有营养不良或没有按照时间表进行免疫接种。因此,必须评估向社区卫生机构报告的所有儿童的营养以及疫苗接种状况。患病儿童与卫生系统的任何接触都是完成未完成任务的绝佳机会。

七、结论

实现 MDG 的时间紧迫,采取更加广泛的策略来提高儿童生存率势在必行。如果不抓紧解决,不仅妇女和儿童健康的 MDG 不能实现,目前已取得的进展和成效也不能得到巩固和保障。快速推进干预策略实施建议的理由很强。越来越多的证据表明,对青少年、妇女和儿童健康的投资既有重要的经济回报,也有健康回报。这也赋予了财政部对青少年、妇女和儿童健康投资的信心。在过去几年里加快推进了改善妇女和儿童健康的新举措,如针对提高儿童生存率、计划生育以及提供急救物品方面的举措。

由于 MDG 中大多数分目标是相互联系和制约的关系,因此有必要进行整体统筹规划。例如,改善饮用水卫生设施有助于降低儿童腹泻发病率,从而降低儿童死亡率。儿童存活率、正常生长发育潜能取决于宫内的状况,从受孕开始就间接受到影响,这在一定程度上与产前保健有关。因此,重视孕前和妊娠期保健的策略有可能减少新生儿死亡。其他可减少新生儿死亡的干预措施包括使用抗生素防治新生儿败血症,对呼吸障碍的新生儿进行复苏,以及其他一些包括加强新生儿家庭护理等。

大多数发展中国家的生育率较高,这也间接对孕产妇和儿童健康产生了不利影响。如果不对育龄女性实行计划生育及提倡保证至少 3 年的生育间隔,健康发展项目将停滞不前。这也就意味着避孕措施成为针对青年男女的公共卫生干预策略。

目前,儿童疾病综合管理项目在贫困国家、贫困人群以及边缘地区人群的覆盖率最低。在一些国家,已经没有针对肺炎和腹泻的特别项目,这是由于旧的项目被整合进儿童疾病综合管理项目或已被取消。对这两种导致 5 岁以下儿童死亡的疾病应持续推行相应的干预措施,直至儿童疾病综合管理项目覆盖范围足够大。

公平性的欠缺是一个不断凸显的问题,尤其在那些正由计划经济向市场经济转变的国家[67]。提高对妇女和儿童的护理水平,完善通过社保保障获取优质医疗服务的机制,免费义务教育和提供水源等,政府必须将其视为公益项目,在这种情况下,个人利益和社会利益紧密联系在一起。相对于治疗,战略重点应该是预防,尤其是对生活在偏远地方的人群。由于预防所需的医疗技能比治疗低,战略的重点是引进新的合作伙伴,其中许多新的合作伙伴来自卫生系统和卫生部以外,包括民间组织、非政府组织、妇女和青年团体、宗教团体等。因此,基于社区的宣传、监测、教育、通信都应引起足够的重视[68]。卫生工作人员要加大对偏远地区计划免疫外展宣传教育,使用综合干预措施来涵盖免疫接种,提供维生素 A 和其他微量营养素,计划生育干预措施,促进母乳喂养、水净化或检测试剂盒,基本的健康检查,准孕妇的健康咨询等。此外,最好以当地语言印发来自社区的图文并茂的宣传材料。除了上述的预防策略,治疗对儿童生存同样重要。儿童腹泻的治疗应给予含锌的低渗溶液口服补液疗法。呼吸道感染病例应及早诊断呼吸困难并给予抗生素治疗。一些新疫苗的推广应用,有助于降低腹泻(轮状病毒疫苗)和呼吸道感染(肺炎球菌联合乙型流感嗜血杆菌疫苗)的死亡率。在腹泻疾病负担较高的国家,政府应推行关于饮用水、环境卫生和保健的策略。“腹泻急救包”(包括低渗溶液、锌、净水片、图片说明书)的有效性已通过实验证实,可以在社区推行。

需要修订社区工作人员的培训课程,重点放在识别体征,对腹泻和肺炎患者家属进行适当的管理并提供咨询服务。还应通过进修课程来提高和更新其对近期腹泻和肺炎指南的认识,尤其要认识完成疗程所需的时间。

任何战略实施的关键要素是保障社区和初级医疗机构有充足的医疗物资:医疗保健、营养支持(包括必需的维生素和矿物质)、水和卫生设施。这些机构提供的服务通常可以减少家庭支出,减少家庭到不受监管的私营部门求医的行为,提高公共医疗设施的利用率。医疗物资的分配和供应,对药品和设备的质量检查,医疗转诊系统和物流运输都是保障医疗公平的重要环节。

因此,要结束可预防的儿童死亡,需要通过制定基于循证的国家计划,扩大国家/利益相关方的参与,提升透明度并健全问责制,为落后国家设计新方案,对全球的宏伟目标作出全球承诺。

参考文献

见:http://www.sstp.cn/video/xiyi_190916/。

临床实验室诊断

JANET ROBINSON

翻译：李 美
审校：陈家旭 宋 鹏 艾 琳 朱慧慧

一、健康与安全

（一）正确的实验室行为规范：基本原则

实验室的整体安全是实验室所有工作人员的责任，但部门领导和实验室监督员必须确保所有安全指南得以执行。预防接触有害物质是实验室安全的主要目的，该目的可通过设置约束行为和规范流程等予以实现，例如应用防护装备、穿防护衣、开展适当培训和实施正确的实验室行为规范（good laboratory practice，GLP）等。描述健康和安全的书面文件及其执行流程是保障进入实验室的工作人员、患者和参观者提供安全环境所必不可少的。

1. 安全事宜·所有的工作人员必须意识到健康和安全是与他们的责任，该行为可通过硬性要求他们使用适当的个人防护装备（personal protective equipment，PPE）予以实现。选择的个人防护装备必须经过评估，确认能够给予最大的防护。以防护面具为例，在选择时需考虑佩戴面具的人员面部大小，以及佩带面具所防护的内容。工作人员必须经过如何穿戴和脱掉手套的培训，以避免使身体的其他部位受到污染。

2. 制定健康和安全流程·实验室必须有应对火灾、严重的危险化学品和临床材料泄露、接种事故及报告和监督此类突发事件和事故的应对机制和行动方案，之后必须附有说明纠正和预防措施的适当的文件报告。

其他必需的文件流程还有：对健康有害物质的控制（control of substances hazardous to health，COSH），即风险评估、消毒流程、设备去污、化学处理、废物贮存和处置。[以上流程的示范性文件可从 http://www.hse.gov.uk/coshh/上查询，在世卫组织的实验室生物安全指南中也有描述（http://www.who.int/csr/resources/publications/biosafety/WHO_CDS_CSR_LYO_2004_11/en/）]。

需密切关注实验室如下物品的报废程序：生物材料、纸张、污染或未污染的玻璃器皿、破碎的玻璃器皿、一次性移液管或塑料制品、溶剂、有毒化学物质和放射性物质和锐器等。排到下水道的液体废物，必须经过充分净化，且在被处置到下水道或污水管道前必须符合当地净化、稀释和排放的相关规定。

二、正确的临床实验室行为规范的几个基本点

（一）方法的确认和验证

实验室采用特殊的方法时必须具有书面证据证明该方法已经进行了适当的验证，这适用于内部开发方法，也适用于标准方法。方法验证就是用以确认某一特定测试的分析步骤是适用于其预期用途的过程，其结果可用于判定分析结果的质量、可靠性和可持续性，这是构成任何好的分析实践整理所必需的一部分。分析方法在其常规应用前，或一旦已经验证方法的条件改变时（例如具有不同特性的仪器或不同基质的样本），必须经过验证或再验证，和一旦方法改变，且该变化在方法的原始范围之外时也需要再验证。为了验证成功，以下 8 个步骤必须予以考虑：

- 准确性
- 精确性
- 特异性
- 检测限
- 定量限
- 标准曲线和范围
- 持久性
- 稳定性

这涉及设定使用者所用方法的应用范围、确定参数和局限性，执行验证和适用性测试。辅助方法验证的工具可在临床实验室标准所（http://www.clsi.org/）和美国病理学大学（http://www.cap.org/apps/cap.portal）查询到。

（二）实验室培训

技术人员必须在其要执行的任务方面接受良好的培训，在被允许处理临床样本前需经过监督。培训内容应包括各种临床样本存在的潜在危害的知识，这些危害包括气溶和形成液滴的风险。微生物样品应远离其他实验室区域进行操作，特别是处理具有病毒或细菌传播风险的样品。

所有员工都应拥有经过个人认证的程序能力日志。

（三）标准操作流程

在实验室应用的每种方法都应编写成**准操作流程**（standard operating procedure，SOP），同时需附上对获得结果的解释，以及提供对处理试剂或化学品的任何必要的特别防范措施。

必须明确提供如何处理涉及标本破损或泄漏的书面指南，以及其后合适的实验室消毒程序。

在实验室应用的仪器设备应有如何正确应用和维护的书面指南。

应提供消毒和通过焚烧处理临床样本的操作指南，需准备好将针头和其他利器装入合适的封闭容器中进行处理的程序，及焚烧的适当规定。

（四）质量控制和外部质量保证

质量是保证可靠、准确和及时地诊断病例的核心。对于病例的实验诊断，所有国际标准均要求同时具有内部质量控制（internal quality control，IQC）和外部质量保证（external quality assurance，EQA）。

内部质量控制是实时证明测试的操作正确，获得的结果正确，特别是已知结果的样本检测的正确性，例如阴阳对照应包含在每批测试中或每天的测试操作过程中。如果对照样本获得了预期结果，则患者的检测的结果可以有信心地报告。如果对照未能获得预期的结果，则需调查研究问题的原因并进行修订，并重新测试对照和患者样本直至获得正确的结果。若对照出错，绝不可以出具患者的检测结果。

当实验室诊断热带地区疾病时，若遇到新批次的染料或培养基时，需要检查他们的染色效果或可培养的生物，内部质量控制非常重要，尤其是在应用 ELISA 和其他定量或定性测试试剂盒时。通常情况下，参考生产厂家试剂盒内的说明书以了解需要进行哪些内部质量控制和开展质量控制的频率。

外部质量保证是评估随着时间推移检测的质量性能变化趋势的方法，该方法不能给出日常情况下结果是否正确，但可通过图表表示数据随时间的变化，可以检测质量性能的趋势，并从中确定出现的问题。外部质量保证允许对质量进行回顾。

实施外部质量保证的一个方法是参与一个外部质量保证体系（external quality assurance scheme，EQAS）。这些体系即是发放未知的盲样到实验室进行检测，检测后，实验室反馈结果，告知各自检测的结果是否正确，并在应用相同检测方法的不同实验室间进行比较。外部质量保证体系广泛适用，且覆盖大多数标本类型和期望的所有疾病。英国国家外部质量保证服务业（http://www. ukneqas. org. uk/content/Pageserver. asp）和美国病理学家学院（www. cap. org）提供了外部质量控制体系

的样板，但全球还有许多其他的外部质量保证体系样例。如果实验室由于某种原因不能参与外部质量保证体系，可以分享参与外部质量保证体系实验室已知结果的样本或同他们一起对盲样进行鉴定，这是另外一种评估性能的方式，这种替代方法叫做实验室间比对。

三、实验室应用

在大多数国家，实验室是诊断感染性疾病的基本工具，并且大量的工作还是手工操作，要求技术熟练。细菌、血细胞和寄生虫可以通过观察染色后所呈现的大小、颜色和形态来识别，感染度低时还需进行浓缩。

诊断特别是诊断病毒感染和慢性细菌或寄生虫感染也许应用血清学的方法更为合适。

在少数情况下，诊断也许只能通过组织学观察。分子技术，最广为人们所知的就是聚合酶链式反应（PCR）技术，在诊断病毒性（人类免疫缺乏感染，HIV）、微生物（结核分枝杆菌，*Mycobacterium tuberculosis*）感染和一些寄生虫感染，例如疟疾和利什曼病及许多可引起人类疾病的病毒中越来越重要。以免疫层析为基础检测示踪单克隆抗体的快速诊断试剂盒的诞生使疾病的筛查几种重要感染性疾病的能力扩展到了诊所和小的实验室水平。

（一）临床寄生虫诊断

基本设备·对于肠道和血液中寄生虫的常规诊断，显微镜是最适合的，且最好有双筒和 10 倍目镜。一个质量好的聚光镜，且带光圈，能控制摄入的光线，同时配上10 倍、40 倍和 100 倍的物镜。虽然有几款显微镜带有平凸镜，可反射太阳光源，但应用电源提供不同强度的光还是更好的选择。2 个目镜中应该有一个是带校准刻度的，刻度尺可以装在目镜上，也可以在需要时安装上，该校准装置应该能够用载玻片微米尺对每个目镜进行校准。

（二）腹泻的实验研究

腹泻可以定义为肠道环境的改变，这与通常的理解有所不同。粪便依据其粘稠度可能呈现固体状、无定形的或液体状。腹泻的原因可能是细菌性的、寄生虫引起的、病毒性或饮食性的，具体原因可能得需要特定的检测来确定，包括显微镜检查、酶联免疫分析和分子方法。

引起腹泻原因的研究见图 A1.1。

（三）粪便镜检

新鲜粪便于温热的盐水中制成悬浮液，可观测到活动的原虫滋养体［溶组织内阿米巴（*Entamoeba histolytica*）、蓝氏贾第鞭毛虫（*Giardia lamblia*）、梅氏唇鞭毛虫（*Chilomastix mesnili*）、人毛滴虫（*Trichomonas hominis*）］。数量足够多时，原虫的包囊和蠕虫的幼虫和虫卵也可检出。

细胞渗出物、白细胞、红细胞和巨噬细胞的存在可能

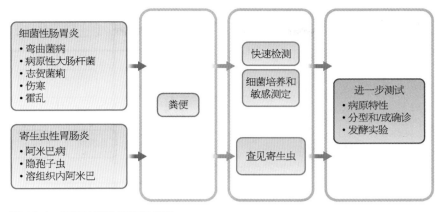

图 A1.1　腹泻的实验室研究步骤。

有助于阿米巴性或细菌性痢疾的确诊。在小肠寄生虫感染或病毒感染中发现的吸收不良病例中,脂肪球过多可能是明显的[蓝氏贾第鞭毛虫(*Giardia lamblia*)、环孢子虫(*Cyclospora cayetanensis*)、贝氏等孢子虫(*Isospora belli*)、微小隐孢子虫(*Cryptosporidium parvum*)、轮状病毒(*Rotavirus*)等]。制作粪便涂片并染色,可以观察微孢子虫滋养体或孢子的形态特征(图1.2～图1.5)和描述渗出液的内容物。

粪便涂片准备 •

(1) 材料

• 生理盐水(0.9% NaCl)。

• 卢戈溶液。

(2) 方法：①取载玻片,并在一端标记上患者的名字;②将一滴温热的生理盐水(37℃)滴在载玻片的一端;③使用涂抹棒,选择一小块粪便样品,并滴加两滴生理盐水使其乳化。如果大便中含有血或黏液,则另外再准备一个载玻片制备涂片。向悬浮液中加入一滴卢戈溶液,正确的厚度可以使印刷材料透过涂片也能清晰可见。④将

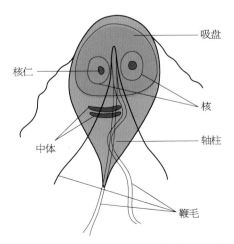

图 A1.2　蓝氏贾第鞭毛虫的核仁、中体、吸盘、核、轴柱和鞭毛。

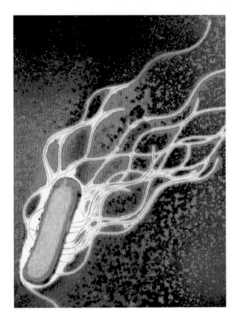

图 A1.3　环孢子虫。

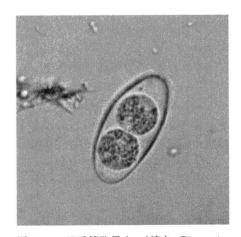

图 A1.4　贝氏等孢子虫。(摘自：*Diagnosing Medical Parasites Through Coprological Techniques*, Vol 2, M. Arcari, A. Baxendine and C. E. Bennett, The Ciliates, Coccidia and Microsporidia,获得南安普顿大学的版权许可)

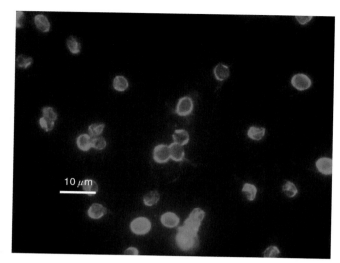

图 A1.5 隐孢子虫

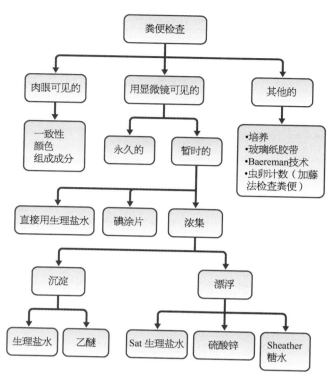

图 A1.6 浓缩法流程图。

1个22 mm²的盖玻片盖在每份标本上,并应用10倍和40倍的物镜检查盖玻片覆盖区域。在生理盐水制备的标本中,活动的生物可根据其活动和形态特征进行鉴定。应用所描述染色方法之一可以确诊。个体比较大的蠕虫可在低倍镜下观察到。卢戈液染色可显示原虫卵囊(cysts)的内部结构,但会杀死活的滋养体(trophozoites)。样本中的细胞能够被染色,可在盖玻片下加入少量的1%的亚甲基蓝(methylene blue)对生理盐水悬浮液进行染色后予以鉴定。

（四）粪便浓缩方法

当卵囊或虫卵的数量很少时,必须采用浓集法来处理粪便。应用这些方法处理样本后将观察不到活动的滋养体,因为10%的甲醛溶液悬浮和固定粪便会将所有有生命的生物杀死(图 A1.6)。

1. 标准程序·
- 直接涂片法。
- 漂浮法。
- 沉淀法:该技术为当前的备选方法,也可以采用醛醚沉淀法。

醛醚沉淀法:材料如下:
- 戴西斯粪便浓缩器:小到中量粪便浓缩器(还有其他商业种类可以选择)是一类过滤器,可提供一个封闭系统,增加易燃溶剂的安全使用。
- 10%甲醛溶液(100 mL甲醛加900 mL蒸馏水)或SAF固定液。
- 乙醚或乙酸乙酯(Diethyl ether or ethyl acetate)。
- 漩涡振荡器、电流或电池供电的,可容纳15 cm离心管进行1 000 g离心的离心机(台式离心机2 000 rpm)。

2. 戴西斯中量浓缩器浓缩方法·
(1) 应用涂抹棒调取一定量的粪便(中量大约1 g,少

量为1/2 g),包括粪便的内部和外部部分。

(2) 在盛有7 mL福尔马林中或SAF的锥形瓶中乳化粪便,加入3 mL乙醚或乙酸乙酯到乳化悬浮液中。

(3) 将包含过滤器的锥形瓶上半部旋盖与下半部拧紧。

(4) 漩涡离震荡15 s或手动混匀1 min。

(5) 将离心管倒置,2 000 rpm离心1 min。

(6) 将上下两部分分开,弃掉包含过滤器的上半部,并通过迅速翻转离心管将上清液倒掉。必须安全处理乙醚/乙酸乙酯,因为它们均为易燃物品。

(7) 将离心管沉渣混匀,并取1滴到载玻片上,盖上盖玻片观察。

(8) 用10倍和40倍物镜观察整个标本视野寻找虫卵和卵囊。

Parasep SF(欧洲戴西斯)是一套改进的设备,包含第二个过滤器,不再要求溶剂萃取步骤。

肠道寄生虫,例如贾第虫或类圆线虫,可以应用众所周知的"肠内实验"胶囊(悬线检测)的操作流程进行检查(图 A1.7,A1.8)。

该流程利用装在一个有一定重量的明胶胶囊内一定长度的细线,线的一端粘在患者脸上,然后患者吞下胶囊,右侧位躺下,胶囊就可以到达十二指肠。4 h后,将线拉出(重量从大便中穿出),线会被十二指肠中的胆汁和黏液染成黄色。如果线的所有部分都不是黄色,将需重复该测试。

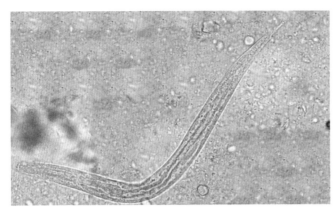

图 A1.7　粪类圆线虫（*Strongyloides stercorali*）。（摘自：俄勒冈州立公共卫生实验室，public.health.oregon.gov）

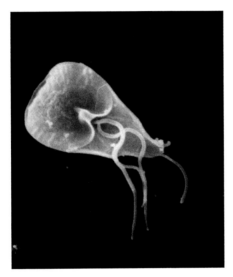

图 A1.8　蓝氏贾第鞭毛虫。

1）将线放入容器中，并加入 5 mL 生理盐水浸泡。

2）搅动线和生理盐水，最好是用一个漩涡混合器，以去除线上的黏液。

3）将线缠绕在涂抹棒上，并在容器的一侧挤压以去除黏液和多余的生理盐水，然后丢弃该线。

4）将浸泡过线的生理盐水 2,000 rpm 离心 2 min。

5）弃掉上清，并吸取沉淀置于载玻片上，用 10 倍和 40 倍物镜检查蓝氏贾第虫滋养体和类圆线虫活的幼虫。胆道中的吸虫卵也可能被发现。

四、肠道原虫的染色方法

表 A1.1 列出了常见原虫卵囊的鉴别特征，可以用特别的染色方法识别这些特征，染色时可以用湿的悬浮液或自然干燥固定的粪膜。

（一）滴虫（*Trichomonas* spp.）的诊断程序

下面的程序可用于滴虫和锥虫的诊断：

1. 血清学方法检测抗体。已发展了几种方法（免疫荧光等）。

2. 锥虫（trypanosomes）的直接凝集反应是一种既经济又实用的方法。该方法在塑料卡片上反应，可用肉眼直接观察（锥虫凝集反应卡，Card Agglutination Test for Trypanosomiasis，CATT）。

3. 将一滴血（指尖采血）和一滴包含被染成蓝色且血清学类型已知的寄生虫的试剂，于白色塑料卡片上混匀。

4. 将卡片机械地晃动 5 min，然后立刻读取结果。当结果为阳性时（抗体出现），锥虫凝集并形成蓝色的凝块。但不要将 CATT 与 CIATT 混淆（锥虫间接凝集测试，Card Indirect Agglutination Test for Trypanosomiasis，CIATT）。

表 A1.1	常见原虫卵囊鉴别特征		
原虫包囊	大小	核特征	内容物
溶组织内阿米巴/迪斯帕内阿米巴（*Entamoeba histolytica/dispar*）	1～4 个核，9～14 μm	染色质纤细，中央核仁	弥漫性糖原，具核外染色体
哈氏内阿米巴（*Entamoeba hartmanni*）	1～4 个核，7～9 μm	染色质纤细，中央核仁	弥漫性糖原，具核外染色体
结肠内阿米巴（*Entamoeba coli*）	1～8 个核，14～30 μm	染色质纤细，偏心核仁	弥漫性糖原，核外染色体罕见
布氏嗜碘阿米巴（*Iodamoeba bütschlii*）	1 个核，9～15 μm	染色质粗，无核仁	紧凑的糖原泡
微小阿米巴（*Endolimax nana*）	3～4 个核，6～9 μm	3～4 个颗粒组成的折射性核	无
蓝氏贾第鞭毛虫（*Giardia lamblia*）	卵形，4 个核，8～12 μm（在未染色的情况下很难看到）	无诊断意义	具折射轴丝和鞭毛残留物
迈氏唇鞭毛虫（*Chilomastix mesnili*）	柠檬形，1 个核，5～6 μm	染色质纤细	具折射轴丝

5. 另一个方法即取一滴血放在小的滤纸（cofetti）上，随后在实验室观察反应结果；

6. 如果检测呈阳性，患者需被召回。抗原检测的方法（ELISA）也已开发出来，但尚未应用于常规检测。

7. 但对于血清学阳性但无临床症状的人中或体内无寄生虫的人来讲，会出现问题。

8. 抗体在治疗成功后仍能维持几年。因此，抗体检测方法不能检测复发和新感染病例；

9. 循环抗原或其变异体可以直接用 ELISA 或 PCR 进行检测。

该方法最大的敏感性为 60%，然而其最好作为筛查工具使用。湿涂片是检测毛滴虫最常用的方法。将标本进行生理盐水涂片后置于显微镜下观察滴虫。

（二）氢氧化钾氨气试验

氨气试验是临床诊断中的基本技术之一。将阴道分泌物与 10% 的氢氧化钾溶液混合，然后闻其释放出来的气味。强烈的胺味（即鱼腥味）是滴虫性阴道炎或细菌性阴道病的标识之一。

（三）巴氏涂片检查（PAP 涂片）

巴氏涂片检查是用显微检查染色标本的方法。该方法主要应用于宫颈异常和生殖道感染的诊断检查。虽然该方法有时能够检测到滴虫，但具有较高的诊断错误率，不适合筛查应用，除非与其他更敏感的检测方法联合应用。

（四）暂时性染色剂

这类染色剂应用于浓集后湿的材料或直接制备的粪便悬浮液，其目的是增强卵囊内部结构，例如糖原或折射成分的诊断特征。

1. 卢戈液（双倍强度）·

试剂 1

- 碘化钾（Potassium iodide）20 g。
- 碘 10 g。
- 蒸馏水 100 mL。

将碘化钾加入到蒸馏水中溶解后，再加入碘结晶。

试剂 2

- 25% 冰醋酸（glacial acetic acid）。

应用时，将等量的试剂 1 和试剂 2 混合，储存于棕色瓶中，可以稳定储存多周。被碘染色后，糖原呈棕色，阿米巴包囊的核染色质被染成棕/黑色。

2. 阿米巴包囊拟染色体内含体·

- 硫（Thionin）20 mg。
- 冰醋酸（Acetic acid）3 mL。
- 乙醇（Ethanol）3 mL。
- 蒸馏水 94 mL。

将等体积的染色剂加入到粪便浓集液中，放置 12~

18 h。随后，在显微镜下观察染色的沉淀。阿米巴包囊内将被染成深蓝色。

（五）永久性染色

1. 三色染色·原虫的三色染色常用于鉴定阿米巴包囊和滋养体的特征中。

配方：三色染色剂（修订）

- 铬变素 2R（Chromotrope 2R）1 g。
- 苯胺蓝（Aniline blue）0.5 g。
- 磷钨酸（Phosphotungstic acid）0.7 g。

在烧瓶中将各种成分与 3 mL 冰醋酸混匀，并静止 30 min。

再加入 100 mL 蒸馏水并混匀。

酸/酒精脱色剂：将 4.5 mL 冰醋酸加入到 995.5 mL 95% 的工业甲醇中（industrial methylated spirit）。

固定：涂片后立刻浸入甲醇 5 min，大多数粪便或脓液的涂片都可以予以固定。

染色。

- 甲醇（Methanol）5 min。
- 惠特利配方三色染色剂（Wheatley's formula trichrome）30 min。
- 自来水冲洗。
- 酸酒精脱色剂 2~3 s。
- 95% 乙醇浸蘸 2 次。
- 95% 乙醇 5 min。
- 95% 乙醇 5 min。
- 100% 乙醇 3 min。
- 二甲苯（Xylene）或替代品 5 min。
- 应用 DPX 计数器技术，避免二甲苯在载玻片上晾干

核、拟染色体、染色质、红细胞和细菌会被染成红色，细胞质会被染成蓝到绿色，背景和酵母会被染成绿色。

2. 用于微孢子虫孢子染色的改良三色配方·

- 铬变素 2R 6 g。
- 苯胺蓝 0.5 g。
- 磷钨酸 0.7 g。

在烧瓶中将各成分与 3 mL 冰乙酸混匀，静置 30 min。

加入 100 mL 蒸馏水并混匀（可能会出现粉红色/红色颗粒结晶，但不影响作用）。

方法

- 以 1∶3 的比例将约 1 mg 粪便材料与 10% 的福尔马林溶液混合。
- 使用涂抹棒将一滴粪便悬浮液涂布成薄薄的一层，并覆盖玻片的大约三分之二。
- 将涂片干燥并用甲醇固定 5 min。

- 应用改良的三色染色剂于室温条件下染色 90 min，或 50℃ 条件下水浴 30 min。
- 应用酸乙醇脱色剂褪色 3～5 s。
- 用 95% 乙醇将载玻片上残留的染色剂洗去。
- 用 99% 乙醇脱水，并更换 2 次。
- 用二甲苯或其替代品清洁 10 min，用 DPX 封固剂封固。
- 用油镜检测样本。

微孢子虫的孢子染呈粉红色，大小为 0.5～1.0 μm，外表呈卵形，其中央常呈现一个带状类的结构，分布于非染色区域（极泡）两侧。

3. 修订的菲尔德染色方法・该方法是从粪便涂片中鉴定原生动物的快速有效的染色方法。

- 菲尔德染色剂 A。
- 菲尔德染色剂 B（用蒸馏水 1：4 稀释）。

方法

- 制备粪便的薄涂片，并自然干燥。
- 用甲醇固定几分钟。
- 除去甲醇，并用 1 mL 菲尔德染色剂 B 的稀释液浸洗载玻片。
- 然后立即加入 1 mL 未稀释的菲尔德染色剂 A，并将 2 种染液混合。
- 染色 1～2 min 后在水中褪色并干燥。

核和鞭毛被染成红色，细胞质被染成蓝色。也可以应用该方法对炎性细胞的形态特征进行观察（表 A1.2）。

表 A1.2	蠕虫的类型和分类		
	绦虫	吸虫	线虫
	猪带绦虫、牛带（肉）绦虫、短膜壳绦虫、长膜壳绦虫、阔节裂头绦虫、细粒棘球绦虫	血吸虫、华支睾吸虫、肝片形吸虫、布氏姜片吸虫、异形吸虫、横川后殖吸虫、肺吸虫	蠕形住肠线虫、毛首鞭形线虫、似蚓蛔线虫、粪类圆线虫、旋毛形线虫、马来丝虫、罗阿丝虫

4. 肠道病原菌的培养・通常感染人类的肠道病原菌是大肠杆菌 O157：H7，沙门菌、霍乱菌和弯曲菌，志贺菌属被分为 4 个种：痢疾志贺菌、福氏志贺菌、鲍氏志贺菌和宋氏志贺菌。每个种类，除了宋氏志贺菌外都有几个血清型，志贺菌有几个血清组合血清类型，见表 A1.3。

五、疑似志贺菌的分离

志贺菌的菌落在麦康凯（MacConkey）培养基上呈凸起、无色、直径大约 2～3 mm。在木糖赖氨酸脱氧胆酸钠琼脂上呈透亮的粉红色或红色，平滑，直径为 1～2 mm。

表 A1.3	志贺杆菌血清分组与血清型		
种类	血清组	血清型
痢疾志贺菌（S. dysenteriae）	血清组 A	1～13
福氏志贺菌（S. flexneri）	血清组 B	1～6
鲍氏志贺菌（S. boydii）	血清组 C	1～18
宋氏志贺菌（S. sonnei）	血清组 D	1

表 A1.4	志贺菌筛查生化反应	
筛查培养基	志贺反应
克氏双糖铁琼脂培养基（KIA）	K/A
三糖铁琼脂培养基（TSI）	K/A
醋酸铅试纸培养基（H2S）	阴性
动力培养基（Motility）	阴性
尿素培养基（Urea）	阴性
吲哚培养基（Indole）	阳性或阴性
赖氨酸铁培养基（LIA）	K/A（粗大的一端偏紫色/黄）

筛查所用的培养基，例如克氏双糖铁琼脂培养基或三糖铁琼脂培养基，一般应用于可疑菌群（表图 A1.4，A1.5）。志贺菌的分型和血清型及其在流行上的相关性，详见表 A1.6。

霍乱弧菌通常可在普通的培养基上生长，应用专门的培养基从粪便标本很容易分离到该菌。推荐应用碱性蛋白胨水（alkaline peptone water，APW）作为高营养培养基，硫代硫酸盐柠檬酸盐胆盐蔗糖琼脂（thiosulphate citrate bile salts sucrose agar，TCBS）是可供选择的选择性培养基（见表 A1.7，表 A1.8 和表 A1.9）。

表 A1.5	选择性培养基上志贺菌菌落的形态特征	
选择性培养基	菌落颜色	菌落大小
麦康凯培养基（MAC）	无色	2～3 mm
木糖赖氨酸脱氧胆盐培养基（XLD）	红色或无色	1～2 mm
梭菌鉴别琼脂（DCA）	无色	2～3 mm
Hekton 肠道培养基（HE）	绿色	2～3 mm

表 A1.6	分型系统和血清群、流行相关关系		
分型系统	血清群：O1，O139		血清群：非 O1（>150 生存）
O1 血清群的生物型	经典型和 EI Tor 型		该生物型不适用于非 O1 菌株
O1 血清群的生物型	印度型？(Inaba)、小川型、彦岛型（Ogawa and Hikojima）		这 3 种型不适用于非 O1 菌株
毒素生成	产生霍乱毒素		通常不产生霍乱毒素，产生其他毒素

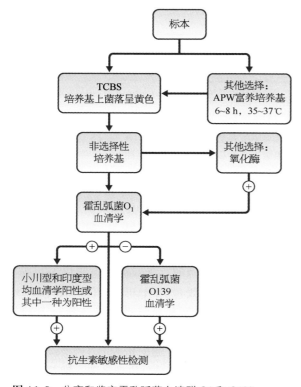

图 A1.9 分离和鉴定霍乱弧菌血清群 O1 和 O139。

六、沙门菌（Salmonella）

沙门菌是革兰阴性、兼性需氧的棒状细菌，与大肠杆菌同属于肠杆菌科细菌，通常称作肠道细菌。沙门菌和大肠杆菌一样，从结构、生化和分子的角度均得到了深入的研究，但从生态角度，对两者的研究都比较薄弱。沙门菌生活于温血和冷血动物的肠道内，有些种类是普遍存在的，有些种类专门适应于某一特殊宿主。在人体内，沙门菌是 2 种疾病的病原：伤寒沙门菌病（伤寒），是由细菌侵入血液循环系统导致；急性胃肠炎，是通过饮食感染或中毒。它们是有机化能营养菌，通过利用机体能源进行氧化还原反应获得能量，并且也是兼性厌氧菌。大多数种类能产生硫化氢，该物质可通过在含硫酸亚铁的培养基上培养即能检测到，例如 TSI 培养基。

沙门菌种类

许多的疾病是由超过 1 400 种沙门菌血清型引起的（提要 A1.1）。

提要 A1.1　常见的沙门菌血清型	
种	伤寒沙门菌
沙门菌	鼠伤寒（*Typhimurium*）、肠炎沙门菌（*Enteritidis*）
	伤寒沙门菌（也称 *Salmonella typhi* 或缩写为 *S. typhi*）
	鼠伤寒沙门菌 *enterica* 型（也称 *Salmonella typhimurium* 或 *S. typhimurium*）
	肠道血清型肠炎沙门菌（也称 *Salmonella enteritidis* 或 *S. enteritidis*）

表 A1.7	筛检中霍乱弧菌反应
筛检	霍乱弧菌反应
氧化酶试验	阳性
试条法检测	阳性
霍乱双糖铁琼脂（KIA）	K/A，无气体产出（红斜线/黄泡）
三糖铁琼脂（TSI）	K/A，无气体产出（红斜线/黄泡）
赖氨酸铁琼脂（LIA）	K/K，无气体产出（紫斜线/紫色泡）
吉氏染色	小，革兰阴性杆状
湿片镜检	小，弯杆状，快速运动

表 A1.8 弯曲杆菌的鉴定	空腔弯曲杆菌 (Campylobacter Jejuni)	红嘴鸥弯曲杆菌 (Campylobacter Lari)	大肠弯曲杆菌 (Campylobacter Coli)
革兰染色(Gram staining)	革兰阴性杆状 (Gram-negative curved rod)	革兰阴性杆状	革兰阴性杆状
过氧化氢酶实验(catalase)	+	+	+
氧化酶测试(oxidase)	+	+	+
马尿酸水解 (Hippurate hydrolysis)	+	—	—
吲哚乙酸水解 (Hydrolysis of indoxyl acetate)	+	—	—

这种生物可以应用含选择性生长营养剂(如各种抗感染药剂)的培养基,从粪便培养物中分离。培养物于 42℃ 环境中培养 48 h,鉴定依赖其生长的需求、过氧化氢酶和氧化酶的检测结果。

表 A1.9 疟原虫的鉴定	恶性疟 (Plasmodium falciparum)	间日疟 (Plasmodium vivax)	卵形疟 (Plasmodium ovale)	三日疟 (Plasmodium malariae)
被寄生红细胞及内含物	正常大小,在成熟大滋养体中有茂氏点 (Maurer's clefts)	变大,薛氏点 (Schüffner dots),细小斑点	变大,流苏状,卵圆形 基姆斯点(James' dots),粗大斑点	正常或皱缩 齐氏点(Ziemann dots),除非过度染色,不然不易看到
滋养体(Trophozoites)	精致的细环,依附体形状	大型,厚实环	厚且紧实的环状体	小且紧实的环状体
发育中的滋养 (Developing Trophozoite)	紧实环状体,胞质中空	大型阿米巴样,具空泡	略呈阿米巴样,但小于间日疟	有时呈带状横跨红细胞
裂殖体(Schizont)	2~24 个裂殖子,单个,大型,棕色色素成块状	12~24 个裂殖子几乎充满整个红细胞	8~12 个裂殖子,充满红细胞的 3/4	6~12 个裂殖子,围绕中间的色素块
配子体(Gametocyte)	新月形,染色质聚集,色素在中间	大型,圆形,充满整个红细胞	小型,圆形,充满红细胞的一半	圆形,可占据红细胞 1/2 至 2/3 间区域
色素(Pigment)	在裂殖体中呈单个块状	在后期滋养体中具有几个纤细的块状	在晚期滋养体中为粗大的颗粒状	在所有发育时期均为深色纤细颗粒

七、血液和组织内寄生虫的实验室研究

血液和组织内的寄生虫可在媒介昆虫吸食血液时被传播,通常会在人体内继续其生活史。常见的血液或组织中的寄生虫包括疟原虫属(*Plasmodium*)(表 A1.9)、锥虫(非洲和南美锥虫)(African and South American trypanosomes)、巴贝虫(*Babesia*)/利氏曼原虫复合体(*Leishmania* complex)和一些血液中的螺旋体(spirochaetes)(表 A1.10 和图 A 1.10)。

血液寄生虫可以通过外周血、骨髓穿刺、脾穿刺、腺分泌物或组织活检材料来检查(表 A1.11)。

寄生虫的常规鉴定方法包括:直接染色或血液涂片;浓集方法;适当的取样培养;用 PCR 方法检测寄生虫 DNA;免疫层析快速检测寄生虫抗原。

表 A1.10 血液和组织寄生虫	种	是否对人具有感染性
锥虫	布氏冈比亚锥虫 (Trypanosoma brucei gambiense)	是
	布氏罗得西亚锥虫 (Trypanosoma brucei rhodesiense)	是
巴贝虫	巴贝虫种(Babesia spp.)	是
利氏曼原虫	杜氏利氏曼原虫 (Leishmania donovani)	是
螺旋体	苍白密螺旋体 (Treponema pallidum)	是

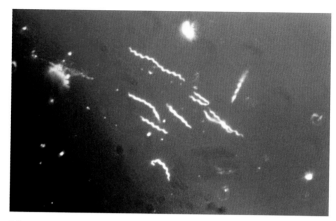

图 A1. 10 感染人体螺旋体的图片(疏螺旋体属)。

表 A1. 11	应用于疾病检测的人体样本
样本类型	**被检测寄生虫**
脑脊髓液	细菌(脑膜炎)
全血	原虫(恶性疟)
血清	病毒
痰	细菌(结核分枝杆菌)
皮肤屑	真菌
大便	肠道寄生虫
尿	吸虫(埃及血吸虫、曼氏血吸虫) [Flukes (*S. hematobium* and *S. mansoni*)]

(一)血膜染色

1. 吉姆萨染液·吉姆萨染液(Giemsa stain)是一种罗曼诺夫染色剂,可将染色体染成红色,胞质染成蓝色。细胞内的物质根据其来源被染成红色或蓝色。

(1)材料

- 吉姆萨染液:质量好的染色剂是必要的(例如英国普尔,埃默克/BDH 公司的格尔 R66 制剂)。
- 甲醇溶剂。
- pH6.8 和 pH7.2 的缓冲溶液,准备配置 1 L 的剂量。

(2)方法:将血、吸出物或脑脊髓液(cerebrospinal fluid, CSF)的沉积物制备成涂片,并在染色前进行充分干燥。

- 用甲醇溶剂浸渍干燥的血膜,并固定 1 min。
- 倾斜倒掉酒精。
- 准备 1:10 的吉姆萨染色剂稀释液(5 滴染色剂加 45 滴适当的缓冲溶液)。疟原虫染色用 pH7.2 的缓冲溶液,其他血液寄生虫用 pH6.8 的缓冲溶液。

- 应用稀释的染色剂浸渍固定的血片,并染色 30 min。
- 染色结束,将染色剂用缓冲溶液漂洗掉,并将血片沥干。
- 应用显微镜油镜观察血片。

寄生虫的核染色体被染成红色,胞质染成蓝色,细胞内容物染成红色,红细胞的核碎片被染成深蓝色,白细胞的核被染成紫色,颗粒被染成红色。

(二)血液中寄生虫的浓集

- 密度比较低的寄生虫可应用几种方法在其染色前予以浓集。
- 厚血膜,适宜浓集疟原虫、锥虫和螺旋体。
- "血沉棕黄层分析法"适用于浓集疟原虫、锥虫和螺旋体。
- 迷你离子交换柱适合浓集锥虫。

1. 厚血膜

(1)准备:使用涂抹棒从抗凝管或手指上,取 2~3 滴血滴在载玻片的一端,用涂抹棒或载玻片的一边将血液在 1 cm² 的区域内涂开,然后让其充分干燥。其厚度是否合适,能以通过涂片看到打印材料来进行判定。

切勿用甲醇固定该玻片。

(2)厚血膜的菲尔德染色:菲尔德的染色剂包含 2 种罗曼诺夫染色剂成分,分别为菲尔德染色剂 A 和菲尔德染色剂 B。可以用于染色未固定的厚血膜,该过程可将白细胞、血小板和寄生虫染色,但会使红细胞溶解。这是一种常用的浓集疟原虫、锥虫和疏螺旋体的方法。

图 A1.11 展示了如何制备高质量的疟疾厚薄血膜,不同疟原虫种类和生活阶段的形态。

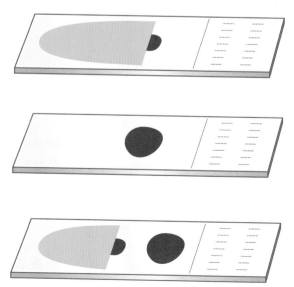

图 A1. 11 在血片上制备厚薄血膜。

操作过程：

· 只要可能,尽量用不同的载玻片制作厚血膜和薄血膜。

· 薄血膜(a)：取一干净的推片,保持 45°角,搭放在样本载玻片上的血滴上(图 A1.12)。

· 薄血膜(b)：待血液展布满整个推片边缘(图 A1.13)。

· 薄血膜(c)：相同的角度握住推片,并快速、平滑地向前推(图 A1.14)。

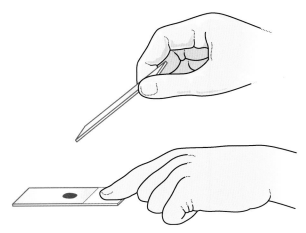

图 A1.12　制备血片的方法。

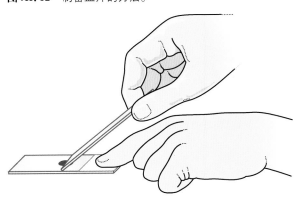

图 A1.13　载玻片上血滴推移方法。

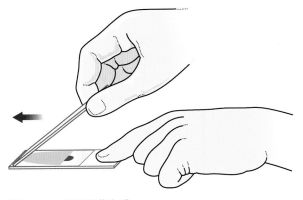

图 A1.14　典型的薄血膜。

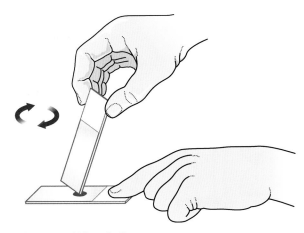

图 A1.15　制备厚血膜。

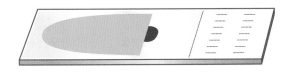

图 A1.16　于不同血片上制备厚薄血膜。

图 A1.17　于同一张血片上制备厚薄血膜。

· 厚血膜：用干净血片的一角,将血滴以 5 分硬币(直径 1～2 cm)大小的圆形范围内涂布,不可将血膜涂得太厚,否则会从载玻片上脱落下[标准是透过血膜和载玻片,可以看到报纸(图 A1.15)]。

· 染色前,要等待厚薄血膜彻底干燥。用甲醇(100%或无水甲醇)固定薄血膜,并待其彻底干燥后再染色,厚血膜不可被固定(图 A1.16)。

· 如果厚薄血膜需要制备在同一张血片上,只用甲醇固定薄血膜,厚血膜不可固定(图 A1.17～A1.21)。

· 菲尔德染色剂 A 液[可以购买制备好的染色剂或用粉剂在蒸馏水或过滤水中溶解制备成 2.5 g%(25 g/L)的溶液]。

· 菲尔德染色剂 B 液(制备方式同菲尔德染色剂 A 液)。

方法：

· 将干燥、未固定的厚血膜于菲尔德染色剂 A 中浸染 3～5 s。

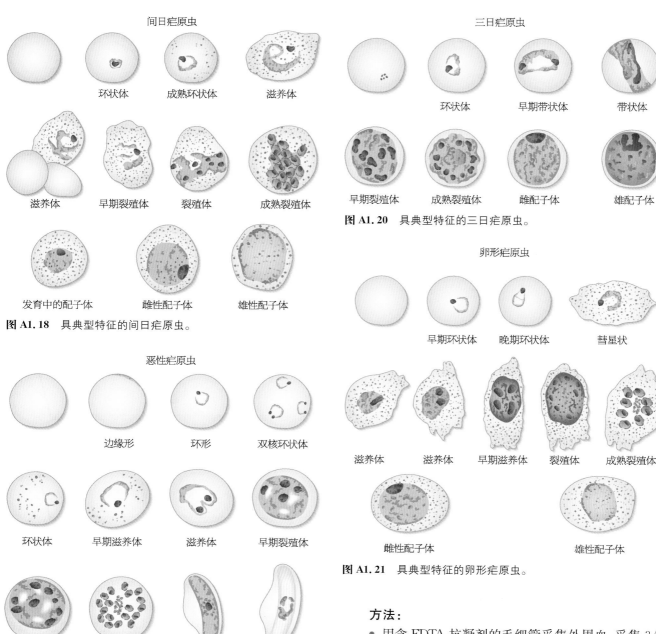

间日疟原虫

环状体　　成熟环状体　　滋养体

滋养体　　早期裂殖体　　裂殖体　　成熟裂殖体

发育中的配子体　　雌性配子体　　雄性配子体

图 A1. 18　具典型特征的间日疟原虫。

三日疟原虫

环状体　　早期带状体　　带状体

早期裂殖体　　成熟裂殖体　　雌配子体　　雄配子体

图 A1. 20　具典型特征的三日疟原虫。

卵形疟原虫

早期环状体　　晚期环状体　　彗星状

滋养体　　滋养体　　早期滋养体　　裂殖体　　成熟裂殖体

雌性配子体　　　　　　雄性配子体

图 A1. 21　具典型特征的卵形疟原虫。

恶性疟原虫

边缘形　　环形　　双核环状体

环状体　　早期滋养体　　滋养体　　早期裂殖体

裂殖体　　成熟裂殖体　　雌性配子体　　雄性配子体

图 A1. 19　具典型特征的恶性疟原虫

- 在自来水或缓冲液中仔细冲洗载玻片 3 s。
- 将载玻片于菲尔德染色剂 B 中浸染 3 s。
- 将载玻片在水中再次漂洗，然后将载玻片垂直放置以充分干燥。

红细胞会溶血，寄生虫的染色体会被染成红色，胞质被染成蓝色，内含点（薛氏点或杰姆斯点），若能看见的话会被染成红色。

（3）血沉棕黄层分析法检查：寄生虫集中在白细胞/血小板交界处附近（棕黄色外套 buffy coat）。

方法：

- 用含 EDTA 抗凝剂的毛细管采集外周血，采集 3/4 体积的血液到毛细管中，并使其与抗凝剂混合。用橡皮泥将其一段密封，并将离心管放置于一个微量血细胞比容离心管中，另一边放置相应的平衡离心管。
- 拧紧盖子，将血液 10 000 转离心 5 min。
- 取下毛细管，用安瓿瓶划片或金刚石记号笔在毛细管上、白细胞和血小板层（血沉棕黄层）交界处作上标记。在此处折断毛细管排出血沉棕黄层，并将该层液体滴在几张载玻片上待检。
- 应用血沉棕黄层制备薄血膜。
- 将血片干燥后，用甲醇固定 5 min，并应用上述方法用吉姆萨染色剂染色。

疟原虫、螺旋体和锥虫可以在血沉棕黄层得到浓集。当在厚薄血膜上不能看到时，该方法可以用来检测相应的原虫感染。它也可能集中异常的白细胞,这些白细胞在外周血中太少而看不到。若将其应用于免疫功能低下患者的外周血检查中,有时会看到利什曼原虫无鞭毛体。

（4）微型离子交换柱技术:当其他在血液中检测锥虫的方法均显示为阴性时,微型离子交换柱技术法是一项有用的浓集技术。使血液穿过一个纤维素柱,红细胞被留在柱子上,而锥虫则穿过柱子流入一个收集管中。

方法:

● 将一块干海绵放入一个 2 mL 的注射筒中(该设备现被命名为柱)。

● 加入 4 滴磷酸缓冲溶液(PBS)浸润海绵,推动注射器活塞使其排出柱子。

● 充分摇晃纤维素(52 -二乙基氨基乙基纤维素,52-diethylaoethyl cellulose, DEAE)使其悬浮,并将其倒入柱子内直到 2 mL 刻度线,将柱子直立放置以便 PBS 溶液可以排出。

● 加入几微升 PBS 和葡萄糖(PBSG)溶液到柱的顶端,并使其排出。

● 取 150～200 μL 指尖血(采集自手指)并滴加到柱子的顶端,让血液被逐渐吸收到柱子里,在柱子的底部加一个移液管。

● 吸取几滴 PBSG 溶液到血液顶端,并立即连接上储存管,并加入 PBSG 溶液(大约 1.5 mL)。所有液体会慢慢滴入柱子中。

● 待所有 PBSG 溶液将整个柱子都冲洗一遍(这大概需要 4 min)。

● 收集柱内充满 PBSG 溶液和血液中存在的锥虫。

● 将收集柱(用其塑料盖)以 2 000 转离心 10 min。

● 将收集柱放置于载玻片上,或观察室内,在 20 min 内用 20 倍目镜检查收集柱前端可移动的锥虫。

（三）快速诊断检测(RDT)寄生虫抗原检测

快速诊断测试是利用胶体金标记单克隆抗体捕获血液中的寄生虫抗原,采用免疫层析法将其沿硝酸纤维素滤膜运转到被固定的单克隆抗体的条带上被重新捕获,从而产生可视化条带。该检测方法目前广泛应用于疟疾和病毒性感染的检测。

目前已经有检测恶性疟原虫富组氨酸蛋白(HRP2)、寄生虫特异性乳酸脱氢酶(pLDH)或所有 4 种疟原虫的荃缩酶产品供选择。

（四）丝虫的实验室诊断

丝虫可通过血清学方法或镜检外周血、尿、鞘膜积液或皮肤屑中是否有 L3 的微丝蚴来进行检查。偶尔,成虫能够在其穿越眼睛时(罗阿丝虫)或从皮下结节中(盘尾丝虫)被捕获。

由于微丝蚴呈周期性出现,因此外周血样本应在

10:00 和 14:00 时(白天)间和 22:00 和 02:00 时(晚上)间被收集。清晨的尿液样本也是最合适的检测标本。其尿液尿中若有丝虫存在的话,会成乳状,被称为乳糜尿。

1. 血液中检测微丝蚴

（1）膜过滤法

● 收集 20 ml 的血液加入枸橼酸钠,抗凝一段适当的时间。

● 将血液抽吸到注射器中,该注射器包含 5 μL 孔径聚碳酸酯膜的可换膜针头式过滤器。

● 轻轻推动血液使其穿过滤膜,将滤出液收集在消毒容器中。

● 吸取 10 mL 普通盐水到注射器中,用相同的方式将其推穿过滤膜。

● 吸取几微升空气到注射器中,用相同的方式将其推穿过滤膜。

● 小心的拆除过滤器,应用镊子,除去膜,并放置在一个载玻片上。

● 加入一滴盐水到膜上,并盖上盖玻片。

● 应用 10 倍的物镜在整个盖玻片区域检查,以寻找活动的微丝蚴。

● 应用 40 倍的物镜,进一步观察。若在载玻片下面加入一滴亚甲蓝可帮助观察微丝蚴是否有鞘。

（2）采用改良 Knott 检查血液中的微丝蚴

● 收集 20 mL 血液加入到柠檬酸钠抗凝剂中,其方法和上述方法相同。

● 在血液加入相同体积的盐水皂苷(若没有皂苷的话,可加入 2%的福尔马林)。

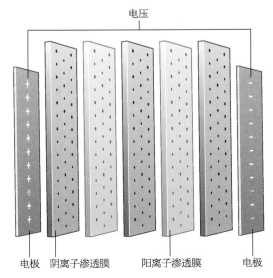

图 A1. 22　聚碳酸酯膜(Polycarbonate membrane)。(劳伦斯利弗莫尔国家实验室-科学与技术报道,www.llnl.gov)。

- 混合均匀后静置 15 min,然后转移到离心管中,并以 2 000 转离心 20 min。

- 将上清液倒入灭菌容器中,将沉淀混匀并取一滴到载玻片上,盖上盖玻片,镜检寻找微丝蚴,采用皂苷制剂的会可以检查移动的幼虫,但福尔马林制剂则不能用于活的微丝蚴检查(图 A1.23～图 A1.25)。

(3)尿液和鞘膜积液(hydrocele fluid)检查:尿液和鞘膜积液的检查也可采用与血液检查相同的滤过方法蚴。此外,还可将这些样本可以放置于干净的离心管中,并以 2 000 转离心 5 min,丢弃上清,吸取一滴沉淀到载玻片上,盖上盖玻片,如上述检查血液方法进行镜检。

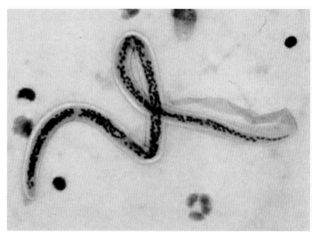

图 A1.23 班氏丝虫(*W. bancrofti*)。

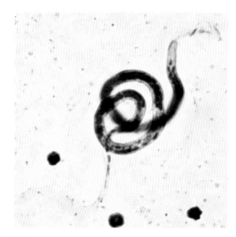

图 A1.24 马来丝虫。

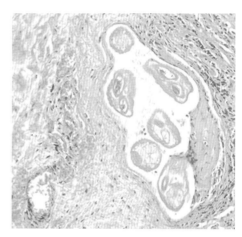

图 A1.25 布鲁丝虫。

表 A1.12	微丝蚴的鉴定			
微丝蚴	鞘	尾	其他特征
罗阿丝虫(*Loa loa*)	有,被染成浅蓝色	粗钝,核大,直至末梢	在 10:00～20:00 时外周血中可查见
班氏丝虫(*Wuchereria bancrofti*)	有,被染成粉红色,略微弯曲	尖突,核小,离散,止于短尾	夜间活动,于 22:00～02:00 时外周血中可发现
马来丝虫(*Brugia malayi*)	有,被染成深红色,具锐角	钝,在尾部具 2 个大的尾核	夜间活动
常现曼氏线虫(*Mansonella perstans*)	无	钝,在尾部有 1 个大的核	/
奥氏曼氏线虫(*Mansonella ozzardi*)	无	尖突,核于短尾处终止	/

2. 微丝蚴的鉴定 •

(1)微丝蚴染色

试剂:

- 吉姆萨染液。
- 德拉菲尔德苏木精。

如果有足量的微丝蚴(图 A1.12),则可直接用外周血制备血片进行检查。若血量不足,可将血液制备成厚血膜,或将微丝蚴从滤膜上洗脱下来,并放置少量生理盐水中并搅拌洗脱。然后将洗涤液以 2,000 转离心 5 min,取沉淀放置于载玻片上干燥,镜检(图 A1.26,A1.27)。

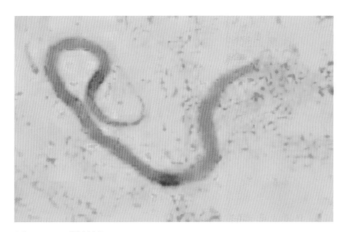

图 A1. 26 微丝蚴。

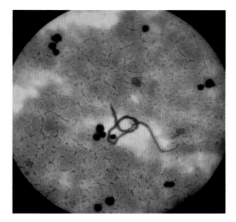

图 A1. 28 血膜中吉姆萨染液染色后的马来丝虫。长（180～230）μm × 宽（5～6）μm。(From Murray P. R., Medical Microbiology 7th edition, Copyright © 2013 by Saunders, an imprint of Elsevier Inc.)

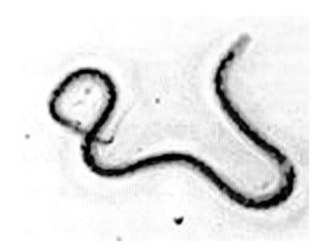

图 A1. 27 吉姆萨染液染色后的微丝蚴。

方法：用甲醇固定薄血膜或薄血膜在甲醇中浸泡固定 5 min。如需要采用厚血膜进行检查，有必要首先将干燥的载玻片垂直放置于水中 5 min，以溶解红细胞，然后将载玻片干燥，并用甲醇固定 5 min。

● 用 pH6.8 的缓冲液以 1：10 比例稀释吉姆萨染液，用其对载玻片染色 20 min。

● 用缓冲溶液将染液从载玻片上洗掉，然后用水洗涤载玻片 5 min 以除去染色液。结束沪观察载玻片，看微丝蚴的核是否清晰，如果不是，将该过程再重复，并减少洗涤时间直到核清晰可见。

● 倾斜载玻片用缓冲液冲洗，然后用未稀释的德拉菲尔德苏木精浸染载玻片 15 min。

● 用缓冲溶液将染色剂从载玻片上洗掉，并将载玻片在水中停留 5 min 以获得最大强度的染色效果（称为蓝化载玻片）。

吉姆萨染液会将微丝蚴的核染成紫色，而苏木精（haematoxylin）会将鞘染成灰色（图 A1.28，A1.29）。

（2）检测皮肤屑中的盘尾丝虫微丝蚴：盘尾丝虫是

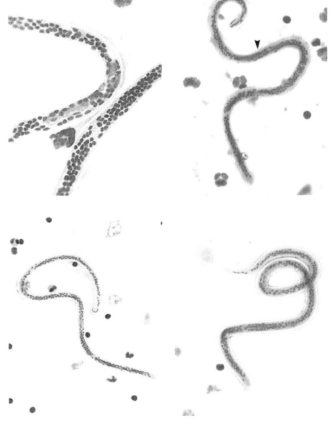

图 A1. 29 血膜中吉姆萨染液染色后的班氏丝虫。长（245～295）μm × 宽（7～10）μm。(From Murray P. R., Medical Microbiology 7th edition, Copyright © 2013 by Saunders, animprint of Elsevier Inc.)

寄生虫于皮下组织结节中的一种丝虫。微丝蚴会释放到周围组织中。该病的实验室诊断是通过病变皮肤组织活检来实现的。

方法：

- 应用角膜穿孔器，收集一小块皮肤和 1 mm 皮下组织，或者用针挑起一块皮肤，然后用锐利的刀片将其切下。

- 将皮肤屑放在含有几滴生理盐水的微孔板中，或将其单独放在含一滴生理盐水的载玻片上并盖上盖玻片。

- 将皮肤屑置于盐水中浸泡 4 h，于低倍镜（10 倍）下检查，或应用倒置显微镜寻找从皮肤屑中游离出的微丝蚴。

- 身体上可以取皮肤屑的地方通常有背部、臀部和小腿，但任何出现荨麻疹和瘙痒的区域都可进行取样。

（五）利什曼原虫（Leishmaniasis）的实验室诊断

利什曼原虫属是寄生于细胞内的原虫，其物种多样，可引发多种临床症状，包括自愈性皮肤溃疡，病变侵袭深层皮肤或黏膜，引起内脏感染。实验室诊断可通过鉴定组织或网状内皮系统的细胞来实现。利什曼原虫可划分为几个种。其中，杜氏利什曼原虫（L. donovani）和巴西利氏曼原虫（L. braziliensis）是 2 个最大的种。其他还包括南美洲的热带利什曼原虫（L. tropica）、硕大利什曼原虫（L. major）、埃塞俄比亚利什曼原虫（L. aethiopica）和墨西哥利什曼原虫（L. mexicana）。南美洲发现的一种重要的称为 Viannia 亚种是造成黏膜皮肤利什曼病的主要原因。

利什曼原虫的确诊是通过制备骨髓、脾脏或皮肤溃疡处的组织涂片，观察无鞭毛体阶段的虫体，或应用 PCR 方法进行特异 DNA 的分子鉴定。

血清学方法只适用于广泛弥散性的内脏感染，因为局部的溃疡不能产生足量的抗体。当存在高滴度的抗体时，可应用直接凝集实验（DAT）或使用重组 rK39 疟原虫快速诊断试纸（RDT）检测特异性抗体。

体外培养是重要的辅助诊断方法，培养基成分多样，但 NNN 培养基是可以使用的，该培养基包含盐基（如洛克溶液）或水溶的兔血琼脂和添加胎牛血清的液体组织培养基（如施耐德果蝇培养基）。培养和孵育是在 23℃ 培养 28 d，每周需进行传代培养。在观察时，可发现被培养的虫体可从无鞭毛体阶段转变为可运动的前鞭毛体阶段。

1. 诊断方法・

（1）皮肤利什曼病

1）刮取皮肤溃疡边缘制作涂片：溃疡的边缘受挤压，形成了一个无血区域。然后，用薄的手术刀片（15号）划开一裂口，其深度直达皮下组织，并在其基部轻刮取样。将组织液和细胞转移至载玻片上，并涂抹在 1 cm² 的范围。待血膜干燥后进行甲醇固定和吉姆萨染色（见

上文）。皮肤裂处样本也可以用于培养。

2）溃疡边缘的活组织检查效果更好：载玻片轻触组织几次，用其上沉积的细胞制作印模涂片。然后将它们干燥并在甲醇中染色，然后进行吉姆萨染色。活组织检查的其他部分可通过组织学或分子检查进行诊断。

（2）内脏利什曼病：由骨髓、脾穿刺或淋巴结吸出物制成血膜，然后用甲醇固定，进行吉姆萨染色。

将样本接种到 NNN 培养基中并在 24℃ 条件下培养 21 d，制成培养物。

2. 利什曼原虫种类鉴定・ 鉴定利什曼原虫特殊种可采用 2 种重要的技术。

（1）同工酶：利用同工酶类型。

（2）针对生物体的小环 DNA 的特异性引物组使用复合物的聚合酶链反应（PCR）（图 A1.30）。

腰椎穿刺收集的脑脊液可以用于寻找引起脑膜炎的寄生虫或细菌，其操作过程试图鉴定引起脑型疟或锥虫病的病原体，或证实引起脑膜炎的细菌。将脑脊液放入 2 个干净的无菌容器中，一份样本用于细菌学培养，另一份用于细胞计数、离心后检查染色的沉淀以及可能的话，用生化方法检测上清液。

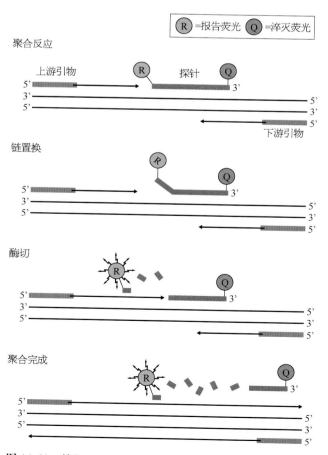

图 A1.30　基于 Taqman 探针法的化学反应。

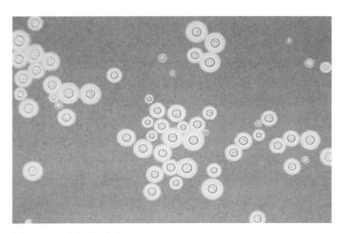

图 A1.31 新型隐球菌。

方法：
- 肉眼观测脑脊液并报告如下外观：a. 清澈；b. 乳白色或浑浊-该样本可能含有更多的细胞；c. 因年龄而解体的血染红细胞，也许会使脑脊液呈黄色，这即是众所周知的黄变。
- 注意任何纤维蛋白凝块可在静置时形成。
- 用小的钢丝环小心地移除凝块，并在载玻片的一小区域内展布，待其干燥后，固定，并用齐-内染色法对载玻片染色，以检测分枝杆菌。
- 将脑脊液转移至一离心管中 2,000 rpm 离心 5 min。
- 用枪头小心地将上清转移到第二个离心管中进行生化分析（葡萄糖，蛋白质）。
- 通过敲击离心管将沉淀混匀，应用一干净的巴斯德移液管各转移一滴沉淀到 3 个载玻片上〔在这一点上，如果怀疑的话，可以通过直接显微镜观察蠕虫（类圆线虫属）的幼虫阶段或能动的阿米巴虫，或准备寻找新型隐球菌感染（Cryptococcus neoformans）〕。
- 在载玻片上小范围展布沉淀，并在染色前使其干透（图 A1.31）。

3. 染色程序
- 用吉姆萨染液对第一张载玻片进行染色，以区分血液细胞或存在的血鞭毛虫（haemoflagellated parasites）。
- 用革兰染液染色第二张血片，以检测可能存在的任何微生物。
- 用齐-内染色液对第三张血片进行染色，以检测结核分枝杆菌。

（1）吉姆萨染液：通常情况下，脑脊液中的白细胞不超过 5 个/μL，它们通常为淋巴细胞。若被细菌感染，白细胞数量会增加，化脓性脑膜炎将会使中性粒细胞增加，而结核性脑膜炎会使淋巴细胞增多。红细胞出现不是正

常结果，表明意外穿刺创伤或蛛网膜下腔。

在吉姆萨染色的血片上，疟原虫或锥虫也许会被发现。

（2）革兰染液

材料：
- 革兰染料：1 g 结晶或结晶紫溶解在 100 mL 蒸馏水中。
- 卢戈溶液（见上）。
- 丙酮（Acetone）或变性酒精。
- 中性红：0.5 g 溶解于 100 mL 蒸馏水中。

方法：
- 通过将载玻片迅速通过酒精灯火焰进行固定。
- 将载玻片放在架子上，用革兰溶液冲洗 1 min。
- 将染液从载玻片上冲洗掉。
- 用卢戈氏碘液冲洗载玻片 1 min。
- 倾斜载玻片并放在丙酮或酒精溶液上脱色，并使脱色的试剂停留在载玻片上 3～5 s，然后用自来水将其冲洗掉。
- 用中性红复染液浸润载玻片 30 s。
- 用水小心地将载玻片上的染液冲洗掉，并垂直放置使其干燥。

虽然所有的细菌都会引起脑膜炎，但有一些更为常见：
- 肺炎双球菌（Pneumococci）：革兰阳性双球菌（diplococci）（图 A1.32，A1.33）。
- 流感嗜血杆菌（Haemophilus influenzae）：小型、细长，革兰阴性杆菌。
- 脑膜炎球菌（Meningococci）：革兰阴性细胞内双球菌，于多形核细胞内可见（图 A1.34）。

其他细菌会在形态和革兰染色表现上有所差异，囊化的酵母生物—新型隐球菌，作为一种条件致病微生物，在免疫功能低下患者中可以查见到。

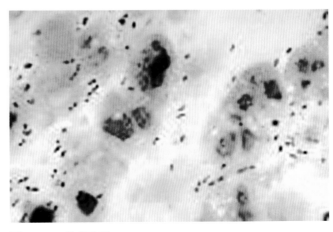

图 A1.32 肺炎球菌。

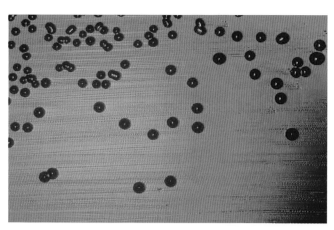

图 A1.33 流感嗜血杆菌。

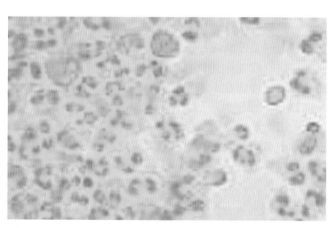

图 A1.34 感染细胞的脑膜炎球菌。

（3）应用齐-内染色液染色分枝杆菌

材料：

· 强石炭酸品红（strong carbol fuchsin）染液。

· 1%的酸性酒精（1 mL 浓盐酸溶解于 99 mL 甲基化酒精中）。

· 0.5%的孔雀绿（malachite green）（0.5 g 孔雀绿溶解于 100 mL 蒸馏水中）。

方法：

· 通过将载玻片迅速通过酒精灯火焰对血膜进行固定。

· 用石炭酸品红冲洗载玻片，然后用酒精灯慢慢加热载玻片直到其表面开始冒蒸气。

· 染色 15 min。

· 用水冲洗载玻片。

· 用 1%的酸性酒精冲洗载玻片，并轻轻晃动直至不再有颜色出来。

· 用水冲洗载玻片。

· 用孔雀绿复染液浸润载玻片 1 min。

· 用水冲洗载玻片并干燥。

分枝杆菌是抗酸杆菌，在绿色背景上被染色为红色（该染色方法可应用于粪便涂片中隐孢子虫卵囊）。

（4）如何进行金胺染色 金胺-罗丹明染色［auramine-rhodamine stain（AR）］，也被称离游金胺-罗丹明染色，是使用荧光显微镜是观察抗酸性杆菌的一种组织学技术，特别是分枝杆菌属的相关种类。抗酸的生物体会显示一种红黄色荧光。虽然金胺-罗丹明染色不像齐-内染色剂对抗酸性菌具有特异性（如结核分枝杆菌和诺卡菌），但它更实惠和敏感，因此它往往被用作筛选工具。金胺-罗丹明染液是金胺 O 和罗丹明 B 的混合物。

八、痰液的检查

对痰液的检查，通常是查找呼吸道寄生虫，和引起肺部感染的细菌，如肺炎或肺结核。痰液的外观通常如下：

· 唾液：泡沫，白色且水样。

· 化脓性：厚实，均匀，通常显绿色。

· 黏脓性：厚，黏稠，含有脓液；可染血。

（一）寄生虫检查

卫氏并殖吸虫（*Paragonimus westermani*）和其他并殖吸虫排出的卵与痰混在一起，通常会导致带'锈样'的血痰。

将一部分痰液与 10%氢氧化钾或其他黏液溶解剂按 1∶1 的比例混合以溶解痰中黏液，彻底混合后，静置 15 min 后 2 500 rpm 离心 5 min，将沉淀于 10 倍物镜下查找虫卵。

痰液也可用甲醛-乙醚方法，在溶解了黏液后进行浓缩。

卡氏肺孢子虫（*Pneumocystis carinii*）虽然现在被重新归类为一种真菌，但描述这种寄生生物如何导致宿主免疫功能下降需要专门的实验室技术。用 Grocott 银染或巴氏染色方法是常用的技术，但使用特异性标记的单克隆抗体荧光方法是可行的。

粪类圆线虫幼虫（在样本中可见）和微小隐孢子虫卵囊（齐-内染色时可以看到）可能在严重免疫抑制的患者痰液中可以看到。

（二）细菌检查

许多替代技术目前被引入诊断领域，可对这些技术进行审核以获取进一步的信息。显微镜检查仍然是许多领域的主要诊断方法。

用钢丝环在载玻片上涂制 2 个薄血膜，所用钢丝环应在火焰上消毒，或者用能够火烧的涂抹棒，然后将载玻片的背面穿过火焰 2 次以固定血膜。

其中一个血膜用姜齐-内染色方法（如上）染色检查抗酸杆菌，另外一个用革兰染液染色（如上）检测其他细菌。

应用黏液溶剂,如氢氧化钾或稀释的次氯酸钠溶液并离心,对浓缩结核杆菌往往很有帮助,用中和的沉淀制备涂片,并用相同的方法进行染色。

有条件话,痰液需进行常规培养,若有要求,则需进行结核分枝杆菌培养。

九、其他种细菌种类的微生物检查

传染病的实验室诊断是从待检临床样本的收集开始,或在实验室进行处理(正确的过程为,在正确的时间收集,应用正确的方式运输到正确的实验室)。正确的收集适当的临床样本是准确诊断感染性疾病的第一步,标本的收集和运输指南应以通俗易懂的形式提供给临床医生,所用指南必须强调以下两个重要方面:

- 在服用抗生素制剂前采集样本。
- 预防样本被外部存在的微生物或身体正常的群落污染。

下面的样本用于检测:

(一)血液

细菌检测需要收集全血,从血液中分离的血清用于血清学检查。血液样本收集时的皮肤消毒极为重要。碘酊(1%～2%),聚维酮碘(10%),双氯苯双胍己烷(0.5%溶解于 70%的酒精中)是理想的试剂。但是,有些人可能会对这几种试剂中的碘成分过敏。当收集血液样本用于培养时,需记住以下几点:

- 于疾病的早期收集血液,因为血液中的细菌在疾病的急性期和早期较多。
- 于发热的发作期收集血液,因为发热患者在高体温下细菌数量较多。
- 在没有服用抗生素的情况下,应用 3 种血液培养基,99%的培养结果为阳性。

(二)脑脊髓液(CSF)

脑脊髓液检查是诊断任何有脑膜刺激或影响大脑患者的重要步骤。收集 3～10 mL 脑脊髓液,其中一部分用于生化、免疫学和显微镜检查,剩余部分用于细菌或真菌的检测。在脑脊髓液的收集和运输过程中需采取如下预防措施:

可能的情况下,在采取抗生素治疗前收集脑脊髓液;

- 脑脊髓液体积的收集是至关重要的,体积越多诊断的范围越广。
- 将脑脊液收集在螺旋盖无菌容器中,而不是带棉塞的注射瓶中。
- 运输和实验室研究不可拖延。
- 若在处理过程中延误不可避免,则在运输介质中进行运输。
- 脑脊髓液是非常珍贵的样本,处理它时需非常小

心和节省。不同实验室可进行合作以保障最大效率的应用样本,并获取最多的信息。有可能不能再重新获取样本。

- 收集完成后立即对脑脊液进行物理检测,并在实验室要求的表格上填写相关发现(特别是颜色)。
- 若在处理过程中延误不可避免,将样本保存在 37℃条件下。

(三)痰液

在实验室处理痰液,以对下呼吸道进行细菌和真菌感染的病原学调查,该项调查对于诊断肺结核极为重要。

- 选择质量好的广口痰液收集器,最好是一次性的,由透明的薄塑料、不易碎且防漏的材料制成。
- 给患者一个痰液收集器,上面写有实验室的序列号,向患者示范如何打开和关闭收集器,并向其解释切勿将收集器旁边写的数字擦掉的重要性。
- 指导患者深吸 2～3 次,咳嗽起自胸腔深处,将嘴尽量靠近收集器并吐到收集器里。
- 要保证痰样本的高质量。高质量的痰样本是厚实、含脓、量足(2～3 mL)。

给患者另外一个带实验室序列号的收集器,以收集一份患者清晨的样本。需向患者解释在咳痰前需用清水漱口。

(四)尿液

正常情况下,尿是无菌的。尿道下半部和外生殖器通常有细菌寄居,其中许多种类可能会引起尿路感染。因为尿液是所有细菌种类很好的生长介质,所以正确和无菌的收集对于尿液样本来说更为重要。对于微生物检测,尿液必须是干净的中段尿样本。

尿液样本必须在 1 h 内送到实验室进行细菌学检查,因为细菌在体外的连续生长可能会改变微生物的真实浓度。

(五)粪便

用于急性感染性腹泻的病原学诊断的粪便样本需要在发病早期,服用抗菌剂前收集,粪便样本较直肠拭子更实用。

- 粪便样本不可与尿液交叉污染。
- 不可从尿盆内收集粪便。
- 于发病初期收集样本,并尽可能在服用抗菌制剂前收集。
- 1～2 g 样本即可。
- 若可能,在不同的天数送多份样本。
- 新鲜的粪便样本必须在 1～2 h 内送达。
- 储存在 2～8℃。
- 改进的卡里和布莱尔培养基(见第 5 章)被推荐用

于运输介质。该介质稳定,并可储存在螺旋形盖的容器内,它是一种半固态介质,应该至少接种两个拭子。大多数真菌在室温条件下可以存活 48 h。若培养基样本被收集时间超过了 1 周或已经明显干燥,则不可用。

(六)咽拭子

- 用舌片压住舌头。
- 用无菌的拭子拭抹咽部、喉部或扁桃体的患处,注意收集脓液或膜碎片。
- 用无菌的运输管运输。

下面列举了一些不太常见的细菌病原体,他们的检测需要特殊的分离或检测条件。

李炎球菌

- 样本:咽拭子,痰,血液,脑脊髓液。
- 培养基:血琼脂,固体或液体津液琼脂。
- 特殊的气体要求:5% CO_2。
- 培养时间:2~3 d。
- 温度:37℃。
- 替代诊断方式:血清型(荚膜肿胀反应)。
- 革兰染色反应,如柳叶刀状双球菌。

麻风

- 样本:皮肤碎屑,切口皮肤涂片。
- 培养基:液体培养基,化学培养基。
- 特殊的气体要求:不适用。
- 培养时间:不适用。
- 温度:室温。
- 替代诊断方法:麻风的明确诊断需做皮肤活检或皮肤涂片检查。
- 当用革兰染液染色时呈深蓝色。

李斯特菌属(*Listeria*)

- 样本:血液,尿液,脑脊液。
- 它培养基:在血琼脂上进行有氧培养。
- 特殊的气体要求:5%~10% CO_2。
- 培养时间:18 h。
- 温度:20~37℃。
- 替代诊断方法:血清学测试。

奈瑟菌

- 样本:尿道或宫颈拭子,关节液,眼拭子,脑脊液。
- 培养基:选择性富集培养基(改进的塞耶-马丁培养基)。
- 特殊的气体要求:5% CO_2 过夜。
- 培养时间:2 d。
- 温度:35~37℃。
- 替代诊断方法:核酸扩增检测。
- 革兰阴性双球菌。

炭疽病

- 样本:皮肤病变组织,血液,脑脊液,大便。
- 培养基:标准培养基或含 5%绵羊血琼脂。
- 特殊的气体要求:5% CO_2。
- 培养时间:2 d。
- 温度:35℃。
- 革兰阳性杆菌,在血琼脂上不活动,不溶血。
- 替代诊断方法:悬滴法,锌,诱导荚膜形成,γ噬菌体测试。
- 在肿胀末端呈现竹节状。
- 炭疽芽孢杆菌分离和鉴定及诊断确认程序(图 A1.35)。

破伤风

- 样本:伤口拭子,脓,血液,脑脊液。
- 培养基:无毒素蛋白胨培养基。
- 特殊气体要求:厌氧。
- 培养时间:2~5 d。
- 温度:35℃。
- 替代诊断方法:用压板试验来诊断破伤风。
- 革兰阳性,串珠(外观)棒状,钝锥形末端。

布鲁菌

- 样本:血液,尿液,痰液,乳汁,淋巴结活检,骨髓穿刺。
- 培养基:含动物血清和葡萄糖的血液琼脂富集培养基。
- 特殊的气体要求:5~10 d。
- 培养时间:20~30℃。
- 替代诊断方法:活检培养,伤寒凝集反应(格鲁伯-肥达),补体结合反应,及直接库姆斯氏试验。
- 革兰染液染色后,该细菌呈紧实团块状的革兰阴性球杆菌。

支原体

- 样本:咽拭子,痰液。
- 培养基:等渗营养培养基。
- 特殊的气体要求:5% CO_2。
- 培养时间:2~8 d。
- 温度:37℃。
- 替代诊断方法:补体结合实验,应用特殊免疫球蛋白 M 的酶联免疫吸附法。
- 外形像细菌(位于包囊内):用番红染色时,包囊(细菌的外层)呈红色:生物背景清晰,用苯胺黑染色时呈黑色。

耶尔森鼠疫杆菌

- 样本:粪便,血。
- 培养基:在标准的营养培养基上培养。

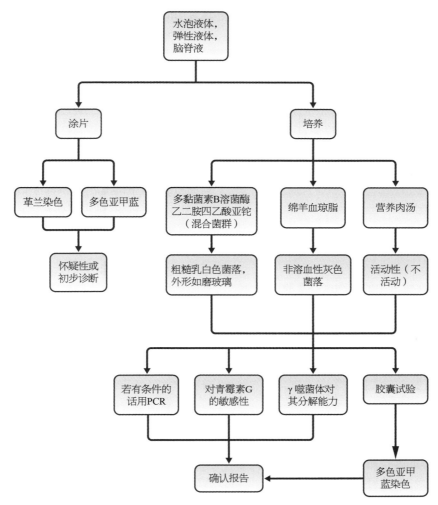

图 A1. 35　炭疽芽胞杆菌分离和鉴定及诊断确认程序。

- 特殊的气体要求：要求标准的培养基。
- 培养时间：2～3 d。
- 温度：20～30℃。
- 替代诊断方法：酶联免疫吸附实验和免疫印迹法可用于检测抗体。
- 革兰阴性杆状，菌落可能具有深红色中心。

诺卡菌

- 样本：支气管清洗/灌洗液、痰、脓、伤口引流液、组织活检和脑脊液。
- 培养基：标准血液培养基，非选择性培养基。
- 特殊的气体要求：8％ CO_2。
- 培养时间：2 周。
- 替代性诊断方法，包括对样本染色，应用改进的抗酸染色剂进行培养。
- 诺卡菌的菌落可能是平滑和湿润的，或者具有霉状疣状灰白色蜡质或粉末状外观的气生菌丝。

立克次体

- 样本：血样，脑脊液。
- 培养基：在适宜的实验动物中的胚胎卵黄囊或细胞培养基。
- 特殊气体要求：5％ CO_2。
- 培养时间：3～15 d。
- 温度：37℃。
- 替代诊断方法：PCR，免疫荧光检测，外斐凝集实验。

巴尔通体病

- 样本：血样、脑脊液、组织活检。
- 培养基：哥伦比亚血琼脂。
- 特殊的气体要求：5％ CO_2。
- 培养时间：7～100 d。
- 温度：适宜温度 35～37℃。
- 替代诊断方法：应用 IF 或 ELA 进行抗体实验，间接荧光免疫技术，PCR。

钩端螺旋体

- 样本：血液、脑脊液、腹膜透析液、尿液。
- 培养基：有氧条件下的特殊培养基。
- 特殊气体要求：5% CO_2。
- 培养时间：4 周。
- 温度：27～37℃。
- 替代诊断方法：暗视野显微镜检测，应用特殊血清进行溶解凝集反应，抗体测试。

白喉

- 鼻咽分泌物/拭子。
- 培养基：血液琼脂。
- 特殊气体要求：5% CO_2。
- 培养时间 2～5 d。
- 温度：36～37℃。
- 替代诊断方法-在血清中的被动血凝实验或 PCR。
- 该菌出现"木栅"外观，是由于多聚磷酸盐聚合物包裹体即异染颗粒的存在导致。

螺旋体

- 样本：液体分泌物、生殖器标本、溃疡液、脑脊液。
- 培养基：体外培养尚未实现。
- 特殊气体要求：不适用。
- 培养时间：不适用。
- 温度：不适用。
- 替代诊断方法：抗体检测（梅毒螺旋体明胶颗粒凝集试验，梅毒螺旋体血凝，性病研究实验室实验）。
- 暗视野和免疫荧光染色。

真菌（念珠菌和卡氏肺孢子菌）

- 样本：拭子，皮肤碎屑，脑脊液，液体分泌物。
- 培养基：血液培养基，加入琼脂和肉汤的双相介质（萨布罗琼脂），或麦芽琼脂，脑心浸液琼脂。
- 特殊气体要求：5%～10% CO_2。
- 培养时间：达到 28 d。
- 温度：25～30℃。
- 替代诊断方法：用血清检测方法检测真菌抗原，酶联免疫吸附测定，补体结合实验，免疫扩散，PCR。
- 使用 HE 染色时出现红色和蓝色。

十、血液检查用于血液学评估

血液学值是诊断感染或贫血的必要条件，最有用的标准包括：

- 白细胞总数，不同白细胞计数，血红蛋白。
- 血细胞比容，平均红细胞血红蛋白浓度（MCHC）和平均红细胞体积（MCV）。
- 血小板计数。

- 即使没有其他参数可用，血膜的观测图片亦可提供有用的信息。

（一）方法

1. 将薄血膜在甲醇中固定，并用吉姆萨染液染色。
2. 在显微镜下用 100 倍油镜检查载玻片。

（二）观察

1. 血红细胞·

（1）注意尺寸：正常红细胞测量直径为 7 μm。细胞可能会被增大（大红细胞）或显小（小红细胞）。

（2）注意颜色：在一个正常的红细胞中，血红蛋白被染成粉红色，中间有小面积的苍白。若中心苍白区域扩大（血红蛋白过少）则表明铁缺乏。

（3）注意任何异常红细胞的存在；靶细胞或镰状细胞可能表示血红蛋白异常。

（4）请注意红细胞的任何包囊体，嗜碱性点和有核细胞或球形红细胞，这些可能预示着溶血过程。

（5）请注意在细胞内或细胞外存在的寄生虫：疟疾，锥虫，巴贝虫，疏螺旋体，微丝蚴。

2. 白细胞·白细胞的数量情况可通过观测薄血膜获得，通常可在一个视野中平均观察到 1～2 个细胞，而分类计数可显示细胞的类型。

注意细胞的形态。中性粒细胞可显示向左或向右的移动。单核细胞可能是"非典型"的，必须记录任何原始细胞。应记录嗜酸性粒细胞数量的增加，因为它可能与多种不同的传染、非传染性和自身免疫性疾病均相关（图 A1.36～图 A1.38）。

3. 血小板·血小板通常在各个视野均能看到，无论是单独或成小团块。血小板减少（血小板减少症）即血小板稀疏，仅在每 3～5 个视野才看到 1 个时，需引起注意。

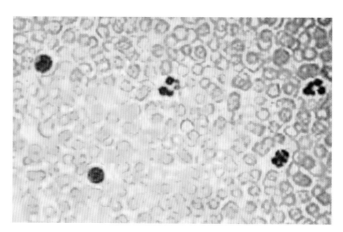

图 A1.36 薄血膜中显示的血红细胞和血细胞成分。

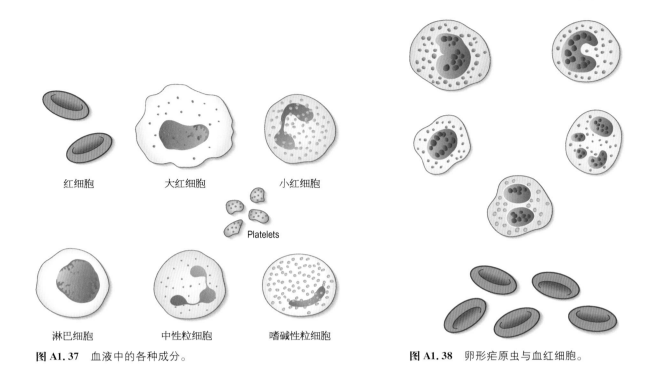

红细胞　　　　大红细胞　　　　小红细胞

Platelets

淋巴细胞　　　　中性粒细胞　　　　嗜碱性粒细胞

图 A1.37　血液中的各种成分。

图 A1.38　卵形疟原虫与血红细胞。

参考文献

见：http://www.sstp.cn/video/xiyi_190916/。

医学原虫学

HONORINE WARD, SITARA S. R. AJJAMPUR

译者：夏志贵　尹授钦
审校：陈家旭　朱慧慧

概述和分类

原生生物是具有动物样营养模式的单细胞真核微生物。已经发现的有 5 万多种，大多数原生生物是自由生活，少数寄生于人和动物引起一系列从轻微到威胁生命的传染病。大多数寄生于人体的原虫是<50 μm 的，最大可达 150 μm(结肠小袋纤毛虫)。一些有运动细胞器如伪足、纤毛和鞭毛，有摄食的胞口。原虫的生命周期会有几个发育阶段，需要多个宿主(终末宿主、中间宿主、媒介或储存宿主)。滋养体是大多数原虫的活动和增殖阶段，通常也与致病作用有关。一些原虫也会以休眠包囊的形式抵抗环境。大部分是无性繁殖，其他的是有性繁殖(比如，顶复门)。

原生生物界早先主要根据形态学分为六个门，现已根据全基因信息和遗传系统发育证据进行修改，人体寄生虫涉及了六个真核生物超群中的 4 个超群。尽管支持超群分组的数据是在变化中的，目前的分类见表 A2.1。本章首先概述引起血液和组织感染的寄生虫，而后介绍肠道原虫。

表 A2.1	寄生原虫的超群分类			
超群	群	亚群		人类病原体
变形虫界群	始变形虫下门 阿米巴	内阿米巴属 棘阿米巴属		痢疾阿米巴 棘阿米巴 巴拉姆西阿米巴
		膜阿米巴属		双核匀变虫属
SAR 生物组群 * /Harosa（囊泡藻界）	囊泡虫类	顶腹亚门	血孢子虫 梨形虫 球虫虫	疟原虫 巴贝虫 隐孢子虫 刚地弓形虫 环孢子虫 贝氏等孢子球虫 肉孢子虫
后鞭毛生物群	不等鞭毛类 真菌	纤毛亚门 蛙片虫总纲 小孢子虫	侧口纲	结肠小袋纤毛虫 人芽囊原虫 小孢子虫属 脑胞内原虫属 孢子虫属
古虫界群	后滴门 盘嵴亚界	双滴虫 副基体门 异叶足纲 眼虫门	简变虫科 动基体	兰伯贾第虫 阴道毛滴虫 福氏耐格里阿米巴 布氏锥虫 克氏锥虫 利什曼原虫

* SAR clade：茸鞭生物界(Stramenopila)、囊泡虫类(Alveolata)和有孔虫界(Rhizria)。参考 Walker G，Dorrell RG，Schlacht A，et al. Eukaryotic systematics：a user's guide for cell biologists and parasitologists. Parasitology 2011；138(13)：1638 – 1663.

（一）顶复门原虫

顶复门原虫是一组种类繁多的原生生物,其结构包含一个顶端复合物,一簇包括棒状体、微线体和致密颗粒的细胞器,用于入侵宿主细胞。顶复门原虫还具有一个独特的底物依赖性的流畅的运动功能,能促使其穿越表层和辅助其入侵活跃期宿主细胞。该门包括很多人体寄生虫,如肠道寄生虫、隐孢子虫、等孢子球虫和环孢子虫,以包囊形式寄生于组织的弓形虫,还有专门感染红细胞的疟原虫和巴贝虫。

1. 疟原虫・与人类感染疟疾有关的有 4 种疟原虫,包括间日疟原虫、恶性疟原虫、三日疟原虫和卵形疟原虫。间日疟原虫能够在更温暖的气候进行繁殖,所以其地理分布广泛。形态学上类似三日疟原虫的诺氏疟原虫,起初被认为只能感染猴子,近来在马来西亚发现其能感染人类。疟疾可以通过约 60 种不同的雌性按蚊叮咬传播,不同的叮咬方式和传播效率可以导致不同的流行病学模式。冈比亚按蚊是传疟效能最高,嗜吸人血的按蚊之一,主要分布在非洲。

被感染的蚊子叮咬可以引起感染,疟原虫的孢子体随着唾液进入血液。在 30～60 min 内,孢子体侵入肝细胞。然后通过 1～2 周的时间(不同种有不同的持续时间,见表 A2.2),每种虫开始细胞核分裂(红细胞外的分裂

表 A2.2	人类疟原虫的比较			
种类	间日疟原虫	卵形疟原虫	三日疟原虫	恶性疟原虫
地理分布	热带和亚热带,亚洲和南美洲	非洲、南亚	分散的集中在非洲、南亚和东南亚	非洲和亚洲,热带和亚热带
临床特征				
潜伏期(d)	8～17	18～40	10～17	8～11
最初发热	不规律的	不规律的	规律的	持续的
周期性(h)	48	48	72	36～48
疾病	间日疟	卵形疟	三日疟	恶性疟
发作严重度	轻微到中等	轻微	轻微到中等	严重
症状持续时间(周)	3～8	2～3	3～24	2～3
持续感染期(年)	5～7	1	20+	0.5～1
贫血症	轻微到中等	轻微	轻微到中等	严重
CNS 疾病	很少	很少	很少	普遍
肾病综合征	很少	很少	通常的	很少
复发(细胞外循环)	是	很少	不	不
外周血涂片				
可见阶段	全部,在全血样品中	全部	全部,更多成熟型	早期呈环,只有配子体-其他阶段仅出现在严重感染中
环形	环形,～2.5 μm	小的,环形	厚重环形～2.5 μm	小的～1.5 μm 多重环形
滋养体	变形虫样的	紧密的,非变形虫样	紧密的,圆形	圆形,外周血很少见
裂殖子/红细胞	12～24	8～12	6～12	外周血很少见
疟色素	细致,浅棕色	粗糙的,深棕的	粗糙的,深棕色	—
裂殖体	成簇裂殖子填满红细胞	成簇裂殖子	成簇裂殖子围绕中心染色质	
配殖子	3 d	4～18 d	几周	7～10 d
雌配子体	圆形或卵圆形,比小配子体暗,染色表现紧凑核染色质	与间日疟原虫相似,数量少,形态小	与间日疟原虫相似,数量少,形态小,染色显著	新月形,有中心染色质,深色细胞质,深棕色的疟色素
雄配子体	染色表现浅蓝色的细胞质,散开的染色质	—	—	腊肠形,散开的疟色素
感染红细胞				
虫血症	1%～2%	1%	<1%	>5%
涉及的红细胞	新红细胞	新红细胞	原红细胞	所有红细胞
大小	增大(1.5 倍)	增大,容易畸形和有毛缘的边界	正常	正常
红细胞	薛氏点	薛氏点(比间日疟原虫的大,颜色深,出现的早)	西门点	茂氏点(大的,很少见)

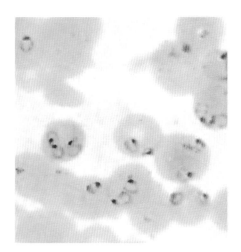

图 A2.1 在外周血薄血膜中,恶性疟原虫呈环形薄膜(吉姆萨染色):呈小环有 1 或 2 个核,依附在红细胞的边缘上,重症可见多环。

生殖)形成裂殖体,产生数以万计的裂殖子。间日疟和卵形疟能产生休眠体,在第一次发作之后引起复发。被感染的肝脏细胞破裂,裂殖子释放进入循环系统,侵入红细胞,居住在纳虫空泡中。早期滋养体是圆盘形,含有一个中央的空泡和一个细胞核,光学显微镜下就像一个图章戒指,被称为"环状体"(图 A2.1)。随着滋养体的生长,中央空泡消失,出现特征性的黑色或棕色的疟色素。在这个反复循环的侵入红细胞阶段,生长和分裂(产生裂殖体和裂殖子)导致疟原虫的数量呈指数增长并出现临床症状。在 48~72 h 周期性的出现急性发热和寒战(诺氏疟原虫 24 h),与受感染的细胞溶解释放裂殖子、寄生虫碎片和疟色素同步。

一些裂殖子发展成配子体(图 A2.2),被雌性按蚊摄入后可继续发育。在蚊胃内,雄性和雌性配子从受感染的红细胞逸出。雄配子体分裂成 8 个能动的配子体(雄小配子),这个快速的过程称为"雄配子形成",打破阻碍游动寻找雌配子。受精后形成能动的二倍体动合子,吸附到胃壁发展成卵囊,产生数以千计的单倍子孢子。单倍子孢子进入蚊子的唾液腺继续生活史。按蚊经过约两周的时间可感染被叮咬者。

被感染的按蚊叮咬后大多数是无感染、无症状感染或无并发症疟疾,无并发症疟疾可呈现发热和非特异性症状,如呕吐或/和腹泻。只有少数病例发展成严重的疟疾,如脑型疟、严重的贫血或代谢性酸中毒引起呼吸窘迫。对感染的敏感性和感染后果由很多因素决定,包括被蚊子叮咬的频率、孢子体的数量、获得性免疫、稳定或不稳定的传输模式、寄生虫的毒力、宿主的遗传多态性和营养状态,居住条件和是否及时诊断和有效治疗。

恶性疟原虫导致红细胞聚集、细胞粘连,从而致使组

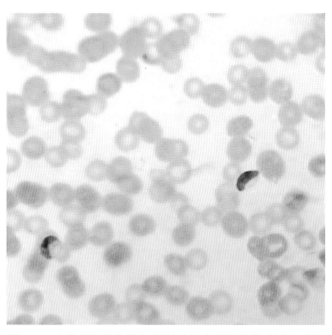

图 A2.2 在外周血薄血膜中,恶性疟原虫配子体薄膜(吉姆萨染色):在红细胞外围呈新月形或香蕉形,也称为 Laveran's bib。

织分离、毛细血管堵塞和破裂,导致周围组织出血。其他的结果包括难以脾切除和外周血成熟红细胞消失,只看到环状体和配子体。促炎症细胞因子水平的增加将加重重症疟疾的临床表现,红细胞被感染和破坏导致贫血,异常造血和偶发的急性溶血。孕期妇女感染疟疾会引起新生儿生长受限,早产,或经胎盘感染引起的流产。

诊断: 疟疾的临床诊断基于发热和脾肿大。显微镜检查仍然是金标准,包括厚血涂片和薄血涂片的检查。厚血涂片具有高敏感性,在现场条件下每微升血液有 50 个虫体即可被发现;薄血涂片能更好地描述形态,在寄生虫血症水平上提供临床有用的信息。显微镜仍然是诊断的一个重要工具,镜检劳动强度大,提供结果需要时间长,要求操作人员技术熟练和质量控制。在没有显微镜的诊所,通过发展快速的、基于检测寄生虫抗原(乳酸脱氢酶,多蛋白质的组氨酸,醛缩酶)的诊断试剂,实验室诊断现已变得可能,这些试剂能区分恶性疟和间日疟,每微升血液有 100~200 个疟原虫才能被发现。尽管灵敏度不稳定且没有显微镜的灵敏度高,但在偏远流行地区其阴性预测值高于临床诊断,可以更好地利用有限的治疗资源。

2. 巴贝虫· 巴贝虫是经蜱传播的红细胞内顶复合器门寄生原虫。由微小巴贝虫引起的感染在过去的几十年里在美国东北和中西部地区流行。零星报道的其他巴贝虫种类包括犬巴贝虫(美国),分歧巴贝虫和猎户巴贝虫(欧洲)。临床症状从无症状感染或轻微的类病毒疾病

到对于潜在的免疫抑制人群的严重的疾病,包括脾切除、恶性肿瘤和艾滋病。

诊断:在吉姆萨染色的薄血涂片里,巴贝虫虫体呈现 1~2 μm 圆形或椭圆形,蓝色的细胞质和红色的细胞核,常成对出现。有四联体又称"马耳他十字"可确诊田鼠(微小)巴贝虫和犬巴贝虫,PCR 和间接免疫荧光抗体实验也可用于诊断。

3. 刚地弓形虫·刚地弓形虫是一种顶复门寄生虫,以猫科动物为终宿主。普遍感染方式是通过摄食被猫粪便污染的水或土壤中的卵囊,还可通过摄食未经过煮熟的包含裂殖子的包囊的中间宿主肉,移植被感染者的器官而感染,母亲怀孕期间或分娩前感染速殖子可引起婴儿先天性感染。在一次感染中,在宿主细胞的速殖子(2~4 μm 宽,4~8 μm 长)快速分裂繁殖(巨噬细胞形成假包囊),像"特洛伊木马"一样传播和感染其他组织,例如中枢神经系统、眼睛、骨骼、肌肉和胎盘。急性期后,感染变成了慢性发展的过程,球型包囊长到 60 μm 包含几千个慢慢分裂的裂殖子。免疫活跃的成年人,急性期导致无症状或轻度至中度发热性疾病,随后为终身无症状的慢性淋巴结疾病。对免疫功能受损者尤其是艾滋病患者,慢性感染的再激活常会导致脑炎,也会导致眼部和多器官的疾病。先天性的弓形虫病很少会是严重的神经系统和眼部的疾病,通常与初孕传播有关。

诊断:孕期和新生儿诊断采用酶联免疫法检测 IgG、IgM、IgA 和使用规定的算法计算 IgG 的活动度,没有单一的测试能有效地证明近期感染。免疫功能缺陷的宿主,由于抗体水平低,PCR 和显微镜检查直接检测脑组织、脑脊液、玻璃体和房水,支气管肺泡灌洗(BAL)液或血液是比较好的方法。

4. 肉孢子虫·人肉孢子虫和猪肉孢子虫与弓形虫相关,以人类作为终宿主,导致无症状感染或轻度至中度感染及自限性腹泻。人粪便内可能发现卵囊,长 15~20 μm,宽 15~20 μm。非人类寄生的肉孢子虫人类也可能成为其非正常终宿主。意外摄入肉孢子虫卵囊后将导致肌肉出现组织囊肿,通常是无症状的,但也可引起肌痛、肌肉无力和暂时的水肿。

(二)动基体目原虫

锥虫和利什曼原虫是动基体目原生动物,包含动基体 DNA,存在于接近鞭毛基底的一个大的线粒体内。在他们的生命周期经历了形态学变化和昆虫媒介传播。生命周期的形态学发展阶段是基于有无鞭毛以及动基体与原子核关系的位置来区分的(图 A2.3)。这些寄生虫尽管在基因组水平高度相似,但可导致不同的人类疾病。

1. 锥虫·引起人类疾病的锥虫有两种,包括布氏锥虫,可导致人类非洲锥虫病(又称昏睡病)和克氏锥虫,引

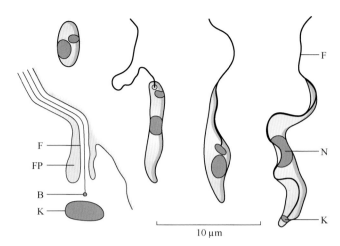

图 A2.3 动基体目原虫形态学阶段。(A)锥鞭毛体(Trypomastigotes)——伸长、能动的靠近细胞外后端的鞭毛,细胞的表面呈薄的膜状叫波状膜。(B)上鞭毛体(Epimastigotes)——鞭毛起源靠近原子核,在细长细胞的中心附近形成一个起伏的膜。(C)前鞭毛体(Promastigotes)——鞭毛起源于原子核没有起伏的膜。(D)无鞭毛体(Amastigote)——非运动性的,细胞内,或多或少的球形细胞非常短,基本的鞭毛。B 基体;F 鞭毛;FP 鞭毛囊;K 动基体;N 核

起美洲锥虫病或恰加斯病(表 A2.3)。

2. 布氏锥虫·布氏锥虫通过采采蝇传播(舌蝇属),共发现三个亚种:布氏冈比亚锥虫(*T. b gambiense*),布氏罗得西亚锥虫(*T. b rhodesiense*)和布氏锥虫(*T. b. brucei*)。其中只有前两种锥虫感染人类,而布氏锥虫感染牛。布氏锥虫易受人类血清载脂蛋白(APOL1)溶锥虫活度的影响,而罗得西亚锥虫(由血清拮抗相关基因介导)和冈比亚锥虫是拮抗的。在撒哈拉以南非洲宿主有合适的栖息地且可与易感宿主接触,该寄生虫被限制在约 300 个小的流行区内。尽管人非洲锥虫病在 19 世纪 60 年代几乎被消除,但由于停止了疾病监测和防控,在 19 世纪 90 年代疾病死灰复燃。布氏锥虫的亚种都以脊椎动物为宿主(人和其他哺乳动物),其形态学相似,细胞外的锥鞭毛体仅在血液、脑脊液和其他体液里可见。锥虫长度为 14~33 μm,虫体细长,前面有很长的游离的鞭毛和波动膜。存在于外周血不能复制的锥鞭毛体被采采蝇摄入后,经历四周形态和生理的变化,在消化道和唾液腺变成有感染性的亚循环锥鞭毛体。只有近 0.1% 的采采蝇维持成熟的唾液腺感染的能力。三种基因亚型有上千种表面糖化蛋白基因型,能进行周期的重组和表达位置的转换,容许抗原变异和寄生虫免疫逃避,在哺乳类动物宿主体内引起寄生虫血症、多克隆 B 细胞的激活和 IgM 水平升高(所有的锥虫)。这种疾病有两个截然不同的阶段。第一阶段是血液淋巴阶段,在叮咬部位引起锥虫下疳,之后扩散到血液和淋巴系统。第二阶段,脑膜炎

表 A2.3	非洲和美洲锥虫病比较			
	布氏锥虫（非洲锥虫病）			**克氏锥虫（恰加斯病）**
种类	布氏冈比亚锥虫	布氏罗得西亚锥虫		克氏锥虫
在人类宿主的阶段	锥鞭毛体期	锥鞭毛体期和无鞭毛体期		—
地理分布	非洲中部、西部	非洲中南部		南美洲和中美
栖息地	草木丛生河流和河岸	草原		屋顶和棕榈树棕榈树
媒介	中非舌蝇	刺舌蝇		锥蝽属（亚马孙河沿岸）长红锥蝽和二分锥蝽（南美洲北部和美洲中部）
传播	苍蝇叮咬传播	先天感染和输血传播		感染锥蝽排出的粪便，先天感染，输血传播，器官移植
宿主	主要是人类	牛，野生的有蹄类动物		家畜和野生动物，狗、猫、啮齿动物、有袋类动物和犰狳
疾病	慢性、人源性、地方性流行	急性、动物性、传染性		15%～30%的慢性自限性疾病
宿主细胞/组织	血液，脑脊液，颈部淋巴结	—		血液、肌肉、神经节细胞，脂肪组织
感染位置	下疳	常引起下疳		美洲锥虫肿 Romana's sign（眼睑肿胀）
疾病阶段	血淋巴阶段——严重发热疾病伴随淋巴结病，温特博特姆征（颈部淋巴结肿大）	急性期-自限性发热疾病或无症状		
	脑膜炎阶段——睡眠紊乱（昏睡病），进行性痴呆的神经症状	慢性阶段 心律失常、心力衰竭，血栓栓塞，猝死等心脏疾病，巨结肠症等消化道疾病		
病情持续时间	数月～数年	几周～几个月		20～30 年

阶段，寄生虫进入中枢神经系统，在毛细血管、组织液和脑脊液繁殖，导致严重的神经和睡眠障碍，若未经治疗可引起死亡。

　　诊断： 人非洲锥虫病的诊断基于筛检、寄生虫学确认和疾病的分期。冈比亚锥虫在现场的筛选是通过使用锥虫凝集测试卡（CATT），其原理是基于主要的变异体表面糖蛋白（VSG）抗原。罗得西亚锥虫检查是基于非特异性临床症状（发热、颈部淋巴结肿大）和采采蝇叮咬暴露史。目前，罗得西亚锥虫基于 SPA 蛋白质的 PCR 寡层析的筛查试纸条已有发展。开始治疗之前确认感染是必要的，因为 CATT 低阳性率，药品的高毒副反应，应采取锥虫下疳涂片、淋巴液、血液、脑脊液样本进行显微镜检查。低密度的岗比亚锥虫感染，对于血液和脑脊液样本推荐富集技术。这些包括微分血器离心技术和微小阴粒子交换离心技术，它们已经适合于现场使用。在新鲜的血液、淋巴液和脑脊液染色标本里能看到活动的锥虫。非洲锥虫病患者脑脊液检查分期非常必须，因为对于第一阶段和第二阶段疾病其治疗方案是显著不同的。人非洲锥虫病第二阶段被定义为脑脊液里有锥虫存在和/或每微升有大于 5 个红细胞，伴随脑脊液 IgM 水平增高。

在脑脊液中或许也能看到泡沫浆细胞或莫氏（Mott's）桑椹胚细胞。

　　3. **克氏锥虫·** 克氏锥虫通过锥蝽传播，分布在南美洲和中美洲。美洲锥虫病与居住条件差和锥蝽侵扰有关。近几年，成功的媒介控制方案使得传播有所下降。

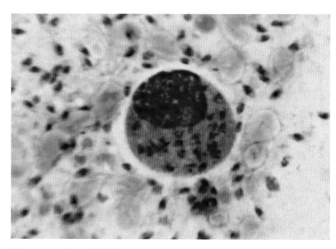

图 A2.4 杜氏利什曼虫无鞭毛体。（吉氏染色：卵圆形，直径 2.5～5 μm，细胞内无鞭毛体没有鞭毛，突出的动基体和核）

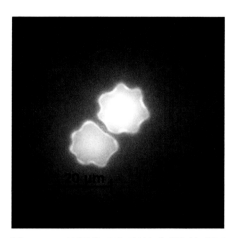

图 A2.5　棘阿米巴包囊培养（紫外光下 Calcofluor 荧光增白剂染色）。

已报道基于多基因分型克氏锥虫有六种系统血统，类型Ⅰ和Ⅱ是最常见的，有着不同的地理分布、传播周期和临床症状。其他的种属，蓝氏锥虫也分布在南美洲，是非致病性的，但可能在人和昆虫宿主体内被误诊为克氏锥虫。

在哺乳动物宿主体内，无复制的锥鞭体存在于血液中（图 A2.5），可复制的无鞭毛体存在于巨噬细胞和组织内（图 A2.5）。克氏锥虫锥鞭毛体在外周血液涂片常常是弯曲的 C 型，大约 20 μm 长，尖端的后部有强着色的动基体，细胞前有延长的鞭毛（波动膜）。锥虫成虫期通过锥蝽摄入在中肠发育为上鞭毛体，经历分裂增殖后移动到后肠，变成小的亚循环锥鞭毛体。有传染性的锥鞭毛体随锥蝽粪便通过锥蝽叮咬的创口，或是黏膜表面、结膜，进入到哺乳动物宿主。感染的早期，在巨噬细胞内锥鞭毛体分化为复制的无鞭毛体，锥鞭毛体离开细胞进入血液再侵入其他细胞。锥鞭毛体侵袭邻近组织，通过血液和淋巴液传播到其他组织，主要影响心脏、肠道、平滑肌和脂肪组织的肌肉和神经节细胞。

临床表现开始是感染位置的炎症反应，导致的结节称为"恰加肿"。感染的急性期持续 4～8 周，然后变成无症状或自限性感染。尽管很少见，致死性发热性疾病可发生于幼年儿童。由于寄生虫在组织内存在，慢性期常在感染数十年后复现。对于未确定形式的感染，患者有克氏锥虫抗体但无症状（≥2 个克氏锥虫特定的血清学检测为阳性）。确定的形式的感染存在于 15%～30% 的患者，在初次感染 10～25 年后，出现心脏和消化道症状。心脏症状出现是由于破坏了心肌细胞，传导系统纤维化和瘢痕形成。胃肠道疾病发生原因是破坏了食管和结肠壁的自主神经节。

诊断：疾病的急性期，血液新鲜涂片和染色涂片镜检均可以直接检测到寄生虫。怀疑先天性感染者推荐富

集脐带血和外周血采用微量血细胞比容离心技术检查。寄生虫培养、动物接种非感染锥蝽、PCR 方法也应用于诊断。在慢性期，除了症状诊断，血清学检测包括间接血凝实验、间接免疫荧光和 ELISA 技术均可应用。

4. 利什曼原虫·利什曼原虫是专性巨噬细胞内动质体原虫，其种类超过 20 种，属于两种亚型 *Leishmania* 和 *Viannia*，它们的鉴别基于在白蛉消化道寄生的位置，能引起许多疾病（表 A2.4）。它们是通过白蛉叮咬传播，能传播利什曼原虫的白蛉分属两个属，"旧大陆"的白蛉属和"新大陆"的罗蛉属。在利什曼原虫的生命周期，在白蛉体内前循环的前鞭毛体（15～20 μm，伸长的，鞭毛的形式）具有感染性，无分裂的亚循环前鞭毛体，寄居在前肠。在雌蝇吸血期间，白蛉亚循环前鞭毛体在感染早期被树突状细胞、巨噬细胞，甚至在真皮的中性粒细胞吞噬。一旦被吞噬，亚循环的前鞭毛体转成无鞭毛体，在宿主细胞的进行复制，在吞噬溶酶体的作用下，当足够多的鞭毛体存在时宿主细胞破裂，无鞭毛体又侵入其他巨噬细胞。当感染的巨噬细胞被另一个白蛉摄入就完成了一个传播周期。

利什曼虫具有组织性趋性，包括趋内脏性、趋表皮性和趋皮肤黏膜性（表 A2.4）。皮肤利什曼病开始于慢性、慢慢愈合的溃疡，也可能会发展成严重的临床疾病如弥散性皮肤利什曼病或黏膜皮肤利什曼病。内脏利什曼病也称黑热病，是最严重的形式，若不治疗将会致命。内脏利什曼病的典型症状是波动热，体重降低，脾肿大，肝肿大，淋巴结病和贫血。在印度，5%～15% 的患者发展成慢性皮肤病称为黑热病后皮肤利什曼疹，2 年内完全治愈。合并艾滋病时，除了增加复发和易感性外（地理机会性感染），也曾见有不平常形式的利士曼病报道。

诊断：确诊是用吉姆萨染色涂片进行显微镜镜检，活体组织取材在双相培养基培养观察 4 周，寄生虫以前鞭毛体形式增长，或做血液或活体组织切片的 PCR 检查。内脏利什曼病适合的样本是脾脏穿刺或者危险较低的骨髓活检，皮肤利什曼病和黏膜皮肤利什曼病，用含有少量生理盐水的皮下注射针在疑似创口的边缘穿刺获得检查材料。最新的内脏利什曼病检查方法包括乳胶凝集试验检测尿液中的抗原，血清学试验包括 rK39 免疫层析试纸条检查，以及直接凝集试验（DAT）和 T 细胞应答的 γ 干扰素测定。其中 rK39 免疫层析试纸条检查是在东南亚推荐的床旁检测。

（三）自由生活阿米巴

在自由生活的阿米巴寄生虫里，3 个属与人类疾病有关，包括棘阿米巴属（图 A2.5），狒狒巴拉姆希阿米巴和福氏耐格里阿米巴（表 A2.5）。尽管这些阿米巴虫引起的严重疾病脑炎较为罕见，但通常是致命的。最近，在

表 A2.4　人类疾病相关的利什曼原虫

	临床病	特殊病变	媒介	传播方式	宿主	地理分布	HIV
旧世界利什曼病							
杜氏利什曼原虫	VL（内脏利什曼原虫病）, CL（皮肤利什曼原虫病）, PKDL（黑热病后皮肤利什曼病）	黑热病	银足白蛉, 东方白蛉, 马丁白蛉	在印度人类传染性的	来自非洲的狗和啮齿动物, 人类 PK-DL	亚洲南部, 中部和非洲	MCL, 黏膜皮肤利什曼病, 胃肠道症状
婴儿/恰加斯利什曼原虫	VL（内脏利什曼原虫病）, CL（皮肤利什曼原虫病）, PKDL（黑热病后皮肤利什曼病）	—	阿氏白蛉/长须罗蛉	动物传染性的（周期性的）	狗	欧洲, 北非（卡氏利什曼原虫在南美洲）	MCL
热带利什曼原虫	LCL（局限性皮肤利什曼病）	东洋疖	司氏白蛉, 静食白蛉, 查氏白蛉	人类传染性的	狗	亚洲南部和中部, 非洲北部, 中东, 地中海	—
硕大利什曼原虫	LCL（局限性皮肤利什曼病）	东洋疖	静食白蛉, 杜波白蛉和萨氏白蛉	动物传染性的	啮齿动物, 沙鼠	亚洲中部, 非洲东北部	MCL
埃塞俄比亚利什曼原虫	LCL（局限性皮肤利什曼病）, DCL（弥散性皮肤利什曼病）	—	长足白蛉, 贝迪白蛉	动物传染性的	蹄兔	埃塞俄比亚, 肯尼亚	—
凯氏利什曼原虫	LCL（局限性皮肤利什曼病）	—	? 司氏白蛉	动物传染性的		非洲北部	—
新世界利什曼病							
亚马逊利什曼原虫	LCL（局限性皮肤利什曼病）, DCL（弥散性皮肤利什曼病）	干性皮肤	黄背罗蛉	动物传染性的	啮齿动物, 有袋目的哺乳动物, 孤狸	美洲中部和南部, 墨西哥	MCL, VL
墨西哥利什曼原虫	LCL（局限性皮肤利什曼病）, DCL（弥散性皮肤利什曼病）	胶工溃疡	奥密罗蛉, *L. anthophora*	动物传染性的	森林啮齿动物	美洲中部, 墨西哥, 美国	VL
皮氏利什曼原虫	DCL（弥散性皮肤利什曼病）, LCL（局限性皮肤利什曼病）	—	—	动物传染性的	—	南美洲	—
委内瑞拉利什曼原虫	LCL（局限性皮肤利什曼病）	—	奥密罗蛉	动物传染性的	未知	南美洲北部	—
盖氏利什曼原虫	LCL（局限性皮肤利什曼病）	—	杨氏罗蛉	动物传染性的	有袋目的哺乳动物	南美洲	—
巴西利什曼原虫	LCL（局限性皮肤利什曼病）, MCL（黏膜利什曼病）	鼻炎膜利什曼病	卡氏罗蛉, 威氏罗蛉, 中间罗蛉, 豳式罗蛉	动物传染性的	啮齿动物, 树懒, 豪猪, 食蚁兽	美洲中部和南部, 墨西哥	VL
巴拿马利什曼原虫 L. (Viannia) panamensis	LCL（局限性皮肤利什曼病）, MCL	—	特氏罗蛉, 叶氏罗蛉, 鼓氏罗蛉	动物传染性的	树懒	美洲中部和南部	—
秘鲁利什曼原虫	LCL（局限性皮肤利什曼病）	皮肤溃疡（干痛）	秘鲁罗蛉, 疣肿罗蛉	动物传染性的	狗	秘鲁, 高原南美洲	MCL

表 A2.4 人类疾病相关的利什曼原虫（续表）

临床疾病	特殊病变	媒介	传播方式	宿主	地理分布	HIV
圭亚那利什曼原虫	LCL（局限性皮肤利什曼病）	雅司病	安闲罗蛉	动物传染性的	树懒、食蚁兽、啮齿动物、负鼠	南美洲	—
蓝氏利什曼原虫	LCL（局限性皮肤利什曼病）	—	乌比罗蛉	动物传染性的	啮齿动物	南美洲	
哥伦比亚利什曼原虫	LCL（局限性皮肤利什曼病）	—	哈氏罗蛉、葛氏罗蛉、巴拿马毛蛉	动物传染性的	—	南美洲北部	
肖氏利什曼原虫	LCL（局限性皮肤利什曼病）	—	惠氏罗蛉	动物传染性的	猴子、树懒、长鼻浣熊	南美洲	
奈氏利什曼原虫	LCL（局限性皮肤利什曼病）	—	艾氏毛蛉	动物传染性的	犰狳	南美洲	

LCL，局部皮肤利什曼病；DCL，弥漫性皮肤利什曼病；MCL，黏膜与皮肤的利什曼病；PKDL，黑热病后皮肤利什曼病；VL，内脏利什曼病。

表 A2.5 人类疾病相关的自由生活阿米巴间的比较			
	耐格里原虫属	**棘阿米巴虫属**	**巴拉姆希阿米巴属**
相关疾病	福氏耐格里原虫感染	卡氏棘阿米巴感染,柯氏棘阿米巴感染,多噬棘阿米巴感染 似星棘阿米巴,赫氏棘阿米巴	狒狒巴拉姆希阿米巴感染
分类 阶段	古虫界;异叶足纲;简变虫科	变形虫界:棘阿米巴科	变形虫界:棘阿米巴科
滋养体	有伪足快速移动,10~25 μm,中心单核	像棘状伪足有锥形的刺,15~50 μm,颗粒状的细胞质,单核	多形的,12~60 μm,通常是单核的
鞭毛虫	暂时的,梨形,2 鞭毛,10~16 μm,水中可见	—	—
包囊	球形,单层细胞壁,7~15 μm,人体组织中看不到	双层细胞壁,10~25 μm,单核,外有波状的外囊,内有多边形的内囊,星形,球形,或椭圆形	球形,12~30 μm,光学显微镜可见双壁和波状的外壁。
在人体组织的阶段	滋养体	滋养体和包囊	滋养体和包囊
栖息地	新鲜的水	普遍存在的,土壤,水	土壤
侵入途径	游泳时通过嗅上皮进入	通过擦伤,可能血液传播	通过擦伤
危险	婴儿和儿童	免疫功能不全的人,角膜损伤或戴隐形眼镜(造成角膜炎)	免疫功能不全和免疫功能正常的儿童和老年人
中枢神经系统疾病	原发性阿米巴脑膜脑炎—急性、暴发性	肉芽肿性阿米巴 皮肤,静脉窦,肺	脑炎—慢性,潜伏,部感染也有报
眼睛损害	—	角膜炎伴有不能治愈的角膜溃疡	—
诊断	脑脊髓液检查到能动的滋养体	CT,磁共振,脑组织切片,角膜显微镜检查滋养体,间接荧光抗体实验和非营养琼脂培养菌苔,检查变形虫角膜炎	CT,磁共振,脑组织显微镜检查,IFA 和哺乳动物细胞培养的显微镜检查

一个单独案例中发现另一个属,匀变虫二倍体属和脑炎有关系。

（四）肠道原生动物（表 A2.6）

1. 溶组织内阿米巴·溶组织阿米巴主要寄生于结肠,但也可以通过血液传播到肠外组织。腔道感染通常是无症状或轻微腹泻和腹痛。侵入性疾病导致阿米巴痢疾或结肠炎和肠道外感染及肝肿大(很少波及到肺和脑组织)。溶组织内阿米巴通过粪-口途径传播,即通过摄取受污染的水或食物,或者人与人直接接触传播。

包囊对环境具有耐受性,感染性阶段呈圆形至卵圆形,包含 4 个细胞核,特点是含有拟染色体,这种染色体是聚合的核糖体,还有遮光性的包囊壁。囊肿被摄入后,囊肿在小肠前端脱囊释放无定型的或阿米巴样滋养体。通过伪足移动,表现阿米巴样运动。滋养体通过二分裂繁殖,可以入侵肠黏膜或者分化为包囊,包囊通过粪便进入外界环境,在潮湿、温暖的环境中生存下来,当被新的宿主摄入后立即具有感染性。

诊断：在排泄物中通过显微镜观察到囊肿或滋养体即可确诊(图 A2.6)。包囊常见于刚成型的粪便,而滋养体通常是在新鲜腹泻和痢疾的粪便中发现,有时可见摄入的红细胞,证实了"噬红细胞作用"。基于 PCR 的检测虽然没有广泛的应用于临床,但是其敏感性更高,可以鉴别形态与溶组织内阿米巴相似,但是无致病性的迪斯帕内阿米巴。血清学测试不能区分当前感染和既往感染的感染,但可以用于诊断肝囊肿。其他的肝脓肿诊断包括成像技术和脓肿穿刺。

2. 蓝氏贾第鞭毛虫·蓝氏贾第鞭毛虫,也称为肠贾第鞭毛虫(*G. intestinalis*)或十二指肠贾第鞭毛虫(*G. duodenalis*),寄居在小肠上段,黏附于上皮细胞或肠道黏液。这是人体肠道感染最常见的寄生虫之一,呈世界性分布。感染通常无症状,但可能导致急性或慢性腹泻和吸收不良。最常见的是通过粪-口途径传染。有人提出该病为人兽共患,但是但尚无实验证实。最近的分子研究已经确定了几个基因组或"基因组合",其中两个,A 和 B,感染人类。

包囊期是感染阶段,呈椭圆形,有 4 个细胞核,特征是有"轴线"、"中间体"和一个界限清楚的包囊壁。感染是由摄入了被包囊污染的水或食物。在胃酸的刺激下脱

表 A2.6	肠道原虫			
种类	发展阶段	传播途径	临床特点	诊断
溶组织内阿米巴	包囊,滋养体	粪口传播,水传播,食物传播	无症状,腹泻、腹痛、痢疾,严重的肝脓肿,很少肺或脑脓肿	粪便显微镜检查包囊和滋养体
兰伯氏贾第鞭毛虫	包囊,滋养体	粪口传播,水传播,食物传播	无症状,腹泻,恶心胃肠胀气,体重降低,慢性吸收不良	粪便显微镜检查包囊和滋养体,十二指肠样本检查滋养体 ELISAIFA
脆弱双核阿米巴	滋养体	不明	无症状的	显微镜检查滋养体
人隐孢子虫微小隐孢子虫	包囊,孢子体,滋养体,裂殖子,配子体	粪口传播,水传播,食物传播,动物传播	有免疫活性的:无症状的,自限性腹泻 免疫功能不全的宿主:慢性腹泻和消瘦	酸染色显微镜检查包囊,ELISA IFA PCR
环孢子虫	卵囊,孢子体,滋养体,裂殖子,配子体	粪口传播,水传播,食物传播	免疫正常的宿主:无症状的,自限性腹泻 免疫功能不全的宿主:严重腹泻和消瘦	改良抗酸快速染色显微镜检查包囊
贝氏等孢子球虫	包囊,孢子体,滋养体,裂殖子,配子体	粪口传播,水传播,食物传播	免疫正常的宿主:无症状的,自限性腹泻 免疫功能不全的宿主:严重腹泻和消瘦	改良抗酸快速染色显微镜检查包囊
结肠小袋纤毛虫	包囊,滋养体	粪口传播,水传播,食物传播?	无症状,中度的胃肠道症状,痢疾	显微镜检查包囊和滋养体
人芽囊原虫	多形的,多态形式	粪口传播?	无症状,中度胃肠道症状?	粪便显微镜检查

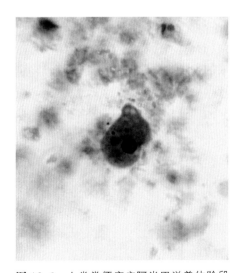

图 A2.6 人类粪便痢疾阿米巴滋养体阶段涂片(三色染色)。

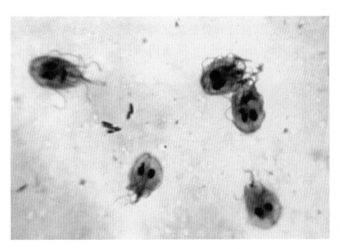

图 A2.7 人类粪便涂片贾地虫滋养体(Fields' 染色)。

囊释放滋养体,进入能复制的阶段。滋养体有个特点是有 2 个细胞核,外形呈梨形或泪滴形,"轴线"(鞭毛的近端区域)中间体有四双鞭毛,帮助其运动(图 A2.7)。滋养体的腹侧面包含一个胶黏剂或吸盘,借此吸附到宿主细胞。中间体被认为是参与形成吸盘,滋养体吸附到肠

道上皮细胞,但不入侵,通过二分裂法繁殖。在小肠内接触胆汁,滋养体分化成包囊,然后通过粪便排出到外部环境。

诊断:确诊是显微镜检查粪便样本检测到包囊或滋养体。由于包囊的排泄是间歇性的,建议不同的日期检

查多个样本。在十二指肠组织活检也能检查到滋养体。目前酶联免疫吸附试验（ELISA）或间接荧光抗体实验（IFA）也能用于检测粪便标本中的抗原。

3. 隐孢子虫·隐孢子虫是顶腹门寄生虫，吸附在小肠。已被证实几个种有不同宿主的特异性，最常见的是感染人和动物的微小隐孢子虫（C. parvum）及只感染人类的人隐孢子虫（C. hominis）。在免疫功能正常的宿主，感染一般无症状或呈自限性腹泻症状。然而，对于艾滋病等免疫功能不全的宿主患者，可导致严重的感染、慢性腹泻，最终可致命的。另一种易感者，是在贫困的地区，营养不良的儿童，隐孢子虫病与他们的生长迟滞和认知发展有关。通过摄取受污染的水或食物引起粪-口传播，或直接通过人与人接触传播。微小隐孢子虫能从受感染的家畜或宠物传播，在全球范围已经引起了几次水样腹泻暴发。隐孢子虫的生命周期包括无性和有性期，均发生在一个宿主体内。具有感染力的是卵囊阶段，卵囊呈圆形，大小 4～6 μm，被厚厚的卵囊壁包围。感染期是摄入了形成孢子的卵囊，这是寄生虫的侵入阶段。孢子黏附和侵入肠上皮细胞微绒毛的刷状缘，在胞膜下胞质外形成纳虫空泡，在空泡内发展成滋养体。滋养体经过无性繁殖形成Ⅰ型裂殖子，可以再次感染邻近其他细胞或经历另外的无性繁殖形成Ⅱ型裂殖子开始有性繁殖（配子生殖）。由此产生的雌配子形成合子，分化成卵囊形成孢子。卵囊被释放进入肠腔里，在那里它们能脱囊和进行自动感染循环或通过粪便排到环境中。

诊断：改良抗酸染色法显微镜查到粪便样本中的卵囊可以确诊（图 A2.8）。细胞内阶段 H&E 染色肠组织

活检也可以检测到。目前，ELISA 和 IFAs 被广泛地用于诊断。但 PCR 分析敏感性最高，但尚未广泛应用于临床实践。

4. 贝氏等孢子球虫·等孢子球虫是一种机会性致病顶复门寄生虫，寄居在小肠，通过粪-口途径传播，全球流行。人类是唯一已知的贝氏等孢子球虫属的宿主。免疫功能正常的宿主感染，临床表现为无症状或自限性的胃肠疾病，但在艾滋病患者可引起严重的腹泻和体重下降。隐孢子虫的卵囊较小，呈圆形并在宿主体内形成孢子，与隐孢子虫不同，贝氏等孢子球虫属卵囊更大且椭圆形，在土壤中发育 2～3 天形成孢子。人类摄入形成孢子的卵囊而感染，在人体内，卵囊脱囊形成孢子体，侵入肠上皮细胞，在位于宿主细胞质里的纳虫空泡中经历细胞内的发育。等孢子球虫经历无性繁殖和有性配子生殖。

诊断：通过显微镜镜检改良抗酸染色的粪便样品，可以很容易地识别卵囊（图 A2.9）。

5. 卡宴环孢子虫·卡宴环孢子虫是一种顶复门寄生虫，寄居在小肠，全球流行，通过粪-口途径传播。人类是卡宴环孢子虫已知的唯一宿主。在美国，环孢子虫的暴发与摄入与受污染的水果（特别是覆盆子，又称木梅）和蔬菜有关。环孢子虫病无症状或在免疫功能正常宿主体内呈自限性，但对于免疫功能不全的宿主可导致长期或严重的腹泻。

卡宴环孢子虫的生命周期与贝氏等孢子球虫属相似，感染是由摄入形成孢子的卵囊。在细胞质内纳虫空泡无性繁殖（卵囊发育）和有性（配子生殖）循环。孢子在土壤中形成的卵囊（孢子生殖），需要 7～15 d，时间比贝氏等孢子球虫属长。

诊断：诊断是由显微镜在抗酸染色粪便样本中识别

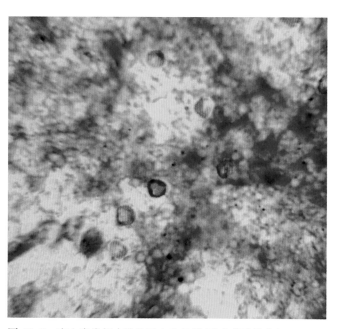

图 A2.8　在人类粪便中隐孢子虫的包囊（改良抗酸染色）。

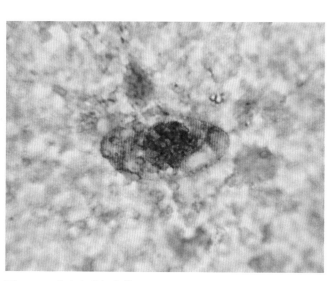

图 A2.9　在人类粪便中等孢子球虫属的包囊（抗酸染色）。

卵囊。卵囊(8~10 μm)小于贝氏等孢子球虫属但比那些隐孢子虫属的卵囊大。

6. 结肠小袋纤毛虫 · 结肠小袋纤毛虫是一种有纤毛的原生动物,寄居在结肠。曾在世界范围内流行,更常见贫穷的热带地区。除了人类外,结肠小袋纤毛虫感染多种哺乳动物,尤其是猪。通过摄入受污染的水或食物引起粪-口途径传染或人与人之间直接接触传染,也可能通过接触受感染的动物传染。感染通常是无症状或轻度胃肠道症状。但是可能由于侵入性疾病导致痢。

滋养体呈椭圆形,具有纤毛虫的特点,如纤毛、二形核(一个大的滋养核和一个邻近的小核)、有伸缩泡,包囊较小,圆形,囊壁厚。结肠小袋纤毛虫的繁殖通过无性二分裂增殖和有性结合增殖进行。

诊断:在新鲜的粪便标本中结肠小袋纤毛虫的典型的形态学特征很容易被识别。

7. 微孢子虫 · 尽管包含在本节中,微孢子虫不是原生动物,且目前归类为真菌。该门包含超1 200种,可感染所有动物,其中有超过15种可感染人类。四种主要感染人类的微孢子虫包括:毕氏肠上皮细胞微孢子虫,兔脑胞内微孢子虫,肠脑胞内微孢子虫和何氏脑胞内微孢子虫。微孢子虫是单细胞细胞内条件致病菌,能引起人体的广泛临床症状。在免疫功能正常的宿主微孢子虫感染大多无症状,但在儿童或到疫区的旅客可以引起自限性疾病。对于免疫功能不全患者,主要是CD4细胞水平较低的艾滋病病患者,微孢子虫像其他条件致病菌一样,可以引起严重的慢性疾病。毕氏肠上皮细胞微孢子虫或肠脑胞内微孢子虫主要感染部位在小肠,但也可以传染到肝胆(毕氏肠上皮细胞微孢子虫)或每一个器官(肠脑胞内微孢子虫)。

微孢子虫的传染性形式是孢子,其外形小,由外部糖蛋白层和一个内部的角质层包裹。微孢子虫有独特的构造称为螺旋极管,通过注射孢子到宿主细胞细胞质,能促进宿主细胞感染。孢质在纳虫空泡内(肠脑胞内微孢子虫)或者在直接接触宿主细胞质(毕氏肠上皮细胞微孢子虫)的情况下通过卵囊发育或分裂生殖。孢子在宿主细胞形成能抵抗环境的孢子,宿主细胞破裂后被释放到环境中。

诊断:微孢子虫病的诊断可以通过显微镜检测粪便,如果虫体扩散至液体如尿液中也可以检测尿液样本,可以单独使用三色染色法或结合革兰染色,也可以使用Warthin-Starry镀银染色或更准确用荧光染色比如Calcofluor White或者Uvitex 2B能附着在孢子的角质层。PCR方法更敏感,但尚未广泛应用于临床实践。

8. 阴道毛滴虫 · 阴道毛滴虫是唯一的人类泌尿生殖系统原生动物寄生虫。通过性传播,寄居在阴道和尿道。滋养体是椭圆形,(14~17)μm×(5~15)μm,只有一个核,一个突出的轴柱,4个前鞭毛和1根侧鞭毛,沿细胞的表面形成一个波动膜。通过二分裂形式繁殖,不形成包囊。对于女性,会引起化脓性阴道炎伴随着外阴和宫颈病变,腹部疼痛、排尿困难和性交困难,而男人则为无症状或轻微尿道炎或前列腺炎。患阴道毛滴虫病也可能增加感染艾滋病病毒的风险,因此需要及时诊断和性伴侣同时治疗。

诊断:阴道或尿道分泌物拭子涂片用吉姆萨染色检测到滋养体可以确诊,或通过Tv InPouch系统诊断进行培养。快速检测包括非特异性的pH检测、氢氧化钾胺测试,以及最近出现的快速检测试纸及核酸探针。

参考文献

见:http://www.sstp.cn/video/xiyi_190916/。

医 学 蠕 虫 学

MALCOLM K. JONES, JAMES S. MCCARTHY, VAUGHAN R. SOUTHGATE, RODNEY A. BRAY

翻译：陈颖丹　臧　炜
审校：郑　琪

一、概述

蠕虫对人类的健康危害极大。已发现有数百种蠕虫能寄生于人体。本章节将全面介绍已知寄生人体和报道过可能寄生于人体的各类蠕虫。最重要的蠕虫类寄生虫的详细介绍见本章节的第 10 节。在本附录中，我们以表格的形式简单记录了感染人类的蠕虫，以及它们的鉴别特征和生活史。实验室诊断中最常检测到的是粪便或分泌物中的蠕虫卵或早期幼虫，亦或是其他的组织。生活史中传播期及寄生人体的部位均列于表中。

这是本附录医学蠕虫学第一次以纸质和电子版结合的形式出版，纸质版主要简单概括了蠕虫种类，电子版则以更为详细地论述了其种属及生物特征。纸质版将讲述蠕虫主要分类的特征及所属种属，以人为宿主的感染部位以及感染途径。我们将不会列出该蠕虫具体的中间宿主和媒介，但是会列出中间宿主所属上一级的分类群。由于各种蠕虫其地理分布可能非常集中。与本附录的其他数据相类似，下表中列出的是各类蠕虫地理上的一般分布，更详细的介绍可见后面 A3 附录（http://www.sstp.cn/video/xiyi_190916）。

二、扁形动物门（Platyhelminthes）

扁形动物门是一类可以在各类环境中独立生存或是寄生生存的软体蠕虫。四大类蠕虫中有三大类是完全寄生生存的，其中有两类，即吸虫纲和绦虫纲，其部分种属可寄生于人体。扁形动物门是一种无腔生物，通常身体构造简单。它们一般产卵都较多，且成虫身体大部分器官都与虫卵的形成有关。扁形动物门大多是雌雄同体的，且通常是雄体先成熟。

多数种类的扁形动物门主要可通过它们对宿主的吸附方式来识别。吸虫（吸虫纲，复殖吸虫目）是一类有两个吸盘，即腹吸盘和口吸盘的扁形虫。而绦虫（绦虫纲）是有吸盘的，即附着于小肠黏膜的头节。头节由吸盘和吸盘附着器官组成。

三、吸虫纲（Trematoda）

（一）复殖亚纲（Digenea）

吸虫纲的复殖亚纲，（又见第 52、53 章）包含一大类丰富的生物种类，通常简称为吸虫。复殖吸虫目生活史通常有多个宿主，至少有两个。在第一中间宿主中，该类吸虫主要通过无性生殖完成多代繁殖（通常是两代）。几乎所有的吸虫目都以腹足软体动物作为第一中间宿主。有性繁殖的成虫一般寄生于脊椎动物体内，也即终宿主体内。有性繁殖产生的虫卵通过粪便、尿液或痰液的方式从宿主体内排出。

截至目前发现的复殖亚纲有 6 000 多种。其中，80 多种可感染人类，大部分在表 A3.1 和表 A3.2 中有记录。大多数嗜血的复殖吸虫在人体肠道中被发现。其中一些致病力强的吸虫也会在人体其他组织中发现。复殖亚纲的生物一般通过直接接触（经皮穿刺）或者污染食物，人食入而感染（食源性）。能感染人类的复殖吸虫目种类可参见表 A3.1。具有代表性的成虫模式图也参见图 A3.1。图 A3.3 是从粪便中检出的部分吸虫和其他蠕虫虫卵的图解。不同总科吸虫的特征描述参考最新出版的丛书。[1~3]

（二）裂体吸虫（Schistosomatids）（可致人体尾蚴性皮炎）

除了上述列举的寄生虫外，裂体吸虫科及其相关的科可致人体出现尾蚴性皮炎或者是游泳者瘙痒。人通常由于皮肤暴露于有感染性尾蚴的水体中而被感染。尾蚴可经皮穿透人体皮肤。所有的裂体吸虫科均以水生螺-主要是肺螺目的水生螺作为第一中间宿主。

大部分的裂体吸虫属已被公认可引起尾蚴性皮炎。[4]这些裂体吸虫的地理分布，存在的水体类型及一般终宿主的类别可参见表 A3.2。需要注意的是，大部分的人体感染还没有达到一定的阶段，即尾蚴不会在人体继续发育为成虫并产卵。尾蚴性皮炎的典型特征是人体皮肤出现急性搔痒性皮炎，通常是宿主对该类寄生虫尾蚴的死体或垂死的尾蚴所产生的免疫反应所致。尽管这类寄生虫不会在人体内继续发育，但它们还是有可能引起严重的感染，原因是这些尾蚴可能在人体内性成熟。寄生于人体的裂体吸虫可引起尾蚴性皮炎（见表 A3.2）。当这类寄生虫在宿主体内发育性成熟后，它们有可能引

表 A3.1	复殖吸虫感染人类的地理范围、特异感染部位、感染方式、中间宿主和传播途径

虫种	地理分布	寄生位置	感染方式	中间宿主	传播途径

棘口科吸虫包括我们熟悉的人和家畜的吸虫。这类吸虫的特征是基于排泄系统的结构来确定的,在此不再赘述。棘口科吸虫宿主种类繁多,人因为进食含有囊蚴的食物而感染。

虫种	地理分布	寄生位置	感染方式	中间宿主	传播途径
肝片形吸虫	非洲、欧洲、南美洲、北美洲、大洋洲	肝、胆管	食源性	1. 软体动物门-腹足类动物 2. 植物	卵、排泄物
巨片形吸虫	非洲、印度、东南亚	肝、胆管	食源性	1. 软体动物门-腹足类动物 2. 植物	卵、排泄物
布氏姜片虫	亚洲、印度	小肠	食源性	1. 软体动物门-腹足类动物	卵、排泄物
林杜棘口吸虫	东南亚	小肠	食源性	1. 软体动物门-腹足类动物 2. 双壳纲	卵、排泄物
卷棘口吸虫	亚洲、东南亚	小肠	食源性	1. 软体动物门-腹足类动物 2. 双壳纲 3. 淡水鱼	卵、排泄物
圆圃棘口吸虫	亚洲	小肠	食源性	1. 软体动物门-腹足类动物 2. 两栖动物;鱼	卵、排泄物
马来棘口吸虫	东南亚	小肠	食源性	1. 软体动物门-腹足类动物 2. 双壳纲 3. 淡水鱼	卵、排泄物
伊族真缘吸虫	东南亚	小肠	食源性	1. 软体动物门-腹足类动物 2. 双壳纲	卵、排泄物
雅西真缘吸虫	欧洲	小肠	食源性	1. 软体动物门-腹足类动物 2. 两栖动物;鱼	卵、排泄物

其他棘口吸虫:移睾棘口吸虫(亚洲)、巨睾棘口吸虫(亚洲)、抱茎棘隙吸虫(亚洲)、日本棘隙吸虫(亚洲)、九佛棘隙吸虫(亚洲)、穆氏鞭带吸虫(南美)、犬外隙吸虫(东南亚)獾真缘吸虫(亚洲、欧洲)似椎低颈吸虫(亚洲)

后睾吸虫总科,经常是枝双腔吸虫,囊蚴感染第二中间宿主的鱼,虫卵随终宿主粪便排出体外,必须被第一中间宿主螺类吞噬

虫种	地理分布	寄生位置	感染方式	中间宿主	传播途径
华支睾吸虫	亚洲、东南亚	肝、胆管	食源性	1. 软体动物门-腹足类动物 2. 多种鱼类	卵、排泄物
猫后睾吸虫	亚洲	肝、胆管	食源性	1. 软体动物门-腹足类动物 2. 多种鱼类	卵、排泄物
麝猫后睾吸虫	东南亚	肝、胆管	食源性	1. 软体动物门-腹足类动物 2. 多种鱼类	卵、排泄物
异形异形吸虫	非洲、亚洲、欧洲、东南亚	小肠	食源性	1. 软体动物门-腹足类动物 2. 多种咸水鱼类	卵、排泄物

表 A3.1	复殖吸虫感染人类的地理范围、特异感染部位、感染方式、中间宿主和传播途径(续表)				
虫种	地理分布	寄生位置	感染方式	中间宿主	传播途径

其他感染人的吸虫：连结拟异吸虫、钩棘单睾吸虫、横川单睾吸虫和卡氏原角囊吸虫，

| 横川后殖吸虫 | 亚洲、东南亚 | 小肠 | 食源性 | 1. 软体动物门-腹足类动物
2. 多种淡水鱼类 | 卵、排泄物 |

根据分子生物学证据,发状科吸虫是形态多样的吸虫。其中并殖吸虫科和双腔吸虫科中有多种吸虫具有感染人的能力。

种类：并殖吸虫

并殖吸虫根据表皮棘状突起和卵巢可以分为四类：

1. Westermani：卫氏并殖吸虫、肺生并殖吸虫

2. Compactus：结实并殖吸虫、暹罗并殖吸虫

3. Kellicotti-miyazaki：克氏并殖吸虫、宫崎氏并殖吸虫、异盘并殖吸虫、卡利并殖吸虫、亚马逊并殖吸虫、墨西哥并殖吸虫

4. Ohirai-ilokstuenensis：大平并殖吸虫、怡乐村并殖吸虫

其他的：团山并殖吸虫、四川并殖吸虫、会同并殖吸虫、曼谷并殖吸虫、菲律宾并殖吸虫、佐渡并殖吸虫、斯氏并殖吸虫、非洲并殖吸虫、双侧宫并殖吸虫

并殖吸虫	非洲、亚洲、印度、大洋洲、南美洲、东南亚	肺、胰	食源性	1. 软体动物门-腹足类动物 2. 多种甲壳纲十足目动物	卵、唾液、排泄物
枝双腔吸虫	亚洲、欧洲、印度、北美洲、南美洲、东南亚	小肠	食源性	1. 软体动物门-腹足类动物 2. 昆虫纲-蚁科	卵、排泄物
客双腔吸虫	非洲	小肠	食源性	1. 软体动物门-腹足类动物 2. 昆虫纲-蚁科	卵、排泄物

裂体总科包括血吸虫。在人体中,血吸虫呈细长的虫体,有独立的性别。雄性血吸虫在其腹面会携带雌性血吸虫。雄虫形成抱雌沟主要是通过身体的侧缘包裹住雌虫。血吸虫虫卵是与众不同的,虽然有一个棘,但缺少一个鳃盖。

埃及血吸虫	非洲、中东	全身血液循环的静脉	皮肤渗透	1. 软体动物门-腹足类动物	卵、尿(近似排泄物)
曼氏血吸虫	非洲、中东、南美洲	肠系膜静脉	皮肤渗透	1. 软体动物门-腹足类动物	卵、排泄物(近似尿)
日本血吸虫	亚洲、东南亚	肠系膜静脉	皮肤渗透	1. 软体动物门-腹足类动物	卵、排泄物
间插血吸虫	非洲	肠系膜静脉	皮肤渗透	1. 软体动物门-腹足类动物	卵、排泄物
湄公血吸虫	东南亚	肠系膜静脉	皮肤渗透	1. 软体动物门-腹足类动物	卵、排泄物
几内亚血吸虫	非洲	肠系膜静脉	皮肤渗透	1. 软体动物门-腹足类动物	卵、排泄物
羊血吸虫	非洲	肠系膜静脉	皮肤渗透	1. 软体动物门-腹足类动物	卵、排泄物
牛血吸虫	非洲	肠系膜静脉	皮肤渗透	1. 软体动物门-腹足类动物	卵、排泄物
克氏血吸虫	非洲	肠系膜静脉	皮肤渗透	1. 软体动物门-腹足类动物	卵、排泄物
马来血吸虫	东南亚	肠系膜静脉	皮肤渗透	1. 软体动物门-腹足类动物	卵、排泄物

同盘(吸虫)总科的特征是不存在口吸盘和腹吸盘在身体的后末端。终宿主的感染是通过摄入植被上后期囊蚴虫。

表 A3.1	复殖吸虫感染人类的地理范围、特异感染部位、感染方式、中间宿主和传播途径(续表)				
虫种	地理分布	寄生位置	感染方式	中间宿主	传播途径
拟人腹盘吸虫	非洲、亚洲、印度、东南亚	盲肠	食源性	1. 软体动物门-腹足类动物 2. 植物	卵、排泄物
瓦氏瓦生吸虫	非洲	大肠	食源性	1. 软体动物门-腹足类动物 2. 植物	卵、排泄物

　　短咽吸虫科寄生虫大多为鸟类和哺乳动物的寄生虫。这些寄生虫有一个短的食管,或者是缺少一个完整的食管。它们的尾蚴也同样有一个短的或者缺少一个完整的尾巴。

克氏短咽吸虫 (*Brachylaima cribbi*)	大洋洲(澳大利亚)	小肠	食源性	1. 软体动物门-腹足类动物	卵、排泄物

表 A3.2	引起人体尾蚴性皮炎的吸虫种属:尾蚴的分布和水体		
属	地理分布	水体	宿主分类
澳毕吸虫属	世界各地	苦咸水、咸水	鸟类
双黄毕吸虫属?	非洲、印度	淡水	哺乳类
巨毕吸虫属	世界各地	苦咸水、咸水	鸟类
异毕吸虫属?	北美洲	淡水	哺乳类
宏毕吸虫属	世界各地	淡水	鸟类
东毕吸虫属	亚洲、欧洲	淡水	哺乳类
鸟毕吸虫属?	世界各地	苦咸水、咸水	鸟类
裂体吸虫属	非洲、亚洲、印度、中东、南美洲、东南亚	淡水	哺乳类
小裂体吸虫属?	北美洲	淡水	哺乳类
小毕哈吸虫属	非洲、欧洲、印度、北美洲	淡水	鸟类
毛毕吸虫属	世界各地	淡水	鸟类
吉毕吸虫属?	亚洲	淡水	鸟类
枝毕吸虫属?	世界各地	淡水	鸟类

属名后标有"?"的属是被怀疑的,但没得到证实。

起严重的传染。通常为人类寄生虫的裂体吸虫(表 A3.2)也可引起尾蚴性皮炎。

　　四、绦虫纲(Cestoda)

　　绦虫的命名来源于希腊词汇"kesto",意为腰带(又见第 56、57 章)。它前面的附着器官称之为"头节"。"带"也即"节裂体",通常分为多个节片。绦虫可在人体内存活好几年,吸附在体腔内壁上,以吸取人体营养为

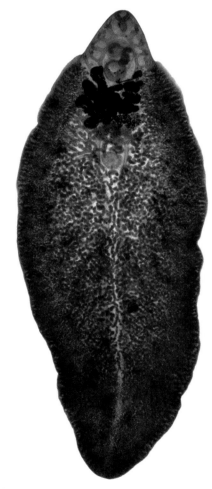

图 A3.1 复殖吸虫的代表-肝片吸虫。

生。绦虫是雌雄同体型生物,每个孕节片上含一种雌性和雄性生殖腺。雄性器官一般早于雌性器官发育。感染人类的绦虫分为两个目:

表 A3.3	感染人体的绦虫：地理范围、感染期和地点、感染方式		
种类	地理分布	感染期和位置	感染方式

假叶目 这些绦虫的特征是成虫的前段有一对由小的肌肉细缝或吸沟组成的固着器。它们的生命周期是通过三个宿主来完成的。第一个中间宿主是甲壳类动物，第二个中间宿主通常是鱼类。假叶目类主要在成年的鱼类中发现，但是其他的种类是在其他的宿主中发现的。

种类	地理分布	感染期和位置	感染方式
阔节裂头绦虫（日本海裂头绦虫，米子裂头绦虫，太平洋裂头绦虫，枝形裂头绦虫，阿拉斯加裂头绦虫）	非洲、亚洲、欧洲、南美洲	成熟期　小肠	鱼类的摄入
欧猥迭宫绦虫（泰氏迭宫绦虫或比勒陀利亚迭宫绦虫）	亚洲、欧洲、北美洲、大洋洲、东南亚	中绦期消化道、肠系膜、肾脏、肺、心脏及脑的皮下和肌肉壁	第二中间宿主或转续宿主的摄入；直接组织转移

圆叶目 绦虫类有各种各样的尺寸，圆叶目绦虫种类有一个由四个杯形的吸盘组成并在雌性生殖系统中退化为卵黄状腺体的头节。其生命周期涉及典型的两个宿主。一般中间宿主通常是无脊椎动物物种，但是在带绦虫科家族中，其中间宿主却是哺乳动物。圆叶目绦虫类通常以哺乳动物或鸟类作为终宿主。

带绦虫科家族 通常是大的绦虫类（除了棘球绦虫）。这些绦虫有一个由四个吸盘组成的头节，还有大部分种类有钩状的顶突。这些中绦期的带绦虫总是在哺乳动物中发现。因此，人们在带绦虫的生命周期中作为中间宿主或终宿主。

种类	地理分布	感染期和位置	感染方式
亚洲带绦虫	亚洲	成熟期　小肠　中绦期？	成熟期，摄入猪肉
链状带绦虫	非洲、亚洲、欧洲、印度、南美洲、东南亚	成熟期　小肠　中绦期　骨骼肌，皮下中枢　神经系统	成熟期，摄入猪肉中绦期，摄入虫卵
肥胖带绦虫	非洲、亚洲、欧洲、大洋洲、南美洲	成熟期　小肠	摄入牛肉

人类罕见感染多头属绦虫，例如，多头带绦虫、链形多头绦虫和牛带绦虫指名亚种。

种类	地理分布	感染期和位置	感染方式
细粒棘球绦虫	世界各地（除了一些岛屿国家）	中绦期　肝脏，一些其他地方	摄入虫卵
多房棘球绦虫	亚洲、欧洲、北美洲	中绦期　肝脏	摄入虫卵

膜壳绦虫科属家族有很多种类，会感染各种温血宿主。他们通常是含有刺或无刺顶突的小蠕虫，在节肢动物，一般是昆虫中发现了他们的后绦幼虫。

种类	地理分布	感染期和位置	感染方式
哂壳属绦虫	非洲、亚洲、欧洲、印度、南美洲、东南亚	成熟期　小肠　黏膜中中绦期	成熟期摄入昆虫自体感染
缩小膜壳绦虫	世界各地	成熟期　小肠	摄入感染的昆虫

戴维绦虫属家族。这个家族中的成员很多是在鸟类中发现的。该家族头节的特点是具有独特形态的蔷薇钩。

种类	地理分布	感染期和位置	感染方式
亚洲瑞列绦虫	非洲、欧洲、印度	成熟期　小肠	摄入节肢动物
西里伯瑞列绦虫			
德默拉瑞列绦虫			

裸头科绦虫家族。他们的裸头头节具有 4 个吸盘，但是没有顶突或顶器。

种类	地理分布	感染期和位置	感染方式
萨氏伯特绦虫，短尖伯特绦虫	南美洲	成熟期　小肠	摄入螨类
马达加斯加伯特绦虫	非洲	成熟期　小肠	摄入螨类
古巴光头绦虫	南美洲	成熟期　小肠	摄入螨类

囊宫科绦虫科家族。他们的头节有 4 个吸盘和 1 个囊状的顶突。

种类	地理分布	感染期和位置	感染方式
犬复孔绦虫	世界各地	成熟期　小肠	摄入昆虫（跳蚤）

只有人类感染成年寄生虫时，才能在人类粪便中观察到虫卵。对于许多圆叶目寄生虫，成虫可排出孕节，并可能在粪便周围完整地出现。

- 假叶目（Pseudophyllidea）：有裂缝一样的吸槽，卵圆形的头节（带有肌性壁的长沟两条）；头节上没有钩子。生殖孔开口于孕节片（扁平面）的正中线位置。可能存在子宫孔。

- 圆叶目（Cyclophyllidea）：头节上有杯状或是圆形的吸盘；辅助性的夹钳（额嘴），带有钩子或是有黏性的腺体。生殖孔一般侧向开口于孕节片的边缘。没有子宫孔。

感染人体的绦虫的具体特征可参见表 A3.3。代表性的假叶目和圆叶目绦虫图观可参见图 A3.2。图 A3.3 展示了从人粪中检出的绦虫和其他蠕虫虫卵。绦虫主要通过成虫或者正在发育的幼虫感染人类。成虫具有典型

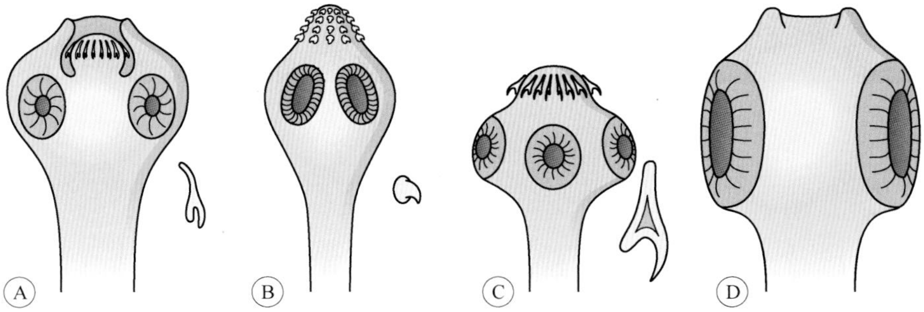

图 A3.2　人绦虫的典型头节,展示吸盘,部分展示小钩的排列。(A)短膜壳绦虫;(B)犬复孔绦虫;(C)链状带绦虫;(D)肥胖带绦虫。

绦虫外观,通常寄生于人体小肠。幼虫,又称为感染期绦虫,可寄生于人体各类组织,具体的寄生部位与宿主的种类有关,不同种类的宿主,寄生部位不同。在人体内,感染期幼虫会有头节,以幼虫的形式进出人体。感染期幼虫没有孕节片,仅成虫有孕节。

表 A3.3 中,列出了绦虫的种属名、分类组别、感染时期和感染部位以及地理分布。除了无头蚴属和迭宫绦虫属,所有的绦虫都通过误食食物或是吞咽自环境中获得的虫卵而感染的。对于每个绦虫虫种,我们都通过感染途径不同加以区分,即判断是通过误食虫卵还是中间宿主传播来区分(可参见表 A3.3)。

五、线虫门(Nematoda)

线虫门如蛔虫,是一类有假体腔,无分节的虫体。线虫(的生长)受细胞外角质层的限制。线虫呈圆柱形,两端尖细,呈白色或黄色,有时候呈半透明状。线虫为雌雄异体。感染人体后,以虫卵或一期幼虫形式从人体排出体外。排出体外的幼虫或是虫卵可在粪便或其他组织中被检测到,其存在部位很具特征性,主要由成虫寄生宿主的部位决定。因此,胃肠道的虫卵通常随宿主粪便一起排出体外。淋巴丝虫的病原体寄生在淋巴系统,其幼虫发现存在于宿主外周血中,在蚊虫叮咬过程中进入蚊虫体内。

线虫通过蜕皮的方式生长。生病周期包括 5 个阶段。线虫通常在三期幼虫阶段感染终宿主。人可以因多种途径感染线虫,如误食环境中的虫卵或幼虫,直接经皮侵袭,误食被感染的中间宿主或是被吸血的虫媒叮咬转移病原体等。感染人的线虫描述可参见表 A3.4。具有代表性的成虫图示可参见图 A3.4,从人体粪便中常见的虫卵插图见图 A3.3。不同总科吸虫的特点来自于 Anderson[5]及其同事[6]的描述。

表 A3.4	寄生人体的线虫:地理范围、特异感染部位、感染方式、中间宿主和传播途径			
种类	地理分布	寄生部位	感染方式	传播途径
蛔虫总科超家族。蛔虫是在其最终宿主的小肠中寄生的大型线虫。蛔虫口器具有 3 个唇。				
似蚓蛔线虫	全世界	小肠	摄食卵	卵、粪便
猪蛔虫	全世界	小肠	摄食卵	卵、粪便
犬弓首蛔虫	全世界	肺、肝和其他内脏,眼睛	摄食卵	?
猫弓首蛔虫	全世界	肺、肝和其他内脏,眼睛	摄食卵	?
小兔唇蛔虫	南美洲	头和颈	摄食哺乳动物	—
简单异尖线虫	**全世界**	**幼虫在肠**	**摄食被感染的鱼**	—
其他感染人类的异尖线虫包括:派氏异尖线虫,简单异尖线虫亚种,C 型简单异尖线虫,典型异尖线虫,喙鲸异尖线虫,异尖线虫种,抹香鲸异尖线虫,短刺异尖线虫,小猪异尖线虫,拟地新线虫				
总科:颚口总科				
棘颚口线虫	亚洲、东南亚、欧洲、北美	皮下组织、内脏	摄食脊椎动物宿主	—
高加索泡翼线虫,横形泡翼线虫	非洲、中东、南美洲(高加索泡翼线虫)、欧洲(横形泡翼线虫)	前消化道	?摄食昆虫	卵、粪便
美丽筒线虫	北美、欧洲、东南亚、亚洲、大洋洲包括澳大利亚	前消化道	摄食昆虫	无卵在人类粪中

表 A3.4	寄生人体的线虫：地理范围、特异感染部位、感染方式、中间宿主和传播途径（续表）				
种类	地理分布	寄生部位	感染方式	传播途径	

钩口总科。通常被称为钩虫，这一总科的圆线虫属成员有很大囊状颊囊包被牙齿或咬器。颊囊弯曲，给成年寄生虫一个特征性的钩状

种类	地理分布	寄生部位	感染方式	传播途径
十二指肠钩虫、锡兰钩虫、犬钩虫	非洲、东南亚、亚洲、南美洲（十二指肠钩虫）、印度次大陆、东南亚（锡兰钩虫）、全世界（犬钩虫）	消化道、幼虫能够进入组织中	经皮肤进入	卵、粪便
巴西钩虫	南美洲、北美洲	皮肤侵犯钩虫性匐行疹	经皮肤进入	—
美洲钩虫	南美洲、北美洲、非洲、印度次大陆、东南亚、大洋洲包括澳大利亚	消化道		

其他稀有人类感染：马来钩虫、日本钩虫、美洲板口线虫、阿根廷板口线虫

圆线虫总科：圆线虫具有钩虫一样的颊囊，但不弯曲，并且前端具有一个环状突起，环状突起从唇区的边缘出现，圆线虫通常占据宿主胃肠道的较后部区域

种类	地理分布	寄生部位	感染方式	传播途径
猴结节线虫	非洲	小肠、盲肠	摄食寄生虫幼虫	卵、粪便
猩猩管口线虫	非洲、南美洲	小肠、盲肠	摄食寄生虫幼虫	卵、粪便
小三齿线虫	非洲	小肠、盲肠	摄食寄生虫幼虫	卵、粪便

后圆线虫总科：这些线虫统称为肺线虫，尽管不是所有的种都生活在肺里，后圆线虫总科可以感染一系列哺乳动物宿主，感染人类的种类是血管内寄生虫

种类	地理分布	寄生部位	感染方式	传播途径
广州管圆线虫	亚洲、印度次大陆、北美、大洋洲包含澳大利亚、南美、东南亚	中枢神经系统	摄食软体动物，转续宿主	—
哥斯达管圆线虫	南美	腹部器官	摄食软体动物，转续宿主	—？

毛圆线虫总科：这一总科的圆线虫出现在许多寄主动物的消化道的前端，这些寄生虫具有直线的生活史，颊囊在这一类群中退化

种类	地理分布	寄生部位	感染方式	传播途径
蛇形毛圆线虫	非洲、亚洲、欧洲、大洋洲包含澳大利亚	小肠	摄食幼虫	卵、粪便

东方毛圆线虫（Jimbo 1914）、山羊毛圆线虫（Ransom 1907），枪形毛圆线虫（Railliet 1896）and 斯氏毛圆线虫（Kalantarian 1928）在世界部分地区的人群中较常见

小杆总科：小杆总科包含许多自由生活的类群，这一类群的特征包括球根状的咽，小杆总科的成员成虫在粪便或土壤中可被发现有自由生长的生活史

种类	地理分布	寄生部位	感染方式	传播途径
粪类圆线虫	非洲、亚洲、印度次大陆、北美、大洋洲包含澳大利亚、南美、东南亚	小肠	幼虫经皮肤侵入、侵入颊囊、自体感染	幼虫、粪便
福氏类圆线虫	非洲、大洋洲包含澳大利亚	小肠	幼虫经皮肤侵入、侵入颊囊、自体感染	卵、粪便

尖尾总科：尖尾总科的寄生虫寄生在消化道，成虫具有一个明显膨胀成球形的食道，卵细长扁平位于一端，可直接被宿主摄取

种类	地理分布	寄生部位	感染方式	传播途径
蛲虫	全世界	盲肠、大肠	摄食虫卵	成年雌性在肛周产卵

毛型线虫总科：这些线虫的特点是一个伸长的腺状体组成的食道，特异的细胞形成食道，许多三个大的腺细胞通过孔穴向消化道内腔开放

种类	地理分布	寄生部位	感染方式	传播途径
毛首鞭形线虫	非洲、亚洲、大洋洲包含澳大利亚、南美、东南亚	盲肠、大肠	摄食虫卵	卵、粪便
肝毛细线虫	全世界（在啮齿类动物）	肝	从土壤或感染性动物中摄食虫卵	卵、肝
菲律宾毛细线虫	非洲、亚洲、印度次大陆、南美、东南亚	小肠	摄食被感染的鱼，自体感染	卵、粪便
旋毛形线虫	非洲、亚洲、印度次大陆、北美、南美、东南亚	小肠（成虫）、骨骼、肌肉（幼虫）	摄食感染后宿主的骨骼肌肉	幼虫的第一阶段在骨骼肌中
纳氏旋毛虫	非洲	小肠（成虫）、骨骼、肌肉（幼虫）	摄食感染后宿主的骨骼肌肉	幼虫的第一阶段在骨骼肌中

表 A3.4	寄生人体的线虫：地理范围、特异感染部位、感染方式、中间宿主和传播途径（续表）

种类	地理分布	寄生部位	感染方式	传播途径
北方旋毛虫	亚洲、欧洲、北美	小肠（成虫）、骨骼、肌肉（幼虫）	摄食感染后宿主的骨骼肌肉	幼虫的第一阶段在骨骼肌中
伪旋毛虫	非洲、亚洲、印度次大陆、北美、南美、东南亚	小肠（成虫）、骨骼、肌肉（幼虫）	摄食感染后宿主的骨骼肌肉	幼虫的第一阶段在骨骼肌中
布氏旋毛虫	亚洲、欧洲、北美	小肠（成虫）、骨骼、肌肉（幼虫）	摄食感染后宿主的骨骼肌肉	幼虫的第一阶段在骨骼肌中
巴布亚旋毛虫	大洋洲包含澳大利亚	小肠（成虫）、骨骼、肌肉（幼虫）	摄食感染后宿主的骨骼肌肉	幼虫的第一阶段在骨骼肌中
穆氏旋毛虫	亚洲、欧洲、北美	小肠（成虫）、骨骼、肌肉（幼虫）	摄食感染后宿主的骨骼肌肉	幼虫的第一阶段在骨骼肌中
丝虫总科：丝虫是四足动物的组织寄生虫，通过吸血类节肢动物完成其生活史，这些蠕虫通常伸长并且口腔颊面洞数大大减少				
班氏吴策线虫	非洲	淋巴管	蚊子叮咬感染	微丝蚴、血液
班氏丝虫帕西菲卡变种	大洋洲包含澳大利亚	淋巴管	蚊子叮咬感染	微丝蚴、血液
马来丝虫	亚洲、东南亚	淋巴管	蚊子叮咬感染	微丝蚴、血液
旋盘尾丝虫	非洲、南美	皮下组织	蚋蝇叮咬感染	微丝蚴、皮肤
其他种类：喉瘤盘尾丝虫，很少寄生人类				
欧氏曼森线虫	南美	肠系膜、体腔	蚋蝇或蠓虫叮咬感染	微丝蚴、血液
常现曼森线虫	非洲、南美	肠系膜、体腔	蠓虫叮咬感染	微丝蚴、血液
链尾丝虫	非洲	肠系膜、体腔	蠓虫叮咬感染	微丝蚴、皮肤
猴脑膜线虫	非洲	蛛网膜下腔	虻虫叮咬感染	微丝蚴、皮肤
罗阿丝虫	非洲	皮下结缔组织		
人畜共患丝虫属：恶丝虫属、布鲁格丝虫属、双瓣丝虫属、Loaina				
龙线虫总科：这些线虫的成虫寄生在宿主组织中，雌虫产生的幼虫具有感染性				
麦地龙线虫	非洲（中东，印度次大陆目前已消除）	皮下组织	摄食被感染的淡水挠足动物	幼虫从皮肤溃处排出
吸吮总科：与其他类群具有扁形或多种形态的口器不同这些线虫通常具有圆形的口器，吸吮属通常寄生在人或动物的眼眶				
结膜吸吮线虫	亚洲、欧洲、印度次大陆、东南亚	眼	双翅目昆虫	泪腺分泌物中的幼虫
加利福尼亚吸吮线虫	北美、南美	眼	双翅目昆虫	泪腺分泌物中的幼虫
颚口线虫总科：这一类群的线虫口器中具有大量复杂的假唇且头部区域经常具有刺状膨胀。				
棘颚口线虫	亚洲、欧洲、北美、东南亚	皮下组织、内脏	摄食脊椎动物宿主	—
高加索泡翼线虫，转移泡翼线虫	非洲、中东、南美洲（高加索泡翼线虫）、欧洲（转移泡翼线虫）	前消化道	？摄食昆虫	卵、粪便
美丽筒线虫	亚洲、欧洲、北美、大洋洲包括澳大利亚、东南亚	前消化道	摄食昆虫	无卵在人类粪中
姆斯帕总科：这一总科包含在一系列宿主组织中发现的高度特化的种，这类寄生虫的传播和生活史所知甚少				
错综锥形线虫	大洋洲包括澳大利亚	骨骼肌	？	？

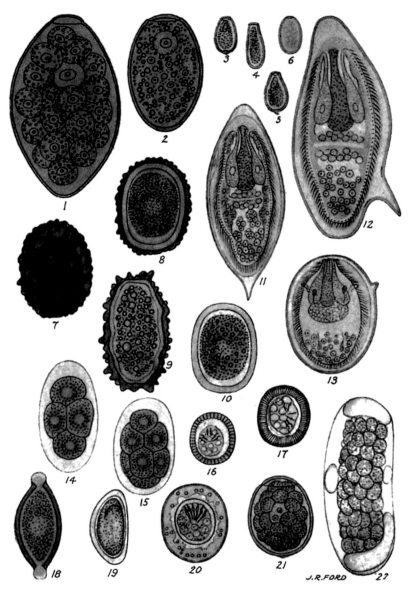

图 A3.3　典型蠕虫卵。1.布氏姜片虫;2.卫氏并殖吸虫;3.异形异形吸虫;4.猫后睾吸虫;5.华支睾吸虫;6.横川后殖吸虫;7,8.似蚓蛔线虫,外部;9.似蚓蛔线虫,未受精卵;10.似蚓蛔线虫,无卵壳;11.埃及血吸虫;12.曼氏血吸虫;13.日本血吸虫;14.十二指肠钩虫;15.蛇形毛圆线虫;16.链状带绦虫;17.肥胖带绦虫;18.毛首鞭形线虫;19.蠕形住肠线虫;20.短小包膜绦虫;21.阔节裂头绦虫;22.住根异皮线虫,非寄生性,随蔬菜被摄入。(热带资源中心提供)

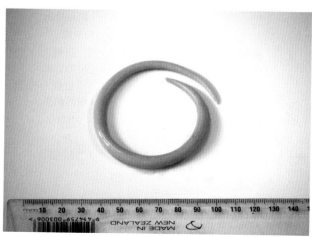

图 A3.4　典型线虫-蛔虫属。(照片由昆士兰大学 Lyn Knott 女士提供)

参考文献

见：http://www.sstp.cn/video/xiyi_190916/。

附录4 医学蜱螨学和昆虫学

GRAHAM B. WHITE, CHRISTINA FAUST

译者：张　仪　方　圆　周正斌　顾文彪　黄　芸
审校：陈家旭

一、概述

90％以上有外骨骼的已知动物物种隶属于节肢动物门。医学节肢动物归属于3个纲：蛛形纲（Arachniada，如蜱、螨等），甲壳纲（Crustacean，如桡脚类等）和昆虫纲（Insecta，昆虫）。本附录对多种节肢动物的生活史、分布情况及其引起的疾病进行概述。节肢动物既能直接引起病理反应，也能作为媒介传播病毒、细菌、丝虫和原虫等病原体。媒介可通过叮咬或其他方式将病原体传递给宿主，也可通过经期传播（不同发育阶段，如从幼虫至若虫至成虫）和经卵传播（通过卵传给下一代幼虫）来维持物种内感染。防制节肢动物通常是控制疾病最有效的方法（表 A4.1），但必须了解其生物学特性[57]。本附录只是试图让人们了解重要节肢动物的多样性及其在人类健康中的作用（详见 1，2，6，29，46 章）。对于具体的种类已有大量文献可供参考，我们建议读者可根据具体的检索表进行查询（部分可通过附录查找，其他的可在线查询），同时需辅以比较清晰的生态方面的了解。

表 A4.1	媒介控制杀虫剂				
杀虫剂[a]	应用范围				
	室内	室外	蚊帐	空间喷洒	杀幼虫
有机氯农药					
DDT	+	－	－	－	－
有机磷农药					
双硫磷	－	－	－	－	+
马拉硫磷	+	+	－	+	+
杀螟松	+	+	－	+	+
甲嘧硫磷	+	+	+	+	+
氨基甲酸酯					
噁虫威	+	－	－	+	－
残杀威	+	+	－	－	－
拟除虫菊酯					
生物苄呋菊酯	+	－	－	+	－
氯菊酯	+	+	+	+	－
溴氰菊酯	+	+	+	+	－
三氟氯菊酯	+	+	+	+	－
氟氯氰菊酯	+	－	+	+	－
其他					
昆虫生长调节剂	－	－	+	－	+
细菌	－	－	－	－	+

摘自世界卫生组织：Chemical Methods for the Control of Arthropod Vectors and Pests of Public Health Importance. Geneva：WHO；1984.

[a] 根据不同的情况，如当地注册机构和制造商使用说明书，杀虫剂使用情况可有所不同。

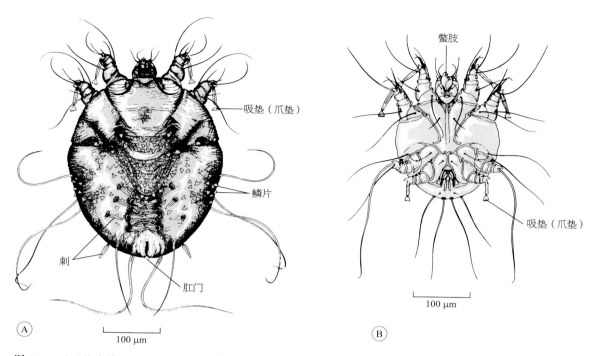

图 A4.1　(A)雌疥螨(*Sarcoptes scabiei*)背面观,(B)疥螨(*S. scabiei*)腹面观。(引自 Kettle DS. Medical and Veterinary Entomology. London: Croom Helm; 1984)

二、蛛形纲(Arachnida)

(一)蜱螨亚纲(Acarina)

蜱螨亚纲动物躯体不分节,无翅亦无触角。它们的生活史属于不完全变态,即从卵孵化为具 3 对足的幼虫,进而蜕变为 4 对足的若虫,最后发育为 4 对足的成虫(不化蛹)。蜱和螨归入蜱螨亚纲,共有 2 000 个属 30 000 种。一些蜱螨具有重要的医学意义,概述如下。

1. 疥螨目(Sarcoptiformes)·

(1) 疥螨科(Sarcoptidae):疥螨(*Sarcoptes scabiei*,图 A4.1)是疥螨科最重要的物种,是疥疮的病原体(第 58 章)。雌螨会在宿主皮肤角质层中挖掘出永久性隧道,并在隧道内产卵和排便(图 A4.2)。幼虫自卵中孵化并生长在隧道中,蜕皮发育进入两个若虫期。疥螨从卵发育到成虫再产卵即一个生活史约需 10～14 d,其死亡率高达 90%,但成螨可以在宿主皮肤中生活几周到数月不

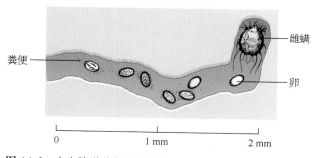

图 A4.2　在皮肤隧道内的雌螨(*Sarcoptes scabiei*)和卵。

等,其间雌螨每天产卵。疥螨是人体、家畜和各种野生动物皮肤疥疮的病原体。

(2) 粉螨科(Acaridae):粉螨归属贮藏食品中的害虫,如奶酪、香草和面粉。人体接触带有粉螨的物品而被叮咬,或与之接触即会过敏,有时会得如杂货痒症(grocer's itch)、椰子螨皮炎(copra itch)、面包师皮炎(baker's itch)等。粉螨也可能经食管进入人体引起消化道不适或者经口鼻吸入人体引起呼吸道症状。

2. 绒螨亚目(Trombidiformes)·

(1) 蠕螨科(Demodicidae):毛囊螨(蠕螨属 *Demodex* 种类)是一种永久性寄生在宿主毛囊和皮脂腺内的小型寄生螨,体型很小,长 0.1～0.4 mm(图 A4.3)。蠕形螨寄生于多种哺乳动物,通常具有极高的宿主专一性。人体不同组织部位会寄生不同的蠕形螨,例如:寄生于毛囊的毛囊蠕螨(*D. folliculorum*),寄生于皮脂腺的皮脂蠕螨(*D. brevis*)。寄生于人体眼睑、鼻子和面部的蠕形螨通常无致病性,但也可能会因感染螨虫而引起睑缘炎或肉芽肿痤疮。

(2) 恙螨科(Trombiculidae):恙螨俗称沙螨,其幼虫必须寄生于脊椎动物。恙螨将卵产于潮湿且排水良好的土壤中,卵孵化后,幼虫会爬上草尖,通过二氧化碳感受器去识别经过的宿主(图 A4.4)。幼虫附着于宿主后,通过分泌唾液来部分溶解宿主组织而吸食。最短刺吸 3 d,幼虫离开宿主进入休眠期,进而蜕皮发育为若虫和成虫。恙螨生命周期长短不一,在热带大约 40 d,在温带大约为 1 年。

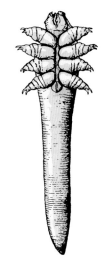

图 A4. 3　毛囊蠕螨（*Demodex folliculorum*）腹面观。（引自 Kettle DS. Medical and Veterinary Entomology. London：Croom Helm；1984）

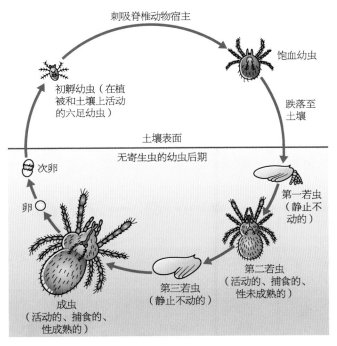

图 A4. 4　恙螨生活史概述。

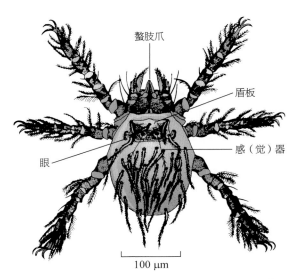

图 A4. 5　地里纤恙螨。（*Leptotrombidium deliense*）背面观（引自 Kettle DS. Medical and Veterinary Entomology. London：Croom Helm；1984）

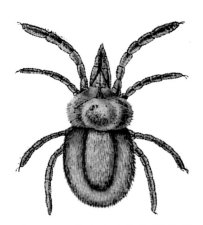

图 A4. 6　发育完全的红纤恙螨（*Leptotrombidium akamushi*）成虫。

在已知的 1 200 种恙螨中，只有约 50 种是以人和家畜为宿主的。大部分恙螨幼虫通常寄生于啮齿动物和鸟类，但是如有机会，它们也会叮咬人体，并可能导致皮炎。恙螨分布广泛，重要的地区性恙螨包括欧洲的秋新恙螨（*Neotrombicula autumnalis*）、美洲的迪氏真恙螨（*Eutrombicula alfreddugesi*）和中美洲的巴氏真恙螨（*Eutrombicula batatas*）。

恙螨中的纤恙螨属（*Leptotrombidium*）是恙虫病（病原体为恙虫东方体，*Orientsia tsutsugamushi*）的传播媒介（第 22 章）。病原体在恙螨中既可经期传播，也能经卵

传播。地里纤恙螨（*L. deliense*）是恙虫病的主要媒介，其分布特征与植被分布有关（图 A4.5）。其他重要的人体恙虫病的传播媒介包括：分布于日本的红纤恙螨（*L. akamushi*，图 A4.6），分布在马来西亚、婆罗洲、新几内亚和菲律宾的绯纤恙螨（*L. fletcher*），分布在马来西亚的沙滩纤恙螨（*L. arenicola*），分布在日本、韩国和俄罗斯滨海边疆区的白丹纤恙螨（*L. pallidum*），分布在西伯利亚和俄罗斯滨海边疆区的巴氏纤恙螨（*L. pavlovskyi*），以及分布在斐济山和日本的小盾纤恙螨（*L. scutellare*）。

3. 真螨目（Acariformes）·蚍螨科（Pyroglyphidae）：蚍螨科的屋尘螨（如户尘螨 *Dermatophagoides pteronyssinus*，图 A4.7）常被发现在热带和温带地区的尘埃中，以人体的皮屑为食。过敏性体质的人一旦吸入这些螨虫过

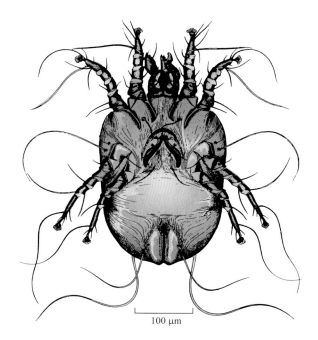

图 A4.7 户尘螨(*Dermatophagoides pteronyssinus*)腹面观。(引自 Kettle DS. Medical and Veterinary Entomology. London: Croom Helm; 1984)

敏原(活螨、螨虫尸体或粪便),会导致哮喘和广泛性皮炎。

4. 中气门目(Mesostigmata) · 皮刺螨科(Dermanyssidae)和巨刺螨科(Macronyssidae):皮刺螨科和巨刺螨科均为吸血螨类。这些螨虫在缺乏自然宿主的情况下,也有可能寄生于人体,并引起皮炎。鼠螨(如柏氏禽刺螨,*Ornithonyssus bacoti*)常见于杂货铺和仓库,鸟螨(如鸡皮刺螨,*Dermanyssus gallinae*)常见于屋檐下和空调管道内。

5. 蜱目(Ixodida) · 所有蜱种都是脊椎动物的专性体外寄生虫。体型大,长 3～20 mm,且无螨虫体表上发现的刚毛。蜱有发育良好的颚体(即假头,capitulum),能牢固附着于宿主身体上,并可防止其在宿主梳洗过程中脱落(图 A4.8,图 A4.9)。蜱的生活史共有 3 个阶段(幼虫、若虫和成虫),但是硬蜱(硬蜱科,Ixodidae)和软蜱(软蜱科,Argasidae)的生活史和吸血来源不同(图 A4.10,表 A4.2)。大多数蜱也具有很高的繁殖潜力,每次产数千个卵,以补偿其生命周期中的高死亡率。

蜱广泛寄生于多种野生动物和家畜体表,并且很多蜱都有其偏好的宿主,尽管这只可能是其偏好性而非选择性。雌雄成蜱吸食大量血液:一个吸饱血的雌蜱体长 20 mm,重 2 g 或更重。被蜱大量的侵扰,除了对宿主造成物理伤害还会使其大量失血。蜱也能作为病毒和细菌的传播媒介(表 A4.3)。最终蜱还可导致瘫痪,虽然这种蜱瘫在去除蜱虫后会立即恢复。

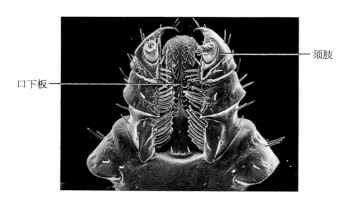

图 A4.8 硬蜱颚体腹面观电镜图(*M. Nawar* 供图)

口下板 / 须肢

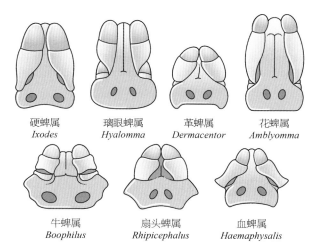

硬蜱属 *Ixodes*　璃眼蜱属 *Hyalomma*　革蜱属 *Dermacentor*　花蜱属 *Amblyomma*

牛蜱属 *Boophilus*　扇头蜱属 *Rhipicephalus*　血蜱属 *Haemaphysalis*

图 A4.9 硬蜱颚体背面观,示 7 个属的特征。

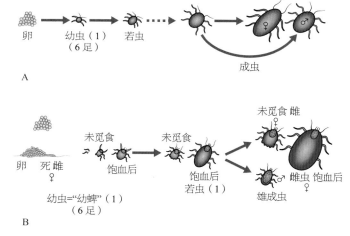

卵　幼虫(1)(6足)　若虫　成虫

A

卵　死雌♀　饱血后　幼虫="幼蜱"(1)(6足)　未觅食　饱血后若虫(1)　未觅食雄成虫　未觅食 雌　雌虫 饱血后♀

B

图 A4.10 蜱生活史 A 软蜱。B 硬蜱。

(1) 软蜱科(Argasidae):软蜱科种类具有坚韧革质表皮,无背板或盾板(图 A4.9),由此软蜱也是它们的常用名。软蜱夜间吸血速度快,通常只要 2～3 min 就能饱血。位于第一和第二对足(基节)之间的基节腺(coxalgland),是快速吸血必不可少的器官。基节腺分泌黏液,过滤过多的液体而浓缩饱血。软蜱栖息在靠近宿

表 A4.2 软蜱和硬蜱的主要差异(特征)		
形态学	软蜱	硬蜱
盾板	无	有;幼虫、若虫和雌虫的盾板位于背面前部,雄虫盾板覆盖整个背面
假头(又称颚体)	位于腹面,背面不可见	位于躯体前端,背面可见
须肢(palp)	长,可移动	短,棒状
生活史	有几个若虫期,多次产卵,每次饱血后约产100～200个卵	一个若虫期,只产一次卵,数千枚卵
习性	吸血快,通常在夜间吸血;雄雌成虫可反复吸血。栖息地受限,栖息于宿主的洞穴或巢穴	吸血慢,昼夜吸血;一次吸血需要几天;只有雌蜱一生吸血一次。散居,在牧场等有宿主的地方觅食

表 A4.3 人蜱传回归热:包柔体(*Borrelia*)及其传播媒介钝蜱(*Ornithodoros*)		
媒介蜱	螺旋体	分布地区
毛白钝蜱 O. moubata	西班包柔体 B. hispanica	非洲东部、中心和南部
游走钝蜱 O. erraticus	波斯包柔体 B. persica	地中海西部,非洲北部
托氏钝蜱 O. tholozani	西班包柔体 B. hispanica	地中海东部向东通过亚洲中心至中国西部
图卡钝蜱 O. turicata	图卡包柔体 B. turicatae	美国,墨西哥
帕氏钝蜱 O. parkeri	帕氏包柔体 B. parkern	美洲北部,中心和南部
荷氏钝蜱 O. hermsi	赫氏包柔体 B. hermsii	
扁薄钝蜱 O. rudis	委瑞包柔体 B. venezuelensis	
牧场钝蜱 O. talajae		
图卡钝蜱 O. turicata		

主的地方以便于取食,并可在整个存活期对同一宿主吸血。软蜱若虫龄数为3～6龄期,每龄若虫饱血后蜕皮一次而进入下一龄期。雌雄成蜱在宿主身上反复吸血并交配;雌蜱每次饱血后产下一批卵,约100～200个。有些软蜱能在长时间饥饿情况下存活数年。

软蜱科约150种,隶属于3个属。锐缘蜱属(*Argas*)和钝缘蜱属(*Ornithodoros*)具有最重要的医学意义,这两个属可根据锐缘蜱独特的体缘扁锐且饱血后仍较明显这

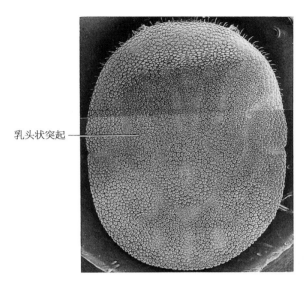

图 A4.11　毛白钝蜱(*Ornithodoros moubata*)雌性成蜱背面观。(*M. Nawar* 供图)

乳头状突起

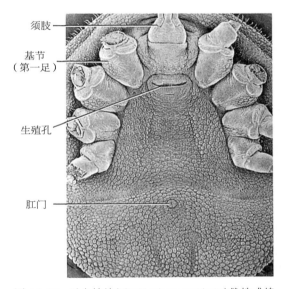

须肢

基节(第一足)

生殖孔

肛门

图 A4.12　毛白钝蜱(*Ornithodoros moubata*)雌性成蜱腹面观。(*M. Nawar* 供图)

一特征进行区分。锐缘蜱通常吸鸟类或蝙蝠的血,但也会攻击人体引起叮咬疼痛。软蜱的基节腺在疾病传播中起着重要作用:基节液(coxal fluid)通常含有病原体,并可侵入叮咬的伤口(图 A4.11,图 A4.12)。钝缘蜱属种类可以通过唾液分泌或基节液污染物叮咬伤口而传播包柔体属(*Borrelia*)螺旋体。帕氏包柔体(*B. parkeri*)(帕氏钝蜱,*O. parkeri*)、图卡包柔体(*B. turicatae*)(图卡钝蜱,*O. turicata*)、赫氏包柔体(*B. hermsii*)(荷氏钝蜱,*O. hermsi*)、委瑞包柔体(*B. venezuelensis*)(扁薄钝蜱,*O. rudis*)和波斯包柔体(*B. persica*)(托氏钝蜱,*O. tholozani*)能引起人体反复发热(表 A4.2)。包柔体属螺旋体经期传播和经卵传递比率高,媒介的寿命长且长期

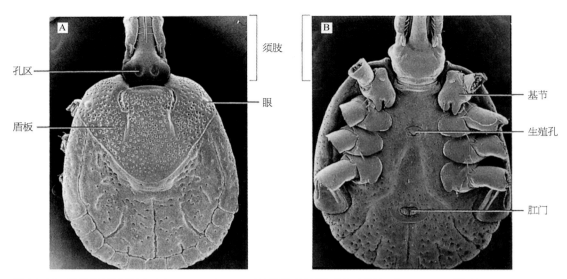

图 A4.13 彩饰眈(花)蜱(*Amblyomma variegatum*)的背面观(A)和腹面观(B)。(*M. Nawar* 供图)

耐饥导致其可在缺少脊椎动物宿主的自然疫源地长期存在。蜱是病原体的主要储存库,而其他动物,如啮齿动物,可能仅作为传染源的放大器。

(2)硬蜱科(Ixodidae):硬蜱易与软蜱区分,因为其各发育阶段均在躯体背面可见假头(图 A4.13)。硬蜱吸血慢,通过它们的螯肢、口下板和唾液腺分泌的水泥样物质将其口器黏在宿主上,可附着于宿主身上数天。以下每个阶段(除卵期外)均需在脊椎动物宿主上吸血 4~12 d:包括三个可活动的幼虫阶段、一个若虫和一个成虫阶段。雄蜱(比雌蜱小很多)可在宿主体表寄生几周至几个月的时间,与数个雌蜱交配。受精的饱血雌蜱从宿主体表掉落,然后在地面上产数千枚卵后死亡。整个生命周期在热带地区约为 2~4 个月,在寒带或温带则多达 3~5 年。

硬蜱无基节腺,其吸食的血液在缓慢吸血过程中,从胃进入体腔进而浓缩,其后通过唾液腺的加工还原给宿主。一些蜱有宿主特异性,但大多数蜱的宿主范围广泛。未成熟阶段的蜱通常吸食较小的哺乳动物(啮齿类等),而成蜱主要吸食大型哺乳动物。大多数硬蜱在每个阶段寄生于相同或不同种的不同动物。硬蜱科约 800 种,隶属于 13 属,其中硬蜱属(*Ixodes*)、钝眼蜱属(*Amblyomma*)、璃眼蜱属(*Hyalomma*)、血蜱属(*Haemaphysalis*)、革蜱属(*Dermacentor*)和血红扇头蜱属(*Rhipicephalus*)传播疾病给人类。

硬蜱属(*Ixodes*):肩突硬蜱(*I. scapularis*)(又称达敏硬蜱,*I. dammini*)即美洲鹿蜱广泛分布于美国和加拿大边界;可能由于成蜱的宿主鹿的增殖扩散,导致其分布范围似乎也在延伸。幼虫和若虫寄生于啮齿类动物(特别是白足鼠)和人。成蜱主要吸白尾鹿的血,或偶尔也吸人血。肩突硬蜱是美国东部人巴贝虫病[田鼠巴贝虫

(*Babesia microti*);第 44 章]和莱姆病(伯氏包柔体,*Borrelia burgdorferi*)的传播媒介。篦子硬蜱(*I. ricinus*)(又称欧洲羊蜱或蓖麻豆蜱)的分布横跨欧洲里海和伊朗北部的原始牧场以及林地。篦子硬蜱是人体 3 种黄病毒的传播媒介:不列颠群岛的跳跃病(跳跃病病毒,louping ill virus,主要影响牛和羊,也影响人)、中欧的蜱媒病毒性脑炎(tick-borne viral encephalitis,TBE)和莱姆病(伯氏包柔体)。由于成蜱的宿主鹿群的数量增加,该病开始在这一地区变得越来越普遍。未成熟的蜱寄生于啮齿类动物和鸟类;成蜱侵袭鹿、羊、牛和人。完成一个生活史需要 2~4 年完成。全沟硬蜱(*I. persulcatus*)(又称针叶蜱,*taiga*)从波罗的海到日本广泛分布,它与篦子硬蜱重叠分布。它比篦子硬蜱更能抗寒。在俄罗斯,全沟硬蜱与针叶林相关,其生活史长达 2~4 年。全沟硬蜱是俄罗斯春夏脑炎的主要媒介(黄病毒),它可以经卵传播的方式传播病毒,但传播率是可变的。全环硬蜱(*I. holocyclus*)分布于澳大利亚昆士兰和新南威尔士州沿海地区的潮湿茂密草木中,可感染各种哺乳动物宿主。其叮咬可能导致人与犬蜱瘫。它是昆士兰蜱传斑疹伤寒的传播媒介(澳大利亚立克次体,*Rickettsia australis*)。

血蜱属(*Haemaphysalis*):距刺血蜱(*Haemaphysalis spinigera*)分布于斯里兰卡和印度南部,主要是牛把它带到了已砍伐的森林内使得那里分布最多。它是凯萨努森林脑炎(Kyasanur forest disease)的主要媒介。未成熟的蜱吸食小的森林啮齿类动物、猴子和人体的血。人体接触蜱虫及感染风险最高的时期是雨季前的干燥时期,那时村民们会到森林里拾柴火。此病由被感染的若虫叮咬人体而传播,并非经卵传播。里氏血蜱(*H. leachi*)广泛寄生于食肉动物,人体被从狗身上掉落的碾

碎的被感染的蜱通过皮肤或眼睛而感染丘疹热（boutonneuse fever）（康氏立克次体，*Rickettsia conori*）。

扇头蜱属（*Rhipicephalus*）：除了西非，从南苏丹到南非都有挂囊扇蜱（*Rhipicephalus appendiculatus*）分布，它寄生在牛以及树林、灌木、草原的野生动物体上。在东非，它是牛原虫病东海岸热（East Coast fever）的媒介（巴贝虫，*babesiosis*），但在非洲南部草原，是非洲蜱传斑疹热（伤寒）的主要媒介（立克次体，*Rickettsia*），也是狂热叮咬人的蜱种。血红扇头蜱（*R. sanguineus*）是地中海盆地感染人的人体丘疹热的主要媒介。

革蜱属（*Dermacentor*）：革蜱属的蜱通过叮咬和垂直传播及经卵传递的方式传播多种立克次体（第 22 章）。安氏革蜱（*Dermacentor andersoni*）（洛基山森林蜱，Rocky Mountain wood tick）和变色革蜱（*D. variabilis*）（美洲犬蜱，American dog tick）是美国中部和东部的洛基山斑点热（Rocky Mountain spotted fever）（立氏立克次体，*Rickettsia rickettsi*）的主要媒介。蜱传播立克次体的风险主要是在附着人体后几小时或是当天，因此如果蜱附着后数小时就被去掉可以降低感染的风险。安氏革蜱也能传播科罗拉多蜱热（Colorado tick fever）的病毒给人体。边缘革蜱（*D. marginatus*）、森林革蜱（*D. silvarum*）和草原革蜱（*D. nuttalli*）是分布于欧洲中部到中亚的西伯利亚斑疹蜱媒斑疹热（Siberian tick typhus）（西伯利亚立克次体，*Rickettsia sibirica*）的主要媒介。西伯利亚立克次体可以长时间在蜱体内存活。

钝眼蜱属（*Amblyomma*）：钝眼蜱属的蜱种口器特别长，这就增加了从宿主体表摘除蜱种的难度。希伯眈蜱（*Amblyomma hebraeum*）（南非斑点蜱，South Africanbont tick）是南非丘疹热（康氏立克次体，*Rickettsia conori*）的媒介。美洲眈蜱（*A. americanum*）、孤星蜱（lone-star tick）和卡宴眈蜱（*A. cajennense*）、卡宴蜱（Cayenne tick）分别是美国和拉丁美洲洛基山斑点热的传播媒介。彩饰眈蜱（*A. variegatum*）是加勒比海和非洲的非洲立克次体（*R. africae*）的传播媒介（图 4.13）。

璃眼蜱属（*Hyalomma*）：镶边璃蜱（*Hyalomma marginatum*）是能适应欧亚大陆干旱或半干旱条件下的耐寒的蜱种。鸟类是未成熟蜱的重要宿主并且可被迁徙的鸟带到欧洲和非洲的许多地方。它是克里米刚果出血热（Crimean-Congo hemorrhagic fever）虫媒病毒的媒介（第 14 章）。

三、颚足纲（Maxillopoda）（甲壳亚门，Crustacea）

（一）舌形虫亚纲（Pentastomida）

舌形虫（pentastomids，linguatulids，tongue worms），有类似节肢动物的特征，目前分类上归属于甲壳类的体内寄生虫。有 2 个科 4 个种类能引起人体致命感染。

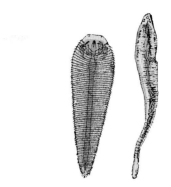

图 A4.14　锯齿舌形虫（*Linguatula serrata*）。左，若虫（×6），右，成虫（实际大小）。

1. 舌形虫科（Linguatulidae）·舌形虫属（*Linguatula*）（图 A4.14）的种类成虫虫体呈球棍状，腹部扁平，背部突起，横段面上有沟痕分成约 90 个浅体表环状物。2 对能伸缩的单钩可以帮助附着于宿主组织上。锯齿舌形虫（*L. serrata*）世界分布，成虫侵染犬科动物（狗、狐狸、狼）鼻涕的鼻道。卵通过鼻涕或肠传播。卵和感染期幼虫可以通过肺或偶然吸入而进入人体和家畜。幼虫可以迁移至鼻道，但人体是终宿主，不能传播受精卵。人体感染后常常不会有症状，在尸检中偶有发现。

2. 蛇舌状虫科（Armilliferidae）·蛇舌虫属（*Armillifer*）（图 A4.15）种类的生活史与舌形虫属种类大致相似。卵可产在土壤上存活至少 3 个月，当被吞入时，在肠内孵化，幼虫通过肠壁钻出，寄生于组织。6 个月至 1 年间至少蜕皮 6 次，发育成感染性若虫。成虫寄生在大蟒蛇和大型非洲蝰蛇的肺部，但幼虫在许多哺乳动物种类包括猴和人体内的组织中形成包囊。人体只作为终极中间宿主，通过吃未煮熟的蛇肉或饮用了被蛇粪便污染的水而感染。若虫包囊常在人体肝脏、肠道和肺部。腕带蛇舌虫（*A. armillatus*）在热带非洲感染人体。

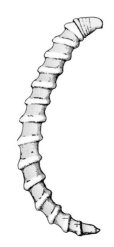

图 A4.15　腕带蛇舌虫（*Armillifer armillatus*）（实际大小）。

在东方区域,串珠蛇舌虫(*A. moniliformis*)通常引起人体感染,在马来西亚、马尼拉、爪哇、苏门答腊岛和中国有文献记录。

四、昆虫纲(Insecta)

所有昆虫体表都有几丁质外骨骼覆盖,昆虫躯体分为头、胸、腹部三部分,有三对足和一对触角。昆虫是地球上最多样化的动物群体,仅已描述的昆虫种类就超过 100 万种,但有更多的昆虫种类未知或尚未描述。昆虫对人类有益,但是在这一节中,我们将讨论那些损害人类健康或传播疾病的昆虫种类。

(一)双翅目(Diptera)

双翅目有超过 120 000 个物种且可真正的飞行,其特征为具有一对翅,一对平衡棒(由后翅退化而来的棒状结构)。除了造成蝇蛆病外(见第 60 章),真正可飞行的昆虫可作为媒介,作为许多病原体的中间宿主,因此双翅目是医学上最重要的目之一[47]。

1. **毛蠓科(Psychodidae)** · 白蛉个体微小(体长 1.5~3.5 mm),纤弱,遍体被毛,具有带毛的纤长丝状触角(图 A4.16)[8]。白蛉在潮湿、富有腐殖质的孳生地产卵,每次产卵约 70 枚。卵孵化 1~2 周后,发育为幼虫,幼虫发育需经过四个龄期,幼虫在气温较低时可能在四个龄期中发生滞育。在蛉种内及种间幼虫龄期的发育时间差异很大,龄期时间长短很大程度上取决于温度。蛹是不活动的发育阶段,孵化需 5~10 d,通常在黎明前的夜间出现。由于白蛉繁殖地和幼虫难以发现,对白蛉的未发育成熟阶段了解相对较少。成蛉很容易与其他小飞虫的种类区分开来,因为它背部有一对呈垂直的"V"字形张开的翅膀(图 A4.17)。雌雄白蛉以花蜜和其他植物糖类为食,但雌蛉也可以吸食脊椎动物血液获取产卵所需的营养。吸血后 5~10 d 白蛉产卵,通常吸血一次,产一批卵,但在一些吸食人血的蛉种中已有自体生殖(在不吸血的情况下,依靠自体营养、发育卵巢进行产卵)的记录。

白蛉主要在热带和亚热带地区分布,也有些种类可以贯穿温带的北半球(50°N)至南半球(约 40°S)分布。

白蛉只在夜间飞行。目前对其远距离的飞行距离所知甚少,但在开放栖息地白蛉可以几天内飞越 2 km 距离。

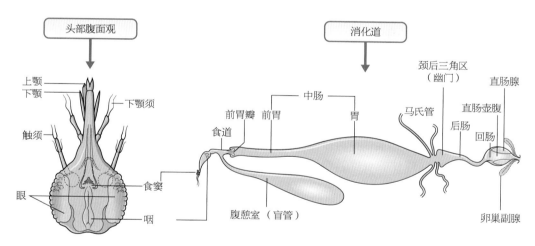

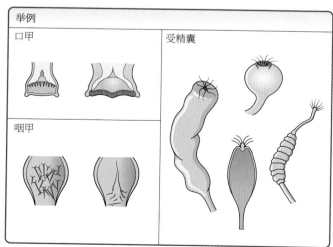

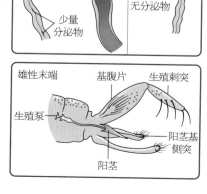

图 A4.16 白蛉消化道解剖图,示卵巢腺体及分类重要特征。

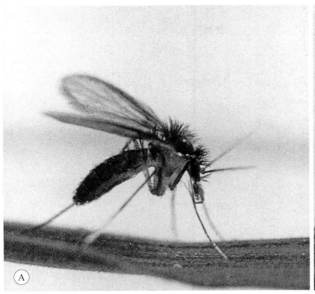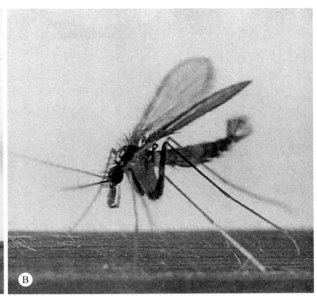

图 A4.17　白蛉(长须罗蛉 *Lutzomyia longipalpis*)的活体雌蛉(A)、活体雄蛉(B)。示白蛉躯体及翅被毛,除了白蛉特有的姿态,即背部一对呈垂直的"V"字形张开的翅膀外,一般来说白蛉停落姿势及外观与蚊虫相似。(C.J. Webb 供图)

白蛉吸血也是在黄昏,不同的蛉种吸血时间不同。少数蛉种为家栖型蛉种,大多蛉种是近家栖蛉种。栖息地为凉爽、相对潮湿黑暗的小环境。常在建筑物或洞穴等垂直成层结构内。

白蛉可以传播病毒、细菌和原虫给脊椎动物,但不能传播蠕虫。白蛉是内脏利什曼病(visceral leishmaniasis)(黑热病 kala-azar)的媒介(见第 47 章)。各种类型的皮肤利什曼病(cutaneous leishmaniasis)(东方疖 oriental sore、鼻咽黏膜利什曼病等)、巴尔通体病(bartonellosis)(奥罗亚热 Oroya fever、卡里翁病 Carrion's disease,第 30 章)、白蛉热(sandfly fever)[30,47]。

利什曼原虫(*Leishmania*)的传播通常高度聚集,可能与媒介分布受生态环境限制有关(图 A4.18)。在白蛉吸血的同时完成了病原体的传播。人体在利什曼原虫传播中被感染的形式多样:可以在动物源性的循环中偶尔溢出成为完全的人源型疾病(只在人和白蛉之间循环)[7]。并不是所有被感染的白蛉都可以将利什曼原虫传播给人类:例如在欧亚大陆南部,硕大利什曼原虫(*L. major*)由蒙古白蛉(*P. mongolensis*)、高加索白蛉(*P. caucasicus*)、安氏白蛉(*P. andrejevi*)作为媒介在啮齿动物间传播,但是只有静食白蛉(*P. papatasi*)可作为硕大利什曼原虫的媒介在人际间传播。寄生虫与相应媒介之间存在特异性,白蛉传播利什曼原虫受到多种因素的影响,其包括行为(如媒介叮咬特定保虫宿主的偏好)、在白蛉消化道内的生态因素和生物化学因素(如酶活性)(表 A4.4)。野生白蛉种群的自然感染率通常很低(低于 1%),但是在一些疫点地区可能会异常高(如约旦河谷其感染率超

过 20%)。

(1)白蛉属(*Phlebotomus*)(旧大陆):在旧大陆分布的几个亚属的蛉种都可以作为内脏利什曼病的媒介:劳蛉亚属(*Larroussius*)(地中海盆地及撒哈拉地区),同蛉亚属(*Synphlebotomus*)(东非),优蛉亚属(*Euphlebotomus*)(印度),阿蛉亚属(*Adlerius*)(近东地区及中国北部地区)。狭义白蛉属[*Phlebotomus*(*sensu stricto*)]种类是与东非干旱地区、中东、原苏联地区传播硕大利什曼原虫相关的蛉种。副蛉亚属(*Paraphlebotomus*)有许多栖息在中亚啮齿动物洞穴中、在啮齿动物中间或偶尔在人间传播硕大利什曼原虫的蛉种。有一个种,司氏白蛉(*P. sergenti*)是一种近家栖型蛉种,在西亚和中东地区其是热带利什曼原虫(*L. tropica*)的传播媒介。在旧大陆内脏利什曼病的媒介有白蛉属中几个亚属的蛉种:劳蛉亚属(*Larroussius*)(地中海盆地及撒哈拉地区)、同蛉亚属(*Synphlebotomus*)(东非)、优蛉亚属(*Euphlebotomus*)(印度)和阿蛉亚属(*Adlerius*)(近东地区及中国北部地区)。旧大陆叮咬人体传播疾病的媒介蛉种局限分布在亚热带地区。很少有嗜吸人血的蛉种分布在热带非洲。然而白蛉分布范围可以从非常低海拔(如死海)至2 800 m 海拔的埃塞俄比亚。不同的白蛉种类具有独特的生境要求,但是这个种群分布在多种生态环境中,可以从沙漠至热带和从亚热带草原至热带雨林都有分布。皮肤利什曼病的高发区就分布在干旱、半干旱地区。

恶毒白蛉(*Phlebotomus perniciosus*)在地中海北部地区可传播托斯卡纳(Toscana)病毒,也曾经在其体内分离到其他病毒。夏季在整个地中海盆地、中东、巴基斯坦

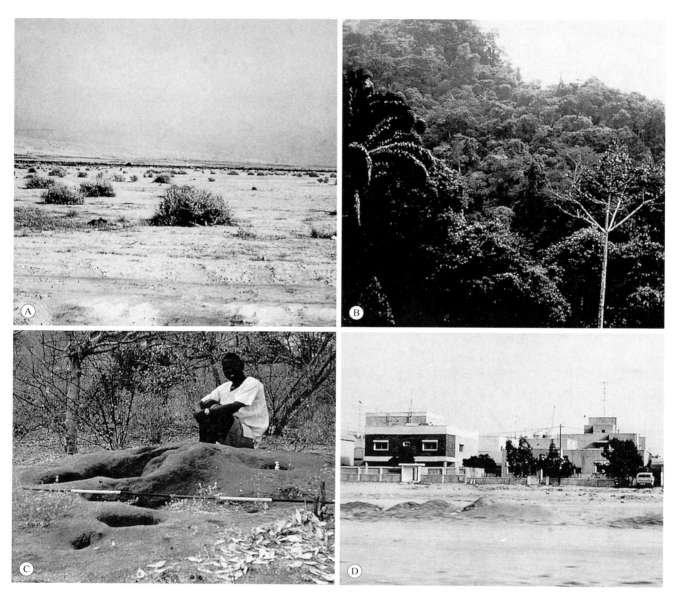

图 A4.18 (A)约旦河谷静食白蛉(*Phlebotomus papatasi*)典型的干旱栖息环境,当地静食白蛉将胖沙鼠(嗜沙肥鼠, *Psammomys obesus*)携带的硕大利什曼原虫(*L. L. major*)传播给人,导致皮肤利什曼病。(B)中美洲(伯利兹城 Belize)潮湿的森林地区,树鼠携带墨西哥利什曼原虫(*L. L. mexicana*)由奥密鲁蛉奥密亚种白蛉(*Lutzomyia olmeca olmeca*)传给人,引起皮肤利什曼病。(C)东非的一些地区被白蚁侵蚀的小土丘是内脏利什曼媒介马丁白蛉(*Phlebotomus martini*)首选栖息地(*D. M. Minter* 供图)。(D)城镇开发区周围的现代房屋居住区人群,可能因近家栖蛉种叮咬感染内脏利什曼,例如在巴西和中东地区。

和印度的部分地区(第 14 章),白蛉热(papatasi fever)都是常见的。静食白蛉被认为是埃及传播白蛉热的媒介,它被认为是遍及旧大陆的白蛉热的传播媒介。其病毒在白蛉体内的自然感染率在 0.015%～0.5%,目前尚不清楚脊椎动物是否可以作为自然保虫宿主。

(2)罗蛉属(*Lutzomyia*)(新大陆 New World):相对于旧大陆的白蛉属,罗蛉属种类更加多样,许多亚属包含几种媒介蛉种(如尼蛉亚属 *Nyssomyia* 和毛蛉亚属 *Psychodopygus*),然而许多其他亚属和种群仅有 1～2 种属于可以传播利什曼原虫的蛉种。相对于旧大陆,皮肤

利什曼病的传播主要发生在森林地区(图 A4.18)。开垦荒地可以降低皮肤利什曼病的发病率,但会增加内脏利什曼病的传播概率。

在秘鲁、哥伦比亚、厄瓜多尔的安第斯-科迪勒拉山脉中部山谷区,罗蛉属蛉种也传播巴尔通体(*Bartonella bacilliformis*)(奥罗亚热 Oroya fever、秘鲁疣肿 verruga peruana)。参与巴尔通体传播的媒介白蛉种类目前并非全部知道,但有些种类如疣肿罗蛉(*L. verrucarum*)(秘鲁)和哥伦比亚罗蛉(*L. colombiana*)(哥伦比亚)可能涉及。这种疾病被认为是只在人和白蛉之间传播,没有任

表 4.4	已被证实为利什曼病媒介的种类总览(同见第 47 章)		
寄生虫	**媒介**	**保虫宿主**	**主要分布区域**
杜氏利什曼原虫 L.(Leishmania) donovani	白蛉属优蛉亚属 银足白蛉 P.(Euphlebotomus) argentipes	?、人	印度
婴儿利什曼原虫 L.(L.) infantum	白蛉属劳蛉亚属 阿氏白蛉 P.(Larroussius) ariasi	狐狸、犬	法国南部
	白蛉属劳蛉亚属 长矛白蛉 P.(Larroussius) longicuspis	犬	北非
	白蛉属劳蛉亚属 硕大白蛉 Syracusey 亚种 P.(Larroussius) major Syracuse	犬	地中海东部地区
	白蛉属劳蛉亚属 东方白蛉 P.(Larroussius) orientalis	啮齿动物、食肉动物	苏丹
	白蛉属劳蛉亚属 庇氏白蛉 P.(Larroussius) perfiliewi	狐狸、鼠类	意大利、前南斯拉夫
	白蛉属劳蛉亚属 恶毒白蛉 P.(Larroussius) perniciosus	犬	地中海西部地区
	白蛉属劳蛉亚属 斯米诺夫白蛉 P.(Larroussius) smirnovi	豺、狼	苏联地区
	白蛉属劳蛉亚属 托氏白蛉 P.(Larroussius) tobbi	犬	地中海东部地区
	白蛉属似蛉亚属 亚历山大白蛉 P.(Paraphlebotomus) alexandri	?、人	中国西北部新疆地区
	白蛉属阿蛉亚属 四川白蛉 P.(Adlerius) sichuanensis	?	中国西南部四川地区
	白蛉属阿蛉亚属 中华白蛉 P.(Adlerius) chinensis	犬、貉	中国
	白蛉属阿蛉亚属 长管白蛉 P.(Adlerius) longiductus	豺、犬	苏联地区
	白蛉属 Synphlebotomus 亚属 马丁白蛉 P.(Synphlebotomus) martini	犬、人	东非
恰氏利什曼原虫 L.(L.) chagasi	罗蛉属 Lutzomyia (Lutzomyia) longipalpis	犬、狐狸(伪狐属, Cerdocyon)	巴西
热带利什曼原虫 L.(L.) tropica	白蛉属副蛉亚属 司氏白蛉 P.(Paraphlebotomus) sergenti	?、人	中东至印度河盆地
硕大利士曼原虫 L.(L.) majar	白蛉属白蛉亚属 静食白蛉 P.(Phlebotomus) papatasi	穴居啮齿类动物	北非、中东、苏联、印度西北部

表 4.4	已被证实为利什曼病媒介的种类总览(同见第47章)(续表)		
寄生虫	媒介	保虫宿主	主要分布区域
	白蛉属白蛉亚属 杜波白蛉 *P.*(*Phlebotomus*)*duboscqi*	啮齿类动物	撒哈拉非洲(塞内加尔到东非)
	白蛉属白蛉亚属 萨氏白蛉 *P.*(*Phlebotomus*)*salehi*	啮齿类动物	印度西北部
埃塞俄比亚利什曼原虫 *L.*(*L.*)*aethiopica*	白蛉属劳蛉亚属 贝迪白蛉 *P.*(*Larroussius*)*pedifer*	岩狸	埃塞俄比亚、肯尼亚
墨西哥利什曼原虫 *L.*(*L.*)*maxicana*	罗蛉属尼蛉亚属 奥密罗蛉奥密亚种 *Lutzomyia*(*Nyssomyia*)*olmeca olmecaolmeca*	森林啮齿动物	中美洲
亚马孙利什曼原虫 *L.*(*L.*)*amazonensis*	罗蛉属尼蛉亚属 黄背罗蛉 *Lutzomyia*(*Nyssomyia*)*flaviscutellata*	森林啮齿动物、刺猬、负鼠	巴西亚马孙流域
巴西利什曼原虫 *L.*(*Viannia*)*braziliensis*	罗蛉属毛蠓亚属 威氏罗蛉 *Lutzomyia*(*Psychodopygus*)*wellcome*	?	巴西
巴拿马利什曼原虫 *L.*(*V.*)*panamensis*	罗蛉属尼蛉亚属 特氏罗蛉 *Lutzomyia*(*Nyssomyia*)*trapidoi*	两趾树懒	巴拿马
圭亚那利什曼原虫 *L.*(*V.*)*guyanensis*	罗蛉属尼蛉亚属 安闲罗蛉 *Lutzomyia*(*Nyssomyia*)*umbratilis*	两趾树懒	巴西北部、圭亚那
秘鲁利什曼原虫 *L.*(*V.*)*peruviana*	?	?(犬,作为第二中间宿主)	南美洲安第斯山西部

何其他的宿主或保虫宿主。在新大陆白蛉也可以传播病毒:如特氏罗蛉(*Lutzomyia trapidoi*)和叶氏罗蛉(*L. ylephiletor*)传播查格雷斯(*Chagres*)病毒和蓬托罗(*Punta Toro*)病毒。

　2. 蚊科(Culicidae)·因其种群密度大、分布范围广及作为一些重要疾病的传播媒介,蚊有时被认为是一种地球上最危险的动物。所有的蚊种均在水中产卵:潮湿的泥土中、容器内或水池里。大多数卵在蚊产卵后的几天就开始孵化,但伊蚊族(*Aedini*)的蚊卵可进入滞育期以抵御干旱或过冬。热带地区,幼虫在一周内即可完成发育,而温带地区的蚊种则以幼虫过冬。绝大多数的幼虫以滤食为生,而有些蚊种是捕食性的[如巨蚊属(*Toxorhynchites*)、伊蚊属(*Aedes*)、霉蚊亚属(*Mucidus*)、库蚊属(*Culex*)、路蚊亚属(*Lutzia*)](图A4.19)。蚊经4次蜕皮后化蛹,几天后蛹羽化成成蚊(图A4.20),成蚊在遮蔽物下停歇数小时(图A4.21)。雄蚊孵化24 h以内不行交配,直至其外生殖器(尾器)扭转(图A4.22)。交配在每天特定的时候发生,通常是在具有明显特征的雄性蚊群内或附近进行。雌蚊一旦交配,(进入的)精子足以

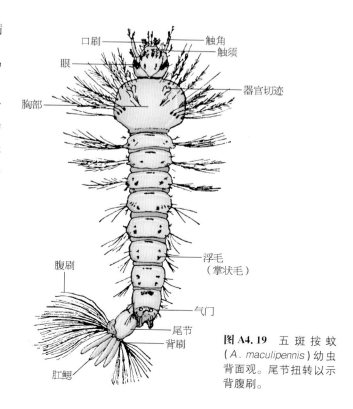

图 A4.19 五斑按蚊(*A. maculipennis*)幼虫背面观。尾节扭转以示背腹刷。

（图中标注：口刷、眼、胸部、腹刷、触角、触须、器官切迹、浮毛（掌状毛）、气门、尾节、背刷、肛鳃）

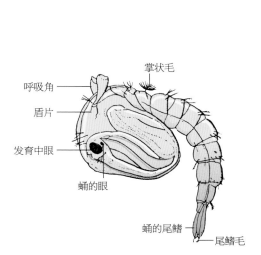

图 A4.20　五斑按蚊(*A. maculipennis*)蛹。

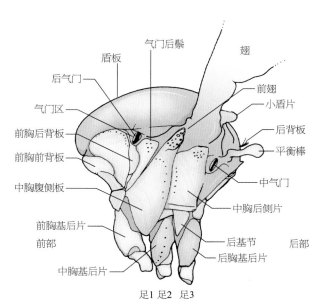

图 A4.21　蚊虫胸部侧面观。示检索表中(表 4.7)刚毛(鬃毛)组成部位名称和所处位置。

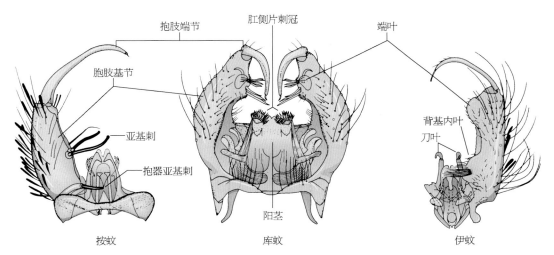

图 A4.22　伊蚊、按蚊、库蚊雄蚊尾器(生殖器)腹面观,示属主要特征。这些特征是鉴定属和种关键的形态特征。

使雌蚊体内产生的一生所有卵子受精。

雌和雄性成蚊以取食花蜜和植物汁液为生。按蚊的成蚊和库蚊的雌蚊均有吸食哺乳动物、鸟类、两栖类和其他脊椎动物血液的习性,且不同种对宿主的选择具有偏好性(图 A4.23～图 A4.25)。按蚊属具有最典型的吸血后产卵的生殖模式(图 A4.26～图 A4.28),许多蚊虫在产卵前需先吸血。但巨蚊属和库蚊属的一些蚊种能进行自体产卵(如无需吸血)。在自然条件下,雄蚊和雌蚊能反复吸血,存活数周。

绝大多数蚊虫会在晚间进行捕食和吸血,但也有许多伊蚊、曼蚊(mansoniine)和煞蚊(sabethine)则在白天捕食和吸血。雌蚊以逆风飞行的方式,通过气味追踪宿主。一次吸血通常能为雌蚊提供足够的营养而产 30～

150 枚卵。每个蚊种都有一个精确的活动周期:有些在傍晚的时候出没,有些在半夜,或其他时段。对人体血液具有强烈偏好性的蚊种,即好嗜人血的蚊种,或更精确地说是叮咬人体的是嗜人蚊种,与攻击其他生物的、好嗜动物血液的、或噬动物的蚊种不同。内栖性蚊虫嗜好在马厩或家畜房内吸血,而外栖性蚊种则偏向于在室外吸血。在室外叮咬的行为称为外食性(exophagy),相反在民居室内叮咬人或动物的蚊虫是有内食性(endophagy)。

目前库蠓属(*Culicoides*)已报道的蚊种约有 3 300 种,分属于 35 个属。所有医学媒介蚊种都包含在按蚊属(*Anopheline*)和库蚊属(*Culicine*)(图 A4.29,图 A4.30)内,从热带到北极圈均有分布[13,15,16,18,19,21,28,33-35,37-43,45]。

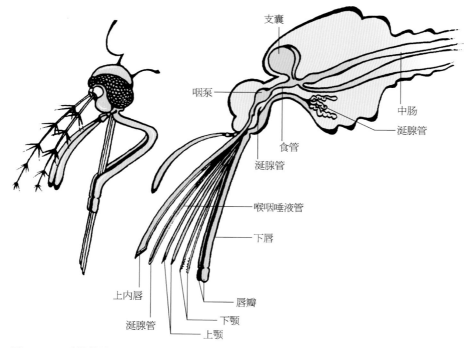

图 A4.23 雌性按蚊喙部解剖图。

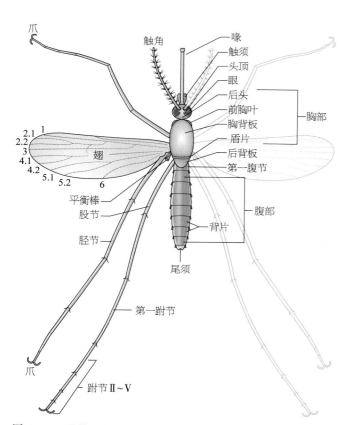

图 A4.24 雌蚊形态解剖图,示脉序 1~6。

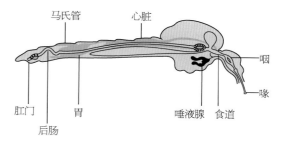

图 A4.25 雌蚊纵切面示解剖结构。

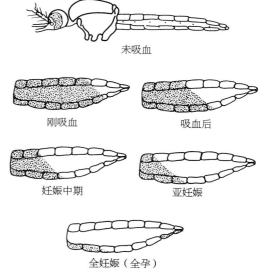

图 A4.26 雌蚊腹部状况分类。腹部黑色基部部分示蚊胃胃血随消化而逐渐减少的过程。腹部后端白色部分示发育卵巢随生殖营养周期的进程而增加。未吸血、吸血和孕蚊可能是未产蚊或经产蚊。

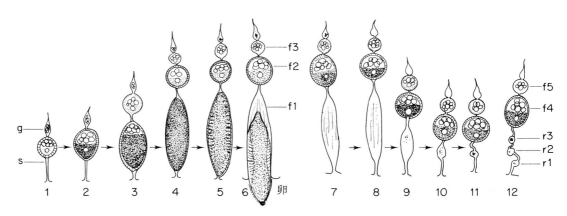

图 A4. 27 蚊虫卵巢卵泡发育的克氏期。每个卵巢约有 100 个卵小管。每个卵小管均具有一个空心的柄(s)、发育的卵泡(f1、f2 等)以及一个末端生殖区(g)由此连续产生卵泡。示第一个卵泡Ⅰ~Ⅴ期的发育(1~5)。成熟的卵经由柄(6)到达输卵管。卵小管柄的囊状膨大部萎缩(7~10)形成有轻微色素(11)的小的持续膨大部位或卵泡囊状痕迹。连续产卵会在每个经产蚊的卵小管处(12)留下连续明显的囊状痕迹(r1,r2 等),从这些囊状痕迹中可估计该蚊虫已经历几个生殖周期或蚊龄。

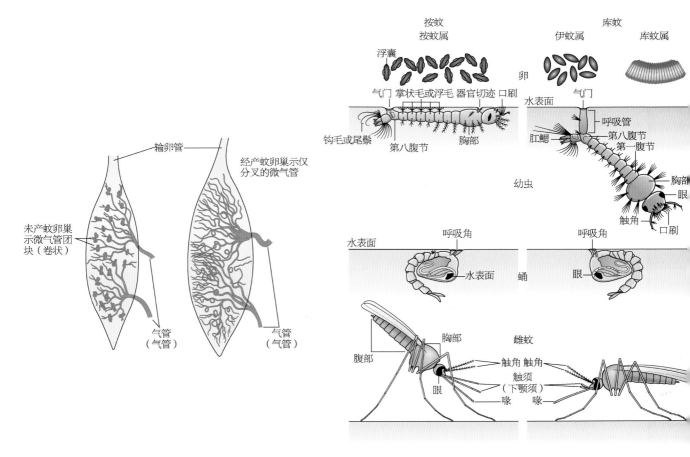

图 A4. 28 蚊虫卵巢,示未产蚊卵巢中气管状团块卷绕(左);微气管因之前有卵着生而延伸至经产蚊卵巢中(右)。这些气管特征只在未吸血雌蚊的腹部中可见。

图 A4. 29 按蚊和库蚊主要区别性特征。

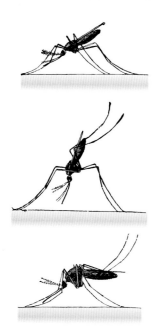

图 A4. 30 致倦库蚊（*Culex quinquefasciatus*）（下）、中华按蚊（*Anopheles sinensis*）（中）、冈比亚按蚊（*Anopheles gambiae*）（上）停息状态。

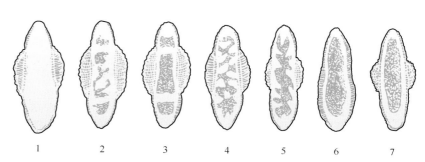

图 A4. 31 五斑按蚊种团（*Anopheles maculipennis* complex）蚊卵：1. 黑卵按蚊（*melanoon*）；2. 米赛按蚊（*messeae*）；3. 别氏按蚊（*beklemishevi*）或五斑按蚊（狭义）；4. 黑小按蚊（*atroparvus*）；5. 拉氏按蚊（*labranchiae*）；6. 萨氏按蚊（*sacharovi*）（夏季）；7. 萨氏按蚊（冬季）。依据卵甲板形态和浮囊的形状（卵的上表面）如卵甲板大小、肋和刻纹的数目作为种类鉴定特征。

蚊是许多人类疾病的重要媒介。传疟媒介均属于按蚊属（表 A4.5）。一些按蚊属和库蚊属的蚊虫能传播虫媒病毒和人体丝虫病（表 A4.6～表 4.8）。蚊也是许多动物性传染病的传播媒介（仅限于动物或鸟类）。而一些动物源性疾病的病原能从动物传播至人（如黄热病，yellow fever）和亚周期型丝虫病（布鲁淋巴丝虫，*Brugian filariasis*）。

在流行病学上，为定量人与蚊的接触频率，需要对以下参数进行计算：①24 h 叮人率；②比较蚊叮咬人和叮咬其他动物的比率；③吸血间隔期，即一种蚊两次成功吸血之间的间隔期。这些数据可以结合蚊的每天存活率、经产（卵雌）蚊的比率计算获得媒介能量指数[30,30,48]。

对蚊种进行属水平以上的鉴定相对较易（表 A4.7），但鉴定到具体的种具有挑战性。一些蚊的形态结构几乎一致或相近，因而可能需要借助染色体形态、DNA、蛋白质分析或生态习性等方面的差异来进行种间区分（图 A4.30）；卵和幼虫阶段的形态学特征在种类区分上同样重要（图 A4.31）。亲缘关系相近的种团合在一起称为同源种复合体（sibling species complexes）。遗传学证据显示不同蚊种不能在自然界进行正常交配。在复合体中有些种类是疾病的传播媒介，是害虫，而有些则不是。

（1）按蚊亚科（Anophelinae）：许多按蚊翅脉有特征性的灰黑相间的斑点（图 A4.32）。触须与喙等长或接近于喙的长度（图 A4.33）。该亚科中最重要的属是按蚊属——疟疾的传播媒介（表 A4.5）。医学上重要的嗜人蚊种归属于和按蚊属的按蚊亚属（*Anopheles*）（多数在北半球）；塞蚊亚属（*Cellia*）[东半球（旧世界）热带]；克蚊（*Kerteszia*）亚属（新大陆热带）和奴蚊（*Nyssorhynchus*）亚属（新大陆热带）。按蚊亚科其他的两个属网蚊属（*Bironella*）和怡蚊属（*Chagasia*），以及按蚊属中洛蚊（*Lophopodomyia*）亚属和斯旦（*Stethomyia*）亚属均无其他应用价值。任何按蚊属的蚊种传播疟疾的能力由以下因素决定，如种群数量、对人的吸血指数、在可能感染阶段内的成活可能以及疟原虫是否可以在蚊体内完成发育[9,10,11,12,17,44]。

除了疟原虫外，许多按蚊（*Anopheles* spp.）还同时传播班氏丝虫（*Wuchereria bancrofti*）（表 A4.6）[26,27]。帝汶丝虫病（Timor filariasis），由帝汶布鲁丝虫（*Brugia timori*）引起，在 Flores 地区以须喙疟蚊（*An. barbirostris*）作为传播媒介[14]。按蚊还同时传播一些虫媒病毒，如东部马脑炎（eastern equine encephalitis）、西部马脑炎（western equine encephalitis）、委内瑞拉马脑炎（Venezuelan equine encephalitis）、奥尼（*O'nyong-nyong*）病毒、塔塔格温病毒（*Tataguine*）等（表 A4.7）。

（2）库蚊亚科（Culicinae）：该亚科有 2,500 个种，分属 40 个属，11 个族。腹部密覆鳞片，栖息时，喙和腹部近乎平行于支承面（图 A4.34）。

表 4.5	人体疟疾流行区及传播媒介(参见章节 43)

1. 北美洲　　费氏按蚊[A.（A.）*freeborni*]、四斑按蚊[A.（A.）*quadrimaculatus*]、白端按蚊[A.（N.）*albimanus*]

2. 中美洲　　[A.（A.）*aztecus*]、点斑按蚊[A.（A.）*punctimacula*]、白端按蚊[A.（N.）*albimanus*]、白跗按蚊[A.（N.）*albitarsis*]、咸水按蚊[A（N.）*aquasalis*]、银睑按蚊[A.（N.）*argyritarsis*]、达氏按蚊[A.（N.）*darlingi*]

3. 南美洲　　伪点翅按蚊[A.（A.）*pseudopunctipennis*]、点斑按蚊[A.（A.）*punctimacula*]、挑战按蚊[A.（K.）*bellator*]、[A.（K.）*cruzii*]；[A.（K.）*neavei*]；白端按蚊[A.（N.）*albimanus*]、白跗按蚊[A.（N.）*albitarsis*]、咸水按蚊[A.（N.）*aquasalis*]、银睑按蚊[A.（N.）*argyritarsis*]、达氏按蚊[A.（N.）*darlingi*]、努涅按蚊[A.（N.）*numeztovari*]；[A.（N.）*oswaldoi*]；[A.（N.）*rangeli*]；三环按蚊[A.（N.）*triannulatus*]；[A.（N.）*trinkae*]

4. 北欧　　黑小按蚊[A.（A.）*atroparvus*]、米赛按蚊[A.（A.）*messeae*]、萨氏按蚊[A.（A.）*sacharovi*]、中华按蚊[A.（A.）*sinensis*]、帕氏按蚊[A.（C.）*pattoni*]

5. 地中海　　黑小按蚊[A.（A.）*atroparvus*]、带棒按蚊[A.（A.）*claviger*]、拉氏按蚊[A.（A.）*labranchiae*]、米赛按蚊[A.（A.）*messeae*]、萨氏按蚊[A.（A.）*sacharovi*]、[A.（C.）*hispaniola*]、帕氏按蚊[A.（C.）*pattoni*]

6. 非洲-阿拉伯　　[A.（C.）*hispaniola*]；多色按蚊[A.（C.）*multicolor*]、佛洛按蚊[A.（C.）*pharoensis*]、塞氏按蚊[A.（C.）*sergenti*]

7. 非洲热带　　白跗按蚊[A.（C.）*arabiensis*]、催命按蚊[A.（C.）*funestus*]、冈比亚按蚊[A.（C.）*gambiae*]、[A.（C.）*mascarensis*]、米拉按蚊[A.（C.）*melas*]、纯净按蚊[A.（C.）*merus*]、毛捷蒂按蚊[A.（C.）*moucheti*]；[A.（C.）*nili*]；佛洛按蚊[A.（C.）*pharoensis*]

8. 印度-伊朗　　萨氏按蚊[A.（A.）*sacharovi*]、环纹按蚊[A.（C.）*annularis*]、库态按蚊[A.（C.）*culicifacies*]、溪流按蚊[A.（C.）*fluviatilis*]、[A.（C.）*pulcherrimus*]；斯氏按蚊[A.（C.）*stephensi*]、深色按蚊[A.（C.）*superpictus*]、棋斑按蚊[A.（C.）*tessellatus*]

9. 印度-中国山区　　最黑按蚊[A.（A.）*nigerrimus*]、环纹按蚊[A.（C.）*annularis*]、库态按蚊[A.（C.）*culicifacies*]、大劣按蚊[A.（C.）*dirus*]、溪流按蚊[A.（C.）*fluviatilis*]、昆明按蚊[A.（C.）*kunmingensis*]、多斑按蚊[A.（C.）*maculatus*]、微小按蚊[A.（C.）*minimus*]

10. 马来西亚　　[A.（A.）*campestris*]；杜氏按蚊[A.（A.）*donaldi*]、致死按蚊[A.（A.）*letifer*]、最黑按蚊[A.（A.）*nigerrimus*]、华氏按蚊[A.（A.）*whartoni*]、乌头按蚊[A.（C.）*aconitus*]、巴拉巴按蚊[A.（C.）*balabacensis*]、大劣按蚊[A.（C.）*dirus*]、黄喙按蚊[A.（C.）*flavirostris*]、白踝按蚊[A.（C.）*leucosphyrus*]、劳氏按蚊[A.（C.）*ludlowae*]、多斑按蚊[A.（C.）*maculatus*]、微小按蚊[A.（C.）*minimus*]、菲律宾按蚊[A.（C.）*philippinensis*]、伪威氏按蚊[A.（C.）*pseudowillmori*]、浅色按蚊[A.（C.）*subpictus*]、巽他按蚊[A.（C.）*sundaicus*]

11. 中国　　嗜人按蚊[A.（A.）*anthropophagus*]、中华按蚊[A.（A.）*sinensis*]

12. 大洋洲　　班氏按蚊[A.（A.）*bancroftii*]、法老按蚊 1 型[A.（C.）*farauti type 1*]、法老按蚊 2 型[A.（C.）*farauti type 2*]、[A.（C.）*hilli*]、卡瓦按蚊[A.（C.）*karwari*]、高莱按蚊[A.（C.）*koliensis*]

流行区根据按蚊属主要传播媒介的地理分布划分。疟疾的传播方式取决于按蚊的生态习性。如内栖性或外栖性。*A*,按蚊(*Anopheles*)；*C*,赛蚊(*Celia*)；*K*,克蚊(*Kerteszia*)亚属；*N*,奴蚊(*Nyssorhynchus*)属、种名外加括号的表示该种为地方性或次要传播媒介。

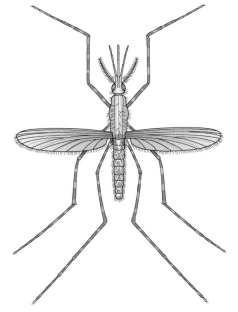

图 A4.32　冈比亚按蚊(*Anopheles gambiae*)。*Philip Manson-Bahr* 近期所绘的一个种类,示按蚊翅膀标志性特征(×6)。

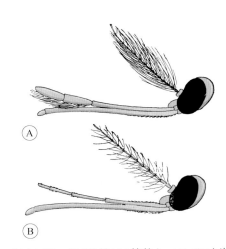

图 A4.33　雌(B)雄(A)按蚊(*anopheline*)头部结构。

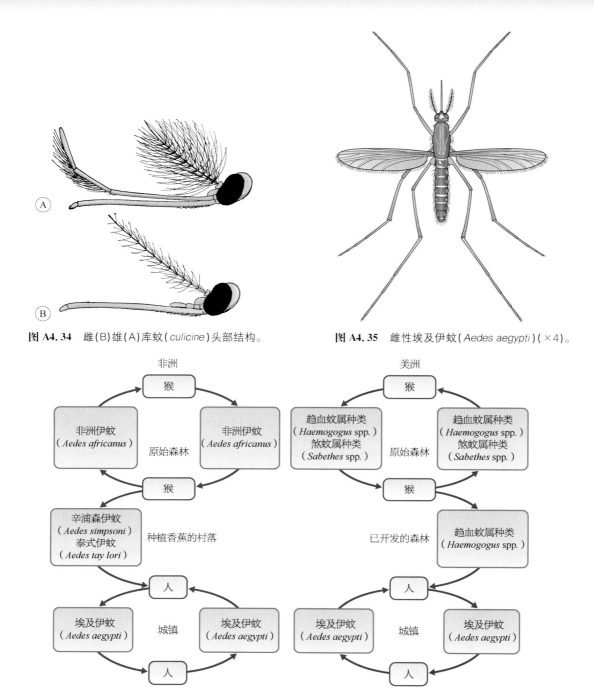

图 A4.34 雌（B）雄（A）库蚊（culicine）头部结构。

图 A4.35 雌性埃及伊蚊（Aedes aegypti）（×4）。

图 A4.36 在非洲和美洲的黄热病传播生态系统。

伊蚊族（Aedinii）：该族内具有许多属，但最重要的是伊蚊属，属内有超过 100 个种，世界广布。伊蚊卵能够抵御干旱，能在人工容器中存活。医学媒介伊蚊在白天活动：它们传播虫媒病毒、马来丝虫（Brugia malayi）和班氏丝虫（Wuchereria bancrofti）。白纹伊蚊（Aedes aegypti）起源于非洲，目前全球热带和亚热带均能发现[23,24,32]。白纹伊蚊能传播黄热病毒（yellow fever virus）、基孔肯雅病（Chikungunya）和登革热（图 A4.35，表 A4.6，表 A4.7）。吸蚊属（Haemagogus）的蚊种能作

为森林黄热病的传播媒介（图 A4.36）[20]。

库蚊族（Culicini）：库蚊属有 800 种，分属 21 个亚属，大多为夜间吸血。许多种是地方性动物虫媒病毒、原虫和丝虫病的传播媒介（图 A4.37）[25]。在东洋界日本脑炎（Japanese encephalitis virus）的传播媒介主要是库蚊（Culex spp.）。非洲南部的希氏库蚊（C. theileri）和分布在埃及的尖音库蚊（Culex pipiens）复合体的种类传播人畜共患裂谷热病毒（Rift Valley fever virus）和班氏丝虫。在美洲，东部和西部马脑炎及圣路易脑炎（St Louis

表 A4.6 传播人体丝虫病的蚊媒

丝虫病种类 蚊虫所属种团和主要分布区域	媒介种类和传播地区	班氏丝虫病 np	班氏丝虫病 ns	马来丝虫病 ds	马来丝虫病 np	帝汶布鲁丝虫病 ns	帝汶布鲁丝虫病 np
按蚊亚科(Anophelinae)							
按蚊属(按蚊亚属)*Anopheles*(*Anopheles*)							
班氏按蚊种团(*bancroftii* group):澳大利亚/巴布亚地区	班氏(*bancroftii*)按蚊,巴布亚新几内亚	+					
须喙按蚊种团(*barbirostris* group):东洋界	须喙按蚊,马来西亚、苏拉威西岛、泰国、弗洛雷斯	−			+	−	+
	平原(*campestris*)按蚊,马来西亚	−			+	−	
	杜氏(*donaldi*)按蚊,马来西亚				+	−	
	嗜人(*anthropophagus*)按蚊,中国	+			+		
	贵阳(*kewiyangensis*)按蚊,中国	+					
赫坎按蚊种团(*hycanus* group):东洋界和古北界	最黑(*nigerrimus*)按蚊,印度、斯里兰卡、泰国	+			+		
喜荫按蚊种团(*umbrosus* group):印度马来区	中华(*sinensis*)按蚊种团,中国、韩国、马来西亚、泰国	+			+	−	
	致死(*letifer*)按蚊,马来西亚	+				−	
	华氏(*whartoni*)按蚊,马来西亚	+				?	
按蚊属(赛蚊亚属)*Anopheles*(*Cellia*)							
催命-微小种团(*funestus-minimus* group):非洲热带区和东洋界	乌头(*aconitus*)按蚊,弗洛雷斯 Flores	+					
	黄喙(*flavirostris*)按蚊,菲律宾	+					
	催命(*funestus*)按蚊,加纳、肯尼亚、利比里亚、马达加斯加、尼日利亚、塞内加尔、塞拉利昂、坦桑尼亚、布基纳法索、刚果(金)	+					
	微小(*minimus*)按蚊,中国香港						
冈比亚复合体(*gambiae* complex):非洲热带区	白跗(*arabiensis*)按蚊,布基纳法索、肯尼亚、马达加斯加、尼日利亚、坦桑尼亚	+					
	堡巴(*bwambae*)按蚊,乌干达	+					
	冈比亚按蚊,科特迪瓦、肯尼亚、马达加斯加、尼日利亚、坦桑尼亚、刚果(金)	+					
	米拉(*melas*)按蚊,冈比亚、几内亚、科特迪瓦、利比里亚、塞拉利昂	+					
	纯净(*merus*)按蚊,坦桑尼亚	+					
杰普按蚊(*jeyporiensi*)*s*:东洋界	日月潭(*candidiensis*)按蚊,中国	+					
白踝按蚊种团(*leucosphyrus* group):东洋界	巴拉巴(*balabacensis*)按蚊,印度尼西亚	+					
	白踝(*leucosphyrus*)按蚊,马来西亚	+					
多斑按蚊(*maculatus*):东洋界	多斑按蚊,马来西亚	+					
尼利(*nili*):非洲热带区	尼利按蚊,利比里亚	+					
圣保罗按蚊(*pauliani*):马达加斯加	圣保罗按蚊,马达加斯加	+					
菲律宾按蚊(*philippinensis*):东洋区	菲律宾按蚊:印度	+					
刻点按蚊复合体(*punctulatus* complex):巴布亚地区和西太平洋	法老(*farauti*)按蚊,所罗门群岛	+					
	高莱(*koliensis*)按蚊,巴布亚新几内亚	+					
	刻点按蚊,巴布亚新几内亚	+					
浅色按蚊种团(*subpictus* group):东洋界和巴布亚地区	浅色按蚊,弗洛雷斯 Flores	+					

表 A4.6	传播人体丝虫病的蚊媒(续表)					

丝虫病种类

蚊虫所属种团和主要分布区域	媒介种类和传播地区	班氏丝虫病		马来丝虫病		帝汶布鲁丝虫病	
		np	ns	ds	np	ns	np
棋斑按蚊(*tessellatus*)：东洋界和巴布亚地区	棋斑按蚊,马尔代夫	?					
迷走按蚊(*vagus*)：东洋界	迷走按蚊,弗洛雷斯 Flores	+					
按蚊属克蚊(*Kerteszia*)亚属							
贝拉托按蚊(*bellator*)：南美洲	贝拉托按蚊,巴西	+					
按蚊属奴蚊(*Nyssorhynchus*)亚属							
白端按蚊种团(*albimanus* group)：美洲南部和中部	白端按蚊,加勒比海	?					
	达氏(*darlingi*)按蚊,巴西、圭亚那	+					
银睑按蚊(*argyritarsis* group)：新热带区	咸水(*aquasalis*)按蚊,巴西、圭亚那	+					
库蚊亚科 Culicinae							
伊蚊属(*finlaya* 亚属)							
高知(*kochi*)伊蚊种团：印度马来西亚、巴布亚、澳大利亚北部和南太平洋	*Aedes fijiensis*,斐济		+				
	Aedes oceanicus,萨摩亚群岛、汤加	+	+		+		+
	斑翅伊蚊(*Aedes poicilius*),菲律宾		+				+
	Aedes samoanus,萨摩亚群岛						?
	Aedes tutuilae,萨摩亚群岛						
小(*niveus*)伊蚊种团：东洋界	小伊蚊,菲律宾	+					
	harinasutai 伊蚊,泰国		+				
东乡伊蚊(*togoi*)：东亚和东南亚	东乡伊蚊,中国、日本、韩国	+				+	
伊蚊属骚扰(*Ochlerotatus*)亚属							
scapularis 伊蚊：新热带区	*Aedes scapularis*,巴西	+					
taeniorhynchus 伊蚊种团：美国和新热带区	*Aedes taeniorhynchus*,维尔京群岛	?					
警觉(*vigilax*)伊蚊种团：东非、澳大利亚、印度马来区、巴布亚和南太平洋区域	警觉伊蚊,新喀里多尼亚		+				
伊蚊属(*stegomyia* 亚属)							
埃及伊蚊种团 *aegypti* group：遍热带	埃及伊蚊,丝虫病易感基因型出现频率较低地区特别在东非	−	−	−			
小盾伊蚊(*scutellaris*)种团：澳大利亚北部、印度马来区、巴布亚和太平洋地区	柯氏(*cooki*)伊蚊,纽埃岛	?					
	futunae 伊蚊,霍恩群岛	+					
	凯塞(*kesseli*)伊蚊,遁吾(Tongo)	?					
	波利(*polynesiensis*)伊蚊,波利尼亚中部和东部,斐济、萨摩亚群岛、塔希提岛、土阿莫土群岛	+					
	伪盾(*pseudoscutellaris*)伊蚊,斐济	+					
	rotumae 伊蚊,罗图马岛	?					
	tabu 伊蚊,Haapai 汤加塔布岛	+					
	tongae 伊蚊,Haapai 群岛、Vavau 群岛	+					
	厄扑(*upolensis*)伊蚊,萨摩亚群岛	+					
库蚊亚科(库蚊属)Culex(culex)							
骚扰库蚊(*pipiens*)种团：全球广布	*pipiens*,库蚊,与骚扰 *molestus* 库蚊同物异名,埃及、土耳其	+					
	pipiens 库蚊与淡色 *pallens* 库蚊同名,中国、日本	+					
	致倦库蚊,热带非洲、亚洲、加勒比海和南美	+					

表 A4.6	传播人体丝虫病的蚊媒(续表)

丝虫病种类 蚊虫所属种团和主要分布区域	媒介种类和传播地区	班氏丝虫病		马来丝虫病		帝汶布鲁丝虫病	
		np	ns	ds	np	ns	np
海滨(*sitiens*)库蚊种团:非洲热带区、澳大利亚和东洋界	环喙(*annulirostris*)库蚊,伊朗西部	+					
	二带喙(*bitaeniorhynchus*)库蚊,印度、伊朗西部	+					
	白雪(*gelidus*)库蚊,印度	?					
	海滨(*sitiens* complex)库蚊复合体,印度、马尔代夫	?					
	杂鳞(*vishnui* complex)库蚊复合体,孟加拉国、印度	?				?	
曼蚊属(*Mansonia*)							
titillans 新热带区	*titillans* 曼蚊,圭亚那	+					
曼蚊属(拟曼蚊 *Mansonoides* 亚属)							
三点(*dives* group)曼蚊种团:东洋界和巴布亚岛	邦内(*bonneae*)曼蚊,马来西亚、泰国				−		+
	三点曼蚊,马来西亚、苏门答腊、巴拉望岛				+		+
常型(*uniformis* group)曼蚊种团:非洲热带区、澳大利亚和东洋界	环斑(*annulata*)曼蚊,加里曼丹、马来西亚、斯里兰卡、苏门答腊、泰国	−			+		
	多环(*annulifera*)曼蚊,印度、加里曼丹、斯里兰卡[a]、泰国				+		
	印度(*indiana*)曼蚊,印度、爪哇、斯里兰卡、马来西亚、泰国	−		+	+		
	常型(*uniformis*)曼蚊,非洲、印度、加里曼丹、马来西亚、斯里兰卡[a]、印度西部	+					

np,夜现周期型;ns,夜现亚周期型或无夜现周期;ds,昼现周期型;+,已证实的媒介,多次在野外雌蚊体内发现感染丝虫幼虫;−,非媒介:丝虫幼虫在其体内通常不能发育;?,不进入,媒介状态不明或尚未发现体内有丝虫。

[a] 目前斯里兰卡已处于班氏丝虫病消灭阶段。

区域1:新热带区:白端按蚊、咸水按蚊、贝拉托按蚊、达氏按蚊、*Aedes scapularis*、*A. taeniorhynchus*、致倦库蚊、*Mansonis titillans*

区域2:非洲热带区:催命按蚊、阿拉伯按蚊、冈比亚按蚊、米拉按蚊、纯净按蚊、致倦按蚊、海滨按蚊

区域3:中东:尖音库蚊、骚扰库蚊

区域4:东洋界:须喙按蚊、平原按蚊、杜氏按蚊、最黑按蚊、中华按蚊复合体、致死按蚊、华氏按蚊、乌头按蚊、黄喙按蚊、微小按蚊、日月潭按蚊、多斑按蚊、菲律宾按蚊、浅色按蚊、棋斑按蚊、*Aedes niveus*、*A. harinasutai*、东乡伊蚊、斑翅伊蚊、二带喙库蚊、白雪库蚊、海滨库蚊复合体、三带喙库蚊、杂鳞库蚊复合体、常型曼蚊、邦内曼蚊、环斑曼蚊、多环曼蚊、印度曼蚊

区域5:西太平洋区:尖音库蚊、东乡伊蚊

区域6:巴布亚地区:班氏按蚊、刻点按蚊、法老按蚊、高莱按蚊、浅色按蚊、棋斑按蚊

区域7:南太平洋区:*Aedes kochi* 种团 fijiensis、*A. oceanicus*、*A. samoanus*、*A. tutuilae*、小盾伊蚊种团柯氏伊蚊、*A. futanae*、凯塞伊蚊、波利伊蚊、伪盾伊蚊、*A. rotumae*、*A. tabu*、*A. tongae*、厄扑伊蚊、警觉伊蚊

表 4.7	重要蚊种及其传播的虫媒病毒

虫媒病毒和流行地区	自然媒介(* 表示主要传播媒介)	虫媒病毒和流行地区	自然媒介(* 表示主要传播媒介)
披盖病毒科(Togaviridae)		基孔肯雅(Chikungunya,CHIK)	
甲病毒属(*Alphavirus*)(A组)		非洲	* 埃及伊蚊(*Aedes*(*Stegomyia*)*aegypti*)
巴马森林病毒(Barmah Forest Virus,BFV)			非洲伊蚊(*Aedes*(*Stegomyis*)*africanus*)
大洋洲	警觉伊蚊 *Aedes*(*Ochlerotatus*)*vigilax*		*Coquillettidia*(*Coquillettidia*)轲蚊 *fuscopennata*
	环喙库蚊(*Culex*(*Culex*)*annulirostris*)		致倦库蚊(*Culex*(*Culex*)*quinquefasciatus*)
	叉鳞双角蚊 *Aedes*(*Diceromyia*)*furcifer*		非洲曼蚊 *Mansonia*(*Mansonioides*)*Africana*
			常型曼蚊(*Mansonia*(*Mansonioides*)*uniformis*)

表 4.7 重要蚊种及其传播的虫媒病毒(续表)			
虫媒病毒和流行地区	自然媒介(* 表示主要传播媒介)	虫媒病毒和流行地区	自然媒介(* 表示主要传播媒介)
东南亚	* 埃及伊蚊(Aedes(Stegomyia)aegypti) 白纹伊蚊?(Aedes(Stegomyia)albopictus?) 白雪库蚊(Culex(Cluex)gelidus) 致倦库蚊(Culex(Culex)quinquefasciatus) 三带喙库蚊(Culex(Culex)tritaeniorhynchus)	罗斯河病毒(Ross River,RR)	
		大洋洲	警觉伊蚊 Aedes(Ocherotatus)vigilax 环喙库蚊(Culex(Culex)annulirostris)
东马脑炎(Eastern equine encephalitis,EEE)		西门立克森林病毒(Semliki Forest,SF)	
北美	刺扰伊蚊(Aedes(Aedimorphus)vaxans) Aedes(Ochlerotatus)atlanticus Aedes(Ochlerotatus)fulvius Aedes(Ochlerotatus)mitchellae * Aedes(Ochlerotatus)sollcitans 叮刺骚扰蚊 Aedes(Ochlerotatus)sticticus * Aedes(Ochlerotatus)taeniorhynchus Anopheles(Anopheles)crucians Coquillettidia(Coquillettidia)perturbans Culex(Culex)nigripalpus 致倦库蚊(Culex(Culex)quinquefasciatus) Culex(Culex)restuans Culex(Culex)salinarius * 黑尾脉毛蚊(* Culiseta(Climacura)melanura) * Culiseta(Culicella)morsitans	非洲	Aedes(Aedimorphus)abnormalis group Aedes(Aedimorphus)argenteopunctatus Aedes(Aedimorphus)denatus Aedes(Neomelaniconion)palpalis 催命按蚊(Anopheles(Cellia)funestus) 耳足蚊 Eretmapodites grahamii
		辛德比斯病毒(sindbis virus,SIN)	
		非洲	Aedes(Aedimorphus)cumminsi Aedes(Neomelaniconion)circumluteolus 佛洛按蚊(Anopheles(Cellia)pharoensis) Coquillettidia(Coquillettidia)fuscopennata * 触角库蚊(* Culex(Culex)antennatus) * Culex(Culex)perexiguus 尖音库蚊(Culex(Culex)pipiens(sensulato)) * 单白点库蚊(* Culex(Culex)univittatus) 非洲曼蚊(Mansonia(Mansonioides)africana)
南美洲	* Aedes(Ochlerotatus)taeniorhynchus Culex(Culex)nigripalpus Culex(Melanoconion)caudelli Culex(Melanoconion)spissipes Culex(Melanoconion)taeniopus	大洋洲	诺曼伊蚊(Aedes(Ochlerotatus)normanensis) 警觉伊蚊 Aedes(Ochlerotatus)vigilax * 环喙库蚊(* Culex(Culex)annulirostris) Mansonia(Mansonioides)septempunctata
欧洲	尖音库蚊(Culex(Culex)pipiens)	东洋界	* 二带喙库蚊种团(* Culex(Culex)bitaeniorhynchus group) 伪杂鳞库蚊(Culex(Culex)pseudovishnui) * 三带喙库蚊(* Culex(Culex)tritaeniorhynchus)
沼泽地病毒(Everglades,EVE)		委内瑞拉马脑炎(Venezuelan Equine Encephalitis,VEE)	
佛罗里达	Aedes(Ocherotatus)taeniorhynchus Aedes(Ocherotatus)crucians Culex(Culex)nigripalpus 库蚊(Culex(Melanoconion)spp.)	热带美洲约40 个种为该病毒传播媒介	Aedes(Ochlerotatus)angustivittatus Aedes(Ochlerotatus)scapularis * Aedes(Ochlerotatus)serratus Aedes(Ochlerotatus)sollicitans * Aedes(Ochlerotatus)taeniorhynchus Aedes(Ochlerotatus)thelcter 埃及伊蚊(Aedes(Stegomyia)aegypti) 咸水按蚊 Anopheles(Anopheles)aquasalis Anoepheles(Anopheles)crucians Anoepheles(Anopheles)neomaculipalpus 伪点按蚊(Anoepheles(Anopheles)pseudopunctipennis) 点斑按蚊(Anopheles(Anopheles)punctimacula) Culex(Culex)corniger Culex(Culex)coronator Culex(Culex)nigripalpus Culex(Culex)tarsalis 库蚊属蚊种(Culex(Melanoconion)spp.) Culex(Melanoconion)acossa/panocossa 朴氏库蚊(Culex(Melanoconion)portesi) Culex(Melanoconion)taeniopus Culex(Melanoconion)vomerifer Deinocerites pseudes
马亚罗病毒(Mayaro,MAY)			
美洲南部和中部	库蚊(Culex spp.) * 吸蚊(* Haemagogus spp.) Coquillettidia(Rhynchotaemia)venezuelensis 凶恶骚蚊(Psorophora(Janthinosoma)ferox) Sabethini spp.)		
穆坎博病毒(Mucambo virus,MUC)			
南美洲	伊蚊属蚊种(Aedes spp.) Aedes(Ochlerotatus)serratus 库蚊属蚊种(Culex spp.) * 朴氏库蚊(* Culex(Melanoconion)portesi) 吸蚊属蚊种(Haemagogus spp.) 煞蚊族蚊种(Sabethini spp.) 怀蚊属蚊种(Wyeomyia spp.)		
奥尼热(O'nong-nyong,ONN)			
非洲	催命按蚊(Anopheles(Cellia)funestus) 冈比亚按蚊(Anopheles(Cellia)gambiae(sensu lato))		

表 4.7	重要蚊种及其传播的虫媒病毒(续表)

虫媒病毒和流行地区	自然媒介(* 表示主要传播媒介)	虫媒病毒和流行地区	自然媒介(* 表示主要传播媒介)
	吸蚊属蚊种(*Haemagogus* spp.)		*Psorophora*(*Janthinosoma*)*albipes*
	李蚊 *Limatus flavisetosus*		* *Psorophora*(*Janthinosoma*)*ferox*
	Mansonia(*Mansonia*)*indubitans*		*Psorophora*(*Janthinosoma*)*lutzii*
	Mansonia(*Mansonia*)*titillans*		*Sabethes*(*Sabethoides*)*chloropterus*
	* *Psorophora*(*Grabhamia*)*confinnis*		丑蚊属蚊种(*Trichoprosopon* sp.)
	Psorophora(*Janthinosoma*)*albipes*		怀蚊属蚊种(*Wyeomyia* sp.)
	Psorophora(*Janthinosoma*)*cyanescens*	日本脑炎(Japanese encephalitis, JE)	
	* *Psorophora*(*Psorophora*)*ciliate*	东南亚至印度、日本、原苏联地区	刺扰伊蚊(*Aedes*(*Aedimorphus*)*vaxans*)
	* *Psorophora*(*Psorophora*)*cilipes*		*Aedes*(*Cancraedes*)*curtipes*
	煞蚊属蚊种(*Sabethes* spp.)		*Aedes*(*Finlaya*)*koreicus*
	怀蚊属蚊种(*Wyeomyia* spp.)		东乡伊蚊 *Aedes*(*Finlaya*)*togoi*
西马脑炎(Western Equine Encephalitis, WEE)			须喙按蚊团(*Anopheles*(*Anopheles*)*barbirostrisgroup*)
北美和南美	美国西部的主要传播媒介 *Culex*(*Culex*)*tarsalis*、美国东部主要为黑尾脉毛蚊(*Culiseta*(*Climacura*)*melanura*),偶尔有伊蚊、按蚊、库蚊、脉毛蚊属和鳞蚊属蚊种		二带喙库蚊种团(*Culex*(*Culex*)*bitaeniorhynchus* group)
			Culex(*Culex*)*epidesmus*
			白雪库蚊(*Culex*(*Culex*)*gelidus*)
			尖音按蚊(*Culex*(*Culex*)*pipensgroup*)
黄病毒(B 组)(Flavivirus)			伪杂鳞蚊蚊(*Culex*(*Culex*)*pseudovishnui*)
班齐病毒(Banzi, BAN)			* 三带喙库蚊(* *Culex*(*Culex*)*tritaeniorhynchus*)
非洲	*Culex*(*Culex*)*nakuruensis*		*Culex*(*Culex*)*vishnui*(*annulus*)
	* *Culex*(*Enmelanomyia*)*rubinotus*		白霜库蚊(*Culex*(*Culex*)*whitmorei*)
	非洲曼蚊(*Mansonia*(*Mansonioides*)*africana*)	库京病毒(Kunjin, KUN)	
巴苏垮拉热(Bussuquara, BSQ)		婆罗洲、大洋洲	* 环喙库蚊(* *Culex*(*Culex*)*annulirostris*)
美洲南部和中部	*Coquillettidia*(*Rhynchotaenia*)*venezuelensis*		伪杂鳞蚊蚊(*Culex*(*Culex*)*pseudowishnui*)
	* 库蚊属蚊种(* *Culex*(*Melanoconion*)spp.)		*Culex*(*Culex*)*squamosus*
	Culex(*Melanoconion*)*epanatasis*(*crybda*)	墨累河谷脑炎(Murray Valley Encephalitis, MVE)	
	Culex(*Melanoconion*)*taeniopus*	大洋洲	诺曼伊蚊(*Aedes*(*Ochlerotatus*)*normanensis*)
	Culex(*Melanoconion*)*vomerifer*		环喙库蚊(*Culex*(*Culex*)*annulirostris*)
	Mansonia(*Mansonia*)*titillans*		二带喙库蚊种团(*Culex*(*Culex*)*bitaeniorhynchus* group)
	丑蚊属蚊种(*Trichoprosopon* sp.)	Septik(SEP)病毒	
登革热[Dengue(登革病毒 1 至 4 型), DEN Type 1-4]		大洋洲	阿蚊属蚊种(*Armigeres* sp.)
40°N~40°S 之间	*Aedes*(*Finlaya*)*niveus* group		*Mansonia*(*Mansonioides*)*septempunctata*
	伊蚊属蚊种(*Aedes*(*Stegomyia*)spp.)		*Mimomyia*(*Mimomyia*)*flavens*
	白纹伊蚊(* *Aedes*(*Stegomyia*)*albopictus*)	斯庞德温尼病毒(Spondweni, SPO)	
	波利伊蚊(*Aedes*(*Stegomyia*)*polynesiensis*)	非洲	*Aedes*(*Aedimorphus*)*cumminsi*
	小盾伊蚊(*Aedes*(*Stegomyia*)*scutellaris*)		*Aedes*(*Aedimorphus*)*fowleri*?
巴西脑炎病毒(Ilheus, ILH)			* *Aedes*(*Neomelaniconion*)*circumluteolus*
美洲南部和中部	*Aedes*(*Ochlerotatus*)*angustivittatus*		*Aedes*(*Ochlerotatus*)*fryeri*
	Aedes(*Ochlerotatus*)*scapularis*		单白点库蚊(*Culex*(*Culex*)*univittatus*)
	Aedes(*Ochlerotatus*)*fulvus*		耳足蚊属蚊种(*Eretmapodites* spp.)
	Aedes(*Ochlerotatus*)*serratus*		*Eretmapoditessilvestris*
	埃及伊蚊(*Aedes*(*Stegomyia*)*aegypti*)		非洲曼蚊(*Mansonia*(*Mansonioides*)*africana*)
	轲蚊属蚊种(*Coquillettidia* spp.)		常型曼蚊(*Mansonia*(*Mansonioides*)*uniformis*)
	Culex(*Culex*)*nigripalpus*	圣路易斯脑炎(St Louis encephalitis, SLE)	
	致倦库蚊(*Culex*(*Culex*)*quinquefasciatus*)	北美洲	*Aedes*(*Ochlerotatus*)*dorsalis/melanimon*
	库蚊属蚊种(*Culex*(*Melanoconion*)spp.)		*Aedes*(*Ochlerotatus*)*scapularis*
	Culex(*Melanoconion*)*caudelli*		*Aedes*(*Ochlerotatus*)*serratus*
	Culex(*Melanoconion*)*spissipes*		*Anopheles*(*Anopheles*)*crucians*
	Culex(*Melanoconion*)*taeniopus*		* *Culex*(*Culex*)*nigripalpus*
	Haemagogus(*Conopostegus*)*leucocelaenus*		
	Haemagogus(*Haemagogus*)*janthinomys*(*falco*)		

表 4.7 重要蚊种及其传播的虫媒病毒(续表)		

虫媒病毒和流行地区	自然媒介(* 表示主要传播媒介)	虫媒病毒和流行地区	自然媒介(* 表示主要传播媒介)
南美洲	*Culex* (*Culex*) *peus* *尖音库蚊(* *Culex* (*Culex*) *pipiens*) *致倦库蚊(* *Culex* (*Culex*) *quinquefasciatus*) *Culex* (*Culex*) *restuans* *Culex* (*Culex*) *salinarius* *Culex* (*Culex*) *tarsalis* *Culex* (*Culex*)*coronator* *Culex* (*Culex*)*declaratory* (as *virgultus*) *Culex* (*Culex*)*nigripalpus* *Culex* (*Melanoconion*)*candelli* *Culex* (*Melanoconion*)*spissipes* *Culex* (*Melanoconion*)*taeniopus* *Psorophora* (*Janthinosoma*) *ferox* *Sabethes* (*Sabethes*) *belisarioi* *Sabethes* (*Sabethes*) *chloropeterus* 丑蚊属蚊种(*Trichoprosopon* sp.) 怀蚊属蚊种(*Wyeomyia* sp.)	美洲南部和中部	*埃及伊蚊(* *Aedes* (*Stegomyia*) *aegypti*) *非洲伊蚊(* *Aedes* (*Stegomyia*) *africanus*) *Aedes* (*Stegomyia*) *luteocephalus* *Aedes* (*Stegomyia*) *metallicus* * *Aedes* (*Stegomyia*) *simpsoni* *埃及伊蚊(* *Aedes* (*Stegomyia*) *aegypti*) *Haemagogus* (*Conopostegus*) *leococelaenus* *斯氏吸蚊(* *Haemagogus* (*Haemagogus*) *spegazzinni*) *Sabethes* (*Sabethoides*) *chloropterus*
韦塞尔斯布朗病(Wesselsbron, WSL)		寨卡(Zika, ZIKA)	
非洲	*Aedes* (*Aedimorphus*)*hisutus* *Aedes* (*Aedimorphus*)*minutus* *Aedes* (*Aedimorphus*)*tarsalis* group 伊蚊属蚊种(*Aedes* (*Neomelaniconion*) spp.) *Aedes* (*Neomelaniconion*)*circumluteolus* 窄翅伊蚊(*Aedes* (*Neomelaniconion*) *lineatopennis*) *Aedes* (*Ochlerotatus*)*caballus* 冈比亚按蚊(*Anopheles* (*Cellia*) *gambiae* (sensu lato)) 佛洛按蚊(*Anopheles* (*Cellia*) *pharoensis*) *Culex* (*Culex*) *telesilla* 单白点库蚊(* *Culex* (*Culex*) *univittatus*) 常型曼蚊(*Mansonia* (*Mansonioides*) *uniformis*)	非洲 马来西亚	*Aedes* (*Stegomyia*) *luteocephalus* 埃及伊蚊(*Aedes* (*Stegomyia*) *aegypti*) 非洲伊蚊(*Aedes* (*Stegomyia*) *africanus*)
		布尼亚病毒科(Bunyaviridae, Bunyavirus)	
		布尼安维拉组病毒(BUNYAMWERA GROUP)	
		布尼安维拉病毒(Bunyamwera, BUN)	
泰国	中线伊蚊(*Aedes* (*Aedimorphus*)*mediolineatus*) 窄翅伊蚊(*Aedes* (*Neomelaniconion*) *lineatopennis*)	非洲	*Aedes* (*Neomelaniconion*)*circumluteolus* *Aedes* (*Skusea*) *pembaensis* 库蚊属蚊种 *Culex* spp. 非洲曼蚊(*Mansonia* (*Mansonioides*) *africana*) 常型曼蚊(*Mansonia* (*Mansonioides*) *uniformis*)
西尼罗热(West Nile, WN)		卡洛沃(本雅)病毒(Calovo, CVO)	
非洲	*Coquillettidia* (*Coquillettidia*)*metallica* *Culex* (*Culex*) *theileri* *单白点库蚊(* *Culex* (*Culex*) *univittatus*) *Culex* (*Culex*) *weschei*	欧洲	五斑按蚊(*Anopheles* (*Anopheles*) *maculipennis* (sensulato)) *Coquillettidia* (*Coquillettidia*) *richiardii*
		杰米斯顿病毒(Germiston, GER)	
中东欧	凶小库蚊(*Culex* (*Barraudius*)*modestus*) *Anopheles* (*Anopheles*) *coustani* 触角按蚊(*Culex* (*Culex*)*antennatus*) *Culex* (*Culex*)*perexiguus* (*asunivittatus*) 尖音库蚊种团(*Culex* (*Culex*) *pipiens* group)	非洲	*Aedes* (*Neomelaniconion*) *circumluteolus* 阿拉伯按蚊(*Anopheles* (*Cellia*)*arabiensis*) 摧命按蚊(*Anopheles* (*Cellia*) *funestus*) *Culex* (*Culex*) *theileri*? * *Culex* (*Eumelanomyia*) *rubinotus*
		瓜鲁病毒(Guaroa, GRO)	
亚洲	浅色按蚊(*Anopheles* (*Cellia*)*subpictus*) 致倦库蚊(*Culex* (*Culex*)*quinquefasciatus*) 三带喙库蚊(*Culex* (*Culex*)*tritaeniorhynchus*) *Culex* (*Culex*)*vishnui* group	南美洲	*Anopheles* (*Kerteszia*) *neivai*
		伊莱沙病毒(Ilesha, ILE)	
		非洲	冈比亚按蚊(*Anopheles* (*Cellia*) *gambiae* (sensu lato)) 常型曼蚊(*Mansonia* (*Mansonioides*) *uniformis*)
黄热病(Yellow Fever, YF)		坦萨病毒(Tensaw, TEN)	
非洲	白点伊蚊(*Aedes* (*Aedimorphus*)*vittatus*) 泰式伊蚊(*Aedes* (*Diceromyia*) *taylori*)	美洲南部和中部	*Aedes* (*Ochlerotatus*) *atlanticus* *Aedes* (*Ochlerotatus*) *infirmatus* *Aedes* (*Ochlerotatus*) *mitchellae* * *Anopheles* (*Anopheles*) *crucians* *Anopheles* (*Anopheles*) *punctipennis* 四环按蚊(*Anopheles* (*Anopheles*) *quadrimaculatus*) *Coquillettidia* (*Coquillettidia*) *perturbans* *Culex* (*Culex*) *nigripalpus* *Culex* (*Culex*) *salinarius*

表 4.7	重要蚊种及其传播的虫媒病毒(续表)		

虫媒病毒和 流行地区	自然媒介(*表示主要传播媒介)	虫媒病毒和 流行地区	自然媒介(*表示主要传播媒介)
怀俄米亚病毒(Wyeomyia, WYO)		**马里图巴病毒(Marituba, MTB)**	
美洲南部和 中部	*Aedes（Howardina）septemstriatus* *Aedes（Howardina）sexlineatus* *Aedes（Ochlerotatus）fulvus* *Aedes（Ochlerotatus）scapularis* *Aedes（Ochlerotatus）serratus* *Aedes（Protomacleaya）argyrothorax* 按蚊属蚊种(*Anopheles* spp.) *Anopheles（Stethomyia）nimbus* *Coquillettidia（Rhynchotaemia）arribalzagae* *Culex（Aedinus）amazonensis* *Culex（Culex）nigripalpus* *Haemagogous（Conopostegus）leucocelaenus* *Limatusdurhamii* *Limatus flavisetosus* *Psorophora（Grabhamia）cingulate* *Psorophora（Janthinosoma）albipes* *Psorophora（Jathinosoma）ferox* *Trichoprosopon（Runchomyia）leucopus* *Trichoprosopon（Runchomyia）longipes* *Trichoprosopon（Trichoprosopon）digitatum* *Wyeomyia（Dendromyia）aporonoma* *Wyeomyia（Dendromyia）complosa* *Wyeomyia（Dendromyia）melanocephala*	巴西	*Culex（Melanoconion）ocossa／panocossa（aikenii）* 朴氏库蚊(*Culex（Melanoconion）portesi*)
		穆鲁土库病毒(Murutucu, MUR)	
		南美洲	*Coquillettidia（Rhychotaenia）venezuelensis* *Culex（Melanoconion）ocossa／panocossa（aikenii）* 朴氏库蚊(*Culex（Melanoconion）portesi*) 及其他库蚊属和煞蚊属蚊种
		奥里博卡病毒(Oriboca, ORI)	
		南美洲	伊蚊属蚊种(*Aedes* spp.) *Aedes（Ochlerotatus）taeniorhynchus* 库蚊属蚊种(*Culex* spp.) 朴氏库蚊(*Culex（Melanoconion）portesi*) 曼蚊属蚊种(*Mansonia* spp.) 凶恶骚蚊(*Psorophora（Janthinosoma）ferox*)
		奥塞病毒(Ossa, OSSA)	
		巴拿马	*Culex（Melanoconion）taeniopus* *Culex（Melanoconion）vomerifer*
		Restam 病毒	
		南美洲	朴氏库蚊(*Culex（Melanoconion）portesi*)
班姆巴组病毒(BWAMBA GROUP)		**加利福尼亚组病毒(CALIFORNIA GROUP)**	
班姆巴病毒(Bwamba, BWA)		加利福尼亚脑炎(California Encephalitis, CE)	
非洲	催命按蚊(*Anopheles（Cellia）funestus*) 冈比亚按蚊(*Anopheles（Cellia）gambiae* (sensu lato))	美国西南部	刺扰伊蚊(*Aedes（Aedimorphus）vaxans*) ** Aedes（Ochlerotatus）dorsalis* *Aedes（Ochlerotatus）melanimon* *Aedes（Ochlerotatus）nigromaculis* 伪点按蚊(*Anopheles（Anopheles）pseudopunctipennis*) *Culex（Culex）tarsalis* *Culiseta（Culex）inornata* *Psorophora（Grabhamia）signipennis*
C 组			
阿普病毒(Apeu, APEU)			
巴西	*Aedes（Howardina）arborealis* *Aedes（Howardina）septemstriatus* *Aedes（Ochlerotatus）serratus* *Culex（Melanoconion）acossa／panocossa（aikenii）*		
		英库病毒(Inkoo, INK)	
		芬兰	*Aedes（Ochlerotatus）communis／punctor*
卡拉帕鲁病毒(Caraparu, CAR)		拉克罗斯病毒(La Crosse, LAC)	
南美洲	库蚊属蚊种(*Culex（Melanoconion）* spp.) *Culex（Melanoconion）caudelli* ** 朴氏库蚊(* Culex（Melanoconion）portesi*) *Culex（Melanoconion）spissipes* *Culex（Melanoconion）vomerifer* *Limatusdurhamii* 怀蚊属蚊种(*Wyeomyia* sp.)	美国	*Aedes（Ochlerotatus）canadensis* *Aedes（Ochlerotatus）communis* *Aedes（Promacleaya）triseriatus* 尖音库蚊(*Culex（Culex）pipiens*)
		梅劳病毒(Melao, MEL)	
伊塔奎病毒(Itaqui, ITQ)		南美洲	*Aedes（Ochlerotatus）scapularis* *Aedes（Ochlerotatus）serratus* 凶恶骚蚊(*Psorophora（Janthinosoma）ferox*)
巴西	库蚊属蚊种 *Culex（Melanoconion）* spp. 朴氏库蚊(*Culex（Melanoconion）portesi*) *Culex（Melanoconion）vomerifer*	塔海那病毒(Tahyna, TAH)	
		非洲	*Aedes（Skusea）pembaensis*
马德里病毒(Madrid, MAD)		欧洲	** 刺扰伊蚊(* Aedes（Aedimorphus）vaxans*) *Aedes（Ochlerotatus）cantans* *Aedes（Ochlerotatus）caspius* *Aedes（Ochlerotatus）cinereus*
巴拿马	*Culex（Melanoconion）vomerifer*		

表 4.7	重要蚊种及其传播的虫媒病毒(续表)

虫媒病毒和流行地区	自然媒介(*表示主要传播媒介)	虫媒病毒和流行地区	自然媒介(*表示主要传播媒介)
	赫坎按蚊[*Anopheles*(*Anopheles*)*hyrcanus*(*sensu lato*)] 五斑按蚊[*Anopheles*(*Anopheles*)*maculipennis*(*sensulato*)] 凶小库蚊[*Culex*(*Barraudius*)*modestus*] 尖音库蚊[*Culex*(*Culex*)*pipiens*(*sensulato*)] *Caliseta*(*Culiseta*)*annulata*	**里夫特裂谷热**(Rift Valley Fever, RVT)	
爪马组病毒(GUAMA GROUP)		非洲	*Aedes*(*Aedimorphus*)*dentatus* *Aedes*(*Aedimorphus*)*tarsalis* *Aedes*(*Aedimorphus*)*triseriatus* *Aedes*(*Neomelaniconion*)*circumluteolus* 窄翅伊蚊[*Aedes*(*Neomelaniconion*)*lineatopennis*] **Aedes*(*Ochlerotatus*)*caballus* *Aedes*(*Ochlerotatus*)*juppi* *Aedes*(*Stegomyia*)*desboeri* 埃及伊蚊[*Aedes*(*Stegomyia*)*aegypti*] 非洲伊蚊[*Aedes*(*Stegomyia*)*africanus*] *Aedes*(*Stegomyia*)*dendrophilus* *Anopheles*(*Anopheles*)*coustani* *Coquillettidia*(*Coquillettidia*)*fuscopennata* *Coquillettidia*(*Coquillettidia*)*microbannulata* *Coquillettidia*(*Coquillettidia*)*versicolor* *Culex*(*Culex*)*neavei* *尖音库蚊[*Culex*(*Culex*)*pipiens*(*sensu lato*)] *Culex*(*Culex*)*theileri* 单白点库蚊[*Culex*(*Culex*)*univattatus*] *Culex*(*Culex*)*zombaensis* 金腹耳足蚊种团(*Eretmapoditeschrysogaster-group*) 非洲曼蚊[*Mansonia*(*Mansonioides*)*africana*] 常型曼蚊?[*Mansonia*(*Mansonioides*)*uniformis*?]
卡图病毒(Catu, CATU)			
南美洲	*Anopheles*(*Stethomyia*)*nimbus* *Coquillettidia*(*Rhynchotaemia*)*venezuelensis* *Culex*(*Aedinus*)*majuensis* *Culex*(*Culex*)*declaratory*(*virgultus*) *朴氏库蚊(*Culex*(*Melanoconion*)*portesi*) *Culex*(*Melanoconion*)*vomerifer*		
爪马病毒(Guama，GAM)			
美洲南部和中部	*Aedes*(*Howardina*)*sexlineatus* *Coquillettidia*(*Rhynchotaenia*)*venezuelensis* *Culex*(*Aedinus*)*mojuensis* 库蚊属蚊种(Culex(*Melanoconion*)spp.) *Culex*(*Melanoconion*)*epanatasis*(*crybda*) *朴氏库蚊(*Culex*(*Melanoconion*)*portesi*) *Culex*(*Melanoconion*)*pissipes* *Culex*(*Melanoconion*)*taeniopus* *Culex*(*Melanoconion*)*vomerifer* 库蚊(Culex(*Tinolestes*)spp.) *Limatusdurhamii* 怀蚊属蚊种(*Wyeomyia* sp.)		
林恩多组病毒(NYANDO GROUP)		**甘贾姆组病毒**(Gamjam, GAN)	
林恩多病毒(Nyando, NDO)		印度	*Culex*(*Culex*)*vishnui* group 蜱(硬蜱科)(ticks (Ixodidae))
非洲	催命按蚊(*Anopheles*(*Cellia*)*funestus*)	**按蚊 A 组病毒**(Anopheles A group)	
西姆布组病毒(SIMU GROUP)		非洲	催命按蚊(*Anopheles*(*Cellia*)*funestus*) 冈比亚按蚊(*Anopheles*(*Cellia*)*gambiae*(*sensu lato*))
奥罗泼希病毒(Oropouche, ORO)			
南美洲	主要为蠓科(ceratopogonidae)种类 *Aedes*(*Ochlerotatus*)serratus *Coquillettidia*(*Rhynchotaenia*)*venezuelensis* *Culex*(*Cluex*)*quiquefasciatus*	**未分类**	
		津加病毒(Zinga, ZGA)	
舒尼病毒(Shuni, SHU)		非洲	*Aedes*(*Neomelaniconion*)*palpalis* group 非洲曼蚊(*Mansonia*(*Mansonioides*)*africana*)
南非	*Culex*(*Culex*)*theileri*	科蒂病毒(Cotia, COT)	
白蛉热组病毒(Phlebotomus Fever Group)		南美洲	*Aedes*(*Ochlerotatus*)serratus *Coquillettidia*(*Rhynchotaenia*)*venezuelensis* 朴氏库蚊(*Culex*(*Melanoconion*)*portesi*) *Limatuspseudomethysticus* 凶恶骚蚊(*Psorophora*(*Janthinosoma*)*ferox*)
巴拿马热(Chagres, CHG)			
巴拿马	*Sabethes*(*Sabethoides*)*chloropterus* 白蛉(*phlebotomine* sandflies)		

| 表 4.8 | 室内常见或袭击人体的成蚊属分类检索表 |

1.	大型,翅有光泽(翅长 12~24 mm),腹节 Ⅵ~Ⅷ(不含 Ⅰ~Ⅴ)两侧具有显著的突生毛簇,喙在中部向下弯曲约 90°,成蚊不吸血,以吸食花蜜为生。分布在 40°N~35°S	巨蚊属(*Toxorhynchites*)
	个体大小不一(翅长 5~16 mm),腹部两侧通常无明显的突生毛簇,喙直或向上下弯曲不超过 40°,雌蚊通常吸血	2
2.	雌蚊触须与喙等长,雄蚊触须末两节通常棒状而外翘(图 4.35),翅鳞有或无白斑,或有暗斑,小盾片圆弧状,无侧叶,腹部无鳞片,某些有混合小毛的窄鳞覆盖但不覆盖全节。全球广布	按蚊属(*Anopheles*)
	雌蚊喙短(图 A4.34B),触须为喙长的 1/5~1/3。雄蚊喙不呈棒状,但顶端通常膨大,翅鳞不具白斑或暗斑,但某些翅脉上可能有混杂的灰黑鳞片,小盾片三叶状,如较大的中叶和较小的侧叶,腹部上下覆宽鳞(库蚊亚科 Culicinae)	3
3.	雌蚊腹部顶端圆,末节不能伸缩,尾须不明显,无气门后鬃(曼蚊属 *Mansonia* 具气门后鬃,见 7)	4
	雌蚊腹部顶端尖锐,末端具一对明显的尾须,末节可伸缩,具气门后鬃(图 A4.41)	8
4.	翅前(图 A4.41)有多鬃或至少在中胸后侧有一短鬃,后背片无顶簇,前胸前侧叶小,后基节发达,因此上缘位于后基节基部背面	5
	翅前常无鬃,或不超过 4 根,中胸后侧无鬃,后背片顶端常具一簇小鬃,前胸前侧叶大并覆鳞片,后基节小,因此上缘平行于后基节基部或在其腹侧,特别是栖息于森林的蚊种,如在丛林发现的蚊种	12
5.	跗节具爪垫(图 A4.44),在 50 倍以上显微镜下可见爪下有一对灰白爪垫。全球广布	库蚊属(*Culex*)
	跗节无爪垫	6
6.	具气门鬃(图 A4.41),如在胸节(中胸气门),刚毛基部垂直排列在呼吸孔的前端。全球广布	脉毛蚊属(*Culiseta*)
	无气门鬃	7
7.	具气门鬃(图 A4.41),翅鳞宽且在多数或全部翅脉上形成斑点,无黄色鳞片。全球广布。	曼蚊属(*Mansonia*)
	无气门后鬃,翅鳞窄,在多数翅脉上不呈斑驳状,常覆黄色鳞片,或身上至少有一些亮黄色鳞片。全球广布。	轲蚊属(*Coquillettidia*)
8.	盾片覆宽鳞、平整、绿色,具有金属光泽。足黑色,前胸侧叶大,几乎在前端相接。一些体型小的物种(翅长 6~9 mm)在白天活动,分布在加勒比、美洲中南部。	吸蚊属(*Haemagogus*)
	盾片不覆具有金属光泽的绿色,足常具暗带,跗节前胸侧叶不发达。个体大小不一(翅长 6~16 mm)。白天或夜间活动。	9
9.	后头、胸部、腹背片后角覆宽鳞银色鳞片,胸表皮橙色或红棕色。仅分布于热带非洲	耳足蚊属(*Eretmapodites*)
	在一些特殊部位不具银色鳞片,但有些覆白色鳞片,胸表皮暗色或黑色,但非橙色或红棕色。温带和热带广布	10
10.	具气门鬃(图 A4.41),如在胸节(中胸气门),刚毛基部垂直排列在呼吸孔的前端。仅分布于新大陆	骚蚊属(*Psorophora*)
	无气门鬃	11
11.	腹部的长度多于胸部的两倍,常具一根短中胸后侧鬃(图 A4.41),头顶覆宽鳞、扁平、外倾,腹部第Ⅷ节具一定伸缩度。南亚广布,从印度到日本、菲律宾、印度尼西亚和美拉尼西亚均有分布	阿蚊属(*Armigeres*)
	腹部的长度不超过胸部的两倍,常无短中胸后侧鬃,头顶具有直立的鳞片,从侧面看明显,形成一簇,或扩展成"平头"样(易被碰擦掉),具有一层向外倾的鳞片,窄且弯曲,沿着中线排列,但侧面通常宽且平坦,腹部第Ⅷ节伸缩自如。全球广布	伊蚊属(*Aedes*)
12.	气门裸露,如前胸后背片和主胸气门之间的小薄膜区无鳞片或刚毛。仅分布在东南亚	领蚊属(*Heizmannia*)
	气门区具鳞片和/或至少一根刚毛	13
13.	澳大利亚或东南亚蚊种	杵蚊属(*Tripteroides*)
	新大陆蚊种	14
14.	气门区仅覆宽鳞,无鬃毛,喙短于前跗节,胸部覆一些具光泽的金色鳞片,后跗节具单个爪	李蚊属(*Limatus*)
	气门区至少具有一根气门鬃,胸部鳞片多样,但非金色,喙长于或与前腿节等长,每个后跗节均具一对爪	15

表 4.8 室内常见或袭击人体的成蚊属分类检索表(续表)

15.	盾片覆宽鳞,鳞片平坦、具有光泽,一些跗节有"浆",由内外长排的黑色鳞片组成。分布在美洲中部和南部	煞蚊属(*Sabethes*)
	盾片常不具光泽,跗节无"浆"	16
16.	头顶常具直立的鳞片,前胸侧叶在前端具宽分叉,翅膀基部膜片具有小刚毛,上唇基具鬃毛,如位于触角和触须之间的面部鳞片状区域。分布在美洲中部和南部	丑蚊属(*Trichoprosopon*)
	头顶无直立的鳞片,前胸侧叶极大,在前端几乎相接,翅膀基部膜片具有至少 3 根以上的小刚毛,面部无鬃毛,虽偶有刚毛。分布在美洲北部和南部	怀蚊属(*Wyeomyia*)

脉毛蚊族(Culisetini):脉毛蚊属有 35 个种,绝大多数是无害的。但在北美,东部和西部马脑炎由 *Culiseta inornata*、黑尾脉毛蚊(*C. melanura*)和 *C. morsitans* 传播在鸟类间循环。后者在旧世界东半球也可能作为传病媒介。

曼蚊族(Mansoniini):轲蚊属(*Coquillettidia*)据报道有 55 种,分布在各大洲。分布在北美洲的香蒲蚊(*C. perturbans*)和南美洲的委内瑞拉轲蚊(*C. venezuelensis*)是一些主要的害虫。且 *C. venezuelensis* 可作为许多虫媒病毒的传播媒介(见表 A4.7,图 A4.21)。曼蚊属(*Mansonia*)也属于该族(图 A4.39~图 A4.41)。*M. titillans* 是委内瑞拉马脑炎的重要传播媒介,并可能传播班氏丝虫。曼蚊属的其他一些蚊种是马来丝虫的重要传播媒介(表 A4.6)。

煞蚊族(Sabethini):煞蚊属(*Sabethes*)的蚊虫在森林中活动,在南美洲传播黄热病和其他虫媒病毒(主要传播媒介是 *S. chloropterus*)。

巨蚊族(Toxorynchitini):巨蚊属(*Toxorhynchites*)的蚊种体型最大,共有 60 个种。但是它们不吸血。它们在容器中产卵,其幼虫是白纹伊蚊的捕食者,因此它们被认为对人类健康有利。

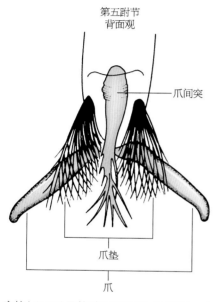

图 A4.37 库蚊(*Culex*)属蚊种跗节顶端,示爪下一对爪垫。这些爪垫活体似灰白色垫子,较爪间突明显,在其他的一些属中也可见。

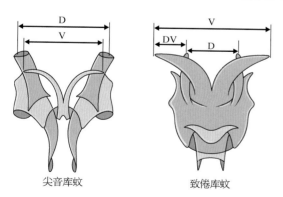

图 A4.38 尖音库蚊复合体(*Culex pipiens* complex)雄蚊阳茎体腹面观。致倦库蚊[*C. quinquefasciatus*(*C. p. fatigans*)]的阳茎体腹侧臂形态和伸展度均要大于尖音库蚊。D/V 比率可表示这一差别,有时用 DV/V。尖音库蚊复合体的蚊种一般 D/V 值如下:致倦库蚊:0.3;淡色库蚊(*pallens*):0.3~1.0;尖音库蚊:0.8~1.0;凶小库蚊[*molestus*(*autogenicus*)]:0.8~1.2。

encephalitis)由黑须库蚊(*C. nigripalpus*)、尖音库蚊、雷斯图库蚊(*C. restuans*)和其他蚊虫传播,有时会感染人。在欧洲尖音库蚊同样传播东部马脑炎(图 A4.38)。

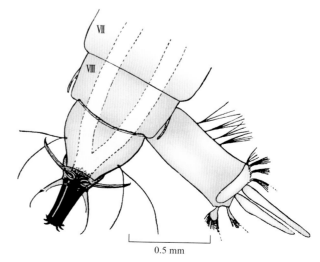

图 A4.39 拟曼蚊亚属(*Mansonioides*)幼虫的呼吸管和末节(侧面观)。

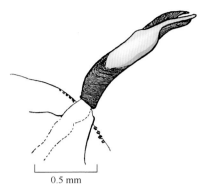

0.5 mm

图 A4.40　拟曼蚊亚属（*Mansonioides*）蛹的呼吸角。

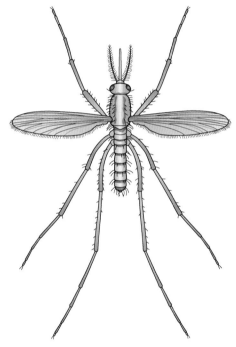

图 A4.41　雌性多环曼蚊［*Mansonia*（*Mansonioides*）*annulifera*］（×4）。

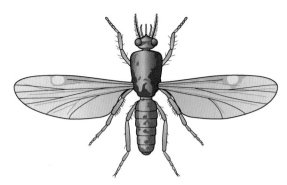

图 A4.42　雌性格氏库蠓（*Culicoides graham*）（×50）。

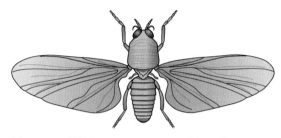

图 A4.43　憎蚋（*Simulium damnosum*）（×10）。

蠓科（Ceratopogonidae）：与其他的飞行昆虫相比，属于蠓科的吸血蠓个体比较小（1～4 mm）。幼虫生活在湿地或潮湿的环境中：从腐烂的蔬菜、牛粪到淡水、半咸水或泥土中都可生存。雌蠓吸血且吸血量大，会引起过敏人群持续反应。雄蠓仅吸食植物糖分。

吸血蠓在全球许多生态环境中都被发现。它们有60个属6 000多种，但只有3个属的种类在医学上有意义。细蠓属（*Leptoconops*）和铗蠓属（*Forcipomyia*）的种类是吸血害虫。库蠓属（*Culicoides*）的种类能传播线虫和兽医学上重要病毒，是人体曼森（*Mansonella* spp.）线虫的传播媒介（图 A4.42）。库蠓属的种类（在非洲）传播常现曼森线虫（*M. perstans*）和（在柬埔寨和美洲中部）传播欧氏曼森线虫（*M. ozzardi*）。在蠓中已分离到多种

病毒，如奥罗普切病毒（*Oropuche* virus），流行性乙型脑炎病毒（Japanese B encephalitis），道格比病毒（Dugbe virues）和其他病毒，但并不是说蠓能传播这些病毒。

蚋科（Simuliidae）：蚋科的种类常被称作黑蝇，是一种小而比较强壮的飞行昆虫（1～5 mm 长）（图 A4.43）。[49] 雌虫在富含氧气的流动的水体中能产卵，一般产300～500 个卵且聚集在一起。1～2 d 后卵孵化，刚孵化的幼虫附着水柱面上，不同的种类通常栖息在石块、叶子等特殊的不同小环境中。幼虫经 6～8 个龄期在 1～2 周或更长时间内发育完成。化蛹前，幼虫旋转成帐篷状的丝质茧。蛹期 2～10 d。

黑蝇虽然在热带地区比较多，但在北面国家的晚春和早夏、北温带和靠近北极区也比较多。雌虫白天吸血，但不进入房内。因为种群大小变化，它们会叮咬而令人讨厌，同时它还是鸟和哺乳动物丝虫和血源性原虫的媒介。

由旋盘尾丝虫（*O. volvus*）引起的盘尾丝虫病（Onchocerciasis），在非洲、美洲中部和南美由蚋科的种类传播给人类。憎蚋（*Simulium damnosum*）和蟹蚋（*S. neavei*）复合种是非洲两个近缘种，按生物学特性和染色体研究这两个复合种可以分成许多不同的种。更重要的是，这些种在生态（繁殖，成虫的栖息地选择）和吸食偏好上是有差异的，也影响盘尾丝虫病的传播。从热带和亚热带（非洲稀树）草原至森林生态环境，至少发现 40 个憎蚋复合种金甲蠓（jinja fly）近缘种。只有旋盘尾丝虫株的传播媒介在生物地理分布区特有。尽管杀幼虫剂能有效

控制幼虫,但由于雌性黑蝇具有长飞行能力(能飞200~400 km)造成盘尾丝虫病的控制非常有难度。蟹蚋复合种的种类只在丘陵地区森林的小溪中生活,其飞行距离比较小。消除蟹蚋也非常成功。在美洲,主要传播媒介是:淡黄蚋(*S. ochraceum*)复合种(墨西哥和危地马拉),金蚋(*S. metallicum*)(委内瑞拉),*S. exiguum*(哥伦比亚安第斯山脉)和圭亚那蚋(*S. guyanense*),*S. limbatum* 和 *S. oyapockense*(巴西和委内瑞拉的亚马孙古陆)。少数媒介包括在美洲中部的金蚋和丽蚋(*S. callidum*)。

虻科(Tabanidae): 虻科包含的嗜血种类最多,而且

翼展超过60 mm(图A4.44)。只有雌虫叮咬,因为虫体比较大,一次吸血量也比较大,约20~200 mg。口器短而强,可在头的下方向下突出进行吸食而咬伤并疼痛。虻科约有3 000个种,许多属,但医学上有重要意义的只有虻属(*Tabanus*)、麻虻属(*Haematopota*)(Tabaninae 虻亚科)和斑虻属(*Chrysops*)(Chrysopsinae 斑虻亚科)(图A4.45,图A4.46)。除叮咬让人生厌外,虻科的种类能传播兔热病(tularemia)、罗阿丝虫病(loaiasis)、炭疽病(anthrax),还有病毒和许多病原给人体(表A4.9,图A4.47)。它们也是许多动物疾病的重要媒介(表A4.10)并可以携带病原迁移而令人讨厌。

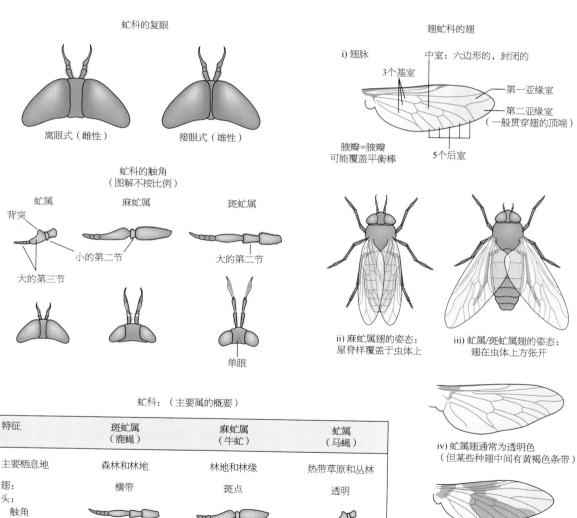

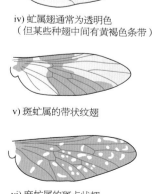

虻科:(主要属的概要)

特征	斑虻属（鹿蝇）	麻虻属（牛虻）	虻属（马蝇）
主要栖息地	森林和林地	林地和林缘	热带草原和丛林
翅:	横带	斑点	透明
头: 触角			
单眼?	有（3只）	无	无
眼的颜色（活体）	块状色斑	波状带	水平带或均一的
后足: 胫节刺?	有	无	无
幼虫	素食性	肉食性	肉食性

图 A4.44 虻科虻种的形态特征。(A)虻科雌雄虫头部的接眼式和离眼式。(B)成虫触角:虻属(马蝇)、斑虻属(鹿蝇)和麻虻属(牛虻)的触角部分。(C)虻科虻种翅:(i)虻科虻翅的脉相;(ii)麻虻属种类翅停落姿态;(iii)虻属和斑虻属的种类翅停落姿态;(iv)虻属种类透明翅;(V)斑虻属种类带状纹翅;(Vi)麻虻属种类斑点状翅。

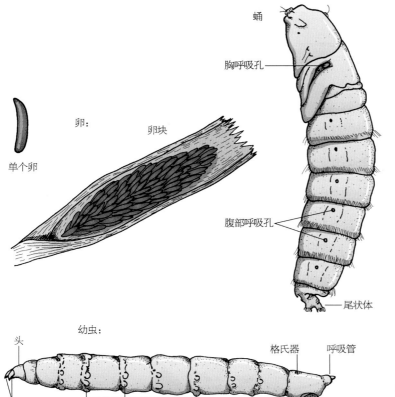

图 A4. 45　虻科（Tabanidae）种类的卵、幼虫和蛹。

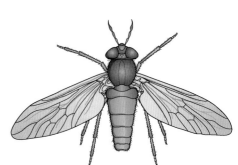

图 A4. 46　雌性分斑虻（*Chrysops dimidiatus*）（*D. B. Thomas* 供图）

表 A4. 9	虻传播的人类疾病			
病原	**疾病**	**重要宿主**	**传播方式**	**分布**
罗阿丝虫 *Loa loa*	罗阿丝虫病；卡氏丝虫肿（Calabar swellin）	人，黑脸山魈 Drill（*Papio leucophaeus*）	周期性：斑虻属的种类 *Chrysops* spp.	西非和中非
炭疽杆菌 *Bacillus anthracis*	炭疽 Anthrax	家畜（人[a]）	非循环：机械性	全球性
土拉杆菌 *Francisella tularensis*	土拉菌病，兔热病 Tularaemia	兔形目动物，啮齿目动物，人	非循环：机械性（特别：斑虻属和虻属的种类，也有蜱）	全球性
博氏疏螺旋体 *Borrelia burgdorferi*	莱姆病	鹿，兔类动物，（人[a]）	非循环：机械性（主要媒介：硬蜱）	北温带（欧洲，北美和大洋洲
疱疹性口腔炎病毒 Vesicular stomatitis virus（VSV）	（牛、马）（羊）口疮病	马，牛，猪（人[a]）	非循环：机械性	北美，南美和美洲中部
西部马脑炎病毒（WEE）		两栖类，爬行动物，鸟，（人[a]）	非循环：机械性	北美和南美
加州脑炎病毒组（CEV）：拉克罗斯病毒（LAC）	—	啮齿类，兔类动物等（人[a]）	非循环：机械性（也有蚊虫）	北美（美国）
詹姆斯敦峡谷病毒（JC）	—	白尾鹿（*Odocoileus virginianus*）（人[a]）	非循环：机械性（斑虻属，虻属，麻虻属的种类，也有蚊虫）	北美（加拿大，美国）

[a] 人，偶然宿主

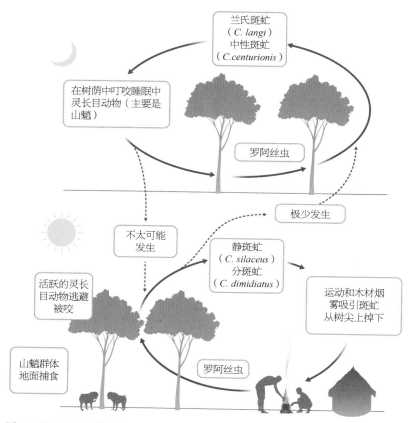

图 A4.47 西非热带雨林罗阿丝虫(*Loa loa*)从捕食(至虻)再到人体的传播循环图。

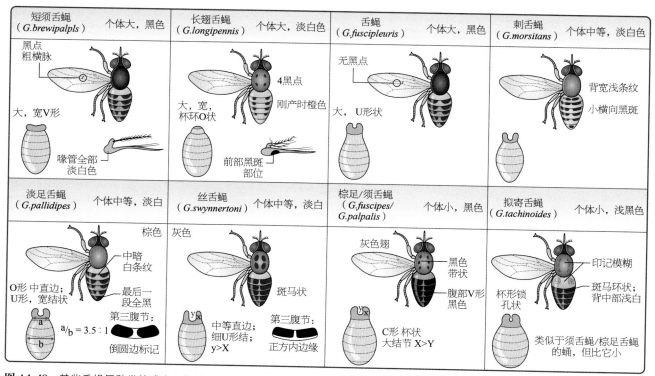

图 A4.48 某些舌蝇属种类的成虫和蛹的鉴别特征概述,基于裸眼或使用简单的放大镜可见的一般特征。种类的图示从左上端到右下底为缩小的比例排列。

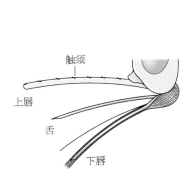

图 A4.49　舌蝇喙部。

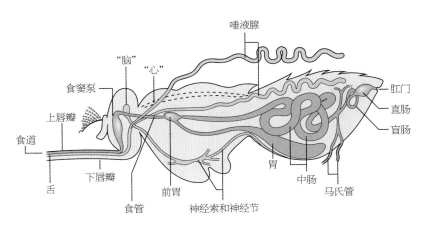

图 A4.50　舌蝇纵切示图,示内部解剖主要特征。

舌蝇科(Glossinidae):舌蝇属(*Glossina*)约有 30 个种和亚种的舌蝇(又称采采蝇)(图 A4.48～图 A4.51)。类似较高等昆虫,舌蝇为胎生:每次只孵化一个幼虫,且在雌虫体内发育 8～12 d。通常在其 2～3 个月的生命周期中,雌虫只交配一次,就能储存足够且能生育的精子,而产出最多 20 个幼虫。在到第三龄期时,雌舌蝇排出幼虫,幼虫在隐避潮湿的土壤中化蛹。孵化后,未获得食物的舌蝇(就如幼小舌蝇 teneral flies)进入静止期,然后寻找它们的首次血餐。雌虫和雄虫间隔 3～4 d 会吸食脊椎动物的血液,有时有少量种类通过光和嗅觉寻找它们的宿主。吸食人血的种类白天吸血且活动频繁,阴天多云天气活动减少。舌蝇静止的地方一般有木本植物且视野很好。雄虫的生命周期比雌虫短许多(图 A4.52,图 A4.53)[54]。静止停息时,翅膀呈剪刀状折叠在背上是舌蝇非常典型的特征(图 A4.54)。

舌蝇只限于生活在非洲大陆 15°N 和 30°S 之间(图 A4.55)。现代分类学家常把本属分成如下 3 个种团(有时称亚基因状态):丛林舌蝇(*fusca* group)种团(澳舌蝇亚属 *Austenina*)、须舌蝇(*palpalis* group)种团(尼舌蝇亚属 *Nemorhina*)和草原舌蝇(*morsitans* group)种团(舌蝇亚属 *Glossina*)(表 A4.11)[52,53]。这种分类反映了每个种团所适应的生态环境和种的分布。丛林种团种类在

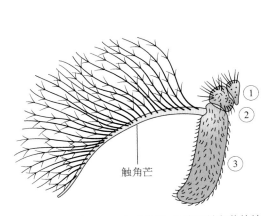

图 A4.51　舌蝇(*Glossina*)触角,示背面触角芒的枝状毛,从三分之一触角处竖起。其他种的蝇类触角芒是不分支的。

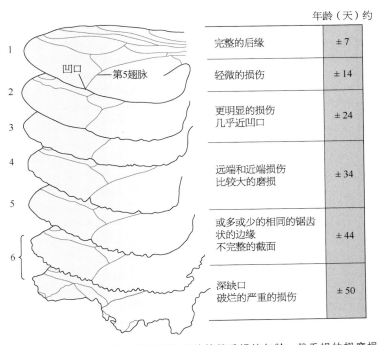

图 A4.52　通过舌蝇翅的磨损特征来估算雄舌蝇的年龄。雌舌蝇的翅磨损比较慢,但雌舌蝇翅磨损程度(卵巢第四至第七节　图 A4.67)可以用于估算是在发育早期还是晚期。(基于 Jackson CHN:Bull Entomol Rex 1946;37:291 有关草原舌蝇 *G. morsitans*。)

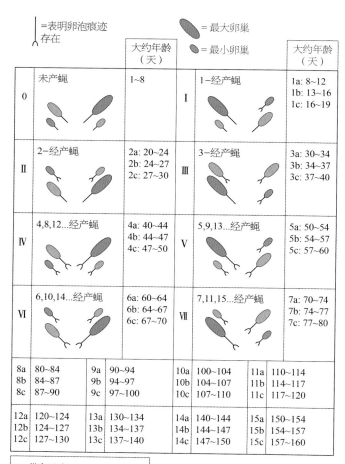

		大约年龄（天）			大约年龄（天）
0	未产蝇	1~8	I	1-经产蝇	1a: 8~12 1b: 13~16 1c: 16~19
II	2-经产蝇	2a: 20~24 2b: 24~27 2c: 27~30	III	3-经产蝇	3a: 30~34 3b: 34~37 3c: 37~40
IV	4,8,12...经产蝇	4a: 40~44 4b: 44~47 4c: 47~50	V	5,9,13...经产蝇	5a: 50~54 5b: 54~57 5c: 57~60
VI	6,10,14...经产蝇	6a: 60~64 6b: 64~67 6c: 67~70	VII	7,11,15...经产蝇	7a: 70~74 7b: 74~77 7c: 77~80

8a	80~84	9a	90~94	10a	100~104	11a	110~114
8b	84~87	9b	94~97	10b	104~107	11b	114~117
8c	87~90	9c	97~100	10c	107~110	11c	117~120
12a	120~124	13a	130~134	14a	140~144	15a	150~154
12b	124~127	13b	134~137	14b	144~147	15b	154~157
12c	127~130	13c	137~140	14c	147~150	15c	157~160

┃ =表明卵泡痕迹存在
⬭ =最大卵巢
⬮ =最小卵巢

a= 带卵子宫
b= 幼小幼虫子宫
c= 成熟幼虫子宫（黑叶或空）

图 A4.53 背面观雌舌蝇卵巢年龄等级图。0 环至 3 环可能可以精确估算其年龄；从第四至第七环（示粗线间）会估算错误，因为发现不同年龄的舌蝇会有相同的外形（如：4,8,12 经产的；5,9,13 经产的）。翅的磨损程度（见图 A4.66）对生理年龄估算有指导作用。（修订于 Saunders DS. Age determination for female tsetse flies and the 1962 and Challier A: Amélioration de la présence de determination l'age physiologique des Glossines. Etudes fait sur Glossina palpalis gambiensis, 1949. Bull Soc Pathol Exot 1965;58：250 − 259)

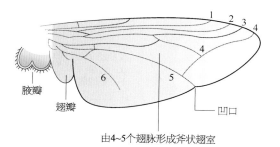

图 A4.54 舌蝇的翅,示(1~6)翅脉和在 4 和 5 翅脉间附着斧状翅室翅脉。斧状翅室翅脉为舌蝇属种类特有,其他所有的蝇相应的翅室为三角形。与其他较大型的蝇类比较,舌蝇属种类停息时翅膀形态与它们不同,舌蝇停息时翅膀象剪刀样覆盖在背上。

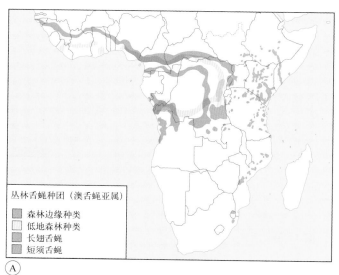

丛林舌蝇种团（澳舌蝇亚属）
■ 森林边缘种类
□ 低地森林种类
■ 长翅舌蝇
■ 短须舌蝇

Ⓐ

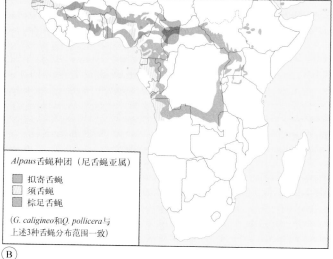

Alpaus 舌蝇种团（尼舌蝇亚属）
■ 拟寄舌蝇
□ 须舌蝇
■ 棕足舌蝇

（*G. caligineo* 和 *Q. pollicera* 与上述3种舌蝇分布范围一致）

Ⓑ

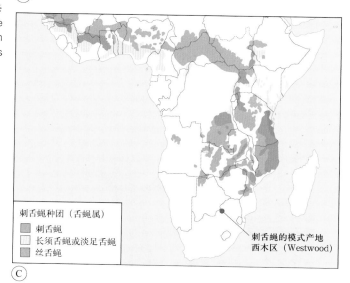

刺舌蝇种团（舌蝇属）
■ 刺舌蝇
□ 长须舌蝇或淡足舌蝇
■ 丝舌蝇

刺舌蝇的模式产地西木区（Westwood）

Ⓒ

图 A4.55 重要舌蝇种类的分布图。（A）丛林舌蝇（*fusca*）种团；（B）须舌蝇（*palpalis*）种团；（C）刺舌蝇（*morsitans*）种团（参见 45 章）。

密集潮湿的热带雨林或丛林边缘飞行。须舌蝇种团则依赖或多或少的河流、湖泊的植物，但它们的分布延伸到热带和亚热带草原（非洲的）稀树大草原地带（萨凡纳地区），远离了树木丛生地或以前的树木丛生地区。草原种团种类亲水最少，生活在广阔的未开垦森林地带和灌木丛中，时常远离湖泊和河流。

舌蝇属的舌蝇是非洲锥虫的中间宿主（第 45 章）。在舌蝇的消化腺内发现有感染性的发育后期的布氏锥虫（*Trypanosoma brucei*）亚群[51,55,56]。在到达唾液腺这个最后部位时，锥虫已在舌蝇体内复杂的移行近 3 周。至此在舌蝇体内存活大于 3 周的锥虫能感染人体（表 A4.12）。即使在龄期比较大的舌蝇间，特别是相同年龄的舌蝇内比较锥虫（*T. vivax*）（达氏锥虫属 *Duttonella*）和刚果锥虫（*T. congolense*）（短小锥虫亚属 *Nannomonas*）种团的种类及布氏锥虫亚种团种类感染锥虫的感染率常是低的（通常 0.1% 或更低，很少大于 1%），

舌蝇可以传播锥虫病给许多种动物，包括人体[50]。含有重要的传播家畜锥虫病病原的媒介丛林舌蝇种团的种类，特别是活动锥虫（达氏锥虫亚属）和刚果锥虫种团（小单胞亚属）的种类，它们从未与传播人体锥虫病连在一起。布氏锥虫冈比亚亚种（*T. brucei gambiense*）和布氏锥虫罗得西亚亚种（*T. b. rhodiense*）分别引起慢性和急性睡眠病。草原舌蝇和须舌蝇种团的几个种类是传播这些病原的代表种类（表 A4.10）。感染布氏锥虫罗得西亚株的主要人群是：猎人、蜂蜜采集人、砍伐工和烧木炭人员，这些人群常进入舌蝇密集飞行的灌木丛中。

表 A4.10	虻传播的动物疾病，罕见或从未传播至人类			
病原	疾病	重要宿主	传播方式	分布
施氏（羊）血管丝虫 *Elaeophora schnideri*	动脉蠕虫病（羊）Arterial worm disease	羊，鹿，麋鹿，驼鹿（在鹿中无症状）	循环的（虻属和瘤虻属 *Hybomitra* 种类）	美国西部和西南部；意大利
恶丝虫 *Dilofilaria roemeri*	—	大袋鼠，岩大袋鼠（*Macropus robustus*）	循环的（*Dasybasis hebes*）	澳大利亚
血孢子虫 *Haemoproteus metchnikovi*	—	龟	循环的（亮丽斑虻 *Chrysops callidus*）	美国
贝氏贝诺孢子虫 *Besnoitia besnoiti*	牛贝诺虫病 Bovine besnoitiosis	牛（中间宿主）猫（终宿主）	非循环；机械性（其他机械性媒介是舌蝇和螫蝇属 *Stomoxys* 的种类）	非洲，南美洲，欧洲，苏联，亚洲
边缘无浆体 *Anaplasma marginale*	无浆体病 Anaplasmosis	牛	非循环：机械性（如，虻属种类）	全球性的
锥虫属 *Trypanosoma*	苏拉病（旧大陆）Surra	牛，马	非循环：机械性	全球性的；热带和亚热带
伊凡氏锥虫（*Trypanozoon*）*evansi*	Derrangadera，Murina（新大陆）	骆驼，狗		
锥虫属 马锥虫（*Trypanozoon*）*equinum*	马锥虫病（Mal de Caderas）	马，牛	非循环：机械性	南美
锥虫属（达氏锥虫属）（*Duttonella*）	苏马病，苏丹家畜锥虫病	牛，绵羊，山羊	非循环：机械性	毛里求斯，安的列斯群岛和南美
（间日）疟原虫 *Vivax*		马，狗		全球性
锥虫属（巨锥虫亚属 *Megatrypanum*）*theileri* 泰勒氏锥虫	—	牛，羚羊	循环（?）	全球性
马感染贫血症（EIA）病毒	马传染性贫血 Swamp fever	马，野鸡	非循环：机械性	全球性
欧洲猪瘟病毒（HCV）	—	猪	非循环：机械性	北美
牛瘟病毒 Rinderpest virus	—	有蹄类动物	非循环：未证实为虻，但是潜在的机械性媒介	全球性

表 A4.11	舌蝇的同型种,分布范围和医学重要性			
种团/亚属	生境类型	分布范围	医学重要的种类
丛林舌蝇种团(澳氏舌蝇 *Austenina* 亚属)	主要热带雨林地区	主要在西非和非洲中部的丛林地区;部分种类可在东非干旱地区	无。但有些是家畜锥虫病的媒介
须舌蝇种团(尼舌蝇 *Nemorhina* 亚属)	主要在树木丛生或以前树木丛生的地区沿河和湖直线的沿岸	约 15°N~12°S;17°W~40°E。约 10°N~12°S;10°E~40°E,约12°N~4°N;约 12°W~40°E。	须舌蝇,冈比亚布氏锥虫在西非的媒介;棕足舌蝇(*G. fuscipes*)(和亚种)是冈比亚布氏锥虫在西非,非洲中部的媒介;拟寄舌蝇(*G. tachinoides*)是冈比亚布氏锥虫在西非的媒介,在埃塞俄比亚西南部罗德西尼布氏锥虫的媒介
草原舌蝇种团(舌蝇属)	在稀树的大草原地区;开阔的森林(坦桑尼亚的林地)未开垦森林地带和灌木丛	约 15°N~20°S,17°W~45°E,约 8°N~20°S,25°E~48°E 维多利亚湖东南有限地区,主要在坦桑尼亚	草原舌蝇(和亚种),在东非和非洲东南部是罗德西尼布氏锥虫的媒介;淡足舌蝇(*G. pallidipes*)在东非,是罗德西尼布氏锥虫的媒介;丝舌蝇(*G. swynnertoni*)是罗德西尼布氏锥虫的媒介

表 A4.12	舌蝇感染锥虫的部位					
锥虫种类或种团(亚属)	在舌蝇内大致发育时间	感染部位				
		舌蝇内通常感染率	口器	唾液腺	肠
活动锥虫(达氏锥虫属)	4~5 d	75%~85%	+	−	−
刚果锥虫(短小锥虫亚属)	8~10 d	18%~25%	+	−	+
布氏锥虫亚种[a](锥虫属)	15~30 d	0.1%~1.5%	+	+	+

[a] 包括以下寄生虫:布氏锥虫布氏种-不感染人;布氏锥虫冈比亚种-引起人体昏睡病(慢性);布氏锥虫罗德西亚种-引起人体罗德西亚昏睡病(急性)。

半翅目(Order Hemiptera)

臭虫科(Cimicidae):臭虫全球分布,有 70 多个种。所有种类无翅,背腹扁平。个体大,卵直径约 1 mm,淡黄色,肉眼很容易发现。雌虫每日产卵 10~50 个,一个生命周期可产 200~500 个卵。有 5 个若虫(幼龄)期,但无半鞘翅;如果每个龄期食物充足,可在 6 周发育成熟,食物不够的话,能抗饥饿 2 个月。外界不利条件情况下,发育可能延长至 6 个月或更多。成虫可以存活很多个月。臭虫对高温敏感:37.8℃高湿环境会杀死许多臭虫。口器由分开的喙组成,通常折叠于头部的下方。上颚的顶端边缘呈锯齿状。成虫的胸部上有短的似平板的半鞘翅板,是退化的前翅。臭虫属(*Cimex*)雌雄虫都以吸血为生,也能很好地抗饥饿。臭虫有夜间吸血的习性,白天躲藏在缝隙里。

与人体有关的寄生虫种类有:遍布世界,温带臭虫(*Cimex lectularius*)和只在热带常见的臭虫,热带臭虫[*Cimex hemipterus*(*rotundatus*)]。其主要区分点是腹部延长部分的宽窄度、形状和胸部的比例(图 A4.56)。

西非,有另一个属的种类,波氏细臭虫(*Leptocimex boueti*)也攻击人类。虽然臭虫因为叮咬而引起骚扰,但是实际上它们除可能传播病毒性肝炎外,没有证据证明它们会传播疾病(见第 13 章)。

猎蝽科(Reduviidae):这个科的昆虫包括食肉昆虫,但所有在医学上有重要意义的吸血种类都属于猎蝽亚科(Triatominae)(表 A4.13,图 A4.57)。交配后,雌锥蝽(*triatomines*)开始产卵约 10~30 d;卵产出后单个存在或形成小群。产出的卵依据不同的种类,可以不黏附也可以黏附于物体表面。锥蝽一个生命周期产卵的数量取决于锥蝽的种类及外部因素,一般产卵 500 个左右常见,而产 1 000 个不常见。卵在 10~30 d 后孵化,刚孵化出来的 I 龄若虫起初是粉红色,身体比较柔软,48~72 h 内首次血餐,其后身体变硬。在羽化到下一个若虫龄期前至少需要一次饱血餐,有时会更多次。相对于它们的体重,它们的血餐量非常大:I 龄若虫吸血量可以是它们自身体重的 10 倍多。锥蝽所有龄期,特别是比较大的若虫龄期,都有非常明显的可以持续长时间耐饿(长达几个月)

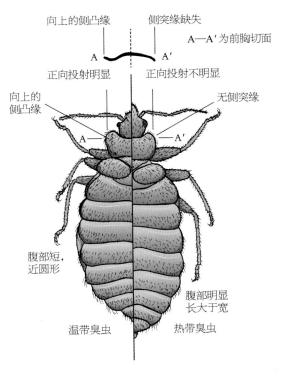

向上的侧凸缘　　侧突缘缺失

A—A′ 为前胸切面

正向投射明显　　正向投射不明显

向上的侧凸缘　　无侧突缘

腹部短，近圆形

腹部明显长大于宽

温带臭虫　　热带臭虫

图 A4.56　臭虫背视比较图。温带臭虫（*Cimex lectularius*），常见的床臭虫（左）和热带臭虫（*C. hemipterus*），热带床臭虫（右）。

表 A4.13	吸血锥蝽科：锥蝽亚科的族和属（Jeannel 1919），114 个种类分别在每个属内的数量。	
族	属	数量
Alberproseniini	*Alberprosenia*	1
Bolboderini	*Belminus*	4
	Bolbodera	1
	Parabelminus	2
	Microtriatoma	2
Cavernicolini	*Cavernicola*	1
Rhodniini	*Psammolestes*	3
	长红猎蝽 *Rhodnius*[a]	12
Triatomini 锥蝽族	*Dipetalogaster*	1
	Eratyrus	2
	Linshcosteus	5
	锥蝽属 *Panstrongylus*[a]	13
	Paratriatoma	1
	锥蝽属 *Triatoma*[a]	66

[a] 最重要的属

的能力。成虫一般飞行能力差，可能在其营养状况差的时候及体重轻的时候，随机去寻找有新宿主的栖息地而去吸血觅食飞行。所有的锥蝽生命周期比较长，即使在炎热的气候环境下；从卵发育到成虫平均需要 300 d 左右，有些种类可能需要 2 年。

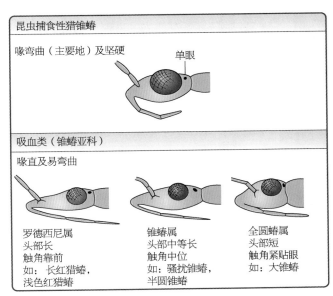

昆虫捕食性猎锥蝽

喙弯曲（主要地）及坚硬　　单眼

吸血类（锥蝽亚科）

喙直及易弯曲

罗德西尼属
头部长
触角靠前
如：长红猎蝽，
浅色红猎蝽

锥蝽属
头部中等长
触角中位
如：骚扰锥蝽，
半圆锥蝽

全圆蝽属
头部短
触角紧贴眼
如：大锥蝽

图 A4.57　捕食性昆虫猎锥蝽头部侧面观（顶端）常是弯的，喙不可弯曲，这个特征可以用来区分锥猎蝽亚科内的吸血属，所有其他属的喙都是直的且可弯曲（下面一排）。头部的比例和触角插入的位置可用于区分罗德西尼属（*Rhodnius*）、锥蝽属（*Triatoma*）和全圆属锥蝽（*Panstrongylus*）种类。

锥蝽大部分（5 个族中 4 个）只在新热带区域生活：红猎蝽族（Rhodniini）（重要红猎蝽属 *Rhodnius* 和 *Psammolestes* 属）在美洲中部至阿根廷发现。

所有锥蝽吸食脊椎动物的血（主要是哺乳动物和鸟类，偶尔是爬行动物）而存活、发育和繁殖。锥蝽首要的栖息地是有遮蔽地方及其鸟类栖息地、多种野生动物的地洞和巢、有袋目哺乳动物〔如：负鼠属 *Didelphis* 的 *Marmosa* 鼠（图 A4.58）〕、无齿目（如：犰狳属 *Dasypus*）、啮齿目（家鼠属 *Rattus*，林鼠属 *Neotoma*）、食肉动物、蝙

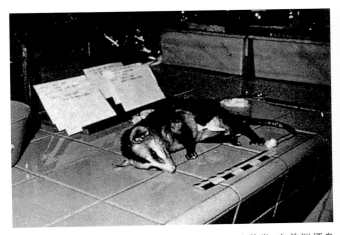

图 A4.58　常见的负鼠，负鼠属（*Didelphis* spp.）种类，在美洲栖息于森林的、猫大小的有袋目哺乳动物最常见自然感染布氏锥虫。图示动物为来自巴西的 *D. albiventris*（*D. azarae*）负鼠，用病媒接种法麻醉后采集尾血进行镜检和血清学检测。

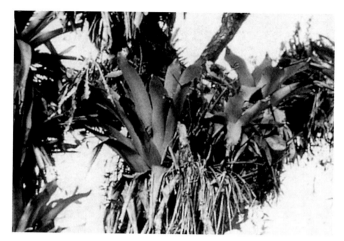

图 A4.59　附生凤梨科植物的树木(常见 *Aechmea* 和 *Holmbergia* 属)是有袋目哺乳动物、啮齿类和鸟类常筑巢栖息地,也是许多栖息于森林的锥蝽种类的自然生境地。

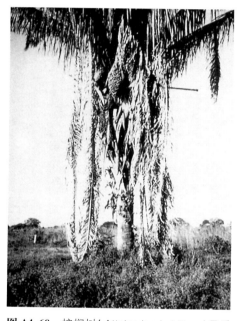

图 A4.60　棕榈树(*Attalea humboldtiana*)是委内瑞拉栖息森林的长红猎蝽的栖息地。在整个拉丁美洲,几个棕榈属和棕榈树种类是许多锥蝽种类的主要栖息地,这些地方也是多种哺乳动物和依赖植物树冠和叶子筑巢的鸟类的栖息地。

锥蝽在动物流行病学和流行病学上是重要的,它是一种由克氏锥虫(*Trypanosoma cruzi*)引起的重要的被忽视热带病——恰加斯病(Chagas's disease)(见第46章)的媒介。虽然克氏锥虫可以在所有的锥蝽体内发育(在野外已经有超过半数的种类发现被感染),但只有少部分种类有能力在人住所定居,并有绝对的医学重要性,同时,它们可以作为传给人体的恰加斯病的传播媒介。克氏锥虫通过锥蝽的粪便传播;它是一种无效传播方式,因为其需要大量的(高浓度)锥虫并且粪便必须污染被咬的受伤处才可以传播(图A4.63)。长红猎蝽、侵扰锥蝽和大全圆蝽(*Panstrongylus megistus*)三个种类,由于地理分布广泛和大量的种群数,以及它们所定居的地方与

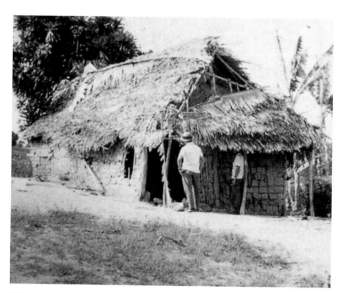

图 A4.61　茅草棕榈、用泥和枝条编成的拉丁美洲农民典型的农屋常有家栖型锥蝽种类成群出现。泥墙中的深裂缝给罗德西尼属、锥蝽属和全圆蝽属大量种类提供了理想的藏身处。

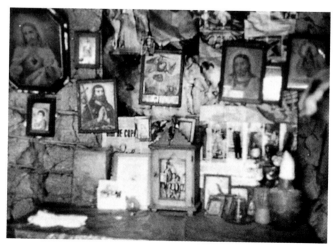

图 A4.62　许多农屋家里有神龛,如图示:一个有中心框架的盒里放着家族圣徒,附近的墙上挂满了图片,既有神圣的,也有世俗的。这些地方常是锥蝽主要藏身之处,而不是在卧室的墙壁和家具内。

蝠和鸟类等动物附近。许多动物和鸟类找到的主要遮蔽场所是棕榈叶或是在倒下的原木或空树内蕨类植物的附生植物底下(图A4.59,图A4.60)。锥蝽似乎不是自己做主而是更受控于适宜宿主。有些种类有移入人类居住地的能力。诸如长红猎蝽(*Rhodnius prolixus*)或侵扰锥蝽(*Triatoma infestans*)可以在贫瘠的区域生长,白天它们隐藏在用当地遮蔽材料搭成的房屋内的黑暗潮湿地方,晚上出来吸人血(图A4.61,图A4.62)。

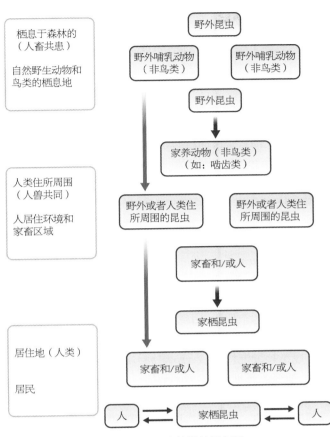

栖息于森林的
（人畜共患）

自然野生动物和
鸟类的栖息地

人类住所周围
（人兽共同）

人居住环境和
家畜区域

居住地（人类）

居民

图 A4.63　虫媒臭虫感染布氏锥虫传播链示意图。

大量人口居住地的一致,成为最重要的锥蝽种类(图
A4.64～A4.66)。相同三个属内还有其他种类(特别是
锥蝽属的种类和二分锥蝽 *T. dimidiata*)在较小的地理
范围内被考虑为重要的种类(如:二分锥蝽,*T. barberi*,
巴西锥蝽 *T. brasiliensis*, *T. pallidipennis*, *T. phyllosoma*,
厄瓜多尔红猎蝽 *T. ecuadorensis*)

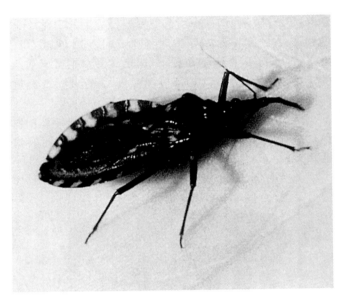

图 A4.65　锥蝽属 *Triatoma*。头中长,触角在眼和头部前方间。图
示骚扰猎蝽(*T. infestans*)雌虫,在吸食时喙直接伸出。腹部、腿和
半鞘翅侧边缘有黑黄底色。雄虫长 21～26 mm,雌虫长 26～29 mm。
若虫期未见成虫能见到的颜色。(*T. V. Barrett*. 供图)

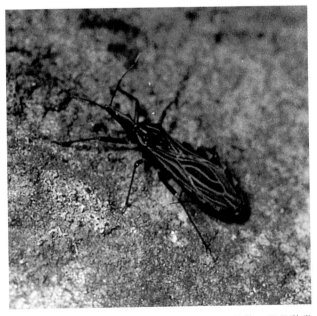

图 A4.64　红猎蝽属 *Rhodnius*。头长,触角向前伸。图示种类
是长红猎蝽(*R. prolixus*)雄性成虫,雄虫一般长＜20 mm,雌虫
可以长至 21.5 mm。一般呈淡棕色;胸部和前翅上有较浅斑纹,
给人纵向条纹的整体印象。若虫期无明显的"胡椒和盐"似的
标记。(*C. J. Webb* 供图)。

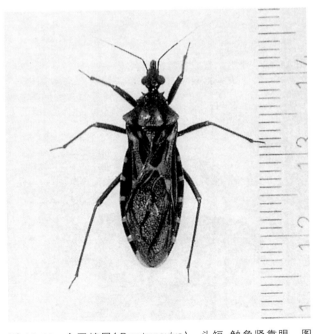

图 A4.66　全圆蝽属(*Panstrongylus*)。头短,触角紧靠眼。图
示大全圆蝽(*P. megistus*)雄虫,从总体来看在腹部、胸前背板和
小盾板及半鞘翅(前翅)侧边缘是黑色伴红色,或红棕色。若虫阶
段不出现成虫的着色现象。该标本长 25 mm,雌虫稍大一点。

蚤目(Order Siphonaptera)

蚤体型较小(1~4 mm)且无翅,两侧扁平,由钝圆的头部、紧凑的胸部和相对较大、圆的腹部组成(图A4.67)[59,60]。蚤的三对足强壮而发达,可跳至数米高而到达宿主体上或逃避被捕。从卵至蛹的发育期需两周或更长,这取决于温度(图A4.68)。活跃的白色幼虫有稀疏的毛,可在宿主窝巢或室内纤维织物中或地板间隙中发育。发育至蛹期前,有两个幼虫期。成虫的孵化可延迟数月,直到接近宿主后(震动,温暖条件下)孵化得以激发。在气候不太严酷的情况下,成虫离开宿主可以活跃的存活数周。一般而言,蚤可在温度 20~30℃ 及湿度 60%~90% 的条件下很好繁育。

所有成虫蚤都是专性、暂时地鸟类(6%)或哺乳动物(94%的蚤种类)的体外寄生虫。2 000 多个蚤种类被描

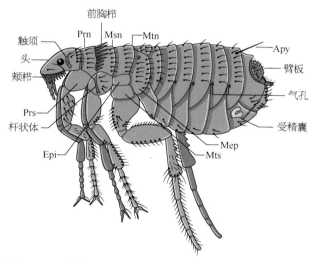

图 A4. 67 雌性跳蚤成虫的侧面观,示一些主要的分类学特征。apy,臀前鬃;epi,前侧片;prn,前胸背板;prs,前胸腹板;mep,后胸侧板;msn,中胸背板;mtn,后胸背板,mts,后胸前侧片。大多属种类有杆状体或竖杆,但蚤属 Pulex,人体蚤中无。

前胸栉
触须
头
颊栉
Prn Msn Mtn
Prs
杆状体
Epi
Apy
臀板
气孔
受精囊
Mep
Mts

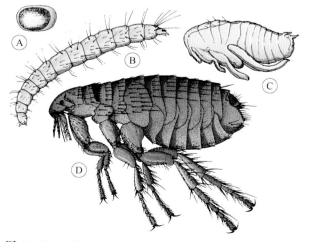

图 A4. 68 蚤的生活史。(A)卵;(B)若虫;(C)蛹;(D)雌成虫

述并归类于约 200 个属中。它们具有适度宿主专一性,意味着每种蚤都趋于寄生唯一的或少数种类的宿主。人类常被来源于家养或野外动物身上的蚤侵袭,同时也会被人蚤(*Pulex irritans*)侵袭。

人体会对蚤叮咬产生局部皮肤反应,而全身的过敏反应并不罕见。雌雄蚤一般定期吸血,所以易于从一个宿主向另一个宿主传播病原体。各种蚤类可参与土拉菌病(tularaemia)、布氏杆菌病(brucellosisi)、淋巴细胞脉络丛脑膜炎(lymphocytic choriomeningitis)和其他可能疾病的传播循环中。鼠型斑疹伤寒(murine typhus),其病原体斑疹热立克次体(*Ricketttsia typhi*)是以蚤为传播媒介。一些蚤也可作为动物绦虫的中间宿主如:狗和猫的犬复孔绦虫(*Dipylidium caninum*);啮齿动物的缩小膜壳绦虫(*Hymenolepis diminuta*);在啮齿动物中地方性流行的微小膜壳绦虫(*H. nana*)株。这些寄生虫偶尔能引起人体腹泻,特别是对那些可能吞入感染性蚤的儿童。

在全球各个地方,50 多个属种和大量的蚤种类已被作为地方性鼠疫的传播媒介,这意味着它们在啮齿动物间可以维持鼠疫杆菌(*Yersina pestis*)的传播。鼠疫传播媒介,如客蚤属种类(*Xenopsylla* spp),具有大的前胃倒刺,鼠疫杆菌可在这些部位积聚并繁殖,可以促进菌栓形成和前胃封闭。当蚤再次吸血时,杆菌可以被回流吐出从而传播给另一个宿主。人体几乎不会先通过嗜动物血的蚤类刺咬而被感染,除非受鼠疫侵袭的鼠死亡后,其感染鼠疫的客蚤属种蚤转移到人体身上,人才会因此而感染(见第 33 章)。很少有条件有利于通过蚤属或栉首蚤属蚤在人与人间传播而达到流行程度。

蚤科(Family Pulicidae):该科的种类为无栉的蚤类,其中包括几个种类是害虫或作为疾病传播媒介,有医学重要性。人蚤(*P. irritans*),人体跳蚤,是一种在人体身上普遍存在的害虫,在温带及热带地区流行。偶尔会被认为是人与人之间传播的黑死病的媒介。人蚤已被确认为在厄瓜多尔囊泡性和扁桃体鼠疫爆发中的传播媒介。另外已知五种蚤属的种类,如 *P. simulans* 蚤在美洲北部和南部有时也会侵袭人体。

印度客蚤(*Xenopsylla cheopis*),为东方或黑鼠蚤,一般寄生于遍及全球城市的黑家鼠(*Rattus rattus*)鼠体上,但在北部温带区较为少见(图 A4.69)。它频繁攻击住在有鼠患建筑中的人群,其为鼠与鼠间及鼠与人体间流行性鼠疫(鼠疫杆菌)和鼠型斑疹伤寒 murine typhus(斑疹热立克次体 *R. mooseri*)的传播媒介。其他客蚤属种类在这些区域有相似的作用,特别是巴西客蚤(印度及南美)和骚动客蚤(*X. astia*)(印度)。

禽角头蚤(*Echidnophaga gallinacean*),为家禽鬼针草跳蚤,有时也寄生于犬、猫、兔或其他动物,会带给人麻

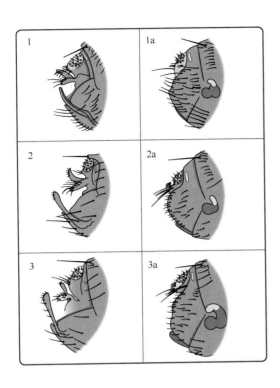

图 A4. 69　3 种常见客蚤属 *Xenopsylla* 鼠蚤鉴别特征。1,骚动客蚤 *X. astia*,雄性抱器;1a,骚动客蚤,雌性尾器受精囊;2,巴西客蚤 *X. brasiliensis*,雄性抱器;2a,巴西客蚤,雌性尾器受精囊;3,印鼠客蚤 *X. cheopis*,雄性抱器;3a,印鼠客蚤,雌性尾器受精囊;这些种一般都具有强壮的杆状体,但无头栉或前胸背板的特征。

	雄性头部	雌性头部和前胸	后足胫节
比犬栉首蚤 *C. canis*			
猫栉首蚤 *C. felis*			

图 A4. 70　栉首蚤属 *Ctenocephalides* 头下方和前胸后方有成排的栉。猫栉首蚤 *C. felis*(猫蚤)头部比犬栉首蚤 *C. canis*(犬蚤)更长、更尖。后足胫节上,犬栉首蚤后切刻处有 8 根粗刚毛,而猫栉首蚤有 6 根粗刚毛。

烦。栉首蚤属是由九个种类组成的小型属,主要在非洲和欧亚大陆的食肉动物体上发现。有两个种类常见分布:犬栉首蚤(*C. canis*)和猫栉首蚤(*C. felis*),分别是犬的跳蚤和猫的跳蚤(图 A4.70)。两种都可寄生于猫和狗体上,并可互相交换寄生。而猫栉首蚤在两种宿主上发现更多。在现代温带国家集体供暖的房屋中,犬栉首蚤和猫栉首蚤常可生长繁育很好,有时暂时没有猫和狗,它仍可传播绦虫。

细蚤科(Family Leptopsyllidae):缓慢细蚤(*Leptopsylla segnis*),即欧洲鼠蚤,常见于世界各地的室内环境。它也可寄生于鼠类,有时可传播地方性鼠疫,但很少会叮咬人。

角叶蚤科(Family Ceratophyllidae):禽角叶蚤(*Ceratophyllus gallinae*),即欧洲鸡蚤,遍布世界许多地方,拥有大范围的鸟类宿主,偶尔侵入住宅并攻击人体。它是一种大型蚤,叮咬时会产生疼痛感。具带病蚤(*Nosopsyllus fasciatus*),即褐家鼠蚤,也与其主要宿主褐家鼠(*Rattus norvegicus*)的广泛分布而广布。还有如栉首蚤属蚤种、具带病蚤作为犬绦虫(犬复孔绦虫)的中间宿主。

Hectopsyllidae 科(Family Hectopyllidae):穿皮潜蚤(*Tunga penetrans*),沙蚤或叫 jigger(恙螨,沙蚤 chigoe、chique),雌蚤永久寄生在宿主皮肤内(见第 60 章)。穿皮潜蚤一般在美洲中部、西东非和印度次大陆感染人、猪、家畜和其他动物。

参考文献

见:http://www.sstp.cn/video/xiyi_190916/。

热带医学信息源

TRUDIE LANG, LAURA MERSON

翻译：阮　瑶
审校：陈　勤　陈家旭　盛慧锋

　　信息是健康科学发展的重要推动力，热带医学领域信息的使用和来源有着重要的区别和特殊情况。

　　技术、医学的进步和资金资助，使信息的数量和获得渠道快速增加，为人们带来直接的健康益处。但理解不同渠道来源信息、确定信息质量以及确保这些有限资源和受地理限制的人群能获得信息等问题尚有待解决。

　　本章对可获得的资源、如何找出最相关的信息以及如何判断信息的质量和可信度提供综合的指导性建议，并讨论如何最有效地利用和共享信息。

　　目前的媒介与历史上行医者和学者使用的莎草纸和象形文字大不相同。不同类型的媒介被用于不同的用途，如患者健康教育、卫生工作者培训、研究结果传播、促使政府和国际机构改善医疗保健政策等。本章将探讨热带医学领域内哪些人需要获取信息、所需信息的类型、获取信息的目的，介绍不同类型的信息及其优点和局限性，介绍最可靠的媒体及如何确定其质量的高低。本章较大篇幅将介绍数字技术的应用以及如何利用它来促进热带医学的进步，并推荐信息来源的主要途径，其中大多数是在线资源。

一、信息的重要性

　　信息的产生和传播、知识的共享和应用对卫生科学具有重要的影响。热带医学史上，对同一疾病或健康问题感兴趣的人相隔数千公里，面临地理和距离的限制，这些影响尤为突出。

　　早期的埃及、希腊和罗马的学者利用莎草纸记录突发的新疾病，包括疾病的特征和治疗方案。19世纪后期，热带医学的鼻祖们研究的疾病是北半球没有的，其间在全球相距较远的研究者之间传递信息以便认识、管理和治疗疾病是缓慢而麻烦的。描述疾病鉴别特征、在医学界达成共识，继而治疗和预防疾病（如蛇咬伤）需要数十年亦不为过。21世纪，只需敲击一个键，理论上可以在不同的群体中实时进行上述交流。

　　我们似乎不需要过多地担心如何获得热带医学领域的信息。现在获取科学文献和教学资料的途径很普遍且很容易，而且，如今距离不了解疟疾、麻风、登革热以及其他常见疾病、不清楚如何治疗和控制这些疾病的年代已经100多年了。其实不然，我们对前述每一种疾病的认知都还存在差距，疫苗、诊断、治疗和基因研究可以弥补部分差距并发现新的问题。对于某些疾病，特别是被忽视热带病，未知的远多于已知的。不仅如此，当前处于一个人口数量更大、密度更高、迁移更频繁的时期，疾病蔓延更迅速，暴发流行和大流行的风险更高。100年前，任何新的或突发的疾病可能受地理的限制，但今天情况已不再如此。今天，应对热带医学所面临挑战的能力很大程度上将取决于迅速信息分享和交换信息以及利用新颖机制和技术实现这一目标的意愿和能力。在存储、共享、捕获和使用信息中，我们也将受益于态度和行为的改变。

二、所需信息及获取信息的挑战

　　热带医学领域各类学科差异大，疾病、病原体和地理分布的多样性要求不同的利益攸关者须获得复杂和宽广的信息。患者、医务工作者、研究者、教育工作者、政府、非政府组织、政府间组织、私营部门和媒体均需要快速获取可靠的相关资源。

　　在过去的几十年中，由于全球化、经济发展和科技进步日益加速，信息的可获得性也迅速提高。然而，提供和理解快速访问信息和共享信息的潜力仍然滞后于健康领域参与者的需求。以下是信息需求的范围和满足这些需求所面临的一些挑战。

（一）个人信息获取途径

　　在全球范围内，热带地区的人口增长处于前列。对他们来说，热带病的风险、预防、诊断和治疗等信息至关重要。"热带"病的分类已不再受纬度的限制。受国际旅游、气候变化、人口迁移、耐药性和土地利用变化等影响，学科和区域间的地域和文化差异逐渐变小。随着用户数、多样性和地域的持续增加，个体水平上的信息需求越来越难以实现。但是，信息服务和医疗提供者的知情服务是改善健康的必要基础。

　　通过有效的卫生教育项目来向社区居民提供信息，能够提高居民的预防意识，改进就医行为。对疾病风险预防信息的有效传输，能够提高蚊帐、卫生设备和避孕套等预防措施的使用。当进行自我治疗和决定何时寻求健康专家的帮助时,社区居民需要就识别疾病的迹象、症状和严重程度等内容的教育。孕产妇和婴儿早期死亡等高死亡率的重点领域,要聚焦社区教育计划,鼓励母亲寻求受过训练的助产士或将婴儿送至政府诊所。让社区居民接受这些信息,使其能够参与做健康方面的决定或授权,能有效地减少发病率和死亡率。为了更有效地利用社区卫生教育资源,信息必须具有文化契合性和用户针对性。信息还必须反映当地社会的经济背景,因为资源的可及性将决定个人使用信息的能力。提供这些信息的责任在于政府,在某些情况下,也由非政府组织和政府间组织支持。消除地域、文化和语言的差异,有效地将社区居民所需的信息传递给他们,有利于创建一个更加健康和高效的社会。

对于全球大部分人来说,医务人员是他们获取可靠卫生信息的主要来源。固有的卫生信息提供者能够获得最新且可靠的信息。对医生、护士、临床人员、助产人士和药剂师来说,最新的研究出版刊物、卫生政策、诊断工具和治疗指南是必需的,有助于他们做出明智的决定,并给患者提供较好的建议。疫情报告和当前的发病率数据必须迅速传递到急诊室、实验室、药房和保健室,使医务工作人员能够根据这些数据考虑医疗资源的配置。为能够在大社区传送紧急信息,现有的信息实时发布网络必须解决技术和语言障碍的难题。培训和成人继续教育应该向多学科医学领域靠近,以便个人能够根据现有的资源来更新自己的知识。在该领域,高效利用数字技术的潜力是巨大的,虽然大部分尚待开发。在发展中国家,共同努力解决这个问题能够史无前例地改变当地的医疗水平。

形成产业能够向保健服务工作者和普通公众提供最大量的医疗信息。媒体和营销人员常是一些耸人听闻、不可靠和受利益驱动的信息来源,包括流行病大流行的恐慌行动、药品营销、婴儿奶粉和香烟等广告。这些信息可能会补充促进健康教育的宣传,也可能起阻碍作用,应该加以甄别,以此来协同或者质疑公共健康运动和教育。向可靠的循证知识提供新信息是教育机构和学术界的责任。

（二）教育、专业和学术机构信息

学术、医疗和专业机构负责世界上大部分新科学信息的产生和传播。此外,它们还为医疗专业人士提供初级和继续卫生教育。接收处理过信息的方式有多种,包括讲座、培训课程、报告、指南、网站和简报。但是,最广泛可靠未经处理的信息是科学期刊上发表的研究结果。获取这些出版物对于医疗服务提供者来说至关重要,对于提供一系列科学发现的机构来说也是必不可少的。信

息缺乏可能导致研究重复、研究计划或执行不力,进而导致研究结论不充分。一个健全的全球基础科学文献系统,需要发展中国家和发达国家的研究人员共同构建,并且需要强大的同行评审系统和可供所有人访问。最近,卫生研究出版物开放获取的趋势增加了向需要它的个人和机构提供高质量信息的可能性。但是,开放获取期刊的数量有限,且访问它们的权限很大程度上受到互联网接入能力的限制。这种访问的不平等使资源丰富者和资源有限者间信息交换能力的差距进一步扩大。资源有限者提供的信息可能受要求其作者、所在机构或资助方支付出版费的限制。一些期刊免除了发展中国家作者的出版费,通过技术和投资,这些国家互联网接入也在逐步普及。由于这些改进,信息的可及性正在逐步提高,开放获取将有望进一步扩展到实验操作步骤、数据收集工具和数据集等方面。

（三）政府、非政府组织和政府间组织的信息

卫生保健、卫生政策和卫生治理的规划和实施是政府的责任。非政府组织和政府间组织对这些工作的支持程度往往与国家的发展水平成反比。为了知道要提供什么,这些组织需要获取高质量的卫生统计数据,这些统计数据可以说明该国独特的流行病学和卫生系统问题。为了提高对疫情和流行病的反应速度,政府需要疾病发病率、诊断能力和药品销售趋势的实时数据。要制定治疗指南、计划预算和经费以及制定合理化服务措施,获取卫生经济数据十分必要。流行病核心数据和卫生指标的收集,是规划战略物流、供给和管理利用医疗服务以及前面讨论的公共卫生运动的关键。最后,评估医疗保健结果和健康政策的影响对于改善现有系统,提供更好的医疗服务至关重要。

卫生系统改进面临多方面的挑战,包括收集和分析可靠信息以便为决策提供信息的困难。可靠数据的收集受政治不稳定性和诊断能力、基础通信设施和医务工作人员的熟练程度等资源的限制。数据比较受收集方法、术语和分类、统计方法和人口覆盖率等差异的影响。因此,迫切需要寻求解决差异的方法,以便分析获得可靠卫生指标用于制定有效的卫生干预措施。

热带医学的全球相关性正在逐步提高,现在前所未有的大量信息已能够满足个人、机构和政府的需求。但是,在努力提高质量和最大限度地从这些信息中获取益处方面仍然存在较大差距。解决信息传输和获取之间的访问障碍,将有助于个人作出关于健康的明智决定。如果消除地理、技术和资源的障碍,在研究领域将会形成一个正反馈的循环,有利于激励进一步的研究。通过标准化和系统研究法来协调国际数据的收集,有助于制定最大效益的卫生政策。使这些信息随时可得将促进这些

策的评估和制定。信息是改善健康决策的基础。

三、热带医学相关信息和重要类型

相关信息包括从医药行业的个案报告到全球制药贸易趋势。这种信息日益丰富,以各种变异的形式迅速散播。对于卫生行业各阶层的个人来说,重要的是获取并且能够识别可靠的相关资源。热带医学的信息形式多样,可以从各种途径获得印刷版或数字版的信息。本节将介绍对热带医学从业者最有利的主要信息形式,并分析每种形式的信息在热带医学背景下的好处和局限性。

(一)期刊上发表的经同行评议的生物医学论文

有专门针对热带医学专业但跨领域的期刊,如《皇家热带医学与卫生学会汇刊》(*Transactions of The Royal Society of Tropical Medicine and Hygiene*)和《美国热带医学与卫生学杂志》(*American Journal of Tropical Medicine and Hygiene*)。具有特定刊名的期刊更多地关注贫穷相关疾病、被忽视疾病或一种特定的热带疾病,如疟疾。还有其他与热带医学密切相关的期刊,如关于寄生虫学或传染病。因为强烈关注全球卫生和被忽视的疾病,《柳叶刀》(*The Lancet*)、《英国医学杂志》(*BMJ*)和《自然》(*Nature*)等高影响力的期刊也发表热带医学领域的论文。搜索医学期刊论文和书籍最常用的资源是PubMed(www. ncbi. nlm. nih. gov/pubmed/),通过它可以访问美国国家医学图书馆庞大的书目数据库 MEDLINE。

期刊之间隐含着基于高质量的同行评审(包括拒稿率)和主流数据库的收录情况的等级差别。主流数据库收录提高了期刊国际显示度。影响因子是期刊每篇文章每年引用次数的指标,尽管存在争议,但已经成为科学期刊事实上的地位象征。影响因子被分配给科技信息研究所引文数据库(Web of Knowledge, Thompson Reuters,见:apps. webofknowledge. com)上列出的所有期刊,但是忽略了 PubMed 收录的有价值的区域期刊。

期刊出版的发展类似电子通信革命。网络出版的优势包括文章长度限制降低、可包含多媒体、出版时间缩短、能够直接链接到参考文献和相关社论。电子出版没有纸质期刊的印制和运输成本,使开放获取出版成为可能,开放获取对所有互联网用户免费且不受限制。有些期刊,例如《公共科学图书馆》系列杂志(*Public Library of Science*, PLoS)和《生物医学中心》(*Bio Medicine Central*)是完全开放的。其他期刊则部分论文被指定为开放获取或允许作者支付费用以使所有人都可以访问。开放获取将出版成本转移给作者,尽管对中、低收入国家的作者费用有所降低,但仍有可能会限制对这些媒体上出版物的获取。

为了改善对基于订阅期刊的访问,世界卫生组织制订了卫生领域研究网络计划(Hinari)(见:www. who. int/hinari),该计划由众多出版社赞助,旨在为发展中国家提高零成本或低成本医学文献。100 多个国家和地区的机构可以登录查阅 7 500 多种期刊和 8 000 种电子书籍。还有其他组织在低收入国家提供文献传递服务。

(二)书籍

互联网上日益增多的免费信息危及印刷书籍的普及,但是正规教科书的价值和可靠性依然是信息搜索的主要方面。这一来源曾依赖于个人、机构和/或图书馆可用的资源,常限于与热带医学尤为相关的领域。针对这种缺陷,有两项重要举措值得一提。首先,世界卫生组织在发展中国家分发了由 150 本重要健康科学书籍组成的名为"蓝色箱子图书馆"(Blue Trunk Library)系列标准藏书(见:www. who. int/ghl/mobile_libraries/bluetrunk)。第二,图书馆数字化后,可以订阅网络版,发展中国家的机构可以按印刷版的折扣价或在卫生领域研究网络计划等机制的支持下订阅。在线教科书近年来广受欢迎,它克服了大量印刷信息快速过时而后续版本可能在若干年后出版的固有缺点。有些电子版本的教科书,例如《牛津医学教科书》第 5 版(the Oxford Textbook of Medicine, 5th edn.)和你当前正在阅读的版本,在出版后由作者进行系统更新并添加主要进展。

(三)灰色文献

除了书目文献和出版社目录,还有其他关于热带医学的重要信息来源。灰色文献是对商业出版外所发表著作的一种粗略分类,它囊括了包括治疗指南、诊断工具、报告、技术和工作论文、专利、会议事项和课程在内的重要资源。这种分类下的来源和主题很广泛,材料具有广泛的可检索性和有效性。通过告知的途径查询这些议题时,可以获得关于卫生统计、医疗服务和政策发展方面的最佳资源。

互联网改变了查询灰色文献的途径。它降低可检索的相关性并提高了辨认材料有效性的重要性。如今利用常用引擎进行全面网络搜索就可以找到以前藏于政府、图书馆和机构知识库的文献。恰当的搜索字符串可以克服因缺少标准的文献识别码和不定期(或缺少)出版时间而产生的限制。图书馆可以从可靠的来源识别最相关的学术性著作并对其进行编目,为优质灰色文献的可访问性和持久性或关于出处的细节做出贡献。

所有重要的健康专家都会定期地出版和更新灰色文献集。政府、政府间组织和公认的学术机构和非政府组织是查阅近年来本地相关出版物的很好选择。研究常见课题时,可优先选择公认的专家,但是研究重点比较模糊时,有必要考虑较罕为人知的来源。在这种情况下,关键是识别材料的可靠性。

四、如何确定出版物是否可靠

有了大量可用的出版物,确定其提供信息的质量非常重要。仅根据声誉来确定信息的质量,这就局限于对著名出版社、期刊和作者可信度的认知。尚有大量可靠的、新的或鲜为人知的资源可提供全面的热带医学文献。书籍的目标是大学图书馆,那里有专人负责选择和评审书籍的来源是否可靠。期刊质量的标志是严谨的同行评审、期刊影响因子和被 MEDLINE 收录。

这并非意味着图书馆的每本书或顶级杂志上的文章都是可靠的。出版物确实会存在错误、误解、遗漏和偏见。最好是批判性地阅读所有可用的信息,并与比较全面的综述中的其他文献来源进行比较。在评估某种出版物的质量时,应考虑该出版商的声誉是否良好,何时出版的,是否经过独立评审,作者是否是知名的专家,他们是否还发表了其他文章,这项研究的资助者是谁,作者是否声明有无利益冲突。如果它是临床研究论文,则需要考虑方法学:临床研究开始前是否在国际登记处登记,文章中的方法和分析是否与登记的相符,文章格式是否符合 STROBE(队列、病例对照和横断面研究声明,见:www. strobe-statement. org)或 CONSORT(临床试验报告声明,见:www. consort-statement. org)等国际标准。阅读时,要考虑是否有良好的背景和相关的可靠的参考文献。另外,作者是否讨论了生成结果的假设条件或统计模型,是否公开讨论其工作的局限性,所提供的信息是否足以使你同意作者的结论。

热带医学文献以常用和专业来源的形式传播,搜索文献时两者都有必要查看。搜索文献时,应避免从一个来源开始,随后根据该来源的参考文献扩大搜索范围,这样会造成搜索结果选择偏倚,因为作者可能会不引用不支持他们观点的文献。反之,应搜索公认的和受人尊敬的作者或集体发表的对所有可用的文献进行系统评价的系统综述。考科蓝协作网(Cochrane Collaboration)是此类资源的典型,有 4 600 多篇综述,通过资助条款,可以免费或低成本地向许多国家开放。

五、数字技术的利用和潜力

如上所述,互联网迅速提高了各种形式信息传播的便利和速度。在热带医学领域,由于克服了地理障碍,这种查询的效果是革命性的。但是查询依然有其局限性,需要识别网上尚未利用的信息的质量和其他来源。

数字化查询将成为获取信息的主要来源(对于许多人来说已经如此)。在医学研究中,通过互联网获取信息的能力已经改变了通过大量即时可用信息获取知识的能力。从热带医学角度来讲,实现快速的互联网连接是关键因素,因为在世界的许多地区,快速可靠的连接依然不现实,或者说相对新颖。在这些地区,信息主要限于书本和纸质期刊,且有赖于图书馆的质量或财富以及邮政服务的速度和费用。但是,在非洲、亚洲和南美,这一情况在快速改变,互联网接入迅速增加。人们越来越多地使用移动电话访问互联网,持续的基础设施继续加快这种访问的速度。南非于 2011 年完成非洲互联网电缆计划。如今,这条超长的电缆将西非和南非、东非和欧洲连接起来。

在许多发达地区,互联网数十年来已经可以轻松访问,如今利用 PubMed 等工具查询文献已经非常普遍。这些地区的大多数大学和医疗机构都有订阅,使员工和学生直接查询所需的文献。这对医疗人员和研究人员在工作实践中如何访问和应用当前数据和报告有巨大影响。随着发展中国家提高互联网接入和速度,期刊和/或资助机构提供对期刊的开放访问变得越来越重要,因为查询的最大障碍已从基础设施转为订阅成本。

世界卫生组织、世界银行、卫生部、资助机构、医学研究委员会和管理机构(例如美国食品和药物管理局和欧洲药品管理局)等组织机构网站上发布的正规信息非常重要,这些机构利用互联网作为他们发布信息的主要来源。此类数字信息的优点是更新及时。以前,印刷或光盘版本的指南或建议很快就会过时,而危险的是这些过时的旧版本仍然放在书架供参考使用

其他非常有用的是专业机构提供的资料。它可能是特定疾病或跨领域的资料。这些网站可能由大学院系、医学研究机构或资助者运营。其中最好的会提供资源和学习材料以及他们建议的其他网站的链接。当大量不同的网站铺天盖地而来时,有一些简单的考虑因素可以帮助区分优质的和不太有用的资料。以下为若干关于各种优质可用资源的例子。

确定内容是否优质方面,以下几点值得考虑:

- 谁创建了网站。这可能很显眼(例如世界卫生组织网站),也可能要通过"关于我们"才找到。如果网站是通过网络或协作创建的,后者更为典型。然后,考虑这是否是一个受人尊敬的集体或组织。如果内容源自网络或协作,经常会看到若干合伙人,至少一个或两个著名组织。如果网站是由个人或一群人创建的,这可能较不可靠。应按名称或组织列出撰写内容的作者。

- 网站优质吗,网站看上去可靠吗,网站上是否具有确保必要的隐私和数据的声明以及条款政策等相关内容。这些声明非常重要,能保证这个网站得到应有的管理和维护。

- 内容是否经过编辑或审核,考虑内容的性质;它是论坛或论文或类似的书面文章? 好的网站上有关于内容编辑或审核经过的声明。论坛和博客允许用户在网站上直接发帖,如果网站经营者有优质的管理和审核程序,这

是很好的做法。作为事实公布的信息应得到证实,并提供信息来源。

- 内容是免费公开的吗,是否鼓励意见反馈和上传,这些并非质量和准确性的必要标志,但是,开放和互动式网站是有好处的,因为其他用户可能已经评价过这些材料,据此可确定它是否与你相关并对你有用。

- 你能否看到内容和整个网站是如何更新的,如果文章过时或有会员或讨论,你查看到内容多久更新一次,最近他人何时投稿。这是了解网站是否是当前的、最新的和还在被他人使用的好方法。

现代生活的很多领域都在使用着数字科技的最新成果。大多数人非常清楚这些网站。全球的好网站有脸谱(Facebook)、英领(LinkedIn)和亚马逊(Amazon)。这些公司已经成功地利用互动元素建立社群,确定用户试图寻找哪些信息。在线社交和专业社交网站的成功是因为它们使用数字技术发现了彼此了解和分享共同兴趣的人,并将他们联系起来,让他们即时分享各种媒体和通信。亚马逊等商业平台通过了解用户的搜索和浏览记录而成功运作。Amazon 网站了解每次访问的客户,久而久之建立了全面的用户兴趣图。

热带医学和全球卫生领域也应使用这种数字技术,这样的技术潜在收益巨大。从事热带医学工作的人通常位于不同的地区,从事同一领域工作的人可以相隔数千英里。因为许多热带病被忽视或属罕见病,只能吸引有限的商业赞助,所以培训和会议资源有限。在此情况下,通过互联网将研究人员联系在一起会比面对面的交流更有价值,人们通过互联网的联系更频繁,而会议或培训机会有限,他们可能参加也可能不参加。在热带医学领域,有网站使用高度互动的应用程序在全球范围内创建专业社群。这些平台旨在分享知识和研究方法,通过开放获取支持同行更好地开展研究工作。

例如,全球健康网络(见:http://www.theglobal-healthnetwork.org/)是一个网络科技园,它努力用最新的数字技术来支持热带医学研究。它是一个位于数字化"电子中心(e-hub)"上的网站集合,登录任何成员网站的人可以在它们之间切换,寻找可靠的研究和实践信息、方法和工具。

全球健康网络等网站利用前沿的数字技术创建平台,连接研究人员和研究群体,共同支持研究或改善实践。在全球卫生网络内,许多成员网站有自己重点研究的主题,但是都集成在一个共享中心上,使用同样的数字模板,以用户熟悉的格式提供内容。全球卫生网络及其成员网站支持研究共享,以增加科学家个人和研究社群合作和相互访问的机会,具体可通过共享知识、培训和研究方法来实现。每个研究社群关注一个具体的治疗领域

(呼吸系统疾病、生殖健康或肿瘤学)、研究类型(诊断学或微生物学)或跨领域研究(临床试验和研究伦理)。这些社群非常成功,因为它们是由领域内的研究人员所建立和领导。他们因为意识到需要一个网络空间让科学家彼此沟通分享知识、方法和工具,以及建立协作和参与联合活动而建立了网站。

这些网站,包括一般的网站如 Facebook 和 Amazon,以及那些针对热带医学和国际卫生的网站(见下文举例)使用的是第二代网络技术,即 Web 2.0。在工业化社会里,Web 2.0 社群正在发展并且正在引领变革。Web 2.0 的理念是实践社群和隐性知识共享。

实践社区是指具有相似兴趣或需要的人们集合起来,在这种讨论的背景下,这些群体会在网络上聚集在一起,在他们共同感兴趣的领域里改善实践[1]。实践社群通常通过分享经验或解决方案解释如何做某些事情。在热带医学方面,实践社群精神一直存在,但是最大的限制是差旅成本,导致分享技术、资源和方法的大部分努力仅限于资助较多的疾病、健康问题和地点。现在,如果在治疗领域之间跨地区进行更多的知识分享,可能会产生更大的影响。Web 2.0 技术和实践社群理念的结合使其成为可能。实践社群并非公司或组织告诉客户他们想要什么,或大型机构制定指南或向下级传达口头指令。利用 Web 2.0 技术、应用实践社群哲学,参与活动的人可告诉他人如何做并分享他们方法。目前,该技术在热带医学中的应用程度有限,如能充分利用,可在资源有限的背景下加速治疗实践和研究的重大进展。

这种新的学习和获取知识和信息的方法看上去可能不太正规,有不可靠和不规范的危险。但是,通过人们民主使用这些在线平台,严谨和质量也是可以实现的。维基百科属于网络百科全书,"wiki"是通用名。wiki 定义为(维基百科)用户可以通过互联网增加、修改或删除其内容的网站。如果 wiki 得到正确的利用和采纳可能为热带医学带来巨大的进步,它的主要特点是 wiki 使社群能够合作编写文献。这可以用来制定新的治疗指南或合作编写操作步骤。

在科学和医学领域使用 wiki 时担心的是质量和有效性问题。通常来说,wiki 的一个条目在激活前,没有经过前期评审或修改,提交的内容可能质量低下。让用户注册和创建账号可以缓解这一问题。通过真实姓名和所属单位发帖的用户会积极提交优质的条目,因为它有关人的声誉。如果他人不同意某个帖子,他们可以评论,给出改正和修改建议。经验表明,用户确实在这些专业网站上编写优质和有效的评论,因为它们是公开的,可以被同行看到。因此,关于这些平台上的信息因为缺乏传统的同行评审而较差的担心是没有根据的,相反,如果这些

网站很受欢迎,评论的质量可能会更高,因为它是完全开放和民主的。

数字化信息查询可以为热带医学医师、学生或研究人员带来各种各样的丰富信息。如何寻找和使用这些信息需要考虑网站的质量。通过考虑某些直观方面可以确定内容是否可靠。

未来获取知识和信息将越来越依赖于互联网,所以在全球范围内提供公平的访问变得更为重要。这不只是国家可以使用快速互联网电缆或卫星技术,而是临床医生、学生或研究人员等终端用户可以利用这种强大的资源。

六、何处寻找信息

本节旨在列出和总结各种形式的不同类型的信息,以及如何找到它,并且提供来源的链接和关于性质范围的简短总结。

(一) 在线搜索引擎、数据库和公共查询目录

互联网上有若干与热带医学医师和研究人员密切相关的文献目录。使用过程中,理解数据库的结构和索引虽然不重要,但有助于理解各种搜索策略。关于如何使用这些数据库的教程,请参阅-www. nlm. nih. gov/bsd/disted/pubmed. html。

联机公共查询系统(online public access catalogues,OPACs)是热带医学最常用并且访问率极高的数据库。大部分的 OPACs 提供给单个图书馆或机构,如大学所用的图书检索系统。然而有些查询系统是专门提供给馆藏量很大的国家图书馆。国家图书馆的索引,例如大英图书馆和美国国会图书馆的索引可以通过维基百科查询。部分 OPACs 是涵盖多个图书馆的联合目录查询系统,如包含多个大学的所有图书信息。以下是几个杰出的例子(更完整的清单可以在本文电子版中查询)。

1. ClinicalTrials. gov・美国国家卫生研究院。这个在线资源描述了超过 185 个国家的 145 000 多个临床研究。这对招募试验和补充 Cochrane 图书馆的(已发表的)临床试验参考书目非常有用-www. clinicaltrials. gov

2. Cochrane 图书馆(The Cocahrane Library)・Cochrane 图书馆是循证医学的主要在线资源,每季度更新一次。其中包含一含 7 800 多篇系统综述的数据库,其中传染疾病和热带病的数量在不断增加;包含有效性审查摘要数据库;全面的临床试验参考书目以及关于批判性评估和审查研究科学的手册。可以通过网站-www. thecochranelibrary. com 查询。通过卫生领域研究网络计划(HINARI)向许多发展中国家免费提供。更多关于 Cochrane 的合作项目以及专家组(特别是传染病组)的详情,请访问-www. cochrane. org

3. 全球健康网络(Global Health Network)・全球健康网络是一个在共享数字中心连接在一起的健康相关网站集合,所有这些网站都旨在支持健康相关研究-www. theglobalhealthnetwork. org

4. 谷歌学术(Google Scholar)・谷歌学术基于谷歌搜索引擎,收录了大部分科学文献,它包含一个链接引用的内部机制供免费使用-www. scholar. google. com

5. 热带医学研究所(Institute of Tropical Medicine,ITM)・比利时安特卫普。ITM 热带医学研究所是世界上领先的发展中国家热带医学和医疗卫生培训、研究和服务提供机构之一。它有一个高度专业化的图书馆-www. itg. be

6. PubMed ・美国马里兰贝塞斯达国家医学图书馆,一个免费数据库,可访问 MEDLINE 数据库有关生命科学和生物医学的参考文献和摘要-www. pubmed. gov

7. 世界卫生组织图书馆信息系统(World Health Organization Library Information System,WHOLIS)・一个包含所有 WHO 出版物的索引系统-http://dosei. who. int

8. Wiley ・一个学术和专业出版商,拥有多学科在线资源、涵盖生命、健康、社会和自然科学以及人文科学-www. wiley. com

(二) 开放获取医学文献

获取信息最基本的影响因素是看是否可以免费获取。以下链接提供免费的医学文献。另外,多个捐赠机构资助获取医学杂志和书籍(更详细的列表可以从电子版的文本中查询)。或者,一些捐助机构资助获取医学期刊和书籍(更多的清单见本文电子版)。

1. BMC 生物医学中心(BMC,BioMed Central)・一拥有 250 多本开放获取期刊的出版社-www. biomedcentral. com

2. 谷歌图书(Google Books)・一个可以预览或下载部分或全文的优秀数据库-www. books. google. com

3. 卫生领域研究网络计划(Health Inter Network Access to Research Initiative,HINARI)・允许发展中国家免费或低成本访问生物医学和相关的社会科学的主要期刊-www. who. int/hinari/en

4. INASP/PERI 科学出版物可用性国际网络(INASP/PERI,International Network for the Availability of Scientific Publications)・加强研究信息计划。为发展中国家的非营利机构提供全文期刊(包括广泛的书目数据库信息和文件传递)-www. inasp. info/peri/

5. 国家科学院出版社(National Academies Press)・由美国国家科学院所创办,拥有 4 000 多本科学、工程和医学图书供免费下载-www. nap. edu

6. Open J-Gate Informatics (India) Ltd ・促进免费和不受限制地访问学术和研究期刊-www. openj-gate. org

7. 公共科学图书馆期刊［Public Library of Science (PLOS)journals］·开放获取期刊系列,包括《PLOS 被忽视热带病》-www. plos. org

8. PMC 公共医学中心(美国国家医学图书馆-国立卫生研究院)［PMC PubMed Central (US National Library of Medicine-National Institutes of Health)］·生物医学和生命科学期刊文献的免费全文档案。许多历史悠久的高影响力期刊(以及一些新的期刊,包括 BMC 系列中的网络期刊)提供免费支持,有些期刊可以回溯到几十年前的第一卷-www. ncbi. nlm. nih. gov/pmc/

9. SciVerse ScienceDirect ·一个杰出的科学全文数据库,提供来自 2 500 多种同行评审期刊的文章和 11 000 多本书籍的章节-www. sciencedirect. com

(三)在线获取治疗和实践指南

社区依靠他们的医疗服务提供者获得当前最佳实践、最新指南、建议和治疗方案。以下是一些在线提供指南以及提供最新建议或做法的信息来源示例。其中一些与热带医学相关的一般网站(如 WHO)包含有关个别疾病的优质信息。国家特定治疗指南通常可在该国卫生部或国立卫生研究院的网站上获得(本文的电子版中提供了其他链接)。

1. 卫生保健质量和研究署,国家临床指南中心(Agency for Healthcare Research and Quality,National Guideline Clearinghouse) ·-www. ahrq. gov

2. 美国传染病协会(Infectious Disease Society of America,IDSA) ·-www. idsociety. org/IDSA_Practice_Guidelines

3. 世界卫生组织指南(World Health Organization Guidelines) ·-www. who. int/rpc/guidelines

4. 非洲医学引文索引(African Index Medicus) · WHO 非洲区域办事处,刚果布拉柴维尔。一个免费的医学参考文献索引,每季度更新一次。内容包括在非洲出版的期刊、书籍、报告、论文等材料中精选的摘要,还包括未在其他摘要/索引期刊中收录的非洲医学期刊-http://indexmedicus. afro. who. int

5. 非洲健康信息协会和非洲医学引文索引［Association for Health Information and Libraries in Africa (AHILA) and African Index Medicus (AIM)］·非洲健康文献和信息资源的索引-www. ahila. org

6. 大英图书馆(The British Library) ·-www. bl. uk

7. 化学文摘社(Chemical Abstracts Service,CAS) ·是一个美国化学学会的部门,也是世界化学信息的权威。目的是寻找、收集和管理所有公开的物质信息-www. cas. org

8. 临床证据数据库(Clinical Evidence) ·关于卫生保健工作的在线纲要。这是一个需要订阅的数据库,但是通过卫生领域研究网络计划(HINARI)免费供发展中国家查询-www. clinicalevidence. com

9. COPAC ·一个融合大学图书馆和专业图书馆在线目录-www. copac. ac. uk

10. 审查和数据传播中心(Centre for Reviews and Dissemination Databases,CRD) ·英国约克大学。包括 3 个不同数据库:效果评论摘要数据库(Database of Abstracts of Reviews of Effects,DARE),英国国家卫生服务系统经济评价数据库(NHS Economic Evaluation Database,NHS EED)和卫生技术评估数据库(Health Technology Assessment Database,HTA Database)。这些都是可以从 CRD 数据库网站免费获得,也可作为 Cochrane 图书馆的一部分-www. crd. york. ac. uk/crdweb/

11. Dialog ·一个包括了生物医学数据库的网络搜索服务-www. dialog. com

12. DIMDI 德国医学文献和信息研究所(DIMDI German Institute of Medical Documentation and Information) ·一个负责医学信息、分类和管理的机构-www. dimdi. de

13. EbscoHost ·为图书馆和其他机构提供领先的数据库和电子书的提供商,满足研究人员的信息需求-www. ebscohost. com

14. EMBASE ·是除了 PubMed/MEDLINE 以外查找资料的主要选择(基于订阅),包含了 500 多万记录以及 2 000 本未被 MEDILINE 收录的生物医学杂志。药理学信息丰富。EMBASE 是一个电子版本的医学文摘期刊-www. info. embase. com

15. 全球健康(Global Health) ·英国沃灵福德 CABI 出版社发布,是一个需要订阅的热带医学和寄生虫学的数据库-www. cabi. org

16. 全球健康试验(Global Health Trials) ·支持临床试验设计、实施和操作的在线资源-www. globalhealthtrials. org

17. IDS 发展研究所(IDS Institute of Development Studies) ·英国萨瑟克斯大学。关于发展问题的一系列有用的免费在线数据库,其中包含有关发展中国家健康的跨学科方面的信息。www. ids. ac. uk,尤其是 ELDIS-www. eldis. org 和 ID21-www. eldis. org/id21ext/

18. 美国科技信息所知识网(ISI Web of Knowledge) ·基于订阅的多学科科学数据库,可识别哪些文章被引用频率最高,以及谁引用了这些文章-www. isiwebofknowledge. com

19. Libdex ·一个世界级的图书馆、图书馆目录和书籍索引网站-www. libdex. com

20. 国会图书馆在线目录（Library of Congress Online Catalogue）·-http://catalog.loc.gov

21. LILACS 拉丁美洲和加勒比海健康科学文献［LILACS Latin American and Caribbean Literature on Health Sciences（BIREME）］·巴西圣保罗。免费的在线资源，包含该地区医学和卫生期刊、论文、书籍、会议和政府的出版物。该数据库包含未编入其他索引的拉丁美洲文献。BIREME 服务器还包含其他有关拉丁美洲健康的数据库-www.bireme.br

22. NISC 非洲健康网络（NISC African Healthline）·南非。一个涵盖所有南非健康相关文献的网站-www.nisc.co.za

23. Ovid Technologies，Inc·提供书目数据库和期刊在线访问-www.ovid.com

24. 人口信息项目数据库（Popline Population Information Program）·约翰·霍普金斯大学公共卫生学院，美国马里兰州巴尔的摩市。一个重要的生殖健康在线数据库，涵盖艾滋病和其他性传播疾病，以及在发展中国家母婴健康。数据库包含书籍、文章和技术报告，还包含来自发展中国家活跃的非政府组织的大量未发表的材料和灰色文献。可通过互联网免费获得，并通过邮件发送给发展中国家。网站为 www.popline.org，邮件联系地址：Popline Digital Services，111 Market Place，Suite 310，Baltimore，MD 21202，USA. 25. SATELIFE。通过名为 HealthNet 的全球网络（www.healthnet.org），为低收入国家的卫生专业从业人员提供医疗信息资源-www.healthnet.org

25. SciVerse Scopus·基于订阅的数据库。结合了同行评审期刊、会议录、书籍、摘要、专利和网络资源。此外，还有数以亿计的引用参考文献的链接-http://www.info.scopus.com

26. Source·残疾与包容国际在线资源中心是一个免费数据库，为发展中国家提供初级卫生保健和残疾的管理和实践的书籍、文章、报告和培训手册。它包含了许多在其他数据库查询不到的在发展中国家发表的材料-www.asksource.info

27. STN 国际（STN International）·一个致力于满足科学家信息需求的在线科学和技术信息服务网-http://stnweb.cas.org

28. TRIP 数据库（TRIP Database）·搜索许多高质量医学信息的网站，能够直接或超链接到最大的循证材料收集网络，包括 Cochrane 图书馆的系统综述、有效性和临床证据评论的摘要以及来自顶级在线期刊的文章，这对不能访问 Cochrane 图书馆的人非常有用-www.tripdatabase.com

29. 热带医学网络环（Tropical Diseases Web Ring）·致力于链接热带医学资源的免费服务-http://myweb.tiscali.co.uk/tropring/ringform.html

30. WHO 儿童生长和营养不良全球数据库（WHO Global Database on Child Growth and Malnutrition）·在线汇编 1960 年以来世界各地进行的儿童生长和营养不良调查数据-www.who.int/nutgrowthdb

31. WHO 生殖健康图书馆（WHO Reproductive Health Library）·收集有关生殖健康的最佳循证研究，包括所有有关 Cochrane 系统综述以及其他相关文章的全文，还包括将最佳证据付诸实践的建议-www.who.int/rhl

32. 非洲期刊在线（African Journals Online，AJOL）·与 INASP 科学出版物国际可用性网络相关联。提供非洲研究发表的在线访问服务。可访问 300 多种非洲科学期刊，全文不免费，但提供文献传递服务-www.ajol.info

33. 护理及相关健康文献累积索引（Cumulative Index to Nursing and Allied Health Literature，CINAHL）·提供 CINAHL 数据库中收录的数百种护理和相关健康期刊的全文-www.ebscohost.com/cinahl/

34. 开放获取期刊目录（Directory of Open Access Journals，DOAJ）·隆德大学图书馆。提供数千种免费全文、学术质量控制的科学期刊的门户网站，涵盖一系列学科和语言-http://www.doaj.org

35. FreeBooks4Doctors.com·推进免费获取医疗书籍-http://www.freebooks4doctors.com

36. FreeMedicalJournals.com·Amedeo 集团提供 3 700 多种免费期刊，并且提供有用的免费的更新服务，订阅者每周能收到选定主题的最新出版物的电子邮件通知-www.freemedicaljournals.com

37. 世界卫生组织（World Health Organization）·卫生专题-http://www.who.int/topics

38. WHO TDR 热带病研究和培训特别规划（WHO TDR Special Programme for Research and Training in Tropical Diseases）·-www.who.int/tdr

（四）在线学习、电子研讨会和交互式机制获取知识和信息

除了期刊、书籍、指南和报告等资源外，还有越来越多的交互式教学、学习和知识资源，其中很多是免费的，对增长知识和提高技能非常有用，尤其对受地域和资金限制难以获得培训和学习的地区和机构来说（本文电子版列出更多的清单）。

1. 保健合作组织（Medicus Mundi）·国际卫生组织研究生培养方案一览表-www.healthtraining.org

2. 热带医学研究所（Institute of Tropical Medicine，ITM）·比利时安特卫普图解热带医学的英文版讲义可

以此网站上免费获取;也可以通过 CD-ROM 低价获得英语和西班牙语版。联系邮件:info@itg.be-www.itg.be/ILNtropmed/

3. KABISA 交互式培训软件(KABISA Interactive Training Software)·一款基于计算机的培训工具,用于在热带和亚热带医学的诊断技能培训,提供 8 种语言和 3 个水平的操作。可免费下载或者通过 CD-ROM 获取-www.kabisa.be

4. 低成本教学辅助工具(Teaching Aids at Low Cost,TALC)·低价格出售幻灯片和书籍,以及一系列包含教材、文章和其他全文信息的免费的 CD-ROM。地址:PO Box 49,St Albans,Herts AL1 5TX,UK-www.talcuk.org

5. 惠康信托基金会的国际卫生专题(Wellcome Trust Topics in International Health)·伦敦(现在 TALC 发布,见上文)。一系列的 CD-ROM,每个系列包含交互式教学、数百张摄影图像和专业术语表:急性呼吸感染、登革热、腹泻病、人类免疫缺陷病毒/艾滋病、人类非洲锥虫病、利什曼病、麻风、疟疾、营养、血吸虫病、性传播感染、镰状细胞病、沙眼、肺结核。对发展中国家的个人和用户有价格优惠-www.wellcome.ac.uk

(五)疾病暴发和流行病学信息

疾病暴发和流行,以及普通流行病数据的最新信息对热带医学非常重要。以下是可以访问此信息的组织或来源列表(本文的电子版还提供了其他链接)。

1. WHO 全球警报和响应[Global Alert and Response(WHO)]·基于强大的国家公共卫生系统和能力以及有效的国际协调响应系统,为流行病和其他突发公共卫生事件提供综合全球预警和反应系统-www.who.int/csr

2. 新发疾病监测计划(Program for Monitoring Emerging Diseases,ProMed)·基于互联网的报告系统,致力于在全球迅速传播有关传染病暴发和毒物急性暴露的信息-www.promedmail.org

3. WHO 疫情周报(WHO Weekly Epidemiological Record)·-www.who.int/wer/

4. WHO 全球卫生图集(WHO The Global Health Atlas)·提供有关传染病的统计数据给出了传染病的统计,也可通过本站链接查看登革热网站(DengueNet)和流感网站(FluNet)-http://apps.who.int/globalatlas

(六)在线研究和公共卫生组织

越来越多的网络平台正在建设,使得热带医学研究人员和医务工作者能够建立专业网站和在线社区。这些数字社区的目标是广泛地促进合作和知识共享。以下是在热带医学领域建立的在线科学社区的一些例子。

1. Afro-NETS·非洲卫生研究和发展网络-www.afronets.org

2. E-DRUG·国家基本药物的在线讨论组-www.essentialdrugs.org

3. 全球健康网络(The Global Health Network)·该网络的运作像一个在线的科技园,汇集了许多合作和项目,每个项目都旨在通过分享知识和方法来支持和加强全球卫生研究-www.theglobalhealthnetwork.org

4. HIFA Health Information for All by 2015·HIFA 旨在逐步满足所有医疗服务提供者的信息需求,拥有 5 个在线讨论网络,连接医疗专业人员、出版商、政策制定者、研究人员、图书馆员、信息情报人员和公民代表。关注学生、护士和助产士、母亲和护理人员、社区卫生工作者-www.hifa2015.org

5. HRWEB·基于网络的交互式平台,旨在通过研究提高卫生、公平性和发展,尤其侧重研究中低收入国家和人民卫生的提高,不过,它对高收入的国家一样是有益-www.healthresearchweb.org

(七)热带医学组织和机构工作

通过作为资助者、监管者、教育者或者研究者的角色,各种组织在热带医学领域都极具影响力。这些组织的报告和指导材料、出版物或建议可以成为宝贵的信息来源。下面列出了一些组织的名单(本文的电子版中提供了更广泛的清单)。

1. 抗击艾滋病、结核和疟疾全球基金(Global Fund to Fight AIDS Tuberculosis and Malaria)·-www.theglobalfund.org

2. 无国界医生组织(MSF Médecins sans Frontières)·-www.msf.org

3. TDR UNDP/UNICEF/World Bank/WHO 热带疾病研究和培训专门项目(TDR UNDP/UNICEF/World Bank/WHO Special Programme for Research and Training in Tropical Diseases)·-www.who.int/tdr

4. 联合国艾滋病规划署(UNAIDS)与联合国人类免疫缺陷病毒/艾滋病项目(UNAIDS Joint United Nations Program on HIV/AIDS)·-www.unaids.org

5. 世界卫生组织(WHO World Health Organization)·-www.who.int

6. Hardin MD 免费医学期刊(Hardin MD Free Medical Journals)·允许在免费 PubMed 期刊中进行主题搜索-www.lib.uiowa.edu/hardin/

7. HighWire 免费医学期刊(HighWire Free Medical Journals)·斯坦福大学。2 250 000 多篇免费全文文献-www.highwire.stanford.edu/lists/freeart.dtl

8. MedicalStudent.com·专门针对医学生的权威

医学信息数字图书馆-www. medicalstudent. com

9. 无国界医生组织（MSF Médecins sans Frontières，Doctors without Borders）·一系列的参考书可以免费下载-www. refbooks. msf. org

10. OAIster ·一个开放的档案联合目录，包含来自 1 100 多个捐献者的 2 500 多万个数字资源（包括期刊文章)-www. oaister. org

11. SciELO 网上科技电子图书馆（BIREME）[SciELO Scientific Electronic Library Online (BIREME)]·一个拥有 900 多种拉丁美洲开放获取期刊的门户网站-www. scielo. org

12. 施普林格全文数据库（SpringerLink）·提供数以百万计的期刊、书籍、操作手册和参数书的访问-www. springerlink. com

13. 联合国儿童基金会（UNICEF）·免费邮寄联合国儿童基金会所选出版物-www. unicef. org/publications/index_freepubs. html

14. 美国疾病预防控制中心（CDC United States Center for Disease Control）·-www. cdc. gov

15. 英国国家卫生保健卓越研究所（NICE United Kingdom National institute for Health Care Excellence）·-www. nice. org. uk

16. TropIKA ·促进创新和知识应用的热带病研究-http://tropika. net

17. DPDx 公共卫生相关寄生虫鉴定实验室（DPDx Laboratory Identification of Parasites of Public Health Concern）·寄生虫病和疟疾司（美国疾控中心的一个部门）开发和维护的一个网站（DPDM），提供参考和培训信息以及诊断支持，大部分信息可在线免费获取-www. dpd. cdc. gov/

18. 全球健康实验：在线学习中心（Global Health Trials: e-learning Centre）·一套支持临床实验的设计和操作 dv 课程和学习材料-http://globalhealthtrials. tghn. org/elearning/

19. 皮肤科信息服务（Dermatology Information Service，DermIS）·能够访问图像集，主要包括诊断和鉴别诊断、病例报告以及几乎所有皮肤病的其他信息-www. dermis. net

20. 全球传染病和流行病网络（Global Infectious Disease and Epidemiology Network，GIDEON）·网上订阅式的知识管理工具，可以帮助诊断感染性疾病并及时了解流行病学和治疗的最新趋势-www. gideononline. com

21. TRREE ·旨在提供涉及人类健康研究的伦理学的基本培训，同时开展能力建设，使研究符合最高道德标准，并促进参与者的福利-www. elearning. trree. org

22. WHO 热带病研究和培训特别规划（TDR）图像库[WHO Special Programme for Research and Training in Tropical Diseases (TDR) Image Library]·在 TDR 网站和 CD-ROM 中有数千种图片和视频可以使用-www. who. int/tdr

23. 世界卫生组织区域和其他办事处（WHO Regional and Other Offices）·-www. who. int/regions

24. 热带医学提供资金的组织。
Bill and Melinda Gates Foundation ·-www. gatesfoundation. org
Foundation Center ·-www. fdncenter. org/funders
GrantsNet ·-www. grantsnet. org
Wellcome Trust ·-www. wellcome. ac. uk
WHO TDR Grants ·-www. who. int/tdr/grants

（八）保持更新：使用信息订阅

许多机构组织提供数字信息的订阅服务，这对确保访问和了解最新相关信息十分有用。设置电子邮件提醒（e-mail alerts）订阅信息或者在网站上读取个性化的提醒信息，可以对通过大量的信息进行分类整理，能确保你了解和掌握所在研究领域的重要的发展。一个常见的例子是"真正简易聚合"（really simple syndication，RSS）订阅。RSS 订阅是软件程序，它定期汇总设定主题的最新信息（通常用标题进行识别），并且通过网页浏览。另外一个例子是 eTOCs，这是一个电子目录，可以通过电子邮件发送给订阅者，可以设置为包含或排除特定领域或主题。简单的电子邮件提醒有助于了解最新信息，并有助于根据信息的性质进行排序和筛选。在这个日新月异的数字信息时代，推荐使用信息订阅。前文中提到的很多资源，都可以进行订阅。

七、结论

在迅速变化的科学环境下，热带医学的信息来源也是高度动态变化的。这里所列的大部分信息都是数字化的，与印刷材料相比，这些信息变化更频繁，所提供链接是本书出版时最新的，但是也可能会发生变化。虽然已尽最大的努力提供一份广泛和有代表性的信息来源列表，但仍难免会有遗漏。

随着国民经济的快速增长和互联网接入费用的不断降低，通过互联网获取信息正在变得更快更容易。热带医学中，发现信息的一个主要的因素是高速互联网，并且能够接入到电脑、智能手机、平板电脑或者未来的硬件。如果接入费用继续下降，将使医务工作人员和研究者更广泛地获得专业和高质量的热带医学信息，这对公共卫生大有裨益。

如果能够在线免费获取更多的数据、方法和知识,热带医学信息在使用和可用性方面将会有显著的变化。如果操作手册、操作程序、数据和方法能够更广泛地共享,将有助于提高研究和标准,同时从业者能够便捷地获得证据和指南。信息是卫生科学至关重要的推动力,确保信息获取十分重要。

1. 欧洲输入性病毒性疾病诊断网络(European Network for Diagnosis of Imported Viral Diseases,ENIVD)·提高诊断输入性病毒疾病的信息交流网络-www. enivd. de

2. Eurosurveillance ·在线免费开放获取的周刊,致力于流行病学、监测、预防和传染病的控制-www. eurosurveillance. org

3. GeoSentinel ·国际社会旅游医学和中心疾病控制的全球监测网络,监控所有旅游相关的疾病-www. istm. org/geosentinel/main

4. Globalhealthfacts. org ·关于人类免疫缺陷病毒(HIV)/艾滋病(AIDS)、肺结核(TB)、疟疾以及其他传染病的全球数据-http://globalhealthfacts. org

5. Measure DHS ·人口与健康调查-www. measuredhs. com

6. 美国疾病预防控制中心发病率和死亡率周报。(Morbidity and Mortality Weekly Report,MMR)·-www. cdc. gov/mmwr

7. 美国热带医学和卫生学会(American Society of Tropical Medicine and Hygiene)·-www. astmh. org

8. 美国疾病预防中心(Centers for Disease Control,CDC)·-www. cdc. gov

9. 非洲发展委员会卫生研究理事会(Council on Health Research for Development Commission for Africa,COHRED)·-www. cohred. ch

10. 联合国粮食和农业组织(Food and Agriculture Organization of the United Nations,FAO)·-www. fao. org

11. 国际红十字会与红新月会联合会(International Federation of Red Cross and Red Crescent Societies)·-www. ifrc. org

12. 国际旅行医学会(International Society of Travel Medicine)·-www. istm. org

13. 英国皇家热带医学和卫生学会(Royal Society of Tropical Medicine and Hygiene)·-www. rstmh. org

14. 联合国儿童基金会(United Nations Children's Fund,UNICEF)·-www. unicef. org

15. 世界银行(World Bank)。国际重建和发展银行(IBRD)和国际开发协会(IDA)·-www. worldbank. org

16. 英国国际发展部(United Kingdom Department for International Development,DFID)·-www. gov. uk/dfid

17. Fogarty 国际中心(Fogarty International Center,FIC)·-www. fic. nih. gov

18. 美国国际开发署(United Stated Agency for International Development,USAID)·-www. usaid. gov